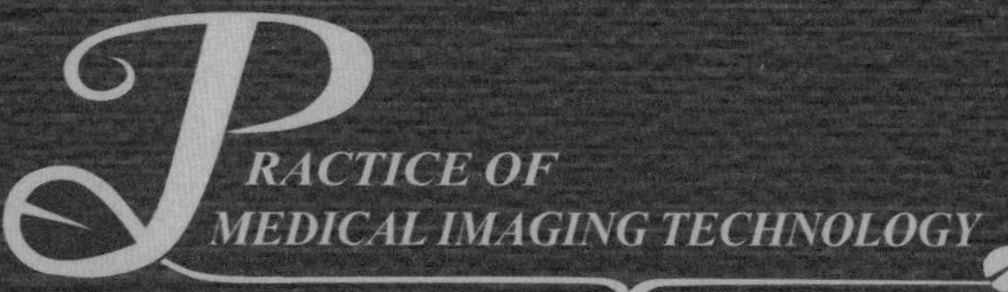
PRACTICE OF
MEDICAL IMAGING TECHNOLOGY
2nd Edition

U0199689

实用医学影像技术

第2版

主　编　余建明　李真林

副主编　雷子乔　牛延涛　李大鹏　罗来树　郭建新　胡鹏志

人民卫生出版社

·北　京·

图书在版编目（CIP）数据

实用医学影像技术/余建明，李真林主编. —2版. —北京：人民卫生出版社，2021.6（2023.2重印）
ISBN 978-7-117-31463-3

Ⅰ.①实… Ⅱ.①余…②李… Ⅲ.①影像诊断 Ⅳ.①R445

中国版本图书馆 CIP 数据核字(2021)第 066217 号

人卫智网	www. ipmph. com	医学教育、学术、考试、健康，购书智慧智能综合服务平台
人卫官网	www. pmph. com	人卫官方资讯发布平台

实用医学影像技术
Shiyong Yixue Yingxiang Jishu
第 2 版

主　　编：余建明　李真林
出版发行：人民卫生出版社(中继线 010-59780011)
地　　址：北京市朝阳区潘家园南里 19 号
邮　　编：100021
E - mail：pmph @ pmph. com
购书热线：010-59787592　010-59787584　010-65264830
印　　刷：三河市宏达印刷有限公司（胜利）
经　　销：新华书店
开　　本：889×1194　1/16　　印张：102. 5
字　　数：3031 千字
版　　次：2015 年 9 月第 1 版　　2021 年 6 月第 2 版
印　　次：2023 年 2 月第 2 次印刷
标准书号：ISBN 978-7-117-31463-3
定　　价：349. 00 元
打击盗版举报电话：010-59787491　E-mail：WQ @ pmph. com
质量问题联系电话：010-59787234　E-mail：zhiliang @ pmph. com

编　者

（按姓氏笔画排序）

王　淼　河北医科大学第二医院
王传兵　江苏省人民医院
王红光　河北医科大学第四医院
牛延涛　首都医科大学附属北京同仁医院
孔祥闯　华中科技大学同济医学院附属协和医院
邓莉萍　四川大学华西医院
吕　品　南京大学医学院附属鼓楼医院
吕仁杰　佳木斯大学附属第一医院
刘　伟　北京大学人民医院
刘　园　华中科技大学同济医学院附属协和医院
刘　杰　郑州大学第一附属医院
刘小明　华中科技大学同济医学院附属协和医院
刘任远　南京大学医学院附属鼓楼医院
刘红冉　河北医科大学第三医院
刘秀民　四川大学华西医院
羊　丹　四川大学华西医院
许美珍　南昌大学第二附属医院
阮伟伟　华中科技大学同济医学院附属协和医院
李　茗　南京大学医学院附属鼓楼医院
李大鹏　江苏省人民医院
李真林　四川大学华西医院
杨　明　华中科技大学同济医学院附属协和医院
吴红英　华中科技大学同济医学院附属协和医院
何玉圣　中国科学技术大学附属第一医院
余佩琳　华中科技大学同济医学院附属协和医院
余建明　华中科技大学同济医学院附属协和医院
宋婷妮　四川大学华西医院
迟　彬　华中科技大学同济医学院附属协和医院
张　冰　南京大学医学院附属鼓楼医院
张　玲　江苏省人民医院
张玉林　哈尔滨医科大学附属第二医院
张永县　首都医科大学附属北京同仁医院
张宗锐　首都医科大学附属北京同仁医院
张铁成　哈尔滨医科大学附属第二医院
陈　伟　中南大学湘雅医院
陈慢慢　华中科技大学同济医学院附属协和医院
范文亮　华中科技大学同济医学院附属协和医院
罗　昆　华中科技大学同济医学院附属协和医院
罗来树　南昌大学第二附属医院
周高峰　中南大学湘雅医院
赵　洁　华中科技大学同济医学院附属协和医院
赵雁鸣　哈尔滨医科大学附属第二医院
胡　帆　华中科技大学同济医学院附属协和医院
胡鹏志　中南大学湘雅三医院
聂　壮　华中科技大学同济医学院附属协和医院
高向东　太原市中心医院
郭　哲　河北医科大学第三医院
郭建新　西安交通大学第一附属医院
唐文娟　华中科技大学同济医学院附属协和医院
黄小华　川北医学院附属医院
曹国全　温州医科大学附属第一医院
康天良　首都医科大学附属北京同仁医院
富　青　华中科技大学同济医学院附属协和医院
雷子乔　华中科技大学同济医学院附属协和医院
綦维维　北京大学人民医院
廖　凯　四川大学华西医院
廖　奎　重庆医科大学附属第一医院
廖云杰　中南大学湘雅三医院
暴云峰　河北省人民医院
潘雪琳　四川大学华西医院

编写秘书　杨　明

主编简介

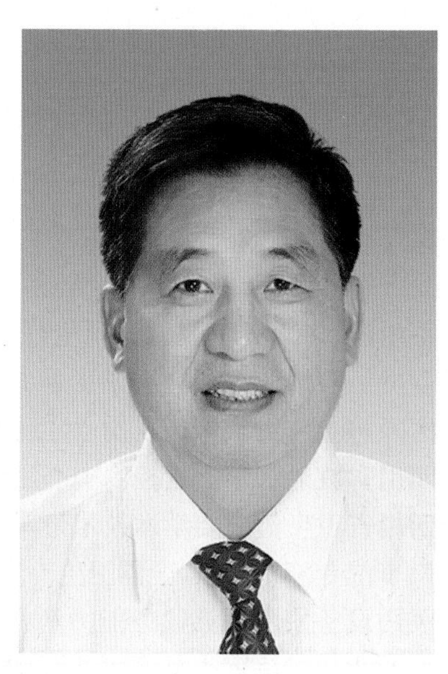

余建明

华中科技大学同济医学院附属协和医院三级教授、主任技师、硕士研究生导师。中国医师协会医学技师专业委员会第一届主任委员，中华医学会影像技术分会第七届主任委员、青年委员会主任委员，中国医学装备协会普通放射装备专业委员会副主任委员。中华医学影像技术学科建设终身成就奖，中华医学影像技术学科首席专家、伦琴学者。全国卫生人才评价培训研究和管理专家，全国行业职业教育教学指导委员会委员，全国高等学校医学影像技术本科专业国家级规划教材评审委员会主任委员。中国科学院教材建设专家委员会，规划教材、全国高等医药院校案例版规划教材医学影像学、医学影像技术专业编审委员会主任委员。高职高专医学影像技术学、放射治疗技术学国家"十三五"规划教材评审委员会副主任委员。全国科学技术名词审定委员会《医学影像技术学名词》审定分委员会主任委员。《中华医学影像技术学》系列丛书编辑委员会主任委员。

牵头主办国家继续教育项目 18 项，牵头在《中华放射学杂志》发布行业专家共识 4 项。《中华放射学杂志》副总编辑、编委，《中华放射医学与防护杂志》编委，《临床放射学杂志》常务编委，《放射学实践》杂志常务编委，《国际医学放射学杂志》编委，《临床肝胆病杂志》编委。湖北省医学会放射技术分会第 3~7 届主任委员，湖北省放射医学质控中心第一届副主任兼办公室主任。湖北省职业卫生技术评审专家，湖北省辐射类建设项目环境影响评价审查专家，湖北省放射卫生技术专家。主编和副主编"国家级"本科规划教材 28 本，主编和副主编专著 16 部。以第一作者或通信作者在权威和核心期刊发表论文 90 余篇。

主编简介

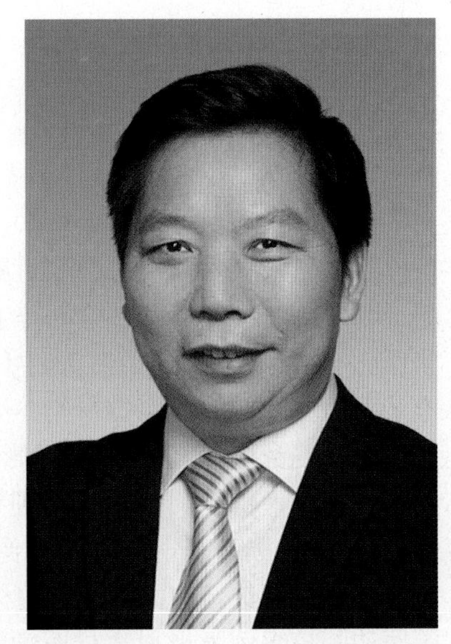

李真林

主任技师，博士研究生导师。四川大学华西临床医学院影像技术系主任、华西医院放射科副主任。中华医学会影像技术分会现任主任委员。四川省医学会医学影像技术专业委员会候任主任委员，四川省医师协会放射影像技师分会会长。国际放射技师协会（ISRRT）会员。四川省放射医学质量控制中心副主任，四川省有突出贡献的优秀专家，四川省卫生健康委学术技术带头人。人工智能医疗器械标准化技术归口单位专家组专家，全国卫生专业技术资格考试专家委员会委员，全国医用设备使用人员业务能力考评命题专家，全国高等学校医学影像技术专业教材评审委员会副主任委员，全国工业强基专家库专家。中华医学会影像技术分会伦琴学者（2017）。

国家卫生和计划生育委员会"十三五"规划教材/全国高等学校教材《医学影像成像理论》主编，国家卫生和计划生育委员会"十三五"规划教材、研究生教材《医学影像设备学》主编。总计主编人民卫生出版社教材5本，专著3本。《英国放射学杂志》（*the British journal of radiology*）审稿人，《中华放射学杂志》《中华放射医学与防护杂志》《中国医学影像技术》《临床放射学杂志》《实用放射学杂志》等期刊编委。近5年，以第一作者或通信作者身份发表文章38篇，其中SCI论文9篇。曾获四川省科学技术进步奖一等奖（2013），中华医学会影像技术分会全国医学影像技术学科建设领军奖（2015），四川省卫生计生系统先进个人（2016），四川省医学科技奖一等奖（2018），四川大学第五届"星火校友奖教金"二等奖（2019）。

副主编简介

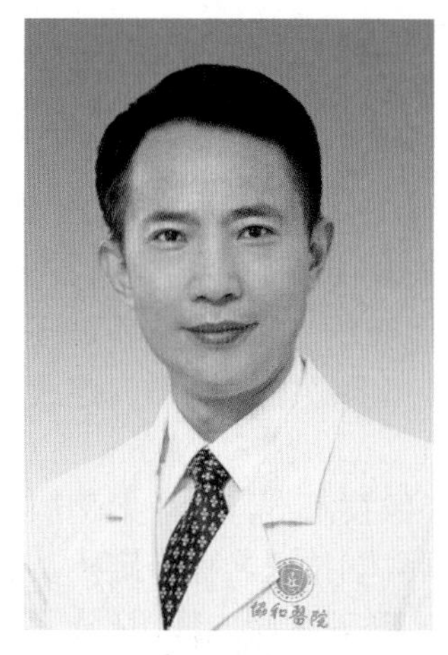

雷子乔

医学博士、主任技师、三级教授、硕士研究生导师、哈佛大学医学院访问学者。中国医师协会医学技师专业委员会副主任委员，中华医学会影像技术分会副主任委员兼CT应用专业委员会副主任委员。国家科技专家库专家，中华医学科技奖评审委员会委员，国家卫生标准委员会放射卫生标准专业委员会委员，国家卫生健康委人才交流服务中心卫生人才评价专家，中国医学装备协会CT工程技术专业委员会常务委员。教育部学位与研究生教育发展中心研究生学位论文通讯评议专家，教育部科技评价与评审信息系统评审专家，教育部科技管理信息系统专家库专家。湖北省医学会放射技术分会候任主任委员，湖北省放射医学质量控制中心专家、秘书，湖北省药品监督管理局省级药品注册检查员，湖北省科技计划项目验收评审专家库专家，湖北省大型医用设备管理专家库专家。武汉医学会放射技术分会主任委员。

《中华放射学杂志》审稿专家，《中华放射医学与防护杂志》通讯编委，《临床放射学杂志》编委。第一届全国高等学校医学影像技术专业教材评审委员会主任秘书，全国高等学校放射诊断与治疗学专业国家卫生和计划生育委员会研究生规划教材评审委员会委员。在国内外权威期刊及核心期刊发表论文二十余篇，其中SCI收录论文多篇，主编“国家级”规划教材四部，副主编、参与编写高校教材及专著十余部，主持湖北省自然科学基金面上项目及其他省级项目六项，参与多项国家级、省部级课题研究，先后获得湖北省科学技术进步奖二等奖和武汉市科技进步奖。

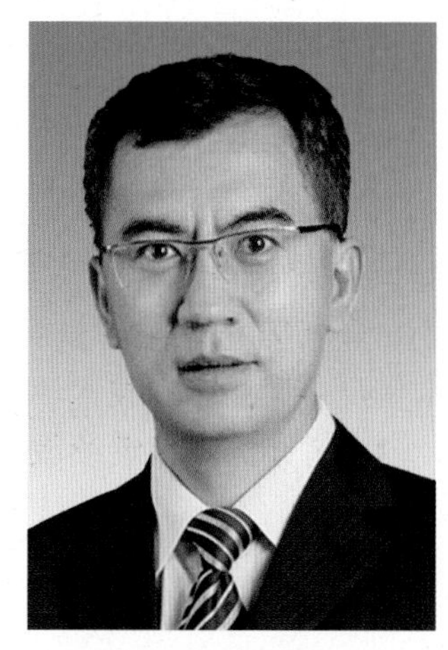

牛延涛

首都医科大学附属北京同仁医院主任技师，博士学位，硕士研究生导师。国际辐射防护委员会(ICRP)委员。中国医师协会医学技师专业委员会副主任委员、总干事，国家卫生健康委员会放射卫生标准专业委员会委员，国家级放射卫生技术评审专家，中华医学会放射医学与防护学分会委员。北京医学会放射物理与技术分会主任委员，北京医学会放射医学与防护学分会常务委员，北京市医学影像质量控制和改进中心专家委员会副主任委员。

《中华放射医学与防护杂志》编委，《中华放射学杂志》通讯编委，《中国医学影像技术》编委。主持国家自然科学基金和北京市自然科学基金项目共3项，入选北京市科技新星计划和北京市卫生系统第四批高层次卫生技术人才培养对象。牵头制定国家放射卫生行业标准1项，以第一作者和通信作者在中华级杂志发表论著31篇，SCI论文3篇。作为第一申请人获实用新型专利3项。主编专著4部，副主编5部，主译1部。

副主编简介

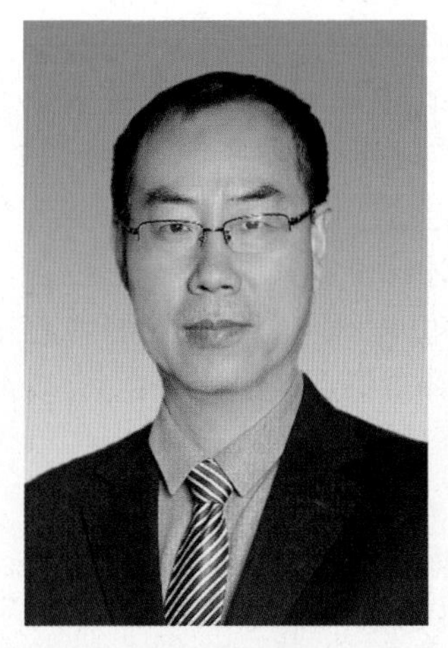

李大鹏

南京医科大学第一附属医院(江苏省人民医院)主任技师、放射科技师长、南京医科大学医学影像学院影像技术学系主任。中国医师协会医学技师专业委员会第一届常务委员,中国医学影像整合联盟影像技术专委会副主任委员,中国医学装备协会医学装备计量测试专业委员会委员,中华医学会影像技术分会管理学组委员。江苏省医学会影像技术分会第七届副主任委员,江苏省本科专业综合评估专家,江苏省放射卫生技术服务质量控制专业委员会委员。南京医学会影像技术分会第七、八届主任委员,南京医科大学教材建设委员会委员。

《中国医疗设备》杂志编委会常务编委。医学影像技术本科专业案例版规划教材《医学影像设备与成像原理》副主编。全国科学技术名称审定委员会《医学影像技术学名词》审定专家。参编学术专著《数字X线成像图谱》及全国高等医学院校本科规划教材《医学影像技术学》。参与《中华放射学杂志》发布的行业专家共识2项。以第一作者和通信作者身份发表核心期刊学术论文30余篇,获得专利3项。

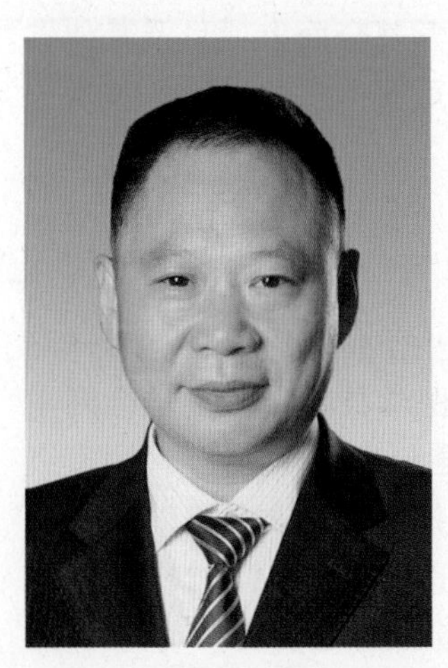

罗来树

南昌大学第二附属医院综合介入室主任技师。中华医学会影像技术分会介入影像技术专业委员会主任委员,中国医师协会医学技师专业委员会常务委员,中国医学装备协会CT应用专业委员会常委,中国医学装备协会普通放射装备专业委员会委员。江西省医学会医学影像技术学分会主任委员,江西省医学会介入医学分会常委,江西省放射卫生质量管理中心副主任,江西省医学会放射学分会委员,江西省影像质量管理与安全学组副组长。江西省政府招投标委员会评审专家。科学技术部创新基金评审专家,江西省科学技术厅创新基金评审专家。全国卫生专业技术资格考试专家委员会委员。全国医用设备使用人员业务能力考评专家。

参与编写的教材与著作有“十三五”规划教材《医学影像检查技术学》,其他本科、专科教材及放射技术专业职称考试指导用书(初/中/高级职称考试)16部,其中为副主编的6部。全国科学技术名词审定委员会医学影像技术学名词审定分委员会委员;《中国医疗设备》杂志编委。牵头举办国家级继续教育项目4项,以第一作者或通信作者在期刊发表论文20余篇。

副主编简介

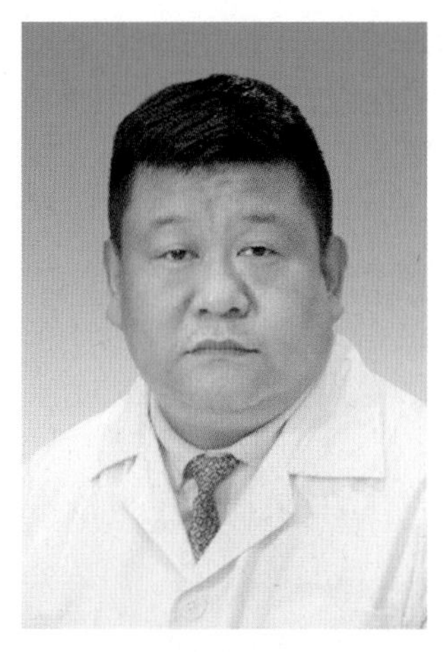

郭建新

西安交通大学第一附属医院主任技师，放射辐射管理办公室主任。中国医师协会医学技师专业委员会委员，中华医学会影像技术分会委员，中华医学会影像技术分会口腔专业委员会副主任委员，中国研究型医院学会放射学专业委员会委员，中国装备协会 CT 工程技术专业委员会委员，陕西省医学会医学影像技术分会常务委员。

主持陕西省重点研发项目 1 项，主持陕西省一般项目 2 项，主持西安交通大学第一附属医院 3D 打印项目 1 项，获西安交通大学认定校级新技术 1 项，主持西安交通大学第一附属医院院级新技术 1 项。获陕西省科学技术奖二等奖 1 项，陕西高等学校科学技术一等奖 1 项，西安市科学技术一等奖 1 项。获得国家实用新型专利一项。"第七期国家卫计委西部卫生人才培养项目"优秀带教老师。以第一作者或通信作者发表 SCI 文章 8 篇，总影响因子约 20 分；以第一作者或通信作者发表中文核心期刊 15 篇。

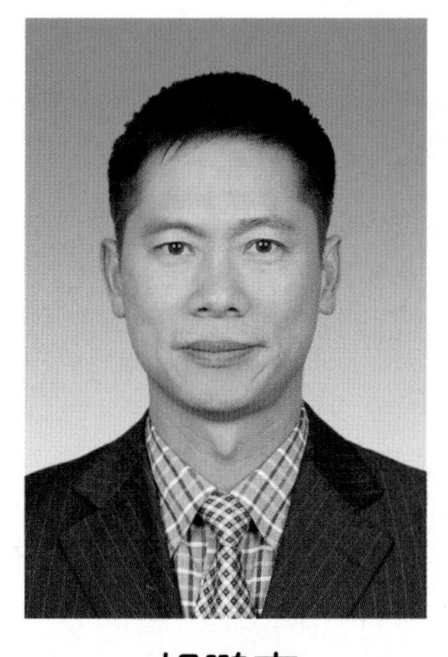

胡鹏志

中南大学湘雅三医院放射科副主任，医学博士，主任技师，硕士生导师。

中华医学会影像技术分会委员、中华医学会影像技术分会 PACS（影像存储与传输系统）学组组长、中国医师学会医学技师专业委员会常务委员、中国装备协会 CT 工程技术专业委员会委员、中国装备协会 CT 应用专业委员会委员。为湖南省医学会影像技术专业委员会现任主任委员（第一届和第二届），湖南省职业卫生技术职称评审专家、湖南省辐射类建设项目环境影响评价审查专家。

担任全国高等院校医学影像学系列教材、医学影像技术本科专业案例版规划教材编委，全国高职高专医学影像技术系列教材编委、全国科学技术名词审定委员会《医学影像技术学名词》审定委员。《CT 检查技术规范化操作手册》《放射医学"三基"训练 · 技师分册》主编，《医学影像技术学》（数字教材）副主编。

牵头主办国家继续教育项目 8 项，牵头在我国医疗杂志发表行业专家共识 1 项。担任《中华放射学杂志》《中华放射医学与防护杂志》《临床放射学杂志》《放射学实践》《中国医师杂志》《中国现代医学杂志》等杂志编委。主编和副主编专著 3 部，参编"国家级"影像技术教材 6 部。参与国家自然科学基金课题 3 项，主持湖南省重点研究课题 2 项，主持湖南省自然科学基金课题 1 项。获得省部级奖励 1 项。以第一作者或通信作者发表论文 30 余篇，其中 SCI 收录 5 篇，CSCD 收录 16 篇。

内容简介

本版《实用医学影像技术》分为七篇，共五十章。第一篇是医学影像成像技术基础与其相关技术，分为十一章分别进行论述；第二篇是医学数字X线成像技术，分为七章分别进行论述；第三篇是CT成像技术，分为九章分别进行论述；第四篇是DSA成像技术，分为四章分别进行论述；第五篇是磁共振成像技术，分为九章分别进行论述；第六篇是医学影像信息技术与人工智能技术，分为五章分别进行论述；第七篇是小动物成像技术与研究，分为五章分别进行论述。

本专著的撰写十分注重医学影像技术学科的系统性、理论性和科学性，特别强调临床实用性，同时兼顾医学影像技术发展的新颖性和前瞻性。从医学影像技术学科下各个亚学科的影像设备构造性能、成像原理、检查技术和成像质量控制等全方位展开论述，理论联系实际，深入浅出。

本专著内容全面翔实，图文并茂。适用于医学影像技术工作者，是一部难得的工具书，同时也可以作为影像医生、临床医生及大学医学影像专业学生的参考书。

前　言

2015年7月出版的《实用医学影像技术》是我国第一部全面系统论述医学影像技术的大型专业著作，出版后行业反响很好，至今已经五年了。鉴于医学影像技术学科的迅猛发展，随着医学影像新设备、医学影像新技术及新方法更新加快、周期变短，与时俱进地更新《实用医学影像技术》的知识内涵，是本书主要编者的历史责任和使命担当，更是我国广大行业工作者的期盼，故我们决定对《实用医学影像技术》专著进行修订再版，以顺应医学影像技术学科的发展潮流，紧跟医学影像临床实用技术的快速发展步伐。

本著作组织了全国各地影像技术学科的专家进行编写，十分注重医学影像技术学科的系统性、理论性和科学性，特别强调临床实用性，同时兼顾医学影像技术发展的新颖性和前瞻性。从医学影像技术学科下各个亚学科的影像设备构造性能、成像原理、检查技术和成像质量控制等全方位展开论述。本版《实用医学影像技术》的特点如下：

1. 本著作全面、系统论述了各类型医学影像设备的结构、性能、参数、成像原理，以及医学影像学各种检查技术，同时对传统少用的实用检查技术和新近出现的检查技术也做了介绍。

2. 本著作撰写本着“知其源，更要知其所有源”的严谨治学理念，在撰写每一篇或每一章前，先论述对应的理论知识，让对应的理论知识为临床影像检查技术铺路。使后续的各项临床检查技术做到有根有据，有相应理论作支撑。以临床实用为目的，倡导医学影像技术理论化和理论知识实用化，力戒纯理论，强调实用性，避免与临床脱节。做到深入浅出，言之有据，方便读者理解和掌握。

3. 本著作在叙述每个检查部位的成像技术时，以受检者为本为宗旨，遵循图像成像理念，注重临床和影像诊断实用性及图像质量的可靠性要求。如颅脑的CT检查技术按照：颅脑相关疾病与CT诊断价值—适应证与相关准备—平扫与增强检查技术—灌注检查技术—CTA（CT血管成像）检查技术—颅脑CT图像后处理技术—颅脑相关疾病CT检查要点与图像质量控制的顺序来进行叙述。

4. 本著作在撰写成像质量控制时，分为宏观和微观及细节三个层级，本着图像质量控制链的实际情况，注重各个方面的质量控制。宏观——在总论内叙述了质量管理和质量保证及质量控制的概念、体系、原则、制度、方法和评价体系；微观——在各篇内叙述了影像设备的各个硬件和软件及辅助设备对图像质量的影响，特别是各种检查技术环节中各项因素对图像质量的影响；细节——在每个检查部位内叙述了受检者、检查技术参数设置、图像采集和处理等各种因素对图像质量的影响，并提出了提高图像质量的具体措施和判断图像质量优劣的要素。

5. 本著作根据百年不遇的新型冠状病毒肺炎重大传染病疫情防控的实际，增加了“重大传染病感控医学影像检查技术流程”章节，分别从重大传染病防控法律法规与政府卫生医疗应对；重大疫情感控CT检查工作流程；重大疫情感控DR检查工作流程；重大疫情感控MR检查工作流程；重大传染病感控介入诊疗工作流程；重大疫情感控核医学诊疗工作流程和重大疫情感控放射治疗工作流程，这七个方面进行阐述，给国家和社会及行业提供一些经验和方法。

6. 本著作在注重实用性的同时，特别强调临床应用。在第一篇中撰写了“医学影像学检查方法的比较与选择”，在CT成像技术和磁共振成像技术中撰写了人体各个系统常见疾病与影像技术检查的价值，在DSA成像技术中撰写了相关病变的介入治疗技术。以便增强医学影像技术第一线工作者认知疾病、了解疾病，随之选择正确的检查方法显示病变，做到以受检者为本的临床属性。

7. 本著作密切追踪医学影像技术学科和亚学科之间的影像融合现状，撰写了介入治疗性CT成像技术，放射治疗中CT成像技术，核医学中CT成像技术，手术中CT成像技术，移动CT成像技术和尘肺胸部

CT 检查技术；融合磁共振成像技术与新进展中的放射治疗的磁共振成像技术，术中磁共振成像技术和核医学磁共振成像技术；DSA 成像技术中的 C 臂 CT 技术等。

8. 本著作根据影像医学对医学影像信息学的实际需求，撰写了“医学影像信息技术与人工智能技术”篇，分别从医学影像信息概论；影像存储与传输系统；医学影像大数据与 5G 医学影像云技术；影像组学与医学 3D 打印技术和医学影像人工智能技术，用 5 章 29 节进行了详细论述。

9. 本著作为了适应医学技术一级学科下影像技术二级学科的建立与快速发展和高级影像技术人才科研能力培养的需要，撰写了“小动物成像技术与研究”篇，分别从动物可见光活体成像技术；动物超声成像技术；动物 CT 成像技术；动物磁共振成像技术和 PET/CT 和 PET/MR 动物成像技术分 5 章进行了论述。

由于时间紧、任务重及编者水平所限，书中难免出现缺点和错误，恳请广大读者不吝赐教，提出宝贵的改进意见。

主编　余建明

2021 年 3 月

目　录

第一篇　医学影像成像技术基础与其相关技术

第四篇　DSA 成像技术

第六篇　医学影像信息技术与人工智能技术

第七篇　小动物成像技术与研究

第一篇

医学影像成像技术基础与其相关技术

第一章

X线成像基础

第一节　原子核及核外结构

一、原子

物质是由原子组成,一个经典的原子模型由包含中子和质子的原子核,以及它周围处于特定轨道或壳层中的电子所构成。每一原子均由核及电子组成,其核小而紧密,半径约 10^{-12} 厘米。核周围是按轨道运动的电子云,电子在半径约 10^{-8} 厘米的轨道上运行,见图 1-1。

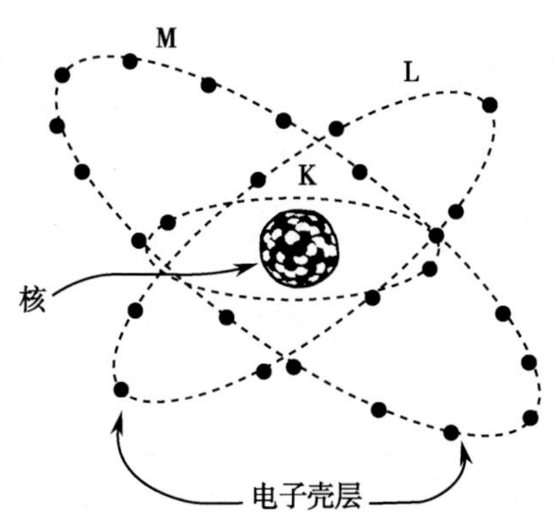

图 1-1　原子结构

与核相比,电子的质量很小,但由于它的弥散性,所占据的空间很大。可这样比喻:假如一个原子扩大到“占据”一个房间那么大,那么核则处于房间的中心有针尖那么小的一点空间。由于物质的这种空虚性,一个高能电子或原子核就很容易穿过许多原子后与另一原子的任何部分相碰撞。

原子间的差别在于它们核的结构和电子数量及其排列上的不同,原子中的电子数被称为原子序数,以 Z 代表,它也表示原子核内的质子数。原子序数决定着各元素的性质、原子的化学性质,决定于质子数或最外层轨道电子数。

二、原子核

任何原子核都由两种基本粒子——中子和质子所组成。中子和质子的大小和质量差不多相等。中子不带电荷,质子带一个正电荷,大小与一个电子所带的负电荷相等。一种物质的大多数物理和化学性质与核的中子和质子组成有关,核内的质子数就是原子序数(Z),决定原子的化学本性。

由于核和原子内的粒子都很小,惯用千克单位来表示它们的质量是不方便的,较为合适的单位是原子质量单位(μ_0),它参照的基准是质量数为 12 的碳原子,其质量定为 12 000μ。原子质量单位和千克间的关系是:

$$1\mu_0 = 1.66\times10^{-27}\text{kg} \qquad \text{(式 1-1)}$$

一个中子和一个质子在质量方面的差别相当小,约 0.1%。而比电子质量大 1 900 倍。

三、核外结构

在论述 X 线对原子的作用时,首先要了解原子的核外结构,电子位于围绕核空间中的轨道或壳层上,在多种放射性转变中,轨道电子也介入原子实际发射能量的过程中。当辐射物质相互作用时,即与人体组织作用时,通常是与电子相互作用,而不是与原子核起作用。

1. 电子数　正常原子中所含的电子数等于核内的质子数,这个数目就是某个化学元素的原子序数(Z)。每个电子带有负电荷,其大小等于一个质子的正电荷。在正常情况下,一个原子中的电子和质子数目相同,正、负电荷平衡,原子无净电荷。如果一个电子离开原子,就说原子被电离,带一个正电荷。电离结果是原子本身成为正离子,电子本身成为负离子。电子的电量 e 为 1.6×10^{-19}C,电子的质量 m 为 9.1×10^{-31}kg。

2. **能级** 电子处于绕核的不连续壳层中，壳层用字母来识别，见图 1-2(1Å=0.1nm)。

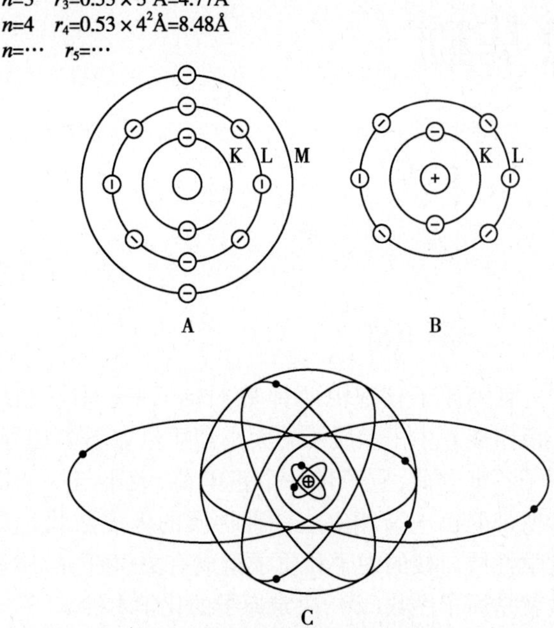

图 1-2 元素壳层结构示意图

A. 钠元素壳层结构；B、C. 氧元素壳层结构。

从靠近核的壳层开始，按照玻尔理论，核外电子离核远近不同，具有不同的壳层，每壳层中都含有一定电子数目的可能轨道。每一壳层均可近似地看作是原子核的同心圆球，半径最小的壳层叫做 K 壳层，最多只能容纳 2 个电子；第二壳层叫做 L 层，最多只能容纳 8 个电子；第三壳层叫做 M 层，最多只能容纳 18 个电子，随着原子序数的增加，还可能有 N、P、Q 等壳层。愈到外面的壳层可容纳的电子数就愈多，一般每层上的电子最多可能数目是 $2n^2$ 个。但最外层的电子数有严格的限制，最多不能超过 8 个。一般规律是，电子先将内层填满，然后逐层向外填。

根据量子理论，电子以极高的速度绕核做复杂运动，可把它的电荷看成为一层笼罩在核外的带负电荷的“电子云”。电子的核外运动很难说出某一时刻处在何处，只能用统计学方法去认识，即用概率的大小来表示。电子出现多的地方，概率大，也就是电子云密度最大的地方。

带负电荷电子受原子带正电核的束缚，它们之间具有很强的吸引，即结合力。这种结合强度可用能量来表示，迫使电子逸出原子，所获得的能量叫结合能，一个电子的结合能等于使电子脱离原子所需要的能量。结合能是电子势能的一种形式，与任何形式的势能一样，必须将某个地方规定为零能量级。电子在原子外的一个位置，电子已不再受到核的影响，将它定为零点。

电子能级是结合能的负值，其概念可用图 1-3 来说明。靠近底部的电子处于最低能级，具有最大结合能。电子在原子内处于确定层或壳层中，每个壳层有不同的能级，最靠近核的 K 壳层处于最低能级。

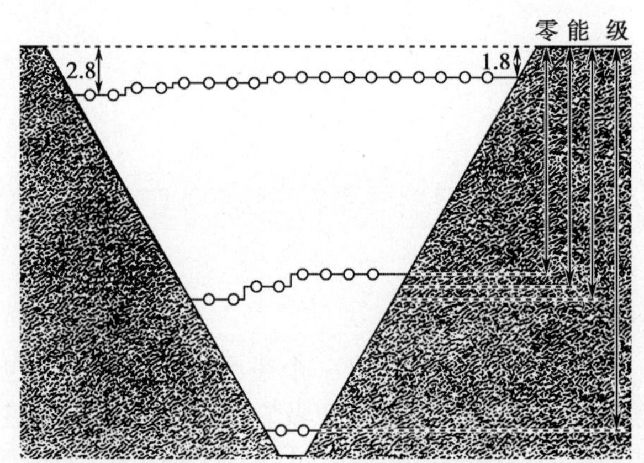

图 1-3 钨原子中的电子能级

上图是原子序数为 74 的钨，只画了 K、L 和 M 电子能级。外加电子位于 N 和 O 壳层，这两个壳层位于 M 壳层之上并略低于零级，不同壳层之间具有显著的能量差。除 K 壳层外，其他壳层再分成另外的能级。例如，L 壳层分成 $L_{Ⅰ}$、$L_{Ⅱ}$ 和 $L_{Ⅲ}$ 三个能级。

电子在辐射过程中的作用通常涉及两个基本原理之一：①要使一个电子移至更高壳层（如从 K 至 L）或脱离原子，必须从某些能源取得能量。②如果一个电子移至更低的壳层（如从 L 至 K），电子必须放出能量，通常出现某种形式的辐射，能量大小决定于电子移动的壳层之间的能级差。

在一具体壳层中，电子的结合能与原子序数有关。只有较高原子序数的 K 壳层电子的结合能是在诊断用的 γ 射线和 X 射线的相同能量范围内，L 壳层电子的结合能比 K 层的小得多，但它也随原子序数的增大而增大。对于大多数物质，最外面的电子的结合能在 5~20eV 的范围内。显然，这些电子最容易脱离原子。

一个电子脱离一个原子的过程称为电离。由于 X 射线和 γ 光子具有足够的能量使电子脱离原子，故可认为 X 线和 γ 射线是具有电离作用的辐射。核外电子接受的能量不足使其从原子逸出，只是使它升到较高的能级上，在其恢复到正常状态时，释放出能量，这种过程称为激发。可见光的光子能量低于大多数原子中的最小结合能,不会产生辐射。

3. **浓度**　当光子与电子碰撞时,光子被吸收。光子通过物质时,它被吸收的机会决定于材料内可用的电子浓度。浓度或每立方厘米的电子数,可用以下公式计算:

$$每立方厘米的电子数=PN_A(Z/A) \quad (式 1\text{-}2)$$

这个关系式就是每立方厘米的原子数乘以原子序数(即每个原子内的电子数),式中的阿伏伽德罗常数 N_A 始终是不变值,每立方厘米的电子数仅与 Z 对 A 的比值有关。较低原子序数的元素在原子核中近乎每个质子 1 个中子。Z/A 的值近乎 0.5。随着原子序数和原子质量数的增加,核内的中子数也增大,导致 N/A 比值的减小,这种变化相当小。铅的原子序数是 82,原子质量 207,Z/A 是 0.4。在 X 射线应用中遇到的大多数材料,Z/A 比值的变化都小于 20%。唯一例外是氢,其比值等于 1。

因阿伏伽德罗数是常数,Z/A 比值也基本上是个常数,能明显改变电子浓度的唯一因素是材料的密度。大多数材料是纯元素,都有唯一的密度值,混合物和复合物的密度决定于各种元素的相对浓度。

电子浓度随原子序数而变化,原子序数在电子与 X 线相互作用中作用不大。X 射线光子通过物质时,相互作用的机会不仅决定于电子浓度,还与电子在原子结构内被束缚的牢固程度有关。电子结合能随原子序数而增加,高度束缚的电子浓度也随原子序数的增大而增加。原子序数是原子的一个重要特征,对任一种化学元素都有唯一的值。许多材料,如人体组织不是单一的化学元素,而是一种混合物的密集体。它与 X 射线的相互作用,可能对混合物定义一个有效原子序数 Z_{eff}。

$$Z_{eff}=\sqrt[2.94]{f_1 z_1^{2.94}+f_2 z_2^{2.94}+f_3 z_3^{2.94}+\cdots\cdots} \quad (式 1\text{-}3)$$

在此关系式中,f 是与每种元素有关系的电子总数目的分数,指数 2.94 是从 X 射线相互作用和原子序数间的关系导出的。水是人体的主要组成部分,水分子包含两个氢原子和一个氧原子,每个氢原子有一个电子,一个氧原子有八个电子。因此,电子分数 f,对氢是 0.2,对氧是 0.8,将这些值代入上面关系式可得水的有效原子序数:

$$Z=\sqrt[2.94]{0.2\times1^{2.94}+0.8\times8^{2.94}}=7.42 \quad (式 1\text{-}4)$$

四、原子能级

根据玻尔的假设,电子在不连续的轨道上绕核旋转,而且在每个可能轨道上的电子也都具有一定的能量(动能和势能的代数和),因而电子的在各个可能轨道上所具有的能量也是不连续的,这些不连续的能量值叫做原子能级。

原子能级通常是以电子伏特来表示的。定义为一个电子通过一伏特电位差所释放出的能量,其功即为电荷与它通过的电位差的乘积。电子在各个可能轨道上运动时所具有的能量,即能量公式:

$$E=-\frac{2\pi^2 me^4 Z^2}{h^2 n^2} \quad (式 1\text{-}5)$$

式中 $n=1,2,3,\cdots$,E 代表轨道电子所具有的能量,单位为焦耳。原子能级常用电子伏特来表示,$1eV=1.6\times10^{-19}J$,若把焦耳单位化为电子伏特,则除以 $1.6\times10^{-19}J$,即:

$$E=-\frac{2\pi^2 me^4 Z^2}{1.6\times10^{-19}\times h^2 n^2} \quad (式 1\text{-}6)$$

随着原子序数 Z 的增加,即核外电子数增多,其原子结构也更为复杂,核外某电子除受核的吸引力外,还受其他核外电子的排斥作用。

以钨为例(图 1-4),K、L 和 M 层上电子结合能为别约为 70 000eV,11 000eV 及 2 500eV,这意味着除去原子中一个 K 层电子,必须供给它 70 000eV 能量,或者必须以 70 000eV 电位差的电子轰击它。要除去一个 L 层电子大概需要 11 000eV 的能量。

用电子伏特为单位来测定的结合能已在(图 1-3)表明。能量标度的零点是任意命定的,它与非激发状态的原子相对应,并在简图的近顶部以零标记的水平线代表之。正常态的钨原子,其最外层价电子占 0 层,原子的能量用简图顶部附近的粗黑线代表之。如果该电子得到能量,将会向外逸出到轨道上,原子能级被提高。这些能级之间仅仅相差几个电子伏特。然而,原子不能保持这种能量状态,或电子不能停留在任一光线轨道中。当它降回到正常位置,就放射能量,这叫做光线辐射。原子核对电子有很强的吸引力,这种吸引力称为结合力。最靠近原子核的壳层电子结合力最大,距越远的电子结合力越小。另外,结合力还与原子序数 Z 相关,Z

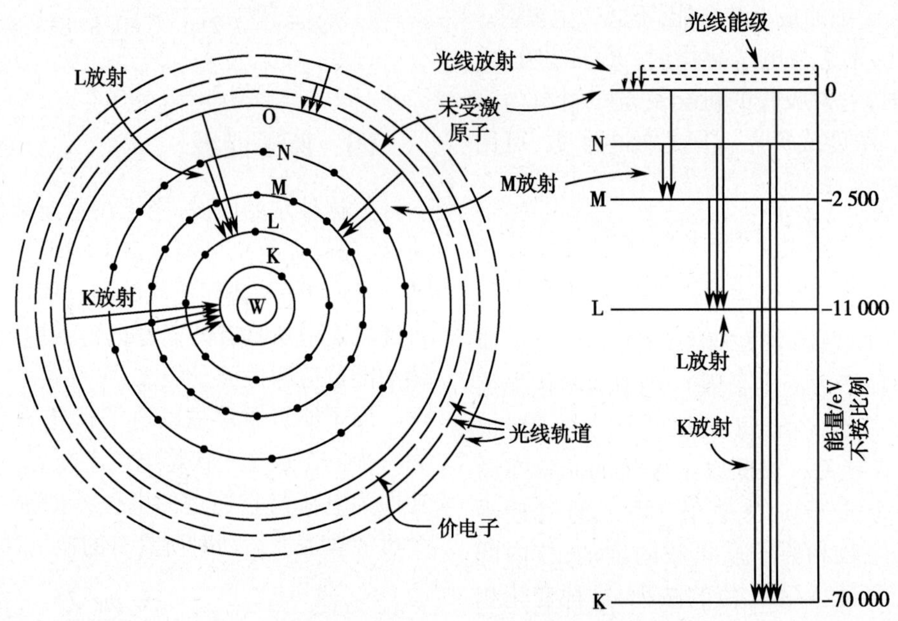

图 1-4　左侧是钨原子的电子轨道，右侧是其能级

越高，核内正电荷就越多，对电子的吸引力也就越大，从原子内移走电子所需要的能量也就越大。可见，移走原子中某轨道电子所需要的最小能量，称为电子的结合能。

（吴红英　罗昆　余建明）

第二节　能量和辐射

一、概述

物理世界有两个组成部分：能量和物质。在大多数物理过程中，能量和物质间不断地相互作用和转换，医学成像也不例外，在医学影像成像方法中，图像都是由能量和人体组织（物质）的相互作用形成的。对人体的结构成像，要求能量源传递到人体，再从人体传递到接收器，要求能量必须能穿透物体。可见光是日常生活中用于传递图像信息的能量的主要形式，但它不能穿透人体，因此对人体内成像必须采用其他形式的能量。

各种成像方法中的一个普遍问题是，使用能量的一大部分会积存在人体内，它并不以相同形式的能量停留在体内，而是转换为其他形式的能量，如热和化学变化等，积存能量也会产生不希望的生物效应。

在医学成像过程中，有两大类能量。一类是聚集形式的能量，其存在必须有一种媒质材料，能量存在于媒质中；另一类能量是在一种物质材料内产生的，并不断地运动，将能量从一个地方转送至另一个地方，这种能量就是辐射。用于医学成像的各种形式的能量，除超声和磁共振外，基本是辐射形式。

二、能量

在医学成像中，与物质有关的能量形式的重要特征是它的供出能量形成辐射，当辐射被吸收时，能量又被重新取回。宇宙间一个基本物理定律是能量既不能创造也不会消灭，它是从一种形式转换为另一种形式。成像系统的各种部件，可将能量从一种形式转换为另一种形式。电子是物质中的最小粒子、一个电子质量是 9.1×10^{-28}g，这意味着 10.9×10^{26} 个电子等于 1cm^3 水的重量。

一个电子既有质量又有电荷，它可占有多种形式的能量，这就是电子取得、输运和放出能量的能力，致使它在 X 射线系统中成为有用的物质。

（一）静止质量能量

一个电子即使处于静止状态，仍具有能量。根据物理学定律，一个物质只要具有质量就具有一定的能量，在一定条件下，质量可转换为能量，或相反。下面是爱因斯坦方程式：

$$E=mc^2 \qquad (式 1\text{-}7)$$

在此关系式中，c 是光速。根据爱因斯坦关系式，每个电子给出 510keV，这个能量表现为一个光子。

（二）动能与势能

1. 动能　动能是与运动有关的能量，运动着的汽车或棒球具有的能量就是这种形式的能。当电子运动时，它们也具有动能。

一个物体所具有动能的大小与它的质量和速度有关。对于大的物体，如汽车和棒球，动能与物质的质量和速度的平方成正比，物体速度加倍，它们的动能要增加为原来的4倍。在很多情况中，电子以非常高的接近于光速的速度在运动，能量与速度间不再保持上述简单关系。相对论的理论指出，一个物体（如电子）的质量在高速度时要发生变化，能量与速度的关系变得复杂。在典型X射线管内的电子具有的能量可能超100keV，并以大于光速一半的速度运动。

2. 势能　势能是一个物体因它的位置或构形所占有的一种能量，从本质上说是一个有相对意义的量。即一个物体在一个位置或处于某种构形时会比处于另一种状态具有更多或更少的势能。

电子具有两种形式的势能。一种形式与在电路内的位置有关，另一种与原子的位置有关。电子势能的一个重要的特征是电子升高至更高势能级水平时，需从某些源中得到能量，而当它移至更低势能位置时要放出能量。X线管内阴极的电子获得能后以高速撞击阳极靶面，以产生热能和X射线能，就是这个机理。

（三）能量交换与转移

1. 能量交换　电子小得看不见，往往很难想象电子能量的不同形式。（图1-5）所示的石块，用它来引证能量的不同形式，这也适用于电子。

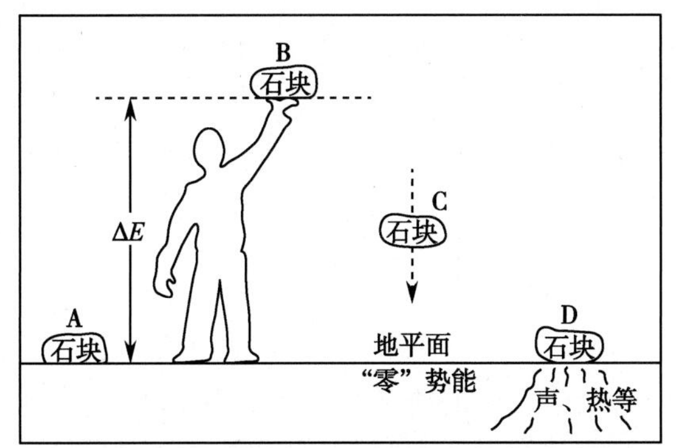

图1-5　能量从一种形式转换为另一种形式

势能是相对意义的量。如图1-5，地面水平设置为零势能位置，当石块高到地面之上时，它就处于更高的势水平。如果石块处于地面下的一洞内，它的势能相对于地面水平具有负值。然而，它的势能相对于更深洞的底部位置仍是正值。石块在位置A具有零势能（相对地说），因为它不运动，动能为零，静止质量能量与它的质量成正比。当人拾起这石块并将它举高至位置B时，相对于位置A来说，它增高了石块的势能。石块所得能量来之于人，与电子靠电源装置可升高势能一样。

如果人在位置B释放石块使它落至地面，它的势能就转换为动能。随着石块往下运动，它的势能不断减少，且正比于它在地平面上的距离，不断地增加它的速度和动能。即将撞击地面之前，它获得的动能正好等于人所提供的势能（在X射线管内的电子经历着相似的过程，管内的电子热能变换为动能）。石块正好到达地面时，它比静止在地面A时具有更多的能量。然而，当它静止在地面D处时，它的能量水平与在A处时相同，这部分能量转换为其他形式，如声音、少量热和使地面形状改变的机械能。当高速电子碰撞某种材料时，电子也失去它的动能，能量转换为热和X线辐射。

2. 能量转移　电子的主要功能是从一个位置运输能量至另一个位置，电子从一位置拾取能量，再运动到另一处传递能量给某些其他材料，电子再回到能源，如此反复。

电子运动从一点转移能量至另一点所经过的通道就是电路。任何电路至少有两个部件，一是电源，它能将能量从一种形式转换为另一种形式，并将它传输给电子，电池就是电子能源的例子；二是负载，它实质上执行相反的功能，当电子通过此器件时，失去它的能量并转换为某些其他形式的能量，灯泡就是负载的例子，它将电子能转换为光和热。

电子以势能的形式携带能量，当电子通过自由空间运动时，它带有动能。但通过固体导体运动时，就不可能这样。一般电路中，一段导体比另一段导体具有更高的势能。从原则上讲，能源使电子升高至更高的势能水平，一直维持到它通过负载器件时放出能量，在较低势能水平的电子回到能源，再重复此过程。

（四）能量单位

在实际应用中经常会碰到能量的量值，能量的单位很多，在此仅介绍一些与放射医学成像相关的能量单位。

1. 焦耳　焦耳（J）是国际单位制（International System of Units，SI）中能量的基本单位。一般来说，涉及比较大的能量时，应用焦耳作单位。

2. **热单位**　热单位是放射中为表示X射管所产生的热能量而提出来的一个方便单位。一个热单位是焦耳的71%，它逐渐为焦耳所替代。

3. **克拉德**　克拉德是在放射学中为表示人体吸收的总辐射能量所提出的，但应用总趋势是以焦耳为单位。

4. **尔格**　尔格(erg)是能量的米制单位，不是SI单位。它比焦耳小得多。它在放射学中的主要应用是表示组织内吸收的辐射能量的大小。

5. **电子伏特**　电子伏(eV)是能量的电子单位。千电子伏(keV)和百万电子伏(MeV)，都用于表示单个电子和光子的能量，单个可见光子的能量在几个电子伏范围内。在成像过程中用的X射线，它们的能量范围的从15至数百千电子伏。三个基本能量单位的关系是：

$$1\text{J}=10^{7}\text{erg}=6.24\times10^{18}\text{eV}$$

6. **功率**　功率表示在具体过程中能量转移的速率。瓦(W)是用于表示功率的单位，1W等于能量以1J/S的速率转移或转换。在医学成像中，功率用于描述X射线发生器的能力、X射管的极限值等。

7. **强度**　强度是功率的空间浓度，它表示能量通过单位面积的速率。一般用每平方米或每平方厘米的瓦数来表示。强度也用于表示X射线照射率、光强度等。

三、辐射

(一) 概述

辐射就是能量的空间运动。根据玻尔的研究，当电子在某一轨道上运动时，它处于稳定状态，并不向四周辐射能量，但它吸收了一定大小的能量后，就可以跃迁到能量较大的轨道上去。但并不是任何大小的能量都可被电子吸收，只有能量等于某两个可能轨道的能量差时才被电子吸收。吸收能量的电子跳到能量较高的轨道上后，处于激发状态，不稳定的电子要跃迁到能量较低的轨道上去，并发出光子。其光子所具有的能量E等于电子在跳跃前后所具有的能量差，即

$$E=hf=E_2-E_1 \qquad \text{(式 1-8)}$$

式中h是普朗克常数，$h=6.626\times10^{-34}\text{J}\cdot\text{s}$，$f$是光子的频率，$E_2$、$E_1$分别表示电子跃迁前后所在轨道上的能量。

外面壳层轨道上的电子，只要内壳层轨道上有空时，就要跳到内壳层轨道上去。原子外层电子与核联系较弱，激发外层电子比激发内层子容易。较外层电子受激发后，壳层上面有空位，这一壳层外的其他壳层上的电子就跃迁到这个空位上来补充，这时就有可见光、红外线或紫外线放出来。最内层电子受激发后，外面壳层上的电子跃迁到内层空位上来，将发射出波长更短，频率更高的电磁波(X线)。例如原子序数较高的钨，假若有一个高速电子撞击到钨原子上，并激发出一个K层电子，在一个很短的时间内，另一L层上的电子可能会跳到K层上去，占据其空位，此过程将放出59 000eV的X线光子。若K层电子被撞击出去，则L、M、N、O等壳层上的电子都可能跳到L的空位上去，并放出一定频率的X线。

(二) 电磁辐射

辐射可分两种类型，即电磁辐射和粒子辐射。前者只含有能量，不含有物质，穿透性强；后者既含物质，也含能量，穿透性差。在电磁辐射族内有几种具体辐射形式用于不同目的，如无线电(射频线)信号、可见光、紫外线、X线辐射和γ射线辐射。

电磁辐射在真空中运行的速度c为$3.0\times10^{10}\text{cm/s}$。各种波都具有一定的波长$\lambda$及频率$n$，其速度等于$n\lambda$。即

$$c=n\lambda=3.0\times10^{10}\text{cm/s}$$

电磁波的波长非常短，用埃(Å)作单位，即1Å$=10^{-8}$cm。电磁波的波长决定物质的性质。绿光为5 000Å，蓝光为4 000Å，红光为7 000Å。如果波长超过7 000Å，人类肉眼不可见，称之为红外线。如果短于4 000Å，此辐射也不能为肉眼所见，称之为紫外线。0.1Å的辐射称为X线。当波长变得很短而相应频率变得很高时，就要考虑辐射的量子性质。

(三) 辐射的量子性

电磁辐射是具有速度且带有一定能量运行的“小子弹”，此种能量束称为量子或光子。原子内的电子都处于一定的能级而不是任意能级，电子可以从一能级移至另一个能级，但这种能级之间转移不是任意的，这种能级不连续正是物质所具有的量子特性。简单地说，物质按预先确定的量进行能量交换，而不是按任意的。辐射通过空间时，正是单个光子的簇射。

光子最终在转移过程中被吸收，它的能量重新

回到一个电子身上。如果光子碰到的是电子能级接近于它的能量的材料，吸收的机会就大大提高。辐射光子的产生和吸收都是在某些材料内通过能量交换完成的。

虽然辐射光子是按某些物理量来区分的，但所有电磁辐射都以相同速度在真空中传播。光是电磁辐射最常见的形式，在自由空间，光速约为 3×10^8m/s。假如，X射线光子在它产生时间到被吸收时间内平均传播1m，那么，X射线光子的平均寿命将是 3.3×10^{-9}s。一旦一个光子从能源产生并射出，它就以非常高的速度传播直至某些物质相互作用，直到被吸收为止。在它非常短的寿命中，光子从辐射源带走小量的能量而传给吸收材料。（图1-6）

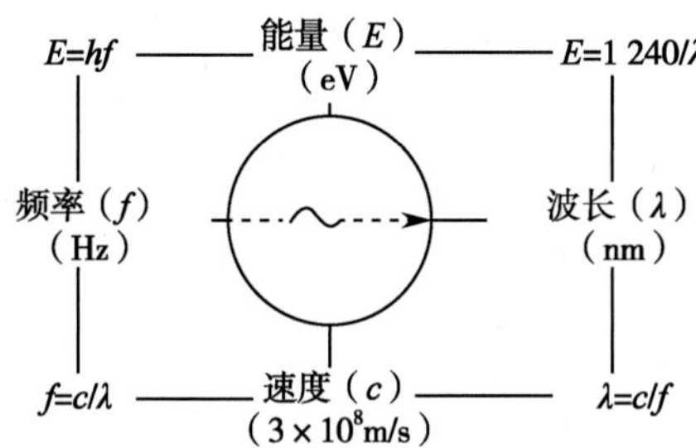

图1-6　光子的物理特性

图中对三个量的标度用辐射的不同类型的互相关系来表示。可以用光子能量、波长或频率来表征任何辐射。

1. **光子能量**　光子只不过是能量的一个单元，它最重要的特征是它所包含的能量的多少，光子能量一般用电子伏或其适当的倍数为单位来说明。例如，计算辐射光子所带的能量，其波长是1.0Å或 10^{-8}cm，相应的频率 $f=c/\lambda=3\times10^{10}/10^{-8}=3\times10^{18}$，即每秒振动数。所以，一辐射光子所带的能量 $E=hf=6.61\times10^{-27}\times3\times10^{18}=19.83\times10^{-9}$erg。换算为电子伏特，即 $E=19.83\times10^{-9}/1.60\times10^{-12}=124\ 000$eV $=12.4$keV，即1.0Å波长带有124 000eV能量。如果波长是0.01Å，则频率将会扩大100倍，量子或光子的能量将是12 400 000eV。光子的能量（eV）及辐射波长（Å）间的一般关系可从 $E=hn=hc/\lambda$ 确定，显然，波长愈短，光子所具有的能量愈大。

光子能量决定辐射的穿透能力，较低能量的X射线光子通常称为软辐射，而在波谱的较高能量端的光子称为硬辐射，较高能量X射线辐射穿透性大。

如果光子或粒子所具有的能量，超过辐射所通过的物质内的电子结合能，辐射就能起作用，使电子移位，并使物质电离。能产生电离的最小辐射能量因材料不同而不同，这取决于具体电子的结合能。在组织中许多元素的电离能量在5eV至20eV的范围内。因此，凡能量超过这些值的辐射都是电离辐射，光子能量值一般用于描述较高光子能量的辐射，如X射线、γ射线和宇宙射线的辐射。

2. **频率**　频率就是波传播时振动或振荡的速率，光子能量（E）和频率（f）成正比，它们的关系是：

$$E=hf \qquad （式1-9）$$

此关系式中，h 是普朗克常数，其量为 6.626×10^{-34}J·s，而 f 是频率，以赫兹（Hz）为单位（周期每秒）。频率是表征电磁波谱电常用的量，理论上讲，X射线辐射也有相应的频率。

3. **波长**　用电磁辐射观察到的各种物理现象提示辐射具有某些波动性。波动的一个特征是两个相继峰值间的距离，亦即波长。这也是在一个振荡期间辐射向前传播的距离。

波长可用长度单位来表示。无线电和电视信号具有较长的波长，一般用 m 来表示。对较高能量的光子，如可见光和X线，则采用两种较小的长度单位：

$$1\text{Å}=10^{-10}\text{m} \qquad 1\text{nm}=10^{-9}\text{m}$$

光子能量与波长间的关系是：

$$E(\text{keV})=1.24/\lambda(\text{nm}) \qquad （式1-10）$$

能量与波长成反比关系，谱上最高能量处相当于最短波长处。X线的波长（或频率）与被击出的电子所在壳层有关。在同种元素的原子中，按照轨道K、L、M、N……来分，L层电子被击出时产生的X线比M层电子被击出时所产生的X线波长要短，M层电子被击出就比N层电子被击所产生的X线波长短……以此类推。内层轨道电子被激发所产生的X线波长较短，外层轨道电子被激发产生的X线波长较长。

另外，某层轨道电子被击出后，来补充的电子所属的壳层不同而产生的X线波长也不同。如K层电子被击出，L层或M层上电子都可以跳入K层中去补充，但M层电子跳入补充时产生的X线波长要比L层电子跳入产生的X线波长要短。

四、电磁波谱

电磁波谱包括所有电磁辐射，从长的无线电波到非常短而有穿透性的γ射线上。根据光的电磁学说，光波与电磁波本质上是一样的，只是频率（或波长）不同。

表 1-1　电磁线谱

频率/($r \cdot s^{-1}$)	波长	光子能量	性质
1.0×10^{6} 3×10^{10}	3×10^{5}cm 1.0cm	4.13×10^{-10}eV 1.24×10^{-4}eV	从广播范围的长波至短波及雷达超短波范围内的无线电波。这些波是由电振荡而产生的，能为电子装置所探知。它们会通过非导电物质层，但却为电导体所反射。
3×10^{12} 3×10^{14}	0.01cm 0.001cm (10 000Å)	0.012 4eV 1.24eV	红外线辐射。它们由于分子振荡原子较外层电子的激发而产生。它们由火炉、散热器的热发生出来，且能为热机械及胶片所检出。红外线不透过大多数固体物。
4.3×10^{14} 7.5×10^{14}	7 000Å (0.000 07cm) 4 000Å	1.77eV 3.1eV	从红外线由黄、绿及蓝到紫范围内之可见光。由于原子的较外层电子激发而产生，由灯及含气管中放电而产生出来，能为胶片、光电管及肉眼察知。被物质如玻璃所传导。
7.5×10^{14} 3.0×10^{16}	4 000Å 100Å	3.1eV 124eV	紫外光。由原子的较外层电子激发而产生，能为胶片、盖革-米勒计数器及电离室检出，产生皮肤红斑；杀菌并为产生维生素 D 的因素之一。
3.0×10^{16} 3.0×10^{18}	100Å 1Å	124eV 12 400eV	软性 X 线。由原子的较内层电子激发而产生，能为胶片、盖革-米勒计数器及电离室所检出，有穿过很薄物质层的能力。由于其穿透力有限，在放射学中无甚价值。
3.0×10^{16} 3.0×10^{19}	1Å 0.1Å	12 400eV 124 000eV	诊断用 X 射线及浅部治疗。
3.0×10^{19} 3.0×10^{20}	0.1Å 0.01Å	124keV 1.24MeV	深部治疗用 X 射线及镭蜕变产物中来的 γ 射线。
3.0×10^{21}	0.001Å	12.4MeV	小电子加速中产生的放射线。
3.0×10^{22}	0.000 1Å	124MeV	大电子加速中产生的放射线。
3.0×10^{23}	0.000 01Å	1 240MeV	大的质子同步加速器如百万电子伏特加速器或宇宙加速器(cosmotron)中产生。

将全部线谱的频率、波长、光子能量与性质总结于表 1-1。应该强调，线谱区域是互相重叠的，当从无线电波区域移行到红外线区域，或从紫外线区域移行到 X 射线区域时，并不发生性质的突然改变。表中光子的能量也就是产生相应波长辐射所需要的能量。例如，X 射线管产生波长 0.01Å 的 X 线，需要 1.24MV。1.24MV 能量不能产生比此更短的波长，但能产生较长的波。

五、能量放射

为了理解原子放射能量的机制，再来复习一下钨的能级(图 1-3)。假定有一高速电子撞击在一钨原子上，并击出一 K 层电子电子，这至少需要 70 000eV 能量。在很短时间内，另一 L 层上的电子可能会降落到 K 层上去，占据其位。此过程发生时就有 70 000-11 000=59 000eV 能量作为 X 射线量子被放射出来，而此放射线的波长将是 12.4/59=0.210Å。

高速电子击出 L，M 或 N 电子，而不撞击 K 电子也是可能的。假定 L 电子(结合能 11 000eV)被击出而其空间为 M 电子(结合能 2 500eV)所填充，则发射的放射线能量将 11 000-2 500=8 500ev，波长 12.4/8.5=1.46Å。在这种情况下，被发射量子以电子伏特表示的能量，刚好是两种结合能的差数。虽然某一些电子比另一些电子被发射的概率高，但原子中任何电子都有被高速电子撞击而发射出去的可能性。

要从钨上产生可见光，必须使光激发价电子转移到另一处层轨道上，当它回降时，能量会放射出来，但是其数量只有几个电子伏特相当于可见光的波长。

任何一个轨道上的空穴都可有几种方式来填

补，如K电子被除去，则L层、M层或其他层上的电子会降落到此空穴中去，此时，将会产生相应的放射线。实际上能级图谱更复杂，因为L层分为三个支层，M层分为5个支层，N层分为7个支层。

低原子序数元素的K层结合能小，碳为285eV，氧为528eV。对于人体有机组织可取其平均能量500eV。“组织”的标识K放射线的波长(12.4/0.500)=24.8Å，这种射线很软，会在组织中很短射内就会被吸收。

（吴红英　罗昆　余建明）

第二章

X线的产生及其特性

第一节　X线的产生

X线是德国的物理学家伦琴教授于1895年11月8日发现的。

一、X线产生的条件

（一）高速电子与阳极靶面的相互作用

X线是在能量转换中产生的，它根据靶原子的三个性质（核电场、轨道电子的结合能，原子处于最低能态），在轰击原子并与靶原子的轨道电子或核相互作用时，把动能转换为热能和X线形式的电磁能。确切地说，X线是高速电子与阳极靶面相互作用的结果。

高速电子与靶面物质的相互作用是很复杂的。一般来说，高速电子在失去其全部动能而变成自由电子之前要穿过很多原子间隙，经过很多次碰撞，发生多种作用的物理过程。例如，一个1MeV的高速电子在被阻止之前，会遭受一万次碰撞，每一次碰撞后，电子损失部分能量，同时还要改变运动方向。所以，电子在物质中的径迹是十分曲折的。

从能量转换角度来看，高速电子的能量损失分为碰撞损失和辐射损失两种情况。碰撞损失是高速电子与原子外层电子相“碰撞”，使原子吸收能量处于激发态，这种能量损失将全部变为热，使阴极温度迅速上升。高速电子动能的99%左右都在碰撞损失中转换为热能，辐射损失是高速电子与靶原子内层电子或原子核相互作用的结果，以辐射X线光子的形式而损失能量，这部分能量大约占高速电子总动能的百分之零点几。可见在X线管中，X线能的转换效率是很低的。

从作用的物理过程来说，高速电子与靶原子相互作用存在以下四个物理过程：电离、激发、弹性散射和轫致辐射。

1. **电离**　原子的外层价电子或内层电子在高速电子作用下完全脱离了原子轨道，使原子变成离子的过程，称为电离。

高速电子的动能转为以下三部分：一部分能量消耗在内、外层电子的脱出功，这部分能量暂时“储存”在原子内，将伴随着发射光学光谱（由外层电子轨道跃迁产生）和标识X射线（由内层电子轨道跃迁产生），以光能的形式释放出来；另一部分转化为二次电子（被击出的轨道电子）的动能；第三部分转化为射出电子的动能，射出电子以较低能量，并改变方向射出，然后与其他原子或原子核继续发生作用。

电离过程中向外发射的光谱有两种：一种是由价电子脱离原子轨道，再回到基态过程中发射出光学光谱。由于最外层电子轨道的能级差较小，这些光谱一般在紫外线、可见光和红外线的波长范围，不属于X线。这部分光能几乎全部被周围原子所吸收，转化为热运动加快（固体中分子热运动的主要是在平衡位置附近作无规则地振动），使阳极温度上升；另一种发射光谱是由于内层电子脱离轨道，使原子处于激发态，通过内层电子的能级跃迁而辐射X线，这是构成医用X线的成分之一。

2. **激发**　高速电子（或二次电子）撞击原子外层电子，作用较弱，不足以使其电离，反将其推入高能级的空壳层，使原子处于激发态，这种作用叫做激发。

入射电子的动能，一部分转化为方向改变和速度变小的出射电子的动能；另一部分是被原子吸收的激发能。处在激发态的原子将发射光学光谱，这部分光能最终导致固体分子热运动加快，温度上升，全部转化为热能。

3. **弹性散射**　高速电子受原子核电场的作用

而改变运动方向，但是能量不变，称为弹性散射。这种作用没有光谱辐射，也没有能量损失。由于阳极靶的物质的密度很高，散射的距离很短，高速电子将很快在已改变的方向与其他原子核或核外电子相遇，发生新的作用。

4. 韧致辐射　韧致辐射是由轰击电子与靶原子的原子核相互作用的结果。高速电子在原子核的电场作用下，速度突然变小时，它的一部分能量转变成电磁波发射出来，这种情况叫韧致辐射。

在韧致辐射中，入射电子的能量一部分转化为辐射电磁波的能量，其波长在 X 线范围内，在医用 X 线中占有特别重要的地位；另一部分转化为出射电子的动能，出射电子的方向将发生改变。

韧致辐射具有以下两个特点：①韧致辐射是在核电场作用下的一种能量转换形式，不能用经典理论作简单地解释。②韧致辐射所产生的 X 线是一束波长不等的连续光谱。其原因是：①加在 X 线管两端的高压通常是脉动直流电压，使得到达阳极的各个高速电子的动能并不相等；②高速电子在进入核电场作用前，通过电离或激发所失去的动能各不相等；③各个高速电子在原子核电场中被阻止的情形不一样，离核越近，受核电场阻止作用越强，由动能转换为光能的部分能量越多，辐射 X 线的波长越短，反之，波长就长。此外，核电场强度还随原子序数不同而异。所以，韧致辐射所形成的 X 线是一束随靶元素不同而异的连续谱线。

从以上四种作用的物理过程看出：高速电子与阳极靶原子“撞击”的结果，产生两种类型的光辐射。一种是波长在可见光、红外线、紫外线附近的光学光谱；另一种是 X 线。X 线依其产生的机理不同，又有两种成分，一种是高速电子与原子内层电子作用所产生的标明元素特性的标识 X 线；另一种是高速电子与核电场作用所形成的韧致辐射，这是一束连续的 X 线。X 线由于波长短、能量大，穿透作用强，将穿过 X 线管壁、油层、窗口、滤过板而射向人体，用做治疗和诊断。光学光谱则波长长，光子能量小，则全部被周围原子和管壁、油层所吸收，使原子的热运动加快，温度上升。从能量转换角度上看，高速电子总能量的 99% 将转换为热能，而仅有大约百分之零点几的能量转换为有用的 X 线。

由于 X 线束由复杂的线谱组成，不能用量子能量说明，不得不借助等效能量的概念。令 X 线穿过不同厚度的物质，对于一种给定的材料（如铝），总有一个厚度使射束强度减低到原始强度的一半，即为该材料半价层。然后用单一能量 X 线重新测定，与射束有相同的半价层的单一能量 X 线束的量子能量，叫它的等效能量。例如，用 100kV 加在 X 线管上产生的等效能量大约为 60keV。

（二）X 线产生的必备条件

自从物理学家伦琴发现 X 线以来，经过科学家的研究，现已从理论上搞清了伦琴发现的 X 线是由于在真空条件下，高速飞驰的电子撞击到金属原子内部，使原子核外轨道电子发生跃迁而放射出的一种能。可见，要产生 X 线必须具备三个条件：①有电子源，随时提供足够数量的电子。②高速电子流，在强电场作用下，电子作高速、定向运动。原子核外电子与原子核之间有结合能，击入原子内部的电子必须有一定能量传递给轨道电子，才能使内层轨道电子发生跃迁产生 X 线。若击入原子内部的电子所具备的动能不够大，则只能使原子核外较外层电子产生激发状态，放出可见光或紫外线。③必须有适当的障碍物（靶面）来接受高速电子所带的能量，使高速电子所带的动能部分转变为 X 线能。如图 2-1。

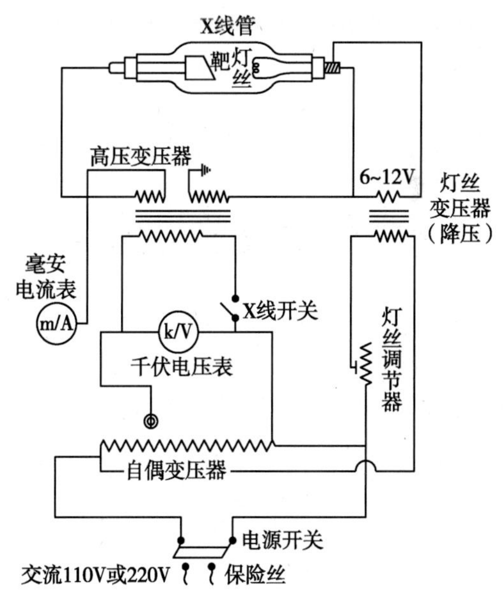

图 2-1　X 线产生原理图

根据计算可知，低原子序数的元素内层电子的结合能小，高速电子撞击原子内层电子所产生的 X 线的波长长，即能量小。原子序数较高的元素如钨，其原子内层电子的结合能大，当高速电子撞击了钨的内层电子，便产生波长短而能量大的 X 线，所以用于 X 诊断和治疗的 X 线管的靶面是由钨制成的。只有特殊用途的 X 线管的靶面是用钼制成的，钼($_{42}$Mo)原子序数比钨低，能产生波长较长的X线，谓之为软X线，用于“软组织”摄影。

二、X线产生的过程

X线的发生过程中接通电源，经过降压变压器供X线管灯丝加热，产生自由电子并云集在阴极附近。当外压变压器向X线管两极提供高压电时，阴极与阳极间的电势差陡增，处于活跃状态的自由电子，受强有力的吸引，成束以高速由阴极向阳极行进，撞击阳极钨靶原子结构。此时发了能量转换，其中约1%以下的能量形成了X线，其余99%以上则转换为热能。前者X线管窗口发射，后者由散热设施散发。

X线的质决定于电子运行的速度及其撞击钨靶后动能所耗损的程度。改变高压变压器的电压，即可调节电子运行的速度。电压越高，电子的运行速度越快，动能消耗越多，则由X线管发射的X线波长越短，穿透力也越强。通过X线管的电压很高，以千伏计算。X线的量则取决于通过X线管的电流大小，亦即撞击在钨靶上的电子数量。改变灯丝的热度，即调节电子发生的数量(灯丝的热能是由灯丝加热变压器的电流所供应)。电流越大，则灯丝越热，电子越多，撞击在钨靶上的电子数量也越多。通过X线管的电流很小，以毫安计。

(余建明　何玉圣)

第二节　X线的辐射谱线

X线辐射谱线表示了X线光子数量与光子能量之间的函数关系，只有了解了它才能更好了解电压、电流、时间和滤过变化对影像密度和对比度的影响。X线管发出的X线由两部分组成：一部分为连续射线，它包含不同波长的X线；另一部分为标识射线，它是在连续射线谱上出现的几个向上突出的尖端，代表一些强度较强、波长为一定数值的X线(图2-2)。

一、韧致辐射(连续放射)

1. 产生过程　大多数光子的相互作用是韧致辐射过程。穿透阳极材料的电子经过原子核附近时，受到原子核吸引力的作用发生偏折而速度减慢，在这个冲撞过程中电子所损失的能量以一个X射线光子的形式放出。电子愈接近原子核，失去的能量就越多，所放射出来的X线波长就越短。一般

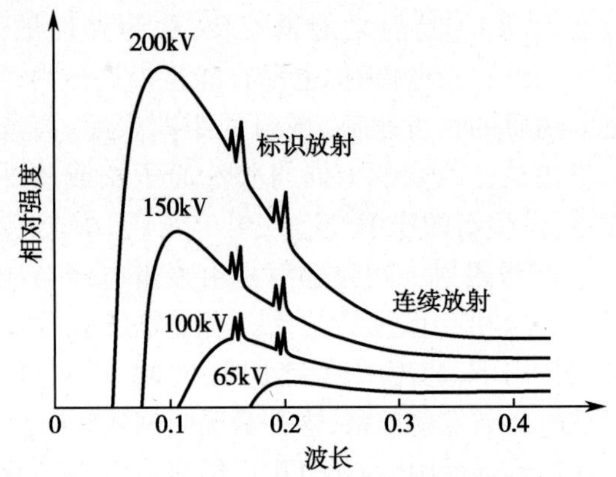

图2-2　X线强度曲线分布

高速电子经过第一次撞击失去一部分能量，再以较低速度继续撞击，直到能量完全消耗为止。显然，X线管放射出的X线是一束波长不等的连续混合线，故称为连续放射或韧致辐射。

2. 光谱　韧致辐射的X线谱有一个最大的光子能量，其值与入射电子的能量相对应。超过了这个能量之后，所产生的光子数目随着能量的减少而增加。光子的能量用$h\nu$或$\frac{hc}{\lambda_{min}}$来表示，h是普朗克常数，为6.626×10^{-34}J·s；c是光速，为3×10^{10}cm/s$=3\times10^{18}$Å/s；λ表示发出的X线的波长。其关系式为：

$$\frac{1}{2}mV^2=Ve=hc/\lambda_{min}\text{ 或 }\lambda_{min}=hc/Ve \tag{式 2-1}$$

式中m代表电子质量，V代表电子的末速度，e代表电子的电量为4.803×10^{-10}静电单位，V代表加在X线管上的电压。人们把这一求X线管发的最短波长公式称为Duane-Hunt公式(V_p为千伏值)，可写成：

$$\lambda_0=12.42\text{Å}/V_p\text{ 或 }\lambda_0 V_p=12.42\text{Å} \tag{式 2-2}$$

可见，X线管产生的X线波长仅与管电压有关，管电压愈高，所产生的X线波长愈短。图2-2是X线管阳极靶面为钨时，加于X线管两极间的管电压分别为65kV、100kV、150kV、200kV时产生的X线强度分布曲线。从曲线可以看出：每一个不同数值的管电压，都有一个最短波长，且管电压愈高，波长愈短；最短波长的X线强度极小，随着波长的增加其强度也增加，在未到最短波长2倍之前，X线强度达最大值，之后X线强度随波长增加而逐渐减小并趋向于零。

此外，由图 2-2 可知道，强度最大的 X 线，其波长随电压增加而向短波移动，这种现象称为连续 X 线谱的位移规则。产生上述曲线的原因，是大部分 X 线机采用交流电源供电，加给 X 线管的电压的峰值只处于交流波形的瞬时，也就是说峰值电压在整个交流频率中只占一小部分。这样，就可能仅有一小部分电子得到最大动能与阳极靶面撞击，产生波长较短的 X 线，而其他电子则因得到的动能较小，产生了波长较长的 X 线。同时高速电子并不一定直接与阳极物质的原子核相撞而只从核旁经过，它们受到核内正电场的作用而失去一部分能量，直接以光子形式放出来。

当 X 线光子穿过阳极表面，X 线管的窗口或其他增设的滤过物质时，大量的低能光子被吸收或滤过掉。被滤过的数量一般与 X 线束穿过物质的成分和厚度有关，而且它决定光谱分布曲线低能端的形状。这种滤过可减少 X 线的生物损伤和提高 X 线影像的清晰度。

3. **千伏峰值(kVp)**　在 X 线管中，电子撞击阳极靶面的动能，决定于加在 X 线管上两极间的管电压。管电压越高，阴极电子获得的动能就越大。以 keV 为单位的光子能的最大能量在数值上就等于以千伏(kV)为单位的外加最大管电压值。在照射时间内，光子的最大能量则由电压的最大值或峰值决定。这个电压值就叫作千伏峰值(kVp)，它是 X 线机的可调参数之一。

4. **X 线的强度**　计算连续谱的 X 线强度往往采用以下经验公式：

$$I_{连}=KIZV^2 \qquad (式 2\text{-}3)$$

式中 I 为管电流，Z 为原子序数，V 为管电压；K 为常数，约等于 $1.1\times10^{-9}\sim1.4\times10^{-9}$。应该指出，连续 X 线谱是医用 X 线中最基本最重要的组成部分，连续 X 线谱总强度 $I_{连}$ 与 X 线总强度 $I_{总}$ 近似相等，即：

$$I_{总}\approx I_{连}=KIZV^2 \qquad (式 2\text{-}4)$$

此式表明，X 线强度分别与靶物质的原子序数和管电流呈正比。原子序数越高，核电场作用越强，韧致辐射产生的 X 线强度也越大；管电流越大，说明单位时间内撞击阳极靶面的电子数愈多，产生的 X 线强度也就越大(图 2-3)。

X 线总强度与管电压的平方成正比，管电压的变化不仅影响 X 线的量，也明显影响 X 线的质。X

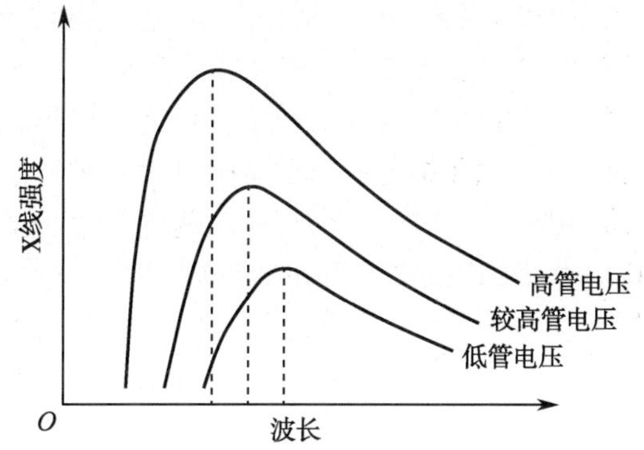

图 2-3　管电压对 X 线谱的影响

线强度上讲，管电压增加 40%，则 X 线强度增加一倍。在实际工作中有一个经验规则：kVp 增加 15% 相当于 mAs 增加一倍。例如，管电压为 50～60kVp 时，大约增加 7kVp，则 mAs 就增加一倍；管电压为 100kVp 时，若增加 15kVp，mAs 也增加一倍。管电压的波形也是影响 X 线强度的一个因素。由于 X 线机高压发生器送到 X 线管两端的电压是脉动直流高压，可能是单相电源的半波或全波整流，也可能是三相电源六脉冲或十二脉冲整流。在峰值电压相同的情况下，波形越平滑，X 线强度越大。

二、标识放射(特征放射)

标识放射是 X 线管中阴极产生的电子以很大的动能撞击靶面时，原子内层轨道电子被击出，而产生了电子跃迁现象放出的 X 线。

1. **产生过程**　产生标识辐射的相互作用情况如图 2-4 所示。

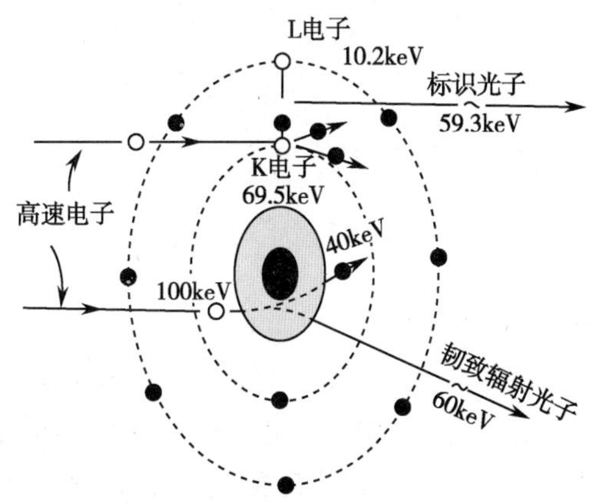

图 2-4　电子与原子相互作用产生 X 线光子

标识辐射与高速电子和原子轨道电子间的碰撞有关。只有当入射电子的动能比原子里电子的结合能大时，这种作用才发生，轨道电子从原子中被轰出，留下一个空位，由较高能级上的电子来填充。电子填补这个空位时，便以X线光子的形式放出能量，这种由阳极靶面物质所决定的一部分X线称为标识放射。在图2-2中，被高速电子轰出的钨的K层电子，其结合能为69.5keV，这个空位是由来自L壳层上的电子填充，该电子的结合能为10.2keV。因此，产生的标识X线光子的能量等于这两个能级之差，即59.3kev。

实际上，一种给定的阳极材料可以产生几种标识X线能量，轰击电子可以从不同的能级（K、L等）上轰击电子，而留下的空位又由不同能级上的电子填充。在原子能级图中，K、L、M、N表示原子核周围不同的轨道，若内层K、L、M等轨道电子被击脱时，就可能出现K系、L系、M系等标识X线。严格来说，K层的标识射线并不是单一的，它包括一组波长几乎相等的射线，称为K_α、K_β、K_γ等射线，K_α是由L层电子补充时产生的X线，K_β是M层电子来补充时产生的X线，其他类推。

2. **钨标识谱**　钨的有效标识辐射光谱，其标识辐射为几个具有分离能值的线状尖端，而韧致辐射则在一定的范围内形成连续光谱。在每个特征能量上产生的光子数目各不相同，因为从壳层到壳层的电子填充K层上的空位的可能性不同。如图2-5。

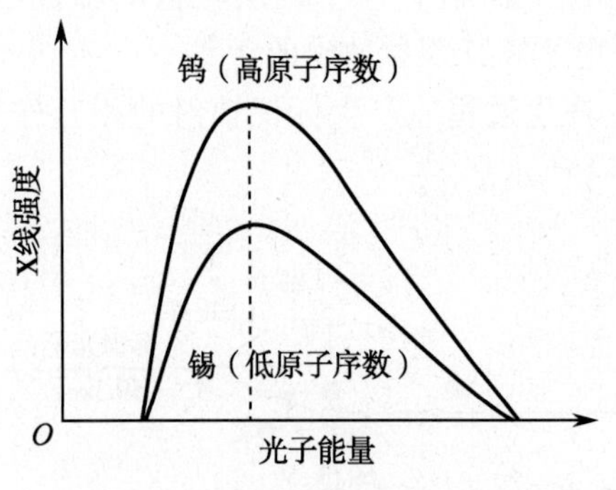

图2-5　原子序数对X线谱的影响

3. **千伏峰值(kVp)**　某种元素产生标识射线，它撞击阳极靶面的电子所需的能量，是由加在X线管的电压供给的。高原子序数的元素需要的能量大，其标识射线需要在一定的高压下产生，它的电压与原子序数的平方成正比。

X线管产生X线束的光子能谱由几个因素确定。这种X线谱就其韧致辐射和标识辐射的相对组成来说，与阳极材料、千伏数及滤过作用有关。例如用钨作阳极的X线管，当KVp小于69.5时，就不产生标识辐射。在诊断X线中，使用较高的千伏值时，标识辐射可以达到总辐射量的25%以上。随着管电压升高，连续放射量所占的百分比减少，而标识射线所占的百分比增加（图2-6）。

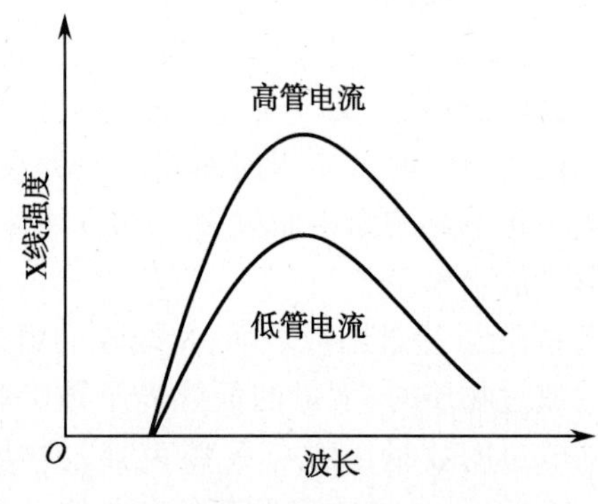

图2-6　管电流对X线谱的影响

4. **标识X线的特点**

（1）任何元素的特征：X线的波长是固定不变的，不受其他因素的影响。不管KVp如何变化，每条特征线的波长不变，它只与靶原子的结构有关，不同的靶原子其特征线也不一样。

（2）在医用诊断X线中仅K系标识线有用，其他各系，如L、M、N……各系，由于波长较长，能量较低，均被X线管壁和滤过层所吸收。

（3）标识线只有在一定的管电压下才能出现，不同靶原子，出现同一标识线所需管电压与原子序数的平方成正比。高速电子的能量(eV)只有大于或等于K电子的结合能时，才能将K电子击脱，而产生K系标识线。

（4）标识线的最高频率与靶元素的原子序数的平方成正比，故常采用高原子系数的钨做阳极材料，以获得更多有诊断价值的高能X线。

（5）特征线的强度$I_{特}$与管电压U和管电流I有如下关系：

$$I_{特}=K_2I(U-U_k)^n \qquad (式2\text{-}5)$$

式中：K_2和n为常数，n约等于1.5~1.7；U_k为K系的激发电压。在医用X线中，特征X线只占很少一部分，对于钨靶X线管来说，管电压在69.5kV以下不产生K系辐射；在80~150kV之间，K系辐射只占整个辐射量的10%~28%；150kV以上特征辐射呈相对地减少；300kV以上特征X线量与连续X线量相比可以忽略不计。

三、影响 X 线辐射谱线的因素

1. **管电流的影响**　在管电压一定条件下，X 线强度决定管电流。管电流越大，单位时间内轰击阳极面的电子数越多，产生的 X 线强度也越大，X 线辐射谱线变化与 X 线管电流的变化成正比。

2. **管电压的影响**　X 线束中最大光子能量等于轰击电子的最大能量，而电子的最大能量又决定于电压的峰值。所以，改变管电压也就改变了最大光子的能量，整个 X 线谱线的形式也将随之变化。管电压的改变影响 X 线谱的幅度和位置，当管电流不变时，随管电压的增高，连续 X 线谱的最短波长和最强波长的位置均向短波方向（即高能端）移动，但特征 X 线谱的位置不变。从曲线的面积（代表 X 线总强度）可知，X 线强度与管电压的平方呈正比。

3. **电压波形的影响**　X 线发生器上所加的电压都是脉动高压，单相全波整流与三相十二脉冲辐射谱线对比，同样的电压和毫安秒，三相的 X 线谱线明显增强，曲线下的面积也较大，同时谱线向高能量方向偏移。而特征 X 线的产生不因电压波形的改变而改变。

4. **靶物质的影响**　连续 X 线的强度与靶物质的原子序数成正比，在管电压和管电流相同情况下，阳极靶面的原子序数越高，X 线强度越大。特征 X 线完全是由靶物质的原子结构特性所决定，靶物质的原子序数越高，则轨道电子的结合能越大，特征 X 线的能量也越大。

（余建明　何玉圣）

第三节　X 线的穿透作用

一、概述

X 线辐射在医学成像中的特性之一是它的穿透能力。当它直接射入物体时，一些光子将被吸收或散射，其他部分则完全穿透物体。穿透可用通过物体的辐射的百分数来表示，穿透与衰减成反比。穿透的多少与单个光子的能量和物体的原子序数、密度及厚度有关。

光子相互作用的概率，特别是与光子效应有关的相互作用概率，与它们的能量有关。增加光子能量，一般都要减小光子相互作用（衰减）概率，从而增加穿透作用。

二、光子的射程

讨论单个光子在被吸收或散射前所传播的射程或距离，对于理解光子的辐射穿透特性或许有帮助。当光子射入某种物体之前，要传播一定的距离，这个距离就可以认为是单个光子的射程。

辐射的一个特征就是所有光子并没有相同的射程，即使它们具有相同的能量。如果计算一下穿透每一定厚度层物质的光子数目就会大致明白光子穿透的基本特性，即传播到某一处的光子数目与传至该点的材料厚度之间的关系呈指数规律。

指数关系的性质是指在每一定厚度层物体中衰减进入其内的光子百分数是相同的，意味着与辐射线相遇的第一层物质经后面各层衰减的光子数目更多。

光子的平均射程就是光子间发生相互作用之前所传播的平均距离。只有非常少的光子的行程距离刚好等于平均射程。一组光子的平均射程与其衰减率成反比。通过改变光子能量或物质种类的方法增加衰减率，可以降低光子的平均射程。实际光子平均射程等于衰减系数 μ 的倒数，即：

$$\text{平均射程(cm)} = 1/\text{衰减系数}(\text{cm}^{-1})$$

（式 2-6）

因此，光子穿透某一物质的平均距离（射程）是由影响衰减率的因素决定的，即光子能量、物质类型（原子序数）及材料密度。

三、半价层

半价层（HVL）是用来描述特定辐射的穿透能力，也是用来描述穿透物体常用的因数。HVL 是能穿过一半辐射的物质厚度，用距离单位（mm 或 cm）来表示。

HVL 随辐射穿透能力的增加而增加。HVL 与平均光子射程相关，但并不相同。两者之间的差异是由 X 射线的衰减和穿透的指数特性造成的，其特性关系为：

$$\text{HVL} = 0.693 \times \text{平均射程} = 0.693/\mu$$

（式 2-7）

这说明 HVL 与衰减系数成反比。0.693 是 0.5（50%）的指数值（$e^{-0.693} = 0.5$）。改变衰减系数值的任何因素也都会改变 HVL。在 X 射线系统中，铅有两个重要的用途，即作为滤过 X 线的物质和作为测量X线穿透能力(HVL)的一种参考物质。随着光子能量的增加,衰减系数减小较快,使得穿透能力增加。

如果穿透1个HVL厚度的量是0.5(50%),则穿过两个HVL的量为0.5×0.5,即25%。每个相继HVL厚度减少光子数目均为50%。穿透(P)和物质厚度为n个半价层之间的关系为:

$$P=(0.5)^n \qquad (式2\text{-}8)$$

例如,穿过0.5mm厚的铅屏蔽(板)的穿透能量为60keV的光子,在铅中的HVL为0.125mm。这个特定的光子能量来说,0.5mm等于4个HVL,故其穿透为:

$$n=厚度/\mathrm{HVL}=0.5/0.125=4$$

$$P=(0.5)^4=0.0625 \qquad (式2\text{-}9)$$

在特定物质中,HVL受光子能量影响。对于特定的光子能量来说,1个HVL的厚度是与物质性质、密度和原子序数有关的。

四、X线束的质量

"质量"一般是指X线的穿透能力。对于给定的物质来说,X线束的穿透能力取决于光子的能量。对于含有一个能谱的X射线束来说,每个能量的穿透是不同的。一般来说,总的穿透与该能谱中最小和最大能量之间的某个光子能量的穿透相对应,这个能量就称为X线谱的有效能量。对于HVL约为2.4mm的铝,其值对应于24keV光子能量。就其穿透能力来说,该X线谱的有效能量为24keV。X线的有效能量就是单能光子束的能量,它具有与光子能谱相同的穿透能力(HVL)。有效能量通常接近于峰值的30%或40%,但其精确值与光谱的分布形状有关。对于一个给定的kV_p来说,影响能谱的两个因素是X线束的滤过量和产生X线的高压波形。

五、滤过作用

由不同能量的光子组成的一束X线穿过多种物质时,某些特定能量的光子要比其他光子的穿透力强。光子的这种根据其能量大小选择性的衰减就称作滤过作用。图2-7表示两种有特殊意义的物质(即1cm厚的肌肉和1mm厚的铝板)的穿透。

关于穿透肌肉或软组织的情况,对于能量小于10keV的光子来说,实际上是没有穿透的,所有的

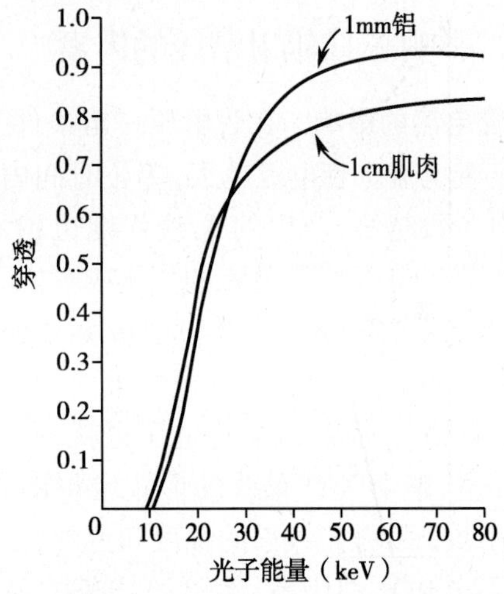

图2-7　软组织和铝对不同能量光子的穿透作用

光子都被组织衰减了。这种能量的光子在组织中的低穿透是由于衰减系数大,它是光电相互作用的结果。在能量为10~25keV的范围内,穿透随能量的增加而很快增强。当光子能量增加到40keV左右时,穿透继续增加,但很缓慢。具有特殊意义的是能量大约在20keV的X线光子穿透作用非常小,这种能量的光子,穿透1cm组织的穿透是45%,而穿透15cm组织的穿透为:

$$P=(0.45)^{15}\approx 0.0000063$$

从另一方面讲,能量为50keV的光子透过15cm组织的穿透为:

$$P=(0.8)^{15}\approx 0.035$$

能量接近50keV的光子穿透患者15cm深;而具有20keV能量或能量更小的光子都没有透过患者。这意味着在一个X线谱中,低能量的光子对成像是没有贡献,它们的作用仅使患者受到照射剂量。换言之,就是人体组织具有选择地滤掉低能量光子的作用。

这样,在X线进入患者之前把某种物质放在X线束的照射野中,就可以滤过低能量光子。在诊断用的X线设备中,通常使用铝板来实现这个目的。图2-7表示穿透1mm厚的铝板的曲线。多数X线机都具有与数毫米铝板等效的滤过设备,它并不是总是以铝的形式出现,有些物体对X射线也有滤过作用,如X线管的窗口、X线的准直器和荧光透视设备中的工作床等。在一台给定的X线中的总滤过量,通常用等效铝板的厚度加以说明(图2-8)。

增加滤过会明显地改变X线谱的形状,滤过能选择性地吸收了低能光子,导致X线束中有效能量

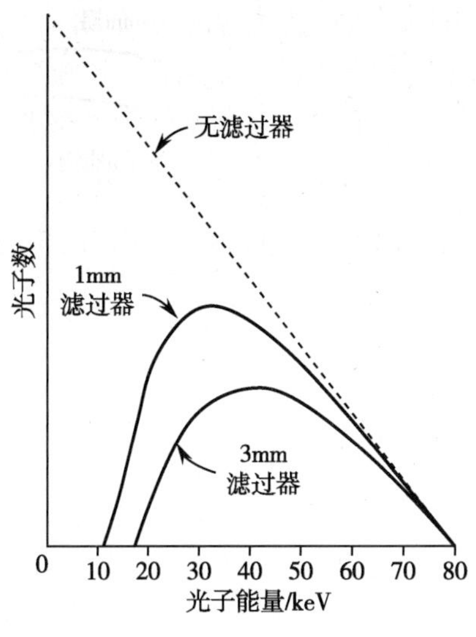

图 2-8　滤过后的 X 线谱

的改变。当铝板厚度从 1mm 增到 3mm 时，滤过作用明显增强，X 线光子数量显著减少。滤过作用会使 X 线束的穿透（HVL）增加，HVL 值常用于判定滤过的合适程度。

六、散射的穿透作用

康普顿效应使离开原来的射线束的某些辐射在前进方向上被散射，当向前的散射辐射与原来射线束的穿透部分相结合时，则有效穿透 P_e 便由下式给出：

$$P_e = P \times S \qquad (式 2\text{-}10)$$

式中 S 为散射系数，对于某些诊断检查中所遇到的条件来说，S 取值范围大约在 1～6。影响散射辐射量的因素一是 X 线束的面积或视野的大小，散射源的大小与 X 线束的面积成正比。在一定条件下，S 值从 1 或多或少地随视野成正比地增加；另一个重要的因素就是身体的厚度，它影响散射辐射的大小；第三个因素是 kV_P，当 kV_P 被增加到超过诊断的范围时，与人体发生作用的大部分光子都参与康普顿效应，有比较多的光子在康普顿效应中沿前进方向上产生散射。

七、穿透

一般来讲，穿过一定厚度的物质的辐射量是由光子能量和物质的性质（密度和原子序数）决定。HVL 的值对于一定的辐射在一定的物质中的穿透作用提供了非常有用的信息。如果知道 HVL 值，那么穿过其他厚度的穿透就能很容易算出。表 2-1 列出了与诊断成像有关的一些物质的 HVL 值。

表 2-1　某些物质的 HVL 值

物质	HVL/mm		
	30keV	60keV	120keV
组织	20	35	45
铝	2.3	9.3	16.6
铅	0.02	0.13	0.15

（余建明　何玉圣）

第四节　X 线的质与量

X 线的光谱范围在 10^{-7}～10^{-12}cm，用于医学诊断的 X 线光谱为 10^{-7}～10^{-9}cm，它是 X 线管在管电压为 25～150kV 条件下产生的。

一、X 线波长与管电压

X 线管灯丝发生的电子，在管电压的作用下加速。管电压增高，被加速的电子速度越大。当管电压为 90kV 时，被加速的电子与靶面撞击时速度为 1.58×10^{-19}cm/s，略大于光速的 1/2，这个电子能量为：

$$1.6\times10^{-19}\times90 = 1.44\times10^{-17}(\text{J}) \qquad (式 2\text{-}11)$$

这个能量若全部转换为 X 线能，根据普朗克公式 $E = h\nu = hc/\lambda$，可知电子与靶面碰撞后产生的 X 线波长为：

$$\begin{aligned}\lambda &= 6.626\times10^{-34}\times3\times10^{8}/1.44\times10^{-14} \\ &= 1.38\times10^{-11} = 0.138(\text{Å}) \qquad (式 2\text{-}12)\end{aligned}$$

另外，由 Duane-Hunt 公式，用管电压可直接求出 X 线的最短波长。管电压为 90kV 时，可根据下式计算出产生的最短波长。

$$\begin{aligned}\lambda_0 &= 12.42/T(千伏值) \\ &= 12.42/90 = 0.138(\text{Å}) \qquad (式 2\text{-}13)\end{aligned}$$

可见，用上面两种方法计算出的波长是相等的。用公式算出的 X 线波长，以被加速的电子与靶面正面撞击而突然停止为条件，而电子与靶面这种撞击的概率很小。大部分高速电子进入靶面原子层深入时，都经几次反复非正面撞击。每次撞击，电子都失去一部分能量，失去的能量以 X 线能形式释放出来。因此，高速电子与靶面撞击，并非用公式计算出的一种波长，实际 X 线管产生出的 X 线是具有各种波长的连续 X 线。

X线管除发出连续X线外，还释放出标识X线，标识X线表示了靶面物质原子结构的重要特性。医用X线管的靶面多用钨制作的，它产生的L、M、N层的标识X线因能量低，几乎都被X线管壁所吸收。当管电压升高到69.5kV时，就产生了波长为0.178的K层标识X线。从图2-2的连续X线谱强度分布可知，波长最短的X线极少，线量最强的波长位于波长稍长处，全部X线的平均波长就更长了。所谓平均波长，是指波长曲线与横坐标所围成面积的重心的垂线与横坐标相交的点所代表的波长。最短波长（λ_o），最强波长（λ_{max}）和平均波长（λ_{mean}）之间关系式如下：

$$\lambda_o = 12.42/kV_p(\text{千伏值})(\text{Å}) \quad (\text{式 2-14})$$

$$\lambda_{max} = 1.5\lambda_{min} \quad (\text{式 2-15})$$

$$\lambda_{mean} = 2.5\lambda \quad (\text{式 2-16})$$

曝光时，以最强波长为中心的两侧波长段起重要作用。

二、X线的质

X线贯穿物质的本领叫做X线的质（或硬度）。在诊断上，通常以X线管的峰值管电压表示X线的质。因为峰值管电压决定了到达靶面的电子的最大动能，在韧致辐射中（在X线束中基本上取决于连续X线），它决定了X线束的最短波λ_{min}和中心波长λ_m，在一定程度上也反映了X线束中的平均波长。

X线的质只决定于每个光子能量的大小，而与光子的数目无关。对于一定物质，光子能量越大，愈不被物质吸收，即其贯穿本领大，X线愈硬。X线的质用波长或频率来表示，X线波长越短（X线的频率越高），X线光子所具有的能量就越大，X线穿透力就越强。反之，X线波长变长，穿透力变弱。X线的质另一种表示方法是用半价层。所谓半价层就是指使入射X线减少1/2的某种均匀物质的厚度。对同样质的X线来说不同物质的半价层是不一样的。但对同一物质来说，半价层值大的X线质硬，半价层值小的X线质软。

医用诊断X线的管电压在25~150kV。150kV管电压产生的X线质的波长为：

$$\lambda_o = 12.42/150 = 0.0828(\text{Å}) \quad (\text{式 2-17})$$

$$\lambda_{max} = 1.5\lambda_o = 0.1242(\text{Å}) \quad (\text{式 2-18})$$

其波长范围，从理论上讲可相当宽，但实际上其长波已被X线管壁、绝缘油层、放射窗口、附加滤过板等吸收，最后射出X线管壁的X线皮长大约是0.6Å。在40kV管电压下产生的X线波长为：

$$\lambda_o = 12.42/40 = 0.31(\text{Å}) \quad (\text{式 2-19})$$

$$\lambda_{max} = 1.5\lambda_o = 0.465(\text{Å}) \quad (\text{式 2-20})$$

由上述可知：应用于X线的线质在0.08~0.6Å之间。若用半价层来表示，在1.5~4mm厚度铝板之间。

最短波长λ_o的X线量少，在诊断X线中起主要作用的是以最强波长λ_{max}为中心的X线波段。由于$\lambda_{max} = 1.5\lambda$是在固定电压条件下产生的，由正弦波形电压所产生的X线波长比1.5λ偏长。若高压发生装置是呈指数规律变化关系的电容器装置，那么$\lambda_{max} = 2\lambda$。若管电压的照射效果与电压4次方呈正比，则相当于波峰值一半的管电压产生的X线照射效果将减少到$(1/2)^4 = 1/16 \approx 6\%$。用低于这个峰值1/2的管电压产生的X线不仅无效，而且增加了靶面温度，非常有害。为此，在电容器装置中要尾切波断，即使是在正弦波中也要考虑切断。这样，用于照射的X线质就等于管电压峰值的1/2，其波长为：

$$\lambda = 12.42/0.5\text{千伏值} \quad (\text{式 2-21})$$

由上述可知，应用的X线波长是在$\lambda_0 \sim 2\lambda_0$之间。

X线管发生的X线质受许多因素制约：①管电压波峰值；②整流过的电压波形，电流波形；③管壁的玻璃、绝缘油层、管套窗口；④附加滤过板。通过上述装置射出的X线最短波长没有改变，但长波侧却明显被吸收，最强波长稍向短波侧靠近。

三、X线的量

单位时间内通过与射线方向垂直的单位面积的辐射能量，叫做X线的量。其意义是在1s内，把通过垂直于射线方向上1cm^{2}面积上具有$h\nu_1$能量的N_1个光子的能量，具有$h\nu^2$能量的N_2个光子的能量，具有$h\nu_3$能量的N_3个光子的能量……全部相加。单位是erg/（cm^2·S），通常以X线管的管电流与照射时间乘积，即毫安秒表示X线的量。

X线管的管电流代表了单位时间射向阳极面的电子流，这电子数目愈多，和靶物质发生各种作用的数量也增大。因此，辐射在各个波长上的光子数目也增多，X线的强度增大。所以，管电流与

X 线的强度相对应，而管电流与时间的乘积则与 X 线在该时间内辐射的总能量（叫放射量）相对应。

X 线管发出的 X 线量与下列因素有关：①与靶面物质的原子序数（Z）成正比；②与管电压的 n 次方即 V^n 成正比；③与给予 X 线管的电能成正比。从 X 线管焦点到距离为 r 的照射体上 X 线量 H 为：

$$H=K\cdot Z\cdot I\cdot t/r^2 \quad （式 2-22）$$

K 为比例常数，X 线管靶面钨的原子序数 $Z=74$ 是定值，可计在常数 K 内。X 线的关系式为：

$$H=KV^nIT/r^2 \quad （式 2-23）$$

在实际工作中，KV 值选定的依据是被照物体的 X 线衰减程度，过低时绝大多数线光子都不能贯穿被照体，过高时绝大多数 X 线光子都穿过被照体，都得不到好的图像。毫安与时间的乘积是一个定值，毫安与时间可进行多种组合。

（余建明　何玉圣）

第五节　X 线的本质

X 线可用两种表现形式来认识：一是微粒辐射，二是电磁辐射。如果一个原子受到内在或外来的激励而分裂，射出电子、中子和质子，这些射出的粒子就成为不同的放射线，这种辐射称为微粒辐射。另一种为电磁辐射，又称为电磁波，它在电磁场中进行传播，有波长和频率，在真空中传播速度与光速相同（$c=3\times10^8$m/s），此种辐射无静止质量。X 线属于电磁辐射的一种，它和其他光线一样，具有二象性——微粒性和波动性，这就是 X 线的本质。20 世纪出现的量子理论，则把微粒性和波动性统一起来。在医学诊断 X 线中使用的 X 线的波长范围为 5～100μm（微米），其对应的量子能量为 10～200keV（千电子伏特）。由于量子能量相对来说比较大，用于控测 X 线影像的装置又很灵敏，使得 X 线微粒性在临床实践中表现很明显。所以，使用 X 线的量子能量比波长更有价值。

一、X 线的微粒性

荧光屏上的某些化学物质（如钨酸钙、碘化铯等）经 X 线照射能发生荧光，X 线能使气体或其他物质发生电离，被 X 线照射的某些金属物质失去负电荷能产生光电效应等现象，显然，只用 X 线的波动性是不能做出完善解释的。而用爱因斯坦的光子论，即把 X 线看作是一个个的微粒——光子组成的，这光子具有一定的能量（$E=hv^2$）和一定的动质量（$n=hv/c^2$），见表 2-2，那么上述现象就可以得到满意的解释。

表 2-2　几种波长的光子质量

类型	波长/m	频率/Hz	光子质量/m_e
无线电线	10^5	3×10^5	2.42×10^{-13}
微波	1×10^{10}	3.00×10^9	2.42×10^{-11}
	1.00×10^{-1}	3.00×10^{11}	2.42×10^{-9}
远红外线	1.00×10^{-2}	3.00×10^{12}	2.42×10^{-8}
可见光	0.70×10^{-4}	4.09×10^{14}	3.44×10^{-6}
	0.40×10^{-4}	7.50×10^{14}	6.06×10^{-6}
紫外线	1.00×10^{-5}	3.00×10^{15}	2.42×10^{-5}
X 线	1.00×10^{-7}	3.00×10^{17}	2.42×10^{-3}
	1.00×10^{-9}	3.00×10^{19}	2.42×10^{-1}
γ 射线	1.00×10^{-11}	3.00×10^{21}	2.42×10

光电效应可以这样解释：当 X 线照射某种金属元素时，X 线的光子与金属原子中轨道上的电子碰撞，电子被击出，并得到能量 E（$E=hv$），E 就是被击出来的电子所在轨道上的结合能。X 射线激发荧光可以这样认识：X 线光子使荧光物质的原子外层轨道电子产生跃迁现象。很明显，以上所说的 X 线光子，就相当于 X 线管中不碰撞阳极靶面的高速电子，这充分说明了 X 线具有微粒性。

二、X 线的波动性

X 线是一种波长很短的电磁波。1912 年德国物理学家劳厄，首先用试验证明 X 线的干涉和衍射现象。说明 X 线具有波动的特有现象——波的干涉和衍射等。X 线是以波动方式传播的，它是一种横波，在真空间其波速与光速相同。

X 线的波长用希腊字母 λ 表示，频率用 V 来表示，c 代表光速，三者的关系为：

$$c=\lambda V \text{ 或 } \lambda=c/V \quad V=c/\lambda \quad （式 2-24）$$

三、X 线的二象性及其统一

X 线与其他光线一样，在传播的时候表现了它的波动性，具有频率和波长，并有干涉、衍射、反射和折射等现象。但 X 线与物质作用时，表现出粒子物质，每个光子具有一定能量（动量和质量），它能产生光电效应，能激发荧光物质发出荧光等现象。波动性质和微粒性质相差很远，几乎是不能相容的矛盾的两种性质。波动学说成功地解释了X线的干涉、偏振等现象，却不能解释X线的光电效应现象。微粒学说成功地解释了X线的光电效应，却不能解释X线的干涉、衍射等现象。这充分说明X线具有微粒和波动二象性，X线的微粒性和波动性并存。

随着物理学的发展，20世纪出现了量子力学。量子力学把光波（X线）看成是概率波，这就把光的本质二象性，即波动性和微粒性统一起来。这种波代表光子在空间里存在的概率，光既是微粒又是波动。例如，在干涉和衍射一类现象中表现为波动性，在光电效应就表现为微粒性。现已证实，不仅X线有二象性，而且其他的基本粒子，如电子、质子、中子和分子同样具有二象性。

总之，对X线本质的认识应掌握以下基本观点：

（1）在电磁波谱中，X线是介于紫外线和γ射线之间的电磁波。X线和紫外线、γ射线一样，光子能量大，能使物质电离，都属于电离辐射。

（2）X线同时具有波动性和微粒性。前者的特征是具有波长和频率，后者的特征是具有能量、动量和质量。

（3）二象性在表现时各有侧重：传播时主要表现为波动性，具有波长和频率；辐射和吸收时，主要表现为微粒性，具有能量、质量和动量。

（4）二象性是统一的。按量子力学，X线可看作概率波，这种波代表光子在空间出现的概率。

所以X线既具有波动性，又具有微粒性。

（余建明　何玉圣）

第六节　X线的特性

X线除了上述的波动性和微粒性所具有的性质外，由于其波长短，光子能量大，具有其他电磁波不具有的一系列特殊性质。医学上正是利用X线的这些个性来为人类的健康服务，为医疗的诊断和治疗服务。

一、物理效应

1. **穿透性**　穿透作用是指X线通过物质时不被吸收的本质。X线波长短，光子能量大，穿透物质的能力强。X线的穿透性不但与X线的波长有关，而且还与物质的性质、结构有关。一般高原子序数的物质，密度大，吸收X线多，不易被X线穿透。所以，从X线穿透物质后的强度变化，就反映了物质内部密度差异，这正是X线成像的基础。

X线对物质的穿透和物质对X线的吸收是一个过程的两种说法，一个问题的两个方面。吸收作用越强，穿透作用就越弱，反之则强。穿透是站在X线的角度上说，反映X线的性质；吸收是站在物质的角度上说的，反映了物质的性质。

人体组织中密度最大的是骨骼，它含有大量的钙质，钙的原子序数（$Z=20$）较高，所以它吸收X线较多。各种软组织（包括某些结缔组织、肌肉等）及体液，都是由氢、碳、氮等低原子序数的原子所组成的，它们的密度与水相近，吸收X线较少，脂肪组织的原子与肌肉组织相似，但排列稀疏，密度比肌组织小，吸收X线更少。体内的肺部、胃肠道、鼻旁窦及乳突内等，均含有气体。气体虽然也是由氢、氧、氮等组成，但其分子排列更稀疏，密度更小，因而吸收X线最少。

2. **荧光作用**　X线照射某物质时，由于电离或激发使原子处于激发状态，当原子回到基态过程中，由价电子的能级跃迁而辐射出可见光或紫外线光谱，这种光谱就是荧光，具有这种特性的物质称为荧光物质，而使物质发生荧光的作用叫荧光作用。如钨酸钙、铂氧化钡、硫化锌镉、碘化铯及稀土元素内的某些荧光物质。荧光的强弱取决于X线的强弱。透视用的荧光屏、照片用的增感屏，影像增强器中的输入屏和输出屏，都是利用这一特性制成的。测量辐射量的闪烁晶体，荧光玻璃等，也是利用X线的荧光作用制成的。

3. **电离作用**　物质受X线照射时，使核外电子脱离原子轨道，这种作用叫电离作用。在光电效应和散射研究中，出现光电子和反冲电子脱离其原子的过程叫一次电离，这些光电子或反冲电子在行进中又和其他原子碰撞，使被击原子逸出电子叫二次电离。在固体和液体中，电离后的正、负离子将很快复合，不易收集。但气体中的电离电荷却很容易收集起来，利用电离电荷的多少来测定X线的照射量。多种测试照射量的仪器的探头，如电离室、正比计数管、盖革-米勒计数器，都是利用这个原理制成的。

由于电离作用，气体能导电；某些物质可以发生化学反应；有机体内可以诱发各种生物效应。电离作用是 X 线损伤和用于治疗疾病的基础。

4. **热作用**　物质吸收 X 线能最终绝大部分转变为热能,使物体温度升高,这就是热作用。吸收剂量是的量度就是依据这种作用。

5. **干涉、衍射、反射和折射的作用**　X 线与可见光一样,同样具有这些重要的光学特性。X 线的这些作用,可在 X 线显微镜、波长测定和物质结构分析中都得到应用。

二、化学效应

1. **感光作用**　X 线与可见光一样,当它照射到胶片的溴化银上的时候,由于电离作用,使溴化银药膜起化学变化,出现银粒沉淀,这就是 X 线的感光作用。银粒沉淀的多少,由 X 线的照射量而定,再经化学显影,变成黑色的金属银,组成 X 线影像,未感光的溴化银被定影液溶去。X 线这一作用被应用在人体检查及工业探伤方面,进行 X 线摄影检查和 X 线照射量及其分布测定。物理学家伦琴也是由于这个特性来发现 X 线的。

2. **着色作用**　某些物质,如铂氧化钡、铅玻璃、水晶等,经 X 线长期照射后,其结晶体脱水而改变颜色,这就叫着色作用。

三、生物作用

X 线对生物组织细胞特别是增殖性强的细胞,经一定量照射后,可以产生抑制,损伤甚至坏死,这种作用称为 X 线的生物效应。

（余建明　何玉圣）

第三章

X 线在物质中的衰减

第一节　X 线的衰减

X(γ)射线在其传播过程中一般有两种衰减形式,距离所致的衰减和物质吸收的衰减。γ 射线和 X 射线几乎遵循相同的衰减规律,本章的叙述是以 X 线为例。

一、距离的衰减

X 线以 X 线管焦点为中心在空间向各个方向辐射。在半径不同的各球面上射线强度与该点到球心的距离(即半径)的平方成反比,射线强度的衰减遵循平方反比法则规律。即:

$$I_X \propto 1/r^2 \qquad (式 3\text{-}1)$$

可见,如果距离增加 1 倍,射线强度将衰减为原来的 1/4。这一衰减称为距离所致的衰减,也称为扩散衰减。

严格地说,平方反比法则只有在真空条件下才能成立。空气中的 N、O 占 99%。另外,还有烟雾等,这些都会引起 X 线强度的衰减。

人体在元素构成上与空气类似,空气的密度是 0.001 3t/m³,当离开焦点 100cm 时,对 X 线的衰减仅相当于 0.13cm 人体厚度所致的衰减。当离开焦点距离为 200cm 时,相当于 0.26cm 人体厚度所致的衰减。因此,在一般的 X 线摄影中,空气对 X 线的吸收与距离所致的衰减相比可以忽略不计,仍符合平方反比法则。

根据这一法则,焦点到接收器的距离由 50cm 分别变为 70cm、100cm、140cm、200cm 时,X 线强度变为原来强度的 1/2、1/4、1/8、1/16。

二、物质吸收的衰减

当射线通过物质时,由于射线光子与物质的原子、电子或原子核相互作用,致使入射方向上的射线强度产生衰减,这一衰减称为物质吸收所致的衰减。衰减的过程有:

1. 汤姆孙散射(古典散射),医用 X 线领域以外。
2. 光电效应吸收。
3. 康普顿-吴有逊效应引起的散射和吸收。
4. 电子对吸收。
5. 光核反应吸收。

X 线强度在物质中的衰减规律是 X 线透视、摄影、造影及各种特殊检查、X-CT 检查和放射治疗的基础和基本依据,同时也是进行屏蔽防护设计的理论根据。

从一般的胸部出来的射线平均照射量只有入射线的 1/10,从腹部前后位出来的仅为 1/100,从腹部侧位出来的仅有 1/1 000。这是 X 线与物质发生各种相互作用而造成对 X 线能量的吸收造成的。

三、影响衰减的因素

1. X 线能量对衰减的影响　射线能除了对光电吸收和散射吸收的类型有影响外,同时也对 X 线的衰减有直接影响。实验表明,透过光的百分数随射线能量的增加而增加。对低能射线,绝大部分通过光电效应而衰减;对高能射线,绝大部分通过康普顿效应而衰减。不管哪一种作用占优势,一般都是随光子能量的增加,穿透光子的百分数增大。然而,对高原子序数的吸收物质并不完全遵守这个规律,其原因是吸收限制的影响(图 3-1)。

从图可知:①吸收系数一般随波长的变短而降低,说明波长较短的射线穿透本领高;②波长短到某一数值时,吸收限表示射线的光子能量已经大到一定数值,足以使吸收物质原子发生电离。

单一射线的透过百分数均随着能量的增加而

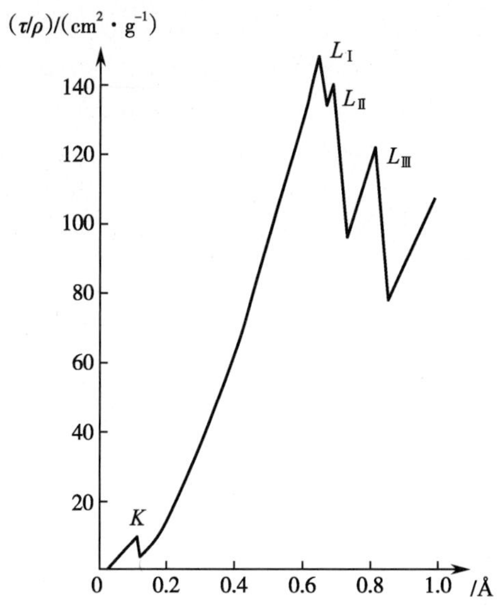

图 3-1　铅的质量吸收系数 τ/ρ 随波长而变化

增加。但到 88keV 时，恰好与铅 K 层轨道电子的结合能相等，K 层轨道电子被激发，光子被吸收，光电效应的概率突然增大，产生对 X 线非常明显的吸收，所透过的光子突然减少，光电效应发生突变的这个能量值称为 K 边界。当然，也可以有 L 边界或 M 边界等，越是原子外壳层的边界，光电效应概率的突变程度越来越弱。如果射线能恰好在 K 边界以上，则光子透过率几乎下降到零。当然，低原子序数的元素的 K 边界以上也有同样的情况，其 K 边界的能量一般都在 1keV 以下，低于放射诊断的能量范围，没有意义。

在 X 线的阳性对比剂检查中，通常都使用碘剂和钡剂，其原因之一就是这些对比剂有着很理想的 K 结合能（碘 33.2keV，钡 37.4keV）。这些能量大体上相当于医用 X 线的平均能，因此就有更多的光电作用发生在 K 层，可比原子序数更高的物质吸收更多的射线，从而形成高对比的 X 线影像。

2. 吸收物质的原子序数对衰减的影响　物质对 X 线的吸收，一般是随着元素的原子序数的增高而增加。但在某一能量范围内，也出现原子序数低的物质比原子序数高的物质吸收更多的 X 线的特殊现象。锡和铅的质量衰减系数在 X 线能 29～88keV 之间，锡的吸收系数大于铅的吸收系数，这一点很有实用价值，说明单位质量的锡比单位质量的铅能吸收更多的 X 线。由于锡比铅要轻得多，所以目前已开始采用锡围裙代替铅围裙。

3. 物质密度对衰减的影响　物质密度的变化反映了电子数目和质量的变化，必然直接影响各种作用发生的概率。吸收物质的密度与 X 线的衰减呈正比关系，如一物质的密度加倍，则它对 X 线的衰减也要加倍。

人体各组织的密度不同，对 X 线的吸收量也不等，这就形成了 X 线影像。作为一般规律来说，密度大的物质对 X 线的衰减能力强，故多用密度大的物质作为屏蔽防护材料。但复合材料与单质材料比较，有的复合材料密度小而对 X 线的衰减能力强，这是因为多种元素的吸收限不同而造成的结果。

4. 每克物质的电子数对衰减的影响　每克物质的电子数目叫做每克电子数，单位是 e/g。它与密度（单位：g/cm^3）的乘积为物质的每立方厘米的电子数（表 3-1）。

表 3-1　物质密度和每克电子数

物质	密度/(g/cm^3)	每克电子数/($\times10^{23}$)	每立方厘米电子数/($\times10^{23}$)	有效原子序数
氢 NCA	8.99×10^{-6}	6.00	0.54×10^{-2}	1
氧	14.29×10^{-4}	3.01	0.43×10^{-2}	8
空气	12.93×10^{-4}	3.01	0.93×10^{-2}	7.64
水	1.00	3.34	3.34	7.42
脂肪	0.91	3.48	3.17	5.92
肌肉	1.00	3.36	3.36	7.42
骨	7.85	3.00	5.55	13.8
铝	2.75	2.90	7.83	13

从表 3-1 中看出：除氢外的所有物质的每克电子数都大致相同，氢中没有中子——每克电子数比其他任何元素都多。一般地说，有效原子序数高的物质比有效原子序数低的物质每克电子数要少，不

少物质的每克电子数基本一样，但单位体积内的电子数却相差很远。

物质对X线衰减作用的大小，与一定厚度物质内的电子数有关。康普顿效应涉及的是自由电子的吸收过程（与原子序数基本无关），在这过程中每一电子所吸收的放射能量大体相同。每克物质中有近似相同数目的电子，因此每克物质的康普顿效应过程所衰减的能量几乎相同。也可以说衰减作用由电子密度决定，电子数越多衰减愈多。而电子数目取决于每立方厘米电子数或每克电子数与密度的乘积，各种组织对X线的衰减差别与每立方厘米电子数成正比。通过表3-1可知，骨与肌肉的每立方厘米电子数的比值为 $1.65\left(\frac{5.55\times10^{23}}{3.36\times10^{23}}\right)$，康普顿效应造成的吸收差异很大，X线影像对比较强，所以应选高能X线（高kV），使康普顿效应占优势为宜；而肌肉与脂肪的每立方厘米电子数的比值为 $1.06\left(\frac{3.36\times10^{23}}{3.17\times10^{23}}\right)$，应选用低能X线（低kV），使光电效应占优势。

四、物质的X线衰减规律

X线通过物质，由于发生各种相互作用，使X线进行方向上强度减弱的现象称为物质对X线的吸收。

为了使问题简化，先分析物质对单能窄束X线的吸收规律。单能是指X线束中的所有光子能量均相同，而窄束是指X线束中除了方向一致的原射线，没有任何散射线。窄束是一个物理概念，并非指几何尺寸的狭小。对这种情况，物质对X线的吸收符合对光吸收的普遍指数规律（朗伯定律），即：

$$I=I_0\mathrm{e}^{-\mu x} \quad \text{（式 3-2）}$$

式中 I_0 为入射X线强度，I 为出射X线强度，x 为物质厚度，e为自然对数底，μ 为物质对该波长的线性吸收系数，对上式微分后，得：

$$\mu=-\frac{\mathrm{d}I}{I_0\mathrm{d}x} \quad \text{（式 3-3）}$$

此式看出 μ 的物理意义是：单能窄束X线通过单位厚度物质时强度的相对变化，负号表示强度减少，μ 的SI的单位是米（m）。

对特定X线和物质来说，μ 是常数，所以指数衰减规律即为射线强度在通过相同的物质层中都以相同的比率衰减。例如，选每一层厚度都是1cm的水模型作为单能窄束的吸收体，设1 000个单能光子入射，在通过第一个1cm厚的水层后，光子数减少20%，变为800个；再通过第二个1cm厚水层，X线衰减了剩余光子，成为640个，依此类推。可见，单能窄束X线通过物质后只有光子个数的减少，而无光子能量的变化，且通过等物质以相同比率衰减。这就是指数吸收规律所代表的物理意义。

物质对X线的吸收是通过各种相互作用来实现的。线性吸收系数 μ 是入射光子在物质中穿行单位距离时，平均发生的总的相互作用的概率，即等于各相互作用衰减率的总和：

$$\mu=\tau+\delta coh+K \quad \text{（式 3-4）}$$

式中 μ 为总的线性吸收系数或总的相互作用，τ 为光电线性系数或光电效应发生的概率，δc 为康普顿线性吸收系数或康普顿效应发生概率，δcoh 为相干散射线性吸收系数或相干散射发生概率，K 为电子对效应线性吸收系数或电子对效应发生概率。

从能量转换角度上看，物质吸收的X线能转化为两部分：一部分转化为电子（光电子、俄歇电子、反冲电子和正负电子对）的动能，另一部分则被一些次级散射光子（特征X线光子、康普顿散射光子、相干散射光子、湮灭辐射光子）所带走。所以，总的吸收系数 μ 还可以表示为X线能量的电子转移部分比率 μ_{tr} 与X线能量的辐射转移部分比率 μ_P 之和，即：

$$\mu=\mu_{tr}+\mu_P \quad \text{（式 3-5）}$$

μ_{tr} 也叫线能量转移系数，它应等于光电效应、康普顿效应和电子对效应中，X线能转为电子能量的线能量转换系数三者之和，即：

$$\mu_{tr}=\tau_\alpha+\delta_\alpha+K_\alpha \quad \text{（式 3-6）}$$

由于X线能转化为电子的动能部分，将引起其他原子电离或激发，诱发各种化学反应和生物损伤。

实用上，常将线性吸收系数的指数方程改换为质量吸收系数的指数方程，即：

$$I=I_0e^{\mu_m X_m} \quad \text{（式 3-7）}$$

式中 μ_m 为质量吸收系数，定义为 $\mu_m=\frac{\mu}{\rho}$，这里 ρ 为物质密度，μ_m 的SI单位是 m^2/kg。x_m 为质量厚度，定义为 $x_m=x\cdot P$，x_m 的SI单位为 kg/m^2，它

表示面积为 $1m^2$，厚度为 x_m 的立方体内包含的质量。

这种变换带来了以下方便：质量吸收系数反映了物质本身的性质，而与物质所处的物理状态无关。线性吸收系数 μ 则不同，它近似正比于吸收物质的密度 ρ，而 ρ 是随物理状态的变化，同一种材料处在固态、液态或气态时，其密度差别很大，则 μ 也差别很大。采用质量吸收系数以后，就避免了同密度的相关性，而仅仅反映了物质本质的吸收特性，与物质建立了一一对应关系。将质量吸收系数指数方程微分后可得：

$$\mu_m = -\frac{dI}{I_0 dx_m} \quad \text{（式 3-8）}$$

可见，μ_m 也有与 μ 类似的物理意义，即 μ_m 表示单能窄束 X 线通过单位质量厚度后强度减弱的相对值。μ_m 与 X 线波长 λ 和吸收物质的原子序数 Z 存在如下关系：

$$\mu_m = K\lambda^3 Z^4 \quad \text{（式 3-9）}$$

式中 K 是常数。此式说明波长愈短，物质对 X 线吸收愈少，X 线的穿透本领愈强，原子序数愈高，物质对 X 线的吸收也愈大。

单能窄束 X 线是一种理想情况，经过吸收体后到达任何一个探测点的 X 线，实际上是宽束连续的混合线。宽束是指既有衰减了的原发 X 线，还含有由吸收体从各个方向辐射来的散射线。连续是指实际 X 线束是从某一最小值到某一最大值之间的各种能量的光子组成的混合线。

由于宽束的影响，使探测点的 X 强度比指数规律得出的数值要大一些。显然，这就高估了吸收体的吸收能力。对宽束 X 线应在指数规律中引入积累因子 B 加以修正，即：

$$I = BI_0 e^{-\mu x} \quad \text{（式 3-10）}$$

显然，B 是大于 1 的数，它是一个描述散射线对 X 线强度影响的物理量。积累因子的大小与多种因素有关，如 X 线波长、吸收物质的原子序数和几何尺寸，探测点的相对位置等。

由于 X 线束的连续性，通常以平均的光子能量，来代表连续 X 线的硬度。其值一般在最高能量的 1/3~1/2 之间。由于窗口过滤条件不同，可能让平均能量发生较大的变化。例如，最高能量为 100keV 的连续 X 线，其平均能量为 40keV 左右。

物质对连续 X 线的吸收有以下特点：①各种能谱成分吸收的速率不一样，总的吸收不遵守指数吸收规律。②连续 X 线通过吸收体以后，不仅强度减小，而且能谱变窄。其中低能成分减小，高能成分相对增大，平均能量提高。吸收体越厚或原子系数越高，这种变化越显著。③连续 X 的平均能量越高，通过同一物质同样厚度时，其强度减弱速率越小，衰减后的平均能量越高。物质对连续 X 线的吸收，由于受多种因素的影响，进行定量分析比较困难。

（余建明　聂壮）

第二节　单能与连续射线在物质中的衰减

一、单能射线在物质中的衰减

由能量相同的光子组成的具有单一波长和频率的射线（X 射线或 γ 射线）称为单能射线。当射线通过物质时，可有不同的作用形式，不外乎是被散射，或是被吸收。

让不同能量的单能 X 线通过 10cm 厚的水模后，可以发现能够通过的光子数的百分比是不同的（表 3-2）。

表 3-2　不同能量的单能 X 线通过 10cm 厚的水模后通过的光子数的百分比

射线能量/keV	光子透过百分比/%
20	0.04
30	2.5
40	7.0
50	10.0
60	13.0
80	16.0
100	18.0
150	22.0

可见，透过光子的百分数随射线能量的增加而增加。低能射线绝大部分通过光电效应来衰减；高能射线绝大部分通过康普顿效应来衰减。无论哪一种效应起主导作用，一般透过的光子百分数都会随光子能量的增加而增加。

对于高原子序数的吸收物质而言，由于吸收限制的影响并不完全遵守这一规律。表 3-3 是单能射线通过 1mm 铅时透过光子的百分数。

表 3-3　单能射线通过 1mm 铅时透过光子的百分数

射线能量/keV	光子透过百分比/%
50	0.016
60	0.40
80	6.8
88	12.0
K 边界	—
88	0.026
100	0.14
150	0.96

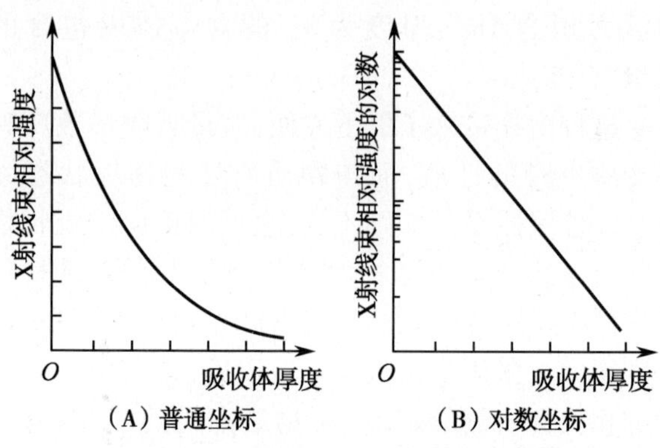

(A) 普通坐标　(B) 对数坐标

图 3-2　单能窄束 X 线的衰减曲线

单能射线的通过 1mm 铅时透过光子的百分数随能量的增加而增加，但到 88keV 时，恰好与铅 K 层轨道电子的结合能相等，K 层电子被激发，光子被吸收，光电效应的概率突然增大，所透过的光子数会突然减少，光电效应发生突变的这个能量值称为 K 边界。同样的，有 L 边界和 M 边界等。

如果不考虑散射线，可以实验得出单能窄束射线在物质中的衰减规律，即单能窄束 X 线通过均匀物质层时，其强度的衰减符合指数规律。

$$I=I_0e^{-\mu X} \quad \text{(式 3-11a)}$$

或

$$I=I_0e^{-\mu m X m} \quad \text{(式 3-11b)}$$

式中 I 为穿过物质层后的射线强度，I_0 为入射强度，X、X_m 分别为吸收物质层的厚度和质量厚度，μ、μ_m 分别为线衰减系数和质量衰减系数。上式说明，单能窄束 X 线通过物质时呈指数衰减规律。图 3-2(A)是在普通坐标中绘出的指数减弱曲线，表示单能窄束 X 线的强度随吸收体厚度的增加而呈指数减弱。图 3-2(B)是在对数坐标中绘出的，纵坐标为 $\ln(I/I_0)$。由于 $\ln(I/I_0)=-\mu_m X_m$，所以此时的射线相对强度随厚度的关系曲线是一条直线，其直线的斜率就是线性衰减系数 μ 值。

如果考虑光子数，单能窄束 X 线的指数衰减规律，还可以用下面的形式表示

$$N=N_0e^{-\mu X} \quad \text{(式 3-12)}$$

上式中，N 为射线透过厚度为 X 的物质层后的光子个数；N_0 为入射的光子数。

实际上射线大多为宽束辐射，即射线中含有散射线成分。窄束与宽束的区别就在于是否考虑了散射线的影响。通常计算宽束射线的衰减规律时会引入宽束积累因子概念，它表示在物质中所考虑的那一点的光子总计数与未经碰撞原射线光子计数率之比，用 B 表示，即：

$$B=N/N_n=(N_n+N_s)/N_n=1+N_s/N_n \quad \text{(式 3-13)}$$

式中，N_n 为物质中所考虑的那一点的未经碰撞的原射线光子的计数率；N_s 为物质中所考虑的那一点的散射光子的计数率；N 为物质中所考虑的那一点的光子的总计数率。

宽束射线的衰减规律比较复杂，由于 X 线束衰减的相对强度与吸收物质厚度的关系，在半对数坐标中就不再是图 3-2 所示的直线，而是会出现一定的弯曲。一般可以在窄束 X 线的指数衰减规律上引入积累因子 B 加以修正，即：

$$N=BN_0e^{-\mu X} \quad \text{(式 3-14)}$$

对于积累因子可以通过近似计算法求得：

$$B\approx 1+\mu X \quad \text{(式 3-15)}$$

式中，μ 为线衰减系数，X 为吸收物质的厚度。

二、连续射线在物质中的衰减

通常 X(γ)射线是由能量连续分布的光子组成的。当连续射线穿过一定厚度的物质时，各能量成分衰减的情况并不一样，并不遵循单一的指数衰减规律。显然，连续射线的衰减规律比单能射线复杂得多，下面更多的还是以连续 X 射线的衰减为叙述重点，γ 射线基本上遵循相同的衰减规律。

连续能谱的 X 射线是能量不等的各种光子组合成的混合射线束，当连续 X 线穿过物质时，其量和质都会有相应的变化。其主要特点是：X 射线强度会减弱，硬度会提高（即质会变大）。这是由于低能量光子比高能量光子更多地被吸收，使透过被照

体后的射线平均能量提高。通过物质之后的平均能量，将接近于它的最高能量。

理论上，连续 X 线的衰减可以做如下描述：

$$I = I_1 + I_2 + I_3 + \cdots + I_n \qquad (式 3\text{-}16)$$

也就是说总的透过强度等于各个能量 X 线束的透过强度之和。

连续 X 线在物质中的衰减规律可用图 3-3 来说明。

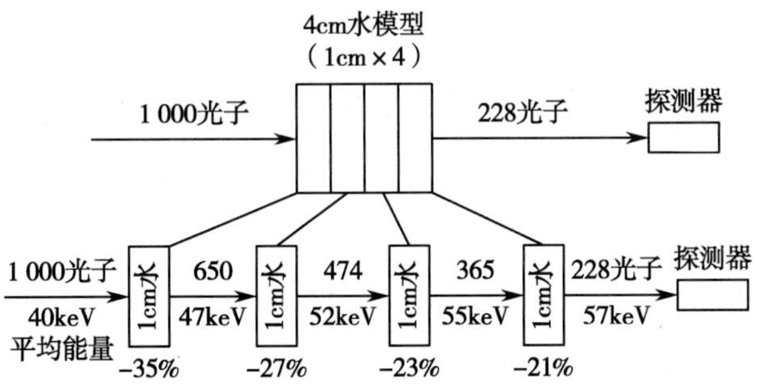

图 3-3　连续 X 线透过物质时的衰减模型

1. 假如最高能量为 100keV 的连续 X 线束，其初始平均能量为 40keV，光子数 1 000 个。

2. 沿水平方向通过第一个 1cm 厚的水模后，光子数衰减 35%，平均能量提高到 47keV。

3. 通过第二个 1cm 厚的水模后，光子数又衰减 27%，剩下光子中高能光子占的比率更大，平均能量提高到 52keV。

4. 如此下去，X 线的平均能量将逐渐提高，并接近入射线最大能量。

如图 3-4，如果将物质的厚度作为横坐标，透过的光子数作为纵坐标，采用半对数坐标，与相同条件下的单能射线相比较，连续能谱射线有比单能射线更大的衰减。

显然，不同厚度的物质对 X 线能谱的影响是不

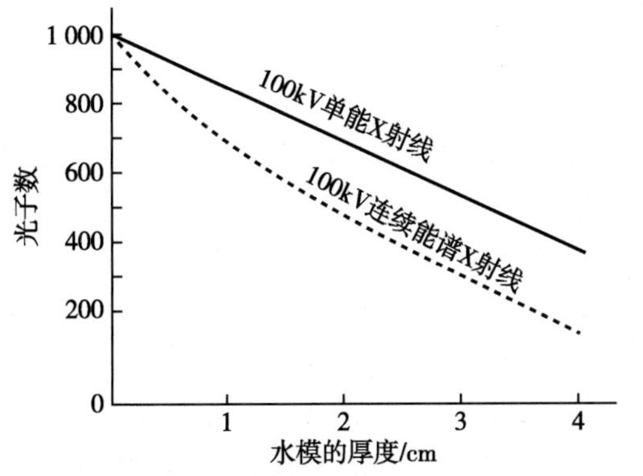

图 3-4　连续射线与单能射线透过物质时的衰减比较

同的。如图 3-5 从 A 到 D，如果物体厚度依次递增，则 X 线束相对强度也会不断地减弱。能谱组成也会相应不断变化，低能成分减弱很快，相对来说高能成分所占比例不断增加，X 线的能谱宽度（即光子能量范围）逐渐变窄。利用这一衰减特点可以用改变 X 线窗口滤过的方法来调节 X 线束的线质。

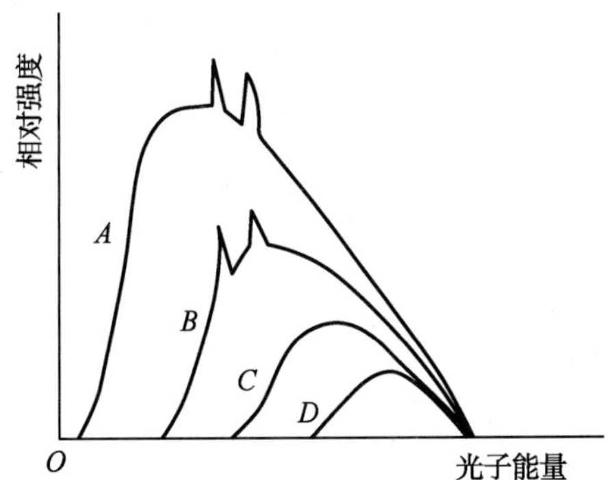

图 3-5　不同厚度的物质对 X 线能谱的影响不同

三、X 线的滤过

上面提到，可以用改变 X 线窗口滤过的方法来调节 X 线束的线质。诊断用 X 线是一束连续能谱的混合射线。当 X 线透过人体时，绝大部分低能射线被组织吸收，增加了皮肤照射量，为此需要预先把 X 线束的低能成分吸收掉，此即 X 线滤过。

1. 固有滤过　指 X 线机本身的滤过，包括 X 线管的管壁、绝缘油层、窗口的滤过板。固有滤过一般用铝当量表示，即一定厚度的铝板和其他物质对 X 线具有同等量的衰减时，此铝板厚度称为滤过物质的铝当量。一般诊断用 X 机的固有滤过在 0.5~2mmAl。

有些特殊情况需要使用低滤过 X 线，以提高组织的对比度。例如在软组织摄影特别是女性乳腺的摄影中就需要利用更多的低能射线，避免影像对比度的降低。

2. 附加滤过　广义上讲，从 X 线管窗口至检查床之间所通过材料的滤过总和为附加滤过。在 X 线摄影中，附加滤过指 X 线管窗口到被检体之间所附加的滤过板。一般对低能量射线采用铝滤过板；高能射线采用铜与铝的复合滤过板，使用时铜面朝向 X 线管。

（余建明　聂壮）

第三节　人体对 X 线的衰减

X 线束射入人体内，一部分被吸收散射，另一

部分通过人体沿原方向传播。透过的X线光子按特定形式分布,便形成了X线影像。

人体各组织对X线的衰减按骨、肌肉、脂肪、空气的顺序由大变小,这一差别即形成了X线影像的对比度。

透过的光子与衰减的光子都具有同等的重要性。如果全部的光子都透过,则胶片呈现均匀黑色,没有任何影像;如果所有的光子都被吸收,则胶片呈现一片白色,也不能形成影像。因此,X线影像实际上是人体的不同组织对射线不同衰减的结果。所以研究X线在人体中的衰减规律,应首先了解人体各组织器官的元素构成,分布,密度及衰减系数等基本情况。

一、人体的构成元素和组织密度

人体大部分是由肌肉、脂肪和碳水化合物组成的软组织,其他是一些存在于骨骼、肺组织和消化道内的气体。

软组织中约75%是水(H元素、O元素),23%是蛋白质、脂肪和碳水化合物(蛋白质中C占52%,O占23%,H占7%。脂肪的主要构成元素为C、H、O)。还有2%是K、P、Mg、Na、Cl等元素。骨骼由胶体状的蛋白质和钙组成,其中钙占50%到60%。构成人体的基本元素及其在人体内的占有率见表3-4。

表3-4　构成人体的基本元素及其在人体内的占有率

元素	O	C	H	N	Ca	P	K	S	Na	Cl
原子序数	8	6	1	7	20	15	19	16	11	17
占有率/%	65	18	10	3	2	1	0.35	0.25	0.15	0.15

水的密度是$1g/cm^3$,有效原子序数为7.43,实验证明水与人体的软组织对X线的吸收几乎一致,所以常选用水模做为人的体模。骨的密度是$1.9g/cm^3$,有效原子序数是14,常用原子序数为13的铝做为骨组织的模拟体。空气的密度是$129.3\times10^{-5}g/cm^3$,有效原子序数是7.64。

因此,人体内除含有少量的钙、磷外,其他组织几乎等效于有效原子序数为7.43的水。吸收X线最多的是由$Ca_3(PO_4)_2$组成的密度为$2.24g/cm^3$门齿,吸收X线最少的是含有空气的肺和皮下及关节附近的脂肪组织(表3-5)。

表3-5　人体组织的有效原子序数和密度

物质	有效原子序数	密度/(g/cm^3)
空气	7.64	129.3×10^{-5}
水	7.43	1.0
肌肉	7.43	1.0
皮肤	7.31	1.1
内脏	—	1.042~1.052
脂肪	5.9	0.94
骨	14	1.9

二、人体对X线的衰减

X线通过被检测体的衰减规律,一般采用单能宽束X线的指数衰减规律,即:

$$I=BI_0e^{-\mu X} \quad \text{(式3-17)}$$

式中μ为被检体组织的线性衰减系数。通过实验得出,当以光电吸收为主时,被检体组织的线性衰减系数与X线光子的波长的立方成正比。

在波长为1cm到0.1×10^{-8}cm时测定的各组织的衰减系数为:

$$肌肉\ \mu_m=(2.2\lambda^3+0.18)\times1=2.2\lambda^3+0.18 \quad \text{(式3-18)}$$

$$脂肪\ \mu_f=(1.8\lambda^3+0.18)\times0.94=1.692\lambda^3+0.1692 \quad \text{(式3-19)}$$

$$骨\ \mu_b=(11\lambda^3+0.18)\times1.9=20.9\lambda^3+0.342 \quad \text{(式3-20)}$$

$$空气\ \mu_a=(2.6\lambda^3+0.18)\times0.00338\lambda^3+0.000234 \quad \text{(式3-21)}$$

需要指出的是,这些公式只适用于单能X线。对于连续X线而言,衰减系数中的波长λ和指数衰减规律公式中的B的选择可以参考图3-6和图3-7。

图3-6是在装有铍窗的X射线管上通过加不同的固定电压所测出的铝的衰减系数。通过2mm铝滤过板,管电压100kV的X线接近于原X线的10%,管电压为40kV的X线已衰减到不足原来的3%,结论是用2mm铝滤过板的衰减曲线已接近于

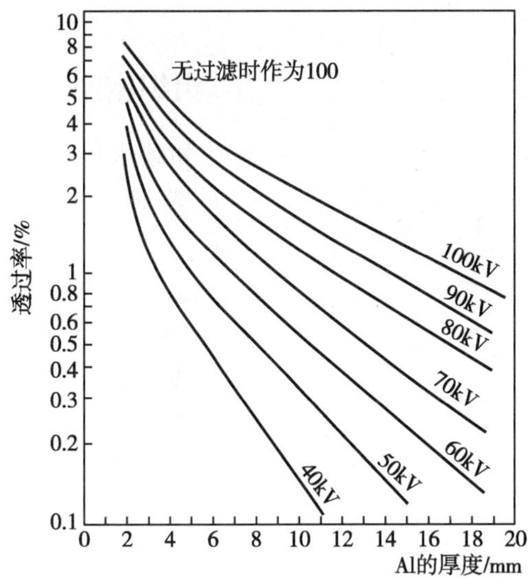

图3-6　铝的衰减曲线

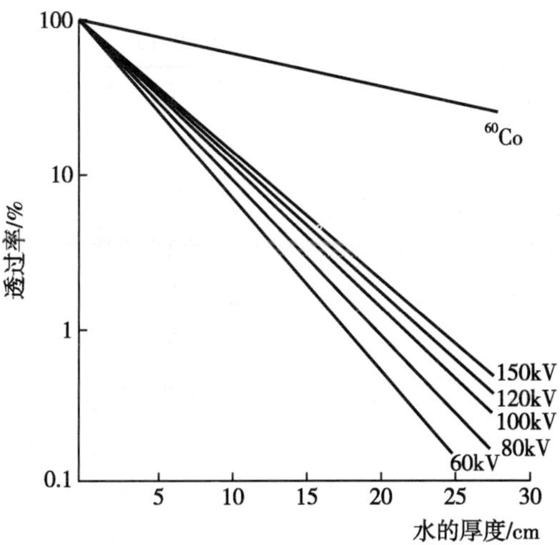

图3-7　水的衰减曲线

线性。

图3-7用3mm铝板滤过的X线，再入射水中的衰减曲线，表示成直线关系。可以看出，水中X线的质没有多大改变。可以说，水对诊断用X线的吸收是均等的，诊断用X线的波长为1.5λ时，这一波长的X线量最强。

由于诊断用的μ近于0.2，因此，取$B=0.2\text{cm}^{-1}\times 5\text{cm}=1$，即被照体厚度增加到5cm时，没有影响。当被照体增到10cm时，$B=\mu X=0.2\text{cm}^{-1}\times 10\text{cm}=2$。此时，散射线造成的影响就明显增加了，需要考虑使用滤线栅来去除散射线。表3-6列出了人体不同组织的线衰减系数。

以手部摄影为例，选用40kV时，由人体不同组织的线衰减系数可知骨骼是肌肉线衰减系数的6.1倍，所以手部骨骼和手部肌肉存在很大的衰减差别，在影像上呈现高对比度。当选用150kV摄影时，骨骼是肌肉线衰减系数的2.1倍，其影像对比度将明显下降。40kV时是光电效应为主，而150kV时几乎全部是由康普顿效应造成的吸收差别。

表3-6　人体不同组织的线衰减系数μ

管电压/kV	肌肉	脂肪	骨骼
40	0.421 2	0.339 3	2.443 4
45	0.335 3	0.288 7	1.929 9
50	0.293 3	0.265 3	1.417 9
55	0.265 0	0.234 6	0.149 8
60	0.245 5	0.219 6	0.967 7
65	0.231 5	0.208 8	0.831 6
70	0.221 3	0.200 9	0.734 2
75	0.213 6	0.195 0	0.660 8
80	0.207 6	0.190 5	0.604 7
85	0.203 0	0.186 9	0.570 6
90	0.199 4	0.183 2	0.540 8
95	0.196 5	0.181 9	0.508 7
100	0.194 2	0.180 1	0.486 5
105	0.192 3	0.178 9	0.468 5
110	0.190 6	0.177 4	0.453 0
115	0.189 3	0.176 4	0.440 4
120	0.188 2	0.175 5	0.428 8
125	0.187 2	0.174 8	0.420 9
130	0.186 4	0.174 2	0.413 2
135	1.185 8	0.173 6	0.406 6
140	0.185 2	0.173 2	0.401 0
145	0.184 6	0.172 8	0.396 1
150	0.184 2	0.172 4	0.391 8

图3-8是以肌肉和骨骼为例，表示对不同能量的X线在两种组织中分别发生两种效应的比率。图中是以总衰减为100%，而把两种效应的衰减作为总衰减的一部分描述的曲线。由图可见，对肌肉组织在42kV时，两种效应各占50%，在90kV时，康普顿效应已占到90%。骨骼的有效原子序数较高，在73kV时，骨骼中发生两种作用概率相等。

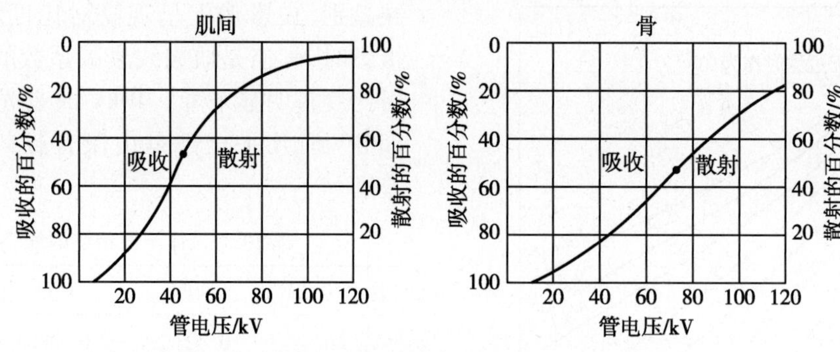

图 3-8　X 线在人体的衰减中吸收和散射所占的比例

（余建明　聂壮）

第四章

X 线影像的形成及其影响

第一节　X 线照片影像

被照体的 X 线影像信息作用于增感屏-胶片系统，使胶片中的乳剂感光，经显影后，以光学影像的形式表现出来，将影像信息记录显示在胶片上，成为可见的光密度影像，即 X 线照片影像。

一、光学密度与照片密度

胶片中的感光乳剂（卤化银）在光（或辐射线）作用下致黑的程度称为照片的密度（density），又称光学密度或黑化度。光学密度是由于胶片上乳剂感光后，光量子被卤化银吸收，经过化学处理，使卤化银还原，构成黑色金属银的影像。吸收光线越多，卤化银沉积越多，照片就越黑；反之，卤化银沉积越少，照片越透明。光学密度是形成 X 线影像的基础。密度可以根据透光率和阻光率来测量，入射光线强度为 I，透射光强度为 I_0，则透光率为 I_0/I，阻光率为透光率的倒数，即 I/I_0。光学密度通常以 D 表示，其值就是入射光线强度 I 与透射光强度 I_0 之比的对数：

$$D=\lg \frac{I}{I_0} \qquad \text{（式 4-1）}$$

照片上的密度（被还原卤化银的多少）可以直接用光学密度计测量，也可以用人眼的识别能力来判断。人眼对光学密度的识别范围在 0.25~2.0 之间，它是诊断的密度范围。密度过高或过低均可影响影像质量，借助强光灯可适当提高识别高密度的能力。通常除了胶片本底灰雾外，密度在 0.3~1.5 之间的照片影像，提供的诊断信息较丰富。不同摄影部位的标准 X 线影像，其密度值范围不同。

二、感光效应及其影响因素

感光效应（sensitization effect）是指 X 线对胶片的感光作用，即 X 线穿过人体被检组织后，使感光系统（屏-片系统）感光的效果。X 线对胶片的感光效应（E）可用以下公式表示：

$$E=K\cdot\frac{kV^n\cdot I\cdot t\cdot S\cdot F\cdot Z}{R^2\cdot D\cdot B\cdot Z^l}\cdot e^{-\mu d} \qquad \text{（式 4-2）}$$

式中 kV 代表管电压，n 是管电压的指数，I 代表管电流，t 代表曝光时间，S 代表增感屏的增感率，F 代表胶片感光度，Z 代表靶物质原子序数，R 代表焦-片距，D 代表照射野的面积，B 代表滤线栅的曝光倍数，Z^l 代表被照体的原子序数，e 代表自然对数的底，μ 代表被照体的 X 线吸收系数，d 代表被照体的厚度，K 是常数。

影响感光效应的因素很多，主要有不变因素和可变换因素。不变因素有电源设备，高压发生装置，设备总过滤（包括 X 线管壁、窗口过滤、绝缘油等），滤线栅，胶片特性，增感屏及增感屏-胶片组合等。可变因素有照射量、管电压、摄影距离（FDD）、被照体的厚度、密度和有效原子序数，照射野面积，照片冲洗因素等。

（余建明　聂壮）

第二节　X 线影像对比度

一、X 线影像对比度

对比度（contrast）是构成 X 线影像的基础。X 线穿过被照体后，由于人体组织结构差异，对 X 线的吸收系数不同，透过肢体的 X 线强度分布不均，即产生了 X 线对比度，形成了 X 线信息影像。X 线对比度只有通过胶片或屏-片系统的转换才能识别，胶片对 X 线对比度的放大能力，称为胶片对比度。X 线照片对比度是照片影像上相邻两点的密度差，也称光学对比度或物理对比度，它依存于被照体吸收X线的差异所产生的X线对比度，以及胶片对X线对比度的放大结果。光学对比度(K)用数值计算时，等于相邻两点的密度(D_1、D_2)之差(图4-1)。

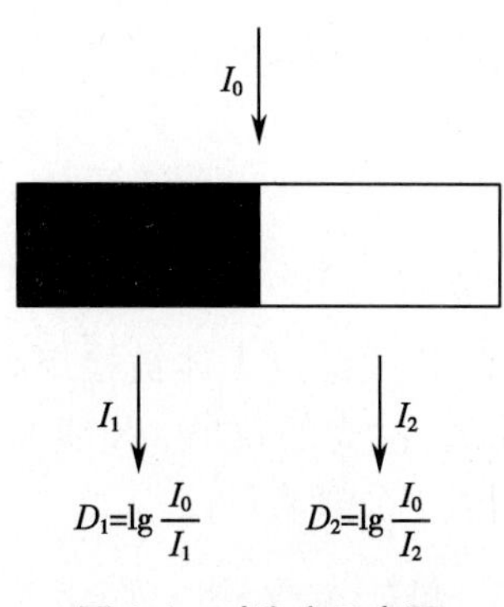

图4-1　对比度示意图

由图4-1可知：

$$K=D_1-D_2=\lg\frac{I_0}{I_1}-\lg\frac{I_0}{I_2}=\lg\frac{I_2}{I_1} \quad (式4\text{-}3)$$

式中I_0代表入射光强度，I_1、I_2代表透过光强度。显然，照片相邻两处的光学对比度就是透过光之比的对数值。X线照片影像要有足够的对比度和丰富的层次，对比度过高或过低，会导致影像信息的丢失，影响诊断的准确性。

二、影响X线照片对比度的因素

影响X线照片对比度的因素主要有被照体本身、胶片的γ值、射线因素等。

1. **被照体自身**　被照体组织内的有效原子序数越高，光电吸收越多，X线对比度越高。若被照体的密度与厚度差异较大，透过肢体后的X线强度分布差异明显，则照片影像具有较好的对比度；反之，照片影像对比度差。

2. **胶片γ值**　X线对比度只有通过胶片对比度放大之后才能显示出来。一般用胶片的γ值(胶片对比系数)来表示胶片对X线对比度反应能力的大小。应用不同γ值的胶片摄影时，所得到的照片影像对比度不同。胶片γ值越高，表示对X线对比度的放大能力越大。一般X线胶片的γ值范围在2.7~3.5之间。

3. **射线因素**　X线照片对比度的形成主要是由于被照体自身对X线的吸收差异，但有些被照部位吸收X线的差异较小，导致照片影像对比度差，只有通过改变X线的质或量来调整照片影像的对比度。X线的质是由管电压决定的，一般认为管电压控制照片对比度。低千伏摄影时，物质对X线的吸收以光电吸收为主，原子序数所造成的吸收差异大，X线照片对比度高。当管电压增加时，穿透力增强，物质对X线的光电吸收递减，康普顿吸收递增，原子序数所造成的吸收差异减小，导致X线照片对比度下降。X线的量对照片对比度影响不大，但增加X线照射量，照片的影像密度值增加，使密度过低的部分对比度明显好转；反之，减少照射量，密度过高部分对比度也得到改善。

此外，由X线管发出的原发射线照射到人体和其他物体时，会产生许多波长较长、方向不定的散射线，它主要来自康普顿散射，散射线能使胶片产生灰雾，对照片对比度影响较大。

(余建明　聂壮)

第三节　X线几何投影

X线对物体的几何投影是X线摄影位置的基础，利用焦点、被照体和胶片之间的相互位置关系进行摄影，得到符合诊断要求的被照体X线照片影像。

一、X线束

高速运动的电子撞击球管阳极靶面时，由于靶面呈一倾角，从靶面发出的X线是以焦点为顶点的圆锥形线束。自靶面射出并垂直于窗口中心的射线称为中心线，它代表投照方向，中心线不准确就不能获得正确的几何投影。在X线束中，中心线以外的射线均称为斜射线，斜射线与中心线成角，离中心越远，角度越大。某些特殊摄影位置可利用斜射线进行摄影，X线照射面积的大小称照射野。照射野的大小对X线照片的密度、对比度有一定的影响，照射野过大，产生的散射线多，胶片的灰雾度增加，导致照片对比度下降。

二、焦点、被照体和胶片三者之间的投影关系

中心线对被照体的投射方向，以及被照体与胶片的相对位置关系，决定了被照体在照片上的影像。只有中心线垂直于被照体和胶片，才能使被照体正确投影于胶片上，影像无变形失真。

1. **有效焦点的大小及射线量的分布**　X线管

阳极靶面接受高速运动电子撞击的面积，称为实际焦点，简称焦点（focus）。焦点的大小是 X 线机成像性能的重要参数之一。X 线管焦点对各方向的投影均称为有效焦点，垂直于窗口方向的投影，为 X 线管标称有效焦点。同一个 X 线管有效焦点的大小，随 X 线投射的方向而不同，X 线量的分布也是不均匀的。在 X 线管的纵轴上，近阴极端的有效焦点大，X 线量分布多；近阳极端的有效焦点小，X 线量分布少。阳极靶面倾角延长线以外部分，因靶面的吸收，其原发射线为零，此为阳极足跟现象。在 X 线管的短轴（纵轴两侧）上，有效焦点对称相等，X 线量分布也是相等的。以上称 X 线管的阳极效应。由于阳极效应的存在，摄影时应注意肢体的长轴与 X 线管的长轴平行，并将被照体密度高、厚度大的部分置于阴极端，使胶片的密度基本趋于均衡。

2. 影像放大与失真　当 X 线呈平行线束且垂直照射于被照体和胶片时，影像才不会产生放大和变形。X 线束是以焦点为顶点的锥形放射线束，被照体在胶片上的 X 线影像是放大的，放大率（M）为影像与物体的比值，它等于焦-片距与焦-肢距的比值（图 4-2）。

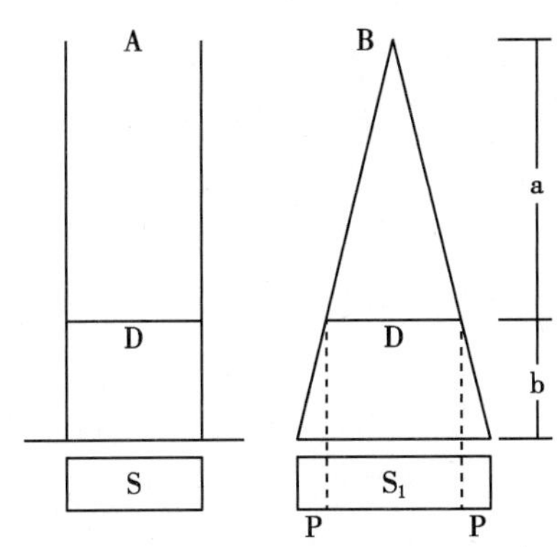

图 4-2　影像放大几何成像示意图

图中 A 代表平行射线，B 代表点光源，S 代表平行光线产生的影像，S_1 代表点光源扩散产生的影像，P 代表 S_1 较 S 放大部分，D 代表被照物体，a 代表焦-肢距，b 代表肢-片距，$a+b$ 代表焦-片距。

$$M=\frac{S_1}{D}=\frac{a+b}{a}=1+\frac{b}{a} \qquad (式 4\text{-}4)$$

为减少肢体影像放大，摄影时应尽量使肢体或病灶靠近胶片，并在机器负荷允许的条件下尽量延长焦-片距。照片影像较原物体大小及形状的改变称失真（distortion），其改变程度称为失真度。X 线束中心线与被照体的中心偏离，造成影像与被照体产生差异，称歪斜失真。摄影中应将焦点置于被照体的正上方，且中心线垂直通过被照体和胶片的中心。摄影时被照体未与胶片平行，导致被照体各部分放大率不一致，称放大失真。近胶片侧放大率小，远离胶片侧放大率大，摄影时应尽量使被照体或病灶平行且靠近胶片。由于组织结构重叠，导致影像的相互重叠，很难把组织器官的病灶全部显示出来，称重叠失真。影像重叠大致有三种情况：

（1）大物体的密度明显高于小物体的密度，重叠后的影像中小物体不易显示，如胸片中看不到胸骨的影像。

（2）大物体的密度明显低于小物体的密度，重叠后的影像对比度好，小物体易于显示，如胸片肺野中的肋骨影像。

（3）大小物体密度较高且相等，重叠后的影像对比度差，小物体隐约可见，如膝关节正位照片中髌骨的影像。

（余建明　聂壮）

第四节　X 线照片模糊

一张优质的 X 线照片，其影像质量除了有较好的对比度，还要具有良好的清晰度。清晰度是指影像边缘的锐利程度，若出现影像边缘不锐利，则称为模糊。可用模糊度来说明清晰度，影像模糊度大，则清晰度差；反之，影像模糊度小，则清晰度好。

影像产生模糊的主要因素有：几何学模糊、运动性模糊、增感屏-胶片系统产生的模糊和散射线性模糊。

一、几何学模糊

X 线球管靶面不是点光源，其有效焦点具有一定的几何面积。根据光学原理可知，有效焦点面积越小，产生的半影（penumbra）越小，影像越清晰；反之，有效焦点面积越大，产生的半影越大，影像就越模糊，这种模糊称几何学模糊（图 4-3）。

半影（晕影）的大小称为模糊度（P），其公式为：

$$P=F\cdot\frac{d}{H-d} \qquad (式 4\text{-}5)$$

式中 F 代表有效焦点的大小，d 代表肢-片距，H 代表焦-片距，$H-d$ 代表焦-肢距。显然，模糊度与

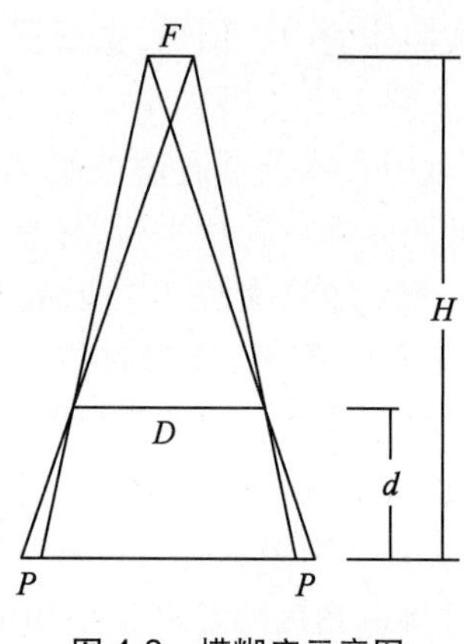

图 4-3　模糊度示意图

有效焦点 F 成正比，与肢-片距 d 成正比，与焦-肢距 $(H\text{-}d)$ 成反比。

二、运动性模糊

在摄影过程中，焦点、被照体、胶片三者任何一个发生移动，都能造成影像模糊，称运动性模糊。产生运动性模糊的原因很多，如机械系统固定不牢所致球管及暗盒的移动，被检者的不合作，脏器的生理性运动和病理性运动等。在实际工作中，应注意焦点、被照体、胶片三者相对固定，控制和降低由运动而产生的模糊。

三、增感屏-胶片系统产生的模糊

1. **增感屏性模糊**　增感屏荧光物质颗粒的大小对模糊度的影响较大，荧光颗粒越大，发光效率越高，荧光扩散现象越严重，则产生的模糊度越大。另外，增感屏的荧光层是由多层荧光颗粒叠加而成的，层数越厚，接受 X 线照射的斜角越大，模糊度也越大。

2. **屏片接触性模糊**　增感屏和胶片本身具有一定的模糊性，但两者接触不良时，还会产生影像模糊。

四、散射线性模糊

从 X 线管发出的原发射线穿过人体后，分成两部分：一部分是带有肢体信息的有用射线；另一部分是波长较长、方向不定的散射线，它能使胶片感光，造成照片产生灰雾，影响影像的清晰度。

（余建明　聂壮）

第五节　散射线产生与消除

X 线与人体相互作用的主要形式是光电吸收和康普顿散射吸收，其中康普顿散射吸收会伴有散射线的产生，而散射线对周围其他物体也有穿透、被吸收和再次产生散射等作用。散射线量的多少与原发射线的能量、被照体的厚度、密度、原子序数及照射面积有关。管电压越高，能量越大，产生 X 线波长越短，散射线越多；被照体越厚、密度越大、原子序数越高、受照射面积越大，产生的散射线也越多。如果散射线大量存在，就会使胶片产生灰雾，影响影像质量。

为了提高影像质量，尽量减少散射线对照片的影响，主要方法有抑制法和消除法。

一、抑制法

1. 滤过板从球管窗口发出的是波长不等的 X 线束，其中波长较长的原发射线可产生较多的散射线，用铝板或薄铜板等放置于窗口处，可吸收波长较长的原发射线，从而减少散射线的产生。

2. 遮线器在摄影时尽量缩小照射野的面积，减少不必要的原发射线，从而减少散射线，常用的有遮线器。

二、消除法

消除散射线的有效设备是滤线器，其主要设备是滤线栅。滤线栅的构造，是将宽度为 0.05～0.1mm 的薄铅条，间隔以能透过 X 线的物质（如胶木纸板等）互相平行或呈一定斜率排列而成。铅条的高度与相邻两铅条间（填充物）距离的比值，称栅比。栅比越大，其吸收散射线能力越强，栅比值通常在 6～16 之间。单位距离内铅条的数目称栅密度，常用线对/厘米（L/cm）表示。栅密度大，表示滤线栅吸收散射线能力强（图 4-4）。

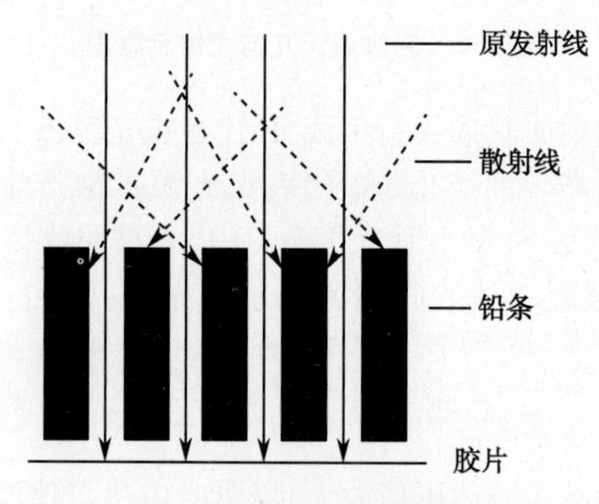

图 4-4　滤线栅工作原理图

（余建明　聂壮）

第五章

医学影像对比剂

第一节　X 线对比剂

X 线诊断是根据人体各组织器官对 X 线吸收程度的不同而形成的不同密度的影像进行评判，当人体某些组织器官的密度与临近组织器官或病变的密度相同或相似时，就难以显示成像区域的影像层次，不便于成像区域的影像观察。此时用人工的方法将高密度或低密度物质引入体内，使其改变组织器官与临近组织的密度差，以显示成像区域内组织器官的形态和功能，这种引入的物质称为对比剂（contrast medium），这种方法称为造影检查。对比剂的引入将改变成像区域组织或器官的密度差异，从而改变了成像区域的影像对比度，以利于判断成像区域的病变特征，扩大了 X 线的检查范围，为临床影像提供了更多的诊断信息。

一、对比剂应具备的条件

对比剂是一种诊断性用药，主要是钡剂和碘剂，它们不透 X 线，其次还有气体对比剂。在进行 X 线检查时，可利用它的高原子序数或者低原子序数的特性在体内分布而产生密度对比，或使普通影像上看不到的血管和软组织清晰显影，使诊断医生获得更多的影像信息。对比剂可以经人体自然通道，或经动脉或静脉引入人体内，并分布到成像区域。对比剂不会在体内产生代谢或变化，它以原形经过泌尿系统或胃肠道排出体外。

X 线对比剂种类繁多，理化性能各异。理想的对比剂应具备以下条件：①与人体组织的密度对比相差较大，显影效果良好；②无味、无毒性及刺激性和不良反应小，具有水溶性；③黏稠度低，无生物活性，易于排泄；④理化性能稳定，久贮不变质；⑤价廉且使用方便。

二、对比剂的分类

对比剂的分类有多种方法，临床常见分类是阴性对比剂和阳性对比剂。

（一）根据对比效果分类

1. 阴性对比剂　阴性对比剂（negative contrast medium）是一种密度低、吸收 X 线少、原子序数低、比重小的物质。X 线照片上显示为密度低或黑色的影像，一般都为气体，常用的有空气、氧气和二氧化碳。此类对比剂常被用于直接注入体腔形成双重对比，如膀胱双对比造影、胃肠道双对比造影等。

阴性对比剂之间的差别主要在于溶解度不同。空气在组织或器官内溶解度小，不易弥散，停留时间较长，不良反应持续时间较长，进入血液循环有产生气栓的危险，但采集方便；二氧化碳溶解度大，易于弥散，停留在组织和器官内的时间短，不良反应小，即使进入血液循环也不易发生气栓，由于吸收快，检查必须迅速完成；氧气的溶解度介于空气和二氧化碳之间，停留在组织与器官内的时间较二氧化碳长，产生气栓的概率较空气小。

2. 阳性对比剂　阳性对比剂（positive contrast medium）是一类密度高、吸收 X 线多、X 线衰减系数大、原子序数高、比重大的物质，X 线照片上显示为高密度或白色的影像。通常可分成四类：①难溶性固体钡剂对比剂；②主要经肾脏排泄的对比剂；③主要经胆道排泄的对比剂；④碘油脂类对比剂。后三类阳性对比剂主要是含碘化合物。碘离子吸收 X 线形成对比，产生造影效果，其显影效果与碘含量成正比。但经胆道排泄的对比剂基本不用，碘油脂类对比剂的产品目前主要是超液化碘油，主要用于介入性的栓塞治疗。

阳性对比剂应用较多的是医用硫酸钡剂和碘对比剂两种，钡剂是胃肠道 X 线检查的理想对比剂。碘对比剂目前使用的主要是有机碘，临床上使用范围广，除主要用于血管造影外，还用于胃肠道狭窄性病变和梗阻性病变的造影检查，以及非血管部位的造影检查。

（二）根据使用途径分类

1. 血管内注射对比剂　为水溶性含碘制剂，利用碘的高X线吸收的特点，提高组织的对比度。主要是静脉注射用，也可以直接用于动脉注射。

2. 椎管内注射对比剂　穿刺后注入蛛网膜下腔，可做椎管及脑池造影。

3. 胃肠道使用对比剂　X线胃肠道检查用的阳性对比剂主要是钡剂，可口服，亦可自肛门注入灌肠。

4. 腔内注射对比剂　如膀胱造影、胸膜腔造影等。

5. 胆系对比剂　碘制剂经过胆系排泄的对比剂，可使胆管内呈高密度。是一种间接显影对比剂，经静脉注射排泄到胆管系统（胆管与胆囊）。也可以是经口服，排泄到胆管系统（胆管与胆囊）使其呈现高密度易于识别。

（三）根据碘的分子结构分类

1. 离子型对比剂　溶液中含有离子存在的对比剂，称为离子型对比剂。

（1）离子单体：每个分子有3个碘原子，1个羧基，没有羟基。在溶液中每3个碘原子有2个离子（比率为1.5）。常用的甲基泛影葡胺等；

（2）离子二聚体：每个分子内有6个碘原子，1个羧基，1个羟基。溶液中每6个碘原子有2个离子（比率为3）。常用的有碘克酸等。

2. 非离子型对比剂　溶液中无离子存在的对比剂，称为非离子型对比剂。

（1）非离子单体：呈非离子状态。每个分子有3个碘原子（比率为3），4~6个羟基，没有羧基。常用的有碘海醇、碘普罗胺等；

（2）非离子二聚体：呈非离子状态。每个分子有6个碘原子（比率为6），8个以上的羟基，没有羧基。常用的有碘曲仑等。

（四）根据渗透压分类

人体的血浆渗透压为313mmol/L，定义为等渗。

1. 高渗对比剂　主要是指离子单体对比剂，例如甲基泛影葡胺。早期的对比剂浓度约为300mgI/ml，即渗透压约为1 500mmol/L。随着较高浓度的对比剂的开发，高渗对比剂的渗透压随着浓度的提高而增加。例如，浓度为370mgI/ml的复方泛影葡胺渗透压高达2 100mmol/L。这种对比剂副作用的发生率较高。

2. 次高渗对比剂　随着新型对比剂的开发，对比剂的渗透压大幅度下降，这一类主要是非离子单体对比剂和离子二聚体对比剂。当浓度为300mgI/ml时，渗透压在500~700mmol/L左右。虽然被命名为次高渗对比剂，实际上，渗透压并没有达到实际意义上的低于人体渗透压，只是相对高渗对比剂而言，与人身体的渗透压相比还是要高得多。即使是次高渗对比剂，随着浓度的增加，渗透压也随着增高。例如，非离子单体的碘海醇，当浓度升到370mgI/ml时，渗透压就从627mmol/L上升到844mmol/L。

3. 等渗对比剂　主要是非离子二聚体对比剂，渗透压在300mmol/L左右。与正常人体的渗透压基本相同。

三、对比剂的理化特性

（一）钡剂

医用硫酸钡（medical barium sulfate）化学式：$BaSO_4$，分子量：233.39。医用硫酸钡为白色疏松细粉、无味、性质稳定、耐热、不怕光、久贮不变质，难溶于水和有机溶剂及酸碱性溶液。熔点1 580℃，密度4.50g/cm^3（15℃），在自然界以重晶石矿物存在。硫酸钡是优质的白色颜料，俗称白钡，它遇空气中的硫化氢不会变黑，比白色颜料硫酸铅较为好。硫酸钡溶解度很小，容易沉淀，它能吸收X射线，它是一种无毒的钡盐。

医用硫酸钡为难溶性固体对比剂，它不溶于水和脂质，能吸收较多量X线，进入体内胃肠道后，不会被胃肠道黏膜吸收，能较好地涂布于肠道黏膜表面，与周围组织结构密度对比差异较大，从而显示出这些腔道的位置、轮廓、形态、表面结构和功能活动等情况。医用硫酸钡在胃肠道内不被机体吸收，以原形从粪便中排出。它是良好的胃肠道对比剂，若与气体对比剂合用称为双重造影（double contrast），能较好地显示胃肠道的细微结构。

（二）碘对比剂

水溶性碘对比剂分为离子型单体对比剂，离子型二聚体对比剂，非离子型单体对比剂，非离子型二聚体对比剂。

碘与不同物质化合形成不同的含碘化合物，主要分为无机碘化物、有机碘化物及碘化油三类。由于无机碘化物含碘量高，刺激性大，不良反应多，现临床很少应用。有机碘对比剂具有较高的吸收 X 线性能，容易合成，在体内、体外均呈高度稳定性，完全溶于水，溶液渗透压低，生物学上呈“惰性”，即不与机体内生物大分子发生作用。

主要经肾脏排泄的水溶性有机碘化物多数为三碘苯环的衍生物，它们在水中溶解度大，黏稠度低，能制成高浓度溶液，注入血管后迅速经肾脏排泄，少量经肝胆排泄。在体内代谢过程中一般不放出或极少放出游离碘，血管注射后反应小，除用于泌尿系造影外，还用于心脏和各种血管的造影。

经血管注入的水溶性有机碘化物包括离子型对比剂（ionic contrast medium）和非离子型对比剂（nonionic contrast medium）。血管注入后，药物几乎都游离于血浆中，仅有很少部分吸附在血浆蛋白和红细胞上，很快与细胞外液达到平衡。但由于血脑屏障作用，脑、脊髓和脑脊液中几乎不含对比剂。此类对比剂主要经肾脏排泄，大部分对比剂在注射后 24 小时内排出体外。

离子型和非离子型水溶性对比剂在化学结构上都是三碘苯环的衍生物，可分为单体或双聚体两类，双聚体对比剂每个分子含有两个三碘苯环，含碘量比单体对比剂高。

离子型对比剂苯环上 1 位侧链为羧基盐（—COOR），具有此结构的碘对比剂水溶性高，在水溶液中可解离成阴离子（含三碘苯环）及阳离子（葡甲胺、钠、钙、镁）。离子型对比剂都是三碘苯甲酸的盐，主要是钠和葡甲胺盐，在水溶液中都可解离成带有电荷的正离子和负离子，并分别以原形排出体外，称之为离子型对比剂。如泛影葡胺，每一个双聚体分子对比剂的含碘量高于单体分子对比剂的含碘量，离子型双聚体对比剂的渗透压低于离子型单体对比剂，不良反应较离子型单体对比剂小。离子型碘对比剂分子在溶液中被电离成带正、负电荷的离子，具有导电性，渗透压高。离子型对比剂的渗透压可高达 1 400～2 000mOsm/（kg・H_2O），比血液渗透压（300mOsm/kg・H_2O）高数倍，故又称为高渗对比剂（hypertonic contrast medium，HOCM），高渗透压是导致对比剂不良反应的重要因素之一。在临床应用中，离子型对比剂多以每 100ml 溶液含有固体对比剂多少克来表示其浓度，如 60%复方泛影葡胺。

非离子型对比剂是单体或双聚体三碘苯环碘对比剂，它们不是盐类，在水溶液中保持稳定，不离解，不产生带电荷的离子，一个分子对比剂在溶液中只有一个粒子，故称为非离子型对比剂。非离子型对比剂苯环上 1 位侧链为酰胺衍生物（—CONH），其水溶性很高，但在水中不解离。单体对比剂指一分子对比剂仅有一个三碘苯环，二聚体对比剂指一分子对比剂含有两个三碘苯环。分子结构中含碘量越高，人体的造影图像对比度就越好。

单体对比剂有优维显（ultravist，碘普罗胺）、碘海醇（omnipaque）注射液、碘必乐（iopamiro）等，其渗透压在 634mOsm/（kg・H_2O）～800mOsm/（kg・H_2O）范围内；双聚体对比剂以碘曲仑（iotrolan）、碘克沙醇（iodixanol）为代表，其渗透压几乎等于血液渗透 300mOsm/（kg・H_2O）。由于它们的渗透压较低，故又统称为次高渗对比剂（secondary hypertonic medium）。非离子型碘对比剂分子不被电离，在溶液中是分子状态，无导电性，渗透压低。渗透压低和非离子化，使之对红细胞、血液流变学、血脑屏障的影响大为减轻。

非离子型对比剂则以每毫升溶液中含有多少毫克碘表示，如 350 表示每毫升该溶液含碘 350mg。在含碘对比剂中黏度也是一个重要特性，它与分子大小、浓度及温度有关，凡分子大、浓度高、温度低时黏度就增大。主要经肝脏排泄的有机碘化物，分为口服和静脉注射两类，目前几乎不用。

油脂类对比剂常用的有碘化油，含碘浓度为 40%，黏稠度较高，不溶于水，可溶于乙醚。直接注入检查部位形成密度对比，显示腔道的形态结构。碘化油几乎不被人体吸收，绝大部分由注入部位直接排出体外，少量残留的碘化油在肺泡内或进入腹腔，可长达数月至数年之久，形成肉芽肿，目前普通碘化油应用较少。临床上主要使用的超液化碘油，被用作某些部位的造影及肿瘤的栓塞治疗。

四、对比剂引入途径

根据人体各器官的解剖结构和生理功能，对比剂引入人体的途径，主要分为直接引入法和间接引入法两大类。

（一）直接引入法

直接引入法系通过人体自然管道、病理瘘管或体表穿刺等途径，将对比剂直接引入造影部位的检查方法。

1. **口服法**　口服医用硫酸钡消化道造影，如食管、胃、肠道造影等。

2. **灌注法**　如经导尿管引入的尿路逆行造影、

子宫输卵管造影、结肠灌注造影等，属于经自然孔道直接灌入法；肠道瘘管造影、软组织瘘管造影、术后胆道造影等，属于经病灶瘘管直接灌入法。

3. **穿刺注入法**　如肝、胆管造影，浅表血管造影等，属于体表穿刺直接注入法；心腔造影，大血管及各种深部血管造影等，是直接穿刺利用导管将对比剂注入。

另外，某些部位的脓肿、囊肿亦可用直接穿刺方法，抽出腔内所含液体而注入对比剂进行造影。

（二）间接引入法

间接引入法系将对比剂有选择地经口服或经血管注入体内，使其聚积于拟显影的器官或组织使之显影的方法。主要有生理排泄法，它是将对比剂进入体内后，经过生理功能的吸收、聚积或排泄，使得受检器官显影，如静脉肾盂造影是由静脉注入对比剂，经肾小球滤过，将对比剂排泄至尿中，可使肾盂、肾盏、输尿管和膀胱显影。

五、碘对比剂不良反应及防治

（一）碘过敏试验

临床上碘过敏试验很难通过结果来判断假阳性或假阴性的存在，极少部分受检者甚至还未做过敏试验，只因闻到“碘对比剂的气味”而发生过敏反应，甚至过敏性休克，这种现象时有发生。又有很多受检者碘过敏试验虽然阴性，但在使用碘对比剂的过程中却发生轻微的过敏反应。

目前在我国临床进行碘对比剂的 X 线检查时，无须行碘过敏试验，除非产品说明书注明特别要求。碘过敏试验结果不具有临床参考价值，阴性结果也存在着发生严重反应的可能性，阳性结果并不是一定发生过敏反应，有时会出现碘过敏的迟发反应。

（二）碘过敏的发生机制

碘对比剂不良反应的性质、程度和发生率，一方面取决于对比剂本身的内在因素，如对比剂的渗透性、电荷、分子结构等；另一方面是外在因素，如注入对比剂的剂量、部位、受检者的高危因素及状况、造影方法等。不良反应一般可分为特异质反应和物理-化学反应两类。

1. **特异质反应**　此类反应是个体对碘的过敏反应，与使用剂量无关，难以预防。经临床研究表明，对比剂反应中的荨麻疹、血管性水肿、喉头水肿、支气管痉挛、严重血压下降及突然死亡等表现均属于特异质反应，其发生与下列因素有关。

（1）细胞介质释放：无论是离子型还是非离子型对比剂均能刺激肥大细胞释放组胺。通过测定尿液中组胺或其代谢物发现，有对比剂反应受检者含量明显高于无对比剂反应者。

（2）抗原-抗体反应：对比剂是一种半抗原，其对比剂分子中的某些基团能与血清中的蛋白结合成为完整抗原。许多研究结果证实对比剂反应中有部分是抗原-抗体反应。

（3）激活系统：对比剂尤其是离子型高渗对比剂可导致血细胞及内皮细胞形态和功能改变，补体系统的激活使人体处于致敏状态，使凝血系统活性和纤溶素的升高，并可导致组胺、5-羟色胺、缓激肽、血小板激活因子等介质的释放，导致一系列的不良反应。

（4）胆碱能作用：对比剂能通过抑制乙酰胆碱活性产生胆碱能样作用，研究结果表明许多类型的碘对比剂均有类似作用，这被认为是碘本身在起作用。

（5）精神性反应：受检者的焦虑、紧张等精神因素也可导致自主神经功能紊乱引起反应。

碘过敏反应的临床症状主要表现为：荨麻疹、支气管痉挛、结膜充血、血管性水肿、呼吸困难等，严重者可发生休克，呼吸和心搏骤停等。

2. **物理-化学反应**　此类反应临床较多见，是由于碘对比剂的某些物理或化学因素引起的反应。与使用剂量和注射流率有关，有时与碘过敏反应同时出现。临床表现主要是与神经、血管功能调节紊乱有关的症状，如恶心、呕吐、面色潮红或苍白、胸闷、心慌、出汗、四肢发冷等。引起物理-化学反应的因素很多，但主要与碘对比剂本身的因素有关。

（1）渗透压：由于目前常用的对比剂其渗透压均明显超过血液渗透压，是血液渗透压的 2~5 倍，故易产生下列损害。

1）内皮和血-脑屏障损害：高渗的对比剂注入血管后，细胞外液渗透压突然急剧增加，细胞内液快速排出，导致血管内皮细胞皱缩，细胞间连接变得松散、断裂，血-脑屏障受损，对比剂外渗至脑组织间隙，使神经细胞暴露在对比剂的化学毒性危险中。

2）红细胞损害：高渗使得红细胞变硬，呈棘细胞畸形，导致红细胞不易或无法通过毛细血管，引起微循环紊乱。

3）高血容量：除了细胞内液排出，高渗对比剂可使组织间液进入毛细血管，从而使血容量快速增加，可达10%～15%，导致心脏负荷增加。但随对比剂外渗至血管外及其渗透性利尿作用，血容量可快速恢复正常。

4）肾毒性：虽然对比剂诱发的肾衰竭总的发生率较低（<1%），但在原有肾功能不全受检者可达10%～20%，60%的对比剂诱发的肾病受检者有氮质血症基础。

5）心脏毒性：除了对比剂所致的高血容量，在选择性冠状动脉造影中，高渗透性可直接作用于窦房结引起心率过缓。高渗透性能使房室间传导、室内传导和复极化作用减弱，引起心电改变，使心律不齐和心室颤动的发生率增加。

6）疼痛与血管扩张：在外周血管造影中，虽然高渗对比剂所致内皮损害是一过性的，但产生的血管性疼痛却是非常明显的。除了和渗透压有关，这也与对比剂的疏水性及离子性有关。对比剂可直接作用于小动脉平滑肌，引起局部动脉扩张，产生热感及不适。

（2）水溶性：理想的对比剂应具有无限的水溶性，但由于碘原子具有高度疏水性，难到达到无限的水溶性。离子型对比剂中的水溶性来自阳离子的盐，而非离子型对比剂中的水溶性则来自分子核心并减少它与生物大分子的结合，以降低对比剂的生物活性，减少反应。单体的离子型对比剂水溶性比非离子型高，但非离子型二聚体对比剂碘曲仑却具有极高的水溶性。

（3）电荷：由于离子型对比剂在血液中可离解成带电荷的正、负离子，增加了体液的传导性，扰乱体液内电解质的平衡，特别是影响神经组织的传导，可造成一系列交感和副交感神经功能失调引起的临床症状，同时可造成神经毒性，损伤脑组织而引起惊厥或抽搐。对比剂高浓度的离子及分子大量与钙离子结合，而钙离子主要作用于肌电的耦合过程，这样会导致负性肌力效应，还可以引起血压降低。

（4）分子结构：对比剂的亲水性和亲脂性与其分子结构有关。对比剂的亲水性与对比剂苯环侧链上的羧基、羟基有关。若羟基分布均匀且无羧基者，对比剂的亲水性强，其化学毒性低；反之，其化学毒性就高。若对比剂的亲脂性强而亲水性弱，引起反应的机会较多，或引起的反应较重。碘原子本身有亲脂性，亲脂性越大，与血浆蛋白结合率越高，毒性就越大。故非离子型对比剂在其化学分子结构中都增加了亲水性而减少了亲脂性，使其毒性明显降低。

（5）黏稠度：黏稠度由溶质颗粒的浓度、形状、与溶液的作用及溶质颗粒之间的作用所决定，与温度变化成反比，与碘浓度成正比。如300mgI/ml 37℃时碘曲仑的黏稠度为9.1cps，碘海醇为6.1cps，但碘曲仑280mgI/ml时其黏稠度与非离子型单体对比剂碘海醇300mgI/ml相似。注入对比剂后可使血液-对比剂混合物黏稠度增加，从而可使血流减慢。这种情况只有在高切变力状态（如大动脉）及低切变力状态（静脉和毛细血管循环）才有可能出现，但对提高显影清晰度却有利。为此，尽管非离子型二聚体对比剂与单体类对比剂相比黏稠度较高，但综合其显影效果及反应而言，前者是后者所无法比拟的。

（6）化学毒性：化学毒性是由对比剂分子中疏水区与生物大分子结合，影响其正常功能，即所谓的“疏水效应”。第一代非离子型对比剂甲基泛影葡胺由于大量引入疏水基团且又未能遮掩，故化学毒性很大，很快遭到淘汰。此后的非离子型对比剂中亲水基团能有效地遮盖疏水核心，因而毒性明显降低。

有学者认为对比剂的毒性反应表现为局部疼痛和烧灼感、血管内皮损伤、红细胞损伤、肾功能损伤、心律失常、截瘫、惊厥、凝血机制障碍，还可发生窦房结和房室传导减慢、周围血管扩张、低血压，表现为神经紧张、大汗、尿失禁、反应迟钝、血压降低、甚至心搏骤停。

（7）碘对比剂对神经系统的影响：轻度神经系统反应表现为焦虑、头晕、头痛、烦躁、恶心、视力模糊，通常在注射时或注射后即刻发生，停用后自行好转，多数属于可逆的。较严重的神经系统反应表现为偏瘫、失语、知觉丧失、惊厥或昏迷。碘对比剂还可以导致脊髓损伤性瘫痪。有报道称脑水肿、急性脑梗死、急性颅内出血、血-脑屏障破坏、颅内肿瘤、转移瘤及有癫痫病史的受检者在碘对比剂应用后发生抽搐的可能性增加。对已有脑血管病变者，在碘对比剂应用时则有发生脑缺血、脑梗死的可能，需要对症处理。

（8）碘对比剂对心血管系统的影响：血管张力的改变。所有高渗性对比剂均会引起全身血管的明显扩张，血压降低、皮肤潮红、发热等不适。大量对比剂血管内注射可发生血液聚积，回心血量减少，对有心功能不全的受检者可引起心肌缺血。还有引起血管收缩的报道。碘对比剂对周围血管张力的影响与血管床的生理特性、对比剂的种类和给药方法等有关。快速注射碘对比剂时可引起血压的改变。

碘对比剂局部血管的并发症包括注射部位血管疼痛、静脉炎和静脉血栓形成。如果注入血管壁内时可引起动脉壁剥离、动脉血栓形成。这些反应与对比剂种类、剂量、静脉与对比剂接触时间和静脉血流速度有关。

碘对比剂对心脏的直接作用，碘对比剂因含钠盐不论浓度如何，当注入冠状动脉后均会引起左心室的收缩力减弱。离子型碘对比剂的渗透压数倍于血浆，当较大量的高渗碘对比剂短时间内注入血管内时，血容量随之会迅速增加，使心脏负荷加重，对原有心功能不良的受检者威胁比较大。

(9) 碘对比剂对肾脏功能的影响：高渗碘对比剂还可造成肾脏损害，在原有中度至重度肾功能障碍者，有一部分可加重肾功能损害。使用碘对比剂后部分受检者可表现为一过性尿检异常，如轻度蛋白尿、颗粒管型、肾小管上皮细胞管型等，以及脲酶升高、尿渗透压下降等不良反应。

对比剂对肾脏影响严重时个别病例还可出现对比剂肾病。对比剂肾病是指排除其他肾脏损害因素的前提下，使用对比剂后的 3 天之内发生的急性肾功能损害[血肌酐超过之前的 25%或 44μmol/L (0.5mg/dL)]。对比剂肾病多表现为非少尿型急性肾衰竭，多数受检者肾功能可于 7～10 天恢复。部分受检者需短暂透析维持，10%的受检者需长期透析治疗。

(10) 碘对比剂对血液系统的影响：碘对比剂对血液系统的影响主要包括对血液黏度的影响和对凝血机制的影响两个方面。离子和非离子型对比剂均有抗凝作用，离子型更强。碘对比剂对血液系统有临床意义的不良反应是血栓形成。介入手术过程中，新的治疗方法可以降低血栓栓塞并发症的危险性，从而大幅度降低了对比剂的不良反应。

(11) 碘对比剂对消化系统的影响：大剂量使用高渗离子型碘对比剂可造成恶心、呕吐、腹泻、体液丢失、腹痛、肠梗阻，对肝脏的毒性作用可出现黄疸、肝区疼痛、肝功能异常。

(12) 碘对比剂对甲状腺的影响：碘对比剂中含少量游离碘，参与碘代谢，可以影响甲状腺功能。离子型对比剂可使血中钙、镁的浓度减低导致手足搐搦，如静注有刺激性或高浓度对比剂可出现严重臂痛，婴儿皮下和肌内注射对比剂，偶可致组织严重坏死。碘对比剂中的稳定剂枸橼酸钠或依地酸钠可与血液中的钙离子形成螯合物，加上血容量增加，血液稀释等因素可造成低血钙。某些碘对比剂还与 K^+ 竞争使 K^+ 由细胞外转向细胞内，因而血清钾降低。

注射含碘对比剂 2 个月内应当避免接受放射碘治疗，注射含碘对比剂 2 个月内应当避免甲状腺同位素碘成像检查。

(13) 碘对比剂对肺部的影响：高浓度碘对比剂可引起肺血管痉挛收缩，加上红细胞变形、脱水，血管外液进入血管内，血容量增加，加重肺循环阻力，使肺循环压力升高，导致右心衰，甚至死亡。使用离子型对比剂做静脉尿路造影时可有亚临床支气管痉挛现象。

(三) 碘过敏的防治

对比剂的不良反应是免疫学、心血管系统和神经系统紊乱等的综合反应。对比剂不良反应的发生率与很多因素有关，发生机制相当复杂。水溶性碘对比剂为临床上用量最大、不同程度的不良反应较为常见。医用硫酸钡一般无不良反应。

1. 签署碘对比剂使用的知情同意书

在使用碘对比剂前应与受检者或监护人签署知情同意书，需要了解受检者有无碘过敏史、甲状腺功能亢进、肾功能不全，以及心、肝、肺功能的异常，以便及早发现高危受检者；甲状腺功能亢进受检者是否可以注射碘对比剂，需要咨询内分泌医生；肾功能不全受检者，使用对比剂需要谨慎和采取必要措施。

知情同意书的内容包括：使用碘对比剂可能出现不适和不同程度的过敏反应；注射部位可能出现对比剂渗漏，造成皮下组织肿胀、疼痛、麻木甚至溃烂、坏死等；使用高压注射器时，存在造成注射针头脱落、注射血管破裂的潜在危险；询问过有无特别的过敏史，是否存在甲状腺功能亢进及肾功能异常；受检者或监护人详细阅读告知的内容，同意接受注射碘对比剂检查。签署的情况包括：受检者或监护人，监护人与受检者关系，谈话医务人员，签署时间。

2. 造影前的预防措施

(1) 正确掌握各种碘对比剂的适应证，熟悉受检者病史及全身情况。凡造影前均应筛查具有高危因素的受检者，严格掌握适应证，并做好预防和救治准备工作。

(2) 让受检者和家属了解整个造影检查程序，

做好解释工作,消除受检者紧张情绪,必要时术前半小时肌内注射苯巴比妥,使受检者精神安定、松弛,并准备好各种抢救药品和设备。

（3）造影前应注意补液,即患者水化,评价其水电解质平衡状况,并酌情纠正某些高危因素对脏器功能的影响,确保体内有足够的水分。如有必要,可在检查前由静脉维持输液直到对比剂从肾脏清除。

（4）必要时给予预防性药物:①使用对比剂前12小时和2小时口服泼尼松龙30mg,或甲泼尼龙32mg,如果检查前给予皮质类固醇时间小于6小时,则无预防效果。②除皮质类固醇外,也可选用抗组胺药。③以往有严重对比剂迟发性不良反应的受检者,可以口服类固醇。

（5）不推荐行碘过敏试验,没有临床指导意义。

（6）科学地选择碘对比剂及选择对比剂的最佳剂量、注射方式和速率。尽量使用非离子型碘对比剂,减少不良反应发生。

（7）医学影像学医护人员要熟悉和掌握碘对比剂的性能、用量、禁忌证及过敏反应的最佳处理方法。

（8）为预防碘对比剂的神经毒性作用,应尽可能减少碘对比剂的用量及降低对比剂浓度,并可在造影前使用皮质激素和低分子右旋糖酐。短时间内应避免重复注射离子型碘对比剂,如果确有必要重复使用,建议2次碘对比剂重复使用间隔时间≥7天。最好在神经血管造影前2天应停止使用抗抑郁药物及其他神经系统兴奋剂。碘对比剂存放条件必须符合产品说明书要求,使用前建议加温至37℃。受检者在使用碘对比剂前4小时至使用后24小时内给予水化,补液量最大100ml/h。补液方式可以采用口服,也可以静脉途径。在特殊情况下如心力衰竭等,建议咨询相关科室临床医师。

3. 肾病高危因素使用碘对比剂的注意事项

（1）对比剂肾病概念:对比剂肾病是指排除其他原因的情况下,血管内途径应用对比剂后3天内肾功能与应用对比剂前相比明显降低。判断标准为血清肌酐升高至少44μmol/L(5g/L)或超过基础值25%。

（2）使用对比剂导致肾病的高危因素:

1）肾功能不全;

2）糖尿病肾病;

3）血容量不足;

4）心力衰竭;

5）使用肾毒性药物,非甾体类药物和血管紧张素转化酶抑制剂类药物;

6）低蛋白血症、低血红蛋白血症;

7）高龄(年龄>70岁);

8）低钾血症;

9）副球蛋白血症。

（3）使用碘对比剂导致肾病高危因素的预防:①给受检者补充足够的液体,按前述方法给受检者水化。天气炎热或气温较高的环境,根据受检者液体额外丢失量的多少,适当增加液体摄入量。关于补液量,在特殊情况下(如心力衰竭等),建议咨询相关的临床医师。②停用肾毒性药物至少24小时再使用对比剂。③尽量选用不需要使用含碘对比剂的影像检查方法,或可以提供足够诊断信息的非影像检查方法。④避免使用高渗对比剂及离子型对比剂。⑤如果确实需要使用碘对比剂,建议使用能达到诊断目的最小剂量。⑥避免短时间内重复使用诊断剂量碘对比剂。如果确有必要重复使用,建议2次使用碘对比剂间隔时间≥7天。⑦避免使用甘露醇和利尿剂,尤其是髓袢利尿剂。

（4）应择期检查的情况:①具有上述任何1种或多种高危因素的受检者。②已知血清肌酐水平异常者。③需要经动脉注射碘对比剂者。

对于择期检查的受检者,应当在检查前7天内检查血清肌酐。如果血清肌酐升高,必须在检查前24小时内采取以上预防肾脏损害的措施。如有可能,考虑其他不需要使用含碘对比剂的影像检查方法。如果必须使用碘对比剂,应该停用肾毒性药物至少24小时,并且必须给受检者补充足够液体。

（5）急诊检查:在不立刻进行检查就会对受检者造成危害的紧急情况下,可不进行血清肌酐检查,否则都应当先检查血清肌酐水平。

（6）使用碘对比剂的建议:①应用非离子型对比剂;②使用等渗或次高渗对比剂。

（7）使用碘对比剂与透析的关系:不主张将使用碘对比剂与血液透析和/或腹膜透析时间关联。使用碘对比剂后,无须针对碘对比剂进行透析。

（8）糖尿病肾病受检者使用碘对比剂注意事项:在碘对比剂使用前48小时必须停用双胍类药物,碘对比剂使用后至少48小时内肾功能恢复正常或恢复到基线水平后才能再次使用。

4. 使用碘对比剂禁忌证

（1）绝对禁忌证:有明确严重甲状腺功能亢进

表现的受检者,不能使用含碘对比剂。①使用碘对比剂前,一定要明确受检者是否有甲状腺功能亢进。②甲状腺功能亢进正在治疗康复的受检者,应咨询内分泌科医师是否可以使用含碘对比剂。如果内分泌科医师确认可以使用碘对比剂,使用能满足诊断需要的最小剂量,并且在使用碘对比剂后仍然需要密切观察受检者的情况。③注射含碘对比剂后 2 个月内应当避免甲状腺核素碘成像检查。

(2) 应慎用碘对比剂的情况:①肺及心脏疾病:肺动脉高压、支气管哮喘、心力衰竭。对于这些受检者,建议使用次高渗对比剂或等渗碘对比剂,避免大剂量或短期内重复使用碘对比剂。②分泌儿茶酚胺的肿瘤:对分泌儿茶酚胺的肿瘤或怀疑嗜铬细胞瘤的受检者,在静脉注射含碘对比剂前,在临床医师指导下口服 α 及 β 肾上腺素受体拮抗药;在动脉注射含碘对比剂前,在临床医师指导下口服 α 及 β 肾上腺素受体拮抗药及静脉注射盐酸酚苄明注射液阻滞 α 受体功能。③妊娠和哺乳期妇女:孕妇可以使用含碘对比剂,但妊娠期间母亲使用对比剂,胎儿出生后应注意其甲状腺功能。目前资料显示碘对比剂极少分泌到乳汁中,因此使用对比剂不影响哺乳。④骨髓瘤和副球蛋白血症:此类受检者使用碘对比剂后容易发生肾功能不全。如果必须使用碘对比剂,在使用碘对比剂前、后必须充分补液对受检者水化。⑤重症肌无力:碘对比剂可能使重症肌无力受检者症状加重。⑥高胱氨酸尿:碘对比剂可引发高胱氨酸尿受检者血栓形成和栓塞,应慎用。

5. 碘对比剂应用中的监测

(1) 检查过程中应密切观察受检者,以便及早发现过敏反应,从而采取有效措施。即使受检者过敏试验阴性,也应该严格观察,尤其是年老体弱者。出现过敏反应后,应根据其轻重程度,采取相应的处理方法。

(2) 科学地使用碘对比剂,严格控制所使用的碘对比剂的总量,掌握好碘对比剂的浓度及注射方法与速度。对高危人群尽量使用非离子型等渗对比剂,并密切监视各项生命体征,一旦发生不良反应,应立即停止注射,保留血管内针头或导管。在整个 X 线检查过程中应始终保持静脉输液通路通畅,以便及时采取治疗措施,注射前应将碘对比剂适当加温或保温,降低黏滞度,可使反应率显著降低,严格掌握注射技术,不要任意加快注射速度。

尽可能缩短对比剂与血液在导管注射器所接触的时间,注射完碘对比剂后,立即用肝素盐水冲洗导管,以减少与操作技术相关的血栓形成和栓塞。

最好做到全身或局部肝素化,这在操作过程较长的造影检查和介入治疗时特别重要。当机体处于高凝状态时应用非离子型碘对比剂时要慎重。抗凝血酶缺乏症、高黏滞综合征等受检者给予碘对比剂时,也应特别注意。

6. 碘对比剂造影后的观察

(1) 使用对比剂后的受检者应至少观察 30 分钟以上,因为大多数的严重不良反应都发生在这段时间。

(2) 碘对比剂血管内给药后的迟发性不良事件,是指对比剂注射后 1 小时至 1 周内出现的不良反应。曾有报告对比剂给药后可出现各种迟发性症状(例如:恶心、呕吐、头痛、骨骼肌肉疼痛、发热),但许多反应与对比剂无关。与其他药疹类似的皮肤反应是真正的迟发性不良反应,常常为轻至中度并且为自限性。告知以往有对比剂不良反应或白介素-2 治疗的受检者有发生迟发性皮肤反应的可能性。

(3) 要注意受检者有无其他不适,必要时及时给予处理。造影后观察 48 小时比较有意义,观察的主要重点包括受检者的症状、体征、血清肌酐、尿素氮等。特殊病例,在造影结束后可适当输液、利尿,以促进对比剂排泄。

(4) 血透的受检者在接受对比剂检查后,应立即进行血液透析。

(5) 注射碘对比剂后有发生甲状腺功能亢进的受检者,在注射含碘对比剂后应当由内分泌科医生密切监测。

(6) 在椎管造影后,受检者应休息 1 小时,头胸抬高 20°,然后可小心下床行走但不要弯腰。如仍躺在床上,应保持头胸抬高位 6 小时。对癫痫发作阈值较低的受检者在此期间应密切观察。门诊受检者最初的 24 小时内应有陪护。在椎管内注射后 24 小时内不应驾驶和操作机器。

(7) 在对比剂清除之前避免任何加重肾脏负担的肾毒性药物、动脉钳闭术、肾动脉成形术或其他大型手术。

7. 对比剂不良反应的处理方法

(1) 术前常规准备:检查室中必须备有的紧急用药和器械,如简易呼吸机、氧气、1:1 000 肾上腺素、组胺受体拮抗药、阿托品、$β_2$ 受体激动剂定量气雾剂、静脉补液（生理盐水或格林氏液）、抗惊厥药（地西泮）、血压计、吸痰机、听诊器等。

如一旦确定不良反应的发生，应立即停止注射碘对比剂。保持呼吸道通畅。有资料显示，过敏所致死亡40%是因为呼吸代偿失调所致，故气道通畅尤为重要。如有喉头水肿表现，应立即气管插管，喉头水肿严重时，可立即行环甲膜切开术或气管切开，尽早人工辅助呼吸，有条件时可行呼吸机治疗。

根据有无肺部疾病，给予不同流量氧气，氧流量的调整应根据血气情况而定，达到有效吸氧。保持静脉液路通畅，及时给予液体治疗，静脉输液，快速扩容，使收缩压维持在90mmHg以上。在补液时，优先选用胶体溶液，亦可使用晶体溶液。使用肾上腺皮质激素。虽然起效较慢，但可减少延迟复发的症状和不良反应的程度。

（2）碘对比剂过敏反应的对症处理：碘对比剂反应常发生在注射时或注射后不久，且来势凶猛。迟发反应较少见。因此，在注射过程中或者在注射完毕后必须密切观察受检者，对具有高危因素者更应加倍注意。一旦出现不良反应，立即停止注射，并保持血管内针头或导管的留置，以便液路通畅，能够及时推注抢救药物。

首先判定过敏反应的受累器官及临床表现，区分是过敏反应还是迷走神经反射引起的症状。医务人员应熟悉常见反应的表现，特别是喉头水肿、支气管痉挛、休克、昏迷等。轻度反应只需严密观察，不必特殊处理。对于症状明显者，应给予对症治疗。对中重度反应应紧急处理。

1）轻度反应：立即停止注药，安慰受检者不要紧张，张口深呼吸，根据症状可给予止吐药、H_1或H_2受体阻断药，必要时肌内注射地塞米松、抗组胺药治疗，多在短时间内治愈。

恶心/呕吐为一过性时给予支持治疗。严重而持续时间长者，应当考虑给予适当的止吐药。

荨麻疹散发而一过性者，支持治疗及观察。持续时间长者，应当考虑适当的组胺H_1受体阻滞剂肌肉或静脉注射。有可能发生嗜睡和/或低血压。严重者可考虑使用1∶1 000肾上腺素，成人0.1～0.3ml（0.1～0.3mg），肌内注射。儿童0.01mg/kg体重，肌内注射，最大剂量0.3mg。必要时重复给药。

2）中度反应：表现较危急。将受检者置头低足高位，吸氧，观察受检者的血压、脉搏和心率变化。单纯低血压，可以抬高受检者下肢、面罩吸氧（6～10L/min）、快速补充生理盐水或乳酸林格液，如果无效，则给予肾上腺素1∶1 000，0.5ml（0.5mg）肌内注射。必要时重复给药。

如血压下降合并心动过缓，可做如下处理：抬高受检者下肢，面罩吸氧（6～10L/min）、阿托品0.5～1.0mg静脉注射。必要时3～5分钟后重复给药。成人总剂量可达3mg（0.04mg/kg体重）。儿童受检者给予0.02mg/kg体重静脉注射（每次最大剂量0.6mg）。必要时重复给药，总剂量可达2mg。静脉补液：快速补充生理盐水或乳酸林格液。如血压下降伴呼吸困难，可以给予氨茶碱0.125mg静脉注射。

支气管痉挛者，可做如下处理：面罩吸氧（6～10L/min），β_2受体激动剂定量气雾剂（深吸2～3次）。血压正常时，可以肌内注射肾上腺素，1∶1 000，0.1～0.3ml（0.1～0.3mg）（冠心病受检者或老年受检者使用较小的剂量）儿童受检者：0.01mg/kg，最大剂量0.3mg。血压降低时，可以肌内注射肾上腺素，1∶1 000，0.5ml（0.5mg）（儿童受检者：0.01mg/kg，肌内注射）

喉头水肿者，可做如下处理：保持气道通畅，必要时行环甲膜穿刺，面罩吸氧（6～10L/min），肌内注射1∶1 000肾上腺素，成人0.5ml（0.5mg）。必要时重复给药。

3）重度反应：全身过敏样反应可作如下处理：保持气道通畅，必要时气道吸引，呼吸循环停止者应立即进行心肺复苏术。呼叫复苏人员，紧急通知急诊科、麻醉科配合抢救。低血压时抬高受检者下肢，面罩吸氧（6～10L/min），肌内注射肾上腺素（1∶1 000）。成人0.5ml（0.5mg），必要时重复给药。儿童受检者0.01mg/kg至0.3mg（最大剂量）。静脉补液（如生理盐水、乳酸林格液）。H_1受体阻滞剂，如苯海拉明25～50mg静脉给药。

脑水肿可用甘露醇对症处理。出现休克者立即静脉注射肾上腺素0.5～1.0mg，补充血容量。有惊厥者，予以抗惊厥等对症治疗，采用抗过敏、补充血容量等治疗手段，以促进排泄。

心室颤动者，恢复有效的心律是复苏成功的至关重要的一步，终止室颤最有效的方法是电除颤。应胸外按压和人工通气，并同时给予肾上腺素1mg静脉注射。

心脏、呼吸停止时的抢救原则：治疗最关键的是尽早进行心肺复苏和尽早进行心复律治疗。给予人工呼吸、心外按压、气管插管、临时起搏器置入等方法。同时,也要注意其他器官功能保护问题。

（3）对比剂外渗的处理措施:

1）轻度渗漏:多数损伤轻微,无须处理,但需要嘱咐受检者注意观察,如果有加重,应及时就诊。对个别疼痛较为敏感者,局部给予普通冷湿敷。

2）中、重度渗漏:可能引起局部组织肿胀、皮肤溃疡、软组织坏死和间隔综合征。处理措施:抬高患肢,促进血液的回流;早期使用50%硫酸镁保湿冷敷,24小时后改为硫酸镁保湿热敷或者黏多糖软膏等外敷;也可以用0.05%地塞米松局部湿敷;对比剂外渗严重者,在外用药物基础上口服地塞米松5mg/次,3次/d,连续服用3天;必要时,咨询临床医师。

六、常用碘对比剂的特性

（一）碘海醇

碘海醇注射液(iohexol injection)的商品名为双北,化学名称为5-[N-(2,3-二羟丙基)乙酰胺基]-N,N′-双(2,3-二羟丙基)-2,4,6-三碘-1,3-苯二甲酰胺。化学结构式如图5-1所示。

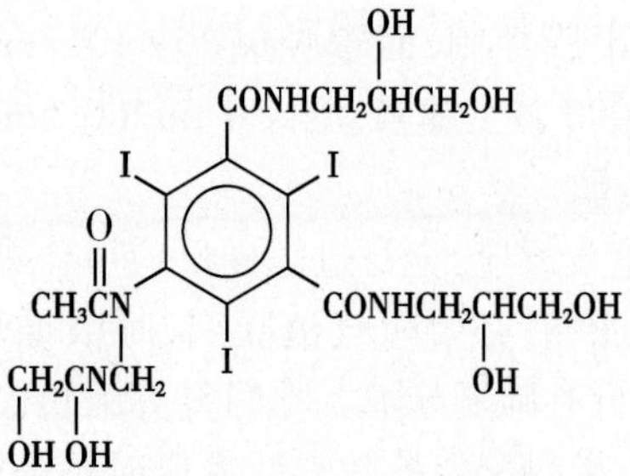

图5-1　碘海醇化学结构式

分子式为$C_{19}H_{26}I_3N_3O_9$,分子量为821.14。辅料包括氨丁三醇、依地酸钙钠、盐酸(0.1mol/L)和注射用水。本品为无色至淡黄色的澄明液体。碘海醇注射液的贮藏应遮光、密闭保存。

碘海醇注射液适用于成人及儿童的血管及体腔内注射,在临床上可进行血管造影(脑血管造影、冠状动脉造影、周围及内脏动脉造影、心室造影)、头部及体部CT增强造影、静脉尿路造影(IVU),亦可进行关节腔造影、内镜逆行胰胆管造影(ERCP)、经皮穿刺肝胆道成像(PTC)、瘘道造影、胃肠道造影、T形管造影等。

规格有:①6gI/20mL;②15gI/50mL;③22.5gI/75mL;④30gI/100mL;⑤7gI/20mL;⑥17.5gI/50mL;⑦35gI/100mL。

碘海醇可能与下列药物有相互作用:①抗抑郁药和三环类药物,单胺氧化酶(MAO)抑制剂、吩噻嗪、异丁嗪等药物;②碘海醇与β肾上腺素受体拮抗药同时使用有可能增加中、重度过敏反应,加重低血压等;③碘海醇与引起低血压的药物同时使用时,可能出现严重低血压;④口服胆囊对比剂可能增加碘海醇的肾毒性;⑤白介素-2会引起对比剂的过敏性迟发反应,如超过敏性、发烧、皮疹等;⑥碘海醇与有肾毒性的药物同时使用时,会增加发生肾中毒的可能性。

静脉注射碘海醇,于24小时内以原形在尿液中排出的近乎100%。尿液中碘海醇浓度最高的情况,出现在注射后的1小时内,没有代谢物产生。

（二）碘克沙醇

碘克沙醇是一非离子型、双体、六碘、水溶性的X线对比剂。碘克沙醇注射液(iodixanol injection)的商品名为威视派克(visipaque),本品活性成分为碘克沙醇。其化学名称为:5,5′-[(2-羟基-1,3-丙二基)-双(乙酰基氨基)]-双[N,N′-双(2,3-二羟基丙基)-2,4,6-三碘-1,3-苯二甲酰胺]。碘克沙醇的化学结构式如图5-2所示。

分子式为$C_{35}H_{44}I_6N_6O_{15}$,分子量为1 550.20。辅料有:氨丁三醇、氯化钠、氯化钙、盐酸调节pH和注射用水等。

本品为无色或淡黄色的澄明液体,与其他相应规格的非离子型单体对比剂相比,纯碘克沙醇水溶液具有较低的渗透压,本品与人体的体液等渗。

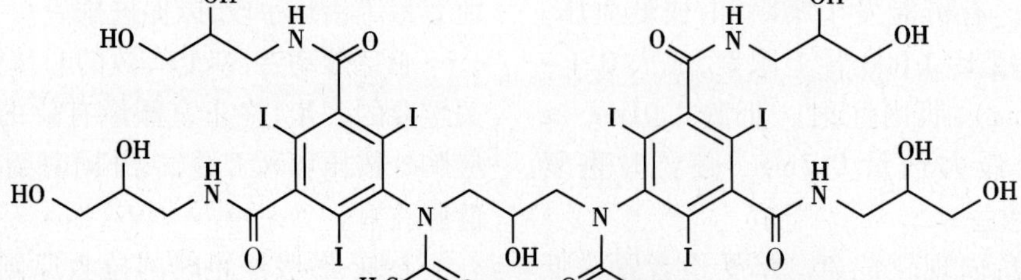

图5-2　碘克沙醇的化学结构式

该对比剂用于心血管造影，脑血管造影，外周动脉造影，腹部血管造影，尿路造影，静脉造影及CT增强检查等。

规格有：①13.5gI/(50mL·瓶)；②16gI/(50mL·瓶)；③27gI/(100mL·瓶)；④32gI/(100mL·瓶)。

碘克沙醇应遮光，低于30℃室温贮藏。本品在使用前37℃的条件下最多可贮存1个月。在使用碘克沙醇前可加热至体温(37℃)。

碘克沙醇在体内快速分布，平均分布半衰期约为21分钟。表观分布容积与细胞外液量(0.261/kg体重)相同，这表明碘克沙醇仅分布在细胞外液，平均排泄半衰期约为2小时。碘克沙醇主要由肾小球滤过经肾脏排泄。经静脉注射后约80%的注射量在4小时内以原形从尿中排出，97%在24小时内排出，只有约1.2%的注射量在72小时内从粪便中排泄。最大尿药浓度在注射后约1小时内出现。

（三）碘海醇

碘海醇也称欧乃派克(omnipaque)。碘海醇化学名称为：5-[N-2,3二羟丙基)乙酰胺基]-N,N-双(2,3-二羟丙基)-2,4,6-三碘-1,3苯二甲酰胺。碘海醇的化学结构式如图5-3所示。

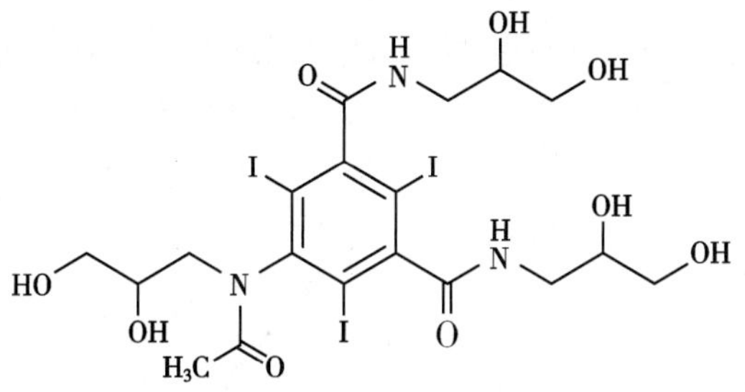

图5-3 碘海醇的化学结构式

分子式为 $C_{19}H_{26}I_3N_3O_9$，分子量为821.14。辅料为：氧丁三醇、盐酸调节pH和注射用水等。本品为无色至淡黄色的澄明液体，贮藏不超过30℃，遮光、密闭保存。

该对比剂可用于心血管造影、尿路造影、静脉造影、CT增强检查、经内窥镜胰胆管造影(ERCP)、子宫输卵管造影、涎腺造影、经皮肝胆管造影(PTC)、窦道造影、胃肠道造影和“T”型管造影等。

规格有：①3gI/10mL；②6gI/20mL；③15gI/50mL；④22.5gI/75mL；⑤30gI/100mL；⑥7gI/20mL；⑦17.5gI/50mL；⑧26.25gI/75mL；⑨35gI/100mL；⑩70gI/200mL。

静脉注射碘海醇，于24小时内以原状在尿液中排出的近乎100%，尿液中碘海醇浓度最高的情况出现在注射后的1小时内，没有代谢物产生。

（四）碘美普尔

碘美普尔注射液(lomeprol injection)的商品名为典迈伦，本品主要成分为碘美普尔，其化学名称为：N,N′-二-(2,3-二羟丙基)-5-(羟乙酰基)-甲氨基-2,4,6-三碘基-1,3-苯二羧基胺。碘美普尔的化学结构式如图5-4所示。

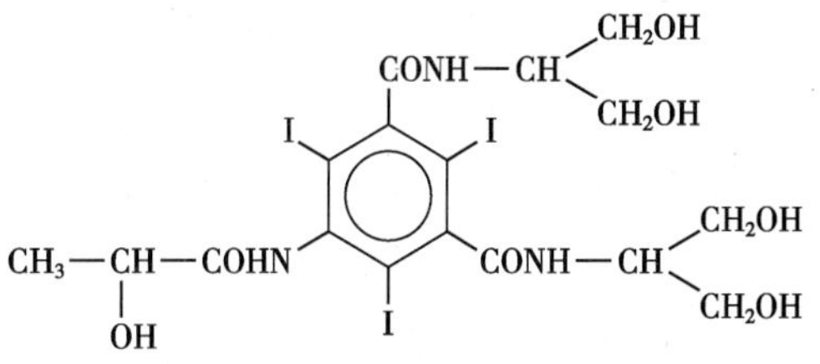

图5-4 碘美普尔的化学结构式

分子式为 $C_{17}H_{22}I_3N_3O_8$，分子量为777.09。本品为无色澄明液体，避光保存。

碘美普尔适应于静脉尿路造影、CT增强造影、心血管造影、选择性冠状动脉造影、关节造影、子宫输卵管造影、瘘管造影、乳腺导管造影、胆管造影、泪囊造影及涎管造影等。

碘美普尔需要通过肾小球过滤从肾脏排泄，对患有轻微肾功能不全的受检者其平均消除半衰期为3.67小时。中度肾功能不全的人为6.9小时，对重度肾功能不全的受检者为15.1小时。对于轻度及中度肾功能不全的受检者，注射药量的50%在4~8小时间内会由肾脏排出。对重度肾功能不全的受检者，50%的注射药量要经过16到84小时排出体外。对肾脏损伤受检者，药物还可经胆汁排出。

（五）碘普罗胺

碘普罗胺注射液(iopromide injection)的商品名为优维显。本品活性成分为碘普罗胺。化学名称：N,N′-双(2,3-二羟丙基)-2,4,6-三碘-5-[(甲氧基乙酰基)氨基]-N-甲基-1,3-苯二甲酰胺。碘普罗胺的化学结构式。如图5-5所示。

分子式：$C_{18}H_{24}I_3N_3O_8$。分子量：791.12。辅料为：依地酸钙钠、氨丁三醇、10%盐酸和注射用水。本品为无色或微黄色的澄明液体。

碘普罗胺注射液用于血管内和体腔内造影。如CT增强造影、动脉造影和静脉造影、特别适用于心血管造影、静脉尿路造影、内镜逆行胰胆管造影、关节腔造影和其他体腔检查，不能在鞘内使用。

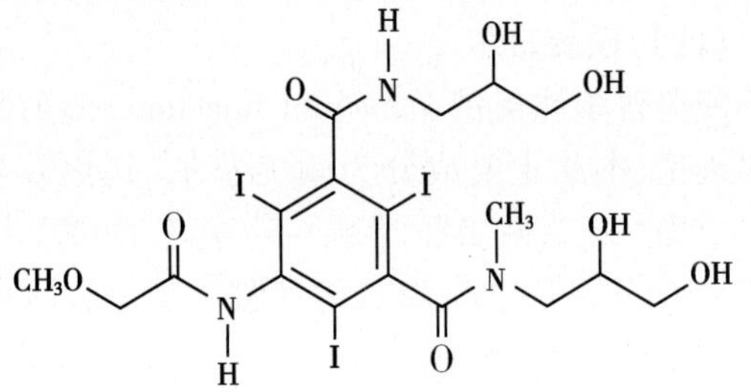

图 5-5　碘普罗胺的化学结构式

碘普罗胺注射液 300 的规格有：①6gI/20mL；②15gI/50mL；③22.5gI/75mL；④30gI/100mL。碘普罗胺注射液 370 的规格有：①18.5gI/50mL；②37gI/100mL。

碘普罗胺注射液的存放应遮光、密闭、避电离辐射。在 30℃以下、干燥处保存。在使用之前应将碘普罗胺注射液加热至体温。由于碘普罗胺注射液是一种高度浓缩的溶液，很少情况下发生结晶（乳状混浊外观和/或瓶底部有沉淀或存在悬浮结晶）。

肾实质一般在开始注射后 3~5 分钟显影最佳，肾盂和尿路则在 8~15 分钟显影最佳。肾功能正常的受检者，不论剂量大小，清除半衰期约为 2 小时。注射后 30 分钟内，肾脏清除约 18%的剂量，注射后 3 小时内，清除约 60%的剂量，注射后 24 小时内，清除约 92%的剂量。在较低（150mgI/mL）和较高剂量（370mgI/mL）水平，总清除率分别为 110 和 103mL/min。

（六）碘佛醇

碘佛醇注射液（ioversol injection）主要成分为碘佛醇，其化学名称为：5-[N-(2-羟乙基)羟乙酰胺基]-N,N''-双(2,3-二羟丙基)-2,4,6-三碘-1,3-苯二甲酰胺。碘佛醇的化学结构式如图 5-6 所示。

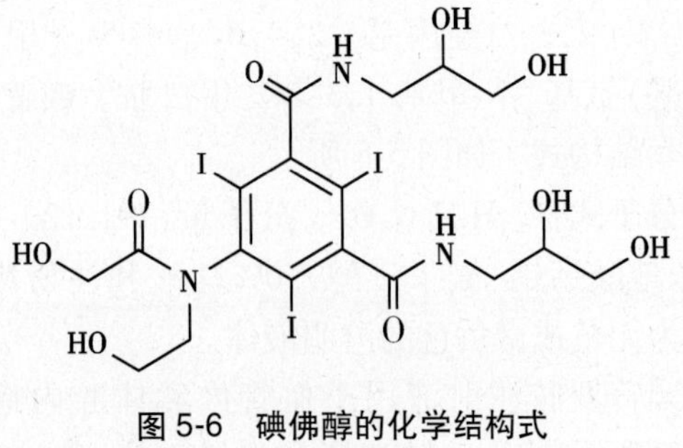

图 5-6　碘佛醇的化学结构式

分子式：$C_{18}H_{24}I_3N_3O_9$。分子量：807.13。其辅料为氨基丁三醇和依地酸钙钠。本品为无色至淡黄色的澄明液体。

碘佛醇注射液适用于：①心血管造影，包括脑动脉、冠状动脉、外周动脉、内脏和肾脏动脉造影，静脉造影，主动脉造影和左心室造影，静脉排泄性尿路造影等；②头部和体部 CT 增强扫描。

规格有：①13.56gI/20mL（每 1mL 含 320mg 碘）；②33.9gI/50mL（每 1mL 含 320mg 碘）。

经血管注入后，碘佛醇主要通过肾脏排泄。有肾脏功能障碍的受检者的排泄半衰期会延长。无肾功能异常时，使用 50mL 剂量后的平均尿排泄半衰期为 118 分钟（105~156 分钟），使用 150mL 剂量后的平均尿排泄半衰期为 105 分钟（74~141 分钟）。给药后 2 小时后尿中药物浓度达峰值，24 小时后排泄超过 95%的注射剂量。碘佛醇在快速静脉注入后的 30~60 秒内可在肾实质内显影。在肾功能正常时肾盏和肾盂在 1~3 分钟内显影，最佳对比在 5~15 分钟内产生。

碘佛醇没有明显地与血清或血浆蛋白结合，无明显的代谢、去离子作用或生物转化。碘佛醇可能通过简单扩散越过胎盘屏障。

（七）碘帕醇

碘帕醇注射液（iopamidol injection）的商品名为典比乐，本品主要成分为碘帕醇，辅料包括氨基丁三醇、依地酸钙钠、盐酸（调节 pH 值）和注射用水。本品为无色澄明液体。化学名为：(S)-N,N′-双[2-羟基-1-(羟甲基)乙基]-5-[(2-羟基-1-氧化丙基)氨基]-2,4,6-碘-1,3-苯二甲酰胺。分子式为 $C_{17}H_{22}I_3N_3O_8$，分子量为 777.09。其化学结构式如图 5-7 所示。

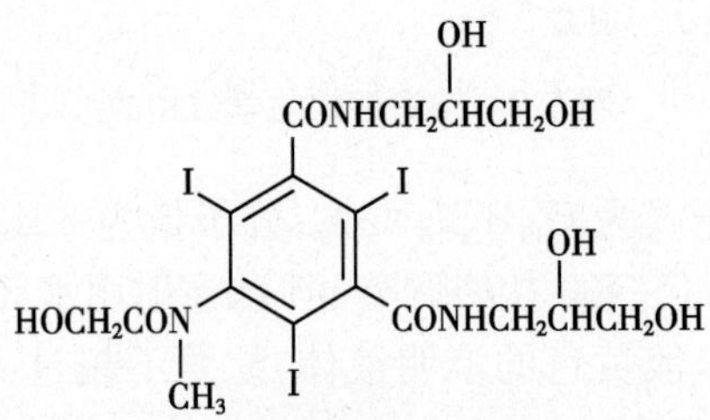

图 5-7　碘帕醇的化学结构式

本品适应于心血管造影，泌尿系统造影术，CT 检查中增强扫描，关节造影术，胆道造影术等。

本品的规格有：①9gI/(30mL·瓶)；②15gI/(50mL·瓶)；③30gI/(100mL·瓶)；④11.1gI/(30mL·瓶)；⑤18.5gI/(50mL·瓶)；⑥37gI/(100mL·瓶)。

本品在 30℃以下避光保存。使用前打开药瓶，一旦开瓶应立即使用。若发现碘帕醇溶液瓶内有结晶现象，此瓶溶液不能使用。碘帕醇应避免与仪器的金属表面直接接触。

碘帕醇注射后绝大部分以原形经肾脏排除。在人体药量的90%以上在24小时内通过肾脏排出。血中浓度半衰期为90～120分钟，24小时内全部排出。

（聂壮　余建明）

第二节　磁共振成像对比剂

磁共振成像在多数情况下可以获得良好的组织对比，但组织之间的弛豫时间有较大的重叠时，不利于某些组织结构的显示及小病灶的检出；特别是对于病变组织，仅行MRI平扫常达不到定性诊断要求。因此开发了磁共振成像对比剂（contrast medium in magnetic resonance imaging），引入人体，能改变组织的弛豫时间，从而改变了组织的信号强度，改变磁共振成像中组织对比的物质。随着磁共振成像技术的发展，MRI对比剂已不仅仅是为了改变组织对比和病变定性，还可用于器官的功能、代谢和组织血流的动态观察。

常用的是二乙三胺五醋酸钆（gadolinium diethyl triamine-pentoacetic acid，Gd-DTPA），其为顺磁性物质，目前已广泛应用于临床。还有一些其他类型的对比剂已开始临床使用，如超顺磁性对比剂、细胞内对比剂等。

一、对比剂发展及分类

二乙三胺五醋酸钆（Gd-DTPA）是最早研制出来的一种磁共振对比剂，二十世纪七十年代末由德国科学家研制成功，1982年由德国公司生产，1983年开始于临床使用，1984年Carr首次采用Gd-DTPA进行了脑肿瘤的增强显影研究。1987年，Gd-DTPA作为磁共振对比剂，正式由美国FDA批准。1988年后其他类型磁共振对比剂也逐步出现，但现在临床上应用最广泛和得到大家共识的还是Gd-DTPA。

对比剂可以从不同角度进行分类，可以根据对磁共振信号增强或减弱、构成材料、作用机制等分类。我们根据对比剂在体内分布、磁化强度、对组织的特异性及化学结构可将MRI对比剂分类如下。

（一）细胞液内、外对比剂

1. 细胞液外对比剂　它在体内非特异性分布，可在血管内与细胞外间隙自由通过。因此需掌握好时机，方可获得良好的组织强化对比。此类对比剂多经肾脏排泄，故又称为肾性对比剂。目前临床广泛应用的钆对比剂属此类。

2. 细胞液内对比剂　以体内某一组织或器官的一些细胞作为靶来分布，对比剂注入静脉后，立即从血中廓清并与相关组织结合。其优点是使摄取对比剂组织和不摄取的组织之间产生对比。此类对比剂不经过或仅部分经过肾脏排泄，又称为非肾性对比剂，如肝细胞特异性对比剂、网状内皮细胞性对比剂、血池性对比剂等。

（二）磁化强度分类

在物理学上不同物质在单位场强的磁场中产生磁化的能力用磁化强度来表示。依磁化率不同将MRI对比剂分为顺磁性、超顺磁性和铁磁性三类。

1. 顺磁性对比剂　由顺磁性金属元素组成，如Gd、Mn。对比剂浓度低时，主要使T_1缩短并使信号增强；浓度高时，则组织T_2缩短超过T_1效应，使磁共振（MR）信号降低。常用其T_1效应作为T_1加权像中的阳性对比剂。

2. 超顺磁性对比剂　是指由磁化强度界于顺磁性和铁磁性之间的各种磁性微粒或晶体组成的对比剂。由于这种微粒或晶体的磁矩比电子磁矩高出上千倍，故其磁化的速度快于顺磁性物质，如超顺磁性氧化铁（superparamagnetic iron oxide，SPIO）。

3. 铁磁性对比剂　其为紧密排列的一组原子晶体组成，其磁矩存在于磁畴（磁畴是指铁磁质内部已存在的许多自发饱和的小区域）中，磁化后即使没有外加磁场的作用仍带有一定磁性，如枸橼酸铁铵（ferric ammonium citrate，FAC）

（三）组织特异性分类

对比剂可以被体内的某种组织吸收和在某种结构中停留较长时间，称为对这种组织或结构的特异性。

1. 肝特异性对比剂　这类对比剂分为在体内由网状内皮系统（如SPIO）和肝细胞摄取[如钆塞酸二钠（Gd-EOB-DTPA）]两种。

2. 血池性对比剂　主要用于磁共振血管造影、心肌缺血时心肌生存率的评价，肿瘤血管性能和肿瘤恶性度的评价[如清蛋白-$(\text{Gd-DTPA})_{30}$]。

3. 淋巴结对比剂　用于观察体内淋巴结的改变（如SPIO）。

4. 其他组织特异性对比剂　如胰腺特异性对

比剂(如 Mn-DPDP)、肾上腺特异性对比剂(如 Gd-DO3A-胆固醇)等。

(四) 化学结构

根据其化学结构,钆对比剂可分为线性螯合物和大环状螯合物。线性对比剂中的配体是“开环的”。而大环状对比剂中,Gd^{3+} 被“固定”在配体周围。大环状螯合物由于其构型更加刚性,包覆紧密,不容易与其他金属离子和配体化合物交换,因此大环状螯合物比线性螯合物的动力学稳定性高。根据 Gd 离子状态的不同(电荷的不同)分为离子型和非离子型。

二、对比剂生物学特性

(一) 钆螯合物

金属离子,如钆(Gd)作为中心离子的 MRI 对比剂。依其螯合的配体不同,可作为非特异性细胞外或细胞内对比剂。有机螯合体包括 Gd-DTPA, Gd-DTPA-BMA, Gd-DOTA 和 Gd-HP-DO3A 等。Gd-DTPA 为离子型对比剂,而 Gd-HP-DO3A、Gd-DTPA-BMA 属非离子型对比剂。依化学结构分为线形和巨环形螯合物,Gd-DTPA、Gd-DTPA-BMA 属线形螯合物,而 Gd-DOTA、Gd-HP-DO3A 属巨环形螯合物(图 5-8)。Gd 对比剂均为亲水性、低分子量复合物,因粒子小,经静脉引入体内,很快从血管内弥散到细胞外间隙。其生物学分布为非特异性,一旦它在血管内和细胞外间隙迅速达到平衡后,则很快失去组织间的对比。

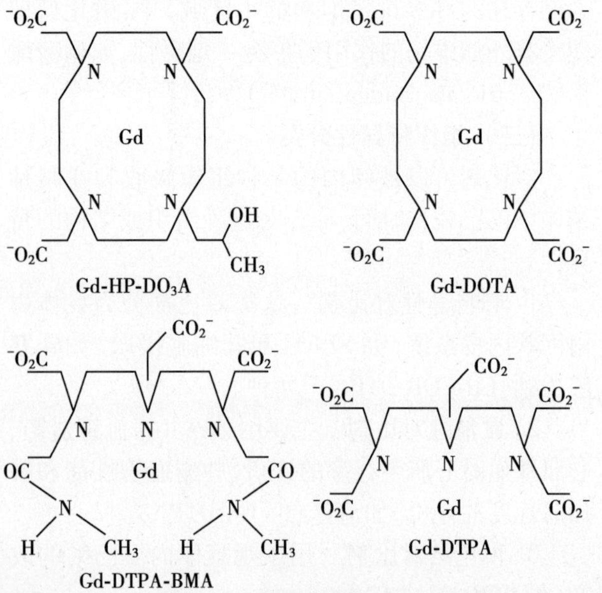

图 5-8　钆螯合物化学结构

(二) 超顺磁性氧化铁

超顺磁性氧化铁(SPIO)为 FeO 和 Fe_2O_3 混合的颗粒物质,颗粒直径数十到数百纳米。经静脉注入后,80%被肝脏的网状内皮系统(reticulo-endothelial system, RES)内库普弗细胞从血中清除,SPIO 被 RES 摄取后则降解成游离铁。SPIO 由晶体氧化铁作为颗粒核心,用稳定剂葡聚糖或羧甲基葡聚糖包裹,依大小分为小 SPIO(直径 50~150nm)及超微 SPIO(USPIO)(<50nm),小 SPIO 血管内半衰期仅 8~10min,而 USPIO 达 200min,不易为 RES 吞噬。

(三) 肝细胞特异对比剂

肝细胞特异性吸收对比剂,即在钆对比剂中加入芳香环,增加其亲脂性以便与肝细胞结合。包括 Gd-EOB-DTPA 和 Gd-BOPTA。这些肝细胞特异性对比剂基本上是小分子量 T_1 对比剂,静脉注射后与肝细胞结合前通过细胞外间隙。

三、对比剂增强机制

MRI 对比剂本身不显示磁共振信号,只对临近质子产生影响和效应,这种特性受到对比剂浓度、对比剂积聚处组织弛豫性、对比剂在组织内相对弛豫性及磁共振扫描序列参数等多种因素的影响,从而造成磁共振信号强度的改变。

在 MRI 成像中,质子所产生的磁共振信号及其弛豫时间 T_1 和 T_2 决定着不同组织在 MRI 图像上的对比,MRI 对比剂通过与周围质子相互作用来影响 T_1 和 T_2 弛豫时间,一般是使 T_1 和 T_2 时间都缩短,但程度不同,二者中以一种为主。

(一) 顺磁性对比剂的增强机制

某些金属离子,如钆(Gd)、锰(Mn)具有顺磁性,其原子具有几个不成对的电子,弛豫时间长,有较大的磁矩(表 5-1)。在磁共振过程中,这些顺磁性物质有利于在所激励的质子之间或由质子向周围环境传递能量时,使质子弛豫时间缩短。这些顺磁性化合物在临床应用中主要利用其 T_1 效应。由于游离的钆离子对肝脏、脾脏和骨髓有毒性作用,必须在形成螯合物后才能使用,临床最多用的是与 DTPA 的螯合物。

以 Gd-EOB-DTPA 为例,其是一种既具有高度亲水性化合物,又有一定的亲脂性,且具有极高的热力学稳定性。在 T_1 加权扫描时,钆离子诱导处于激发态的原子核,使其自旋-晶格弛豫时间缩短,使信号强度增强,进而使肝脏组织的图像对比增加。

表 5-1　几种重要顺磁性元素及其性质

元素	不成对电子数	电子自旋弛豫时间/s
钆(Gd^{+2})	7	$10^{-8}\sim10^{-9}$
锰(Mn^{+2})	5	$10^{-8}\sim10^{-9}$
镝(Dy^{+3})	5	$10^{-12}\sim10^{-13}$
铁(Fe^{+2})	4	$10^{-10}\sim10^{-11}$

顺磁性对比剂缩短 T_1 或 T_2 弛豫时间与以下因素有关：

1. **顺磁性物质的浓度**　在一定浓度范围内，浓度越高，顺磁性就越强，对 T_1 或 T_2 弛豫时间的影响就越明显。

2. **顺磁性物质的磁矩**　顺磁性物质的磁矩取决于其不成对电子数，不成对电子数越多，磁矩越大，顺磁作用越强，对 T_1 或 T_2 弛豫时间缩短的影响就越明显。

3. **顺磁性物质结合的水分子数**　顺磁性物质结合的水分子越多，其顺磁作用越强。

4. 磁场强度、环境温度和金属离子周围结构也对弛豫时间有影响。

（二）超顺磁性和铁磁性对比剂的增强机制

超顺磁性和铁磁性粒子类对比剂　简称微粒类对比剂的增强原理，与顺磁性对比剂的作用原理不尽相同。微粒类对比剂的不成对电子，与其周围环境中水质子间的距离很难小于 0.3nm 以下，但二者的磁矩和磁化率却比人体组织结构和顺磁性对比剂大得多。SPIO 的磁矩是 Gd-DTPA 的 100 倍。因此，这类对比剂可在体内形成局部不均匀磁场。当水分子通过此不均匀磁场扩散时就会使其质子横向磁化的相位发生变化，从而加速失相位过程，形成 T_2 或 $T_2{}^*$ 的弛豫增强。微粒类对比剂的磁化率或磁矩越大，上述相位发散过程进行得也越快。这类对比剂对 T_1 效应较弱。

四、对比剂临床应用

（一）钆螯合剂

钆螯合剂 Gd-DTPA 是目前临床使用最多的 MRI 对比剂，静脉注药后对生物学分布无专一性，迅速分布到心脏、肝、肾、肺、脾、膀胱等组织器官中，其不通过细胞膜主要在细胞外间隙。不易通过血脑屏障，当血脑屏障破坏时，才能进入脑与脊髓。Gd-DTPA 在器官中的浓度与该器官血供丰富程度成正相关，血供丰富的器官则 T_1 缩短信号增强，不丰富的组织器官强化则不明显。对病变也是如此。对比剂在注入体内后迅速衰减，12～24 小时达到检出水平以下，血中浓度下降一半的时间约为 60～70 分钟。因其不能进入细胞，在体内以原形排出，主要经肾小球滤过从尿中排出体外，约占 90%，少量分泌于胃肠道后随粪便排出，约占 7%。正常人静脉注入 0.1mmol/kg，血中药浓度最高为 0.6mmol/L，45 分钟后降至 0.25mmol/L 有利于提高成像效果和病变强化。6 小时后注入量的 90% 以上经尿排泄，24 小时后 98%从尿中排泄。

钆对比剂主要应用于中枢神经系统 MRI 检查，可使某些正常结构强化，如垂体、静脉窦等。也使病变强化，如脑瘤、梗死、感染、急性脑脱髓鞘病变及脊髓肿瘤、炎症病变的强化等。它有助于小病变检出，如转移瘤强化后发现病灶数目明显增多。头颈部血管的增强检查也可用此类对比剂(图 5-9)。也用于腹部、乳腺、肌骨系统病变增强检查。

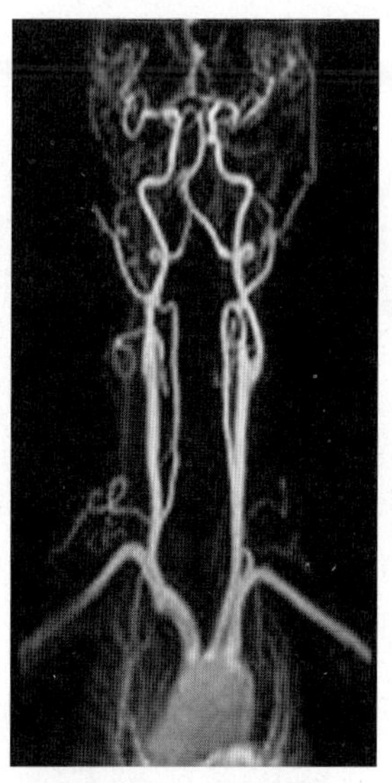

图 5-9　头颈部血管

钆对比剂经静脉内注入，用量一般为 0.1mmol/kg。多发性硬化、转移瘤可用至 0.2～0.3mmol/kg，以发现更多病变。垂体检查时用量可减为 0.05mmol/kg，对发现微腺瘤有利。因其主要经肾脏排泄，在单纯行肾脏检查时用量可减少。在行胸腹部血管检查时对比剂用量应增加，考虑到首过效应，应注意注药的时间和速度。

（二）超顺磁性氧化铁

超顺磁性氧化铁(SPIO)制剂如 AMI-25 或

SHU-555 主要作为 RES 定向肝对比剂,用于肝恶性肿瘤诊断。因肝恶性肿瘤缺乏库普弗细胞,因此增强后与正常肝形成对比。与平扫相比 90% 的肝细胞癌、95% 的肝转移瘤和 100% 的肝局灶性结节增生可以得到诊断。所用剂量为 0.015mmol/kg,需用 100mL 5% 葡萄糖稀释,在 30 分钟或以上缓慢滴入。磁共振扫描在滴入末期进行,延迟 30~60 分钟扫描为宜。在 SE 序列的 T_2WI(T_2 加权成像)上及 GRE 序列的 $T_2{}^*$ WI 上肝实质信号明显减低。

(三) 肝细胞特异对比剂

肝细胞特异对比剂静脉注射后与肝细胞结合前通过细胞外间隙。Gd-EOB-DTPA 的 50%、Gd-BOPTA 的 4% 由胆汁排泄。Gd-EOB-DTPA 的成人推荐使用剂量是 0.1mL/kg(相当于 25μmol/kg),在注射后的前 2 分钟信号强度急剧增强,然后是信号强度缓慢增加,一直持续到注射后 20 分钟左右。一般患者在 2 分钟达到平衡期,15~20 分钟可达到肝特异性期(图 5-10)。

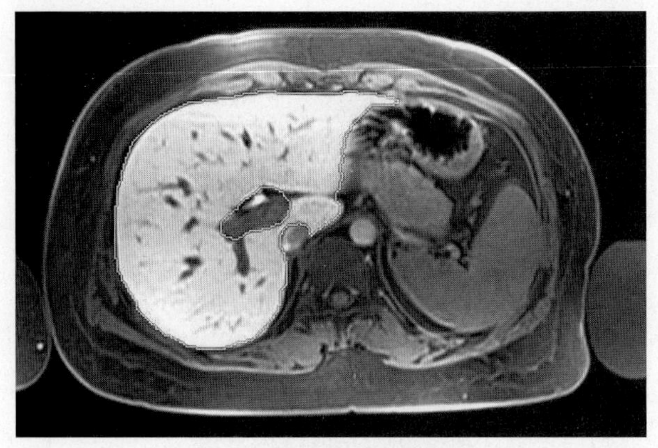

图 5-10 注射 Gd-EOB-DTPA 后 20 分钟

但肝硬化患者在注射药物后,各个时期时间都有所推迟。在肝特异性期信号与剂量有一定相关性。在注射药物后,动态期成像中(包括动脉期、门脉期及平衡期),不同的肝脏病变在各时间点表现为不同的增强特征,据此可对病变进行定性分析。同时利用 Gd-EOB-DTPA 的清除方式,既可以相同剂量通过肝胆和肾脏途径完全清除,还可以行胆管成像(图 5-11)和泌尿系成像(图 5-12)。

(四) 血池性对比剂

其作用主要是缩短 T_1 的对比剂。由于血液循环有相对长的时间,可从稳态中获取高分辨力和较高的 SNR。目前利用 USPIO 粒子。静脉注射入 USPIO 后其不能进入间质而留于血池中数小时,可使 T_1 持续缩短而应用于 MRA,USPIO $T_2{}^*$ 效应还可用于脑和心肌的灌注成像。

(五) 口服对比剂

阳性对比剂用 Gd-DTPA 与甘露醇配合,服用后肠道显示高信号。阴性对比剂为 SPIO 口服剂,它使肠道内对比剂聚集处信号消失。口服对比剂主要用于区分肠道与周围正常、病理的器官或组织,使胃肠道壁显示清晰。服药后造影效果持续 20 分钟左右,与服药者的胃排空时间有关。消化道不吸收对比剂,经粪便排出。再如枸橼酸铁铵(FAC)能够有效缩短组织的弛豫时间,抑制胃肠道内高信号。在低浓度时,以缩短 T_1 为主,信号强度随浓度升高而增高,呈阳性对比剂效果;在高浓度时,以缩短 T_2 为主,信号强度随浓度升高而降低,呈阴性对比剂效果。

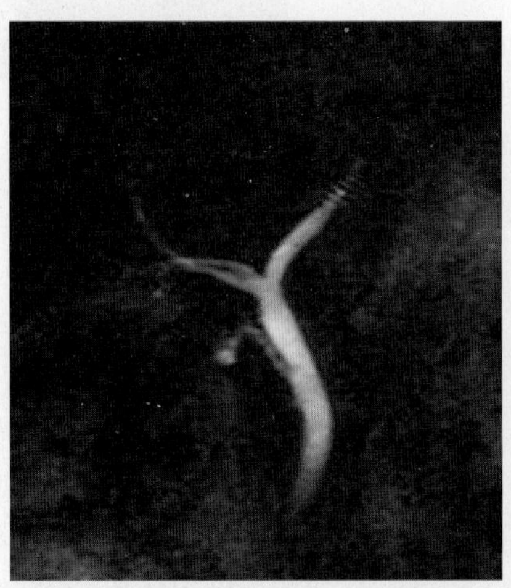

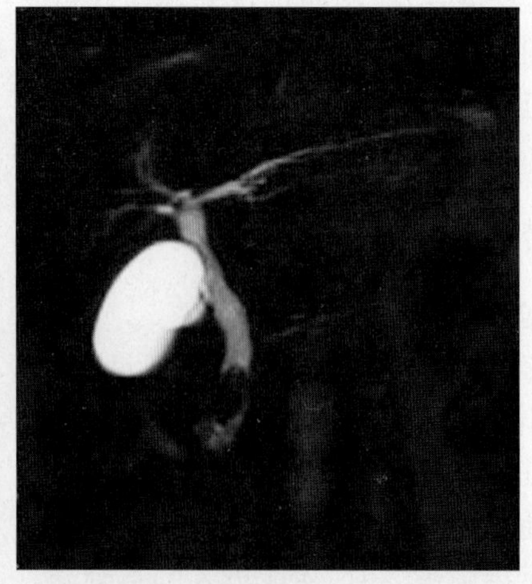

图 5-11 口服枸橼酸铁铵

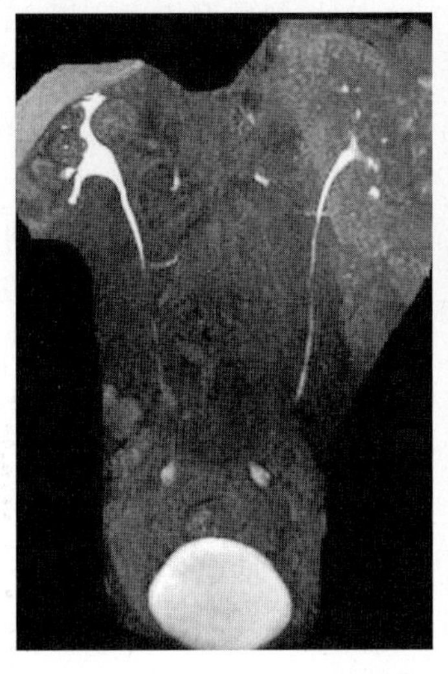
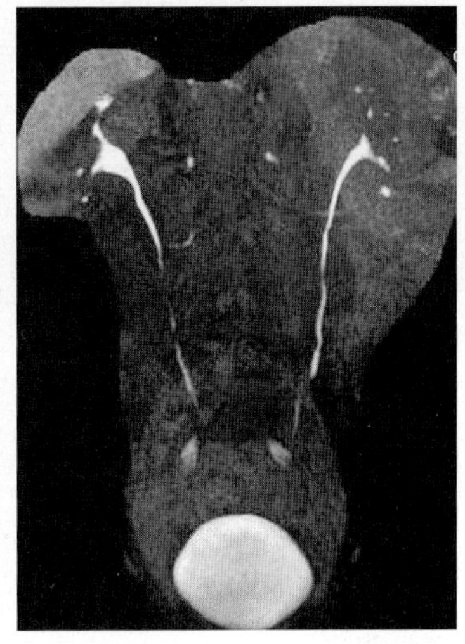

图 5-12　Gd-EOB-DTPA 泌尿系成像

五、MRI 对比剂副作用及处理

(一) MRI 对比剂副作用的产生机制

与其他类型对比剂一样,理想的 MRI 对比剂应该具有造影效果好、对人体无害、使用方便等优点。MRI 对比剂的作用主要是缩短弛豫时间,与其他治疗药物的生物学作用及药理作用完全不同。

以目前临床最常用的钆对比剂副作用产生机制为例来说明。化学毒性强的重金属离子钆的螯合物,虽然已将钆的毒性灭活,但作为一种化学合成的物质,对人体来说仍然是一种异物。对身体各脏器有不同的作用。

对比剂的各种副作用产生机制主要是物理作用、化学作用和过敏性反应这三种。物理作用是由药物的高渗透压造成的。高渗透压可造成血管、红细胞和肾脏的损害,这一作用与对比剂的用量存在相关性。化学作用是由药物的化学合成的形式产生的。临床用于治疗的药物在合成时要尽量保持其生理活性,降低副作用。而对比剂应在化学合成时应尽量使生理活性降低以至消失。过敏性反应是指在对比剂使用时出现的各种过敏样反应。但无确切的证据证明对比剂可导致抗原-抗体反应,可能与药物的纯度有关。

动物实验表明非离子型的 Gd-DTPA-BMA 用量在 0.25mmol/kg 时对血脑屏障无损害,用量在 2.5mmol/kg 时可有轻微损害,而离子型的 Gd-DTPA 在此用量时可造成血脑屏障的损害。非离子型对比剂对心脏、肾脏和血管的损害均较离子型要轻。

药物的毒性通常用半数致死量(LD_{50})来表示。各种 MRI 对比剂的毒性见表 5-2,如 Gd-DTPA 的 LD_{50} 为 6.9mmol/kg,换算为重量单位是 6.5g/kg,体重 50kg 的成人的 LD_{50} 为 325g,折合注射的实际量为 693mL。

表 5-2　MRI 对比剂的毒性

商品名	用途	半数致死量 LD_{50}
Gd-DTPA	细胞外;离子型;静脉注射	大鼠静脉注射:6.9mmol/kg
Gd-DOPA	细胞外;离子型;静脉注射	大鼠静脉注射:15mmol/kg
Gd-DTPA-BMA	细胞外;非离子型;静脉注射	大鼠静脉注射:>20mmol/kg
Gd-EOB-DTPA	肝特异性;离子型;静脉注射	小鼠静脉注射:>7.5mmol/kg
AMI-25	肝特异性;阴性对比剂;静脉注射	大鼠静脉注射:铁 500mg/kg

(二) 副作用的种类和发生率

MRI 对比剂的副作用主要表现为皮肤症状、消化道症状、中枢神经症状等。文献报道血管内离子型 MRI 对比剂副作用的发生率约为 1.31%,非离子型约为 0.80%;口服的对比剂约为 0.75%。副作用的发生率明显低于非离子型碘对比剂。

血管内 MRI 对比剂副作用症状表现和发生率为：皮肤症状（荨麻疹、瘙痒、皮疹、皮肤红斑等）0.1%~0.4%，消化道症状（胀气、呕吐、腹痛、腹泻等）0.2%~2.3%，中枢神经症状（头痛、头晕、痉挛）0%~0.72%，循环系统症状（心悸、低血压）0%~0.04%，呼吸系统症状（呼吸困难、鼻炎）0%~0.02%。临床检验值的异常主要有谷草转氨酶（GOT）或谷丙转氨酶（GPT）升高，血红细胞减少、白细胞增高，血清钾和铁降低，血尿素氮（BUN）升高，尿蛋白阳性，尿沉渣中红细胞及白细胞阳性。文献报道 Gd-DTPA 导致的休克、过敏样症状的 75 例患者中有 10 例是支气管哮喘患者，在导致死亡的 3 例中 2 例是支气管哮喘患者。

钆对比剂从离子型换用为非离子型的过程中，副作用的发生率由 12.66%下降到 3.31%。但血管内 MRI 对比剂的非离子化对副作用的影响不明显，其原因可能是 MRI 对比剂的使用量较小（一般为碘对比剂的 1/10~1/5），渗透压差影响不大。随着 MRI 对比剂使用剂量增大和快速注入方法的使用，渗透压对副作用的影响会增加。

（三）副作用的预防

副作用的预防可分为给药前、给药时和给药后。

1. 给药前　应详细了解患者的一般情况，特别是对比剂副作用发生的危险因素。这些因素包括：①小儿；②老年人；③糖尿病患者；④心脏疾患患者；⑤肾脏疾患患者；⑥既往发生过对比剂副作用的患者；⑦既往有过敏史的患者；⑧有焦虑症的患者。

对一般状况极度衰竭、支气管哮喘、重度肝、肾功能障碍的患者原则上禁用。对家族有过敏体质、曾经出现其他药物过敏、有痉挛发作史、老年患者应慎用。

2. 给药时　为了防止副作用发展为重度，对比剂注入时要观察患者的一般情况。副作用的初期症状可以有恶心、呕吐、瘙痒、鼻塞、打喷嚏、流泪、皮肤红斑、荨麻疹、颜面水肿、全身不适等。当出现上述症状时注意给药量和注入速度，必要时可停止给药。

3. 给药后　检查结束后，应了解患者情况。对引起较严重副作用的患者，要给予继续观察和必要的治疗。

（四）钆对比剂的脑沉积

2014 年美国学者 Kanda 等研究发现，经历多次钆对比剂增强 MR 检查的患者相较于未行 MR 增强检查的患者，脑内核团的信号改变有统计学意义的升高。Kanda 等研究显示 T_1 加权图像上齿状核高信号与线性钆对比剂有相关性（$P<0.01$），与大环状钆对比剂无相关性（$P=0.875$），即线性对比剂比大环状对比剂更易于发生钆对比剂脑沉积。这些发现使得业内学者越来越关注脑内钆沉积的潜在危害。钆对比剂脑沉积的临床和生物学意义目前尚不清楚。有学者认为，脑内的钆沉积与其在人体内化学不稳定性、去螯合化，以及脑内特定易损伤的部位等机制有关。目前没有相关证据显示其危害，还需前瞻性、长期的研究观察其相关风险。

（聂壮　余建明）

第六章

X 线损伤与防护

第一节　电离辐射对生物体的作用机理

一、概述

生物体的损伤来源于电离辐射，这种损伤是一种非常复杂的过程，其机制目前仍不十分清楚。但损伤的发生、发展按一定的顺序进行，即机体被照射、能量吸收、分子的电离和激发，发生分子结构的变化，生理、生化代谢改变，细胞、组织、器官损伤，机体死亡等过程。

电离辐射的生物效应发生一般需要经历若干性质不同而又相互联系的阶段，即物理阶段（电子通过 DNA 生物大分子产生电离和激发过程）、化学阶段（受损伤的细胞核和分子与细胞中其他结构起快速的化学反应，形成自由基）和生物学阶段（照射后不能被修复的细胞死亡）。图 6-1 示辐射损伤过程。

然而，电离辐射对人体的作用过程是“可逆转”的，人体自身具有修复功能，修复能力的大小与个体素质的差异有关，与原始损伤程度有关。放射损伤可分为原发作用和继发作用两个阶段，但两者之间没有明显的界线。原发作用是指射线作用于机体到机体出现的症状与体征之前所经历的一系列变化过程，继发作用则是症状出现后的一系列变化过程。原发作用包括机体在射线作用下的能量吸收、传递、转化，以及与此相应的生物分子和细胞微结构的损伤和破坏。如图 6-1。

二、原发作用

机体受到射线的照射后，吸收射线的能量，其分子和原子（如蛋白质、核酸等生物大分子及水等）很快发生电离和激发。

电离：具有一定能量的射线作用于生物基质的分子和原子，将能量传递给核外电子，使之脱离该原子而形成带正电的阳离子和带负电的电子。

$$A \rightarrow A^{+} + e^{-}$$

被击出的电子与中子的原子再结合，可形成带负电的负离子。

$$e + B \rightarrow B^{-}$$

被击出的带有能量的电子，也可以击出其他原子的核外电子，引起次级电离。

激发：物质的核外电子吸收了射线的能量，但尚不足以使电子脱离该原子，只产生电子从低能级轨道跃迁到高能级轨道（从内层轨道跳到外层轨道），此时的原子具有多余的能量，而处于“激发态”。激发态的原子处于不稳定状态，高能级的电子很容易跳回原来的低能级轨道上去。此时，多余的能量以 X 线形式释放出来。

生物基质的电离和激发引起生物分子结构和性质的变化，由于分子水平的损伤进一步造成细胞、器官和整体水平的损伤，从而发生一系列的生物效应。原发作用包括直接作用和间接作用。

（一）直接作用

射线的能量直接射在生物大分子上，引起生物大分子的电离和激发，破坏机体蛋白质、核酸、酶等，可发生 DNA 单链断裂、双链断裂及碱基损伤等，这称为直接作用。

DNA 是人们公认的辐射靶，这是基于它对辐射的敏感和具有重要的生物功能的特性。细胞 DNA 一旦受到辐射损伤，就会给机体造成严重的后果。大量的事实支持 DNA 是辐射靶分子的论点，并用“辐射靶学说”的理论来解释电离辐射的直接作用。

1. 每一个细胞具有体积极小的一个或多个能

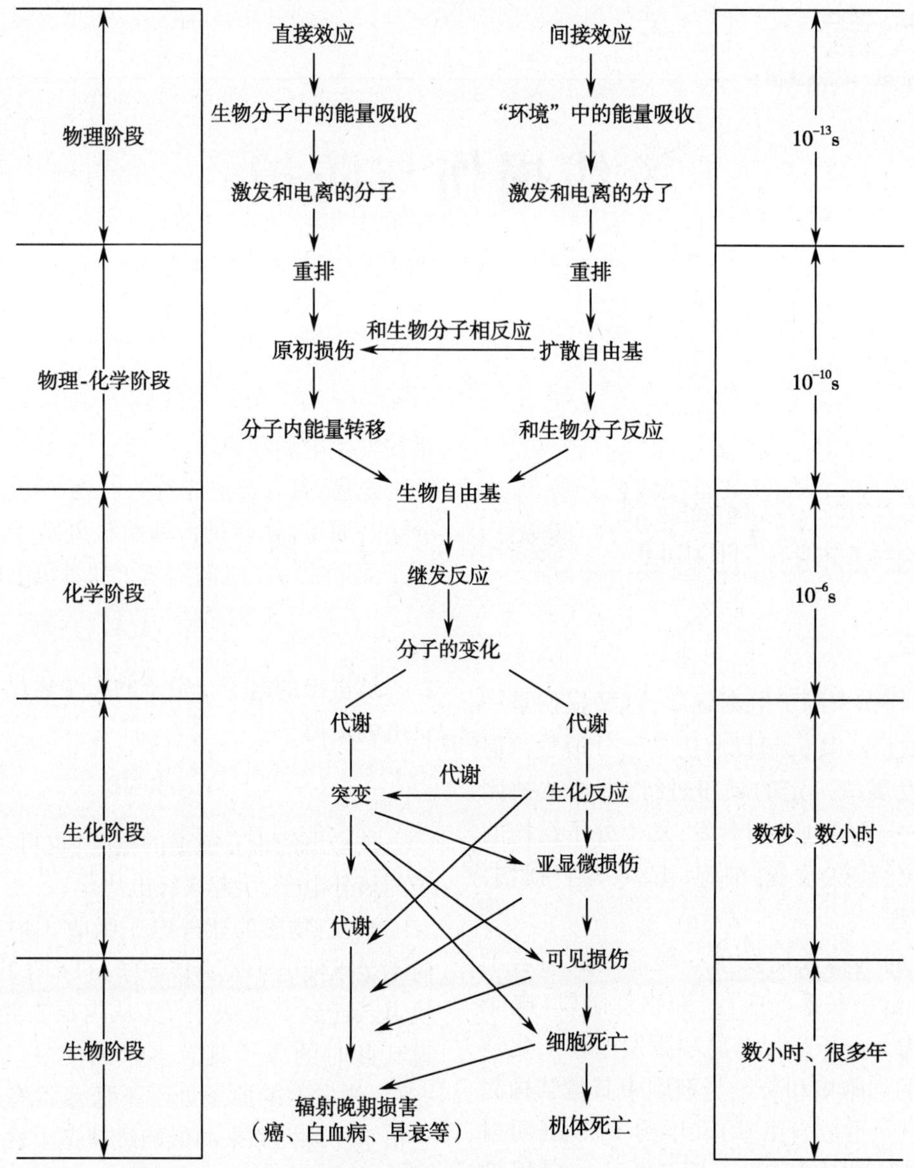

图 6-1　辐射损伤过程

被射线击中的靶子。

2. 靶子只存在于细胞核中，射线只能损伤细胞核，而损伤的机会服从于数学上的"概率"。

3. 靶子的大小是不同的，可以解释对各种机体细胞作用的变异性。

4. 照射后细胞核空泡样变，出现的地方代表靶子的部位，靶子存在于染色体内。

5. 射线作用的对象是染色体的重要组成物DNA。照射后染色体上的基因发生突变。

辐射靶学说认为在细胞中存在着一处或几处特殊的放射敏感区，命中这些区域（发生电离和激发作用），可导致组织细胞不可逆的损伤，甚至死亡。

关于辐射靶学说，有人做了实验证明，细胞质受损伤时，细胞也会失去分裂能力。还有人用照射过的胞质物质注射到一个未经照射的细胞质内，可使后者的胞核产生与被照者相同的变化。

（二）间接作用

射线对水的直接作用引起水分子的电离和激发，被电离的水产生许多自由基，自由基再作用于生物大分子，造成正常结构的破坏，这就是电离辐射的间接作用。

水占成年人体重的70%左右，即使是含水量较少的骨、脂肪，水也占20%以上，射线作用于机体，水吸收大部分辐射能，产生自由基。电离辐射通过自由基的间接作用造成放射损伤。

水分子经射线的电离作用，将水分子中的电子击出，生成带正电荷的水分子 H_2O^+ 和一个热电

子 e^-。

$$H_2O \longrightarrow H_2O^+ + e^-$$

热电子在其运动的路径上能够击出其他水分子中的电子，产生次级电离。所有的电子在运动和引起电离过程中，逐渐消耗能量，直至不能击出电子，最后被水分子所捕获，成为带有负电荷的水分子。

$$e^- + H_2O \longrightarrow H_2O^-$$

以上形成的 H_2O^+、H_2O^- 是极不稳定的，在水中迅速（10^{-16}s）分解，形成 H^+、OH^- 和 OH^0、H^0 自由基。

$$H_2O^+ \longrightarrow H^+ + OH^0$$

$$H_2O^- \longrightarrow OH^- + H^0$$

离子 H^+ 与 OH^-，以及自由基 OH^0、H^0 迅速互相作用而形成水分子。

$$H^+ + OH^- = H_2O$$

$$H^0 + OH^0 = H_2O$$

自由基是极不稳定的，很容易与周围物质乃至本身相互作用，如与生物大分子（以 RH 表示）作用：

$$RH + OH^0 \longrightarrow R^0 + H_2O$$

$$RH + H^0 \longrightarrow R^0 + H_2$$

生成的生物大分子自由基 R^0 也是不稳定的，最终将在分子内较弱的键处断裂，或与其他分子作用，造成生物大分子的损伤或变性。

H^0 可与水中溶解状态的游离氧结合，产生大量的更活泼的自由基 $HO_2{}^0$ 和更多 H_2O_2，因而更增加了辐射对生物的损伤效应，称为氧效应。

$$H^0 + O_2 \longrightarrow HO_2{}^0$$

$$HO_2{}^0 + HO_2{}^0 \longrightarrow H_2O_2 + O_2$$

机体内形成大量的强氧化性能和对组织有高度毒性的自由基和过氧化物。自由基的"寿命"虽然（数千分之一秒）很短，但反应能力很强，成为各种损伤的原因。氧化物自由基还可直接将氧转给有机化合物的分子，形成有机氧化合物，引起组织分子的破坏。有机过氧化物的寿命较长，故其作用时间较长。

放射损伤起重要作用的生物大分子蛋白质（主要是酶）、核酸（主要是核糖核酸）。细胞内的生物大分子存在于大量的水分子环境中，所以水电解后所形成的自由氧化基对生物大分子的损伤是放射病产生的重要环节，但还不能完全解释辐射损伤的机制。

DNA 分子的辐射损伤可有以下几种：

1. **碱基损伤**　使碱基发生辐射分解，其中嘧啶类碱基的放射敏感性最高，在有氧条件下可以生成氧化物，最终使化学键断裂。

2. **DNA 链断裂**　辐射可引起 DNA 分子的单链断裂或双链断裂。

3. **DNA 链间交联**　两个不同的 DNA 分子间相互连结。

4. **DNA 氢链的变化**　DNA 分子中的氢链断裂。

5. **糖基的破坏**　糖基被氧化、水解而碱基释放出来。

在细胞中 DNA 以与蛋白质结合的形式存在，这种结合物称为脱氧核糖核蛋白（DNP），电离辐射能使 DNA 胶体体系凝聚，可能是细胞核固缩的物质基础。

DNA 和 DNP 受到辐射损伤，导致细胞信息传递障碍而丧失正常功能，直至死亡。

电离辐射还导致 DNA 合成代谢抑制和分解代谢增强，DNA 对电离辐射极为敏感，mRNA 次之，再者 rRNA 及 tRNA。

三、继发作用

继发作用包括原发作用进一步引起的生物化学变化、代谢紊乱、功能障碍、病理形态改变，以及临床症状的出现和发展，重者机体死亡。其产生的机制如下。

1. **细胞膜和血管壁通透性的改变**　影响血液向组织和细胞的营养供应，致使损伤发展。

2. **神经体液失调**　受照的局部组织神经营养障碍，通过神经冲动传递影响局部组织的呼吸、新陈代谢、血管管径的变化，局部组织产生变性坏死。

3. **毒血症**　射线对神经系统的直接作用，产生的化学基可引起中枢神经功能失调，自主神经紊乱，周围组织营养不良和代谢障碍，产生毒血症，毒素经体液到达全身各组织部位，引起其他病理变化，加重损伤发展。

原发作用和继发效应彼此重叠，交错进行，使辐射损伤的变化十分复杂。

（迟彬　余建明）

第二节　影响电离辐射致生物效应的因素

一、电离辐射致生物效应的分类

（一）按效应出现的个体

1. **躯体效应**　躯体效应发生于体细胞，产生的机体生物效应显示在受照者本人机体上。可以是确定效应，也可以是随机效应。

2. **遗传效应**　遗传效应发生于胚胎细胞，影响受照者的后代，诱发各种遗传疾病。此类胚胎细胞的功能是将遗传信息传递给新的个体，使遗传信息在受照者的第一代或更晚的后代中显现出来。遗传效应属随机效应。

（二）按效应出现时间

1. **早期效应**　发生在大剂量的X射线、γ射线全身照射（一般2Gy以上）后，受照者3个月内出现全身躯体效应，如一般造血系统、消化系统及中枢神经系统的效应等。可分为急性效应和慢性效应。

2. **迟发效应**　在一次大剂量照射后引起急性损伤未恢复，或照射后一段时间才出现效应为迟发效应。

3. **晚期效应**　辐射造成的潜伏性损伤经过几年或数十年才显露出辐射的损伤。如白内障、永久绝育、青少年生长发育迟缓，以及诱发恶性肿瘤和白血病等。

迟发效应和晚期效应统称远后效应。

（三）按照射剂量与效应关系

从放射卫生防护的需要考虑，根据国际放射防护委员会（International Commission on Radiological Protection，ICRP）26号出版物按剂量-效应关系把辐射生物效应分为：

1. **确定性效应**　机体多数器官和组织的功能并不因损失少量或大量的细胞而受到影响，这是因为机体有强大的代偿功能。在电离辐射作用后，若某一组织中损失的细胞数足够多，而且这些细胞又相当重要，将会造成可能观察到的损伤，主要表现为组织和器官功能不同程度的丧失。当照射剂量很小，产生这种损害的概率为零；若剂量高于某一水平（阈值）时，产生概率很快趋于100%。在超过阈值以后，损伤的严重程度会随剂量的增加而加重，这种效应称为确定效应。概言之，辐射损伤的严重程度与所受剂量有关，有明显的阈值，剂量未超过阈值不会发生有害效应。一旦达到阈值，这种效应就一定会发生。

由于不同组织的放射敏感性不同，辐射发生的确定效应的阈值也明显差异，如骨髓、甲状腺、肺、眼睛晶状体、皮肤及性腺反应的阈值都不一样。一般超过阈值剂量越大，确定效应的发生率越高且越严重。确定性效应是躯体效应，如辐射所致白内障、皮肤放射损伤和辐射致不孕症等（表6-1）。

表6-1　引起成年人不同组织确定性效应的阈剂量估算值

组织	效应	单次照射的总当量剂量/Sv	高度分割或迁延照射的总当量剂量/Sv	多年高度分割或迁延照射的年剂量率/（$Sv \cdot a^{-1}$）
睾丸	暂时不育	0.15	NA（a）	0.4
	永久性不育	3.5~6.0	NA	2.0
卵巢	永久性不育	2.5~6.0	6.0	>0.2
眼晶状体	可检出混浊	0.5~2.0	5	>0.1
	视力障碍（白内障）	5.0（b）	>8	>0.15
骨髓	造血抑制	0.5	NA	>0.4

注：（a）NA表示不适用，因为该值取决于剂量率而不是总剂量；（b）给出的范围是2~10Sv。

2. **随机性效应**　研究的对象是群体。当机体受到辐射照射后，一些细胞受损而死亡，另一些细胞发生了变异而不死亡，有可能形成一个变异了的子细胞克隆。当机体防御机制不健全时，经过不同的潜伏期，由一个变异的但仍存活的体细胞生成的这个细胞克隆可能导致恶性病变。这种效应发生概率（不是严重程度）随照射剂量增加而增大，辐射损伤的严重程度与照射剂量无关，这种不存在具体的阈剂量的效应称为随机性效应。任何小的电离辐射都可产生这种效应，只不过是概率低而已。随机性效应可以是躯体效应（辐射致癌）也可是遗传效应（损伤发生在后代）（表6-2）。

表 6-2　辐射的有害效应

效应类型	具体危害
躯体效应	白内障 辐射致癌皮肤的良性损伤 骨髓内血细胞减少致造血障碍 性细胞受损致生育能力减退 血管和结缔组织受损等
遗传效应	各种遗传危害

注:效应发生概率与剂量大小有关;效应的严重程度取决于剂量。

二、影响辐射致生物效应的因素

(一) 电离辐射相关因素

1. 辐射类型在相同照射剂量情况下,不同类型的射线,机体产生的生物效应有所不同,同种类型的辐射,射线剂量不同,产生的生物效应也不同。在放射生物学中常用“相对生物效应”(RBE)这一概念表示这种差别(如表 6-3)。

表 6-3　不同类型射线的相对生物效应

辐射类型	相对生物效应
X 射线	1
γ 射线	1
1MeV 的 β 射线	1
0.1MeV 的 β 射线	1.08
热中子	2~5
0.1MeV 的快中子	10
1~10MeV 的快中子	10
5MeV 的 α 射线	15
1MeV 伏 α 射线	20
多电荷粒子、反冲核	20

相对生物效应的确定以 X 线或 ^{60}Co 的 γ 射线为基础。X 线或 γ 射线引起某种生物效应所需要的吸收剂量与所研究射线类型引起相同生物效应所需吸收剂量的比值(倍数),即相对生物效应。

同一吸收剂量生物效应的大小,很大程度上取决于不同类型射线在介质中的传能线密度(LET)。LET 是带电粒子在其单位长度径迹上消耗的平均能量,它以每微米若干千电子伏(keV/μm)来量度。一般 LET 值越大的,生物效应越显著。X 射线、γ 射线属于低 LET,相对生物效应为 1,而 α 粒子属于高 LET 辐射,它的相对生物效应是 X 射线、γ 射线的 20 倍。

同一类型的辐射,由于射线能量不同,产生的生物效应也不同。例如:低能 X 线造成的皮肤红斑的照射量小于高能 X 线,这是因为低能 X 线主要被皮肤吸收所致。

射线的穿透力:X 射线、γ 射线>β 射线>α 射线。α 射线对机体以内照射损伤为主,而 X、γ 射线则以外照射损伤为主,中子也具有很强的杀伤能力。

2. **剂量率**　剂量率是单位时间内机体所受的吸收量。一般总剂量相同时,高的剂量率比低的剂量率损伤效应明显。其机制可能是低剂量率辐射在累积剂量足够引起细胞损伤直至死亡前,机体对损伤的修复作用能够表现出来,而高剂量辐射在短时间内给予一定剂量,机体没有修复的机会。但剂量率增加到一定范围时,生物效应与剂量率之间失去比例关系。例如,剂量率为 0.2~1.0Gy/min,在总剂量相等的情况下可以产生程度相同的放射病。剂量率对生物效应的影响也随所观察的具体效应不同而异,从辐射产生的急性放射病,以及远期的白血病就可验证剂量率对机体的影响,如表 6-4。

表 6-4　不同照射剂量对人体损害的估计

剂量/Gy	损害程度
<0.25	不明显和不易觉察的病变
0.25~0.5	可恢复的功能变化,可能有血液学的变化
0.5~1.0	功能变化、血液变化,不伴有临床症状
1.0~2.0	轻度骨髓型急性放射病
2.0~4.0	中度骨髓型急性放射病
4.0~6.0	重度骨髓型急性放射病
6.0~10.0	极重度骨髓型急性放射病
10.0~50.0	肠型急性放射病
>50.0	脑型急性放射病

注:当量剂量为 H,吸收剂量为 D,品质因素为 Q,$H=D \cdot Q$,核医学日常用的 γ 射线、X 射线、β 射线、正电子的 $Q=1$,$H=D$。中子 $Q=10$,α 射线 $Q=20$。

3. **分次照射**　在照射总剂量相同的条件下,一次照射与分次照射及分次照射间隔时间不同产生的效应也有差别,一次照射的损伤大于分次照射。分次越多,各照射的间隔越长其生物效应越小,这与机体的代偿和修复过程有关,如表 6-5。

表 6-5　总剂量相同，照射次数不同，大白鼠的死亡率（每天照射一次）

照射方式	一次照射量/Gy	照射次数	照射总剂量/Gy	死亡率/%
一次照射	10	1	10	100
分次照射	1	10	10	100
分次照射	0.5	20	10	30

4. **照射部位**　由于身体各部位对射线的敏感性不同，吸收剂量和剂量率相同时，被照部位不同，发生的生物效应也不同。以 5.16×10^{-1}C/kg 相同剂量率分别照射动物的不同部位，结果腹部照射的动物全部在 3~5 天内死亡；盆腔受照射的动物部分死亡；头或胸部受照射的不发生死亡。实验证明，照射量和剂量率相同情况下，全身损伤以腹部最严重，其次盆腔、头部、胸部和四肢。

5. **照射面积**　同样的剂量，受照面积越大，损伤越严重。相同剂量照射全身会引起全身急性放射病，而照射局部则一般不会出现症状。如 600cGy 的辐射作用于几平方厘米的皮肤时，只引起暂时发红，一般不会伴有全身症状；若同样的剂量照射在几十平方厘米的面积上，就会出现恶心、头痛等症状；若照射到全身三分之一时，则会引起急性放射病。局部照射时造成放射病的剂量是全身照射引起同样程度放射病剂量的 4~5 倍。肿瘤治疗就是利用这一特点，将照射野缩小至尽可能小的范围，分次照射达到最小的剂量，即能杀死更多的癌细胞，又降低了正常组织的损伤效应。

6. **照射方式**　照射方式分为内照射和外照射。内照射是放射性核素由体外进入体内，作用于机体不同部位。外照射指辐射来源于体外，射线由体外（食入、吸入、接触皮肤破口、注射等）作用于机体的不同部位或全身。内照射、外照射和两者皆有的混合照射产生的效应各不相同。外照射的单向和多向照射其后果不一。例如，狗在多向照射时绝对致死剂量为 5Gy；而单向照射为 8Gy，可见多向照射的生物效应大于单向照射，均匀照射大于不均匀照射。内照射出现生物效应的严重程度与放射物质在体内的吸收、分布、代谢、物理和生物的半衰期及核素的射线类型、能量等多种因素有关，进入机体放射物质少、排除快、物理半衰期短，分布于不重要的器官则伤害轻，反之则重。

综上所述，一般来说，辐射剂量越大，剂量率越高，照射面积越大则生物效应越明显。而在照射剂量相同时，单次照射比多次间隔照射的生物效应要强。体内照射（近距离）大于体外照射（远距离）。

（二）机体相关因素

1. **生物种系的敏感性**　放射敏感性即当一次照射条件完全相同一致时，机体或其组织、器官对辐射作用反应强弱或速度快慢不同，若反应强、速度快，其敏感性高，反之则低。不同种系的成年动物对射线的敏感程度是不一样，同样的照射条件下，不同种系的动物它们的致死量、半致死量有很大的差别。

在许多放射生物学工作中则往往将半数致死量（LD_{50}）作为衡量机体放射敏感性的参数。所谓半致死量就是引起照射机体死亡 50% 的剂量，LD_{50} 愈小，机体敏感性愈高。

总的趋势是随着种系演化越高，机体组织结构越复杂，则放射敏感性越高。生物敏感性的顺序是：动物比植物、微生物敏感；温血动物比冷血动物敏感；高等动物比低等动物敏感。

2. **个体的敏感性**　个体的放射敏感性变动范围很大，如同种系的小白鼠有的受 4.0Gy 照射即死亡，而另一些却在 8.0Gy 照射后尚存活，人类也有类似情况。

个体的放射敏感差异与以下因素有关：

（1）照射条件：照射前剂量测定或照后剂量估算的准确度，射线在机体内的分布均匀情况等。

（2）生理特点：受照机体本身的年龄、性别、生理状况、遗传特征等。哺乳动物的敏感性因个体发育所处的阶段不同而有很大差别，一般情况下放射敏感性随发育过程而逐渐降低。胚胎最为敏感，幼年、少年、青年至成年敏感性依次降低，老年人由于各种功能衰退，其放射敏感性又高于成年。

（3）营养和健康：受照前后机体的营养补充和健康状况。营养状况好、身体健康抵御放射线能力强。

（4）新陈代谢：胎儿及幼年较成年者敏感，老年较中青年敏感，雄性较雌性敏感。

个体敏感也不是一成不变的，机体的内部环境与外界因素也可能改变其敏感性。缺氧、高空锻炼、注射雌性激素、低温环境可使耐受性增高；而营养不良、蛋白质和维生素缺乏、饥饿、剧烈运动、过劳、噪声、妊娠或月经期可使机体对射线的耐受性降低。此外，机体的身体免疫力、医疗措施等亦能影响放射敏感性。

3. **不同组织器官与细胞**　对辐射的敏感性构

成身体组织的细胞形态和功能上的不同，对辐射的反应也不一样。凡自身繁殖较活跃的细胞、代谢率高的细胞，以及要求更多营养的细胞，对辐射更为敏感。而且对某种细胞，在不同的生长阶段也有不同的敏感性，处在某种分裂周期的细胞对辐射较为敏感；没有完全成熟的细胞比成熟细胞更容易产生辐射损伤。

由于细胞具有不同的放射敏感性，不同的组织也有不同的敏感性，而成年动物机体的各种细胞的放射敏感性与其功能状态有密切关系。一般规律是：多细胞生物中分裂旺盛的细胞敏感，代谢旺盛的细胞较不旺盛的细胞敏感，胚胎的及幼稚的细胞较成熟的细胞敏感。人体各组织对射线的敏感性顺序如下：

（1）高敏感组织：淋巴组织（淋巴细胞）、胸腺组织（胸腺细胞）、骨髓组织（幼稚的红细胞、粒细胞和巨核细胞）、胃肠上皮，尤其小肠隐窝上皮细胞；性腺（精原细胞、卵细胞）、胚胎组织。

（2）中度敏感组织：感觉器官（角膜、晶状体、结膜）、内皮细胞（血管、血窦和淋巴管内皮细胞）、皮肤上皮（包括毛囊上皮细胞）、唾液腺和肾、肝、肺组织上皮细胞。

（3）低敏感组织：中枢神经系统、内分泌腺（包括性腺）、心脏。

（4）不敏感组织：肌肉组织、软骨和骨组织、结缔组织。

4. 亚细胞和分子水平的放射敏感性　同一细胞的不同亚细胞结构的放射敏感性存在着很大差别。细胞核的放射敏感性大于细胞质。实验发现，细胞内不同分子的相对放射敏感性的顺序为：DNA>mRNA>rRNA 和 tRNA>蛋白质。一般认为细胞内 DNA 损伤是细胞致死的主要原因。

（三）环境因素

1. 温度　溶液系统或机体受照射时降低温度或处于冰冻状态可使辐射损伤减轻，称温度效应和冰冻效应。在进行放射治疗前，先提高肿瘤组织局部温度，其疗效可明显提高。原因可能是：

（1）造成体内含氧量的改变。

（2）新陈代谢水平的变化。

（3）低温和冰冻状况下溶液中自由基的扩散受阻。

2. 氧　受照射组织、细胞或溶液系统其辐射效应随周围介质中氧浓度的增加而增加，这种现象称氧效应。为提高肿瘤组织对辐射的敏感性，在肿瘤局部注射血管扩张剂或给患者吸入 3～4 个大气压的氧气，以消除肿瘤组织中的“缺氧中心”，就是利用辐射“氧效应”这一特性提高放射治疗效果。相反，减低氧含量可以保护正常组织，这也是一些放射防护剂的作用机制。

3. 化学物质　在受照射溶液体系中，由于其他物质的存在，而使一定剂量的辐射对溶质损伤效应降低，称为防护效应。这些其他物质对该溶质起保护作用亦称自由基的清除剂。也可通过药物作用减少血液供应或化学药物与氧结合，使组织氧浓度减低，达到降低人体组织和生物分子对射线的敏感性。另一些化学物质它们与射线合并应用能增加细胞的致死效应，称为辐射增敏剂。

三、组织权重因子

对组织或器官 T 的当量剂量加权的因子称为组织权重因子（W_T），它反映了全身受到均匀照射下，各组织或器官对总危害的相对贡献。换句话说，它反映了不同组织或器官对发生辐射随机效应的敏感性。

具体的组织权重因子在 ICRP 2007 年第 103 号出版物作出新的规定（见表 6-6）。其中特别需要关注的是乳腺组织的组织权重因子从 0.05 提升到 0.12（一级），而性腺从 0.20 降至 0.08。对此，我们要提高对乳腺摄影受检者辐射剂量的重视。

表 6-6　ICRP 第 103 号出版物推荐的组织权重因子

组织	W_T	ΣW_T
骨髓、结肠、肺、乳腺、其余组织	0.12	0.72
性腺	0.08	0.08
膀胱、食管、肝、甲状腺	0.04	0.16
骨表面、脑、唾腺、皮肤	0.01	0.04

（迟彬　余建明）

第三节　外照射急性放射病

外照射急性放射病是来自人体外的一次或短时间（数日）内分次受到 1Gy 以上大剂量外照射引起的全身性疾病。

一、病因

外照射急性放射病主要是由于穿透力较强的 X、γ 射线和中子流等电离辐射作用于机体而引起的。

1. **医源性异常照射**　医疗应用γ射线源或X线治疗恶性肿瘤时，全身局部照射的剂量过大，或因^{60}Co治疗机发生故障，患者受到意外的照射；在进行骨髓移植时，为了预防移植物抗宿主病，需要先进行大剂量全身照射，这些都造成急性放射病。在更换^{60}Co治疗机放射源时，如果计划不周，操作不熟练或出现意外，也可造成超剂量的照射而发生不同程度的急性损伤。

2. **核设施事故**　早期由于防护设施和工艺过程落后，常发生原子能反应堆事故，1945—1965年间，美国、苏联、南斯拉夫、比利时等国家曾经发生过严重反应堆事故，造成不少人员伤亡。1988年4月26日，苏联切诺尔贝利核电站发生爆炸事故，203名工作人员受害，其中115人第二天开始住院，因急性放射病死亡者27例。

3. **核武器辐射**　由于核战争，美国1945年8月6日在日本广岛市上空投下含^{235}U的小型原子弹，相当于13 500吨TNT炸药，造成12万人伤亡。同年8月9日又在长崎市上空投下了含钚(Pu)原子弹，相当于22 000吨TNT炸药，造成6.5万人伤亡。在这两市伤亡人数中1/3的为放射性复合伤。这是医学史上第一次出现的急性放射病。

进行核试验时，可使附近人员受到γ射线、中子及放射性落下灰和裂变产物的危害。进入爆炸试验区的人员可受到超剂量照射引起急性放射病。1954年3月1日，美国太平洋的比基尼珊瑚礁上进行了一次1 500万吨TNT当量的热核武器试验时，致使日本渔船福丸号23名渔民、马绍尔群岛239名居民和28名美国士兵遭受不同程度的放射性落下灰的照射。

4. **工业农业科研工作中的放射性事故**　1963年1月11日，在我国安徽三里庵发生了一起严重事故，一少年把某农学院放置于室外的一个451.4GBq的^{60}Co开罐取出，装裤袋里带回家中放居室内，全家6口人遭受γ射线照射，受照剂量2.0~80.0Gy，其中2人死亡。

在工业、农业、科研工作中使用各种放射源，或因控制失灵，工作人员误入照射场，都会受到异常照射。1980年某研究所2人两次误入正常照射状态的^{60}Co源室，受到大剂量照射，引起重度骨髓型放射病。

二、分类及临床表现

1986年10月26—31日由国际原子能机构安全部在巴黎召开的“超剂量受照人员的诊断、预后与医学处理”技术讨论会，把急性放射病的分型由过去的三型增加了心血管型改为四型，其中骨髓型放射病分为四度。

急性外照射放射病，根据剂量大小、主要症状、病程特点和严重程度可分为骨髓型、肠型、心血管型(毒血症型)和脑型放射病四型。如表6-7。

表6-7　急性放射病分类

分类	剂量/Gy	主要临床表现	主要病理变化
骨髓型放射病	1.0~10	出血、感染	骨髓抑制，空虚
肠型	10~20	高烧、腹泻、电介质失调	肠上皮分裂停止，上皮脱落
心血管型(毒血症型)	20~50	休克、急性循环衰竭	细胞破坏释放血管活性肽，心功能衰竭
脑型	>50	震颤、惊厥、运动失调	脑炎、脑水肿、血管炎；小脑颗粒细胞变性等

急性放射病的临床表现特点：

1. 损伤范围广泛，波及机体所有组织和器官，表现复杂的临床症状和体征。

2. 以主要损伤器官的变化为表现，可决定和影响病情的发展和结局。

3. 在一定照射剂量范围内，机体具有自动恢复的潜力。只要使患者度过极期(危险期)，便可自行恢复。

(一) 骨髓型(造血型)急性放射病

骨髓型放射病主要损伤造血器官。根据病情的轻重、剂量大小、病程发展可分为四度，如表6-8。

1. 四度

(1) 轻度：吸收剂量为1.0~2.0Gy。症状少而轻，病程分期不明显，预后良好。受照后几天内，可出现疲乏、头昏、失眠、轻度一过性恶心、食欲减退和造血功能轻度障碍。照后1~2天白细胞总数可暂时增高，超过10×10^9/L，以后逐渐下降到3.0×10^9~4.0×10^9/L，外周血淋巴细胞可降至1.2×10^9/L左右。只要适当休息，不必治疗或简单的对症治疗，两个月左右可自行恢复正常。

表 6-8　骨髓型急性放射病的分度

分度	造血障碍	出血	感染	胃肠紊乱	神经系统障碍	剂量/Gy
轻度	+	—	—	—	—	1.0~2.0
中度	++	+~++	+	+	—	2.0~4.0
重度	+++	++-+++	+++	++	+	4.0~6.0
极重度	+++	+++	+++	+++	+	6.0~10.0

注:—表示无症状;+~+++表示症状轻重程度。

(2) 中度:吸收剂量 2.0~4.0Gy。症状比轻度重。有中等程度造血功能障碍、轻度出血、感染和胃肠道功能紊乱,有时出现脱发。合理的治疗可以恢复健康。

(3) 重度:吸收剂量为 4.0~6.0Gy。造血功能严重障碍,出血、感染和胃肠道功能紊乱症状明显而且严重。如头部照射剂量大时,有严重脱发和神经精神症状。积极治疗,大部分可以基本恢复健康。

(4) 极重度:吸收剂量 6.0~10Gy,病情重、发展快、预后差。受照后 1 小时内即出现反复呕吐和腹泻,第 2 天后可出现黏液血便、厌食、拒食、严重衰竭、似休克状态。造血功能极度抑制,出血、感染、胃肠道功能紊乱、中枢神经系统症状很严重。在全力积极抢救下少数患者可度过极期而缓慢恢复,基本恢复约需半年以上。

2. **四期**

(1) 初期(照后当日至 4 天):几十分钟到几小时开始出现初期症状,症状持续时间较短 3~5 天,主要以胃肠道和自主神经功能紊乱方面的症状。常见有食欲不振、恶心、呕吐、腹泻;疲倦无力、头晕、头痛、失眠、出汗、皮肤黏膜充血和发热,心跳加快、血压下降、体温上升等。初期症状的多少、出现的快慢、轻重、持续时间除与照射剂量有关外,也受个体敏感性和精神因素的影响。照射剂量小,则症状出现晚,症状少,持续时间短,病情轻;反之,如果症状出现快,症状重,持续时间长,则是病情严重的表现。

外周血白细胞继一过性增高后开始下降,红细胞和血小板无明显改变。值得注意的是照后 1~2 小时外周血淋巴细胞进行性减少,而且照射剂量越大,其下降速度越快,程度越重,这一绝对数的变化已普遍用于骨髓型急性放射病的早期分度检查,如表 6-9。

(2) 假愈期(照后 5~20 天):症状缓解或基本消失的阶段为假愈期。看似无明显临床表现,但机体内部病理过程在继续发展。假愈期的有无,时间长短是判断急性放射病严重程度的重要标志之一。中度急性放射病可以延续至照后 20~30 天,重度病例约 15~25 天。白细胞、淋巴细胞和血小板继续减小,机体抵抗力逐渐降低。在本期末脱发前 1~2 天患者常有头皮痛痒或酸胀感。

表 6-9　急性放射病初期外周血淋巴细胞与照射量间的关系

分度	剂量/Gy	1~2 天内淋巴细胞数/(个·L^{-1})
轻度	1.0~2.0	$1.2×10^9$
中度	2.0~4.0	$0.9×10^9$
重度	4.0~6.0	$0.6×10^9$
极重度	>6.0	$0.3×10^9$

外周血白细胞数降至 $2×10^9$/L 左右,出现脱发、皮肤、黏膜出血点和菌血症等,是假愈期结束,极期的先兆。

(3) 极期(照后 20~35 天):在假愈期后,初期症状重新出现,并迅速恶化,是急性放射病最严重的时期,是患者生死存亡的关键时刻。极期症状出现时间越早,病情越严重。出血和感染是本期的主要威胁,如治疗不及时可造成死亡。

1) 感染:感染是骨髓型极期的主要症状,也是死亡的主要原因。严重的局部或全身感染,齿龈炎、咽峡炎、扁桃体炎、口舌溃疡和坏死。发热、全身性感染(败血症)、发烧出现的时间和程度,标志着病情的程度。中度者多在照后 20~30 天开始发烧,体温可达 38~40℃;重度者常在照后 15~25 天发烧,体温高达 41℃,严重的感染又加重造血障碍出血,形成恶性循环。致病菌在早期为呼吸道的革兰氏阳性球菌和杆菌,晚期多为肠道革兰氏阴性杆菌。

2) 出血:出血是急性放射病另一常见并发症,也是威胁生命的重要原因之一。出血广泛而严重,多见于齿龈、胸部、头部及常受摩擦、压迫和注射部位的皮肤。呈点状、斑状、大片状，偶见皮下血肿。重者便血、便尿、咯血、呕血、鼻出血，女性子宫出血，出血可累及各个脏器，发生不同程度的肺出血、肾上腺出血、心肌出血、脑出血等，以致大量出血引起死亡。根据体表出血和发烧出现时间的先后，可以大概估计病情的严重程度，出血早于发烧，病情可能较轻，而发烧早于出血，多为重度急性放射病。

3）造血功能障碍：它是骨髓型急性放射病的主要特征，也是发生出血、感染的基础。骨髓造血严重抑制，甚至空虚。血象急剧下降至最低值，白细胞数可降到 0.5×10^{9}～1.0×10^{9}/L 以下，血小板多低于 1.0×10^{10}/L，红细胞数可降至 2.5×10^{12}/L。白细胞质变，核右移、核浓缩、核溶解、胞质空泡、毒性颗粒；淋巴细胞核固缩、碎裂、溶解甚至细胞溶解等。

4）脱发：常在额部、顶部、枕部脱发，1～2 周内脱光，6～10 周内逐渐复生。

5）精神症状：烦躁不安、表现淡漠、严重者休克或昏迷。

6）胃肠症状：食欲明显减退，进而呕吐、腹泻、拒食、全身衰竭。

7）代谢失调：由于高烧、呕吐及腹泻，引起代谢紊乱。水、电解质和酸碱度平衡失调，出现脱水、酸中毒和血中非蛋白氮增高等一系列严重变化。

（4）恢复期（照后 35～60 天）：病情轻或经过治疗而度过极期的，此期机体各个方面逐渐向正常发展，一般情况逐渐好转，食欲改善，体温恢复正常，血象逐渐恢复，出血停止，感染被控制，体重增加。受照后两个月左右毛发再生，基本恢复健康需 2～4 个月以后，但某些症状如记忆力减退、疲乏无力、食欲不佳、睡眠障碍、性功能减退、免疫功能低下、贫血等可持续一定时间，精子的生成恢复需要更长的时间。

（二）肠型急性放射病

受到 10～20Gy 以上照射后引起胃肠道损伤为基本改变，以呕吐、腹泻和血水便为主要症状的极度重症型放射病。病情十分严重，进展迅速，临床表现重且急，治疗尚无存活的病例。

1. **初期**　一般在受辐射后 20 分钟至 4 小时内出现频繁呕吐，腹痛、腹泻等全身明显衰竭症状。持续 2～3 天。

2. **假愈期**　时间短 3～5 天或不存在，多数患者只是症状有缓解，呕吐消失后仍有全身疲乏、衰弱、食欲减退等症状。

3. **极期**　受辐射照射后 5～8 天重新出现严重的胃肠道症状，最突出的是频繁的腹泻，导致大量的体液丧失，水、电解质平衡严重失调，血液浓缩，血红蛋白增高，肠黏膜上皮细胞广泛脱落。一般在两周内死亡。

（三）心血管型（又称为毒血症型）急性放射病

吸收剂量在 20～50Gy，临床特征主要是休克或急性循环衰竭，可能是射线引起的细胞破坏释放出的血管活性肽和心脏功能衰竭所致，故也称毒血症型急性放射病。它与肠型的区别是心肌有变性坏死、炎症等，并有心血管系统的功能损伤、血压下降、小动脉炎、小血管硬化等。其病程比脑型急性放射病略长，小脑皮层颗粒层细胞核的固缩较小，一般在四分之一以下。

（四）脑型急性放射病

受到 50Gy 以上的全身或头部照射。主要以脑和中枢神经系统为基本损伤变化的一种极其严重的急性放射病，无明显分期、病程很短，发展急剧，很快死亡。照后立即发生顽固性恶心、呕吐、腹泻、精神淡漠、全身虚弱、心跳加速、呼吸急促、皮肤冰冷、口唇及口腔黏膜严重发绀，眼结膜充血。1～2 小时后发生意识障碍，共济失调，蹒跚步态，四肢抽搐，肌张力增强，眼球震颤。严重者牙关紧闭，角弓反张，惨叫，大小便失禁。数小时后转入病程的濒危期，血压下降，体温低下，呼吸缓慢，脉搏细弱，衰竭昏迷。最后呼吸、心跳先后停止而死亡。整个过程一般不超过 2～3 天。

三、诊断

诊断原则必须依据射线受照史，受照剂量的估算结果（有个人剂量档案），临床表现和实验室检查所见，并结合个人健康档案加以综合分析，对受照个体是否造成放射损伤的严重程度做出正确的判断。诊断及分型分度标准：

1. 一次或短时间（数日）内分次接受大于 1Gy 的均匀或比较均匀的全身照射。

2. 受照后引起的主要诊断症状和实验室检查所见是判断病情的主要依据，其严重程度与剂量大小、受照部位和范围及个体情况有关。

3. 对多次分割高度不均匀的全身照射病例，应注意其临床表现的某些特点。

4. 早期可参照下表做出初步的分型和分度诊断。如表 6-10。

表 6-10　各型急性放射病的初期反应和受照剂量下限

分型(度)		初期表现	照后 1~2 天淋巴细胞绝对数量低值/($\times 10^9 \cdot L^{-1}$)	受照剂量下限/Gy
骨髓型	轻度	乏力、不适、食欲减退	1.2	1.0
	中度	头昏、乏力、食欲减退、恶心、呕吐、白细胞数短暂上升后下降	0.9	2.0
	重度	频繁呕吐可有腹泻,白细胞急剧下降	0.6	
	极重度	多次呕吐和腹泻、休克、白细胞急剧下降	0.3	6.0
肠型		频繁呕吐和腹泻、休克、血红蛋白升高	<0.3	10.0
心血管型		心血管功能障碍 频繁呕吐和腹泻、休克、共济失调	<0.3	20.0
脑型		肌张力增强、震颤抽搐昏睡定向和判断能力减退	<0.3	50.0

四、预防和治疗的处理原则

1. **预防**　电离辐射损伤的药物预防在照前或当时应用某些药物,以减轻或消除射线对机体的损伤作用,如半胱胺酸、半胱胺(MEA)、胱胺、S-(2-氨基乙基)异硫脲(AET)、5-羟色胺(5-HT)、雌激素等都有一定的防护作用。

2. **治疗**

(1) 轻度:一般不需特殊治疗,可采取对症处理,加强营养、注意休息。

(2) 中度和重度

1) 初期:镇静、脱敏、止吐、调节神经功能、改善微循环和血小板凝集功能,尽早使用抗放射线药物。

2) 假愈期:白细胞总数减少,皮肤黏膜出血,预防性使用抗菌药物。预防出血,保护造血功能,必要时可输新鲜全血。

3) 极期:积极采取有效的抗感染措施。消毒隔离措施要严密,控制出血,减少造血损伤,输注白细胞和血小板悬液。纠正电解质紊乱,防止肺水肿。

4) 恢复期:强壮治疗,促进恢复

(3) 极重度:肠型和脑型,参考中度和重度的治疗原则。周密护理,全身支持疗法,应早采取抗感染,抗出血及刺激造血功能、改善微循环等措施。极重度骨髓型和轻度肠型可进行胎肝造血干细胞移植。

病情稳定后,进行医学随访观察和定期健康鉴定,注意可能发生的远期效应,根据恢复情况可疗养、休息或安排适当工作。

(迟彬　余建明)

第四节　内照射放射病

内照射放射病是指大量放射性核素进入体内,沉积于某些器官和系统,作为内照射源对机体引起的全身性疾病。

一、病因

放射性核素的内污染是引起内照射放射病的直接原因。

1. **事故性内污染**　大剂量误注放射性核素的医疗事故,超限量吸入(呼吸道、消化道、创面皮肤)及放射性核素事故。

2. **医疗性及职业性内污染**　发光涂料描绘、夜光表盘工人、放射化学工作者、接受镭治疗的患者、用钍对比剂诊断的人员及 ^{131}I 治疗甲状腺病等。

3. **放射性落下灰内污染**　核爆炸、核电站事故时,放射性落下灰引起的内照射效应主要是放射性碘对甲状腺功能和组织的破坏。

二、放射性核素侵入途径和代谢

(一) 吸收

吸收是指放射性核素由进入途径或接触部位透过生物膜进入血液循环的过程。

1. **呼吸道**　在开放型放射性物质的条件下,空气受到放射性核素污染的概率较大,并多呈气溶胶及气态状态,由于呼吸不受意识支配,因而呼吸道是放射性核素进入人体内最危险的途径。气态的放射性核素,如氡、氚、碘等,极易以简易扩散方式经呼吸道黏膜或肺泡进入血液。

2. **胃肠道**　胃肠道是吸收环境放射性污染物的主要途径。进入呼吸道内的部分放射性核素也可借廓清作用转移到胃肠道。各种元素在胃肠道的吸收率主要取决于化合物的溶解度和水解度。

3. **皮肤**　大部分放射性核素不易透过健康无损的皮肤，当皮肤涂有有机溶剂或皮肤充血时，可使吸收率增高；当皮肤出现创面时，吸收率较完好皮肤增加数十倍。

4. **其他方式**　研究实验及临床诊断治疗的需要，也可采取静脉、腹腔、肌肉和皮下注射，以及气管内注入和灌胃等方式将放射性核素注入体内。

（二）分布特点

1. **选择性分布**　核素选择性的蓄积于某些组织器官内。例如，亲骨性分布的核素^{45}Ca、^{90}Sr、^{140}Ba、^{226}Ra、^{90}Y、^{95}Zr、Pu 及某些超钚核素、重镧系核素；亲网状内皮系统的核素^{227}Ac、^{232}Th、^{241}Am、^{140}La、^{144}Ce、^{210}Po 和^{147}Pm 等锕系和稀土族放射性核素；亲肾性分布的核素^{238}U、^{106}Ru；^{131}I 可选择性分布于甲状腺；^{65}Zn 浓集于胰腺；^{90}Mo 集中于眼的虹膜；^{35}S 滞留于骨关节、表皮和毛囊内；^{59}Fe 较多分布于红细胞等。

2. **均匀性分布**　系指放射性核素进入体内后，比较均匀地分布于全身各组织器官，如^{3}H、^{14}C、^{24}Na、^{42}K、^{35}Cl 和^{137}Cs 等。

（三）排除

排除是进入体内的放射性核素在体内转运过程的最后环节。如果核素吸收量多，排除速率低，在体内滞留，引起严重的内照射，造成沉积器官的损伤。

1. **肾排除**　凡是吸收入血的可溶性放射性核素均主要经肾随尿液排出。经肾排除是最重要的排出途径。

2. **呼吸道排除**　吸收至体内的气态和挥发性放射性核素，主要经呼吸道排除，且速度快，排出率高。

3. **胃肠道排除**　进入胃肠道未被吸收的放射性核素，必然经过胃肠道排除。

4. **其他**　经皮肤、汗腺、唾液腺、乳腺和黏膜等排出体外。

三、内照射放射病的主要特点

内照射放射病的发病机制及病变的本质与外照射大体相同。由于放射性核素有其本身的特点，在体内有吸收、分布、代谢、排泄和生物半衰期等复杂问题，内照射放射病有它本身的特点。

1. **取决于α粒子和β射线**　机体主要危害决定于α粒子和β射线在组织内电离密度的大小。

2. **持续性**　核素进入体内后，大部分3~5天被排出体外，小部分滞留在体内，成为持续性照射源而作用于机体，直到全部被排除或衰变完为止。由于体内辐射源的持续作用，新旧损伤交错并存，临床的分期表现不典型，症状持续时间长，病程发展缓慢，远后效应损伤比外照射明显。

3. **选择性分布**　例如，亲骨性分布，亲网状内皮系统分布，亲肾性分布。根据放射性核素体内代谢规律，在核素进入和排出途径的局部损伤明显。

四、临床表现和诊断标准

（一）临床表现

有的与外照射放射病类似的全身性表现为主；有的以该核素靶器官的损害表现为主，伴有放射性核素初始进入机体内途径的损伤表现。临床表现可发生在放射性核素进入体内的早期（几周内）和/或晚期（数月至数年）。

1. 核素均匀或比较均匀地分布于全身引起的内照射病，临床和实验室检查所见与外照射急性放射病相似，可有不典型的初期反应，造血障碍和神经衰弱综合征。

2. 核素选择性分布的，则以靶器官的损害为主要表现，同时伴有神经衰弱综合征和造血功能障碍等全身表现。靶器官的损害表现因放射性核素的种类而异。

（1）放射性碘：引起的甲状腺功能低下，甲状腺结节等，甚至发生癌变。

（2）亲骨性核素：引起骨痛和骨髓造血障碍、骨质疏松、骨坏死，甚至发生骨肉瘤、病理性骨折等。

（3）亲网状内皮系统核素：对肝、脾、淋巴结损伤严重，可引起中毒性肝炎、肝硬化和肝癌；

（4）亲肾性分布的核素：可引起肾功能不全、蛋白尿、血尿。

（二）内照射放射病的诊断

1. **确认放射性核素短期内作用于机体的照射剂量**

（1）一次或短时间（数日）内进入体内的放射性核素，使全身在比较短的时间（几个月）内，均匀或比较均匀的受到照射，有效累积剂量当量可能大于1.0Sv。

（2）在相当长的时间内，放射性核素连续多次进入体内，或者有较长有效半衰期的放射性核素一次或多次进入体内，致使机体放射性核素摄入量超过相应的年摄入量限值几十倍以上，引起机体的全身性疾病。

2. 确认该放射性核素所致的特征性效应临床表现。

3. 有类似外照射放射病的全身性表现。

4. 体内放射剂量测定，分析血液、分泌物、排泄物放射性含量。有条件应进行人体全身计数器直接测量体内放射性的含量，综合分析，方能做出诊断。

五、治疗处理原则

内照射放射病的治疗原则与除外照射放射病的治疗原则基本相同外：

1. 对过量放射性核素进入体内的人员进行及时、正确的初期医学处理。

2. 有计划减少放射性核素的吸收，加速排出体内放射性核素，并治疗沉积器官的损伤。

（迟彬　余建明）

第五节　小剂量外照射生物效应与慢性放射病

一、小剂量外照射生物效应

小剂量外照射的生物效应是指，一次或数日内多次受到低于 1Gy 的外照射或/和不构成急性放射病的过量照射，可以是事故照射或应急照射，也可以是长期受到低剂量率的不产生外照射慢性放射病的慢性照射。它包括放射工作者的低剂量率职业性照射、医疗诊断及高本底辐射或因多次高空飞行而受到的宇宙线的照射等。

（一）早期临床症状

临床症状出现早，发生率约为 2%～5%，常在受照射当天或几天内出现，持续时间较短。一般受 0.25Gy 以下照射，症状不明显；0.5Gy 以上，少数受照射者出现轻微头晕、乏力、失眠、食欲减退、睡眠障碍等；剂量再大时可能出现恶心、呕吐、不思饮食、失眠、口渴等。由于个体放射敏感性的差异，症状大多为非特异性，反应轻重不一，因此对于早期自觉症状，须进行具体分析。

（二）早期血液学变化

早期外周血细胞计数的下降程度与剂量有关。结合事故资料，血象变化情况见表 6-11。

表 6-11　小剂量照射的外周血象变化

剂量/Gy	血液学变化
<0.10	不明显，一般在正常值范围内波动
0.10～0.25	淋巴细胞数略降后升高，渐恢复，白细胞数变化不明显
0.25～0.50	淋巴细胞及白细胞数略低于正常值，有的下降约 25%，但较快恢复到正常水平
0.50～1.00	淋巴细胞、白细胞、血小板可降至照前的 25%～50%，半年内可恢复到正常水平

（三）染色体畸变

染色体畸变是一个较敏感的指标，畸变率的增高明显超前于其他常规血象检查，小至 0.07Gy 照射后，早期的畸变率已达 6%，比正常值高数倍。照射剂量与染色体畸变关系密切，畸变可长期存在。小剂量外照射对机体的影响是轻微的，临床症状体征一般在短期内可自行恢复。

（四）精液检查

男性生殖系统对小剂量照射较为敏感。男性睾丸一次性受到 0.15Gy 照射后，可使精子减少，引起暂时丧失生育能力，经过数周或数月可以恢复。

二、外照射慢性放射病

外照射慢性放射病是指机体在较长时间内连续或间断受到超剂量当量限值的外照射，达到一定累积剂量后引起的以造血组织损伤为主伴有其他系统改变的全身性疾病。

机体长期或反复受到超剂量当量限值的 X、γ 射线和中子的外照射，剂量小、剂量率低、较长时间达到一定累积剂量当量（1.5Sv）即可发生外照射慢性放射病。出现较复杂的临床综合征，机体有一个损伤—修复，再损伤—再修复的反复过程。损伤的程度、发病的时间和恢复的快慢，取决于照射剂量、剂量率、受照面积、照射方式，也取决于个体的健康营养状况和机体的敏感性等内在因素。

（一）发生原因

外照射慢性放射病主要发生在从事外照射的职业人员中，由于防护条件差或不遵守防护规定，造成长期受到限量照射。发病与照射剂量、射线性质、剂量率、受照部位、受照面积及照受者的健康状况和年龄等多种因素有关，不同射线的敏感性也不同。

从事放射线诊断和治疗、X线物理分析、γ线治疗、使用放射性核素及中子源等人员，在一定的致病条件下，有发生外照射慢性放射病的可能性。对长期接触小剂量射线照射的人员来说，目前还难以提出引起外照射慢性放射病的剂量范围。

（二）临床表现

临床特点是：发病缓慢，病程较长，症状多、体征少，病情起伏不定，时好时坏无规律。从功能性改变，逐渐发展为器质性病变。机体的免疫功能降低，易受感染，导致病情复杂化。

1. 自觉症状　慢性放射病的早期症状主要是自主神经功能紊乱，最初表现为乏力、头痛、头昏、休息后好转。以后症状加重，全身虚弱、食欲减退、睡眠障碍，即最初多嗜睡。以后失眠或易醒、多梦、记忆力减退、注意力不集中。情绪改变，表现为易激动或情绪低落。性功能紊乱，男性性功能低下，女性月经失调。

部分患者有大便次数增多、心悸、气短、心前区不适、多汗等。由于免疫力下降和造血系统功能障碍，易患感冒而恢复慢。病情重者有牙龈出血、鼻出血、皮肤紫癜等出血倾向，个别有皮肤瘙痒或麻木等。

以上症状不是慢性放射病的特异表现，但结合职业史对诊断有一定参考价值。

2. 体征

（1）神经反射及血管调节变化：常见自主神经的变化有眼心反射、立卧反射异常，膝反射和腹壁反射亢进、减弱或不对称；龙贝格征（Romberg 氏征）及皮肤划痕症阳性；眼睑、舌、手指震颤，脉搏不齐，血压偏低，手心、腋窝多汗等。

（2）皮肤营养障碍：皮肤干燥、脱屑、粗糙、角化过度，无弹性、皲裂、毛发脱落、无光泽、色素沉着等皮肤营养障碍性改变，有的手部多汗、指纹模糊，指甲增厚、变脆等。

（3）眼晶状体改变：眼晶状体对射线较敏感，早期晶状体混浊，多呈粉尘状、颗粒状，空泡样，继之为环状，盘状混浊并伴有空泡，晚期后囊皮质下呈蜂窝状混浊，更甚者晶状体完全混浊影响到视力时，临床称为放射性白内障。放射性白内障是较常见的远后效应之一（详见本章第七节：电离辐射的远后效应）。

（4）其他：可见营养欠佳、体重下降、头发苍白、干燥无光泽、脱发，皮肤老化、牙齿松动、容貌早衰。有易感冒、感染、分泌功能紊乱表现。

3. 实验室检查

（1）血液系统：最常见是血液学的变化，外周血液的白细胞变化早于骨髓改变。

白细胞总数的改变有三种情况：①白细胞增高型：接触射线后白细胞总数逐渐增多，以后持续在 $1\times10^{10}/L$ 以上，持续时间较长；②白细胞波动型：白细胞先增多，以后逐渐降至正常范围内或 $4\times10^{9}/L$ 上下波动；③白细胞降低型：白细胞总数逐渐降到 $4\times10^{9}/L$ 以下，以后持续低于正常范围的下界或更低水平，此型多在接触射线剂量较大或慢性放射病明显期出现。

1）白细胞分类：主要为中性粒细胞比例减少、淋巴细胞相对增多。嗜酸性粒细胞、单核细胞亦可相对增多。

2）白细胞的形态变化：中性粒细胞及淋巴细胞皆可出现细胞形态异常。其中淋巴细胞的微核最为重要，是慢性辐射损伤综合诊断中的一项辅助指标。

3）血小板和红细胞变化：改变较晚，可以发生血小板减少或贫血。

4）骨髓检查：早期无明显变化，或有骨髓增生稍旺盛。晚期粒细胞、红细胞及巨核细胞系统皆再生低下。慢性放射病时约有 50% 以上骨髓象为正常，35%左右为增生低下，约 5% 有成熟障碍，4% 左右增生旺盛。

（2）生殖功能减弱：男性受到 1.0Gy 以上照射精子明显减少或消失，精子活动度下降，畸形精子增多，一年后才可恢复生育能力。

（3）内分泌系统及其他物质代谢异常：早期可无明显改变，稍晚期部分患者可以有肾上腺皮质或甲状腺功能减退，如尿 17-羟排出量减少，促肾上腺皮质激素刺激反应减弱，甲状腺功能基础代谢率降低。

血清蛋白电泳检查，可见白蛋白降低，球蛋白增高，白蛋白与球蛋白比例倒置，糖耐量曲线的异常。

（三）诊断原则及分度

1. 诊断原则　外照射慢性放射病目前尚无特异诊断指标，必须根据超剂量当量限值的照射史、受照剂量（有个人剂量档案）、临床表现实验室检查所见，并结合健康档案进行综合分析，排除其他疾病方能做出诊断。

慢性放射病的诊断按《中华人民共和国职业病防治法》39—54 条执行。由所在省(自治区、直辖市)卫生行政部门指定的专门机构或职业性放射性疾病诊断鉴定组集体诊断及办理,其他任何医疗卫生机构均无权受理与处理。

2. 分度　根据病变性质为功能性还是器质性,受累器官的多少,可恢复的程度分为 2 度。

(1) Ⅰ度特点:全身较敏感器官或组织轻度改变,以功能性改变为主,可恢复。

1) 有长期射线接触史和/或间断超过剂量当量限值照射史,累积剂量当量在 1.5Sv 以上。

2) 接触射线前身体健康,接触射线有相应的自觉症状,体征轻度。

3) 白细胞总数有较长期(六个月以上)减少在 $4\times10^9/L$ 以下,伴有中性粒细胞减少,淋巴细胞、嗜酸性粒细胞或单核细胞百分率增高。血小板轻度减低或血红蛋白减少。骨髓增生正常或轻度异常。其他实验室检查有轻度变化。

4) 若脱离射线或改善工作条件,进行积极治疗可恢复正常。

(2) Ⅱ度特点:全身各系统改变,器质性损害为主,可恢复性差。

1) 长期明显超剂量当量限值接触史,累积剂量更大。

2) 有较严重或顽固的自觉症状和体征。

3) 白细胞总数持续在 $3.0\times10^9/L$ 以下,或白细胞持续在 $3.0\times10^9\sim4.0\times10^9/L$ 兼有血小板数和/或血红蛋白持续减少。骨髓增生低下。内分泌及生育功能,物质代谢方面皆有明显改变,或有早衰等。

4) 脱离射线,积极治疗恢复缓慢,长期遗留有残余症状。

(四) 鉴别诊断

由于慢性放射病临床表现的多样性和非特异性,与某些慢性病、职业病类似,应予鉴别。如神经衰弱要与一般神经官能症、内耳眩晕症、更年期综合征相鉴别。慢性放射病以迷走神经功能亢进,一般表现为兴奋低下,神经衰弱偏向交感神经功能亢进,以兴奋性增高为多见。职业病,如苯中毒的症状和血象变化与慢性放射病相似,可依靠职业史来鉴别。

(五) 处理原则

1. Ⅰ度　暂时脱离射线工作,加强营养,积极进行中西医结合对症治疗,每年全面检查一次。恢复后再继续观察一年,逐渐恢复射线工作,并撤销外照射慢性放射病Ⅰ度的诊断。

2. Ⅱ度　调离射线工作,全休,积极治疗长期遗留的残余症状,但恢复缓慢。必要时进行疗养,定期随访,每两年全面复查一次。根据恢复情况可参加力所能及的非放射性工作。

(六) 预防

1. 凡进行放射性工作的场所或设备都应符合安全防护的要求,做好前期预防。应制定有关的技术操作规程和安全防护措施。

2. 从事放射性工作的人员都要进行上岗前培训。应具备一定的专业理论知识、实际操作技术和防护基本知识。

3. 应建立和执行防护、剂量监督和个人剂量监督制度。及时改进防护条件,确保放射工作人员在剂量当量限值范围内工作,防止超剂量的照射。

4. 开展就业前体格检查,就业后定期健康检查。以便早期发现异常,达到预防的目的。应加强营养、注意体育锻炼,增强体质,是预防慢性放射病的积极有效措施。

(迟彬　余建明)

第六节　放射性皮肤损伤

电离辐射对皮肤直接作用所引起的损伤称为放射性皮肤损伤,或称放射皮肤烧伤。常见引起皮肤放射损伤的射线为 X 射线、γ 射线及 β 射线。根据接受剂量情况,在皮肤局部可出现急性或慢性皮肤放射损伤。

一、急性放射性皮肤损伤

身体局部受到一次或短时间(数日)内多次大剂量(5Gy)外照射所引起急性放射性皮炎及放射性皮肤溃疡,称急性放射性皮肤损伤。

(一) 病因

1. 核战争　皮肤受到大量的放射性落下灰严重污染,可发生局部皮肤 β 射线烧伤和光辐射造成的复合伤。

2. 日常生活　多见于放射性事故,反应堆和核燃料后处理厂的工作人员,检修污染设备或处理放射性物料时,因裂变产物或中子活化物质污染皮肤,引起皮肤烧伤。在某些异常情况下,放射源直接接触皮肤而造成损伤。

3. 医源性皮肤放射损伤　由于医学诊断和治疗的原因,如透视下骨折复位、取异物、钡餐透视下手法操作等在射线下长时间曝光，使局部皮肤受到过量照射，或因肿瘤放射治疗剂量过大，原子反应堆、加速器、钴治疗机操作事故。

（二）临床表现

急性放射性皮肤损伤一般可分为三度

1. Ⅰ度——红斑反应

1）初期反应期：照后3~4小时，局部瘙痒、疼痛、烧灼感，表现为轻度水肿和界限清楚的充血性红斑，附近淋巴结肿大。持续1~7天后，红斑暂时消失。

2）假愈期：症状减轻，红斑暂时消退，持续3周左右。

3）极期：照后2~3周上述症状重现，且明显，可产生持久的红斑。皮肤呈棕褐色，局部轻度水肿，中性脱皮和脱毛，局部淋巴结肿大。持续2~3周后进入恢复期。

4）恢复期：红斑区出现片状脱屑，色素沉着。损伤的肢体可有长时间水肿，无功能障碍。

2. Ⅱ度——水泡反应

1）初期反应期：此期的临床表现与红斑反应的早期症状相似，但出现很早，程度严重。

2）假愈期：红斑隐退，瘙痒、烧灼感等症状消失，持续2周。

3）极期：红斑再次出现，局部肿胀明显，皮肤发红，逐渐加深呈紫红色，照射部位搔痒，疼痛剧烈，具有严重的烧灼感。经数天后在红斑处出现水泡，周围有色素沉着。水泡破裂后形成糜烂面，常有渗出液，若继发感染，则不易愈合。附近淋巴结肿大，有触痛。体温升高及其他全身症状，如头晕、乏力、食欲不振、恶心、呕吐等。

4）恢复期：整个病情需要1~3个月或更长时间。糜烂面在痂下愈合，部分留有瘢痕。再生皮肤菲薄、萎缩、干燥而无弹性。病变部位皮肤呈暗褐色斑和毛细血管扩张。新生的皮肤对外界刺激极敏感，且破损后往往不易愈合。

3. Ⅲ度——溃疡坏死反应

1）初期反应期：照后损伤部位烧灼或麻木感，疼痛、肿胀和红斑等，明显高热，全身症状表现沉重。

2）假愈期：一周以内或无潜伏期而进入极期。

3）极期：潜伏期后，再次出现明显红斑，呈紫红色，伴有色素沉着，同时产生水泡和组织坏死，形成糜烂面或出现圆形溃疡。有时溃疡深达骨髓，疼痛剧烈难忍，淋巴结肿大更为明显。全身症状较严重，患者主诉全身乏力，精神不佳，食欲减退，恶心呕吐或有腹泻等。白细胞减少，易并发脓毒败血症而危及生命。整个皮肤层及其附属器官均遭受严重损伤，毛发永不再生。由于受照部位的小血管产生闭塞，进而引起缺血性坏死，严重者可导致死亡。

4）恢复期：放射性损伤一般要经数月或数年才能愈合，甚至长期不能愈合，已愈合的部位也易反复破溃，易感染，疼痛剧烈。毛囊、皮脂腺均遭受到破坏，不再恢复。常形成瘢痕挛缩，伴有功能障碍如表6-12。

表6-12　急性放射性皮肤损伤临床表现与照射剂量

分度	初期反应	假愈期	极期	恢复期
Ⅰ度红斑	红斑，局部瘙痒有灼热感，伴轻度水肿，可持续1~7天	初期红斑暂时性减退或消失。可持续2~6周	红斑再现，呈棕紫色，边界清、有皮屑、脱毛，有区域性淋巴结肿大，可持续2~3周	红斑区域皮肤可见脱屑、周边色素沉着，不留瘢痕
Ⅱ度水泡	红斑，局部有麻木感、红斑出现较Ⅰ度早	症状缓解，可持续1~3周	初期症状加重，出现二次红斑渐加深，呈暗红色。数天后红斑区域出现水疱，溃破成创面有大量渗出液	创面可在结痂下愈合，留有瘢痕
Ⅲ度溃疡坏死	红斑，局部有麻木感，伴瘙痒，局部有水肿	初期症状有缓解，可持续1周左右	Ⅱ度的基础上出现溃疡、坏死，有区域性淋巴结肿大，如高能射线大剂量照射可引起脏器出血和骨坏死等，疼痛剧烈难忍	溃疡难愈，愈合还可反复破溃，易感染形成瘢痕挛缩伴功能障碍。痊愈数年还可出现远后效应

（三）诊断标准

1. 急性放射性皮肤损伤是身体局部受到一次或短时间（数日）内多次大剂量照射所引起的皮肤损伤，其参考阈值为 5Gy（有个人剂量档案）。对放射工作人员应结合健康档案进行综合分析、诊断。

2. 皮肤照射后的主要临床表现和预后因照射剂量、射线能量、受照部位和身体情况等而异，可参照表 6-13 做出分度诊断。

表 6-13　急性放射性皮肤损伤诊断标准

分度	初期反应	假愈期	极期	参考剂量/Gy
Ⅰ度	红斑	2~6 周	红斑、脱毛	5
Ⅱ度	红斑、麻木感	1~8 周	二次红斑、毛囊疹、水疱	10
Ⅲ度	红斑、麻木、瘙痒、水肿	数小时~10 天	溃疡、坏死	15

（四）处理原则

1. 放射性核素沾染皮肤时应及时洗消去污处理。

2. **Ⅰ度**　不需特殊治疗，应避免对受照局部的各种刺激，包括重复照射。

3. **Ⅱ度**　选用刺激性小、具有抗感染能力和改善血液循环、促进组织生长的药物，保持水泡表面清洁无菌，防止感染。水疱张力过大时可用消毒空针抽出疱液。

4. **Ⅲ度**　避免溃疡面感染，适时植皮，保护局部功能。

二、慢性放射性皮肤损伤

慢性放射性皮肤损伤系指局部皮肤长期受到超过当量剂量限值的照射，年累积剂量当量一般大于 15Sv 局部照射所形成的累积性的伤害。

（一）病因

1. 放射性职业人员，由于工作中的不可避免、不注意防护，致局部皮肤长期受到超当量剂量限值的照射，数年后出现慢性皮肤及其附件改变，或者由于急性放射性皮肤损伤的迁延而来，其中以医学 X 线工作者的手部皮肤患慢性放射损伤的发病率最高。

2. 良性皮肤疾患，多次进行放射治疗，导致慢性放射皮肤损伤。

3. Ⅱ度、Ⅲ度急性放射性皮肤损伤恢复不全，进入晚期呈慢性迁延结局。

根据文献报道，X 射线损伤的慢性皮炎潜伏期为 1.8~14 年不等；β 射线潜伏期较短约 1~5 年。慢性放射性皮肤损伤可以分为Ⅰ度、Ⅱ度、Ⅲ度。

（二）临床表现

早期皮肤干燥、粗糙、脱屑、指纹变浅或紊乱。指甲灰暗或纵嵴、带状色甲、甲脆易劈裂。有时可见皮肤色素脱失或沉着，皮肤老化，弹性差。

晚期皮肤萎缩变薄或皮肤、肌肉均萎缩，毛细血管扩张，当扩张的血管与皮肤色素沉着和脱失相衬，酷似风干的香肠。皮肤过度角化，严重者如硬壳。手指末端的角化物与指甲融合，触痛明显。皮肤疣状角质物增生，呈多种形态，如鸡眼样、牡蛎壳样、干血痂样、扁平疣样、寻常疣样。大小不等小如针尖，大如豆。指甲增厚变形有黑条纹。可合并关节强直和肌腱挛缩。重者发生溃疡而长期不愈。

常伴有皮肤麻木、发痒、刺痛、对冷热刺激敏感等。

（三）诊断标准

1. 局部皮肤长期受到超过当量剂量限值的照射，年累积剂量当量一般大于 15Sv（有个人剂量档案）。受照数年后出现慢性皮肤及附件改变，亦可由急性放射性皮肤损伤迁延而来。结合健康档案综合分析、诊断。

2. **慢性放射性皮肤损伤分度诊断标准**

（1）Ⅰ度损伤：慢性放射性皮炎，早期出现皮肤干燥、粗糙、失去弹性、脱屑、指纹变浅或紊乱，汗毛脱落、指甲灰暗或纵嵴、带状色甲及指甲脆易劈裂等改变。

（2）Ⅱ度损伤：硬结水肿，皮肤角化过度、皲裂，较多疣状突起或皮肤萎缩变薄、指纹紊乱或消失，皮肤色素减退或色素沉着交潜存在，指甲增厚变形，肌肉萎缩、骨组织脱钙等。

（3）Ⅲ度损伤：慢性放射性溃疡，慢性放射性皮炎进一步发展，局部皮肤出现长期不愈的溃疡和坏死、角质突起物、指端严重角化和指甲融合、可合并肌腱挛缩、关节变形强直。

3. 排除霉菌感染、扁平疣、接触性皮炎等疾病。

（四）处理原则

1. **Ⅰ度**　慢性放射性皮肤损伤者，应妥善保护局部皮肤，避免外伤及过量的照射，并作长期观察。

2. **Ⅱ度**　损伤者视皮肤损伤面积的大小和轻重程度，减少射线接触或脱离放射性工作，并给予积极的治疗。

3. **Ⅲ度**　损伤者应脱离放射性工作，并及时给予局部和全身治疗。对经久不愈的溃疡和严重的皮肤组织增生或萎缩性病变应尽早手术治疗。

三、放射性皮肤癌

放射性皮肤癌是指射线所致角化过度或长期不愈的放射性溃疡基础上恶变而成的。四肢多为鳞状上皮细胞癌，面颈部多为基底细胞癌。放射性皮肤癌通常是局限的，其恶性程度较低，但若疏忽或治疗不当，则可扩展或向远处转移。

放射性皮肤癌潜伏期(开始受照射到发生癌变)，平均20～25年。放射性皮肤癌发展期(从出现慢性皮炎到癌变)，平均10年左右，由X射线、γ射线损伤引起的慢性放射性皮炎的癌变率平均为29.7%。因职业关系引起手部的慢性皮肤放射损伤，恶变率最高可达50%～55%。

(一) 诊断标准

1. 必须是发生在皮肤受到严重放射性损害的部位。

2. 癌变前表现为射线所致的角化过度或长期不愈的放射性皮肤溃疡。

3. 凡不在皮肤受放射性严重损害部位的皮肤癌，均不能诊断为放射性皮肤癌。

4. 手部的放射性皮肤癌其细胞类型多为鳞状上皮癌。

(二) 处理及治疗原则

1. 发展为放射性皮肤癌应进行癌肿切除或截肢(指)手术。

2. 放射性皮肤癌局部严格避免再接触射线，皮肤癌一般不宜做放射治疗。

3. 伴有全身症状的对症治疗。

(迟彬　余建明)

第七节　电离辐射的远后效应

电离辐射的远后效应即是指一次中等或大剂量X射线、γ射线，中子照射；或是长期小剂量累积作用，也可是放射性核素一次大量或多次小量侵入机体，在半年以后(通常是几年或几十年)出现的变化；或是急性损伤未修复而延续下来。它包括随机效应和确定效应两类，远后效应可显现在受照者本人身上，也可显现在后代身上，前者称为躯体效应(致癌效应、白内障)，后者称为遗传效应。

一、致癌效应

人类对于辐射致癌效应的资料，主要来源于原子弹爆炸受照人群的流行病学研究、接受放射治疗的患者和对从事与放射线有关的工作人员的研究。实验结果和临床观察证实电离辐射能引起机体组织的癌变。

(一) 辐射诱发人类癌症的部位

ICRP列出了与放射线有关的12种癌症的潜伏期，包括甲状腺癌、乳腺癌、肺癌、食管癌、胃癌、肝癌、结肠癌、胰腺癌、唾液腺癌、肾与膀胱肿瘤以及白血病12种。急性骨髓白血病，最短潜伏期为2年，其他癌症为5～10年，甚至可能更长。

1. **白血病**　辐射诱发白血病已由日本原子弹爆炸幸存者资料、放射工作者的体检和医疗照射等有关资料证实。白血病的类型以急性白血病和慢性粒细胞型白血病为主。剂量从1～9Gy以上的发病率与剂量呈线性关系。最短潜伏期为2年，平均潜伏期为2年。

2. **甲状腺癌**　在辐射致癌中，甲状腺相对敏感性高，广岛、长崎原子弹受害者和前苏联切尔诺贝利核电事故污染地区居民的调查，均发现甲状腺癌和结节的发病率增高，儿童尤其明显。头颈部放射治疗可使甲状腺癌的发病率增高，女性甲状腺癌的诱发率为男性的2～3倍。最短潜伏期5年，平均潜伏期为16～20年。病理组织学检查证实，多为乳头状腺癌及滤泡癌。

3. **乳腺癌**　乳腺对辐射致癌的敏感性仅次于造血系统和甲状腺。从日本原子弹爆炸受害者中，发现受照剂量在0.5Gy以上者，乳腺癌的发生率随剂量的增加而增高。因肺结核气胸治疗，X射线反复胸透者中，乳腺癌发病率也有增加。最短潜伏期5年，平均潜伏期为23年，几乎全部发生于女性。78%病例为浸润型乳腺管癌。

4. **肺癌**　肺组织的辐射致癌效应不及甲状腺敏感，但辐射诱发肺癌也是常见的。日本原子弹爆炸受害者诱发肺癌率随照射剂量的增加而增高。肺癌最短潜伏期为10年，平均为17年。长期在含有较高浓度氡的矿井下工作的矿工可发生肺癌，如国外加拿大的萤石矿、捷克的钨矿、法国的铀矿、美国的铁矿以及我国的锡矿都有肺癌死亡率增高的报导。

5. **骨肉瘤**　在早年接触^{226}Ra 发光涂料的女工或长期接触镭者,骨癌发生率增加与骨骼中沉积的镭含量有关。也有人报导^{224}Ra 治疗的骨结核和强直性脊柱炎的患者及长期受外照射者发生骨肉瘤。平均潜伏期为 15 年。

6. **皮肤癌**　放射性皮肤癌在放射致癌中历史最久,从 1902 年以来就有报道,主要见于手部。据估计 X 线诱发皮肤癌的最低剂量为 10Gy,平均潜伏期为 21 年。

(二) 辐射致癌的危险估计

不同组织、器官的致死性癌症终生概率分布情况根据 ICRP 1990 年建议书,如表 6-14。

表 6-14　不同组织、器官的致死性癌症终生概率

组织器官	致死性癌症终生概率/($10^{-4}Sv^{-1}$)	组织器官	致死性癌症终生概率/($10^{-4}Sv^{-1}$)
骨髓	50	食管	30
骨表面	5	子宫	10
膀胱	30	皮肤	2
乳腺	20	胃	110
结肠	85	甲状腺	8
肝	15	其他	50
肺	85		
总计			500

如乳腺的致死概率为 $20\times10^{-4}/Sv$,表明乳腺受到 1Sv 当量剂量的照射,诱发乳腺癌的概率为万分之二十。

辐射诱发癌症的危险估计,目前主要针对致死性癌症的发生率,但不同的癌症其死亡率相差很远。例如,肺癌预计全部死亡;甲状腺的死亡率较低,估计在 2%～9%;皮肤癌死亡率更低,仅约 0.01%(基底细胞癌)至 1%(鳞状细胞癌)。

二、放射性白内障

眼晶状体上皮细胞对射线较敏感,一定剂量照射后由于细胞被破坏,异常纤维形成,而扰乱了晶状体的均质性形成放射性白内障。

(一) 白内障的发生

白内障发生率与剂量有关,这种损伤属确定性效应,且依辐射性质而异,中子损伤效应比 X 射线、γ 射线高,中子损伤的累积作用强,分次照射与单次照射效应相似,快中子引起白内障剂量为 0.75～1Gy。X 射线与 γ 射线引起的白内障的最低累积剂量为一次 2.0Gy,三个月内分次累积 5.0Gy 以上。一般认为累积到 3.5～6Gy,γ 射线照射后,大多数人可发生晶状体混浊,其潜伏期从 6 个月至 35 年,受照剂量越大,年龄越小,潜伏期越短。人类放射性白内障除职业性照射外,主要是头面、眼部肿瘤放射治疗的并发症。

(二) 白内障临床特点与分期

放射性白内障具有一定的临床特点,如晶状体混浊开始发生在后囊下皮质内,呈进行性改变,表现为晶状体混浊的形态改变和范围扩大。

为了加强放射性工作者的防护,及时诊断处理放射性白内障的发生,国家卫生部于 1988 年发布了国家标准《放射性白内障诊断标准及处理原则》。

Ⅰ期:晶状体后极后囊下皮质内有细小点状混浊,排列成环形并伴有空泡。

Ⅱ期:晶状体后极后囊下皮质内呈现盘状混浊且有空泡。更甚者,在盘状混浊的周围出现不规则的条纹状混浊向赤道部延伸。盘状混浊亦可向皮质深层伸展,呈宝塔状外观。前极前囊皮质内可出现细点状混浊及空泡,视力可能减退。

Ⅲ期:后囊皮质下呈蜂窝状混浊,后极部较致密,向赤道部逐渐稀薄,伴有空泡,也可有彩虹点,前囊皮质内混浊加重,有不同程度的视力障碍。

Ⅳ期:晶状体全部混浊,有严重的视力障碍。

(三) 放射性白内障的诊断原则与鉴别诊断

1. 诊断原则根据患者受辐射的历史和白内障的形态特点,若无其他原因即可诊断。

(1) 眼部有明确接触电离辐射的历史;

(2) 有眼晶状体混浊的形态特点;

(3) 眼部所受的辐射剂量;

(4) 无其他因素所致的白内障。

2. **鉴别诊断**　白内障晶状体混浊发生率与剂量成正比。影响晶状体的因素,除辐射外,还存在有光辐射、热以及红外线的复合作用。随着年龄的增长,正常人群中白内障的发病率也逐渐增加。

在对受照射群体的临床观察中发现。在晶状体混浊改变中,只有后囊及后囊下皮质出现的各类形态改变(颗粒、点状、空泡、盘状及结痂状)与相应的该年龄组(非射线接触者)比较,具有质的差别。尤其对年龄偏大的射线接触者诊断放射性白内障有特别重要的意义。

应与其他白内障相鉴别:①并发白内障(高度近视眼、葡萄膜炎、视网膜色素变性等);②全身代谢有关的白内障(糖尿病、手足搐搦、长期服用类固醇等);③挫伤性白内障;④化学中毒及其他物理因素所致白内障;⑤老年性白内障;⑥先天性白内障等。

(四)处理原则

1. **晶状体混浊**　治疗可用维生素及其他营养剂等。如晶状体完混浊,可施行白内障摘除手术,有条件的可行人工晶状体植入术,配矫正眼镜。

2. **放射性白内障**　根据白内障的程度及视力受损情况,暂时或长期脱离放射线,每隔半年至一年复查一次晶状体。晶状体损伤可通过佩戴防护镜来预防。

三、永久不育

睾丸和卵巢的生殖细胞对辐射都很敏感,而生殖系统的其他细胞对辐射却不敏感。性腺受照射后,主要表现生殖能力障碍,其损伤程度与受照剂量大小有关。

1. **男性**　睾丸暂时不育的照射剂量为0.15Gy,在迁延照射条件下,剂量率的阈值约为0.4Gy/年;若受1.0Gy以上照射精子明显减少或消失,精子活动度下降,畸形精子增多,一年后才可恢复生育能力;永久不育剂量的阈值约为3.5~6.0Gy,剂量率的阈值约为2Gy/年;受到6Gy以上照射者100%发生永久不育。精子损伤变化的顶峰在照射后7~10个月。值得注意的是当男性受到不育剂量的照射时,其激素平衡、性欲、体能等并不出现明显的改变。

2. **女性**　生育力受辐射损害程度因年龄而异,随年龄增加,引起永久不育的阈剂量降低。两侧卵巢同时受到0.65~1.5Gy的照射,可迅速引起生育力障碍,但可恢复。女性永久不育剂量的阈值为2.5~6.0Gy,在迁延照射条件下,永久不育剂量率的阈值约为0.2Gy/年。辐射造成女性不育时,伴有与绝经期相似的明显激素水平的改变。

四、宫内受照效应

这是一类比较特殊的确定效应。胚胎或胎儿在不同的发育期受照后出现的效应有所不同,主要包括:

1. **死胎**　植入前受精卵(受孕0~9天),较小的剂量(0.1Gy)即能诱发胚胎死亡。

胚胎在宫内发育的其他阶段,受到较高的剂量照射后,也会发生胚胎和胎儿死亡。

2. **先天性畸形**　胚胎在器官形成期(受孕后9~42天)受到照射,可引起发育的器官畸形,还会引起没有畸形的生长障碍。

3. **智力低下**　其严重程度随剂量而增加,直至认知功能严重迟钝。在妊娠8~15周内是射线引发知力低下最敏感的时期,其次是16~25周,如表6-15。

表6-15　辐射对胚胎和胎儿的效应[①]

效应(智力影响)	照射时间	概率
智商下降	妊娠8~15周	30IQ点 Sv^{-1}[②]
严重智力迟钝	妊娠8~15周	$40\times10^{-2}Sv^{-1}$
严重智力迟钝	妊娠16~25周	$10\times10^{-2}Sv^{-1}$

注:①低LET辐射,高剂量、高剂量率照射。
②智商单位,亦即智商点(IQ point)表示。

五、遗传效应

性腺受到电离辐射的照射,引起生殖细胞的损伤(基因突变或染色体畸变)可传递下去,并表现为生育方面的异常以及后代的遗传性缺陷。这种出现在后代中的随机效应称为遗传效应。

遗传效应在后代可表现为:先天性畸形、流产、难产、死胎、不孕、性别比例改变、婴幼儿死亡率增高及某些特殊遗传疾病增加等。

电离辐射产生的遗传效应,可分为基因突变和染色体畸变。性细胞内的染色体是遗传物质的主要载体。染色体畸变是DNA链数目和结构上的改变,包括形成“多倍体”和“非整倍体”或染色体的断裂而出现某些基因组丢失、异位和重建,其中最主要的是异位,因含有异位染色体的生殖细胞可以继续进行分裂,从而有可能传给后代,以致产生某种程度异常的后代或致死性疾病。这些改变不一定都显示出明显的遗传效应。显性基因突变可在受照者的第一、二代显示出遗传效应,而隐性基因突变对最初几个子代影响小,遗传效应很轻,但后代遗传损伤的总数增加。

然而,人类的辐射遗传流行病学调查资料,尤其是对日本原子弹爆炸受害者的大量调查表明,辐射遗传的危害并不是很严重的或者至今尚不能做出肯定的结论。

(迟彬　余建明)

第八节　放射防护的原则

一、放射防护的目的

放射防护的目的在于防止有害的确定性效应，并限制随机性效应的发生率，使之达到被认为可以接受的水平。保障放射工作人员，公众及其后代的健康与安全，提高放射防护措施的效益，促进我国放射工作的发展。

二、放射防护的基本原则

使用电离辐射源的一切实践活动，与防护有关的设计、监督、管理都必须遵从以下原则。

（一）实践正当化

为了防止不必要的照射，在引进任何伴有电离辐射的任何实践都必须经过论证，通过代价与利益分析，确认这种实践对人体健康或环境可能产生的危害远小于个人和社会从中获得的利益。因而，其具有正当理由是值得进行的。反之则不应当采取这种实践。

（二）防护的最优化

为了使任何必要的照射应保持在可以合理达到的最低水平，应以放射防护最优化为原则，用最小的代价获得最大的净利益，而不是盲目追求无限地降低剂量，否则所增加的防护费用经济投入将是得不偿失，不能认为是合理的。

（三）个人剂量限值

在实施上述两项原则时，要同时保证个人所受剂量当量不应超过规定的相应限值，剂量限值是职业性工作人员或公众成员允许接受的年剂量极限，保证放射工作人员不致接受过高的照射水平。

正当化、最优化、个人剂量限值统称为放射防护的三项基本原则。在放射防护工作中认真执行放射防护三原则，可以把辐射危害减少到尽可能低的水平。

三、基本限值

放射防护剂量限制体系中的基本限值包括剂量当量限值和次级限值，放射工作人员和公众个人的剂量限制的限值也不同。

（一）放射工作人员的剂量限值

1. 剂量当量限值　放射工作人员的年剂量当量，指一年工作期间所受到外照射的剂量当量与这一年内摄入放射性核素所产生的待积当量剂量二者总和，但不包括天然本底和医疗照射。对放射工作人员进行剂量限制要考虑随机性效应和确定性效应。为了限制随机性效应，放射工作人员受到全身均匀照射时的年剂量当量不应超过50mSv。当受到不均匀照射时，有效剂量应满足6-1不等式。

$$\sum_{T} W_T H_T \leqslant 50\text{mSv} \qquad \text{（式 6-1）}$$

式中，$\sum_{T} W_T H_T$ 为有效剂量，用符号 H_E 表示，mSv。W_T 组织或器官（T）的相对危险度权重因子可查表。H_T 组织或器官（T）的年剂量当量，mSv。

为了防止有害的确定性效应，眼晶体的年剂量当量限值为150mSv，其他单个器官或组织的年当量剂量为500mSv。

2. 次级限值　放射工作人员一年中摄入放射性核素的量，不应超过《放射卫生防护基本标准》附录B列出的年摄入量限值（ALI）。各种放射性核素的年摄入量依据该核素在食物中含量与放射性工作人员对该食物年食入量乘积之和求算。

3. 混合照射　放射工作人员在内、外混合照射下，满足下列不等式者可认为其受照剂量不会超过工作人员的年剂量当量限值。

$$[H_E/(50\text{mSv}\cdot \text{a}^{-1})]+\sum(I_j/A_{\text{LI}j})\leqslant 1 \qquad \text{（式 6-2）}$$

式中，I_j-放射性核素j的年摄入量，单位 $\text{Bq}\cdot\text{a}^{-1}$；$A_{\text{LI}j}$ 放射性核素j的年摄入量限值，单位 $\text{Bq}\cdot\text{a}^{-1}$。

4. 特殊照射　在一般情况下，连续三个月内一次或多次接受的总剂量当量不要超过年剂量当量限值的一半。在特殊情况下，需要少数工作人员接受超过年剂量当量。限值的照射必须事先经过周密的计划，由本单位领导及防护负责人批准，其有效剂量在一次事件中不大于100mSv。一生中不大于250mSv，并满足防止确定性效应剂量当量值的要求。从事放射工作的孕妇、授乳妇（内照射工种）及16～18岁实习人员，不应在甲种工作条件下工作，不得接受事先计划的特殊照射。从事放射工作的育龄妇女所接受的照射，应严格按均匀的月剂量率加以控制。未满16岁人员不得参与放射工作。

（二）公众中个人剂量限值

公众是指在放射工作场所以外的场所工作或生活的一切人员。当长期持续受到照射的公众中个人，其中每年的全身照射的年剂量当量限值不高于1mSv；短期偶然受照公众中个人受到的年剂量当量不超过 5mSv。任何单个组织或器官，每年的剂量当量为 50mSv。公众成员受到内照射的情况下，其内照射的次级限值取 ALI 值的 1/50。短期内可允许 ALI 值的 1/10。

（三）导出限值

《放射卫生防护基本标准》中所列导出空气浓度（DAG）、表面污染导出限值，均属导出限值，是限制人员接受内、外照射对环境污染或表面污染制定的一个控制水平。

（四）管理限值

为了管理目的，由执法部门或主管单位应用防护最优化程序，制定具体工作场所的限值，它应严于基本限值和导出限值。

（五）参考水平

参考水平不是限值，是在放射防护中决定采取某种行动而规定的水平，包括记录水平，调查水平和干预水平。基本限值的危险度分析结果表明，现行标准的剂量限值对确定性效应已提供足够的防护；对于随机性效应，全身均匀照射的年剂量当量限值 50mSv，相当于职业危险度 50 000，并不优于其他安全水平较高的工业。因此，在辐射应用中，不能只满足不超过基本限值，应当在“可以合理做到”的范围内尽量降低受照剂量。

职业照射最优化的一个重要特点是选定剂量约束值，即选定源相关的个人剂量限值，以个人受到的危险作为选定限值的依据是难以确定的。为此，放射防护学界提出，“不可接受的”“可忍受的”“可接受的”三种照射水平。前者为辐射实践，在任何合理的基础上，都是不可接受的，这种照射诸如事故之类的异常情况下的照射，也许是不得不接受的。“可忍受的”意指这种照射不是受欢迎的，但是还可以合理地忍受。“可接受的”意指可以不需进一步改进而可以接受的，也就是防护已达最优化。

60 号出版物建议剂量限值在“不可接受的”与“可忍受的”区域内划的一条分界线，对职业性照射委员会推荐的限值为在 5 年内平均有效剂量为 $20mSv \cdot a^{-1}$（100mSv 每 5 年），并且进一步规定在任一年内有效剂量不超过 50mSv。在这些建议的限值中，隐含着对最优化的剂量约束值一年不应超过 20mSv。公众的照射限值为一年中的 1mSv 有效剂量，但在特殊情况下，只要 5 年平均值不超过 $1mSv \cdot a^{-1}$。可以容许在单独一年中有较高的有效剂量。对于眼晶体和局部面积的皮肤，委员会也规定限值。现将新建议的限值汇总于表 6-16。表中数据表明，新建议书选定的剂量限值比 26 号出版物规定值，降低 1.5 倍。

表 6-16　ICPR60 号出版物建议的年剂量限值

年剂量限值/（$mSv \cdot a^{-1}$）		
应用	职业	公众
年有效剂量	20	1
年当量剂量		
眼晶状体	150	15
皮肤	500	50
手和足	500	—

注：不同照射类型相应的剂量限值和指导水平。

四、X 线防护标准

我国制定了一系列的 X 线防护标准，包括国家标准、国家职业卫生标准和卫生行业标准等类别，其中对于受检者和放射工作人员的放射防护标准主要有以下几项：

《医用 X 射线诊断受检者放射卫生防护标准》（GB 16348—2010）规定了 X 射线诊断中受检者的防护原则和基本要求，以及对儿童、育龄妇女、孕妇的特殊要求。

《放射工作人员的健康标准》（GBZ 98—2002），规定了放射工作人员健康标准的基本要求和特殊要求，不应或不宜从事放射工作的条件。

GBZ 179—2006 则对受检者、监护人、群体将康体检、研究项目中受试者等所进行的医疗照射提出了放射防护基本要求。

GBZ/T 149—2002 则规定了医学放射工作人员的卫生防护培训规范，包括了医学放射工作人员放射防护培训的宗旨、对象、内容、方式、考核及实施等基本要求。

（迟彬　余建明）

第九节　照射防护的一般措施

一、外照射防护的基本方法

（一）时间防护

人体受到照射的累积剂量与受照时间成正比，照射时间越长，吸收的剂量越多，对身体健康的损害也越大，所以应尽量减少人员在辐射场中逗留时间，也能起到防护作用。在特殊情况下，人员不得不在大剂量环境中工作时，应对每个人的操作时间严格限制，使受照剂量控制在规定的剂量限值以下。

（二）距离防护

延长人体到辐射的距离，可减少其受照射剂量。在不考虑空气对射线的吸收时，人体受到照射的剂量与距离的平方成反比，即距离增加一倍照射量减少到原来的1/4。

（三）屏蔽防护

在实际工作中，单靠时间和距离这两个因素的调节往往有一定限度。为了取得更好的防护效果，还需在辐射源和人体之间设置一定厚度的屏蔽体，用以减少和消除射线对人体的危害。在对外照射进行防护时，应结合实际情况，将三种措施结合使用。一般来说，在有限的工作场所内应采用合适的屏蔽防护，结合考虑距离和时间防护，以获满意的防护效果。

二、外照射的屏蔽防护

电离辐射外照射的屏蔽防护，关键在于设置厚度合适的屏蔽体。屏蔽体的厚度取决于辐射的类型和能量源的活度、屏蔽材料的衰减特性以及相关的剂量约束值。

带电粒子穿过物质时，主要通过激发、电离等损失能量，外照射防护比较容易。例如，α粒子在空气中的射程很短，一张普通的材料纸就可防止α射线的外照射危害。X和γ射线不带电，在穿越物质时主要通过光电效应、康普顿效应和电子对效应损失能量。而中子则是通过与物质的原子核散射和吸收损失能量，其外照射的屏蔽防护较为复杂一些。

（一）屏蔽材料的选择

选择屏蔽材料，要根据屏蔽的对象、用途等情况进行综合考虑。主要从以下五个方面进行分析比较：

1. 对辐射的衰减能力，即防护性能好。
2. 结构性能好。
3. 抗辐射。
4. 耐腐蚀。
5. 材料的来源、价格、加工、安装、维修方便等。

根据不同的需要，选择不同的材料。

（二）常用的屏蔽材料

1. β辐射的防护　主要选择铝、有机玻瑞、混凝土等低原子序数的物质，它们能使轫致辐射减少到最低限度。

2. X、γ射线的防护

1）铅、铅玻璃和铅橡皮：具有抗辐射、耐腐蚀、对X射线、γ射线衰减能力强、结构及机械性能差、价格较贵、对1MeV以上光子的衰减能力差等特点。

2）铁：具有防护性能、机械强度高、可制作成固定式防护器件等特点。

3）水：成本较低，但结构性能差。

4）土：具有成本较低、结构性能好、屏蔽能力稍差等特点。

为了便于比较各种材料的屏蔽性能，常用铅来作为比较的标准。通常把达到与一定厚度的某种屏蔽材料与相同屏蔽效果的铅层厚度称为该屏蔽材料的铅当量，单位以mmPb表示。在实际应用中，铅当量不是固定不变的，它随着入射光子的能量和材料厚度的不同而变化。

（三）屏蔽厚度的计算

屏蔽防护的目的在于通过设置合适厚度的屏蔽体，使某一空间位置上，由辐射源造成的剂量当量不超过剂量的控制约束值（限值），即

$$H(d) \leqslant H_L \qquad \text{（式 6-3）}$$

式中：H_L为剂量控制约束值；$H(d)$经厚度为d的材料屏蔽后，参考点上所有的剂量当量率的总和，等于

$$H(d) = \sum (F_j \varepsilon_i T)/(K_i r_j^2) \qquad \text{（式 6-4）}$$

对单一辐射源，上式可简化为：

$$H(d) = (FBT)/(Kr^2) \qquad \text{（式 6-5）}$$

式中：F为辐射源发射率参数，对医用X、γ源可用工作负荷W表示（$mA \cdot min \cdot wk^{-1}$或$Sv \cdot m^2 \cdot wk^{-1}$）；$B$、$\varepsilon$为透射量参数（透射比或透射系数）；$T$为参考点处的居留因子；$K$与源相关的量纲换算系数；$r$为参考点与源的距离；$j$为第$j$个辐射源。

（四）确定屏蔽厚度所需要的参数

1. 剂量当量限值（H_L）　在计算屏蔽厚度时，首先要确定剂量控制的约束值。常以辐射防护的基本标准，即剂量当量年限作为此参数。剂量当量年限值（H_L）：控制区（职业性照射）为$50mSv \cdot a^{-1}$；非电离辐射场所为$5mSv \cdot a^{-1}$。

如果日常工作很有规律，如医院的放射科，每周需要接受的诊断、治疗的患者数基本变化不大。此时，可以认为一年内工作人员受到的剂量当量是

均匀累积的。于是,为屏蔽设计需要,可从年剂量限值导出一个周剂量控制的参考值(H_{LW}):控制区(职业性照射)为 $1mSv \cdot wk^{-1}$;非电离辐射场所为 $5mSv \cdot wk^{-1}$。

2. **工作负荷(W)**　X 射线机的使用频繁程度,常以管电流(mA)与开机时间(min)的乘积(mA·min)的累积数来衡量,这也标志着 X 射线机发射量的多少。屏蔽设计中常把 X 射线机一周内的"mA·min"的累积数称为该机的"工作负荷",以"W"记之。对管电压等于或大于 4MV 的 X 射线发生器或 γ 射线治疗机的工作负荷,则以离源 1m 处一周内的 Sv 数表示,单位是"$Sv \cdot m \cdot wk^{-1}$"。

3. **居留因子(T)**　人们在控侧区外逗留的时间只是辐射源总的开启时间的一个份额,这个份额便称为居留因子,以 T 记之。

对于非职业照射人员来说,在工作区,如办公室、实验室、病房、值班室、生活区以及附近建筑物有人居住的空间,属全部居留区域,$T=1$。在走廊、休息室、电梯等处属偶居留区域,$T=1/4$。在候诊室、厕所、楼梯等处属偶居留区域,$T=1/16$。而职业性照射人员所在区域的 T 值一般可认为等于 1。

4. **束利用因子(U)**　在屏蔽设计中,把源开启时间内由源发出的辐射束对准所关心的那个方向所占的时间分数,称为这一方向对辐射的利用因子,以"U"记之。

束利用因子只是在源的朝向有变化时,对工作负荷进行修正的一个因子。故对朝向不能改变的辐射源和非直接从源发出的辐射,均无须考虑此项修正。对于辐射束向可以改变的医用 X 或 γ 辐射源可参考这些 U 值:地板 = 1,墙壁 = 1/4,天棚 < 1/4。

5. **透射参数(B)**　透射参数是描述透射量的量。常用的透射参数是衰减倍数、透射比和透射系数,其定义如下:衰减倍数 K,为辐射场某点处没有防护屏蔽时的剂量当量率 H 与设置了屏蔽后的剂量率 $H(d)$ 的比值,即

$$K=H/H(d) \qquad \text{(式 6-6)}$$

透射比 η 为辐射场中某点处设有防护屏蔽后的剂量当量率 $H(d)$ 与设置屏蔽前的剂量当量率 H 的比值,即

$$\eta=H(d)/H=1/K \qquad \text{(式 6-7)}$$

透射系数 δ,为设置防护屏蔽后,在离 X 射线发生点一米处由 X 射线发生器的单位工作负荷(即 1mA·min)所造成的剂量当量指数。

6. **半值层厚度 $d_{1/2}$ 与十分之一值层厚度 $d_{1/10}$**　半值厚度,是将入射粒子减少到一半时所需的屏蔽层厚度。十分之一值层厚度,是将入射粒子减少 10 倍,即减少到 1/10 时所需的屏蔽层厚度。在屏蔽材料中,宽束 X 或 γ 射线不是简单的指数衰减。因此,对于给定的某一辐射,屏蔽材料的 $d_{1/2}$ 与 $d_{1/10}$ 不是一个常数,而是随着衰减倍数的增加略有变化。特别是在衰减第一个 10 倍时,$d_{1/2}$ 与 $d_{1/10}$ 变化最大,此后的交化便不太大。

(五) 外照射的个人防护

在外照射工作环境中,特别是在医用 X 线诊断工作中,尽管我们采取了一系列的防护措施,放射工作人员仍不可避免地要接受一定剂量的照射。为减少放射工作人员及就诊者、受治者的照射剂量,必须根据不同的情况,正确选择和使用个人防护用品。按照所用材料的不同,个人防护用品主要分为两类:含铅的和非含铅的防护用品。对于 X 和 γ 射线的防护,多采用含铅的防护用品,其适用范目列入表 6-17。

表 6-17　含铅防护用品的适用范围

用品名称	适用范围
铅眼镜	低能 X 线和 γ 线
铅胶背心、围裙	常规胸透、拍片、胃肠检查
铅胶衣	心导管造影及各种特殊检查
夹克式铅胶衣	工业探伤及各种 X 线检查
铅胶手套	胸透等 X 线工作者
铅胶防护套、背心 围裙、三角巾等	患者的防护等

在实际工作中应根据辐射场的辐射量和能量大小,防护用品的防护性能和价格等合理选择使用。同时兼顾使用方便,穿着舒适并符合生理要求。电离辐射的外照射防护,对于固定式作业场所,主要以设置符合防护要求的屏蔽体为主。同时选用合适的个人防护用品。而在无屏蔽的现场作业时,则着重考虑距离防护。当受现场条件限制时,距离防护成为不可能时,必须使用简易的防护装置,同时做好个人防护。

三、内照射防护的一般措施

确定患者进行核医学诊疗后,在保证核医学诊疗效果的同时,尽可能选用毒性低、半衰期短,放射

性核素用量小的放射性药物;给药剂量必须准确,按计划严格分装药品,经活度计测量后,再经双人核对无误才能给患者施药;患者受药后自身受到内照射,又可作为放射源照射其他人员,因此管理好服药患者十分必要,如建立治疗患者单人专用病房,规定给药后离院时间等。受治者排出的痰液、唾液、呕吐物及大小便等,应按放射性污染物收集,清除与处理。

(迟彬 余建明)

第十节 辐射量及其单位

X射线发现后首先用于医学,便沿用药学中"剂量"一词来描述,于是电离辐射的剂量也称为辐射剂量。

辐射效应的研究和应用,离不开对电离辐射的度量,需要有多种辐射量和单位,用以表征辐射源的特性,描述辐射场的性质,度量电离辐射与物质相互作用时能量传递及受照物体内部的变化程度和规律。

1925年成立的国际辐射单位和测量委员会(International Commission on radiation Units and Measurements,ICRU)是一个专门研究辐射剂量标准化问题的专业化组织。ICRU主要为临床放射学、放射生物学、辐射防护学等领域提出电离辐射量和单位的定义,建议这些量的测量和应用方法。使辐射量及其单位日趋完善,现已发展成一门专门学科——辐射剂量学。

常用的辐射量有三种:

1. 度量辐射场的物理量及其单位,如粒子注量、能注量、放射性浓度等。

2. 表征辐射量与物质相互作用的物理量及其单位,如吸收剂量、比释动能等。

3. 专用于辐射防护中的物理量及其单位,如剂量当量、有效剂量等。

一、描述辐射性质的量

电离辐射存在的空间称为辐射场,辐射是由辐射源产生的。按辐射的种类,辐射源可分为X射线源、γ射线源、中子射线源、β射线源等。与此相应的辐射场是X射线场、γ射线场、中子射线场、β射线场等。对于任何的辐射场,所关心的是粒子在各点的谱分布和粒子注量,因为可由二者计算出某一点处单位质量的受照物所吸收的辐射能量。在辐射防护中,常用粒子注量、能注量等物理量来描述辐射的特性。

(一)粒子注量及单位

粒子注量就是进入具有单位面积的小球的粒子数,小球对于无论从什么方向进入的粒子都是具有相同的横截面,粒子注量的国际单位是每平方米(m^{-2})。在单向平行辐射场的特殊情况下,粒子的注量等于通过与辐射进行方向垂直的单位面积的粒子数。

在辐射防护中,常用粒子注量率 ϕ 表示单位时间内进入单位截面积的球体内的粒子数,粒子注量率的国际单位为每平方米秒(m^{-2}/s)。

(二)能注量及单位

除了用粒子数目,还可以用通过辐射场中某点的粒子的能量来表征辐射场的性质,即能注量。它用于计算间接致电离辐射在物质中发生能量传递以及物质对辐射的吸收。

能注量 Ψ 是指进入单位截面积小球的所有粒子能量(不包括静止能量)的总和。如果进入截面积为 da 球体内所有粒子的能量总和为 dE_{fl}(fluence 缩写为 fl),则能注量为:

$$\Psi=\frac{dE_{fl}}{da} \qquad (式6\text{-}8)$$

能注量的国际单位为:焦耳每平方米(J/m^2)。对于单向平行辐射场,能注量就等于通过与辐射进行方向垂直的单位面积的辐射能。此时能注量可以表示为:

$$\Psi=It \qquad (式6\text{-}9)$$

式中 I 为射线的强度,表示单位时间内垂直于辐射进行方向单位面积上的辐射能量。

能注量率可定义为单位时间内进入单位截面积小球内的所有粒子能量总和,即:

$$\psi=\frac{d\psi}{dt} \qquad (式6\text{-}10)$$

能注量率的国际单位是瓦每平方米(W/m^2)。

(三)能注量和粒子注量的关系

能注量和粒子注量都是描述辐射场性质的辐射量,前者是通过辐射场中某点的粒子能量,后者是通过辐射场中某点的粒子数。显然,如能知道每个粒子的能量 E,即可将能注量和粒子注量联系起来。

$$\Psi=\Phi\cdot E \qquad (式6\text{-}11)$$

通常辐射场中的粒子不是单能的,且粒子能量具有谱分布,则辐射场中某点的能注量为:

$$\Psi=\int_0^{E_{max}}\Phi_E\mathrm{d}E \qquad (式\ 6\text{-}12)$$

二、照射量及其单位

由射源辐射的射线,以射线光子流的形式向辐射场中各点传递能量,辐射场中各点都受到辐射光子的照射。照射量是描述射源的辐射场中各点传递能量多少的物理量。由于辐射能量不易直接测量,常以 X 或 γ 射线穿过空气时产生的电离作用,以电学量的测量为基础来定义照射量及其单位的,并一直沿用至今。

当 X 或 γ 射线穿过空气时,由于和空气发生相互作用而引起空气电离并产生高能次级电子。这些次级电子穿过空气时进一步引起空气电离,产生大量离子对——正离子和负离子。射线光子能量越高、数量越多,对空气产生的电离作用越强,产生的电离电荷越多。因此,可以用射线在空气中产生的电离电荷来度量射线对空气的电离作用,从而间接地表达射线对辐射场中该点传递能量的大小。

(一) 照射量及其单位

当 X 或 γ 射线光子穿过空气时将引起空气分子电离。照射量是指在射线照射下当空气中释放出来的所有次级电子,完全被空气阻止时,在单位质量空气中由于电离而产生的任何一种符号(带正电或带负电)的离子总电荷量的绝对值。若空气体积元的质量为 dm,由射线电离产生的同一种符号离子总电荷量的绝对值为 dQ,则照射量 X 为:

$$X=\frac{\mathrm{d}Q}{\mathrm{d}m} \qquad (式\ 6\text{-}13)$$

照射量是一个由 X 或 γ 射线在空气中产生的电离作用来间接表达射源对辐射场中空气传递能量大小的物理量。因此照射量是一个适用范围有限的物理量,由于其他射线对空气的电离作用不同,它不能适用于其他类型的辐射(如中子射线、电子射线等)。

照射量的国际单位为库仑·千克$^{-1}$(C·kg^{-1})。其物理意义为:在标准状态下(T = 0℃,p = 101 325Pa)质量为 1 千克的空气在 X 或 γ 射线的照射下,在空气中累计产生的正负离子的电荷各为 1 库仑时,射线照射量为 1 库仑/千克。仍在沿用的照射量的专用单位为伦琴,用符号 R 表示。

1C·kg^{-1} = 3. 877×10^{3}R,因而 1R = 2. 58×10^{-4}C·kg^{-1}。

(二) 照射量率 $\dot{X}$ 及单位

照射量率(亦称为照射率)是表征射源向辐射场传递能量快慢的物理量。其定义为单位时间内所产生的照射量,用字母 $\dot{X}$ 表示。若在 dt 时间间隔内照射量的增加为 dX,则照射量率为:

$$\dot{X}=\frac{\mathrm{d}X}{\mathrm{d}t} \qquad (式\ 6\text{-}14)$$

照射量率 $\dot{X}$ 的国际单位为库仑·千克$^{-1}$·秒$^{-1}$(C·kg^{-1}·s^{-1})。过去使用的专用单位是伦琴或其倍数、分倍数除以适当时间而得的商,如伦·秒$^{-1}$(R·s^{-1})、伦·分$^{-1}$(R·min^{-1})、毫伦·时$^{-1}$(mR·h^{-1})等。

三、吸收剂量及其单位

(一) 吸收剂量及其单位

任何电离辐射与物质相互作用时,均能将能量授予被照射物质。吸收剂量是表征单位质量被照射物质吸收电离辐射能量大小的物理量,用字母 D 表示。若质量为 dm 的被照射物质,吸收任何电离辐射的平均能量为 dE_{en},则:

$$D=\frac{\mathrm{d}E_{en}}{\mathrm{d}m} \qquad (式\ 6\text{-}15)$$

式中:dE_{en} 为 dm 的平均吸收能量又称射线的平均授予能。它表征进入介质 dm 的全部带电粒子和不带电粒子能量的总和,与离开该体积的全部带电粒子和不带电粒子能量总和之差,再减去在该体积内发生任何核反应所增加的静止质量的等效能量。

吸收平均能量越多,则吸收剂量越大。不同物质吸收辐射能量的作用是不同的。故凡谈及吸收剂量,必须说明是什么物质的吸收剂量。

吸收剂量的国际单位是焦耳·千克$^{-1}$(J·kg^{-1}),并给予专用名称"戈瑞",简称"戈",以"Gy"标记。这是为纪念测量吸收剂量而奠定空腔电离理论基础的科学家 L. H. Gray 而命名的。

1Gy = 1J/kg

吸收剂量沿用的专用单位是 rad(拉德),1Gy = 100rad。应该强调,以 Gy(戈瑞)、rad(拉德)为单位的吸收剂量适用于各种类型的电离辐射及受到照射的任何物质。

（二）吸收剂量率及其单位

吸收剂量率表征受照物质吸收辐射能量的快慢，因此吸收剂量率的定义为受照物质单位时间内的吸收剂量，用符号 $\dot{D}$ 表示。若在 dt 时间间隔内吸收剂量的增量为 dD，则吸收剂量率为：

$$\dot{D}=\frac{dD}{dt} \quad \text{（式 6-16）}$$

吸收剂量率的国际单位为戈瑞·秒$^{-1}$（$Gy\cdot s^{-1}$）。也可用Gy（戈）或其倍数、分倍数除以适当的时间单位来表示。如戈·时$^{-1}$（$Gy\cdot h^{-1}$）、戈·分$^{-1}$（$Gy\cdot min^{-1}$）、毫戈·秒$^{-1}$（$mGy\cdot s^{-1}$）等。

（三）吸收剂量与照射量的关系

吸收剂量 D 与照射量 X 是两个概念完全不同的物理量，但在相同的条件下又存在着一定的关系。如在空气中测得某点X或γ射线的照射量为1库仑/千克（C/kg），根据定义可计算这一点处空气的吸收剂量。

电子电量 $e=1.6\times10^{-19}C$，在空气中产生一对离子所需要的平均电离能：$w=33.73eV$，而 $1eV=1.6\times10^{-19}J$，因此1C/kg的照射量在空气中产生的吸收剂量为：

$$D_{空气}=\frac{1C/kg}{1.6\times10^{-19}C\cdot e^{-1}}\times33.73eV/e\times1.6\times10^{-19}J/eV$$
$$=3.37\times10J/kg=3.37\times10Gy$$

若在空气中已测得某点的照射量为 X（C/kg），那么根据以上换算系数可以得到该处空气的吸收剂量为：

$$D_{空气}=3.37\times10\cdot X(Gy) \quad \text{（式 6-17a）}$$

若测得的照射量以伦琴为单位，由于 $1R=2.58\times10^{-4}C/kg$，则照射量为 X（R）时，空气的吸收剂量为：

$$D_{空气}=8.7\times10^{-3}\cdot X(Gy) \quad \text{（式 6-17b）}$$

根据以上两式，测得空气中的照射量 X 后，可很容易计算出该点空气的吸收剂量 $D_{空气}$。

但在实际工作中往往需要知道辐射场中其他物质的吸收剂量，直接测量吸收剂量比较困难，往往借助于换算因子，由式6-17算出该点处的空气吸收剂量，然后再换算成被照射物质的吸收剂量。

若要求某种物质的吸收剂量时，只要在物质中待测点留个小的空腔，之后把探测器放入小腔中测出该点空气的照射量 X，代入下式即可计算出有关物质的吸收剂量 $D_{物质}$。

$$D_{物质}=\frac{(\mu_{en}/\rho)_{物质}}{(\mu_{en}/\rho)_{空气}}\cdot D_{空气}=f\cdot X \quad \text{（式 6-18）}$$

式中 $f=(3.37\times10)\cdot\frac{(\mu_{en}/\rho)_{物质}}{(\mu_{en}/\rho)_{空气}}(Gy\cdot kg\cdot C^{-1})$

（式 6-19a）

或

$$f=(8.7\times10^{-3})\cdot\frac{(\mu_{en}/\rho)_{物质}}{(\mu_{en}/\rho)_{空气}}(Gy\cdot R^{-1})$$

（式 6-19b）

式中 f 称为转换因子，它是将以“C/kg”或“R”表示的照射量转换成以“Gy”为单位的吸收剂量的一个系数，其国际单位是 $Gy\cdot kg\cdot C^{-1}$，转换因子的值取决于光子能量和受照物质的性质。$(\mu_{en}/\rho)_{物质}$ 为物质的质能吸收系数，$(\mu_{en}/\rho)_{空气}$ 为空气的质能吸收系数。

四、比释动能及其单位

对于非带电粒子，它与物质相互作用时，其能量传递分二个过程。首先把其能量传递给与物质相互作用中释放出的次级带电粒子，然后次级带电粒子通过电离和激发，把先前获得的能量授予物质（次级带电粒子被物质吸收）。这后一过程的结果可用吸收剂量来度量。为了度量初始过程中非带电粒子传递给次级带电粒子的能量，引进“比释动能”这个概念。

（一）比释动能及其单位

比释动能是指非带电粒子（如X、γ射线或中子）在单位质量物质中释放出来的全部带电粒子的初始动能之和。严格定义为：比释动能 K 是 dE_{tr} 对 dm 的商，即：

$$K=\frac{dE_{tr}}{dm} \quad \text{（式 6-20）}$$

式中，dE_{tr} 为间接致电离辐射在指定物质的体积元 dm 内，释放出来的全部带电粒子的初始动能总和，单位为焦耳（J）。dm 为所考虑的体积元内物质的质量，单位为千克（kg）。

比释动能的国际单位是焦耳·千克$^{-1}$（$J\cdot kg^{-1}$），又名“戈瑞”，以“Gy”记之。

（二）比释动能率及其单位

间接致电离辐射在单位时间内，在介质中产生的比释动能称为比释动能率，用 $\dot{K}$ 表示，即：

$$\dot{K}=\frac{\mathrm{d}K}{\mathrm{d}t} \quad （式 6-21）$$

式中，$\mathrm{d}K$ 为比释动能在时间间隔 $\mathrm{d}t$ 内的增量。比释动能率的国际单位是戈瑞·秒$^{-1}$（$\mathrm{Gy}\cdot\mathrm{s}^{-1}$）。

（三）吸收剂量、比释动能及照射量之间的关系

以上给出了辐射剂量学中三个比较重要的辐射量：吸收剂量 D、比释动能 K 和照射量 X。照射量是以间接的方式反映辐射场强度，而吸收剂量和比释动能则是从射线能量转移的角度反应物质在与射线相互作用时，物质所吸收的射线能量。它们之间既相互关联，又有本质区别。

1. **照射量与比释动能的关系**　对于单能 X 或 γ 射线，空气中某点的照射量 X 与同一点上的能注量 Ψ 有如下关系

$$X=\psi\cdot\frac{\mu_{\mathrm{en}}}{\rho}\cdot\frac{e}{w} \quad （式 6-22）$$

式中，μ_{en}/ρ 表示对于给定的单能 X 或 γ 射线，空气的质能吸收系数；e 为离子的电荷，$e=1.6\times10^{-19}\mathrm{C}$；$w$ 为带电粒子在空气中每形成一个离子对消耗的平均能量，$w=33.73\mathrm{eV}$。

对于一种给定的单能间接致电离辐射，辐射场中某点的比释动能 K 与能注量 ψ 之间存在下列关系：

$$K=\psi\cdot\frac{\mu_{\mathrm{tr}}}{\rho} \quad （式 6-23）$$

式中，μ_{tr}/ρ 是物质对指定能量的间接致电离粒子的质能转移系数，它表示间接致电离粒子在物质穿行单位长度路程时，其能量转变为次级电子的初始动能的份额。

在带电粒子平衡及射线在介质中由次级带电粒子产生的轫致辐射损失的能量忽略不计的前提下，$\mu_{\mathrm{tr}}/\rho=\mu_{\mathrm{en}}/\rho$，由公式 6-22 和式 6-23 可求得在空气中：

$$K=X\cdot\frac{w}{e} \quad （式 6-24）$$

一般在吸收物质的原子序数和辐射光子的能量较低时，射线在空气中的比释动能及照射量可用上式表达。

2. **吸收剂量与比释动能的关系**　如上所述，在带电粒子平衡情况下，间接致电离辐射在质量为 $\mathrm{d}m$ 内的物质中，交给带电粒子的能量 $\mathrm{d}E_{\mathrm{tr}}$ 等于该体积元内物质所吸收的能量 $\mathrm{d}E_{\mathrm{en}}$。因此，

$$D=\frac{\mathrm{d}E_{\mathrm{en}}}{\mathrm{d}m}=\frac{\mathrm{d}E_{\mathrm{tr}}}{\mathrm{d}m}=K \quad （式 6-25）$$

上式表明，在带电粒子平衡的条件下，不考虑带电粒子因轫致辐射的产生而损耗的能量，吸收剂量等于比释动能。但带电粒子的一部分能量有可能转变为轫致辐射而离开质量元 $\mathrm{d}m$，此时虽存在带电粒子平衡，但吸收剂量并不等于比释动能。这时两者的关系为：

$$D=K(1-g) \quad （式 6-26）$$

其中，g 是带电粒子能量转化为轫致辐射的份额。然而，除了高能电子外，一般轫致辐射所占的份额 g 都很小，可忽略不计。

3. **照射量、比释动能和吸收剂量间的区别**　照射量、比释动能和吸收剂量在相同条件下存在一定的关系，但它们是概念完全不同的辐射量。三者存在本质区别，主要体现于在剂量学中的含义和适用范围不同，见表 6-18。

表 6-18　照射量、比释动能和吸收剂量的对照表

辐射量	照射量	比释动能	吸收剂量
剂量学含义	表征 X、γ 射线在关心的体积内用于电离空气的能量	表征非带电粒子在所关心的体积内交给带电粒子的能量	表征任何辐射在所关心的体积内被物质吸收的能量
适用介质	空气	任何介质	任何介质
适用辐射类型	X、γ 射线	非带电粒子辐射	任何辐射

五、当量剂量及其单位

生物体内单位质量的组织，从各种射线中吸收同样多能量，所产生的生物效应有很大的差别，这是因为射线对细胞的损伤，不但与它吸收的能量和产生的离子有关，还与电离的密集程度有关。在射

线路径上发生密集电离γ,即高电离比值时,细胞受到的伤害比稀疏电离,即低电离比值时要大得多。

X/γ 射线的电离作用由二次电子射线产生,而二次电子射线和 β 射线的电离能量差不多,都比较弱。因此,在相同条件下吸收同样剂量的 X/γ 和 β 射线所产生的生物效应应基本相同。而 α 粒子和质子在路径上的电离密度比 β 射线大的多,即同样吸收剂量所产生的生物效应要强烈得多。中子射线的电离作用主要由反冲质子和核反应产物所产生,而高能中子的生物效应几乎和带电重粒子射线同样强。高电离比值的射线比低电离比值的射线有着更高的生物效应。

因此,必须对吸收剂量进行加权,使修正后的吸收剂量比单纯的吸收剂量能更好地与辐射所致有害效应的概率或严重程度相联系。在辐射防护中,将个人或集体实际接受的或可能接受的吸收剂量根据组织生物效应加权修正,经修正后的吸收剂量在放射防护中称为当量剂量。

对于某种辐射 R 在某种组织或器官 T 中的当量剂量 $H_{T\cdot R}$ 可由下式给出:

$$H_{T\cdot R}=\omega_R\cdot D_{T\cdot R} \quad \text{(式 6-27)}$$

式中,ω_R 为与辐射 R 能量相关的吸收剂量修正因子,也叫做辐射权重因子;$D_{T\cdot R}$ 为辐射 R 在组织或器官 T 中产生的平均吸收剂量。ω_R 就是对某种器官或组织的平均吸收剂量进行修正的量,给出了不同辐射类型、相应能量范围内的辐射权重因子 ω_R(表 6-19)。

表 6-19　辐射权重因子

辐射类型与能量范围	辐射权重因子(ω_R)
光子,所有能量	1
电子和 μ 子,所有能量	1
中子,能量<10keV	5
10~100keV	10
100~2MeV	20
2~20MeV	10
>20MeV	5
质子,能量>2MeV	5
α 粒子,裂变碎片,重核	20

注:由于 ω_R 无量纲,因此当量剂量的国际单位与吸收剂量相同,即焦耳·千克$^{-1}$(J·kg^{-1}),其专用名是希沃特(Sv)。1Sv = 1J·kg^{-1}。

旧的专用单位为雷姆(rem),1Sv = 100rem。当辐射场由具有不同 ω_R 值的不同类型和/或不同能量的辐射构成时,组织或器官 T 总的当量剂量为各辐射在该组织或器官上形成的当量剂量的线性叠加,即:

$$H_T=\sum\nolimits_R w_R D_{T,R} \quad \text{(式 6-28)}$$

当量剂量率 $\dot{H}_T$ 是指单位时间内组织或器官 T 所接受的当量剂量。若在 dt 时间内,当量剂量的增量为 dH_T,则当量剂量率为:

$$\dot{H}_T=\frac{dH_T}{dt} \quad \text{(式 6-29)}$$

当量剂量率的国际单位为希沃特·秒$^{-1}$(Sv·s^{-1})。

六、有效剂量

当量剂量是不同射线类型对组织或器官形成辐射危害的度量,但是两种不同组织或器官即使吸收的当量剂量相同,其产生的生物学效应也有可能完全不同,因为不同组织或器官对辐射的敏感程度是不同的。因此,在辐射防护领域中,必须考虑引入一个能够反映辐射对生物体损害的辐射量来描述辐射所产生的“损害效应”的大小。

(一)辐射效应的危险度

辐射对人体的损害采用国际放射防护委员会(ICRP)的划分标准:受小剂量、低剂量率辐射的人群,引起的辐射损害主要是随机效应(严重遗传性疾患和辐射诱发的各种癌症)。而且假定随机效应辐射的概率与剂量存在线性无阈的关系,并用危险度因子来评价辐射引起的随机效应的危险程度。危险度 r(或称危险系数):

$$r=\frac{P}{H} \quad \text{(式 6-30)}$$

随机性损害效应的概率 P 与其对应当量剂量 H 的比值,即器官或组织接受单位当量剂量(1Sv)照射时引起随机性损害效应的概率。辐射致癌的危险度应用死亡率来表示;辐射致遗传损害的危险度用严重遗传疾患的发生率表示。ICRP 所规定的组织器官危险度的数值见表 6-20。

可见均为 1Sv 的当量剂量,对于不同的组织和器官,辐射效应的危险度是不同的。为了表征不同器官和组织在受到相同当量剂量情况下,对人体导致有害效应的严重程度的差异,引进了一个表示相

对危险度的权重因子,即:

$$w_T=\frac{\text{组织 T 接受 1Sv 时的危险度}}{\text{全身均匀受照 1Sv 时的总危险度}}$$

(式 6-31)

表 6-20 ICRP 采用的人体器官或组织的危险度和危险度权重因子 w_T

器官或组织	危险度/($10^{-2}\cdot Sv^{-1}$)	权重因子 w_T
膀胱	0.30	0.05
骨髓(红)	0.50	0.12
骨表面	0.05	0.01
乳腺	0.20	0.05
结肠	0.85	0.12
肝	0.15	0.05
肺	0.85	0.12
食管	0.30	0.05
卵巢	0.10	
性腺		0.20
皮肤	0.02	0.01
胃	1.10	0.12
甲状腺	0.08	0.05
其余组织	0.50	0.05
总计	5.00	1.00

(二) 有效剂量 E

人体所受的照射,几乎总是不止涉及一个组织或器官,为了计算所受照射给不同组织或器官造成的总危险度,评价辐射对其产生的危害,针对辐射产生的随机性效应引进有效剂量 E 这一概念。

$$E=\sum_T w_T H_T \quad (式 6\text{-}32)$$

式中,H_T 为组织 T 受到的当量剂量;w_T 为组织 T 的权重因子。

可见,有效剂量是以辐射诱发的随机性效应的发生率为基础,表示当身体各部分受到不同程度照射时,对人体造成的总的随机性辐射损伤。因为 w_T 没有量纲,所以有效剂量 E 的单位与当量剂量 H 的单位相同。

七、集体当量剂量和集体有效剂量

随着医疗条件的改善,基于医疗检查目的的放射性检查频度越来越高,放射线从业人员亦越来越多,由于辐射的随机性效应,仅以一定的概率发生在某些个体身上,并非受到照射的每个人都会发生。因而在评价某个群体所受的辐射危害时,应当采用集体当量剂量或集体有效剂量。

(一) 集体当量剂量 S_T

某一群体的集体当量剂量 S_T 为:

$$S_T=\sum_i H_{Ti}N_i \quad (式 6\text{-}33)$$

式中,S_T 为集体当量剂量,单位名称为人·希沃特;H_{Ti} 为受照射群体中第 i 组内 N_i 个成员平均每人在全身或任一特定器官或组织内的当量剂量。

若群体中所有 N 个个体受到同类辐射的照射,每个个体受到的平均当量剂量均为 H 时,则群体的集体当量剂量 S_T 为

$$S_T=H\cdot N \quad (式 6\text{-}34)$$

其单位为人·希沃特。

(二) 集体有效剂量 S_E

某一群体的集体有效剂量为受照群体中每一个成员的有效剂量之和,即:

$$S_E=\sum_i E_iN_i \quad (式 6\text{-}35)$$

式中,N_i 为该群体中全身或任一器官受到平均有效剂量为 E_i 的人员的人数。

集体有效剂量的单位与集体当量剂量的单位相同。

若群体中的所有个体受到同类的辐射照射,每个个体所受的平均有效剂量均为 E 时,则该群体集体有效剂量 S_E 为:

$$S_E=E\cdot N \quad (式 6\text{-}36)$$

集体当量剂量和集体有效剂量是一个广义量,可应用于全世界居民、一个国家居民、一个群体或一个人。

八、待积当量剂量和待积有效剂量

外部贯穿辐射产生的能量沉积,是在组织暴露于该辐射场的同时给出的。然而进入人体内的放射性核素对组织的照射在时间上是分散开的,能量的沉积随放射性核素的衰变而逐渐给出。能量沉积在时间上的分布,随放射性核素的理化形态及其后的生物动力学行为而变化。为定量计算放射性核素进入体内造成的内照射剂量,辐射防护中引入了待积当量剂量和待积有效剂量。

（一）待积当量剂量

人体单次摄入放射性物质后，某一特点器官或组织 T 中接受的当量剂量率在时间 τ 内的积分即为待积当量剂量，有：

$$H_T(\tau)=\int_{t_0}^{t_0+\tau}\dot{H}_T(t)\,dt \qquad (式 6\text{-}37)$$

式中，t_0 表示摄入放射性核素的时刻；τ 表示放射性核素对器官或组织 T 照射的时间期限（以年为单位），对于成年人隐含 50 年期限，对于儿童隐含 70 年期限；$\dot{H}_T(t)$ 是对应于器官或组织 T 在 t 时刻的当量剂量率。待积当量剂量的国际单位是 Sv。

（二）待积有效剂量

如果将单次摄入放射性核素的各器官或组织的当量剂量乘以组织权重因子 w_T，然后求和，就得到待积有效剂量：

$$E(\tau)=\sum_T \omega_T \cdot H_T(\tau) \qquad (式 6\text{-}38)$$

待积有效剂量单位同样为 Sv。

九、CT 辐射剂量术语

1. **CT 剂量指数 100（$CTDI_{100}$）**　指 CT 旋转一周，将平行于旋转轴的剂量分布 D（z）沿 z 轴从 -50mm 到+50mm 积分，除以层厚 T 与扫描断层数 N 的乘积之商。$CTDI_{100}$ 可以用热释光探测器（TLD），在专用的 TLD 插件中进行各点剂量分布的测量。$CTDI_{100}$ 表示沿着 z 轴方向单层辐射的剂量值。

2. **加权 CT 剂量指数（$CTDI_W$）**　其计算公式为：$CTDI_W = 1/3CTDI_{100(中心)} + 2/3CTDI_{100(外周)}$，公式中 $CTDI_{100(中心)}$ 为在模体中心位置上的测量值，$CTDI_{100(外周)}$ 表示在模体周边四个不同位置上（至少以 90°为间隔的模体表面下 10mm 处）测量值的平均值。CT 是以扇形 X 射线束旋转照射，在扫描范围内不同位置的 $CTDI_{100}$ 不同。加权 CT 剂量指数 $CTDI_W$ 能够反映所扫描平面中的平均剂量。

目前普遍采用的与有效长度 100mm 笔形电离室检测仪器配套的标准有机玻璃剂量模体，通常分头部模体（直径 160mm）和躯干模体（直径 320mm）两种，均呈长度为 140mm 的圆柱体状，这两种模体的中心及其四周表面下 10mm 处都有专用的检测电离室插孔（该孔不测量时即插入组织等效的有机玻璃棒）。这样可以方便地进行 $CTDI_{100}$ 的检测，进而算出加权 CT 剂量指数 $CTDI_W$。

3. **体积 CT 剂量指数（$CTDI_{VO1}$）**　其计算公式为：$CTDI_{VO1} = CTDI_W/pitch$（mGy）。由此可见，体积 CT 剂量指数 $CTDI_{VO1}$ 在某种程度上取决于螺距的大小。$CTDI_{VO1}$ 是描述多层螺旋 CT 在整个扫描容积范围内的平均辐射剂量。通常，体积 CT 剂量指数 $CTDI_{VO1}$ 在螺旋 CT 的扫描参数设定后会自动显示，是一估算值。

4. **剂量长度乘积（DLP）**　其计算公式为：DLP $= CTDI_{VO1}$ X 扫描长度（mGy · cm）。剂量长度乘积（DLP）代表总扫描路径中的累计剂量，反映了特定扫描序列中吸收的总能量。

5. **有效剂量（E）**　其计算公式为：$E = DLP \times W$（mSv）。是相对于全身平均辐射剂量来说，反映了身体不同部位接受的非均匀性的辐射剂量。根据不同部位的权重因子（W）得出，W 与扫描部位有关。

（迟彬　余建明）

第十一节　辐射剂量测量

在应用放射线进行诊断和治疗中，需要了解放射源所输出的射线强度，以确定所采取的照射量是否符合临床要求；需要定量测量被照射的肢体或病灶所吸收的射线剂量的大小，从而判断能否达到预期疗效；需要对 X、γ 射线或其他类型辐射所形成的射线场进行定量测量，以判断对辐射所设置的屏蔽以及为工作人员所提供的放射防护水平能否达到规定的安全标准。

一般医学放射诊断治疗过程中，所涉及的射线测量可分两种情况：一是辐射场分布的测量。如机房内射线分布、机房外透射线、散射线强度，放射源输出量的大小等等。这种情况通常以照射量大小来反映射线强度的分布。二是放射学诊断、治疗中被检者、患者所接受的吸收剂量的测量。虽然照射量与吸收剂量相比，是一个辅助量，但直到现在，它们的测量仍然是很重要的。这是因为，由测得某点的照射量可以方便地换算出其他物质中的吸收剂量。

放射性与物质相互作用可以产生各种效应，这些效应都可以成为射线测量的基础。如应用射线的电离作用、热作用、感光作用、荧光作用可以制作各种电离室、闪烁计数器、荧光玻璃剂量计、热释光剂量计和胶片剂量计等。在对射线测定时，应根据实际情况，考虑仪器的测量量程、能量响应、读数建立时间、仪器的灵敏度、精确度等因素。

一、电离室测量

测量吸收剂量的常用方法是电离室法，即利用电离室首先测量电离辐射在介质中所产生的照射量，然后计算出吸收剂量。

（一）自由空气电离室

为了测量X、γ射线照射量，必须满足照射量定义的要求，设法隔离已知质量的空气，然后测量在给等质量的空气中，由X、γ射线释放出来的次级电子在空气中所产生的任何一种符号的离子总电荷量。自由空气电离室（也称为标准电离室）是根据照射量的定义设计的，是对照射量进行直接绝对测量的标准仪器。

电离室有两个光栏，射线束从入射光栏射入，从出口光栏射出。标准电离室的工作气体就是空气。电离室有两个极性相反的平行电极，下面的极板由三部分组成：中间一个收集电极和外侧两个保护电极。收集电极用来收集电离室内产生的某一种符号的离子，它被接到测量电荷的静电计上。保护电极与收集电极相互隔开，但具有相同的电位，用以使收集电极上的电场均匀，保证中间区域的电力线垂直于电极。

当X线从X线管焦点发出射入电离室后，在整个电离室内都会产生电离。因此，电离室的电极板与X线束边缘的距离应大于次级电子在空气中的射程，使得电子在其能量耗尽之前不能直接跑到电极，从而保证电子完全阻止在空气之中，其能量全部用于在电离室内引起空气电离。

（二）实用型电离室

实用型电离室体积缩小，方便在辐射现场测量。电离室室壁材料的有效原子序数与自由空气基本等效，这样可以保证电离室室壁内释放的次级电子的能谱与空气相似。最常用的室壁材料有石墨、电木或塑料。实际上室壁材料的有效原子序数一般低于空气的有效原子序数，结果造成室壁电子在空气腔内产生的电离略小于在自由空气电离室中产生的电离；其内表面涂有一层导电材料，形成一个电极。另一个电极位于中心，是由较低原子序数材料，如铝制成的收集电极，通常它的几何尺寸及位置选择合适，可以补偿室壁材料的不完全空气等效，使其具有很好的能量响应特性。

由于不同能量X、γ射线产生的次级电子射程不同，故应选用不同厚度室壁的电离室。目前，一般常用与空气等效的材料做成不同厚度的平衡罩。当测定较高能X、γ射线时，就需在原来电离室室壁上套上适当厚度的平衡罩。

（三）电离电荷测量

由于X、γ射线在电离室中产生的电离电荷量非常小，所形成的电离电流在10^{-6}～10^{-15}A之间，因此测量如此微弱的电流信号就要求其测量电路要有较强的抗干扰性，较高的输入阻抗和较大的放大倍数。一般情况下，不直接测量电离电流，而是通过一个积分放大器，将电离电流在一个积分电容上充电，通过测量积分电容两端的积分电压来推算积分电荷量。

二、热释光剂量仪测量

热释光剂量仪一般由热释光测量单元——热释光剂量片及其读出装置构成。热释光剂量片是具有晶体结构的固体，因含有微量杂质而形成晶格“陷阱”。当这种晶体受到辐射照射时，其原子外壳层电子会从价带跳到能自由运动的空间——导带。电子在导带中可能落入陷阱，若陷阱足够深，在常温下电子在陷阱中将长时间停留，只有当固体受热后才能从陷阱中跳出，跳出陷阱的电子从导带回到价带，会以发光形式释放能量，其发光强度与陷阱释放的电子数成正比，而电子数又与物质吸收辐射能量有关。经过标定可用于测量吸收剂量。

常用的热释光材料有氟化锂（LiF）晶体，它的发光光谱在350～600nm之间，其有效原子序数$Z=8.2$，与软组织$Z=7.4$比较接近，适用于临床。被照射的热释光元件，放入热释光测仪的加热单元中加热，元件受热发光，经滤光后照射到光电倍增管上，将其转化为电流信号，经电流/频率转换后，以脉冲频率形式输送给计数系统，用以打印记录。

热释光材料的剂量响应与受照射和加热条件有关。由于热释光材料可以制成任意大小和形状，或制成个人剂量笔，随身携带。使用时只要将热释光剂量片放在欲测量处一段时间，用测量装置读出其读数，便可确定所在地的环境辐射和个人所接受的电离辐射的照射剂量。此外热释光剂量片可以放进患者体内，如空腔、膀胱、肛门及阴道等，以测量患者治疗中所接受的辐射。

热释光剂量元件经加热后，其储存的能量信息会全部释放，因此它不能重复读数，但是热释光剂量元件可以重复使用。

三、半导体剂量仪

半导体剂量仪使用的探测器实际上是一种特

殊的 *PN* 型二极管。根据半导体理论，如在硅晶体中掺入比硅高一价的杂质（如磷），则会使这种有杂质的晶体形成大量参与导电并形成电流的自由电子，这类杂质原子称为施主（donor），这类晶体称为 *N* 型硅晶体。若在硅晶体中掺入比硅低一价的杂质（如硼），则可以形成大量参与导电并形成电流的空穴。空穴是带正电的载流子。这类杂质原子称为受主（acceptor），这种由空穴参与导电并形成电流的硅晶体称为 *P* 型硅晶体。

通过特殊的制作工艺，把 *P* 型半导体和 *N* 型半导体结合起来，则在结合面（界面）两边的一个小区域里，构成 *PN* 结区，*N* 型晶体一侧由于电子向 *P* 型晶体扩散而带正电，*P* 型晶体一侧由于空穴向 *N* 型晶体扩散而显负电。在结合面呈现正、负电性，称为空间电荷，由于这种空间电荷的存在，就在介面两边形成电场和电位差。类似气体电离室中的情况，两个电极之间存在绝缘层（*PN* 结阻挡层）。

当这种探测器受到电离辐射照射时，会产生新的载流子——电子和空穴对，在电场作用下，它们很快分离并分别被正负电极吸收，形成脉冲信号。因此，有的学者将半导体探测器称为固体电离室。

半导体剂量仪和气体电离室相比较，具有很高的灵敏度，因为硅半导体的密度 2.3g・cm^{-3}，远大于气体的密度（空气）0.001 29g・cm^{-3}，在硅半导体中产生一对电子-空穴对，只需 3.5eV 的辐射能，而在空体中则需要 33.73eV，所以相同体积的半导体探测器，要比空气电离室的灵敏度高高 18 000 倍左右。辐射剂量输出信号有很好的线性关系，即能量线性响应好，分辨时间短，体积小，可制成任意形状，便于携带，有很好的应用前景。

半导体探测器在电子束的剂量测量中有其独特优点，由于硅和水的质量阻止本领之比，基本不依赖于电子束的能量而变化，它可直接以深度电离曲线表示百分深度剂量曲线。同时在小照射野条件下，应用半导体探头测量较低能量的电子束剂量分布，也优于平行板电离室，这主要是后者对较低能量电子束较高的侧向散射反应不灵敏。

像其他电离辐射剂量仪一样，半导体探测器在实际使用中，也受到一些限制。由于硅的原子序数（$Z = 14$）比水的有效值高，对中低能 X 射线（200keV 以下）的反应截面大，这样在大照射野的边缘或较大的深度处测量等剂量分布，会受到一定的影响。为克服这一缺陷，往往在探头的侧面及底部增加一层屏蔽材料，起滤过低能光子的作用。不过，这样做会导致半导体探头的方向性效应的变化。

由于热效应的影响，半导体探测器即使工作在无偏压状态，也会产生“暗”电流，这一现象在低剂量率辐射场中较为明显。这种效应对 *N* 型半导体探测器的影响比对 *P* 型半导体探测器的影响要大，这也是在放射治疗中常选用 *P* 型半导体探测器作患者治疗中剂量测量（*in vivo* dosimetry）的主要原因之一。

半导体探测器的另一个缺陷是，高能辐射轰击硅晶体，会使其晶格发生畸变，导致探头受损，灵敏度下降。半导体探测器的灵敏度还受到环境温度，照射野大小以及脉冲式电离辐射场中的剂量率的影响。因此，在实际使用中，对每一个半导体探头，都应做上述诸多因素的修正，并定期校验。

（迟彬　余建明）

第七章

医学图像打印

第一节 概 述

医学影像设备包含计算机 X 射线摄影(CR)、数字 X 射线摄影(DR)、计算机断层成像(CT)、数字减影血管造影(DSA)、磁共振成像(MRI)、发射型计算机断层成像(ECT)、超声成像(US)等,其输出图像要应用于影像记录、诊断阅读、相互交流和病例存档的各个环节。医学图像之间的交流和保存还是要靠打印输出来实现。

一、医学影像打印发展

医学图像的发展历程,打印技术基本可以划分为三个阶段:视频多幅照相(multi-video-camera)、湿式激光打印(wet-laser-printing)和干式打印(dry printing)技术。

视频多幅照相机实际上是一台带有移动镜头的照相机,该照相机从影像设备的主机中获取视频图像,利用显像管阴极射线管(cathode ray tube, CRT)显像,通过快门开关和马达移动,获取一幅图像在胶片上曝光一次,再移动后获取下一幅图像曝光,按照事先设定的胶片曝光格数,曝光所需图像后冲洗胶片即可获得一张载有多张图像信息的胶片。视频多幅相机主要是通过 CRT 曝光显像,CRT 显像管具有很明显的缺陷,容易老化,曝光度不易控制,且其分辨力和灰阶度低,无法将图像精准显示,图像质量不尽如人意。

为了提高图像显像的精准度,保持图像质量的一致性,1984 年激光成像技术应用于医学,使用激光扫描成像的激光打印机开始承担图像打印。

激光成像技术直接使用数字影像设备输出的数字图像,不仅可以对每一幅图像的单个像素点进行显像控制。而且,显像点阵数目可等于或大于原图像的矩阵点阵数,成像点也可等于或小于原始图像像素点。这样,计算机中的数字图像可以毫无保留的精准显像在胶片上,相较于视频照相机,胶片成像质量有了明显的提高。因为是激光照射成像,设备衰减时间也大大延长,图像成像稳定,质量控制得到一定保证。

激光打印机初期仍旧使用感光胶片,激光照射后的胶片要通过暗室技术用显影、定影的方法使图像最终显像,这种技术叫湿式激光打印技术。暗室技术中的显影、定影还存在人为操作问题,决定着胶片的显影质量。

虽然打印和冲印一体机,使得打印自动化程度得到提高,但成像质量仍然存在很多问题。首先,打印和冲印设备联在一起,设备构造复杂,胶片行程较长,故障频出;其次,受显影、定影液环节影响,图像质量保证也存在一定问题,且显影、定影液使用,容易污染环境。为了进一步得到稳定的图像,从 20 世纪 90 年代开始,不需要显影、定影技术的干式打印技术被广泛推广和使用,利用激光照射成像和热敏成像的干式激光打印机逐步取代湿式激光打印机。

近年来,随着 CT、磁共振成像(MRI)、正电子发射断层显像(PET)技术的进展,大量的彩色图像出现,一种医用多介质的打印机开始被投入使用。这种打印机不仅可以打印胶片,还可以打印相纸,而且黑白胶片、彩色胶片、彩色相纸可以任意选择,同机打印。

二、图像打印方式与打印介质

打印方式分普通图文打印和医用专业打印。普通图文打印使用市面上销售的普通打印机,它打印图像的灰阶度不高,成像质量与原始图像差异大。因此,这些打印机打印的图像一般用于报告资料存档，不用于医疗影像诊断。

医用专业打印是指使用专门的医用打印成像设备，打印精度高，对图像打印分辨力和灰阶度都有特殊要求。医用专业打印有湿式激光胶片成像、干式激光胶片成像、热敏胶片成像、喷墨成像等几种方式成像的打印机。选用某品牌的打印机，打印介质只能使用该品牌对应的胶片，不能互换。湿式激光打印机因成像环节复杂、影响环境质量，目前已很少使用。

按打印介质分类，普通图文打印分为热敏纸、光面纸、相纸等；医用专业打印分为湿式胶片、干式胶片、彩色专业相纸等。

医学图像主要指数字影像设备输出的图像，不同的图像有不同的特点。实际使用时，应根据使用目的选择不同的打印方式和不同的打印介质。一般来说，如果打印图像只用于报告资料存档，其打印分辨力要求不高，可选用普通图文打印方式，这种方式打印设备简单，耗材便宜，费用低廉。如果打印图像是用于影像诊断，则打印分辨力要求很高，需使用医用专业打印方式，通过选用专门的打印设备和耗材，得到高清晰度图像。

1. 超声类设备打印的图像主要是黑白图像、彩色多普勒图像和胎儿四维图像。如果打印存档报告，可选择使用普通彩色打印机，打印包含图像和文字的图文报告，打印介质使用普通光面纸即可。如果仅打印图像，则可使用视频打印机，该机通过截取超声机视频信号，利用热敏技术进行打印，黑白和彩色均可打印，打印介质为普通热敏纸。如果打印用于影像诊断的图像，则选择医用多介质打印机，可打印专业的彩色和黑白图片。

2. 内镜类设备要打印的是镜下图片和诊断报告，打印目的是存档。因此，选用普通图文打印机（普通激光或喷墨打印机），打印介质使用普通光面纸即可。

3. CR、DR 类设备获得的图像都是黑白图像，打印目的是用于医疗影像诊断。因此，必须使用医用专业打印设备，一般使用干式激光打印机，打印介质为干式胶片。

4. CT、MRI、PET、DSA、ECT 类设备获得的图像有黑白图像和彩色图像，打印图像的目的主要用于医疗影像诊断，必须使用医用专业打印设备，打印黑白图像可使用干式胶片打印，打印彩色图像可使用医用专业彩色打印机或多介质彩色打印机，介质可以多样化，如黑白胶片、彩色胶片、彩色专业相纸等。

（郭建新　胡鹏志　余建明）

第二节　激光成像

激光（light amplification by stimulated emission of radiation，laser）即为“辐射光子激发发光放大”的缩写词。自 1960 年开始，激光技术被认为是 20 世纪继量子物理学、无线电技术、原子能技术、半导体技术、电子计算机技术之后的又一重大科学技术新成就。

1984 年世界上第一台使用激光成像技术的医用激光打印机问世，开创了精确打印和数字排版的图像打印新时代，在医疗成像的图片打印任务中，承担主要角色。

一、激光成像技术

数字化信号处理的原理是将一幅连续的二维图像分解为由许多微小像素组成的离散点阵，同时对每一个像素点的灰度（黑白图像）进行量化，从而得到一个二维数据集（矩阵）。这就是所谓的模-数转换（A/D）过程。通过模-数转换，人们得到了量化的图像分辨力（dpi）和灰度（灰度级），间接地也为影像质量的比较提供了客观工具。

激光打印机在收到主机传送的影像数据后，不是直接进行还原打印，而是根据用户设定的分格、亮度、反差以及视觉曲线等要求，对数据矩阵进行不同的卷积和内插运算，目的是获得最佳的打印效果。然后通过激光扫描的方式，将影像逐行成像在胶片上。

由于采用了数字化图像处理和排版，激光打印机可以提供更多的打印效果和分格选择。在影像打印方面，激光打印机采用的是直接扫描成像方式。即将运算处理完成后的影像矩阵中的每一个像素数据值，通过模-数转换成为一定幅度的电信号，加载在激光器上，对激光的亮度进行调制。再通过偏转系统，将不同亮度的激光点扫描到胶片上，完成影像打印。

由于激光束可以做到直径小，亮度高，因此打印的影像分辨力高（320～600dpi），密度大（$D_{max}>3.6$），灰度级多（最多 65 536 级）。在表现影像的细节和层次上，达到了完美的程度。

激光成像技术是通过激光束扫描感光胶片实现影像还原的：把影像设备产生的数字图像经主机

排版形成一个图像集合拼版，以数字矩阵方式排列，排列矩阵大小与打印机成像精度一致。矩阵中每个点都以数字的形式送到存储器中，代表原始像素不同的灰度值，这种灰度值经打印机主控计算程序转换成激光强度值，激光束在调制后通过发散透镜投射到一个在 x 轴方向转动多面镜，发生反射。反射后的激光束再通过聚焦透镜系统，最后投射到胶片上，完成一个像素点的曝光。由于多面镜在 x 轴方向转动，使得激光光点也在胶片的 x 方向上运动，实现了胶片一行的扫描。当一行扫描完成后，胶片在高精度电机的带动下精确地在 y 方向上移动一个像素的距离，然后开始下一行的扫描，直到完成整个胶片的“幅式扫描曝光”。带有原始图像信息的潜影经下一程序处理，冲印或者加热后将原始图像潜影还原成可见影像。激光扫描成像流程如图 7-1。

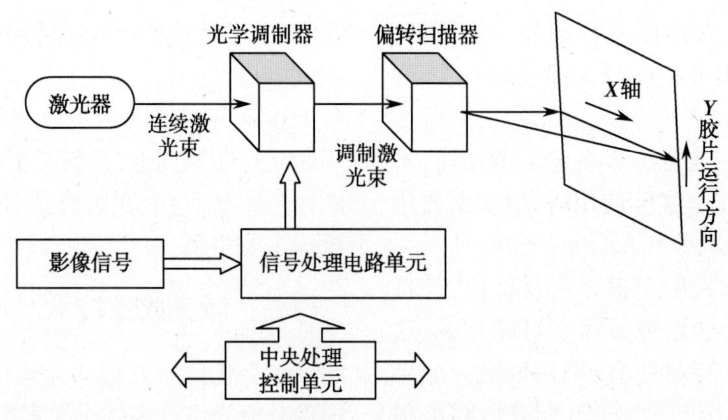

图 7-1　激光扫描成像原理图

激光打印技术将原始的数字信号直接表达为胶片图像，避免了信号衰减和细节失真，克服光学和荧屏畸变引入的噪声，以独特的点阵及差值计算，和灵活多变的成像尺寸，提供了高质量的医学影像信息，是图像打印史上一次质的飞跃。

二、激光胶片

（一）激光胶片的分类及结构

激光胶片按照是否需要冲印分为湿式激光胶片和干式激光胶片。湿式激光胶片是指必须通过显影、定影等暗室处理技术进行冲印方可显像的激光胶片；干式激光胶片则不需要使用暗室技术冲印，感光和显影在一个流程内完成。

按照胶片感应的激光类型分为氦氖激光胶片与红外激光胶片。氦氖激光胶片感色相对光谱高峰在 633nm（DuPont 氦氖激光胶片在 350～500nm 也敏感）。红外激光胶片感色相对光谱在 730～830nm。

1. 湿式激光胶片结构　湿式激光胶片一般分 5 层，分别为保护层、乳剂层（也称感光层）、结合层（又称底层）、片基层、防光晕层。

乳剂层 4 部分组成：①非感光的有机银盐，如山嵛酸银、硬脂酸银等；②还原剂（通常包括显影剂）；③在显影成像过程中起催化作用的少量的卤化银；④亲水的或疏水的黏合剂。如图 7-2。

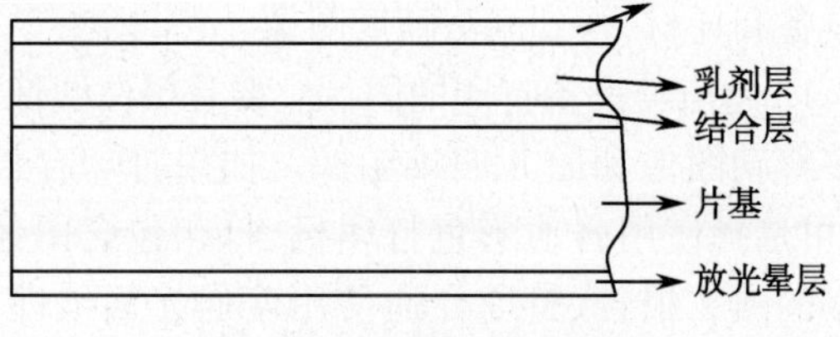

图 7-2　激光胶片的结构

为提高激光胶片的成像性能，乳剂层与传统卤化银胶片比较有如下特点：①单分散卤化银乳剂呈八面体晶型；②调配不同的增感染料，使胶片适应不同的激光光谱；③采用浓缩乳剂、低胶银比和薄层挤压涂布技术，以适应高温快显特点；④乳剂层中适量加入防静电剂、防腐蚀剂、防灰雾剂和坚膜剂等成分。

氖激光胶片和红外激光胶片其乳剂层稍有不同，分别感应氦氖激光和红外激光。

2. 干式激光胶片结构　它们都是含银盐激光胶片，简称干银胶片。它是指在感光层中含有 AgX（如 AgOS、山嵛酸银晶体等）的物质，支持体为 0.175mm 的聚酯片基，感光层为极微细的银盐晶体颗粒和均匀分散在一种特殊的悬浮体内的成色剂组成（一种透明的材料），与制备传统的感光卤化银乳剂所不同的是，感光成像涂层中包括显影剂，无需用暗室技术冲印。

（1）保护层：在胶片表面涂布一层透明的特殊

胶质材料，以防止胶片划伤和操作污染，避免在输片过程中卡片、粘片和静电产生。

（2）感光成像层：主要由极细微的银盐颗粒和成色剂构成，与传统的胶片相比，包含有显影剂成分，①感光物质，可以是任何一种卤化银，其用量约占成像总重量的 0.75%～15%；②非感光的银源物质，是一种可以还原的银离子物质，其用量约占成像层总重量的 20%～70%；③银离子还原剂，其用量约占成像层总重量的 0.2%～5%；④黏合剂，可以是一些天然的或合成的树脂，其用量一般约占成像层总重量的 20%～70%；⑤其他补加剂，根据需要可以添加促进剂、染料、增感剂、稳定剂、表面活性剂、润滑剂、防灰雾剂等各类补加剂。

（3）结合层：为了使乳剂层牢固地黏附在片基上，在片基表面涂有一层黏性很强的胶体，以防乳剂层在加工时脱落。

（4）片基：乳剂层的支持体。激光胶片全部选用聚酯片基，有透明（白色）和淡蓝色两种色调之分，它可使胶片保持牢固。

（5）防反射层：在片基的底面涂有一层深色的吸光物质，以吸收产生光渗现象的光线，防止光反射对乳剂再曝光，提高影像清晰度。

将上述感光材料经一系列工艺扩散黏附在支持体上，感光层表面加有透明的保护层，支持体背面的防光晕层改为无光泽层（透明体）。结构与湿式激光胶片的相似，它的显像原理是：AgX-受热分解-Ag+图像信息。

3. 激光胶片特点　相较于湿式胶片，干式胶片有更多特点。

（1）分辨力高：由于干银胶片形成最终影像的银粒子的粒径很小，一般只有 0.01～0.05μm，这远小于传统的卤化银感光材料中微晶体的粒径尺寸。因此，在明显低含银量的情况下，干银胶片仍然具有很高的成像光学密度和影像分辨力。

（2）感光度高：干银胶片虽然含银量比较低，但是在提高感光度上却具有很大的潜力，有望超过传统银盐照相材料的 2～5 倍。

（3）加工过程耗能低：干银胶片在显影加工过程中所消耗的能量较低，一般只有传统的湿式显影方法的 20%左右，有利于节省能源。

（4）形成的影像稳定：在适当的保存条件下，干银胶片的影像制成品，可以完好无损地进行长时间的保存，有利于影像信息的长期保存。

（5）含银量低：干银胶片只是通过少量的卤化银感光形成潜影，而最终形成的影像则靠的是一些粒径极小，遮盖力很高的非感光的银源物质。干银胶片比传统的银盐照相材料耗银量低，一般约低 30%～40%。

（6）显影加工过程无污染：干银胶片在显影加工时，无须使用或者添加任何的化学加工药品，也没有污水和其他有害物质的排放，有利于对环境的保护。

（7）成本低：干银胶片不仅制造成本低，加工成本也低，有较高的产品附加值。

（二）激光胶片的显像原理

1. 当光-热胶片被激光扫描后，激光光子进入了胶片的感光层将银离子变成金属银原子而形成潜影。胶片接受激光扫描后产生的感光效应，是光电吸收产生的光电子造成的。一个高能量的激光光子，能与胶片敏感层中的银离子作用，可以在多个颗粒的感光中心产生上万个银原子。曝光后胶片从旋转的热鼓中吸收热能，热能作用于所有潜影中的银原子核而显影。通过这一催化作用过程银原子变成可见的金属银，即形成常见带有不同密度的影像。金属银数量和曝光在胶片上的光子数成正比例的。光-热胶片中的银离子一部分通过曝光并加热催化形成银颗粒，另一部分则未被曝光催化，如图 7-3。

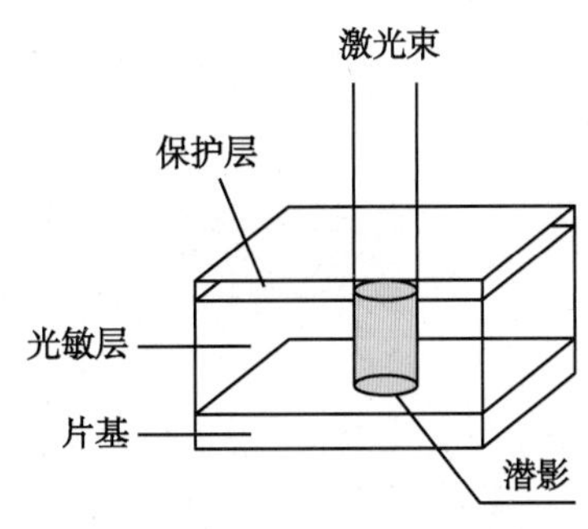

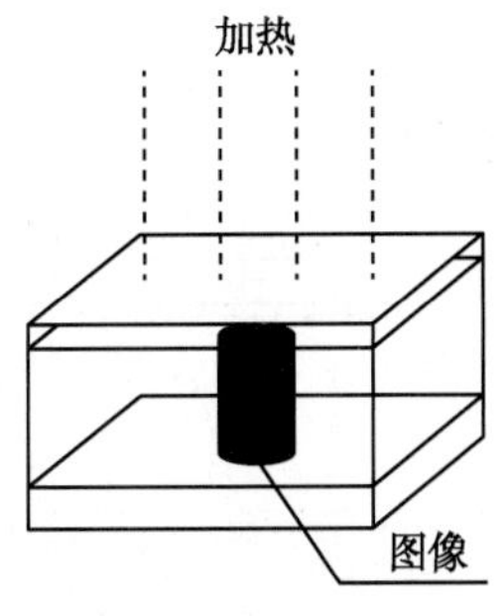

图 7-3　激光光热式成像原理简图

理论上讲，曝光后的胶片中银离子大致分成3种形态存在于敏感层之中：感光充分的金属银颗粒、感光不足的混合金属银颗粒、未感光的银离子，这是成像后显示不同灰阶的关键。

传统的湿式激光胶片激光扫描胶片形成潜影后，由外接自动冲洗机的定影程序把未经曝光的银离子清离出胶片，而光-热式成像没有定影程序，胶片中未曝光的银离子还残留在胶片上面。胶片存放环境近似于以上所述的成像条件时，残留在胶片上的银离子则有可能继续变成银颗粒，也就是俗称的继续显影。虽然阳光中的红外线强度不能与热打印中的激光束相比，但同样会出现少量的光子进入胶片感光层中，与残留银离子产生催化作用，使银离子变成金属银形成新的潜影。当照片贮存环境温度过高时，照片就变灰变黑，因此胶片一定要避光低温保存。激光扫描胶片形成潜影，干式胶片再通过120℃以上的热鼓进行15秒的加热处理，使影像显现，这是胶片中的金属银颗粒密度发生变化造成的。

2. 干银胶片的成像过程　这种胶片由对光敏感的ZnO或AgBr作为$Ag^+ \rightarrow Ag^0$反应的催化核心，Ag^+是由胶片中的羧酸银化合物提供的。曝光时，受到光照的ZnO或AgBr周围，大量Ag^+转变为Ag^0，使得感光成像层中的卤化银感光，从而形成潜影，再经过一定温度和一定时间的加热，在感光成像层中由非感光的银源物质形成永久的银影像。

干银胶片的成像过程实际上是一个催化过程，如图7-4、图7-5。在干银胶片的成像层中少量的卤化银微晶体，仅在较低能量的光照下便可以形成潜影，这和传统的银盐照相材料是相同的。不同的是干银胶片经过曝光以后，由卤化银形成的潜影中心是被大量的、非感光的有机羧酸银的极微小的颗粒所包围着，并同与成像层中的还原剂形成催化中心。该催化中心在加热时会促使非感光的有机羧酸银与还原剂发生氧化还原反应，生成永久的银影像。干银胶片所形成的最初的潜影靠的是少量的对光线敏感的卤化银，而形成最终影像的大部分银源则靠的是非感光的有机羧酸银。

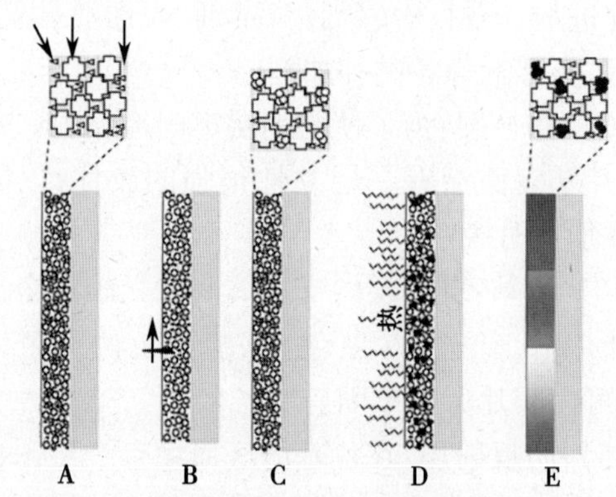

图7-4　干银胶片显影原理图

A：未感光胶片；B：激光扫描形成潜影；C：银原子形成；D：加热，金属银出现；E：形成光学密度。

激光胶片使用时应注意防额外的"热源"，包括太阳光、室内光、辐射源等，避免胶片增加灰雾度。胶片在仓库存放时要注意有效期，在通风阴凉干燥

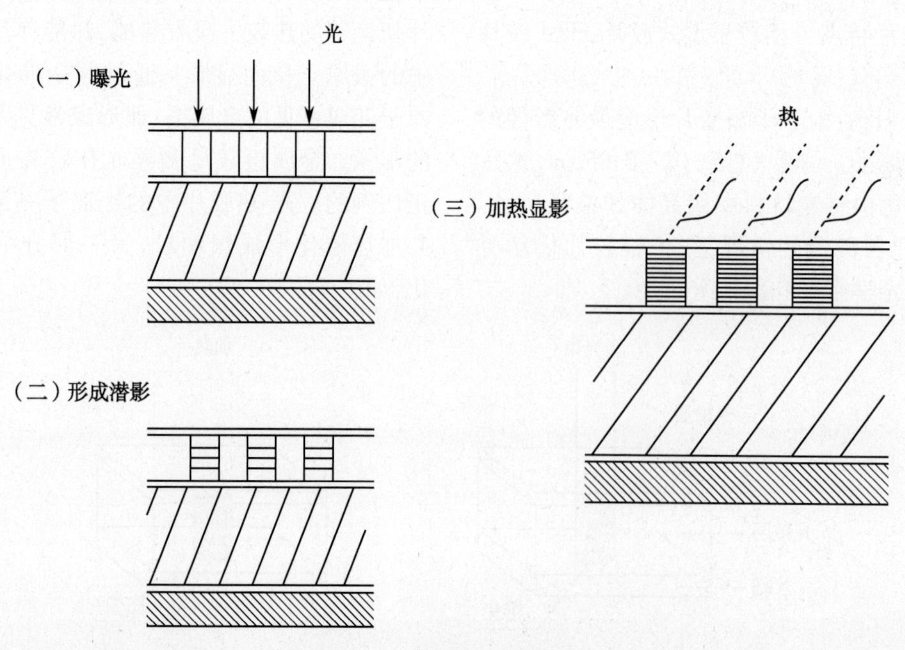

图7-5　干银胶片成像过程

室内片盒应立式储存，注意胶片不能折弯，否则会卡片。温度以20℃为宜，最低不能低于5℃，相对湿度为30%~50%左右。避免潮湿、高温、日照、放射源、不良气体等。激光胶片记录信息后图像如接触酸、碱、溶剂、可塑剂等，或长时间烈日曝晒就会变质，特别是可塑剂。

三、激光打印机

（一）激光打印机的分类

1. 根据激光光源分类

（1）氦-氖激光打印机：最先应用于激光相机的是气体氦氖激光器。气体激光器具有衰减慢、性能稳定的优点。氦氖激光束可以被聚焦到原子级，再加上选用特殊的超微粒激光胶片，可获得较高的清晰度图像，且造价低。气体激光（氦-氖）其波长为633nm，接通激光器后至少要预热10分钟，使其达到一定温度后才能运转。

（2）红外激光打印机：红外激光发生器是20世纪80年代起步，它具有电注入、调制速率高、寿命长、体积小、效率高，直接调制输出方便，抗震性能较好。红外激光其波长为670~820nm，在红外线范围内，它可将成像所需的数据直接用激光束写在透明胶片上。

这两种激光器所产生的波长不一样，在临床应用时，必须选用适合的激光波长、相匹配的氦氖胶片或红外胶片才能保证正确显影，两者不可代替使用。

2. 根据是否需要冲洗胶片分类

（1）湿式激光打印机：这种激光打印机具有较好的成像质量，但由于成像后的胶片需要配备一套胶片冲洗设备（洗片机），经过相应的化学药液来冲洗，图像质量的影响因素较多，且污染环境。

（2）干式激光打印机：在完全干燥的环境下，不需要冲洗胶片的化学药液、无须配备供水系统，无须暗室，仅需要配有数字化胶片，就能打印胶片的设备，如图7-6。

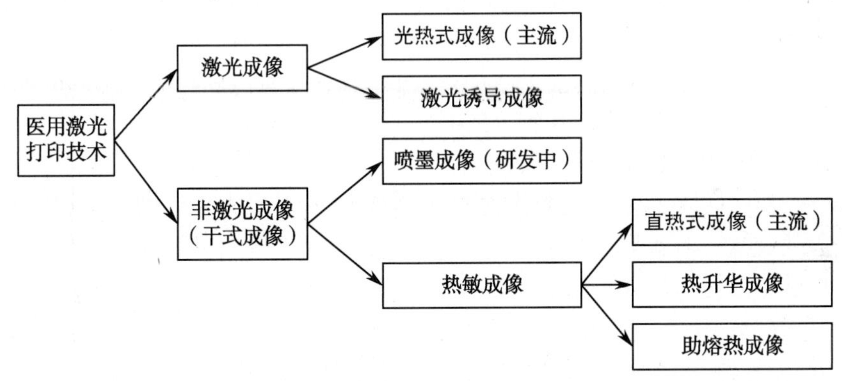

图7-6　医用激光打印技术的分类

湿式激光打印机一般采用氦氖激光器，干式激光打印机一般采用红外激光器。

（二）激光打印机构造

1. 湿式激光打印机

（1）激光扫描系统：激光打印机的核心部件，包括激光发生器、调节器、发散透镜、多角光镜、聚焦透镜、高精度电机以及滚筒等。其功能是完成激光扫描，使胶片曝光。激光发生器是激光成像系统的光源，激光束将输入的信号以点阵扫描方式记录在激光胶片上。

（2）胶片传输系统：包括送片盒、收片盒、吸盘、辊轴、电机及动力传动部件等。其功能是将未曝光的胶片从送片盒内取出，经过传动装置送到激光扫描位置。当胶片曝光后再将胶片传送到收片盒，或直接输送到自动冲洗机的输入口，完成胶片的传输任务。

（3）信息传输与存储系统：包括电子接口、磁盘或光盘、记忆板、电缆或光缆以及模数转换器（A/D转换器）、计算机等。它的主要功能是将主机成像装置所显示的图像信息，通过电缆及电子接口、A/D转换器输入到存储器，再进行激光打印。电子接口分视频接口和数字接口，根据成像系统的输出情况不同选择不同的接口，以接收视频或/和数字图像信息。一台激光打印机一般为多接口配置，可同时满足多台主机设备的图像打印工作。

（4）控制系统：该系统包括键盘、控制板、显示板以及各种控制键或旋钮，用于控制激光打印程序、幅式选择、图像质控调节等作用。操作控制键盘外形精小，操作方便，功能齐全。

（5）洗片机：为激光打印机配备的相应的洗片机和冲洗套药，功能基本相同。

2. 干式激光打印机　医用光热式成像系统主要由数据传输系统、激光光源、激光功率调制及扫描/曝光系统、胶片传送系统、加热显影系统以及整机控制系统等部件构成。

数据传输系统是光热式成像系统与 CR、DR、CT、MRI 或其他医疗摄影设备的数据通道，它接收摄影设备的数字图像数据，并输送到系统的存储器中。需要胶片曝光操作时，控制系统直接从存储器中将要打印的图像数据取出。

激光功率调制系统用于控制激光器功率，分为直接调制和间接调制两种。直接调制是直接控制半导体激光器的光功率；间接调制是半导体激光器以一个稳定的功率输出激光，然后在激光光路上加上调制器，如声光调制器等，以此来改变激光的光功率。胶片上某一点显影后的密度值与激光照射在该点时的光功率值成正比，光功率越大，密度越高；而激光的光功率值又由打印的数字图像的灰度值决定。

胶片传送系统包括送片盒、收片盒、辊轴、高精度电机及动力传动部件等。其功能是将要曝光的胶片从送片盒内取出，经过传动装置输送到激光扫描位置，再把已曝光的胶片送到加热鼓进行加热显影，最后把显影完成的胶片传送给收片盒。

控制系统是整个光热成像系统控制中枢，负责系统各部件状态的统筹控制，主要包括激光器的开启或关闭，激光功率调制系统和扫描光学系统中的电机或振镜的调节和控制，以及胶片传送系统的运行等。

（三）激光打印机成像原理

1. 湿式激光打印机　湿式激光打印机与以往的阴极射线管多幅照相机相比较，其成像原理发生了质的变化。当激光打印机接通电源后，机器控制系统（MCS）对中央处理器（CPU）和传递系统进行自检。自检完成后，MCS 送硬件复位指令到图像管理系统（IMS），使 IMS 初始化，在上述程序工作的同时洗片机的红外线加热器对显、定影液进行加热。当“Ready”指示灯亮时，打印机准备完毕，可以使用。

操作者用遥控器（键盘）存贮按钮存贮每一幅图像，并向多路器（MMU）送出指令和图像数据，MMU 接到指令后，由 CPU 控制输出编排器。根据操作者的设置，将激光打印机图像编排成行、放大，然后将图像数据从数字转化成模拟形式。当激光发生器工作正常后，图像模拟信号控制激光调制器，用以改变激光束的明暗度。

激光打印机的光源为激光束，激光束通过激光分散透镜系统投射到一个在 x 轴方向上转动的多角光镜，或电流计镜上再折射，折射后的激光束再通过聚焦透镜系统按“行式打印”在胶片上，这种方式亦称 x 轴快速扫描。与此同时，胶片在高精度电机的带动下精确地在 y 轴上均匀地向前移动，完成整个胶片的“幅式打印”，这称为 y 轴慢速扫描。在此过程中，利用光敏探测器从一个固定光束分流镜中连续不断采取信号，反馈到激光发生器，使源激光束保持稳定不变。这样以每秒达 600 行图像数据的速度准确地复制全部图像。

激光束的强度可由调节器调整，调节器受数字信号控制。成像装置把图像的像素单元的灰度值以数字的方式输入到激光打印机的存储器中，并以此直接控制每一个像素单元的激光曝光强度。如果计算机按顺序输出与激光束在胶片上的位置是同期信号，则可以将顺序不同的电信号作为平面影像由激光照射在胶片上。

胶片由供片的储存暗盒自动提供胶片，在引导轴传送下装载在专用的打印滚筒上，滚筒随即转到打印位置。此时激光束按照计算机及矩阵指令，把图像的像素单元的灰度值的数字化密度传入激光打印机存储器中，直接控制对每一个像素单元的激光曝光时间，进行强弱改变。激光束通过多棱镜的旋转进行扫描式的打印，在全部曝光过程中滚筒和激光束做精确的同步运动。根据主机成像装置编排的版面和图像尺寸，选择多幅照片的图像取舍和排列，用操作盘来完成。待全部图像打印完后，胶片即被传输到接片盒内或传输到洗片机内自动冲洗。打印流程见图 7-7。

2. 干式激光打印机　相机先通过数据传输系统将图像数据接收到机器内部的存储器中，然后从片盒中取出胶片，输送到激光扫描曝光的位置，同时控制系统根据图像数据控制激光器功率以及光点在胶片上的位置，使胶片正确曝光；每扫描曝光一行后，胶片在传送系统的带动下精确地向前移动一个像素的距离，然后开始下一行的扫描。直到完成整个胶片的“幅式扫描曝光”，最后胶片进入加热鼓中显影，并送至收片盒。如图 7-8 和图 7-9。

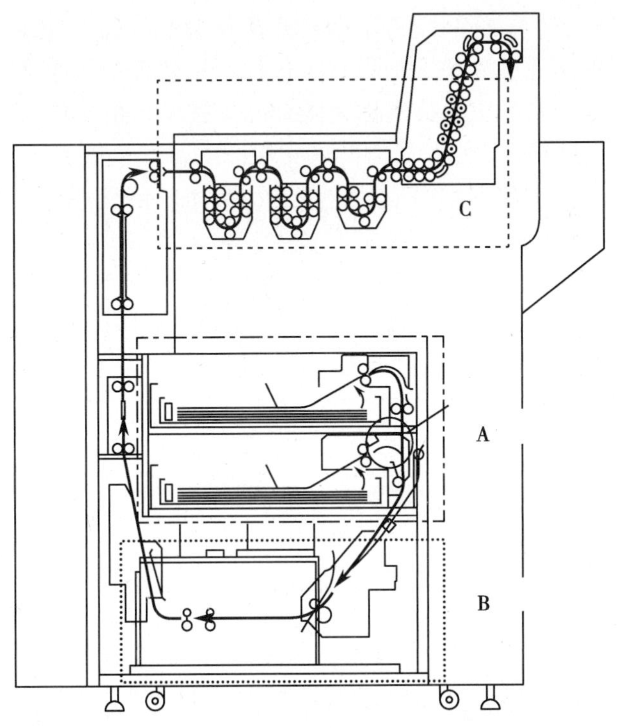

图 7-7　湿式激光打印流程图
A. 送片区，B. 激光扫描成像区，C. 冲印区。

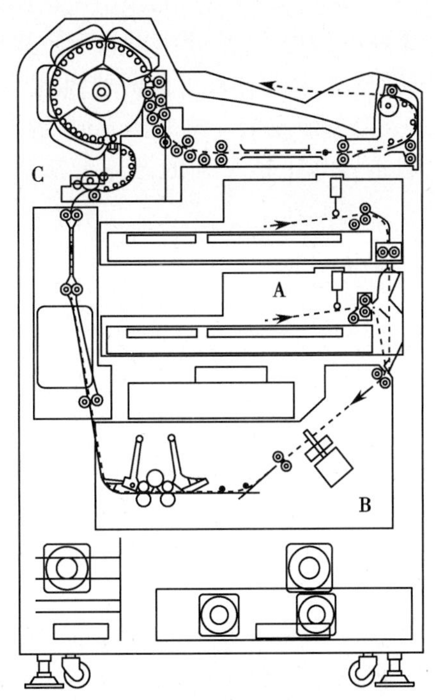

图 7-8　干式激光打印流程图
A. 送片区；B. 激光扫描区；C. 加热区。

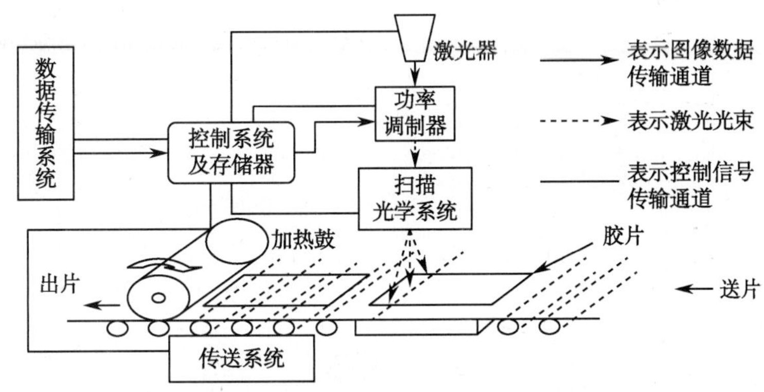

图 7-9　干式激光光热式成像系统简图

干式激光相机的原理和湿式激光相机在激光扫描的部分都是一样的，都包括了行式打印和幅式打印的过程，只是在最后显像环节不同。干式激光相机是将形成潜影的胶片送到加热鼓进行显影，而湿式激光相机是送到自动冲洗机显影。

激光光热式成像所采用的激光二极管具有以下优点：①非常小的光点直径（80/40μm，300/650dpi）；②激光二极管在红外区发射；③光发射源非常稳定；④精确的可调动功率光发射；⑤宽的动态幅度（不限制灰度级别的数量）；⑥激光光源寿命长；⑦快速的成像速度（每秒超过 200 万点）。

光热化打印技术是用激光束来扫描胶片，保证了影像在处理过程中的精密和一致性。在曝光过程中打印头不接触胶片，避免了打印头和胶片摩擦产生的打印头损耗及对影像的影响。

（郭建新　胡鹏志　余建明）

第三节　热敏成像技术

医用非激光成像技术主要包括热敏成像和喷墨成像两种，都是干式成像技术。干式热敏成像按感热记录方式不同又分为三类，即干式助熔热敏打印机、干式升华热敏打印机和干式直升热敏打印机。第一种是通过加热使油墨带内熔点较低的油墨熔化，达到记录影像的目的；第二种是通过油墨带内的染料加热升华记录影像；第三种就是目前市场上常见的干式热敏打印机,它不产生油墨带的废料,有利于环境保护,而且分辨力和灰阶数也都优于其他两种技术,从而替代了前两种相机。所以干式直热式成像目前成为干式非激光成像技术的主流方向,目前市场上能见到的产品大都采用这种技术。

一、热敏胶片

热敏胶片与干式激光胶片相似,也是单面药膜。从上向下分为 5 层:①保护层,含有微细的无机原料及润滑剂,有利于热敏头和胶片的润滑性,以提高图像质量;②感热层;③支持体为 0.175mm 厚的聚酯片基;④紫外线(UV)吸收层,起稳定作用;⑤无光层,涂有 3~6μm 薄膜的无光剂,使观片效果增加。

感热层中具有显色功能的微粒胶囊和乳化物,靠黏合剂均匀分布在胶片片基层上,当热敏头对干式胶片加热后,微型胶囊的胶囊壁变成具有透过性,显色剂进入胶囊发生发色反应。当停止加热时,胶囊壁又重新变成具有非透过性而停止发色反应,胶片上根据发色的程度而记录下影像,由于在常态(不加热状态)下微型胶囊不具有透过性,记录的图像可以稳定地保存。这种利用热反应微型胶囊记录影像的技术称为微型隔离技术(图 7-10,图 7-11)。

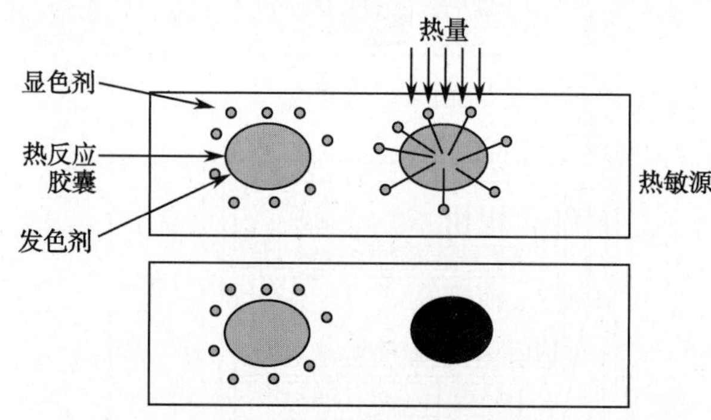

图 7-10　微型胶囊显像原理图

为获得稳定、高质量图像,采用了灰阶调整技术、色光调整技术和光泽度调整技术。灰阶调整技术使用了两种发色起始温度,胶囊壁碳颗粒,以及不同大小的微型胶囊优化组合,得到良好的灰阶特性。色光调整技术通过混合 6 种发色剂,改变高色调碳颗粒(Tg)壁和低色调碳颗粒(Tg)壁胶囊的色

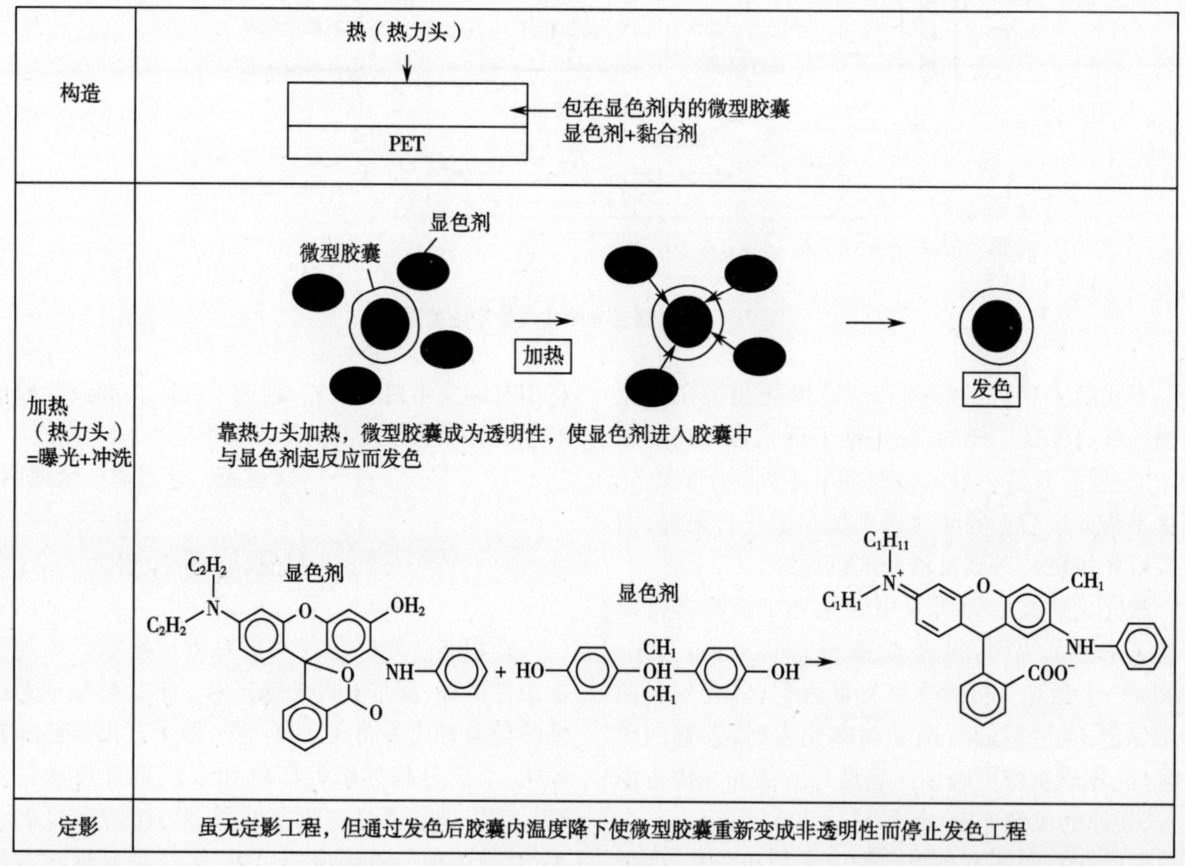

图 7-11　微型隔离技术

光，获得从高光到暗色调光的连续性，其中的发黑剂调节了照片的黑化度，得到与银盐胶片相同的黑化效果。光泽度调整技术利用背层的 UV 吸收剂胶囊内部的散射来优化无光泽材料的颗粒大小和使用量。但是，干式相机的胶片对保存环境要求较高，温度在 35℃、相对湿度 60%保存约半年时间；而温度在 30℃、相对湿度 60%保存约五年，且不宜与酸、碱和有机溶剂接触，一定要避免长时间的光照。

二、热敏相机

（一）热敏相机的结构

热敏相机的结构主要由五部分组成：开关电源系统、数据传输系统、胶片传送系统、热敏加热显影系统以及整机控制系统。

数据传输系统是热敏成像系统与 CR、DR、CT、MRI 或其他医疗摄影设备的数据通道，它接收摄影设备的数字图像数据，并输送到系统的存储器中。需要胶片曝光操作时，控制系统直接从存储器中将要打印的图像数据取出。

胶片传送系统包括送片盒、收片盒、辊轴、高精度电机及动力传动部件等。其功能是将要曝光的胶片从送片盒内取出，经过传动装置输送到热敏头，再把已曝光的胶片送到出片口。

控制系统是整个热敏成像系统控制中枢，负责系统各部件状态的统筹控制，主要包括热敏头的开启或关闭，热敏电阻的功率调制和高精度电机控制，以及胶片传送系统的运行等。开关电源系统为数字胶片打印机各工作单元提供相匹配的电源供应。

当胶片通过时，热力头产生的热量使其与胶片紧密接触，这样胶片产生不同密度的灰阶影像，并且采用特殊的减速机和马达组合的驱动，实现高精度、高转矩的传送。其中核心的部件是热敏头，热敏头的结构如图 7-12。

热敏头分为厚膜头和薄膜头。干式激光相机采用适合高像质记录的薄膜头，薄膜头是在真空下对放热电阻采用蒸发而成的，它的放热电阻的阻值误差小、变化平滑、适合高质量的图像记录。热敏头的尺寸决定成像胶片的宽度，如 14in（1in = 2.54cm）的热敏头就可以打印（14×17）in 的胶片。

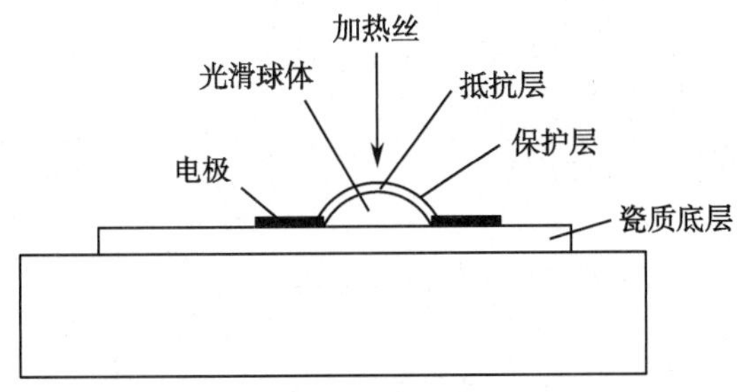

图 7-12　热敏头结构简图

热敏头由放热部分、电路控制部分和放热片组成。放热部分是一个玻璃制成的半圆形锥体凸起部分，在抛光膜密度为 11×8 条/mm 的直线上配置了 3 072 个放热电阻和电极。在被保护套覆盖的控制电路内，安装了控制数字图像转换成灰阶图像的集成电路。放热部分由联成一体的散热片组成，工作时调节温度的恒定。热力头成像采用一次放热方法，高密度黑色的像素会表现成网点状，而低密度部分的像素的噪声会很明显。

在高密度部位，由于密度上升的同时网点之间发生部分耦合现象，使图像的灰阶没有连续性，造成密度分散，效能低下。现在的热分配系统是在副扫描方向把放热点分成 8 个，使灰阶的图像从低密度到高密度之间的一个像素内有 8 个放热点，结果获得的图像既连续又平滑。在热分配系统中，8 个放热点的每一个都能控制 256 个灰阶，8 个放热点组合在一起，其灰阶控制能力可达到 11 比特（256×8 = 2 024），这种方法也被称为 10 比特密度分解效能。

同时还采用高像质修正技术，有电阻补正、均一补正、热比率补正和清晰度补正等方式。电阻补正主要是纠正发热电阻本身产生的误差；均一补正主要是针对电阻补正后产生的不均匀现象，采用光学阅读后分别进行补正；热比率补正主要是用于电路内电压下降的补充修正工作；清晰度补正是为达到最佳的成像结果而对图像做进一步的灰阶处理。所有这些技术的应用保证了图像质量的稳定和准确，从而满足影像诊断的需要。

（二）热敏相机工作原理

直热式成像技术是一种非激光扫描的成像技术，它是将图像数据转换成电脉冲后传送到热敏头，再显现在热敏胶片上。热敏头由排成一列的微小的热电阻元件组成，热电阻元件能将电信号转变成热能。胶片成像时，热电阻元件产生的热量传递到胶片上，胶片热敏层受热发生化学反应，使图像显现。电信号的强弱变化使热电阻元件的温度升高或降低，胶片热敏层根据受热温度的高低，产生相应的像素灰度。这样胶片的热敏层的显影剂在温度的作用下显影，温度越高，时间越长，密度就越大,照片越黑。胶片出片的速度取决于热敏头元件的温度响应时间及能力,热敏头元件的响应能力是靠改变电压来控制的(图7-13、图7-14、图7-15)。

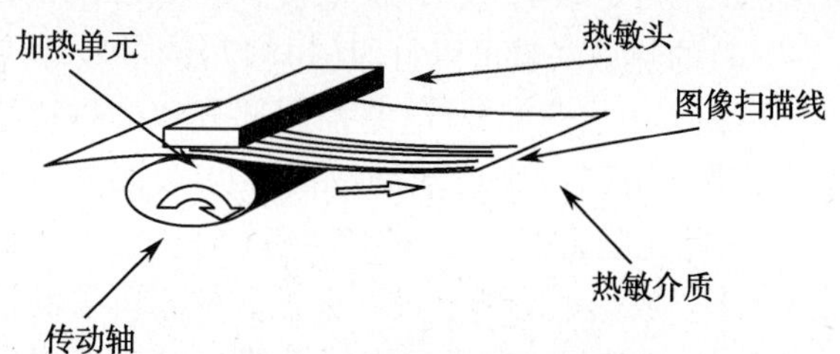

图7-13　直热式成像原理图

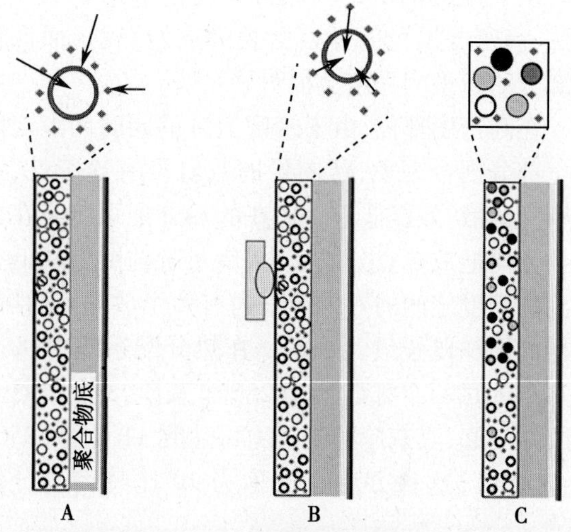

图7-14　直接热敏成像-微囊法

A:未感光胶片,乳剂中含微囊;B:热敏头加热,微囊壁变软,染色剂和显影剂扩散;C:形成光学密度。

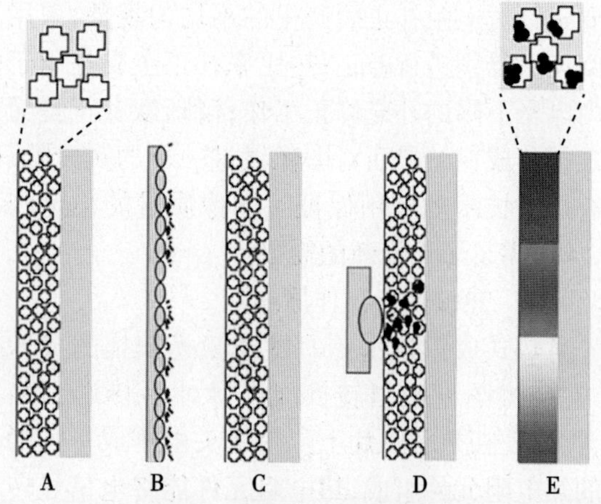

图7-15　直接热敏成像-银盐法

A:未感光胶片,乳剂中含银盐;B:热敏头加热;C:银原子形成;D:金属银出现;E:形成光学密度。

干式热敏胶片的特点是对温度敏感,即温度越高,持续时间越长,胶片密度就越大。目前使用的干式热敏胶片根据所含显像材料不同分为有机银盐胶片和纯有机物显色剂胶片,但其结构基本相同。采用该技术的主要产品有Agfa公司的DryStar3000、4500、5500系列产品,以及FUJI公司的Drypix3000等。

(三)热敏相机的工作流程

首先通过以太网络接收数字图像数据,并将图像数据存储到计算机硬盘。由计算机控制的影像控制系统负责把主机的图像数据进行整理,调整图像的尺寸、大小、版面,同时可对图像的对比度、密度进行调节等。控制系统产生程控信号控制打印引擎从胶片输入盘选择合适尺寸的胶片,传送到14英寸宽的打印头电阻器线,一行接一行的直接完成数控热敏成像过程。它的打印过程和激光光热式打印过程相似,也可以分为行式打印和幅式打印,唯一不同的是行式打印过程。前者是热敏电阻同时加热显像,而后者是激光逐点扫描的。

成像完毕后的胶片由分拣器输出到指定的输出盘(有的热敏相机还对成像完毕后的胶片还有加热平整处理过程)。相机内置密度检测调节装置,它得到的图像密度检测信息送回图像信息处理单元的计算机,如果密度检测和原始图像不符合,它会提示相机需要校准。这样就形成了一个闭环的图像质量调控体系,使相机的图像质量始终保持如一,保证了每张胶片的一致性,无须手动校准,省时又高效,确保了影像的诊断质量。系统流程控制见图7-16(以AGFA5500系列为例)。

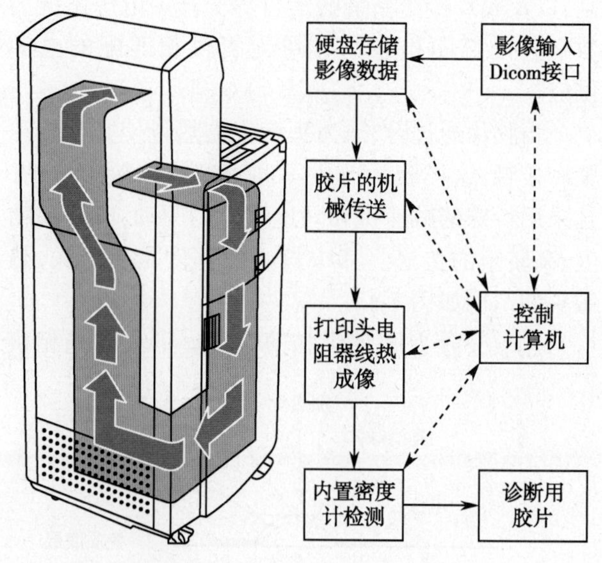

图7-16　AGFA5500系统流程图

(四)热升华技术原理

通过加热头在计算机控制下对胶片进行加热,

特制的银盐会在高温下完成还原反应，析出银颗粒，出现升华反应，将银之外的全部其他物质蒸发掉，然后将被蒸发的物质吸附回收，以免造成新的污染。

从原理上讲不产生油墨的废料，虽然减少了液体排放污染，但升华物质的气体含有重金属化合物——银盐，排放仍具有潜在危险性。目前开发了一种全新的一次性高温成像技术，即在两层片基中夹裹一层无色银盐，成像时将胶片通过高温热头，温度在130℃以上时，银盐就会发生还原反应，将银颗粒析出。温度越高，析出的银颗粒越多，呈现在胶片上的影像密度（黑化度）也越大。由于银盐是被密封在两层透明片基当中，因此不会产生任何泄露，可以真正达到无公害、零排放的效果，见图7-17。

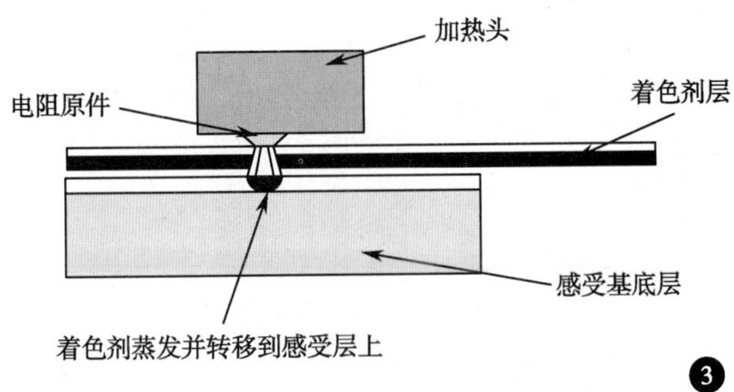

图 7-17　热升华式成像原理图

除了以上介绍的几种技术以外，还有目前尚处于试验阶段的喷墨成像技术，这些干式成像技术总的发展趋势都是提高分辨力和灰阶数，加快出片速度，并更加重视环保。

（五）染色升华热敏成像技术

染色升华热敏成像利用热感技术使染料从气态到固态、固态到气态互相转化的过程以“压印”的方式实现图像打印。成像介质为相纸或胶片，介质内没有成像乳剂，其颜色来源是打印色带。色带加热依靠热敏打印头完成，打印头呈圆柱状长鼓形状，上面密布半导体加热元件，每个加热元件可单独调整温度，温度值来自图像像素灰度值。当圆形打印鼓带动色带旋转时，其内加热元件迅速加热，染料经加热直接升华成气态，喷射到介质上形成色彩。彩色打印分三次或四次完成，每旋转一次，仅“压印”一个颜色。

热敏成像技术相比激光打印技术，没有了复杂的激光发光和投射系统，设备构造变得简单，投影胶片不再是光感型，而改成了热敏型，这样可以实现明室装片，操作也变得方便，成像过程不产生废物和废气，符合环保要求。干式热敏打印技术成为医学图像打印史上又一次质的飞跃。

（六）热敏打印介质

染色升华热敏成像打印使用的介质分为相纸和胶片，其材料特点与喷墨打印介质相同。直接热敏成像打印使用的介质为干式热敏专用胶片，其结构与干式激光胶片相似，也是单面药膜。从上向下分为5层：①保护层，含有微细的无机原料及润滑剂，有利于热敏头和胶片的润滑性，以提高图像质量；②感热层，内含银盐或微囊；③支持层，为0.175mm厚的聚酯片基；④吸收层，起稳定作用；⑤背层，涂有3~6μm薄膜的无光剂，使观片效果增加。

干式热敏胶片对保存环境要求较高，温度在35℃、相对湿度60%保存约半年时间；而温度在30℃、相对湿度60%保存约五年，且不宜与酸、碱和有机溶剂接触，一定要避免长时间的光照。

（郭建新　胡鹏志　余建明）

第四节　喷墨成像打印技术

所谓喷墨打印机，就是通过将墨滴喷射到打印介质上来形成文字或图像的打印设备。随着喷墨打印技术的进步，照片级彩色喷墨打印迈过了颗粒、层次、介质等一道道阻碍，打印出来的图片甚至超过传统银盐工艺的效果。

随着PET、CT、MRI等数字影像设备的技术发展，三维图像处理技术得到深度发展，血管成像和功能成像广泛应用，输出的图像基本上都是彩色图像，极大地丰富了诊断信息，但也给图像打印提出了新的要求，照片级喷墨打印机是彩色图像输出的最佳打印设备。

一、喷墨打印技术

早在1960年就有人提出喷墨打印技术，但直到16年后，第一部商业化喷墨打印机才诞生。喷墨打印技术是通过喷头将墨滴喷射到打印介质上来形成图像的。当主机送来代表图像的代码，经历打印机输入接口电路的处理后送至打印机的主控电路，在控制程序的控制下，产生字符或图形的编码，驱动打印头打印一列的点阵图形，同时字车横向运动，产生列间距或字间距，再打印下一列，逐列执行打印；一行打印完毕后，启动走纸机构进纸，产生行距，同时打印头回车换行，打印下一行；上述流程反复执行，直到打印完毕。

喷墨打印机的打印头，是由成百上千个直径极其微小（约几微米）的墨水通道组成，这些通道的数目，也就是喷墨打印机的喷孔数目，它直接决定了喷墨打印机的打印精度。每个通道内部都附着能产生振动或热量的执行单元。当打印头的控制电路接收到驱动信号后，即驱动这些执行单元产生振动，将通道内的墨水挤压喷出；或产生高温，加热通道内的墨水，产生气泡，将墨水喷出喷孔；喷出的墨水到达打印纸，即产生图形。

喷墨打印具有打印质量好、噪声低、较易实现低成本彩色打印、可适应各种打印介质等优点，从它诞生的那一刻开始就得到广泛应用，产品不停地更新换代，新技术层出不穷，早期的喷墨打印机以及当前大幅面的喷墨打印机都是采用连续式喷墨技术，而当前主流喷墨打印机普遍采用随机喷墨技术。

（一）连续式喷墨技术

连续喷墨技术以电荷调制型为代表。这种喷墨打印原理是利用压电驱动装置对喷头中墨水加以固定压力，使其连续喷射。

（二）随机式喷墨技术

1. **气泡喷墨技术** 气泡喷墨系统又称电热式，是在喷头的管壁上设置了加热电极，用加热电极作为换能器。6～8μm 宽度的短脉管作用于加热器件上，在加热器上产生蒸汽形成很小的气泡，气泡受热膨胀形成较大的压力，压迫墨滴喷出喷嘴，喷到纸上墨滴的多少可通过改变加热元件的温度来控制，从而达到打印图像的目的。然后，由于毛细管的作用，再把墨水从墨水盒中吸入喷嘴内，填满喷嘴，进入下一循环。喷墨过程如文末彩图 7-18。

2. **压电喷墨技术** 压电喷墨系统是在装有墨水的喷头上设置换能器，换能器受打字信号的控制，产生变形，挤压喷头中的墨水，从而控制墨水的喷射。喷墨过程如文末彩图 7-19。

3. **固体喷墨技术** 固体喷墨技术最初由 Tektronix 开发，由来自固体墨水条（类似于有色的蜡块）的墨水会液化储存，然后通过全页的固定打印头喷射在传输鼓上，如文末彩图 7-20 所示。从传输鼓中，墨水会冷结合到打印页上，即使在无涂层纸上也能产生亮面外观。

前两种技术属于液体喷墨打印机使用的打印技术，气泡式打印头由于墨水在高温下易发生化学

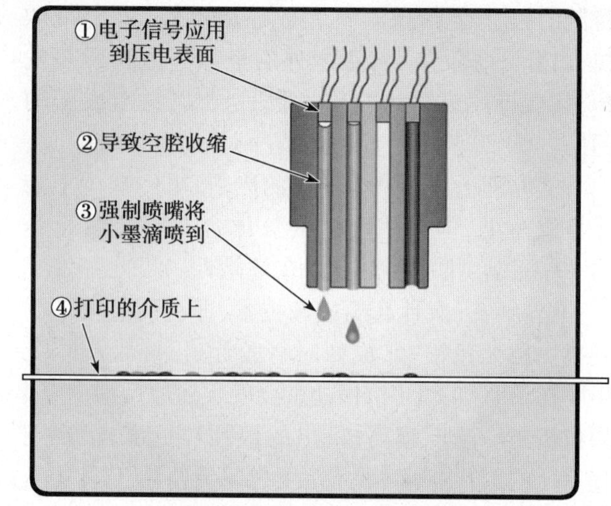

图 7-18 气泡式喷墨流程图

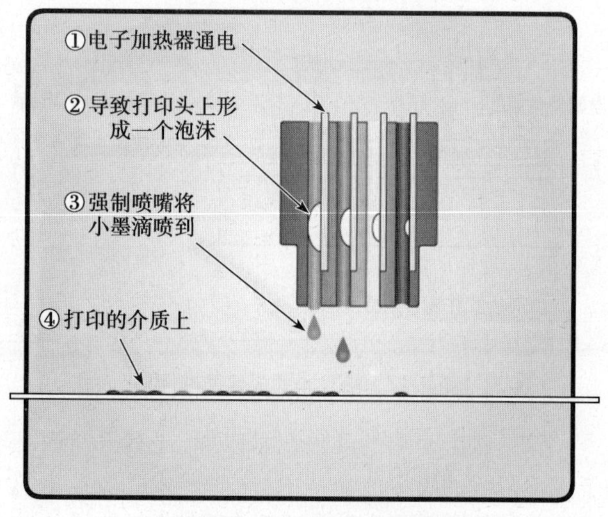

图 7-19 压电式喷墨流程图

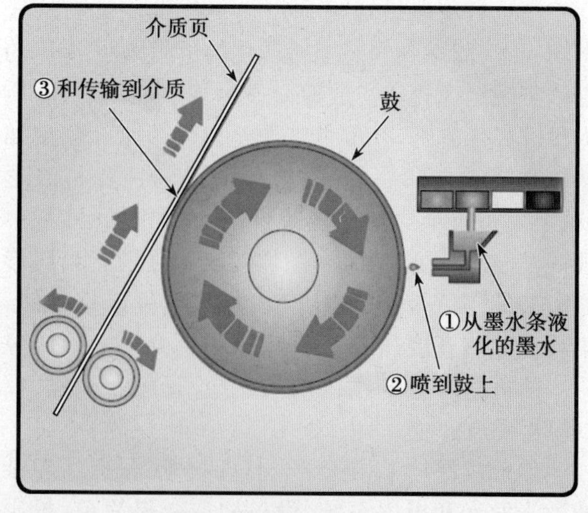

图 7-20 固体喷墨打印流程图

变化，性质不稳定，所以打出的色彩真实性就会受到一定程度的影响；另一方面由于墨水是通过气泡喷出的，墨水微粒的方向性与体积大小不好掌握，打印线条边缘容易参差不齐，在一定程度上影响了打印质量。压电打印头技术是利用晶体加压时放电的特性，在常温状态下稳定的将墨水喷出，对墨滴控制能力较强，还将色点缩小许多，产生的墨点也没有彗尾，从而使打印的图像更清晰，容易实现高精度打印质量，且压电喷墨时无须加热，墨水就不会因受热而发生化学变化，故大大降低了对墨水的要求。固体喷墨打印机的打印速度比液体喷墨打印机更高，可以与彩色激光（电子照相）打印机的速度相比，比彩色激光打印机需要更少的维护（并产生较少废料）。

二、喷墨打印介质

喷墨打印介质分照片类和普通类。照片类介质表面有一层涂层，内含一些适合吸收和表现打印照片的专用墨水的物质。普通类也就是普通办公纸（复印纸）、卡片纸等无涂层的介质，由于介质的表面没有涂抹适合喷墨打印机墨水所需的图层而无法打印出高质量照片，只能用于一般图文打印。

喷墨打印不同于激光打印机、热敏打印机，在选择打印机型的同时就选择了对应的打印介质，而喷墨打印的打印介质选择方案多，在固定机型的情况下，选用不同的介质就决定着不同的打印质量。医学图像分辨力高，打印精度要求高，要求选用能打印诊断质量的打印介质与打印机相匹配，常选用的打印介质有彩喷照片相纸和彩喷胶片。

（一）彩喷照片相纸

彩色喷墨照片打印相纸（color inkjet printing photo paper），也称彩色喷墨纸或数码打印纸或彩喷纸。彩喷纸是在具备一定质量要求的纸的表面，经过特殊涂布处理，涂上一层具有吸墨性的多孔性颜料或在涂层中能形成多孔性结构的材料，从而在纸的表面上形成一层良好的水性油墨接受层，使之既能吸收水性油墨又能使墨滴不向周边扩散，从而使彩色喷墨机打印出的样品能完整地保持原稿的色彩和清晰度。

1. 膨润型相纸　又称不防水照片纸，涂布了一层聚乙烯醇缩乙醛（PVA）或者明胶于原纸上称为膨润型相纸（swellable paper）。如果看纸张的横截面，中间是原纸，上下是聚乙烯（PE）淋膜层，最上面的打印面有一层吸墨层，它的表面由明胶和聚乙烯醇等聚合物形成吸墨层。

2. 铸涂型相纸　铸涂型相纸（cast coating photo paper）的涂层采用微米级的二氧化硅，经过特殊工艺处理，亮度和白度都可以达到传统相纸的水平。

3. RC 相纸　RC 相纸也称微孔型相纸或者间隙型相纸。基纸与传统相纸一样，在原纸两面涂有防水的 PE 涂层（resin coating），它的表面涂层采用纳米级的三氧化二铝或者二氧化硅材料，形成一种类似海绵一样多孔装防水涂层，原颗粒粒径在几十纳米的量级，小于可见光波长，所以涂层成半透明状。墨水喷上去后，很快被类似蜂巢的微孔（microporous）吸收，微孔型相纸或者间隙型相纸名称也由此而来的。

由于它的这种特殊的微孔结构，涂层吸墨力很强，打印深色调部分也能很好地表现出层次感，打印后干燥也很快，从打印机里出来就可以直接触摸。由于涂层材料很细腻，亮度高，能够匹配高精度的照片打印。RC 相纸由于具有高防水性、高吸墨性、高精度打印的特性，所打印的图像质量可以与传统的卤化银照相纸相抗衡。

（二）彩喷胶片

一般多采用聚对苯二甲酸乙二醇酯（PET）为底材，涂布透明吸墨涂层，产品视觉透明，打印画面有透明的特别效果。透光度高，色彩鲜艳，图像解析度高，打印后可以覆膜。常见有白基胶片（透明胶片）和蓝基胶片，与医用激光胶片不同的是，可以打印彩色。而且具有机械强度大，几何尺寸稳定，打印后不发生化学反应，保存时间长，环保无污染。观察图像时不仅适合正视（反射效果），同时也适合透视（透射效果）。改变了传统医用胶片只能在观片灯下观看的模式。

三、喷墨打印机

（一）喷墨打印机分类

根据用途分为普通喷墨打印机和数码照片打印机（专业照片/胶片打印机）；根据打印幅面分别 A4 喷墨打印机、A3 喷墨打印机和 A2 喷墨打印机；根据墨水形态分为固体喷墨打印机和液体喷墨打印机，其中最常用的为液体喷墨打印机；根据其喷墨方式分为连续喷墨式打印机和随机喷墨式打印机。

1. 连续喷墨式打印机　这类打印机使用连续循环的喷墨系统，能生成高速墨水滴，所以打印速度高，可以使用多种打印介质，包括普通纸。优点是不同的打印介质皆可获得高质量的打印结果，还易于实现彩色打印。缺点是这类喷墨打印机结构复杂，打印效率不高，打印图像不精确。根据其打印方式分为电荷控制型、电场控制型、喷涂型、喷雾型等几种类型。

2. **随机喷墨式打印机**　随机式喷墨系统中墨水只在打印需要时才喷射，所以又称为按需式喷墨。具有结构简单，成本低，可靠性高的特点。气泡式喷墨打印分为端面喷射型和侧面喷口型，压电式喷墨分为压电管型、压电隔膜型和压电薄片型。

（二）喷墨打印机构造

喷墨打印机主要由以下几大部分组成

1. **机壳部分**　包含控制面板、接口、托纸架、卡纸导轨、送纸板、出纸板等。

2. **字车（墨盒匣）机构**　字车机构中的字车（墨盒匣）是安装喷头的部件。字车在字车机构中传动皮带的拖动下，沿导轨做左右往复的直线间歇运动。因此，喷头便能沿字行方向，自右向左或自左向右完成打印动作。

3. **主/副电机**　主电机负责带动传动皮带使字车机构驱动的动力，副电机负责进纸机构和抽墨机构的驱动动力。

4. **进出纸机构**　打印机多数采用摩擦式进纸方式的进纸器，这部分由压纸辊、变速齿轮机构及负责进纸器驱动的副电机。副电机在清洗状态时，用于驱动抽墨机构。

5. **感应器**　为了检测打印机各部件的工作状态和控制打印机的工作，在喷墨打印机中设置了许多感应器，包括字车初始位置感应器、进纸器感应器、纸尽感应器、纸宽感应器、墨盒感应器，分别是检测打印机的各部件工作状态；用于检测喷墨打印机及打印机内部温度感应器及用于检测喷墨打印机中墨水通道压力的薄膜式压力感应器。

6. **供墨机构**　包含打印喷头、墨盒和清洁机构。

7. **控制电路**　主要由主控制电路、驱动电路、传感器检测电路、接口电路和电源电路组成。

（郭建新　胡鹏志　余建明）

第五节　照片自助打印机

一、自助打印流程

随着信息技术与放射科影像设备、成像技术的发展，放射科影像检查已经成为重要的医学检查方法之一，在疾病的诊断、治疗及预后评价方面正发挥越来越重要的作用。随着各大医院就诊量的逐年增加，临床影像检查需求也在不断增长。

随着影像存储与传输系统/放射信息系统应用服务器（PACS/RIS）在科室内的应用及更新，放射科检查工作流程得到了极大改善，但对于结果整理发放，仍需放射科工作人员手工完成，存在一定弊端。因此，提升结果发放工作效率与准确性，改善现有发放模式正在成为优化放射科流程的重点。

随着PACS/RIS在医院的推广使用，当受检者到放射科做影像检查时，在登记、检查、报告阶段，已基本实现数字化，但在当前不能彻底取消胶片的前提下，对于结果的发放，仍然需要由检查技术人员完成胶片打印，由医师完成纸质报告打印，由专人整理后送至放射科结果发放处，待受检者前来领取检查结果时，由发放处工作人员手工完成发放（图7-21）。这与建设数字化放射科的目标存在差距。

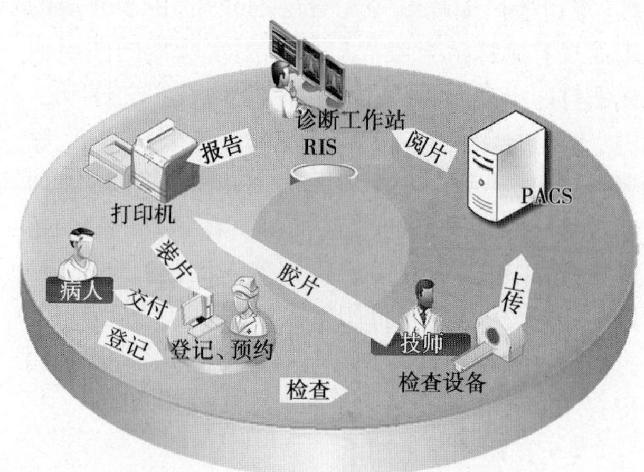

图7-21　胶片-报告传统打印发放流程

由此容易产生以下问题：

1. **耗费人力资源**　人工发放正在成为耗费放射科人力资源的越来越大的负担；

2. **反复查找效率低、易出错**　当患者领取结果时，发放处的工作人员通常需要在大量检查结果中进行反复查找，效率较低并容易出错；

3. **取结果时间受到限制**　只有在发放处的工作时间，患者才可以来领取检查结果，导致患者扎堆集中取片的情况时常发生，增加了患者排队等待的时间；

4. **无人领取的胶片造成积压和浪费**　部分患者完成检查后不领取胶片和纸质报告，已打印的检查结果长期遗弃在放射科。造成大量废弃胶片积压，增加了科室的储存负担；

5. **实物胶片科室无法备份留存**　医疗机构很难对每张胶片的窗宽、窗位等参数信息进行保存，无法打印与发放过的旧胶片参数完全相同的新胶片，也因此无法进行胶片的质控。

然而，自助打印检查结果则可以解决上述问题（图7-22）。①患者在自助打印机上自主完成胶片、报告领取；解放人工发放所耗费的人力资源；②由于自助打印设备会根据唯一标识患者检查的编号进行查询和打印，因此只要编号正确，就可以避免发生“张冠李戴”发错胶片情况；③自助打印机可以放置在公共区域并24小时运行，患者可以根据自己的情况，于检查结果完成后的任意时间前来领取检查结果，既提升了服务水平，又避免了人多排队情况的发生；④自助打印模式下，胶片都是以电子

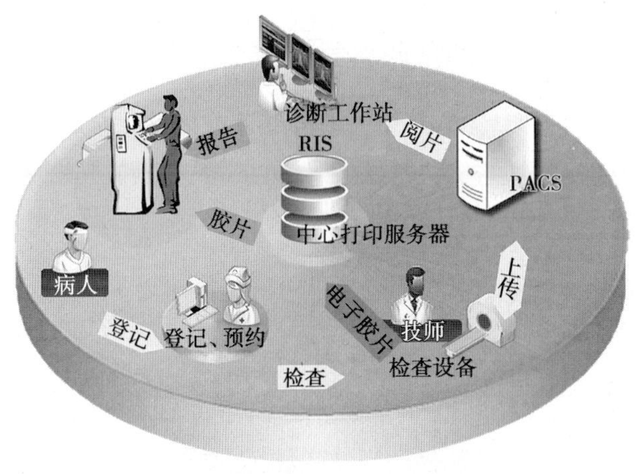

图7-22　胶片-报告按需自助打印发放流程

版形式存储于服务器中的“电子胶片”，只有当患者前来领取检查结果时，它们才会以实物的形式打印出来，因此这种模式可以从根本上杜绝因工作人员打印错误或患者不来领取而产生的废弃胶片，降低了科室运营成本，有利于环境保护；⑤“电子胶片”的窗宽、窗位等信息，均被保存于服务器，当患者胶片丢失或医疗举证需要重复打印各项参数完全一致的新胶片时，可以通过调取原有电子胶片信息直接完成打印。同时，在对打印胶片进行质控管理及评阅片时，这些被储存的图像及胶片参数信息，也可为质控工作提供数据参考。

二、集中打印系统的工作原理

自助打印胶片的基础是集中打印系统，该系统的设计与开发都是基于医学数字成像和通信标准（DICOM）实现的。所有从影像设备或者打印工作站打印的胶片，都需要由集中打印系统进行暂存和管理，以便患者需要时可以输出给自助打印机，并最终形成实物胶片提供给患者。集中打印系统及其涉及的系统/模块（图7-23）。

（一）集中打印系统

作为所有胶片数据的存储器和管理者，主要由以下模块组成

1. **提供打印服务模块**　将自己模拟成一部胶片打印机，以便影像设备或打印工作站按照符合DICOM标准的方法向集中打印服务器发送胶片数据（打印胶片）。

2. **集中管理模块**　当集中打印系统接收到胶片数据，并不是马上将这些数据打印成实物胶片，

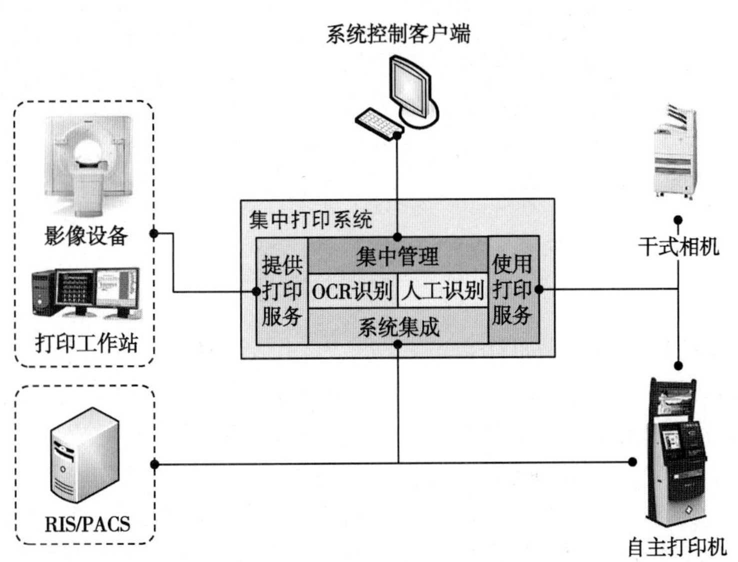

图7-23　集中打印系统及其涉及的系统/模块

而是通过集中管理模块对这些内容进行储存和索引，以及向其他模块提供这些数据。

3. **光学字符阅读器(OCR)/人工识别模块**　由于集中管理模块中保存的胶片数据中并不含有任何患者或检查信息，因此集中打印系统无法从胶片数据中了解这张胶片所属的患者和检查。要想获得这些信息，只能借助OCR技术，通过识别胶片图像上的四角注释像素数据来获取。但是识别是有可能产生错误的。如果识别错误，集中打印系统将无法判断胶片所属的检查和患者，此时就需要提醒工作人员来人工识别这个胶片。

4. **使用打印服务模块**　当自助打印机告知集中打印系统现在需要打印的检查数据后，使用打印服务模块模拟影像设备或打印工作站，将之前收到并暂存的、属于该检查的胶片数据立即发送给自助打印机内部的干式胶片打印机，最终产生实物胶片。

5. **系统集成模块**　集中打印系统依靠该模块，与RIS/PACS系统、自助打印机的控制程序进行通信。

6. **系统控制客户端**　用户可以在系统控制客户端的界面上实现对集中打印系统的控制和操作。比如，人工识别胶片数据、查看打印状态、修改系统参数等。

7. **影像设备或打印工作站**　医务人员在这类设备上完成胶片排版和设计并将这些胶片数据发送给集中打印系统所模拟的胶片打印机。

8. **RIS/PACS系统**　通常集中打印系统需要与其进行集成。集成后，集中打印系统将从RIS/PACS系统获知，自己接收到的胶片数据所属的患者和检查；进而获取该胶片所匹配的诊断报告数据。

9. **自助打印机**　当患者在自助打印机上请求打印某个检查的胶片时，自助打印机首先通过自己的中控计算机向集中打印系统发出同样的请求，集中打印系统将该检查所属的胶片数据发送给自助打印机内部的干式胶片打印机，随后打印出实物胶片；同时从RIS/PACS系统获得该检查对应的诊断报告数据，并通过自助打印机上的纸质打印机打印纸质诊断报告。

三、自助打印机的构造

自助打印机实际上是由多种设备组合而成，从而实现自助打印胶片、纸质报告以及人机交互的功能。其组成部分及作用见图7-24。

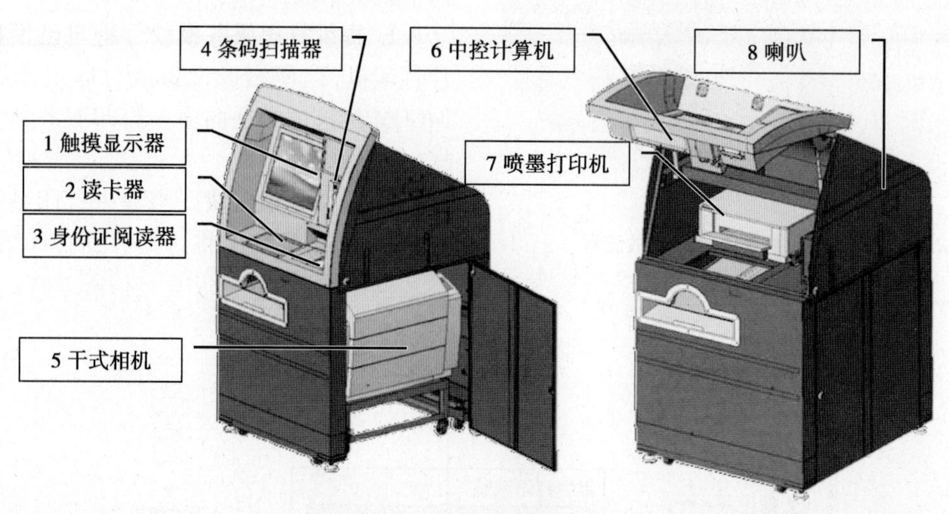

图7-24　自助打印机的构造

1. **触摸显示器**　实现患者与自助打印机的人机交互。

2. **集成电路(IC)卡、磁条卡一体读卡器**　读取不同种类的身份识别卡片，识别取胶片患者的身份。

3. **身份证阅读器**　读取身份证信息，识别取胶片患者的身份。

4. **条码扫描器**　读取条码身份识别卡片，识别取胶片患者的身份。

5. **干式打印机**　接收来自集中打印系统的胶片数据，并打印出实物胶片。

6. **中控计算机**　通过软件控制自助打印机各个部分协调工作，与集中打印系统进行通讯。

7. **喷墨打印机**　打印纸质诊断报告。

8. **语音系统**　语音提示患者。

虽然自助打印机的操作使用非常简单，但对于部分第一次使用的患者，特别是老年患者，在使用过程中仍存在一定困难。同时，个别情况下诸如胶片、打印纸、墨盒等耗材，在用尽前自助打印机无法自动报警，因此现阶段只能将自助打印机集中放置，安排专职工作人员协助患者使用打印机并处理一些突发情况。但相较人工发放检查结果的模式，自助领取胶片大大减少了人力成本。

四、影像云

目前，各大医院就诊人数不断攀升，医疗影像的存储负担随之加重，远程医疗的兴起使数据共享的需求日益迫切，正在全球肆虐的新型冠状病毒肺炎疫情又将“无接触”化的工作模式推向高潮，网络化是必然趋势。

随着互联网技术的飞速发展，未来的影像数据将以数字化保存在云端，根据诊疗需要随时快速调回使用，并具备辅助诊断管理功能，传输数据和组织存储数据方便快捷，减少物料成本和管理成本，提高医生工作效率，提升医院医疗水平，实现医院之间技术交流和资源共享，促进共同发展。

除此以外，终端医疗已经开始走入各大医院，云 PACS 终端的建立，可以实现终端读片和远程诊断，进一步促进“一站式”医疗服务的完善，极大缓解患者看病难的问题。但在全社会网络系统实现安全的互联互通之前，医用胶片打印机还将长期存在并继续发挥其重要的作用。

（郭建新　胡鹏志　余建明）

第六节　图像打印的质量控制

一、概述

虽然应用于医学图像打印的打印设备很多，但用于影像诊断的主要还是胶片打印设备，随着湿式胶片打印机的退场，目前的主流市场是干式胶片打印机。为了确保影像诊断的一致性，有必要对胶片成像的每一个环节进行质量控制。影响影像胶片质量的环节很多，除主机设备自身图像的信号质量外，还有胶片打印机的输入数值转换、打印介质的化学特性、介质存储条件等多种因素。

为了使各种因素对影像质量的影响达到最小，胶片打印机配有一套自动影像质量控制系统（automatic image quality control，AIQC）。主要设置为内置标准测试灰阶图样及密度读取仪等，可进行密度监测、自动校准、自动调节打印机的参数，使打印片的质量恒定于标准水平。有的打印机内设置有胶片条形码控制技术，通过自动校准程序调整打印参数及用户设定的密度、对比度参数，确保各种输出片质量的稳定。

胶片进入曝光区前有其特定的参数，如每批型号胶片的感光度信息、尺寸、胶片数量等，这些信息都是集中在片盒背面的一块小芯片上，同时用户可根据自己的习惯设定密度及对比度值。当一个或几个数值改变时，系统就会分析这些变化，并重新计算它内部的数值转换表，以保持所需的传递函数，这一过程是系统自动完成维护的，故称之为 AIQC。

内置的密度检测仪通过测试灰阶来校正胶片的密度，AIQC 是通过胶片的特性曲线输入来完成。结合激光打印机内存的 9~17 个标准灰阶密度值，自动校准每幅图像的密度此，可以提供标准的照片密度。通常打印机内存入多组特性曲线，以备更换打印胶片时选用。

此外，如果在正常使用时发现影像密度上有微小变化，可采用胶片打印机上的密度微调按钮来做少量补偿。测试校正后，AIQC 将修改所用型号胶片的模型和传递函数，设置输出工作数值转换表为激光发生器或热敏头控制的数字电压驱动值，以保证在胶片型号、批次、用户观片习惯等参数改变时，将系统维持在一个稳定的质量最佳状态。胶片打印机具有极大的曝光宽容度，表现它的灰阶密度调整范围高达 8~12 比特容量，以提供相当的灰度水平。

二、测试工具

电影和电视工程师协会（Society of Motion Picture and Television Engineers，SMPTE）于 1986 年发布了《医学影像电视监视器及硬拷贝相机测试卡》文件，为影像显示系统和硬拷贝相机的特性与评价制定了相应标准。国际电工委员会（IEC）也于 1994 年发布了《医学影像部门的硬拷贝相机的稳定性检测》。测试卡使用的目的是了解激光相机以下性能：密度的均一性、图像周边偏差度、非线性偏差度、低对比度分辨力、空间分辨力、灰阶水平、补偿处理效果和锐利度。使用 SMPTE 测试卡需要显微密度计等仪器，并按一定的测试程序进行，如图 7-25。

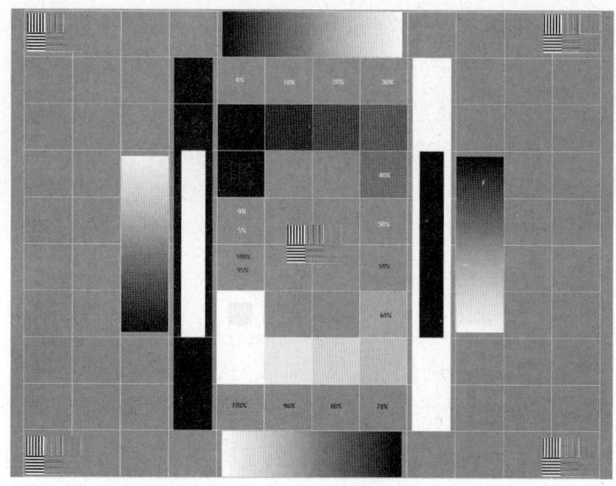

图 7-25　电影与电视工程师学会测试卡

该测试卡有七种检测功能：①背景密度（*A*）；②线性结构卡（B）；③高对比度分辨力（*C*）；④低对比度分辨力（*D*）；⑤灰阶（*E*）；⑥小对比度变化（*F*）0%与 5%和 95%与 100%两组灰阶；⑦外周卡（I）用于检测影像几何特性。

SMPTE 测试卡的打印及其测试方法：

1. 由成像主机或胶片打印机调出 SMPTE 测试卡（尽可能从成像主机调出），调节监视器的亮度、对比度、焦距，使其处于最佳状态；用胶片打印机打印出监视器上的 SMPTE 测试卡图像。

2. 用光学密度计测量其背景密度（*A*），密度值要求在 1.0±0.3 范围内；密度的一致性通过中央部和四角处的背景密度的最大值与最小值之差进行评价。

3. 用光学密度计测量 SMPTE 测试卡图像的 12 个灰阶（*E*），绘制出以各灰阶的响应特性为横轴，以对应灰阶的密度为纵轴的坐标图来评价其线性关系。

4. 通过 SMPTE 测试卡图像的线性结构卡（B）、外周（I）的上下左右最外 4 条线相交处应能清晰可见；上下左右与及通过中心 2 条线的长度，与标准测试图比较误差应<5%，以此评价图形几何结构。

5. 通过 SMPTE 测试图像的小对比度变化卡（F）中 2 组灰度在 0%与 5%及 95%与 100%的对比度做出视觉判断，以此更直观地评价其低对比度分辨力的性能。

6. 空间分辨力（*C*）及低对比度分辨力（*D*）的检测比较 4 角上相同线条的亮度，比较 4 角上线条的亮度与中心相同线条的亮度，比较四角相同线条清晰度与中心差别，比较中心处不同反差水平线条的亮度，比较中心处不同反差垂直线条的亮度差别，并同时与安装时的“基准图像”比较，若结果无大差别，则为合格。

按照成像系统的理论，任何成像系统输出的几何畸变和密度分辨力的降低是不可避免的，这些改变由系统本身固有特性所决定。为了反映这些改变，有的胶片打印机随机附带标准校正图。图中有方形栅格和白色的圆弧，可以用来对成像系统的几何畸变，以及其他有关成像质量参数进行测试。方形栅格如果变为矩形，表示打印机的输出可能存在水平或者垂直几何畸变。同理，如果输出的圆变为椭圆，则表明系统输出存在椭圆性畸变。图中的密度响应，可以给出系统的亮度-密度（H-D）曲线，从而对系统的密度分辨力进行说明。图中的最大、最小密度值及密度均匀性部分，则说明系统密度响应的最大、最小和均匀性的特性。

由于椭圆性畸变实际是由系统的水平和垂直畸变所引起，成像系统的调制传递函数（MTF）是评价系统空间分辨能力的重要参数。有的打印机随机所附带的成像质量标准校正图，不再附有圆形图像，而是配有类似矩形波测试卡的条形卡图像。通过对条形卡图像进行一维或者二维的傅立叶变换，可以求出胶片打印机的一维或者二维的调制传递函数（modulation transfer function，MTF）。

胶片打印机成像质量自动测试系统可以打印输出胶片打印机各个成像的质量指标。具体的指标如下：①胶片打印机的 H-D 曲线；②MTF 曲线；③水平和椭圆性几何畸变；④灰阶动态范围；⑤密度的标准差和 RMS；⑥中、高、低密度分辨力。这为胶片相机的质量控制和质量保证提供了一个客观、方便的工具。

三、技术参数

胶片打印机采用独特的 VIP 技术，使影像质量和附在照片上的文字清晰程度都有突破性的提高。VIP 是指可变像素尺寸（variable pixel size）、整数放大（integer magnification）、精密像素映象（precise pixel mapping）这三项技术，在图像质量的提高方面采用 VIP 技术后，图像被毫无变形地印在胶片上。

胶片机使用自动窗口技术，通常窗口技术是由控制台选定，正常的窗口技术值通过计算机计算后被胶片打印机的记忆系统储存，使窗口技术根据不同的设备及操作者的需要进行确认，提供符合标准的图像效果。

胶片打印机最大的特点是始终保持标准的影像密度，它是通过输入胶片的特性曲线，结合胶片打印机内存的9~17个标准灰阶密度值，自动校准每幅图像的密度，故此可以提供十分标准的影像密度。通常胶片打印机内存有多组特性曲线，以备更换胶片或调整显影条件时选用。

胶片打印机具有独特的灰阶密度校正调节系统，能获得和主监视器完全相同的图像。图像的密度是由三方面完成：①由CR、DR、CT、MRI等成像系统选择合适的窗口技术作为标准输入信息；②利用胶片打印机内提供的标准灰阶测试图像；③选定胶片打印机内提供的特性曲线结合实际效果，自动校准每一级灰阶的标准密度。

具体步骤是：利用胶片打印机内提供的灰阶图像（可提供多种形式的图像，任选其中一种即可），固定胶片牌号种类，打印出灰阶照片，用密度仪测量各级的密度，然后依次输入胶片打印机的校正调节系统，胶片打印机内的计算机会自动修正各级密度。

胶片打印机质量标准：①干式打印机应能提供12bit（比特）灰阶能力，即能打印12bit图像数据，以满足新型主机设备的影像输出要求；②干式打印机应能提供胶片边缘的打印，即不可在胶片的两边留下白边，且打印后的干式胶片在灯箱上受热后不应卷曲；③干式打印机胶片应具有良好的存档特性，即在美国标准协会推荐的贮存条件下保存100年；④干式打印机应能连接输出信号符合DICOM 3.0标准的主机；⑤干式打印机应具有强大的联网能力，即能和其他胶片打印机组成打印机阵列互相支援，或能连接到医疗影像PACS网络系统上；⑥干式打印机胶片的最低密度为0.2~0.22，最高密度为2.8~3.2。

胶片打印机的技术指标：①分辨力dpi，指单位面积内像素的多少，也就是显示精度，目前国际上是计算一英寸面积内的像素多少；②片速，打印胶片的速度，一般以14in×17in胶片为准，单位张/h；③像素大小，一般以μm为单位；④图像大小，一般用矩阵表示。

四、质量控制

医用胶片打印机的质量控制目的是，建立相机性能基准值；监测相机运行状态和稳定性；提出打印参数修改意见，最终保证打印图像质量。

当一台医学打印设备安装完毕后，首先应进行验收检测，以验证其是否符合产品标书中规定的性能标准，并将校准后的参数、资料记录下来作为今后稳定性检测时的标准参照值。在临床应用过程中，也需要在使用状态改变时进行必要的状态检测和稳定性检测。需要立即进行检测和校准的场合有：新机安装或大修完毕后，胶片品牌或乳剂改变，洗片机设定参数变更，冲洗药液型号或性能改变，密度或对比度的设置要求有改变时。

（一）湿式激光打印机的质量控制

1. 校准时机　若出现以下情况，如胶片型号、密度设置需要改变时，要及时校准激光打印机。当输入新的校准数据时，原有的数据会自然丢失。当打印机运行失控时，控制面板就会显示出使用的最后一条校准项目编号。在校准过程中，存储和打印图像不受影响，如果校准发生在正在打印的过程中，新的校准项目就会在所有拷贝完成后继续进行。

2. 校准程序　激光打印机的校准就是要重新建立一个新标准，不同品牌和型号的激光打印机校准程序不全相同，但基本上都需要以下5个步骤。

（1）进入校准模式：确认激光打印机和洗片机得到充分预热，确保洗片机打印的激光影像与标准图像来自同一洗片机。

（2）打印标准图像：调出成像主机装置中的SMPTE测试卡或IEC相关测试模体图像并经激光相机打印，在此步骤中要注意标准图像灰阶的最大密度不宜过高或过低。

（3）测量密度值：用密度计测量图像最大密度，确认其是否符合新标准设定值，同时测量标准图像中9个灰阶中心的密度值。如果打印机内置质量控制（QC）密度计，可按照打印机的设置程序逐项进行。

（4）向打印机输入密度值：按低—高顺序，向打印机输入上一程序中测量出的密度值，每一灰阶密度值必须大于前一灰阶密度值。

（5）开始校准：在此程序中，激光相机内的计算机会自动修正各级密度。如果校准不成功，激光打印机会出现错误提示，此时需要重复步骤（2）~（5），直至校准成功。

3. 湿式激光打印机质量标准

（1）激光打印机应为12bit调制，即激光打印的胶片从白到黑应有4096级灰阶。

（2）激光打印机应能组成明室一体化系统，即在自然光条件下完成胶片打印、传输和冲洗等一系列动作。

（3）激光打印机应有明室装片系统。

（4）激光打印机的激光头应为固体光头，以确保使用寿命。

（5）激光打印机应能连接输出信号符合DICOM标准的主机。

（6）激光打印机应具有强大的联网能力，能连接到医疗影像的PACS网络上。

（7）激光胶片的最低密度为0.18~0.22，最大密度应达到2.8~3.2。

（8）激光胶片应表现出良好的存档特性，即在美国标准协会推荐的储存条件下至少能保存100年。

（二）干式打印机的质量控制

目前多数干式打印设备内均配有一套AIQC，主要设置为内置标准测试灰阶图样和密度读取仪等，可实时进行密度检测、自动校准。有些打印机内设置胶片条形码控制技术，每盒胶片的感光度信息、尺寸、胶片数量等都集中在片盒背面的一个小芯片上，AIQC能通过信息识别和内置的密度仪自动校准打印程序，使照片质量稳定在用户设定的标准水平上。

1. 校准时机　干式打印机安装之后和最初开始使用之前，必须建立“质量控制”目标值。这些值将作为以后日常“质量控制”时的基准数据。在胶片打印机大修、软件更新或打印设备移动使用后，必须再次测定这些数据。执行质量控制检测的目的是及时发现图像质量变化，以确定是否需要采取干涉措施来稳定图像质量。

2. 图像质量检测程序　分为每日、每周和每年执行的质量检测程序。不同品牌的干式打印机质量检测程序操作方法不全相同，以下以AGFA Drystar5503干式打印机为例。

（1）每日执行的质量检测程序：打印干式打印机内置的质量控制测试图，并测量图像上各灰阶密度值。有些设备在打印测试图像后，设备内置的密度读取仪能自动检测，并将检测结果显示在打印机屏幕上。该检测结果包括胶片本底灰雾、低密度值、中间密度值、高密度值、最大密度值、高密度值与低密度值之差以及密度计型号（例如，Macbeth TR949）。AGFA Drystar5503干式打印机质量控制目标值是：低密度值为0.4±0.05、中间密度值为1.2±0.15、高密度值为2.0±0.20。

（2）每周执行的质量检测程序：打印干式打印机内置的质量控制测试图，目视确定无伪影或假象，检查图像空间分辨力。质量控制测试图中显示有三个方块，每个方块中包含一个椭圆。这3个椭圆中每个都含有3组，每组有5个小点。用放大镜应见到每组中所含的五个点。由5个点组成的最小群集只在观察条件良好时才可见，建议灯箱亮度在2 000~4 000cd/m^{2}之间，使用蒙板束光，并确保环境光线较弱。

（3）每年执行的质量检测程序：打印干式打印机内置的质量控制测试图，检查图像几何连续性和有无图像失真。测量质量控制测试图上几何方块的距离A和B。测定尺寸A和B与参考值A_{ref}和B_{ref}之间的差异应小于或等于1.0%。用A除以B计算纵横比，该结果必须在1.0±0.01以内。

3. 干式打印机质量标准

（1）干式打印机应能提供12bit灰阶能力。

（2）干式打印机应能提供胶片边缘的打印，即不可在胶片的两边留下白边，且打印后的干式胶片在灯箱上受热后不应卷曲。

（3）干式打印机胶片应具有良好的存档特性，即在美国标准协会推荐的储存条件下至少能保存100年。

（4）干式打印机应能连接输出信号符合DICOM标准的主机。

（5）干式打印机应具有强大的联网能力，能连接到医疗影像的PACS网络上。

（6）干式胶片的最低密度为0.20~0.22，最大密度应达到2.8~3.2。

（郭建新　胡鹏志　余建明）

第八章

X线胶片增感屏与照片冲洗技术

第一节　X线胶片

一、X线胶片结构

X线胶片是一种感光材料，其结构由保护层、乳剂层、底层和片基组成（图8-1）。

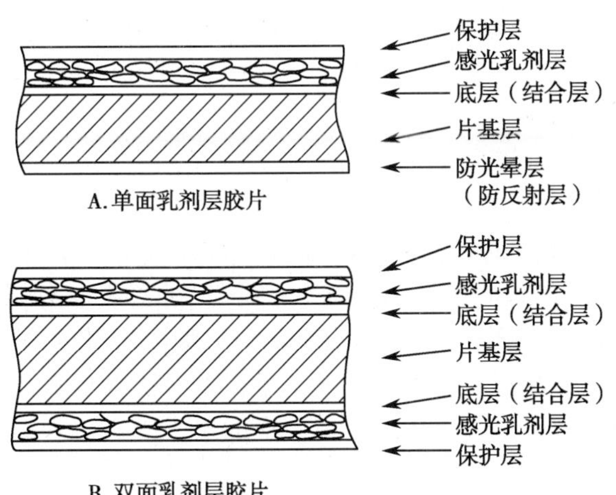

图8-1　医用X线胶片结构

（一）乳剂层

主要由AgX和明胶组成。卤族元素氟、氯、溴、碘与银的化合物统称卤化银（AgX），是一种具有感光性能的物质，起着记录影像的作用。用于感光材料的各种AgX均不溶于水，不能直接涂布于片基上。明胶能使AgX晶体处于永久性悬浮状态，互不接触，并能均匀涂布于片基上。卤化银以微晶体的形式悬浮在明胶中，明胶在乳剂中起着保护胶体和黏合剂的作用，使卤化银颗粒悬浮而不沉淀聚积。明胶还是制备底层、保护层和防光晕层等不可缺少的原料。

（二）片基

片基是乳剂层的支持体。片基应具备无色透明，平面性、均一性良好，无晕残影；坚韧不脆，具有一定的机械强度；一般采用纤维素酯片基和聚酯片基。

（三）附加层

1. **保护层**　为防止使用过程中对乳剂层的机械损伤，造成划迹，在胶片的表面涂一层韧性很强的胶质，以作保护。

2. **结合层（底层）**　在片基的表面上涂布一层黏性强的胶体，以便乳剂层能紧密地附在片基上，防止在胶片的生产和显影、定影过程中脱落。

3. **防光晕层**　间接摄影用的荧光缩影胶片、影像增强器记录片、CT片、多幅照相和激光图像胶片的结构中，还有一层防光晕层。其作用是防止强烈光线从片基反射回来，再次使乳剂层感光，造成影像模糊。

二、X线胶片特性

（一）相关概念

1. **光学密度**　是指胶片乳剂层在感光及显影作用下黑化程度的物理量，用D表示光学密度。

2. **曝光量**　表示光强度与时间乘积，常用相对曝光量的对数值lgRE表示。

（二）胶片特性曲线

1. **特性曲线**　是描绘曝光量与所产生的密度之间关系的一条曲线。这条曲线可以表示出感光材料的感光特性，所以称为“特性曲线”。特性曲线以密度值为纵轴，以D表示；以曝光量的对数值为横轴，以lgRE表示（图8-2）。

X线胶片特性曲线的横坐标以相对曝光量（relative exposure，RE）的常用对数值lgRE表示，纵坐标为光学密度（density，D）。

图8-2中特性曲线A以下的一段，是未能达到感光片的初感点，即未接受光线的部分，它经过显

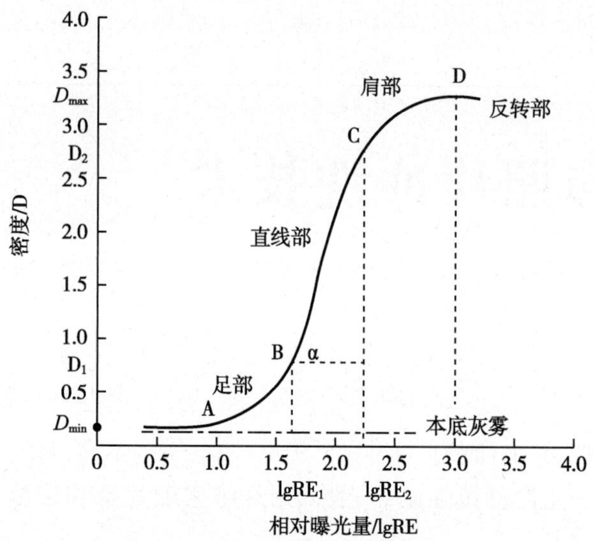

图 8-2 X 线胶片特性曲线

影后仍产生一定程度的灰雾。从 A 至 B 一段，虽然光线有所增加，但密度增加不多，此段叫作足部。由 B 至 C 一段，此段是照射量对数值与摄影密度的比例部分，这段的倾斜角度是感光材料的 γ 值，这一段叫作直线部，是感光材料被利用的一段。C 至 D 段，所表现的是密度的增加与光线增加成反比例，形成弯曲状态，此段叫作肩部。如果光线强度再继续增加，则曲线发生反转现象，叫做反转部。

这个特曲线的直线段是感光材料性能主要表现阶段，它的长度、坡度、位置等都代表着感光材料的特性。曲线中 A 至 B 段和纵轴间的距离，可表示感光材料的感光速度高低。速度高距离则短，反之距离则远。

2. **X 线胶片特性** 特性曲线可提供感光材料的本底灰雾（D_{min}）、感光度（S）、反差（γ 值）、最大密度（D_{max}）、宽容度（L）等感光性能参数。

（1）对比度及 γ 值：对比度又叫反差，反差在胶片上表现为被摄物体不同密度差的能力。在特性曲线 A—B 段，曲线的斜度逐渐增加；而在 C—D 段斜度逐渐降低；在 B—C 段，即直线部分，斜度固定不变。特性曲线的直线部分的斜度，即为反差（γ 值）。

γ 值大时，胶片呈现硬性反差；γ 值小时，胶片呈现软性反差。感光速度高的 X 线胶片，反差小；而感光速度低的 X 线胶片，反差大。

（2）宽容度（L）：感光材料能按比例记录被照体反差的能力，称为宽容度，以 L 表示。它是指特性曲线的直线部分在坐标横轴上的投影值，它说明在摄影过程中应用的曝光量在宽容度值之间，则能正确地记录物体的影像。宽容度大的胶片，摄影条件可以有较大幅度的差异。宽容度与 γ 值有密切的关系，γ 值大的胶片其宽容度小；γ 值小的胶片其宽容度大。

（3）感光度（S）：说明胶片感光速度快慢的量，其数值是指胶片得到密度值 1 时，所需曝光量的倒数值。感光度决定于特性曲线在坐标横轴的位置，胶片的感光度越大，所需的曝光量越小；感光度小时，所需的曝光量大。

（4）本底灰雾：感光材料未经曝光，而在显影加工后被还原的银所产生的密度称为本底灰雾。它由乳剂灰雾和片基灰雾组合而成，可由密度计测量。

所有的感光材料，均有一定的本底灰雾度，一般在 0.04~0.2 左右。产生灰雾的原因很多，例如乳剂制作过程中，配料的不当；胶片包装过程中，受摩擦和受压；暗室红灯不安全，都可引起灰雾。另外，也可由显影条件不良产生灰雾；胶片保管不当，而产生老化灰雾。

（5）最大密度（D_{max}）：对某种感光材料来说，密度上升到一定程度时，不再因曝光量的增加而上升，此时的密度值称为最大密度，以 D_{max} 表示。

（6）解像力：指胶片能够记录影像的最大分辨能力。它的表示方法是用 1cm 或 1mm 的宽度内可以分清的平行细线条数目（线对/厘米或线对/毫米）。一般说，若胶片的解像力高，所得影像的细节就多；若胶片的解像力低，所得影像清晰度就差。解像力的高低，是与乳剂膜中的银盐颗粒大小，乳剂层的厚薄有直接关系。

（余建明 陈慢慢）

第二节 增 感 屏

增感屏是 X 线摄影的重要器材之一。在 X 线摄影中，利用 X 线激发增感屏的荧光体对胶片的感光作用，大大减少 X 线的曝光剂量。利用增感屏进行 X 线摄影时，对胶片的感光作用 95%以上由增感屏发出的荧光产生，直接依靠 X 线形成的感光作用不足 5%。

一、增感屏结构和种类

（一）增感屏的结构

增感屏是由以下四层组成。

1. **基层** 基层为荧光物质的支持体，由经树脂加工处理的硬纸板或聚酯塑料板制成。

2. **荧光体层** 荧光体是增感屏的核心物质，分为两大类，即单纯型（如钨酸钙）和赋活型（如稀土类的荧光体）。

3. **保护层** 保护层主要由纤维化合物组成，有三个作用：①有助于防止静电现象。②对质脆的荧光体进行物理保护。③进行表面清洁时可保护荧光体不受损害。

4. **反射层或吸收层** 荧光体在X线的激发下产生的荧光是向各方向发射的，其中有不少荧光向增感屏背面照射而损失掉。因此，对于高感度增感屏，在其基层上涂有一层光泽明亮的无机物（如二氧化钛、硫酸钡、氯化镁等），使荧光反射回胶片，提高了发光效率，此层即为反射层。对于高清晰型增感屏，在基层上涂一层物质（如炭黑、有机或无机颜料等），以吸收由荧光体向基层照射的荧光，防止荧光反射到胶片，提高影像清晰度，此层即为吸收层（图8-3）。

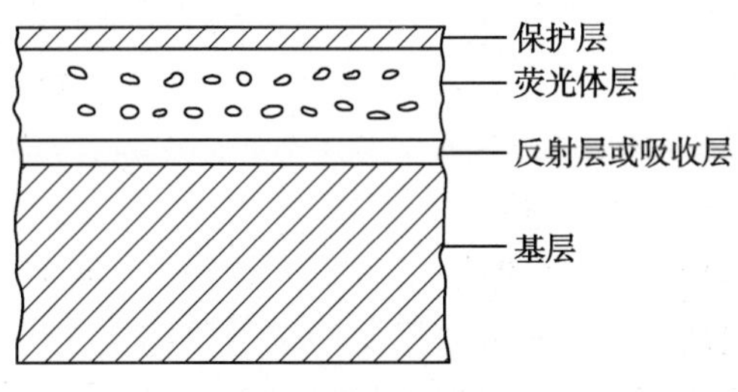

图8-3 增感屏的结构

（二）增感屏的种类

1. **钨酸钙屏** 1897年至今仍广泛使用的标准通用型增感屏。荧光体为钨酸钙（$CaWO_4$），在X线激发下，转换成蓝色谱段可见光，对感蓝胶片敏感，亦称蓝敏胶片用增感屏。根据晶体颗粒的大小，又分为低速、中速、高速三种。钨酸钙（$CaWO_4$）屏的主要缺点是X线光子的吸收率和荧光转换率低。

2. **稀土增感屏** 1972年开始应用，是一种由稀土元素组成的“赋活型”荧光体。最大的特点是在X线的激发下发光率高于钨酸钙（$CaWO_4$）屏，分为两类：一类是发光光谱在蓝紫色光区，需与感蓝片组合使用；另一类是发光光谱在黄绿色光区，需与感绿胶片组合使用。能大大地提高增感效率，可较钨酸钙屏增加4~7倍，使X线曝光量显著降低，为钨酸钙屏的1/4~1/7。

根据稀土增感屏的荧光体的不同，可分为：

（1）硫氧化物类：如硫氧化镧、硫氧化钆等增感屏，受X线激发下转换成绿色谱段可见光，对感绿胶片敏感。此类屏亦称绿敏胶片增感屏。

（2）溴氧化物类：如溴氧化镧、溴氧化钇等增感屏，受X线激发以后转换成蓝色谱段可见光，对感蓝胶片敏感。

稀土增感屏具有以下优点：①增感效应增强、曝光量显著降低。②显著地减少X线辐射剂量，有利于对工作人员和X线检查患者的防护。③小容量的X线机在应用稀土增感屏后，能扩大其使用范围，减轻了X线机的负荷量和延长机器的使用寿命。

二、增感屏特性

（一）增感率

增感屏的增感作用常以增感率表示。在胶片上产生摄影密度为1.0时，无屏与有屏所需X线照射量的比称该屏的增感率，亦称增感倍数或增感因数。

增感率=无屏照射量/有屏照射量

增感率即表示增感屏的敏感性能，它与屏荧光体的性能、环境温度、曝光条件以及肢体的厚度有着密切的联系。增感率一般为40~95。

（二）增感速度

各种增感屏之间增感率的差别用增感速度（感度）表示。一般以增感率为40的中速$CaWO_4$屏为100，其余增感屏均以产生密度1.0的感度与其比较。如氟氯化钡增感屏的感度为400~500，增感倍数是钨酸钙（$CaWO_4$）屏的4~5倍。

影响增感速度的原因如下：

1. **荧光颗粒的大小** 颗粒大发出的荧光强，增感速度快，但影像清晰度受影响，比较模糊。而颗粒小者增感速度慢，影像清晰度好。

2. **荧光体层厚度** 同类荧光体比较厚的荧光体层，吸收X线光子多，发出的荧光也强，其增感速度增快。层薄的荧光弱，增感速度慢。

3. 不同类型的荧光物质因其受X线照射的转换能不同，有不同的感光速度，如稀土增感屏，被激发的荧光呈绿色，配合感绿胶片，增感速度明显增加，可大大减少X线的照射量。增感屏在使用中应注意匹配相应的胶片，才能获得好的效果。

4. **温度对增感速度的影响** 温度较低发生的荧光较强，增感速度随温度的增加而下降。

（三）对影像效果的影响

1. **增加影像的对比度** 使用增感屏所获影像

的对比度高于无屏的影像。

2. **降低影像的清晰度**　主要是荧光体光扩散、屏-片密着状态、余辉现象等原因造成。

3. 影像颗粒性变差。

（余建明　陈慢慢）

第三节　显　　影

将胶片感光后形成潜影转换成可见影像的过程称为显影。显影过程有两种，一种是把显影液中的银离子作为还原银来源的物理显影方法，一种是把感光乳剂中的银离子作为还原银来源的化学显影方法。

一、显影液组成

对感光后的卤化银起还原作用的溶液，称为显影液。显影液是由显影剂、保护剂、促进剂、抑制剂及溶剂五种成分组合而成。

（一）显影剂

显影剂作用使银盐还原为金属银，使潜影显像。常用的显影剂是米吐尔、对苯二酚、菲尼酮三种。

1. **米吐尔（metol）**　化学名称对甲氨基酚硫酸盐（$HO—C_6H_4—NHCH_3 \cdot 1/2H_2SO_4$），是强力显影剂，显影能力是对苯二酚的 20 倍。对溶液的 pH 值要求不严，在中性溶液中也能显影，常与对苯二酚并用。

2. **海得（hydroquinone）**　化学名称对苯二酚（$HO—C_6H_4—OH$），是弱显影剂，但与米吐尔或菲尼酮组合使用时，有很好的超加合性。对 pH 值影响很大，pH 值 9.0 以上时才出现显影能力，在 10℃以下几乎无显影作用。显出的影像有较大的反差，即对比度较高。在显影液中常把米吐尔和对苯二酚配合使用，若米吐尔所占比例大，影像反差低；对苯二酚所占比例大，反差就高。

3. **菲尼酮（phenidone）**　化学名称 1-苯基-3吡唑烷酮，是中等活性显影剂，与其他显影剂有超加合作用。菲尼酮与对苯二酚配成 PQ 型显影液，对提高影像的显影效果起着良好的作用。

（二）保护剂

显影剂是一种还原剂，在水溶液和空气中易产生氧化，在碱性溶液中，更易氧化而失去应有的显影效力。因此，必须在显影液中加入一定量的防氧化剂，常用的保护剂是无水亚硫酸钠（Na_2SO_3）。

显影液中保护剂有三种作用：

1. **防止显影液氧化**　在显影液中加入少量的亚硫酸钠，亚硫酸钠与氧的亲和力大于显影剂，生成硫酸钠，就可延缓显影剂的氧化速度。

2. **防止污染**　亚硫酸钠可与显影剂的氧化产物（苯醌）反应生成无色、无污染的新显影剂对苯二酚单磺酸钠。

3. **稳定显影剂**　亚硫酸钠与苯醌反应生成弱显影剂，起稳定显影剂的作用。

（三）促进剂

多数显影剂在中性溶液中不起显影作用或显影速度缓慢。只有在碱性溶液中才发挥较强的显影作用，碱性物质对于显影剂具有促进作用，故称为促进剂。常用的促进剂有碳酸钠、氢氧化钠、硼酸钠等。

促进剂作用机制是：当显影剂与已感光的溴化银发生反应，还原成金属银时，生成氢溴酸，使显影液 pH 值降低。当加入碱性物质后，可不断中和氢溴酸，以稳定显影液的 pH 值，起缓冲作用。促使乳剂层膨胀，显影剂能较快地浸透到乳剂层里面，使显影过程加速。

（四）抑制剂

显影时，显影剂在对已感光的溴化银起作用的同时，还对一部分未感光而稳定的溴化银产生一定的还原作用，使影像发生灰雾，缺乏层次。为此，常加入溴化钾作为抑制剂。溴化钾在溶液中，可发生电离而离解为钾离子和溴离子，带有负电荷的溴离子极容易被吸附在溴化银颗粒的周围，并排斥带负电荷的显影剂离子，使未经曝光或产生了自发显影中心的还原作用受到抑制。

（五）溶剂

显影液中的溶剂主要是水，要求不含矿物盐、有机物、氨以及硫化氢等。由于这些物质对感光材料会产生有害作用。最好的水溶剂应为蒸馏水，使得配制出来的显影液性能稳定。

二、显影基本原理

（一）显影反应

具有潜影的卤化银晶体，在显影剂的作用下，被还原成金属银。从潜影到照片银影的形成，可分为三个阶段：①从潜影向微小的显影核成长；②从微小的显影核向纤维状银成长；③纤维银的成长，直到整个银影的形成。

（二）显影的过程

1. 显影速度与诱导期　将已感光的照片放入显影液后，显影液与卤化银颗粒产生化学反应。照片浸入显影液到影像显出需经一定的时间，此段时间称为诱导期。显影经过诱导期后，密度的增加速度将随显影时间的增加，而急剧增长。诱导期长短决定于乳剂的组成、曝光条件、显影剂结构及显影液成分。密度的增加主要决定于显影颗粒数目的多少。

2. 显影液浓度　显影速度受显影液中各种成分浓度的影响很大，显影速度与显影液的各成分的浓度在一定数值范围内成正比例关系。

3. 显影液中碱的效应　不同显影剂对显影液的 pH 值要求不同，许多显影剂只有在碱性溶液中才显示有效的显影活性。

4. 显影液中卤离子的效应　溶于显影液中的溴化物，降低溴化银或溴碘化银乳剂灰雾形成的速度，要比降低潜影的显影速度大得多。

5. 显影液氧化产物效应　许多有机显影剂的氧化产物能影响显影速度，如对苯二酚的氧化产物能加速显影反应，米吐尔的氧化产物却减低显影反应的速度。

6. 显影对温度的依赖性　温度对显影液的扩散速度、化学反应、卤化银溶解及显影剂电离程度均随温度升高而增加。在实际应用中，控制显影液的温度很重要。

7. 超加合性　当两种显影剂用于同一溶液中，其他成分数量固定时，显影速度可能有下列情况：①加合性，总显影速度等于分别速度的总和；②协合作用，也称超加合性，即总速度大于分别速度的总和；③对抗作用，总速度小于分别速度的总和。

（余建明　陈慢慢）

第四节　定影与水洗

一、定影液组成

摄影后的胶片经过显影，乳剂层中只有 20%~25%的卤化银被还原成金属银，而余下 75%~80%的卤化银仍保留着感光的性能，在光的作用还会继续产生光化反应。定影的目的是将照片上没有感光的卤化银溶解掉，起固定影像的作用。

定影液有继续中和残留于感光乳剂内的碱性显影液而停显的作用；能把未感光的卤化银迅速予以溶解起固定影像的作用；能防止胶片薄膜过度膨胀脱落，起坚膜作用。

定影液由定影剂、保护剂、中和剂、坚膜剂和溶剂等五种成分组成。

（一）定影剂

用做定影剂的物质，具有对卤化银的溶解性大，溶解速度快，与卤化银生成的络盐易溶于水，对显影所形成的金属银不起溶解作用。目前使用最多的是硫代硫酸钠（$Na_2S_2O_3$，俗称大苏打或海波）和硫代硫酸铵［$(NH_4)_2S_2O_3$］。

（二）保护剂

显影后的照片，可能将少量的碱性显影液带入定影液中。为了中和这些碱性显影液，需在定影液中加入一定量的酸，但硫代硫酸钠在酸性溶液中发生分解而形成硫的沉淀物。为了防止产生硫的沉淀，需在酸性定影液中加入保护剂亚硫酸钠（Na_2SO_3）。亚硫酸钠加入酸性定影液中，氢离子先与亚硫酸根起作用生成了 HSO_3^-，使硫代硫酸钠得到保护，减少了硫沉淀的发生。

在定影液中虽然已加入了亚硫酸钠，但仍会发生硫化作用，这种作用与氢离子的浓度有关，要求酸性定影液的 pH 值维持在 4~5 之间。

（三）中和剂

为了中和经过显影后照片表面上带入的以及乳剂层中所含的碱性显影液，使其立即停止显影，在定影液中常加入一些酸性物质。定影液用的酸性物质为冰醋酸（CH_3COOH）和硼酸。

酸性物质在定影液中有三个作用：①中和显影后胶片带入的碱性显影液，②使定影液保持酸性，③促使胶片乳剂膜收缩。

（四）坚膜剂

照片在冲洗过程中，乳剂膜吸收水分后膨胀，遇到高温季节，乳剂膜变软，有时还会产生脱膜，或被划伤。为防止上述现象，在酸性定影液中加入一些坚膜剂。常用的坚膜剂有钾矾［$K_2SO_4 \cdot Al_2(SO_4) \cdot 24H_2O$］、铬矾［$K_2SO_4 \cdot Cr_2(SO_4)_3 \cdot 24H_2O$］等。坚膜剂在酸性（pH 值应稳定在 4 左右）定影液中才能提高明胶的凝固点，起坚膜作用。

二、定影基本原理

（一）定影的化学反应

定影反应是分步进行的。第一步为硫代硫酸根离子被卤化银吸附。第二步是第一步反应生成物和硫代硫酸根离子反应，形成单银二硫代硫酸离子，后者从固体卤化银表面解释出来，并进入定影液中。感光胶片乳剂层中的卤化银与定影液中定影剂的反应最终生成可溶性的络盐。

（二）定影速率

1. 照片的定影过程分为三步：①定影剂向乳剂内部扩散。②卤化银颗粒被溶解。③含银的络离子从乳剂向外扩散。照片的定影速度不单单取决于卤化银的溶解度，还受到大量其他的物理与化学的因素影响。定影速度依赖于定影剂的扩散和化学反应二者的速度。在溶液浓度低的定影液中以扩散为主；在溶液浓度高时，对卤化银含量低的薄层乳剂，主要是以化学反应速度为主。

2. 定影速度通常用定透时间来表示，所谓定透时间，指照片从浸入定影液开始，到乳剂层未感光卤化银最后溶解消失为止所需时间。定透时间还取决于乳剂的成分、硫代硫酸盐的阳离子种类、温度、搅拌、疲劳度等因素。

三、照片水洗意义

（一）水洗的目的

照片经过定影后，乳剂层中还存留着大量的硫代硫酸钠和产生的络合物。这些物质的存在，将随着照片保存期的延长而逐渐分解，并与影像的银起化学反应生成硫化银，使照片上的影像变色，甚至出现黄色斑痕。必须通过水洗把这些物质从照片上漂洗干净，照片才能作长期保存。

照片未经水洗或水洗不够时，产生影像退色和照片发黄的原因有两种：

1. 由于残留在照片上的硫代硫酸钠在空气中与二氧化碳起作用，逐渐分解生成不稳定的硫代硫酸，进而分解成亚硫酸和硫，分解出来的硫又与影像上的银起反应生成棕黄色的硫化银。

2. 由于乳剂层里所含的银盐络合物，会逐渐分解出硫来。硫又和空气中的水、臭氧相化合生成硫酸，硫酸再与银相结合生成硫酸银和硫化氢。硫酸银是白色可溶性物质，硫化氢又可将黑色银影变成黄色硫化银。

（二）照片水洗的速率

照片经过定影，在清水中漂洗时，硫代硫酸钠从乳剂层里被水冲去的速率与水温、水流速度、水的 pH 值、水中含盐量、定影液的 pH 值和胶片的类型等因素有着密切的关系。

（三）胶片的干燥

经过水洗的照片，必须经过干燥处理，才能使有诊断价值的 X 线照片得到保存。干燥是使照片乳剂表面水分减少，乳剂内的水分扩散到表面逐渐蒸发。

（余建明　陈慢慢）

第五节　自动冲洗机冲洗技术

1957 年，美国柯达公司发明第一台 6 分钟自动冲洗机以来，到 1965 年 90 秒洗片机的问世，改变了长期以来 X 线照片的显影、定影、水洗和干燥的手工操作局面，提高了工作效率，为 X 线摄影技术的标准化和自动化创造了条件，为照片质量管理奠定了基础。

一、自动冲洗机结构

自动冲洗机因种类不同，型号各异，但基本结构应包括以下部分（图 8-4）。

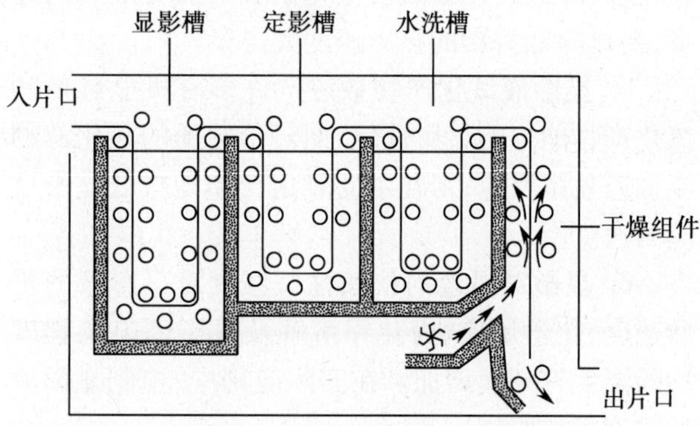

图 8-4　自动冲洗机结构示意图

（一）胶片传送系统

胶片传送系统的功能是把照片无损伤地按冲洗顺序通过每一个处理程序，同时保证照片移动速度恒定协调。显影、定影、水洗和干燥的时间均取决于输片的速度。系统包括在溶液槽中及干燥室内排列成序的输片辊轮及其框架、跨接装置、各种齿轮、传动轴承、链条或传送带和驱动电机等。照片借助滚轮之间的挤压力向前运行，挤压力必须均衡适当。

（二）循环系统

系统主要由各溶液槽的循环泵、密闭管道及过滤器组成。显影循环管道最为复杂，它先后通过加热器，定影槽和热交换器。通过加热器时显影液升温；通过定影槽时，将温度传递给定影液使其升温；通过热交换器时与冷水作热交换，起降温作用。

（三）显影温度控制系统

显影温度控制系统是使显影液的温度控制在

一个预置温度的恒定状态。理想的显影温度是33~35℃,允许波动温差为±0.3℃。

本系统包括加热器、恒温器、温度探测器、热交换器及过热保护器等。

(四) 化学药液贮存系统

洗片机内设置有具有一定容量的显影槽、定影槽和水洗槽,它们的贮存容积因机型而不同。

(五) 补充系统

药液补充有三种控制的方法:按照片的长度、面积及密度进行药液补充。

1. **长度补充**　由所冲洗照片的长度来控制补充量是目前多采用的一种方法,缺点是忽视了照片的面积,补充量与实际消耗量差异较大。

2. **面积补充**　先计算出所冲洗照片面积,累加面积达到一定值时发出一个脉冲信号,触发补充系统补充一定量的药液。

3. **密度补充**　根据照片密度实际消耗的化学成分量进行补充,每一张照片有一个密度测试区,洗片机读取测试区的密度值来控制药液的补充量。一般用于激光胶片的冲洗机。

(六) 干燥系统

干燥系统主要是提供热风,吹向经过充分水洗的照片表面,使其迅速烘干。该系统主要包括发热元件、送风设备、干燥管道和温度探测器等部分。

(七) 控制系统

给洗片机供电,按预定程序控制整个冲洗过程,即照片传输、药液温度、干燥温度、药液补充、待机状态与工作状态洗片机的工作情况等。

二、自动冲洗机的工作原理

当照片从输入口送至第一对辊轴之间,照片便借助辊轴间的挤压力和旋转引力将其向前推进,送到第二对辊轴间,同样第二对辊轴继续将照片向前推进输送到第三对辊轴间……以此类推,照片在运行中的转向依靠带有一定曲度的导向板完成。在照片输送过程中,依次通过显影槽、定影槽、水洗槽和干燥室,从而完成了冲洗到干燥的全部处理过程。

(一) 循环系统

洗片机接通电源后,显影槽、定影槽及水洗槽内的溶液各自保持循环状态。其功能为:①搅拌溶液加速显影和定影的进程。②保持槽内药液成分均匀。③使槽内药液的温度维持平衡。④滤清药液的反应颗粒及其他化学杂质,保持其活性。⑤水洗循环目的是以流动清水充分洗涤照片中残留的定影液。

(二) 显影温度控制系统

恒温器或称温度探测器,监视溶液的温度。当温度低于额定值时,它就启动加热器,达到额定温度后恒温器又切断加热电路,冷水通过热交换器使显影液降温,通过一升一降来维持显影液的温度恒定。一旦恒温器失控或引进冷水温度过高,导致显影液温度过热,过热保护器立即切断加热电源,起到保护作用。

(三) 补充系统

冲洗前照片是干片,在冲洗时会吸收一定量的溶液,并在乳剂中发生化学反应,使显影液和定影液的活性降低,药液量减少,这种情况持续下去会使照片密度降低。液面高度监测器和补液测量装置(长度、面积、密度)就会驱动补液系统进行药液补充,保持显影液和定影液的稳定并维持药液的原有液面及浓度。

(四) 干燥系统

在干燥室内温度探测器监测热风温度,当温度达到额定值时,切断加热电路全部或其中几组,使温度降低。反之,温度低时则接通加热器,维持干燥温度的恒定。干燥温度一般额定在45~50℃。干燥室必须保证热空气的排出。潮湿的热空气不能及时得到对流时,即便再提高干燥温度亦达不到胶片干燥的效果。

三、自动冲洗机质量控制

自动冲洗机在使用过程中,必须从洗片机自身机械和电气、冲洗药液化学作用及胶片特性等三方面加以考虑,以获得最佳匹配和恰当的控制,这就是自动洗片技术管理的意义。

(一) 显影的管理

显影管理的内容:起动液添加量、显影温度、显影液pH值、防止定影液混入、显影液的疲劳、显影液的补充量。

1. **起动液的添加量**　根据自动冲洗机的设计要求,显影能力自始至终应保持不变。因此每处理一张照片都会有新的药液补充进去,排出旧药液。但是在配制新药液时情况就不同了,在显影槽中由于没有照片作用,不存在溴离子,故此时显影能力极强。但在处理照片后,显影液中会有溴离子进入,随着冲洗数量的增加,溴离子浓度很快上升。溴离子的存在会造成显影能力下降,影响对照片的显影。为此而设计了"起动液",其主要成分为溴离子,在配制药液后将起动液加入显影槽内,造成人为的溴离子浓度增加,使显影能力控制在一定的水平。这样,冲洗初期的照片和以后冲洗的照片的影像密度可保持一致。起动液只能加入显影槽内,绝不可加入补充液里,正常情况下每升显影液加入24mL为宜。过量会使显影能力受抑制,量少又会使显影密度过大。

2. 显影温度的控制　显影液温度的变动,直接影响着冲洗效果。一般情况下,大型洗片机允许温度变化幅度在±(0.1~0.3)℃,小型洗片机在0.3~0.6℃。

3. 显影液pH值的管理　自动冲洗机显影液pH值应保持在10.2~10.4范围。pH值管理的目的,是通过药液pH值的测定,判断处理液疲劳度的动态变化。通常用pH值的管理方法来监测循环液,它适合无补充液的状况。

4. 防止定影液的混入　由于不慎在显影液中混入定影液,会引起照片的异常表现。因此,显影液中必须防止定影液的混入,方法是在操作时使用防溅板。

5. 显影液的疲劳管理　随着冲洗胶片数量的增加,显影槽内的药液各种有效成分逐渐消耗、溴离子浓度增加,引起pH值下降,使显影能力逐渐衰退,此即称为显影液的疲劳。为了防止上述情况的出现,保持显影液的稳定性,需使用起动液和补充液加以平衡。此外,显影液的氧化,会导致照片的感度、对比度下降,使之变成褐色而逐渐失效。

6. 补充量的管理　洗片机中处理液的化学活性,只有获得正确的补充才发挥其作用。显影液过量补充会引起照片的灰雾,使对比度和密度下降;补充不足则会起到相反的作用。同样,定影的补充不足,会造成不完全的水洗与干燥,最终的照片在保存中出现变色,影响质量。因此,为了正确地控制处理液的化学活性,必须有正确的补充量,并保持其稳定性。

7. 显影液氧化与照片特性　补液桶和工作槽中的显影液可同时发生氧化。主要是显影剂对苯二酚的氧化引起显影性能下降,它与空气的吸收量成正比。大型洗片机工作槽深,显影液与空间接触的相对面积较小型洗片机小,显影液氧化较慢。为防止药液氧化,可在补充桶内加浮动保护盖,减少补充液面与空间接触。

(二) 定影的管理

定影液管理的目的是充分发挥其化学活性,及时发现其性能变化。定影液的活性与其温度和补充量有关。而定影液的性能变化对水洗、干燥和胶片的保存时间有很大的影响。所以,做好定影的管理监测工作也是非常重要的。

(三) 水洗的管理

水洗的目的是利用水的渗透压,在流动水中充分洗涤照片中残留的定影液,去掉硫代硫酸盐及其他可溶性络合物,以获得照片保存的远期效果。其次,在水洗槽内有一"U"形热交换管,担负着显影液和定影液温度的热交换作用,使药液温度至预定值并保持恒定。

(四) 干燥的管理

一般将处理后的胶片接触人体,以不感觉粘连或冷感即认为胶片已干燥。胶片的干燥受干燥槽内湿度、环境温度及定影液的pH状况等因素的影响。通过提高干燥的最低温度可以解决干燥不良的问题,一般取值是45℃~55℃。

(五) 电路电器的管理

电路电器的管理的内容有:①要求电源电压及频率稳定正常;②暗室环境干燥通风,温度最好在27℃以下,湿度低于18g/m^{3}或≤75%;③经常监测显、定影液(流动液)的温度和胶片的干燥温度;④经常注意电机的运转是否有异常声音;⑤保持电路板及其电器元件清洁干燥,防止药液侵蚀电路及元件。

(六) 机械传动系统的管理

机械传动系统管理的内容有:①经常检查辊轴是否牢固。②蜗杆传动者应注意检查有无松脱,链条-齿轮传动者应注意每个齿轮与链条的对应位置是否准确。需要加油的部件应定期加油。③保护辊轴表面的布套或橡胶套,清洁时不得用硬毛刷,有松动和破裂应及时修整。④洗片机的清洗工作应经常进行,一般要求一周一次小清洗,一月一次大清洗,包括用清洗剂对小槽、配管、水泵及传动装置的清洗和漂水。

(余建明　陈慢慢)

第九章

医学影像质量管理与质量保证及质量控制

第一节 质量管理

一、概述

狭义的质量(quality)指的是产品质量,广义的质量除产品质量外,还包括过程质量和工作质量。因此,可以说质量就是产品、过程或服务满足规定要求的优劣程度。质量管理(quality management)是对确定和达到质量所必需的全部职能和活动的管理。其中包括质量方针的制定及所有产品、过程或服务方面的质量保证和质量控制的组织、实施。

全面质量管理(total quality management,TQM)就是指一个组织以质量为中心,以全员参与为基础,一种由顾客的需要和期望驱动的管理哲学,目的在于通过顾客满意和本组织所有成员及社会受益而达到长期成功的管理途径。是以组织全员参与为基础的质量管理形式,为了保证和提高产品或服务质量,运用一整套的质量管理体系、手段和方法所进行的全面的、系统的管理活动,它是一种科学的现代质量管理方法。ISO 8402 对 TQM 的定义是:一个组织以质量为中心,以全员参与为基础,目的在于通过让顾客满意和本组织所有成员及社会受益而达到长期成功的管理途径。

全面质量管理的特点:

1. **管理的内容是全面的** 全面质量管理不仅要管好产品质量,而且还要管好与产品质量有关的各项工作质量。如以提高产品质量为中心的各部门人员的工作质量、方针决策的质量、成本质量、生产质量、交货期的质量、销售与服务的质量等,即对全面的质量进行管理。

2. **管理的范围是全面的** 管理的范围包括产品设计、制造、辅助生产、供应服务、销售直至使用的全过程的质量管理。从原来只管理生产制造过程扩大到管理市场调查、研制、设计、制造、工程物资管理、工艺技术、劳动人事、设备安装,以及销售服务等各个环节,即实行全过程的质量管理。

全面质量管理(TQM)有三个本质特征:一是全员参加的质量管理,二是全过程的质量管理,三是全组织的质量管理。

医学影像质量管理是医院质量管理的重要组成部分,其主要任务是确定方针、目标和职责范围。影像质量管理应该运用组织行为学等科学管理手段,建立科学的影像技术人员综合素质评价体系。围绕影像质量这个中心,全面推进质量管理工作。通过制定质量保障计划,实施质量控制,以获得符合诊断要求的影像质量,同时降低被检者的辐射剂量,促进科室的整体水平的提高。

二、质量管理原则

质量管理的八项原则:以顾客为关注焦点;负责人作用;全员参与;过程方法;管理的系统方法;持续改进;基于事实的决策方法;与供方互利的关系。

八项质量管理原则是企业管理的普遍原则,是现代社会发展、管理经验日渐丰富,管理科学理论不断演变发展的结果,为企业质量管理活动提供了有力的支持。作为医学影像技术学的管理是值得借鉴的。

以顾客为关注焦点要与“诚信”相结合。只有坚持诚信,人们才能够彼此信任,只有彼此信任,相互间的合作才能够长期进行下去,在合作中真诚相待,不向对方传递虚假信息或掩盖事情真相,尊重对方的权益,彼此间信守承诺或约定,忠于职守,尽心尽力。

随着社会的发展和科技的进步,顾客对产品的需求已呈现五大趋势:从数量型需求向质量型需求转变;从低层次需求向高层次需求转变;从满足物质需求向满足精神需求转变;从统一化需求向个性化需求转变;从只考虑满足自身需求向既考虑满足自身又考虑满足社会和子孙后代需求转变。

负责人作用要与“支持”相结合。负责人是质量方针的制定者,是质量职能活动和质量任务的分配者,是资源的分配者,是关键时候的决策者,承担着对质量管理体系进行持续改进的责任。负责人是具有一定权力,负责指挥和控制组织或下属的人员,在质量管理体系中,负责人具有最重要的地位。负责人要大力、全面支持质量管理体系的正常运行,不仅要起带头作用,并且要把本行业的宗旨和运行方向与内部环境统一起来,创造一个紧张而团结,活跃而又高效的充满集体主义色彩的行业文化和环境,使全体员工能充分参与质量管理的各项活动,达到预定的目标。

全员参与要与“自发”相结合。产品质量是行业活动的各个环节、各个部门全部工作的综合反映,任何一个环节、任何一个人的工作质量都会不同程度地、直接或间接地影响产品质量。必须把所有人员的积极性和创造性充分调动起来,不断提高人员的素质,人人关心质量,时刻注意环境的变化,自动自发地工作,人人做好本职工作,才能获得满意的质量。全体员工充分参与,使员工的个人目标与组织的目标相一致,获益的首先是组织。这表现在:员工参与质量管理,关心产品质量,可以大大降低质量损失,从而使组织获益;员工参与质量改进是一种少投入多产出的活动,组织从质量改进中获得极大的效益;员工参与组织的各项管理活动,可以使他们与组织更加精密地联系在一起,对组织产生认同感,从而热爱组织,组织内部更加团结;员工充分参与,使组织内部形成一种良好的人际关系和组织文化,可以大大减少员工之间、管理人员和操作工人之间以及劳资之间的冲突或矛盾,使组织内部融洽亲密;员工充分参与,可以极大地鼓励士气,使人人都争先创优作贡献,从而使组织的各项工作都得以顺利完成。

过程方法要与“精细”相结合。过程方法已经成为质量管理活动中的基本方法。过程是质量管理体系的基本要素,研究过程之间的相互联系、作用为系统管理质量活动提供明确思路,更有利于对诸多过程进行有效地连续性控制。研究过程的基本特征,是于识别质量管理活动中每一个过程所必须要做的工作。精细就是精确细致的识别所有的活动,要取得产品质量的预期结果,就应该细致地识别产品实现过程的特征,尤其是这些过程的相互关联,识别许许多多细小过程联接或嵌套的、极为复杂的大过程,并有效地控制这些活动。

运用过程方法进行质量管理的标准模式:

1. **识别过程**　包括两层含义:一是将组织的一个大的过程分解为若干个子过程;二是对现有的过程进行定义和分辨。

2. **强调主要过程**　组织的过程网络错综复杂,质量管理对主要过程应重点控制不能放松。

3. **简化过程**　一是将过于复杂的过程分解为较为简单的子过程,二是将不必要的过程取消或合并。

4. **按优先次序排列过程**　由于过程的重要程度不同,管理中应按其重要程度进行排列,将资源尽量用于重要过程。

5. **制定并执行过程的程序**　要使过程的输出满足规定的质量要求,应制定并执行程序。没有程序,过程就会混乱。

6. **严格职责**　任何过程都需要人去控制才能完成,应有严格的职责,确保人力资源投入。

7. **关注接口**　过程和过程之间的接口是最重要的。如果上一个过程的输出和下一个过程的输入在接口处不相容或不协调,就会出问题。

8. **进行控制**　过程一旦运转,就应对其进行控制,防止其出现异常。控制时要注意过程的信息,当信息反映有异常倾向时应立即采取措施,使其回复正常。

9. **改进过程**　通过对过程的测量和分析,发现过程存在的不足或缺陷,要对过程进行改进,提高其效益或效率。

10. **负责人要不断改进工作的过程**　负责人对工作过程的改进,可能对组织业绩影响更大。

管理的系统方法要与“目标”相结合。质量管理体系也可以称为质量管理系统,系统论要求将任何一件事或任何一个要素,都看作是一个系统的组成部分。管理的系统方法的基本原则是:对系统提出要求;根据要求涉及系统;把系统内的所有要素与系统结合起来;优化系统的机构;对系统进行评价;对系统进行改进;追求系统的整体最大功效;关注系统中的相互关联的过程;使系统开放,不断接收外界的信息和资源,保持系统的持续运行;充分利用控制论、信息论的方法使系统满足目标的要求。管理的科学性在于不用单一的方法，而需要综合的系统的考虑，识别这些活动所形成的过程，分析这些过程相互作用，及重点构建符合实际的质量管理体系，系统地实施各个过程的控制，则有助于管理目标的实现，提高管理的效率和有效性。目标按时间可分为近期目标（1 年以内）、短期目标（1 年~3 年）、中期目标（3 年~5 年）、长期目标（5 年以上）；按整体与局部可分为：整体目标、部门目标；按管理层级可分为：基层作业目标、中层职能目标、高层战略目标。围绕目标建立质量管理体系，实施有效的管理活动。

质量管理中运用管理的系统方法主要注意以下几个方面：①为质量管理设定方针目标。质量管理要执行什么样的方针，达到什么样的目标，是质量管理体系的基础；②对相互关联或相互作用的过程构成的体系进行识别；③建立相应的组织机构，形成管理的组织体系。组织所有的机构都不能游离于组织外，质量管理的职责也要形成系统，涵盖所有的过程，不能形成空白点；④对质量管理体系的系统性有深刻的理解。任何一个过程，任何一个员工，甚至任何一项资源都是系统的一部分，其作用虽有主次之分，但都是不可或缺的。系统的功能发挥如何，有赖于其组成部分功能的发挥；⑤对质量管理体系进行系统管理。系统的功能不是其组成部分功能简单相加，有时可能是 1+1>2，也可能是 1+1<2。进行系统管理，就是追求 1+1>2 的目标；⑥不要头痛医头，脚痛医脚。发现质量问题或出现质量缺陷，切忌片面判断，而应放到系统中来认识，认识其危险和原因，从而采取系统的方法予以解决；⑦注意从根本上解决问题。对质量问题要从系统中找原因，从根本上解决问题，有时往往要动“大手术”；⑧不断考虑组织新的目标或新的发展战略。组织应不断考虑新的目标或新的发展战略，并以此对质量管理体系进行改进或创新。系统运营一定时间后很可能因各种问题的增加而出现运转失效的毛病，这时应对系统进行必要的改进。也就是说，质量改进不仅仅是指技术改进之类，更是指对整个质量管理体系的改进，包括重新设计。

持续改进要与“恒韧”相结合。持续的质量改进是全面质量管理（TQM）的核心内容之一，持续的质量改进是组织永恒的目标，任何时候都具有重要意义，是组织的生命力所在。

持续改进作为一种管理理念，贯穿在质量管理体系的全部活动中。管理者应不断主动寻求过程的有效性和效率的改进，而不是等出现了问题才去寻找改进的机会。改进的范围可以是渐进的和日常的持续改进，直至战略突破性改进，建立一个过程来识别和管理改进活动。持续改进是从小事做起，坚定不移，乐此不疲。

持续改进需要有以下环境条件：①主要负责人的支持和负责人；②各级管理者以身作则，持之以恒和配置资源；③组织内有共同的价值观、态度和行为；④确定质量改进目标；⑤个人与个人之间、个人与组织之间广泛的交流与合作，以及相互之间的信任；⑥尊重员工的首创精神，进行必要的教育和培训；⑦对改进过程进行鼓励，对成功的改进进行奖励；⑧有较高的士气；⑨不断追求新的更高的目标。

负责人在质量改进中的职责：①制定持续改进的目标和目的，向被管理者传达持续改进的目的和目标；②持续地改进自己的工作过程；③培育一种广泛交流、相互合作和尊重个人的环境；④采用必要的手段，使组织中的每个人都能够并有权改进自己的工作过程；⑤进行持续改进策划，必要时制定持续改进计划；⑥为持续改进提供必要的资源；⑦对持续改进进行鼓励，对其成果进行测量、评定和奖励；⑧及时将持续改进的结果纳入有关的标准、制度和规定之中，巩固已取得的成绩。

持续改进的组织管理：①由管理者授权，在组织内部某一部门（通常是质量管理部门）负责质量改进的管理工作；②由负责持续改进的部门提出方针、策略、质量改进方案目标、总的指导思想，支持和广泛协调组织的质量改进活动；③确定持续改进的需要和目标，进行质量改进策划，制定质量改进计划，采取指定或其他方式，由组织有关的小组或个人实施；④对实施过程进行监督，给予资源的和道义的支持和帮助，协调相关的事项；⑤对持续改进进行测量、评价和奖励。

持续改进的原则：①根本目的是满足内部和外部顾客的需要；②是针对过程进行的；③是一种措施（纠正措施、预防措施或创新措施）；④是为了提高过程的效率或效果；⑤是一个持续的、不间断的过程；⑥是本组织全体人员包括各管理层都应参与的活动；⑦是根据改进对象，持续改进可以在不同的层次、范围、阶段、时间和人员之中进行；⑧应不断寻求改进机会，而不是等出现问题再去抓机会；⑨是主要负责人的职责；⑩是建立在数据分析的基础上。

基于事实的决策方法要与“善断”结合。基于事实的决策，首先要通过内部沟通，收集内部员工对改进管理的合理化建议信息。因为有时正是一线的员工对组织质量体系运行中存在的弊端了解得最为透彻，提出的改进意见最具有针对性和有效性。管理层应综合多方面的客观事实和正确的应用统计分析技术，在客观事实的基础上对现状做出科学判断，即善断。负责人者决策的过程就是“谋”的过程，也就是理性思维的过程。善于透过现象看本质，透过局部看整体。不仅看到问题的正面表现，而且能看到其负面影响。不仅看到问题本身，而且能看到与之相关的诸多因素。综合所有因素，做出英明“善断”，持续改进企业的质量方针和质量目标。

全面质量管理是从统计质量管理发展而来的，它要求尊重客观事实，尽量用数据说话。真实的数据既可以定性反映客观事实，又可以定量描述客观事实，给人以清晰明确的数量概念，这样就可以更好地分析问题、解决问题，纠正凭感觉、靠经验、“拍脑袋”的工作方法。要用事实和数据说话，在管理中就应当做好如下几点：①加强信息管理。信息是组织知识积累方面持续发展的基础资源，并能激励人们进行创新。信息对以事实为依据作出决策是必不可少的。组织要对信息进行有效管理，首先要识别对信息的需求，其次要确定信息（包括内部和外部）来源，然后要获得足够的信息，并充分利用，以满足组织管理和决策的需要。②灵活运用统计技术。统计技术可以帮助测量、表述、分析和说明组织管理的业绩和产品质量发生的变差，能够使我们更好地理解变差的性质、程度和原因，从而有助于解决、甚至防止由变差引起的问题，并促进持续改进。③加强质量记录的管理。质量记录是质量活动和产品质量的反映，是信息和数据的来源。质量记录最主要的作用还是为了负责人决策提供信息和数据。不做记录，信息就可能遗失或偏误，数据就不能收集，因而也就难以进行统计。加强质量记录的管理，既包含设立质量记录、准确及时记录等要求，也包含充分利用质量记录的要求。④加强计量工作。要使质量记录和有关数据真实反映客观事实，就应有科学的测量方法。如果计量工作跟不上，计量单位和量值不统一，就会发生混乱，数据也就不真实了。不真实的数据比没有数据可能更糟。

负责人的主要工作是决策。所谓决策，实际上就是面对几种方案，决定采取哪一种方案的行为。如果方案本身不是基于事实的，即使很完备、很漂亮，但如果选择了它也会导致悲剧性后果。为了正确决策，负责人应当做到：①不要迷信自己的感受、经验和能力。现实中不进行调查研究、主观主义的负责人不乏其例，这与质量管理的基本原则相违背的。负责人要深入调查研究，掌握必要的信息和数据后，才有发言权。②要有适当的信息和数据来源。当负责人的一定要头脑清醒，有固定和不固定的信息和数据来源。固定的如各种质量报表、信息报告等，不固定的如非正式渠道的员工投诉、实地检查等。组织的主要负责人每周至少要有一次深入现场的习惯或制度，尽量掌握第一手资料。③对收集来的数据和信息应持正确的态度。数据和信息经多次传递，很可能失真。按信息论的说法，传递过程中受“噪声”干扰越大，信息失真的可能性越大。事实上，不少组织的数据统计，如统计报表、质量指标等，由于种种原因都存在不真实的问题，浮夸、瞒报、虚报、收集数据时不负责任、“神仙数字”（编造的数据）等现象随处可见。当负责人的既要依靠这些上报来的数据和信息，又不能绝对化，应当多一个考虑，多一点自己的调查研究，并将两者综合起来。④对数据和信息进行分析。分析的方法可以是逻辑的、可以是直观的，也可以是数理统计的，如排列图法、直方图法、散布图法、因果图法等。⑤要有正确的决策方法。收集并分析数据和信息，正确的决策固然离不开真实可靠的数据和信息，也离不开正确的决策方法。负责人要提高自己的决策能力，还需要掌握诸如决策树之类的决策方法，更应当运用正确的决策方法，选择最佳的方案。⑥对决策进行评价并进行必要的修正。决策付诸实施后，负责人还要注意收集实施后的数据和信息，对决策进行评价，以发现决策实施后出现的新问题。必要时，还应修正决策甚至改变决策，使决策取得预期的效果。

互利关系要与“双赢”的结合。正确认识供方在管理体系中的作用，保持与供方互利的关系，实现双赢，即所谓的“赢者不全赢，输者不全输”。双方都得利、都得好处，共同取得前所未有的盈利能力与竞争力。

三、全面质量管理实施 PDCA 循环方法

全面质量管理方法是由密切相关的四个阶段组成，即计划（plan）、实施（do）、检查（check）、总结

(action),简称 PDCA 循环方法。PDCA 循环管理是全面质量管理的工作步骤,就是按计划、执行、检查、处理四个阶段循环不止地进行全面质量管理的程序。PDCA 循环又叫质量环,是管理学中的一个通用模型,最早由休哈特(Walter A. Shewhart)于1930 年构想,后来被美国质量管理专家戴明(Edwards Deming)博士在 1950 年再度挖掘出来,并加以广泛宣传和运用于持续改善产品质量的过程中。因而 PDCA 循环又叫戴明环,它是全面质量管理所应遵循的科学程序。

PDCA 循环有四个阶段八个步骤:P 阶段,即计划管理阶段,有搜集资料、找出问题、找出主要问题、制定计划措施四个步骤。计划着重说明目的、措施、执行部门、何时执行及何时完成等。D 阶段,即实施阶段,有一个步骤,即按计划下达任务,按要求实施。C 阶段,即检查阶段,有一个步骤,即检查结果,找出成功经验和失败的教训。A 阶段,即处理阶段,有两个步骤,即巩固措施,制定标准,形成规章制度;找出遗留问题,转入下一个循环。一个循环的四个阶段八个步骤完成,一个循环终了,质量提高一步,遗留问题又开始了下一个循环,循环不止,质量不断提高。

四个阶段中,A 阶段,即处理阶段是关键的一环,如不把成功的经验形成规章并指导下一个循环,质量管理就会中断。全面质量管理要用数据说话,常用的方法是分组统计、排列图法、因果分析图法、相关图法、关系图法等。

在 PDCA 循环中,计划(plan)阶段包括工作目标、人员组织分工、设备材料购置方案、技术路线与方法、质量控制标准和目标管理项目等。计划的制定要保证可行性、科学性、稳定性、可定量性和严肃性。①分析质量现状,找出问题。②分析产生质量问题的各种原因和影响因素。③在上一步的基础上,找出主要影响因素和原因。④针对造成质量问题的主要原因,制定技术措施方案,提出解决措施的计划并预测预期效果,然后具体落实到执行者、时间进度、地点和完成方法等各个方面。

实施(do)阶段是贯彻和执行改进措施,按计划内容进行具体工作,形成惯性运行。必须做到各级各类人员在整个计划中的任务和职责要明确具体,规章制度合理可行,人员任务配置合理,良好的工作作风。

检查(check)阶段就是要总结执行计划的结果,分清哪些对了,哪些错了,明确效果,找出问题。利用客观的物理评价和统计学手段,将实施结果与计划相比较,了解进展情况,及时发现问题。

总结(action)阶段是根据上一阶段提供的数据、图表及反映出的问题进行分析,找出问题的主次并加以纠正。对于暂时不能解决的问题,拟定改进措施向下一级 PDCA 转移,反馈到新的计划中去。①巩固成果,即总结成功的经验和失败的教训,形成标准。②对遗留问题,提交到下一个循环解决。

PDCA 循环的特点有三个:①各级质量管理都有一个 PDCA 循环,形成一个大环套小环,一环扣一环,互相制约,互为补充的有机整体,在 PDCA 循环中,一般说,上一级的循环是下一级循环的依据,下一级的循环是上一级循环的落实和具体化。②每个 PDCA 循环,都不是在原地周而复始运转,而是像爬楼梯那样,每一循环都有新的目标和内容,这意味着质量管理,经过一次循环,解决了一批问题,质量水平有了新的提高。③在 PDCA 循环中,A 是一个循环的关键。按照 PDCA 循环方法,上一级 PDCA 是下一级的依据,而下一级 PDCA 又是上一级的具体化和落实。每循环一次,就向新的水平迈进一步,循序渐进,从而达到全面质量管理的目的。

四、影像质量管理制度

(一)质量管理目标

1. 从质量、安全、服务、费用等方面入手,依法行医,规范管理,确保以患者为中心,为患者提供优质医疗服务。

2. 加强放射医技人员“三基”培训,做好患者及家属的放射防护工作,抓好常规 X 线、CT、MRI、DSA 及介入等各种检查技术质量。提高放射科各种诊断报告书写质量及诊断水平。

3. 以三级医师负责制为核心,建立诊疗责任原则,在患者来放射科检查全过程中的各环节、规范落实各岗位工作人员的责任。对患者做到及时检查、认真检查,诊断做到正确、及时。

4. 减少放射科医疗质量差错及医疗事故。

(二)质量管理制度

1. 实行专家督导、主任监督下的组长负责制,诊断、技术组组长在科主任的指导下定期对全科医疗工作的检查、考核,对医疗质量中存在的不足之处提出改进,提高全科医疗质量。

2. 每月召开一次质量分析会,找出薄弱环节,对反馈意见有改进措施,有记录及效果评价。每季度定期按放射科的医疗质量考核标准，对技术、诊断组的医疗质量进行检查、考核、评分，做好记录，及时分析、评价、总结、反馈，提出改进意见，并对改进结果追踪复查。

3. 具体的医疗质量管理，包括技术组岗位责任制；诊断组岗位责任制；介入组岗位责任制；影像图像质控管理；诊断报告质量管理；疑难、少见病例处理规范；漏诊、误诊病例讨论读片制度。

4. 制定具体的工作程序：①建立相关的医疗质量项目指标。②由科室主任和诊断、技术组长对技术、诊断各组进行定期检查考核。③定期进行的检查考核结果，要及时评定总结。④对质量检查中出现的问题，要认真进行研究，并做记录，根据具体情况，制定相应的办法和对策，提出改进措施。

（三）质量管理指标

1. **技术**　严格按常规操作，检查部位准确，无错项、漏项，做好防护工作。

2. **诊断**　诊断报告书写规范，专业术语运用恰当，描述详细。描述与诊断结论符合，能准确回答临床提出的问题。报告签发制度完善并能落实，各种资料记录完整、准确。进修、实习医师、住院医师书写的诊断报告必须有上级医师签名。普通 X 线检查诊断符合率≥70%，CT 检查诊断符合率≥70%，磁共振检查诊断符合率≥70%。大型检查诊断符合率不达标者要有病例分析。

3. **介入**　检查诊断符合率≥70%，治愈、好转率应为同级医院均值以上。

4. **有读片、核对制度**　诊断与技术组每周一次以上集体阅片解决疑难问题，提高诊断质量。

5. **建立和健全审阅片制度并坚持执行**　建立病例追踪制度并做好有关记录，每周进行一次疑难、少见病例、错漏诊病例的病例讨论读片制度。

（四）质量管理计划与措施

放射科担负着全院各科室的放射、CT、MRI 检查及 DSA 检查报告工作，工作范围较大，涉及面较广，检查时间较紧促，医疗质量管理也较复杂。所以，我们必须统筹安排，建立科室质量控制管理组，由科室主任及诊断组长、技术组长组成。从制度上把关，严格做好各项制度的落实工作，定期组织业务、政治学习，各级医务人员各施其责，严格强调在岗责任，不得擅自离岗，规范交接班及值班制度，对急诊病例尽量做到及时迅速处理。在工作实践中不断细化、完善各项制度，确保责任落实到人，进一步提高管理质量。提高人员素质，增强质量意识，调动全科积极性；严谨求实，奋发进取，钻研医术，精益求精，不断更新知识，提高技术水平。进一步改善服务态度，保证医护人员在短时间内提高自身形象，得到绝大多数患者的认可。

1. **技术组**

（1）各种设备、仪器按时检修、保养，有专人负责并做好记录，以确保最佳工作状态。

（2）坚守岗位，各项检查操作认真负责，杜绝不必要的损伤。严格遵守各项操作规程，做好防护工作。

（3）不能以任何理由推诿拒查或拖延患者检查时间。

（4）危重患者或具有危险性的检查，检查中要求临床医师监护患者，以便随时进行抢救，有创检查必须征得患者或家属同意并签署知情同意书。

（5）强化岗位责任感，加强质量管理的宣传工作。

2. **诊断组**

（1）根据规定，结合实际，明确书写影像诊断报告的发出时间，让患者和工作人员知晓。改善服务态度，保护患者的隐私。

（2）进修医师、实习医师、住院医师书写的诊断报告必须有上级医师签名。确保每一张片、每一份报告都有明确的责任人，确保每一份报告都有“双签名”。

（3）严格执行复审、阅片制度，做好病例追踪制度及有关记录。每周进行一次疑难、少见病例、错漏诊病例的病例读片讨论，做好记录，及时分析、总结经验，提高诊断质量水平。

（4）每月召开一次质量分析会，找出薄弱环节，对反馈意见有改进措施，有记录及效果评价，及时上报医务部。

质量管理包括质量保证和质量控制两个并行工程。质量管理是“确定质量方针、目标和职责，并在质量体系中通过诸如质量策划、质量控制、质量保证和质量改进，使其实施的全部管理职能的所有活动。”质量管理的主要工作是通过收集数据、整理数据，找出波动的规律，把正常波动控制在最低限度，消除系统性原因造成的异常波动。把实际测得的质量特性与相关标准进行比较，并对现的差异或异常现象采取相应措施进行纠正，从而使工序处于控制状态，这一过程就叫做质量控制。质量保证（quality assurance，QA）和质量控制（quality control，QC）是医学影像质量管理（quality management，

QM)的两个重要组成部分,它们既有一定的分工,又有密切的联系。

(迟彬　余建明)

第二节　质量保证

一、概述

质量保证(quality assurance,QA)也是质量管理的一部分,它致力于提供质量要求会得到满足的信任。质量保证是指为使人们确信产品或服务能满足质量要求,而在质量管理体系中实施并根据需要进行证实的全部有计划、有系统的活动。质量保证的内容绝不是单纯的保证质量,是质量控制的任务,质量保证是以保证质量为其基础,进一步引申到提供"信任"这一基本目的。QA 是一个整体性概念,包含制定的所有管理实践,即通过有计划的系统活动,力求在尽可能减少 X 线辐射剂量和医疗费用的同时,不断改进医学影像技术,以获得最佳影像质量来满足临床诊断的需要。

质量保证体系(quality assurance system,QAS)指行业或单位以提高和保证质量为目标,运用系统方法,依靠必要的组织结构,把组织内各部门、各环节的质量管理活动严密组织起来,形成的一个有明确任务、职责、权限,相互协调、相互促进的质量管理的有机整体。通过一定的制度、规章、方法、程序和机构等把质量保证活动加以系统化、标准化及制度化。质量保证体系的核心就是依靠人的积极性和创造性,发挥科学技术的力量。

二、建立质量保证体系

1. **成立组织机构**　为有效地开展质量管理工作,应成立相应规模的质量管理组织。质量管理组织人员应包括:科室行政管理者、影像诊断医师、主管质量工作的技术人员、工程师和医学影像物理师等。QA 程序的首要部门是质量保证委员会(QAC),此组织负责 QA 程序的整体规划,制定目标和方向,决定政策,以及评估 QA 活动的效用等。

2. **建立质量信息系统**　质量信息是质量保证体系的基础,据此作出决策、组织实施,并通过质量控制,达到提高影像质量的目的。信息反馈来源包括日常评片的分析结果、影像设备的运行质量检测、有关影像质量管理和放射防护的文献、文件、法规等。

3. **制订质量保证计划**　为执行 QA 所制定的一个详细计划,称 QA 计划(quality assurance plan,QAP),主要包括质量目标、功效研究、继续教育、质量控制、预防性维护、设备校准和改进措施等。通过制定质量保证计划并组织实施,应达到以下目的:①改善影像诊断信息,确保影像质量符合临床诊断要求的标准,提高诊断质量;②在达到医学诊断目的的情况下,确保受检者和工作人员的辐射剂量达到规定的最低水平;③有效地利用资源,节约医疗费用,获得较好的经济效益;④确保有关影像技术质量管理及放射防护的各项法令、法规严格执行。

4. **实行管理工作的标准化和程序化**　包括:①科室全体人员参与,根据岗位责任制的内容,明确各级各类人员的责任分工及职责和权限;②对各类诊断设备及其附件必须实行质量控制,包括质量参数的选定及参数的评价标准,测试方法和频率,允许误差限,使用测试工具和记录表格等;③购买新设备的程序及验收要求;④对设备使用期间的检测和维修计划;⑤技术资料档案的保存和各种数据的收集与汇总分析;⑥规定各类专业人员的培训与考核;⑦对检测结果的评价及采取的行动;⑧制定相关影像质量标准与被检者的辐射剂量限值;⑨对质量保证计划实施情况的检查和效果的最终评价。

三、建立各项规章制度

在各项行政法规的前提下,健全一个单位或者团体的各项规章制度是质量保证的基础。下面列举部分规章制度和职责供参考。

(一) X 线摄影室岗位职责

1. 在科主任或技师长领导下工作。

2. 每日上班后先检查 X 线设备运行是否正常,室内湿度、温度等环境要符合检查要求。严禁设备带故障运行。保持机房内安静整洁,不得在机房内喧哗。

3. 严格遵守设备操作规程,不得擅自更改设备的性能及参数。非放射科技术人员,未经同意不得使用设备。进修和实习人员必须在带教老师指导下工作。

4. 热情、耐心接待前来检查的受检者,仔细核对受检者姓名、性别、年龄、科室、床号、住院号、摄片部位和检查号码是否准确,严防错号、重号。

5. 审核申请单上的检查要求,对有不明之处及时请示本科医师或上级技师,也可与临床医师取得联系。

6. 检查前除去受检者身上金属物、膏药等物品，必要时更换衣物。

7. 摄影操作时注意周围有无障碍物，设备附件是否固定。危重病患者或怀疑脊椎骨折患者应有临床医师陪同，并协助移动患者，进行摄影体位设计，以免因摄影操作而加重病情，甚至发生意外。

8. 加强辐射防护意识，摄影前做好受检者的辐射防护，特别注意对受检者敏感部位的屏蔽防护，尽量使用最小照射野摄影。检查过程中无关人员不得在检查室内逗留，如必须有家属或医务人员陪同，应告知防护辐射的知识和采取防护辐射措施。

9. 根据临床要求，完成各种常规摄影和特殊摄影。各种检查结束后，应核对图像质量是否符合临床检查要求和影像诊断要求。使用碘对比剂受检者，在检查结束后继续观察 15 分钟，如发现不良反应，应及时处理。

10. 受检者检查结束后，应填写检查日期，特殊摄影应记录摄影体位，最后签名。检查设备及其附属用品使用完毕必须复位。工作结束后要及时整理机房，擦除设备上的污物，保持设备清洁。操作人员必须爱护影像设备，经常对设备进行保养。

11. 设备出现故障时，应及时停机并记录故障情况，同时通知维修人员和报告科室负责人。

12. 下班前要及时关机、关灯及关闭空调，最后关闭机房房门。

（二）CT 室岗位职责

1. 在科主任及技师长领导下，CT 机房内所有设备和各种附属设施由专人负责，在工程技术人员的指导下共同做好设备的维护、保养和检修工作，定期校正各种参数，严禁设备带故障运行。每天填写工作日志和设备运转情况。

2. 技师每日上班后先检查设备及高压注射器运行是否正常，扫描室、控制室和计算机室的温度及湿度应符合规定要求，一般控制室和扫描室温度控制在 18～22℃，相对湿度为 40%～60%。保持机房内整洁，不得在机房内喧哗，维护良好的工作环境。

3. 严格遵守操作规程，不得擅自更改设备的性能及参数。非放射科技术人员，未经同意不得擅自使用设备。进修和实习人员必须在带教老师指导下工作。临床医师利用 CT 设备作为引导进行定位、穿刺和治疗等操作，必须有本科技师在场。

4. 热情和耐心接待前来检查的受检者，仔细核对受检者姓名、性别、年龄、科室、床号、住院号、扫描部位和检查号码是否准确，严防错号和重号。

5. 审核申请单上的检查要求，了解检查前的准备工作是否完成，有关增强扫描的知情同意书是否签署。对临床医师提出的检查项目有不明之处应及时请示本科医师和上级技师，或与临床医师取得联系。

6. 检查前除去受检者身上金属物和膏药等物品，必要时更换衣物。

7. 扫描前做好受检者的辐射防护，无关人员不得在检查室内逗留，如必须有家属或医务人员陪同，要做好辐射防护。

8. CT 增强扫描前必须确认有无禁忌证，注入对比剂后应密切观察有无不良反应，扫描结束后受检者仍应在候诊区继续观察 30 分钟，一旦发生不良反应应及时处理。

9. 检查结束后要核对图像质量是否符合临床检查要求和影像诊断要求，受检者所有资料应及时保存，防止丢失。

10. 工作结束后要及时整理机房，擦除设备上的污物，保持设备清洁。操作人员必须爱护影像设备，经常对设备进行保养，托架等 CT 室一切附属设备应放在固定位置，保持机房整洁有序。

11. 设备出现故障时，应及时停机并记录故障情况，同时通知维修人员和报告科室负责人。

12. 下班前要及时关机、关灯及关闭空调，最后关闭机房房门。

（三）MRI 室岗位职责

1. 在科主任及技师长领导下，机房内所有设备和各种附属设施由专人负责，在工程技术人员的指导下共同做好维护、保养和检修工作，定期校正各种参数，定期检测液氦水平。严禁设备带故障运行，保证设备正常运转。每天填写工作日志和设备运转情况。

2. 技师每日上班后先检查 MRI 设备及高压注射器运行是否正常，扫描室、控制室和计算机室的温度与湿度应符合要求，机房温度控制在 18～22℃，相对湿度为 40%～60%。对超导 MRI 机应每天检查液氦储存量，低于 75%时应立即补充液氦。每天检查水冷机运行情况和水压状况，并做详细记录。

3. 严格遵守操作规程，不得擅自更改设备的性能及参数。非放射科技术人员未经同意不得擅自使用设备。进修和实习人员必须在带教老师指导下工作。保持机房内整洁，不得在机房内喧哗，维护良好的工作环境。

4. 热情、耐心地接待前来检查的受检者，仔细核对受检者的姓名、性别、年龄、科室、床号、住院号、扫描部位和检查号码是否准确，严防错号、重号。

5. 审核申请单上的检查要求，了解检查前的准备工作是否完成，有关增强扫描的知情同意书是否签署。对临床医师提出的检查项目有不明之处应及时请示本科医师和上级技师，或与临床医师取得联系。

6. 在受检者进入机房前要询问有无检查禁忌证，如有无起搏器和体内金属植入物，身上有无佩戴金属物品等，必要时更换衣物。如起搏器、体内金属植入物等，需要有相应的说明书证明或申请检查的医师签字确认。除无磁推车和轮椅等检查相关物品以外，禁止其他轮椅、推车及抢救物品等进入机房（参考磁共振安全注意事项）。

7. 检查结束后，应核对图像质量是否符合临床检查要求和影像诊断要求，受检者所有资料应及时保存，防止丢失。

8. 工作结束后要及时整理机房，擦除设备上的污物，保持设备清洁。操作人员必须爱护影像设备，经常对设备进行保养，线圈、水模等附属设备应放在固定位置，保持机房整洁有序。

9. 设备出现故障时，应及时停机并记录故障情况，同时通知维修人员和报告科室负责人。

10. 下班前要做好设备运行记录，离开机房时要关机、关灯及关闭机房房门。

（四）医学影像技师长工作职责

1. 在医学影像主任领导下，负责指导科室技术人员的教学、科研和培训工作。尤其是处理相关疑难技术问题和仪器设备的技术工作。

2. 主持开展新技术，新项目，制订相关科学研究计划，指导下级技师开展科学研究工作。

3. 定期主持技术读片，讲评影像质量，协调疑难问题的解决。

4. 指导制定各种技术参数，做好质控，提高放射工作质量。协助参加全科仪器的安装，调试，保养，检修和大修工作。

5. 对下级技师和进修实习人员的培训、教学工作进行指导。

6. 督促下级技师认真贯彻执行各项规章制度和技术操作规范。

7. 加强与放射诊断医师及临床科室联系，不断提高技术质量。

8. 负责医学影像中心的辐射防护工作。

（五）医学影像主任技师工作职责

1. 在医学影像中心主任的领导下，负责影像技术方面的各项工作。

2. 指导下级技术人员开展新技术，新业务。

3. 主持医学影像中心全体技术人员的业务学习和技术读片。

4. 负责科室机器的维护和保养。

5. 做好全科影像质量控制工作。

6. 参与影像技术方面的医疗、教学、科研和培训工作。

（六）医学影像副主任技师工作职责

1. 在医学影像中心主任和技师长的领导和指导下，负责影像技术方面的工作。

2. 参与医疗、教学、科研和干部培养工作。

3. 主持影像技术读片和影像质量控制工作。

4. 积极开展新技术、新业务。

5. 负责并监督下级技术人员对本检查室机器的保养和维护。

6. 协助医学影像中心技师长和主任技师的各项工作。

（七）医学影像主管技师工作职责

1. 在医学影像中心主任领导下，以及在技术组长和诊断组组长指导下，负责科室一定范围的技术、教学、科研和预防工作。

2. 定期主持技术读片，讲评影像质量。

3. 学习和运用国内先进医疗技术，开展新技术、新项目，参与科研，做好资料积累，及时总结经验。

4. 认真执行各项规章制度和技术操作规范，经常检查技术质量，严防差错事故的发生。

5. 担任对下级技师和进修实习人员的培训、教学工作。

6. 负责本科机器的检查、维护和管理。

7. 参加制定各项技术参数，做好质量控制。

8. 其他职责同技师。

（八）医学影像技师工作职责

1. 在医学影像中心主任领导下，以及在技术组长和诊断组组长指导下，参与影像技术相关内容的教学、科研工作。

2. 定期参加技术读片，提高图像质量。

3. 学习和运用国内先进医疗技术，参与开展新技术、新项目活动，参与科学研究工作，做好资料积累，及时总结经验。

4. 认真执行各项规章制度和技术操作规范，严防差错事故的发生。

5. 担任对学生、进修实习人员的培训、教学工作。

6. 对本科机器进行定期检查、维护和管理。

7. 参与质量控制，经常检查技术图像质量。

（九）医学影像工作人员岗位职责

1. 医学影像作人员必须身着工装、佩戴胸牌及个人剂量计上岗。

2. 遵守劳动纪律，坚守工作岗位，不得脱岗。

3. 实行科主任领导下的分级医疗制度，各级人员各司其职。

4. 尊重受检者，在病情需要检查的情况下，暴露某些部位时要做好预防措施，尊重并保护受检者隐私。

5. 放射科工作人员不得以医谋私，向受检者索取报酬。

6. 树立全心全意为人民服务的思想，一切以患者利益为重，做好各项医疗工作，严格执行各项查对制度（查对：姓名、性别、年龄、检查部位）。

7. 若遇突发事件，要沉着镇定、积极投入抢救、抢险等工作中，并紧急上报有关主管部门。

8. 患者在检查和用药之前，应仔细核查患者姓名，项目名称，用药品种，剂量及用药方法，避免差错。

9. 检查图像及时处理和传输。

10. 各种仪器均有专人管理，贵重仪器使用有记录，定期清洁保养，严格遵守操作规程，保持仪器处于最佳工作状态。仪器发生故障，应及时与维修人员取得联系。

11. 严格执行放射性物品的有关规定，放射性物品专人管理，来药登记，指定位置存放，有安全设施，严防丢失，发现问题及时报告科主任和主管部门清查。

12. 放射性“三废”处理应按国家有关规定执行。

13. 放射性工作区域内不准放置私人物品，未经允许外来人员不准接触本科设备。公共财物未经许可不得带出，工作区内不准吸烟。

14. 科内需备有急救药品、器械，医护技人员要掌握基本抢救技能。

15. 按《放射卫生防护基本标准》及有关规定做好个人防护和保健工作。

（十）医学影像机房岗位职责

1. 工作人员必须准时到岗，按规定着装和佩戴工号。

2. 认真接待受检者，做到语言文明、态度和蔼、礼貌待人、有问必答、耐心解释、不允许发生和受检者争吵的现象。

3. 严格遵守劳动纪律，坚守岗位，不准擅自离岗、串岗，以及从事与本职工作无关事项。

4. 检查前，应仔细阅读申请单，根据检查部位和目的要求进行检查，工作态度仔细认真，严格执行查对制度，严防事故发生。

5. 检查后，图像应即时处理，传输至激光相机打印。

6. 重危受检者或特殊部位检查，应待观察摄片合格后再让受检者离开。

7. 机器使用前，必须掌握所使用机器的性能，控制台上各仪表、信号指示、开关、旋钮等的作用和使用注意事项，熟悉紧急制动开关的位置，此外还需公示机器设备使用许可证。

8. 严格遵守操作规程，正确使用机器，严禁过载使用，曝光过程中不得随意调节各调节器；机器连续工作时，应注意球管散热。

9. 操作过程中，应注意观察机器活动是否受阻和有无相互碰撞。注意观察控制台（箱）上各仪表、讯号指示装置的显示情况；经常倾听电器元件工作声音是否正常，如有异常，应立即停止使用，并报告有关维修人员。对机器运行及检修情况要有详细记录。

10. 要充分认识X线防护的重要性，合理运用各种类型的防护装置和器具，进行自身和受检者的X线防护，尽量减少不必要的照射。

11. 机房内应保持物品摆放整齐，地面清洁卫生。空气新鲜，湿度和温度符合机器要求。机器应避免灰尘、血迹、酸、碱等污物的侵蚀。工作完毕后，应使机器处于初始位状态。

（十一）医学影像值班人员岗位职责

1. 值班人员应按时到岗，按规定着装、佩戴工号，严格执行交接班签字手续。

2. 值班期间必须坚守岗位，不得擅离职守，以及从事与工作无关事项。

3. 值班人员不得私自调班，如需要调班，必须经组长落实替班人员后方可离开。

4. 受检者应及时进行检查，不得借故推诿。

5. 受检者检查后，应立即进行图像的处理和传输。

6. 保持机房的清洁卫生，物品摆放整齐。

7. 值班期间如遇到疑难问题不能解决时，应及时向上级请示汇报。

8. 下班之前，应将值班期间的事务处理完毕。

9. 值班期间负责科室设备和财产的保管和安全。

（十二）医学影像信息核对制度

1. 临床医师详细填写影像检查申请单后，受检者到影像中心进行预约、登记和检查。

2. 登记室核对申请单与受检者姓名、性别、年龄、检查项目等信息，登记后，安排到相应检查室进行检查。

3. 影像技师在检查前，认真核对受检者的姓名、性别、年龄、检查项目、检查编号等信息，确定无误后才能进行检查。

4. 图像处理和打印时，影像技师要认真核对受检者的姓名、性别、年龄、检查项目、检查编号等信息，确定无误后才能进行图像处理和打印。

5. 阅片医生在进行阅片之前，要仔细核对图像显示器上的受检者与申请单上受检者的姓名、性别、年龄、检查项目、检查编号等信息一致后，方可进行阅片和书写影像报告。

（十三）医学影像设备使用管理制度

1. 本科各种仪器设备，均设专人负责管理、清洁、安全等工作，同时设置专用记录本，记录故障及维修过程。

2. 各种大型仪器设备均应有安全操作规程，不准违章操作。

3. 各负责人应协同工程师定期对仪器设备进行保养，维护校准，使之处于正常工作状态。发现问题及时与仪器维修部门联系检修。

4. 在仪器设备使用过程中，出现异常状态时，应根据问题性质，采取及时、正确措施，防止事态发展，并及时向科室主管领导报告，不准隐瞒不报，私下处理。

5. 使用者必须在熟悉之后方能独立操作，新进职工和学生、进修生只能在本科主管人员的指导下使用，不得单独使用大型仪器。

6. 仪器使用完毕后，应及时按要求关闭所有运行程序、电源开关等，保证仪器设备安全。

7. 操作者每周需对所使用的仪器进行清洁保养，保持仪器卫生，严禁将污渍等沾染仪器表面。清洁仪器时，严防水渗入仪器内部引起短路或故障。

（十四）医学影像辐射防护制度

1. 各种医用X线检查室必须符合放射防护标准，并有省级放射防护监测部门的合格报告。

2. 各种医用X线检查室门前须设置电离辐射警告标志。

3. 工作人员按规定进行放射防护培训，定期健康体检，并持有上岗合格证。

4. 工作人员工作时佩带个人放射剂量计。

5. 利用固定X线设备检查受检者时，如果受检者是卧位，检查时应用射线防护物质尽可能遮盖检查范围外的X线敏感部位；如果受检者是立位，应用移动式射线防护屏尽可能遮挡检查范围外的X线敏感部位。

6. 利用移动式X线设备检查受检者时，应用移动式射线防护屏隔离辐射区，并对受检者采用适当的防护措施，工作人员须穿戴相应防护用具。

7. 受检者按顺序逐个进入检查室检查，各种X线检查室曝光检查时不允许与检查无关的人员进入，曝光时尽量减少陪伴人员，并对陪伴人员采取必要的辐射防护措施。

8. 曝光检查时应关上射线防护门，并亮起警示灯提醒。

9. 各种X线检查室按省级防护部门规定，定期进行复检，发现问题，及时整改。

（迟彬　余建明）

第三节　质量控制

质量控制（quality control，QC）主要采用数理统计方法将各种统计资料汇总、加工、整理，得出有关统计指标、数据，来衡量工作进展情况和计划完成情况，找出偏差及其发生的原因，采取措施达到控制的目的。

一、影像质量控制的内涵

质量控制是一个系列工程，是整个影像成像链和影像诊断报告链的质控，也包含医疗安全和相关制度的质控，其内容涉及方方面面。一般来说，可分为医技护人员资质和内涵的质控，医疗安全和各项规章制度的质控，影像设备正常运行的质控，各种影像检查技术方法和图像的质控，各类影像诊断报告的质控等。

根据以上的质控内容，首先要有影像技术检查规范和影像诊断报告书写规范，再次要有影像检查技术和影像诊断报告的质量控制标准，并在实际运行中不断地加以修正和完善。标准制定和完善必须具有权威性，各项具体质控内容标准制定者与审核修订者均为专家们形成的共识为准，牵头单位或部门进行统筹协调，并付诸实施。

（一）医护技人员资质与能力的质控

1. 医师应具备医师执照和执业证，和国家主管部门要求的CT、MR等相应的影像设备的能力考评证书，特别是各级医生实际解决影像诊断能力的考评和准入。

2. 影像技师应该具备相应的CT、MRI、DSA、乳腺等操作的国家统一要求能力考评证书，放射人员辐射防护证，特别是进行CT和MRI检查技术是实际工作能力的考评和准入。

3. 护士应该具备护士执照，特别是实际的工作能力的考评和准入。

（二）医疗安全和规章制度的质控

1. 医疗安全的质控

（1）辐射安全：数字X射线摄影和CT扫描机房辐射防护用品的准备，检查者非检查部位和陪伴家属的辐射防护，工作人员辐射剂量监测，辐射防护的警示标识和告知等。

（2）磁共振（MR）安全：控制绝对禁忌证，掌握相对禁忌证，防止投弹效应发生，在相应的地方有警示标识和告知等。

（3）对比剂安全：对比剂使用前的谈话制度，对比剂安全使用流程，对比剂不良反应的抢救流程和制度等。

（4）放射源安全管理制度，放射性废物处理制度等。

（5）所有医技护人员应该进行急救培训和具有现场的急救能力，危重患者的抢救方法和流程，急救药品和急救器材的准备，危急值上报制度和流程等。

2. 规章制度的质控 ①医技护各级管理人员职责；②医技护各级人员工作职责；③消防安全制度；④影像设备使用、维护和保养制度；⑤值班制度、传染病登记制度、危重患者上报制度；⑥医生的读片和疑难病讨论制度，技师的读片制度等。

3. 影像设备正常运行的质控

（1）建立影像设备档案，专人专管，记录设备的运行状态。

（2）对设备进行定期维护和校对，对影像设备进行日常维护。坚持每天检查一次影像设备并记录，加强设备的清洁，保证影像设备及附属设备正常运行。

（3）设备出现事故应请专业人员或设备生产厂家进行维修，建立设备检修及维修记录。对设备出现故障要及时上报并记录，严格检修设备的注意事项等。

4. 影像检查技术的质控

（1）影像检查技术的质量控制的内容包括数字X线检查、乳腺摄影检查、CT扫描检查和MR扫描检查。

（2）各种检查的每个检查部位应该对检查前准备、检查时技术参数选择和检查后图像处理进行相应的质量控制。

（3）影像技术的质量控制首先遵循《医学影像检查技术临床工作手册》的操作规范，再次按照各种检查的每个检查部位的质量控制要求进行检查。

（4）在各种检查时应该注意医疗安全和辐射安全，做到人文关怀。

（5）医学影像技术人员应不断学习影像新技术，以适应影像技术快速发展和更新周期变短的需要。

5. 影像诊断报告的质控

（1）建立各种检查的每个检查部位对应的标准化报告模板。

（2）建立各种检查的每个检查部位对应的质量控制的标准内容。

（3）建立线上和线下的影像诊断质量控制与评价体系，持续改进医学影像诊断质量。

（4）定期进行影像诊断与手术、病理或出院诊断随访对比，统计影像诊断与临床诊断的符合率，分析误诊漏诊原因，不断总结经验，提高诊断正确性。

（5）建立日常工作中发现质量问题逐级报告的机制，出现较多或明显的质量问题时，应及时组织集体分析研究、协调解决，若无法解决，及时上报寻求平台技术支持。

（6）建立每天读片、疑难重症疾病讨论和追踪随访制度。

二、影像质量控制方法

从质量、安全、服务、费用等方面入手，依法行医，规范管理，确保以患者为中心，为患者提供优质的医疗服务；加强放射医技人员“三基”培训，做好患者及家属的放射防护工作，抓好常规 X 线、CT、MRI、DSA 及介入等各种检查技术质量；以三级医师负责制为核心，建立诊疗责任原则，在患者来放射科检查全过程中的各环节、规范落实各岗位工作人员的责任。对患者做到及时检查、认真检查，做到正确、及时；减少放射科医疗质量差错及医疗事故。

实行专家督导、主任监督下的组长负责制，诊断、技术组组长在科主任的指导下定期对全科医疗工作的检查、考核，对医疗质量中存在的不足之处提出改进，提高全科医疗质量；定期质量分析会，找出薄弱环节，对反馈意见有改进措施，有记录及效果评价。定期按放射科的医疗质量考核标准，对技术、诊断组的医疗质量进行检查、考核、评分，做好记录，及时分析、评价、总结、反馈，提出改进意见，并对改进结果追踪复查；具体的医疗质量管理，包括技术组岗位责任制；影像图像质控管理；疑难、少见病例处理规范；对质量检查中出现的问题，要认真进行研究，并做记录，根据具体情况，制定相应的办法和对策，提出改进措施。

影像质量控制的方法可有为线上质控和线下质控，前者是医技专家按照制定的各种检查的每个部位的检查规范和质控标准，在云平台上进行图像检查质量和影像诊断报告质量进行评判；后者是组织影像诊断和影像技术专家对现场就医疗情况进行全方位的实地检查。二者有机结合，相辅相成，持续不断的改进医疗安全和影像质量。

对质量控制的结果进行分析：①医疗安全与规章制度的制定情况，员工知晓和执行情况，有无出现相关问题等；②各类员工是否具备相应资质，各级人员的胜任能力是否与相应工作匹配等；③各种影像设备及其附属设备是否运行良好，维修保养状态如何等；④各种影像检查是否规范，检查的图像是否符合临床需求和影像诊断要求等；⑤各种影像检查的各个部位诊断报告是否正确和是否规范，读片制度和疑难病讨论制定等。指出每个医疗点的优点和存在的不足，与医疗点的负责人和相应人员进行沟通，找出原因，让其知晓。共同商议提出解决问题的方法，共同制定持续改进不足的措施。

三、质量控制步骤与影像技术质量

（一）质量控制步骤

质量控制大致可以分为 7 个步骤。

1. 选择控制对象。

2. 选择需要监测质量的特性值。

3. 确定规范标准，详细说明质量特性。了解所需要的质量成本、性能、安全性、可靠性等质量标准。

4. 选定能准确测量该特性值或对应的过程参数的监测仪表，或自制测试手段。

5. 进行实际测试并做好数据记录。

6. 分析实际现状与规范之间存在差异的原因。

7. 制定改进降低成本，提高性能、安全性和可靠性标准的计划。

当采取相应的纠正措施后，仍然要对过程进行监测，将过程保持在新的控制水准上。一旦出现新的影响因素，还需要测量数据分析原因进行纠正。因此这 7 个步骤形成了一个封闭式流程，称为“反馈环”。

（二）影像技术质量

在医学影像技术管理工作中，质量应包括三个层次的内容，即影像质量、工程质量和工作质量。

1. **影像质量**　不同的设备成像方法各异，最终形成的影像要通过显示器或照片反映出来，对此，评价的内容和标准也不尽相同。如普通 X 线照片的密度、对比度、清晰度、照片斑点等；CT 影像的密度分辨力、空间分辨力、噪声与伪影、容积效应与周围间隙现象等；磁共振影像的信噪比、空间分辨力、均匀度及畸变率、对比度与对比度噪声比等；CR、DR 影像的分辨力、线性度、灵敏度、动态范围等；DSA 影像质量取决于减影方式、电视链特性、蒙片选择、采集帧率、造影参数等；PACS 虽然不直接产生影像，但它影响影像储存与传输的质量，取决于图像格式标准、存储设备容量、网络集成特性、系统的兼容性等。总之，影像质量的确定和评价是建立在信息理论及多种学科基础上的复杂的系统工程。

2. **工程质量**　“工程”是指为保证获得高质量影像而必须具备的全部条件和手段，工程质量则是指它们实际达到的水平，影响因素包括影像技术人素质、影像设备性能、材料的选择、评价方法、检测手段和环境等，其中人的因素最重要。

3. **工作质量**　工作质量就是指影像技术人员的技术工作、组织管理工作和思想工作对获得高质量影像的保证程度。影像质量管理应该运用组织行为学等科学管理手段，建立科学的影像技术人员综合素质评价体系。围绕影像质量这个中心，全面推进质量管理工作。

四、影像质量控制评价体系

（一）医学影像质量评价小组职责

各单位可以逐步成立统一的影像科，即普放、CT、MRI 和介入融为一体的医学影像科。设置医学影像质量评价小组，在医学影像质量控制中心指导下负责科室设备、技术、诊断、护理等各方面的质量控制与管理。

1. 主要监督本科室在执行医疗护理卫生法律法规、医护规章制度及技术操作规范、督促核心制度在本科室贯彻落实。

2. 重视科室医疗安全管理，建立科内质量安全、缺陷登记，对发生的缺陷及时妥善处理，指导改正，并及时向医院主管部门汇报。

3. 每月进行科室医疗质量进行检查并记录。质量控制小组负责对医学影像的质量控制与安全管理并进行监督，持续改进。

4. 对本科室新职工、进修和实习人员进行培训，重点讲解本科室工作制度及相关管理规定及工作要求，并督促其在实际工作中认真执行。

5. 质量控制小组定期进行对医护人员进行质量与安全考核，将计入科室人员年终考核结果。

6. 质量价小组负责制定质量管理工作规划和总结，定期开展质量考核工作，协助科主任组织实施质量与安全学习和培训工作，不断对影像质量与安全管理方案细则进行修订。负责质量管理体系运行有关数据的统计、分析反馈及总结。

7. 每季度收集汇总本科室上一季度医疗质量信息分析评价本科的医疗质量。每半年将分析评价结果和存在的问题，以便改进质量控制方案。

（二）医学影像质量评价小组人员组成及分工

1. 影像科质量评价小组成员包括科主任、中级以上医师及技师、总住院医师和相关护理人员，人数在 3~5 人或 5~7 人。

2. 影像科各二级部门由影像科主任负责质量控制方案的全面实施，组织定期和不定期的核查。

3. 质量评价小组成员中，技师主要负责 X 线、DSA、CT 及 MRI 检查扫描过程的质量控制。医师主要负责诊断操作、介入诊疗的质量控制和影像诊疗质量报告的控制。护理人员主要负责接诊及检查诊疗过程中护理质量的控制。

4. 科内各种设备的日常保养责任均落实到人。

（三）影像科室工作人员准入要求

1. 从事放射诊疗的医师、技师及护理人员应经放射防护知识培训合格，取得放射工作人员上岗证。

2. 从事大型设备操作和诊断的技师和医师应取得相应的大型医疗设备上岗合格证。

3. 从事放射科诊疗应有执业医师资格，技术人员应已取得技师资格证，护理人员应具备相应资格。

（四）影像诊断质质量评价方案

1. 科室定期或不定期对图像质量进行评价，对抽查的技师进行质量评价，结果记入每月的绩效考核。

2. 图像质量评价每月最少一次。核查 X 线、CT、MR 检查体位是否符合标准：胶片尺寸统一，影像放大比例统一，不同时期检查的图像放大比例前后一致等。评价影像质量，分析不合格图像及其原因，提出改进办法。

3. 定期检查相关人员对于影像科各仪器设备图像的校正及检查整改记录。

4. 在日常诊断读片的同时，从诊断角度对影像质量进行评价，发现图像质量不能满足影像诊断要求，及时与技术人员沟通，提出改进意见。

5. 技师或医师日常工作中发现质量问题应逐级报告。如质量问题较多，或出现严重质量问题，或质量失控现象，及时由质量控制工作小组研究解决。

6. 根据诊断报告书写要求，每月抽查诊断报告质量，并对报告书写质量和诊断质量评估并分析，提出改进措施。

7. 除重点病例常规随访总结以外，定期进行影像诊断与手术、病理诊断随访对比，统计影像诊断与手术后的符合率，分析误诊漏诊原因，不断总结经验提高诊断正确率。

（五）影像质量评价标准

1. **X 线影像质量标准** ①被检查器官和结构在检查范围内可观察到，主要结构、解剖结构、解剖细节清晰辨认，图像能满足诊断要求；②照片中的诠释齐全无误，左右标志、检查号、检查日期、检查医院、被检查者姓名、性别、年龄、图像放大比例或比例尺等信息完整；正确标注摄片体位，以分辨前后位或后前位；③照片统一，尺寸大小适当，分隔规范，照射野大小控制恰当；④图像放大比例一致；⑤整体图像画面布局美观，影像无失真变形；⑥对辐射敏感组织和器官应尽可能屏蔽；⑦特殊检查体位应标注。

2. CT和MRI影像质量要求　①根据临床检查要求和疾病诊断需要，合理选择扫描范围、扫描参数、检查序列；②扫描范围必须包括整个被检查器官和部位；③选择合适窗宽、窗位，如头颅外伤的CT扫描必须有骨窗，肺部扫描必须有肺窗和纵隔窗等；④对于CT检查，在满足诊断的前提下，尽量减少X线剂量；⑤增强扫描效果良好，有必要的延迟扫描；⑥定位标识明确，一般信息完整；⑦CT和MR照片应有定位像；⑧CT和MR照片排列顺序，横断位：躯干是从上到下，四肢由近及远；冠状位：由前到后；矢状位：由右到左；⑨对不同检查部位的CT和MR影像标准，参照影像质量控制细则之CT和MR影像标准。

（六）诊断报告书写格式和质量评价标准

1. 诊断报告书写格式

参照《病历书写基本规范》中影像报告书写相关要求。

2. 规范化书写要求

（1）一般项目填写：姓名、性别、检查号、年龄、检查日期、报告日期、住院患者填写科室、床号、住院号。报告医师签名或印章。

（2）报告书写内容：检查部位、范围、方法与过程（根据具体病例要求，写出本次检查的解剖部位，照片的大小与张数；对比剂的名称、浓度、剂量、注射方法、摄影时间及方位；检查是如何进行的，说明检查次序的先后等）；按照系统如实描述病变形态、数目、大小、位置、密度、结构、边界以及与周围关系等所有异常，同时提出重要的正常部分（阴性征象）。

（3）诊断意见：肯定性诊断，否定性诊断、可能性诊断以及建议。

3. 评价标准

（1）良好的影像诊断报告：格式符合诊断报告书写规范。项目齐全，影像描写如实反映影像学改变，影像描述与论断主意见一致，重点突出，条理清楚，术语准确，字迹清晰。

（2）不符合影像诊断报告要求的：未按照规范化书写要求书写的。

（七）影像检查过程中的质量控制方案及标准

1. 放射科登记人员　核对患者姓名、性别、年龄、科室、床号、住院号、检查目的和要求、核实收费、正确登记各项信息。

2. 技术人员　首先按顺序开机，检查设备是否完好。仔细核对申请单，明确检查目的和要求。检查前主动告诉患者辐射对健康的影响，指导患者进行辐射防护，注意患者隐私保护，核对被检部位准确无误后进行检查。完成检查后观察影像质量是否良好，是否符合临床申请需求和影像诊断要求。

3. 医师　核对申请单，检查目的和要求，影像资料和报告单资料是否统一，观察影像质量是否符合诊断要求，诊断报告书写完成后应再次检查。

4. 护理型人员　患者接待热情，窗口服务满意。检查前进行辐射防护的宣教，指导患者进行防护，尊重患者的知情同意权，注意保护患者隐私。患者出现过敏反应等意外事件应积极参与抢救，并做好记录。急救药品及器材定期检查记录，认真完成环境消毒感染监控。

5. 特殊造影或增强检查

（1）必须严格执行规章制度和操作规程，做好处理抢救过敏反应的准备工作。

（2）检查前应详细了解和核实患者是否为高危人群，尤其是以往有过敏体质或过敏史，对危重患者（如心、肝、肾功能严重受损害等），应与临床有关科室一起协商，决定能否进行增强检查。

（3）影像科护士负责管理科室内药品及时更换补充，负责造影检查和增强扫描的药物注射，负责院感管理工作。

（4）造影或增强检查时，操作人员应全程观察病人，发现有异常情况应根据情况通知医师、报告科室主任或相关人员。检查前应做好术前谈话及签字，了解是否高危人群，做好常规造影前的预防工作。

（5）造影检查及增强扫描完成后，尽可能注意防止出现碘过敏迟发反应。

（八）相关资料的记录和保存

1. 影像科设备开关机、设备维护保养情况、质量评价治疗、重点病例随访与讨论、放射诊断与手术和病理诊断随访符合率以及讨论，应有专门文字记录或有电子文档记录。

2. 影像资料应妥善做好备份工作。

（九）影像科室安全管理

1. 医疗安全的保证

（1）控制诊断质量，避免漏诊和误诊，提高准确率，除每月诊断报告质量评估外，如日常发现明显失误导致的漏诊和误诊报告应随时纠正，如导致严重后果的由负责人记录、总结并整理。

（2）对于危重患者，在技术检查和诊断性操作过程中，注意观察患者生命体征，必要时临床医师陪同检查。如对于脊柱外伤患者，摄片检查过程中，要注意正确搬动体位，避免脊髓损伤。

（3）加强应急能力：科室配备急救药品和急救设备，由专人定期检查及维护。定期对科室人员进行急救知识和操作的培训和演练。加强影像科室医务人员对比剂过敏反应的处理能力培训。对于各种突发事件应当具备应急预案，做到科室人员人人知晓。

（4）辐射安全管理：①机器操作者能熟练地掌握机器的操作规程，防止辐射安全事故发生；②定期检测电离辐射警告标志在工作指示灯状态；③诊疗工作人员按相关规定佩戴个人剂量计；④对患者检查部位临近照射野的敏感器官组织进行屏蔽保护，尤其要加强婴幼儿、育龄妇女及孕妇的防护；⑤科室应在安全地带设置候诊区，确保候诊患者不受射线辐射。

（5）MRI 检查安全管理：①对操作人员进行规定的强磁场知识培训，严格执行各项规章制度。②磁共振室的所有工作人员均必须熟知并遵守本室各种安全事项，所有需要进入磁体间的各类人员应去除一切金属及磁性物品。操作人员给患者摆位时，最好面向大门站立，以防无关人员进入，或者关门摆体位和相关操作。③身体内装有心脏起搏器、体内有有动脉瘤夹、人工心脏金属膜、体内有胰岛素泵、体内有铁质异物及眼球内金属异物者应禁止扫描。④患者在进入机房前务必将佩戴的各种金属物，如钥匙、手表、耳环、项链、发卡、小刀、硬币、磁卡、活动性假牙、假肢、义眼、皮带、腰带等留在室外，最好更衣，以免金属物被吸入磁体而影响磁场均匀度，甚至伤及患者。⑤如体内的金属异物（非活动性假牙、避孕环、金属植入物、术后金属夹等）位于成像范围内时应慎重扫描，以防止金属物运动或产热造成患者损伤。⑥昏迷、神志不清、精神异常、易发癫痫及心脏骤停者、严重外伤、幽闭症患者、幼儿及不配合的患者应慎重扫描，要在医生或者家属监护下进行。对进入强磁场工作场所的患者及陪伴人员进行必要的防护知识宣传。对敏感人群，如早期孕妇（三个月以内）避免或减少检查，在磁共振机房门口位置设立强磁场警告标志。⑦一旦发生意外事故应立即向上级主管部门报告。

2. 科室安全管理

（1）主动配合医院保卫部门做好科室防火、防盗、防事故的安全保卫工作。

（2）科室各机房和库房应安装相关防盗和防火设施。

（3）定期检查科室设备和配电柜的安全接地，保证其可靠。

（4）经常检查科室的消防设施，确保能正常使用。

（5）值班人员应坚守岗位，勤于巡视检查，及时发现和阻止治安案件的发生。

3. 设备安全管理

（1）保持机房环境条件（温度、湿度）达标，符合设备要求，清洁防尘措施落实。

（2）每天开机前应仔细检查，保证设备处于安全工作状态，严防操作不慎或设备故障造成的伤害。

（3）严格遵守操作规程，使用中遇有异常情况应立即切断电源。严禁机器“带病”工作。

（4）专人负责本科室各项设备的管理，定期维护保养。

（5）严禁各类大型金属物体与各种抢救设备进入磁共振扫描室，如铁制的车、床、担架、氧气瓶、非磁共振用高压注射器等，以防造成严重的设备损害，甚至危及人身安全。

（6）各种线圈导线，心电门控导线不能打折，亦不要直接接触患者皮肤及磁体内壁。

（十）影像检查设备维护的质量评价

1. 日常维护　普通 X 线检查设备，每日开机后先检查机端是否正常，有无提示错误等，如有必须先排除。对于 CT 设备使用前必先预热球管才能工作。

2. 设备定期维护　清洁并消毒机器表面，检查各电路连线是否正常，检查网线连接是否正常，检查滤线器有无损坏，检查工作站是否正常，清洁机房卫生，监控机房温度和湿度。

（十一）读片及随访质量评价

1. 每日组织科室人员读片，对疑难病例进行集中讨论，讨论意见及时作出记录。

2. 每月及时登记病例随访结果并根据随访结果、PACS 调阅图像及相关诊断信息统计诊断符合率。对重点病例随访结果，组织讨论并记录，提高医师诊断水平。

（十二）影像科室质量评价指标

大型影像设备检查阳性率、医学影像诊断与手术后符合率、甲片率、废片率、设备运行完好率、报告书写符合率、大型影像设备开机率等应满足等级医院质量控制标准及要求。

（迟彬　余建明）

第十章

医学影像学检查方法的比较与选择

本章叙述了各种影像学检查方法的特点，分别介绍了 CR、DR、CT、MRI、超声和 ECT 在人体各部位检查的优势与劣势，并提出了针对不同疾病优先选择不同影像检查方法的原则。

第一节 各种影像学检查方法的特点

一、数字 X 线成像

数字 X 线成像特点：①输出数字影像，图像可以进行后处理；②影像直接进入 PACS 系统，实现存储和传输，以及远程会诊；③辐射剂量显著降低；④可进行特殊成像，全脊柱和全下肢拼接成像，胸部能量减影，使普通 X 线的应用领域和诊断方法进一步扩展。数字 X 线成像是 X 线束穿透某一部位的不同密度和厚度组织结构后的投影总和，是该穿透路径上各个结构影像相互叠加在一起的影像。X 线束是从 X 线管向人体做锥形投射的。因此，X 线影像有一定程度的放大并使被照体的形状失真，还会产生半影，使 X 线影像的清晰度降低。

二、CT 成像

CT 图像是由一定数目、不同灰阶的像素按矩阵排列所组成的灰阶图像。这些像素反映的是相应体素的 X 线吸收系数。CT 图像反映器官和组织对 X 线的吸收程度。CT 成像有较高的密度分辨力，并且没有组织器官的重叠，这是 CT 的突出优点。CT 图像不仅可以用不同的灰度显示组织密度的高低，还可以用组织对 X 线的吸收系数说明其密度高低的程度，具有一个量的标准，即 CT 值。CT 图像是断层影像，常用的是横断层影像，也叫轴位影像。CT 的发展迅速，现代 CT 影像已达到各向同性，可以通过后处理实现任意解剖平面的显示、3D 影像、MIP 影像、仿真内窥镜影像及能量成像，CT 成像可以涵盖人体任何组织器官的成像，为临床提供丰富的影像信息。

三、超声成像

超声成像是对检查部位扫描的断层影像，移动超声探头可获得任意方向的超声图像。依据各种组织结构间的声阻抗的大小以明暗不同的灰度来反映回声之有无和强弱，从而显示器官和病变的形状、轮廓和大小以及某结构的声学性质。彩色多普勒血流成像，可以显示血流方向、速度及血流性质，多普勒频谱曲线可检测有关血流动力学参数以及反映器官组织的血流灌注。超声图像容易受气体和皮下脂肪的干扰，影响图像质量。超声影像显示范围较小，有一定的局限性。

四、MR 成像

MR 成像具有如下特点：①MR 成像为无损伤性检查，未发现对人体有明确损害。孕妇可以进行 MR 检查而不能进行其他放射线影像检查。②多种图像类型，MR 理论上有无限多种图像类型。通过对不同类型的图像进行对比，可以更准确地发现病变、确定病变性质。③图像对比度高。磁共振图像的软组织对比度要明显高于 CT。正常组织与异常组织之间对比更显而易见。④任意方位断层。由于 MR 是通过梯度磁场定位，所以可以在任意设定的成像断面上获得图像。⑤心血管成像无须对比剂增强。随着 MR 技术的不断进步，高场磁共振血管成像（MRA）的图像显示与诊断能力已与 DSA 非常接近；但对于细小血管分支、微小血管病变的显示，目前只能在 1.5T 以上的高场磁共振上实现。

⑥代谢、功能成像。MR 信号对于组织的化学成分变化极为敏感。功能磁共振成像(fMRI)、磁共振波谱成像(MRS),实现了对于功能性疾病、代谢性疾病的影像诊断,同时也大大提高了对一些疾病的早期诊断能力。

五、ECT

ECT 是一种发射型计算机断层成像方法。与通常 CT 的不同之处是射线源在成像体的内部。ECT 是先让人体接受某种放射性药物,这些药物聚集在人体某个脏器中或参与体内某种代谢过程,再对脏器组织中的放射性核素的浓度分布和代谢进行成像。因此,利用 ECT 不仅可得人体脏器的解剖图像,还可得到生理、生化、病理过程及功能图像。ECT 包括三种成像装置:γ 照相机、单光子发射计算机断层成像(SPECT)和 PET。

(迟彬　余建明)

第二节　胸　部

一、肺与纵隔

1. **X 线(CR、DR)检查**　应用广泛、整体感强,是胸部疾病诊断的基本方法。X 线(CR、DR)检查的长处是:明确胸部是正常还是异常,随访复查可对肺部病变进行动态观察或判断疗效,了解术后改变或术后病变的复发情况。健康普查可早期发现症状不明显的疾病。X 线检查的不足之处是微细病灶易漏诊,对病变的定位及定性诊断均较难。

2. **CT 检查**　易于发现胸部病变和显示病变特征,可用于 X 线(CR、DR)胸片诊断困难的所有病变的检查。CT 检查可显示胸片上心影后及后肋膈角等处隐匿性病灶,减少漏诊,提高病变检出率。多层 CT 的低辐射剂量扫描可用于肺癌的普查。应用增强扫描可了解病变的血供情况,提高病变诊断的准确率。

3. **磁共振检查**　多用于纵隔和肺门病变的诊断,主要是了解肺部病变对纵隔的侵袭、纵隔病变对心脏大血管的侵袭情况,鉴别纵隔或肺门病变是血管性还是非血管性,不使用对比剂也可显示纵隔及肺门的淋巴结肿大。根据胸腔积液 T_2WI、T_1WI(T_1 加权成像)信号表现推测胸水的成分。肺部磁共振信号弱,难以显示肺的微细结构;显示病灶的钙化不敏感,也难以显示胸部骨折及气胸;心跳和呼吸运动易引起伪影,影响图像的观察与分析。

4. **超声检查**　主要适应证为胸壁良、恶性肿瘤、胸壁感染、胸膜病变及浅表的肺肿物。含气的肺组织和胸部骨骼可将入射超声波全反射,所以超声在胸部的应用受到较大的限制。X 线(CR、DR)、CT、MRI 和超声检查在胸部的应用各有其优势和限度,彼此间可以互相补充、互相印证,进行胸部影像检查时要进行优选,其原则是:

(1) 因地而异:CT、MRI 和超声检查不是每个医疗单位或医疗部门均具备的成像设备,因此要根据本地区、本单位的成像设备情况,进行优选。

(2) 因时而异:疾病的发生发展是有其过程和规律的,如大叶性肺炎的充血期,用 X 线检查多无阳性所见,但应用高分辨力 CT 多能发现异常。

(3) 因病而异:什么疾病选用什么检查,这一问题非常重要。比如 MRI 不能观察慢性支气管炎、肺气肿、气胸、肺粟粒性病变等;疑肺门淋巴结肿大可直接选用 MRI;对胸膜肥厚、粘连与钙化的显示,MRI 和超声不如 X 线和 CT;MRI 显示纵隔病变与血管性病变、鉴别横膈上、下病变则有明显优势。

(4) 因人而异:影像学检查的选择应先简单后复杂,先经济后昂贵。各种影像学检查的费用差别较大,所以选用时亦应考虑到患者的经济承受能力。

二、心脏大血管

1. **X 线(CR、DR)**　平片在观察心脏和主动脉弓的位置和形态,了解肺血流的多少,测算心胸比例以及观察胸廓、脊柱、支气管、肝、胃等其他脏器的形态和位置方面,在判断有无伴随的肺部疾病方面,仍有不可替代的作用。

2. **超声检查心脏和大血管疾病应用**　超声检查为无创和无辐射损伤的检查方法,费用相对较低,超声检查分辨软组织的能力甚佳,不仅对于心脏大血管的形态而且对心脏功能可进行测量,使超声诊断更加全面、准确。

3. **CT 成像**　近年来随着 CT 硬件和软件的快速发展对心脏大血管的检查更加简便、迅速,也使心脏大血管急诊检查成为可能,多层螺旋 CT 及双源 CT 在心脏病诊断方面具有很高的价值,其图像空间分辨力要高于磁共振成像,在冠状动脉异常方面的显示及冠状动脉支架术后疗效评价方面多层螺旋 CT 优于超声检查和 MRI。同时,CT 检查对伴随的肺部病变、钙化及金属植入物均有良好的显示效果。

4. **MR 检查** MR 可以进行各种功能测量，对心脏肿瘤、心肌病变、先心病和心外大血管异常都有很高的诊断价值和广阔的发展前景。但磁共振成像技术也有一些不足之处，如装有心脏起搏器者不能做磁共振检查，检查费用较贵，检查时间较长，对钙化病灶不敏感等。

比较各种影像检查方法，X 线检查可在整体上显示心脏的位置、形态、大小、边缘和搏动，但无法观察心脏各房室和腔内解剖结构。这种检查方法的优势在于对肺血管的观察，特别是在对肺血流的多少和肺淤血程度的判断上，具有其他方法不可替代的价值，故仍为绝大多数心脏疾病的基本筛选方法。心脏造影检查目前仍被视为诊断心脏疾病的金标准，属有创检查，存在并发症。超声心动图检查可以实时显示心脏的解剖结构和运动，对心功能和血流进行测量，在心脏疾病影像诊断中占据重要地位。但是这种检查不适于评估肺内血管，经胸心脏超声在肥胖、肺气肿和胸廓畸形者中的使用受限。多层螺旋 CT（MSCT）、电子束 CT（EBCT）和 MR 技术在心脏疾病的无创和微创检查方面正在发挥着越来越重要的作用。对于大多数的心脏疾病，如先心病、冠心病、心肌病、心脏/心包疾病的诊断、心肌活性和心肌灌注评价等已基本可以取代心脏造影。

三、乳腺

目前乳腺影像检查主要以 X 线摄影及超声检查为主，两者结合是目前国际上广泛采用的检查方法并被认为是乳腺影像检查的最佳组合。MRI 和 CT 检查各具优势，可作为 X 线及超声检查的重要补充方法。

1. 数字化乳腺摄影设备在临床中得到广泛应用，其具有钼/铑双靶球管、自动拍片剂量调整技术、数字化平板技术等优点。它的主要优势在于：可根据乳房的大小、压迫的厚度及腺体的致密程度自动调节 X 线的剂量，解决了传统乳腺 X 线机对致密型乳腺 X 线穿透不足的缺点；可进行图像后处理，根据具体情况调节对比度，对局部感兴趣区进行放大观察等；减少因技术不当、图像不能满足诊断或需局部放大而导致的重复摄片，有助于减少患者辐射量；可传输数据，同 PACS 联网用于远程会诊；数据可储存，减少存放胶片的空间。

Gd-DTPA 对比剂在 MR 乳腺成像中广泛使用，这一对比剂也可用在乳腺摄影检查中，来进行对比增强乳腺数字摄影（contrast enhanced digital mammography，CEDM）检查。在注射对比剂后进行摄影，可以显示出乳腺内病变的血流图像。CEDM 可以以时间减影模式或双能量减影模式来完成。

随着计算机技术的飞速发展，计算机辅助检测（computer aided detection，CAD）系统已在乳腺 X 线普查和诊断中得到推广和应用。乳腺 CAD 是将 X 线片所显示的图像数字化或直接将数字乳腺摄影的数据输入，然后利用专门的软件分析图像并对各种异常征象予以标记，再由专科医师复阅，以提高细微病变特别是微小钙化的检出能力。

2. 超声检查能清晰显示乳腺内各层结构，对于乳腺疾病的诊断也是一种有价值的影像学检查方法。超声检查对囊性病灶较敏感，可明确区分囊、实性肿块，并能在囊性增生性病变中发现乳腺肿瘤；具有实时性，可动态观察病灶的弹性、活动性并可观察其血流情况；对临床未触到或 X 线片未发现的病灶进行确认并可行超声引导下活检及术前定位；可显示腋窝淋巴结；有助于评估致密型乳腺及植入乳腺假体后的可疑病变。超声检查无辐射性，是年轻或妊娠、哺乳期妇女乳腺病变的首选检查方法。但其诊断准确性很大程度上取决于所使用的设备及检查医生的个人经验；10MHz 以上的探头虽可提高成簇微小钙化的检出率，但敏感性仍不如 X 线片；对于较小病变，超声常常不易显示且不能可靠区分其良恶性。

3. MRI 检查因其成像优势，已成为乳腺 X 线检查的重要补充方法。乳腺磁共振检查具有以下优势：软组织分辨力极高，对发现乳腺病变具有较高的敏感性，特别适于观察致密型乳腺内的肿瘤、乳腺癌术后局部复发以及乳房成形术后乳腺组织内有无癌瘤等；磁共振三维成像使病灶定位更准确、显示更直观；对乳腺高位、深处病灶的显示较好；对多中心、多灶性病变的检出、对胸壁侵犯的观察以及对腋窝、胸骨后、纵隔淋巴结转移的显示都较为敏感，可为乳腺癌的准确分期和临床制定治疗方案提供可靠的依据；能可靠鉴别乳腺囊、实性肿物；可观察乳腺假体的准确位置、有无遗漏或并发症；行动态增强检查还可了解病变的血流灌注情况，从而对病变的良恶性进行鉴别；双侧乳腺同时成像，便于左右对比；无辐射性。

乳腺 MRI 检查的限度在于对微小钙化不敏感，

特别是当钙化数目较少时,而此种微小钙化常是诊断乳腺癌的可靠依据。因此,乳腺MRI仍需结合X线平片进行诊断;MRI检查比较费时,费用较高;良、恶性病变的MRI表现存在一定的重叠,特别是MRI对部分乳腺导管原位癌和新生血管少的肿瘤的检出仍存在困难,因此对MRI表现不典型的病变还需进行活检。

4. CT检查乳腺的原理和X线摄影相仿,取决于病变对X线的吸收量。CT检查可清晰显示乳腺的解剖结构,在观察致密型乳腺内的病灶、发现胸壁异常改变、检出乳腺腋尾部病变以及腋窝和内乳淋巴结肿大等方面要优于X线片。此外,CT对乳腺病变不仅可做形态学观察,通过增强扫描还可评估病变的血供情况。然而,CT平扫对鉴别囊、实性病变的准确性不及超声;CT对显示微小钙化特别是数量较少的钙化不及X线片;对良恶性病变的鉴别诊断也无特殊价值。此外,由于乳腺组织对辐射较敏感,而CT检查的辐射剂量比X线摄影大,因此不宜作为乳腺的常规检查手段。

（迟彬　余建明）

第三节　腹　部

一、急腹症

1. 急腹症影像检查方法一般以普通X线(CR、DR)检查为主,结合临床表现可为肠梗阻、胃肠道穿孔等诊断提供有意义的初步影像学信息。

2. CT检查较X线检查显示的影像征象更加丰富和明确,如对显示脏器破裂伤、包膜下血肿、器官周围出血、腹腔内积液、脓肿、肠套叠以及机械性和血运性肠梗阻、急性胆囊炎、急性阑尾炎、阑尾周围脓肿等疾病可提供更多的诊断信息。

3. 超声检查在检查腹部实质性脏器的外伤、腹腔积液、局限脓肿、胆系结石、胆道梗阻、泌尿系结石、肠套叠、急性胆囊炎、急性胰腺炎及其并发症、急性阑尾炎等均有一定价值,且其操作简便、经济,能弥补腹部平片的不足。急性胃肠道大出血则应行急诊血管造影,可在诊断的同时进行介入治疗。

二、食管与胃肠道

1. **X线检查**　食管病变首选的检查方法是X线钡餐造影。为了解食管病变向腔外发展情况或要明确是否纵隔病变对食管造成外压性改变则可进行CT或MRI检查。胃、十二指肠病变首选的检查方法是内镜和气钡双重对比造影。胃、十二指肠气钡双重对比造影能较全面地观察整个脏器的轮廓、运动功能、黏膜表面及病变突向腔内的情况。内镜对局限于黏膜、浅表的早期病变可直接观察并活检,及时获得早期诊断。

2. **CT检查**　CT丰富了胃肠道疾病的影像检查手段。螺旋CT的三维重建成像、CT仿真内镜、电影等新技术的应用,可以更加细致、全面、立体的观察病变,特别对于钡剂造影不能观察到的胃肠道壁、腹膜、周围脏器、淋巴结和狭窄管腔两端的情况,可提供更为丰富的影像学信息。尽管钡剂造影仍是许多情况下的一线检查方法,CT已在评价胃肠道疾病方面扮演着重要角色。MSCT(多层CT)代表近期CT扫描技术发展的最高水平,完成了从单层扫描向容积扫描的演进,其成像速度和分辨力都大大提高。MSCT的应用和三维CT成像系统的发展,极大地提高了CT在评价胃肠道病变方面的地位,如胃肠道肿瘤的分期、急腹症、炎症性肠病、肠梗阻、肠系膜病变等,在很多情况下可为临床提供比钡剂造影更多的信息。

3. **MRI检查**　MRI新技术的发展为胃肠道检查带来了新的契机,主要表现在以下几个方面:快速图像采集技术带动了屏气T_1和T_2加权脉冲序列的发展,明显加快了采集速度、减轻了图像伪影;相控阵线圈的应用和发展,大大提高了空间分辨力;口服对比剂的发展,使管腔获得较好地扩张,管腔与管壁间的图像对比进一步加大;三维后处理技术(MIP、MRVE)可获得类似钡剂造影、传统内镜的效果;加之MRI固有的多角度、多方位及多参数成像方式和高软组织分辨力及无辐射损伤等优势,使其成为评价胃肠道疾病新的有力工具。

三、肝胆胰和脾

（一）肝脏

用于肝脏检查的影像学方法包括:①超声影像(USG);②肝脏血管造影;③CT(平扫、多期增强扫描、动态扫描、CT灌注成像、血管造影CT等);④MRI(常规MRI、动态增强、肝脏特异性对比剂增强、血管成像、灌注成像、弥散成像、波谱分析等)。

USG的特点在于能通过回声的不同,准确区分肝内囊性和实性病变,并就病变性质做出初步的推断。彩色多普勒超声能观察病灶内和周围区域血管内血流速度与方向。但 USG 的局限性在于对病灶血供的判断不甚准确，定性诊断准确性不高。由于 USG 空间分辨力的限制，对直径<1cm 的病灶检出率较低，且 USG 检查结果易受操作者个人技术因素和经验的影响。

CT 和 MRI 技术在肝脏的应用各有其特点，二者都能充分、全面反映肝脏病变的形态学改变和病灶的血供、微循环状态。CT 的优势在于空间分辨力好，能显示清晰的解剖细节；MRI 的优势在于极高的密度分辨力，可以反映病灶内的组织结构和成分，这种优势对于鉴别在肝硬化背景上发生的各类结节（肝再生结节、不典型增生结节、早期小肝癌结节等）十分有用；同时磁共振波谱技术和肝脏（靶向）特异性 MR 对比剂的应用，使 MR 在病灶检测和定性诊断方面优于 CT。

肝脏检查，超声检查简便易行，常作为肝脏疾病的筛选检查，对显示占位性病变，特别是囊性、实性病变的鉴别有较高的价值。CT 在肝占位性病变，特别是肝癌的检查中，已经成为临床最常用的影像检查手段。CT 多期增强扫描，有利于肝占位性病变的鉴别以及了解病变中的血供情况。CT 多方位重组和 CTA，在肝脏疾病的定位、定性诊断中亦具有重要价值，MRI 可很好地显示肝脏病变，在超声、CT 对肝脏占位性病变鉴别有困难时，MRI 往往能提供更多有价值的诊断信息。MRI 增强检查，对肝脏肿瘤的诊断和鉴别诊断具有显著的价值。

（二）胆道系统

胆系影像检查的主要目的是对胆系炎症、结石、肿瘤及其继发的胆管梗阻做出诊断。胆囊病变通常诊断不难，对胆管病变，首先要确定有无胆管梗阻，可根据有无胆管扩张进行判断。其次要确定梗阻部位，通过经皮穿刺肝胆道成像（PTC）、磁共振胰胆管成像（MRCP）、CT 等表现可判断为胆管上段梗阻或下段梗阻。最后要明确梗阻的病因，通过观察分析胆管扩张程度、梗阻部位和形态以及梗阻末端有无结石或软组织肿块进行综合分析则多可明确病因。在选择检查方法时需要了解各种检查方法的价值和局限性。PTC、ERCP 对胆管阻塞性病变检查的价值较高，但为有创性检查。

超声通常作为胆系疾病的首选方法，是一种简便而敏感性较高的检查手段，但其敏感性和准确性不如 CT，CT 在胆系疾病的定位和定性诊断有比较高的应用价值。MRI 及 MRCP 现已成为胆系疾病定位和定性诊断最重要的补充检查方法。概括地说，目前对于胆系疾病的影像学检查：超声可以作为筛选性检查；对胆石症或胆系肿瘤，CT 或 MRI 一般都可以得到明确诊断；PTC 和 ERCP 很多情况下只在胆管内支架放置或经内镜下胆总管取石的介入治疗前检查时选用。

（三）胰腺

平片对胰腺疾病诊断帮助不大。胃十二指肠钡餐低张造影能显示胰头增大时所致十二指肠受压、推移、受侵等间接征象。PTC 通过显示胆管，可帮助了解胆总管下段梗阻是否由于胰腺病变引起。胰腺癌多为少血供肿瘤，因此血管造影诊断对其价值不大，血管造影诊断主要用于小的富含血管的功能性内分泌性肿瘤的诊断上，特别是临床高度怀疑有肿瘤存在，而 CT 和超声未能显示的病例。超声检查费用低，操作简便，便于随访，是首选方法或筛选工具，但由于其检查效果易受腹壁脂肪、肠内气体干扰，且诊断时更多依赖于检查者的经验，因此在超声上发现胰腺有病变或有可疑病变时，常需进一步行 CT 检查。

CT 能更客观地反映胰腺病变的情况，是胰腺疾病重要的影像检查手段，可直接显示胰腺本身及周围脂肪层的改变，对胰腺临近脏器受累情况显示也较佳。以往认为 MRI 在胰腺疾病应用上价值不大，近些年来随着磁共振设备的发展、动态快速扫描 MRI 序列的开发应用、脂肪抑制技术的不断完善以及 MRCP 技术的日趋成熟，胰腺 MRI 临床应用越来越广泛。ERCP 是一种胰胆管系统的直接造影检查，其对诊断壶腹肿瘤和胰腺疾病有重要作用，但因其有创性，使得广泛应用受限，现在更趋于向内镜治疗学上发展。胰腺血管造影由于操作复杂，有创伤性，现已基本被 CTA、磁共振血管成像（MRA）取代。

（四）脾脏

脾脏病变的检查以超声最为简便，敏感性高，是首选检查方法。CT 与超声相比较能提示疾病的病理变化，且图像更清晰，测量更准确，对显示钙化、气体、急性出血、脂肪组织也更敏感。MRI 与超声、CT 的诊断价值相仿，适用于碘过敏者，且 MRI 对于脾的弥漫性病变，如淋巴瘤等显示更优，其冠、矢状位扫描更有助于病灶的准确定位，是超声、CT 检查的重要补充手段。血管造影除出血外，不再用于脾脏疾病的诊断，而是脾脏疾病介入治疗的一个步骤。

四、泌尿系和肾上腺及腹膜后

（一）泌尿系统

自超声、CT 和 MRI 广泛用于临床以来，肾和输尿管的影像学检查已很少用腹部平片，但并未完全取代尿路造影检查，后者对于肾盂和输尿管扩张、积水及其病因的检出和先天性发育异常的诊断，以及术前评估对侧肾功能仍具有一定的临床价值。

目前，肾和输尿管最常应用的检查方法是超声和 CT，可发现和确诊绝大多数肿瘤、结石、囊肿和先天性异常等病变。MRI［包括磁共振尿路成像（MRU）］通常作为辅助检查方法，用于超声和 CT 表现不典型的病变，如复杂性肾囊肿、不典型肾血管平滑肌脂肪瘤等病变的进一步诊断和鉴别诊断。当临床疑为膀胱病变时，通常以超声作为首选影像学检查方法，可以发现和诊断出大多数膀胱病变。CT 检查则能进一步印证诊断，并可清楚地显示出病变的大小、数目、范围及其与毗邻结构的关系。此外，空间分辨力高、有利于发现较小病灶，解剖关系明确易于理解，也是 CT 的突出优点。磁共振检查则作为超声、CT 的补充方法，对鉴别诊断有一定帮助。

（二）肾上腺与腹膜后

CT 检查由于显示解剖关系明确，空间分辨力和密度分辨力皆高，易于发现肾上腺较小病变尤其是功能性病变，能显示病变某些组织特征。例如脂肪、液体及钙化等成分，因而是目前公认的肾上腺病变最佳影像学检查方法。超声检查通常作为肾上腺病变的初查方法，而 MRI 检查则为 CT 和超声之后的重要补充检查方法，对病变的鉴别诊断有一定帮助。

五、生殖系统

对于女性生殖系统疾病，各种影像检查技术有不同的适应证。其中，超声检查易行、无辐射性损伤，是目前首选的检查方法。MR 检查对女性生殖系统先天性畸形及良、恶性肿瘤的诊断、分期具有很高价值，无损伤性，是重要的检查方法，但检查费用较高。CT 检查虽图像清晰、解剖关系明确，但具有一定辐射性，应慎用，尤其是对育龄期妇女。

X 线检查除非临床为检查不孕症而行子宫输卵管造影及盆腔介入性治疗而行血管造影之外，由于其提供的诊断信息少，特别是对性腺有辐射作用，目前已极少应用。对于妊娠和计划生育，超声检查基于其各种优势而成为主要检查方法。对于男性生殖系统疾病，超声、CT 和 MR 检查的诊断价值因病变类型和病期而异。在前列腺疾病，常以超声作为初查方法，其中彩色多普勒血流图（CDFI）和经直肠超声（TRUS）引导下的穿刺活检对诊断有较高价值。CT 多期增强检查，尤其是 MR 多种成像技术包括常规 MRI，MRS 和弥散加权成像（DWI）的综合应用常可提供有价值信息，有助于 BPH 和前列腺癌的诊断、鉴别诊断以及肿瘤分期。而对于睾丸肿块病变，影像检查应以超声、MRI 为主要方法。

（迟彬　余建明）

第四节　骨与关节

一、骨骼

X 线能显示骨与软组织间良好的自然密度对比且检查方法简便、费用较低，目前 X 线（CR、DR）平片仍是骨、关节疾病常用的首选影像学检查方法。X 线（CR、DR）检查不仅能显示各种基本病变的范围和程度，而且还有可能做出定性诊断。但不少骨关节疾病，X 线表现比病理改变和临床表现出现晚。因此，初次检查结果阴性，有时并不能排除病变的存在。例如炎症和肿瘤的早期仅在骨髓内浸润就可能无重要 X 线所见，应根据临床情况，依不同疾病的发展规律，定期复查或进一步行 CT、MRI 检查。还须指出，大多数骨关节疾病缺乏典型或特殊的 X 线征象，需结合临床资料，如年龄、性别、病程、症状、体征和实验室检查等，才能明确诊断。

CT 密度分辨力高、无影像重叠，观察解剖关系较复杂部位的结构、显示骨的病变和软组织改变优于 X 线平片。CT 易于区分松质骨和皮质骨的破坏。在常规 X 线（CR、DR）片上可被骨遮盖而难于显示的改变 CT 扫描能清楚显示。对脊椎、胸锁关节、髋关节、腕关节等结构复杂的骨、关节，CT 可显示出明确的解剖关系。对骨破坏区的死骨、钙化、骨化，破坏区周围骨质增生，软组织脓肿等的显示，CT 也优于常规 X 线（CR、DR）平片。CT 值的测量是 CT 的优势之一，对识别脂肪组织、体内气体和钙化、骨化有决定意义，能很好显示石膏遮盖的骨和软组织。早期体内金属异物在 CT 扫描下常会产生伪影响观察，现在能谱 CT 的单能量成像可以较好地解决金属伪影的影响。

MRI 有良好的软组织分辨力，并且可任意平面成像，对骨髓、骨、关节和软组织病变的显示，较 X 线（CR、DR）和 CT 更具优势。如对早期骨质破坏和细微骨折 MRI 较 X 线（CR、DR）平片及 CT 敏感。MRI 对脊柱解剖结构和病变的显示及了解病变与椎管内结构的关系优于 CT，在长骨的纵切面和脊椎的矢状面图像上较易发现恶性骨肿瘤的跳跃病灶和骨转移瘤。MRI 能更清楚地显示软组织肿瘤和骨肿瘤肿块的边界，而在 CT 上如肿瘤与临近肌肉相贴或侵入肌内则往往难以确认肿块的真正边界。MRI 不用对比剂可显示动脉和静脉，有利于了解病变的血供和病变与血管的关系及血管本身的病变。但 MRI 对骨和软组织内的钙化和骨化不敏感，难于显示较细小或淡薄的钙化和骨化。有时需参考平片（CR、DR）或 CT。

超声成像是诊断软组织异常的有效方法之一，可用于诊断软组织肿瘤、外伤、感染和异物等。超声波在骨膜与骨的表面大部分被反射和吸收，难以穿透骨，常得不到骨的完整图像。但在骨质没有完全成熟的婴儿和成人的骨质遭到破坏、变薄、断裂或消失的部位，超声波易于穿透，可获取较完整地显示骨的声像图。

多种影像学成像手段均可用于骨骼疾病的检查，使用时可根据疾病的性质、临床诊治的要求和不同成像手段的特点，适当选用。一般来说，四肢骨骼的外伤、感染、良性肿瘤或瘤样病变、全身性骨病等，如 X 线（CR、DR）平片表现特征明确，与临床表现和实验室检查结果相符时即可确诊。如疾病的 X 线表现有疑点，或与临床表现不符合，则应考虑进一步行 CT 或 MR 检查。因脊柱解剖结构比较复杂，为全面观察脊椎外伤后附件有无骨折及小的骨折片的准确定位，应直接行 CT 检查，如有脊髓压迫症状则宜首选 MR 检查。恶性骨肿瘤在 X 线平片的基础上，有条件者应行 MR 检查以观察软组织、骨髓受侵的情况和发现跳跃型病灶。软组织疾病一般应首选 MR 检查。

二、关节

关节疾患病因多而复杂，临床诊断存在一定困难。X 线（CR、DR）检查作为一种对关节骨性结构进行直观观察的手段，为临床提供了进一步的诊断信息，但由于对软组织的分辨力不高，观察受到较大的限制。X 线（CR、DR）平片的观察重点是在关节间隙和关节骨端。如关节间隙变窄即提示为关节软骨的破坏，结合是急性或慢性病程，对判定病因有一定的帮助。关节疾患常侵犯骨端引起骨质破坏，骨破坏区是局限还是广泛，临近有无骨质增生硬化，患骨有无持续性的骨质疏松等，亦可为病因的鉴别提供重要参考。

CT 能对骨性关节面作更精确的评估，发现骨性关节面的破坏比平片敏感。由于 CT 的软组织分辨力高于 X 线（CR、DR）平片，能很好地区分关节肿胀是由于关节积液还是关节囊增厚或囊外软组织水肿，为分析病因提供了准确的资料。MRI 作为对关节疾患进一步检查的影像手段，能为临床诊断提供更多的信息。由于 MRI 对软组织具有很高的分辨力，能分别直接观察关节囊、滑膜、关节软骨等结构，可对病变的定位、定量做出准确的判断，但对定性诊断仍有一定的限度，必须结合临床表现、实验室检查结果和 X 线（CR、DR）平片所见，综合做出诊断，有时还需行病理活检才能确诊。

与骨和软组织病变的影像诊断一样，在实际工作中平片（CR、DR）是关节疾病首选的影像检查方法。但更应重视 CT 尤其是 MRI 在关节疾病影像诊断中的作用。如临床高度怀疑某关节病变而平片未能发现异常征象或征象不明确时，应及时考虑 CT、MR 检查。

（迟彬　余建明）

第五节　中枢系统与头颈部

一、大脑

从脑的各种影像学正常表现与基本病变分析可以看出，X 线（CR、DR）、DSA、CT、MRI 和超声等成像技术在反映脑部病变上各有优势和不足。因此，在设计某种疾病的影像学检查程序时，要针对所需解决的问题，制定个性化的最优解决方案。

颅骨本身的病变或颅内病变对颅骨的侵犯，颅骨平片（CR、DR）仅能大致反映骨质改变，已极少应用于临床。而 CT 和 MRI 不但能更敏感更详细地显示骨质改变，而且还能显示与骨质相关的颅内病变。脑血管造影的定位、定性诊断作用已很少单独应用，多作为介入治疗的组成部分。CT 已成为脑部检查的主要技术，结合增强扫描可对大部分病变包括颅内肿瘤、颅脑外伤和脑血管疾病等做出定位及定性诊断。MRI 对中线结构、颅后窝和近颅底病变的显示较 CT 优越，功能性 MRI 更有利于占位性病变的鉴别诊断和治疗，对肿物钙化的显示则劣于 CT。颅内炎症和脱髓鞘性病变，只能行 CT 和 MRI 检查，且 MRI 较 CT 更敏感。颅内出血，大多行 CT 检查，尤其是急性期出血 CT 优于 MR，但慢性期出血呈等密度时 CT 不如 MRI。脑血管性病变，DSA 虽然作为诊断的金标准，但为创伤性检查，应用大为减少，可提供脑血管大致的血流动力学信息，对诊断有帮助。无创性 MRA 和微创性 CTA 的诊断作用逐步得到肯定，应用范围不断扩大，对 DSA 提出了日益严峻的挑战。

二、脊髓

脊髓的影像学检查中，脊椎平片对脊髓病变的诊断作用有限，常用于明确周围骨质的情况。脊髓造影属创伤性检查，逐渐被 CT 脊髓成像（CTM）和磁共振脊髓成像（MRM）取代。CT 多用于评价椎管骨质及其对椎管内结构的影响，对脊髓的诊断效果有赖于配合 CTM 检查。MRI 可以对脊髓病变进行准确定位、定量及大部分定性，是诊断脊髓疾病最准确的方法。

三、头颈部

1. **眼部**　X 线平片目前仅用于外伤后异物定位。对于眼球病变首选超声检查，不能确定或需要进一步检查可选用 CT 或 MRI。对于外伤性病变应选择高分辨率 CT（HRCT）扫描，并行软组织窗和骨窗观察。海绵窦或视神经病变首选 MRI，其他类病变 CT 或 MRI 可以互补。

2. **耳和颞部**　平片目前已趋向淘汰。HRCT 检查为颞骨及其病变的常规检查技术。病变累及颅内膜迷路时应行 MRI 检查，观察面神经、前庭蜗神经时首选 MRI 检查，肿瘤性病变及炎性病变还需增强检查。

3. **鼻和鼻窦**　平片检查目前已趋向淘汰，HRCT 为鼻腔、鼻窦病变的常规检查技术。肿瘤性病变时需软组织窗观察或行 MRI 检查，并需要增强检查。MRI 由于气体及骨皮质表现为无信号，对鼻窦及颅底诸结构的骨性解剖显示不佳，但 MRI 对软组织的分辨力高，能直接显示黏膜、肌肉、间隙、血管、神经等结构。MRI 检查是 CT 检查的补充手段，二者联合应用，有利于提高鼻窦病变的影像诊断水平。

4. **咽喉**　在多种影像学检查技术中，平片检查目前仍用于观察鼻咽部后壁软组织厚度，主要用于检查儿童腺样体增生。CT 检查为咽部及其病变的常规检查技术，可以清晰显示咽腔、咽壁及咽周间隙改变。MRI 检查由于任意方位成像及优越的软组织对比能力，临床应用越来越广泛。对于鼻咽癌，平片诊断价值不大，超声检查主要用于观察颈部淋巴结转移情况，CT 对病变位置、范围及侵犯程度，特别是颅底骨质破坏的确定有明显优势，MRI 对其颅内侵犯观察要优于 CT，综合影像检查对肿瘤分期和治疗有重要作用。

5. **颈部**　喉部影像学检查方法有平片检查、断层检查、CT、MRI 等多种检查技术。平片检查、断层检查、超声检查较少应用于喉部。常规 CT 检查为喉部及其病变的常规检查技术，可以清晰显示喉腔、喉壁各层结构及喉周间隙改变。MRI 检查由于任意方位成像及优越的软组织对比能力，临床应用也逐渐普及。

（迟彬　余建明）

第十一章

重大传染病感控医学影像检查技术流程

第一节　重大传染病防控法律法规与政府卫生医疗应对

一、重大传染病概述

传染病是病原微生物或者病原体(支原体、衣原体、细菌、螺旋体、立克次体、病毒、真菌、原虫、寄生虫)侵入人类或动物的身体或体液定居并繁殖,造成感染,破坏组织,病原体释放毒素对身体造成危害,经过一定的潜伏期后引起群体感染的疾病。新发传染病(emerging infectious disease)是指某种传染病在短时间发生,波及范围广泛,出现大量的患者或死亡病例,其发病率远远超过常年的发病率水平。严重影响社会稳定,对人类健康构成重大威胁,需要对其采取紧急处理措施的明确或不明确的新发生的疾病。或者群体性不明原因疾病是指在短时间内,某个相对集中的区域内同时或者相继出现具有共同临床表现患者,且病例不断增加,范围不断扩大,又暂时不能明确诊断的疾病。

传染病是通过民族及文化的接触与交流,欧洲世界的扩大及世界一体化等过程而流行开来的。传染病历史记述在世界历史中,对后世的社会、经济、文化产生了特别巨大的影响。传染病史与生物的出现及进化史同在,占据了从史前到现代人类疾病的大半江山。传染病(瘟疫)在古代美索不达米亚文明的巴比伦王国的《吉尔伽美什史诗》中就已经被记述为四灾厄之一。在中国,从公元前 13 世纪以甲骨文刊载的考古资料中也发现了占卜瘟疫的文言。人类第一次看到病原体(病原微生物),普遍认为是 1684 年荷兰科学家安东尼・凡・列文虎克通过光学显微镜进行的细菌观察。1838 年,表示细菌意义的拉丁语"bacterium"出现;像如今这样判明病原体则是在 19 世纪以后,法国科学家路易・巴斯德及德国科学家罗伯特・科赫对此居功至伟。尤其是科赫,他在 1875 年首次使用光学显微镜观察到了拥有感染性的病原体细菌炭疽杆菌,并提出"科赫法则"作为判定传染病病原体的指针,成为了传染病研究的先驱。病毒(virus)在光学显微镜下也无法看到,其发现晚于细菌。1892 年,俄罗斯植物学家伊凡诺夫斯基所发现的烟草花叶病毒是第一种被发现的病毒。病毒所导致的传染病,其治疗过程至今仍有大部分必须依靠患者自身的免疫力。

传染病在漫长的时间里给人类带来了巨大的灾难,它的威胁在人类社会中至今仍挥之不去。天花是天花病毒引起的烈性传染病,公元 165—180 年罗马帝国天花大流行,1/4 的人口死亡。17、18 世纪,天花使欧洲死亡人数高达 1.5 亿。19 世纪中叶,中国福建等地天花流行,病死率超过 1/2。1900—1909 年俄国因天花死亡 50 万人。15 世纪末,欧洲人踏上美洲大陆时带来了天花,使 2 000 万~3 000 万当地原住民约在 100 年后只剩下不到 100 万人,被史学家称为"人类史上最大的种族屠杀"。鼠疫(黑死病)肆虐三百年,死亡近两亿,是由鼠疫耶尔森菌传染的,一般是先在鼠之间传染,再由鼠、蚤叮咬人传染。第二次大规模鼠疫是人类历史上最严重的瘟疫之一,在全世界造成了大约 7 500 万人死亡,其中 2 500 万为欧洲人。20 世纪人们闻之色变的西班牙流感暴发夺去了 2 000 万到 4 000 万人的性命。西班牙流行性感冒是人类历史上最致命的传染病,在 1918—1919 年曾经造成全世界约 10 亿人感染,当时世界人口约 17 亿人。斑疹伤寒主要传播途径是虱子,1917 年在俄国严重流行,约 300 万人死亡。黄热病肆虐两个世纪,此病传播媒介为伊蚊,是出血症的重要起因,称为"美洲瘟疫"。

黄热病目前是世界卫生组织唯一强制免疫的疾病（进入一感染国，或从感染国出境去一非感染国时，必须出示黄热病免疫接种证书）。霍乱是由霍乱弧菌引起的一种急性腹泻性传染病。19世纪初至20世纪末，世界性霍乱大规模流行共发生8次，波及五大洲140多个国家和地区，死亡人数众多。疟疾现在已成为全球最普遍、最严重的热带疾病之一，每年全球约有3亿宗病例发生，导致超过100万人死亡。禽流感2004年初席卷美国和亚洲部分国家，中国、日本、越南等国上百万只家禽染病死亡，多人因感染病毒而去世。埃博拉病毒是一种十分罕见的引起人类和其他灵长类动物产生埃博拉出血热的烈性传染病病毒，1976年在苏丹南部和刚果（金）的埃博拉河地区被发现，引起的埃博拉出血热是当今世界上最致命的病毒性出血热，死亡率在50%至90%之间。

二、重大传染病的相关法律与法规

为了预防、控制和消除传染病的发生与流行，保障人体健康和公共卫生。对传染病防治实行预防为主的方针，防治结合、分类管理、依靠科学、依靠群众原则，国家颁发了《中华人民共和国传染病防治法》。该法律从传染病预防、疫情报告和通报及公布、疫情控制、医疗救治、监督管理、保障措施、法律责任等方面进行了全面规定。国家从法律的角度对传染病的防治作出明确规定，做到有法可依，依法行事。国家将传染病分为甲类、乙类及丙类。甲类传染病是指：鼠疫、霍乱；乙类传染病是指：严重急性呼吸综合征、艾滋病、病毒性肝炎、脊髓灰质炎、人感染高致病性禽流感、麻疹、流行性出血热、狂犬病、流行性乙型脑炎、登革热、炭疽、细菌性痢疾和阿米巴性痢疾、肺结核、伤寒和副伤寒、流行性脑脊髓膜炎、百日咳、白喉、新生儿破伤风、猩红热、布鲁氏菌病、淋病、梅毒、钩端螺旋体病、血吸虫病、疟疾；丙类传染病是指：流行性感冒、流行性腮腺炎、风疹、急性出血性结膜炎、麻风病、流行性和地方性斑疹伤寒、黑热病、包虫病、丝虫病，除霍乱、细菌性和阿米巴性痢疾、伤寒和副伤寒以外的感染性腹泻病。

为了有效预防、及时控制和消除突发公共卫生事件的危害，保障公众身体健康与生命安全，维护正常的社会秩序，国家制定了《突发公共卫生事件应急条例》。突发公共卫生事件是指突然发生，造成或者可能造成社会公众健康严重损害的重大传染病疫情、群体性不明原因疾病、重大食物和职业中毒以及其他严重影响公众健康的事件。全国突发事件应急预案包括：应急处理指挥部的组成和相关部门的职责；监测与预警；信息的收集、分析、报告、通报制度；处理技术和监测机构及其任务；分级和应急处理工作方案；预防、现场控制，应急设施、设备、救治药品和医疗器械以及其他物资和技术的储备与调度；应急处理专业队伍的建设和培训。

为了加强突发公共卫生事件与传染病疫情监测信息报告管理工作，提供及时、科学的防治决策信息，有效预防、及时控制和消除突发公共卫生事件和传染病的危害，保障公众身体健康与生命安全，根据《中华人民共和国传染病防治法》和《突发公共卫生事件应急条例》等法律法规的规定，制定《突发公共卫生事件与传染病疫情监测信息报告管理办法》。

为了有效预防、及时控制和消除突发公共卫生事件及其危害，指导和规范各类突发公共卫生事件的应急处理工作，最大程度地减少突发公共卫生事件对公众健康造成的危害，保障公众身心健康与生命安全，根据国家的相关法律和法规制定了《国家突发公共卫生事件应急预案》。规定了根据突发公共卫生事件性质、危害程度和涉及范围，将突发公共卫生事件划分为特别重大（Ⅰ级）、重大（Ⅱ级）、较大（Ⅲ级）和一般（Ⅳ级）四级。

1. 有下列情形之一的为特别重大突发公共卫生事件（Ⅰ级）

（1）肺鼠疫、肺炭疽在大、中城市发生并有扩散趋势，或肺鼠疫、肺炭疽疫情波及两个以上省份，并有进一步扩散趋势。

（2）发生严重急性呼吸综合征、人感染高致病性禽流感病例，并有扩散趋势。

（3）涉及多个省份的群体性不明原因疾病，并有扩散趋势。

（4）发生新传染病或我国尚未发现的传染病发生或传入，并有扩散趋势；或发现我国已消灭的传染病重新流行。

（5）发生烈性病菌株、毒株、致病因子等丢失事件。

（6）周边以及与我国通航的国家和地区发生特大传染病疫情，并出现输入性病例，严重危及我国公共卫生安全的事件。

（7）国务院卫生行政部门认定的其他特别重大突发公共卫生事件。

2. 有下列情形之一的为重大突发公共卫生事件（Ⅱ级）：

（1）在一个县（市）行政区域内，一个平均潜伏期内（6天）发生5例以上肺鼠疫、肺炭疽病例，或者相关联的疫情波及2个以上的县（市）。

（2）发生严重急性呼吸综合征、人感染高致病性禽流感疑似病例。

（3）腺鼠疫发生流行，在一个市（地）行政区域内，一个平均潜伏期内多点连续发病20例以上，或流行范围波及2个以上市（地）。

（4）霍乱在一个市（地）行政区域内流行，1周内发病30例以上，或波及2个以上市（地），有扩散趋势。

（5）乙类、丙类传染病波及2个以上县（市），1周内发病水平超过前5年同期平均发病水平2倍以上。

（6）我国尚未发现的传染病发生或传入，尚未造成扩散。

（7）发生群体性不明原因疾病，扩散到县（市）以外的地区。

（8）发生重大医源性感染事件。

（9）预防接种或群体性预防性服药出现人员死亡。

（10）一次食物中毒人数超过100人并出现死亡病例，或出现10例以上死亡病例。

（11）一次发生急性职业中毒50人以上，或死亡5人以上。

（12）境内外隐匿运输、邮寄烈性生物病原体、生物毒素造成我境内人员感染或死亡的。

（13）省级以上人民政府卫生行政部门认定的其他重大突发公共卫生事件。

3. 有下列情形之一的为较大突发公共卫生事件（Ⅲ级）：

（1）发生肺鼠疫、肺炭疽病例，一个平均潜伏期内病例数未超过5例，流行范围在一个县（市）行政区域以内。

（2）腺鼠疫发生流行，在一个县（市）行政区域内，一个平均潜伏期内连续发病10例以上，或波及2个以上县（市）。

（3）霍乱在一个县（市）行政区域内发生，1周内发病10～29例或波及2个以上县（市），或市（地）级以上城市的市区首次发生。

（4）一周内在一个县（市）行政区域内，乙、丙类传染病发病水平超过前5年同期平均发病水平1倍以上。

（5）在一个县（市）行政区域内发现群体性不明原因疾病。

（6）一次食物中毒人数超过100人，或出现死亡病例。

（7）预防接种或群体性预防性服药出现群体心因性反应或不良反应。

（8）一次发生急性职业中毒10～49人，或死亡4人以下。

（9）市（地）级以上人民政府卫生行政部门认定的其他较大突发公共卫生事件。

4. 有下列情形之一的为一般突发公共卫生事件（Ⅳ级）：

（1）腺鼠疫在一个县（市）行政区域内发生，一个平均潜伏期内病例数未超过10例。

（2）霍乱在一个县（市）行政区域内发生，1周内发病9例以下。

（3）一次食物中毒人数30～99人，未出现死亡病例。

（4）一次发生急性职业中毒9人以下，未出现死亡病例。

（5）县级以上人民政府卫生行政部门认定的其他一般突发公共卫生事件。

对于特别重大突发公共卫生事件国家要动员全社会进行紧急应对。

1. 各级人民政府职责

（1）组织协调有关单位参与突发公共卫生事件的处理。

（2）根据突发公共卫生事件处理需要，调集本行政区域内各类人员、物资、交通工具和相关设施、设备参加应急处理工作。涉及危险化学品管理和运输安全的，有关单位要严格执行相关规定，防止事故发生。

（3）划定控制区域：甲类、乙类传染病暴发、流行时，县级以上地方人民政府报请上一级地方人民政府决定，可以宣布疫区范围；经省人民政府决定，可以对本行政区域内甲类传染病疫区实施封锁；封锁大、中城市的疫区或者封锁跨省（区、市）的疫区，以及封锁疫区导致中断干线交通或者封锁边界的，由省人民政府报请国务院决定。对重大食物中毒和职业中毒事故，根据污染食品扩散和职业危害因素波及的范围，划定控制区域。

（4）疫情控制措施：当地人民政府可以在本行政区域内采取限制或者停止集市、集会、影剧院演出，以及其他人群聚集的活动；停工、停业、停课；封闭或者封存被传染病病原体污染的公共饮用水源、食品以及相关物品等紧急措施；临时征用房屋、交通工具以及相关设施和设备。

（5）流动人口管理：对流动人口采取预防工作，落实控制措施，对传染病患者、疑似患者采取就地隔离、就地观察、就地治疗的措施，对密切接触者根据情况采取集中或居家医学观察。

（6）实施交通卫生检疫：组织交通、铁路、民航、出入境检验检疫等单位在交通站点和出入境口岸设置临时交通卫生检疫站，对出入境、进出疫区和运行中的交通工具及其乘运人员和物资、动物宿主进行检疫查验，对患者、疑似患者及其密切接触者实施隔离、留验和向地方卫生行政部门指定的机构移交。

（7）信息发布：突发公共卫生事件发生后，有关单位要按照有关规定做好信息发布工作，信息发布要及时主动、准确把握，实事求是，正确引导舆论，注重社会效果。

（8）开展群防群治：街道、乡（镇）以及居委会、村委会协助卫生行政部门和其他有关单位、医疗机构，做好疫情信息的收集、报告、人员分散隔离及公共卫生措施的实施工作。

（9）维护社会稳定：组织有关单位保障商品供应，平抑物价，防止哄抢；严厉打击造谣传谣、哄抬物价、囤积居奇、制假售假等违法犯罪和扰乱社会治安的行为。

2. 卫生行政部门职责

（1）组织医疗机构、疾病预防控制机构和卫生监督机构开展突发公共卫生事件的调查与处理。

（2）组织突发公共卫生事件专家咨询委员会对突发公共卫生事件进行评估，提出启动突发公共卫生事件应急处理的响应级别。

（3）应急控制措施：根据需要组织开展应急疫苗接种、预防服药。

（4）督导检查：省卫生行政部门负责对全省的应急处理工作进行督查和指导；各级卫生行政部门负责对本行政区域内的应急处理工作进行督察和指导。

（5）发布信息与通报：省卫生行政部门经授权后，在省委宣传部、省新闻办指导下，及时向社会发布突发公共卫生事件的信息或公告。省卫生行政部门应及时向省人民政府，各地级以上市卫生行政部门以及驻地部队报告（通报）突发公共卫生事件情况。对涉及跨境的疫情线索，由省卫生行政部门报请国务院卫生行政部门向有关国家和地区通报情况。

（6）制定技术标准和规范：省卫生行政部门对新发现的突发传染病、不明原因的群体性疾病、重大中毒事件，组织力量制定技术标准和规范，及时组织全省培训和参与全国培训。地方各级卫生行政部门组织开展相应的培训工作。

（7）普及卫生知识：针对事件性质，有针对性地开展卫生知识宣教，提高公众健康意识和自我防护能力，消除公众心理障碍，开展心理危机干预工作。

（8）进行事件评估：组织专家对突发公共卫生事件的处理情况进行综合评估，包括事件概况、现场调查处理概况、患者救治情况、所采取的措施、效果评价等。

3. 医疗机构职责

（1）开展患者接诊、收治和转运工作，实行重症和普通患者分开管理，对疑似患者及时排除或确诊。

（2）协助疾控机构人员开展标本采集、流行病学调查工作。

（3）做好医院内现场控制、消毒隔离、个人防护、医疗垃圾和污水处理工作，防止院内交叉感染和污染。

（4）做好传染病和中毒患者的报告。对因突发公共卫生事件而引起身体伤害的患者，任何医疗机构不得拒绝接诊。

（5）对群体性不明原因疾病和新发传染病做好病例分析与总结，积累诊断治疗的经验。重大中毒事件，按照现场救援、患者转运、后续治疗相结合的原则进行处置。

（6）开展科研与国际交流——开展与突发事件相关的诊断试剂、药品、防护用品等方面的研究。开展国际合作，加快病源查寻和病因诊断。

4. 疾病预防控制机构职责

（1）突发公共卫生事件信息报告：各级疾控机构做好突发公共卫生事件的信息收集、报告与分析工作。

（2）开展流行病学调查：疾控机构人员到达现场后，尽快制定流行病学调查计划和方案，地方专业技术人员按照计划和方案，开展对突发事件累及人群的发病情况、分布特点调查分析，提出并实施有针对性的预防控制措施；对传染病患者、疑似患者、病源携带者及其密切接触者进行追踪调查，查明传播链，并向相关地方疾病预防控制机构通报情况。

（3）实验室检测：省疾控中心指定的专业技术机构在地方专业机构的配合下，按有关技术规范采集足量、足够的标本，分送省级和国家应急处理功能网络实验室检测，查找致病原因。

（4）开展科研与国际交流：开展与突发公共卫生事件相关的诊断试剂、疫苗、消毒方法、医疗卫生防护用品等方面的研究。开展国际合作，加快病源查寻和病因诊断。

（5）开展技术培训：省疾控中心负责县级以上疾控机构专业技术人员的培训工作。

5. 卫生监督机构职责

（1）在卫生行政部门的领导下，开展对医疗机构、疾病预防控制机构突发公共卫生事件应急处理各项措施落实情况的督导、检查。

（2）围绕突发公共卫生事件应急处理工作，开展食品卫生、环境卫生、职业卫生等的卫生监督和执法稽查。

（3）协助卫生行政部门依据《突发公共卫生事件应急条例》等有关法律法规，调查处理突发公共卫生事件应急工作中的违法行为。

6. 出入境检验检疫机构职责

（1）突发公共卫生事件发生时，调动出入境检验检疫机构技术力量，配合当地卫生行政部门做好口岸的应急处理工作。

（2）及时上报口岸突发公共卫生事件信息和情况变化。

7. 非事件发生地区的应急响应措施

未发生突发公共卫生事件的地区应根据其他地区发生事件的性质、特点、发生区域和发展趋势，分析本地区受波及的可能性和程度，重点做好以下工作：

（1）密切保持与事件发生地区的联系，及时获取相关信息；

（2）组织做好本行政区域应急处理所需的人员与物资准备；

（3）加强相关疾病与健康监测和报告工作，必要时，建立专门报告制度；

（4）开展重点人群、重点场所和重点环节的监测和预防控制工作，防患于未然；

（5）开展防治知识宣传和健康教育，提高公众自我保护意识和能力；

（6）根据上级人民政府及其有关单位的决定，开展交通卫生检疫等。

三、重大传染病的政府与社会应对

（一）政府应对

这次新型冠状病毒肺炎疫情在我国发展迅速，扩散广泛，控制难度大。党和国家领导人把人民生命安全和身体健康放在第一位，为打赢疫情防控人民战争、总体战、阻击战，科学精准广泛地调动多方力量进行全国范围内切断传染源及控制传播途径的疫情防控，和不同病情程度患者的精准救治。重大疫情控制和救治必须争分夺秒，在宏观上要做到以下几点。

1. 强化公共卫生法治保障体系 公共卫生法治体系的完善是健全公共卫生应急管理体系的根本制度保证和前提基础，要从保护人民健康、保障国家安全、维护国家长治久安的高度，着力强化公共卫生法治保障，全面加强和完善公共卫生领域相关法律法规建设，加快构建国家生物安全法律法规体系、制度保障体系。

2. 强化疾病预防控制体系 加强公共卫生队伍建设，健全执业人员培养、准入、使用、待遇保障、考核评价和激励机制，持续加强全科医生培养、分级诊疗等制度建设，推动公共卫生服务与医疗服务高效协同、无缝衔接，健全防治结合、联防联控、群防群治工作机制。畅通应急管理体制机制，健全公共卫生服务体系，优化医疗卫生资源投入结构，加强农村、社区等基层防控能力建设，织密织牢第一道防线。

3. 强化重大疫情救治体系 改革完善重大疫情防控救治体系是提高收治率和治愈率，降低感染率和死亡率的核心技术保障。新型冠状病毒肺炎疫情发生以来，疫情防治工作一直聚焦疫情防控需求，协调汇聚各方资源，紧密开展检测试剂和药物疫苗研发等工作，为疫情防控决策提供了科学依据。健全科学研究、疾病控制、临床治疗的有效协同机制，及时总结各地实践经验，形成制度化成果，完善突发重特大疫情防控规范和应急救治管理办法。

4. 强化重大疾病医疗保险和救助制度体系 健全重大疾病医疗保险和救助制度，能够更加广泛地保障重大疾病的救治率和救治水平，是提高疾病收治率和治愈率，降低感染率和死亡率的基础保障。完善应急医疗救助机制，在突发疫情等紧急情况时，确保医疗机构先救治、后收费，并完善医保异地即时结算制度至关重要。统筹基本医疗保险基金和公共卫生服务资金使用，提高对基层医疗机构的支付比例，实现公共卫生服务和医疗服务有效衔接，才能真正提高应对突发重大公共卫生事件的能力水平。

5. **强化高效统一的应急物资保障体系**　兵马未动，粮草先行。发生重大公共卫生突发事件，建立集中生产调度机制，统一组织原材料供应、安排定点生产、规范质量标准，确保应急物资保障有序有力。应急物资保障作为国家应急管理体系建设的重要内容，按照集中管理、统一调拨、统一配送、平时服务、灾时应急、采储结合、节约高效的原则，尽快健全相关工作机制和应急预案，推动应急物资供应保障网更加高效安全可控。建立健全物资统筹调配机制，优化重要应急物资产能保障和区域布局，做到关键时刻调得出、用得上，补齐重大疫情防治物资储备转运的短板，才能够提高国家应急管理水平与能力，真正做到有备无患、有急能应。新型冠状病毒肺炎疫情发生以来，各地区医药防护物资严重短缺，中央以强大的行政力量调动国家资源支援一线，通过社会动员鼓励号召全国人民共克时艰，在公共危机治理中发挥了关键作用。

6. **完善高效统一的应急决策指挥体系**　构筑高效统一的应急决策指挥体系是公共卫生应急管理体系发挥体制优势高效运转的组织保证。面对重大疫情各级党委和政府必须坚决服从党中央统一指挥、统一协调、统一调度，做到令行禁止是重大公共卫生应急高效有序的组织保障。完善高效统一的应急决策指挥系统，就要建立集中统一高效的领导指挥体系，做到指令清晰、系统有序、条块畅达、执行有力，精准解决疫情第一线问题，要疫情防控坚持全国一盘棋。

7. **新冠病毒无症状感染者管理规范**　新冠病毒无症状感染者（以下简称无症状感染者）是指无相关临床表现，如发热、咳嗽、咽痛等可自我感知或可临床识别的症状与体征，但呼吸道等标本新冠病毒病原学检测呈阳性者。无症状感染者有两种情形：一是经 14 天的隔离医学观察，均无任何可自我感知或可临床识别的症状与体征；二是处于潜伏期的“无症状感染”状态。无症状感染者具有传染性，存在着传播风险。

8. **加强对新冠病毒无症状感染者的发现、报告、管理工作**　加强对无症状感染者的监测和发现：一是对新型冠状病毒肺炎病例的密切接触者医学观察期间的主动检测；二是在聚集性疫情调查中的主动检测；三是在新型冠状病毒肺炎病例的传染源追踪过程中对暴露人群的主动检测；四是对部分有境内外新型冠状病毒肺炎病例持续传播地区旅居史人员的主动检测；五是在流行病学调查和机会性筛查中发现的相关人员。

9. **规范无症状感染者的报告**　各级各类医疗卫生机构发现无症状感染者，应当于 2 小时内进行网络直报。县级疾控机构接到发现无症状感染者报告后，24 小时内完成个案调查，并及时进行密切接触者登记，将个案调查表或调查报告及时通过传染病报告信息管理系统进行上报。无症状感染者解除集中医学观察后，医疗卫生机构应当及时在传染病报告信息管理系统中填写解除医学观察日期。强化信息公开。国家卫生行政部门每天公布无症状感染者报告、转归和管理情况。各级政府公布本行政区域的情况，本土传播和境外输入情况分别统计报告。

10. **加强对无症状感染者的管理**　无症状感染者应当集中医学观察 14 天。期间出现新型冠状病毒肺炎相关临床症状和体征者转为确诊病例。集中医学观察满 14 天且连续两次标本核酸检测呈阴性者（采样时间至少间隔 24 小时）可解除集中医学观察，核酸检测仍为阳性且无临床症状者需继续集中医学观察。无症状感染者在集中医学观察期间如出现临床表现，应当立即转运至定点医疗机构进行规范治疗，确诊后及时订正。对无症状感染者的密切接触者，应当集中医学观察 14 天。组织专家组对集中医学观察的无症状感染者进行巡诊，及时发现可能的确诊病例。对解除集中医学观察的无症状感染者，应当继续进行 14 天的医学观察、随访。解除集中医学观察后第 2 周和第 4 周要到定点医院随访复诊，及时了解其健康状况。

11. **有针对性加大筛查力度，将检测范围扩大至已发现病例和无症状感染者的密切接触者**　做好对重点地区、重点人群、重点场所的强化监测，一旦发现无症状感染者应当集中隔离医学观察。无症状感染者具有传播隐匿性、症状主观性、发现局限性等特点，国家支持开展无症状感染者传染性、传播力、流行病学等科学研究。加强与世界卫生组织及有关国家和国际组织的信息沟通、交流合作，适时调整诊疗方案和防控方案。各地要加大新冠病毒知识科普宣传力度，指导公众科学防护，广泛开展培训，提高基层医疗卫生人员和社区工作人员等的防控能力和水平。

（二）社会应对

在重大疫情发展过程中，需要全社会齐心协力，众志成城，共克时艰。在重大疫情防控社会层面要做到下面几点。

1. **社会支持系统责任**　在重大疫情危机中，人们的基本生理需要和精神状态都是有机融合的存在，因此社会支持系统不仅要注重硬件性的水、电、气等基础设施运行以及衣食住行、就业等生活生产支撑系统，还需要面向个体的防控及免疫能力建设、心理支持、公共沟通等软性系统。这两个系统构成相辅相成、缺一不可。

2. **社区防控责任**　充分发挥社区动员能力，实行网格化、地毯式管理，责任到人，联系到户，确保各项防控措施切实落实、不留死角。针对未发现病例的社区，实行“外防输入”的策略，做好组织动员、健康教育、信息告知、重点地区和高风险地区返回人员管理、环境卫生治理、物资准备等工作。针对出现病例或暴发疫情的社区，实行“内防扩散、外防输出”的策略，在采取上述措施基础上，还应当做好密切接触者管理和消毒等工作。针对出现疫情传播的社区，实行“内防蔓延、外防输出”的策略，进一步实行疫区封锁、限制人员聚集等措施。

3. **用工单位防控责任**　用工单位严格落实疫情防控要求，做好员工登记报备并建立员工健康台账。对于需要接受隔离医学观察但无相关症状的员工，经检测筛查排除感染，可适当缩短隔离时间，在做好防护措施的情况下提前到岗。做好办公场所、工区及公共区域、职工宿舍的通风消毒、环境清理等工作，为员工配备必要的个人防护用品。实行“进出检”制度，做好员工日常体温检测和健康监测。实施分区作业、分散错峰就餐，控制会议频次和规模，尽量减少人员聚集。鼓励具备条件的企事业单位采取错时上下班、弹性工作制或居家办公方式。单位应当设立隔离观察区域，员工出现可疑症状时应当及时隔离并安排就近就医，配合当地疾控部门做好病例报告、流行病学调查、相关区域封闭消毒等工作。

4. **院校防控责任**　根据疫情发展情况确定开学时间，严禁学生提前返校。院校开学前做好预案和监测设备准备、隔离空间预备、环境卫生改善等工作。开学后学校医务室加强监测，对来自疫情防控重点地区、和确诊患者有过接触以及有相应症状的学生，采取单独隔离措施。开展“晨午晚检”，实行“日报告”“零报告”制度，加强因病缺勤管理，对因病缺勤学生和教职员工及时追访和上报。校园实行封闭管理，禁止校外人员进入，不组织大型集体活动。学生和教职员工如出现发热、乏力、干咳等可疑症状，应当及时隔离并安排就近就医，发现病例的院校，要及时向辖区疾控机构或医疗机构上报，积极配合做好流行病学调查，以班级为单位，确定防控管理场所，排查甄别密接人员，严格采取消毒隔离等针对性防控措施。

5. **公共服务类场所防控**　对农贸市场、商场、超市等生活必需类场所及酒店、宾馆等生活服务类场所，在精准有序推动开业的同时，严格落实环境卫生整治、消毒、通风、进出检查、限流等措施，商超物品尽量提前包装标价，推荐顾客自助购物、自助结算，缩短排队等候时间。提供住宿服务的经营单位要如实登记旅客信息，对来自疫情防控重点地区的旅客进行排查并及时报告当地疾控机构，按照疾控机构的指导采取相应措施。对公共交通工具和机场、车站、码头等人员密集场所，按要求设立留验站，配备必要人员设备，严格落实体温筛检等防控措施，发现可疑人员应当劝阻其登乘，进行暂时隔离，并立即通知检疫部门或当地卫生健康部门及时处置。

6. **特殊场所疫情防控**　对监管场所、养老机构、福利院、精神卫生医疗机构等特殊场所，重点防控输入性疫情和内部疾病传播。要开展预防性卫生措施，全面排查入监干警职工、养老机构、福利院、精神卫生医疗机构工作人员等，落实体温检测和健康监测制度，禁止有可疑症状的人员上岗。要密切关注服刑人员、养老机构老年人、福利院儿童、精神障碍患者的健康状况，出现新型冠状病毒肺炎可疑症状，应当立即隔离观察并及时送医排查。要做好防控物资配备，加强日常消毒和环境卫生，加强个人卫生防护。出现确诊、疑似病例，应对其可能活动场所开展全面消杀，规范处置个人物品，对其密切接触者按要求进行集中隔离医学观察。

7. **农村疫情防控**　充分发挥农村基层党组织、村民自治组织以及乡镇卫生院、村卫生室作用，组织动员农民群众开展群防群控。减少集市等人群聚集活动，做好出外打工人员防疫常识教育。对乡镇（涉农街道）和村组实行网格化管理，对发现病例的县，对疫点进行终末消毒和环境卫生清理，除有病例村组外，允许其他村组村民有序出行。具备条件且防控措施到位的乡村旅游场所，可逐步有序对外开放，经营主体落实防控责任，确保游客和工作人员健康安全。

8. **境外疫情输入防控**　做到"外防输入，内防反弹"的疫情防控要求。各航空、陆路及水路口岸均已实施有效的入境防控前，相关部门开展大数据分析，对来自疫情重点国家和地区的有关人员提前进行预排查，并将排查出的结果和有关情况通报海关检疫部门，为及时有效对涉疫人员进行检测赢得时间。边检机关依法依规严格入境人员检查，发现在海外疫情突出地区有过旅行史、居留史的人员，会迅速通报给海关检疫部门进行检查检疫。移民管理部门同时还主动将这一信息及时通报给人员入境地的属地政府和有关部门，为他们有针对性地开展疫情的排查管控提供信息支持。实现口岸筛查、专车接送、社区健康管理"三个全覆盖"。外籍人士入境按国家现行有关规定执行。专车接送至旅客目的地，实行14天居家或集中医学观察。

严防重大疫情输入和扩散的风险，必须加强人员社会管控。

1. **实行人员分类管理**　根据居民近期旅行史或居住史、目前健康状况、病例密切接触史等判断其传播疾病风险，将居民划分为高风险、中风险、低风险人员，采取针对性的管控措施。高风险人员在定点医疗机构、定点医学观察机构或居家实施严格的隔离治疗或医学观察，相关机构和社区对其进行严格管控。中风险人员严格落实居家隔离医学观察要求，自觉接受社区管理。低风险人员体温检测正常可出行和工作。

2. **有效落实"四早"措施**　有关部门、医疗卫生机构要认真落实传染病早发现、早报告、早隔离、早治疗的"四早"措施，切断传播途径，防止扩散。要做好新型冠状病毒肺炎病例、聚集性疫情、社区疫情的监测和报告，鼓励单位和个人发现、报告相关病例和疫情。要强化实验室检测和诊断，切实提升检测质量和诊断时效。要综合运用流行病学调查和大数据分析方法，及时发现可疑病例、密切接触者并进行追踪管理。各地要指定发热门诊、定点收治医院开展发热患者筛查，及时诊断并隔离治疗新型冠状病毒肺炎病例，做到"应检尽检""应收尽收""应治尽治"，防止漏诊、误诊，防止轻症转重症。

3. **鼓励实行动态健康认证**　鼓励有条件的地区推广个人健康码等信息平台，不具备信息化条件的地区可采用个人健康申报等方式，居民通过网络平台申领电子健康码或通过社区申领纸质版健康码（健康通行卡），获得出行和复工等资格。政府有关部门、用人单位、社区等综合判断个人健康风险等级，实现特殊时期动态健康认证。

四、重大传染病的卫生与医疗应对

（一）卫生行政部门重大传染病应对

国家赋予地方适当的公共卫生事务法定应急权限，将公共卫生疫情信息的发布权授予一定层级的地方政府，提升公共卫生风险防控能力和治理制度的灵活性。鼓励地方政府真实、及时、全面、准确、有效发布公共卫生风险防控信息，强化双向的信息传递与发布机制，提升信息发布的权威性，用法律形式固定民众特别是传染病患者等向地方政府报告真实情况的责任。建立政府统一领导下有序、有效、适度的公众参与机制，建立统一的预警和对外发布信息和紧急状态宣告制度，强化对隐瞒、虚报信息的责任追究。确保公共卫生应急资源协调方面的法律保障。跨部门、跨区域、跨层级配置公共卫生应急资源，是公共卫生风险防控的关键环节。应重新梳理公共卫生应急资源协调的法律规定，围绕公共卫生的风险防控职责及防控程序，强化公共卫生应急资源协调方面的法律保障，赋予公共卫生机构更高的资源协调权限，掌控应急资源的储备及需求状况，强化应急管理的资源匹配效力，明确资源获取要求，确保资源调配渠道的畅通以及应急资源获取的及时性。

湖北武汉发生的新型冠状病毒肺炎疫情是历史上传播速度最快、感染范围最广、控制难度最大的重大急性传染病。国家卫生行政主管部门为了做好新型冠状病毒肺炎病例诊断和医疗救治工作，动态地组织相关专家对医疗救治工作进行分析、研判和总结，不断地修正出台《新型冠状病毒肺炎诊疗方案（试行第一～八版）》，来指导全国的新型冠状病毒肺炎患者的救治工作。

（二）医疗机构的应急预案

为了提高医疗机构院内感染聚集性新型冠状病毒肺炎病例处置能力，有效控制医院感染突发事件的暴发、流行，快速切断传播途径，保障医疗安全，也制定了《医疗机构出现院内感染新型冠状病毒肺炎疑似或确诊病例应急处置预案》。

1. 建立院内感染新型冠状病毒肺炎病例应急领导小组

（1）各级各类医院应当建立院内感染新型冠状病毒肺炎病例应急领导小组，明确主要负责人为第一责任人。下设医疗救治管理、消毒隔离、后勤保障小组。

（2）明确院内感染新型冠状病毒肺炎病例应急领导小组及下设小组在应急处置工作中的职责，做到分工明确，反应快速，处置适当，管理规范。

（3）各级各类医院应当建立院内感染新型冠状病毒肺炎病例应急领导小组牵头负责、多部门协作的新型冠状病毒肺炎疑似病例或确诊病例监测、报告与处理工作机制，确保实施监测的人员、设施和经费到位。

2. 应急处置措施

（1）启动应急预案

临床科室在诊疗过程中发现院内感染新型冠状病毒肺炎疑似病例或确诊病例时（包括患者及本院工作人员）。

（2）报告制度

1）临床科室立即上报科室主任，由科室主任在1小时内上报医院感染管理部门。

2）医院感染管理部门接到报告后应立即到现场进行调查。初步核实后立即向医务部门报告。

3）医务部门应立即向院内感染新型冠状病毒肺炎病例应急领导小组组长报告。

4）组长应在2小时内组织相关职能科室及专家对事件进行调查、确认，并对情况进行综合评估。证实出现疫情病例时，具备网络直报条件的医疗机构应当立即进行网络直报，不具备网络直报条件的，应当立即向当地县（区）级疾控机构报告。应同时报同级卫生健康行政部门。

（3）处置措施

院内感染新型冠状病毒肺炎病例应急领导小组应各司其职，遵循“边救治、边调查、边控制、妥善处置”的基本原则，在进行流行病学调查的同时采取医院感染控制措施，防止感染源传播和感染范围的扩大，同时根据调查情况，及时调整控制措施。

1）非定点救治医院应尽快将疑似病例或确诊病例规范转运至定点救治医院。

2）查找传染源。

3）分析引起感染的因素。

4）针对可能的感染来源、传播途径，消毒隔离小组制定并组织落实有效的消毒隔离措施，对被污染环境采取正确有效的消毒处置措施。

5）积极协助卫生健康行政部门和疾控部门组织现场流行病学调查、环境卫生学检测以及有关标本采取、病原学检查、消毒等工作。

6）后勤保障小组要提供必要的经费、物资等保障，做好安全后勤保障工作，敦促有关职能部门落实各项防控措施，确保应急工作顺利开展。

3. 预案终止　在事件的隐患或相关危险因素被消除，至末例确诊病例发病后14天内无新的病例出现，环境得到有效消毒，院内感染新型冠状病毒肺炎病例应急领导小组应责成各个小组对事件发展态势进行评估，根据评估结果决定终止响应。

（三）医疗机构具体举措

1. 感染防控知识培训　目的是面对冠状病毒感染的肺炎疫情加快蔓延的严重形势，加强医院全体员工了解医院感染防控知识，做好医院感染防控工作，避免院内交叉感染的发生。培训对象包括医院临床一线医务工作者、医技部门、临床辅助科室、行政后勤科室、清洁保洁人员、医疗废物回收人员等。培训内容：医疗机构内新型冠状病毒感染预防与控制技术指南，新型冠状病毒肺炎防控方案，新型冠状病毒肺炎防控中常见医用防护用品使用范围指引，新型冠状病毒肺炎医院感染预防控制措施，协和医院新型冠状病毒肺炎感染预防与控制制度，新型冠状病毒肺炎防护用品使用要求，发热门诊和隔离病区特定人群个人防护指南，新型冠状病毒肺炎不同风险人群防护指南，新型冠状病毒肺炎公众预防指南，个人防护用品的正确使用（现场实践），新型冠状病毒肺炎特定场所消毒技术方案，新型冠状病毒肺炎特定场所消毒技术方案（发热门诊），新型冠状病毒肺炎特定场所消毒技术方案（隔离病区），新型冠状病毒肺炎特定场所消毒技术方案（普通病区），新型冠状病毒肺炎疫情期间公共区域日常清洁及消毒流程，行政区域（无患者来的区域）日常清洁及消毒流程，行政区域（有患者来的区域）日常清洁及消毒流程，轻症和出院患者居家隔离注意事项，新型冠状病毒标本采集及运送医院感染预防控制，新型冠状病毒肺炎疫情期间医疗机构医疗废物管理。

2. 感染防护级别和隔离区域特定人群个人防护　在新型冠状病毒肺炎疫情防控工作中，感染防护级别可分为：

（1）一级防护：适用于预检分诊、发热门诊及感染科门诊医务人员，穿戴一次性工作帽、一次性外科口罩(接触有流行病学史的戴N95防护口罩)、工作服、隔离衣(预检分诊必要时穿一次性隔离衣)、必要时戴一次性乳胶手套,严格执行手卫生。

(2) 二级防护:适用于医务人员从事与疑似或确诊患者有密切接触的诊疗活动,穿戴一次性工作帽、护目镜或防护面罩(防雾型)、医用防护口罩、防护服或隔离衣、一次性乳胶手套、一次性鞋套,严格执行手卫生。

(3) 三级防护:适用于为疑似或确诊患者实施产生气溶胶操作者,如吸痰、呼吸道采样、气管插管和气管切开等有可能发生患者呼吸道分泌物、体内物质的喷射或飞溅的工作时,穿戴一次性工作帽、戴医用防护口罩、防护面罩(或全面型呼吸防护器或正压式头套)、医用防护口罩、防护服、一次性乳胶手套、一次性鞋套,严格执行手卫生。

在发热门诊及隔离病房应设置三区两通道,即医务人员通道和患者通道,清洁区、潜在污染区、污染区。清洁区和潜在污染区以及潜在污染区和污染区之间应设缓冲间,做到医患、洁污不交叉。在留观病区/病房(收治经过排查的需住院治疗的观察患者)原则上应设置三区(可不设缓冲间)两通道。

在隔离区域及医学观察场所工作人员及参与病例和感染者转运、尸体处理、环境清洁消毒、标本采集和实验室工作等专业人员要加强防护。接触或可能接触新型冠状病毒肺炎病例和感染者、污染物(血液、体液、分泌物、呕吐物和排泄物等)及其污染的物品或环境表面的所有人员均应使用个人防护装备,具体包括手套、医用防护口罩、防护面屏或护目镜和防护服,按照规定做好手卫生。

特别是特定人群个人防护。

(1) 隔离区域工作人员及医学观察场所工作人员:建议穿戴工作服、一次性工作帽、一次性手套、防护服、医用防护口罩或动力送风过滤式呼吸器、防护面屏或护目镜、工作鞋或胶靴、防水靴套等。

(2) 病例和无症状感染者转运人员:建议穿戴工作服、一次性工作帽、一次性手套、防护服、医用防护口罩或动力送风过滤式呼吸器、防护面屏或护目镜、工作鞋或胶靴、防水靴套等。

(3) 尸体处理人员:建议穿戴工作服、一次性工作帽、一次性手套和长袖加厚橡胶手套、防护服、KN95/N95及以上颗粒物防护口罩或医用防护口罩或动力送风过滤式呼吸器、防护面屏、工作鞋或胶靴、防水靴套、防水围裙或防水隔离衣等。

(4) 环境清洁消毒人员:建议穿戴工作服、一次性工作帽、一次性手套和长袖加厚橡胶手套、防护服、KN95/N95及以上颗粒物防护口罩或医用防护口罩或动力送风过滤式呼吸器、防护面屏、工作鞋或胶靴、防水靴套、防水围裙或防水隔离衣,使用动力送风过滤式呼吸器时,根据消毒剂种类选配尘毒组合的滤毒盒或滤毒罐,做好消毒剂等化学品的防护。

(5) 标本采集人员:建议穿戴工作服、一次性工作帽、双层手套、防护服、KN95/N95及以上颗粒物防护口罩或医用防护口罩或动力送风过滤式呼吸器、防护面屏、工作鞋或胶靴、防水靴套。必要时,可加穿防水围裙或防水隔离衣。

(6) 实验室工作人员:建议至少穿戴工作服、一次性工作帽、双层手套、防护服、KN95/N95及以上颗粒物防护口罩或医用防护口罩或动力送风过滤式呼吸器、防护面屏或护目镜、工作鞋或胶靴、防水靴套,必要时,可加穿防水围裙或防水隔离衣。

3. 新冠病毒感染期各支持系统人员进入隔离病房路径和防护要求

(1) 维修人员出入路径与防护:各类维修人员从工作人员规定入口进入隔离区域,并在值班护士指导下穿戴防护用具;在值班护士的指导下,在指定区域摘脱所有防护用品,进行手卫生,沿进入路线原路离开。

(2) 医疗废物接收路径与防护:医疗废物转运人员不建议进入隔离区域。医疗废物由各隔离区域保洁人员在病区内完成打包、封口、标记后,在固定位置(患者通道的电梯口)与医疗废物转运人员进行交接,交接时再加套一层医疗废物带,并由医疗废物转运人员经患者电梯,按照规定时间和路线将医疗废物转运至医疗废物暂存点。按照规定做好个人防护。

(3) 保洁人员出入路径与防护:保洁人员需要固定,并经培训后方可上岗。进入隔离区域,必须在值班护士指导下穿戴防护用具,并在值班护士的指导下,在指定区域摘脱所有防护用品,进行手卫生后离开。按照规定做好个人防护。

(4) 药品运输路径与防护:住院患者的药品及大输液由专人运送至隔离区域各楼层的入口处,再通知病区护士进行接收,转运人员不进入隔离区域,接收药品后的运送车使用过氧化氢消毒湿纸巾进行擦拭消毒。按照规定做好个人防护。

（5）餐饮运送路径与防护：隔离区域医务人员的餐饮由专人运送至隔离区域各楼层的入口处，再通知病区医务人员进行接收。转运人员不得进入隔离区域，接收后的运送车使用过氧化氢消毒湿纸巾进行擦拭消毒。按照规定做好个人防护。

（6）物资领取路径与防护：隔离区域物资的领取由各病区指派专人到指定地点领取物资。如需要使用运送车则在离开隔离区域前使用过氧化氢消毒湿纸巾进行擦拭消毒。按照规定做好个人防护。

4. 手卫生及各类防护用品穿脱规范

（1）手卫生规范：手部没有肉眼可见污染时，宜使用手消毒剂进行卫生手消毒。下列情况应洗手：当手部有血液或其他体液等肉眼可见的污染时，可能接触对速干手消毒剂不敏感的病原微生物时。下列情况时医务人员应先洗手，然后进行卫生手消毒：接触传染病患者的血液、体液和分泌物以及被传染性病原微生物污染的物品后、直接为传染病患者进行检查、治疗、护理或处理传染患者污物之后。下列情况医务人员应洗手和/或使用手消毒剂进行卫生手消毒：接触患者前；清洁和无菌操作前，包括进行侵入性操作前；暴露患者体液风险后，包括接触患者黏膜、破损皮肤或伤口、血液、体液分泌物、排泄物、伤口敷料等之后；接触患者后；接触患者周围环境后，包括接触患者周围的医疗相关器械、用具等物体表面后，如图11-1。

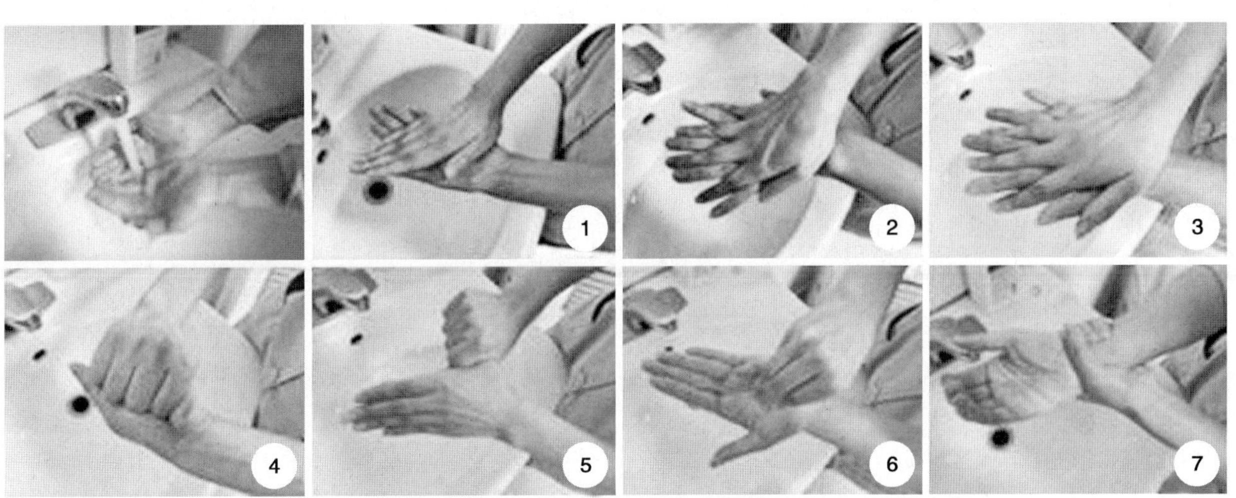

图 11-1　手卫生规范的七步洗手法

①内：掌心相对揉搓；②外：手指交叉，掌心对手背揉搓；③夹：手指交叉，掌心相对揉搓；④弓：弯曲手指关节在掌心揉搓；⑤大：拇指在掌中揉搓；⑥立：指尖在掌心中揉搓；⑦腕：双手腕关节揉搓。

（2）医用外科口罩、医用防护口罩穿脱流程

1）医用外科口罩佩戴流程：医务人员实施手卫生；检查外包装有无破损及使用有效期；口罩鼻夹向上，将口罩罩住鼻、口及下巴；上带系于头顶中部，下带系于颈后；捏紧鼻夹；调整口罩佩戴舒适度；口罩潮湿后，受患者血液、体液污染后及时更换。

2）医用防护口罩佩戴流程：医务人员实施手卫生；检查外包装有无破损及使用有效期；口罩鼻夹向上，一手托住防护口罩；将口罩紧贴面部罩住鼻、口及下巴；另一只手将下方系带拉过头顶，放在颈后；上方系带拉至头顶中部；捏紧鼻夹；调整口罩佩戴舒适度；进行密合性检查（双手完全捂住防护口罩后快速呼气，调整至不漏气为止）；口罩受患者血液、体液污染后及时更换，如图 11-2。

3）医用外科口罩和医用防护口罩摘除流程：医务人员实施手卫生；解开系于颈后的下方系带；解开系于头顶中部的上方系带；捏住口罩的系带，不要接触口罩外侧面；弃置于医疗废物桶内；实施手卫生。

（3）隔离衣穿脱流程

1）医务人员穿隔离衣流程：医务人员实施手卫生；手持衣领取出隔离衣；将衣领两端向外折，使内面朝向自己，露出衣袖内口；右手提衣，左手穿入衣袖内，右手将衣领上拉，露出左手；同法穿另一只衣袖；整理衣领，系好颈后系带，扎好袖口；将隔离衣的一边拉至前端捏住；同法将另一端捏住；双手在背后将两边的衣端对齐；将两边的衣端向一侧折

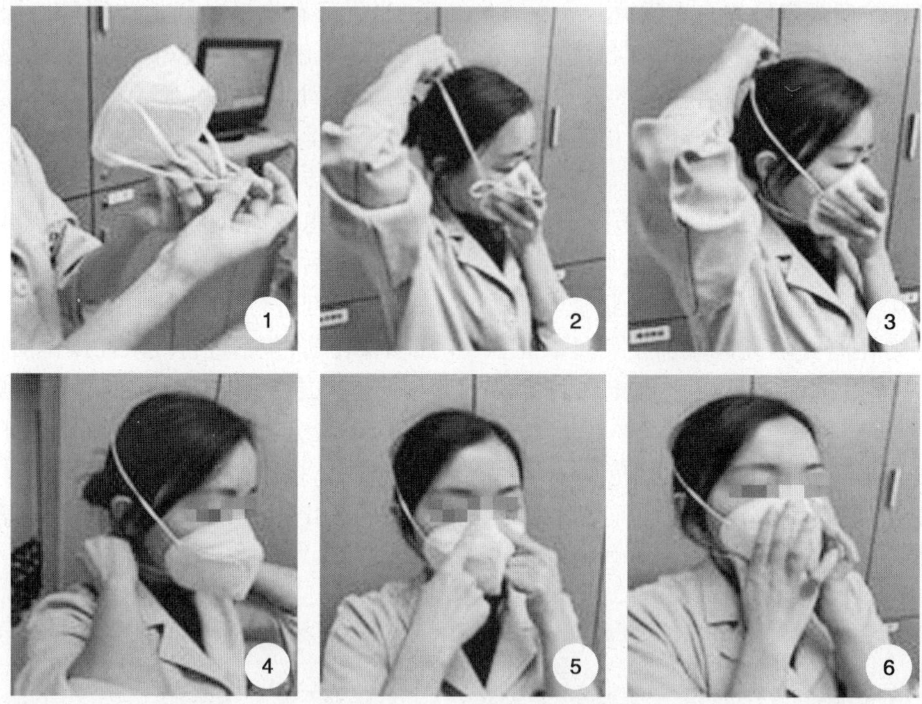

图 11-2　戴头套式口罩步骤

注:①单手握住口罩,并将手穿过口罩头带,金属鼻夹位向前;②~④戴上口罩并紧贴面部,将下端头带拉上,置于颈后,然后将下端头带拉过头部,并调整口罩至舒适位置;⑤将双手指尖沿着鼻梁金属条,由中间至两边向内按压,直至紧贴鼻梁;⑥将双手尽量遮盖口罩并进行正压/负压测试。正压测试:以双手遮住口罩,然后大力呼气,如果气从口罩边缘逸出,表示佩戴不当,必须再次调校头带及鼻梁金属条。负压测试:以双手遮住口罩,然后大力吸气,口罩中央会凹陷,如有空气从口罩边缘进入,表示佩戴不当,必须再次调校头带及鼻梁金属条。在未将口罩调校至合适位置前,切勿进入空气污染的地区。

叠,用腰带于背后交叉固定住衣端后绕回前端系好。

2）医务人员脱隔离衣流程:解开隔离衣腰带,在前面打一活结;充分暴露双手;实施手卫生;解开颈后系带;右手穿入左手腕部衣袖内,拉下衣袖,遮盖左手;用遮盖住的左手捏住右手隔离衣袖外侧面,拉下右侧衣袖;双手逐渐从衣袖内退出,脱下隔离衣;将脱下的隔离衣污染面向内卷成包裹状,弃置于医疗废物桶内;实施手卫生。

（4）医用防护服穿脱流程

1）医务人员穿医用防护服流程:医务人员实施手卫生;戴医用防护口罩;戴一次性圆帽;穿防护服;戴好连体衣帽;拉上拉锁;粘贴拉链上的密封条;戴乳胶手套,如图 11-3。

2）医务人员脱医用防护服流程:医务人员实施手卫生;脱鞋套;摘外层手套;实施手卫生;将防护服拉链拉到底;向上提拉衣帽,使其脱离头部;脱防护服,由上向下边卷边脱,污染面向里;弃置于医疗废物桶;实施手卫生;摘护目镜;摘一次性圆帽;摘内层手套;实施手卫生;摘防护口罩;实施手卫生,如图 11-4。

5. 发热门诊医务人员穿脱防护用品流程

（1）发热门诊医务人员穿戴防护用品流程:医务人员进入清洁区;实施手卫生;戴医用口罩;戴一次性圆帽;戴护目镜;戴第一层手套;穿防护服或隔离衣;穿鞋套;戴第二层手套,必要时加戴防护面屏。

（2）发热门诊医务人员脱防护用品流程:医务人员在污染区内实施手卫生;进入缓冲间;脱鞋套→摘外层手套;实施手卫生→脱防护服或隔离衣;实施手卫生;摘护目镜→摘一次性圆帽→摘内层手套;实施手卫生→进入清洁区;摘防护口罩→实施手卫生;洗澡→更换个人衣物。

6. 隔离区域医务人员穿脱防护用品流程

（1）隔离区域医务人员穿戴防护用品流程:医务人员进入缓冲区前室;实施手卫生;戴医用口罩;戴一次性圆帽;戴护目镜;戴第一层手套;穿防护服或隔离衣;穿鞋套;戴第二层手套,必要时加戴防护面屏。

（2）隔离区域医务人员脱防护用品流程:医务人员在外走道实施手卫生;脱鞋套→摘外层手套;实施手卫生→进入缓冲间;脱防护服或隔离衣;实

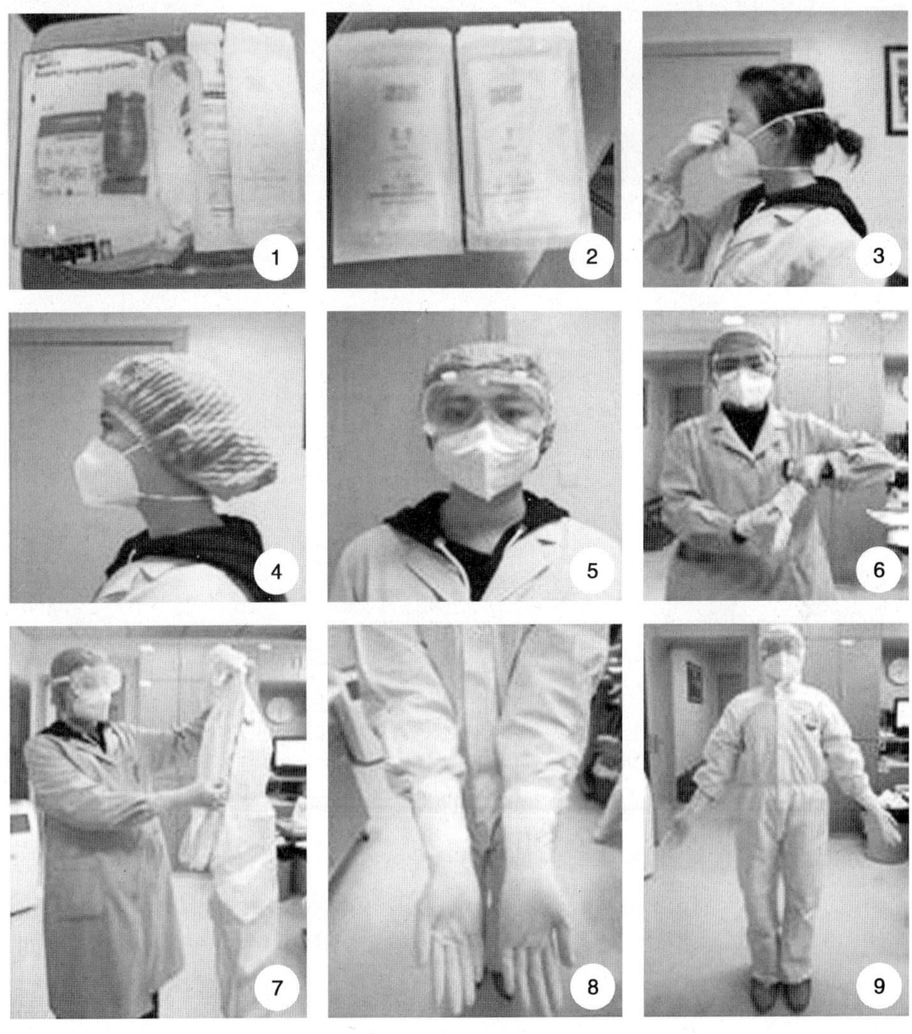

图 11-3　穿防护衣的具体流程

注：①准备好所需防护用品；②注意两个橡胶手套的大小，内层手套小于外层手套的尺寸；③正确戴好口罩；④正确戴好帽子，注意将耳朵、所有头发包裹于帽子内达到有效保护；⑤戴上护目镜，如使用医用面屏，则此步骤省略；⑥佩戴一次性乳胶手套，并进行手套气密性检查，避免手套有破损，手套应该扎住工作服袖口；⑦穿防护服，用手握住防护服的上半身，以免接触地面而被污染，整理好防护服，先穿裤腿，再穿袖口，拉上拉链，扯下胶条，最大限度的保护自己；⑧佩戴一次性乳胶手套，手套应压紧防护服袖口；⑨全部穿戴整齐。

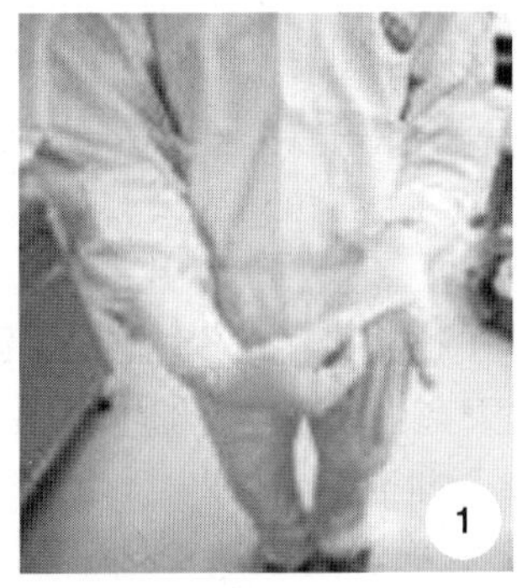

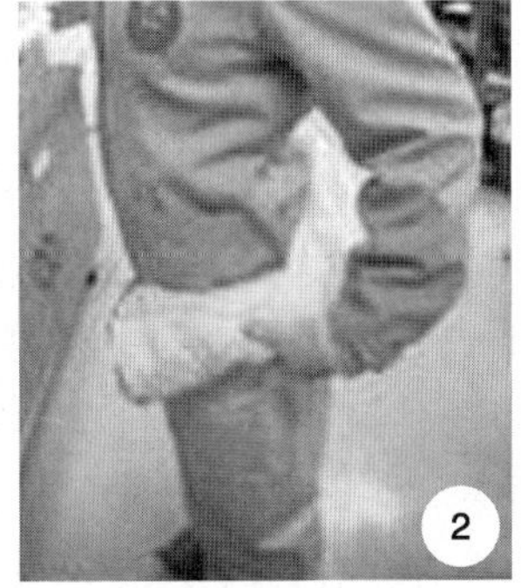

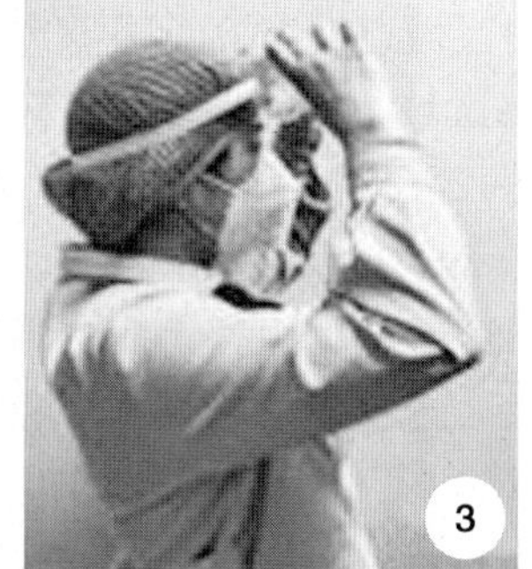

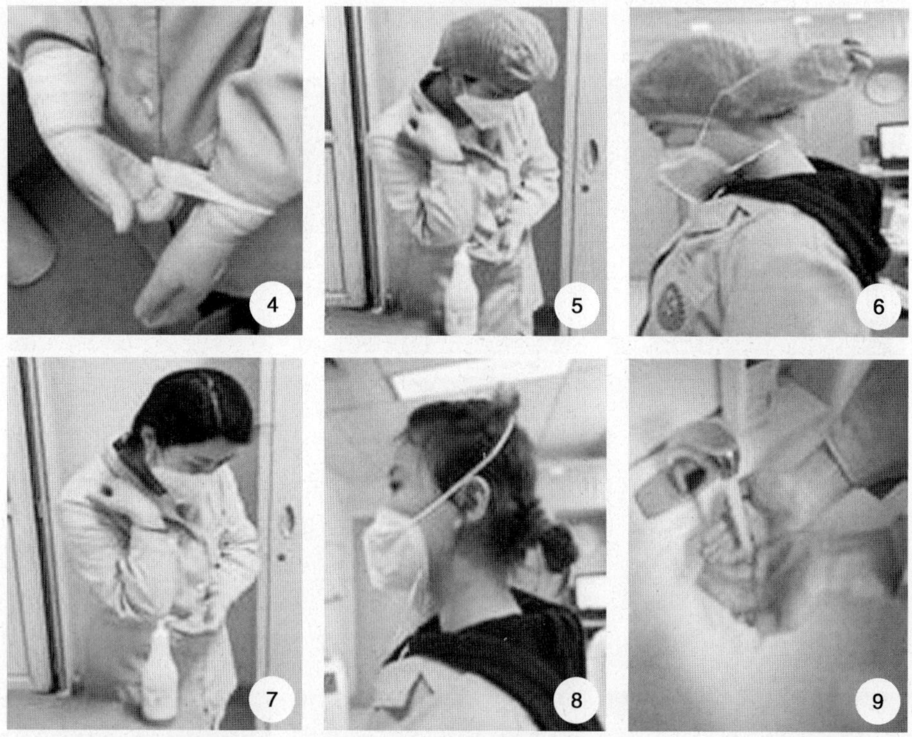

图 11-4　脱防护衣的具体流程

注：①脱外层乳胶手套；②解开防护服，翻转脱下防护服，避免污染内层工作服；③取下护目眼镜；④脱一次性乳胶手套；⑤按照七部洗手法进行手卫生；⑥取下一次性工作帽；⑦按照七部洗手法进行手卫生；⑧取下一次性医用口罩，避免接触口罩外面，污染双手；⑨用流动水冲洗双手，按照七步洗手法进行手卫生。

施手卫生；摘护目镜→摘一次性圆帽→摘内层手套；实施手卫生→进入缓冲区前室；摘防护口罩→实施手卫生；洗澡→更换个人衣物。

7. 各区域消毒技术方案

（1）特定场所消毒技术方案

根据流行病学调查结果确定现场消毒的范围、对象和时限。低度风险区域是基本没有患者或患者只作短暂停留的区域，如行政管理部门、图书馆、会议室、病案室等。中度风险区域是有普通患者，患者体液、血液、排泄物、分泌物对环境表面存在潜在污染可能性的区域，如普通住院病房、门诊科室、功能检查室等公共区域。高度风险区域是有感染或移植患者的区域以及对高度易感患者采取保护性隔离措施的区域，如感染性疾病科、手术室、产房、重症监护病区、移植病房、烧伤病房、早产儿室等公共区域。

随时消毒是指对病例和无症状感染者污染的物品和场所及时进行的消毒处理。患者居住过的场所如发热门诊、隔离病房及转运工具等，患者排出的污染物及其污染的物品，应做好随时消毒，消毒方法参见终末消毒。有人条件下，不建议喷洒消毒。患者隔离的场所可采取排风（包括自然通风和机械排风）措施，保持室内空气流通。每日通风 2~3 次，每次不少于 30 分钟。疑似病例应进行单间隔离，确诊病例可多人安置于同一房间。隔离病房应通风良好，可采取排风（包括自然通风和机械排风），也可采用循环风空气消毒机进行空气消毒。无人条件下还可用紫外线对空气进行消毒，用紫外线消毒时，可适当延长照射时间到 1 小时以上。医护人员和陪护人员在诊疗、护理工作结束后应洗手并消毒。

终末消毒是指传染源离开有关场所后进行的彻底的消毒处理，应确保终末消毒后的场所及其中的各种物品不再有病原体的存在。终末消毒对象包括病例和无症状感染者排出的污染物（血液、分泌物、呕吐物、排泄物等）及其可能污染的物品和场所，不必对室外环境（包括空气）开展大面积消毒。

应尽量选择一次性诊疗用品，非一次性诊疗用品应首选压力蒸汽灭菌，不耐热物品可选择化学消毒剂或低温灭菌设备进行消毒或灭菌。环境物体表面可选择含氯消毒剂擦拭、喷洒或浸泡消毒。手、皮肤建议选择有效的消毒剂如碘伏、含氯消毒剂和过氧化氢消毒剂等手、皮肤消毒剂或速干手消毒剂擦拭消毒。室内空气消毒可选择过氧乙酸、二氧化氯、过氧化氢等消毒剂喷雾消毒。所用消毒产品应符合国家卫生健康部门管理要求。

病室在病例住院或死亡后，轻症病例或无症状感染者核酸检测阴转后均应进行终末消毒；交通运输工具在病例和无症状感染者离开后应对交通运输工具进行终末消毒；诊疗区域的发热门诊、感染科门诊等每日工作结束后，以及病区隔离病房，在病例住院或死亡后，无症状感染者核酸检测阴转后均应做好终末消毒。

（2）发热门诊消毒技术方案

1）应尽量选择一次性诊疗用品，非一次性诊疗用品应首选压力蒸汽灭菌，不耐热物品可选择化学消毒剂或低温灭菌设备进行消毒或灭菌。

2）手、皮肤建议选择有效的消毒剂如碘伏、含氯消毒剂和过氧化氢消毒剂等手皮肤消毒剂或速干手消毒剂擦拭消毒。

3）物表、地面应定时清洁及消毒，每日三次，遇污染时及时进行消毒处理。

4）可采取排风（包括自然通风和机械排风）措施，保持室内空气流通，要注重空气流动方向，严禁从污染区流向清洁区。每日通风2～3次，每次不少于30分钟，或使用循环风空气消毒机进行消毒。

5）地面、墙壁：有肉眼可见污染物时，应先完全清除污染物再消毒。无肉眼可见污物时，可用1 000mg/L的含氯消毒液消毒剂擦拭或喷洒消毒，消毒作用时间应不少于30分钟。

6）物体表面：诊疗设施设备表面以及床围栏、床头柜、家具、门把手、家居用品等有肉眼可见污染物时，应先完全清除污染物再消毒。无肉眼可见污染物时，用1 000mg/L的含氯消毒液进行喷洒、擦拭或浸泡消毒，作用30分钟后清水擦拭干净。

7）污染物（患者血液、分泌物、呕吐物和排泄物）的处理方法：少量污染物可用一次性吸水材料（如纱布、抹布等）蘸取5 000～10 000mg/L的含氯消毒液（或能达到高水平消毒的消毒湿巾/干巾）小心移除。大量污染物应使用含吸水成分的消毒粉或漂白粉完全覆盖，或用一次性吸水材料完全覆盖后用足量的5 000～10 000mg/L的含氯消毒液浇在吸水材料上，作用30分钟以上（或能达到高水平消毒的消毒湿巾/干巾），小心清除干净。清除过程中避免接触污染物，清理的污染物按医疗废物集中处置。患者的排泄物、分泌物、呕吐物等应有专门容器收集，用含20 000mg/L含氯消毒剂，按粪、药比例1∶2浸泡消毒2小时。清除污染物后，应对污染的环境物体表面进行消毒。盛放污染物的容器可用含有效氯5 000mg/L的消毒剂溶液浸泡消毒30分钟，然后清洗干净。

（3）隔离区域消毒技术方案

1）应尽量选择一次性诊疗用品，非一次性诊疗用品应首选压力蒸汽灭菌，不耐热物品可选择化学消毒剂或低温灭菌设备进行消毒或灭菌。

2）手、皮肤建议选择有效的消毒剂如碘伏、含氯消毒剂和过氧化氢消毒剂等手皮肤消毒剂或速干手消毒剂擦拭消毒。

3）物表、地面应定时清洁及消毒，每日三次，遇污染时及时进行消毒处理。

4）在病例住院或死亡后，轻症病例或无症状感染者核酸检测转阴后均应进行终末消毒，包括：地面、墙壁，桌、椅等家具台面，门把手，患者餐（饮）具、衣服、被褥等生活用品，玩具，卫生间包括厕所等。

5）常见污染对象的消毒方法：①室内空气的终末消毒可选择过氧化氢空气消毒机进行消毒。②污染物（患者血液、分泌物、呕吐物和排泄物）：少量污染物可用一次性吸水材料（如纱布、抹布等）蘸取5 000～10 000mg/L的含氯消毒液（或能达到高水平消毒的消毒湿巾/干巾）小心移除。大量污染物应使用含吸水成分的消毒粉或漂白粉完全覆盖，或用一次性吸水材料完全覆盖后用足量的5 000～10 000mg/L的含氯消毒液浇在吸水材料上，作用30分钟以上（或能达到高水平消毒的消毒湿巾/干巾），小心清除干净。清除过程中避免接触污染物，清理的污染物按医疗废物集中处置。患者的排泄物、分泌物、呕吐物等应有专门容器收集，用含20 000mg/L含氯消毒剂，按粪、药比例1∶2浸泡消毒2小时。清除污染物后，应对污染的环境物体表面进行消毒。盛放污染物的容器可用含有效氯5 000mg/L的消毒剂溶液浸泡消毒30分钟，然后清洗干净。③地面、墙壁：有肉眼可见污染物时，应先完全清除污染物再消毒。无肉眼可见污物时，可用1 000mg/L的含氯消毒液消毒剂擦拭或喷洒消毒。消毒作用时间应不少于30分钟。④物体表面：诊疗设施设备表面以及床围栏、床头柜、家具、门把手、家居用品等有肉眼可见污染物时，应先完全清除污染物再消毒。无肉眼可见污染物时，用1 000mg/L的含氯消毒液擦拭或浸泡消毒，作用30分钟后清水擦拭干净；⑤患者使用后的床单、被罩等织物，采用双层黄色医疗废物袋包装密封，做好标识，交被服库统一消毒清洗，并做好交接记录。

（4）普通病区消毒技术方案

1）手、皮肤建议选择有效的消毒剂如碘伏、含氯消毒剂和过氧化氢消毒剂等手皮肤消毒剂或速干手消毒剂擦拭消毒。

2）可采取排风（包括自然通风和机械排风）措施，保持室内空气流通。每日通风2~3次，每次不少于30分钟。无人条件下还可用紫外线对空气进行消毒，用紫外线消毒时，可适当延长照射时间到1小时以上。

3）物表、地面应定时清洁及消毒，每日两次。用500mg/L的含氯消毒液擦拭，作用30分钟。遇污染时及时进行消毒处理。

4）若普通病房收治有病例（确诊病例、疑似病例）和感染者（轻症病例、无症状感染者），消毒方案参照隔离区域的消毒技术方案。同时，需指定防护用品穿脱的具体位置。

（5）公共区域日常清洁及消毒流程

1）保洁人员根据区域风险等级穿戴个人防护用品。

2）备齐清洁工具，如清洁车、抹布、拖把、消毒剂、量杯、桶、整理箱等。

3）配制消毒液（使用量杯）。

4）测试消毒液浓度：消毒液配制好后应使用消毒剂浓度试纸进行有效浓度的监测并记录，监测合格方能进行使用。

注意事项：含氯消毒剂应现配现用，使用时间不能超过24小时。

5）清洁与消毒：①所有公共区域应定时清洁及消毒，每日三次。特别是高频接触的地方，如升降电梯所有内表面、自动扶梯扶手、门帘、门诊大厅护栏、座椅、挂号缴费机等；②擦拭物表应按由洁到污的顺序进行清洁消毒工作，先擦拭接触相对较少的环境表面，再擦拭经常接触的环境表面，最后擦拭厕所内地面及用物表面，擦完一个物表更换一块抹布；③地面采用1 000mg/L有效氯的含氯消毒液擦拭，作用30分钟；④当物体表面或地面受到患者血液、体液等明显污染时，保洁人员应戴好手套，先用吸湿方法（建议使用高质量纸巾）去除可见污染物，再用1 000mg/L有效氯的含氯消毒液擦拭作用30分钟后清水擦拭；⑤新型冠状病毒性肺炎疑似和确诊患者外出检查、标本运输及患者转运专梯加强消毒频次，至少每日3次。

6）使用后的清洁工具进行规范消毒处理。

8. 病例和无症状感染者专用转运车清洁消毒流程　医务人员实施手卫生；戴乳胶手套；在固定区域内使用1 000mg/L浓度健之素浸泡的布巾或过氧化氢消毒湿纸巾擦拭消毒转运车表面；实施手卫生；作用30分钟后清水擦拭；转运车置于通风处备用；实施手卫生。

9. 病例和无症状感染者转运过程中防护工作流程　医务人员实施手卫生；戴医用防护口罩；戴一次性圆帽；穿防护服；穿鞋套；戴乳胶手套；戴护目镜或防护面屏；患者佩戴一次性外科口罩；使用病例和无症状感染者专用转运车，按指定路线和指定电梯转运患者；转运结束后对指定电梯和转运车进行清洁消毒。

10. 转运病例和无症状感染者医务人员脱防护用品流程　医务人员完成转运任务后更换清洁乳胶手套；完成对转运工具的消毒处理；在指定地点脱乳胶手套；脱鞋套；实施手卫生；摘除护目镜或防护面屏；脱防护服；实施手卫生；摘除一次性圆帽；摘除医用防护口罩；实施手卫生；沐浴更衣。

11. 样本采集及运送医院感染预防控制

（1）采样人员的个人防护：三级防护，穿戴工作服、一次性工作帽、双层手套、防护服、KN95/N95及以上颗粒物防护口罩或医用防护口罩或动力送风过滤式呼吸器、防护面屏、工作鞋或胶靴、防水靴套。必要时，可加穿防水围裙或防水隔离衣。

（2）采样房间的要求

1）应该设置专用的采样房间，不应在床边采样。

2）采样房间应有紫外线/空气消毒机等空气消毒装置。

3）采样时，除采样人员和被采样患者，应尽量减少其他人员在采样房间。

4）采样结束后，应进行空气消毒和物表消毒后，才能为下一位患者采样。

5）进行清洁消毒的人员也应做好个人防护（三级防护）。

（3）标本的放置

1）所有标本应放在大小适合的带螺旋盖内有垫圈、耐冷冻的样本采集管里，拧紧。

2）将密闭后的标本放入生物安全样本袋，每袋装一份标本。

3）用75%酒精喷洒生物安全样本袋，然后放置在固定的专用标本存放台上。

（4）标本运送人员的个人防护：建议穿戴工作

服、一次性工作帽、一次性手套（双层）、防护服、医用防护口罩或动力送风过滤式呼吸器、防护面屏或护目镜、工作鞋或胶靴、防水靴套等，必要时穿一次性鞋套。随身携带过氧化氢手消毒剂。

（5）标本的运送：标本运送人员遵循固定路线及指定电梯收集转运标本。每次将生物安全样本袋放入转运容器后，应进行手卫生（过氧化氢手消毒剂）。转运容器应密闭，并有生物危害标识。每次转运完标本后应对转运容器进行消毒，可用1 000mg/L含氯消毒液浸泡30分钟消毒。标本转运指定电梯应加强消毒频次，每次转运均应消毒，可用1 000mg/L含氯消毒液擦拭轿底及轿厢表面，作用30分钟，然后打开送风系统运行一小时后方可使用。

12. 医务人员职业暴露应急处置流程　新型冠状病毒肺炎疫情期间，医务人员在发热门诊或隔离病房污染区内发生职业暴露，应就近到有流动水手卫生设施的位置，对暴露部位进行紧急处理，并按流程在指定地点脱防护用品后，在清洁区进一步进行暴露处置并上报。

（1）皮肤被污染物污染时，应立即清除污染物，再用一次性吸水材料蘸取0.5%碘伏或3%过氧化氢消毒剂擦拭消毒3分钟以上，使用清水清洗干净。

（2）眼睛等黏膜被污染物污染时，应用大量生理盐水冲洗或0.05%碘伏冲洗消毒。

（3）针刺伤等锐器职业暴露后，立即在伤口旁由近心端向远心端轻轻挤压，尽可能挤出损伤处的血液，再用肥皂液和流动水进行冲洗，然后用75%酒精或0.5%碘伏消毒，包扎伤口。

（4）呼吸道暴露后，用大量的生理盐水或双氧水漱口，并根据暴露情况评估是否需要医学观察，需医学观察者，居家隔离14天，观察期间如出现呼吸道症状，立即至发热门诊就诊。

（5）职业暴露者可酌情在感染科医生的指导下服用抗病毒药进行预防。

13. 防护用品不慎脱卸破损的处理流程

（1）防护服破损：立即离开污染区，严格按照离开污染区时的防护用品脱卸流程，摘脱所有防护用品，如需返回污染区工作，需严格按照穿戴流程重新穿戴新的防护用品。

（2）口罩破损或脱卸：立即离开污染区，严格按照离开污染区时的防护用品脱卸流程，摘脱所有防护用品，并进行个人清洁消毒（生理盐水或双氧水漱口，并用棉签蘸取酒精擦拭鼻孔、外耳道、眼部等皮肤黏膜），并根据暴露情况评估是否需要医学观察。

（3）护目镜脱卸：立即离开污染区，严格按照离开污染区时的防护用品脱卸流程，摘脱所有防护用品，手卫生（流动水洗手）→生理盐水冲洗眼睛→75%酒精消毒眼部周围皮肤→手卫生。如需返回污染区工作，需严格按照穿戴流程重新穿戴新的防护用品。

（4）手套破损或脱卸：立即离开污染区，严格按照离开污染区时的防护用品脱卸流程，摘脱所有防护用品，手卫生（流动水洗手）。如需返回污染区工作，需严格按照穿戴流程重新穿戴新的防护用品。脱卸的防护用品不可重复使用，需进行更换。

14. 医疗废物处置流程

（1）医疗废物的分类收集

1）明确分类收集范围：在诊疗新型冠状病毒肺炎患者及疑似患者发热门诊和病区（房）产生的废弃物，包括医疗废物和生活垃圾，均应当按照医疗废物进行分类收集。

2）规范包装容器：医疗废物专用包装袋、利器盒的外表面应当有警示标识，在盛装医疗废物前，应当进行认真检查，确保其无破损、无渗漏。医疗废物收集桶应为脚踏式并带盖。医疗废物达到包装袋或者利器盒的3/4时，应当有效封口，确保封口严密。应当使用双层包装袋盛装医疗废物，采用鹅颈结式封口，分层封扎。

3）做好安全收集：按照医疗废物类别及时分类收集，确保人员安全，控制感染风险。病区医疗废物存放间需及时关闭门和上锁，以免污染与流失。盛装医疗废物的包装袋和利器盒的外表面被感染性废物污染时，应当增加一层包装袋。分类收集使用后的一次性隔离衣、防护服等物品时，严禁挤压。每个包装袋、利器盒应当系有或粘贴中文标签，标签内容包括：医疗废物产生单位、产生部门、产生日期、类别，并在特别说明中标注“新型冠状病毒肺炎”或者简写为“新冠”。

4）分区域进行处理：收治新型冠状病毒肺炎患者及疑似患者发热门诊和病区（房）的潜在污染区和污染区产生的医疗废物，在离开污染区前应当对包装袋表面采用1 000mg/L的含氯消毒液喷洒消毒（注意喷洒均匀）或在其外面加套一层医疗废物包装袋；清洁区产生的医疗废物按照常规的医疗废物处置。

5）做好病原标本处理：医疗废物中含病原体的标本和相关保存液等高危险废物，应当在产生地点进行压力蒸汽灭菌或者化学消毒处理，然后按照感染性废物收集处理。

（2）医疗废物的运送贮存

1）安全运送管理：在运送医疗废物前，应当检查包装袋或者利器盒的标识、标签以及封口是否符合要求。工作人员在运送医疗废物时，应当防止造成医疗废物专用包装袋和利器盒的破损，防止医疗废物直接接触身体，避免医疗废物泄漏和扩散。每天运送结束后，对运送工具进行清洁和消毒，含氯消毒液浓度为 1 000mg/L；运送工具被感染性医疗废物污染时，应当及时消毒处理。

2）规范贮存交接：医疗废物暂存处应当有严密的封闭措施，设有工作人员进行管理，防止非工作人员接触医疗废物。医疗废物宜在暂存处单独设置区域存放，尽快交由医疗废物处置单位进行处置。用 1 000mg/L 的含氯消毒液对医疗废物暂存处地面进行消毒，每天两次。医疗废物产生部门、运送人员、暂存处工作人员以及医疗废物处置单位转运人员之间，应逐层登记交接，并说明其来源于新型冠状病毒肺炎患者或疑似患者。

3）医疗废物回收人员在发热门诊、隔离区域的污物通道入口处接收医疗废物，不得进入病区。且本次仅能收集本隔离区的医疗废物，返回医疗废物暂存处进行手卫生并更换防护用品后方可前往下一个科室。

4）做好转移登记：严格执行危险废物转移联单管理，对医疗废物进行登记。登记内容包括医疗废物的来源、种类、重量或者数量、交接时间、最终去向以及经办人签名，特别注明“新型冠状病毒肺炎”或“新冠”，登记资料保存 3 年。

5）及时通知医疗废物处置单位进行上门收取，并做好相应记录。各级卫生健康行政部门和医疗机构要加强与生态环境部门、医疗废物处置单位的信息互通，配合做好新型冠状病毒肺炎疫情期间医疗废物的规范处置。

15. 新型冠状病毒污染的医疗污水应急处理技术方案

为了有效应对目前新型冠状病毒肺炎疫情（以下简称疫情）患者及治疗过程产生污水对环境的污染，规范医疗污水应急处理、杀菌消毒要求，保护生态环境和人体健康，确保出水粪大肠菌群数等各项指标达到《医疗机构水污染物排放标准》的相关要求。

（1）加强分类管理，严防污染扩散：医院产生的污水应加强杀菌消毒，强化工艺控制和运行管理，采取有效措施，确保达标排放，不得将固体传染性废物、各种化学废液弃置和倾倒排入下水道。

（2）强化消毒灭菌，控制病毒扩散：对于产生的污水最有效的消毒方法是投加消毒剂。应根据不同情形选择适用的消毒剂种类和消毒方式，保证达到消毒效果。

（3）应做好日常余氯自检工作，每日二次在排放口测定排放的余氯总浓度并记录。参考有效氯投加量为 50mg/L。消毒接触池的接触时间 ≥1.5h，余氯量大于 6.5mg/L（以游离氯计），粪大肠菌群数<100 个/L，不得检出肠道致病菌、肠道病毒。

（4）每日做好设备运行及故障发生、排除等情况的记录。设备运行情况包括运转时间、处理水量、消毒剂消耗量、余氯检测次数、检测结果等；故障情况包括故障时间、故障主要情况、故障处理结果等。

（5）污水处理工作人员每日上班后仔细巡查污水处理系统，无异常情况后按照操作规程处理污水。

（6）污水处理工作人员监测操作时应该做好个人防护，重点做好手部与面部防护，配备全套工作服、手套、面罩、护目镜和防毒面具以及急救物品。操作前后做好手卫生。

16. 轻症和出院患者居家隔离注意事项

（1）轻症患者居家隔离注意事项

1）应相对独立居住，尽可能减少与共同居住人员的接触。

2）观察期间不得外出，如果必须外出，经医学观察管理人员批准后方可，并要佩戴一次性外科口罩，避免去人群密集场所。

3）推荐通风良好的单间居住。如果做不到，与家人保持至少 1m 的距离（如睡在单独的床上）。

4）确保共享空间（如厨房、浴室）通风良好（如保持窗户敞开）。

5）尽量减少共享空间，确需共享空间请佩戴外科口罩。

6）在咳嗽或者打喷嚏时用纸巾或肘部遮掩口鼻。

7）在接触呼吸道分泌物后、进食前、如厕后应当使用流动水洗手。

8）口罩不能重复使用，如果口罩被分泌物弄湿或弄脏，必须立即更换，并在取下口罩后进行手卫生，口罩丢弃后应喷洒酒精消毒。

9）避免共用牙刷、香烟、餐具、盘子、饮料、毛巾、浴巾或床单。

10）每天使用含有500mg/L的含氯消毒剂清洁和消毒经常接触的表面，如床头柜、床架和其他卧室家具。

11）每天至少早晚开窗通风2次，每次半小时，不能自然通风的就用排气扇通风。

12）房内准备带盖的垃圾桶、专用垃圾袋，个人产生的垃圾袋装封口后丢弃。

13）每天监测体温，如有发热、寒战、干咳、咳痰、鼻塞、流涕、咽痛、头痛、乏力、肌肉酸痛、呼吸困难、胸闷、结膜充血、恶心、呕吐、腹泻和腹痛等症状的，请尽快上报社区。

14）应有一套专用物品，并且单独清洗。使用普通洗衣皂和清水清洗衣物、床单、浴巾、毛巾等，或者用洗衣机以60~90℃和普通家用清洗液清洗，并完全干燥。

15）饮食要与家人分开，使用的碗筷单独放置。

16）勤洗手，洗好手。家人进入其房间、摸过其东西后一定要用洗手液洗手，手背、手掌、手指、指缝、指关节、拇指和手腕都要洗。

17）从外返家后，可将带回的物品外表面用75%的医用酒精进行喷洒消毒，并用纸巾擦拭干净，手机和钥匙也需消毒。

18）物品消毒：用稀释好的84消毒液，每天两次，用抹布浸湿后擦拭接触过的物品家具表面。每天用84消毒液冲洗或擦拭浴室和厕所表面一次。

（2）出院患者居家隔离注意事项

1）尽量减少外出，外出时请佩戴外科口罩。

2）推荐通风良好的单间居住，如果做不到，与家人保持至少1m的距离（如睡在单独的床上）。

3）确保共享空间（如厨房、浴室）通风良好（如保持窗户敞开）。

4）尽量减少共享空间，确需共享空间请佩戴外科口罩。

5）在咳嗽或者打喷嚏时用纸巾或肘部遮掩口鼻。

6）在接触呼吸道分泌物后、进食前、如厕后应当使用流动水洗手。

7）如果口罩被分泌物弄湿或弄脏，必须立即更换，并在取下口罩后进行手卫生。

8）避免共用牙刷、香烟、餐具、盘子、饮料、毛巾、毛巾或床单。

9）每天使用含有500mg/L的含氯消毒剂清洁和消毒经常接触的表面，如床头柜、床架和其他卧室家具。

10）衣物消毒：毛巾、衣物、被罩等，建议用含氯消毒剂浸泡1h，或采用煮沸15min消毒。

11）每天至少早晚开窗通风2次，每次半小时，不能自然通风的就用排气扇通风。

12）个人产生的垃圾袋装封口后丢弃。

13）每天监测体温，如有发热、咳嗽、乏力等症状的，请尽快上报社区。

（吴红英　余建明）

第二节　重大疫情感控CT检查工作流程

新型冠状病毒肺炎（新型冠状病毒肺炎）是经呼吸道飞沫和密切接触传播的重大传染病，其病毒在全国及世界各地蔓延。CT检查作为新型冠状病毒肺炎诊断的主要手段之一，它对病变的早期诊断、病变性质判断、疾病严重程度的评估、进行临床分型、评价疗效和判断疾病转归等方面发挥重要作用。尤其是多层螺旋CT空间分辨力和密度分辨力较高，不受层面以外结构的干扰，通过图像后处理技术，能够多平面和多方位显示病灶的细节。由此可见，CT检查在这次重大传染病的新型冠状病毒肺炎“战疫”中起着举足轻重的作用，然而对于这个传染性很强的病毒，医患人员的感染防控就显得尤为重要。

一、感染防控等级与分区

（一）感染防控等级

1. 一般防护　适用于放射诊断室、后处理室、信息管理室等远离患者场所的工作人员。戴一次性工作帽、一次性外科口罩，穿工作服，注意手卫生。

2. 一级防护　适用于预检分诊、登记处、取片处、普通放射检查室等区域的工作人员。戴一次性工作帽、一次性外科口罩（接触有流行病学史时N95以上医用防护口罩），穿工作服（必要时加隔离衣），必要时戴一次性乳胶手套，严格执行手卫生。

3. 二级防护　适用于隔离病房、专用放射检查室等场所中与疑似或确诊患者密切接触的人员。戴一次性工作帽、N95以上口罩、护目镜、一次性乳胶手套，穿防护服(必要时加隔离衣)、一次性鞋套，严格执行手卫生。

4. **三级防护**　适用于为容易产生气溶胶的疑似或确诊重症患者进行放射检查的密切接触人员。在二级防护基础上，加戴面罩或全面型呼吸防护器或正压式头套，严格执行手卫生。

感控防护等级的确定应以所接触患者的类型以及与患者的接触程度为依据，而不应仅限定于以上的具体场所。

(二) 感染防控分区

在抗击新型冠状病毒感染的肺炎疫情期间，医务人员的首要任务是截断传播途径，避免交叉感染。在连接发热门诊区域，放射科应设置独立的发热患者专用影像检查区。如果条件有限，在检查发热患者前必须疏散普通患者和家属，检查结束后严格按照规定消毒后才能检查其他患者。放射科可根据设备配置情况，尽可能地实行分区检查。

根据各医院放射科的具体布局，设置污染区(登记室、增强准备室、检查室、候诊区域、运送通道、电梯和患者卫生间)、半污染区(操作室、检查室之间的通道)、缓冲区(半污染区到更衣室之间的区域)和清洁区(更衣室、办公室、诊断室、值班室、会议室、茶水间、休息室和库房等)。污染区连接发热门诊的连廊、发热患者影像检查专用机房、候诊厅以及检查完成后获取检查结果的通道；半污染区用于技师操作影像检查专用设备的控制室及穿脱防护装备的区域，该区域也包括用于非发热患者在普通CT检查后，图像高度疑似“新型冠状病毒感染的肺炎”的临时等候区；缓冲区包括门诊、住院患者的普通影像检查通道和技师更换工作服和个人清洁的区域；清洁区主要用于放射技师及医生办公。

更衣室用于工作人员穿戴防护用品，工作结束后在半污染区脱下各种防护用品，在缓冲区脱下工作服，并做好个人清洁，特别是手卫生，在更衣室穿戴个人生活服装。将工作人员通道与患者通道分开，非必要通道可以临时关闭，工作人员和患者按照区域划分通行路线，工作人员穿戴防护用品(包括护目镜或防护面罩(防雾型)、防护服、一次性鞋套和双层一次性乳胶手套)仅限于在污染区和半污染区活动。所有不同区域的门内外均放置速干手消毒液，工作人员进出门均进行手消毒。

二、疫情专用CT检查流程感控

(一) 专用CT机检查区域划分

我国现行的医院CT检查室的布局大多数没有考虑重大传染病情况，整体布局各异，但因面对新型冠状病毒肺炎具有潜伏期长、传染性强，起病隐匿，人群普遍易感等特点，所以检查区域的划分一定要根据本单位CT室的位置、布局进行个性化划分，以满足新冠疫情防控的要求。

1. 根据各医院放射科的具体布局，设置污染区(登记室、增强准备室、检查室、候诊区域、运送通道、电梯和患者卫生间)、半污染区(操作室、检查室之间的通道)、缓冲区(半污染区到更衣室之间的区域)和清洁区(更衣室、办公室、诊断室、值班室、会议室、茶水间、休息室和库房等)，根据分区做好人员的感染防护和环境消毒工作。

2. 更衣室用于工作人员穿戴防护用品，工作结束后在半污染区脱下各种防护用品，在缓冲区脱下工作服，并做好个人清洁，特别是手卫生，在更衣室穿戴个人生活服装。

3. 将工作人员通道与患者通道分开，非必要通道可以临时关闭，工作人员和患者按照区域划分通行路线，工作人员穿戴防护用品[包括护目镜或面罩(防雾型)、防护服、一次性鞋套和双层一次性乳胶手套]仅限于在污染区和半污染区活动。

4. 所有不同区域的门内外均放置速干手消毒液，工作人员进出门均进行手消毒。

5. 专用CT检查室，专机用于发热患者、疑似患者和确诊患者的检查。

(二) 专用CT检查流程及扫描方案

1. **接诊前准备**　①专用一台CT接诊疑似或确诊病例，可以通过控制台升降检查床的CT机型，同时具备独立操作间。②机房采用新风系统中央空调的，将空调送风量和排风量开到最大，机房采用普通中央空调的，关闭机房和操作间中央空调，开启备用独立空调，如果没有备用独立空调，做完检查消毒后再开启中央空调。③为了减少病毒接触传播，检查床铺一次性中单，使检查设备与患者隔离。④安排2名技师，1名操作扫描，1名进机房摆位。

2. **患者准备**　患者必须戴口罩，一般取仰卧位，扫描前对患者进行呼吸训练，嘱患者配合呼吸指令进行检查。一般取吸气末屏气。重型及危重型患者，可不做吸气要求，优先保证屏气。

3. **扫描范围及方向**　从肺尖到肋膈角。重型及危重型患者(屏气困难者),可采取从肋膈角到肺尖的扫描方向,减少肺下野因屏气困难引起的呼吸运动伪影,保证图像质量。

4. **扫描参数**　采用螺旋扫描,开启自动管电压或管电压选择 100~120kV,使用智能毫安秒(50~350mAs),准直器宽度 0.5~1.5mm,层厚和层间距 1~5mm,重型及危重型患者可以采用较大螺距(1.0~1.5 的螺距)以减少扫描时间,减轻患者呼吸运动伪影,保证图像质量。

5. **图像的后处理及传输**

(1) 图像的后处理包括:多平面重组(MPR)、最大密度投影(MIP)、最小密度投影(MinIP)、容积再现(VR)等,以及图像的放大及测量。

(2) 图像的传输:扫描完后的薄层图像及后处理的图像,利用院内 PACS、放射信息系统(RIS)、医院信息系统(HIS),第一时间将图像上传到"发热门诊"医生工作站;胶片打印顺序及窗宽、窗位同普通患者肺部 CT 摄片、打印。

(3) 诊断结果的获取:建议院内"发热门诊"与 CT 室实行 PACS 联网,在院外建立起远程诊断平台,这样患者在进行 CT 检查后第一时间医生就能看到胶片和报告。在院内的"发热门诊"放置一台自助胶片-报告打印终端,若没有放置,必须告诉患者、专职陪护人员及院外相关人员打印胶片和报告的位置,避免患者多次询问及走动。

6. **检查结束后的消毒及记录**　患者检查完后,技师配合保洁员对 CT 设备、检查室的地面、区域的空气全面进行消毒和通风,如图 11-5。

疑似/确诊新型冠状病毒肺炎患者CT检查流程

临床医生通过PACS网络直接登记患者信息,指导患者到达专用机房检查

↓

技师到消毒的专用房间内,按三级防护标准穿戴一次性防护用品,指导患者按指定路线到达专用机房检查

↓

技师指导患者摆放体位及告知注意事项

↓

铺一次性中单,完全覆盖CT检查床;指导患者使用辐射防护用品;技师指导患者体位,同时进行呼吸训练,摆放检查体位

↓

检查结束后告知患者立刻返回隔离病房(区)

↓

脱去乳胶手套(弃置于医用废物装放容器内),实施手卫生

↓

技师浏览图像,并传输至PACS网络,通知诊断医师,尽快出具诊断报告

↓

技师戴清洁乳胶手套用75%的酒精擦拭机器;地面用含氯消毒剂2 000mg/L擦拭地面30分钟后,再用清水擦拭;空气进行紫外线照射消毒或空气循环消毒器消毒60分钟

↓

技师按照医疗机构内新型冠状病毒感染预防与控制相关流程要求摘脱防护用品并弃置于医用废物专用包装袋,实施手卫生,然后进行登记记录

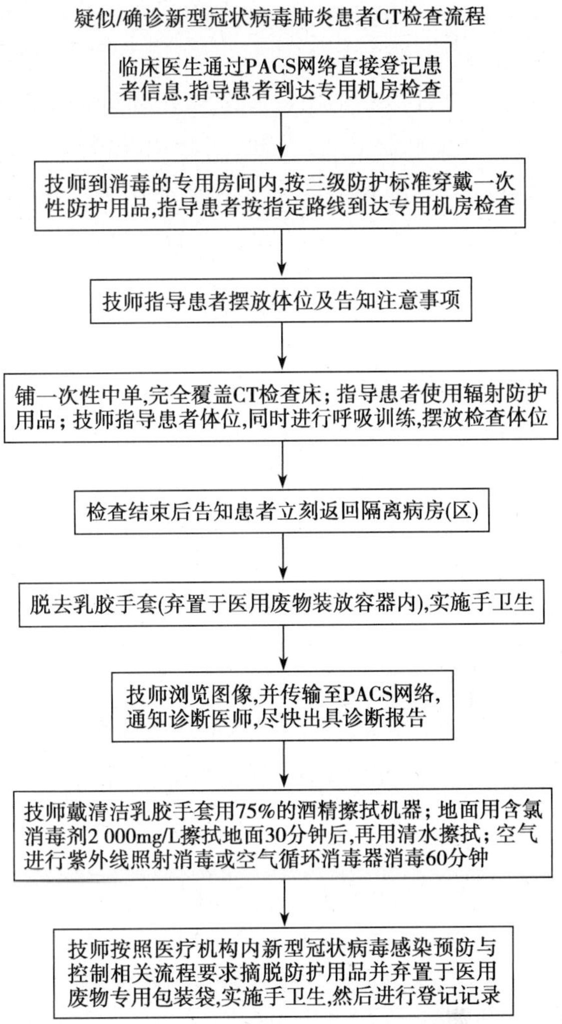

图 11-5　疫情专用 CT 检查流程图

(三) CT 工作人员的疫情防控

1. 登记人员岗位防控要求

(1) 登记人员按二级防护做好个人防护工作:穿戴一次性工作帽、医用防护口罩、护目镜或防护面罩(防雾型)、工作服、防护服、一次性鞋套和双层一次性乳胶手套,严格执行手卫生。

(2) 询问患者是否有发热史及其他不适症状,近两周内有无疫区旅行史或与疑似或确诊新型冠状病毒肺炎患者接触史,接收患者申请单前请患者佩戴好口罩,减少与患者交谈时间,与患者保持适当的距离,告知患者及陪伴人员必须佩戴口罩才能进行检查。

(3) 可采用紫外线等措施做好患者检查申请单等资料的消毒处理工作。

(4) 设置单独的发热患者取报告处,设置明确标识与指引,避免患者多次询问及走动。

(5) 做好自助打印机等设备和物品的消毒工作。

2. 放射技师岗位防控要求

(1) 按二级防护做好个人防护工作:穿戴一次性工作帽、医用防护口罩、护目镜或防护面罩(防雾型)、工作服、防护服、一次性鞋套和双层一次性乳胶手套,严格执行手卫生。

(2) CT 室各区域包括控制室(操作间)、机房和候诊区域需要安装空气消毒设备,定时消毒(每天 2 次或以上),确诊患者(高危患者)做完检查后及时消毒。

(3) 患者强制要求戴口罩才能进行检查,对于可以自由活动自行上下检查床的患者,技师可通过操作台控制检查床升降,避免近距离接触患者,但一定要评估患者状况,避免意外伤害;对于推床患者,要用中单把患者覆盖好后,再行转运检查。

(4) 每次近距离接触患者后要立即用速干手

消毒液擦手，如果机房不是自动门，还要注意门把手消毒。

（5）技师最好能双人上班，操作者和摆位者分开，尽量保证控制室（操作间）的环境低污染，陪同患者进行检查的临床医生不要进入控制室（操作间）。

（6）技师换岗必须换下所有防护用品，注意不要污染缓冲区和清洁区，并按规定位置放置废弃防护用品。

3. 放射医师岗位防控要求

（1）按一级防护做好个人防护工作：穿戴外科口罩、一次性工作帽和工作服，严格执行手卫生，必要时穿戴隔离衣和一次性乳胶手套。

（2）医师与技师交流使用电话或其他通信方式，医师避免进入半污染区。

（3）医师与患者交流使用电话或其他通信方式，避免直接面对面交流。

（4）对承担紧急救治任务的放射医师，在紧急情况下必须与患者接触时，应该按二级防护做好个人防护工作。

4. 护师岗位防控要求

（1）患者因病情需要做增强检查或者其他情况需要护师参与医疗工作时，护师按二级防护做好个人防护工作：穿戴一次性工作帽、医用防护口罩、护目镜或面罩（防雾型）、工作服、防护服、一次性鞋套和双层一次性乳胶手套，严格执行手卫生。

（2）护师在给患者预埋留置针或者连接高压注射器等操作时，应避免接触患者血液或体液，并及时进行手卫生。

（四）专用CT室的消毒防控措施

1. 专用CT设备的防控消毒　CT设备的消毒包括：机架、检查床、显示器、键盘和鼠标等。消毒方法为：使用75%的乙醇湿巾擦拭消毒（每个患者做完检查后执行消毒），分别对检查床、头架、CT机架上的摆位按扭进行擦拭消毒，每天至少4次，遇到污染随时清洁消毒。有肉眼可见污染物时应先使用一次性吸水材料清除污染物，一并丢弃于医用垃圾箱。护目镜使用完成后采用1 000mg/L含氯消毒剂浸泡30分钟后冲洗晾干。值得注意的是：禁止使用84消毒液和双氧水等高腐蚀性物质消毒CT机，这类高腐蚀性液体会氧化CT探测器和滑环造成设备故障，谨慎使用消毒喷雾装置，这些喷雾可能会渗入设备，导致电气短路、金属腐蚀或其他损坏。必要时针对不同的CT设备，咨询厂家的消毒方案。

2. CT检查空间的空气消毒　CT室配备一台等离子空气消毒机（可人机共存）和一台紫外线灯。严禁打开中央空调。等离子空气消毒机可24小时持续消毒，终末使用过氧化氢空气消毒机消毒。建议选用紫外线消毒法对空气进行消毒时，应在无人状态下持续使用（约16m^2房间，需连续照射30分钟以上），每次30分钟，每日4次，无患者时打开防护门通风。注意远离探测器。

3. CT检查区域的地面及墙壁消毒　区域包括CT机房地面和墙壁。消毒方式为：1 000mg/L的含氯消毒液或500mg/L的二氧化氯消毒剂每日至少3次擦拭或喷洒消毒，消毒时间大于30分钟，消毒顺序为先由外向内喷洒一次，再由内向外喷洒一次。有肉眼可见污染物时，应先使用一次性吸水材料完全清除污染物再消毒。无肉眼可见污染物时，可用有效氯1 000mg/L的含氯消毒液或500mg/L的二氧化氯消毒剂擦拭或喷洒消毒，如检查完毕确诊或疑似病例，则用有效氯2 000mg/L的含氯消毒液进行消毒。地面消毒先由外向内喷洒一次，喷药量为100~300mL/m^2，待室内消毒完毕后，再由内向外重复喷洒一次。消毒作用时间不少于30分钟。

4. 医疗废物管理

（1）医务人员使用后的防护用品及患者所有的废弃物应当视为感染性医疗废物，严格依照重大疫情防控规定管理，要求双层封扎、标识清楚、密闭转运。

（2）医疗废物收集流程，将感染性废物（包括被患者血液、体液污染的物品，隔离患者产生的生活垃圾，使用后的一次性医疗器械用品如注射器、针头等利器必须装入利器盒中）装入黄色医疗废物收集袋，3/4满，袋内喷洒5 000mg/L含氯消毒剂，内层鹅颈式封口，内层袋表面喷洒5 000mg/L含氯消毒剂，外层鹅颈式封口，贴专用标识，外层袋表面再喷洒5 000mg/L含氯消毒剂，置于科室医疗废物暂存处存放。

（3）由保洁员或专职医疗废物收集员穿戴个人防护（二级防护）进行感染性医疗废物收集。做好交接登记、密闭转运、医院暂存地点贮存工作。

三、疫情非专用CT检查流程感控

新型冠状病毒重大疫情期间，群众的非疫情疾病基本就医需求同样存在且重要，普通门诊、急诊和住院部应同时兼顾非疫情疾病患者的救治工作。CT 检查作为临床常用的辅助诊断手段，不仅在重大疫情疾病的辅助诊断中发挥着重要的作用，而且在普通疾病中为临床提供重要的诊疗依据。因此在重大疫情期间，非专用 CT 检查流程的规范与防控也应重视。

（一）非专用 CT 检查流程

1. 患者的分诊

（1）预约登记：分时段预约患者，减少患者检查等候时间。

（2）分层候诊：再次确认患者体温及临床表现，仔细了解患者流行病学史，包括 14 天内是否接触过疑似或确诊重大疫情疾病患者；14 天内是否接触过发热/有呼吸道症状的患者；14 天内患者家庭、单位等小范围活动区域内是否出现过 2 例及以上发热/有呼吸道症状的患者等，对患者进行合理分层，并对各层患者做好区别标识。根据分层，安排患者到对应的检查机房和候诊区域等待叫号，分批次安排增强检查的患者进入注射室注射留置针。

2. 留置针穿刺 增强 CT 检查的患者需要提前进行留置针穿刺，由于注射室空间狭小，保证空间内等候人数≤2 人，其余在门外疏散等候，按检查顺序分批次对不同层患者进行留置针穿刺，各批次间做好消毒。

3. 检查扫描 核对患者标识，是否符合对应机房，扫描过程中，一旦发现疑似患者，应立即联系诊断组对图像进行确认。疑似病例，应当立即转到有隔离和防护条件的发热门诊或定点医院治疗。潜在风险组的患者，每位患者检查结束后，用酒精消毒纸巾擦拭扫描床。

4. 检查后观察 疑似患者安排至放射科隔离观察室等待转运；增强检查结束的患者按标识回候诊大厅的对应区域进行观察，如图 11-6。

（二）非专用 CT 室人员防控

1. 患者防控 指导患者正确佩戴口罩，疏散有序排队，减少陪同，分区域候诊；做好患者感染重大疫情疾病的潜在风险评估，合理分层；分时段、分批次预约患者，避免人员密集，减少等待时间，降低交叉感染风险；做好患者间的消毒隔离。

2. 医务人员防控 根据国家相关规定及各岗位工作职责，采取相应的防护级别。

（1）接诊筛查岗：二级防护，对进入 CT 室的所有人员进行新型冠状病毒肺炎初步筛查和手卫生处置（75%酒精），包括患者家属及取胶片和结果的人员，要求每个人佩戴口罩，减少陪同人员，与患者保持有效距离（>1m）。

（2）登记预约岗位：一级防护，无法避免近距离接触时——二级防护。保持良好服务态度，避免争吵，充分利用窗口玻璃、语音对讲功能减少飞沫传播，做好手卫生。

（3）宣教分诊岗位：二级防护，再次筛查，做好患者流行病学史调查，标识患者，安排对应检查机房及顺序；及时隔离和转运疑似患者；维持候诊次序，指导患者疏散分区域候诊，清空机房通道，叫号后单人入内；做好检查前宣教，采用视频或展板的方式，宣教疫情防御小知识（正确佩戴口罩、咳嗽礼仪等）、检查前准备（呼吸训练、肠道准备）等，以提高检查效率；增强检查前患者需签订知情同意书，

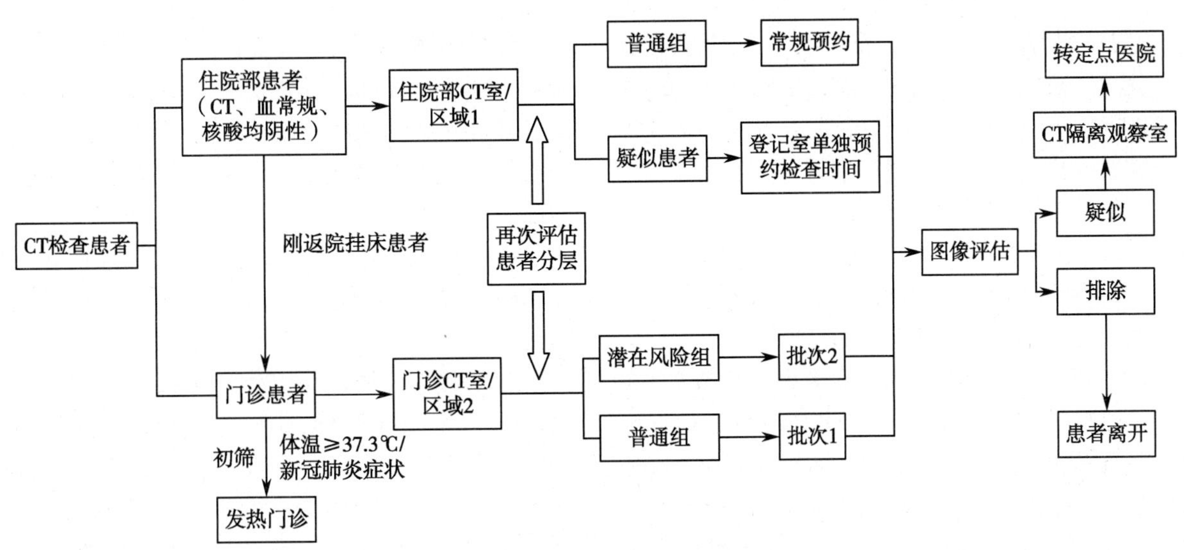

图 11-6 疫情非专用 CT 检查流程图

签字台配备快速手消毒液和抽纸，做好患者手卫生监督，避免交叉感染。

(4) 护士注射岗位：二级防护，严格执行“一人一巾一带”的隔离原则，每个患者注射完后立即更换止血带和治疗垫巾；注射时，无法避免与患者近距离接触，做好防护的同时，争取做到“一针见血”，减少与患者接触时间，降低接触传播；条件允许的情况下，增加防护面罩的使用，减少交谈，避免与患者长时间面对面，以减少飞沫传播。

(5) 机房操作岗位：二级防护，当机房有护士或技术员摆体位时，操作技术员可降为一级防护。与患者沟通时，保持有效距离(>1m)，语言精简，态度和蔼，多使用肢体语言；利用辅助工具避免与患者检查单直接接触，如托盘、纸盒等；患者检查单单独密封存放。技术员单独操作时，在保证患者安全的情况下，可以利用语音对讲、木质梯凳等辅助工具减少与患者接触。增强检查时，护士应当先进床再接针，减少面对面机会，接针时避免与患者交谈。进入操作间前做好手卫生。

(6) 诊断医生岗位：一级防护——工作服，一次性医用外科口罩、工作帽，必要时戴手套；若必须进入污染区时——二级防护。保证完成工作量的情况下，分散排班，避免人员密集，固定工作台和办公电脑。

(7) 保洁消毒岗位：二级防护，认真学习消毒隔离相关知识，掌握消毒液的配比，做好各分区的清洁消毒及医疗废物处置。

(三) 非专用CT室设备及环境防控

1. 环境与设备消毒

(1) 区分污染区、半污染区和清洁区的抹布、拖把等清洁工具。仪器设备及不耐腐蚀的物品首选75%酒精擦拭消毒；地面及耐腐蚀的物品2 000mg/L含氯消毒液擦拭消毒。有肉眼可见污染物时先用一次性吸水材料清除，再进行常规消毒。空气消毒采用持续空气消毒机和紫外线灯照射(30W—16m^{2}房间，30min以上)消毒，无条件使用空气消毒机者，可适当增加紫外线灯照射时间。各区域空气、地面及设备常规消毒3次/d。

(2) 潜在风险组或疑似/确诊患者检查后，立即进行空气、设备及地面消毒。潜在风险组的每位患者检查结束后，更换一次性检查床单或消毒检查机床(一次性酒精消毒纸巾擦拭等)。

(3) 重点防控区域，如注射室，检查机房等空气消毒机24小时持续消毒。

2. 医疗废物处理　按国家相关要求，规范使用双层黄色医疗废物垃圾袋进行收集、封装、标识、转运和登记。医疗废物特别是与患者直接接触的一次性床单、进入污染区的防护服、隔离衣、口罩、手套等严禁丢入污染区以外的垃圾桶，医疗垃圾严禁丢入生活垃圾桶。

四、疫情方舱CT检查流程感控

在重大疫情发生时，疫情最严重、防控形势最严峻的地区，现有的医院或医疗机构对于收治所有该疫情疾病的患者出现紧缺状态，而方舱CT是将CT设备安装在车辆箱体中，通过机动车运输或临时搭建的板房即可实现定点需求使用，从而实现重大疫情或战时的现场救治。方舱CT机动性能强、医疗功能齐全，方便对患者进行隔离检测，在疫情防控中价值凸显。

(一) 方舱CT技术参数及性能

方舱CT是一种在重大自然灾害和战争环境下医疗保障体系中不可或缺的大型医疗设备。其结构组成、技术参数及性能与固定CT有所不同，尤其在减震、调平和辐射防护等方面存在应用难点。国内主要有军事医学科学院卫生装备研究所等机构进行了野外机动应用的车载方舱CT的研究设计，开发出一套成熟的车载方舱CT，具有机动性高、适应性强、平战适用的特点，大大提高我国灾害现场医疗救治和卫生勤务保障能力。

1. 车载CT结构组成　车载CT主要由车体、供配电系统、空调通风系统(温控)、CT系统组成。结构上有发动机、车体、空调系统、扫描室、操作室及配备部件。

2. 使用要求　CT装置作为高精密设备，对使用环境和平衡性都有较高要求，特别是部分机械和电子部件对震动和冲击比较敏感，超过一定负荷后极易损坏或加速老化，造成图像质量较差或设备故障。

(1) 温度与湿度：一般来讲CT扫描环境条件为20~28℃，变化不超过5℃/h。相对湿度要求为30%~70%；每小时变化率不超过8%。

(2) 机架平衡性：常规CT安装时即调试好一次性固定，机架不平衡，难以保证扫描床运动精度和定位光精度，对扫描图像产生严重影响。方舱CT因抗震需要，不能一次性固定，需要反复调节，因此每次投入扫描工作前，需确保调整螺栓后CT机架平衡性，即对方舱CT减振支架底部4个螺栓准确调节后,保证4个支撑点的高度统一。

(3) 电源:CT扫描时对电源的波动有严格的要求,一般来讲,要求:380V,50Hz,电压最大偏差不得超过±10%,电压波动不超过+10%到-5%;频率最大偏差不得超过±2Hz。CT工作电压的变动会对CT值线性产生较大影响。

3. **辐射剂量及射线防护** CT机辐射的X线对生物细胞具有杀伤作用,对操作人员以及方舱外环境应控制在合理的水平。方舱CT利用隔板分隔为CT扫描室和控制室,其中CT扫描室舱体部分的隔板中间增加防护铅板,以达到X线防护的目的。由于方舱CT上下无人,其辐射安全防护设计可适当不考虑,用以降低铅板用量,减少车体载重。CT扫描室至控制室由于操作人员驻留时间长,可适当增加辐射防护条件。

4. **图像传输** 方舱CT本身配置有线网络,覆盖面积范围较小。鉴于重大疫情疾病高传染性,放射医师本地阅片增加防控需求及感染风险,方舱CT数据远程实时传输需求显著。在方舱CT配置5G设备卡,方舱CT有线数据转换为无线数据传输,远程设备通过安全通道将移动5G信号获取并转换连接至医院内网,并入PACS系统,放射医师可通过院内PACS系统进行图像调阅及报告撰写。

(二) 方舱CT扫描流程

1. **设备准备** 方舱CT入驻场地应选择平坦无明显坡度,选择市电供应电源应符合要求,可适当选择高适配变压装置。由于平衡性要求需进行车辆调平:将垫木放置在四个支腿下,点击调平开关,打开调平系统进行自动调平,注意垫木位置,调平完成回收支腿。

空调系统在一般情况下开启以使环境达到CT扫描温度需求,但由于可能存在空调循环风导致病毒感染扩散可能,针对新型冠状病毒感染的患者检查一定不能开启空调。设置射线提醒标识,安装抽拉梯以及打开辅助出入门。

开机流程:接入电源→启动CT机→机器预热→扫描校检。模体校检流程在首次检查中比较重要,由于方舱CT环境多变,根据CT扫描质量检测技术规范,应对方舱CT进行质量调校,可进行体模预扫描,调整因设备问题导致的伪影,干扰影像诊断。

2. **操作者准备**

(1) 掌握基本影像诊断知识,根据受检者情况选择合适个性化扫描方案。

(2) 熟练掌握CT机性能及操作特点。

(3) 掌握急救心肺复苏术。

(4) 消毒准备,CT检查室与扫描室应用等离子空气消毒机(可人机互存)进行空气消毒,不可打开空调。

(5) 为减少污染及病毒接触传播,铺设一次性中单。

(6) 安排两名技师,一名操作扫描,一名负责机房摆位,并按照要求进行二级或以上防护。

(7) 严格核对,落实查对。

3. **受检者准备** 患者必戴口罩,去除检查相应部位范围金属物品。

4. **扫描方案**

(1) 肺部CT扫描范围从肺尖到肋膈角。重型及危重型患者因屏气困难,可选择从肋膈角到肺尖的扫描方案,以减少肺下野呼吸运动伪影。

(2) 根据患者体型适当选择合适扫描条件,新型冠状病毒肺炎患者一般需要多次CT检查以观察病变消长,故推荐复查使用低剂量扫描方案。首诊可选常规剂量扫描方案。

5. **扫描参数**

(1) 常规肺部CT扫描参数:螺旋扫描,根据机器性能选择自动管电压或者管电压选择100~120kV,使用智能mAs(50~350mAs),准直器宽度为0.5~1.5mm,层厚和层间距1~5mm,屏气困难患者可采用较大螺距(1.0~1.5),以减少患者呼吸运动伪影。

(2) 低剂量肺部CT扫描参数:可依据患者体型适当降低管电压(100kV),开启管电流调制技术,或使用较低管电流(20~50mA),由于新型冠状病毒肺炎患者主要以肺窗为诊断依据,复查使用低剂量扫描方式可极大减少辐射剂量,同时符合临床诊断需求。

(3) 怀孕患者及儿童扫描方案应尽量选择低剂量扫描技术,做好适当部位辐射防护。

(4) 检查结束后的消毒及记录:患者检查完后,摆位技师配合保洁员对CT设备、检查室的地面、区域的空气全面进行消毒和通风。

6. **图像质量控制** 检查图像符合临床诊断需求;图像无明显设备故障伪影;图像采集及重建参数符合诊断需求;图像标识完整;合适的窗宽、窗位。因方舱CT不能开启空调,设备处于比较极限环境,适当的设备伪影在不影响诊断前提下可适当接受,如图11-7。

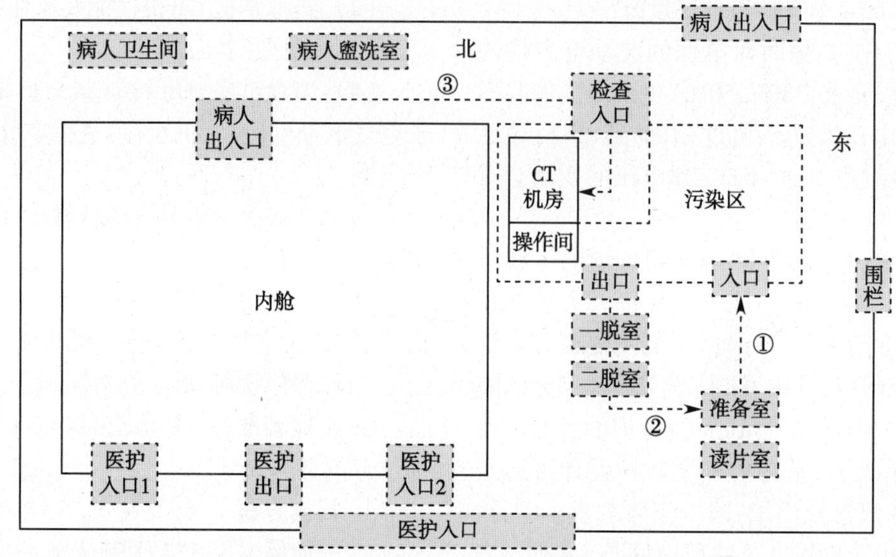

图 11-7　疫情方舱医院 CT 检查流程图

注：影像技师在准备室穿好二级防护，按照路线①从入口进入污染区。完成 CT 扫描后，从出口离开污染区，按照路线②依次进入一脱室和二脱室脱去外层和内层防护。临床联络员带领拟检查的患者，按照路线③进入 CT 检查机房。

（三）方舱 CT 感染防控方案

面对新冠重大疫情，方舱 CT 应做好感染防控要求。

1. 布局防控要求　方舱 CT 应安置在开阔平坦的地面，与方舱医院应建立隔离通道，防止感染源患者在院外自由移动。方舱 CT 如应对患者较多，针对疑似及确诊患者可分时分段进行检查，首诊、复查、出院复查患者也可按照分时分区进行。设置污染区、半污染区、缓冲区及清洁区，由于方舱 CT 区域紧凑，患者可能同时经过操作间及扫描间，缓冲区及清洁区可在室外设置，设置专用通道，区分患者及工作人员。

2. 方舱 CT 工作人员防控要求

（1）登记人员：按二级防护要求，穿戴一次性工作帽、医用防护口罩、护目镜或防护面罩（防雾型）、工作服、防护服、一次性鞋套和双层一次性乳胶手套，严格执行手卫生；询问病史，记录检查需求（首诊、复查）；预约登记，可告知详细检查时间，减少患者因等待时间的逗留；检查单可作紫外线消毒处理；设置明确标识，告知取报告事宜；做好打印机等设备的消毒工作。

（2）放射技师：按二级防护做好个人防护，穿戴一次性工作帽、医用防护口罩、护目镜或防护面罩（防雾型）、工作服、防护服、一次性鞋套和双层一次性乳胶手套，严格执行手卫生；受检患者必戴口罩，尽量要求少咳嗽；可通过操作台控制检查床升降来对自由行动患者进行检查，尽量避免近距离接触及少接触患者；每次接触患者前后立即行速干手消毒液消毒，用过氧化氢消毒湿巾消毒门把手及操作按键；CT 操作间及扫描室有条件情况下应安装空气消毒机（可人机互存），每天定时消毒两次以上，确诊患者做完检查及时消毒（也可在同类型患者完成以后进行消毒）。

（3）放射医师：个人防护可按照需求进行，如网络连接存在问题，医师需要在操作间进行阅片诊断，应按二级防护要求。目前 5G 网络联通应用，影像数据网络传输难点下移，医师可远程会诊，避免进入污染区及半污染区，并按一级防护要求：穿戴外科口罩、一次性工作帽和工作服。

3. 设备与环境防控要求　严格按照国家相关规定做好医疗器械、污染物品、物体表面和地面等的清洁消毒和空气消毒。

（1）设备消毒：患者检查完成以后，选择选 500~2 000mg/L 含氯消毒液擦拭消毒，不耐腐蚀的使用 2%双链季铵盐或 75%的乙醇擦拭消毒，每天 2 次或以上，若使用一次性消毒湿巾，可清洁消毒一步完成。遇污染随时消毒，有肉眼可见污染物时应先使用一次性吸水材料清除污染物，然后常规消毒。注意不要在终末消毒时选用高浓度 84 消毒液，将在滑环表面形成膜，导致设备故障。

（2）地面及空气消毒：地面有患者呕吐物等肉眼可见污染物时应先使用一次性吸水材料完全清

除污染物后消毒。无明显污染物时可用 500～2 000mg/L 的含氯消毒液擦拭消毒，每天 2 次或以上，遇污染随时消毒。空气消毒最佳选用可人机共存的等离子循环空气消毒机进行持续消毒，终末消毒可用过氧化氢空气消毒机喷雾消毒或紫外线灯照射半小时以上。

（3）医疗废物管理：医务人员使用后防护用品与患者所有的废弃物应当视为感染性医疗废物，应按照《医疗废物管理条例》，要求双层封扎、标识清楚、密闭转运。

医疗废物收集流程：将感染性废物（包括被患者血液、体液污染的物品，隔离患者产生的生活垃圾，使用后的一次性医疗器械用品如注射器、针头等利器必须装入利器盒中）装入黄色医疗废物收集袋，3/4 满，袋内喷洒 5 000mg/L 含氯消毒剂，内层鹅颈式封口，内层袋表面喷洒 5 000mg/L 含氯消毒剂，外层鹅颈式封口，贴专用标识，外层袋表面再喷洒 5 000mg/L 含氯消毒剂，置于医疗废物暂存处存放。

由保洁员或专职医疗废物收集员穿戴个人防护（二级防护）进行感染性医疗废物收集。做好交接登记、密闭转运、医院暂存地点贮存工作。

五、一线技师认知新型冠状病毒肺炎影像征象

2020 年 2 月 19 日，国家卫生健康委员会发布《新型冠状病毒肺炎诊疗方案（试行第六版）》。在临床分型中指出，肺部影像学显示 24～48 小时内病灶明显进展大于 50% 者按重型管理。对于工作在一线的放射技师来说，知晓一些基本的、常见的新型冠状病毒肺炎的影像知识势在必行，一线技师及时和有效地进行初步的影像学病变认知筛查，对于早期发现病变，及时上报疫情，控制传染源，切断传播途径，调整重大传染病疫情防控的防护级别，对检查房间和候诊场所进行及时的消毒处理，患者技术救治等，具有十分重要的意义。

新型冠状病毒疫情期间，排查非发热疑似患者是避免交叉感染的重要方法。可采取询问患者流行病史、有无咳嗽等症状进行排查。检查完后快速浏览 CT 图像，一旦发现可疑病例，立刻上报；通知放射科负责急诊诊断的医师尽快查看图像，确认是否可疑；引导患者到隔离区临时等候；通知发热分诊台接患者；接触人员洗手消毒；设备间和候诊场所消毒。

1. 新型冠状病毒肺炎典型 CT 表现

（1）单发或双肺多发，斑片状或节段性磨玻璃密度影为主，其内纹理可呈网格索条状增粗影（呈铺路石征）。

（2）沿支气管束或背侧、双肺下叶胸膜下分布为主，空气支气管征合并或不合并小叶间隔增厚，部分实变。

（3）基本不伴胸腔积液或淋巴结肿大，如图 11-8。

2. 新型冠状病毒肺炎早期 CT 表现

（1）病变局限，斑片状、亚段或节段性分布为主，或表现为无特异性斑片状或节段性磨玻璃密度影，或为单肺叶小斑片影。

（2）胸膜下分布。

（3）磨玻璃样改变伴或不伴小叶间隔增厚，如图 11-9。

3. 新型冠状病毒肺炎进展期 CT 表现

（1）病变进展，病灶增多、范围扩大，多分布于

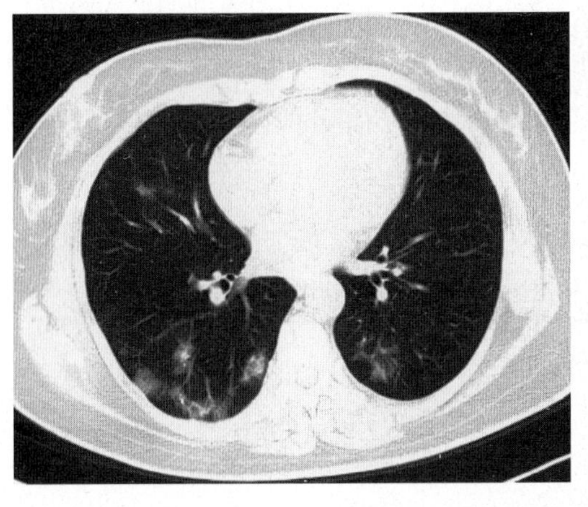
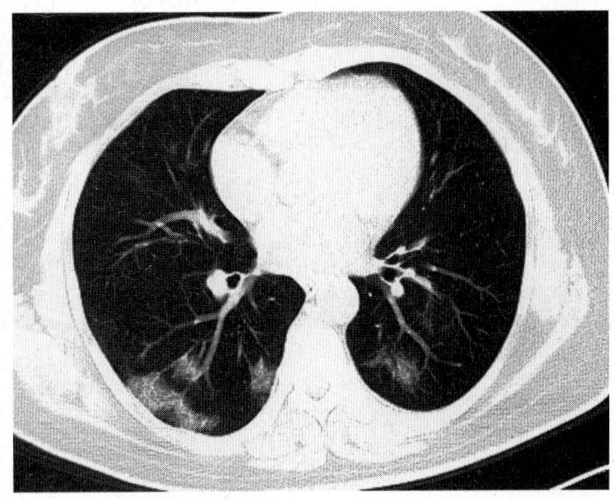

图 11-8　新型冠状病毒肺炎典型 CT 表现

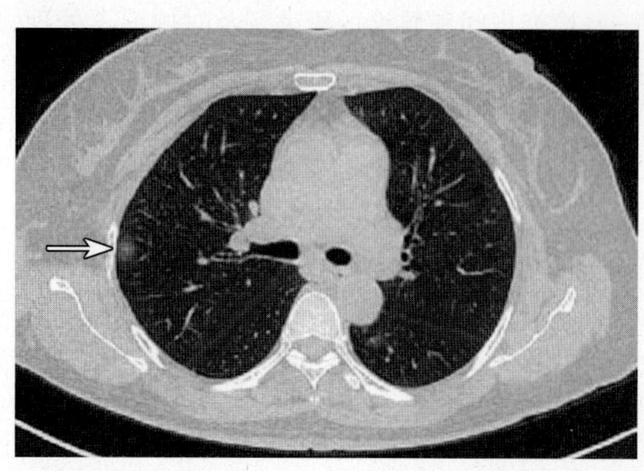

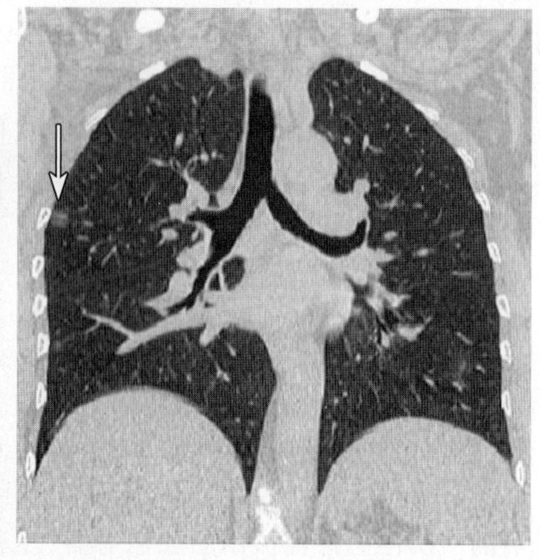

图 11-9　新型冠状病毒肺炎早期 CT 表现

两肺中外带累及多个肺叶。

（2）新发病变以双肺中下叶胸膜下分布为主，多为较淡薄的磨玻璃样阴影。

（3）部分病灶变密实，斑片状或节段性磨玻璃密度影与实变影或条索影共存，如图 11-10。

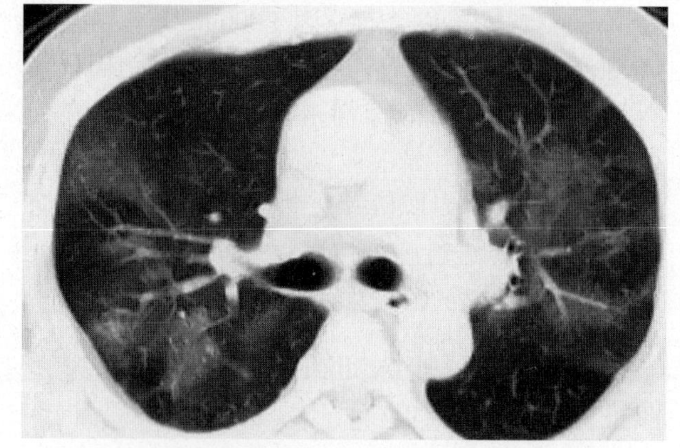

图 11-10　新型冠状病毒肺炎进展期 CT 表现

4. **新型冠状病毒肺炎重症期 CT 表现**

（1）双肺弥漫性病变，少数呈“白肺”表现。

（2）实变影为主，合并斑片状或节段性磨玻璃密度影，多伴条索影。

（3）空气支气管征。

（4）亚段肺不张，如图 11-11。

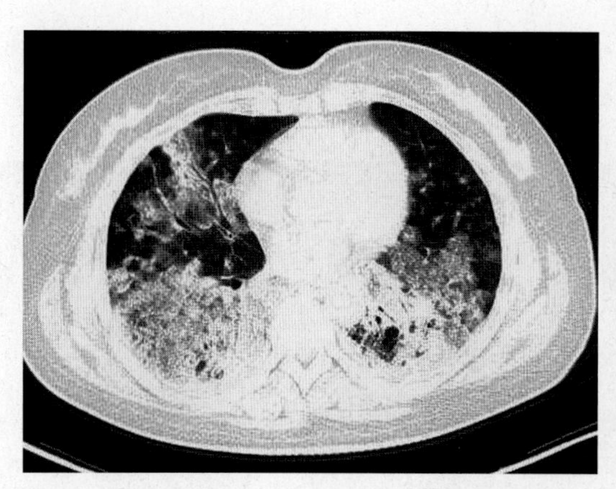

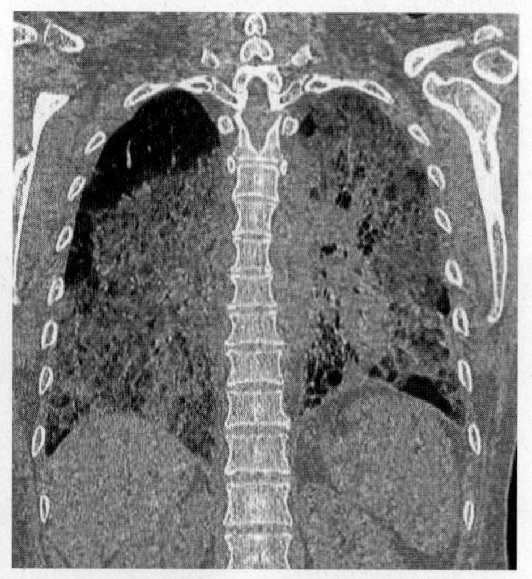

图 11-11　新型冠状病毒肺炎重症期 CT 表现

（吴红英　余建明）

第三节　重大疫情感控 DR 检查工作流程

在重大传染病新型冠状病毒肺炎的疫情防控和诊治中，DR 作为胸部成像的经济快捷手段，发挥了一定作用。特别是移动 DR，在重症和危重症的新型冠状病毒肺炎患者的 ICU 病房中，它对判断新型冠状病毒肺炎患者的病情发展程度和病变转归过程起着举足轻重的作用。然而，在新型冠状病毒肺炎的疫情防控中，各种感控措施显得尤为重要。

一、放射工作人员感控防护要求

1. **基本要求**　放射技师在工作中与患者发生直接的近距离身体接触，属于风险度高的一线人员，需要强化自我防护意识，必须接受医疗机构的重点培训，熟练掌握新型冠状病毒感染的防控知识、方法与技能。

应熟悉不同岗位的感控防护要求的级别和相应的防护用品类别及其使用方法，熟悉个人、设备和场所消毒的方法和要求。应知晓本单位针对当前疫情工作防控小组的成员和任务，熟悉本单位制定的突发事件应急预案，熟悉本单位发热、疑似和确诊患者影像学检查的工作流程。

熟悉所在工作场所的感控分区，严格按照感控要求在相应区域内工作，不得违规穿越或混淆分区界限造成污染，以降低交叉感染风险。熟悉感控防护用品的规范使用、穿脱顺序和相关要求，熟练掌握“七步洗手法”，严格执行手卫生。在不影响影像质量前提下，放射技师应嘱患者在检查中戴好口罩等防护用品。

合理安排患者检查时间，减少患者在放射诊断检查场所的等待时间，尽可能减少患者之间在机房内和候诊区重叠交汇的时间。尽量减少与患者面对面的交谈，与患者保持适当的距离。

2. **普通放射诊断检查室的工作人员**　执行一级防护，戴一次性手套，遇有流行病学史或可疑患者检查时佩戴 N95 口罩并加穿隔离衣。在确认不影响影像质量的前提下，嘱患者检查过程中佩戴一次性外科口罩。尽可能与患者保持一定距离。在确保患者安全的前提下，尽可能利用机房内对讲系统对患者进行指令性指导，如呼吸屏气等配合训练等。

检查中发现可疑病例，立即通知诊断医师进行确认。若影像学表现支持疑似病例，则依程序上报，并执行机房地面、设备和空气消毒，技师更换个人防护用品，执行手卫生。

3. **专用放射检查室的工作人员**　严格执行二级防护。当两个放射技师配合工作时，直接接触患者的摆位技师在污染区严格执行二级防护，控制台操作技师可根据实际情况确定防护等级，若专用机房用于发热患者的筛查则可执行一级防护，若专用机房为疑似或确诊患者设置时则必须执行二级防护。为容易产生气溶胶的疑似或确诊重症患者进行放射检查时，直接接触患者的放射技师执行三级防护。

因病情需要注射对比剂进行检查或者其他情况需要护士直接接触患者时，操作护士执行二级防护，为容易产生气溶胶的疑似或确诊重症患者执行操作时执行三级防护。疑似或确诊患者必须有专人陪同来专用放射检查室，按规定的专用路线和医院的相关预案执行。

嘱患者检查过程中佩戴一次性外科口罩。遇危重患者，检查床铺设一次性防水隔离单，每个患者更换一次。每次触碰患者后立即用速干消毒液进行手卫生。

尽可能与患者保持一定距离。在确保患者安全的前提下，尽可能利用机房内对讲系统对患者进行指令性指导，如呼吸屏气等配合训练等。对于能自由活动的患者，放射技师可在操作台遥控检查床的升降及进出，但务必避免意外伤害。

4. **发热门诊/感染科门诊/呼吸科门诊工作的放射技师**　严格执行二级防护，戴双层手套。每次触碰患者后立即用速干消毒液进行手卫生。嘱患者检查过程中佩戴一次性外科口罩，尽可能与患者保持一定距离。

移动 DR 检查时先做好患者信息采集、摄影参数预设、球管位置调整等操作，按摄影体位设计的要求来嘱患者配合，尽快完成检查过程。

若本场所配有 CT 设备时，参考专用放射检查室工作人员的防护要求执行。

5. **隔离病房工作的放射技师**　严格执行二级防护，戴双层手套。为容易产生气溶胶的疑似或确诊重症患者进行放射检查时执行三级防护。嘱患者检查过程中佩戴一次性外科口罩，尽可能与患者保持一定距离。

移动 DR 检查时先做好患者信息采集、摄影参数预设、球管位置调整等操作，嘱能够自由活动的患者配合体位设计的要求，对不能活动的患者请护理人员协助摆位，尽快完成检查过程。隔离病房的放射工作人员应为专职，在医院专门的隔离区域内工作和生活。一个工作周期（如14天）结束后进入专用隔离区进行医学观察14天，观察期结束后无异常则可恢复正常工作和生活。

6. 登记处/取片处等其他场所的工作人员　执行一级防护。患者类型复杂和工作环境不利于感控防护时，可加穿隔离衣和/或佩戴护目镜。

放射诊断医师执行一般防护，当进入相关场所或与患者接触时执行相应的防护级别。

二、放射诊断设备和检查室的消毒要求

1. 基本要求　发热门诊/感染科门诊/呼吸科门诊、放射科专用机房、医院隔离病房等区域均属于放射诊断检查中感控防护和消毒的重点区域。应为发热门诊/感染科门诊/呼吸科门诊的可疑患者、隔离病房的确诊患者配置专用的移动DR和专门的检查区域，尽可能在放射科设立专用的固定DR机房。

新建立的感染科/发热门诊等应设立专用的固定DR机房，按照“三区两通道”即污染区、半污染区、清洁区、患者通道、工作人员通道进行分区和布局。按照院内感染防控要求在专用放射诊断机房明确划分污染区、半污染区和清洁区，有条件的医院可以在半污染区和清洁区之间设立缓冲区，均严格执行消毒措施。设置疑似和确诊患者到专用放射诊断检查室的专用行走路线和专用检查区域，由专人陪同，禁止此类患者自行前往放射科进行检查和办理其他业务，疑似患者需与确诊患者分开检查。

若无条件设立专用机房，需要科学管理受检者的检查顺序，对普通门诊患者、发热门诊等风险较高患者、隔离病房疑似和确诊患者进行分批次、分时段集中检查，并严格执行消毒措施。在机房和操作室的适当位置张贴个人、设备和场所感控及消毒的预案、方法和流程，工作场所的感控分区及相关要求。尽可能使用电子申请单、数字图像和诊断报告的网络传输，减少与患者和污染物的物理接触。

2. 放射诊断检查中的消毒方法　擦拭消毒：物表擦拭用75%乙醇、500mg/L含氯消毒液（除外氯己定）或2%双链季铵盐，地面擦拭时使用2 000mg/L含氯消毒液（氯己定除外）。

（1）紫外线消毒：紫外线灯的安装数量应不低于1.5W/m^3，紫外线强度应不低于70μW/cm^2，消毒面积仅限于紫外线灯所辐照到达区域。

（2）喷雾消毒：5 000mg/L过氧乙酸、3%过氧化氢或1 000mg/L含氯消毒液（除外氯己定）。

（3）浸泡消毒：1 000mg/L含氯消毒液（除外氯己定）或75%乙醇密闭浸泡1小时以上，主要用于护目镜的消毒。

（4）终末消毒：先使用电动气溶胶喷雾器，按房间体积计算喷雾消毒剂用量，使用量为20～30mL/m^3，由内向外在1米高度进行水平喷雾，房间密闭1小时，开窗通风；然后环境表面、地面及仪器设备表面的擦拭消毒，特别是患者和医务人员工作时可能接触的表面进行重点擦拭消毒；接着是擦拭完毕后再进行二次喷雾消毒并进行通风，方可再接诊。

放射诊断设备的消毒方法和允许使用的消毒剂，需参考生产厂家的建议。生产厂家明确要求不能使用过氧化物等进行终末消毒的，可使用紫外线灯照射30分钟，关闭紫外线灯后再进行设备和环境表面擦拭消毒，擦拭结束后再用紫外线灯照射30分钟后可接诊。

3. 普通放射诊断检查室的消毒

（1）设备消毒：遇污染或可疑患者时须随时擦拭消毒。有肉眼可见污染物时应先使用一次性吸水材料清除污染物后再行擦拭消毒。

（2）设施消毒：机房内外门把手、屏蔽防护用品、设备操作面板、操作台屏幕及键盘鼠标等擦拭消毒，每天至少2次。

（3）地面消毒：使用2 000mg/L的含氯消毒液湿式消毒，每天至少1次，遇污染时须随时消毒。有肉眼可见污染物时应先使用一次性吸水材料完全清除污染物后再行常规消毒。

（4）空气消毒：增加通风频次，保持通风最佳。每天紫外线照射至少2次，每次30分钟。遇疑似患者或确诊患者，执行终末消毒措施。

4. 专用放射诊断检查室的消毒

（1）设备消毒：每天至少2次擦拭消毒，遇污染时须随时消毒。有肉眼可见污染物时应先使用一次性吸水材料清除污染物后再行常规消毒。

（2）设施消毒：机房内外门把手、屏蔽防护用品、设备操作面板、操作台屏幕及键盘鼠标、患者候诊区域等擦拭消毒，每天至少2次。

（3）地面消毒：使用2 000mg/L的含氯消毒液对机房、操作间和候诊区执行湿式消毒，每天至少2

次，遇污染时须随时消毒。有肉眼可见污染物时应先使用一次性吸水材料完全清除污染物后再行常规消毒。

（4）空气消毒：在设备运行中使用循环空气消毒机持续消毒。无人状态下使用喷雾消毒，或紫外线照射消毒 60 分钟，每日至少 2 次。增加通风频次，保持通风最佳。

若专用机房为疑似和确诊患者设置时，则执行以上消毒措施。若专用机房用于发热患者的筛查，常规执行以上消毒措施，当发现疑似病例时立即启动终末消毒。

若机房由普通门诊患者、发热门诊/感染门诊患者、隔离病房疑似和确诊患者共同使用时，按照普通门诊、发热门诊/感染门诊、隔离病房的顺序进行分批次、分时段集中检查。普通门诊和发热门诊患者发现疑似病例时立即启动终末消毒，疑似和确诊患者检查完毕后执行终末消毒。机房和操作间应装有独立空调，禁止使用中央空调。

5. 发热门诊/感染科门诊/呼吸科门诊放射诊断检查设备的消毒　移动 DR 摄片完成后，对设备表面尤其是接触到患者的区域包括屏蔽防护用品进行擦拭消毒，发现疑似病例时对整机表面擦拭消毒。若有独立机房时，则执行专用放射诊断检查室的消毒措施。遇污染时须随时消毒，有肉眼可见污染物时应先使用一次性吸水材料清除污染物后再行常规消毒，发现疑似病例时立即启动终末消毒。

移动 DR 设备需要移到发热门诊等区域外使用时，需对整机表面执行擦拭消毒，然后紫外线照射 60 分钟以上方可使用。

6. 隔离病房放射诊断检查设备的消毒　移动 DR 摄片完成后，对设备表面尤其是接触到患者的区域如探测器和屏蔽防护用品等，用塑料袋封装隔离污染或进行擦拭消毒。

若有独立机房时，则执行专用放射诊断检查室的消毒措施。遇污染时须随时消毒，有肉眼可见污染物时应先使用一次性吸水材料清除污染物后再行常规消毒。移动 DR 设备需要移到隔离病房外使用时，需对整机表面执行擦拭消毒，然后紫外线照射 60 分钟以上方可使用。

7. 登记处/取片处等其他场所的消毒　设施消毒：工作区域桌面、患者可能触碰的窗口和台面、门把手、计算机屏幕及键盘鼠标、照片和诊断报告自助打印机等擦拭消毒，每天至少 1 次。纸质申请单应在登记处截留并安全处置，不往下一环节传递。

地面消毒：使用 2 000mg/L 的含氯消毒液湿式消毒，每天至少 1 次，遇污染时须随时消毒。

三、固定 DR 检查流程感控

1. 总体要求　检查区域内技师、登记人员和卫生员等按照一级防护要求，穿工作服或隔离衣，戴医用外科口罩、手套和一次性圆帽。为疑似或确诊重大疫情疾病患者检查时，需执行二级防护要求。

2. 预约登记　窗口确认患者是否为重大疫情感染者或疑似者，系统录入患者身份信息、联系方式及常居地址。对于疑似或确诊患者安排在某一台专用固定 DR 进行检查，且登记室至专用固定 DR 室的通道易于识别且标示清晰。申请检查无纸化管理或将申请单统一按污染物处理。

3. 摄影　患者进入固定 DR 检查室，技师摆位尽量迅速且减少口头交流。确诊或疑似患者做到检查完毕立即对检查室进行环境消毒。

4. 报告取阅　有条件的医院可采用线上获取报告或自助机自行取阅。

四、移动 DR 检查流程感控

对于行动困难、运输不便、病情危重的新型冠状病毒肺炎患者，移动 DR 床旁摄影为临床医生对患者病情监控提供高效、便捷的技术手段，但在重大疫情疾病传染性的困扰下，如何做好感染防控、辐射防护及流程的优化显得至关重要。

（一）检查前准备与注意事项

急性传染病时的床旁操作，技师的工作重心也将随之改变，感染防控必须提到首位。在此基础上，图像质量的保证，工作流程的优化，工作人员的健康，物资装备的准备等都需得到兼顾。床旁技师也将承受更大的劳动强度和心理压力。

1. 检查前准备

（1）床旁技师准备：新型冠状病毒肺炎是一种由新型冠状病毒引起的急性传染病，主要经呼吸道飞沫和密切接触传播，在相对密封的环境中长时间暴露于高浓度气溶胶情况下存在气溶胶传播的可能，传染性很强，人群普遍易感。床旁技师在为患者做检查时，需到患者房间为其摆放摄影体位，时刻面临被感染的风险。因此，在此次疫情中，床旁技师首先要重视的是做好感染防控工作，避免自身和其他医护人员被感染。平时床旁检查，一位技师足以胜任。但为满足疫情感染防控要求，需两人进行床旁工作。一方面利于穿/脱防护衣物，相互监督防控流程；另一方面为尽量减少与患者直接接触，区分摆位人员和操作人员，摆位人员负责患者摆位，操作人员负责机器操作及平板探测器摆放。

因新型冠状病毒的传染性，床旁技师不仅需要执行传染病的隔离防护措施，还要穿戴沉重的辐射防护衣物，工作时间段内不能轻易脱下防护服，不能进食，也不能上卫生间。铅衣的沉重以及防护服、护目镜的密闭性会使身体大量脱水，身体易疲劳，眼前镜片易起水雾，造成人体眩晕、恶心等。加之深入病房，周围被确诊患者包围，心理压力难免增大，这些将会对床旁技师的体力及心理承受能力提出新的考验。面对这些问题，应该合理安排工作时间，制定轮休班次，充足的营养，规律生活，合理饮食，锻炼身体，克服心理压力带来的不良影响。

（2）物资准备：做检查前需备好以下物资——①一次性床单用来包裹平板探测器，或者平板探测器需要用一次性消毒处理后的医用塑料袋密封包裹严实，使探测器与患者隔离；②速干手消毒剂，每次检查结束后，接触患者后都应进行手消毒；③75%酒精或 1 000mg/L 含氯消毒剂，检查结束后对设备及防护物品进行消毒；④防护屏、铅衣等防护物品，用来保护人群避免被动接受不必要的电离辐射；⑤有条件者可准备无线对讲机（污染区专用），遇见突发事件时，能及时和科里联系。

（3）设备准备：移动床旁机要固定放在单独的机房，机房采用新风系统中央空调，做完检查后用 1 000mg/L 含氯消毒液擦拭消毒 30 分钟。探测器用过氧化氢消毒湿巾擦拭后再开启中央空调。检查移动 DR 设备的电池储量、运行情况以及平板探测器状态，确保设备运转正常。在进入患者病房前输入受检者信息，并根据其信息，如体重、年龄等预设置好曝光千伏值、毫安秒等参数，病房内若有能走动患者，可让其先到屋外等候，若行动不便不能走动，用防护屏做好保护。

2. 注意事项

（1）有条件的单位可以将病床转移到有标准放射防护和做好消毒准备的独立房间进行检查，或者检查前将移动铅板移动到病床旁边，将待检查患者的病床围起来，保护其他患者和医务人员避免辐射。

（2）不具备条件的单位检查前让同室可以走动的轻症患者、陪同人员及医护人员撤离病房，到安全无电离辐射区域，对同室不便移动的重症患者，进行屏蔽防护。

（3）检查人员穿好铅衣，做好防护，检查时与护士一起协助将平板探测器置于患者与病床之间，快速精确摆好体位，尽量一次性放好平板探测器，减少搬动患者次数，降低患者因检查搬动等出现的不适感，同时需要注意患者旁边辅助呼吸的机器，高流量氧疗仪、低流量氧疗仪，呼吸机的通道是否被牵扯、拔出或是否受压，心电监护是否仍处于连接正常状态等。

（4）摄影体位摆好以后与管床医生及护士沟通，确认病情稳定且没有安全隐患再进行拍摄，如拍摄途中不慎被患者体液、血液、呕吐物、分泌物等溅到防护服上，应立即用消毒液消毒。

（5）如果防护装备在拍摄途中不慎被弄破，应立即更换防护装备，检查完去掉平板探测器外层的一次性医用塑料袋，探测器需要用过氧化氢消毒湿巾完全擦拭一遍，然后需要更换新的消毒好的一次性医用塑料袋包裹好平板探测器以备下一个患者使用。

（6）换病区进行拍摄时，如果同样是感染隔离病房，只需要走污染区通道进入下一个隔离病区，用符合标准的速干手消毒液进行手消毒，床旁 DR 机器同样用 1 000mg/L 含氯消毒液擦拭消毒 30 分钟，探测器用过氧化氢消毒湿巾擦拭，最后进入下一个隔离病房进行检查。

（7）如果换下一个病区是普通病房，则需要按照后文所写的脱防护用品流程脱掉身上的防护用品，戴上清洁的口罩和帽子，走清洁通道进入下一个普通病房检查。最好安排 2 台机器分别执行，如果现实情况达不到，可以先做普通病房的再去感染病区，然后进行终末消毒。

（二）床旁技师个人感控与消毒

1. 防护原则　床旁技师操作需进入隔离区确诊患者病房，并与患者直接接触，属于高暴露风险人群，需执行三级防护标准。床旁技师必须按照感控要求严格执行防护用品穿/脱流程及严格执行医务人员手卫生规范。因拍摄胸片特殊性，技师必须近距离接触患者，特别是 ICU 重症患者，往往需要两人以上医务人员配合搬动患者，进入污染区前应接受感染防控培训，熟练掌握防护用品规范使用，正确进行手卫生、戴口罩等操作，掌握设备、地面消毒方法等。

由于现场医务工作者处于高风险范畴，根据岗位强度及防护用品使用导致的生理困难，建议每个班次时长 4~6 小时，建立轮换机制。建议技师在头一天饮食要清淡，在摆位过程中尽量和管床护士及医生做好协作工作，保持体力，防止中暑、缺氧等症状的发生。

2. **穿脱防护用品流程** 技师由员工专用通道进入清洁区指定防护准备室，按照以下流程三级防护准备工作。进入污染区的步骤：通过员工专用通道进入清洁区，更换清洁洗手衣，手卫生后依次戴一次性医用圆帽、戴一次性医用防护口罩（N95），穿一次性防护服，戴一次性检查手套，然后戴护目镜和全面性防护面罩，再穿隔离衣，加戴无菌手套，然后加戴医用外科口罩，最后套上一次性长筒鞋套，而后方可进入污染区，如图 11-12。

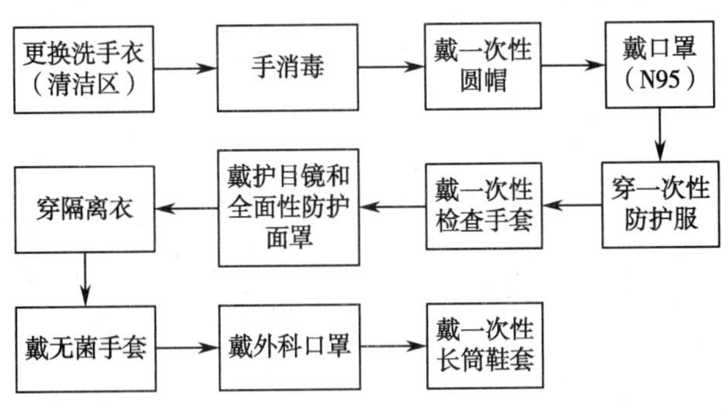

图 11-12 三级防护进入污染区穿戴流程图

离开污染区的步骤：禁止穿戴个人防护装备离开污染区，避免各个分区的交叉污染。离开污染区前，先消毒双手，按规范顺序摘取防护用品，脱下防护服，再次彻底进行手卫生。用 75%乙醇消毒外耳道、Ⅲ型安尔碘消毒鼻腔、生理盐水漱口，有条件的情况下进行 30 分钟以上的彻底沐浴清洁，而后方可进入清洁区，如图 11-13。

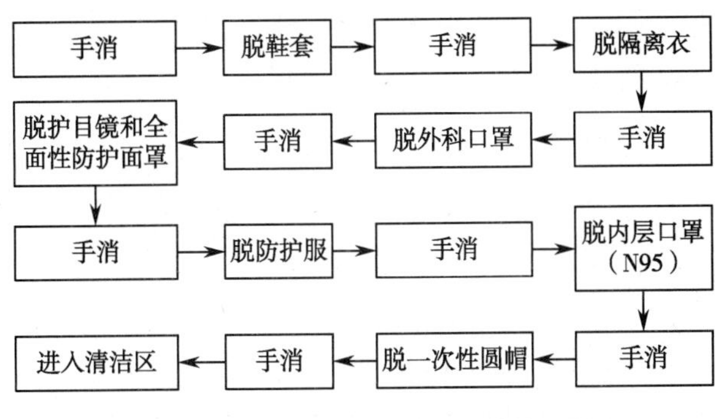

图 11-13 三级防护离开污染区穿戴流程图

3. **设备与防护物品消毒** 在检查结束后即将离开受检者科室时，需对设备、铅衣及防护屏等防护物品进行消毒，其表面可用 75%酒精或 1 000mg/L 含氯消毒剂进行擦拭，移动 DR 轮子上也需用消毒剂喷洒，作用时间大于 30 分钟，消毒时注意勿将消毒液喷洒至机器内部。若见设备上沾染有可见污染物时应先使用一次性吸水材料蘸取 5 000mg/L～10 000mg/L 的含氯消毒液完全清除污染物，再用 1 000mg/L 的含氯消毒液或 500mg/L 的二氧化氯消毒剂进行喷洒或擦拭消毒，作用 30 分钟后清水擦拭干净。若有条件者，建议可在移动 DR 停放区域安装紫外线灯或使用移动紫外线灯进行不少于 30 分钟的照射。

（三）移动 DR 工作流程

移动 DR 床旁摄影的工作流程制定应简单易行，遵循感控及辐射防护要求。技师在住院病房、ICU 重症监护室特别需要注意个人防护，尽量减少近距离接触患者的次数与时间，在搬动患者插入探测器过程中，注意部分气管插管患者，尽量避免移动患者过程中导致管道连接口的脱落。技师按照正常流程启动移动 DR 设备，确保机器性能和网络正常后，从 RIS/HIS 网络搜索并核对患者信息。

1. **核对患者信息** 技师须严格执行“三查七对”原则，与管床医师和护士核对准确患者信息。

2. **移动 DR 机准备** 数字探测器使用前应进行表面消毒，注意避免使用含氯等腐蚀性消毒剂，使用一次性无菌薄膜塑料罩套住影像探测器，同时也应对移动 DR 机表面进行消毒。选择正确的患者信息，选择相应的检查协议、正确的体位设置，并根据患者的体厚，适当调整摄影参数，保证图像质量的同时，尽量减少患者及医务人员的辐射剂量。

3. **床旁技师** 穿戴好防护衣物后携带申请单由清洁区进入污染区（DR 停放区），将设备推至受检者科室，与医护人员核对受检者信息及所需摄影部位。输入患者信息，调整好摄影条件及穿好铅衣等辐射防护设备，摆位技师对受检者摆位，并做好嘱咐配合工作。

4. **摆放患者体位** 患者必须戴口罩，因大部分患者处于昏迷状态，病情较重，可能无意识，在搬动过程中应特别注意患者身上的连接管及气管插管等，避免脱落引起意外。常规采取仰卧位，如有的清醒患者不能平卧，也可采取半仰卧位或者坐位，两名技师同时协作，视情况可将患者床的头端升高至 30°～45°，因半卧位对于肺部病变的显示尤其是对胸腔积液和气胸更加直观。摆位技师动作轻缓将患者扶起，操作技师迅速放置平板探测器，若患者体型较重，可让该科医护人员一起托起，放置数字探测器时动作应迅速、准确，尽量避免多次反复调整影像探测器。拍摄前对清醒患者嘱咐进行呼吸训练，嘱患者进行吸气末屏气检查。昏迷患者可不做要求。曝光可选择遥控曝光或延时曝光，预留充足的准备时间，启动曝光前，通知周围医护人员先行离开，确定自身离开路线后启动曝光，做好医护人员和患者的辐射防护。

5. **摄影检查**　操作技师放置平板探测器（需垫一次性垫单），调整好摄影距离、角度、视野等。随后通知医护及其他患者离开，对受检者及行动不便未能离开者做好辐射防护。遥控或延时曝光，曝光结束后，检查图像质量，进行后处理并上传图像至PACS（若DR无无线传输功能可回科室上传）。技师调整好球管位置，设置适当的光圈，选择胸部照射序列，摄影条件为65~78kV，3~10mA。可根据患者的年龄、体厚情况，设置适当的曝光条件。调节合适的照射野、摄影距离（FDD）为100~120cm。检查前去除可能影响图像质量的金属或其他饰物，上述操作完成后，条件允许情况下，可用铅屏围挡病床周围，随后技师嘱医务人员尽可能离开至ICU尽头的房间。随后技师离开病床，并远距离使用遥控手闸操作进行曝光。

曝光结束后，通知医务人员。收回平板探测器及防护物品，手消毒，出病房前将一次垫单及申请单丢入医疗垃圾桶，在检查科室走廊或出科前消毒设备及防护物品。回科后，将设备推至停放区域，充电，放好其余物资后按步骤脱防护衣物离开污染区进入清洁区。

6. **图像质量控制**　对于数字DR图像，一幅满意的肺部影像应该包括如下要点：正确的照射野、合适的对比度、较小的噪声及干扰。技师可对所获得的图像进行评估并适当后处理调节图像至最佳质量。

7. **图像处理传送**　技师检查图像并添加正确的标记，调整好适当的亮度和对比度，发送至PACS系统，以便诊断医师及时完成影像诊断报告。随后结束当前患者检查，同时协作撤出影像探测器，并对机器及探测器进行消毒后归位，为下一位患者检查做准备（图11-14）。

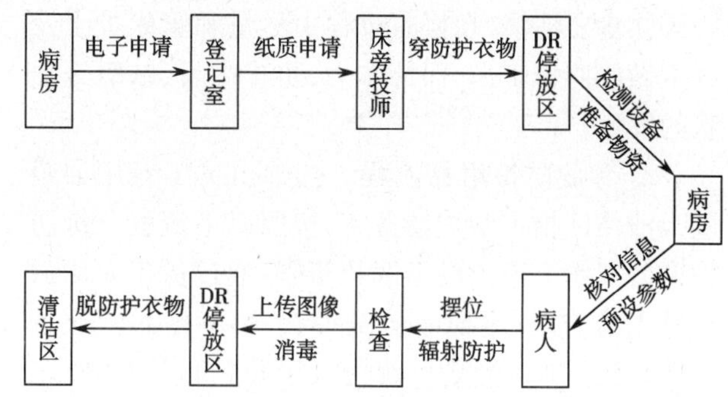

图11-14　移动DR床旁摄影疫情防控工作流程图

（四）移动DR辐射防护

移动DR摄影为临床医疗带来便利的同时也存在着对医务人员和病房内临近患者的辐射问题。在医学的实践中，受检人群所接受的辐射剂量应该遵循尽量在合理范围内尽量低的原则。这就要求了床旁技师在进行新型冠状病毒肺炎患者的检查中，不仅需要做好感控工作，也需要做好辐射防护工作。使用移动DR设备在隔离病房内进行X射线检查时，应对毗邻床位2m范围内的患者采取防护措施，不应将有用线束朝向其他患者。连接曝光开关的电缆长度应不小于3m，或配置遥控曝光开关。应严格按所需的摄影部位调节照射野，使有用线束限制在临床实际需要的范围内并与影像探测器相匹配，既降低受检者和周围人员的辐射剂量，又能大幅减少散射线含有率从而提高影像对比度。危重新型冠状病毒肺炎患者整个肺部渗出严重，组织密度高对比度很低，尤其对较为肥胖患者需要适当提高管电压（如65~70kV）和管电流量（如10~15mAs）。儿童需根据年龄和体型选用相应摄影条件（如3~5岁儿童使用55kV、1~2mAs）。

医务人员的辐射防护穿铅衣，佩戴铅围脖等防护物品。受检者的辐射防护，建议采用在能达到诊断条件下尽可能低的曝光条件，并用铅衣、围脖等遮盖住患者其他部位，尤其要注意甲状腺、性腺、晶状体等敏感器官及孕妇、小孩的辐射防护。使用移动DR设备在发热门诊等没有专门机房的区域进行检查时，应告知周围人员尽可能远离，主射束方向不应有其他人。

（吴红英　余建明）

第四节　重大疫情感控MR检查工作流程

新型冠状病毒肺炎疫情发生以来，影像检查特别是CT成为该疾病的诊断和疗效判定的主要手段。尽管MRI检查不是检测新型冠状病毒肺炎的直接手段，但是在疫情期间，MRI作为非常重要的临床检查手段，不但会有普通患者，也会有新型冠状病毒肺炎确诊或疑似患者进行MRI检查。如何做好疫情期间的MRI检查感染防控，避免院内感染，成为临床亟待解决的问题。

一、MRI 技师感染防控

新型冠状病毒肺炎疫情防控时期，为避免检查环节中出现医患之间发生交叉感染，需要科学地制定防护标准以及 MRI 检查流程。

1. 强化 MRI 技师感染防控培训　要求每名技师熟悉并掌握疫情防控知识。

（1）不同岗位的感染防控要求级别和相应的防护用品类别及使用方法，个人、设备和场所消毒的方法和要求。

（2）本单位当前疫情工作防控小组的成员和任务，突发事件应急预案，发热、疑似和确诊患者影像学检查的工作流程。

（3）所在工作场所的感染防控分区，严格按照防控要求，在相应区域内工作，不得违规穿越或混淆分区界限造成污染。

（4）感染防控用品的规范使用、穿脱顺序和相关要求，熟练掌握“七步洗手法”，严格执行手卫生。

（5）在不影响扫描和图像质量的前提下，放射技师应要求患者在检查中穿戴一次性医用外科口罩等防护用品。

（6）合理安排患者预约及检查时间，减少患者在放射科检查场所的等待时间，尽可能减少患者之间在机房内和候诊区重叠交汇时间。

（7）尽量避免与患者近距离面对面的交谈，除了摆位以外，应与患者保持 1m 以上的距离。

2. 在岗 MRI 技师个人感控

（1）疫情严重地区：新型冠状病毒肺炎专用 MRI 检查区域内技师、护士、登记人员和卫生员等都按照二级防护要求，正确进行手卫生、戴口罩、穿脱防护服等。

（2）疫情较轻地区：MRI 检查区域内技师、护士、登记人员和卫生员等按照一级防护要求，穿工作服或隔离衣，戴医用外科口罩、手套和一次性圆帽。为疑似或确诊新型冠状病毒肺炎患者检查时，需执行二级防护要求。

二、MRI 设备和检查室消毒

1. MRI 设备感染防控　MRI 属于高精密电子设备，机房内有很多贵重的设备，如水冷机、氦压机、梯度线圈、射频线圈、放大器和高压注射器等，汽化过氧化氢溶液或喷雾的消毒液有可能氧化腐蚀设备，造成机器损坏的严重后果。MRI 设备产生强磁场，只有无磁设备才能进入磁体间，一般的空气消毒机、汽化过氧化氢消毒机、紫外线灯等均为金属电子设备，存在强磁性，严禁进入磁体间，各医院要配备无磁化消毒设备。MRI 磁体间和设备间通常用同一个专用恒温恒湿中央空调控制，两个或多个房间由数个进气孔和排气孔直接连通，一旦新型冠状病毒肺炎患者进入 MRI 磁体间进行检查，必须同时对多个房间做终末消毒处理。

2. MRI 设备消毒　严格按照国家相关规定及设备生产厂家消毒说明，做好医疗器械、污染物品、物体表面和地面等的清洁消毒和空气消毒。主要包括与患者直接接触的部件，如线圈、检查床、磁体和相关附件等，以及磁体间、患者准备间、操作间。

（1）普通磁场安全区、操作间和患者准备间：按照医院院内感染管理程序，进行空气、任何可能触及的物体表面及地面等的清洁消毒。用 500mg/L 含氯消毒剂对地面进行湿式拖地，每天 2 次；遇疑似或确诊新型冠状病毒肺炎患者，应用 2 000mg/L 含氯消毒剂消毒对物体表面和地面消毒。地面和物体表面消毒的抹布、拖布等清洁用品应标识清楚，分区使用，使用后按规范消毒。

（2）磁体间：需在有资质的 MRI 技师指导下进行清洁消毒工作，禁止任何含铁磁性物质或者其他不兼容设备，以及有强磁场禁忌的人员入内。使用无磁空气消毒机对磁体间进行循环消毒，检查结束后使用无磁紫外线灯进行消毒，每天 2 次，每次 30 分钟。应用 2 000mg/L 含氯消毒剂对物体表面和地面消毒。

（3）检查床及床垫：所有受检患者都需躺在检查床和床垫上面，所以会导致一定接触污染，检查床及束缚带可用普通清洁剂清洗，床垫可使用纱布蘸 75% 医用酒精或厂家推荐的清洁剂进行清洗和消毒。每天至少 2 次，对疑似或确诊新型冠状病毒肺炎患者需检查后立刻消毒。床垫磨损和破口容易忽视，建议仔细检查所有垫片，一旦覆盖材料破裂，暴露了泡沫芯或中心芯就会失去防止细菌和流体渗入的能力，无法清洁，应立即将其取下并联系厂家进行更换。破损的另一个危害是床垫本身内部有空气。当患者躺在垫子上时，这些空气被迫通过覆盖材料上的任何孔或接缝排出。这会导致污染中央泡沫芯的细菌从护垫中喷出并雾化到室内环境中。当然，由患者引起的从垫子上出来的反向气流会导致传染性物质从表面吸入泡沫芯，然后在下一位患者躺在垫子上时再将其排入空气，从而增加新型冠状病毒通过空气在患者之间传播的可能性。

（4）磁体和磁体腔消毒：磁体腔也是一个潜在污染源。因为患者经常非常紧密地接触腔内的表面。清洁消毒 MRI 磁体腔内是一项困难、危险和烦琐地任务。患者检查时长时间紧密接触磁体孔腔内表面，因此磁体孔腔内也需消毒，而大多数清洁工具是无法带入磁体间，尤其是不能带入磁体孔腔内。不建议技师直接爬入内部用手清洁和消毒整个内孔，这会使技师与受污染的表面非常紧密地接触而增加被感染的风险。用于清洁和消毒 MRI 磁体腔孔及其周围环境的一种替代方法是，使用足够长的清洁工具塑料或木质拖把（完全无磁性的清洁工具），以使其充分进入磁体孔腔内，该清洁工具的末端带有某种布垫或海绵，并浸 75%的医用酒精进行擦拭消毒。

（5）射频线圈：线圈等可移动附件可用紫外线进行消毒（消毒时间等于或大于 30 分钟，距离 1 米左右），注意紫外线应尽量完全覆盖需要消毒的线圈和附件。也可以用布蘸普通消毒剂（如 Cavi-Wipes（卡瓦布）、Cavicides（卡瓦液））或者 75%医用酒精进行擦拭消毒，切不可将消毒液喷洒浸泡线圈等附件。擦拭后待风干再使用。线圈插头和接头：用软布或者棉签蘸清水或者厂家推荐清洁剂小心擦拭，动作轻柔不能误触插针，不得使用酒精等有机溶剂。

（6）表面线圈：表面线圈等可移动部件可将其移出磁体间，用紫外线进行消毒（消毒时间至少 30 分钟，距离 1m 左右），注意紫外线应尽量完全覆盖需要消毒的线圈和附件。也可使用 75%医用乙醇进行擦拭消毒，切不可将消毒液喷洒浸泡线圈等附件。擦拭后待风干再使用。对于线圈插头和接头，应用软布或棉签蘸清水或设备生产厂家推荐的清洁剂小心擦拭，动作轻柔，不能误触插针，不得使用乙醇等有机溶剂。

（7）操作间的桌面和电脑、对讲等系统：使用 250~500mg/L 含氯消毒液或 75%医用乙醇进行擦拭消毒，最好不要使用喷雾以免损伤电子设备或引起火灾。

三、MRI 检查过程中感染防控

疫情防控时期，为避免检查环节中发生交叉感染，需要科学地制定防护标准以及 MRI 检查操作规范。

1. **登记室接诊前筛查** 再次确认受检者是否是新型冠状病毒肺炎确诊或疑似患者，对于不能排除新型冠状病毒肺炎的受检者按照确诊新型冠状病毒肺炎患者流程。疫情期间单独固定一台 MRI 设备接诊新型冠状病毒肺炎确诊或疑似患者，同时需具备独立检查准备间。对当天预约 MRI 检查的新型冠状病毒肺炎确诊或疑似患者一对一进行电话联系，安排合理检查时间，保证每例患者完成检查后有足够的时间完成消毒工作。同时为了避免因患者更换衣物造成接触传染的可能，电话中应告知患者 MRI 检查的注意事项，强调不可穿有金属配饰的衣物并摘除佩戴的所有饰品。如果不能单独安排专用 MRI 设备，则每例新型冠状病毒肺炎确诊或疑似患者检查后马上进行终末消毒，1 小时后才可安排其他患者检查。

2. **检查室安全分区** 为了避免病毒交叉传播的可能，新型冠状病毒肺炎疑似或确诊患者需要安排独立安全分区进行检查前准备。设置污染区（登记室、增强准备室、磁体间、候诊区域、运送通道、患者卫生间）、半污染区（操作间、设备间）、缓冲区（半污染区到污染区之间的区域）和清洁区（办公室、诊断室、值班室、会议室等），将医务工作人员通道与患者通道分开，所有不同区域的门内外均放置速干手消毒液，工作人员进出门均进行手卫生。根据分区做好人员的感染防护和环境消毒工作。独立准备间需配备等离子空气消毒机（可人机共存），开启持续消毒状态。若采用独立新风系统中央空调，应将空调送风量和排风量开到最大（把含有病毒的空气尽快排出，吸入室外新鲜空气）。若采用医院统一的中央空调（非 MRI 检查室专用），应关闭机房和操作间中央空调，开启各独立空调，如果无备用独立空调，完成检查消毒后再开启中央空调。

3. **患者准备** 首先排除 MRI 检查禁忌证，如需行 MRI 增强检查的患者，由护士在检查室安全分区做好留置针预埋工作。患者必须佩戴口罩，头颈部检查者需佩戴无金属条的口罩。考虑到 MRI 设备的复杂性及消毒的困难性，建议患者佩戴一次性手套和帽子，检查床上铺一次性中单，患者上方再覆盖一次性中单，尽量使检查床和线圈与患者隔离。

4. **护士操作规范及防护** 新型冠状病毒肺炎确诊或疑似患者因病情需要做 MRI 增强检查或者其他需要护士参与的医疗工作时，护士按二级防护，护士在给患者预埋留置针或者连接高压注射器等操作时，应避免接触患者血液或体液，同时避免患者血液或体液污染设备和检查室地面，并及时进行手卫生。

5. **技师操作规范及防护** 安排2名技师，其中1名技师固定进行扫描工作，根据医嘱设置扫描方案，按MRI质量控制标准完成扫描，该技师采用一级防护。另1名技师专门负责引导患者进入磁体间，选择合适的线圈，并按规范进行摆位、定位操作。待检查结束后再将患者身上线圈取下，将患者放下检查床，并指引患者离开检查间，避免与普通患者接触而引起交叉感染，该技师严格按照二级防护标准执行。

6. **MRI检查的感控特点** 新型冠状病毒肺炎疫情的暴发，使MRI检查遇到巨大挑战，做好感染防控非常重要，必须避免因为缺乏防护意识使MRI设备和操作人员暴露在传染源的风险中。建议：①制定书面的感染控制政策，包括MRI设备清洁程序以及清洁计划，并将其张贴在醒目位置；②技术人员进行患者检查前后或与其他人员接触后需严格执行手卫生消毒程序；③定期清洁消毒MRI工作台、磁体孔、线圈及与患者接触的任何其他物品，严重传染情况建议在每例患者检查后进行此操作；④应用符合要求的消毒剂，按规范清洁所有床垫和检查床接触面，严重传染情况建议在每例患者检查前后进行此操作；⑤将外科口罩上的软金属条剪开取出，为做头颈部MRI检查的受检者备用，以防金属伪影；⑥使用带有防水垫的枕头，可擦拭表面利于消毒，如表面隔离层破损，务必及时更换；⑦如果遇到患者呕吐、排泄等不可避免情况，迅速清除患者污染物，然后对所有污染区域进行表面消毒；⑧定期用紫外线灯照射消毒所有垫子填充材料，并确保清除可以检测到的所有生物残留物；⑨配备无磁循环空气消毒机对检查室空气进行持续消毒，配备无磁紫外线消毒灯在结束当天工作后对磁体室进行消毒。地面消毒有肉眼可见污染物时，应先使用一次性吸水材料蘸取2 000mg/L的含氯消毒液完全清除污染物后消毒。

7. **医疗废物管理** 新型冠状病毒肺炎专用MRI机房产生的所有废物按医疗废物处理，用双层黄色医疗垃圾袋包装、密封后运出检查室。包装袋应特别标示新型冠状病毒肺炎感染性废物，外层包装袋使用2 000mg/L含氯消毒剂喷洒后，由专人、专车收运至指定存放点，不得与一般医疗废物和生活垃圾混放、混装。新型冠状病毒肺炎专用MRI机房使用后的被服、污衣，应置于黄色垃圾袋，包装袋应特别标示新型冠状病毒肺炎，通知洗衣公司专机清洗消毒，且须遵循先消毒后清洗的原则。运送工具使用2 000mg/L含氯消毒剂擦拭消毒2次。

没有配备专用MRI设备用于新型冠状病毒肺炎疑似或确诊患者检查的医院，则需提前预约，妥善安排检查，检查前机房需要临时清场，做完检查后，对场地、物表和空气包括通道在内都要彻底消毒，做终末消毒后才能恢复正常检查（图11-15）。

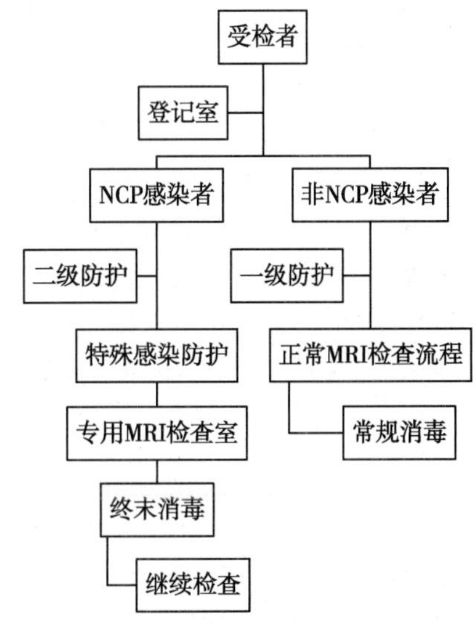

图11-15 疫情MRI检查流程图

四、疫情非专用MRI检查流程

1. **疫情非专用MRI医务人员防护要求** 检查区域内技师、护士、登记人员和卫生员等按照一级防护要求，穿工作服或隔离衣，戴医用外科口罩、手套和一次性圆帽。为疑似或确诊重大疫情疾病患者检查时，需执行二级防护要求。

2. **重大疫情非专用MRI检查流程**

（1）登记室接诊前筛查：首先排除MRI检查禁忌证，确认患者是否为重大疫情感染者或疑似者，系统录入患者身份信息、联系方式及常居地址。对于排除该疫情疾病确诊或疑似患者预约安排非疫情专用机器进行检查。

（2）患者准备：确认是否排除MRI检查禁忌证，如需行MRI增强检查的患者，由采用一级防护的护士在检查室安全分区做好留置针预埋工作。同时患者做好自我防护，佩戴一次性口罩。

（3）技师操作规范及防护：技师采用一级防护根据医嘱设置扫描方案，按MRI质量控制标准完成扫描，对于检查过程中患者体液沾染线圈、机床或中单时，应立即消毒或更换。

3. **MRI 设备和检查室的消毒要求**　严格按照国家相关规定及设备生产厂家消毒说明，做好医疗器械、污染物品、物体表面和地面等清洁消毒和空气消毒。

（吴红英　余建明）

第五节　重大传染病感控介入诊疗工作流程

新型冠状病毒肺炎具有潜伏期长、传染性强、起病隐匿、人群普遍易感等特点。经呼吸道飞沫和密切接触传播是主要的传播途径，还有部分无发热、无流行病史感染者存在。在相对封闭的环境中长时间暴露于高浓度气溶胶情况下存在经气溶胶传播的可能。介入诊疗按照临床需求可分为急诊介入诊疗及择期介入诊疗两类。在重大传染病疫情防控时期，暂停非紧急介入诊疗活动，原则上暂停择期介入诊疗手术。若疫情期间新型冠状病毒肺炎患者合并胸痛（急性心梗）、脑卒中、出血等急诊病变危及生命，经综合评估患者获益和感染风险，急需进行数字减影血管造影并行介入治疗时，为防止新型冠状病毒肺炎疫情继续传播和扩散，有效降低介入医务工作者的感染风险，避免院内交叉感染，保障介入手术安全有效进行，介入手术室必须做好专门针对确诊及疑似新型冠状病毒肺炎患者在必须行介入诊疗过程中的感染控制工作流程及防护措施（图 11-16）。

一、介入诊疗前疫情感染控制

（一）介入工作人员的疫情感控

1. 建立介入部门的新型冠状病毒肺炎疫情防控小组，强化责任意识，防控组成员按职能分工，落实主体职责，定期召开防控小组会议（建议以视频或语音会议形式），查漏补缺。

2. 实时掌握医务人员、患者及陪护者的身体状况。

3. 加强对介入相关医务人员的疫情防控知识动态培训。加强手卫生培训，强调戴手套不能替代流动水洗手。

4. 所有工作人员应做好防护措施，备好防护设备，掌握感染防控防护分级标准。

5. 加强科室医务人员体温管理和呼吸道以及消化道症状的管理。

6. 工作人员在休息期间尽量以居家为主，严格按国家和相关省市疫情防控最新文件规定执行。

7. 建立弹性和备班工作制度，保证有足够工作人员在岗工作，避免医务人员过度劳累以及带病上岗。提供营养膳食，增强医务人员免疫力。减少床边查房次数，暂停床边教学查房，加强病例模拟或视频等教学模式。

8. 非急需诊疗的患者，疫情期间暂缓或减少直接接触性诊疗。对于确诊或疑似感染新型冠状病毒肺炎病例停止介入治疗，尽可能通过电话、网络等远程技术间接提供指导。

（二）手术安排的感控

1. 接诊及术前谈话签字：由管床医师及家属陪同，经患者通道送至手术间，全程做好个人防护。术前谈话签字原则上应由与患者无密切接触史的家属进行；无家属者按常规流程上报医院主管部门备案。再次询问患者有无新型冠状病毒感染流行病学史、临床表现及胸部 CT 情况。对普通患者，按常规更换手术衣，加戴医用外科口罩进入手术间；对有发热、咳嗽、肺部 CT 磨玻璃影患者，按疑似患者流程处理。

2. 所有急诊介入手术患者除按照常规医疗流程进行手术安排和术前准备外，主诊医生或主要介入手术者还必须告知介入手术室相关介入影像技师、介入护师等有关患者新型冠状病毒肺炎的筛查情况，如询问病史、疫区接触史、测量体温、查看肺部 CT 影像。

3. 若有发热（体温＞37.3℃）和/或呼吸道症状；胸部 CT 有新型冠状病毒肺炎影像学特征（由主诊医师或主要介入手术者确认）；早期白细胞总数正常或降低，淋巴细胞计数减少等症状和体征；纳入疑似新型冠状病毒感染介入手术患者处理流程。

4. 确诊及疑似新型冠状病毒感染患者介入手术应在层流负压介入手术室内实施；手术期间，关闭缓冲间，手术间呈现负压值（-5Pa 以下）状态方可实施介入手术。介入手术室门外悬挂“感染手术，无关人员严禁进入”的警示牌。并对介入手术室周边人员进行保护性疏散隔离。对于不具备层流负压设施的介入手术室原则上不建议实施确诊或疑似新型冠状病毒肺炎患者的介入手术。如遇患者治疗抢救必需，则必须严格执行消毒和院内感染防控程序，同时，其他介入手术应临时暂停，专机专用、专区专用。

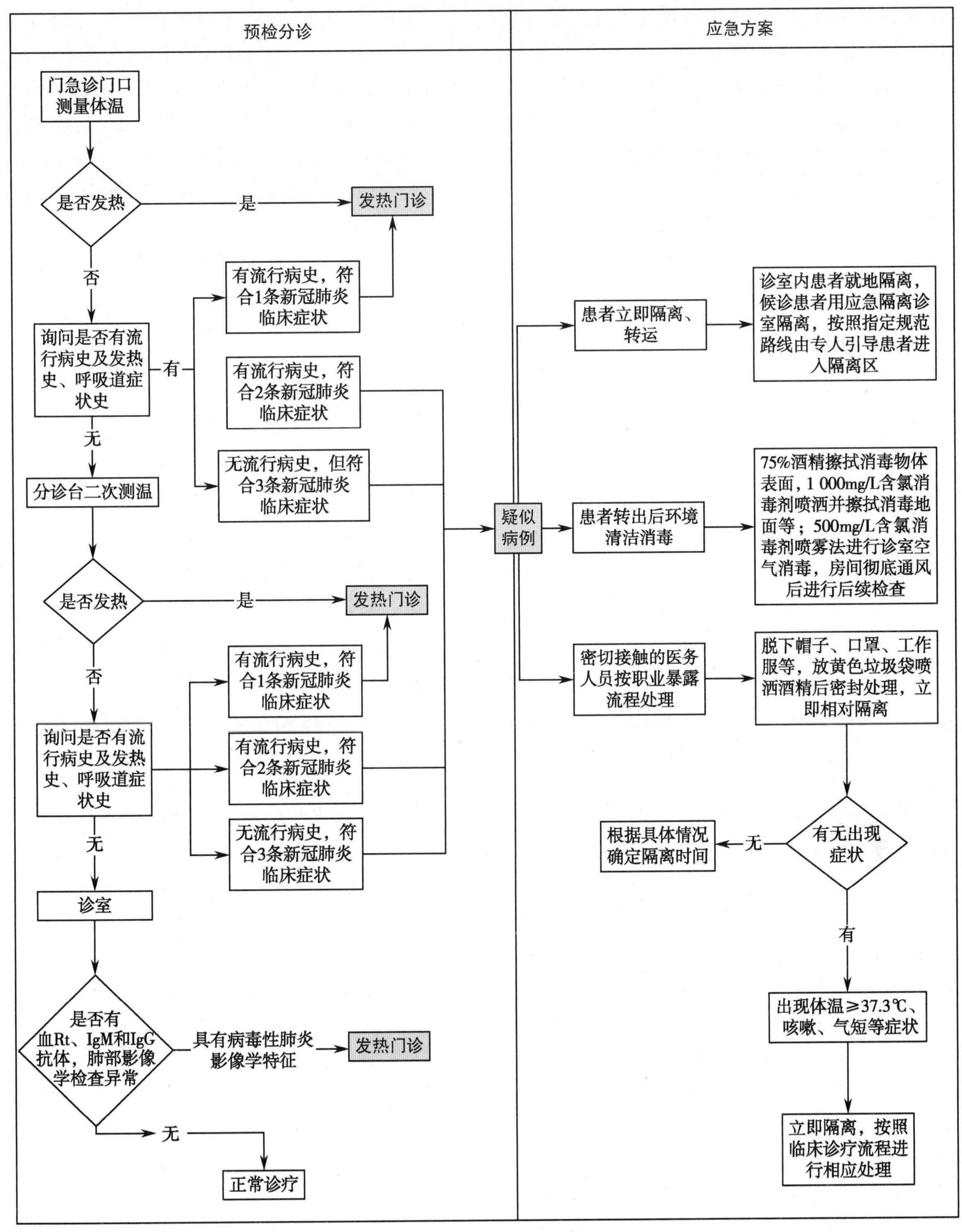

图 11-16　疫情感染控制工作流程

5. 非全麻患者，给患者戴外科口罩。全麻患者按照规范消毒麻醉机及其使用设备物品，并使用一次性过滤器在麻醉面罩与呼吸回路之间，同时麻醉机的吸入及呼出端各加装一个过滤器。其他全身麻醉的气道管理等参照相关规定及共识执行。全身麻醉时，首选复合麻醉，如患者呼吸功能差，可选择静脉麻醉。全程应避免插管、拔管时引起呛咳导致痰液飞溅。麻醉后，患者应用防水手术巾遮挡面部。有条件者，可使用病毒过滤阀。除手术医生外，介入手术室需配备 1 名介入影像技师，1～2 名介入护士；并精简参与手术的各类人员。

（三）明确高危病变

1. 确诊或高度疑似新型冠状病毒肺炎患者　在新型冠状病毒肺炎疫情下，应做好介入手术患者新型冠状病毒感染筛查，必要时行肺部 CT 检查。若确诊或高度疑似患者病情危重需紧急手术，或疑似患者来不及排查，需急诊手术，必须满足以下所有条件：①所在医院为军队或当地政府指定的新型冠状病毒肺炎定点医院；②在具备负压及严格消毒条件的导管室或手术室实施手术；③医务人员采用三级防护；④获得医院新型冠状病毒肺炎专家组批准。

对于疫情非严重区城暂不能排除新型冠状病毒肺炎的患者，若需急诊手术，必须满足以下所有条件：①获得医院新型冠状病毒肺炎专家组批准；②在具备单独专用并能进行标准消毒操作的导管室或手术室实施手术；③医务人员采取二级或三级防护，确诊新型冠状病毒肺炎患者术后应转入疫情期间专用的负压综合重症监护室（ICU）继续治疗，新型冠状病毒肺炎疑似患者应置于单间隔离病房，做好疑似感染标本留取及管理工作，尽快明确诊断。

在保证患者生命体征平稳及获益最大前提下，所有介入手术均应遵循“四减原则”：①尽量减少介入手术操作难度及手术时间；②减少参与手术人员；③减少一次性防护用具的非必要消耗；④减少导管室内不必要的仪器设备。

2. **癌症患者** 癌症患者感染新型冠状病毒的风险较高，且感染后转为重症的风险更高，恶化更快，因此应将预防感染放在优先地位。以缩小肿瘤、为手术争取条件的转化治疗，或因肿瘤负荷较大，需短期内控瘤，避免因肿瘤过大产生相关并发症的治疗。建议在患者和医疗机构各方面条件允许的前提下，在严密防护的基础上，采取治疗。

对介入治疗效果不佳的患者，可适当推迟介入治疗，改为靶向治疗和/或免疫治疗。对于根治性手术后为进一步降低复发转移风险而做的辅助治疗，或以往治疗已获很好疗效，为持续控制肿瘤而做的维持治疗等，介入治疗可暂缓，适当调整为静脉化疗，改用口服治疗等。避免因介入治疗而导致骨髓功能和重要脏器功能损伤，进一步增加感染风险，疫情期间选择就近治疗原则，在当地医院进行治疗，是疫情防控期间的较好选择。

3. **大量咯血、急性动脉栓塞、肺栓塞、脏器破裂出血等危重者** 这类危重患者起病急、进展快、病情危重，如适应证明确，应第一时间介入干预和处理。

4. **脑血管急重症患者** 脑血管急重症患者具有不能自理、意识障碍、家属陪护较多、医疗干预措施多、医护操作多、术前准备时间短、手术时间长、患者在院时间长等特点，且易在新型冠状病毒肺炎感染后发展为重症肺炎，死亡风险高，需要及时地诊治和更加积极的处理策略。

对于急性缺血性卒中绿色通道患者，在行头颅 CT 检查同时行肺部 CT 检查。急性缺血性卒中时间窗内的患者推荐静脉溶栓治疗。取栓患者应先由感染或呼吸相关科室会诊评估排除新型冠状病毒感染。术后避免进入神经重症监护病房，而是先在单间进行治疗，医务人员注意隔离防护（因为患者在急诊滞留以及急性脑梗死患者抵抗力低下，均容易发生交叉感染），体温监测 3 天、血常规、肺 CT 及新型冠状病毒核酸检测结果阴性，排除感染才能进入多人病房。对于新型冠状病毒肺炎高危或疑似表现，应及时隔离，会同呼吸科、感染科等相关科室医师进行会诊，同时根据病情选择静脉溶栓、取栓等治疗措施。其中对于蛛网膜下腔出血或血管畸形脑出血患者，由于常伴有发热，应按照以上流程严格加以鉴别。对于无法完全排除新型冠状病毒肺炎的患者，暂不进行介入治疗，待排除后限期治疗。

（四）手术设施及物品准备

1. 介入手术室应有符合医院感染控制要求的“三区两通道”的划分，结合介入手术室布局设立污染区、缓冲区、清洁区，医生通道及患者通道。必须严格分区执行。普通介入手术室术前关闭空调及新风系统，空气净化器呈持续开启状态，每日 2 次紫外线空气消毒，累计时间至少 2 小时，注意避免紫外线灯直接照射药品和仪器设备。术中打开空气消毒装置，并保持持续工作状态。

2. 独立专用隔离层流净化负压介入手术室，术中开启负压装置，负压值在 -5Pa 以下状态。术后严格按《医院空气净化管理规范》要求执行消毒。由层流工程技术人员及时更换负压手术间高效空气过滤器，经医院感染控制部门检测达标后方可继续使用。

3. 独立层流净化无负压的介入手术室，术中必须关闭层流装置，当手术结束后严格按《医院空气净化管理规范》要求执行消毒。由层流工程技术人员立即检查层流手术室空气过滤系统，经医院感染控制部门检测达标后再开启层流。

4. 多个手术间共用层流通道有负压的介入手术室，术中开启负压装置，负压值在 -5Pa 以下状态。同时，建议共用层流通道的其他手术室关闭并暂停使用。术后严格按《医院空气净化管理规范》要求执行消毒。由层流工程技术人员及时更换负压手术间高效空气过滤器，经医院感染部门检测达标后方可继续使用。

5. 多个手术间共用层流净化通道无负压的介入手术室，不建议使用。必须使用时应关闭层流装置，同时建议共用层流净化通道的其他手术室关闭并暂停使用。介入手术结束后严格按《医院空气净化管理规范》要求执行消毒，由层流工程技术人员立即检查层流手术室空气过滤系统，经医院感染控制部门检测达标后再开启层流。

6. 术中物品根据介入手术种类，准备好术中所需物品。术中物品只能由手术间外向内运送；术前需要将不用或可能不用的仪器及物品全部移出手术间，以免被污染。

7. 指定专用于疑似或确诊患者的介入治疗手术间，采用一次性手术包和一次性手术器械、敷料、耗材。

8. 数字减影血管造影（DSA）设备球管及探测器分别套入一次性无纺布套或塑料薄膜套；介入导管床的床单、被套、枕套及中单均使用双层一次性床单覆盖；铅屏、铅吊屏套入一次性无菌透明膜或无纺布套。

9. 高压注射器，如术中使用高压注射器，一次性备满 150mL 对比剂，术前提前接好无菌压力连接管并排气。建议使用分体式高压注射器，或者把操作面板移到操作间，隔室操作调节造影参数。条件不具备者，建议介入影像技师全程驻守在手术间内。建议高压注射器覆盖塑料薄膜套，以预防术中可能的溅血、溅液和潜在的空气飞沫、气溶胶污染。

10. 医疗废物桶使用双层黄色垃圾袋套好，手术间内不设生活垃圾桶。

11. 准备两套负压吸引装置，确保处于完好待用状态。

12. 手术间内准备两套快速手消毒液，含酒精或过氧化氢快速手部消毒液对新型冠状病毒敏感有效，避免使用氯己定类手消产品。

（五）个人防护准备

1. 防护用品包括一次性帽子、全面型呼吸防护器或正压式头套、一次性防护服、防渗透一体式防护服、鞋套（建议使用长款）、N95 医用防护口罩、护目镜/防护面屏、检查手套、无菌手套、无菌手术衣、X 线防护用品等。手术结束后，外层一次性防护服、鞋套、帽子、口罩、手套等全部脱掉，放入双层一次性医疗废物袋内，并按“七步洗手法”规范进行流动水洗手或使用快速手部消毒液，时间持续 2 分钟。

2. 接触新型冠状病毒肺炎患者并执行操作的介入医生、介入影像技师、麻醉医生及介入护士必须按三级防护标准穿戴。

3. 不接触新型冠状病毒肺炎患者的医务人员，如操作室内的介入影像技师、巡回护士、麻醉医生可采用二级防护，但头面部应加戴防护面屏或护目镜，防止近距离感染；杜绝参观人员进入该手术间。

4. 术中需操作轻柔，防止患者血液、体液飞溅，造成污染；术中介入手术室内人员要求手术全程必须留在手术间内，严禁随意出入。术后脱防护服非常重要，应严格按三级防护脱防护用品流程执行。

在手术间污染区按照以下步骤：①手卫生、脱无菌隔离衣连同外层手套，丢弃在医疗废物桶内；②手卫生、更换无菌手套、摘全面型呼吸防护器；脱外层鞋套。

在缓冲区：①手卫生、脱铅防护用品；②脱防护服连同手套（由内向外翻卷）、内层鞋套；③手卫生、摘医用防护口罩和一次性手术帽、手卫生。

在清洁区进行热水沐浴更衣。手卫生为七步洗手法消毒双手。

（六）接诊及转运路线

患者直接由确诊医生或感控专业人员陪同，在充分抗休克治疗、维持患者生命体征的前提下，经指定的专用通道或专用电梯送至指定介入导管室的隔离手术间，运送途中不能停留。接送人员须按二级防护穿戴，术前按照手术核查流程做好核查。对于疑似/确诊新型冠状病毒肺炎患者需要行介入手术治疗时，手术知情同意书签字原则上应由与患者无密切接触史的家属签署。患者及家属术前谈话均需佩戴个人防护用品，均需做体温检测，均需做流行病学调查询问。有密切接触史、正在强制执行隔离和医学观察的患者家属可在隔离状态下电话沟通并录音作为凭证。介入手术进行中，严禁家属进入介入手术室陪同。

二、介入诊疗中疫情感染控制

（一）介入手术室感控

1. 参与介入治疗或接触患者和污染物的医师、护士，按照三级防护标准进行防护。介入技师、巡回护士、麻醉医师按照二级防护标准进行防护。

2. 手术人员穿好防护用品后方能进入手术间，进入手术间的人员在手术全程必须留在手术间内，手术期间不随意出入手术室，严防严控二次污染和感染。除手术医师、护士和技师外，限制其他人员进入手术间。

3. 介入室影像技师固定在 DSA 操作间进行 DSA 设备与高压注射器的操作，同时兼顾负责按需传递手术所需的各种物品给介入护士，已经送入手术间的物品不得直接传出手术间。如术中遇特殊情况，介入影像技师需要进入手术间，或者需要接触到患者污染物等，则介入影像技师需要加强到三级防护，并驻留在手术间内配合介入手术完成，不能直接返回操作间。

4. 介入室护士建议手术操作室内外各配备一名护士，室内人员在手术中不得离开手术间，室外人员无特殊情况不得进入感染手术间。在快速手消液按七步洗手法洗手后，建立外周输液通道，协助麻醉医生开始麻醉，按需留置尿管，安置体位，协助手术核对并开启无菌手术包，添加手术台上无菌物品，术中需要的一次性耗材尽量在本室内取用，尽量避免术中开门机会，全程配合手术。手术患者手术前需评估呼吸情况和氧饱和度，必要时吸氧，并密切观察患者情况，快速安全地完成手术。手术护士除进行常规术中配合外，应及时清理患者分泌物和呕吐物。室外护士做好手术记录。

5. 术中需要器械及耗材尽量在手术室内取用。

6. 尽量减少地面的污染，地面、物面有少量污液、污血时及时用一次性吸水材料（如纱布、抹布等）蘸取有效氯 5 000～10 000mg/L 含氯消毒溶液（或能达到高水平消毒的消毒湿巾/干巾）擦拭干净；大量污液、污血时使用含吸水成分的消毒粉或漂白粉完全覆盖，或用一次性吸水材料完全覆盖后用足量的有效氯 5 000～10 000mg/L 的含氯消毒溶液浇在吸水材料上，作用 30 分钟以上（或能达到高水平消毒的消毒干巾），小心清除干净。尽量减少二次污染，如地面、设备等有污染，及时用消毒液擦拭。

7. 所有医疗垃圾均弃于双层医疗垃圾袋内，按照规定的医疗废物处理办法集中处置。

（二）患者的感染控制

1. 普通患者的感控

（1）设立健全的医疗预检制度：在医院统一指导下，开展介入医疗工作。加强对患者及其陪护家属的体温和呼吸道症状监测。

（2）在收治介入诊疗患者之前应详细询问新型冠状病毒肺炎流行病学接触史，进入医院患者及其家属应全程佩戴医用口罩。

（3）合理安排门急诊候诊区域，做好诊区通风管理，避免候诊患者过于集中，减少交叉传染可能。

（4）在诊疗场所、病区以及人群聚集场所须加强个体和群体的防护工作，加强对患者及其陪护家属的防控知识宣教培训，合理规范使用防护用品。宣教培训呼吸卫生和咳嗽礼仪（咳嗽和打喷嚏时，用纸巾或屈肘遮住口鼻），掌握手卫生规范。

（5）加强对住院患者的管控和动向管理，不准请假外出，如必须外出，劝其办理出院手续，或按医院最新规定处理。

（6）病区需要请护工或家属照顾的患者，仅限 1 名固定陪护员，并做好个人信息登记，暂停其他人员对住院患者的探视，并对陪护人员进行疫情排查。

（7）按医院疫情防控要求进行规范诊治。加强对发热患者及其家属管理，体温出现异常，或有呼吸道症状者，应及时按照规范的防控诊治流程，引导至发热门诊就诊筛查，并对患者活动场地实施消毒措施，并告知医院疫情防控组人员。不具备救治能力和条件的，及时将患者转诊到具备救治能力和条件的医疗机构。

（8）加强医患沟通，积极开展心理健康辅导。对于复诊、随访可以适当调整时限，或鼓励采用电话、微信、网络等方法，以减少患者反复来往医院。

2. 疑似或确诊患者的感控

（1）对疑似或确诊患者及时进行隔离，并按照指定规范路线由专人引导进入隔离区。

（2）患者进入病区前更换病号服，个人物品及换下的衣服集中消毒处理后，存放于指定地点由医疗机构统一保管。

（3）指导患者正确选择、佩戴口罩，正确实施咳嗽礼仪和手卫生。

（4）加强对患者探视或陪护人员的管理。

（5）对被隔离的患者，其活动应限制在隔离病房内，减少患者的移动和转换病房，若确需离开隔离病房或隔离区域时，应当采取相应措施如佩戴医用外科口罩，防止患者对其他患者和环境造成污染。

（6）疑似或确诊患者出院、转院时，应当更换干净衣服后方可离开，按《医疗机构消毒技术规范》对其接触环境进行终末消毒。

（7）对疑似或确诊患者死亡的，应当及时对尸体进行处理。

（8）患者住院期间使用的个人物品经消毒后方可随患者或家属带回家。

三、介入诊疗后疫情感染控制

（一）术后处理

1. 手术结束后离开手术室人员必须按规定流程更换手套、脱防护服及进行手消毒。

2. 对护目镜、防护面罩、铅衣等物品用过氧化氢消毒湿巾消毒后，再用清水纱块擦拭，悬挂于铅衣架上晾干。术中使用过的防护铅衣用浓度为75%的乙醇擦拭后，悬挂在铅衣架上晾干，再使用专用铅衣消毒柜消毒或紫外线照射消毒。

3. 手术结束，离开介入手术室人员必须严格按照脱防护用品的流程执行，手卫生为七步洗手法消毒双手，流动水下洗手。所有参与手术人员沐浴更衣离开介入手术室。

4. 术后手术间进行规范化消毒，手术间地面、器械台、设备、操作台等表面用规定消毒液进行消毒。取下包裹仪器的保护套，并用浓度为75%的乙醇消毒溶液擦拭仪器表面。

5. 可复用器械按规范进行清洗、消毒。被污染物品（如血压计袖带等）可采用指定消毒溶液浸泡后，清洗，单独挂起晾干备用。

6. 关闭手术间层流和送风，使用过氧化氢喷雾消毒后密闭2小时以上，再开启层流与通风。负压感染手术间消毒处理完毕均须与医院感染科联系进行物体表面和空气采样，结果合格后方可再次使用。

7. 转运床消毒与手术间物体表面消毒方式相同。

8. 所有医疗废弃物均用双层医疗废物黄色垃圾袋封口密闭，注明时间送污物通道运送并注明“新型冠状病毒肺炎”的特殊标识，按照国家要求进行处理。

9. 手术结束后由专人按预定的路线护送患者至对应新型冠状病毒肺炎的隔离病房，继续接受治疗和护理。

（二）术后手术间终末清洁与消毒处理

1. 保洁人员必须在介入护士的指导下，穿防护服、戴一次性帽子、N95口罩、长款厚橡胶手套、长筒水靴等二级防护下，进行消毒清洁工作。

2. 使用消毒剂喷洒、擦拭消毒后，手术间至少关闭2小时以上，再通风30分钟以上可开启层流。

3. 手术间物表处理方法——遵循消毒-清洁-再消毒的原则，确保设备、器械、环境的洁净与安全：

（1）地面消毒：地面使用有效氯1 000～2 000mg/L含氯消毒剂擦拭或喷洒消毒，保持30分钟后清水拖地。

（2）电子仪器设备表面消毒：使用浓度为75%的乙醇消毒溶液擦拭电子仪器设备表面，不得使用腐蚀性强的消毒溶液。30分钟后再用柔软的纱布或布料擦拭所有表面，擦净残留的消毒剂，擦干表面，擦拭过程中不得让液体进入电子仪器设备内部部件，如有液体进入内部，必须切断电源并让专业人员对设备进行检查后才能投入使用。

（3）非电子类器械表面消毒：器械台、操作台等表面，使用1 000～2 000mg/L含氯消毒剂，保持10～30分钟后再清水擦拭；不耐腐蚀的使用75%的乙醇擦拭消毒，不得使用腐蚀性或溶剂性消毒剂。

（4）有患者血迹、体液等污染的物表，使用5 000～10 000mg/L含氯制剂处理。

（5）吸引器引流仪放入20 000mg/L有效含氯消毒溶液，按物、药比例1∶2浸泡2小时。

（6）清除污物后，应对被污染的环境物体表面进行消毒。盛放污染物的容器可用有效氯5 000mg/L的含氯消毒剂溶液浸泡消毒30分钟，然后清洗干净。

4. 处理转运床物表按照手术间物表处理方法同法实施消毒。

5. 使用过的清洁工具在污洗室用5 000mg/L有效含氯消毒溶液浸泡30分钟后清洗、挤干、单独挂起晾干。手术间所使用的清洁工具独立配备，不得与其他区域的清洁工具混用、混放。

6. 使用液体消毒剂进行消毒时，为保护设备和防止触电，在清洁、消毒和杀菌前应将设备（包括监视器悬吊装置）与电源断开。

7. 不建议用喷雾剂来消毒安装有医用电子设备的区域，因为这样可能会使消毒剂气雾渗入设备内部，引起短路或者腐蚀，造成部件损坏故障。

8. 当必须针对区域使用非易燃或非易爆性喷雾消毒剂时，必须首先关闭设备电源并等待设备完全冷却之后，使用塑料薄膜把设备完全覆盖、封闭、隔绝空气后，再对区域进行消毒剂喷雾消毒。这可以有效防止空气对流造成消毒剂气雾进入设备，造成设备精密部件损坏故障。等待消毒剂喷雾完全消失后才可以取下塑料薄膜，才可以打开设备电源。

9. 专门针对新型冠状病毒残留，进行紫外线消毒，持续时间至少 1 小时。注意避免紫外线直接照射手术间药品器械柜中医用物品。

10. 手术间消毒处理完毕均须与医院感染控制管理部门联系进行物表和空气采样检测，结果合格方能继续使用。

（三）记录上报监测管理

1. 接诊此类患者须报告科主任、技师长和护士长，再逐级上报。同时应与相应的专科主任或主诊医师联系，达到统一管理。

2. 手术后介入影像技师应在介入手术登记本上标注“新型冠状病毒感染肺炎”字样；介入护士应在《导管室感染手术登记本》上登记“新型冠状病毒感染肺炎”的处理信息；胸痛及脑卒中患者介入手术，按照时间节点的规定填写。

3. 建立医务人员“强制医学观察”管理方案：参与确诊或疑似新型冠状病毒肺炎患者介入手术的医务人员有病毒暴露风险，需要“强制医学观察”14 天。每日观察临床症状与体征，每日监测体温，适时进行病毒核酸检测，使用专用表格进行记录，并上报主管部门备案；强制医学观察期间出现异常，及时就医治疗。

4. 院内感染防控部门必须对介入手术室环境加强监测，并监督执行院内感染防控规定。

总之，介入诊疗部门应根据手术间的实际情况制定政策和程序，以便严格控制新型冠状病毒感染在手术间、患者和医务人员中的传播。同时，应积极采取需要普遍遵守的预防措施和严格按照程序使用层流、负压等无菌净化技术的干预保障措施。以上建议希望能分享给广大介入诊疗专业同仁，同时将此切实推广到临床诊疗工作中，大家共同提高介入诊疗传染防控意识，并形成规章制度和共识。

四、介入门诊与病房感染控制

（一）介入门诊

1. 介入门诊加强通风；如使用机械通风，应当控制气流方向，由清洁侧流向污染侧。

2. 配备符合要求、数量充足的医务人员防护用品，门诊出入口应当设有速干手消毒剂等手卫生设施。

3. 医务人员开展诊疗工作应当执行标准预防。要正确佩戴医用外科口罩或医用防护口罩，戴口罩前和摘口罩后应当进行流水洗手或手卫生消毒。

4. 医务人员应当掌握新型冠状病毒感染的流行病学特点与临床特征，按照诊疗规范进行患者筛查，对疑似或确诊患者立即采取隔离措施并及时报告。

5. 如发现确诊或疑似患者，转出后按《医疗机构消毒技术规范》进行终末消毒。

6. 医疗机构应当为患者及陪同人员提供口罩并指导其正确佩戴。

（二）介入病房

1. 应当设置应急隔离病室，用于疑似或确诊患者的隔离与救治，建立相关工作制度及流程，备有充足的应对急性呼吸道传染病的消毒和防护用品。

2. 病区（房）内发现疑似或确诊患者，启动相关应急预案和工作流程，按规范要求实施，及时有效隔离、救治和转诊。

3. 疑似或确诊患者宜专人诊疗与护理，限制无关医务人员的出入，原则上不探视；有条件的可以安置在负压病房。

4. 不具备救治条件的非定点医院，应当及时转到有隔离和救治能力的定点医疗机构，等候转诊期间对患者采取有效的隔离和救治措施。

5. 患者转出后按《医疗机构消毒技术规范》对其接触环境进行终末处理。

（吴红英　余建明）

第六节　重大疫情感控核医学诊疗工作流程

核医学科放射性核素显像和治疗流程较为复杂、环节较多、工作场所多、工作人员多，对患者的管理更加复杂，对参与整个诊疗过程医务人员的防护要求更高。在新型冠状病毒肺炎疫情期间进行诊疗工作中，规范核医学医务工作者诊治行为，开展行之有效的安全防控工作，最大程度减少医患人员感染，有效降低诊疗过程中病毒传播的风险，保证医疗质量和医疗安全等工作是十分必要的。

一、感控目标与原则

在重大疫情防控中，除已设立的新型冠状病毒肺炎治疗定点单位，部分非定点医疗机构更多可能接触到的是疑似患者或病毒携带者，核医学科作为医技科室，在控制传染来源方面主要需要迅速甄别疑似患者，将这些疑似患者送到指定部门进一步检查和治疗；并对疑似患者可能造成的环境污染进行消毒处理，可能接触的人员进行隔离观察，切断传播途径。切断传播途径还包括对容易出现病毒污染的预约登记室、候诊室、注射室、显像检查室等患者及陪护者活动区域的空气、体液、排泄物等提前做好切断性预防消毒，清除病毒生长环境。此外，应正确使用各种针对新型冠状病毒并适用于核医学影像检查的防控用品，做到规范防控。通过实施各种防控措施，达到在核医学影像检查过程中，受检患者以及工作人员“零感染”的目标。

在核医学诊疗工作中，预防和控制新型冠状病毒肺炎感染的总原则：控制传染来源，切断传播途径，规范防控措施，加强环境消毒。在保证质量完成核医学诊疗工作的同时，新型冠状病毒肺炎疫情期间核医学诊疗的工作目标：实现工作人员“零感染”、防止病患之间的交叉感染。

1. **控制传染来源**　需迅速甄别具有潜在风险患者、疑似和确诊患者，对这些患者进行单独特殊管理。

2. **切断传播途径**　新型冠状病毒肺炎主要经飞沫传播和密切接触传播，医患双方均需佩戴口罩，加强手卫生。新型冠状病毒肺炎存在气溶胶、消化道和排泄物等方式传播的潜在危险，需对污染区域的空气、体液、排泄物等做好消毒。

3. **规范防控措施**　按照重大疫情防控规定正确使用防控用品，做到规范防控，以避免被感染。

4. **加强环境消毒**　对疑似或确诊患者可能造成的环境污染区域、设施等进行严格消毒处理，清除并破坏病毒生长环境。

二、诊疗工作流程感控

核医学影像检查区域按照院内感染控制要求明确划分污染区、半污染区和清洁区，均执行严格消毒，工作人员需按要求穿戴个人防护用品，防护用品需按要求穿脱、消毒。新型冠状病毒肺炎的核医学影像检查防控流程，需按照岗位设置，从环境、设备、人员等环节设计防控方案，形成核医学影像检查防控流程。日常工作流程如下：受检者进入核医学科（候诊大厅）→预约检查→接诊患者→注射前等候→注射显像剂→注射后等候→受检者扫描→扫描后等候→受检者离开核医学科→医师书写并完成检查报告→领取报告。任何一个环节发现高度可疑新冠状病毒感染患者，均需立即启动科内及院内院感报告系统，按要求妥善处置，并对患者可能造成的环境污染进行消毒处理后再行下一个患者检查，同时记录该患者在本区域内可能接触到的每一个人的联系方式，以备后续监测。

（一）诊疗过程中患者的流程感控

1. **患者甄别分组**　在诊疗过程中核实患者信息、做好患者甄别非常重要。可以根据患者的旅居史、接触史、临床表现、影像学检查及核酸检测等，将患者划分为普通患者组、潜在风险组、疑似新型冠状病毒肺炎或确诊新型冠状病毒肺炎组。对于在患者甄别中首次发现的疑似新型冠状病毒肺炎，应及时上报医院感染管理部门（图 11-17）。

2. **核医学诊疗防控**

（1）核医学影像检查：甄别患者后，对于疑似和确诊患者，如仅为普通核医学检查，建议尽量延期和劝返，以治疗新型冠状病毒肺炎为主，待疾病

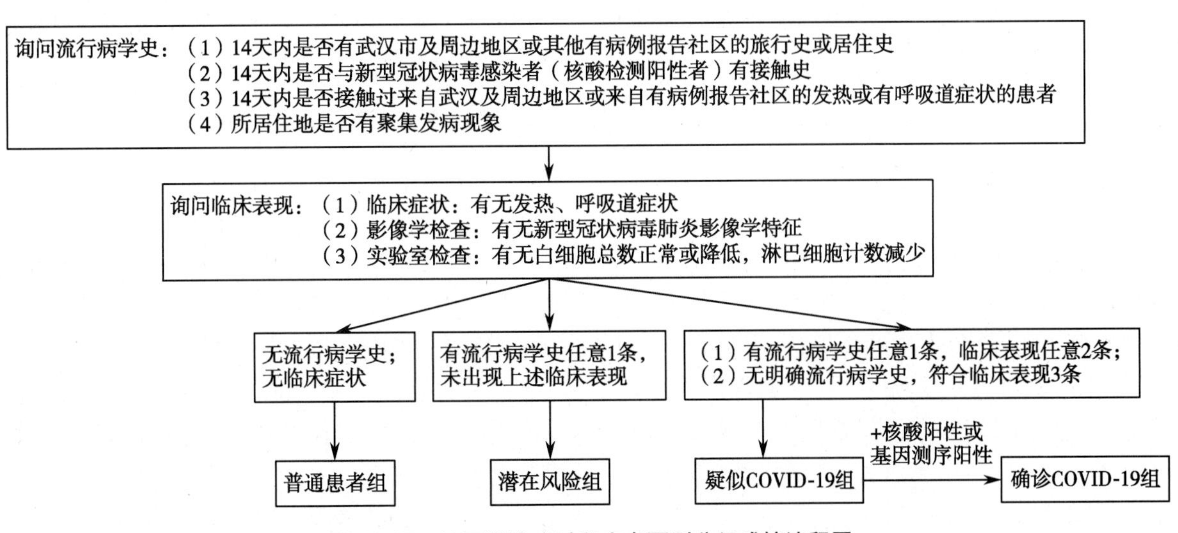

图 11-17　核医学诊疗过程患者甄别分组感控流程图

痊愈及疫情控制后再择期进行核医学影像检查。如疑似和确诊患者急诊或诊疗中必须进行核医学显像检查，则根据项目合理安排前来候诊时间，疑似或确诊患者尽量安排在每日最后进行检查，并注意合理安排患者数量和检查时间间隔。

疫情期间，对上述不同组别的患者，建议核医学影像检查顺序为普通组、潜在风险组，最后为疑似和确诊组。检查过程中，尽量确保各组患者之间不交叉，每个患者间保持1米以上的距离，如图11-18。

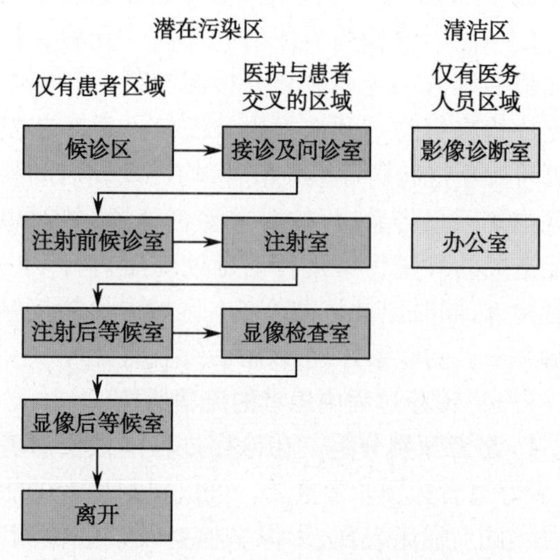

图11-18　核医学诊疗疫情防控工作流程图

（2）核素治疗：对于普通组患者，可按期给予核素治疗，但仍要注意个人防护，住院期间接受任何检查、治疗时均应佩戴口罩。对于潜在风险组患者，可以进行核素治疗。除单人单间进行治疗外，禁止患者进入治疗病房的公共区域。治疗期间需要密切观察有无不明原因的发热、咳嗽、腹泻等症状，一旦出现上述症状，立即按隔离病房要求处理，并进行血常规、肺部CT、核酸检测等相关检查，及时请感染科进行院内会诊。对于疑似和确诊患者，建议暂缓核素治疗，恢复常规用药，转入有隔离和救治能力的定点医院或隔离病房，先进行新型冠状病毒肺炎的诊治。

在疫情期间对上述不同组别的患者，建议住院均采用单人单间治疗，以最大程度避免院内交叉感染。

（二）诊疗过程中医务人员的流程感控

1. 工作人员的防护级别与要求　除常规的辐射防护外，对于不同分组患者，接触患者的所有医务人员依据防护级别采用不同防护要求。需要说明的是，对于进行疑似或确诊新型冠状病毒肺炎患者的垃圾处理的卫生员、转运患者的医务人员和司机，进行二级防护。医护人员防护要求的具体内容见表11-1。

表11-1　核医学诊疗过程中医护人员防护要求

防护级别	患者分类	防护用品
三级	确诊重症新型冠状病毒肺炎患者 疑似或确诊新型冠状病毒肺炎患者，需要进行注射，吸痰、采集标本（抽血、经成活组织检查）时	穿戴一次性工作帽、护目镜（防雾型）、医用防护口罩（N95）、防护服和一次性防渗透隔离衣、一次性乳胶手套，一次性靴套、防护面罩（或全面型呼吸防护器或正压式头套）
二级	潜在风险患者 疑似或确诊新型冠状病毒肺炎患者	穿戴一次性工作帽、护目镜或面罩（防雾型）、医用防护口罩（N95）、防护服或一次性防渗透隔离衣、一次性乳胶手套，一次性靴套
一级	普通患者	穿工作服、戴工作帽和医用外科口罩

2. 防护中的注意事项

（1）医务人员个人防护关键的3个要点：正确佩戴口罩、认真做好手卫生、规范做好个人防护。①从事诊疗活动期间均应穿工作服，戴工作帽，正确佩戴医用口罩；②每次接触患者后立即进行手卫生：手清洗严格进行七步洗手法，手消毒用快速手消毒剂（新洁尔灭、75%酒精、复配消毒剂等）揉搓1~3分钟；③二级和三级防护时，严格按照流程穿脱个人防护装备。

（2）避免交叉感染：①禁止在污染区摘掉口罩，禁止将污染区工作服、工作帽带入清洁区；②禁止穿着个人防护装备离开污染区，以避免各个分区的交叉感染；③医务人员接触疑似或确诊的患者和患者物品后，在进行消毒处理前，不能接触仪器键盘和其他清洁物品，以防止污染范围扩大；④建议医务人员与疑似或确诊患者在诊疗中遵守双通道流程；⑤每个岗位工作人员应在各自岗位处，避免相互走动和交谈。

（三）核医学诊疗过程中对患者的要求

1. 患者及陪诊人员需提供流行病学史、临床症状、影像诊断、血液检查及核酸或基因检测等信息，不得隐瞒病史。

2. 影像检查时，患者在病情允许的条件下，不建议陪诊；如病情需要，每例患者限 1 位陪同家属，儿童或行动不便者至多 2 位家属陪同，以减少不必要的交叉感染。

3. 患者及陪诊人员在诊疗期间全程佩戴口罩，听从医务人员安排。

4. 所有患者及陪诊人员均需接受体温监测。

5. 保持候诊患者间的安全距离，至少 1 米间隔。

6. 对于必须进行核医学检查的疑似或确诊患者，安排在单独房间候诊，禁止患者在整个诊疗过程中到处走动。

7. 嘱患者及陪诊人员不要随地吐痰，水杯及其他生活垃圾统一放入指定垃圾桶中。

8. 核素治疗患者单人单间入住，严禁相互串访；不得在病房公共区域逗留和聚集；不得外出；住院期间严禁探视和陪护。

（四）核医学诊疗工作流程中的防控管理

核医学影像检查流程涉及程序较多，耗时较长，医、技、护均有可能接触患者。核素治疗患者流程有部分（如预约、接诊、注射显像剂或给予治疗核素、显像检查等）与核医学影像检查有相似性，也存在疫情期间防护管理的特殊性。核医学影像检查涉及的污染区和清洁区应明确划分，污染区所有用品不应带入清洁区，或经消毒处理后带入清洁区。

1. 预约登记

（1）需要对普通患者、潜在风险患者、疑似或确诊新型冠状病毒肺炎患者等进行甄别，并按照不同类别的患者错时安排诊疗时间。

（2）注意控制患者数量和检查时间间隔。

（3）在病情允许条件下，不建议陪诊；如果病情需要，每例患者限 1 位陪同家属，儿童或行动不便者至多 2 位家属陪同。

（4）嘱患者及陪同家属均需佩戴口罩。

2. 接诊及问诊

（1）再次对患者类别进一步甄别。

（2）为患者及陪同人员测量体温。

（3）接诊和问诊人员与患者保持适当距离；每次接诊 1 例患者和/或其家属。

（4）为疑似或确诊的新型冠状病毒肺炎患者安排单独的候诊室，要求患者在整个检查期间均停留在指定的诊室或区域内，不能到处走动，避免与其他检查者交集造成交叉感染。

（5）加强医患沟通和患者心理疏导，消除患者的紧张恐惧情结，以保障诊疗顺利实施。

（6）接待患者后，及时对工作环境和工作台面进行消毒。

3. 注射显像剂

（1）注射和口服给药时做到一人一巾一带或一人一杯。

（2）每注射或给药 1 例患者完毕，进行下一例患者前，需进行手卫生消毒。

（3）患者使用的输液器、注射器、棉签、敷贴，严格按规定回收专用容器并集中毁形。

（4）PET 检查测定血糖后，及时对血糖仪进行表面消毒。

（5）操作结束，对操作台面、使用器械进行表面消毒，对注射室及患者候检室空气进行消毒。

4. 显像检查中的扫描操作

（1）患者扫描前应用一次性鞋套，扫描床上铺一次性垫单。

（2）在完成上一个受检者之后，进行下一个受检者之前，更换扫描床上的一次性垫单。对受检者接触过区域，如扫描床、PET/MR 中的表面线圈进行消毒。

（3）扫描技师应确认并嘱患者扫描全程佩戴口罩，以防止飞沫进入仪器探测器和机房空气中。如果是 PET/MR 扫描，特别是头颈部 PET/MR 扫描，应注意口罩是否存在金属丝，如果有，应将口罩内金属丝取出，或更换无金属丝口罩。

（4）扫描过程中，扫描技师如果发现口罩、护目镜、手套、隔离衣等防护用品被血液、体液、分泌物等污染时，应及时更换，且进行手卫生消毒。

5. 核素治疗患者住院期间特殊防控管理

（1）严格对住院患者进行筛查，严禁收治疑似或确诊新型冠状病毒肺炎患者。对于疑似或确诊新型冠状病毒肺炎患者，嘱其恢复常规治疗，转入有隔离和救治能力的定点医院或隔离病房进行新型冠状病毒肺炎的诊治。

（2）所有住院患者（或法定监护人）均须如实填写疫情防控的规定表格。

（3）监测体温：体温计采取一人一体温表，每日定时测量体温并记录。

（4）治疗期间需要密切观察患者有无不明原因的发热、咳嗽、腹泻等症状，一旦出现上述临床症状，立即按隔离病房要求处理，并进行血常规、肺部

CT、核酸检测等相关检查，及时请感染科或呼吸科进行院内会诊。

（5）住院期间加强患者宣教，特别增加新型冠状病毒肺炎相关自我防护知识宣教。

（6）医院统一配餐和配药；医务人员安排取餐及取药顺序，每次仅限1人。

（7）建议加强应用电子信息化管理患者和预先告知说明，尽量减少医务人员与患者的直接接触。

（8）确诊新型冠状病毒肺炎患者转科或转院时，按疫情防控的相关规定进行，由医院感染办公室派专人对其接触环境进行终末消杀。

三、各种岗位感控

1. 预约检查（包括领取报告）防控方案 预约登记室划分为污染区。每日指定预约登记岗位人员，全程需佩戴口罩（医用外科口罩、医用N95防护口罩或其余更高防护效果口罩）、医用帽和手套；具备条件者，建议穿防护服、护目镜。错峰预约，避免人员过于密集。建议通过电话或者微信等方式预约、登记及告知。

登记及告知内容包括：①有无14日内相关城市及周边地区，或其他有病例报告社区的旅行史或居住史；②有无14日内与新型冠状病毒感染者（核酸检测阳性者）接触史；③发病前14天内与来自相关城市及周边地区，或有病例报告社区的发热或呼吸道症状的患者接触史；④有无发热和/或呼吸道症状；⑤患者体温及预约/陪护者体温；⑥预约/陪护者有无发热和/或呼吸道症状。

已确诊或高度疑似新型冠状病毒感染患者，取消检查，推荐其至定点医院核医学科进行检查；或改约检查时间，待确诊为非冠状病毒感染或冠状病毒感染痊愈后再行检查；非诊疗急需谨慎安排肺通气显像、负荷心肌显像等检查。随时进行手卫生。每日对登记室相关物品进行消毒。

2. 接诊患者防控方案 所有患者建议行电话接诊，详细了解受检者近期（14天）接触史和旅行史，对于14天内有相关地区生活史和旅行史或来自新型冠状病毒肺炎发病地区（包括社区）以及与新型冠状病毒感染者（核酸检测阳性者）有接触史的受检者，应按照相关规定先隔离，满14天后接诊医生与申请医生共同进行分析，以评价是否适合进行核医学检查。所有患者进入核医学区域后，全程均需戴口罩，原则不允许患者家属进入，如必须陪伴，最多允许1个陪护家属，并全程佩戴口罩。

接诊室区域划分为污染区。每日指定接诊岗位人员，全程需佩戴口罩（外科口罩、医用N95防护口罩或其余更高防护效果口罩）、医用帽、手套；具备条件者，建议穿防护服、护目镜。随时进行手卫生。接诊患者后及时对接诊室相关物品进行消毒。建议接诊室配备一台等离子空气消毒机（可人机共存）并持续开启。

3. 高活室与设备及注射人员防控方案 高活室划分为半污染区（注射室位于高活室内者划分为污染区）。每日指定高活室岗位人员，全程需佩戴口罩（外科口罩、医用N95防护口罩或其余更高防护效果口罩）、医用帽、手套、放射防护护目镜；具备条件者，建议穿防护服。随时进行手卫生。每日对高活室相关物品进行消毒。

4. 扫描室和设备及技师防控方案 扫描室划分为污染区。每日指定进出扫描室（注射、摆位、床旁操机）岗位人员，全程需佩戴口罩（医用外科口罩、医用N95防护口罩或其余更高防护效果口罩）、医用帽、手套、放射防护护目镜；具备条件者，建议穿防护服。技师操作摆位快速准确，避免长时间与患者接触，有条件使用智能摆位。随时进行手卫生。每例检查结束后对设备进行消毒处理。每日对扫描室、设备及相关物品进行消毒。

5. 控制室和设备及技师/医师防控方案 控制室划分为半污染区。控制室技师/医师活动范围限制于半污染区与清洁区，全程需佩戴口罩（一次性医用口罩、医用外科口罩或其余更高防护效果口罩）、医用帽、手套。注意手卫生。每日对控制室设备及相关物品进行消毒。

6. 报告室医师防控方案 报告室划分为清洁区（未设置独立报告室的单位，可划分为半污染区）。报告医师活动范围限制于半污染区与清洁区，避免人员聚集。全程需佩戴口罩（一次性医用口罩、医用外科口罩或其余更高防护效果口罩）、医用帽、手套。注意手卫生。每日对报告室设备及相关物品进行消毒。如需医患交流，建议通过电话等非接触方式沟通。

7. 候诊室、留观室环境防控方案 注射前候诊室、注射后候诊室、留观室划分为污染区。使用呼叫系统及其他非接触式方式进行医患交流。必要时需要进出候诊室、留观室的医务人员需佩戴口罩（外科口罩、医用N95防护口罩或其余更高防护效果口罩）、医用帽、手套、放射防护护目镜；具备条件者,建议穿防护服。每日指定专人对候诊室、注射后候诊室、留观室进行消毒。

8. **患者(以及陪护者)防控方案**

(1) 受检患者进入核医学科检查区之后应遵守此方案进行防护。

(2) 告知采取书面或者口头形式(亦可提前电话告知),向受检者告知必须实施的防控措施。

(3) 患者(包括陪护者)防控措施:患者及陪护者全程佩戴口罩(一次性医用口罩、医用外科口罩或其余更高防护效果口罩)。必要时给受检者提供一次性手套。进行手卫生宣教,提供手消毒设施。患者及陪护者均需接受体温监测。指定区域候诊,禁止在整个检查过程中聚集和四处走动。患者及陪护者禁止随地吐痰,水杯及其他生活垃圾放入指定垃圾桶。

四、场所消毒与医疗废弃物处理

1. **日常清洁**

(1) 采用软布蘸取75%乙醇擦拭设备表面,自然晾干。擦拭机器的位置为暴露于空气中的设备表面,特别消毒与受检者直接接触的设备表面,如扫描床、呼吸绑带,探测器表面及PET/MR线圈等。对于电子线路接口,也会有空气的暴露,如PET/MR中表面线圈接口,由于有电子电路针脚或针孔,建议使用设备推荐专用套装擦拭消毒,自然晾干。不得使用喷雾剂来消毒医疗设备,以免消毒剂渗入设备内部,引起短路或腐蚀。

(2) 金属表面和具有油漆的表面可以用柔和去污剂擦拭,再用干的毛巾擦干。切勿使用腐蚀性的清洗剂、溶剂、腐蚀性的去污剂以及腐蚀性的抛光剂。如果不能确定清洁剂的特性,请勿使用。

(3) 镀铬部件只能用干的毛巾擦拭。不要使用磨蚀性的抛光剂。为了保护表面的涂层,请使用非磨蚀性的蜡。塑料材质表面只能用肥皂和水清洁,如果使用其他去污剂(例如,高浓度酒精),塑料材料会失去光泽并容易开裂。

(4) 任何标准的玻璃清洁剂都可用于清洁触摸屏;注意避免使用含有氨的产品。把玻璃清洁剂喷洒在布或毛巾上,然后擦拭触摸屏;务必及时除去液滴防止流淌至设备缝隙。灰尘和指印一般不影响密封触摸屏的使用。

2. **设备消毒**

(1) 设备(SPECT/CT、PET/CT等)的消毒,做完检查后使用75%的乙醇擦拭消毒,如有污物或肉眼可见污渍,先使用一次性吸水材料完全清除污渍后,再行消毒。

(2) 切勿使用腐蚀性、溶解性消毒剂或灭菌剂。

(3) 谨慎使用消毒喷雾装置。这些喷雾可能会渗入设备,导致电气短路、金属腐蚀或其他损坏。如需使用喷雾消毒装置,必须先关闭设备并待其冷却,然后用塑料薄膜将设备完全覆盖住,才能开始喷雾。待所有喷雾散尽,才能揭去塑料薄膜,然后按照上述方法对设备自身进行消毒或灭菌。

3. **检查场所消毒**

(1) 如果有条件,机房内可放置移动式等离子空气消毒机,以杀灭空气中的病毒。但注意PET/MR机房由于强磁场的存在,禁止放置,可以将空气消毒机放置在设备间空调的入口处,因为PET/MR设备间和扫描间的空气是内循环的,但应保证空气中湿度维持在要求湿度以内,一般不高于60%。

(2) 扫描间和操作间地面也需进行相应的消毒处理。扫描间和操作间推荐使用1 000mg/L含氯消毒剂。有肉眼可见污染物时,应先使用一次性吸水材料完全清除污染物后再消毒。遇到污染时随时消毒。

4. **地面消毒**　机房地面使用2 000mg/L的含氯消毒液进行地面擦拭消毒,有肉眼可见污染物时,先使用一次性吸水材料完全清除污渍后,再行消毒。候诊区、走廊地面消毒用2 000mg/L含氯消毒剂对候诊区、走廊通道(包括栏杆、门把手、窗户、墙面开关等)进行消毒,如有污染物处理方法同机房内。

5. **空气消毒**　在无人状态下空气消毒,采用紫外线照射(30W—16m^{2}房间,需连续照射30分钟以上),持续开窗和/或通风管道通风30分钟以上。紫外线照射消毒有效距离为1.5W/m,需合理配置覆盖整个机房;在操作中也可使用空气消毒机持续消毒。

6. **核素治疗病房的终末消毒**

(1) 地表、物表的清洁与消毒:①地面、物表无明显污染时,采用消毒湿巾进行清洁消毒;②当地面、物表受到患者血液、体液等明显污染时,先用吸湿材料去除可见的污染物,再采用2 000mg/L含氯消毒液作用30分钟消毒。

(2) 室内空气的清洁与消毒:使用过氧化氢空气消毒机,消毒前关好门窗,采用3%过氧化氢溶液按照20~30mL/m^{3}的用量加入到机器中进行喷雾消毒，30～60 分钟后，消毒完毕，打开门窗彻底通风。

（3）病房的终末消毒注意事项：①消毒人员也应做好相应防护；②根据污染情况，划分清洁区和污染区；③终末消毒时，首先应消毒一条通向被消毒场所环境的通道；④室内消毒顺序应按先外后内，先上后下，先清洁房间内污染严重的场所，依次对门、地面、家具、墙壁等进行物体擦拭消毒；⑤呼吸道传染病重点做好空气消毒（关闭门窗密闭消毒），消毒后及时通风。

7. 医疗废物处理措施

（1）患者所有的废弃物应当视为感染性医疗废物，严格依照疫情防控规定进行处理。

（2）医疗废物收集流程：感染性废物（包括被患者血液、体液污染的物品；隔离患者产生的生活垃圾；使用后的一次性医疗器械、用品如注射器等，针头等利器必须装入利器盒中）装入黄色医疗废物收集袋，3/4 满，袋内喷 5 000mg/L 含氯消毒剂后，内层鹅颈式封口，内层袋表面喷洒 5 000mg/L 含氯消毒剂，外层鹅颈式封口，贴专用标识，外层袋表面再喷洒 5 000mg/L 含氯消毒剂，置于科室医疗废物暂存处存放。

（3）由保洁员或专职医疗废物收集员进行感染性医疗废物收集。做好交接登记、密闭转运、医院暂存地点贮存。

（吴红英　余建明）

第七节　重大疫情感控放射治疗工作流程

一、概述

截至 2018 年，我国恶性肿瘤发病率为 201/10 万，当年度有 124 万人接受了放射治疗。在新型冠状病毒肺炎疫情防控期间，医院是人员和病毒容易聚集的场所，放射治疗场所是肿瘤专科医院乃至综合医院患者交互集中的场所，放射治疗场所人群分类相对复杂，肿瘤患者、家属、医生、护士、治疗师、物理师、维修工程师、后勤保障人员等。肿瘤患者相比于其他群体，免疫系统更加脆弱，新型冠状病毒感染后严重事件风险的比例更高。在疫情期间患者接受放射治疗的同时，会有不同程度的暴露，在不同环节存在交叉感染的可能性。所有放射治疗工作者能够安全、有序地为患者提供放射治疗服务，保证患者有序、安全地接受放射治疗，避免不必要的交叉感染，这对医务工作人员和肿瘤患者及家属具有重要的意义。

二、工作流程感控

1. 防控管理　迅速成立由放射治疗场所负责人牵头的疫情防控工作组，各亚区域负责人为组员，由区域领导担任组长，各亚区域负责人分别承担区域防控职能。工作组针对疫情防控迅速制定策略，首先限流返院，将筛查关口前移，区域划分，制定应急预案，物资保障安排。

2. 流程防控　各治疗单元根据患者预约情况，精确到具体时间段（小时）预约入院。主管医生在患者预约住院前，首先与患者联系了解体温、咳嗽、呼吸困难等呼吸道症状、乏力及流行病学史，对于高度疑似患者（比如周边有新型冠状病毒肺炎确诊患者）嘱其前往定点医院进一步检查并报告对口社区、属地疾病控制中心。预约入院患者由病区指定专人协助办理入院手续，合理安排入院计划，避免患者的拥挤和交叉感染并签署入院承诺书。办理入院过程中患者及家属要求全程佩戴口罩并按照医院预检分诊流程进行分诊，如发现发热和/或呼吸道症状和/或流行病学史者由专人陪同前往发热门诊进一步筛查，如确定为疑似病例需配合医院院感及疾控人员完成流行病学调查。

门诊放疗工作应视当地防疫情况及卫生行政部门意见，参照住院患者程序采用预约方式。门诊放疗计划须经病区主任审核，将每次来院时间精确到具体小时。放疗机房应为每位患者设置来院情况登记表，每次来院登记患者体温、临床症状（咳嗽、咳痰、呼吸困难、乏力、腹泻、腹痛）、来院方式（公共交通、私家车、其他）及主要社会关系有无发热和/或临床症状等情况。

对住院及门诊患者原则上不留陪护，如确因高龄、身体条件差、行动不便、危重患者等情况生活无法自理者，可留陪护人员 1 人，陪护人员须全程佩戴口罩并进行实名制登记并签署承诺书，并每日由病区、放疗中心监测、登记体温，如有异常则按照发热门诊流程处理。

原则上杜绝有陪患者的探视，无陪患者每天固定时间探视，且每日探视家属不能超过 1 人。探视人员进入病区前要先进行体温、接触史、症状筛查，有可疑情况进入发热门诊。

3. 环境分区与消毒　放射治疗场所应当根据

布局情况，调整出入口，将患者通道和医务人员通道分开，同时尽可能形成内部区域单循环。肿瘤放射治疗中心根据患者人流情况划分了4级区域，所有人均可能出现的区域为1级区域，例如主要通道/中心大厅等位置，默认该区域为高风险区域；患者和医务工作者交叉出现的区域为2级区域，可能出现交叉感染的情况的区域，如加速器机房；接触患者的医务人员交叉出现的区域为3级区域，如加速器的操作间；无患接触区域为4级区域，默认为清洁区域，例如物理室和行政区域。

1级为隔离等待区（含预检处）；2级患者检查接触区域；3级主入口、大厅为等待区域，4级行政办公区域（见表11-2）。

表11-2　不同区域等级划分及消毒措施

区域	防护等级划分	消毒级别
隔离等待区（预检处）	1级区域	环境消毒/通风
加速器机房	2级区域	环境消毒/通风/空气消毒
加速器操作间	3级区域	环境消毒/通风
CT模拟定位机房	2级区域	环境消毒/通风/空气消毒
CT模拟定位操作间	3级区域	环境消毒/通风
模拟定位机房	2级区域	环境消毒/通风/空气消毒
模拟定位操作间	3级区域	环境消毒/通风
模室	2级区域	环境消毒/通风/空气消毒
主入口	3级区域	环境消毒/通风/空气消毒
大厅等待区域	3级区域	环境消毒/通风/空气消毒
卫生间	2级区域	环境消毒/通风/空气消毒
问询/收费处	3级区域	环境消毒/通风
物理计划室	4级区域	环境消毒/通风
行政办公室	4级区域	环境消毒/通风

病区按医院院感要求进行病区日常消毒：①出院、转院及死亡患者立即撤下床单后进行终末处理；②每日使用500mg/L的含氯试剂擦拭床头柜、床单位，地面进行湿拖；③每日定期开窗通风≥30分钟，或采用空气消毒机进行空气消毒；④医疗废物的管理，严格依照重大疫情管理规定进行。

放射治疗场所清洁消毒：

（1）设施设备消毒：1级区域首选1 000mg/L的含氯消毒液擦拭消毒，不耐腐蚀的使用75%的乙醇擦拭消毒（每位患者做完检查后执行消毒）。2级、3级区域可用500mg/L的含氯消毒液擦拭消毒（作用时间≥30分钟，作用完成后清水擦拭），或者使用含醇的一次性消毒湿巾（清洁消毒一步完成）每天频次≥2次。遇污染随时消毒，有肉眼可见污染物时应先使用一次性吸水材料清除污染物，然后常规消毒。

（2）环境地面的消毒：1级区域地面使用1 000mg/L的含氯消毒液消毒；2级、3级区域地面可用500mg/L的含氯消毒液消毒，有肉眼可见污染物时应先使用一次性吸水材料完全清除污染物后再消毒，每天频次≥2次，遇污染时随时消毒。

（3）空气消毒：大厅等候区域做好通风换气，每天2次，每次30分钟，机房操作中可采用人机共存等离子空气消毒机定时消毒，无人状态下可使用紫外线照射消毒，每次60分钟，每日2次。

（4）医疗废物的管理：隔离等待区患者所有的废弃物应视为感染性医疗废物，其他严格依照相关规定管理。

（5）放射治疗场所的消毒工作由专人监督完成。

4. 科普心理疏导　科普疏导工作能够稳定患者的情绪，能够积极地引导患者，减小心理层面因素的影响，而且在疫情防控期间也有诸多工作流程和措施进行了调整，同时这场疫情也需要医患共同努力来打赢这场没有硝烟的战争，所以宣传和科普工作非常重要。而在宣传与科普工作的同时尽可能要避免集中式、面对面式的工作，要以解决问题为工作导向。

5. 人员疫情感控　疫情期间，放疗中心所有人必须通过各单位发布的新型冠状病毒肺炎院感考试后才可上岗，在上岗前还要对全科所有工作人员进行培训，培训内容包括患者的流行病学史筛查、七步洗手法、口罩的正确佩戴、不同区域的防护措施、不同区域的改善工作流程。培训采用分批次小范围或者网络会议的方式进行。基础防护措施为工作服、一次性外科口罩（表11-3）。

（1）放射治疗师：放射治疗师是放疗中心人员最多的医务人员，也是在直接接触患者的一线人员，按照区域划分，治疗师的主要活动区域为加速器机房与操作间，模拟定位、CT 定位、模室参照加速器防护等级执行。推荐该类别治疗师配置医用外科口罩（必要时配置医用防护口罩）、工作服、工作服外面穿一次性隔离衣、工作帽、防护面罩、乳胶手套、PE 手套，执行手卫生规定。

表 11-3　放射治疗各工作区防护级别与用品配置

防护级别	防护用品
1 级	医用外科口罩（必要时使用医用防护口罩）、工作服、工作帽、隔离衣、防护面罩、乳胶手套、PE 手套、酒精快速消毒液
2 级	医用外科口罩、工作服、工作帽、乳胶手套、PE 手套（必要时使用隔离衣、防护面罩）
3 级	工作服、医用外科口罩、乳胶手套
4 级	工作服、医用外科口罩

（2）主通道体温筛查人员：主通道体温筛查人员主要职责是进行体温筛查和协助做好患者限流工作，推荐该类别工作人员配置医用外科口罩、工作服、工作帽、隔离衣、乳胶手套，执行手卫生规定。

（3）收费问讯处人员：问询功能尽量采用电话或其他远程方式，收费处人员推荐配置医用外科口罩、工作服、工作帽、乳胶手套，执行手卫生规定。

（4）患者：患者进入放射治疗场所需要进行手卫生消毒，同时正确佩戴口罩，依托于放疗预约系统，将放疗患者的治疗时间精确控制在 30 分钟以内，每台加速器等待患者不超过 2 人，对于非必须的陪伴人员不得进入放射治疗场所。在病区和放射治疗场所进行双重体温监测，病区对患者进行症状管理，有疑似情况及时通报，符合条件者进入疑似患者处置流程。

（5）其他人员：物理师、管理人员、维修工程师和后勤保障人员需要进入患者交叉区域的，配置医用外科口罩、工作服、工作帽、乳胶手套，执行手卫生规定。尽量减少在放射治疗区域内活动，办公室内配置一次性外科口罩和工作服及手卫生的物品。

三、工作场所感控

1. **模室**　患者进入放疗的第一个环节，在该环节患者需要完成热塑膜的制作过程。在当天工作开始之前应该对环境进行消毒处理，用空气消毒机消毒空气，每天 3 次，每次 2 小时，同时对地面按照 1 级区域消毒处理。在制作过程中要求患者佩戴口罩（非头颈部），头颈部肿瘤患者制作过程当中需要去除口罩，在面罩制作区域保持独立的空间，禁止非医疗工作人员进出。制作前患者和医务人员进行手卫生，医务人员按照要求着防护用品，制作过程当中应尽可能地减少直接接触和语言交流，尽可能使用信息化系统进行程序流转，制作床使用一次性床单，每人更换。制作热塑膜的放疗固定装置应当在使用前和使用后均使用 75% 的酒精消毒处理。制作完毕后的热塑膜应该用 75% 的酒精擦拭消毒后存放，完成制作后患者与医务人员进行手卫生。

2. **CT 模拟定位**　该环节通常会进行增强模拟定位，即会进行有创操作，会为患者置入高压留置针，在此环节当中除按留置针穿刺要求以外，要求除患者以外其他人员保持离穿刺窗口 2 米以上距离，在机房当中高压注射器的对比剂针筒应该为一次性针筒，建议在当天开始增强定位 CT 之前备好对比剂针筒，在当天工作开始之前应该对环境进行消毒处理，同时对地面按照 1 级区域消毒处理，如有条件，操作中可使用人机共存等离子空气消毒机持续消毒。定位时 CT 床面使用一次性床单，每人更换，放疗固定装置在患者使用前后需要用 75% 酒精消毒。工作人员建议在橡胶手套外使用一次性 PE 手套，每位患者结束后更换 PE 手套并进行手卫生。CT 定位会使用到铅珠（定位点），建议每位患者当天单次使用，使用完毕后集中用 75% 酒精的消毒处理，供第二天的患者使用。有条件的单位可以保持一名工作人员定点在控制台操作，不进入机房。

3. **靶区勾画与计划制作**　该环节无患者参与，主要是由主管医师、三级医师、物理师等工作人员参与，流程也主要以信息化流程为主，可以参考一般公众办公室防护措施即可，工作区域按照 4 级区域进行消毒处理。

4. **复位**　该环节会有患者、主管医师、物理师、放射治疗师共同参与，无论采用模拟定位还是 CT 模拟定位，在复位过程当中物理师和医师避免与患者进行直接接触，流程防控参考以上第 2 点，CT 模拟定位执行。

5. **加速器环节**　加速器治疗时采用预约制，建议使用放疗信息系统对放疗患者进行全流程管理，通过信息系统精确患者放疗预约时间，通过预约限制，使患者在加速器等待的人数不超过 2 人。在等待区域要求患者按照公众防护进行防护，同时间隔 2 米以上。机房环境消毒同 CT 模拟定位。在进入机房时患者进行手卫生，治疗师同 CT 模拟定位环节一致，橡胶手套外佩戴 PE 手套，患者治疗结束后更换 PE 手套并进行手卫生。加速器床面使用一次性床单，热塑膜、放疗固定装置使用前后均需要使用 75%酒精进行消毒。

6. **特殊放疗技术的防控**　主要是针对有创或者特殊固定装置的放疗技术，例如固定架、ABC 呼吸门控等，该类技术需要放疗装置接触黏膜（口腔黏膜），对于该类器具要求使用一次性或者专人专用，通用固定装置在使用前后需要彻底消毒清洗，在该类技术实施时，操作房间除患者和医务人员外不得有其他人员驻留或走动。全麻下放射治疗有部分机构开展，在该技术下需要严格实施操作间（加速器机房或者 CT 模拟定位机房）的环境消毒，消毒级别上升为 1 级，即使用 1 000mg/L 的含氯消毒液消毒，其他内容参考 CT 模拟定位实施。

7. **分次间的防控措施**　放射治疗还有个特殊性在于治疗是持续比较长时间完成的。通常的常规分割放射治疗为 25 次左右，分 25 天完成，在此过程当中患者会反复出入放射治疗场所，原则上推荐患者采用住院的方式进行，在住院期间减少到院内其他区域走动，减少探视，严格执行病房管理标准。对于门诊放疗患者，严格按照国家建议居家隔离，外出时做好个人防护，尽可能不乘坐公共交通工具前往放射治疗场所。放射治疗过程中严密监测体温或者呼吸道症状，勤洗手严格手卫生，有任何异常迅速通知放射治疗主管医师。

8. **近距离治疗**　近距离治疗通常包含宫颈癌的铱源和钴源治疗，部分机构开展粒子植入治疗。近距离治疗场所应当进行内部区域划分，患者操作场所（冲洗和施源器置入操作）按照 1 级场所进行环境消毒，侵入性器具由消毒供应中心进行中心高压消毒处理，按照手术室的操作规程管理，在当天工作开始之前应该对环境进行消毒处理，用空气消毒机消毒空气，每天 3 次，每次 2 小时，同时每位患者操作过后对地面按照 1 级区域消毒处理。近距离治疗机房的环境消毒同 CT 模拟定位机房。在近距离治疗当中严格执行预约制，避免患者接触，患者到达后由专人引导进入治疗区域，进行更衣、手卫生及酒精擦拭消毒，需要膀胱管理的患者应在操作前后再次进行手卫生。采用内外融合治疗的机构加速器机房中参考加速器机房的防控规则，治疗结束后，释放患者区域应当提前进行环境消毒处理，在该场所进行释放。患者离开后应立即对房间进行环境及空气消毒。

9. **特殊情况及应急预案示例**

（1）特殊情况处理：如遇发热患者或者有高危因素的（如疫区接触史等）患者应当暂停目前放疗计划，按照发热门诊流程处理。

（2）放疗过程中如遇疑似患者应急预案：在放疗流程中发现疑似患者，应对患者活动区域应当立即清场封闭消毒，疑似人员在隔离观察区进行暂时隔离等待；如果患者离开后发现疑似情况，则密切接触的工作人员立即进入区域内的隔离等待区，所在机房应当进行彻底消毒，根据疑似患者情况判定是否走医院疑似患者流程，密切接触的工作人员是否需要在疑似患者确诊前采取医学观察方式根据流程判定，如果患者确诊后，密切接触的工作人员需进行 14 天的隔离观察。若在病区出现疑似患者，根据流程配合属地疾控、社区开展流行病学调查，若为密切接触者按要求进行隔离。

（吴红英　余建明）

第二篇

医学数字X线成像技术

第十二章

医学数字X线成像基础

第一节　数字图像理论

数字图像(digital image)是传统的X线技术与现代计算机技术结合的产物。X线影像是X线穿过三维物体后,在二维平面上的一个投影。图像本身是二维的,它包含着X线投射方向的密度信息。若把二维平面定义成X、Y平面,则密度信息可以用X和Y的函数表示。

$$\delta=G(X\cdot Y)\qquad\text{(式 12-1)}$$

一、图像信号与数字

图像是当光辐射能量照在物体上,经过它的反射或透射,或由发光物体本身发出的光能量,在人的视觉器官中重现出物体的视觉信息。图像按其亮度等级不同,可以分为二值图像(只有黑白两种亮度等级)和灰度图像(有多种亮度等级)两种;按其色调不同,可分为无色调的灰度(黑白)图像和有色调的彩色图像两种;按其内容的变化性质不同,有静态图像和动态图像之分;按其所占空间的维数不同,可分为平面的二维图像和主体的三维图像等。

图像信息转化为电信号后大体上有两种方式,一种是模拟方式,或称作模拟基带信号;另一种是数学方式,或称作数字基带信号。一般情况下是先将模拟基带信号数字化,形成数字基带信号。近来有些图像设备,如数字摄像机、数字照相机等,它们可以直接输出模数转换这一过程,即可缩小设备体积,降低设备成本,还可提高设备的可靠性。

人眼所感知的景物一般是连续的,称之为模拟图像。这种连续性包含两个方面含义,即空间位置延续的连续性,以及每个位置上光强度变化的连续性。连续模拟函数表示的图像无法用计算机进行处理,也无法在各种数字系统中传输或存储,必须将代表图像的连续(模拟)信号转变为离散(数字)信号。这样的变换过程称其为图像信号的数字化,完成模拟信号转换为数字信号的元件为A/D转换器。

图像信号的数字化包括采样和量化两个过程,设连续图像$f(x,y)$经数字化后,可以用一个离散量组成的矩阵$\boldsymbol{g}(i,j)$(二维数组)来表示:

$$\boldsymbol{g}(i,j)=\begin{bmatrix} f(0,0) & f(1,0) & \cdots & f(0,n-1) \\ f(1,0) & f(1,1) & \cdots & f(1,n-1) \\ \vdots & \vdots & & \vdots \\ f(m-1,0) & f(m-1,1) & \cdots & f(m-1,n-1) \end{bmatrix}\qquad\text{(式 12-2)}$$

矩阵中的每一个元素称为像元、像素或图像元素。而$\boldsymbol{g}(i,j)$代表(i,j)点的灰度值,即亮度值。以上数字化有以下几点说明:

(1) 由于$\boldsymbol{g}(i,j)$代表该点图像的光强度,而光是能量的一种形式,故$\boldsymbol{g}(i,j)$必须大于零,且为有限值,即$0<\boldsymbol{g}(i,j)<\infty$。

(2) 数字化采样一般是按正方形点阵取样的,除此之外还有三角形点阵、正六角形点阵取样。

(3) 以上是用$\boldsymbol{g}(i,j)$的数值来表示(i,j)位置点上灰度值的大小,即只反映了黑白灰度的关系,如果是一幅彩色图像,各点的数值还应当反映色彩的变化,可用$\boldsymbol{g}(i,j,\lambda)$表示,其中$\lambda$是波长。如果图像是运动的,还应是时间$t$的函数,即可表示为$\boldsymbol{g}(i,j,\lambda,t)$。

二、图像取样与量化

图像在空间上的离散化过程称为取样或抽样,

被选取的点成为取样点、抽样点或样点，这些取样点也称为像素。在取样点上的函数值称为取样值、抽样值或样值，即在空间上用有限的取样点来代替连续无限的坐标值。样点取得越多，增加了用于表示这些样点的信息量；样点取得过少，则有可能丢失原图像所包含的信息。所以，最少的样点数应该满足一定的约束条件：由这些样点，采用某种方法能够完全重建原图像，这就是二维取样定理的内容。

图像取样主要是找出能从取样图像精确地恢复原图像所需的最小 M 和 N(M、N 分别是水平和垂直方向取样点的个数)，即各取样点在水平和垂直方向的最大间隔，这由二维取样定理解决。取样频率是减少图像数据的直接、简单易行的手段之一，常用这种方法来降低数据量。但是取样频率的高低受到取样定理的约束，满足取样定理下限条件的取样频率称为奈奎斯特频率，这一频率界定取样图像无失真地恢复原图像的最低频率。

经过取样的图像，只是在空间上被离散成为像素(样本)的阵列，而每个样本灰度值还是一个有无穷多个取值的连续变化量，必须将其转化为有限个离散值，赋予不同数码才能真正成为数字图像，再由计算机或其他数字设备进行处理运算，这种转化称为量化。量化可分为两大类：一类是将每个取样值独立进行量化的标准量化方法，另一类是将若干取样值联合起来作为一个矢量来量化的矢量量化方法。在标准量化中按照量化等级的划分方法不同又分为两种，一种是将取样点灰度值等间隔分档，称为均匀量化；另一种是不等间隔分档，称为非均匀量化。值得注意的是，量化本身是指对模拟取样值进行一种离散化处理的过程，无论是标准量化还是矢量量化，其对象都是模拟值。但实际量化时，往往是首先将模拟量采用足够精度的均匀量化的方法形成数字量，也就是通常所说的脉冲编码调制(pulse code modulation，PCM)，再根据需要，在 PCM 数字量的基础上实现非均匀量化或矢量化。

量化既然是以有限个离散值来近似表示无限多个连续量，就一定会产生误差，这就是所谓的量化误差，由此产生的失真即量化失真或量化噪声。当量化层次少到一定程度时，量化值与模拟值之间的差值(量化误差)变得很严重，可引起严重的图像失真，尤其在原先亮度值缓慢平滑变化的区域引起生硬的所谓伪轮廓。图像量化的基本要求就是在量化噪声对图像质量的影响可忽略的前提下用最少的量化层进行量化。

三、模拟与数字

(一) 模拟

模拟是某种范畴的表达方式如实地反映另一种范畴。例如，地球围绕着太阳不停地旋转，地球与太阳之间的距离随着时间连续地变化。如日常生活中有很多这种现象，如温度与时间、电源的频率、电压或电流的变化等，这些信息量的变化是随时间或距离的改变而呈连续变化。因此，把这种连续变化的信号称为模拟信号或称模拟量，由模拟信号构成的图像称模拟图像。

在 X 线成像范围内，荧光屏的记录或显示几乎完全透明(白色)到几乎不透明(黑色)的一个连续的灰阶范围。它是 X 线透过人体内部器官的投影，这种不同的灰度差别即为某一局部所接受的辐射强度的模拟，或从另一个角度讲为相应成像组织结构对射线衰减程度的模拟。由此可知，传统的 X 线透视荧屏影像，普通 X 线照片影像以及影像增强器影像，均属于模拟影像。因为这些影像中的密度(或亮度)在灰阶上是连续函数，影像中的点与点之间是连续的，中间没有间隔，感光密度随着标点的变化呈连续改变。影像中每处亮度呈连续分布，具有不确定的值，只受亮度最大值与最小值的限制。

(二) 数字

数字成像方法是采用结构逼进法，影像最大值与最小值之间的系列亮度值是离散的，每个像素点都具有确定的数值，这种影像就是数字影像。数字图像是一种规则的数字量的集合来表示的物理图像，数字在这里不仅意味着数码，数字的概念是以某种人为规定的量去定量地反映另一种概念范围。数字图像是不同亮度或颜色的数码组成的二维点阵，当一个点阵含有足够多的点，且点与点之间足够近时，看上去就上一幅完整的图像。数字图像的表达有两个要素，点阵的大小和每个点的灰度值，即表示该点的亮度在给定的亮度或色彩序列中次序的数值。存储一幅数字图像只要记录它点阵的大小和每个点的灰度即可，这些数值可存储在计算机的各种记录介质上，显示时将这些数值取出，并借助计算机运算在显示器上显示一幅数字图像。

若在一个正弦(或非正弦)信号周期内取若干点的值，取样点的多少以能恢复原信号为依据，再将每个点的值用若干位二进制数码表示，这就是用数字量表示模拟的方法。将模拟量转换为数字信号的介质称为模/数(A/D)转换器,模/数(A/D)转换器把模拟量(如电压、电流、频率、脉宽、位移、转角等)通过取样转换成离散的数字量,这个过程称为数字化。转化后的数字信号输入计算机图像处理器进行数字逻辑运算,处理后重建出图像,这种由数字量组成的图像就称为数字图像。由此可见,数字影像是将模拟影像分解成有限的小区域,每个小区域中刻度的平均值用一个整数表示,即数字图像是由许多不同密度的点组成。

对于同一幅图像可以有两种表现形式,即模拟方法和数字方法,数字方法的优势在于:①对器件参数变化不敏感;②可预先决定精度;③有较大的动态范围;④适合于非线性控制;⑤对环境、温度变化敏感性低;⑥可靠性高;⑦系统依据时间划分进行多路传输时,有较大灵活性;⑧纯数字系统是由大量简单通断开关组成,基本上不随时间和温度改变而产生漂移,系统性能始终一致,抗干扰能力强。

从应用角度分析,数字图像与传统的模拟图像相比,数字图像的优势为:①数字密度分辨力高,屏/片组合系统的密度分辨力只能达到26灰阶,而数字图像的密度分辨力可达到$2^{10\sim12}$灰阶。虽然人眼对灰阶的分辨能力有一定的限度,但因数字图像可通过变化窗宽、窗位、转换曲线等技术,使全部灰阶分段得到充分显示,从而扩大了密度分辨力的信息量。②数字图像可进行多种后处理,图像后处理是数字图像最大的特点,只要保留原始数据,就可以根据诊断需要,并通过软件功能,有针对性地对图像进行处理,以提高诊断率。处理内容有窗口技术、参数测量、图像计算、特征提取、图像识别、二维或三维重建、灰度变换、数据压缩、图像放大与反转、图像标注等,实现了计算机辅助诊断,从而提高影像诊断水平。③数字图像可以存储、调阅、传输和数字拷贝,数字图像可以存储于磁盘、磁带、光盘及各种记忆卡中,并随时进行调阅、传输。数字影像存储与传输系统(PACS)为联网、远程会诊、远程影像教学实现无胶片化,图像资源共享等奠定了良好基础。数字图像是RIS、HIS、PACS、信息放射学、信息高速公路必备的条件。

四、矩阵与像素

(一) 矩阵

原始的射线图像是一幅模拟图像,不仅在空间而且在振幅(衰减值)都是一个连续体,计算机不能识别未经转换的模拟图像,只有将图像分成无数的单元,并赋予数字,才能进行数字逻辑运算。摄影机扫描就是将图像矩阵化,还有计算机X射线摄影(CR)激光对IP潜影的读取,特别是数字X射线摄影(DR)的探测器本身就划分为无数个小区域的矩阵(如2 048×2 048)。矩阵是由纵横排列的直线相互垂相交而成,一般纵行线数与横行线条数相等,各直线之间有一定的间隔距离,呈栅格状,这种纵横排列的栅格就叫矩阵。矩阵越大,栅格中所分的线条数越多,图像越清晰,分辨力越强。常见的矩阵有512×512、1 024×1 024、2 048×2 048,每组数字表示纵横的线条数,两者的乘积即为矩阵的像素,即信息量。

(二) 像素

矩阵中被分割的小单元称为像素。图像的数字化是将模拟图像分解为一个矩阵的各个像素,测量每个像素的衰减值(不同的灰度级显示),并把测量到的数值转变为数字,再把每个像素点的坐标位置(X轴、Y轴及Z轴)和衰减值输入计算机。每个像素必须产生三个二进制数字,第一数字相当于线数,第二个数字相当于像素在这条线上的位置,第三个数字为被编码的灰阶信息。所以说,数字化图像是空间坐标上和亮度上都已离散化的图像,如图12-1。

像素是构成数字图像的最小元素,即图像取样的最小单位,其大小决定图像的空间分辨力,随着图像矩阵的细分,空间分辨力不断提高,但密度分辨力逐渐下降。虽然如此,普通X线照片的空间分辨力仍为10Lp/mm,而数字图像的空间分辨力仅有3~4Lp/mm。然而,数字X射线摄影中探测器的动态范围比X线照片的动态范围大得多,X线照片一般为1∶100,影像增强器为1∶500,晶体半导体探测器为1∶100 000。

数字图像将模拟图像分成许多像素,并对每个像素赋予数字,表现出每个像素的不同亮度。表示像素的浓淡程度的数值有数十至数千级,以2的乘方数表示。一般来讲,一个N比特(bit)的二进制数字可表示2^N个灰阶水平,如8bit就是$2^8=256$级,13bit为$2^{13}=8\ 192$级。人眼无法分辨这样的灰度级,只有通过窗口技术进行转换。正如CT的灰度一样,人体组织的CT值范围用Hounsfield Unit(HU)单位计算,有-1 000~+1 000HU这2 000分度,而显示图像的阴极射线管由黑(暗)到白(亮)的灰度是固定的,一般只有16个灰阶。(人眼仅能分辨出16灰阶)。那么,要用16个灰阶来反映2 000个分度,则能分辨的CT值是2 000/16,即为

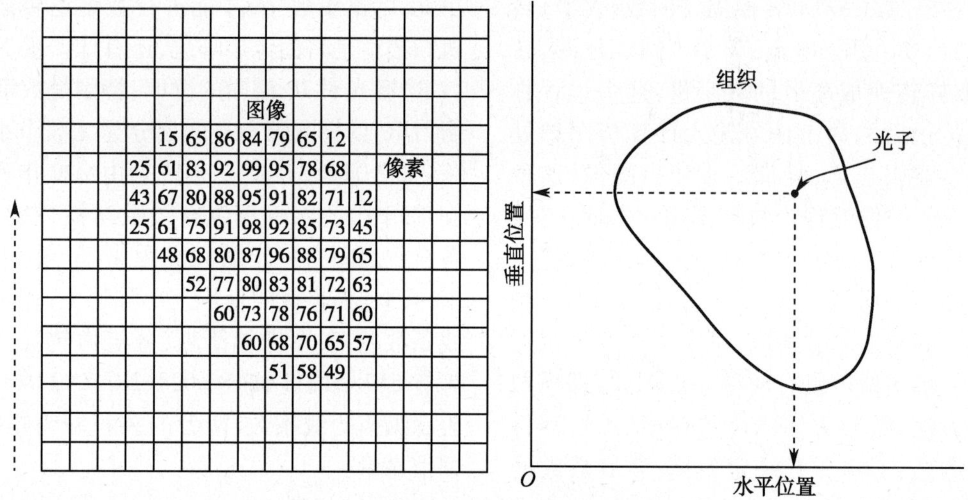

图 12-1　X 线图像矩阵化和像素化的过程

125HU。也就是说，两种组织的 CT 值小于 125HU 时，不易分辨。

同理，数字图像的灰度级（灰阶）若为 13bit 时灰阶有 8 192 级，窗宽为+512，那么每一窗宽值就相当于 8 192/512，即 16 个灰度级。前者细密的灰度级为计算机运算使用，后者是为了适合人眼的观察。所谓灰阶是指各种组织器官的微小密度差，反映在图像的黑、灰、白等影像层次。像素的数目和灰阶越大，图像越真实。Huang 在 1965 年研究过这个问题，其实验方法是将细节不同的三张照片，依次为较少、中等和较多，每张照片取相同的像素数目和灰度级进行复制。实验提示：当像素数目和灰度级增加时，图像质量比预期提高；当像素数目固定时图像质量随灰度级的减少而得到改善，形成这种情况的最大可能性是减少灰度级会增加图像对比度。

五、数字图像的常用术语

熟悉和掌握数字成像的基本概念，对数字成像原理的理解十分重要。

1. **矩阵**（matrix）　矩阵是一个数学概念，它表示一个横行和纵列的数字方阵，目前数字成像的矩阵有 512×512、1 024×1 024、2 048×2 048。

2. **采集矩阵**（acquisition matrix）　采集矩阵是数字曝光摄影时所选择的矩阵，每幅画面观察视野所包含的像素数目。

3. **显示矩阵**（display matrix）　显示矩阵是监视器上显示图像的像素数目，显示矩阵一般等于或大于采集矩阵。

4. **像素**（pixel）　像素是指组成数字图像矩阵的基本单位，具有一定的数值，是一个二维概念，像素的大小由像素尺寸表征，如 143μm 等。

5. **原始数据**（raw data）　原始数据是由探测器直接接收的信号，这些信号经放大后再通过模-数转换所得到的数据。

6. **显示数据**（display data）　显示数据是指组成数字图像的数据。

7. **重建**（reconstruction）　用原始数据经计算而得到显示数据的过程被称为重建，重建是一个经过计算机数字处理的复杂过程。重建的能力是计算机功能中一项重要指标，一般采用专用计算机阵列处理器（array processor，AP）来完成，它受计算机的控制。

8. **采集时间**（acquisition time）　采集时间系指获取一幅图像所需要的时间。

9. **重建时间**（reconstruction time）　重建时间系指阵列处理器用原始数据重建成显示数据矩阵所需要的时间。重建时间与矩阵的大小有关，矩阵越大，重建时间越长，同时也受阵列处理器和内存容量的影响，阵列处理器的运算速度快，重建的时间就短，内存容量大，也可提高重建的时间。

10. **滤波函数**（filtering function）　滤波函数是指图像重建时采用的一种数字计算程序。运算方法有多种，如反投影法、傅里叶变换法、滤波反投影法、卷积反投影法以及二维傅里叶变换法等。不同的数字成像设备采用的计算程序各不相同，采用的算法不同，所得到的图像效果亦有较大差别。如高分辨力算法实际是一种突出轮廓的算法，它在图像重建时扩大对比度，提高空间分辨力，但却要付出图像噪声增加为代价；软组织算法则是采用一种使图像边缘平滑和柔和的算法，使图像的对比度下降，噪声减少，密度分辨力提高，软组织层次清晰；标准算法不必采用平滑和突出轮廓的措施。

11. **噪声**（noise）　噪声系指不同频率和不同程度的声音无规律地组合在一起。在电路中，由于电子持续杂乱运动或冲击性的杂乱运动，而在电路中形成频率范围相当宽的杂波称作"噪声"。在X线数字成像中噪声的定义是：影像上观察到的亮度水平随机出现的波动。从本质上分析，噪声主要是统计学而不是检测性的。

12. **信噪比**（signal-to-noise ratio，SNR）　信噪比是信号与噪声的比。在实际的信号中一般都包含有两种成份，即有用信号和噪声，用来表征有用信号强度同噪声强度之比的参数称为"信号噪声比"。这个参数值越大，噪声对信号的影响越小，信息传递就越高，信噪比是评价电子设备灵敏的一项技术指标。

13. **灰阶**（gray level）　灰阶系指在图像上或显示器上所显现的黑白图像上各点表现出不同深度的灰色。把白色与黑色之间分成若干级，称为"灰阶等级"，表现亮度（灰度）信号的等级差别称为灰阶。为了适应人的视觉的最大等级范围，灰阶一般只有16个刻度，但每一个刻度内又有4级连续变化的灰度，故共有64个连续的不同灰度的过度等级。

14. **比特**（bit）　比特是信息量的单位。在数字通讯中，使用一些基本符号来表示信息，这种符号称为"码元"或"位"。在二进制中，一位码元所包含的信息量称为比特。

15. **亮度响应**（brightness response）　换能器把光能转换为电流，这种亮度-电流转换功能称为该换能器的亮度响应。

16. **动态范围**（dynamic range）　对光电转换器而言，亮度响应并非从0水平开始，也不会持续至无限大的亮度，响应的有用的最大与最小亮度值之比即为动态范围。

17. **视野**（field of view，FOV）　视野指数字成像的区域。

18. **窗宽**（window width）　窗宽表示数字影像的灰阶范围。

19. **窗位**（window level）　窗位又称窗水平，是指图像显示过程中代表图像灰阶的中心位置。

20. **窗口技术**（window technology）　窗口技术系指调节数字图像灰阶亮度的一种技术，即通过选择不同的窗宽/窗位来显示成像区域，使之清晰地显示病变部位。

21. **模-数转换**（ADC）　模-数转换即把模拟信号转换为数字形式，即把连续的模拟信号分解为彼此分离的信息，并分别赋予相应的数字量级，完成这种转换的元件称为模-数转换器。

22. **数-模转换**（DAC）　数-模转换实际是模-数转换的逆转，它把二进制数字影像转变为模拟影像，即形成视频影像显示在电视屏上，完成这种转换的元件称为数-模转换器。

23. **硬件**（hardware）　硬件指设备的机械部件和计算机以及电子部分元器件。

24. **软件**（software）　软件系指用于控制计算机运算过程的程序。程序由计算机语言写成，它是能被计算机识别的系列数字。软件包括管理程序、数据获取程序、数据处理程序以及显示程序等。

（刘园　余建明）

第二节　数字图像形成

一、数字图像采集

数字图像的采集就是对模拟信号的转换采样过程。图像采样是对连续图像在一个空间点阵上取样，也就是空间位置上的数字化、离散化。对二维视频图像来说，采样是根据时间进程将空间连续的图像转变成空间离散的图像数字。图像的像素纵横交叉阵列称为图像矩阵。计算机中的图像是一个实数矩阵，其中每一个单元称为像素。为了尽可能真实地表现出原始模拟图像的各个细小部分，要求一幅空间离散的数字图像的像素点越多越好，以便反映出更多的图像细节。一幅图像中包含的像素数目等于矩阵中行和列的数目乘积，像素的数目与矩阵的行数或列数的平方成正比，数字图像的矩阵是一个整数值的二维数组。

图像采样的空间像素点阵，并不是随意确定，它首先得满足采样定理，使得采样后的数字图像不失真地反映原始图像信息，这是确定数字图像空间像素点阵数目下限的依据。另外，为了追求图像更多的细节和更高的分辨力，人们希望使用更密集的空间像素点阵。但是，每提高一步像素点阵就会使图像数据成倍增加，数字图像成本也提高。同时，空间采样点阵的增加也受到图像数字化前模拟图像视频制式的限制，如50Hz场频的国际无线电咨询委员会(CCIR)制式的 X-TV 视频要求数字图像的空间点阵为 512×512,而高清晰度的 X-TV 每帧图像电视扫描线在 1 000 行以上,数字图像的空间采样点阵为 1 024×1 024。目前,数字图像的空间采样点阵已达到 2 048×2 048。

图像矩阵中的行与列的数目一般是 2 的倍数,这是由数学系统的二进制特性决定的。构成图像的像素数量越少,像素的尺寸就越大,可观察到的原始图像细节就少,图像的空间分辨力就低。若像素的数量多,像素的尺寸就小,可观察到的图像细节也就多,图像的空间分辨力也就高。在空间分辨力一定的条件下,大图像比小图像需要的像素多,每个单独像素的大小决定图像的空间分辨力。像素数量与像素大小的乘积决定视野,若图像矩阵大小不变,视野范围扩大,图像的空间分辨力则降低。

二、数字图像量化

数字图像的量化就是赋予一幅空间离散后图像中空间像素的数值。在图像的数字化处理中,采样所得到的像素灰度值必须进行量化,即分成有限的灰度级,才能进行编码送入计算机内运算和处理。图像的灰度量化是数字图像的一个重要步骤,由于计算机一般采用二进制,其中每一个电子逻辑单元具有“0”和“1”两种状态,对图像的量化和存储是以这种逻辑单位为基础。数字成像系统的实际量化等级数则由量化过程中实际选用的量化位数所决定。如果采样量化位数为 n,图像量化级别数为 m,则可以表示为:$m=2^n$。例如,当 n 等于 8 时,m 等于 256 个数量级。

前面讲到图像采样是对连续图像进行空间上的离散,而图像的量化则是把原来连续变化的灰度值变成量值上离散的有限等级。量化后的整数灰度值又称为灰度级(gray scale)或灰阶(gray level),把对应于各个灰度值的黑白程度称为灰标(mark of gray scale)。量化后的灰度级的数量由 2^N 决定,用来表示每个像素的灰度精度。每个像素的灰度精度范围可从 1 位到 8 位(256 个灰度级),也可从 1 位到 10 位(1 024 个灰度级),甚至更多。图像灰度精度的范围为图像的灰度分辨力,也称图像的对比度分辨力或图像密度分辨力。

模拟视频信号一般是连续电平信号,当进行模-数转换时,希望尽可能用多的量化级来精确表示原来的电平信号,以保持图像不失真。若设想无限量地去增加灰阶数,是一种不切实际的要求。因为模拟信号电路中存在着电子噪声,X 线影像中存在着 X 线光子的量子噪声,两者加在一起,使模拟视频信号本身包含着一定的随机误差。对于任何已知大小的模拟信号的不准确性(噪声),都必须使最小量化级差保持在相同的量级水平,以便在数字转换后不增加信号总体误差水平。对于不同的数字 X 线成像设备,所能达到的精度水平是不同的,重要的是让成像系统各个部分的参量互相匹配。只有用适当的,有限的灰度级去量化模拟信号,才不会明显增加附加的误差。片面地追求某一参数的高性能,常常是一种浪费,并得不到应有的效果。数字图像与图像矩阵大小密切相关,图像矩阵的大小(像素)一般根据具体的应用和成像系统的容量决定。

三、数字图像转换

数字图像的转换包含模-数转换和数-模转换两个过程。数字图像并不像常规 X 线照片那样,胶片曝光后经显、定影液处理而成像,它必须经过一个转换过程才能形成影像。数字图像是把扫描或采集期间所收集的数据利用数学方法重新获得的。这种转换是利用模数(A/D)转换器的电子装置完成,转换器把视频图像的每条线都分成一行像素,测量每个像素信号的电平或者亮度,然后把这些值转换成数字,输入计算机进行处理。

模-数转换是把模拟信号转换为数字形式的信号量化过程,是进行计算机处理的基本步骤之一。模数转换器是把连续的模拟信号分解为彼此分离的信息,并分别赋予相应的数字量级。从数字成像的转换来看,即是把视频影像从“白”到“黑”的连续灰度分解为不连续的“灰阶”,并赋予每个灰阶相应的数字,模数转换器产生的灰阶水平数目越大,数字化处理导致的误差就越小。然而,在数字影像的形成中,灰阶水平数不是无限的,数字化样本数也不是无限的,数字化处理中可出现量化误差,使有些数字信息丢失。

数-模转换是将数字化处理的数字图像再转换成模拟影像的过程,以便在显示器显示,供医务人员判读。数-模转换实际上是模-数转换的逆转,它把二进制数字转换变为视频电压水平,形式视频影像。为了使重建的模拟影像失真度尽可能地小,可通过滤过系统将周围许多点的值加权总合,来填补灰阶的间隙。这样复原的影像显得比未经滤过的影像模糊,但能如实地反映原始影像。

四、数字化图像获取形式

（一）过渡方式

主要是指 X 线平片影像数字化，常采用的方法有：电视摄像机、扫描仪、固态摄像机、图像采集卡等。

电视摄像机是将 X 线平片图像用摄像机进行摄影，像素的大小可通过调节平片至摄像机的距离，调节后的效果可以实时地显示在屏幕上，获取图像的速度快，操作简便，但显示的图像分辨力较低。

扫描仪是用专用设备对 X 线平片影像进行扫描，采集的图像分辨力较高。由于采集速度较慢，扫描一幅完整的胸片通常需要几分钟，目前仅用于有价值的教学片和科研资料。

固态摄像机的核心是电子扫描固态传感器阵列，主要类型有电荷耦合器件（CCD）阵列，电荷注入器件（CID）阵列和光电二极管阵列，是目前平片图像数字化是的一种较好形式，数码相机就属于这种类型。

视频采集卡为所有具备视频输出口的影像设备采用。它分动态和静态两种，动态卡是 B 超和内窥镜等的主要采集工具，静态卡则可用于 CT、MRI 等图像的采集。因以插卡形式存在，不占空间，且速度快，能通过软件编程灵活自如地控制，应用较广泛。但所采集的图像比原图像动态范围降低，且图像一经采集，灰度不能调节。

（二）间接方式

间接数字化 X 线图像采集是通过某些媒介（影像增强器、荧光体等），将不可见的 X 线转换成可见光，再通过光电转换器将光信号转换成电信号，经模数（A/D）转换器把电信号变成数字信号，再送入计算机进行数字化处理。它可分为计算机 X 射线摄影（computed radiography，CR），影像增强器-电视（II-TV）系统，碘化铯非晶硅探测器系统和 CCD 平面传感器系统。

CR 是目前一种比较成熟的数字 X 射线摄影技术，它的关键部件是影像板（imaging plate，IP），它由保护层、成像层、支持层和衬层构成。成像层中含有微量二价铕离子的卤化钡晶体，晶体层内的化合物经 X 线照射后将接受的 X 线能量以潜影的方式储存于晶体内，成为模拟影像。随后用激光束扫描带有潜影成像板时，可以激发储存在晶体内的能量，使之发出荧光，经光电二极管、A/D 转换器变换为数字信号，再输入计算机和数字图像处理系统。

影像增强器-电视系统（II-TV）是最为普及的一种数字荧光成像技术，目前使用的数字减影血管造影（digital subtraction angiography，DSA）、数字化透视、数字化胃肠道检查均属这种数字荧光成像技术。影像增强器由输入屏、光电阴极和输出屏组成。输入屏由量子检出效率（DQE）较高的碘化铯构成，它吸收 X 线后产生可见光光子，这些光子撞击输入屏临近或直接接触光电阴极使之释放光电子。光电子被影像增强器的阳极高压电场加速朝向输出屏高速撞击，其结果被输出屏转换成比输入屏强度大得多的可见光，再用摄像机扫描数字化。

碘化铯非晶硅平板探测器上层是碘化铯闪烁体层，它将 X 线转换为可见光；然后由光电二极管阵列将可见光转换为电信号；再由读出电路读出各个像素产生的信号，并进行量化后送入计算机处理成像。

CCD 平面传感器是一种光敏半导体器件，在光照条件下能够产生电子电荷，并存储其中。这些电荷在序列脉冲驱动下可以按规定方向转移，形成数字图像。

（三）直接方式

直接数字化 X 线图像采集主要有非晶硒平板探测器和多丝正比室。

非晶硒平板探测器主要是非晶硒层，入射的 X 线光子在非晶硒层激发出电子-空穴对（电荷潜影），电子和空穴在偏置电压作用下反向运动并传到下层的薄膜晶体管（TFT），形成电信号，电信号的大小与 X 线投射密度呈正相关。电荷暂存在电容内，将电脉冲（约 13V）加到 TFT 门极，TFT 导通，便把存储于漏极的电荷读出至数据读出线，后被数据放大器（电荷放大器）放大，经模-数转换形成对应像素的数字图像信号。

多丝正比室是 20 世纪 70 年代初发展起来的一种核物理探测器，它由许多独立的正比计数管组成，对电离电荷有放大作用，各个金属丝上收集的电荷正比于其附近的初始电荷，即正比于该处的 X 线的入射强度。从 X 线管发出的圆锥扇形 X 线束，经水平狭缝形成平面扇形 X 线束，通过人体射入水平放置的多丝正比室窗口。机械扫描系统使 X 线管、水平狭缝及多丝正比室沿垂直方向作均匀的同步运动，到新的位置后再作一次水平检测记录，如此重复进行。从上到下就完成一幅数字 X 线图像的获取。多丝正比室扫描 X 线机是直接将电离辐射转换为电信号后进行数字化图像处理。

（刘园　余建明）

第三节　数字图像处理

一、数字图像处理概述

（一）数字图像处理的基本概念

数字图像处理的基本概念包括图像、数字图像、数字图像处理、扫描、采样、量化以及数字图像的基本组成单元——像素。

图像是与之对应物体或目标的一个表示，这个表示可以通过某种技术手段得到。根据图像的产生方法可将图像分为三类：第一类是可见图像，即可以由人眼看见的图像，通常由照相或手工绘制等方法得到；第二类是物理图像，它反映的是物体的电磁波射能，包括可见光和不可见光，一般通过某种光电技术获得；第三类为数字图像，是由连续函数或离散函数生成的抽象图像，如图 12-2 所示。

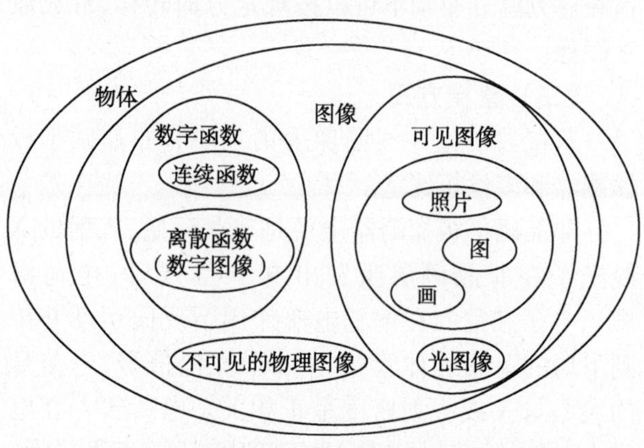

图 12-2　图像的分类

数字图像可定为与之对应的物体的一个数字表示。常用二维矩阵来表示一幅数字图像，也就是说数字图像就是一个二维矩阵。

数字图像是对一个物体的数字表示，即对一个二维矩阵施加一系列的操作，从得到所期望的结果。数字图像处理的实质是对二维矩阵的处理，是将一幅图像变为另一幅经过修改的图像，是将一个二维矩阵变为另一个二维矩阵的过程。

数字图像的获取可通过下列三种途径，一是将传统的可见光图像经数字化处理转换为数字图像，如将一幅照片通过扫描仪输入计算机中，扫描的过程实质上就是一个数字化过程；二是应用各种光电转换设备直接得到数字图像，如间接数字 X 射线摄影（IDR）中，X 线经碘化铯变为可见光，可见光经光电二极管变为电信号；三是直接由二维离散数字函数生成数字图像，如直接数字 X 射线摄影（DDR）中，X 线照射到非晶硒探测器上，产生电子-空穴对形成电信号。

用二维矩阵表示一幅数字图像，图像被与其大小完全相等的网络分割成大小相同的小网格（grid），每个网格称为像素（pixel）。像素是构成图像的最小基本单位，每个像素至少具有两个属性，即像素的位置和灰度值。位置由像素所在的行列坐标决定，通常用坐标对（X，Y）表示。像素的灰度值可理解为图像上对应点的亮度值，如图 12-3 所示。

21	24	25	21	19	18	20	28	18	12
21	24	21	28	15	15	19	24	23	21
17	18	18	15	12	11	15	20	23	23
17	16	14	11	10	9	10	14	20	22
15	13	9	8	6	5	4	9	17	20
14	9	5	6	4	1	3	5	11	14
12	11	8	6	3	4	5	3	7	7
11	11	10	7	6	5	6	5	6	9
10	9	10	7	4	4	5	5	6	9
12	11	9	5	4	5	6	7	7	8

图 12-3　数字图像的矩阵表示

将一幅图像进行数字化的过程就是在计算机内生成一个二维矩阵的过程。数字化过程包括三个步骤：扫描、采样、量化。扫描是按照一定的先后顺序对图像进行遍历的过程，像素是遍历过程中最小寻址单元；采样是指遍历过程中，在图像的每个最小寻址单元即像素位置上测量的灰度值，采样的结果是得到每一像素的灰度值，采样通常由光电传感器件完成；量化则是将采样得到的灰度值通过模数转换器件转化为离散的整数值。

综上所述，对一幅图像依照矩阵扫描网络进行扫描，结果是生成一个与图像相对应的二维整数矩阵，矩阵中每一个像素的位置由扫描的顺序决定，每一个像素的灰度值由采样生成，经过量化得到每一像素灰度值的整数。因此，对一幅图像数字化所得到的最终结果是一个二维整数矩阵，即数字图像。

（二）数字图像处理的基本类型

在计算机处理中，按照颜色和灰度的多少可以将图像分为二值图像、灰度图像、索引图像和真彩色 RGB 图像四种基本类型。目前，大多数图像处理软件都支持这四种类型的图像。

1. **二值图像**　二值图像是一幅黑白图像，其二维矩阵仅由 0、1 两个值构成，“0”代表黑色，“1”代表白色。由于每一像素取值仅有 0、1 两种可能，所以计算机中二值图像的数据类型通常为 1 个二进制。二值图像通常用于文字、线条图的扫描识别（OCR）和掩膜图像的存储。

2. **灰度图像**　灰度图像的矩阵元素取值范围通常为[0,255]。因此，它的数据类型一般为 8 位无符号整数（Uint8），这就是人们经常提到的 256 级灰度图像。“0”表示纯黑色，“255”表示纯白色，中间的数字从小到大表示由黑到白的过渡色。在某些软件中，灰度图像也可用双精度数据类型（double）表示，像素的值域为[0,1]，“0”代表黑色，“1”代表白色，0～1 之间的小数表示的灰度等级。二值图像可以看成是灰度图像的一个特例。

3. **索引图像**　索引图像的文件结构比较复杂，除存放图像数据的二维矩阵外，还包括颜色索引矩阵（COLORMAP）的二维数级。COLORMAP 的大小由存放图像的矩阵元素的值域决定，如矩阵元素值域为[0,255]，则 COLORMAP 矩阵的大小为 256×3Byte，用 COLORMAP＝[RGB]表示。COLORMAP 中每一行的 3 个元素分别指定表示该行颜色的 RGB 组合的红、绿、蓝单色值。COLORMAP 中每一行对应图像矩阵中的一个灰度值。如某一像素的灰度值为 2，则该像素在屏幕上的实际颜色由第 2 行的 RGB 组合决定。由于[255 0 255]组合为紫色，所以凡是灰度值为 2 的像素均显示为紫色。

换言之，图像在屏幕上显示时，每一像素的颜色由存放在矩阵中该像素的灰度值作为索引通过检索颜色索引矩阵 COLORMAP 得到。索引图像的图像矩阵数据类型一般为 8 位无符号整型（Uint8），相应索引矩阵 COLORMAP 的大小为 256×3 字节，因此一般索引图像只能同时显示 256 种颜色，但通过改变索引矩阵颜色的类型可以调整。索引图像一般用于存放色彩比较简单的图像，若图像色彩比较复杂就要用 RGB 真彩色图像。

4. **RGB 彩色图像**　RGB 图像与索引图像一样都可以用来表示彩色图像，与索引图像一样，它分别用红（R）、绿（G）、蓝（B）三原色的组合来表示每个像素的颜色。但与索引图像不同的是，RGB 图像每一个像素的颜色值直接存放在图像矩阵中。由于每一像素的颜色需由 R、G、B 三个分量来表示，因此 RGB 图像矩阵与其他类型不同，是一个三维矩阵，可用 $M \times N \times 3$ 表示。M、N 分别表示图像的行列数，3 个 $M \times N$ 的二维矩阵分别表示各个像素的 R、G、B 三个颜色分量。RGB 图像的数据类型一般为 8 位无符号整型，通常用于表示和存放真彩色图像，当然也可存放灰度图像。存放灰度图像时，3 个二维矩阵同一位置处的元素的取值完全相同。RGB 图像将每一像素的颜色（R、G、B 三个分量）直接存放在一个三维的图像矩阵中，它表示的颜色理论上可多达 2^{24} 种颜色。

（三）数字图像处理的基本范围

数字图像处理从系统工程角度讲，研究的内容有数字图像的获取、存储和传输，以及数字图像的输出和显示。其中，数字图像的处理具体包括代数和几何运算、图像变换、图像增强、图像复原、图像编码、图像分割、图像描述、模式识别和图像融合等内容。

代数运算是指对两幅图像进行点对点的加、减、乘、除运算。加法运算可用于降低图像中加性随机噪声的污染；减法运算则可以检测图像中物体的运动变化；乘法运算可用于标记图像中的感兴趣区域；除法运算则常用于多光谱图像的分析处理，以扩大不同的影像的灰度差。

几何运算用于改变图像中物体的空间位置关系，主要包括图像的平移、缩放、旋转和坐标变换，以及多幅图像的空间配准及镶嵌。

图像变换是将图像从空间域变换为频率域，在变化域对图像处理和分析。图像变换作为图像增强和图像复原的基本工具，或者作为图像特征为图像分析提供基本依据。其主要内容包括离散傅里叶变换、离散余弦变换、沃尔什-哈达玛变换、主成分变换和小波变换。

图像增强主要是突出图像中某些“有用”信息，扩大图像中不同物体特征之间的差别，改善图像的视觉效果，增强某些特定的信息。图像增强的主要算法包括直方图增强、空域滤波增强、频域滤波增强和彩色增强。

图像复原就是根据事先建立起来的系统退化模型，将降质了的图像以最大的保真恢复成真实的图像。图像复原的主要内容包括系统退化模型、线性代数复原法和滤波复原法。

图像编码的研究就是利用像素间的相关性及人的视觉特性对图像进行高效编码，即研究数据压缩技术。图像编码主要算法包括哈夫曼编码、行程长度编码、变换编码和 MPEG 视频压缩中帧间编码。

图像分割是将图像中有意义的特征部分提取

出来，有意义的特征有图像中的边缘、区域等，这是进一步对图像识别、分析和理解的基础。虽然目前已研究出不少边缘提取、区域分割的方法，但还没有一种普遍适用于各种图像的有效方法。因此，对图像分割的研究还在不断深入之中，是目前图像处理中研究的热点之一。

图像描述是图像识别和理解的必要前提。作为最简单的二值图像可采用其几何特性描述物体的特性，一般图像的描述方法采用二维形状描述，它有边界描述和区域描述两类方法，对于特殊的纹理图像可采用二维纹理特征描述。随着图像处理研究的深入发展，已经开始进行三维物体描述的研究，提出了体积描述、表面描述、广义圆柱体描述等方法。

模式识别作为一门学科有其系统的理论基础和技术方法。在数字图像处理中，模式识别是指在图像增强等预处理的基础上，提取图像的有关特征，进而对图像中的物体进行分类，或者找出图像中有哪些物体。模式识别主要算法包括统计模式识别法、模糊模式识别法、人工神经网络模式识别法和句法结构模式识别法。

图像融合是通过一定的算法将两个以上的图像结合在一起生成一个新的图像。新图像与原始图像相比，应有更好的质量和可靠性。数据融合按融合所在的阶段不同，可分为像元级、特征级和决策级三个层次。图像融合所采用的算法与图像间的代数运算有着本质的差别。

（四）数字图像处理的基本特点

1. 数字图像处理的信息大多是二维信息，处理信息量很大。如一幅256×256低分辨力黑白图像，要求约64kbit的数据量；对高分辨力彩色512×512图像，则要求768kbit数据量；如果要处理30帧/s的电视图像序列，则每秒要求500kbit～22.5Mbit数据量。因此对计算机的计算速度、存储容量等要求较高。

2. 数字图像处理占用的频带较宽，与语言信息相比，占用的频带要大几个数量级。如电视图像的带宽约5.6MHz，而语音带宽仅为4kHz左右。所以在成像、传输、存储、处理、显示等各个环节的实现上，技术难度较大，成本亦高，这就对频带压缩技术提出了更高的要求。

3. 数字图像中各个像素是不独立的，其相关性大。在图像画面上，经常有很多像素有相同或接近的灰度。就电视画面而言，同一行中相邻两个像素或相邻两行间的像素，其相关系数可达0.9以上，而相邻两帧之间的相关性比帧内相关性一般还要大些。因此，图像处理中信息压缩的潜力很大。

4. 由于图像是三维景物的二维投影，一幅图像本身不具备复现三维景物的全部几何信息的能力，很显然三维景物背后部分信息在二维图像画面上是反映不出来的。因此，要分析和理解三维景物必须作合适的假定或附加新的测量，例如双目图像或多视点图像。在理解三维景物时需要知识导引，这也是人工智能中正在致力解决的知识工程问题。

5. 数字图像处理后的图像一般是给人观察和评价，因此受人的因素影响较大。由于人的视觉系统很复杂，受环境条件、视觉性能、人的情绪爱好以及知识状况影响很大，作为图像质量的评价还有待进一步深入的研究。另外，计算机视觉是模仿人的视觉，人的感知机理必然影响着计算机视觉的研究。例如，什么是感知的初始基元，基元是如何组成的，局部与全局感知的关系，优先敏感的结构、属性和时间特征等，这些都是心理学和神经心理学正在着力研究的课题。

（五）数字图像处理的优点

1. **再现性好**　数字图像处理与模拟图像处理的根本不同在于，它不会因图像的存储、传输或复制等一系列变换操作而导致图像的质量退化。只要图像在数字化时准确地表现了原稿，则数字图像处理过程始终能保持图像的再现。

2. **处理精度高**　按目前的技术，几乎可将一幅模拟图像数字化为任意大小的二维数组，这主要取决于图像数字化设备的能力。现代扫描仪可以把每个像素的灰度等级量化为16位甚至更高，这意味着图像的数字化精度可以达到满足任一应用需求。对计算机而言，不论数组大小，也不论每个像素的位数多少，其处理程序几乎是一样的。换言之，从原理上讲不论图像的精度有多高，处理总是能实现的，只要在处理时改变程序中的数组参数就可以了。为了把处理精度提高一个数量级，大幅度地改进处理装置，这是经济的。

3. **适用面宽**　图像可以来自多种信息源，它们可以是可见光图像，也可以是不可见的波谱图像（如X射线图像、超声波图像或红外图像等）。从图像反映的客观实体尺度看，可以小到电子显微镜图像，大到航空照片、遥感图像甚至天文望远镜图像。这些来自不同信息源的图像只要被变换为数字编码形式后，均是用二维数组表示的灰度图像

(彩色图像也是由灰度图像组合成的,如RGB图像由红、绿、蓝三个灰度图像)组合而成,因而均可用计算机来处理。即只要针对不同的图像信息源,采取相应的图像信息采集措施,图像的数字处理方法适用于任何一种图像。

4. 灵活性高　图像处理大体上可分为图像的像质改善、图像分析和图像重建三大部分,每一部分均包含丰富的内容。由于图像的光学处理从原理上讲只能进行线性运算,这极大地限制了光学图像处理能实现的目标。而数字图像处理不仅能完成线性运算,而且能实现非线性处理,即凡是可以用数学公式或逻辑关系来表达的一切运算均可用数字图像处理实现。

二、图像识别

图形作用于感觉器官,经过对某一图形过程的辨认,称为图像识别,也叫图像再认。在图像识别中,既要有进入感官的信息,也要有记忆中存储的信息。只有通过存储的信息与当前的信息进行比较的加工过程,才能实现对图像的再认。

人的图像识别能力是很强的,图像距离的改变或图像在感觉器官上作用位置的改变,都会造成图像在视网膜上的大小和形状的改变。即使在这种情况下,人们仍然可以认出他们过去知觉过的图像,甚至图像识别可以不受感觉通道的限制,即人可以不用眼来识别字。例如,当别人在他背上写字时,他也可认出这个字。

图像识别是以图像的主要特征为基础,每个图像都有它的特征,如字母A有个尖,P有个圈、而Y的中心有个锐角等。对图像识别,视线总是集中在图像的主要特征上,也就是集中在图像轮廓曲度最大或轮廓方向突然改变的地方,这些地方的信息量最大。而且眼睛的扫描路线也总是依次从一个特征转到另一个特征上。由此可见,在图像识别过程中,知觉机制必须排除输入的多余信息,抽出关键的信息。同时,在大脑里必定有一个负责整合信息的机制,它能把分阶段获得的信息整理成一个完整的知觉映象。

在人类图像识别系统中,对复杂图像的识别往往要通过不同层次的信息加工才能实现。对于熟悉的图形,由于掌握了它的主要特征,就会把它当作一个单元来识别,而不再注意它的细节了。这种由孤立的单元材料组成的整体单位叫作组块,每一个组块是同时被感知的。在文字材料的识别中,人们不仅可以把一个汉字的笔画或偏旁等单元组成一个组块,而且能把经常在一起出现的字或词组成组块单位来加以识别。

图像识别是人工智能的一个重要领域。为了编制模拟人类图像识别活动的计算机程序,人们提出了不同的图像识别模型。例如,模板匹配模型,这种模型认为,识别某个图像,必须在过去的经验中有这个图像的记忆模式,又叫模板。当前的刺激如果能与大脑中的模板相匹配,这个图像也就被识别了。例如,有一个字母A,如果在脑中有个A模板,字母A的大小、方位、形状都与这个A模板完全一致,字母A就被识别了。这个模型简单明了,也容易得到实际应用。但这种模型强调图像必须与脑中的模板完全符合才能加以识别,而事实上人不仅能识别与脑中的模板完全一致的图像,也能识别与模板不完全一致的图像。例如,人们不仅能识别某一个具体的字母A,也能识别印刷体的、手写体的、方向不正、大小不同的各种字母A。同时,人能识别的图像是大量的,如果所识别的每一个图像在脑中都有一个相应的模板,也是不可能的。

为了解决模板匹配模型存在的问题,心理学家又提出了一个原形匹配模型。这种模型认为,在长时记忆中存储的并不是所要识别的无数个模板,而是图像的某些"相似性"。从图像中抽象出来的"相似性"就可作为原形,拿它来检验所要识别的图像。如果能找到一个相似的原形,这个图像也就被识别了。这种模型从神经上和记忆探寻的过程上看,都比模板匹配模型更适宜,而且还能说明对一些不规则的,但某些方面与原形相似的图像的识别。但是,这种模型没有说明人是怎样对相似的刺激进行辨别和加工的,它也难以在计算机程序中得到实现。因此,又有人提出了一个更复杂的模型,即"泛魔"识别模型。

图像识别是对处理后的图像进行分类,确定类别名称,它可在分割的基础上选择需要提取的特征,并对某些参数进行测量,最后根据测量结果做分类。为了更好地识别图像,还要对整个图像作结构上的分析,对图像进行描述,以便对图像的主要信息得到一个解释和理解,并通过许多对象相互间的结构关系对图像加深理解,以便更好地帮助识别。所以,图像识别是在上述分割后的每个部分中找出它的形状及纹理等特征,即特征抽取(有时也包括图像分割),以便对图像进行分类,并对整个图像作结构上的分析。因而对图像识别环节来说,输入是图像(一般是经过上述处理过的图像),输出是类别和图像的结构分析,见图 12-4。结构分析的结果则是对图像作描述,以便对图像的重要信息得到一种理解和解释。

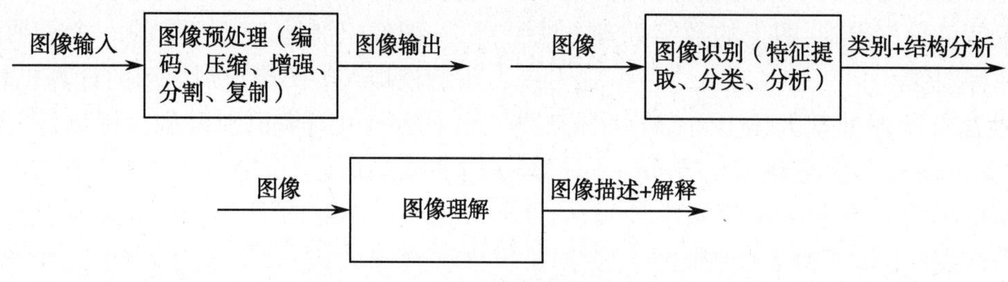

图 12-4　图像识别的过程

图像识别的四个主要步骤:

1. **图像预处理**　滤去干扰、噪声等。若图像信息微弱,还要进行增强处理、几何调整、着色校正等。

2. **图像分割**　从图像中定位,分离出不同的待识别物体,这一过程输入的是整幅图像,输出是像元图像。

3. **图像特征抽取**　提到需要特征并对某些参数进行计算、测量,根据结果进行分类。

4. **图像分类**　根据特征值,利用模式识别方法进行分类,确定相关信息。

三、图像增强

在图像的形成、传输或变换过程中,由于受多种因素的影响,如光学系统失真、系统噪声、曝光不足或过量、相对运动等,往往使图像与原始景物之间或图像之间产生某种差异,这种差异称为降质或退化。降质或退化的图像通常模糊不清,使人观察起来不满意,或者使机器从中提取的信息减小甚至造成错误。因此,必须对降质的图像进行改善。改善的方法有两类:一类是不考虑图像降质的原因,只将图像中感兴趣的部分加以处理或突出有用的图像特征,故改善后的图像并不一定要去逼近原图像。如提取图像中目标物体的轮廓、衰减各类噪声,将黑白图像转变为彩色图像等,这类图像改善方法称为图像增强。从图像质量评价观点来看,图像增强的主要目的是提高图像的可见度;另一类改善方法是针对图像降质的具体原因,设法补偿降质因素,从而使改善后的图像尽可能逼近原始图像。这类改善方法称为图像恢复或图像复原技术。

图像增强处理的方法基本上可分为空间域法和频域法两大类。前者是在原图像上直接进行数据运算,对像素的灰度进行处理。它又分为两类,一类是对图像作逐点运算,称为点运算;另一类是在与处理点邻域有关的空间域上进行运算,称为局部运算。频域法是在图像的变换域上进行处理,增强感兴趣的频率分量,然后进行反变换,便得到增强了的图像。

(一)灰度变换增强

灰度级变换是对图像在空间域进行增强的一种简单而有效的方法,根据对图像不同的要求而采用不同的修正方法。灰度级修正也叫点运算,它不改变像素点的位置,只改变像素的灰度值。通过选择不同的映射变换,达到对比度增强的效果。

1. **灰度变换法**　一般成像系统只具有一定的亮度响应范围,亮度的最大值与最小值之比称为对比度。由于成像系统的限制,常出现对比度不足的现象,可用灰度变换法加以改善。灰度变换法又可分为线性、分段线性以及非线性变换。线性灰度变换是指将图像的低灰度值和高灰度值像素的灰度值进行适当的归并,一般线性拉伸是将原始输入图像中的灰度值不加区别地扩展,限幅线性拉伸也只能压缩高低两端的灰度级,拉伸中间部分。

分段线性灰度变换是突出感兴趣区的灰度区间,相对抑制那些不感兴趣的灰度区域,即对不同范围的灰度值进行不同的灰度处理。非线性灰度变换可以扩展低灰度范围,而对高灰度进行压缩,使得图像的灰度分布与人的视觉特性相匹配。

2. **直方图修正法**　直方图基本上可以描述一幅图像的概貌,如图像的明暗状况和对比度等特征都可以通过直方图反映出来。

直方图具有下列性质:①直方图是一幅图像中各像素灰度值出现次数或频率的统计结果,它只反映该图像中不同灰度值出现的频率,而不反映某一灰度值像素所在的位置。也就是它只包含了该图像中某一灰度值的像素出现的概率,而丢失了其所在位置的信息；②任何一幅图像，都能唯一算出一幅与它对应的直方图，也就是图像与直方图之间是一种多对一的映射关系；③由于直方图是对具有相同灰度值的像素统计得到的，因此一幅图像各子区的直方图之和就等于图像的直方图。

直方图反映的是一个图像的灰度值的概率统计特征，直方图的图像增强技术是以概率统计学理论为基础的，常用的方法有直方图均衡化技术和直方图规定化（匹配）技术。直方图修改技术的基础是通过变换函数来控制图像灰度级的概率密度函数，从而改善图像的灰度层次。

直方图均衡处理是以累积分布函数（cumulative distribution function，CDF）为基础的直方图修改法。直方图均衡化的目的是将原始图像的直方图变为均衡分布的形式，即将已知灰度概率密度分布的图像，经过某种变换，变成一幅具有均匀灰度概率密度分布的新图像。

直方图规定化就是有目的地增强某个灰度级分布范围内的图像，人为地改变直方图的形状，使之成为某个特定的形状。在数字图像处理中，经常用到直方图规定化的增强处理方法，其目的并不是直接去增强一幅图像，而是使一幅图像与另一幅（相邻）图像的色调尽可能保持一致，一般称之为直方图匹配。即使用目标（参考）图像的直方图为参照对象，调整另一幅图像的直方图，使之尽可能与目标图像保持一致。例如，在进行两幅图像的镶嵌（拼接）时，由于两幅图像的时相不同会引起图像间色调的差异，这就需要在镶嵌前进行直方图匹配，以使两幅图像的色调尽可能保持一致，做到无缝拼接。

（二）空域滤波增强

一幅图像基本上包括光谱、空间、时间三类基本信息。对于一幅灰度图像，其光谱信息是以像素的灰度值来体现，对光谱信息的增强可通过各种增强方法实现，如直方图均衡化和直方图规定化可通过改变像素的灰度值以达到信息增强的目的。应用差值运算（代数运算的一种）则可以提取图像的动态信息（即时间信息），对图像的空间纹理信息的提取则可通过空间域滤波技术和频率域滤波技术。

图像的空间纹理信息可以反映图像中物体的位置、形状、大小等特征，而这些特征可以通过一定的物理模式来描述。例如，物体的边缘轮廓由于灰度值变化剧烈一般呈现高频率特征，而一个比较平滑的物体内部由于灰度值比较均一则呈现低频率特征。因此，根据需要可以分别增强图像的高频和低频特征。

对于图像的高频增强称为高通滤波，它可以突出物体的边缘轮廓，从而起锐化图像的作用，即锐化滤波。从频率域角度讲，它能减弱甚至消除图像的低频分量，保留高频分量，故称高通滤波。相应的，低通滤波则是指对图像的低频部分进行增强，它可以对图像进行平滑处理，一般用于消除图像的噪声，也称平滑滤波。锐化滤波和平滑滤波一般在空间域进行，高通滤波和低通滤波则一般在频率域进行。

均值滤波法是平滑滤波的一种，一般用于消除图像中的随机噪声。均值滤波法是将一个像素及其邻域中的所有像素的平均值赋给输出图像中相应的像素，从而达到平滑图像的作用。图像的平滑效果与所用的邻域半径有关，半径愈大，则图像的模糊程度越大。这种方法的主要缺点是在降低噪声的同时，使图像产生模糊，特别在边缘和细节处，邻域越大，模糊越厉害。

另一种常用的平滑滤波器是中值滤波，它是一种非线性滤波，它将邻域内所有像素值从小到大排序，取中间值作为中心像素的输出值。中值滤波器就是一个含有奇数点的滑动窗口，将窗口正中那点值用窗口内各点灰度的中值代替。假设窗口有 5 点，其灰度值分别为 80、90、200、110、120，那么此窗口内 5 个点的中间值为 110，中值滤波器的结果就是将中间的灰度值由原来的 200 换为 110。中值滤波与均值滤波不同，它不是通过对邻域内的所有像素求平均值来消除噪声，而是让与周围像素灰度值的差比较大的像素改取近似于周围像素灰度值的值，从而达到消除噪声的目的。同时它还能保持图像中的细节部分，防止边缘模糊，使图像轮廓比较清晰。

此外，还有多幅图像平均法，它利用对同一物体的多幅图像取平均来消除噪声。这种处理常用于摄影机的视频图像，用以减少电视摄像机、光电摄像管或 CCD 器件所引起的噪声。这时对同一物体连续摄取多幅图像并数字化，再对多幅图像平均。一般选用 8 幅图像取平均，这种方法的应用难点在于如何把多幅图像配准起来，以便使相应的像素能正确地对应排列。

（三）频域滤波增强

频域滤波增强技术是在图像的频率空间对图像进行处理，因此需要将图像从空间域变换到频率域，傅里叶变换和卷积理论是频域滤波技术的基础。频域滤波的好处在于将空间域中的复杂抽象的卷积运算转换为频率域中的直观易懂的乘法运算。

频率域低通滤波是一种频域处理法，对于一幅图像它的边缘、细节、跳跃部分以及噪声都代表图像的高频分量，而大面积的背景区和缓慢变化部分则代表图像的低频分量，用频域低通滤波法除去其高频分量就能去掉噪声，从而使图像得到平滑。

频率域高通滤波减弱（抑制）了位于幅值图像中心的低频部分，保留四周的高频部分。图像频率域的高频分量表征了图像的边缘及其他灰度化较快的区域，高通滤波增强图像的边缘，起到锐化图像的作用，图像锐化处理的目的是使模糊图像变得清晰。图像模糊实质上就是受到平均或积分运算，因此对其进行逆运算如微分运算、梯度运算，就可以使图像清晰。从频谱角度来分析，图像模糊的实质是其高频分量被衰减，因而可以用高频加重滤波来使图像清晰。但是，能进行锐化处理的图像应该有较高的信噪比，否则图像锐化后，信噪比更低，因为锐化将使噪声受到比信号还强的增强。一般是先去除或减轻干扰噪声后，才能进行锐化处理。微分运算是求信号的变化率，有加强高频分量的作用，从而使图像轮廓清晰。图像中的边缘或线条等细节部分与图像频谱的高频分量相对应，因此采用高通滤波让高频分量顺利通过，使图像的边缘或线条等细节变得清楚，实现图像的锐化。

低通滤波和高通滤波可以分别增强图像的低频和高频分量。在实际应用中，图像中的某些有用信息可能出现在图像频谱的某一个频率范围内，或者某些需要去除的信息出现在某一频率范围内。在这种情况下，能够允许特定频率范围内的频率分量通过的传递函数就很有用，带通和带阻滤波器就这样的传递函数。带通滤波器允许一定频率范围内的信号通过，而阻止其他频率范围内的信号通过，带阻滤波器则正好相反。

（四）彩色增强

彩色增强技术处理的对象虽然也是灰度图像，但生成的结果却是彩色图像。众所周知，人的视觉系统对色彩非常敏感，人的眼睛可以分辨几千种不同的颜色，但却只能分辨几十种不同的灰度线，因此如果能将一幅灰度图像变成彩色图像，就可以达到图像增强的视觉效果。

常用的彩色增强方法有真彩色增强技术，假彩色增强技术和伪彩色增强技术三种。前两种方法着眼于对多幅灰度图像的合成处理。在计算机中，任何一种颜色都可以用红、绿、蓝三基色通过合成得到，因此这两种技术一般是将三幅图像分别作为红、绿、蓝三个通道进行合成。

伪彩色增强技术与前两者不同，它是一幅灰度图像的处理，通过将每个灰度级匹配到彩色空间上的一点，将灰色图像映射为一幅彩色图像的一种变换，从而将人眼难以区分的灰度差异变换为极易区分的色彩差异。因为原始图像并没有颜色，将其变为彩色的过程实际上是一种人为控制的着色过程，所以称为伪彩色增强。常用的方法有密度分割、伪彩色变换和频域滤波法三种。

密度分割是伪彩色处理技术中最简单的一种，它是将一幅黑白灰度图像切割成上灰度级，对切割平面以下的像素分配一种颜色（如蓝色），相应的对切割平面以上的像素分配给另一种颜色（如红色），这种切割的结果就可以将黑白图像变为只有两个颜色的伪彩色图像。若用多个密度切割平面对图像函数进行分割，就可以将图像的灰度值动态范围切割成多个区间，每一个区间赋予某一种颜色，则原来的一幅灰度图像就变成了一幅彩色图像。密度分割法实质上是通过一个分段性函数实现从灰度到彩色的变换，每个像素只经过一个变换对应到某一种颜色。

伪彩色变换是将每一个像素的灰度值通过三个独立变换分别产生红、绿、蓝三个分量图像，然后将其合成为一幅彩色图像。其变换方法是先将黑白的灰度图像送入具有不同变换特性的红、绿、蓝 3 个变换器，然后再将 3 个变换器的不同输出分别送到彩色显像管的红、绿、蓝电子枪。同一灰度由于 3 个变换器对其实施不同变换，而使 3 个变换器输出不同，从而在彩色显像管里合成某一种彩色。

伪彩色变换和密度分割是直接在空间域对灰度进行变换，而频域滤波技术则是在图像的频率域对频率分量进行处理，然后将其反变换到空间域。频域滤波首先将灰度图像从空间域经傅里叶变换到频率域，然后用三个不同传递特性的滤波器（如高通、带电/带阻、低通）将图像分离成三个独立分量，对每个范围内的频率分量分别进行反变换，再进行一定的后处理（如调节对比度或亮度），最后将其合成为一幅彩色图像。伪彩色变换和密度切割是将每一灰度值经过一定变换与某一种颜色相对应，而频域滤波则是在不同的频率分量与颜色之间经过一定的变换建立了一种对应关系。

（五）图像的掩膜处理

一般的图像增强处理都是对整幅图像进行操作，而且在确定变换或转移函数时也是基于整个图像的统计量（如直方图统计），但在实际应用中，往往需要仅对图像的某一局部区域进行增强，从而突出某一具体的目标。这些局部区域所包含的像素量相对于整幅图像来讲非常小，在计算整幅图像的统计量时其影响几乎可以忽略不计。因此，以整幅图像的变换或转移函数为基础的增强方法对这些局部区域的影响也非常小，难以达到理想的增强效果。

然而，如果能够仅对感兴趣的区域进行局部增强的话，情况就会发生改变，要进行局部增强的前提是能够将某一个（或几个）局部区域从整个图像上剥离，然后单独对其进行处理，常用的剥离方法一般是掩膜（mask）技术。

掩膜增强的具体步骤为：①新建一个与原始图像大小相同的图层（layer），一般是一个二值图像；②在新建图层上，由用户在屏幕上人工勾绘出要进行增强处理的局部区域，这个区域可以是点、线、面或三者的组合。区域的确也可由其他二值图像文件导入或计算机图形文件（矢量）经转换生成；③在确定局部区域后，将整个图层保存为二值图像，选定区域内的像素值为1（白色），而区域外的像素值为0（黑色）；④将待处理的原始图像与③中的二值图像进行乘法操作，即可将原始图像选定区域像素的灰度值量0，而区域内像素的灰度值保持不变，得到与原始图像分离的局部图像，即掩膜图像；⑤对掩膜图像进行增强处理，生成最终的结果图像。

图像增强技术根据处理的空间不同，可分为直接在图像所在的空间进行处理，或者对图像的处理是通过在图像的变换域间接进行。直接在图像所在的空间处理，是对单个像素或者是对小的子图像进行。对单个像素处理中，增强像素是针对每个像素的处理与其他像素无关，而模板处理则是每次处理操作都是基于图像中的某个小区域进行。

在图像处理中，空域是指由像素组成的空间，空域增强方法指的是直接作用于像素的增强方法。一般情况下像素的领域比这个像素大，或者说这个像素的领域除了本身外还有其他的像素。为在邻域内实现增强操作可利用模板与图像卷积来进行，这种模板操作也称作空间滤波。

为了有效和快速对图像进行处理和分析，常常需要将原来定义在图像空间的图像以某种形式转换到其他空间，进行一定的加工，最后再转换到图像空间得到所需的效果。常用的变换空间是频域空间，实际操作中有时需要增强图像中的某一个部分，这个时候其处理策略分为全局的和局部。

（六）空间变化增强

1. **直接灰度变换**　图像反转、增强对比度、动态压缩和灰度切分等都属于直接灰度变化。简而言之，图像反转就是黑白变换，增强图像对比度是增强图像各部分的反差，实际中往往是通过增加原图中某两个灰度值间的动态范围来实现的，但过分追求对比度容易丢失图像细节。动态压缩方法的目标与增强对比度目标是相反的，有时原图的动态显示范围超出了显示设备的动态范围，这时原图一部分细节可能丢失，解决办法是对原图进行灰度压缩。灰度切分目的与增强对比度相仿，它要将某个灰度值范围变得比较突出。

2. **直方图处理**　图像的灰度统计直方图是一个一维的离散函数，提供了原图的灰度值分布情况，常用的方法有直方图均衡化和直方图规定化，直方图的基本思想是把原始的直方图变化为均匀分布的形式，增加了像素灰度值的动态范围，从而达到增强图像整体效果。直方图均衡化在增强反差的同时也增加了图像的可视粒度。直方图规定化处理结果是得到全局均衡化的直方图，其优点是能自动增强图像的对比度，但它的具体增强效果不易控制。

四、图像复原

在图像的获取、传输过程中，由于成像系统、传输介质等方面的原因，不可避免地造成图像质量的下降（退化）。图像复原就是在研究图像退化原因的基础上，以退化图像为依据，运用某些先验知识，建立系统退化的数学模型，从而将降质了的图像以最大的保真度恢复成图像的“真实”面目。换句话说，图像复原就是将图像退化的过程模型化，并据此采取相反的过程以得到原始的真实图像。造成图像退化的原因很多，大致可分为以下几个方面：

1. 成像系统的像差、畸变、有限带宽等造成的图像失真。

2. 射线辐射、大气湍流等造成的照片畸变。

3. 携带遥感仪器的飞机或卫星运动的不稳定，以及地球自转等因素引起的照片几何失真。

4. 模拟图像在数字化的过程中，由于会损失掉部分细节，造成图像质量下降。

5. 拍摄时，相机与景物之间的相对运动产生的运动模糊。

6. 镜头聚焦不准产生的散焦模糊。

7. 底片感光、图像显示时会造成记录显示失真。

8. 成像系统中始终存在的噪声干扰。

图像复原的过程是沿着图像退化的逆向过程进行的，首先根据先验知识分析退化原因，了解图像变质的机制，在此基础上建立一个退化模型，然后用相反的过程对图像进行处理，使图像质量得到改善。图像复原结果的好坏通常是根据一些规定的客观准则来评价的，如最小均方准则、加权均方准则等。

图像复原技术有多种分类方法，在给定模型的条件下，图像复原技术可分为无约束复原和有约束复原两大类。根据图像复原处理所在的域不同，图像复原则可分为空间域复原和频率域复原两大类。

此外，根据是否需要外来干预，图像复原技术还可分为自动方式和交互方式。图像复原与图像增强技术一样，也是一种改善图像质量的技术。虽然两者都是为了改善图像的质量，但它们之间是有区别的。图像增强技术是通过某些技术来突出图像中感兴趣的特征，在对图像进行处理的过程中，不考虑图像退化的真实物理过程。因此，增强后的图像可能与原始图像有一定的差异。图像的复原则是针对图像的退化原因做出补偿，使恢复后的图像尽可能地接近原始图像。实际应用中，一般先进行图像复原处理，再进行图像增强处理。

五、图像分割

在对图像的研究和应用中，人们往往对各幅图像中的某些部分感兴趣。为辨别和分析目标，需要将这些有关区域分离提取出来，在此基础上对目标进一步利用。图像分割就是把图像分成各具特性的区域，并提取出感兴趣的目标的技术过程。也有人将图像分割定义为将数字图像划分成互不相交的区域的过程，主要体现为像元的灰度值的变化。一般认为，经过图像增强及各种变换就可以使图像的光谱特征得到增强或与其他信息分离，从而达到特征提取的目的。因此，特征提取主要是指图像几何空间特征的提取。

几何空间特征包括物体的纹理、大小、形状、面积等特征，其中纹理特征是识别不同物体的重要特征之一。此外，模式识别中经常需要将图像中的某些物体与背景或其他物体分离，这就需要对图像进行分割，图像分割也是特征提取的基础。

在对图像的研究分析中，多数情况下人们只对其中的某些部分感兴趣。例如，一幅遥感图像，从军事的角度看，可能只对机场、导弹基地、兵工厂等军事目标比较关心；而环境生态方面考虑，则只对森林、湿地、草场等目标感兴趣。这些目标在图像中一般形成具有独特性质的区域，为了对其进行识别和分析，需要将这些区域分离出来，然后提取区域所具有的特征，进而对其进行识别分类。因此，图像分割是模式识别的首要工作，图像分割的过程也是一个标记过程，将属于同一区域的像元赋予相同的编号。

由于图像的复杂性和应用的多样性，图像分割并没有一个统一的标准和方法，一般可以依据如下两个原则对图像进行分割。一是依据像元灰度值的不连续性进行分割，它假定不同区域的像元的灰度值具有不连续性，因而可以对其进行分割；二是依据同一区域内部像元的灰度值具有相似性进行分割，这种方法一般从一个点出发，将其邻域中满足相似性测量准则的像元进行合并从而达到分割的目的。依据像元的不连续性进行分割的方法主要有灰度阈值法和边缘检测法两种。依据像元的相似性准则进行分割的方法主要是区域生长法。

应用灰度阈值法分割图像，灰度阈值法的基本思想是首先确定一个灰度阈值，然后将灰度值大于给定阈值的像元判归为某一个物体，赋予同一个编号，将灰度值小于给定阈值的像元统一判归为另一类物体，赋予另外一个相同的编号。如果被分割的物体内部灰度值比较均一，并且它周围的背景的灰度值也比较均一，使用阈值法可以取得比较理想的效果。

下面通过图像灰度直方图具体介绍阈值法的执行过程。如果图像中部分像元的灰度值比较低，其余像元较均匀地分布在其他灰度级上，由此可以推断这幅图像是由灰度值比较均匀的物体叠加在一个比较暗的背景上形成的。如果要将该图像从背景中分离出来，就需要设定一个阈值，阈值确定后，就可以应用特定公式对图像逐点进行处理得到分割图像。灰度阈值法是一种最简单实用的分割方法，适用于要分割的物体与图像的背景有较强对比度的图像。阈值法的关键是阈值的选取，一般可以通过直方图分析法、曲线拟合法和边缘增强法进行选取。

六、图像融合

图像融合是通过一定的算法将两个以上的图像数据结合在一起生成一个新的图像，新图像能够兼取多个原始图像的信息优势，具有描述所研究对象较优化的信息特征。融合的目的在于提高图像的信息可用程度，同时增加对研究对象解译（辨识）的可靠性。

（一）融合的基本概念

融合的概念开始出现于20世纪70年代初期，当时称为多源相关、多探测器融合和数据融合。20世纪80年代以来，数据融合技术得到迅速发展，对它的称谓亦渐趋统一，称为数据融合或信息融合。图像融合是数据融合的一个分支已经成功应用于医学领域的各方面，图像融合的目的是将许多源信息在空间或时间上冗余或互补的数据，根据需要进行处理，将数据协同应用，获得研究对象的一致性描述，以进一步发现多元信息有机组合所蕴含的新信息。通过一定的算法将两个以上的图像数据结合在一起生成一个新的图像。新图像能够兼取多个原始图像的信息优势，具有描述所研究对象的较优化的信息特征。融合的目的在于提高图像的信息可用程度，同时增加对研究对象解译（辨识）的可靠性。在图像融合领域，遥感图像的融合是应用最为广泛的一个分支，而且已基本达到实用化的程度，许多商品化的软件都提供融合的定义。图像融合是数据融合的一个分支，如CT图像与PET图像的融合，磁共振结构图像与功能图像的融合等。

数据融合的概念最早出现于军事领域，美国国防部指出数据融合是一个对多源数据（信息）进行多层次、多方面自动检测、联合、相关、估计和结合的过程。现在对数据融合定义为：数据融合是一个公共的规范框架（formal framework），框架包含用于联合（alliance）源于不同传感器的数据的方法和工具，融合的目的是得到更高质量的信息，对信息质量的评价随着应用的不同而不同。

图像融合是指将不同类型的传感器获取的同一物体的图像数据进行几何配准，然后采用一定的算法将各图像数据中所含的信息优势，或互补性有机结合起来产生新图像数据的技术。这种新数据具有描述所研究对象的较优化的信息特征，同单一信息源相比，能减少或抑制对被感知对象或环境解释中可能存在的多义性、不完全性、不确定性和误差，最大限度地利用各种信息源提供的信息。

图像融合按融合所在的阶段不同，可分为像素级（pixel level）、特征级（feature level）和决策级（decision level）三个层次，如图12-5所示，像素级融合是最低层次的融合，它将经过几何配准的不同图像按照一定的算法进行处理获得一幅新的图像。许多软件（如PCLworks和ERDAS）提供该层次的融合技术，融合结果可用于目视解译、模式识别与分类，或为特征层融合提供高质量的数据。特征层融合则需要首先从原始图像中提取与研究对象相关的特征，如光谱特征和空间特征，然后将获取的特征图像通过统计模型或人工神经网络模型进行融合，融合的结果一般是分类图像。决策层融合则首

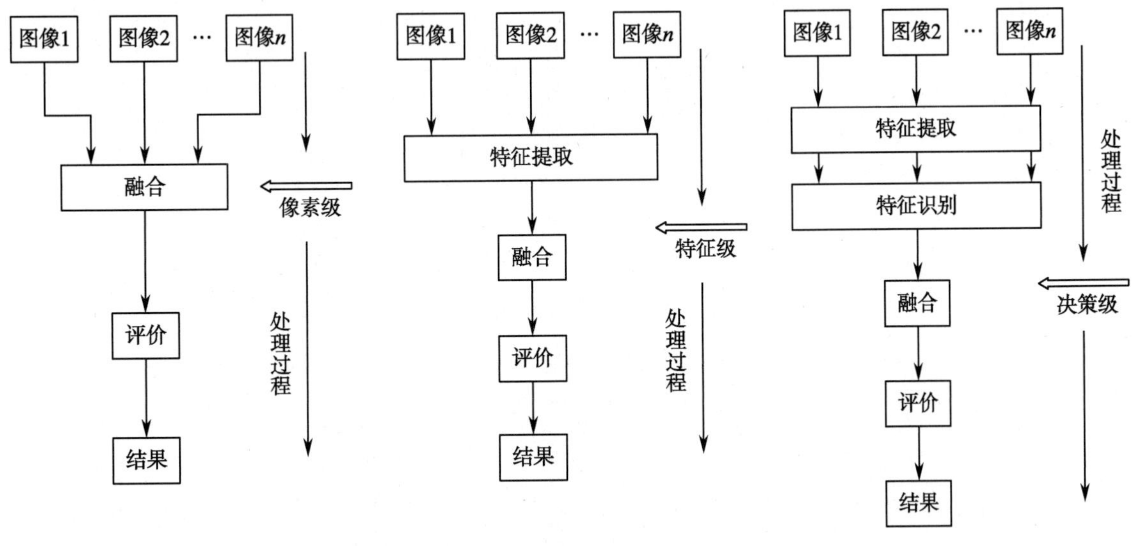

图12-5　数据融合的三个层次

先从待处理的图像（原始图像、像素层或特征层融合图像）分别进行信息提取（分类），再将得到的增值信息（value-added data），或分类结果通过一定的决策规则进行融合来解决不同数据所产生的结果的不一致性，从而提高对研究对象的辨识程度。

数据融合是通过高级图像处理技术来利用多源图像数据的一个工具，它的目的在于集成或整合优势互补的数据来提高图像的信息可用程度，同时增加对研究对象解译（辨识）的可靠性。融合会产生更可靠的数据并增加可用性，即数据可信度的增加，不确定性减少以及可靠性、分类精度的提高。对数字图像进行融合的目的体现在以下四个方面：

1. **提高空间分辨力**　图像融合可以提高数据的空间分辨力，如用高分辨力黑白图像与低分辨力多光谱彩色图像进行融合，在保留多光谱信息的同时，图像的空间分辨力得到了提高，这意味着更多的图像细节可以显示。

2. **增强特征**　将微波与光学两种物理性质不同的传感器数据进行融合，许多原来不可见或不清楚的特征得以凸显或增强。如果将同一类型传感器数据进行融合，则特征增强的效果更明显。多传感器数据融合可以增强图像的解译能力，并可以得到从单一传感器难以得到或不能得到的信息。

3. **提高分类识别精度**　多源数据的参与可以显著提高图像分类识别的精度。随着计算机软、硬件技术的进步，多源数据分类受到越来越多的重视，在分类模型上，由于多源数据难以满足传统的概率统计模型的数据分布条件，人工神经网络模型和证据推理理论在这一领域有着巨大的潜力。

4. **信息互补**　任何传感器都有自己的不足，将不同类型的传感器数据进行针对性的融合可以弥补各自的不足。

（二）融合技术

1. **彩色变换**　彩色变换也称HIS变换或蒙塞尔（Munsell）变换，是图像融合领域最常用方法之一。在图像处理中通常应用的有两种彩色坐标系（或称彩色空间）：一种由红R、绿G、蓝B三原色构成的RGB彩色空间；另一种是由色调H、饱和度S及亮度I三个变量构成的HIS彩色空间。一种颜色既可以用RGB空间内的R、G、B来描述，也可以用HIS空间内的I、H、S来描述。HIS变换就是RGB空间与HIS空间之间的变换。HIS变换融合的一般过程如图12-6所示。

第一步是将三个波段数据（通常是低分辨力、多光谱图像）进行插值放大，使其分辨力与高分辨力图像保持一致；第二步是将三个波段数据应用指定的变换公式从RGB空间变换到HIS空间；第三步是将原I分量用另一高分辨力图像I^1替换；第四步是将I^1、H、S应用逆变换公式从HIS空间逆变换到RGB空间，生成融合图像。

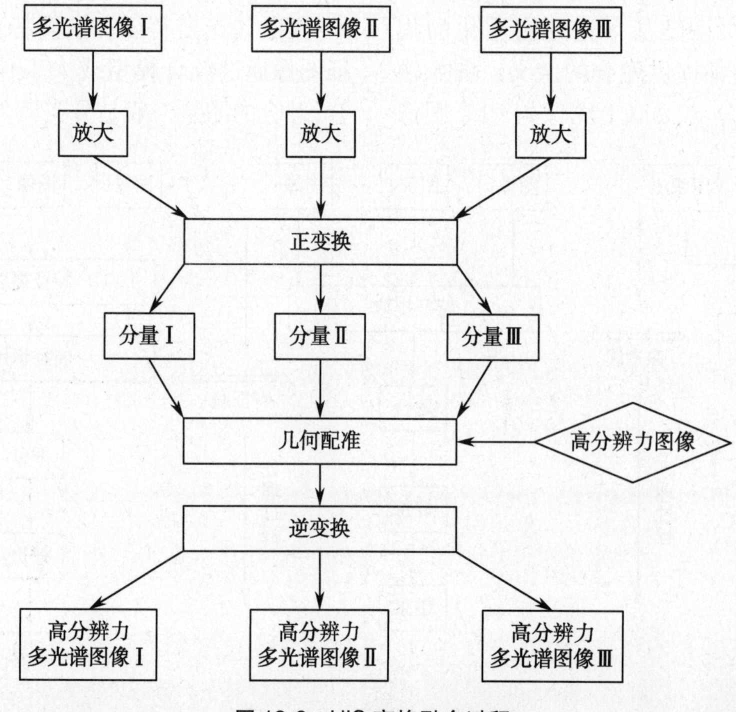

图12-6　HIS变换融合过程

HIS 变换适用于分辨力不同的两个图像的融合，两个图像之间的分辨力差异为 2~3 倍时得到的融合图像的效果最佳。若相差太大，则应将高分辨力图像的分辨力通过插值方法降低。参与融合的图像一个为多光谱、低分辨力图像，另一个为高分辨力灰度图像，两者的融合可以兼取前者的多光谱和后者的高分辨力的优点，使融合图像成为一幅多光谱、高分辨力的图像。HIS 变换的本质是原图像与替代图像的波段的加权结合。

2. **小波变换（wavelet transform）**　属于时频分析的一种。传统的信号（图像也可以看作信号）分析是建立在傅里叶变换基础之上，由于傅里叶分析是一种全局的变换，因此无法同时表述信号在时频两个域的性质，而这种性质恰恰是非平稳信号（尤其是图像）最根本和最关键的性质。为了分析和处理非平稳信号，人们对傅里叶分析进行了推广，提出了一系列新的信号分析理论，如加窗傅里叶变换、加博（Gabor）变换和小波变换等。对于图像融合，小波变换可以将图像分解成为一系列具有不同分辨力特征、频率特征和方向特征的子带信号，并且将图像的光谱特征和空间特征完全分离，从而为不同分辨力图像融合提供有利条件。

小波变换作为一种新的数学工具被誉为是泛函分析、傅里叶分析、样条分析、调和分析和数值分析的最完美结晶。小波变换的核心是多分辨力分解，其理论体系源于 20 世纪 60 年代人类对视觉系统和心理学的研究，之后 Mallat 学者巧妙地将计算机和视觉领域的尺度分析思想引入小波分析，研究了小波变换的离散化情况，并提出了相应算法。同傅里叶变换一样，小波变换也存在三种形式，即连续小波、小波级数展开和离散小波变换。图像融合中，一般采用离散小波变换。

离散小波变换除用于图像融合外，还广泛用于图像压缩、边缘检测和图像增强。离散小波变换的最终实现是通过与小波相应的高（低）通滤波器来完成。对于图像来讲，通过对图像的高低滤波可以将图像的高频部分（空间特征）和低频部分（光谱特征）进行分离。小波变换是沿着多分辨力这条线发展过来的，与时频域分析一样，一个信号用一个二维空间表示，不过这里的纵轴是尺度而不是频度，变尺度是通过对基本小波膨胀和压缩而构成的一组基函数来实现的。

融合图像中的光谱质量与空间（纹理）质量是一对矛盾，要使融合图像光谱特征与原始多光谱图像保持一致，就要牺牲源自高分辨力图像的空间特征，反之亦然。对于小波变换而言，分解层数越多，融合图像所含的来自高分辨力图像的空间特征相应的光谱信息则减少，与原始多光谱图像的差距加大；与之相反，分解层数越少，则融合图像与原始多光谱图像的一致性增加，光谱质量改善，空间特征减弱。

3. **决策层融合**　决策层融合是将经过初分类的每一图像的信息进行融合的过程。对决策层融合的研究集中表现在采用何种方式融合和选择图像的何种信息进行融合。除了分类图像，图像数据源的可靠性、每一类别的可靠性、图像的上下文信息等诸多信息都可以参与决策层融合。融合的策略包括概率统计方法和基于不确定证据推理理论的方法。

常规的概率统计方法一般假定数据服从一定的概率分布，但是在多源数据情况下，这种假定很难满足，主要原因是不同图像的成像机理和所反映的信息在性质上是不同的，而且概率方法一般未顾及数据的不确定性。人工智能技术在数据融合特别是决策融合中的应用逐渐受到重视。证据理论是一种决策理论，与概率决策理论相比，它不但能够处理由于知识不准确引起的不确定性，而且能够处理由于不知道引起的不确定性，它能满足比概率论更弱的公理系统，当概率值已知时，证据理论就变成了概率论。

数据融合是一个对多源数据（信息）进行多层次、多方面自动检测、联合、相关、估计和结合的过程。这个定义是数据融合的广泛定义，它强调了融合的多元性和过程性。Mangolini（1996）则将融合定义为“一种方法、工具和手段的集合”，这个集合可以利用来自不同传感器的图像来增加所需信息的质量。这些定义虽然在一定程度上意识到了信息质量的重要性，但是过分强调融合的技术方法。Li（1993）将融合定义为“将一组图像数据结合（combination）并生成单一图像”，该数据与原始数据相比应有更好的质量和可靠性（greater quality and reliability）。在这一定义中，首次引入了“质量和可靠性指标”来衡量融合的效果。

目前所有的数据融合定义过分强调融合的方法，但随着融合技术的发展，应该从学科和概念框架的高度给出一个融合的定义：数据融合是一个公共的规范框架（formal framework），框架包含用于联合（alliance）源于不同传感器的数据的方法和工具，融合的目的是得到更高质量的信息，对信息质量的评价随应用的不同而异（Wald，1999）。

数字图像融合的评价标准：

1. 结果图像被降解到它原来的分辨力时，必须和原来的图像保持一致。

2. 结果图像应当和高分辨力图像的空间分辨力尽可能一样。

3. 结果图像的光谱特性应当和多光谱图像尽可能一样。

定量分析通过比较融合图像和低分辨力多光谱图像的灰度统计特征来实现，包括均值、均方差、平均梯度、偏差指数（光谱扭曲）、熵和相关系数等指标。

信息融合中的关键技术一般用“协同效应”这个术语来描述信息融合在医学图像研究上的作用，实现医学图像的协同，图像数据转换，图像数据相关。

图像数据转换是对来自相同的或不同的采集设备的图像进行格式转换，三维方式调整，尺度变换等，以确保多元图像的像素表达同样大小的实际空间区域，确保多源图像在空间描述上一致性，它是图像融合的基础。

图像融合首先要实现相关图像的对位，图像分辨力越高，图像细节越多，实现一一对应也就越困难。因此，在进行两幅高分辨图像的对位时，要借助于外标记。典型图像数据库的建档和管理及信息提取，它是融合的数据支持。数据理解在于综合处理应用各种成像设备所得信息以获得新的有助于临床诊断的信息。

七、图像重建

（一）概述

图像重建目的是在常规数字成像的基础上，更好、更全面和多方位地了解病灶的位置、大小、形态以及与周围组织的相邻关系。图像的重建常采取高对比分辨力放大重建、冠状面、矢状面及斜面重建，也可采取低对比分辨力放大重建。高分辨力放大重建的特点是可观察到组织的细微结构和增加了影像边缘的锐利度，但图像的噪声增加。而低对比分辨力放大重建有利于分辨软组织中的病灶，图像边缘平滑柔和，噪声低，但图像对比度下降。两种重建方法的选择主要依据组织的类型和病灶的特点，最大限度地满足临床诊断的需要。在横断面基础上进行重建时，原则上是层厚越薄，重建的效果越好，图像越清晰。重建所采集的数据比较全面，进行图像重建时可采用最薄的重建间隔，并在不增加患者辐射剂量的同时进行任意多次的图像重建。

三维医学影像（three dimensional imaging in medicine）技术是指运用图形学和图像处理技术，将二维切片图像重建出三维模型在屏幕上显示，并进行交互式处理的技术。三维可视化是其中的关键技术之一，它是一个从二维切片到三维几何数据的处理过程。三维重建的过程通常包括以下两个方面：①给重建软件输入 N 张二维的切片生成数据，N 越大得到的显示效果越好，其中每张切片可以看成为一幅二维图像，包含了宽×高个灰度值；②三维成像软件输出三维表示的物体形状，这种三维物体形状一般采用网格的形式来表达。

三维重建通常包括以下几个步骤：

1. 三维原始数据的获取　三维原始数据的获取过程实际上是将横断面二维图像的像素转换为三维的体素。允许使用 Z 轴与 X、Y 轴方向采样间隔相同的三维数据。由于两个方向采样间隔不均衡，必须从横断面图像相邻处推断和取得中间状态的数据，这些数据的单位是体素，而非像素。由推断取得的层面数据用内插法来计算，每一推断层面的内插系数与原横断面和推断面的间距成反比。常用的内插法为双线性内插法。

2. 图像预处理　医学图像存在着模糊性、不均匀性等特点，必须对其进行预处理。常用的预处理技术有滤波和几何变换。滤波包括平滑、去噪和增强等，其目的是消除影像数据的噪声，提高图像的质量，突出感兴趣的生物组织。几何变换包括缩放、旋转、平移等，其目的是方便用户从不同角度多方位地观察图像。

3. 图像分割　图像分割是三维重建的基础，分割的效果直接影响三维重建后模型的精确性。分割可以帮助医生将感兴趣的物体（病变组织等）提取出来，并使得医生能够对病变组织进行定性及定量的分析，从而提高医学诊断的准确性和科学性。常用的分割方法有：阈值分割、边缘检测、基于模糊连接度的分割、交互式图像分割、基于活动轮廓或基于水平集的分割等。理想的分割方法是既能自动完成，又正确无误。但实际物体形状千差万别，这两个要求很难同时满足。手动操作，可以充分发挥人的主观能动性。但各种分割方式总是力求使手工操作尽量减少，使用计算机软件，以减少人工误差。

4. **三维重建**　三维重建技术通常包括表面重建和直接体重建。表面重建主要是利用几何图元(如三角形、四边形、立方体和四面体等)来表示三维模型,表面重建速度快,适合于实时性要求高的工作。

表面重建的方法一般分为两种:基于切片级(slice-based)方法和基于体素级(voxel-based)方法。基于切片级的重建方法首先从切片中提取目标物体的轮廓线,然后对切片间的轮廓线进行表面拟合。基于体素级的表面重建包括移动立方体法(marching cubes)、表面跟踪(surface tracking)、子分立方体(dividing cubes)等。其中移动立方体法由于其原理简单,容易实现,已成为通用的三维表面重建算法。

直接体重建则是通过光照模型,将三维体数据中的体素看成一个半透明物质,并赋予一定的颜色和阻光度,由光线穿过整个数据场,进行颜色合成,得到最终的绘制结果。目前有三类直接体绘制方法:光线投射法,投影成像法和频域变换法。直接体绘制计算量大,耗费时间长,不能实时处理。

5. **三维显示**　三维显示在三维模型重建后,需要对其向量进行计算,并采用 Open GL 技术进行显示。医学图像数据量比较大(一般的三维表面模型在百万数量级,虚拟人的数据高达数 10G),为了达到实时交互显示是必须考虑的问题。其中层次细节模型(level of detail,LOD)技术可以较好地解决这个问题。LOD 技术主要是针对视点的变化以及物体离视点的远近,动态采用不同的分辨力的模型。

(二) 多平面重建

1. **原理**　多平面重建是指把横断扫描所得的以像素为单位的二维图像,重建成以体素为单位的三维数据,再用冠状面、矢状面、横断面或斜面去截取三维数据,得到重组的二维图像(图 12-7)。在把每一层横断面叠加起来的时候,层与层之间做了插值,形成各向体素间距相同的三维容积数据。重建的多平面的层数、层厚和层间距可以自行规定。这样一来,就好像重新做了一组其他角度的断层扫描。若在冠状面、矢状面或横断面上画任意的曲线,此曲线确定的柱面所截得的二维图像就是曲面重组(curved planar reformation,CPR)。CPR 是在 MPR 基础上改进的一种算法,它是通过人工描述出感兴趣结构的中心线或自动跟踪三维体数据结构的轨迹所形成的曲面重组图像。

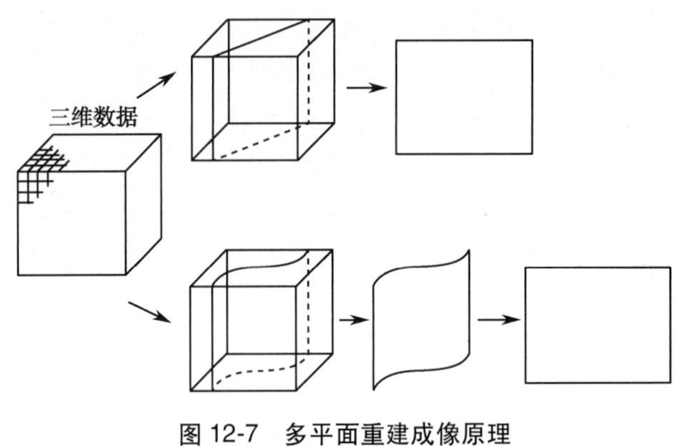

图 12-7　多平面重建成像原理

2. **显示方法**　多平面重建的实质是把扫描所得的体素进行重新排列,在二维屏幕上显示任意方向上的断面。其常规操作方法如下:

(1) 重建图像的选取用于 MPR 或 CPR 重组的 CT 图像,必须是一个相同的扫描方向和角度,相同的视野,而且 *X* 轴、*Y* 轴上处于同样的位置的序列图像,也就是必须是在同一次扫描定位像内的图像。图像的数量可根据需要而定,一般不能少于 4 幅。

(2) MPR 重建参照图像的选取通常是根据诊断的需要,选取一组图像的中间层面、感兴趣层面或某个器官的中间层面。

(3) 多平面图像的获取以参照图像为基础,可获得冠状位、矢状位或任意方位的重组图像。通过鼠标移动各个平面的位置,可使三幅断面图像平滑地变化。在操作程序中,允许以初次重组结果中的任意图像,作为一个新的参照图像,进行新的 MPR 重组。曲面重组(CPR)可以把横断面、冠状面或矢状面中的一个指定为参照平面,在它上面用鼠标画一曲线,此曲线的投影轨迹就是一个曲面(确切地说,是一个柱面)。

3. **临床应用**

(1) 适应证:多平面重建适于人体中任何一个需要从多角度多方位观察的器官,特别适合对病灶的多方位观察,以了解其与临近组织的空间位置关系。而曲面重组可使弯曲的器官拉直、展开,显示在一个平面上,使观察者能够看到某个器官的全貌,特别适合于纡曲、细小解剖结构,如冠状动脉等的重建与显示。

(2) 影响因素:图像质量受很多因素的影响,如原始的横断面图像的层面越薄,所得图像质量越好,并且横断面图像信噪比高,则多平面图像的信噪比也好。曲面重组的图像质量对于所画曲线的准确与否依赖性很大,有时会造成人为伪影。

(3) 应用评价

1) 多层面重建的优点:①断面显示简单快捷,可以达到实时同步的效果。多层面重建的结果仍然是断面图像,弥补了横断面的不足,适合于显示实质器官的内部结构。②能利用横断面扫描所获得的容积数据,产生新的任意断面的图像,不需要对患者再次扫描。③新产生的断面图像可以如实地反映原断面图像中各结构的密度值,在新产生的断面图像上可以对各组织结构进行密度、大小等的测量。④曲面重组可以在一幅图像中展开显示弯曲物体的全长,可以测量出弯曲物体的真实长度,有助于显示病变的范围。而其他各种基于投影方法得到的物体长度,只反映物体在垂直方向上的长短。

2) 多层面重建的缺点:①它所产生的新的图像仍然是断面图像,对于结构复杂的器官很难完全表达它的空间结构;②曲面重组用于显示弯曲的血管时,受人为操作的影响很大,如果所画曲面偏离血管的中心线,会造成血管局部狭窄的假象;③曲面重组的操作会产生器官的变形,有时从新产生的断面图像上难以辨认体位。所以一定要附上产生曲面图像的参照图像。

(三) 表面阴影显示

1. 原理　表面阴影显示(shaded surface display,SSD)又称为表面遮盖重建法,是将三维容积数据中蕴含物体表面加上的明暗阴影进行显示的方法,即通过计算机使被扫描物体表面大于某个确定阈值的所有相关像素连接起来的一种表面数学模式成像。SSD 要求预先设定一个阈值最低的数值,计算机将各像素值与这个阈值进行比较,凡是高于这个阈值的像素就被保留下来,把它确定为白色作为等密度处理,而低于这个阈值的像素则会被舍弃,在图像上定为黑色。这种黑白图像再根据光照模型确定的算法,来给物体表面加上阴影,呈现在二维屏幕上,从而得到从任何角度投影成像的三维表面轮廓影像。SSD 图像人机交互操作迅捷、方便,富有立体感和真实感,极其直观。

表面阴影显示常规操作分两步进行:第一步是表面重建(surface reconstruction),即从三维灰度数据重建出三维物体表面的几何信息。而成像系统采集到的三维图像是灰度数据,物体表面信息是隐含于其中的。如果数据源是各向采样间隔基本相同的三维灰度图像,那么表面重建就仅仅是分割。比如,只要指定一对阈值就能分割出三维物体表面,计算法矢量(一种垂直于物体表面方向向外的量),借助光照的作用,投影于人眼。如果数据源是一组层间隔较大的断面图像,那么先在断面图像上分割感兴趣区,再在这些二维感兴趣区之间进行基于形状的插值,重建出的三维物体效果较好。表面阴影显示结果的正确性除了取决于源图像的质量外,很大程度上取决于分割是否正确。如果用阈值分割,则阈值的选择对三维物体的尺寸影响很大。第二步是表面再现(surface rendering),方法是根据光照模型确定的算法给物体表面加上阴影。表面再现把三维物体表面沿着视线投影到二维屏幕上,设想有光源照射在三维物体表面上。根据光照模型计算出物体表面上每一点的光照效果,在屏幕上呈现出立体感很强的图像,见图 12-8。

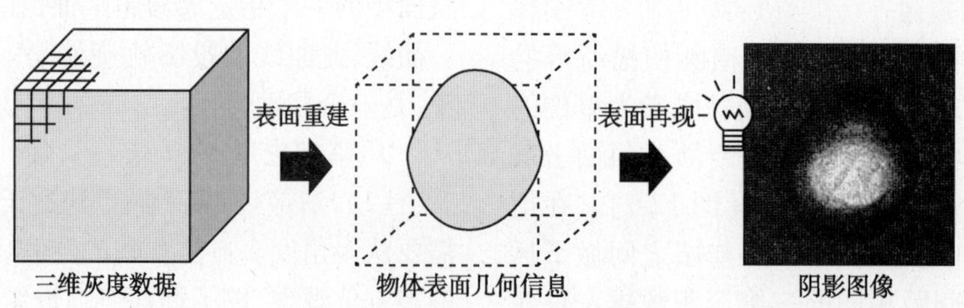

图 12-8　表面阴影显示法成像原理

2. 显示方法　表面阴影显示采用阈值法成像,图像显示准确性受图像处理中分割参数(阈值)的影响较明显。如阈值选择过低,则图像噪声增加,使靶器官的显示受到影响;如阈值选择过高,则会造成细小管腔的假性狭窄征象。表面阴影显示法常常对管腔的狭窄有夸大效应,这主要是由部分容积效应造成的。为了减少部分容积效应的影响,在采集图像时,要尽可能使用薄层扫描和重建,在进行后处理时,要仔细调节一些参数如阈值、阻光度、窗宽和窗位等,以便得到尽可能真实的图像结构。

表面阴影显示法的操作步骤如下：

（1）选择图像及其数量：原则同多平面重建法。图像的数量的多少需根据不同的情况和要求而定，而并不是越多越好，这点和多平面重建不一样。如想全面地观察整个脏器的情况，则应选取尽可能多的横断面图像；如欲观察脏器某个局部病灶的情况，则不必选取太多的图像，以免在各个方位观察时受到周围其他结构干扰。

（2）选择兴趣区：一般对于局限性病灶的表面阴影显示都要采用兴趣区成像，以便于病变的更好显示和观察。如果临床需要观察的病变范围较大，则不采用兴趣区法，而按原横断面的大小成像。

（3）选择三维成像的分辨力：分辨力一般有256矩阵和512矩阵两种，如果设备容量允许或选取的横断面图像数量较少，应尽可能选用512矩阵，可获得较好的三维图像质量。

（4）选择三维成像的阈值：这是三维成像图像质量好坏的关键，太高或太低的阈值设置都将影响三维显示的效果。

（5）由SSD三维重组软件完成表面阴影显示的三维成像：SSD成像后的显示观察，常采用前面、后面、左侧面、右侧面、顶面和底面进行观察，也可以沿 x、y、z 轴旋转，选择任意角度进行观察。此外，还可运用平面切割，改变光线的投影角度等观察工具，使三维图像显示效果更佳。如果三维图像显示满意，则可将所重建图像存储起来。

3. 临床应用

（1）适应证 表面阴影显示可将蕴含在三维容积数据中的物体的表面信息显示出来，使被显示的结构具有立体感、真实感，特别适合空间结构复杂的器官或外形有显著改变的器官显示。如对颅底各结构的显示，对全身各骨骼外伤后其形态改变的显示。尤其对骨折患者的手术复位和整形患者的手术指导具有重要意义，特别适合粉碎性骨折和颌面部畸形的患者。

（2）影响因素 表面阴影显示采用阈值法成像，图像处理中分割参数（阈值）对图像的准确性影响最大。如果阈值选择太高，可能会造成小管腔的假性狭窄，一些正常的骨骼表面会出现缺损等征象；而阈值选择太低，则图像的噪声会加大，致使靶器官的显示不很清晰。实际工作中，每种脏器的具体阈值也因机器的差异而不同，可以经过反复体会而逐渐获得最佳图像。

另外，原始的横断面图像的获取参数也可以直接影响SSD的效果。一般地，横断面图像层厚越薄，图像的信噪比越高，所获得的SSD图像质量越好。

（3）应用评价

1）表面阴影显示法的优点：①显示的三维图像与实际物体极为相似，符合人的视觉习惯，给人以很强的真实感和立体感。当物体的空间结构复杂时，SSD具有很大的优点，可以使一些用语言文字难以表达的器官结构，如病变或畸形一目了然。特别是对颅内脑血管瘤的空间位置，SSD可以提供类似外科手术直视的立体图像。②SSD只显示物体的表面信息，所需信息量不大，可以在比较普通的工作站上实现实时显示，人机交互操作简单、便捷。可以任意调节光源的方向和亮度以及物体的颜色，进行表面平滑等。用鼠标就能随意将三维物体进行旋转、放大、平移等操作。③可以沿着物体的三维表面进行长度和角度的测量。在计算机屏幕上可以对三维物体进行模拟手术，仿真切割等操作。

2）表面阴影显示的缺点：①分割三维物体表面时，分割参数（阈值）的选择对图像结果影响很大，往往需要反复进行，如果阈值选择不当，常常会因部分容积效应的影响，使得图像出现一些类似空洞的假象；②由于只提取了物体的表面信息，故不能测量密度值；③横断面图像中的伪影也会通过SSD显示出来，要注意鉴别。

（四）最大密度投影

1. 原理 最大密度投影（maximum intensity projection，MIP）是利用投影成像原理，将三维数据朝着任意方向进行投影。设想有许多投影线，取每条投影线经过的所有体素中最大的一个体素值，作为投影图像中对应的像素值，这样由所有投影线对应的若干个最大密度的像素所组成的图像就是最大密度投影所产生的图像。图12-9示意将一个3×3×3的三维图像进行最大密度投影，每条投影线正好穿过一行体素，从这一行体素中取出最大值来显示一个像素。如果在倾斜的方向上投影，投影线就不一定正好从体素中间穿过，这时需要在投影上重新采样，采样点加权累计邻域的体素。

实际上，投影是为了把三维信息变成二维图像的方式来表示，最大密度投影就是为了把三维信息中密度最高的结构显示出来。例如，血管造影中血管的密度高于周围的组织结构，用最大密度投影就可以把密度高的血管勾画出来，低密度的组织结构

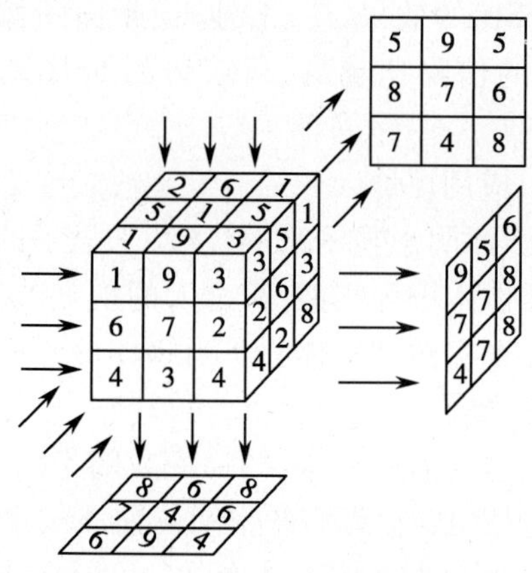

图 12-9　最大密度投影成像原理

被去掉，得到类似传统的血管造影的图像效果。在 MIP 重建过程中，可以沿某一轴位作任意旋转、重建，多角度连续观察组织器官的三维解剖结构，了解深层或前后重叠组织的结构关系；同时还可设定一定的旋转角度，使图像自动旋转、重建与保存，然后以电影形式依次再现重建所存储的 MIP 图像，动态观察组织结构的三维解剖关系。如果显示的靶器官为低密度，可以在投影线上取最小值，这样就得到最小密度投影（minimum intensity projection，Min-IP），它多用于显示气管。另外，如果在投影线上取平均值，就称为平均密度投影（average intensity projection，AIP），AIP 的图像类似 X 线平片，分辨力低，应用较少。

还有一种局部最大密度投影，其方法是在投影上取其遇到的第一个峰值，作为投影成像的像素值，这样的图像允许物体的低密度边缘能够显示出来，能够区分出前后遮挡关系，对解剖结构内小病灶的显示很有意义。

2. 显示方法　MIP 的显示方法比较简单，通常的显示方位是前后位、上下位和侧位，根据实际需要还可以是任意斜位。通过多角度投影或旋转，可将前后物体影像重叠的 MIP 图像分开显示，也可以在投影前进行分割，去除临近不需要显示的高密度组织或结构。通常的操作步骤如下：

（1）图像及数量的选择：原则上同多平面重建，一般最少 4 幅图像，最多不超过计算机允许的最多帧数，具体数量的选择需要根据不同的情况和要求而定。

（2）图像预处理：通过手工方法或自动、半自动方法将不需要的高密度结构（如骨骼）去除，也称之为图像编辑。该步骤是 MIP 成像的关键，直接影响结果图像的显示效果。

（3）选择或默认层厚：由 MIP 成像软件自动处理，并进行多方位观察和显示，选择合适的图像存储起来。

最小密度投影，平均密度投影和局部最大密度投影的操作步骤，与上述最大密度投影类似，不再一一叙述。

3. 临床应用

（1）适应证：最大密度投影的密度分辨力很高，临床上广泛应用于对高密度组织和结构的显示。

（2）影响因素：最大密度投影的成像质量受很多因素的影响，这其中既有源图像质量的影响因素，也有重建过程中的影响因素。

1）源图像质量：所谓源图像，就是指用来作三维重建的原始断面图像，最大密度投影主要是依据投影线上的密度的高低来成像。

2）三维重建：有了良好的横断面图像，还需对其进行预处理才能获得良好的 MIP 图像。MIP 图像是投影线上高密度结构的图像，通常用作对血管的显示，但是骨骼也是高密度图像，它会对血管图像产生干扰，必须用预处理方法将其去除。常用的预处理方法有自动编辑和人工编辑，目的是将不需要的高密度结构（如骨骼和钙化）去掉。

自动编辑的方法很多，如阈值法，兴趣区器官的空间连续法。阈值法是投影前去除钙化和骨骼的方法，设定一个阈值在去除骨和钙化的同时，也会对血管造成影响。如果阈值设置太高，由于部分容积效应，骨结构密度减少，其他的结构也会受影响。降低阈值也可能使血管的显示被压制，有时会表现为血管的假性狭窄甚至完全消失。

兴趣区器官的空间连续法又称扩展阈值法，也用于在 MIP 成像前消除骨和其他高密度的结构。该方法是以空间连续算法和数学形态学为基础，具体是在骨结构层面上，先选择一个“种子点”（seed point），从种子点开始，寻找满足下述两个条件的其他点的容积：①候选点的阈值必须高于预先确定的值。②候选点必须邻近于（三个相同方向中的任何一个）起始点，或者先前被满足的两个条件的一点。通过该算法后“长成”一个包含所需结构的、连接在一起的体素区，这些体素能被“捆绑”（tagged），在 MIP 成像前被设置成一个低值。连续算法的阈值选择很重要，如果阈值太高，骨的边缘部分不能被捆绑；如果降低阈值，连接受阻，在新阈值以上容积内像素不可能全部被压制。如果连接到这些结构的像素被压制，这种算法可能会使较低阈值中的骨结构“泄漏”到临近的血管，导致骨结构和血管混淆在一起。

有时候用自动编辑的方法难以去除不需要的结构，这时就需要采用人工编辑。人工编辑的方法有包括法和排除法。包括法是通过勾画或其他方法设计感兴趣区的容积，然后进行MIP处理。即这一范围以外的所有体素，在进行MIP处理之前设置成一个低值。排除法设计的感兴趣区与MIP的处理无关，即该区内的所有体素在进行MIP重建前被去除。

包括法或排除法的选择，通常根据实际需要而定。当需要观察的部位较大，欲去除的部位较小，则使用排除法较方便。相反，若需要观察的部位较小，则用包括法较方便。这两种方法都需要有解剖学和病理学的相关知识，因为每一幅图像的解剖结构和病理表现不尽相同。

(3) 应用评价：最大密度投影的图像主要提供密度信息，是血管造影进行三维重建所采用的主要方法之一。

1) 最大密度投影的优点：①MIP图像的像素值可量化，骨结构、钙化、对比剂、软组织和空气，它们的明暗关系显示清楚，且易区别。②最大密度投影的图像较大程度地保留了图像的密度信息，密度的高低在图像上直观地显示了出来。③MIP的功能实现和操作都较简单，一般工作站都提供这一功能。而且有很多工作站为了进一步简化操作和加快显示速度，还提供一种“移动厚层最大密度投影”(sliding thick slab MIP，STS-MIP)的功能软件，它的投影方向与观察横断面的方向相同，选出相邻的若干CT断层组成一个厚层进行投影，操作者上下移动层面位置，交互式地观察。④可以从不同角度对三维体数据进行旋转MIP重建，背景与兴趣组织结构的显示在一定的角度与方位上可以分开，感兴趣的解剖结构显示更为清楚。

2) 最大密度投影的缺点：①MIP的血管像在三维图像上似乎有一些阴影的感觉，这主要是由于造影增强血管的边缘受周围软组织部分容积效应的影响，结果血管横断面中心部分是一个高值，边缘部分是一个低值，中心部分的亮度高于边缘部分，产生了阴影的感觉。②血管壁上的钙化是一个较难处理的问题，特别是当钙化围绕血管壁一周时，常常会遮盖血管的显示。这是因为静脉注射对比剂时，动脉中对比剂的密度比骨和钙化结构的密度要低。③MIP图像虽然可以反映人体结构的密度值，但不能在其图像上测量确定值。因为经过最大密度投影的取值运算，图像中像素值要高于源图像中的像素值。④MIP图像上前后物体的影像互相重叠，高密度的物体会完全遮住低密度的物体，所以有时骨骼会将欲观察的血管遮盖，这时就必须在投影前进行分割，去掉不需要显示的高密度物体。⑤MIP图像前后物体影像的互相重叠，其空间层次不丰富，立体感不强，改进后的局部最大密度投影在一定程度上弥补了这一缺陷。⑥由于MIP图像是取最大值成像，所以不可避免地会丢失一些数据，结果会造成低密度的影像被去掉，而低密度影像往往也包含一些对疾病诊断有用的信息。还可能出现由于采集技术的原因，致使血管周围背景增强大于血管的增强，使血管的远端分支看不见。因此，在评价器官血管的终末分支或外围血管的狭窄时，应结合多平面重建的图像，方能降低血管狭窄的假阳性率。

(五) 容积再现法

1. 原理　容积再现法(volume rendering technique，VRT)，也称为体积重建法或体绘制法，它采用一定的体绘制光照模型，直接研究光线通过体数据场时与体素的相互关系，无须构造中间面，体素中的许多细节信息得以保留，能最大限度地再现各体素的空间结构。

容积再现法包括以图像空间为序的体绘制算法和以物体空间为序的体绘制算法两大类。光线跟踪法是最常用的算法，光线跟踪法认为，观察者之所以看到景物是由于光源发出的光照射到物体上的结果，其中一部分到达人眼引起视觉，到达人眼中的光可由物体表面反射而来，也可由表面折射或透射而来。若从光源出发跟踪光线，则只有极少量的光线能到达人的眼中，这样处理的效率很差。因此，可按相反方向跟踪光线，即从人眼到景物方向，当光线到达一个可见的不透明的物体表面时停止跟踪，这种方法能显示可见面，消除隐藏面。若将其与整体光照模型结合起来，考虑其他物体对目标表面的反射、折射、透明和阴影等效果，则可获得极具真实感的图像。

光线跟踪法以显示屏的每个像素作为光源向三维图像发出光线，通过光线和物体的交点来决定所要显示的表面点，并通过一定的光照模型决定像素的灰度。光线跟踪法可以在不构造物体表面几何描述的情况下直接对体数据进行显示，所以容积再现法不需进行表面重建,而直接对体数据所包含的物体进行显示,物体的细微结构和微小变化都可以不同程度地表现出来,而且在计算光线—物体相交时还可以加入一些附加条件,如计算体素的阻光度、颜色和梯度等。

代表容积再现法特色的是阻光度,若把体素当作半透明的,阻光度就是体素不透明的程度,取值范围从 0 到 1。0 代表完全透明,1 代表完全不透明。体素密度值与阻光度之间的映射关系由用户指定,可以是任意的单值曲线。为了便于规范化,常用一个可以调节斜边的梯形(图 12-10)来表示。斜边决定了随着体素值的增高,阻光度是渐变的,而不像阈值那么截然的分割,这种调节方法又叫作模糊阈值。体素的颜色也用类似的方法指定。

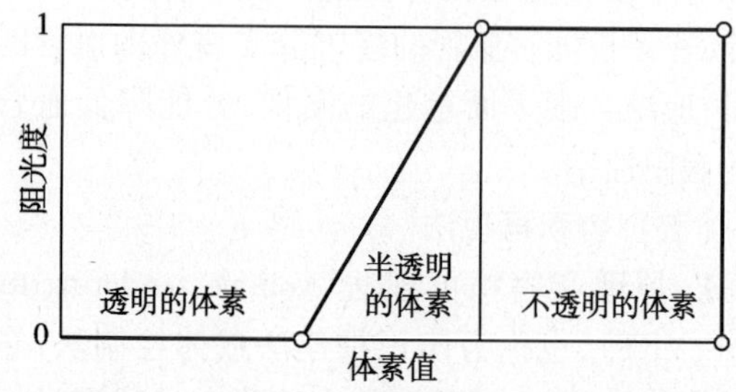

图 12-10　容积再现法显示和阻光度调节方法

梯度是体素值在空间的局部变化率,梯度值大的地方可能存在表面,计算光照时要作反射处理,这时梯度的作用相当于表面阴影显示法中的表面法矢量。体素的密度值有很多级,为了简化数据,在预处理时经常用分类的办法,把体素分成较少的若干类物质(通常是 256 类),每一类指定了其阻光度和颜色,256 类比起分割(相当于 2 类)来说已经很多了。分类可以出现模糊,容积再现法的这种模糊处理会更加真实地描述物质的空间分布。

光线跟踪法可以简单地描述为:当物体按照指定的方向投影时,假想许多光线从后方穿过半透明的三维数据到达屏幕上,把每一条光线经过的所有体素的阻光度、颜色和梯度进行累计合成,得到最终屏幕上看到的效果。

2. 显示方法

(1) 图像及数量的选择:原则上同 MPR 法,以符合临床实际需要为准。

(2) 兴趣区的选择:若观察局限性病灶,可采用兴趣区成像,以便于更好地观察和显示病变。如果病变范围大或需整体观察,则按原横断面大小成像。

(3) 预处理:通过反复调节反映体素值和阻光度之间映射关系的梯形斜边,可以改变体素的阻光度,体素的颜色也可通过类似的方法调节。

(4) 显示图像:根据指定的投影方向,VRT 重建处理软件把所有体素的阻光度、颜色和梯度合计成最终的显示图像。

3. 临床应用

(1) 适应证:VRT 图像可以同时显示人体各结构的空间信息和密度信息,对于肿瘤组织与血管空间关系显示良好。

(2) 影响因素:源图像质量的好坏必定会影响 VRT 图像。VRT 对源图像质量的要求与 MIP 类似,同样需要尽可能薄的层厚,良好的信噪比。进行 VRT 成像时,对体素的阻光度、颜色和梯度的调节至关重要。各厂家 VRT 处理软件中都有自带的参考模式,用户也可以将某一个重建好的 VRT 图像存储起来,以便下次对同样器官的重建时可以简化操作,更好地改进图像质量。

(3) 应用评价

1) 容积再现法的优点:①VRT 把扫描所得到的三维数据看作是半透明的,这样可以利用全部体素,既可以显示人体的空间结构信息,又可以显示人体的密度信息,相当于吸收了 SSD 和 MIP 两者的长处。密度信息是用阻光度这个参数携带的,在预处理时适当调节阻光度,可以使低密度物体与高密度物体同时显示出来,低密度物体在图像上显示透明,而高密度物体显示不透明。②VRT 图像保留了原图像中的模糊信息,在用其他方法对原图像物体边界难以截然分割时具有很大优势。例如,颅面骨骼中的低密度的薄骨板,在容积再现中会被显示为半透明状态,而不会像表面阴影显示时容易表现为空洞。③VRT 成像无须分割,没有烦琐的手工操作,比其他方法更快做出结果。

2) 容积再现法的缺点:①VRT 图像是直接对体数据进行的显示,没有对物体表面进行任何重建,它不能进行诸如体积和面积等的测量,不能对三维物体进行加工,这是由其模糊性的特性决定的;②光线跟踪法是以体素为操作对象,每个体素都对显示图像产生一定的影响;③运算量非常大,显示速度较慢。

(六) 仿真内镜成像

1. 原理　仿真内镜(virtual endoscopy, VE)是随着计算机技术的飞速发展,在医学影像领域出现的新的三维成像方式。内镜是帮助医生观察并检测人体内部器官表面的一种诊断和治疗工具，如胃镜和肠镜等。然而，内镜在使用过程中也存在诸多不便，如给患者带来不适，穿刺损伤以及内镜进入的限制等。医学影像学领域的仿真内镜却克服了上述的一些缺点，以患者无损伤，无不适，内镜进入自由等优点而获得了长足的发展。

仿真内镜用源影像所提供的容积数据，采用仿真技术，模拟三维立体环境，具有强烈的真实感，VE 能够重建出管道器官如胃肠道、呼吸道和大血管等内表面的三维立体图像，并可以模拟纤维内镜的检查方式，所以称为仿真内镜。一般三维重建方法只能重构管腔外表面的解剖结构，如 SSD、VRT 等，而 VE 则可利用以轴位图像为源影像的容积图像，结合特殊的计算机软件功能，即三维表面绘制和体积绘制等进行后处理。对空腔器官内表面具有相同像素值范围的部分进行三维重建，再利用计算机的模拟导航技术进行腔内观察，即选择好视点的行进路线，并赋予人工伪色彩和不同的光照强度，由计算机保存一系列的显示结果图像，最后连续回放，即可获得类似纤维内镜行进和转向时，直视观察效果的动态重建图像，见图 12-11。

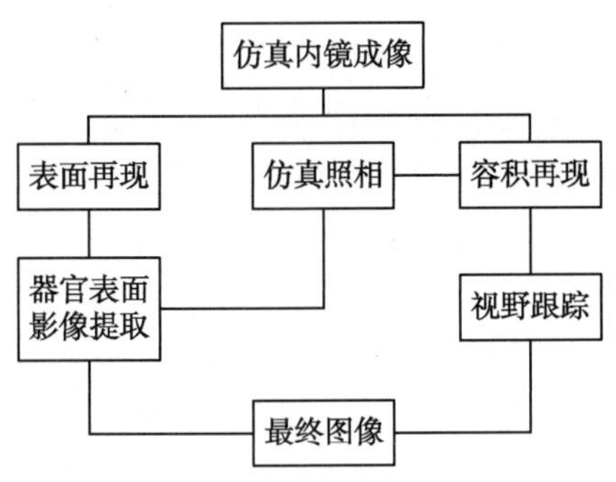

图 12-11　仿真内镜成像原理

2. 显示方法 VE 成像与其他三维成像方式一样，都是借助以横断面图像为源影像的容积图像来实现的。VE 成像可以分为四步：

（1）数据采集：用于 VE 成像的横断面图像必须质量良好，选择合适的扫描参数，并对患者的扫描管腔采取一些必要的处理（如结肠的 VE 成像，须先清洁灌肠和注气）。采集的参数必须预先计划好，如采集的层厚、千伏值和毫安秒以及是否采用重叠重建等，都需权衡利弊，既要保证成像的质量，又要不让患者增加额外的射线量。

（2）图像预处理：包括图像分割，确定阈值和调整透明度，赋予人工伪彩，确定管腔行进路线等。①图像分割即选择感兴趣区（ROI），在每一帧图像上留下 ROI，以用作三维容积再现成像处理，ROI 以外的区域被删除掉；②根据所要观察的结构，给横断面图像上的密度确定一个阈值范围，这样与该阈值相同的体素被标记为同一组织，超出阈值以外的体素则当作等密度物处理。然后调整透明度，使不需要观察的组织的透明度变为 100%，以消除这些影像。而需要观察的组织的透明度变为 0，保留这些图像。

（3）三维再现：用透视投影功能，重建出管道器官内表面的三维图像。让光标进入管腔内后，调整视角和视线方向并逐步深入，可以任意角度观察和在任意部位“漫游”。同时，有横轴位、矢状位和冠状位三个参照图，动态显示光标行进的位置和相应管腔外的解剖结构，以协助定位。

（4）VE 显示：利用电影功能将重建出的管道器官内表面的三维图像连续依次回放，获得模拟纤维内镜的观察效果。

3. 临床应用

（1）适应证：仿真内镜可用于观察胃肠道、呼吸道和血管等管道器官的内表面的三维立体结构，对管腔内异物、新生物、钙化及管腔狭窄的显示良好。

（2）影响因素：①采集参数是否合理，直接影响最终的 VE 图像质量。通常采集层厚应尽可能薄，重叠 50%来重建图像。②采集矩阵越大，则 VE 图像的分辨力越好，对解剖细节的显示越细致，图像质量越好。③图像切割越恰当，图像观察起来越舒适。④阈值和透明度的确定也影响 VE 图像质量。⑤管腔行进路线居中，有利于全景观察管道的内表面。

（3）应用评价　VE 图像第一次实现了以无创方式观察管道器管腔内解剖和病理结构真实图像的愿望，它具有如下优点：①VE 是无创性检查，患者无痛苦；②视点进入不受限制，能从狭窄或梗阻病变的远端观察，甚至可以进入一般内镜无法进入的腔道；③观察时视野开阔，空间方向感强，易于结合三维表面图像定位。

VE 图像也有不足，表现为：①不能观察病灶的真实颜色；②对黏膜病变和扁平病灶不敏感；③图像质量受技术参数和人体运动等多种因素的影响；④不能进行活检。

（七）立体视觉成像

立体视觉（stereoscopic vision）是一种计算机视

觉技术，其目的是从两幅或两幅以上的图像中推理出图像中每个像素点的深度信息。立体视觉借鉴了人类双眼的“视差”原理，即左、右眼对于真实物体中某一物体的观测是存在差异的，使得能够辨识物体的远近。立体视觉是感受三维视觉空间和感知深度的能力。立体视觉以双眼单视为基础，其形成是由于两眼在观察一个三维物体时，由于两眼球之间存在距离，故而存在视差角，物体在两眼视网膜上的成像存在相似性及一定的差异，形成双眼视差（binocular disparity）。视中枢融像时，双眼水平视差信息形成了感知物体的三维形状及该物体与人眼的距离，或视野中两个物体相对关系的深度知觉。

一般而言，计算机研究立体视觉有如下三类方法：第一类方法是程距法（range data method），根据已知的深度图，用数值逼近的方法重建表面信息，根据模型建立场景中的物体描述，实现图像理解功能。这是一种主动方式的立体视觉方法，其深度图是由测距仪（range finder）获得的，如结构光（structured light）、激光测距仪（laser range finder）等其他主动传感技术（active sensing techniques）；第二类方法是依据光学成像的透视原理及统计假设，根据场景中灰度变化导出物体轮廓及表面，自阴影重建（shape from shading），从而推断场景中的物体。这种方法的结果是定性的，不能确定位置等定量信息，该方法由于受到单一图像所能提供信息的局限性，存在难以克服的困难；第三类方法是利用多幅图像来恢复三维信息的方法，它是被动方式的。根据图像获取方式的区别又可以划分成普通立体视觉和通常所称的光流（optical flow）两大类。普通立体视觉研究的是由两摄像机同时拍摄下的两幅图像，而光流法中研究的是单个摄像机沿任一轨道运动时顺序拍下的两幅或更多幅图像。前者可以看作后者的一个特例，它们具有相同的几何构形，研究方法具有共同点。

立体视觉的研究由如下几部分组成：

1. **图像采集**（image acquisition）　用作立体视觉研究的图像的采集方法是多种多样的，在时间、视点、方向上有很大的变动范围，直接受所应用领域的影响。立体视觉的研究主要集中在三个应用领域中，即自动测绘中的航空图片的解释，自主车的导引及避障，人类立体视觉的功能模拟。不同的应用领域涉及不同类的景物，不同类的景物的图像处理方法大不相同，各有其特殊性。

2. **摄像机模型**（camera modeling）　就是对立体摄像机组的重要几何与物理特征的表示形式，它作为一个计算模型，根据对应点的视差信息，用于计算对应点所代表的空间点的位置。摄像机模型除提供图像上对应点空间与实际场景空间之间的映射关系外，还可以用于约束寻找对应点时的搜索空间，从而降低匹配算法的复杂性，减小误匹配率。

3. **特征抽取**（feature extraction）　同一灰度没有特征的区域是难以找到可靠匹配的，因而绝大部分计算机视觉中的工作都包括某种形式的特征抽取过程。在立体视觉的研究中，特征抽取过程就是提取匹配基元的过程。

4. **图像匹配**（image matching）　是立体视觉系统的核心，是建立图像间的对应从而计算视差的过程。

5. **深度计算**（depth calculation）　立体视觉的关键在于图像匹配，一旦精确的对应点建立起来，距离的计算相对而言只是一个简单的三角计算而已。然而，深度计算过程也遇到了显著的困难，尤其是当对应点具有某种程度的非精确性或不可靠性时。粗略地说，距离计算的误差与匹配的偏差成正比，而与摄像机组的基线长成反比。加大基线长可以减少误差，但是这又增大了视差范围和待匹配特征间的差别，从而使匹配问题复杂化。为了解决这一问题出现了各种匹配策略，如由粗到精策略、松弛法等。在很多情况下，匹配精度通常是一个像素。但实际上区域相关法和特征匹配法都可以获得更好的精度。区域相关法要达到半个像素的精度需要对相关面进行内插。尽管有些特征抽取方法可以得到比一个像素精度更好的特征，但这直接依赖于所使用的算子类型，不存在普遍可用的方法。另一种提高精度的方法是采用一个像素精度的算法，但是利用多幅图像的匹配，通过多组匹配的统计平均结果获得较高精度的估计。每组匹配结果对于最后深度估计的贡献可以根据该匹配结果的可靠性或精度加权处理。

6. **内插**（interpolation）　在立体视觉的应用领域中，一般都需要一个稠密的深度图。基于特征匹配的算法得到的仅是一个稀疏而且分布并不均匀的深度图。在这种意义下，基于区域相关匹配的算法更适合于获得稠密的深度图，但是该方法在那些几乎没有信息（灰度均匀）的区域上的匹配往往不可靠。因此，两类方法都离不开某种意义的内插过程。最为直接的将稀疏深度图内插成稠密的深度图的方法，是将稀疏深度图看作为连续深度图的一个采样，用一般的内插方法（如样条逼近）来近似该连续深度图。当稀疏深度图足以反映深度的重要变化时，该方法可能是合适的。

立体视觉成像和传统图像成像方法不同，是容积成像的一种技术。它是将体素空间位置作为图像的灰度函数，利用特殊数学算法，根据不同空间位置信息，赋予不同的灰度信息，再给予不同的阻光度及颜色等，类似于VR成像可在视觉上形成景深不等的立体视觉信息。用容积手段观察容积图像，即立体视觉成像。立体视觉成像是观察多层CT大量图像数据的最佳方法，极大地提高了图像空间分辨力和密度分辨力，以常规大范围（50mm）的容积观察代替多个薄层（1～2mm），淡化骨骼对血管结构的重叠干扰，清晰显示血管解剖结构同时保留骨骼结构的参考作用，以超大的重建矩阵，提供超微的精细结构。在显示最佳血管图像的同时，还可以清晰显示小的淋巴结结构。它结合了MIP或MPR与VR成像的优点，可分层次显示不同空间位置图像的立体信息。

（八）其他

1. **肋骨平铺技术**　肋骨平铺技术源自高端CT的bone reading技术，将肋骨进行平展，可以全面展示骨折、骨裂等细微病变，同时系自动识别和标记肋骨解剖位置。

Bone reading技术基于图像分割功能，将肋骨等骨性结构分割出来，再进行平展。常规的自动分割有根据体素值自动分割，但由于部分组织体素相近或空间分辨力不高，难以做到精准分割。高端CT的bone reading可基于高空间分辨力、高密度对比度数据对骨性结构进行正确分割，基于分割以后的数据根据肋骨形态进行拉直平铺显示，并添加自动识别肋骨解剖结构并加以标记。常规对肋骨高端处理为曲面重组加MIP成像，沿着肋骨走形勾画肋骨曲面，然后通过曲面MIP重建来整体显示某根肋骨的细节，对骨折及骨裂等细微病变敏感直观显示，但是操作者要求比较高，且一次操作完整的曲面显示一般较为局限。肋骨平铺技术优势在于自动分割功能的准确度，基于高端质量CT数据可同时正确显示12根肋骨，结合平铺显示，减少了肋骨由于前后遮挡导致的视线不清。

2. **堆积成像技术**　堆积成像技术属于图像优化技术。采用堆积成像技术可得到高空间分辨力及高信噪比的优质图像，尤其对于后颅凹扫描，更显重要。堆积成像指层与层之间有重叠，比如我们重建图像时设定层厚2mm，层间距1mm，层与层之间有重叠，可以连续性观察，减少容积效应，增加空间分辨力。如西门子中有颞骨成像，层厚0.6层间距0.1（小螺距，螺旋扫描条件），常规条件下层厚最低0.6mm，但用堆积成像法，可达到层厚0.1mm，可提高图像层间分辨力，利于观察细微结构。

3. **射线投影显示技术**　射线投影显示技术属于透明技术一种，是3D成像的一种，通过设定阻光度曲线，将骨性结构及其他软组织结构虚化，将空腔脏器透明化显示。主要用于空腔脏器和实质性器官成像，可透过管壁显示腔内的病变结构。主要用于肺支气管成像、结肠成像（脏器含气）、计算机体层摄影尿路造影（CTU）泌尿系成像等。

八、图像基本处理

（一）降低噪声

噪声（noise）是在成像过程中，微粒子随机产生的空间波动。这些微粒子都是彼此独立的随机分布在被采集的客体中，就像刚下雨时初落在地面上的雨滴是稀疏不均的。信号采集完成后，这些微粒子的信号就不均匀的分布在图像上表现为图像噪声。噪声的大小决定于在一个小区域内不同点之间微粒子的密集程度，噪声从原则上讲是难以消除的。

视频图像中经常会有来自各种电子源的噪声称为电子噪声。组成视频系统的某些电子元件，可能成为电子噪声源，这种噪声处于一种随机电流形式，它的产生通常是设备内热骚动所致。其他的电设备，如电动机和荧光灯，甚至大气中的自然现象，都会产生电子噪声，而被视频系统拾取。当图像信号较弱时，视频系统中呈现的噪声就越显示。大多数视频接收器都有自动增益电路，当出现弱信号时会增大放大倍数，这样就放大了噪声，并使噪声在图像内相当明显。

图像噪声的存在，可使获得的影像不清晰，最重要的是噪声的存在掩盖或降低了图像中的某些特征的可见度。可见度的损失对对比度低的物体尤为明显。如对图像中血管末梢的显示，当噪声增大就降低了客体的可见度。如果成像系统的总对比度传递增强，图像中的噪声就会更为明显。

为了抑制图像噪声，可将图像对比度调低，即低窗位、高窗宽，可使图像的视觉噪声明显降低。

另外，可以使用交融单个像素的值与临近一些像素的值的方法或图像平滑化的方法来减少噪声，再可选择能得到满意图像的成像因素以获得最小的噪声。

图像去噪是一个针对性很强的技术，根据不同应用、不同要求可采取不同的处理方法。采用的方法是综合各学科较先进的成果而成的，如数学、物理学、心理学、生物学、医学、计算机科学、通信理论、信号分析学等，各学科互相补充、互相渗透使得数字图像去噪技术飞速发展。就目前应用的方法来看，计算机图像去噪处理主要采取两大类方法：一类是空间域中的去噪处理，即在图像空间中对图像进行各种去噪处理；另一类是把空间域中的图像经过变换，如傅里叶变换、小波变换，变换到频率域，在频率域内进行各种去噪处理，然后再变回图像的空间域，形成去噪处理后的图像。

图像噪声按其来源可分为加性噪声、乘性噪声、量化噪声、椒盐噪声等。图像噪声因其产生的原因可分为外部噪声和内部噪声，根据其统计特性又可分为平稳噪声和非平稳噪声两种。统计特性不随时间变化的噪声称为平稳噪声，统计特性随时间变化的噪声称为非平稳噪声。按噪声和信号之间的关系可分为加性噪声和乘性噪声。按噪声的性质则可分为高斯噪声（白噪声）和脉冲噪声两类。中值滤波是一种非常有效的非线性滤波技术，它能有效地抑制脉冲椒盐噪声，而且对图像边缘也有较好的保护作用，但它对于图像中的高斯噪声的去除效果不佳，并可能对图像的一些尖角、线等细节产生模糊作用。小波理论得到了非常迅速的发展，由于具备良好的时频特性，因而实际应用非常广泛，其中图像的小波阈值去噪方法可以说是众多图像去噪方法的佼佼者。其基本思想是利用图像小波分解后，各个子带图像的不同特性，选取不同的阈值，从而达到较好的去噪目的。

但是，由于小波变换本身是一种线性变换，而国内外的研究大多集中在如何选取一个合适的全局阈值，通过将低于该阈值的小波系数置零同时保持其余的小波系数值不变的方法来降噪，因而大多数方法对于类似于高斯噪声的效果较好，而对于混有脉冲噪声等混合噪声的情形处理效果并不理想，同时，由于线性运算往往还会造成边缘模糊。如果将中值滤波与小波去噪相结合，去除图像中所含的高斯和脉冲噪声的混合噪声，可达到较好的去噪效果。正是在上述的基础上，提出了一种利用中值滤波和小波变换相结合的办法来对混有高斯噪声和脉冲噪声的医学图像进行去噪处理，即首先将含噪图像经过中值滤波波，然后进行小波变换，在小波域内选择中值滤波器和维纳滤波器来滤除噪声，同时根据图像信号和噪声在不同尺度上的统计特性进行阈值选取，并使用软阈值函数对系数进行量化处理。实验证明，该方法对于不同噪声都具有较好的降噪性能，并具有较好的视觉效果。

图像降噪是数字图像处理领域的经典问题之一，是信号降噪的一个子类。传统的中值滤波等降噪方法无法刻划信号的非平稳性和相关性，而这正是图像所必需的。由于小波变换具有良好的时频局部特性，利用小波变换这一数学工具在图像降噪方面得到了广泛的应用。图像噪声可以理解为“妨碍人们感觉器官对所接收的信源信息理解的因素”。目前图像噪声的去除在数字图像处理技术中的重要性愈加明显，如高放大倍数遥感图片的判读，射线图像系统中的噪声去除等都已成为不可缺少的技术。

（二）低通滤波法

对于二维图像，把空间域的图像信号映射到空间频率域上，得到原始图像的傅里叶频谱。图像的高频分量是指图像灰度变化剧烈的部分，图像轮廓是灰度陡然变化的部分，其包含着丰富的空间高频分量，低频分量是指灰度变化平缓的部分。图像经处理后，噪声被含在空间高频分量中，对高频成分加以衰减可以在频域中实现平滑处理。低通滤过即消除高频成分，保留低频成分。平滑技术可以降低噪声，提高图像质量；其缺点是使图像的边缘变得模糊。

（三）图像锐化

相对灰度变换而言，可有图像锐化角度来改善图像质量，使图像的信息更易于观察。锐化处理可以加强图像轮廓，也是一种常用的图像处理方法。图像边缘滤过是处理像素灰度值变陡的部分，包含着丰富的高频成分，若把此部分突出，使轮廓清晰。高通滤过是利用高通滤过转移函数来衰减图像中低频成分，但不影响高频成分。X散射线，被检者的轻微颤动所致的影像模糊，理论上都可以用高通滤过来改善图像的模糊，其缺点是使噪声成分同时增强。

（四）窗口技术调节

窗口技术（window technique）是数字图像必须使用的技术，恰当地运用窗口技术对病变性质及范围的判断起着重要的作用。窗口技术通过调节窗宽、窗位完成。人眼检测能力在一幅图像上对暗度的变化约 3%，使用了窗口技术后就能使低对比度的病变信号增强，使对比度为 5%时也能观察到。

物体对 X 线吸收衰减不同，形成不同灰阶的图像。窗宽是指显示图像时所选用的灰阶范围，只有在这个范围内的不同数值，才有灰度级变化，超过范围则显示黑色或白色的影像。窗宽的最大范围取决于电子计算机所采用的表示像素浓淡的数值（单位 bit），窗宽的大小直接影响图像的对比度。窗宽小则显示的灰阶范围小，图像对比度强；窗宽较宽时，显示的灰阶范围大，图像对比度差，但影像轮廓光滑，密度均匀，层次丰富。

窗位系指窗宽范围内最大与最小值的平均值，它的数值由这两数值总数除 2 获得。窗位是器官灰度范围的中心，依照目标血管显示的最佳密度值为窗位，再根据对比度的要求，选用适当的窗宽进行图像观察，即可得到比较满意的效果。

（五）图像兴趣区处理

1. 对病灶区进行勾边增强，建立图像轮廓，突出病灶，便于测量及定量诊断。

2. 对病变区进行放大，移位，灰度校准，灰度转换，附加说明。

3. 对病变区域进行加减乘除运算。

4. 对病变区计算，统计如图像密度统计，像素总量，平均密度。标准误差，平均背景密度，比较两个病变区的密度，计算两个 ROI 的密度比率及总像素量的比率，建立病变区的密度，建立病变区直方图和计算直方图密度统计曲线。

5. 建立时间密度曲线。

6. 病变区曲线的处理，可以是单一曲线，也可以是多段曲线，通过四则运算在曲线上不同点赋予相应数值，对曲线进行积分，计算斜率等处理，便于定量分析。

（刘园　余建明）

第四节　数字图像显示技术

作为人机对话界面的“显示器”是人们最终获取信息的重要手段，和通过听觉、嗅觉、触觉等感官获取的信息相比，视觉获取的信息占全部信息量的 70%以上，而且视觉获取的信息有二维的，还有彩色的。现代电子技术的结合，极大地从空间、时间和频段上扩展了人类的视觉能力。

阴极射线管（cathode-ray tube，CRT）是传统的信息显示器件，它显示质量优良、制作和驱动比较简单，有很好的性能价格比，因而 50 年以来一直在显示领域占有统治地位。但由于它的电压高、有软 X 线、体积大、笨重、可靠性不高等缺点，现在逐渐被平板显示器（flat panel display，FPD）技术取代。平板显示器一般是指显示器的厚度小于显示屏对角线尺寸四分之一的显示技术，它使用集成电路，有电压低、体积小、信息密度高等特点。

一、阴极射线管显示器

阴极射线管（CRT）显示器的是采用电子束扫描的方法，电子枪发出的电子束轰击荧光屏时其能量转换成可见光，偏转电子束在整个荧光屏上扫描形成图像，由电光转换的方式将输出端送来的全电视信号重新还原成一幅显示在荧光屏上的，与被检体密度分布相对应的光学图像供临床诊断或治疗使用（图 12-12）。

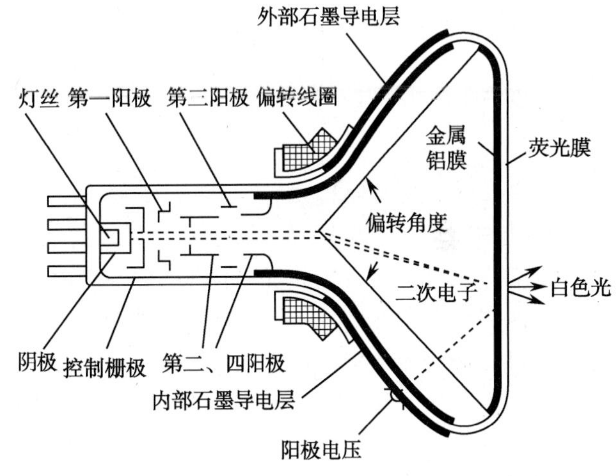

图 12-12　显像管的基本结构

显像管是一个矩形玻璃屏的真空器件，其构造如图 12-12 所示，它由电子枪、矩形玻璃屏及管壳组成，在矩形玻璃屏上涂有荧光层，当从阴极发出的电子束经聚焦和阳极加速后，高速轰击荧光层，荧光粉发光并激发出二次电子，二次电子由涂在管内壁的内导电层吸收，并通过外回路将其释放，它被称为电子束电流。改变阳极电压和电子束电流大小，都会影响屏幕的发光亮度。荧光粉膜内侧还增加一层很薄的铝膜，使荧光粉激发的光只向管外反射，另外铝膜还可保护荧光粉膜不受负离子的冲击而受到损伤。管壳外部涂有石墨导电层，它和内导电层之间形成一个 500～1 000pf 的电容，用作高压整流电路的滤波电容,阳极高压插座与内导电层相连接。

电子枪是显像管的重要组成部分,它包括阴极(K)、控制栅极(G)、第一阳极 A1、第二阳极 A2、第三阳极 A3、第四阳极 A4 以及灯丝,各电极均由相应的管脚引出管外。显像管重现图像,是将负极性的视频图像信号加在显像管的阴极上(相当于把正极性的视频图像信号加到控制栅上),视频图像信号大小变化时,电子枪射出的电子束流大小也变化,视频信号小时,电子枪射出的电子束流小;视频信号幅度大时,电子枪射出电子束流大。此电子束流经电子枪系统电子透镜聚焦和加速,再经第四阳极高压的进一步加速,电子束强力轰击荧光屏,这样就可以在荧光屏上得到随着视频图像信号内容而变化的明暗不同的亮暗点。中套是显像管颈上的偏转线圈组件,在同步同相扫描偏转电流的作用下,受图像信号调制的电子束流,在水平和垂直偏转磁场的作用下,从左到右,从上到下做有规律的扫描运动,于是在荧光屏上就可以重现图像。完成这些工作是在同步和扫描控制电路的严格控制下实现的。CRT 显示器在图像层次、清晰度分辨力、几何失真、惰性、图像稳定性等指标是良好的。

二、液晶显示

(一)概述

液晶显示(liquid crystal display,LCD)是利用液态晶体的光学各向异性的特性,在电场作用下,对外照光进行调制而实现信息显示的一种显示技术。液晶是液态晶体的简称,最早报告发现液晶的是奥地利植物学家 F. Reinitzer,1888 年他在研究植物生理作用时,加热一种有机化合物晶体,晶体溶化了,但得到的是一种浑浊不透明的液体,它具有流动性,又像晶体那样的各向异性。继续升高温度,这种液体变透明了,各向异性的特征也消失了,变成了普通的液体。人们把一种既有液体的流动性,又有晶体的各向异性特征的物质状态称为液态晶体。液晶可分为两大类:溶致液晶和热致液晶。前者要溶解在一定的溶剂中才呈液晶性,后者则要在一定温度范围内才呈液晶性。人体内就存在多种溶致液晶,作为显示应用的则是热致液晶。

显示用的液晶都是一些有机化合物,分子量一般在 200~500 范围内。液晶分子的形状呈棒状,宽十分之几纳米,长数纳米,分子长度为宽度的 4~8 倍。

液晶的各种物理、化学性质完全由这些基团所决定。因此,可以通过改变分子中某个基团的种类来改善液晶的性质。作为显示应用的液晶,单一的液晶材料,即单质液晶,无法满足显示器在阈值电压、响应速度、多路驱动能力和工作温度范围等方面的要求。显示器件实际使用的液晶材料都是多种单质液晶的混合体,有计算机终端显示的液晶材料达 20 种以上的单质液晶混合而成(图 12-13)。

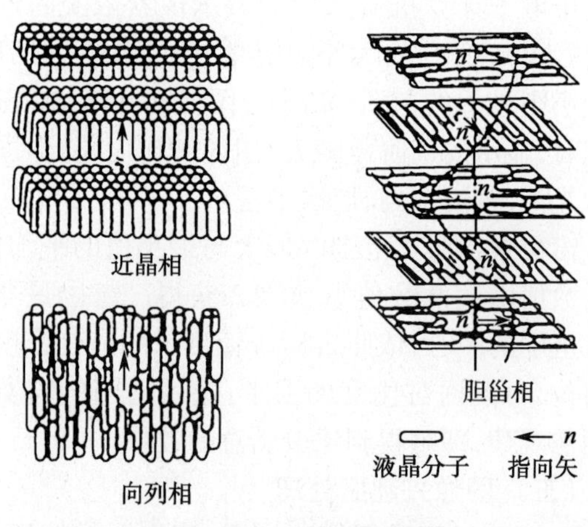

图 12-13　液晶的结构类型

液晶分子由于含有极性基团,分子间相互吸引并按一定的规律有序排列。按照液晶分子排列的不同,可分为 3 种类型,如图 12-14 所示。①近晶相,棒状分子按分子长轴方向互相平行,分层排列,分子只能在层内转动或滑动,不能在层间移动;②向列相,棒状分子按分子长轴方向互相平行交错排列,分子可以转动,上下滑动,流动性较好,是显示器的主要类型;③胆甾相,棒状分子分层排列,但长轴与层的平面平行,且二层分子的取向旋转一定角度。旋转 360°的层间距离称为螺距,胆甾相液晶的反射光波长与它的螺距有关,温度改变时螺距发生变化,它的颜色就发生变化。

值得注意的是,用作显示应用的热致液晶仅在一定的温度下到 T_2 范围内呈现液晶特性,此时为浑浊不透明状态。低于温度 T_1 就变成固态(晶态),称 T_1 为液晶的熔点;高于温度 T_2 就变成清澈透明各向同性的液态,称 T_2 为液晶的清亮点,如图 12-14 所示。LCD 能工作的极限温度范围基本上由 T_1 和 T_2 确定。

液晶分子棒状结构的特性使得沿分子长轴方向光的折射率和长轴垂直方向的折射率并不相等,它的误差就是液晶折射率的各向异性。折射率的各向异性产生入射光的双折射,导致入射偏振光的

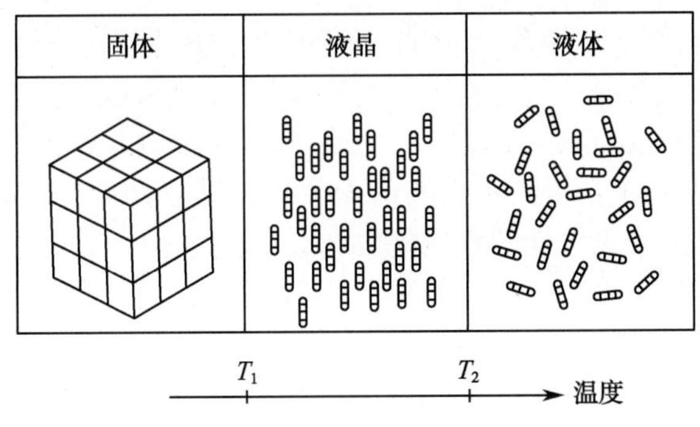

图 12-14　热致液晶的温度范围

偏振状态和偏振方向发生变化。从电的角度讲，液晶分中含有极性基团，使分子具有极性。如果分子的偶极矩方向与分子长轴平行，这种液晶称为正性液晶；如果偶极矩方向与分子长轴垂直，称为负性液晶。在电场的作用下，偶极矩要按电场的方向取向，使分子原有的排列方式受到破坏，从而使液晶的光学性能变化，如原来是透光的变成不透光或相反，人们把这种因外加电场的作用导致液晶光学性能发生变化的现象称为液晶的电光效应。

为了利用液晶分子的光学各向异性来实现信息显示，人们往往设计各种液晶分子的排列模式。为了使这些排列模式均匀和长期稳定地予以保持，液晶分子在边界处，也就是在玻璃基板表面的稳定排列具有重要意义。一般对液晶盒基板内表面进行特定的处理，使基板表面形成一个约束液晶分子取向的位阱。

液晶显示器有如下特点：①显示器件仅 2mm 的薄形器件，还可以制作在塑料基板上，做成可弯曲、不怕撞击的器件；②工作电压仅数伏，可直接用互补金属氧化物半导体（CMOS）电距驱动，电子线路小型化；③微功耗，显示板本身每平方厘米功耗仅数十微瓦，采用背光源也仅 10mW/cm^2 左右，可用干电池供电；④由于 LCD 依靠调制外照光工作，越是明亮的场合越清楚，甚至在阳光光直射下都能清晰阅读；⑤采用彩色滤色器，LCD 易于实现彩色显示；⑥采用有源矩阵液晶显示（AM-LCD），可实现对比度高、灰度等极丰富的高质量显示。现有的 AM-LCD 的显示质量已经赶上，甚至超过 CRT（阴极射线管）的显示质量。但是，液晶显示视角较小，工艺较复杂、低温时响应速度较慢。

（二）扭曲向列型液晶显示器

1. 扭曲向列型液晶盒和扭曲效应　在两块带有氧化铟锡（ITO）透明导电电极的玻璃基板上涂上称为取向层的聚酰亚胺聚合物薄膜，用摩擦的方法在表面形成方向一致的微细沟槽，在保证两块基板上沟槽方向正交的条件下，将两块基板密封成间隙为几个微米的液晶盒，用真空压注法灌入正性向列相液晶并加以密封，在液晶盒玻璃基板表面粘贴上线偏振片，使起偏振片的偏振轴与该片的摩擦方向一致或垂直，并使检偏振片与起偏振片的偏振轴相互正交或平行，这就构成最简单的向列型液晶盒。如图 12-15 所示。

与取向表面接触的液晶分子在物理力的作用下沿沟槽排列，由于上下基板上取向层沟槽方向下正交，无电场作用时使液晶分子以上到下扭曲 90°，如图 12-15（C）所示。入射光通过起偏振片变成线偏振光，在通过整个液晶层时，偏振方向也随着液晶分子长轴旋转了 90°，这就是 TN 液晶的旋光特性。此时，如果出射处的检偏振片的方向与起偏振片平行粘贴，旋转过 90°的偏振光被阻挡，因而无光输出呈暗态，如图 12-15（A）所示。

在有电场作用时，如果电场大于阈值场强，除了与内表面接触的液晶分子仍沿基板表面平行排列外，液晶盒内各层的液晶分子都沿电场取向成垂直排列状态，此时通过液晶层的偏振光偏振方向不变，检偏振片呈亮态，如图 12-15（B）所示，这样就实现了黑底白字显示，称为负显示。同样，如果将

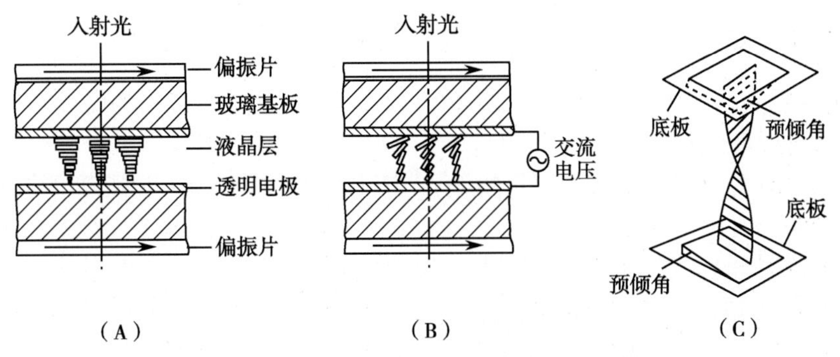

图 12-15　TN-LCD 结构和扭曲效应的分子排列

起偏振片和检偏振片的偏振轴相互正交粘贴，则可实现白底黑字，称为正显示。TN 液晶分子从原来平行于基板扭曲 90°的排列方式，在电场作用下转变成垂直于基板的排列方式，从而对线偏振光调制而实现显示的现象，称为 TN 液晶的扭曲效应。

2. TN-LCD 的特性电光特性是 TLCD 的重要特性曲线，如图 12-16 所示。

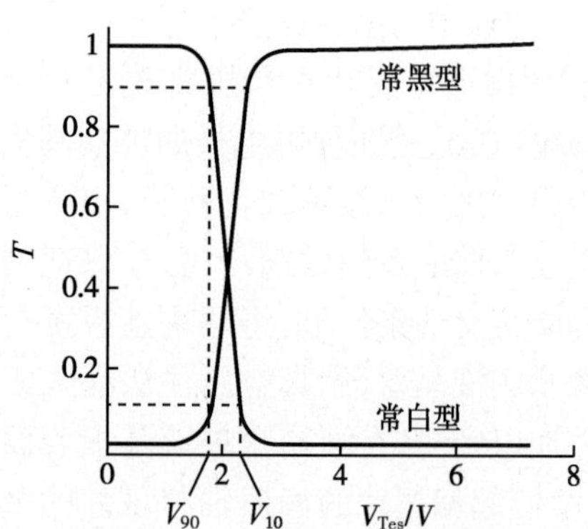

图 12-16　TN-LCD 的电光特性

纵坐标表示透射率，横坐标 V_{ms} 表示加在液晶盒上的电压均方根值，即有效值。电光曲线在阈值电压以上的陡度是一个重要特性，它将决定器件的多路驱动能力和灰度性能。陡度越大，多路驱动能力越强，但灰度性能下降，反之亦然。

(1) 阈值电压：阈值电压 V_{th} 定义为透射率为器件最大透射率的 90%(对常白型)或 10%(对常黑型)所相应的电压有效值，一般用 V_{90} 和 V_{10} 表示。V_{th} 是个和液晶材料有关的参数，对于 TN-LCD，在 1~2V 之间。

(2) 对比度和视角：LCD 的对比度是在恒定环境照明条件下显示部分亮态与暗态的亮度之比。由于偏显示板法线方向不同角入射到液晶盒的光遇到不同的液晶分子排列形态，造成有效光学延迟量的不同，因此不同视角下对比度就不同，这是 LCD 的一个特点。在严重的情况下甚至可能出现暗态的透射率超过亮态透射率的情况，即对比度反转。早期的 TN-LCD 视角范围较小，一般对比度大于 3 的视角范围垂直方向仅-10°到+30°，水平方向仅-40°到+40°。近期产品的视角有较大改善，两个方向都可做到±70°左右，可以与 CRT 的视角相当。

(3) 响应速度：LCD 的响应时间通常用它的上升时间 t_r 和下降时间 t_f 和(t_r+t_f)来衡量。

一般情况下，下降时间要大于上升时间，随着温度的下降，液晶变得更黏稠，低温时响应速度明显下降，普通 TN-LCD 的响应时间在 80ms 左右。

3. TN-LCD 的驱动　LCD 驱动有以下特点：①直流电压会使液晶材料发生不可逆的电化学反应，缩短使用寿命，因此必须用交流驱动，同时防止交流波形的不对称产生直流分量；②频率低于数千赫时，LCD 的透射率只与驱动电压的均方根值有关，与电压波形和和峰值无关；③驱动时 LCD 像素是一个无极性的容性负载。

矩阵式电极一般用矩阵寻址驱动，它可显示数字、字母、中文图表、曲线和图像。把 TN-LCD 上的 ITO 电极做成条状图像，并互相正交，就构成简单矩阵(或称无源矩阵)型 TN-LCD。行、列电极交叉点为显示单元，称为像素。这种排列成矩阵的像素通常采用矩阵寻址方法，即按时间顺序逐一给各行电极施加选通电压，即扫描电压，选到某一行时各列电极同时施加相应于该信号电压，行电极选通一遍，就显示出一帧信息，设行电极数为 N，每一行通过的时间只有一帧时间的 $1/N$，即为该矩阵寻址的占空比。占空比越小，每行在一帧时间内实际显示的时间所占的比例越小。

采用偏压法可以在一定程度上减少串扰的影响，方法是不让非选的行电极悬浮，而是让它加上 V_0/b 的电压，其中 V_0 是被选电极所加电压，b 是偏压比。经过计算可以得知最佳偏压比的数值和矩阵的行数 N 有关，若 $b=N^{1/2}+1$，则相应的串扰最小，称此时的 b 为最佳偏压比。

(三) 超扭曲向列型液晶显示器

1. 超扭曲向列型液晶显示(STN-LCD)　液晶盒 TN-LCD 的电光特性不陡，因串扰引起的被选点和非选点电压之差减小，产生的透射率之差不大。对比度高，在扫描行数增加时更甚。如果提高电光特性的陡度，同样的电压差可产生更大的透射率变化，或者维持透射率差不变，仅要求较小的电压差就可实现，则允许的扫描行数就可以增大。实验发现，把液晶分子的扭曲从 90°增加到 180°~270°，可大大提高电光特性的陡度。

2. STN-LCD 的工作原理　STN-LCD 的工作利用了超扭曲和双折射两个效应，加上电压时通过液晶盒输出的是线偏振光，如果它和检偏振片的方向垂直，则显示暗态。不加电压时液晶盒输出的是椭圆偏振光，经过检偏振后呈现一定的色光。扭曲角增大以后，STN-LCD 的多路驱动能力大大增强，最大驱动行数可达 480 行，若采用双重矩阵可达 960 行，完全实现了计算机大容量信息显示。

(四) 两端有源矩阵液晶显示器

1. 有源矩阵 STN-LCD 在增大扭曲角后，电光特性的陡度了提高，多路驱动能力也随之增强，但是它仍是一个简单矩阵，没有从根本上摆脱因液晶像素双向导电引起的串扰，也没有解决因扫描行数增加，占空比下降所带来的显示质量劣化。解决这个问题的方法是在每个像素上串接一个有源矩阵（AM），串接有源器件后，液晶像素不再具有双向导电的特性，从而使电压在矩阵阻抗电路上的分配引起的串扰得以克服。依靠存储电容的帮助，液晶像素两端的电压可在一帧时间内保持不变，从而使占空比提高到接近1，这就从原理上消除了扫描行数增加时对比度降低的矛盾，从而可获得较好的显示质量。

从像素上所加的有源器的类型，有源矩阵可分为两端型和三端型，前者是二极管阵列，后者以薄膜晶体管（TFT）阵列为主。

2. 两端型有源矩阵在每个像素回路中串入了一个二端器件，C_D 和 R_D 分别是它的等效电容和等效电阻，要求二端器有正反向对称的非线性伏安特性，且 C_D 比液晶单元的等效电容 C_{LC} 小很多。当扫描电压和信号同时作用到像素单元时，由于二端器件处于断态（OFF），其等效电阻 R_D 很大，且 $C_D \ll C_{LC}$，电压主要降在 C_D 上。当此电压大于二端器件的阈值电压时，二端器件进入通态（ON），R_D 迅速减小，大的通态电流对 C_{LS} 充电，一旦 C_{LS} 上充电电压的均方根值 U_{ms} 大于液晶的阈值电压 U_{th} 时，该单元显示。当扫描移到下一行时，原来单元上的外加电压消失，二端器件恢复到断态 R_D 很大，接近开路，这时 C_{LS} 上充的信号电荷只能通过 R_{LC} 缓慢放电。如果设计得当，可使此放电在此后一帧时间内还维持 $U_{ms} \geq U_{th}$，因而该液晶单元不光在选址期内，而且在以后的一帧时间内都保持显示状态，这就消除了简单矩阵随着占空比的下降而引起对比度下降的弊病。

（五）三端有源矩阵液晶显示

1. 三端有源矩阵的结构和工作原理　每个像素上都串入一个三端器件，这个三端器件是 MOS 场效应管或 TFT。它的栅极 G 接扫描电压，漏极 D 接信号电压，源极 S 接 ITO（像素电极），与液晶像素串联。液晶像素可以等效为一个电阻 R_{LC} 和一个电容 C_{LC} 的并联。当扫描脉冲加到 G 上时，使 D-S 导通，器件导通电阻很小，信号电压产生大的通态电流 I_{on} 并对 C_{LS} 充电，很快充到信号电压数值。一旦 C_{LC} 上的充电电压 U_{ms} 值大于液晶像素的阈值电压 U_{th} 时，该像素产生显示。当扫描电压移到下一行时，单元上的栅压消失，D-S 断开，器件断态电阻很大，C_{LS} 的电压只能通过 R_{LC} 缓慢放电。只要选择电阻率很高的液晶材料，可维持此后的一帧时间内 C_{LC} 上的电压始终大于 U_{th}，使该单元像素在一帧时间内都在显示，这就是所谓的存储效应。

存储效应使 TFT-LCD 的占空比为 1∶1，不管扫描行数增加多少，都可以得到对比度很高的显示质量。由此可见，三端 AM-LCD 的工作原理与二端 AM-LCD 基本相同，只是由于 TFT 这类三端器件性能更加优越，它的通态电流 I_{on} 更大，断态电流 I_{off} 更小，开关特性的非线性更陡，因而其显示性能也更好，现在用非晶硅（a-Si）TFT 制作的液晶显示器图像质量与 CRT 媲美。

2. 几种不同材料的薄膜晶体管（TFT）　a-Si、多晶硅（p-Si）、单晶硅（X-Si）和硒化镉（CdSe）都可以用作制作 TFT 的材料，但它们的性能各不相同。如表 12-1 所示。

表 12-1　几种不同材料 TFT 的比较

技术参数	a-Si	p-Si	CdSe
迁移率/（$cm^2V \cdot s$）	0.5~1.0	25~100	100~450
TFT_{ON} 电流/A	10^{12}~10^{15}	10~11	10^{12}~10^{14}
TFT_{OFF} 电流/A	10^{-8}	10^{-7}~10^{-6}	10^{-5}
工艺温度/℃	300	>450	300
光敏性	受光照影响大	受光照影响小	受光照影响小
工艺稳定性	好	好	差
集成性	不适于驱动全集成	可驱动全集成	可驱动全集成

CdSe 低温成膜容易，迁移率高，驱动电路可与 TFT 矩阵一体化，但由于稳定性和可靠性难解决，至今仍未获得实际应用；X-Si TFT 的制作先在单晶硅片上用标准集成电路加工技术制作 TFT 矩阵和驱动电路，然后除去硅衬底，在玻璃基板上制作 LCD。此法制作的 TFT 矩阵面积不易做大，目前缺陷率还较高；p-Si TFT 的迁移率比较高，TFT 矩阵和驱动电路可一起集成，由于 p-Si TFT 的几何尺寸可以做得很小，矩阵的开口较大，所以它首先用来制作尺寸较小的要求透射率较大的投影用 TFT-LCD。

目前已有较多的产品问世；a-Si TFT 是目前技术最成熟，生产规模最大薄膜晶体管类型，由于它可以用低温工艺制作，因此可以用廉价的玻璃作为基板。它具有适中的迁移率，保证 TFT 可以在视频下工作。加上对 a-Si 的研究较有基础，a-Si 的工艺也相对成熟，因此在很短时间内就达到了实用阶段，成了彩色液晶显示的主流技术。

3. a-Si　TFT-LCD 的工艺流程和生产技术液晶盒和 TN-LCD 类似，只是面积大，精度高，环境要求严，因此设备体系与 TN-LCD 完全不同，自动化程度要高几个量级。从图上可以看到 TFT 矩阵的制作工艺是在玻璃基板上大面积成膜技术，类似于制造大规模集成电路的微米级光刻技术的结合。

它的特点是：①有源层为 a-Si，而不是单晶硅；②基板为非晶的玻璃，而不是单晶硅片；③微细加工精度只需 2~3μm；④基板尺寸大，对角线要达到几十到几百毫米；⑤要求整个显示面积上只存在几个孤立的缺陷，大面积上均匀一致，从而导致了一个新的技术概念，即巨微电子学（giant microelectronics）。为了适应 a-Si TFT-LCD 的技术特点，已经开发了整套精度自动化加工设备，配以自动化在线检测设备和激光修复技术以及高洁净度的工作环境，TFT-LCD 的规模生产已经获得了很大的成功。目前 TFT 矩阵板的成品率已可大于 90%，TFT-LCD 的成品率可以大于 85%。

三、等离子体显示

（一）概述

等离子体显示板（plasma display panel，PDP）是利用惰性气体在一定电压的作用下产生气体放电，形成等离子体，直接发射可见光，或者发射真空紫外线，进而激发光致发光荧光粉而发射可见光的一种主动发光型平板显示器件。20 世纪 60 年代美国伊诺斯大学的 DL Bitzer 教授发明了交流等离子体显示板，90 年代 PDP 技术迅速发展，实现了彩色 PDP 的批量生产，其主要性能指标达到 CRT 水平。

PDP 按驱动电压分，有交流等离子体显示板（AC-PDP）和直流等离子体显示板（DC-PDP）二种。AC-PDP 因其光电和环境性能优异，是 PDP 技术的主流。

PDP 具有以下特点：①主动发光，彩色 PDP 可实现全色显示；②伏安特性非线性强，单色 PDP 产品已实现选址 2 048 行，彩色 PDP 已实现选址 1 024 行；③具有固有的存储特性，显示占空比为 1，可实现高亮度显示；④视角大，可达 160°，与 CRT 相当；⑤响应快，单色 PDP 达微秒量级；⑥寿命长，单色 PDP 达数十万小时，彩色 PDP 也达 3 万小时。

（二）体放电机理

将一个装有平板电极的充气二极管内充入惰性气体（如氖 Ne+0. 1%氩 Ar），后把二电极接入电路，从零开始增加电源电压，然后减小限流电阻，就得到如图 12-17 所示的伏安特性曲线。按放电形式的不同其曲线可划分为不同的部分，电压从零开始增加时，由于宇宙射线、放射性等外界因素的催离作用，电流随之增加并趋于饱和，达到 C 点后气体被击穿，变成不稳定的自持发电，并开始发光，称此时的电压为着火电压 U_f。与此同时电压迅速下降，经负阻区 *DE* 迅速到达稳定的自持放电 *EF*，称 *EF* 段为正常辉光放电区，*EF* 段相应的电压为维持电压 U_s。进一步增高电压，放电就进入异常辉光放电和弧光放电区域，这些区域放电流较大，产生强烈的阴极溅射，且不易控制。因此实用的 PDP 都工作在正常辉光放电区。此区域内放电稳定，放电电流较小、功率小，并且有足够的亮度。伏安特性表明，平板充气二极管具有极强的非线性。

气体放电是气体中带电粒子不断增殖的过程。在电场的作用下由外界催离作用产生或前一次放电残留下来的原始电子在向阳极飞行的过程中，从外电场得到能量而加速，以至动能超过气体分子的电离能（对 Ne 原子，其电离能为 21. 5eV）。碰撞中性的气体原子，使其电离并使自由电子增殖，如此反复，形成雪崩，即着火放电。整个过程中自由电子是必不可少的，为了产生稳定可靠的放电，在实际器件常设有专门的结构提供稳定的初电子来源，称为引火装置。

气体的发光过程是处于激发态的气体分子的电子跃迁回基态所产生的辐射。对于 Ne 原子而言，是从 $2P_1$ 能级向 $1S_2$ 能级的跃迁，发射 582nm 的橙红色光线。对于 Xe 原子而言，是 6S 能级向 5P 能级的跃迁，发射出 147nm 的真空紫外线。

气体的着火电压是气压 *P* 和电极间距 *d* 乘积的函数，特定的气体都有一相应的 *P*、*d* 值，对应的着火电压最低。实验表明，在给定的气体中掺入少量杂质气体，如果杂质气体的电离能小于给定气体的亚稳能级，就会使混合气体的着火电压低于单一气体的着火电压，这种现象称为潘宁（Penning）效应。在等离子显示板中，常用潘宁效应来降低着火电压，如在 Ne 中掺 Ar，在 He 气中掺 Xe 等，如图 12-17 所示。

影响单元着火电压的因素还有电极材料和它们的表面状况，如果电极表面的二次发射系数较

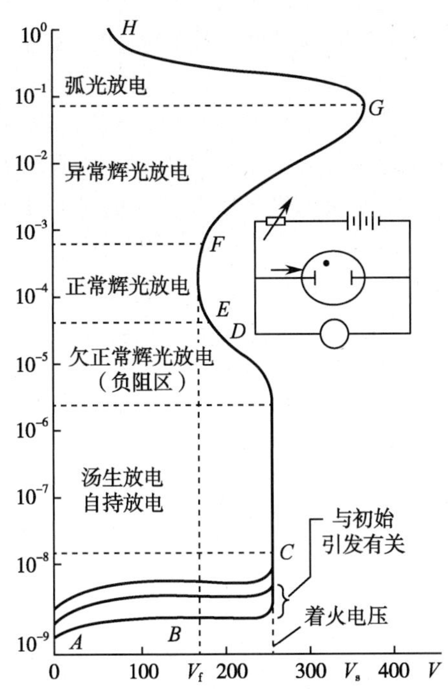

图 12-17 平板充气二极管的伏安特性

高,有利于繁流的产生和维持,因而着火电压可以降低。初始电子的引火效应对着火电压也有明显影响,引火装置的采用可导入浓度较高的初始电子,从而降低着火电压。

负辉区的发光紧靠阴极,而且发光较强。PDP由于放电间隙小,正是利用负辉区的发光来实现显示的。

(三) 单色等离子显示器

1. 基本结构 单色PDP是利用Ne-Ar混合气体在一定电压作用下产生气体放电,直接发射出582nm橙色光而制作的平板显示器。可分为直流(DC)和交流(AC)两种。AC-PDP用电容限流,其电极通过介质薄层以电容的形式耦合到气隙上,因只能在交流状态工作,无电极溅射,寿命长。具有因有存储特性,亮度高,是目前等离子体显示技术的主要发展方向。

AC-PDP是由上下二块平板玻璃封接而成。基板内表面分别用溅射法制作金属薄膜,然后用光刻制作一组相互平行的金属电极,如Cr-Cu-Cr或Cr-Al等,再用厚膜印刷或真空蒸发法在电极上覆盖一层透明介质层,如玻璃介质或SiO_2,然后在其表面再制一层很薄的MgO保护层。该薄层具有较高的二次发射系数,既可降低器件的工作电压,又可耐离子的轰击,提高器件的工作寿命。将二块基板以电极呈空间正交相对而置,中间填以隔子形成100μm左右的均匀间隔,四周用低熔点玻璃封接。排气后充入一定压强的Ne-Ar混合气体,即成显示器件。

2. AC-PDP工作原理 AC-PDP工作时,所有行、列电极之间都加上交变的维持电压脉冲,其幅值不足引燃单元放电,但能维持已有的放电,此时各行、列电极交点形成的像素均未放电发光。

如果在被选单元相对应的一对电极间叠加一个中等脉冲。若幅度超过着火电压,则该单元产生放电而发光。放电所产生的电子和正离子在电场的作用下分别向瞬时阳极和瞬时阴极运动,并积累于各自的介质表面成为壁电荷,壁电荷产生的电场与外加电场方向相反,经几百纳秒后其合成电场已不足以维持放电,放电终止,发光呈一光脉冲。维持电压转至下半周期时极性相反,外加电场与上次壁电荷所产生的电场变为同向迭加,不必再加书写等脉冲,靠维持电压脉冲就可引起再次放电,亦即只要加入一个中等脉冲,就可使单元从熄灭转入放电,并继续维持下去。如要停止已放电单元放电,可在维持脉冲前加入一个擦除脉冲,它产生一个弱放电,抵消原来存在介质表面的电荷,却不产生足够的新的壁电荷,维持电压倒向后没有足够的壁电荷电场与之相加,放电就不能继续发生,转入熄火状态。

所以,AC-PDP的像素在书写脉冲和擦除脉冲的作用下分别进入放电和熄灭状态以后,仅在维持脉冲作用下就能保持原有的放电和熄灭状态,直到下次改写的脉冲到来为止,不必像CRT那样每帧必须予以刷新,这就是AC-PDP固有"记忆"或"存储"特性。

一个单元着火电压与熄火电压之差,表示该单元的存储范围,显然它与介质上积累的壁电荷的量直接有关。存储容限越大,性能越好,工作越稳定。

3. AC-PDP的驱动原理 它由驱动电路、显示控制电路和电源三部分组成。X、Y方向驱动电路可采用专用集成块,在控制电路的控制下产生PDP所需要的维持、书写和擦除脉冲。利用AC-PDP固有存储性可以不采用映象存储器,以简化电路。显示控制电路以单片微处理器为核心,在系统软件的协调下,提供驱动控制电路所需要的各种信号。电源部分提供整个终端所需的多组电压,并根据驱动控制电路提供的信号产生一个合适的复合波形作为显示屏的浮地信号。

(四) 彩色等离子体显示器

用He-Xe混合气体放电时产生不可见的

147nm 真空紫外（VUV），再使 VUV 激发相应的三基激发相应的三基色光致发荧光粉发出可见光而达到显示的目的。这种方法的发光效率取决于 VUV 的发光效率、荧光粉及它们之间的耦合。现在批量生产的彩色 PDP 就是采用这种方式。

目前处于实用的彩色 PDP 主要有，表面放电式、对向放电式以及脉冲存储式。对向放电式 AC-PDP 也称双基板结构 AC-PDP，其结构和单色 AC-PDP 基本相同，如图 12-18（A）所示。两个电极分别制作在上下块基板上呈空间正交，电极上覆盖介质层和 MgO 保护层后，在一块板上涂覆盖荧光粉。这种器件的工作方式也和单色 AC-PDP 相似，选址和维持都用同一对电极。这种结构的主要缺点是荧光粉处在放电的等离子区内，它受到正离子的轰击，容易受到损伤，甚至分解而导致发光亮度下降，因此寿命相对较短。但可在荧光颗粒外层包一层耐离子轰击的薄膜，这层包膜必须对 VUV 有良好的透射率，以不降低器件的发光效率。

不同之处是在前基板上增加了黑矩阵，以提高对比度。为了避免单元放电产生的 VUV 照射到相邻单元的荧光粉上而产生光的串扰，后基板上每个单元周围都要筑起一定高度的障壁来切断 VUV 向附近单元的传播。障壁除有一定高度外，还要尽量薄，以不影响单元的显示面积。

表面放电式彩色 AC-PDP 又叫单基板结构 AC-PDP，其单元的原理结构如图 12-18（B）所示。单元的选址电极和荧光粉层制作在一块基板上，两个维持电极在另一块基板上。这种结构的器件工作时，选址的瞬间在上下两块基板之间放电，而在占一帧工作时间大部分维持工作状态期间，放电仅在制作有两条维持电极的一块基板表面进行。在这种工作模式下，荧光粉层大多数时间不接触气体放电的等离子体区域，因而受到正离子轰击的程度大大减轻，从而在结构上回避了前面读到的对向放电器件荧光粉颗粒包膜材料和工艺上的难度，使器件的寿命大大延长。此外，表面放电式结构的发光效率比对向放电式高，因此器件的亮度也较高。

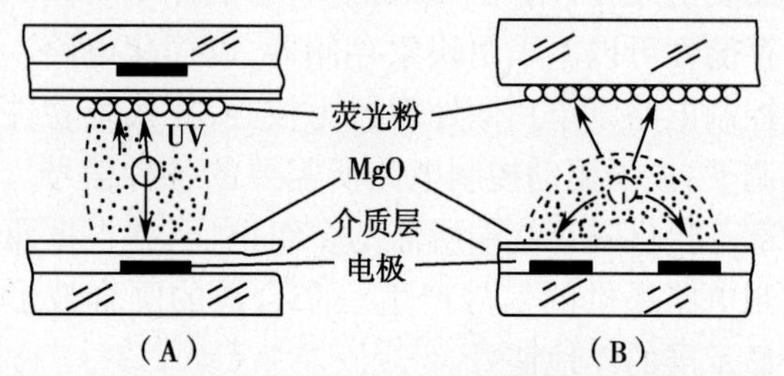

图 12-18　两种实用的彩色 PDP 原理性单元结构示意图
（A）对向放电式 AC-PDP；（B）表面放电式 AC-PDP。

它的前基板用透明导电层制作一对维持电极。为降低透明电极的电阻，在其上再制作细的由金属 Cr-Cu-Cr 组成的汇流电极，电极上覆盖透明介质层和 MgO 保护层，如同单色 AC-PDP 一样，后基板上先制作与上基板电极呈空间正交的选址电极，其上覆盖一层白色介质层，作隔离和反射之用。白色介质层上再制作与选址电极平行的条状障壁阵列，既作控制两基板间隙的隔子，又作防止光串扰之用。之后在障壁两边和白色介质层上依次涂覆红、绿、蓝荧光粉。板子四周用低熔点玻璃粉封接，排气后充入 He-Xe 混合气体即成显示器件。

四、电致发光显示

（一）概述

电致发光显示（electroluminescent display，ELD）是一种直接把电能转化为光能的物理现象。从发光物理的角度来讨论，可分低场型电致发光和高场型电致发光两种。低场型电致发光一般是指在Ⅲ～Ⅴ族化合物的 PN 结上注入少数载流子，产生复合而引起的发光，这就是通常的发光二极管（light emitting diode，LED）。高场型电致发光是一种高场非结型器件的发光，其材料是Ⅱ～Ⅵ族化合物。高场型电致发光从器件结构可分为薄膜型和粉末型两种，交流薄膜型可用作矩阵显示，是目前电致发光（electroluminescence，EL）技术发展的主要方向。交流粉末型用作 LCD 等的平面光源。

交流薄膜电致发光显示是目前唯一的全固体化平板显示器件，具有一系列固定器件所有的性能。①亮度高，电子捕获检测器（ECD）在 1kHz 下驱动，亮度达 3 440cd/m^2，配以圆振片可在阳光下阅读；②对比度大，可达 100∶1；③响应速度快，达几十微秒；④视角大，达±80°，可多人同时观看；⑤工作温度宽，为-55℃～+125℃，超一般集成块所能承受的极端工作温度；⑥轻薄牢固，有效器本身没有腔体和封接的结构，可以承受玻璃板能承受的各种震动冲击条件。缺点是工作电压较高，负载容抗较大，需专用驱动集成块。

（二）交流薄膜电致发光显示器

1. 基本结构和工作原理　在低碱硼硅玻璃基板上制作 ITO 透明导电膜列电极，在其上依次制作介质层（I）、发光层（S）、介质层（I）夹心结构薄膜，顶部是与列电极正交的铝行电极。

在上下行列电极间加以交流脉冲电压时，所加电压通过介质层电容 C_i 分压加到发光层电容 C_s

上。当发光层上的场强超过阈值场强时,即(2~3)×10^6/cm(此时所相应的外加电压称为阈值电压),处于负极一边 I—S 界面的电子通过隧道效应进入导带,在强电场下很快加速。对橙黄色单色器而言,当电子的能量达到 2.5eV 以上,发光层里的发光中心 Mn^{2+}被激发电子跃迁回基态时,器件就发出相应于发光中心特征能级的光。与此同时,高能电子还同时碰撞发光层基质的缺陷能级,使之雪崩电离,形成雪崩电流并在靠阳极一边的 I—S 界面积累,产生空间电荷极化场。极化场的方向和外加电场方向相反,使发光过程迅速停止。当外加脉冲电压反向时,极化场的方向和外加场相同,上述过程又重新开始。这个过程和 PDP 的发光过程十分相似,只不过一个发生在气体内部,一个发生在固体内部而已。因此,ECD 是 PDP 的固态模拟。

2. **工作特性**　ELD 最重要的工作作特性是它的亮度和发光效率与工作电压的关系,分别称为 B-U 特性和 η-U 特性。从 B-U 特性的形状看,它可以分为起始的急速上升段和随后的亮度饱和段。一般定义器件的亮度为 3.4cd/m^2 时所相应的工作电压为阈值电压 V_{th}。器件正常使用时一般工作在阈值电压以上 30V 处,即 V_{th}+30V。

3. **彩色化技术**　彩色化技术 TFELD 可以用 3 基色光的空间混合成宽谱,“白色”光通过了基色滤波器的分光来实现。TFELD 的发光颜色由掺杂的发光中心的特征能级决定,从这个意义上讲,人们不难找到红、绿、蓝基色的发光材料。为了使发光的亮度和效率达到实用要求,要考虑发光中心离子和基质材料阳离子尺寸匹配的问题,否则发光中心不能进入晶格的正常位置,晶场发生畸变,发光效率下降。还要考虑它的碰撞激发截面较大,在基质中溶解度也比较高等,以获得高亮度,能同时满足这些要求的材料不多。

目前,红色和绿色材料的亮度已经达到实用要求,但蓝色材料还有一定距离,主要原因是蓝光的能量较高,要求激发电子的能量较大,基质材料相应的平均自由程较长,实现这些要求有一定难度。除Ⅱ~Ⅵ族材料中 SrS、CaS 系列外,人们扩大范围进行三元系材料的研究,其中 $CaCa_2S_4$ 系列取得了良好的结果。

彩色 TFDLD 也采用单色的夹心形式,在结构上可分为发光层结构和宽谱激发光加滤色器结构两种。发光层结构中发光层要光刻成一个个像素,工艺比较复杂。为了解决不同基色像素阈值电压不同的问题和方便调整电场平衡,有人把红、绿色像素做在一块基板上,把蓝色单独做在另一块基板上,然后两块基板上下对准封在一起,较好地解决了这个问题。

宽谱发光器中发光层不需要光刻,但需要 3 基色滤色器,为了防止在工艺过程中滤色器的劣化,可做成倒置式结构。

(三)发光二极管

发光二极管(light emitting diode,LED)是一种低场型电致发光器件,它的工作原理是在Ⅲ~Ⅴ族化合物的 PN 结上加上正向偏压,使势垒高度降低并产生少数载流子的注入。注入的少数载流子和该区的多数载流子复合,将多余的能量以光的形式辐射出来。LED 包括可见光、红外光和半导体激光器 3 种,但用于电子显示的仅限于可见光 LED。由于 LED 从本质上讲是一种半导体二极管,它具有如下特点:①工作电压低,一般在 2V 左右,能直接用 CMOS 电路驱动;②发光效率高,可大于 101m/W;③速应速度快,可达 1ns 量级;④可靠性高。

LED 构造的核心是用半导体发光材料制作的 PN 结,芯片大小约(0.3×0.3×0.2)mm^3,芯片外用高透明度和高折射率的材料封装,封装材料可减小芯片材料和大气在折射率上的失配,提高光的出射率。不同外形的封装,可调节出射光的角向分布。有时在一个底座上安装发不同颜色光的几枚芯片,使 LED 显示不同的光色。

LED 的伏安特性与半导体二极管大致相同,它的发光亮度与电流成正比。在光纤通信中用作调制光源,在光电耦合器中用作电光转换等。

下面列举几个生产厂家显示器的技术参数,如表 12-2、表 12-3、表 12-4、表 12-5 和表 12-6 所示。

表 12-2　巨鲨智能并轨影像会诊中心 S8610 产品参数

参数项	参数值
背光	LED
对角线尺寸	86in(1in=2.54cm)
分辨力	3 840×2 160
点距	0.493 5mm×0.493 5mm
最大亮度	500cd/m^2
对比度	1 200∶1
响应时间	8ms
色彩	281.47trillion colors(16bit)
可视角度	≥178°(CR>10)
输入端口	DVI×4,DP×1,HDMI×2,VGA×1
输出端口	DP×1,HDMI×1
电源要求	100~240VAC,50/60Hz

表 12-3　巨鲨报告审核专家级显示系统 C620 产品参数

参数项	参数值
背光	LED
对角线尺寸	30in
分辨力	3 280×2 048
点距	0. 197×0. 197mm
最大亮度	800cd/m^2
对比度	1 000∶1
响应时间	30ms
色彩	281. 47trillion colors(16bit)
可视角度	≥170°(CR>10)
输入端口	DVI×2,DP×1
输出端口	DP×1
电源要求	AC100~240V 1. 5~0. 75A 50~60Hz

表 12-4　巨鲨 CT/MR 专用显示器 JUSHA-C42E 产品参数

参数项	参数值
背光	LED
对角线尺寸	27in
分辨力	2 560×1 440
点距	0. 233 1×0. 233 1mm
最大亮度	550cd/m^2
对比度	1 000∶1
响应时间	16ms
色彩	4. 398trillion colors(14bit)
可视角度	≥178°(CR≥10)
输入端口	DVI×1,DP×1,HDMI×1
输出端口	DP×1
电源要求	24VDC-3A

表 12-5　巨烽显示器技术参数

技术参数	3MP 灰阶	8MP 彩色	55 英寸 DSA 手术专用	84 英寸综合会诊显示中心
原始分辨力	2 048×1 536	4 096×2 160	3 840×2 160	3 840×2 160
屏幕对角线	541. 4mm(21. 3in)	789. 1mm(31. 1in)	1 387. 9mm(55in)	2 134. 6mm(84in)
屏幕宽度	433. 2mm	698. 0mm	1 209. 6mm	1 860. 5mm
屏幕高度	324. 9mm	368. 1mm	680. 4mm	1 046. 5mm
像素间距	0. 211 5mm	0. 170 4mm	0. 315mm	0. 484 5mm
响应时间(T_{on}+T_{off})	40ms	16ms	20ms	12ms
最大亮度	1 700cd/m^2	850cd/m^2	700cd/m^2	500cd/m^2
对比度	1 400∶1	1 450∶1	1 400∶1	1 400∶1
可视角度(水平/直立)	176°(对比度≥10∶1)	178°(对比度≥10∶1)	178°(对比度≥10∶1)	178°(对比度≥10∶1)
对照表(LUT)	14bit	14bit	14bit	14bit
默认校准亮度	500cd/m^2	400cd/m^2	400cd/m^2	400cd/m^2
内置曲线	内置多组 DICOM、多种医疗设备曲线	内置多组 DICOM、多种医疗设备曲线	内置多种医疗设备曲线	内置多种医疗设备曲线
显示模式	单屏	单屏/双屏	八画面任意分屏	单屏/双屏
数字视频输入	DVI-D×1 Display Port×1	DVI-D×1 Display Port×1	DVI-D×4 Display Port×4	DVI-D×1 Display Port×1
模拟视频输入	N/A	N/A	VGA×1 CVBS×3	N/A
USB 通信接口	1 上行 2 下行端口	1 上行 2 下行端口	N/A	N/A
USB 标准	USB2. 0	USB2. 0	N/A	N/A
亮度输出稳定性	背光输出稳定技术(BSS)	背光输出稳定技术(BSS)	背光输出稳定技术(BSS)	背光输出稳定技术(BSS)
环境亮度自适应	环境亮度自适应系统(ALAS)	环境亮度自适应系统(ALAS)	N/A	环境亮度自适应系统(ALAS)
灯箱功能	具备	具备	N/A	N/A
背光灯寿命	7 万小时	5 万小时	5 万小时	5 万小时

续表

技术参数	3MP 灰阶	8MP 彩色	55 英寸 DSA 手术专用	84 英寸综合会诊显示中心
认证	UL 60601-1、CCC、FDA 510K CE、FCC class B、RoHS	CCC、CE、RoHS	CCC、CE、RoHS	CCC、CE、RoHS
工作温度	0～40℃	0～40℃	0～40℃	0～40℃
储存温度	-20～60℃	-20～60℃	-20～60℃	-20～60℃
工作湿度	15%～85%	15%～85%	15%～85%	15%～85%
人体工学	倾斜，90°旋转，P/L 旋转	倾斜，90°旋转，P/L 旋转	N/A	N/A
用户控制	触控 6 键 OSD	触控 6 键 OSD	6 键 OSD+遥控控制	6 键 OSD+遥控控制

表 12-6　BARCO 显示器技术参数

技术参数	No 2MP	No 3MP	No 5MP
原始分辨力	1 600×1 200	2 048×1 536	2 560×2 048
像素间距	0. 270mm	0. 207mm	0. 165mm
实际屏幕对角线	540mm(21. 3in)	528mm(20. 8in)	540. 9mm(21. 3in)
实际屏幕宽度	432mm	423. 9mm	422. 4mm
实际屏幕高度	324mm	318mm	337. 9mm
观看角度(水平/直立)	170°(10∶1对比)	170°(10∶1对比)	170°(10∶1对比)
视觉特性			
暗室对比度	典型 700∶1	典型 900∶1	典型 800∶1
亮度	$500cd/m^2$ 校正 $900cd/m^2$ 最大 目标亮度值	$500cd/m^2$ 校正 $1\,000cd/m^2$ 最大 目标亮度值	$500cd/m^2$ 校正 $700cd/m^2$ 最大 目标亮度值
亮度输出稳定性	背光输出稳定技术(BLOS)	背光输出稳定技术(BLOS)	背光输出稳定技术(BLOS)
外部连接性			
模拟视频输入	n/a	n/a	n/a
数字视频输入	DVI 接口	DVI 接口	DVI 接口
环境			
操作温度范围	0～+40℃(32～104℉)	0～+40℃(32～104℉)	0～+40℃(32～104℉)
符合规格	+15～+35℃(59～95℉)	+15～+35℃(59～95℉)	+15～+30℃(59～95℉)
认证			
安规	CE, UL60601, CSA 22. 2 No601. 1, IEC60601	CE, UL60601, CSAC22. 2 No601. 1, IEC60601	CE, UL606950, CSAC22. 2 No60950-1, IEC60950-1
干扰	EN 60601-1-2	EN 60601-1-2	EN55022 limit A, FCC level A
医疗	FDA510(k)	FDA510(k)	FDA510(k)
中国	CCC	CCC	CCC
防护措施			
肯辛通(Kensington)加强安全锁槽	是	是	是
前保护膜	是	是	是

(吴红英　余建明)

第五节　数字图像评价

一、概述

图像的表达方式在由传统的模拟向数字化发展,图像的数字化在民用摄影、工业、航天、资源探查,以及地质水源分析等方面都得到了极大的发展,同时也带动了医学图像的数字化。人们将 X 线穿过人体衰减后连续变化的密度转换为离散灰度等级的 X 线影像的过程叫图像数字化,用数字方式表达的图像称为数字图像。

早在 1972 年英国的 Hounsfield 发明了 CT,使 X 线成像最早步入数字化。随后在 1981 年的布鲁塞尔国际放射年会上,提出了数字 X 线成像的观点,并公布了临床应用结果,医学数字影像引起了普遍关注。1983 年日本富士公司(Fuji Film)首先推出了 CR,标志着传统的 X 线检查技术进入了数字化时代。20 世纪 90 年代初,研究人员将平板探测器(FPD)从实验室引入临床应用,使数字 X 射线摄影(digital radiography,DR)成功地应用于临床,1995 年北美放射年会(RSNA)上面报道了 Se 静态 FPD。

数字图像质量评价方法(digital radiography image quality assessment)可从三方面着手,一是主观评价,通常医生肉眼观察,是一种以医学基础知识和临床经验应用来对图像质量评定的方法,20 世纪 60 年代 Lusted 在放射诊断上面首先提出用 ROC 曲线来评价影像质量。二是客观评价,噪声水平为评价数字 X 线图像的重要指标,20 世纪 50 年代 Bureger 提出的对比度清晰度曲线法,清晰度是通过分辨力和锐利度的测定来判断的客观评价法。数字图像评价指标还有信噪比、调制传递函数(modulation transfer function,MTF),它是将与图像质量相关重要因素分解,对各个因素分别判断后,再综合评价图像的质量。三是综合评价法,它是 1995 年欧洲联盟共同体(CEC,简称欧共体)发布的《放射诊断影像的质量标准》中提出的概念:①以诊断学要求为依据;②以物理参数为客观评价手段;③以满足诊断要求所需的摄影技术条件为保证;④同时充分考虑减少辐射剂量。

X 线数字影像质量评价在客观评价法中有调制传递函数 MTF 和维纳频谱 WS,主观评价法中有 ROC 曲线,综合评价有等效噪声量子数(NEQ)和量子检出效率(DQE)。

二、调制传递函数

(一) MTF 概念

医学影像学上借助通讯工程学,将 X 线图像上灰度影像分解为各种空间频率的波谱,把 X 线图像上亮度分布相邻的黑线或白线的距离定义为空间周期,用单位长度上的线对数(Lp/mm),即空间分辨力来表示空间频率,它描述成像单元对物体几何尺寸的鉴别能力。调制是指改变一个信号的幅度或强度,传递是指接受介质将输入信息存储和转换以及输出的过程,对同一个系统来而言,调制和传递存在相关性,信息接受介质在某一频率下响应用特定的定量来表示,即频率响应函数。调制度与分辨力的关系可以用调制传递函数 MTF 曲线来表示,把在不同空间频率下的响应函数称为调制传递函数(modulation transfer function,MTF)。

(二) MTF 原理

MTF 的机理　从概念中知道,频率响应就是对于接受介质在某一频率下响应特性的定量表示,其理论基础是傅里叶变换,它广泛应用于通信工程和光学领域,MTF 是对线性影像系统或其环节的空间频率传输特性的描述,用来评价各种成像系统或成像元件传递影像信息能力及细节分辨能力。传统的影像评价普遍沿用影像密度、对比度、分辨力及失真度等,显然这些评价方法处于对成像质量的定性描述阶段,不够严谨。1962 年国际放射学界就将光学传递函数(optical transfer function,OTF)引入 X 线成像系统,并借用通信技术中“调制”的概念,采用 MTF 来评价影像质量,现在国际放射技术界已把 MTF 作为评价影像质量的主要方法之一。为了更好地理解 MTF,先引入几个概念:

(1) 信号与系统:信号是用来传递信息的机械动作、光、电、声或其他物质运动的形式,也可以简单地认为是携带有信息的某种物理量。例如,电话线中传递的电流、一张黑白照片上各点的灰度(即黑白程度)等都是信号。信号的数学形式通常是时间的一维函数,但也可以是时间和空间的多维函数,甚至也可以是非时间变量的函数(例如照片上各点的灰度)。一些物理量(如速度、温度或压力)的传感器常将它们转换成电压,而这些电压信号又常被转换成数字形式,以便在计算机中进行处理。信号比图像更为抽象,信号可以声音、数学函数,而对常规数字医学图像(X 线、MRI、CT),它主要是二维的平面图像,在三维动态超声、螺旋CT动态扫描就是三维图像。图像是一种信号,图像处理是将图像信号进行分解成为有用的医疗信息,利用这种分解来研究一幅图像清晰或模糊的真正原因,从而寻找如何使图像更清晰或更模糊的方法,来评价成像系统的优劣。系统是相互依赖、相互作用的若干事物组成的具有特定功能的整体。例如,CR成像系统就是由X线管部分、成像板(IP)、激光读出及影像处理部分等组成的CR系统。

医学影像之所以可以反映机体的相关信息,是因为成像系统建立在比较规范化的数学模型下,这类数学模型通常建立在具有一定可信度的处理与运算的基础上,以便保证它还原信息的能力,利用这种保留的真实性来获得系统设计的可信度。可信度主要从线性成立和位移不变来考虑,所谓位移不变就是成像系统输入和输出系统位置只是平移,没有其他的改变,而数字化成像系统的信号由模拟的连续值变为抽样的离散值。

(2) 空间频率(spatial frequency):一般意义上讲,周期和频率都是相对于时间而言,比如地球自旋一周的时间是24小时,即周期$T=24h$,频率就是它的倒数。频率指单位时间内完成周期性变化的次数。如果信号[设为函数$f(x)$]不是随时间变化的,而是随空间位置的不同变化的,则信号$f(x)$完成一次周期性变化所需要的空间距离即为空间周期,那么单位空间距离内完成周期性变化的次数就是空间频率。空间频率单位是Lp/mm,即单位距离所包含的线对(line pairs,Lp)。矩形波测试卡(也称线对卡)采用均匀等宽等间隔的铅线条组成,这里用黑白线条表示,调整不同的宽度d就可获得不同的空间频率。一个线对就是一个黑线条和一个白线条,即$1Lp=2d$。当d取一系列不同的离散值时,就组成了一组不同空间频率的矩形波测试卡。

(3) 调制度:调制度表示像的明暗对比与物的明暗对比,若引用调制度M来定义,是图像中最大灰度与最小灰度之差和最大灰度与最小灰度之和的比值。

(4) 点扩散函数(point spread function,PSF):点扩散函数是描写成像器件特性的函数,是成像系统对点光源成像所得的像斑。在铅板上制作一个很小的孔,并置于X线管和探测器之间,那么穿过小孔的X线,就可认为是点光源,在胶片上成的像就是点光源像斑。对一个理想的成像系统来说,点光源成像后是一个点像,它的亮度(强度)是集中的。但实际成像系统并非如此,成像光斑是散开的,就像墨水滴在纸上,越松软的纸,洇开的越严重。点扩散就是点光源成像后的光能散开的意思,人们用x、y表示像面上的位置坐标,$P(x、y)$表示点扩散函数,它描述了系统成像后点像的弥散程度。

(5) 线扩散函数(line spread function,LSF):线扩散函数的概念与点扩散函数的概念相似。如果在铅板上制作一条很细的线,置于X线管与探测器之间,通过狭缝的像是往两侧散开的,其散开的程度取决于成像系统点扩散程度。因为这一条线(缝)可以看作是由无数个点组成的,这样无数个点扩散就堆积成了线扩散。如果把像面上的线像长度方向叫作Y方向,那么线像沿X方向的分布$L(x)$就叫线扩散函数,它描述了系统成像后线像的弥散程度。

(6) 光学传递函数(optical transfer function,OTF):光学传递函数是以空间频率为变量的函数。对成像系统而言,理想像和实际像的像质是有差别的,实际像对比度降低,像质变差,其降低的程度由成像系统的好坏来决定。对于同一个成像系统,又因空间频率不同而不同。

把包含各个空间频率的$H(\omega)$就叫MTF,它的含义就是描述系统再现成像物体空间频率范围的能力,理想的成像系统要求100%再现成像物体细节,但现实中肯定存在着不同程度的衰减,所以$0<H(\omega)<1$,即MTF始终小于1。它说明成像系统在某一个ω值上不能把输入的影像全部再现出来,换句话说,凡是经过成像系统所获得的图像都不同程度损失了影像的对比度。

(三) MTF的测试方法

在实验中,MTF是通过采用高对比度的各种重金属测试卡,高剂量而将散射辐射减少到最小而得到的,这并不是在临床工作情况下的真实表现,可靠性不高。MTF是以胶片为对象研究的,对后处理依赖性不高的系统可靠性高,而数字化系统的后处理对MTF的影响只要是在给定SNR前提下,通过后处理几乎都可以得到自己需要的MTF。

MTF的理论依据为傅里叶级数、傅里叶变换、拉普拉斯变换及一般调和解析等数学理论。这种评价图像质量的方法比以往的方法更科学。第一,MTF的值可以直接测量和计算机处理;第二,它反映系统的成像质量,不受被观察物类型的影响;第三,对于复杂系统的总调制函数可由它的各个分系统MTF的乘积来确定;第四,可以从MTF曲线和阈值反差函数曲线来确定影像的分辨力。

1. 通过系统的线扩散函数(line spread function,LSF)来计算根据所用材料方法的不同可分为狭缝(slit)方法和刀刃(edge)方法,也称刀口方法,这两种方法已被国际放射学界所公认为较好的方法,尤其是第二种,已被 IEC(国际电工学委员会)定为测量 MTF 的标准方法。这两种方法都要求在实验中体模摆放的角度的测算要相当精确,实验精度要求高,对于高分辨系统的评价使用刀刃法可使结果更准确。

(1) 狭缝(slit)方法:采用的狭缝宽度一般要小于系统像素尺寸的 1/10。1988 年,Fujita 等使用狭缝倾斜小角度放置的方法测量了 FCR101 成像系统的两种 IP 板的 MTF、预采样 MTF 及激光照相机的 MTF。1989 年,Fujita 等对以上方法进行了改进,数据处理上在中心校正 LSF 和位移校正 LSF 之间选择多个 LSF,移相后叠加组成一个复合的 LSF,然后对其进行指数外推,得到一个校正的 LSF,进行傅里叶变换,计算预采样 MTF,提出了有效采样间隔的概念。

1992 年,Fujita 等又进行了进一步研究,并对指数外推的效应、不同的采样间隔和 IP 不同方向的影响进行了讨论,提出了改进的狭缝法测量预采样 MTF,被人们所接受并得到了广泛的应用,日本工业标准规定 X 线摄影系统的 MTF 的测定使用狭缝。

具体方法是:测量 X 线狭缝从垂直或水平方向上稍微倾斜,X 线信号穿过狭缝来估计 LSF,经傅里叶变换得到 MTF,利用狭缝相机来测量 LSF,相机宽 10μm,长 8mm,倾角 4°,钽(金属元素,符号 Ta,原子量序号 83)1.5mm,相机贴近探测器,狭缝斜 2°放于探测器的中心,分别用 200mAs 和 50mAs,在 70kV 和 120kV 曝光,小焦点,束光器尽可能小,减小散射,防止过度曝光,避免重影信号。

(2) 刀刃(edge)方法:利用成像物体的边缘图像获得系统边缘响应函数(edge response function,ERF)得到 MTF。对边缘锐利的铅等金属模块成像可以得到系统边缘响应函数,边缘响应函数的微分即为与边缘垂直的线扩散函数,线扩散函数的傅里叶变换即为 MTF。

2000 年,P. R. Granfors 采用的刀刃技术获得边缘响应函数(edge spread function,ESF)以此计算 MTF。测试装置是一块大小 23cm×11.5cm×3mm 的铅板,沿 23cm 一边中间插入一块 6.4cm×10.2cm ×1mm 的钨板,放置于探测器表面,倾斜角度视探测器像素矩阵的轴的角度而定,一般在 1.5°~3°之间。取钨边界左右各 5cm,面积 5×10cm^2 区域来计算 ESF。用钨板的目的是消除入射 X 线的二次散射对 MTF 的影响。感兴趣区 ROI 为沿着刀刃方向 50mm,垂直刀刃方向 100mm 的区域,之所以选择在垂直刀刃方向相对较长的原因,是充分考虑长范围的扩散效应造成 MTF 低频部分的衰减,这种低频衰减是造成影像损失细节对比和细节信噪比的主要因素,也称为真实再现效应(real world effect)。采集获取 ESF,微分变换得到 LSF,经傅里叶变换得到 MTF。

利用测量装置的四边可以同时测量出水平和垂直两个方向上的 MTF,其算法包括 6 个步骤:对刀刃图像进行边缘提取;确定倾斜角度;校正;计算 LSF;快速傅里叶变换;sinc 校正。其精确性是与成熟的狭缝方法的对照,同时考虑了剂量依赖性和试验的可重复性,测量结果与狭缝方法符合,奈奎斯特频率相差 0.02 以内,重复性误差在 0.02 内,结果排除了 *X* 线轴的准直误差。

2004 年,日本 Tatsuya Yamazaki 等采用一种新颖的刀刃方法测量 DR 的预采样 MTF,它比以前的方法更为准确可行。它采用的材料是大小 100mm×100mm×1mm 的钨片,外加丙烯酸做成的校准支撑体。在数字影像上利用边缘提取技术提取刀刃并确定刀刃的范围和方向,对刀刃进行重采样并滤过。对刀刃亮度曲线求微分得到线扩散函数,然后进行傅里叶变换得到 MTF。IEC 在 2003 年制定了 62220-1 文件,对的数字摄影系统推荐一个标准的方法测量 DQE,这也是国际放射学界第一个测量 DQE 的规范性标准。

2. 通过系统的方波响应或矩形波测试卡来测量利用线对卡得到系统方波响应函数,但由于线对卡包含有比正弦波测试卡更丰富的频率成分,所以用线对卡做出的 MTF 比用正弦波测试卡测出的系统真实 MTF 要高,所以还要用 Coltman 公式进行校正,将其转换为真正的 MTF。

$$\mathrm{MTF}(f)=\frac{4}{\pi}\left[\frac{\mathrm{SWFR}(f)}{f}+\frac{\mathrm{SWFR}(3f)}{3f}+\frac{\mathrm{SWFR}(3f)}{3f}+K\right]$$

(式 12-3)

其中 SWRF(ω)为从线对卡得到的调制传递函数,MTF(ω)为系统 MTF。但是在实际中由于图像噪声和显示精度的影响很难正确确定线对卡图像的对比度，而且也较难满足校正公式计算所需的空间频率下的SWRF(ω)值，所以一般不采用这种方法计算MTF，采用边缘响应的方法测量系统的MTF。利用自动曝光条件采集图像，FOV为20cm，SID为90cm。

空间分辨力另一测量方法，即线对卡方法是比较直观的测量方法，它观察图像中可分辨目标物的线对数。当MTF=1时，系统能完全准确地重建目标物，即MTF值越高目标物重建就越完全；当MTF=0时，图像得不到任何原始目标物的信息。当0<MTF<1时，图像部分重建目标物。

MTF计算程序的实现是在VC(visual c)平台上实现的，MTF计算框图如图12-19。

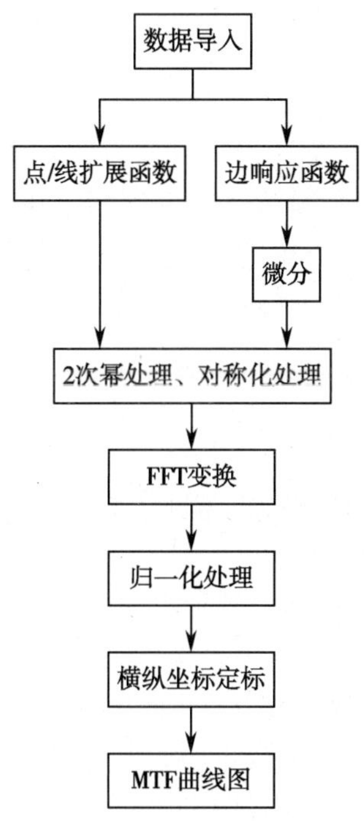

图12-19　MTF计算框图

MTF计算程序中的一个重要步骤是傅里叶变换。由于傅里叶变换的处理数据必须为2的整数幂，因此程序中需要对数据进行2的整数幂次处理。利用PSF、LSF的数据应具有的对称性，以及ERF对原始数据进行求导后的数据也具有对称性的特性。MTF计算程序需要对实验数据进行填补或截尾等方法进行对称化处理，使极值点处于数据的中心位置。为了得到视觉效果较好的MTF曲线，需要对结果数据进行插值、拟合、横纵坐标标记等处理，最后得到MTF曲线。

利用MTF评价空间分辨力有时可能出现与线对卡检测结果较大偏差的情况，原因主要有以下几点：

（1）噪声：噪声不可避免地使数据具有一定的缺陷，如外围数据的振荡、数据的非对称性(虽然程序在数据的对称性方面做了一些处理，但很难彻底消除数据的非对称性)均影响了MTF曲线。对于噪声处理的较好方法是对多次实验进行平均，抑制噪声减小误差。

（2）非均匀性：非均匀性使得数据出现不应有的突变，数据经傅里叶变换后产生较大的振荡导致误差。这可以通过实验前对设备进行匀场或校正等方法提高图像的均匀性，从而减小MTF曲线的误差。

（3）数据的离散性：由于不可能获得完全连续的数据，计算中将不可避免地产生误差，快速离散傅里叶变换将无法获得原始数据的完整频谱，结果产生一定数据误差。

（4）算法的局限性：由于所选的离散快速傅里叶变换算法、插值算法、求导算法等算法自身的局限性，不可避免地引入一定的误差。

对二维MTF的测量，美国的Fetterly等进行了二维预采样MTF测量，用得出的二维MTF轴位的值与使用刀刃法测量的MTF比较，结果一致，并得出对于主副扫描方向同性的数字X射线摄影设备可使用一个方向的一维MTF来评价(如DR)，但对于两方向不同性的数字影像设备就必须分别进行两个方向的测量(如CR)。

综上所述，测量预采样MTF的方法中，狭缝方法由于它需要一个很窄的狭缝≤10μm，即使1/250的准直误差也会使整个试验失败，倾斜角度也要非常精确，而且狭缝制造精度高，不易加工，在实际过程中很难操作，较难推广应用。刀刃方法建立在狭缝法的基础之上，在低频响应有较高SNR，试验器材简便，试验步骤方便，得到了广泛的应用，但其精确性尚不及狭缝方法，算法的校准需要较长时间，测量方法还需进一步改进。使用MTF对数字成像系统的性能进行评价，要注意选择适当的MTF进行测试评价，对于系统总的MTF的测量评价，可用来进行整体系统间的比较，以及作为系统各个部分优化的参考，但要注意混叠带来的影响。在方法的选取上，传统上使用狭缝法，也可以选择刃边法或矩形波测试卡法，但要注意各方法误差的校正，对于系统固有分辨力性能的评价要进行预采样MTF的计算评价。使用NEQ和DQE进行评价时，也要进行预采样MTF的计算，现多使用MTF、NPS、DQE

等多个参数结合起来共同评价。

（四）临床意义

对一幅图像来说，并不是对比度越大越好，黑白分明的图像并不是好的影像。因为黑白越分明、对比度越强就意味着图像的信息越少，中间的影像细节层次丢失了，空间分辨力低了，分辨力提高的同时，增加了噪声，使得每个像素捕获较少的X线信号，要达到同样的分辨力，就需要较高的X线剂量。因此，对影像质量的评价必须把对比度和空间分辨力两者结合起来，MTF反映的就是对比度和空间分辨力的关系。对于胸片而言，高千伏电压摄影就是很好的例子，高千伏摄影影像对比度虽然有所下降，但是它的信息量却大大地增加了，为临床提供更多可用诊断信息。

而对于数字成像系统，直接转换硒探测器的MTF优于屏片和间接转换探测器的MTF。当间接转换探测器的MTF在较高空间频率上显著降低时，直接转换硒探测器的MTF可在一个更大的空间频率范围内保持高水平。利用硒材料，通过光导元件的电荷不会有横向运动，而且其MTF与硒的厚度无关。因此，硒探测器在采集X线并转换为电信号方面效率颇高。探测器的调制传递函数作为表征平板探测器的空间对比度空间响应的系统函数，它受成像链的影响。FPD的MTF由组成成像链的每一个单元的传递函数决定，理想的探测器MTF应该是与空间频率无关的水平直线，MTF越高，探测器越能真实的获得图像信息。例如，一个探测器具有闪烁晶体X线转换层，它的转换调制函数为MTF由转换层的本身属性决定，MTF综合反映了影像对比度和空间分辨力情况，表示探测器对图像细节的分辨能力。可以选择几个特征频率f（1.0、2.0、3.0），得出系统的MTF值，特征频率的MTF越高，则系统的传输性能越好，特征频率的第一个极小值较准确地反映了系统的综合解像能力，即极限分辨力。

调制传递函数是在一个空间频率范围内信号传递的度量标准，并且对空间分辨力进行量化，空间分辨力通常用线耦体模进行测量，任何系统的极限分辨力都是通过其像素尺寸加以确定的。例如，一个100μm像素的系统不能充分解析5Lp/mm以上的空间频率。间接转换法可以使光散射到数个像素，这进一步降低了系统的有效分辨力。在图像传输过程，图像信息经过了各处不同的变换和介质，因而受到不同程度的损失。

要控制整个图像质量，其评价方法应具有以下特征：①评定标准必须是客观地，并经得起验证；②能够全面地反映所表示的图像质量而不仅仅限于某个方面；③便于测定，即能直接从图像中获取；④能够传递，即在已知系统和各个组分对图像质量的表达，可以通过简单的叠加来获取系统的像质。而MTF则具备了上述特性，并能通过客观的数值全面反映图像的质量水平。

实际工作中主要是针对图像获取过程的MTF评价，探测器的MTF由成像过程的每个环节来决定。从理论上讲，探测器的MTF越高，就越能真实的反映图像信息。一个成像系统的光学传递函数等于各个单元传递函数的乘积。其数学表达式为：

$$H(\omega)=H(\omega)_1H(\omega)_2H(\omega)_3\cdots H(\omega)_n$$

（式12-4）

因为MTF总是小于1，所以要小于每一个单元的MTF值，要使成像系统的调制传递函数值较高，则系统设备的配置应尽可能选用高MTF的子系统，且各子系统MTF应尽可能互相匹配。如果有一个子系统MTF较低，则会影响整个系统的分辨力（可谓是“木桶效应”），并尽可能减少子系统的数量，尽可能选用集成器件。数字成像系统的MTF包括预采样MTF、量化MTF、滤过MTF、激光相机的MTF、显示MTF等。

由于数字成像系统是离散的点阵化采样，将空间上、密度上连续的模拟X线图像信号离散为数字化信息，会出现采样不足或位移产生变化，使输出信号产生位移。将探测器的采样频率ω_s定义为像素间距的倒数对应的空间频率，它可以决定数字图像的分辨力，由采样定律可知：

$$\frac{\omega_s}{2}=\omega_n \quad \text{（式12-5）}$$

这里的ω_n表示探测器的奈奎斯特频率，在数字图像中表示系统的极限分辨力。由于有探测器采样伪影的存在，MTF并非越高越好，尤其在采样频率大于极限分辨力ω_n的区域内。所以，在探测器分析中选择适当的MTF分布是相当有意义的。屏-片系统MTF测试是把星形测试卡的X射线照片用显微密度计分别沿黑、白楔条的角平分线方向进行扫描，将得到的数据用计算机处理，可以获得随空间频率连续变化的屏-片系统的MTF曲线。随着空间频率的增加而逐渐减小的屏-片系统的MTF曲线，随着空间频率的变化而呈连续变化。

三、维纳频谱

（一）概念

噪声在声学中是指干扰信号的无规则的、紊乱的、断续的一种无调声；无线电通信中出现的传输信号以外的干扰也称噪声。在数字信号处理中，把所需要的可以预测的信号称为确定性信号，把不需要的无确定性的不可预测的干扰信号称为随机信号。在 X 线照片上淹没微小信号的无规则的微小密度差称为斑点，上述的噪声、斑点、随机信号，从物理本性上讲都是一致的，即是无规则的、随机的无用信号。成像系统的噪声评价是图像质量评价的主要内容之一，人们都希望经过暗室冲洗或激光相机处理后的 X 线照片的影像密度均匀，但是激光胶片上的随机变化的噪声和颗粒，对影像细节和低对比度情况下观察图像影响较大。

对模拟照片斑点的评价和测量的方法，人们用均方根值（root mean square，RMS）粒状度、自相关函数（autocorrelation function，ACF）和维纳频谱（wiener spectrum，WS）来定量地测定 X 线照片的粒状性。这些参数中最能表达噪声大小和内涵的莫过于 WS，WS 是从通信技术中功率谱（power spectrum，PS）借用过来的。PS 是以时间为变量的函数，而应用到医学影像学中，却是以空间的长度为变量，它是客观评价影像质量的重要参数之一，是对影像噪声更复杂的描述，与简单的测量密度或像素涨落的均方根值相比，它给出了噪声在空间频率上分布的信息。

（二）维纳频谱的内容

影像的噪声来源于许多方面，如视频摄像机噪声、系统噪声、电子元件形成的噪声、存储器噪声、量子噪声等。其中量子噪声最为多见，量子噪声系指 X 线作为光源时，X 线可以看作是以微小的、离散的粒子形成的发射。当 X 线通过物体且与物质相互作用时，被辐射的接收器，如检测元件、胶片、影像增强器等在能量吸收的过程中，X 线量子的数量都会有单位面积密度的统计涨落而引起的小幅度变化形成细小颗粒，这就是量子噪声。噪声量与 X 线接收器检测的 X 线量成正比，与入射 X 线量成反比，即是说入射 X 线量越大，X 线量子噪声越小。噪声量通常以平均值的平方根来表示。

降低噪声，提高影像分辨力，这是每个成像系统追求的目标。在人们要求降低被检者剂量的愿望下，系统成像所需的线量也要减小，这样就需要较高的降噪技术。控制噪声有利于改善成像系统性能，提高影像清晰度，使诊断医师更容易和更有效地发现病变。

影响噪声的因素，对于屏胶系统来说，影响成像系统噪声的因素有很多，如图 12-20 所示。主要的有三种：

一是 X 线量子噪声（斑点），当 X 线光子撞击某种介质表面时，会发生多种反应，吸收、散射、衍射等，使介质表面形成雨点状的随机图案，尤其是 X 线量子数少到一定程度时，单位面积上的光量子数因位置的不同而不等，这种量子密度的波动（涨落）遵循着统计学规律，故称为 X 线量子的“统计学涨落”。通过对 X 线照片噪声的 WS 频谱分析，日本田土井得出的结论是：不论哪种屏胶系统，X 线量子斑点所占比例最大，一般认为大约 92%。

二是增感屏的结构噪声，由于入射到增感屏的 X 线量子被增感屏吸收是随机的，荧光物质将 X 线量子能量转换成可见光的效率相当高，再加上增感屏荧光颗粒分布不均，大小不等，因而形成了增感屏的结构斑点。

三是 X 线胶片感光颗粒大小分布不均，形成了 X 线胶片的粒状性。

对于数字成像系统，影响噪声因素更加复杂，CR 系统的噪声组成总结为以下几个方面：①X 线量子噪声；②IP 的结构噪声；③读取时的电子噪声；④A/D 转换时的量化噪声；⑤显示噪声（CRT 或激光打印机形成的）；⑥CR 胶片的粒状性。

影响 CR 图像噪声的因素还有图像后处理的参数，频率等级和频率增强是影响图像边缘锐利度的频率处理参数。由于 DR 系统具有强大的后处理功能和探测器越来越高的灵敏性，导致成像所需的 X 线量越来越少，使在影像上出现的噪声中，量子统计“涨落”引起的噪声成分越来越大。

（三）维纳频谱的物理意义

维纳频谱是以空间长度为变量的函数，它表示医学影像上单位长度（mm）上的噪声“能量”随空间频率（Lp/mm）的变化而分布的状况，其数值等于噪声的自相关函数的傅里叶变换。“能量”是指影像的微小密度差，噪声功率谱反映了在不同图像频率成分下图像强度的波动（噪声）。对于一个连续系统，NPS 表示为：

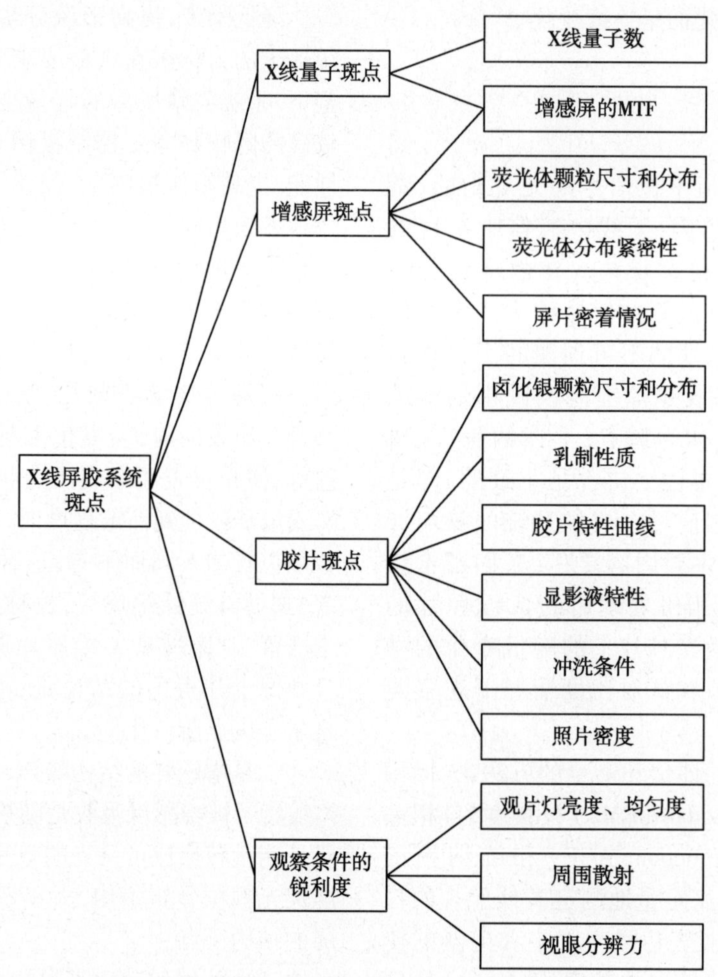

图 12-20　影响屏胶系统噪声的因素

$$\mathrm{NPS}\ (u,v)=\lim_{x,y\to\infty}\left(\frac{1}{2x\cdot 2y}\right)\left|\int_{-x}^{x}\int_{-y}^{y}\left[I(x,y)-\bar{I}\right]e^{-2\pi(ux+uv)}\ \mathrm{d}x\mathrm{d}y\right|^{2} \qquad (式 12\text{-}6)$$

其中 I 为图像背景平均强度。NPS 也称维纳频谱 WS,根据信号与系统理论,WS 即为噪声自相关函数的傅里叶变换,NPS 测量使用与 MTF 测量相同的 X 线谱。

20 世纪 70 年代初至 90 年代,随着计算机和微电子技术的飞速发展,信息技术进入医学影像领域,如 CR、DR、CT、DSA、MRI 和超声等相继出现,实现了诊断影像信息的数字化,同时对这些设备噪声性能的研究也随之而起。1984 年,Arnold 等在分析 DSA 的噪声特性时,给出了计算噪声均方根值的简洁公式。同年 K. Faulkner 等人对 CT 扫描架的 ACF 和 WS 进行测试探讨,并考察了基本的扫描参数如管电流、曝光时间、层厚、探测器个数对噪声的影响,在 1987 年 Kijewski 等又通过实验研究了各种算法对 CT 噪声的影响。20 世纪 80 年代初期,柯达(Kodak)公司首先研制出了 IP,之后富士(Fuji)公司将其专利买来实现了商品化。在数字放射影像中,影像的对比度可通过后处理功能来实现,信噪比就成了对物体检测能力的根本限制。

由于数字信号处理技术的发展,各国学者开始将其中的一些理论用于噪声分析上。1996 年,国际放射线设备和测量委员会在其 54 号文件中也提到了噪声的建模形式,并补充指出在处理系统响应之前的噪声时,应用下式计算系统后的噪声:$n'=H'*n$,其中 H' 为系统对噪声的传递函数。作为纲领性文件,此报告还把特性曲线(γ 值)、调制传递函数(MTF)、及 WS 确定为评价图像质量的最基本的参数。与此同时,在对数字成像系统的噪声来源的研究也在进行。由于 DR 系统强大的后处理功能和探测器越来越高的灵敏性,导致成像所需的 X 线量越来越少,这时在 X 线诊断影像上出现的噪声中,量子统计“涨落”引起的噪声成分越来越大。Neitzel

等人的研究进一步表明，FPD 的量子噪声主要集中在低、中频段。

降低量子噪声的办法，一是提高影像接收器件的灵敏度，改进电子元件的性能，开发理想的功能软件；二是提高 X 线的照射剂量，前者属于数字 X 线设备整体性能质量，后者属于操作者采取的降噪措施，如在应用时，提高 X 线照射剂量，可以达到降噪的目的。当照射剂量增加四倍时，噪声水平减小 2 倍。但照射剂量的提高，不仅患者将接受更多的 X 线辐射危害，而且对 X 线管、高压发生器等设备的负荷也随之增加。故在实际工作中，选择曝光条件时，在噪声与照射剂量之间找到一个平衡点，在不影响诊断的情况下，选择尽可能小的照射剂量。此外，在数字 X 线设备中，利用计算机图像的后处理功能，如抑制图像的噪声，可用窗宽和窗位技术，将图像对比度降低，使图像的视觉噪声明显减少，或用平滑技术来获得较为满意的图像，这些都是以 WS 理论做基础的。

四、等效噪声量子数和量子检出效率

（一）概念

数字设备的后处理功能可使成像系统的调制传递函数（MTF）和影像的对比度增强，使影像上显示出更多的供诊断医师观测的信息，同时影像上的噪声也增加，使更多的微小诊断信号被噪声所淹没。因此降低噪声，提高影像分辨力，成为每个成像系统追求的目标。国际放射技术界从 20 世纪 90 年代起不再单用 MTF 特性曲线的斜率 γ 值和噪声的 WS 其中一个量评价，而是用信噪比（SNR）为基础的等效噪声量子数（NEQ）和量子检出效率（DQE）两个物理量来评价。

量子检出效率（detective quantum efficiency，DQE）是指探测器检测到入射 X 线光子的概率，是一种对成像系统的信号和噪声从输入到输出的传输能力的表达，它是不同空间分辨力下衡量图像信噪比的一种量化指标，可以解释为成像系统中有效量子的利用率，可以精确的测量数字成像系统的性能。

等效噪声量子数（noise-equivalent number of quantum，NEQ）的物理意义可解释为量子数在理想的成像系统中产生的噪声，与实际输入信号在实际成像系统中产生的噪声一样。一般定义为成像系统中输出侧的信噪比的平方，即：

$$NEQ=(SNR_{out})^2=(\sqrt{q_{out}})^2=q_{out}$$

（式 12-7）

NEQ 是指成像系统中输出侧的信号，NEQ 越大，成像系统的 SNR 就越大，影像提供的信息就越多。

（二）原理

NEQ 和 DQE 两个物理量在 20 世纪 60 年代应用于天体物理摄影系统的图像质量评价，国际放射学界于 20 世纪 80 年代引入放射成像系统中，并测定了屏胶系统 NEQ 和 DQE 的数值。在数字 X 射线摄影系统较传统 X 线摄影系统组成复杂，对系统的分辨力 MTF 反映了系统的解像特性，描述了在给定频率下一个系统的信号响应。WS 是对影像噪声更复杂的描述（与简单的测量密度或像素涨落的 RMS 相比），它给出了噪声在空间频率上分布的信息。这两个量同特性曲线的 γ 值一起，经过适当结合就给出最大可利用的信噪比随空间频率的变化。此时 NEQ(u)定义为：

$$NEQ(u)=\frac{\gamma^2\cdot(Lge)^2\cdot MTF^2(u)}{WS(u)}$$

（式 12-8）

DQE 是 NEQ 与形成图像的曝光量子实际数目的比值。γ、MTF(u)和 WS(u)由 MTF 实验测量得到。显然 NEQ(u)是对 X 线成像系统的影像性能重要的评价参量。将输入的信号完全探测和包含在影像中信息的损失造成的在放射成像系统中，DQE(u)定义为：

$$DQE(u)=\frac{\gamma^2\cdot(Lge)^2\cdot MTF^2(u)}{qWS(u)}$$

（式 12-9）

由式 12-8 和式 12-9 可知：NEQ 与入射剂量和探测器的性能之间有如下的关系：

$$NEQ=q\times DQE \qquad （式 12-10）$$

其物理意义是：一方面，NEQ 与入射剂量成正比；另一方面，对于 X 线量子探测而言，它还表示了入射的量子数仅有一部分转换成影像信息，这一部分就是探测器的 DQE 值。

（三）测试方法

数字 X 摄影成像设备中 DQE 的测量是代表数字化图像的质量及目标的可探测性，影响它的因素有：X 线吸收量、信号曲线（由 MTF 测量）的幅度或强度以及噪声，它可以衡量放射剂量效率。国际 IEC 组织在 IECSC62BWG33 建立了一种在国际上认可的数字 X 线成像系统的 DQE 方法，即

IEC62220-1。它明确定义了DQE的测试步骤和确定的测试条件，可以用这些测量法去确定系统在一个空间频率范围内获取信息的好坏程度。该标准适用于常规放射学中的二维探测器，例如CR系统，平板探测器系统，包括闪烁晶体或直接转换的平板探测器，CCD探测器和数字X线影像增强器系统。MTF可测量空间分辨力，而DQE则是信噪比、对比分辨力和剂量效率的测量单位。

1. DQE的测量方法　采用图12-21所示的装置，用电离剂量表测量探测器表面的辐射剂量，每次曝光都要在不受干扰的辐射中进行，它是随着X线管电流的变化而变化。它需要进行三次曝光：一次是作为正常应用的曝光，二次是高于正常应用的曝光，三次是低于正常应用的曝光。曝光面积要足够大以允许噪声功率谱的确定。通过探测器系统来确定传递信号时，需把光栅放置在探测器的前面。在确定沿与像素行平行的轴的信号传递时，光栅的定位是让光栅条纹与像素列成α角倾斜，且$\tan\alpha$最大允许值是列像素的距离除以12.5μm或tan5。为了确定与像素列平行的信号传递，光栅对“行位置”旋转90°，需对光栅进行均一的曝光。适当选择曝光时间和剂量并与图像探测器正常应用时的条件相一致。

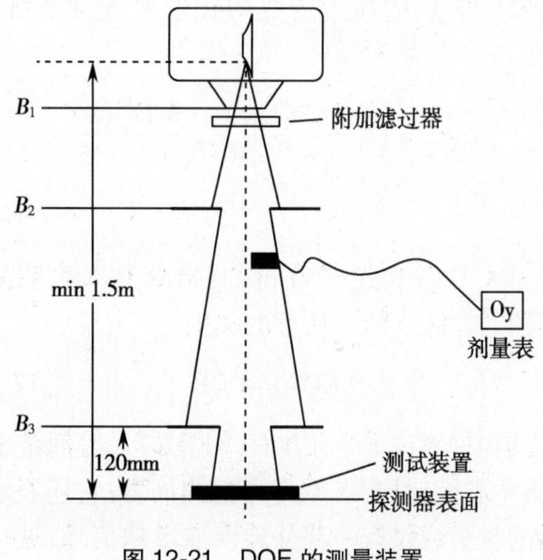

图12-21　DQE的测量装置

DQE测量的结果是依赖于测量所用的曝光条件和参数设置，因此在IEC标准中必须对其测试条件进行严格规定。要获得其中规定的射线品质要使用一定厚度的铝板对X线进行滤过，并调整管电压使半价层接近表中的规定值。可以使用其中的一种或几种X线能量谱进行测量，如果只使用一种谱线则必须选择RQAS。另一个重要条件是X射线照射野的几何尺寸。在测量探测器表面空气比释动能率、转换函数、调整传递函数MTF和噪声功率谱NPS时，必须采用相同的X线照射野几何尺寸。测量时要使散射效应降到最小，同时将焦点到探测器距离SID设定为1.5m，在探测器表面X线照射野的大小为16cm×16cm。

2. DQE的定义和NEQ计算的公式　DQE定义为输入信号的噪声功率谱（NPS）与输出信号NPS之比。其中，输入NPS是数字X线探测器表面的信号噪声功率谱，由系统的传递函数确定。输出NPS则为实际测得的初始数据的NPS。

$$\mathrm{DQE}(u,v)=G^2\mathrm{MTF}(u,v)^2\frac{W_{\mathrm{in}}(u,v)}{W_{\mathrm{out}}(u,v)}$$

（式12-11）

其中MTF(u,v)是数字X线成像设备采样前的调制传递函数，可以通过测量边缘响应函数的方法得到；G为探测器在空间频率为0时的增益；$W_{\mathrm{in}}(u,v)$是探测器表面照射野的噪声功率谱；$W_{\mathrm{out}}(u,v)$是数字X线成像设备输出的噪声功率谱。在IEC标准中，NPS、MTF都是由线性数据计算得到的，这些数据已经被转换为单位面积的曝光量子数。这些线性数据已经包括增益G，因此，不需要单独确定G。为计算DQE，首先要确定输入单位空气比释动能的噪声功率谱（NPS）。输入的NPS等价于输入的光子通量。

$$W_{\mathrm{in}}(u,v)=Q$$

（式12-12）

这里，Q为单位面积（1/m时）的曝光量子数，Q与x谱线和空气比释动能水平有关。

$$\mathrm{NEQ}=q\times\mathrm{DQE}$$

（式12-13）

利用公式可以得到NEQ，NEQ与入射剂量成正比。转换函数是数字X线成像设备的输出（图像数据，如图像灰度值）与输入曝光量之间的关系曲线。通过测量转换函数可以建立图像数据与探测器表面单位面积量子数之间的对应关系，将探测器的响应线性化为输入量子数的形式。测量转换函数时，X线的最小曝光水平不应该大于正常曝光条件的1/5，最大曝光量应为正常值的4倍。确定转换函数后，在计算MTF与NPS时，首先据此将图像数据进行线性化，将其转为单位面积上量子数目表达的形式。

（四）临床意义

1. 成像系统方面　DQE是对数字X摄影平板

探测器图像质量和病灶检测效率的体现，它涵盖了 MTF、噪声和对比度性能，它也是探测器剂量效能的体现。

直接平板探测器用非晶硒作为光转换器，非晶硒排列成 TFT 阵列，将 X 射线直接转成电荷，由于没有可见光的产生，不发生散射，空间分辨力取决于单位面积内薄膜晶体管矩阵大小。矩阵越大薄膜晶体管的个数越多，空间分辨力越高。随着工艺的提高，可以做到很高的空间分辨力，有很好的 MTF。在低空间分辨力时，非晶硒直接探测板的 DQE 比碘化铯的 DQE 要低，但随着空间分辨力越高，非晶硒的直接探测器 DQE 实际上大于碘化铯，非晶硒直接探测板在检测细节方面较强。

间接转换的平板探测器中，影响 DQE 的因素主要有两个方面：闪烁体的涂层和将可见光转换成电信号的晶体管。闪烁体涂层的材料和工艺影响了 X 线转换成可见光的能力，因此对 DQE 会产生影响，在低空间分辨力上 DQE 比非晶硒直接探测板高。在间接转换的平板探测器中，由于可见光的产生，存在散射现象，空间分辨力不仅取决于单位面积内薄膜晶体管矩阵大小，还取决于对散射光的控制技术。总的说来，间接转换平板探测器的空间分辨力不如直接转换平板探测器的空间分辨力高。

两种探测器性能的比较，间接转换平板探测器的极限 DQE 比较高，但是随着空间分辨力的提高，其 DQE 下降得较多；而直接转换平板探测器的极限 DQE 不如间接转换平板探测器的极限 DQE 高，但是随着空间分辨力的提高，其 DQE 下降比较平缓，在高空间分辨力时，DQE 反而超过了间接转换的平板探测器。这种特性说明间接平板探测器在区分组织密度差异的能力较强；而直接转换的平板探测器在区分细微结构差异的能力较高。

DR 与传统胶片相比较，在高空间频率时，与间接平板探测器相比，胶片的 MTF 值较高。在高空间频率下，胶片颗粒的噪声限制了它不能达到高的 DQE，这也是胶片的分辨力达不到其理论分辨力的原因之一。在低空间频率时，间接平板探测器的 DQE 比胶片高，但在高空间频率时，其 DQE 值陡然下落，这也是间接平板探测器产生光的散射造成图像质量下降的原因。

2. 临床应用方面成像系统的噪声大小是影响图像质量的主要因素，这样控制噪声和降噪技术就显得尤为重要，它有利于改善成像系统的性能，提高影像清晰度。具有高 DQE 的成像系统可以在敏感度和特异性方面提供更好的诊断影像，降低假阳性率。X 线系统的数字化曝光一般具有较宽的动态范围，可以使得成像区域在传统的胶片上可能曝光不足或曝光过度的组织得到显示，可以捕获从极低到极高范围的信号强度。它们还具有较高的对比分辨力，即能够捕获成千上万个灰度阴影，远远高出人眼所能分辨的范围。较高 DQE 的数字成像系统使得影像诊断的空间频率范围内（2～4Lp/mm）对小目标信息的探测成为可能，直接探测器可以获得较高的空间分辨力。DQE 决定了平板探测器对不同组织密度差异的分辨能力，空间分辨力决定了对组织细微结构的分辨能力，系统中信号增强和噪声减弱可增强细微结构的可见度。减少随机噪声，可以观察低对比组织，比如胸部纵隔软组织和淋巴管，要求有较高的空间分辨力，使细节显露出来。如图 12-22 所示。

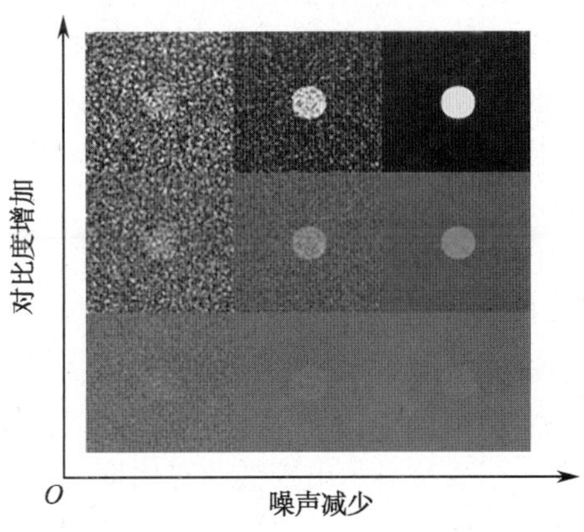

图 12-22 图像分辨力与噪声的关系

由于 DQE 影响图像的对比度，空间分辨力影响图像对细节的分辨能力。在摄片中应根据不同的检查部位来选择不同类型的平板探测器。对于胸部的检查，重点在于观察和区分不同组织的密度，对密度分辨力的要求比较高。在这种情况下，宜使用间接转换平板探测器的 DR，这样 DQE 比较高，容易获得较高对比度的图像，更有利于诊断。而对四肢关节、乳腺这些部位的检查，需要对细节要有较高的显示，对空间分辨力的要求很高，宜采用直接转换平板探测器的 DR，以获得高空间分辨力的图像。目前绝大多数厂家的数字乳腺机都采用了直接转换平板探测器，正是由于乳腺影像对空间分辨力要求很高，而只有直接转换的平板探测器才可能达到相应的要求。DQE 影响了对组织密度差异的分辨能力，而空间分辨力影响了对细微结构的分辨能力。所以在购买和使用DR时,应该根据DR的主要用途和具体的检查部位去选择和使用不同类型的平板探测器,只有这样才能使拍摄出的影像有利于图像的诊断。

有学者用探测器对人体仿真模型研究表明,小目标的对比可探测性在0.2~0.3mm范围内,与胶片相比可改善程度高达40%。在高空间分辨力下,数字成像系统保持高的MTF值是不能真正得到的优质图像,因为一些细小的组织会因图像噪声的影响而显示不清,提高图像的信噪比可以提高细小组织结构的显示率。DQE是不同空间分辨力下衡量图像信噪比的一种量化指标,可以解释为成像系统中有效量子的利用率,理想的DQE为100%,量子被完全利用。CR的DQE一般为20%~30%,而DR的DQE可达74%,有效量子利用率高,输出信息也就越高,可以用较低的X射线剂量获得相似的数字图像质量,对低剂量探测器临床应用有很大指导意义。在低剂量区间下,电子噪声所占比重较大,DQE随剂量增加而增加,当达到一定剂量后,量子噪声处于主导地位,DQE趋于恒定。在工程学上,描述DQE的曲线是在特定射线质量下进行的,噪声和对比度,加上人视觉系统对高空间频率较弱的反应,都是受成像系统的限制。数字化系统增加了图像处理功能,如窗口/对比度水平及变焦功能等,这些功能使得能够检测到更小的目标。在较高的空间频率下,胶片显示出较低的对比度和较高的噪声,即是很低的DQE。

多数影像的相关信息都存留在低到中度频率范围内,如果考虑到影像尺寸细节,要高对比、良好的骨细节,非晶硒平板探测器有优势。在信号无扩散情况下,DQE(及MTF)主要取决于像素大小。

3. **NEQ的临床意义**　NEQ的计算公式是:

$$\mathrm{NEQ}(u)=\frac{\gamma^2\cdot(\lg e)^2\cdot\mathrm{MTF}^2(u)}{\mathrm{WS}(u)}$$

(式12-14)

式12-14中u代表空间频率,单位为Lp/mm;e为自然对数底,e=2.718;lg$e$=0.43;γ表示屏-片组合体系或数字成像系统的特性曲线的斜率;MTF(u)表示屏-片系统或数字成像系统的调制传递函数;WS(u)表示被测成像系统的噪声的维纳频谱。

由NEQ(u)的计算公式可以看出:γ值为空间频率响应特性,当它乘以具有空间频率响应特性的MTF后,就可以认为γ使NEQ(u)具有了频率响应因素MTF(u)是成像系统线扩散函数傅氏变换的空间频率响应,而且随着u值的增大,MTF(u)值变小了,其平方值就更小了。但γ和MTF(u)都是平方值,故两者成积的结果,总体上看是使影像对比度增加了,信号容易识别了。若WS增大,NEQ(u)减小;反之,WS减小,NEQ(u)值就增大。其临床意义是:噪声减小,表示在不同u值上噪声淹没的影像上的信号少了,影像上能识别的信号就多了,即NEQ值就大了;若噪声大,表示不同u值上噪声淹没影像上的信号多了,影像上能识别的信号就少了,即NEQ值就小了。

需要指出的是,数字成像上形成的噪声比模拟成像的原因要复杂得多,如由于A/D转换时形成的量子噪声,激光扫描造成的读取时的噪声,激光打印设备和CRT等形成的噪声;还有数字成像抽样间隔,抽样孔径的MTF等对噪声的影响。另外,数字成像系统的MTF,总特性曲线γ值的测定等都比模拟成像系统复杂。

五、受试者特性曲线曲线

(一)概述

受试者操作特征曲线(receiver operating characteristic curve, ROC curve)源于信号检测理论,ROC曲线最早用于描述信号和噪声之间的关系,并用来比较不同的雷达之间的性能差异,后来在气象学、材料检验、心理物理学等应用较广。1960年Lusted在放射诊断范畴内首先提出,随后日益受到广大放射工作者的重视。ROC分析于20世纪50年代,起源于统计决策理论,后来应用于雷达信号接收能力的评价。自20世纪80年代起,该方法广泛应用于医学诊断试验性能的评价,特别是影像像质的评价,属于主观评价法。通过改变诊断界点,获得多对TPR与FPR值,以FPR为横坐标,TPR为纵坐标描绘ROC曲线,计算与比较ROC曲线下面积,以此反映诊断试验的诊断价值。

理想的成像系统是能100%再现输入的影像信息,而且没有一点伪影噪声,理想的诊断是100%地正确诊断。但实际从影像的获取到诊断结果的给出,包含很多复杂因素,如成像参数的选择、患者衣服的伪影、散射线、胶片质量等,这些因素又不同程度的影响诊断医师的判断,当然也包括医师自身水平的因素。加上在临床工作中,不同的疾病在影像上的表现又有类似之处,所以诊断结果出现错误是不可避免的，而评价这种成像系统及其诊断效能就成为必须，于是 ROC 曲线应运而生。

为了更好地理解 ROC 曲线的含义，先引入概率论的几个概念：

（1）概率：指在相同条件下进行 n 次试验，条件 A 出现了 m 次，当 n 充分大时，条件 A 出现的频率 m/n 具有稳定性，此时条件 A 发生的概率就是

$$P(A)=\frac{m}{n} \qquad \text{（式 12-15）}$$

（2）条件概率：条件 B 发生时，条件 A 发生的概率称为条件概率。

$$P(A|B)=\frac{P(AB)}{P(B)} \qquad \text{（式 12-16）}$$

（二）ROC 曲线基本原理

传统测试诊断精确的定量方法是灵敏度和误诊率，用这些参数描述患者（有病与没病）的百分数。统计学假设方面的问题，对于诊断试验（diagnostic test）的评价，首先应知道受试者（人、动物或影像等）的真实类别，即哪些属于对照组（或无病组，正常组，噪声组等），哪些属于病例组（或有病组，异常组，信号组等）。划分病例与对照这两个组的标准就是金标准（gold standard）。医学研究中常见的金标准有：活组织检查、尸体解剖、手术探查和跟踪随访结果等，它们比评价的诊断试验更加可靠，且与评价的诊断试验无关。例如，冠脉造影是诊断冠心病的“金标准”，实际患病且被诊断为阳性的概率就是灵敏度（sensitivity），也称为真阳性率（true positive rate，TPR），图像对病灶的真实显示，是信号 S，图像对无病灶的显示 N，误诊率也就是假阳性率（false positive rate，FPR）。TPR 描述有疾病的患者的百分数被正确地判断为阳性结果，FPR 描述在没有疾病的个体中被判断为阳性结果的概率。灵敏度和误诊率描述在 2 分法中判断的结果是：一种判断结果不是阳性，就是阴性。

1. **ROC 工作点的计算**　ROC 分析资料可大致分为连续型资料与有序分类资料两种形式，连续型资料常见于某些定检验，有序分类资料多见于医学影像诊断或心理学评价。ROC 解析是信号 s 和噪声 n 同时存在时，信号是在有背景噪声的情况下分析的，ROC 曲线不仅是对成像系统的探测器信号检测能力的检验，也是诊断者对信号判断能力的检验。阈值的选择影响敏感性和特异性。对于一个理想的诊断结果的概率分布表明疾病的存在或不存在并不重叠，所选择阈值是在两个分布之间，这种结果的敏感性和特异性都是 100%。

对于大多数诊断来说，疾病的概率分布和正常分布是重叠的。任何阈值都将导致一些具有疾病的患者错分为正常，或一些没有疾病的个体错分为患者，或两种情况都有。应用低的阈值降低假阴性结果的数量（高敏感性），但假阳性的数量增加（低特异性）；另外，增加阈值会增加假阴性（低敏感性），且降低假阳性的数量（高特异性）。这样，在敏感性和特异性之间成互交的关系，一个高的敏感性伴随着低特异性，而一个低的敏感性伴有高特异性。

对所有可能的阈值作 ROC 曲线显示敏感性和特异性之间相互关系，图的纵轴表示敏感性或真阳性率，水平轴表示假阳性率。在 ROC 曲线上各个作业点表示在给定的一个阈值下敏感性和特异性的组合。在不实际的高阈值下，所有患者都被当作正常分类，导致 TPF 为 0，FPF 为 0（特异性 = 1），这与 ROC 曲线左下角的作业点是一致的。降低阈值既增加 TPF 又增加 FPF（低特异性）。对于可能最低的阈值，TPF 和 FPF 都是 1（特异性 = 0），与 ROC 曲线右上角相一致。

2. **ROC 曲线统计学判定理论**　有的学者认为，在一幅影像上，给观测者相互等间隔的两组信息：一组是没有信号的信息，即正常图像，只有成像系统的噪声（noise），用符号 n 表示，通过观测者分析得到的噪声概率分布函数设为 $f(X|\mathrm{n})$；一组是有信号的信息（signal），即异常图像，用符号 s 表示，通过观测者分析所得的概率分布函数为 $f(X|\mathrm{s})$；用 S 表示观测者肯定回答“有”（阳性），N 表示做出回答“没有”（阴性）；那么观测者对含有信号的图像判断为阳性“有”，称为真阳性（true positive，TP），真阳性图像占被观测有信号图像总数的比值，称为真阳性率（true positive fraction，TPF），记作 $P(\mathrm{S|s})$；对含有信号的图像判断为阴性“没有”，称为假阴性（false negative，FN），同样它占被观测有信号图像总数的比率即为假阴性率（false negative fraction，FNF），记作 $P(\mathrm{N|s})$。观测者对不含信号的图像判断阴性“没有”，称为真阴性（true negative，TN），用 $P(\mathrm{N|n})$ 表示真阴性率（true negative fraction，TNF）；观测者对不含信号的图像判断为阳性“有”时，称为假阳性（false positive，FP），用 $P(\mathrm{S|n})$ 表示假阳性率（false positive fraction，FPF）。如图 12-23、图 12-24 所示（T = Total，是所有观测图像总数）。

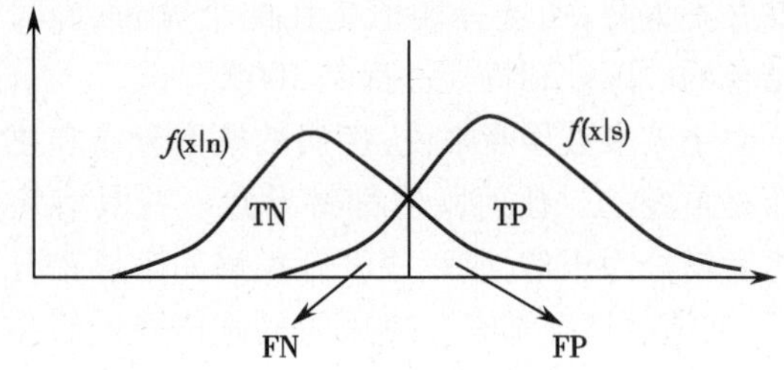

图 12-23 ROC 曲线的真阴性与真阳性

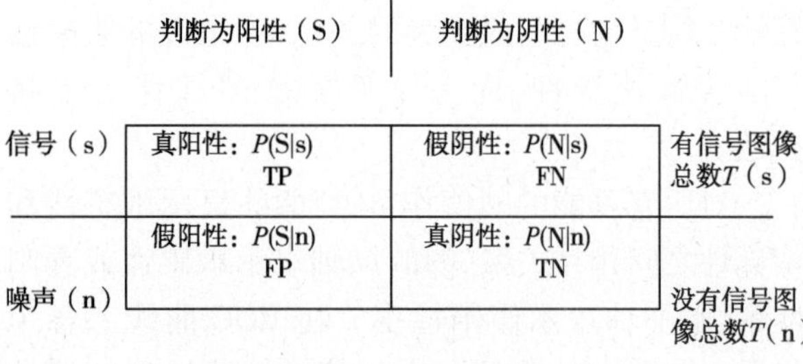

图 12-24 ROC 曲线统计学判定理论

以上就是所谓的“金标准”，实际测试结果总会和它有偏差。其中：TNF+FPF=1，TPF+FNF=1。为了区分正常（只有噪声）和异常（有信号）的影像或检查方法的可信赖程度，一般用敏感度和特异度来表示：

$$\text{敏感度}=\frac{P(S|s)}{T(s)}=\frac{TP}{TP+FN} \quad (\text{式 12-17})$$

$$\text{特异度}=\frac{P(N|n)}{T(n)}=\frac{TN}{FP+TN} \quad (\text{式 12-18})$$

敏感度又称感度、敏感性、真阳性率或疾病正确诊断率，特异度又称非疾病状态正确诊断率。在对信号的有无进行识别时，敏感度和特异度可以表现为观测者固有能力，也可以表现为影像异常与正常的差异大小。与敏感度和特异度相类似的两个概念是：

$$\text{阳性预测率}=\frac{TP}{TP+FP} \quad (\text{式 12-19})$$

$$\text{阴性预测率}=\frac{TN}{TN+FN} \quad (\text{式 12-20})$$

所有以上观测数据记录好以后，就可以绘制 ROC 曲线了，以假阳性率 $P(S|n)$ 为横轴，以真阳性率 $P(S|s)$ 为纵轴，用平面直角坐标系作图就可以得到 ROC 曲线了。

（三）ROC 曲线

对每个诊断系统来说，出现假阳性和假阴性结果都是不希望的，但实际上诊断系统的阳性和阴性结果的分布是有重叠的，其重叠的程度取决于干扰因素的总体效应，效应越大，重叠越多。传统评价诊断系统效果的指标是准确率，即（TP+TN）/T（见图 12-25），它只说明诊断结果正确的百分比，并没有考虑假阳性和假阴性，无法客观反映诊断系统本身的效能。而 ROC 曲线就完全能够客观反映诊断系统的好坏，特别是敏感度和特异度两个指标是很重要的。有学者认为，从本质上讲，ROC 曲线是反映随诊断界值（threshold，即诊断标准）改变而动态变化的敏感性-特异性曲线。

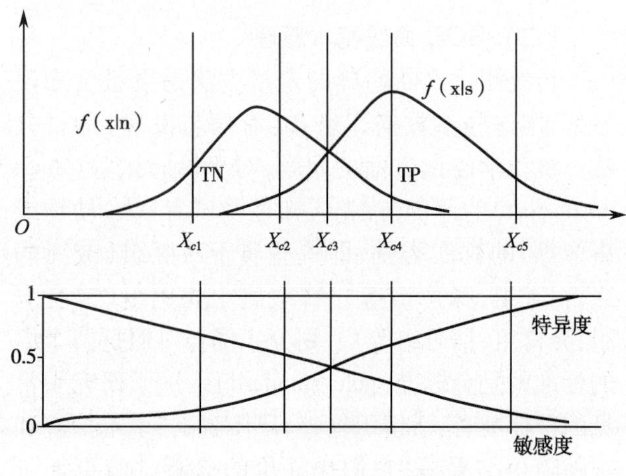

图 12-25 ROC 曲线的变化

图 12-25 所示，X_{c1}、X_{c2}、X_{c3}、X_{c4}、X_{c5} 分别是不同的诊断界值，即 $X \geqslant X_c$ 观测者判断为阳性，只要不越过 X_c 任何点都判断为阳性，此时在 $f(X|s)$ 下的面积为真阳性概率 $P(S|s)$，而在 $f(X|n)$ 分布下的面积为假阳性概率 $P(S|n)$。这样，在 X_c 左侧的意义就不大，所以观测者所有信息都可用 $P(S|s)$ 和 $P(S|n)$ 来表示。

由图 12-25 还可看出：①当诊断界值变化时，敏感性和特异性也随之改变，那么单纯用某一点的敏感性和特异性指标比较 2 种或 2 种以上诊断系统的效能往往是不全面的，甚至会出现错误。②敏感性与特异性成相反方向变化，随着 X_c 沿着 X_{c1}、X_{c2}、X_{c3}、X_{c4}、X_{c5} 变化时，敏感度降低，特异度升高，二者在 X_{c3} 出交叉，说明只有适当选择 X_c 才能达到理想的敏感度和特异度，在 2 个端点都没有什么意义。③传统的敏感度和特异度比较，忽略了诊断医师自身专业水平及认识能力的差异，所得到的结论往往存在较大的偏差。④只有在不同诊断界值下的敏感性特异性曲线相比较，才能全面反映诊断系统的效能。由上面的分析可以看出，ROC 曲线分析的本质就是动态分析、比较不同诊断试验在多个诊断界值条件下，其相对应的敏感性-特异性曲线的差异。由图 12-25 转化即得到直观的 ROC 曲线，如图 12-26。

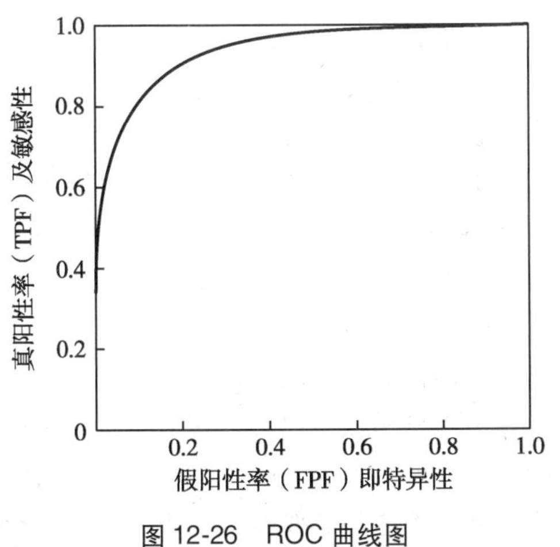

图 12-26　ROC 曲线图

（四）ROC 曲线的种类和评价

1. 传统的 ROC 分析方法

（1）二等级法或二分类法：它解决是或否的问题，即要求诊断者必须做出两者择其一的明确诊断，如病灶的存在或不存在、良性或恶性等，不允许有第 3 种诊断，这种 ROC 曲线的描记采用二分法，即由 1 位或几位诊断医师分别以不同的诊断界值对所观察的每一幅影像做出两者择其一的诊断，然后与金标准相对照，分别计算各自的敏感性和特异性。这样，每次都会得到一对敏感性与特异性数值，每一对数值都可以在图上描出 1 个点，把所有的点和 2 个角连接起来就可构成一条 ROC 曲线，M 个点就要求对所有图像进行 M 次诊断。

（2）多等级法：实际上，放射医师在诊断时所面临的往往是多种可能，而并非简单的“是与否”。因此，目前影像学文献中常用多等级法，如四级法、五级法、六级法等。

以五等级法为例，对每幅影像中病灶的判断，放射医师要在下列 5 种可能中选择其中 1 种：①肯定阳性；②可能阳性；③不清楚；④可能阴性；⑤肯定阴性。然后分别把以下的集合①、①+②、①+②+③、①+②+③+④算作阳性诊断，各自的剩余诊断算做阴性诊断，依照金标准分别计算出真阳性率和假阳性率。诊断医师对所有的影像只进行 1 次诊断就可得到 4 对敏感性和特异性数值，再加上横、纵轴上的 2 个点（敏感性 = 1，特异性 = 0；特异性 = 1，敏感性 = 0），即可描记出 1 条曲线。四级法和六级法实际上是五级法中 2 项的合并或 1 项的再分割，它们之间无本质差别。与二等级法相比，它们能反映出更多的信息量，ROC 曲线的估计更为稳定和精确，且效率更高。

（3）百分法：Roclette 等学者用 1% ~ 100% 可能阳性来分类，较前者而言，这种方法可反映更多的信息量，结果与五分法相近，但应用起来比较复杂。

（4）改良 ROC 法：传统的 ROC 方法解决是或否的问题，即病灶存在或不存在、良性或恶性的问题等，常用于病灶位置明确或可以忽略病灶位置的情况。实际应用中，往往要考虑病灶所在的位置，因为观测者观察到的可能是伪影，而忽略真正病灶的存在。在记分时，传统 ROC 方法不能对此种情况加以区分。

另一种方法 LROC（location response operating characteristic）曲线则考虑到这个因素，对传统 ROC 曲线的“真阳性率”作了进一步分析，其横坐标为假阳性率，纵坐标为定位正确的真阳性率。对于可能存在单发或多发病灶的诊断，Metz 等学者用变通的 ROC 方法进行分析，这种方法仅仅限于理论，但临床实用性不强，没有考虑各个病灶的位置。当临床上要求对一幅影像上存在的多个病灶进行定性、定量、定位诊断时，则需应用 FROC（free response operating characteristic）方法（纵坐标表示定位正确的真阳性率，横坐标表示所有影像平均的假阳性病灶数）或 AFROC（alternative FROC）方法（纵坐标表示定位正确的真阳性率，横坐标表示所有含有假阳性影像的百分率）。其计算方法有参数法与非参数法。

2. ROC 曲线评价指标

（1）对应每一个 FPF 所得到的 TPF，即传统的敏感性和特异性指标。

（2）ROC 曲线下的面积（A_Z）：最常用的评价 ROC 曲线特性的参数，每个诊断系统对疾病的诊断效能都可以用 1 条 ROC 曲线表示，曲线下的面积 A_Z 表示诊断系统的阳性和阴性诊断结果分布的重叠程度。曲线越靠近左上角，A_Z 值就越大，诊断效果越可靠。应用这个参数可以作为比较几种诊断系统的客观指标，它不受诊断界值变化的影响。当 A_Z = 10 时，表明诊断效能是完美的，没有假阳性和假阴性错误，也就是说，这个诊断系统可以作为金标准。如利用 DSA 诊断血管狭窄就是如此。当 A_Z=0~5 时,表明诊断结果毫无意义,无法区分有病和无病。临床绝大多数的诊断是 A_Z 值位于 5~10 之间。

（3）ROC 曲线下的部分面积:用 A_Z 评价 ROC 曲线的特性有一定的限度,由于 A_Z 表示的是从 0 到 1 整个 FPF 数值范围内敏感性的平均值,因此当 2 个诊断试验的 ROC 曲线相互交叉时,A_Z 不能反映某一范围内 ROC 曲线的敏感性与特异性的优劣,甚至可能得出相反的结论。在这种情况下应用 ROC 曲线下的部分面积,即某一 FPF 数值范围内的敏感性的平均值来比较 ROC 曲线的特性,才能反映真实的情况。

3. ROC 方法的临床应用

（1）不同影像方法效能的比较:①绝对效果的评价,即某种影像系统对某种疾病诊断的绝对性评价,并且在 ROC 曲线上,诊断者能选择最佳的诊断界值,使敏感性和特异性都达到最佳。如筛选检查时,诊断者可根据描记的 ROC 曲线,选择严格的诊断界值以增加敏感性,减少漏诊率。②相对效果的评价,影像医学中,每一种成像方法、显示技术都有各自的优点和缺点,不能笼统地说哪一种方法更好,只能说对某种疾病的检查有优势。ROC 曲线有客观性指标 A_Z 等作参照,可以对 2 种或 2 种以上影像系统对某种疾病的诊断做出相对性评价。

（2）不同试验者运用同一影像方法的技能比较,在影像诊断工作中,诊断医师如能正确运用所有与影像相关的信息,其诊断效能必定高于他人。ROC 曲线分析可以比较不同诊断医师的诊断效能。

（3）ROC 应用的一般步骤,实验设计对每种统计方法的应用都是至关重要的,运用 ROC 分析方法时,病例的选择以及对诸多可能的干扰因素进行控制,是得到客观而真实结论的前提。

（五）临床意义

对于检测诊断利用 ROC 分析法既提供连续资料,又可提供等级尺度资料。如果采用 5 种等级种类对于置信度等级判别通常将产生一个有意义的曲线。许多计算机程序能通过观察的作业点计算出一个平滑的 ROC 曲线,广泛应用的计算机软件包是 Metz 等开发的,这些计算机程序计算出一个副法线 ROC 曲线。在构成 ROC 曲线实验设计中应避免病例样本的选择偏倚,它有 2 种来源:一是偏倚的范围,二是疾病证实的偏倚。即使所有患者利用参考标准评价,如果影像学家进行检测不是盲法则仍然有诊断偏倚的概率。

ROC 分析法根据它们的性质,许多影像学检查不用二分法判断,而是提供下列 3 种资料中的一种:

（1）连续定量的资料,病灶的大小(厘米)或病灶的 CT 值(HU),在某些情况下,能显示病灶的病理组织学本质,在一个特定的范围内这些数据具有可靠的价值。

（2）标准率的资料,标准率用有限的分类数目在顺序方式中表达一些检测的信息。如肾动脉狭窄的程度有:狭窄<50%,狭窄 50%~74%,狭窄 75%~99%和闭塞。

（3）定性资料,通常不提供定量资料,许多应用于影像学的标准是形态学,评价病灶的边缘、位置、钙化均能有助于明确诊断。

将诊断信息转化成是或不是两种回答时,需要确定标准或阈值,以告知正常、异常,这种阈值的选择依赖于观察者之间和观察者自身的变化,诊断测试的精确度仅用一组敏感性和特异性的值来描述是不合适的。

有病和没病的检测结果,其概率分布重叠的数量决定检测的识别能力,这种重叠决定 ROC 曲线的形态及位置。如果有病与没病的概率分布是相同的,即它们完全重叠,TPF 和 FPF 在任何阈值下都相等,这种检测没有识别能力也就没有价值,这种检测的 ROC 曲线从图的左下角到右上角是直对角线,此"曲线"下的区域是 0.5(整体区域的 50%)。一个理想的检测在分布上没有重叠,ROC 曲线有最佳作业点(即 TPF=1 和 FPF=0),相当于 ROC 曲线图的左上角,在这 ROC 曲线下的区域为 1.0(全部区域为 100%)。

ROC 曲线下的区域是检测诊断精确性的量度,常用于诊断检测之间和观察者们之间的比较。运用适当的计算机软件,能够计算出 ROC 曲线下的区域,并对显著性差异用单一的 Z 分数(Z score)检验作检测。但曲线下区域的非参数计算,对于比较 ROC 曲线下的区域非参数方法比 Z 分数检验更合适。因此,ROC 曲线下区域差异的意义可随分析方法的改变而改变。

依据 ROC 曲线下区域的比较检测的主要优势是不依赖于诊断标准,这样在敏感性和特异性评价上消除了阈值的影响。但这样做会出现另一个问题,ROC 曲线的部分是由临床不相关的 TPF 和 FPF 组成。ROC 曲线的末端角落表示高的敏感性和低的特异性组合，反之亦然。在 ROC 曲线相交时，如比较检测的诊断精确性，则曲线下的区域的用处有限。

ROC 曲线另一个潜在的作用是检测最佳阈值，ROC 曲线包含在所有可能的阈值上的敏感性和特异性的组合，这为临床实践提供了估价最佳阈值的机会。概括地说，ROC 分析法对于比较影像学检测和观察者的诊断精确性是一种有用的技术。由于阈值的影响被排除，曲线下的区域提供一种检测的诊断精确性的客观参数，优于单纯比较敏感性和特异性。

（刘园　余建明）

第十三章

数字 X 线设备与 X 线摄影基础

第一节　数字 X 线设备

普通 X 线成像设备是医学诊断特别是在放射诊断方面不可缺少的医疗设备，也是结构精密、性能比较完善和先进、应用广泛的医疗设备，在医学影像领域占有非常重要的位置。

一、数字 X 线成像形成原理

数字 X 线成像的形成是基于 X 线的 3 个基本特性（穿透、荧光和感光作用）与人体组织密度和厚度的差异。以普通胶片 X 线摄影为例阐述其原理或过程。普通胶片是装在与之匹配的不同尺寸暗盒中，暗盒的前后装有增感屏（其作用是增加感光量，降低被检者的 X 线辐射剂量），早期暗盒是用铝制作的，目前大多用吸收 X 线少、强度好且耐磨的非金属材料制成，把暗盒称为 X 线探测器或接受器。

X 线图像形成原理是这样的，当一束 X 线到达人体不同组织结构或不同厚度时，由于它们对 X 线吸收程度不同（密度低的，如肺，吸收 X 线少；密度高的如骨骼吸收 X 线多；密度一致，厚度薄的吸收 X 线少，厚度厚的吸收 X 线多），则透过人体后形成分布强弱不同的 X 线，这些 X 线照射到暗盒的增感屏上，产生与 X 线相对应强弱不同的荧光，这些荧光作用于胶片的感光层，从而形成潜影（称为图像信息获取）。被感光的胶片卤化银晶体颗粒大致以 3 种形式存在于感光层中，感光充分的形成显影中心的颗粒，感光不足的未能成为显影中心，未感光的为卤化银颗粒，经过显定影后还原成有层次的黑白图像（感光强的也就是穿透多的或吸收少的呈黑色图像，感光弱也就是穿透少或吸收多的呈白色图像）。

由此可见，密度和厚度的差别是产生 X 线图像对比的基础，是 X 线成像的基本条件。

为了获取诊断 X 线图像，就必须有能够完成各种不同类型的 X 线成像设备，人们通常把这种设备称为 X 线机或 X 线成像设备。自伦琴发现 X 线的 100 多年以来，经历了不同阶段的变化，特别是现今 20 多年来发生了根本性的变革，引入了许多新的 X 线成像方式与成像技术，将 X 线成像技术推向了一个崭新的阶段。这些新的 X 线成像方式与成像技术（如数字 X 线成像）将在后面一些章节中讨论，这里只讨论 X 线发生器与附属装置（也就是通常所说的 X 线机的结构）。

二、数字 X 线成像设备的分类

数字 X 线成像设备的分类尚没有统一的标准，但通常以其结构特点、X 线发生器的最大输出功率或应用范围为依据进行分类。

（一）按结构分类

1. **携带式**　这种 X 线成像设备结构简单、重量轻、装卸方便，整机装于背包内就可背走。用市电或用小型发电机供电。由于输出功率仅有 1kW 以下（10mA，75kV），故只能作野战透视和四肢摄影，也可在巡诊查体中用于胸部透视。

2. **移动式**　这种 X 线成像设备在机座上装有滚轮，可在病房中进行床边 X 线摄影检查，亦可在野战进行骨折复位及异物定位。如配备 C 形臂、影像增强器和 X 线电视系统，可用于介入性手术的监视或骨折复位监视。国产 50mA、100kV 组合机头式移动式 X 线成像设备，可用病房内插座电源。进口充、放电式移动式 X 线发生器摄影条件高，可投照出较满意的 X 线胶片图像，也可以用病房电源插座，中、高频 X 线发生器的出现，使其功率达到（30~50）kW，同样可以使用病房普通电源插座供电。

3. **固定式**　通常按其X线发生器输出功率分为中型和大型两种。

(1) 中型:这种X线发生器用双焦点旋转阳极X线管(但仍有用固定阳极X线管),配有电动诊视床、X线管立柱、滤线器、摄影床等,除能进行一般透视、摄影外,还能进行胃肠检查。对电源电压、频率和电源电阻有一定要求,达到这些条件才能发挥其性能。

(2) 大型:这种X线发生器多有两只以上旋转阳极X线管,配有电动诊视床、滤线器、摄影床、立式胸部架,多数配有X线电视系统,X线管组件和影像增强器用C形臂或悬吊架支撑,还配备一些检查需要的辅助设备,能完成一机多用。这种大型X线发生器要求有良好的电源电压以保证工作性能稳定,充分发挥其作用。

(二) 按X线发生器的最大输出功率分类

1. **小型**　指功率在10kW以下,最大管电流在50mA以下,最高管电压在90kV的发生器以下的X线发生器。

2. **中型**　指功率在20kW~40kW,最大管电流在100mA~400mA,最高管电压在100kV~125kV的X线发生器。

3. **大型**　指功率在50kW以上,最大管电流在500mA以上,最高管电压在125kV~150kV的X线发生器。

(三) 按应用范围分类

1. **综合性X线检查设备**　是指固定式X线发生器,具有X线透视和摄影等多种功能,适合做各种疾病检查。

2. **专用X线检查设备**　是为了适应某种专科疾病检查而设计的X线成像设备。配有各种专科疾病检查的辅助设备,如乳腺摄影X线成像设备、泌尿疾病检查用X成像设备等。

三、基本结构及其特性

一套X线成像设备因容量大小和使用目的不同,结构简繁不一,一般由X线发生器(主机)系统和附属设备两大部分构成,普通X线成像检查设备也不例外。

(一) X线发生器系统

X线发生器由控制器(controller)、X线高压发生器(X-ray high-voltage generator)、X线管组件(X-ray tube assembly)与高压电缆(组合式机头除外)组成,如图13-1所示。

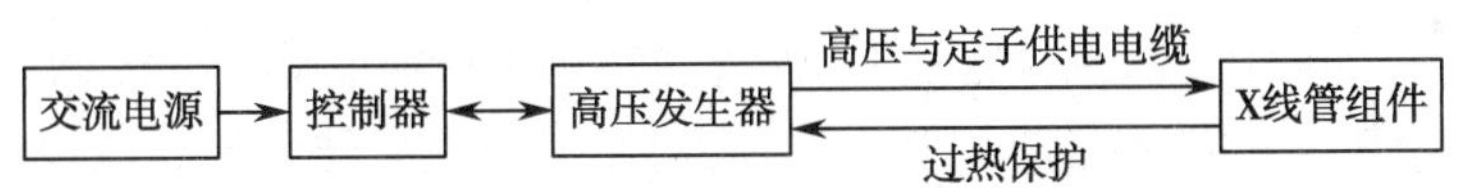

图13-1　X线发生器组成及各个部分相互关系示意图

控制X线产生和调节X线量和质的部件:控制器或柜;

供给X线管组件能量部件:高压发生器;

产生X线的部件:X线管组件。

X线发生器需要的电能由交流电源供给。产生X线需要的高电压由高压发生器和与它相结合的电路提供。控制和调节供给X线管组件的电能,使产生的X线满足X线检查中的需要。为此,需要有对X线控制(X-ray control)的单元,即控制台(control console)。此单元部件是技术人员接触最多的部件,因此,下面叙述控制台的一些共同特点。

1. **变压器**　变压器(transformer)是利用电磁感应的原理来改变交流电压的装置,即能增加电压又能降低电压。变压器多是浸泡在绝缘油内使用(常用低压变压器除外),油的作用是在变压器工作中间起绝缘和冷却作用。X线发生器中有3种变压器,即自耦变压器、升压变压器、降压变压器。

(1) 自耦变压器:自耦变压器(autotransformer,AUT)是一种特殊型变压器,只有一个线圈的自感变压器。它可输出不同的电压供给X线发生器内各个电路。如用自耦变压器输出不同电压值供给升压或降压变压器,供X线管的高压和灯丝加热用。

自耦变压器可以称为X线发生器内的电源,位于控制器或柜内下部。高频X线发生器全不用自耦变压器。

(2) 升压变压器:升压变压器在工频X线发生器中主要是高压变压器,在高频X线发生器中除了高压变压器外,有的需要将市交流电压(如380V)升高到该X射线发生器所要求的交流电压(如400V或更高),这里我们只介绍高压变压器。

高压变压器(high voltage transformer)是产生供给X线管两极高电压,使X线管灯丝的自由子高速运动的能源,其工作原理与一般互感变压器工作原理一样，主要由初级线圈、次级线圈、绝缘层、铁芯等组成。X线发生器的高压变压器用于特殊运行状态，所以有它的特点，结构上也有与一般变压器不同之处，其高压变压器的特点有：

1）高压变压器次级输出电压高：诊断用X线发生器的高压变压器次级输出的电压在40kV～150kV范围内，这就要求高压变压器要有很好的绝缘，为此，X线发生器的高压变压器浸在绝缘油中使用，因为这种绝缘油具有很好的绝缘能力和流动性，既可满足绝缘要求，又可以起到散热作用。

2）连续负载小，瞬间负载大：诊断用X线发生器的高压变压器的负载电流在透视时连续工作不超过5mA；摄影时可高达所用X线管的最大mA值，但负载时间是瞬间的，这样对诊断用X线发生器的高压变压器只考虑瞬间负载要求，依此，解决高压绝缘问题，就可缩小高压变压器的体积。

3）容量小：由于诊断用X线发生器是瞬间大负载，因此，所用高压变压器容量就可以按同容量一般电力变压器容量的1/3设计。

4）中性点接地：高压变压器次级线圈的中性点接地，可降低高压变压器的绝缘性能要求，由此可缩小高压变压器的体积，由于中性点接地为零电位，就可把测量管电流的mA表串联于中性点，可装在控制台上监测。

（3）降压变压器：降压变压器无论是工频还是高频X线发生器都普遍采用，供给各个部件或电路的不同电源。这里我们只介绍X线管灯丝加热变压器。

因X线管灯丝加热变压器的初级线圈流过的电流较小，导线的线径较细，多用直径为0.19mm～0.51mm的漆包线，分数层绕在用黄腊绸或绝缘纸包好的阶梯形铁芯臂上，层间用电缆纸绝缘，总匝数在800～1 000匝。X线管灯丝加热变压器的次级线圈电流较大，多用直经为0.8mm～2.1mm的玻璃丝包圆铜线，分2～3层绕制，总匝数为数十匝。

双焦点X线管有两个灯丝，X线管大小焦点灯丝加热功率不同，两个灯丝加热变压器的容量也不同，如今，为加工方便，通常采用同一种容量（大焦点灯丝）的变压器。

X线管灯丝加热变压器的次级由于与高压阴极连接，所以要求绝缘度高，初、次级之间也要有很好的绝缘。

2. 操作台　操作台位于控制室内，控制室的墙要达到对X线的防护要求。控制室墙上装的铅玻璃窗用于技术人员在整个时间观察被检者和X线发生器的情况。

操作台内装有许多部件和电路，如kV和mA控制电路、定时电路（timing circuits）和其他控制等电路。

操作台有个控制面板（盘），面板上装有控制钮（键）、仪表和各种功能的按钮或选择器。现今X线发生器大部分用数字方法显示出各个部件的工作参数，这里只将主要的控制钮（键）和仪表，所有操作台共有的作一介绍。

（1）电源通、断开关：操作台上有电源通（ON）和断（OFF）两个按钮（键）开关，用于启动和关闭整个X线发生器。当按下“ON”按钮时电源供电给控制台内或柜内的自耦变压器（工频X线发生器）或内部供电变压器（高频X线发生器，同时向逆变器的整流器供电，输出供逆变器用的直流电源）和其他电路。

（2）电源电压补偿器和指示器：交流电源电压经常发生波动造成电源电压不稳定。电源电压补偿器的用途就是保证自耦变压器的电压输出稳定。因为电源电压任一波动都会影响曝光时X线的输出，结果影响X线摄影图像密度。

过去的X线发生器用手动调节电源电压补偿，在整个工作时间必须保证指示器指示至正确值上。现代X线发生器用自动电源电压补偿器（automatic line voltage compensation）。这样的自动补偿器，偶尔电源电压波动时自动补偿电压达到正确值。高频X线发生器没有电源电压补偿器和指示器。

（3）kV、mA和时间s选择器：这3个选择器是技术人员经常要调节的曝光参数，因为不同类型的检查调节不同的曝光参数。这些曝光参数多由技术人员根据现场摄影情况设定。

在工频X线发生器中，kV选择器与自耦变压器通过波段开关（或碳轮滑动调节）连接；而在高频X线发生器中kV选择用增（+）或减（-）键实现。用它技术人员为曝光选择X线管两极的电压。有些发生器用粗和细kV选择器分别每档调节10kV和1kV。另外一些发生器用连续（滑动）调节kV选择器。在各个参数中kV是确定X线束的质（穿透力）的。

从X线管的阴极到阳极的电子数量由mA选择器确定。摄影用的mA调节范围较宽（20mA～1 000mA），而透视mA调节范围很小，可从0.5mA～5mA，最大可到10mA，但脉冲透视可达较高的 mA，有的在 50mA 以上。限时电路和时间选择器，决定供给 X 线管的高压开始和终止之间的时间，即控制 X 线产生时间长、短。技术人员选择 kV、mA 和 s，确定 X 线摄影图像的密度。一般情况下，改变这些参数的任一个，技术人员都可控制预计摄影图像上的密度。

（4）自动密度控制：现在用的大多数 X 线发生器均与自动曝光定时电路相结合。这样的自动控制，允许用自动密度控制（automatic density control，ADC），其意义是在任一解剖部位，不管瘦、中、胖被检者的预计密度（由放射学家选择）均预先按程序编入曝光定时电路。用自动限时电路，技术人员只选择检查部位相近的 kV 与 mA 值就可以了。

有些 X 线发生器有解剖程序摄影（anatomically programmed radiography，APR）系统。用此系统，技术人员可用相应按钮或敏感型触摸键（sensor-type touch key）选择检查。用 APR 检查自动地选择 kV、mA 和曝光时间。使用自动曝光定时装置对被检者和技术人员有利。但技术人员要提高自动曝光器工作原理的知识。要善于使用这些定时装置。

（5）kV、mA 和 s 表：X 线管电压、管电流和曝光时间分别显示在 kV 表、mA 表和曝光 s 表上。当曝光发生时，这些表显示并指示出当时曝光参数值。这些参数多是预设并间接指示的，并不完全代表实际真实值，有些 X 线发生器也会在曝光结束后立即指示实际值，这在高频 X 线发生器中容易实现，mA 在工频 X 线发生器中多数是实时显示的。

（6）曝光开关：X 线发生器上的曝光开关必须是连续型的，即开关结构只有连续按下开关电路才能接通。这样开始曝光才能使机器安全。

在有些 X 线发生器上，此开关被设置在操作台的面板上。多数情况下，此开关是用电缆连接到操作台挂在操作台旁使用。技术人员应该记住，在摄影曝光时必须身居控制室内。大多数 X 线曝光开关的工作是建立在两个动作上：即按下开关第 1 档，第 1 个动作开始延时，使阳极旋转和 X 线管灯丝增温，延时时间一到“Ready”（准备）指示灯亮。接着按下开关第 2 档，即第 2 个动作，使 X 线产生并在预调时间中连续产生 X 线。在产生 X 线同时，“X-ray”（X 射线）指示灯亮，待预调曝光时间一到曝光终止“X-ray”灯熄灭。

（7）滤线器选择器：滤线器选择器用于选择用或不用滤线器，当 X 线穿过厚部位时，在该部位中产生的散射线增加，此种散射线达到探测器上影响图像质量。于是在被检者和探测器中间插入滤线器，滤除散射线改善图像质量。

（8）X 线管组件选择器：一套大型 X 线发生器有两个 X 线检查室共用一个操作台。这时，技术人员必须注意选择使用时的 X 线管组件。如果选择了不使用时的 X 线管组件会使被检者接受到不必要的 X 线辐射。

3. **控制器**　控制 X 线产生的各种控制电路、技术选择、产生 X 线参量设定、参量检测指示、各种电源供给分配等主要电路或控制系统由控制器控制，支持和控制 X 线的产生。500mA 以下 X 线发生器的控制器大多与操纵台为一体，而大型 X 线发生器的控制器多由控制柜与操作台组成。

4. **X 线高压发生器**　X 线高压发生器是一个装有绝缘油的油箱，其内装有供给 X 线管高压的升压变压器，将升压变压器次级高压交流变为直流的高压整流器、高压交换闸；供给 X 线管灯丝产生电子的降压变压器（称之为 X 线管灯丝加热变压器）。高压油箱内的绝缘油除了绝缘外还有为内部元件散热之功用。

5. **X 线管组件**　它由防电击防散射 X 线管套、绝缘油与 X 线管组成。X 线管的作用是直接产生 X 线，所以它必须有能产生电子的阴极，能承受高速运动电子撞击与热传导的阳极，阴极与阳极装在一个真空度极高的玻璃罩内。X 线管阳极有静止（固定）与旋转之分，静止阳极 X 线管结构简单、容量小、焦点大；旋转阳极 X 线管结构复杂，容量大，焦点可做得很小（微焦点上 3mm 以下）。

6. **高压电缆**　X 线高压发生器与 X 线管组件之间的连接电缆称为高压电缆（high voltage cable），它是用来向 X 线管输送管电压和灯丝加热电压的。

（二）X 线发生器规格与基本电路

X 线发生器规格目前尚未有统一的标准，各厂家自成系列。规格表示大致有以下几种：以额定管电压值表示；以最大瞬时功率表示；一定时间内（如 0.1s），以额定管电流值和在该管电流值下的最高管电压值、额定管电压值和在该管电压值下最大管电流值并列表表示；以容量和额定管电压值表示，这是电容器充放电式 X 线发生器特有的表示方法；以最大输出管电流值表示。但现今大多以最大瞬时功率（kW）表示。

X 线发生器电路是根据设计要求，由各个元部件组合用电线连接而成。根据产生 X 线的要求工频X线发生器的基本电路（高频X线发生器基本类似）有：电源电路、灯丝加热初级电路、高压初级电路、高压次级电路和控制电路。这5大电路之间的相互关系可用方框图表示如下，如图13-2所示。

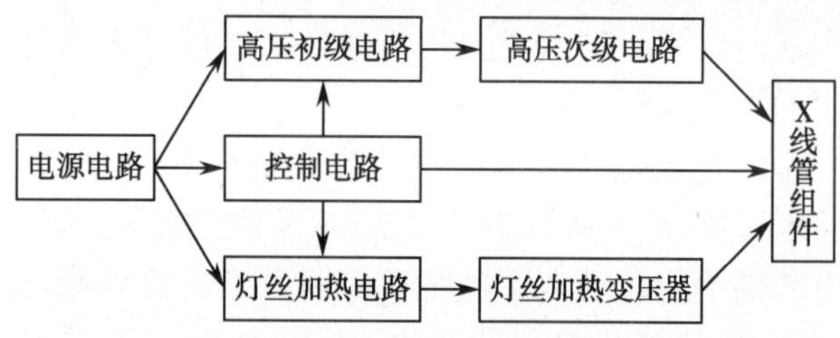

图13-2　X射线发生器五大电路相互关系示意图

（三）X线发生器的基本功能

X线发生器的基本功能就是精确控制X线的产生，保证安全、稳定。主要是控制3参量（管电压、管电流、曝光时间）与技术选择或交换等。

（四）附属装置

一套完整的X线成像设备除X线发生器外，还需配备完成不同检查方式的辅助装置，谓之附属装置，它们主要有以下几类。

1. **束光器**　束光器也叫射野调节器（准直器、射野限制器等），其作用就是调节X线照射野的大小，它装在X线管室的放射窗口上。它由两对或多对活动铅板（多叶式）组成，一组沿X线管室纵轴线做水平运动，一组沿X射线管室纵轴作垂直运动。有手动和电动两种形式。它还有光源和反光镜，预示X线照射野的大小。

2. **X线管组件支持器**　根据用途的不同可有多种形式。X线管组件支持装置从结构上可分为落地式和悬吊式两种。

（1）落地式X线管组件支持装置：落地式X线管组件支持装置从结构上可分为3种，即地轨式、天地轨式和摄影平床一体化式，它们具有结构简单，安装容易，成本低等特点。

1）地轨式X线管组件支持装置：这种X线管组件支持装置一般均采用双地轨形式，立柱固定在底座上，底座在双地轨上滑动，带动立柱和X线管组件在双轨道上纵向水平移动。这种立柱支持方式对机房高度无特殊要求，安装方便，不过占地面积大，灵活性比较好。

2）天地轨式X线管组件支持装置：立柱由一条地轨和一条天轨支持，立柱顶端为一可调节的延长杆。天轨只起导向和支撑作用，不承重。此种方式对机房高度有一定的要求（一般在2 900mm以上），安装比前一种难，天地轨的准直要求高，立柱运动的稳定性与灵活度取决于天地轨的安装精度。

3）摄影床一体化X线管组件支持装置：这种X线管组件支持装置其立柱纵向运动轨道是与摄影平床固定在一起的，结构简单、安装容易，但由于立柱纵向运动轨道较短，应用范围较前两种窄，比如配备立式胸部摄影架，在胸部摄影架上进行摄影时受到一定的限制；另外如果暗盒托盘或探测器与立柱固定在一起的话，给有角度X线摄影带来非常不便。

（2）悬吊式X线管组件支持装置：悬吊（ceiling）式X线管组件支持装置与前面落地式X线管组件支持装置相比，结构复杂、安装难度较大、相对成本较高，但能它充分利用机房上部空间，减少地面拥挤，具有运动灵活、操作方便、应用范围广的特点，所以特别适用于多功能X线摄影，受到了多数X线摄影技术人员的喜爱。

悬吊式X线管组件支持装置由固定纵向天轨、移动横轨、伸缩吊架、横臂、控制盒和X线管组件固定卡环等组成。固定纵向天轨牢牢地固定在天花板上或专用过梁上，它承担着天轨以下悬吊部分的全部重量。移动横轨带着伸缩吊架，可在固定天轨上作纵向运动，范围可达200cm～400cm；伸缩吊架在横轨上可作横向运动，范围为100cm～200cm，上述两种运动完成X线管组件在水平面的2维运动，而伸缩吊架本身的竖向伸缩，则完成第3维的运动，范围约为150cm。伸缩吊架一般由5节伸缩节构成，第1节是固定的，下面4节均能作上下伸缩活动，且每一节都套在上一节里，其内由轨道和轴承导向，稳定性好。横臂装在伸缩吊架最后一节的下端，其一端有X线管组件固定卡环，另一端装配控制盒和把手。X线管组件可以绕横臂及自身长轴转动，X线管组件绕横臂转动可达±90°以上。上述所有的运动大多采用电磁锁止与释放方式（也有采用电动方式的，但比较少），各锁止与释放控制开关（或按键）集中设在控制盒上。

控制盒有简单的开关直接控制电磁刹车或继电器锁止与释放，X线管组件沿横臂纵轴旋转角度指针式指示，这种控制方式简单，20世纪90年代以前大多采用这种方式。20世纪90年代以后采用触摸或按键由电子电路控制执行元件控制电磁刹车或继电器锁止与释放，X线管组件沿横臂纵轴旋转（X线管组件水平旋转）角度指示用数字显示。落地式与悬吊式X线管组件支持装置的控制盒和手柄基本类似。

悬吊式 X 线管组件支持装置中伸缩吊架的平衡方式多采用弹簧—塔轮—滑轮组式，其结构有两种，一种结构为圆柱弹簧式，另一种结构为盘簧式。

3. **X 线摄影台**　X 线摄影台主要有摄影平床与立式摄影架（也称胸部摄影架）两种。摄影平床是 X 线投照人体各部位所使用的摄影床，有全固定或半固定式摄影平床（床面不能移动或只能纵向移动，这种平床目前基本淘汰，所以这里不介绍）和浮动（多方向）床面摄影平床，浮动床面摄影平床主要有 3 种类型，它们分别是固定式床面多方向移动摄影平床、升降式床面多方向移动摄影平床、特殊用途摄影平床。

立式摄影架是用来专门进行胸部和其他立位或多用途 X 线摄影的装置，所以种类较多，比如有专门用来进行胸部 X 线摄影的装置，这种胸部摄影装置探测器架是与垂直立柱平行装配的有正中（DR 和新型胸部 CR）和侧面平行两种（早期飞点扫描 CR），不能倾斜角度，探测器能够上下移动，有手动和电动之分，多与立柱式 X 线组件支持架相配，探测器与 X 线组件可自动跟踪。用得比较多的是探测器架能够倾斜，可进行多用途 X 线摄影，探测器支架倾斜控制有手动和电动方式，上下移动也有手动和电动控制，多与悬吊 X 线组件支持架相配，特别是多用途 X 线摄影更是如此，探测器与 X 线组件也可自动跟踪。还有一种是带天地轨立式摄影架，立柱可以纵向移动和沿纵轴水平旋转，探测器架可以多向旋转或移动，配备单端固定床面多方向移动摄影平床和悬吊 X 线组件支持架，可实现全部位 X 射线摄影。

X 线摄影装置还有许多种，特别是 DR 推出以后，各式各样的摄影装置也相继推出，比如 U 形和 C 形摄影架，这两种摄影架结构多样，有探测器与 X 线管组件距离固定不变的，但为了实现多用途 X 线摄影，大多采用探测器与 X 线管组件距离可调的摄影架（1 000mm ~ 2 000mm）；有落地式和悬吊式，悬吊式使用更为方便，无论是落地式还是悬吊式一个共同的缺陷就是探测器与 X 线管组件任何一方角度变化时，均导致 X 线中心和探测器中心改变，从而产生投照死角，有些特殊投照位置不能满足。

另外，还有双悬吊式 X 线摄影装置，即悬吊探测器架与悬吊 X 线管组件支持架组合而成，这种 X 线摄影装置可以实现全自动智能化 X 线摄影，根据预设摄影体位，一键操作，使用方便、灵活，但所需安装空间相对较大，价格也较高。

4. **诊视检查床**　诊视床是用于 X 线透视或点片且移动或运动灵活的检查装置，它的种类繁多，形式多样，有近控和遥控之分。诊视检查床的床身起倒多由电动机驱动（有些简易诊视床也有手动的），故又称电动诊视床。由机械和电路机构组成。机构结构包括床座、床架（床身主体）、床面、探测器架及其平衡装置、点片装置和电动机驱动的减速装置等。

为了适应各种不同角度的透视和点片摄影的需要，床架可在+90° ~ -15°（有些可达-90°）范围内电动回转，并可以此范围内任意角度由操作者控制，还可在垂直水平和最大负角自动停止运动。床架回转是由驱动电动机的正反转，通过齿轮变速器或蜗轮、蜗杆拖动床架运动。床面能电动伸出、缩回（称为床面纵向移动），伸出长短不同类型的床不一致，头脚端不一致，不同床架位置也不一样。床面的伸出、缩回，则由床面驱动电机的正反转，通过变速器带动链条拖动床面运动，有些床面不能纵向移动。床面横向移动多用驱动电机通过齿轮变速器在齿条上运动拖动床面作横向移动，移动范围 ±150mm 或更大。探测器架一般与 X 线管组件支持架为一体的结构，能做沿床面纵向上下移动。

5. **床旁移动 X 线摄影装置**　床旁移动 X 射线摄影装置（mobile X-ray unit 或 mobile stand）的主要结构特点就是移动灵活、使用普通 220V 交流电源（病房墙上电源插座）。X 线发生器的控制台、X 线管组件、准直器等组装在一个能移动机架上，机座由 3 个或 4 个移动轮（万向）支撑和移动，移动方式有人力推动和电力牵引两种，以前者居多。X 线管组件能够上下移动，前后左右也能移动或伸缩。X 线发生器的功率可 2kW ~ 50kW，有组合机头和 X 线管组件分离两种。

移动方式有手动与电动两种。手动床旁移动 X 线装置有专门摄影、透视和摄影两用的两种类型。两用的机型一般采用 U 形或 C 形架将 X 线管组件或组合机头与暗箱式透视荧光屏分别装在两端，这种机型多见于国产。专门摄影的移动 X 线装置目前主要有伸缩臂式与立柱横臂式 X 线管组件或组合机头支持架。

电动储存电源床旁移动 X 线装置是一种配备可充电式蓄电池机器，可分为移动电动驱动与移动电动驱动和 X 线摄影共用一个蓄电池，前者只是移动电动驱动，X 线摄影需用外接电源。后者移动电动驱动和 X 线摄影均用同一个蓄电池供电，X 线摄影时不需要外接电源，但使用一定时间后必须进行充电处理，这种移动 X 线装置的优点是能在没有外供电源条件下使用，比如车载或野外等。

6. **便携式 X 线装置**　便携式 X 线装置（portable X-ray unit）结构简单，整个机器的有关部件是可以组装和拆卸的，可以装在组装箱里，重量在 30kg 以下，能手提或肩背，功率在 1～3kW。适用于出诊、野外或战地。这类机器都是将高压发生器（高压变压器、X 线管灯丝加热变压器）与 X 线管装到一个方形或圆形容器中，称为组合式机头，多数采用自整流方式。主要由控制箱、组合式机头、荧光屏、准直器（射野限制器）、各种带插接的连接电缆、支持架（方或圆形立柱、横臂、U 或 C 形臂）、包装箱等组成。

7. **移动 C 形臂**　移动 C 形臂式 X 线机，20 世纪 60 年代初为适应各种不同的 X 线特殊检查而生产出一种新型的 X 线管组件和探测器支持装置。一般用于小型移动式 X 线设备，但也有将它装于吊架或立柱上使用的。C 形臂的一端装有 X 线管组件和准直器，另一端则装有 X 线影像记录设备（探测器），如影像增强器、X 线电视摄像机等。小型移动式 C 形臂的焦点—探测器距离在 65～80cm，一般固定不变，可沿滑槽移动，也能绕水平轴转动，以调节 X 线管组件的不同投照角度，适应不同体位和位置的检查要求。

C 形臂具有结构紧凑、占空间少、转动灵活、范围大，特别是需要同时正、侧位摄影检查时，可用双 C 形臂 X 线机，为其他形式的 X 线管组件支持装置所不能及的，因此常用于骨科手术和心导管检查中。

四、数字 X 线成像设备的性能参数及其临床意义

数字 X 射线摄影除了辅助装置（摄影检查床、立位摄影架、X 线管组建支持架）要求运行稳定、操作方便外，主要参数就是 X 线发生器的三参量［X 射线管电压（kV）、管电流（mA）、曝光时间（s）］，曝光指数（数字 X 射线摄影特有），自动曝光控制（automatic exposure control，AEC），X 线管焦点到探测器的距离（source to image receptor distance，SID），滤线栅，滤过板和束光器（准直器），数字图像处理等。

（一）X 线发生器的参量

要想获得适当密度、满意的层次和对比度的图像（良好的数字 X 射线摄影图像信噪比），在实际应用中必须根据不同探测器、不同被检者、不同部位、不同病变合理选择三参量。

1. **X 线管电压**　X 线束管电压（kV）决定穿透力与剂量透过率，是影响图像密度的主要因素；X 线管电压对图像的层次影响是随其值（kV）升高，层次越丰富，反之则层次越差；X 线管电压对图像的对比度影响是随其值（kV）升高，对比度降低，反之对比度增强。由于感光效应与 X 线管电压（kV）值成 n 次方正比，X 线管电压影响图像的密度、对比度、层次、视觉效果以及被检者的辐射剂量，所以，是三参量中选择的第一要素。

2. **mAs**　mAs 是 X 线管电流（mA）与 X 线曝光时间（s）的乘积。这两个参数和 X 线管电压在有些设备中是可分别选择的，称为三参数选择，有些只能分别选择 kV 与 mAs 值，称为双参数选择。感光效应与 mAs 成正比，也就是与曝光量成正比，随着 mAs 的增加，入射体表剂量成线性增加，透过剂量也成线性增加，主要影响图像的密度，是图像质量的重要因素。

（二）曝光指数

在数字 X 射线摄影中，曝光指数（exposure index，EI）表示到达探测器上的 X 线剂量，即探测器接受曝光量的大小。但目前还没有统一的定义，各厂家对其的定义与计算方法均不同，意义基本相同，有些厂家（如锐珂）定义为：感兴趣解剖区域的平均像素值，类似胶片的密度值，灰度的大小，表示探测器某像素点接受曝光量的多少。所以，曝光指数这一参数作为曝光量使用高低的指示参数，可以在显示器上即时显示。因此，用它可以间接地评价图像质量与监测被检者所受的辐射剂量。

因曝光指数可以反映实际曝光量的大小，所以在实际工作中就可以结合厂家的推荐值与各单位实际临床使用要求按各个部位和观察目标设定最佳的曝光指数值区间（曝光指数受 kV、mAs 的影响，且有一定的规律，所以，合理选择 kV、mAs 是非常重要的），在每次曝光后最好观看该次摄影图像的曝光指数是否在设定的区间内，以保证每幅图像的质量是最佳的，为诊断提供优质满意的图像。

（三）自动曝光控制

自动曝光控制（automatic exposure control，AEC）是一种 X 线管电压根据所检查部位相对固定，曝光过程中自动控制 mAs 的技术，使得在各种部位和体厚摄影时探测器获得相近的曝光量，从而

基本保证图像密度一致。

普通 X 线摄影应用的 AEC 探测器多为平板型的，一般设 3 个探测野，也有 5 个野的。AEC 密度补偿或密度设置选择，也就是改变曝光量。密度补偿一般设置 3～4 个加减档（如-1、-2、-3、0、+1、+2、+3 等），每档级差一般为 25%，也有每档差可以根据用户要求进行设置或调整。

1. **AEC 的调整与校正**　新安装的 X 线摄影机要用模体（一般用有机玻璃板）进行调试，以获得比较满意图像密度为依据。如果有条件，再用图像质量检测模体或装置进行图像质量检测，达到基本满意要求后，再投入使用，进行各个部位摄影，对这些图像进行观看分析，与厂家现场工程师进行基准调整。继续使用一段时间，再与厂家应用培训人员根据不同部位进行调整，特别是数字 X 射线摄影系统更是如此，从而使使用 AEC 获得最佳图像。AEC 至少每半年校正一次。

2. **探测野的选择**　为了保证各个不同部位与要求都能获得基本一致密度的图像，探测野的选择非常重要。原则上在进行胸腹部摄影时应选择两侧对称的探测野，脊柱摄影应选择中部探测野，四肢不使用 AEC。

3. **密度补偿选择**　密度补偿一般置在中位挡（0 位），技术人员应根据具体被检者情况选择适当 kV 值后，确定密度补偿的增减，特别是数字 X 射线摄影尤其是如此。

（四）X 线管焦点到探测器的距离

X 线管焦点到探测器的距离也称源像距离（SID），由于该参数与感光效应或曝光量成平方反比，所以在使用中应把握好，一般根据不同部位或要求选择固定 SID，通常使用的 SID 为 110cm、150cm、180cm、200cm。

（五）滤线栅

滤线栅的作用是滤除部分散射 X 线，提高图像质量。但在使用中应注意了解所配置滤线栅的栅比、焦距参数。栅比越高，所需要的曝光量就越高，反之则反，在曝光条件选择上要充分考虑；滤线栅的焦距一旦配置好，就不能改变了，一般都有一定范围，特别是可移动的滤线栅在使用中要注意不能用错；可移动的滤线栅在使用中注意不能反置。

（六）滤过板和束光器

滤过板一般置在束光器内部，也有外置的，材料一般为铝与铜，它的作用就是除去软 X 线，减少被检者的吸收剂量。在使用中应根据不同部位等情况合理选择滤过板，同时应合理选择曝光条件。

束光器有自动和手动两种，其主要作用是限制照射野的大小。照射野面积越大，产生的散射线越多，图像对比度降低，导致图像质量下降。所以，在摄影中适当控制或选择照射野的大小非常重要，不仅有效地提高图像质量，也可有效地降低被检者的辐射剂量。在数字 X 射线摄影中正确控制或选择照射野的大小尤为重要。比如，在进行四肢、脊柱和小部位数字 X 射线摄影，通过束光器将照射野限制在适当面积（如果束光器是自动的，通过 APR 选择会自动选择到设定有效照射野面积），可使感兴趣区信噪比增加（噪声减低），图像质量得到提高，通过图像切割技术进行切割，使得有诊断价值的图像充分显示在有限大小面积上，且布局合理、美观，提高了观赏性，同时也减少该图像的存储空间与加快其传输速度，降低储存费用，提高工作效率。

（七）数字图像处理存储与传输

数字 X 射线摄影的原始图像是不能直接使用，必须通过处理后呈现在显示器（最好是医学专用显示器）上供现场技术人员观看，确定所摄影的图像是否正确或满足诊断要求，而胶片打印与诊断图像必须在后处理工作站上进行必要的后处理。图像处理软件一般设置在主机计算机中，各厂家处理方式各不相同、名称不同（如通用为组织均衡，飞利浦与西门子为多频处理，友通为交响乐医学影像处理软件），但最终目的都是优化图像质量，其处理是根据不同部位、不同观察目的进行设置的，一般都在设备安装完成后由现场应用培训人员与用户一起根据不同部位和不同用途进行必要的设置、修改，直到达到用户满意要求，一旦设置完成就可一直使用。当然，也可以在使用过程中随时进行修改，给技术人员在实际应用中提高图像质量，进行科学研究和开发应用带来诸多方便。但在实际应用中必须根据被检者实际情况与检查目的选择合适的部位或处理技术，否则，将导致摄影图像失败，给被检者增加不必要的 X 线辐射。

数字 X 射线摄影图像处理虽然有强大的处理功能，可以弥补一些因摄影条件选择不合适导致图像不好，通过处理可基本满足诊断要求，但要获得优质图像，摄影条件正确选择是主要的，人为干预是第一位的。

数字 X 射线摄影图像在有 PACS 的医院（放射科局域 PACS 也可）是自动地进行传输和存储的，不需要人为干预。但在没有 PACS 与放射科局域

PACS的医院,就需要使用人员进行必要人工存储(比如,光盘、磁盘阵列等),所以在使用过程中要及时进行图像处理,存储图像,以免造成图像丢失,造成不可挽回的损失。

为了提高图像传输速度,适当减少图像存储空间,提高存储图像质量(无损压缩),在实际工作中,对所采集图像根据要求进行必要或适当地切割(裁剪),是非常重要的。

五、数字X线成像设备的安装要求

数字X线成像设备安装要求主要从机房面积、防护、供电电源与接地、环境、现场安装、调试与验收等五个方面考滤。

(一) 机房面积与高度要求

1. 机房防护设计的原则　对X线机房的防护设计,必须遵循放射防护最优化的原则,即使工作人员和被照者的受照剂量保持在可以合理达到的较低的水平。同时保证一般公众成员在X线机房外面接受的剂量不超过国家标准,因此,必须对X线机房相邻房间和上下楼层房间的工作人员提供足够的防护。

2. 机房的使用面积　机房的使用空间大小应以保证安全操作为原则。每台X线机应有单独的机房与控制室,双X线管组件的X线机应分别有各自独立的机房比较好,共用控制室。新建或新设计X线机房时,应按X射线机额定容量大小、防护标准规定进行考虑,参照《医用X射线诊断放射防护要求》(GBZ130—2013)的规定,单X线管组件X线机房最小有效使用面积为20m^2,机房内最小单边长度为3.5m,建议有效使用面积不小于25m^2,最小单边长度不小于4m;双X线管组件的最小有效面积应为30m^2,建议有效使用面积不小于36m^2,最小单边长度不小于5m,这些面积不含控制室。

3. 机房的高度　普通X线摄影设备由于结构不同(有立柱与摄影床一体化、天地轨立柱、悬吊X线管组件架等),对机房高度要求不同,应根据具体设备而定,但在新建机房时应按最高高度考滤,如果顶棚有空调、通风管道设施,要适当增加高度,一般净高在3.0m~3.5m比较好,这样就能满足各种类型X线摄影设备的安装要求。

(二) 机房防护要求

由于X线辐射对人体是有害的,为了有效地防止和减少X线辐射对人体的损害,机房的防护措施非常重要的。所以,机房的防护措施得当,可以有效地防止工作人员和被检者以及周围人群不必要的X线辐射,从而保障他们的健康。因此,加强机房各个环节的防护措施是必不可少的。

1. 机房的防护厚度　X线机房的防护厚度,应保证在所预计的每周最大工作负荷条件下,使其周围区域的人员之受照剂量,不超过其相应的有效剂量限值。《医用X射线诊断放射防护要求》(GBZ130—2013)规定,标称125kV以上的X线摄影机,机房中有用线束朝向的墙壁或地面、顶棚应有3mm铅当量的防护厚度[实践证明在高X线管电压(125kV)摄影时(如胸部X线摄影),探测器装置距离墙面小于50cm,墙壁厚度至少大于5mm铅当量的防护厚度],非有用线束方向其他侧墙壁或地面、顶棚应有2mm铅当量的防护厚度,高管电压X线摄影的机房这些至少达到3mm铅当量的防护厚度。专用透视机房各侧墙壁应有2mm铅当量的防护厚度。机房的建筑材料以砖和混泥土为宜。一般24cm厚的实心砖墙,只要水泥砂浆饱满,不留缝隙,可达到2mm铅当量(125kV有用线束),同样标准建筑37cm墙可达到3mm铅当量。混凝土浇灌25cm可达到3mm铅当量(140kV有用线束)。

2. 机房的门窗　机房的门窗必须合理设计,并有与其所在同侧墙壁相同的防护厚度。机房内的窗户,其窗下沿最好离地2m。观察窗应根据不同用途设计大小、距离地面高度,铅玻璃含铅当量应至少与同侧墙壁相同。机房被检者进出门的高度与宽度考虑设备安装进场以及担架等进出方便为原则,一般该门的高度设计为2.0m~2.2m,宽度为1.2m~1.5m。为了防止散射X线经门窗向外散射,门框(窗框)与防护门之间、门框(窗框)与墙之间防护材料均应有适当重叠,要尽量减少防护门与门框(窗框)或防护墙之间的缝(空)隙。

(三) 设备供电电源与接地要求

X线机(摄影设备)属于精密医疗设备,对供电电源的功率、稳定性要求比较高。再者它们是由人来操作,检查是以人为对象,所以,为了保证人身安全,安全条件也是必须考滤的主要因素之一。

1. 供电电源变压器　为了保证供电电源稳定和功率,如果单位有5套以上X线摄影设备,条件允许,最好设置独立变压器供给这些设备,至少保证放射科供设备使用的电源变压器是独立的。对供电电源变压器的容量应根据设备用电情况予以选择,应留有一定余量,保证后期或增加设备的用电。

2. **供电电源的稳定性**　供电电源的稳定性包括供电频率、电压波形和电压稳定性。这3项中供电电源的频率的稳定性主要由供电电网决定，用户无法控制，一般要求±0.5Hz；电压波形稳定性除了与供电电网有关外，还与供电电源变压器质量及特性有关，供电电网作为用户无法控制，但在变压器的选择上应考虑优质品牌产品；供电电源电压的稳定性除了与供电电网有关外，还与所用设备功率消耗、供电电缆的使用有直接关系。所以，在配置与安装设备时要考虑到这三者因素，普通X线机一般供电电源为交流380V，波动范围应在±10%。

3. **供电电源电缆的选择**　供电电源电缆包括从变压器→配电柜→用户设备配电箱或墙上电源开关（空气开关或闸刀）→设备的电缆或导线，前两项在设计或改造时要根据所供设备功率、距离予以充分考虑电缆截面积。同样，后者要根据被供设备功率、供电源内阻（从变压器到设备回路中总电阻，包括接触器触点、闸刀触点等接触电阻），用户设备配电箱到设备距离合理选择电缆截面积，必须用导线。供电电源回路所用电缆或导线截面积是不可忽视的重要因素，如果截面积不满足被供设备要求，偏小，导致回路内阻增加，曝光过程中电压降过大，将会导致被供设备运行不稳定或不能正常运行，故障率增加，甚至损坏被供设备，在供电电源不稳定情况下更是如此，特别是偏远地区与基层医院在这方面考虑欠佳，应该引起管理部门的重视。

4. **接地装置**　接地有保安接零（通常所说的零线或中性线）和安全接地两种，前者从变压器到设备中间不能经过接触器与闸刀等的触点，绝对不能开路，后者为专门设置的装置，设备的外壳（专门的接地端子，包括所有配套装置分离体）用一定截面积的导线（一般用黄绿色表示）接在接地装置的接线端子上，绝对不允许开路，以保设备与人身安全。接地装置必须按要求由专门有资质的部门设计与制作（新建筑的楼房一般都会安要求埋设直接引导机房的适当位置，预留接地端子），旧机房改造时要特别注意，不能忽视。无论新建或改造的接地装置完工后必须经相关部门检测，出具相应检测合格报告，满足相关规定与设备要求后方可使用。普通X线机安全接地要求接地电阻小于4Ω，数字X射线摄影机要求要高一些，需参照所供设备厂家要求。

（四）环境要求

1. **机房的设置与整体布局**　为保证X线机房周围环境的安全，降低机房建筑造价，X线机房宜设在建筑物底层的一端（一层）。X线机房的整体布局应遵循安全、方便、卫生的原则，根据医院放射科规模的大小和X线机房的多少，可因地制宜。

机房内布局要合理，不得堆放与诊断工作无关的杂物。X线机的安装位置要合理，有用射线不能朝向门窗和暗室。被检者的候诊位置要选择适当，并有相应的防护措施。机房要保持良好的通风，一般保持换气次数为每小时3~4次。机房防护门外必须要有电离辐射警示标志，并安装工作指示灯。

2. **机房通风**　因为X线与空气作用产生臭氧和氮氧化合物有害气体，超过一定浓度将会对人体产生危害。所以，在设计或改造机房（应包括检查设备室与控制室）时，要充分考虑其必要的通风设施，创造良好的通风环境，才能将有害气体排出室外，同时补充新鲜空气，保持机房空气在最佳状态，保障工作人员与被检者的健康。常用的通风方法有自然通风、电动排风扇以及换气空调。比较理想的通风方法采用独立的换气空调，具有恒温恒湿的换气独立空调最理想，但造价较高。无论是何种通风方法，在不工作的期间有必要将机房门窗打开进行通风换气。

3. **机房的温度与湿度**　医疗设备都是基于一定温度与湿度条件下方能正常运行，如果环境温度与湿度条件不能满足，医疗设备的稳定性、安全性就会受到影响，甚至造成故障危及医疗设备的安全运行，X线机也是如此。据有关资料介绍，对半导体元器件而言，室温在规定范围内每增加10℃，其可靠性就会降低约25%；而对电容器，温度每增加10℃，使用时间将下降50%；绝缘材料对温度同样敏感，温度过高，电路板的结构强度会变弱，温度过低，绝缘材料会变脆，同样会使结构强度变弱；对记录介质而言，温度过高或过低都会导致数据的丢失或存取故障。湿度对医疗设备的影响除了易造成光学设备的光学系统霉点的发生；相对湿度较高时，水蒸气在电子元器件表面形成水膜，容易引起电子元器件之间出现形成通路，实验证明当元件温度较低，而空气湿度又大于元件温度的饱和水蒸气压时，会在元件表面出现水珠。因此，如果条件允许，建议机房配备温、湿度恒定的空调创造一个良好的工作环境，有助于减少设备故障的发生，提高设备的安全性、稳定性和利用率。医疗设备出厂时都对其使用环境有要求，就X线机而言，温度18~25℃，相对湿度30%~75%最为适宜，但考虑被检者是患者，温度控制在 22~25℃。比较合适。

4. **机房地面**　X 线机机房地面除辐射防护与承重外，要考虑便于设备安装，一般采用水泥或水磨石地面比较好，由于当今用地板瓷砖较多，所以建议应将设备安装机座位置预留水泥地面，或安装完成后再铺设地板砖，但应用防滑地板砖，以免导致工作人员与被检者摔倒，造成人员伤害。条件允许的话，按所要安装的设备预留走线槽，便于布线，有走线槽设备安装完后，机房整洁、美观，但容易进入老鼠，造成老鼠咬断电缆的现象，再者容易受潮，怕漏水等。

5. **机房消毒**　由于机房每天有大量患者进出，加之 X 线与室内空气作用产生有害气体，机房（包括控制室）内空气质量难以有效保证。所以，在不工作期间应对机房进行适当消毒处理，至少每天一次，最简单的方法就是在机房顶棚的天花板上安装紫外线灯管（根据机房面积大小等设置一组或多组），如果条件允许，可以采用其他对设备表面与电缆无损害的消毒设施。

6. **其他**　机房与控制室还要考虑的有：照明、网络与通话端口、呼叫端口、电源插座等，这些可根据实际情况设置在机房与控制室的适当位置。

（五）现场安装、调试与验收

前面所描述的为设备安装前准备，在设备到达现场之前这些应准备妥当，完全满足要求后方可将所要安装的设备搬运到现场（根据情况一次或分批）进行安装与调试，试运行与验收。

1. **搬运安装和物品准备**　在设备运达医院前，要与厂家或销售商了解设备装箱件数、尺寸、重量，运输方式，到达医院的具体时间等相关信息，以便准备卸运必备工具，设备到达医院应卸运到防雨淋、搬运方便的区域暂存，并将所有包装箱进行照像。进口设备必须照像，并妥善保存，以便商检等使用。

根据已到达医院设备情况，准备必要的搬运、开箱、装配、测量等工具，有些是由用户准备，有些是由厂家工程师或厂家准备的专用安装工具，视具体情况而定。必备物品主要有清洁及擦拭物（清洁纱布或其他比较洁净少掉布末的布料），烘干设备（电热炉或其他电热设备），乙醚或无水酒精等，其他必用物品（如高压硅脂）一般由厂家随机到达用户场地。

2. **开箱与检验**　如果是进口产品，开箱现场应由当地商检人员、厂家销售人员、工程师，医院设备相关管理人员以及科室负责或直接管理人员到场监督，国产产品不需要当地商检人员到现场。开箱前应先检查所有包装箱是否按放置标记正确放置，包装箱有无破损以及设备名称是否与合同一致等。确认无误后方可开箱与检验。现在一般在招标或签订合同时均要求厂家或代理商将所签订的设备直接到安装现场，安装完成后交给用户，用户按照合同逐项检查、清点验收，叫作"交钥匙工程"。所以，搬运、开箱均由厂家或销售商人员与工程师负责完成，用户只要在这个过程中监督他们，但要在现场进行，主要注意所有装置、部件有无损坏、变形、生锈等，对精密易碎部件（如 X 线组件、显示器等）和怕摔和碰的部件（如 CCD 平面探测器、平板探测器、操作台等）要仔细检查与观看，发现问题及时与相关部门进行处理，减少不必要的损失或拖延安装时间。

3. **安装**　由于设备种类比较多，安装顺序有所不同，但一般是先安装机械装置，比如用户所订购的带悬吊架、摄影平床、小胸部架的 X 线机，应先装悬吊架，后装摄影平床与胸部架，再按布局摆放 X 线器、控制器等，最后组装 X 线组件（与悬吊架已组合好为一体的除外）和探测器（如果是 DR）。然后，连接各部件之间的电缆、插接件与引线。最后检查各部分组装以及电缆连接等是否正确，并清理现场。

4. **调试**　当所有机械部件安装完成，各装置、部件之间的必须连接电缆、插接件及引线连接好，经检查准确无误后方可进行调试。先低压通电试验，在无任何异常情况下再进行后续装置或部件工作状态试验与调整。检查 X 线发生器与通电试验正常后进行 X 线管高压训练，而后进行管电压、管电流校准，这些，现代 X 线机均在软件控制下自动完成，不须人为干预。然后进行自动曝光控制（AEC）系统调节与校正。

如果是 DR 系统，可进行探测器调节与校正，通常是在软件控制下自动进行。而后进行图像采集与处理试验，图像采集与处理正常后，进行中心、准直校正。最后所获取图像质量基本满足要求后用相应检测仪器与体模对 X 线发生器的参数（kV、mA、s）、X 线管与探测器对中、图像质量进行检测和评估，完全符合合同与国家相关要求后方可投入临床试用。

5. **现场培训与验收**　X 线安装调试完成后应通知现场专门应用培训师，组织相关技术人员进行操作与应用培训，特别是 DR 系统，各厂家操作与图像处理相差非常大，必须要各厂家应用培训师在培训操作技术人员过程中对图像处理根据用户要求进行参数设置、修改，直到用户满意为止。应要求应用培训师将图像处理参数设置或修改的方法步骤清楚地交给用户正确试用，以便在使用中评估图像质量，必要时对相应图像参数进行修改，使图像质量达到最佳。

经过适当时间试用，整机运行完全正常并稳定后，可投入正常使用，在使用过程中发现问题，逐个记录，再集中要求工程师或应用培训师到现场进行必要的参数校正或设置、修改，直到用户完全满意，完全能够正常投入使用后可以组织相关部门对设备进行验收。所有验收检测应按国家、部门、地区相关标准、规范、规程进行，主要检测项目与技术要求参考表 13-1、表 13-2、表 13-3。出具检测报告，作为验收依据，最后由医院设备管理部门和科室与厂家进行设备现场验收，验收合格后方可正式投入试用。

表 13-1　普通 X 线摄影系统的主要检测项目与技术要求

序号	检测项目	检测方法与条件	验收检测	状态检测		稳定性检测	
				偏差范围	检测周期	偏差范围	检测周期
1	管电压(kV)		±10%	±10%	1 年		
2	管电流(mA)		±10%	±10%	1 年		
3	曝光时间(ms)		±10%	±10%	1 年		
4	输出量重复性		≤10%	≤10%	1 年		
5	输出线性	相邻两档间	±10%	±10%	1 年		
6	半值层	80kVp	≥2. 3mmAL	≥2. 3mmAL	1 年		
7	自动曝光控制	图像光密度	±0. 3OD	±0. 3OD	1 年	±30%基线值	半年
		空气比释动能	±20%	±20%	1 年	±30%基线值	半年
8	SID		±5%	±5%	1 年	±5%	半年
9	有用线束垂直度		半年 6°	≤6°	1 年	≤6°	半年
10	光野与照射野		≤2%SID	≤2%SID	1 年	≤2%SID	半年
11	照射野与探测器	1 个主轴上	≤3%SID	≤3%SID	1 年		
		4 个主轴上	≤4%SID	≤4%SID	1 年		
12	滤线栅与有用线束中心		无明显不对准	无明显不对准	1 年		
13	有效焦点尺寸	2°星卡					

表 13-2　普通 X 线透视系统的主要检测项目与技术要求

序号	检测项目	设备类型与检测方法	验收检测	状态检测		稳定性检测	
				偏差范围	检测周期	偏差范围	检测周期
1	被检者入射体表空气比释动能率典型值/ $mGy \cdot min^{-1}$	透视荧光屏系统	≤50	≤50	1 年		
		影像增强电视系统	≤25	≤25	1 年		
2	被检者入射体表空气比释动能率最大值/ $mGy \cdot min^{-1}$	放射介入学用涉笔	≤100	≤100	1 年		
3	透视荧光屏灵敏度 $\frac{cd/m^2}{cGy/min}$		≥0. 11	≥0. 08	1 年		

续表

序号	检测项目	设备类型与检测方法	验收检测	状态检测		稳定性检测	
				偏差范围	检测周期	偏差范围	检测周期
4	影像增强电视系统低对比度分辨力/mm	标准电视	5	5	1 年	5	半年
		高分辨力电视	1.5	1.5	1 年	1.5	半年
5	高对比分辨力（铜网密度数）	透视荧光屏系统	20~30	20~30	1 年	20 基线值	半年
		影像增强电视系					
6	空间分辨力/（Lp·mm^{-1}）	透视荧光屏系统	2				
		影像增强电视系			1 年	±20%基线值	半年
7	影像增器入射屏前空气比释动能率/μGy·min^{-1}	350mm	30	30	1 年		
		310mm	48	48	1 年		
		230mm	60	60	1 年		
		150mm	134	134	1 年		
8	影像增强电视系统自动亮度控制	不同厚度衰减层时亮度变化	≤10	≤15	1 年	±30%基线值	半年
9	照射野与图像探测器中心		≤2%SID				
10	透视方形野的长和宽		不得超过图像探测器的直径				

表 13-3　数字 X 射线摄影系统的主要检测项目与技术要求

序号	检测项目	检测方法与条件	验收检测	状态检测		稳定性检测	
				偏差范围	检测周期	偏差范围	检测周期
1	管电压（kVp）		±10%	±10%	1 年		
2	管电流（mA）		±10%	±10%	1 年		
3	曝光时间（ms）		±10%	±10%	1 年		
4	输出量重复性		≤10%	≤10%	1 年		
5	输出线性	相邻两档间	±10%	±10%	1 年		
6	半值层	80kVp	≥2.3mmAl	≥2.3mmAl	1 年		
7	自动曝光控制	图像光密度	±0.3OD	±0.3OD	1 年	±30%基线值	半年
		空气比释动能	±20%	±20%	1 年	±30%基线值	半年
8	SID		±5%	±5%	1 年	±5%	半年
9	有用线束垂直度		半年 6°	≤6°	1 年	≤6°	半年
10	光野与照射野		≤2%SID	≤2%SID	1 年	≤2%SID	半年
11	照射野与探测器	1 个主轴上	≤3%SID	≤3%SID	1 年		
		4 个主轴上	≤4%SID	≤4%SID	1 年		
12	滤线栅与有用线束中心		无明显不对准	无明显不对准	1 年		

续表

序号	检测项目	检测方法与条件	验收检测	状态检测		稳定性检测	
				偏差范围	检测周期	偏差范围	检测周期
13	有效焦点尺寸	2°星卡	符合相关标准				
14	空间分辨力	线对卡等	符合相关标准		1 年		
15	密度分辨力	专用检测仪	符合相关标准		1 年		
16	动态范围	专用检测仪	符合相关标准		1 年		
17	噪声	专用检测仪	符合相关标准		1 年		

（余佩琳　余建明）

第二节　X 线摄影基础

一、解剖学基准线

（一）标准姿势（解剖学姿势）

人体直立，两眼平视前方，下肢并拢，足尖及掌心向前，两上肢下垂置于躯干两侧。在 X 线摄影中，无论患者处于何种体位或动作，均应以解剖学姿势为定位的依据。

（二）解剖学方位

1. 近头侧为上，近足侧为下。

2. 近正中矢状面者为内侧，远正中矢状面者为外侧。

3. 近心脏侧为近端，远心脏侧为远端。

4. 近身体腹面为腹侧（前面），近身体背面为背侧（后面）。

（三）解剖学关节运动

1. **屈伸运动**　关节沿腹背轴运动，组成关节的上下骨骼相互靠近或远离，角度减小时为“屈”，相反为“伸”。

2. **内收、外展运动**　关节沿冠状面运动，骨向正中矢状面靠近者为“内收”，反之者为“外展”。

3. **旋转运动**　骨环绕矢状轴做旋转运动时称“旋转运动”。骨的前面向内旋转时为“旋内”，相反为“旋外”。

（四）解剖学基准线（面）

1. **矢状面**　将人体纵断为左右两部分的面称“矢状面”。

2. **正中矢状面**　将人体左右等分的面称“正中矢状面”。

3. **水平面**　与地平面平行且将人体横断为上下两部分的断面称“水平面”。

4. **冠状面**　将人体纵断为前后两部分的断面称“冠状面”，冠状面与矢状面垂直。

5. **水平线**　人体直立时，与地面平行的线。

6. **正中线**　将人体左右等分的线。

7. **矢状线**　与水平线相交，与正中线平行的线。

8. **冠状线**　与矢状面垂直相交，将人体前后分开的线。

9. **垂直线**　与人体水平线垂直的线如图 13-3、图 13-4 所示。

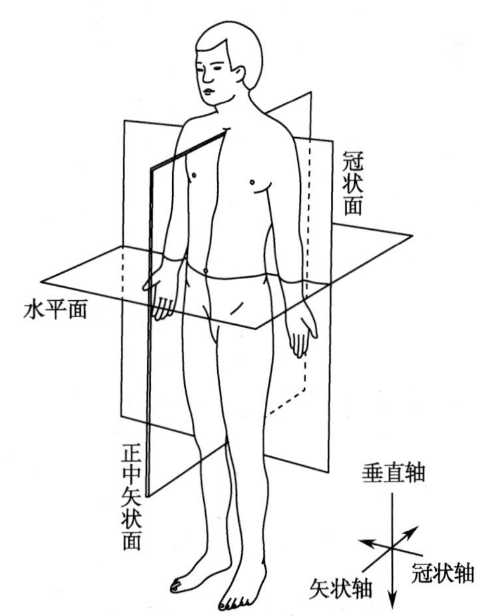

图 13-3　人体标准姿势、轴与面

二、X 线摄影学基准线

（一）头颅体表定位线（图 13-5、图 13-6）

1. **听眶线**　即人类学的基准线（ABL），外耳孔上缘与眼眶下缘的连线。

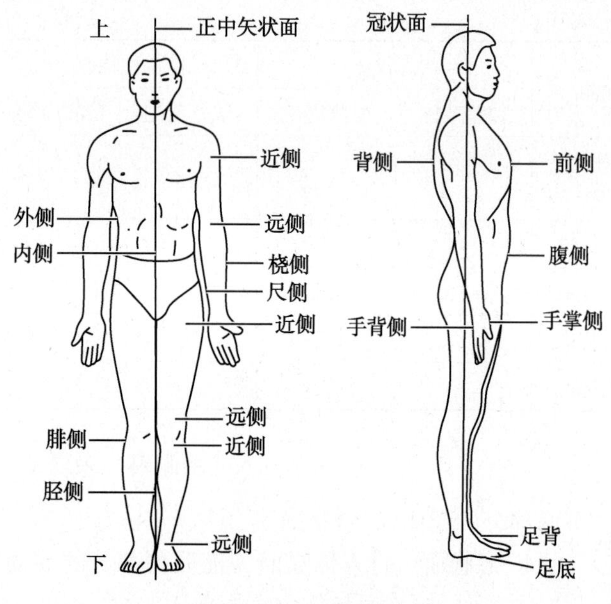

图 13-4　人体方位术语

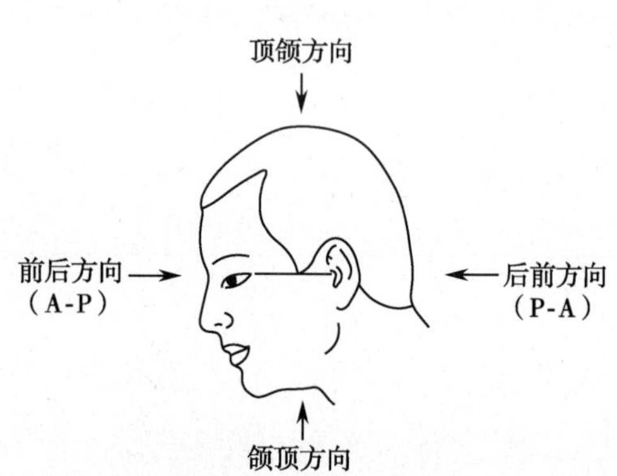

图 13-5　头颅摄影方向

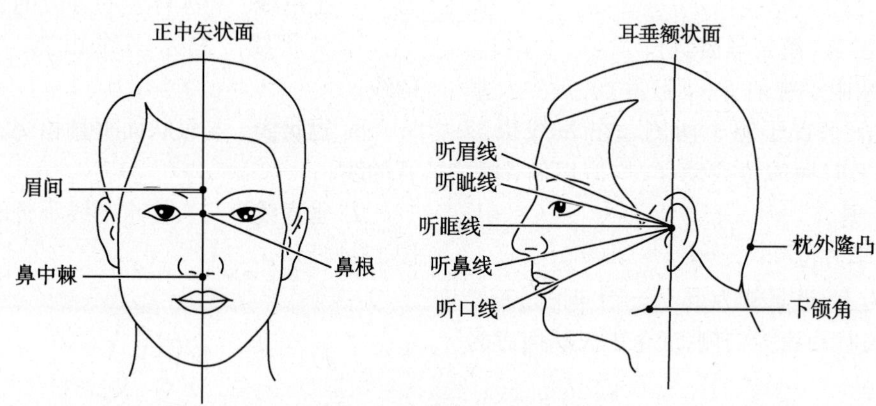

图 13-6　头部摄影基准点、线、面

2. **听眦线**(OMBL)　外耳孔中点与眼外眦的连线,听眦线与听眶线呈 12°~15°角。

3. **听鼻线**　外耳孔中点与鼻前棘的连线,听鼻线与听眦线约呈 25°角。

4. **瞳间线**　两侧瞳孔间的连线,与水平面平行。

5. **听眉线**　外耳孔中点与眶上缘的连线,听眉线与听眦线约呈 10°角。

6. **眶下线**(IOL)　两眼眶下缘的连线。

(二) 摄影用线及距离

1. **中心线**　X 线束中,居中心部分的那一条线称“中心线”。

2. **斜射线**　在 X 线束中,中心线以外的线称“斜射线”。

3. **焦-片距**　X 线管焦点到胶片(探测器)的距离。

4. **焦-物距**　X 线管焦点到被照体的距离。

5. **物-片距**　被照体到胶片(探测器)的距离。

三、X 线摄影体位与方向

(一) 命名原则

1. 根据中心线入射被照体时的方向命名,如中心线经胸部后方第 6 胸椎水平垂直射入探测器的体位称为胸部后前正位。

2. 根据被照体与探测器的位置关系命名,如左胸部紧贴探测器的体位称为左前斜位。

3. 根据被照体与摄影床的位置关系命名,如人体的上身左侧紧贴摄影床称为左侧卧位。

4. 根据被照体与摄影床的位置关系及中心线入射被检体时与探测器的关系命名,如人体仰卧摄影床,中心线经人体一侧水平射入探测器的体位称为仰卧水平侧位。

5. 根据被照体姿势命名，如胸部前凸位，小儿双髋的蛙氏位。

6. 根据某部的功能命名，如颈椎的过伸过屈位，下颌关节的张口与闭口位。

7. 根据摄影体位创始人的名字命名，如劳氏位、髋关节谢氏位等。

（二）摄影方位

1. **立位** 被检者身体呈站立位姿势，矢状面与地面垂直。

2. **坐位** 被检者身体呈坐位姿势。

3. **半坐位** 在坐位姿势下，背部向后倾斜时称“半坐位”。

4. **仰卧位** 为被检者背侧向摄影床的卧位姿势。

5. **俯卧位** 为腹部向摄影床的卧位姿势。

6. **侧卧位** 人体右侧向摄影床的卧位姿势称为右侧卧位；人体左侧向摄影床的卧位姿势称为左侧卧位。

7. **斜位** 身体长轴与摄影装置平面呈一定角度的摄影体位。

（三）摄影方向

中心线入射被照体时的方向称为摄影方向。

1. **矢状方向** 为中心线与身体矢状面平行的入射方向，如前后方向为中心线经被照体的前方射入，从后方射出；腹背方向为中心线经被照体的腹侧射向背侧。

2. **冠状方向** 为中心线与身体冠状面平行的入射方向，如左右方向是中心线经被照体的左侧射向右侧的方向；右左方向是中心线经被照体的右侧射向左侧的方向。

3. **斜射方向** 为中心线从被检体的矢状面与冠状面之间入射，从另一斜方向射出的方向。如左前斜方向是中心线经被照体的右后方射向左前方的方向；右后斜方向是中心线经被照体的左前方射向右后方的方向。

4. **上下方向（轴）** 为中心线经被照体的头侧射向尾侧的方向。

5. **切线方向** 为中心线入射被照部位时与病灶边缘相切的方向。

6. **内外方向** 为中心线经被照体的内侧射向外侧的方向。

7. **外内方向** 为中心线经被照体的外侧射向内侧的方向。

8. **背底侧方向** 为中心线经被照体的足背射向足底的方向。

9. **掌背方向** 为中心线经被照体的手掌射手背的方向。

10. **前后方向** 为中心线经被照体的前方射向被照体的后方的方向。

11. **后前方向** 为中心线经被照体的后方射向被照体的前方的方向。

（四）摄影体位

1. **正位** 被照体矢状面与探测器的长轴平行，中心线经被照体的前方或后方入射，同时从后方或前方射出的体位，如头颅的前后或后前位、脊柱各椎体段的前后或后前位、胸部的前后或后前位，腹部颌盆腔的前后位、四肢的前后位等。

2. **侧位** 被照体冠状面与探测器长轴平行，中心线经被照体的一侧入射，从另一侧射出的体位，如头颅的左右侧位、脊柱各椎体段的左右侧位、胸部的左右侧位、四肢的侧位等。

3. **斜位** 被照体与探测器呈一定的摄影角度，中心线经被照体的左、右后方或左、右前方入射，从左、右前方或左、右后方射出的体位。例如：胸部左前斜位、胸部右前斜位、腰椎右前斜位、胸骨斜位、颈椎右后斜位等。

4. **轴位** 中心线与被照体长轴平行的摄影体位，如髌骨轴位、跟骨轴位等。

5. **特殊位** 枕顶位、鼻颏位、额鼻位、前凸位、切线位等。

（1）一般体位

1）仰卧位（supine position）：摄影台水平，被检者平卧台上，背侧在下，腹侧在上。

2）俯卧位（prone position）：与仰卧位相反，腹侧在下，背侧向上，头部可偏向一侧。

3）立位（upright position）：身体直立，分站立位和坐立位两种。

4）卧位（recumbent）：摄影台水平，被检者以任何姿势卧于台面上，包括仰卧、俯卧和侧卧。

5）头低足高位（trendelenburg position）：被检者仰卧于台面上，台面倾斜使头侧比足侧低。

（2）专用体位

1）侧位（lateral position）：身体左侧或右侧靠近胶片，矢状面与胶片平行。

2）斜位（oblique position）：身体前部或后部贴近胶片，冠状面或矢状面不与胶片平行或垂直而呈一定角度。

3）右前斜位（又称第一斜位）（right anterior

oblique position)：身体右前部贴近胶片。

4）左前斜位（又称第二斜位）（left anterior oblique position)：身体左前部贴近胶片。

5）右后斜位（right posterior oblique position）身体右后部贴近胶片。

6）左后斜位（left posterior oblique position）身体左后部贴近胶片。

7）卧位（decubitus position)：被检者仰卧、俯卧或侧卧于台面上，X 线水平摄影。

8）左侧卧位（left lateral decubitus)：被检者左侧卧于台面上，X 线水平摄影。

9）右侧卧位（right lateral decubitus)：被检者右侧卧于台面上，X 线水平摄影。

10）仰卧位（supine position)：被检者仰卧于台面上，X 线水平摄影。

11）俯卧位（prone position)：被检者俯卧于台面上，X 线水平摄影。

四、体表解剖标志

体表解剖标志是指在人体的表面上看到或扪到的固定标志点，这些标志点与体内的某一解剖部位或脏器有对应的关系。摄影时根据人体体表的固定标志点，可以确定肉眼不可见的人体内部的解剖部位。

（一）颈部

1. **颈部的边界**　颈部上方以下颌下缘、乳突至枕外隆凸连线与头面部分界。下方自胸骨上窝、锁骨、肩峰向后到第 7 颈椎棘突为界。

2. **颈部体表标志**　颈部体表标志因年龄、性别和个体而异。儿童和妇女呈圆形，成人男性骨性标志突出。

3. **舌骨**　位于颈中线最上方，相当第 4 颈椎水平。

4. **甲状软骨**　成人男性在上缘处构成高突的喉结，其后方正对第 5 颈椎。

5. **环状软骨**　位于甲状软骨下方。临床上常在此处作急救气管切开或用粗针头穿入，以解救窒息。它的后方对第 6 颈椎，它是喉与气管、咽与食管的分界点。

6. **胸骨颈静脉切迹**　相当于第 2、3 颈椎水平；锁骨上窝位于锁骨中 1/3 分界处上方。

（二）胸部

1. **边界**　胸部的上界是由胸骨颈静脉切迹，沿锁骨到肩锁关节，以此连线往后到第 7 颈椎棘突。胸部下界相当胸廓的下口，胸部和上肢的界限是三角肌的前缘。

2. **形状**　胸部外形与骨骼、肌肉和内脏发育状况有关。一般可分为两种类型，宽短型和狭长型。宽短型胸部特点是胸骨下角较大（最大到 120°），肋骨近于水平，胸骨较宽，胸骨上凹不明显，胸围较大。狭长型胸部特点是胸骨角较小（90°～100°），肋骨倾斜角较大，胸骨狭长，胸骨上凹明显，胸围较小。

3. **体表标志**　胸骨柄与胸骨体处形成向前突的胸骨角，两侧连接着第二肋骨，可作为计数肋骨的标志。胸骨角相当于第 4、5 胸椎水平，后方对着气管分叉处。

胸骨柄中分处相当于主动脉弓的最高点。剑胸关节相当于第 9 胸椎水平，剑胸关节可表示胸膜正中线的分界，也可作为心下缘膈肌和肝上面的前分界线。

锁骨外 1/3 处下方为锁骨上窝，窝内可触及喙尖。肩关节做曲伸运动时，可感到喙突在移动。锁骨下方自第二肋骨开始可摸到各肋。由胸锁关节到第 10 肋软骨角稍后画一线，即可标出肋骨与肋软骨的交点。

第 2、3 肋骨呈水平，往下各肋骨逐渐斜行，第 2 前肋间最宽，第 5、6 肋骨最狭。肋骨的最低点相当于第 3 腰椎水平。

男性乳头对第 4 肋骨，相当第 7、8 胸椎水平。女性乳头位置低，个体差异较大，不宜做体表定位点。

在左侧第 5 肋骨间锁骨中线内侧约 2cm 处，可见心尖冲动点。当左侧卧位时，心尖位置移往左侧，仰卧位心尖冲动点可升高一肋。肩胛骨根部对第 3 胸椎棘突，下角对第 7 胸椎。

4. **有关胸部的径线**

前正中线：通过胸骨两外侧缘中点的垂线；

肋骨线：通过胸骨两侧最宽处的两条垂线；

锁骨中线：通过锁骨中点的垂线；

腋前线：通过腋窝前缘的垂线；

腋中线：通过腋窝中点的垂线；

腋后线：通过腋窝后缘的垂线；

肩胛线：当两臂下垂，通过肩胛下角的垂线；

脊柱旁线：相当于各椎体横突尖端的连线；

后正中线：相当于各棘突的连线。

（三）腹部

1. **边界**　腹部包括腹壁、腹腔及其内脏器官。

上界从前向后为胸骨剑突、肋弓、第11肋前端与第12胸椎。下界从前向后为耻骨联合下缘、耻骨结节、腹股沟韧带、髂嵴与第5腰椎下缘。腹壁在后方为脊柱的腰部，前外侧壁均为扁平肌构成。

2. **个体差异**　腹部外形与腹腔器官的位置，随年龄、体型、性别以及肌肉、脂肪发育程度而异。矮胖型的人，腹部上宽下狭，膈、肝、盲肠与阑尾等位置较高，胃趋于横位；瘦长型的人则与此相反。小儿因各系统发育不平衡，膈位置较高，肝比成人比例大，骨盆在比例上小于成人，因此腹部外形比例较成人大。老年人因肌肉乏力，韧带松弛，故内脏下垂，位置低下，下腹部呈明显隆凸状。体位改变对腹腔器官位置的影响也很明显，卧位器官上移、膈上升。直立时，则相反。

3. **体表标志**　骨性标志有，剑突、肋弓、第11肋前端。在下方有耻骨联合、坐骨结节、髂前上棘、髂嵴。脐的位置不恒定，约相当第3、4腰椎之间。

五、X线摄影的原则和步骤

（一）摄影原则

1. **焦点的选择**　摄影时，在不影响X线球管负荷的原则下，尽量采用小焦点，以提高X线照片的清晰度。小焦点一般用于四肢、鼻骨、头颅的局部摄影。大焦点一般用于胸部、腹部、脊椎等较厚部位的摄影。

2. **焦-片距及肢-片距的选择**　焦点至胶片的距离称为焦-片距，肢体至胶片的距离称为肢-片距。摄影时应尽量使肢体贴近暗盒，并且与暗盒平行。肢体与暗盒不能靠近时，应根据X线机负荷相应增加焦-片距，同样可收到放大率小、清晰度高的效果。不能平行时，可运用几何学投影原理尽量避免影像变形。

3. **中心线及斜射线的应用**　中心线是X线束的中心部分，它代表X线摄影的方向。斜射线是中心线以外的部分。一般地，中心线应垂直于胶片摄影，并对准摄影部位的中心。当摄影部位不与胶片平行而成角时，中心线应垂直肢体和胶片夹角的分角面，利用斜射线进行摄影。

4. **滤线设备的应用**　按照摄片部位的大小和焦-片距离，选用合适的遮线器。体厚超过15cm或应用60kV以上管电压时，需加用滤线器，并按滤线器使用的注意事项操作。

5. **X线球管、肢体、胶片的固定**　X线球管对准摄影部位后，固定各个旋钮，防止X线球管移动。为避免肢体移动，在使肢体处于较舒适的姿势后给予固定。同时向患者解释，取得密切配合，保持肢体不动。暗盒应放置稳妥，位置摆好后迅速曝光。

6. **千伏与毫安秒的选择**　摄影前，必须了解患者的病史及临床诊断，根据摄影部位的密度和厚度等具体情况，选择较合适的曝光条件。婴、幼儿及不合作患者应尽可能缩短曝光时间。

7. **呼气与吸气的应用**　患者的呼吸动作对摄片质量有一定影响。一般不受呼吸运动影响的部位，如四肢骨不需屏气曝光；受呼吸运动影响的部位，如胸腹部需要屏气曝光。摄影前应训练患者。

（1）平静呼吸下屏气摄影心脏、上臂、肩、颈部及头颅等部位，呼吸动作会使胸廓肌肉牵拉以上部位发生颤动，故摄影时可平静呼吸下屏气。

（2）深吸气后屏气用于肺部及膈上肋骨的摄影，这样可使肺内含气量加大，对比更鲜明，同时膈肌下降，肺野及肋骨暴露于膈上较广泛。

（3）深呼气后屏气深吸气后再呼出屏气，这样可以增加血液内的氧气含量，延长屏气时间，达到完全不动的目的。此法常用于腹部或膈下肋骨位置的摄影，呼气后膈肌上升，腹部体厚减薄，影像较为清晰。

（4）缓慢连续呼吸在曝光时，嘱患者做慢而浅的呼吸动作，目的是使某些重叠的组织因呼吸运动而模糊，而需要摄影部位可较清楚的显示。例如，胸骨斜位摄影。

（5）平静呼吸不屏气用于下肢、手及前臂躯干等部位。

8. **照射野的校准**　摄影时，尽量缩小照射野，照射面积不应超过胶片面积，在不影响获得诊断信息前提下，一般采用高电压、低电流、厚过滤，可减少X线辐射量。

（二）摄影步骤

1. **阅读会诊单**　认真核对患者姓名、年龄、性别，了解病史，明确摄影部位和检查目的。

2. **摄影位置的确定**　一般部位用常规位置进行摄影，如遇特殊病例可根据患者的具体情况加照其他位置。如切线位，轴位等。

3. **摄影前的准备**　摄影腹部、下部脊柱、骨盆和尿路等部位平片时，必须清除肠道内容物，否则影响诊断。常用的方法有口服泻药法，如口服番泻叶或25%甘露醇；或清洁灌肠。

4. **胶片尺寸的选择与放置**　根据患者检查部位的大小选择胶片的尺寸，胶片的放置因依据临床的要求和摄影方式适当调整。

5. **照片标记的安放**　一般用铅字标记,铅字号码应放于暗盒的适当位置,便于阅片时辨认,并讲究艺术。

6. **衣着的处理**　摄影前除去衣物或身体部位上可能影响图像质量的任何异物,如发卡、纽扣、胸罩、饰物、膏药等。

7. **肢体厚度的测量**　胸部摄片的千伏值是依据人体厚度决定的,根据体厚选择摄影条件。

8. **训练呼吸动作**　摄胸部、头部、腹部等易受呼吸运动影响的部位,在摆位置前,做好呼气、吸气和屏气动作的训练,要求患者合作。

9. **摆位置、对中心线**　依摄片部位和检查目的摆好相应的体位,尽量减少患者的痛苦。中心线对准摄影部位的中心。

10. **辐射防护**　作好患者局部X线的防护,特别是性腺的辐射防护。

11. **选择焦-片距离**　按部位要求选好X线球管与胶片的距离。如胸部为180cm,心脏为200cm,其他部位为90~100cm。

12. **选定曝光条件**　根据摄片部位的位置、体厚、生理、病理情况和机器条件,选择大小焦点、千伏、毫安、时间(秒)、距离等。

13. **曝光**　以上步骤完成后,再确认控制台各曝光条件无误,然后曝光。

（余佩琳　余建明）

第十四章

CR 成像技术

第一节 CR 系统的基本构成

计算机 X 射线摄影(computed radio-graphy, CR)是由富士胶片公司于 1974 年开始研发的。1981 年,影像板(imaging plate,IP)研制成功,同年6 月在比利时首都布鲁塞尔召开的国际放射学会(ICR)年会上宣布 CR 系统问世。

计算机 X 射线摄影是光激励存储荧光体(photostimulable storage phosphor,PSP)成像,或者叫作存储荧光体成像(storage phosphor imaging)。计算机 X 射线摄影是利用光激励荧光体的延迟发光特性,在 X 线照射时贮存能量形成潜影,经激光束扫描时潜影以可见光的形式释放出来并被探测器捕获,转换成数字信号经过后处理形成数字图像。

CR 系统由 X 线机、影像板、影像阅读器、影像处理工作站、影像存储系统和打印机组成。影像板取代了屏-片体系中的胶片成为影像记录的载体,影像阅读器是读出影像板所记录 X 线信息影像的设备。

一、影像板

IP 是 CR 成像系统的关键元件,作为记录人体影像信息、实现模拟信息转化为数字信息的载体,代替了传统的屏-片系统。它适用于固定式 X 线机和移动式床边 X 线机,可用于普通的 X 线摄影和造影检查,具有很大的灵活性和多用性。

IP 从外观上看就像一块单面增感屏,它由表面保护层、光激励荧光物质层、基板层和背面保护层组成(图 14-1)。影像板根据能否弯曲分为刚性板和柔性板两种类型。柔性板使用弹性荧光涂层,轻巧柔软可随意弯曲。柔性影像板简化了影像板扫描仪的传输系统,结构简单,扫描速度较快,设备体积较小。刚性板不能弯曲,阅读仪的传输结构和工作原理不同于前者,损坏概率小,寿命长,影像板引起的伪影少。

IP 的规格尺寸与常规胶片一致,一般有 35cm×43cm(14in×17in)、35cm×35cm(14in×14in)、25cm×30cm(10in×12in)和 20cm×25cm(8in×10in)四种规格。根据不同种类的摄影技术,IP 可分为标准型(ST)、高分辨型(HR)、减影型及多层体层摄影型。

二、影像阅读器

CR 激光阅读器使用逐点读取技术,激光束按照一定的模式扫描整个荧光屏表面,测量屏上每一点的发射光将其转换为电子信号,通过采样和量化形成数字图像。

CR 的工作流程与传统屏-片系统基本相同,经过 X 线曝光后的暗盒插入 CR 系统的读出装置,IP 被自动取出,由激光束扫描,读出潜影信息,然后经过强光照射消除 IP 上的潜影,又自动送回到暗盒中,供摄影反复使用。

三、其他部件

1. **X 线机** CR 系统所用的 X 线机与传统的 X 线机兼容。

2. **影像处理工作站** 进行影像的谐调处理、空间频率处理和减影处理等,显示处理后的影像。

3. **影像存储系统** 存储经影像阅读处理器处理过的数据。

4. **打印机** 将最终的数字影像打印成照片。

(康天良 牛延涛)

第二节 成像板组成及其特性

一、成像板结构

成像板主要由基板和覆盖的光激励存储荧光

体(BaSrFBr:Eu)层组成,成像板的结构类似于常规的增感屏。存储荧光体的成像特性取决于许多因素,荧光体的固有特性主要由添加到基本荧光体配方中的掺杂剂来决定,能量吸收和转化的效率由存储荧光体自身的特性所决定。

成像板的结构也受荧光体涂层特性的影响(密度、分布特性),如果增加单面成像板的厚度,影像的固有分辨力就受到局限。通常来说,存储式荧光屏都是将有效层涂抹在硬质或软质的基板上构成的,有效层吸收X线,产生和存储潜影,而基板(如铝、玻璃或聚乙烯酯等)为感光荧光体层提供光滑而坚硬的表面,并使得荧光屏被用户和CR阅读器进行操作和传送。

事实上,荧光屏包含许多能优化临床使用性能的附加层(不同公司有所不同)。从机械角度说,荧光屏必须结实利于用户和机器操作,所以通常需要用背衬层和外涂层来保护。从电子角度来说,荧光屏必须对静电不敏感,通过荧光屏表面的传导层来实现。

从光学上说,荧光屏需要经过优化处理,使得尽可能多的发射光逃逸到荧光屏表面被探测到,同时要控制激励激光的扩散程度以保持必要的锐利度。为达到这两个明显矛盾的目标,产生了许多解决方案。一种方案是在活化层和支持层之间设置一个黑色背衬层来吸收可见光,它同时减少了激励光的扩散和发射光的逃逸。另一种方案是设置反射层来辅助发射光的逃逸,但同时也会使得激励光的扩散加剧。还有一种解决方案,就是在活化层和支持层之间的界面添加染色层,染色层既吸收激励光也反射发射光。也有些厂商在活化层内加入一定量的染料,使它优先吸收激励光线而不至于散射的太厉害。

为了保证较高的图像质量,荧光屏还必须对透过射线、周围散射线和背面物体的后散射线不敏感。这就要求在暗盒或荧光屏本身(仅对刚性板而言)添加一层薄铅箔。于是,原本简单的两层式荧光屏逐步发展成综合各种设计理念并适应扫描系统特性的复合式多层结构。

荧光材料应用最广泛的是氟卤化钡家族 $BaFX:Eu^{2+}$(X代表Cl、Br、I或它们的组合)。Eu是活化剂,它是在荧光体生产过程中加入的微量杂质,能显著影响它的存储性能和发光光谱。

后来开发的成像板改善了敏感度、清晰度和坚韧性(图14-1),外涂层用于保护成像板免于机械磨损和化学清洁剂的损伤。在正常条件下,成像板的使用寿命为1~2万次。

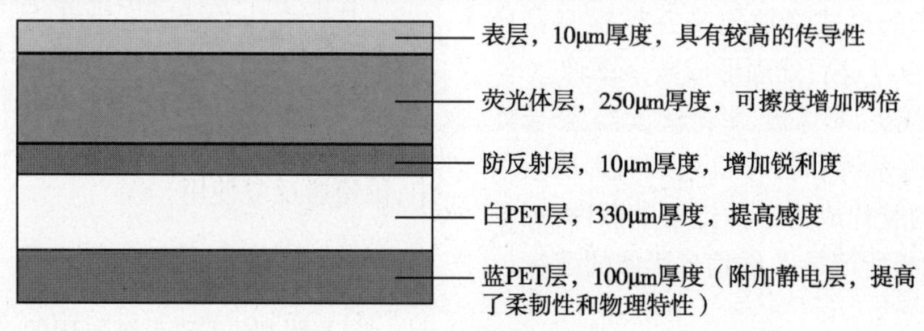

图14-1　成像板的结构

二、成像板特性与影像质量

1. **CR影像的质量**　主要取决于固有的荧光体质量和扫描存储荧光体的光学器件。成像板的固有图像质量取决于以下特性:X线的吸收、锐利度、噪声水平、转换效率。这些特性和下列参数相关:荧光体特性(颗粒尺寸,分布,吸收,发光特性)、基板的反射、散射和吸收、色素/黏合剂的组合、光导特性、染料、涂层的种类和厚度。

2. **固有模糊度**　由于荧光体层的结构和厚度,介质自身产生了模糊度,影响所产生图像的分辨力(图14-2)。同时,由于成像板的典型结构(固有模糊度),当X线转换成可见影像时,也会产生一定的模糊。荧光层越厚,对X线的吸收能力就越强(期望的特性),但激励光束的扩散程度也会增加而造成最终图像的更大模糊。通常有两种类型的荧光屏,较薄荧光屏应用于需要较高分辨力的检查(比如乳腺摄影、四肢摄影),较厚荧光屏用于对分辨力要求不高的检查(如胸部和腹部成像)。

3. **残影**　当一块成像板长时间不用时就会出现残影,它由旧图像的残存能量形成。这些部分从荧光体层的更深层处提升出来,称为"回弹"。

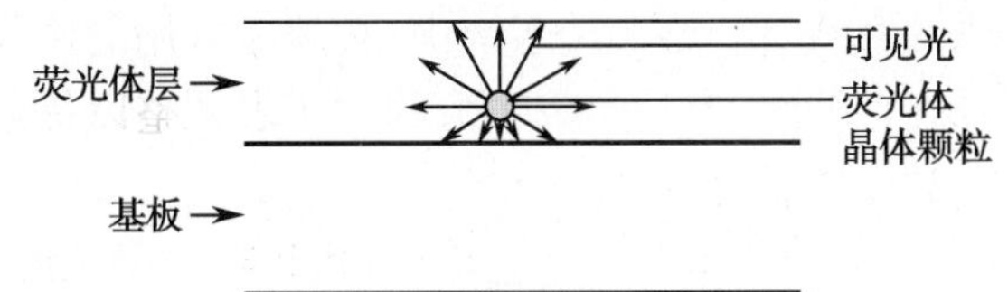

图 14-2　荧光体的固有特性产生的模糊

残影也可能由以下射线曝光引起：宇宙射线、周围的放射线（在墙中的氡等）、荧光体中的固有放射性元素。

成像板的擦除步骤不是百分之百有效的，存储信号永远不可能被完全消除。然而，只要在擦除后荧光屏中存留的信号低于允许值，那么剩余的残影造成的污染就不再重要了。有时，环境造成的背景辐射会造成不需要的本底信号的增加，表现为图像中的噪声背景，这就是厂商推荐经常擦除荧光屏的原因，尤其是当长时间不用时。

建议每周的固定时间在临床工作前对所有的成像板擦除处理一遍，并轮流使用所有的成像板，尽量对每一成像板进行相同频率的使用，避免残影的出现。

4. **成像板的特性**　相对于常规屏-片系统而言，成像板是一种具有更宽动态范围的线性探测器（可达 1∶10 000）（图 14-3）。线性意味着在一个大的剂量范围内具有更有效地探测能力，对于屏-片系统图像的高密度和低密度区也可以处理。

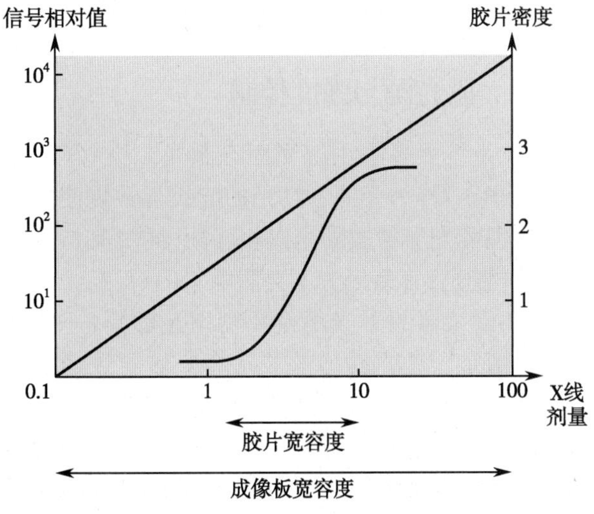

图 14-3　成像板和胶片的宽容度

成像板的线性和动态范围使得系统可以容许一定程度的过度曝光和曝光不足，从而有效降低重拍片率，进而降低公众的受照剂量。

放射技师可以自由决定来降低检查剂量，但是，辐射剂量的大量降低势必引起量子噪声的增加，从而影响最终影像的信噪比。因此，剂量的降低必须充分考虑所进行的检查类型与所要求诊断信息之间的关系。应该在保证影像的诊断价值不被削弱的前提下，寻找辐射剂量与量子噪声之间的平衡点。

在有些情况下，如骨盆、脊柱侧凸或儿科的检查，只要能观察到所需的信息，可以以增加噪声为代价而大幅降低曝光剂量。在其他情况下，如果对信息内容有很高的要求，则仅能稍微降低或不降低曝光剂量。

5. **信噪比**（SNR）　信噪比依赖于从球管中发出的作用于曝光量和探测率的 X 线光子的流量或数量。按照泊松分布的数学规律，标准差等于光子数的平方根。如果使用 100 个光子来曝光，那么用标准差表征的噪声为 10 个光子，信噪比为 10。

在 CR 系统中，影像产生必须经历两个步骤，第一步是激励存储，第二步是激发，从成像板中释放存储的能量并将其转换成可见光，这两步都影响到影像的信噪比。

6. **擦除能力**　在扫描完成以后，成像板的荧光体层中仍然保留着许多残余能量，所以成像板的擦除操作是非常必要的。在成像板中的残影可通过附加能量（可见光）来擦除掉，可见光将释放所有的俘获电子使其恢复到基础能量水平。

一块新的成像板不可能完全被擦除，有时会在成像板上残余一些曝光点，这些点在影像上显示为附加噪声。一般来讲，成像板投入使用后一个星期，随着重复擦除，成像板的噪声将减少到正常的水平。

7. **成像板和暗盒的清洁**　成像板必须要定期清洁以避免产生静电和影像上出现尘粒伪影。清洁步骤如下：

（1）用一块软棉布将成像板清洁剂充分并且匀称地涂抹在成像板的背面。值得注意的是：如果清洁剂涂到了荧光屏侧，应立即将它涂抹到整个屏的表面，否则屏上可能会有黄色污迹出现。在曝光时，这种污迹就会像不同浓度的"云"状伪影显示出来，这时的 IP 由于影响到诊断影像，就不能再使用了。

（2）一直等到清洁剂蒸发干净。

（3）在荧光屏侧使用清洁剂并让它蒸发大约需要 15 分钟。

（4）如果是第一次清洁成像板，则重复以上全部步骤。

(5) 也可使用此清洁剂清洁暗盒的内表面。

为了保证成像板的长寿命,推荐每隔 3 星期清洁一次成像板和暗盒。

8. **成像板和暗盒**　暗盒用于保护 IP 免于暴露可见光和机械损伤,暗盒一般有标签和颜色,可逐一区别,当与患者接触时,暗盒的塑料表面应让人感到温暖并且柔软,边缘应为圆形,以免划伤患者。

每一块成像板放置在固定的暗盒中,不能进行暗盒间的交换。如果用户在 X 线影像上看到一些伪影,就可通过暗盒上的标识名找到对应的成像板。成像板的白色荧光面必须朝向靠近 X 线球管的暗盒面。

三、成像板特性曲线响应

图 14-4 显示一般成像板和感度 400 屏-片系统的特性曲线响应。成像板随入射曝光量的变化呈线性、大宽容度响应特性,而胶片对限定的曝光范围是最为敏感的。屏-片系统既是采集又是显示媒介,须将曝光参数根据探测器(胶片)对比度和摄影感度调节到一个很窄的范围内,以获得最优化对比度和最小化噪声特性的影像。而成像板采集和显示过程分开,在图像显示前可以应用数学算法对采集的数字化数据进行处理,对曝光过度或不足进行补偿等。由于曝光不足或过度曝光的影像都可以被系统调整过来,这就需要建立一种由影像的原始信息来追踪曝光量大小的方法,例如曝光指数。

在传统屏-片 X 线摄影中,摄影技师通过调整曝光技术使得成像的影像信号灰度范围位于 H-D 曲线的直线部。在 CR 系统中,必须对有用的影像信号进行编码,通过对数字值的对照表调整以提供最大对比敏感度。

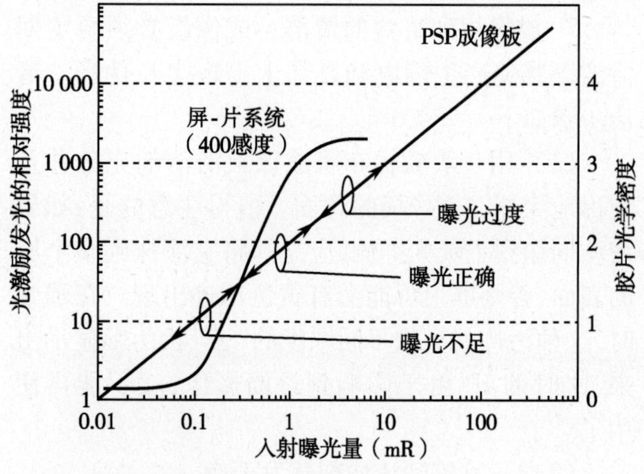

图 14-4　稀土屏-片(400 感度)系统和 PSP 接收器特性曲线的比较

PSP 曲线上重叠的曝光范围指的是 200 感度屏-片系统响应的粗略曝光量范围。

(康天良　牛延涛)

第三节　CR 系统阅读器功能

多数 CR 阅读器使用逐点读取技术,激光束按照一定的模式扫描整个荧光屏表面,测量屏上每一点的发射光并将其转换为数字信号,然后采样和量化成数字图像。阅读器的组成部件如图 14-5 所示。

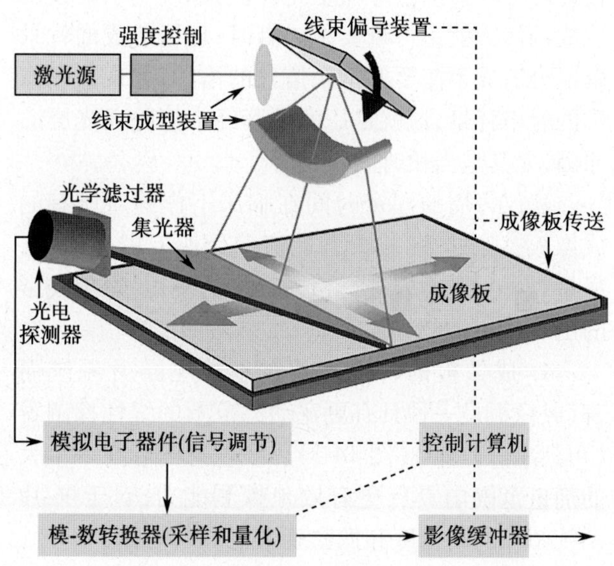

图 14-5　逐点阅读 CR 阅读器的主要部件

一、激光源与强度控制

CR 系统大多采用红光固态激光二极管(波长 670~690nm)作为光源。红光的波长与常规使用的氟卤化钡荧光屏的激励光谱相匹配,同时又与发射光波长(蓝光)容易区分不会影响它的探测。

CR 阅读器的激光不仅要功率足够高,还要保持功率恒定。激光功率的波动会直接导致输出信号的波动。例如,激光强度的波动可以使均一的潜影信号看上去含有不均匀的组织结构。CR 阅读器设有特殊的强度控制装置,它可以实时监控激光的功率并校正波动。

二、线束成型光学装置

激光器发出的线束必须经过最优化处理后对荧光屏曝光。圆形激光束会在穿过荧光屏时改变形状和移动速度。可以用手电筒的光来模拟激光束,用它来沿着面前的墙移动，当它垂直于墙面时，光束差不多是圆形的，当左右移动手电会发现光束的形状和移动速度将随着位置的变化而变化，光束离开垂直位置越远，线束椭圆形越明显，且移动的更快。

在 CR 阅读器中，这种效果导致尺寸不同的荧光屏由于线束位置的不同，激励过程的线束延迟时间（扫描速度）也就不同，即使整个荧光屏的曝光量一致，在它的边缘与中间的信号输出和空间分辨力也不同。CR 阅读器含有专用的束形控制装置（f-θ 透镜），它保证线束的形状，使线束尺寸和速度与其所处的位置无关。

三、线束偏导装置

线束偏导装置使得激光束快速向前向后沿一条扫描线顺序激励荧光屏上的每一点，这个方向被称为快速扫描方向或者线扫描方向。通常的解决办法是在电流计上安装一反光镜，电流计前后摆动，使得线束沿荧光屏运动，在折回时，激光束会被挡住。而在最高速的装置中，采用旋转的多边形棱镜，每一面反光镜扫过荧光屏的一条线，然后将下一条线移交给下一面反光镜，依此类推，多边形棱镜每一面反光镜具有相同的反射率和相同的角度。

在所有情况中，光束配置的精确度是非常关键的，阅读器必须能够精确安置以保证光线在相同点、相同行、相同扫描面都可以精确重复。线束偏转装置也必须能够将线束精确定位在亚像素范围内，以避免出现光学条带和锯齿状伪影。

四、传输环节

在与快速扫描方向垂直的方向上传送成像板，这个方向通常被称为慢速扫描方向、页面扫描或者交叉线扫描方向。在整个线束偏导装置和传输环节的作用下，整个荧光屏表面都能够被激光束采样到。一般采用直线传输方式，荧光屏被夹住或放在可移动的平板上，沿着一定轨迹进行移动。

在这里，速度的稳定性是十分重要的，以避免条带状伪影。由于读取过程是不可重复，潜影会在读取之后消失，因此在慢速扫描方向激光扫描线必须进行恒定的交叠，传输速率哪怕是百分之几的波动都会导致可见的带状伪影。

五、集光器

集光器用来尽可能多的收集荧光屏的发射光线，并且以最小损失传送到光电探测器，将光信号转化为电信号，图像的信噪比主要受这一环节的控制。虽然入射的激光束具有高度定向性，但荧光屏混杂特性使得荧光屏发出的光线散射到各个方向。因此，集光器必须靠近荧光屏表面从而尽量多的截取散射的光子。

六、滤光器

滤光器在阻止激励光进入光电探测器方面起着关键作用，以防止所需要的图像信号被淹没。如果没有这个部件，CR 将不能工作。由于荧光屏的发射光与激励光的波长不同，从 CR 荧光屏中提取有用的信号还是有可能的，这种光谱的分离极其严格的（图 14-6）。简单比较，典型存储荧光屏中发射光大致比激励光的强度弱八个数量级。因为这个装置有很好的光谱敏感性，发射光进入光电探测器是受限制的。

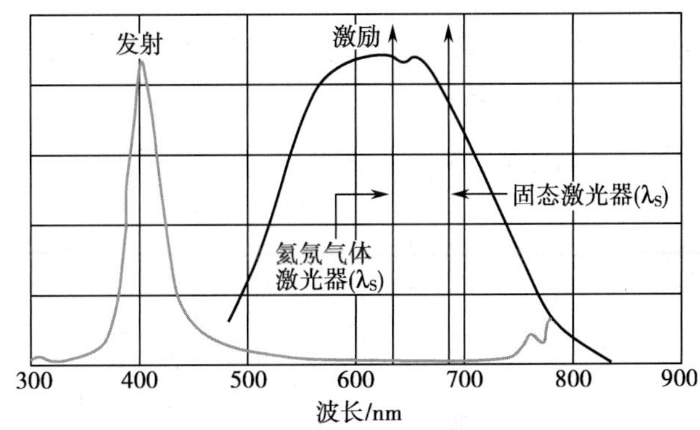

图 14-6　荧光屏的激励和发射光谱，发射光波长与激励光波长分离

七、光电探测器

光电探测器将发射光光子转换为电信号，进一步加工成数字图像。由于 CR 系统的低发光率，大多数商用系统都采用一个或多个光电倍增管（PMT）。PMT 具有高的信号增益、合理的量子转换率（约为 25%），且内部噪声和暗电流低。此外，其检测的动态范围与临床应用中成像板所产生的信号范围能够很好地匹配。PMT 它对光谱中的红色区段很不敏感，因此就像一个附加的滤过器，能有效地将激光从探测信号中剔除。

八、模拟电子器件

光电探测器上呈现的信号是模拟信号，它反映了荧光屏上潜影和 X 线曝光量的变化。遗憾的是，要扫描的任何医学图像的曝光量事先都不知道。早期的 CR 系统通过光学预扫描解决这个问题，也就是应用低能量的发散激光点扫描荧光屏，以了解随后的高能量激光扫描时能探测到信号范围。现代 CR 系统用电子的方法解决这个问题。

降低电子成像设计要求的一种方法是，在数字化之前先对模拟图像数据进行压缩。这就意味着输入信号（也就是离开光电探测器的信号）被非线性的映射为一个新的量，该量的变化比输入信号小，最常见的是对模拟数据进行对数变换压缩。光电探测器的信号在被送往模数转换器（ADC）之前先通过对数放大器增强。另一种压缩技术是平方根放大器，优势在于压缩过程中可均衡曝光中的固有量子噪声。有一些制造商采用的方法是，先将输入信号作线性处理（即不压缩），然后通过选择最终图像的数字化灰度等级的一个子集来实现对数字化数据的压缩。所有这些方法都能得到可利用的结果，但是如果用户想把数字值反变换回到原始的 X 线曝光量值（如为了图像分析），那么图像压缩方案的选择就非常重要了。

九、模数转换器（ADC）

ADC 包括采样和量化两个步骤，ADC 在控制电路的作用下产生与源模拟图像等价的数字化图像。激光束横跨荧光屏的移动将荧光屏表面的随空间变化的光信号转换成光电探测器的随时间变化的电信号，这种时间变化信号必须以足够高的频率采样才能保留足够的图像的空间分辨力以满足临床应用。

同样，光电探测器信号的强度变化也必须要进行足够精细地采样或量化，在覆盖整个可能曝光动态范围的前提下，保留所需要的信号变化范围满足临床应用。临床上常使用 12～16 位进行量化。数字化标准的选择取决于这些数据的应用范围，比如，乳腺摄影的数字化需求就比腹部成像高，常用 16 位进行量化。

十、影像缓冲器

扫描装置得到的数字影像在发送到最终目的地（工作站、存档室）之前，需要暂存在某处。通常可将硬盘驱动器用作本地存储器。驱动器的容量应当与扫描装置的流通量相匹配，并具有在网络连接发生中断时也能保持扫描装置正常运转的能力。

十一、擦除装置

擦除装置用于清除荧光屏上的所有残留信号，初始化荧光屏以备下一次曝光。这个组件的典型组成是一排高强度的灯管，其发光强度一般比激励光源高出几个数量级，可以驱除荧光屏上残留信号强度，使之大大低于曝光所产生的信号，以免影响下次曝光成像。

（康天良　牛延涛）

第四节　CR 成像原理

一、基本原理

CR 采用 IP 进行 X 线摄影，IP 的光激励荧光体中记录 X 线的摄影部位影像，形成了潜影。再将 IP 放入影像读取装置中，通过激光扫描使存储信号转换成光信号，再用光电倍增管或 CCD 转换成电信号，再经过模-数转换后，输入计算机处理，最后获取到高质量的数字 X 线影像。随着图像质量的确认，IP 将被强光照射擦除全部信息，为下一次循环使用做准备。

CR 的主要工作过程如下（图 14-7）：

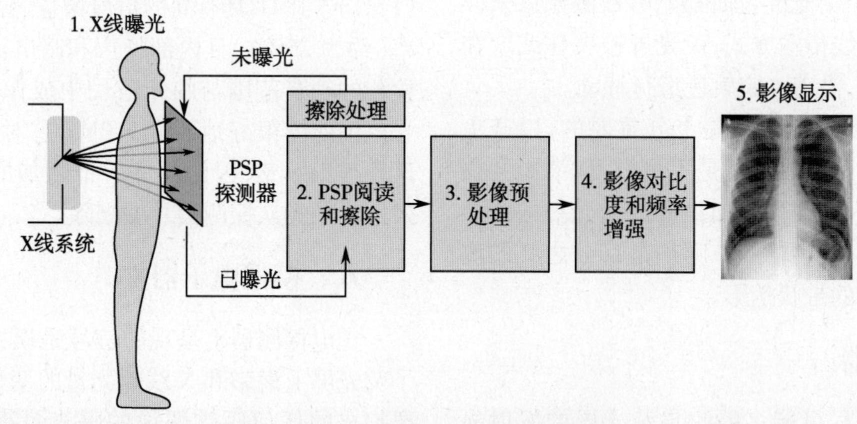

图 14-7　PSP 图像采集和处理的步骤

1. 影像成像板是信息采集部分，代替胶片接收并记忆 X 线摄影信息，形成潜影。

2. 影像读取器用光电倍增管接收 IP 发出的荧光，实现光电转换，再经 A/D 转换器变换为数字信号。

3. 影像读取器还具有登记患者姓名、性别、年龄等基本信息，选择检查部位、图像扫描方式、图像预览、图像预处理、打印等功能。

4. 影像处理工作站由计算机来完成，对数字化的 X 线影像作各种相关的后处理，如大小测量、放大、灰阶处理、空间频率处理、减影处理等，最后完成最佳图像的显示。影像存储系统主要用来保存影像信息，可采用硬盘、磁带、CD 或 DVD 等。

二、存贮荧光体的显像原理

成像板由包埋在聚合物黏合剂内的光激励荧光晶体组成，作用是探测 X 线信息。当 X 线被这些晶体吸收时，电子被激发使电势能增加。一些电子被俘获保持在一种半稳定的高能态，而另一些电子则很快地回落并以自发发射的形式释放能量（图 14-8）。俘获电子在成像板中以“存储能量”的形式产生了潜影，当俘获电子增加能量时可使其释放存储的能量，通常使用一个激光束以像素激发的形式来实现这一过程。俘获电子接受增加的能量并且能从势阱中逃出，回落到它们的平衡态，回落的过程中，电子以发光的形式来释放能量，发出可见光的强度与原始的 X 线强度成正比。

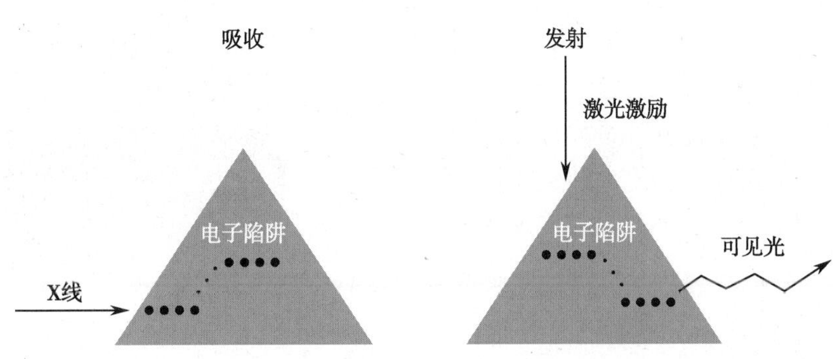

图 14-8　荧光体的能量吸收和发射

约 1 小时以后，成像板中初始的可见光输出值存留 70%～80%，这会导致 2%～3% 信噪比和 20%～30% 的信息含量损失，所以延迟一小时不会造成明显的信息变化。

三、影像读取原理

（一）激光扫描

由氦氖或二极管发出的激光束，经由几个光学组件后对成像板进行扫描，首先激光束分割器利用激光输出的一部分通过参照探测器来监测入射激光的强度，进而补偿因入射功率波动所致的输出 PSL 信号的强度。成像板储存能量一定的情况下，被激励可见光的强度取决于激励激光源的强度。

1. **点扫描阅读**　激光束的大部分能量被扫描设备反射，然后通过光学滤过片、遮光器和透镜装置。为了保持恒定的聚焦和在 PSP 板上的线性扫描速度，激光束经过了一个 f-θ 透镜到达一个静止镜面。一般激光“点直径”从 50μm 到 200μm 不等，其大小在 IP 表面测量时取决于不同的制造商和阅读器。IP 在夹送滚轮的带动下持续运动，经历激光束的扫描。所有部件功能在数字计算机的控制下同时运行。在一些阅读器中，使用多个光电倍增管来采集信号。残留信号被擦除装置清除后，IP 被重新装回到暗盒。PSP 阅读仪组件的基本系统结构如图 14-9 所示。

为维持空间分辨力大小，激光束横越荧光体板的速度要根据激励后发光信号的衰减时间常数来确定（$BaFBr:Eu^{2+}$ 为 0.7μs 到 0.8μs）。激光束能量决定着 F 中心释放电子以及荧光滞后和残余信号的量。较高的激光能量可以释放更多的俘获电子，但由于在荧光体层中激光束深度的增加和被激发可见光的扩散会引起空间分辨力降低。信号衰减滞后在扫描方向上引起模糊，并导致高频信息的丢失。在扫描线的末端，激光束折回到起始位置并重复下一扫描行。

不同品牌、不同规格的 CR 扫描装置，在扫描成像板时会沿着不同的方向进行。扫描方向有的平行于成像板的长边，有的平行于短边。到达扫描线

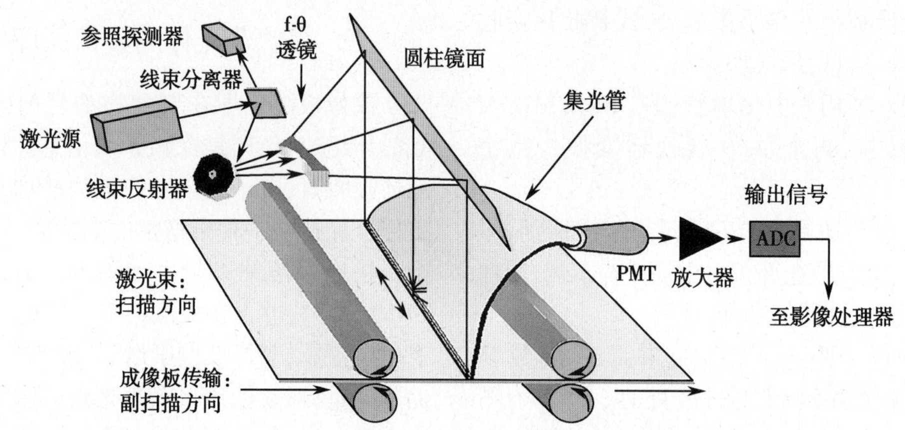

图 14-9　PSP 阅读仪组件的基本系统结构图

的终点时，激光束折回起点。成像板同步移动，传输速度经过调整使得激光束的下次扫描从另一行扫描线开始。成像板的移动距离等于沿快速扫描方向的有效采样间隔，从而确保采样尺寸在 X 和 Y 方向上相等，成像板的扫描和传送继续以光栅的样子覆盖屏的整个区域。激光束由一系列镜面和透镜导引，一行一行地照在成像板上，这种运动被称为快速扫描运动。扫描方向、激光扫描方向或快速扫描方向都是指沿激光束偏转路径的方向。当成像板正在被快速扫描时，成像板在扫描束下面缓慢向前移动，故而每次快速扫描都是激发成像板的下一行。这种运动被称为慢速扫描运动。慢扫描、屏扫描或副扫描方向指的是成像板传送方向。

2. **双面激光阅读**　2001 年“双面”IP 问世，它在探测器的两面置有两个光导装置，使用一个点激励激光源，来同时采集反射和透过基板的 PSL 信号（图 14-10）。这种配置可捕获更多的激励可见光，并对反射和透过信号进行最优化的频率加权，从而获得比常规单面阅读更高的 SNR 和空间分辨力。在量子探测效率方面可高出 40%到 50%，从而在根本上提高了剂量效率和相应的摄影感度。双面阅读技术最初应用于数字乳腺摄影探测器，但如今已应用到常规 PSP 中，配有两套光导装置并与透明基板 IP 结合。

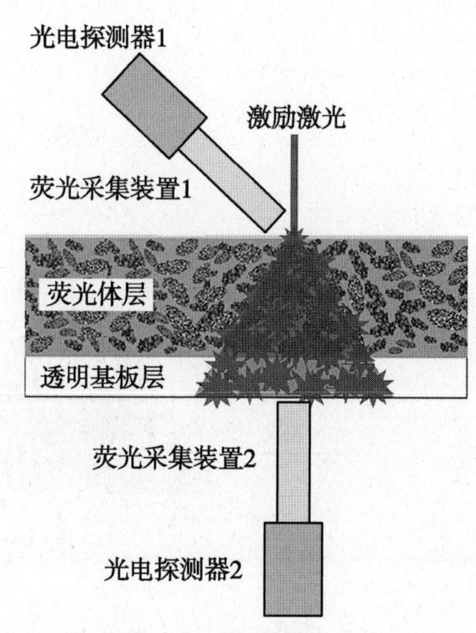

图 14-10　双面阅读技术

3. **线扫描激光阅读**　2003 年线激光源与 CCD 光电探测器阵列相结合的 PSP 系统被首次引入临床，这些系统在大 FOV（34cm×53cm）探测器上可在 5~10s 时间内读出 PSP 板上的潜影。图 14-11 示意图描述了线扫描 PSP 系统的常规配置。IP 的线性激励和阅读与点扫描系统相比明显缩短了阅读时间，而且不受信号衰减（磷光）滞后的限制。排列紧密的二极管线激光源和纤维透镜将 PSL 光量子聚焦在 CCD 光电二极管阵列上，使得成像区域小且包含整个探测器宽度范围，线扫描 PSP 系统的图像质量与点扫描 PSP 系统相似。

4. **残余信号擦除**　一般来说所有残余捕获电子可在擦除阶段被移除，除非有极度过量曝光发生。对于大多数系统来说，成像板的擦除是总体曝光量的函数，因为较高的入射曝光量（例如，在探测器的未准直区域）需要较长的擦除周期来消除残影，以备成像板的下次使用。成像板的读取过程如图 14-12 所示。

（二）信号的读取和转换

在扫描激光束的激励之下，成像板中存储的能量以可见光的形式被释放出来，发出的可见光与成像板对原始入射 X 线的吸收成正比。PSL 从成像板的各个方向发射出来，光学采集系统捕获部分发射的可见光，并将其引入一个或多个光电倍增管（PMT）的光电阴极。

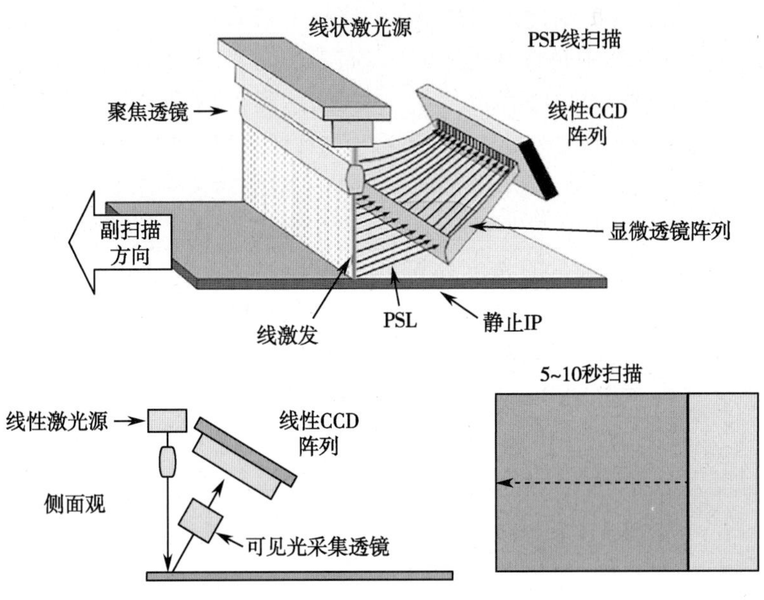

图 14-11　“线扫描”PSP 系统示意图

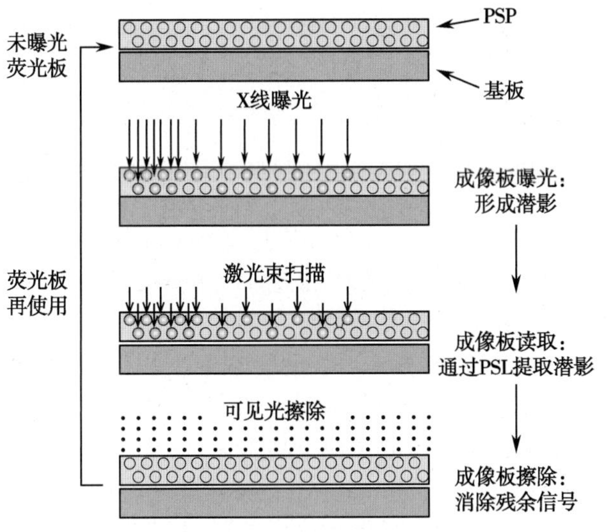

图 14-12　成像板的读取过程

总体上看，发出的可见光有 15%～20%被光导管收集到，光电阴极材料的探测敏感度与 PSL 的波长（例如，400nm）相匹配。从光电阴极发射出的光电子经过一系列 PMT 倍增电极的加速和放大，增益（也就是探测器的感度）的改变可通过调整倍增电极的电压来实现，使输出电流适应满足影像质量的曝光量。PMT 输出信号的动态范围比成像板高得多，可在整个宽曝光范围上获得高信号增益。可见光强度相对于入射曝光量的改变在 1～10 000 或“四个数量级放大”的范围内呈线性。输出信号的数字化需要最小和最大信号范围的确认，因为大多数临床使用曝光量在 100～400 动态范围内改变。

大多数 CR 系统的阅读装置用模拟对数放大器或“平方根”放大器对 PMT 输出信号进行放大。对数转换为入射 X 线曝光量和输出信号幅度之间提供一种线性关系，平方根放大为量子噪声与曝光量提供线性关系。无论哪种情况，信号的总体动态范围被压缩以保护在整个有限离散灰阶数量上的数字化精度。

1. 光电倍增管　光电倍增管（PMT）将采集的可见光转换成模拟电信号，需要附加的高压电源，PMT 的输出信号依赖于输入的可见光和所使用的高压。为了使光电倍增管中输出的信号保持在模拟电子和模数（A/D）转换器的动态范围内，光电倍增管的高电压（HT）要作相应的变化。

适当的高压要依赖于 5 个因素（图 14-13）：MFA 为机械因子 *A*，与给定 HT 值时的感度成正比，这一因素依赖于光电阴极的敏感度；MFB 为机械因子 *B*——斜率值，与 HT 电压时的感度变化成正比；IPF 为成像板因子；SR 为感度率，相同曝光量时，感

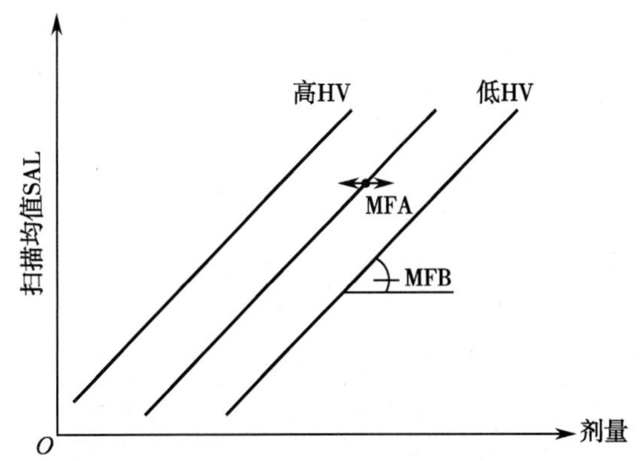

图 14-13　影响光电倍增管高压的机械因子及其相互关系

度 100 的系统比 200 的系统需要更高的 HT;IP 宽度为成像板宽度,较小尺寸的 IP 中每像素的能量较低,因此得提高 HT 以获得同样的输出信号。

2. **均方根**　压缩成像板的荧光体对 X 线的吸收服从泊松统计涨落分布,这就意味着从 IP 中得到的信噪比随着 X 线剂量的均方根值发生变化,同时意味着一种特定的剂量对应一定量的光子数和一定量的附加噪声量子数(表 14-1)。

表 14-1　成像板的照射量和输出的组成

X 线剂量	信噪比	测量信号(X 线剂量)(均值)	噪声(标准差)
低	10	100	10
高	100	10 000	100

噪声=信号的平方根(标准差)　平方根压缩是为了确保在一幅图像中对所有的剂量水平都能有好的影像质量。主要存在 3 种效应:

(1)通过一个平方根响应电路从光电倍增管获取信号,在系统的整个动态范围上噪声保持恒定,在数字化以后,确保标准差的比特数在系统的整个动态范围上保持不变。为此,可以采用一种最优化的方式使用 A/D 转换器的分辨力,因为信号采样所需要的比特数在整个动态范围上可能是常量(表 14-2)。

表 14-2　成像板的照射量和输出的方根值

X 线剂量	方根(输出)	信噪比	测量信号(X 线剂量)	噪声
低	10	10	100	10
高	100	100	10 000	100

在剂量较高时,SNR 也会较高,噪声在影像上不容易看到,因而使得系统的效率也提高。

(2)较低强度的荧光被采集增强并扩展到一个较宽的数字范围,随着对低密度区的增强处理,改善了这个区域的对比度分辨力,放射医师想要观察的信息绝大多数位于这个对比度范围。

(3)输入信号的动态范围将被压缩,使得在成像板上探测一个较宽信号范围成为可能,可以允许系统在一个较宽的范围内扫描过度曝光或曝光不足的影像。CR 系统表达的信号,其最小值和最大值可以相差 500 倍,在传统屏片系统中只有 100 倍。

3. **模拟低通滤波**　依据 Shannons 采样定理,一个包含最大空间频率 f 的函数应该至少用 $2f$ 的采样率来采样,这一频率 f 被称为奈奎斯特频率。有些情况下,由于输入信号包含一个太高的频率,无法达到 $2f$ 的采样率。这就产生一个假的周期性信号,称其为"混叠",在采样之前它并不在原始信号中,混叠的频率等于采样率与信号频率之差。所以在模-数转换之前,模拟信号都要经过滤波器进行滤波。

快速扫描方向:低通滤波器的 3db 点位于水平采样频率(+/-200kHz)一半的位置,因此在进入模数转换器前,在一条快速扫描线内将不会有任何干扰信号。

慢速扫描方向:慢速扫描速率由成像板的机械传输速度确定,这一速度依赖于 2~4Lp/mm 的成像板幅度。如果所使用滤线栅的栅条平行于慢扫描方向,必须密切注意滤线栅的线对数以避免混叠。如果使用一个 4Lp/mm 的固定滤线栅,且慢扫描速率调整到 2. 7Lp/mm,将得到一个 1. 3Lp/mm 的混叠图案。这一混叠被看作为 4Lp/mm 这一空间频率的干扰。

如果线对数 7Lp/mm 足够高,系统的带宽就不会存在调制。结果是系统将会检测不到 7Lp/mm 的频率。解决方法是使用一个活动滤线栅,使栅条平行于暗盒长边,或建议使用 7Lp/mm 的滤线栅。这基于由 Nyquist 原理,最高信号频率必须低于采样过程中采样频率的一半。

4. **模-数转换**　数字化是将模拟信号转换成离散数字值的一个两步过程,即信号必须被采样和量化。采样确定了成像板上特定区域中 PSL 信号的位置和尺寸,量化则确定了在采样区域内信号幅度的平均值。PMT 的输出在特定的时间频率和激光扫描速率下测量,然后根据信号的幅度和可能数值的总量,将其量化为离散整数。模数转换器转换 PMT 信号的速率远大于激光的快速扫描速率(大约快出 2 000 倍,与扫描方向的像素数相对应)。特定信号在扫描线上某一物理位置的编码时间与像素时钟相匹配,因此,在扫描方向上,ADC 采样速率与快速扫描(线)速率间的比率决定着像素大小。副扫描方向上,成像板的传输速度与快速扫描像素尺寸相匹配,以使得扫描线的宽度等同于像素的长度(也就是说,像素是"正方形"的)。像素尺寸一般在 100μm~200μm,据探测器的尺寸而定。

由于来自 PMT 的模拟输出在最小和最大电压之间具有无限范围的可能值,所以 ADC 要将此信号分解成一系列离散的整数值(模拟到数字单位)

以完成信号幅度的编码。用于使模拟信号离散的“位”数，或者“像素浓度”决定了整数值的数量。CR 系统一般有 10、12 或 16 位 ADC，故而有 2^{10} = 1 024、2^{12} = 4 096、2^{16} = 65 536 个可能数值来表达模拟信号幅度。Kodak 使用 16 位数字化形式来执行最终 12 位/像素影像的数字化对数转换，其他生产商在信号的预数字化时使用模拟对数放大器（Fuji）或平方根放大器（Agfa）。当 ADC 的位数（量化等级）受限时，模拟放大可以在信号估算时避免量化误差。

模数转换器将一个模拟信号转变成数字信号，数字化的影像数据可以被存储或处理。转换的类型决定了对比度和甚至空间分辨力，但是转换的结果永远不可能与扫描装置的输入信号一样好。在对信号进行采样之后，就对信号进行了离散化。

5. **空间分辨力**　一个系统的空间分辨力是一个系统探测微小细节的能力。它包括成像板中的潜影形成的误差（模糊）和采样系统的空间分辨力。不同类型的暗盒具有不同的空间分辨力。空间分辨力由 3 个基本因素决定：激光束的直径、采样频率、成像板。

6. **方波响应**　一个系统在空间频率上的性能借助于方波响应（square wave response，SWR）来表现（图 14-14）。它是系统对方形图形和频率的自然响应，可使用一个金属栅格的模体来测量。系统将尽可能快地追踪信号的边缘，但系统组件带有固有的特定延迟。

随着频率的增加，由于信号边缘之间的距离短，系统可能不能到达它的振幅峰值，不能显示出低信号和高信号之间的全部差别。这意味着对于十分高的频率系统仅仅显示一个灰度域。

四、CR 四象限理论

CR 系统应用数字成像处理技术把从 IP 上阅读到的 X 线影像数据变换为能进行诊断的数字图像，这些数据能够在 CRT 上显示，也可以通过胶片进行记录。当 X 线采集条件在不理想的情况下，导致过度曝光或曝光不足，但 CR 系统又能把它们变成具有理想密度和对比度的影像，实行这种功能的装置就是曝光数据识别器（exposure data recognizer，EDR）。EDR 结合了先进的图像识别技术，如分割曝光模式识别、曝光野识别和直方图分析。

（一）曝光数据识别器的基本原理

EDR 是利用在每种成像采集菜单（成像部位和摄影技术）中 X 线影像的密度和对比度具有自己独特的性质实现的，EDR 数据来自 IP 和

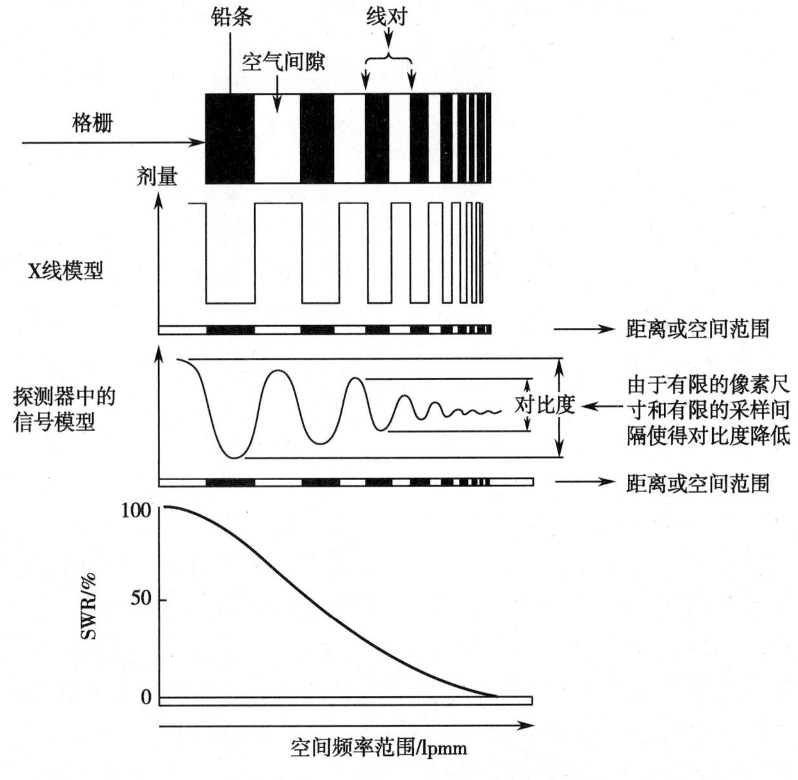

图 14-14　X 线成像系统的方波响应

成像菜单，在成像分割模式和曝光野的范围被识别后，就得出了每一幅图像的密度直方图。对于不同的成像区域和采集菜单，直方图都有不同的类型相对应。由于这种特性，运用有效成像数据的最小值 S_1 和最大值 S_2 的探测来决定阅读条件，从而获得与原图像一致的密度和对比度。阅读条件由两个参数来决定，阅读的灵敏度与宽容度，具体地说是光电倍增管的灵敏度和放大器的增益。调整以后，将得到有利于处理和储存的理想成像数据。EDR 的功能和 CR 系统运作原理将归纳为四个象限来进行描述。如图 14-15 所示 CR 系统的四象限。

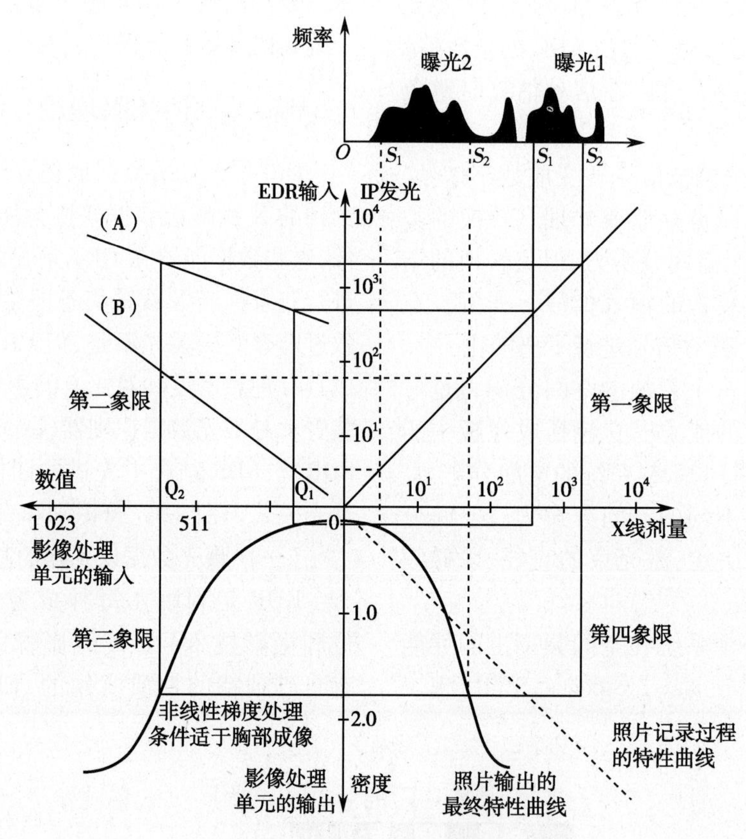

图 14-15　CR 系统的四象限

1. **第一象限**　显示入射的 X 线剂量与 IP 的光激励发光强度的关系。它是 IP 的一个固有特征，即光激励发光强度与入射的 X 线曝光量动态范围成线性比例关系，二者之间超过 $1:10^4$ 的范围，此线性关系使 CR 系统具有很高的敏感性和宽的动态范围。

2. **第二象限**　显示 EDR 的功能，即描述了输入到影像阅读装置（image reader，IRD）的光激励发光强度（信号）与通过 EDR 决定的阅读条件所获得的数字输出信号之间的关系。IRD 有一个自动设定每幅影像敏感性范围的机制，根据记录在 IP 上的成像信息（X 线剂量和动态范围）来决定影像的阅读条件。不同的曲线表示不同的 X 线剂量和动态范围，CR 系统的特征曲线根据 X 线曝光量的大小和影像的宽容度可以随意的改变，以保证稳固的密度和对比度。由于在第一象限中 IP 性质的固有性和在第二象限的自动设定机制，最优化的数字影像信息被输送到第三象限的影像处理装置中。

3. **第三象限**　显示了影像的增强处理功能（谐调处理、空间频率处理和减影处理），它使影像能够达到最佳的显示，以求最大程度的满足放射和临床的诊断需求。

4. **第四象限**　显示输出影像的特征曲线。横坐标代表了入射的 X 线剂量，纵坐标（向下）代表图像的密度，这种曲线类似于增感屏/胶片系统的 X 线胶片特性曲线，其特征曲线是自动实施补偿的，以使相对曝光曲线的影像密度是线性的。这样，输入到第四象限的影像信号被重新转换为光学信号以获得特征性的 X 线照片。

从曝光后的 IP 上采集到的影像数据，通过分割曝光模式识别、曝光野识别和直方图分析，最后来确定影像的最佳阅读条件，此机制就称为曝光数据识别(EDR)。就是说,最佳阅读条件的决定有赖于分割曝光模式识别、曝光野识别和直方图分析。(X 线影像密度的直方图根据摄影部位和摄影技术所不同,分别具有不同特色的形状)。

(二) 曝光区域分割模式识别

IP 在 X 线摄影中,经常以采集单幅图像的形式来使用。但根据摄影的需要,IP 有时也被分割成几幅的现象,被分割进行摄影的各个部分都有各自的影像采集菜单。如果对分割图像而未加分割识别,综合的直方图不可能具有适合的形状,S_1 和 S_2 也不可能被准确的获取,也不能得到理想的阅读条件。因此,直方图分析必须根据各个分割区域的曝光情况独立进行,以获得图像的最佳密度和对比度。在 CR 系统中分割模式有四种类型,即无分割、垂直分割、水平分割和四分割。完成分割模式识别的算法大略的分为两个步骤。

1. 无准直分割模式识别　分割图像是由锐利的直线边缘来划定各个影像区域的界限所获得的。因此,首先要确定锐利边缘的存在,其过程如下:

(1) 在整个分割曝光的区域内,以图像的中心为起点向影像边缘进行垂直方向和水平方向的扫描。

(2) 把超过某一临界值的绝对值点作为暂时的边缘点。

(3) 如果有大量的扫描线上的暂时边缘点长度超过了一定比例,那么,这些排列的点被判定为分割的边缘。

2. 有准直的分割模式识别　如果分割区域的曝光野被准直得很窄,那么就不用分割边缘。若分割模式不能由上述程序所识别,IP 的分割曝光就要匹配以下技术来识别。

(1) 用总的影像直方图来二值化图像,直方图的某个特征值作为阈值,超过该阈值的强度的数据用数字"1"来表示,低于这个阈值的强度用"0"来表示。

(2) 二值化的影像数据与八个分割模式的模体做比较,许多为"1"的二进制数对应的图像区域被计算在分割模体的区域内。

(3) 如此计算的数字被曝光区内的像素数目所整除,以计算出相匹配的程度。

(4) 每一个模体区域如果匹配程度很高,都被判定为"符合";如果符合的程度超过了预先所描绘的值,就被判定为"不符合"。根据这样的判断,分割曝光模式识别被确定。

3. 曝光野识别应用在整个 IP 和 IP 的分割区域内进行影像采集时。曝光野之外的散射线将会改变直方图的形状,同时直方图的特征值 S_1 和 S_2 将不能被准确的探测。有效图像信号的最小强度 S_1 被探测错误,理想的阅读处理条件就会有差别。而带有准直曝光野的影像采集,影像数据的直方图分析都能够准确的执行,且这个区域能自动识别。整个 IP 和分割区域是否被准直决定着曝光野的识别算法,也影响到曝光区域内信息的自动获取。对于各个曝光野形态的运算共分三个步骤:第一,影像分割模式识别;第二,曝光野识别(决定中心点、曝光野边缘点探测和确定曝光野形态);第三,直方图分析。

(1) 曝光野边缘的探测:首先确定成像内的一个点——中心点,以提供向曝光野外部方向进行连续的微分处理,曝光野边缘点的微分值是最大的,这个最大值作为探测边缘点的阈值,然后来实现整个曝光野边缘的探测。

(2) 曝光野的形状调整:对多个边缘点给以矫正,以便描述真实的曝光野边缘。这些探测到的数据也包括边缘点的散射线引起的噪声,这些边缘点的噪声影响必须清除掉,以产生高度可靠的曝光野形状。曝光野的边缘点被连接成八个直线段,从中心点到直线段以外的边缘点被清除掉,最终获得了一个凸面多边形,这样分割曝光区域的识别和处理取得了与曝光野的一致性。

4. 直方图分析　直方图分析是 EDR 运算的基础,利用曝光野区域内的影像数据来产生一个直方图。然后利用各个直方图分析参数(阈值探测有效范围),对每一幅图像的采集菜单进行调整。有效图像信号的最小和最大强度 S_1 和 S_2 被确定,即阅读条件被决定下来,以便 S_1 和 S_2 能转换为影像的数字输出值 Q_1 和 Q_2(每一幅图像采集菜单都是单独调整),即使 X 线曝光剂量和 X 线能量发生了变化,灵敏度和成像的宽容度也可以自动调整。所以,阅读的影像信号总是在数字值的标准范围内,最终能获得最佳的密度和对比度。

对于大多数 CR 系统来说,确定有用信号范围的方法需要影像灰阶直方图的构建一种以 X 轴为像素值,以 Y 轴为像素频次图形。

直方图的大体形状取决于解剖部位和用于影像采集的摄影技术。所有 PSP 阅读仪都利用一种分析算法来识别和分类直方图的各个组成部分,它们对应于骨、软组织、皮肤、对比剂、准直、未衰减 X

线和其他信号。这有助于影像的有用区域和不重要区域的辨别,从而正确地重建影像的灰阶范围。

直方图分析的结果使得原始影像数据的标准化成为可能,而感度、对比度和宽容度的标准化条件是由数字化数值分析决定的。对于特定患者的检查,适宜影像灰阶特性的重建是通过灰阶数改变和对比增强来实现的。每一生产商都使用一种特殊的方法完成这个影像的重新变换过程。在一些系统中,对潜影信息正式被扫描前先进行一个小强度激光激发识别和预采样,目的是使量化误差最小化。但这种情况下,曝光范围识别中的任何错误都是不可逆转的,都需要影像的重新采集。另一种情况是,由于直方图的形状和信息内容影响影像的处理,因此荧光板的相关影像信息必须为后来的灰阶和频率处理打基础。在每种情况下,都能获得适当的数值输出范围。

(康天良　牛延涛)

第五节　CR影像处理与临床应用

一、一般处理

当前的CR系统的影像处理通过参数的控制,针对不同检查类型的需要进行调整,在CR系统内部存储了参数查询表,用户可根据不同需要进行调整。CR系统的影像处理工作流程概括如图14-16所示。应用于影像数据的全部操作可以简单称为影像增强。对影像数据处理的作用是提高CR影像在空间分辨力、锐利度、对比度分辨力、动态范围和信噪比等方面的视觉质量。

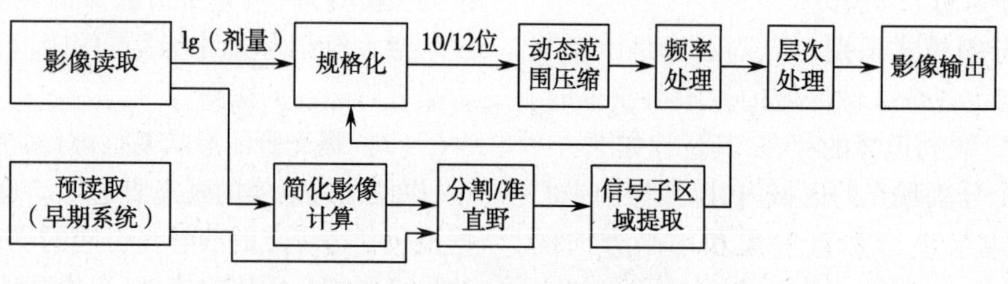

图14-16　常规CR影像处理结构的流程图

用一幅原始影像的缩略影像来确定感兴趣区域,以及提取相关的信号范围。感兴趣区域指的是准直边界内的影像区域或是无准直情况下的实际影像边界。如果在同一IP上影像被几次曝光分成几个部分,那么就可以存在多个感兴趣区。

影像处理功能有一种或多种方式来实现对比度分辨力的处理,如边缘增强、动态范围压缩、对比度均衡和降噪等算法。这些算法处理会对某一像素或像素邻域或图像区域之间的的像素的差异产生直接的影响,而对整体像素强度影响不大。这些算法之间的差别在于所处理区域及所使用的邻域模板大小或直径,还在于用来确定影像中每一位置上像素强度差异的修正标准。在边缘增强是对小的区域操作,而动态范围压缩时则是处理整个大的区域。降噪主要在小的像素邻域处理,而对比度降低的程度依赖于对影像的局部统计。对比度均衡主要是为了提高微细强度差异的可察觉性,同时也降低了较大差异的幅度。对比度均衡可用于具有任何尺寸大小的区域,并无统一的标准。

减少参数的数量,以消除冗余。在某些系统中,有多种方法可以控制整体密度和对比度,需要降低影像处理参数之间的相互依赖性,以便于更快的对参数进行调节。比如在某系统中,微小细节对比度依赖于几乎所有影像增强的参数,还包括那些用于DRC或缩小宽容度的参数。将调整好的影像数据作为影像处理控制的最终标准,通过开发更适合于当前影像处理所需要的方法,可减少指定参数的数量。有的CR系统已经将兴趣区确定的分析算法、子域的提取和噪声水平的评估结合起来,从而尽可能地减少了参数的数量。

二、临床应用

CR影像的第一步是定位照射野,所以患者摆位、X线束准直、可见光野和X线照射野等比屏-片成像更为关键。一般情况下,兴趣解剖部位应该放在成像板中心,使用准直野来减少空曝线束量,准直应该对称且平行于暗盒边缘。此外,每张成像板上最好采集一幅影像。临床应用中,一般比较注重CR阅读仪在单张成像板上一次采集多幅影像的能力。然而,一般来说较小尺寸的成像板具有稍好的空间分辨力,因此建议在最小暗盒上只投照一幅影像,尤其是注重骨骼显示而不是软组织的四肢检查。如果数字影像在显示器上观察，不同成像板上的影像可以分别显示，而单个成像板上的一次采集的多幅影像只能同时一块显示。

不同于屏-片摄影，CR所选择的暗盒尺寸对于影像的特性具有明显的影响。每一幅CR影像都使用近似相同的大约2K×2K的像素数，高分辨力选择除外，这时各个生产商的35cm×43cm（14in×17in）成像板大约为4K×4K的像素数。与较大成像板相比，较小成像板具有较小的像素尺寸和较高的空间分辨力。对于CR影像的硬拷贝照片来讲，另一个影响因素是激光打印机的打印分辨力，较小暗盒采集的影像可能以100%的放大在胶片上显示，而最大暗盒的影像则可能会缩小尺寸来显示。

不同代的成像板在X线捕获和可见光产生特性方面存在着差异，因此，CR阅读器的校准应该针对单一种类的成像板进行。由于激光特性和硬件配置，一些成像板可能不适合特定的CR阅读器。重要的是，要认识到当生产商可能仅供应当前一代的成像板时，可能有许多其他各代的成像板正在流通使用。临床运营中应该避免不同代的成像板混合使用，除非的确不会影响到输出影像的质量。

使用BaFBr（Eu）（Ba的K边缘在37keV）的CR成像板的较低K边缘，可能比屏-片系统对散射线具有更高的敏感性。早期的CR暗盒没有适当的后散射控制措施来避免伪影。

CR成像板的适当固定滤线栅的选择是当前存在的一个普遍问题。没有一个通用的标准来规定使用哪种类型的滤线栅（聚焦式、平形式还是交叉式）、哪种栅比、填充材料和栅频率等。常用的每英寸103线的滤线栅呈现出2Lp/mm的周期信号，这与35cm×43cm影像接收器的采样频率很接近，从而会导致衰减栅条和条纹状混叠伪影。当CR影像在显示器上显示时，放大因子的不适当选择也会产生85线/in（1in＝2.54cm）的滤线栅条纹状伪影。一些生产商推荐高频滤线栅，它的价格更昂贵且在临床上使用比较困难，另一种选择是多孔滤线栅。使用和不使用滤线栅时，直方图分析会产生不同的结果，对于有栅和无栅检查应该考虑特定的菜单选择（和处理算法），在硬拷贝照片上产生最优化结果。

当前CR系统趋向于需要较高的辐射量，以产生与感度为400的稀土屏-片相当质量的影像。CR系统对摄影技术具有比屏-片更大的宽容度，曝光不足和过度曝光时，屏-片必须重拍时，而CR系统可以产生出符合诊断的影像质量。CR对不适当曝光参数的宽容也是一把双刃剑：曝光不足和过度与标准CR影像的外观相差不明显。必须依赖以标准处理结果为基础得到的曝光指数或曝光指示器数值来监测患者的辐射曝光量，而不能由照片太白或太黑来判断。从辐射管理的角度看，保证曝光指数在所有临床CR影像上的标示是很关键的。此外，要使用一种方法来定期监测入射曝光量，以识别不适当的摄影技术（尤其是过度曝光，在视觉检查影像时很难识别出来）。

在大部分临床状况下，曝光因子控制的首选方法是自动曝光调整装置。传统的自动曝光装置设计成在不同管电压和衰减组合条件下以保持恒定的光学密度，这需要将成像板的曝光量按照所用成像板能量响应的方式来控制。一定要注意，CR成像板的响应不同于常规屏-片接收器，当建立一个自动曝光调整装置与CR设备一起使用时，其目的应该是在不同管电压和衰减组合下产生恒定的像素值。为了实现此目的，在自动曝光调整装置校准时必须停止CR系统的图像后处理功能。在这些条件下，CR的响应（像素值）可以与成像板的吸收剂量关联起来。自动曝光调整装置的校准，可以按照与屏片系统一致的方式进行，只是用像素值（或硬拷贝光学密度）取代照片光学密度作为输出的变量，或者在不停止CR系统的图像后处理功能时，患者（模体）的出射曝光量可以用作是输出变量加以控制。

（康天良 牛延涛）

第六节 CR图像质量控制

一、空间分辨力

成像板的空间（高对比）分辨力取决于几个因素，物理因素方面的局限性包括荧光板的结构和厚度、激光点的尺寸、荧光体内可见光散射、“预采样”信号的损失。照在荧光体层上的激光点的有限直径以及PSL的扩散，尤其是在深度上的扩散，增加了模糊度。数字影像像素尺寸在100～200μm之间，达到了成像板成分和激光点尺寸的物理极限，从而决定了系统的最大空间分辨力。CR的较小荧光板通常比较大的能提供较高极限分辨力，原因是像素尺寸与成像板的尺寸有关。使用高分辨成像板时，较薄荧光体层可以增加分辨力（锐利度），但达到相同探测效率则需要较高的辐射剂量。

混叠效应会对成像板影像产生副作用,这种信号采样不足引起,分别受像素尺寸和数字影像矩阵的限制。例如,如果荧光板的固有分辨力极限为 5Lp/mm,像素采样率是 5 像素/mm 或 2.5Lp/mm,那么在信号频谱上超过 2.5Lp/mm 的空间频率将会以低于 2.5Lp/mm 形式在影像中显示。在快速扫描方向上用低通滤波可以减少或消除这些高频信号,从而降低混叠效应。频率响应得以改善的高分辨力成像板,受混叠信号的影响更严重。混叠的影响增加了影像噪声,降低了成像板的量子检出效率(DQE)。

二、对比度分辨力

影像中数字像素间所表现出的“无噪声”信号的最小差异,依赖于编码值的总量(量化水平),还有相对于背景的目标信号幅度。在大多数 CR 系统中,像素值随着光激励发光强度对数值变化成比例,即随着成像板的辐射剂量对数值成比例,因此像素值之间的数量差异就是对比度。CR 系统的对比感度或探测能力,不仅依赖于用于表达每一像素的位数,而且依赖于系统增益(如每个 X 线光子对应的电子数,每个模数转换单元的 X 线光子数)和相对于对比差异的整体噪声幅度。在影像中区分一个信号的能力,主要依赖于固有的物体对比度(kVp、散射线接收)、噪声量(X 线、亮度、电子、固有噪声源)、影像观察条件、观察者辨别小尺寸低对比区域的局限性。

通常情况下,成像板影像提供的对比探测能力等同于屏-片影像。作为一个数字化探测器,CR 设备允许潜影采集和显示处理步骤分离开来。X 线影像对比度的获得通过检查中使用特定灰度等级、色调或其他影像操作得以实现。由于大的曝光宽容度,没有数字增强的情况下,最终结果影像的视觉对比度会十分低。屏-片探测器的对比度受限于特定的摄影感度(传统探测器宽容度和胶片对比度的权衡),与之不同的是,CR 影像对比度受噪声限制。有几种噪声源作用于影像的整体噪声,成像板中所吸收 X 线的随机变化决定了量子噪声成分,在读出过程中激励发光的变化会引起输出信号的明显改变。在确定离散数字信号幅度值(这有赖于 ADC 的位深,当前系统的典型系统位深为 10~12)的过程中,量子噪声增加了不精确性,电子噪声源引起输出信号的进一步改变。为了接近感度 400 胶片的典型影像噪声(因此可以得到等同的对比度探测能力),成像板(标准分辨力)需要大约为 2 倍的较高 X 线量子数(例如一个感度为 200 的系统)。由影像处理所决定的显示锐利度可能会影响噪声的显示。成像板相对于典型稀土双屏暗盒较低的探测效率,是噪声增加的一个主要原因。

三、量子检出效率

量子检出效率(detective quantum efficiency, DQE)描述了与空间频率相关的信息探测效率,它依赖于荧光屏的量子检出效率和形成最终影像中每一步骤的噪声。这包含每吸收一个 X 线光子所俘获的电子数、潜影激励和发射过程的噪声、电子信号的转换噪声、与数字化相关的噪声、最终输出影像显示时的噪声。存储荧光体的大区域、零频率 DQE 描述为:

$$DQE_{PSP}=\frac{X_{abs}}{[1+CV(E)][1+CV(el)][1+CV(S)]+\langle g\rangle^{-1}}$$

这里的:X_{abs} 是荧光层中吸收的入射 X 线量子数;CV(E)是荧光层中吸收的 X 线能量的变化系数。

CV(el)是对于给定吸收能量的俘获电子数量的变化系数;CV(S)是对于给定俘获电子数量,从荧光体中形成的可见光信号的变化系数;$\langle g\rangle$是每吸收一个 X 线光子时在光电倍增管中探测到的光电子的平均数量(大区域响应函数)。

CV(E)依赖于钡的 K 边缘与频谱的交迭以及 X 线的 K 特性逸脱。对于穿过患者的 80kVp 的 X 线束,估计值约为 0.15,近似于影像增强器的 CsI 荧光体。每吸收一个 X 线光子,荧光体 F 中心都会俘获数以百计的电子,使得 CV(el)相对较小(<0.05)。另外,荧光体中某一深度处激励激光的变化以及发射可见光的相应变化会使得亮度噪声值 CV(S)很高,估计值在 0.8。荧光体中的大范围增益$\langle g\rangle$约为 10,导致 DQE 表达式中分母值约等于 2,故而 DQE(0)可以近似估计为 $1/2X_{abs}$。穿过患者的典型 X 线能谱在 80kVp 时,标准分辨力荧光板的 DQE(0)约等于 0.25,高分辨力荧光板的 DQE(0)约为 0.13。

四、影像显示

激光胶片打印机将数字影像模仿传统屏-片摄影的模式转换成照片影像,通过透射方式进行观察。在一些 CR 系统中，影像的尺寸必须按照荧光板尺寸和输出胶片的格式，缩小到限定的大小范围。CR 影像的硬拷贝方式向用户提供了一幅单一的照片影像，从而丢失了便利显示处理的主要优势。为了提供两幅不同的灰阶/边缘增强的影像，影像尺寸要进一步缩小以便在一张胶片中容纳两幅影像。这种二合一格式在小尺寸 CR 照片（约为 26cm×36cm）上，需要将 35cm×43cm（14in×17in）的观察野减小 50%。尺寸的减小使得照片上的直接测量复杂化，不同尺寸照片之间的对比更加困难。

在 35cm×43cm 胶片上可以进行全视野打印，采样矩阵可达到约为 4 000×4 000 像素，也就是说在整个视野内可以提供 5Lp/mm 的高空间分辨力。对于网络激光打印机，大胶片打印模式可适用于数字影像数据内插和外插而得到的数字矩阵大小的范围。在此大格式胶片下，许多激光打印机稍微减小 5%的尺寸。

显示器上应用于“软拷贝”显示。来自 CR 阅读仪的数字影像，出于不同的目的显示在显示器，包括患者正确摆位的确认、质量控制检查和影像修正、最初诊断、临床参考。监视器性能、相关工作站中影像操作工具包以及显示特性都根据显示功能的不同而改变。通常情况下，用于放射初步诊断的高分辨力、高亮度、多幅显示监视器，临床医师查阅影像所用的中等分辨力显示终端，以及常规彩色显示器/个人电脑系统，代表着监视器质量的三个等级。显示器在全院内提供影像的同时观察以及观察者对影像外观的实时改变。监视器具有一系列的特性，包括比标准灯箱低的发光水平、荧光发射产生影像而不同于照片的光线透射、固有的非线性显示传递函数、亮度消退、几何失真、散焦。如果将显示器与硬拷贝影像的产生连接起来，一定要充分重视监视器和照片影像外观的匹配。

五、伪影

CR 影像上的伪影可以产生于硬件（如 X 线系统、滤线栅、阅读装置、成像板）、软件（如假信号、算法）、成像体（如摆位、运动等）诸多因素。

（一）硬件伪影

硬件伪影主要产生于成像板、影像阅读仪、硬拷贝打印机或冲洗机。最普遍的是 IP 的暂时性缺陷，诸如灰尘、污物和幻影（擦除不完全），这些伪影可以通过对成像板的清洁和/或擦除而容易校正。持久的 IP 伪影可以考虑刮擦痕或使用寿命，有必要进行更换。影像阅读仪故障可以导致扫描线缺损和/或影像畸变。同时，激光功率也会随时间的推移而逐渐减弱至校正范围外（估计寿命为几年，据使用情况而定），这时就需要更换激光子系统。存留在柱状反光镜或激光装置的尘粒可以表现为影像的衰减伪影。

1. IP 污物沾染造成的伪影　要减少此类现象的发生，IP 必须定期或出现这些问题时进行清洁处理。清洁频率据 IP 存储和使用的环境而定。使用生产商推荐的清洁方法，通常使用脱脂棉纱和镜头清洁器。

2. IP 保养不当造成的伪影　表现有散在斑点状伪影，形似霉斑。这是由于 IP 清洁保养时用纱布蘸 75%的酒精擦洗半年后所致，考虑为酒精作用 IP，以及 IP 擦洗后未待干燥便放入暗盒所致，这种对 IP 的不良影响是可逆的。因此，在清洁 IP 时建议使用专门的 IP 清洁液，且待清洁剂干燥后方可放入暗盒。

3. IP 裂隙造成的伪影　通常 IP 分刚性板与柔性板两种。柔性 IP 因其在扫描过程中要被动弯曲，久而久之形成线性裂隙，但人们往往不易察觉。通常最先出现在 IP 边缘，随着恶化的加剧，裂缝出现在靠近有临床价值的影像区域（黑箭头）。有时，早期的裂缝不是沿着 IP 的边缘出现。图 14-17 中接近桡骨的透亮裂缝可能会与体外异物相混淆。当成像板在阅读器中被激光扫描时，任何碎片都会阻碍 IP 的可见光的发出，结果导致普通灰度显示出白色伪影，这些裂隙一旦产生对于此 IP 来讲将是不可逆转。在照片上将是线性透明影，或梭形透明影，原因是裂隙部无微量二价铕离子的氟卤化钡晶体。因此，在购买 IP 时仔细检查，选择柔性好、质量高的 IP。刚性板可避免此类伪影的出现。

4. 阅读器机械故障造成的伪影　成像板在阅读器中读取时，一方面激光束沿横轴扫描，另一方面成像板沿长轴方向匀速运动。由于成像板中激发的荧光非常微弱，采集装置需要距离成像板表面很近，当设备震动或采集部件故障时，就有可能造成成像板表层和荧光体层的划伤，从而产生伪影（图 14-17）。这种损伤无法恢复，只能淘汰成像板。图 14-18 中手正位影像中拇指内侧有一白色针状影像，疑似软组织异物，不加被照体直接对成像板曝光后仍存在此影像。抽出成像板检查时发现成像板表面有一个被机械结构挤压形成的压痕。

5. IP 边角分层所致伪影　产生此现象的原因

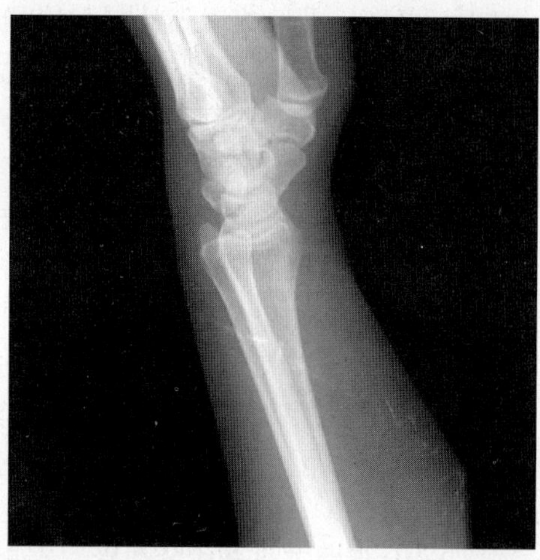
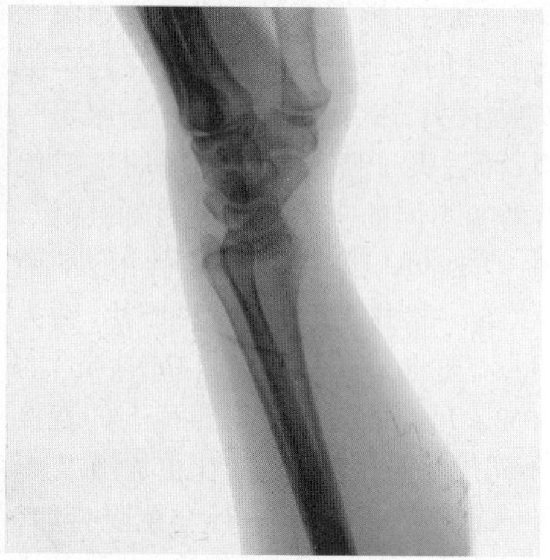

图 14-17　腕关节侧位影像中的伪影
从左上到右下方向有一条迂曲的白线，是由于成像板表面划伤造成的。右侧图像为反转像。

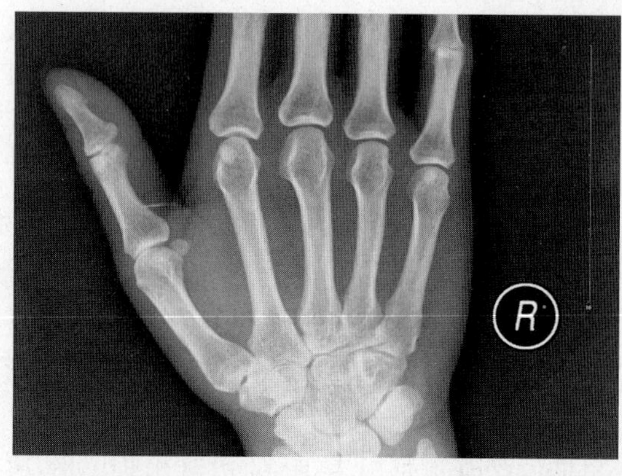

图 14-18　手正位影像中的伪影
拇指内侧软组织内有一白色针刺状影，不加被照体的右侧图像中此影像仍然存在。

在于，平时 IP 放入对应大小的暗盒内，如 10in×12in，因暗盒内径与 IP 尺寸等大，致使每次取出 IP 时困难。摄影技师在对 IP 清洗时借用指甲取出，久而久之，致使 IP 四个角出现分层现象，增加了 IP 的厚度。而阅读器内 IP 与其通道间的距离不变，所以在扫描过程中出现停滞现象，然后再调一头进行扫描，就会出现图 14-19 中的影像。因此，在取 IP 时一定要小心谨慎，不要以为边缘损坏无关紧要，同样会影响整幅图像的扫描。

6. **摄影条件偏低所致伪影**　CR 系统中，X 线量子噪声是 X 线被 IP 吸收过程产生的噪声，如同物理学定义中规定的，X 线量子噪声是指 X 线量子泊松分布的统计学法则随机产生的空间波动。噪声量与 IP 检测到的 X 线量成反比。因此，相应的与入射的 X 线量成反比。即入射的（检测到的）X 线剂量越大，X 线量子噪声越小。

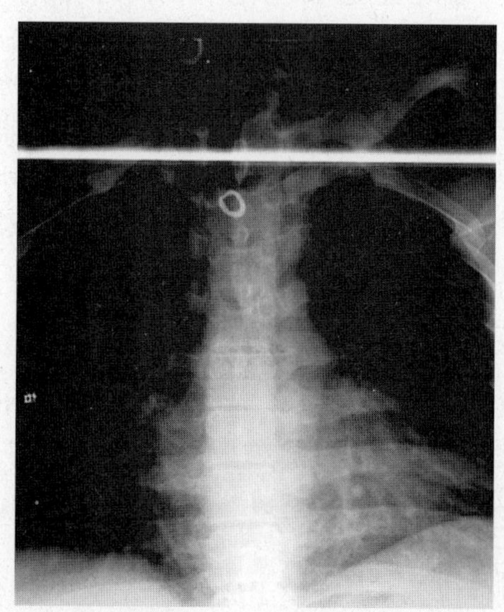

图 14-19　IP 边角分层所致扫描停滞伪影

在低剂量区，均方根（RMS）值对 X 线辐射剂量响应的变化近于直线样递减，提示该区域的噪声主要是由于 X 线量子的波动（量子噪声）引起；在高剂量区，RMS 值大致接近一恒定值，几乎不依赖于

X 线辐射剂量，提示在此区域，非 X 线量依赖性噪声是决定性因素。另外，光量子噪声与入射 X 线剂量也成反比，如果曝光条件不足则产生大量的 X 量子噪声和光量子噪声，使得所打印的照片产生大量均匀斑点。若入射的 X 线剂量在允许的剂量下限之上且恒定时，CR 影像噪声的量则由 IP 的吸收性能来决定。因此，在摄影实践中曝光条件不能太低，否则经处理过的图像可见斑点状噪声伪影。解决的方法就是加大 X 线摄影条件。

7. 摄影条件偏高所致伪影由于存贮荧光体对散射线的高敏感性，后散射可造成伪影。暗盒后面物体的散射线可以对 IP 曝光，产生暗盒后物体的影像。在暗盒后背部加一层铅箔可以消除这些伪影，当然有些情况下背衬也不能完全避免伪影的产生。图 14-20 中沿上腹部一侧的黑线是由透过暗盒背部的后散射造成的。黑线对应于暗盒合页位置，这里的铅箔较薄或有裂缝。因此，摄影技师应该在可能的情况下校准曝光野，要尽可能地使用最佳摄影条件以减少后散射。由于在任何情况下后散射都不能消除，故而有必要对暗盒后部产生伪影的知识有所了解。

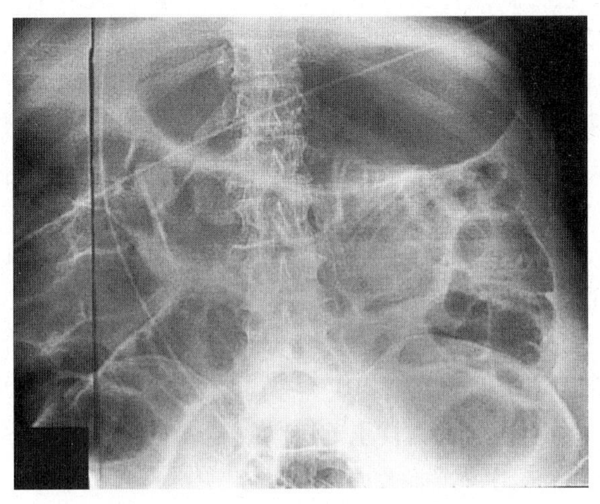

图 14-20　成像板后散射伪影

另外，当 X 线摄影条件过高而擦除能量或时间不够时，在接下来的第二次摄影时 X 线剂量偏低时，会同时读出 IP 上原有储存较强的信息而显示为重叠影像，有时把它称为“记忆伪影”。实际上，降低记忆伪影的产生，就要控制数字影像系统两次曝光的时间延迟以及前后两次曝光量的差异，还要着重考虑用高强度和长时间的可见光来擦除过度曝光的 IP。

8. **紫外线、X 线的散射线所致伪影**　由于暗盒在 X 线机房内受散射线照射所致。机房内不得放置任何暗盒，谨防散射线的负面作用。IP 不仅对 X 线敏感，对其他形式的电磁波如：紫外线、γ 射线、α 射线、β 射线以及电子射线也敏感，也可受到来自建筑物墙壁和固定物、天然放射元素、宇宙放射线和 IP 自身所含有的微量放射元素的影响。事实上，一个擦除完全的 IP，若存放很久时间，也将会积蓄外来射线的能量，并以影像的形式被 CR 系统所阅读，只不过表现为一种黑斑点阴影。这些斑点的数量受时间因素的影响较大，从这一点看，若长期存放的 IP，尽量给予屏蔽，在使用前最好进行一次强光擦除。

9. **成像板老化造成的伪影**　随着时间的延长，化学物质都有其老化和衰减的过程。成像板中的荧光体颗粒随着曝光次数和激光激励次数的增多，其 X 线探测效率和转换效率逐步下降，逐渐出现老化现象。

刚性板的制作过程中要使用黏合剂将荧光体层粘贴在金属板上，随着使用时间的延长，荧光体有效成分的活性降低，再加上黏合剂与荧光体层之间可能发生某些化学反应，致使出现伪影。

（二）计算机 X 射线摄影信息转换的伪影

计算机 X 射线摄影信息转换（information transformation of computed radiography）部分主要由激光扫描器、光电倍增管和 A/D 转换器组成。

1. **激光扫描操作不当产生的伪影**　在 IP 扫描过程中，无意触碰了阅读器的前进/暂停/反向键，致使 IP 在扫描过程中出现暂停，然后再继续扫描的结果。原因是在前一张 IP 还未扫描完毕便将后一张 IP 放入阅读器中，待发现后立即按前进/暂停/反向键，这样一来保住了后一幅图像，却导致前一幅影像的失误。此类影像一旦产生将无法挽回。

2. **激光扫描灰尘产生的伪影**　由于灰尘进入阅读器内使 IP 在扫描过程阻力增大，出现 IP 的短暂停滞。解决的办法用纱布蘸取 75% 酒精擦阅读器内部的辊轴，消除灰尘。为预防此类现象的发生，要建立阅读器定期保养制度。

3. **辊轴紧密度不适造成的伪影**　由于阅读器辊轴过于紧密，造成 IP 扫描出现停滞，因此，应调节 IP 扫描时其通过的辊轴之间的紧密度。

4. **阅读器擦洗未干造成的伪影**　由于在擦洗灰尘后未待其干燥后即刻进行扫描，造成阻力降低，行进速度加快所致。处理方法，待其干燥后再进行扫描，不要操之过急。

5. **光电倍增管匹配伪影**　CR阅读器中光电探测器将发射荧光光子转换为电信号，临床上使用的CR系统多采用一个或多个光电倍增管(PMT)。可能是5个PMT分别将各部分荧光放大后再整合在一起形成一幅图像，由于PMT机械设置上的匹配不当，产生了这样的条状伪影。此伪影属于机械结构设计原因，无法人为消除。

6. **影像读取伪影**　当成像板扫描时，集光装置采集到的荧光要在PMT进行放大处理，而PMT对信号的放大程度则由主控制板发送指令。当连接控制板和PMT的排线接触不良时，由于机械装置的轻微震动会引起放大指令信号传输的不稳，最终在图像中产生信号跃迁的断续伪影。

7. **扫描装置灰尘**　阅读器中光导管的作用是收集成像板被激光扫描时发出的可见光，如果此部件的表面被灰尘污染，输入信号就会被阻挡减弱。因此，应定期对读取装置进行保养，清理读取器内灰尘、异物以及激光器部件，确保机器正常运转。

（三）软件伪影

处理菜单的不适当选择会导致直方图标准化、动态范围定标和输出照片密度的偏差，这些是软件伪影的主要原因。直方图分析功能可能会错误的识别影像中的像素兴趣值。被照体的摆位不正确、高散射状况下准直边界的探测错误、不常见解剖的体位变化都会使得接收器上有用影像信息的识别算法产生混淆。由于CR系统软件造成的伪影很难彻底消除，只能依靠软件的更新换代和厂家提供不同的操作模式加以弥补。

源于影像处理过程的一些伪影可以通过使用标准化处理参数来消除和控制，同时要密切注意应用于特定解剖部位的空间频率处理的等级。当使用模糊掩模处理来增强影像锐利度时，处理过后的影像外观会依据所选择的核大小和频率增强因子的不同而改变。

（四）物体伪影

这些伪影的产生通常是由于被照体摆位错误、扫描线与滤线栅形成的明显干涉图、偶然信息丢失或高通频率处理引起的。如果调整不正确，模糊遮盖技术会使得被照体边缘出现“晕影”效果。暗盒后存在散射体时，后散射会导致明显的对比度下降，可能形成伪影。外来物所致伪影同常规X线摄影所产生的伪影一样。这里强调摄影的规范作业，除掉摄影部位的图像影响因素。

（五）照片伪影

影像记录伪影对于CR来讲就是激光胶片，CR照片减少了常规X线摄影因漏光所产生的伪影，以及胶片本身所产生的伪影。灰雾、压痕、静电、由于化学药液或显/定影温度不合适造成的不正确冲洗、在激光打印机中胶片上下颠倒放置以及类似的失误，会导致照片伪影的形成。激光硬拷贝打印机失调和/或胶片传送装置故障可以引起扫描线不均匀分布、影像畸变或阴影等可能问题。胶片冲洗伪影也应同时充分重视。

（六）其他伪影

1. **激光打印机伪影**　经过一段时间的使用，激光打印机要进行保养，否则会出现伪影，且此类伪影不出现在CR的软拷贝上，大都为竖条状伪影。尽管与激光打印机相关的伪影不只是涉及CR，但在打印照片的科室中会看到由打印机造成的伪影。打印机中的多棱镜引导激光横向扫描胶片，常见的伪影通常是由多棱镜上的灰尘引起的。这种伪影表现在照片上是垂直于打印机激光扫描线的一条白线。维护人员可以用毛刷对镜面进行清洁。

2. **洗片机产生的伪影**　同常规X线摄影洗片机所产生的伪影一样。

3. **移动模糊伪影**　这类伪影与常规X线摄影因移动产生的伪影相似。

4. **操作者错误引起的伪影**　与其他成像方式一样，操作者错误会造成一部分伪影。CR暗盒要避开散射源、避开热、低湿度和包括散射线在内的任何电离辐射源。

（康天良　牛延涛）

第十五章

DR 成像技术

第一节 DR 成像系统及其特性

1974 年，日本富士胶片公司的高野正雄等开发出最早的 CR 系统，使得约占医学影像检查 65% 的 X 射线摄影进入数字化时代。近年来，随着电子技术、材料技术、制造工艺以及高清晰度显示技术的发展，采用电荷耦合器件(charge coupled device, CCD)探测器技术和平板探测器技术的全数字 X 射线摄影(digital radiography, DR)系统投入临床使用。数字 X 射线摄影(digital radiography, DR)是一个广义的名词，涵盖了医学数字 X 射线摄影的全部，如 CR、数字乳腺摄影、数字胃肠道造影、CT 等；狭义的概念是指普通的数字 X 射线摄影。

DR 是在传统 X 线机的基础上发展起来的一种数字 X 射线摄影技术。X 线透过人体后，经过 X 线探测器采集和计算机系统处理，可在数秒内快速地再现出 X 线摄影图像。

DR 的成像过程是数字化成像过程，X 线探测器将透过人体的 X 线能量转换和数字化，包括 X 线信息的采集、转换、量化、传输、处理和显示等环节。

一、DR 基本构成

DR 是一种高度集成化的数字化 X 线成像设备，配套组件主要包括 5 个相对独立的单元，即 X 线发生单元、X 线采集单元、检查台/床单元、信息处理单元、图像显示单元。

(一) X 线发生单元

DR 的 X 线发生单元是传统 X 线机的延续，主要特点是：

1. X 线发生器的绝大多数已采用中频或高频逆变式发生器，使输出 X 线的品质和平均功率大幅度提高。由于 X 线探测器提高了 X 线利用率，DR 所采用的 X 线发生器的功率可以适当降低。

2. 在电子线路方面运用了先进的数字电路设计理念，大量采用集成化电路板，使得设备更加小型化，系统功能更加稳定。

3. 操作台面趋于程序化、多功能化和集成式，控制操作台面包括：①人性化的方便实用的操作界面；②患者基本信息的计算机登录(包括 RIS 系统、IC 卡、条纹码、键盘录入等)；③主要摄影参数的可视化和自动化；④按摄影部位的自动调节滤过板和照射野选择；⑤常用器官程序自动控制曝光；⑥故障报警并用代码显示，一般的故障通过关机后开机自检得到恢复。

(二) X 线采集单元

1. X 线探测器是数字化 X 线机的核心部件。在目前临床使用的 DR 设备中，不同类型的 X 线探测器有不同的工作原理，负责完成 X 线信息采集、能量转换、量化，信息传输等过程。

2. 不同的探测器所产生的摄影功能和图像质量有一定的差异。X 线探测器的物理特性基本决定了信息量的采集，X 线探测器的采集数据量越大，图像还原能力就越强。由于探测器的技术参数可以预置，因而数字化成像质量也可以预先确定。X 线探测器物理参数并不能代表图像质量的优劣，最终形成的图像涉及数字成像链的各个环节，符合诊断要求的图像才是成像质量评价的标准。

3. X 线探测器安装在摄影床下或竖立，一般与滤线栅和自动曝光控制装置组合在一起使用。即第一层是不同比率的滤线栅(铝基、碳基)，第二层是自动曝光控制(automatic exposure control, AEC)装置，第三层是 X 线探测器组件。

4. 采集工作站的组件有一套带内置硬盘单元的计算机装置，用于存储系统软件及图像；一个监视器；一个数字字母键盘、鼠标以及鼠标垫；一个带有内置式 3.5 英寸驱动器及 CD(DVD)-ROM 驱动器。

5. 多叶片准直器其作用是校正滤过 X 线管发出的 X 线能量,去掉吸收低能无效的 X 线,减少散射线,有利于获得高质量的图像,降低患者受照剂量,它能将 X 线曝光信息显示在准直器的读出器上;调节 SID 距离(仅用于手动模式);可以调节横向、垂直视野尺寸。

(三) 检查台/床单元

数字诊断床包括数字平板探测器、可移动滤光栅、脚踏板以及紧急停止按钮。脚踏板可使诊断床上升或下降,紧急停止按钮可在紧急情况下切断诊断床电源。DR 摄影床/检查台逐步向专用化和多功能化方向两方面发展,机械结构设计更加有利于临床的 X 线摄影检查。主要临床类型有:

1. DR 的机械结构类型有岛屿式、天吊(悬吊)式、U 形臂式、C 形臂式、移动式等,每一种类型都赋予了设备特定的空间运动自由度。

2. 根据临床使用特点和用途,DR 摄影设备的组合模式有立柱式,X 线管组件支架+立柱式 Bucky;悬吊式,X 线管组件支架+立柱式 Bucky;悬吊 X 线管组件支架+可升降浮动平床+柱式 Bueky;组合可旋转 U 形臂,单悬吊 X 线管组件支架+可移动支撑立柱+专用可升降浮动平床;双悬吊支架+专用可升降的浮动平床等。

3. DR 检查台/床的主要功能有:①X 线管组件支架和探测器同步跟踪,自动校正摄影距离;②X 线组件窗口的自动光栅和不同材质滤片自动切换;③检查床能大范围升降和四向浮动;④有较高的电器安全性和机械运动安全性;⑤遥控操作功能;⑥具备自动化故障诊断能力。

4. 数字胸片架主要用于对立位患者进行成像,如胸部 X 线成像,肩部成像、颈椎成像,立位腹部成像等,它使用一个三单元离子室来自动控制摄影的曝光条件。它的结构特点是:垂直的平板探测器可进行高度的调节,以适应正确的定位需要;可将探测器在 0°至+90°的范围内进行倾斜,以进行四肢或其他特别体位的成像检查;倾斜角度为 0°时,可在 1 米或 1.8 米的射线源-图像距离(SID)位置,使用正向光束限制,超过此范围需采取手动准直模式;探测器倾斜在任何角度时都可以进行曝光;在任意的 SID 或探头倾斜模式下都可以使用自动曝光控制(AEC)。

(四) 信息处理单元

DR 设备具备的强大的计算机信息处理能力,数字化 X 线图像均可通过医学图像软件处理。例如,窗宽/窗位调节,图像缩放、移动、镜像、反像、旋转,长度、角度和面积测量,以及标注、注释功能等,可以满足影像诊断和临床科室对 DR 图像的各种需求。另外,许多 DR 设备还依托专有的硬软件的支持,实现对图像的特殊处理功能,例如,双能量减影、时间减影、图像拼接、融合体层等。

(五) 图像显示单元

DR 图像的显示有两种模式,一是直接由符合 DICOM 3.0 标准的医用显示器显示,按照图像诊断的要求,普通 DR 图像采用 2M~3M 医用显示器,乳房的数字图像采用 5M 医用显示器;二是通过打印机打印出 X 线照片,再通过观片灯的形式阅读 X 线图像。

(六) 球管支架系统

1. 显示器的用户界面曝光成像参数和摄影部位均在显示器显示,通过触摸键进行选择。

2. 系统联锁可在系统出现故障时使用,将曝光抑制联锁功能激活,即可进行曝光。

3. 光顶导轨系统包括有固定导轨(安装在天花板上或墙上),以及一个可沿着导轨纵向移动的天轨或地轨,导向轴承可将导轨与诊断床保持对准,位于用户界面上的纵向锁定解除按钮将控制导轨的运动。

4. 伸缩柱和托架伸缩柱可使球管单元进行垂直行进,垂直负载由托架内的弹簧平衡系统进行平衡,它可以防止在弹簧或主电缆发生故障时球管单元坠落,垂直锁定解除按钮控制其垂直运动,托架横向锁定解除按钮控制托架的横向运动。

5. 球管支持单元包括球管的轴旋转和球管的成角旋转,以适应不同部位的 X 线摄影。

(七) DICOM 标准

DICOM 标准是医学图像存储和传输的国际标准,完整的 DICOM 协议有若干项条目,与 DR 摄影直接相关的项目有:①DICOM Send;②DICOM Print;③DICOM Modality Worklist;④DICOM Receive;⑤DICOM Query;⑥DICOM Retrieve;⑦DICOM Storage;⑧DICOM MPPS(modality performed procedure step)等。DR 图像的传输、存储和打印等各种临床功能的实施,必须遵从 DICOM 标准。具体遵从条目应根据 DR 设备的功能和医院的实际需要确定。

二、DR基本分类

DR系统有两种基本分类方法。

（一）按X线曝光方式分类

DR系统按曝光方式分为面曝光成像技术和线扫描成像技术，这两种技术的主要差别是在探测器采集方式上不相同。

1. 面曝光成像方式　面曝光成像技术的主要特点是探测器的设计采用大面积的面阵探测器，也称为平板探测器（flat panel detector，FPD）。探测器对X线的有效采集面积沿用了屏-片系统，使用的最大成像面积（35cm×43cm或43cm×43cm），能在检查时包全人体被检查的区域；面成像技术的另一个特点是在X线曝光的瞬间，一次性地采集到被检人体成像区域的基本信息。

目前，使用面曝光方式的探测器包括非晶硅、非晶硒和CCD等平板探测器。

2. 线曝光成像方式　线扫描成像技术采用线阵的成像方法。X线曝光时，X线照射野呈扇面方式垂直于人体，并沿人体长轴方向，以匀速的速度扫描人体的检查区域。线阵探测器与X线管同步移动，透过人体的X线按照时间顺序连续不断地被线阵探测器采集，然后经过数字转换和处理，传送到计算机进行数据重建，形成数字化X线图像。

目前，使用线曝光方式的探测器主要有以下三种类型：①多丝正比室气体探测器。②闪烁晶体/光电二极管线阵探测器。③固态半导体/CMOS线阵探测器。

（二）按能量转换方式分类

DR最常用的分类法依照X线探测器能量转换方式进行分类，X线探测器能量转换的方式有两种，即直接转换方式和间接转换方式，图15-1是X线探测器的两种基本类型比较。

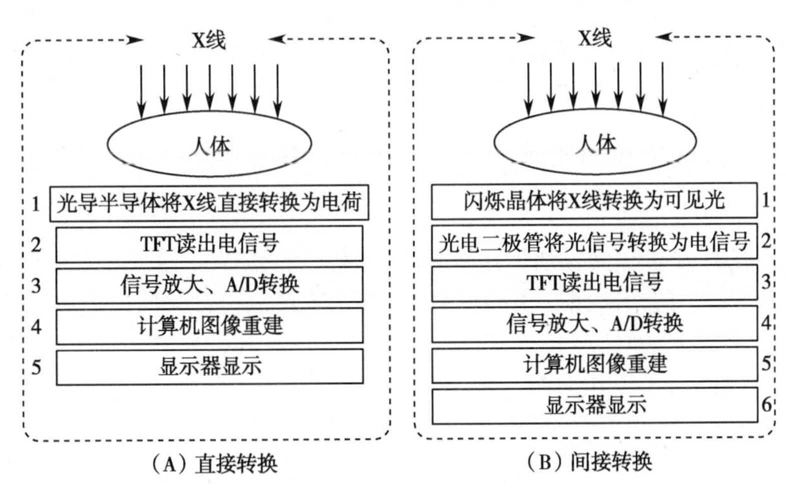

图15-1　直接和间接DR成像模式比较

1. 直接转换方式　直接数字X射线摄影（direct digital radiography，DDR）的基本原理是，X线投射到X线探测器上，光导半导体材料采集到X线光子后，直接将X线强度分布转换为电信号。

目前常用的光导半导体材料为非晶硒（amorphous selenium）、碘化铅（PbI_2）、碘化汞（HgI）、碲砷镉（CdAsTe）、溴化铊（TlBr）、碲化镉（CdTe）和碲锌镉（CdZnTe或CZT）。已经使用在DR设备上的X线探测器主要为非晶硒平板探测器和碲化镉/碲锌镉线阵探测器。

2. 间接转换方式　间接数字X射线摄影（indirect digital radiography，IDR）是相对于直接转换方式而言，X线投射到X线探测器上，先照射到某种闪烁发光晶体物质，该晶体吸收了X线能量后，以可见荧光的形式将能量释放出来，经过空间光路传递，由光电二极管采集并转换成电信号。

用于间接转换的发光晶体物质主要有碘化铯（cesium iodide，CsI）和硫氧化钆（Gd_2O_2S:Tb或GOS）。已经在临床使用的X线探测器主要有非晶硅（amorphous silicon，a-Si）平板探测器，电荷耦合器件（charge coupled device，CCD）探测器，互补金属氧化物半导体（complementary metal oxide semiconductor，CMOS）探测器等。

值得注意的是，无论是直接转换方式还是间接转换方式，它们都是在X线探测器内进行X线的能量转换过程。经过X线探测器输出的数字化信号，代表该探测器采集到的 X 线图像信息，最大限度地获取人体 X 线信息是探测器成像质量评价的基本标准。

三、DR 基本特点

DR 是传统 X 线机基础上发展起来，高度集成化和数字 X 射线摄影设备，目前已广泛应用于临床各种 X 线摄影检查。X 线探测器是 DR 的核心组件，它的作用是采集 X 线信息，将透过人体的 X 线转换为相应的数字信号；DR 的计算机系统对数字化 X 线图像信息进行重建和各种后处理；最终形成的数字 X 线图像由显示器显示。

1. **大大提高了图像质量，降低了曝光剂量**　CsI 非拼接数字拍片系统的 DQE 高达 60%以上，而传统胶片和 CR 系统的 DQE 只有 20%左右，对低对比结构的观察能力提高了 45%，图像的动态范围提高了 10 倍以上。胸片正位摄影的辐射剂量只需要 3mAs，曝光时间多数小于 10ms，甚至在患者咳嗽时都可以捕捉到清晰的图像。有多种图像重建的计算方法，使医生可以根据不同的解剖结构选择观察肺、骨、软组织。

2. **成像速度快**　工作流程短与 CR 或传统的 X 线摄影方式比较，DR 的成像速度快，从 X 线曝光到图像的显示一般仅需要数秒时间，成像的环节少，按下曝光按钮即可显示图像，选择打印的照片尺寸打印，几秒后即可出照片，这样就极大地缩短了 X 线检查时间，大大地提高了工作效率，使患者的流通率更快，也加快了出诊断报告的时间。

3. **图像动态范围大**　图像动态范围由两个主要因素决定，即探测器信号采集的动态范围和图像显示的动态范围。

（1）探测器信号采集的动态范围：DR 探测器由大面积的像素点矩阵构成，每个像素点在信号采集时均由 A/D 转换器按电压水平进行多级量化处理，目前的各类 DR 分别具有 12bit 或 16bit 的图像灰阶和 A/D 转换能力。这种能力决定了 DR 的动态响应范围很大，在影像上表现为曝光条件的宽容度大，和线性响应能力强，即可记录到 X 线强度的微小改变。

（2）图像显示的动态范围：DR 图像具有 4 096~165 536 级连续灰度级变换范围，能适应医用专业级显示器的表现能力，DR 图像丰富的灰度表现能力能够有效地反映出人体组织细微的密度变化。

4. **图像后处理功能强**　DR 图像最重要的特征之一是具备图像后处理功能，后处理能力决定了数字图像的软阅读能力，后处理功能的实现关系到硬、软件的恰当配置。图像后处理大致包括以下方面。

（1）图像放大、测量、缩放、移动、镜像、旋转、滤波、锐化、伪彩、播放、窗宽窗位调节，图像的长度、角度、面积测量以及标注、注释功能等。

（2）显示器功能菜单设置的实用性，如图像、文字一体化显示，多级菜单模块化设置。

（3）符合医保和医疗法律相关条例，保证所处理后的信息真实性和可靠性。例如，原始信息不可修改性，极小的测量误差，极小的图像畸变，原始图像的 100%显示等。

（4）能满足不同诊断要求的数字化处理能力。例如：①自动处理能力，能运用 DR 预设的特性曲线，自动获得符合诊断需要的图像。②提取特征性信息的能力，能通过诊断工作站显示出规定的图像效果。

（5）某些图像后处理高级软件往往作为 DR 选件。例如，能量减影、时间减影、图像组织均衡、骨密度测量、融合体层、计算机辅助检测等。这些软件所赋予的临床功能具有特定的诊断意义。

（6）DR 的图像属性由图像文件格式确定，DR 设备一般具有"厂家专有"和"DICOM 标准格式，图像格式可以通过软件进行单向转换。例如，专有格式转换为 DICOM 格式；DICOM 格式转换为普通图像格式（bmp、JPEG2000 等），图像后处理软件应具备这种转换能力。

（7）DR 图像的基本信息的提取，通过后处理软件指令可显示数字化图像信息。例如，各项摄影参数、曝光剂量的文字描述，图像主要属性的文字描述，图像信息量的统计和直方图显示等。

5. **PACS 能力**　DR 图像在本质上属于数字化信息，从计算机信息管理的角度，可以进行图像压缩，图像格式变换，各种网络通信方式传输、发布，多种存储介质存储等。

DR 图像通过 PACS 系统可以实现信息共享。因为医学图像的专业特殊性，DR 图像必须符合相关国际通用标准和我国关于医学信息管理的相关标准。目前我国采用的是 DICOM 3.0 标准和 HL-7 国际标准。

四、DR 技术参数

下面列举非晶硅碘化铯平板探测器的一般技

术参数：

总体要求：采用数字平板探测器进行全身摄影的通用数字机型，能立位或卧位床上摄片，有诊断工作站。

结构：带天轨的悬吊式球管，有自动跟踪功能。专用摄影床，电动调节床面高度，床面可水平方向四面平移，带活动滤线器。

探测器：材料为非晶硅碘化铯平板。冷却方式：风冷。最大摄片野：17in×17in。像素尺寸≤143μm，像素灰阶≥14bit，像素矩阵≥3 000×3 000；有效像素9百万，刷新速度：≤200ms。空间分辨力≥35Lp/mm，DQE值≥60%。从曝光至获得预示图像≤5s。

采集工作站：SUN Uitra SPARC专用图像工作站，UNIX/WINDOWS操作系统，18英寸液晶显示器，硬盘存储≥36G，内存≥1G。

标准DICOM 3.0协议：包括图像的输出、传输、存储、打印（自动和手动方式）。存储确认和联网确认功能，打印图像组合，高级自动图像打印软件包，用户自动自定义打印格式。

配备动态范围扩展软件，配备自动图像范围探测和修整功能，配备专用胸部、脊柱和四肢等软件。具备解剖部位程式检查编辑功能、图像标注功能、自动影像处理软件、影像质量控制功能、图像调整功能、患者数据输入功能、设备工作列表（modality worklist）。

曝光至图像预示时间≤3s，曝光至图像最终显示时间≤8s，具备曝光参数自动选择功能，具备自动曝光控制功能（AEC），可编程解剖部位。

X线球管：悬吊式球管，球管旋转水平90°、垂直360°，旋转阳极双焦点，0.6/1.0mm，球管与平板探测器垂直自动跟踪定位功能，碰撞保护功能，应急保护功能，自动对中心和球管跟踪功能，自动保持焦片距，纵向移动≥300cm，横向移动≥140cm，上下移动≥140cm，焦点≤0.6/1.2mm，额定功率≥33/100kW，阳极热容量≥300kHU，阳极散热率≥105kHU/min。能显示：SID；球管角度；kVp，mAs。

缩光器：手动和自动调节FOV，阳极旋转速度：≥8 000r/min。

高压发生器：输出功率≥65kW，最大毫安≥900mA，最短曝光时间≤1ms，千伏范围40～150kVp。具备电离室自动曝光系统。

摄影床：床面材料为低吸收、高硬度、经久耐用材料。床面最大负重≥210kg，床面尺寸：2 400mm×750mm。可插拔式活动滤线器。栅比（12～14）∶1，栅密度36Lp/cm。床面移动范围：纵向≥1 200cm，横向≥2 400cm。床面高度调整范围：515～915mm。床面运动刹车方式：电磁式。

影像后处理工作站：BARCO NiO2MP1H单竖屏液晶显示器，2K×2.5K，1×BarcoMed E-2MP2显示卡，内存容量≥1G，硬盘容量≥100G。

系统操作平台：WINDOWS2000，10～100兆网卡，光驱，内置光盘刻录，标准键盘、鼠标、和声卡。

专用测量：感兴趣测量、水平和垂直灰阶值测量、角度测量、距离测量、面积测量。

信息登录：患者档案信息录入，多种快速输入方式，设信息字典，快速查询，用户自定义。

DICOM存储服务：图像无损传输，图像从采集工作站到后处理工作站能往返传输。

图像处理功能：提供检查、比较、堆栈和序列四种显示方式，系列图像能正反连续播放，可图像缩放、冻结、局部放大、漫游、黑白反转、索引、剪切；窗宽窗位自定义及选择；自定义显示格式及选择；图像边缘增强、分段、检测、降噪处理、旋转；图像均衡、图像平滑；图像文字注标、文字修改。

图文报告内容/格式：报告模板预置，点击鼠标完成报告书写；自定义报告界面，建立新报告模板；多患者、多设备的检查图像在同一报告中显示，图文报告输出；患者信息、检查记录、诊断结论可同屏显示；图文一体打印；图像格式自定义；报告打印可所见所得。

图像存储格式/存储容量/传输方式/光盘刻录格式：DICOM（无损，有损，多种压缩比选择）；自动和手动传输。

数据库管理：管理图像及相关信息；支持多种查询检索；具有分级管理和权限管理功能；数据库建立患者号与影像内容及存储位置对照表，电子病历化管理；自动统计工作量和相关信息。

售后服务：省内有维修点，专职维修工程师，国内有配件仓库，维修响应24小时内到达医院，国内有800免费电话维修系统。免费负责临床实地培训1～2周，直至学会机器操作。设备安装调试并正常使用后计算保修期，整机免费保修一年，设备开机率达到95%，设备停产后备件保证20年。备件送达国内不超过3天，国外不超过14天，有启动软件的备份光盘，具备中英文使用手册及维修手册。

五、DR不同成像介质的图像质量比较

（一）平板探测器和影像增强器CCD的成像比较

20世纪70年代后期开始，出现影像增强器（image intensifier，II）+CCD摄像头+模-数转换技术，它推动了数字化成像的进程。20世纪90年代末出现的平板探测器（flat panel detector，FPD）技术从根本上改变了X射线的成像方式，随着平板探测取得飞跃性的发展，平板探测器具有的高灵敏性、宽动态范围及低畸变等优点。

平板探测器技术与II-CCD技术相比，具有以下六个方面的优势：

1. **无畸变和图像均匀度好**　由于影像增强器是真空结构，其成像面为曲面，由此可以造成图像的几何畸变；由于系统中光学镜头组的像差和CCD成像的特性，II图像的空间分辨力和密度分辨力从图像中心向边缘迅速降低。与之相比，平板探测器采用大面积非晶硅阵列成像，不存在图像畸变，图像失真度小。FPD图像视场均匀度高，图像边缘分辨力下降幅度很小。由于FPD的像素之间不会相互影响，因此光晕现象较少。相同条件下，FPD的矩形视野比II的圆形视野更加宽阔，可观察到更多的信息。

2. **MTF高成像系统**　MTF是各个环节MTF的乘积，每个MTF曲线均小于1。II-CCD系统需要经过较长的信息传输过程，包括两次X光子—可见光—电子的转换过程，信息在这个成像链的传递中或多或少会产生噪声和畸变。II-CCD系统的MTF由输入屏、增强器、镜头、CCD等环节的MTF相乘得到，成像转换环节越多，整个成像系统的MTF必然会越低。

平板探测器直接将X线转换成数字图像，信息经过的环节越少，信息的保真度越高。避免了信号的延迟和损失，所以具有高的MTF。因此，相同条件下FPD系统具有更高的细节和密度分辨力，能提供更好的图像质量。

3. **动态范围宽**　平板探测器输出的数字信号可达14bit，固有动态范围达2 000∶1，对此可以显示不同体厚背景下的影像细节，使厚的骨骼部分与薄的身体边缘部分均能清晰成像，FPD在动态范围内具有很好的剂量线性度。

4. **高DQE**　由于自动漂移校正技术的采用，FPD系统可以在较低剂量下仍保持很好的信噪比，其DQE值远高于传统方式，所需X射线剂量更低。由于平板测器的高灵敏度、高性能球管和准直滤波装置。在相同图像质量下，FPD系统所需的射线剂量仅为传统II-CCD系统的60%左右。

5. **体积小**　利于操作和与其他设备集成平板探测器尺寸小、重量轻的特点有利于减轻机架负荷，机架运动范围更大，运动更稳定。40cm×30cm的平板探测器所需体积仅为12英寸影像增强器的25%或16英寸影像增强器的15%，这些还没有包括TV系统所必需的CCD、光学镜头等部件。平板探测器的重量也仅为增强器系统的60%。

6. **曝光寿命长**　在相同使用条件下，平板探测器的曝光寿命比影像增强器更长。

总之，与II-CCD技术相比，平板探测器具有影像质量高、动态范围大、低畸变、体积小巧、利于集成等优势，特别采用平板探测器后，可以在较低剂量下仍保持良好的信噪比，获得高质量影像。

（二）非晶硅平板探测器与非晶硒平板探测器的成像比较

平板探测器基于薄膜晶体管（thin film transistor，TFT或flat panel detector，FPD）阵列可以很好地解决CCD不能直接用于形成实际大小影像的缺陷。TFT采用多层真空溅射技术在玻璃基底形成半导体层阵列，即薄膜晶体管阵列，为平板探测器的像素单元。按照结构和能量转换方式的不同，基于TFT的平板探测器又可以分为两类：非晶硅平板探测器和非晶硒平板探测器。

非晶硒平板探测器主要由TFT及其顶层的非晶硒层（amorphous selenium，a-Se）和电极层构成。曝光前，在无定形硒层产生的电场内通过一个偏极电极，当X线被探测器接受后，入射的X射线使硒层产生电子空穴对，在外加偏压电场作用下，电子和空穴对向相反的方向移动形成电流，电流在薄膜晶体管中形成储存电荷。每一个晶体管的储存电荷量对应于入射X射线的剂量，通过读出电路可以知道每一点的电荷量，进而知道每点的X线剂量。由于非晶硒不产生可见光，没有散射线的影响，可以获得比较高的空间分辨力，早期应用的平板探测器均属此类。尽管随着工艺的提高，非晶硒TFT探测器理论上可以做到很高的空间分辨力，但数字化X射线成像系统对低对比度微细结构组织的成像性能不仅仅取决于空间分辨力，还和系统信噪比大小密切相关。实践中常用量子检出效率（detective quantum efficiency,DQE）来综合评价平板探测器的成像质量。

非晶硅平板探测器是由 TFT,以及顶部涂有的闪烁晶体（碘化铯或硫氧化钆）涂层的非晶硅光电二极管阵列组成。当 X 线撞击闪烁体,X 线光能很快就会按比例的转变成可见光。可见光在光电二极管阵列转变成电子电荷,然后每个光电二极管将收集的电荷通过读出电路转变为数字信号。非晶硅探测器使用的闪烁体可分为定形的和无定形的。无定形闪烁体,如传统荧光屏,可见光在其内被发散后而传播到临近的像素内,这样就降低了空间分辨力。对于这个问题,一些制造商现在则使用的是高度定形的闪烁体,即已经发展成熟的碘化铯构成的探测器。这种晶状结构是由每个 5～10μm 宽的连续而又相互平行的“针”状结构组成,其运转类似光管和渠,大部分的信号直接堆积到光电二极管上。由于定形闪烁体上的散射线被大大减少,这种厚层材料才能用于探测器上,增加了大量的 X 线光子的相互作用,增加量子检测效能和 X 线吸收转化性能。

研究表明,由于非晶硅平板探测器系统中承担 X 射线能量转换的碘化铯晶体的有效原子序数高于非晶硒平板探测器中的硒,因此决定了前者对 X 射线具有更高的检测效率（更大的信噪比输出）,使得非晶硅平板探测器的 DQE 优于非晶硒平板探测器系统。有的学者以非晶硅平板探测器系统和非晶硒平板探测器系统分别摄取对比度-细节体模 CDRAD2.0,在相近曝光剂量条件下获取的 X 射线影像,由 4 位独立观察者分别阅读影像,并计算所对应的曝光剂量下图像质量因子（imaging quality factor,IQF）,应用方差分析（ANOVA）两成像系统对比度及细节检测能力。

使用 X 射线摄影统计学体模（TRG）测量两系统在不同曝光剂量条件下 ROC 曲线,应用威尔科克森（WilcoXon）检验分析,比较两种成像技术的影像信息检测能力的差别。结果发现,当曝光剂量较高时（高于 76μGy）,两系统成像质量并无明显差异,而当曝光剂量较低时（40μGy 左右）,非晶硅平板探测器系统具有更好的对比度和细节检测能力。并且在获得相同的影像质量前提下,与非晶硒平板 X 射线摄影系统比较,使用非晶硅平板探测器 X 射线摄影系统可以有效降低被检者受照剂量。

随着技术的进步,将闪烁体加工成柱状结构,与探测器表面垂直排列,转换光在柱状闪烁体中形成全反射,大大降低了闪烁体对光的扩散,这样提高了非晶硅平板探测器的空间分辨力,使其完全满足临床使用要求,同时也使得较厚的闪烁体层的使用成为可能,从而进一步提高了探测器系统的 DQE。非晶硅平板探测器的种种优势,尤其是高 DQE、高对比度分辨力、高信噪比、高稳定性的特点,使得它逐渐成的为市场主流。由于硫氧化钆将 X 线转换成可见光的能力不如碘化铯,因而使用碘化铯作为闪烁体的非晶硅平板探测器在临床上使用广泛。

六、平板探测器的性能评价

1. **空间分辨力**　图像的空间分辨力通常是用 MTF 表示的,MTF 能够充分反映探测器的特性。非晶硒和碘化铯的空间分辨力是非常高的,数字化图像可以被处理,从而改变表观的图像清晰度,然而过分的处理也会导致视觉噪声的增加。因此,用 MTF 表示整个系统的空间频率的功能已经不像 DQE 那么常用了。

2. **图像质量**　DQE 就是检测图像质量最客观的评价指标,DQE 结合空间分辨力和图像噪声,是用来测量各种频率部分的信噪比的一种测量标准,用频率来估算图像质量的优劣。

3. **像素尺寸**　一副图像的最大的空间分辨力是由像素及其间距所决定的,多的像素不一定就意味着高的空间分辨力。图像模糊度的产生是由散射线和可见光在探测器内的弥散所造成的。经研究在胸部 X 线摄影系统里,0.2mm 像素间距就可以符合诊断的要求,在一个硒鼓里数字 X 线胸部摄影 2K 图像就可以显示优质的解剖图像,其图像质量优于传统的 X 线屏胶系统。对于乳腺摄影方面,要求较小的像素尺寸可能接近于 50～100μm 的范围内。

4. **单块集成电路板与平板矩阵**　因 TFT 探测器板在制造工艺上具有挑战性和其相对低的产量,许多制造商试图寻找降低成本来制造由两个或更小的平板拼接而成的探测器。在这些探测器里,数字图像处理被用于“缝合”的图像部分,以便消除瓦片联合处的露面。虽然拼接板做过数字化处理,但很难做到天衣无缝的,由于物理和热应力长期的作用,使得平板探测器的结构完整性的问题至今尚未解决。

5. **采集时间**　电子探测器的图像质量是由电子收集器的电路结构、电子检测技术、A/D 转化率和探测器里电容充电与其曝光时间所决定的。通常情况下,电子噪声是这些探测器里和其影响图像质量的噪声中最突出的一个。特别是在低剂量转换率的荧光透视里,这个因素尤为突出。不论荧光透视法或静态放射线摄影系统里,其像素值的精确性都关系到读出时间。

一般来说,较长的读出时间可以获得较精确的图像质量,因为影像读出器读取的是来自于每个像素单元里电流的活性流量,所以不完整的电荷转换所获得的像素值也不准确。这样就使曝光后残留的电子就不能计算在内,结果就导致电子储存的假象。同样地,由于感生电子的俘获,快速的图像采集也可产生图像假象,所以无论如何都要在电子探测器里设计补偿装置。由于这些原因,不是所有的 TFT 系统的设计都是精密的,完美的 TFT 阵列的制作是非常困难的,每个设备的制造商都会存在一定的缺陷,如个别坏的像素和整个纵行或列的不足像素。当个别像素或整个像素的行或列出现问题时,平板探测器就会出现问题。

6. **动态范围**　数字平板探测器有着较广的动态范围和对 X 线曝光成线性反应,然而,人们应该了解探测器的 A/D 转换器的深度、灵敏度的范围以及与对比分辨力之间的关系。一些制造商将探测器的动态范围的取数规定在数字图像灰数值数目的最大值上,如果用自动曝光控制机制,即使探测器系统的范围有限,但它仍然可以解决临床操作者因曝光条件差异而出现的图像质量问题,因为平板探测器的曝光范围比较大。

(余佩琳　赵洁　余建明)

第二节　DR 的 X 线发生系统

一、X 线球管

X 线球管是 X 线机的主要组成部分之一,基本作用是将电能转换成 X 线。X 线球管的发展,先后出现了气体电离式、固定阳极式、旋转阳极式及各种特殊 X 线球管。本节主要介绍 X 线球管的基本结构、特性及有关知识。

(一) 固定阳极 X 线球管

固定阳极 X 线球管的结构由阳极、阴极和玻璃壳三部分组成。

1. **阳极**　阳极由阳极头、阳极帽、阳极柄三部分组成。

(1) 阳极头:由靶面和阳极体组成。靶面承受电子轰击,靶面的工作温度很高,一般都用钨制成,称为钨靶。钨具有熔点高(3 370℃)、原子序数大(74)、蒸汽率低的特点。由于钨的导热率小,常把导热系数大的无氧铜制成的阳极体与钨靶焊接在一起,以提高阳极头的散热效率。

(2) 阳极帽:阳极帽由含钨粉的无氧铜制成,主要作用是吸收二次电子和散射 X 线。

(3) 阳极柄:阳极柄由无氧铜制成,是阳极引出管外部分,它和阳极头的铜体相连,浸在变压器油中,通过与油之间的热传导将阳极头产生的热量传导出去,以提高阳极的散热效率。

2. **阴极**　阴极主要由灯丝、阴极头、阴极套和玻璃芯柱组成。其作用是发射电子并对轰击靶面的电子进行聚焦,形成 X 线管的实际焦点。

(1) 灯丝:大多数 X 线球管灯丝由钨绕制成螺管状。钨具有较大的电子发射能力、较高的熔点,在高温下也不易蒸发,其伸展性好,容易加工成细丝。在一定范围内,灯丝电压愈高,通过灯丝的电流越大,灯丝温度亦越高,发射电子数量愈多。因此,调节管电流即可改变灯丝温度,亦即调节了 X 线的量。为了提高 X 线管使用效率,绝大多数 X 线球管的阴极均装有两条灯丝,称为双焦点,一条较长形成大焦点,另一条较短形成小焦点。

(2) 阴极头:阴极头又称为聚焦槽或集射槽,由纯铁或镍制成,灯丝装在其中。在阴极头中装置灯丝的地方被加工成圆弧直槽或阶梯直槽,对灯丝发射的大量电子进行聚焦。

3. **玻璃壳**　又称管壳,用来支撑阴、阳两极和保持管内的真空度。通常采用熔点高、绝缘强度大、膨胀系数小的钼组硬质玻璃制成。为了防止产生气体放电,必须保证高真空度。固定阳极 X 线球管主要缺点是焦点尺寸大、瞬间负荷功率小,现已多为旋转阳极 X 线球管取代。

(二) 旋转阳极 X 线管

旋转阳极 X 线球管也是由阳极、阴极和玻璃壳三部分组成。除阳极外,其他结构与固定阳极 X 线球管结构相似。旋转阳极 X 线球管的阳极主要由阳极靶面、转子、转轴、轴承套座、玻璃圈等组成。

1. **靶面**　靶面中心固定在钼杆(转轴)上,钼杆另一端与转子相连。靶面倾角在 6°～17.5°之间,多采用铼钨合金(含铼 10%～20%)做靶面,钼或石墨做靶基,构成复合靶。

2. **转子**　转子由无氧铜管制成,在转子周围加一旋转磁场后，转子发生转动。为增加热辐射，通常将转子表面黑化。转轴装入由无氧铜或纯铁制成的轴承套中，两端装有两只轴承。转子的转速越高，电子束在某点停留的时间越短，靶面温差越小，X线管的功率越大。超过8 500r/min为高速旋转阳极X线球管。

3. **轴承**　轴承由耐热合金钢制成，以承受较高的工作温度（400℃）。为了避免过多的热量传导到轴承，支撑阳极靶面的钼杆外径较细，或者采用管状，以减少热传导，使大部分热量通过转子表面辐射出去。

旋转阳极X线球管的优点是瞬间负载功率大、焦点小。目前旋转阳极X线球管的功率多为（20～50）kW，高者达150kW，有效焦点多为1～2mm，微焦点0.05～0.03mm，极大地提高了X线影像的清晰度。

（三）特殊X线球管

特殊X线球管是一类具有特殊构造和特殊用途的X线球管。

1. 栅控X线球管

（1）栅控X线球管的结构：栅控X线球管是在普通X线球管的阴极和阳极之间加上一个控制栅极，故又称三极X线球管。当在栅极上加一相对阴极灯丝而言一定大小的负电位或负脉冲电压时，管电流截止，不发生X线；当负电位或负脉冲消失时，管电流导通，发生X线。栅控X线球管除了阴极结构特殊外，其他部分与普通X线球管相同。栅控X线球管的阴极在聚焦槽中装有灯丝，灯丝前方装有栅极，灯丝与栅极之间相互绝缘，栅极电位就加在灯丝和聚焦极之间。

（2）栅控X线管的特性

1）灯丝发热特性：由于栅极负电位对电子流起着阻碍作用，因此栅控X线球管的灯丝发射特性要比一般X线球管差。

2）截止特性：不同管电压时，使管电流截止的栅极电位也不同。

3）时间控制特性：瞬时X线摄影时，在栅控X线球管的栅极上加一矩形负脉冲电压。对X线球管本身来说，瞬时摄影时间可短到10μs；由于高压电缆存在电容，其实用的临界值为1ms。

栅控X线球管的灯丝发热特性差，不能产生大的管电流。目前，已经制造出数百毫安的栅控X线球管，X线脉冲持续1～10ms。栅控X线球管有可使患者和操作者接受的X线辐射剂量减少，X线球管负载降低，使用寿命延长，X线影像的模糊度降低、清晰度提高等优点。主要应用于血管造影X线机、电容充放电X线机等方面。

2. **软X线球管**　对乳腺等软组织进行X线检查时，为了提高软组织影像的反差，必须采用软射线进行摄影。软X线球管与普通X线球管在结构上有以下区别：

（1）输出窗口：主要采用铍，也有采用钼-钒合金，铍的原子序数为4，其吸收性能低于玻璃。软X线球管以铍制成输出窗口，可以辐射出大剂量的软X线。

（2）阳极靶面：软X线球管的阳极靶材料（target material）一般采用钼（molybdenum，原子序数42，熔点2 622℃）制成。最新的机型有钼-铑（rhodium）双靶，铑靶主要用于致密乳腺检查。钼靶X线球管在管电压高于20kV时，除辐射出连续X线外，还辐射出波长分别为6.3×10^{-11}m和7×10^{-11}m的特征X线。对软组织进行X线摄影，起主要作用的是钼靶的特征X线辐射。

（3）极间距离缩短：软X线球管的管电压较低，由于空间电荷的影响，管电流较小。为了改善其灯丝发射特性，可以缩短阴极与阳极间的距离，使极间场强增大，以降低空间电荷的影响。普通X线球管的极间距离一般为17mm左右，而软X线球管的极间距离一般为10～13mm。

3. **金属陶瓷旋转阳极**　X线球管金属陶瓷旋转阳极X线球管的灯丝和阳极靶面与普通旋转阳极X线球管类似，只是玻璃壳改为由金属和陶瓷组合而成，其间的过渡材料采用铌（Nb），用铜焊接。金属陶瓷旋转阳极X线球管寿命长；提高X线球管的负荷，可在低kV条件下使用较高的mA进行摄影。

大功率金属陶瓷X线球管采用大直径（120mm）、小阳极倾角（9°～13°）的复合靶面。阳极在两端有轴承支撑的轴上旋转，用陶瓷绝缘，装在接地的金属管壳内，管壳装在钢性管套中。金属陶瓷X线球管可用于心血管造影X线机和大容量X线机。

二、高压发生器

X线发生器由高压变压器、灯丝变压器、高压整流器和高压交换闸等构成，组装于钢板制成的箱体内，箱内充以起绝缘作用的变压器油。

（一）高压变压器

高压变压器是产生高电压并为 X 线球管提供高压电能的器件。

1. **高压变压器的构造**　高压变压器由铁心、初级绕组、次级绕组、绝缘物质及固定件组成。要求结构紧凑、体积小、重量轻，具有良好的绝缘性能，负载时内部不产生过大的电压降。

（1）铁心：高压变压器的铁心采用闭合式导磁体，以 0.35mm 厚的热轧硅钢片（D41～D43）或冷轧硅钢片（D310～D340）剪成不同宽度的矩形条叠成阶梯形状，以减少涡流损失，每片表面涂上一层很薄的绝缘漆。目前广泛采用 C 型卷绕铁心，卷绕紧密，接缝量小，导磁性能较好，磁化电流和空载电流小，并可减少铁心重量和体积。

（2）初级绕组：初级绕组通过的电流很大，但其电压不高，对绝缘物质要求不十分严格。一般采用厚度为 0.12mm 的电缆纸或多层 0.02mm 的电容器纸。

（3）次级绕组：次级通过的电流很小，一般在 1 000mA 以下，故多采用直径很小的油性或高强度漆包线绕制。次级输出的电压很高，其总匝数在数万到数十万之间，故多绕成匝数相同的两个绕组，初级与次级间必须有良好的绝缘。初、次级变压比多在 1∶500 的范围内。每个绕组呈阶梯状绕成数十层，层间电压一般可达到 1 000～1 500V。为了增强绕组的抗电强度和机械强度，绕组的开始及最后两三层都用绝缘能力强、线径较大的导线绕制。

（4）次级绕组的中心接地：高压变压器次级都采用两个线圈串联，中心点接地，这样可使高压变压器的总绝缘要求降低一半。

2. **高压变压器工作原理**　X 线球管高压变压器与普通高压变压器工作原理一样，若空载损耗忽略不计，初、次级之间电压和匝数之间的关系应为：

$$U_1/U_2=N_1/N_2=K \qquad \text{（式 15-1）}$$

初级电压 U_1 与次级电压 U_2 之比等于初级线圈匝数 N_1 与次级线圈匝数 N_2 之比，K 称为变压器常数。

当变压器的输入电压为定值时，要获得较高的输出电压，须增加次级绕组匝数；反之，则要减少次级绕组的匝数。在透视或摄影时，若需获得不同的千伏值，只需改变高压变压器的输入电压值即可。

（二）灯丝变压器

灯丝变压器是供 X 线球管灯丝加热用的降压变压器，一般功率 100W 左右。灯丝变压器的次级在电路中与高压变压器次级的一端相连，电位很高，故初、次级绕组间应具有很高的绝缘强度，这是灯丝变压器的一个主要特点。

灯丝变压器由铁心和绕组组成。铁心是用涂漆硅钢片以交错叠片的方法制成“口”字形或“C”字形，有的绕组的一臂叠成阶梯形。初级绕组电流小，用直径 0.19～0.93mm 的漆包线，分数层绕在阶梯臂上，层间有绝缘纸，总匝数多为数十匝，初、次级之间用绝缘性更高的绝缘筒。

（三）高压整流器

高压整流器是将高压变压器次级输出的交流电压变为脉动直流电压的电子元件。现代 X 线机的高压整流器都采用半导体器件，利用它将高压变压器次级输出的交流电变成脉冲直流电压。高压整流器供电给 X 线球管两极，使 X 线球管始终保持阳极为正、阴极为负。

半导体整流器也称为高压硅堆，它具有体积小、机械强度高、绝缘性能好、寿命长、性能稳定和正向电压降小等优点。高压硅堆的结构是由许多单晶硅制成的二极管以银丝串联而成，外壳一般采用环氧树脂。两端有与管外结构相连的引出线端，根据需要装上不同的插脚。

（四）高压电缆、高压插头及插座

大中型 X 线机的高压发生器和 X 线球管需要特制的高压电缆，将高压发生器产生的直流高压输送到 X 线球管两端，同时把灯丝加热电压输送到 X 线球管的阴极。高压插头及插座是连接高压电缆、高压发生器和 X 线球管的器件。

1. **高压电缆**　高压电缆要求除能达到一定耐压强度外，还要尽可能减小截面积，使其轻便和柔软，以适应 X 线球管经常移动和电缆弯曲的需要。X 线机所用的高压电缆，按芯线分布位置有两种形式，即同轴高压电缆和非同轴高压电缆。目前多用非同轴高压电缆，其结构由里而外分为导电芯线层、高压绝缘层、半导体层、金属屏蔽层和保护层。

2. **高压插头及插座**　高压电缆的插头与插座，因处在高电压下工作，其耐压要求很高，多采用机械强度大、绝缘性能好的压塑性材料或橡胶等制成。

插座的底部有三个压铸的铜制接线柱，接线柱上端钻有约 1cm 深度的圆孔，便于插头上的插脚插入。插头的底部压铸有三个铜制插脚，插脚的根部有一个小孔,电缆芯线由此孔伸出,并焊接在插脚根部的沟槽内。插头顶端是铜制喇叭口,与金属屏蔽层相焊接。插头插入插座后,插脚就会紧密地与接线柱接触。插座口处铸有一个楔槽,插头顶端铸有一个相应的插楔,方便插入与固定。

(五) 中频、高频X线发生器

1. **概述** 工频X线机已有100多年的历史,其X线发生器有许多缺陷,如体积和重量大、输出波形纹波系数高、X线剂量不稳定、曝光量的准确性和重复性差、软射线成分多等。经过多年努力,利用直流逆变电路将高压发生器的工作电源由工作频率(50Hz或60Hz)提高到中频(400Hz~20kHz)甚至高频(30~100kHz)。尤其是高频高压发生器技术近年来得到迅速的发展,使X线机的性能更高,安全性更好,操作更方便,可以说是X线机设备发展史上的一次革命。

2. **技术特点与工频X线机** X线发生器比较有以下特点:①输出的高压波型平直近似于直线,脉动率很低,使X线的高能性和单色化程度更高。②由于X线的线束质量更好,可增加输出量,降低医务人员和患者的接受剂量。③可实时控制,精度较高,使mA、kV、s的误差小。④mA、kV采用闭环控制,输出稳定,重复性好。⑤较工频高压发生器体积和重量明显减小。⑥最短脉冲曝光时间1ms,可实现短时间曝光。⑦使用计算机控制和管理,可向智能化发展。

3. **工作原理** 中、高频X线发生器采用直流逆变控制电路,经过整流、平滑后变为直流高压,再经过逆变后变为中频或高频电压,经变压(升压)、整流及滤波过程,输出近似于直流的、脉动率低的稳定电源供X线管使用。

(余佩琳　赵洁　余建明)

第三节　DR的附属设备

一、滤线设备

人体是一个散射体,当X线管发出的原发射线穿过人体后,由于组织厚度与密度差异,骨骼和软组织对X射线的康普顿吸收,产生了部分波长较长,而方向不确定的散射线。X线波长越短,强度越大,产生的散射线就越多,被照体受照面积越大,体层越厚,产生的散射线量也越多,散射线是影响图像质量的主要因素。

为了提高摄影质量,减少不必要的散射线,用多层滤线栅组成的缩光器来控制照射野,使成像区域限制在照射野内,这样可以控制不必要的原发射线,从而降低散射线。另一种方法是直接吸收散射线的滤线栅,它是置于成像区域与接收探测器之间来消除散射线,改善图像质量。

(一) 滤线栅的构造和工作原理

滤线栅一般有三个部分,两个面附加铅或合成树脂起保护作用,中间是用重金属的材料做成的薄铅条,如用宽0.05~0.1mm的薄铅条,嵌入在间隔为0.15~0.35mm的铅或胶木板之中,互相平行或按一定斜率固定而成。

根据滤线栅的基本构造特点分为聚焦式,平行式和交叉式。聚焦式是滤线栅的铅条延长线聚焦于一条直线;平行式滤线栅是铅条相互平行;交叉式滤线栅的铅条是相互垂直斜交组成,又根据滤线栅有无运动功能分为固定滤线栅和运动滤线栅。

1. **滤线栅的结构** 滤线栅的结构是排列一系列很薄的X线穿不过去的铅条物质与X线易穿过去的中间物质交替组合而成。

(1) 铅条的性质:它对滤线栅的设计和性能起着很重要的作用,要求高吸收性能、高密度、高原子序数。铅的原子序数是82,它的密度是11.34g/cm^3,这个性能使铅能有效地吸收散射线。铅的价格相对便宜,并易拉成薄层片条状,具有制成滤线栅的重要特点。为达到有效地衰减散射线,铅薄片的厚度应该等于0.1mm(100μm),但大多数滤线栅一般厚度等于0.05mm(50μm)。然而,高密度滤线栅用的是0.045mm(45μm)厚铅薄片,铅薄片的高是3mm左右。

(2) 铅薄层片的设计:为了使初级线束最大限度地穿过滤线栅,铅薄片的滤线栅有如下几种形式。

1) 平行滤线栅:铅薄层片相互平行安排,这样设计的滤线器称为平行滤线栅。平行滤线栅的缺点是在一定范围上吸收初始线束,这种现象称为滤线器截断(grid cutoff)。另一个缺点是在使用中射线源至探测器距离(SID)不能变,必须在指定的SID使使用,否则就会发生滤线器截断。

2) 聚焦滤线栅:为了克服平行滤线栅的缺点,又设计出聚焦滤线栅,它的铅薄片按一定规律向滤线器中心倾斜,使每个铅薄片都倾斜在一条聚焦线上,这样设计的铅薄片的滤线器称为聚焦滤线栅(focused grid),铅薄片的设计与初级线束斜射线完全一致。

焦点范围是指调节聚集距离不会引起探测器上的 X 线的截断现象，聚集距离在滤线器上有标志。用聚焦滤线栅，X 线管组件只能沿铅薄片的长轴成角度，绝不能与铅薄片交叉，X 线束的中心线必须在滤线器中心才能得到最佳结果。

3）交叉滤线栅：两块平行滤线栅互相重叠，铅薄片互相垂直的滤线器，称为交叉滤线栅（crossing-hatched 或 cross grid）。交叉滤线栅比平行滤线栅或聚焦滤线栅更能滤过较多的散射线，因为它在两个方向上吸收散射线。

（3）中间物质：中间物质又称间隔物质，用于支撑铅薄片并牢固的保持铅薄片的位置，这种物质是很薄的（约 0.350mm），并且 X 线易穿过。这种物质不吸收水分，铝和塑料纤维是最常使用的物质。

铝具有不吸收水分，可减少照片上出现的滤线栅线条影，比塑料纤维更能吸收散射线的优点。塑料纤维的滤线栅成像时比铝制的滤线栅要求的射线量少，因为铝有吸收初级线束的能力，故铝制滤线栅要求增加曝光因素。特别是在低电压时，如用铝制滤线栅，患者剂量要高出 20%。因此，塑料纤维物质制的滤线栅比铝物质制成的滤线栅更为普及。

铅薄片和间隔物质封装在外包装壳内，通常用铝外包装壳，铝机械性能坚硬。乳腺摄影的滤线栅是包装在碳纤维和松香物质中，能让较多的初始线束穿过。

2. 滤线栅原理　滤线栅放在患者和探测器之间，照射的 X 线经过人体后到达滤线栅，与滤线栅铅条呈平行方向的射线经过滤线栅到达探测器，与滤线栅呈角度的散射线，则被铅条吸收，不能到达探测器，从而保证了影像的清晰度。但是，部分 X 线束因滤线栅的倾斜度原因而被滤线栅的铅条吸收，引起滤过器截止现象，这就是使用滤线栅时必须增加曝光条件的原因。

散射线比初始线束倾斜角度大，散射线在通过滤线栅时就落入铅薄片上而被吸收。如果铅薄片之间靠的比较紧，允许散射线穿过铅薄片的角度减少，这个角度称为固体角度效应。这个固体角度效应因素影响滤线栅滤掉散射线的量，这个滤掉的散射线称为滤线栅的滤过效率。设计的好的滤线栅可达到 80%～90% 的滤过效率。不同比率的滤线栅，其散射线穿过滤线栅穿过效率也不同，6∶1交叉型最好；8∶1线性型最好；10∶1线性型较好；12∶1线性型优良。

3. 滤线栅的类型　在滤线栅设计上，铅薄片和中间物质安排成平行型、聚集型和交叉型滤线栅。这些滤线栅既可静止使用，又可在运动中使用。

（1）静止滤线栅：静止滤线栅不论平行型、聚集型还是交叉型都是固定放在探测器的前面 X 线曝光中间滤线栅不运动。所谓静止滤线栅就是一块静止滤线栅，栅密度要在 4.0cm 铅条/mm 以上，否则在图像上会出现铅薄片（铅条）影，形成滤线栅线，这是初始线束被铅条吸收的结果。中间物质处出现淡淡的黑线影，这也会影响图像质量。为使 X 线图像上看不到明显的铅条影，铅薄片制作得很薄，排列密度大，目前静止滤线栅的栅条采用铝条或铝合金条代替铅条，栅密度很高。

（2）运动式滤线栅：移动式滤线栅是为了消除静止滤线栅的栅条影，也可以用在曝光时滤线栅移动的方法消除滤线栅的栅条影。它用一个驱动机械，在曝光中间滤线栅成直角移动铅条，曝光终止时移动停止。由于滤线栅的移动使图像上不留下铅条影，因而完全消除了滤线栅留下的铅条影。

运动式滤线栅被称为 Potter-Bucky 滤线栅，或简称滤线栅。滤线栅是一个完整的部件，装在摄影床床面下或摄影/透视床床面下，或立式摄影架面板后。如装在摄影床的床面下并有纵形轨道，技术人员可沿床的长轴移动它。

移动滤线栅的主要构成部件是：抗散射线滤线栅，拖动滤线栅移动的电动机，控制滤线栅移动的机构及探测器托架等。

滤线栅运动不是一个简单动作，因为要保证最佳效果，所以必须考虑运动起始，终止的时间和运动匀速等如运动平滑，运动自由，才能不留下铅体影子，在整个曝光过程中，滤线栅运行比率必须均匀。必须很精细的使滤线栅移动于曝光开始之前，并运行至最大匀速才开始曝光。运行速度开始降低时曝光终止，之后逐渐降速至零。

4. 驱动滤线栅的运动方式　滤线栅的运动方式是利用机械的往复运动，是电动机和偏心凸轮与 X 线曝光限时相结合，滤线栅用快速和常速运动在暗盒上面，慢速运动带滤线栅返回至原位。

震荡机械比往复运动的滤线栅机械简单，在曝光中间，滤线栅以来回方式运动。此种滤线栅运动机构是由支撑滤线栅框架、滤线栅和弹簧构成，借助弹簧舒张和伸缩带动滤线栅震荡运动。当 X 线曝光开关被按下时，螺旋管型电磁铁吸动衔铁，并瞬间自动切断电源，螺旋管型电磁铁线圈无电，滤线栅靠弹簧力量开始振荡，一开始振荡很快、幅度大，约 30s 后慢下来，最后停止振荡，就在滤线栅慢下来之前 30s 内进行 X 线曝光。现在有专用微处理控制器控制直流永磁电动机驱动滤线栅往复运动滤线栅。

5. 滤线栅的技术参数

（1）栅比（grid ratio，R）：指滤线栅的铅条高度与铅条之间的间隔物质的距离比。栅比 *R* 值有 5∶1、6∶1、8∶1、12∶1、16∶1、34∶1等多种规格，该值越大，表示滤线栅吸收散射线的能力越强。实际使用中，管电压越高，散射线越多，选用的栅比值越大。所以在 X 线高千伏摄影时常采用滤线栅栅比大和交叉滤线栅设备。

（2）栅密度（grid density）：指滤线栅上单位距离中的铅条数，常用 Lp/mm 表示。栅密度越大，滤过的散射线越多，图像上铅条影越少，栅密度正常范围在 2.4～4.3Lp/mm。

（3）铅容积（lead content）：指在滤线栅表面上单位平方厘米中铅的体积（cm^3），它是栅密度、铅条厚度与铅板高度的积。

（4）滤线栅焦距 f_0 和焦栅距离界限 f_1-f_2：f_0 是指在聚焦滤线栅中铅条延长线的聚焦直线到滤线栅表平面的垂直距离。当将 X 线管焦点置于滤线栅的焦距上时，除碰到铅条本身吸收外，与铅条成角的散射线都被吸收掉，其他射线均沿着与铅条倾角相平行而通过到达探测器。有关研究表明在聚焦滤线栅有效边缘处，当原射线透射值为聚焦距离上透射值的 60% 以上，就可以满足临床诊断要求。这样 X 线管焦点位置就有了一定的范围，而并不一定恰好在聚焦距离上，此限定范围就称为焦栅距离界限 f_1-f_2，f_1 表示焦栅距离下限，f_2 表示焦栅距离上限，它与栅比和栅焦距有关。

（二）物理特性

理想的滤线栅应该是 100% 消除散射线，而原发射线又能全部通过，这样既不增加患者的 X 线剂量，又能使图像具有良好的对比度。栅比大的滤线栅虽然消除射线效率高，但同时吸收了原发射线，此时只有增加曝光条件，才能满足图像的辐射剂量的需要，这样会增加受检者的 X 线剂量。

1. 一次 X 线透过率（primary transmission，Tp）　一次 X 线透过率测试方法是，在 X 线管与测试水模之间有铅屏蔽，将 X 线束控制为狭长 X 线束，水模散射体远离滤线栅，这样可以近似认为到达探测器的散射线几乎没有，用这样的装置将用滤线栅时测得的 X 线强度，去掉滤线栅后测得的 X 线强度，即为一次 X 线的透过率。

2. 全 X 线透过率　全 X 线是指原发射线和散射线之和，方法是去掉水模上方的铅遮蔽板，测得强度，去掉滤线栅测得强度，两者之比即为全 X 线透过率，全 X 线透过率越小，表示滤线栅吸收散射线能力越强。

3. 散射线透过率　用测试全 X 线透过率的装置，测得散射线强度，去除滤线栅测得的 X 线强度，两者之比即为散射线透过率，散射线透过率值越小，表示滤线栅吸收射线能力强，它是表征滤线栅吸收射线本领的物理量。

4. 选择能（selectivity）　用一次 X 线透过率与散射线透过率之比来表示，选择能值越大，滤线栅性能越好。

5. 对比度改善系数（contrast improvement factor）　又称为对比度因子，是指用滤线栅设备的图像对比度与不用滤线栅设备的图像对比度之比，是衡量滤线栅性能最重要的指标。

6. 曝光量倍数（Bucky factor）　去掉水模上方的铅板，若在 X 线束中放入滤线栅时，测得的全 X 线强度，插入滤线栅时测得的全 X 线强度，两者之比即为曝光量倍数。曝光量倍数值越小滤线栅的质量越好。表示在影像上获得相同密度值的 X 线曝光倍数，也叫滤线栅因子。它是以宽 X 线束为条件的，其值随着管电压而变化，一般在 2～6 之间变化。曝光量倍数值是随着栅比值增加而增加，另外管电压高时其值也大，特别是栅比大时，曝光量倍数值增加得更大，原因是管电压增加时，散射线所占比例增加，栅比高时滤线栅去除散射线效率高。

（三）使用滤线栅的注意事项

1. 使用聚焦滤线栅时，不要将滤线栅倒置，这样会因铅条与照射角不相适应而吸收大量的原发 X 线，使曝光量不足，造成影像噪声增加。

2. X 线中心线和滤线栅中心线不要偏移，最大幅度不超过 3cm，否则将会使有用的 X 线信息吸收掉。

3. 使用聚焦滤线栅时候，焦点到滤线栅的距离要在允许范围内，否则边缘区域 X 线会被吸收掉，产生栅切割效应。

4. 使用调速滤线栅时，要调好与曝光时间相适应的运动速度，一般运动时间应稍长于曝光时间的五分之一。

5. 滤线栅的选择使用，管电压在 90kV 以下的，可选栅比 8∶1以下滤线栅，90kV 以上的选用10∶1的滤线栅。聚焦式与交叉式滤线栅性能相似，但交叉式去除散射线效率高，一次 X 线透过率低。X 线球管倾斜摄影时，不能应用交叉式滤线栅，而且倾斜方向只能与铅条排列方向平行，否则 X 线被大量吸收。

二、X线准直器

X 线准直器是指安装在 X 线管窗口的约束初始 X 线束照射野的设备。X 线准直器射野有很多名称，如称为线束器、遮光器、缩光器、阻光器和准直器等，现在多用 X 线准直器。X 线准直器的作用是将 X 线原发线束限制在成像区域内，减少初始线束的散射，降低被检者不必要的辐射剂量，也减少了 X 线辐射对周围的污染，有助于 X 线的防护。

早期所使用的 X 线准直器是圆柱形和圆锥形，还有伸缩性圆柱形的，现在基本上都用矩形多铅叶式的 X 线准直器。常规应用的 X 线准直器是一个可以移动的两副铅叶片（约 0.32cm 厚）能形成方形或矩形口径，限制初始线束的装置，有点类似生活摄像机的快门，铅叶片就成为 X 线准直器的快门，其结构由一套铅叶片（8 片，左右上下各 2 片）、铅叶片调节系统、光束指示器（照射灯和反光镜）、限时器、外罩（用钢板制成，能防 150kVp 的散射线）和射野指示器以及 X 线管组件窗口连接件等组成。

X 线准直器近叶片位于最靠近 X 线管的焦点，用于截至焦点外产生的射线，远叶片在 X 线准直器的下部，手动调节 X 线准直器是通过用两个手动旋钮分别调节并由内部联动驱动装置带动上下铅叶片前后左右移动，由光野指示间接表示 X 线射野实际照射大小，实现 X 线射野的限制。

光束指示器是由反光镜和提供高强度光束的石英碘钨灯泡构成。反光镜与投射至被检者摄影部位的光束成角。光束必须与 X 线束恰当的准直，重要的是光束指示的范围一定是 X 线束射出范围，才不至于使被检者接受不必要的 X 射线。

大多数用按钮开关启动集成电路限时器控制光束照明时间，限时固定时间一般为 30~60s，这个时间一到就自动的关掉光束。线束定位器是一块透明塑料板，板上有相互交叉成 90°的两条线，交叉点标记 X 线中心线束的位置，这个交叉点用于定位检查部位的中心点。

现代的 X 线准直器都有 X 线射野范围指示表（或数字显示），射野范围的值，就是调节叶片大小的值，是初始线束曝光至被检者摄影部位上的面积值。射野范围的调节与几个参数有关，如 X 线源至探测器的距离，检查时用的探测器尺寸，X 线管焦点至 X 线射野限制器孔径的距离等。

自动 X 线准直器主要用在各种诊视床和心血管 X 线成像设备中，但普通 X 线摄影在自动探测器尺寸跟踪中也应用，特别是现在数字 X 射线摄影系统应用更广泛。这套系统是由探测器尺寸识别或摄影部位预设置选择（如平板探测器数字 X 线摄影系统）、焦点-探测器距离跟踪、X 线准直器自动跟踪控制等组成。

1. **逻辑单元**　这个单元由两个电路组成，一是照射野大小信号设定电路，此设定信号的大小受距离补偿器发出的源至影像距离信号、照射野尺寸探测器检测到照射野尺寸信号和由遥控手柄输出的照射野大小信号的影响；二是给准直器传送照射野大小信号电路，这个信号是照射野大小设定信号与铅叶片张开度信号比较后得到。

2. **距离补偿器**　当 X 线管焦点与探测器的距离改变时，铅叶片的张开度必须做相应改变，才能保持设定的照射野大小不变，因此设置了距离补偿器。它实际上是一个随焦点-探测器距变化的电位器，把距离信号转换成电阻值信号，并送入逻辑单元。如距离加大，则电阻值也随之增大，使射野设定信号值降低，铅叶片张开度缩小，保持射野的原先设定大小。对于距离固定的设备，就不需要设距离补偿器了。

3. **探测器尺寸检测器**　这时将探测器尺寸信号传送给逻辑单元，探测器尺寸检测器有多种，如按下选择探测器尺寸相对应的按钮开关，装入探测器触动引导开关，自检出探测器尺寸，装入探测器改变电位器的阻值，自检出暗合尺寸等，这些都要按 X 线机要求进行恰当的选择。

4. **遥控手柄**　透视时，用两个手柄操作两个电位器调节透视视野的大小，一个调节铅叶片的水平方向开闭，一个调节铅叶片的垂直方向开闭。手柄从一端移动至另一端，就是铅叶片从全闭至全开或从全开至全闭，全开的射野大小受探测器输出屏大小和分格面积制约。

X 线准直器不但改善了图像对比度，而且还可以改善图像的清晰度。因为由于准直散射线达到探测器上的量减少，从而减少了散射线产生的半影效应。X 线准直器对初始线束提供一些滤过，这是由 X 线准直器结构造成的。如反光镜对通过它的射线有一些滤过，还有其他物质在初始线束通路中也吸收一部分初始线。整个 X 线射野限制器总的增加滤过等于 1～1.5mm。

三、刻录设备

（一）磁带记录器

在医学上，磁记录的方式应用相当广泛，影像设备也不例外。近年来，计算机外围存储设备种类很多，品质也较高，但万一碰到无法避免的意外，就可能使千千万万的数据毁于一旦，而且永远也找不回来。所以，使用磁记录装置可将数据做成完整的备份以防意外，必要时又可以把备份的数据重新还原到计算机上，使用起来既安全又方便。

磁带记录器可分为模拟式和数字式两大类。模拟式的频率响应范围较宽，可记录的模拟信号频率从直流至 10MHz；数字式记录二进制编码的信息可直接与计算机联用。磁记录装置根据不同的结构外形还可分为磁带、磁盘、磁鼓等记录器，但它们的记录原理都是相同的，本节介绍磁带记录的基本原理以及模拟式和数字式磁带记录器。

1. 磁带记录特性　磁带记录装置包括磁头、磁带、运带系统和放大电路等部分，磁带是一种铁磁材料，它在磁场中会产生磁化现象。磁带在磁化过程中磁场强度与磁感应强度的关系曲线称为磁化曲线，它们之间存在着非线性关系。在曲线起始段区域内，当磁场强度增加时，磁感应强度不能立即上升，这是由于磁畴的惯性所致。此时如果去掉磁场，则铁磁材料所获得的磁性自行消失。在曲线的上升段，因大部分磁场在外磁场作用下，都趋于磁场强度方向，所以磁感应强度增加很快，曲线较陡，显线性关系。在曲线的尾段，由于大部分磁场方向已转向磁场强度方向，随着磁场强度的增加，只有少数磁场才能继续转向磁场强度，故磁感应强度增加变慢，曲线缓慢上升。

2. 磁记录原理　磁带记录装置中的磁头由一个有空隙的环形铁芯和绕在铁芯上的线圈构成。记录时，磁带的磁性表面和磁头的空隙相接触，实际上是让铁磁性材料填充磁头的空隙，磁带并以一定的速度移动。磁带由塑料带基和均匀涂在带基上面的微粒磁性材料制成。如果磁头的线圈通以电流，空隙处就产生与电流成正比的磁场，于是和空隙相接触部分的磁带上的磁性体就被磁化。如果被记录的信号电流随时间变化，则移动的磁带上的磁性体通过空隙时就会随着电流的变化而被磁化。被磁化的磁带离开空隙后，其磁性层内就留下与信号电流变化相对应的剩磁，因此，只要磁带上不产生饱和磁化，剩磁的大小基本上可反映信号电流的大小，信号就被记录下来。

使磁带上已记录的磁信号转换成原来信号的过程称为重放。通常记录和重放用同一个磁头来兼任。存有磁信号的磁带在重放磁头前匀速通过时，磁带上反映磁通量大小的磁力线会通过磁头进入铁芯的内部，穿过线圈，使线圈感应出与磁通量变化率成正比的感应电动势。这种感应电动势经放大电路放大后就可以将被记录的原信号“重现”。磁重放过程是磁记录过程的逆过程，它是磁电转换过程。

3. 消磁原理　在进行记录信号之前，必须对磁带进行消磁，目的是除去磁带上可能存在的剩磁。如果磁带在记录前不消磁处理或者消磁质量不高，就会产生噪声，影响信号的记录和重放效果。消磁包括音频消磁、直流消磁、交流消磁，消磁的基本原理是在消磁头的线圈内分别通高频、直流、交流电流。磁带移过时，将磁带上的剩磁全部磁化到饱和点，于是以前的剩磁全部被抹掉。其中高频消磁是在消磁头的线圈中加入一个频率为 40～200Hz 的电流，当磁带经过消磁头时，在这种变化极快的磁场作用下将达到消磁的目的。

4. 模拟式磁带记录装置　模拟式磁带记录器是按信号的原有频率、幅度来进行磁记录的装置。模拟记录原始信号与重现信号之间要有良好的线性关系，其中有直接记录方式和频率调制记录方式等。

（1）直接记录方式：直接模拟式磁带记录装置主要用于音频信号的记录，其特点是结构简单、成本低。由于在磁头上的感应电动势与磁通量的变化率成正比，因而在磁带记录或重放时，记录器的低频响应特性较差，其工作频率范围一般为十几至几十千赫。由此可见，这种记录装置不能记录超低频或直流信号。

（2）频率调制记录方式：频率调制模拟式记录装置的工作频率可以从直流到几十千赫范围。生物信号几乎都包括在这一频率范围内，因此，这种记录装置在医学上常被采用。在调频磁带记录器内的调制电路中，有一个载波发生电路，其载波中心频率一般选择在记录器的正常带速下重放输出最大点的附近。输入信号电压的变化控制着载波发生电路的振荡频率偏离中心频率的程度,最大相对频偏可达 40%。频偏的大小反映了被记录信号的频率及幅度,这种过程其实质是调制过程,把被调制的信号还原为模拟信号的过程称为解调。频率调制使重放磁头输出的波形失真大为减少,也改善了直接记录方式的信号跌落现象。但是,如果磁带运动速度不稳定,将造成与调制频率偏移相似的频偏,会使重放造成误差,这种现象称抖动。在这种情况下,可以采用调幅式记录方式。

5. **数字式磁带记录装置**　数字式磁带记录装置从结构原理上来看,它和模拟式磁带记录装置并无多大的区别,只不过这种仪器首先要对输入信号进行高速电子取样,经模数(A/D)转换器将取样的模拟量转换成二进制的数字量,然后进行记录。当重放时,又要把记录在磁带上的数字量经数模(D/A)转换器转换为模拟量。

由于数字记录法的精度高,不受重放电压变化和磁带抖动的影响,所以在数据采集和数字计算机中广泛应用数字记录法。在数字记录法中,记录在磁带上的信号是一系列的二进制编码。因为二进制编码只有“1”和“0”两种状态,故在数字记录法中记录和重放的电子线路可以设计得比较简单。数字记录法是一种简单可靠的磁记录方法,较先进的数据采集系统和数字计算机中大都采用这种方法。

为了增加记录密度和提高记录数据的可行性,在磁带上记录脉冲的方法中,比较普遍的有归零制记录法和不归零制记录法两种。又因不归零制记录法记录密度更高,重放磁头的输出幅度大。所以,目前大都采用不归零制记录法。所谓不归零制记录法是指在记录信息时,磁头线圈中的电流(称写入电流)如果不是正向磁化电流,就是反向磁化电流,它在记录信息的过程中总是回不到零的。具体来讲,不归零制一般有以下两种记录格式。

(1) 当前后编码不同(在 0 与 1 之间变化)时,写入电流的极性或方向才变化;前后编码相同时,写入电流方向不变。这种记录方法习惯上称为不归零制,这种记录法的特点是“见变就翻”。当编码为 1 时,写入电流是正向饱和磁化电流;在 1 和 0 转换的交界处,磁化电流改变方向。在编码状态下记录给定的信息时,磁带上的磁性体的磁通量发生变化情况,磁带移过磁头时,在磁头线圈中产生的感应电动势。由于在所记录的相邻两个信息不同时,剩磁方向改变,故在磁头线圈中产生相应变化的感应电动势;而在所记录的相邻两个信息相同时,剩磁方向不变,故在磁头线圈中无感应电动势产生。

(2) 当编码为 1 时,写入电流方向改变;而编码为 0 时,写入电流方向不变。这种记录方法习惯上称为改进型不归零制,这种记录法的特点是逢“1”就翻。当编码为 1 时,写入电流改变原来方向;当编码为 0 时,写入电流的方向不变。因此,读出编码为 1 的信息时,有感应电动势产生;读出编码为 0 时,没有感应电动势产生。虽然感应电动势的极性有正有负,但经过整流和整形后便可获得相应的输出。

数字式磁带记录器是随着计算机技术的发展而出现的一种新型记录器,它可以与计算机连接,并能对大量数据进行快速记录与处理,在影像设备中广泛使用数字式磁带记录器。

综上所述,磁带记录有很多优点:①记录频带很宽。②能长期保存信息,并在需要的时候重放,便于分析处理。一旦所录的信息不需要时,又可随时抹去,再记录新的信息,既方便又经济。③可同时记录多个医学参数,适合于长时间连续记录和大量资料的存储。④磁带记录的信号失真度小,适合于精确测量。⑤可以在一些较恶劣的环境下记录。

(二) 光盘记录装置

光盘存储技术是 20 世纪 70 年代的重大成果,也是 80 年代世界电子科技的重大开发项目,到了 90 年代它已经成为世界上广泛应用的高新技术产品之一。光盘存储器的问世,在相当广的范围内较好地解决了多媒体计算机需要大容量存储设备的问题。由于影像设备都已经引入了计算机技术,所以光盘存储器对记录数据、文字信息、图像信号等提供了极大的方便。本节介绍一些在影像设备中常见的光盘记录装置。

1. **只读光盘存储装置**　只读光盘是只能一次写入多次读出的光盘。CD-ROM 是指盘片和读取驱动器的组合,是一个数据光存储系统。人们谈到的 CD-ROM 通常是指 CD-ROM 盘片或 CD-ROM 驱动器,它又可称为只读式紧凑光盘,这一方面是因为 CD-ROM 驱动器是用激光束来读出盘上二进制的信息,另一方面是因为激光光斑极微细,使光盘信息记录的密度很高。数据是以螺旋道的方式按最大位密度紧凑存放在一张精致、小巧并且价格很低廉的盘片上。CD-ROM 的存储与读取采用光学方式来实现，光源用激光光源。在信息存储时，激光照射到光敏介质上，经过用信号调制的激光，在光敏层记录下需要存储的信息。通过一系列光学处理就可以制成 CD-ROM 的盘片。

阅读信息时，将 CD-ROM 盘片装入 CD-ROM 驱动器中，激光光束从 CD-ROM 盘片下面入射，经过反射层，将光束反射到光电接受器上产生电信号。将电信号进行一系列的处理，最后将数字信息输入到计算机系统。由于 CD-ROM 信息的存储和读取都是采用光学方法完成，因此把 CD-ROM 称为光盘。

CD-ROM 存储设备的一般特性如下：①容量大，最高可达 680M 字节，相当于近 500 张高密度软盘的总容量。例如，一张 CD-ROM 光盘就可以容纳一整套中国大百科全书（约 12 568 万字，共 74 卷，图表 49 765 幅）。②数据读出速度慢（相对于高速硬盘），数据读出速度是指 CD-ROM 驱动器开始阅读一个文件所需要的时间，较快的时间约 80ms，而较慢的可为 120ms。就以最快的速度与硬磁盘相比，两者约为 6∶1。所以，光盘驱动器的数据读出时间远大于硬盘。③有可变的误码率，可适应对音频及图像的误码率要求较低和对计算机程序及数据误码率的要求较高的不同场合。④可靠性高、存储成本低，激光非接触式读取不会对存储介质产生损伤，信息记录不会受外界磁场、工作环境及病毒的干扰。超强的纠错能力不会因微小的划伤、灰尘、污染等降低其数据的正确读取。廉价的存储介质和简便的读取方式极大地降低了存储成本。⑤兼容性好，能读取多种格式的数据，包括音频、多媒体图文数据及 VCD 的视频数据，都可记录在一张光盘上并由同一台 CD-ROM 驱动器正确读取。

光学拾取头是 CD-ROM 驱动器实现光学存储的核心部件，它由激光器、光学回路、光敏检测器、聚焦伺服和光道循迹跟踪伺服的执行机构等部分组成，具有光学拾取头零位检测等功能。CD-ROM 驱动器内均设置有光强度自动控制电路（auto power control），简称 APC 电路，它的作用是为了保证半导体激光二极管保持恒定功率的激光输出，使反射光的光强度稳定，以保证前置处理电路有较平稳的信号输入。

光强度自动控制电路的工作原理是：在激光半导体二极管内靠近激光发射部位安置一只激光强度监测二极管，当激光二极管通电发射激光时，激光强度监测二极管导通。照射的激光越强，监测二极管的导通越深，在 PN 结上的导通压降越小；照射激光的强度越小，监测二极管的导通深度也就越浅，导通压降也就越大。将代表激光强度的监测二极管的导通压降信号取出，以负反馈的方式作用于激光二极管的供电回路，控制激光二极管的供电电压变化，使其发射的激光强度保持在一个稳定的范围内。通常该电路设置有可调电位器，用于人工改变负反馈的深度，从而调节激光二极管发射激光的强度。人工调整后，激光的强度就被控制电路保持在一个稳定的范围内。

当光学拾取头使用较长时间后，半导体激光器或光敏检测二极管的性能参数有所改变。影响了发射激光的强度，从而使光电拾取信号变小。通常表现为驱动器开始认盘，即对有些盘片能正常读取，对有些盘片不能正常读取。此时应当调节光学拾取头上的激光电流调整电位器，加大激光二极管的供电电流，以增强激光的强度。显然，激光电流调得越大，发射的激光就越强，反射回来的光也越强，光学拾取头光敏检测器拾取的光电信号也就越强。但激光二极管的电流不能调得过大，否则会使过强的激光束产生的聚焦点过于明亮，从而导致因反射光强过强而使聚焦误差信号变得模糊，而且还会影响激光二极管的使用寿命。

激光二极管发射稳定的激光光束，在聚焦伺服和循迹伺服机构的推动下，激光光束精确聚焦并准确跟踪转动盘片的螺旋光道，螺旋光道上信息坑点的反射光经光敏检测器接收转换成电信号送往前置信号处理电路。每当开始一次新的读取操作时，零点检测电路引导光学拾取头回到零位，使激光光束对准盘片内圈的引导区，建立起正确的拾取时序并从引导区内读取 TOC 表（即光盘存储信息内容表）数据，实现对盘上存储信息的快速检索。零位检测是通过安装在主轴电机附近固定位置上的触点开关来实现的。固定的位置保证光学拾取头在主轴电机端（盘片中心）运动过程中，在碰到触点开关时光头的物镜中心对准盘片内圈的导入区。零位检测电路非常简单，实际上是一个典型的开关电路。

2. 一次性可写入光盘记录装置　一次性可写入光存储装置的存储介质为一次写入 WORM（write once read many）光盘，称为 CD-WORM。这类光盘可联机进行数据的一次性写入，当盘上的某一信息轨迹写入数据后就发生了不可逆的物理或化学变化，不能再一次进行数据写入，但写入的数据可由存储装置多次读取。一次写入光存储装置是通过可调制的激光光束在 CD-WORM 光盘存储介质的光束焦点微区产生不可逆的物理或化学变化来进行信息记录的。根据光盘存储介质的不同，一次写入光存储装置的记录方式和读取原理有所不同，以下分别介绍。

（1）记录方式：①烧蚀型，存储介质可以是金属、半导体合金、金属氧化物或有机染料，利用激光的热效应，使介质在激光焦点照射微区熔化、蒸发以形成信息坑孔。用坑孔的形状和排列来实现"0""1"数字信息的记录。②起泡型，存储介质由聚合物—高熔点金属两层薄膜组成，激光焦点的照射使聚合物分解、排出气体，在两层之间形成气泡使上层薄膜隆起，与周围形成反差（光反射率有差异）而实现数字信息的记录。③熔绒型，存储介质是用离子刻蚀过的硅，表面呈现绒面结构，激光焦点使照射部分的绒面熔化成镜面，与周围未熔化的绒面形成反射率的差异来实现数字信息的记录。④合金化型，存储介质是用 Pt. Si、Rh. Si 或 Au. Si 等材料制成的双层结构，被激光焦点加热的介质微区熔成合金，与未熔化的区域形成反差来实现数字信息的记录。⑤相变型，存储介质多用硫属化合物或金属合金制成薄膜，利用激光的热效应和光效应使被照射微区发生相变，记录介质从非晶相转变为晶相，通过记录介质的非晶相和晶相两种状态来实现信号的记录。

在上述各类一次写入光盘的记录方式中，以烧蚀型记录方式的技术最为成熟，应用最广泛。

（2）存储原理：一次性写入光存储装置利用快速可调制的大功率激光器（相对于 CD-ROM 驱动器的读取激光器而言）的聚焦光束对一次性写入光盘进行扫描，使激光焦点照射的介质微区与未受照射的区域形成反差来实现数字信息的写入。在数据读取时，则利用连续的小功率激光束扫描记录介质的信息轨道，通过检测反差介质微区的不同反射光强来拾取盘上记录的数字信息。下面以烧蚀型一次性写入存储介质为例，说明一次性写入光存储设备的数据写入和读取原理。

光盘驱动器驱动 CD-ROM 光盘旋转，光学写入头以小功率的激光扫描并读取空白盘片上预先格式化的信息，实现聚焦、循迹和主轴恒线速伺服控制。当要写入数据时，驱动器驱动光学写入头移动到指定的位置，根据要写入的数据内容调制激光发生器。使激光发生器发出激光功率随写入的格式化数据在大功率和小功率间快速切换，当大功率的激光发出时，光束焦点落在光盘指定的信息轨道的存储介质薄膜上，把介质微区熔化、蒸发形成信息坑孔。由于小功率激光束的焦点温度不足以使记录介质熔化，所以当功率可调的激光束扫过记录介质时，便在光盘的信息处轨迹上生成了与调制数据相对应的凹槽和凸槽，这些凹凸坑点便代表了已写入的信息数据。利用小功率的激光束对这些坑点进行扫描并检测其不同的反射光强，就可实现对光盘上记录信息的正确拾取。

3. 可重写式光盘记录装置　可重写式光盘存储装置是一种不仅能在光盘介质上用激光束进行数据读取，同时也能把光盘介质上已存储的数据擦除并用激光束重新写入新的数据的记录装置。实际上，可重写式光盘存储设备是对一次性写入光存储装置在数据随机存取方面的扩展。

光盘数据的擦除是光盘数据写入的逆过程。数据写入是改变光盘记录介质的物理、化学性质，而擦除是恢复光盘记录介质原来的物理、化学性质。对于可重写的光盘驱动器，用于盘上记录信息读取的激光束能量比较小，但用于盘上已记录信息擦除及新数据写入的激光束的功率一般比读出的激光束的功率大很多。磁光型（magnetic optical）可重写光存储是可重写式光盘存储装置中的一种，下面介绍它的基本原理。

传统的磁记录技术，无论是记录密度较低的水平磁记录，还是记录密度较高的垂直记录，都是采用电磁转换原理。但磁光记录原理与磁记录原理有很大的差别，在磁光记录中，对记录信息的擦除是将激光照射到磁光记录介质上，使其局部温度升高，在外加磁场作用下使记录介质磁畴取向一致。信息的记录是将激光照射到磁光记录介质上，在极性与擦除时相反的外加磁场作用下，使记录介质磁取向改变。数据"1"和"0"的记录是通过控制激光电源，实现激光束的"有"和"无"来达到。磁方向的改变所需磁场强弱与温度有很大关系。磁光记录介质在常温下需要强大的磁场才能改变其磁畴的方向，但在激光的照射下，温度升高到一定程度时，它的矫顽力几乎变成零，在外加偏磁场作用下很容易改变磁的方向。磁光记录信息的读出是由激光检测记录信息位置的磁化方向。利用磁光相互作用的磁光效应，将磁化方向的不同变成偏振光旋转方向的不同，再由检偏器转换为输出强弱的变化，最后由光电探测器检出写入的"1"和"0"的信息。

（1）信息记录：磁光记录信息是利用聚焦激光束加热和磁场的相互作用来完成的，在信息记录之前，预先擦除原信息。信息的擦除是由半导体激光器发出激光，通过光路，由物镜聚焦到磁光记录介质膜上，在外加偏磁场作用下，把作为记录介质的磁性薄膜面进行取向一致的垂直磁化。信息记录是利用写入信息调制激光，控制激光通断。激光照射在记录信息的介质上，当激光在与擦除时极性相反的外加偏磁场作用下时，该介质记录位置的磁场方向发生翻转，记录下代表信息的磁畴；当激光关掉后，该区域立即冷却，磁畴方向亦固定。关掉激光时，该记录位置磁畴不发生翻转。磁光记录过程是磁性状态的变化，并不需要因介质蒸发或升华这类结构变化所要求的潜热，故称其为热式记录，具有很高的灵敏度。磁光记录是用磁和光来记录信息，除用信号去调制激光记录信息处，也可用连续激光照射介质，而用信号去调制磁场实现重写。

（2）信息读出：磁光盘的信息读出是利用克尔效应检测记录单元的磁化方向来实现记录信息的正确拾取的。1877 年克尔发现，若用直线偏振光照射已垂直磁化的介质表面时，光束射向磁化方向向上的微区，则该微区反射光线的偏振方向会绕反射线右旋一个角度。反之，若直线偏振光照射到磁化方向向下的微区，反射光的偏振方向则左旋一个角度。在进行反射光检测时，将光头检偏器的主截面调到对应偏振方向相垂直的方位，则来自向下磁化微区的反射光将不能通过检偏器到达光电检测器，而从向上磁化微区反射的光束则可通过分量。这样通过光电检测器对反射光信号有无的检测即可判别介质微区的磁化方向，从而实现写入信息的有效读出。

（3）信息擦除：擦除磁光盘上已记录的数据时，只需用写入激光束连续扫描信息轨迹，同时对记录介质施加与初始磁化方向相同的强偏磁场，则记录单元的磁化方向将恢复成初始的磁化方向。

（4）信息直接重写：由于磁光介质磁畴磁化方向翻转的速率有限，故早期的磁光光盘一般需要两次动作来实现信息的写入，激光头在扫描介质上信息记录轨迹的第一圈，只完成擦除信息轨迹上已记录的信息，使其介质的磁化方向一致，恢复为原状；扫描的第二圈再用调制的激光束和反向的偏转磁场来将特定微区的介质反向磁化，以写入新的信息。随着新型磁畴可快速翻转磁光介质的开发和应用，以及新型可调制偏转磁场方式的采用，目前可直接重写的磁光存储设备已经被采用。

直接可重写式磁光存储设备在数据写入时，用连续大功率的激光束扫描磁光盘上的信息轨迹，同时对激光束照射的介质微区施加可调制的偏转磁场，直接将该微区介质的磁化方向转到调制数字对应的方向，以实现数据信息的一次性直接重写。可直接重写的磁光存储系统以其极高的存储密度、快速的重写特性以及极高的可靠性等优势，已广泛地应用于图形、图像、数据文档以及大容量数据联机随机存取等领域。

4. **可刻录光盘**　记录装置前面已经介绍过一次性可写入光盘（CD-WORM）记录装置，但由于 CD-WORM 盘片和读写设备存在着价格高、性能低，且不同品牌的产品可能互不兼容等缺点，使得 CD-WORM 系统只能为一些特殊的用途使用（如档案管理和文献检索等）。

近年来，由于 CD-ROM 已普遍使用，与 CD-ROM 兼容的一次性写入记录装置的技术也不断发展，其中可录光盘记录装置 CD-R（CD recordable devices）最具代表性，它的广泛应用极大地改变了传统只读式 CD-ROM 的应用范围。CD-R 的发展前景是相当乐观的，它比可擦写光盘机 CD-MO 经济，盘片价格也便宜，加上已有 CD-ROM 的使用者众多，因此，CD-R 已成为 CD-MO 的强劲竞争对手。

CD-R 是一种将数据一次写入，可多次读出型光盘，除光盘片的结构和制作方法外，与 CD-ROM 并无本质的区别。CD-R 光盘片的构造与普通 CD 光盘的最大区别是塑料衬盘与反射层之间有一层很薄的有机染料聚合物，当大功率激光照射时，有机染料所吸收的能量将转化为热量，使受照的染料微区发生烧蚀气化形成一微小的坑孔。CD-R 光盘就是利用这些微小的坑孔来实现数据写入的；CD-R 驱动器也与 CD-ROM 驱动器类似，都包括机械结构、光学形式和电路控制等部分。

如果使用者要制作 CD-ROM 光盘片，必须先做压模，通常制作时间也较长，并且制造盘片的数量足够多才经济。当盘片用量不需要太多时，使用 CD-R 就显得十分方便。另外，现在的 CD-R 刻录机大都是 CD-RW 型的，CD-RW 除了拥有 CD-R 的全部刻录功能外，还能够在 CD-RW 盘片上反复擦写数据。CD-RW 的价格与 CD-R 相差不大，加上越来越多的普通 CD-ROM 都开始支持读取 CD-RW 盘片，使得 CD-RW 的前景光明。

（余佩琳　赵洁　余建明）

第四节 非晶硒平板探测器成像技术

一、非晶硒成像的物理特性

静电放射成像的基本原理

静电放射成像是利用非晶硒(a-Se)的光电导特性——在黑暗的条件下非晶硒的电阻率非常大,近似于绝缘体;在光照条件下,非晶硒的电阻率又非常小,近似导体。这种物理成像方法的过程是:

1. 将带有非晶硒的导电平板,置于高压静电场中,利用电晕放电使原非晶硒膜均匀地带上“+”电荷。

2. 将均匀带上“+”电荷的导电平板置于暗盒内。

3. 将暗盒放在X射线球管下,放上铅字,进行曝光。

4. 经X射线感光后,本来带电均匀的非晶硒膜上的静电荷发生了变化:完全感光部分,非晶硒膜上的静电荷全部消失;部分感光部分,非晶硒膜上的静电荷失去一部分,留下一部分,静电荷失散的多少与光照强度成正比;未被感光部分,非晶硒膜上的静电荷全部留下。

5. 这样在非晶硒膜上,就形成了一个肉眼看不见,但又非常完整的静电电位“潜影”图像,这个图像的每个像素都是用静电电位来表示,所以是一个完全数字化的电位图像。

6. 如把非晶硒膜做在导电平板上,用静电吸附原理,将带同一种电荷显影粉粒喷洒到静电“潜影”图像上,使目眼看不见的“潜影”变成可见图像。根据同性相斥的静电原理,得到的是负像,即射线片。

7. 若将带相反电荷的显影粉粒喷洒到“潜影”图像上,根据异性相吸原理得到的是正像,再经过转印、热定影就完成全过程。

二、直接放射成像原理

把非晶硒膜做在薄膜晶体管矩阵(TFT)上,用静电感应原理提取“潜影”图像上的电位号,通过感应电位传感器TFT感应“潜影”图像上的电位信号,然后将感电位信号,经放大电路放大,直接进入计算机显示,这就是直接放射成像技术的原理和机制。

通过上述静电吸附原和静电感应原理,提取到的静电“潜影”电位图像是很真实的图像。由于目前显影粉粒(从0.1~18μm)还比较大,特别是TFT晶体管的直径和间距(129μm×129μm和139μm×139μm)较大,所以它们的图像质量还远没有达到理想的状态,随着“纳米”级粉碎技术和超微电子技术的不断发展,它们的发展有广阔的空间,图像质量会越来越高。

三、新型硒同素异晶PN型双层结构膜

医学影像数字化技术中的关键技术是非晶硒膜的制造,由于掌控技术不到位,制造难度很大,成功率低,重复性和稳定性很差,从而直接影响DR技术的普及发展和提高。为了有效克服上述缺陷,现在研制了一种全新硒同素异晶PN型双层结构的感光膜,它完全可以替代原有的单层非晶硒膜。这种新型感光膜结构合理,制膜成功率高,是一种高质量、高稳定性、高重复性、高电位、高灵敏度等物理参数平板探测器。用PN型结构的硒膜层做得较厚,该膜层特别适合TFT平板探测器。

在硒膜表面结集的静电荷称表面集肤电荷。在TFT平板上配制的非晶硒膜厚度一般大于300μm,也就是说非晶硒膜表面的电位信号和感应电位信号传感器——薄膜晶体管矩阵TFT之间的距离有300μm以上,这样感应到的电位信号和集肤电荷的电位信号相比要低得多,而用同素异晶PN型双层、PNP型三层或多层结构的硒膜,就将感应的电位信号和集肤电荷电位信号之间因连锁感应,即P型膜带上“+”电荷后,N型膜上立即感应带上“-”电,在N型膜下面的P型膜又迅速感应带上“+”电这样将距离缩得很小,因此可以减少失真和小信号丢失。例如,原来电位在5V以下的小信号电位因TFT感应不到而丢失,现在因感应距离缩短也感应到了,同时感应信号的稳定性和灵敏度均得到了提高。例如,原来单层非晶硒膜上带上“+”电荷后在TFT上被动感应到的“-”电荷电位信号稳定性也较差,电位衰减亦快,而硒同素异晶PN双层或多层感应到的“-”或“+”电荷因互动感应使信号的稳定性提高、电位增强、电位衰减减慢,这样获得的图像会更真实、更清晰。用这种新型结构膜,使DR技术中TFT平板探测器的质量和成功率大幅度提高,成本下降,具有极高的产业应用价值。

无定硒在工艺上是一种具有良好发展前景的材料,它已在影印机中和X线成像技术中被应用长达数十年之久,如干板X线照相术。硒的使用是因为它的无定形性,硒板经过蒸发作用,在制造上相对容易和廉价。

四、非晶硒探测器的类型与结构

直接数字 X 射线摄影是在间接 X 线摄影的基础上发展起来，2001 年由美国 HOLOGIC 公司推出大面积 a-Se 平板探测器（direct ray amorphous selenium-coated TFT direct capture detector）。该探测器有效成像面积为 35cm×43cm、像素矩阵达到 2 560×3 072、像素大小为 139μm，能适合人体各系统 X 线摄影检查的要求。紧随其后，国内外许多 X 线机生产厂家纷纷使用该探测器作为数字化 X 线机的换代产品，开发出自身品牌的 DR 设备的产品系列。目前美国 HOLOGIC 公司、中国台湾新医科技（New Medical）、日本岛津公司（SHIMADZU）和韩国公司（DR-Tich）等企业生产大面积非晶硒平板探测器。

（一）非晶硒平板探测器的类型

目前，直接转换探测器以美国 Hologic 公司和日本岛津公司生产的非晶硒平板探测器为主要代表，这两个厂家在设计数字化 X 线成像设备时，采用了不同的理念并形成不同临床应用功能，美国 Hologic 公司生产的 Direct Ray 探测器主要用于 DR 静态的 X 线摄影检查；日本岛津公司生产的非晶硒平板探测器主要用于动态图像采集，即用于数字化体层融合 X 线摄影和数字化胃肠检查以及心血管造影检查。

1. Hologic 公司的 X 线探测器目前 Hologic 公司生产的 X 线探测器有 139μm 和 100μm 两种像素矩阵。139μm 像素矩阵构成的大面积非晶硒平板探测器，目前已经广泛用于人体各部 X 线摄影；100μm 像素矩阵构成的小面积非晶硒平板器，专用于数字化乳房的 X 线摄影检查，见表 15-1。

表 15-1　Direct Ray® 探测器的主要技术指标

探测器类型	非晶晒平板探测器
成像范围	35cm×43cm（14in×17in）
像素数量	786 万像素（2 560×3 072 矩阵）
像素尺寸	139μm×139μm
空间分辨力	3. 6Lp/mm
最短成像时间	5～7s
曝光周期	30s
像素深度	14bit
工作温度范围	10～35℃
工作湿度范围	10%～60%RH
动态响应范围	最小 X 线剂量响应 0. 05mR，X 线饱和剂量 20mR

2. 岛津公司的动态平板探测器直接数字化技术不仅应用于静态摄影检查，它已经发展到动态摄影技术，可实现实时、快速、连续的 X 线数字化图像采集、显示等，实现了 X 线平板探测器的透视摄影功能，目前这种动态平板探测器设备已用于心血管造影检查和胃肠道造影检查（表 15-2）。

表 15-2　岛津 Safire 直接转换探测器主要技术指标

探测器类型	非晶晒平板探测器	
探测器视野	9in×9in	17in×17in
X 线转换材料	非晶晒 a-Se	
像素尺寸	150μm	
空间分辨力	3. 3Lp/mm	
像素深度	14bit	
DQE	58%（1Lp/mm；1μGy）	
成像矩阵	1 536×1 536	2 880×2 880
采集速度	最大 30fps	
应用范围	心血管成像系统	周围血管成像、常规摄影、多功能 R/F 系统
工作温度范围	20～27℃	
工作湿度范围	30%～70%RH	
动态响应范围	最小 X 线剂量响应 0. 05mR。X 线饱和剂量 20mR	

3. 岛津公司生产的动态平板多功能透视系统 Sonialvision Safire 型采用的 43cm×43cm 非晶硒 FPD 采集系统，能进行人体各部位的 X 线摄影、消化道造影、融合断层检查以及 DSA 检查等。其特点是：

（1）早期的非晶硒探测器仅应用于静态图像采集，通过增加非晶硒涂层厚度和改进电路降噪方法，实现了 30f/s 的动态采集，使非晶体硒探测器开始应用于心血管成像和透视检查。

（2）早期的非晶硒探测器采用约 20μm 的涂层，为了提高非晶硒层对 X 线的吸收转换效率，该非晶体硒探测器采用了 1 000μm 的非晶体硒涂层，从而大幅度提高转换层的转换效率。为了保证电荷信号增益水平，又将外加电压强度提高到 10 000V 以上的水平。

（3）后期降噪电路模块的改善探测器的噪声源主要有以下几个方面：由 X 线转换层的漏电流造

成的散粒噪声；开启 TFT 的"s"开关后，电荷信号放电时所产生的复位噪声；TFT 的数据线电阻发出的热噪声；读取放大器所发出的热噪声。

（4）除可以进行常规的摄影外，还可以在一次曝光下直接获得多层的体层图像。

（5）可以进行直立位的断层摄影检查，获得大关节自然负重状态下的功能图像。

（6）X 线曝光剂量较低（胸部检查剂量 1~3mGy，大约是常规 CT 检查的 1/10），见表 15-3 和表 15-4。

表 15-3　岛津 Sonialvision Safire 主要技术指标

探测器类型	非晶晒平板探测器-技术参数
成像范围	43cm×43cm（17in×17in）
像素数量	2 880×2 880 矩阵
像素尺寸	150μm×150μm
空间分辨力	3. 3Lp/mm
快速 R/F 切换	0. 5s
动态采集速度	1 024×1 024 矩阵，最大 30f/s
像素深度	14bit
DQE	58%（1Lp/mm；1μGy）
工作温度范围	20~27℃
工作湿度范围	30%~70% RH
动态响应范围	最小 X 线剂量响应 0. 05mR。X 线饱和剂量 20mR

表 15-4　岛津 Sonialvision Safire 主要功能指标

Tomo Synthesis	体层功能技术指标
采集矩阵	1 024×1 024 矩阵，最大 30f/s
断层角度	40°、30°、20°、8°
断层范围	任意设定可能（依据不同断层角度限制）
检查时间	2. 5s 或 5s
图像传输及重建时间	曝光后自动传输与自动重建，传输重建时间约 2min。后期可以调整参数（层中心、层厚等）进行人为重建
重建层厚	最小 0. 5mm

4. 岛津公司生产的多功能血管成像系统 HleartSpeed Safire 型采用 23cm×23cm 的非晶硒 FPD 采集系统，可以进行实时的心脏大血管和外周血管的 DSA 检查。其特点是：

（1）与传统的 II 相比，直接转换式 FPD 具有更加宽广的动态范围，这一特性使得原先因光晕现象出现图像过白或过黑的部分，能够清晰地均匀成像。

（2）为了最大限度地发挥 FPD 所具有的优良特性，通过对光晕现象的有效控制，极大地提高了观察血管细小分支和造影各类导管的清晰度。

（3）实时平滑蒙片（RSM）滤波与 RSM-DSA 技术　HeartSpeed Safire 系列的 PCU（panel control unit）的高速运算硬件可对图像进行实时处理。通过二维模板滤波器可以根据原始图像制作出模糊图像（也称 Flizzy mask 图像），再从原始图像中按照任意的比例减去 Flizzy mask 图像，最终得到经过层次处理后的精细图像。

（4）通过 RSM 滤波处理，可以使人体厚薄不一和密度不同的成像区域得到清晰的图像，省去了插入补偿滤波器的操作。

（5）利用 RSM-DSA 检查技术，可以得到人体运动部位的清晰的血管减影图像，同时能进行三维图像采集，实现实时的三维血管成像（表 15-5）。

表 15-5　岛津 HeartSpeed Safire 主要特征指标

探测器类型	非晶晒平板探测器
最大视野	22. 1cm×22. 1cm
4 视野变野	22. 1cm×22. 1cm；19. 2cm×19. 2cm；15. 3cm×15. 3cm；11. 5cm×11. 5cm
有效像素矩阵	1 472×1 472
像素尺寸	150μm
空间分辨力	3. 3Lp/mm
动态范围	14bit
DQE	58%（1Lp/mm；1μGy）
动态采集速度	1 024×1 024 矩阵，最大 30f/s
像素深度	14bit
工作温度范围	20~27℃
工作湿度范围	30%~70% RH
动态响应范围	最小 X 线剂量响应 0. 05mR。X 线饱和剂量 20mR

（二）非晶硒平板探测器的结构

非晶硒层可以通过人工合成半导体合金膜，采用涂料技术粘合在 TFT 阵列上。非晶硒是一种性能优良的光电导材料，具有较高的 X 线灵敏度和空间分辨力。非晶硒材料的物理性能稳定，介电常数低，电阻率高，暗电流小，光电吸收系数高，可制成大面积均匀的薄膜或厚膜。非晶硒导电特性是在处于暗环境或者普通日光照射下是绝缘体，在 X 线或在此波长范围附近的射线照射下会有导电现象，并且导电率随 X 线强度的增加而增加。

非晶硒（也称无定型硒）X 线探测器属于一种实时成像的固体探测器，在成像原理上采用光导半导体材料能量转换原理与大面积 TFT 阵列信号采集原理相结合的方法，构成了直接成像的数字化 X 线探测器。该材料具有对 X 线高敏感性，能在一定的能量范围内大量吸收 X 线，并将捕获到的线光子直接转换成电荷。

非晶硒 X 线平板探测器由非晶硒 X 线转换层、a-Si TFT 阵列层、电解质连接层，顶部电极、玻璃底板、数模转换电路，数据通信电路等组成，其中薄膜晶体管（TFT）阵列生长在玻璃底板上，非晶硒半导体材料在薄膜晶体管（TFT）阵列上方通过真空蒸镀生成约 0.5mm 厚、35cm×43cm 见方的薄膜，这样形成非晶硒平板内部的一块密不可分的核心部件。按照从上到下的结构顺序，顶部为整板的偏置电极板结构，下一层为非晶硒光导半导体体层，接下来是 a-SiTFT 阵列层（每个像上面为电荷采集层，即集电极，底层为 TFT 电荷读出电路，包括一个薄膜晶体管、一个信号存储电容）。

非晶硒 X 线探测器信号读出电路采用 TFT 阵列信号读出电路，信号读出由门控电路控制，信号线以阵列方式排列在 TFT 阵列各像素之间，横行是门控线（栅极控制线），纵列线是电荷输出线，每个像素在电学上等效于三个电容串联电路。整个非晶硒探测器采用板层结构，由多层薄膜叠加制成大面积平板像素阵列。整套多层电路结构连同信号传输电缆采用坚固的保护性材料进行封装（图 15-2）。

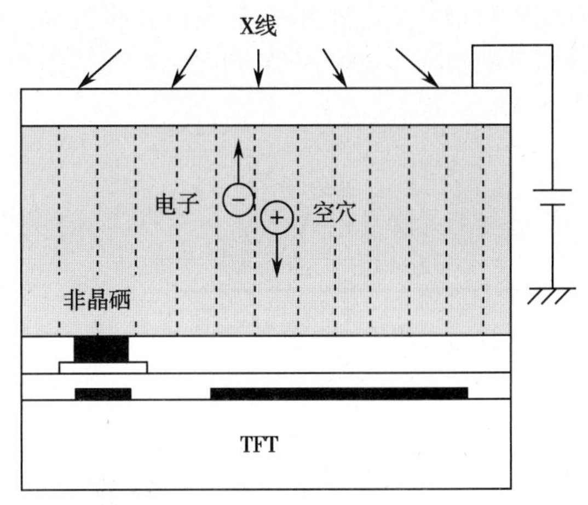

图 15-2　非晶硒平板探测器的结构图

五、非晶硒探测器成像原理

（一）成像基本原理

非晶硒平板（即直接转换数字平板探测器）探测器从根本上消除了可见光的存在，从而避免了由其带来的图像分辨力下降。非晶硒平板内部结构分为非晶硒半导体材料涂层和薄膜晶体管（TFT）阵列两层，后者由光电导材料料 a-Se 和 a-SiTFT 阵列构成。阵列板每一单元含一个存储电容和 a-Si TFT。工作时，a-Se 光电导层两面的电极板间加有数千伏或更高电压，光电导层吸收照射的 X 线光量子，在外加电场的作用下，激发出电子空穴对（ehp），并在所加电场下运动至相应的电极，到达像素电极的电荷给存储电容充电，产生相应的电荷变化。信号电荷通过 TFT 输出，经放大、处理、变换，形成对应像素的数字化图像信号。在 FPD 三极管阵列排列中，每一 TFT 相应一个像素，TFT 多少决定了像素的多少。高集成度保证了相邻像素中心间距（简称像素间距）小，数据读出时，一行的所有列被同时读出，并逐行扫描，读出所有行。全部单元的信息被读出后，所有信息被处理为一幅完整的数字化图像。

非晶硒探测器的 X 线图像形成是在 X 线照射后的极短时间内（3～7s）完成，大致可分为以下 4 步过程：①每次曝光前，先对非晶硒层两面的偏置电极板间预先施加 0～5 000V 正向电压，使非晶硒层内形成偏置电场，像素矩阵处于预置初始状态。②X 线曝光时，非晶硒光电导层吸收 X 线光子并在层内激发出电子和空穴对（离子对）。在外加偏置电场作用下，电子和空穴做反向运动而产生电流，电流的大小与入射 X 线光子的数量成正比，电流信号以垂直方向运动至电荷采集电极，给 a-Si、存储电容（极间电容，集电极）充电，这些电荷将被存储在电容上，直至被读出。③TFT 存储电容内电荷量的读出，由门控信号控制，每次同时读取一行。电荷读出的过程——门控电压设高电位时，相应行内所有像素的 TFT 导通，各像素收集的电荷信号通过数据线同时被读出，经电荷放大器和乘法器放大输出，再经模-数转换后形成对应像素的二进制数字信号，传送到计算机。当像素阵列中所有行的信号被逐行全部读出后，由计算机进行处理，重建出数字化图像在显示器上显示出来。④在像素矩阵中的存储电荷信号全部读出后，控制电路将自动消除各像素的残留信号电荷，恢复到曝光前的初始状态（图 15-3）。

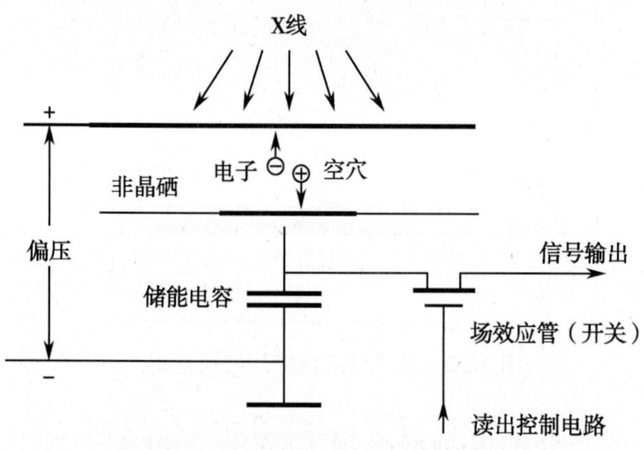

图 15-3 非晶硒平板探测器成像原理图

（二）成像的基本特点

调制传输函数（MTF）表示成像系统维持物体原有对比度的能力，MTF 值越高意味着系统对原始信息的还原能力强，得到的图像越接近于原始图像。硒平板探测器具有最优的 MTF 值，但空间分辨力增加时，非晶硅平板探测器的 MTF 迅速下降，而非晶硒平板探测器保持较好的 MTF 值。这是与非晶硒平板探测器将入射的不可见 X 光光子直接转化为电信号，不需要能量转换成像的中间过程。对于要求很高的图像对比度和分辨力的成像部位来说，只有高空间频率下的高 MTF 值才能真正有助于临床上观察细小的病变。

量子探测效率（DQE）是测量探测器对入射到探测器表面的 X 光光子的吸收能力（%）。具有较高量子探测效率（DQE）的成像系统能够以更低的剂量获得更优秀的图像质量，随着空间频率的增加，DQE 呈下降趋势。在空间频率较低时，非晶硅平板探测器的 DQE 最高；在空间频率较高时，非晶硒平板探测器的 DQE 最高。

非晶硒平板探测器成像时，由于在非晶硒表面加有电场，使在转换层中产生的电荷只能沿电场方向垂直运动，没有横向偏离，电子空穴对在漂移过程中严格沿电场线运动，从而避免了信号的扩散，保证了 DR 图像的清晰度。非晶硒平板探测器的光敏电阻特性使自身具有的高分辨力，非晶硒厚的光导吸收层可获得更高的 X 线灵敏度。非晶硒动态平板探测器的时间分辨力高、成像速度快，曝光后实时显示图像。曝光宽容度大，容许一定范围内的曝光误差，并可在后处理中调节影像效果。

a-Se 晶体是稳定自良绝缘体，它的带隙能量均大于 2eV，有利于遏制热载流子及其噪声的产生。a-Se 层加有电压，进一步改善照射射线激发出的 ehp（电子-空穴对）在其中的输运特性，保证电子-空穴到达各自极板前不致损失，并可提高 X 射线光子-ehp 的转换效率。一般加有电压 10V/μm，这时在 60kV X 射线光子照射下，转换成 ehp 所需能量约 42eV/ehp。X 射线光子每 kV 能量可以激发出 20 多个 ehp，流向像素电极的电荷可以 100% 地收集到信号电容中。这样，在 a-Se 较高 X 射线吸收率和高填充系数（像素电极面积/像素面积）基础上，a-SeFPD 有着相当高的 X 射线敏感度。如在层厚 1 000μm、场强 10V/μm 时，射线源管压 80kV、射线有 20mmAl 滤过情况下，测得射线敏感度高达 3 400pC/（mR · cm）。同时，a-Se 的 10^{15}Q · cm 高电阻率保证了即使在高场强下暗电流也很小：1 000μm 厚 a-Se 在 10V/μm 下，暗电流仅 50pA/cm，如此小暗电流保证了暗电流散粒噪声很小。

由于非晶硒薄膜通过真空蒸镀的方式生长在玻璃基板上的薄膜晶体管（TFT）阵列上，非晶硒薄膜与玻璃基板的粘接度不高。非晶硒 DR 探测器平板在正常温度内，非晶硒层与玻璃基板的稳定地粘接在一起；而在低于其正常温度下限（10℃），非晶硒层可能从边缘开始从玻璃基板上分离（俗称探测器脱膜），温度越低，脱膜的可能性越大。在 X 线摄影时，图像上出现从图像边缘开始，向图像中央突出的半圆形指甲盖形伪影，这种伪影在使用中逐渐扩大。脱膜情况不严重时，伪影位于图像边缘，通过坏点校正、图像裁减，使之图像的诊断影响较小；脱膜严重时，半圆形伪影面积较大，会影响到正常部位的摄影。脱膜是非晶硒探测器的不可逆的损害，且维修代价高昂。在环境温度变化剧烈（大于每小时 5℃）时，也有可能出现脱膜现象。

探测器在断电状态，更容易出现环境温度过低或变化过快而导致脱膜现象发生；探测器在通电状态下，由于内部电子电路工作时产生热量，探测器板内的温度变化比环境温度高，温度变化比环境温差小，脱膜现象较难出现。环境温度较高时（大于 35℃），如果通风不好，探测器温度会上升过高，将会给非晶硒探测器带来另一种伤害——结晶。硒在常温下有晶体态和非晶态（玻璃态），温度高会导致非晶态向晶体态转变，晶体态的硒薄膜会导致图像不均匀,影响图像诊断。

非晶硒平板探测器在环境湿度过大时会出现探测器的伤害;探测器电路部分温度较低时,探测器内部结露,导致电子电路短路,由于探测器内存在较高的电场,这一损害有可能伤及非晶硒薄膜和TFT 电路,严重时将导致探测器报废。保持探测器温度高于环境温度,可以避免结露的产生。

基于非晶硒探测器这样的特点,在日常工作时,必须严格按照操作手册要求制订操作规程进行操作,应将摄影机房环境温度控制在探测器正常工作范围(10~35℃)内,同时还要防止室内过于潮湿。目前广泛使用的多数 DR 探测器都对环境有着各自的要求,这与它们各自的材料、结构有关。在使用时,应根据不同机器的特点,采取相应的一些措施,以避免因探测器故障造成不必要的巨大损失。

对于非晶硒探测器而言,采取以下措施有助于保持其工作的稳定。

1. 保证空调每天 24 小时正常开机。

2. 及时关闭机房门,尽量减少在机房内的出入次数,在停机时要关闭机房门窗,使室内环境稳定;摄影室门处安装厚的门帘;减少摄影室门窗数量,避免摄影室形成通风道。

3. 避免在环境温度较低的情况下长时间停机;尽可能保持 DR 经常处于通电状态。

4. 室外环境温度较高、无人值守时应停机。

5. 空调停机时间较长时,不能马上开空调,先给高压部分加电,保持探测器通风,再给探测器通电,稳定后再开空调。

6. 尽量不用湿拖把拖地,特别是在傍晚拖地,使夜间室内湿度过大。DR 停机状态下出现室内湿度大时,禁止通电,待室内除湿一段时间后再行开机。

7. 做好日常维护保养工作,及时清理探测器周围灰尘,保持良好的散热通道。

8. 在可能出现停电、灾害、不能有效保持摄影机点环境条件时,应及时通知专业工程师,将探测器移到安全的地方。

(余佩琳 赵洁 余建明)

第五节 间接转换平板探测器成像技术

一、非晶硅成像的物理特性

(一)荧光体物质的能量转换和光传导

1. 荧光体物质的能量转换在物理学上,能将在 X 线照射下激发出可见光的发光晶体物质统称为闪烁晶体(scintillation crystal)或荧光晶体(phosphors),这两类晶体的划分主要与荧光消退时间相关。影像设备中常用的发光晶体的主要物理性质见表 15-6。间接数字化 X 线成像利用发光晶体物质作为 X 线能量转换介质在放射学中使用了多年,普通 X 线摄影使用的增感屏、X 线透视荧光屏,都是采用的发光晶体物质构成 X 线能量转换介质。现在仍在普通 X 线摄影中使用的硫氧化钆、溴氧化镧等稀土类增感屏,以及 X 线电视系统中使用的碘化钠、硫化锌镉荧光屏等都是发光晶体物质。

表 15-6 发光晶体的主要物理性质

名称	分子式	原子系数	密度/($g \cdot cm^{-3}$)	发光效率/%	峰值波长/nm
碘化钠	NaI:TI	53	3.67	100	415
钨酸钙	$CaWO_4$	74	6.12	30~50	540
碘化铯	CsI:Na	55	4.51	85	420/430
碘化铯	CsI:TI	55	4.53	47	540/550
硫氧化钆	Gd_2O_2S:Tb	64	7.3	13	545/550
钨酸镉	$CbWO_4$	48	7.90	38	470/540

医学影像设备中使用的发光晶体物质均为人工合成的晶体化合物,这些发光晶体在发光机理上都属于同一物理现象,即能有效地吸收外界施加的能量,并在瞬间以可见光的形式(荧光/磷光)将能量释放出来,从而起到 X 线能量转换的作用。闪烁晶体在 X 线的照射下可产生荧光现象和闪烁现象。荧光是指在 X 线激发停止后,荧光晶体持续发光过程<10^{-8}s 的发光时间;闪烁是指单个高能粒子在闪

烁体上瞬时激发的闪光脉冲。

试验证明，不同的发光晶体物质与 X 线相作用时，其能量转换能力差异极大。优良的发晶体一般有较高的原子序数和稳定的化学性能，具备对 X 线的高敏感性，能最大限度地吸收不同频率和不同能量的射线，并高效率地转换为可见荧光。目前非晶硅平板探测器所使用的发光晶体主要为碘化铯晶体（cesium iodide，CsI）和硫化钆晶体（Gd_2O_2S:Tb）。

2. 荧光体物质的光传导发光晶体的光能传导效率直接关系到光信号的利用率，无论是哪种发光体，当受到 X 线激发时，所产生的荧光都会无规律地释放出来，只有沿着一定方向播散的光才能被探测器感光元件捕获，成为有用光信号。为了有效地采集到荧光，提高 X 线利用率，现在所有 X 线探测器都采用了材料技术或光学传导技术，以便能够使播散的荧光沿着规定的光路传导到感光元件上。例如，荧光反射层反射技术、高光洁度镜面反射技术、空心柱状结构传导技术、多路光纤传导技术等。

（二）碘化铯晶体的物理特性

碘化铯晶体的特性　碘化铯（cesium iodide，CsI）中的铯最高原子序数为 55，K 吸收边缘为 50.2，铯因为是高原子序数，故具有高 X 线接收和可视光子产量，它是 X 线探测器的最佳选择材料，这种金属对于输入的 X 线非常适用，具有较高 X 线吸收能力。

X 线探测器上使用的碘化铯闪烁晶体都采用空心柱状结构，这是一种通过特殊工艺培育出来的类似光纤束的微晶柱结构（也称针状结构）。碘化铯电闪烁体的单根晶体直径为 6～10μm，高度为 300～500μm，呈柱状紧密地排列在一起，针柱晶体外表面由重元素铊包裹以形成可见光波导减少漫射，如图 15-4。

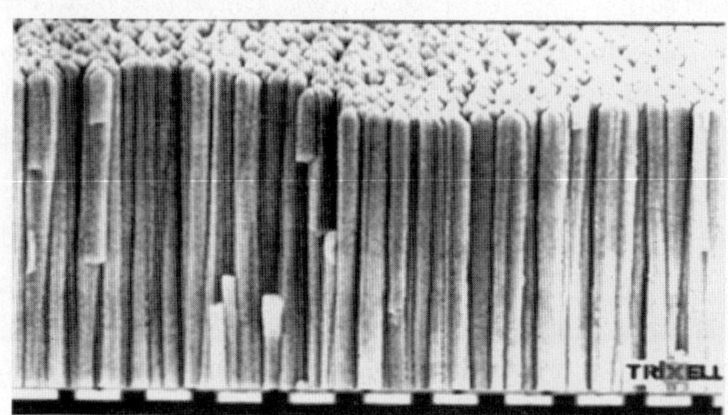

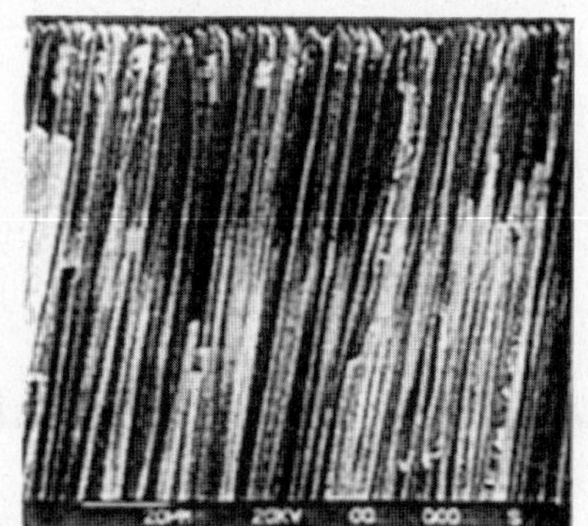

图 15-4　碘化铯晶体结构剖面图

碘化铯闪烁体的工业化生产有两种方式：一种是采用一种蒸镀工艺，在一个密闭的空间内充满着雾化的碘蒸气，在严格的物理条件下，碘化铯晶体沉积在非晶硅基板上并随着时间缓慢的生长，形成大面积紧密排列的柱状晶体；另一种是采用类似的晶体生长方法，碘化铯闪烁体经工业化生产出来后，采用黏合方式固定于非晶硅基板上，Trixell 的平板探测器为 4 块拼板的拼合体。探测器所采用的闪烁体材料由连续排列的针状碘化铯晶体构成，出于防潮的需要闪烁体层生长在薄铝板上，应用时铝板位于 X 射线的入射方向同时还可起到光波导反射端面的作用。闪烁体层的厚度为 500～600μm，通常将碘化铯晶体的这种针状结构称作 CsI:TI 闪烁体。

碘化铯晶体的 X 射线吸收系数是 X 射线能量的函数，随着 X 射线能量的增高，材料的吸收系数逐渐降低，材料厚度增加吸收系数升高；在常规诊断 X 射线能量范围内，碘化铯材料具有优于非晶硒材料及其他 X 射线荧光体材料的吸收性能。从理论上讲，增加材料的厚度可提高材料的吸收系数，但增加材料的厚度会导致图像分辨力的降低。

线性系统的空间频率响应通常采用系统的调制传递函数来（MTF）表示，在系统应用的空间频率范围内，MTF 值越高则空间频率特性越好，对于影像系统来说可以获得更好的图像对比度，要提高 MTF 应采用尽量采用薄的 X 射线转换层，但降低转换层的厚度又会带来 X 射线吸收效率的降低，这是在转换材料的选择和设计上需要平衡的一对矛盾。因此，人们通常选用稀有重元素的化合物作为制备 X 射线闪烁体的材料，另一方面人们还从改变晶体结构着手来改善空间频率响应特性。结构化碘化铯晶体 CsI:T1 正是这一指导思想下提出的一个较好的解决方案。其具体方法是:通过创造适宜的条件使 CsI:T1 材料晶体沿着垂直于基底的方向生长,成为相互独立的直径仅为几 μm 的柱状晶体,晶体的长度可达毫米量级,从而形成类光纤结构。入射 X 射线激发闪烁晶体产生可见光,其中小于波导全反射角的部分将沿着波导的方向直达探测器表面;大于全反射角的部分,将通过在临近晶体表面的多次反射,最终进入全反射角而到达探测器表面。因此,与粉末状闪烁体屏相比此种结构对于层厚的依赖性大为降低,具有较好的空间频率响应特性。

当然,结构化碘化铯晶体 CSI:T1 的光波导特性并不意味着可以无限制的增加闪烁体的厚度,其他的限制性因素也需要加以考虑,如视差效应(X 射线入射角应小于由像素大小/转换层厚度决定的角度)等。在碘化铯晶体中掺入其他物质可以调整发光光谱的波长范围,碘化铯掺钠形成 CsI:Na 晶体,主要激发出蓝光(波长范围为 430~750nm,主波峰在 430nm 的可见光),多用在 X 线影像增强器或核粒子检测器中。碘化铯掺铊形成 CsI:TI 闪烁晶体,主要激发出蓝绿光,CsI:TI 因其发光谱与非晶硅接收光谱灵敏度构成良好的光谱响应匹配关系,已经被大量应用于医用 X 线平板探测器。CsI:TI 晶体具有轻微的吸湿性和易潮性,需要控制使用环境。

(三)碘化铯晶体的光传导

碘化铯闪烁体具有光能转换和光导管的双重功能,即碘化铯晶体既能将 X 线转换为可见光,又能引导荧光沿垂直的方向直接传送到光电探测器。当 X 线穿过人体投射入碘化铯闪烁晶体层,在瞬间激发出与入射线强弱相对应的荧光,荧光在晶体内会沿着碘化铯柱状导管所构成的光路垂直照射到硅板上的信号检测单元;部分在方向向上的荧光在遇到反射界面后会形成全反射/折射,绝大多数荧光沿着光路投射到硅板上的信号探测单元;仅极少数荧光会在晶体间横向动,不能形成信号。

研究表明,被吸收的 X 线光子在 CsI:TI 晶体中,以每 1kVp 能量转换为 45 个可见光光子的高转换率,加之有光反射层,CsI:TI 可将被射线激发产生的可见光信号的 50% 以上传输到光电二极管接收面。晶体中产生的可见光波长均在 540nm 附近,十分接近 a-Si 光电二极管的最佳响应波长(560nm 左右)。碘化铯晶体通过光电效应(photoetectric effect)吸收不同能量的 X 线量子,当 X 线量子将能量传送给碘化铯晶体的原子时,每个 X 线量子都被转化为若干个可见光量子,碘化铯晶体以具有良好的 X 射线—电荷转换特性,单个 X 射线光子可产生 800~1 000 个光电子。搀入铯 CsI 激发出 550nm 的光,正是非晶硅光谱灵敏度的峰值,因而碘化铯晶体具有高的转化能力。

二、非晶硅探测器的类型与结构

非晶硅平板探测器有两种基本类型,一种是以碘化铯晶体材料作为 X 线转换介质的探测器,另一种是以硫氧化钆作为 X 线能量转换介质的探测器。

(一)碘化铯非晶硅平板探测器

非晶硅平板探测器其基本结构为碘化铯闪烁体层、非晶硅光电二极管阵列、行驱动电路以及图像信号读取电路四部分,如图 15-5 所示。

探测器的结构从上到下共有 6 层。

1. 保护层以铝板或碳板为上层面板,起到固定

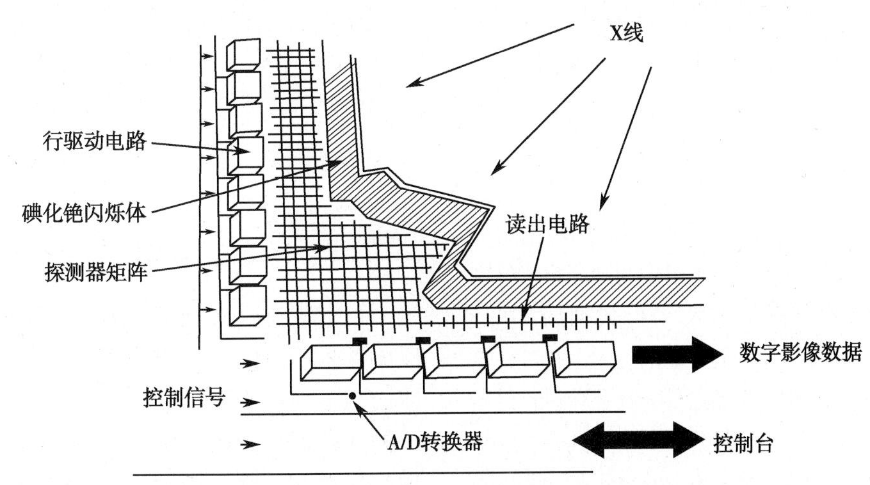

图 15-5　非晶硅平板探测器结构图

和保护作用。

2. 反射层是一层白色的反光膜，作用是保证可见光在晶体内形成全反射，以减少光能损失，提高 X 线利用率。

3. **闪烁晶体层**　CsI 闪烁体层的厚度为 400μm～500μm，其输出开口界面紧密地覆盖在微电极板表面。由于制造工艺的差别，闪烁晶体层有整板结构与多板拼接结构（也称转面结构）的差别，多板拼接所存在的缝隙和图像的背景均匀性由后处理软件技术弥补，CsI 闪烁体层的作用是吸收 X 线并将 X 线能量转换为荧光。

4. 探测元阵列层根据使用需要制作成不同面积的非晶硅光电二极管像素矩阵，矩阵上的每个光电二极管与 TFT 元件作为一个像素单元。探测元阵列的作用是捕获可见荧光并转换为电信号。

5. 信号处理电路层采集信号读出电路由放大器、多路 A/D 转换器和相应控制电路等组成。信号处理电路读出每个像素产生的电信号，并量化为数字信号，传送到计算机进行处理。

6. 支撑层玻璃板基板为支撑层，起支撑和保护作用。

目前临床使用的数字 X 线摄影系统中，以碘化铯晶体探测器为核心组件的主要机型有：①美国 GE 公司生产，探测器以 GE™ 命名；②法国 Thomson 公司、荷兰 Philips 公司和德国 Siemens 公司共同研制的探测器，以 Trixell4600/4700/4800 命名。

GE™ 探测器的特点：GE™ 平板探测器基本结构为 CsI。Tl+a+Si+TFT，它采用了独特的碘化铯蒸镀工艺，沿硅板生长的碘色柱状结构与探测器信号采集单元紧密地贴合在一起，保证了光传导过程中信号不被丢失或扩大碘化铯晶体具有优良的 X 线吸收能力和转换能力。在医用 X 线摄影能量范围，具有较大的动响应范围（最小 X 线剂量响应为 0. 5μR，X 线饱和剂量为 13mR）。同时采用了严格的封装技术，具有对使用环境的兼容性和探测器的稳定性；像素设计采用独立的光电转换层 PIN 结构和开关层，提高了信号填充率（>80%），使单位面积上所采集的信号最大化；信号读出电路 1 对 1 的输出、放大和 A/D 转换方式即采用平行数据线，并行的 A/D 转换，无多路复用器的开关。

Trixell 平板探测器的特点：Trixell 平板探测器分别以 Trixell4600/4700I/4800 命名。其中 Trixell4600 有效成像面积为 43cm×43cm，像素尺寸 143μm，像素矩阵为 3 001×3 001，能适合人体各部位的 X 线摄影检查，是目前全世界应用最多的平板探测器；Trilxell4600 探测器基本结构为 CsI：Tl+a-Si+TFT，主要由保护层、闪烁体层（X 线转换层）、光电转换层、读出控制层、支持层等组成。当 X 线入射到 CsI 闪烁发光晶体层时，X 线光子能量转化为可见光光子发射，可见光激发光电二极管产生电流，此电流就在光电二极管自身的电容上积分形成储存电荷。每个像素的储存电荷和与入射 X 线光子能量与数量成正比。

（二）硫氧化钆非晶硅平板探测器

佳能公司非晶硅平板探测器以“CXDI-50C”命名，用于普通 DR 摄影设备或移动（mobile）X 线摄影设备，探测器基本结构为 CsI：Tl+a-Si+TFT。佳能的平板探测器都是使用一种称为 LANMIT（large area new metal insulator transistor）semiconductor sensor TFT 术。佳能公司 CXDI-50C 采用 LANMIT7 传感器，应用了大面积 MIS 的金属绝缘半导体器技术。CXDI-50C 探测器的主要工作参数见表 15-7。

表 15-7　CXDI-50C 探测器的主要技术参数表

探测器类型	CXDI-50CLANMIT7
成像范围	36cm×43cm（14in×17in）
闪烁体	CsI：T1
像素数量	590 万像素（2 208×2 688）
像素尺寸	160μm
空间分辨力	3. 1Lp/mm
预览时间	<3s
曝光周期	<15s
像素深度（A/D）	14bit
DQE（O）	70%
工作温度范围	5～35℃
工作湿度范围	30%～75% RH
动态响应范围	最小 X 线剂量响应 0. 01μGy，X 线饱和剂量 130mGy
探测器校正周期	每月一次

目前仅有日本佳能公司生产的间接成像 X 线探测器采用硫氧化钆作为 X 线能量转换介质，探测器的基本结构为 GOS+a-Si+TFT。硫氧化钆晶体是一种高性能感光稀土络合物，早年用于通 X 线摄影增感屏（3M 公司 Alpha-8，Kodak 公司 Lanex-Regular）和 CT 的检测器。硫氧化钆晶体层可达到

14Lp/mm 的静态空间分辨力。佳能公司 CXDI-40G 平板探测器的硫氧化钆晶体结构主支架的硫和两个 Gd 原子并采用双键结合，保证了硫氧化钆荧光体的耐久性以及稳定性。钆的最高原子序数为 64，K 吸收边 50.2，具有高 X 线吸收率。硫氧化钆掺铽(terbium，Tb)形成 Gd_2O_2S:Tb 晶体，Gd_2O_2S:Tb 晶体吸收 X 线后主要激发出蓝绿色荧光，波长目 350~700nm，主波峰在 545nm。硫氧化钆晶体具有稳定的化学结构，具有宽广的温度、湿度适应范围，对环境条件要求不严格。表 15-8 为 Gd_2O_2S 晶体吸收率与转换率。

目前硫氧化钆探测器有两种类型，一种是固定于摄影床/台面的 Canon CXDI-40G 探测器；另一种为便携式 Canon CXDI-50G 探测器，这两种探测器的主要技术参数相同，仅在用途上有所区别。表 15-9 为各型号硫氧化钆平板探测器的主要区别。

表 15-8　Gd_2O_2S 晶体吸收率与转换率

荧光物质	X 线吸收率/%			转换率/%
	50kVp	80kVp	100kVp	
Gd_2O_2S	77	32	21	19

表 15-9　各型硫氧化钆平板探测器的主要区别

	CXDI-40G	CXDI-50G	CXDI-31	CXDI-40EG
传感器	LANMIT3	LANMIT4	LANMIT2	LANMIT6
应用方式	固定	便携	便携	固定
增板重量	21kg	4.8kg	2.8kg	21kg
有效成像范围	17in×17in	14in×17in	9in×11in	17in×17in
像素数量	720 万	590 万	650 万	720 万
	(2 688×2 688)	(2 208×22 688)	(2 256×2 878)	(2 688×2 688)
像素尺寸	160μm	160μm	100μm	160μm
空间分辨力	3.1Lp/mm	3.1Lp/mm	5.0Lp/mm	3.1Lp/mm

注：1in=2.54cm。

Canon CXDI-40G 平板探测器的主要技术参数如表 15-10 所示。

表 15-10　Canon CXDI-40EG 探测器的主要技术参数表

探测器类型	CXDI-40EG LANMIT6
成像范围	43cm×43cm(17in×17in)
闪烁体	GOS
像素数量	720 万像素(2 688×2 688 矩阵)
像素尺寸	160μm
空间分辨力	3.1Lp/mm
最短成像时间	3s
曝光周期	6s
像素深度(A/D)	14bit
工作温度范围	5~35℃
工作湿度范围	30%~75%RH
动态响应范围	最小 X 线剂量响应 0.01μGy，X 线饱和剂量 130mGy
探测器校正周期	每年一次

硫氧化钆探测器是目前世界上唯一能实现移动的 X 线摄影探测器，便携式的 DR 有两种型号，即 CanonCXDI-50G 和 CanonCXDI-31。CanonCXDI-50G 的成像面积为 36cm×43cm，具有 590 万像素(2 208×2 688)，分辨力为 3.1Lp/mm；CanonCXDI-31 的成像面积为 22.5×27.5cm，具有 650 万像素(2 256×2 878)，分辨力为 5Lp/mm。技术参数如下表 15-11 所示。

Canon CXDI-50G 平板探测器的主要特点是：探测器为非晶硅无缝拼接的整板，有效成像面积为 36cm×43cm，探测器设计寿命为 65 万次；整体设计为一个独立的组件，具有相对独立的移动性，探测器与控制台的连接采用 7M 的信号线，可以根据临床要求可以任意摆放位置和角度，适应临床的各种需要；结构上使用高强度的镁合金骨架结构，外壳使用高强度的碳纤维，周边采用橡胶材料，防震层和抗压设计能承重 150kg，能有效吸收移动和撞击过程的能量，从而保护探测器的内部结构；硫氧化钆涂层具有非常稳定的物理、化学性能，环境温度、湿度适应范围广，从而使用环境要求较低；低能耗、低产热、高密度的集成电路简化散热设计，从而减

表 15-11　Canon CXDI-50G 探测器的主要技术参数表

探测器类型	CXDI-50G LANMIT4
闪烁体	GOS
成像范围	36cm×43cm(14in×17in)
像素数量	590 万像素(2 208×2 688)
像素尺寸	160μm
空间分辨力	3.1Lp/mm
预览时间	<3s
曝光周期	<15s
像素深度(A/D)	14bit
DQE(O)	30%
工作温度范围	5~35℃
工作湿度范围	30%~75%RH
动态响应范围	最小 X 线剂量响应 0.01μGy，X 线饱和剂量 130mGy
探测器校正周期	每月一次
总重量	4.8kg(无滤线栅)

小了平板探测器的体积，CXDI-50G 重量仅 4.8kg；具有移动性，CanonCXDI-50G 与移动 X 线机组合构成移动 DR；完全支持 DICOM3.0 协议；Canon CXDI-50G 可用于传统 X 线机改建为 DR。

（三）Varian 平板探测器

平板探测器(flat panel detector，FPD)自 20 世纪 90 年代末问世以来，随着临床应用的不断推广，其设计水平、制造工艺和性能指标也不断改善。尤其是目前占主导地位的非晶硅平板探测器(a-Si FPD)，其产品技术水平有了突飞猛进的进步。

1. 基本结构　2008 年初，Varian 公司推出两款摄影专用的静态探测器：Paxscan 4343R 和 Paxscan 4336R。这两款 FPD 应用了电荷势阱像素(charge well pixel，CWP)、保护环(guard ring)和双 TFT 控制等最新技术。

下面以 Paxscan 4343R 为例，重点介绍目静态探测器的最新技术。主要包括闪烁体(scintillator)、非晶硅阵列(a-Si array)、专用集成电路(application specific integrated circuit，ASIC)和信号读出电路等。采用高度为 500μm 的碘化铯(CsI)作为闪烁体，将穿透成像目标物的 X 射线转化为可见光。金属-绝缘体-硅(metal-insulator-silicon，MIS)结构的非晶硅阵列将可见光信号转化为电信号。ASIC 电路通过逐行驱动的方式读出采集的电信号，经双采样、放大、模数转换等处理后，获得 14bit 的数字图像处理，再通过千兆以太网传送到图像工作站进行图像后处理、储存、显示等。

与 4 块基板拼接而成的 Pixium 4600 探测器相比，Paxscan 4343R 采用非拼接整板的基板，避免了拼接伪像(Tiling Artifact)的校正和 4 块电源模块间的干扰。表 15-12 将 Varian、Trixell 和 Canon 公司的 6 款摄影 FPD 进行了比较，可以看出 Paxscan 4343R 在分辨力、MTF(modulation transfer function)、DQE(detective quantum efficiency)、曝光剂量范围、重量和尺寸等方面具有明显的优势。

表 15-12　静态 DR 的参数对比表

		Varian		Trixell		Canon	
平板探测器		4343R	4336R	Pixium 4600	Pixium 3543	CXDI 40EC	CXDI 50C
像素大小/μm		139		143	144	160	
拼接伪像		无		十字伪像	一字伪像	无	
像素数/百万		9	7.5	9	6.8	7.2	5.9
极限分辨力/(Lp·mm^{-1})		3.6		3.4	3.4	3.1	
MTF	1 Lp/mm	0.55~0.60		0.63		0.63	0.63
	2 Lp/mm	0.24~0.29		0.35		0.35	0.35
	3 Lp/mm	0.12~0.14		0.16		0.20	0.20
DQE	0 Lp/mm	>0.70	>0.70	0.65	0.66	>0.70	>0.70
	1 Lp/mm	0.57	0.55	0.52		0.55	0.55
	2 Lp/mm	0.40	0.42	0.42		0.40	0.40
	3 Lp/mm	0.24	0.25	0.20		0.18	0.18

续表

		Varian		Trixell		Canon	
最小曝光剂量/μGy		0.8		1.25～2.5		35	
最大线性剂量/μGy		50		30	50	20	
预览时间/s		<1		2	3	3	3～5
重量/kg		7.5	3.8	17.2	4.8	20～25	4.8
尺寸/mm	X	469	427	535	488	550	491
	Y	460	383	490	466	550～554	477
	Z	37	15	46	24	68～119	23

2. **性能特点**　Paxscan 4343R探测器在产品性能和图像质量的进步非常明显，主要得益于其采用了FPD设计制造的最新技术，包括电荷势阱像素技术、双TFT控制技术、保护环技术和Venus 5 ASIC技术等。

（1）电荷势阱像素（charge well pixel，CWP）技术：传统FPD的每个像素单元内，光电二极管（photodiode）、TFT（thin film transistor）单元、门线（gate Line）和数据线（data line）等均制作在同一个平面内。FPD的填充系数就是光电二极管面积占像素单元总面积的百分比。因此，传统FPD的填充系数一般仅为60%～75%，早期FPD的填充系数不足50%。填充系数的大小代表了有用信息的利用率，直接影响MTF和DQE等图像质量指标。

将传统像素单元和电荷势阱像素的原理图可以发现，采用CWP技术的像素将TFT电路转移到非晶硅背面，用上下布局的方式代替传统的平面布局方式，使光电二极管的感光面积布满整个像素单元，填充系数达100%。因而Paxscan 4343R探测器的实际感光尺寸更大，信号转换效率更高。尽管Paxscan 4343R的像素尺寸小于Pixium 4600，但由于100%填充系数的优势，4343R的DQE反而更高些。

采用CWP不仅会带来高填充系数的优势，而且制造工艺更加简单，成品率更高。但应用CWP技术的FPD无法采集高帧率的图像，目前只能应用在X射线数字摄影装置，无法进行在透视、DSA等动态图像的采集。

（2）双TFT控制技术：传统FPD设计中，每个像素采用1个TFT读出方式，其原理类似于电容充放电过程。每次读出图像数据后，需要对TFT进行复位，Trixell采用背光刷新（back flash）技术进行复位。由于电容式充放电不可能完全复位，所以背光刷新技术存在一定的限制，会降低成像的动态范围。

Paxscan 4343R采用双TFT控制技术，包括reset TFT和readout TFT，将读出电路和复位电路分离，从而可以更加充分地对存储图像电子信号的电荷势阱单元（charge-well photosensor）进行充放电。采用双TFT控制技术的Paxscan 4343R线性曝光剂量范围更宽，动态范围也有明显的提高。同时由于节省了背光刷新的结构，制造工艺难度明显降低，也减小了探测器的厚度和重量。

（3）保护环（guard ring）技术：保护技术常用于通信、IT电子行业等，主要用于模拟和数字电路的隔离。在X射线平板探测器的制造工艺中首次引入保护环技术，隔离信号采集噪声，避免相邻像素信号的串扰，有效地提高X射线图像的信噪比。

（4）Venus 5 ASIC控制技术：Paxscan 4343R采用Varian公司独有的Venus-5 ASIC读出驱动技术，根据曝光剂量的大小，动态调整信号增益的变化，提供12pf、3.5pf和0.5pf三路增益控制电路，因而可以有效地提高FPD的动态范围。

Varian公司2007年推出的Paxscan 4030CB探测器同样采用Venus-5 ASIC读出驱动技术，用双增益方式采集信号，可以提供16bit的图像数据，对Cone-Beam CT等3D重建应用非常有用。此外，Paxscan 4343R在图像数据的传送方式上也有改进，采用千兆以太网代替传统的光纤，大大提高了产品可靠性和易维护性。

三、非晶硅探测器成像原理

非晶硅X射线平板探测器是一种以非晶硅光电二极管阵列为核心的X射线影像探测器。在X

射线照射下探测器的闪烁体或荧光体层将 X 射线光子转换为可见光,而后由具有光电二极管作用的非晶硅阵列变为图像电信号,通过外围电路检出及 A/D 变换,从而获得数字化图像。由于其经历了 X 射线—可见光—电荷图像—数字图像的成像过程,通常也被称作间接转换型平板探测器。非晶硅平板探测器具有成像速度快,良好的空间及密度分辨力,高信噪比,直接数字输出等优点,从而被广泛地应用于各种数字化 X 射线成像装置。

非晶硅平板 X 射线探测器成像的基本过程为:位于探测器顶层的碘化铯闪烁晶体将入射的 X 射线图像转换为可见光图像;位于碘化铯层下的非晶硅光电二极管阵列将可见光图像转换为电荷图像,每一像素电荷量的变化与入射 X 射线的强弱成正比,同时该阵列还将空间上连续的 X 射线图像转换为一定数量的行和列构成的点阵式图像。点阵的密度决定了图像的空间分辨力;在中央时序控制器的统一控制下,居于行方向的行驱动电路与居于列方向的读取电路将电荷信号逐行取出,转换为串行脉冲序列并量化为数字信号。获取的数字信号经通信接口电路传送至图像处理器从而形成 X 射线数字图像。

以上为较为典型的非晶硅平板 X 射线探测器工作过程,实际应用中还有其他的探测器形式。如用 X 射线荧光体取代闪烁体,以非晶硅薄膜晶体管阵列取代二极管阵列来构造探测器,但其基本结构及成像过程与上述典型探测器是一致的。

非晶硅平板探测器的 X 线成像的基本原理:整个 X 线成像过程可大体上分为两步进行。第一步,入射的信息 X 线光子通过某种发光荧光体物质转换为可见光信息,再定向传送到大面积非晶硅探测器阵列,完成信息 X 线的能量转换和传导过程;第二步,通过大规模集成非晶硅光电二极管(TFT)阵列将可见光信息转换形成信息电荷,然后由读出电路将放大、A/D 转换形成数字信号,传送到计算机运算后形成可显示的数字图像。图 15-6 非晶硅平板探测器成像原理图。

TFT 的工作原理:在发光晶体层的下面紧贴着由非晶硅(amorphous silicon, a-Si)加 TFT 阵列组成的像素矩阵,像素矩阵以非晶硅光电二极管(photodiode)为基本单位,每个光电管就是一个像素。根据成像分辨力的要求,每个像素从 70~200μm 不

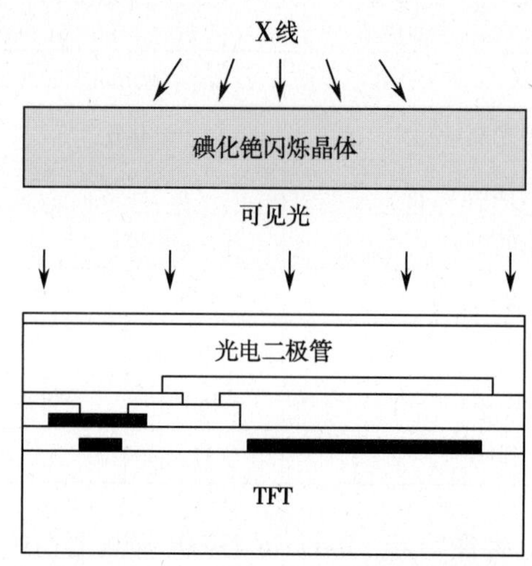

图 15-6　非晶硅平板探测器成像原理图

等。目前非晶硅光电二极管采用 PIN 结构和 MIS 结构两种方式,PIN 结构是 P 区和 N 区之间夹一层本征半导体(或低浓度杂质的半导体)构造晶体二极管;MIS(metal irisulator semiconductor)结构是用金属-绝缘体-半导体构造晶体二极管。它们共同的特点是结电容小、响应速度快、探测效率高。能通过光耦合高效地接收可见光,并将可见光信号转换为电荷信号,在光电二极管的电容上形成储存电荷。阵列中的每个像素所储存的电荷量与对应空间位置上的 X 线能量量成线性比例关系。两种结构的比较见表 15-13。

表 15-13　PIN 结构和 MIS 结构的比较

PIN	MIS
光电二极管和开关位于不同的层	光电二极管和开关位于相同的层
光电二极管和开关独立优化,性能高	层数少,与 LCD 工艺兼容,成本低
光电转换前不需要刷新,成像速度快,光电转换率高,动态范围大,可用于动态成像	光电转换前不需要刷新,成像速度快,光电转换率高,动态范围大。主要用于静态成像

TFD 工作基本流程:在像素读出期间被选中的行驱动线产生一个相对于列电位的负脉冲,这时开关二极管 SD 导通将光电二极管电容充电;行驱动脉冲结束后则两只二极管均处于反偏状态,电容将维持在充电状态;当有 X 射线照射时,其产生的光电荷将电容放电;下一次行驱动脉冲到来时将再次对光电二极管电容充电,充电电荷的数量与光电荷的数量相对应,探测器通过检出每一

像元的充电电荷量而获取图像信息。由于光电二极管电容不可能被完全充电的机制会导致惰性和弱信号时线性变差,因此在实际的探测器工作时增加了预置脉冲和背景可见光光复位过程,以改善探测器性能。

探测器的外围电路由时序控制器,行驱动电路,读出电路,A/D转换电路,通信及控制电路组成。在时序控制器的统一指挥下行驱动将像元的电荷逐行检出,读出电路由专用低功耗CMOS模拟集成电路构成。主电路板上包含的A/D转换电路将脉冲信号转换为14bit数字信号,并通过数字接口发送到图像处理器。

硫氧化钆平板探测器的工作原理:X线透过人体后,经硫氧化钆荧光体转化为可见光,再经过MIS型探测器进行光电转换产生电子,经过驱动电路、读出电路,汇集电子流传送到控制系统,经计算机重建处理,得到数字图像。表15-14是几种光导半导体材料主要物理性能。

表15-14　几种光导半导体材料主要物理性能

探测器材料	Cd0.9Zn0.1Te	CdTe	HgI_2	PbI_2	a-Si	a-Se
平均原子系数 Z	49.1	50	62	62.7	14	64
密度 $\rho/(g \cdot cm^{-3})$	5.78	5.85	6.4	6.2	2.3	4.3
禁带宽度 Eg/eV	1.572	1.5	2.13	2.32	1.8	2.2
介电常数	10.9	11	8.8		11.7	6.6
电子对能量 E_{pair}/eV	4.64	4.43	4.2	4.9	4	7
电阻率 $P(\Omega \cdot cm)$	3×10^{10}	1×10^{9}	1×10^{12}	1×10^{12}	1×10^{12}	1×10^{12}
电子漂移迁移率/$(cm^2 \cdot V^{-1} \cdot s^{-1})$	1 000	1 100	100	8	1	0.005
空穴漂移迁移率/$(cm^2 \cdot V^{-1} \cdot s^{-1})$	50~80	100	4	2	0.005	0.14

(余佩琳　赵洁　余建明)

第六节　CCD探测器成像技术

CCD由一系列金属氧化物半导体电容组成,最初于1969年由贝尔实验室发明。CCD成像系统由闪烁体或荧光体加上光学镜头再加上CCD构成。X射线经过闪烁体(碘化铯)产生可见光,可见光经光学系统传输,再由CCD经光电转换为电荷。

一、CCD探测器成像的物理特性

CCD是由按照一定规律紧密排列起来的金属氧化物(绝缘体)和半导体(MOS)电容阵列组成。MOS电容结构是CCD的基本组成部分,CCD的工作原理是建立在MOS电容理论之上,依靠在MOS电容器上的储存荷电载流子和转动荷电载流子。

一般以N型硅作为半导体衬底(S),在其上生长一层二氧化硅(SiO_2),在SiO_2上面淀积着具有一定形状的金属层(M),并在硅片底部形成一个欧姆接触点(A),在金属层M和硅片底部的欧姆触点A之间施加一个外加电压U。

MOS电容类似于金属-绝缘体-金属(MIM)平行板电容器,在MIM电容器的两上金属极板上施加电压时,充电电荷分布在紧靠绝缘体的金属板的原子层厚度内,其电压全部降落在绝缘体内。对电容器施加电压时,因半导体的电荷密度远小于金属的电荷密度,所以在半导体一侧,其电荷分布半导体中的电荷密度远小于金属的电荷密度。在半导体一侧,其电荷分布在半导体表面一定厚度的层内,所加的电压一部分降落在绝缘层内,另一部分则将降落在半导体表面的空间电荷层中。同时,在半导体中有两种极性不的同载流子-电子和空穴,其浓度相差很大(在硅中,多子和少子浓度往往相差10^{10}倍)。因此,在MOS电容器上施加极性相反的电压时,半导体表面电荷层各处的电荷极性、分布和厚度大不相同。

若给MOS电容器上施加一正向电压(U_G),则金属板上带正电荷,半导体上带负电荷,它们之间的氧化层(绝缘层)上将建立起电场(E_1),但是因为半导体中的自由载流子密度远远小于金属的自由电子密度，所以半导体中的面电荷就要扩展到相当厚度的一层，使半导体表面内形成具有相当厚度的空间电荷区，它对电场的屏蔽作用，使电场由界面至内逐渐减小，直到空间电荷区边界，电场基本上被全部屏蔽。可见光CCD是以硅为基体材料的，绝缘体就是硅的氧化物，所以常为MOS电容结构。

二、CCD探测器构造与类型

（一）CCD的结构

1. **CCD芯片结构**　CCD器件有线阵CCD和面阵CCD两类。其中线阵CCD可分为单沟道线阵CCD和双沟道线阵CCD；面阵CCD根据电荷转移和读出方式的不同，分为帧转移型CCD(FTCCD)和行间转移型CCD(ILTCCD)。

典型的线阵CCD芯片的结构如图15-7所示，它是由一列光敏阵列和与之平行的两个移位寄存器组成。该器件的转移栅将光敏面和存储分开，通过转移栅的控制可以将一帧图像所对应的电荷由光敏区转移到存储区。采用两列移位寄存器可以提高电荷的输出速度，进一步减小图像信息的失真。

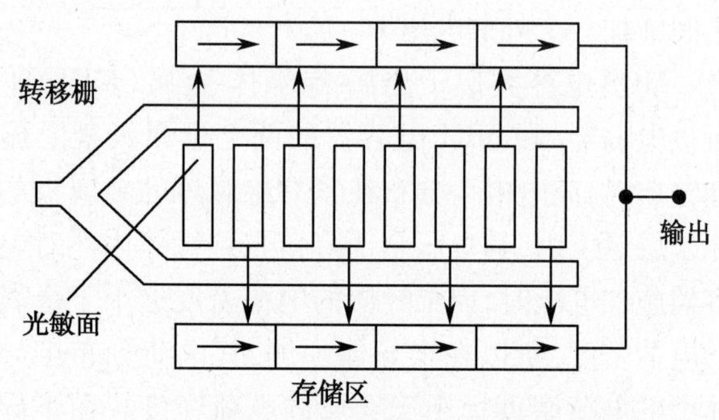

图15-7　线阵CCD器件芯片结构示意图

FTCCD是面阵CCD器件研制初期一类固体摄像器，它的光敏区与存储区分开，信号电荷由感光区逐帧转入存储区，然后逐行转入输出寄存区，这种结构可以克服“拖景”造成的图像模糊，并可以降低对输出寄存器转移速度的要求。ILCCD是把PN结光敏二极管作为受光器，采用埋沟工艺，具有灵敏度高、调制传递函数较好，适于低光强等特点，特别对单片彩色照相机比较适用。

2. **CCD的组成**　CCD主要由3个部分组成，即信号输入部分、信号电荷转移部分和信号输出部分。

（1）输入部分：输入部分的作用是将信号电荷引入到CCD的第一个转移栅下的势阱中，在滤波、延迟线和存储器应用情况下是用电注入的方法将电荷提供给CCD，在医学摄像应用中是依靠光注入的方式引入。

电注入机构是由一个输入二极管和一个或几个输入栅构成，它可以将信号电压(电流)转换为势阱中等效的电荷包，即给输入栅施加适当的电压，在其下半导体表面形成一个耗尽层。如果这时在紧靠输入栅的第一个转移栅上施以更高的电压，则在它下面便形成一个更深的耗尽层。这时输入栅下的耗尽层就相当于一个“通道”，受输入信号调制的电荷——信号电荷包就会从输入二极管经过“通道”流入第一个转移栅下所形成的耗尽层(势阱)中，于是输入栅电压消失，输入过程完成。也可将信号加在栅上，通过信号调制，控制栅下通道进行注入。

（2）信号转移部分：信号转移部的作用是存储和转移信号电荷。转移部分是由一串紧密排列的MOS电容器组成，根据电荷总是要向最小位能方向移动的原理工作的，转移时，只要转移前方电极上的电压高，电极下的势阱深，电荷就会不断地向前运动。通常是将重复频率和波形相同，并且彼此之间有固定相位关系的多相时钟脉冲(数字脉冲)分组依次加在CCD转移部分的电极上，使电极上的电压按一定规律变化，从而在半导体表面形成一系列分布不对称的势阱。

（3）输出部分：输出部分由一个输出二极管、输出栅和一个输出耦合电路组成，其作用是将CCD最后一个转移栅下势阱中的信号电荷引出，并检测出电荷包所输出的信息。最简单的输出电路是通过二极管检出，输出栅采用直流偏置；输出二极管处于反向偏置状态，到达最后一个转移栅下的电荷包，通过输出栅下“通道”，到达反向偏置的二极管并检出，从而产生一个尖峰波形，此波形受偏置电阻(R)、寄生电容(C)，以及电荷耦合器件工作频率的影响。

（二）CCD探测器的类型

从应用上可将固态图像探测器分为线型和面型两类。根据所用的敏感器件不同，又可分为CCD、MOS线型探测器，以及CCD、CID、MOS扯式面型探测器。

X 线 CCD 对 X 线的敏感度比 X 线胶片高出 200~1 000 倍，即使是非常微弱的 X 线图像也能拍摄到。目前 X 线 CCD 器件有两类，一类是直接用 CCD 像机拍摄 X 线图像（主要是微光 CCD 像机摄取软 X 线目标图像）；另一类是用转换材料，即在每个光敏元上装置有带隔离层的碘化铯晶体，碘化铯晶体是一种能把 X 线转换成可见光的高效转换材料，它几乎能把照射的 X 线全部吸收，这种结构由于 X 线不会直接照射到光敏元阵列上，因而可以延长器件使用寿命，同时光隔离技术减少了光干扰，提高信噪比和系统分辨力。

（三）X 线成像的 CCD 类型

目前 CCD 型 DR 主要有多块 CCD 和单块 CCD 两种探测器。其各自的结构和原理分述如下：

1. **多块 CCD 型探测器**　多块 CCD 型探测器以瑞典 Swissray medical AG 公司的 ddR 为代表，其产品 1995 年在北美放射年会上推出，CCD 探测器 Addon-Bucky 是世界上第一台间接数字化 X 光探测器，获得美国和欧洲专利，并获得美国 FDA 许可和 ISO 9001/EN46001 AnneX 11（CE）认证，是最早应用于临床 X 线摄影的 DR 系统。

（1）主要结构和成像原理：Swissiray 数字探测器系统使用 4 个 $2cm^2$ 的 CCD 芯片作为探测器元件。

基本成像过程为：①X 线曝光时，透过人体的 X 线投射到大面积 CsI 平板上，立即转换为可见荧光；②4 个位于不同位置上的高质量反射镜将荧光图像分割为 4 个等分的区域，按反射镜方自所确定的光路，分别形成 4 幅独立的局部图像；③4 个 125 万像素的 CCD 镜头（例如，Kodak Blue Plus CCD cameras）分别将采集的光信号传送到镜头后部的 CCD 芯片；④由 CCD 产生光生电子，并通过电子学处理转化为数字信号；⑤计算机重建图像，对定焦式光学镜头产生的几何光学畸变进行矫正并完成 4 幅图像拼接整合，还原为一幅完整的 X 线图像，如图 15-8 所示。

4 个 CCD 芯片组合成像的难点是由于透镜缺陷引起图像变形问题，和 4 个 CCD 图像的拼合问题。为了校正透镜光耦合系统产生的几何变形失真和保证计算机图像拼接位置的可靠性，4 个 CCD 分别采集的原始图像面积都比实际拼合的图像增大 10%，4 个 CCD 多光路信号采集原理见图 15-9。

（2）Swissray ddR 主要技术参数：见表 15-15。

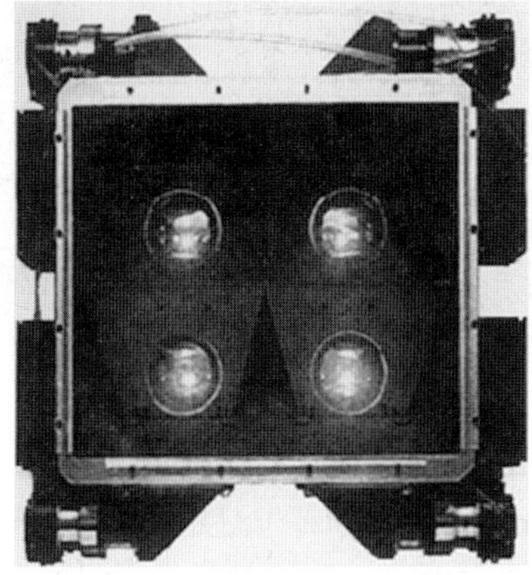

图 15-8　CCD 相机的内部构造

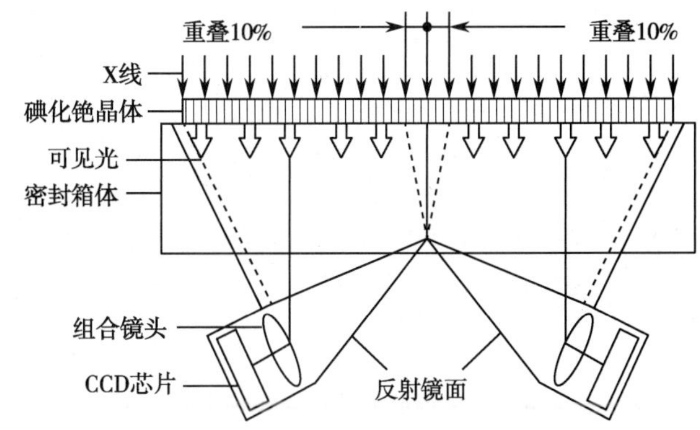

图 15-9　CCD 相机多光路信号采集原理

表 15-15　Swissray ddR 主要技术指标

探测器类型	CCD 探测器
转换材料	大面积 CsI：TI 平板
CCD 芯片	4 个 $2cm^2$ 芯片
成像范围	43cm×43mm（17in×17in）
像素数量	500 万像素
像素尺寸	169μm×169μm
空间分辨力	2. 94Lp/mm
最短成像时间	2s
曝光周期	5s
像素深度	14bit
工作温度范围	10~40℃
工作湿度范围	10%~80%RH（<$20g/m^3$）

2. **单块 CCD 型探测器**　单块 CCD 型探测器以加拿大 IDC 公司（imaging dynamics company）为代表，其产品 Xplorer 于 2003 年推出，并形成系列化产品，包括 ddR Multi-system、移动式 C 形臂系统，ddR Chest 胸部系统，ddR Combi 天吊系统等。

（1）Xplorer CCD 探测器的主要结构：X 线转换层采用大面积 CsI：T1 平板。Xplorer CCD 镜头结构，Xplorer CCD 镜头结构的主要特点是 CCD 探测器采用了单片 CCD 芯片技术。作为信息采集的主体，成像单元由单个 $5cm^2$ 的大尺寸 VHD CCD 芯片和大口径组合镜头（$f0.95$）组成。因此，单芯片 CCD 在成像原理上没有图像的拼接过程。

（2）Xplorer CCD 探测器的成像原理：

Xplorer 基本成像过程为：①透过人体的 X 线投射到大面积 CsI：T1 平板上被转换为可见荧光；②整块反射镜面以 45°折射角将可见光导入 CCD 镜头；③大口径光学组合镜头采集光信号，传送到镜头后部的 1 700 万像素的 CCD 芯片；④由 CCD 产生光生电子，通过电子学处理转化为数字信号；⑤计算机重建图像并矫正定焦式光学镜头产生的几何光学畸变，形成 X 线图像。

（3）IDC X 线探测器主要技术指标：IDC X 线探测器主要有两种不同分辨力的机型，商标分别为 Xplorer 和 Xaminer。

a. Xplorer 的主要技术指标见表 15-16。

表 15-16 Xplorer 主要技术指标

探测器类型	CCD 探测器
转换材料	大面积 CsI：TI 平板
CCD 芯片	$5cm^2$VHD 单芯片
成像范围	43cm×43cm（17in×17in）
像素数量	1 700 万像素（4 128×4 128 矩阵）
像素尺寸	108μm×108μm
空间分辨力	4.6Lp/mm
最短成像时间	6s
曝光周期	10s
像素深度	14bit
工作温度范围	10～30℃
工作湿度范围	0%～70%

b. Xaminer 的主要技术指标见表 15-17。

3. **CCD 阵列扫描探测器** FUJI 公司于 2005 年开始推出继 CR 之后的 DR 成像系统 VELOCITY 系列产品，这种 DR 的特点是采用大面积平板式探测器结构（与 IP 类似），将平板探测器与激光扫描、光学收集、信号采集、残影擦除等组装为一体。它的基本结构与 CR 基本类似，只不过是将光学收集与信号采集成为一个整体，可以把它称为扫描头，与 AGFA 的线扫描 CR 相类似，每次曝光完后，平板探测器（IP）不动，由扫描头快速移动扫描获取信息，而后用强光擦除探测器中残影，等待下一次曝光。

表 15-17 Xplorer 主要技术指标

探测器类型	CCD 探测器
转换材料	大面积 CsI：TI 平板
CCD 芯片	$5cm^2$VHD 单芯片
成像范围	43cm×43cm（17in×17in）
像素数量	900 万像素（3 072×3 072 矩阵）
像素尺寸	144μm×144μm
空间分辨力	3.4Lp/mm
最短成像时间	5s
曝光周期	10s
像素深度	14bit
工作温度范围	10～30℃
工作湿度范围	0%～70%

VELOCITY 系列 DR 成像系统具有使用寿命长、精确度高、接受 X 线能力强和反应灵敏等特点。

（1）VELOCITY CCD 探测器的成像原理：

VELOCITY CCD 探测器成像基本过程为：透过人体的 X 线投射到大面积平板探测器（IP）上形成潜影，用激光扫描激发探测器产生与入射光强度相对应的激励光，由扫描头一行一行地采集扫描光信息。采集到的光信号，被传送到 CD 芯片，由 CCD 产生光生电子，通过电子学处理转化为数字信息，然后送到图像处理系统进行处理，形成数字 X 线图像。

（2）VELOCITY 探测器的主要技术指标：VELOCITY 探测器的主要技术指标如表 15-18 所示。

表 15-18 VELOCITY 探测器主要技术指标

探测器类型	CCD 探测器
成像范围	43cm×43cm（17in×17in）
像素数量	1 850 万有效像素数
像素矩阵	4 300×4 300
像素尺寸	100μm×100μm
空间分辨力	5.0Lp/mm
最短成像时间	2s
曝光周期	7s
像素深度	12bit
工作温度范围	15～40℃
工作湿度范围	40%～80%（<$20g/m^3$）

三、CCD探测器成像原理

（一）CCD探测器的成像过程

CCD芯片将可见光信号转换成电信号，经A/D转换器转换为数字信号，送入计算机进行处理。CCD探测器数字化X线成像大致分为下面4个基本过程。①采用碘化铯或硫氧化钆等发光晶体物质做X线能量转换层，入射X线光子被晶体物质吸收后转换为可见荧光；②采用反射镜/透镜或光纤进行缩微和光传导，将光信号按确定的方向导入CCD；③光生电子产生，光生电子的数目与每个CCD吸收的光子数成正比，光生电子被检出形成电信号，迅速存入存储装置，存储装置积累的电荷量代表感光单元接受的光照射强度；④存储的电荷按像素矩阵的排列方式被移位于寄存器转移、放大，接着进行A/D转换，将模拟电信号转化为数字信号。

CCD型X线成像属间接X线摄影，它与数字平板X线摄影装置的主要区别是在X线能量转化过程中增加了光学信号传输系统。

（二）CCD探测器成像的基本原理

1. 光电子转移与储存

（1）MOS电容器：在P型Si的衬底表面用氧化的方法，生成一层厚100～1 500埃的二氧化硅（SiO_2），再在SiO_2表面蒸镀一层金属多晶硅作为电极，在衬底与金属电极间加上一个偏置电压，这样就构成了一个MOS电容器。当光子投射到MOS电容器上，光子穿过透明氧化层，进入P型Si衬底，衬底中处于价带的电子将吸收光子的能量而跃入导带。当光子进入衬底时产生电子跃迁，形成了电子-空穴对。电子-空穴对在外加电场作用下，分别向电极两端移动，形成了光生电荷。这些光生电荷将储存在由电极造成的“势阱”中，形成电荷包。势阱是电极下面的一个低势能区，势阱深浅与电压大小有关，电压越高势阱越深。光生电荷的产生决定于入射光子的能量（波长）和光子的数量（强度）。每个电荷的电量与对应像元的亮度成正比，这样一幅光的图像就转变成了对应的电荷图像。当光生电荷超过MOS电容的储存器量时，势阱将会发生溢出，即为“过荷开花”现象。

（2）光敏二极管：在P型Si衬底上扩散一个N^+区域，形成PN结二极管。通过多晶硅相对二极管反向偏置，在二极管中产生一个定向电荷区，即耗尽区。在定向电荷区内，光生电子与空穴分离，光生电子被收集在空间电荷区形成电荷包。对带负荷的电子而言，这个空间电荷区是一个势能特别低的区域，因而称之为势阱。入射光子产生的光生电荷就储存在这个势阱之中，势阱能够储存的最大电荷量称为势阱容量，它与所加偏置电压近似成正比。光敏二极管与MOS电容相比，具有灵敏度高，光谱响应宽，蓝光响应好，暗电流小等特点。

2. 电荷转移 CCD　是通过变换电极电位使势阱中的电荷发生移动，在一定时序的驱动脉冲下，完成电荷包从左到右的转移，实质上是一个模拟量的位移寄存器。

3. 信号读出　当信号电荷传到CCD器件的终端时，由位于器件内部输出多只场效应管组成的电路将该信号读出。图像信号读出的过程可概括为：在一个场的积分周期内，光敏区吸收从目标投射来的光信号，产生光电子。这些光电子储存在各像元对应的势阱中，积分期结束时（一场周期过后），在场消隐期外来场脉冲的作用下，所有像元势阱中的光生电荷同时转移与光敏区对应的存储区势阱中，然后开始一场光积分。与此同时，消隐期间已经转移至储存区的光生电荷在脉冲的控制下，一行行依次进入水平位移寄存器。水平位移寄存器中的像元信号在行正程期间，由水平时钟脉冲控制，逐个向输出端转移，最后在输出端转换为视频信号。以上电荷积累、转移、读出过程的完成，由驱动器产生的场，行驱动脉冲和读出脉冲控制。

（三）CCD探测器的成像特点

1. 光学缩微技术　由于CCD芯片生产工艺的限制，目前CCD芯片的最大有效面积仅为2.5～5cm^2。因此，CCD探测器数字X线摄影设备必须采用光学缩微技术（demagnification）。

（1）2次光学缩微技术：由大面积闪烁屏（scintillation screen）将入射X线转换为可见荧光，利用反射镜系统通过光路传输过程将光野进行第1次缩微，再通过镜头的光学透镜系统第2次缩微，并投射到CCD的有效尺寸上[图15-10（A）为反射式光学缩微技术原理]。

（2）1次光学缩微技术：由大面积闪烁屏（scintillation screen）将入射X线转换为可见荧光。再通过镜头的光学透镜系统缩微并投射到CCD的有效尺寸上，图15-10（B）为直射式光学缩微技术原理。

（3）采用锥形光纤束系统：将大面积可见光野缩微后直接耦合（precision optical coupling）到

CCD 表面上，图 15-10（C）为光纤式光学缩微技术原理。

（4）平面移动采集技术：大面积闪烁屏将入射 X 线转换为可见荧光。此时，置放在闪烁屏下方的 CCD 采集板从下向上平行移动，采集板上排列的多个准直探测孔通过光路传输将荧光投射至双超级 CCD（super CCD）上，图 15-10（D）为平板式 CCD 技术原理。

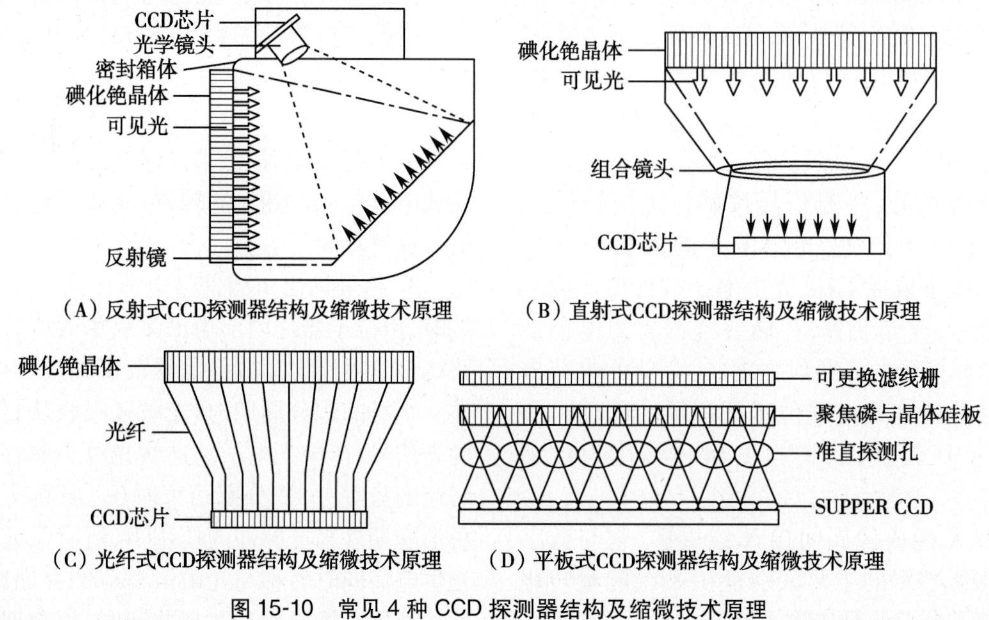

图 15-10 常见 4 种 CCD 探测器结构及缩微技术原理

2. **CCD 芯片降温系统** 为了预防大尺寸 CCD 在连续工作时产生的热噪声，IDC 公司的 X 线探测器在 CCD 芯片的位置设置了高稳定性的冷却晶片（半导体冷却系统——Peltier 固态电子冷却器），它可使温度保持在 -10℃ 而无须另加其他的冷却系统，同时整个光学套件密闭在氩气环境中，进行热交换，保证 CCD 芯片处于低温工作状态（-10℃ 温度，暗电流小于 1e/s），从而有效地提高 CCD 成像系统的信噪比。

3. **恰当的光谱匹配** CCD 所采用的大口径光学镜头具有对可见光范围的高敏感性和微光采集能力，特别是镜头的光敏感区域与碘化铯晶体的发光光谱范围（CsI：TI 最大波长为 540nm）有恰当的光谱匹配；微光采集能力有效地减少了光信号在传递过程中被丢失。

4. **被动触发技术** IDC 公司的 DR 在整个光学线路中增加了红外传输系统和触发感应器，它能被动感应所有传输来的可见光，同时向探测器发出指令进行采集和后处理，而无须另加光缆传输系统，使整个系统自动完成所有的信号采集和后处理。另外，这一功能方便医院对的常规 X 光系统进行现场升级。

5. **探测器结构特点** Xplorer DR 的 CCD 芯片在设计上被置于感光屏的侧边，这样就不会受到 X 线的直接照射，从而减少辐射损坏的可能性。同时，采用反射镜成像原理，可减少探测器的整体厚度，提高临床检查的操作灵活性。

6. **CCD 像素充填系数** CCD 芯片的物理结构不同于 TFT 结构，在 CCD 芯片上的采光平面上，各像素间的均匀性高于大面积 TFT 阵列，每像素的充填系数（pixel fill factor）为 100%，不存在无信号区（dead zone）。这样保证每像素所获取光信号的完整性，从而提高了图像信噪比。

7. **维护和可升级能力** 由 CCD 成像原理可知，CCD 采用大规模集成电路的制作工艺，在结构上 IDC DR 的芯片位于感光屏的侧面，不会受到 X 射线光子的直接照射，减少了辐射损坏的可能性，有效延长使用寿命。同时，模块化的设计便于日常维护，并便于将常规 X 光机升级为 DR。

8. **CCD 型** X 线成像设备器件体积小、结构简单、寿命长、重量轻、性能稳定、功耗低，可靠性高、寿命长；图像畸变小，尺寸重复性好；有较高的空间分辨力，光敏元间距的几何尺寸精度高；具有较高的光电灵敏度和较大的动态范围。

四、CCD 探测器性能评价

CCD 在数字 X 线摄影方面一个最显著的特

性是其物理尺寸小,一般只有2~4cm^2,比标准的投射X线面积要小很多。因此CCD数字X线摄影系统必须包括一个光学耦合系统(光导或透镜),把大的X线视野缩小到和CCD一样的尺寸,使图像信息传递到CCD的表面。尽管CCD系统非常敏感,然而光学耦合系统会降低到达CCD的光子数,从而增加系统的噪声,出现图像几何失真、光的散射和降低图像的空间分辨力。另外,由于必须使用光学耦合系统,基于CCD的X线探测器最大的不便在于所需的探测器系统的厚度难以降低,因而该技术难以成为数字X射线摄影技术的主流。

(一) 调制传递函数MTF特性

CCD固态图像探测器由像素矩阵与相应转移部分组成,固态的像素尽管做得很小,且间隔也微小,但这仍是识别微小图像或再现图像细微部分的主要障碍。评价面型图像探测器识别微小光像与再光像能力的主要指标是其分辨力,一般用探测器的调制传递函数(MTF)表示。

CCD固态图像探测器的MTF特性曲线横坐标一般取归一化数值f/f_0,f是光像的空间频率,f_0表示像素的空间分布频率。例如,某一图像在CCD探测器上所结光像的最大亮度间隔为300μm,该探测器的像素间距为30μm,则此时的归一化空间频率应为了0.1。实际上,MTF特性曲线的纵坐标MTF值本身也是"归一化"数值。它取归一化空间频率为零时的MTF值为100%。显然,MTF特性曲线随归一化空间频率的增加而变低。这一规律的物理意义是:光像空间频率越高而所用面型探测器像素的空间频率越低,则该图像探测器所表现的分辨能力就越差。

影响探测器MTF特性的因素比较多,例如,CCD探测器的MTF中既包括起于器件几何形状的MTF,还包括起因于转移损失率的MTF_T,以及其因于本势阱之外光生信号电荷扩散影响的MTF_D,等等。

当把固态图像探测器安装于固态CCD照相机上时,总的调制传递函数除上诸影响因素外,还必须考虑起因于光学系统的MTF。实际上综合的MTF更复杂些,因为还应当加进SiO_2,Si及多晶硅的透射率影响因素等。

(二) 输出饱和特性

当饱和曝光量以上的强光像照射到图像探测器时,探测器的输出电压将出现饱和,这种现象称为输出饱和特性。

当信号电荷积蓄时间(多为控制脉冲的间隔)与照度乘积,即曝光量达到某一数值时,探测器的输出呈饱和,这时的曝光量称为该探测器的饱和曝光量,这时的输出电压称为探测器的饱和输出电压。

产生输出饱和现象的根本原因是光敏二极管或MOS电容器仅能产生与积蓄一定极限的光生信号电荷所致。CCD探测器的输出饱和特性不像MOS式那样明显,但是处于过饱和状态以上的输出电压信号往往是不可信的。

(三) 转移效率

转移效率是指电荷包在进行一次转移中的效率,即电荷包从一个栅下势阱转移到下一个栅下势阱时,有部分电荷转移过去,余下(称失效率)部分没有转移。

造成电荷没有转移过去的因素有:界面态俘获(或体态俘获)、电荷转移速度太慢、电极间隙的影响、表面复合等。位数越多,要求转移效率越高,对于长线阵和大面阵CCD,要求电荷转移大于99.99%。

(四) 暗电流

暗电流是指在既无光注入、又无电注入情况下输出的电流。暗电流主要来源于半导体衬底的热产,由于耗尽区里产生复合中心的热激发,耗尽区边缘的少子热扩散和界面上产生中心的热激发,其中耗尽区内产生复合中心的热激发是主要的。暗电流的存在对CCD性能有很大的影响,限制了器件的信号处理能力,即限制了动态范围。由于暗电流的不均匀性,即CCD各单元的暗电流大小不一致,当信号电荷转移时,暗电流每时每刻加入到信号电荷包中引起暗电流噪声或干扰。

暗电流不仅会引起附加散粒噪声,还会不断地占据势阱容量。同时,工作时光敏区的暗电流形成一个暗信号图像,叠加到光信号图像上引起固定图像噪声。

(五) 噪声

CCD的噪声可归为散粒噪声、转移噪声和热噪声。在CCD中,无论是光注入、电注入还是热产生的信号电荷包的电子数总有一定的不确性,也就是围绕平均值上下变化,形成噪声。这种噪声与电子管热电子无规则发射和空间频率所引起的散粒噪声相似,人们常把它称为散粒噪声。这种噪声与频率无关,是一种白噪声。

转移噪声主要是由转移损失及界面态俘获引起的噪声，具有CCD噪声所独有的两个特点，即积累性和相干性。积累性是指转移噪声在转移过程中逐次积累起来的，与转移次数成正比。相关性是指相邻电荷包的转移噪声是相关的，因为电荷包在转移过程中，每当有一过量电荷转移到下一个势阱时，必然在原来势阱中留下一减量电荷，这份减量电荷叠加到下一个电荷中，所以电荷包每次转移要引进两份噪声。这两份噪声分别与前、后相邻周期的电荷包的转移噪声是相关的。

热噪声上由于固体中载流子的无规则运动引起，所有有温度的半导体，无论其中有无外加电流流过，都有热噪声。这里指的是信号电荷注入及输出时引起的噪声，它相当于电阻热噪声和电容的总宽带噪声之和。

以上三种噪声源是独立的，所以CCD的总噪声功率应是它们的均方和。

（六）灵敏度（响应度）

灵敏度是指在一定光谱范围内，单位曝光量的输出信号电压（电流）。曝光量是指光强与光照时间之积，也相当于投射于光敏光上的单位辐射功率的产生的电压（电流），其单位为V/W（A/W）。实际上摄像器件在整个波长范围的响应度就是对应的平均量子效率。所以，CCD的光谱响应基本上由光敏元材料决定（包括材料的均匀性），也与光敏元结构尺寸差异、电极材料和器件转移效率不均匀性等因素有关。

实践表明，当光像从背面照射图像探测器时，能够较有效地改善量子效率，并且可以在某种程度上克服正面光照造成的光谱响应的起伏现象。

（七）动态范围

CCD的动态范围的上限决定于光敏元满阱信号容量，下限决定于能分辨的最小信号，即等效噪声信号。所以，定义CCD器件的动态范围为光敏元满阱信号/等效噪声信号，其中等效噪声信号是指CCD正常工作条件下，无光信号时的总噪声。等效噪声信号可用峰值，也可用均方根，峰值为均方根值的6倍。通常CCD光敏元满阱容量约为10^6~10^7个电子。均方根总噪声约为10^3个电子数量级。所以，动态范围在10^3~10^4数量级。

（八）其他

1. **不均匀性**　不均匀性是CCD阵列中各种光敏元的输出性能不均匀程度的量度。测试时需要专门的小光点随动扫描平台部分，对CCD阵列逐元提供标准光照，进行测试并配合计算机等装置按需要做出统计。

2. **晕光系数**　晕光是指CCD阵列受到强光照射时，被测光敏元向临近元泄溢的现象。定义晕光系数为：当以两倍的光照射CCD时，其弥散圆大于三个光敏元，此时在未照射的最相邻光敏元上有晕光输出。那么，晕光输出与两倍光照射之比，即为晕光系数。

3. **填充因子**　填充因子也称焦平面占有率，它表征阵列中诸光敏元可能接收辐照的有效面积与阵列（芯片）光敏区总面积之比。一般情况下，填充因子在设计CCD的版图时已经确定而无须测量，但若采用一些措施使系统总体配合得当，可以改善该参数，从而提高灵敏度。

4. **峰值波长与截止波长峰值**　峰值波长表示探测器对入射光最灵敏的那个波长，单位为μm或（nm）。截止波长是指探测器对应于峰值波长处响应值的50%时的响应波长，单位为μm（或nm）。

5. **噪声等效功率**　CCD输出的信号中，有一部分是有用信号，也有一小部分是无用的噪声。当CCD输出的信号与输出的噪声相当时，入射辐射的功率定义为噪声等效功率。

6. **等效噪声**　曝光量产生与暗输出（电压）等值时的曝光量称为探测器的等效噪声曝光量。

7. **弥散饱和曝光量**　以上的过亮光像会在像素内产生与积蓄起过饱和信号电荷，这时过饱和电荷便会从一个像素的势阱经过衬底扩散到相邻像素的势阱。这样，再生图像上的不应该呈现某种亮度的地方反而呈现出亮度，于是形成弥散现象。过饱和信号电荷在转移寄存器内的多次转移还能扩大弥散范围。消除弥散的方法是使处于非积蓄状态下的电极下面的Si表面偏置到堆积条件，更有效的方法是在像素之间设置排供渠的构造。

8. **残像**　对某像扫描并读出其信号电荷之后，下一次扫描后读出信号仍受上次遗留信号电荷影响的现象叫残像。

9. **分辨力**　分辨力是摄像器的重要参数之一，它是指摄像器对物像中明暗细节的分辨能力，可用专用测试卡，或用MTF来表示。

10. **输出均匀度**　输出均匀度表示诸像素之间输出电压均一程度的指标。

（余佩琳　赵洁　余建明）

第七节　线扫描探测器成像技术

一、线扫描探测器的类型与结构

（一）线扫描探测器的类型

线扫描数字 X 射线摄影设备是数字 X 射线摄影的一个类别，线扫描数字 X 线摄影所采用的核心组件是线阵 X 线探测器，它与平板探测器的结构不同，线扫描成像采用条形线阵探测器（strip sinear detector），其像素阵列仅有数排，X 线连续曝光时间长，按照时间顺序，分时和逐行扫描并接收 X 线信号。

从本质上讲，任何一种探测器都是一种能量转换器，它可将辐射能量（粒子束）通过与某种物质的相互作用转换为可测量的电信号。线扫描 X 线探测器按照能量转换可分为气体探测器、闪烁体探测器和半导体探测器三种类型。已经用于数字 X 线摄影的有多丝正比室单线阵探测器，闪烁晶体/CCD 线阵探测器，闪烁体/CMOS 线阵探测器、半导体化合物的碲化镉/CMOS 线阵探测器、碲锌镉/CCD 线阵探测器，非晶硒/TFT 线阵探测器等。

线扫描 X 线探测器按照 X 线能量转换方式分：直接成像方式，X 线在探测器内直接转换为电荷，采用计数 X 线粒子数目的办法实现能量转直接转换模式，如多丝正比室探测器、半导体化合物碲锌镉探测器和非晶硒探测器；间接成像方式，在能量转换过程中增加了中间过程，即 X 线照射发光晶体后转换为可见光，再由半导体线阵进行采集后转换为电荷，如闪烁晶体/CCD 线阵探测器，闪烁体/CMOS 线阵探测器、碲锌镉/CCD 线阵探测器。表 15-19 为线扫描 X 线探测类别。

表 15-19　线扫描 X 线探测器的类别

物理类别	固体探测器	气体探测器
直接转换	非晶体硒/TFT	多丝正比室
	碲化镉/光电二极管	微电离室
	碲锌镉/CMOS	静态充电电离室
间接转化	氧化钆/光电二极管	
	氧化铯/CCD	
	碘化铯/CMOS	

线阵 X 线探测器在近代用于数字 X 射线摄影检查，主要是综合利用其对 X 线的敏感性和空间分辨能力。在 X 线人体摄影检查中，属于线扫描 X 线探测器有多丝正比室单线阵探测器，闪烁晶体/半导体线阵探测器、碲化镉/碲锌镉/CMOS 线阵探测器等。

（二）线扫描探测器的基本结构

线阵探测器是线扫描系统的核心组件，外形为长条形全封闭铝合金箱体，其内部主要包括探测敏感元件和相应的数字化电子器件、电路和低压电源等。线阵探测器的有效长度一般为人体检查区域的最大横向距离。以“行”为基本单位，在行内平行排列着若干探测敏感元件，在高能物理学中常用信号探测通道表示，每个通道单信号将作为图像的一个像素。

X 线信号的探测能力用“行”分辨能力表示，在探测器长度方向上排列有多少探测单元代表像素的分辨能力。例如，胸部摄影所使用的线阵探测器的长度为 41cm，其中平行排列着 2 048 个探测通道，每个通道占有 0.017cm×0.017cm 的采集面积（像素面积）。线阵探测器接收 X 线的狭缝窗口宽度为探测器的信号采集宽度，以“列”为基本单位，列内沿着若干排的探测敏感元件。例如，实际“列”宽度为 0.2cm 探测器内，沿纵向排列了 0.016cm 的 8 个探测通道（包括每个探测通道之间必须留出的间隙）。

探测器的扫描“列”数为 X 线摄影时移动的行程，即“列”数等于移动距离除以每列的宽度，距离越长列数越多。以 2048 探测器为例，X 线曝光时，机械扫描装置每移动 0.2mm 的距离，2 048 个探测器就采集一行 X 线图像数据，若机械扫描装置连续均匀移动 40cm 的距离（4 000mm÷0.2mm），2048 探测器就相应采集到 2 000 行 X 线的图像数据。线扫描形成的二维图像矩阵，用“行”分辨能力与“列”数的乘积表示。例如，胸部 X 线摄影的检查区域的最大纵向距离为 40cm，一共逐行采集了 2 000 列数据，由计算机进行处理则可形成一帧为 40cm×40cm 矩阵的图像。

二、多丝正比室线阵探测器的结构及工作原理

多丝正比室（multiwires proportional chamber，MWPC）探测器是放射物理检测常用的一种气体探测器，它是正比计数管基础上发展起来的一种单线阵列探测器，主要是利用射线或粒子束在气体介质中的电离效应进行辐射探测。

多丝正比室应用到X线探测装置中,使线扫描直接数字X射线摄影术(简称线扫描成像术)打破了常规X线摄影"面曝光"锥形线束成像的传统方式。1999年,中国、俄罗斯两国共同研制成功"低剂量直接数字化X线机",2004年南非LODOX(Low Dose X-ray)公司开发研制成功"STATSCAN"数字化X线全身扫描摄影仪,并在同年10月获美国食品药品管理局和欧盟的认证许可。这种成像方式是通过对准直器、采样方式以及接收装置的重大改革和优化,采用计算机自动智能毫安控制技术,并依靠强大的计算机图像后处理功能,使低剂量成像不再以牺牲影像质量为代价而获得满意的图像。开创了低剂量、高清晰度、快速成像和操作便捷的全新数字X射线摄影的新模式,为常规X线摄影展示了广阔的发展前景。

(一) 正比计数管的结构和工作原理

经典的正比计数管,如盖革-米勒计数器(图15-11 正比计数管的结构和工作原理),一般以1个内径约25mm的金属圆筒作为阴极,圆筒中心有一根拉成直线的钨丝作为阳极,筒内充满0.5~1个大气压的氩气或氙气,并加有10%左右的淬灭气体(一般为CH_4、乙醇或Cl_2),圆筒的侧壁或一端设有入射X线的"窗"。

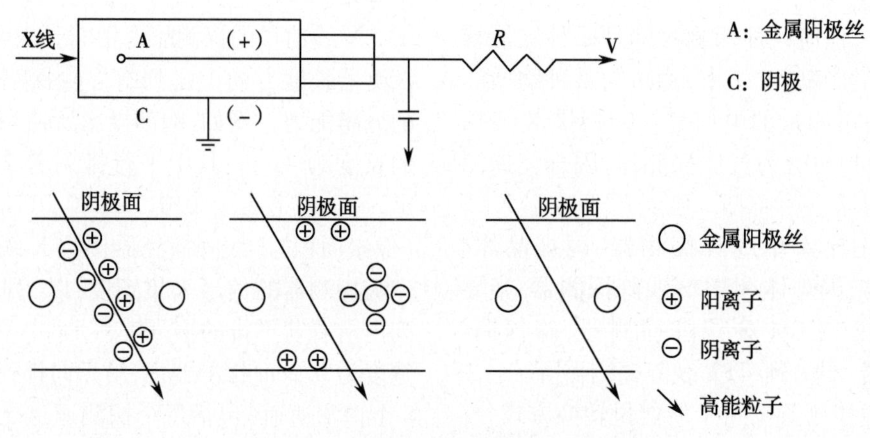

图15-11　正比计数管的结构和工作原理

在使用正比计数管时,细丝和管壁两电极间需要加上1 000~2 000V的直流高压。X线照射使管内气体发生电离,初始产生的离子对的数目与X线量子能量成比例,在极间电压所形成电场的作用下,负离子向管心的细丝(阳极)做定向动作。因为在接近细丝的地方电场非常强,电子大大加速,在运动过程中不断碰撞到其他中性气体分子,由此产生二次以至多次电离并伴随着光电效应。此时,电离的数目大量增殖,从而形成放电现象(也称为电子雪崩),直到所有电荷集到相应的电极上,放电才停止。每次放电的时间历程极短,为0.2~0.5μs。

正比计数管通过对产生的电信号(电脉冲幅度)积分以便记录X线辐射强度,同时给出确定方位上的测量值,因为产生的脉冲电压幅度与入射的量子的能量成正比,正比计数-X线探测效率可达30%。

(二) 多丝正比室的基本结构和工作原理

1. 多丝正比室的基本结构　多丝正比室技术起源于正比计数管。由于正比计数管在丝方向上具有位置分辨力,采用并排平行的多根金属丝,后来发展成为一维方向上的多丝正比室(图15-12为多丝正比室的结构)。多丝正比室探测器也可以看成是许多独立的正比计数管组合而成。

多丝正比室是一种气体探测器,所有的结构都位于一个封闭的铝腔室内(腔内尺寸为45cm×20cm×5cm)。腔体内充满2.5个大气压的混合气体氙气(Xe80%)和二氧化碳(20%)气体。腔体内设有阳极、阴极和漂移极3个电极。阳极平面为水平排列的数百条拉紧金属细丝,这些金属丝彼此绝缘,每一根金属丝均作个独立的信号采集通道,方向指向X线焦点,阳极电位为零电位。

常用的阳极金属丝为镀金钨丝、镀金钼丝、钨铼合金和软态不锈钢丝,丝的直径一般为10μm,丝的均匀性要求很高,丝的不均匀将导致气体放大倍数的不均匀,将导致输出脉冲幅度的不均匀(如果某根阳极丝的直径发生变化,则丝上的电荷密度也要发生变化致气体放大倍数的变化)。丝不能有局

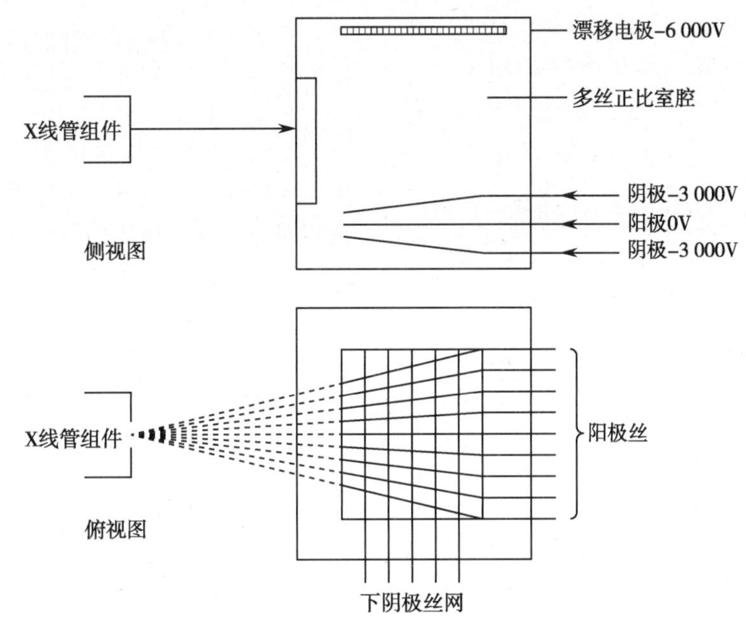

图 15-12　多丝正比室的结构

部的损伤，以免在空中形成局部的高电场区域而引起放电。阳极丝之间的距离与多丝正比室的空间分辨力有密切的关系，丝距越小，空间定位的精度越高。例如，某型号多丝正比室探测器中，平行排列 320 条阳极丝，相互间距约为 1. 2mm，即共有 320 个独立采集通道。

在阳极丝上下方各有一个垂直于阳极的网状阴极，阴极平面是用细的金属丝平行等距的拉在阴极框架上制成。金属丝与阳极丝相同，直径多数为 100μm，丝距多为 300～500μm，阴极丝方向与阳极丝相垂直。阴极电位约为 3 000V，阳极与阴极之间形成加速电场。在阴极上方还有一个板状的漂移电极，阳极和漂移极之间形成漂移电场，它的作用是使粒子产出电子漂移运动，漂移电极电位约为 6 000V。

2. **多丝正比室的工作原理**　当 X 线从多丝正比室一侧的金属窗口射入漂移电场，其光子能量将使漂移电场内的惰性气体分子发生电离，电离离子在加速电场作用下运动，负离子奔向相对高电位的阳极金属丝，正离子被吸附在阴极金属板后接地。当负离子进入加速电场时，会与气体分子发生互相碰撞，当两次碰撞间电子从电场获得的能量大于电离能量时，就会引起进一步电离。在每根金属丝附近，电子越接近金属丝，电场越强，在阳极丝表面 1μm 处导致电荷雪崩式的增加，产生大量的离子云，结果是在金属阳极丝上收集到的电荷比原始电离电荷增加了若干倍，使电位发生变化。此时，每根阳极丝作为信号采集通道。

当前置电路检测到阳极电位达到预设的域值范围，便输出 1 个脉冲，用计数器将这些脉冲加以计数，就可以得到正比于入射光子的计数值。由于正比室对电离电荷有放大作用，不同能量的射线，特别是较低能量的射线均能探测到。通过直接能量转换和信号大幅度的放大并进行量化计数，入射辐射强度能形成有效数字信号。如果施加的射线强度过大，可能会形成饱和效应。

3. **多丝正比室探测器的工作流程**　多丝正比室探测器的信号处理系统由多丝正比室、前置放大器、计数器和数据采集器组成，它的工作流程是：

（1）当 X 线曝光时，阳极金属丝收集的信号通过前置放大器将阳极面上的每根阳极的电信号进行放大，进入相应的计数器。

（2）计数器的作用是记录每个前置放大器的脉冲数值，由控制电路板和独立采集计数通道（320 或 640 个）的计数电路板组成，每块计数板与多丝正比室的 16 根信号引出线相连，并用逻辑电路采集两个独立通道之间的中间通道的计数，使每块板输出变为 32 个计数通道。这样，每块计数器板的计数值有 32 个 16 位二进制数据（计数值范围为 2^{16}），每通道的 2MHz，计数器记录的数值由数据采集器接收。

（3）数据采集器用来采集计数器板的计数值，一次共采集 320 或 640 个 16 位二进制数据采集起来放在 2K 的 RAM 之中，然后再将数据一次性传送给计算机进行数据处理成一幅数字图像。

表 15-20 是 640 和 1024 通道线阵探测器主要技术参数。

表 15-20　640 和 1024 通道线阵探测器的主要技术指标

探测器主要项目	技术指标	
探测器通道数	640	1024
X 线管组件距探测器距离	150cm	150cm
能量检测范围	40～125kVp	40～125kVp
灵敏度	1.20%	1%～1.2%
动态相应范围	≥150	≥150
空间分辨力	0.8Lp/mm	1.3Lp/mm
扫描速度	8cm/s	16cm/s
扫描最大行程	97cm	97cm
最大成像尺寸	41cm×90cm	41cm×90cm
成像时间（按扫描长度）	3～5s	3～5s
最小病灶	0.033cm ×0.033cm	0.033cm ×0.033cm
动态范围	16bit	16bit
全视野图像不均匀性	<3%	<3%

三、闪烁晶体/CMOS 探测器的结构及工作原理

（一）闪烁晶体/CMOS 探测器的结构

闪烁晶体/CMOS 阵列探测器是近几年发展起来的固态半导体探测器，属于一种间接成像数字 X 线探测器。它的主要技术特点是采用闪烁晶体物质作为能量转换介质，利用闪烁体的发光效应进行 X 线探测。由于发光晶体物质的物理特性，闪烁晶体/CMOS 阵列探测器对 X 线的采集密度和转换效率均高于气体探测器，在图像的分辨力上具有明显优势，因而成为线阵扫描探测器的换代产品，典型代表为 2048 通道线阵探测器。

1. 发光晶体层　X 线/荧光转换物质采用 Gd_2O_2S 晶体或 CsI 晶体，Gd_2O_2S 晶体形状为六棱体，以晶体颗粒混悬在乳剂内的形式构发光晶体层读出电路层号控制电路图成发光晶体层。发光晶体层的作用是将入射的 X 线转换为可见荧光。

由荧光物质与 X 线相互作用的机理证明，Gd_2O_2S 能够将入射的 X 线能量转换为 200～1 000nm 波长的光能量，发光光谱的波长主峰值为 545nm。Gd_2O_2S 晶体的荧光转化能力取决于 X 线吸收率和发光效率，即荧光晶体的发光强度等于 X 线吸收率与发光效率的乘积。表 15-21 是 Gd_2O_2S 晶体的 X 线吸收效率与转换效率。

表 15-21　Gd_2O_2S 晶体吸收率与转换率

荧光物质	X 线吸收率/%			转换率/%
	50kVp	80kVp	100kVp	
Gd_2O_2S	77	32	21	19

2. 读出电路层　荧光信号的采集、读出部分由多线阵非晶硅光电二极管阵列层组成，光电二极管阵列紧贴荧光材料层，它的作用是接收光能量并转换为电信号，每个光电二极管单元接收的信号将作为图像的 1 个像素。光电二极管单元阵列的数据采集、输出的时间，由信号采集电路进行调节和控制。例如：对于一副成像矩阵为 40cm×40cm 的图像，设定扫描时间 2s，一行数据采集时间为 1ms。这样就要求机械扫描速度为 0.02cm ÷ 1ms = 20cm/s。由于单个光电二极管单元的积分面积小，每行积分时间仅 1ms，导致探测器的计数值过低。为了弥补这个缺陷，目前使用 8 排并列的 X 线检测阵列，即每点的图像信息由 8 个二极管单元在该点的信号叠加形成，这样就增强了探测器的灵敏度（达到单线阵灵敏度的 8 倍）。

实际使用的 X 线检测阵列由若干段采集阵列模块组装而成，模块的数量可随意扩展，根据线阵的长度进行拼装。每个模块覆盖一层荧光层，荧光层下方由 126 个感光二极管组成，128 条通道的专用集成电路芯片分别处理每个感光半导体发出的信号，16 位的处理器可以生成 16 000 灰度级的高分辨力的图像。

目前，医用 X 线摄影设备所采用闪烁体/CMOS 阵列探测器为一条宽度为 41cm，由 16 段 128 个光电二极管组成的一条 2 048 个检测单元的阵列。每个光电二极管单元的受光面积 0.017cm×0.017cm，

每两个相邻二极管单元中心距离为 0.2mm。

3. **信号控制电路**　信号控制电路由信号模拟处理电路、16 位模数转换器、可编程逻辑控制电路和电源系统组成。

（1）2048 探测器的每段 128 个光电二极管线阵的信号引出线，分别连接到移位放大器上进行信号读取，模拟处理电路在可编程逻辑电路指令的控制下读出积分信号，经信号处理和前置放大器放大，送入模/数变换器。

（2）16 位模/数变换器把模拟信号转换为数字代码，写入适配器的行存储器。

（3）可编程的逻辑电路完成以下 5 个功能：①使电路同步工作。②可将数字信息写入行存储器中。③将接收的信号转换为全双工 E-THERNT 接口传送至计算机。④测试探头电路。⑤测试行存储器。另外，控制器部分还设有 16 位行寄存器和行计数器等。

在采集电路上设有 3 个标准接口：低压电源接口，连接低压供电电源；E-THERNT 接口，将图像数据通过网络系统传送至计算机；RS485 接口，连接外部控制器。

表 15-22 是 2048 通道探测器的主要技术参数。

表 15-22　2048 通道探测器主要技术指标

探测器主要项目	技术指标
探测器通道数	2048×8
X 线管组件距探测器距离	150cm
X 线能量检测范围	40～125kVp
像素尺寸	0.017cm×0.017cm
对比灵敏度	1.50%
位深	1.6bit
空间极限分辨力	2.5Lp/mm
扫描速度	20cm/s
扫描最大行程	97cm
最大成像尺寸	41cm×90cm
成像时间	2～4s
全视野图像不均匀性	<2%

4. **闪烁晶体/CMOS 探测器的工作原理**　发光晶体/CMOS 阵列线阵探测器基本成像过程可以概括为 X 线能量转换、信号采集和信号读出 3 个步骤，分别由 X 线/光转换层、采集、读出电路层和信号控制电路三部分构成的功能组件按顺序完成。

2048 线阵探测器工作流程是：采集一行 X 线信号的物理过程为，X 线透过患者后投射到探测器平面并首先到达闪烁体层，闪烁体接受 X 线后立即将能量转换为可见荧光，紧贴在闪烁体层下的感光二极管接受到光信号后产生电压信号。该信号经过集成电路的处理（由后端的信号采集电路采集，经 A/D 转换为数字信号，存入缓存），再由通信接口电路把缓存中的图像数据发送给计算机，由计算机系统完成数据重建并存入硬盘。如图 15-13 所示。

四、碲锌镉固态半导体探测器的结构及工作原理

（一）碲锌镉固态半导体探测器的结构

半导体探测器是 20 世纪 60 年代以后迅速发展的一种新型辐射探测器，属于一种直接成像方式

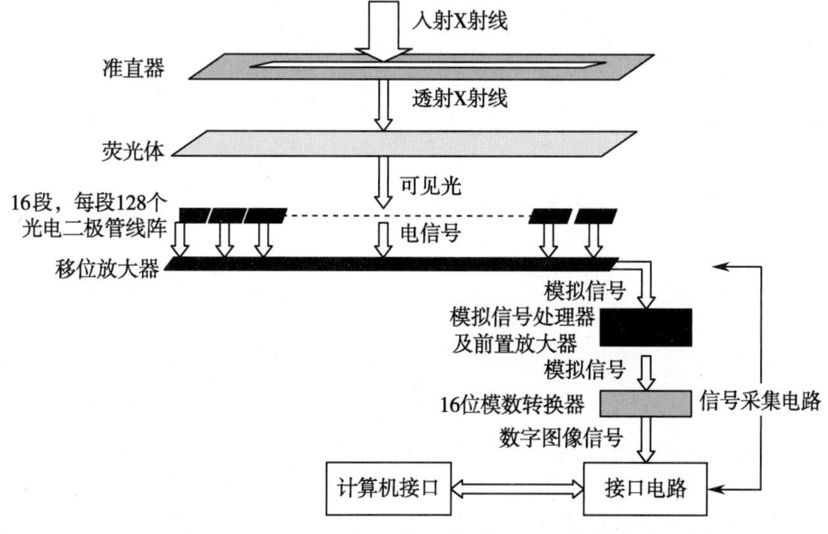

图 15-13　2048 线阵探测器工作流程图

的射线探测器。主要是利用射线或粒子束在半导体介质中产生的电子对-空穴对，并能在外电场作用下漂移的物理特性来探测辐射能量。目前，属于Ⅱ—Ⅵ族化合物半导体有砷化镓（CdSe）、碲化镉（CdTe）、碲锌镉（CdZnTe 或 CZT）、碘化汞（HgI_2）等，能作为优良的室温半导体材料，它的共同特点是能量分辨力高、探测范围宽、线性响应好、脉冲上升时间短、探测效率高。在 X 线摄影设备方面，由于具备较高的 X 线敏感性，单位体积的探测效率高，能够大幅提高 X 线探测能力和信号采集度等特点。因而，采用 CZT 像素阵列的 X 线探测器已使用于 X 线数字摄影设备。

CZT 是一种人工合成的复合半导体材料，CZT 主要物理学特点是能有效吸收射线（X 线，γ 射线）并转换为电荷信号，CZT 材料的物理学性质见表 15-23。

表 15-23　碲锌镉（Cd1-XZnXTe）晶体材料物理学性质

探测器主要项目	技术指标
平均原子序数（Z）	~50
密度/（$g \cdot cm^{-3}$）	6
禁带宽度 *Eg*/（eV）	>1.6
环境温度范围/℃	−20~40
电子漂移迁移率/[$cm^2 \cdot sV^{-1}$]	~1 100
空穴漂移迁移率/[$cm^2 \cdot sV^{-1}$]	50
厚度/cm	0.2
电阻率/（Ω · cm）	1×10^{11}
适合工作范围/keV	30~552

多线阵 CZT 探测器基本结构：CZT 像素阵列探测器专用于 X 线成像系统，其检测基本结构如图 15-14 所示。阳极由条形电路板上安置的一系列尺寸极小的 CZT 形晶体块构成，每个 CZT 晶体为一个像素，所采集的信号包含入射光子能量信息和二维空间位置信息，将所有像素信号通过 CCD+CMOS 集成电路、相关电子器件和计算机处理，可得探测对象的图像。

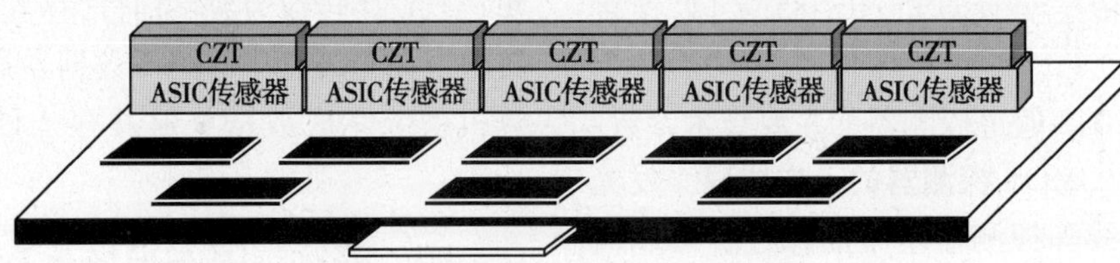

图 15-14　CZT 探测器基本结构图

以胸部 X 线检查 CZT 探测器为例，16 线阵探测器的探测阵列由 20 块芯片组拼合构成，每块芯片的长度为 2.1cm，像素布局为 138×16 像素点阵，每个 CZT 表面积为 100μm×100μm，像素间间隔距离为 40μm。这样，该探测器在 42cm 长、0.224cm 宽的有效面积内共拥有 2 760×16 个 CZT 像素单元，即该探测器拥有 3.4Lp/mm 影像分辨力。

在 CZT 阵列下方，以桥联方式连接着 16 线阵 ASIC 专用电路，以及 16 位 A/D 转换器，信号处理器，高速信号传送电路等。

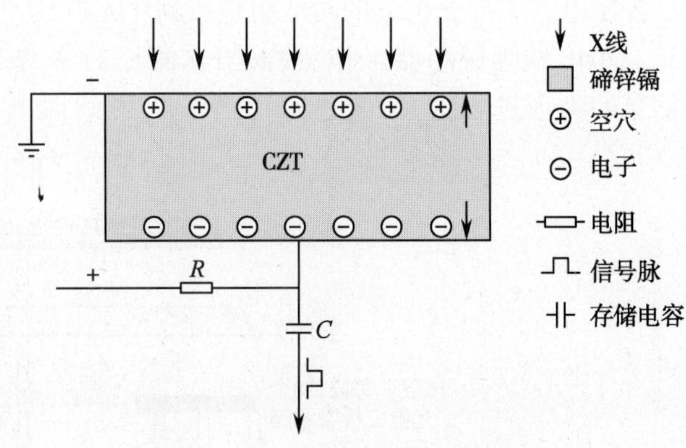

图 15-15　CZT 探测器工作原理图

（二）碲锌镉固态半导体探测器的工作原理

多线阵 CZT 探测器的工作原理见图 15-15。

CZT 表面是很薄的镀金金属电极，这些电极在偏压作用下在探测器内部产生电场。由于 CZT 晶体的平均原子序数大，密度高，与光子间存在着较强的光电效应。当 X 线进入探测器内的 CZT 晶体，与晶体内的原子发生能量交换，CZT 晶体中的原子吸收射线所消耗的能量后，电子由满带跃迁到导带上去，在导带产生额外的电子，在满带留下空穴，于是在晶体内部形成了电子-空穴对，并且数量和入射光子的能量成正比。在外电场作用下，带负电的电子和带正电的空穴向不同的电极漂移,最终被收集起来形成电荷脉冲。在探测器电极上感应出电流,该电流进入前置放大器变成电压脉冲,其脉冲高度和入射光子的能量成正比,这些信号可以通过计数器计数或者通过A/D转换形成数字信号。

CMOS像素单元由3个MOS型场效应晶体管组成,即由一个信号集成MOSFET(MOS场效应管)部分,一个置零开关和一个读出开关组成。对CZT检测器而言,读出线路使用电子收集方式(负极性信号),X线在检测器晶体中感应出正极性的电荷,通过缓冲连接点传输到CMOS放大器的输入端。

在电荷信号累积之前,T_2的门控电压由置零信号Vreset置零,置零电压一般为+5.0V。当Vreset电压上升至+5.0V时,置零开关T_1关闭,充电信号累积开始(因为置零信号是+5.0V并保持常数不变,负信号采集),当开启时,一个正比于积分充电信号的电流经过T_2被读出。随着信号读出,T_2再次置零并立即进行附加电荷累积。当同样的X线曝光时,多帧图像信号被收集起来并可以在一个大的动态范围内成像。二极管D_1和D_2的设置是为了防止像素单元过负荷及静电冲击。

以北京航天中兴医疗系统公司最新研制的线阵探测器为例,2760通道探测器主要技术参数如表15-24所示。

表15-24 2760通道探测器主要技术参数

探测器主要项目	技术指标
X线管组件距探测器距离	150cm
X线能量检测范围	40~125kVp
像素尺寸	0.014cm×0.014cm
扫描速度	20cm/s
扫描最大行程	58cm
最大成像尺寸	41cm×53cm
成像时间(按扫面长度)	2~4s
位深	16bit
空间分辨力	3.4Lp/mm
全视野图像不均匀性	<2%

五、线扫描探测器成像系统的构成及工作原理

(一)线扫描探测器成像系统的构成

线扫描探测器成像系统由扫描机构、控制框和工作站三部分组成。扫描机构由立柱、水平支架、X线球管、准直器、电动装置和探测器数据采集器组成。控制板由X线高频发生器和检测组合、控制组合、高压电源组合及低电源组合组成。技术工作站用于对系统的检测、功能设置、数据传输和图像重建、存储和显示;诊断工作站用于图像处理、数据库建立和实现网络通信功能。如图15-16所示。

1. **扫描主机部分** 扫描机构由立柱、水平支

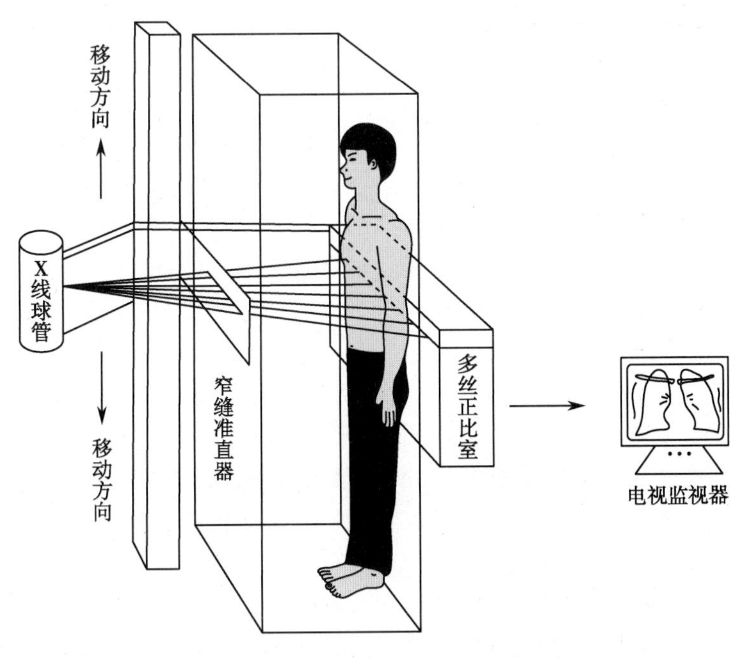

图15-16 线扫描探测器成像系统的构成图

架、X线管、准直器、电动装置和探测器数据采集器组成。线扫描数字X线摄影系统的机械结构为一整体装置。包括扫描机架、成像系统及主机罩等。

（1）扫描机架　扫描机架由支撑部分与运动部分组成。立式胸部扫描机架的构成是：

1）支撑部分一个底座和垂直安装在底座上的扫描支架。

2）运动部分安装在扫描支架上水平安装的弯管，在水平弯管的两端分别装有X线管组件和前准直器、后准直器和探测器。立柱上弯管的运动，使X线管组件与探测器作同步（往复）移动。

3）驱动部分包括三相同步电机、传动装置、减速装置（涡轮、蜗杆传动）等。采用软启动、软刹车的非线性控制技术，实现机械部分快速启动/停止，保证扫描机构平稳运行。

扫描机构安装在垂直运动机构上的水平支架，同时装有球管、前准置器、后准直器和探测系统，通过微调机构使X线严格保持在同一水平面上。整机只用一个底座和一根立柱，减速机械为涡轮、蜗杆水平，垂直移动速度约为80nm/s，总行程约1.2m。机架上还装有激光对位器，以方便摆体位时使用，准直器狭缝为1mm。机械扫描运动由计算机程序控制，使输出的X线在扫描过程中一直准确对准探测器的入射窗，实现匀速的线扫描，X线管组件与探测器的移动速度与探测器的工作效率相匹配。由于探测器工作能力的差异，第一代多丝正比室探测器的移动速度为4cm/s，每行采集时间为12ms；闪烁体/CMOS探测器的移动速度为16～20cm/s，每行采集时间为1～2.5ms。半导体探测器的移动速度为16～20cm/s，每行采集时间为1～2.5ms。

（2）成像系统

1）X线管　线扫描所使用的X线管与普通X线管的曝光模式有一定差别，用于线扫描的X线管连续曝光时间长达2～4s。因此X线管要保证长时间连续曝光后，不因X线管热容量过高而出现过载，长时间曝光的X线输出质量应相对稳定。

2）准直器　线扫描探测器属于狭缝式X线扫描成像系统。为保证X线束与探测器采集窗口处在同一水平面，设置了两个准直装置，前准直器位于X线射出窗口，以束光器形式将出线口固定成一个10cm×0.1cm水平缝隙，使原发X线的中间部分形成一个水平方向的扇形X线束，后准直器位于检查台后，一个约长41cm，宽0.2cm的后准直器狭缝，仅允许直行的X线行进采集探头平面。

3）线阵探测器　线阵探测器目前大致有4种：①640通道的线阵探测器，每个信息采集通道的尺寸为0.05cm×0.05cm，每两个相邻二极管单元中心距离为0.02cm，探测器的时间分辨力为1.6Lp/mm；②1024通道的线阵探测器，每个信号采集通道的尺寸为0.033cm×0.033cm，每两个相邻二极管单元中心距离为0.02cm，探测器的空间分辨力为1.6Lp/mm；③2048通道的线阵探测器，每个信号采集通道的尺寸为0.017cm×0.017cm，每两个相邻二极管单元中心距离为0.02cm，探测器的空间分辨力为2.5Lp/mm；④2760、3075通道的线阵探测器，每个信号采集通道的尺寸办0.010cm×0.010cm，每两个相邻二极管单元中心距离为0.014cm，探测器的空间分辨力为3.4Lp/mm。

（3）主机罩　主机罩将整个X线设备全封闭起来，防止患者碰到运动部件，并作为整体X线防护罩，有效地减少了散射线对患者的辐射和对图像的影响。主机罩的X线的出窗口用透X线的PC防弹玻璃做成，并设有激光对位器，指示光束精确地与X线束重合，后面板用透X射线的碳纤维板做成。

2. 机柜部分　机柜由X线高频发生器和检测组合、控制组合、高压电源组合及低压电源组合构成。

3. 控制台部分　控制台包括高压发生器控制部分和计算机图像数据处理系统。计算机图像数据处理系统按不同探测器采集数据的特点，分为不同的信号处理系统。计算机操作系统有图像形成、图像处理的各种软件，并控制X线机工作，如曝光条件选择、数据采集、图像重建、机械和电气控制（高压启动、旋转阳极、扫描启动和停止）、图像后处理及缓存、检索和控制打印输出等。此外，还用于系统的工作状态检测和故障报警等。

（二）线扫描探测器成像系统的工作原理

线扫描数字X线摄影的基本工作原理是：X线管发射的X线首先通过条形狭缝束光器，成为极狭窄的扇形光束，X线束的投射平面与线阵探测器采集窗口保持联动平行关系。曝光时，人体保持静止状态，机械移动装置使X线束与线阵探测器作同步移动，以扫描的方式通过检查部位。透过人体的X线按照时间顺序被探测器逐行采集、转换，形成一维方向上的数字化信号排列，最后读出系统将数据传送到计算机，进行数据重建及图像后处理，完成数字化 X 线影像。

线扫描数字化成像系统的工作流程与普通数字 X 射线摄影流程大体一致。在进行 X 线摄影前，首先在操作台建立患者个人检查资料，录入患者信息，确定摄影体位和曝光条件、决定扫描长度等，然后用模拟激光束确定患者检查部位的起始平面。启动曝光程序，当 X 线管预热完成，启动扫描机械，当扫描速度达到稳定时开始曝光。曝光时，人体处于静止状态，X 线管组件和探测器由机械传动系统控制，一直保持同步、匀速、的运动状态。X 线按照扫描时间顺序透过人体检查部位，射入 X 线探测器。探测器则以"行"为单位，逐行采集 X 线信号并送至信号处理系统，以计数积累的方式写入行存储器内，直至整像扫描、采集结束。然后传送到计算机进行数据处理。

线扫描机械装置完成预先设置的扫描行程后，停止曝光和机械运动，并自动回复机械运行前所在的位置，准备下次扫描。计算机处理图像数据并将预处理图像显示在显示器上，一旦确认图像质量，则完成检查。图 15-17 为线扫描 X 线成像原理示意图。

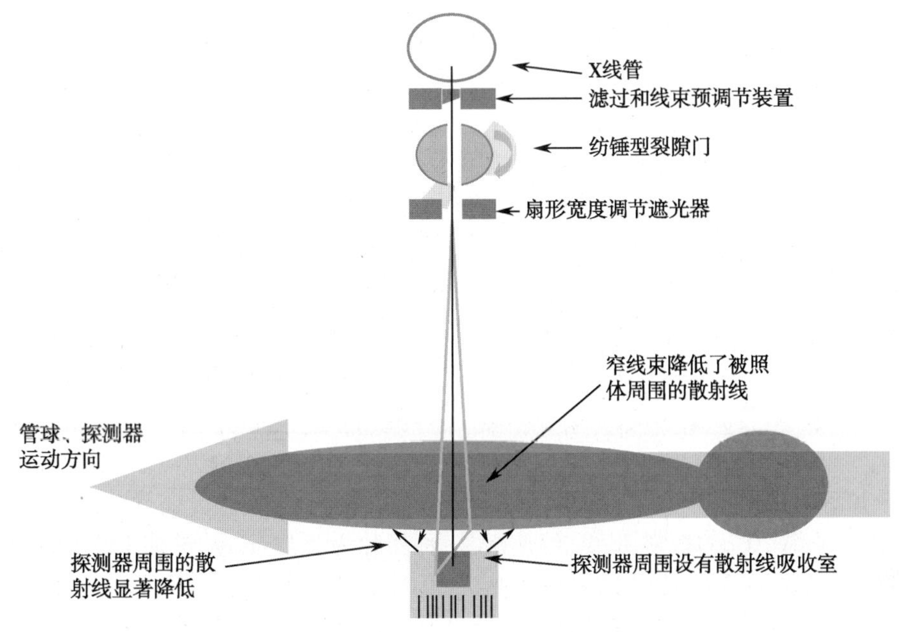

图 15-17　线扫描 X 线成像原理示意图

六、线扫描探测器成像的临床应用

(一) 成像的流程

1. **录入病例信息选**　择新病例按钮，系统开始进行新病例建立，并对新病例进行初始化操作，自动产生 ID 号和检查时间。在病例录入区快速、准确地录入病例信息和保存病例信息。

2. **采集 X 线图像**　摆好体位及调整扫描起始位置，设置扫描条件，根据实际情况设置拍片体位、扫描尺寸，系统自动给出拍片条件(kV、mA、S)；选择采集系统弹出对话框，确认后开始扫描，并在几秒钟内显示图像。

3. **采集处理**　曝光条件及选择的图像尺寸不一定完全合适，系统提供了剪裁工具、灰度均衡及其他功能使图像处理后达到满意效果，将处理后的图像进行激光打印。

4. **图像后处理**　系统提供比较完善的图像处理功能，使诊断医生更加准确地对疾病进行诊断。

5. **编辑报告**　打开编辑对话框，可以自行书写报告，也可以利用左键"报告"中的模板和"词库"中提供的诊断词进行快速书写。

6. **打印输出**　为了简化系统界面，在"打印报告"中提供了打印文字报告、图文一体化报告、打印胶片三种模式。

7. **病例发送**　图像采集和病例输入操作完成后，一般要求发送到病例库中，供诊断医师进行诊断。

8. **DICOM 发送**　技术工作站采集后的图像可以 DICOM 3.0 标准格式发送到与之链接的网络服务

总之，线扫描探测器成像的流程是：管球发出的 X 线束经窄槽聚焦成一窄束高能量趋于单色的圆锥扇形 X 线束（在人体 Z 轴面射线宽度仅为 0.4~1mm，类似管球小焦点发出的射线），穿透人体后的 X 线束由多丝正比室式高灵敏度探测器接收，探测器接收的信号经放大器、模数转换器以及缓存器等处理完成数据采集，采集的数据经计算机 22~88ms 完成重建，并可将影像“实时再现”和输出。

（二）成像特性

1. **减少了散射线干扰** 线扫描成像由于透过人体的 X 线被后准直器严格地限制在很狭窄的缝隙中，大量的散射线（也称为本底噪声）被遮挡板吸收。散射线减低的结果，使微弱的 X 号也能被探测器有效地检测出来，从而提高了人体影像的密度分辨力。

2. **减小图像失真** 在线扫描的整个过程中，X 线束一直与线阵探测器保持同步平行状态。因此，X 线始终垂直于人体检查平面，最大限度地避免了人体生理弯曲度产生的 X 线投影重叠显示，能有效地避免 X 线锥形束的斜射线使影像变形，避免了 X 线在垂直方向的几何失真。使用该技术对长脊柱、多关节和大范围的检查，可得到最真实的人体 X 线解剖结图像。

3. **低剂量** LDRD 系列摄影系统应用特殊的成像原理设计，消除了约 70% 的散射 X 线，致使 X 线辐射剂量非常低。线阵探测器具有对 X 线的高灵敏度探测能力，可明显降低人体辐射剂量（线扫描的胸部正位摄影，人体所受辐射剂量为 0.01mGy，明显低于欧共体放射剂量的人的防护标准（≤0.3mGy）。

4. **大范围扫描** 线扫描 X 线检查的最大行程为 97cm，可一次性形成的最大成像面积为 43cm×97cm。用一次性曝光就能满足人体大面积 X 线摄影的需要，对人体的全脊柱、整个肢体作连续 X 线扫描，取代了 X 线分段摄影后再拼接的成像方法，避免拼接技术的误差。

5. **几何失真** 由于长时间曝光将受 X 线输出能力和 X 线管容量的制约，焦点到探测的距离较短（135cm），从而造成焦物距较短，这样势必影响到 X 线扇形光束在水平方向的成造成一定的几何失真。

6. **探测器的分辨能力** 探测器的分辨能力由探测通道数确定。多丝正比室探测器是由金属丝制成的阳极面和两阴极面构成，金属丝与金属丝排列间有一定的物理极限，所以像素尺寸不可能做得很小，图像极限分辨力只能达到 1.6Lp/mm；闪烁体/半导体探测器受光电转换能力与光电二极管阵列物理尺寸限制，图像极限分辨力为 2.5Lp/mm；CZT 探测器的像素单元可能做到很小，目前用于人体 X 线摄影的图像极限分辨力为 4Lp/mm，而用于乳腺 X 线摄影的图像极限分辨力可达 5.0Lp/mm。

7. **探测器的使用寿命** 探测器的使用寿命决定于每个探测单元的光敏器件及其后面的集成电路受 X 线辐射损坏的程度，由于线阵探测器的电路集成度低于平板面阵探测器，探测单元 1∶1通过不同的光导结构避开 X 线照射，这样延长了使用寿命。

8. **线阵探测器的固有限制** 线阵探测器采用机械线扫描运动，不能实时采集显示图像，所以不适合观察类似于心脏的实时成像检查。

9. **低对比度和空间分辨力高** 线扫描技术克服了本底噪声的干扰，使原本被本底噪声湮没的微弱信号也可以显示出来。在正常拍片条件下（80kV、20mA、0.1mAs），用低对比度测试卡检测，可以分辨直径 1~1.5mm 的检测孔，而面曝光方式下（70kV、100mA、3mAs）仅能分辨不小于 4mm 的检测孔。

10. **动态范围宽** 线阵探测器的动态范围为 150 的物理含义：假设在 X 光透射下能检测到的最薄铝片为 0.1mm 厚，叠加 150 个 0.1mm 厚铝片后，仍能分辨出第一个铝片。普通 X 线片的动态范围为 60~80，其他数字化 X 光机为 70~100，而 LDRD 系列的直接数字化 X 线机为 150。

11. **高灵敏度** 它采用一种狭缝式线阵列探测器扫描装置，当 X 射线射入时直接产生正比于 X 光子数的计数脉冲，无须经过 X 射线变为可见光转换，探测效率比较高。

（三）采集图像后处理

1. **图像剪裁** 采集图像后或点取图像，系统容许进行图像剪裁。方法是：①勾选“区域选择”，系统处于剪裁状态。②移动鼠标到剪裁起始点，按住鼠标左键，移动鼠标到剪裁结束点，放开鼠标左键，系统表示剪裁区域。③如果剪裁区域不合适，按住鼠标左键，移动鼠标，剪裁区域随之移动，按住鼠标右键，移动鼠标，剪裁区域随之扩大或缩小（横向、纵向）。④确定区域后，点击“剪裁区域”，系统剪裁图像。⑤点击“覆盖原图”，系统将剪裁后的图像替换原图像，或者点击“存为新图”，系统将剪裁后图像存为新的图像，原图像保留。

2. **灰度均衡** 采集图像后或点取图像，系统可以对图像的灰度进行均衡调节，以达到更好的观察效果。方法是：①勾选“路径选择”，将鼠标移动到图像需要观察的部分顶端，点左键。②通过画折线的方式，将欲观察区域的路径描绘出来，在观察区域底端，双击鼠标左键。③双击鼠标后，屏幕上会出现蓝、绿两条曲线，点击“灰度均衡”，系统会对所选择部分的灰度进行处理，使医生能够更清晰地观察图像。“灰度均衡”功能解决了整幅图像中脊柱观察效果不佳地弊病，同时也适用于四肢、关节等其他部分的观察。

3. **其他功能：**①水平翻转，将图像水平翻转180°（即左右对调）。②旋转90°，将图像顺时或逆时旋转90°。③L→R、R→L，在图像上标注左右。④测量，可测量点密度、长度、夹角、心胸比。⑤标记，可在X线图像任意地方加上文字、箭头标记；⑥全部/局部图像处理、正/负像显示、全屏显示、放大处理、边缘处理、窗宽/窗位处理、校正、处理效果保存、标记显示、图像移动等。

在X线图像处理中，三类操作是互斥的，即测量时，标记和图像处理功能不能操作；标记时，测量和图像处理功能不能操作；图像处理时，标记和测量功能不能操作（表15-25、表15-26）。

表15-25　几种常用的线探测器的基本参数

厂家	Canon	GE	Hologic	SwissRay	trixell
探测器名称	CXDI-31	Revolution	DirectRay	dOd	PiXium 4600
吸收体材料	Gd_2O_2S	CsI:TI	a-Se	CsI	CsI:TI
材料厚度/μm	200	400	500	600	550
探测器技术	a-Si:H/光电二极管/TFT矩阵	a-Si:H/光电二极管/TFT矩阵	a-Si:H/TFT	CsI闪烁体/镜面/镜头/4CCD	a-Si: H/光电二极管/TFT矩阵
图像面积/cm^2	22.6×28.8	41×41	35.6×42.7	35×43	43×43
像素矩阵排列	2 256×2 878	2 022×2 022	2 560×3 072	2 048×2 560	3 001×3 001
像素点距/μm	100	200	139	169	143
几何填充因子/%	52	82	87	100	68

表15-26　几种常用X线探测器的量子探测效应（在70、90、120kVp条件下）

	Canon	GE	Hologic	SwissRay	tyixell
DQE/%					
X方向	37/37/30	61/56/48	38/26/22	40/36/30	63/56/45
Y方向	37/37/31	60/58/47	39/26/21	38/35/29	63/57/46
DQE/%（在0.01Lp/mm）					
X方向	3.9/3.7/4.0	奈奎斯特采集频率>5%	奈奎斯特采集频率>5%	2.1/2.4/2.1	奈奎斯特采集频率>5%
Y方向	3.9/3.6/3.9			2.1/2.1/2.1	
DQE/%（在1.0Lp/mm）					
X方向	29/30/24	51/49/40	33/21/17	25/26/21	54/52/41
Y方向	28/30/24	49/49/39	30/21/17	23/22/20	57/53/42
DQE/%（在1.5Lp/mm）					
X方向	24/25/20	43/42/34	30/19/15	14/14/13	50/48/40
Y方向	22/25/21	41/40/35	28/18/15	12/12/11	50/50/39
DQE/%（在2.0Lp/mm）					
X方向	19/21/18	29/27/23	25/17/13.5	6.3/6.7/6.4	43/42/36
Y方向	15/16/14	27/27/24	25/27/13.6	5.7/5.7/5.6	42/45/35
DQE/%（在2.5Lp/mm）					
X方向	15/16/14	12/12/10	21/14/12	2.7/3.0/2.9	34/33/26
Y方向	14/16/13	12/12/14	23/15/11	1.9/2/1.9	33/35/29
DQE/%（在3.0Lp/mm）					
X方向	11/13/10.8	超过奈奎斯特采集频率	16/12/9.5	超过奈奎斯特采集频率	21/23/18
Y方向	10/12/10.6		19/12/9.2		

（余佩琳　赵洁　余建明）

第八节　DR 的特殊成像技术

一、DR 双能量减影技术

（一）双能量减影技术的发展

早在 20 世纪 50 年代，Jacobson 就提出了双能量减影（dual-energy subtraction，DES）技术的基本概念，直到 80 年代才被用于 CR 胸部影像的临床诊断，它是在两块成像板间放置一块铜板，一次曝光两块成像板，同时记录高、低能图像信息后再进行减影处理。其优点是没有图像错位的误编码问题，但出现不可避免的能量分离不够理想，减影后图像残留现象，图像对比差，信噪比低。

后来使用双能量减影技术的两次曝光法，但是它需要在短时间内交替输入高低两种能量的 X 线束，对球管要求很高，损耗也较大。特别是两次曝光间隔时间难以缩短至满意的范围，不能有效地消除两次曝光间被曝物体运动位移（如呼吸、心跳等），导致的两图像间误编码问题，两次曝光法过去一直没有应用于临床。

随着 DR 成像技术的发展，特别是 GE 公司数字化摄影系统 Revolution XQ/I 和 XR/d 的问世，双能量减影已成熟的应用于临床，它是以不同的 X 线球管输出能量（kVp）对被摄物体进行两次间隔时间很短地独立曝光，得到两幅图像或数据，将其进行图像减影或数据分离整合分别生成软组织密度像、骨密度像和普通 DR 胸片的共三幅图像。这种两次曝光法能很好地解决一次曝光法能量分离不够理想，减影图像信噪比低的缺点。使能量分离充分，图像信噪比高。由于使用了高速数字化平板探测器，两次曝光的时间间隔可缩短到 250ms，患者一次屏气即可轻松完成检查，在很大程度上减少了误编码；由于其数字化平板量子检出效率（detective quantum effiency，DQE）高，能量分离的效率高，且宽容度大，在不牺牲图像质量的前提下，球管输出能量可相应降低。低能及高能 X 线输出量分别为 60～80kVp 和 110～150kVp。GE 公司数字化摄影系统将采集的信息直接变成可视图像，自动后处理速度快，在几秒内即得出三幅图像——普通数字 DR 胸片、软组织像及骨像。

（二）双能量减影的原理

1. 两次曝光法与一次曝光法双能量减影

（1）两次曝光法：两次曝光法指以不同的 X 线球管输出能量（kVp）对被摄物体进行两次独立曝光，得到两幅图像或数据，将其进行图像减影或数据分离整合分别生成软组织密度像、骨密度像和/或普通胸片的方法。所采用的低能 X 线峰值在 60kVp～85kVp、高能 X 线峰值为 120kVp～140kVp 范围之内。胸部双能量减影摄片的研究最初是从两次曝光法入手的，虽然曾被用于胶片增感屏系统、扫描投影摄片系统（scanned projection radiography，SPR）、计算机 X 射线摄影（computed radiography，CR）和数字 X 射线摄影（digital radiography，DR）。但大多只是实验室研究性质的报道，基本上没有用于临床，主要是因为两次曝光间的时间差难以缩短至满意的范围，不能有效地消除两次曝光间被曝物体的运动位移所导致的两图像间的误编码。直到 GE 公司的直接数字 X 射线摄影（direct digital radiography，DR），即 Revolution XR/d（GE Medical-Systems，USA）问世，因为使用高速数字化单片式平板探测器（digital flat panel detector，DFP），两次曝光间的时间差可缩短到 200ms，患者一次屏气可完成检查，在很大程度上减少了误编码，而且由于 DFP 量子检出效率（DQE）高，能量分离的效率高，且宽容度大，在不牺牲质量的前提下，球管输出能量可相应降低。低能及高能 X 线输出量分别为 60～80kVp 和 110～150kVp，而且 DFP 将采集的信息直接变成可视图像，自动后处理速度快，在数分钟内即得出三幅图像——普通数字胸片、软组织像及骨像，因而可成为胸部 X 线摄片的常规附加检查。

（2）一次曝光法：一次曝光法是对经被曝物体衰减后所输出的 X 光子进行能量分离，得出两幅能量不同的图像。该方法最初是为了消除两次曝光法的误编码问题，由 Speller 等在 1983 年首次提出的，他们在特制的暗盒内叠放两套胶片增感屏系统，两者之间用铜滤板分隔，较低能量的 X 线在前方的胶片成像，而较高能量的 X 线穿过滤板成像于后方的胶片，从而实现能量分离。Barnes 等和 Ishigaki 等分别将一次曝光法应用于各种 CR 胸部摄片系统，用双层影像板取代双胶片增感屏系统，其信息的后处理功能使图像质量提高。

（3）两次曝光法与一次曝光法的比较：两次曝光法的优点是能量差大、所产生的双能量减影的图像上残留的组织对比好、图像信噪比高，但两次曝光之间因呼吸、心跳、移位等导致误编码是其最大的弱点。此外，短时间内交替输出高、低两种能量，

X 线束对球管要求高、损耗也大、患者的辐射量亦有所增加。一次曝光法虽然没有图像错位的误编码问题，但能量分离远不如两次曝光法理想、所获图像的残留的组织对比差、信噪比低。虽然在理论上增加曝光条件可提高能量分离的幅度、减少量子斑点噪声，但当曝光量增大至一定程度后，影像板的噪声与曝光量不再相关，而且曝光条件过高还会增加散射所致的杂影。有的研究者推测如果要使一次曝光法的双能量减影图像的信噪比与两次曝光法的相当，其 X 线曝光量需提高 16 倍。

研究表明，在其他条件基本一致的前提下，140kV 一次曝光法的能量分离幅度只有 70/140kVp 两次曝光法的 50%（分别为 21.6keV 和 42.6keV），所得减影图像的残留组织对比度只有后者的 50% 左右，图像的信噪比只是后者的 43%。近年来，由于 DR 的探测器能将 X 线信号直接转变为可视信号，且速度快，成像及图像撤除速率迅速，不必在两次曝光间更换或使用前后重叠的影像板，从根本上解决了两次曝光法的曝光间隔过长难以产生两幅完美重合的图像这一致命弱点。

2. **DR 双能量减影的机理**　人体不同组织对 X 线的吸收与 X 线的能量有关，它是 X 线能量的函数。诊断性 X 线摄影所使用的是低能 X 线束，它在穿过人体组织的过程中，主要发生光电吸收效应和康普顿散射效应而衰减。光电吸收效应的强度与被曝光物质的原子序数呈正相关，是钙或骨骼等高密度组织产生 X 线衰减的主要因素。康普顿散射与物质与 X 线所经过的组织的电子密度呈函数关系，主要发生于软组织。双能量减影是利用骨与软组织对 X 线光子的能量衰减方式不同，以及不同原子量物质的光电吸收效应的差别，将对不同能量的 X 线束的衰减强度的变化反映出来，经过对不同强度的光电吸收和康普顿效应衰减后的 X 线信号进行分离采集处理，从而选择性消除骨或软组织成分，得出能够体现组织化学成分的所谓组织特性图像——即纯粹的软组织像和骨像，从而降低高密度的骨组织和低密度的软组织在图像上的相互干扰，提高了对疾病的临床诊断能力。

物质的线性衰减系数在放射诊断的能量范围内可分为光电效应和康普顿效应，前者主要与物质的原子序数相关，后者主要与物质的电子密度相关。DR 双能量减影利用这种原理，用低 kV 和高 kV 分别作低能量和高能量两次曝光，在间隔很短的时间内使人体不同密度的组织结构在不同能量曝光中形成不同的影像，利用影像间的差别，通过 DR 的能量软件包将人体内的物质分为软组织和骨组织，然后进行减影处理。由此可见，物质的光电效应和康普顿效应是能量减影的理论基础。

双能量减影摄影只需按一次曝光键，DR 系统则以不同的 X 线球管输出能量（kVp）对所摄部位进行两次独立曝光，得到两幅图像/数据，将其进行图像减影或数据分离，选择性去除骨骼或软组织的衰减信息，得到能够体现组织化学成分的组织特性图像，即纯粹的软组织和骨骼像，同时保留标准图像，见图 15-18、图 15-19 和图 15-20。

（三）双能量减影的临床应用

1. **双能量减影胸部的应用**　胸部病变的检查是双能量减影技术最早应用的，也是文献报道最多的领域。该区域结构复杂，肋骨和胸部组织器官前

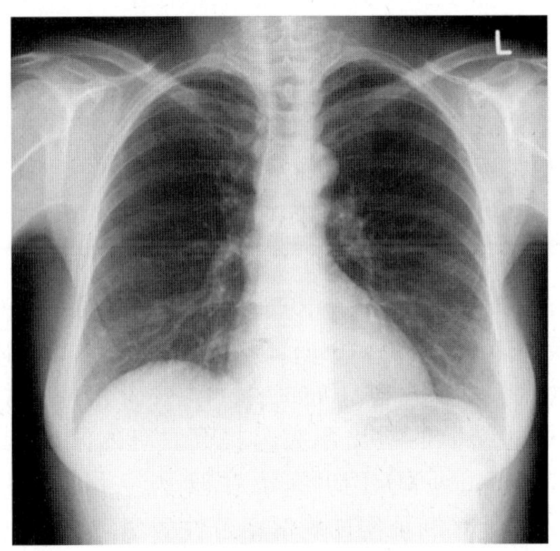

图 15-18　DR 标准图像

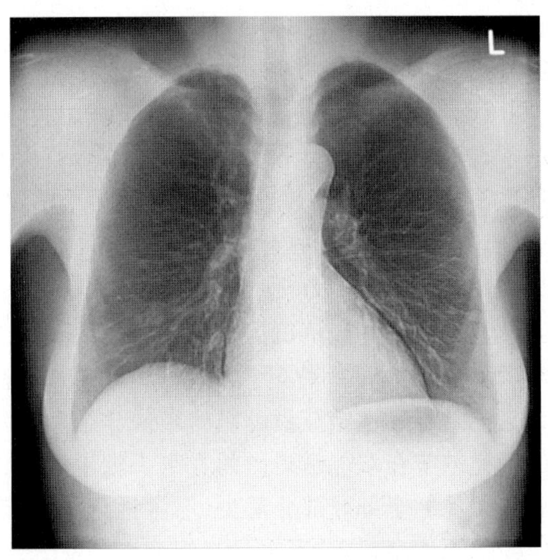

图 15-19　DR 软组织图像

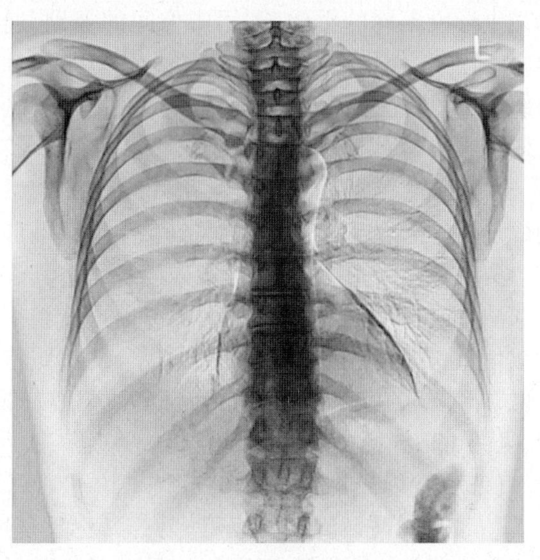

图 15-20　DR 骨组织图像

后重叠，常规 DR 胸片上软组织影和骨影相互干扰，影响图像的诊断和鉴别诊断。

（1）提高肺内结节的检出率：胸片是早期检出肺结节的基本影像手段，但常规胸片对单发肺结节的假阴性率高达 18%～32%，且近 30 年来无明显改善。而双能量减影软组织像能去除骨骼等背景组织的“结构噪声”，提高了图像的密度和空间分辨力，使肺野显示更清晰，同时又弥补了常规 CT 扫描（层厚 10mm，层距 10mm，螺距 1.0）的盲区，使肺结节特别是直径小于 10mm 或肋骨、锁骨和肩胛骨重叠处的结节的检出率大为提高。有的学者利用 GERevolution XQ/I DR 系统对 35 例经手术病理检查及临床诊断证实的胸部结节性病变患者进行常规 DR 和双能量减影检查，结果发现双能量减影软组织图像对胸部结节病变的清晰显示率为 94.3%，明显高于常规 DR 胸片的 45.7%。另外，若双能量减影骨组织像显示结节在骨上，而软组织像不显示，则可确定为肋骨病变。因而双能量减影技术弥补了常规胸片只能显示肺野内结节的形态、大小，而往往不能判断肋骨等胸壁骨骼重叠时结节是肋骨病变还是肺内结节的缺憾，有利于胸部结节的定位诊断，减少了误诊及不必要的继续检查、大大减轻了患者的心理和经济负担。

（2）提高胸部钙化的检出率：众所周知，检出钙化是诊断肺良性结节最可靠的影像学征象之一。有的钙化结节在双能量减影的骨组织像上成影，而在软组织像上全部或部分消失；不含钙化的结节在软组织像上清楚显示，而在骨组织像上消失。有的学者经人体模型实验表明，钙化的检出与含钙浓度有关，与大小无关，凡钙含量大于 $35mg/cm^3$ 的结节都能在双能量减影后骨组织像上辨认，其含钙浓度与减影图像上的光密度呈直线相关，其认为在双能量减影图像上的肉眼判断有无钙化非常可靠，不必再行测量。有人使用 GE Revolution XR/d DR 系统双能量减影技术对 150 例患者进行检查，结果发现，与普通胸片相比，双能量减影技术可增加诊断的信息量，显著增加胸部钙化的检出率，有助于肺内结节病变细节的观察，有利于对肺野边缘、骨性胸廓及大气管影像解剖结构和病变的观察。

（3）提高气胸的检出率：气胸为常见的临床急症之一，依据临床症状和体征可对气胸作出初步诊断，但其确诊要结合影像学检查，其中 X 线检查是首选。随着 DR 胸片质量的提高，常规 DR 胸片对气胸一般都能诊断，但当气胸量较少或气胸线与肋骨、锁骨影重叠时，DR 胸片常常显示不清或不能显示，易漏诊；同时，由于多数气胸患者病情急重，在拍片摆位时难以完全合作，肩胛骨未能完全拉开，部分重叠于肺内，从而影响气胸的显示。双能量减影可有效去除肋骨、锁骨及肩胛骨影的遮挡，获得单纯软组织图像，并通过后处理技术能使气胸线清晰的显示出来，提高少量气胸的检出率。有的学者利用 GE Revolution XR/d DR 系统对 60 例经 CT 及临床证实的气胸患者进行双能量减影检查，并与患者的常规 DR 胸片对比分析发现，双能量减影图像能更好地显示气胸线的情况。对于少量气胸，双能量减影图像的显示率为 100%，明显高于常规 DR 胸片的 45.5%。

（4）提高肋骨骨折的检出率：在某些部位（如膈下肋骨、纵隔处，特别是心脏后缘肋骨以及腋中线处骨折线细小、无错位等），由于肺组织及其他器官组织的重叠，普通胸片对肋骨骨折的诊断有其不足之处。双能量减影技术使得普通胸片上骨组织和心肺组织分离得以实现，可以得到单纯骨组织像，去除了骨组织以外的胸部组织（如肺组织、心血管组织）对肋骨的重叠和干扰影响，能更好、更清晰地显示肋骨病变，显著提高了肋骨病变的特异性和检出率，这是无双能量减影技术的数字 X 射线摄影技术和非数字化 X 线摄影技术无法比拟的。特别是对于隐匿部位（重叠或切线位）和细小的肋骨骨折，双能量减影骨像的检出率明显高于常规胸片（92.3% vs 73.1%）。此外，对于胸部外伤患者，以往常规都要拍摄胸部正位片，然后改变摄片条件后再拍摄肋骨片，患者需要几次的折腾。有了双能量减影技术后，患者一次屏气就能完成所有的检查，大大减轻了患者的痛苦。

（5）提高支气管病变的检出率：气管、主支气管占位性病变的临床症状较不典型，患者常以咳嗽首诊。临床对这一类病变诊断多依赖纤维支气管镜的检查，可以观察病变形态、生长部位，并可获得病理细胞学组织样本，但如进行纤支镜检查前对病变部位、病变基本形态估计不足，检查过程中极易造成刺激性分泌物增多，肿瘤损伤出血等，导致气道阻塞，加重呼吸困难，甚至引起窒息，而影像学检查对纤维支气管镜检查前的准备十分重要。有的学者利用 GE Revolution XR/d DR 系统对 12 例经纤维支气管镜、CT 或临床病理证实的气管、主支气管病变的患者进行双能量减影检查，同时行普通胸片对照，发现双能量减影对怀疑气管、支气管内占位患者纤维支气管镜检查前的初步筛查明显优于普通胸片。普通传统胸片图像由于受前后方骨骼及纵隔软组织遮挡的影响，对气管、支气管显示较差，多延误诊断。

有学者利用 DR 设备对 9 例经纤维支气管镜、CT 或临床病理证实的气管、主支气管病变的患者进行双能量减影检查，每例患者均行传统 X 线平片对照。因为气管、主支气管病变由于受周围骨组织及软组织遮挡，临床普通平片初次检查时极易误漏诊，从而延误病情，DR 中双能量减影技术可以有效地去除骨组织的影响，并通过多种 DR 后处理技术使病变更清晰显示，结果表明双能量减影技术对气管、主支气管病变的显示明显优于普通平片。

2. 双能量减影在咽颈部的应用　甲状腺癌直接侵犯气管，管壁增厚，局部正常组织被肿瘤组织替代，气管外壁与原发甲状腺病灶分界不清。气管、支气管内肿瘤早期临床表现不典型，气管管腔被阻塞<30%时，患者仅表现刺激性干咳，在气管管腔被阻塞 50%～60%时才出现严重通气障碍。活动后出现气短、咳嗽、咳痰、咯血等症状。临床初诊多采用普通胸部 X 线检查，由于骨骼及纵隔软组织影响，普通胸片对气管、支气管病变难以显示，加之临床表现与其他疾病相似，多被误诊为哮喘、肺炎、肺结核等。有文献报道，74%被误诊为支气管哮喘和支气管炎，误诊时间可达 10～15 个月。MRI 和 CT 检查图像清晰度，图像显示效果好，但这两项检查费用较高，不适用于临床初检普查的应用。高千伏摄影效果较普通平片为优，可以部分解决气管、主支气管周围组织重叠的影响，但仍欠清晰。

DR 双能量减影被认为是一项便捷、低廉的检查方法，可以清楚地显示管腔内外病变生长情况及管壁情况，对病变部位、大小、管腔狭窄程度、管壁增厚情况做出初步估计，尤其对气管支气管的测量与实际值更接近，比平片更准确，也弥补了 CT 因部分容积效应造成的测量不准确，对最窄内径的测量更有利于金属支架植入前的准备。DR 双能量减影可以作为气管、支气管占位病变疑诊者首选检查项目，但对临床以咳嗽、咳痰为症状的初检患者的大范围初筛检查并不适用，尤其一些有严重呼吸困难的患者及不能配合检查的年老及年幼患者，检查过程中操作难度大。

DR 双能量减影有望为普通放射学在气管、支气管疾病诊断提供新的思路，作为临床初筛气管、支气管肿瘤患者重要的辅助检查手段，以便降低临床误诊和漏诊率，并可以为纤支镜检查提供肿瘤及气管、支气管初步情况，便于临床医生对纤支镜检查中可能遇到危险情况的估计，并可结合临床情况及患者经济情况省去 CT、MRI 等昂贵设备的检查。

鼻咽部扁桃体肥大是导致儿童鼻鼾的最常见病因，在鼻咽部气道低密度气体影衬托下，肥大的咽扁桃体在 X 线片上得以显示。由于咽扁桃体位于鼻咽腔顶部，间接鼻咽镜和鼻咽部指诊检查时患儿很难合作，所以无创性的 DR 双能量减影摄影对临床上咽扁桃体诊断及术前正确估计腺样体大小非常有价值。鼻咽部侧位平片上，气道影常与上颌骨、下颌骨、牙齿等高密度结构重叠，使得鼻咽部气道显示较差。而双能量减影软组织像有效去除了上颌骨、下颌骨、牙齿等高密度结构所造成的影响，从而获得满意的鼻咽部气道图像。图像质量明显优于平片，便于对鼻咽部气道周围软组织进行测量，以便正确评价腺样体大小和形态，并对鼻咽部气道狭窄程度进行评估。

有的学者利用 GE Revolution XR/d DR 系统分别对 76 例和 48 例儿童鼾症患者进行 DR 双能量减影检查，同时做鼻咽部平片和 CT 扫描，并与手术病理结果进行对照。结果均发现双能量减影软组织像能有效去除周围骨组织及牙齿等高密度结构的影响，与平片相比能更好地显示增大的扁桃体、腺样体及狭窄的气道，为术前正确评估扁桃体和腺样体的大小和形态提供了一种简便快捷有效的检测方法。另有学者对 50 例经 CT 和病理证实的鼻咽癌患者的双能量减影和数字 X 线片进行了回顾性比较分析，证明双能量减影软组织像对鼻咽癌的检出率明显高于普通平片。

3. **双能量减影在腹部的应用**　泌尿系统平片及静脉肾盂造影片经常受肠气影的干扰，以致影响对肾脏轮廓或疾病的观察，少量肠气又可重叠于泌尿系脏器区，影响结石的显示造成不必要的漏诊或不必要的 CT 检查。如何消除肠气影响一直是影像学要解决的问题，以往传统 X 线摄影片或 CR 都无法实现，双能量减影技术可以在骨像中选择性去除低密度的肠气的衰减信息，尤其是应用于造影检查，对比剂充盈后的影像在所得高密度图像中显示更清晰，提高了泌尿系统诊断的正确性。

胆道系统的病变常见的有结石、炎症、肿瘤、先天畸形等，临床的影像学检查方法有胆道造影、B 超、CT、MRI 及 ERCP。双能量减影技术能有效去除腹部脏器及其他软组织影，使胆囊、胆道的形态能充分显示出来。有的学者利用 GE Revolution XR/d DR 系统对 25 例胆道造影患者进行常规 DR 和双能量减影检查，结果发现经双能量减影后，对比剂和结石与肝区的灰度差明显增大，大大提高了图像的对比度。部分胆囊肝脏功能下降的病例只有在双能量减影摄片中才可以显示胆囊胆道的轮廓。由于含钙量不高或与肠气重叠，在普通 DR 摄影中显示不清或者不显示的微小结石，也在双能量减影成像上能显示。

肠梗阻病变行碘剂消化道造影时，常伴肠液的增多，碘液被稀释，此时常规的 DR 检查常无法明确显示碘剂影或显影不清楚，影响诊断，而双能量减影能将密度分辨力提高 8 倍，同时祛除腹部气体的干扰，以便很好地显示肠道碘剂影。

二、DR 组织均衡技术

DR 组织均衡技术是将 DR 图像分解成不同密度区域的图像进行数字化处理，然后再将分别处理的图像进行加权整合，得到一幅新的图像，使整个视野内不同密度的组织均能得到良好显示，而无须调整窗宽/窗位（图 15-21 和图 15-22）。

（一）组织均衡技术的机理

DR 为数字化的 X 线摄影，具有较大的曝光条件取值范围和较高的量子检出效率（DQE），获得的图像丰层次富。但是，人眼所能分辨的影像灰阶有限，在同一曝光区域，若要观察低密度组织，则势必丢失高密度组织间的灰度差异；反之，若要观察高密度组织，则必然损失低密度组织间的灰度差异。对于密度差或和厚度差较大的成像区域，常规的

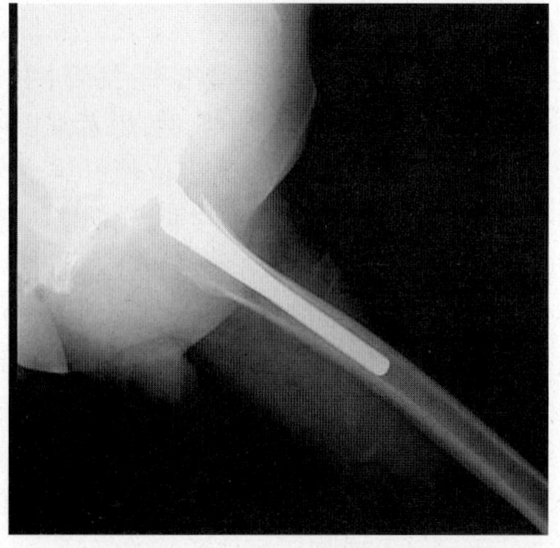

图 15-21　DR 常规处理的图像

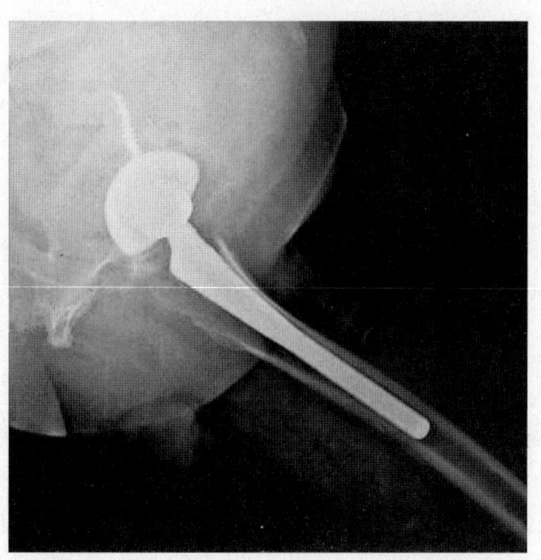

图 15-22　DR 组织均衡技术处理的图像

DR 摄影会出现曝光不足或曝光过度现象。

DR 组织均衡技术可以针对上述现象，利用后处理软件将厚度大密度高区域与薄组织、低密度区域分割开，分别赋予各自的灰阶值，使得厚薄和高低密度组织的部位均形成对比良好的图像，然后叠加在一起，经计算机特殊重建处理，得到新的数据，产生一幅组织均衡图像，使高密度组织与低密度组织在一幅图像上同时显示出来。最后得到的图像层次丰富，在增加图像信息量的同时，不损失图像的对比度。当然，运用组织均衡技术处理图像除了选择恰当的组织均衡技术参数外，还需足够的曝光剂量，以便得到丰富的图像层次。

（二）组织均衡技术的临床应用

1. **组织均衡技术的参数**　飞利浦公司的 DR X 线机的技术参数是：①density（密度），范围在 0.5~2.5，数值大小的变化导致图像从黑到亮的变化。

②gamma(非线性灰度系数),范围在 0.5~8.0,数值大小的变化导致图像从层次少到层次丰富的变化。③detail contrast enhancement(细节对比增强),范围在 0~6.0,数值大小的变化导致图像从细节少到细节多的变化。④noise compensation(噪声抑制),范围在 0~1.0,数值大小的变化导致图像噪声多少的变化。⑤unsharp masking(平滑),范围在 0~6.0,数值大小的变化导致图像从层次少到层次丰富变化;unsharp masking kernel(中心平滑),范围在 3~151,数值大小的变化导致图像从对比度大、噪声大到对比度小、层次多的变化。

GE 公司的 DR X 线机的技术参数是:①边缘锐度(edge)。②亮度(brightness)。③对比度(contrast)。④均衡强度(stength)。⑤均衡面积(area)。具体操作是:先在 DR 采集工作站的工具菜单中,选择图像处理指令,再选择摄影的解剖部位和体位,最后选择组织均衡的技术参数。如胸腰椎体侧位摄影的组织均衡技术参数:边缘锐度(edge)为 1.5,亮度(brightness)为 1.2,对比度(contrast)为 0.4,均衡强度(stength)为 0.8,均衡面积(area)为 0.5。一旦相应的摄影部位的组织均衡技术参数设置后,曝光后的图像就均为组织均衡图像。

2. 组织均衡技术在股骨颈侧位摄影的应用　股骨颈侧位的常规 DR 摄影时,由股骨颈上下区域的组织厚度和密度相差太大,DR 摄影的动态范围难以适应部位间厚度和密度的动态范围,出现了股骨颈下方被它穿透,图像非常黑,而股骨颈上方 X 线穿透不够,图像非常亮,以致股骨颈区域内的组织结构不易区分。DR 组织均衡技术在后处理股骨颈侧位影像时,常将平滑和中心平滑取最小值,噪声抑制取值 0.8 左右,细节对比增强取值 2.0 左右,灰度系数取值 0.6 左右,密度取值 0.8 左右。具体的组织均衡参数调节则根据年龄、体型导致的股骨颈侧位成像的不同作相应处理,使得影像能够显示骨纹理,且清晰度好。确认后选择“Greate”进行影像重建。有的学者研究表明,在 50 例股骨颈侧位摄影中,常规 DR 成像的质量在标准以下的占 40/50,没有优质图像产生;而应用了 DR 组织均衡技术后,优质图像占 38/50,标准以下的图像质量没有。

经统计学分析,DR 股骨颈侧位摄影的两种成像方法具有显著性差异。在股骨颈侧位摄影时,因股骨头和股骨颈处的厚度和组织密度均较股骨上中段大,加之摄影对侧的臀部组织部分重叠在成像区域,加重了成像区域的厚度和密度。即使大动态范围成像的 DR 摄影,以及数字化的窗口技术调节,也难以使成像区域产生良好的对比度。此时,只有应用 DR 的特殊处理的组织均衡技术,才能使这些特殊的成像部位产生满足诊断的优质图像。

DR 组织均衡技术应用实质是其技术参数的调整及其相互配对,通过 50 例股骨颈侧位的 DR 摄影,作者体会到要想获得满意的符合 X 线诊断的股骨颈侧位图像,组织均衡技术参数的密度范围可在 0.9~1.2;非线性灰阶度系数可在 1.5~2.0;细节对比度增强可在 1.8~2.2;噪声抑制可在 0.8 左右;平滑可置于最小值 0;中心平滑也置于最小值 3。若将密度取较小值或较大值,就会出现图像太亮或太黑,缺乏组织层次;若将灰度系数取较小值或较大值,就会出现图像变灰或对比度过大,缺乏图像细节;若将细节对比增强取较小值或较大值,也会出现图像变灰或对比度过大;噪声抑制若取较小值,则图像的噪声变大;平滑和中心平滑常取最小值,否则图像的对比增大,无影像细节。

实验表明,组织均衡技术参数的密度在 0.6 以下或 2.0 以上;灰度系数在 1.0 以下或 5.0 以上;细节对比度增强 0.5~0.8 或 4.0~5.0;噪声抑制在 0.5~0.6;平滑在 2.0~3.0;中心平滑在 15~30,均得不到可诊断股骨颈侧位图像。而密度在 0.6~0.7 或 1.5~2.0;灰度系数在 1.0~1.3 或 3.0~5.0;细节对比度增强在 0.8~1.6 或 3.0~4.0;噪声抑制在 0.6~0.7;平滑在 1.0~2.0;中心平滑在 10~15,才能得到基本符合诊断的股骨颈侧图像。可见 DR 组织均衡技术的参数调整对良好地显示股骨颈侧位图像尤为重要。

3. 组织均衡技术在胸腰段椎体侧位摄影的应用　有学者运用 DR 组织均衡技术对 80 例胸腰段摄影进行了研究,由于腰椎区域密度和厚度大,胸椎区域相对来说密度和厚度小,常规 DR 摄影的动态范围难以满足成像区域内密度和厚度的差异,以致出现了胸椎段过度曝光,影像太黑,而腰椎段曝光不足,影像太淡。结果在胸腰椎体侧位常规 DR 摄影时出现胸椎下段的病变难以辨认。在研究中发现,在胸腰段正位摄影中,常规 DR 影像与经 DR 组织均衡技术处理的影像均可获得较好的图像质量,二者比较没有统计学意义。但在胸腰段椎体侧位摄影中,常规 DR 摄影的图像质量的优和平均以上所占的比重少,分别为 2/80(2.5%)和 6/80(7.5%);而经 DR 组织均衡技术处理后的图像质量优和平均以上所占的比重大，分别为 72/80（90%）和 7/80（8.7%），二者经统计学分析具有显著性意义。

在胸腰椎体侧位摄影中，胸椎下段与含空气的肺组织相重，且椎体较小；而腰椎上段与组织密度大的肌肉组织相重，且椎体较大，即使是用较大动态范围的 DR 摄影，以及数字化窗口技术进行图像的后处理，也难以使胸椎下段与腰椎上段在同一照片上均产生优良的对比度。此时，只有应用 DR 的组织均衡技术进行特殊处理，才能使胸腰段侧位椎体的影像产生满足诊断和临床需要的图像。实验中有 37 例胸腰段侧位 DR 摄影患者，第 10、11、12 胸椎影像太黑，在窗宽窗位调节后下段胸椎影像可见，但腰椎影像太亮，骨纹理不可见，后经 DR 组织均衡后处理技术，使得胸腰段椎体均清晰可见。本组有 3 例第 9 胸椎体压缩性骨折的患者，常规 DR 摄制胸腰段侧位像时，第 10 胸椎太黑，第 11 胸椎椎体骨折难以分辨，经组织均衡技术处理后，第 9 胸椎椎体的压缩性骨折清晰可见。

DR 组织均衡技术应用的实质是其技术参数的调整及其相互配对。研究者通过 80 例胸腰段椎体正侧位的 DR 摄影，体会到要想获得满意的符合 X 线诊断的胸腰椎侧位 DR 影像，density 的范围可在 0.9～1.2；gamma 的范围可在 1.5～2.0；detail contrast enhancement 可在 1.8～2.2；noise compensation 可在 0.8 左右；unsharp masking 可取最小值 0；unsharp masking kernel 也取最小值 3。若上述参数设置不当，就会出现影像细节少，对比度过大，或影像太黑太淡，图像不能满足诊断要求。由此可见，DR 组织均衡技术参数的调整对清晰地显示胸腰段椎体侧位影像至关重要。

4. 组织均衡技术在其他摄影体位的应用　在常规的 DR 摄影中，颈椎的下段及胸椎的上段的侧位影像常常难以显示清晰，特别是侧卧位摄影由于肩关节的遮挡颈椎的下段更难显示。有研究者在 GE 公司的 DR X 线机上运用组织均衡技术对 80 例颈胸段椎体的侧位摄影进行了研究，通过常规 DR 影像与组织均衡技术的 DR 影像对比，结果表明使用了组织均衡技术的颈椎下端和胸椎上端的侧位影像的椎体和椎间隙均清晰可见。

组织均衡技术在跟骨轴位摄影中的应用，在常规的 DR 摄影中，跟骨轴位常因跟骨头端与距跟关节端的组织密度相差太大，而摄影时又使用了倾斜 X 线，在成像的区域出现跟骨头端影像太黑，距跟关节太亮，关节显示不清。研究者运用了飞利浦 DR X 线机的组织均衡技术对 50 例患者进行了研究，结果表明，是否运用组织均衡技术摄影对跟骨摄影的图像质量具有统计学意义。

三、DR 的融合断层技术

体层摄影技术经历了普通胶片断层技术、数字线形断层技术和融合断层（tomosynthesis）技术三个发展时期。融合断层技术，也称三维断层容积成像技术，是 DR 新的成像技术，该功能通过一次扫描可以获得检查区域内任意深度层面的多层面高清晰度的断层图像。目前有通用电气（GE）公司、岛津公司和东芝公司具备 DR 融合断层技术。

（一）融合断层技术的成像原理

融合断层的成像原理（图 15-23）是在传统几何体层摄影的基础上，基于 DR 动态平板与图像后处理软件相结合的一种 DR 体层摄影技术。DR 的融合断层扫描可以实现站立位和卧位的两种摄影方式。首先进行患者成像区域的定位，预选曝光参数（X 线管组件的直线运动角度，曝光条件（kVp、mAs）等）。然后进行第一次曝光，获得初始图像，也称为定位像。若使用岛津公司断层，在曝光时机械运动装置驱动 X 线管组件与探测器在一定成角范围内做同步反向运动，在 X 线管组件运动过程中，X 线管组件自动跟踪技术使中心线始终指向探测器中心，预设的多次脉冲曝光程序在运动过程中按时间顺序依次曝光。由于 DR 探测器对图像信息的快速采集能力，可获取若干幅不同角度的、连续独立的数字化图像数据。

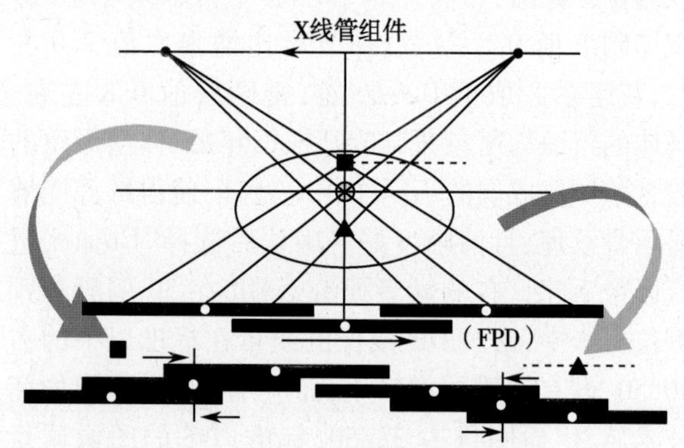

图 15-23　融合断层原理图

若使用 GE 公司断层，在曝光时机械运动装置驱动 X 线管组件成角度的连续曝光，而探测器平板固定在一个位置不随 X 线管组件的移动而移动。预设的连续曝光程序在运动过程中按顺序依次曝光。探测器对图像的快速连续采集，获取上百幅不同角度的、连续的、独立的数字化图像数据。整个曝光过程全部完成只需要 10s，剂量只有 0.012mSv，只相当于 CT(5mSv)1/420 的剂量(三维断层容积成像原理见图 15-24)。

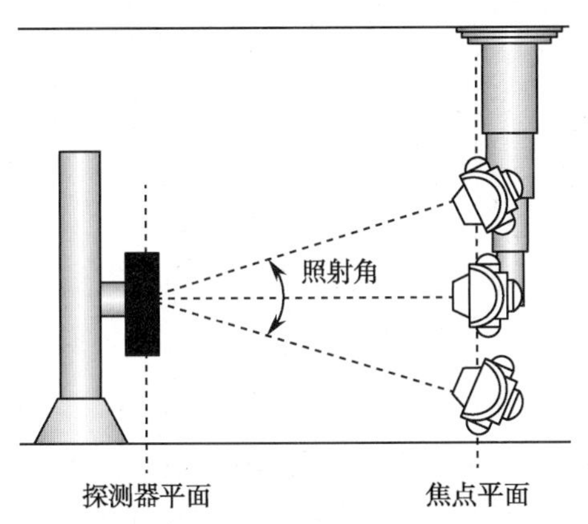

图 15-24　三维断层容积成像原理图

计算机对多幅图像采用位移叠加的算法，将序列的图像分别进行适当的位移后再叠加融合，人为地创建不同体点度的聚焦层面图像。由于每幅图像的厚度可以人为进行调整，选择不同的起始和终末层高度，调整层厚和重叠百分比，同时还可以调整层间距(类似于 CT 容积成像后处理方式)，最终重建出任意深度层面图像。

(二) 融合断层的临床应用

1. 在一次曝光下直接获得多层面体层图像，缩短了患者的检查时间，提高了诊断效率。通过图像后处理重建，可获得丰富的影像信息。辐射剂量低，胸部检查剂量仅 1~3mGy，大约是常规 CT 检查的 1/10。

2. 提高了胸部小结节的检出率，与 CT 胸部结节检查的敏感性相近，更高于普通胸部的 DR 摄影。

3. 提高了胸部血管断面与肺部结节病变的鉴别能力，还能帮助发现肺动脉栓塞等血管疾病。

4. 胸部的容积成像类似于支气管镜检查，使医生能更清楚地观察主支气管，气管隆嵴和气管分叉的情况，甚至能清楚地了解支气管环状结构。

5. 脊柱容积成像在外伤和肿瘤转移患者检查中，从前至后层清晰地显示椎体、椎间隙、椎弓根、上下小关节间隙、棘突，有利于观察该结构的病变。

6. 泌尿系统 IVP 时的融合断层，可以了解双肾包膜的完整性、肾盂肾盏的形态，更清楚地观察到全程输尿管的行径及有无狭窄，观察膀胱区的输尿管开口情况。如放置人工导尿管可以详细观察其导尿管的位置，同时还能很清楚地了解腰大肌及腹主动脉有无硬化。

7. 对于急性肠梗阻患者，能更清楚地了解肠梗阻的区段，对于急性胃肠道穿孔者，更容易发现膈下游离气体，大大提高了少量气腹诊断的敏感性。

8. 骨关节系统检查中，断面图像不受金属植入物以及石膏绷带的影响，能避开重叠干扰，能观察到骨小梁、骨皮质和骨髓腔的情况，大大提高骨折或骨质破坏的检出率。另外，下肢立位断层可了解膝关节负重的生理状态下的图像信息。

四、DR 的时间减影技术

时间减影(temporal subtraction，TS)是一种基于 DR 图像的对比分析软件技术，针对同一患者、同一部位，在不同时间摄影的 DR 图像，采用计算机时间减影进行前、后两幅影像的比较，可观察到病变发展状况。

图像对比性研究对某种疾病的病理学、形态学改变具有重要的意义，DR 图像显示的是人体形态学的 X 线图像特征，定期复查、对照检查、回顾性判读等手段在影像诊断中是最常用的方法。时间减影技术的临床意义在于对新的异常表现，特别是细微的异常变化比人眼更具有敏感性。计算机识别出的图像差异是客观存在的现象，诊断时给予重点关注将有效地提高临床诊断的准确性。时间减影技术适合于静态器官的对比，近期对比的效果较好。

五、DR 的图像拼接技术

图像拼接(image pasting)是 DR 在自动控制程序模式下，一次性采集不同位置的多幅图像，然后由计算机进行全景拼接，合成为大幅面 X 线图像。目前，有 GE 公司、岛津公司、佳能公司的 DR 具备此项功能。

常规 X 线摄影胶片单张最大成像面积为 37cm×43cm，能显示出绝大多数的人体组织器官，在 CR、DR 的常规 X 线摄影中也延续这种图像模式，所有 X 线探测器的最大采集面积为 43cm×43cm。当影像诊断和临床治疗中需要显示出更大的成像面积时，就必须使用多次摄影和图像拼接技术。

GE 公司的图像拼接技术的具体采集过程为：图像采集曝光时，X 线管组件固定于一个位置，探测器沿患者身体长轴移动 2~5 次，X 线管组件做连续 2~5 次的曝光。计算机随即将 2~5 次曝光所采集到的多组数据进行重建，做“自动无缝拼接”，形成一幅整体图像。该方法的主要特点是为减小 X 线锥形光束产生的图像畸变，X 线管组件在多次曝光时，分别设定了不同的倾斜角，即 X 线管组件与探测器采用的非平行摄影技术，能在图像的拼合过程中有效地消除了视差造成的图像失真以及匹配错位现象。

另外，图像整合时采用精确配准技术。其特点为：①准确配准两幅图像的拼接位置，解决了重叠部分的几何畸变；②正确配准图像拼接处像素密度分布，使整幅图像表现出连续均匀的对比度；③自动量化分析数据；④具备组织均衡、降噪、最优窗宽、窗位、对比度亮度一致性、骨科整形计算测量软件等处理功能，保证了高质量的图像输出。全景拼接原理见图 15-25。

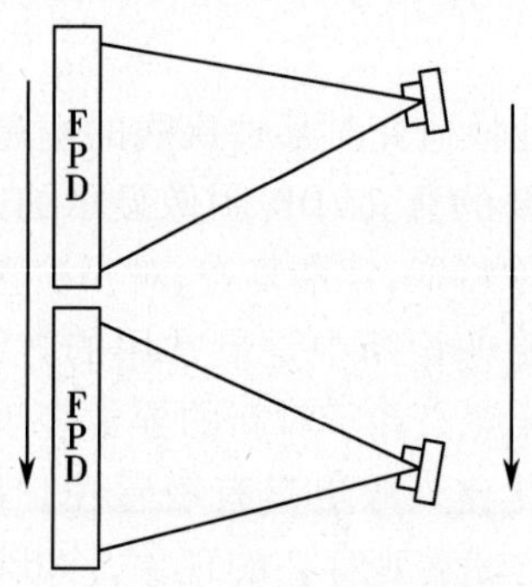

图 15-25　全景拼接原理图

1. **岛津公司的图像拼接技术**　该技术采用 X 线管组件垂直上下移动，DR 探测器跟随着 X 线管组件实现同步移动，分次脉冲曝光采集后自动拼合的方法。具体采集过程为：首先确定第 1 幅 X 线摄影区域位置，曝光后，X 线管组件和探测器沿患者身体长轴移动到第 2 幅至域位置，进行第 2 次曝光。接着进行 3 次、4 次……多次曝光，计算机随即将每次曝光所采集到的多组数据进行图像重建和“自动无缝拼接”，形成一幅整体图像。该方法的主要特点是：①中心线与探测器在曝光时始终保持垂直，为减小 X 线锥形光束产生的图像畸变，X 线管组件采用长条形视野，摄影长度控制在 5~10cm，这样就减小了斜射线的投影；②根据摄影面积确定摄影次数，该摄影技术可选最大摄影长度为 198cm；③X 线管组件和探测器同步平移分次曝光，每次图像有轻度重叠，以便计算机定位和图像配准。④具备组织均衡处理，降噪，最优窗宽、对比度亮度一致性等功能，保证了高质量的图像输出。全景拼接原理见图 15-26。

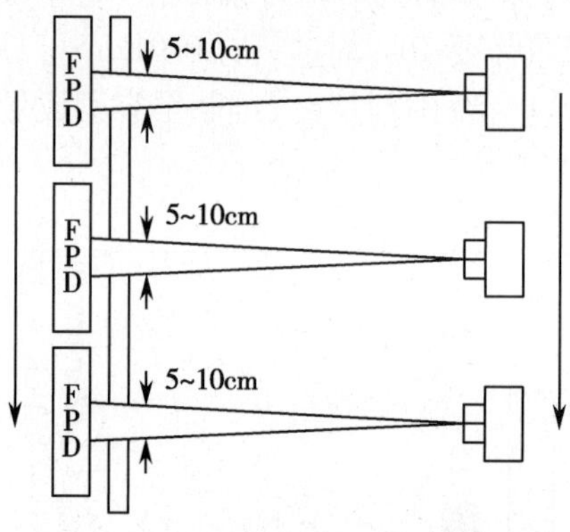

图 15-26　全景拼接原理图

2. **自动无缝拼接技术的临床意义**　一次检查能完成大幅面、无重叠、无拼缝、最小几何变形、密度均匀的数字化 X 线图像。例如，骨科、矫形外科等需要对人体的大范围结构作整体性结构显示，精确测量全脊柱、全肢体的解剖结构改变。特别是对脊柱侧弯及前、后凸术前诊断、术后检查、治疗效果分析等方面具有重要的作用。

3. **全脊柱和下肢全长的 DR 拼接质量控制**　选取好全长摄影程序并正确摆好体位后，需要在数字 X 线机球管控制面板上设置起始线和终止线。起始线的设定是将球管向上打一定角度使激光线对准目标部位上缘 5~10cm 处，并点选球管控制面板上的标识完成起始线（上界）的设定。终止线设定方法同上，点选球管控制面板上的标识完成终止线（下界）的设定。长按曝光按钮直至 2~3 次曝光图像采集结束（曝光次数根据不同受检者身高而定）等待其自动拼接处理实现全长摄影。

摄影时，要注意全脊柱 DR、双下肢采集需要多次曝光，呼吸与肢体活动会使拼接部位产生移位，影响图像质量。故检查前嘱受检者要保持静止状态，做好屏气训练。摄影时，还要注意上下两端重叠处要留够尺寸，以便选择最佳点。

DR 的拼接图像需要进行窗宽窗位调节以及图像的上中下处理。首先进行拼接部的错位调节，然后对图像的亮度和对比度进行调节，使得拼接缝基本消失，最后放置左右标记与测量标尺，保存拼接图像并上传 PACS 系统。

六、X 线自动曝光控制系统

目前有两种自动曝光控制，即以荧光效应控制的光电管自动曝光控制和以X线对空气的电离效应为基础的电离室自动曝光控制。它们的共同特点是:采用对X线敏感的检测器,把X线剂量转换成电流或电压,它正比于X线剂量率,它对时间积分后的电压就正比于所接受的X线剂量。当把积分电压与一个正比于图像密度的设定电压进行比较,由一个门限检测器给出剂量到达设定值的曝光终止信号,以切断高压,就形成了自动曝光控制。

(一) 光电管自动曝光系统

光电管自动曝光系统是利用光电倍增管构成的自动剂量控制系统。由影像增强器输出屏发出的可见光经分光采样送至光电倍增管,它的输出信号经放大后变为控制信号。这种控制信号正比于光电倍增管所接受的光强度,因而信号也正比于影像增强器所接收的X线剂量率。控制信号经过一个积分器按曝光时间积分后的电压,正比于剂量率对曝光时间的积分-X线剂量。当它达到某一定值时,便由门限检测器给出曝光结束信号,切断高压,就形成了自动剂量控制。

这种自动曝光控制(automatic exposure control, AEC)系统主要利用锑-铯光电阴极和二次发射的多级光电倍增管。

(二) 电离室自动曝光系统

电离室(ionization chamber)自动曝光系统是利用电离室内气体电离的物理效应,电离电流正比于X线强度,也正比于胶片密度。当X线胶片达到理想密度时,通过电离电流的作用,自动切断曝光,它比光电管自动曝光技术应用广泛。

电离室的结构包括两个金属平行极,中间为气体。在两极间加上直流高压,空气作为绝缘介质不导电。当X线照射时,气体被X线电离成正负离子,在强电场作用下,形成电离电流。利用这一物理特性,将电离室置于人体与检测器之间,在X线照射时,穿过人体的那部分X线将使电离室产生电离电流,此电流作为信号输入到控制系统。电离室输出的电流正比于所接受的X线剂量率,经过多级放大后,在积分器内进行时间积分。这种积分后的电压就正比于电离室接受的X线剂量率与时间的乘积,积分电压经放大后送到门限检测器。当积分电压到达预设的门限时,X线剂量达到设定值,输出信号触动触发器,送出曝光结束信号,立即切断高压。

为了提高电离室控时的准确性和稳定性,制作电离室有许多特殊技术要求。要选用高原子序数的金属作为电极材料,使金属吸收X线量子后释放出来的电子再次激发气体电离;电离室的厚度尽量小,表面积稍大。过厚增加患者至检测器之间的距离,造成影像的几何模糊;需要前置放大器,将微弱的电离电流放大;在电离室表面装2~3个测量野;测量野用喷雾法将导电物质喷涂在塑料薄片上,夹一些密度低的泡沫塑料之中,周围的保护环与连接线也都喷涂导电物质,以保证在图像上不留任何阴影;整个电离室除测量野外,都用泡沫塑料填充,然后用两块很薄的铜块夹住,以保证电离室的表面机械强度。

(余佩琳　赵洁　余建明)

第九节　DR操作技术与图像质量控制

一、DR图像采集

采集控制台(AdvatX)是控制X线曝光,预置及显示X线曝光技术参数的界面,它包括曝光所必需的显示面板和控制键。采集控制台包括触摸屏和曝光钮,采集控制台可设定曝光技术参数,以确保进行正确的曝光。

采集工作站通过图式、多窗口式以及鼠标驱动的界面来实现的。采集工作站有其专用的计算机和图像数据库,图像、列表、菜单以及控制都将显示在工作站监视器的图形窗口内,可使用按钮、菜单或控制面板来进行各项选择操作。电离室探头选择区:在AEC曝光状态下,必须正确选择探头才能保证获得准确地曝光。

采集工作站的组件有:一套带内置硬盘单元(用于存储系统软件以及图像)的计算机装置;一个监视器;一个数字字母键盘、鼠标以及鼠标垫;一个带有内置式3.5英寸软盘驱动器及CD-ROM驱动器的计算机机架。

采集工作站支持多种功能:使用数字探头进行图像采集;图像显示及操作;使用DICOM标准将图像传输到其他工作站;图像打印;将图像传输到可记录CD盘上。

采集控制台的窗口:system ready(系统预备)窗口,在本窗口可进行曝光前的各项技术参数调整并进行曝光;heat unit available(可用热量单元),显示剩余X线管热量单位的百分比。在百分比值低于100%时,说明球管处于过热状态,当球管无法曝光时,必须停止工作,等待球管冷却。

悬吊球管支架系统(OTS)是用于支持球管及OTS控制台的定位装置,各支架均可支持设备的移动和精确定位。X线的OTS系统包括以下几个主要部件:X线球管;OTS用户界面可使用户在不返回到AdvantX控制台的情况下进行立式拍片器(receptor)、视野(FOV)、kV以及mAs值选择。该界面还提供了以多种方向移动OTS的功能;头顶导轨系统;伸缩柱和托架;光管支架单元;多叶片准直器。

数字胸片架是本系统的定位工具,胸片架内置一个平板探测器,它是DR系统的核心部件,胸片架可进行移动,以完成人体各部位的摄影检查。胸片架使用一个三单元离子室来控制曝光量,这与常规的放射成像系统很相似。此项功能提供的曝光参数较为准确,避免选择曝光条件失误而出现的图像质量不佳。

数字胸片架包括以下几个主要部件:①立式拍片架;②平板探测器,通用电气公司的平板探测器使用非定形硅技术,把X线转换为数字数据,然后将此数据变为高质量的图像。该平板探测器的最大探测范围为41cm×41cm,每个探头提供400万个像素数据,每个像素可转换为16比特的数据,所生成的图像可与微粒胶片相媲美;③滤光栅;④三单元离子室。

胸片架使用一个三单元离子室来控制曝光量,使用自动曝光控制功能可以自动终止某次X线曝光,以生成质量最好的图像。自动曝光控制功能可以自动补偿患者厚度、阻光度的变化,以及mA、kVp和SID等技术因素的影响。正确的患者定位非常重要,在未对准的情况下,某些射线会绕过患者出现过早结束曝光,造成曝光不足的图像。相反,把大部分患者区域定位在探测器的检测区域之上会造成过度曝光的图像区域。所以,操作者应当熟悉探测器区域的尺寸和离子室的位置,这样才能对各个解剖区域和每个患者进行正确定位,得到质量均一的图像,而不必考虑患者的厚度或阻光度。这种系统功能(自动曝光控制)可以自动选择mAs和曝光时间,不必进行人工选择曝光条件。在自动曝光控制模式下完成曝光后,控制台自动显示曝光时间和mAs数值。自动曝光控制操作应用软件设置两个界限,最大的mAs为512,最大曝光时间为2秒(2 000毫秒),一旦达到上述两个界限之一,应用软件就会终止曝光。

使用自动曝光控制功能可以优化患者图像质量并帮助操作进行精确曝光,在自动曝光控制模式下,自动选定曝光时间和mAs值,无论患者的厚度或阻光度如何,都将生成质量优良的图像。数字诊断床是系统的放射成像定位器,包括数字探头、活动滤光栅、脚踏板,以及紧急停止按钮。

使用条形码扫描器是一种向系统中输入数据的快速简易的方法,把条形码扫描器对准纸上印刷好的条形码就可以把信息扫描到系统中,印刷好的条形码信息来自网络中的RIS或HIS系统,扫描器读取条形码信息,然后把信息输入选定的文本框中,系统检测并自动输入信息时发出蜂鸣音。某些条形码扫描器可以把鼠标指针移到下一个文本框中,其他的扫描器则要求把指针手动移到下一个文本框中。

二、DR临床操作

1. DR操作前准备　DR为高精度的计算机拍片设备,其平板探测器要求在整洁恒温环境中,才能显示出其最佳性能。DR拍片室应清洁防尘,湿度不应超过70%~80%,温度应保持在18~22℃。每次开机后,机器应预热15~30min,然后做球管的预热训练。

2. DR操作的注意事项　DR摄影为中心自动跟踪或校准,当平板探测器移动中心后,球管自动跟踪移动,对准平板探测器中心,其技术核心为高精度的电子跟踪仪。因此,在摆设患者体位时,只能移动数字平板来校对中心,避免移动球管,减少工作流程。同时,根据摄片部位的大小,适时调整准直器光栅,以便得到最佳的图像显示。

3. DR的操作步骤　DR的操作较传统增感屏/胶片摄影操作简便、快捷,摆脱了暗盒、胶片和暗室冲洗。直接在计算机上输入患者姓名、编号、年龄、性别等基本资料,曝光条件根据不同的解剖部位,机器都设定有相对应的曝光参数,由于DR成像的感光动态范围大,只要根据设定的参数摄影,都能获得一张理想的图像。

例如:胸部后前位DR摄影患者背向球管站立于摄影板前,双手紧抱摄影板两侧抓手,胸部紧贴板面,脊柱正中对准板面长轴中线,摄影时应去掉身上的金属异物,女性患者应脱去胸罩,换上专用的摄影衣。曝光时,嘱患者深吸气后,屏气曝光;照射视野包括整个肺部;中心线对准第四胸椎,垂直投射。选择摄影参数,轻触部位方框“chest”(胸部),进入肺部拍片预置程序菜单;选择相应的肺部拍片体位，如“chest-pa”（肺部后前位）；轻触“select”（选择），进入控制曝光技术主屏幕；轻触“patient size”（患者尺寸），选择患者尺寸，程序默认的为中等尺寸；每一个患者尺寸都预置有相对应的曝光参数；按下手动曝光按钮，进行 X 线曝光。

三、DR 参数设置

支持系统进行工作，必须有各种不同的功能，通过设置各种功能的参数，可以启动数字网络和打印的自动功能，制定系统里的注释级别、图像方向和图像处理。

参数设置包括以下几个方面：浏览器参数、应用程序参数、创建匿名患者、编辑患者、管理过滤器、管理网络、管理工作列表、处理信息等。

1. 通过使用采集工作站主浏览器上的工具包来设置浏览器参数和版面，分类以及过滤器默认值。例如：在浏览器参数选择设置中，在患者、研究、序列和图像列表的窗口下面显示“delete”（删除）、“network transfers”（网络传送）、“interchange media”（交换介质）、“lock”（锁定）等图标及各种窗口显示的设置。

2. 应用程序参数通过参数设置可以实现注释、传送、图像自动打印、图像自动删除、图像处理、图像方向、测试主机及录入操作者姓名等功能。

注释是在浏览器参数设置中有注释功能，即将患者信息、医院信息及采集数据分别放在打印胶片的左上方、右上方、中上方等位置，便于医师阅片时读取信息；传送是采集图像时自动把图像传送到另一个网络；图像自动打印包括打印模式、图像的缩小尺寸放大倍数、拷贝数量、打印机属性、交替打印模式、保存、关闭等；测试主机是测试与工作站相连的各个主机设备，如远程工作站、打印机或 HIS/RIS 系统；图像处理则是把图像的边缘、亮度、对比度从系统的默认值调到理想状态，这个程序的设置有利于远程医疗，HIS 系统和 RIS 系统的管理。

3. 创建匿名患者功能可以将患者的姓名作为机密而保护其隐私，然后创建一套匿名图像。

4. 编辑患者每一个来拍片的患者都有一个随机创建的 ID 号码，将患者的资料编入医疗程序卡片，开始列表。列表分为两种：检查级别是以特定的检查描述，放射科医师姓名或顾问医师姓名或日期和/或时间列表；序列级别是以序列描述中的特定文本开始列表，这样编辑患者可以为患者资料管理提供良好的服务，便于查询。

5. 管理过滤器分为患者过滤器、检查过滤器和序列过滤器，均表示以何种状态开始接受检查。

6. 管理网络和工作列表通过网络管理，维修人员是可以通过这个窗口定义医学传送目的地中的数字成像和通讯选项，通过对远程信息系统和医院信息系统的网络进行定义，可以从这些网络向系统中下载患者工作列表。

7. 处理信息这个功能参数设置便于维修人员用于查看、显示和分析系统的状态信息，及时观察了解系统工作情况，处理系统的各种信息，为系统的良好工作提供安全性。

四、DR 图像质量控制

（一）DR 图像质量的评价方法

成像系统的质量检测与评价方法多种多样，但应用到具体的数字成像系统中又有许多特点，不能完全按照传统的模拟成像的方法用于数字化成像的评价，必须紧密结合计算机知识和数字图像的基本特点，进行数字成像系统的质量评价。

1. 数字成像的客观评价及主观评价　传统上对模拟成像进行评价的指标包括，客观评价中的调制传递函数（MTF，反映系统固有空间分辨力）和噪声功率谱（NPS，反映噪声水平），主观评价中的受试者操作特征曲线（ROC，代表检出的信息量）解析法。随着数字成像系统的发展和普及，有一些评价方法自然也运用到对数字成像的评价中来。

MTF 一直作为线性或非线性成像系统空间分辨力特性的度量标准。在计算预采样 MTF 时，其方法有矩形波测试卡法、狭缝法、刀刃法等。应用矩形波测试卡完成的测试，数据是离散的，拟合的 MTF 曲线过于粗糙，且无法得知实际的截止频率。狭缝法较为精确，用于数字成像系统的测试也已成熟，其不足之处是在将像素值的 LSF 进行标准化时，要进行截尾处理，容易产生截去误差，结果在低频区计算的 MTF 值偏高。

刀刃法则不存在以上的问题，Buhr 等认为用刀刃法测量 DR 的预采样的 MTF 能更好地显示高频区内容，故应视为理想方法。他们利用多个 ESF 求均值的办法来消除边刃图像上噪声的影响，从而提高了预采样 MTF 的精度。但边刃测量器的制作精度和选材要求都比较高，纯度要达到 99.95%。

随着 IP 和 FPD 性能的改进，它们的 X 线转换效率越来越高，对应辐射防护的要求，对数字摄影期望的曝光量越来越小，随之而来的是量子斑点的增加，其直接影响影像中低对比物体的可视性。故评价数字影像时，专家们越来越重视影像的噪声水平。在放射数字影像中，噪声可有以下几个来源：初级量子噪声、次级量子噪声、泊松过量噪声、结构噪声、附加电子噪声及混叠噪声。这些噪声都有各自的分析和量化方法。数字成像系统结构复杂，最终图像的质量，有关系统各个部分的成像质量，最终影响医师进行诊断的噪声是系统各个成像环节所产生的噪声共同作用的结果。Williams 等从测量数字乳腺探测器的噪声中总结出的测试数字 NPS 方法，考虑了采样长条区大小、像素均值、混叠效应等各种因素的影响，计算虽然复杂，但内容完整，精度较高。

ROC 曲线法作为主观评价法由来已久，早在 1970 年以 Rossmann、Metz 为首的芝加哥大学研究小组，从心理和主观上开展了像质评价工作，制成 ROC 曲线，这种评价法具有一定的计量客观性，在影像研究工作者中产生了极大的影响。在进行具体临床实践时应用广泛，既可验证设备的实际性能，又可评判观察者的水平。其中，应用 ALVIM 统计学体模进行 5 值判别，操作简便，十分实用。ROC 解析比较早期应用到数字图像时，主要用来评价对间质性肺炎，以及肺内小结节等病变的探测能力，后来逐渐扩大到了乳腺、消化道、骨骼及造影检查的领域中。ROC 曲线解析目前已具备完整的科学理论依据，成为影像检查技术和诊断方法对照研究的标准方法。几乎所有的影像学领域、PACS、计算机辅助诊断系统及神经网络都在应用 ROC 曲线解析法来进行主观评价研究。

另一个同属心理物理学测试的方法是对比度细节分析（CD 分析）。通常使用对比度细节体模来进行测试。在这个体模里有 15 行×15 列，共 225 个正方形，每个正方形内的目标直径大小从 0.3mm 到 8.0mm，相邻目标细节对比变化极其缓慢，某一目标和其相邻目标的深度比为 2^{12}。目标的深度和对比度之间的线性关系由目标引起的微小衰减变化来体现，每三个目标梯度，其深度和对比度都减至初始值的一半。应用此体模可对低对比度下图像细节的可见度进行量化，并提供对比度-细节曲线、低对比度分辨力、空间分辨力等影像信息。

2. 数字成像主观和客观结合的综合评价　像质评价时为使影像检查的物理参量和成像技术条件与放射诊断具体要求相联系，有必要将主观和客观两种方法有机结合进行定量分析，这样得到的综合影像质量评价结果更具说服力。

测试数字成像系统的 MTF、WS 和 ROC 曲线的方法经历了一个完善发展的过程。作为纲领性文件，国际放射线设备和测量委员会在其 54 号文件中系统地介绍了包括 MTF、NPS、ROC 等所有这些物理量在屏/片系中的计算方法。随着各种数字成像设备的出现，人们开始注意到它们与屏/片系的性能差异。

近年来，不同数字成像设备之间的成像质量比较也在进行，而且方法日益完善和细致。自 2000 年至 2006 年，Samei 和 Borasi 等成立两个工作组致力于三种 FPD 系统的评价。一个工作组以物理影像质量参数（MTF、NPS、DQE）为基础，另一个则测试物理的和心理物理的（CD 分析）影像质量参数。从总体上定性地说，两者的评价结果是一致的，但由于实验条件和评价方法的差异，很难将它们进行定量比较。理想情况应是，成像系统的完整性能评价应包括在相同的标准条件下物理的和心理的两方面评价。

Busch 等提出，为新的数字放射学制定标准时应遵循以下原则：①高影像质量（包括空间分辨力，对比度探测能力，动态范围）；②低辐射剂量（即对 X 线量子具备较高的敏感性）；③方便快速处理（即具备较高的检查频率）；④和现有摄影室及检查流程相配套；⑤合理的价格/效益比率。

Mansson 更直接地说明了数字放射学的两个主要步骤：①数据采集和图像生成；②图像处理和图像显示。他还把影像质量评价方法分成三类：①物理学评价；②心理学评价；③诊断者功能评价。

英国放射学会制定的放射学质量评价 6 级标准则为：①技术水平。②诊断水平。③诊断效果。④治疗效果。⑤患者结局。⑥资源利用的最优化（最佳利用率）。最佳利用率为最高的一级，其有两方面的含义，从患者的角度来说，是怎样由最小的花费来获得最好的服务；从医院的角度就是尽量提高效益-支出比。由此可以体会到，完备的像质评价应该是技术先进性，影像诊断准确性，进而社会效益的综合。

像质评价工作是一个系统工程，不仅要进行主观和客观的评价，还要进行综合评价；不仅要有对模型（如体模、测试卡、狭缝等）的评价，还应落实到对临床实际病案的评价。特别是后者，应该作为对成像系统评价的最终目的。临床评价结果是成像设备软件和硬件、摄影技术、后处理技术等综合运作的结果,每一个环节的质量下降或整个系统匹配不好,都会反映到临床评价上去。

开展数字成像系统影像质量评价工作,有利于提高成像质量,提高疾病的诊断率,减少患者的辐射剂量,优化成像参数,合理选择不同的成像设备,规范成像设备的市场,进而提高效率,改善医疗服务质量,取得积极的社会效益。

（二）DR图像质量评价的参数

1. 探测器调制传递函数(MTF)　MTF(调制传递函数)是用于衡量系统如实传递和记录空间信息的能力。它以横坐标为空间频率,计算出光线对应于不同频率下的振幅,沿纵坐标绘制出响应曲线,纵坐标上的响应函数的数值(MTF)表达了输入信号与输出信号的比值,故信息在100%完全重建到0%的绝对不能重建的范围内存在。DR系统是将光管发出的X线光子直接转换成电信号,没有中间介质的加入和损耗,故其MTF性能好,比较DR系统的MTF与感度为100、200、400的高质量的屏-片系统的MTF,屏-片系统的空间分辨力与系统的感度有关,而DR系统则不存在这一点,较高的分辨力不需要患者接受较大的剂量。DR系统的MTF受采样频率的限制,它由平板探测器像素的大小决定,其极限分辨力完全决定于像素的大小。另外,比较两种类型的探测器,由于硒探测器直接将X线信号转换成电信号,没有任何附加因素的影响,它的MTF比CsI闪烁晶体探测器的MTF好。

由于正负电荷主要沿电场线运动,仅在直接检测到X线光子的位置上的像素才能发生像素收集电荷,所以X线光子产生的电荷不会扩散到相邻像素,其点扩散函数很接近平均函数作为表征探测器对比度空间频率响应的系统函数,探测器MTF由成像链每一环节的转移函数共同决定,下面将以一个典型的具有X光—可见光转换环节的探测器为例来介绍系统函数的分析方法及其对成像质量的影响。

假定该探测器具有闪烁晶体X射线转换层,转换层的调制传递函数为MTF_{conv},这一函数由转换层本身的材料及结构决定。该探测器阵列由边长为b的矩形感光像元构成,像元间距为a,为了便于进行采样分析假定该矩阵是连续无边界的(实际情况下除探测器边缘的少数像元外前面的假设是成立的),为了便于计算仅采用一维简化模型,事实上上述探测器具有相同的垂直及水平方向MTF。

由此可见,探测器的MTF值并非越高越好,尤其是在大于f_n的区域MTF值越高越不利。理想的MTF应在小于f_n的区域具有较高的值在大于f_n的区域为0,但在实际情况中是不可能做到的。因此如何选择适当的MTF分布是在探测器分析中需要仔细考虑的问题。

2. 噪声功率谱与空间频率响应　对于数字图像系统来说,系统的噪声水平是影响最终成像质量的关键因素,因此对探测器噪声及其相关因素的分析和控制,亦成为系统设计及质量评价的重要指标。

探测器的噪声主要来源于两个方面:①探测器电子噪声;②X射线图像量子噪声。探测器电子学噪声在可用空间频率范围内为白噪声,通常采用噪声的均方根值来描述。为了便于与信号相比较,工程上采用噪声电荷数来表示,对于特定的探测器也可采用产生相同电荷所需的X射线剂量来表示。

一个典型的非晶硅探测器电子学噪声主要由以下的部分构成:像元开关电流噪声,由像元电容引起;反向漏电流噪声,取决于反偏二极管对的漏电流;量子井噪声,取决于同步工作的开关管的数量;读出电路噪声,由读出集成电路的输入电容导致约$3e^-/pF$;其他电路噪声,如列电阻、模拟电路、A/D转换电路噪声等。典型探测器的总电子学噪声约为$<e>\sim 1\,450e^-$。

X射线图像量子噪声来源于入射X光量子的起伏,受到探测器传递函数及采样点阵的调制,在图像上表现为一种有色噪声。为了表示噪声的空间频率特性,通常用噪声功率谱来描述。

由此可见,影噪声功率谱为一个白噪声谱,密度值取决于像元面积,因为量子噪声可延伸到很高的频率,而抽样定律会去除任何超过赖奎斯特频率的信息,所以超过F_N的噪声不会成像。但抽样定律并不能消除此部分噪声所包含的能量,此部分能量将出现在$0\sim F_N$的区域,其能量恰好等于像元面积a^2内的X光子数。具有良好的本征MTF的光电导探测器,信号与噪声的空间频率响应,其量子噪声与电子学噪声均为白噪声,而信号却受到MTF的调制。

在普通X射线摄影条件下,电子学噪声要远小于量子噪声。如:在RQA5测试标准下一个大小为150μm的像素通常可以吸收1 400个X光子,此时量子噪声约为37个X光子,而读出噪声则仅为3~5个X光子。探测器噪声的温度特性也是影响探测器性能的一个重要因素,其在10~40℃的工作温度范围内均保持了较高的信噪比，但在过高温度时 SNR 趋于下降。

3. **量子检出效率**　DQE 也叫量子检出效率，是成像系统的有效量子利用率，探测器的 DQE 被定义为输出信噪比的平方与输入信噪比的平方之比，通常用百分数来表示，用以表征探测器对于图像信噪比的传递性能。可以定义为成像系统中输出侧与输入侧的平方之比。

$$DQE=(SNR_{出})^2/(SNR_{入})^2 \quad (式 15\text{-}2)$$

其中 SNR 代表图像的信噪比，表明系统检测 X 线光子的能力，是系统噪声与对比度的综合评价指标。噪声是影响 DQE 的主要因素，如果系统的 DQE 低，就妨碍了细小的低对比物体的检出，就没有好的分辨力的图像质量。

实践证明，CsI 具有很高的量子转换效率，而 DR 系统的平板探测器结构中运用了 CsI 闪烁晶体将 X 光信号转变成光信号，故其很高的 DQE，它的量子检出率比屏-片系统提高了 2~3 倍，低对比物体的检出能力提高了 45%，而剂量降低了 50%~60%，在 DR 系统中可以用适当提高剂量的方法来保证信噪比，使细小的低对比物体得以显示。

在传统放射学里，由于密度分辨力无法改变，图像质量一般由图像的空间分辨力来判定，其通常表示为每毫米最大的线对数（Lp/mm）。对于数字化设备而言，一般用调制传递函数（MTF）定量表示空间分辨力。然而在数字化 X 射线摄影系统中，单纯的空间分辨力不足以体现出整个系统的性能，而量子检出效率（DQE）综合了空间分辨力和图像噪声等各种因素，描述了将入射 X 射线转换为数字信号的曝光效率，提供了在不同分辨力情况下的测量图像信噪比的方法。因而 DQE 是全面评估 DR 系统的一个最重要参数，是衡量平板图像质量的金标准。DQE 越高，图像质量越好。

目前市场上的 DR 产品其极限 DQE 大约为 60%，而 GE 公司 DR 系统平板探测器的极限 DQE 甚至达到了 75%~77%。对于重点在于观察和区分不同组织密度的检查（如胸部 X 射线摄影）来说，高 DQE 保证了图像能提供较高的密度分辨力。

由于材料吸收系数、X 光子-电子转换系数、入射量子噪声等均与 X 光子的能量相关，因此 DQE 也是 X 光子能量（keV）的函数。工程上用在不同标准射线质量下的 DQE 曲线来表示。用 DN-2~DN-10 来规范从 40kV~150kV 的射线质量，通常只给出标准 DN-5 射线下的 DQE(f) 曲线作为标志。在低剂量区间由于电子学噪声所占比重较大，DQE 随剂量增加而增加，当达到一定剂量后量子噪声处于主导地位则 DQE 趋于恒定。

4. **整板设计**　由于工艺难度和成本限制，大部分平板探测器 DR 系统多采用四板或两板拼接而成（如 Siemens、Philips、Kodak 等厂家的产品）。多板拼接虽然更容易制造生产，但拼接缝会在图像中央留下 300μm 宽的盲区，各拼合板的固有性能存在差异，很难达到一致，影响成像质量。另外，多板拼接技术的拼接边缘由于机械压缩容易损坏，由于各组成板的膨胀系数不同，容易受外界环境温度及湿度影响导致像素位移，引起图像畸变。因此，在日常工作中需要经常对平板进行校准。整板设计从根本上消除了中心盲区的影响，图像表现均一，为高级临床应用奠定了硬件基础。同时，最新的整板技术是在第二代整板的基础上，将碘化铯层增厚 30%，把纳米技术和航天材料应用到平板的设计中，采用最先进的并行采集技术，加强了平板的稳定性，延长了平板的设计寿命。

5. **探测器尺寸**　常见的产品探测器尺寸大多为 17in×17in 或 16in×16in 或 14in×17in。理论上讲，探测器的尺寸越大越能满足临床大视野观察的需要。然而，临床实践表明，这些尺寸大小的平板探测器在患者摆位正确的情况下其覆盖率分别为 99.3%和 99%，从统计学角度看二者的患者覆盖效果相同。目前大多数 DR 系统采用了良好的机械设计，使得探测器可以方便地进行旋转，因而探测器的尺寸只需满足临床使用要求即可。

6. **像素大小和空间分辨力**　图像上的空间分辨力主要是由像素尺寸和像素之间的间隔决定。理论上讲，更小的像素尺寸可以获得更高的空间分辨力。但是在数字 X 射线摄影系统中，像素尺寸越小，像素越多并不意味着更高的图像分辨力。由于 X 射线和光子散射现象的影响，过小的像素尺寸会造成噪声增加，进而引起图像模糊。而且，随着像素尺寸的缩小，会增加图像的存档容量和网络通信量，图像的数字处理难度会显著增加。因而，临床使用时像素尺寸的选择应该是最优的而不是最小的。临床研究表明，对于胸片 X 射线摄影，0.2mm 像素间隔（2.5Lp/mm，大约一行 2 000 个像素）已经足够。

7. **刷新和成像速度**　非晶硅平板探测 DR 系统设计上多采用串行模/数转换模式，每数据线上各像素中的模拟信号依次通过AD转换器进行模/数转换，数据采集和成像时间较长。GE公司最新推出的Definium 6000系统采用并行模/数转换设计，各像素中的模拟信号可并行通过各自的AD转换器进行模/数转换，减小了数据采集时间和成像时间。同时，数据采集时间的缩短，提高了平板探测器的刷新速度，使日益受到重视的双能量减影等高级临床应用的实现成为可能。

8. **动态范围**　动态范围是指平板探测器所能检出的最强信号和最弱信号之间的范围，动态范围越大，表明探测器所能检出的信息越多。基于较宽的动态范围（0.5～13 000μR），许多公司开发出全新的组织均衡（tissue equalization，TE）技术，通过图像后处理，使不同强度的信号（如鼻骨信号和软组织信号）能在同一幅图像中同时显示，为临床诊断提供了便利。

9. **平板感光度（ISO）**　表示探测器对信号的敏感程度。市场上常见的DR系统的ISO最大值一般为800，GE公司的Definium 6000 DR系统的ISO最大值达到1 560。相同条件下，ISO越高，曝光时间越短。虽然较高的ISO、较短的曝光时间将会降低图像质量，但它同时能显著降低患者的受照剂量。这对于对图像质量要求不是太高、需要经常复诊的患者或儿童等患者来说具有重要意义。临床研究表明，当ISO等于1 000时，普通胸片患者受照剂量为0.35dGy/cm^2，明显小于ISO等于640时患者受照剂量0.64dGy/cm^2。

10. **填充因子**　各像素中的非晶硅二极管能将该像素单元顶层碘化铯转换而成的可见光信号转换为电信号。然而，由于扫描电路、读出电路会在各像素单元中占用一定的面积，因而X射线经碘化铯层转换而成的可见光信号不可能百分之百的转换成电信号。单个像素中非晶硅面积与像素总面积的比值（填充因子）越大，可见光信号转换成电信号的比例越大，信号损失越小。像素过小，电路部分的面积占用比例增大，有效成像面积反而减小。目前市场上常见的DR系统平板探测器的填充因子一般为65%。有的公司由于采用纳米技术设计扫描电路和读出电路，DR系统的填充因子为80%。采用非晶硅平板探测器的DR系统其优良特性已为世人共识。可以想象，非晶硅平板探测器X射线摄影系统将逐步取代传统的设备，成为市场的主宰。从整个DR的发展趋势来看，整板技术、高DQE、宽动态范围、快速成像和低剂量必然成为未来的发展方向，为21世纪的X线影像诊断带来新的革命性的变化。

11. **探测器的其他品质因素**

（1）灵敏度（sensitivity）：非晶硅探测器的灵敏度由四个方面的因素决定——X射线吸收率，X射线-可见光转换系数，填充系数和光电二极管可见光-电子转换系数。通常用X射线灵敏度S表示，由于X射线灵敏度S与线质有关，通常给出线质标准为DN-5 Beam，则探测器X射线灵敏度：S～1 000e^-/nGy/pel DN-5 Beam。表示该探测器在标准DN-5 X射线下每nGy在单个像素上产生的电荷数为1 000个，

（2）线性（linearity）：探测器的线性通常用以下几个参数来表示——最大的线性剂量（X-ray maximum linear dose@ DN-5），表示探测器可达到线性度要求的剂量范围上限（与线质有关DN-5）；非线性度（non-linearity），用百分比来表示在0～D_{max}最大的线性剂量之间输出的非线性程度，通常包含微分非线性度（linearity-differential-FT），积分非线性度（linearity-integral-FT），空间非线性度（linearity-spatial-FT）三个参数。

（3）记忆效应（memory effect）：表示图像残留的参数，通常用两个参量来表示残留因子的变化，一次曝光20s后探测器短期记忆效应（short-term memory effect 20s）如：0.1%；一次曝光60s后探测器短期记忆效应（short-term memory effect 60s）如：0.02%。需要注意的是，此处的数值是在正常曝光条件下，如出现过曝光情形则大于此数值。

（4）探测器图像获取时间：由探测器预备时间、曝光等待时间、曝光窗口、图像读出时间四部分构成。对于非晶硅探测器典型值为2.8s左右，实际的应用中由于图像的处理和显示均需占用一定的时间，因此实际图像获取时间为5～6s。

（5）探测器的温度稳定性（stability）：额定条件下探测器的输出随温度的变化率，被称为探测器的温度系数（detector temperature coefficient），通常用此参数来衡量探测器的温度特性，如标定某探测器温度系数为-0.1%/K。对于固体探测器图像系统而言，通常会设计温度漂移校正的功能（offsetting correction），采用在图像处理中扣除漂移因子的方法来保持图像输出的稳定。

（三）影响DR成像的因素

1. **X射线数字图像形成的基本过程**　不论采用何种技术路线（数字或是模拟），X射线成像的实

质都是利用 X 射线穿透人体的能力来获取人体内部结构信息，并且以可见光的方式表达出来，从而达到疾病检查与诊断的目的。因此，任何的医用 X 射线数字成像技术均包含了图像信息的产生，获取和表达三个过程。

数字化对于成像过程的影响，在图像获取的过程中增加了取样及量化的环节。尽管不同的的设备所采用的 X 射线影象探测器形式各不相同如：II+CCD 数字摄像机、IP 板+CR 扫描仪、多丝正比室、非晶硒平板探测器、非晶硅平板探测器等。但其基本的数字图像获取过程是相同的。都经历了：X 光—电信号—采样—量化的过程，将空间上及密度上连续的 X 射线图像信息转换为离散的数字信息，以满足图像存储及处理的需要。而正是这种取样及量化的过程给 X 射线图像质量评价引入了新的内容。由于数字信息可以方便地进行存储及再现，使得图像信息的获取与表达可以成为完全独立的两个环节，图像后处理技术提升了图像信息表达的能力。

2. 数字图像后处理　数字图像后处理对于图像质量的影响主要来源于它对图像表达效果的提升，作为灰度图像，传统的 X 射线图像主要利用灰阶变化的来表现图像的细节，所以图像的对比度及细节分辨力一直作为图像质量评价的两个主要因素，并且将成像各环节对这两个因素的影响作为对成像环节品质评价的重要依据。

成像系统的调制传递函数就成为了最重要的系统指标，随着数字图像后处理技术的发展，这种观点已逐渐发生了变化。这主要是因为：在传统的 X 射线成像过程中，图像的细节对比度以不可逆转的方式下降，这种下降是影响图像信息获取的主要障碍。而在数字图像系统中，图像的后处理可以通过适当的算法来提升图像的对比度及边缘锐利程度，从而达到改善图像效果的目的。同时数字图像处理还使得利用图像的轮廓线条来表达图像信息成为可能。

随着高速数字图像处理的发展，数字图像后处理现已可同时应用图像的灰度域和空间频率域变换来改善图像的表达效果。利用图像的窗宽/窗位调整，非线性变换以及局部对比度优化等技术使得图像的输出更适合人的观察，从而使图像信息充分地表现出来。通常将人眼观察曲线，输出设备特性曲线（如显示器，激光相机等），以及感兴趣区密度分布等整合为图像目标输出曲线来实现表达优化。

图像的空间频域处理，如图像边缘增强、空间频谱优化等技术（边缘增强是一种高通空间频率滤波方式）。其技术实质为通过构造特定的空间频率滤波器，使得系统的空间频率响应优化到适合观察的形式。

总之，图像后处理可以明显提升图像系统的信息表达能力，改善图像感官质量对系统图像质量的提高起重要的作用。但图像后处理并不能逆转成像过程中图像信息劣化的趋势，因此图像系统中图像处理的作用并非是决定性的，如何提高图像信息获取的能力仍然是提高成像质量的关键。

图像的点阵化采样对于图像质量的影响，在数字图像系统中经常采用图像点阵的大小（一定的视野下）表示图像的分辨力，实际上起决定作用的是像元的大小及像元间距。通常将像元间距的倒数对应的空间频率称作图像探测器的采样频率 f_s，根据采样定律 $f_s/2=f_n$。f_n 为探测器的奈奎斯特频率。对数字图像系统而言人们通常利用 f_n 来表示图像系统的极限分辨力。将由 $0\sim f_n$ 所构成的频率范围称作系统频率窗口。当然由于数字图像是二维图像所以系统的频率坐标及 f_s，f_n 都应是二维的，为了便于分析和计算工程上通常采用一维简化模型（大多数情况下这种简化是有效的）。

根据采样理论，探测器点阵模型对成像的影响主要表现在以下三个方面：像元的扩散函数为空间频率响应系统函数的一个部分；采样频率对于图像的调制效应取决于探测器的填充系数且通常并不为 0，所以图像信息中高频率部分将受到调制效应的调制而出现采样伪影；对于实际的成像过程仅仅引入相位修正函数来修正系统空间频率响应是不充分的，因为实际的图像信号在位置上存在不同的相位差，为了消除其影响，可以用空间频率的信号在所有相位的平均值来表示。在频域中相当于将表示信号频谱的矢量围绕频率轴旋转一个角度，当信号相对于像元从某一处移动时，将信号频谱的矢量在实频率轴方向的分量相互叠加，而得到相位修正因子。

3. X 线机的性能　除一般 X 线机共有的 X 线管焦点大小、机器结构的精度等因素影响图像质量外，对于数字式图像的质量则又与矩阵大小、图像基础模糊度、位深及噪声有直接关系。图像矩阵小，数字图像的分辨力低，反之，矩阵大，分辨力高。一般数字 X 线机成像的矩阵大小以 256×256、512×

512、1 024×1 024 和 2 048×2 048 较为常见。构成图像矩阵的单元是像素，像素数量少、尺寸大，观察到的原始图像细节就少；像素尺寸小，观察的图像细节就多。像素尺寸小于图像基础模糊度时，图像模糊度超出标准。

像素中结构的平均密度决定其灰度值，而像素密度由不同位数的二进制数位深表示，即 2^n 决定，n 就是位深。每个像素数字表示的密度范围从 1 位到 8 位（256 个灰阶），相邻灰阶间的密度差决定着图像的对比分辨力。噪声无处不在，它限制着图像的对比分辨力，故提高机器的信噪比（S/N）就是降低噪声，提高数字图像质量的重要指标之一。

4. **X 线摄影体位**　X 线摄影体位的控制是通过正确的体位操作使被摄体成为可见的影像，被摄体的解剖结构、形态和细节等征象在影像上的再现是高质量影像的首要条件，这些征象的可见性决定了 X 线诊断的可靠性。

正确的体位技术操作：应使影像能在显示器上显示被摄体的解剖组织的形态、大小、外形的二维性；能显示被摄体的重要影像细节大小；能显示与诊断有关的关键解剖结构的影像特征。具体来说摄影体位正确应是：要求观察的解剖部位组织影像必须全部在显示器上显示；临床重点观察的解剖组织结构必须界限清楚而无其他非观察组织阴影重迭，即使有不可避免的组织重迭，也应清晰显示；被摄的组织影像显示应符合正常解剖投影而无失真变形；被摄体应能显示解剖方位和结构的序列。

5. **摄影参数**　电压、电流、时间三者的合理选择是获得优质照片的重要参数。数字摄影仍以这三个参量为基础，结合数字成像特点进行参量调整。数字摄影具有计算机控制，数字化影像可储存、处理，曝光条件宽容度大，所需辐射量低等特点。因此，数字摄影的参数选择既复杂又简单。数字 X 线机摄影参数的选项一般设有：脏器名称，kV 自动或手动选择，kV 固定方式或曲线方式选择，剂量选择，曝光参数根据透视条件自动选择，边缘增强选择，滤过系数调节，窗宽上下限选择，骨的黑白显示选择，标记，选择曲线，最大 X 线脉冲宽度选择，黑化度校正选择，X 线管焦点选择等多个方面。每项选择内容均对图像质量有一定的影响。设定理想的参数难度较大，需数字 X 线机应用工程师与放射科技师相互协作反复修正。一旦设定完毕存入计算机内，实际应用时只需按动一下按键即可调出，比较简单。如果只会简单操作，不会参数设计，就不能保证胶片质量的优质和稳定。

6. **后处理技术**　数字图像的显示媒介是显示器，显示器图像再经打印机将图像记录在胶片上，获得高质量的荧屏图像至关重要。荧屏图像的质量取决于最佳成像技术参数和后处理技术。后处理技术系指借助计算机功能对获取的原始影像做进一步的完善。后处理技术一般有：

（1）亮度和对比度调节：图像本来具有的 1 024 个灰阶，但在显示器上仅能显示为 256 个灰阶，为了避免更多的信息丢失，图像的窗宽、窗位需要调至最佳。仅仅在显示器上降低为 256 个灰阶，而原始数据是完好无损的，所有信息都会在打印胶片时表达出来。

（2）调整锐利度：使图像上非常细小的细节得到增强，利用不同的锐利度曲线抑制特定区域从而避免噪声的增加。

（3）调整对比度：经 DR 技术处理的图像可以在不改变图像整体效果的情况下使细小的结构显示清楚，大的动态范围及对比度平衡使细小结构有良好的对比度表达，与传统放射中的屏幕补偿具有相同的效果，利用 DR 技术，在影像细节上达到对比度平衡。例如：在足部的曝光中，踝关节比脚趾的密度高，利用 DR 处理技术，踝关节处的细节将会变暗而脚趾的细节将会变亮。使用了对比度平衡后，更多灰阶变得可见从而可以更好地显示细节。

（4）组织均衡：在某些应用中，要成像的部位既有较厚区域又有较薄区域。通常相关的主要区域将被充分显现，而身体部位的其余部分则可能透光不足或透光过度。组织均化算法用于在保持相关主要区域的适当对比度的前提下，提高厚薄区域的对比度。要充分显示密集区域中的信息，必须使用充分的剂量。

（5）其他：如黑白翻转、放大缩小、蒙片选择等。根据图像诊断的需要，调节相应的内容，以荧屏图像主观评价为依据，调整到最佳状态再进行胶片打印。

7. **激光打印**　最终的影像是通过激光打印机的打印将荧屏图像真实地记录在胶片上。所以，打印机性能、胶片性能等因素都会影响图像质量。要想保证所获得图像与荧屏图像有良好的一致性，应该做到以下两点：

（1）严格进行调试：运用激光打印机内标准的灰阶测试图样及 X 线机内的 QA（质量保证）标准图进行严格的测试与调整，使数字 X 线机显示影像的灰阶值与激光打印机打印的灰阶值相匹配，调整到最佳效果。并经临床实际验证后，确定出标准图样中各级密度值及分辨力，作为日常工作中的质量控制管理指标。

（2）加强管理也是保证胶片质量的重要环节：在日常工作中，必须制定出一套可行的管理方法和措施，进行质量控制。每次更换胶片后，都要进行测试，确保达到管理指标，一定会收到良好效果。

（四）DR 探测器的固有缺陷

由于数字成像系统是以大规模固体探测器阵列为图像获器取部件，因此不可避免地会遇到坏点（defect point）、漂移（offset）、空间非均匀性、非线性响应等固体探测器阵列固有的缺陷，如何对上述缺陷加以恰当的修正成数字成像系统，是一项十分重要的问题。

1. 探测器坏点 数字成像探测器以其像元对于 X 射线的线性响应为成像基础，如果某一像元对 X 射线的照射不响应或响应不良（存明显的非线性）则称其为坏点。一个数字成像探测器通常由数百万个像元构成，要制造一个不存在任何坏点的探测器几乎是不可能的。出于成本的考虑，允许探测器存在一定数量的坏点，这样可以使成品率大幅度提高。通常根据不同探测器的物理特性及图像质量要求来确定坏点的接收准则，在使用过程中探测器还会产生新的坏点。探测器坏点按其几何形状可分为点状分布坏点（包含单点，双点，多点），线状分布坏点（单线，双线）以及区域面状分部坏点。这些坏点可能是由于转换层的缺陷，二极管阵列单元损坏或行列驱动线及放大器损坏引起，有的探测器由于采用了多板拼接工艺也会存在拼接工艺线，此类工艺线也纳入线状坏点的范畴。对于每一具体的探测器类型而言，制造商均制定了针对不同坏点类型的详细的接收规范，规定每种坏点的数量、分布及位置关系作为探测器合格与否的判断依据。

2. 探测器图像的空间非均匀性 造成探测器成像不均匀的原因主要有以下三个方面的原因：

（1）虽然在线性曝光剂量范围内探测器单个像元的 X 射线响应是线性的，但不同像元的 X 射线响应系数并不完全一致，从而导致图像不均匀。

（2）行驱动电路、读取放大器、A/D 转换器等外围电路的不一致，导致的图像不均匀。

（3）入射 X 射线本身固有的空间分布不均匀性，也导致的图像不均匀。

这几类非均匀性尽管在图像上的表现不同但都属系统性的不均匀，在一定的限度内可以通过软件处理来加以校正，对于由噪声，电磁干扰等随机因素引起的图像不均匀则是不可以校正的。

3. 探测器的漂移 影响探测器工作的环境因素随时间的变化如温度、湿度、气压、电磁环境等，都会导致探测器的输出的变化，这些变化称为探测器的漂移。

（五）DR 探测器坏点校正

1. 探测器坏点的标定 由于探测器坏点指那些对 X 射线不响应或响应不良的点，因此可以采用标准参考均匀 X 射线 Xdefect 下采集以检出对 X 射线不响应的坏点，然后分别在 2Xdefect 及 4Xdefect 剂量下曝光采集以检出响应不线性的坏点。由于经过漂移校正及空间非均匀性校正后获得的均匀剂量下的图像 P 应呈现以平均亮度 P_0 为期望值，标准差为 δ 的正态分布。对于分布在 $n\delta$ 之外的像元则标定为坏点，n 的取值通常为 2~4 之间，由设计者选定。通过以上的步骤即可获得标定了所有坏点位置的坏点图（defect map）。

2. 探测器坏点的校正 坏点校正工作在完成漂移校正及空间非均匀性校正后进行。坏点校正的基本方法为采用临近像素插值法进行修正，但必须考虑该点周围像元的状况（临近有无其他坏点）选用不同的插值算法，通常由设计者根据探测器制造商提供的接收准则及自身试验结果来设计。在探测器坏点校正中有以下几个方面的因素需要加以关注：

（1）探测器 MTF 越高则坏点校正的伪影越严重，因为 MTF 越高临近像元包含本像元的信息越少（信息的点扩散函数），极端情况下坏点位置的图像信息将完全丢失不能由临近像元插值获得。因此应根据探测器 MTF 来制定插值方案。

（2）应根据像元密度梯度来调整插值的权重，每一坏点周围有 8 个临近像元（16 个次临近像元）存在 4 个梯度方向（水平、垂直、左斜、右斜），对于密度梯度较小的方向可给予较高的权重或者仅采用此方向插值，可减小插值带来的伪影。

（3）设定插值算法的限定条件，对于不能满足条件的坏点则放弃插值（如临近坏点太多）。以避免因插值带来的信息错误。

经过漂移校正，空间非均匀性校正，坏点校正可获得稳定、完整、正确地反映入射 X 射线信息的数字图像，这种图像被称为洁净图像（clean image），可用于图像存储及表达。获得洁净图像的过程通常称为图像的预处理。

综上所述，通过图像预处理可以校正数字成像系统固有的系统性缺陷，从而达到改善成像效果的目的。实际上成像系统的漂移、不均匀、坏点并非数字成像带来的新问题，传统的模拟成像也存在类似的问题，如增感屏损伤、不均匀、增强器疵点、洗片造成的密度不稳定、畸变等，模拟方式下没有很好地解决手段。而在数字成像条件下则可采用数字处理的方法加以修正，这也可算是数字化所带来的一种进步。

（余佩琳　赵洁　余建明）

第十节　数字化移动平板成像技术

数字化移动 DR 平板成像（mobile DR）不同于立柱式或悬吊式设计摄影系统，它占据更小空间，轻松移动操作，可在病房直接完成曝光，支持多项床旁成像检查，不仅有效提高工作效率，还能够保障成像质量，已在医疗成像中占据重要地位。它可以在曝光几秒钟后快速获取摄影图像并确认，可现场处理图像、实现网络传输、打印。该设备方便急诊科、手术室、ICU 病房、临床各个科室不能活动的患者床旁摄影要求，满足临床医生对图像效果越来越高要求，提高工作效率。

一、基本结构

数字化移动 DR 主要由 X 线发生器（X 线球管/高压发生器）、探测器（影像板/采样器）、采集工作站（采像处理计算机/后处理工作站）、机械装置等四部分组成。

1. **X 线发生系统**　包括 X 线球管和高压发生器。目前数字化移动 DR，为了满足连续曝光，采集高品质影像的要求，X 线球管多使用小焦点、高热容量、高转速、散热效率高的 X 线管。球管焦点大小决定图像的锐利度和对比度高低。X 线高压发生器，主要有工频高压发生器和高频逆变高压发生器，后者又可分为连续式高频逆变高压发生器和计算机控制的脉冲式高频逆变高压发生器，DR 均采用高频逆变高压发生器。

2. **探测器**　将 X 线信息转换为电信号的器件。探测器把 X 线模拟信号转换为数字信号，送计算机处理。目前平板探测器主要分为两种：非晶硒平板和非晶硅平板，不同的生产商厂使用不同品牌的平板探测器。其中碘化铯非晶硅平板探测器稳定性高，易于大批量生产，各大公司基本均采用非晶硅平板探测器。平板探测器与 X 射线的同步方式目前主要有有线连接和无线连接两种：硬件接口同步（外同步），需要通过硬件信号连接完成高压与采集同步，为有线连接方式；射线接收同步（内同步），无须硬件连接，由探测器接受射线触发采集同步，为无线连接方式。

3. **采集工作站**　主要由操作控制计算机、后处理工作站、阵列扫描控制器、调制解调器、接口电路、显示、不间断电源（UPS）、键盘、鼠标等组成。完成患者资料输入传输，设置摄像位置和 X 线曝光参数，获取和预调图像，图像处理包括灰度（窗宽及窗位）和对比度的调谐，黑白反转，图像滤波降噪，边缘增强，局部放大及减影等对图像进行管理、输出等功能。早期多采用 SUN 或 SGI 通用型服务器，机体庞大，主频（时钟频率）较低，运算速度较慢，现在的 DR 基本上均采用医学影像专用多芯片组并行处理服务器，并且将计算机与 DR 系统完全集成在一起，不仅使机体纤小，主频高，运算速度快，完全能满足图像大数据量实时处理的要求，而且使 DR 的操作变得更为简单。

4. **机械装置**　包括台车、套筒式支柱和可伸展球管支持臂、移动装置、曝光控制器等。目前医院使用较多的移动 DR 球管支持臂主要有两种，一种是折叠臂（图 15-27），该支持臂在竖直方向可一定角度移动，水平方向不能单独旋转，要水平方向转动则必须与主机一起整体转动。另一种旋转伸缩臂（图 15-28），该臂以立柱为中心可以在水平方向 ±360°任意转动，主机不用转动；摄影时只需握住两

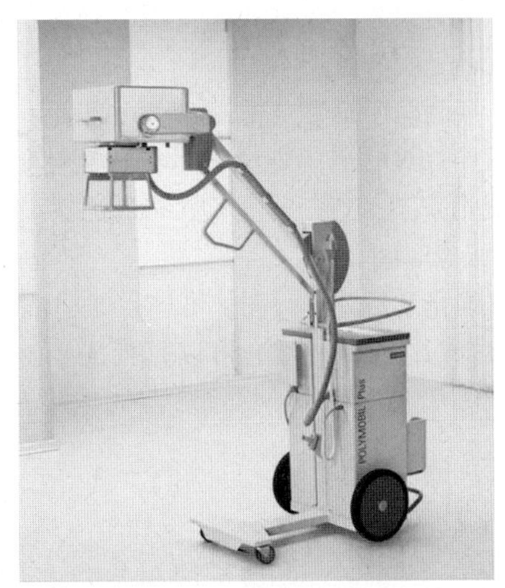

图 15-27　折叠臂式移动 DR

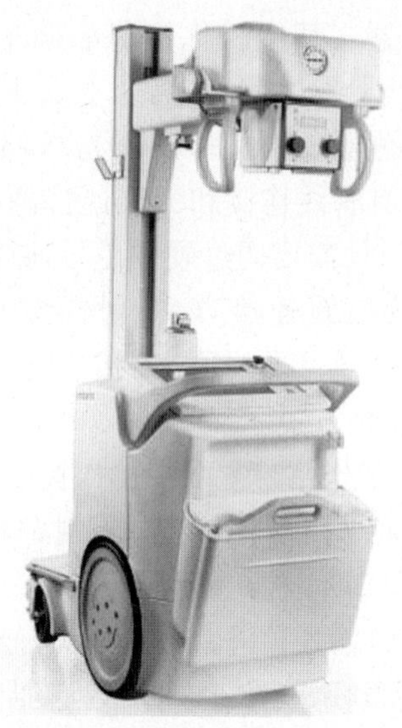

图 15-28　伸缩臂式移动 DR

侧手把按下即可上、下、前、后、左、右 6 个方向移动 X 线管对准摄影中心，操控灵活简便。移动 DR 的自身移动转移采用电池驱动动力轮的助力方式移动，移动的最远距离因电池容量和设备自身的总量不同而不同。

二、性能参数

1. **X 线发生器**　额定功率 12.5～50kW；控制模式为高频逆变；电压范围 40～150kV；mAs 范围 0.32～320mAs；最短曝光时间 1ms。

2. **X 线管球**　热容量 0.8～1 250kHU；最大阳极热容量 300kHU；阳极靶角 12°～16°；焦点大小 0.6mm（小）、1.2mm（大）。

3. **立柱式管球支架**　旋转±270°；管球沿支架臂旋转±180°。

4. **电力供应**　充电时间≤16 小时；移动距离≥5km；曝光次数≥100 次。

5. **探测器**　面积 43cm×35cm；像素≥590 万；像素大小≤160μm；闪烁体材料 CsI（碘化铯）/GOS（硫氧化钆）；采集密度分辨力≥12bit；探测器重量≤5kg；成像时间 2～3s。

6. **曝光及后处理**　图像可进行处理，系统满足标准 DICOM 打印及传输，可以直接连接打印机或者将图像传输到 PACS 网络。

三、成像原理

移动数字 X 射线摄影工作原理是 X 线穿过人体（备查部位）投射到探测器上，平板探测器把穿过人体 X 线影像信息的模拟信号直接转换为数字图像数据，并同步传输到采集工作站上，然后利用工作站的医用专业软件进行图像的后处理。经计算机处理后在显示器上显示，图像数据同时可通过网络传输到激光照相机。

移动 DR 分为无线移动 DR 和有线移动 DR。平板探测器是无线移动 DR 的重要组成部分。大部分移动 DR 选用非晶硅为间接型平板探测器，其基本结构为表面是一层闪烁体材料（碘化铯或硫氧化钆），再下一层是以非晶体硅为材料的光电二极管电路，最底层为电荷读出电路。位于探测器表面的闪烁体将透过人体后衰减的 X 线转换为可见光，闪烁体下的非晶硅光电二极管阵列又将可见光转换为电信号，在光电二极管自身的电容上形成存储电荷，在控制电路的作用下，扫描读出各个像素的存储电荷，经 A/D 转换后输出数字信号，传送给计算机进行图像处理从而形成 X 线数字影像。

四、检查技术

1. **检查步骤**

（1）开机，保证移动 DR 有电的前提下开机。

（2）接入网络，通过网线或无线网络连接 PACS 网，以便获取被检者的“worklist（工作列表）”信息。

（3）阅读检查单并核对患者信息，正确选择患者列表和摄影部位。

（4）根据部位放置探测器并贴好铅字码，调整 X 线管适当的距离，垂直照射。

（5）选定曝光条件，根据摄片部位的位置及患者体重等选择大小焦点、管电压、管电流等。

（6）曝光及后处理：可用有线曝光手闸或无线遥控曝光，再调整图像后上传到 PACS 和打印机系统。

（7）关机并及时充电，设备关机时请先关闭电脑，再关电源；不允许未关电脑直接关闭电源，注意及时充电保证下次使用。

2. **图像后处理**　移动 DR 的图像后处理功能主要是运用窗口技术调节图像，以调节图像的层次与影像对比度，使之满足临床和诊断的需要。边缘（edge）增强的调整可使图像边缘更为锐利，轮廓更为清晰。恰当的亮度（brightness）和对比度（contrast）可使图像具有更佳的层次和丰富的信息。组织均衡（tissue equalization）通过调节组织密度高低的区域和均衡的强度范围，使曝光不足或曝光过度的部分的图像信息重新显示出来，解决了摄影部位组织间的密度或厚度的差异造成的图像信息缺失。通过选择不同检查部位的处理曲线如对数曲线、指数曲线等来进行处理，DR影像处理中还有降噪处理，确定感兴趣区（ROI）。

五、成像特点

1. 采用大功率组合式高频高压发生器，kV闭环控制和mAs数字闭环控制技术，微处理器实时控制，保证了剂量的准确度和重复性。

2. kV、mAs数字制调节，液晶显示，参数预制记忆，根据人体解剖特征分组设置参数，液晶触摸屏图形界面，操作简单、方便。

3. 具备高压过压保护、管电流过流保护、输出过载保护的功能，更加安全可靠。

4. 使用专用超级电容为机器电源，降低了对网电源容量的要求，便于在病房、诊室等处使用，拍片质量更加稳定可靠。

5. 整机电动助力，防撞预警，横臂电动升降，操作更加简便。

6. 使用数字化移动DR平板成像，成像速度快，图像有着较好的空间分辨力和对比度。

7. 大容量存储：主机硬盘可实现海量存储图像信息，方便历史图像与现场图像的对比，而且可以实现USB存储、转移图像。

8. 一次曝光结束后，无须更换暗盒或IP板即可再次拍摄，也无须胶片冲洗和IP板读取过程，即可成像诊断，减少了病患的移动，更加安全，减少了多科室间的奔波，为抢救重症患者赢得宝贵时间。

9. 曝光方式可采用有线手闸、无线射频、红外感应以及延时等方式。

10. 超大接触屏，全中文手写输入，交互式人机对话，提高工作效率。

11. 突出的操控性能，灵活的旋转伸缩臂，宽广的成像区，球管可围绕立柱进行大范围旋转，投照无死角。

六、图像质量控制

移动DR在成像中，会受到各种因素所影响，会出现图像质量不稳定的现象。为了保证成像质量，需要采取适当的措施进行质量控制，根据移动DR成像的特点，主要考虑以下几个方面：

1. **机器设备因素** DR数字化摄影的平板探测器是核心部件，在摄影时必须保证DR设备硬件的完好和各项参数功能的正常，这就要求对DR成像系统定期保养、校准，以及各项参数的维护和修正。

2. **患者信息标记和检查部位正确** 移动DR机一般都放置在病区使用，床旁摄影一般是病区开具申请单后送至放射科，放射科在RIS登记患者和检查部位信息，技术员到达病区后取得移动DR机，一般会通过有线或无线网络获取被检者的信息，获取的一般是几个甚至几十个被检者信息，检查时认真核对被检者信息，避免张冠李戴；看清申请单要求避免拍错检查部位；床旁摄影被检者一般病情比较严重，常常采用仰卧位摄影，在摆放标记时一定要注意，避免标错。

3. **摄影体位要标准和采集范围标准规范** 由于床边摄片操作空间狭小、摄影距离难以达到要求，且部分患者难以配合等因素，有时图像很难保证质量，常因体位因素干扰摄片质量而未达诊断要求。摄片时摆位不规范，歪斜，摄片体位欠佳及被检部位包括不全以及异物等最主要的原因。故从摄影技术层面，需要操作技术员做到以下几点：①加强投照技术员工作责任心和技术水平，加强业务学习，提高投照水平；②规范准确地摆位、定位正确、中心线对准、照射野大小合适是获得最佳图像的先决条件。由于床旁摄影的局限性，患者在摆位时因病痛不能够按要求摆位的占多数，故工作时既要照顾患者，又要准确规范摄片部位。摄片时中心线要求对准，患者拍片部位，平板探测器，球管三者静止不能动，使得所照部位影像的正常结构，解剖关系清晰。在摄片操作的时候，在满足临床诊断区的情况下，尽量缩小照射野，获得的影像清晰细腻，同时注意辐射防护。

4. **选择合理的摄影条件** 在移动DR摄影技术的过程中，根据被检者的检查部位选择最佳的曝光条件。移动数字化DR摄片机由于曝光界面程序化，曝光参数已经设定好。但是由于患者体型不一，在选择曝光参数时，需要在千伏值、毫安秒方面做调整，以免因曝光不足或者曝光过度造成图像质量不能满足要求。科室质控小组每个月对图像进行质控，对密度对比度调整不良的图像具体分析原因，及时做出调整，一方面要求操作技术员根据患者具体病情选择合适的曝光条件，另一方面对后台影像处理参数和曝光参数数据进行优化，以保证影像的稳定性和高质量。

5. **防止伪影的产生** 由于进行床旁摄片的被检者大多数是因为病情严重，无法移动配合，故在拍摄前一定要仔细认真检被检者的拍摄部位有无影响 X 线吸收的异物，必要的时候可以通过更换衣物等措施防止伪影的产生，而获得优质没有异物的影像(图 15-29)。

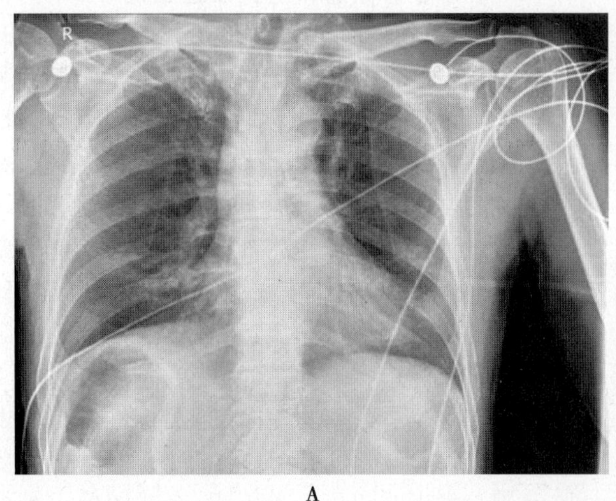

A

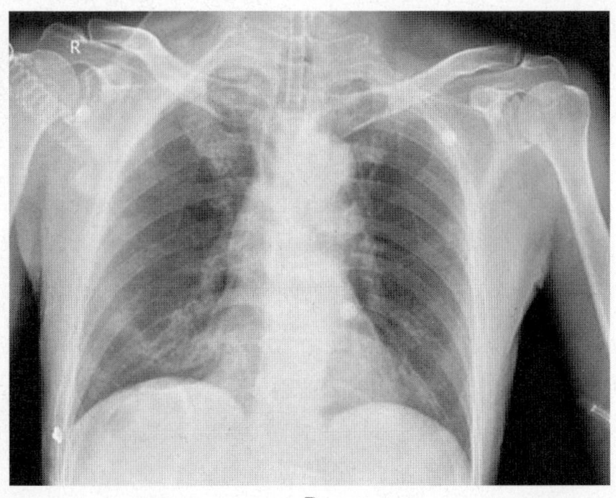

B

图 15-29　有伪影图像与无伪影图像

A. 有电极线伪影；B. 去除电极线图像。

6. **影像后处理**　数字化 DR 系统在曝光采集图像之后，系统都会对获取的影像自动进行后处理，后处理技术是借助计算机功能使获得的原始影像最优化，从而使诊断医生获得尽可能多的诊断信息，包括边缘增强，窗宽窗位的调节，组织均衡，以及影像锐化的处理。由于不同的患者个体差异，同一曝光条件下所摄影像的密度对比度有可能不合适，后处理系统自动处理后的影像不一定满足诊断的要求，因此大多数情况下需要进行手动调节。首先在曝光之前，就要针对个体差异选择合适的管电压，管电流以及曝光时间，曝光完成后在处理影像的时候可以依据诊断的需要调整适当的窗宽窗位，对影像的对比度和密度再次进行调整，从而提高影像的分辨力和清晰度，更易观察，以利于诊断。

7. **做好辐射防护**　移动 DR 作为床旁 X 射线机，解决了因患者不方便到放射科机房进行拍片的问题。但是，移动 DR 经常在 ICU、新生儿科和住院楼等地方使用，这些地方没有进行辐射防护屏蔽设施，医患人员有可能会受到辐射损伤。所以在使用移动 DR 时，通过使用防护用品，躲开射线源，缩短曝光时间，选择好曝光视野和部位，避免重复曝光，是做好防护的最好办法。①曝光前操作人员通知周围能撤离人员，暂时离开，关于离开的距离，根据不同的拍片条件，有不同的距离(这里的距离是指射线在空气中衰减至接近本底水平的距离)。一般 5 米左右会比较安全；②配合使用防护用品，若周围仍然有不能来开的人员，建议用移动铅屏风将其隔开。工作人员操作设备时，穿戴铅防护用品。(铅衣、铅围脖、铅眼镜、铅帽等)，拍片的时候，能远离就远离，曝光时，选择高千伏，低毫安，小摄影的条件曝光。

8. **激光打印机对图像质量的影响**　图像质量的好坏与激光相机性能有很大关系，激光相机的质量控制也是得到优质图像的重要环节，认真做好激光打印机的调试和校准，注意图像的输出与激光相机匹配的问题，建立激光打印机验收检测及质量控制的概念，调整好激光打印机背景密度、灰阶响应、图形几何结构等指标，调整好最大密度值，而且还应该注意激光相机的密度调节与胶片的感光度相协调。

(李大鹏　王传兵)

第十六章

数字 X 线造影技术

第一节　胃肠道造影检查

医用硫酸钡作胃肠道造影仍是胃肠道疾病理想的初选检查方法,运用数字胃肠机成像系统能连续快速地获取多幅图像,并能进行多种图像后处理,缩短了检查时间,减少了辐射剂量,提高了胃肠造影检查的质量。

一、胃肠道基本病变

(一) 轮廓改变

充满钡剂后的正常消化道轮廓平滑连续,当消化道管壁(特别是黏膜层)发生病变时,即可造成轮廓的改变或管壁改变。常见的轮廓改变有:

1. **隆起**　指消化道管壁向管腔内的局限性突起,主要见于肿瘤性病变(如癌、平滑肌源性肿瘤、淋巴瘤、脂肪瘤等),也可见于一些非肿瘤性局限性病变(如炎性息肉、异位胰腺等)。隆起致使消化道局部不能充盈钡剂,这时由钡剂勾画出的消化道轮廓形成局限性的内凹改变,称为充盈缺损。良性、恶性隆起各有特点。

2. **凹陷**　指消化道管壁的局限或广泛缺损,常见于消化道炎症、肿瘤等。黏膜缺损未累及黏膜肌层时称为糜烂(erosion),如缺损延及黏膜下层时则称为溃疡(ulcer)。在钡剂造影检查中,当黏膜面形成的凹陷或溃疡达到一定深度时可被钡剂填充,在切线位 X 线投影时,形成突出于腔外的钡斑影像,称为龛影(niche)或壁龛(crater),在正面投影时则表现为类圆形钡斑(bariumspot)

3. **憩室(diverticulum)**　是消化管壁局部发育不良、肌壁薄弱和内压增高致该处管壁膨出于器官轮廓外,使钡剂充填其内。憩室可发生于消化管任何部位,以食管、十二指肠降部、小肠和结肠多见,X 线上表现为器官轮廓外的囊袋状突起,黏膜可伸入其内,可有收缩,形态可随时间而发生变化,与龛影不同。

4. **管壁增厚及管壁僵硬**　多种疾病可引起消化道管壁的增厚,一般炎性疾患,如克罗恩病,可引起肠壁广泛增厚。管壁僵硬是指消化道壁失去正常的柔软度,形态固定,即使在压迫相中形态也无明显改变,受累段管壁蠕动波消失。

(二) 黏膜改变

消化道黏膜的异常表现对早期病变的发现及鉴别诊断有重要意义。

1. **黏膜破坏**　黏膜皱襞消失,形成杂乱无章的钡影,正常黏膜皱襞的连续性的中断。多由恶性肿瘤侵蚀所致。

2. **黏膜皱襞平坦**　条纹状皱襞变得平坦而不明显,甚至完全消失。多为黏膜和黏膜下层水肿或肿瘤浸润所引起。水肿者多为逐渐移行,与正常皱襞无明显分界(良性溃疡);浸润者多伴有病变形态固定而僵硬,并与正常黏膜有明显界限(恶性肿瘤)。

3. **皱襞集中**　皱襞从四周向病变区集中,呈车辐状或放射状。常因慢性溃疡产生纤维结缔组织增生(瘢痕挛缩)所致,有时浸润型癌也可产生类似改变,但黏膜僵硬而且不规则,并有中断现象。

4. **黏膜皱襞增宽和迂曲**　亦称黏膜皱襞肥厚,表现为黏膜皱襞的透明条纹影增宽,常伴有皱襞迂曲和紊乱。常为黏膜和黏膜下层的炎症、肿胀及结缔组织增生所致,多见于慢性胃炎和胃底静脉曲张。

5. **微黏膜皱襞改变**　炎性疾病时导致小区呈颗粒状增大,大小不均,小沟增宽、模糊,伴有糜烂时小区和小沟结构破坏,呈散在小点状钡影;癌肿浸润时小区和小沟结构可完全破坏。

（三）管腔改变

1. **管腔狭窄**　指超过正常限度的管腔持久性缩小。病变性质不同引起管腔狭窄的形态亦不相同：①炎性狭窄范围较广泛，有时呈分段性，狭窄边缘较光整；②癌性狭窄范围局限，管壁僵硬，边缘不规则；③外压性狭窄多偏于管腔一侧且伴有移位，管腔压迹光整；④痉挛性狭窄具有形态不固定和可消失的特点。

2. **管腔扩张**　指超过正常限度的管腔持续性增大。常由消化道梗阻或麻痹引起，均可有积液和积气，常伴有胃肠道蠕动增强或减弱。

（四）位置改变

1. **腹腔肿瘤**　可造成对消化道的压迫移位，局部消化道形成弧形压迹，被推移部分的肠管聚集。如肝左叶肿块可使胃底向下移位，并在该处出现充盈缺损；胰头癌常造成十二指肠曲扩大、固定及肠管浸润等。

2. **肠管粘连牵拉**　造成位置改变，移动性受限。

3. **腹水**　可导致小肠位置、分布异常，肠管活动度增大。

4. **肠管先天性固定不良或先天性位置异常**　如移动盲肠、盲肠位置过高或过低，肠旋转异常等，均可引起肠管位置和移动度的改变。

（五）功能改变

消化道功能包括张力、蠕动、排空和分泌功能，消化道的各种器质性和功能性改变均可导致胃肠功能的异常。

1. **张力改变**　消化道张力受神经控制和调节。①交感神经兴奋和迷走神经麻痹可使张力降低，管腔扩张。迷走神经兴奋使张力增高，管腔缩小，如麻痹性肠梗阻（paralytic ileus）常使肠管张力下降，管腔扩张。溃疡的局部刺激可引起管腔变窄。②痉挛（spasm），指胃肠道局部张力增高，暂时性和形态可变性为其特点，用解痉剂可消除。食管痉挛使其轮廓呈波浪状；幽门痉挛使钡剂排空延迟；球部和盲肠痉挛可使其充盈不良；结肠痉挛使肠管变细，袋形增多，肠管呈波浪状。

2. **蠕动改变**　蠕动增强表现为蠕动波增多、加深和运行加快，蠕动减弱则反之。逆蠕动与正常运行方向相反，常出现在梗阻部位的上方。肠麻痹表现为全部小肠不见蠕动；肿瘤浸润则使病变处蠕动消失。

3. **排空（exhaustion）功能改变**　排空功能与张力、蠕动、括约肌功能和病变本身有关。胃的排空时间约为 4 小时，小肠排空时间约为 9 小时，超过上述时间而仍有钡剂潴留则称为排空延迟。口服甲氧氯普胺或肌内注射新斯的明常可缩短排空时间。胃肠运动力增强则表现为排空时间缩短，如服钡后 2 小时即抵达盲肠则意味着运动力增强。

4. **分泌功能改变**　胃肠分泌功能的改变常与疾病有关。①胃溃疡：常引起胃分泌增加，使胃液增多，立位透视可见液平面，服钡后钡不能均匀涂布在胃壁上；②吸收不良综合征：肠腔内分泌物增加，黏膜纹理增粗模糊，钡剂易凝成絮片状；③过敏性结肠炎：肠腔内有大量黏液存在，服钡后表现为细长或柱状影，结肠黏膜面钡剂附着不良，肠管轮廓不清。

二、食管及胃十二指肠检查

食管及胃十二指肠亦称为上消化道，它们的钡剂检查称为上消化道造影。

（一）单对比法上消化道造影

1. **适应证与禁忌证**

（1）适应证：先天性胃肠道异常；对有上腹部症状如上消化道出血、疼痛、恶心、呕吐等欲明确原因者；上腹部肿块，为确定与胃肠道的关系；胃十二指肠手术后的复查；尤其适合以器官、形态、结构改变为主的疾病（如疝、套叠、慢性不全型扭转、憩室）及功能改变为主的疾病（如吞咽困难、贲门失弛症、反流及反流性损害）。

（2）禁忌证：胃肠道穿孔；急性胃肠道出血，一般于出血停止后两周，大便隐血试验阴性后方可进行；肠梗阻，对于轻度单纯性小肠梗阻和高位梗阻，为明确原因可酌情进行。

2. **造影前准备**

（1）受检者准备：造影前 3 天不服用含有铁、铋、钙等不透 X 线的药物，造影前须禁食、禁水至少 6 小时，对于有幽门梗阻的受检者，应在检查前一天晚上置入胃管给予引流，检查时除去体表异物（金属）。

（2）药品准备：选择钡剂要求颗粒细小（1μm 左右）均匀且具有较高的悬浮稳定性，浓度 50%～100%。应根据不同部位和要求，以及受检者吞咽困难程度进行浓度配比。对于食管检查，钡水比例为（3～4）∶1，浓度较高且黏稠，要求能挑起成丝；胃及十二肠检查，钡水比例为 1∶1.2，或用 150g 钡加 200mL 水；调钡时必须搅拌均匀，避免成块或形成气泡。对怀疑有高位梗阻、食管气管瘘以及呕吐较严重的受检者，可改用稀钡或碘水做上胃肠道检查。

3. **操作技术**　检查前常规做胸腹部透视，以除外胃肠道穿孔及肠梗阻等并发症。食管临近结构的异常及纵隔内病变常可对食管造成推移和压迫，检查时应注意纵隔形态的变化。

受检者立位口服一大口较稠钡剂，钡水比例为(3~4)∶1，正位透视观察吞咽动作是否正常，双侧梨状窝是否对称，再迅速转成右前斜位，跟随钡剂走行，逐段观察食管充盈扩张及收缩排空情况。然后辅以左前斜位及正位进行观察。

再口服适量较稀钡剂（钡水比例为1∶1.2）100mL~150mL，重点观察胃黏膜。检查顺序为先胃底，后胃窦和幽门前区。在检查中应不断用手或者压迫器按压腹部作触摸涂布，这有利于胃体和胃窦区黏膜的显示。同时注意观察黏膜的柔软度、粗细形态、有无破坏中断及纠集现象。继而再服多量钡剂（200mL~400mL），重点观察胃充盈相下的形态、轮廓、蠕动、张力、位置等情况，从而可以间接判断胃壁的柔软度和韧度。

充盈相的突出优点是可以清晰显示位于切线位上的龛影，所以应在透视中转动受检者，尽可能使病变位于切线位上，但对于胃窦部小弯偏前或后壁的病变，显示较为困难，应予以加压法进行检查。加压可直接用检查医师（带防护手套）的手或X线机上的压迫器，在胃中等充盈时最为方便。单对比法进行上胃肠道造影中手法操作极为重要，只有通过熟练而灵巧的手法，才能充分展现单对比法充盈相及加压相的优势，这绝非压迫器所能取代。

通过手法操作可达到以下目的：将钡剂涂布于器官内黏膜表面；转动受检者至合适角度；将与病变重叠脏器（肠道）推开，使病变显露充分，清楚；对被检器官进行扪诊，了解有无压痛，有无肿块，肿块与病变的关系等。胃底因位置较高，不易按压，同时缺乏蠕动，黏膜形态各异，容易漏诊，要采取不同体位进行观察。立位时应利用胃泡内的气体观察有无软组织肿块，钡剂通过食管下段及贲门时有无受阻、绕流、分流及走行位置的改变；右前斜位观察贲门下的连续曲线是否自然；仰卧位时胃底充盈钡剂，可显示其充盈相的轮廓；俯卧位时，胃底充气，可显示胃底黏膜。

在检查胃的过程中，若十二指肠球部充盈，应随时进行十二指肠检查。若胃检查结束后，十二指肠球部仍未充盈，可借助蠕动波到达幽门前区时局部加压把钡剂推入球部，然后按球部、球后、降部、水平部和十二指肠空肠区的顺序逐段检查，同时须用手法加压观察黏膜相。要重点观察十二指肠的形态、轮廓、蠕动和收缩功能及有无龛影和激惹征象。立位时便于将球部的前后壁病变转到切线位上观察；俯卧位胃蠕动活跃，球部和降段易于充盈，可显示其轮廓；仰卧位右侧抬高，易使胃窦内的气体进入十二指肠内，构成双对比相。

4. **常见病变的造影显示**

（1）食管异物：钡餐或钡棉检查的表现

1）圆钝状异物：因异物表面涂抹钡剂而易于显示，有时可见钡棉勾挂征象。较小异物可见钡剂或钡棉偏侧通过或绕流；较大嵌顿异物显示钡剂或钡棉通过受阻。

2）尖刺状或条状异物：常见钡棉勾挂征象，口服钡剂可见分流。若细小尖刺一端刺入食管壁，另一端斜行向下，口服钡剂或钡棉检查可无任何异常表现。

（2）食管静脉扩张

1）早期表现：食管下段黏膜皱襞增粗或稍显迂曲，管壁柔软、边缘不光整，略呈锯齿状或小凹陷。

2）中期表现：随着曲张静脉数目的增加和程度加重，食管黏膜皱襞明显增粗、迂曲，呈串珠状或蚯蚓状充盈缺损，管壁边缘凹凸不平呈锯齿状，可波及食管中段。

3）晚期表现：严重的静脉曲张，透视下食管蠕动减弱，钡剂排空延迟，管径扩大。但管壁仍柔软，伸缩自如，无局部的狭窄和阻塞，一般累及食管上段。

（3）食管癌

1）早期食管癌：

①食管黏膜皱襞的改变：病变部位黏膜皱襞增粗迂曲，部分黏膜中断，边缘毛糙；

②小溃疡：增粗的黏膜面上出现大小不等、多少不一的小龛影，一般直径小于0.5cm，局部管壁出现轻度痉挛；

③小充盈缺损：为向腔内隆起的小结节，直径约0.5~2.0cm，黏膜毛糙不规则、局部黏膜紊乱；

④局部功能异常：局部管壁舒张度减低，偏侧性管壁僵硬，蠕动减慢，钡剂滞留等。

2）中晚期食管癌：

①典型表现为局部黏膜皱襞中断、破坏、至消

失，腔内锥形或半月形龛影和充盈缺损，病变管壁僵硬和蠕动消失。

②髓质型：管腔内较长的不规则充盈缺损，病变段管腔高度或中度狭窄，壁僵硬，上部食管明显扩张。癌肿向腔外生长，平片可显示局部纵隔增宽。

③蕈伞型：管腔内较低平的充盈缺损，边缘不整，病变中部常显示表浅溃疡，晚期才出现管腔偏侧性狭窄。

④溃疡型：显示为大小和形态不同的腔内龛影，边缘不光整，部分龛影底部超出食管轮廓。溃疡沿食管长轴破溃伴边缘隆起时，出现"半月征"，周围绕以不规则环堤。

⑤缩窄型：病变食管呈环状对称性狭窄或漏斗状梗阻，病变长2~3cm，管壁僵硬，边缘多较光整，上部食管显著扩张。

（二）双对比法上消化道造影

目前，胃肠道疾病主要依靠动态多相造影检查（dynamic multiphasic radiography），即把传统单对比法的充盈相，加压相与双对比法的双对比相，黏膜相的优点相结合。在受检者躯体转动时，在充气扩张的胃内钡液流动中，发现和认识胃内所呈现出病变的变动图像。能对病变做出定位（确切部位）、定形（大小和形状）、定质（柔软度、浸润范围）及定性（炎性、良性、恶性）的四定诊断，是目前最为理想的上胃肠道检查方法。

1. 适应证与禁忌证

（1）适应证

1）胃肠道起源于黏膜的病变（良性、恶性肿瘤、溃疡、炎症）。

2）起源于黏膜下的病变（主要是间质性良/恶性肿瘤）。

3）单对比造影发现可疑病变而难以定性者。

4）临床怀疑有肿瘤而常规造影又无阳性发现者。

5）胃镜检查发现早期肿瘤病变者。

（2）禁忌证

1）胃肠道穿孔。

2）急性胃肠道出血一般于出血停止后两周，大便潜血试验阴性后方可进行。

3）一周内内镜活检者。

4）肠梗阻以及低张药物使用禁忌者。

2. 造影前准备

（1）受检者准备：造影前3天受检者不服用含有铁、铋、钙等不透X线的药物，造影前须禁食、禁水至少6小时，并禁烟，对于有幽门梗阻的受检者，应在检查前一天晚上置入胃管给予引流。上机检查前除去体表异物（金属）。

（2）药品准备：山莨菪碱（654-2）针剂20mg，产气粉3~5g。应选择颗粒具有高度杂异性（大小不均、形态各异）的胃肠道专用双重对比造影用硫酸钡。

3. 操作技术

（1）操作方法：对没有禁忌证的受检者于检查前3~5min给予肌内注射低张药物（654-2）20mg。检查前常规做胸腹部透视，除外胃肠道穿孔及肠梗阻。受检者用10mL温开水口服产气粉3~5g，吞服后约产气300mL，可使胃腔充气扩张。透视观察应使胃泡相当于拳头大小。气太多，则不利于黏膜涂钡。随即口服双对比造影专用硫酸钡混悬液150mL左右，最后含一满口（40~50mL）于口中，站立于检查床前。

嘱受检者将口含钡剂一次咽下后分别于左右前斜位透视观察食管充盈像及双对比像并摄片。将检查床转至水平位，请受检者在床上由左向右翻滚转动2~3周，然后正位仰卧，使钡剂在胃表面形成良好涂布。按照全面无遗漏的原则，在透视下改变受检者体位，使钡液在腔内流动，使器官的各部分依次分别成为双对比区，并适时摄片。

常规检查应包括以下体位：

1）立位右前斜位及左前斜位，观察食管。

2）仰卧正位观察胃体胃窦双对比像。

3）仰卧右前斜位观察胃幽门前区双对比像。

4）仰卧左前斜位观察胃体上部及胃底双对比像。

5）仰卧右后斜位观察贲门正面相。

6）俯卧右后斜位观察胃窦前壁双对比像，必要时可使床面倾斜至头低足高，并借助棉垫垫压，效果更好。

7）俯卧左后斜位观察胃体与胃窦充盈像和十二指肠充盈像。

8）仰卧右前斜位观察十二指肠双对比像。

9）立位观察胃窦及球充盈加压像。受检者恢复立位，使胃体下部胃窦部与十二指肠充盈钡剂。然后依次压迫球部、胃幽门前区及胃窦等处，如近身检查操作时，检查者可用传统手法"推"与"压"同时进行，效果更好。

10）立位胃充盈像：受检者取立位后，再加服浓度较低(60%~80%)的钡液 150mL。此时胃体、胃窦及十二指肠呈充盈相,胃底部呈立位双对比相,部分小肠也可显示,应在透视下转动体位,以充分显示胃角切迹及十二指肠曲。以上步骤大约 15 次曝光,一般选择 12 幅图像照片。

检查可根据情况灵活掌握顺序,重点部位可反复观察,随时可吞钡。双对比像必须使各观察部位先由近地侧处于远地侧,而充盈像则相反。胃底贲门区必须有四个体位(俯卧右前斜、右侧位、半立右后斜、直立左后斜),同时应注意观察贲门形态及胃底双对比像。在检查过程中,检查者应熟悉各种体位的显示内容,做到心中有数,当一个体位显示出多个部位时,要全部摄片,不必重复检查。显示全貌以不遗漏病变为原则,尽量减少不必要的曝光。胃肠道双对比造影每次检查持续时间应以 10~15min 为宜。时间太长可发生钡液沉淀、涂布不佳,时间太短则可能有所遗漏。对于特殊疾病还常需采用特殊体位和方法。如食管静脉曲张受检者,因站立位减少了食管静脉的充盈,可取卧位及头低足高位,同时深吸气、深呼气后作相反的屏气动作可暂停食管蠕动,以增加食管静脉充盈。不合格的双对比像常可导致漏诊、误诊。

(2) 双对比造影的基本质量要求

1) 腔壁应充分而适度扩张,皱襞基本展平,钡液可在充分扩张的囊腔内随体位变化而自由流动是扩张适度的标志。

2) 被检查的器官应有 2/3 以上面积为双对比区,低洼积钡或钡池不应占有过多的投影面积。

3) 腔壁线应连续、无中断、均匀、清楚、纤细(宽度小于 1mm)。如同一器管腔壁线的粗细相差明显,或出现非病理所致的中断,均应视为不合格,不能据此诊断。

4) 双对比区内应无或极少有气泡、钡液凝聚、皲裂等伪影。

4. 常见病变的造影显示

(1) 基本要点

1) 利用角隅积钡现象显示病变为隆起或凹陷。

2) 利用"潮礁"现象显示近地壁低小隆起。

3) 利用低洼积钡现象显示近地壁浅小凹陷。

4) 利用涂钡表面层数增加(如息肉为 4 层)显示病变侧面的范围。

5) 利用低垂滞钡现象显示远地壁病变。

6) 利用"腔壁多边"现象显示侧壁病变。

7) 利用"竖板"现象显示病变的侧壁。

(2) 胃溃疡

1) 良性龛影:胃溃疡的直接征象,龛影位于胃轮廓之外,边界清楚。

2) 黏膜水肿带,是龛影口部一圈黏膜水肿造成的透明带,是良性溃疡的重要特征。它有以下三种表现形式:①黏膜线(hampton line):为龛影口部一宽 1~2mm 光滑透明线;②项圈征(collar sign),为龛影口部宽约 0.5~1.0cm 透明带,形如一项圈而得名;③狭颈征,为龛影口部上下端明显狭小、对称光滑透明影,形如颈状。

3) 皱襞集中(converging folds),无中断。

4) 其他间接征象:①痉挛切迹(incisura):为小弯溃疡在大弯壁上相对应处出现一光滑凹陷;②胃液分泌增多致窄腹大量潴留液,钡剂涂布差;③胃蠕动增强或减弱致胃排空加快或减慢;④胃变形和狭窄,因瘢痕收缩所致。表现为"蜗牛胃""葫户胃"或"B 型胃"和幽门狭窄、梗阻。

5) 穿透性溃疡:龛影深而大,深度多超过 1.0cm 以上,口部有较宽大透亮带。

6) 穿孔性溃疡:龛影大,如囊袋状,可见气钡二层或气、液、钡三层现象。

7) 胼胝性溃疡:龛影大,但直径不超过 2.0cm,而深度不超过 1.0cm,有较宽透明带伴皱襞集中。

8) 多发性溃疡:指胃内发生二个以上的溃疡,可在同一部位或相距较远。

9) 复合性溃疡:指胃及十二指肠同时发生溃疡。

(3) 胃溃疡恶变的 X 线征象

1) 龛影周同出现小结节状充盈缺损。指压征或尖角征。

2) 龛影周围黏膜皱襞杵状增粗、中断、破坏。

3) 治疗中龛影增大,变为不规则。

4) 胃溃疡恶变的后期与溃疡型胃癌 X 线表现一样,难以鉴别时统称为恶性溃疡。

(4) 十二指肠溃疡

1) 良性龛影:球部溃疡的直接征象,充盈加压像可见龛影周围有一圈光滑的透亮带,或见放射状皱襞集中。

2) 球部变形:诊断球部溃疡的重要征象。由瘢痕收缩、黏膜水肿、痉挛引起,表现为"山"字形、三叶状、花瓣状或葫芦形或假性憩室形成,恒定存在。

（5）胃癌

1）早期胃癌：①隆起型（protruded type，Ⅰ型）表现为小而不规则的充盈缺损，高度超过5mm，边界清楚；②表浅型（Ⅱ型）表舰为胃小沟、胃小区破坏呈不规则颗粒状，轻微凹陷小龛影、僵硬、界限尚清楚。

包括：隆起型（superficial elevated type）（Ⅱa型）——癌肿突出高度不超过5mm。平坦型（superficial flat type）（Ⅱb型）——病灶几乎无隆起和凹陷。

凹陷型（superficial depressed type）（Ⅱc型）——病灶轻度凹陷不超过5mm。凹陷型（excavated type）（Ⅲ型）——形态不规整，边界明显的龛影，深度超过5mm，可见黏膜皱襞中断、杵状融合。

2）中晚期胃癌：①蕈伞型癌——多表现为不规则分叶状的充盈缺损，与正常胃界限清楚。也可表现为胃腔狭窄，胃壁僵硬。②浸润型癌——多表现为胃腔狭窄，胃壁僵硬。胃广泛受累时形成革袋胃（leather bottle stomach）。③溃疡型癌——多表现为恶性龛影，其中指压征（finger pressure sign）是指因黏膜及黏膜下层癌结节浸润使龛影口部有向龛影隆起的不规则的弧形压迹，如手指压迫样，加压后显示清晰。裂隙征是指在两指压征之间指向口部的尖角，为溃疡周围的破裂痕迹或两个癌结节间的凹陷。环堤征是指在正位上环绕龛影的宽窄不一的不规则透明带，切线位呈半弧形，为肿瘤破溃后留下的隆起边缘。半月综合征（meniscus sign）为龛影位于轮廓内、龛影周围环堤及龛影大而浅的综合征象，早半月形，切线位加压摄影显示清晰。

（三）数字摄影消化道造影

数字胃肠成像系统（digital GI imaging system，DGIS）　由探测器（image intensifier，II）、数字图像处理器（digital image processor）和高分辨力监视器（high resolution monitor）组成。目前随着像素和矩阵数目的增加及较小焦点X线管的应用，图像质量已获得大幅提高。数字成像胃肠道检查技术同样是运用动态多相对比造影技术，检查方法与胃肠道造影相同。其特点有：

1. **数字成像可以快速获取多幅图像**　数字成像速度可达0.5~15帧/s，这对处于运动状态下的胃肠道检查极为有利。在做咽、上段食管检查时，可选用2~8帧/s连续摄取图像，以便清晰显示这些结构及其异常变化。食管双对比造影检查时，0.5~2帧/s的连续摄取可获得食管处于双对比状态下不同时相的多幅图像。十二指肠球部溃疡常有痉挛激惹征象，连续图像采集与回放方式更有利于发现溃疡龛影，可作为常规使用。

2. **数字成像可以实时采集和显示图像**　在数字成像胃肠检查过程中因为可以实时采集和显示图像，便于及时观察病变是否被适当地显示。因此在检查中可以随时采取补救措施，如改变体位、重新涂布、补充图像等。

3. **数字成像可以进行多种图像后处理**　对数字成像要进行合理的图像后处理（postprocessing），通过改变图像的亮度（brightness）、对比度（contrast）、对图像中的感兴趣区进行放大（magnification）观察、增强图像的锐利度（sharpness）以及将图像进行正负相对比，可使各种不同类型的病变得以发现和清晰显示。

4. **数字成像可以进行标记**　为了恰当地突出在胃肠造影图像中的感兴趣表现，可以对数字图像用箭头或圆圈加以标记，对其所作的解释或诊断也可以用文字进行说明。也可将检查中含有突出发现和病变的图像，有选择地打印于纸上作为诊断报告。对连续采集的图像全部检查后，挑选满意的图像进行激光打印，以减少信息丢失，保证图像的高清晰度与高分辨力。

5. **数字成像可以进行存储**　采用光盘储存（optical disc）数字成像胃肠造影的影像资料，不但经济，而且便于查阅，对重复检查者也很容易与其早前的检查资料进行对比。

6. **数字成像可以进行网络传输**　数字胃肠图像资料若与其他数字图像资料（如CT、MRI）统一建立数字图像档案，就能在一个工作站上很容易将受检者的与其他影像学检查进行综合分析，从而提高诊断水平。影像存储与传输系统（picture archiving and communication system，PACS）一旦建立，还可将数字胃肠检查资料经医院的网络，高速地传送至各临床科室，或进行远程会诊。

三、肠系检查

（一）口服钡剂小肠造影

1. 适应证与禁忌证

（1）适应证：临床怀疑有小肠病变者；全身情况差，不能耐受插管者；需要了解小肠走行及功能状态者。

（2）禁忌证：急性肠梗阻；急性胃肠道出血；胃肠道穿孔。

2. **造影前准备**

（1）受检者准备：检查前日低渣饮食，晚上服用轻泻剂（开水冲服番泻叶9g，30分钟后再冲服一次，或服用50%硫酸镁30~50mL），并禁食一夜。

（2）药品准备：钡剂采用40%~50%浓度的硫酸钡悬浊液。可在检查前10分钟口服20mg甲氧氯普胺以加快钡剂通过小肠的时间。

3. **操作技术**　造影前常规观察胸腹部，口服钡剂小肠造影检查通常在上胃肠道造影后，立即让受检者口服300mL左右40%~50%浓度稀钡使小肠完全充盈；单纯口服钡剂小肠造影则直接口服600mL稀钡。向右侧卧位可增加胃内张力，使钡剂更容易进入小肠。透视中须用压迫法仔细分开相互重叠的肠襻，并顺序摄取各部位点片，必须观察到钡剂充盈回盲部，在末端回肠、部分盲肠及升结肠显影后，才可结束检查。

4. **常见病变的造影显示**

（1）肠管改变：表现为肠腔狭窄或扩张。炎性肠腔狭窄范围多较广泛，边缘较整齐，可呈节段性。肿瘤性肠腔狭窄范围多局限，边缘不整齐，且管壁僵硬，局部可扪及包块。外压性狭窄多在管腔一侧，可见整齐的压迹或伴有移位。先天性狭窄则边缘光滑而局限。肠腔扩张可由远端肠腔狭窄或梗阻所致，肠梗阻引起的管腔扩张常有液体和气体积聚，可形成阶梯状气液面，并有蠕动增强。张力降低，如肠麻痹引起的肠管扩大也有液体和气体积聚，但蠕动减弱。

（2）肠腔轮廓和黏膜的改变：肠壁肿瘤突入肠腔可造成局部钡剂充盈缺损，向腔外生长会推移临近肠管，表现为肠襻间距离增宽。良性肿瘤可使黏膜展平、皱襞消失，表现为表面光滑的充盈缺损；恶性肿瘤则侵蚀破坏黏膜导致充盈缺损局部表面不规则而且常见管壁僵硬，钡剂通过困难。肠道憩室表现为肠管壁向外囊袋状突出阴影。

（3）位置和功能的改变：肿瘤等占位性病变压迫推移可改变肠道的位置。肠粘连可使肠管移动受限；蠕动增强、运动力增加可致排空过快，口服钡剂不到2小时就可到达盲肠，超过6小时为通过缓慢，超过9小时小肠内钡剂尚未排空为排空延迟；分泌增多会使钡剂分散在分泌液中，呈不定形的片状或线状影，黏膜皱襞则模糊不清。

（二）小肠灌肠气钡双重造影

小肠气钡双重造影检查是目前诊断小肠疾病的主要检查方法，可同时观察整个小肠黏膜形态明确病变部位，对小肠腔内及管壁受累病变如肿瘤、憩室、狭窄性病变等具有重要诊断价值。

1. **适应证与禁忌证**

（1）适应证：反复消化道出血，经其他方法检查除外食管、胃和大肠出血者；原因不明的腹痛、腹泻者；临床怀疑小肠不完全性梗阻；先天性小肠畸形；腹部包块，需除外小肠肿瘤者；原因不明的贫血、低蛋白血症者；原因不明的发热、消瘦者；胃肠道其他部位的病变需要除外小肠受累者。

（2）禁忌证：急性胃肠道出血；胃肠道穿孔；小肠坏死；十二指肠活动性溃疡及山莨菪碱禁忌者。

2. **造影前准备**

（1）受检者准备：为避免盲肠充盈引起小肠内容物滞留于回肠内，应按结肠双重对比造影要求进行肠道准备。检查前1天中午嘱受检者吃少渣饮食，下午口服50%硫酸镁50mL清肠导泻，尽量多饮水，总量应达到1 500~2 000mL，可以间断饮用。晚餐进流食，睡前（21：00）服用缓泻剂（酚酞或果导2片）。检查当日早晨禁食，肛门内注开塞露一支，尽量排净大便。清洁结肠不能采用洗肠法，因为洗肠液可经回盲瓣逆流进入并滞留于回肠，会严重影响末端回肠及回盲部的充盈。造影前行胸腹部透视，排除消化道穿孔及梗阻受检者。

（2）器械准备：插管法可采用Bilao-Dotter导管或经胃镜引导下插管，不插管者可选用能释放CO_2气体的小肠溶空心胶囊或采用“口服钡剂+肛门逆行注气法”，灌肠桶或压力灌注泵。

（3）药品准备：造影用钡剂为浓度35%（W/V）硫酸钡悬浊液，山莨菪碱（654-2）10~20mg

3. **操作技术**

（1）插管法

1）插管前用凡士林涂抹导管外壁及导丝，以保持润滑。受检者取卧位或斜立位，经鼻孔插入。随受检者的吞咽动作将导管送过咽部进入食管，然后可较快地下达贲门。导管过贲门后，常自然地形成向胃底部的弧形弯曲。让受检者改取仰卧位，在透视下插入弯头导丝，旋转金属旋钮，将导管末端调节到弯向胃小弯，顺势继续插入导管，直达胃窦部和幽门前区。再让受检者取仰卧右前斜位，甚至近于左侧卧位，使气体充满胃窦部，如胃内气体不多，可用气囊注入适量气体（约50mL），并取头稍高位。将导丝换成直头。当导管端送到幽门时，将导丝向后略撤3~5cm，使导管端部柔软、易弯曲，导丝不得进入十二指肠。将导管慢慢送过幽门，进入十二指肠，这时(仰卧位)在绝大多数受检者导管进入十二指肠后外侧、沿十二指肠降支向下行走，少数受检者向内向下弯转进入十二指肠降支。边慢慢后撤导丝，边向前送入导管，直到导管达十二指肠悬韧带为止。

2）也可应用胃镜直视下插管，成功率高且操作方便，可使导管快速到位，无须 X 线定位，检查时间也明显缩短。胃镜进入十二指肠降部过乳头后，由胃镜活检孔插入交换导丝，沿导丝退出胃镜。在数字胃肠监控机下，沿导丝进入导管，送至十二指肠水平部以下，撤出导丝。用胶布固定口腔外导管另一端，将导管尾部与灌肠桶或压力灌注泵相连接。

插管成功后沿导管按 100mL/min 的流量注入 35%硫酸钡混悬液 600～800mL，当钡剂进入小肠后，注入气体约 800mL 左右。在电视监控下连续观察各组小肠，当钡剂至 3～4 组小肠时，再次注入气体 200mL，直至整个小肠呈气钡双重对比像。同时，转动受检者体位，在电视监控下摄片，直至钡剂到达回盲瓣。在灌注过程中应透视下密切观察钡剂走行，及时对可疑区进行加压检查，观察其充盈缺损、龛影、憩室、扩张及狭窄等。

(2）无管法

1）使用小肠溶空心胶囊，在 PH≥6 的环境中即可溶解释放 CO_2 气体，结合口服钡剂即可在小肠内形成与插管法相媲美的小肠气钡双对比像。操作简便易行，安全有效。

2）使用“口服钡剂+肛门逆行注气法”，重点观察末端回肠病变。具体做法是口服 80%硫酸钡混悬液 150mL，分两次服用，待钡头到达盲肠时，肌内注射低张药物(654-2)，然后肛门插管，注入空气 800～1 000mL，使气体逆行进入小肠，形成回肠末端低张双对比相。此方法因直肠和乙状结肠充气扩张，使盆腔内回肠上抬，易于病变显示。

4. 常见病变的造影显示　要根据小肠的环状皱襞、管腔大小、肠壁厚度及绒毛形态等表现做出诊断。钡剂涂布并被气体充分扩张的正常小肠表现为均匀连续、肠襻走行弯曲自然、肠管粗细均匀。空肠宽度为 4cm(充气后为 4. 5cm)，回肠管径稍细，为 3. 5cm(充气后为 4cm)，若肠腔宽度超出范围，应仔细检查是否存在病变。两个相互平行的肠管即相邻两肠壁间的距离，代表了肠壁的厚度。正常不应大于 3mm。小肠绒毛是小肠黏膜表面肉眼可见最小的解剖结构，造影常常不显示，若出现充盈缺损，应警惕有病变存在。小肠气钡双重造影对显示黏膜较小隆起性和凹陷性病变，尤其对<1cm 直径的小肠肿瘤常能显示满意的形态学表现，但对壁内和向腔外生长的肿瘤鉴别尚有困难。

四、钡剂灌肠检查

(一) 结肠气钡低张双重对比造影

1. 适应证与禁忌证

(1）适应证：怀疑有结肠息肉或肿瘤者；慢性溃疡性结肠炎或肉芽肿性结肠炎者；鉴别肠管局限性狭窄的性质；结肠高度过敏或肛门失禁的受检者。

(2）禁忌证：结肠穿孔或坏死；急性溃疡性结肠炎；中毒性巨结肠；肠镜活检一周以内；危重受检者或虚弱受检者忌用抗胆碱药物时可改用胰高血糖素。

2. 造影前准备

(1）受检者准备：检查前 1 天中午嘱受检者吃少渣饮食，下午口服 50%硫酸镁 50mL 清肠导泻，尽量多饮水，总量应达到 1 500mL～2 000mL，可间断饮用。晚餐进流食，睡前(21:00)服用缓泻剂(酚酞或果导 2 片)。检查当日早晨禁食，肛门内注开塞露一支，尽量排净大便。

(2）器械准备带气囊的双腔导管，灌肠桶或压力灌注泵。

(3）药品准备：造影用钡剂，结肠双对比造影应采用细而颗粒均匀的钡剂。浓度为 70%～80%为好，太浓易引起龟裂，太低不易显示结肠细微结构以及使腔壁线勾画不清。调钡时钡剂温度应控制在 40℃左右，温度太低易使肠管痉挛收缩，导致钡剂絮凝龟裂。山莨菪碱(654-2)10mg～20mg。

3. 操作技术

肌内注射 654-2 10mg～20mg。受检者取俯卧头低位(倾斜检查床，使头低 10°～15°)或左侧卧位，肛门插入带有气囊的双腔导管，在透视下经灌肠桶或压力灌注泵注入钡剂。在透视中密切观察，待钡头到达横结肠中段时立即停止注钡。换上注气囊，经导管缓慢向内注入空气，通过气体压力驱使钡剂进入结肠肝曲、升结肠并达盲肠。注气量一般为 800mL～1 000mL，见右半结肠直径扩张至 5mm 为适度，然后拔出导管。嘱受检者顺时针方向翻身 4～5 次，观察钡剂均匀涂布于肠壁上时，即可进行结肠各段点片。

一般在俯卧头低足高 15°前后正位，显示直肠、乙状结肠和降结肠下端，以显示前壁为主；仰卧前后位，显示直肠、乙状结肠和降结肠下端，以显示后壁为主；仰卧左右前斜位，显示直肠、乙状结肠和降结肠下端，其目的是减少肠曲间影像重叠；左侧和右侧卧位摄取直肠、乙状结肠侧位片；半立位左前斜位，显示结肠脾曲、降结肠上中部和横结肠左半部；半立位右前斜位，显示结肠肝曲、升结肠近肝曲部和横结肠右半部；卧位或半立位，显示横结肠；仰卧头低15°，显示盲肠、升结肠近端和回盲部；最后摄取全结肠仰卧前后位、俯卧前后位、左侧水平侧卧位、右侧水平侧卧位及全结肠立位前后位。造影检查时间不宜过长，一般应控制在15~20分钟，否则钡液中的水分被肠道吸收后可出现龟裂和钡剂絮凝，容易产生伪影，影响小病灶的显示。检查中应多体位、多角度进行观察。

4. 常见病变的造影显示

(1) 肠腔轮廓改变：气钡双重对比造影可直接显示肿块。恶性肿瘤常边缘不规则，且伴有黏膜破坏、局部管壁僵硬。溃疡型结肠癌可见大而不规则的龛影，其周围有僵硬、边缘呈毛刺状的环堤所致充盈缺损。溃疡型结肠炎可见小而密集的龛影以致结肠袋消失，肠管边缘呈锯齿状。

(2) 管腔大小改变：由恶性肿瘤所致的管腔狭窄较局限，边缘多不整齐，且管壁僵硬，局部常触及包块。炎症所致的狭窄范围多较广泛。狭窄或梗阻的近端结肠常扩张。

(二) 结肠稀钡灌肠造影

1. 适应证与禁忌证

(1) 适应证：结肠梗阻、乙状结肠扭转及观察结肠的功能性改变；年老体弱和不适宜多翻动的受检者。

(2) 禁忌证：结肠穿孔或坏死；急性阑尾炎；肛裂疼痛不能插管者。

2. 造影前准备

(1) 受检者准备：与结肠气钡低张双重对比造影准备相同。

(2) 器械准备：肛管、灌肠桶或压力灌注泵。

(3) 药品准备：造影用钡剂。浓度为15%~20%硫酸钡悬浊液。

3. 操作技术　受检者取屈膝左侧卧位，将肛管缓慢插入直肠，后取仰卧位，行胸腹常规透视，以了解胸腹部一般情况。再将右侧略抬高，透视下经灌肠桶或压力灌注泵将浓度为15%~20%的稀钡800mL~1 000mL经导管注入全部结肠直至盲肠充盈，在灌肠途中，密切注意钡头有无受阻、分流及狭窄，发现异常，立即停止注钡，用手或压迫器在患处按压，观察肠管轮廓、宽窄、移动度及有无压痛与激惹征象，必要时进行点片。最后摄取全结肠片和结肠各段压迫点片，一般不需摄取黏膜像。

4. 常见病变的造影显示　结肠稀钡钡灌肠因不使用低张药物，可以观察结肠的张力、运动及分泌等功能异常。张力异常可表现为肠道痉挛、不规则收缩、张力增高或减低；运动功能异常可表现为肠管蠕动加快或减慢；分泌增加时，可见肠腔内大量黏液存在，成细长的条状或柱状，其外涂以薄钡层，或呈现双层肠壁样表现。

(余建明　高向东)

第二节　泌尿及生殖系统造影检查

泌尿及生殖系统的各器官均为软组织结构，缺乏组织的天然对比，平片只能显示肾脏的轮廓、大小、钙化及阳性结石，其内部结构及排泄功能等必须通过造影检查方能显示。

泌尿及生殖系统造影检查是诊断泌尿及生殖系统疾病的重要检查方法，此法可了解泌尿及生殖系统的内部结构和生理功能，对观察和了解有无病变或生理性变异等均具有很大的帮助。

一、泌尿及生殖系统解剖生理学

(一) 泌尿系统

泌尿系统由肾、输尿管、膀胱及尿道组成。主要功能是排出机体内溶于水的代谢产物，如图16-1所示。

1. 肾脏是成对的实质性器官，形似蚕豆，有前后两面、内外两缘和上下两端，分别位于脊柱两侧，腹膜后间隙的上部。肾长11~13cm，相当于3~4个腰椎椎体高度，宽5~7cm，厚约3cm~4cm，右肾比左肾约低1.5cm。肾内侧缘中部凹入部称肾门，肾门通入肾内的腔称为肾窦，内含肾血管、淋巴管、神经、肾盏、肾盂及脂肪组织等。在肾的纵切面上，可见红褐色的肾实质和被白色肾盂肾盏所占的肾窦。

肾实质分为皮质和髓质两部分。肾皮质位于浅层，富有血管，主要由肾小体和肾小管构成。肾髓质位于肾实质深部，血管较少，由许多密集的管

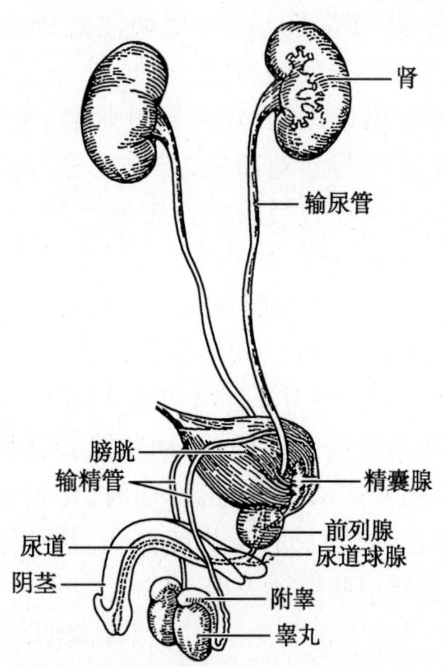

图 16-1　男性泌尿及生殖系统模式图

道组成。肾髓质形成 15~20 个肾锥体，肾锥体的基底朝向皮质，尖端圆钝，朝向肾窦，称肾乳头，突入肾小盏内。有时 2~3 个肾锥体合成一个肾乳头。肾乳头上有许多乳头孔，肾生成的尿液经乳头孔流入肾小盏内。肾窦内有 7~8 个呈漏斗状的肾小盏，2~3 个肾小盏合成 1 个肾大盏，2~3 个肾大盏再合成 1 个肾盂。肾盂出肾门后，弯行向下，逐渐变细移行为输尿管，如图 16-2 所示。

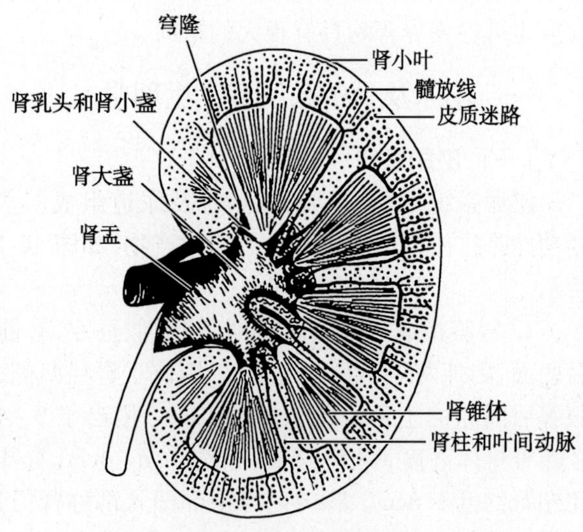

图 16-2　肾的冠状切面结构模式图

2. **输尿管**　输尿管为一对细长的肌性管道，起于肾盂，终于膀胱，长 25~30cm，管径 0.5~0.7cm。输尿管有较厚的平滑肌，可做节律性的蠕动，使尿液不断地流入膀胱。输尿管根据其行程分为三段，即腹段、盆段和壁内段。

输尿管有三处生理性狭窄：肾盂与输尿管移行部；与髂总动脉交叉处；膀胱入口处，即膀胱壁内段。这些生理狭窄常是输尿管结石的滞留部位。

3. **膀胱**　膀胱为盆腔储存尿液的肌性中空囊性器官，其形状、大小、位置及壁的厚度均随尿液充盈程度而变化。膀胱的平均容量为 300~500mL。成人空虚的膀胱呈三棱椎体形，有一尖四面，可分为尖、底、体、颈四部分。膀胱尖细小，朝向前上方。膀胱底近似三角形，朝向后下方。膀胱尖与膀胱底之间的部分为膀胱体。膀胱的最小部称膀胱颈，以尿道内口与尿道相连。膀胱各部分之间无明显界限。膀胱充盈时男呈长卵圆形，女呈扁圆形。

膀胱位于盆腔的前部，其前方为耻骨联合。后方在男性为精囊、输精管、壶腹和直肠，在女性为子宫和阴道。膀胱的下方，男性邻接前列腺，女性邻接尿生殖膈。

4. **尿道**　尿道是膀胱与体外相通的一段管道，因男女性别不同有很大差异。男性尿道，长 16~22cm，兼有排尿和射精功能。起自膀胱的尿道内口，止于尿道外口，全长分为前列腺部、腹部和海绵体部，临床上称前列腺部和腹部为后尿道，海绵体部为前尿道。男性尿道在行径中粗细不一，它有三处狭窄、三处扩大和两个弯曲。三处狭窄分别位于尿道内口、腹部和尿道外口。三处扩大分别位于前列腺部、尿道球部和尿道舟状窝。两个弯曲，一为耻骨下弯，在耻骨联合下方，位于前列腺部和腹部和海绵体部起始段；另一个弯曲是耻骨前弯，在耻骨联合前下方，位于海绵体部。临床上向男性尿道插入导尿管或器械时，便采取这种位置。

女性尿道短而直，长 3~5cm，仅有排尿功能。起于膀胱的尿道内口，末端开口于阴道前庭。

（二）生殖系统

生殖系统分男性生殖系统和女性生殖系统。生殖系统的主要功能是产生生殖细胞，繁殖新个体；分泌性激素，激发和维持第二性征。

1. **男性生殖系统**　男性生殖系统包括前列腺、精囊、睾丸、输精管和阴茎等，如图 16-3 所示。

（1）前列腺：前列腺是一个实质性器官，位于膀胱下方，其大小和形状犹似核桃。前列腺中有尿道穿过，腺的排泄管均开口于这段尿道。

（2）精囊：精囊位于前列腺的头端，前方为膀胱，后方为直肠，为一卷曲的管腔。

（3）睾丸：睾丸位于阴囊内，左、右各一，形似略扁的卵圆体。成人睾丸长径为 4~5cm，宽径约为

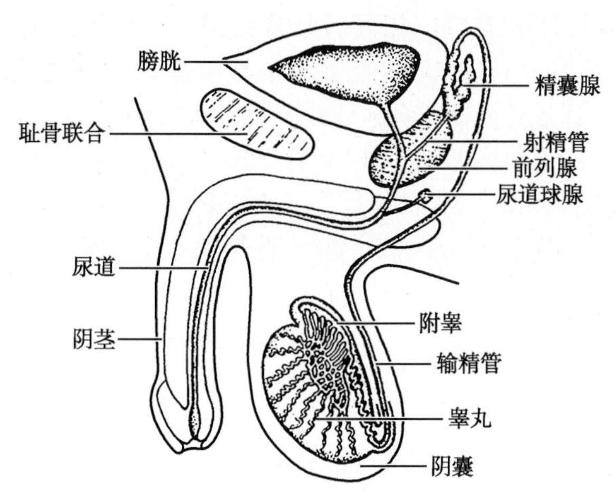

图 16-3　男性生殖系统结构模式图

2~3cm，前后径约 2~3cm。前外侧由睾丸固有鞘膜所包绕，后外缘为附睾，10~12 条睾丸的输出管由睾丸网进入附睾，并开口于附睾管。由睾丸产生的精子，先贮存在附睾内，当射精时经输精管、射精管，最后经尿道排出体外。

（4）输精管：为附睾管的延续部分，其行程较长约 30cm，壁厚，肌层发达，管腔细小，自阴囊经腹股沟管到腹腔，再降入盆腔达膀胱后面。

（5）阴茎：阴茎由两个阴茎海绵体、一个尿道海绵体以及外面的筋膜和皮肤所组成。尿道海绵体内有尿道穿过。阴茎的前端称阴茎头，有尿道外口；后端为阴茎根，固定在耻骨和坐骨上。

2. 女性生殖系统　女性生殖系统包括子宫、卵巢、输卵管和附属腺等，如图 16-4 所示。

（1）子宫：子宫位于真骨盆的中部，在膀胱和直肠之间。子宫的前后略扁，状如倒置的梨，分底、体、颈三部，上端圆凸的部分称子宫底；下部呈圆柱状称为子宫颈；底与颈之间的部分称子宫体。成人子宫约 4cm×7cm×4cm，子宫的内腔分为子宫腔和子宫颈管两部分。子宫腔在在子宫体内，为倒置的三角形腔隙，其底在上，两侧与输卵管相连；尖朝下与子宫颈相通。子宫颈管下口称子宫口。

（2）卵巢：卵巢位于子宫的阔韧带的后下缘，形似扁椭圆体，位于骨盆两侧壁，是产生卵子和分泌女性激素的生殖腺。正常育龄妇女卵巢的最大径约为 4cm，绝经后卵巢的最大径约为 2cm。

（3）输卵管：位于子宫两侧，左右各一，是弯曲的肌性管道。输卵管的内侧段较细，与子宫相连，开口于子宫腔；外侧段较粗呈漏斗状，开口于腹膜腔，边缘靠近卵巢处有许多指状突起称输卵管伞。

（4）阴道：是一个前后较扁的肌性管道，其上端包绕子宫颈的下部，下端开口于阴道前庭。

二、静脉尿路造影检查

静脉尿路造影有以下两种：常规静脉尿路造影和大剂量静脉尿路造影。

（一）常规静脉尿路造影

常规静脉尿路造影是将对比剂通过静脉注入，经肾脏排泄至尿路而使其显影的一种检查方法，又称排泄性尿路造影或静脉肾盂造影（IVP）。此方法简便易行，痛苦少，危险性小，能同时观察尿路的解剖结构及分泌功能，应用广泛。肾功在严重受损时，尿路显影不佳或不显影。

1. 适应证与禁忌证

（1）适应证：①尿路结石、结核、囊肿、肿瘤、慢性炎症和先天性畸形；②原因不明的血尿和脓尿；

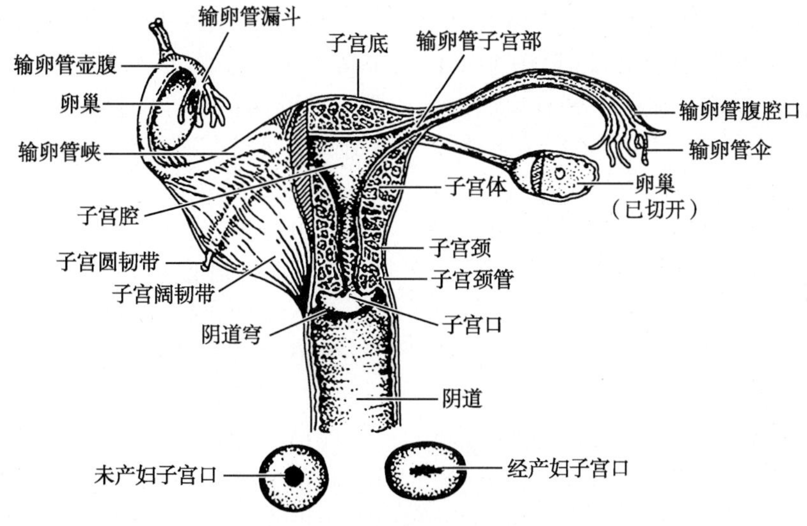

图 16-4　女性生殖系统结构模式图

③尿路损伤；④腹膜后肿瘤的鉴别诊断；⑤肾性高血压的筛选检查；⑥了解腹膜后包块与泌尿系的关系。

（2）禁忌证：①碘过敏及甲状腺功能亢进者；②严重的肾功能不良者；③急性尿路感染；④严重的心血管疾患及肝功能不良；⑤妊娠或疑有早期妊娠者。

2. 造影前准备

（1）造影前 2 天不吃易产气和多渣食物，禁服钡剂、碘对比剂、含钙或重金属药物。

（2）造影前日晚服用缓泻剂，一般泡服中草药番泻叶 5~10g。

（3）造影前 12 小时开始禁食及控制饮水，造影当日需要禁水。

（4）造影前先行腹部透视，如发现肠腔内产物较多，应做清洁灌肠或皮下注射垂体加压素 0.5mL，促使肠内粪便或气体排出。

（5）摄取全尿路平片以备与造影片对照诊断。

（6）向受检者介绍检查过程以取得受检者的合作。

（7）对比剂为 370 非离子型对比剂。成人用量一般为 20~40mL，少数肥胖者可用 40mL。儿童剂量则以 0.5~1mL/kg 体重计算。6 岁以上即可用成人量，若将对比剂加热到 37℃后注入效果更好。

3. 操作技术　被检者仰卧在摄影床上，将 2 个圆柱状棉垫呈"倒八字"形压迫在两侧髂前上连线水平上，此水平相当于输尿管进入骨盆处，输尿管后方为骶骨，故在此处压迫输尿管可有效阻断其通路。在棉垫之上放血压表气袋，用多头腹带将棉垫、气袋同腹部一起束紧，然后由静脉注入对比剂。当注入对比剂 1~2mL 后减慢速度，观察 2~3 分钟，如被检者无不良反应即将对比剂在 2~3 分钟内注完，必要时可缩短注药时间。注药中若有反应，立即停止注药。如反应轻微，待症状缓解后仍可继续造影。对比剂注射完毕，给血压表气袋注气，压力为 80~100mmHg 压迫输尿管，以阻止对比剂进入膀胱，有利于肾盂充盈显示。

4. 摄影技术　常规法静脉尿路造影多摄取肾区前后位及全腹部位片。摄取肾区前后位时被检者身体正中线对准台面中线，两臂放于身旁。胶片或 IP 尺寸为 25cm×30cm（10in×12in）横放于滤线器托盘上，中心线对准胸骨剑突至脐部连线的中点垂直射入。若全数字摄影时照射野尺寸应控制在 25cm×30cm（10in×12in）。全腹部位摄影的体位摆放与肾区前后位相同。胶片或 IP 尺寸为 35cm×42.5cm（14in×17in）竖放于滤线器托盘上，中心线经剑突至耻骨联合连线中点垂直射入。全数字摄影时照射野尺寸应控制在 35cm×42.5cm（14in×17in）。曝光时，被检者先深吸气后呼气再屏气。

摄片时间常规于对比剂注射完后 7 分钟、15 分钟及 30 分钟各摄肾区片 1 张。然后观察肾盂肾盏内对比剂的充盈情况，若肾盂肾盏显影良好，可解除腹带摄全尿路片。若 30 分钟肾盂肾盏仍然充盈不好或显影较淡或不显影，可根据情况延长到 60 分钟再摄取肾区片，然后解除腹带，摄全尿路片。若观察全尿路影像输尿管及膀胱内无对比剂，应解除腹带，时间延长至 1~2 小时重摄尿路片。

除摄取卧位片外，也可摄取立位，如观察肾下垂，用于了解肾脏的位置、活动度、腹部肿块或钙化灶与肾脏的关系等；根据病变所在的位置有时需拍摄左右斜位，例如正位片上的肾盏为杯口状重叠或平片结石被肾盂内对比剂遮蔽时，需加照斜位进行鉴别诊断；还有为区别肾区的阳性阴影是否在肾脏内，排除肾影前面的肠内容物干扰影，观察肾盂肾盏的异常以及从不同角度观察肾脏的外形等。

对于疑有肾血管性高血压者，应采用每分钟连续摄片法尿路造影。其原理是：一侧肾动脉狭窄严重至引起高血压时，该侧肾血流量减少，肾小球之滤过率也随之减少，对比剂在该侧肾盂肾盏内的出现时间就要慢于血流量正常的对侧肾脏。连续摄片对照分析两侧肾脏的这种功能参数，若发现一侧延迟显影，在排除尿路梗阻和肾实质疾病之后，就可以强烈的提示肾动脉狭窄之可能。随着 CT 的快速发展，肾动脉 CTA 也已逐渐代替此方法。

连续摄片法一般不需要压迫输尿管，对比剂量同常规尿路造影，但注射速度要尽可能加快，一般不能长于 20~30s。注射开始后的第 1、2、3、4 和第 5 分钟连续摄片，第 15 和 20 分钟再各摄一片。

对于 5 岁以下的婴幼儿童，一般在注入对比剂后 3~10 分钟内摄完所有照片。必要时可摄延迟照片，除摄取仰卧位片外，还应摄取俯卧位、左右斜位、立位等片，胶片或 IP 尺寸应选用 18cm×25cm（8in×10in）竖放，以便观察全部尿路情况。

5. 诊断要点

（1）正常尿路：正常尿路造影是经静脉注入对比剂后 1~2 分钟肾实质显影，密度均匀。2~3 分钟后，肾小盏开始显影，随后肾大盏和肾盂也对称显影。7 分钟时肾盂、肾盏在照片上显示的影像较淡，

15 分钟后影像显示清晰，30 分钟时肾盏、肾盂显影最浓。如果肾功能不良，则显影延迟，密度较低，严重时可不显影。

正常肾盂多呈三角形，上缘凸，下缘凹呈弧形弯曲，基底位于肾窦内，尖端向内下与输尿管相连。在全尿路片上输尿管呈细带状影。膀胱内虽有对比剂充盈，但因量较少充盈不足，故膀胱上方多呈凹陷状。正常两侧肾盂肾盏密度相等，如图 16-5，图 16-6，图 16-7 所示。

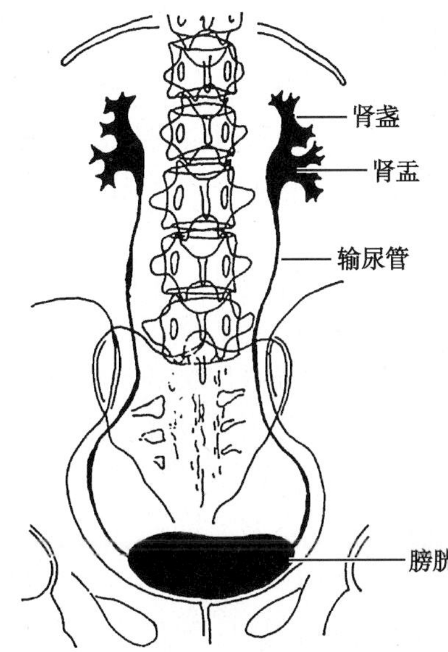

图 16-5　静脉尿路造影影像显示模式图

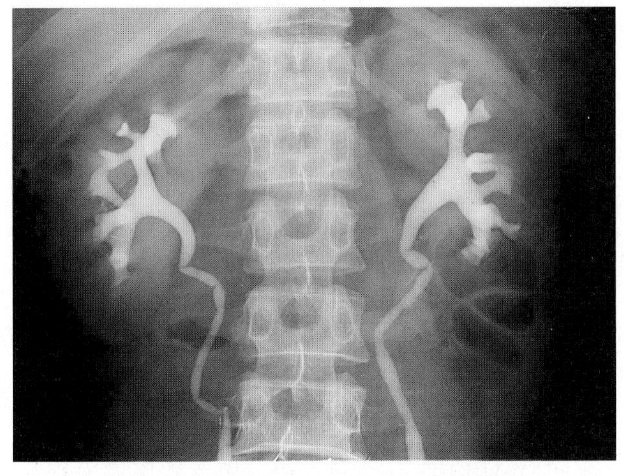

图 16-6　静脉尿路造影双肾影像显示照片

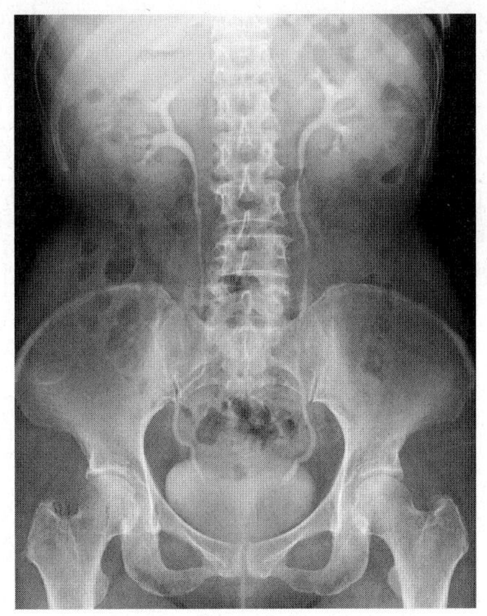

图 16-7　静脉尿路造影全尿路影像显示照片

（2）尿路造影的异常表现：排泄性和逆行性尿路造影的异常表现相似，但对某些征象显示有差异。

1）肾实质显影异常仅在排泄性尿路造影显示：①不显影——常见于肾积水（hydronephrosis）。②显影浅淡——常见于肾功能减退（renal hypofunction）。③显影增强——常见于输尿管梗阻（ureteral obstruction）。

2）肾盏、肾盂的牵拉（stretching）和变形（distortion）：常见于肾内肿块，包括肾囊肿（renal cyst）、肾肿瘤（renal tumor）、肾血肿（renal hematoma）和肾脓肿（renal abscess）等，但其间难以鉴别。

3）肾盏、肾盂破坏：表现为肾盏肾盂边缘不整，见于肾结核、肾盂癌和侵犯肾盏肾盂的肾癌。

4）肾盏、肾盂、输尿管和膀胱内充盈缺损：常见于这些部位的结石、肿瘤、血块和气泡。

5）肾积水、输尿管积水（hydroureter）和巨膀胱（megalocystis）：表现为肾盏、肾盂、输尿管和膀胱明显扩张，常见于肿瘤、结石、血块或炎性狭窄引起的尿路梗阻所致。

6）膀胱输尿管反流（vesicoureteral reflux）：仅在逆行膀胱造影时显示，表现为对比剂由膀胱反流至输尿管内，可为先天性异常、尿道梗阻、感染等多种病因所致。

（3）尿路结石：结石主要表现为充盈缺损或因此而导致的尿路梗阻征象。

（4）尿路畸形：多见于先天变异所致的尿路重复畸形和异位肾。尿路重复畸形有单侧或双侧，多无临床症状，其尿路造影主要表现为肾功能较好，可观察到两套独立的肾盂、输尿管（图 16-8 为双肾双输尿管模式图，图 16-9 为双肾双输尿管影像显示照片）。异位肾是指一侧或两侧肾脏因先天发育失常，造成肾脏不居于正常的解剖位置。造影显示为单侧或双侧肾脏显影，但不在正常的位置，肾功能较好，多伴有旋转不良，肾盂肾盏乳花朵状，大多位于盆腔内（图16-10为异位肾模式图），有极少数可居膈下，甚至可异位于后纵隔内。

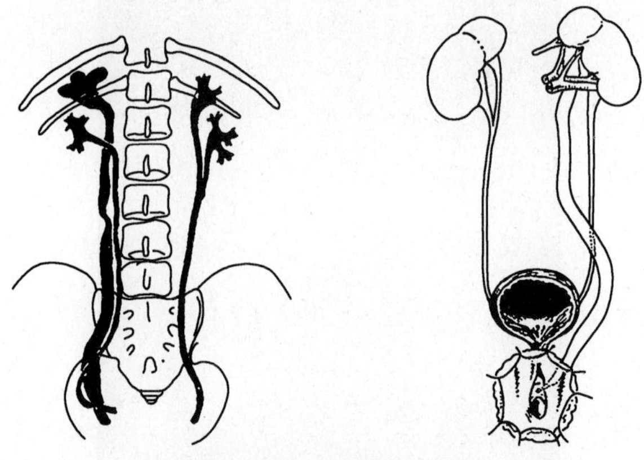

图16-8　双肾双输尿管模式图

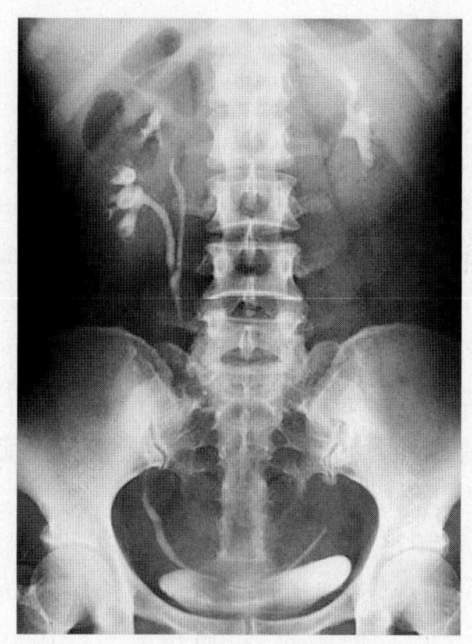

图16-9　双肾双输尿管影像显示照片

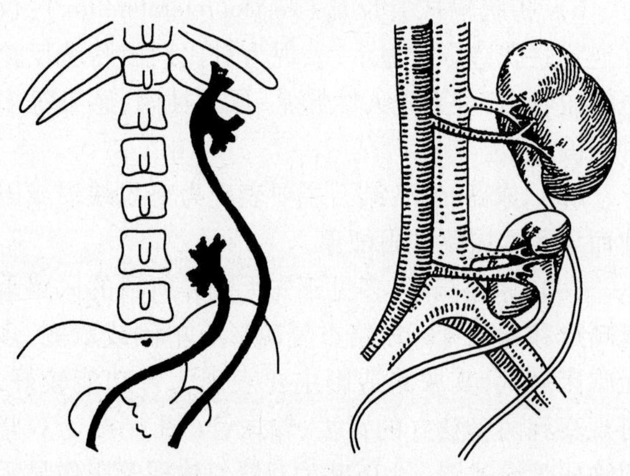

图16-10　异位肾模式图

（5）肾结核：根据结核病灶发展程度或范围，一般初期表现为肾小盏顶端圆钝且边缘不齐如虫蚀状，相应肾盏的边缘亦不整或变形狭窄。当肾盏肾盂广泛破坏或形成肾盂积脓时，常表现为肾盂肾盏不显影或显影延迟且浅淡。

（6）肾积水：显示为肾扩张、肾盏杯口影消失，积水严重时，全肾变为一囊状。

（7）肾性高血压：造影主要显示肾脏萎缩，外形轮廓不规整或局限性凹陷，肾盂肾盏细小，两侧肾脏比较，长径相差1.5cm以上。

（8）肾肿瘤：造影可显示肾外形增大，肾盂或肾盏拉长、受压、变形或破坏。肾癌，可在肾盂中出现充盈缺损或肾盂、肾盏扩大等。

6. 注意事项

（1）腹部有巨大肿块、肥胖及腹水的受检者压迫输尿管有困难时，可采用倾斜摄影床面的方法，使被检者头低足高30°以减缓对比剂及尿液流入膀胱。

（2）若因腹带压力过大，出现迷走神经反应或下肢血供不足时，应减轻腹带压力或暂时松解，待症状缓解后重新加压或采用头低足高位继续造影，症状严重者应立即解除腹带，进行对症治疗。

（3）对于年老体弱、5岁以下的儿童或腹主动脉瘤及腹部手术后不久的受检者，也可采用将双倍量的对比剂3分钟内注射完毕，不加压迫带，取头低足高15°～25°位，被检者无压迫之苦，且能达到诊断要求。

（4）静脉尿路造影，尤其是注入对比剂后头5分钟的照片上，更能清晰地显示肾脏的大小、形态和轮廓。肾盂肾盏充盈后，也利于测量肾实质厚度和侧位观察肾脏位置。

（二）大剂量静脉尿路造影

大剂量静脉尿路造影，又称静脉滴注尿路造影，是将100mL以上的对比剂加葡萄糖液做快速静脉滴注，使全尿路显影的一种检查方法。其优点在于：尿路显影较常规静脉尿路造影法清晰，肾盂和肾盏显影持续时间较长且较浓密，可代替逆行肾盂造影，免除造影前之准备。

1. 适应证与禁忌证

（1）适应证：①常规法静脉肾盂造影或逆行肾盂造影显影不满意；②肥胖、腹水及腹部巨大肿块；③高血压受检者，需要观察肾脏者；④不合作的小儿和为了观察全尿路者。

（2）禁忌证：①碘过敏者；②有严重的心血管疾病，因大量液体快速注入静脉，可增加心脏负担；③多发性骨髓瘤合并肾衰竭者；④有严重肝病者。

2. 造影前准备　不必禁水。肾功能损害严重时，禁水不但达不到提高肾盂内对比剂浓度的目的，反而导致体内电解质紊乱，引起无尿症。亦不需做压迫输尿管准备。但需要备好相应的输液器和较大号的针头，其他准备事项同常规法静脉尿路造影。

对比剂为370非离子型对比剂，一般用量按体重2mL/kg计算，加入等量5%葡萄糖混匀后使用。对比剂量最大不应超过140mL。

3. **操作技术**　被检者仰卧于摄影台上，先摄取全尿路平片一张。然后采用较大号针头将100~140mL对比剂通过静脉在5~8min内快速滴注完毕，若因对比剂黏稠度大，不易快速滴注，可将对比剂进行加热到37℃后滴注可提高滴注速率，因时间过长会影响显影效果。自开始注入对比剂10分钟、20分钟及30分钟各摄尿路片1张。若肾盂、肾盏及输尿管显影不良，可适当延长时间后再摄片。

4. **摄影技术**　摄影位置同腹部前后位，因在一张照片上能够同时显示肾实质、肾盂、输尿管及膀胱，所以胶片应包括第11胸椎及耻骨联合，胶片或IP尺寸应选用35cm×43cm（14in×17in），中心射线经耻骨联合至剑突连线的中点垂直射入胶片，被检者呼气后屏气曝光。当在肾脏轮廓内发现有钙化时，应加摄左右斜位片，以便确定钙化影的实际位置。

5. **诊断要点**　大剂量静脉尿路造影因对比剂量大，肾实质内充有较多的对比剂，使肾影密度增高，肾盂、肾盏、输尿管及膀胱内可同时有对比剂显影。

（1）肾盂：正常肾盂形态有很大变异，一般略呈三角形，还有呈喇叭形状，少数呈分支和壶腹形。

（2）肾盏：肾盏包括肾大盏和肾小盏。其形态各自有很大差异，可短粗或细长，数目常有不同，两侧也多不对称。

（3）输尿管：正常输尿管左右各一条，全长约25cm，宽约3~4mm，上端与肾盂相连，在腹膜后沿脊柱两旁向前下斜行入膀胱，边缘光滑、走行柔和，有轻度弯曲和波浪状表现，输尿管有三个生理性狭窄区，即与肾盂交界处、髂嵴平面处和进入膀胱处。

6. **注意事项**　造影中少数受检者可出现轻度咳嗽、喷嚏、皮疹或面部潮红等，通常不需要作任何处理而自愈。如症状较重，应降低注药速度或停止注药，予以对症处理。

三、逆行尿路造影检查

逆行尿路造影是通过膀胱镜将输尿管导管插入输尿管肾盂内，经导管逆行注入对比剂，使肾盂、肾盏、输尿管等充盈并显示其形态的一种造影检查方法。优点为充盈完全，显影清晰，不受肾功能障碍的影响，同时摄片时间及体位不受限制。缺点为操作复杂，痛苦较大，不能观察肾功能，且易发生逆行性感染。故此种检查多用于做选择性应用。

（一）适应证与禁忌证

1. **适应证**：①碘过敏者；②静脉尿路造影不能达到诊断目的者，如严重的肾盂积水、肾结核及先天性多囊肾等；③输尿管疾患，如肾、输尿管连接处狭窄及中下段输尿管受阻、占位、重复肾及输尿管断裂等；④邻近肾及输尿管的病变；⑤证实尿路结石的部位等。

2. **禁忌证**：①尿道狭窄；②肾绞痛及严重血尿、泌尿系感染；③严重膀胱病变禁做膀胱镜检查者；④心血管疾患及全身性感染者。

（二）造影前准备

1. **清洁肠道**　检查前清洁灌肠，清除肠道内积粪和气体；禁食有关药物；摄全尿路平片等。

2. **对比剂**　非离子型对比剂稀释至15%~35%，一般用量为每侧10~20mL，以受检者有胀感为标准，具体用量要根据临床实际操作而定。如有阳性结石可选用气体。

（三）操作技术

通常在无菌条件下，由泌尿科医师在膀胱镜窥视下，将导管插入输尿管，透视观察导管位置，导管头一般在肾盂下方一个锥体为宜。透视下缓慢注入对比剂，速度不宜过快，压力不能过高，以免对比剂外溢影响诊断。对比剂为370非离子型对比剂。一般每侧注入5~10mL，用10~15s注入完毕，还可根据病情多次重复注射。当透视下观察肾盂、肾盏充盈满意后根据诊断需要立即摄片，照片显示满足诊断要求后，拔出导管，终止检查。

（四）摄影技术

常规被检者仰卧于专用的摄影台上，脊柱对准台面中线，根据诊断需要常规摄取腹部仰卧前后位片，或加摄侧位、斜位、头高位或头低位片等。

1. 若需观察肾盂、肾盏的排空，可在注入对比剂后2分钟再摄片。

2. 若观察肾盂、输尿管交界处，须先把导管抽至输尿管上1/3处，然后注入对比剂并摄片。

3. 若观察输尿管情况，应将导管缓慢抽至输尿管下端，注入少量对比剂后摄片。同时加摄左右斜位片以明确导管与阴影的前后左右关系，以便确诊。

（五）常见病变的造影显示

1. **正常表现**　由于对比剂浓度高，肾盂、肾盏及输尿管与周围组织对比良好，影像清晰，优于静脉尿路造影。另外，由于对比剂是通过导管直接注入，如注射压力过高会造成对比剂回流或逆流，造成对比剂逆行进入肾盂肾盏以外的区域，例如入肾小管或血管周围等处，表现为肾盂肾盏比静脉尿路造影时有所扩大，此现象称肾盂回流现象，需认识，应尽量避免对比剂的回流发生，以免误诊。

2. **肾积水**　插入导管后可吸出大量液体，使对比剂冲淡。

3. **输尿管结石**　输尿管结石多由肾结石下移而来，易停留在生理狭窄处。当导管进入输尿管逆行而上遇到阻力或与致密影重叠或贴紧，证明致密影在输尿管内。如果导管止于输尿管的下方，则注射少量对比剂可以证明此影在输尿管内。

4. **输尿管囊肿**　本病较典型的表现为膀胱内近输尿管开口处显示一圆形或卵圆形充盈缺损，直径多为1~3cm，边缘整齐锐利。有时形如蛇头状。或在囊肿中有对比剂充盈且与输尿管相连，而囊壁则在膀胱影中显示为一个环状透明影。输尿管常有不同程度的扩大。

5. **肾结核**　通常表现为肾盂肾盏变成一个扩大而不规则的腔，波及整个肾。有时可见肾盏狭窄或闭塞。

6. **肾肿瘤**　可见肾外形增大，肾盂、肾盏拉长、受压、变形或破坏。肾癌，可在肾盂中出现充盈缺损或肾盂、肾盏扩大。

（六）注意事项

在对双侧输尿管导管注射对比剂时，注射速度切忌过快，必须同步。若受检者一侧肾区有胀感时，应停止注药，另侧继续注射至肾区有胀感为止；对于肾盂积水的受检者，造影的目的在于了解梗阻病变的位置和性质，切忌在扩大的肾盂内再注入大量对比剂，否则会因突然增加肾脏内的压力，导致输尿管完全梗阻或并发感染。如图16-11所示。

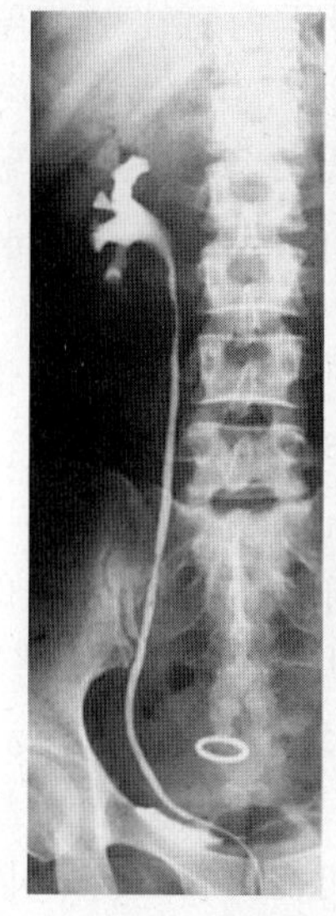
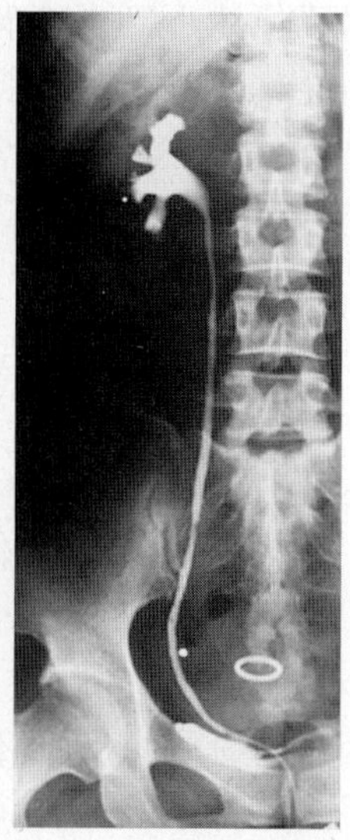

图16-11　逆行尿路造影影像显示照片

四、膀胱造影检查

膀胱造影是利用导管经尿道插入膀胱内，并直接注入对比剂，以显示膀胱的位置、形态、大小及与周围组织器官的关系，是诊断膀胱疾患最为常见的检查方法。膀胱造影检查还有静脉造影法、空气造影法和气钡双重对比造影法等。

（一）适应证与禁忌证

1. 适应证

（1）膀胱器质性病变：肿瘤、结石、炎症、憩室及先天性畸形。

（2）膀胱功能性病变：神经性膀胱、尿失禁及输尿管反流。

（3）膀胱外在性压迫：前置胎盘、盆腔内肿瘤、前列腺疾病、输尿管囊肿等。

2. **禁忌证**　①尿道严重狭窄；②膀胱大出血；③膀胱及尿道急性感染等。

（二）造影前准备

1. 清洁灌肠清除结肠及直肠内的粪便和气体。

2. 让受检者尽力排空尿液，排尿困难者应插管导尿。

3. 准备导尿管，成人用12~14号，小儿用8~10号。

4. 插导尿管所需消毒用具等。

5. **对比剂**　为370非离子型对比剂稀释至一半浓度，一般成人用量为250~300mL；小儿视年龄而定：2~5岁，20~70mL；6~12岁，70~150mL。疑有膀胱结石或肿瘤病变者，应用低浓度对比剂，以免对比剂浓度过高遮盖病变的显示；空气作对比剂一般用量为250~300mL，通常注气到受检者有胀感为止；碘液加空气作对比剂，是先将30~50mL碘液注入膀胱，再注入空气或氧气250~300mL做双重对比造影。

（三）操作技术

被检者仰卧检查台上，导尿管顶端涂润滑剂后，经尿道插入膀胱，固定导尿管，在透视下将对比剂缓慢注入膀胱，注药中经常变换受检者体位，做多轴位观察，发现病变及时点片。注药完毕即拔出导尿管摄取前后位及左、右后斜位片。图像观察满意后，嘱被检者自行排尿，将对比剂排出。

一般采用膀胱前后位、膀胱右后斜位、膀胱左后斜位，必要时加摄侧位或俯卧位。如图 16-12、图 16-13、图 16-14 所示。

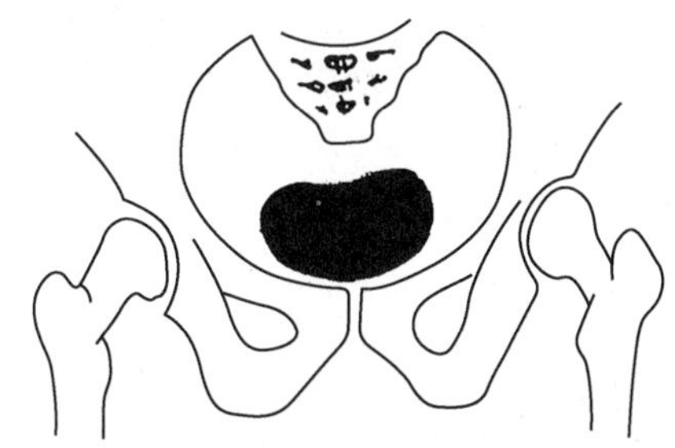

图 16-12　膀胱造影影像显示模式图

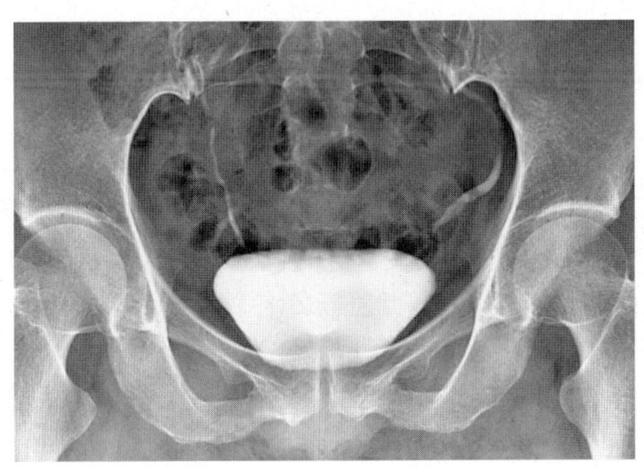

图 16-13　正常膀胱造影影像显示照片图

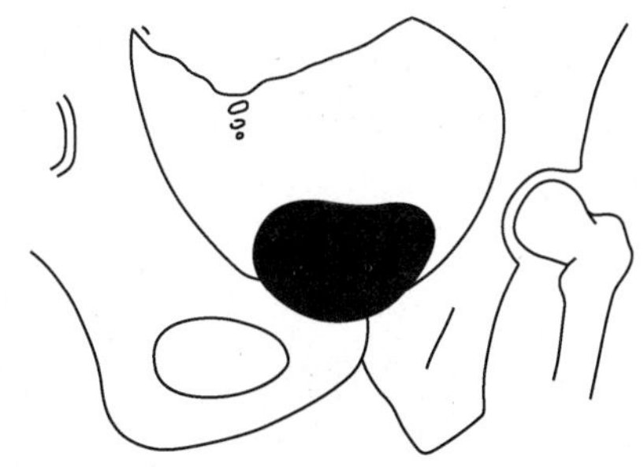

图 16-14　膀胱造影斜位影像显示示意图

（四）常见病变的造影显示

1. **正常表现**　膀胱显示为密度增高的椭圆形影，前后位显示膀胱两侧壁及顶部边缘。右后斜位观察膀胱的右前缘及左后缘。左后斜位则显示膀胱左前缘及右后缘。

2. **膀胱结石**　大多为单发，亦可多发，常横置于耻骨联合的上方，居盆腔中线部位。结石可为圆形或卵圆形，边缘可以光滑或毛糙，密度可能均匀，不均或呈分层状。小者仅数毫米，大者可达 10cm 以上。结石可随体位而改变位置，总是在膀胱最低处。

3. **膀胱肿瘤**　表现为局部充盈缺损，大小不一，呈结节状或菜花样。肿瘤较小不影响膀胱的形状，较大且浸润膀胱壁内时可造成不规则的充盈缺损。

（五）注意事项

1. 摄取膀胱造影片均用滤线器，焦-片距 75cm～90cm。

2. 插导管时动作要轻，以免损伤尿道。

3. 单纯膀胱气体造影，对观察膀胱内低密度结石、小肿瘤及异物等更为清晰。

五、尿道造影检查

尿道造影是诊断尿道疾病常用的检查方法，多用于检查男性尿道。

（一）适应证与禁忌证

1. **适应证**　①尿道结石、肿瘤、瘘管及尿道周围脓肿；②前列腺肥大、肿瘤及炎症；③先天性尿道畸形，如后尿道瓣膜、双尿道及尿道憩室；④尿道外伤性狭窄等。

2. **禁忌证**　急性尿道炎、阴茎头局部炎症及尿道外伤出血等。

（二）造影前准备

1. **排尿**　检查前嘱受检者自行排尿。有过敏史者做碘过敏试验。备好导尿管、对比剂及消毒用具等。

2. **对比剂**　370 非离子型对比剂稀释至一半浓度，注入法 20～30mL；排尿法是将 370 非离子型对比剂 40mL 加入 150～200mL 氯化钠稀释后注入。

（三）操作技术

1. **注入法**　被检者仰卧摄影台上，尿道外口及周围常规消毒，将导尿管插入尿道外口内少许，用胶布固定，由导管注入对比剂。在注药 20mL 时，嘱受检者做排尿动作，使随意括约肌松弛，利于后尿道充盈。继续注药的同时进行摄片。亦可用一带锥形橡皮头的注射器将对比剂直接注入尿道，该法适用于尿道狭窄不易插入导管需观察前尿道病变者。

2. **排尿法**　为注入法的补充检查方法。通常在注入法检查完毕时膀胱内留有多量的对比剂，此时可嘱受检者排尿并同时摄片。也可将导尿管插入膀胱，注射对比剂150～200mL，拔出导尿管。将受检者置于摄影体位，嘱其自行排尿，在排尿过程中摄片。排尿法造影时，因后尿道松弛，管腔较大，利于观察膀胱颈及尿道功能或有无后尿道狭窄等先天性畸形。

（四）摄影技术

被检者仰卧于摄影床上，右侧抬高，使身体矢状面与床呈45°角。左髋及膝关节屈曲90°，平放摄影台上。阴茎拉向左方，与床面平行。胶片横放，上缘与髂前上棘相齐，下缘包括全尿道，耻骨联合前方对准胶片中心。男性尿道造影常摄取左后斜位。亦可摄前后位或右后斜位片。中心线经耻骨联合前缘垂直暗盒射入胶片中心。

（五）常见病变的造影显示

1. **正常表现**　正常男性尿道起于耻骨联合上方的膀胱下缘，向下行走为后尿道，长3～3.5cm。在侧位表现为S形弯曲的细管状影，轮廓清楚，边缘光滑，管径宽窄不均。女性尿道侧位观察呈倒置的锥形。如图16-15、图16-16所示。

2. **慢性炎症**　表现为尿道狭窄，范围较广，粗细不均，边缘毛糙等。

3. **尿道结石**　尿道结石多来自膀胱，常见于男性后尿道。结石易停留在尿道几个生理狭窄处，多呈长形黄豆大的致密影，正位片上与耻骨联合重叠，与后尿道的走向一致。斜位摄影时结石位于耻骨联合稍后方。

4. **尿道肿瘤**　良性种瘤多在壁内或尿道附近，可使局部尿道受压移位；恶性肿瘤表现为局部充盈缺损，边缘不规则，并可引起梗阻性。

（六）注意事项

1. 注入法造影时，注药压力不宜过高，以免因

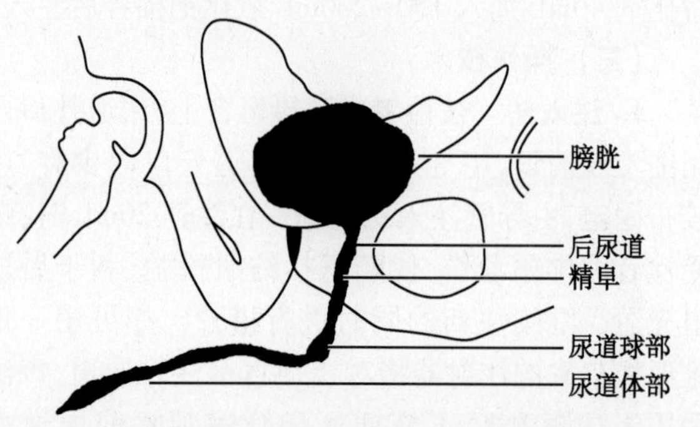

图16-15　尿道造影影像显示模式图

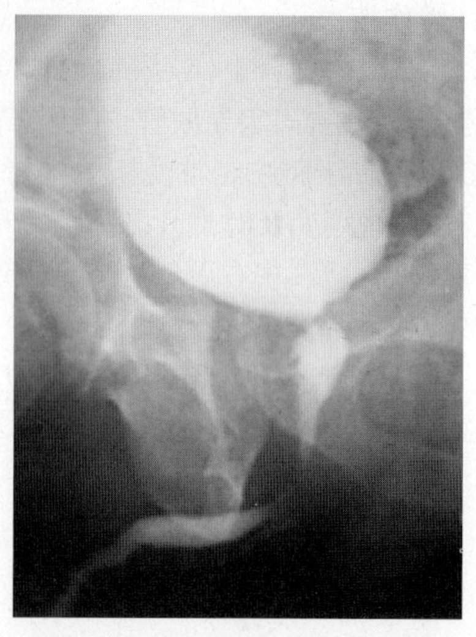

图16-16　尿道造影影像显示照片

尿道狭窄而引起破裂，使对比剂进入组织间隙及血管内。

2. 急性尿道感染在感染被控制前不宜造影。

3. 尿道黏膜较为脆薄，尿道膀胱器械检查如膀胱镜检后48小时内，不宜接着进行造影，否则会增加对比剂逆流之发生。

六、子宫输卵管造影检查

子宫输卵管造影是经子宫颈口注入对比剂，以显示子宫颈、子宫腔及两侧输卵管的一种X线检查方法。主要用于观察子宫的位置、形态、大小、有无畸形以及输卵管是否通畅等各种疾患。部分受检者造影后可使原输卵管阻塞变为通畅而达到治疗目的。对于多次刮宫后引起的宫腔内粘连，造影还有起到分离粘连的作用。

（一）适应证与禁忌证

1. **适应证**　①子宫病变，如炎症、结核以及肿瘤；②子宫输卵管畸形，子宫位置或形态异常；③确定输卵管有无阻塞及阻塞原因和位置；④各种绝育措施后观察输卵管情况。

2. **禁忌证**　①生殖器官急性炎症；②子宫出血、经前期和月经期；③妊娠期、分娩后6个月内和刮宫术后一个月之内；④子宫恶性肿瘤；⑤碘过敏者。

（二）造影前准备

1. 造影时间选择在月经停止后第3～7天内进行。

2. 做碘过敏试验。

3. 造影前排空大小便，清洁外阴部及尿道。

4. **对比剂**　将370非离子型对比剂6～8mL，优点为易吸收和排出，缺点为流动快，不便摄片。

（三）操作技术

常规插管及注射对比剂由妇产科医生操作。受检者仰卧检查台上，在透视下注射对比剂，注射速度要缓慢，压力不宜太高，被检者下腹部有胀感或透视见子宫及输卵管全部充盈后即停止，根据子宫、输卵管充盈情况适时摄片。

被检者仰卧摄影台上，正中矢状面对准并垂直台面中线。暗盒置托盘上，上缘达髂前上棘，下缘包括耻骨联合。中心线对准暗盒中心垂直射入。

（四）常见病变的造影显示

1. **正常表现**　正常造影子宫腔呈倒置三角形，底边在上，为子宫底，下端与子宫颈管相连。充盈对比剂的子宫腔，密度均匀，边缘光滑。宫颈管边缘呈羽毛状或棕榈状。两侧输卵管自子宫角伸向盆腔两侧，呈迂曲柔软之线条状影，由内端向外端分为间质部、峡部、壶腹部和伞部。如果输卵管通畅，对比剂可进入腹腔，分布于肠管之间以及子宫直肠窝和子宫膀胱窝内，呈多数弧形和波浪形条纹影。如图16-17、图16-18所示。

2. **慢性输卵管炎**　多为双侧。主要征象为输卵管腔内粘连、不通。近端输卵管阻塞扩大可粗如拇指。如对比剂进入输卵管内，则显示为对比剂聚集在一起。若炎症发生在伞端附近和盆腔，输卵管只有轻微的改变，但对比剂不能顺畅地通过伞端并在腹腔内自由弥散，而是堆积在伞端附近。

3. **输卵管阻塞**　若完全阻塞，则对比剂不能进入腹腔；不完全阻塞，可有少量对比剂进入腹腔，堆集于伞部，不能弥散到盆腔。

4. **子宫、输卵管结核**　多为双侧，造影显示宫腔边缘不规则，可见子宫狭小、变形，有锯齿状小龛影。宫颈管僵直，边缘不整。输卵管狭窄、变细、僵直、边缘不规则，管腔可有局限性狭窄。由于多数溃疡形成的小瘘道，形如植物的根须状，这是结核的重要征象。

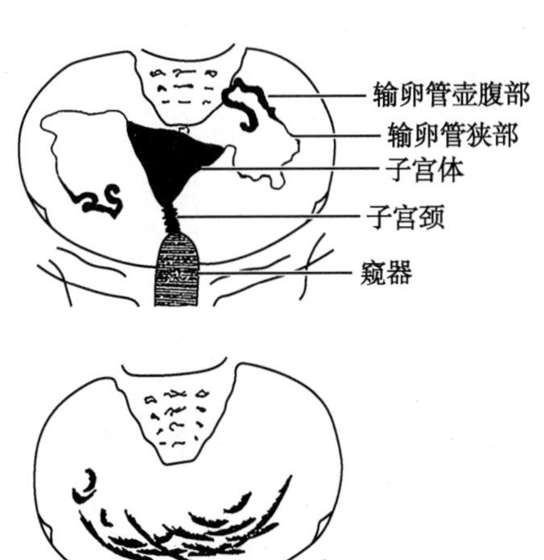

图16-17　子宫输卵管造影模式图

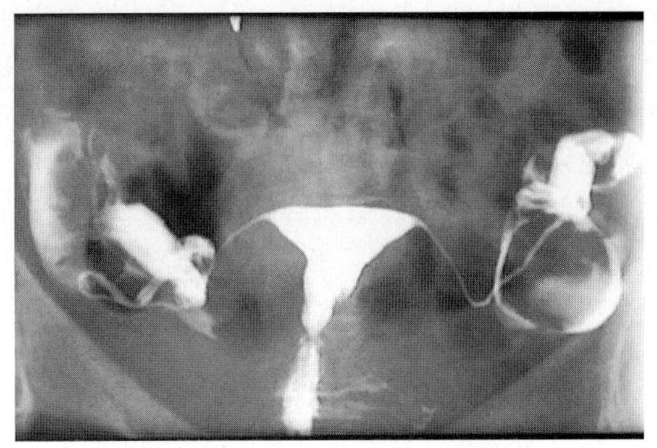
图16-18　子宫输卵管造影影像照片

（五）注意事项

1. 注射对比剂过程中，透视发现子宫腔轮廓不清，周围出现条纹状和树枝状阴影时，为对比剂进入子宫静脉征象，应立即停止注药。

2. 尽量缩短透视时间，减少X线照射量。

七、输精管、精囊腺造影检查

输精管、精囊腺造影是通过穿刺或插管将对比剂注入输精管内，使输精管、精囊腺等显影的检查方法。通过造影检查可观察男性生殖系统本身病变以及周围脏器疾患所致的继发性病变。

（一）适应证与禁忌证

1. **适应证**　①输精管结扎术后要求再育者；②不育症查找原因；③可疑先天性畸形、囊肿、肿瘤、炎症时；④前列腺癌肿及盆腔肿瘤明确其与输精管及精囊的关系。

2. **禁忌证**　①对比剂过敏者；②输精管及精囊腺急性炎症时。

（二）造影前准备

1. 对比剂过敏试验。

2. 术前常规清洁肠道和外生殖器皮肤消毒。

3. 准备皮肤钳、10mL注射器、7号针头、弯盘、小药杯及棉球等。

4. 术前排尿。

5. 对比剂、非离子型对比剂和生理盐水。

（三）操作技术

阴部常规消毒，局麻，切开阴囊根部找出双侧输精管使其游离1～2cm，用皮钳固定，用7号针头向睾丸远侧插入，将370非离子型对比剂稀释至一半浓度，每侧约2～3mL缓缓注入。当受检者感到有尿意时，表示对比剂已达精道远端。对比剂注入量不宜过多，以免流入尿道或膀胱产生重叠，影响显影效果。

注射完毕后，立即摄前后位片，或透视下进行，待显影满意时立即点片。摄片时尽量将耻骨避开，中心线向足侧倾斜15°，X线中心对准耻骨联合上3cm处。

（四）常见病变的造影显示

1. **正常表现**　睾丸呈椭圆形，位于阴囊内。附睾实际上是睾丸的连续部分，为一半圆形小体，附着在睾丸外后侧，分头、体及尾三部分。输精管全长约50cm，横径为3mm，由附睾内侧发出后，向上至腹股沟管，再沿盆腔内侧壁上行，然后转向内下，至膀胱底处为壶腹部。输精管延续为射精管，开口于后尿道精阜。精囊位于膀胱与直肠之间的前列腺上方，内侧有输精管壶腹部。在造影片上，精囊呈蜿蜒曲折的囊状影，位于耻骨上方。射精管很短，呈线状影。

2. **精囊部分阻塞**　精囊明显扩大，盘旋部分略伸直，如蚯蚓状，扩大的精囊影可重叠于输精管壶腹上，或使两者分界不清。严重的精囊扩张及伸直，可使整个精囊的形态类似扩大迂曲的输尿管，其中有多个圆形或卵圆形的局部膨出。

3. **精囊狭窄**　对比剂分散或充盈不全，有的部分变细，也有分散不规则导致扩张，边缘呈虫蚀状。

4. **前列腺癌**　可见射精管狭窄及充盈不全，或有局部变形及缺失。

5. **结核性精囊炎**　在耻骨联合上方的两侧可见小虫样钙化影。

（五）注意事项

1. 注射对比剂时压力不宜太大，以免引起输精管破裂。

2. 欲观察输精管功能情况，在注药后24小时再摄片1张。

（余建明　高向东）

第三节　其他部位造影检查

一、下肢静脉造影

下肢的静脉可分为浅静脉、深静脉、交通静脉和肌肉静脉。浅静脉位于深筋膜外皮下组织中，深静脉与同名动脉伴行，深浅静脉间通过交通静脉联结，小腿后侧的屈肌内有肌肉静脉，直接与深静脉联结。下肢静脉皆有瓣膜，由于股静脉瓣膜处于最先承受来自下腔静脉和髂静脉的逆心静脉压，它在维持下肢静脉系统的正常功能中起着重要作用，瓦尔萨尔瓦（Valsalva）功能试验时，瓣膜下有完整的透亮带。

（一）适应证与禁忌证

1. 适应证

（1）了解下肢静脉血栓和栓塞情况。

（2）静脉炎情况。

（3）肿瘤侵蚀或外伤引起的静脉阻塞部位、范围和程度。

（4）明确下肢静脉曲张、深静脉瓣膜功能和穿通支静脉功能和解剖定位。

（5）观察血栓切除、静脉曲张或其他病变的手术效果。

（6）了解下肢慢性溃疡、肿痛及色素沉着的原因。

（7）了解先天性静脉病变的部位和范围等。

2. 禁忌证

（1）急性闭塞性脉管炎。

（2）碘过敏者。

（二）造影前准备

1. **受检者准备做碘过敏试验**

2. **器械准备**

1）治疗盘（酒精、碘酒、棉签、棉球、无菌纱布、镊子、止血钳、止血带、无菌注射器。

2）静脉穿刺包。

3. **药品**　30%～50%有机碘水制剂，20mL 3支。

（三）操作技术

受检者仰卧，根据造影静脉选择穿刺部位，大隐静脉取内踝处作为穿刺点，小隐静脉取外踝处作为穿刺点。选好部位进行局部消毒后，以皮下静脉注射方式刺入静脉，在15s以内将20～30mL对比剂注入静脉。下肢静脉曲张受检者，需观察深浅静脉交通支及静脉瓣功能。先于小腿下段用止血带扎紧，阻止浅静脉血回流。然后由足背外侧静脉在8～10s内注对比剂20mL。

下肢静脉造影一般摄正位片，也可根据血管显示情况加摄左斜位、右斜位。下肢正位片股部应轻度外旋。摄片时间为对比剂注射完毕立即摄第一片，隔3～5s摄第二片。摄片时，应根据穿刺点与摄片部位的距离及病变种类等情况适当调整摄片时间。如静脉栓塞受检者，可于注射对比剂后5～10s

摄取第二张照片。

（四）常见病变的造影显示

1. 下肢静脉有深、浅两组，深静脉除腘静脉和股静脉常为一支。小腿的胫前或胫后静脉多为二支或多支。

2. 浅静脉有大隐静脉和小隐静脉。大隐静脉起始于足背静脉弓的内侧端，经内踝前面上升到小腿，沿胫骨内侧到股骨内髁后面注入股静脉。小隐静脉起于足背静脉弓的外侧端，经外踝后方上升到小腿后面，到腘窝汇入腘静脉。在深浅静脉之间有许多交通静脉，相互交通。

3. 静脉内有许多静脉瓣，呈半月状，常为两瓣形，亦有三瓣形，用以防止血液回流。正常时浅静脉血液由浅往深部回流，不允许深部血液流向浅部。一旦瓣膜功能不全，血液反流，就出现静脉曲张。

二、T管造影检查

（一）适应证与禁忌证

1. **适应证** 胆系手术后了解T管引流受检者胆管内是否残留结石、蛔虫等，了解胆管是否有狭窄以及胆总管与十二指肠是否通畅，依据情况决定是否终止引流或再次手术。

2. **禁忌证** ①严重的心、肝、肾功能不全的受检者；②严重感染受检者；③引流出血受检者；④对碘过敏受检者；⑤甲状腺功能亢进受检者。

（二）造影前准备

1. 受检者准备受检者前一天做好肠道准备（清除肠道粪便和气体），前一天做碘过敏试验。

2. 器械准备治疗盘（酒精、碘酒、棉签、棉球、无菌纱布、镊子、止血钳、20mL、50mL无菌注射器各一个）

3. **药品准备** 2支50%有机碘水20mL，0.9%生理盐水500mL 2瓶。

（三）操作技术

受检者仰卧在摄影检查台上，左侧身体抬高20°~30°。给对比剂稍加温，引流管口部消毒，抽吸管内胆汁，降低管内压，用生理盐水冲洗胆管。然后将加温后的对比剂10mL缓慢注入T型管内，透视下看肝管和胆管充盈情况。依据情况加对比剂剂量，依据肝管和胆管充盈情况调节体位。直到全部肝管及胆总管充盈满意后，进行摄片。8in×10in或14in×17in激光胶片四分割或六分割。

对比剂用量最好不要超过60mL；注射对比剂压力不应太大；造影结束后尽量将对比剂抽出。

（四）常见病变的造影显示

1. 左、右肝脏及肝内管呈干树枝状。T形管的横行管居胆总管中，走行与胆总管一致。

2. 胆管结石，胆管扩张及狭窄和胆道蛔虫均清楚显示。

3. 对比剂大量进入十二指肠，说明胆道与肠道通畅。

三、窦道瘘管造影检查

（一）适应证与禁忌证

1. **适应证** 了解窦道、瘘管位置、走行、范围、形状与临近器官的关系等。

2. **禁忌证** 窦道、瘘管有急性炎症。

（二）造影前准备

腹部窦道瘘管需做清洁灌肠和排尿。器械准备治疗盘（酒精、碘酒、棉签、棉球、无菌纱布、镊子、止血钳、20mL和50mL无菌注射器各一个，与窦道、瘘管相应粗细的导管、钝头注射针。药品准备碘化油或碘水或稀钡剂。

（三）操作技术

受检者卧在摄影台上，窦口向上。做体位引流或局部挤压，力求使瘘管或窦道内分泌物排出，便于对比剂充盈。窦口局部清洁消毒，将相应粗细的用管插入窦道、瘘管内，用胶布和无菌纱布固定封闭窦口。在透视下缓慢注入对比剂，结合实际情况随时转动受检者，了解窦道、瘘管的行走方向、形态、深度与临近器官的关系。对比剂用量以注满窦腔或显示出瘘管内口为准。注药完毕，保留造影管，窦口放置标志物（金属物），然后清除外溢的对比剂即可摄片。腹壁与消化道之间的瘘管应在造影前先服稀钡剂（病变在结肠者应先做钡灌肠），然后由瘘管注入碘化油，透视下选择瘘管或窦道显示最佳的位置摄片。有的肠瘘受检者口服钡剂或钡灌肠不能显示瘘管，而在瘘管造影时才被发现与肠腔相通。

瘘管造影一般在电视透视下点正侧位片；窦道造影时，透视找出窦道与体表最近处，进行切线位摄片，再转动90°摄取1张。也可以窦口为中心摄影取互为垂直的2张照片，或常规摄取病变部位正、侧位片。

注意应将病变的窦道和瘘管全部包括在照片内，瘘管内口所通的腔隙部位、窦道与体表最近距离尽可能显示出来；碘对比剂用量过多时，术后尽量抽出或体位引流，排除对比剂。

（四）常见病变的造影显示

1. 通过瘘管造影检查可了解窦道或瘘管的形态、深度、大小和分布的范围。

2. 如瘘管与器官相通时，可以了解与哪一部位器官相通，以及相通的局部情况。并可了解其周围情况，为外科手术治疗提供可靠根据。

（余建明　高向东）

第十七章

乳腺成像与口腔成像技术

第一节　乳腺成像技术

一、概述

随着乳腺肿瘤发病率的升高，对乳腺肿瘤的诊断和预防性普查受到重视。国际癌症研究机构表明：定期做乳腺X射线摄影检查，可以使死于乳腺癌的危险减少。针对乳腺结构的特殊性，人们开始设计专用X射线管和摄影系统，各种专用技术相继出现。现在，乳腺X线机已经发展成为一种性能优越，使用方便，紧随时代发展，高技术含量的专用设备。

乳腺X线摄影机的发展历程

自从1895年伦琴发现X线起，X线的临床研究随之逐渐开展，乳腺X射线摄影（mammography）最早见于1913年，由德国柏林大学外科医院的外科医师Albert Salomon对3 000多个乳腺切除标本进行X线摄影。随后，在1927年，德国的Klein Schmidt总结了用乳腺X线摄影作为辅助诊断的经验。20世纪20—60年代，对于乳腺X射线摄影进行了不同摄影条件以及应用不同的成像介质的研究，使图像质量获得了提高。1967年，乳腺摄影专用钼靶X线摄影系统的开发从根本上解决了钨靶不利于软组织摄影的缺点，如图17-1所示。

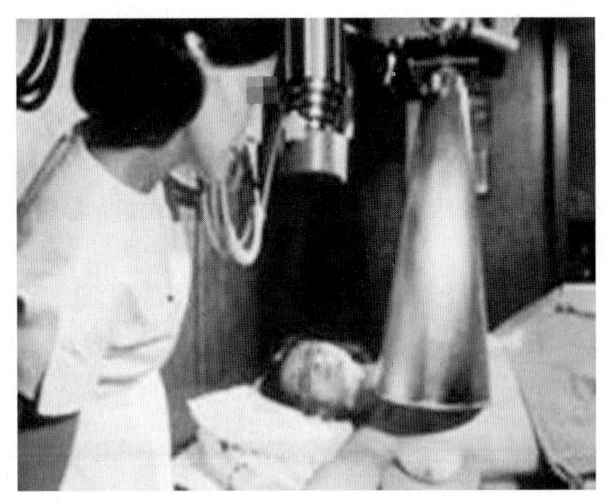

图17-1　早期的乳腺摄影设备和方法

使用了压迫板和可旋转的C形臂，使乳腺结构的清晰度和对比度有了显著的提高。随着数字化的进程，2000年全视野数字乳腺摄影系统（full-field digital mammography，FFDM）首次被FDA批准使用。2002年，数字乳腺体层合成（digital breast tomosynthesis）技术见于临床。

随着乳腺检查设备及技术的不断进步，对于乳腺X射线摄影的质量控制随之发展，1992年美国放射学院（American College of Radiology，ACR）出版了第一部《乳腺摄影质量控制手册》，1994年美国颁布了《乳腺摄影质量标准法规》（*Mammography Quality Standards Act*，*MQSA*）。本章将详细介绍目前常用的乳腺X射线摄影的原理、特点、设备、检查方法、质量控制及相关放射防护等各方面的内容。

早年采用传统的钨靶X线球管进行乳腺X射线摄影，获得图像的软组织对比度差，也没有合适的压迫装置，不仅容易产生运动模糊，还使得患者在检查过程中接受的辐射剂量过大。近年来，专用的乳腺X线机出现，采用产生波长为0.063～0.071nm的钼作为阳极靶面材料，并且采用了小焦点和脚踏式压迫装置，配有为乳腺摄影特殊设计的专用暗盒和增感屏-胶片组合系统，以及激光打印机。全视野数字化乳腺X射线摄影机的出现为乳腺摄影带来了革命性的变化，具有高的量子探测效率和图像密度分辨力，大的动态范围和高的线性度，缩短了摄影时间，优化了工作流程，同时可以进行多种图像后处理，以更低的辐射剂量获得更高的图像质量。由于图像是数字化采集，可以进行电子方式的存储和传输，从而减少了胶片存储占用的空间，并实现了PACS的网络连接。

乳腺X线机的发展历程：1965年第一个钼靶X射线管用于乳腺摄影；1973年旋转阳极钼靶X射线管投入使用，同年出现自动曝光控制（AEC），以及压迫器在乳腺机上使用；1976年滤线栅用于乳腺摄影；1981年小焦点（0.1mm）的X线管启用；1996年电荷耦合器件（CCD）应用于乳腺摄影机；2000年全视野平板探测器投入使用；2002年计算机辅助检测（CAD）用于乳腺摄影；2004年三维乳腺摄影技术使用；2006年数字合成体层成像技术用于乳腺X线检查。

二、乳腺X线摄影设备

乳腺X线摄影系统由高压发生器、X线管（铍窗、附加滤过）、X线摄影机架、操作控制台、辐射防护屏等构成。

乳腺X线摄影机架包括C形臂或球形臂、准直器、影像接收器、滤线器、自动曝光控制系统、压迫器等。作为乳腺X线数字摄影系统还应包括数字探测器和图像采集工作站等部件。

（一）高压发生器

乳腺摄影系统高压发生器的设计性能与常规X线摄影装置类似。采用逆变式高频高压发生器是现代乳腺摄影系统设计的标准。逆变式高压发生器的高频状态是50Hz的上千倍。电感可以减小上千倍，变压器的铁芯截面积相应减小，从而使变压器体积和重量大幅度减小。此外，逆变式高压发生器可以获得平稳直流高压，高压波纹率降低，短时间曝光不受电源同步的影响，kVp控制精度提高。一般乳腺摄影系统的逆变频率在20～100kHz。乳腺摄影系统的最大高压输出功率在3～10kW，管电压范围在22～35kVp，调节档次为1kVp，管电流调节范围在4～600mAs。

（二）X线管

乳腺摄影系统的X线管要求设计两个焦点，大、小焦点的尺寸一般为0.3/0.1，大焦点最大管电流为100mA，小焦点最大管电流为25mA。小焦点是为乳腺放大摄影而设计的，以便将高频信息放大变成低频信息加以识别。X线管焦点越小，分辨力越高，信息传递功能也越高。在放大率为1.5的情况下，0.3焦点下的极限分辨力为10Lp/mm，而在0.1焦点下的极限分辨力为20Lp/mm。

乳腺X线摄影设备的X线管标准靶物质是钼。但是钼与铑或者钼与钨组合而成的双靶轨道X线管正被应用，特别是新近发展的装备又开始采用钨靶X线管。15～25keV是产生乳腺X线吸收差异的最佳能谱范围。然而，从X线管发射出来的是一束混合射线，其中光谱的高能X线大部分穿透乳腺组织，将使对比度降低；而光谱的低能X线不能充分地穿透，将造成乳腺组织辐射剂量增加。因此，去除高能和低能X线是乳腺X线摄影必然要达到的目的，而其中最重要的一步就是选择合适的靶物质/滤过的组合。

通常靶物质/滤过的组合包括：钼靶/钼滤过、钼靶/铑滤过、铑靶/铑滤过和钨靶/铑滤过。通常总滤过必须相当于0.5mm铝或者0.03mm钼。附加0.025铑时，总滤过相当于0.5mm铝。从图像质量和患者接受的辐射剂量两方面综合考虑，使用钼靶时能够通过一定能谱范围内的钼特征放射得到较大强度的X线。

另外，附加具有20keV吸收端的钼滤过时，能够将X线频谱中的低能成分和使对比度降低的吸收端以上的高能成分同时过滤，并且选择性的保留特征X线。铑滤过的吸收端比钼滤过高3.2keV，20～23keV之间的高能连续X线不易吸收，其结果是增加了X线穿透力，实现了使用更少的X线量进行摄影的可能性。对于更加致密或者厚度很大的乳腺，可以选择使用铑靶/铑滤过或者钨靶/铑滤过的组合。钨靶/铑滤过的能谱没有低能的特征X线，在低能范围内强度较低，在能量为20～23keV时强度增加，K边缘以上的光子经滤过后显著减少。

按钼靶/钼滤过、钼靶/铑滤过、铑靶/铑滤过、钨靶/铑滤过的顺序，X线质逐渐变硬，穿透力逐渐增强。因此，在临床应用中，必须根据乳腺密度、厚度以及要达到的技术目的合理的选择组合（表17-1）。

表17-1　不同靶物质、滤过组合下管电压的选择

乳腺厚度	靶物质/滤过组合	管电压/kV
<3cm	钼靶/钼滤过	25～26
3～5cm	钼靶/钼滤过	26～28
5～6cm	钼靶/铑滤过	28～30
>6cm	钼靶/铑滤过（铑靶/铑滤过）	>30

美国的临床试验和科学调查发现，采用数字乳腺摄影拍摄所有厚度的乳腺，钨靶X线管配合铑和

银滤过是最佳选择，既能保持现有数字乳腺摄影系统出色的影像质量，同时辐射剂量减少 30%。

（三）自动曝光控制

乳腺 X 线摄影系统均配备有自动曝光控制(automatic exposure control，AEC)，其目的是获取稳定、适宜的影像密度。AEC 装置位于影像接收器(探测器、IP、平板探测器等)下方，标准配置由 1～3 个半导体探测器构成的传感器和放大器、电压比较器组成控制系统。AEC 装置预置了相关的技术参数，以便达到乳腺影像的适宜密度。

全自动曝光控制(automatic optimize parameter，AOP)是 GE 公司推出的全自动曝光系统，它的特点是自动为每一位患者设定个性化的 kVp、靶物质及滤过。AOP 通过最初的 15ms 的预曝光，自动测量乳腺的厚度、密度，由此自动选择靶物质、滤过、kVp 等参数，控制 mAs，结束曝光。

（四）乳腺摄影系统支架装置

乳腺摄影系统机架装置可以在患者处于立位或者坐位时，获取不同角度和放大倍数的图像。乳腺摄影系统的机架分为 C 形臂和球形臂两种，一般采用 C 形臂的较多。

C 形臂由乳腺摄影系统立柱上的滑架支持，可通过手动或者电动进行上下移动和旋转运动。C 形臂的一个设计特点是等中心旋转，以患者乳腺为转动中心，无论头尾(CC)位、内外斜(MLO)位还是侧位(ML)摄影，都无须改变 C 形臂的高度和患者的位置。它的另一个设计特点是镜像记忆功能，能进行一侧 MLO 位摄影和变换到另一侧摄影时，C 形臂自动旋转到与前一次摄影相对称的位置，如此可确保两侧体位的对称性，且简化操作，提高效率。C 形臂的设计结构保证了任何情况下 X 线中心线永远垂直于影像接收器(屏/片、IP 或 FPD)，射线源到影像接收器的距离一般为 60cm。

球形臂设计的最大特点是患者体位舒适、技师操作空间大。球形臂的设计益于患者身体的稳定，便于乳腺固定，且胸部肌肉放松，乳腺自然下垂，有利于更多的乳腺组织和靠近胸壁处乳后组织及腋尾区病变进入照射野。同时，技师可面对患者，拥有更广的操作区域，方便观察、定位。正面观察，与患者正面交流，可随时观察患者状态。双手操作，对于乳腺的牵拉、压迫、定位更为准确、方便，使乳腺在照射野中的定位更易于控制。球形臂的设计结构为三维移动，即垂直升降、同心旋转、前后倾斜(图 17-2)。

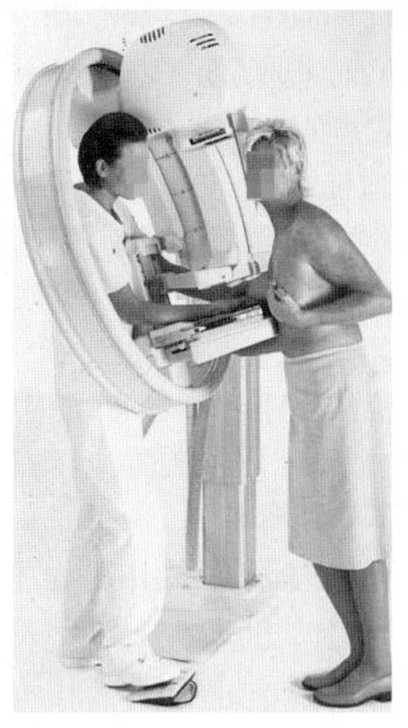

图 17-2　球形臂乳腺机

（五）探测器

在乳腺托盘和滤线器下方的是影像接收器。对于传统乳腺 X 线摄影机来说，它以暗合仓的方式装载屏/片系统胶片来进行影像的获取、检测。对于数字乳腺摄影系统来说，它可以装载乳腺摄影专用的 IP、数字平板探测器等。

数字乳腺摄影探测器按照原理可以分为 3 类：光激励存储荧光体(photostimulable storage phospher，PSP)、全野有源矩阵探测器(full-field active matrix detector)和扫描系统(scanning system)。从 X 线光子转换为电荷的形式来讲，又可分为间接转换和直接转换两种类型。间接转换探测器有 CR 所用的光激励存储荧光体成像板、碘化铯/非晶硅平板探测器、间接转换“狭缝扫描”系统。直接转换探测器有非晶硒平板探测器和直接光子计数技术(直接转换“多狭缝”扫描系统)。

（六）准直器

准直器(collimator)的窗口通过手动或自动调整，以获取与所选用的影像接收器尺寸一致的广野。广野与照射野的误差应在焦点-影像接收器距离(SID)的 2%以内。

（七）滤线栅

影像接收器上面是一个可以移动的活动滤线栅，当不需要滤线栅时，可以很容易地取下。乳腺摄影中使用的滤线栅有直线滤线栅(linear grid)和高通多孔型滤线栅(high transmission cellular，HTC)，也称为蜂窝状滤线栅。乳腺摄影使用的典型的线型聚焦滤线栅栅比(grid ratio)为 4∶1～5∶1、栅焦距为 65cm、栅密度为 30～50lLp/cm。活动滤线栅曝光倍数(bucky factor)为 2～3。直线滤线栅栅板一般为铅,栅板间的充填材料有木、碳纤维、铝,当前采用较多的是碳纤维和铝。

(八) 压迫装置

压迫器通常用边缘增强的有机玻璃板制成,可以在立柱上上下运动,运动方式可以是手动或者电动。电动方式由微机控制,提供连续变化的柔性压迫速率,根据腺体大小和弹性自动感应压力,使腺体压迫更均匀适度。压迫装置应具有安全保护措施,保证患者不受到伤害。

适宜的压迫是乳腺 X 线摄影程序中非常重要的组成部分,压迫的主要目的是减少乳腺厚度,以利于 X 线束容易穿透乳腺组织。压迫减小了乳腺到影像接收器的距离,降低了几何模糊,空间分辨力得到提高;压迫还使乳腺内的结构分离,降低病变模糊带来的假阴性或者正常组织重叠而导致的假阳性;压迫减小了适宜曝光所需要的乳腺平均腺体剂量,同时散射线减少,提高了对比度;适当的压迫固定了乳腺,减少了产生运动模糊的概率。

(九) 工作站

乳腺 X 线摄影工作站由计算机硬件和软件构成,用于乳腺影像的后处理、诊断评价以及影像的硬拷贝和存储传输。常见的处理一般有窗宽、窗位的调节、灰度调节、影像黑白反转、放大、距离测量等。硬件配置包括高性能的 CPU,大容量的内存和硬盘,光存储设备,DICOM 接口,高分辨、高亮度显示器等。

(十) 乳腺 X 线摄影的附加器件

乳腺 X 线摄影系统的附件根据各公司设备的型号和配置不同而异。一般配有一套乳腺压迫板,包括一套腋窝板、一套放大平台、乳腺支持器、带刻度的活检压缩版、光线定位器、外置 X 线防护板、X 线遥控手动开关、液压座椅、四功能组踏板、条码扫描仪等。

(十一) 乳腺数字合成体层

摄影平台和肢体固定不动,C 形臂带动组合机头从一侧转到另一侧,进行一系列间隔均匀角度曝光,采集图像数据,从而获得多个不同角度下的小剂量投影数据,可以回顾性重建出和探测器平行的任意深度层面的 X 线密度影像,显示 3D 信息。

(十二) 乳腺活检装置

对于临床上不易触摸,X 线照片上显示的可疑恶性病灶进行定位,穿刺活检,以明确病变性质。活检有立位和卧位两种方式。活检时充分参考原片,将可疑病灶所在的腺体区域置于摄影平台的中央,用活检专用压迫器进行压迫,活动支架带动组合机头进行正负 15°曝光,在显示的图像重标记病灶中心,软件即可以标记出病灶的三维空间位置,提供 *XYZ* 位置参数,据此插入定位导丝,或者用活检枪取出病灶标本。

三、乳腺 X 线成像原理

X 线影像形成的实质是被照体对 X 线吸收差异的存在,X 线在到达被照体之前不具有任何的医学信号,只有 X 线透过被照体之后产生 X 线强度的差异,从而形成了被照体的 X 线信息影像。而这种 X 线强度的差异取决于被照体各种组织的线吸收系数和被照体厚度。其中线吸收系数(H)又决定于被照体构成物质的原子序数(Z)、密度(ρ)和波长(λ)(图 17-3)。

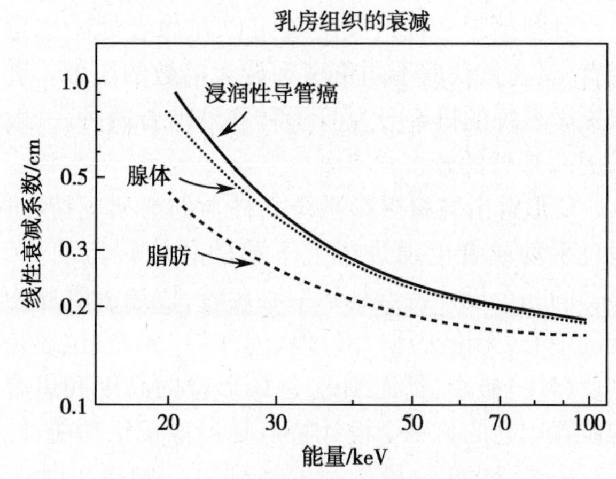

图 17-3　乳腺的 X 线吸收衰减

在医用诊断 X 线摄影中,X 线与物质的相互作用主要表现为光电吸收和康普顿散射效应。乳腺的组织结构主要是脂肪和腺体,密度对比很小,X 线吸收系数差别小,如果用常规的钨靶进行 X 线摄影,不利于乳腺内部结构的显示以及肿瘤组织的观察。

乳腺本身是软组织成分,主要由腺体组织、脂肪组织和皮肤构成。其组织密度、线吸收系数都很接近(表 17-2),难以通过乳腺组织自身的因素来扩大 X 线的吸收差异。

根据公式 17-1,在决定线吸收系数的因素中,只有波长(λ)即 X 线管电压可以人为地改变。因此,乳腺摄影只有通过改变射线的波长,即选用管电压低的软 X 线,来扩大乳腺组织的 X 线吸收差异。

$$\mu = K \cdot \lambda^3 \quad (式\ 17\text{-}1)$$

表 17-2　乳腺组织密度与线吸收系数

		密度/（g·cm⁻³）	线吸收系数/cm
乳腺组织	腺体组织	1.035	0.80
	脂肪组织	0.93	0.45
	皮肤	1.09	0.80
平均乳腺	50%腺体组织	0.98	0.62
	50%脂肪组织		
病灶	乳腺癌肿块	1.045	0.85
	钙化	2.20	12.5

乳腺 X 机采用金属钼作为阳极靶面，管电压在 40kV 以下，产生波长较长、能量较低的软 X 线。随着管电压的降低，物质与 X 线主要发生光电效应，光电效应的发生概率和物质的原子序数的三次方成正比，从而扩大了不同组织对 X 线的吸收差别，形成软组织不同密度的细小对比度。所以，乳腺摄影也称为软组织摄影。

乳腺摄影所产生的 X 线具有它的独特性，即它产生的是低能量 X 线（15~25keV），以此来扩大乳腺软组织之间的吸收差异，增强影像的对比。

通常人们把由钼（Mo）或钼/铑双靶 X 线管产生的低能量 X 线，称为软射线。在乳腺摄影中，高速电子冲击钼（Mo）靶后产生的是能量为 15~25keV 的由连续 X 线和特性 X 线组成的一束混合射线。特别是通过应用钼靶 X 线管和钼滤过装置组合（Mo/Mo）所产生的特性 X 线的强度，与通常的钨靶和铝滤过装置组合相比较大。因此，可以达到缩短摄影时间以及提高对比度的效果。

乳腺 X 线影像设备的 X 线管标准靶物质是钼。但是，钼（Mo）与铑（Rh）或钼（Mo）与钨（W）组合而成的双靶 X 线管正被应用，特别是新近发展的装备（如乳腺融合断层技术）又开始采用了钨靶 X 线管。15~25keV 是产生乳腺 X 线吸收差异的最佳能谱范围。然而，从 X 线管发射出来的是一束由连续射线与特性射线组成的混合射线，其中光谱的高能 X 线大部穿透乳腺组织，对比减低；而光谱的低能 X 线不能充分的穿透，造成乳腺组织辐射剂量的吸收。因此，在上述的能量范围内，去除高能和低能 X 线是乳腺 X 线摄影必然要达到的目的，其中最重要的一步选择就是靶物质/滤过的适当组合。靶物质/滤过的组合使用，在 X 线能谱发生变化的同时，图像质量和乳腺所受辐射剂量也发生改变。因此，必须根据乳腺密度和厚度加以合理选择。通常靶物质/滤过的组合包括：钼靶/钼滤过（Mo/Mo）、钼靶/铑滤过（Mo/Rh）、铑靶/铑滤过（Rh/Rh）和钨靶/铑滤过（W/Rh）。通常总滤过必须相当 0.5mmAl 或 0.03mmMo。附加 0.025mmRh 时，总滤过时相当 0.5mmAl（表 17-3）。

表 17-3　阳极靶物质/滤过的组合

	阳极靶物质	滤过	滤过厚度/mm
阳极	Mo	Mo	0.03
单轨道		Rh	0.025
阳极	Mo	Mo	0.03
双轨道		Rh	0.025
	Rh	Rh	0.025
	W	Rh	0.025,0.05

由于乳腺构成组织之间的 X 线吸收差异很小。因此，选择软射线（低管电压）摄影是无可置疑的。但是，X 线能量过低时，受检者接受的辐射剂量增加，反之当 X 线能量过高时又会造成对比度下降。从图像对比度（质量）和受检者接受辐射剂量两方面综合考虑，使用钼靶时能够通过一定能谱范围内（K_α = 17.5keV，K_β = 19.6keV）得到较大强度的 X 线。X 线穿过乳腺时，越是低能的 X 线，被吸收的程度越大，使 X 线质硬化。随着乳腺密度、厚度的增加，穿过乳腺后的 X 线能谱中高能量成分相对增加，其结果可在某种程度上造成对比度的下降。另外，在 Mo/Mo 组合中，为提高图像对比度，吸收端以上的高能成分被附加的 Mo 滤过。这样，为得到适当的密度就必须增加照射线量。但是，受检者接受的辐射剂量也增加。

对这样的乳腺进行 X 线摄影时，为了不降低图像对比度，人们采用了钼靶/铑滤过（Mo/Rh）的组合。Rh 滤过的吸收端比 Mo 滤过高 3.2keV，20~23keV 之间的高能量连续 X 线不容易吸收，其结果是增加了 X 线穿透力，实现了用更少的 X 线量进行摄影的可能性。对于更加致密或厚度很大的乳腺，现代乳腺 X 线影像设备还提供了铑靶/铑滤过（Rh/Rh），甚至钨靶/铑滤过（W/Rh）的组合。钨靶/铑滤过（W/Rh）的能谱不同于钼靶/铑滤过（Mo/Rh）能谱，它没有低能的特征 X 线。在低能范围内强度较低，在能量为 20~23keV 时强度增加、K

边缘以上的光子经滤过后显著减少。

综上所述，对多数乳腺而言，钼靶/钼滤过(Mo/Mo)组合方式是用超过辐射剂量限值的射线获得高质量图像(对比度)的最佳选择。但是，对厚度大、密度高的乳腺而言，从对比度和受照剂量两方面考虑，这种滤过作用有一定限度。对这样的乳腺通常是增加管电压。但是，从 X 线能谱来看，透过被照体的 X 线中高能成分增加，而由此造成的对比度下降是我们不希望的。在这种情况下，相对而言，Mo/Rh 或 W/Rh 的 X 线穿透力增强，对比度下降不明显。

四、乳腺的解剖与生理

(一) 乳腺的解剖与生理

1. 乳腺的结构　乳腺是汗腺组织的一种类型，其发育经历胚胎期，青春期，月经期，妊娠期，哺乳期以及绝经后的老年期。由于所含的腺体组织和脂肪多少不同，乳腺大小、形态个体差异较大。成年女性的乳房系一对称性的半球性征器官，位于胸廓前第二到第六肋间水平的皮肤浅筋膜浅层与深层之间，内达胸骨旁，外至腋前线，外上方呈角状升向腋窝的腺体组织称为 spence 氏腋尾区，在外科根治切除术时有重要的意义。

乳腺组织包括实质和间质，实质由导管，腺泡，基质(纤维)构成。间质由脂肪、纤维、血管、淋巴构成。乳腺表面皮肤薄而细嫩，中间有一短柱状突起为乳头，乳头周围有色素沉着较深的皮肤环形区，称乳晕。乳晕区有许多呈小圆形凸起的乳晕腺，乳头正对约第四肋间或者第五肋间水平，双乳头间距一般为 22~26cm。每个乳腺含有 15~20 个呈辐轮状排列的腺叶，称为乳腺小叶。乳腺小叶由诸多腺泡及终末导管组成，是乳腺解剖结构的基本单位，乳腺小叶是目前比较公认的乳腺癌的好发部位。各腺小叶内与腺泡相通的乳管，向乳头方向汇集成腺叶乳管，逐渐增大形成壶腹，再分成 6~8 个开口于乳头表面，为哺乳时乳汁的排泌出口。乳腺小叶之间，乳腺小叶与腺泡之间均有结缔组织间隔。乳腺小叶上为皮肤浅筋膜浅层，下为皮肤浅筋膜深层的纤维束韧带称为库珀(Cooper)韧带，也叫乳房悬韧带，起到固定乳腺于皮肤上的作用。

2. 乳腺的生理　乳腺组织的生理周期变化受多种内分泌激素的影响，主要是垂体前叶激素、肾上腺皮质激素和性激素。主要作用是：①促进乳腺的发育和生长。②伴随月经发生周期性的变化。③哺乳期间促进乳汁的分泌。所以，在乳腺钼靶 X 线检查的时候，应该注意妇女的月经周期。

3. 不同时期的结构特点

(1) 胚胎期：乳腺大约从胚胎第 4~6 周开始发育，3 个月乳管逐渐形成，8 个月以后乳腺管腔发育完成。

(2) 幼儿期：幼儿期乳腺从外表到体内均处于相对停滞发育，乳头微小且乳晕颜色浅淡，只有微突出胸部的脂肪组织和少量的腺管。

(3) 青春期：女性进入青春期后卵巢开始发育，子宫逐渐长大。乳腺也逐渐隆起，发育成均匀的半圆形，在乳头下可触及盘行“肿块”，乳头和乳晕的着色也逐渐加深。乳腺的增大主要是由于纤维间质的增生，脂肪的存积以及乳管支的延长、分支及扩张所致。

(4) 月经期：乳腺随正常月经周期而有所变化。在每个月经周期中，其组织学变化可分为月经、增殖和分泌三个时期：

1) 月经期：月经来潮一般历时 4~5 天，经前和经期乳腺会出现增大、发胀、变硬，触及有小结节并伴有疼痛。经期后，乳腺即变软及变小，疼痛及触痛减轻或消失。

2) 增殖期：正常于月经周期的第 5~14 天，此期卵巢中卵泡生长，血液中的雌激素水平逐渐升高，子宫内膜逐渐增厚，子宫腺体也随之生长。乳腺导管系统逐渐扩张，脂肪纤维组织也逐渐增生。

3) 分泌期：正常于月经周期的第 15~28 天左右，开始于卵巢排卵之后，雌激素水平逐渐降低，成熟的卵泡排卵后生成黄体，黄体分泌的孕激素促使血液中的孕激素水平迅速到达高峰。由于孕激素的升高也促使乳腺腺体增生，组织增厚。此期如果受孕，乳腺组织将会在雌激素和孕激素的双重作用下，持续增生，为产后哺乳做好准备。此期若未受孕，黄体将发生萎缩，并停止分泌孕激素，增厚的子宫内膜出现坏死、出血和脱落。乳腺组织由于失去激素的支持，也发生组织水肿，导管和腺泡内液体潴留，甚至出现胀痛、变硬等不适感。

(5) 哺乳期：一般在产后到泌乳前，乳腺会出现显著地胀痛感，一旦哺乳开始，症状顿消。授乳期中，由于婴儿的吸吮会加速乳汁的分泌，乳腺小叶极度扩张并向皮下脂肪膨突。断乳后的乳腺呈松软或下垂状。

(6) 绝经期：进入更年期的妇女，其乳腺的上皮结构及间质开始出现退化。绝经之后，卵巢和子宫萎缩，排卵停止。此时可因皮下脂肪量的增加，乳腺的皮下脂肪也会伴随增厚，乳腺小叶和各大叶之间的脂肪等间质组织也开始增加，逐渐替代乳腺实质的空间，乳腺外形开始下垂，呈退行性改变（图17-4、图17-5）。

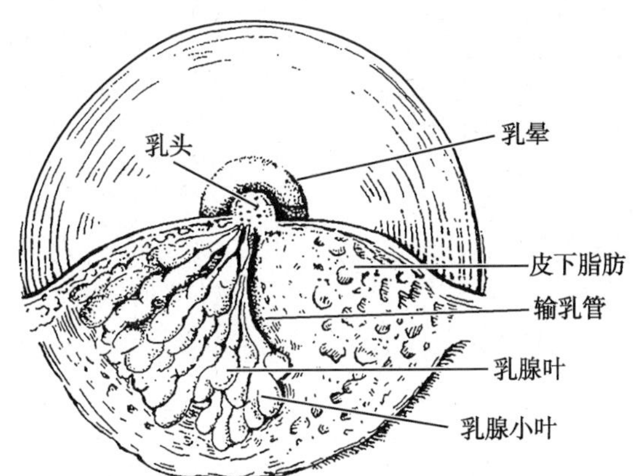

图 17-4　乳腺解剖结构模式图（前面观）

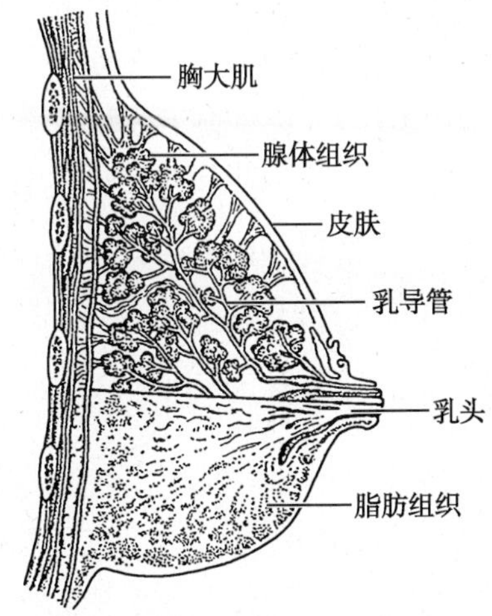

图 17-5　乳腺解剖结构模式图（侧面观）

4. 定位方法将乳腺划分成一些小区域，一是方便诊断医生定位，二是方便技师体位操作。乳腺的定位方法一般采用以下两种：

（1）四象限法：按照四象限分区法将乳腺分成5个区域：即外上象限（外上 1/4）、内上象限（内上 1/4）、（外下象限）外下 1/4、内下象限（内下 1/4）以及中央区，如图 17-6 所示。

（2）时钟法：把乳腺比喻成一个时钟，即按照指针指向的时间位置，将乳腺分成 12 份小区域，如 6 点钟的位置即乳头垂直向下的位置，如图 17-7 所示。

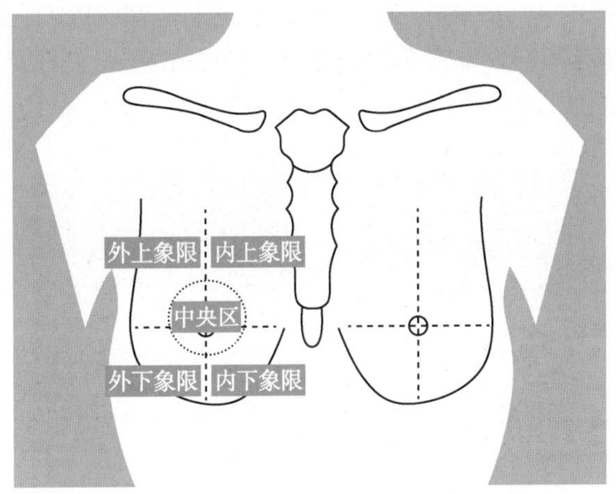

图 17-6　乳腺四象限定位法示意图

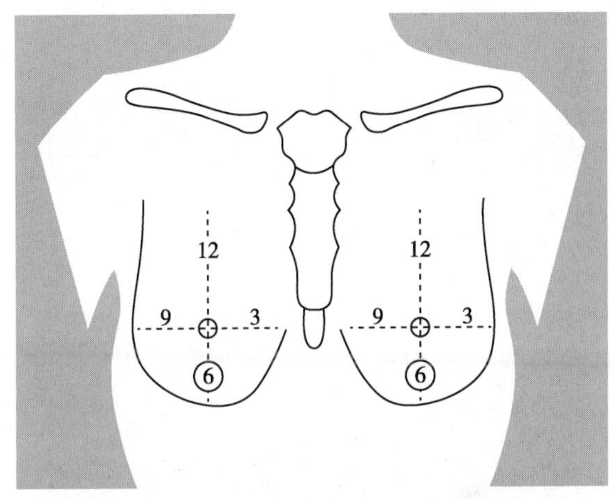

图 17-7　乳腺时钟定位法示意图

五、正常乳腺的 X 线表现

采用不同程度的黑白影像（灰阶）反映人体组织的密度与厚度即 X 线影像密度，影像密度分为高密度（钙化，金属异物），中等密度（水，肌肉，腺泡，纤维组织，血管，皮肤等），低密度（脂肪，空气）。高密度影称为白影，即致密影；低密度影称黑影，即透亮影。

目前，美国及欧洲等普遍接受将乳腺实质的构成分为 4 型：

（1）脂肪型：乳腺几全由脂肪组织组成，腺体占全乳的 25%以下。

（2）少量腺体型：有散在纤维腺体致密影，其量占全乳的 25%～50%。

（3）多量腺体型：乳腺内有众多的不均质致密影（heteronciusly dense），致密的腺体影占全乳的 51%～75%，此类型乳腺可能会影响到小肿块的检出。

（4）致密型：腺体组织占全乳的 75%以上，此型乳腺会明显降低乳腺病变检出的敏感性（图 17-8、图 17-9、图 17-10 和图 17-11）。

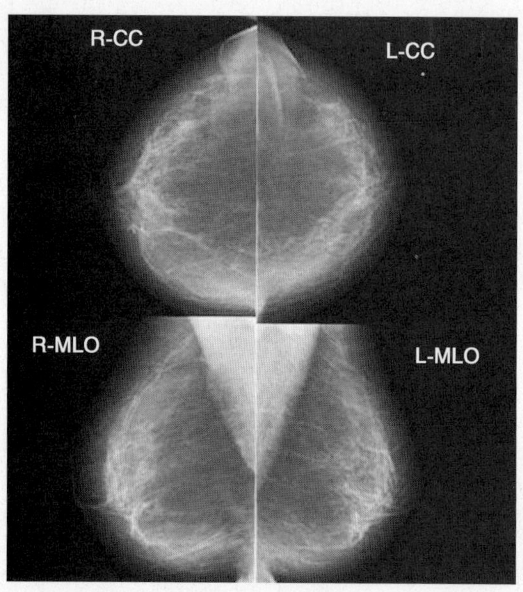

图 17-8　脂肪型乳腺

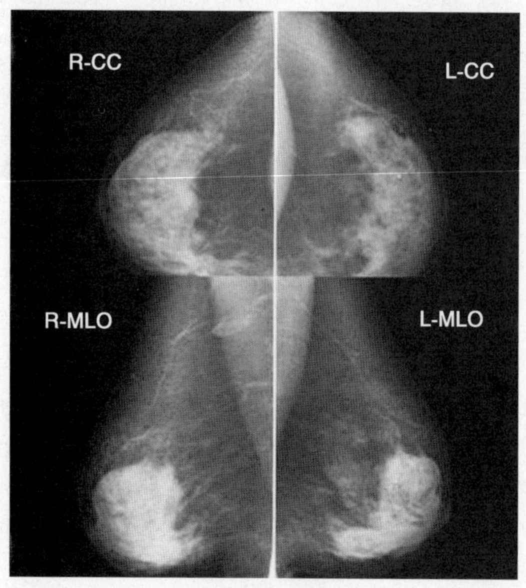

图 17-9　少量腺体型乳腺

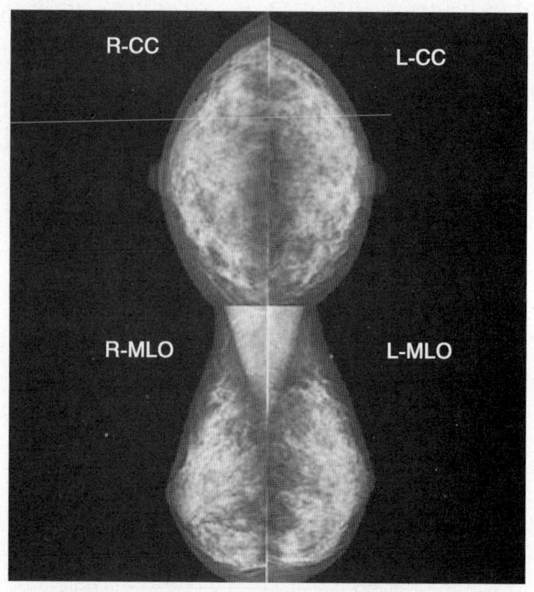

图 17-10　多量腺体型乳腺

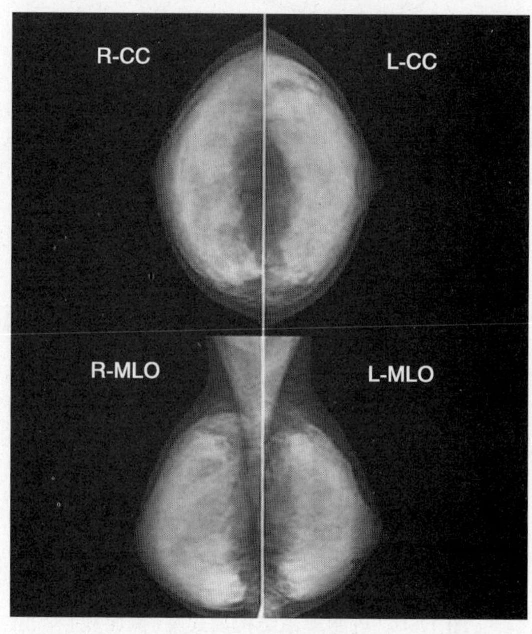

图 17-11　致密型乳腺

乳腺的解剖结构在 X 线平片上显示由浅到深大致为：①皮肤；②皮下脂肪层，围绕乳腺组织将乳腺和皮肤分隔；③乳腺组织；④乳腺后脂肪组织，分隔乳腺和胸肌筋膜；⑤位于深筋膜下的脂肪和胸肌层。

正常乳腺在 X 线片上表现为圆锥形，底坐落在胸壁上，尖为乳头，各种解剖结构在图像优良且有足够脂肪衬托的 X 线片上一般均可见。其中乳头、乳晕、皮肤、乳房悬韧带、血管为中等密度，脂肪为低密度。

乳头突起于乳腺前部呈中等密度影，在 X 线照片上呈勃起状态，扁平形或者稍有内陷可无病理意义。乳晕呈圆盘状，位于乳头四周，为稍高密度影，其厚度大于乳腺其他区域皮肤，约 1～5mm。皮肤覆盖整个乳腺表面，厚度约为 0.5～1.5mm，中等密度。乳腺下方邻筋胸壁反褶处皮肤略厚，如有局限性皮肤增厚，则应注意是否为病理性改变。皮下脂肪层表现为皮肤和腺体组织之间的厚度约为 0.5～2.5mm 之间的高度透亮影，其间可见乳房悬韧带、静脉影。

乳腺导管平片通常难以准确认定，表现为乳头后方呈放射状向乳腺深部走行的致密影，常被称为“乳腺小梁”。乳腺导管碘剂造影可以显示呈树枝状的高密度导管影。

乳腺实质的影像是由腺体和周围纤维组织间质所形成的影像，表现为边缘模糊的致密片状影。年轻女性因为腺体组织丰富，在X线照片上表现为大片致密影，缺乏对比度。老年女性因腺体组织的退化，X线照片上多为透亮的脂肪影，残留的结缔组织以及血管影，天然对比良好。

血管在X线照片表现为粗细均匀的蜿蜒的细条状影。乳后脂肪间隙为腺体和胸大肌之间的透亮影。淋巴结分为腋下淋巴结和乳内淋巴结，正常淋巴结为圆形或者蚕豆形，中空的脂肪组织充填的低密度影为淋巴结门，平片上淋巴结的短轴小于1cm。

六、乳腺X射线摄影技术

（一）乳腺摄影标记

乳腺照片是临床的重要医学资料，乳腺摄影照片的标记对于确保照片避免丢失或乳腺内病灶定位的真实性十分重要。

必须标记包括以下信息：单位名称，患者姓名，唯一的患者标识号，检查日期，方位性指示（R/L）和摄影位置，用不透X线的物质标记。其中唯一的患者标识号可以是病历号或者社会保险号，出生日期等。除了体位名称和方位性外，所有的标记都应该尽量远离乳房。

每一幅乳腺摄影照片都应该具备以下信息，并且是永久易于辨认的。①患者姓名和附加患者标识号；②检查日期；③体位和方位性，此信息应该放在接近腋窝的影像处，体位和方位性要用标准代码来标识；④检查单位名称和地点；⑤放射技师标识；⑥暗盒增感屏标识；⑦乳腺摄影设备标识，在同一单位有不止一台设备时使用。

（二）摄影体位

乳腺摄影时被检者通常取立位或坐位。在乳腺摄影体位的选择中，内外斜位（mediolateral oblique position，MLO position）和头尾位（craniocaudal position，CC position）是所有乳腺摄影常规采用的体位。

1. 内外斜位　正确的内外斜位是在单一体位中使乳房组织成像最大的体位，内外斜位显示的乳腺组织比较全面。患者的常规体位为立位，如不能站立，也可采取坐位。内外斜位的操作步骤如下：

（1）影像探测器与胸大肌角度平行，X线束方向从乳房的上内侧到下外侧，以利于最大量的组织成像。为了确定胸大肌的角度，技师将四指并拢放在肌肉后方的腋窝处，将胸大肌轻轻向前推移使可移动的外侧缘更明显，此过程中应嘱咐患者肩部保持松弛。暗盒托盘平面与水平面成30°~60°（高瘦患者选择50°~60°，较矮胖患者选择30°~40°，一般身高体重患者选择40°~50°）。双侧乳房的体位角度保持相同。

（2）运用可移动组织像固定组织移动的原理提升乳房，乳房的运动面是外侧缘和下缘，静止面是内侧缘和上缘，然后向前、向后牵拉乳房和胸大肌。

（3）患者成像乳房侧的手放在手柄上，移动患者的肩部，使其尽可能地靠近滤线栅的中心。

（4）探测器的拐角放在胸大肌后面腋窝凹陷的上方，但要在背部肌肉的前方，患者的手臂悬在探测器的后面，肘部弯曲以松弛胸大肌。

（5）向探测器方向旋转患者，操作者用手向前承托乳房组织和胸大肌，向上、向外牵拉乳房，离开胸壁组织以避免组织影像的重叠。

（6）开始压迫，压迫板经过胸骨后，连续旋转患者使其双足和双臀对着乳腺摄影设备。压迫器的上角应该稍低于锁骨。将手移开成像区域时，应该继续用手承托乳房，直到有足够的压力能保持乳房位置时为止。

（7）最后，向下牵拉腹部组织以打开乳房下皮肤皱褶。整个乳房，从乳房下皱褶到腋窝，都应位于探测器的中心。

MLO体位乳腺摄影照片的标准是：①胸大肌显示充分，且延伸至或低于乳头后线（PNL）；②可见所有的纤维腺体组织后的脂肪；③深部和表面乳房组织分离充分；④没有明显的运动模糊；⑤乳房下皱褶打开。如图17-12、图17-13和图17-14。

2. 头尾位　头尾位作为常规摄影体位，应确保在MLO体位中可能漏掉的组织在CC位中显示出来。如果MLO体位有组织漏掉的话，最有可能是在内侧组织。因此，在CC摄影体位上要求显示所有内侧组织，同时应该尽可能多的包含外侧组织。CC位的操作步骤如下：

（1）操作者站在患者所检查侧的内侧，以便自

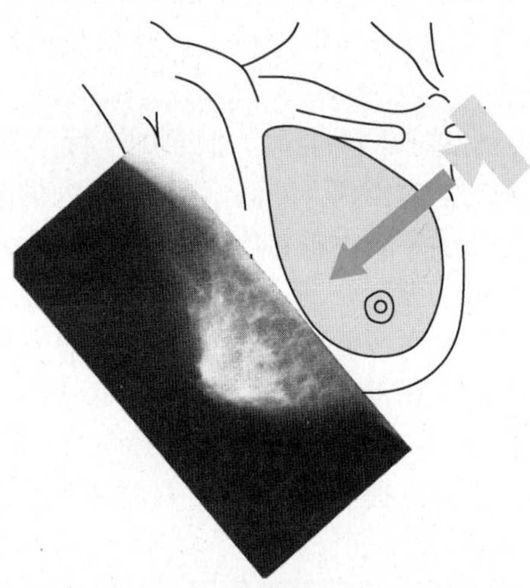

图 17-12　MLO 位 X 线入射方向示意图

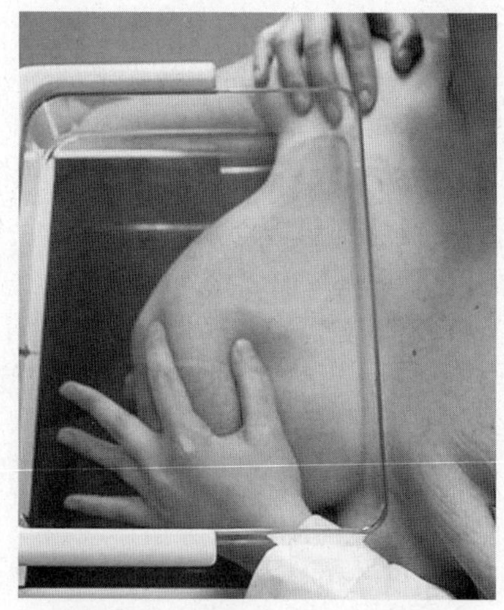

图 17-13　MLO 位乳腺位置照片

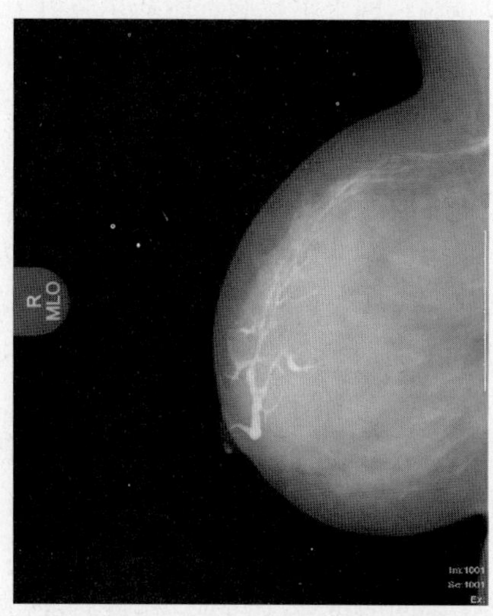

图 17-14　MLO 位乳腺影像显示照片

如地控制患者体位。按照乳房的自然运动高度，提高可以运动的乳房下皱褶。

（2）调节探测器高度与乳房下皱褶缘接触。一只手放在乳房下，另一只手放在乳房上，轻轻将乳房组织牵拉远离胸壁，且将乳头放在探测器的中心。

（3）用一只手将乳房固定在此位置上，提升对侧乳房，转动患者，直至滤线器的胸壁缘紧靠在胸骨上，将对侧乳房放在探测器的拐角上，而不是放在探测器后面。患者的头部向前放在球管的一侧，这样患者的身体可以向前倾，使乳房组织摆在影像接收器上。

（4）为了提高后外侧组织的可显示性，运用乳房上方的手，经过探测器胸壁缘，将乳房后外侧缘提升到探测器上，这应该在患者无旋转的情况下完成。

（5）使患者未成像侧的手臂向前抓住手柄，操作者手臂放在患者背后，这样有助于协助患者保持肩部松弛。同时用手轻推患者后背，以防止乳房组织从乳腺摄影设备中脱离出来。

（6）用手指牵拉患者锁骨上皮肤，以缓解在加压过程中的牵拉感。在进行压迫时，固定乳房的手向乳头方向移动，同时向前平展外侧组织以消除褶皱。成像一侧手臂下垂，肱骨外旋，以消除皱褶。

不正确的 CC 体位会导致影像中组织的严重遗漏。优化的 CC 体位的乳腺组织照片包括：①所有内侧乳房组织可见；②乳头居于影像中心；③乳头后线（PNL）测量值在 MLO 的 1cm 之内，或者胸大肌可见。如图 17-15、图 17-16、图 17-17 所示。

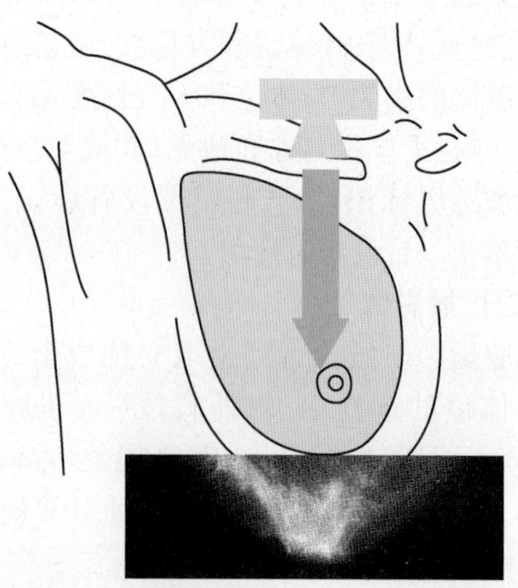

图 17-15　CC 位 X 线入射方向模式图

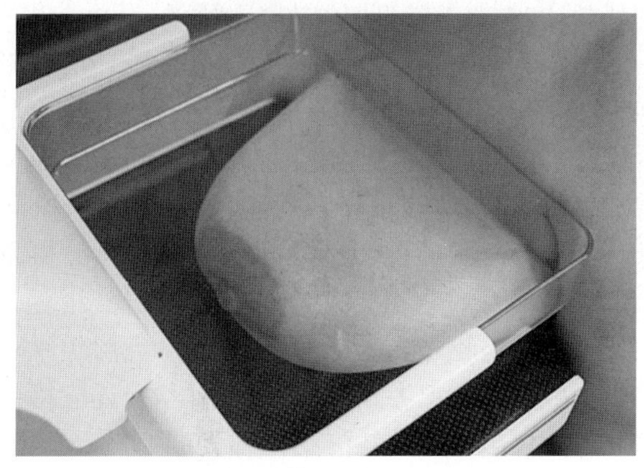

图 17-16　CC 位乳腺位置照片

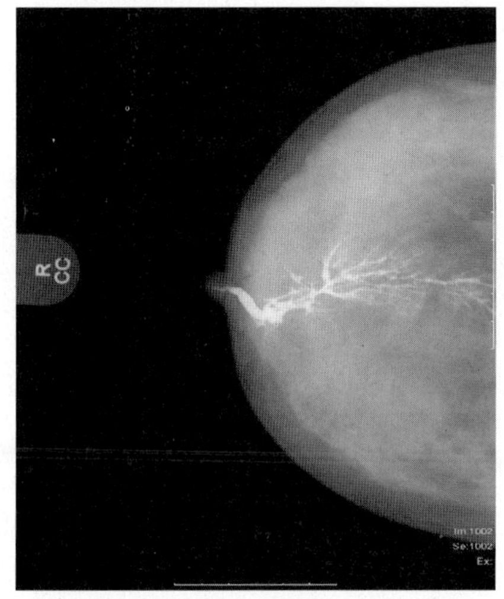

图 17-17　CC 位乳腺影像显示照片

3. **乳腺摄影中的常见特殊体位**　乳腺 X 线摄影中除了常规的 MLO 和 CC 位，还有许多常见的附加体位可以进行选择，以便更好地对病变进行定位、定性诊断。

（1）90°侧位：也称直侧位，是最常用的附加体位，包括外内侧位和内外侧位。90°侧位与标准体位结合成三角形来定位乳腺病变。90°侧位能提供最小的物片距，以减小几何模糊。当在 MLO/CC 位中的一个体位上有异常发现，而另一个体位上看不见时，应首先确定它是否真实存在，是否为重叠组织或者探测器或者皮肤上的伪影，加拍一张 90°侧位会提供这些信息。在斜位或 90°侧位上病变相对于乳头位置的改变，可用来确定病变是位于乳腺的内侧、中间还是外侧。当临床触诊已经确定病变在乳房的内侧时，则首选外内侧位。

1）外内侧位的操作步骤：球管臂旋转 90°，暗合托盘顶部在胸骨上切迹水平。患者胸骨紧贴暗合托盘边缘，颈部前伸，下颌放在托盘顶部。向上向中牵拉可运动外侧和下部组织。向暗合托盘方向旋转患者，使压迫板经过前部肌肉。患者手臂高举过暗合托盘，肘部弯曲以松弛胸肌。继续旋转患者直至乳腺呈真正侧位，且位于暗盒托盘中央。向下轻轻牵拉腹部组织以打开乳房下褶皱。

2）内外侧位的操作步骤：球管臂旋转 90°，患者手臂外展 90°跨越暗盒托盘顶部放置。同样使用相对固定组织的运动原理，向前向内牵拉乳腺组织和胸大肌，向上向外提升乳房，且轻轻牵拉使其离开胸壁，使患者身体向暗合托盘旋转并开始压迫。当压迫板经过胸骨后，继续使患者旋转直至乳腺成真正侧位位置，且位于暗合托盘中央。继续进行压迫直至组织紧张为止。然后轻轻向下牵拉腹部组织打开乳房下褶皱，如图 17-18 所示。

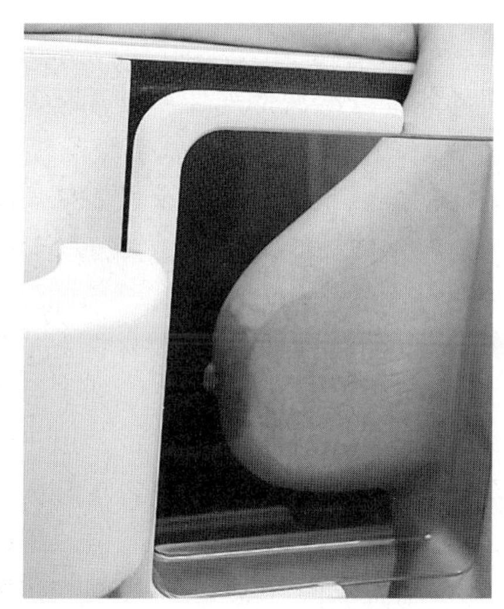

图 17-18　ML 位乳腺位置照片

（2）定点压迫位：定点或锥形压迫位是一个应用较多的简单技术，特别有助于密集组织区域的模糊或不明确的发现物。与整体乳腺压迫相比，定点压迫能允许感兴趣区厚度有更大幅度减小，提高乳腺组织的分离程度。定点压迫用来对感兴趣区内正常与异常组织结构的区分，可产生更高的对比度和对发现物更精确的评估。此技术可以获得较大的局部定点压力，使感兴趣区的组织更大程度的分离，特别有助于密集组织病变的发现以及对其进行精确的评估。

各种尺寸的定点压迫设备，尤其是较小的设备，均可进行较为有效的定点压迫。根据最初的乳腺 X 线影像，技师通过确定病变的具体位置来确定小的压迫装置的放置位置。为了确定病变的具体位置，需要测量乳头至病变的垂直距离。用手模拟加压，将三种测量值转换成标记来确定病变的具体位置，然后将中心的定点压迫装置放在病变上方。定点压迫位通常结合小焦点放大摄影来提高乳腺细节的分辨力。

操作步骤：首先根据标准体位照片，通过观察病变的具体位置来确定小的压迫装置的放置，为了确定病变的具体位置，需要测量从乳头垂直向后画线的深度；在上外或者内外方向上这条线到病变的距离；病变到皮肤表面的距离。由此来确定病变的具体位置，然后将定点压迫装置放在病变上方。定点压迫位通常结合小焦点放大摄影来提高乳房细节的分辨力。有或者没有定点压迫的放大位均有助于对病灶进行更准确的评估，以便区分良恶性病变。放大摄影由于采用空气间隙和微焦点技术，会导致曝光时间的延长，增加患者的辐射剂量。

（3）夸大头尾位：夸大头尾位能显示大部分腋尾的乳房外侧部分的深部病变。患者起始体位如同常规的 CC 位，在提升完乳房下部皱褶后，转动患者直至乳房的外侧位于探测器上。如果肩部稍微挡住了压迫器，可以使球管向外侧旋转 5°角，以保证压迫器越过胸骨头，不要向下牵拉肩部，肩部下垂会使乳房的外侧缘扭曲显示，要保证双肩位于同一水平上。

（4）乳沟位（双乳腺压迫位）：是用于增加乳腺后内深部病变显示的体位。患者头转向兴趣侧的对侧，技师可以站在患者背后，弯曲双臂环绕患者，双手触及患者双侧乳腺，也可以站在患者被检乳腺内侧的前方。确保提升乳房下褶皱，将双乳放在暗盒托盘上。向前牵拉双侧乳房的所有内侧组织，以便于乳沟成像。如果探测器位于乳沟开放位置的下面，必须使用手动曝光技术。如果能将被检侧乳房放置在探测器上方，且乳沟轻微偏离中心，则可以使用自动曝光技术。

（5）放大位：放大位有助于对病灶密度或团块的边缘和其他结构特征进行更精确的评估，有利于对良恶性病变的区分。放大位还对钙化点的数目、分布和形态具有更好的显示。此技术还可用于在常规体位中不易发现的病变。

放大位一般使用 0.1 的小焦点，同时需要一个放大平台来分离被压乳腺和探测器，放大率为 1.5~2 倍。由于放大位乳腺摄影采用空气间隙和微焦点技术，将会导致患者曝光的时间相对增加，从而增加了辐射剂量。

（6）人工植入物乳腺摄影：常规采取头尾位和内外斜位，需要手动设置曝光参数。

用盐水（saline）或硅（silicon）植入后乳房的影像检查是个特殊检查，是对放射医师和放射技术员的挑战。常规的 CC 及 MLO 位需要手动设置曝光参数，而压迫量则受制于植入物的可压缩性（compressibility），对包括植入物（implant-included）摄影位的压迫的目的是减少移植物边缘的模糊，用轻微的压迫足以防止曝光时植入物的移动，乳腺组织不会被紧绷。丰乳患者除包括植入物位外，还应摄影修正的头尾位和内外斜位或 90°侧位。

为拍摄推移植入物位（implant-displaced view，ID view），将假体向后向上方向推向胸壁，同时把乳腺组织轻轻牵拉到假体前方，并搁置到影像接收器上，用压迫器使其保持在这个位置上。它可以使植入体包括在压迫野内时，前方乳腺组织获得更大的压迫。拍摄 CC 位时，假体上方及下方组织，以及全部前方组织应向前牵拉。拍 MLO 位时，假体内、外侧的组织，以及前方组织，应随着前方组织向前牵拉。

CC-ID 位的具体摆位步骤如下：令患者尽量弯腰前倾，以便前方组织与假体分离，轻拉乳腺组织向前，同时用手指将植入物向后推。一旦乳腺组织被前拉，患者即可站直；当植入物被推移后，请患者将另一只手放在影像接收器边缘与肋骨之间的缝隙内；将乳腺组织放在托盘上，应感觉到托盘边缘顶住手指保持乳腺组织向前；使患者前倾身体紧靠在手上，此姿势可使植入物向上及向后移动，因为托盘的边缘已顶住植入物后部的下方，可撤去握住植入物下方的手；对前方组织施加压迫，同时缓慢将手指移向两侧，如用压舌板，可使此最后步骤更易操作。在施压之前，将压舌板的边缘顶住已被移位的植入物，然后将压舌板上翻，使其与胸壁平行；应用压迫板，一旦乳房受压，即可撤出压舌板，此时压迫装置已代替压舌板将假体保持在后方。

MLO-ID 位的摆位步骤如下：首先行包括植入物的 MLO 位，使患者体会 MLO 摆位时的感觉；令患者前倾，轻拉乳腺组织向前，同时用手指将植入物推向后，一旦组织被前拉，患者即可站直；患者的手放在手柄上，影像接收器的拐角位于腋的后方，如同包括植入物的 MLO 摄影那样；将乳房靠在托盘的边缘，询问患者，感觉到托盘边缘是顶在乳房还是肋骨，如感到顶在乳房，则开始操作下一步骤，如顶在肋骨，则应重新操作，因植入物没有被充分推移；患者身体倾斜，紧贴影像接收器，此时可见移植物向上向内隆起，表明托盘已将移植物向内向上移位，所以可将手撤出；应用压迫器，同时滑出手指，如 CC-ID 摄影那样，用压舌板更易操作这一步骤，用压舌板顶住已移位的植入物，上翻压舌板使其与胸壁平行，操作者用空出来的手牵拉更多的上部组织进入到摄影野内；应用压迫器，一旦乳腺组织已达理想的压迫，即可滑出压舌板，压迫器现已代替压舌板使假体保持内及上方移位。

如 90°侧位 ID 位可显示出更多的乳腺组织，则 90°侧位 ID 位可代替 MLO-1D 位。对无症状而有丰乳植入物妇女的筛查应同时拍摄包括植入物位及推移植入物位。虽然对丰乳妇女的筛查是为了检出早期乳腺癌，亦应考虑是否足以满足诊断性检查（diagnostic examination）。因此，摄片时放射科医师必须在场，询问问题，需要时应亲自检查，决定是否需其他摄影位。

上述植入物推移摄影的操作，对胸壁后植入物，即位于胸大肌后的植入物，较为容易。但对于肌肉前植入物，即腺体下或乳房后植入物，常难以对植入物进行推移。对那些乳房组织发育不良，推移植入物的操作亦十分困难。如植入物不能充分推移，则在常规 CC 位和 MLO 位植入物推移摄影后应附加 90°侧位。

此外，腋尾位可以显示乳房腋尾部的病变和淋巴结；切线位能明确显示位于皮下脂肪之上的明显肿块；旋转位用于分离重叠的乳房组织，确认异常病变的存在；尾头位提高了乳房最上面病变的显示效果，还可以最大限度显示男性乳房或者驼背女性的乳房组织。操作者在摄影过程中可以根据具体情况进行体位的选择。常用标准体位和特殊体位都是为了更好地显示乳房内病变。图 17-19。

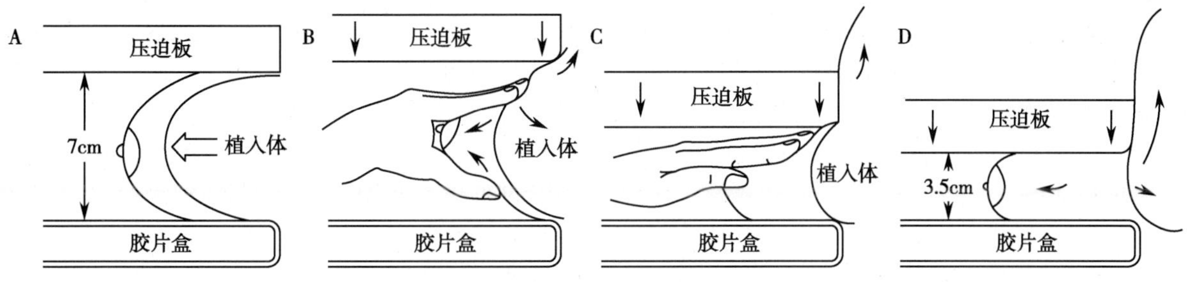

图 17-19　人工植入物乳腺摄影

七、乳腺 X 线立体定向引导穿刺活检

乳腺 X 线立体定位穿刺活检是 20 世纪 90 年代在计算机辅助下开展起来的一种新的针对乳腺微小病变的活检方法，包括弹射式空心针活检和 X 线立体定位真空辅助空心针活检。原理是 X 线在垂直于压迫平面时拍摄一张定位像，再分别于+/-15°拍摄 2 幅图像，根据所造成的视差偏移，数字乳腺机工作站可自动计算病灶深度，即穿刺深度，并可把深度值直接转换成与具体操作相关的数据，准确地定位病灶。目前的立体定位系统均采用立体坐标。计算机系统在 X、Y 和 Z 轴平面上，计算出病灶的精确位置，定位精度在 0.1~0.2mm 之间，所获得的标本材料能做出正确的病理诊断。

操作步骤：①向被检者解释整个操作过程，以及取样时穿刺枪发出的声音，以减轻被检者的恐惧感；②采用专门的俯卧检查床和附加装置（也可以使用标准的乳腺 X 线摄影单元和附加的立体定位装置），穿刺路径采用病变与皮肤的最近距离，固定乳腺，并用带窗的加压板压迫，采集定位像，如果病变位于加压板有窗的部分内，则进行立体定向摄影（中线右侧和左侧 15°分别摄影）；③确定参考点，并在立体定位片上选择坐标，计算机计算出立体定位片所选穿刺目标的横轴、纵轴和深度坐标；④采用 1%利多卡因进行局部麻醉，采用 11 号手术刀在皮肤表面做一小切口以利于 11G 或 14G 穿刺针进入，所有操作均从一个皮肤切口进入；⑤穿刺针从皮肤切口进入预定深度，取样前摄片以确定穿刺针与病变的关系，确认位置正确后打开穿刺针保险，提醒被检者将进行穿刺取样，据所采用的穿刺取样方法，将穿刺针轻微撤出，然后取样；⑥穿刺枪取样后摄片确定穿刺针最终位置；⑦取出穿刺针，将穿刺标本浸入 10%福尔马林缓冲液。如果穿刺目标为钙化，需行标本 X 线摄片以确定所有钙化是否都被取出，否则，应该再次穿刺。

八、乳腺导管造影技术

乳腺导管造影是经乳头上的输乳管开口，向输乳管内注入对比剂并进行摄影，以显示部分输乳管的形态及临近组织结构的检查方法。

1. 适应证与禁忌证

（1）适应证：①任何有乳头溢液，包括血性、浆液性、黄色和清水样溢液等；②单侧乳腺逐渐增大；③了解乳腺肿块与乳导管的关系；④分辨手术容易遗漏的深部病变；⑤用于鉴别乳头状瘤和乳腺癌。

（2）禁忌证：①对碘对比剂过敏者。②急性乳腺炎。③乳腺脓肿。④哺乳期。

2. 造影前准备

（1）清除乳头表面分泌物。

（2）乳头皮肤表面的消毒用品一份。

（3）造影器具：如 4 或 5 号钝头针、2mL 无菌注射器等。

（4）其他备品：用作乳头分泌液细胞学检查的载玻片、照明灯、放大镜等。

（5）对比剂：为 350~370 非离子型对比剂，每次用量 0.5mL~2mL，水溶性，优点是在各级导管内扩散充盈良好，易于自动排出和吸收。

3. 操作技术

（1）一般采用皮试或眼角滴入试验，确认阴性后方可施行造影。

（2）被检者取坐位或仰卧位，清除乳头表面分泌物，用碘酊或 75%酒精棉球常规消毒乳头部。

（3）可将乳头涂上橄榄油，或轻轻挤压乳房，仔细找出溢液的乳导管外口或与肿块相邻部位的乳眼。

（4）根据乳眼大小选择针头的粗细，用左手固定乳头，右手持针缓缓地插入乳孔，切勿用力过大而造成人为的假道，或穿破导管使对比剂进入乳导管外的间质，一般进针不超过 1cm。

（5）注射对比剂前先排除针管内气体，以免造成类似肿瘤的导管内充盈缺损，防止注射压力过大，当注射到有胀感、并能指出对比剂的方向时，即可拔出针头。

（6）用棉球或其他胶膜包裹乳头，以免对比剂流出，并迅速进行摄片工作。

如果进针过程困难，可以采取以下措施：①在乳头部位热敷数分钟有助于乳头肌肉松弛；②酒精棉球擦拭乳头特别是导管开口的角质物质；③轻轻将乳头上提，使乳晕区导管变直；④进针时让助手轻轻牵拉乳头；⑤改变进针角度；⑥用拇指和食指缓慢的旋转进针。

4. 摄影技术　常规采用内外斜位和头尾位摄影。必要时需追加侧位。曝光条件要稍高于乳腺平片摄影。可以采用放大摄影，使用小焦点放大 1.5~2 倍，有利于小分支导管病变的显示。

5. 诊断要点

（1）正常乳腺的影像学表现：正常乳腺导管自乳头向内分支逐渐变细，呈树枝状影。管径由 2~3mm 逐渐变细，各支导管通畅、舒展、充盈均匀，直至末支盲管和小叶。青年妇女的乳腺管多而细且密度一致，分支多少可以有所不同。

（2）良性病的影像学表现

1）慢性乳腺炎：一般慢性乳腺炎在行乳导管造影时，对比剂可进入脓腔，形成不规则斑片状阴影，脓腔周围的乳导管可因炎性纤维粘连而显示为不规则扭曲、变形，以及狭窄、扩张、移位等改变。

2）乳管扩张症：造影时可见数支主导管呈中度或高度扩张，当扩张的管腔内充满黏稠分泌物时，可造成不规则形态的充盈缺损，此时，应注意与乳头状瘤的充盈缺损鉴别。

3）乳头状瘤：单发或多发于主导管或 2 级以下导管内。呈圆形或类圆形充盈缺损，表面光滑，有时可见导管断端呈杯口状，近端导管扩张明显，但导管柔软光整，远端导管可显示或因完全阻断而不显影。

（3）乳腺癌的影像学表现

1）直接征象：①恶性钙化。②肿块，边缘欠清或有毛刺，密度不均，大小常小于临床测量。晚期可见肿块与临近皮肤间有致密索条影相连（淋巴管受侵）。

2）间接征象：①皮肤局限增厚、局部凹陷（酒窝征）；②乳头内陷、漏斗征，多见于中晚期乳腺癌；③血供增加，多见于中晚期乳腺癌；④病灶周水肿呈小范围的透亮环；⑤彗星尾征，指病灶后或上方，逐渐变细的狭长三角形致密影；，是肿瘤侵犯和/或牵拉乳腺实质所致；⑥结构紊乱，多见于早期乳腺癌；⑦乳腺后间隙消失，深位乳腺癌在早期即可出现；⑧腋窝淋巴结肿大。

（4）乳腺导管造影的影像学表现：①乳导管有轻度扩张并扭曲，管内呈不规则充盈缺损；②当导管行至肿瘤附近时会截然中断，且断端不整齐；③在病灶处呈断续显影，缺乏正常分支，管壁显示僵硬；④导管分支分布紊乱，内壁稍毛糙，管腔呈不规则或鼠尾状狭窄；⑤当肿瘤侵蚀导管时，可致对比剂溢入肿块内或间质内等。

6. **注意事项**

（1）患乳导管口的选择必须正确，若误插入正常的乳孔，可造成假阴性表现。

（2）操作时，勿将小气泡注入乳导管内，否则可造成假性充盈缺损，影响正常诊断。

（3）若乳头溢液较多，注入对比剂前务必将溢液尽量抽净，以免对比剂被溢液冲淡而影响对比。

（4）针头不宜插入过深，很容易刺破管壁使得对比剂外溢。

（5）注射对比剂时应缓慢、轻柔，若注射时感到阻力，且被检者主诉有痛感，则表示插管不当，对比剂有外溢进入间质，应立即停止注射。

（6）检查后应尽量将对比剂挤出（图 17-20）。

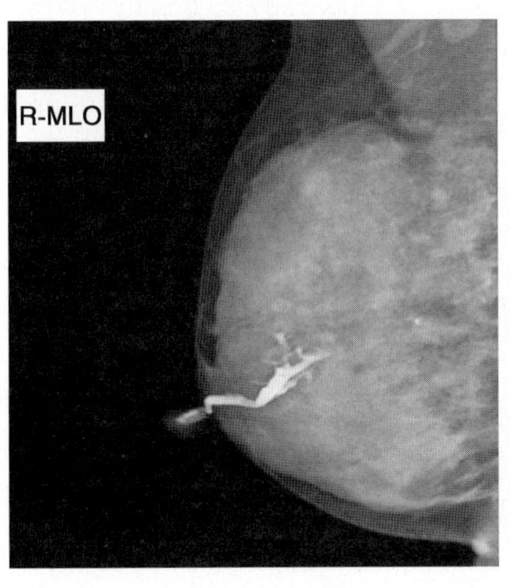

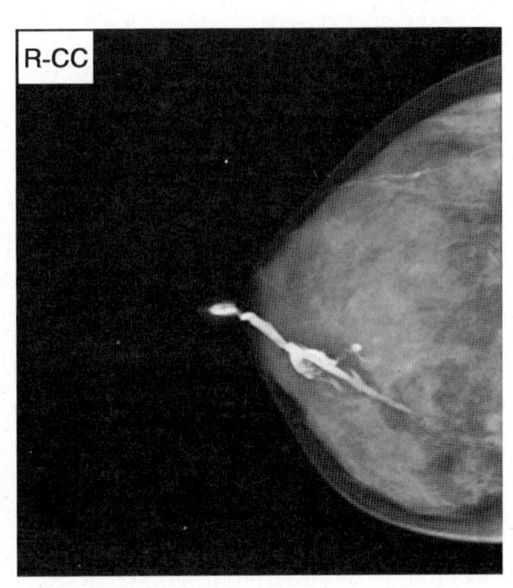

图 17-20　乳腺导管造影影像照片

九、乳腺摄影的质量控制

（一）质量控制的分工

质量控制定义为设备性能的检测及其校准的日常工作和维护。质量控制的意义在于，将一些与设备有关的故障对影像产生有害影响之前将其检测出来，并予以纠正。

乳腺 X 线摄影，无论是屏/片系统，还是数字乳腺摄影的质量控制，目的都是提供一种有效的、一致性的检测和识别影像质量的方法，使得在放射医师、医学物理师及专门的设备维修人员的协助下，放射技师能够在这些故障对影像质量产生影响之前将其排除，通过一系列独立的技术步骤以确保产出高质量的乳腺 X 线影像。在乳腺摄影检查中，主要质量控制人员包括：登记员、放射诊断医师、摄影技师和质控技师。

1. **登记员的职责**　登记员是乳腺摄影检查流程中患者接触到的第一个人，登记员要向患者提供即将检查的相关指导，告知患者检查中需要去处上身衣物，检查需要加压等以消除患者紧张心理。登记员的另一项工作是填写统计学调查表，统计学调查表的主要信息有：人口统计学、体重、身高、生育史、哺乳史、用药史、化妆品，曾经做过的活检或者外科手术（包括隆胸手术），乳腺癌家族史，乳房异常情况或者临床症状，上次乳腺摄影检查的时间及医院。完备的患者信息有利于技师按患者的实际情况进行检查，也有利于诊断医师理解图像，同时为乳腺摄影普查数据库的建立打下基础。

2. **放射技师的职责**　从事乳腺摄影检查工作的放射技师必须得到国家专门机构的特许或者注册证明。摄影技师的职责是：围绕患者管理和影像质量为中心，包括患者体位、乳房压迫，影像产生和后处理。同时执行 QC 检测程序：模体影像、设备可视性检查、重拍片分析、IP 背景噪声、压迫等。

3. **质控技师的职责**　质控技师的职责与设备性能相关，包括影像质量评估、患者剂量评价和操作者安全。特殊检测包括：乳腺设备的配置评价、准直评估、系统分辨力评价、自动曝光控制系统性能评估、伪影评价、kVp 准确度和重复率、线速质量评估（半价值的测量）、乳房边缘曝光量和平均腺体剂量、观片灯照度和室内杂散光线。

安装新设备，重装现有设备，置换 X 线球管或对乳腺设备进行大型维修后，应当进行重复适当的测试。

4. **放射医师的职责**　放射医师督促乳腺摄影质量控制的所有方面。放射医师在乳腺摄影检查中的质量控制职责主要包括：乳腺摄影影像的质量评估、乳腺摄影影像的阅读和诊断报告的书写、乳腺癌发病信息的记录和患者随访、乳腺摄影检查结果的评估（包括影像解释精确度的评估和医学审计两方面）。

（二）质量控制的内涵

定期的质量控制检测，对于检查系统的性能稳定和最优化的影像质量维持是必须的。每天、每周、每年推荐的检测步骤都是执行 QC 程序的一部分。除此之外，当机器进行大型维修后或者更换了新的机器时，检测频率都应该增多。

1. 每天质量控制的实施项目 清洁机房灰尘，用防静电抹布拭擦机器；观察系统的运行情况，确定运行状态；观察阅读面板，确定运行正常；在影像中寻找是否存在灰尘微粒，挂擦痕迹以及其他伪影。

2. 每周质量控制的实施项目 擦除很少使用或者没有流通的成像板；检测平板探测器的背景噪声；验证软拷贝观察工作站的监视器校准（对比度/亮度设定在 0%～5% 和 95%～100% 小斑块都可见）；采集 QC 测试模体影像，并在计算机数据库中编入目录。当超出预设定的界限时，核查系统性能并采取措施。

3. 每季度质量控制的实施项目 观察探测器或者成像板，必要时按照生产商的指导进行清洁或者视具体情况而定；对平板探测器进行校准程序；执行量化 QC 模体分析（如低对比，空间对比，信噪比等的抽查）；几何畸变和高宽比的检测；检查照片重拍率，概观曝光指数，明确不可接受影响的产生原因；检查 QC 曝光指示器数据，明确曝光不足或过度的原因并执行校正措施，书写季度报告。

4. 每年质量控制的项目 观察评估影像质量；抽查影像处理算法的适用性；执行验收检测步骤以确定或者重新建立基准值；检查重拍现象，患者曝光量趋势，设备维修史，进行总结；制定的 QC 技师、维修人员都应该参与到质量控制程序中。除定期测试外，所有的检测都应该在一个必要的原则下进行，尤其是在设备大修时或者硬件、软件发生变化时。

（三）质量控制的方法

1. 模体影像检测无论是传统的 S/F 系统乳腺摄影，还是全数字化乳腺摄影，模体影像的检测都是十分重要的一项工作。乳腺模体的 X 线照片用于评估影像密度，对比度和一致性。应该在成像设备校准，维修或者任何怀疑影像质量发生变化的情况下，进行模体影像检测试验。

乳腺模体相当于 50% 腺体，50% 脂肪，且在压迫后为 4.2cm 厚度的乳房。乳腺模体中应该含有团块，微粒群和纤维等模拟组织。QC 技术人员评估模体影像，并记录可见目标的数量。同时，与以前的模体影像对照，要特别检查伪影及不一致的区域。美国放射测量协会的 RMI-156 型乳腺模体为 ACR 推荐的模体。在模体影像检测中，还需要一块厚 4mm，直径为 1cm 的丙烯酸圆盘，至于模体上方，用来检测背景光密度。

（1）模体影像检测的目的

1）确定乳腺 X 线光机是否正常。

2）确定胶片及暗盒（cassette）是否搭配正常。

3）确定胶片的解像能力。

4）确定影像在胶片的表现是否均匀。

（2）检测频率：每周一次。

（3）检测步骤

1）将模体放在探测器上，模体与探测器胸壁边缘对齐，并左右居中。

2）压迫器与模体正好接触。

3）选择摄影参数，使得背景光密度的操作标准至少为 1.40，且变化在 0.20 之内，记录 mAs 值。

4）打印胶片，并测量三个位置的密度值。

5）把背景光密度和密度差值记录在控制表上。

6）把每次测试不可见的纤维，斑点及团块数记录在控制表上。

（4）结果评价与分析 ACR 建议执行的标准：①至少可见 4 条最大的纤维，3 个最大的斑点群，3 个最大的块状物，而且数目的减少不能超过一半；②模体影像背景密度标准为 1.40，且变化在 0.20 之内；③对直径 1cm，厚度 4mm 的丙烯酸圆盘而言，其圆盘内外密度差（DD 值）标准至少是 0.40，变化范围在 0.2 之间。

2. 压迫检测

（1）目的：确保乳腺摄影系统在手动和电动的模式下，都能够提供足够的压力，且不会压力过大。适当的压迫对保证高质量的乳腺摄影是很重要的。压迫减少了射线穿透的组织厚度，这样在减少乳腺所受曝光量的同时，也减少了散射线，提高了对比度。同时也使患者移动引起的组织模糊降到最低。

（2）检测频率：此检测应该在机器最初安装时做，以后每六个月一次，当出现问题时立即减少压力。

（3）检测步骤

1）放一块毛巾在探测器上（保护探测器），然后把磅秤放在上面，并把刻度盘或者读书盘放在容易观察的地方，锁定磅秤中心使之位于压迫器的正下方。

2）放一块毛巾在磅秤上，以防损害压迫器。

3）用初始的电力驱动，使压迫器活动直到它自动停止为止。

4）读取压力读数，并进行记录。

5）松开压迫器。

（4）结果评价与分析压迫器所提供的压力至少为11.34kg。初始电动驱动压力必须在11.34~20.41kg之间。压迫器的显示精度为20N。压迫厚度的显示精度为5mm。

3. 观片灯和观察条件

（1）目的：确保观片灯和观察条件是最理想的，并能维持在最佳水平。

（2）频率：该程序必须每周执行一次。

（3）检测步骤

1）用橱窗清洁剂或软毛巾清洁观片灯表面。

2）确保所有的遮挡物都已经去除。

3）目测观片灯亮度是否一致。

4）确保所有观片灯的遮幅片装置工作正常。

5）目测室内的照度，确保室内没有强光源，观片灯没有反光。

（4）结果评价与分析　乳腺照片观片灯的亮度应在3 000cd/m以上，照度在50lx以下。荧光灯管的亮度会随着时间而降低，大约2 000小时会降低10%，所以建议每18至24个月要更换荧光灯管，所有的荧光灯管必须同时更换，且更换的荧光灯管必须是同一型号和颜色的。

4. 探测器的背景噪声检测　所有的成像板闲置24小时以上必须首先进行擦除处理，以确保消除由于背景辐射或其他原因造成的所有残留信号。擦除装置的子系统是由高压钠或荧光灯组成。擦除后，用固定算法扫描成像板，应该产生清洁、一致、无伪影的影像。对于DR乳腺摄影系统，可在乳腺放置平台上覆盖1mm的铅版，手动选择远低于临床摄影的条件进行曝光，进一步观察系统重建出来的影像。系统自动计算处理的曝光指示器数值应该指示为无入射曝光的基准值。任何输出影像中出现的明显伪影，区域阴影或不一致性，都应该进一步评估。当测试的成像板超过两块出现问题，所有的成像板都应该立即进行测试。极限值在验收检测时所得背景噪声的指示器数值10%范围内。

5. 系统线性和自动动态范围控制检测　此测试可以确定超过三个数量级的曝光变化时探测器和读出系统的响应。建议的技术参数为28kVp和0.3mmMo滤过，线束准直在整个接受器区域内。设定摄影技术，0.1，1.0，10mGy的IP接收器表面剂量。每种一次曝光，采集三种独立的影像，在曝光和处理之间使用10分钟的固定延迟时间。曝光值的校准使用生产商指定的读出算法，并确定每个接收器适当的入射曝光量，对整个过程重复三次（九幅图像）。对于任何一个接收器，根据曝光指数的换算公式计算出到达IP的剂量值，在实际测量入射曝光量的20%偏差范围内，在平均值的10%范围内。

6. 金属网测试和探测器分辨力一致性　此测试利用屏-片密着测试工具验证接受器整体视野的聚焦状况。金属网测试工具置于乳腺摄影平台上，用28kVp约5mGy的入射剂量曝光，这样量子斑点较低。使用增强影像对比度的处理算法，结果影像应该在整个视野内无畸变且清晰。如果在某一成像板上金属网存在畸变或模糊区域，说明成像板应该清洁或维修。平板探测器上出现重复的畸变或模糊则说明扫描装置出现故障。

7. 剂量检测　使用专用的乳腺摄影剂量检测装置（如IBA DOSIMAX Plus A），记录每个被检者每次曝光时的皮肤入射剂量，进而计算出平均腺体剂量（AGD）。同时记录加压后乳房的厚度，管电压值，以用于AGD的计算。极限值为每次曝光的平均腺体剂量≤3mGy

8. 伪影　评估伪影可以产生于硬件、软件和成像体。硬件伪影主要产生于CR系统的成像板和影像阅读仪，DR系统的平板探测器。最普遍的是IP的暂时性缺陷，诸如灰尘，污物和幻影（擦除不完全），这些伪影可以通过对屏和成像板的擦除进行矫正，持久的伪影可以追踪到挂擦痕或屏的使用寿命，有必要进行更换。影像阅读仪故障可以导致缺损扫描线和影像畸变，激光功率也会随时间推移而减弱至校正范围外，这是就需要更换激光子系统，当柱状反光镜或激光装置的尘粒可以显示为影像衰减伪影。平板探测器存在的残影，一致性差，坏像素点等可以通过校准程序得以消除。如果出现严重的不可修复的图像伪影，应更换平板探测器。

处理菜单的不当选择会导致不正确的直方图

标准化，动态范围定标和输出影像像素值，这是软件伪影的主要原因。被照体的伪影的产生通常是由于被照体摆位错误，扫描线与滤线栅形成的明显干涉图，偶然信息丢失，或高通频率处理引起的。如果调整不正确，模糊覆盖技术会使得被照体边缘出现“晕影”效果。

（余建明　陈慢慢）

第二节　口腔成像技术

一、口腔摄影技术的发展

口腔 X 线机的发展经历了 100 多年的历史。第一个原始牙科 X 光相片的部分玻璃成像板被奥托博士 Walkhoff 1896 年 1 月在自己的嘴里曝光 25 分钟。1905 年，西门子公司制造出世界上第一台牙科 X 线机。1930 年 Vellebonna（意大利）创造体层摄影。芬兰人 Peatero 在二战后设计出曲面体层 X 线机，1954 年进入商品化投入临床使用。1971 年，Hounsfield 和 Ambrase 发明了计算机断层成像（CT），并应用于口腔颌面部疾病诊断。从那时起，牙科成像出现巨大的进步且应用在不同牙科领域。广泛地说，成像技术在牙科可分为：模拟和数字、电离和非电离成像、二维（2D）和三维（3D）成像。

口腔颌面放射学（oral and maxillofacial radiology）又名牙科颌面放射学（dental and maxillofacial radiology），已经包括了锥束 CT，多层螺旋 CT、MRI、PET、超声波扫描，牙科全景成像，咬翼片，根尖片，全景片（全颌曲面断层片），横断颌片，可见光、光学相干断层扫描等。口腔医学图像设备的发展趋势，主要是通过医学图像设备和分析处理技术来推动医学研究和诊断治疗的发展。

医学图像设备的开发和应用正在口腔医学的诊断、治疗和研究中发挥越来越重要的作用，其发展趋势有如下几点。①计算机已成为医学图像设备必要组成部分，许多医学成像设备的改型与进步，甚至许多新的成像原理与成像技术都来自计算机技术的发展。随着电子数字化计算机的问世，开发出了数字化牙科 X 线机和数字化全景线机。②图像描述从定性到定量方向发展。③图像从二维向三维方向发展。④从单纯诊断到诊断治疗一体化方向发展，如颞下颌关节内镜是诊断治疗 TMD 的有效设备。⑤图像信息网络化：医院内建立医学图像信息网，国际上称为 PACS（picture archiving and communication system），通过 PACS 网，可以将患者的各种图像随时方便地送到医生诊断室，实现多专家异地会诊，从而实现远程医疗，使远在异地的患者能得到高水平专家的诊治。

二、普通口腔 X 线机

普通牙科 X 线机是拍摄牙及其周围组织 X 线影像的设备，主要用于拍摄根尖片、牙片咬片和咬翼片。牙片机的优点是体积小，输出功率小，功能简单，控制面板简单，机械的关节与多节关节臂相连，便于根据不同的摄影角度设定球管方向和位置。

（一）基本结构

常见牙片机有壁挂式和座式两种类型。

壁挂式牙片机固定于墙壁上，或悬吊于顶棚上，如图 17-21 所示。座式牙片机又分为可移动型和不可移动型两种：可移动型座式牙片机底座上安装有滑轮，可多方向滑动；不可移动型座式牙片机则固定于地面某一位置。

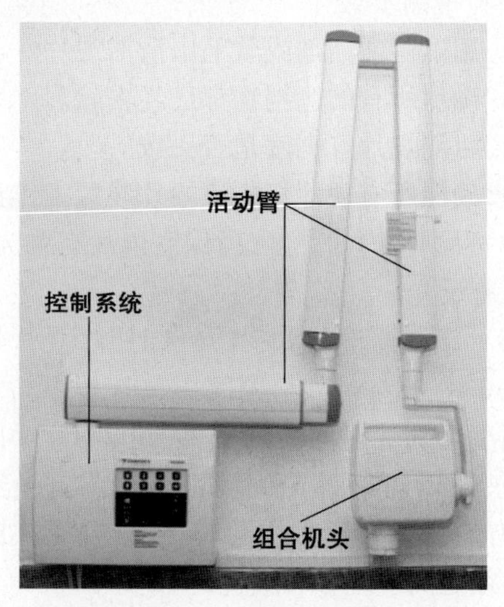

图 17-21　壁挂式牙片机

牙片机由机头、活动臂和控制系统三部分组成。机头由 X 线管、高压变压器等组成；活动臂由数个关节和底座组成；控制系统是对 X 线管曝光参数进行调整的电脑控制系统。

（二）使用方法和操作规程

1. 接通外电源，打开牙片机电源开关。

2. 根据拍摄部位选择曝光条件。

3. 对患者摆位，按要求放置好探测器，将 X 线管对准摄影部位后开始曝光。

4. 曝光完毕后将机头复位，冲洗探测器。

5. 每天下班前关闭牙片机电源及外电源。

（三）注意事项

1. X 线管在连续使用时应间歇冷却，管头表面温度应低于 50℃，过热易损坏阳极靶面。

2. 使用时避免碰撞和震动。

3. 发现有异常应立即停止检查，防止损伤人员及机器。

（四）维护和保养

1. 保持机器清洁、干燥。

2. 定期检查接地装置，经常检查导线，防止导线绝缘层破损漏电。

3. 定期给活动关节加润滑油。

4. 定期校准管电压和管电流，调整各仪表的准确度。

5. 定期全面检修，及时消除隐患，保证机器正常工作。

三、口腔数字 X 线摄影

1989 年法国人 Dr Francis Monyen 首次将直接数字化成像系统应用于牙科学，由此第一个口内 X 线摄影术（radio visio graphy，RVG）被发明，同年 FDA 核准将其应用于口腔内成像。而后又出现了 FlashDent、SensAray 及 Visualix，四者均以电荷耦合器件（charge coupled device，CCD）为基础而统称为 CCD 系统。CR 最初只用于颌面影像。为了显示口内的细小解剖结构，一种采用较其他领域更高分辨的 Digora 计算机化放射照相系统于 1994 年被开发出来。目前国内使用最广泛的机型是法国 Trophy 公司的 RVG 系统及芬兰 orion 公司的 Digora 系统。

（一）数字化口腔 X 线设备的组成及其工作原理

数字化口腔 X 线机根据可分为直接和间接数字成像系统，前者以 CCD 系统为代表，后者以 CR 系统为代表。

1. CCD 系统　它是利用 CCD 传感器接受 X 线信号，传感器面积如牙片大小，厚度为 5mm 左右，中间或边缘有一连接线，如图 17-22 所示。传感器边缘圆钝、光滑，避免损伤口腔黏膜。传感器上有一个接收 X 线的敏感区，敏感区内有一稀土屏闪烁体将 X 线信号转变成光信号。位于连接线内的光导纤维有 4 万余支紧贴闪烁体，将可见光信号传输给纤维另一端的 CCD 摄像头，CCD 将光信号转换成电信号，电信号输入计算机影像处理器。影像处理器再将 CCD 传来的信号经过 12bit 模-数转换成数字影像，影像可以在计算机上完成后处理、存储、管理和输出等。

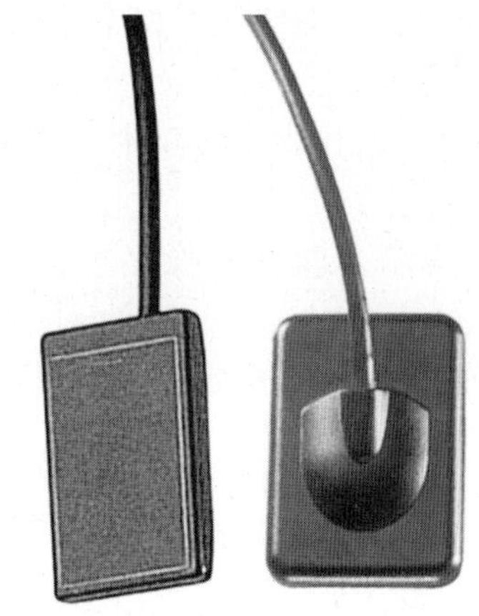

图 17-22　CCD 传感器

2. CR 系统　它以成像板（IP）作为载体，如文末彩图 17-23。IP 发射荧光的量依赖于一次激发的 X 线，IP 具有良好的线性，动态范围比传统的屏/片系统宽很多。芬兰产的 Digora 系统是目前国内最广泛使用的间接口腔 X 线摄影系统，该系统由影像板和与电脑连接的读出装置组成。影像板与一般牙片大小相同，容易放入口内。摄影时，透过人体的 X 线以潜影形式存储于影像板中，通过激光扫描可将影像板的潜影激发而释放出来，用光探测器记录影像板释放出来的荧光，实现光电转换，再经模-数转换后成为数字影像。Digora 系统极大改善了 RVG 的不足。

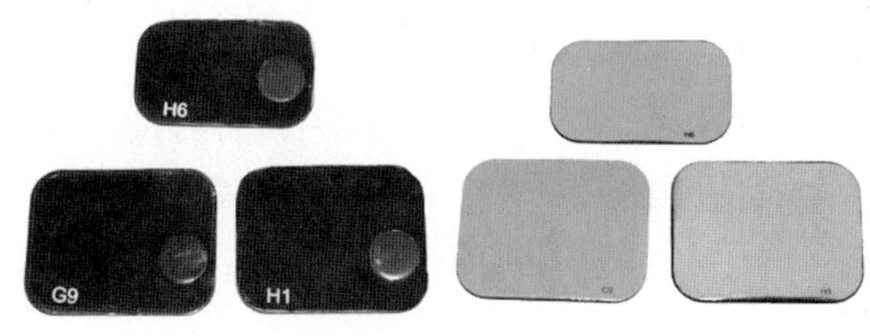

图 17-23　成像板

（二）数字化牙片机的操作步骤及注意事项

1. 操作步骤

（1）接通外电源，打开数字影像系统和数字牙片机开关。

（2）对患者摆位，将 CCD 传感器或者 IP 放入配置的塑料袋内，然后放入患者口腔内所需拍摄部位，在 X 线机控制板上选择适当曝光参数，并调整摄影角度。

（3）按下曝光控制阀，CCD 系统将直接在监视器上显示影像,CR系统则需将IP取出放入激光扫描器扫描后显示。

(4) 在计算机上录入患者姓名、性别、影像号等资料。

(5) 根据需要调整影像亮度、对比度等后打印。

(6) 下班前关闭机器及外电源。

2. 注意事项

(1) 设备运行环境要适宜,严格控制温度和湿度。

(2) 保持机器清洁、干燥,严格防尘。

(3) 注意通风散热,定期检查主机内散热风扇是否正常运转。

(4) 严格按照开关机顺序操作,使用设备时要轻柔,避免传感器损坏或连线断裂。

(5) 定期对成像板进行校准。

(6) 选择正确的摄影条件,尽量减少噪声。

(7) 防止交叉感染,保证塑料袋一次性使用。

(8) 影像资料及时存储,以防资料遗失。

(9) RVG探头及IP妥善保存以防损坏。

(10) 出现故障时及时停机检修。

3. RVG探头的保护和消毒 为了最大程度确保患者的卫生和安全,每次使用RVG探头时,都必须对探头进行保护。具体办法就是在探头上使用一个可抛弃的卫生护套,并且对每一个患者都必须使用新的护套。

RVG探头的消毒程序:脱去探头上的护套,确认探头上是否沾有血液、唾液、分泌物或组织残余。如果有,则把探头和连接线的一部分以及定位器浸入消毒液内保持一定时间。根据设备制造商的提示选择消毒液。常用的消毒液有苯氧基丙醛、N-椰油基(N-coco)、N-正丙基(N-propyl)、丁二酸二醛等。

四、局部摄影

牙齿X线摄影是将专门制作的牙片放入口腔中,X线从面部射入口中,经牙齿、牙龈及齿槽骨等组织到达牙片进行摄影的方法。牙片按摄影部位分为根尖片、咬颌片和咬翼片三种。

(一) 根尖片

1. 适应证 主要用于龋病、牙髓钙化、牙内吸收、根尖周围病、牙发育异常、牙周炎、牙外伤、压根断裂、较深大的修复体、种植体及某些系统病变累及牙周骨病变等的检查。

2. 禁忌证 无特殊禁忌症,但中度开口困难者、严重颅脑损伤及因严重系统病变或其他病情严重无法配合者不宜拍摄。

3. 操作程序及方法 最常应用的根尖片摄影方法为根尖片分角线技术,其具体操作方法如下:

(1) 患者位置:患者坐在专用口腔治疗椅上,椅座呈水平位,背托呈垂直位,调节椅子高度,使患者口角与操作者腋部相平。患者呈直立坐姿,头部靠在头托上,矢状面与地面垂直。摄影上颌后牙时,听鼻线与地面平行。摄影上颌前牙时,头稍低,使前牙的唇侧面与地面平行。摄影下颌前牙时,头稍后仰,使前牙的唇侧与地面垂直。

(2) 胶片分配:成年人进行全口牙齿检查时,需用14张3cm×4cm胶片,其分配法如图17-24所示。儿童进行全口牙齿检查时,一般用10张2cm×3cm胶片,其分配法如图17-25所示。

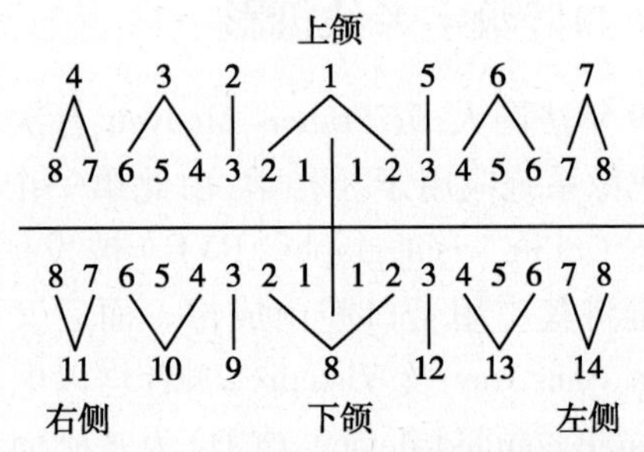

图17-24 成年人进行全口牙齿探测器分配

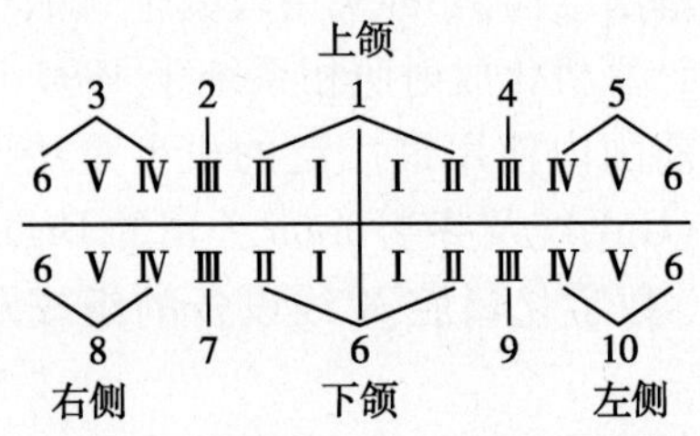

图17-25 儿童进行全口牙齿探测器分配

(3) 胶片放置及固定:胶片放入口内应使胶片感光面紧靠被检牙的舌侧面。摄影前牙时,胶片竖放,边缘要高出切缘7mm左右,摄影12时,应以1的切缘为标准;摄影后牙时,胶片横放,边缘要高出颌面10mm左右。留有边缘的目的是使图像形成明显的对比度及避免牙冠影像超出胶片。胶片放好后,嘱被检者用手指固定或用持片夹固定。

(4) X线中心线

1) X线中心线角度:使X线中心线与被检牙的长轴和胶片之间的分角线垂直。为了精确显示每个牙根的长度,应对每个牙根的情况采用不同的

X线中心线摄影角度。表17-4为目前临床工作中最常应用的X线中心线摄影角度，可显示比较正确的牙影像。

表17-4　摄影上、下颌牙齿时X线倾斜平均角度（垂直角度）

部位	X线倾斜方向	X线倾斜角度
上颌切牙位	向足侧倾斜	42°
上颌单尖牙位	向足侧倾斜	45°
上颌双尖牙及第一磨牙位	向足侧倾斜	30°
上颌第二、三磨牙位	向足侧倾斜	28°
下颌切牙位	向头侧倾斜	−15°
下颌单尖牙位	向头侧倾斜	−18°～20°
下颌双尖牙及第一磨牙位	向头侧倾斜	−10°
下颌第二、三磨牙位	向头侧倾斜	−5°

X线中心线与被检牙长轴和胶片之间夹角的分角线的角度称为垂直角度，应尽量成直角摄影。X线中心线向牙近、远中方向所倾斜的角度称为X线水平角度。由于个体之间牙弓形态可以有较大区别，X线水平角必须随患者牙弓形态进行调整。其目的是使X线与被检查者牙的邻面平行，以避免牙影像重叠。

2）X线中心线位置：摄影根尖片时，X线中心线需要通过被检查牙根的中部。摄影上颌牙时，听鼻线为假象线，X线中心线通过部位分别为摄影上中切牙通过鼻尖；摄影上单侧中切牙及侧牙通过鼻尖与摄影侧鼻翼连线中点；摄影上单尖牙时，通过摄影侧鼻翼；摄影上颌双尖牙及第一磨牙时，通过摄影侧自瞳孔向下的垂直线与听鼻线的交点；摄影第二磨牙和第三磨牙时，通过摄影侧自外眦向下的垂线与听鼻线的交点，及颧骨下缘。在摄影下颌骨时，X线中心线均沿下颌骨下缘上1cm的假象连线上，然后对准被检查牙的部位射入。

（5）注意事项：如果牙列不整齐、颌骨畸形或口内有较大肿物妨碍将胶片放在正常位置上时，可根据牙的长轴和胶片所处的位置改变X线中心线倾斜角度。如遇腭部较高或口底较深的患者，胶片在口内的位置较为垂直，X线中心线倾斜角度应相应减少；而全口无牙、腭部低平、口底浅的患者，则胶片在口内防止的位置较平，X线中心线倾斜角度应增加。儿童因牙弓发育尚未完全，X线中心线倾斜角度应增加5°～10°。

（二）咬翼片

1. 适应证　主要用于检查邻面龋、髓室、牙髓腔的大小、邻面龋与髓室是否穿通及穿通程度、充填物边缘密合情况、牙槽嵴顶部病变及儿童滞留乳牙跟的位置、恒牙胚的部位和乳牙根吸收类型等。

2. 禁忌证　同根尖片。

3. 操作程序及方法

（1）切牙位

1）患者体位：坐于牙科椅上，听鼻线与地面平行，头矢状面与地面垂直。

2）胶片：由3cm×4cm根尖片改制而成。拍摄时请患者张口，将胶片长轴与切牙长轴平行，放于上下颌切牙舌侧，胶片长轴位于两中切牙之间，短轴在上颌切牙下缘，请患者用上下切牙缘咬住翼片。

3）X线中心线：以8°角对准两中切牙之间，通过上颌切牙缘上方0.5cm处射入，并使X线水平方向与被检查牙邻面平行。

（2）磨牙位

1）患者体位：坐于牙科椅上，听口线与地面平行，头矢状面与地面垂直。

2）胶片：由3cm×4cm根尖片改制而成。拍摄时请患者张口，将胶片短轴与磨牙长轴平行，放于上下颌磨牙舌侧，将翼片放于被检查牙颌面上，请患者用正中颌位咬住翼片。

3）X线中心线：以8°角对准胶片中心，通过上颌磨牙面上方0.5cm处射入，并使X线水平角度与被检查牙邻面平行。

（三）咬颌片

1. 适应证　主要用于上、下颌骨骨质病损、骨折等的检查。

2. 禁忌证　同根尖片。

3. 操作程序及方法

（1）上颌咬合片摄影方法

1）患者体位：坐于牙科椅上，听鼻线与地面平行，头矢状面与地面垂直。

2）胶片：使用6cm×8cm胶片。胶片长轴与头矢状面平行，放置于上、下颌牙之间，嘱患者于正中位咬住胶片。

3）X线中心线：向足侧倾斜65°对准头矢状面，由鼻骨和鼻软骨交界处射入胶片中心。

（2）下颌咬合片摄影方法

下颌咬合片摄影有口底咬合片摄影和颏部咬合片摄影，两者体位相同。

1）患者体位：坐于牙科椅上，头部后仰，头矢状面与地面垂直，使胶片与地面呈 55°角。

2）胶片：使用 6cm×8cm 胶片，将胶片置于上、下颌牙之间且尽量向后放置，胶片长轴与头矢状面平行，并使胶片长轴中线位于两下中切牙之间，嘱患者于正中位咬住胶片。

3）X 线中心线：中心线以 0°对准头矢状面，由颏部射入胶片中心。

五、全景曲面体层摄影

口腔全景曲面体层摄影（oral panoramic tomography）又叫口腔曲面体层摄影，一次曝光就可在一张探测器上获得全口牙齿的体层影像。

（一）全景曲面体层摄影的数字化

目前，全景曲面体层摄影的数字化方式主要有直接数字化成像方式和间接数字化成像方式，前者以平板探测器为媒介，把 X 线直接转换成数字信号，后者以计算机 X 射线摄影（CR）方式为代表。平板探测器采用 CCD，故又称 CCD 系统。

（二）成像原理

如图 17-26 所示的两个大小相同的圆盘，以 O_1、O_2 为中心，沿箭头方向以相同的角速度 ω 旋转，自右方 X 线球管发出一束细的 X 线通过 O_1、O_2。在旋转圆盘的 O_1 到 γ 的 α_1 点处放置被照体，在 O_2 到 γ 的 α_2 点处放置探测器，则 α_1 点和 α_2 点的速度 V 相等。

即：V=角速度×到中心点的速度=$\omega \cdot \gamma$

因为角速度相等，所以被检牙列部分与探测器的相对速度等于零。这样在 α_1 点的牙列部分能够清晰地显示在 α_2 点的探测器上，α_1 点以外的被检者的身体组织部分与探测器的速度不同，影像模糊。见图 17-27。

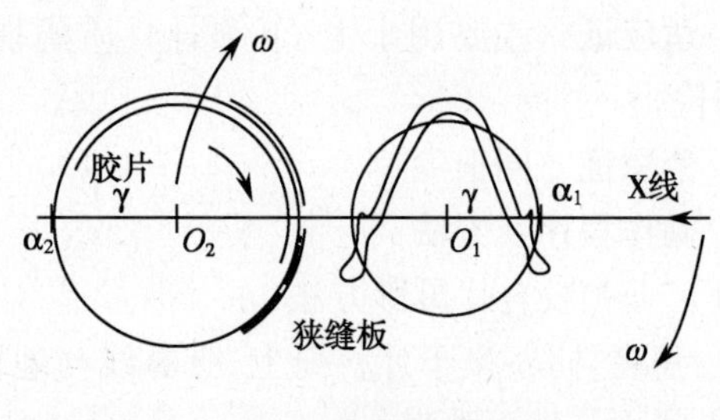

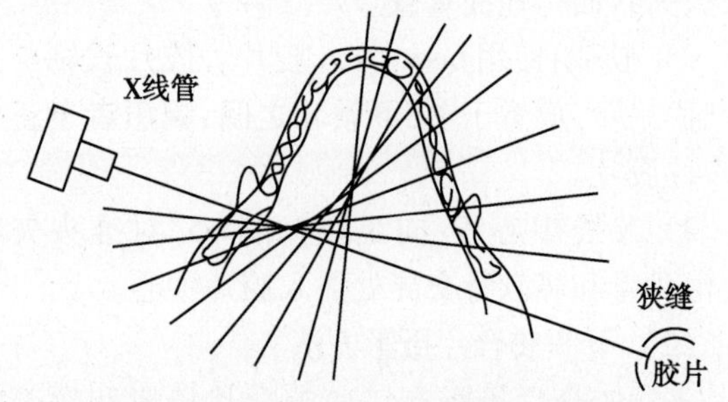

图 17-26 口腔曲面体层摄影原理

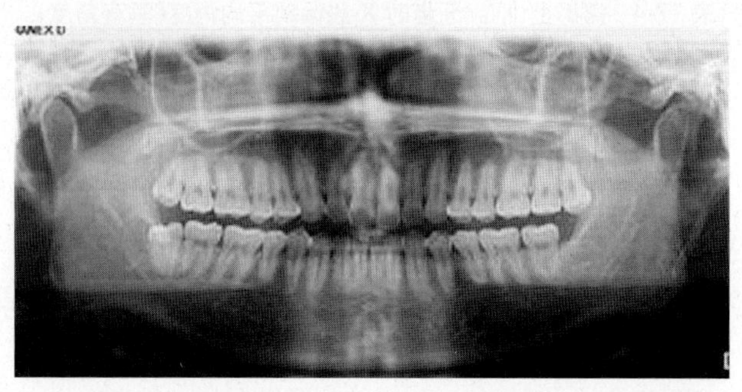

图 17-27 口腔全景影像

（三）成像方式

口腔曲面体层摄影有单轨旋转体层、双轴体层和三轴体层三种方式。目前多用三轴转换体层摄影，患者静止不动，探测器与 X 线机头做相对运动。

（四）摄影方法

1. **适应证** 主要用于上颌骨外伤、下颌骨外伤、畸形、肿瘤、炎症及血管性病变、牙及牙周组织疾病（阻生牙、牙周炎等）、错颌畸形、颞下颌关节紊乱以及观察牙发育及萌出状况。

2. **禁忌症** 呼吸、循环障碍及严重颅脑损伤或存在其他危及生命体征的患者。

3. **操作程序及方法** 曲面体层摄影可分为上颌、下颌及全口牙位三种，以全口牙位最为常用。

（1）全口牙位曲面体层：摄影时患者取立位或坐位，颈椎呈垂直状态或稍向前倾斜，下颌颏部置于颏托正中，用前牙切缘咬在板槽内，头矢状面与地面垂直，听眶线与听鼻线的分角线与地面平行，用额托和头夹将头固定。层面选择在颏托标尺零位。

（2）下颌骨位曲面体层：摄影时患者，下颌颏部置于颏托正中，上、下切牙缘咬在板槽内，头矢状面与地面垂直，听鼻线与地面平行。层面选择在颏托标尺向前 10mm 处。

（3）上颌骨位曲面体层：嘱患者颏部置于颏托上，头矢状面与地面垂直，听眶线与地面平行。层面选择在颏托标尺向前 10～15mm 处。

4. **曝光条件** 70～90kV，15mAs。数字全景曲面体层机选择程序后，根据患者个体差异适当增减默认曝光条件。

（余建明 陈慢慢）

第十八章

人体各部位的X线摄影技术

第一节　头部X线摄影

一、头颅后前位

头颅后前位(skull posteroanterior projection)成像如图18-1所示,颅骨正位像结构如图18-2所示。

【摄影体位】

1. 患者俯卧于摄影台上,两臂放于头部两旁,使头颅正中矢状面垂直台面并与台面中线重合。

2. 下颌内收,听眦线与台面垂直,两侧外耳孔与台面等距。

3. 探测器上缘超出头顶3cm,下缘包括部分下颌骨。

4. 探测器置于滤线器托盘内,摄影距离为100cm。

【中心线】

垂直对准枕外隆凸,经眉间垂直射入探测器。

【图像质量控制】

1. 显示头颅正位影像,照片包括全部颅骨及下颌骨升支。

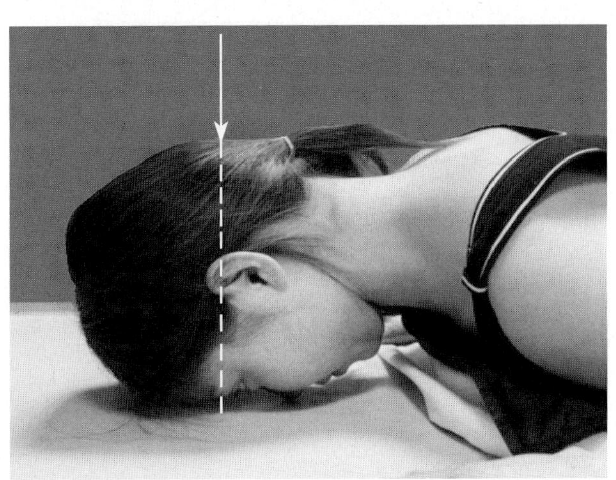

图18-1　头颅后前位成像示意图

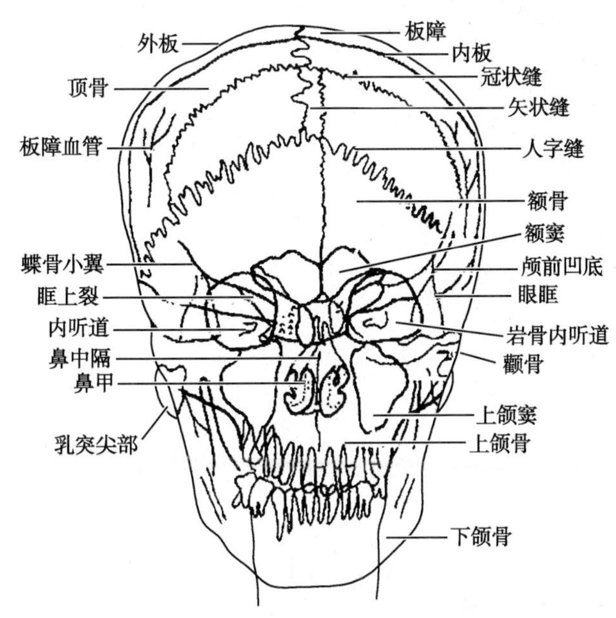

图18-2　颅骨正位像结构示意图

2. 矢状缝及鼻中隔影像居中,眼眶、上颌窦、筛窦等左右对称显示。

3. 顶骨及两侧颞骨的影像对称,距照片边缘等距离。

4. 颞骨岩骨上缘位于眼眶内正中,或内听道显示于眶正中。内听道显示清楚,两侧无名线距颅板等距离。

5. 颅骨骨板及骨质结构显示清晰。

二、头颅侧位

头颅侧位(skull lateral position)成像示意图如图18-3所示,颅骨侧位像结构示意图如图18-4所示。

【摄影体位】

1. 患者俯卧于摄影台上,头部侧转,被检侧贴近台面。

2. 头颅矢状面与台面平行,瞳间线与台面垂直，下颌稍内收，听眶线与台边垂直。

3. 探测器上缘超出头顶，下缘包括部分下颌骨。

4. 探测器置于滤线器托盘内，摄影距离为100cm。

【中心线】

对准外耳孔前、上各2.5cm处，垂直射入探测器。

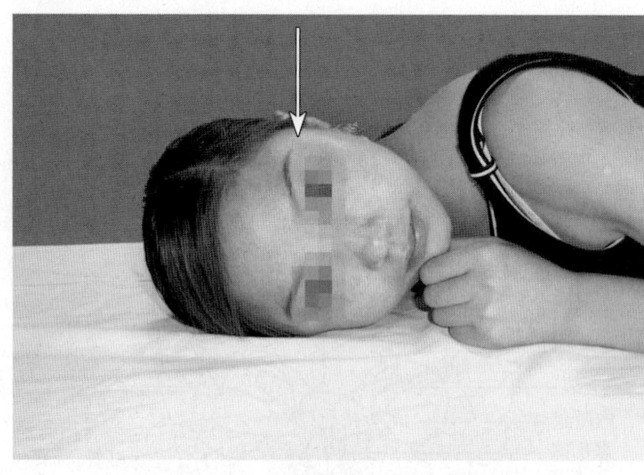

图18-3 头颅侧位成像示意图

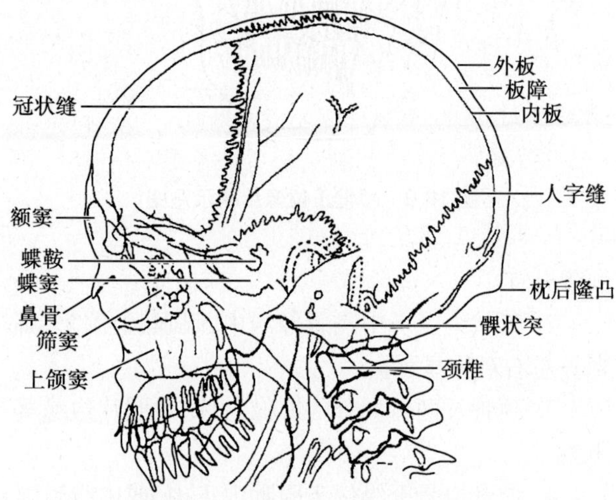

图18-4 颅骨侧位像结构示意图

【图像质量控制】

1. 显示头颅侧位整体观影像，照片包括全部颅骨及下颌骨升支。

2. 照片的上缘包括顶骨，前缘包括额骨、鼻骨，后缘包括枕外隆凸。

3. 蝶鞍位于照片正中略偏前，蝶鞍各缘呈单线的半月状阴影，无双边影。

4. 前颅窝底线重叠为单线，两侧乳突外耳孔、下颌骨小头基本重叠。

5. 听眶线与照片长轴平行。

6. 颅骨内、外板和板障及颅缝影显示清晰。

三、头颅前后半轴位

头颅前后半轴位（skull anteroposterior half-axial projection）成像示意图如图18-5所示，头颅前后半轴位（Townes'位）像结构示意图如图18-6所示。

【摄影体位】

1. 患者仰卧于摄影台上，头部正中矢状面垂直于台面并与台面中线重合。

2. 下颌内收，使听眦线垂直台面，两侧外耳孔与台面等距。

3. 胶片上缘与头顶平齐，下缘低于下颌骨。

4. 探测器置于滤线器托盘内，摄影距离为100cm。

【中心线】

向足侧倾斜30°角，对准眉间上方约10cm处射入，从枕外隆凸下方射出。

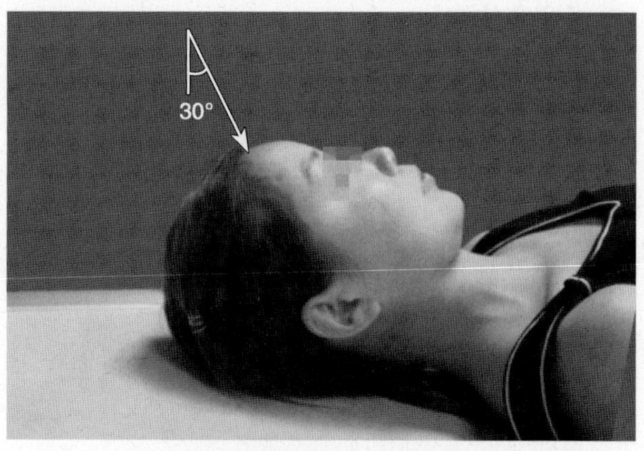

图18-5 头颅前后半轴位（Townes'位）成像示意图

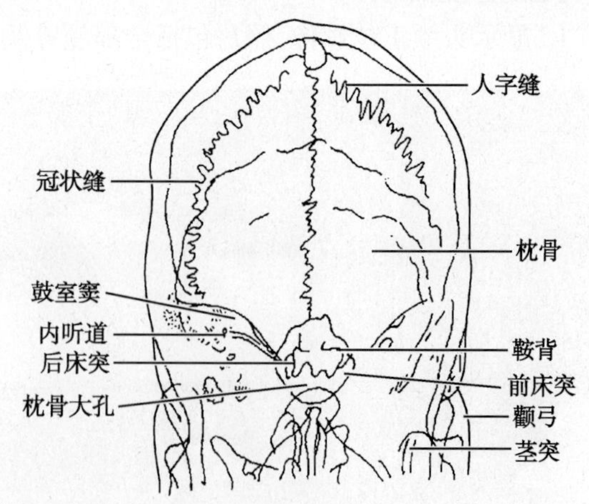

图18-6 头颅前后半轴位（Townes'位）像结构示意图

【图像质量控制】

1. 照片位包括全部枕骨、岩骨、眶骨及下颌骨升支。

2. 矢状缝与鼻中隔连线位于照片正中，诸骨以此左右对称显示。

3. 两侧内听道位于岩骨正中清晰显示。

4. 鞍背于枕骨大孔内1/2处清晰显示。

四、鼻旁窦华氏位

鼻旁窦华氏位（paranasal sinus Waters method）成像示意图如图18-7所示，鼻旁窦华氏位像结构示意图如图18-8所示。

【摄影体位】

1. 患者俯卧，颏部紧贴台面，头部正中矢状面垂直于台面并与台面中线重合。

2. 头稍后仰，使听眦线与台面成37°角。

3. 两侧外耳孔与台面等距，鼻尖对准探测器中心。

4. 探测器置于滤线器托盘内，摄影距离为100cm。

【中心线】

对准鼻尖与上唇间连线中点，垂直射入探测器。

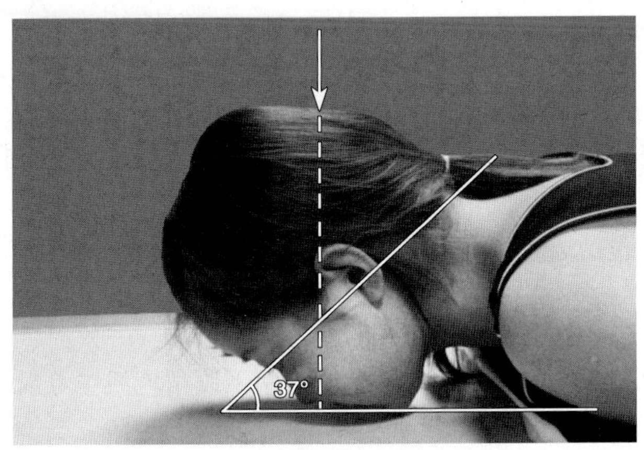

图18-7　鼻旁窦华氏位成像示意图

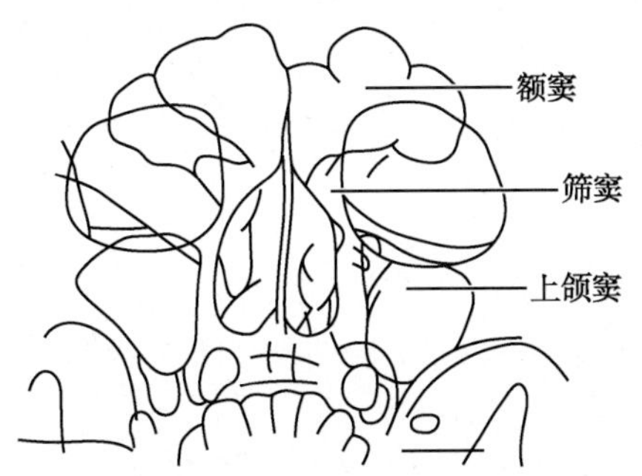

图18-8　鼻旁窦华氏位像结构示意图

【图像质量控制】

1. 两侧上颌窦对称显示于眼眶之下，呈倒置的三角形。

2. 颞骨岩部的投影位于上颌窦影的下方。

3. 后组筛窦及额窦显示良好。

五、鼻旁窦柯氏位

鼻旁窦柯氏位（paranasal sinus Caldwell method）成像示意图如图18-9所示，鼻旁窦柯氏位像结构示意图如图18-10所示。

【摄影体位】

1. 患者俯卧，两上肢放于头部两侧，鼻额紧贴台面。

2. 头部正中矢状面垂直台面并与台面中线重合。

3. 听眦线垂直台面，鼻根处置于探测器中心。

4. 探测器置于滤线器托盘内，摄影距离为100cm。

【中心线】

向足侧倾斜23°角，经鼻根部射入探测器中心。

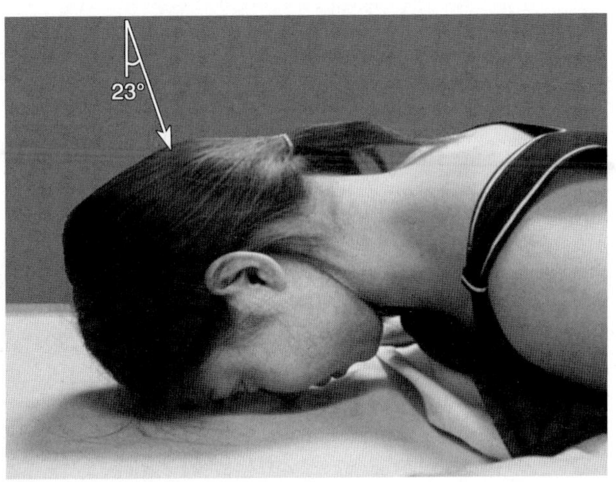

图18-9　鼻旁窦柯氏位成像示意图

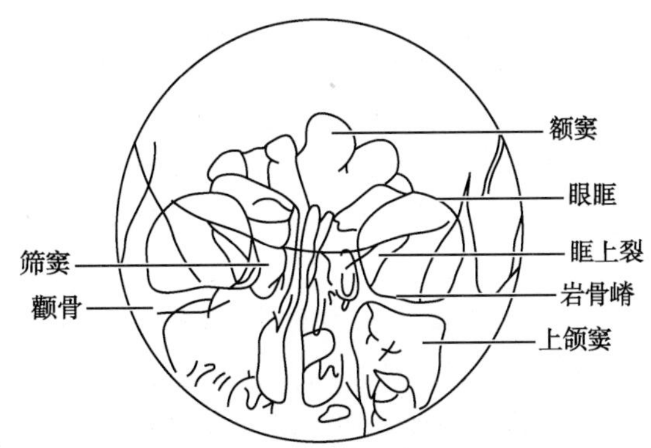

图18-10　鼻旁窦柯氏位像结构示意图

【图像质量控制】

1. 额窦投影于眼眶的内上方。

2. 眼眶投影于照片的中部，两侧对称，其内可见眶上裂。

3. 前组筛窦显示于两眼眶影之间。

六、面骨后前 45°位

面骨后前 45°位(facial bone posteroanterior 45° projection)成像示意图如图 18-11 所示。

【摄影体位】

1. 患者俯卧于摄影台上，双上肢上举肘部弯曲置于头部两旁。

2. 头部正中矢状面垂直台面并与台面中线重合。

3. 头稍仰起，听眦线与台面成 45°角，鼻尖对准探测器下 1/3 横线上。

4. 探测器置于滤线器托盘内，摄影距离为 100cm。

【中心线】

通过鼻根部垂直射入探测器。

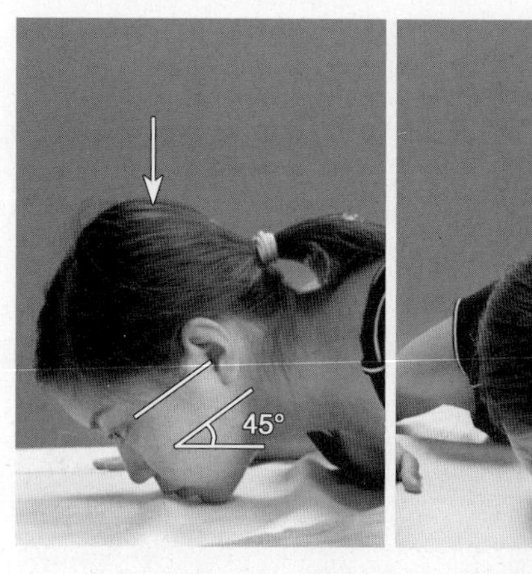

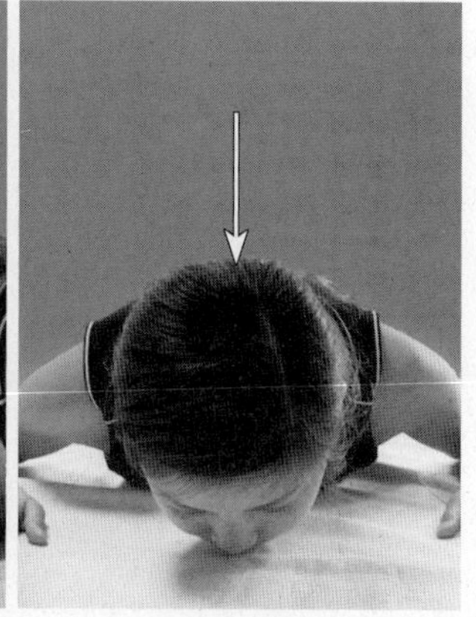

图 18-11　面骨后前 45°位成像示意图

七、下颌骨后前位

下颌骨后前位(mandible posteroan-terior projection)成像示意图如图 18-12 所示。

【摄影体位】

1. 患者俯卧，头部正中矢状面垂直台面并与台面中线重合。

2. 鼻尖及额部紧贴台面，听眦线垂直台面，上唇与下颌联合下缘连线中点对探测器中心。

3. 探测器上缘平外耳孔上 1cm，下缘包括颏部。

4. 探测器置于滤线器托盘内，摄影距离为 100cm。

【中心线】

对准两下颌角连线中点，垂直射入探测器。

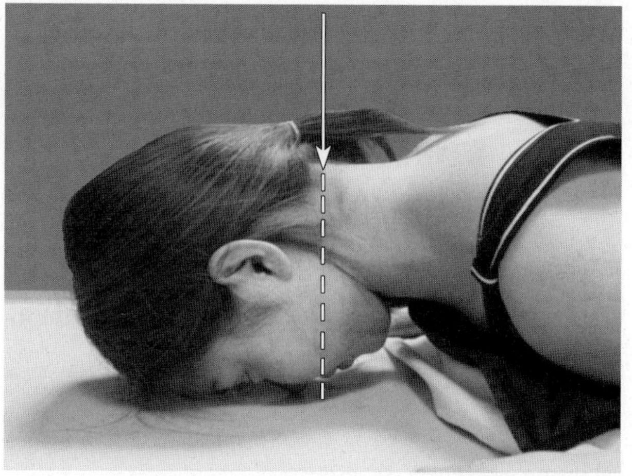

图 18-12　下颌骨后前位成像示意图

八、下颌骨侧位

下颌骨侧位(mandible lateral position)成像示意图 18-13 所示，下颌骨侧位像结构示意图如图 18-14 所示。

【摄影体位】

1. 患者仰卧于摄影台上，头面部转向被检侧，探测器置于颏高头顶低(倾斜 15°角)的木质角度板上。

2. 头部后仰下颌前伸，使下颌骨体部下缘与探测器横轴平行。

3. 头部正中矢状面与探测器平行，探测器前缘包括颏部，后缘包括外耳孔。

4. 摄影距离为 65~100cm。

【中心线】

向头侧倾斜 15°角，通过两下颌角连线中点射入探测器。

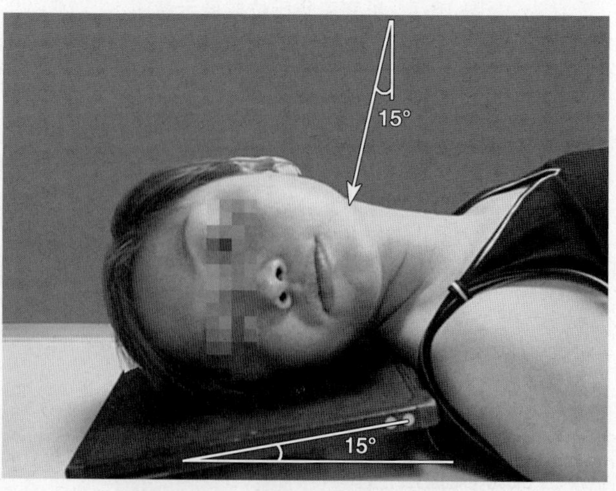

图 18-13　下颌骨侧位成像示意图

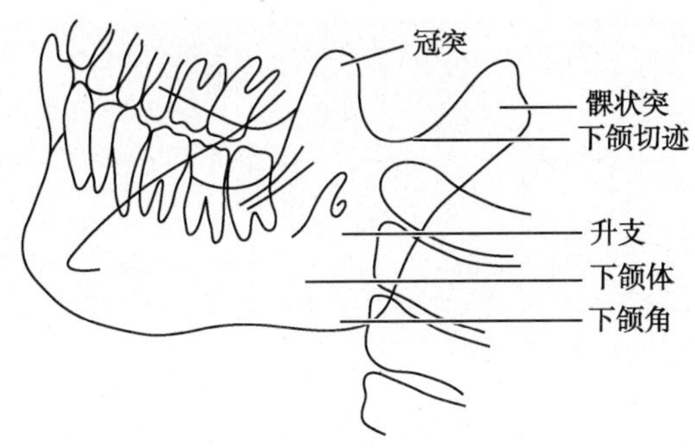

图 18-14　下颌骨侧位像结构示意图

九、颞颌关节侧位

颞颌关节侧位(temporomandibular joint lateral position)成像示意图如图 18-15 所示。

【摄影体位】

1. 患者俯卧,头部成标准头颅侧位,被检侧紧贴台面。

2. 患侧外耳孔前下各 2cm 处位于探测器中心。

3. 探测器置于滤线器托盘内,摄影距离为 100cm。

4. 左右两侧各照一张开口(尽量张大)及闭口像。

【中心线】

向足侧倾斜 25°角,对准对侧颞颌关节上方约 5cm 处射入探测器中心。

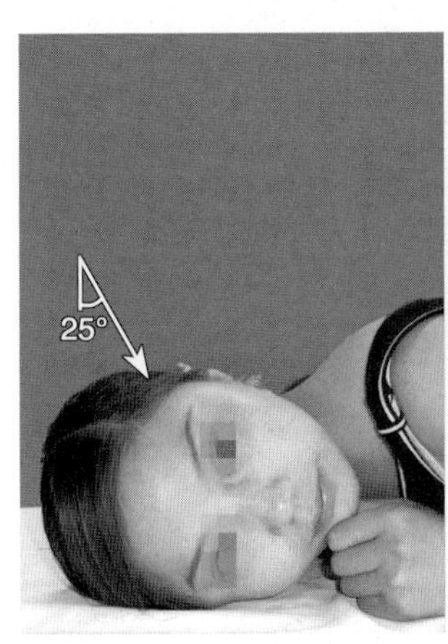

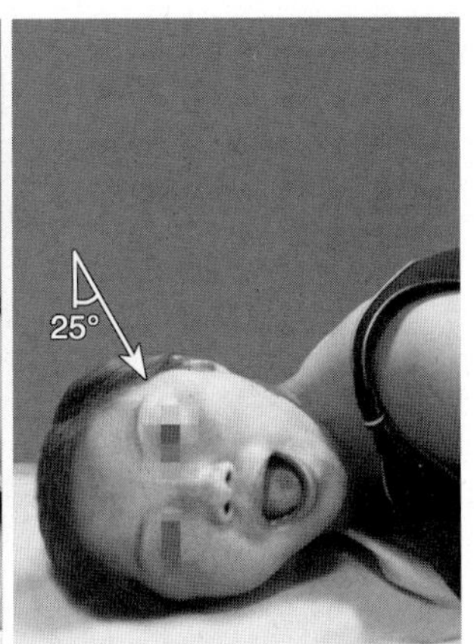

图 18-15　颞颌关节侧位成像示意图

十、鼻骨侧位

鼻骨侧位(nasal bone lateral position)成像示意图如图 18-16 所示,鼻骨侧位像结构示意图如图 18-17 所示。

【摄影体位】

1. 患者俯卧,头颅成标准侧位,鼻根部下方 2cm 处位于探测器中心。

2. 探测器置于颧骨外侧(亦可用纸包片,曝光条件选用低毫安,长时间,高千伏)。

3. 摄影距离为 90~100cm。

【中心线】

对准鼻根下方 2cm 处垂直射入探测器。

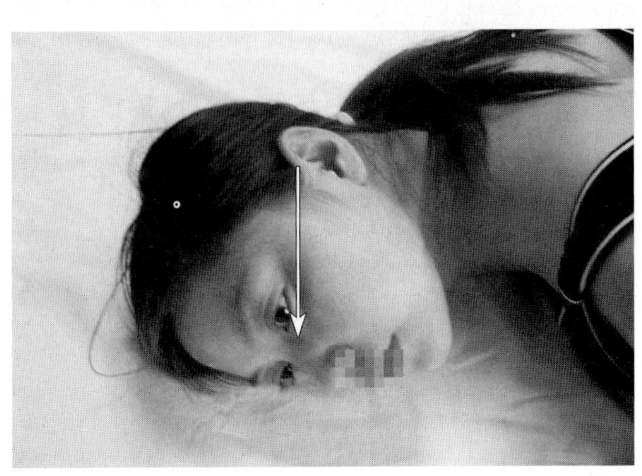

图 18-16　鼻骨侧位成像示意图

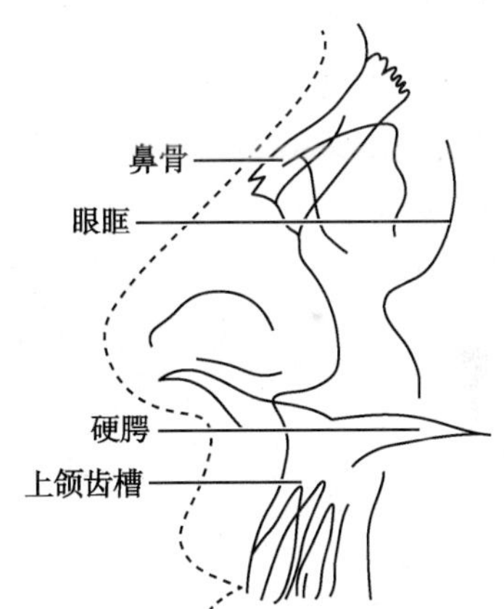

图 18-17　鼻骨侧位像结构示意图

【图像质量控制】

布局与对称性:照片包括眼眶区、鼻根部和整个鼻部软组织。双眼眶下缘、后缘重叠良好。主要细节显示鼻骨骨纹理清晰、骨皮锐利,软组织可见。

十一、眼眶后前位

眼眶后前位(orbit posteroanterior projection)成像示意图如图 18-18 所示。

【摄影体位】

1. 患者俯卧,头部正中矢状面垂直台面,并与台面中线重合,鼻根部位于探测器中心。

2. 前额和鼻尖紧贴台面,使听眦线垂直台面。

3. 探测器置于滤线器托盘内，摄影距离为100cm。

【中心线】

向足侧倾斜 20°角，通过鼻根部射入探测器。

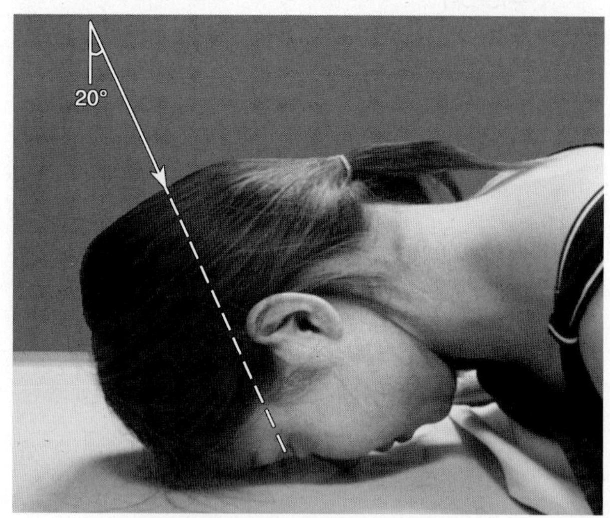

图 18-18　眼眶后前位成像示意图

【图像质量控制】

1. 鸡冠与鼻中隔连线位于照片正中，两眼眶以此左右对称显示。

2. 岩骨上缘投影于上颌窦内上 1/3 处。

3. 诸眶骨边界锐利，颅前窝底线清晰可见。

（刘小明　余建明）

第二节　脊柱与骨盆 X 线摄影

一、寰枢椎张口位

寰枢椎张口位（atlantoaxial vertebral opened-mouth position）成像示意图如图 18-19 所示，寰枢椎张口位像结构示意图如图 18-20 所示。

【摄影体位】

1. 患者仰卧于摄影台上，双上肢放于身旁，头颅正中矢状面垂直台面并与台面中线重合。

2. 头后仰，使上颌门齿咬面至乳突尖的连线垂直于台面。

3. 探测器置于滤线器托盘内，摄影距离为100cm。

4. 曝光时嘱患者口张大或令患者发“啊”声。

【中心线】

通过两嘴角连线中点，垂直射入探测器。

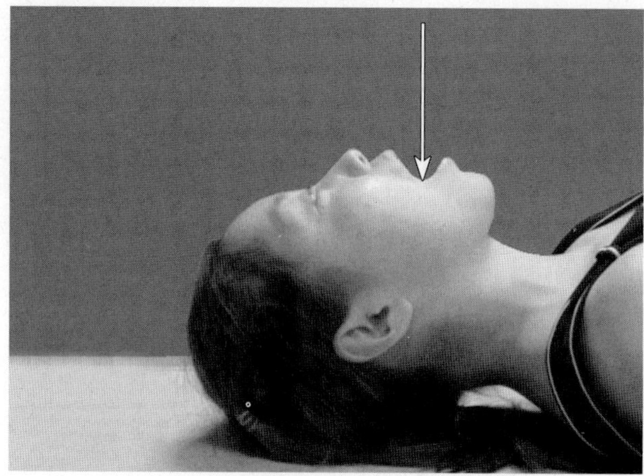

图 18-19　寰枢椎张口位成像示意图

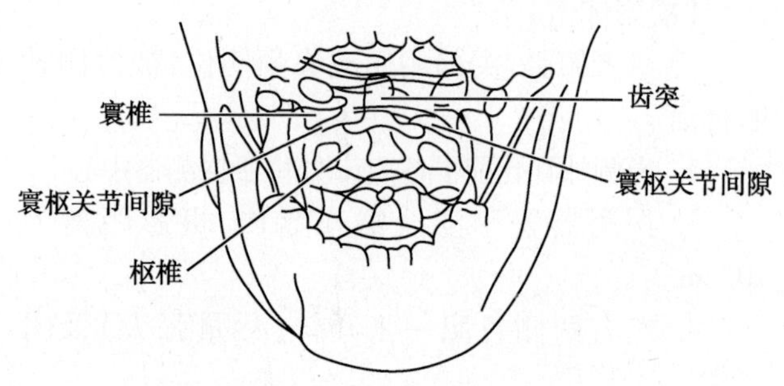

图 18-20　寰枢椎张口位像结构示意图

【图像质量控制】

1. 第一、第二颈椎于上、下齿列之间显示，第 2 颈椎位于其正中。

2. 上、中切牙牙冠与枕骨底部相重，第 2 颈椎齿突不与枕骨重叠，单独清晰的显示。

3. 齿突与第 1 颈椎两侧块间隙对称，寰枕关节呈切线状显示。

二、颈椎正位

颈椎正位（cervical spine anteroposterior projection）成像示意图如图 18-21 所示。

【摄影体位】

1. 患者站立于摄影架前，颈背部靠近摄影架面板，人体正中矢状面垂直摄影架面板并与面板中线重合。

2. 头稍后仰，使上颌门齿咬合面至乳突尖的连线垂直于探测器。

3. 胶片上缘与外耳孔平齐，下缘包括第一胸椎。

4. 探测器置于滤线器托盘内，摄影距离为100～150cm。

【中心线】

向头侧倾斜 10°~15°角，对准甲状软骨下方射入探测器中心。

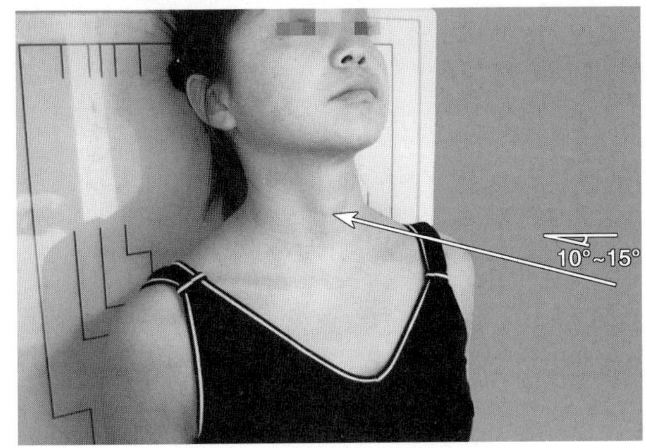

图 18-21　颈椎正位成像示意图

【图像质量控制】

1. 显示第 3—7 颈椎正位影像，第 3—7 颈椎与第 1 胸椎显示于照片正中。

2. 颈椎棘突位于椎体正中，横突左、右对称显示。

3. 颈椎骨质、椎间隙与钩椎关节显示清晰。

4. 第 1 肋骨及颈旁软组织包括在照片内。

5. 气管投影于椎体正中，其边界易于分辨。

6. 下颌骨显示于第 2、3 颈椎间隙高度。

三、颈椎侧位

颈椎侧位(cervical spine lateral position)成像示意图如图 18-22 所示，颈椎侧位像结构示意图如图 18-23 所示。

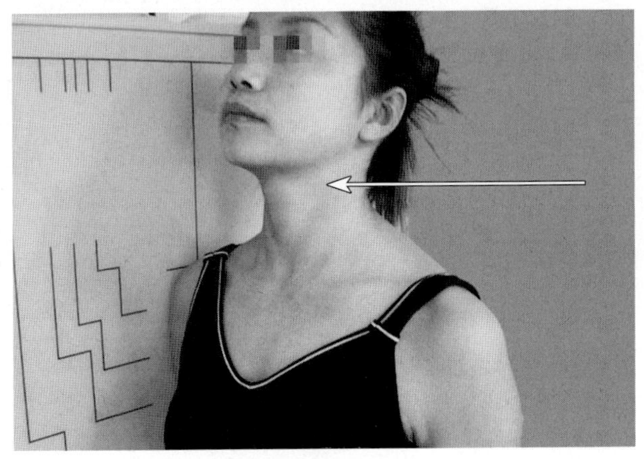

图 18-22　颈椎侧位成像示意图

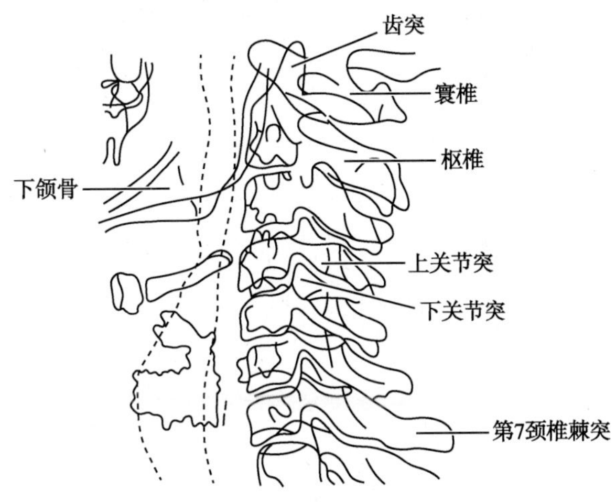

图 18-23　颈椎侧位像结构示意图

【摄影体位】

1. 患者侧立于摄影架前，两足分开使身体站稳，外耳孔与肩峰连线位于片盒中心。

2. 头部后仰，下颌前伸，头颈部正中矢状面平行于摄影架面板，上颌门齿咬合面与乳突尖端连线与水平面平行。

3. 双肩尽量下垂，必要时辅以外力向下牵引。

4. 探测器上缘包括外耳孔，下缘包括肩峰。

5. 探测器置于滤线器托盘内，摄影距离为 100~150cm。

【中心线】

经甲状软骨平面颈部的中点，水平方向垂直射入探测器中心。

【图像质量控制】

1. 显示全部颈椎侧位影像，1~7 颈椎显示于照片正中。

2. 各椎体前后缘均无双缘现象。

3. 椎体骨质、各椎间隙及椎间关节显示清晰。

4. 下颌骨不与椎体重叠。

5. 气管、颈部软组织层次清楚。

四、颈椎后前斜位

颈椎后前斜位(cervical spine posteroanterior oblique projection)成像示意图如图 18-24 所示，颈椎后前斜位像结构示意图如图 18-25 所示。

【摄影体位】

1. 患者取站立位，面向摄影架，被检侧靠近摄影架面板，使人体冠状面与摄影架面板约成 55°~65°角。下颌稍前伸，上肢尽量下垂。

2. 颈椎序列长轴，置于探测器长轴中线。

3. 探测器上缘包括外耳孔，下缘包括第一胸椎。

4. 探测器置于滤线器托盘内，摄影距离为 100~150cm。

【中心线】

对准甲状软骨平面颈部中点，水平方向垂直射入探测器中心。

此体位用于检查颈椎椎间孔和椎弓根病变，应摄左右两侧，以作对比。

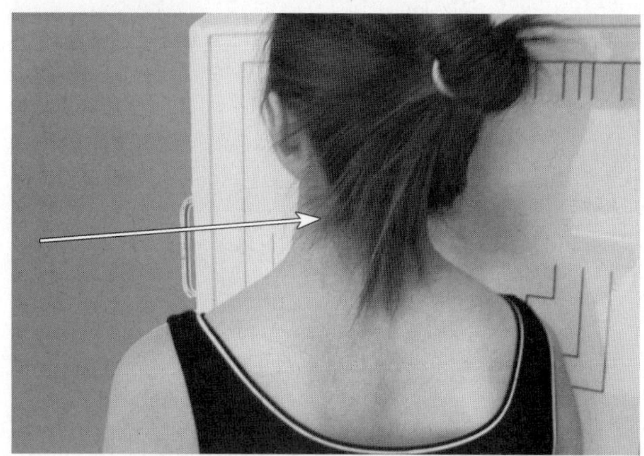

图 18-24　颈椎后前斜位成像示意图

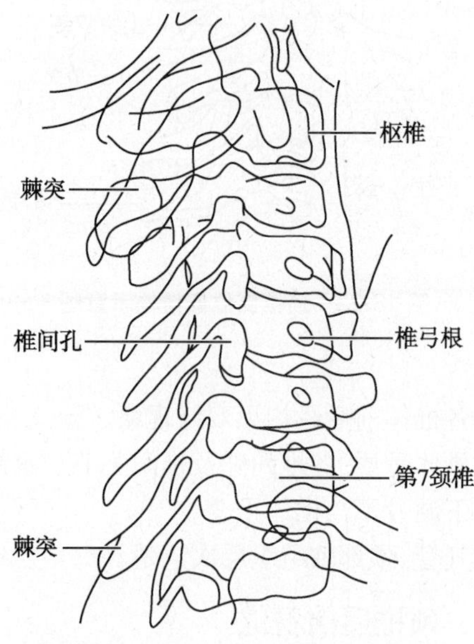

图 18-25　颈椎后前斜位像结构示意图

【图像质量控制】

1. 显示颈椎斜位影像，第 1～7 颈椎显示于照片正中。

2. 近胶片侧椎间孔、椎弓根显示清楚，椎间孔显示于椎体与棘突之间，椎弓根投影于椎体正中。

3. 诸椎体骨质清晰，椎间隙清晰。

4. 下颌骨不与椎体重叠。

五、颈胸椎正位

颈胸椎正位（cervicothoracic spine anteroposterior projection）成像示意图如图 18-26 所示。

【摄影体位】

1. 患者仰卧于摄影台上，人体正中矢状面垂直台面并与台面中线重合。

2. 头部稍后仰，双上肢置于身体两侧。

3. 探测器上缘包括第四颈椎，下缘包括第四胸椎。

4. 探测器置于滤线器托盘内，摄影距离为 100cm。

【中心线】

对准第一胸椎垂直射入探测器。

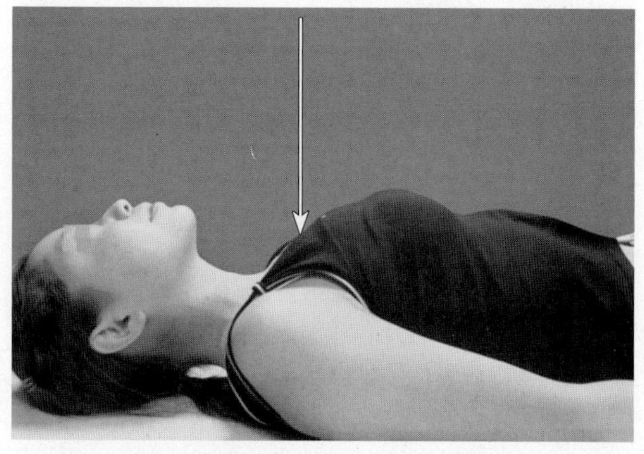

图 18-26　颈胸椎正位成像示意图

六、颈胸椎侧位

颈胸椎侧位（cervicothoracic spine；ateral position）成像示意图如图 18-27 所示。

【摄影体位】

1. 患者侧卧于摄影台上，近台侧上肢上举，肘部弯曲抱头。肱骨枕于头下。颈胸部尽量向前挺出。

2. 头部垫以棉垫，使颈椎与胸椎成一直线序

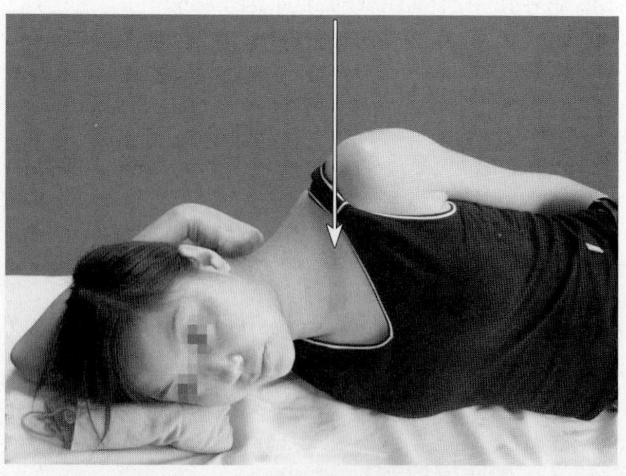

图 18-27　颈胸椎侧位成像示意图

列，并置于台面中线。

3. 远台侧上肢肩肱关节外旋，手臂尽量向后下方牵引，使两肩能上下方向错开。

4. 探测器上缘包括第 4 颈椎，下缘包括第 4 胸椎。

5. 探测器置于滤线器托盘内，摄影距离为 100cm。

【中心线】

对准锁骨上窝垂直射入探测器。

七、颈椎过伸与过屈侧位

颈椎过伸位 X 线摄影图如图 18-28 所示，颈椎过伸位 X 线照片图如图 18-29 所示，颈椎过屈位 X 线摄影图如图 18-30 所示，颈椎过屈位 X 线照片图如图 18-31 所示。

【摄影目的】

观察颈椎的活动度及稳定性。

【摄影体位】

1. 被检者侧立于胸片架前，两足分开使身体站稳，肩部紧贴探测器，外耳孔与肩峰连线位于探测器中心。

2. 头颈部极度后仰或前屈，下颌前伸或内收，头颈部正中矢状面平行于探测器。

3. 双肩尽量下垂，必要时辅以外力向下牵引。

4. 探测器上缘包括外耳孔，下缘包括肩峰。

5. 探测器置于滤线器托盘内，摄影距离为 100cm。

【中心线】

经甲状软骨平面颈部的中点，垂直射入探测器中心。

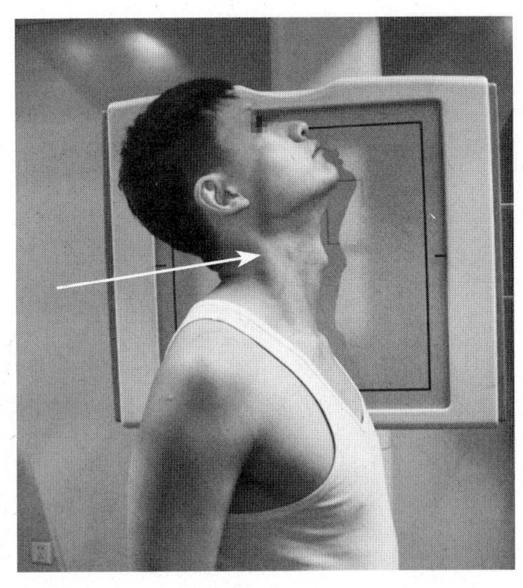

图 18-28　颈椎过伸位 X 线摄影图

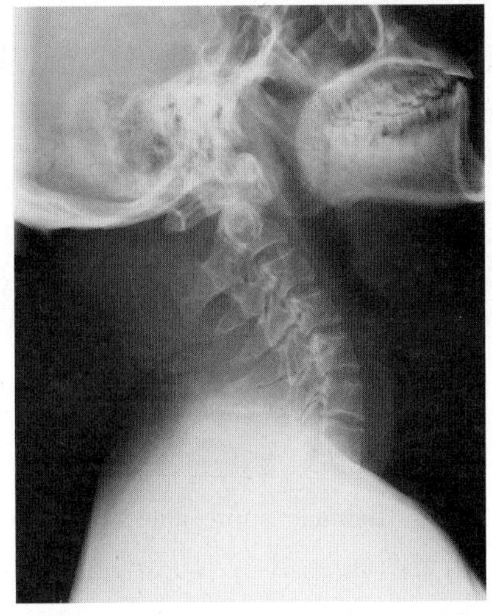

图 18-29　颈椎过伸位 X 线照片图

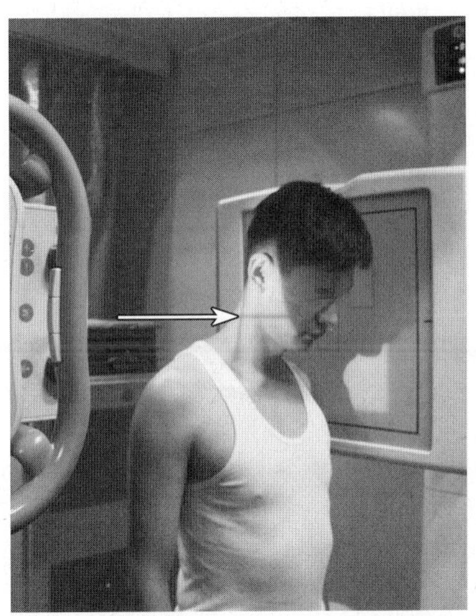

图 18-30　颈椎过屈位 X 线摄影图

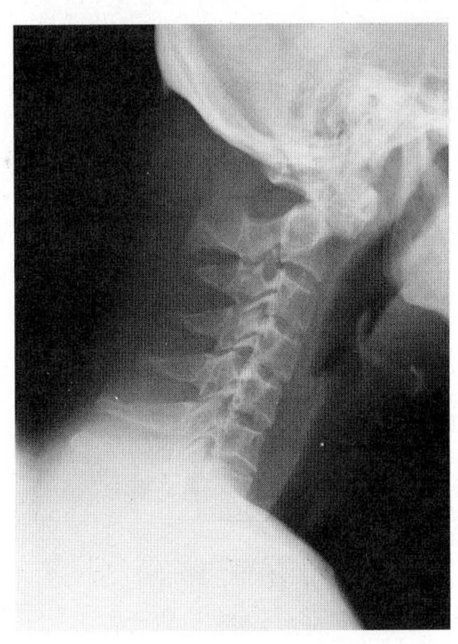

图 18-31　颈椎过屈位 X 线照片图

【图像质量控制】

1. 显示全部颈椎侧位影像,第一到七颈椎显示于照片正中。

2. 各椎体前后缘均无双缘现象。

3. 椎体骨小梁、各椎间隙及椎间关节显示清晰。

4. 下颌骨不与椎体重叠。

5. 气管、颈部软组织层次清楚。

八、胸椎正位

胸椎正位(thoracic spine anteroposterior projection)成像示意图如图 18-32 所示,胸椎正位像结构示意图如图 18-33 所示。

【摄影体位】

1. 患者仰卧于摄影台上,人体正中矢状面垂直台面,并与台面中线重合。

2. 头稍后仰,双上肢放于身体两侧。

3. 探测器上缘包括第七颈椎,下缘包括第一腰椎。

4. 探测器置于滤线器托盘内,摄影距离为 100cm。

【中心线】

对准胸骨角与剑突连线中点,与探测器垂直。

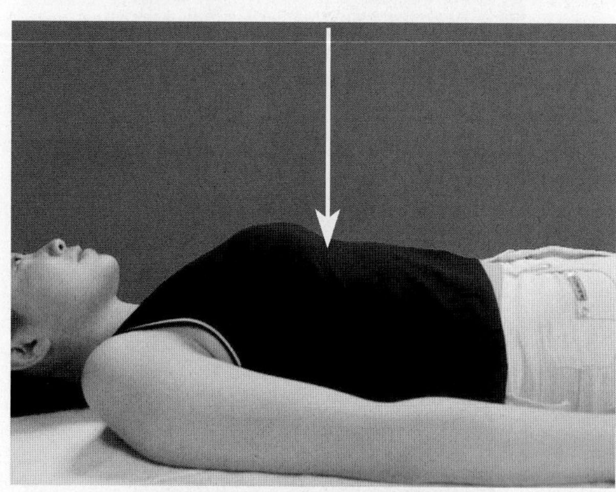

图 18-32　胸椎正位成像示意图

【图像质量控制】

1. 上部胸椎及第 7 颈椎或下部胸椎及第 1 腰椎,于照片正中显示。

2. 棘突序列于椎体正中,两侧横突、椎弓根对称显示。

3. 各椎体椎间隙清晰锐利,椎骨纹理显示明了。

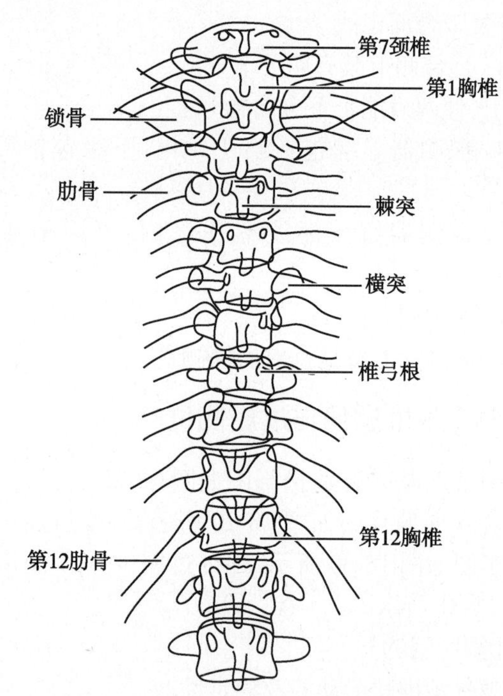

图 18-33　胸椎正位像结构示意图

九、胸椎侧位

胸椎侧位(thoracic spine lateral position)成像示意图如图 18-34 所示,胸椎侧位像结构示意图如图 18-35 所示。

【摄影体位】

1. 患者侧卧于摄影台上,双侧上肢尽量上举抱头,双下肢屈曲,膝部上移。

2. 腰部垫以棉垫,使胸椎序列平行于台面,并置于台面中线。

3. 探测器上缘包括第 7 颈椎,下缘包括第 1 腰椎。

4. 探测器置于滤线器托盘内,摄影距离为

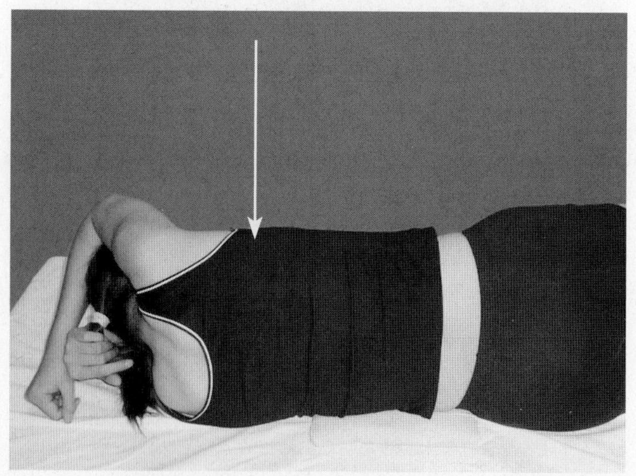

图 18-34　胸椎侧位成像示意图

100cm。

【中心线】

对准胸 7 椎体，垂直射入探测器。

（腰部如不垫棉垫，中心线应向头部倾斜 5°~10°角，使中心线与胸椎长轴垂直）

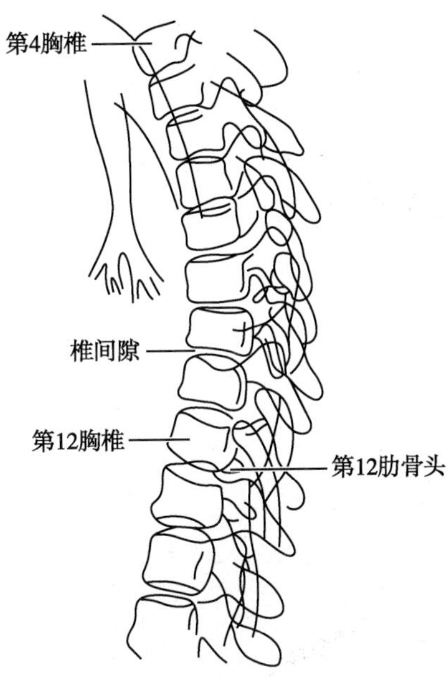

图 18-35　胸椎侧位像结构示意图

【图像质量控制】

1. 第 3~12 胸椎呈侧位显示于照片正中，略有后突弯曲，不与肱骨重叠。

2. 椎体各缘呈切线状显示，无双边现象，椎间隙清晰明确。

3. 肺野部分密度均匀与椎体对比调和。

4. 各椎体及其附件结构易于分辨，骨纹理清晰显示。

十、腰椎正位

腰椎正位（lumbar spine anteroposterior projection）成像示意图如图 18-36 所示，腰椎正位像结构示意图如图 18-37 所示。

【摄影体位】

1. 患者仰卧于摄影台上，人体正中矢状面垂直台面，并与台面中线重合。

2. 两侧髋部和膝部弯曲，使腰部贴近台面，以矫正腰椎生理弯曲度，减少失真。

3. 双上肢放于身体两侧或上举抱头。

4. 探测器上缘包括第 12 胸椎，下缘包括第 1 骶椎。

5. 探测器置于滤线器托盘内，摄影距离为 100cm。

【中心线】

对准脐上 3cm 处，垂直射入探测器。

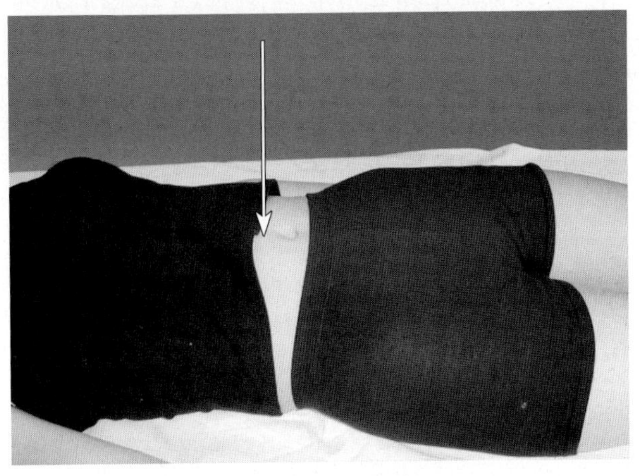

图 18-36　腰椎正位成像示意图

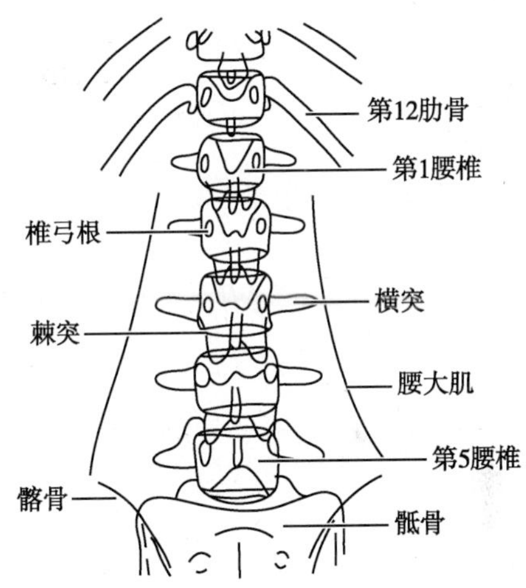

图 18-37　腰椎正位像结构示意图

【图像质量控制】

1. 照片包括第 11 胸椎至第 2 骶椎全部椎骨及两侧腰大肌。

2. 椎体序列于照片正中，两侧横突、椎弓根对称显示。

3. 第 3 腰椎椎体各缘呈切线状显示，无双边现象，椎间隙清晰可见。

十一、腰椎侧位

腰椎侧位（lumbar spine lateral position）成像示意图如图 18-38 所示，腰椎侧位像结构示意图如图 18-39 所示。

【摄影体位】

1. 患者侧卧于摄影台上，双上肢自然上举抱头，双下肢屈曲，膝部上移。

2. 腰部用棉垫垫平，使腰椎序列平行于台面，并置于台面中线。

3. 探测器上缘包括第 11 胸椎，下缘包括上部骶椎。

4. 探测器置于滤线器托盘内，摄影距离为 100cm。

【中心线】

对准第 3 腰椎与探测器垂直。

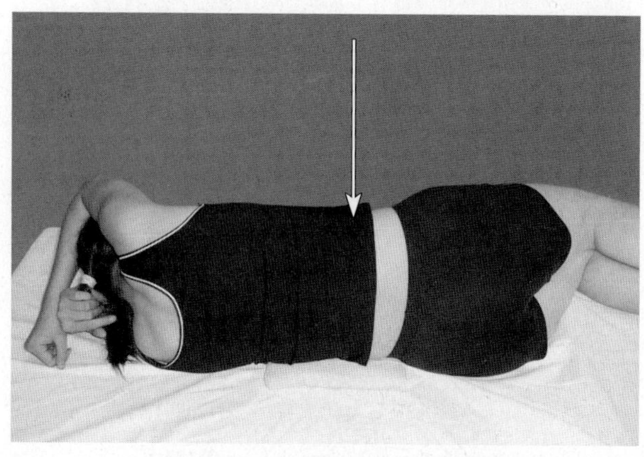

图 18-38　腰椎侧位成像示意图

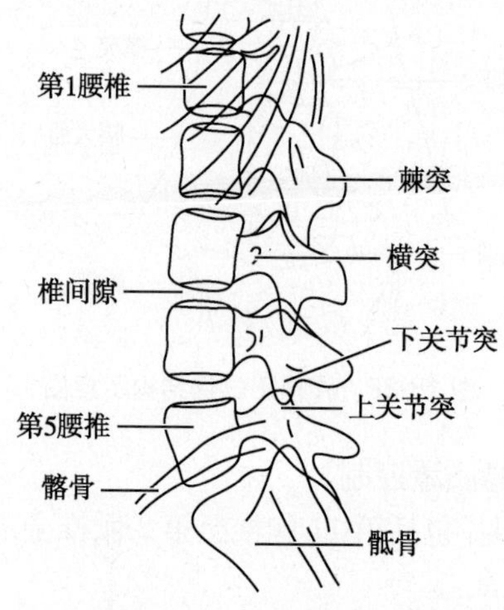

图 18-39　腰椎侧位像结构示意图

【图像质量控制】

1. 照片包括第 11 胸椎至第 2 骶椎椎骨。
2. 腰椎椎体各缘无双边现象，尤其是第 3 腰椎。
3. 椎体骨皮质和骨小梁结构清晰可见。
4. 椎弓根、椎间孔和邻近软组织可见。
5. 椎间关节、腰骶关节及棘突可见。

十二、腰椎斜位

腰椎斜位（lumbar spine oblique position）成像示意图如图 18-40 所示，腰椎斜位像结构示意图如图 18-41 所示。

【摄影体位】

1. 患者侧卧于摄影台上，近台面侧髋部及膝部弯曲，对侧下肢伸直。

2. 身体后倾，使冠状面与台面约成 45°角。腰椎长轴对准台面中线。

3. 探测器上缘包括第 11 胸椎，下缘包括上部骶椎。

4. 探测器置于滤线器托盘内，摄影距离为 100cm。

【中心线】

对准第 3 腰椎与探测器垂直。

（此体位常规照射左右双后斜位，便以双侧对比观察）

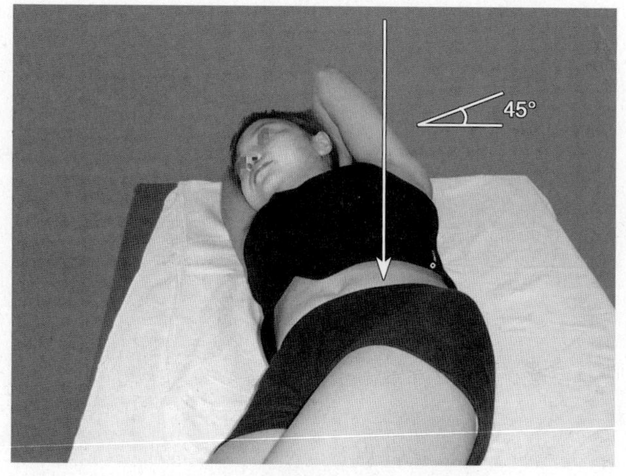

图 18-40　腰椎斜位成像示意图

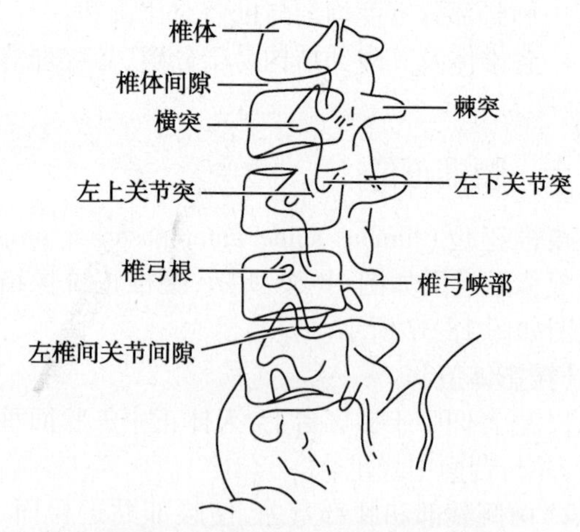

图 18-41　腰椎斜位像结构示意图

【图像质量控制】

1. 第 1~5 腰椎及腰骶关节呈斜位，于照片正中显示。

2. 各椎弓根投影于椎体正中或前 1/3 处，检测椎间关节间隙呈切线状的单边显示,投影于椎体后1/3 处。

3. 椎间隙显示良好,第 3 腰椎上、下面的两侧缘应重合为一致密线状影。

4. 与椎体相重叠的椎弓部结构,应显示清晰分明。

十三、腰椎过伸侧位、腰椎过屈侧位

腰椎过伸侧位 X 线摄影图如图 18-42 所示,腰椎过伸侧位 X 线照片图如图 18-43 所示,腰椎过屈侧位 X 线摄影图如图 18-44 所示,腰椎过屈侧位 X 线照片图如图 18-45 所示。

【摄影目的】

观察腰椎的活动度及稳定性。

【摄影体位】

1. 被检者侧卧于摄影床上,双下肢屈曲,双手抱住膝关节,身体向前弯曲或向后弯曲,腰部尽量保持屈曲或过伸状态。

2. 腰部用棉垫垫平,使腰椎序列平行于探测器,并置于探测器中心。

3. 探测器上缘包括第 11 胸椎,下缘包括上部骶椎。

4. 探测器置于滤线器托盘内,摄影距离为100cm。

【中心线】

对准第 3 腰椎垂直射入探测器。

【图像质量控制】

1. 影像包括第 11 胸椎至第二骶椎椎骨。

2. 腰椎椎体各缘无双边现象。

3. 椎体骨皮质和骨小梁结构清晰可见。

4. 椎弓根、椎间孔和椎小关节可见。

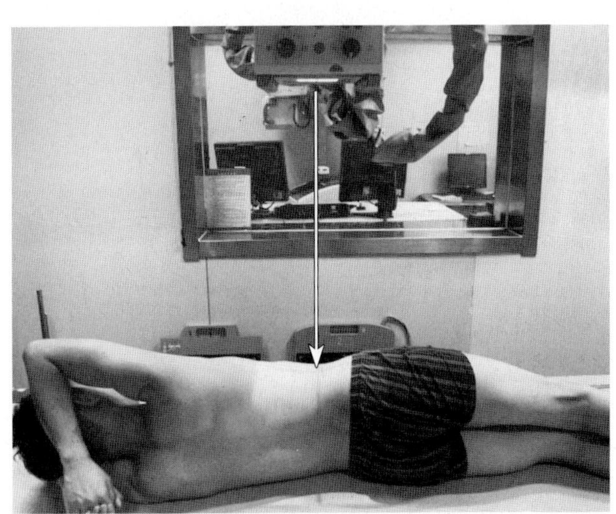

图 18-42　腰椎过伸侧位 X 线摄影图

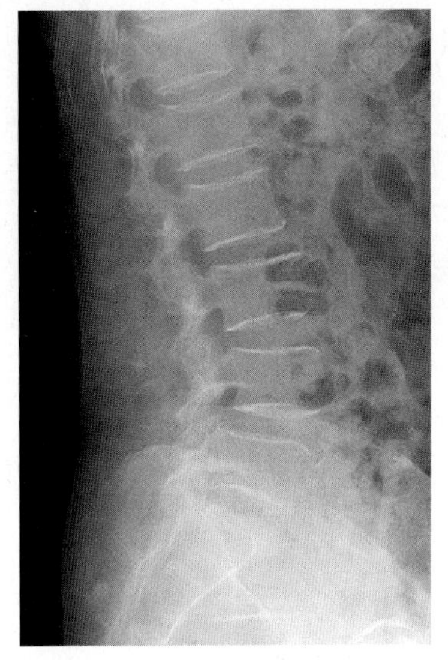

图 18-43　腰椎过伸侧位 X 线照片图

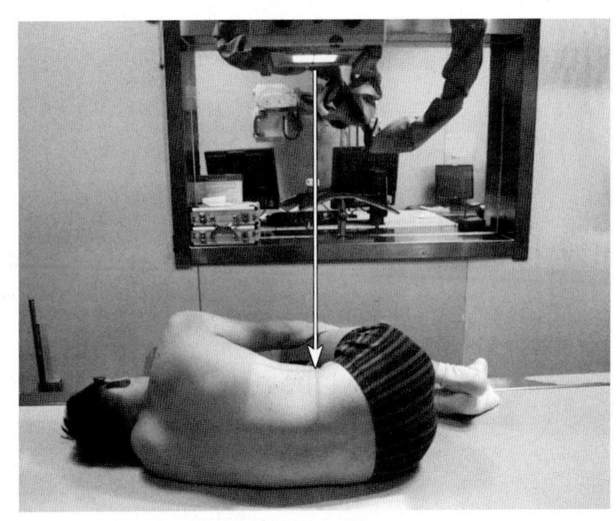

图 18-44　腰椎过屈侧位 X 线摄影图

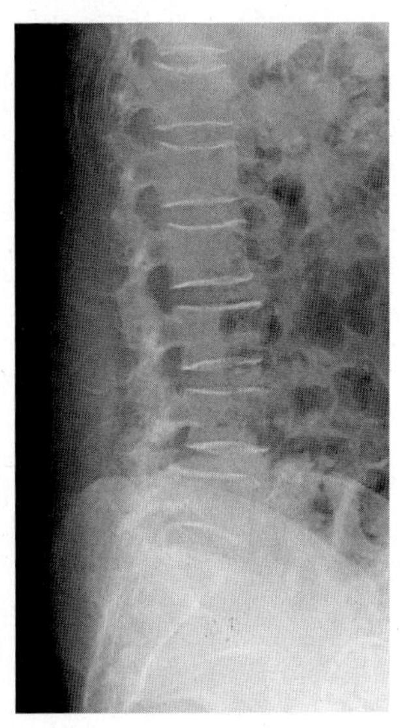

图 18-45　腰椎过屈侧位 X 线照片图

十四、骶椎正位

骶椎正位（sacrum anteroposterior projection）成像示意图如图18-46所示，骶椎正位像结构示意图如图18-47所示。

【摄影体位】

1. 患者仰卧于摄影台上，人体正中矢状面垂直台面，并与台面中线重合。

2. 双下肢伸直，两趾并拢。

3. 探测器上缘包括第4腰椎，下缘包括尾椎。

4. 探测器置于滤线器托盘内，摄影距离为100cm。

【中心线】

向头侧倾斜15°～20°角，对准耻骨联合上缘3cm处射入探测器。

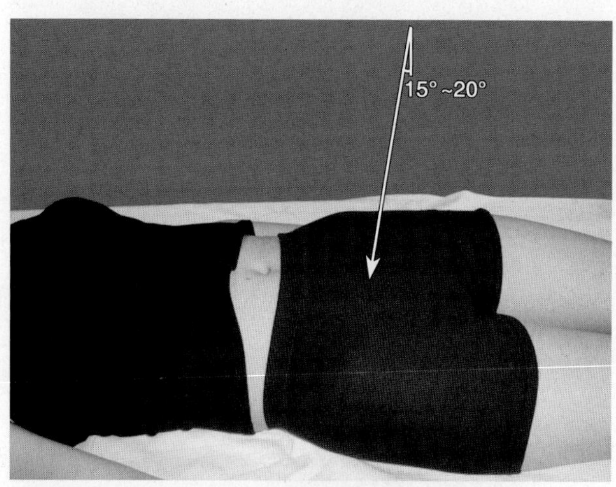

图18-46　骶椎正位成像示意图

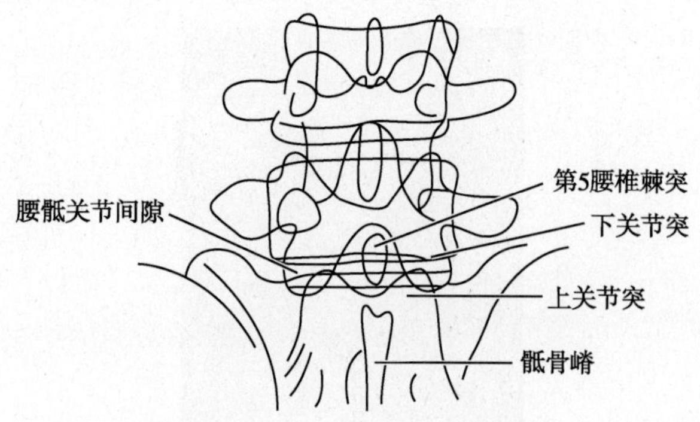

图18-47　骶椎正位像结构示意图

【图像质量控制】

1. 照片应包括全部骶椎及腰骶关节，骶骨嵴位于照片正中显示。

2. 骶椎孔及骶髂关节左右对称。

3. 耻骨联合部不与骶椎重叠。

4. 无肠内容物与骶椎重叠，骶椎骨纹理清晰可见。

十五、尾椎正位

尾椎正位（coccyx anteroposterior projection）成像示意图如图18-48所示，骶尾椎侧位像结构示意图如图18-49所示。

【摄影体位】

1. 患者仰卧于摄影台上，人体正中矢状面垂直于台面，并与台面中线重合。

2. 双下肢伸直，两蹈趾并拢。

3. 探测器上缘包括髂骨嵴、下缘超出耻骨联合。

4. 探测器置于滤线器托盘内，摄影距离为100cm。

【中心线】

向足侧倾斜10°角，对准两侧髂前上棘连线中点，射入探测器。

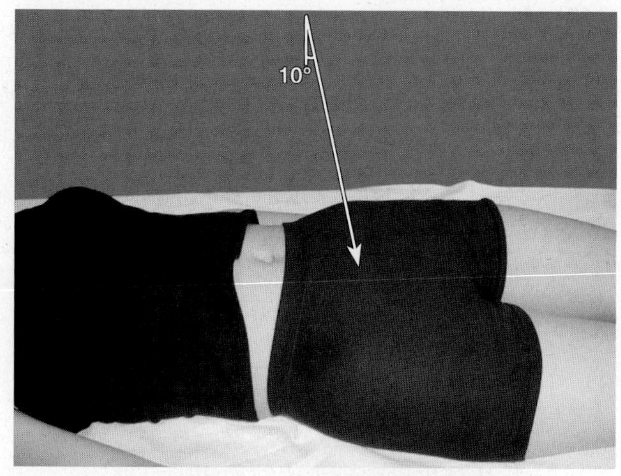

图18-48　尾椎正位成像示意图

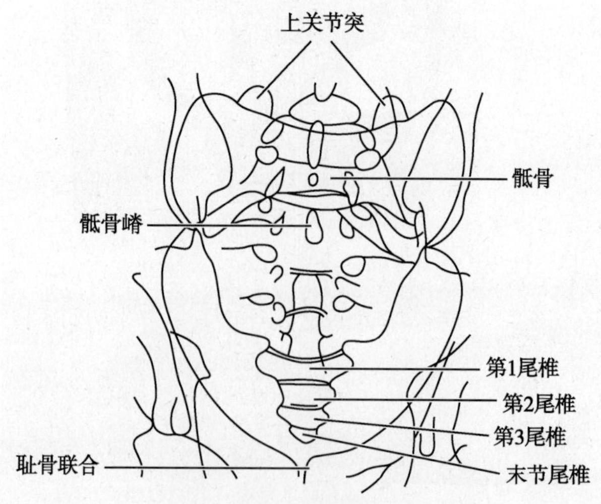

图18-49　尾椎正位像结构示意图

十六、骶尾椎侧位

骶尾椎侧位(sacrococcygeal vertebra lateral position)成像示意图如图 18-50 所示,骶尾椎侧位像结构示意图如图 18-51 所示。

【摄影体位】

1. 患者侧卧与摄影台上,双下肢屈曲,膝部上移。

2. 骶尾部后平面垂直于台面,腰部垫以棉垫。使骶、尾骨正中矢状面与台面平行,并置于探测器范围内。

3. 探测器上缘包括第 5 腰椎,下缘包括全部尾椎。

4. 探测器置于滤线器托盘内,摄影距离为 100cm。

【中心线】

对准髂后下棘前方 8cm 处,垂直射入探测器。

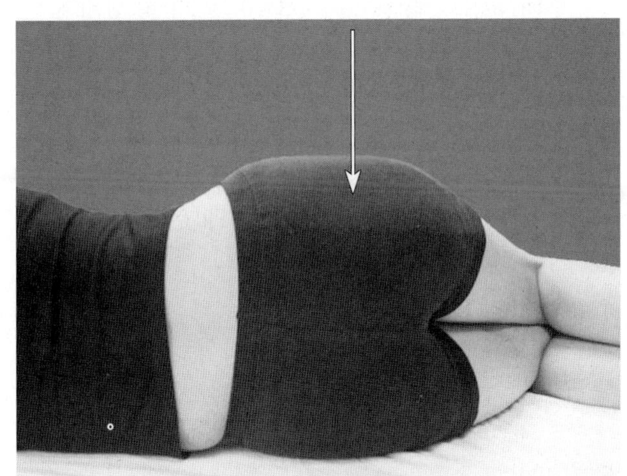

图 18-50　骶尾椎侧位成像示意图

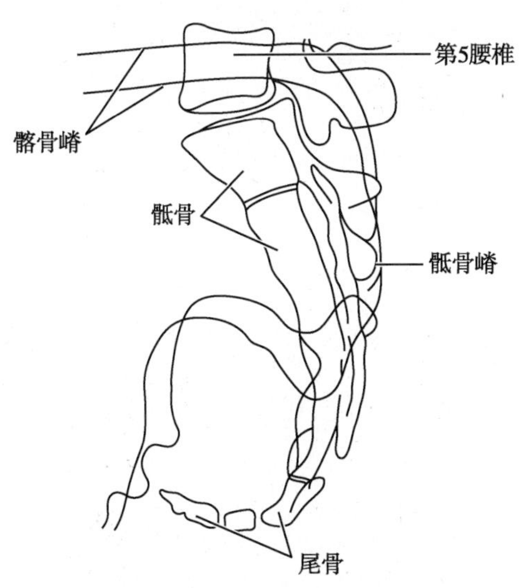

图 18-51　骶尾椎侧位像结构示意图

【图像质量控制】

1. 骶尾椎及腰骶关节位于照片正中显示,边界明确,其椎体各节易于分辨。

2. 骶椎两侧无名线应重叠为单一致密线。

3. 腰骶关节及骶尾关节间隙清晰可见。

十七、全脊柱左侧与右侧屈曲位

全脊柱右侧屈位(right flexion of total spine)X 线摄影图如图 18-52 所示,全脊柱右侧屈位 X 线照片图如图 18-53 所示,全脊柱左侧屈位(left flexion of total spine)X 线摄影图如图 18-54 所示,全脊柱左侧屈位 X 线照片图如图 18-55 所示。

【摄影体位】

1. 被检者仰卧于摄影床上,颈胸部及双下肢身体向同侧尽量弯曲。

2. 人体冠状面平行于平板探测器,骨盆居中且摆平。

3. 探测器上缘包括外耳孔,下缘包括尾椎。

4. 探测器置于滤线器托盘内,摄影距离为 100cm。

【中心线】

对准剑突与肚脐连线中点垂直入射探测器。

【图像质量控制】

1. 影像包括颈、胸、腰、骶尾椎且位于图像正中。

2. 左、右侧凸起处脊柱椎间隙张开。

3. 脊柱各骨骨小梁清晰显示。

4. 摄影目的是观察脊柱侧方屈曲的活动范围,评估脊柱的柔韧度,从而制定合理的手术方案。

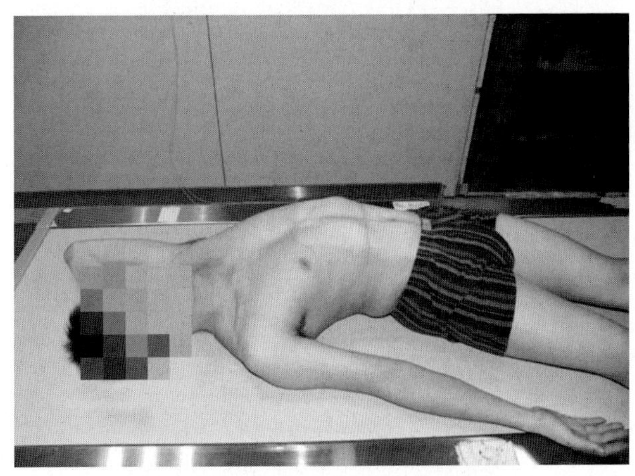

图 18-52　脊柱右侧屈位 X 线摄影图

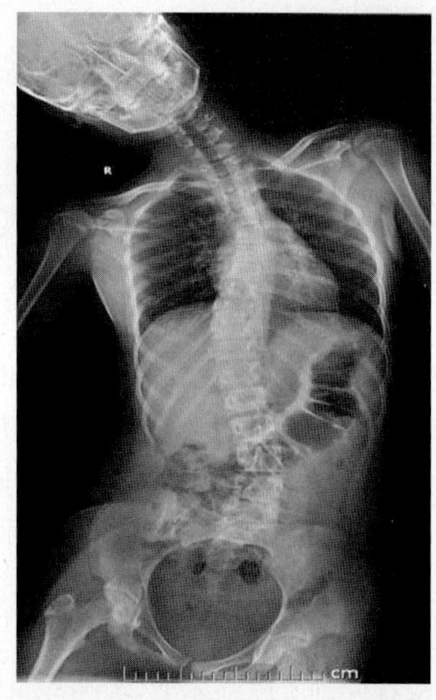

图 18-53　脊柱右侧屈位 X 线照片图

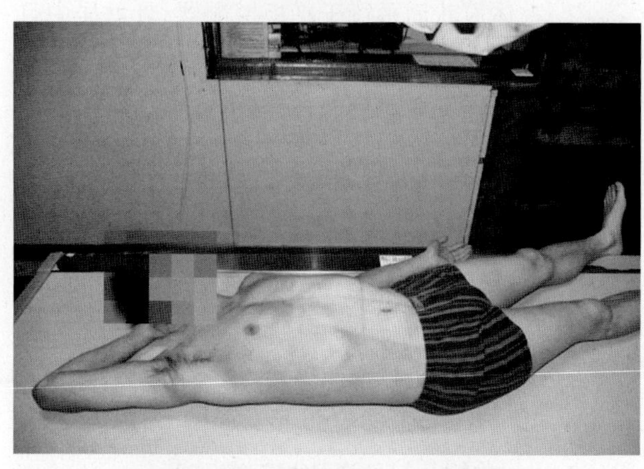

图 18-54　脊柱左侧屈位 X 线摄影图

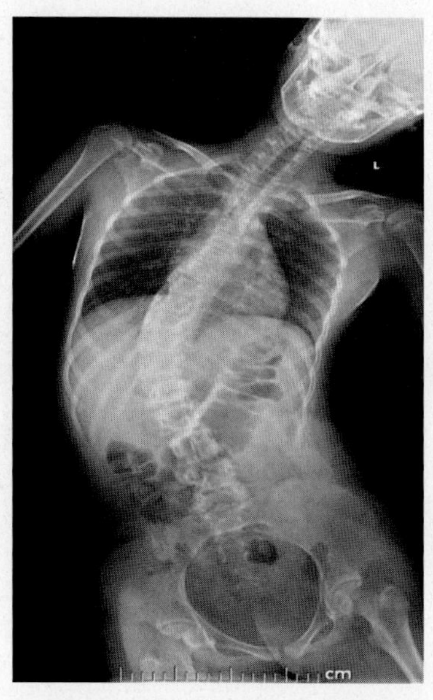

图 18-55　脊柱左侧屈位 X 线照片图

十八、全脊柱站立正位

全脊柱站立正位（whole spine erect anteroposterior projection）X 线摄影图如图 18-56 所示，全脊柱站立正位 X 线照片图如图 18-57 所示。

【摄影体位】

1. 被检者站立于摄影架前，背部贴近探测器，身体冠状面平行于探测器。使人体正中矢状面、X 线管焦点、探测器纵轴中线三者重合。

2. 下颌上抬至枕骨水平，双上肢自然下垂，手心朝前，双足稍分开，足尖朝前。

3. COI **选择**　根据被检者腋中线与扶手对应刻度录入数值。

4. 探测器置于滤线器托盘内，摄影距离为 180cm。

【中心线】

照射范围上缘对准双眼眶下缘，下缘对准耻骨联合。探测器置于胸骨剑突中点。将 X 线管向上打 20°～30°，对准受检者鼻尖水平，设定为拍摄角度一；X 线管角度向下打 40°～60°，对准受检者耻骨联合水平，设置为拍摄角度二。嘱受检者吸气后屏气，按下曝光键，连续曝光三次即完成脊柱全长摄影。

【图像质量控制】

1. 影像上缘包括寰枕关节，下缘包括双侧髋关节。

2. C_1 至骶尾椎位于影像正中显示，棘突位于椎体正中显示。

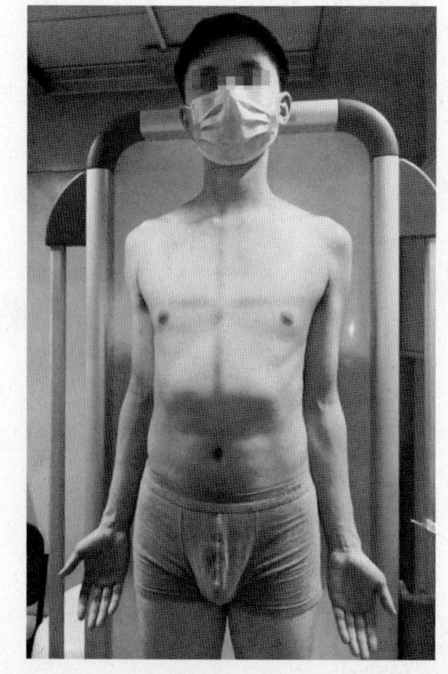

图 18-56　全脊柱站立正位 X 线摄影图

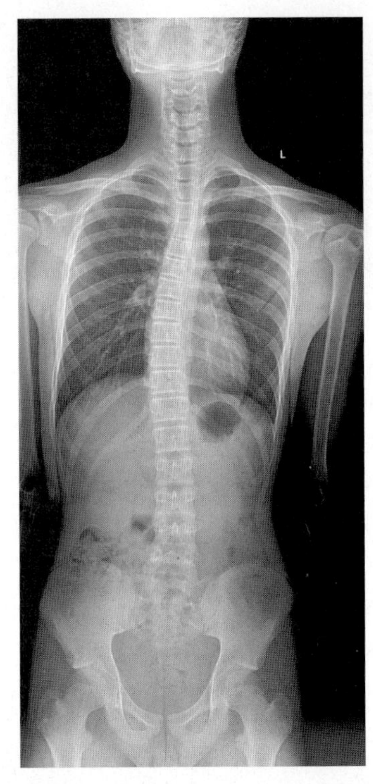

图 18-57　全脊柱站立正位 X 线照片图

3. 下颌骨下缘与枕骨下缘重合，双侧肩关节、髋关节对称显示。

4. 图像拼接处椎体完整、骨质连续。

5. 脊柱各椎体骨小梁清晰显示。

6. 摄影目的是观察整体脊柱侧弯程度，能够测量 Cobb 角等，制定合理矫形和手术治疗方案。

十九、全脊柱站立侧位

全脊柱站立侧位（whole spine erect lateral position）X 线摄影图如图 18-58 所示，全脊柱站立侧位 X 线照片图如图 18-59 所示。

【摄影体位】

1. 被检者站立于摄影架前，身体侧面贴近探测器，身体冠状面垂直于探测器。

2. 下颌上抬至枕骨水平，双上肢上举，肱骨与躯干呈 30°角，肘关节屈曲，双手握紧摄影架扶手，双足稍分开，足尖朝前。

3. COI **选择**　根据被检者身体正中矢状面与扶手对应刻度录入数值。

4. 探测器置于滤线器托盘内，摄影距离为 180cm。

【中心线】

照射范围上缘对准外耳孔上 3cm，下缘对准股骨近端外侧正中与耻骨联合水平。探测器置于侧剑突的中点，将 X 线球管再向上打 20°~30°左右的角度，对准受检者外耳孔水平，设定为拍摄角度一；将 X 球管角度向下打仍然是 40°~60°角左右，对准受检者股骨转子水平，设置为拍摄角度二。嘱受检者吸气后屏气，按下曝光键，连续曝光三次即完成拍摄。

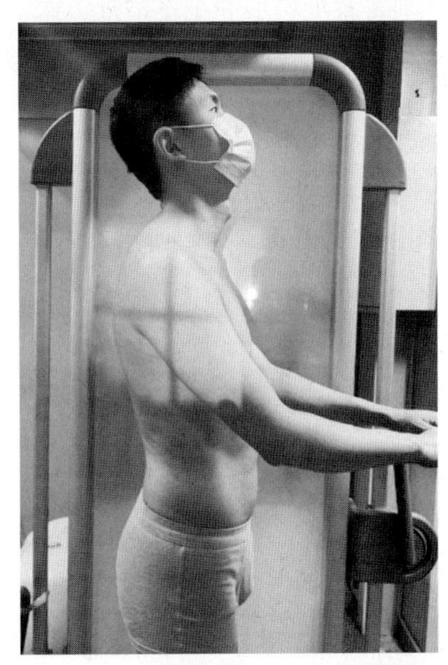

图 18-58　全脊柱站立侧位 X 线摄影图

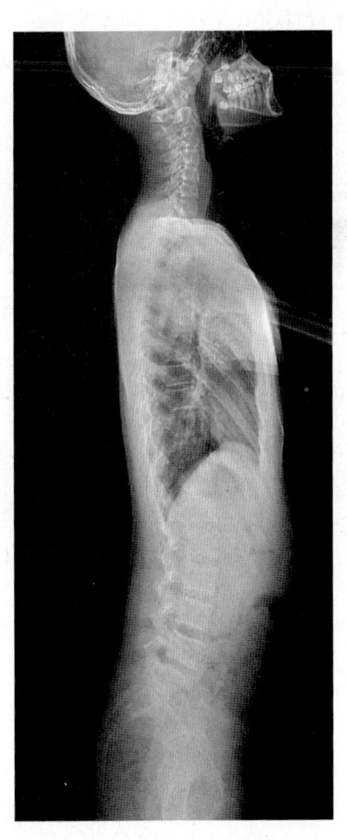

图 18-59　全脊柱站立侧位 X 线照片图

【图像质量控制】

1. 影像上缘包括寰枕关节，下缘包括骶尾骨。

2. C_1 至骶尾椎在影像正中清晰显示。

3. 下颌骨未与颈椎重合，双侧肩关节、髋关节完全重合显示。

4. 图像拼接处椎体完整、骨质连续。

5. 脊柱各椎体骨小梁清晰显示。

6. 摄影目的是观察脊柱生理曲度，判定脊柱前后凸程度，制定合理矫形和手术治疗方案。

二十、骶髂关节正位

骶髂关节正位（sacroiliac joint anteroposterior projection）成像示意图如图 18-60 所示，骶髂关节前后位像结构示意图如图 18-61 所示。

【摄影体位】

1. 患者仰卧于摄影台上，人体正中矢状面垂直台面，并与台面中线重合。

2. 双下肢伸直，或双髋和双膝稍弯曲并用棉垫稍垫高，使腰椎摆平。

3. 探测器上缘超出髂骨嵴，下缘包括耻骨联合。

4. 探测器置于滤线器托盘内，摄影距离为 100cm。

【中心线】

向头侧倾斜 10°～25°角，对准两髂前上棘连线中点，射入暗盒中心。

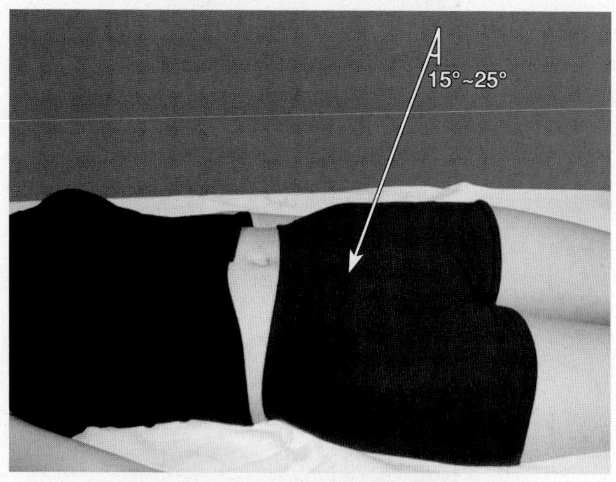

图 18-60　骶髂关节正位成像示意图

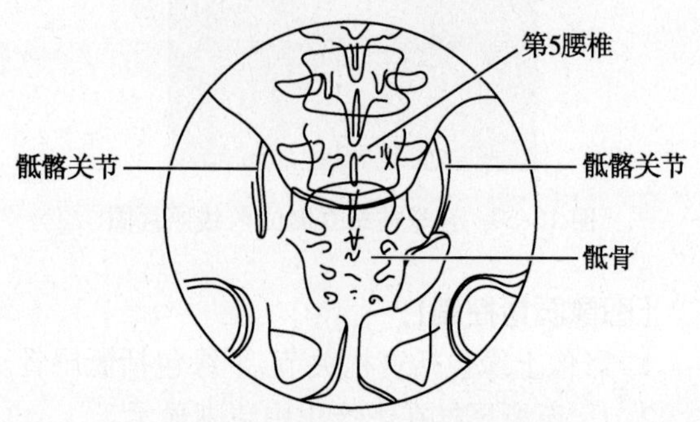

图 18-61　骶髂关节正位像结构示意图

二十一、骶髂关节前后斜位

骶髂关节前后斜位（sacroiliac joint anteroposterior oblique projection）成像示意图如图 18-62 所示，骶髂关节前后斜位像结构示意图如图 18-63 所示。

【摄影体位】

1. 患者仰卧于摄影台上，被检侧腰部及臀部抬高，使人体冠状面与台面成 20°～25°角。

2. 将被检侧的髂前上棘内侧 2. 5cm 处的纵切面对准台面中线。

3. 两髂前上棘连线平面置于探测器上下的中线。探测器上缘包括髂骨嵴，下缘包括耻骨。

4. 探测器置于滤线器托盘内，摄影距离为 100cm。

【中心线】

对准被检侧髂前上棘内侧 2. 5cm 处，垂直射入探测器。

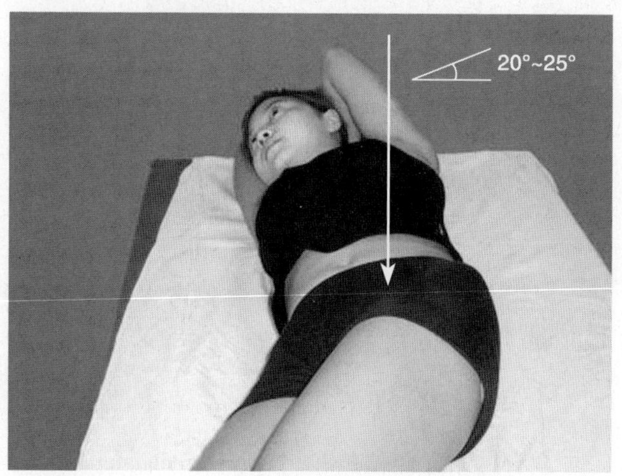

图 18-62　骶髂关节前后斜位成像示意图

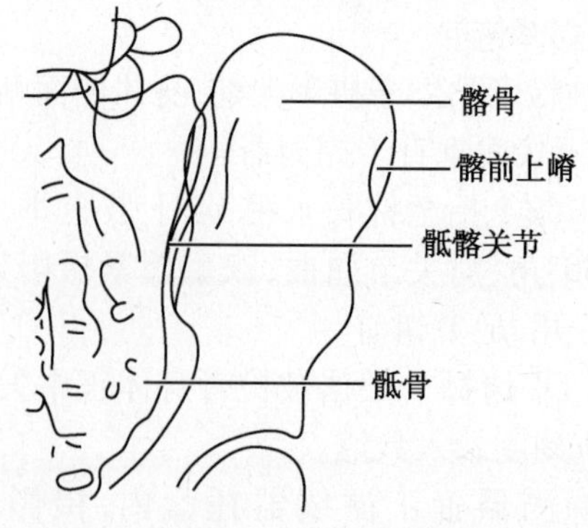

图 18-63　骶髂关节前后斜位像结构示意图

【图像质量控制】

1. **布局与对称性**　髋骨上缘，被检侧整个骶髂关节均包括在照片内。

2. **局部定位**　被检侧(抬高侧)骶髂呈切线位显示,结构清晰;髂骨、骶骨等骨纹理可见。

二十二、髂骨斜位

右髂骨斜位 X 线摄影图如图 18-64 所示,右髂骨斜位 X 线照片图如图 18-65 所示。

【摄影目的】

主要观察髋臼病变,可清楚显示从坐骨切迹到坐骨结节的整个后柱,后柱的后外缘和髋臼前缘,可观察后柱以及前唇或前壁骨折。

【摄影体位】

1. 被检者仰卧于摄影床上,下肢伸直,患侧髋关节靠近台面使髂骨尽量平行于平板探测器。

2. 健侧髋关节抬高,身体冠状面与床面呈 35°~45°。

3. 滤线器(+),摄影距离为 100cm。

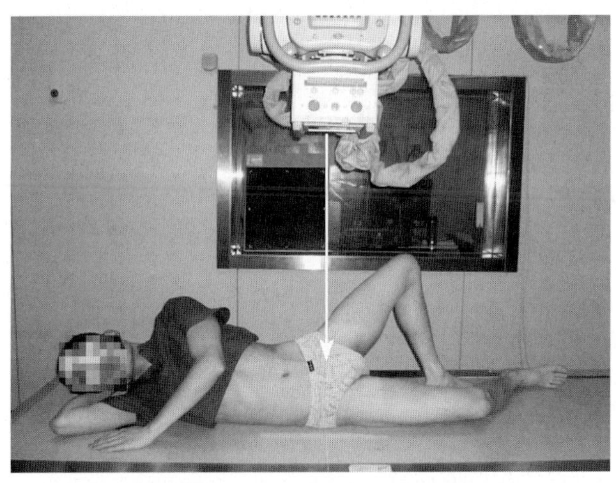

图 18-64　右髂骨斜位 X 线摄影图

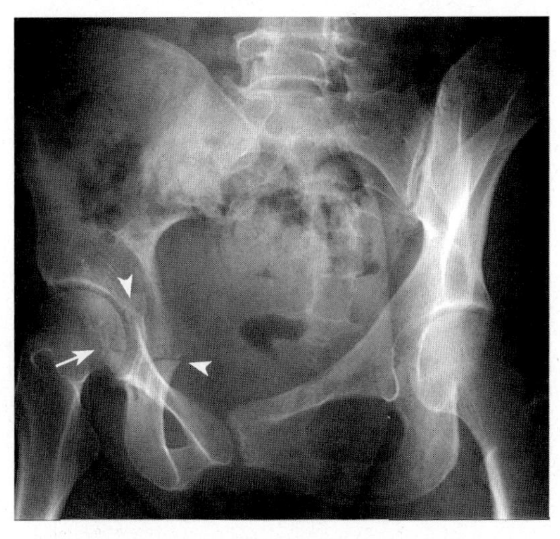

图 18-65　右髂骨斜位 X 线照片图

【中心线】

对准患侧髂前上棘内 5cm 处垂直射入探测器。

【图像质量控制】

1. 影像包括髋关节、同侧耻骨、坐骨及髂骨。

2. 髂骨呈正位显示,髋臼前缘、坐骨切迹、坐骨结节清晰显示。

3. 髂骨翼及髋关节各骨骨小梁清晰显示。

二十三、闭孔斜位

右闭孔斜位 X 线摄影图如图 18-66 所示,右闭孔斜位 X 线照片图如图 18-67 所示。

【摄影目的】

主要观察髋臼病变,有利于显示髋臼前柱、髋臼后缘、闭孔组成骨等,可观察前柱以及后唇或后壁骨折。

【摄影体位】

1. 被检者仰卧于摄影床上,健侧膝关节稍屈曲,患侧髋关节抬高,下肢伸直。

2. 身体冠状面与床面呈 35°~45°角。

3. 滤线器(+),摄影距离为 100cm。

【中心线】

对准患侧髂前上棘内 5cm 处垂直射入探测器。

【图像质量控制】

1. 影像应包括髋关节、同侧耻骨、坐骨及髂骨。

2. 髂骨近似为侧位影像,髂嵴、耻骨支、髋臼后缘及闭孔清晰显示。

3. 髋关节关节间隙及各组成骨骨小梁清晰显示。

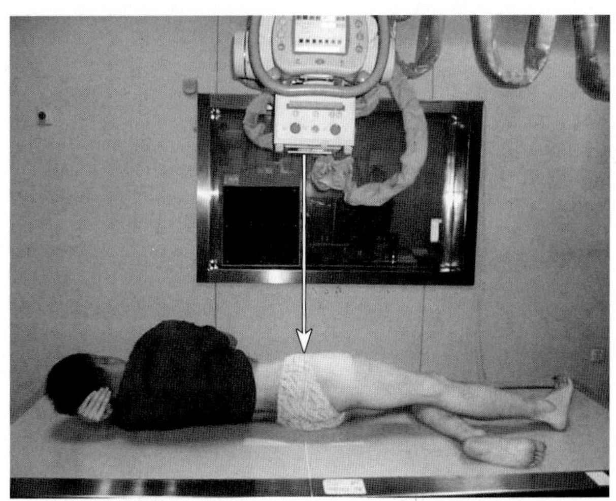

图 18-66　右闭孔斜位 X 线摄影图

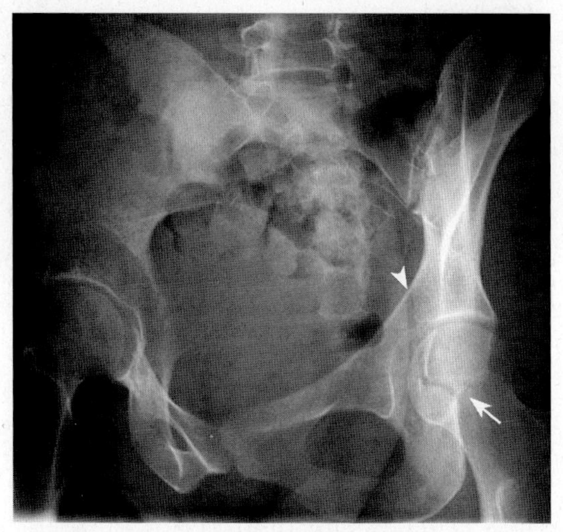

图 18-67　右闭孔斜位 X 线照片图

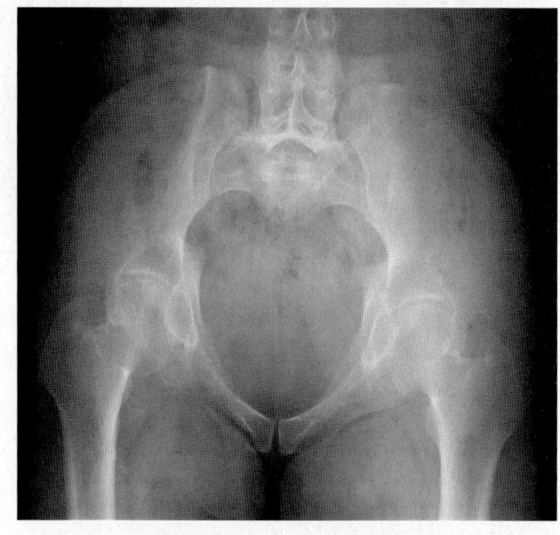

图 18-69　骨盆入口位 X 线照片图

二十四、骨盆入口位

骨盆入口位（pelvis inlet view）X 线摄影图如图 18-68 所示，骨盆入口位 X 线照片图如图 18-69 所示。

【摄影目的】

观察骨盆环的连续性，真实显示了骨盆入口，更好地显示了骨盆前后方的移位，以及外力所致的内旋和外旋移位及髋臼骨折等。

【摄影体位】

1. 被检者仰卧于摄影床上，人体正中矢状面垂直于台面，并与探测器中心重合，两下肢伸直。

2. 下肢及双足内旋 10°～15°。

3. 滤线器（+），摄影距离为 100cm。

【中心线】

向足侧倾斜 35°～45°，经脐下 3cm 处射入探测器。

【图像质量控制】

1. 骨盆诸骨左右对称，骨盆腔位于照片正中显示。

2. 两侧耻骨上下支重叠，骨盆环呈心形。

3. 髂骨翼及骨盆其他组成骨骨小梁清晰显示。

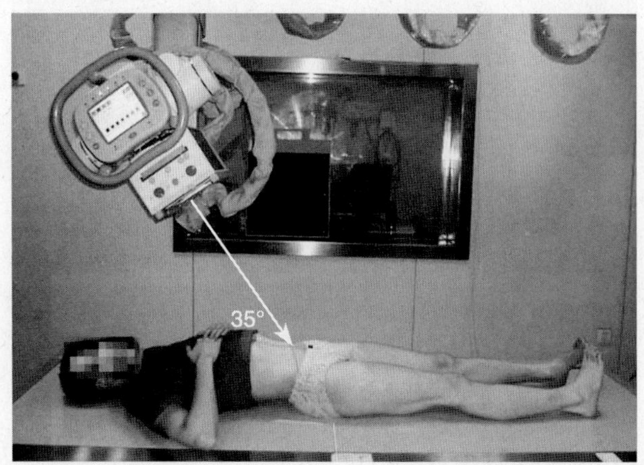

图 18-68　骨盆入口位 X 线摄影图

二十五、骨盆出口位

骨盆出口位（pelvis outlet view）X 线摄影图如图 18-70 骨所示，骨盆出口位 X 线照片图如图 18-71 骨所示。

【摄影目的】

由于消除了骶骨与骨盆环的夹角，更有利于显示骶骨正位以及骶髂关节与后半骨盆的体位关系，并可显示前半骨盆上下移位以及耻骨、坐骨形成的骨盆出口等。

【摄影体位】

1. 被检者仰卧于摄影床上，人体正中矢状面垂直于床面，并与探测器中心重合，两下肢伸直。

2. 下肢及双足内旋 15°角。

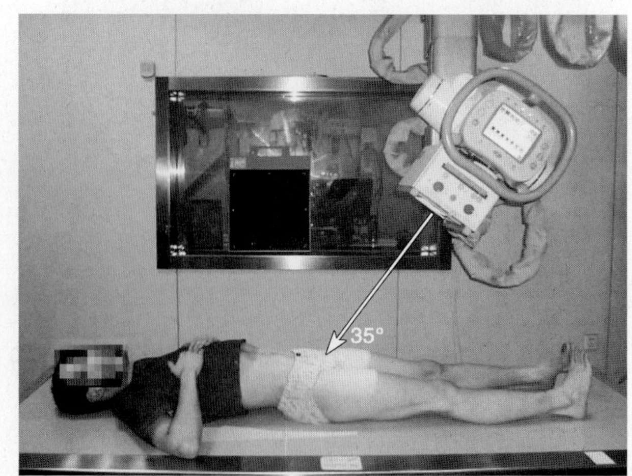

图 18-70　骨盆出口位 X 线摄影图

3. 滤线器(+),摄影距离为 100cm。

【中心线】

向头侧倾斜 35°~45°,经耻骨联合上 3cm 处射入探测器。

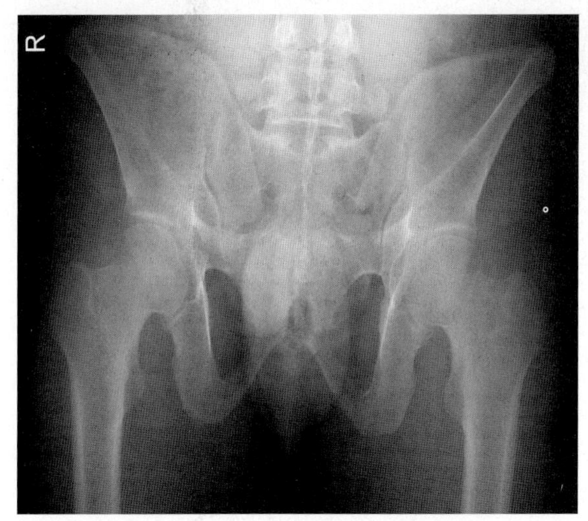

图 18-71　骨盆出口位 X 线照片图

【图像质量控制】

1. 骨盆诸骨左右对称,显示于影像正中。

2. 骶骨及骶髂关节呈正位显示,耻骨联合与骶骨部分重叠,耻骨上下支清晰显示,两侧闭孔呈长椭圆形且左右对称,盆腔内无肠内容物影响。

3. 髂骨翼及骨盆其他组成骨骨小梁清晰显示。

二十六、骨盆正位

骨盆正位(pelvis anteroposterior projection)正位成像示意图如图 18-72 所示,骨盆正位像结构示意图如图 18-73 所示。

【摄影体位】

1. 患者仰卧于摄影台上,人体正中矢状面垂直台面,并与台面中线重合。

2. 两下肢伸直,双足轻度内旋(10°~15°),踇趾并拢。两侧髂前上棘至台面的距离相等。

3. 探测器上缘包括髂骨嵴,下缘达耻骨联合下方 3cm。

4. 探测器置于滤线器托盘内,摄影距离为 100cm。

【中心线】

对准两髂前上棘连线中点下方 3cm 处,垂直射入探测器。

【图像质量控制】

1. 照片包括全部骨盆诸骨及股骨近端 1/4,且左右对称,骨盆腔位于照片正中显示。

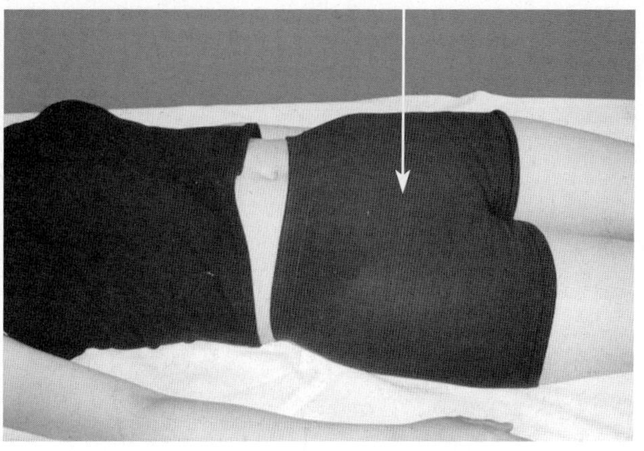

图 18-72　骨盆正位成像示意图

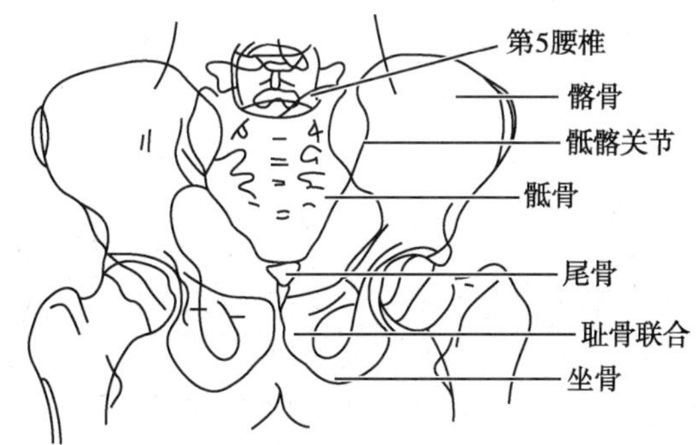

图 18-73　骨盆正位像结构示意图

2. 耻骨不与骶椎重叠,两侧大粗隆内缘与股骨颈重叠 1/2。

3. 两侧髂骨翼与其他诸骨密度均匀,且骨纹理清晰可见。

(刘小明　郭哲　余建明)

第三节　四肢 X 线摄影

一、手掌后前位

手掌后前位(PA Hand)成像示意图如图 18-74 所示,手掌后前位像结构示意图如图 18-75 所示。

【摄影体位】

1. 患者侧坐于摄影台一端,屈肘约 90°角。

2. 五指自然分开,掌心向下紧贴探测器,第 3 掌骨头置于探测器中心。

3. 摄影距离 90~100cm。

【中心线】

对准第 3 掌骨头垂直射入探测器。

【图像质量控制】

1. 全部掌指骨及腕关节包括在照片内,第 3 掌指关节位于照片正中。

2. 五个指骨以适当的间隔呈分离状显示。

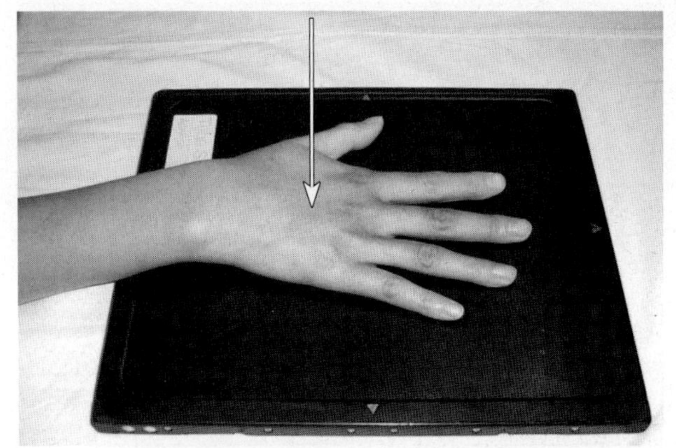

图 18-74　手掌后前位成像示意图

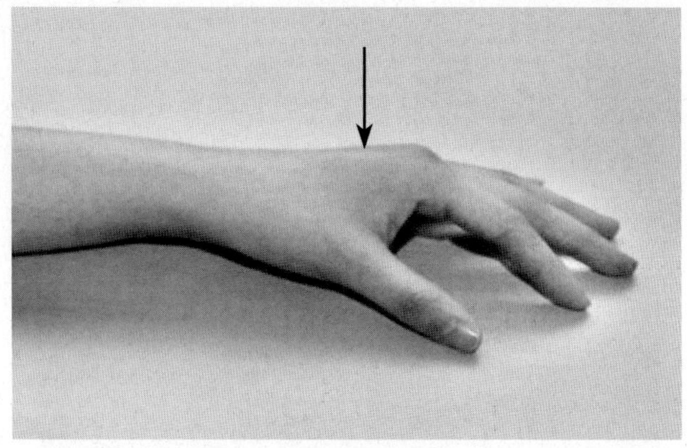

图 18-76　掌下斜位成像示意图

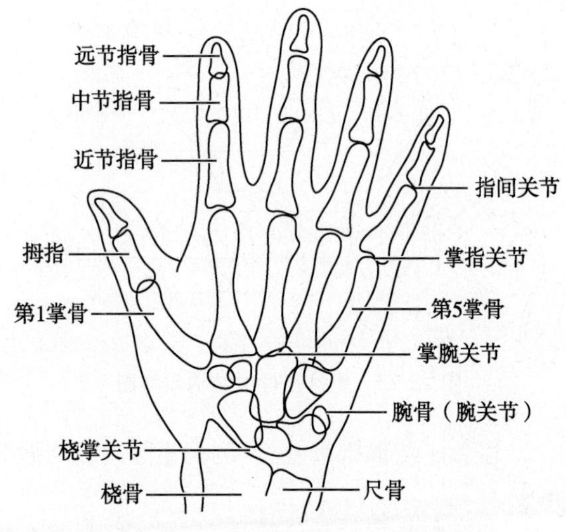

图 18-75　手掌后前位像结构示意图

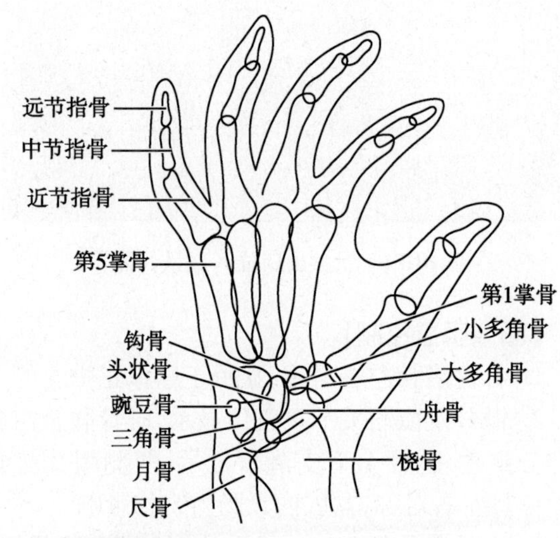

图 18-77　掌下斜位像结构示意图

3. 二至五掌指骨呈正位，拇指呈斜位投影。

4. 掌骨至指骨远端，骨纹理清晰可见，并能呈现出软组织层次。

二、掌下斜位

掌下斜位（oblique hand）成像示意图如图 18-76 所示，掌下斜位像结构示意图如图 18-77 所示。

【摄影体位】

1. 患者侧坐于摄影台一端，屈肘约 90°角。

2. 五指均匀分开，稍弯曲，指尖触及探测器。手指内旋，使掌心面与探测器约成 45°角。

3. 摄影距离为 90～100cm。

【中心线】

对准第 5 掌骨头，垂直射入探测器。

【图像质量控制】

1. **布局与对称性**　指骨及软组织与腕关节位于照片中央，上下左右对称；显示手部各骨的斜位像，第 1、2、3 掌骨互相分开，第 4、5 掌骨近端稍有重叠。

2. **影像细节显示**　各指骨、腕骨、腕关节骨纹理、软组织显示清楚。

3. 全部掌指骨骨纹理清晰可见，软组织层次显示良好。

4. 大多角骨与第一掌指关节间隙明确。

三、拇指正位(掌上位)

拇指正位（掌上位）（thumb anteroposterior projection）成像示意图如图 18-78 所示，拇指正位像结构示意图如图 18-79 所示。

【摄影体位】

1. 患者坐于摄影台一端，手背内旋使掌心向上，拇指背侧紧贴探测器。

2. 患者自己用健侧手将其余四指抓住并背屈。

3. 摄影距离为 90～100cm。

【中心线】

对准拇指的指掌关节，垂直射入探测器。

【图像质量控制】

1. 拇指呈正位显示。

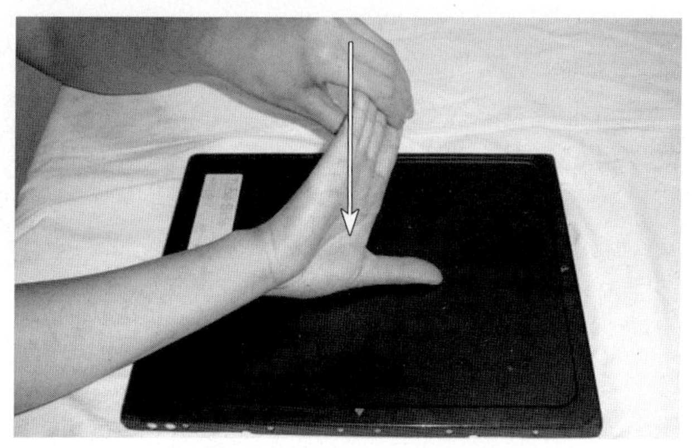

图 18-78　拇指正位成像示意图

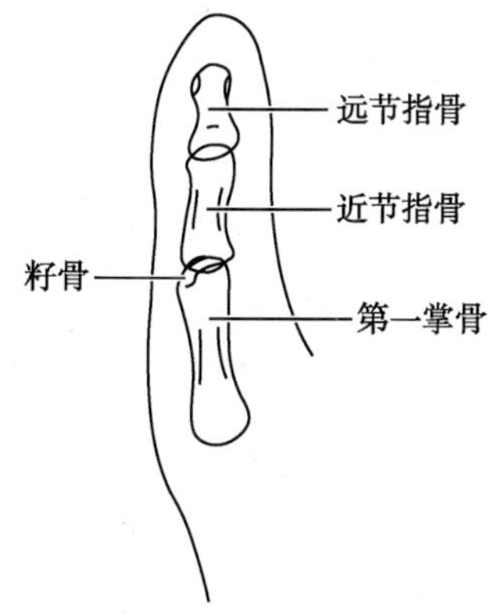

图 18-79　拇指正位像结构示意图

2. **布局合理性**　拇指骨及第 1 掌骨位于照片中央，显示被检侧拇指骨骨质及软组织影像。

3. **影像细节显示**　骨小梁清楚显示，周围软组织清楚显示。

四、拇指侧位

拇指侧位(thumb lateral position)成像示意图如图 18-80 所示。

【摄影体位】

1. 患者侧坐于摄影台一端，肘部弯曲，约成直角，拇指外侧缘紧贴探测器，使拇指背面与探测器垂直。

2. 其余手指握拳，用以支持手掌，防止抖动。

3. 摄影距离为 90~100cm。

【中心线】

对准拇指的指掌关节，垂直射入探测器。

【图像质量控制】

1. **布局合理性**　拇指及第 1 掌骨位于照片中央，拇指指骨和第 1 掌骨呈侧位显示。

2. **影像细节显示**　骨小梁清晰显示，周围软组织清楚显示。

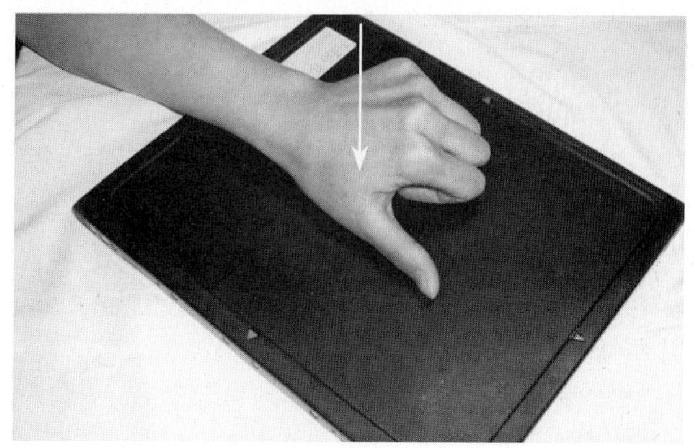

图 18-80　拇指侧位成像示意图

五、腕关节后前位

腕关节后前位(wrist joint posteroanterior projection)成像示意图如图 18-81 所示，腕关节后前位像结构示意图如图 18-82 所示。

【摄影体位】

1. 患者坐位，腕关节成后前位，肘部弯曲约成 90°角。

2. 手半握拳，腕关节置于探测器中心，腕部掌

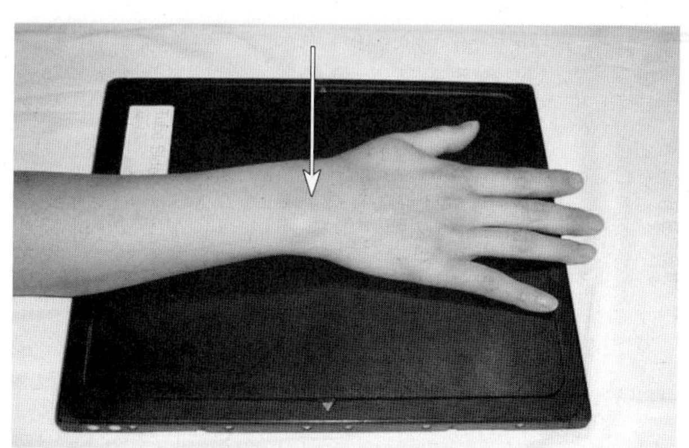

图 18-81　腕关节后前位成像示意图

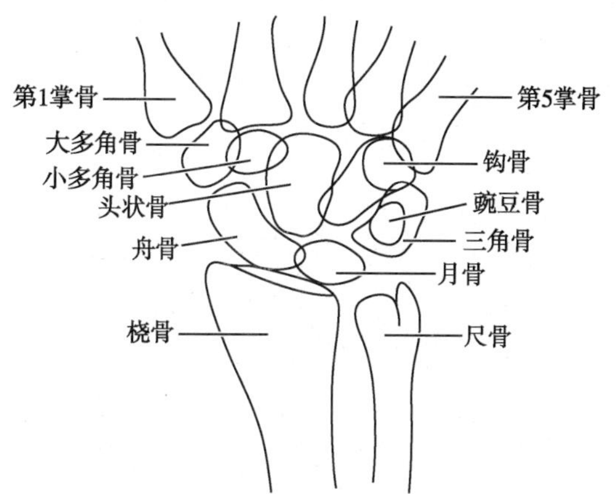

图 18-82　腕关节后前位像结构示意图

面紧贴探测器。

3. 摄影距离为90~100cm。

【中心线】

对准尺骨和桡骨茎突连线的中点，垂直射入探测器。

【图像质量控制】

1. 腕关节诸骨位于照片正中，呈正位显示，照片包括尺桡骨远端及掌骨近端。

2. 掌腕关节及桡腕关节间隙显示清晰。

3. 诸骨纹理及周围软组织清晰可见。

六、腕关节侧位

腕关节侧位（wrist joint lateral position）成像示意图如图18-83所示，腕关节侧位像结构示意图如图18-84所示。

【摄影体位】

（1）患者侧坐于摄影台旁，肘部弯曲，约成直角。

（2）手指和前臂侧放，将第五掌骨和前臂尺侧紧贴探测器，尺骨茎突置于探测器中心。

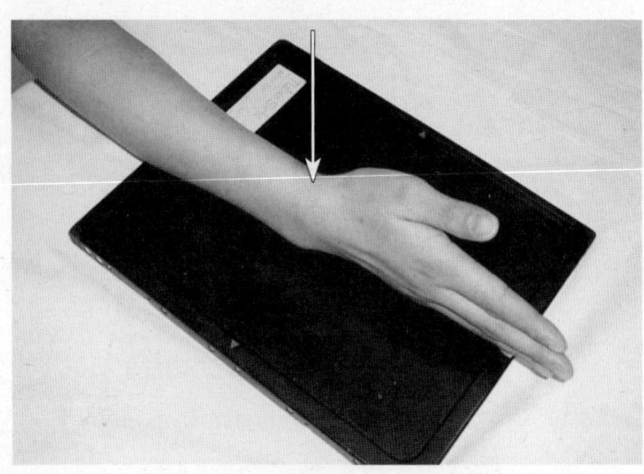

图18-83 腕关节侧位成像示意图

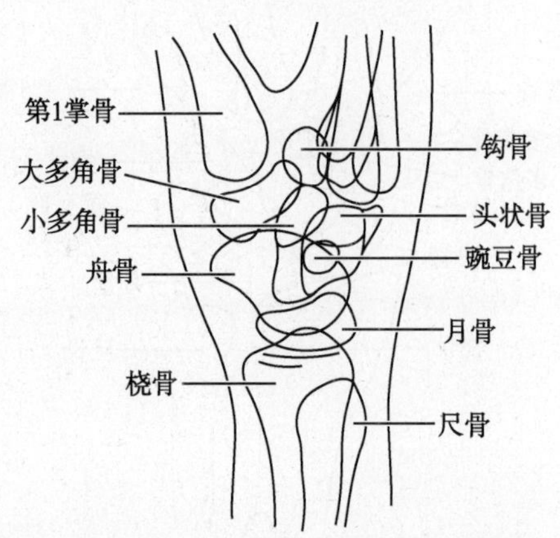

图18-84 腕关节侧位像结构示意图

（3）摄影距离为90~100cm。

【中心线】

对准桡骨茎突，垂直射入探测器。

【图像质量控制】

1. 腕关节呈侧位显示，位于照片正中。

2. 尺桡骨远端重叠良好。

3. 诸骨纹理及周围软组织清晰可见。

七、腕关节外展位

腕关节外展位（wrist joint abduction position）成像示意图如图18-85所示，腕关节外展位像结构示意图如图18-86所示。

【摄影体位】

1. 患者面向摄影台一端就座，自然屈肘，掌心向下。

2. 探测器置于一个20°角度板上（或用沙袋垫高20°）。

3. 腕部平放于探测器上，手掌尽量向尺侧偏移。

4. 摄影距离90~100cm（用于观察手舟骨）。

【中心线】

对准尺骨和桡骨茎突连线中点，垂直射入探测器。

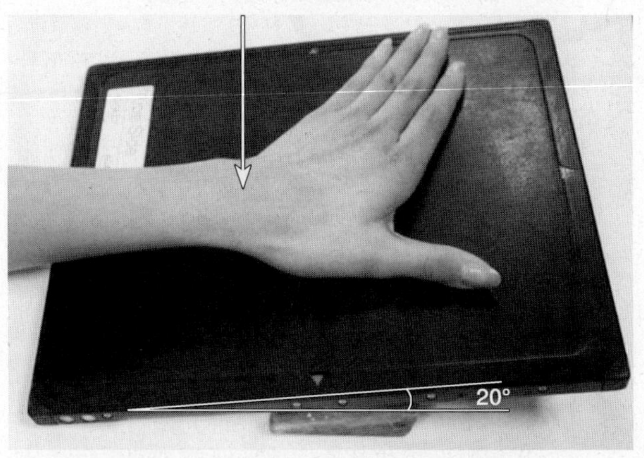

图18-85 腕关节外展位成像示意图

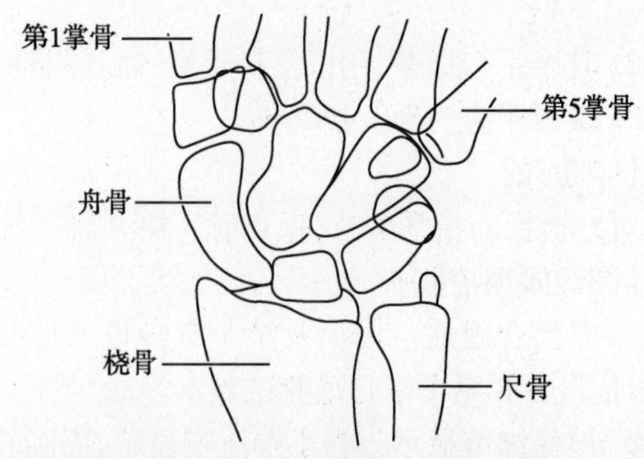

图18-86 腕关节外展位像结构示意图

【图像质量控制】

1. 影像显示为舟骨长轴展开影像，与其他骨的邻接面显示清晰。

2. 布局与对称性，照片包括掌骨与尺桡骨远端，舟骨标准正位显示，与其他骨的邻接面显示清晰。

3. 骨小梁及周围软组织清楚显示。

八、手舟骨斜位

手舟骨斜位（lateral navicular）X 线摄影图如图 18-87 所示，手舟骨斜位 X 线照片图 18-88 所示。

【摄影体位】

1. 被检者坐于摄影床一侧，拇指尽量伸直外展，余四指呈半握拳状。

2. 掌心向下，拇指近端及桡骨远端贴近探测器中心，使尺侧抬高。

3. 前臂冠状面与探测器平面约呈 45°角。

4. 滤线器（-），摄影距离为 100cm。

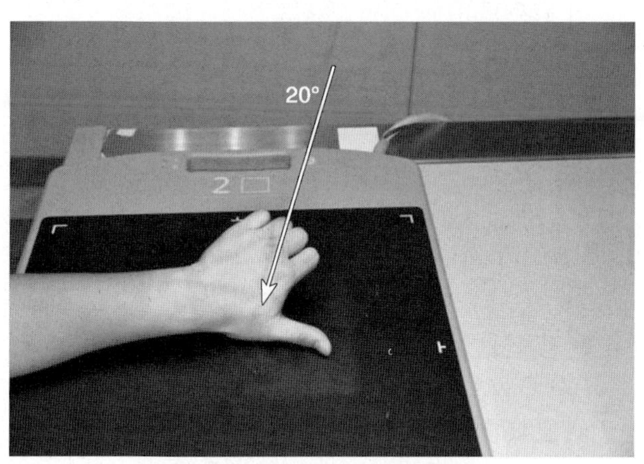

图 18-87　手舟骨斜位 X 线摄影图

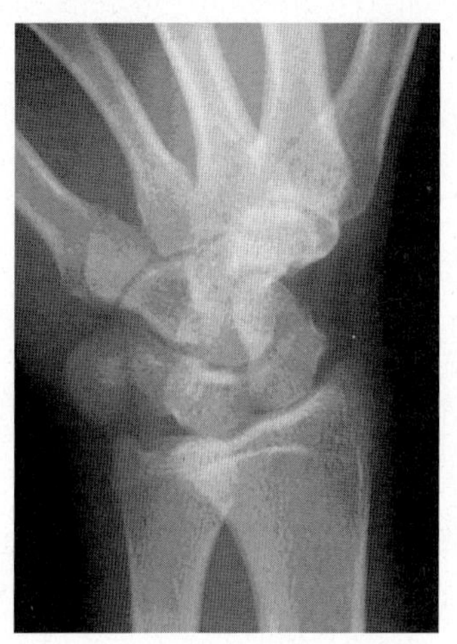

图 18-88　手舟骨斜位 X 线照片图

【中心线】

向头侧倾斜 20°，对准第一掌骨基底下鼻烟窝处射入探测器。

【图像质量控制】

1. 影像包括第 1—5 掌骨和尺桡骨远端。

2. 腕手舟骨呈半椭圆形，与大多角骨稍有重叠。

3. 诸掌骨近端与诸腕骨及尺桡骨远端呈斜位显示，骨小梁清晰显示。

九、腕管位

腕管位（carpal tunnel position）X 线摄影图如图 18-89 所示，腕管位 X 线照片图如图 18-90 所示。

【摄影目的】

观察腕骨轴面骨质病变及腕骨的对应关系，间接评估腕管内神经压迫情况。

【摄影体位】

1. 被检者坐于摄影床一侧，前臂伸直，腕关节掌侧面放于探测器中心。

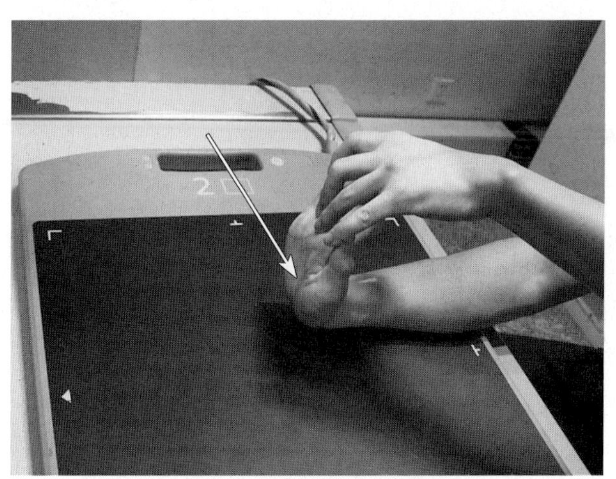

图 18-89　腕管位 X 线摄影图

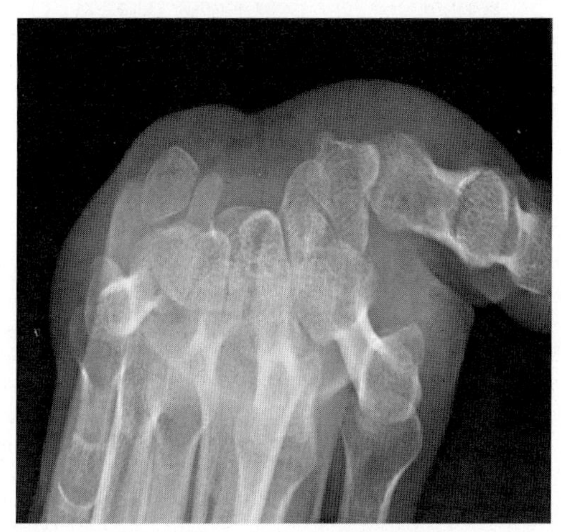

图 18-90　腕管位 X 线照片图

2. 手掌和腕关节极度背屈(用健侧手或用拉带辅助牵拉),手掌稍偏向桡侧。

3. 滤线器(-),摄影距离为 100cm。

【中心线】

向头侧倾斜 45°,对准第三掌骨基底下方射入探测器。

【图像质量控制】

1. 影像包括腕骨和尺桡骨远端。

2. 大多角骨掌面、舟骨、小多角骨、头状骨、钩骨、三角骨和豌豆骨轴面清晰显示。

3. 腕关节诸骨骨小梁清晰显示,软组织层次分明。

十、尺神经沟位

尺神经沟位 X 线摄影图如图 18-91 所示,尺神经沟位 X 线照片图如图 18-92 所示。

【摄影目的】

观察尺神经沟病变。

【摄影体位】

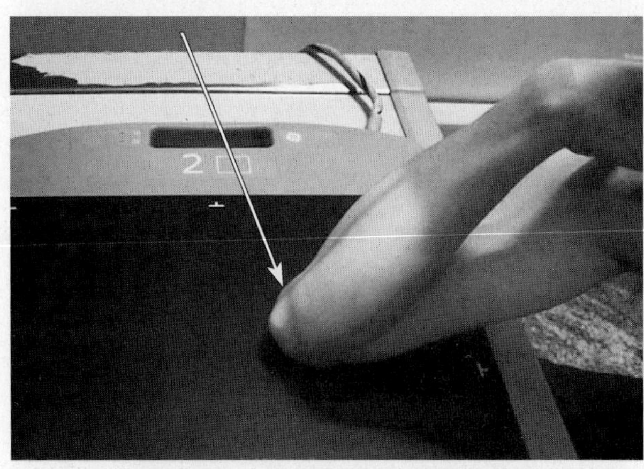

图 18-91　尺神经沟位 X 线摄影图

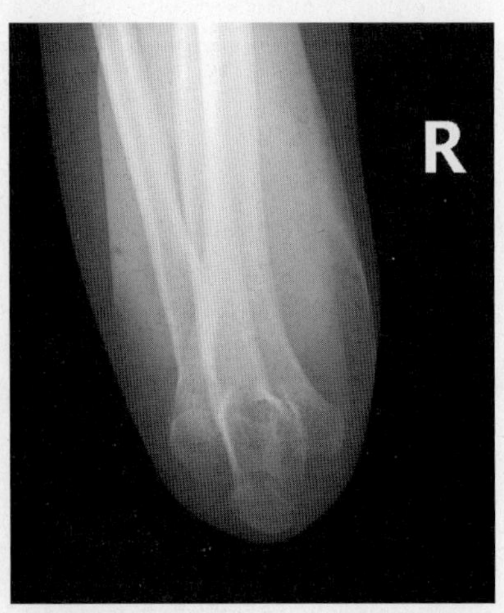

图 18-92　尺神经沟位 X 线照片图

1. 被检者坐于摄影床一侧,上臂紧贴探测器,肘部极度屈曲,手指与肩部相接触。

2. 尺骨鹰嘴突放于探测器中心,肩部放低,尽量与肘部平行。

3. 滤线器(-),摄影距离为 100cm。

【中心线】

向肩部倾斜 30°,对准近端尺桡关节中点射入探测器。

【图像质量控制】

1. 影像包括肱骨远端和尺桡骨近端。

2. 尺神经沟清晰显示。

3. 尺桡骨近端和肱骨远端重叠,肱骨内、外上髁清晰显示,软组织层次分明。

十一、尺骨冠突位

尺骨冠突位 X 线摄影图如图 18-93 所示,尺骨冠突位 X 线照片图如图 18-94 所示。

【摄影目的】

观察冠状突骨折及骨质病变。

【摄影体位】

1. 被检者坐于摄影床一侧,前臂伸直,肘关节呈前后位。

2. 尺骨鹰嘴突放于探测器中心,肘部背侧紧贴探测器,肩部放低,尽量与肘部平行。

3. 手向内侧旋转,手掌向下,上臂保持不动。

4. 中心线:对准肘关节中心垂直射入探测器。

5. 滤线器(-),摄影距离为 100cm。

【中心线】

对准肘关节(肘横纹中点)垂直射入探测器。

【图像质量控制】

1. 影像包括肱骨远端和尺桡骨近端。

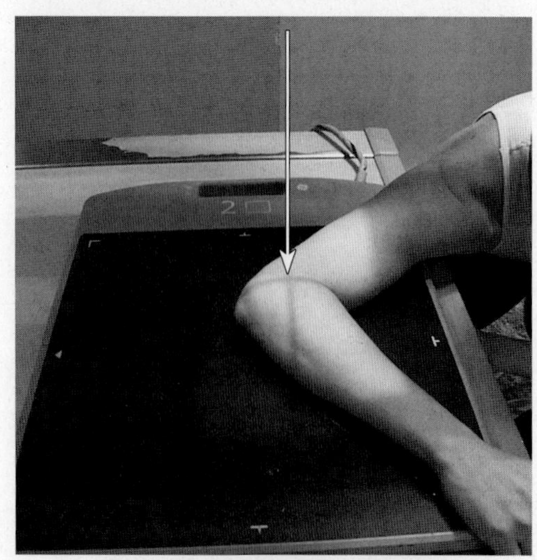

图 18-93　尺骨冠突位 X 线摄影图

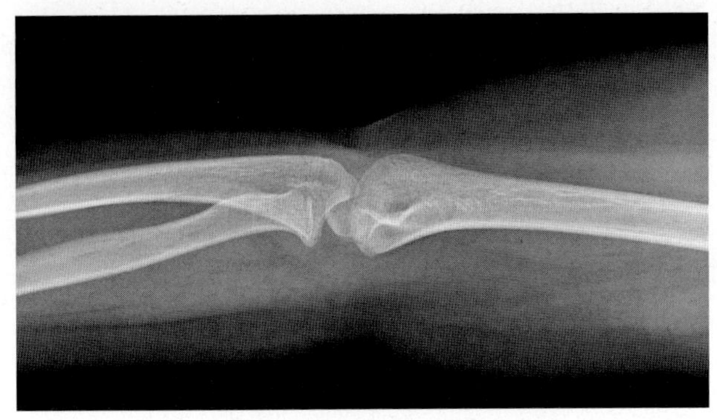

图 18-94　尺骨冠突位 X 线照片图

2. 尺桡骨近端有重叠，尺骨冠状突清晰显示。

3. 肘关节诸骨骨小梁清晰显示，软组织层次分明。

十二、前臂正位

前臂正位（forearm anteroposterior projection）成像示意图如图 18-95 所示，前臂正位像结构示意图如图 18-96 所示。

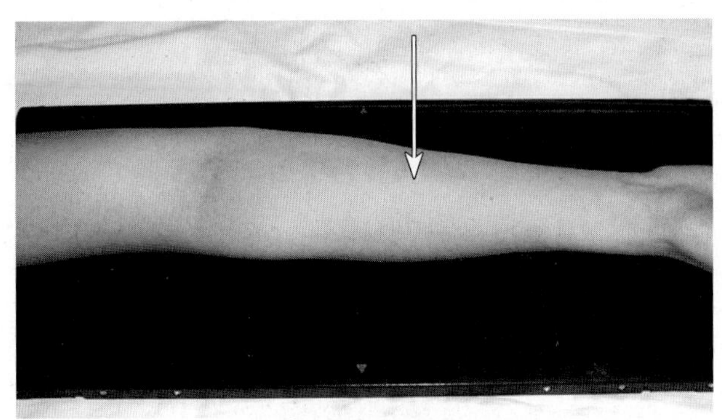

图 18-95　前臂正位成像示意图

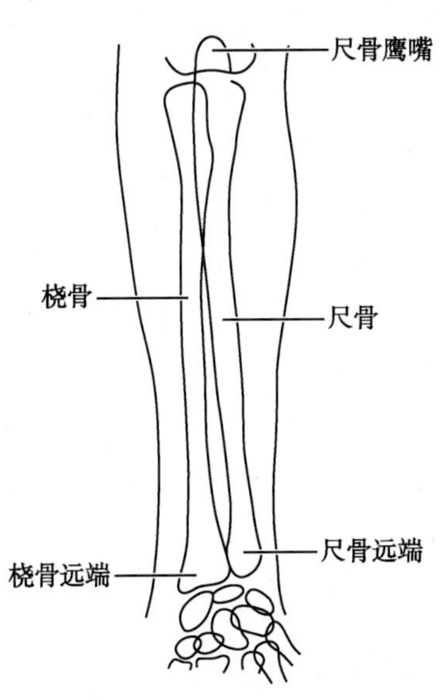

图 18-96　前臂正位像结构示意图

【摄影体位】

1. 患者面向摄影台一端就座，前臂伸直，掌心向上，背面紧贴探测器。

2. 前臂长轴与探测器长轴平行。

3. 探测器上缘包括肘关节，下缘包括腕关节。

4. 摄影距离 90～100cm。

【中心线】

对准前臂中点，垂直射入探测器。

【图像质量控制】

1. 显示尺、桡骨正位影像。

2. 腕关节或(和)轴关节呈正位像显示。

3. 诸骨纹理及周围软组织清晰可见。

十三、前臂侧位

前臂侧位（forearm lateral position）成像示意图如图 18-97 所示，前臂侧位像结构示意图如图 18-98 所示。

【摄影体位】

1. 患者面向摄影台一端侧座，屈肘约 90°。

2. 前臂呈侧位，尺侧紧贴探测器，肩部下移，尽量接近肘部高度。

3. 探测器上缘包括肘关节，下缘包括腕关节。

4. 摄影距离为 90～100cm。

【中心线】

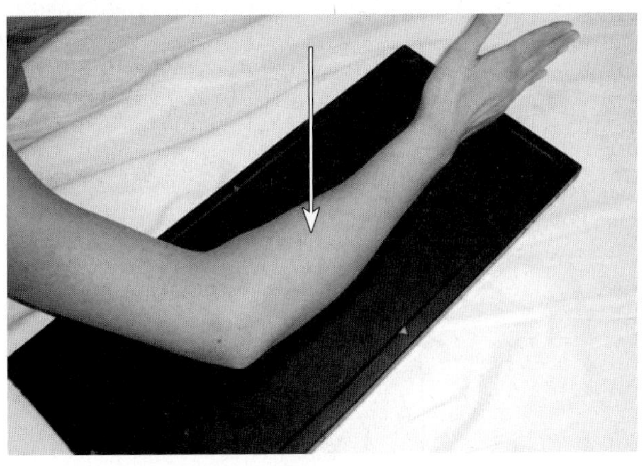

图 18-97　前臂侧位成像示意图

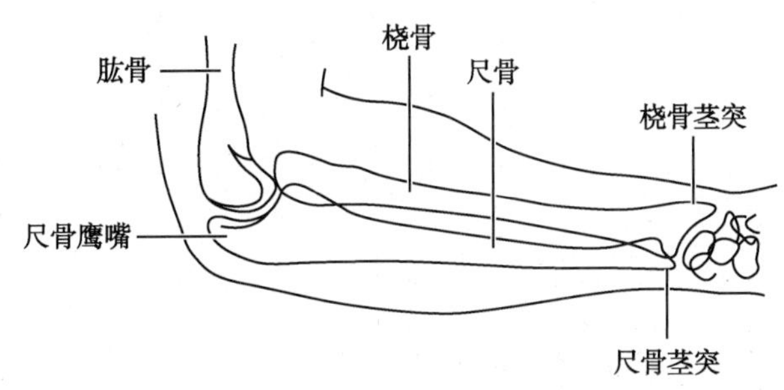

图 18-98　前臂侧位像结构示意图

对准前臂中点,垂直射入探测器中心。

【图像质量控制】

1. 影像显示尺骨、桡骨、腕关节与/或肘关节的侧位影像。

2. 布局合理,照片包括肘关节与腕关节,至少应包括一个关节,尺桡骨呈侧位影像。

3. 影像清楚显示骨小梁和周围软组织。

十四、肘关节正位

肘关节正位(elbow joint anteroposterior projection)成像示意图如图 18-99 所示,肘关节正位像结构示意图 18-100 所示。

【摄影体位】

1. 患者面向摄影台一端就座,前臂伸直,掌心向上。

2. 尺骨鹰嘴突置于探测器中心并紧贴探测器。

3. 摄影距离为 90~100cm。

【中心线】

对准肘关节(肘横纹中点)垂直射入探测器。

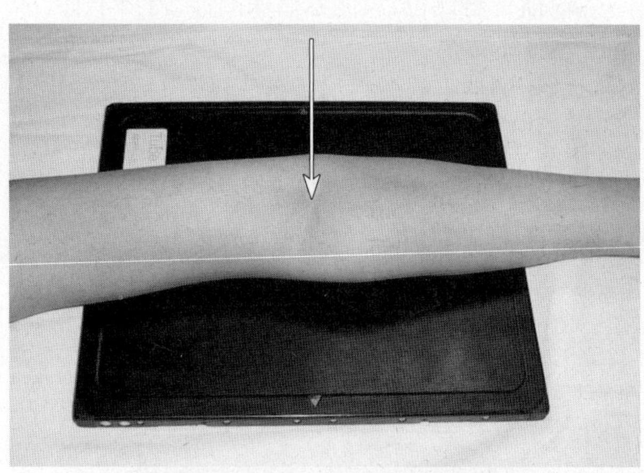

图 18-99　肘关节正位成像示意图

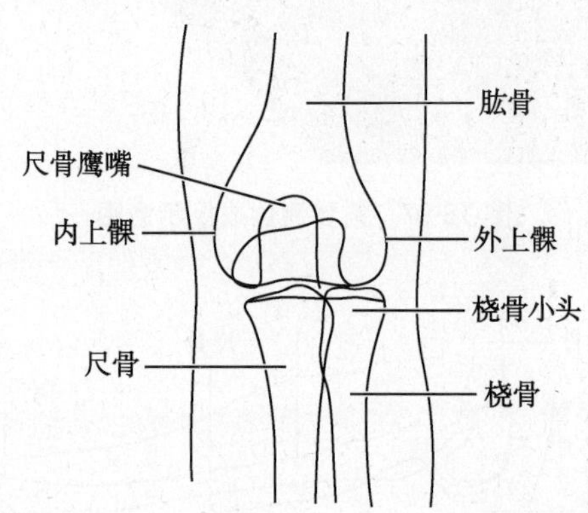

图 18-100　肘关节正位像结构示意图

【图像质量控制】

1. 照片包括肱骨远端及尺桡骨近端,其关节间隙位于照片正中显示。

2. 肘关节面呈切线位显示,明确锐利。

3. 鹰嘴窝位于肱骨内外髁正中稍偏尺侧。

4. 肘关节诸骨纹理及周围软组织清晰可见。

十五、肘关节侧位

肘关节侧位(elbow joint lateral position)成像示意图如图 18-101 所示,肘关节侧位像结构示意图如图 18-102 所示。

【摄影体位】

1. 患者面向摄影台一端侧坐,屈肘成 90°角,肘关节内侧紧贴探测器。

2. 手掌心面对患者,拇指在上,尺侧朝下,成侧位姿势。

3. 肩部下移,尽量接近肘部高度。

4. 摄影距离为 90~100cm。

【中心线】

对准肘关节间隙,垂直射入探测器。

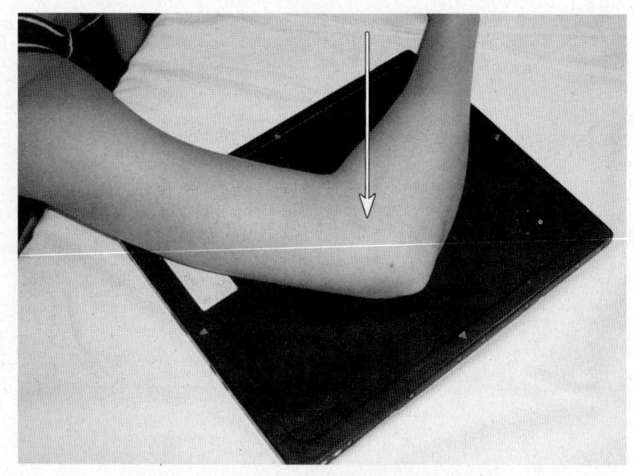

图 18-101　肘关节侧位成像示意图

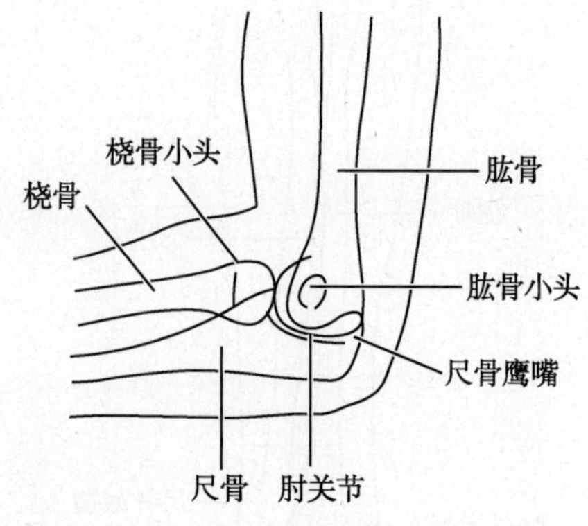

图 18-102　肘关节侧位像结构示意图

【图像质量控制】

1. 肱骨远端与尺桡骨近端呈 90°~120°角。

2. 尺骨与肱骨的关节间隙显示明确，锐利。

3. 肱骨外髁重叠，呈圆形投影。

4. 肘关节诸骨纹理清晰，周围软组织层次分明。

十六、肱骨前后位

肱骨前后位（AP Supine Humerus）成像示意图如图 18-103 所示，肱骨前后位像结构示意图如图 18-104 所示。

【摄影体位】

1. 患者仰卧于摄影台上，手臂伸直稍外展，掌心朝上。对侧肩部稍垫高，使被检侧上臂尽量贴近探测器。

2. 肱骨长轴与探测器长轴保持一致，探测器上缘包括肩关节，下缘包括肘关节。

3. 摄影距离为 90～100cm。

【中心线】

对准肱骨中点，垂直射入探测器。

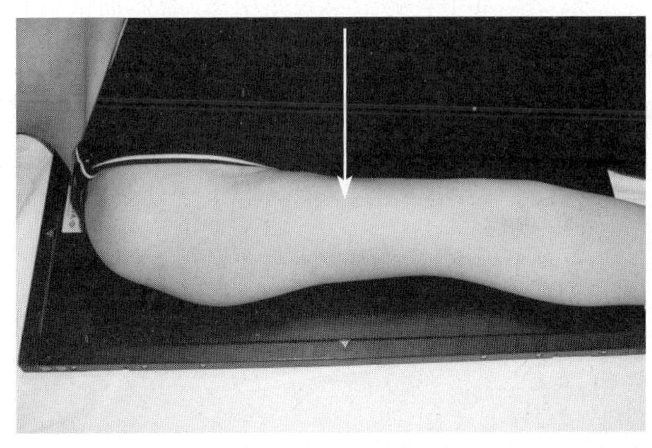

图 18-103　肱骨前后位成像示意图

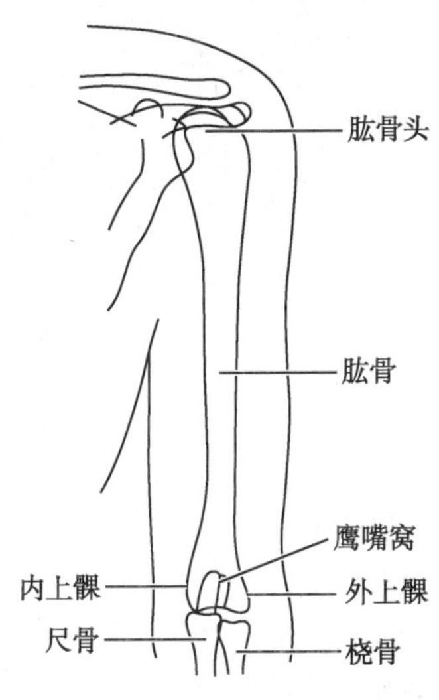

图 18-104　肱骨前后位像结构示意图

【图像质量控制】

1. 显示肱骨正位影像。

2. 布局的合理，正侧位二分割片时四肢骨影像应在同一平面，上下左右对称。

3. 摄影时不能旋转且长轴与照片长轴平行，至少包括一个附近关节。

4. 软组织影像显示良好。

十七、肱骨侧位

肱骨侧位（humerus lateral position）成像示意图如图 18-105 所示，肱骨侧位像结构示意图如图 18-106 所示。

【摄影体位】

1. 患者仰卧于摄影台上，对侧肩部稍垫高，使被检侧上臂尽量贴近探测器。

2. 被检侧上臂与躯干稍分开，肘关节弯曲成 90°角，成侧位姿势置于胸前。

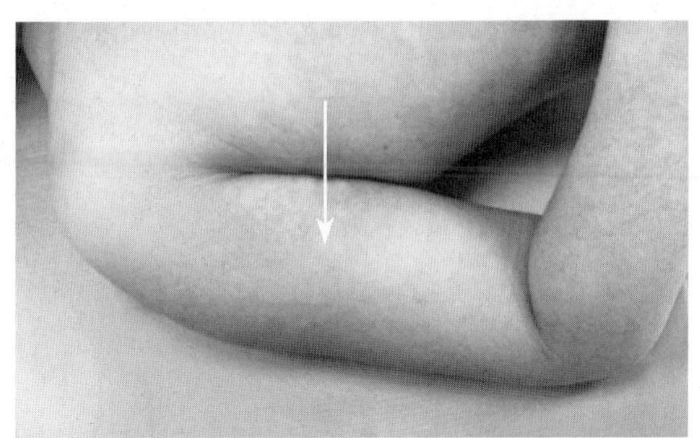

图 18-105　肱骨侧位成像示意图

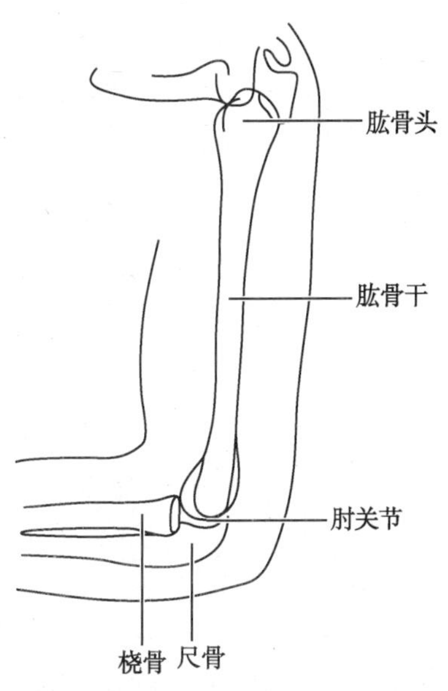

图 18-106　肱骨侧位像结构示意图

3. 肱骨长轴与探测器长轴平行一致。

4. 探测器上缘包括肩关节，下缘包括肘关节。

5. 摄影距离为 90～100cm。

【中心线】

对准肱骨中点，垂直射入探测器。

【图像质量控制】

1. 显示肱骨侧位影像。

2. 软组织影像显示良好。

十八、肩关节正位

肩关节正位(shoulder joint anteroposterior projection)成像示意图如图 18-107 所示，肩关节正位像结构示意图如图 18-108 所示。

【摄影体位】

1. 患者仰卧于摄影台上，被检侧肩胛骨喙突置于台面正中线上。

2. 被检侧上肢向下伸直，掌心向上。对侧躯干稍垫高，使被检侧肩部紧贴台面。

3. 探测器上缘超出肩部，外缘包括肩部软组织。

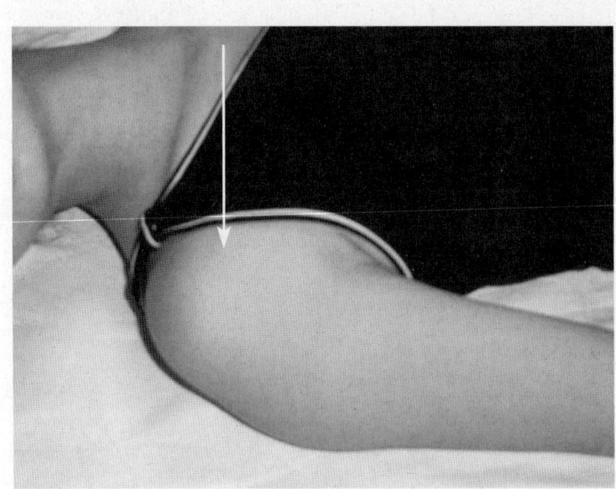

图 18-107　肩关节正位成像示意图

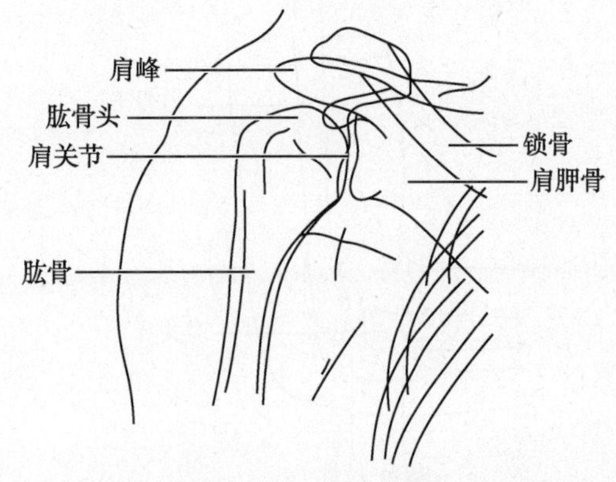

图 18-108　肩关节正位像结构示意图

4. 探测器置于滤线器托盘内，摄影距离为 100cm。

【中心线】

对准喙突垂直射入探测器。

【图像质量控制】

1. 照片包括肩关节诸骨，其关节位于照片正中或稍偏外显示。

2. 肩关节盂前后重合，呈切线位显示，不与肱骨头重叠，关节间隙显示清晰明了。

3. 肱骨小结位于肱骨头外 1/3 处显示。

4. 肱骨头、肩峰及锁骨纹理显示清晰，周围软组织层次可辨。

十九、肩关节穿胸侧位

肩关节穿胸侧位(shoulder joint transthoracic lateral position)成像示意图如图 18-109 所示。

【摄影体位】

1. 患者侧立于摄影架前，被检侧上臂外缘紧贴摄影架面板。

2. 被检侧上肢及肩部尽量下垂，掌心向前，对侧上肢高举抱头。

3. 被检侧肱骨外科颈对准探测器中心。

4. 探测器置于滤线器托盘内，摄影距离为 100cm。

【中心线】

水平方向通过对侧腋下，经被检侧上臂的上 1/3 处，垂直射入探测器。

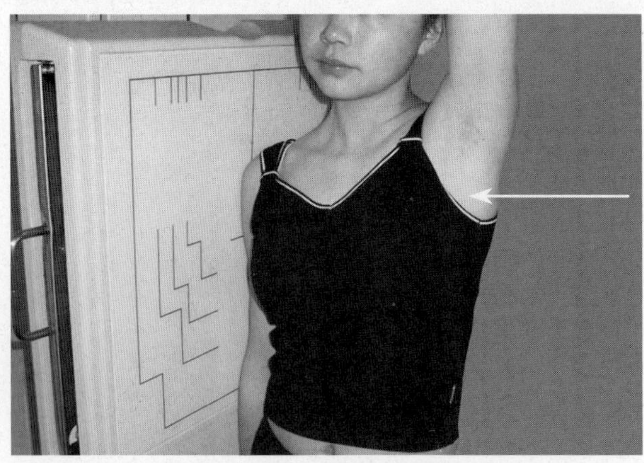

图 18-109　肩关节穿胸侧位成像示意图

【图像质量控制】

1. 为肱骨近端侧位像，投影于胸椎和胸骨之间，有肺纹理与肋骨影像与之相重叠。

2. 照片包括肩部和肱骨中上段，显示被检侧肩关节骨质、关节面及周围软组织，肱骨长轴平行于胶片长轴。

3. 显示患侧肱骨上端和肩关节的轴位影像，骨小梁、周围软组织清晰显示。

二十、锁骨后前位

锁骨后前位（clavicle posteroanterior projection）成像示意图如图 18-110 所示，锁骨后前正位像结构示意图如图 18-111 所示。

【摄影体位】

1. 患者俯卧于摄影台上，被检侧锁骨中点对探测器上 1/3 横线中点。

2. 头面部转向对侧，使锁骨与台面贴近，被检侧手臂内旋，掌心向上。

3. 肩部下垂，使肩部与胸锁关节相平。

4. 探测器置于滤线器托盘内，摄影距离为 90～100cm。

【中心线】

通过锁骨中点，向足侧倾斜 10°角。

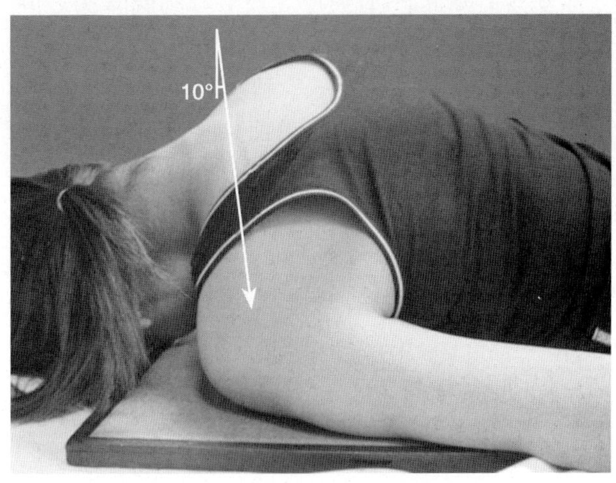

图 18-110　锁骨后前位成像示意图

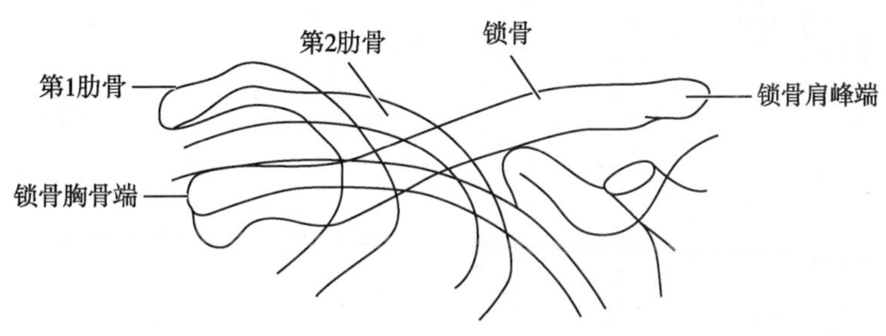

图 18-111　锁骨后前位像结构示意图

【图像质量控制】

1. 锁骨的长轴应与照片长轴平行。

2. 被照侧锁骨骨小梁、周围软组织清晰显示。

二十一、肩锁关节后前位

肩锁关节后前位（acromioclavicular joint posteroanterior projection）成像示意图如图 18-112 所示。

【摄影体位】

1. 患者直立于摄影架前，面向探测器，两足分开，使身体站稳。

2. 两臂下垂，两侧肩锁关节对探测器横轴中线，人体正中矢状面对探测器纵轴中线。

3. 两手各握重量相等的沙袋一只，使肩部下垂，锁骨成水平状。

4. 探测器置于滤线器托盘内，摄影距离为 90～100cm。

【中心线】

对准第三胸椎，水平方向与探测器垂直。（深吸气后屏气曝光）。

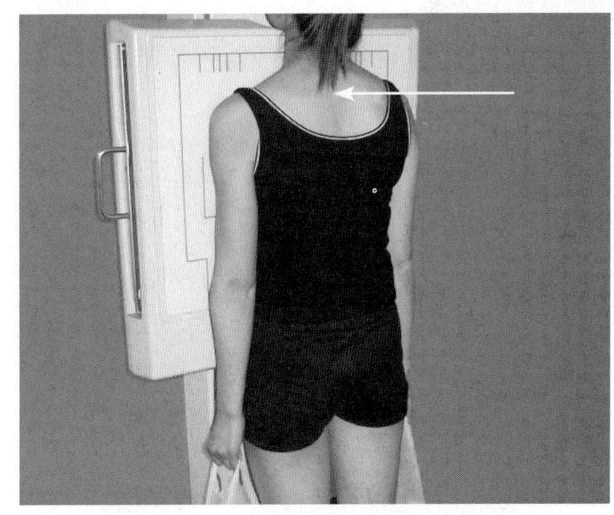

图 18-112　肩锁关节后前位成像示意图

二十二、冈上肌出口位

冈上肌出口位（outlet view of shoulder）X 线摄影图如图 18-113 所示，冈上肌出口位 X 线照片图如图 18-114 所示。

【摄影目的】

观察肩峰形态、骨质厚度及肩峰到肱骨头之间的距离，间接评估冈上肌损伤程度。

【摄影体位】

1. 被检者站立于摄影架前，面向探测器，患侧肩关节与之紧贴。

2. 身体冠状面与探测器呈 35°～40°角，患侧肘关节屈曲、外展。

3. 探测器置于滤线器托盘内，摄影距离为 100cm。

【中心线】

经肩锁关节水平射入探测器。

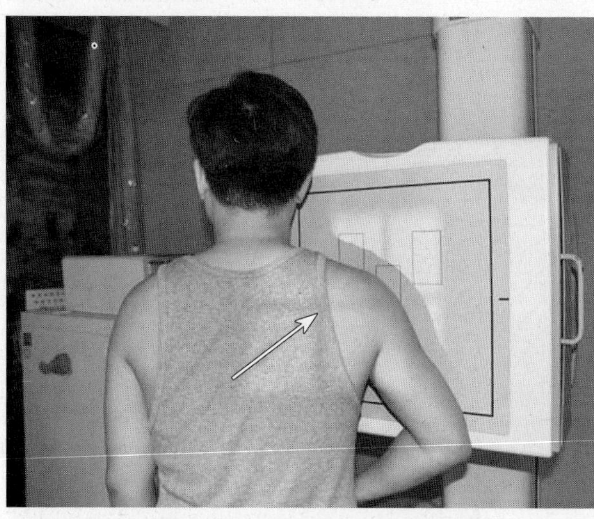

图 18-113　冈上肌出口位 X 线摄影图

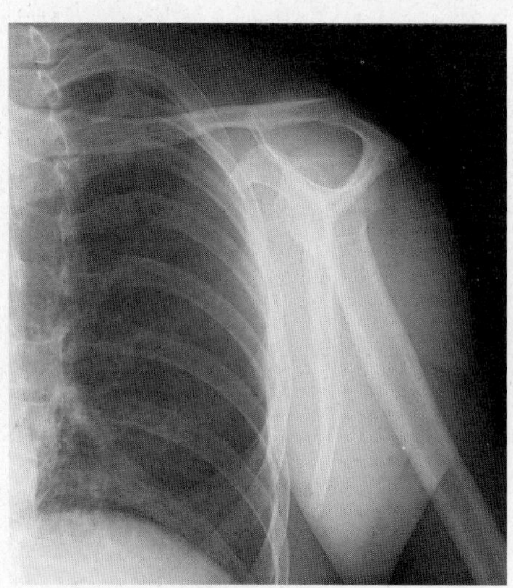

图 18-114　冈上肌出口位 X 线照片图

【图像质量控制】

1. 影像包括肩峰、肱骨近端、肩胛骨以及锁骨远端。

2. 肱骨头位于冈上窝正中，肩峰形态完整清晰显示。

3. 肩峰、肱骨头及锁骨远端骨小梁清晰显示。

二十三、肩关节内收、中立、外展三位

肩关节内收（internal rotation view）、中立、外展（external rotation view）三位像 X 线成像示意图分别如图 18-115A、图 18-115B、图 18-115C 所示，肩关节内收、中立、外展 X 线照片图分别如图 18-116A、图 18-116B、图 18-116C 所示。

【摄影目的】

从不同角度下观察肩关节及周围病变（如骨化性肌炎等），内旋正位可以显示肱骨头后外侧骨缺损（伊尔-萨克斯损伤）；中立位可以显示肱骨头/颈病变，外展位可以显示肱骨大结节的病变。

【摄影体位】

1. 被检者站立位与胸片架前，被检侧肩部背侧紧贴探测器，健侧向前倾斜，身体冠状面与探测器呈 45°角，上肢向下伸直，肘关节屈曲 90°，掌心向上。

2. 前臂内旋，掌心放于腹部（内收位）。

3. 前臂外展，掌心朝上，前臂长轴与探测器垂直（中立位）。

4. 前臂外展，掌心朝上，前臂长轴与探测器平行（外展位）。

5. 探测器置于滤线器托盘内，摄影距离为 100cm。

【中心线】

对准喙突垂直射入探测器。

【图像质量控制】

1. 影像包括肩关节诸骨。

2. 肩关节盂呈切线位，关节间隙清晰显示。

3. 肱骨头、颈及大结节显示清晰。

4. 肩关节诸骨骨小梁清晰显示，软组织层次分明。

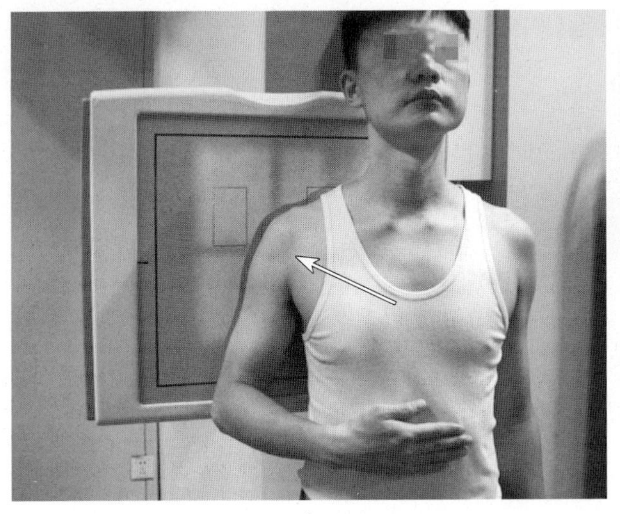

A

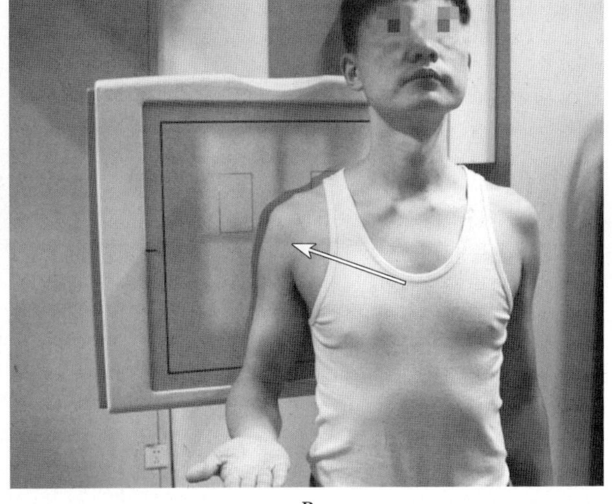

B

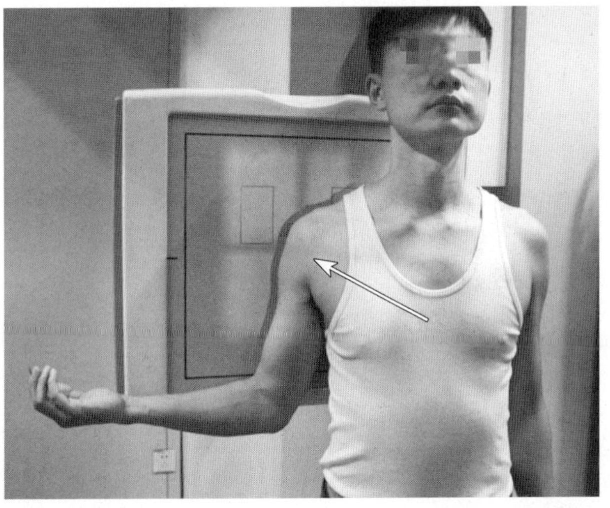

C

图 18-115

A. 肩关节内收、中立、外展三位像 X 线成像示意图；B. 肩关节内收、中立、外展三位像 X 线成像示意图；C. 肩关节内收、中立、外展三位像 X 线成像示意图。

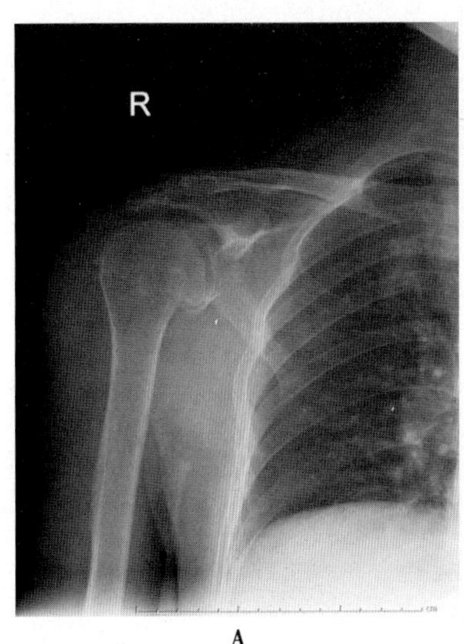

A

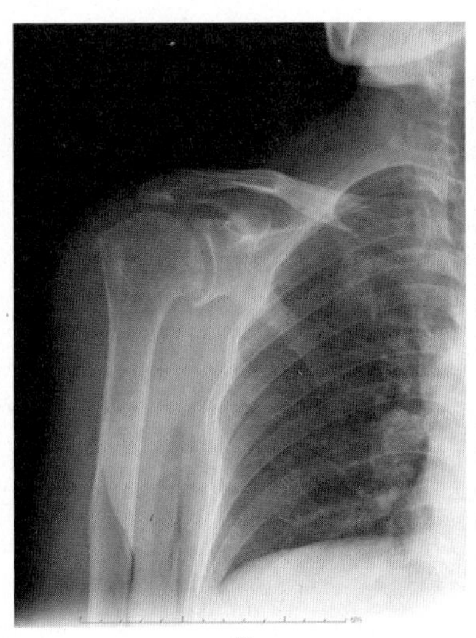

B

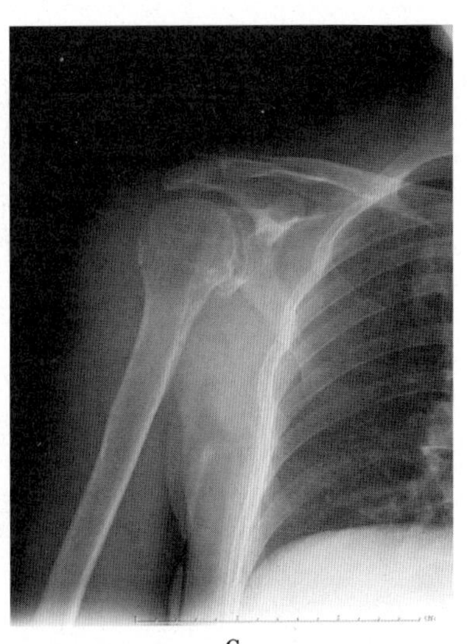

C

图 18-116

A. 肩关节内收、中立、外展 X 线照片图；B. 肩关节内收、中立、外展 X 线照片图；C. 肩关节内收、中立、外展 X 线照片图。

二十四、足正位

足正位（foot anteroposterior projection）成像示意图如图 18-117 所示，足前后正位像结构示意图如图 18-118 所示。

【摄影体位】

1. 患者仰卧或坐于摄影台上，被检侧膝关节弯曲，足底部紧贴探测器。

2. 探测器上缘包括足趾，下缘包括足跟，第三跖骨基底部放于探测器中心，并使探测器中线与足部长轴一致。

3. 摄影距离为 90~100cm。

【中心线】

通过第三跖骨基底部，垂直（或向足跟侧倾斜 15°角）射入探测器。

【图像质量控制】

1. 照片包括跖骨、趾骨及跗骨，第 3 跖骨基底部位于照片正中。

2. 跗骨到趾骨远端密度适当，骨纹理清晰可见。

3. 距舟关节与跟骰间隙清晰可见。

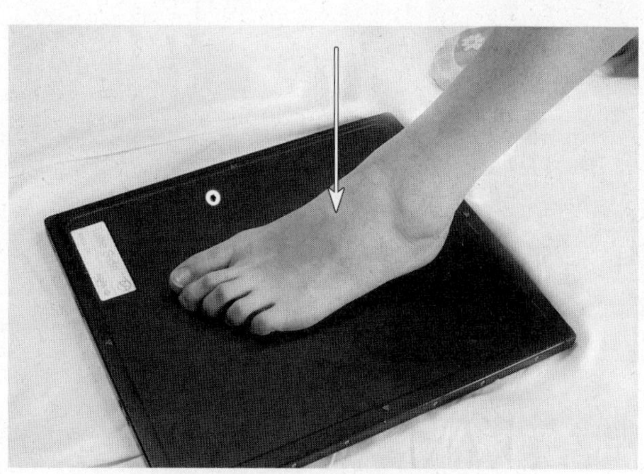

图 18-117　足正位成像示意图

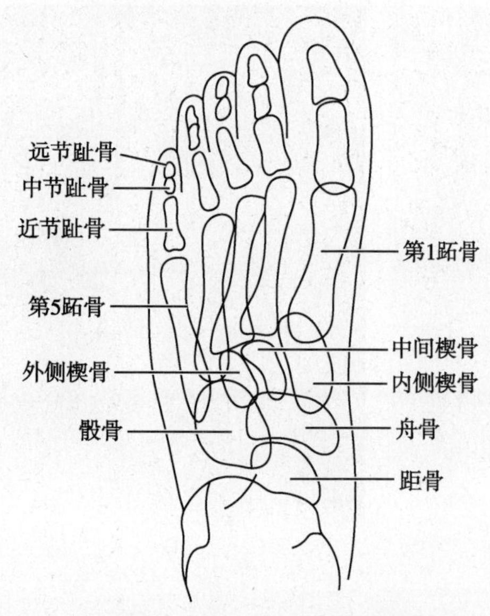

图 18-118　足正位像结构示意图

二十五、足内斜位

足内斜位（foot anteroposterior oblique projection with medial rotation）成像示意图如图 18-119 所示，足内斜位像结构示意图如图 18-120 所示。

【摄影体位】

1. 患者仰卧或坐于摄影台上，被检侧膝部弯曲，足底部紧贴探测器。

2. 探测器前缘包括足趾，后缘包括足跟。

3. 第三跖骨基底部放于探测器中心，将躯干和被检侧下肢向内倾斜，使足底与探测器成 30°~50°角。

4. 摄影距离为 90~100cm。

【中心线】

通过第三跖骨基底部，垂直射入探测器。

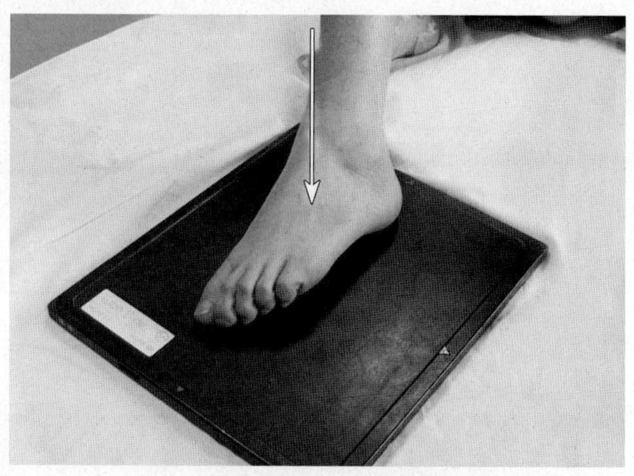

图 18-119　足内斜位成像示意图

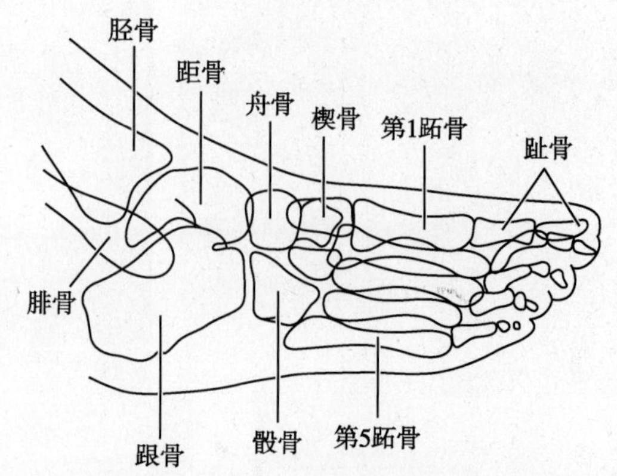

图 18-120　足内斜位像结构示意图

【图像质量控制】

1. 全足诸骨呈斜位，第 3、4 跖骨基底部位于照片正中。

2. 第 1、2 跖骨部分重叠，其余均单独显示。

3. 距跟关节、楔舟关节及第 3、4 跗跖关节间隙显示明确。

4. 全足诸骨密度基本均匀，骨纹理清晰。

二十六、足侧位

足侧位(foot lateral position)成像示意图如图 18-121 所示，足侧位像结构示意图如图 18-122 所示。

【摄影体位】

1. 患者侧卧于摄影台上，被检侧下肢外侧缘靠近台面，膝部弯曲。

2. 被检侧足部外侧缘紧贴探测器，足部呈侧位，使足底平面与探测器垂直。

3. 探测器上缘包括足趾，下缘包括跟骨。

4. 探测器置于滤线器托盘内，摄影距离为 90~100cm。

【中心线】

通过足部中点，垂直入射探测器。

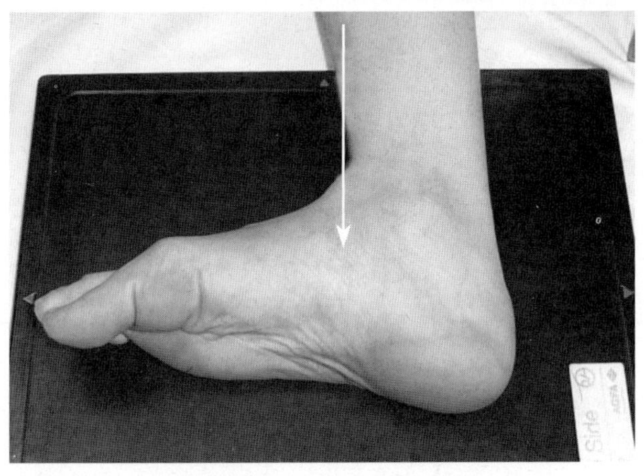

图 18-121　足侧位成像示意图

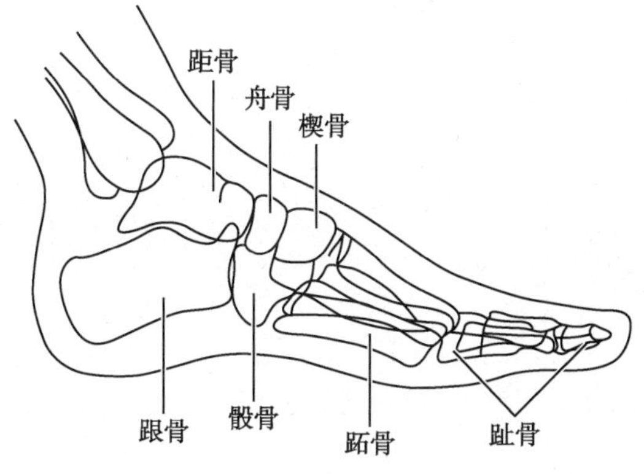

图 18-122　足侧位像结构示意图

二十七、足籽骨轴位

籽骨轴位 X 线摄影图如图 18-123 所示，籽骨轴位 X 线照片图如图 18-124 所示。

【摄影目的】

观察籽骨与跖骨的位置关系。

【摄影体位】

1. 被检者俯卧于摄影床上，被检侧足尖踏紧平板探测器。

2. 足跟上收，第 1 跖趾关节尽量屈曲。

3. 滤线器(-)，摄影距离为 100cm。

【中心线】

对准籽骨垂直射入探测器。

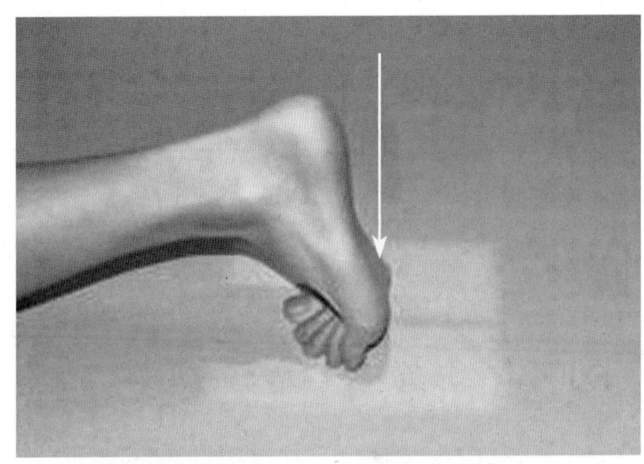

图 18-123　籽骨轴位 X 线摄影图

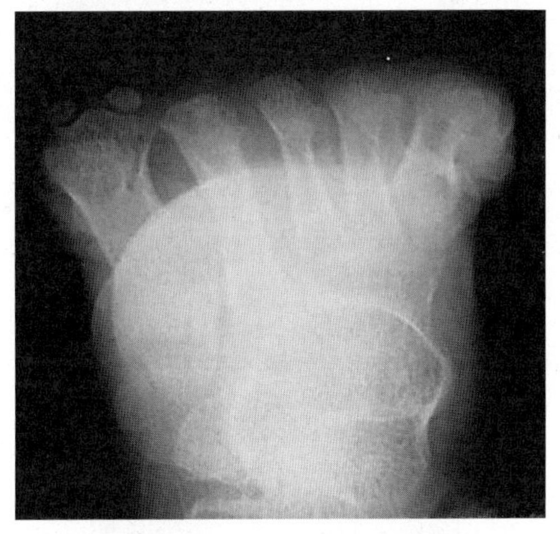

图 18-124　籽骨轴位 X 线照片图

【图像质量控制】

1. 影像包括籽骨、前足 1—5 跖趾骨和跗骨。

2. 籽骨位于籽骨沟的上方、籽骨嵴的两侧。

3. 籽骨与第 1 跖骨没有重叠，籽骨骨质清晰显示。

二十八、足负重正位(使用辅助装置摄影)

足负重正位 X 线摄影图如图 18-125 所示，足负重正位 X 线照片图如图 18-126 所示。

【摄影目的】

主要测量真实负重状态下足拇外翻角、第 1、2 跖骨间角及拇趾趾骨间夹角等参数，适用于拇外翻、扁平足及马蹄足等疾病。

【摄影体位】

1. 被检者站立于辅助摄影平台上，探测器放入水平插槽内，患侧足站立于摄影平台碳纤维板的中间。

2. 足长轴与探测器平行，健侧足向外侧移动与患侧足分开，但在同一水平。

3. 滤线栅(-)，摄影距离为 100cm。

【中心线】

向头侧倾斜 15°，(单足)对准第三跖骨基底，(双足)对准跗横关节中间射入探测器。

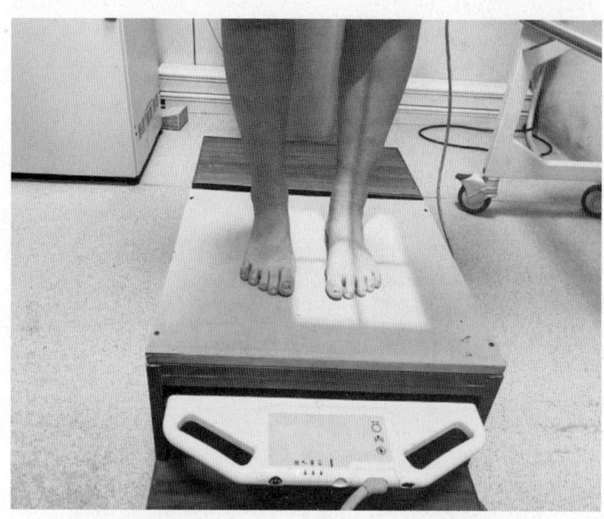

图 18-125　足负重正位 X 线摄影图

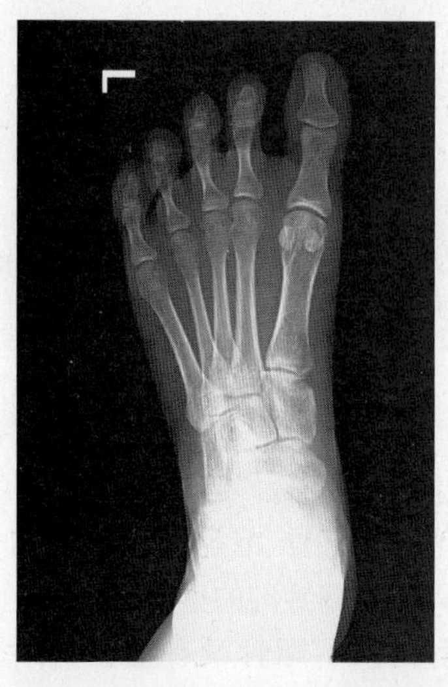

图 18-126　足负重正位 X 线照片图

【图像质量控制】

1. 影像包括第 1—5 跖、趾骨、跗骨，第 3 跖骨基底位于影像正中。

2. 跗骨到趾骨远端密度适当，骨小梁清晰可见。

3. 距舟关节与跟骰间隙清晰可见。

二十九、足负重侧位(使用辅助装置摄影)

足负重侧位 X 线摄影图如图 18-127 所示，足负重侧位 X 线照片图如图 18-128 所示。

【摄影目的】

测量真实负重状态下足弓的角度、Meary 角及 pitch 角等，适用于拇外翻、扁平足及马蹄足等疾病。

【摄影体位】

1. 被检者站立于辅助摄影平台上，探测器放入垂直插槽内，患侧足站立于探测器的正面，足内侧面紧贴探测器。

2. 足长轴平行于探测器，健侧足站立于探测器的背面平台上。

3. 滤线栅(-)，摄影距离为 100cm。

【中心线】

为水平方向，对准第三跖骨基底射入探测器。

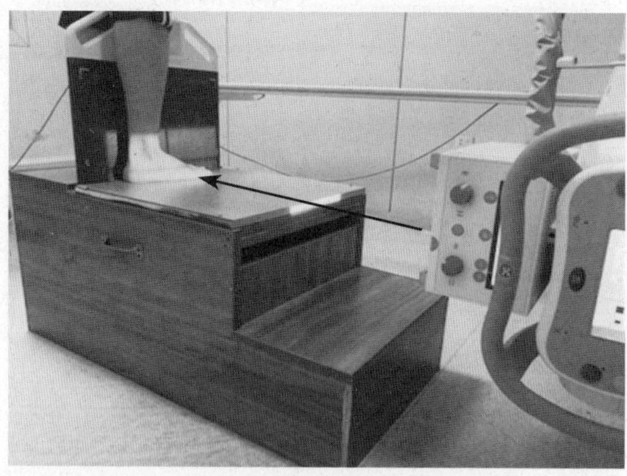

图 18-127　足负重侧位 X 线摄影图

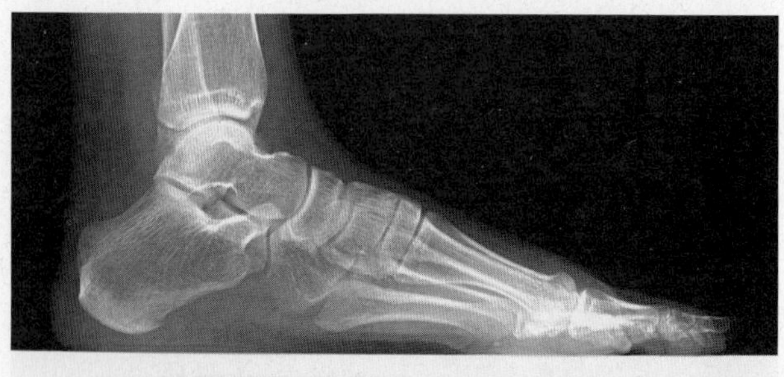

图 18-128　足负重侧位 X 线照片图

【图像质量控制】

1. 影像包括踝关节、跟骨、跗骨、第 1—5 跖骨及趾骨，跗骨位于影像正中，呈侧位显示。

2. 距骨滑车面内外缘重合良好，踝关节间隙清晰显示。

3. 足诸骨骨密度基本均匀，骨小梁清晰显示。

三十、足籽骨负重轴位（使用辅助装置摄影）

足籽骨负重轴位 X 线摄影图如图 18-129 所示，足籽骨负重轴位 X 线照片图如图 18-130 所示。

【摄影目的】

观察籽骨与跖骨的位置关系及测量跖骨的高度。

【摄影体位】

1. 被检者站立于辅助摄影平台上，探测器放入垂直插槽内，患侧足站立于探测器的正面。

2. 足底紧踏在籽骨轴位专用支撑板上，跖趾关节屈曲放于支撑板折角处，足长轴垂直于探测器。

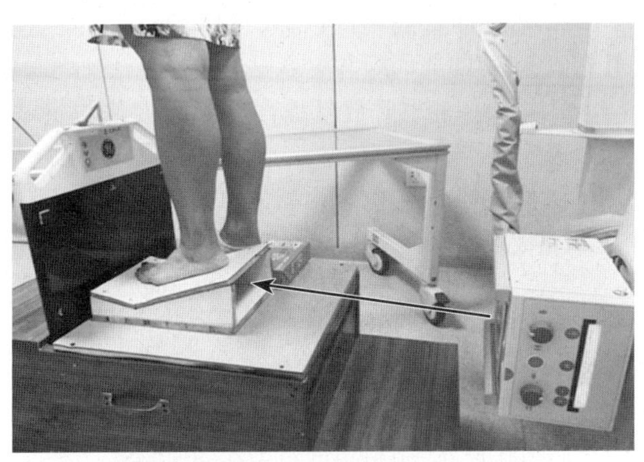

图 18-129　足籽骨负重轴位 X 线摄影图

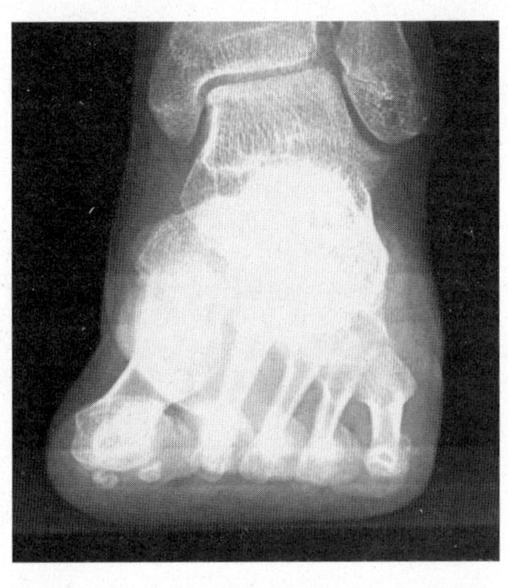

图 18-130　足籽骨负重轴位 X 线照片图

3. 健侧足站立于约 6cm 厚硬垫上，两足底保持同一水平面上。

4. 滤线栅(-)，摄影距离为 100cm。

【中心线】

为水平方向，对准第一跖骨头射入探测器。

【图像质量控制】

1. 影像包括第 1—5 跖骨、跗骨与距骨，第 1 跖骨头位于影像正中。

2. 籽骨位于第 1 跖骨嵴两侧，骨小梁清晰显示。

3. 第 1—5 跖骨小梁清晰显示，软组织层次可见。

三十一、跟骨侧位

跟骨侧位（calcaneus lateral position）成像示意图如图 18-131 所示，跟骨侧位像结构示意图如图 18-132 所示。

【摄影体位】

1. 患者侧卧于摄影台上，被检侧下肢外侧缘紧贴台面，膝部弯曲。

2. 被检侧足部外侧紧贴探测器，使足底平面垂直探测器。

3. 跟骨置于探测器中心。

4. 摄影距离为 90～100cm。

【中心线】

对准距跟关节，垂直射入探测器。

【图像质量控制】

1. 照片包括踝关节及部分距骨，跟骨位于照片正中，呈侧位显示。

2. 距骨下关节面呈切线位显示，其关节间隙清晰可见。

3. 跟骨纹理显示清晰。

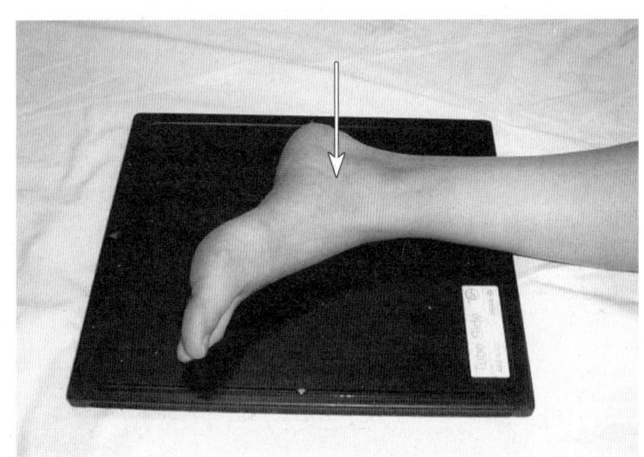

图 18-131　跟骨侧位成像示意图

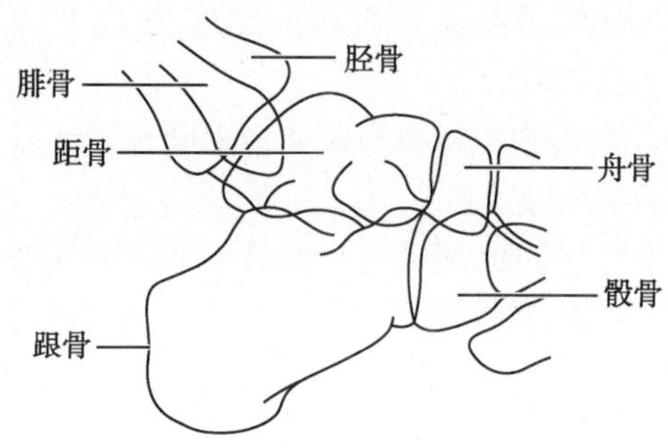

图 18-132　跟骨侧位像结构示意图

三十二、跟骨轴位

跟骨轴位(calcaneus axial position)成像示意图如图 18-133 所示，跟骨轴位像结构示意图如图 18-134 所示。

【摄影体位】

1. 患者仰卧或坐于摄影台上，被检侧下肢伸直。

2. 小腿长轴与探测器长轴一致，踝关节置于探测器中心，踝部极度背屈。

3. 摄影距离为 90~100cm。

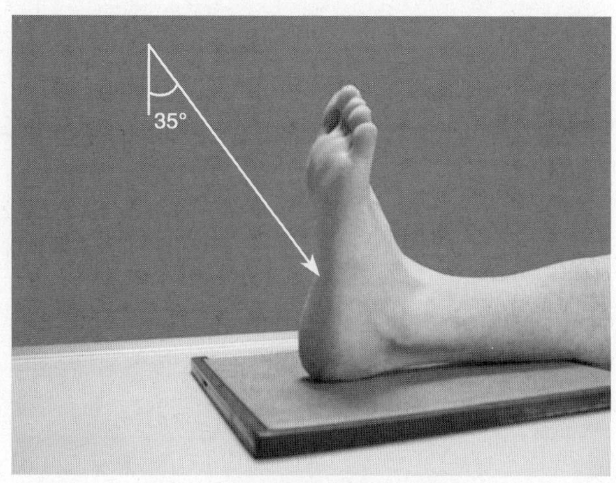

图 18-133　跟骨轴位成像示意图

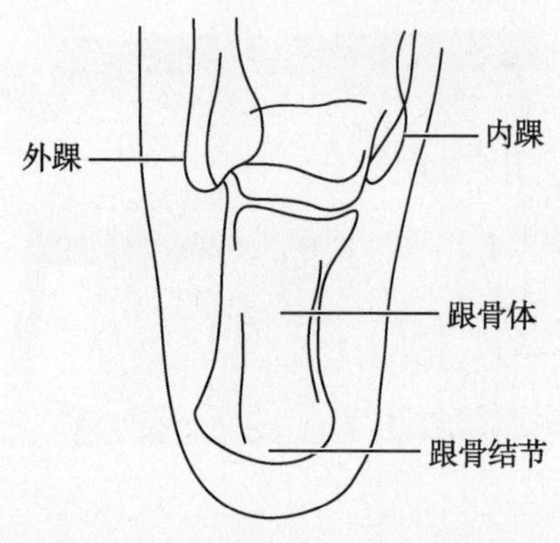

图 18-134　跟骨轴位像结构示意图

【中心线】

向头侧倾斜 35°~45°角，通过第三跖骨基底部射入探测器中心。

【图像质量控制】

1. 为跟骨轴位影像，跟骨体和跟骨各突均显示清晰。

2. 全跟骨显示于照片正中，显示被检侧跟骨的骨质、关节面及周围软组织。

3. 骨小梁、周围软组织显示清楚。

三十三、水平跟底轴位

水平跟底轴位 X 线摄影图如图 18-135 所示，水平跟底轴位 X 线照片图如图 18-136 所示。

【摄影目的】

用于踝关节背屈受限被检者跟骨轴位各解剖结构的显示。

【摄影体位】

1. 被检者侧卧于摄影床上，患侧膝关节呈侧位状态。

2. 小腿伸直或稍向前倾，放于 5cm 高的长方形支架上，外踝或内踝与之紧贴。

3. 平板探测器竖放且垂直于床面，足底尽量贴近平板探测器。

4. 滤线器(-)，摄影距离为 100cm。

【中心线】

X 线为水平方向，对准后踝下方 1cm 处向跟底方向倾斜射入探测器，倾斜角度根据侧位跟骨长轴线与足底平面夹角而定；如果夹角大，中心线向足底方向倾斜角度大；如果夹角变小，中心线向足底方向倾斜角度小，倾斜角度范围在 40°~45°。

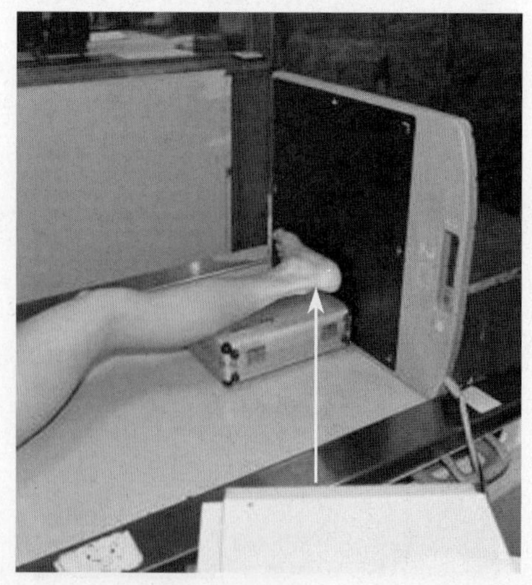

图 18-135　水平跟底轴位 X 线摄影图

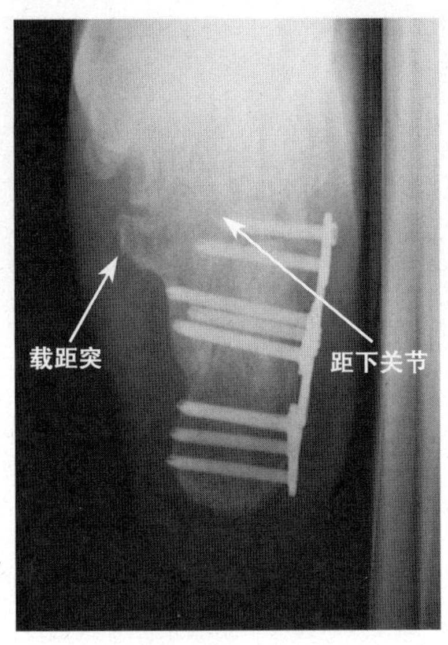

图 18-136　水平跟底轴位 X 线照片图

【图像质量控制】

1. 影像包括跟骨、距骨及胫腓骨远端。

2. 距下关节面、载距突及跟骨内外侧突解剖结构清晰显示。

3. 跟骨长宽比例正常。

4. 跟骨骨小梁清晰显示，周围软组织层次可见。

三十四、踝关节正位

踝关节正位（ankle joint anteroposterior projection）成像示意图如图 18-137 所示，踝关节正位像结构示意图如图 18-138 所示。

【摄影体位】

1. 患者仰卧或坐于摄影台上，被检侧下肢伸直，将踝关节置于探测器中心。

2. 小腿长轴与探测器中线平行，足稍内旋，足尖下倾。

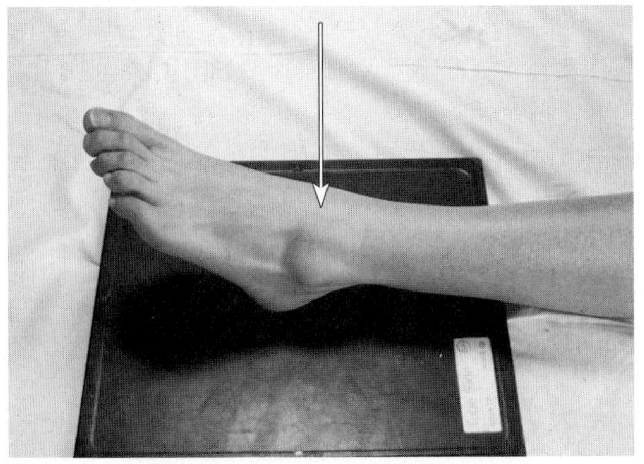

图 18-137　踝关节正位成像示意图

3. 摄影距离为 90～100cm。

【中心线】

通过内、外踝连线中点上方 1cm 处，垂直射入探测器。

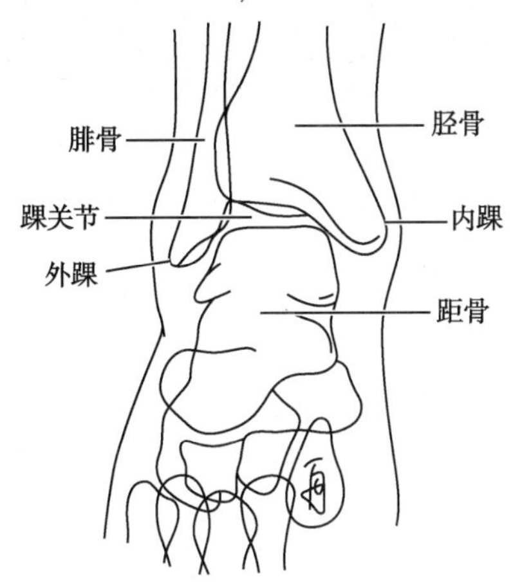

图 18-138　踝关节正位像结构示意图

【图像质量控制】

1. 踝关节位于照片下 1/3 中央，关节面呈切线位，其间隙清晰可见。

2. 胫腓联合间隙不超过 0. 5cm。

3. 踝关节诸骨纹理清晰锐利，周围软组织层次可见。

三十五、踝关节外侧位

踝关节外侧位（mediolateral ankle）成像示意图如图 18-139 所示，踝关节外侧位像结构示意图如图 18-140 所示。

【摄影体位】

1. 患者侧卧于摄影台上，被检侧靠近台面。

2. 被检侧膝关节稍屈曲，外踝紧贴探测器，足跟摆平，使踝关节成侧位。

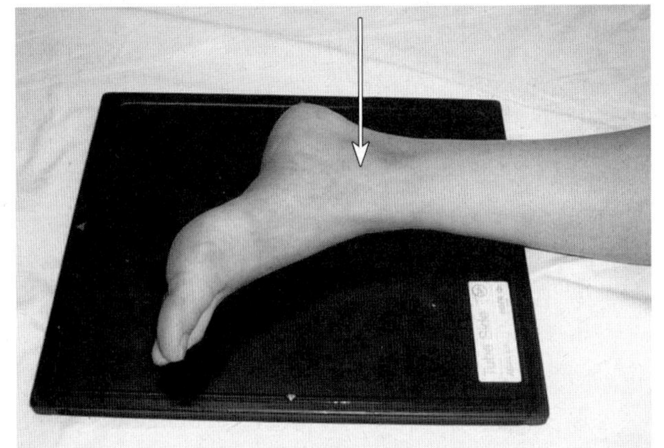

图 18-139　踝关节外侧位成像示意图

3. 小腿长轴与探测器长轴平行，将内踝上方 1cm 处置于探测器中心。

4. 摄影距离为 90~100cm。

【中心线】

对准内踝上方 1cm 处，垂直射入探测器。

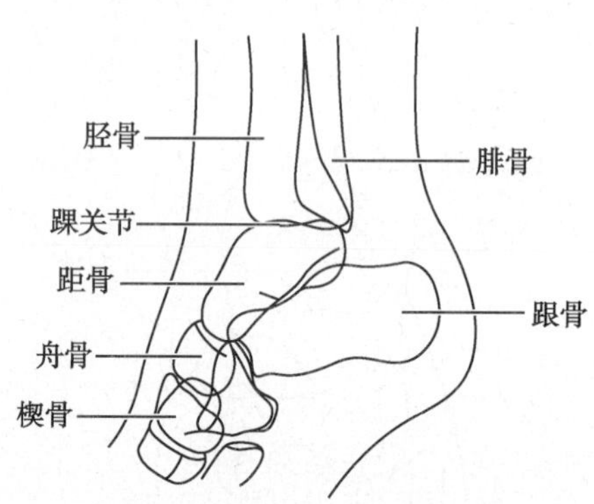

图 18-140 踝关节外侧位像结构示意图

【图像质量控制】

1. 距骨滑车面内外缘重合良好。
2. 腓骨小头重叠于胫骨正中偏后。
3. 踝关节位于照片下 1/3 正中显示。
4. 踝关节诸骨纹理及周围软组织清晰可见。

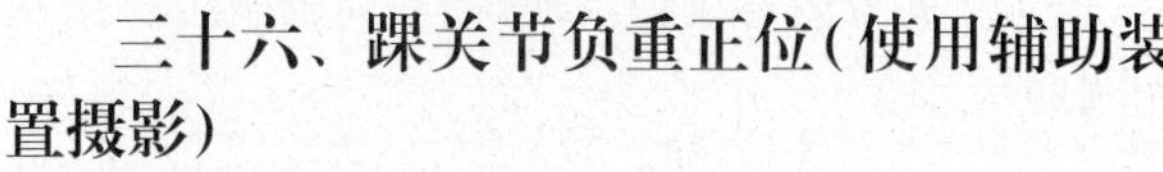

三十六、踝关节负重正位(使用辅助装置摄影)

踝关节负重正位 X 线摄影图如图 18-141 所示，踝关节负重正位 X 线照片图如图 18-142 所示。

【摄影目的】

根据距骨倾斜角评判踝关节韧带损伤程度。

【摄影体位】

1. 被检者站立于辅助摄影平台上，探测器放入垂直插槽内，患足站立于摄影平台碳纤维板上，踝关节置于探测器的中心。

2. 足长轴与探测器垂直，健侧足向外侧移动与患侧足分开，但在同一水平。

3. 滤线栅(-)，摄影距离为 100cm。

【中心线】

中心线为水平方向，对准内外踝连线中点上 1.5cm 处射入探测器。

【图像质量控制】

1. 影像包括胫腓骨远端、距骨、跟骨和跗骨。
2. 踝关节位于影像下三分之一，关节面呈切线位，其间隙清晰可见。
3. 下胫腓骨联合间隙不超过 0.5cm。
4. 踝关节诸骨纹理清晰锐利，软组织层次可见。

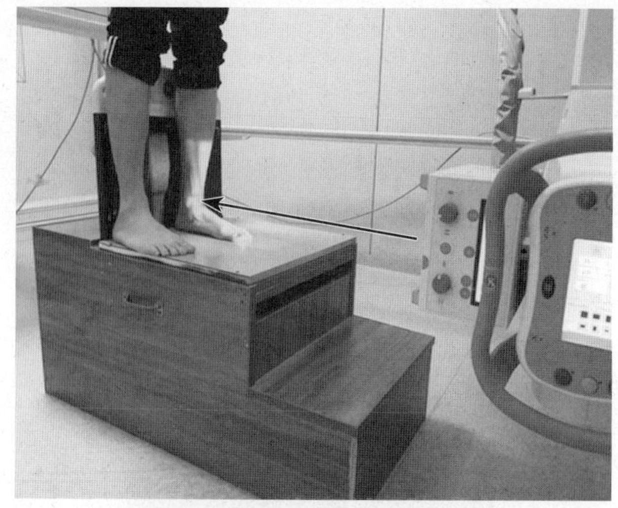

图 18-141 踝关节负重正位 X 线摄影图

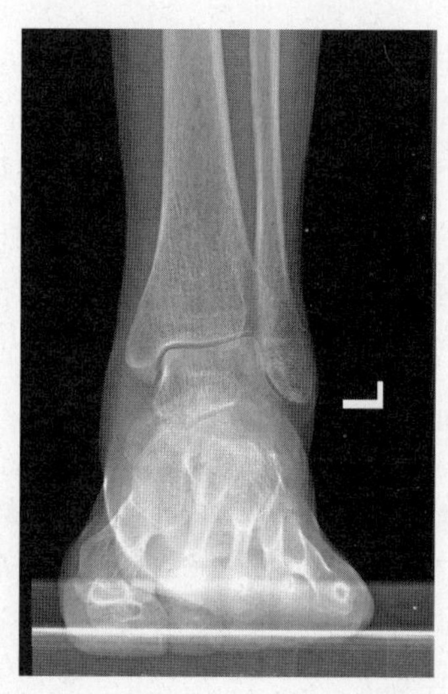

图 18-142 踝关节负重正位 X 线照片图

三十七、踝关节负重侧位(使用辅助装置摄影)

踝关节负重侧位 X 线摄影图如图 18-143 所示，踝关节负重侧位 X 线照片图如图 18-144 所示。

【摄影目的】

观察负重状态下胫距关节的对应关系及关节的稳定性。

【摄影体位】

1. 被检者站立于辅助摄影平台上，探测器放入垂直插槽内，患侧足站立于探测器的正面，踝关节内侧面紧贴探测器。

2. 足长轴平行于探测器，健侧足站立于探测器的背面平台上。

3. 滤线栅(-)，摄影距离为 100cm。

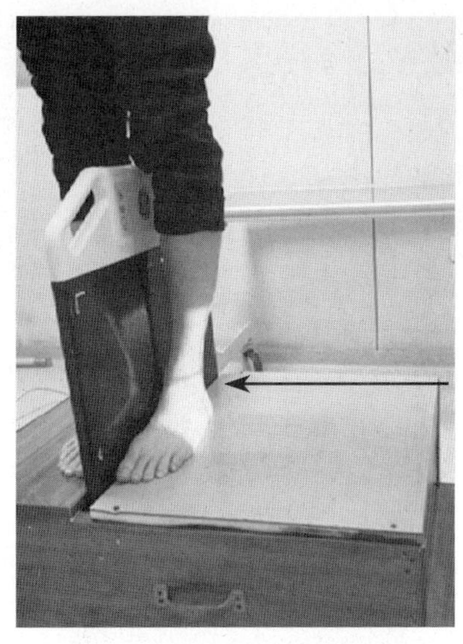

图 18-143　踝关节负重侧位 X 线摄影图

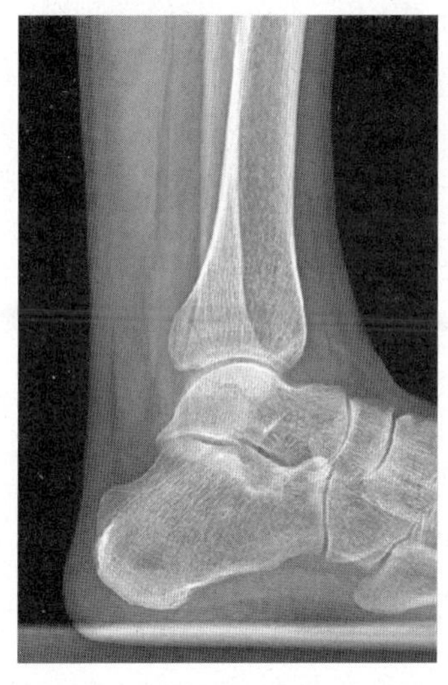

图 18-144　踝关节负重侧位 X 线照片图

【中心线】

为水平方向，对准外踝上 2cm 射入探测器。

【图像质量控制】

1. 影像包括胫腓骨远端、距骨、跟骨和跗骨。

2. 距骨滑车面内外缘重合良好，关节间隙清晰显示。

3. 踝关节位于影像下三分之一正中显示。

4. 踝关节诸骨小梁清晰显示及软组织层次可见。

三十八、踝关节内/外翻应力位

踝关节内翻应力位 X 线摄影图如图 18-145 所示，踝关节内翻应力位 X 线照片图如图 18-146 所示，踝关节外翻应力位 X 线摄影图如图 18-147 所示，踝关节外翻应力位 X 线照片图如图 18-148 所示。

【摄影目的】

根据距骨倾斜角间接判定踝关节韧带损伤程度及踝关节的稳定性。

【摄影体位】

1. 被检者仰卧或坐于检查床上，下肢伸直，足尖朝上，踝关节置于探测器中心。

2. 固定小腿远端内侧（外侧），用力把足向内侧翻转（向外侧翻转）。

3. 滤线器（-），摄影距离为 100cm。

【中心线】

对准内外踝连线中点上 1.5cm 垂直射入探测器。

【图像质量控制】

1. 影像包括胫腓骨远端、距骨、跟骨及跗骨。

2. 踝关节位于照片下三分之一中央，关节面呈切线位，其间隙清晰可见。

3. 踝关节诸骨小梁清晰锐利，软组织层次可见。

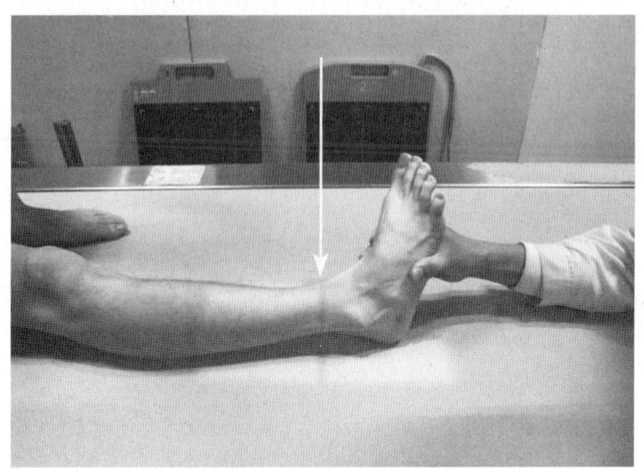

图 18-145　踝关节内翻应力位 X 线摄影图

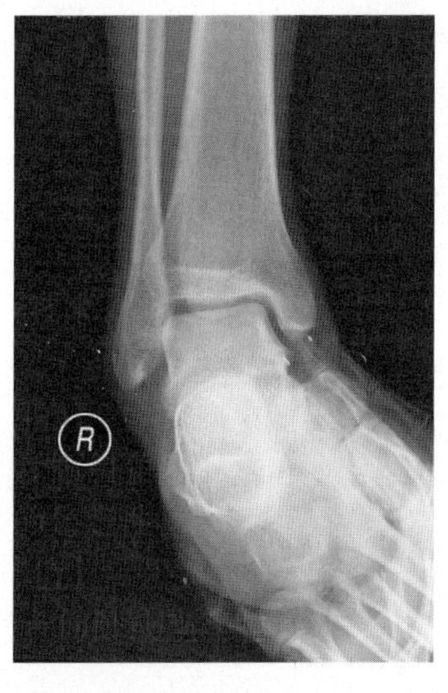

图 18-146　踝关节内翻应力位 X 线照片图

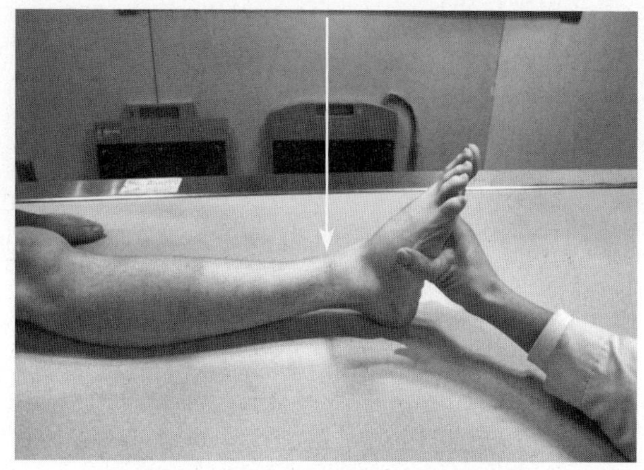

图 18-147　踝关节外翻应力位 X 线摄影图

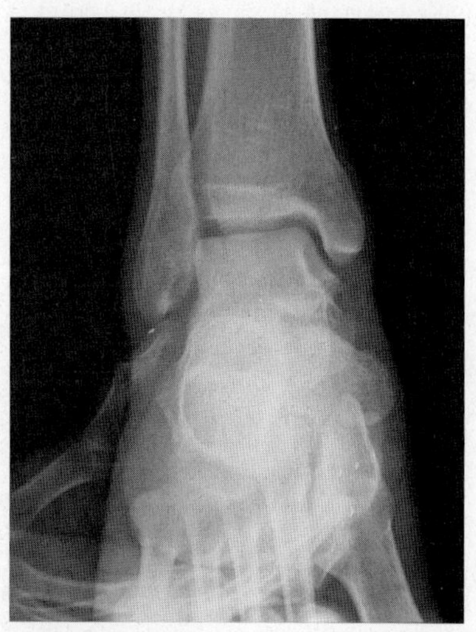

图 18-148　踝关节外翻应力位 X 线照片图

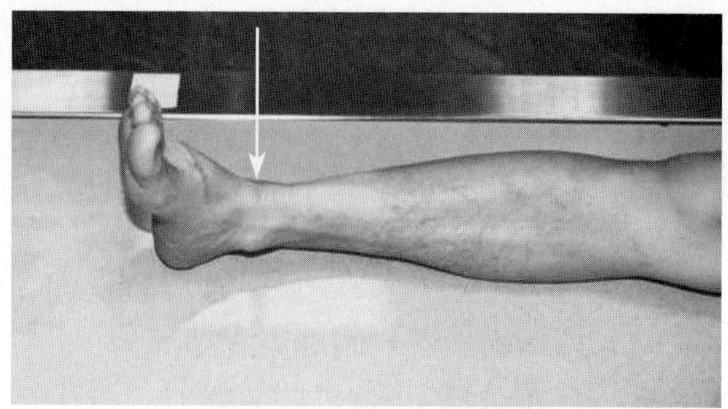

图 18-149　踝穴位 X 线摄影图

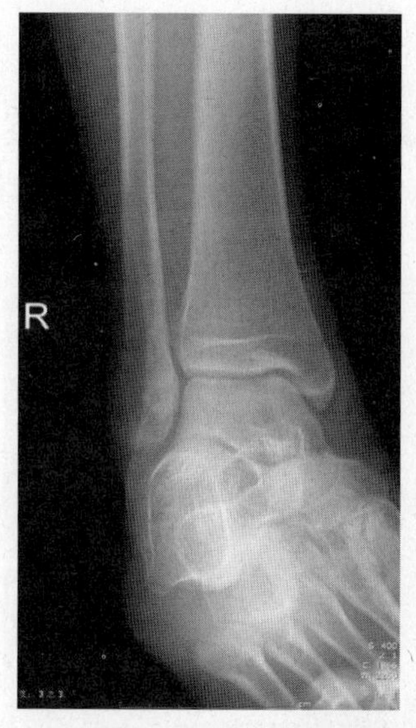

图 18-150　踝穴位 X 线照片图

三十九、踝穴位

踝穴位 X 线摄影图如图 18-149 所示，踝穴位 X 线照片图如图 18-150 所示。

【摄影目的】

主要观察下胫腓联合有无分离，评价踝关节的稳定性。

【摄影体位】

1. 被检者仰卧或坐于检查床上，下肢伸直，踝关节背屈。

2. 小腿和足同时内旋 20°。

3. 滤线器(-)，摄影距离为 100cm。

【中心线】

对准外踝下胫腓联合处垂直射入探测器。

【图像质量控制】

1. 影像包括胫腓骨远端及距骨。

2. 胫骨与腓骨远端没有重叠，距骨与内外踝间隙清晰显示。

3. 下胫腓关节间隙显示清晰。

4. 踝关节诸骨骨小梁清晰显示，周围软组织层次可见。

四十、胫腓骨正位

胫腓骨正位(leg anteroposterior projection)成像示意图如图 18-151 所示，胫腓骨正位像结构示意图如图 18-152 所示。

【摄影体位】

1. 患者仰卧或坐于摄影台上，被检侧下肢伸直，足稍内旋。

2. 小腿长轴与探测器长轴一致，上缘包括膝关节，下缘包括踝关节。

3. 摄影距离为 90~100cm。

【中心线】

对准小腿中点，垂直射入探测器。

【图像质量控制】

1. 影像显示小腿正位影像，胫骨在内，腓骨在外，

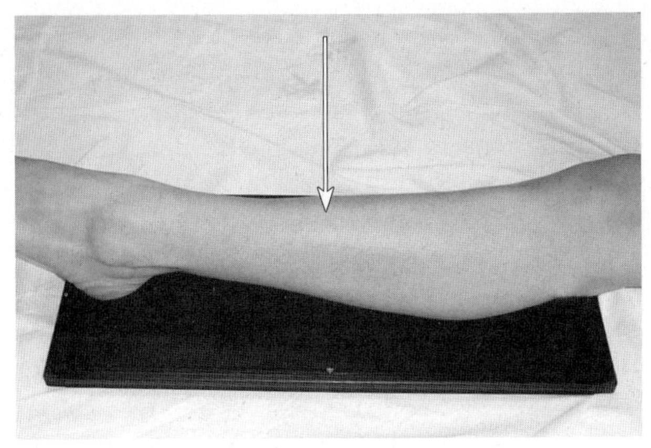

图 18-151　胫腓骨正位成像示意图

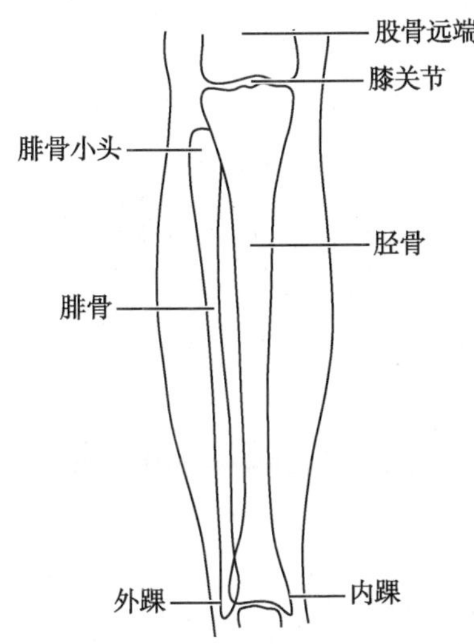

图 18-152　胫腓骨正位像结构示意图

平行排列，上下胫腓关节皆有重叠，软组织层次清晰。

2. 布局合理，胫腓骨完整显示于照片正中，与胶片长轴平行排列，包括临近一个关节。

3. 骨小梁、周围软组织清楚显示。

四十一、胫腓骨侧位

胫腓骨侧位（leg lateral position）成像示意图如图 18-153 所示，胫腓骨侧位成像示意图如图 18-154 所示。

【摄影体位】

1. 患者侧卧于摄影台上，被检侧靠近台面。

2. 被检侧下肢膝关节稍屈，小腿外缘紧贴探测器。

3. 探测器上缘包括膝关节，下缘包括踝关节。小腿长轴与探测器长轴一致。

4. 摄影距离为 90~100cm。

【中心线】

对准小腿中点，垂直射入探测器。

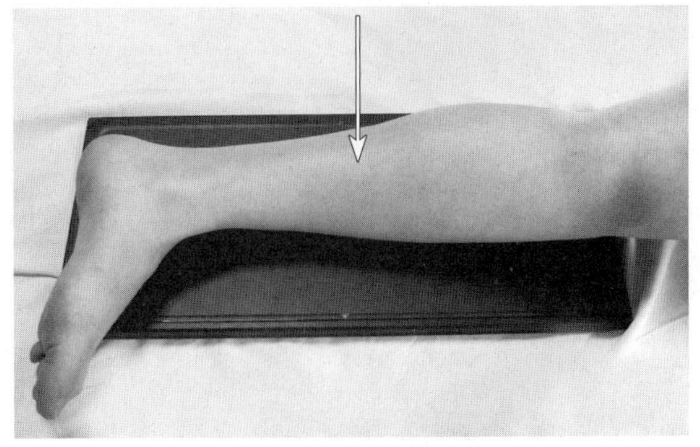

图 18-153　胫腓骨侧位成像示意图

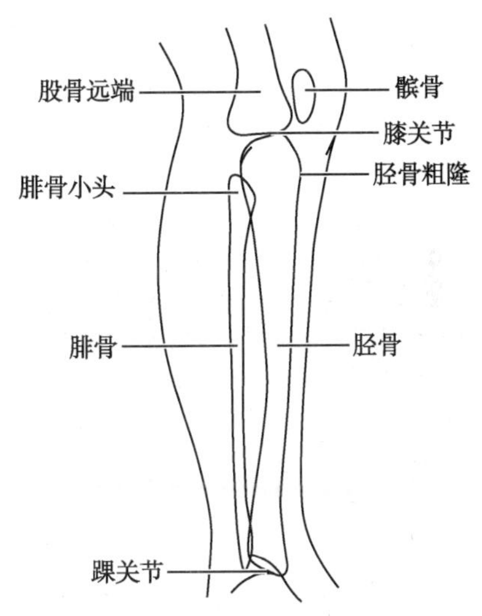

图 18-154　胫腓骨侧位像结构示意图

【图像质量控制】

1. 影像显示小腿侧位影像，胫骨在前，腓骨在后，平行排列，上胫腓关节重叠较少，可以看到关节面，下胫腓关节重叠较多，关节面隐蔽，膝关节、踝关节呈侧面像，软组织层次丰富。

2. 布局合理，胫腓骨完整显示于照片正中，与胶片长轴平行排列，包括临近一个关节。

3. 骨小梁、周围软组织清楚显示。

四十二、膝关节正位

膝关节正位（knee joint anteroposterior projection）成像示意图如图 18-155 所示，膝关节正位像结构示意图如图 18-156 所示。

【摄影体位】

1. 患者仰卧或坐于摄影台上，下肢伸直，探测器放于被检侧膝下，髌骨下缘对探测器中心。

2. 小腿长轴与探测器长轴一致。

3. 摄影距离为 90~100cm。

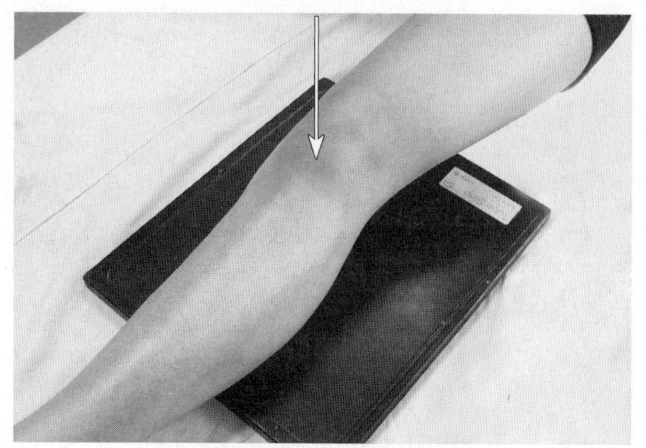

图 18-155　膝关节正位成像示意图

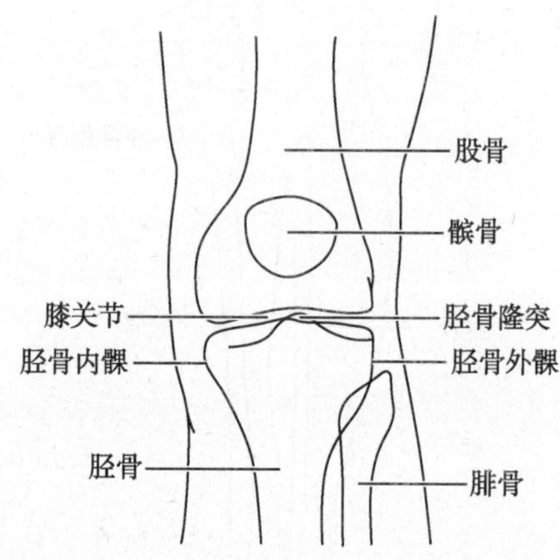

图 18-156　膝关节正位像结构示意图

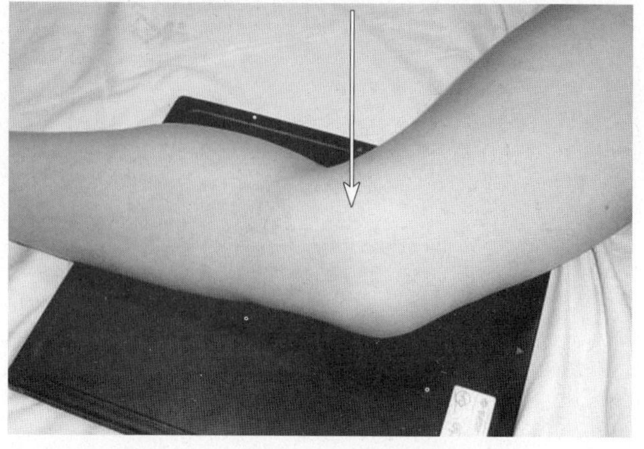

图 18-157　膝关节外侧位成像示意图

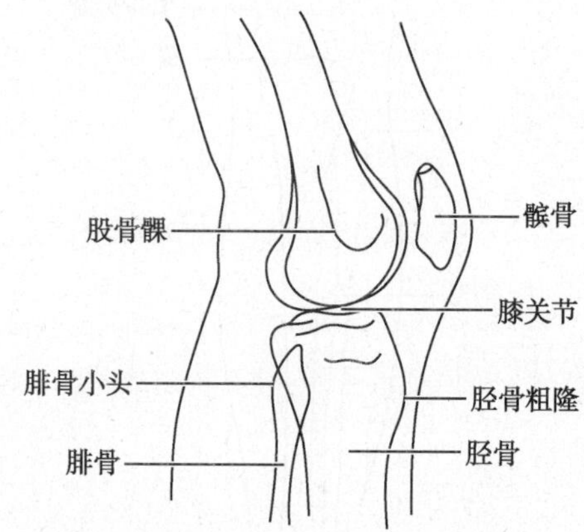

图 18-158　膝关节外侧位像结构示意图

【中心线】

对准髌骨下缘，垂直射入探测器。

【图像质量控制】

1. 照片包括股骨两髁，胫骨两髁及腓骨小头，其关节面位于照片正中。

2. 腓骨小头与胫骨仅有少许重叠。

3. 膝关节诸骨纹理清晰可见，周围软组织层次可见。

4. 布局合理性，膝关节完整显示于照片正中，与胶片长轴平行排列。

四十三、膝关节外侧位

膝关节外侧位（lateral knee）成像示意图如图 18-157 所示，膝关节外侧位像结构示意图如图 18-158 所示。

【摄影体位】

1. 患者侧卧于摄影台上，被检侧膝部外侧靠近台面。

2. 被检侧膝关节屈曲成 120°～135°角。

3. 髌骨下缘置于探测器中心，前缘包括软组织，髌骨面与探测器垂直。

4. 摄影距离为 90～100cm。

【中心线】

对准胫骨上端，垂直射入探测器。

【图像质量控制】

1. 膝关节间隙位于照片正中，股骨内外髁重叠良好。

2. 髌骨呈侧位显示，其与骰骨间隙分离明确，关节面边界锐利，无双边。

3. 股骨与胫骨平台重叠极小。

4. 膝关节诸骨纹理清晰可见，周围软组织可以辨认。

四十四、髌骨轴位

髌骨轴位（patella axial position）成像示意图如图 18-159 所示，髌骨轴位像结构示意图如图 18-160 所示。

【摄影体位】

1. 患者俯卧于摄影台上，被检侧膝部尽量弯曲，对侧下肢伸直。

2. 被检侧股骨长轴与探测器中线一致。髌骨下缘置于探测器下 1/3 处。

3. 摄影距离为 90~100cm。

【中心线】

向头侧倾斜 15°~20°角，对准髌骨下缘射入探测器。

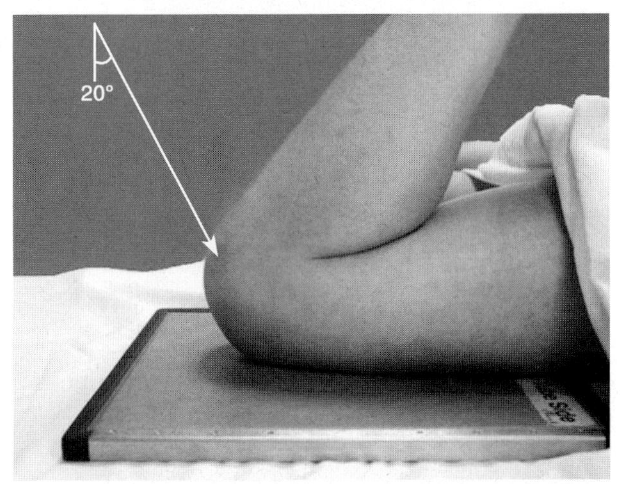

图 18-159　髌骨轴位成像示意图

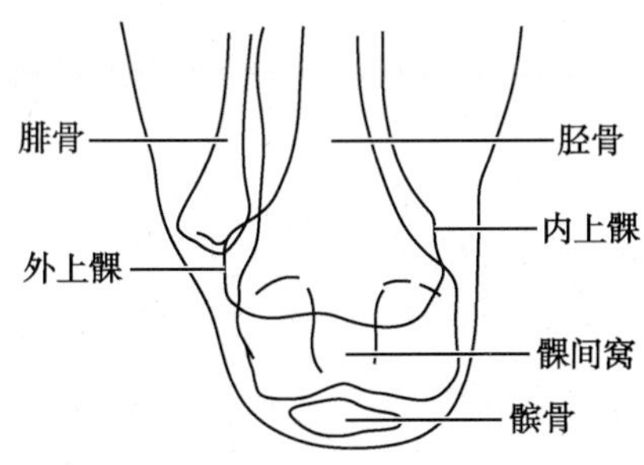

图 18-160　髌骨轴位像结构示意图

【图像质量控制】

1. 影像显示髌骨轴位像，显示股骨两上髁部与胫骨髁相重叠。髌骨呈扁三角形，位于股骨两髁的下方，其前面及背面皮质呈切线位，股骨的髌面显示清晰。

2. 布局合理，髌骨呈扁三角形，位于股骨两髁的下方。

3. 影像细节显示被检侧髌骨轴位像，骨小梁、周围软组织显示清楚。

四十五、髌骨轴位（使用专利辅助装置摄影）

髌骨轴位（使用专利辅助装置摄影）X 线摄影图如图 18-161 所示，髌骨轴位（使用专利辅助装置摄影）X 线照片图如图 18-162 所示。

【摄影目的】

观察髌骨骨折、病、髌骨运行轨迹以及髌骨与股骨髁间窝的对应关系，评估髌骨的稳定性。

【摄影体位】

1. 被检者仰卧于摄影床上，患侧膝关节屈曲放在膝关节角度支架上。

2. 使用量角器测量膝关节真实屈曲的角度（30°、60°、90°），再调整前后两个托板并旋转顶丝进行固定。

3. 探测器放在膝关节外侧，根据膝关节侧位图像测量髌骨后关节面与水平面夹角，确定拍摄髌骨轴位时中心线倾斜角度。

4. 被检者保持不动，将平板探测器固定于支撑组件的固定架上，尽量靠股骨远端近髌骨的一侧，以减少图像放大、失真。

5. 滤线器（-），摄影距离为 100cm。

【中心线】

向头侧倾斜且平行于髌骨后关节面水平方向射入探测器。

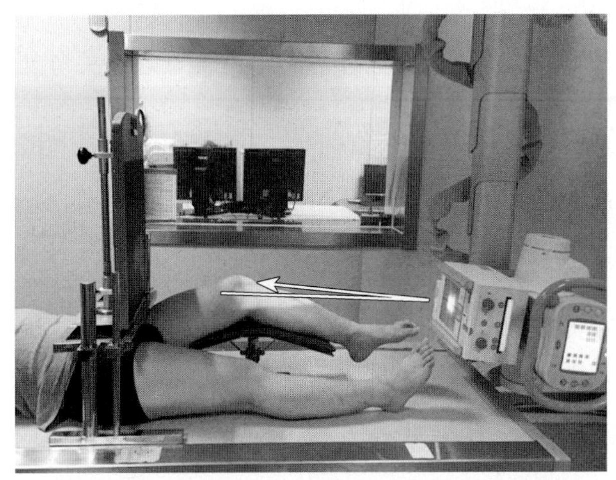

图 18-161　（使用辅助装置）髌骨轴位 X 线摄影图

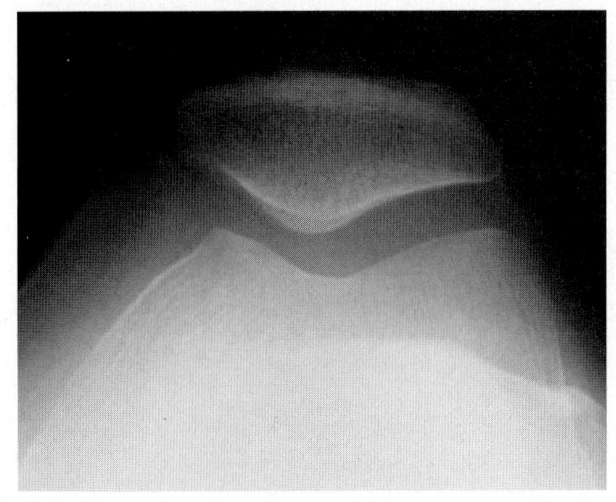

图 18-162　（使用辅助装置）髌骨轴位 X 线照片图

【图像质量控制】

1. 影像包括髌骨、股骨远端和胫骨近端。

2. 髌骨呈轴位显示，位于股骨髁间窝上方，髌骨前后缘完全重叠，没有双边影。

3. 髌股关节面完整显示，髌骨与股骨、胫骨没有重叠。

4. 髌骨骨小梁及周围软组织清晰显示。

四十六、膝关节内与外翻应力位

膝关节内翻应力位 X 线摄影图如图 18-163 所示，膝关节内翻应力位 X 线照片图如图 18-164 所示。膝关节外翻应力位 X 线摄影图如图 18-165 所示，膝关节外翻应力位 X 线照片图如图 18-166 所示。

【摄影目的】

测量双侧膝关节内(外)侧关节间隙的差值，间接判断膝关节内(外)侧副韧带损伤程度。

【摄影体位】

1. 被检者仰卧或坐于摄影床上，患侧下肢伸直，足尖稍内旋。

2. 使用固定带把股骨固定在摄影床一侧，应力检查器的胫骨半圆形压板向胫骨远端近踝关节处的内(外)侧面施压。

3. 探测器置于患侧膝关节下方，使其长轴与下肢长轴平行。

4. 滤线器(-)，摄影距离为 100cm。

【中心线】

对准髌骨下缘垂直射入探测器。

【图像质量控制】

1. 影像包括股骨远端、胫腓骨近端及周围软组织，关节面于影像正中。

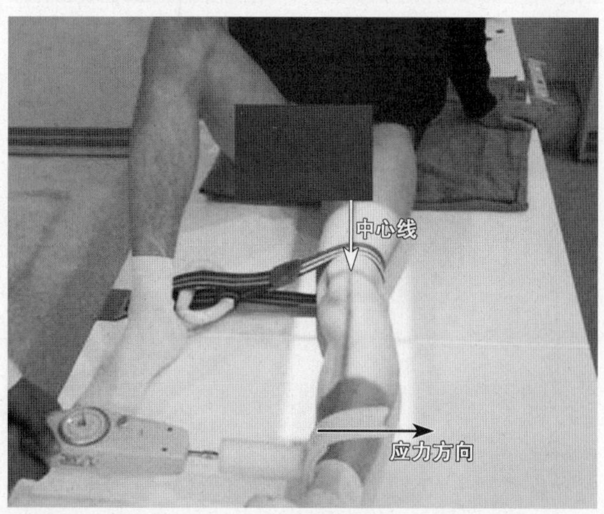

图 18-163　膝关节内翻应力位 X 线摄影图

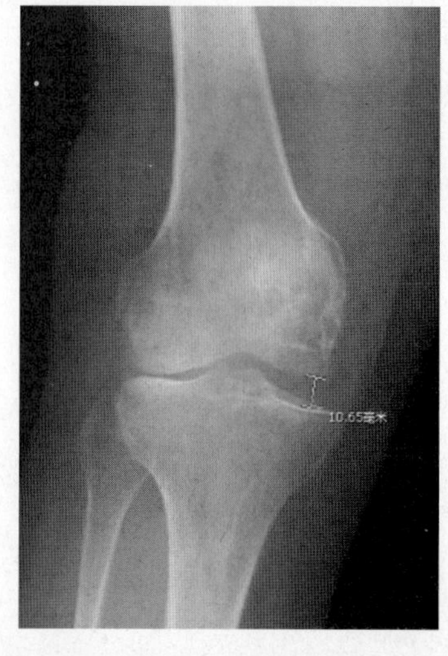

图 18-164　膝关节内翻应力位 X 线照片图

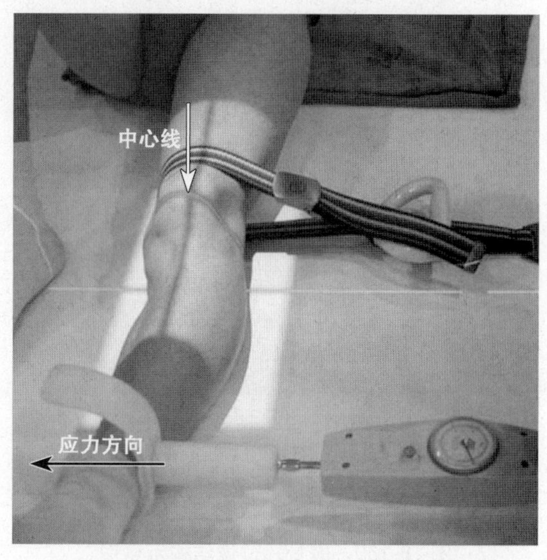

图 18-165　膝关节外翻应力位 X 线摄影图

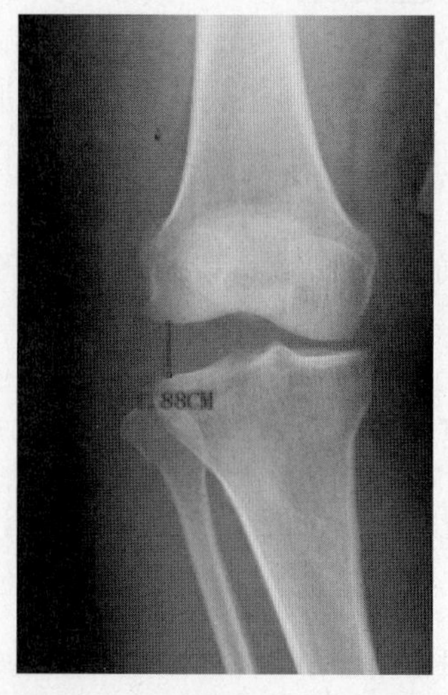

图 18-166　膝关节外翻应力位 X 线照片图

2. 关节间隙呈切线位清晰显示。

3. 膝关节诸骨小梁清晰显示，周围软组织层次可见。

四十七、膝关节前/后交叉韧带应力位

膝关节前交叉韧带应力位X线摄影图如图18-167A所示，膝关节后交叉韧带应力位X线摄影图如图18-167B所示，膝关节前交叉韧带应力位X线照片图如图18-168A所示，膝关节后交叉韧带应力位X线照片图如图18-168B所示。

【摄影体位】

1. 被检者仰卧或坐于摄影床上，患侧下肢伸直，足尖稍内旋。

2. 在胫骨近端下方垫5cm厚长方形硬垫子，使用应力检查器的股骨半圆形压板向股骨远端及胫骨近端施压。

3. 探测器置于患侧膝关节外侧，使其长轴与下肢长轴平行，健侧髋关节和膝关节屈曲，避免遮挡X线束入射。

4. 滤线器(－)，摄影距离为100cm。

【中心线】

对准患侧股骨内髁中点水平方向射入探测器。

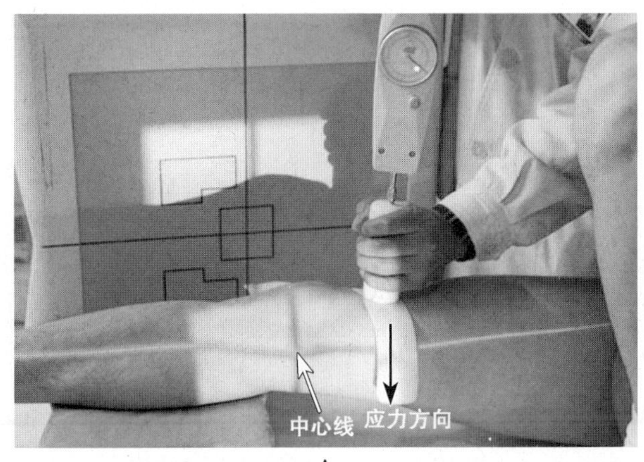

A

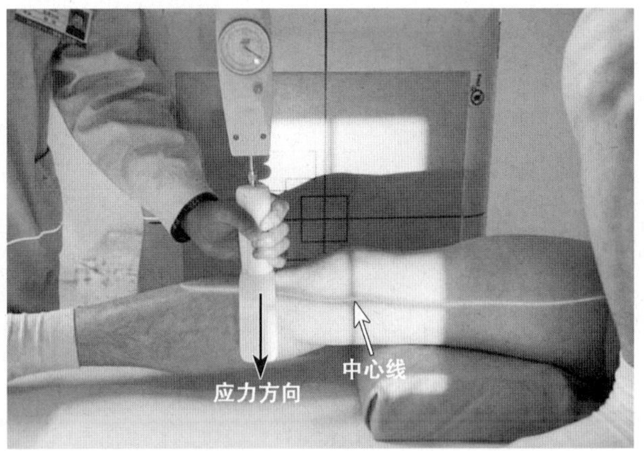

B

图18-167

A.膝关节前交叉韧带应力位X线摄影图；B.膝关节后交叉韧带应力位X线摄影图。

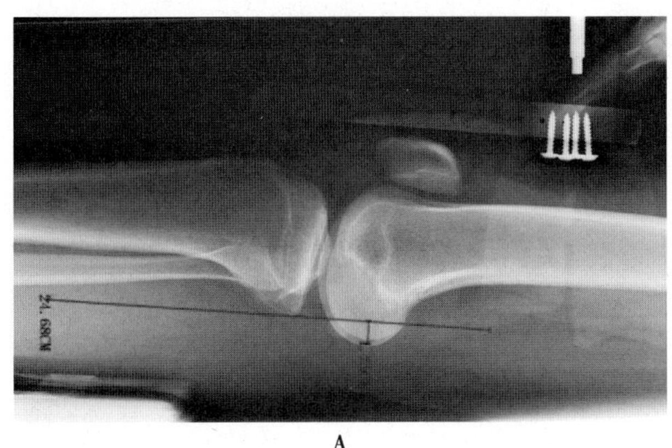

A

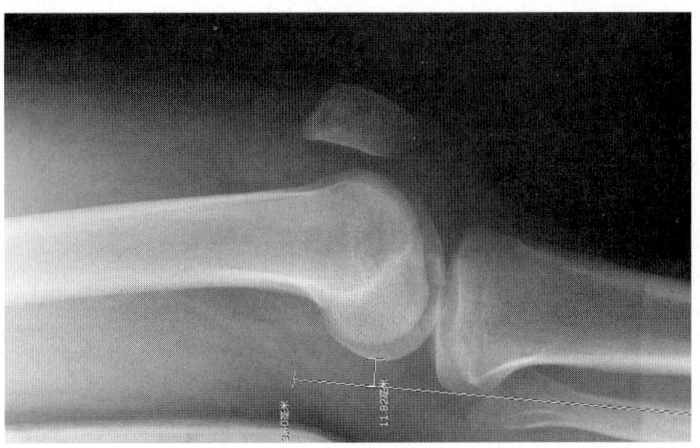

B

图18-168

A.膝关节前交叉韧带应力位X线照片图；B.膝关节后交叉韧带应力位X线照片图。

【图像质量控制】

1. 影像包括股骨远端、胫腓骨近端、髌骨及周围软组织，膝关节间隙显示于影像正中。

2. 股骨内外髁重叠，关节间隙清晰显示。

3. 膝关节诸骨小梁清晰显示，周围软组织层次可见。

四十八、股骨正位

股骨正位(femur anteroposterior projection)成像示意图如图18-169所示，股骨正位像结构示意图如

图18-170所示。

【摄影体位】

1. 患者仰卧于摄影台上，下肢伸直足稍内旋，使两足趾内侧互相接触。

2. 探测器置于被检侧股骨下面，股骨长轴与探测器中线一致。

3. 探测器上缘包括髋关节，下缘包括膝关节。

4. 摄影距离为90～100cm。

【中心线】

对准股骨中点，垂直射入探测器。

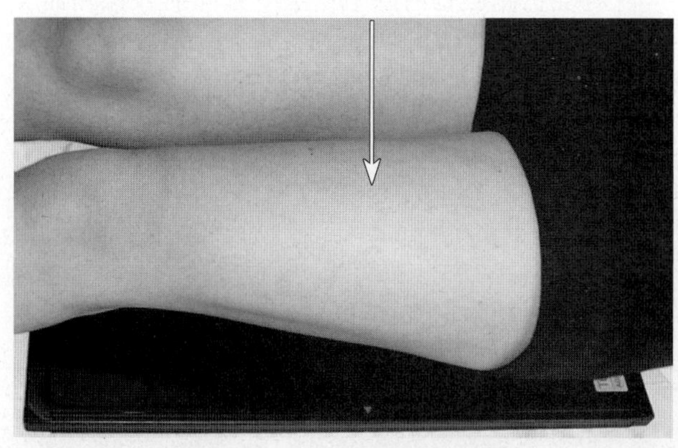

图18-169 股骨正位成像示意图

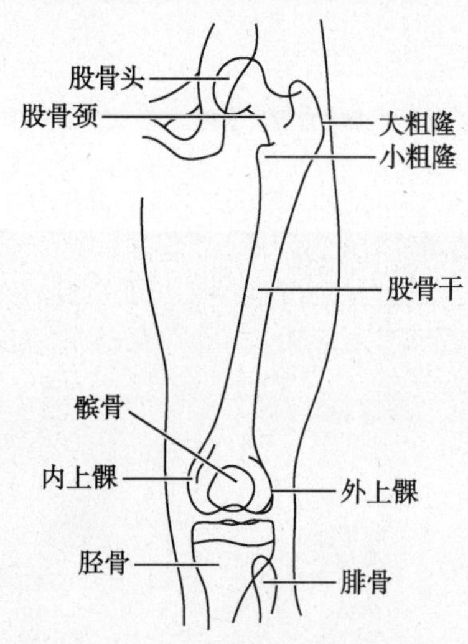

图18-170 股骨正位像结构示意图

【图像质量控制】

1. 影像显示股骨正位像。股骨头、股骨颈、股骨干、髁部骨质、髋及膝关节、股部软组织形态层次均显示清晰。

2. 布局合理，股骨完整显示于照片正中，包括临近一个关节。

3. 影像细节显示被检侧股骨骨质、关节面及周围软组织和骨小梁。

四十九、股骨侧位

股骨侧位（femur lateral position）成像示意图如图18-171所示，股骨侧位像结构示意图如图18-172所示。

【摄影体位】

1. 患者侧卧于摄影台上，被检侧贴近台面。

2. 被检侧下肢伸直，膝关节稍弯曲，探测器置于股骨外侧缘的下方，股骨长轴与探测器长轴一致。

3. 摄影距离为90～100cm。

【中心线】

对准股骨中点，垂直射入探测器。

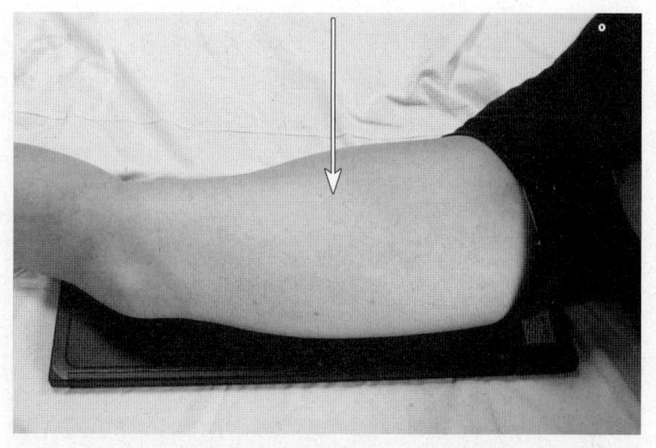

图18-171 股骨侧位成像示意图

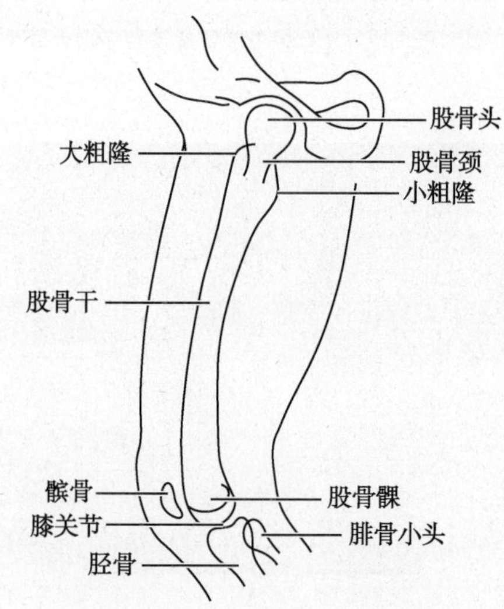

图18-172 股骨侧位像结构示意图

【图像质量控制】

1. 影像显示股骨头、股骨颈、股骨干、髁部与髌骨膝关节侧位影像，髋关节为侧位稍斜，膝部的内、外髁难以全部重叠。软组织阴影层次清晰。

2. 布局合理，股骨完整显示于照片正中，包括临近一个关节。

3. 细节显示，被检侧股骨的骨质、关节面及周围软组织影像和骨小梁。

五十、髋关节正位

髋关节正位（hip joint anteroposterior projection）成像示意图如图 18-173，髋关节正位像结构示意图如图 18-174。

【摄影体位】

1. 患者仰卧于摄影台上，被检侧髋关节置于台面中线。

2. 下肢伸直，双足跟分开，两侧足趾内侧相互接触。

3. 股骨头放于探测器中心，股骨长轴与探测器长轴平行。

4. 探测器上缘包括髂骨，下缘包括股骨上端。

5. 探测器置于滤线器托盘内，摄影距离为 100cm。

【中心线】

对准股骨头（髂前上棘与耻骨联合上缘连线的中点垂线下方 2.5cm 处），垂直射入探测器。

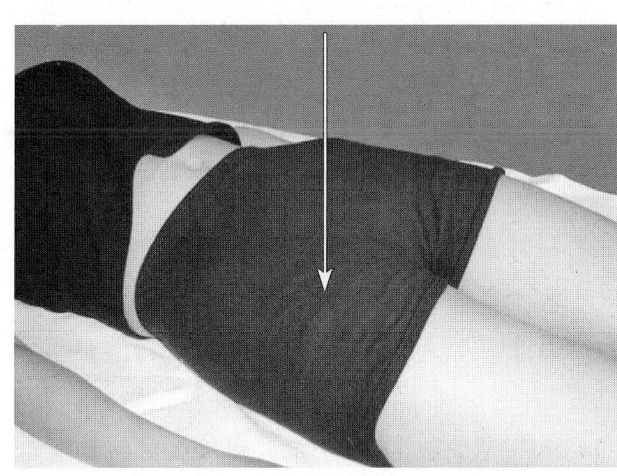

图 18-173　髋关节正位成像示意图

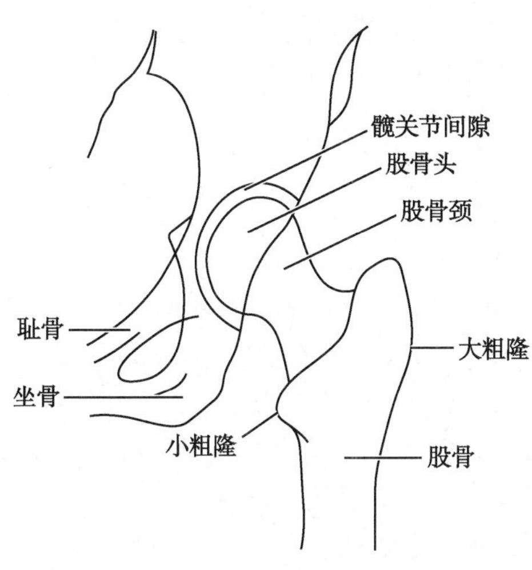

图 18-174　髋关节正位像结构示意图

【图像质量控制】

1. 照片包括髋关节、股骨近端 1/3，同侧耻、坐骨及部分髂骨翼。

2. 股骨头大体位于照片正中，或位于照片上 1/3 正中，大粗隆内缘与股骨颈重叠 1/2，股骨颈显示充分。

3. 股骨颈及闭孔无投影变形，沈通氏线光滑锐利，曲度正常。

4. 髋关节诸骨纹理清晰锐利，坐骨棘明显显示，周围软组织也可辨认。

五十一、髋关节水平侧位

髋关节水平侧位（hip joint level lateral position）成像示意图如图 18-175 所示，髋关节水平侧位像结构示意图如图 18-176 所示。

【摄影体位】

1. 患者仰卧于摄影台上，被检侧下肢伸直，足尖稍内旋。

2. 健侧髋关节和膝关节屈曲外展，避免遮挡 X 线束射入。

3. 探测器垂直台面竖放于被检侧髋部外侧，上缘紧贴髂骨脊，下缘远离股骨，使探测器长轴与股骨颈长轴平行。

4. 固定滤线栅置于肢体与探测器间，并紧贴探测器。

5. 摄影距离为 100cm。

【中心线】

水平方向，向头侧倾斜，从被检侧股骨内侧向外上方垂直股骨颈射入探测器。

【图像质量控制】

1. 髋关节、股骨头、股骨颈呈侧位影像。股骨

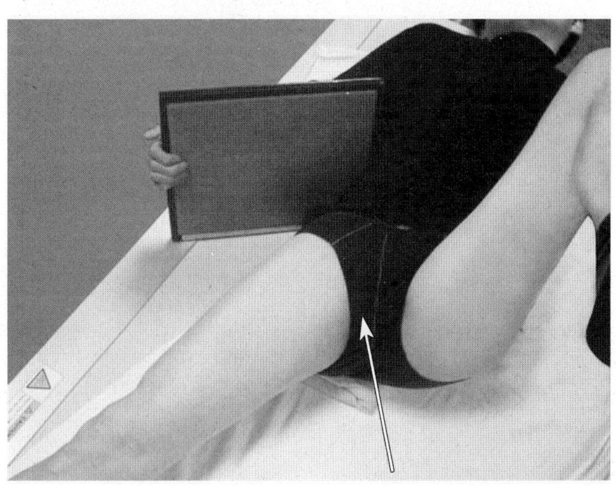

图 18-175　髋关节水平侧位成像示意图

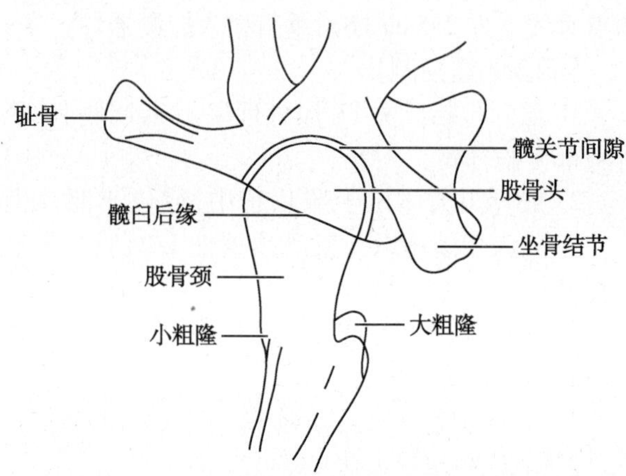

图 18-176　髋关节水平侧位像结构示意图

头呈半圆形，且与颈、体在一条直线上。大、小粗隆重叠。

2. 布局合理，髋关节呈侧位显示于照片正中，股骨长轴与照片长轴一致。

3. 细节显示，被检侧骨质、关节面及周围软组织影像和骨小梁。

五十二、髋关节后前斜位（谢氏位）

髋关节后前斜位（谢氏位）X 线摄影图如图 18-177 所示，髋关节后前斜位 X 线照片图如图 18-178 所示。

【摄影目的】

观察股骨头有无向后脱位。

【摄影体位】

1. 被检者俯卧于摄影床上，健侧髋部抬高，身体冠状面与床面成 35°～40°角；

2. 上肢、膝关节向上及前方屈曲以支撑身体，同侧前臂环抱于头部，下肢伸直。

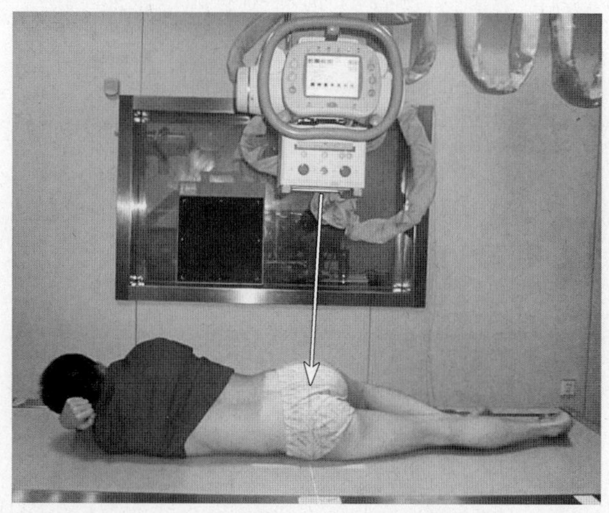

图 18-177　髋关节后前斜位 X 线摄影图

3. 滤线器（+），摄影距离为 100cm。

【中心线】

对准股骨大粗隆内 5cm 处垂直射入探测器。

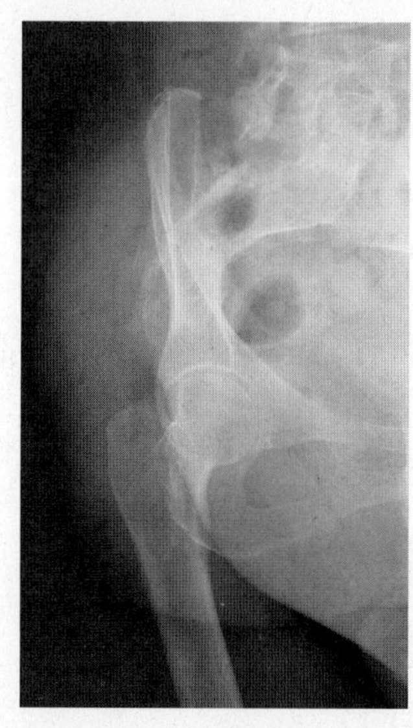

图 18-178　髋关节后前斜位 X 线照片图

【图像质量控制】

1. 影像包括髋骨、股骨近端、单侧耻骨和坐骨。

2. 髋臼为半圆形，股骨头为轴位，颈部缩短，大粗隆突向后方，骨盆内壁在前，坐骨在后，便于分辨股骨头脱位情况。

3. 髋关节关节间隙及各组成骨骨小梁清晰显示。

五十三、站立髋关节 60°前后斜位

站立髋关节 60°前后斜位 X 线摄影图如图 18-179 所示，站立髋关节 60°前后斜位 X 线照片图如图 18-180 所示。

【摄影目的】

观察髋臼前缘覆盖股骨头的范围，适用于儿童髋关节发育不良和骨盆三联截骨术后患者。

【摄影体位】

1. 被检者侧站立于胸片架前，患侧髋关节背侧紧贴探测器。

2. 躯干冠状面与探测器呈 60°，患侧足长轴平行探测器，健侧下肢向后与健侧下肢分开。

3. 滤线器（+），摄影距离为 100cm。

【中心线】

对准患侧髂前上棘与耻骨联合连线中点做垂线 5cm 水平射入探测器。

【图像质量控制】

1. 影像包括髋骨、股骨近端及同侧耻骨、坐骨。

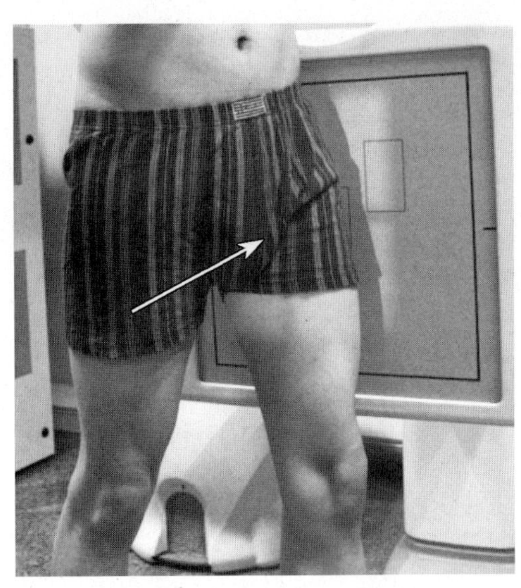

图18-179　站立髋关节60°前后斜位X线摄影图

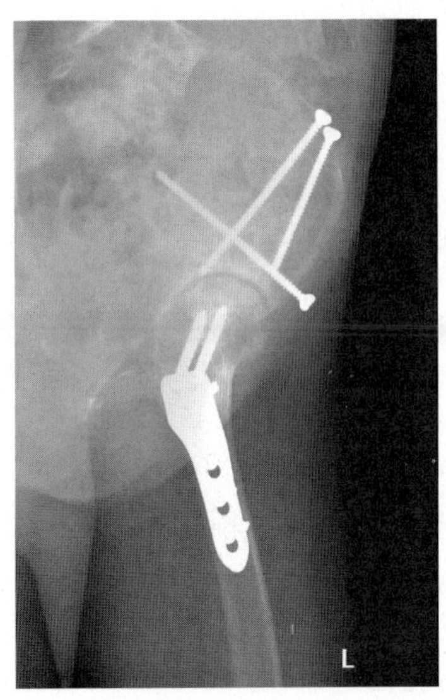

图18-180　站立髋关节60°前后斜位X线照片图

2. 髋臼和股骨近端呈侧位显示。

3. 髋关节关节间隙及诸骨骨小梁清晰显示，软组织层次分明。

五十四、双下肢全长拼接正位

双下肢全长拼接正位X线摄影示意图如图18-181所示，双下肢全长拼接正位X线照片图如图18-182所示。

【摄影目的】

观察双下肢内、外翻情况及测量下肢力线和相关角度，从而制定合理的矫形和手术治疗方案。

【摄影体位】

1. 受检者直立（或仰卧）于专用摄影架上，身体放松，被检测下肢伸直，足稍内旋。

2. 单侧下肢摄影，受检者被照侧下肢置于探测板中线；双侧下肢摄影，受检者正中矢状面置于探测板中线。

3. 放好标尺并嘱咐受检者保持体位。

【中心线】

全长摄影要求设置起始线和终止线。起始线设于髋关节上缘5～10cm，终止线设于踝关节下缘5～10cm。

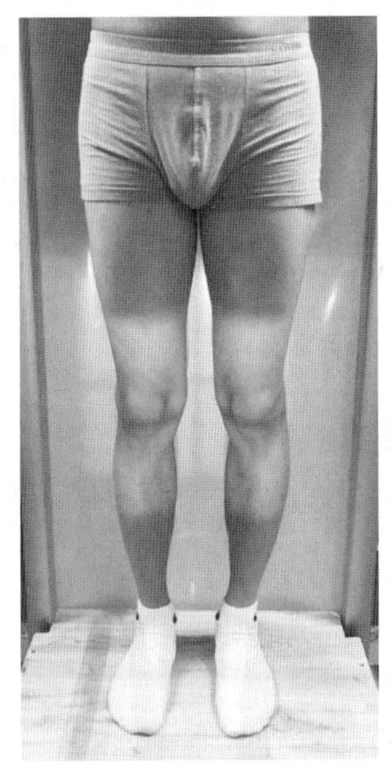

图18-181　双下肢全长拼接正位X线摄影示意图

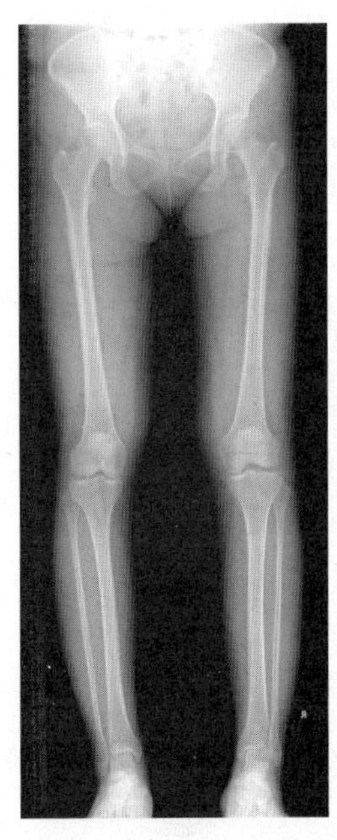

图18-182　双下肢全长拼接正位X线照片图

【摄影条件】

SID为300cm，自动曝光系统控制。全长摄影程序采用 2~3 次分段曝光法采集信息。

【图像质量控制】

1. 影像上缘包括髋关节，下缘包括双侧踝关节。

2. 双下肢影像正中显示，髌骨位于膝关节正中。

3. 双侧闭孔、髋关节对称，踝关节呈中立位显示。

4. 图像拼接处完整、骨质连续。

5. 双下肢诸骨骨小梁清晰显示，软组织层次分明。

（刘小明　郭哲　余建明）

第四节　胸部 X 线摄影

一、胸部后前位

胸部后前位（chest posteroanterior projection）成像示意图如图 18-183 所示，胸部后前位像结构示意图如图 18-184 所示。

【摄影体位】

1. 患者面向摄影架站立，前胸紧靠探测器，两足分开，使身体站稳。

2. 人体正中矢状面对探测器中线，头稍后仰，将下颌置于胸片架上方，探测器上缘超过两肩 3cm。

3. 两手背放于髋部，双肘弯曲，尽量向前。两肩内转，尽量放平，并紧贴探测器。

4. 探测器置于滤线器托盘内，摄影距离为 150~180cm（观察心脏时，摄影距离为 180~200cm）。

5. 深吸气后屏气曝光。

【中心线】

水平方向，通过第 6 胸椎，垂直射入探测器。

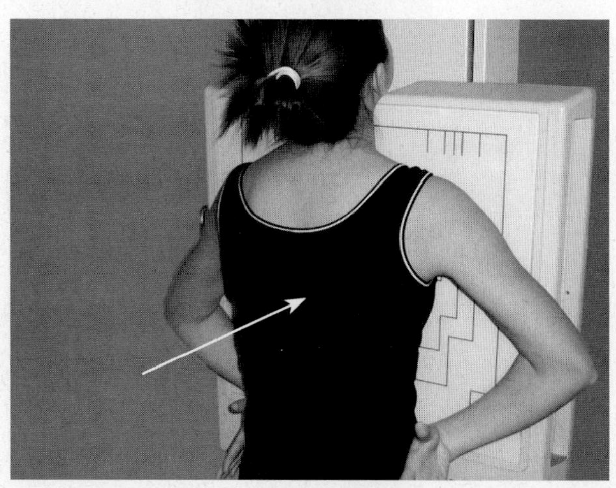

图 18-183　胸部后前位成像示意图

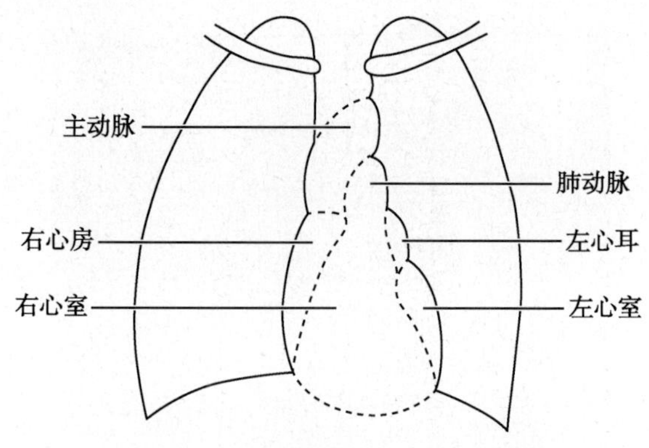

图 18-184　胸部后前位像结构示意图

【图像质量控制】

1. 肺门阴影结构可辨。

2. 锁骨、乳房、左心影内可分辨出肺纹理。

3. 肺尖充分显示。

4. 肩胛骨投影于肺野之外。

5. 两侧胸锁关节对称。

6. 膈肌包括完全，且边缘锐利。

7. 心脏、纵隔边缘清晰锐利。

二、胸部侧位

胸部侧位（chest lateral position）成像示意图如图 18-185 所示，胸部侧位像结构示意图如图 18-186 所示。

【摄影体位】

1. 患者侧立摄影架前，被检侧胸部紧靠探测器，探测器上缘应超出肩部。

2. 胸部腋中线对准探测器中线，前胸壁及后胸壁投影与探测器边缘等距。

3. 两足分开，身体站稳，双上肢上举，环抱头部，收腹，挺胸抬头。

4. 探测器置于滤线器托盘内，摄影距离为 150~180cm（观察心脏时，摄影距离为 180~200cm）。

5. 深吸气后屏气曝光。

【中心线】

水平方向，经腋中线第 6 胸椎平面垂直射入探测器。

【图像质量控制】

1. 照片中无组织遮盖部分呈漆黑。

2. 第 4 胸椎以下椎体清晰可见，并呈侧位投影。

3. 从颈部到气管分叉部，能连续追踪到气管影像。

4. 心脏、主动脉弓移行部、降主动脉影像明了。

5. 胸骨两侧缘重叠良好。

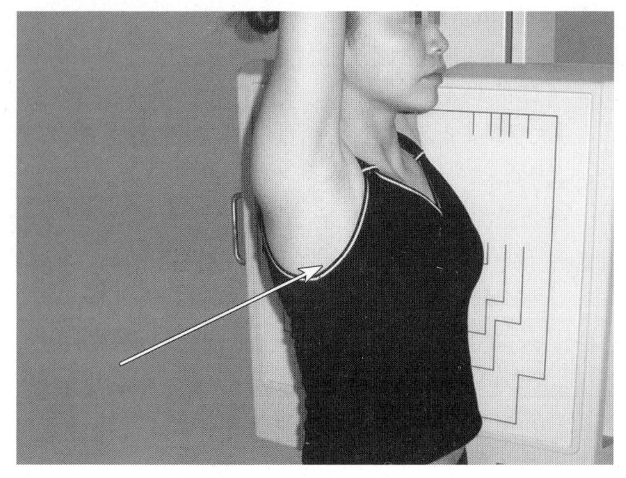

图 18-185 胸部侧位成像示意图

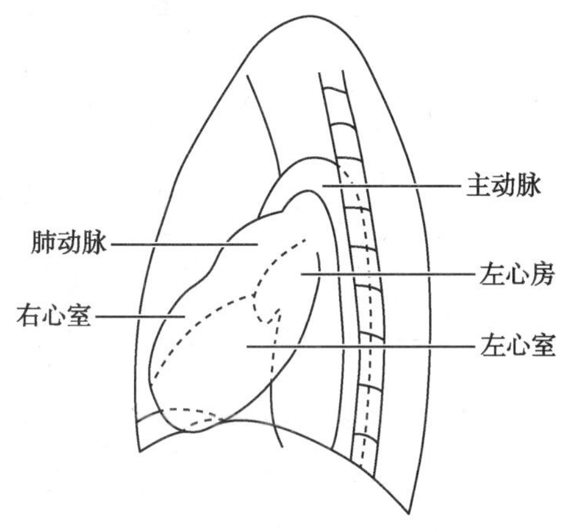

图 18-186 胸部侧位像结构示意图

三、胸部前弓位

胸部前弓位(chest anteroposterior lordotic position)成像示意图如图 18-187 所示。

【摄影体位】

1. 患者背靠摄影架,取前后位,人体正中矢状面对探测器中线。

2. 两足分开,使身体站稳。手背放于髋部,肘部弯曲并尽量向前。

3. 身体稍离开摄片架,上胸后仰,使上背部紧贴摄影架面板,腹部向前挺出,胸部冠状面与探测器成 15°~20°角。

4. 探测器上缘超出肩部约 7cm。

5. 探测器置于滤线器托盘内,摄影距为 150~180cm。

6. 深吸气后屏气曝光。

【中心线】

水平方向,对准胸骨角与剑突连线的中点,垂直射入探测器中。

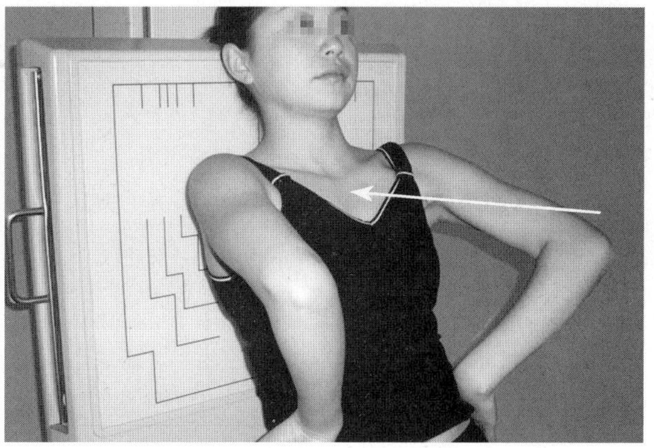

图 18-187 胸部前弓位成像示意图

四、胸部右前斜位

胸部右前斜位(chest right anterior oblique position)成像示意图如图 18-188 所示,胸部右前斜位像结构示意图如图 18-189 所示。

【摄影体位】

1. 患者直立于摄影架前,胸壁右前方靠近摄影架面板,两足分开,使身体站稳。

2. 右肘弯曲内旋,右手背放于髋部,左手上举抱头。

3. 左胸壁离开探测器,使人体冠状面与探测器约成 45°~55°角。探测器上缘超出肩部 3cm,左右缘包括左前及右后胸壁。

4. 探测器置于滤线器托盘内,摄影距离为 150~180cm。

5. 服钡剂后,平静呼吸状态下屏气曝光。

【中心线】

水平方向,对准左侧腋后线经第 7 胸椎高度垂直射入探测器。

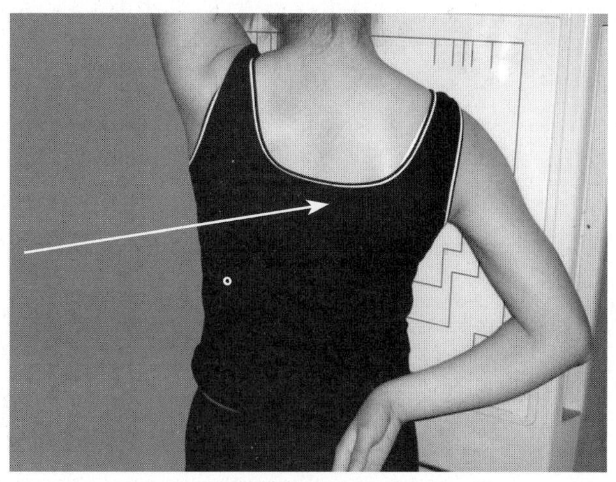

图 18-188 胸部右前斜位成像示意图

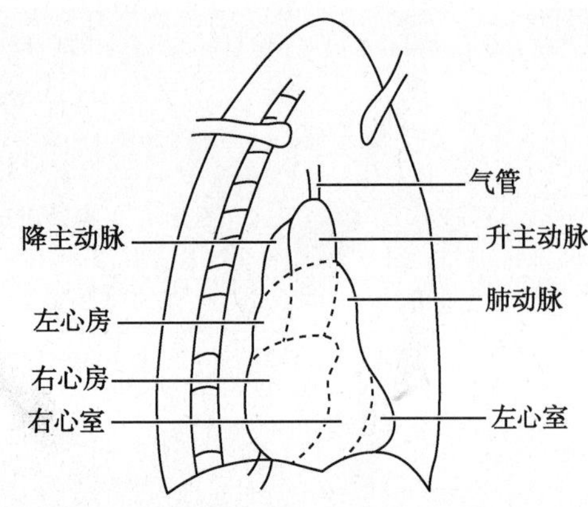

图 18-189　胸部右前斜位像结构示意图

【图像质量控制】

1. 胸部呈斜位投影，心脏大血管投影于胸部左侧，不与胸椎重叠，胸椎投影于胸部右后 1/3 处。

2. 心脏、升主动脉弓影像清晰可见，胸部周边肺纹理能追踪到。

3. 肺尖显示清楚，食管的胸段钡剂充盈良好。

五、胸部左前斜位

胸部左前斜位（chest left anterior oblique position）成像示意图如图 18-190 所示，胸部左前斜位像结构示意图如图 18-191 所示。

【摄影体位】

1. 患者直立于摄影架前，胸壁左前方靠近摄影架面板。

2. 左肘弯曲内旋，左手背置于髋部，右手高举抱头。

3. 人体冠状面与探测器约成 65°～75°角，探测器上缘超肩部上方 3cm。右前、左后胸壁与探测器边缘等距。

4. 探测器置于滤线器托盘内，摄影距离为 150～180cm。

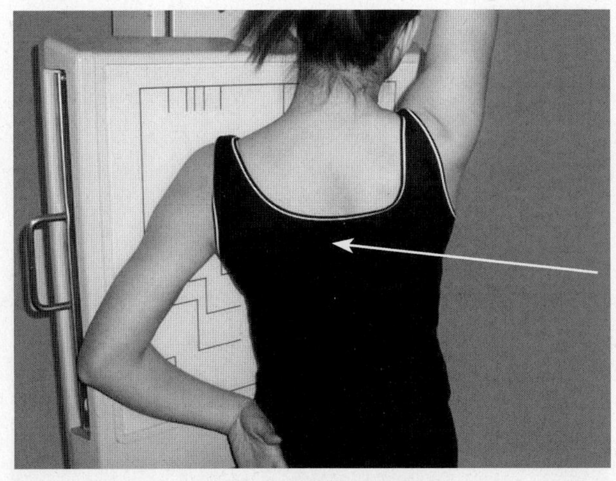

图 18-190　胸部左前斜位成像示意图

5. 平静呼吸状态下屏气曝光。

【中心线】

水平方向，经右侧腋后线第 7 胸椎高度垂直射入探测器。

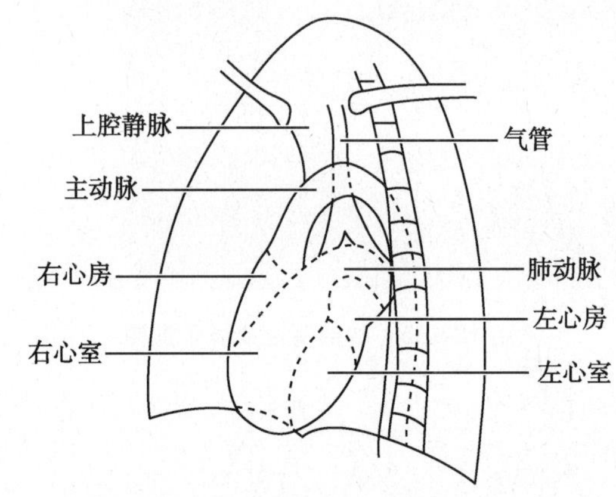

图 18-191　胸部左前斜位像结构示意图

【图像质量控制】

1. 胸部呈斜位投影，心脏大血管于胸椎右侧显示，胸椎投影于胸部左后方 1/3 偏前处。

2. 下腔静脉基本位于心影底部中央显示。

3. 胸主动脉全部展现，边缘清晰。

4. 胸部周边肺纹理追踪到肺尖显示清楚。

六、胸骨后前斜位

胸骨后前斜位（sternum posteroanterior oblique projection）成像示意图如图 18-192 所示，胸骨后前斜位像结构示意图如图 18-193 所示。

【摄影体位】

1. 患者俯卧于摄影台上，人体长轴与摄影台长轴垂直，双上肢内旋置于身旁。

2. 两肩尽量内收，使胸骨紧贴台面，头转向右侧。

3. 探测器上缘达胸锁关节上 1cm，下缘包括剑突。

【中心线】

自背部脊柱右后射向左前方，经过胸骨达探测器中心，即从第 5 胸椎平面，以胸骨角为中心射入。中心线的倾斜角度视胸廓前后厚度而定，一般向左侧倾斜 20°～25°，采用此体位使 X 线的倾斜方向与滤线栅的铅条排列方向一致。

屏气情况：曝光时胸骨贴紧探测器，嘱患者做均匀呼吸，曝光时间应包括 1～2 个呼吸周期。这样，肋骨和肺纹理的影像模糊不清，更能清晰地衬托出胸骨影像。摄影条件宜用低千伏、低毫安、长时间、近焦片距。曝光时嘱患者均匀呼吸。

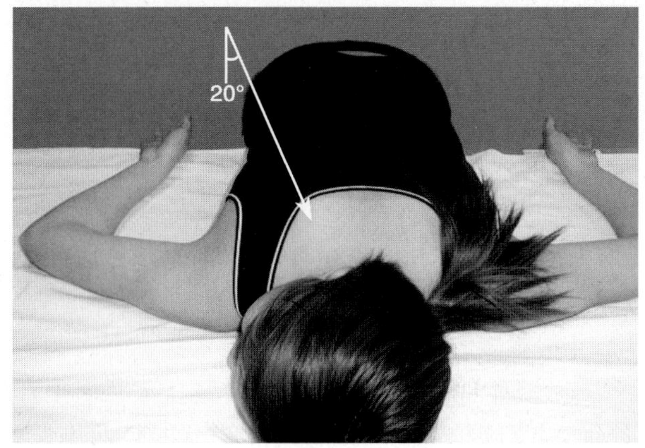

图 18-192　胸骨后前斜位成像示意图

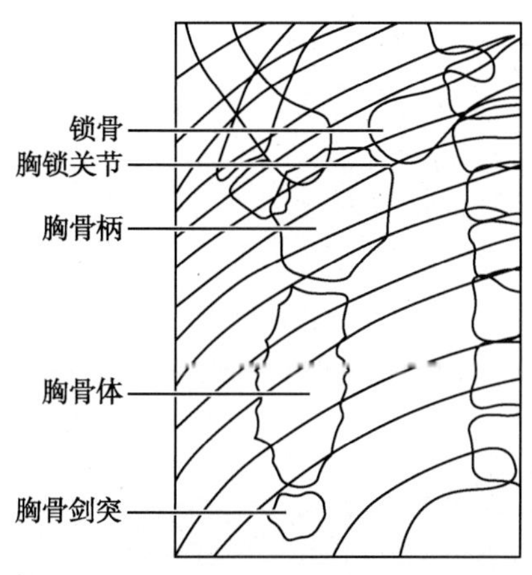

图 18-193　胸骨后前斜位像结构示意图

【图像质量控制】

1. **影像显示**　胸骨正位全貌影像，胸骨柄、胸骨体及剑突边缘锐利、骨质和关节间隙清晰，背景模糊中心线从左后射入时，因心脏阴影的重叠，胸骨对比度较低，但密度均匀。从右后射入时，胸骨左侧部与心脏重叠，右侧与肺野重叠，显示密度不匀，右侧对比度高于左侧，右侧缘清晰度较高。

2. **布局与对称性**　胸锁关节、胸骨柄、胸骨体及剑突均包括在照片内。

3. 胸骨没有与脊柱重叠，骨纹理清晰，骨皮质边缘锐利。

七、胸骨侧位

胸骨侧位(sternum lateral position)成像示意图如图 18-194 所示，胸骨侧位像结构示意图如图 18-195 所示。

【摄影体位】

1. 患者侧立于摄影架前，两足分开，使身体站稳。

2. 两臂在背后交叉，胸部向前挺出，两肩尽量后倾，胸骨成侧位。

3. 探测器上缘超胸骨颈切迹，下缘包括剑突。胸骨长轴对探测器中线。

4. 探测器置于滤线器托盘内，摄影距离为 100cm。

【中心线】

水平方向，经胸骨中点，垂直射入探测器。曝光时深吸气然后屏气曝光。

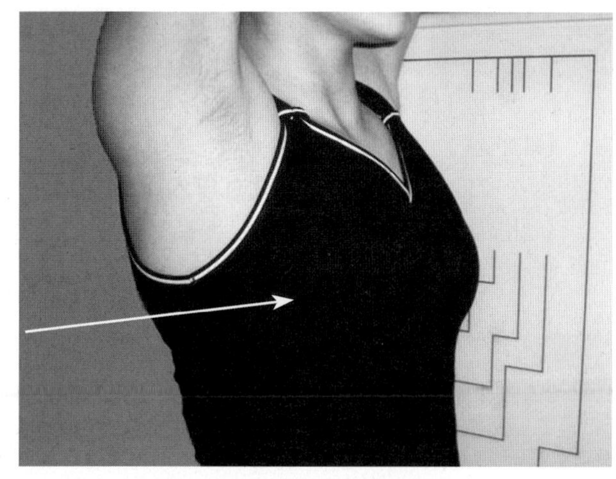

图 18-194　胸骨侧位成像示意图

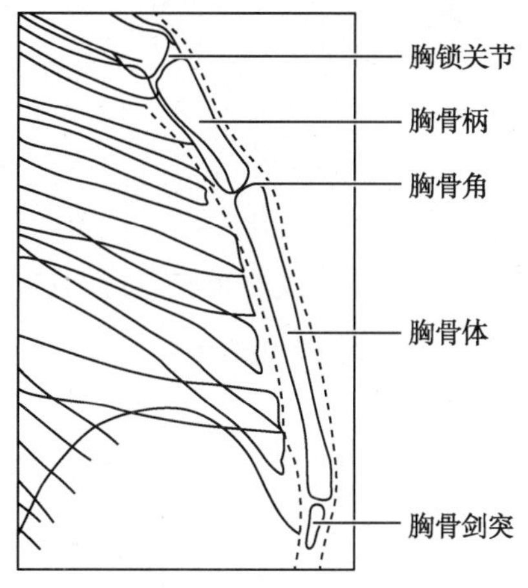

图 18-195　胸骨侧位像结构示意图

【图像质量控制】

1. **影像显示**　胸骨侧位影像，胸骨柄、胸骨体，剑突骨质及前后缘骨皮质显示清晰，胸锁关节重叠，胸前壁软组织厚度及表皮轮廓皆可见。

2. **布局与对称性**　胸骨柄、胸骨体及剑突均包括在照片内。

3. **骨纹理**　清晰,骨皮质边缘锐利。

八、膈上肋骨前后位

膈上肋骨前后位(AP-Above Diaphragm Ribs)成像示意图如图18-196所示,膈上肋骨解剖示意图如图18-197所示。

【摄影体位】

1. 患者站立于摄影架前,背部紧贴摄影架面板,两足分开,使身体站稳。

2. 身体正中矢状面垂直摄影架面板并对准探测器中线,下颌稍仰,探测器上缘超出两肩。

3. 双肘屈曲,手背放于臀部,肘部尽量向前。

4. 探测器置于滤线器托盘内,摄影距离为100cm。

5. 深吸气后屏气曝光。

【中心线】

水平方向,通过第7胸椎垂直射入探测器。

【图像质量控制】

1. 影像显示左右第1—6前肋与第1—9后肋投影于照片中,包括两侧肋膈角。

2. 影像上有可靠的肋骨骨性定位标志,必须包括第7颈椎。肩胛骨显示为侧位影像并且不能与后段肋骨重叠。

3. 肋骨骨质清晰,骨皮质边缘锐利。

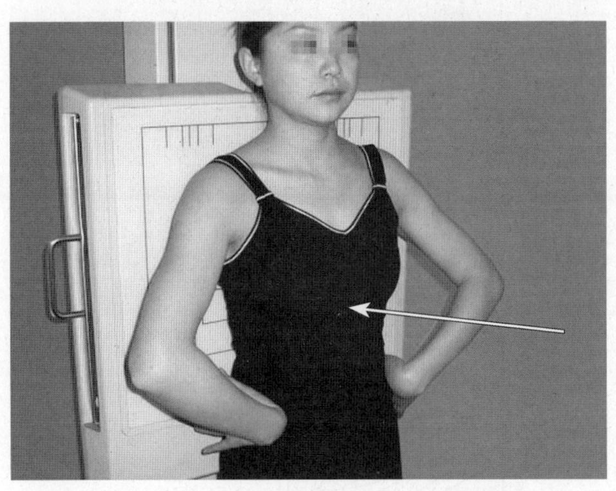

图18-196　膈上肋骨前后位成像示意图

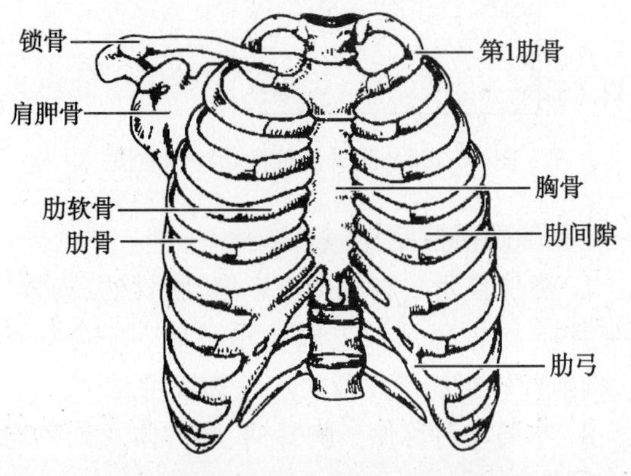

图18-197　膈上肋骨解剖示意图

九、膈下肋骨前后位

膈下肋骨前后位(AP-Below Diaphragm Ribs)成像示意图如图18-198所示,膈下肋骨前后位成像示意图如图18-199所示。

【摄影体位】

1. 患者仰卧于摄影台上,身体正中矢状面垂直台面。并对探测器中线。双上肢置于身体两侧,稍外展。

2. 探测器上缘包括第5胸椎,下缘包括第3腰椎,两侧包括腹侧壁外缘。

3. 探测器置于滤线器托盘内,摄影距离100cm。

4. 呼气后屏气曝光。

【中心线】

通过脐孔上,向头侧倾斜10°~15°角射入胶片中心。

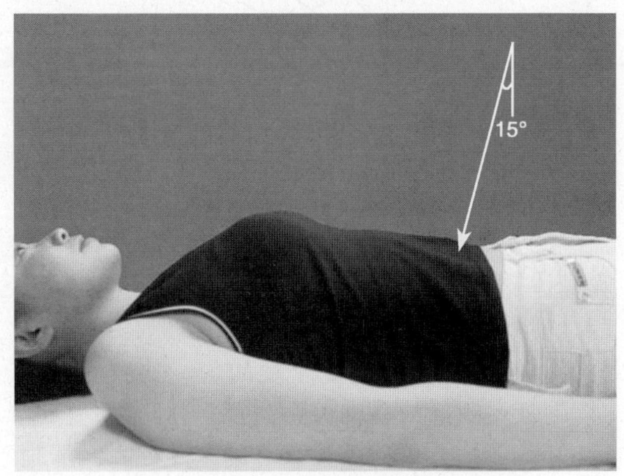

图18-198　膈下肋骨前后位成像示意图

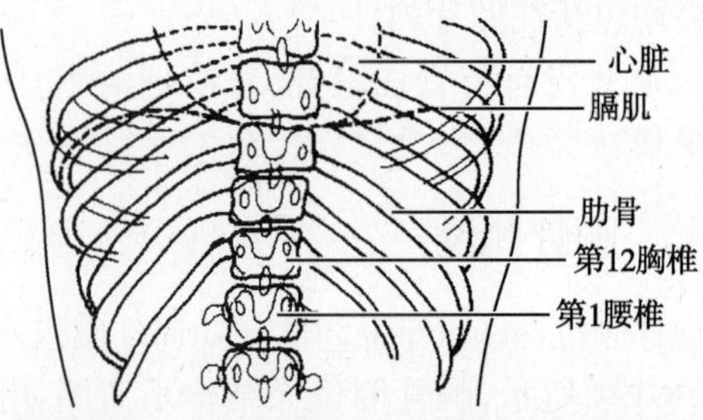

图18-199　膈下肋骨前后位成像示意图

【图像质量控制】

1. 影像正位显示膈下肋骨正位、斜位影像。

2. 正位显示左右膈下肋骨对称显示在照片中，影像上有可靠的肋骨骨性定位标志，必须包括第 3 腰椎。

3. 肋骨骨纹理清晰，骨皮质边缘锐利。

十、肋骨左与右斜位

膈上肋骨斜位 X 线摄影图（左后前斜位）如图 18-200 所示，膈上肋骨斜位 X 线摄影图（右后前斜位）如图 18-201 所示。膈上肋骨斜位 X 线照片图（左后前斜位）如图 18-202 所示，膈上肋骨斜位 X 线照片图（右后前斜位）如图 18-203 所示。

【摄影目的】

观察肋骨骨折及病变，尤其肋弓病变及骨折的显示。

【摄影体位】

1. 被检者站立于胸片架前，面向探测器，两足分开，身体站稳。

2. 将健侧手臂上举，被检侧肘部弯曲，手腕放于髋部，手臂及肩部尽量内转。

3. 身体向被检侧转 45°，使被检侧胸腋部靠近探测器。

4. 将脊柱至胸腔外侧缘的中点对探测器中心，探测器上缘超过肩部。

5. 呼吸方式：深吸气后屏气。

6. 滤线器（+），摄影距离为 180cm。

【中心线】

对准肩胛下角处垂直射入探测器。

【图像质量控制】

1. 第 1—9 肋位于影像正中显示。

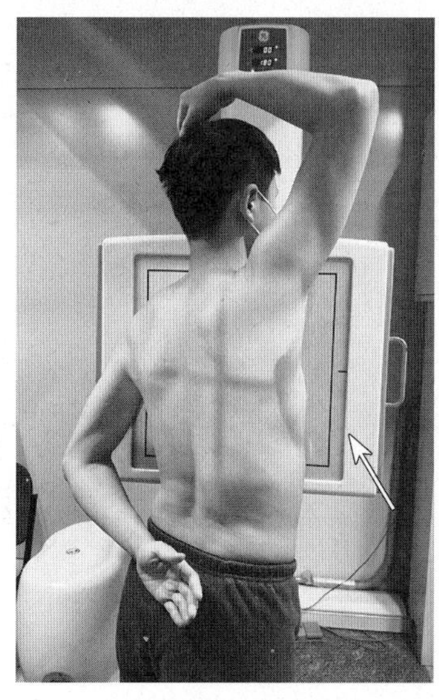

图 18-200 膈上肋骨斜位 X 线摄影图（左后前斜位）

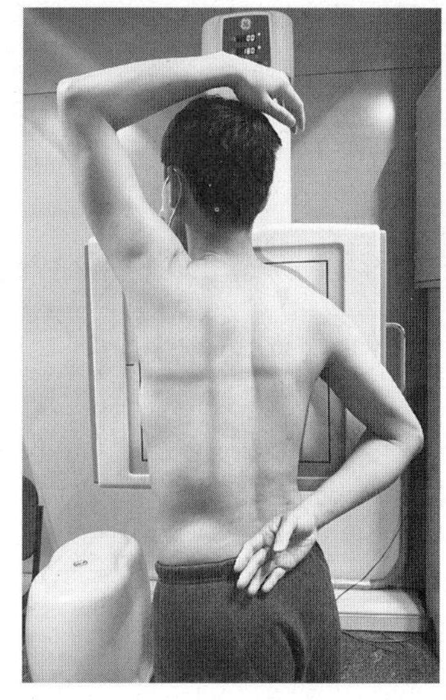

图 18-201 膈上肋骨斜位 X 线摄影图（右后前斜位）

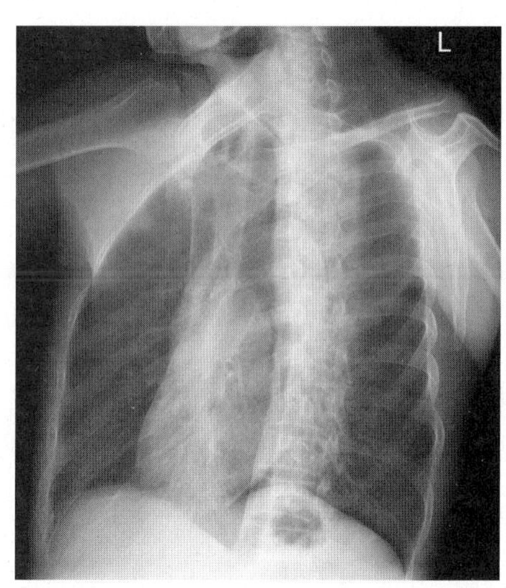

图 18-202 膈上肋骨斜位 X 线照片图（左后前斜位）

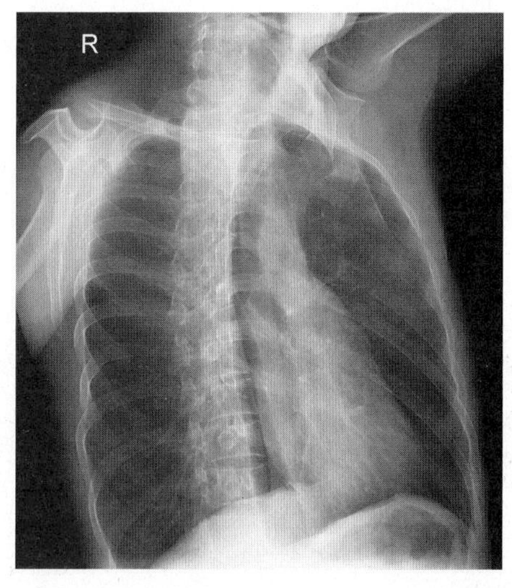

图 18-203 膈上肋骨斜位 X 线照片图（右后前斜位）

2. 肋骨及肋弓清晰显示。

3. 肋骨骨纹理清晰显示。

(刘小明 郭哲 余建明)

第五节 腹部X线摄影

一、肾、输尿管及膀胱平片

肾、输尿管及膀胱平片(kidney ureter bladder position,KUB position)成像示意图如图18-204所示,肾、输尿管及膀胱(KUB)平片照片图如图18-205所示。

【摄影体位】

1. 患者仰卧于摄影台上,下肢伸直,人体正中矢状面垂直台面并与台面中线重合,两臂置于身旁或上举。

2. 探测器上缘超出胸骨剑突,下缘包括耻骨联合下2.5cm。

3. 探测器置于滤线器托盘内,摄影距离为100cm。

4. 呼气后屏气曝光。

【中心线】

对准剑突与耻骨联合上缘连线中点垂直射入探测器。

【图像质量控制】

1. 腹部全部包括在照片内。腰椎序列投影于照片正中并对称显示。

2. 两侧膈肌、腹壁软组织及骨盆腔均对称性的显示在照片内,椎体棘突位于照片正中。

3. 膈肌边缘锐利,胃内液平面及可能出现的肠内液平面,均应辨认明确。

4. 肾、腰大肌、腹膜外脂肪线及骨盆影像显示清楚。

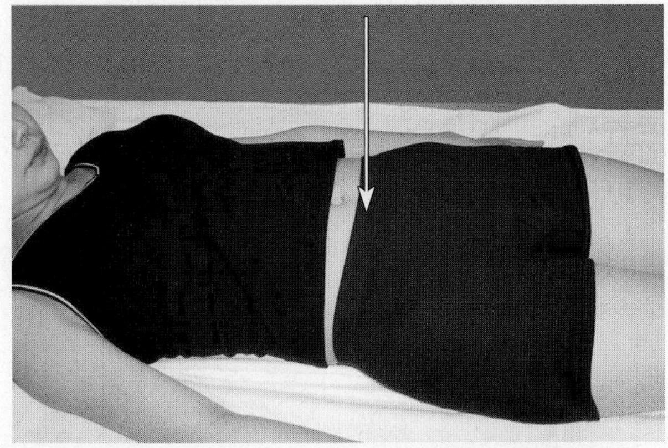

图18-204 肾、输尿管及膀胱(KUB)平片成像示意图

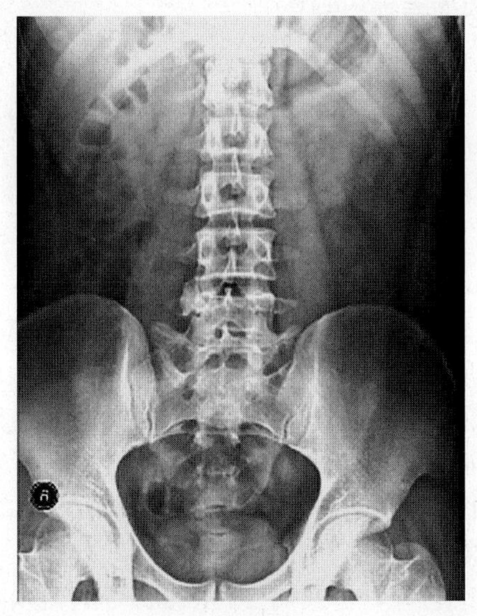

图18-205 肾、输卵管及膀胱(KUB)平片照片图

二、膀胱区正位

膀胱区正位(bladder anteroposterior projection)成像示意图如图18-206所示。

【摄影体位】

1. 患者仰卧摄影台上,两臂放于身旁,身体正中矢状面垂直台面并与台面中线重合。

2. 探测器上缘与髂骨嵴相齐,下缘超过耻骨联合下缘。

3. 探测器置于滤线器托盘内,摄影距离为100cm。

【中心线】

对准探测器中心垂直射入。

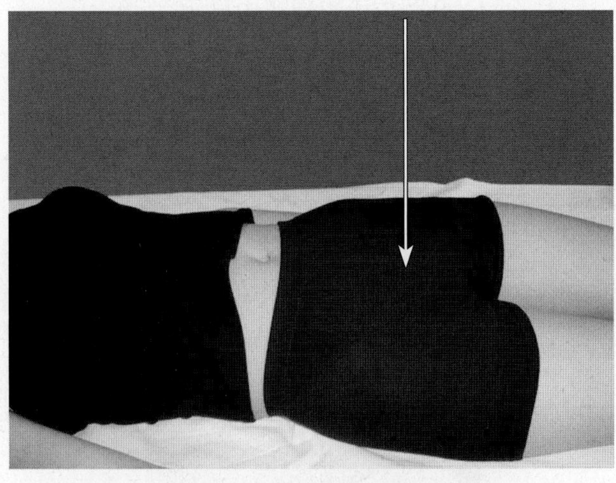

图18-206 膀胱区正位成像示意图

三、腹部站立正位

腹部站立正位(abdomen erect anteroposterior

projection）成像示意图如图 18-207 所示，腹部站立正位照片图如图 18-208 所示。

【摄影体位】

1. 患者站立于摄影架前，背部紧贴摄影架面板，双上肢自然下垂稍外展。

2. 人体正中矢状面与摄影架面板垂直，并与探测器中线重合。

3. 探测器上缘包括横膈，下缘包括耻骨联合上缘。

4. 探测器置于滤线器托盘内，摄影距离为 100cm。

5. 呼气后屏气曝光。

【中心线】

水平方向，经剑突与耻骨联合连线中点，垂直射入胶片。

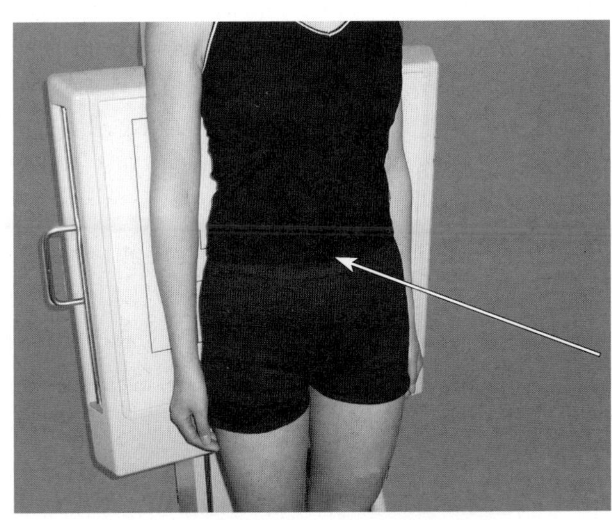

图 18-207　腹部站立正位成像示意图

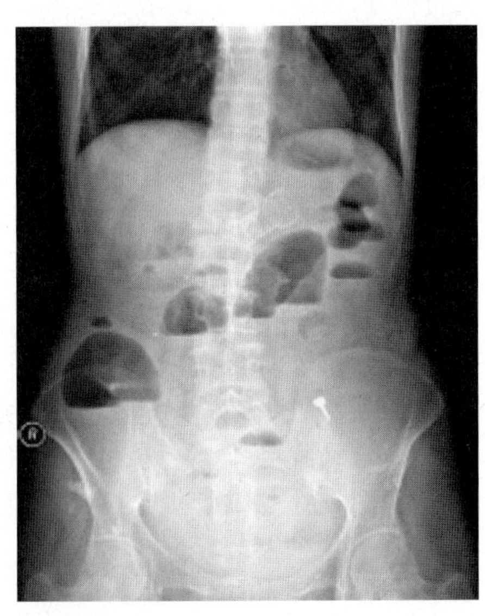

图 18-208　腹部站立正位照片图

【图像质量控制】

1. 两侧膈肌、腹壁软组织及骨盆腔均对称性地显示在照片内，椎体棘突位于照片正中。

2. 急腹症立位要求包括膈肌上 1～3cm，胃内液平面及可能出现的肠内液平面，均应辨认明确。

3. 肾、腰大肌、腹膜外脂肪线及骨盆影像显示清楚。

四、腹部倒立正/侧位

腹部倒立正位（AP abdominal invertogram）成像示意图如图 18-209 所示，腹部倒立侧位（lateral abdominal invertogram）成像示意图如图 18-210 所示，腹部倒立正位照片图如图 18-211，腹部倒立侧位照片图如图 18-212。

【摄影体位】

1. 利用立位摄影架，由协助者用一手提婴儿的两腿，另一手托住患儿头，使患儿成倒立姿势，肛门处放一密度较高的金属标记，如铅号。

2. 矢状面平行探测器，侧腹壁靠近探测器。

3. 探测器上缘超出肛门上方 5cm，包括前腹壁。

4. 探测器置于滤线器托盘内，摄影距离为 100cm。

5. 本体位主要用于观察小儿先天性肛门闭锁。

【中心线】

水平方向，通过腹部正中垂直探测器。

【图像质量控制】

1. 照片显示腹部倒立正侧位影像。

2. 双侧椎弓根与髂骨翼对称性显示，照片上端应包括臀部皮肤，直肠肛管闭锁盲端。

3. 明显识别直肠肛管闭锁的盲端，能可靠测定

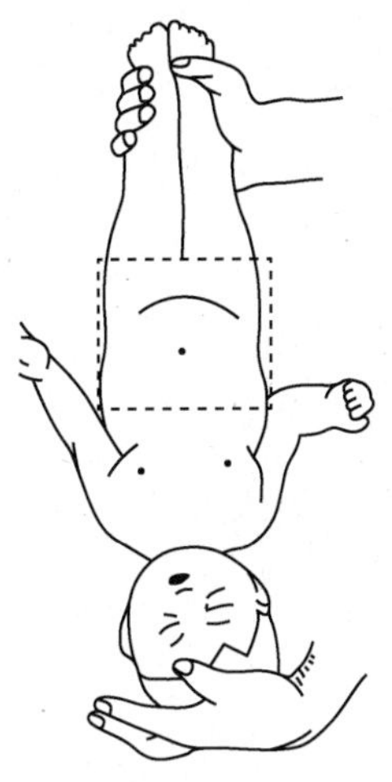

图 18-209　腹部倒立正位成像示意图

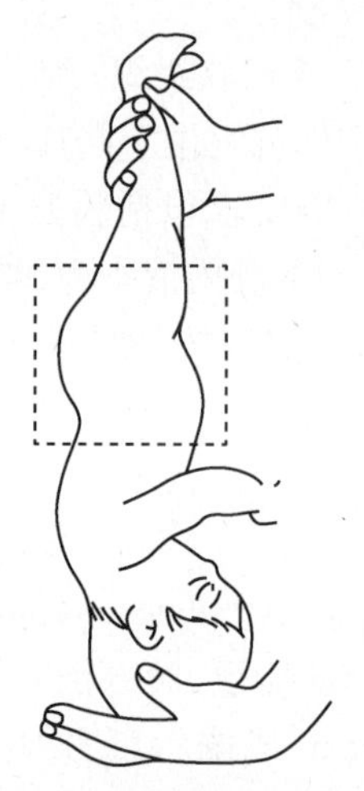

图 18-210　腹部倒立侧位成像示意图

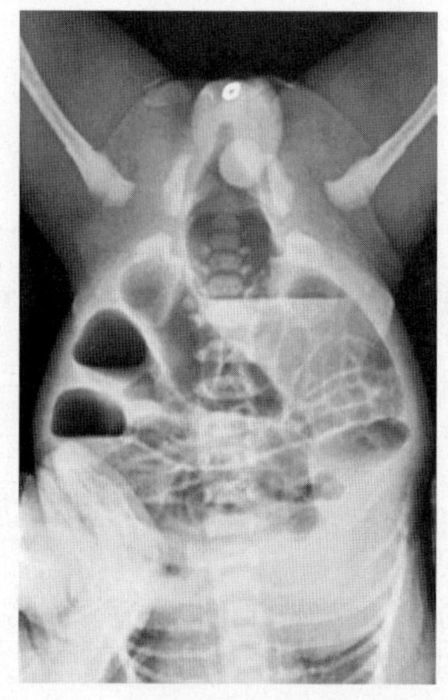

图 18-211　腹部倒立正位照片图

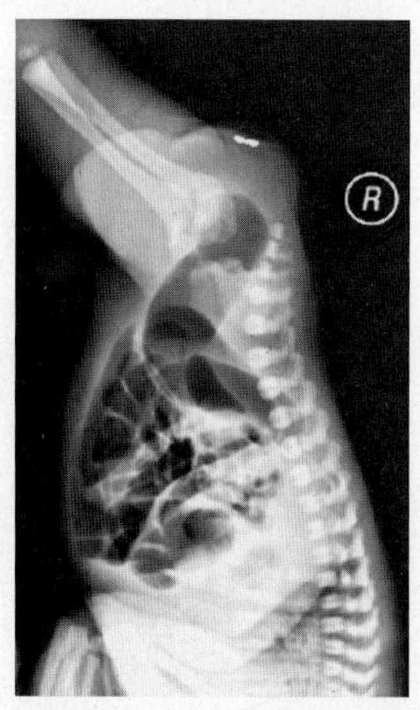

图 18-212　腹部倒立侧位照片图

金属标志到直肠气体最高点的距离、直肠的宽度。

（刘小明　余建明）

第六节　骨关节急性损伤机制与X线摄影

一、概述

急诊医学是一门研究和处理各类急性疾病的发病阶段中可能发生的急性器官功能衰竭、慢性疾病急性发作、急性中毒、各类急性创伤和意外伤害的急救手段，以达到抢救危重患者生命的独立学科。

急诊影像检查的要求就是紧急救治急诊患者，在诊断和治疗上都必须分秒必争和当机立断，若稍有延误就会丧失挽救急诊患者的宝贵时机。具体做好以下几项。

1. 接待急诊就诊患者，首先要看清检查目的和损伤部位，根据体征妥善安排患者就位待查。

2. 患者叙述病情时，要耐心听取并表示关爱，要询问患者病变发生原因、经过、时间、地点、患病（损伤）机制，细心观察患者症状及体征等。

3. 检查操作时要仔细耐心、态度温和、行为稳重。危重患者检查需要家属或是第三人以上陪同，或是由医院“绿色通道”的接送人员护送来。

4. 要向患者说明X线影像检查的目的及注意事项，以取得患者的最佳配合，消除患者焦虑不安，烦躁的紧张情绪。

5. 遇到患者较多时，要密切观察每个患者的病况及损伤程度，分轻重缓急，对外伤出血及病情严重的先进行检查，以便及时抢救治疗。并向其他候诊患者解释清楚，以免引起误解导致产生不必要的纠纷。

6. 要尊重患者，不可伤害他人自尊心，礼貌待人。检查时都要同等对待，以认真负责的态度赢得患者的信任。

7. 当患者难以说清受伤部位，摄影时的探测器尺寸要用大一点的，不能遗漏受损部位，要做到准确无误，一次成功。

8. 摄影搬动患者时，动作一定要轻。特别是怀疑有颈、胸、腰椎、骨盆、股骨等骨折的，这既能减轻患者的痛苦，又可防止加重骨折部位的错位，造成二次损伤。

9. 四肢受伤，外观肢体有明显的畸形者，首诊摄片可先摄肢体自然位，可防止加重骨折部位的血管和神经损伤。待整复后再摄标准的正侧位片，观察复位情况。

10. 摄影检查完毕后，在照片质量达到标准后，再告知患者离开。

11. 要保护患者的隐私权，保守同患者谈话内容和病情检查结果，需要告知时要谨慎措词，对患者及家属采取保护行性措施。

二、掌腕损伤机制与 X 线摄影

（一）掌指损伤特点

指掌骨的解剖特点是第一掌骨体向内旋转可达 90°，掌面朝内而背侧朝外，在掌骨骨折后一般向背侧成角。因掌骨体细小而手的屈肌力量较大，第 2—5 掌骨小头的斜行方向也不一样。了解和摆放一个受伤手的姿势，对手指的正确摄影极为重要。当一个长肌腱被切断时，受伤手指不再按正常位置排列，如切断的为屈肌腱，手指将较正常更为伸直。如切断的是伸肌腱，则手指较正常更为屈曲。

手指的近节、中节和末节指骨多因直接暴力（砸伤或挤压伤）或传达暴力所造成的骨折，单发或多发。近节指骨的骨折端因受肌腱的牵拉常造成向掌侧成角；中节指骨骨折断端可向背侧成角，或向掌侧成角；末节指骨骨折多伴有软组织破损。

掌骨损伤，直接暴力（碰撞、挤压）或间接外力均可造成掌骨骨折，开放性骨折较多。第 2—5 掌骨骨折见于掌骨颈和掌骨干，单发或多发，骨折线可为横形、斜形或粉碎性。

（二）腕关节损伤特点

腕骨为 8 块小型不规则短块状骨，分远、近两排，近排从桡骨起为手舟骨、月骨、三角骨与豌豆骨；远排为大小多角骨、头状骨及钩骨。两排腕骨呈楔形，背面宽，掌面窄，相互嵌合。腕关节包括桡-腕、腕间及掌腕关节组成。桡腕关节由桡骨远端，尺骨的三角软骨和近排腕骨中的舟骨、月骨、三角骨构成。腕间关节由近排腕骨与远排腕骨，即大小多角骨、头状骨及钩骨构成。掌腕关节，由远排腕骨与第 2—5 掌骨基底构成。腕骨中的大多角骨与第一掌骨构成腕掌关节，为一单独关节，不参与腕关节的活动。正常腕关节的平均活动度为屈 80°，伸 70°、内收 30°、外展 25°以及旋转活动。

正常解剖下桡骨腕关节面向掌侧倾斜 10°～15°，称之腕掌侧倾斜角，并向尺侧倾斜 20°～25°，称之腕尺侧倾斜角。桡骨茎突较尺骨茎突约低 1～1. 5cm。桡骨下端骨折后，远折端向背侧倾斜移位，使腕掌侧倾斜角变小或成负角，即关节面变平或朝向背侧。远折段向桡侧移位并相对旋后，呈“叉”样畸形，远折段向上，断端重叠缩短，同时有下尺桡关节分离，常合并尺骨茎突骨折。在小儿则表现为尺桡骨远端骨骺分离。

桡骨远端前角大，后角小，桡尺远侧关节一般向背侧倾斜 30°，当前臂旋后 30°，桡尺远侧关节间隙最清楚，前后角完全重叠。旋后则桡骨后角与尺骨头逐渐重叠，旋前则前角逐渐与尺骨头重叠。

手舟骨在近侧排腕骨中最大，本身弯曲，长轴斜向前外下方，上面的凸隆以一定曲度的关节面与桡骨相接（桡骨远端关节面）。当正常掌屈时，手舟骨向掌侧倾斜 90°，而在背屈时，倾斜度为 0°，手舟骨前端在手背伸时上升，在掌屈时降下。当手向桡侧屈时，手舟骨直接位于桡骨之下，因其本身弯曲，同时骨的轴线斜行，一旦受到暴力很容易引起骨折。如受损时手向尺屈，则仅手舟骨的近端可能受到损伤，手舟骨结节也可因桡侧副韧带的牵引而断裂。当外力作用于背屈的桡腕关节、手舟骨远端随其他腕骨强力背屈，而造成手舟骨腰部骨折，同时可合并手舟骨与月骨之间的骨间韧带破裂。

腕部损伤较常见，如柯雷骨折、腕舟骨骨折和腕关节脱位（月骨及豆状骨）等。

1. **科利斯（Colles）骨折**　骨折在桡骨腕关节面上方 2～3cm 左右。多为外伤或摔伤所致，如跌倒时手腕背伸手掌撑地，骨折线多为横形，也可呈纵形，常达关节面。腕关节上方表面肿胀、压痛、腕部出现“叉样”畸形。

2. **史密斯（Smith）骨折**　跌倒时，腕部急骤掌屈手背触地，或直接暴力如汽车摇把的反弹打击所致桡骨远端骨折。其远折端向掌侧移位，腕部畸形，外表呈锤状手，与柯雷骨折情况相反。腕部肿胀、疼痛、明显压痛、活动受限，并可触及骨擦音，尺-桡关节面异常。

3. **其他腕骨损伤**　有尺骨茎突骨折、三角骨骨折、大多角骨骨折，豆状骨骨折，钩状骨及头状骨骨折等。

4. **腕手舟骨骨折**　为间接外力所致，可发生于舟骨腰部骨折、近端骨折及结节部骨折，在正常腕部摄片时，若发现舟骨有可疑骨折，应加摄手舟骨位片，以确定或排除骨折情况。若骨折不明显但疼痛症状显著时，则叮嘱患者两周后再来复片，可观察到骨折线处有骨质改变。

5. **腕骨脱位**　跌倒时手掌着地，由间接外力致伤。在所有的腕骨中,月骨的位置最不稳定,当手向尺侧屈时,月骨位于头状骨与桡骨之间,易发生脱位,手过度背屈时,通常向前脱位,可能挤压正中神经。若是月骨脱位,月骨单独向掌侧脱出,犹如一粒豆子单独从豆荚中挤出,月骨与头状骨关节面均发生脱位。月骨周围脱位是头状骨和月骨发生的脱位,月骨原位不动,其他腕骨都伴随头状骨同时脱位。

(三) 掌指损伤的特殊摄影体位

多发性指掌骨骨折摄影时,要包括全手包括腕关节正位及掌上斜位,照片应显示所有指骨、掌骨、腕骨、尺桡骨下端的影像及拇指斜位像。

掌下正位常规摄影体位适用于手背损伤合并软组织破裂者;掌上正位是患者站立腕部抬高,手呈掌上正位摄片,以便图像能展开屈曲的掌指骨,适用于受伤手指呈屈曲位或复位后手指屈曲者,或手掌损伤并软组织破裂者;掌下斜位(内倾)是患侧掌面向下,手指微曲,手掌内收呈 45°斜位;掌上斜位(外倾)是患侧掌面向上,手部外展呈 45°斜位,手指分开。

摄影时若遇腕部损伤严重者,观察重叠的腕骨,可采用倾斜角度的特殊位置,使重叠的腕骨显示清楚。要注意患者腕部的损伤程度,防止断端再损伤肌腱及血管,造成腕部与手的功能障碍。摄影时患者不要坐得太高,肘部、前臂内收 90°,根据伤情拍摄掌上位或是掌下位。

(四) 腕关节损伤的特殊摄影体位

腕关节水平后前位是患者取坐位或立位,手部垂直于前胸部(复位后绷带吊前臂或石膏固定肘部屈曲),探测器垂直竖立于前胸与前臂之间,掌面紧贴探测器。中心线水平对准尺桡骨远端连线中点下 1cm 处,垂直射入探测器中心。腕关节侧位是掌面垂直、尺侧在下、手掌竖立并外旋 7°放于探测器正中。中心线对准桡骨远端垂直射入探测器。上述体位适用于腕部严重损伤,前臂与腕部不能伸直或复位后石膏固定,肘屈曲吊绷带固定前臂的患者。

腕骨内旋掌下及外旋掌上 45°或 75°斜位是患者取坐位,前臂尺骨侧紧靠探测器,尺骨茎突放于探测器中心。拇指展开前伸,其余四指并拢伸直,将腕部外旋或内旋,使与探测器约为 45°或 75°角,前臂固定。中心线对准腕关节中点垂直射入探测器。掌下斜位适用于手舟骨、大多角骨、三角骨损伤的患者。掌上斜位适用于豆状骨、手舟骨、月状骨损伤的患者。

三、前臂肘关节损伤机制与 X 线摄影

(一) 前臂损伤特点

前臂骨由尺骨和桡骨组成,含两个关节。两骨的近端由桡骨头环状关节面与尺骨近端之桡骨切迹构成上尺桡关节,两骨远端由桡骨之尺骨切迹与尺骨小头构成下尺桡关节。前臂骨折发生率占全身长管状骨骨折的首位。前臂损伤除骨干骨折外,靠近远近端的骨折会分别累及上下尺-桡关节,造成复合损伤。

外力作用前臂骨折,骨折线的位置和形态不同,摄影方式也不同。

1. **直接外力** 如打击、压伤等造成尺-桡骨骨折,骨折线常在同一平面,多为横形、蝶形或粉碎骨折。

2. **间接外力** 如跌倒时手掌撑地,向上传导的外力致尺桡骨骨折,骨折线在不同水平,尺骨骨折线低于桡骨、呈短斜形状。

3. **扭转外力** 如受力时同时伴有扭转外力,则骨折线呈螺旋形,尺骨骨折线高于桡骨。

4. **前臂骨双骨折** 多为直接打击、碰撞、跌倒及机器绞轧所致,损伤严重常合并皮肤软组织撕脱、肌腱断裂和神经血管损伤。受伤前臂肿胀、疼痛、功能活动受限,重伤者可见前臂畸形,并可有骨擦音及异常活动,这是闭合性损伤。而开放性损伤的受伤前臂的皮肤、软组织裂伤,有的见骨折端外露。

尺-桡骨骨折后可发生断端重叠、肢体缩短、成角畸形、侧方移位及旋转畸形。若患者前臂发生形变、弯曲,则不能按常规位置摄影,而是依患者的前臂放置姿势就位摄影,以免断端骨直接损伤血管和神经。应注意以下情况。

1. **中上 1/3 骨折** 骨折近折段旋后,远折段相对旋前。

2. **中下 1/3 骨折** 骨折近折段处于中立位或轻度旋后,远折段可相对旋前或相互并拢,或被外力致于任何旋转位置。

(二) 肘关节损伤特点

肘关节由肱骨远端及尺、桡骨近端组成,包括三个关节。肱尺关节:由肱骨滑车和尺骨半月切迹构成。肱桡关节:肱骨小头与桡骨小头构成。上尺桡关节:桡骨小头环状关节面与尺骨切迹构成。肘关节囊内、滑车、肱骨小头、尺骨切迹和桡骨小头均

覆有透明的软骨,关节囊与滑膜之间有脂肪垫。肱骨远端为内外髁,后方中部有鹰嘴窝,前方中部有冠状窝(喙突窝),均极易发生骨折。窝下方外侧是肱骨小头(外髁),内侧为滑车(内髁),内髁后面有纵行的尺神经沟。肘关节伸直时有 10°~15°的外翻角(提携角),肘关节正常伸屈范围为 30°~180°。

肘关节肱-尺部与肱-桡部的联动使肘屈伸时,此运动沿冠状轴进行。额轴面与上肢骨的长轴相交并非直角,上肢骨的长轴之近端在肱骨头的中心,远端在尺骨小头下方的中心。这一长轴在肘关节处经过桡骨小头凹中心,肘关节的额轴横贯肱骨滑车的中心与肱骨小头的中心。由于肱骨滑车的内侧大于外侧,而整个的滑车又大于肱骨小头,则额轴面与上肢骨长轴不作直角相交,而是在桡侧的上方为 70°角,下方为 110°角;在尺侧的上方为 110°角,下方为 70°角。正因为肘关节的额轴与上肢骨长轴是如此相交,所以伸肘时前臂的远侧端必偏外侧;而屈肘时手很自然地与胸部接触。

正常情况下肘关节伸直时,肱骨两上髁则应与尺骨鹰嘴在一条横线上,如肘关节屈曲成直角,由后面观察,此三点位于一直线上,是肱骨纵轴的延续。肘关节脱位时,这三点的关系无论从后面及侧面观察均发生改变。鹰嘴位于肱骨两上髁后,在伸展型肱骨髁上骨折或肱骨下端骨骺分离时并不引起改变,但从侧面观察,鹰嘴与两上髁之连线移位至肱骨干轴线之后。

肘部损伤多涉及骨和软骨的损伤,发生率极高且损伤类型复杂。肘部骨骺多出现于年龄不一的儿童,特别是小儿,关节解剖形态及生理演变,骨骺出现及闭合的年龄遵循一定的规律。

1. **肘关节骨折**　有肱骨髁上骨折、肱骨髁上方或通过肱骨髁部的骨折 3 种。伸展型多见于儿童,为间接外力所致。跌倒时手掌撑地,肘关节处于伸直状态,外力传导至肘部而发生伸展型骨折,断端向前成角,或远折段向后移位,可使肱动脉受压或正中神经损伤;屈曲型较大儿童、成人及老人均可发生,为直接外力所致,跌倒时肘屈曲位后侧着地,或外力自后方直接作用于尺骨鹰嘴,骨折远折段向前移位;青枝型小儿肱骨髁上骨折,仅为青枝型,无断端错位,表现为肘关节囊膨隆。

2. **肱骨外髁骨折(儿童为外髁骨骺分离)**　因间接外力所致,骨折线通过骺软骨自关节面垂直向上,再进入外髁、干骺端、常见干骺端薄层骨片或较大骨片。肱骨外髁的骨折块易受肌腱的牵拉翻转移位,极不稳定。

3. **肱骨内上髁骨折**　跌倒时手撑地,前臂的屈肌腱猛烈收缩牵拉,或肘部承受外翻应力所致。小儿表现为内上髁骨骺分离,呈不同程度的向内下方移位和旋转,严重的内上髁骨骺可夹在关节内。成人的内上髁不全骨折或呈整个内上髁的骨折,或呈小片撕脱骨折也有分离和向下移位。

4. **肱骨小头骨折(均发生在成人)**　间接外力跌倒时肘呈伸直位,手撑地,外力向上传导,桡骨头向上撞击肱骨小头所致。骨折线沿肱骨小头冠状面呈纵形劈裂,可累及部分滑车,骨折块呈半月状向上向前移位。

5. **肱骨髁间骨折(成人多见)**　间接外力或直接暴力跌倒时,肘呈屈曲位直接触地所致。是肘部较严重的关节内骨折,骨折处肱骨内髁的上方常有较大之三角形骨块。

6. **桡骨头颈骨折(儿童、成人发生率均高)**　多由间接外力,如跌倒肘伸直或合并外展位手掌着地,外力向上传导,桡骨头与肱骨小头相撞击所致。致使成人桡骨头呈各种形态的骨折,4 岁以下儿童多为桡骨小头半脱位,小儿为桡骨头骨骺分离或桡骨颈部青枝骨折。

7. **尺骨鹰嘴骨折**　直接外力冲击肘关节后部所致,骨折片粉碎、无明显移位。

8. **尺骨喙突骨折**　由肱骨前肌猛烈收缩造成撕脱骨片,若骨片小则易漏诊。

9. 肱骨远端骨骺分离(为婴幼儿的损伤),肱骨远端包括全部骨骺的软骨块和干骺端之间的分离错位。

骨折合并脱位在青少年及成人发生率高且损伤严重,出血多,关节囊、韧带撕裂严重,常合并神经血管损伤。

1. **肘关节后脱位**　多发生于青壮年,多为间接外力,如跌倒时肘伸直或半屈位手掌撑地,致使尺-桡骨向后方脱出,肘关节呈 135°半屈位,伸屈功能受限,尺骨鹰嘴后突。

2. **肘关节前脱位**　多为直接外力如跌倒时肘屈曲鹰嘴着地,造成鹰嘴粉碎骨折,尺桡骨向前脱位,肘关节呈半屈位,前臂相对较健侧长。

3. **肘关节侧方脱位**　受伤时合并肘部猛烈的内外翻应力,造成尺-桡骨向侧方脱出,多与前、后脱位合并发生。

外伤患者有时肘部难以伸直,或因石膏固定后不能伸直者,拍摄正位片时则可根据病变部位适当向上或向下倾斜，使病变处靠近探测器，但不应作内外方向的倾斜。肘关节损伤或部分强直畸形时，应将前臂平放于探测器上，若重点观察肱骨远端及其关节面时，应将上臂平放于探测器上，若肘屈小于90°时，应使前臂和上臂与探测器的夹角大小相等，并予以固定。肘关节外伤时，关节因积液而膨隆，滑膜外脂肪向外上推移，在肘关节侧位片上，可见肱骨远端背、掌侧翘起的脂肪影，构成“八字征”。

（三）前臂损伤的特殊摄影体位

仰卧尺桡骨水平侧位是患者取仰卧位，上肢和身体略分开并手掌向内，探测器垂直竖立于前臂和躯干之间，前臂垫高向内倾15°。中心线呈水平位由前臂外侧射入探测器，若前臂不能内倾15°，则可将球管以水平位向上倾斜15°射入探测器。适用于全身复合性损伤，不能移动的患者。

肘关节伸展前臂水平正位是患者取仰卧位或侧坐位，上臂与前臂外展，肘伸直并与躯干约成90°，前臂垫高掌面垂直。探测器横向垂直竖立于前臂外侧并固定。中心线呈水平位对准前臂中央内侧下缘垂直射入探测器（担架车上摄影）；水平侧位是摄影体位同正位，掌面垂直，尺侧紧靠探测器。中心线垂直前臂中央，并向前臂内侧倾斜5°射入探测器中心。适用于前臂严重损伤，掌面不能朝上的患者。

肘关节屈曲掌上正位（绷带吊前臂固定位）是患者取立位或坐位，把吊于胸前的前臂稍向外移并固定，前臂背面紧贴探测器，手掌向上并稍外旋。中心线对准前臂内侧面中点垂直射入探测器；侧位的体位同正位，探测器横向垂直竖立，紧贴于前臂与前胸壁之间。中心线呈水平位并向上倾斜15°对准前臂外侧缘中点射入探测器中心。

肘关节屈曲掌面垂直正位（绷带固定前臂）是患者取立位或坐位，探测器横向垂直竖立于前臂与前胸壁之间。中心线水平位对准前臂背部中央上缘射入探测器中心；侧位是患者取坐位，前臂下外侧（尺侧）紧贴探测器，掌面垂直。中心线垂直探测器并向内侧倾斜15°，对准前臂外侧中央处射入。适用于前臂损伤后吊绷带固定，或复位后石膏固定肘关节屈曲的患者。

肘关节屈曲前臂掌下正位是患者取坐位，掌面向下，肘屈曲的上臂与前臂约呈45°角，前臂内面紧贴探测器。中心线垂直探测器并向内侧倾斜10°，对准前臂中央射入；侧位是取坐位，掌面向下，前臂垫高肩部下沉，肘屈曲的上臂与前臂约呈90°角，探测器横向垂直竖立，紧贴于前臂内侧面（桡骨侧）。中心线水平位对准前臂外侧中点（尺侧），射入探测器中心。适用于前臂损伤，不能翻转的患者。

外伤后肩部、上臂及肘部不能转动，或整复后肘部和前臂石膏固定及包有绷带的患者，肘关节屈曲正位可选择：①取坐位或站立位于摄片架前，探测器横向垂直竖立放于肘部与胸部之间，前臂与上臂内侧紧靠探测器。中心线水平位对准肘关节处射入探测器中心。②患者面向摄影架站立，患侧肘部稍降低，其外侧紧靠摄片架，肘关节置于探测器中心，对侧躯干离开摄影架约成斜位，利于肘关节靠紧摄影架。中心线水平位对准肘关节中下处射入。③背向摄影架站立，对侧肩部抬高，躯干离开摄影架约成斜位，患侧肘部内侧紧靠摄影架，肘关节置于探测器中心。中心线水平位对准肘关节处射入探测器。

（四）肘关节损伤的特殊摄影体位

肘关节屈曲侧位是患者侧坐位，患侧前臂与上臂约成直角并外展置于台面上，尺侧在下尽量使肩与肘部平齐，固定前臂使肘部内上髁置于探测器中心。中心线垂直经肱骨外上髁下方与桡骨小头的关节面射入探测器中心。适用于外伤后肩部、上臂及肘部不能转动的患者。

仰卧肘关节侧位是患者取仰卧位，患侧肘部用棉质软垫垫高，肘关节伸直呈掌上位，探测器横向垂直竖立于肘关节和躯干之间。中心线水平位稍向上倾斜，对准肱骨外上髁射入探测器中心。适用于肘部损伤，并有全身复合外伤不能站立的患者。

肘关节尺骨喙突斜位是患者正坐位，患侧前壁伸直时肘部背侧紧靠探测器呈前后位姿势。尺骨鹰嘴突放于探测器中心，肩部尽量向下与肘部相平。然后将手掌内转呈掌下位，上臂保持不动，前臂与上臂予以固定。中心线垂直对准肘关节正中射入探测器中心。适用于检查尺骨喙突骨折的患者。

肘关节轴位是患者取坐位，患侧上臂抬高与肩部水平且紧靠探测器，肘极度屈曲150°，使手指掌面触肩，内外髁连线呈水平，将尺骨鹰嘴突放于探测器中心上方2.5～3cm处。中心线可以根据情况选择：①经尺骨鹰嘴突上方2.5cm处垂直射入；②向肩部倾斜30°与前臂垂直，经鹰嘴与内髁间射入探测器中心；③如为检查肱骨下端，中心线可垂直探测器射入；④如为检查尺骨和桡骨近端，中心线可向肩部倾斜并与前臂垂直。适用于肘部鹰嘴突损伤，肘关节极度疼痛而不能伸直，或骨折整复已固定的患者。

肘关节尺骨鹰嘴突轴位是患者侧坐位，患侧尽量屈肘手掌向下并与躯干长轴垂直，上臂紧靠探测器，将尺骨鹰嘴突放于探测器中心上方2.5～3cm处，调整肢体位置，使前臂与上臂互相重叠，将鹰嘴突固定且无转位。中心线向肩侧倾斜20°，对准尺骨鹰嘴突射入探测器中心。适用于检查尺骨鹰嘴骨折，手臂不能翻动的患者。

四、上臂肩关节损伤机制与X线摄影

（一）上臂损伤特点

上臂骨（肱骨）呈管状长骨，其远端前后扁薄，向前呈卷状，两侧突出为内/外上髁，参与组成肘关节。肱骨上端为半圆形的肱骨头，其突出部为大结节与小结节，大小结节与肱骨头间的环状沟为解剖颈，肱骨头与肱骨体间的稍细部分为外科颈。肱骨头与肩胛骨关节盂构成肩关节。肩关节由锁骨、肩胛骨及肱骨构成，是全身活动最广泛，最灵活的关节。它包括胸锁关节、肩锁关节、肩胛骨和胸壁的“连接关节”、肩肱关节、肩峰下机制（第二肩关节）喙锁机制（喙锁关节）等6个关节的联合运动。锁骨横位胸部前上部，内侧2/3凸向前，外侧1/3凸向后，内侧端与胸骨柄构成胸锁关节，内有关节盘。锁骨外侧端与肩胛骨的肩峰构成肩锁关节。

肩胛骨位于胸廓的后上部，相当2—7肋骨之间，肩胛冈的肩峰与锁骨的肩峰构成肩锁关节，肩胛骨的外侧关节盂与肱骨头构成肩关节。肩胛骨的后面（背面）的高嵴为肩胛冈，其根部与第3肋相对。肩胛骨有3个角，上肢下垂时，其下角约对第7肋，内侧角约对第2肋，外侧角成为关节盂。肱骨头的软骨面积大，与关节盂相接触时仅有一部分相接。肩胛冈相当于第3胸椎平面，肱骨大结节突出肩峰处，为肩部最外之骨点。肩肱关节（肩关节）是一典型的球窝关节，其休息位置是肱骨呈45°外旋，上臂悬重贴靠胸壁。

肩部常见创伤有锁骨骨折、肩胛骨骨折、肱骨外科颈骨折及肩关节脱位。

1. **锁骨骨折** 发生率高多见少年及幼儿，多由间接外力引起（任何作用于手、肘及肩部的外力向胸部传导均可发生）。好发于锁骨中1/3或中外1/3交界处，即前后曲交界处。该处锁骨最窄，内侧骨折端向后上方移位，外侧骨折端移向前下方，也可见于锁骨的胸骨端骨折或锁骨的肩峰端骨折。锁骨的后曲显著者，成人多为短斜形骨折，而前曲显著者骨折常横形，直接暴力可造成粉碎骨折，幼年的锁骨骨折常属青枝骨折。

锁骨骨折后肩部疼痛，患肩下沉并向前内侧倾斜，肩关节活动受限局部压痛，肿胀畸形及异常活动。婴儿伤后一侧上肢不敢活动，且啼哭不止。

2. **肩胛骨骨折** 肩胛骨为三角形板状骨，位于背部外上方，上缘与锁骨近乎平行，内角对第2肋骨内部，外角有肩峰、喙突和关节盂参与肩关节，下角达第7～8肋间。上臂外展抬高时，肩胛骨向外上移动，外缘与体轴平行，内缘向外下斜，肩关节内旋时肩胛骨移向外方，垂肩时内缘垂直，外缘呈外上内下倾斜。

肱骨头上端与肩峰下端最窄距离称为肩峰肱骨头间距离，正常为7～13mm或6～14mm，此间隙如小于5mm，说明肩袖有损伤。骨折多因直接暴力打击所致，火器伤造成的骨折多呈粉碎性，可累及肩胛体、肩胛颈、喙突及肩峰，常合并有肋骨骨折及血气胸的可能性。

肩胛部较常见的骨折为冈下窝的横断骨折，但极少移位，肩峰的位置易受损伤，却很少发生骨折。因肩峰有时骨化不完全，与肩胛冈不相融合，如受到外伤后不易与骨折鉴别，应作对侧肩峰X线片对照以证实之。

3. **肱骨外科颈骨折（肱骨上端最常见）** 是指肱骨解剖颈下方2～3cm处，大小结节下部，胸大肌止点上部的骨折，多因间接外力所致。如跌倒时肘部着地，或肘伸直位手部撑地，外力传导至肱骨外科颈部而发生骨折，不同年龄显示不同的骨折特点。

成人因受伤时体位及受力不同，表现为内收型或外展型损伤，骨折线横形，肱骨外科颈骨折常合并大结节的撕脱骨折。若直接外力作用，也可造成局部裂纹骨折。

老人多为嵌压或嵌插骨折，骨折线位置高，常显示为肱骨解剖颈、大结节与肱骨干之间倒“T”或倒“Y”形骨折，无明显移位。

儿童表现为肱骨上段青枝骨折，发生于骺线1～2.5cm范围内，骨折线横形，无侧方移位，或肱骨上段骨骺分离。

（二）肩关节损伤特点

肩关节为球窝关节，肩胛骨关节盂较浅关节囊韧带松弛薄弱，易因外伤而发生脱位，常见于青壮年和老人。根据肱骨头脱位的方向、程度和性质，有肩关节半脱位、前脱位、后脱位、肩脱位合并骨折、习惯性脱位、陈旧性脱位。肩部其他损伤有肩锁关节脱位、胸锁关节脱位、胸骨骨折等。肩关节前脱位最常见，因致伤外力大小和伤时上肢姿势不同，可分为喙突下脱位、锁骨下脱位、肩胛骨关节盂下脱位、胸内脱位这四种类型。

1. **肩关节前脱位**　直接或间接外力造成肱骨头向前脱出，在喙突下、锁骨下或腋窝可触及脱位之肱骨头，肩峰下空虚。其表现为肩部疼痛、方肩畸形、杜加斯（Dugas）征阳性（当患侧肘部贴近胸壁时，患侧的手不能达到对侧肩部）。摄影观察肱骨头脱出所在部位及是否合并肱骨大结节、肱骨头、肩胛骨关节盂等骨折。

2. **肩关节后脱位**　直接或间接暴力造成肱骨头向后脱位，位于肩峰下或肩胛冈下。表现为喙突异常的突出，患肩后侧隆起前部平坦，上臂呈外展和明显内旋姿势，关节前方空虚，后方可扪及肱骨头。摄影观察肱骨头与肩胛骨关节盂正常的关节间隙有无消失，肱骨头是否向上移位，且位于肩胛骨关节盂之后，肩峰下或肩胛冈下，并可显示合并骨折情况。

3. **肩肱关节脱位**　肱骨大结节突出于肩峰之外，为肩部最外的骨点。在外力方向上，向前摔跌概率较高，上臂处于外展及外旋位，发生向前下方脱位。大结节与关节盂边缘相抵，有 1/3 患者合并肱骨大结节撕脱骨折，如无骨折一般大结节移向内侧，肩峰变为最外点，则肩变为方形。

4. **胸锁关节脱位**　胸锁关节为锁骨的胸骨关节面与胸骨柄-骨切迹及第一肋软骨所形成。可因直接或间接暴力引起，锁骨的胸骨端易向前方半脱位或全脱位。沿锁骨外暴力时易引起后脱，则会压迫其后的大血管、气管及食管，必须快速摄片诊断。其表现为呼吸困难、咽下困难、皮下气肿、胸锁关节与矢状面所呈角度变异，正常为 0°～5°，脱位时可为 20°～25°。

肱骨干骨折是肱骨髁上与胸大肌止点上缘之间的骨折。上 1/3 骨折多由直接外力作用所致，多为横断骨折或粉碎骨折；下 1/3 骨折多由间接外力引起，如跌倒时手撑地，或投弹时肌肉猛力收缩的旋转力，多为斜形、螺旋形或蝶形骨折。其表现为伤后关节肿胀、疼痛。明显移位时，肘向后方突出，或肱骨干局部肿胀、压痛、畸形、假关节活动。骨折断骨移位方向与骨折部位有关。如肱骨干上段骨折，骨折近折端向前内方移位；骨折远折端向外上方移位；肱骨中段骨折，骨折近折端向外前方移位，远折端向上移位，致断端重叠短缩；肱骨下段骨折、因肘关节所处屈伸位置关系，易造成断端不同方向的成角畸形，可合并桡神经损伤。

（三）上臂损伤的特殊摄影体位

仰卧肱骨侧位可以选择：①患者取仰卧位，患侧肘部伸直掌面向上，用棉垫将前臂及肱骨垫高，探测器横向垂直竖立于躯干与肱骨之间。中心线水平位对准肱骨中点射入探测器中心。②患者取仰卧位，对侧肩部垫高，患侧手置腹前，上臂稍外展，屈肘成 90°并前臂内旋，上臂内侧紧靠探测器，使肱骨内外上髁连线与探测器垂直，患侧肩关节与肘关节置于探测器范围内，探测器长轴与肱骨平行，前臂固定。中心线对准肱骨中点垂直射入探测器中心。适用于肱骨近端外伤骨折疼痛而不能站立或移动的患者。

肱骨侧卧侧位是患者侧卧，健侧在下，探测器紧贴于患侧腋下，上臂内侧紧靠探测器，肘部弯曲约成直角，肱骨长轴与探测器长轴平行，前臂予以固定。中心线垂直并向肘部倾斜 5°～10°，对准肱骨中上部射入探测器中心。适用于全身复合性损伤，肱骨剧烈疼痛而不能转动手臂患者。

肱骨前后水平位是患者侧坐位，患侧肱骨稍垫高并向前伸出，肘关节弯曲手掌垂直。肱骨外侧贴紧于横向垂直竖立的探测器，健侧躯体稍外转。中心线水平位对准肱骨内侧中点射入探测器。适用于肱骨中下段骨折并软组织损伤，不能前后活动肱骨患者。

站立肱骨后前侧位是患者面对摄影架取立位或坐位，身体稍向被检侧倾斜，肘部屈曲，肱骨外侧紧靠摄影架，肩关节及肘部均包括在探测器范围内。中心线呈水平位，经被检侧胸背部，对准肱骨中点射入探测器中心。适用于肱骨骨折复位后肘屈曲石膏固定、绷带包绕前臂的患者。

站立经胸前肱骨正位是患者侧立，身体后倾 15°并向健侧偏转，被检侧肩部上抬，肱骨紧靠摄影架，手掌朝内，健侧上肢上举抱头肘外展。中心线呈水平位，经对侧前胸部，对准肱骨中点射入探测器中心。适用于上臂外伤及肱骨骨折，因疼痛前臂下垂不能活动的患者。

仰卧经胸前肱骨侧位是患者取仰卧位，被检侧抬高 15°，使身体向健侧倾斜，健侧上肢上举并外旋，探测器横向垂直竖立于被检侧肱骨外侧并固定。中心线呈水平位，经对侧胸前部，对准被检侧肱骨中点射入探测器中心。适用于肱骨骨折及软组织开放性损伤，致前臂下垂不宜移动且不能站立的患者。

肱骨近端肩部仰卧轴位是患者取仰卧位，被检测肩部和上臂垫高约10cm，上臂外展与躯干垂直，肘部弯曲约成直角，头部转向对侧。探测器横向垂直竖立于肩部并固定，内缘紧靠颈部，肱骨头对探测器中心。中心线呈水平位，由足侧向头平行躯干，再向内倾斜10°角，对准肱骨头经腋窝射入探测器。适用于肱骨颈骨折或肩关节脱位后移位的病例，也适用于肩部已用石膏或飞机带固定，致手臂不能转动的患者。

肱骨肩关节下上轴位是患者取立位或坐位，被检侧上臂外伸与躯干垂直，肱骨外旋使前臂予以固定。身体倾向患侧，头部转向对侧，健侧手持探测器，将探测器中心置于被检侧肩关节上方。中心线由腋下向上斜行，经腋窝射入探测器中心。适用于肱骨颈骨折或肩关节脱位后移位的病例，也适用于肩部已用支架固定，致手臂不能转动的患者。

（四）肩关节损伤的特殊摄影体位

肩关节关节盂前后斜位是患者取仰卧位，健侧肩部和髋部稍垫高，肘部弯曲手置腹前，身体冠状面与床面约呈45°角。患侧肩胛骨喙突紧靠台面中线且平行探测器，上臂稍与躯干分开，肩部及上臂均在探测器范围内。中心线垂直探测器，经肩部上缘及内下方各5cm处射入。适用于肱骨上端、关节盂及肱骨头损伤的患者。

肩关节侧位是患者背向摄影架取坐位或立位，患侧肘部弯曲，前臂被健侧手托住固定。健侧肩部紧靠摄片架，患侧肩部向前旋转至肩胛骨嵴与探测器垂直为止，探测器上缘超出肩部。中心线呈水平位，对准患侧肩胛部射入探测器中心。适用于肩关节脱位的患者。

肩关节仰卧侧位（或侧卧位）是患者取仰卧位，患侧抬高15°，髋及膝部弯曲以支撑身体，健侧上肢举过头顶。探测器横向垂直竖立于患侧肩背后并固定，探测器上缘超出肩部。中心线呈水平位，从健侧对准患侧肱骨头射入探测器中心。适用于肩关节损伤、脱位、不能站立的患者。

肩关节轴位（仰卧）是患者取仰卧位，患侧上臂外展与肩齐，肩背部垫高约5cm，头向健侧偏转，探测器横向垂直竖立患侧肩上，肩峰部对探测器中心。中心线呈水平位，由足向头并向内倾斜约10°角，经腋窝皱褶射入探测器中心。适用于肩关节后脱位，活动受限不宜坐位摄影的患者。

肩关节半轴位（仰卧）是患者取仰卧位，患侧手臂外展上抬平放于头旁并前臂垫高，肱骨头对台面中线。中心线垂直探测器，对准患侧腋下经肱骨头射入探测器中心。适用于肱骨解剖颈及关节盂有轻度损伤，或有撕脱骨片的患者。

肩胛骨体正位（仰卧或俯卧）是患者取仰卧位或俯卧位，躯干平直、两上肢伸直分别于髋旁，手掌向上、头转向健侧。在仰卧位时，中心线对准患侧胸廓中央垂直台面射入探测器中心；在俯卧位时，中心线由患侧的外侧向内倾斜20°，对准肩胛骨中央射入探测器中心。适用于肩胛骨损伤不宜翻动身体的病例。

肩胛骨前后立位是患者背靠摄影架取坐位或站立位，患侧肩胛骨与探测器平行。健侧身体偏转，人体冠状面与探测器成20°角，使患侧肩胛骨平面紧贴摄片架中线，肘弯曲手背放于腰部，肘部前转使肩胛骨不与肺组织重叠。中心线呈水平位，对准肱骨头外端射入探测器中心。适用于肩胛骨骨折不宜卧位摄片的患者。

侧立肩胛骨轴位是患者面对摄片架取站立或坐位。患侧上肢经面部向头顶及枕部环抱，若上肢上抬困难，则把手放于对侧肩部（或上肢），上臂内收肘部弯曲，避免肱骨上端与肩胛骨重叠。健侧手叉腰转动身体，使患侧肩部靠近摄片架，矢状面与探测器夹角成70°，肩胛骨内外缘连线垂直于探测器，患侧肩部及肩胛下角均在探测器范围内。中心线呈水平位，对准患侧肩胛骨后缘中央射入探测器中心。适用于肩胛冈及肩峰损伤，或确定肩胛骨骨折移位的患者。

肩胛骨侧卧位是患者的患侧肩部在下，侧卧位于摄影床，肩胛骨对台面中线。患侧上肢高举抱头，头部枕于肩上，使患侧肩部紧靠台面，肩胛骨内外缘连线与台面中线垂直。中心线垂直台面，由肩胛骨后缘中央经肱骨头中点射入探测器中心。适用于肩胛骨损伤，确定肩胛骨骨折移位，不能站立的患者。若患臂不能上举可放于身旁，上臂外展肘部弯曲，使肱骨上端不与肩胛骨重叠。

站立锁骨后前位是患者站立摄影台一端，患侧肘屈曲放于腹前并用对侧手固定。上身以俯卧姿势使患侧肩锁部贴紧台面上横放的探测器之上1/3处，头转向健侧。中心线由头向足侧倾斜20°，对准锁骨中点射入探测器中心。适用于明显外伤，肩锁区域疼痛、肿胀，患侧上肢不能用力上举及后伸，常以健侧手托住患肢并紧贴胸前的患者。

仰卧锁骨前后位是患者取仰卧位于摄影床上，两上肢放于身体两侧。患侧置于台面中线，(若摄双侧，则人体矢状面对台面中线)头偏向健侧。中心线由足向头侧倾斜10°~20°，对准锁骨中点射入探测器中心。适用于锁骨骨折不宜站立及俯卧的患者。婴幼儿童锁骨骨折，因不易合作可取仰卧姿势，但探测器必须包括两侧锁骨以做比较。

锁骨俯卧后前位是患者取俯卧位，患侧锁骨中点对台面中线，头部转向健侧使锁骨与台面靠紧。手背内转呈掌上位贴于身旁，肩部下垂与胸锁关节相平。探测器横向包括锁骨全长，婴幼儿包括双侧。中心线垂直台面，对准肩胛骨上角射入。摄双侧时，中心线对准第一胸椎中点或胸骨切迹。适用于后背部损伤并锁骨骨折，不宜站立及仰卧的患者。

五、足踝关节损伤机制与X线摄影

(一) 足部损伤特点

1. **跟骨骨折** 自高处跌下足跟着地所致。根据跟骨结节角(骨折后此角减小或成负角)及跟骨轴位角(骨折时此角增大)的变化，来判断有无骨折。

2. **不累及距跟关节的骨折** 包括跟骨结节纵形或横形骨折、载距突骨折等。

3. **累及距跟关节的骨折** 包括距跟关节外侧塌陷骨折，全距跟关节塌陷骨折、跟骨粉碎骨折、跟骨结节角及轴位角明显改变等。

4. **距骨骨折** 多由高处跌下足背屈曲触地所致。常见有距骨颈骨折、距骨体骨折，而距骨后突骨折是强力跖屈曲致小块状骨折。

5. **距骨脱位** 有胫-距关节脱位、距下关节脱位及全距骨脱位。

6. **足跖骨骨折** 多因直接暴力如打击、车轧伤或前足扭伤所致。可发生在跖骨颈、干或基底部(第五跖骨)。

7. **跖跗关节脱位** 常发生于车轮压伤或严重的足部扭伤，多为第一、二跖骨分离。第二至五跖骨向外脱位；或为第二至三跖骨分离，第三至五跖骨向外脱位等，常合并跖骨及跗骨骨折，易造成足背动脉损伤，引起前足坏死。

8. **趾骨骨折** 多由压、砸伤或踢硬物所致，骨折线横形、斜形、粉碎性、粗隆边缘骨折或趾骨基底撕脱骨片等。

(二) 踝关节损伤特点

踝关节为屈戌关节，是全身负重最大又极为灵活的关节。踝关节骨折是最常见关节内骨折，因外力作用的方向、程度和肢体受伤时所处的位置不同，可造成各种不同类型的骨折，不同程度的韧带损伤，以及不同方向的关节脱位，以致合并发生为类型多样的复合损伤。

1. 踝关节扭伤多在足跖屈曲内翻时发生。当踝关节呈中立位(0°)，为足尖垂直向前(或向上)，足的外缘和小腿垂直，可背伸25°，跖屈曲40°~45°。当足在中立位时，距骨与胫腓骨下端的关节面正好嵌合，但当足跖屈(如下楼梯)，则距骨体较宽的前部滑出关节之外，而较窄的后部进入踝关节，故不再稳定，常为踝关节扭伤的重要原因。

足在外旋时，舟骨围绕距骨头旋转，因骰骨与跟骨相接触而突然停止，足部再继续外旋，必同时伴有前足外翻，因此这两种损伤机制常同时存在。

2. 踝关节扭伤并外旋骨折是因为：①负重大；②外踝长、内踝短；③韧带薄弱易引起撕裂；④足跖屈曲时，踝关节变得不稳定；⑤由胫腓骨下端所构成踝关节的“榫眼”不太坚固，外踝关节面相当倾斜，腓骨下端可向上或向外作相当活动；⑥使足外翻背伸的肌肉不如使足内翻背伸的肌肉坚强，足部向外的力量不如向内的力量大。

踝关节扭伤严重时，一般伴有踝部骨折，其中关节内骨折最常见。外翻骨折(内踝骨折)发生于过度外翻及足底部旋前时，最为多见。内翻骨折发生于过度内翻及足部旋后时，一般是外踝骨折。

3. **踝关节损伤类型** 踝关节损伤多由间接外力引起，根据外力大小、方向及受伤时足所处的位置可产生5种不同类型的骨折，即旋前外展型、旋后内收型、旋后外旋型、旋前外旋型、垂直压缩型。伤后表现为踝关节肿胀、畸形、压痛等活动受限。

(1) 外旋损伤：发生在小腿不动足强力外旋，或足着地不动小腿强力内旋时，可先造成腓骨下部斜形或螺旋骨折(单踝骨折Ⅰ°)，外踝骨折块向后外方移位并向外旋转。随暴力加大又造成内侧韧带撕裂或内踝骨折，骨折块向腓骨侧移位(双踝骨折Ⅱ°)，当暴力再加大，距骨向外移位并外旋撞击胫骨后缘骨折，骨块向上移位(三踝骨折Ⅲ°)。

(2) 外翻损伤：由于足强力外翻所致，如高处落下足内缘着地时，可先造成内侧三角韧带撕裂，或造成内踝骨折，一般向外移位，随暴力加大又造成腓骨远端骨折，骨折块向外方移位，距骨向外方移位偶尔可发生后踝骨折。

（3）内翻损伤：由于足强力内翻所致，如高处落下足外缘着地时，可先造成踝关节外侧韧带断裂，或外踝顶端的小片撕脱骨折，距骨向内撞击造成内踝骨折。暴力较大时距骨向内脱位，股骨远端外缘顶撞外踝造成外踝骨折，骨折块向内移位。暴力再大时，可造成后踝骨折。

（4）垂直压迫损伤：由高处下坠足底落地，距骨垂直向上撞击股骨远端滑车面，可造成股骨下端粉碎骨折，滑车关节面压缩，胫腓联合分离，内外踝骨折并向两侧分离。踝关节损伤机制复杂，若在儿童则为胫腓骨下端的骨骺分离成骨骺骨折。

（三）足部损伤的特殊摄影体位

足前后内斜位（仰卧位）是患者取仰卧位或坐位，患侧躯干和小腿向健侧倾斜，使足底基准线与台面约成 30°~45°，探测器斜插于足底并紧贴。中心线对准第三跖骨基底部射入探测器中心。适用于全足损伤卧床不起，重点观察第二至五跖骨及跗骨、骰骨的患者。

足前后外斜位是患者取仰卧位，患侧躯干和下肢向外侧倾斜，使足底基准线与台面约成 30°~45°，探测器斜插于足底并紧贴。中心线对准第二跖骨基底部射入探测器中心。适用于第一和第二跖骨及楔骨间关节损伤的患者。

足跗骨前后位（仰卧和坐位）是患者：①取坐位，患侧膝部弯曲，足底紧贴探测器。②或取仰卧位，两下肢伸直足尖向上，探测器倾斜 70°紧贴患侧足底部并固定。中心线：①垂直探测器向足跟侧倾斜 20°，对准足背中央射入探测器中心；②呈水平对准足趾部、经足背中央射入探测器中心。适用于下肢及足部损伤严重，不能移动患肢的患者。

俯卧跟骨轴位是患者取俯卧位，患侧胫腓骨下端垫高踝部弯曲成直角，探测器垂直竖立紧贴足底部并予以固定，足跟部低于探测器上缘 3cm。中心线向足跟部倾斜 35°~40°，对准跟腱处射入探测器中心。适于足部损伤足跟部疼痛，不宜仰卧位及坐位摄片病例。

侧卧跟骨轴位（底跟位或跟底位）是患者取患侧在上侧卧位，两下肢伸直靠拢，足底基准线成水平位。①摄底跟位，探测器垂直竖立紧贴足跟后部；②摄跟底位，探测器横向垂直竖立紧贴足底部。中心线：①呈水平向头侧倾斜 40°，对准足底跟骨 1/2 处射入探测器中心；②呈水平向足趾部倾斜 50°，对准足跟后方经足跟底部射入探测器中心。适用于外伤后双足跟部疼痛，不宜移动身体的病例。

（四）踝关节损伤的特殊摄影体位

踝关节仰卧水平前后位是患者取仰卧位，患肢足尖垂直台面，踝关节呈中立位放探测器中心。中心线垂直探测器，对准内外踝连线中点射入探测器中心；踝关节仰卧水平侧位同前后位的体位，患侧足底跟垫高，探测器垂直竖立紧贴外踝。中心线呈水平位，对准内踝中点射入探测器中心。适用于踝关节损伤并全身复合外伤，不能移动下肢，或用网架固定患肢，身处担架床上或牵引患肢的患者。

踝关节侧卧正位（患肢在下）是患者取患侧在下侧卧位于担架床或摄影台上，膝部弯曲，小腿外侧稍垫高，足底基准线与台面平行。探测器垂直竖立紧贴患侧踝后部并固定。中心线呈水平位，对准内外踝连线中点，与足底基准线成 10°角射入探测器中心；踝关节侧卧侧位体位同侧卧正位，患侧踝关节外侧面紧贴探测器，足底基准线与台面成 20°角（足尖斜向下）。中心线垂直探测器对准内踝，与足底基准线成 80°角射入探测器中心。适用于一侧踝关节严重损伤，不能移动患肢的患者。

踝关节侧卧正位（患肢在上）是患者取患肢在上的侧卧位。患侧下肢伸直，靠在健侧稍屈膝的下肢上，两足之间垫一棉垫。探测器垂直竖立紧贴患侧踝关节后面。中心线呈水平位平行足底基准线，对准内外踝连线中央射入探测器中心；踝关节侧卧侧位体位同侧卧正位姿势，探测器置于两踝之间。中心线垂直探测器并稍向足尖倾斜，对准外踝上方 2cm 处射入探测器中心。适用于一侧踝关节严重损伤，不能移动患肢患者。

踝关节仰卧内斜 45°位是患者取仰卧位，健侧膝部稍弯曲，上身向健侧偏转并固定，患侧下肢伸直膝部稍垫高，内踝置探测器中心下方 1cm 处，将足尖内转约 45°。中心线垂直探测器对准踝关节间隙中点，与足底基准线平行射入探测器中心。适用于踝关节损伤严重并用网架固定下肢，且需观察胫腓关节下方及跟骨载距突的患者。

踝关节仰卧外斜 45°位是患者取两下肢伸直仰卧位。患侧踝关节外转 45°，置于斜放的探测器中心，使小腿外侧面靠紧探测器。中心线垂直探测器，入射角度与足底基准线平行，对准内外踝连线中点射入探测器中心。适用于踝关节严重损伤及胫骨下端骨折、骨折块移位不能移动患肢的患者。

六、膝关节胫腓骨损伤机制与X线摄影

（一）膝关节损伤特点

膝关节由股骨的内髁、外髁，胫骨内、外髁及髌骨构成。髌骨是人体最大的籽骨，系三角形的扁平骨，尖向下、后面为与股骨相接的关节面，因髌韧带的固定作用，髌骨不能上下活动，仅做前后活动（伸向前、屈向后）和旋转活动。膝关节有宽大而松弛的关节囊和滑膜，两侧有坚强的副韧带，关节内有十字韧带固定。股骨与胫骨关节面间夹有软骨弹性垫，即内、外侧半月板。

由于膝关节有较大范围的活动功能，并有承受强力的支持作用，因而易遭受外伤。上述构成关节的骨、软骨、韧带、滑膜、腱膜等组织都能受累。膝部常见损伤为关节囊、韧带损伤、髌骨骨折、膝关节脱位及髌骨脱位等。

膝关节韧带损伤是直接暴力或膝关节过伸、扭转、造成膝关节侧副韧带和交叉韧带损伤。以内侧副韧带和前交叉韧带损伤多见，交叉韧带断裂常合并侧副韧带断裂和半月板破裂。

1. **膝关节侧副韧带撕裂**　有明显内翻或外翻应力作用于膝关节，外翻应力造成内侧副韧带损伤；内翻应力造成外侧副韧带损伤。表现为软组织肿胀、疼痛，皮下淤血斑，膝不能伸直、活动受限、伤部明显压痛点，伤侧关节内积血；有滑膜、交叉韧带、半月板损伤。当反方向侧翻位摄影时，该韧带附着处可有撕脱的骨片。

2. **膝关节创伤性滑膜炎**　表现为膝部软组织肿胀，髌上囊积液膨隆，髌骨下脂肪垫混浊。

3. **十字韧带损伤**　前十字韧带、后十字韧带撕裂后，分别造成膝关节向前、向后脱位或不稳，胫骨髁间棘处可有撕脱骨片。

4. **股四头肌肌束损伤**　表现为膝关节内积液，髌骨下脂肪垫混浊或受压变小，股四头肌肌束撕裂的上下水平不同，可分别合并有坐骨骨折、髌骨向上脱位、胫骨结节撕脱骨折等。

5. **膝半月板损伤**　当临床检查有半月板损伤时，应进行膝关节造影检查。

6. **髌骨骨折**　直接受损如踢伤、撞伤等。多为粉碎骨折或星状骨折，骨折移位较小，但髌骨关节面及股骨髁损伤较重。多数髌骨骨折由间接外力引起，如向前滑倒时股四头肌突然强力收缩所致横形骨折。既可在中央断裂，也可在两极断裂，随着髌骨分离程度，关节囊和髌骨旁膜也有不同程度的破裂，表现为局部肿胀、疼痛、皮下淤血、不能主动伸膝等。

（二）胫腓骨损伤特点

小腿骨骼包括胫骨与腓骨，皆为管状长骨。胫骨位于内侧，上端向左、右膨大成内侧髁及外侧髁，两髁间为髁间隆起，两髁前方有胫骨粗隆。外侧髁后下方有与腓骨小头形成关节的腓骨头关节面，胫骨下端膨大成方形，向内下突出为内踝，外侧与腓骨相接的三角形凹陷为腓骨切迹。腓骨在外侧，细长，上端有腓骨小头，下端稍膨大为外踝，与胫骨下端相平，胫-腓两骨无旋转运动。

胫腓骨骨折可由直接暴力或间接暴力所引起，重物直接撞击或车轮辗轧，可引起横断骨折、短骨折、斜骨折或粉碎骨折。双骨骨折时骨折线在同一平面，由于胫骨处于皮下，易致开放性骨折。由高处跌下强烈扭转，或滑跌等间接暴力，可引起长、斜或螺旋骨折。表现为局部胀、疼痛、可有畸形及异常活动。胫骨平台骨折多发生于青壮年，由垂直压迫的间接外力如高处跌下足底着地，易造成胫骨髁骨折由于经受压力不平衡，多合并内外翻应力，骨折可为双髁、单髁或粉碎骨折。

（三）膝关节损伤的特殊摄影体位

膝关节侧卧水平前后位（患侧向外侧）是患者取患侧膝关节向外侧卧位，足底板垂直台面，健侧下肢外转。探测器横向垂直竖立紧贴患侧膝关节后缘并固定。中心线呈水平位并向头侧倾斜10°，对准患侧髌骨下缘射入探测器中心。适用于膝关节及胫骨近端骨折，石膏固定或铁丝网支架固定患者。

膝关节侧卧侧位是患者取患侧在上侧卧位，两腿屈曲呈同样姿势。探测器置于两膝关节之间。中心线垂直探测器并稍向膝内侧倾斜，对准髌骨外下缘射入探测器中心。适用于膝关节及胫骨近端骨折，支架固定或石膏固定的患者。

膝关节仰卧水平侧位是患者取仰卧位，两下肢并拢稍屈曲，患侧小腿稍内旋，髌骨向上。探测器横向垂直竖立于两膝之间，紧贴患侧膝关节内侧缘。中心线呈水平位对准患侧膝关节外缘，经髌骨下缘外侧射入探测器中心。适用于膝关节外伤骨折，石膏固定及支架固定的患者。

膝关节仰卧外旋前后位是患者取仰卧位，患肢向外旋转10°（足底与台面呈80°角），髌骨向外上，上身稍抬高两臂支撑身体。探测器一边紧贴患侧膝下，另一边随外旋角度垫高。中心线对准患侧髌

骨下缘，射入探测器中心。适用于膝关节外伤骨折，石膏固定及支架固定的患者。

膝关节仰卧外旋侧位是患者取仰卧位，患肢下肢垫高并向外旋转10°(足底与台面呈80°角)，髌骨向外上，探测器横向垂直竖立紧贴患侧膝关节外侧并固定。中心线对准患侧膝关节内侧，射入探测器中心。适用于膝关节外伤骨折，石膏固定及支架固定的患者。

膝关节仰卧内旋前后位是患者取仰卧位，双下肢伸直患侧髋部稍垫高，身体向健侧旋转。患侧手抓紧健侧台边以支撑身体，足尖向内侧倾斜10°，足底与台面成80°角，健侧下肢外转稍屈膝。探测器置于患侧膝下并与小腿长轴平行。中心线向患侧膝关节外侧倾斜10°，对准髌骨下缘射入探测器中心。适用于膝关节外伤骨折，石膏固定及支架固定的患者。

膝关节仰卧内旋侧位的摄影体位同内旋前后位。探测器垂直竖立紧贴患侧膝关节内侧，对侧下肢可固定探测器。中心线对准患侧髌骨下缘侧外方，射入探测器中心。适用于膝关节外伤骨折、石膏固定及支架固定的患者。

膝关节侧卧前后位(患肢在上)是患者取患侧在上侧卧位，下肢伸直放于健侧小腿上，健侧膝关节稍向外下屈曲。探测器横向垂直竖立并垫高，紧贴于患侧膝后。中心线呈水平位向头侧倾斜10°，对准患侧髌骨下缘射入探测器中心。适用于膝关节外伤骨折，石膏固定及支架固定的患者。

髌骨正位：①取俯卧位，患肢伸直，探测器中心紧贴髌骨之下，中心线垂直膝后经髌骨射入探测器中心。②取仰卧或坐位，患肢伸直，探测器中心紧贴髌骨，中心线近距离由膝后垂直髌骨射入探测器中心。③呈侧卧位，依患者当时姿势，探测器垂直竖立紧贴髌骨，中心线水平对准膝后经髌骨射入探测器中心。适应证：①适用于全身复合性损伤，髌骨骨折不能仰卧或坐位的患者；②适用于膝关节损伤及髌骨骨折，卧床不能移动，或是坐手推轮椅上的患者；③适用于膝关节损伤及髌骨骨折，卧床不能移动的患者。

髌骨侧位(仰卧水平)是患者取仰卧位，患侧下肢伸直稍内旋并稍垫高，探测器横向垂直竖立紧贴膝部外侧。中心线呈水平位，对准膝内侧髌骨下缘射入探测器中心。适用于膝关节损伤及髌骨骨折，患者疼痛卧床不能移动，或是坐在手推轮椅上的患者。

(四) 胫腓骨损伤的特殊摄影体位

胫腓骨仰卧倾斜前后位是患者取两下肢伸直仰卧位，患侧下肢向腓骨外侧倾斜。探测器一部分斜插于患侧小腿下面，另一部分靠在对侧小腿上。中心线调整入射角度，对准小腿前面中央外侧射入探测器中心；胫腓骨仰卧倾斜侧位体位同前后位。斜靠于外侧被垫高的探测器上。中心线对准小腿内侧中央射入探测器中心。适用于小腿严重创伤及开放性损伤，不能移动患肢的患者。

腓骨斜卧前后位及侧位是患者取仰卧位，患侧髋及背部稍垫高，小腿伸直并内旋，对侧下肢屈膝并外展。探测器斜插于患侧小腿外后侧下面并固定。中心线向患侧小腿外侧倾斜10°~20°，对准小腿中央射入探测器中心；腓骨斜卧侧位体位同前后位。患侧下肢内旋紧贴于对侧下肢踝部，探测器插于两小腿之间。中心线向患侧小腿内侧倾斜10°~20°，对准小腿外侧中央射入探测器中心。适用于小腿严重创伤及开放性损伤，不能移动患肢的患者。

腓骨侧卧水平前后位是患者取患肢在上的侧卧位，患肢伸直，紧贴于健侧下肢上。探测器横向垂直竖立于患侧小腿后面并固定。中心线呈水平位，对准小腿前面中点射入探测器中心；腓骨侧卧水平侧位体位同前后位。探测器横向放于两小腿之间。中心线向小腿前侧稍倾斜，对准小腿外侧面中点射入探测器中心。适用于一侧下肢严重创伤，不宜向患侧翻动的患者。

七、股骨髋关节损伤机制与X线摄影

(一) 股骨损伤特点

股骨是全身最长的管状骨，其上端为球状的股骨头，顶端稍内下有一小凹，为股骨头韧带附着处叫韧带窝，摄影时可作为股骨头位置标记。股骨头向外、后、下，其较细部分为股骨颈，股骨体稍向前弓。颈体形成127°~132°角，颈与体的冠状面有约15°的前倾角。颈与体连接处的外侧是大粗隆(大转子)，内下是小粗隆(小转子)。股骨体指向内下，下端稍向后成弓状弯曲，并向两侧膨大为股骨内外髁，两髁间下后方为髁间凹，前方接髌骨部分为髌面。

1. 股骨颈骨折　股骨颈的上下径较前后直径大1/3，老年人因骨质疏松，股骨颈中部密度减低区域，在体积及结构上均为股骨颈最软弱区，如平地滑倒大转子着地，或患肢突然扭转都可引起股骨颈骨折。老年人发生率最高，也见中年或儿童，多因间接暴力致伤。如绊倒时单臀着地，股骨颈受内收或外展的外力，合并扭转应力而致骨折。骨折有移位时髋部疼痛、活动受限、患髋内收、轻度屈曲、下肢外旋短缩、大粗隆上移并有叩痛。嵌插型骨折临床症状不明显，患者有时仍能行走，疼痛较轻，但患肢必有一定的外旋畸形，摄影时须特别注意。

按骨折线部位分为头下骨折与颈中段骨折，属关节囊内骨折；股骨颈基底的骨折属囊外骨折。以骨折作用力的方向和着力点分析有 2 型。

（1）内收型（错位、不稳定）：在股骨干呈急剧内收时发生，此种骨折多见且移位较多，远折断端因肌肉牵拉而上升，又因下肢重力而外旋。

（2）外展型（嵌入、稳定）：在股骨干急剧外展时致伤，骨折多无移位，相互嵌压，较为稳定。

2. **股骨粗隆间骨折**　常见的髋部损伤、好发年龄较高，可因直接暴力致伤，也可因跌倒臀部着地间接暴力致伤。髋部疼痛肿胀，不能站立及行走，有轻度屈髋屈膝及外旋畸形，大粗隆升高。

3. **股骨干骨折**　包括股骨小粗隆以下和股骨髁以上的骨折，相当多见，可发生在任何年龄段，可因直接或间接暴力引起。如高处坠下、膝部着地，或在足固定，而下肢产生强度扭转时发生骨折移位亦较大；直接暴力引起横行或粉碎骨折；间接暴力引起斜行或螺旋骨折；小儿可产生青枝骨折。其体征是，伤后患肢骨折处剧烈疼痛、肿胀、活动受限不能站立，畸形，并呈假关节活动。股骨周围肌肉多且较厚，骨折断端发生移位甚大不易固定。

（1）股骨上段骨折：近侧断端因肌肉的收缩向前屈曲而外展外旋，且断端越短移位越明显；远侧断端因肌肉收缩向上，并在近侧断端的后侧，易将近侧断端推向前移。

（2）股骨中段骨折：因内收肌的牵拉，骨折断端向外成角重叠少，远侧断端向上后内及侧方移位无规律，且肢体短缩，由于重力作用，足的位置常呈外旋位，在近远侧骨折的断端间可有成角畸形。

（3）股骨下段骨折：近侧断端向前内方移位，远侧断端向后移位，且断端越短移位越明显，可损伤血管。

4. **股骨髁骨折**　多由压缩性间接暴力引起，如高处跌下足先着地，也可由直接外伤所致。

（1）股骨髁上骨折：断端移位情况与股骨干下 1/3 骨折相似，也可伤及腘部血管与神经。

（2）股骨髁向骨折：股骨髁劈裂为二，形成“T”或“Y”形骨折，骨折线进入关节，两髁部可向外分离。

（3）股骨单髁骨折：外伤时若合并内外翻应力即可造成内髁或外髁骨折，骨折线由髁间窝斜向内上或外上方。

（4）股骨远端骨骺分离：见于儿童和青少年，股骨远端骨骺连同干骺端骨片一起分离移位，暴力作用不同移位方向各异。

（二）髋关节损伤特点

髋关节由髋臼与股骨头连接组成，髋部骨骼包括髋、股骨头、股骨颈、大小粗隆。髋臼呈杯状凹陷，上为髂骨、前方为耻骨、后方为坐骨，与股骨头相接的关节面叫半月面，深部为髋臼窝，下方为髋臼切迹。髋臼与股骨头构成较深的球窝关节，由于髋臼周围有盂唇软骨加深关节窝，并有坚强的韧带固定，使髋关节成为人体中最稳定的关节。

髋关节损伤类型可分为三个年龄段，儿童及少年易发生股骨头骺滑脱；青壮年多见髋关节脱位；老年多发生股骨颈及粗隆间骨折。

1. **股骨头骺滑脱**　多见 9~17 岁青少年，男性略多且肥胖者多见（少数人外伤所致），为股骨头骨骺和股骨干之间移位和分离，股骨头骺线增宽不规则，骨化不均匀。

2. **髋关节脱位**　外伤性脱位有后脱位、前脱位、中心脱位三种，均发生于较严重的创伤。如地震、塌方等强大暴力所致，多伴有软组织和其他部位损伤，青壮年居多。

（1）后脱位：有严重外伤史，一般在髋关节屈曲、内收及内旋、下肢遭到强大外力时发生，合并髋臼后缘的骨折。患髋疼痛不敢活动，呈明显的屈曲、内收、内旋、缩短畸形，大粗隆向后上方移位，臀部常触及移位的股骨头。

（2）前脱位：外伤时，当髋关节外展、外旋、并过度伸直时，关节囊的前上部遭受压力最大。股骨头移位于闭孔前方或耻骨上支附近，患肢呈外展、外旋和轻度屈曲畸形，患肢较健侧长，在闭孔部或耻骨上部可触及脱位股骨头。当外展外旋时照片显示大粗隆在下方，当外展内旋时大粗隆在上方。

（3）中心性脱位：有直接撞击股骨粗隆的外伤史，常并发骨盆及髋臼骨折。轻度脱位时，仅髋部疼痛，活动时加重；严重脱位时，患肢出现短缩畸形，髋关节活动完全受限，大粗隆隐而不见。

（三）股骨损伤的特殊摄影体位

股骨仰卧水平侧位（对侧大腿下垂）是患者取

仰卧位于摄影台边，健侧下肢下垂放于台外侧，骨盆向健侧倾斜。患侧下肢伸直并垫高固定踝部。探测器横向垂直竖立紧贴患侧股骨外侧并固定。中心线呈水平位，对准患侧大腿内侧中上端射入探测器中心。适用于髋关节及股骨中上端损伤的患者。

股骨仰卧水平侧位（对侧大腿抬高）是患者取仰卧位于摄影台上（或担架床上），健侧下肢上抬屈髋屈膝并固定。患侧伸直并垫高固定踝及膝部。探测器横向垂直竖立紧贴患侧股骨外侧并固定。中心线呈水平位，经患侧大腿内侧中上端射入探测器中心。适用于外伤所致股骨中上端骨折，不能翻动大腿的患者。

股骨仰卧水平侧位（双腿夹片）是患者取仰卧位于摄影台上（或担架车上），双下肢伸直并稍垫高。探测器横向垂直竖立于两大腿之间。中心线呈水平位，由患侧大腿外侧中点射入探测器中心。适用于双下肢外伤，双股骨中下段骨折及双胫腓骨骨折，而不能移动下肢的患者。

股骨侧卧侧位是患者取患侧在下侧卧位于摄影台上，健侧髋部与膝部弯曲，放于患侧下肢前面并垫高支撑。患侧股骨伸直膝部稍弯曲，踝部垫平且固定。探测器长轴与股骨平行，置于患侧大腿的下方并包括膝关节。中心线垂直对准被检部中点射入探测器中心。适用于股骨中下段损伤、疼痛不剧烈的患者。

股骨仰卧斜位（患侧抬高）是患者取仰卧位于摄影台或担架床上，患侧大腿稍抬下肢垫平且固定。探测器倾斜 30°紧贴患侧大腿外侧。中心线呈水平位向下倾斜，对准患侧大腿内侧中点射入探测器中心，适用于双下肢外伤不能活动的患者。

股骨卧斜位（患者内倾）是患者取仰卧位于摄影台或担架床上，患侧背部垫高内倾 30°，上肢放于胸前，健侧手抓紧患侧的台边以支撑身体，踝部放于患侧肢体下。板横向垂直竖立紧贴患侧大腿外侧。中心线呈水平位，对准患侧大腿内侧中点射入探测器中心。适用于双下肢外伤不能活动的患者。

（四）髋关节损伤的特殊摄影体位

髋关节和股骨颈仰卧侧位（向头倾斜）是患者取仰卧位于摄影床或担架床上，双下肢伸直，臀部用棉垫垫高，使股骨颈离开台面约 15cm。探测器加用固定滤线栅时，横向垂直竖立紧贴患侧髋部外缘，大粗隆对探测器上 1/3 处的纵轴线上。再将探测器向后倾斜 25°，使与台面成 65°角并固定。中心线向头侧及患侧各倾斜 25°，对准患侧大粗隆射入探测器中心。适用于髋部严重损伤不能弯曲活动或髋部包有石膏的患者。

髋关节和股骨颈侧卧侧位是患者取患侧在下侧卧于摄影台上，患侧膝部屈曲支撑身体，大腿外侧缘靠紧台面，股骨长轴对台面中线，股骨颈置于探测器中心。健侧髋部屈曲至 90°以上，膝与小腿上抬外展予以固定。中心线向头侧倾斜 25°~30°，由患侧大粗隆射入探测器中心。适用于股骨头、颈和股骨近端轻度损伤的患者。禁用于髋关节严重损伤者。

髋关节仰卧侧位是患者取仰卧位，双下肢伸直两股骨分开，患侧臀部抬高垫稳，使骨盆向健侧倾斜（或健侧股骨放于床边且小腿吊于床外）。探测器加用固定滤线栅，横向垂直竖立，紧贴于患侧髋外上缘并固定。中心线呈水平位向头侧及患侧倾斜，对准患侧股骨头斜形射入探测器中心。适用于双侧髋关节严重损伤，不宜活动但需摄取侧位的患者。

髋关节改良仰卧侧位是患者仰卧于摄影床上并靠近滤线器的托盘侧，双手置于胸前或枕于脑后，双下肢伸直并尽量外展。探测器置于抽出的托盘上，与身体长轴呈 45°并向外侧倾斜与人体矢状面呈 15°，探测器上缘包括髂嵴，下缘超过大转子。中心线倾斜垂直于探测器，通过股骨颈到达探测器中心。

八、脊柱骨盆损伤机制与 X 线摄影注意点

（一）脊柱损伤机制

多数脊柱骨折及脱位都因传导暴力所致。由直接或间接暴力作用于脊柱而发生骨折，常合并脊髓损伤。表现为脊柱某部位自发性疼痛，活动时疼痛加剧，脊柱局部畸形、血肿、压痛。

1. 屈曲型损伤　如由高处坠下足和臀部着地，上身体重之冲力使脊柱骤然过度前屈；或重物由高处落下打击头部、颈部、背部；或是翻车、撞车、滑倒，臀部着地造成脊柱过屈损伤，椎体相互挤压致颈椎体压缩性骨折及关节突骨折。此类损伤发生在脊柱活动范围大的部分，或活动度大小交界处，

即寰椎、枢椎、下部颈椎、胸腰段和上部腰椎。

2. **伸展型损伤**　由高处仰面坠落腰背部受硬物阻挡，致脊柱过伸，或游泳跳水面部着地所致。多发生在颈椎和腰椎，可使脊柱过度伸展，造成椎体附件骨折和脱位。

3. **旋转性损伤**　脊柱受暴力后过度屈曲同时侧弯并旋转，可引起椎体前部及侧方骨折。

4. **纵轴性损伤**　外力由头顶沿脊柱纵轴方向传递，可引起椎骨前后脱位及关节突骨折。

5. **直接外力损伤**　直接外力造成的脊柱骨折脱位，见于枪弹伤、爆炸伤或直接打击伤，火器伤常伴有金属异物存留。

（二）脊柱损伤体征

主要有肌肉损伤、椎间盘损伤、韧带和关节囊损伤及脊髓损伤。

1. **颈椎骨折和脱位**

（1）寰椎脱位：外伤性脱位是由高处跌下，头颈部着地、头猛烈前屈、寰椎的横韧带遭撕裂，致寰椎向前脱出。当寰枕部有先天性畸形，如齿突发育不良、齿突缺如、寰枕融合等，都可因轻微外伤引起半脱位。

（2）自发性寰椎脱位：常无明显外伤史，多发生于儿童。当颈咽部或乳突感染时可引起寰枢韧带损伤，逐渐不全脱位。

（3）寰椎骨折：由垂直压迫的外力，如高处坠落的物体砸在头顶部所致。骨折时发生前后弓和侧块多处断裂，极不稳定。

（4）齿状突骨折：头部被重物砸伤，或自高处跌落头顶着地，均可造成齿突骨折。多在基底部横形断裂，屈曲型损伤时，齿突骨折块伴随寰椎向前移位，后伸型的损伤时，齿突骨折块伴随寰椎向后移位。

2. **急性腰扭伤**　多因弯腰过度，搬抬重物姿势不良、下楼跌闪、突然转身或跌倒而引起。损伤可累及腰部肌肉、筋膜、韧带，严重者可伴有腰骶椎、骶髂和椎间小关节的损伤。患者腰部疼痛、两手扶腰行走困难、咳嗽或喷嚏时腰痛加重，有压痛感，下腰部棘突、棘突间、椎旁、骶髂关节附近可有明显压痛点，叩击时疼痛加重，腰肌痉挛僵硬，有时可触及棘突偏歪、间隙变宽、脊柱侧弯。

3. **腰椎间盘突出症**　是引起急性腰腿痛的常见原因。由于遭受外力和椎间盘自身的退变，致使其椎间盘周围纤维环破裂，髓核后突，压迫脊髓或神经根，引致腰痛和下肢放射性痛，并可出现神经功能障碍。

一般有腰部外伤或原有腰痛而突然加重史。腰痛剧烈、腰部肌肉痉挛、活动受限，经 3 周左右逐渐缓解，有时在某一姿势时腰痛加重。休息或卧位（硬板床）减轻。其体征为下肢放射痛（多为一侧，自臀部起始沿坐骨神经径路直至足背，弯腰、屈髋屈膝时减轻）。患者为缓解疼痛，常采取自身代偿体位，久至腰部发生畸形。椎间盘脱出至椎间隙、棘突旁有深压痛，按压时坐骨神经分布区有放射痛。

（三）脊柱 X 线摄影注意事项

X 线摄影检查是确定脊柱骨折及脱位最可靠的检查方法，摄影时应减少患者的移动，避免加重患者损伤。在搬运时应用木板，切忌使脊柱发生屈伸、扭转动作。颈椎损伤患者要专人托扶头颈部，并沿纵轴略加牵引，颈部两侧用沙袋加以固定。

1. 熟知脊柱解剖知识和体表定位标志，充分了解患者的损伤机制及体征，利用中心线入射方向及体位，来矫正患者因生理及病理因素造成的脊柱畸变弯曲的形态，使 X 线与椎体缘或椎间隙平行，尽量减少或避免影像的相互重叠。

2. 对组织密度大、体厚的部位，应采用分段摄片，并应注意两片间的衔接，重复临近的 1～2 个椎体。

3. 摄影前清除检查被检部位的体表有无不透 X 线的人为敷料、膏药及丝织衣物重叠；上部颈椎摄影时，患者口内如装有活动假牙必须除去，以免遮盖需要的影像信息。腰骶椎摄片应保护生殖器官，避免 X 线辐射。

4. 脊柱外伤易损伤脊髓或大血管，搬动患者和操作时应注意避免再次损伤和发生意外。

5. 某部脊柱摄片，应含有临近有明确标志的椎体，以鉴别椎序，如颈椎摄片应含有颅底或第 1、2 胸椎椎体，腰椎摄片应含第 11、12 胸椎。

6. 脊柱部位较厚，摄影时要选用滤线栅以吸收散乱射线。

7. 因上胸椎、下腰椎及骶尾椎侧位较其他椎体侧位厚度悬殊较大，可利用 X 线管的“阳极效应”给予补偿，获得密度相似的影像。

8. 胸腰段摄影（胸 10—腰 5）中心线定位点应

在第 2 腰椎处，胸 8 到腰 5 则清晰。腰椎侧位摄影，中心线应在第 5 腰椎处，才能显示整个腰椎及腰骶椎关节，后处理时椎体整体影像才能确保清晰，若中心线定位点在第 3 腰椎处，腰椎椎体的上下软组织，呈上凹下凸样弧线状，第 3 腰椎正在凹下处，显得最薄。而自动曝光只是接受穿过第 3 腰椎处的中心点的射线量后，电离室就停止曝光，厚部位的曝光量则不足。

9. 骶骨尾椎侧位摄影，中心线定位点应在尾骨与大粗隆连线处，且使大部分探测器被人体遮挡。因臀部在横断面上显示呈抛物线状，若定位靠前显示曝光条件过高，尾骨被低密度区覆盖。若定位靠后，尾骨被高密度区掩埋而显示不出，当骶尾部的软组织与照射野边界相切时，才能得到清晰的影像。

（四）骨盆损伤

1. **骨盆骨折**　多因直接暴力造成，如被行驶车辆或倒塌重物挤压致骨盆环骨折，也可见局部挫伤引起边缘骨折，或肌内强烈收缩引起撕脱骨折。其单发骨折常见有：单侧耻骨上下支骨折、单侧髂骨骨折、髋臼骨折、单侧骶髂关节半脱位等；其多发骨折多有明显移位，常见有双侧耻骨上下支骨折，耻骨支骨折伴有耻骨联合分离或伴有骶髂关节脱位等。多发骨折脱位容易损伤盆腔内脏器。

2. **骶尾椎骨骨折**　多因直接暴力所致，如溜冰或下楼梯滑倒后坐摔在台阶或地面上，可造成骶骨和尾骨骨折或脱位，尾骨骨折的远折段受尾骨肌和提肛肌收缩、牵拉、向前移位。

3. **骶尾椎脱位**　多由坐位跌倒、尾骨直接着地引起，一般多为尾骨前脱位，侧位片见尾骨前移，骶尾骨边缘自然弧度丧失而发生错位，可伴有骨折、骶尾关节间隙增宽。

九、胸部损伤机制

急性胸部外伤常见为肋骨骨折、胸部异物，气胸、液（血）胸及胸挫伤等。可分为开放性和闭合性损伤两大类。穿透胸膜腔或纵隔称为穿透伤；只伤及胸壁，而胸膜腔或纵隔未开放者称非穿透伤；既有入口又有出口者称为贯通伤；只有入口而没有出口称为非贯通伤或盲管伤。包括胸部压伤、挤伤、摔伤、撞伤和爆震伤，闭合性损伤常合并其他部位损伤。胸部创伤分为胸壁与胸膜损伤、肺部损伤、纵隔损伤、横膈损伤。

1. **胸部开放性损伤**　常见于利器如刺刀、弹片等穿透胸壁，损破胸膜腔面与外相通，导致开放性气胸或血气胸。严重者还可穿破膈肌，若伤及腹部脏器，则为胸腹联合伤。

2. **气管支气管破裂**　多发生于严重的胸部挤压伤，如塌方、高空坠落、车祸、刃器损伤。颈段气管受到重力打击而挫伤，多个气管软骨环骨折，使气管壁软化塌陷，造成吸气性阻塞而窒息，多伴有锁骨及肋骨骨折或肩胛骨骨折、皮下气肿、血气胸。

3. **胸壁挫伤**　由外力直接撞击胸部，或由于负重时用力过猛，或是行走及运动时摔倒。胸部受伤处疼痛，尤其在深呼吸或活动时加剧，可见伤区软组织肿胀、皮下可有淤血或血肿，有明显压痛，但挤压胸部常无疼痛。

4. **肺挫伤、肺爆震伤**　是胸部在持续挤压下引起的一种综合患者，如矿井塌方、车祸或在公共场所摔倒被踩踏等。可并发膈肌破裂、肺裂伤，心脏挫伤以及肋骨和胸骨骨折。其体征是颜面部皮肤青紫，以及颈、肩及上胸部，双结膜明显充血发红，眼底视网膜有出血点。

损伤可发生在任何年龄，以青壮年多见，尤以男性较多。由胸部直接或间接撞击、爆炸气浪冲击等使肺实质损伤。其表现轻重不一，以胸疼咯血、咳痰及气促为主要症状，严重者出现呼吸衰竭。

5. **气胸与液气胸**　胸膜的壁层或脏层由外伤破裂，空气进入胸膜腔内形成气胸，有闭合性、张力性、开放性气胸，外伤者常伴有胸壁软组织损伤、肋骨骨折及皮下气肿等。

6. **肋骨骨折**　由直接暴力撞击胸部，使受力处的肋骨向内弯曲而折断，骨折断端向内移位，可刺破胸壁肋间血管、肺、纵隔及心脏，而产生气胸或血气胸等并发症；低位肋骨骨折还可损伤肝、脾等腹部器官，造成腹腔积血等。根据肋骨骨折的部位和程度，分为单肋单处骨折、单肋多处骨折、多肋单处和多肋多处骨折。

肋骨骨折均有外伤史，症状表现为胸局部疼痛、肿胀、皮下瘀斑，有时可有少量咯血、咳嗽，深呼吸或体位改变时可使疼痛加重。在检查挤压胸廓时因力的传导，远离挤压处的骨折断端出现间接压痛，骨折断端处直接压痛，且周围软组织肿胀。当多根肋骨骨折时，可见损伤处胸壁扁平，胸壁的运动可见反常呼吸，并可摸到骨折断端摩擦感。

7. **胸骨骨折**　多由直接外力或前胸部受挤压所致，骨折常发生在体部或柄体交界部，也有造成柄体分离者。骨折线常为横形，常有错位并合并有纵隔气肿、气胸、血胸等，如有移位则骨折下端通常向前移位，重叠于骨折上端的前面，但胸骨后骨膜因有胸内韧带的附着加强，仍可保持完整。其体征为胸骨区疼痛、皮下淤血、软组织肿胀，伤部皮肤有挫伤、咳嗽及深呼吸时胸疼痛加剧，局部明显压痛。骨折严重有重叠移位者，可触及畸形凹陷征及有骨擦音，或骨折端随着呼吸移动。

8. **胸锁关节脱位**　可因直接、间接暴力引起，有时可造成锁骨近端关节囊及韧带撕裂，锁骨向前或向后移位。胸锁关节后脱位比前脱位少，其表现为呼吸困难、咽下困难、皮下气肿、甚至气管或大血管损伤。

（吴红英　余建明　郭哲）

第三篇

CT成像技术

第十九章

CT 设备的构造与成像原理

第一节 CT 发展与展望

CT 是计算机体层成像(computed tomography,CT)的简称,它的出现是继 1895 年伦琴发现 X 线以来,医学影像学发展史上的一次革命。

一、CT 发展简史

CT 的发明可以追溯到 1917 年。当时,奥地利数学家雷登(J. Radon)提出了可通过从各方向的投影,并用数学方法计算出一幅二维或三维图像的重建理论。

1938 年,德国 C. H. F. Mubler 和 Grabrial Frank 首次描述用"直接反投影法"重建图像用于 X 线诊断,但获得的图像未能比常规 X 线断层图像优越。

1956 年,Oldendorf 描述把一种晶体的光电管作为探测器,用直接反投影法进行图像重建,可将模型中的钉子分辨出来。

1963 年,美国物理学教授 Cormack 成功地在扫描后用傅里叶转换计算法获得铝与木材组成模型的断层图像,被称为第一个正确应用图像重建数学的研究者,为 CT 技术的深入研究打下了基础。

1967 年,CT 的基本组成部分:重建数学、计算技术和 X 线探测器都已具备,Godfrey Newbold Hounsfield 在用一个用同位素作 X 线源的实验装置做试验,最终用 9 天时间产生数据组,2.5 小时成功地重建出一幅图像。James Ambrose 继续以人脑标本作扫描研究,结果证实大有成功的希望,因此决定制造应用于临床的机器。

1971 年 9 月第一个 CT 装置安装在 Atkinson morley 医院。同年 10 月 4 日检查了第一个患者。1972 年 4 月,在英国放射学研究年会上宣告 EMICT 机的诞生。同年 10 月,在 RSNA(北美放射学会)年会上向全世界宣布了这一在放射学史上具有划时代意义的发明。

1972 年,Hounsfield 因此而获得 Mc'Roberl 奖金,1974 年获 Ziedses 工厂断层图奖章,1979 年获得诺贝尔奖。

1974 年,美国 GeogeTowm 医学中心的工程师 Ledley 设计出全身 CT 扫描机,使颅脑以外的身体其他部位的扫描成为可能。

1983 年,美国 Douglas boyd 博士开发出超高速扫描的第五代 CT——电子束 CT(EBCT),并应用于临床。用电子束的扫描替代了机械运动扫描,使扫描时间压缩到以毫秒为单位,为心脏、大血管及冠状动脉疾病的检查提供了有力的武器。

1985 年,代替馈电电缆的滑环技术应用于 CT 机器,使 CT 的单方向连续扫描成为现实。

1989 年,在应用滑环的基础上螺旋扫描技术问世,由传统二维采样的 CT 扫描模式进展为三维采样,不仅大大缩短了患者检查时间,而且使各种真正三维重建图像(如 CT 血管成像、内镜技术等)成为 CT 的新显示技术,从而进一步充实、丰富和提高了 CT 机器的性能。

1992 年,以色列 ELSCINT 公司成功研制双层螺旋(TWIN)CT,开创了多层螺旋扫描的先河。

1998 年,MARCONI、SIEMENS、GE、TOSHIBA 四家公司同时推出多(四)层螺旋 CT,扫描速度提高到 0.5 秒。

2001 年,十六层螺旋 CT 研制成功,扫描 360°,同时获得 16 幅 0.75mm 层厚图像。

2004 年,RSNA 各家公司首次推出了 64 层 CT,扩展了临床应用。

2005 年,RSNA 西门子公司推出了双源 CT。首次利用双 X 线球管同时产生 X 射线进行断层扫描,极大提高了时间分辨力。

2007 年,RSNA 东芝公司推出了宽体探测器的 320 层 CT,将探测器宽度提高到了 16cm。

2008 年,RSNA 飞利浦公司推出了 iCT256 层,美国通用公司同时推出了宝石能谱 CT,西门子公司也将双源 CT 升级为 FLASH。

2009 年,RSNA 东芝公司再次推出了 640 层 CT,一次扫描就能覆盖整个器官。

2009 年至今各个公司的 CT 略有变化,但是硬件实质没有多大的变化,各个公司都在期望推出新的产品。2014 年的 RSNA 期待 GE 公司的革命性的 REVOLUTION 问世,SIEMENS 公司的 FORCE 以及 PHILIPS 公司的 IQON 能够带来新的突破。

通常所说的 CT 又可以分为五代:第一代平移+旋转扫描方式 CT,这一代 CT 只有一组探测器,需要先平移扫描然后再旋转,扫描时间很长。第二代 CT 与第一代 CT 扫描方式相同,但是出现了多组探测器,也是先平移扫描然后再旋转扫描,相比第一代 CT 节省了扫描时间。第三代球管旋转-探测器旋转扫描方式 CT,也叫作旋转-旋转式 CT。它是目前我们一直沿用的 CT 扫描方式,现在的 CT 都采用这种设计方式。第四代球管旋转-探测器静止 CT,扫描方式是探测器排成圆周固定,只有 X 线管旋转。但这种设计方式没有第三代 CT 科学,无法进一步发展,所以没有投入使用。第五代 CT 为电子束 CT,它是利用电子枪发射的电子束来扫描靶环从而产生 X 线。扫描速度很快,又称为超快速 CT(UFCT),其扫描可达 20 层/s,使心脏大血管系统的 CT 检查成为可能。

从 CT 的发展来看,基本分为以下几个阶段:

1. 第一代 CT 机　第一代 CT 机为旋转-平移扫描方式,多属头颅专用机。X 射线管是油冷固定阳极,扫描 X 射线束为笔形束,探测器一般是二到三个。扫描时,机架环绕患者作旋转和同步直线平移运动,X 射线管每次旋转 1°,同时沿旋转反方向做直线运动扫描。下一次扫描,再旋转 1°并重复前述扫描动作,直至完成 180°以内的 180 个平行投影采样。这种 CT 机结构的缺点是射线利用率很低,扫描时间长,一个断面需 3~5 分钟。

2. 第二代 CT 机　第二代 CT 机仍为旋转-平移扫描方式。扫描 X 射线束改为 5°~20°的小扇形束,探测器增加到 3~30 个,平移扫描后的旋转角度由 1°提高到扇形射线束夹角的度数,扫描的时间缩短到 20~90 秒。另外,第二代 CT 缩小了探测器的孔径、加大了矩阵和提高了采样的精确性等,从而改善了图像质量。这种扫描方式的主要缺点是:由于探测器排列成直线,对于扇形的射线束而言,其中心和边缘部分的测量值不相等,需要做扫描后的校正,以避免出现伪影而影响图像质量。

3. 第三代 CT 机　第三代 CT 机改变了扫描方式,为旋转-旋转方式。X 射线束是 30°~45°宽扇形束,探测器数目增加到 300~800 个,扫描时间缩短到 2~9 秒或更短。探测器阵列排列成彼此无空隙的弧形,数据的采集以 X 线管为焦点,随着 X 线管的旋转得到不同方位的投影,由于排列方式使扇形束的中心和边缘与探测器的距离相等,无须作距离测量差的校正。该扫描方式的缺点是:扫描时需要对每一个相邻探测器的灵敏度差异进行校正,否则由于同步旋转的扫描运动会产生环形伪影。

4. 第四代 CT 机　第四代 CT 的扫描方式只有 X 线管环绕机架的旋转。X 线束的扇形角达 50°~90°,因此也减少了 X 线管的负载,使扫描时间缩短至 1~5 秒。同时,探测器更多达 600~1 500 个,全部分布在机架 360°的圆周上。扫描时,没有探测器运动,只有 X 线管围绕患者作 360°的旋转。与第三代 CT 机扫描不同,在第四代扫描方式中,对于每一个探测器来说所得的投影值,相当于以该探测器为焦点,由 X 线管旋转扫描一个扇形面而获得,故此种扫描方式也被称为反扇束扫描。

5. 第五代 CT 机　第五代 CT 机又称电子束 CT,它的结构明显不同于前几代 CT 机。它由一个电子束 X 线管、一组由 864 个固定探测器阵列和一个采样、整理、数据显示的计算机系统构成。最大的差别是 X 射线发射部分,它包括一个电子枪、偏转线圈和处于真空中的半圆形钨靶。扫描时,电子束沿 X 射线管轴向加速,电磁线圈将电子束聚焦,并利用磁场使电子束瞬时偏转,分别轰击四个钨靶。扫描时间为 30ms、50ms 和 100ms。由于探测器是排成两排 216°的环形,一次扫描可得两层图像;还由于一次扫描分别轰击四个靶面,故总计一次扫描可得八个层面。

二、CT 临床应用展望

20 世纪末,CT 逐渐全面进入多排螺旋 CT 时代,CT 技术从最早期的单纯头颅逐层扫描发展为超高速多排螺旋 CT。多排螺旋 CT 结合多排探测器及螺旋容积扫描,大大提高了扫描速度和图像质量,使一次屏气大部位薄层扫描和一次注药多期扫描成为可能,为疾病的诊断提供了更全面、清晰、直观的影像依据。多排螺旋 CT 的成像除常规的横断面图像外，Z 轴分辨力明显提高。目前多排螺旋 CT 均可实现各向同性的快速扫描。CT 已全面进入容积数据采集时代，所得的图像最薄层厚可达 0.4mm，空间分辨力达到 0.3mm×0.3mm×0.3mm，在此基础上，CT 三维重建技术得到广泛的承认与应用。

目前多排螺旋 CT 常用的后处理方法主要有：多平面重组（multiplanar reformation，MPR）、最大密度投影（maximum intensity projection，MIP）、最小密度投影（minimum intensity projection，MinIP）、表面阴影显示（shaded surface display，SSD）、容积再现技术（volume rendering technique，VRT）及仿真内镜（virtual endoscopy，VE）等。这些技术的使用，使得骨骼系统成像、全身大中血管成像、支气管树成像、胰胆管系统、泌尿系统及其他各系统的成像都得到了长足的进步，为临床多种疾病的诊断及随访提供了更多的影像信息，使临床医学取得了大跨度的进步。同时多排探测器也使得扫描速度明显加快，特别是双源 CT 的出现，使得螺旋扫描的螺距达到了 3.4，冠脉扫描单扇区时间分辨力达到 66ms。仅仅几十年时间，CT 就已经能够将永不停止跳动的心脏进行“冻结”成像，清晰地显示冠脉形态、狭窄程度，使患者不再需要接受创伤大、风险大的穿刺血管造影进行冠心病诊断；并且，目前冠脉成像甚至可以实现在单次心跳时间内完成全部图像的采集，最大程度的保证冠脉成像质量。

计算机辅助检测（computer-aided detection，CAD）也是近年来发展的一项 CT 相关新技术，在乳腺癌、肺癌、结肠癌等普查及早期诊断中的作用越来越受到重视。CAD 是将计算机数字化图像或直接数字化摄影的数据输入，利用计算机软件指出可疑病变，再由放射科医师复阅以期提高放射科医师检出早期肿瘤的能力。它在不增加医生负担和工作时间的前提下，提高了诊断医生由胶片检出病变的敏感性，降低了漏诊率，从而潜在地辅助了临床医疗。

此外，由于 CT 快速成像的实现和高压注射器的应用，CT 可以在短时间内反复采集同一扫描范围内的图像数据，快速跟踪团注进入人体的对比剂的通过及分布情况，获得时间密度曲线，并根据数学模型进行相应组织灌注参数的计算，实现灌注成像。根据数学模型的不同，灌注参数略有差异，主要包括组织血容量（blood volume，BV）、组织血流量（blood flow，Br）、表面通透性（permeability）及平均通过时间（mean transit time，MTT）等，对脏器或病变的供血状况进行评估，目前该技术主要应用于急性脑梗死的评估、负荷心肌灌注及肿瘤疗效随访等临床领域。但该技术的应用也由于剂量问题受到了很大的限制，且对 CT 的剂量顾虑也已逐渐成为社会的一致担忧。

为此，CT 技术革新的另一大领域就是如何最大限度地降低剂量并保证图像质量。近几年，相关技术应运而生，如定位相形态剂量调节、心电门控剂量调节、乳腺保护剂量调节、多种滤线栅的添加、迭代重建后处理技术的应用等，都不同程度地降低了射线的剂量，目前常规胸部扫描、冠脉成像等扫描方案均可达到亚毫希级的超低剂量成像。

未来 CT 的发展趋势逐渐呈现出两个大的方向，即双源（双球管）和多排（目前硬件最高可达 320 排探测器）。其中，双源成像所实现的双能量成像为 CT 技术带来了新的成像概念，并衍生大量的临床应用领域，主要包括虚拟平扫（VUE）、血管及斑块提取、肾结石分析、痛风石分析、全肺灌注、单能谱、最佳强化、跟腱及韧带等。这些技术的临床应用还远远没有被充分认识，值得我们在将来的临床研究中深入分析和实践。

刚刚过去的 2019 年北美放射学年会（RSNA），国际主要 CT 厂家将 IQON（飞利浦公司）、Aquillion version 640 层 CT（佳能公司，产品名 Aquillion pure version），Force（西门子公司，产品名 Somatom Force）和“革命”CT（通用电气公司，产品名 Revolution）投放市场。这些高端设备迅速研发成功并开始销售，可以肯定的是上述设备在后 64 排 CT 平台上有了长足的进步，表现在心脏扫描图像的时间、空间和组织分辨力均获得提高，在沿身体长轴（Z 轴）扫描覆盖范围上更是进步明显。

（杨明　雷子乔　吕仁杰）

第二节　CT 基本构造及附属设备

一、扫描系统

扫描系统包括扫描机架和数据采集系统等。

（一）扫描机架

图 19-1 是扫描机架外形图，扫描机架内部结构包括 X 线管、冷却系统和高压系统等。机架可根据

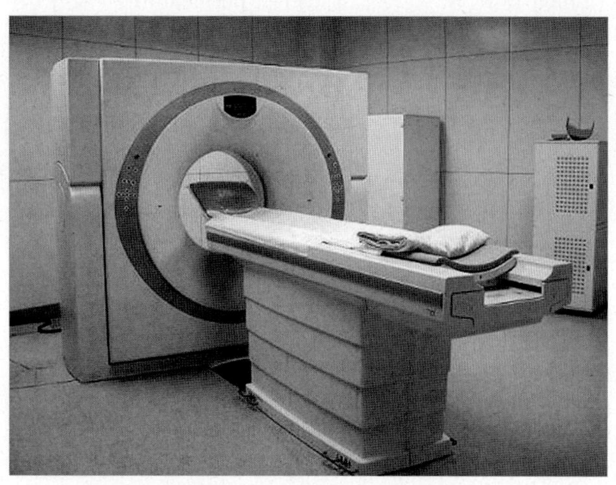

图 19-1 扫描机架外形图

检查需要进行±20°或±30°的倾斜。

1. **X线管** 与普通X线机的X线管一样，分固定阳极和旋转阳极两种。安装固定阳极管，其长轴与探测器平行，安装旋转阳极管其长轴与探测器垂直。固定阳极管主要用于第一和第二代CT机，扫描时间长、产热多，采用油冷或水冷强制冷却，目前已淘汰。第三和第四代CT机多采用旋转阳极管，因扫描时间短，要求管电流较大，一般为100~600mA，采用油冷方式。旋转阳极管焦点小，要求热容量大，可达3~6M个热单位，X线管寿命一般可达2万次扫描以上。

在高压电场的作用下，活跃状态的自由电子由阴极高速撞击阳极钨靶发生能量转换。约98%转换为热能，2%形成X射线，经窗口发射到球管外对扫描体进行照射。所以X线球管在工作过程中需要良好的散热，以维持工作。目前业内成熟的散热技术是“透心凉”直冷散热技术和零兆散热球管技术，均可以为提高球管的使用寿命提供良好的保障。“透心凉”直冷散热技术是飞利浦公司最早应用于血管机上球管技术。已经有很多文章描述过此技术。其最主要的原理是在于旋转轴承上的导油槽，导油槽的刻画条纹正好和汽车的轮胎条纹相反，汽车轮胎的条纹是把水排到外面，而“透心凉”技术把高压油往里挤，带走热量，直接冷却阳极靶面。

X射线管为了提高热容量，还采用了所谓的“飞焦点”设计，即X射线管阴极发出的电子束，曝光时交替使用，其变换速率约1.0ms，利用锯齿形电压波形的偏转，导致电子束的瞬时偏转，使高压发生时电子的撞击分别落在不同的阳极靶面上，从而提高了阳极的使用效率，并能提高成像的空间分辨力。

西门子公司近期推出的CT用X线管称为电子束控管，即所谓的“零兆X线管”，英文名称写作“straton tube”。该X线管的最主要改进是将阳极靶面从真空管中分离出来，使阳极靶的背面完全浸在循环散热的冷却油中，改变了以往阳极靶面的间接散热为直接散热，大大地提高了X线管的散热效率(与普通CT的X线管相比，散热率提高了5~10倍，为5MHU/分)，满足了螺旋扫描长时间、连续工作的要求。由于散热效率的提高，阳极靶面的直径也可减小，电子束控管阳极靶的直径为120mm，普通CT X线管阳极靶的直径通常为200~300mm，阳极靶直径的减小同时使X线管的体积减小和重量减轻。第二个改进是旋转轴的改进，即以前所有的X线管只有阳极旋转，阴极部分是固定的。而“零兆X线管”的阴极部分也增加了一个轴承，与阳极靶面一起在真空管中同时旋转，这个改进也避免了X线管机械设计上的弱点，使阳极的机械旋转性能更稳定，并更有利于阳极旋转速度的提高。电子束控管的阴极结构有点类似于电子束CT的X线管，它产生的电子束须由偏转线圈聚焦和偏转一定的角度射向阳极靶面产生X射线。

零兆straton球管拥有体积小、重量轻的特点。其大小仅为常规球管的1/4~1/3，为提高机架转速与时间分辨力提供先决条件；其次零兆straton球管将电子轰击靶面的焦点控制到0.7mm×0.7mm，最大程度地减少散射线对成像过程的影响。同时，结合*z*-sharp成像技术，在不改变辐射剂量的前提下，每圈投影数得到了成倍地增加达到4 608次/圈，实现了微细结构的高清晰质量成像，图像空间分辨力达到了经模体验证的0.33mm×0.33mm×0.33mm各向同性高清晰分辨力；再次，阳极直接冷却，实现球管快速散热、无须冷却等待；等效热容量相当于常规球管50MHU，为日益增加的患者快速、持续检查打下基础；5 070球管具有更广泛的管电压以及管电流选择范围，管电压有70kV、80kV、100kV、120kV、140kV各种选择，管电流的范围为20~800mA。并且具备自动kV调节功能，依据患者体型与扫描部位的不同，自动选择最佳kV；70kV扫描，实现辐射剂量降低而图像对比度成倍提高，并可减少对比剂用量。

2. **冷却系统** 一般扫描架内有两个冷却电路：

即 X 线管冷却电路和电子冷却电路。无论旋转阳极管还是固定阳极管,在扫描过程中均会产生大量的热。一方面会影响电子的发射,更为严重的是导致靶面龟裂,影响到 X 线质量,所以冷却是必须的。X 线管用绝缘油与空气进行热交换,扫描机架静止部分则用风冷或水冷进行热交换。扫描机架与外界是隔绝的,通过热交换器控制温度。球管和机架内都有热传感器把信号传给主计算机,当温度过高时,则会产生中断信号,机器停止工作,直到温度降到正常范围才可以重新工作。另外,主计算机根据扫描参数的设定预算热量值,当预算值超过正常范围时,计算机会在屏幕上给出提示,操作者可通过修改扫描方案,如缩短扫描范围、降低毫安、千伏,螺旋 CT 则还可用增大螺距的方法等。扫描机架内部温度的升高会影响到电子电路的热稳定性,温度一般在 18~27℃为宜。

扫描架散热有以下三种方式:一级水冷、二级水冷和直接风冷。

一级冷水方式是使用室外制冷机或医院的冷水系统提供的 8~10℃的冷水循环,直接进入扫描架进行温度调节。根据扫描架内的实际温度调节控制水循环的流量,使扫描架内温度达到稳定。

二级水冷方式是上述 8~10℃的冷水循环并不直接进入扫描架,而是通过温度交换装置,温度交换后的二级冷水循环进入扫描架的散热系统,如图 19-2 所示。二级冷水循环进入扫描架,通过散热器吸收热量,循环回来的温度较高的水经过温度交换器将热量传递给一级循环冷水。根据扫描架内的实际温度调节控制二级水循环的流量,使扫描架内温度达到稳定。

直接风冷方式是通过扫描间的空调风冷通过机架的风扇直接给机架冷却,热容量要求高,风冷更直接。

3. 高压系统　包括高压发生器和稳压装置。高压发生器产生 X 线的形式主要为连续 X 线发生器和脉冲 X 线发生器,CT 机对高压的稳定性要求很高,电压波动会影响 X 线能量,而 X 线能量与物质的衰减系数 μ(或称吸收值)密切相关,CT 图像是计算机求解吸收值而重建出来的,显然电压的波动会影响到图像质量。一般说来,CT 值的精度要求在 0.5%以下。这就要求高压发生器的高压稳定度必须在千分之一以下,纹波因素为万分之五。因此,任何高压系统必须采用高精度的反馈稳压措施。新机型多采用高频逆变高压技术,这种电压一致性好、稳定、纹波干扰小,图像分辨力更高。

(二) 数据采集系统

数据采集系统(data acquisition system,DAS)由探测器、缓冲器、积分器和模数(A/D)转换器等组成。由探测器检测到的模拟信号,在计算机控制下,经缓冲、积分放大后进行 A/D 转换,变为原始的数字信号。

1. 探测器(detector)　是一种能量转换装置。一般 CT 常用的探测器为两种基本类型,一种是收集电离电荷的探测器,有气体和固体探测器两种。气体探测器主要有电离室,正比计数器、盖革计数器等。固体探测器主要分为半导体探测器和闪烁晶体探测器两种。无论哪种探测器必须具备以下条件:

(1) 电源适应性强:不同电压均能正常使用,有良好均匀性。

(2) 动态范围宽:强弱信号都能检测,灵敏度高。

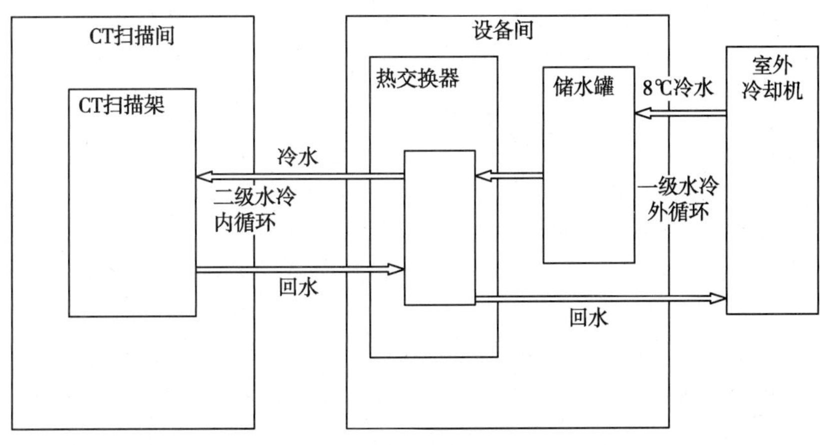

图 19-2　CT 机冷却系统

（3）余辉时间短：竭止性能好。

（4）成分稳定：受理化因素影响小、寿命长。

（5）体积小：空间配置容易。

气体探测器技术应用的是气体电离室，它是在一个公共压力下的探测器管套内，由排列着的数百个至数千个单独通道所组成的，每一个通道为一个最小单元。电离室的两个电子阴极被连到高压电源，另一个阳极连接到电流/电压转换电路（图 19-3）。当 X 线进入探测器，极板间氙气被电离，形成带电离子，在电场作用下，带电离子沿着场线形移动形成电流。该电流在外电路电阻中就会产生一个电压信号，输送到检测电路。气体探测器结构原理图如图 19-4 所示。

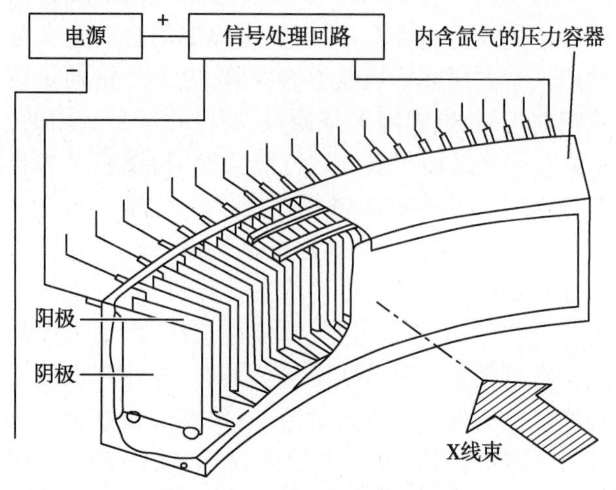

图 19-3 电流/电压转换电路

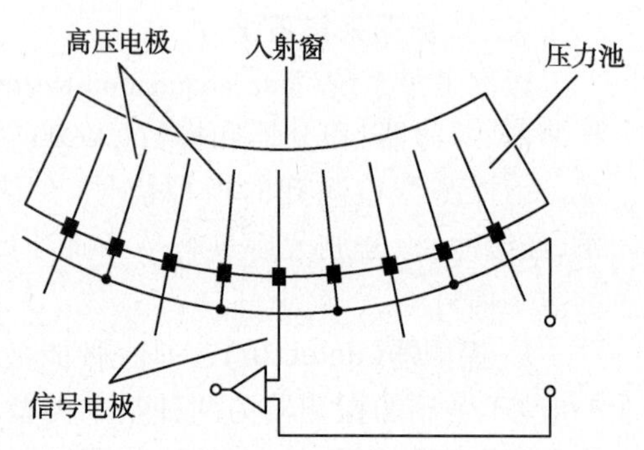

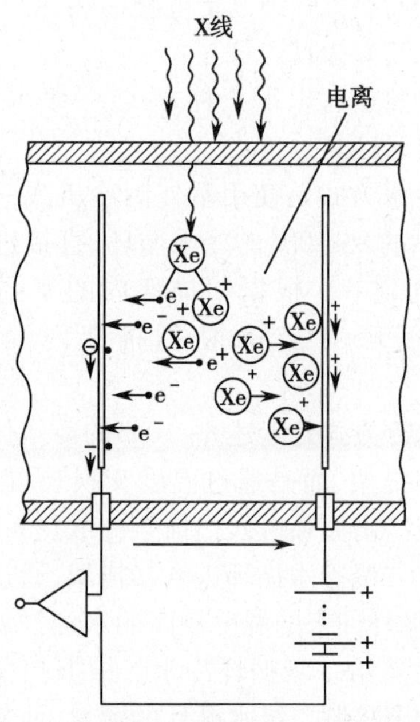

图 19-4 气体探测器结构

目前，CT 机上所用的气体探测器多采用化学性能稳定的惰性气体氙气（Xenon，符号 Xe）或氪气（Krypton，符号 Kr）等。气体探测器稳定性好，几何利用率高，但光子转换率低，通常使用高压气体（10~15 个大气压）来提高气体分子密度，增加电离概率，增强灵敏度。气体探测器要求密封性能好、有足够的机械强度、极板精度高、各通道气体压力相等、容积相等。

闪烁晶体探测器是利用某些晶体受射线照射后发光的特性制成的，组成部分是闪烁晶体，光导及光电倍增管等，图 19-5 为结构简图。当 X 线照射晶体后，原子接受 X 线光量子的能量，产生激发或电离，处于激发状态的原子返回到基态时，释放能量，这种能量以荧光光子的形态出现（荧光现象）。荧光经光导传给光电倍增管的光电阴极上，其上的光电敏感物质发出光电子，光电子经聚焦投射到光电倍增管的联极，经联极的光电倍增作用，光电子数大增，然后打在阳极上，并在输出电阻上形成一个电压脉冲（该脉冲幅度与被探测器单元探测到的放射强度成正比），再经前置放大后，输送到检测电路。

常用的闪烁晶体有碘化钠（NaI）、碘化铯（CsI）、锗酸铋（BGO）等。BGO 具有残光少，转换效率高，易加工不易潮解，不易老化，性能稳定等优点，因而被多种 CT 机所采用。

探测器是 CT 的核心部件，负责收集穿过人体

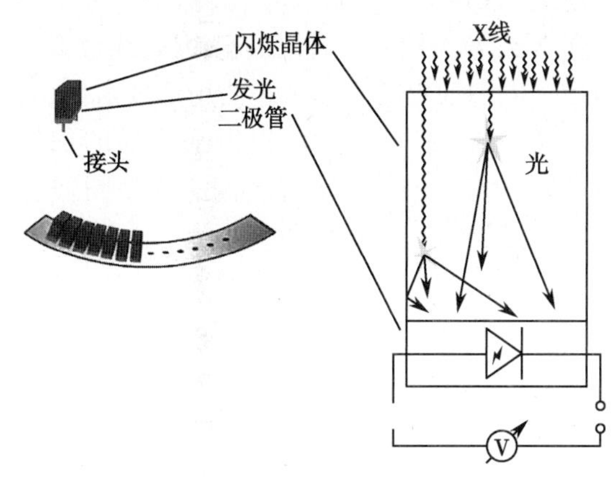

图 19-5　闪烁晶体探测器

衰减后的 X 射线，并将这些信息转换成数字信号输入算计机进行处理，现在的探测器基本是采用固体闪烁计数型探测器。飞利浦、西门子等主流厂家目前都采用高效稀土陶瓷（UFC）作为探测器主要材料，可以将 X 线利用率提高到 99%以上，GE 公司则采用了“宝石”探测器。探测器还有一个关键技术就是最小层厚，最初的单排 CT 是靠准直器来改变层厚，多层螺旋 CT 已经不再需要准直器来改变层厚，而是采用阵列式探测器，也将最薄层厚缩减到了亚毫米级别。随着后 64 排 CT 的时代到来，探测器宽度越来越宽，飞利浦公司推出了球面探测器从而解决了由探测器加宽而带来的锥形线束对图像质量的影响。16 排以下 CT 全部采用不等宽设计，*Z* 轴中间为亚毫米，两侧为中心厚度的 2 倍，以达到精细扫描和覆盖范围的兼顾。而 64 排以上 CT 探测器加宽，速度提升，所以都采用等宽亚毫米探测器设计，*Z* 轴方向上每个探测器单元都是亚毫米，且层厚相同。

2. **A /D 转换器**　模数转换器是 CT 数据采集系统的主要组成部分。CT 最初探测到的模拟信号是连续的、随时间变化而不断变化，它可由电压表读取或由示波器显示，但无法被计算机识别。

模数转换器的作用是将来自探测器的输出信号放大、积分后多路混合变为数字信号送入计算机处理。模数转换器由一个频率发生器和比较积分器组成，后者是一组固态电路，被称为“时钟”，它的作用是把模拟信号通过比较积分后转变成数字信号。同样数模转化器是上述的逆向运算，它的“时钟”电路根据输入的数字信号转换成相应的模拟信号。

模数和数模转换器有两个重要的参数，即精度和速度。精度是指信号采样的精确程度，精度与分辨力有关，分辨力用量化级数或比特描述。速度是指信号的采集速度，也就是数字化一个模拟信号的时间。在模数和数模转换器中，信号采集速度与精确性始终是一对矛盾，即采样信号数字化的精确性越高，采集时间越长。反之，采集速度越快，采样的精确性则越低。

从探测器所获得的信号是模拟信号，经缓冲处理后送至对数-双坡积分板，进行积分放大，然后经 A/D 转换器转变为数字信号后才能被计算机识别处理，常用的 A/D 转换器有两种——逐次逼近式和双积分式。

（三）滤过器

从 X 线管发出的原发射线是一束包含不同能量的辐射，其中有不同数量的长波和短波。具有一定能量的电子接近靶原子核附近时，在核电场力作用下会改变运动的速度和方向，电子会因能量的减小而离开碰撞点，在此过程中，该电子能量的损失变为连续的放射。由于每个电子的能量并不一定相等，碰撞方式也不相同，光子的能量也不相等。因此，X 线是由不同波长组成的连续光谱。在实际使用中，CT 机所产生的 X 射线也是多能谱的。而 CT 扫描必须要求 X 线束为能量均匀的硬射线，所以从球管发出 X 线必须进行过滤。

CT 机中所使用的楔形补偿器（或称滤过器/板）的作用是：吸收低能量 X 射线，优化射线的能谱，减少患者的 X 射线剂量，并且使通过滤过后的 X 射线束，变成能量分布相对均匀的硬射线束。

圆形物体（CT 检查患者的横断面近似圆形）由于形状的原因，X 线衰减吸收不一样，射线硬化的产生也有所差别，但这些变化探测器无法检测到，为了纠正射线硬化不一致的现象，CT 扫描仪中使用了专用的滤过器。

第一代 CT 扫描机的楔形滤过器是一个方形、中间呈弧形凹陷的水箱。目前 CT 机的滤过器/板主要有：①X 线管的固有滤过，通常为 3mm 厚的铝板，有时也使用 0.1～0.4mm 厚的铜板；②“适形”滤过器（如蝶形，bow-tie），形状为两面凹陷剖面观类似于蝴蝶形状的高密度物质，目的是适应人体形状射线衰减的需要。“蝶形”滤过器中心部分几乎无滤除散射线的作用，而四周有很强的滤除散射线作用，它的作用是：滤除低能射线和去除散射线，降低到达探测器射线能的动态范围；其次是减少患者的辐射剂量。“蝶形”滤过器常以特氟纶（teflon，聚四氟乙烯）为材料，原因是这种物质原子序数低、密度高，非常适合作为“蝶形”滤过器的材料。X 线管的固有滤过和“蝶形”滤过器通常都置于 X 线管的窗口前。

CT 机中通常必须使用滤过器，但同时使用滤过器也增加了 X 线的输出量。

（四）准直器

在 X 线管保护套里有阳极靶面，X 线束仅从窗口射出，CT 扫描仪需要非常小的扇形放射源，它必须能够调节 *Z* 轴方向厚度，以得到不同的扫描层厚，并抑制散射线，减少患者辐射，提高图像质量（图 19-6）。

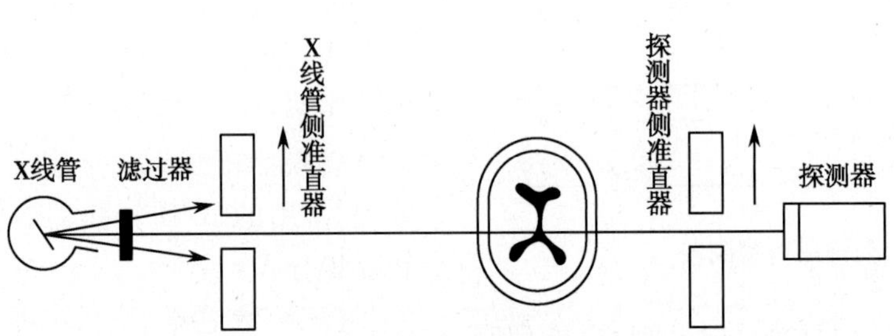

图 19-6　准直器

CT 机一般有两套准直器，一套在 X 线球管侧，称前准直器，控制放射源；另一套在探测器一侧，称后准直器。在扫描控制电路（SCU）控制下，根据主计算机指令，前准直器在 *Z* 轴方向变换不同的宽度以决定扫描层厚。前准直器在 X 轴方向的长度（*d*）决定射线束的扇形角度（α）（图 19-7），不同机型的 CT 机其 α 或 *d* 会有差异。后准直器主要起到减少散射线，减少读数误差，与前准直器配合，完成切层厚度的作用。SCU 控制准直器要求前、后准直器在 *Z* 轴方向绝对平行，扇形束必须覆盖探测器排列在 X 方向的全范围，放射源焦点到每一个探测器距离相等。

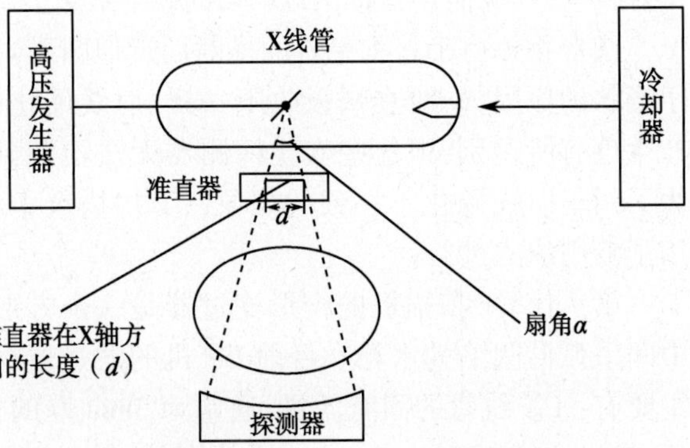

图 19-7　准直器在 X 轴方向的长度 *d* 与射线扇形束的角度 α 之间的关系

在第三代 CT 以后，焦点尺寸很小，经滤过器和前准直器的调整，X 线束具有很好方向性。探测器窗口很小，中心射线以外的散射线很难到达探头。但是，因扫描速度加快，前后准直器的协调也难以同步，影响到接收质量，所以三代以后的 CT 机都不加后准直器。

（五）滑环系统

根据结构形状，滑环可有两种类型：盘状滑环和筒状滑环，盘状滑环的形状类似一个圆盘，其导通部分设在盘面上，而筒状滑环呈圆筒状，它的导通部分则位于圆筒的侧面。

导电刷通常有两种类型，金属导电刷和混合导电刷。金属导电刷采用导电的金属和滑环接触，每一道滑环有两个金属导电刷游离端与其接触，目的是增加可靠性和导电性。混合导电刷采用导电材料银石墨合金（又称碳刷）与滑环接触，同样有两个导电刷游离端与滑环接触。

滑环的传导方式：根据滑环传导的电压的高低，可分为高压滑环和低压滑环。高压滑环通过滑环传递产生 X 线的电压达上万伏，而低压滑环通过滑环传递给 X 线发生器的电压为数百伏。

低压滑环采用只有数百伏的交流电源，根据 X 线发生控制信号，借助于导电刷将电流送入滑环。在低压滑环供电方式中，电流进入滑环后，由滑环将电流送入高压发生器，再由高压发生器产生高电压并输送给 X 线管。低压滑环的 X 线发生器、X 线管和其他控制单元全部都安装在机架的旋转部件上。

在高压滑环供电方式中，交流电源直接供电给高压发生器，由高压发生器将高电压送入滑环，然后再输送给 X 线管。高压滑环一般采用小型的高频发生器，并且高压发生器不安装在旋转的机架上。高压滑环易发生高压放电导致高压噪声，影响数据采集系统并影响图像质量。低压滑环的 X 线发生器需装入扫描机架内，要求体积小、功率大的高频发生器。

目前，CT 机基本采用低压滑环。

二、计算机处理系统

CT 机的计算机处理系统由主计算机和阵列计算机两部分组成。主计算机是中央处理系统，它与多点控制单元（MCU）、扫描控制系统（SCU）、整机控制单元系统（HCU）等各部分利用输入输出（I/O）接口，通过数据系统总线进行双向通信，从而控制 CT 整个系统的正常工作。其主要功能有：

1. 扫描监控，存储扫描所输入的数据。

2. CT 值的校正和输入数据的扩展，即进行插值处理。

3. 图像的重建控制及图像后处理。

4. CT 自身故障诊断。

阵列处理器（array processor，AP）是 20 世纪 60 年代发展起来的计算机技术。CT 扫描速度快、数据量大、成像质量要求高，并要求实时重建，普通计算机难以完成这项工作，因此必须由专用的数据处理设备——阵列处理器来完成。它与主计算机相连，在它的控制下高速进行数据运算（每秒可达数十兆次），本身不独立工作。AP 系统中有多条总线，如数据总线、进行加法浮点运算的输入输出总线、进行乘法浮点运算的输入输出总线、控制总线等。

扫描控制系统（scan control unit，SCU）安装在扫描机架内。扫描控制系统自身的中央处理器（CPU），连接在数据总线和控制总线上，接受来自主计算机的各种操作指令和向主计算机发送请求命令和输送数据。CT 机的扫描过程都是在主计算机控制下，由扫描控制系统来完成的。主计算机的扫描程序软件与扫描控制系统的监控程序、测试单元和初始化始终保持着双向通讯。扫描控制系统控制的硬件主要有调整单元、脉冲控制、旋转控制和遮光板控制等。如扫描旋转停止、复位电路、控制检查床升降移动及扫描架倾斜、扫描旋转运动，控制检查床的水平进退运动和 X 线的发生、扫描的开始和中断等都由调整单元控制。机架里面设有各种检测探头，如旋转速度检测、机架倾角、床面位置等，将检测信号通过数据总线传给主计算机，主计算机通过控制总线给扫描控制系统发出指令。扫描控制系统对准直器的调节是根据主计算机的预设层厚，相关电路自动调节准直器缝隙间距，控制扫描层厚。

操作系统又称为人机对话系统，主要通过操作台完成。操作台（operator console，OC）是操作人员与计算机对话的工作平台。扫描参数的编辑、设定、扫描过程的控制、观察分析、患者资料的输入及机器故障诊断均在 OC 平台上完成。

三、CT 高压注射器

高压注射器是 CT 增强扫描和 CT 血管成像必不可少的设备之一，它可以实现在很短的时间内将对比剂集中注入患者的心血管内，高浓度地充盈受检部位，以获得对比度较好的影像。高压注射器还能使对比剂注射、CT 机曝光二者协调配合，从而提高了检查的准确性和成功率。它还可以遥控，从而使工作人员在造影时离开放射现场，极大地改善了操作者的工作条件。高压注射器可在一定范围内选择对比剂注射总量、注射速率、注射压力，以及与生理盐水的不同组合注射，来实现不同的检查目的。

CT 高压注射器的注射动作是由直流电机完成的。直流电机的转动通过传动轮及传动轴转化为直线运动，推动针栓完成注射。注射速率可由操作人员通过键盘进行设定。注射器启动后，CPU 借助于 D/A 转换提供电机驱动电压。电机旋转检测电路，通过电机的旋转产生脉冲信号，脉冲信号反馈到 CPU，CPU 根据这一反馈控制电机电压，以便获得设定的转速。

以往的人工手推 CT 增强扫描不能准确控制对比剂注射速度，注药量不均匀，且需较大的推注力，影响因素多。常规注药完毕后才进行扫描，常造成动脉期显影已过，强化效果不佳，达不到对多种病变的诊断要求。CT 增强扫描中使用高压注射器操作简单，省时省力，减少对比剂用量；同时流量、流速及压力可根据检查部位不同一次设定，可先后用两种速度进行扫描，维持血液中对比剂浓度，尤其能更好配合多层螺旋 CT 动态扫描及 CT 血管成像，更多地显示动脉及病变特点，为明确诊断提供可靠的影像依据。

高压注射器还带有自动加温装置，可减少对比剂副反应的发生。但由于高压注射药液流速快，短时间内流量大，对严重的高血压、心脏病、肾疾病患者要特别注意，应适当降低压力和流速。

国内现在使用的 CT 高压注射器主要是针筒式高压注射器和蠕动泵高压注射器两种，其主要区别为注射动力方式不同,针筒式采用的是针筒抽拉推注的方式,将对比剂注射到静脉中,蠕动泵注射器的动力来源是蠕动泵对管路的蠕动挤压,将对比剂输注到静脉中。

(一) 基本构造和工作原理

1. 针筒式高压注射器有两个最基本的组件　即注射器系统和控制显示系统,另还有支持固定部分及电源等附属配件(图 19-8,图 19-9)。

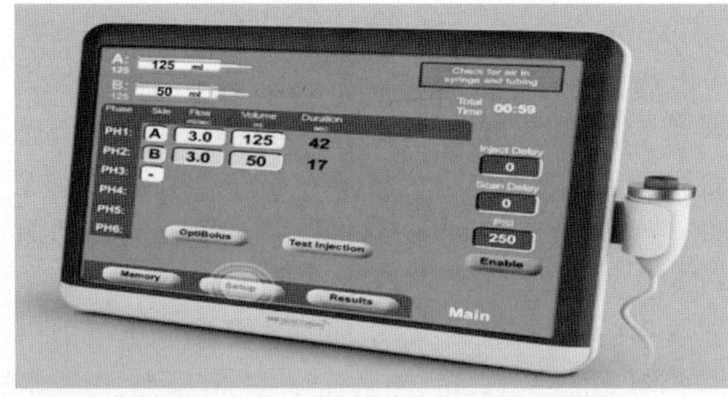

图 19-8　针筒式 CT 高压注射器控制面板

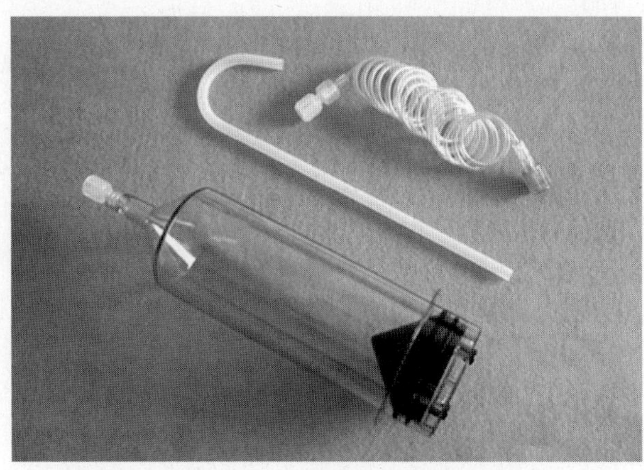

图 19-9　针筒式 CT 高压注射器针筒及连接管

(1) 注射器系统:包括注射器控制面板、注射器注射头、加热部件、外溢探测附件等。

1) 注射器控制面板:包括显示面板及操作按键,有些机型连接有悬吊式注射开关。可进行注射参数设置,选择及控制针筒装载及填充对比剂或盐水,反馈针筒状态信息,控制开始、暂停及结束注射。

2) 注射器注射头:包括注射器推杆、针筒活塞、配套针筒、显示容量刻度装置、指示灯等结构。不同机型配套使用不同规格的针筒。指示灯主要显示注射头的工作状态:灯亮为工作状态,灯不亮表示非工作状态。

3) 加热部件:将针筒内对比剂预热并保温。

(2) 控制显示系统:是一个能控制操作注射器系统的计算机操作系统,一般为显示和输入为一体的操作面板。主要有信息显示、技术参数选择、注射控制等功能。

1) 信息显示:主要显示注射器的工作状态及操作提示,如显示注射机头状态(针筒安装状态、针筒中药量状态),对比剂注射进程,对比剂注射过程中实时压力监控及操作运行中错误提示等。

2) 参数设置:按照检查要求,可设置不同注射方案并存储,如对比剂总量、流速(ml/s)、注射压力及压力阈值、单次或多次注射对比剂,对比剂和生理盐水的注射顺序,注射延迟时间等。

3) 注射控制:主要控制开始、暂停及停止注射。

(3) 附属配件:主要包括支持固定部分、电源、连接电缆等。电源接口通常位于注射器支架底座,用于连接充电器以及可选稳压电源。支架底部一般装有万向轮,可方便把高压注射器移动到任何操作位置,也可将注射器位置固定在墙壁、天花板、治疗台等。显示系统可通过连接电缆或者远程遥控装置传送数据到注射器系统。开关按键一般设在底座操作面板上,以便工作人员日常操作使用。

2. 蠕动泵高压注射器　蠕动泵高压注射器主要是由注射器主机和操作终端两部分组成(图 19-10),另外还需要和专用的软管系统配合使用。

注射器主机包括介质入口、注射器操作装置、带有软管系统的蠕动泵、阀门、集液杯架、检测器和传感器(空气检测器、介质检测器、压力传感器)。

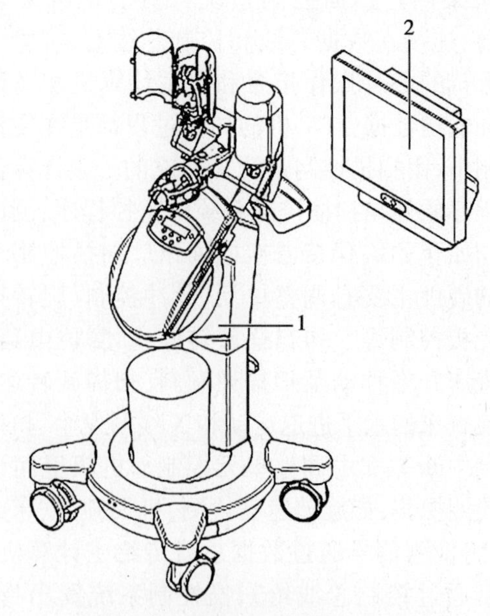

图 19-10　蠕动泵 CT 高压注射器
1. 注射器主机;2. 操作终端。

（1）介质入口：共拥有 3 个可旋转导瓶装置，每个导瓶装置均配有一个可置换、可翻转的液瓶提升装置。提升机械装置使得液体瓶能够准确定位在泵用软管插针的上方，外侧的两个装置用于对比剂，中间大的一个用于氯化钠溶液，可直接插入原装对比剂和氯化钠，无须抽吸。每个导瓶装置下方安装一个介质检测器，用来检查介质容器中输入介质的情况。另外还安装一个污染防护装置用来防止无意中触摸插针。

（2）注射器操作装置：通过注射器操作装置，可以启动、暂停和停止注射，以及进行各个操作步骤。包括注射器状态、蓝牙连接的信号质量、电池充电状态、介质的剂量和流量、故障和信号信息，此外还可根据程序状态的不同，注射器显示屏将变换背景颜色（白色——显示注射过程参数，蓝色——显示注射暂停过程参数，黄色——警告，红色——故障）。

（3）蠕动泵：位于软管系统中的蠕动泵由 3 个输送轮和 3 导向轮组成。蠕动泵盖子闭合之后，泵用软管借助主轴穿入蠕动泵中。阀门按压到泵用软管 W 形件上方的介质输入软管上，堵住介质输入另一根泵用软管。蠕动泵的作用是根据设置的注射参数需要来输送介质。蠕动泵盖子打开之后，泵用软管就会自动从蠕动泵中穿出。

（4）阀门：阀门是用来打开或截断介质流入泵用软管中。

（5）集液杯架：杯架上放有一只集液杯。该集液杯用来在给软管系统注液时收集过量输送的介质。集液杯也可以使用常见的一次性杯子代替。

（6）检测器：3 个导瓶装置下方各有一个超声介质检测器，它用来检测泵用软管的介质输入装置中是否有液体或气泡，并通过 LED 指示灯来显示状态（红色为检测有空气或传感器脏污，蓝色为检测有氯化钠溶液，绿色为检测有对比剂溶液，关闭——睡眠状态或未选定）。

蠕动泵后方安装 1 个超声波空气检测器，用来检测泵用软管中大小在 50μl 以上的细小气泡。个别小气泡不会导致立即切断系统，在考虑系统压力和当前流量的情况下，将所检测出来的气泡累加起来。这样能确保每位患者体内不超过最大数量为 1mL 的空气。另一个空气检测器安装在集液杯上方，它通过超声波检测患者软管中大小在 50μL 以上的细小气泡，并通过点亮的 LED 指示灯来显示状态（红色为空气报警，关闭为正常状态）。

（7）压力传感器：蠕动泵和空气检测器后面安装有一个压力传感器，它用来监控软管系统中的压力状况。

操作终端安装在 CT 操作室内，通过一个触摸显示屏来操控。在终端设备上输入注射参数，主导和监控注射过程。注射器主机与终端设备之间的数据交换通过蓝牙无线进行。终端设备通过一个电源设备来供电。

软管系统分为泵用软管和患者用软管两部分，泵用软管主要由三个介质输入插针、压力传感器单元、粒子过滤器、单向止回阀等组成。患者用软管主要用来连接泵用软管和患者，主要是带鲁尔接头的软管和两个单向止回阀构成。

3. 工作原理　针筒高压注射器的主要功能是在检查时对所需的对比剂用量、注射速度及注射压力等进行控制。其工作原理是由微电脑处理器设定注射方案后，经控制电路控制注射电机，由电机转动推动注射器推杆前进，继而推动针筒内的活塞即开始注射（图 19-11）。

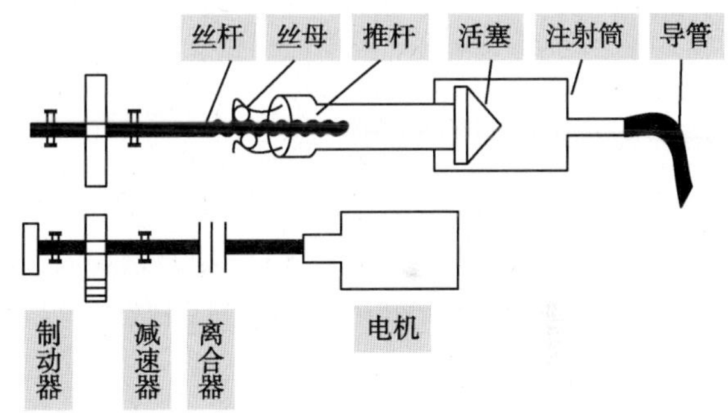

图 19-11　针筒 CT 高压注射器传动示意图

蠕动泵由电机驱动泵头运行，泵头内的三个输送轮沿着弹性输送软管交替进行挤压和释放来泵送流体。就像用两根手指夹挤软管一样，随着手指的移动，管内形成负压，液体随之流动。蠕动泵只是由输送轮取代了手指（图 19-12）。

然而，随着临床需求的多样化和复杂化，单一的注射模式已经不能完全满足诊断要求。近几年随着软件的不断开发，针筒式高压注射器推出双流混合注射技术，这项技术是基于 CT 双筒高压注射器发展起来的一种注射技术，即对比剂和盐水同时注射。按照设置的混合比例，对比剂和盐水针筒在电机的推动下同时推注，推出的对比剂和盐水在细小的 T 型连接管中实现均匀混合。可任意比例进行混合或稀释，无须人工混合，也避免了人工混合因静置而导致的混合不均匀，影响图像质量。

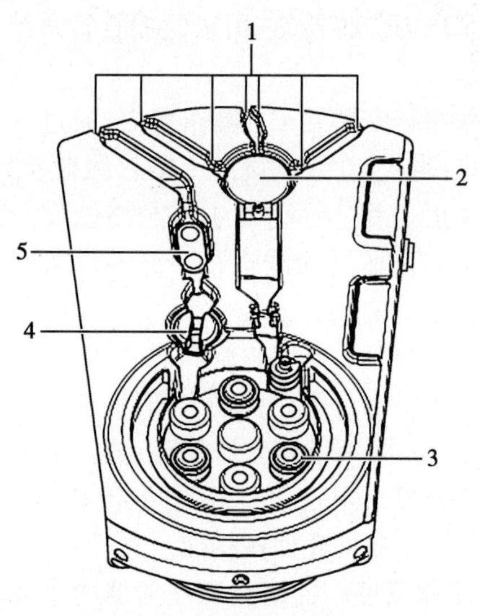

图 19-12　蠕动泵 CT 高压注射器传动示意图

1. 泵用软管固定点；2. 阀门-主轴-输送轮；3. 导向轮；4. 空气检测器带状态显示；5. 压力传感器。

（二）性能参数与临床应用

1. 针筒式高压注射器　按性能分为压力型注射器和流率型注射器两种基本类型。CT 用高压注射器一般为流率型高压注射器，根据检查部位的不同，单筒型和双筒型高压注射器均可，现临床常用双筒型高压注射器，一般 A 筒、B 筒规格容积均为 200ml。可根据检查部位设定不同对比剂用量、流速及压力，能更好配合多层螺旋 CT 动态扫描及 CT 血管造影，更好地显示组织病变及动静脉特点，为明确诊断提供可靠的影像依据。

（1）压力型注射器：以调节压力控制对比剂注入的速度，其缺点是不能显示对比剂的流率，也无流率保护装置。

（2）流率型注射器：通过调节流率控制对比剂注入的速度，但注射对比剂时不能显示压力，如果流率选配不当，注射压力可超过最大限度，有击穿血管或心壁的危险。现常用流率型高压注射器，且具有压力限度保护装置，注射压力超过最大限度会自动降低流速或暂停注射。

2. 蠕动泵高压注射器　主要流速范围是 0.1～10ml/s，最大系统压力为 17bar（1bar = 10^5Pa，下同），最大标准压力极限为 13.5bar。介质装载量为 50～1 000ml。蠕动泵高压注射器是专门为 CT 扫描检查中的静脉输注等渗 NaCl 溶液和对比剂而研发的。设备可配合与 CT 或者 PET/CT 使用。

3. 双流混合注射　其本质是稀释对比剂，其主要用途可分为三个方向：稀释对比剂、后置双流注射和前置双流注射。稀释对比剂主要用于要求 CT 值不能过高的上腔静脉、下腔静脉、下肢静脉等 CT 血管成像；后置双流注射可以增加对比剂增强峰值的宽度（文末彩图 19-13），减缓目标血管的显出。在实际使用中，常用于头颈动脉 CT 血管成像、冠状动脉 CT 血管成像，以及下肢动脉 CT 血管成像检查中，可以改善远端血管增强的一致性；前置双流可以在主增强峰到来之前提前触发 CT（文末彩图 19-14），满足主增强峰的扫描时序，主要用于需要缩短触发和扫描时间间隔的肺动脉 CT 血管成像。此外，只要比例选择恰当，还可实现末梢动静脉血管的一次性扫描。

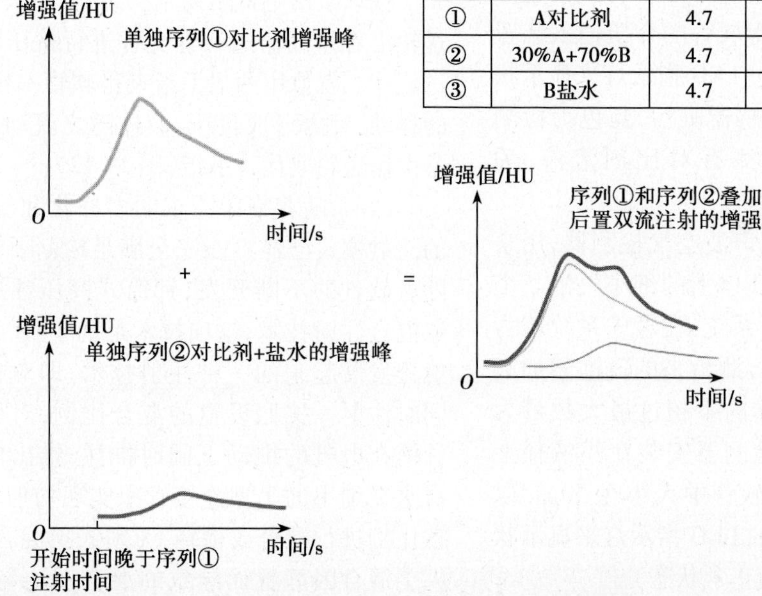

序号	物质	流速	总量	时间
①	A对比剂	4.7	47	10
②	30%A+70%B	4.7	47	10
③	B盐水	4.7	30	6

图 19-13　后置双流注射示意图

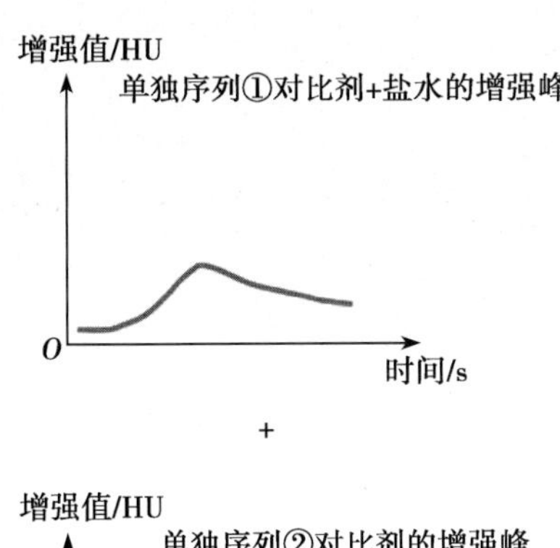

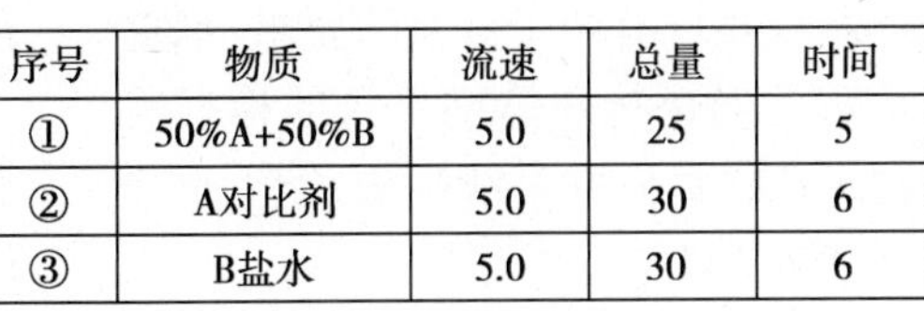

序号	物质	流速	总量	时间
①	50%A+50%B	5.0	25	5
②	A对比剂	5.0	30	6
③	B盐水	5.0	30	6

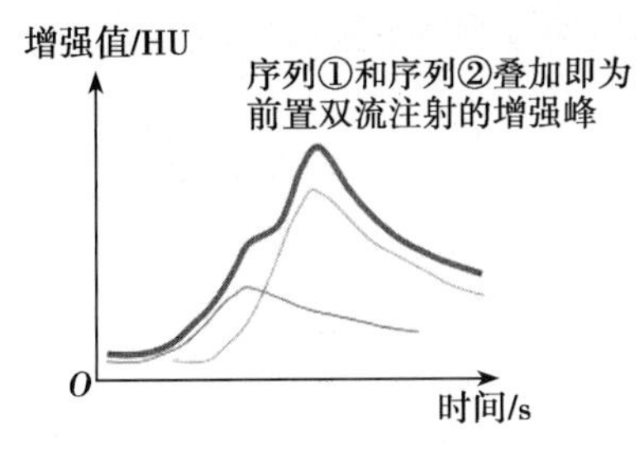

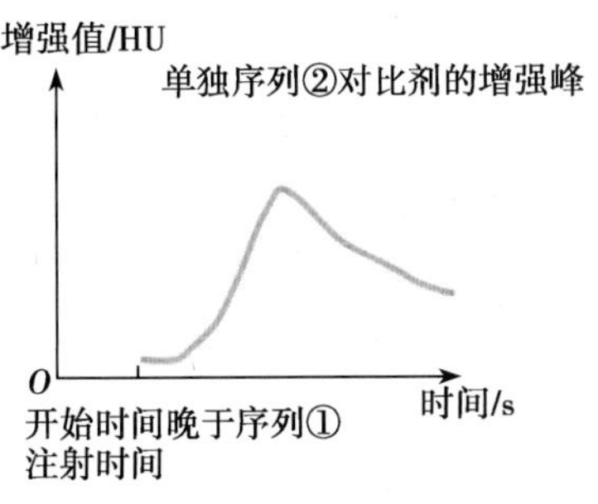

图 19-14　前置双流注射示意图

（三）质量控制

1. **检查**　每日检查压力套管是否有裂纹线或裂缝，防止因承受注射过程中的高压而出现爆裂。使用前确保电缆完好，无弯曲，不受挤压。检查注射材料包装完整性及使用期限。

2. **校准**　每天开机后机器会自动运行自测试及校准程序，测试程序结束后显示相应图标方可开始使用。

3. **充电**　首次启用或仪器长期停用后重新启用前需先给蓄电池充电。蓄电池一般为免维护，根据厂家要求定期或在需要时联系厂家更换。原则上每天工作结束后进行蓄电池充电，每天充电前须关闭注射器，蓄电池充电完毕后立即切断充电器电源，蓄电池没电时可通过连接可选的稳压电源继续使用注射器（期间蓄电池不充电）。

4. **清理**

1）清理耗材：使用过的耗材立即从注射器移除并按照相关卫生规定进行合理回收处理，耗材不得消毒后重新使用，预防交叉感染。

2）注射器的清洁：蠕动泵高压注射器要求每日进行传感器和活动部件的清洁。表面清洁可用软布和含有碱性添加剂（温和肥皂水）的热水（50℃）进行擦拭，清洁注射器所有表面；终端设备只能用润湿的软布擦拭终端设备；显示屏只允许用润湿的软布或显示屏专业清洁剂擦拭；检测器和传感器则要求通过润湿的软布来回擦拭，清洁受污染的检测器和传感器，再用干抹布擦干传感器。

针筒式高压注射器的压力套管和底座：每天需将针筒推杆移动到完全退回的位置，用湿软抹布擦拭内部，禁止用高压处理压力套管。对比剂污垢在变干前用热水清除，若对比剂凝固可将底座和压力套管整个浸入中性热肥皂水中，以清除所有凝固的对比剂，禁止使用强清洁剂和消毒剂。卡座装置：每天需将针筒推杆移动到完全退回的位置，用中性热肥皂水擦拭内部，禁止将卡座浸没在任何液体中，否则会损害其内部元件。

3）注射头及控制台的清洁：使用软麻布除去注射头和控制台上的灰尘，禁止将注射头放入任何液体，确保控制台带触摸屏的远程遥控装置的操作界面洁净无灰尘、指印及其他污垢，使用非摩擦性软布和屏幕清洁剂定期清洁表面，禁止使用强清洁剂或溶剂，不得在操作界面接触屏直接使用清洗剂，应先把清洗剂洒在清洁布上再进行擦拭。一般接触屏有通气口，不具备防水功能，在清洗时应避免液体从面板的后面渗入。

4）电源的清洁：可用一般清洁剂喷洒抹布清理电源外部，后轻轻擦拭干净。

5. **存放**　长期停用需防尘防潮。运输和存储温度−40℃～70℃，相对湿度 10%～100%；操作温度 0℃～40℃，相对湿度 30%～75%。

附属设备还有检查床，检查床的作用是准确地把患者输送到预定或适当的位置上进行扫描。根据 CT 检查的需要，检查床有两个方面的要求：承重和床面材质。承重是确保特殊体型患者的检查需要；另外，床面材料必须由易被 X 线穿透、能承重和易清洗的碳素纤维组成。

检查床应能够上下移动，以方便患者上下；同时检查床还能够纵向移动，移动的范围应该能够做从头部至大腿的 CT 扫描，床纵向的移动要相当平滑，定位精度要高，绝对误差不允许超过±0.5mm，一些高档 CT 机可达±0.25mm，特别是对 1mm 的薄层扫描，检查床进床精度要求非常高。另外，检查床的进退还应有准确的重复性，如扫描过程中有时要对兴趣区反复扫描，每次扫描检查床必须能准确地到达同一层面。这就要求检查床不仅要有一定机械精度，控制信号也必须准确无误。在连续旋转式 CT 机（或螺旋 CT 机）中，床面还必须在扫描控制系统的控制下做恒速运动，其速度的准确性和稳定性直接影响图像质量。

（杨明　雷子乔　郭建新　吕仁杰）

第三节　CT 成像基础

一、CT 成像基本原理

计算机断层扫描（computed tomography，CT）是根据人体对 X 线吸收率不同，使用计算机重建方法得到人体二维横断面图像的影像设备。CT 成像的基本过程为：X 线→人体→采集数据→重建图像→显示图像。CT 球管产生的 X 线经准直器校准后，穿过具有密度差异的被检体组织，部分能量被吸收，衰减后带有组织的信息由探测器接收，通过数据采集系统进行模数转换，数据转换后由计算机重建成横断面图像，最后由显示器显示图像（图 19-15）。

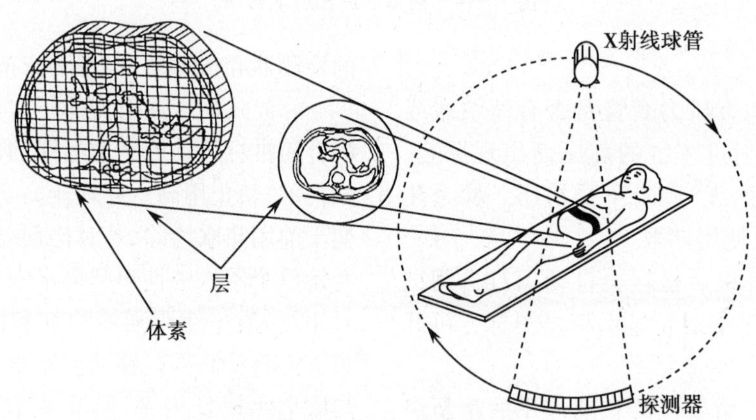

图 19-15　CT 成像原理图

CT 成像是以 X 线为能源，以 X 线的吸收衰减特性为成像依据，以数据重建为成像方式。组织具有密度差异是 CT 成像的基础，数据采集和图像重建是获得 CT 图像的重要环节。

依据 CT 成像的过程，CT 图像的产生可分为以下几个步骤。

1. 被检体被送入扫描区后，CT 球管与探测器围绕被检体旋转扫描采集数据，所发出的 X 射线经由球管端的准直器准直。

2. X 射线通过被检体后，源射线被衰减，衰减的射线由探测器接收，探测器阵列由两部分组成，前组探测器主要测量源射线的强度，后组探测器则主要记录通过被检体后的衰减射线。

3. 参考射线和衰减射线均转换为电信号，由放大电路进行放大，再由逻辑放大电路根据衰减系数和体厚指数进行计算和放大。

4. 经计算后的数据送给计算机前，需由模数转换器将模拟信号转换为数字信号，然后再由数据传送器将数据传送给计算机。

5. 数据处理过程包括校正和检验。校正为去除探测器接收到的位于预定标准偏差以外的数据，检验是将探测器接收到的空气参考信号和射线衰减信号进行比较。校正和检验是利用计算机软件来重新组合原始数据。

6. 通过阵列处理器的各种校正后，计算机进行成像的卷积处理。

7. 依据扫描所获得的解剖结构数据，计算机采用滤过反投影重建算法进行图像重建。

8. 重建的图像再由数模转换器转换成模拟信号，传输到显示器显示，或传输到硬盘储存，也可交由激光相机打印胶片。

由此可见，CT 球管产生的 X 线经准直器准直后，通过具有密度差异的被检体组织，部分能量被吸收，衰减后带有组织的信息则由探测器接收，通过数据采集系统进行模数/数模数据转换后由计算机重建成横断面图像，继而由显示器显示出图像。因此，CT 是以 X 线为能源，以 X 线的吸收衰减特性为成像依据，以数据重建为成像方式，以组织的密度差为 CT 成像的基础，以数据采集和图像重建为重要环节的医学影像成像技术。

二、数据采集

CT 图像数据采集的基本原理如图 19-16 所示，CT 球管与探测器成对称排列，每排探测器由 500~1 000 个探测器单元组成。当 X 射线以扇形束的形式穿过患者横断面时，被检体衰减，每个探测器单元会接收透过该层面的 X 射线并测量其衰减后的强度。单个探测器单元在每个角度每条射线上探测到的 X 射线信号强度可通过衰减定律方程进行计算：

$$I=I_0 \cdot e^{-\mu d} \quad (式 19\text{-}1)$$

公式中，I_0 代表 X 线在空气或未进入物体前的初始强度，I 为衰减后 X 线强度，d 为物体厚度，μ 为物体的线性衰减系数，e 是自然对数的底。

早期 CT 图像重建多采用滤波反投影法，利用平行线束几何学原理进行断层图像重建，要求在图像重建前要把所获的扇形线束投影数据转换为平行线束投影数据。在滤波反投影法的应用中，“重建函数核”代表对投影的高通滤波法，它决定图像的锐利度和噪声。重建图像用像素的数字矩阵来代表（通常为 512×512 像素），每个像素代表被 X 线束透射的体内欲成像层面的衰减系数。每个像素的 X 线束衰减系数需要转换为 Hounsfield 单位（HU），范围从−1 024 到 3 071，作为以灰阶或彩色阶代表图像的基础。

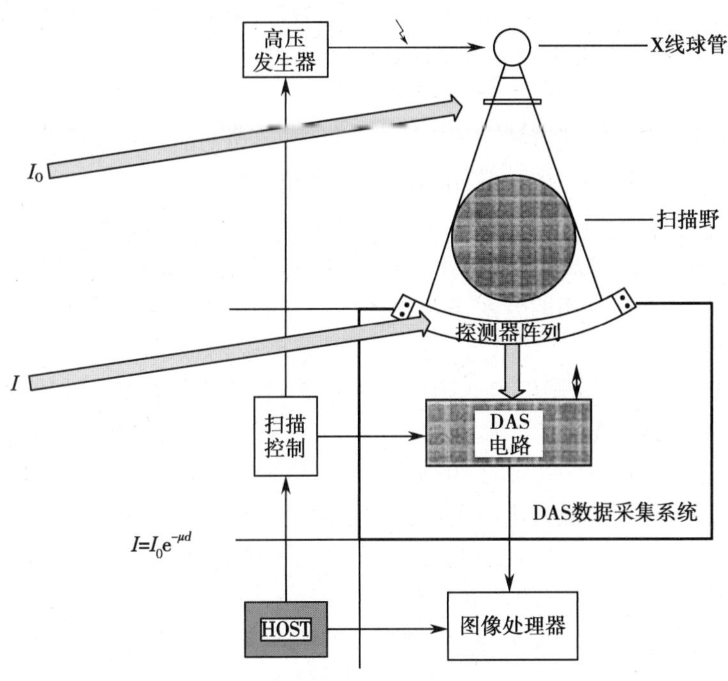

图 19-16　CT 数据采集

三、图像重建

螺旋 CT 的螺旋扫描方式与普通 CT 的间断式逐层扫描方式不同，其图像重建方式也不一样。螺旋扫描是在扫描床运动时，DAS 同步采集扫描数据，因而在图像重建时，必须考虑扫描床移动对图像重建带来的影响。螺旋扫描的数据采集是对一个被检区段的信息进行容积采集，X 线的运行轨迹并不形成一个平面，故 DAS 采集到的扫描数据是非平面的。但 CT 图像是横断面的，其图像重建必须采用横断面数据。所以，螺旋 CT 的图像重建方式需采用不同于普通 CT 的图像重建方法，以便能够从螺旋扫描数据中合成平面数据。单层螺旋 CT 常用内插法重建图像，多层螺旋 CT 采用特殊的重建方法。

内插法是对重建图像的两端采集数据进行内插，使数据满足平面成像需要的方法。即取螺旋扫描数据段上的任何一点，将相邻两点扫描数据通过插值后，再作滤过投影并重建成一幅平面图像的方法。单层螺旋CT的图像重建，最常用的数据内插方式是线性内插(linear interpolation，LI)，有360°和180°线性内插两种算法，360°线性内插法，是采用360°扫描数据以外的两点，通过内插形成一个平面数据。优点是图像噪声较小，缺点是实际重建层厚比标准层厚大30%~40%，导致层厚敏感曲线(slice sensitivity profile，SSP)增宽，图像质量下降。为改善图像质量，可用180°线性内插算法。

180°线性内插法，是采用靠近重建平面的两点扫描数据，通过内插形成新的平面数据。180°线性内插与360°线性内插的最大区别是前者采用第二个螺旋扫描数据，并使第二个螺旋扫描数据偏移180°，从而能够更靠近被重建的数据平面。180°线性内插法重建改善了层厚敏感曲线，图像分辨力较高，但噪声增加。

多层螺旋CT由于探测器的列数与宽度增加，锥形射线束投影所造成的几何学误差进一步增大，因而多层螺旋CT须采用特殊的重建方法。不同厂家的多层螺旋CT采用的重建方法不同。常用的数据插补和重建方法有长轴内插、非线性插入、交叠采样、优化采样等。采用新重建算法的目的在于减少锥形线束伪影，保证图像Z轴方向的分辨力和提高数据采集速度。

必须指出，螺旋CT也可进行非螺旋方式扫描。其扫描方式为X线管不停地围绕被检体做圆周运动，球管发出X线时，扫描床静止，一层或多层扫描完成时，停止发射X线，扫描床移动，再进行下一次扫描。此种非螺旋扫描方式，数据采集系统获得的扫描数据与普通CT扫描一致，为标准的断面数据，数据经处理后重建的图像为标准的断面像。图像重建特点是各扫描层面独自重建，每层面间无图像数据。

迭代重建曾用于第一台商用CT机，但其重建时间长、运算结构复杂被弃用，传统的滤波反投影(filtered back projection，FBP)因其重建速度快、运算简单，成为传统CT重建技术，但是迭代重建(iterative reconstruction，IR)算法是改进图像质量的重要方法。然而，随科技进步，IR再次登上历史舞台，成为目前CT研究领域的热点；FBP要求每次投影数据是精确定量和完全的，X线光子统计波动对其影响很大，它对伪影和噪声都很敏感，因此限制了辐射剂量的降低；IR技术利用矩阵函数，通过一系列数学模型选择性的识别并去除图像噪声，使图像噪声减少，IR重建技术这种选择性去除图像噪声的能力使其能在较低剂量检查情况下获得较好的图像质量。

CT图像重建的基本算法有以下几种：

1. **直接反投影法**　又称总和法，是将众多的投影近似地复制成二维分布的方法。基本原理是把与各向投影强度成正比的量沿投影反方向投影回矩阵里，并将它们累加起来，组成该物体的层面图像。

2. **迭代法**　详见本节“四、迭代重建技术”。

3. **解析法**　是目前CT图像重建技术中应用最广泛的一种方法，它利用傅立叶转换投影定理。主要有三种方法：二维傅立叶转换重建法、空间滤波反投影法和滤波反投影法。其中褶积反投影法目前应用最多，其无须进行傅立叶转换，速度快，转换简单，图像质量好。解析法的特点是速度快，精度高。

FBP不能完全分辨采集数据的基本成分，将采集数据理想化，忽略了采集过程中量子噪声和电子噪声对投影数据的污染，并将噪声带到重建图像中，有时甚至会放大噪声，影响图像质量，从而可能掩盖病变和有价值的诊断信息。

4. **自适应多平面重建(AMPR)**　是将螺旋扫描数据中两倍的斜面图像数据分割成几个部分。重建时，各自适配螺旋的轨迹并采用240°螺旋扫描数据。经过上述的预处理后，最终图像重建的完成还需要在倾斜的、不完整的图像数据之间采用适当的内插计算。

三维自适应迭代剂量降低重建技术(adaptive iterative dose reduction 3-dimensional，3DAIDR)可以有效地降低图像噪声，改善图像质量，在保证同样图像质量和相似重建速度的前提下，剂量可以明显降低。

自适应性统计迭代重建(adaptive statistical iterative reconstruction，ASiR)是近年来开发的一种全新的CT图像重建算法，能够有效降低图像噪声。它不同于传统的FBP技术，它考虑到数据的统计噪声性质，并利用迭代的方法在原始数据空间加以抑制，在不损害空间分辨力的前提下极大地降低了图像噪声，获得更清晰的图像。ASiR值的高低代表重建算法中ASiR的权重，可以在0%~100%(间隔

10%）的范围内自由选择。由于 ASiR 权重相差 10%的重建图像，肉眼难以区分其差异，可采用 ASiR 权重间隔 20%进行重建，而并非将所有的 ASiR 可选设置都进行重建。

5. **加权超平面重建**　是先将三维的扫描数据分成一个二维的系列，然后采用凸起的超平面作区域重建。如先收集全部投影数据中的 1～9，然后再 2～10、3～11，最后再将所有扫描数据加权平均处理。经过参数优化后，可获得良好的噪声、伪影和层厚敏感曲线形状的图像。

6. **心脏图像重建方法**　多层螺旋 CT 心脏图像重建方法主要有单扇区重建法和多扇区重建法。单扇区重建法是用回顾性心电门控获得螺旋扫描原始数据，利用半重建技术进行影像重建。多扇区重建法是利用心电门控的同期信息，从不同的心动周期和不同排的探测器采集同一期相，但不同角度半重建所需的原始数据来进行影像重建。单扇区与多扇区重建的主要区别是单扇区重建的时间分辨力仅由 X 线管的旋转速度决定，而多扇区重建的时间分辨力不仅受 X 线管的旋转速度的影响，同时也受心率的影响。

四、迭代重建技术

迭代法又称近似法，是将近似重建所得图像的投影同实测的层面进行比较，再将比较得到的差值反投影到图像上，每次反投影之后可得到一幅新的近似图像。通过对所有投影方向都进行上述处理，一次迭代便可完成；再将上一次迭代的结果作为下一次迭代的初始值，继续进行迭代。迭代重建技术有三种方法：联合迭代重建法（SIRT）、代数重建法（ART）和迭代最小二乘法（ILST）。

近年来随计算机技术的迅速发展，以及多层螺旋 CT 应用辐射剂量较高，CT 生产厂商纷纷推出了经过改良的迭代重建算法。迭代重建的最大优点是，通过反复多次的迭代可降低辐射剂量并可相应减少伪影，一般可降低辐射剂量 30%～70%。迭代算法已经在临床上逐步取代了传统的 FBP 算法。

与传统的 FBP 算法比较，迭代算法在图像校正过程中，除了采用建立系统光学模型，还采用了系统统计模型，该模型分析每一个独立光子的统计波动的特征，并与正确的统计分布进行比较，通过重复容积迭代重建循环有效地降低了统计波动引起的图像噪声，并在低剂量情况下通过多次的迭代和校正更新能够重建出高质量和低噪声的图像。

迭代重建技术已经在头颈部、胸部、腹部以及心脏等多个领域取得了广泛的临床应用。在头部 CT 扫描中，新型的探测器和迭代技术的联合应用极大地降低辐射剂量，在不影响图像诊断质量的前提下，采用迭代算法的扫描方式相对于采用标准剂量及 FBP 重建法的 CT 检查，其辐射剂量可降低 40%。胸部低剂量扫描是近年来临床肺部筛查的热点，研究表明，胸部 CT 扫描若应用迭代技术，在辐射剂量降低 50%的情况下，图像可满足诊断要求。在腹部扫描中，迭代技术较 FBP 技术，不仅能够降低图像噪声，同时可以提高图像的质量指标，且优势随着受检者 BMI 的增大而增加。

临床 CT 发展到 2019 年，各大 CT 的制造商均推出了各自的迭代产品。GE 公司始于 2008 年推出 ASiR，接着在此基础上改进 ASiR 技术，出现了一个更复杂的基于模型的迭代重建方法（MBIR，后改名为 VEO），它是一种更为纯粹的迭代算法，它仅在投影数据空间进行运算。西门子公司在 2009 年推出的图像空间迭代重建（image reconstruction in image space，IRIS）的基础上，2010 年升级为 SAFIRE（sinogram affirmed iterative reconstruction），是一种可以在原始数据和图像空间进行重建的方法。随着第三代双源推出的 ADMIRE（advanced modeled iterative reconstruction）重建技术是目前西门子公司最新的迭代重建算法。紧跟其后，飞利浦相继推出了 i Dose[4] 和 IMR（（knowledge based iterative model reconstruction）迭代重建技术。而东芝公司则采用了 AIDR 3D（adaptive iterative dose reduction 3D）迭代重建技术。

GE 公司的自适应迭代重建（ASiR）：它是在投影数据空间和图像数据空间的一种迭代重建算法，首先它从 FBP 算法中得到信息，并将它作为图像重建的原始模型。通过原始数据的迭代计算，ASiR 能够选择性的鉴别并减少图像噪声，提高图像质量，这使得低剂量扫描成为可行。Hara 等的研究表明，在保证 CT 图像质量和不影响诊断的前提下，ASiR 算法可以比传统 FBP 算法的扫描剂量降低 32%～65%。Marin 等应用 ASiR 重建算法与腹部 CT 扫描中，将管电压由 140kVp 降低至 80kVp，同时管电流提高至 675mA，经重建后得到的图像噪声明显低，图像质量提高显著，但是扫描剂量明显降低，由 17.5mSv 减少到 5.1mSv。由此得出，宝石能谱 CT 的 ASiR 技术在低剂量应用方面具有广阔的前景和潜力。传统的迭代重建算法的重建速度慢，所需时间长。而 ASiR 是修正后的的快速重建技术,通过把 FBP 数据和 ASiR 数据按不同比例加权融合,达到不同程度的降噪效果,并且加快处理速度。在 Marin 等的研究中,ASiR 重建(约 10 幅图像/s)的平均所需时间仅比标准的 FBP 重建(约 15 幅图像/s)延长 50%。可以做到准实时重建。

基于模型的迭代重建算法(VEO):它是一种更为纯粹的迭代算法,它没有掺入滤波反投影图像,尽在投影数据空间进行迭代运算,并且比 ASiR 更完整、更先进,是 5 个模型的迭代运算,包括焦点模型、X 线锥形束模型、三维体素模型、探测器单元模型、系统噪声模型。它不仅考虑到了数据的统计噪声性质,而且把探测系统的光学性质也一并在重建中加以考虑。它对每一个体素进行精确描述,考察这个非常小的立体结构受到特定大小的 X 线点光源照射后激活探测器单元的情况;体素的位置不同,与 X 线源的距离不同,受照射后激活探测器单元区域的大小也会不同。VEO 对这种空间位置差异的精确描述比 FBP 和 ASiR 更能反映 CT 系统的真实情况,从而在重建图像上能对扫描信息做更为准确的还原。在极大地降低图像噪声的同时,还能有效地提高图像的空间分辨力。近来的仿真模型试验说明,VEO 和 ASiR 这两种迭代重建算法均可以降低图像噪声和减少条纹伪影,并且不影响图像质量和影像诊断。并且 VEO 降低扫描剂量的空间更大;Masaki Katsura 等对行胸部 CT 扫描的 100 例患者,并作前瞻性研究后发现,与参考剂量下使用 50% ASiR 相比,使用 VEO 可以显著降低 80%的扫描剂量,并且图像质量没有显著下降。然而 VEO 耗时较长,这就要求进行重建运算的计算机性能要非常高,运算速度要十分迅速,故目前应用没有 ASiR 广泛。

西门子公司的图像空间迭代重建(IRIS),它仅在图像数据空间进行迭代运算,首先依据滤波反投影重建后得到投影数据,然后根据各种多样化的噪声模型对所得的图像数据不断进行迭代运算,以此降低图像噪声和伪影,但不会降低图像对比度。所以,采用 IRIS 技术进行图像重建,在相同的扫描条件下可明显提高图像质量,而降低扫描剂量后,也能得到较好的图像质量。由于迭代运算是在图像空间领域进行运算,图像重建速度显著提高,可以满足临床应用需要。

正弦图确定迭代重建技术(sinogram affirmed iterative reconstruction,SAFIRE)是 IRIS 技术的改进,对投影数据空间和图像数据空间均进行 IR 算法,最大程度保留图像细节信息,并去除噪声,得到校正图像,对此图像投影至原始数据域,用于下次迭代计算,如此进行多次 IR 算法。与第一代 IRIS 迭代算法的不同之处在于 SAFIRE 算法对图像数据的处理上有了进一步的优化。第一代 IRIS 算法是对单一图像数据的重建,而 SAFIRE 算法的重建则是直接对原始数据进行处理和修正,使获得的图像更加清晰和真实,从而提高了图像的质量。在第一代迭代重建技术(IRIS)的基础上,SAFIRE 在图像重建过程中引入两套迭代循环。其一是图像域的迭代,这一过程去除了图像噪声,但不牺牲图像的对比。其二是把图像域迭代得到的结果变换到原始数据域。两套迭代循环运算 1~5 次,即可获得诊断图像。SAFIRE 算法更大限度地利用了原始数据所包含的信息,重建的图像更为真实,提高了图像质量。SAFIRE 软件有“Strength 1~5”共 5 个不同等级,代表 5 个不同程度的滤波强度。级数越高,滤波强度越大,噪声越小,图像显示越清晰。胡秀华等发现,在相同的扫描条件下等级“3”获得的图像空间分辨力和密度分辨力与 FBP 图像均一致,而噪声则显著降低,X. H. Hu 等认为与传统 FBP 技术比较,通过图像空间迭代重建(IRIS)在低剂量图像中的应用,常规胸部 CT 平扫剂量降低 40%后仍能保持或提高图像质量。

ADMIRE 是西门子公司第三代迭代重建算法,其在原始数据域及图像域的两个修正循环中都应用了适当的统计模型,通过不断地将由正向投影产生的“虚拟原始数据”和探测器实际采集的投影数据进行比较,从而消除伪影、减低噪声,和 SAFIRE 相比,ADMIRE 不仅限于相邻的局部数据,而是将更大范围的数据纳入了分析。Gordic 等将 ADMIRE 用于螺旋扫描冠状动脉 CT 血管成像(CCTA),其 ADMIRE 5 组降噪效果最强,较 FBP 组噪声降低 50.9%。

飞利浦的 iDOSE4 算法:iDose4 是飞利浦第四代混合迭代降噪算法,它是在常规滤波反投影重建的过程中,先在投影空间通过迭代运算对投影数据进行优化并剔除噪声相关数据和错误数据,然后在图像空间进行基于噪声模型和解剖模型的迭代运算,以降低图像噪声并提高图像分辨力,由于在迭代降噪过程中采用了动态噪声去除技术,噪声频率谱(NPS)基本没有发生改变,因此不会改变图像质地。iDose4 重建的滤过(filter)与 FBP 完全一样并设置了 7 个等级，在辐射剂量与 FBP 相同的情况下，1 级可降低 11%的噪声，2 级可降低 16%的噪声，3 级可降低 22%的噪声，4 级可降低 29%的噪声，5 级可降低 37%的噪声，6 级可降低 45%的噪声，7 级可降低 55%的噪声；在噪声水平与 FBP 相同的情况下，1 级可降低 20%的辐射剂量，2 级可降低 30%的辐射剂量，3 级可降低 40%的辐射剂量，4 级可降低 50%的辐射剂量，5 级可降低 60%的辐射剂量，6 级可降低 70%的辐射剂量，7 级可降低 80%的辐射剂量。Willemink MJ 等的研究发现 iDose4 混合迭代技术较 FBP 可降低 50%～76%的辐射剂量；有学者的研究发现，在辐射剂量降低 50%的情况下，iDose4 混合迭代技术较 FBP 可提高 35%的图像分辨力，如图 19-17 和文末彩图 19-18。

IMR（knowledge-based iterative reconstruction algorithms）是飞利浦最新推出的基于知识的全模型迭代重建技术，它与传统的 FBP 混合迭代降噪技术是完全不一样的，是一种基于计算机强大的计算能力对图像矩阵进行迭代求最优解的重建算法，即通过反复迭代来减少基于知识的模型与采集数据之间的差异来达到最优解（即无限逼近真实解）的图像重建过程。这种重建方法的特点是噪声不再受到辐射剂量的影响，不同扫描条件下，噪声均可保持相对固定的低水平，如文末彩图 19-19 所示。IMR 重建的 Filter 与 FBP 完全不同并设置了 3 个等级，等级越高，噪声水平越低。IMR 可在混合迭代降噪技术的基础上进一步降低辐射剂量，Yan C 等的研究表明 IMR 相比传统的低剂量技术如 iDose4 可进一步降低 60%的辐射剂量；IMR 图像可较常规图像提高 2.5～3.6 倍的密度分辨力，如图 19-20 所示。同时，IMR 图像可较常规图像提高 1.2～1.7 倍的空间分辨力，如图 19-21 所示。

Dose Change %	iDose level	0	1	2	3	4	5	6	7
	noise decrease with iDose (mult. factor): / noise increase w/ dose reduction as mult.factor	1.0	.89	.84	.78	.71	.63	.55	.45
		change with iDose relative to noise in lower dose FBP Net Change in Noise (mult. factor) change relative to noise at higher dose FBP							
-0	1.00	1.0	.89	.84	.78	.71	.63	.55	.45
-20	1.12 (=1/.89) change relative to noise at higher, original dose FBP	1.12	1.0	.93	.87	.79	.71	.61	.50
-30	1.20 (=1/.84)	1.20	1.07	1.0	.93	.84	.76	.65	.53
-40	1.29 (=1/.78)	1.29	1.15	1.08	1.0	.91	.82	.71	.58
-50	1.41 (=1/.71)	1.41	1.25	1.18	1.10	1.0	.89	.77	.63
-60	1.58 (=1/.63	1.58	1.41	1.33	1.23	1.12	1.0	.87	.71
-70	1.83 (=1/.55)	1.83	1.63	1.54	1.43	1.30	1.15	1.0	.82
-80	2.24 (=1/.45)	2.24	1.99	1.88	1.75	1.59	1.41	1.23	1.0

图 19-17　iDOSE4 迭代重建算法不同等级重建

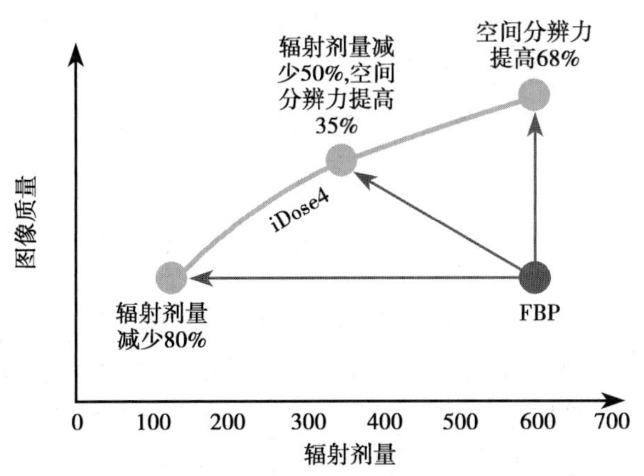

图 19-18　iDOSE4 迭代重建算法降低剂量的同时可提高图像空间分辨力

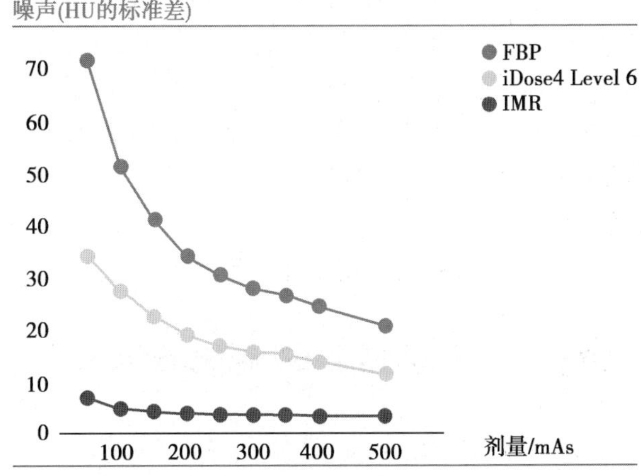

图 19-19　IMR 迭代重建算法降低图像噪声

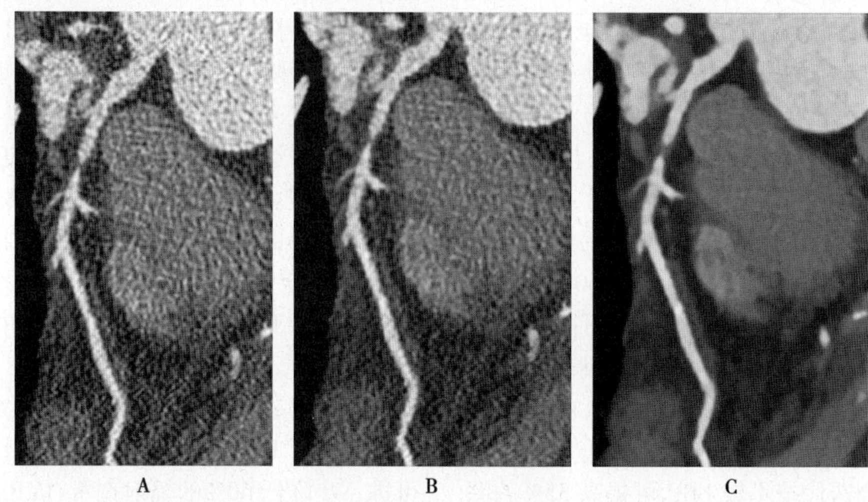

图 19-20　IMR 迭代重建算法可提高图像密度分辨力

A. FBP 算法；B. 混合迭代重建；C. IMR 重建。

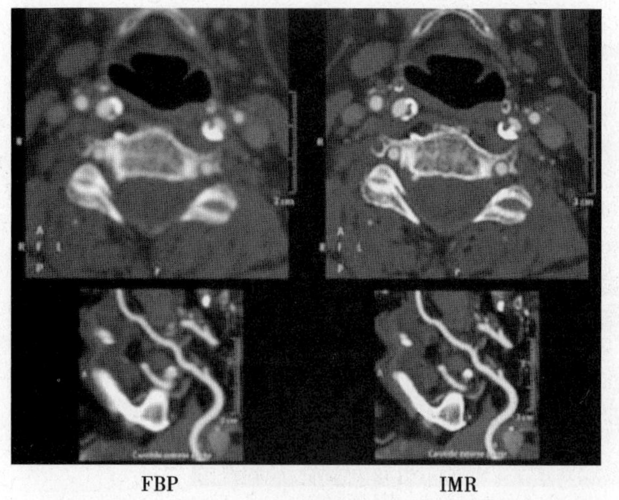

图 19-21　IMR 迭代重建算法提高图像空间分辨力

东芝的低剂量自适应迭代（AIDR 3D）是最早应用商业的迭代算法，不过该算法与 ASiR 一样，也有它的局限性，因为他们在投影数据空间及图像域空间进行迭代运算，因此在达到较高的图像质量的目的时，不可避免地会影响扫描剂量的降低限度。

（杨明　雷子乔　吕仁杰　韩太林）

第四节　单层螺旋 CT 的成像原理

螺旋 CT（spiral computed tomography）扫描是在球管-探测器系统连续旋转的基础上，患者随检查床一起纵向连续移动，CT 球管连续产生 X 线，探测器同步采集数据的一种 CT 检查方法。

一、基本结构

螺旋 CT 采用滑环技术，去除了 CT 球管与机架相连的电缆，球管-探测器系统可连续旋转，使扫描速度加快。由于螺旋 CT 扫描时检查床连续单向运动，球管焦点围绕患者旋转的运行轨迹类似一个螺旋管形（图 19-22），故称为螺旋扫描。扫描时，螺旋 CT 探测器采集到的不是某一层面的数据，而是一个部位或一个器官的容积数据，故又称为容积扫描。

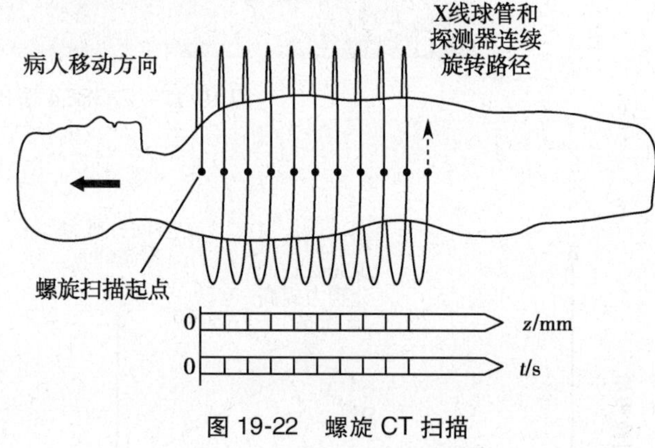

图 19-22　螺旋 CT 扫描

滑环技术和检查床连续移动技术的应用是单层螺旋 CT 在硬件上的重要改进，使用热容量大于 3M 的 CT 球管，可满足进行较大范围的容积扫描。

用滑环代替电缆传递信号的方法，称为滑环技术。螺旋 CT 扫描机架内有多组平行排列的滑环和电刷，CT 球管通过电刷和滑环接触实现导电。X 线球管的滑环部分根据传递电压的不同，分为高压滑环和低压滑环。前者传递高压发生器输出的电压为几万伏，高压发生器安置在扫描机架外；后者为几百伏，高压发生器安置在扫描机架内。高压滑环上的高压经铜环和碳刷摩擦传递进入转动部分时，易发生高压放电，产生高压噪声，影响数据系统采集，进而影响图像质量。低压滑环的 X 线发生器需与 X 线球管一起旋转，增加了旋转部分重量。因而要求 X 线发生器体积小、重量轻。现在的螺旋 CT 普遍采用低压滑环技术。螺旋 CT 的高压发生器体积小，可安装在机架内，并可产生 80～140kV 的高压。

单层螺旋 CT 与非螺旋 CT 相比有以下优点：①扫描速度快，检查时间短，对比剂利用率高；②一次屏气可完成一个部位检查，克服了呼吸运动伪影，避免了小病灶的遗漏；③利用原始数据，可进行多次不同重建算法或不同层间距的图像重建，提高了二维和三维图像的质量。螺旋 CT 扫描无明确层厚概念，扇形线束增宽，使有效扫描层厚增大。

二、基本原理

CT 图像重建的理论基础是二维图像反投影重建原理，该原理要求被重建的一幅二维图像平面上的任意点，必须采用 150°角的全部扫描数据。螺旋扫描是在检查床移动过程中进行的，数据采集系统获得的信息为非平面数据。由于只有平面数据才能重建无伪影的二维图像，为了消除伪影，螺旋 CT 常采用线性内插的数据预处理方法把螺旋扫描的非平面数据合成平面数据，再采用非螺旋扫描的图像重建方法重建一幅螺旋扫描的平面图像。

线性内插（linear interpolation，LI）是指螺旋扫描数据段上的任意一点可采用相邻两点的扫描数据进行插补。数据内插的方式有 150°线性内插和 180°线性内插两种。150°线性内插法采用 150°扫描数据向外的两点，通过内插形成一个平面数据，优点是图像噪声较小，缺点是实际重建层厚比标称层厚大 30%～40%，导致层厚敏感曲线（slice sensitivity profile，SSP）增宽，图像质量下降。180°线性内插法则采用靠近重建平面的两点扫描数据，通过内插形成新的平面数据。180°线性内插与 150°线性内插的最大区别是前者采用第二个螺旋扫描数据，并使第二个螺旋扫描数据偏移 180°，从而能够更靠近被重建的数据平面。180°线性内插法重建改善了层厚敏感曲线，图像分辨力较高，但噪声增加。

三、成像参数

由于螺旋 CT 与既往普通 CT 的扫描方式不同，产生了一些新的成像参数，如扫描层厚与射线束宽度、床速、螺距等。

1. 扫描层厚与射线束宽度　扫描层厚是 CT 扫描时被准直器校准的层面厚度，或球管旋转一周探测器测得 Z 轴区域的射线束宽度。单层螺旋 CT 使用扇形 X 线束，只有一排探测器，其射线束宽度决定扫描的厚度，扫描层厚与准直器宽度一致。

2. 床速（table speed）　CT 扫描时扫描床移动的速度，即球管旋转一圈扫描床移动的距离，与射线束的宽度有关。若扫描床移动的速度增加，则射线束宽度不增加，螺距也增大，图像质量下降。

3. 螺距（pitch）　是球管旋转一周，检查床移动的距离与层厚或准直宽度的比值。公式为：

$$P_{\mathrm{itch}} = T_{\mathrm{F}}/W \qquad (式 19\text{-}2)$$

式中 T_{F}（table feed）是球管旋转一周检查床移动的距离，单位是 mm。W 是层厚或准直宽度，单位是 mm。螺距量纲是一。

单层螺旋 CT 的准直器宽度与层厚一致，当单层螺旋 CT 的螺距等于零时，扫描方式为非螺旋扫描，通过被检体的 X 射线在各投影角相同，可获得真实的横断面图像数据；螺距等于 0.5 时，球管旋转 2 周扫描一层面，类似于重叠扫描；螺距等于 1 时，数据采集系统（DAS）可获取球管旋转一周的扫描数据；螺距等于 2 时，DAS 只获取球管旋转半周的扫描数据。扫描剂量恒定不变时，采用大螺距扫描，探测器接收的 X 线量较少，可供成像的数据相应减少，图像质量下降。采用小螺距扫描，探测器接收的 X 射线量较多，成像数据增加，图像质量得到改善。常规螺旋扫描的螺距用 1，即床速与层厚相等；如病灶较小，螺距可小于 1；病灶较大，螺距可大于 1。

（杨明　雷子乔　张铁成）

第五节　多层螺旋 CT 的成像原理

一、基本原理

普通 CT 和单层螺旋 CT 的球管-探测器系统围绕人体旋转一圈只获得一幅人体断面图像，而多层螺旋 CT 的球管-探测器系统围绕人体旋转一周，能同时获得多幅横断面原始图像（图 19-23），故称为多层螺旋 CT（multislice spiral computed tomography，MSCT）。由于多层螺旋 CT 探测器在 Z 轴上的数目由单层 CT 的一排增加到几十排至几百排，故又称为多排 CT（multi-row detector CT，MDCT）。多层螺旋 CT 目前临床普及机型为 16 层，16 层以上的有 64 层、128 层、256 层、320 层以及 640 层等。

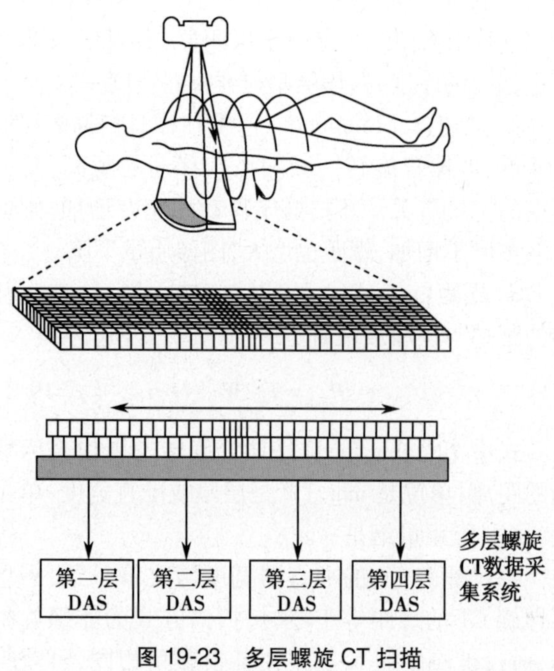

图 19-23　多层螺旋 CT 扫描

多层螺旋 CT 使用锥形线束（cone beam）扫描，采用阵列探测器和数据采集系统获取成像数据。锥形线束和阵列探测器的应用，增宽了每次扫描的线束覆盖范围，实现了多排探测器并行采集多排图像的功能，降低了采集层厚，增加了采集速度，为复杂的影像重组奠定了基础。多层螺旋 CT 的优势是薄层（高分辨）、快速、大范围扫描。

（一）数据采集

多层螺旋 CT 与单层螺旋 CT 相比，X 线束由扇形改为锥形，线束宽度在 Z 轴方向从 1 厘米增加到几厘米。探测器在 Z 轴方向从单层 CT 的一排增加到几排至几百排。探测器排列有两种类型，一种是 Z 轴方向上所有探测器的宽度一致，即探测器宽度均等分配的等宽型（对称型）。另一种是探测器宽度不均等分配的非等宽型（非对称型）。探测器的绝对宽度决定多层螺旋 CT 容积覆盖范围，探测器单元的大小决定图像的层厚。探测器单元越小，获得的图像分辨力越高。16 层以上 CT 的采集单元可达 0. 625mm，实现了“各向同性”的数据采集。各向同性是指 Z 轴分辨力与 X 轴、Y 轴的分辨力一致或相近，体素为一正方体，任意重建平面（冠、矢状位）的图像质量保持高度一致。

多层螺旋 CT 主要是采用多排探测器和多个数据采集系统，探测器排数通常大于图像层数。如 4 层螺旋 CT 探测器排数最少为 8 排，最多可达 32 排。DAS 的数目决定采集获得的图像数目，探测器的组合通过电子开关得以实现，目前 DAS 系统有 4 组、16 组、64 组、128 组、256 组、320 组和 640 组，选择合适的层厚可获得与 DAS 对应的图像数。

Siemens 公司 64 层 CT 采用的 *z*-sharp 技术又称 Z 轴双倍采样技术，球管周围的偏转线圈无极调控偏转电子束，灵活改变 X 线焦点大小和在 Z 轴方向上的位置；每一个焦点投影可读出 2×32 层图像数据；每两个 32 层投影融合得到一个在 Z 轴采样距离 0. 3mm 的 64 层投影；每 150°旋转应用 AMPR 方法可重建 64 层图像。*z*-sharp 技术的特点在于 Z 轴飞焦点使到达每一个探测器单元的 X 线投影数加倍，两次相互重叠的投影导致 Z 轴方向上的重叠采样，即 Z 轴双倍采样。GE 使用的共轭采集技术是根据系统设置最佳螺距，在插值求解某重建标准层面上不同投影角位置的数据时，自动根据当前的扫描数据结果，动态采集所需的插值数据点。

（二）图像重建

多层螺旋 CT 的重建原理是用多排探测器的数据来重建一个标准层面的图像。若在 Z 轴某位置重建图像，则把与此重建位置同一投影角的 Z 轴上相邻两个探测器阵列的数据用于插值，并以此作为重建标准层面的投影数据，最后用二维反投影重建算法（2DBP）进行图像重建。

多层螺旋 CT 使用锥形线束扫描，在图像重建前，需要对扫描长轴方向的梯形边缘射线进行必要的修正。多层螺旋 CT 图像重建预处理是线性内插的扩展应用。

1. 4 层以下 CT 的图像重建预处理方法

（1）优化采样扫描（optimized sampling scan）：是通过扫描前的螺距选择和调节缩小 Z 轴间距，使直接成像数据与补充数据分开，故又称为扫描交迭采样修正。

（2）Z 轴滤过长轴内插法：是在扫描获得的数据段内选定一个滤过段，并对该段内所有扫描数据作加权平均化处理。滤过段的范围称为滤波宽度（filter width，FW），滤波参数、宽度和形状可影响图像质量。

(3) 扇形束重建:是将锥形束射线平行分割模拟成扇形束后,再使用扇形束算法进行图像重建的方法。

2. **16 层以上 CT 图像重建预处理**

(1) 自适应多平面重建(AMPR)法:将螺旋扫描数据中两倍的斜面图像数据分割成几部分,采用各自适配螺旋的轨迹和 240°螺旋扫描数据,并辅以适当的数据内插进行图像重建。

(2) 加权超平面重建法:将三维的扫描数据分成二维的系列,采用凸起的超平面作区域重建的方法。

(3) Feldkamp 重建法:沿扫描测量的射线,把所有测量的射线反投影到一个三维容积,并以此计算锥形束扫描射线的方法。

(4) 心脏图像重建方法:多层螺旋 CT 心脏图像重建方法主要有单扇区重建法(和多扇区重建法)。单扇区重建法是用回顾性心电门控获得螺旋扫描原始数据,利用半重建技术进行影像重建。多扇区重建法是利用心电门控的同期信息,从不同的心动周期和不同排的探测器采集同一期相,但不同角度半重建所需的原始数据来进行影像重建。单扇区与多扇区重建的主要区别是单扇区重建的时间分辨力仅由 X 线管的旋转速度决定,而多扇区重建的时间分辨力不仅受 X 线管的旋转速度的影响,同时也受心率的影响。

二、成像参数

1. **螺距**　多层螺旋 CT 的螺距是指球管旋转一周,检查床移动的距离与准直器宽度的比值。公式为:

$$P_{\mathrm{itch}} = T_{\mathrm{F}}/W \qquad (式 19\text{-}3)$$

式中 T_{F}(table feed)是球管旋转一周检查床移动的距离,单位是 mm。W 是准直器宽度,单位是 mm。

多层螺旋 CT 的准直器宽度与层厚不一致,层厚大于准直器宽度。

2. **层厚**　单层螺旋的层厚选择与非螺旋 CT 一样,仅通过改变 X 线束的宽度来完成,线束的宽度等于层厚。多层螺旋 CT 中的层厚主要是取决于探测器的有效探测宽度,及探测器的组合形式,如同样 10mm 宽的 X 线束,可以由每四排 1.25mm 探测器组成一个 5mm 探测器通道,获得两层 5mm 层厚的图像,也可以由每两排 1.25mm 探测器组成一个 2.5mm 探测器通道,获得四层 2.5mm 层厚的图像。对不等宽的探测器阵列,还可以通过后准直器对某排探测器的部分遮盖来完成层厚的选择。

(杨明　雷子乔　张铁成)

第六节　几种特殊 CT 的成像原理

一、双源 CT 的基本结构及成像原理

西门子公司的双源 CT(dual source computed tomography,DSCT)采用双球管和双探测器系统,扫描速度为 0.28s,时间分辨力可达到 75ms,使心脏 CT 成像质量显著提高;两个球管的管电压设置不同时,可做功能性 CT 检查。

(一) 基本结构

双源 CT 配置了两个球管和与之对应的探测器,这两套数据获取系统(球管-探测器系统)放置在旋转机架内,互呈略大于 90°排列(图 19-24),CT 球管采用电子束 X 线管(straton tube),单个球管的功率为 80kW 以上,扫描速度 0.28s,最大扫描范围 200cm,各向同性的空间分辨力≤0.4mm,使用高分辨力扫描时可达到 0.24mm。

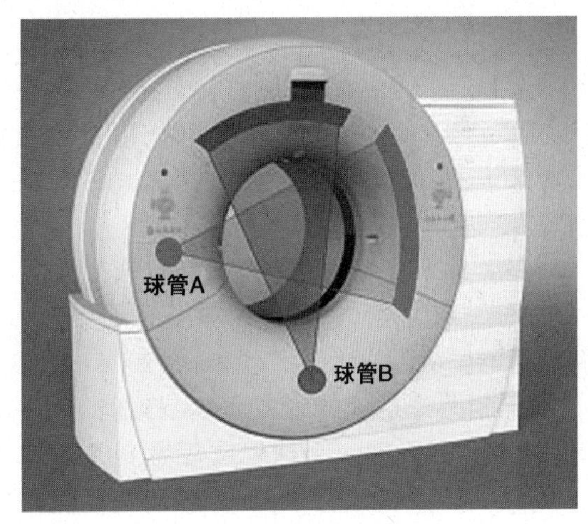

图 19-24　双源 CT 示意图

(二) 数据采集

双源 CT 扫描系统内,两组呈 90°排列的互相独立的数据获取系统(球管-探测器系统),只需同时旋转 90°,就可以获得平行于射线投影平面的整个 180°图像数据,这 180°的图像数据由两个四分之一的扫描扇区数据组成。由于机架只需旋转四分之一的扫描扇区,扫描时间只有机架旋转时间的四分之一,即获得半圈扫描数据的时间分辨力只有机架

旋转时间的四分之一；而机架的旋转时间是 0.28s，那么数据采集的时间分辨力就是 75ms，在一次心跳周期内就可以完成单扇区数据的采集。

（三）图像重建

双源 CT 的基本扫描重建模式是单扇区重建，这是双源 CT 和单源 CT 最主要的区别。双源 CT 也可采用双扇区重建方法来进一步提高时间分辨力，在采用双扇区重建的方法时，每组探测器采集的四分之一扫描扇区数据来自相邻连续的两个心跳周期，在每个心跳周期内采集的扇区数据都小于四分之一扫描扇区数据，这和传统单源多层 CT 的双扇区重建方法相似。双源 CT 在使用双扇区重建方法时，时间分辨力是心率的函数，随着心率的变化而变化，机架旋转时间为 0.28s 时，在某些特定心率条件下，时间分辨力可以达到 35ms。由于心率的小变化都会引起时间分辨力的大变化，在双扇区重建的条件下，时间分辨力的平均值是 40ms。在考虑进行高级的心功能的评估时，可以考虑使用双扇区重建扫描方式，比如在评价异常的心肌运动或者是计算射血分数的峰值时。在进行冠状动脉的检查或者进行心脏功能大体评估时，单扇区重建扫描模式就已能够在临床任何心率条件下提供足够的时间分辨力。

双源 CT 在进行常规 CT 检查时，可以只运行一套 X 线系统，对于特殊临床检查，如心脏扫描、心电门控血管成像，全身大范围全速扫描，以及双能量减影成像等，则需使用两套射线-探测器系统的双源组合。

两套 X 线系统由球管和一体化高压发生器组成，可以分别调节相应的管电压和 mAs。由于每个球管的管电压都可独立设置为 80kV、100kV、120kV 和 140kV，当两个球管的管电压不一致时，如一个球管设置为 80kV、另一个球管设置为 140kV，双源 CT 就可以实现双能量扫描，从而获得双能量的扫描数据。

二、能谱 CT 的基本结构及成像原理

能谱 CT 是 GE 公司的现代 CT 的主打产品，其特点是使用一个稀有晶体的类似“三明治”的宝石探测器，将 CT 检查由单一成像参数的形态学检查带入到一个多能量成像参数的能谱 CT 的功能学成像中，同时大大提高了射线的利用率，有效地减少了 CT 检查的辐射剂量。相比较同厂家的前一代 CT，在整个成像链中的硬件都有改进和提高，包括探测器、球管、高压发生器、数据采集系统、重建引擎、后处理平台。

（一）CT 能谱成像的物理基础

1. X 线通过物质的衰减能够客观反映 X 线的能量。

2. X 线通过物质后产生的光电效应与康普顿效应共同决定了物质的衰减曲线。

3. 物质的衰减曲线呈线性关系（不包括 K 峰区域），可以选择两种物质作为基物质进行物质分离。

双 kVp 技术能够得到单能量的图像，任何一种组织的吸收均可由相应比例的基物质对组合来表示。通常选择水和碘衰减高低不同的两种物质组成基物质对，因为它包含了从软组织到含碘对比剂以及医学中常见物质的范围。组织在某种单能量下的 CT 值通过两组 kVp 的数据可以获得，根据高低能量的原始数据求解出用于基物质对图像重组的两组原始数据（碘-水），继而根据其基物质的原始数据重组得到基物质对的图像，再根据相对应的已知的基物质的吸收曲线计算出特定水平的单能量图像（keV）。同时也可得到常规的混合能量图（kVp）。水和碘的密度与 X 线的能量无关，因此在能谱成像中，通过求解基物质对密度值就可以求解 CT 值。

能量成像的实现方式从技术层面上分为实验室类型和临床类型两大类。前者的代表即光子计数系统，后者临床类型即双 kVp 成像，包括瞬时双 kVp 技术与双球管技术。采用双球管模式的能量成像中，由于能量时间分辨力不足可引起运动伪影。这种伪影不仅可出现在心血管系统中心脏的收缩与舒张，也可出现在消化系统中胃肠的蠕动，以及呼吸系统中双肺的呼吸运动。减影使这种运动伪影更加明显。采用双球管模式实现图像空间双能减影中的另一个问题是硬化效应。由于减影图像是由低电压与高电压的图像组合而成，而低电压的图像往往带有较严重的硬化效应，这样使得组合的减影图像也存在硬化效应。

由于运动伪影和硬化效应的干扰，双能减影图像中存在许多不准确性与不确定性，从而临床应用方面受到了很多制约。而以瞬时双 kVp 为核心技术的能谱 CT 双能量解析过程是在投影数据空间完成的，因而不受自主和不自主的运动干扰，在准确的硬化效果校正的基础上得到准确的能谱成像。图像空间双能减影与常规混合能一样，采用单一硬

化效应的校正。投影数据空间能谱成像对求解到基物质对的原始数据分别进行准确的硬化效应校正。

能谱 CT 选用分子结构稳定的材料，其特性是材料对 X 线转换速度快，初始 X 线转换为可见光的速度加快 100 倍，清空余晖效应速度加快 4 倍，保证两次高速采样之间的数据处理无影响。这是瞬时双能采集能谱成像的有力保证。能谱 CT 采用单球管瞬时高低能量切换的成像方式，瞬时高压发生器能够在 0.5ms 内实现 80～140kVp 的高速切换，与探测器的快速反应性能相对应，从而使能谱成像的应用投入临床。从重组技术角度，能谱 CT 采用了自适应迭代重建（ASiR）技术，该方法是统计噪声并利用迭代的方法加以抑制，保证了低剂量和图像质量的平衡，达到最佳的图像密度分辨力且大大降低了噪声，实现了高清成像与低剂量成像。

（二）结构

1. **探测器**　探测器是瞬时双能量采集的基础，较传统的稀土陶瓷探测器，其可见光转换速度加快 100 倍，如图 19-25 所示。

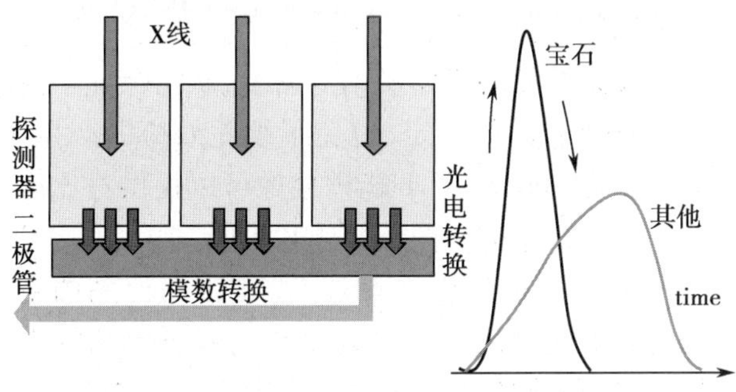

图 19-25　探测器探测到 X 线要通过光电转换的过程变成可见光

探测器的物理特性：①有超高的反应速度，较传统的第三代陶瓷稀土探测器初始速度加快 100 倍；②超短的余晖效应，其清空速度加快 4 倍；③纯度高，通透性强，光电转换率高；④硬度高，更稳定，其稳定性提高 20 倍。

2. **球管**　使用的是动态变焦球管，通过三对偏转磁场可以动态改变球管的焦点，在能谱扫描时，可以做到保持稳定的 X 线焦点大小，并且使用耐用的灯丝材料，寿命更长。

3. **高压发生器**　为了与能谱扫描相适应，可进行瞬时变能与探测器的快速反应性能相匹配，可以做到 0.5ms 的快速双能瞬时切换，做到同源采集（文末彩图 19-26）。

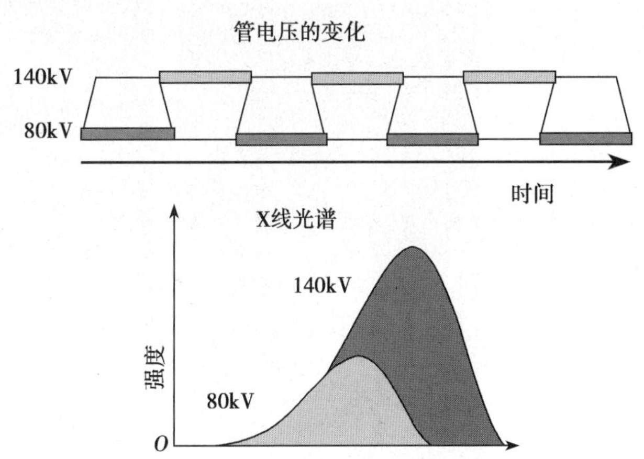

图 19-26　管电压可以在 80kV 和 140kV 之间进行瞬时切换

电压切换只需要 0.5mS，蓝色为 140kV 持续的时间，绿色为 80kV 持续的时间，下图为 X 线的光谱图，140kV 管电压的强度和能量都要大于 80kV 管电压。

4. **数据采集系统**　数据采集系统的采样率提高了 2.5 倍，采样速度 7 131 帧/s，功耗降低，电子噪声更小，信号传输更好，采样能力提高。

5. **重建引擎**　使用了先进的自适应统计迭代重建技术（ASiR），这种技术较传统的滤波反投影（FBP）技术虽然更耗时，计算复杂，但是得益于计算机技术的高速发展，逐渐被克服。其更真实，噪声更小，误差更小，伪影更小的特点逐渐在临床应用中得到认可，更好的图像质量就意味着有更大潜力来减少需要成像的辐射剂量。其最大的特点在于利用一种迭代计算技术达到最佳的图像空间和密度分辨力，且大大降低噪声。

6. **后处理**　平台后处理不仅仅可以进行三维后处理或者基于像素值各种数据的计算，而且增加了能谱处理平台，可以进行物质分离，生成新基物质的密度图像，如图 19-27 所示，可以生成从 40～140keV 的 101 个单能谱图像，显示不同物质的能量直方图。

（三）能谱 CT 的成像原理

X 线通过物质的衰减能够客观反映 X 线的能量，由于诊断 X 线的衰减主要由光电效应和康普顿效应组成，不同能量的 X 线产生的光电效应和康普顿效应的比例不同。所以任何物质的 X 线吸收曲线可由两种物质 X 线吸收曲线的权重和来表达。宝石能谱 CT 通过一个球管在瞬时切换两个 kV，同时进行双能采集，通过数据采集和后处理分析，得到能谱图像，可以进行一个能量的单光子成像，也可以进行不同物质的密度成像即物质分离。

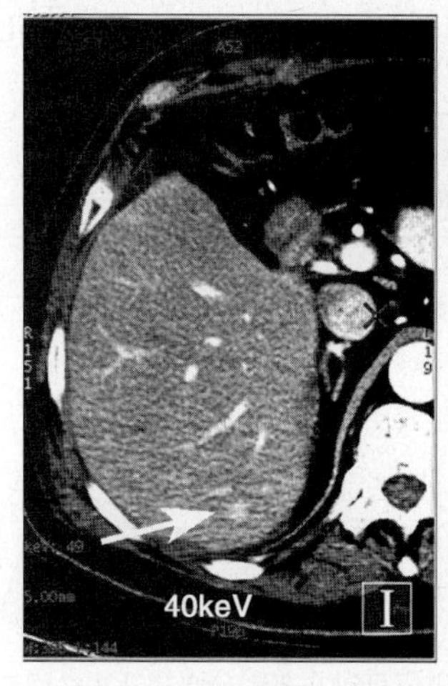

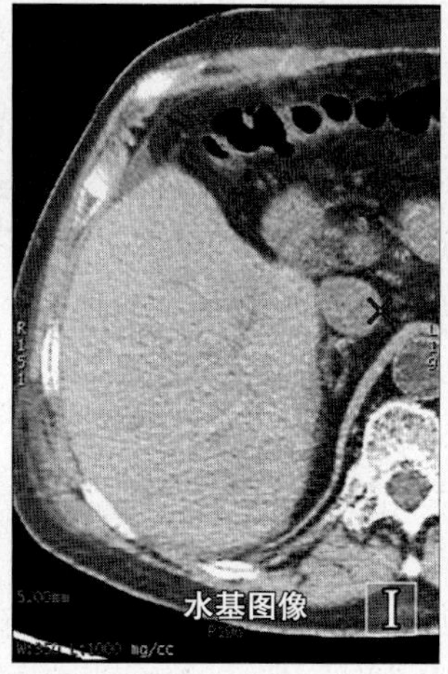

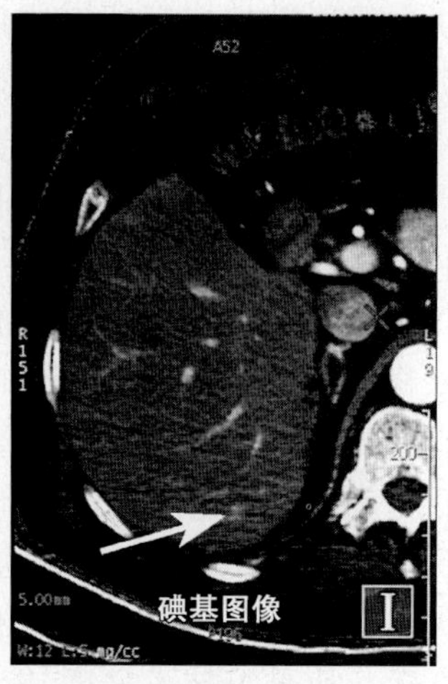

图 19-27　通过能谱扫描计算机可以重建出 40keV 单光子成像的图像

发现常规 CT 难发现的病灶(白箭所示),一次增强就可以重建出类似平扫的水基图像和碘基图像,碘基图像可清晰显示小 4mm 转移病灶。

(四) 能谱 CT 的成像特点

1. 能谱成像

(1) 单光子成像:可以发现常规 CT 不能发现的小病灶,"金属伪影去除(MARS)"技术消除金属及硬化伪影。

(2) 物质分离技术:此方法可以进行任意基物质的物质分离,如去除血管壁钙化、相近 CT 值物质的区分,可以在一定程度上对肿瘤进行定性诊断。

(3) 其他成像:能谱心脏成像,冠脉内斑块准确定性以及心肌精确灌注,如图 19-28。

2. 低剂量高清成像　同样的辐射剂量图像质量可以明显提高,特别是密度分辨力和组织分辨力都有很大的提高,同样在保证相同图像质量的情况下,辐射剂量有很大的下降空间,提高了检查的安全性。

能谱 CT 得益于探测器以及一系列的成像链的改进,实现了单球管的能谱成像,对于物质分离、多物质基成像、低辐射剂量成像、成像质量、金属伪影的克服上有很大优势;但是探测器的排数没有变化单圈扫描覆盖范围 40mm,在冠状动脉成像的运动伪影的克服上没有进步,仍然需要控制心率进行冠状动脉检查。

(五) CT 能谱成像的临床应用

CT 能谱成像的临床应用,主要应用于去除硬化伪影、优化图像质量与对比度噪声比(contrast-to-noise ratio,CNR)、物质定量分析及能谱综合分析等方面。

1. 去除硬化伪影　CT 能谱成像所产生的单能量图像消除了常规 CT 图像硬化伪影的弊端,能够在颅脑成像、颅内动脉瘤栓塞术后及骨与关节金属植入物术后复查中获得良好的成像效果,为临床诊断提供可靠信息。

2. 优化图像质量及对比度噪声比　单能量图像是指处于某一能量水平的 X 线通过物质后产生的衰减图像,对于同一能量水平的单能量图像,物质的衰减系数取决于物质本身密度,从而保证了同一物质衰减系数的恒定,避免了硬化效应的产生,图像质量得到改善。CT 能谱成像可以提供对比度噪声比最佳的单能量图像及碘基图像。

3. 物质定量分析　碘是 CT 增强对比剂的主要成分,CT 能谱成像将碘与水作为最基本的标准物质,可进行物质密度成像和定量分析。CT 能谱成像碘基图像可有效反映肺实质血流动力学的变化,可同时提供解剖和功能信息。CT 能谱成像肺组织碘定量分析还可作为肺栓塞疗效评估的客观指标。CT 能谱成像碘基图像可以直接进行碘定量分析,可在结节性甲状腺肿、甲状腺腺瘤与甲状腺癌的鉴别诊断中起到积极的作用。CT 能谱成像不仅能对碘进行定量测定,还可对水、钙、铁、脂肪等其他物质进行定量分析,实现骨钙含量测定、铁沉积测量等,通过对脂肪定量分析,有望对肝脏脂肪化程度进行精确的定量诊断。

4. 能谱综合分析　CT 能谱成像不仅能够获得基物质密度值及其分布图像,还能获得不同千电子伏水平的单能量图像。CT 能谱成像可显示不同病灶和组织随 X 线能量水平(keV)变化而变化的 X 线衰减系数(HU),从而产生反映不同病灶和组织

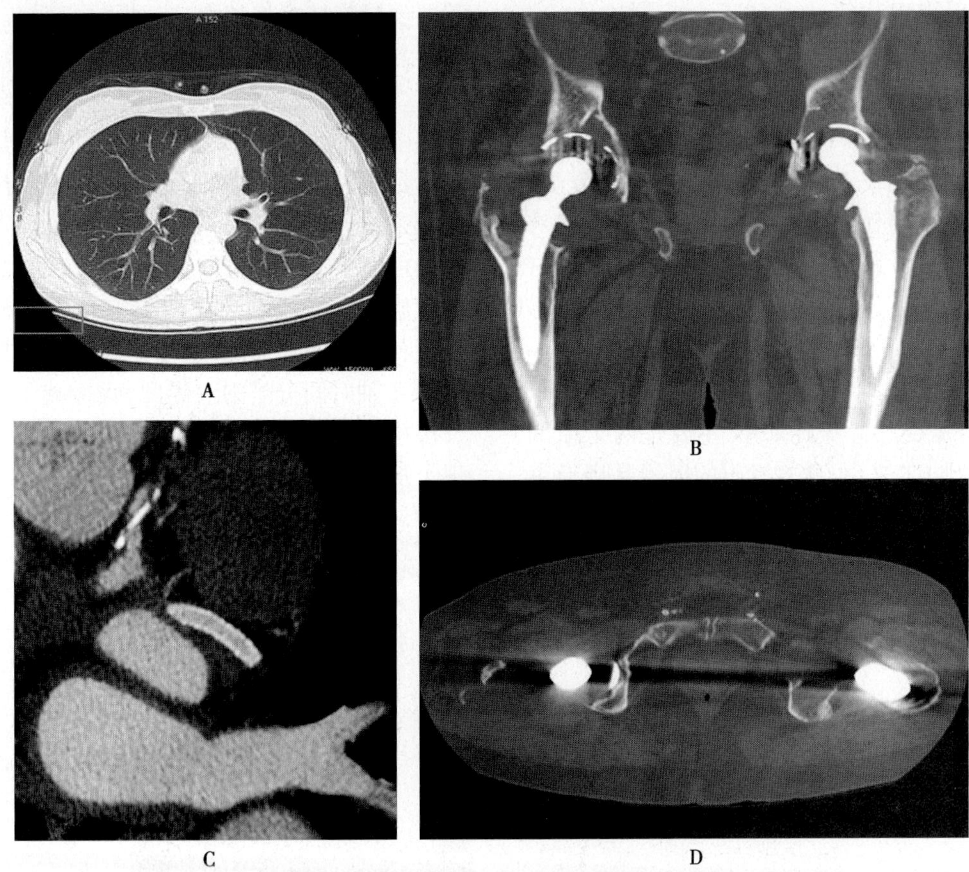

图 19-28　CT 的能谱成像

A. 胸部图像可以达到诊断要求；B、D. 使用 MARS 技术消除高衰减伪影的髋关节矢状位图像和常规扫描有严重放射状伪影的髋关节轴扫图像；C. 冠状动脉放支架的 CT 检查所清晰显示的支架。

对于 X 线的特征性的能谱曲线，同时根据所得的能谱曲线能够计算出该病灶或组织的有效原子序数。与常规 CT 相比，CT 能谱成像提供了更多的定量指标和分析工具，通过这些参数和工具的综合应用，可对血管斑块成分、支架与钙化进行分析，对尿路结石的类别进行分析等。然而，CT 能谱成像还是一项新的技术，还有待进一步的研究，实现 CT 多对比成像和 CT 分子成像，为临床诊断和治疗提供可靠的服务。

三、320 排 CT 的基本结构及成像原理

Aquiline one 320 排容积 CT 是佳能公司的高端 CT 的代表，其 320 排探测器创造性地将探测器的排数增加到 320 排，Z 轴的覆盖范围增加到 16cm，是 CT 发展增加探测器宽度的代表。一圈扫描就可以完成整个脏器全器官各向同性和各时同性的扫描和成像，把 CT 成像模式从“拍照”变为“高清摄像”，成就了 CT 的功能成像。

（一）结构

1. **探测器**　320 排探测器，0.5mm 的探测器单元宽度，Z 轴覆盖范围达到 16cm，意味着球管旋转一圈就可以覆盖整个心脏范围，如图 19-29。同时也可以单圈覆盖大多数人体的单个器官。

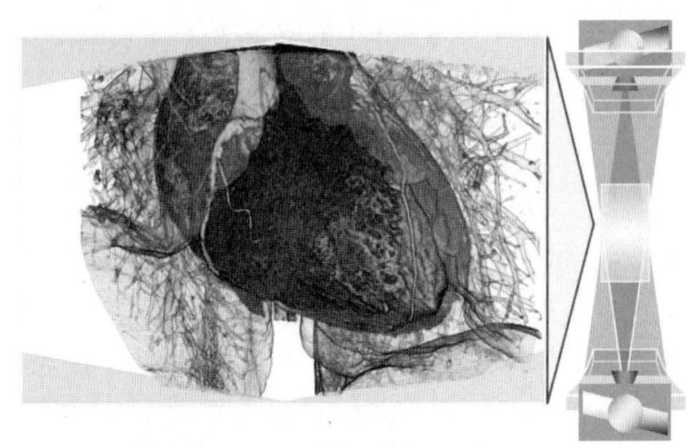

图 19-29　16cm 的扫描范围由正反两个方向的锥形束重叠得到，可以看到重叠后产生的有尖顶和尖底的特殊图像

2. **球管旋转速度**　重建模式与前代 CT 一致，球管旋转时间为 350 毫秒。可利用飞焦点技术使用双层重建模式产生 640 层图像。其独有的

coneXact 锥形束重建算法突破了大范围成像的瓶颈,保证了图像质量。

3. **后处理**　由于 320 排探测器采集所带来的瞬间大数据量,需要一个强大快速的计算机后处理系统来进行数据的校正、重建和处理。Vital 公司开发的全新版本的工作站 DV 后处理软件,利用探针技术,可以做到 10 秒之内就完成 DV 数据重建,在一些非心脏检查部位 DV 数据处理速度比 64 排 CT 更快。

(二)探测器排数增加成像的原理

CT 检查需要进行螺旋采集,主要是两个原因,一是对于单排 CT 来说,球管发出的射线是扇形束,需要经过旋转来将整圈的数据进行采集,二是对于 Z 轴方向来说覆盖范围由探测器的排数决定,排数越多,单圈覆盖的扫描范围就越大,如果单圈覆盖范围不足,就需要沿 Z 轴方向移动并增加旋转圈数来达到覆盖整个扫描的范围;但探测器排数增加就会带来锥形束伪影的问题,限制无限增加探测器排数的可能性,球管需要旋转加上在 Z 轴方向移动就是螺旋扫描模式。当探测器宽度增加到 16cm,对于冠状动脉检查来说,意味着提高了扫描时间分辨力即 Z 轴时间分辨力。因此,直接减少了心率波动及被检查者屏气不良对图像干扰运动伪影,直接实现了从 3D 到 4D 的采集,图 19-30。

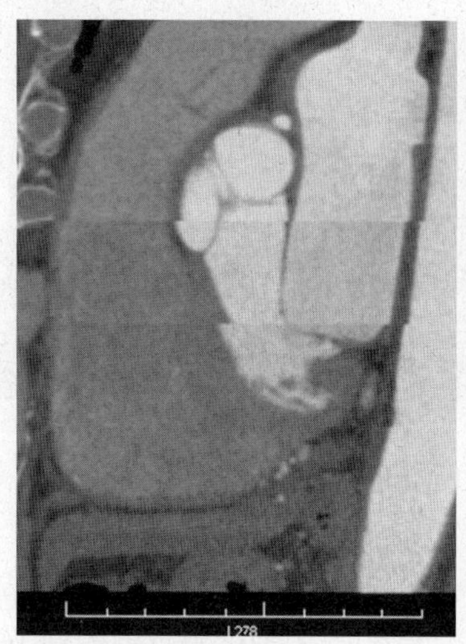

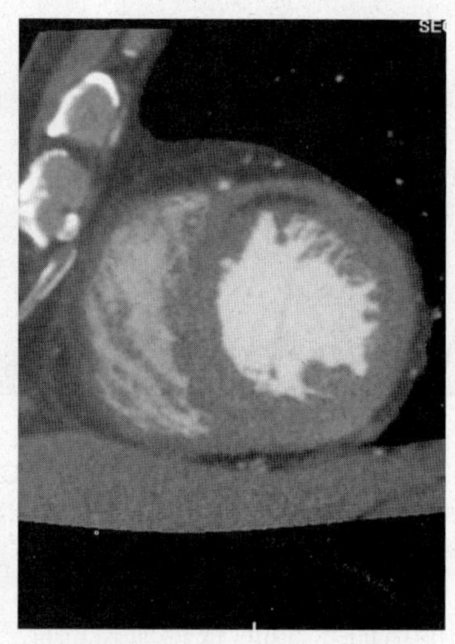

图 19-30　右图由于是一个心动周期采集,图像上部分和下部分的是一次采集得到,是各时同性的图像,不会出现左图 64 层螺旋 CT 扫描常见的阶梯伪影

(三)320 排螺旋 CT 的成像特点

1. **多模式心脏成像**

(1)由于单个心动周期就可以不需要移动扫描床就扫描整个心脏范围的,直接实现了低心率(HR<65 次/min)在一个心动周期内完成检查,减少扫描时间,减少辐射剂量(3mSv),同时也减少了使用对比剂的剂量。对偶发心律失常患者检查提供保障,但需要多个心动周期。

(2)单次心跳检查可以避免出现 64 层螺旋 CT 检查所无法避免的阶梯状伪影,提高心脏检查的图像质量。

(3)单次心跳采集不但可以得到冠脉和心室壁的形态学解剖结构,还可以通过单次心跳的连续曝光进行 64 层螺旋 CT 无法在单次心跳完成的功能评价,如局部室壁运动、瓣膜运动、心功能分析等。

(4)适合进行心肌灌注检查,由于对比剂量减少、辐射剂量减低、对比剂分布均匀、屏气时间缩短,较 64 层螺旋 CT 更适合进行心肌灌注检查。

2. **4D 成像**

(1)单器官灌注:由于探测器单圈就可以覆盖整个器官,有利于增加灌注检查的覆盖范围,真正做到了各时同性,可用于整个头颅、肝脏、胰腺、肾脏的灌注检查。头颅的单器官灌注可以让急性脑梗死患者得到灌注和脑血管成像的一站式检查。

(2)关节运动图像:同时可以得到关节运动的 4D 图像,对于运动医学的影像观察打开了一扇窗,如图 19-31。

3. **单器官检查瞬间成像**　对于需要使用对比剂成像的检查部位来说,有利于进一步减少成像所使用的对比剂总量,如肺动脉、肺静脉成像都只需要 0. 35s 一圈就可以完成。

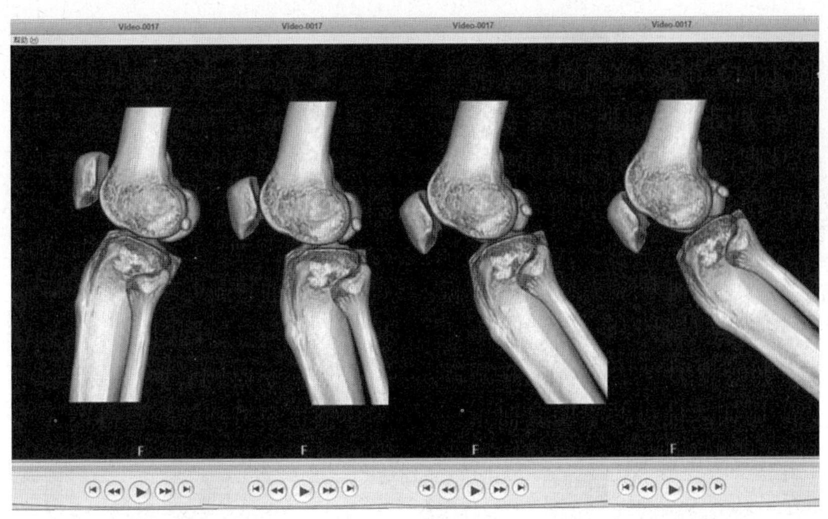

图 19-31　膝关节屈曲的动态扫描 4D 图像，可以分析在屈曲的过程中各骨骼位置的变化

佳能 320 排探测器 CT 由于其独有的锥形束重建技术突破了大范围成像的瓶颈，达到了业内最宽的探测器覆盖范围 16cm，在单器官成像，特别是心脏成像，实时成像，辐射剂量控制，减少对比剂使用上有很大的突破，但是其球管转速和螺旋扫描模式上仍保持和前代一致。

四、极速 CT 的基本结构及成像原理

Brilliance iCT 是飞利浦公司的高端 CT 的代表，其被称为极速 CT，它突破性的将气垫技术应用到机架的旋转中，造就了业内最快的球管旋转速度 0. 27s，并使用新型球面探测器解决了 CT 成像的辐射剂量高的问题，探测器排数也增加到 128 排，*Z* 轴覆盖宽度增加到 8cm，在心脏检查、动态成像和高分辨扫描方面均得到突破性进展。

（一）结构和原理

1. 气垫轴承技术　极速 CT 的首要创新是更快的旋转速度，运用气垫轴承技术取代以往的普通轴承，降低机架旋转的摩擦阻力。此外，气垫轴承在工作时没有接触部分，使得扫描时门架没有震动，精度比普通滚珠轴承 CT 高 200 倍，确保了高质量的成像。最快旋转速度达到 0. 27s/圈。高速扫描给临床研究带来了突破性应用，比如：心脏冠脉成像时间缩短至 2~5s，时间分辨力最高可达 34ms，结合飞利浦独有的心脏专用软件技术能够适应高心率检查。患者无须服药控制心率即可常规进行心脏检查，自动心电编辑功能解决各种心律失常的扫描问题，提高了心脏检查的成功率。

2. 立体球面探测器　球面探测器的应用是多层螺旋 CT 发展上的里程碑。由于锥形束伪影及边缘效应随着探测器 *Z* 轴平直加宽而更加严重，限制了多排探测器的简单加宽模式的发展，球面探测器完美解决了这一问题。iCT 的探测器宽度加宽到 128 排，8cm 的大范围，虽然不能包括整个心脏，但是可以在两个心动周期内完成检查。极速 CT 独创的球面探测器能够提高探测器采集效率，与 ClearRay 立体散射线滤线器相结合可以大幅度提高图像质量，降低辐射剂量，如图 19-32。

3. X 线管和高压发生器　使用 iMRC 的 X 线管，应用了全新的动态四焦点技术，在双焦点技术的基础上，CT 原始采集数据再增加 1 倍，获得了更为高清的图像。配合业内最高的 X 线发生器，最大电流可达到 1 000mA，可适应目前所有扫描，尤其在特殊肥胖患者的扫描中得到优质图像。

4. 立体球面探测器　球面探测器的应用是多层螺旋 CT 发展上的里程碑。极速 CT 独创的球面探测器能够提高探测器采集效率，大幅度提高图像质量，降低辐射剂量。

螺旋 CT 探测器的发展过程经历了三个重要的阶段：

（1）由断层扫描发展到单层平面探测器：CT 从断层间隔扫描发展到单层螺旋扫描，使得 CT 扫描具备连续采集数据的能力，重建的图像在纵向具有连续的成像，图像能够根据需要进行各种软件重建，方便临床诊断，同时消除了以前断层 CT 由于数据不连续导致的成像误差。由于单层 CT 扫描覆盖的速度较慢，不能满足临床需求在较短的时间里进行快速大范围成像，这一需求使得 CT 的发展就进入了第二阶段。

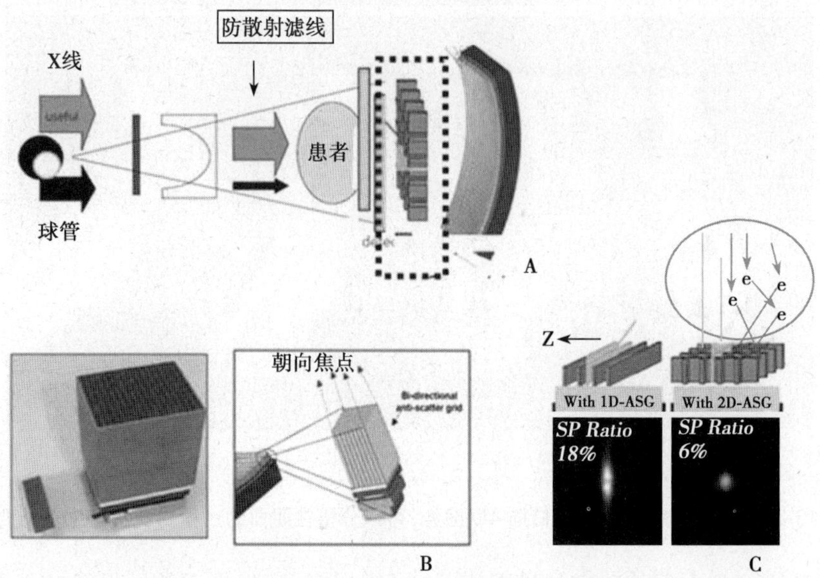

图 19-32　CT立体球面探测器

A. iCT后准直和探测器之间有一层ClearRay立体散射线滤线器；B. 显示探测器情况；C. 说明其功能比一维散射滤线器（散射滤18%）有更好的滤过散射线（散射滤6%）的能力。

（2）由单层平面探测器发展到多层平面探测器：多层CT采用增加探测器宽度的方法能够达到在较短的时间内大范围成像的要求，并逐渐有了2层、4层、8层、16层、64层CT，在这个阶段CT能够进行大范围血管造影成像，肺动脉造影成像和心脏冠脉成像（心脏成像需患者服用药物以降低心率）。随着探测器逐渐增宽，X线在纵向的角度逐渐加大，这样与探测器就形成了一个夹角。这个角度加大将导致X线在每个探测器的分布不均匀，结果是图像质量受到影响，这就制约了探测器在宽度上的发展。

（3）由多层平面探测器发展到多层球面探测器：立体球面探测器的应用解决了多层探测器纵向入射夹角的难题，从而得以突破探测器宽度发展的瓶颈。同时极速CT在探测器前采用了立体滤线器，消除X线经过高密度产生的散射线，显著提高扫描的图像质量。

目前，极速CT首先应用了8cm球面探测器，大幅度提高图像质量，在临床应用中消除后颅凹伪影、冠脉钙化伪影及支架伪影，降低以往CT对冠脉狭窄的假阳性结果和过度评估，同时能够清楚地观察支架壁的情况。

5. **后处理系统**　Brilliance iCT与Brilliance诊断工作站和太空站口服务器兼容，它配有四核处理器，并采用独有的激光滑环数据传输系统，瞬间完成超大数据量的传递，其每秒传输的数据量是传统技术的5倍。

（二）飞利浦iCT成像特点

1. **优异的心脏成像**　得益于8cm的探测器覆盖范围，0.27秒的极低转速时间，iCT能够适应心率达70~180次/min房颤患者的检查；球面探测器配备立体滤线器消除钙化导致的伪影，清晰观察安置支架后冠脉内壁的情况；120kW发生器产生1 000mA电流适应体重指数（BMI）高达50的患者；步进式轴面扫描（Step&shoot）新的扫描方式降低80%辐射剂量，婴幼儿先天性心脏病扫描最低剂量达到0.5mSv，扫描时间仅0.18s，如图19-33和图19-34。

2. **低剂量前门控扫描**　iCT基于快速旋转和大面积球面探测器，提供多种低剂量扫描模式，包括心脏、胸腹部和全身大血管扫描的检查范围拓展至60厘米以上，而检查的辐射剂量却比以前减少了80%，在得到高质量图像的前提下最大限度地降低了辐射剂量。

3. **全脏器灌注**　iCT采用飞利浦首创的往复动态扫描模式（jog mode），为临床提供全脏器灌注。灌注成像的范围包括全脑、胸部和全肝脏等脏器。30厘米动态扫描为全身脏器正常或病理状态下的灌注分析提供了硬件基础，在脏器功能性评估、早期转移瘤筛查、影像学不典型肿瘤定性、肿瘤疗效及复发评估等方面都有良好的帮助，如图19-35。

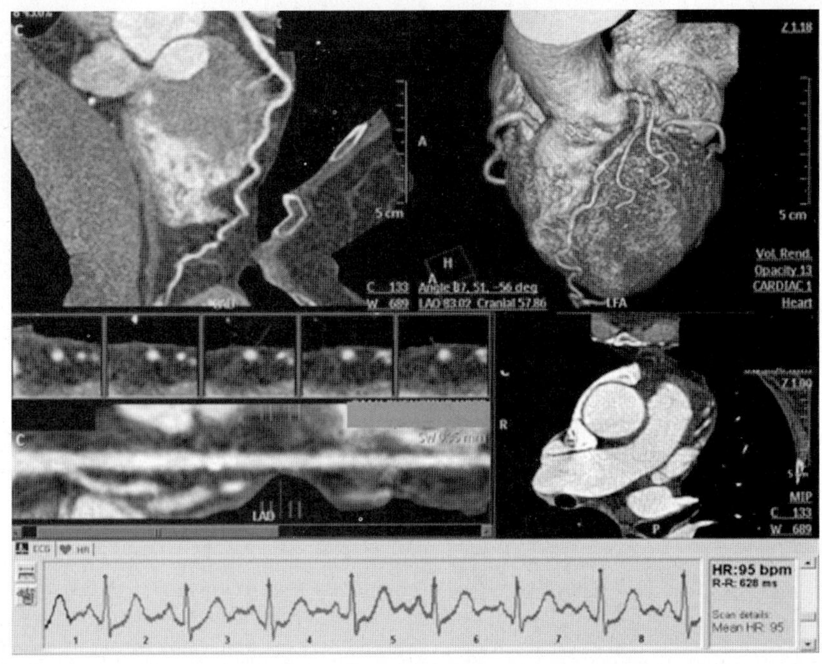

图 19-33　心率达到 95 次/min 的冠状动脉检查患者，在没有控制心率的情况下依然可以得到满足诊断的图像

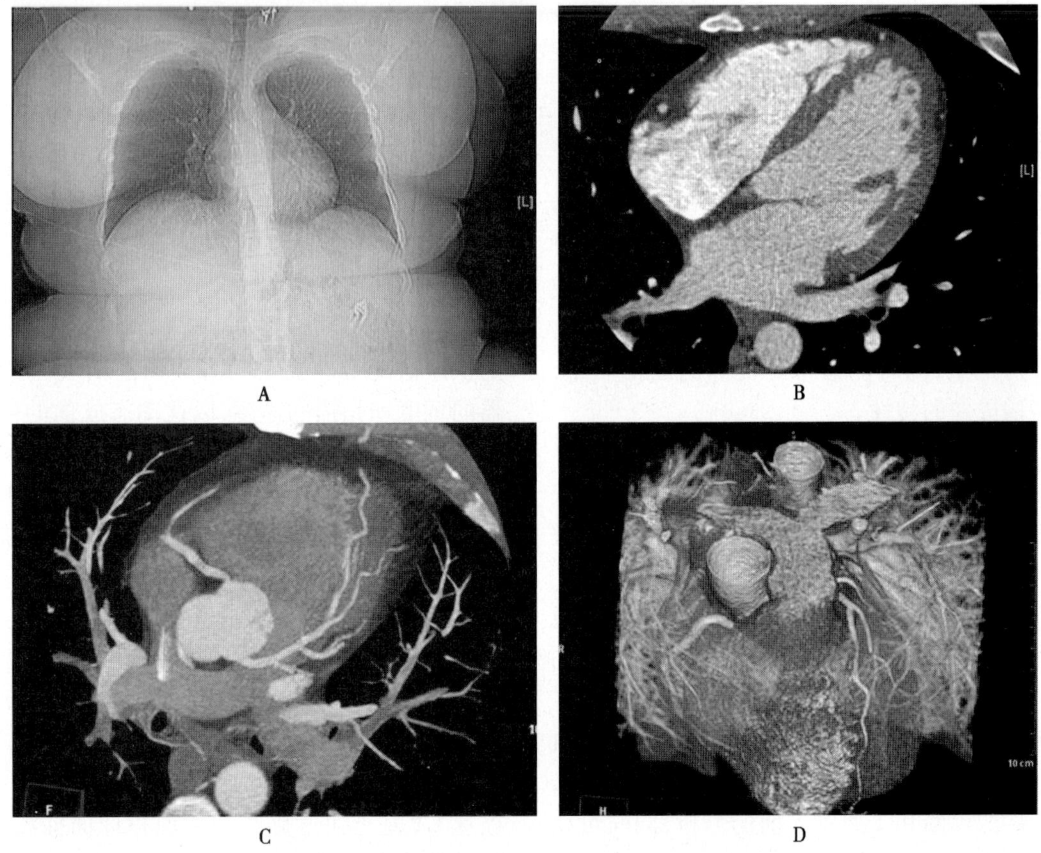

图 19-34　肥胖患者(138kg)冠状动脉 CTA 的图像

依次为定位像(A)、增强横断位图像(B)、MIP 图像(C)、VRT 的图像(D)，扫描条件管电流 800mA，图像均没有受到明显噪声的影响。

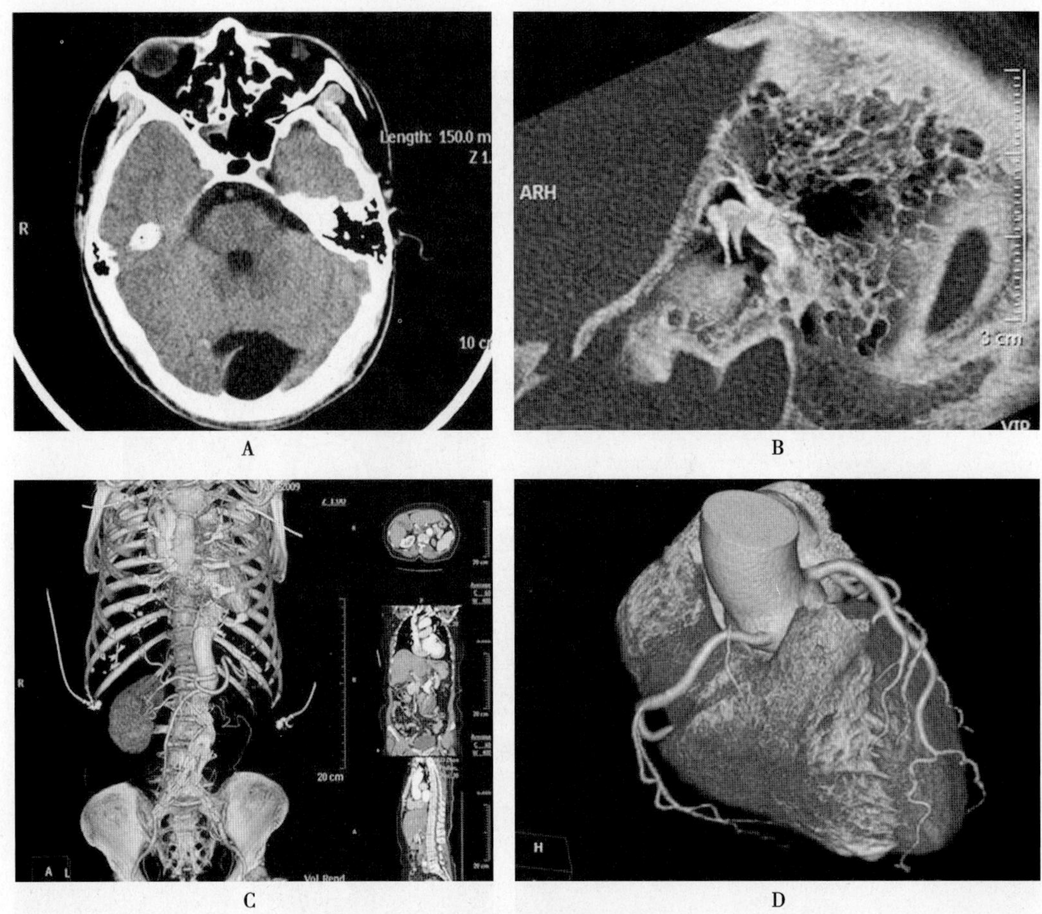

图 19-35 iCT 扫描图像

A. iCT 扫描的后颅凹亨氏伪影的完全消除；B. 高分辨力扫描的内耳，听小骨清晰可辨；C. 大范围的主动脉扫描，扫描时间仅需要不到 3s；D. 前瞻性 ECG 门控扫描的冠状动脉，辐射剂量只有 2.3mSv。

气垫轴承和球面探测器技术的革新给 iCT 带来了业内最高的 0.27s 转速，和仅次于佳能 320 排 CT 的 8cm 探测器覆盖范围，因此在高心率心脏成像和快速大范围成像上有极大优势，同时还可以有效降低辐射剂量，同时能够得到优异的图像质量，但缺乏能谱成像的特性。

（三）极速 CT 的临床应用

1. **心脏成像** 遇到的四大难点是：①心率过快和心律不齐导致成功率的下降；②高密度钙化斑块导致散射线增加产生伪影，进而导致冠脉狭窄过度评估；③肥胖患者的冠脉检查较为困难；④心脏成像的辐射剂量过大，尤其是先天性心脏病婴幼儿的检查。

2. **动态血管成像** 极速 CT 配备门控技术血管造影，实时动态成像能够观察血管搏动的影像，有利于疾病的诊断和支架置入前的分析，同时可以了解支架置入后的实际情况。

3. **大范围动态（多相位）扫描** 随着临床医学的发展，静态单相位的成像已经无法满足临床的需求，临床医师需要观察生理状态下的实时动态成像，如血管支架置入后是否有移位、脱落的可能。多相位的动态成像能够发现这一潜在的危险，并进行全脏器（肝脏、肺脏等）动态的血流分析，如心肌的供血情况等。决定动态成像的两大因素是探测器的宽度和扫描的速度，以往动态成像的概念仅仅局限于探测器宽度的扫描，也就是说探测器宽度就是扫描范围，这一点显然不能满足临床要求范围在 30~60cm 的动态成像，解决的办法就是加快扫描速度，以速度弥补探测器宽度的不足。目前的极速 CT 已经能够完成 30cm 范围内的全脏器灌注和 60cm 范围的 6 相位动态成像。

4. **低剂量前门控扫描** 在螺旋 CT 发展的每一个阶段，辐射剂量的控制均成为设计的首位，体现在优化每一个部件和探索新的低剂量扫描模式。极速 CT 基于快速旋转和大面积球面探测器，提供多种低剂量扫描模式，包括心脏、胸腹部和全身大血管扫描的检查范围拓展至 60cm 以上，而检查的辐射剂量却比以前减少了 80%，在得到高质量图像的前提下最大限度地降低了辐射剂量。

5. **快速门控技术**　极速 CT 中独有的技术，3 倍于 64 排 CT 的扫描速度以及优异的影像质量，开创了更高级的扫描方式，突破了以往临床 CT 检查的常规理念，将以往复杂的心脏冠脉检查作为一个简单的附属扫描。在肝脏、肺脏等其他部位扫描时只需要增加 1~2s，即可附带进行冠脉扫描，及早发现冠脉疾病，以便及时治疗，同时一次注射对比剂扫描多个部位，为临床诊断带来了极大的便利。

6. **全脏器灌注**　极速 CT 采用首创的往复动态扫描模式（jog mode），为临床提供全脏器灌注。灌注成像的范围包括全脑、胸部和全肝脏等脏器。30cm 动态扫描为全身脏器正常或病理状态下的灌注分析提供了硬件基础，在脏器功能性评估、早期转移癌筛查、影像学不典型肿瘤定性、肿瘤疗效及复发评估等方面都有极大的帮助。

（四）IQon 光谱 CT 成像原理及应用

近些年宽体探测器 CT 广泛普及，2016 年飞利浦推出全球首台立体双层探测器 CT 的 IQon 光谱 CT，IQon 光谱 CT 不同于常规 CT 平台在不同电压下的双电压双能采集技术，而是从探测器端即采集端着手、并在能谱解析、后处理整个影像链全面革新设计的能谱成像专属 CT 平台，具有众多专利技术，如首创的双层探测器，使 CT 从此不再仅仅是平面的拓宽，而是开始了立体方向的发展。下面将介绍 IQon 光谱 CT 成像技术的一些特点。

1. **双能量 CT 成像原理**　X 线是混合能量的光源，光子的最大能量以电压峰值和电流所决定。传统 CT 是 X 线作用于人体后被探测器读取其投影数据，得到物质对 X 射线的衰减系数（attenuation coefficient）计算每个像素的 CT 值来成像。早在 1973 年，CT 的发明人 Hounsfield 在关于 CT 成像原理的描述中就已经提出具有不同原子序数的不同物质可以通过不同的能量成像方式加以区分，比如碘（$Z=53$）和钙（$Z=20$），它们在传统 CT 图像上的 HU 值非常接近甚至相差无几。X 线照射与物质发生作用会产生如光电效应（photoelectric effect）、康普顿散射（Compton scattering）、相干散射等。光电效应很大程度上取决于物质的原子序数，所以只有在原子序数上具有明显差别的物质可以利用其光电效应的不同而区分，并且光电效应会随着原子序数的增加而大幅增强。组成人体的大多数原子（如氢、碳、氧、氮）即软组织的光电效应都比较弱，但是体内的一些离子（如钙或镁）的光电效应则比较强，而医学常用对比剂（如碘、钡或钆）的光电效应则特别强。康普顿散射在 X 线衰减中占大部分，是 X 线成像的最大散射线来源，更多与电子密度相关，即与物质的密度相关，更利于物质区分。

利用这个特征性只要确定了探测到的 X 线总衰减中的光电效应和康普顿效应所占比例就能区分不同物质，就像解二元二次方程一样，需要通过 X 线衰减的两个等式来求解两种效应的比例（两个未知数），前提是具有混合能量的 X 线的一束光（same ray：同源、同向）在同一时间内穿透人体，这在最早建立双能 CT 成像原理的 Alvarez 和 Macovski 理论中就有阐述。

2. **IQon 光谱 CT 成像原理**　CT 的 X 线天然具有从低到高连续的频谱，而人体内不同物质的特异性也是客观存在的，显然如果有足够敏感的探测器能区分 X 线作用于人体后产生的不同能级的光子是最理想的 CT 能谱成像方式。这样的 CT 能谱成像方式不仅符合同一束射线在同一个时间点、同一个方向照射到被扫描的物体上（适用于人体各种器官，运动或非运动器官），也不会有位移和配准的问题，没有视野（FOV）限制；并且还可以在投影数据空间使用原始数据直接重建。但是要实现这样理想状态的能谱采集方式的关键在于探测器的设计。1978 年，Brooks 和 Chiro 首先尝试在当时的单排 CT 上采用双层探测器（一层薄层 CaF_2 闪烁晶体和一层厚层的 NaI 晶体）同时采集的方式，称为分离探测器系统（split-detector system）。他们发现该系统的能量区分能力好于使用两种电压——100kVp 和 140kVp——切换的方式，并有可能区分 $CaCI_2$ 和 KI——几乎表现为相同 HU 值（44、43）的两种不同溶剂。飞利浦对于这种双层探测器的设计创意提出了更完善的解决方案，即两层闪烁晶体、光学分离、并侧置传输数据，该结构的大小和薄厚足以保持探测器具有和普通 CT 一样的螺距和几何效率等设置。飞利浦公司于 2006 年申请了该项新型双层探测器的设计专利（Patent US 7，968，853.），如图 19-36。

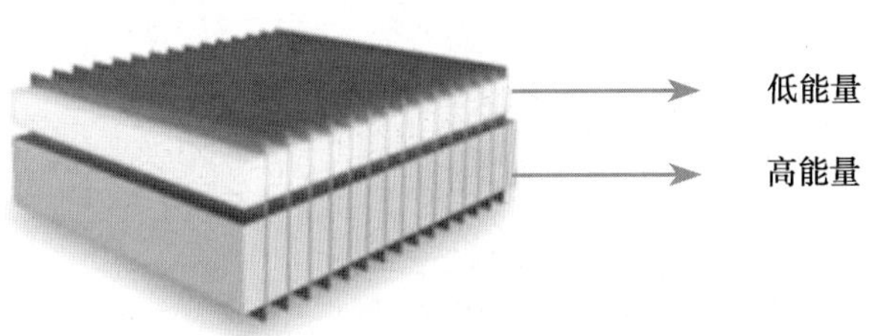

图 19-36　IQon 光谱 CT 的探测器设计

通过长达十年的不断探索、测试及改进,2016 年最终推出并通过 FDA 认证上市了 IQon Spectral CT,即 IQon 光谱 CT,又叫双层探测器 CT(dual layer detector CT)或能谱探测器 CT(spectral detector CT)。它有上下两层、空间上对等的探测器结构,上层探测器是采用了稀有金属钇(yttrium)为基质的闪烁晶体探测器材质的专利技术,下层采用了稀土陶瓷传统探测器材质,高低能两套数据在原始数据空间,从时间分辨力和空间分辨力完全配准的情况下进行能谱解析,重建康普顿散射和光电效应不同组成的能谱图像,并合并重建完全等同于普通 CT 所具有的常规 CT 图像。

3. IQon 光谱 CT 能谱成像的技术特点

(1) 同一束射线,同一个时间:早期的双能量成像理论中一束射线在同一时间的成像以保证计算的准确性,在双层探测器的设计中得到实现。IQon 光谱 CT 只采用一束射线,和普通 CT 扫描方式没有差异地进行扫描,但一次扫描既有常规 CT 图像,又有能谱信息,即"一切扫描皆能量",组织物质的康普顿信息和光电信息来自同一个射束,在同一点上,同一个时间上的计算。时间分辨力和空间分辨力没有任何损失,没有视野(FOV)的限制,50cm 孔径内扫描的所有解剖都有能谱信息,体内的运动器官如心脏等的扫描和普通 CT 扫描没有差异,但在常规 CT 图像的基础上多了各种能谱信息。IQon 光谱 CT 因为是 0.27 秒的转速,所以即使快心率时也可以捕捉冠脉的运动,并同时提供冠脉及心脏的两套信息:常规 CT 图像及能谱多参数图像,如图 19-37。

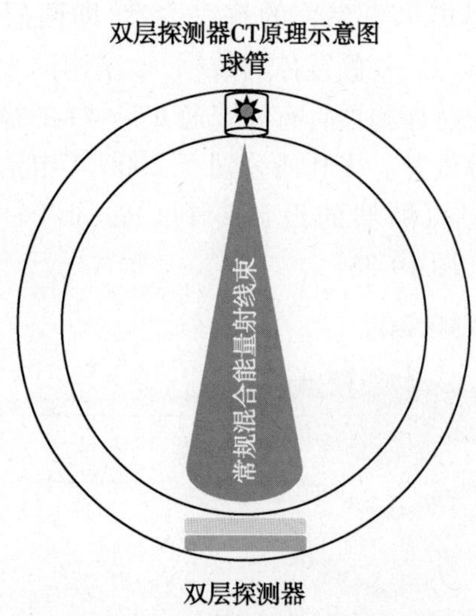

图 19-37　双层探测器 CT 原理示意图

冠脉 CTA 常规 CT 图像用于观察冠脉软斑块(粥样硬化及纤维化)、硬斑块(钙化),冠脉狭窄程度等形态学信息,IQon 光谱 CT 一次扫描同时提供的冠脉的能谱信息则可以提供普通 CT 图像所不能做到的形态学和功能学信息,如冠脉斑块里的不同成分的区别,能谱信息即光谱多参数还可以用于观察支架再狭窄。一次扫描冠脉扫描既有常规 CT 图像,又有能谱多参数,所呈现的支架能谱信息提供了普通 CT 图像所不能看到或看不清的不同诊断信息,一次扫描产生的信息同屏对比,利于诊断和临床科研,且一次扫描本身大大提高了有效辐射剂量内产生的诊断信息,开辟了 CT 诊断的新方式、新视野。

IQon 光谱 CT 一束 X 线同源同时同向保证数据的准确性,并其"一切扫描皆能量"的扫描方式,利于多参数一站式解决以前解决不了的临床问题,比如冠脉血管和心肌活性的一站式解决。通过常规化 CCTA 流程同步实现了既观察冠脉又同一次扫描内准确评估心肌活性,自 IQon 诞生,这一独特优势已经引起业界广泛的重视(文末彩图 19-38)。

IQon 光谱 CT 一次扫描提供的常规 CT 图像和普通 CT 上产生的相同,该病例支架内常规 CT 图像上未见明显异常,但其能谱图像无水碘图中却见明显低密度影,有效原子序数图上同部位见异常,考虑支架内再狭窄。该诊断结果被术后 DSA 证实,如文末彩图 19-39 和文末彩图 19-40。

80 岁女性胸痛患者,心电图无异常,肌钙蛋白升高。通过 IQon 光谱 CT 一次扫描一站式解决冠脉血管和心肌的诊断,如图 19-40。

(2) 避除串扰:飞利浦在 2006 年注册双层探测器技术专利,IQon 光谱 CT 于 2016 年落地,十年的研发过程致力于多个方面研究和创新,如找到适当的材质作为上层探测器最大化吸收低能光子,同时允许高能光子穿透并在下层吸收;两种光子能量信息分别通过侧置的光电二极管传输出两套数据集。两层的信息传导系统没有采用如之前探索过程中尝试的"三明治"式夹层的设计,而是采用侧置的方式将不同的信息传导出去以便计算和重建,这种设计的目的是从光学上避免串扰,从而从另一角度保证了数据的准确性和信噪比的提高,双层探测器上层接收的低能光子和下层的高能光子用于计算重建物质的光电效应和康普顿散射而进行能谱解析,从而产生能谱图像;两层探测器接收光子的总和就是普通 CT 探测器接收到的 X 线穿过人体的

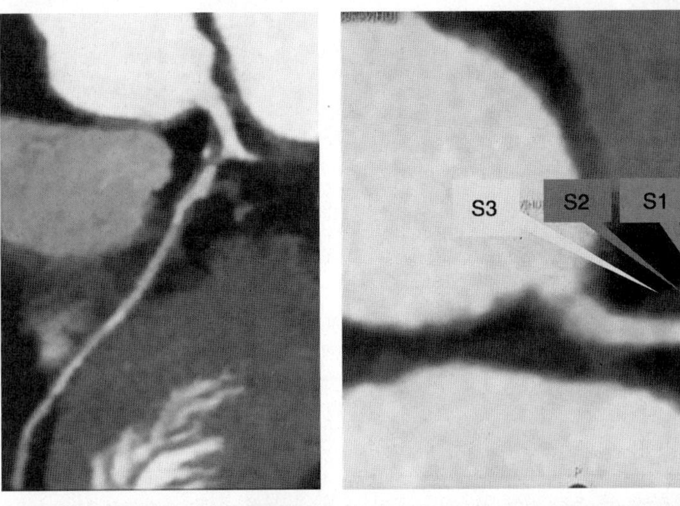

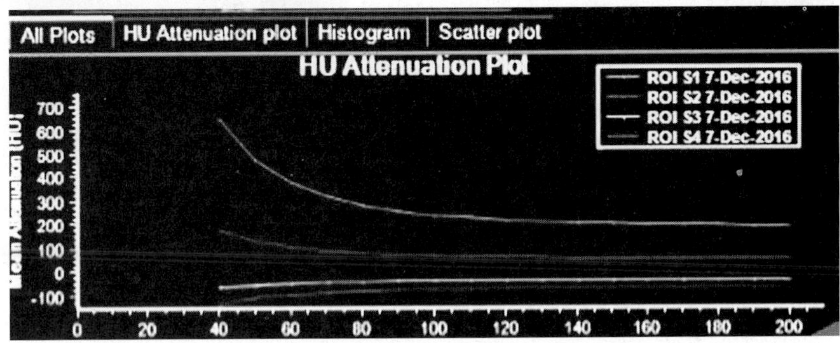

图 19-38 IQon 光谱 CT 一次扫描两套信息中能谱信息用以分析斑块成分

IQon 光谱 CT 冠脉一次扫描同时提供两套信息，除常规 CT 图像外还同时提供光谱图像，即能谱信息，可对于冠脉斑块使用能谱曲线区分不同成分。S1. 钙质，蓝色曲线；S2. 纤维质，粉色曲线；S3. 脂质成分，黄色曲线；S4. 心包内脂肪(红色曲线)；S3 与 S4 走行一致。

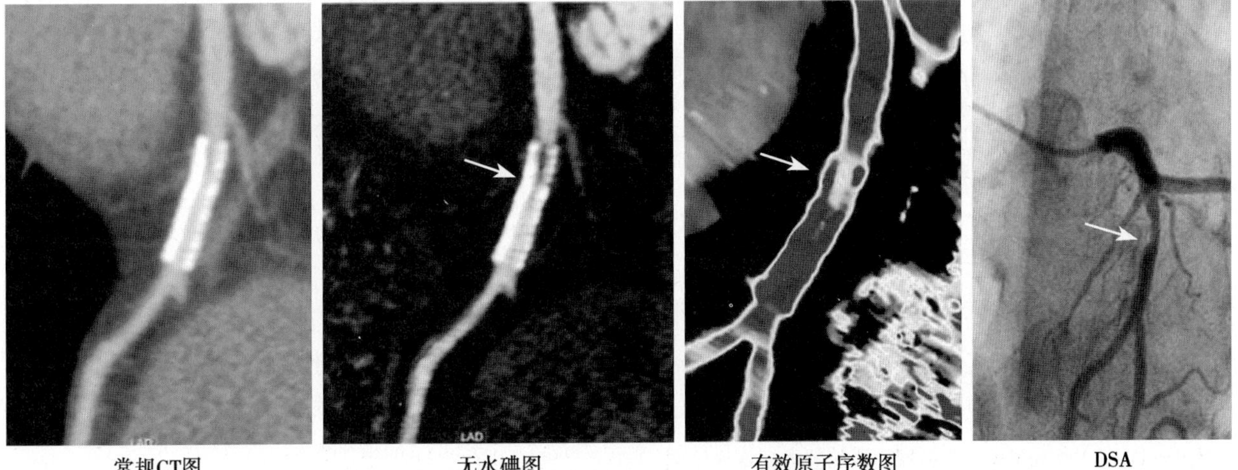

图 19-39 IQon 光谱 CT 一次扫描同时提供常规 CT 图像和光谱多参数同屏对比

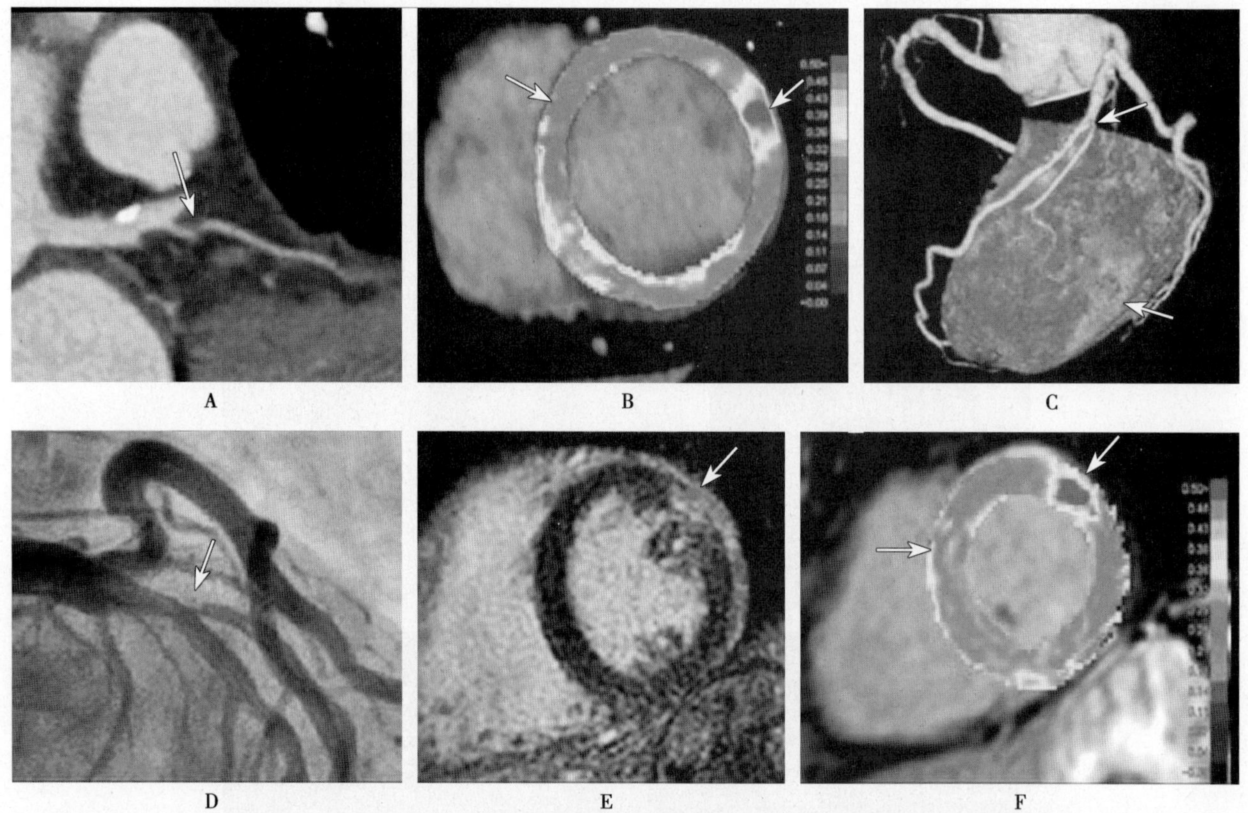

图 19-40　IQon 光谱 CT 一次扫描同时提供两套信息用于同时诊断冠脉血管和心肌活性

A. 发现了第一对角支狭窄；B. 同时发现心肌透壁性心肌梗死；C. 三维融合图显示了梗死心肌(白箭)与狭窄血管的解剖关系；D、E、F. DSA 及磁共振检查显示的血管狭窄及心肌梗死与一站式光谱 CT 检查结果一致。

光子的总和，用于重建产生常规 CT 图像；因两层探测器之间没有串扰，所以 IQon 光谱 CT 一次扫描产生的两套信息，常规 CT 图像和能谱信息即光谱多参数，具有准确、避除硬化束伪影、低噪声、薄层成像等不同的特色，见“IQon 光谱 CT 多参数图像特色”部分，如图 19-41。

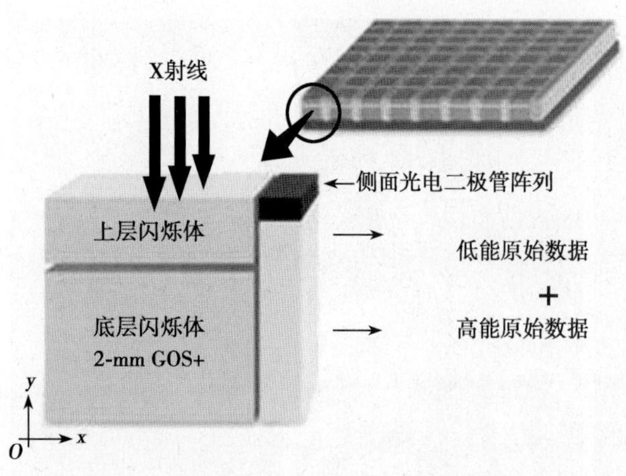

图 19-41　IQon 光谱 CT 双层探测器侧置数据传导结构

两层探测器上层探测器采集低能光子信息，同时下层采集高能光子信息，两种光子能量信息分别通过侧置的光电二极管传输出两套数据集。

(3) 投影数据域空间重建：CT 探测器采集到数据后进行能量解析通常分为两种方式，一种是直接使用探测器接收到的原始数据进行解析，另一种是先转换为高能图像及低能图像再进行解析，前者称为原始数据域解析或投影数据域(projection data)解析，后者称为图像域解析。投影数据域空间重建天然最利于消除硬化束伪影，提高物质成分计算的准确性和衰减系数的准确性，但前提是数据的匹配和对等。Maas 等研究表明相比较于基于图像域的单能级图像重建，基于投影数据域计算的单能级图像(能谱图像的一种)重建可以更好地消除射线束硬化伪影，投影数据域空间的重建易于在原始数据的空间就准确计算不同能量解析下的不同元素，与图像空间重建对比减少了误差环节。快速 kV 切换和双层探测器 CT 是基于原始数据域的能量解析，其他多数双能成像技术是图像数据域解析，比如双源技术和序列扫描等。

IQon 光谱通过上下两层不同的探测器材料，数据在时间和空间上完全对准，没有偏差，在投影数据域原始空间完全匹配，最大程度上满足了投影数据域计算的要求，利于最大化地去除硬化束伪影和碘含量或有效原子序数等能谱参数的量化数据准确性。以心肌成像为例，多种双能 CT 成像方式不断尝试观察心肌的活性，2015 年 Pelgrim 等的大数据分析总结多年各种心肌成像方式，提到双能成像技术好于常规 CT 扫描，但一站式实现冠脉及心肌并临床常规作为诊断依据仍然是需要不断追求的梦想，其原因就是数据准确性存疑及硬化束伪影，并且扫描冠脉的同时如何呈现心肌，扫描方式需要严格控制心率等都是难以逾越的鸿沟。而双层探测器技术问世后其在心肌成像上的一站式解决方式及图像多样化、数据准确性受到了广泛的关注，已有不少文献证实其心肌活性成像可以媲美核磁的心肌效果。

IQon 光谱 CT 这一技术特性同样表现在头部后颅窝伪影的消除上，Neuhaus 等研究双层探测器成像在头部脑组织上的表现，发现其具有优异的去除后颅窝硬化束伪影的效果，并且其低能级图像能在低噪声薄层的情况下加大灰白质的软组织对比，图像信噪比及对比度噪声比显著提高，与不同技术的对比效果鲜明。

能够在投影数据域空间解析能谱信息的另一个好处就是可以有效使用反相关噪声（anti-correlated noise）降噪。不同基础数据集天然具有正负相反的噪声，在一个基数据集内为+的噪声，在另一个基数据集中为-的噪声，在投影数据域两个数据集完全对准的前提下，可以使两种噪声相互抵消。从而最大化去除噪声，这是业界首创，这也是双层探测器技术能够呈现出全能谱低噪声，尤其最低能级 40keV，并在全身各部位可以薄层成像的主要原因。此特性明显在全身各部位软组织表现出了突出的独到之处，拓展了能谱图像在全身各部位如脑组织、肿瘤等的应用。举例见“IQon 光谱 CT 多参数图像质量”部分，如文末彩图 19-42。

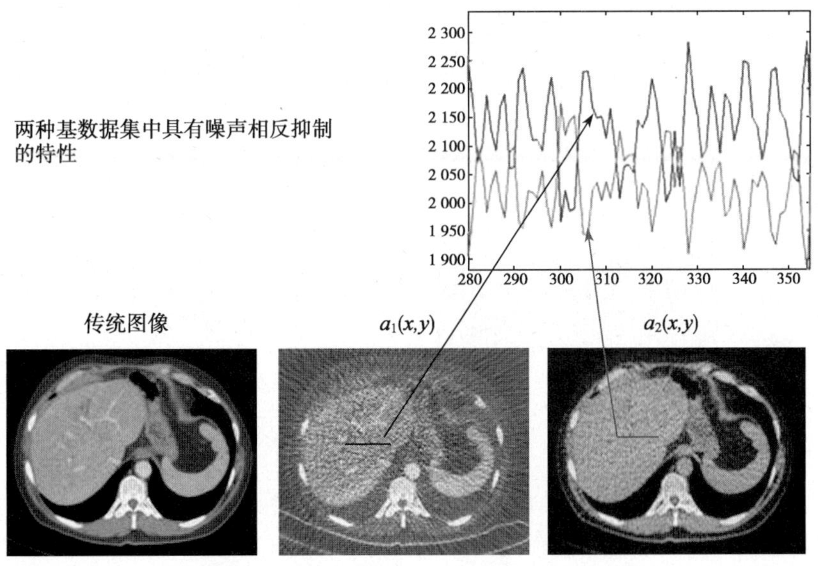

图 19-42　IQon 光谱 CT 反相关噪声示意图

反相关噪声，两个数据集的噪声因数据在空间和时间上完全匹配且正好相反，所以正负抵消。

（4）创新流程：IQon 光谱 CT 设计上除影像链如探测器是双层采集、能谱解析和后处理数据包有不同外，其他结构都类似于一个普通常规的 CT，使扫描操作没有变化，操作者只是进行日常的普通 CT 扫描操作，无须在扫描前预判是否需要能谱信息，无须扫描前挑选病例。如层厚、螺距、FOV、时间分辨力等扫描参数保留了传统 CT 的性能，只是在普通扫描时获得了“同时、同源、同向、同步”的两组能量数据。所以适用于全身任何器官包括运动器官的扫描，包括心脏。IQon 具有 0.27 秒的转速，相当于一秒钟内机架转四圈，加上其继承于传统 CT 的单扇区和多扇区多种适应心脏采集的模式，所以适用于不同的心率，且常规冠脉扫描中就具有了能谱信息。再者，两套信息即常规 CT 图像和多参数能谱图像，可随时阅读浏览并一键切换于不同能谱图像，如光谱碘图，光谱 40keV 图等。只一次扫描，使用常规 CT 图像和光谱碘图同时浏览观察非充盈性结节的不同表现。CT 多参数诊断，为疑难病例或科研工作开辟了新的领域，如图 19-43 和图 19-44。

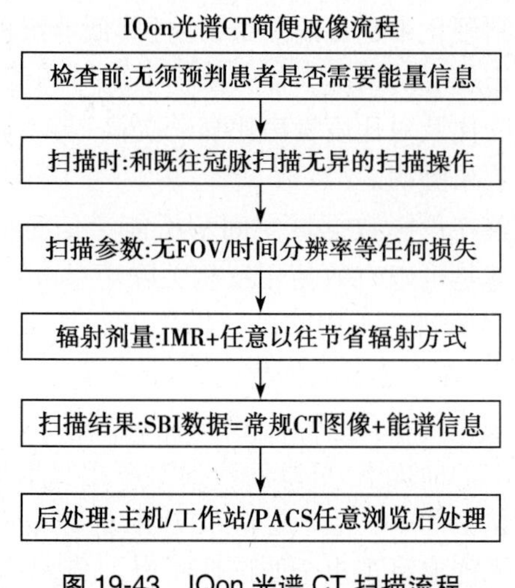

图 19-43　IQon 光谱 CT 扫描流程

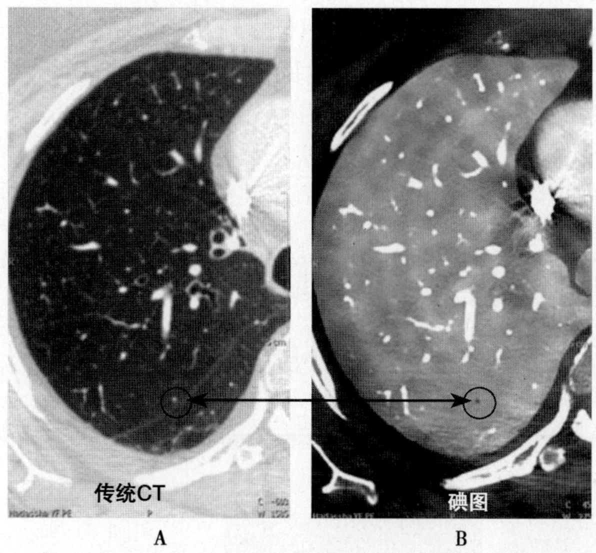

图 19-44　IQon 光谱 CT 双轨制读片

一次扫描同时得到传统 CT 图像和光谱 CT 图像，在同一部位的 2mm 的非充盈性结节分别在传统常规 CT 图像上和光谱 CT 图像上有不同的表现，可以看到 IQon 光谱 CT 的薄层图像的信噪比（SNR）及图像噪声的表现，这样的图像质量和对应的展示很利于临床上的诊断和性质分析。

在图像流程上，IQon 光谱 CT 一次扫描产生的是一个 SBI（spectral based images）基数据包，在 CT 主机、工作站和 PACS 上都可以存储和调用，即需即查任何不同能谱图像，比如光谱虚拟平扫（VNC）图像等等，这些能谱图像可以从这 SBI 基数据包一键式任意相互转换，无须每种能谱图像单独重建，大大节省存储空间和重建时间。主机在需要时也可以分别单独重建每种能谱图像。这一个包含所有多种不同能谱图像信息的基数据包只是普通图像的 2～3 倍大小，最大化地减轻了既往需要多次重建，多次传输的烦琐过程，减轻了临床工作者对于速度，对于承载量等方面的忧虑，更适合于现代化科室建设中的日常流程。

IQon 光谱 CT 从扫描、能谱解析，到后处理整个影像链的每个环节创建了适合于能谱成像的专利流程，一次普通扫描得到两套信息（能谱信息及常规 CT 图像信息）；能量解析在原始数据域从空间和时间上完全对准的计算和能量解析，并进行反相关噪声去除；含有全部信息的 SBI 基数据包在主机、工作站、PACS 系统的存储和双轨制读片或多轨制读片后处理，一套专门适用于能谱成像的能谱影像数据链，利于 CT 能量成像的临床普及，如文末彩图 19-45。

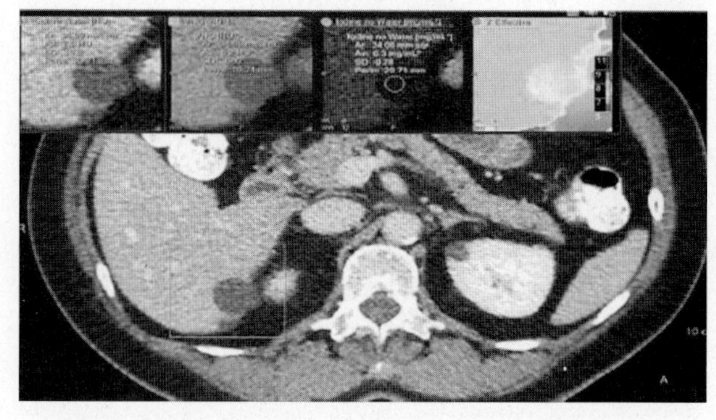

图 19-45　IQon 光谱 CT 多轨制读片

该图说明一旦在主图像中圈定感兴趣区，会有四种不同模式的光谱图像同步显示，左上角四个光谱小图分别是：常规图像、光谱虚拟平扫图、光谱无水碘图、光谱有效原子序数图。这些图像可以任意一键式切换为其他种类的光谱图像，如光谱单能级图等，该功能又叫光谱魔镜（spectral magic glass）。

4. IQon 光谱 CT 多参数图像质量　传统 CT 为单参数（单位 HU）成像，而 IQon 光谱 CT 在不改变扫描流程的情况下一次扫描可同时提供 12 大类参数（如表 19-1），其中部分参数包含更多的子参数（如单能级图像包含 161 个能级序列、钙抑制图像包含 76 个可调序列），并且所有这些参数无须单独重建，只要一键式转换就即需即得。

（1）常规 CT 图像：IQon 光谱 CT 同一束射线中的高、低能光子同时分别吸收会生成高、低能两组数据，其求和等于常规探测器的吸收总量，所以双层探测器任何扫描都可以获得真正的常规 CT 图像（单位为 HU），并且，Hojjati，M 等的模体和临床研究证实 IQon 的常规 CT 图像好于普通探测器 CT 图像。

表 19-1　IQon 光谱 CT 多参数列表

参数	单位	临床及科研价值
常规图像(conventional)	HU	双轨制读片、天然对照
单能级图像(MonoE) (40~200keV:161 能级)	HU	提升信噪比、对比度、降低对比剂用量、消除伪影、降低辐射、挽救检查失败、放疗计划、物质鉴别等
原子序数(Z_{eff})	1	彩色读片、鉴别诊断高级参数、物质识别等
电子密度图(electron density)	%EDW	测量结果乘以水的电子密度为绝对电子密度值,可用于物质识别和放疗计划等
碘密度图(iodine density)	mg/ml	彩色读片、鉴别诊断的高级参数、定量分析、物质分离等
无水碘图 (iodine no water)	mg/ml	彩色读片、鉴别诊断的高级参数、定量分析等 同时显示解剖背景,可用于支架分析等
虚拟平扫(VNC)	HU*	鉴别诊断、降低辐射剂量等
强化结构(contrast-enhanced structures)	HU*	彩色读片、物质分离、光谱一键去骨等
去碘图(iodine removed)	HU*	彩色读片、物质分离、突出非强化组织等
尿酸图(uric acid)	HU*	物质分离、结石分析等
去尿酸图(uric acid removed)	HU*	彩色读片、鉴别诊断等
钙抑制图(calcium suppression X index)	HU* X:25-100	彩色读片、确诊骨髓水肿、早期骨转移等 X 为抑钙指数,随着目标含钙量的增加应适当调大

注:* 代表对 CT 值进行了修正,EDW=水的电子密度。

(2) 光谱单能级图像:IQon 光谱 CT 的单能级图像(MonoE)是由双层探测器的高、低能原始数据解析出来的多序列复合参数,单位为 HU,包括 40~200keV 共 161 个能级,相当于单一能量射线衰减后的图像(如"光谱 40keV"图像相当于入射光子为 40keV 的射线束衰减后的 CT 值分布,以此类推)。Sellerer T 等和 Kalisz K 以及 Ananthakrishnan L 等和 Ozguner O 等分别研究表明了双层探测器技术的噪声是恒低的,也就是从 40keV 到 200keV 全部能级都是恒定的低噪声,并且可以薄层诊断。研究者们评价这种全能谱低噪声与以往形成了鲜明的对比,如 Nagayama 等在肝脏隐匿性转移灶检出率的研究中,明确提到双源 CT 新的降噪算法(VMI+)可以提升对比度,但是在最低能级 40keV 时,噪声仍然会大幅增加,限制了 40keV 的临床应用,会影响隐匿性病灶的检出率,其根本原因在于这种技术只能在图像数据域空间降噪,而不能像光谱 CT 的反相关噪声抑制在投影数据域空间直接把噪声正负抵消掉。Lee SM 等发现 IQon 的单能级 40keV(光谱 40)对于早期检出克罗恩病方面有其独到之处,无独有偶 Taguchi N 也在小肠研究中发现 IQon 在最低能级 40keV 具有最高的软组织对比度,利于观察肠壁细节变化,这一优势在其他软组织方面也多有报道和研究,如文末彩图 19-46。

三种技术的单能级图像噪声分布,DLCT=双层探测器,从 40keV 到 200keV 全能谱平直低噪声;KVSCT=KV 切换,在低能级时噪声明显大幅度上升,单能级范围有限;DSCT=双源 CT,在低能级时噪声较高。

(3) 光谱原子序数图:为各体素所对应的有效原子序数的彩色分布图,单位为一(人体内原子序数的范围一般为 5~30,水约为 7.4,脂肪组织会更低,而骨组织或碘强化组织会更高)。为了解决 CT 值相同的不同化学成分无法分辨的问题,早在 1973 年,Hounsfield 就提出了通过 CT 双能量成像近似地确定物质的化学原子序数的可能性。2011 年,Mitchell 等通过模体研究了快速管电压切换技术测定原子序数的准确性,结果动态物体的原子序数无法测量,而静态物体的测量误差高达 15。2016 年,Isabel 和 Almeida 等通过模体研究了双源技术和双滤线栅(twin-beam)技术测定原子序数的准确性,结果显示动态物体测量不准而没有被统计,静态物体的测量误差分别为 6.2%和 28%。2018 年,Ehn 等通过模体研究了双层探测器光谱 CT 测定原子序数

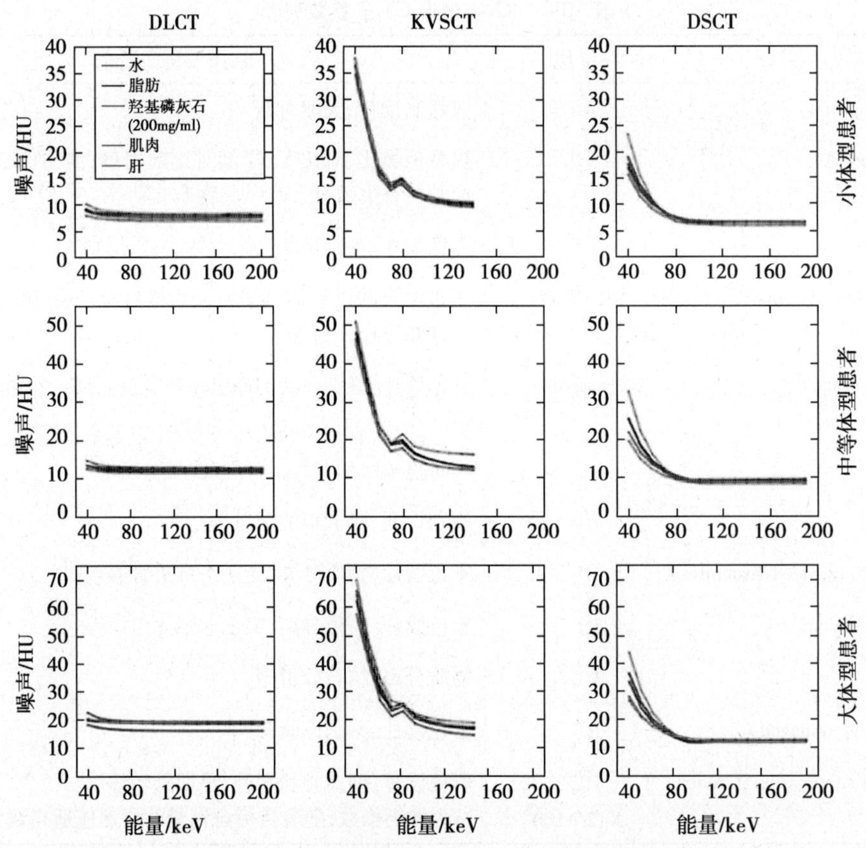

图 19-46　几种不同双能技术的单能级噪声对比

的准确性，结果大部分测量误差都小于 1%，而所有高、中、低剂量和大、中、小模体的测量平均误差也只有 1.9%，这种精准性为 IQon 实现准确原子序数成像奠定了基础。

光谱 CT 原子序数成像的临床价值方面，Rajiah 等报道了用光谱 CT 原子序数成像鉴别与正常肺组织具有相同 CT 值的肺栓塞，Oda 等报道了光谱 CT 原子序数成像对于急性肠缺血的明确诊断，Punjabi 和 Saito 等分别报道光谱 CT 原子序数成像可明确诊断 CT 值与胆汁相同的胆结石这些提高诊断的证据反映了光谱 CT 除了具有传统 CT 的时间分辨力和空间分辨力的优势外，还增加了新的和更高级的分辨力维度，即能谱分辨力。Taguchi 等和 Kim 等在诊断克罗恩病的研究中定义光谱 CT 原子序数为高级参数成像，并强调该高级参数和光谱碘图可作为生物化学指标帮助医生明确诊断、预测风险、检测疗效和评估预后等。

（4）光谱电子密度图：为各体素所对应的电子云密度的相对值分布图，单位为%EDW；测量结果乘以水的电子密度为绝对电子密度值。文献报道双层探测器技术通过光电效应和康普顿效应得到的电子云密度测量比从 HU 转化得到的准确性显著提高，通过电子云密度图直接测量所得的电子密度与真实值高度一致，线性相关系数达到 1，基于此获得的阻止本领比（stopping power ratio，SPR）的估算误差被降低到了 0.3。

（5）光谱碘图：为各体素所含碘密度或所含碘浓度的分布图，单位为 mg/ml，不含碘的组织体素都为 0mg/ml，并以黑色替换。可用于定量分析碘强化程度，除使用黑白图像展示外，还可以使用碘融合彩色图（即碘密度图与常规 CT 图像融合。并含碘密度以色阶量化而重合的常规图像用以定位）像提升摄碘组织的可视化程度。

（6）光谱无水碘图：为各体素所含碘密度或所含碘浓度的分布图，单位为 mg/ml，与光谱碘图不同的是它只抑制水或与水接近的非增强软组织，而骨骼等高密度解剖背景会得到保留。

（7）光谱虚拟平扫：基于对碘物质的识别，对含碘组织的 CT 值进行修正，使其尽可能等于不含碘时的 CT 值，单位为 HU，几项研究证实 IQon 在不影响图像质量的前提下其虚拟平扫图像与真实平扫在全身多部位有相近的作用。杨琰昭等关于双层探测器 CT 虚拟平扫图像的研究显示，大多数腹部组织的动脉期 VNC 和静脉期 VNC 的 CT 值差异均小于 5HU。早期研究显示二代双源的 VNC 图像的 CT 值根据 VNC 来源于动脉期还是静脉期而有所不同；三代双源在算法上有所改进，CT 值偏差从小于 5HU 到 20HU 在不同组织器官会有 30%～90%的不同占比，在部分器官 VNC 与真实平扫接近。

（8）光谱强化结构图：基于对骨和钙的识别，把所有骨结构和含钙的体素的 CT 值替换为-1 024（显示为黑色），单位为 HU，用以凸显含碘的强化组织，也可用于一键去骨等。

（9）光谱去碘图：基于对碘物质的识别，把所有含碘组织的 CT 值替换为-1 024（显示为黑色），单位为 HU*（*代表对 CT 值进行了修正），可凸显增强扫描中没有强化的软组织。

（10）光谱尿酸图：基于对尿酸的识别，把所有不含尿酸的组织 CT 值替换为-1 024（显示为黑色），单位为 HU*，可凸显含尿酸组织而用于结石成分分析等。

（11）光谱去尿酸图：基于对尿酸的识别，把所有含尿酸组织的 CT 值替换为-1 024（显示为黑色），单位为 HU*，与光谱尿酸图刚好相反。

（12）光谱钙抑制图：基于对钙物质的识别，对含钙组织的 CT 值进行修正，使其尽可能等于不含钙时的 CT 值，单位为 HU*，用户可根据目标组织含钙量的多少选择合适的抑钙指数 X（范围为 25～100），含钙少时选择较小的 X 值，含钙多时选择较大的 X 值，可用于显示早期骨水肿以及骨转移等。

（13）光谱曲线图：以能级水平为横坐标，以 CT 值为纵坐标获得的具有物质特异性的能谱曲线，代表了不同物质成分的 CT 值随着能级的变化特征，根据曲线形态及斜率的不同可对病灶及正常组织的成分差异进行鉴别，和散点图以及直方图一样是进行物质成分分析的工具。

IQon 光谱 CT 使用色彩量化呈现人体组织化学原子序数、碘融合图等，全能谱图像低噪声使量化细腻准确。人眼只能分辨 8～16 个灰阶，但是却可以分辨 350 000 种色阶，人眼对彩色图像的敏感性远远高于黑白图像。IQon 光谱 CT 全新的彩色读片模式引起了很多知名研究机构以及医院重视，使用彩色读片的研究目前已有肠道病理、胸部占位、肺灌注、骨关节、胰腺、心血管、心肌活性、神经系统等方面的研究。彩色成像对于临床诊断带来的优势明显，如文末彩图 19-47。

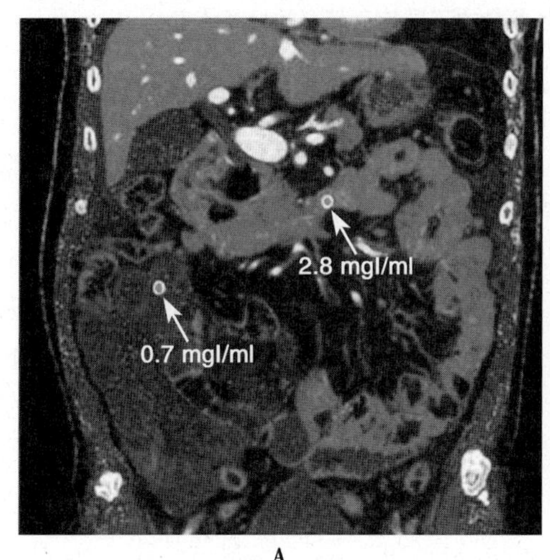

A

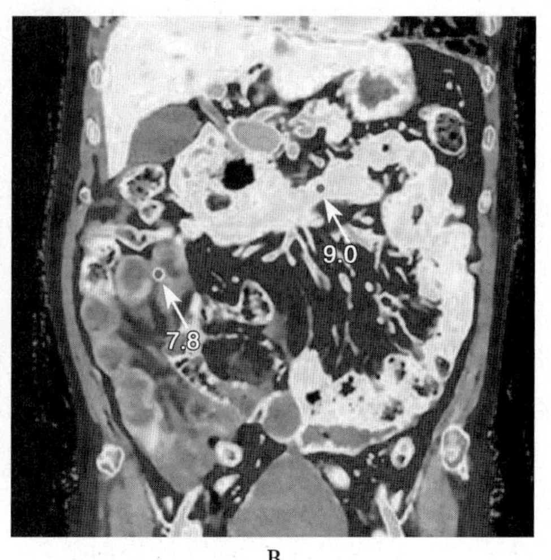

B

图 19-47　IQon 光谱 CT 彩色读片示意图

A. 光谱碘融合图；B. 光谱原子序数；定量分析所示的肠缺血（碘摄取 0.7mg/ml，原子序数 7.8）与正常肠道组织（碘摄取 2.8mg/ml，原子序数 9.0）有不同的色彩显示，更容易使细节病灶凸显。

IQon 是 image-quality is always on 的缩写，上述各种能谱多参数的广泛研究也证实了这一点。简便的流程、全能谱低噪声，优异的图像质量给临床带来的是不同于以往的影像诊断结果，如图 19-48，在同一次扫描的常规 CT 图像上的隐匿性病灶，在其光谱碘图上却可以轻松检出。普通 CT 图像上的动脉期很容易漏掉的胰腺癌肝转移，在碘密度图上和光谱 40keV 单能级图上却非常清晰，并且轮廓明确，不仅避免漏诊，改变普通 CT 图像上的模棱两可，而且病变侵蚀范围和程度在局部组织的显示上层次分明。

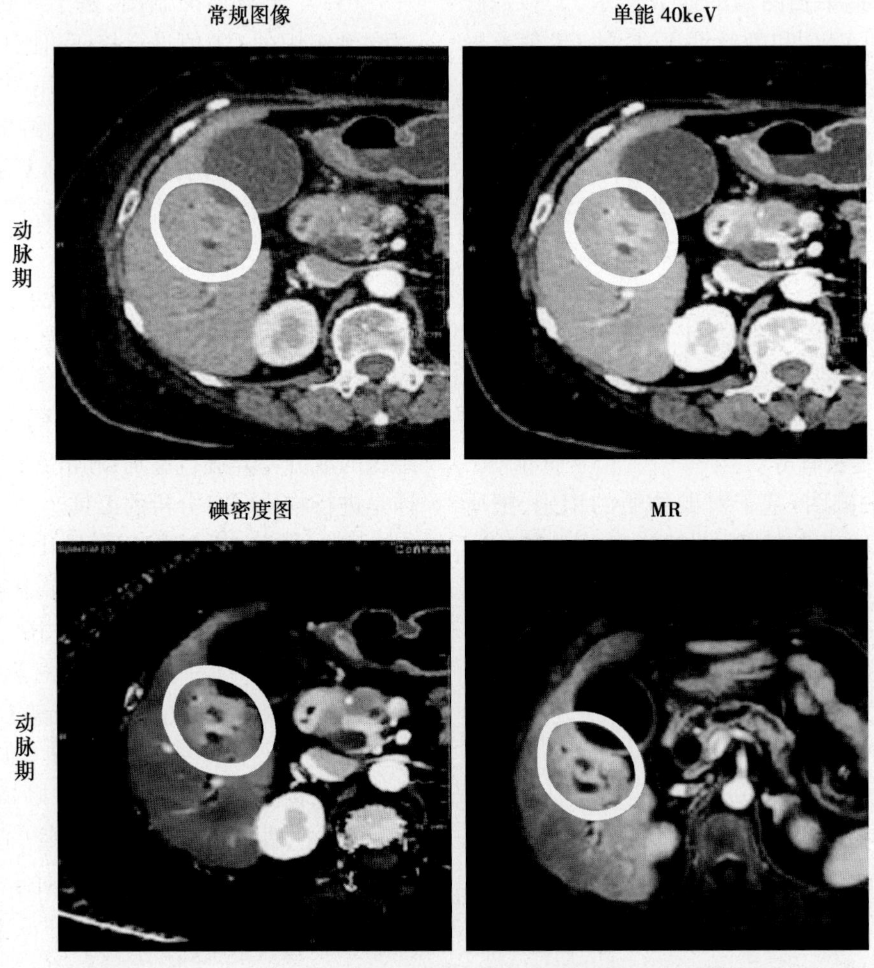

图 19-48　IQon 光谱 CT 一次扫描多参数的不同信息带来的诊断信息

73 岁女性,胰腺癌肝转移,动脉期增强的常规图像(左上)的隐匿转移灶,在单能 40keV(右上)和碘密度图上(左下)转移灶轮廓清晰,层次分明。核磁检查(右下)证实了光谱多参数的诊断。

5. IQon **光谱成像辐射剂量**　双层探测器技术一次扫描既有常规 CT 图像又有能谱图像,能谱信息图像显著提高图像信噪比及软组织对比度,对于不理想的检查可以避免二次扫描。每个普通 CT 扫描都有能谱信息的特点利于日常工作中意外发现病灶的直接确诊,可以随时使用能谱信息定性定量,此模式本身就为病患节省辐射剂量。最新临床研究表明碘密度图的常规化应用可减少腹盆部 CT 的复查率或进一步的 MRI 检查,从而降低辐射剂量和检查成本。单就双层探测器这一次扫描的辐射剂量来说,Ommen 等研究表明在 10 000 多份扫描剂量报告中全身各个部位扫描的剂量长度乘积(DLP)指数均低于传统 CT。双层探测器技术因为是普通扫描模式采集图像,所以可以使用 *Z* 轴及 *X* 轴、*Y* 轴平面的传统 CT 节省辐射剂量的调节方式,比如在特定器官如头部或肝脏等部位适当加大辐射剂量以保证图像质量,但周边部位减少辐射的"器官对焦";如基于定位像依据患者体型在 *Z* 轴上智能调节辐射剂量,及在 *X* 轴、*Y* 轴动态实时调整 mA 等。双层探测器技术的螺旋剂量节省模式(helical dose saving,HDS)是一种螺旋扫描时遮挡非扫描区域 X 线的动态挡板模式,保护非计划区域组织避开射线,减少任何螺旋扫描轴向上的辐射剂量。

另外,除混合迭代 iDose 外,双层探测器 CT 还配备了全模型迭代 IMR,可以进一步减少高达 74% 的辐射剂量。双层探测器技术不需要预判是否需要双能量扫描。既往技术如果只做一次双能扫描的话,需要用拟合图像替代常规 CT 图像。Kim 等研究不同双能扫描的辐射时发现,在双能采集模式下双层探测器 CT 和双源 CT 可以使用 3mGy 的低辐射扫描方式,而快速 kV 切换只有 7mGy 的双能扫描方式。新型快速 kV 切换的双能采集模式用混合迭代重建图像利于一定程度地降低辐射剂量。双能采集中可产生 VNC 虚拟平扫图像,以往双能技术的研究显示省去平扫期能够带来的剂量节省范围为19%~50%,但实际临床应用受限。双层探测器CT腹部的最新研究表明,肾上腺腺瘤和转移灶的虚拟平扫CT值有显著差异,可直接用于意外发现的肾上腺病变的定性,从而减少辐射剂量。Jamali等对基于双层探测器VNC的9 880个样本进行研究表明98.3%的VNC测量值与真实平扫相差值小于15HU,而92.3%的差值在10Hu以内,提示基于双层探测器CT的VNC替代真实平扫的潜力,双层探测器CT在主动脉内膜血肿的诊断中可以节省40%的辐射剂量,在其他部位比如肾结石,冠脉等可以减低高达80%的辐射。双层探测器技术也可以同时降低对比剂用量和辐射剂量,Yoon等研究表明,利用50keV低能级图像可以在使用低辐射和低对比剂用量的"双低"前提下更好地显示肝脏局灶性病变。

6. IQon **光谱** CT **减少对比剂用量** 基于球管端双电压双能CT技术多有减少碘对比剂的报道,主要用于CT血管成像方面,一般通过50~60keV单能级图像可减少50%~60%的碘对比剂。双层探测器技术在心血管,胸腹,小儿等方面都有减少对比剂的研究,通过40~50keV单能级图像可减少28%~70%的碘对比剂,Tsang等研究表明利用最低能级40keV可以最大幅度地减少碘对比剂用量,降低碘对比剂的能力是常规CT的4倍,而50keV是常规CT的2.5倍。40keV在减少碘对比剂的同时,也可以优化细小结构组织的显示,以实现血管瓣膜等的综合评估。对于碘过敏的患者可使用钆(Gd)对比剂,以往双能CT研究表明0.5mmol/kg的Gd对比剂用量用于满足临床诊断,而双层探测器最新研究表明利用40keV可进一步将Gd对比剂用量减少到0.2mmol/kg。双层探测器技术也可以同时降低对比剂用量和辐射剂量,Yoon等研究表明,利用50keV低能级图像可以在使用低辐射和低对比剂用量的"双低"前提下更好地显示肝脏局灶性病变。

7. CT **能量成像的发展展望** CT设备诞生之初,探测器用于探测X线穿过人体后的衰减,衰减后的信号转为光信号及电信号,通过计算从而构成图像用于组织的分辨和病灶的诊断,这只是在单一能量范畴内工作。广大临床开发者在对X线穿透人体后的作用及产生的光子的研究中不断尝试用不同技术来分辨不同能量,以便能进行更进一步的物质成分分析并提高诊断,从尝试在普通CT上的各种探索,到诞生真正的用于鉴别高低不同能量光子的专属探测器CT,经历了十多年的探索,一直朝着能够最大化区分穿过人体后不同光子能量的方向发展。显而易见,探测器的发展始终是CT发展的基础。21世纪的今天CT开发者的眼光正在关注光子计数CT,由一个球管,一个光子计数探测器组成,对X线穿过人体后不同能量的光子进行更加细致的分辨。现阶段飞利浦正在研发光子计数CT。

光子计数CT是能谱CT(spectral CT)的终极形态,能量选择性更强,能量敏感也更强,能谱分辨力会进一步增加而将会是更加五彩缤纷的彩色CT(true color CT),与IQon光谱CT结构相似,通过一个球管发射的X线(已经含有多能级的光子)照射人体,由光子计数探测器收集通过人体作用于不同物质成分后的多种能级的光子。IQon光谱CT是通过探测器分离高、低2种光子能量,而光子计数CT可以区分高达4到6段的能量分布,会有更加细致的物质区分,并且其图像的信噪比SNR和对比分辨力都有非常大的提高,光子计数CT的众多研究中无一例外地被称为彩色能谱CT正是因为其图像中不同的能级的采集结果用不同色彩加以区别标注和量化。目前的研究显示光子计数CT对于减少辐射、提高空间分辨力、信噪比、对比度噪声比,减低碘浓度、使用其他对比剂等方面有突出的表现,在全身各部位如冠脉支架的分辨、血管斑块、关节软骨、组织量化,甚至分子影像方面都会有不同的发展。

IQon光谱CT双层探测器在完成双能量区分上实现了里程碑式的突破,其全影像链的改进为未来光子计数CT分辨多个能级进行成像铺垫了初步的前进方向。常规CT是混合能量X线在能量整合探测器(energy integrating detector,EDI)上采集得到单一参数,IQon光谱CT是用两层分光探测器分别吸收X线混合能量里的高低能量,得到172种参数,很多参数可以色彩化用于彩色读片;而光子计数CT的探测器却是将混合X线里的能谱区分出更多的能量分布,分别收集不同能级段的光子呈现更五彩缤纷的彩色CT图像。

五、电子束CT的基本结构及成像原理

(一) 基本结构

电子束CT(electron-beam CT,EBCT)由大功率的电子枪产生电子束,电子束通过电磁偏转打击固定于机架上的靶环产生X射线,实现CT扫描(图19-49)。由于没有机械运动,电子束CT一次曝光扫描的时间可以达到50ms。

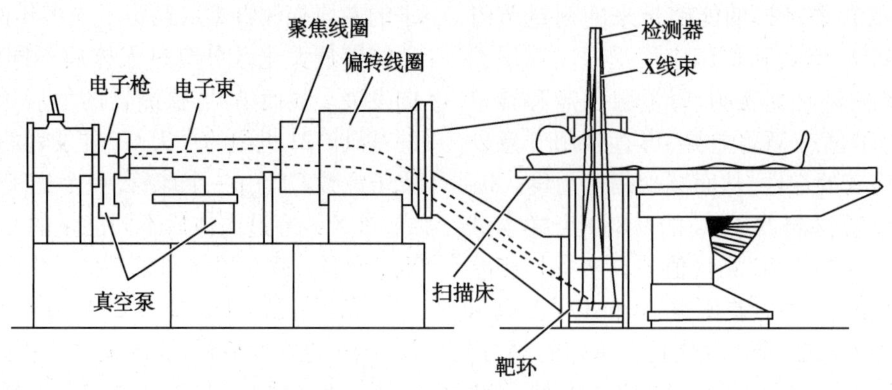

图 19-49　电子束 CT 扫描过程

EBCT 从 1982 年开始应用于冠状动脉疾病的诊断成像。现在仍在使用的 EBCT 有两排探测器和四排钨靶阳极，对受检者的不同检查部位进行 8 层图像数据的扫描采集。在采用“容积模式”进行扫描时，可以在 300～400ms 的成像周期内只需曝光 50～100ms 就可以获得 8 幅图像。在进行钙化积分、冠状动脉 CT 成像或者心功能评价时，EBCT 采用“电影模式”或“流动模式”进行扫描成像，这两种扫描模式分别采用单排探测器（C-150/C-300）和双排探测器（e-speed）的采集方式。电影模式的曝光时间是 50ms，以 17 次/s 的扫描频率对同一解剖结构进行扫描；流动模式是在扫描时，根据心跳周期时相对同一解剖结构曝光 50～100ms 进行扫描采集。

由于 EBCT 的扫描模式是非螺旋的，因此要在受检者一次屏住呼吸的情况下完成整个心脏的扫描，扫描层厚受到了限制。当采用单层数据采集模式（C-150/C-300）时，图像厚度是 3mm，采用双层数据采集模式时，成像厚度是 1.5mm。进行钙化积分时，EBCT 的纵轴分辨力是足够的，但要实现冠状动脉的三维可视化显示则纵轴分辨力还不够。

（二）成像原理

EBCT 扫描过程由电子束及四个钨靶环的协同作用完成，避免传统 CT 的 X 线球管、探测器（扫描机架），甚至扫描床的机械运动。电子束 CT 的成像原理与常规 CT 的主要区别在于 X 线产生的方式不同。由于电子束 CT 采用电子束扫描技术代替 X 线球管的机械运动，消除了 X 线球管高速旋转运动产生的离心力，使扫描速度大为提高，将扫描速度缩短为 50ms 或更短（17～34 幅/s），成像速度是普通 CT 的 40 倍、螺旋 CT 的 20 倍（需 500ms），从而减少了呼吸和运动伪影，有利于运动脏器的检查。

当然，目前高档的多层螺旋 CT 扫描机的扫描速度和扫描范围取得了很大进步，在某些方面甚至超过了电子束 CT 的水平，促使电子束 CT 扫描机需要在扫描速度、图像信噪比和空间分辨力等方面进一步提高。

六、车载 CT 基本结构与操作

车载 CT 由 NeuViz 64 In 型 CT 以及车辆、发电机和空调系统共同组成（以东软公司产品为例）。车载 CT 进行了放射防护检测，防护水平符合《医用 X 射线诊断放射防护要求》（GBZ 130-2013）、《X 射线计算机断层摄影放射卫生防护标准》（GBZ 165-2012）和《车载式医用 X 射线诊断系统的放射防护要求》（GBZ 264-2015）相应条款的要求。建议在良好公路上的行驶速度为 50～60km/h，运行过程中要避免紧急制动。车辆过减速带时，车速应控制在 20km/h 以内，如图 19-50。

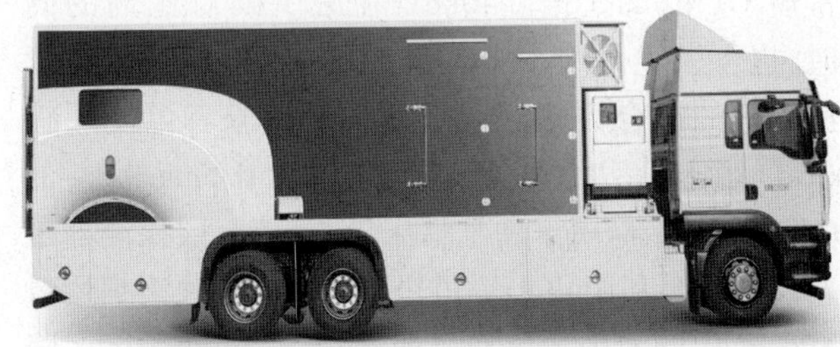

图 19-50　车载 CT 外观图

（一）车载 CT 结构组成

车载 CT 主要由车体、供配电系统、空调通风系统（温控）、NeuViz 64 In CT 系统组成，如图 19-51。

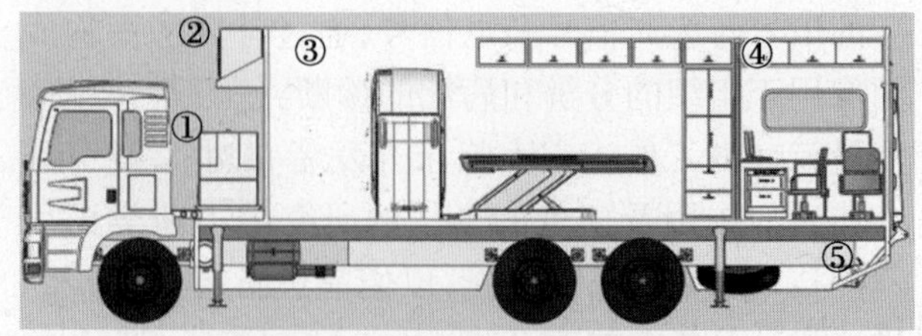

图 19-51　车载 CT 结构示意图
①柴油发电机；②空调；③扫描室；④操作室；⑤车体。

1. **柴油发电机**　本车在车厢前部油机平台上，安装有一台发电机组(图 19-52)。

2. **空调**　在发电机上方,装有一台一体式方舱空调,如图 19-52。

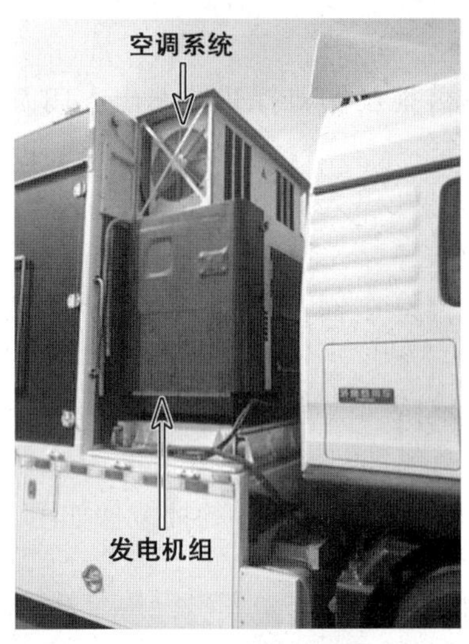

图 19-52　发电机组和空调

3. **扫描室**　扫描室内包括 CT 设备,高压注射器等。行车状态高压注射器固定在车厢地面,工作时可移动摆放到相应位置,如图 19-53。

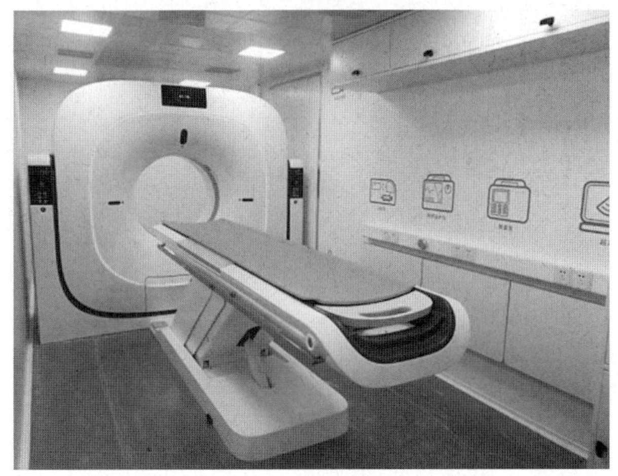

图 19-53　扫描室

4. **操作室**　操作室内设有 L 形操作台,操作台下部设置机柜,用于安装车载 CT 控制主计算机。左侧是 CT 主控台显示屏,右侧是监视器,用来实时显示扫描患者的状态,如图 19-54。

5. **车体**

(1) 抽拉梯:操作室的出入门下部裙厢内安有登车平台,将平台抽出,再将登车梯和扶手从车辆左侧第二个裙厢内取出后安装至登车平台,可供患者及工作人员进出。

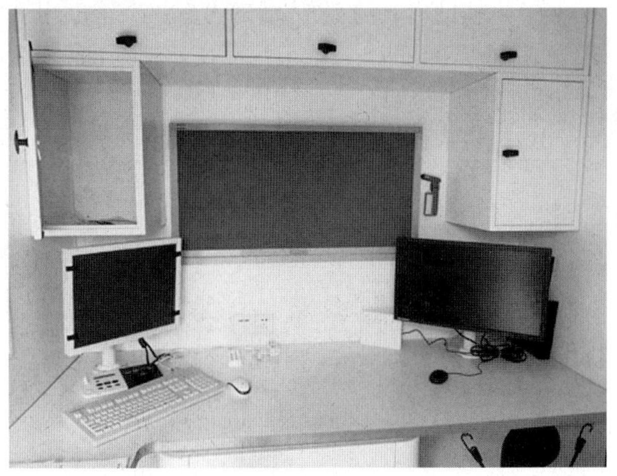

图 19-54　操作室

(2) 出入门:操作室设有独立的出入门,通过抽拉梯出入。门锁为暗锁,在舱内能够将门打开,门上部设有采光窗并配遮光帘,如图 19-55(未安装扶手)。

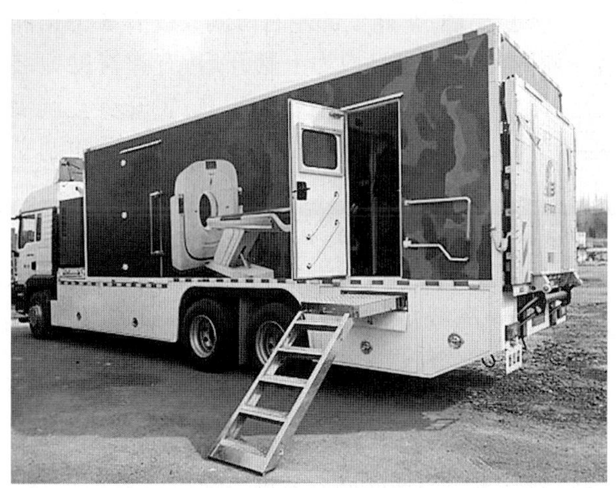

图 19-55　抽拉梯

(3) CT 维修门:厢体前部右侧设有一个维修门,门口尺寸(高×宽)为 1 800mm×700mm。

(4) CT 检修门:厢体前部两侧各设有一个 CT 检修门,门口尺寸(高×宽)为 2 000mm×1 050mm,如图 19-56。

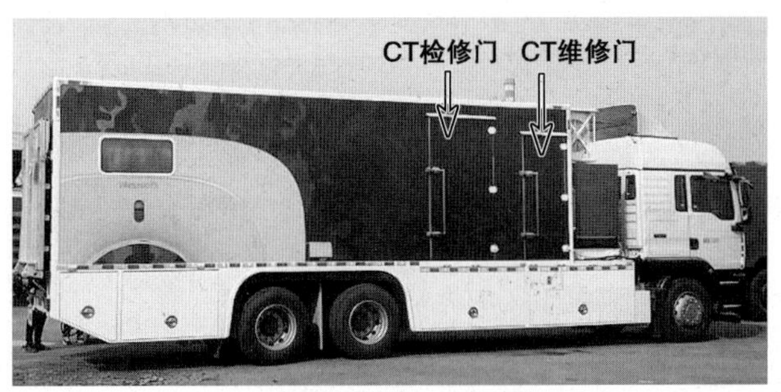

图 19-56　车载 CT 右侧

（5）辅助出入门：厢体后部设有一个辅助出入门，通过液压尾板出入，开启角度可达到约 180°，用来协助需使用担架或轮椅的患者登车，如图 19-57。

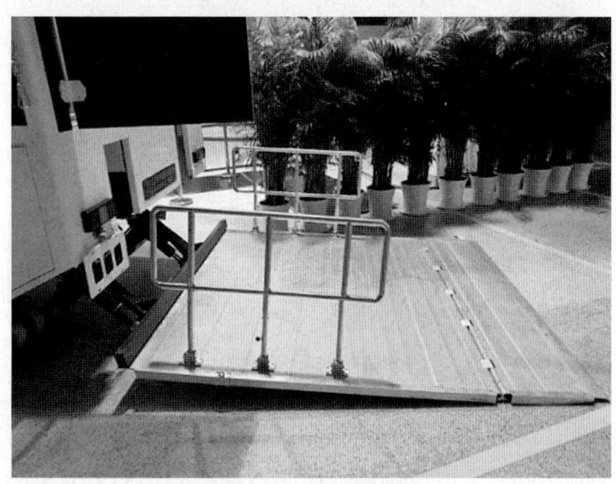

图 19-57　液压尾板

（6）裙厢：车厢下部左右两侧共设有 8 个裙厢（一侧四个），裙厢门均为上翻开启，有弹簧助力装置。每个裙厢内安装的设备和工具：①安有空调手动调节器；②放置抽拉梯和扶手；③放置手动调平工具、锤子、接地柱；④安有液压尾板升降台控制盒；⑤放置电缆和接地线；⑥安有电源切换、调平控制、中控系统等；⑦安有发电机控制器。

（二）车载 CT 操作步骤

开始→撤离调平→安装抽拉梯和打开辅助出入门→接入电源→调节温度→启东 CT 机器→CT 操作→关闭 CT 机器→断开电源→撤回抽拉梯和关闭辅助出入门→撤回调平系统→结束。

1. 车辆调平　在车载 CT 到达目的地后，请选择平坦的地方驻车并熄火。

（1）调平控制系统位于车辆右侧第三个裙厢内，如图 19-58 箭头所示。

（2）在每个支腿下部放置垫木。垫木放置完

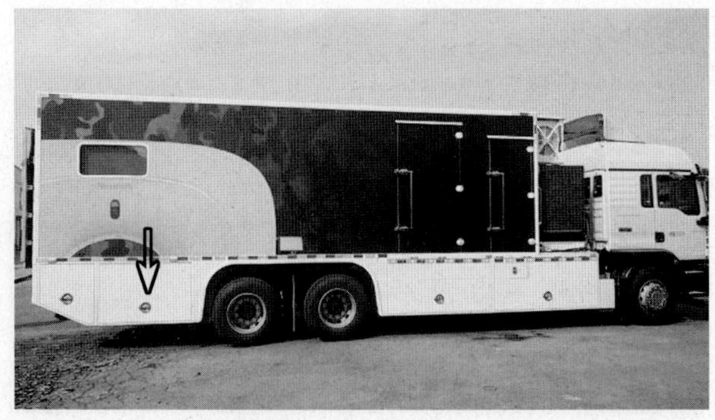

图 19-58　右侧第三个裙厢

成后，请确保支腿伸出的落点在垫木的中心位置。

（3）点击“自动调平”按钮，控制系统将自动完成四腿伸出、着地检测、调平等一系列操作。

（4）如果自动调平没有达到要求，可采用手动调平。手动调平工具放置在车辆左后侧第二个裙厢内。

2. 安装抽拉梯和打开辅助出入门及安装抽拉梯过程

（1）打开出入门下方的裙边门，将登车平台抽出。

（2）打开车辆左侧第二个裙厢，取出阶梯和扶手。

（3）将阶梯前面的挂钩挂住登车平台，扶手组装到阶梯两侧即可。扶手可根据需要自行选择是否安装。安装了一侧扶手的抽拉梯如图 19-59。

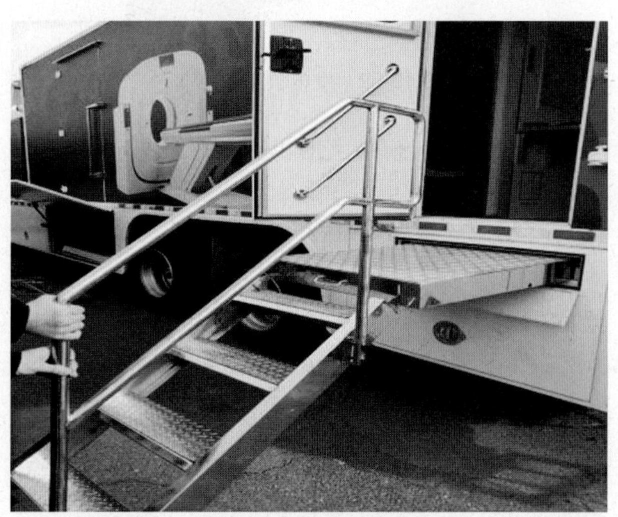

图 19-59　抽拉梯

为保证担架和轮椅患者登车检查，尾部设置承载能力大于 600kg 的液压升降台，可将患者由液压升降台举升至尾部辅助出入门处，由此进入车内进行检查。如无需要，可选择不开启辅助出入门。打开辅助出入门过程。

1）松开车尾液压升降台的固定卡扣。

2）升降台控制盒位于车辆左侧第四个裙厢。

3）将电源开关旋转至“开”。

4）上升按键可水平抬升升降台，下降按键可水平降低升降台。

转按键，需配合上升/下降按键使用，不能单独使用。当与上升按键配合使用时，升降台会向上以一定角度上升，向车厢后部靠近；当与下降按键配合使用时，升降台会向下以一定角度下降，向地面

方向靠近。

3. **接入电源**

（1）电源切换控制系统位于车辆右后侧第二个裙厢。

（2）接入电源：①在驻车的情况下，将电源输入端用电缆接入市电供电。接入电缆和接地线在车辆右侧第二个裙厢内。再将市电电源打开（合闸）。合上相应的断路器（CT、空调、照明等）。市电的电源电压要求为 380V，电源容量 80kVA。②在没有市电供电的情况下，需要使用车载的发电机组供电。将发电机控制盒（车辆右侧第四个裙厢内）的钥匙旋至“ON，”启动发电机组，待发电机组工作正常后，再将发电机电源打开（合闸）。合上相应的断路器（CT、空调、照明等）。

在用发电机供电时，需要进行接地操作。将接地柱用锤子锤进地面，再用接地线将接地旋钮与接地柱进行连接。

市电和发电机组只能有一个合闸，切换供电电源时务必先将两个断路器断开，再开启另一组。

4. **温度调节**　为保证 CT 的正常运转，在行车及驻车时均需要开启空调对车内的温湿度进行调节，以满足 CT 设备的温湿度要求。

在车辆左侧第一个裙厢内设有备用的空调手动调节器。车载 CT 的使用极限温度：5℃～30℃，请确保厢内温度满足条件。

5. **启动 CT**　打开 CT 电源开关，等待一段时间后，CT 扫描架、扫描床的锁定装置释放，CT 可以开始工作。

6. **CT 操作**　CT 的操作说明，注意事项等内容，请参见《NeuViz 64 In 操作手册》。注意：在扫描之前，请确保 CT 维修门和 CT 检修门处于关闭状态。

7. **关闭 CT 机**　断开 CT 电源开关，等待一段时间，CT 扫描架、扫描床的锁定装置起效。CT 扫描架、扫描床电源关闭。注意：只有在扫描架和扫描床处于锁定状态下，车辆才可以运行。

8. **断开电源**

（1）关闭相应的断路器（CT、空调、照明等），断开市电电源，拆下市电电源的进线电缆。

（2）在发电机组供电的情况下，关闭相应的断路器（CT、空调、照明等），断开发电机电源，关闭发电机组。

9. **撤回抽拉梯和关闭辅助出入门**　撤回抽拉梯按照下列步骤：①将抽拉梯和扶手从登车平台上取下，放回至车辆左侧第二个裙厢内；②将登车平台推回，并关闭裙厢门。关闭辅助出入门按照下列步骤：①通过升降台控制盒将液压尾板收回；②将电源开关旋转至“关”，并关闭控制盒所在裙厢门；③扣上车位液压升降台的固定卡扣。

10. **撤回调平系统按照下列步骤**　①按下“支腿收回”按钮，系统将四个调平支腿收回至最顶端位置（也可以手动操作将支腿收回）；②支腿收回完成后，将四个支腿的垫木依次收回至垫木箱中。

（杨明　雷子乔　吴红英　姚慧　韩太林）

第七节　CT 技术参数与安装维护

自 2004 年 64 排螺旋 CT 开始在临床应用以来，实现了检查速度和图像质量的完美结合，在提高时间分辨力、空间分辨力和降低辐射剂量等方面实现了跨越性发展。其硬件参数性能有了大幅度提高，扫描控制软件和图像后处理软件得以大大拓展。

一、硬件参数及其意义

（一）机架系统

1. **机架孔径与倾角**　64 排 CT 机架孔径一般为 70～78cm，大孔径 CT 的扫描孔径可达 85cm，借助于安装在扫描孔中的激光定位装置对患者进行扫描定位。其中球管至扫描中心点的距离小于 57cm，球管至探测器距离在 100cm 左右，机架的短几何设计可减少射线的衰减从而减少扫描剂量，是 CT 低剂量扫描的关键技术之一。

当被检组织器官的扫描层面与水平面不相垂直的时候，需将扫描架倾斜一定角度进行扫描，CT 的扫描架可做偏离垂直平面的前后倾斜，以满足患者进行不同部位检查的需要。目前 64 排 CT 机扫描架前后倾角可达±30°，除了可在扫描机架的控制面板上操作机架倾斜外，也可在控制台上遥控操作。

2. **驱动方式**　一般有磁悬浮驱动和钢带驱动两种，磁悬浮驱动又称电磁直接驱动技术，大大提高了机架旋转的稳定性，减少了机械噪声以及机械摩擦产生的热量，同时缩短扫描时间，确保高速旋转时冠脉采集的精确度。钢带驱动是指借助大功率线性马达利用钢带对机架旋转部分直接驱动，相比较磁悬浮驱动来说，钢带驱动产生的机械噪声稍大。

3. **探测器** 目前64排CT的探测器材料多为固体稀土陶瓷,其转换效率较高。其 Z 轴物理宽度为3.2~4cm,探测器容积覆盖范围是CT技术中的核心参数,是最具发展空间的参数,它决定了图像的整体采集速度。其 Z 轴方向的物理排数为64排,单排宽度0.5~0.625mm不等。如某公司64排CT的探测器由64排0.625mm探测器组成,共58 368个探测器单元,可在所有扫描模式下提供64mm×0.625mm采集,极大地提高了二维和三维重建的图像质量。每排探测器物理个数≥672个,图像质量与每排探测器的个数、探测器总数直接相关。

4. **机架内冷却方式** CT机工作时X线球管会产生大量热量,机架内众多组件的工作状态也对温度有一定的要求,因此机架内冷却十分重要。冷却方式主要有水冷却和风冷却两种。水冷却需要借助机架外的空调机组和机架旋转固定部分间的导热组件来实现。风冷却是由一个低压吸风机将扫描室内的冷空气通过过滤网送入机架,通过内部循环管道再将冷空气送至探测器单元和数据采集系统,最后通过机架顶部排出外界。

5. **机架内置显示屏** 扫描架前面板上方配备实时曝光参数显示屏,除显示扫描床位置、机架倾斜角度等信息外还可显示如管电压、管电流、扫描时间等曝光参数。有的公司的64排CT还内置了心电监控系统,在冠脉检查时,可以在显示屏上实时显示患者心电图。

6. **机架激光定位系统** 机架内设内、外激光定位灯,可以进行准确的患者摆位。

(二)扫描床

扫描床由床面和底座构成,它的运动一般由两个电机控制:一个是床身升降电机;另一个是床面水平移动电机。为了保证扫描位置的精确,无论是垂直方向床身的升降还是水平方向床面的移动都应平稳。其参数主要有床面水平移动范围、最大可扫描范围、床面最大水平移动速度、最大垂直移床速度、床面最大承重、最大承重下的移床精度等。如某公司的扫描床具备马达驱动,垂直运动范围51~92cm,纵向移动距离200cm,步进0.5mm,各向定位精度±0.25mm。检查床最大承重200kg,移动速度1~200mm/s。

扫描床附件:从额外的填料到最优的支持固定件,扫描床附件避免疲劳和不舒适,带给患者和医务人员安全感。包括:不同的衬垫、固定件、输液架、臂托、标准头托、冠状位头托和床垫、床面延长板、床运动控制脚踏开关等。

(三)X线系统

1. **高压发生器** 高压发生装置是X线发生装置的重要组成部分,其作用是为X线管灯丝提供加热电压以及为X线管提供管电压。64排CT高压发生器的功率要求高于60kW。

2. **球管阳极热容量和散热率** X线曝光时,阳极靶面将产生大量的热。生热的同时伴随着冷却,如果生热快,散热慢,则阳极将积累热量。其他条件一定时,阳极积累的热量越多,冷却速率越大。单位时间内传导给介质的热量称为散热率(又称冷却率)。X线管处于最大冷却率时,允许承受的最大热量称为热容量。64排CT球管阳极热容量大于7.5MHU,或者新型低热容量高散热率球管,热容量0MHU。球管阳极最大散热率大于1.6MHU/分钟。散热率大有利于球管迅速冷却,提高检查流通量。

3. **球管焦点** 焦点的大小和球管焦点与层厚的匹配性,直接影响图像的 Z 轴分辨力。大焦点功率大可保证在任意扫描条件和环境下图像的信噪比。小焦点尺寸小可以提高图像的空间分辨力。64排CT球管小焦点尺寸小于0.7mm×1.0mm,球管大焦点尺寸小于0.9mm×1.1mm。

4. **球管管电流和管电压输出范围** 64排CT最小球管电流≤10mA;最大球管电流≥500mA;最大球管电压≥135kV;最小球管电压≤80kV。扫描速度的提高和亚毫米扫描层厚的常规使用,使CT图像的信噪比下降。为保持图像信噪比,必须提高球管功率增加球管的毫安输出。

如某公司的球管电流范围:10~666mA;创新的电子束控配备非常紧凑且直接冷却的阳极,其热容量为0MHU,散热率达到7.3MHU/min 5 400 kJ/min,大小焦点分别是0.7mm×0.7mm/7°,0.9mm×1.1mm/7°;独创的电子束控金属球管,实现电子束的准确快速偏转,在 Z 轴方向上两个焦点之间切换。电子束滤过器可降低约30%左右散射的电子束,降低患者辐射剂量;同时可以减少阳极靶面的热负荷,延长球管寿命。

5. **动态飞焦点技术** 飞焦点技术是指在扫描过程中,利用电磁偏转技术改变X线管中灯丝产生的电子束的偏转轨迹,使X线在阳极靶面的两个或多个位置形成焦点而射出X线。动态飞焦点技术要求能够在轴扫及螺旋扫描状态下都能够应用,提高有效采样率。动态飞焦点技术，数据采样率提高一倍，从而使有效探测器数目提高一倍。在螺旋扫描和轴位扫描时提供超高分辨力。多个公司的 64 排 CT 配置动态飞焦点技术。

（四）控制台

64 排 CT 要求控制台具有人性化的操作界面，使用者可选择图形标记操作，亦可键入所选择的程序号码；所有的参数可以灵活地任意设定和修改；可实现扫描、重建及图像分析的完全并行处理，包括 MPR、容积再现（VR）重组和观察其他患者图像均可同时进行。此外，还具有自动患者呼吸屏气辅助控制系统，双向语音传输等功能。

1. 计算机硬件要求

（1）计算机内存：≥4GB。

（2）计算机主频：≥2.66GHz。

（3）硬盘容量：≥250GB。

（4）图像存储量：≥250 000 幅（512×512 矩阵不压缩）。

（5）一体化图像光盘存储系统 DVD 刻录（DICOM 兼容）。

（6）医学专用液晶超薄平面显示器 21 英寸，分辨力：≥1 280×1 024。

（7）同步并行处理功能：扫描、重建、显示、存储、打印等操作可同步进行。

（8）DICOM 3.0 接口。

2. 计算机软件要求　与网络相机、诊断和治疗工作站、放射信息系统（RIS）或图像存储与传输系统相连。支持 DICOM 3.0 接口，使得不同厂家生产的与 DICOM 相匹配的设备可以进行信息交流。在标准版本中，包括：①传输/接收 Dicom send/receive；②查询/检索 Dicom query/retrieve；③基本打印 Dicom Basic Print；④存储协议及 MPPS（产品执行步骤）；⑤在检查患者的同时对已检查患者通过支持 DICOM 协议的网络打印机的图像打印；⑥连接到 RIS/HIS 系统（DICOM 工作单）以传输患者清单。

（五）图像后处理工作站

1. 高级影像后处理工作站硬件要求

（1）内存：≥4GB。

（2）计算机主频：≥3.2GHz，双 CPU。

（3）硬盘容量：≥146GB。

（4）可储存图像≥250 000 幅/512×512。

（5）医学专用液晶超薄平面显示器 21 寸，分辨力：≥1 280×1 024。

（6）支持 CD-RW/DVD-RW 刻录 DICOM、JPEG、BMP 等格式图像。

（7）DICOM 3.0 接口。

2. 高级影像后处理工作站软件要求

（1）与其他影像设备（CT、DSA、MR、DR 等）联网共享，并能阅读和分析其图像。

（2）传输/接收 Dicom（send/receive）。

（3）查询/检索 Dicom（query/retrieve）。

（4）基本打印 Dicom（basic print）。

64 排 CT 一般会安装丰富的图像处理软件，包括常规的二维和三维后处理软件以及高级血管分析软件（具体见软件部分）。

（六）扫描参数和图像质量

64 排 CT 目前的扫描最快速度≤0.33s/360°；最薄扫描层厚≤0.6mm；360°螺旋扫描采集图像数据层数 64 层，有的公司通过倍样采集或插值运算获得 128 层图像；单次连续螺旋扫描时间≥80s；图像的重建矩阵一般为 512×512，也有公司图像重建矩阵高达 1 024×1 024；图像重建速度≥16 幅/s（512×512 矩阵）；X 轴、Y 轴的空间分辨力≥17Lp/cm（0% MTF）；密度分辨力≤5mm@0.3%（13.1mGy）。64 排及以下 CT 的 X 轴、Y 轴平面分辨力通常都好于 Z 轴分辨力，因为在扫描平面上的采样率大大超过层面和层面间的采样率。Z 轴分辨力受螺距的影响较大，若要保持 Z 轴分辨力，就要选择合适的螺旋内插器。而 64 排 CT 具有各向同性分辨力，各向同性强调图像在 Z 轴上的分辨力与 X 轴、Y 轴平面内的分辨力相同，如平面内的像素大小一般为采集野/矩阵，采集野如果按较小的 250mm 算，CT 矩阵通常为 512×512，250/512＝0.5，也就是说，Z 轴的分辨力也要达到 0.5mm 才能算是各向同性。64 排 CT 的各向同性分辨力可达≤0.35mm。

1. 3D 自动毫安技术　在扫描过程中，根据患者体型在 X 轴、Y 轴、Z 轴上的变化，可自动调节相应的毫安量。简便的扫描剂量调节程序，在保证图像质量的前提下，能将任何体形患者的扫描剂量最小化。通过自动地精确识别患者的形体曲线变化，三维自动毫安功能能在扫描同时实时调节扫描剂量，保证了图像质量了一致性。

2. 单扇区时间分辨力　CT 的时间分辨力是指 CT 设备采集到可以重建出一层完整图像数据所需的时间。目前在 CT 成像技术中，形成一层完整的图像，至少需要机架旋转 180°所采集的数据，因此，一台 CT 的时间分辨力可以等同于机架转速的一半，也就是单扇区时间分辨力。单扇区时间分辨力是冠脉成像中最重要的参数。64 排 CT 单扇区时间分辨力可以达到 165ms。

3. **128 层共轭采集技术**　应用共轭采集卡进行数据采集时，在插值求解某重建标准层面(某固定 *Z* 轴位置)上不同投影角位置的数据时，自动地根据当前的扫描数据结果动态选取所需要的插值数据点对。这种插值点对包括 180°和其共轭方向 360°上的两组数据作插值，因而使用于重建的数据增加了一倍，对于 64×0.625mm 的 64 排 CT，共用了 128 数据来重建一个螺旋扫描的图像，进一步提高了 *Z* 轴空间分辨力。表 19-2 所示为高端 64 排螺旋 CT 主要厂家的重要性能参数比较。

表 19-2　高端 64 排螺旋 CT 主要厂家的重要性能参数比较

技术指标	S 公司	G 公司	P 公司	C 公司
产品型号	Definition AS	Disvery 750HD	ICT SP	Aquilion 64
上市年代	2009 年	2009 年	2009 年	2005 年
探测器物理排数	64 排	64 排	64 排	64 排
Z 轴数据采集通道数	128	128	128	64
图像清晰度(*X* 轴、*Y* 轴分辨力)/(Lp/cm)	30	21.4	24	18
最薄图像厚度(*Z* 轴分辨力)/mm	0.33	0.33	0.33	0.5
机架旋转速度(心脏成像能力)/(s/圈)	0.33	0.35	0.30	0.35
单扇区时间分辨力/ms	165	175	150	175
球管等效阳极热容量/MHU	30	8	8	7.5
球管飞焦点或变焦点技术	有	有	有	没有
计算机图像重建速度/(幅/s)	40	16	20	16
机架孔径/cm	78	70	70	72
机架驱动方式	磁悬浮	传统皮带	传统皮带	磁悬浮
Z 轴探测器宽度/mm	38.4	40	40	32
每排探测器物理个数	736	912	672	892
探测器总数	47 104	58 368	43 008	57 088
探测器种类	稀土陶瓷	稀土陶瓷	钨酸铬	钨酸铬
DAS 动态范围	1 000 000∶1	2 000 000∶1	1 000 000∶1	1 000 000∶1
高压发生器功率/kW	100	100	60	72
电流输出范围/mA	28~800	10~800	20~500	10~600
管电压选择范围/kV	80、120、140	80、100、120、140	80、120、140	80、100、120、135

二、软件参数及其意义

CT 的图像处理包括原始数据的图像重建和横断面图像的评价及重组。重组图像的质量主要取决于原始数据的采集和重建参数，以及图像后处理软件的算法，图像原始数据参数的设置是否恰当可直接影响重组图像的效果。因此在进行 CT 图像重组之前，须根据可合理达到的最低量(ALARA)原则对数据采集参数进行合理的设置，做好质量控制工作，获得良好的图像数据。

(一) 原始数据的重建

原始数据的重建亦称回顾性重建，具体参数包括：

1. **重建范围的设置**　精确选择病灶所在的层面范围，减少无须图像的生成，提高硬盘存储空间的利用率，如肺结节的靶重建。

2. **重建层厚的选择**　根据病灶需要，重新设置图像层厚，一般为减薄，更有利于后续的图像处理，例如减薄重建以利于三维图像重组。

3. **重建图像层间隔**　为两相邻层面图像中心点之间的距离，一般为小于等于层厚。

4. **显示视野**　缩小显示视野可提高图像的空间分辨力，例如肺结节薄层靶重建时往往根据结节尺寸设置为 200mm 以下。

5. **图像中心位置**　缩小显示视野的同时须重新设置图像的中心位置，根据病灶位置设置重建视野中心的左右和上下，以保证所观察病灶在视野中心位置全部显示。

6. **重建类型**　根据病灶诊断需要选择不同的重建函数。例如，某公司 64 排 CT 的重建函数包括 Soft、Standard、Lung、Bone、Detail、Edge 等，图像重建效果从平滑逐渐锐利。

（二）图像的重组

64 排 CT 图像的重组即图像的后处理技术，它是利用横断面图像重组成二维或三维图像的过程。包括多平面重组、曲面重组、表面阴影显示、最大密度投影、最小密度投影、容积再现、仿真内镜等多种重组显示方法。

1. **多平面重组（multiplanar reformation，MPR）**　将一组横断面图像通过后处理使体素重新排列，获得同一组织器官的冠状、矢状、横断面及任意斜面的二维图像处理方法。其获得诊断所需要任意剖面的二维断面图像，对横断面图像的诊断做了有效的补充。MPR 适用于全身各个系统组织器官的形态学显示，特别有利于显示颅底、颈部、肺门、纵隔、腹部、盆腔、动静脉血管等解剖结构复杂部位和器官，对判断病变性质、侵犯范围、毗邻关系、细小骨折、动脉夹层破口以及胆管、输尿管结石的定位诊断等方面具有优势。

2. **曲面重组（curved planar reformation，CPR）**　属于 MPR 的一种特殊形式，是在一个指定参照平面上，由操作者沿器官走行方向画出一条曲线，即可将曲线所经过的层面的体素数据重组成一幅拉直展开的图像。曲面重组用于展示人体曲面结构（如下颌骨、走行迂曲的动静脉血管、支气管等）全貌，该方法可使曲面结构拉直、展开，使某个器官的全貌显示在一个平面上，利于观察和诊断。但曲面重组对于所画曲线的准确与否依赖性很大，有时会造成人为的假象。另外曲面重组图像在显示空间位置关系方面不如 MPR。

3. **表面阴影显示（shaded surface display，SSD）**　又称为表面遮盖法，是通过计算机使被扫描物体表面大于某个确定阈值的所有相关像素连接起来的一个表面数学模式成像。它要求预先设定一个阈值（最低数值），计算机将邻近像素的 CT 值与这个阈值进行比较，凡是高于这个阈值的像素确定为白色，作等密度处理，低于这个阈值的像素则定为黑色，作舍弃处理，并用阴影技术进行处理，从而得到可以从任意角度投影成像的三维表面轮廓影像。也就是说，在确定了密度值的上下限即阈值极值（最低与最高阈值）后，凡在该阈值范围内的体素都被作为实体处理，计算机将其塑形为三维物体，在假想的光照模型基础上展示物体表面阴影的效果。

由于 SSD 是通过计算被扫描物体表面所有相关像素数学模式，而产生的非白色影像即黑色影像的二进制图像，因此具有良好的人机交互操作特点，立体感、真实感很强，完整展现解剖结构的三维形态与相邻空间位置关系极佳，尤其适合显示复杂区域解剖结构的关系，而且对重组三维软组织影像效果也非常好。但是 SSD 图像受阈值影响极大，阈值选择不当会掩盖或丢失大量组织结构的解剖信息，从而造成假象和伪影，而且无法准确区分钙化、金属支架、对比剂等。对同一组织结构，宜采用不同阈值水平作 SSD 重建成像，以帮助医生综合考虑其医学意义。

SSD 技术在骨骼系统（颅面骨、骨盆、脊柱等）、空腔结构（支气管、血管、胆囊等）、腹腔脏器（肝脏、肾脏等）等方面的应用具有较高的临床价值。

4. **最大密度投影法（maximum intensity projection，MIP）**　是将径线所通过的容积组织或物体中每个像素的最大密度值进行投影，该技术普遍应用于 CT 血管成像（CTA）中。最大密度代表最大 CT 值，故一般称为最大密度投影。MIP 的投影方向是任意选择的，最常运用的有前后位、上下位、侧位以及与上下位垂直的其他角度。MIP 是采用视线路径上的最大投影值作为三维图像的像素值。它的基本原理被称为“视线跟踪技术”，即自操作者观察物体的方向作一投影线，并将沿着该线的像素作最大密度投影示。MIP 的血管像在三维图像中似乎有某些阴影的感觉，这主要是由于造影增强血管的边缘受周围软组织部分容积效应的影响，其 CT 值有所降低，结果血管横断面中心部分是一个高值，边缘部分是一个低值，中心部分的亮度高于边缘部分，产生了阴影的立体感觉。

MIP 是取每个像素的最大 CT 值进行投影，反映组织的密度差异，故对比度很高，临床上广泛应用于具有相对高密度的组织和结构，如显影的血管、骨骼、肺部肿块以及明显强化的软组织占位病灶等。区分血管壁钙化与充盈对比剂的血管腔是 MIP 的特点，优于 MRI，也优于常规血管造影。同时这也是 MIP 技术的缺点，因为位于血管前方或后方的骨骼（如脊柱），以及与血管腔成非切线位的管壁钙化尤其是环形钙化势必掩盖血管腔的显示。因此，为了消除骨和其他高亮度的结构影响，往往还需要做一些容积数据处理。

5. **最小密度投影法**（minimum intensity projection，MinIP）　是在某一平面方向上对所选取的三维组织层块中的最小密度进行投影，即仅计算穿过所选取层块每条射线上最低密度像素而投影产生的图像。主要用于气道的显示，偶尔也用于肝脏增强后肝内扩张胆管的显示。这里层块大小的选择很重要，若选择层块过小，不利于气道内小的软组织影显示；如层块过大，则气道周围的软组织影与之重叠。一般原则为层块厚度应与要显示的气道内径大小相接近。如要显示周围气道，层块宜小。气道周围为肺组织，缺乏软组织对照，MinIP 方法受到一定限制。目前主要应用于大气道成像、肺部疾病的检查及胰胆管成像检查，对含气量增加的肺部疾病敏感，如肺气肿、肺大疱。

6. **容积再现**（volume rendering，VR）　容积再现又叫容积漫游，它将每个层面容积资料中的所有体积元加以利用，而 MIP 只利用约 10% 的容积数据。VR 将各层面不同密度的体素分类，指定不同的颜色和阻光度，并计算梯度场来度量不同物质间存在的边界。这样，三维体素阵列被视为半透明，设想投影光线以任意给定的观察方向穿过空间，受到半透明体素的衰减和边界的作用，最终投影在观察平面上得到图像。常用梯形曲线调节体素的阻光率，梯形的斜边代替阈值，使参数调节有较大的宽容度。VR 图像能同时显示空间结构和密度信息，对肿瘤组织与血管空间关系显示良好。

7. **仿真内镜**（virtual endoscopy，VE）　是计算机技术与三维图像相结合的结果，是三维医学图像的一种表现形式。VE 指的是利用计算机软件功能，将螺旋 CT 容积扫描获得的图像数据进行后处理，重建出空腔器官内表面的立体图像，类似纤维内镜所见。

螺旋 CT 连续扫描获得的容积数据是仿真内镜成像的基础，在此基础上调整 CT 值阈值及透明度，使不需要观察的组织透明度变为 100%，从而消除其影像；而需要观察的组织透明度变为 0，从而保留其图像（如充气管腔 CT 值选择在 -200~700HU，透明度为 0）。再调节人工伪影，即可获得类似纤维内镜观察的仿真色彩。

64 排 CT 因为图像采集的各向同性，CT-VE 在鼻腔、鼻旁窦、喉、气管、支气管、胃肠道、血管等空腔器官中的应用已经比较成熟。

（三）64 排 CT 图像后处理技术的各种高级应用

1. **心脏 CT 后处理技术**　随着机架旋转速度的不断提高，64 排 CT 的单扇区时间分辨力达到 165ms，最多可实现 5 扇区重建，使得时间分辨力达到 80ms 以下。心电门控结合多扇区重建技术的应用，使得心脏冠状动脉成像得以顺利开展。

心脏后处理软件运用 MPR、CPR、VR、MIP 等技术对心脏进行心血管钙化积分评估、心脏冠状动脉分析及心功能评估。随着硬件设备和应用软件的不断升级，血管自动分析功能的应用，使心脏冠脉和功能分析更简便，在临床得到广泛的应用和普及，如心脏冠脉分析。

2. **CTA 血管造影的后处理技术**　CTA 是将 CT 增强技术与薄层、大范围、快速扫描技术相结合，通过合理的后处理，清晰显示全身各部位血管细节，具有无创和操作简便的特点，对于血管变异和血管疾病显示有重要价值。

血管的分析软件采用 MPR、CPR、VR、MIP 等技术对血管的各方位截面、全貌、外形、血管内部情况进行详细的分析，可用于各血管的动脉夹层、狭窄、栓塞、钙化、动脉瘤等疾病的诊断。

3. **呼吸系统成像**　利用多种重建算法及丰富的后处理方法，可以完美显示支气管树，肺血管，肺内病灶及相关毗邻关系等，并可用虚拟支气管镜多角度观察支气管内腔的形态，为呼吸系统疾病的明确诊断提供更为可靠精确的影像学信息。

高级肺结节分析（lung VCAR）是呼吸系统成像后处理技术中的一种高级应用，可通过测量一定时间内肺结节体积和形态的变化来对结节进行有效的评估。软件可自动分析每个结节是实性结节、非实性结节或是混合性结节，并可自动计算结节与肺血管和胸膜的毗邻关系，结节内不同成分用不同颜色显示，还可分别显示不同成分的测量结果：通过结节的体积（如为混合变性结节，则分别计算实性成分和非实性成分的体积及所占百分比）变化为临床的后续治疗提供更加可靠的依据。

4. **仿真胃、结肠 CT 成像**　模拟消化道气、钡双重造影技术及虚拟内镜技术，全方位再现消化道的大体形态以及黏膜的形态改变（包括肿瘤、息肉、憩室等），操作安全、便捷，为消化道疾病的诊断提供一种全新的成像方法。

ColonVCAR 是 GE 公司开发的结肠 CT 成像的高级应用软件，设计用于帮助医师评价结肠内腔和内壁情况，以确认是否存在结肠性病变。它提供以下功能：二维/三维复制、疑似病变部位书签标记、同步查看任何位置的二维、三维、360°解剖视图以及面向腔内的实体显示。相比于大肠镜检查，该工具由于其三维演示功能，具有深度穿透的优势。但是在此项检查前肠道准备要求非常严格，肠道清洁是此项检查的首要条件。

5. **灌注成像的后处理分析**　CT 灌注成像反映的是血流动力学的改变，是一种功能成像。是指在静脉注射对比剂同时对选定组织器官的某一层面进行连续多次扫描，即动态增强扫描方式，以获得层面内每一个像素的时间密度曲线（TDC），根据该曲线利用不同的数学模型计算出血流量（BF）、血容量（BV）、对比剂平均通过时间（MTT）、对比剂达峰时间（TTP）、表面通透性（PS）、肝动脉分数（HAT）等血流参数，以此来评价组织器官的灌注状态。常用于超急性期脑梗死缺血半暗带的判定、脑梗死前期脑缺血的发现、血管介入治疗效果的判定、肿瘤恶性程度的判定及评估放化疗的疗效。

64 排 CT 因探测器覆盖范围的限制，在不动床的同层动态扫描时难以覆盖全器官。而新的摇篮床技术（又叫穿梭扫描）在 64 排 CT 的应用，使得全器官灌注成像得以实现。

6. **全景齿科成像**　独特的齿科 VR 及曲面重组可以完美展现口腔及颌骨全景图像：包括牙冠、牙体、牙根、牙髓腔的局部细节及牙齿排列、咬合的情况，以及颌骨病变等丰富的信息，更能提供多种测量工具，进行深度、间距、角度等数据的测量，为齿科矫形和牙病防治提供有价值的影像学依据。

7. **计算机体层摄影尿路造影（CTU）**　CT 尿路造影运用先进的多期扫描及后重建技术，采用 VR、MIP、CPR 等多种后处理方法，全方位为泌尿系统的多种疾病提供直观清晰的影像学信息，已全面替代传统的肾、输尿管及膀胱平片（KUB）加静脉肾盂造影（IVP）。

8. **动态多层次表面重组**　运用独特的 VR 多域值多彩色显示方法，自由显示不同组织层次及组织结构，从皮肤到骨骼任意角度显示，简单的操作可轻松实现“骨肉分离”的动态效果。

9. **内耳、听小骨重组技术**　通过二维及三维的多种内耳和听小骨显示方式，清晰展示人体内最小骨骼的精细形态和解剖结构，更可揭示听器的组成全貌，对内耳、中耳及面神经管病变的诊断具有重要的临床价值。

10. **肺气肿及功能评估**　用不同呼吸时相低剂量胸部扫描及 CT 阈值的调整，可观察肺内细微的密度变化及肺通气情况的变化，还可测量肺过度通气的范围及分布比例，可应用于肺气肿及减容术前、术后相关肺功能的评估，对临床诊断和治疗及相关科研工作具有重要应用价值。

11. **腹腔内脂肪测量**　采用平面计算方法，操作便捷、直观，完全排除腹壁脂肪含量的影响，对腹腔内脂肪含量进行迅速、精确的测量，特别适用于对于肥胖症判别、2 型糖尿病、高脂血症等营养性疾病的诊断和风险评估以及冠心病风险的预测。

12. **全肝体积快速测量**　肝脏体积测量技术可评价肝硬化肝功能储备、肝叶切除术后患者耐受情况，并可进行活体肝移植术前评估，用于多种肝脏疾病诊断和预后评价。

13. **骨科畸形纠正评估及内固定支架透视技术**　任意角度重组，配合精确的二维和三维角度、长度测量工具，为骨科畸形纠正手术带来全新的全方位术前评估手段；内固定支架透视技术，使用先进的降噪技术，一键式的操作，清晰展示内固定钢钉的情况，全无伪影干扰。

三、CT 设备的安装与验收

CT 机在安装前首先做好 CT 机房的准备，按照职业病防治法要求，放射机房在建设或改造前应进行放射防护预评价，按照预评价的要求进行建设或整改。机房的电力、接地电阻、空调、温湿度、地面承重、通道、警示标志、警示灯等应满足要求。

（一）CT 设备的安装

1. **安装前验收（开箱检查）**　新 CT 机到达医院之后，首要的工作是对设备进行安装前验收（开箱检查）。一般应由单位设备管理部门牵头，组织设备供应商、使用科室、商检部门等有关方面人员一起开箱，检查上述各项及箱内设备有无损伤，保留影视资料，以便分清责任及时处理。

CT 设备的安装前验收包括以下基本内容：设

备型号是否与合同相符，设备装箱内容是否与合同相符，选配件配置是否符合合同规定，设备包装状况是否完好，以及到货日期是否符合合同要求等。开箱时应注意确认箱体，检查箱体是否按标志正确放置、箱体本身有无缺损及雨淋痕迹等。

2. **部件的放置**　CT 机各部件较大，安装前各部件按事前的安排尽量一次到位放置，不宜来回搬动。

3. **扫描机架、患者定位床及操纵台的安装**　根据设备机械安装图，在扫描室地面画好床及机架的位置，标明各部件的尺寸和相互关系，以及固定螺孔的位置。将机架平稳地移入安装位置，安装机架两端的底座，调到水平；安装患者定位床时，机架采样孔旋转轴与床面移动中心轴对准，用地脚螺丝固定；控制台的安装要便于观察定位床和机架，以方便工作。

4. **接线**　CT 机各部件机械安装后，用相应的电缆将各部件连接起来，检查电源电压、频率、功率是否符合设备要求，电缆槽和各连线安排是否合理。设备地线应连接到总接地线处，防止电流通过地线而引起干扰。接地要良好，电源中线（零线）不能当地线用。

机械安装和接线完毕后，通电前应认真查对接线有无错误，各接插线有无松动，接触是否良好，确认一切无误后方可通电。

5. **设备的调试**　CT 安装完毕后，对其机械性能和系统要分别进行调试。

（1）机械性能调试：机械性能调试主要包括：对患者床升降和平移的调试，特别是 X 线精度的调试，精度不准可能会导致扫描过程中出现漏层现象，这一点在高端 CT 中尤为重要；扫描架的旋转调试，特别是旋转的均匀性调试。旋转的不均匀会造成明显的图像伪影；视野选择的检查与调整；扫描架倾斜角度的检查与调整；定位灯准确性的检查与调整等。

（2）系统调试：机械性能调试后，必须进行系统的调试才能投入使用。系统调试工作基本都由软件完成，内容包括 X 线的产生、探测器的信号输出、准直器校准、检查床运行、图像显示系统和激光相机的调试等。上述调试完成后，利用机器附带的测试模体进行水模测试。水模测试主要是测试断面照射范围内射线剂量的均匀一致性和 CT 值得准确性。

当一切调试正常后，依据 CT 机设计的各种功能，用相应的程序逐一试扫描，发现问题应及时调试。当全部达到设计标准时，便可试扫描患者。

（二）CT 设备的验收

CT 设备的验收是 CT 设备全过程技术管理的重要一环，是确保引进设备的质量、数量及按时安全投入使用的重要工作。CT 设备的验收包括机械性能验收、电气性能验收和图像质量验收。如定位光精度、床位移精度、扫描机架倾角精度、稳定性、CT 值、线性、一致性、层厚等。验收依据为国标和设备的技术参数。

1. **机械性能验收**　机械性能验收是在安装和大修以后通过测试体模进行测试，CT 机械性能验收包括扫描机架系统、扫描床、X 线准直器、探测器系统等。

扫描机架通常用三点支撑大圆盘作间歇或连续的圆周运动，X 线管和探测器以相对固定的位置装在同一框架上，通过准直器将 X 线变成狭窄的笔形束或扇形束。扫描时机架的旋转运动应匀速无震动、无异常声响。同时要求机架固定牢靠，保持水平。扫描床上升下降、前进后退应灵活。

准直器位于 X 线管的前方，可大幅度减少散射线的干扰，并决定扫描层的厚度。

CT 值的准确度通过利用常规的操作参数和重建算法对测试物体的扫描来证实。水的 CT 值定义为 0，所测水的 CT 值应在±4HU 范围内。

线性与计算机所得的 CT 值和每一体素的线性衰减系数之间的线性关系相关联。他对定量 CT（QCT）的准确度十分重要，其偏差应在±5HU 范围内。

一致性是指要求同类物体影像中每像素的 CT 值在物体各区域的狭窄界限内保持相同。同类测试物体外围和中心区域间的 CT 值差异应≤8HU。

稳定性为一段时间内 CT 值持久性和设备一致性的维持，可通过适当的测试体模进行检查，应至少具有 3 种不同材料的样本。该测试标准也可用于一致性的确定中，测量 3 个感兴趣区，每个感兴趣区大约包含 100 个像素，3 个感兴趣区分别分布在重建影像的中心、外围、中心外围中间位置。

层厚在视野的中心测得，为沿旋转轴敏感层面像上两点间的距离，在此距离上响应值降至 50%。因为层厚对影像细节的影响，所以层厚的特定偏差不应超出。

2. **电气性能验收**　电气性能验收的目的就是在设备安装完成，通电后，按照设计要求，对 CT 的接线、X 线管的质量、高压发生器的工作性能和工作时序等做一次全面检查,并为以后主要参数的检测和调整排除障碍。电气性能验收的顺序是先进行低压试验,后进行高压试验。低压试验包括电源电路、控制电路、X 线管灯丝电路、辅助装置电路。高压试验包括高压电路的空载和负载试验。

3. **图像质量验收** CT 影像质量主要依赖于两种扫描参数:与计量相关的参数及与影像处理和影像观察条件相关的参数。计量相关参数有曝光因素、层厚、层数、扫描时间和层间距。处理参数有视野、扫描次数、重建矩阵大小、重建算法和与影响观察相关的这些参数的影响,可通过对测试体模的测量进行量化评估。

4. **行政管理验收** CT 机安装调试正常后应由卫生主管部门大型医用设备应用质量评审委员会专家组进行质量验收,以后每两年进行一次周期性验收,以及由卫生监督部门对设备性能和放射场所防护效果进行验收,由环保部门按照相关法规进行放射防护验收。验收合格后取得卫生主管部门颁发的大型医用设备配置证。

5. **机器的调试与校准** 机器的调试与校准(machine installation and calibration)直接影响 CT 图像质量。安装时要保证 CT 机房的设计与布局合理,除严格按照防护原则设计 X 线的防护外,还要考虑既能充分发挥 CT 机各部件的功能,又能合理利用有效的空间开展日常的检查工作;CT 机属贵重精密仪器,内含计算机和大量精密元器件,为了保证元器件的散热和磁盘机的稳定,CT 机房和计算机房必须防尘,温度保持为 18~25℃,湿度以 40%~65%为宜。电源功率要足够大,工作频率稳定。安装 CT 机必须注意:一是开箱检查时要对照装箱单清点装箱内容,核对名称和数目,有无元器件的损伤。二是避免多次搬动造成损坏,各部件的放置应事先安排,尽量一次到位。三是必须检查电源电压、频率和功率是否符合设备的要求,电缆槽和各连线的安排是否合理。

调试与校准工作基本上由软件完成的。调试与校准的内容包括:X 线的产生、探测器信号的输出、准直器的校准、检查床的运行、图像显示系统和照相机的调试等。所有的调试内容完成后,进行水模测试,目的是测试横断面照射野范围内 X 线剂量的均匀一致性和 CT 值的准确性。照射剂量一致性的测试通常由 CT 机附带软件完成,要求在圆形水模的图像中间和四周(中心及偏离水模边缘 1cm 的 12、3、6 和 9 点钟位置)各设一个测试区。照射野范围内 X 线剂量不均一产生的原因是机架扫描圆孔的范围内处于中间部分的线路径较长,导致了扫描过程中 X 线束的硬化。X 线束的硬化通常由 CT 机内的软件来校正,在扫描过程中,尽可能将患者置于机架扫描孔的中央。

四、CT 设备的维护与保养

CT 的维护保养工作是 CT 设备处于良好工作状态的保证,是减少故障的重要手段。

(一) 维护与保养内容

1. **工作环境** 要使 CT 机正常工作,首先要保证其必要的工作环境,即保持机房、操作间、计算机室的干净卫生,避免有害气体侵袭,保持 CT 机房在规定温度和湿度,避免周边震动等。机房温度控制在 18~22℃,湿度控制在 45%~60%左右。

2. **使用操作**

(1) 使用原则:CT 操作人员必须经过 CT 上岗培训并获得合格证书;严格按使用说明所规定的操作规程操作;每日开机后,按要求对球管预热训练和空气校准;扫描中注意操作台各参数变化,及时发现异常;扫描过程中严禁调整成像参数和机器条件。

(2) 操作规程:开机前检查扫描室、控制室和计算机室的温度和湿度,达到规定要求方可开机;严格按照顺序启动机器,开机后观察各项技术选择是否在正常位置,并开始进行 CT 球管空气训练;按医嘱和病变部位选择相应的技术条件扫描患者;按要求进行 CT 图像后处理;每天患者检查完后,按顺序关闭机器,再关总电源。

(3) 日常保养:CT 机的日常保养应按天、周、月、季度和年度计划进行,并做好保养记录。CT 日常保养包括保持机房恒定的温度和湿度,保持机房和机器内部清洁,CT 机定期性能测定,注意安全检查。

(4) 机械部件保养:经常检查 CT 检查床的活动度,观察有无摩擦现象;经常用油抹布擦拭,防止部件电镀部分生锈;经常检查扫描机架的活动情况;对扫描机架内球管、探测器的运行进行检查;经常检查各部件的紧固件、对 CT 机运动频繁的轴承、轨道、滑轮等要重点检查。

(5) 电气部分的保养:检查电源线的绝缘层是否老化、破损或过负荷烧焦等现象,若有上述情况,立即更换电源线;检测接地装置是否完好;控制台、扫描机架、检查床等电路电线是否完好;定期检查与校正部分重要电路。

（6）高压发生器及高压电缆保养：高压电缆应保持清洁，切忌受潮、受热、受压和过度弯曲。一般而言，电缆弯曲半径应大于30cm；要避免变压器油侵蚀电缆；经常检查电缆两端的插头固定环是否拧紧。

（7）X线管的保养：扫描时注意倾听X线管内是否有放电异常声音；经常检查球管的冷却系统；并测量CT球管的输出量。

（二）维护与保养时间表

1. **日清洁**　对CT控制台、扫描机架、检查床的表面，每天早上开机前或下班后要清除浮尘。控制台、扫描机架上决不允许放茶水杯，特别是开水杯。每天用半干湿拖把清扫地面，最好用吸尘器清扫。

2. **周检查**　每周应对CT的控制台、扫描机架、检查床、高压发生器和计算机柜等进行一次检查。

3. **月保养**　CT机月保养包括各部件的清除灰尘、除去锈斑、紧固螺丝、插紧控制台内和计算机柜内的电路板，补充和调整高压发生器和球管的冷却循环系统等。

4. **年检测**　CT机运行一年，应定期进行全面检修，以保障CT机的良好运行。因CT运行一段时间后，某些机械部件和电气元件，特别是球管、探测器等性能发生变化，其主要参数可能出现不准确或不稳定，必须进行全面校正。

（杨明　雷子乔　张铁成　曹国全）

第二十章

CT 成像基本概念与检查方法

第一节　基本概念与扫描方法

一、基本概念

（一）分辨力

1. **密度分辨力**　指在低对比度情况下，图像对两种组织之间最小密度差别的分辨能力，常以百分数表示。例如：0.2%、5mm、0.45Gy，表示物体的直径为5mm、患者接受X线剂量为0.45Gy时、CT的密度分辨力为0.2%，即相邻两种组织密度值差≥0.2时，CT图像可分辨。CT图像密度值用灰阶表示。灰阶等级由2^N决定，N是二进制的位数，称为比特，比特值大，表示信息量大，量化的精度高，反之则低。影响密度分辨力的主要因素有层厚、X线剂量和噪声等。增加体层层厚或X线剂量，减小噪声等，密度分辨力相应增加。

2. **时间分辨力**　对于静止器官的成像，时间分辨力是指影像设备单位时间内采集图像的帧数，它与每帧图像的采集时间、重建时间、螺距以及连续成像的能力有关。对于运动器官的成像，时间分辨力还指在扫描野内用于图像重建所需要扫描数据的最短采集时间，例如，在心脏扫描中，并非所有360°数据都用于图像重建，而是根据同步记录的ECG波形选取一定的心动周期重建图像，此时的时间分辨力是指分布在ECG波形相对位置上用于图像重建数据起始点到结束点的时间窗宽度。

在心电门控重建中，当机架旋转速度不变时，可以采用螺旋扫描多个心动周期中同一时相获取的数据叠加来获得图像，这样时间分辨力就成了可变值，它随着用于重建图像的心动周期数的变化而变化。使用的心动周期数越多，时间分辨力越高，扫描360°所需时间越短，时间分辨力越高。

3. **空间分辨力**　指在高对比度的情况下，密度分辨力大于10%时，图像对组织结构空间大小的鉴别能力。常以每厘米内的线对数（Lp/cm）表示。线对数越多，空间分辨力越高。换算关系为：可辨最小物体直径（mm）= 5÷线对数（Lp/cm）。以往的空间分辨力主要表示CT成像平面上的分辨能力（也称横向分辨力，即x轴、y轴方向）。在多层螺旋CT（MSCT）应用中有纵向分辨力，它的含义是扫描床移动方向或人体长轴方向（z轴）的图像分辨力，表示CT机多平面和三维成像的能力，即横断面图像堆叠后的剖面图像（矢状面、冠状面等）能否清晰显示的能力。这样就有了x轴、y轴、z轴三个方向的空间分辨力，当三个方向的空间分辨力基本相同时，又被称为“各向同性”。影响空间分辨力的主要因素有像素、探测器孔径、相邻探测器间距、图像重建算法、数据取样、矩阵、X线管焦点尺寸和机器精度等。其中像素是最主要的因素，扫描图像矩阵中像素越多，横向分辨力就越高，如图20-1。

（二）CT值与观察野

1. **CT值**　CT值是重建图像中像素对X线吸收系数的换算值，是测量CT图像中相对密度的简便的指标。单位是亨氏单位（Hounsfield unit，HU）。当X线穿过人体不同组织后，由于X线的波长、组织的原子序数和组织的密度不同，组织的吸收系数不同。衰减系数μ值是表示物质的相对密度。

Hounsfield以水的$\mu_{水}$作为标准，定义了CT值。某物质的CT值等于该物质的衰减系数$\mu_{物}$与水的衰减系数$\mu_{水}$之差，再除水的衰减系数$\mu_{水}$的商，乘以分度系数1 000。其公式如下：

$$CT值=(\mu_{物}-\mu_{水})/\mu_{水}\times 1\,000 \quad (式20\text{-}1)$$

若把人体组织的CT值界限划分为2 000个单位，水的CT值为0HU，空气和密质骨的CT值分别

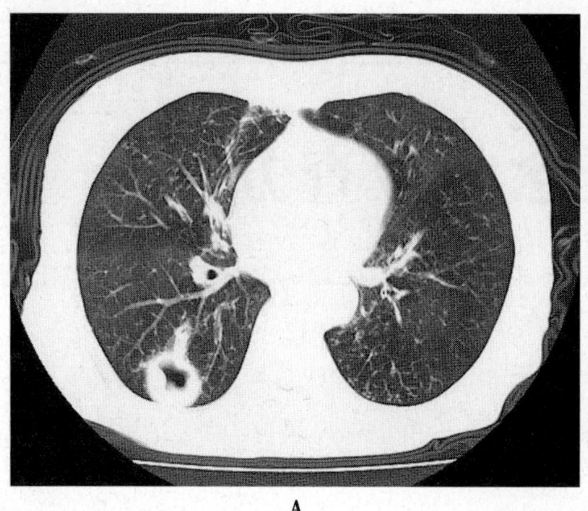
A

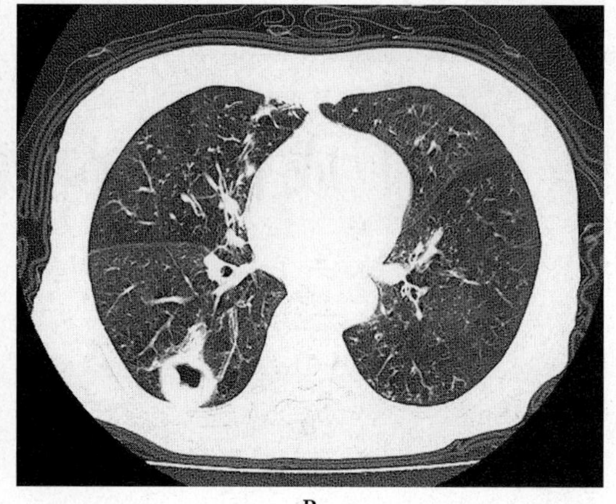
B

图 20-1　空间分辨力

A. 扫描层厚 7mm；B. 扫描层厚 1mm。

为-1 000HU 和+1 000HU。已知人体各组织的衰减系数，根据上述公式，即可得到各组织的 CT 值（表 20-1）。从表中可以看出，组织密度越大，CT 值越高。在分析 CT 图像时，用测量 CT 值的方法，可以大体估计组织器官的结构情况，如出血、钙化、脂肪或液体等。

表 20-1　人体常见组织 CT 值

组织	CT 值/HU	组织	CT 值/HU
密质骨	>250	肝脏	45~75
松质骨	30~230	脾脏	35~55
钙化	80~300	肾脏	20~40
血液	50~90	胰腺	25~55
血浆	25~30	甲状腺	35~50
渗出液	>15	脂肪	-50~100
漏出液	<18	肌肉	35~50
脑积液	3~8	脑白质	28~32
水	0	脑灰质	32~40

此外，还可以根据 CT 值选择阈值进行图像后处理，根据 CT 值进行实时增强监视和骨密度测定等。由于 CT 值会因 X 线硬化、电源状况、扫描参数、温度及邻近组织等因素发生改变，故 CT 值只能作为诊断的参考依据，见表 20-1。

CT 值是组织密度衰减的相对值，它与组织的原子序数和密度呈正相关，与 X 射线辐射的强度呈负相关；灰阶用来表示图像的密度，由比特（bit）数表示，CT 常用的灰阶是 12 个比特（2^{12}=4 096）。在实际工作中，由于 CT 值越大，图像的灰阶越白，反之则越黑；以及实际 CT 值的测量都在图像上进行，因此，根据上述的规律可以将 CT 值与图像的灰阶关联，有经验的工作者并可根据图像上组织的密度，大致判断出 CT 值的范围。

2. **观察野**（field of view，FOV）　观察野（或称视野）是 CT 扫描成像范围或图像显示范围的统称，在实际工作中又可把它分为扫描野和显示野。

（1）扫描野（scanning field of view，sFOV）：CT 扫描时视野或成像所包括的范围。根据不同的检查部位，通常应选择大小合适的扫描野，合适的扫描野可改善显示图像的分辨力，并有利于图像的观察和病变的诊断。

（2）显示野（display field of view，dFOV）：已成像的图像层面可显示的范围大小。一般而言，CT 检查中的显示野等于扫描野。在某些情况下，可以通过后处理电子放大的方式来改变显示野，如为了突出显示病灶和细微结构，根据选择经放大后的显示野则不同于扫描时成像范围的大小。

（3）图像像素：大小的计算根据扫描野和已知的矩阵大小，还可求出某幅图像的像素尺寸。如常用的矩阵 512×512，可以利用下述公式求出某图像像素的大小。

像素尺寸=重建范围/矩阵尺寸

一般，CT 扫描仪的像素尺寸大小范围在 0.1~1.0mm 之间。从上式可以看出，如果扫描野的范围不变，像素随矩阵的变化而变化，矩阵大，重建像素值就小，图像分辨力就高。如果矩阵大小固定不变，减小显示野的范围，可获得较小的像素值，从而提高图像的空间分辨力。

（三）部分容积效应与周围间隙现象

1. 部分容积效应（partial volume effect）　部分容积效应的含义是：在一个层面同一体素中，如有不同衰减系数的物质时，其所测得的 CT 值是这些组织衰减系数的平均值。换言之，在同一扫描层面的体素内，含有两种或两种以上的不同密度的组织时，其所测得的 CT 值不能真实反映其中任何一种组织的 CT 值。因此，在临床扫描工作中，对小病变的扫描，应使用薄层扫描或部分重叠扫描，以避免部分容积效应的干扰。

2. 周围间隙现象（peripheral space phenomenon）　在同一扫描层面上，与该层面垂直的两种相邻且密度不同的组织，其边缘部分所测得的 CT 值不能真实反映各自组织的 CT 值。同时由于两种组织交界处相互重叠造成扫描射线束的衰减误差，导致了交界处边缘模糊不清，该现象被称之为周围间隙现象。一般，密度高的组织，其边缘 CT 值比本身组织的 CT 值低。反之，密度低的，其边缘 CT 值比本身组织的 CT 值高。

（四）窗口技术

1. 定义　窗宽（window width）表示图像所显示的像素值的范围。窗宽越大，图像层次越丰富，对比度越小；窗宽越小，图像层次越少，对比度越大；窗位（window level）又称窗中心（window center），是指图像显示时图像灰阶的中心值；窗技术（windowing）指调节数字图像灰阶亮度的一种技术，即通过选择不同的窗宽和窗位来显示成像区域，使之合适地显示图像和病变部位。

2. 设置　数字图像的显示是经计算机对数据计算，得出图像矩阵中每个像素的数值，再按每个像素数值的大小转换到显示器上，形成亮暗灰度不同的图像。为了更好、更多地显示组织的结构和细微信息，需要选择不同的窗技术来观察图像。

不同组织的密度值不同，通常以欲观察某一组织的密度值作为窗中心。在 CT 图像中，如肝组织的窗位为 40HU，而窗宽常用 200HU，如某显示器的显示灰阶为 16 个灰阶，那么该窗设置的 CT 值范围为-60HU～+140HU，则 CT 值在-60HU 与+140HU 间的组织以 16 个不同的灰阶显示，由于 200 个 CT 值被平均，分配到每个灰阶时为 12.5，故肝内组织密度的 CT 值差别大于 12.5HU 就能被该窗值设置所分辨。

双窗技术主要用于 CT 扫描图像中密度相差较大的部位，即同时能观察低密度组织，又能观察高密度组织，常见如胸部的肺和纵隔、骨骼肌肉系统的骨和软组织等。

同样的窗宽，由于窗位不同，其所包含的 CT 值范围不同。例如取窗宽为 100HU，窗位为 0HU 时，其包含 CT 值范围为±50HU；当窗位为 40HU 时，所包含 CT 值范围则为-10HU～+90HU。数学表达公式如下：

$$（下限）C-W/2 \sim C+W/2（上限） \quad （式 20-2）$$

调节窗宽、窗位能改变图像的灰度和对比度，能抑制或去除噪声和无用的信息，增强显示有用的信息，但不能增加图像的信息。

CT 机上窗宽、窗位的一般设置原则是当病变和周围组织密度相近时，应适当调大窗宽；如观察的部位需要层次多一些，也应适当加大窗宽；如果显示部位的图像密度较低，可适当调低窗位，反之则可调高窗位。

3. 灰阶与窗宽、窗位　将重建图像矩阵中每一像素的 CT 值，转变成相应从黑到白不同灰度的信号，并显示在图像或显示器上，这种黑白信号的等级差别，称为灰阶（grey scale）。为适应人眼可识别的灰度差别，早期的显示系统灰阶设置范围通常被设置为 16 个刻度，每一刻度内有四级连续变化的灰度，故共有 64 个连续不同的灰阶等级。现代影像设备显示系统显示器的灰阶多数为 256 个。

窗宽越宽，可以观察组织 CT 值的范围越大，可用于观察 CT 值变化范围较大的组织，如肺和骨组织等。窗位是对应图像灰阶的中心位置，也就是所观察组织的中心 CT 值。一般情况下，可将所观察组织本身的 CT 值定为窗位，它既能显示比该组织密度高的病变，也能观察比该组织密度低的病变。如果观察某组织时设定窗位为 C，窗宽为 W，那么显示该组织的 CT 值范围为 $C-W/2 \sim C+W/2$。

窗技术是利用数字图像的特点，改变亮度与 CT 值的范围，显示不同组织密度变化的技术。选择合适的窗宽和窗位，将感兴趣区的病变信息适当显示，是窗技术的最终目的，也是阅读数字图像的重要方法。

（五）噪声与伪影

1. 噪声　噪声是指均匀物体的影像中 CT 值在平均值上下的随机涨落，图像呈颗粒性，影响密度分辨力，与图像的质量成反比。分为随机噪声和统计噪声。一般所指的噪声为统计噪声，用 CT 值的标准偏差来表示，以 w 表示体素的大小，h 表示体层厚度，d 表示辐射剂量，k 表示常数，σ 表示标准偏差，其数学表达式为：

$$\sigma^2 = k/w^3hd \qquad (式\ 20\text{-}3)$$

信号和噪声同时存在，其比值即信噪比（SNR）。比值越大，噪声影响越小，信息传递质量越好。信噪比是评价机器性能的一项重要的技术指标，如图 20-2。

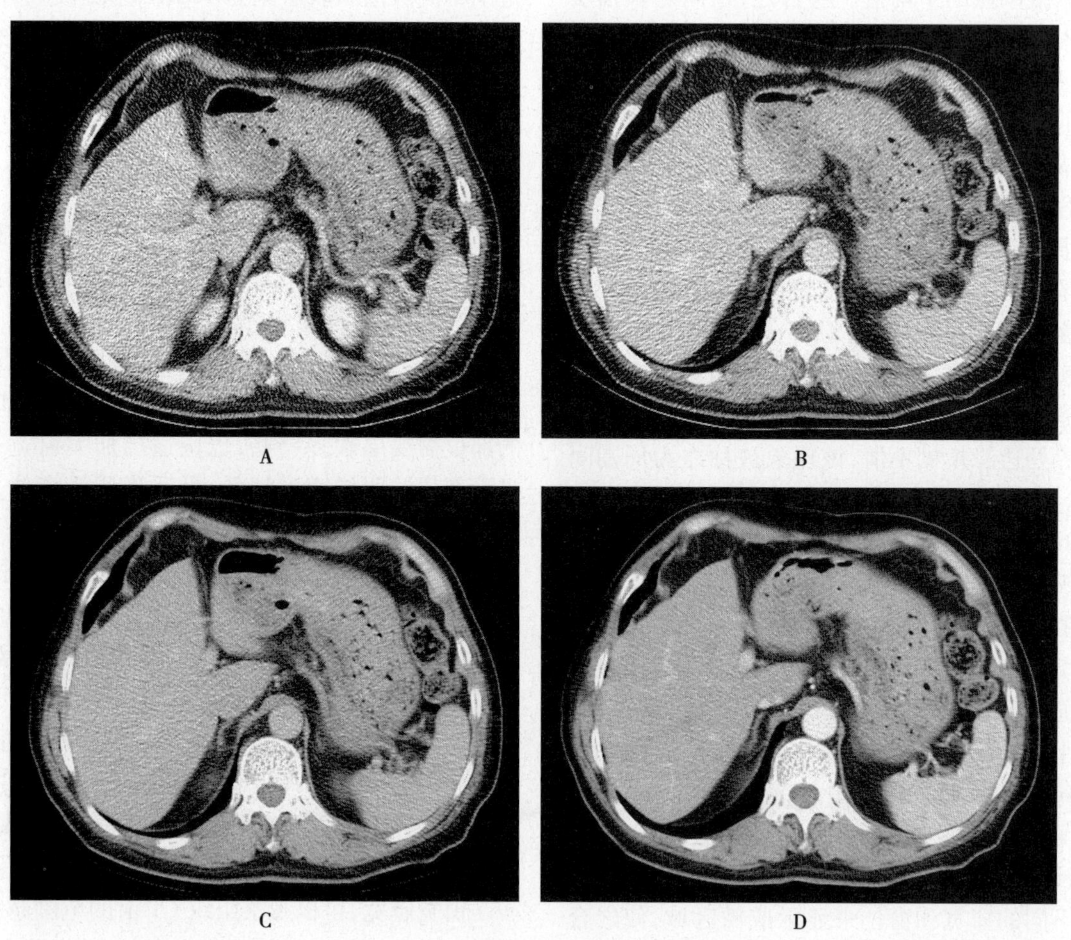

图 20-2　噪声

A. 采用 80kV、180mA 扫描；B. 采用 80kV、300mA 扫描；C. 采用 120kV、180mA 扫描；D. 采用 120kV、300mA 扫描。

2. **伪影（artifact）**　CT 图像中与被扫描组织结构无关的异常影像称为伪影，产生原因较多。常见的有：运动条纹伪影是在 CT 扫描过程中，由于患者的自主和不自主运动（如呼吸、心跳和胃肠运动等）使检测不一致，图像上表现为粗细不等，黑白相间的条状伪影；交叠混淆伪影是在照射体内出现高于采样频率的空间频率而产生的伪影；杯状伪影和角状伪影是当 X 线穿过人体后，X 线束能量保持不变而产生的伪影，称为杯状伪影。当投射曲线作角分布时产生的伪影，称为角状伪影；模糊伪影和帽状伪影是图像重建中心与扫描旋转中心重合时产生的伪影，称之模糊伪影。

当被检体在扫描野内时，产生截止于边缘处的伪影，称之为帽状伪影；环状伪影是由于探测器的灵敏度不一致，采样系统故障造成的伪影，常出现在图像的高对比区，并向低对比区扩散；金属异物、钡剂、碘油等可产生条状或星芒状伪影；颅底，肩部，扫描野外的肢体，胃肠道内的气体等亦可产生伪影；选用的扫描野和显示野与扫描部位大小不匹配、扫描参数设定过低等亦可产生伪影，如图 20-3。

（六）扫描方式

1. **非螺旋扫描方式**　又称逐层扫描，X 线束轨迹呈不相连续的环形，数据采集不连续，是真正的断面影像，此时层厚等于准直宽度。

2. **螺旋扫描方式**　分单层螺旋和多层螺旋，X 线束轨迹呈螺旋状，每层是一个不封闭的圆，需用插值方法重建图像。数据采集是容积数据，可以改变层厚进行回顾性重建图像。优化扫描方案可选

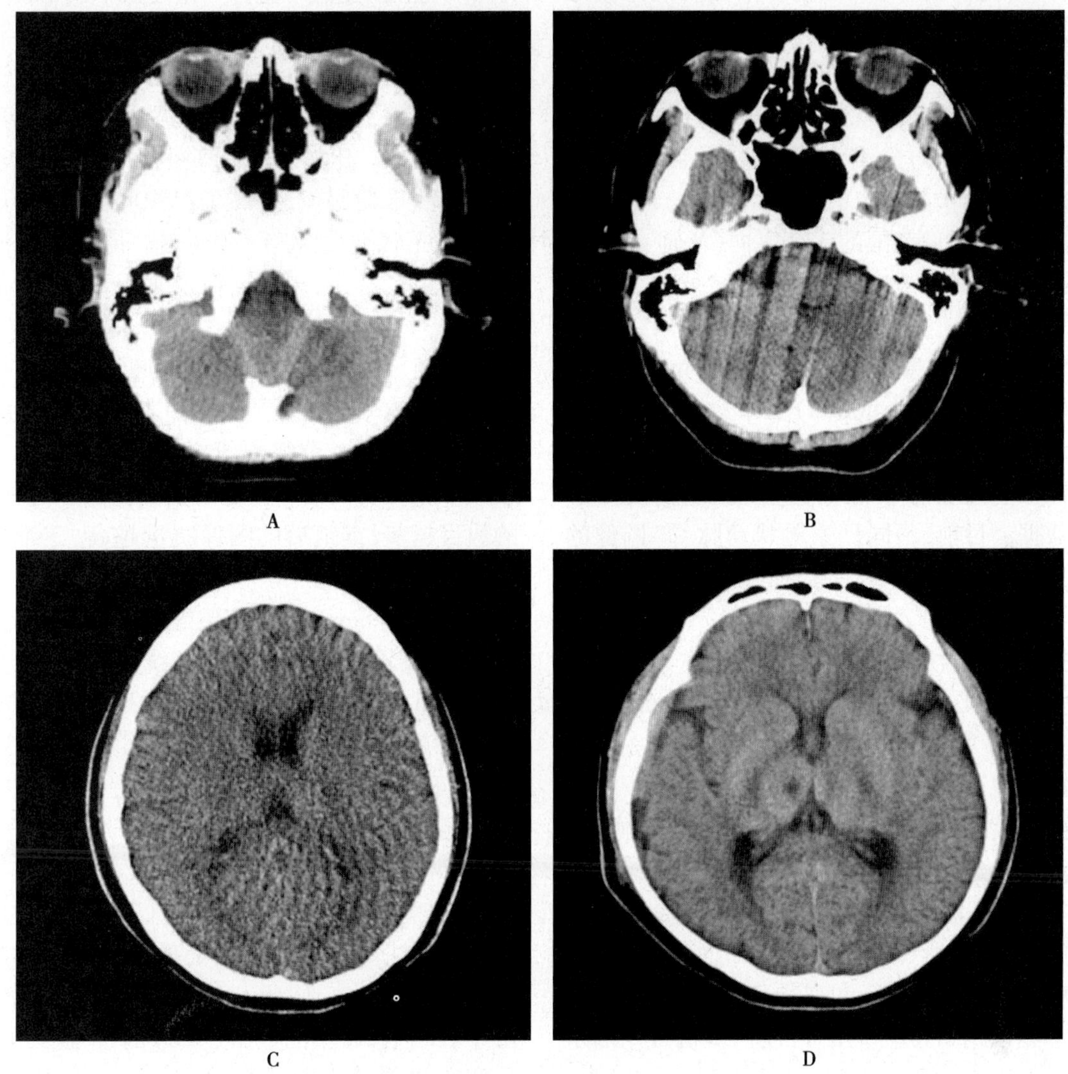

图 20-3　伪影
A. 硬化伪影；B. 运动伪影；C. 螺旋伪影；D. 环状伪影。

择最小准直宽度，小螺距及尽可能薄层重建图像。

3. **电子束 CT 扫描方式**　扫描系统结构主要由电子枪、聚焦线圈、靶环、真空容器、探测器组、高速运动的检查床和控制系统等组成，有一定的触发方式和扫描体位。扫描速度较快，时间分辨力较高，但密度分辨力和空间分辨力不及多层螺旋 CT，主要用于心脏检查。

4. **螺旋 CT 血管造影**（spiral CT angiography，SCTA）　指静脉内团注对比剂后，靶血管内的对比剂浓度快速达到峰值时，进行螺旋扫描，经工作站后处理，重组出靶血管的多维图像。优点是微创检查，简便易行，可以从任意角度和方位去观察病变。常用后处理方法有最大密度投影（MIP）和表面阴影显示（surface shaded display，SSD），前者当血管和组织密度差别大时，重组效果好；后者空间立体感强，解剖关系清楚，可以进行伪彩色处理，有利于病灶定位。但容易受 CT 阈值选择的影响，阈值过高易造成管腔狭窄，分支血管及小血管显示少或不显示；阈值太低易造成血管边缘模糊，同时容易丢失容积资料，细节显示差，不利于病灶的定性。

（七）常用术语

1. **纵向分辨力和各向同性**（longitudinal resolution and isotropic）　过去与 CT 有关的质量参数主要由空间分辨力和密度分辨力表示。笼统地说，空间分辨力主要表示 CT 扫描成像平面上的分辨能力（或称为平面内分辨力，也有称为横向分辨力，即 *X* 轴、*Y* 轴方向）。在螺旋 CT 扫描方式出现后，由于多平面和三维的成像质量提高，出现了应用上的一个新概念即纵向分辨力或称 *Z* 轴分辨力。纵向分辨力的含义是扫描床移动方向或人体长轴方向的图像分辨力，它表示了CT机多平面和三维成像的能力。纵向分辨力的优与劣主要涉及与人体长轴方向有关的图像质量，如矢状或冠状位的多平面图像重组。4层螺旋CT的纵向分辨力约1.0mm，16层螺旋CT的纵向分辨力是0.6mm，而64层的纵向分辨力可达0.4mm。

由于在CT成像范围的3个方向（*X*轴、*Y*轴和*Z*轴）的分辨力接近或一致，该现象又被称为各向同性。

2. **单扇区和多扇区重建**（single segment and multi segment reconstruction） 单扇区和多扇区重建目前主要用于冠脉CTA检查。根据雷登（Radon）的图像重建理论，一幅图像重建至少需要180°旋转的数据。目前，不同厂家冠状动脉CT图像的重建分别采用180°或240°的扫描数据，被称为单扇区重建；采用不同心动周期、相同相位两个90°或120°的扫描数据合并重建为一幅图像称为双扇区重建；采用不同心动周期、相同相位的4个60°扫描数据合并重建为一幅图像称为多扇区重建。单扇区重建的影像可靠性高，是首选。由于心率较快或设备扫描速度相对较慢，单扇区采集不能成像时，使用多扇区重建可以作为一种替补方法。

3. **矩阵、像素与体素** 矩阵（matrix）是二维排列的方格，计算机所计算的人体横断面每一点（像素）的X线吸收系数按行和列排列，行和列对像素而言又起到识别和寻址作用。目前CT机常用的矩阵有256×256、512×512、1 024×1 024等。在相同扫描野内，矩阵大小与像素的多少成正比，矩阵越大，像素越多，图像质量越高。矩阵分为显示矩阵和采集矩阵，为确保显示图像的质量，显示矩阵应≥采集矩阵。

像素（pixel）是组成图像矩阵的基本单元，等于观察野除以矩阵。如果CT像素单元为1mm×1mm，矩阵为512×512，则一幅图像有512×512=262 144个像素。像素是一个二维概念，是面积单位。

体素（voxel）则是一个三维概念，是体积单位，是某组织一定厚度的三维空间的体积单元。如果以X线通过人体的厚度作为深度，那么，像素×深度=体素。例如，某组织的深度为10mm，像素为1mm×1mm，体素=10mm×1mm×1mm。体素减少，层厚变薄，探测器接收到的X线光子的量相对减少。CT图像中，像素显示的信息实际上代表的是相应体素信息量的平均值。

4. **重建、重组与重排** 重建技术用于使用原始数据经重建数学运算得到的横断面影像，可将CT图像的原始数据，改变矩阵、视野、层厚等，进行图像再次重建，还可根据所选滤波函数，改变算法，再次重建图像。比如内耳骨算法扫描后，可改变为软组织算法重建图像，提高了组织间的密度分辨力，使图像更细致、柔和。一次扫描，能获得不同重建算法的数套影像，用不同窗值来观察，诊断信息更丰富。

重组（reformation）是利用横断面图像数据重新构建图像的一种处理方法。如多平面图像重组、三维图像处理等。重组一般要求断面层厚薄、连续、层数多，所以，扫描和重建的横断面层厚越薄、图像的数目越多，重组后的图像质量越高、三维显示的效果越好。

重排（rebinning）是多层螺旋CT扫描图像重建阶段，根据锥形束的形状调整线束角度，使适应标准图像重建平行线束的一个中间处理步骤。

5. **卷积核与内插** 卷积核（kernel）又称重建函数、重建滤波器或滤波函数，它是一种算法函数。重建函数的选择可影响图像的分辨力及噪声等。在实际使用中，该参数可由操作人员选择。

内插（interpolation）是螺旋CT图像重建的一种预处理方法。其基本含义是采用数学方法在已知某函数两端数值，估计一个新的、任一数值的方法。由于CT扫描采集的数据是离散的、不连续的，需要从两个相邻的离散值求得其间的函数值。目前，单/多层螺旋CT都需采用该方法作图像重建的预处理。

6. **阵列处理器与动态范围** 阵列处理器（array processor，AP）指快速重建计算及数据处理用的专用计算机，它将原始数据重建成显示数据矩阵，其运算速度决定图像的重建时间。

动态范围（dynamic range）是指探测器线性段最大响应值与最小可探测值之间的比值，在CT中其响应与转换的效率通常与接收器所采用的介质和材料有关。CT探测器中钨酸钙的吸收转换效率是99%，动态范围是1 000 000∶1。

7. **扫描覆盖率**（coverage of scanning） 扫描覆盖率与多层螺旋扫描方式有关，其含义是指扫描机架旋转一周扫描所能覆盖的范围。在相同扫描时间内，螺旋扫描范围的大小或扫描时间与覆盖范围的比值被称为扫描覆盖率。一般所采用探测器的排数越多、准直器打开的宽度越大，扫描覆盖范围越大。扫描覆盖率的大小取决于以下两个因素：一是扫描所使用探测器阵列的宽度，二是扫描机架旋转一周的速度。如探测器阵列 Z 轴的总宽度为 4cm，旋转一周即产生 4cm 的覆盖，因扫描机架的旋转时间不同，乘以一次扫描所用的总时间，即为扫描覆盖率。

8. **灌注参数**（parameter of perfusion）　灌注是指单位时间内流经 100g 组织的血容量。如果时间单位用 min，血容量单位用 ml，那么灌注的单位就是 $ml \cdot min^{-1} \cdot 100g^{-1}$。但是，由于 CT 检查难以测得人体组织的质量，而测定组织的体积则较容易。所以，影像诊断中灌注的另一种定义方法是，单位时间内流经单位体积的血容量，表示方法为%/min。

组织血流量（blood flow，BF）是单位时间内流经某一体积（V）组织的血容量称为组织血流量，其单位为 ml/min。

组织血容量（blood volume，BV）是某一体积组织内血液的含量称为组织血容量，单位是 ml，单位体积的含血量称为相对组织血容量（relative blood volume，rBV），它没有单位，常以百分数表示。

平均通过时间（mean transit time，MTT）　指血液流过毛细血管床所需的时间。该时间很短，一般仅数秒钟，那么，组织的血容量除以平均通过时间即为组织血流量。

9. **原始数据与显示数据**　原始数据是由探测器接收，经过放大和模/数（A/D）转换后得到的数据。显示数据是将原始数据经权函数处理后所得到的构成组织某层面图像的数据。

10. **间距与螺距**（interval and pitch）　非螺旋扫描的间距为上一层面的上缘与下一层面的上缘的距离，它可以等于、小于或大于层厚，小于层厚为重叠扫描。螺旋扫描中间距定义为：被重建的相邻图像间长轴方向的距离，通过采用不同的间距，确定重建图像层面的重叠程度，如重建间距小于层厚即为重叠重建。重建间距的大小与重建图像的质量有关，即重建间距减小，图像的质量改善，重叠重建可减少部分容积效应和改善 3D 后处理的图像质量。

单层螺旋 CT 的螺距 $P=S/D$ 扫描机架旋转 150°，检查床移动距离 S 与射线束宽度 D 的比值。多层螺旋 CT 螺距 $P=S/D$ 扫描机架旋转 150°，床移动距离 S 与全部射线束宽度 D 的比值。当 $P<1$ 时，说明在进行重叠扫描，$P>1$ 时，表明成像质量可能会下降。

11. **滤波函数**（filter function）　滤波函数是图像重建时所采用的一种数学计算程序，主要用于图像重建，不同的算法所得到的图像效果有很大差别。在 CT 扫描中，为了提高图像的密度分辨力和空间分辨力，根据诊断的需要，重建算法常采用高分辨力算法、标准算法和软组织算法等三种算法。高分辨力算法的重建图像边缘清楚锐利，对比度和空间分辨力高，但图像的噪声大，常用于显示骨的细微结构或分辨密度相差较大的组织，如内耳、肺及骨组织等；标准算法的重建图像是不采取附加平滑和突出轮廓的算法，常用于分辨力要求不高的部位，如脑和脊髓等；软组织算法的重建图像边缘平滑柔和，密度分辨力高，软组织层次分明，虽图像对比度下降，但减少了图像的噪声，常用于密度差别不大的组织，如肝、胰和肾等。

12. **扫描时间和周期时间**（scanning and circle time）　扫描时间是指 X 线球管和探测器阵列围绕人体旋转扫描一个层面所需的时间，常见的有全扫描（360°扫描），其他还有部分扫描（小于 360°扫描）和过度扫描（大于 360°扫描）。

目前的 CT 机都有几种扫描时间可供选择，现在新的多螺旋 CT 机最短扫描时间可达 0.27 秒。减少扫描时间除了可缩短患者的检查时间、提高效率外，并且是减少患者运动伪影的一个有效手段。从开始扫描、图像的重建一直到图像的显示，这一过程称为周期时间。一般周期时间与上述因素有关，多数情况下是上述两个因素的总和，但目前的 CT 机的计算机功能强大，并且都有并行处理和多任务处理的能力，所以，在一些特殊扫描方式情况下，扫描后的重建未结束，就可以开始下一次的扫描。所以，周期时间并非始终是扫描时间和重建时间之和。

13. **重建时间**（reconstruction time）　重建时间是指计算机的阵列处理器，将扫描原始数据重建成图像所需的时间。重建时间与被重建图像的矩阵大小有关，矩阵大，所需重建时间长；另外，重建时间的长短也与阵列处理器的运算速度和计算机内存容量的大小有关，阵列处理器的速度快、内存的容量大，图像重建的时间短。

14. **重建间隔**（reconstruction increment）　被重建图像长轴方向的距离。通过采用不同的重建间隔，可确定螺旋扫描被重建图像层面的重叠程度，如重建间隔小于层厚即为重叠重建。重建间隔大小与被重建图像的质量有关，即重建间隔减小图像的质量改善，重叠重建可减少部分容积效应和改善3D 后处理的图像质量。

15. **共轭采集重建**（conjugate acquisition reconstruction）**和飞焦点采集重建**（fly focus acquisition reconstruction）　共轭采集重建是在扫描时快速地改变探测器的位置，分别采集 180°和 360°的扫描数据，并利用两组数据重建图像。飞焦点采集重建是在扫描时使焦点在两个点之间快速变换，得到双倍的采样数据并重建图像。共轭采集和飞焦点采集都可提高扫描图像的纵向分辨力。

16. **头先进和足先进**（head first and foot first）　头先进和足先进是 CT 检查体位摆放的专用术语。头先进含义是检查床运行时，头朝向扫描机架方向，扫描从头方向往下（朝向足）；而足先进则表示检查床运行时，足朝向扫描机架方向，扫描则从足方向往上（朝向头）。

二、扫描方法

（一）普通扫描

普通扫描（precontrast scan or non-contrast scan），又称平扫或非增强扫描，常采用横断面扫描和/或冠状面扫描。普通扫描主要适用于骨骼、肺等密度差异较大的组织，其次是急腹症，外伤以及对对比剂有禁忌证的患者。

1. **定位扫描**　是正式扫描前确定扫描范围的一种扫描方法。定位扫描时扫描机架内的 X 线管在 12、9、3 点钟位置固定不动，曝光时只有检查床作一个方向的运动。定位扫描一般一个患者或一个检查部位只做一次。机架内的 X 线管在 12 点钟位置时，其扫描的结果得到的是前后或后前（根据患者是仰卧还是俯卧）位的定位像，X 线管在 9 或 3 点钟的位置时得到的是侧位的定位像。

定位扫描得到的是类似普通 X 线摄影的数字化平片，该图像的动态范围较大，但空间分辨力较低，相应的扫描剂量也较低。定位像除用于确定扫描层面和范围外，还用于已扫描层面和范围的归档保存。

定位像采用常规的狭缝扇形束扫描方式获得。在多层螺旋扫描的定位像中，锥形束射线必须用附加的准直器，将锥形束射线准直成狭缝扇形束扫描定位相，目的是减少辐射线和提高图像的质量。

2. **逐层扫描**　又称非螺旋式扫描。通常，扫描时需预设层厚、层距和扫描范围，每扫描一层检查床移动相应的距离，然后做下一个层面的扫描，如此循环往复，直至完成整个预设范围的扫描。

3. **螺旋扫描**　可分为单层螺旋扫描和多层螺旋扫描。螺旋扫描方式是在扫描机架和检查床同时旋转和移动，X 射线同时连续曝光采集图像，一次完成一个部位或器官的扫描，由于该扫描方式 X 射线管焦点的运行轨迹在人体表面的投影类似螺旋状，故被称为螺旋扫描。也被称为“容积扫描”。

（二）增强扫描

静脉内注射对比剂后的扫描称增强扫描（enhanced scan）。可增加组织与病变间密度的差别，有利于发现平扫未显示或显示不清楚的病变，以及观察血管结构和血管性病变，有助于病变的定位、定性。增强扫描有多种扫描方法。

1. **常规增强扫描**　常规增强扫描多采用弹丸式注射（bolus injection）注入对比剂，即以 2~4mL/s 的流速注入对比剂 60~100mL，延迟一定时间后进行扫描。

2. **动态增强扫描**　动态增强扫描是指静脉注射对比剂后对兴趣区进行快速连续扫描，有以下几种：

（1）进床式动态扫描（incremental dynamic scanning）：扫描范围包括整个被检查器官，可分别在血供的不同时期，进行双期和多期螺旋扫描。

（2）同层动态扫描（single level dynamic scanning）：是对同一感兴趣层面连续进行多次扫描，测定 CT 值制成时间密度曲线，研究该层面病变血供的动态变化特点，鉴别病变性质。感兴趣层面的选择是关键。

（3）两快一长扫描：是动态增强扫描的特殊形式，两快是指注射对比剂速度快，开始扫描的时间快，一长是指扫描持续的时间足够长，一般持续数十分钟。主要用于肝海绵状血管瘤，肝内胆管细胞型肝癌，以及肺内孤立性结节的诊断和鉴别诊断。

（三）能谱成像

CT 能谱成像（spectral CT imaging）是利用物质在不同 X 射线能量下产生的不同的吸收来提供影像信息的，通过单球管高低双能（80kVp 和 140kVp）的瞬时切换（<0.5ms 能量时间分辨力）获得时空上完全匹配的双能量数据，在原始数据空间实现能谱解析，可以提供双能量减影、物质分离、物质定量分析、单能量成像和能谱曲线分析等功能。

（四）功能成像

1. **CT 灌注成像**　属于功能成像是结合高速静脉注射（4～12mL/s）对比剂和快速 CT 扫描技术而建立起来的一种扫描方法。CT 灌注成像时，需要在一段时间内记录待测层面的一系列影像和 CT 值，从而生成与对比剂浓度有关的时间密度曲线，通过对兴趣组织和血管系统获得数据进行合适的数学模型处理，如组织的血流量、组织的血容量、平均通过时间以及达峰时间等，主要用于了解组织的血流灌注情况，对缺血性脑梗死的早期诊断具有明显的优越性，且简便易行。目前也逐渐用于心肌、肝、脾、肾、肿瘤等的诊断，以及用于器官移植后了解移植血管的存活情况和移植器官的血流灌注情况，如文末彩图 20-4。

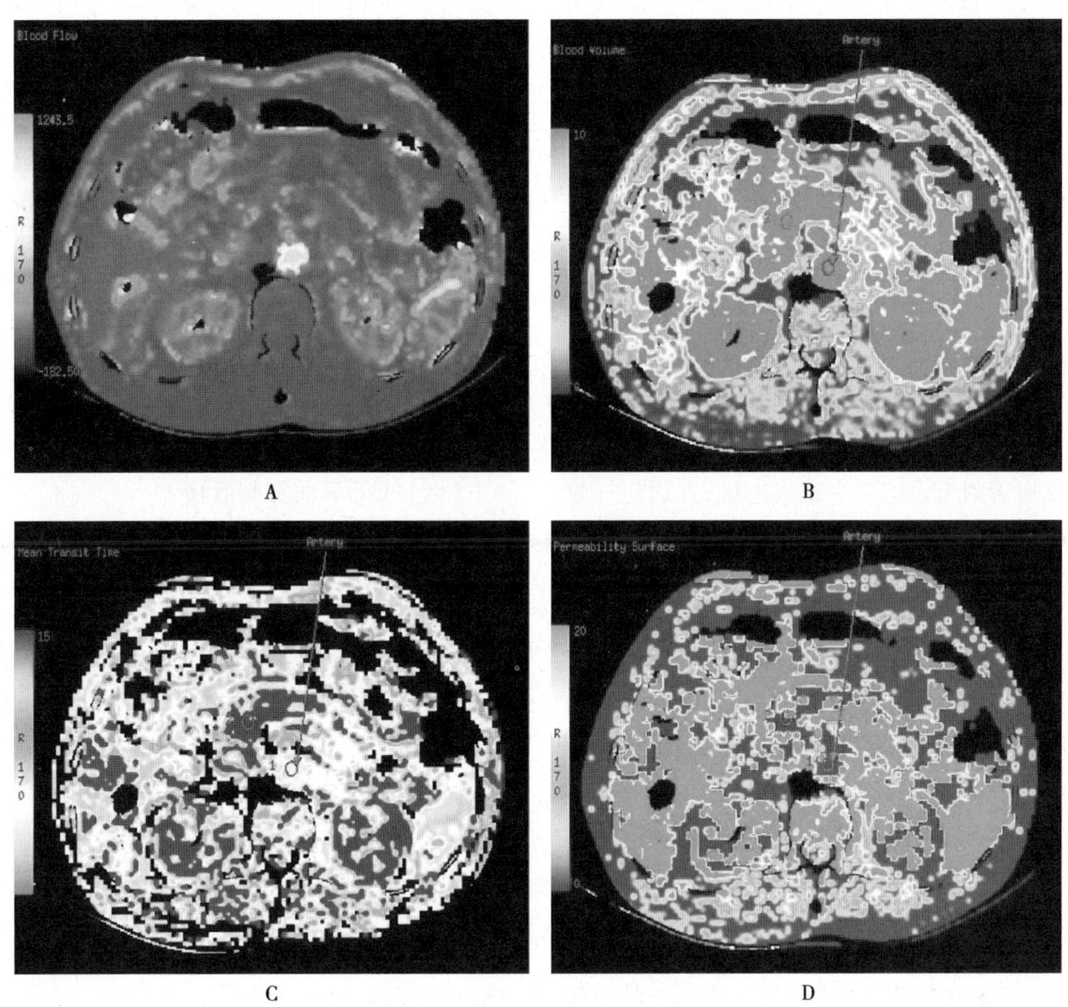

图 20-4　CT 胰腺灌注成像参数图
A. BF 图；B. BV 图；C. MTT 图；D. PS 图。

2. **CT 定量测定**　CT 的定量测定常用的有定量骨密度测定、心脏冠状动脉的钙化含量测定和肺组织密度测量等。

定量骨密度测定（bone density measure）是 CT 的一种检查方法。它是利用 X 线对人体组织的衰减，其 CT 值与物质的密度线性相关，并借助于已知密度的专用体模，通过人工或专用软件的计算，最后得出人体某一部位的骨密度值。它是确定有无骨质疏松的一种常用检查手段，目前大多数 CT 机所做的骨密度测定都是单能定量 CT（single energy quantitative CT，SEQCT）。

心脏冠状动脉的钙化含量测定是在序列扫描后，利用软件测量、定量功能测量钙化体积的一种扫描检查方法。该方法需借助心电门控装置，在屏住呼吸后一次完成心脏的容积扫描，然后以 3mm 的重建层厚重建图像，利用专用的软件程序采用人工定义的方法确定钙化的范围，最后由软件程序计算钙化的体积并确定冠心病发生的危险程度。

肺组织密度测量也是 CT 扫描后利用专用的软

件，来进行肺组织通气功能评估的一种 CT 检查方法。

（五）CT 血管成像

指静脉内注入对比剂后，在靶血管内的对比剂浓度快速达到峰值时，进行螺旋扫描，经工作站后处理，重组出靶血管的多维图像。如何确定靶血管内的对比剂达到峰值的时间至关重要，通常经静脉内注射对比剂后，影响靶血管对比剂达到峰值的时间的因素包括以下几个方面：对比剂循环时间、扫描延迟时间、对比剂注射速率、对比剂注射总量、扫描时间、患者年龄及体重。

1. 人体各脏器的对比剂循环时间及对比剂用量　通常情况下，经手背静脉或肘静脉高压注射器注射非离子型碘对比剂（浓度 300～370mgI/mL，注射流率 3.5～4.0mL/s），对比剂到达各部位的时间及各部位对比剂用量见表 20-2。

表 20-2　人体各脏器的对比剂循环时间及对比剂用量

人体部位	颈动脉	脑血管	肺动脉	胸主动脉	腹主动脉	下肢动脉
到达时间/s	12～15	15～18	12～14	18～20	20～25	30～50
对比剂用量/mL	50～55	50～60	35～40	60～70	70～80	90～100

2. 扫描延迟时间的确定方法

（1）经验延迟法：即根据对比剂在人体各脏器的循环时间来确定扫描的延迟时间，此方法受个体差异的影响，不能完全准确判断扫描延迟时间。

（2）对比剂自动跟踪技术：该技术通常是在靶血管或该血管附近设定一个感兴趣区，并设定一定的 CT 增强阈值，注射对比剂后一定时间开始扫描，当靶血管密度增高达到阈值时，软件自动启动将扫描床移动到扫描位置开始扫描。目前各 CT 制造厂家已有专用的注射对比剂增强程度智能化跟踪软件，它们的共同特点是，有实时监控功能，一旦靶血管的 CT 值增加达到设定的阈值，即自动开始扫描。

使用该方法需要注意如下几点：①选择靶血管区域适当的感兴趣血管作为获得启动扫描阈值获得区，该感兴趣血管最好选择靶血管或与靶血管临近，而且直接与靶血管连接的血管；②设定的阈值通常比靶血管增强最佳 CT 值低 100～150HU；③感兴趣血管 CT 值达到阈值后，设备从感兴趣的血管扫描层面到正式开始扫描层面有一定移动扫描床的时间，通常为 1～2s；④在感兴趣血管密度达到阈值，扫描床移动到开始扫描层面这个时间内，靶血管内对比剂仍然在发生变化。

（3）时间密度曲线：又称小剂量对比剂团注测试到达时间法，是指采用团注方法，将小剂量对比剂以一定速度注射后扫描靶血管，获得对比剂达到靶血管的达峰时间，通常使用同一批号、相同浓度对比剂 15～20mL。

使用该方法的注意事项包括以下几点：①测试到达靶血管达峰时间的对比剂注射速率应与正式扫描注射对比剂速率一致；②确定正式扫描延迟时间的时候，一定要累加测试达到时间和扫描开始前的时间；③小剂量团注测试的时间分辨力可为 1～2s，只要能满足临床要求即可，可以减少患者所接受的不必要的辐射，通常使用低剂量扫描，每次扫描时间 2s，如图 20-5。

（六）CT 导向穿刺活检

CT 导向穿刺活检（CT guided needle biopsy）是在 CT 扫描基础上，确定病灶位置，然后在病灶区所对应的体表表面，贴上进针的体表定位标志，并选定此区域进行平扫，找出病灶的中心层面所对应的体表标志的进针点。根据 CT 图像的处理软件，确定进针的深度和角度，按此深度和角度进针完毕后，还需在进针点再扫描 1～2 层，以观察针尖是否到位。如若到位，即将穿刺针小幅度地上下来回穿刺几次，抽出针芯，换上大空针，加上适当的负压，抽出病变组织，送去活检。最后在所穿刺的部位再扫描几层，了解有无出血和气胸等，该方法主要用于病灶的活检。

（七）低剂量扫描

低剂量扫描指在保证诊断要求的前提下，降低螺旋 CT 的扫描参数，从而既能清楚地显示组织及组织内部的结构，又能降低 X 线球管及机器本身的消耗，同时可减轻患者的 X 线接受剂量。主要用于肺癌的高危人群的普查，可清晰显示肺内段与亚段支气管以及肺内结构的变化，肺内微小病灶显示准确，同时辐射剂量较普通扫描降低 40%～60%。

（八）特殊扫描

1. 薄层扫描（thin slice scan）　指扫描层厚<5mm 的扫描，一般采用 0.25～3mm。目的是减少部分容积效应，观察病变内部细节以及用来发现小病

■测试团注(test bolus)

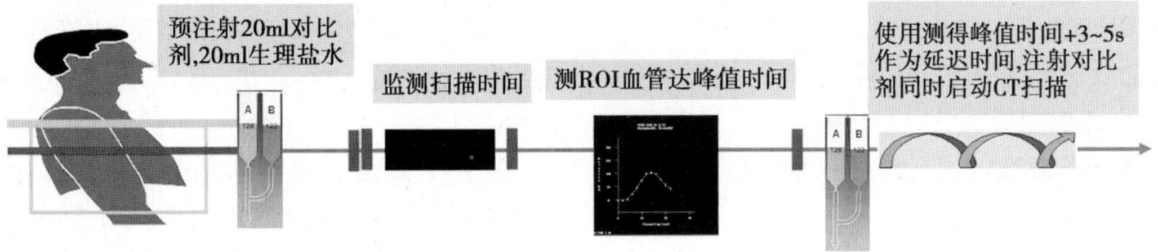

■团注追踪(bolus tracking)

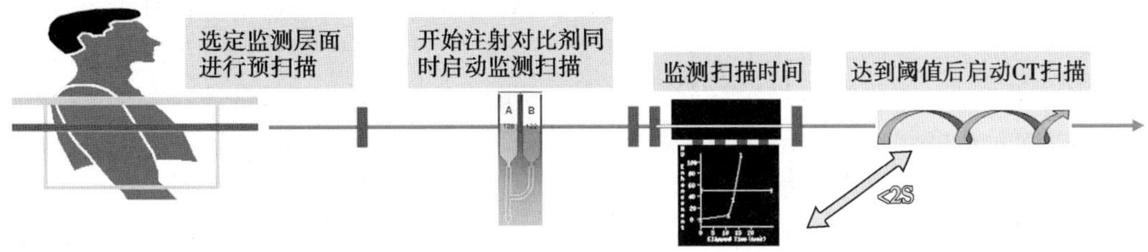

图 20-5　CTA 扫描流程示意图

灶,如肺内的孤立性或弥漫性小结节、胆系或泌尿系的梗阻平面、胰腺病变、内耳以及主动脉夹层撕裂的内膜片等。某些特定部位,常规也采用薄层扫描,如鞍区、眼眶、桥小脑角、肾上腺和内听道等。另外,对于某些需要重建和后处理的部位,原则上也应采用薄层扫描。

2. **重叠扫描**(overlap scan)　指层间距<层厚,使相邻的扫描层面部分重叠的 CT 扫描。如层厚为 10mm,层间距为 7mm,相互两层面就有 3mm 的重叠。重叠扫描的目的除减少部分容积效应,使图像更真实地反映病灶外,关键是提高小病灶的检出率。但过多的重叠,扫描层数增加,患者接受 X 线量加大,该方法不作为常规 CT 检查。

3. **目标扫描**(object scan)　又称靶扫描(target CT scan)或放大扫描(enlarge scan),是专对兴趣区进行扫描的一种方法。有别于普通扫描后兴趣区的放大影像,该影像仅是兴趣区的像素放大,像素数目不变,空间分辨力没有提高。而靶扫描图像则增加了兴趣区的像素数目,提高了空间分辨力,常常与薄层扫描配合使用,主要用于小器官和小病灶的显示,如垂体、椎间盘、内耳、肾上腺和肺内的孤立结节,胆系和泌尿系的梗阻部位等。

4. **高分辨率 CT 扫描**(high resolution CT scan,HRCT)　通过薄层、大矩阵、高的输出量、骨算法和小视野图像重建,获得良好的组织细微结构及高空间分辨力的 CT 扫描方法,用于观察小病灶内部结构的细微变化,例如内耳耳蜗和中耳听小骨等;观察肺内的细微结构及微小的病灶,如肺部的弥漫性间质性、结节性病变及支气管扩张症等。虽然高分辨率 CT 对小病灶及病灶的细微结构优于普通扫描,但由于层薄,增大了量子斑点,势必加大电压和电流,导致机器的负荷增加,患者接受 X 线剂量增加,且软组织显示效果差。

HRCT 的图像有以下特点:①空间分辨力高;②图像的细微结构清晰;③边缘锐利度高;④噪声大;⑤伪影较多。

5. **CT 透视**(CT fluoroscopy)　是快速扫描、快速重建和连续图像显示技术的结合,由 CT 机附加功能完成。首先扫描 150°采集数据,然后再每扫描 60°或 45°,采集的新数据替代相应部分的原有数据,与原有的 300°或 315°数据组成一幅新的图像,即透视图像。

三、CT 检查方法与疾病

(一) CT 平扫

CT 平扫是 CT 的常规检查,能提供病变的初步定位和定性信息,显示病灶的大小、数目、形态,发现一些病变,诊断一些疾病。但有些病变 CT 平扫不能或不易发现,如血管畸形、早期癌症和转移瘤等。CT 平扫也不能反映病变血液供应的情况,对某些恶性病变不能准确地判断病灶的范围和分期情况。CT 平扫的主要适应证如下:

1. **颅脑**　脑外伤、脑萎缩、先天性脑发育异常、急性脑卒中等。

2. **胸部**　肺炎症、肺水肿、胸部外伤、肺弥漫性病变、胸腔积液等。

3. **腹部**　脏器外伤、肝内胆道结石、泌尿系统结石、单纯囊性病变等。

4. **全身骨骼病变**　颈/腰椎间盘突出，颈/腰椎椎骨性椎管狭窄等。

5. 各实质性器官肿瘤筛查。

（二）CT 增强

CT 增强扫描的目的是增加病灶与周围正常组织的对比度或增加供血丰富病变与正常器官之间的对比度，以利发现病灶，或更清晰显示病灶的范围和性质。其机制是病变组织内血管丰富或血流缓慢，血脑屏障破坏，含碘对比剂在病理组织中停滞、积蓄而强化。因此增强扫描可反映病理组织性质。CT 增强扫描的适应证如下：

1. **颅脑**　脑肿瘤、脑血管病变、颅内感染性病变、遗传性代谢性脑部疾病等；

2. **胸部**　适应于病变与正常组织密度相近的病灶、鉴别病变与血管断面、观察病变血供情况、血管本身有无病变；

3. **腹部**　肝癌、肝血管瘤、局限性脂肪肝、肝门癌栓、胆管及胆总管病变、胰脾占位性病变及腹腔肿块等。

（三）CT 灌注

1. **CT 灌注应用于脑血管病变**　CT 灌注成像最早最成熟的应是在脑组织缺血方面的研究。随着多排 CT 的普及与应用，实现了多层同层动态 CT 灌注扫描，可获得更多的病变信息，因此 CT 灌注的应用日益广泛，已应用于评价慢性脑缺血的缺血程度、短暂性脑缺血发作（transient ischemic attack，TIA）、颅内动脉支架术后的效果等。在脑缺血性疾病的诊断、治疗中有着广泛的实用价值。

在急性脑缺血出现形态学改变前，它可以早期诊断脑缺血并准确判断脑缺血的范围和半暗带的大小，而常规 CT 和 MRI 无法达到这一点，因此该技术是缺血性脑血管病超早期发现缺血病灶部位、范围和程度的重要方法之一，对指导急性脑梗死超早期的治疗有着重要意义。

2. CT 灌注应用于全身肿瘤性病变肿瘤灌注成像的价值可概括为以下 4 方面：

（1）观察组织水平上的血流量改变，发现病变和鉴别病灶性质。

（2）早期发现形态上无改变而仅有血流动力学改变的病变。

（3）监测肿瘤新生血管，进行肿瘤放化疗后疗效的评价和随访。

（4）研究肿瘤微血管，找出肿瘤灌注参数与免疫组化指标间的相关性，科学地评价肿瘤，判断预后。

3. **CT 灌注应用于实质器官**　肝、肾、胰等实质器官的 CT 灌注成像技术，常用于肝硬化程度的判定，肝移植以及肝癌经导管栓塞治疗和弥漫性肝病效果的判定，肾性高血压患者肾功能的判定，糖尿病的监测和移植胰腺的功能评价。

4. **CT 灌注应用于心肌缺血**　可以使用肌苷来测定冠状动脉的储备功能，以利于早期发现血流的灌注异常。

（四）CT 血管成像

CTA 技术已经很成熟，其血管成像可以显示血管腔内、管壁和腔外病变。不仅可以对大范围解剖血管成像，而且可以对小范围小血管高分辨精细显像，甚至可以用于研究运动器官的血管。此外，对于一些带有金属支架不宜行磁共振血管成像（MRA）的大血管病变患者也可以行计算机体层血管成像（CTA）检查。目前，CTA 几乎可以应用于全身各部位血管成像。包括头颈部、心胸部、腹部及四肢等部位。常见如颅脑部的血管畸形、颅内动脉瘤、颈动脉和椎动脉狭窄等，心胸部的冠心病、主动脉夹层、大动脉炎、主动脉缩窄、肺栓塞、肺动脉高压、支气管动脉栓塞等，周围血管病变如腹腔干、肾动脉、肠系膜动脉狭窄或闭塞，四肢的下肢动脉栓塞或狭窄等。

（五）疾病与能谱 CT

能量成像将 CT 的应用从解剖层面拓展到功能层面。能量成像的应用大致可分成两大类：

1. 消除硬化伪影

（1）消除血管成像中硬化伪影：血管成像中高密度物质会产生硬化伪影，如动脉瘤夹闭术所用瘤夹、血管支架、钙化斑块。能谱 CT 利用单能量成像技术可以去除瘤夹的金属伪影，并且任意分离瘤夹、血管、骨骼 3 种物质，为动脉瘤夹闭术后的复查提供完美的影像。

（2）骨科术后复查金属伪影去除：对于许多骨科患者，一旦放置金属类材料植入物以后，在 CT 中会有大量的金属伪影产生而直接影响诊断。能谱 CT 特有的单能量去除伪影技术可以降低金属伪影的影响。

（3）颅底射线硬化伪影去除：传统 X 线-CT 由于 X 线束硬化效应，在颅底会产生亨氏暗区，理论上单能量图像能有效降低亨氏暗区的影响，有研究者认为颅脑能谱成像中 70keV 单能量图像能有效降低噪声及束线硬化伪影。

2. **物质分离与物质组成分析**

（1）提高小病灶和多发病灶的检出率：CT 能谱技术的一个重要工具就是可以同时生成多种单能量图像和基物质图像，可以避免对比剂硬化伪影和容积效应造成的小病灶遗漏，可以提高小病灶和多发病灶的检出率。

（2）有利于微小病灶的鉴别诊断：CT 能谱技术通过物质分离技术，可以明确判断对比剂（碘）的分布以及病灶囊性成分的区别。能谱技术通过水基图像和碘基图像，可以判断病灶是否有碘摄入，以及区分囊性病灶是否含水。

（3）基物质图像能够实现模拟：平扫物质分离技术及基物质图像能将碘剂分离出来，在增强扫描的条件下实现模拟平扫，如水基图，从而实现一次增强扫描可同时获得平扫和强化图像。

（4）易损性斑块的定性与定量分析：能谱 CT 利用单能量成像准确界定斑块各种成分的 CT 值，通过定量分析斑块各种成分的含量，以及物质解析等多种技术区分冠状动脉的易损斑块和稳定斑块，降低冠心病突发事件发生率和致残率。

（5）阴性结石的检出：常规 CT 能很好地检测出阳性结石，但对阴性结石缺乏敏感性。能谱 CT 物质分离技术、单能量图像及有效原子序数能很好地检出阴性结石。能谱 CT 能够很好地区分不同种类的肾结石，并可根据有效原子序数确定结石类型。

（六）空腔脏器疾病与 CT

1. 用于胃肠道肿瘤　CT 对早期胃肠道癌肿的发现和诊断作用不大，但 CT 可显示癌肿的浆膜面侵犯情况，肿瘤一旦侵及浆膜层，预示肿瘤已有腹膜腔内扩散的信号。癌肿侵入周围脏器，特别是重要脏器，CT 能显示胃肠肿瘤向周围脏器浸润。因此，CT 对中、晚期癌造成的胃肠腔内肿块，胃肠壁浸润增厚和胃肠外侵犯等病变的判断有其特殊价值。

2. 胃肠道梗阻的诊断　CT 独特的成像技术有其重要的价值，它在小肠梗阻的确定和病因诊断中，其敏感性高达 94%～100%，正确性也可达 90%～95%。急慢性胃肠道梗阻伴胃肠腔内大量潴留，如胃幽门梗阻和单纯性、绞窄性肠道机械性梗阻时，平片、造影诊断均不理想。CT 对此确有其优势，它能容易地判断扩张肠腔的程度、部位；区别胃肠腔内潴留液与肠壁组织；直接显示梗阻端胃肠腔内，肠壁内、外造成梗阻的病变，如肿瘤、结石等；也能对机械性与麻痹性肠梗阻作出鉴别；对肠梗阻后的并发症如穿孔、绞窄作出判断。

3. 用于腹内中空脏器穿孔的诊断　CT 横断面扫描可避免 X 线平片检查时腹内脏器前后相互重叠的影响，数字成像系统的高密度分辨力，有利于较少、小气体影及隐藏于脏器裂隙间和后腹膜腔内游离气体的辨认。此外，CT 还能直接显示空腔脏器壁的病变形态、大小、与邻近组织的关系，不仅能够做出穿孔的诊断，还能对穿孔部位、原因及并发症作出判断。

（范文亮　雷子乔）

第二节　CT 检查前准备

CT 检查的目的是按照一定的操作规程和技术要求，使人体的正常解剖结构和病变形成影像，医生运用影像资料对疾病进行诊断和治疗。为了实现上述目标，需做好以下几个方面的准备。

一、设备准备

CT 设备的正常运转是 CT 检查最终成像质量得以保证的前提条件，每天早晨开机前检查设备的完整性，观察温湿度、稳压电源工作状态。并按照规程完成如下操作：

1. 开机　开启变压器电源；开启不间断电源（UPS）（如果关闭）；开启主计算机。

2. 预热　X 线球管的预热对球管从低千伏、低毫安到高千伏、高毫安的多次曝光，目的主要是使一段时间不使用的球管逐步升温，避免突然过冷、过热的情况出现，以起到保护球管的作用。该训练的程序由于 CT 设备型号的差别而有所不同。

3. CT 值校准　CT 成像的整个过程是一系列的、多部件参与的过程。成像中的主要部件如探测器之间由于存在扫描参数和余辉时间的差异，以及 X 线输出量的变化，CT 机执行下一次扫描时各通道的 X 线输出量也不同，有的通道是零，而另一些可能是正数或负数，导致探测器接收的空气 CT 值不是-1 000HU，这种现象被称为探测器的零点漂移。校准是对电器设备由于环境的变化在扫描时引起的误差进行修正，又称为“零点漂移校正”。

4. 检查硬盘　可用空间删除一些较早期的患者资料，可用空间过小时，将影响系统运行速度。

二、患者准备

扫描模式不同，检查部位不同，患者的准备情况略有差异。

（一）常规 CT 平扫检查

1. 做 CT 检查前，患者需携带有关检查资料。

2. 被检查的患者和陪伴家属（特殊需要情况下）进入 CT 室必须换鞋，以免灰尘等进入而影响设备的正常运行，检查前，均应对机房内的陪伴家属及患者做好相应的防护准备，以尽量降低对他们的辐射损害。

3. 检查前去除受检部位的可移除金属异物，尽量减少射线束硬化伪影的产生。

4. 对于不能合作的患者，如婴幼儿、意识欠清、烦躁的患者，需征求临床医生意见，给予适量镇静剂，防止意外（坠床）的发生，并最大限度减少移动伪影的产生。

5. 对胸腹部检查的患者，常规检查需做必要的呼吸训练，以避免呼吸移动伪影的产生。对于心脏冠脉检查或支气管动脉检查，还需接心电监护仪，对心率较快者根据患者实际情况给予一定量的药物（倍他乐克等）控制降低患者的心率。

6. 对于做腹部检查的患者，须根据需要，给予适量 1%~2%的口服碘对比剂或适量水。

7. 检查前一周内，做过食管、胃肠钡餐和钡剂灌肠的患者不能做腹部 CT 扫描，以避免肠道内遗留的钡剂产生放射状伪影。

（二）CT 增强检查

常规增强 CT 检查，除平扫检查中患者准备的几点注意事项外，还需做如下准备：

1. 患者或家属仔细阅读 CT 增强检查注意事项，根据患者自身情况，初步判断是否适合做此检查，不解之处可征求医生意见。不适合做此检查应及时主动告知工作人员。

2. 糖尿病患者如日常服用双胍类药物，如二甲双胍、苯乙双胍等，应在检查前 48 小时停药，并一直持续到检查后 48 小时。如病情紧急，未停药者也应及时告知医生，并询问临床医生确认患者是否适合检查。

3. 检查前应详细询问有无药物过敏史，有无不宜使用对比剂的身心疾病，根据药物使用说明做或不做过敏试验。提前做好静脉通道的建立，通常选肘正中静脉或贵要静脉为穿刺静脉。

4. 患者或家属需在 CT 增强检查知情同意书上签字同意后方可进行检查。

（三）几项特殊 CT 检查

患者除上述内容外，还需做更多的准备：

1. 头颅 CTA 或 CTP 检查患者。除常规增强检查的准备外，还应特别固定患者头颅，意识不清者，应给予药物镇静后方可进行检查。

2. 行心脏冠脉检查或支气管动脉检查患者。

（1）调整患者心率，应尽量控制在 80 次/min 以下，心率过快或心律不齐者，根据实际情况给予适量的药物（酒石酸美托洛尔）控制。

（2）屏气训练，具体方法如下：①全身心的放松；②先吸气再闭气，吸气不要太满，吸气量应是最大吸气量的 70%~80%为宜；③屏气时，鼻子和嘴都不能出气或吸气，并控制住腹部不运动。

（3）扫描前含服硝酸甘油，硝酸甘油可直接松弛血管平滑肌，特别是小血管平滑肌，使全身血管扩张，外周阻力减少，静脉回流减少，减轻心脏前后负荷，降低心肌耗氧量、解除心肌缺氧。亦有利于冠状动脉的扩张。

3. 小肠 CT 检查患者

（1）肠道准备：检查前一天晚上进行清洁灌肠，检查前 12 小时禁食。

（2）扩张小肠：检查前 2 小时开始，口服浓度为 20%甘露醇溶液 1 200ml，方法如下：先口服 600ml，分三次口服，每隔 15 分钟口服 200ml，600ml 喝完以后 15 分钟再喝 300ml，并告知检查医生，扫描前再把剩下的 300ml 溶液喝完。

4. 胃、结肠 CT 仿真内镜检查患者

（1）胃：检查前 12 小时禁食、禁水；扫描前 10 分钟肌内注射 654~220mg，口服发泡剂 1.5~2 包。

（2）结肠：①清洁肠道：按常规纤维结肠镜的检查要求进行准备，也可在检查当日进行清洁灌肠，灌肠后 1.5 小时才能行螺旋 CT 扫描，以免残留水分影响图像质量；②扩张结肠：扫描前 5 分钟肌内注射解痉药（如胰高血糖素 1mg），减少肠道痉挛、蠕动和患者不适，经肛管注入适量气体（1 000~2 000ml）。

三、对比剂及急救物品准备

（一）对比剂

1. 对比剂概念　以医学成像为目的将某种特定物质引入人体内，以改变机体局部组织的影像对比度，这种被引入的物质称为“对比剂”，也称之为“造影剂”。

2. CT 用碘对比剂分类　按在溶液中是否分解为离子，分为离子型和非离子型对比剂；按分子结构分为单体型对比剂和二聚体型对比剂；按渗透压分为高渗、次高渗和等渗对比剂。

3. 碘对比剂的选择　一般选择非离子型对比

剂，首选等渗或次高渗对比剂，尽量避免使用高渗对比剂。

4. 使用碘对比剂前的准备工作

（1）碘过敏试验：一般无须碘过敏试验，除非产品说明书注明特别要求。

（2）签署知情同意书：使用碘对比剂前，建议与患者或其监护人签署“碘对比剂使用患者知情同意书”。签署前，技师或护士需要：①告知对比剂使用的适应证和禁忌证，可能发生的不良反应和注意事项；②询问患者或监护人，了解患者既往有无碘对比剂使用史，是否有中、重度不良反应史；有无使用肾毒性药物或其他影响肾小球滤过率的药物及疾病；有无脱水、充血性心力衰竭；③需要高度关注的相关疾病：甲状腺功能亢进、糖尿病肾病、肾功能不全，此类疾病需要咨询相关专科医生。

为了提高 CT 检查效率，大部分医院 CT 室需要储存备用对比剂。

（二）急救物品

CT 室应配备常规急救器械和药品，在患者发生对比剂过敏或其他意外情况时急救。

1. 检查机房中必须准备的抢救器械　①装有复苏药物（必须定期更换）和器械的抢救车；②必须备有医用管道或氧气瓶或氧气袋；③血压计、吸痰设备、简易呼吸器等。

2. 必需备有的紧急用药　①1∶1 000 肾上腺素；②组胺 H_1 受体阻滞剂（抗组胺药，如异丙嗪、苯海拉明）；③地塞米松；④阿托品；⑤生理盐水或林格液；⑥抗惊厥药（如地西泮等）。

四、操作者准备

（一）资料录入

1. 审读检查申请单　了解患者一般资料和检查目的。

2. 患者资料录入　按步骤录入患者的影像号、检查号、姓名、性别、出生年月等。有放射信息系统（RIS）的医院，可利用 RIS 系统在设备端检索到患者的信息数据。

（二）摆放患者体位

根据检查目的，选择仰卧或俯卧，头先进或者足先进，升高检查床到合理高度后送入扫描孔中。

（三）选择扫描程序

1. 根据申请单上的检查目的，选择合适的扫描程序。

2. 检查所选序列参数是否与患者体位、检查目的相符合，若不符则进行修改。参数包括：层厚、层间距、螺距、观察野（SFOV、DFOV）、窗宽、窗位、重建算法、重建模式、管电压、管电流等。

（四）扫描前的定位

定位就是确定扫描范围，一般有两种方法。

1. 扫描定位片法　根据检查的要求定位片可以是前后位或侧位，利用 CT 机扫描软件中的定位功能确定扫描的起始线和终止线。

2. 摆体位时，利用定位指示灯直接从患者的体表上定出扫描的起始位，优点是省时，缺点是定位不精确。常用于颅脑、鼻咽和鼻旁窦的扫描。

（五）扫描

扫描时 CT 检查的主要步骤。

1. 扫描方式　有序列扫描、螺旋扫描、容积扫描、双能量扫描。

2. 扫描的步骤　先确定扫描方式，然后选择扫描条件，再开始扫描。整个扫描过程中，操作者要密切观察每次扫描的图像，根据需要有时要调整扫描范围。

（六）图像的储存及打印

1. 储存　检查完成的图像一般都暂存于 CT 机自身的硬盘。配有 PACS 系统的医院，一般都可以通过设置自动上传至 PACS 中央服务器进行集中管理，图像可多部门共享；无 PACS 系统的医院可通过 CD 或 DVD 光盘刻录离线存储。

2. 胶片打印

（1）可设置为自动打印：速度快但无法对图像进行后处理和选择，容易造成资源浪费，不可取。

（2）手动打印：先调整合适的窗宽窗位，确定图像排版格式，选择合适的图像进行拍摄。

（七）原始数据的重建

1. 重建算法的选择在扫描完成后，如发现选择的重建算法不合适，则需通过原始数据的重建算法的修改，重新选择最佳的重建模式，以满足诊断的需要。

2. 重建算法的合理运用出于诊断的目的和要求，不同的组织选择不同的算法，以 GE 公司的 VCT 为例，重建的算法有 standard、soft、bone、bone plus、lung、detail 等。如肺组织的肺窗应选用 lung 算法重建，内耳及乳突采用 bone plus 算法重建等。

（八）其他

增强扫描时，应根据检查部位和目的的不同，制定相应的注射剂量和注射流速，在满足诊断需要的同时，应尽量减少对比剂肾病的发生。

（范文亮　雷子乔）

第二十一章

头颈部 CT 检查技术

第一节　颅脑 CT 检查技术

一、颅脑相关疾病与 CT 诊断价值

颅脑疾病的影像表现不一，CT 影像主要通过脑实质密度改变、结构形态改变、对比增强改变这三个方面来进行诊断。密度的改变包括高密度，如钙化、血肿等。等密度的改变往往很难显示，一般通过脑室、脑池的移位和变形或在周围水肿带的衬托下间接推断出来。低密度，包括囊肿、梗死、水肿、脑脓肿等。同时还包括混杂密度样改变如颅咽管瘤、恶性胶质瘤、畸胎瘤等。结构、形态的改变主要包括病灶大小、部位、边缘、周围组织压迫等。对比增强后根据病灶与周围正常组织血供的差异可更清楚显示病灶以及增强情况。

颅内肿瘤是中枢神经系统的常见疾病，包括原发肿瘤及颅内转移瘤。影像检查是颅内肿瘤的主要诊断方法，特别是 CT 和 MRI 成像检查。这两者比较，MRI 检查具有软组织分辨力高，多参数成像的特点，其优势使其在颅脑肿瘤诊断中的价值越来越大，特别是针对原发肿瘤。但对于有钙化的肿瘤如少突胶质细胞肿瘤，CT 检查具有一定的优势。对于转移瘤，CT、MRI 增强均可帮助诊断，但是 CT 快速成像的方式对于不配合或坚持度差的患者具有其明显的优势。

颅脑损伤一般分为头皮软组织损伤、颅骨损伤和脑实质损伤。CT 可直接显示血肿和脑挫裂伤，并指明这些病变的部位、范围和多发性。而 MRI 检查由于检查时间长等诸多原因使得其在检查急症患者的应用受到很大限制。对于愈后评估，由于 CT 对脑实质对比度分辨力不如 MRI，其应用价值受到限制。

颅内感染可累及脑实质，引起脑炎或脑脓肿，累及脑膜引起脑膜炎，累及室管膜而引起室管膜炎。以及包括颅内寄生虫病。CT 在一些疾病的急性期可清楚显示脑实质低密度样改变，对于一些疾病的钙化可清楚显示。但对于进展性病变的改变如炎性渗出等，MRI 优越于 CT。

脑血管疾病是常见病和多发病，主要分为缺血性和出血性脑血管疾病。对于出血性疾病，CT 可快速准确地做出诊断，但对于微小出血灶 CT 较难显示，而 MRI 的磁敏感成像优势明显。对于缺血性疾病早期，CT 平扫往往呈阴性，其优势不如 MRI。随着 CT 技术的不断发展，CT 灌注剂量不断降低，辅以其快速成像优势以及较早地发现病灶，其价值逐渐体现出来。

对于颅内先天畸形及发育异常，CT 可清楚显示大部分病变。但对于枕骨附近疾病，如小脑扁桃体下疝，CT 显示不如 MRI。

脑变性疾病，CT 一般显示较差，往往只能显示较大形态的改变如脑萎缩，而对于其他的改变往往不能显示或特异性差。

脑脱髓鞘疾病，CT 可清楚显示脑室、脑沟的改变以及出现的低密度灶，但是对于纤维的改变等无法显示。

二、适应证与相关准备

1. 适应证　颅脑外伤、脑血管病变、脑肿瘤、新生儿缺氧缺血性脑病、颅内炎症、脑实质变性、脑萎缩、术后和放疗后复查以及先天性颅脑畸形等。

2. 相关准备　检查前去掉受检者头上发夹、假牙、耳环、眼镜等高密度饰物，检查前叮嘱被检者保持头部不动。对于配合度较差患者，请家属陪同或配合做检查，可在检查前采用药物镇静，成人一般用静脉注射或肌内注射 10mg 地西泮，小儿口服水合氯醛。婴幼儿 CT 检查可待其熟睡时进行。增强检查需签署知情同意书及建立静脉通道。做好受检者非被检部位和陪护人员的辐射防护。

三、平扫与增强检查技术

包括序列和参数选择、对比剂应用以及扫描延迟时间等。对于部分检查如颅脑出血，一般只行 CT 普通扫描，怀疑炎症，颅内感染等病变需行颅脑增强检查（图 21-1）。

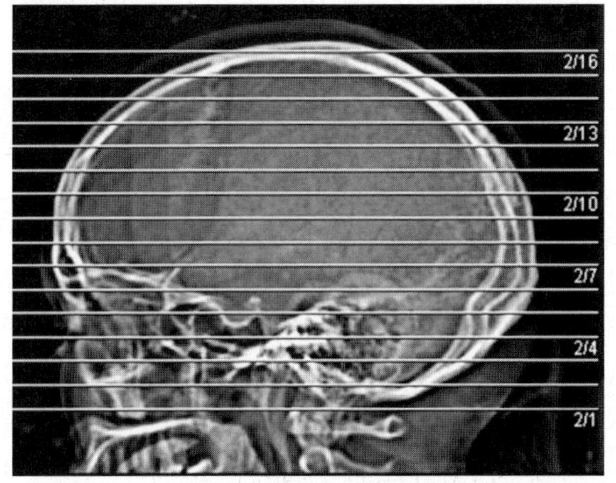

图 21-1 颅脑 CT 扫描范围

（一）扫描序列选择

1. **颅内出血、梗死、脑萎缩以及颅脑外伤等疾病** 用非螺旋平扫模式。

2. **颅内肿瘤、炎症、积水以及脑实质变性等疾病** 用非螺旋平扫加增强扫描。

3. **颅脑畸形** 用多层螺旋平扫检查，三维重建成像。

（二）对比剂

对于颅内肿瘤、炎症、血管性疾病及脑损伤慢性期病变，采用增强扫描。常规对比剂用量为 50ml。高压注射器团注给药，速率为 1.5～2.0ml/s（表 21-1）。观察血管病变（如动脉瘤、动静脉畸形等），注射速率可达 2.5～3ml/s。小儿可采用手工推注；患者体弱或 BMI 小于 18，对比剂用量酌减；对于长期化疗或心功能差的患者，可适当降低对比剂的注射速度。

（三）延迟扫描时间

血脑屏障使碘对比剂到达颅脑血管和脑组织的时间相差较大。因此，可根据病变的性质设置头部增强的延迟扫描时间。

（四）扫描参数

依据患者的具体情况设置扫描参数（表 21-2）。BMI 小于 25 用 100kV，BMI 大于 25 用 120kV。FOV 包全皮肤。常规平扫横断面采用非螺旋逐层扫描。扫描层厚、层间距为 5～8mm，扫描范围包括全脑。临床怀疑颅顶病变或肿瘤占位性病变需要定位时，采用较薄的层厚扫描。

表 21-1 颅脑 CT 增强扫描对比剂应用表

项目	内容
浓度/（mgI/ml）	300～370
总量/ml	50
流速/（ml/s）	1.5～3
延迟扫描时间	血管性病变 25 秒；感染、囊肿 3～5 分钟；转移瘤、脑膜瘤 5～8 分钟

表 21-2 颅脑 CT 扫描参数表

项目	内容
检查体位	仰卧，头部放置于头架内
扫描范围	颅底至颅顶（图 2-1）
管电压/kV	100～120
管电流/mA	200～250
探测器组合	16×1.5、64×0.625、128×0.6、320×0.6
扫描方向	足→头
层厚/mm	5～8
层距/mm	5～8
重建算法	Brain

（五）特殊检查技术

1. **低剂量扫描** 婴幼儿处于生长发育期，过量的 X 线辐射对其危害较大。因此小儿 CT 检查时，可在不影响影像诊断质量的前提下采用低剂量扫描技术，即降低扫描 kV 或 mAs。小于 10 岁患儿，管电压用 80～100kV，扫描基线用听眉线，减少 X 射线对患儿的辐射损伤。

2. **螺旋扫描** 不合作患者头部 CT 检查可采用螺旋扫描。层厚与间隔 5～8mm，螺距为 1。

3. **颅底凹陷症扫描** 原发性颅底凹陷症由先天性枕骨和寰枢椎骨质发育不良及畸形所致，是枕骨大孔区最常见的畸形，占 90%以上。常合并颅底颈椎交界区畸形，包括颈椎融合、寰枢椎脱位、寰椎枕化与椎枕骨化及齿状突发育不良等。需要采用薄层螺旋扫描和颅底高分辨重建，并通过图像后处理进行三维重组，多方位、多角度地观察病变，为临床术前和术后评估提供更多的信息。

四、灌注检查技术

CT 灌注（CT perfusion，CTP）成像是指在静脉注射对比剂的同时对选定的层面进行连续多次扫描，以获得该层面内每一像素的时间密度曲线，反映对比剂在该器官中浓度的变化，间接反映了组织器官灌注量的变化。根据该曲线利用不同的数学模型计算出脑血流量（cerebral blood flow，CBF）、脑血容量（cerebral blood volume，CBV）、对比剂的平均通过时间（mean transit time，MTT）、对比剂达峰时间（time to peak，TTP）等参数，以此来评价组织器官的灌注状态。CBV 为通过一定脑组织的血流量，单位为每 100 克脑组织的血液容量；CBF 为单位时间内通过一定大脑组织的血液量，每 100 克脑组织每分钟的血液通过量；MTT 为血液通过一定大脑组织的平均时间；TTP 对比剂在脑组织的特定区域达到最大密度所需的时间，两者时间都以秒为单位。CT 灌注技术反映的是生理功能的改变，因此是一种功能影像。

（一）临床适应证

1. **缺血性脑卒中**　缺血性脑卒中主要原因是动脉粥样硬化，临床可表现为暂时缺血发作、可逆缺血性神经功能缺陷、进展性卒中或完全性卒中。其病例分期包括：超早期（1～6 小时）、急性期（6～24 小时）、坏死期（24～48 小时）、软化期（3 天～3 周）、恢复期（3～4 周）。其中急性梗死病灶由中央坏死区及周围的缺血半暗带组成，后者由于存在侧支循环，尚有大量存活的神经细胞，如能在短时间内（3～6 小时）恢复其血流，该区的脑组织损伤是可逆的，是临床实施超早期急性溶栓的病理学基础。

影像学诊断：CT 在发病后 24～48 小时后梗死区可出现低密度灶，用于早期排除脑出血；MRI 可清晰显示早期缺血性梗死，其中弥散加权成像可在发病 2h 内显示缺血性病变；DSA 可显示血管狭窄、闭塞或血管畸形，是脑血管疾病检查的“金标准”；CT 灌注成像可清楚显示梗死区域，同时可在发病 30 分钟后显示病灶，主要表现为异常灌注区域 TTP 延长或正常、MTT 延长或正常、CBF 降低、CBV 正常或降低（文末彩图 21-2）。

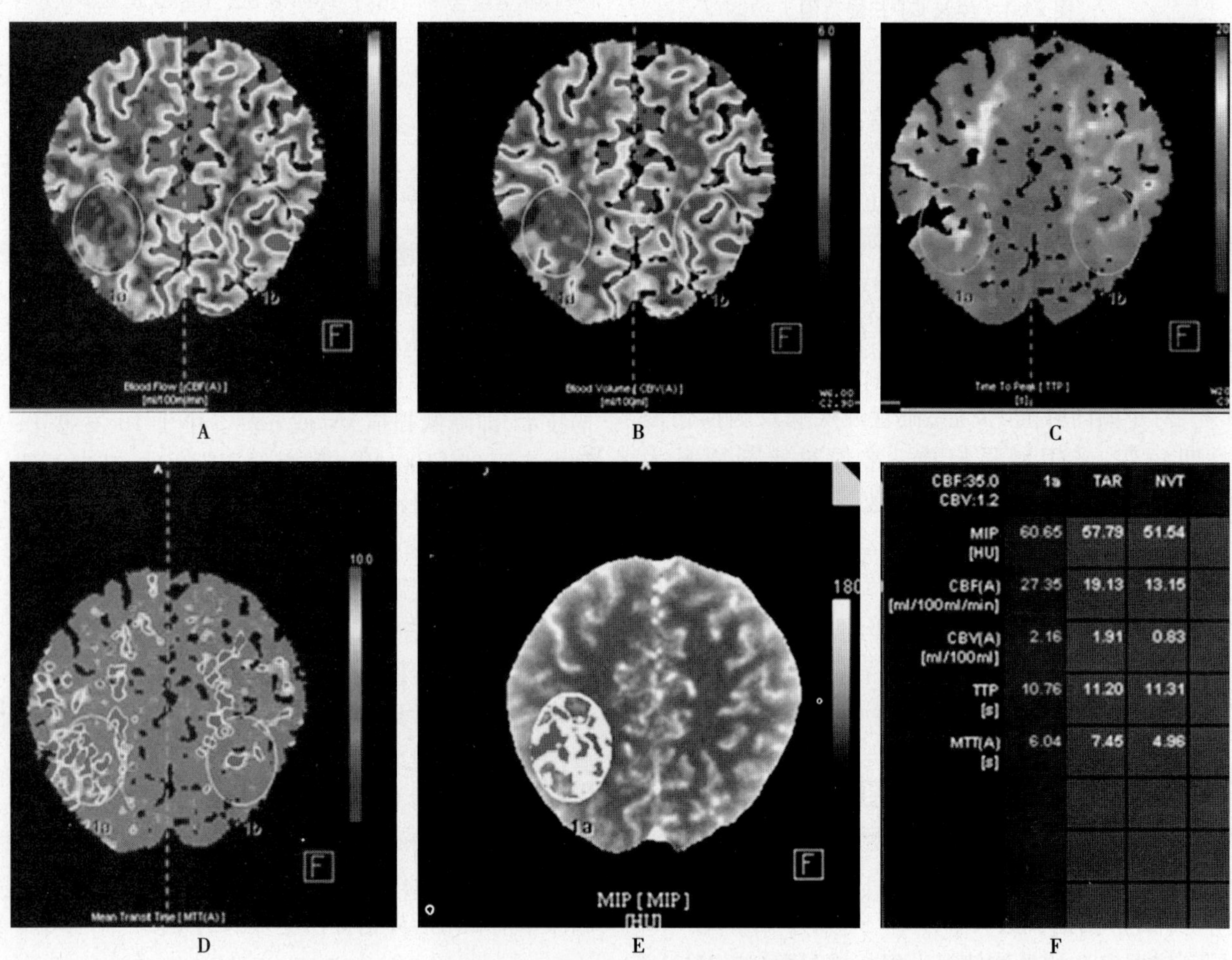

图 21-2　CT 灌注显示脑缺血区域

A. CBF 伪彩图；B. CBV 伪彩图；C. TTP 伪彩图；D. MTT 伪彩图；E. 为缺血半暗带伪彩图；F. 右侧 ROI 灌注各参数值及缺血半暗带大小参数值。由参数值可见，右侧 ROI 内 CBF 下降，CBV 基本正常或降低，TTP、MTT 延长，提示 ROI 内存在缺血灶，经过 ROI 的高级分析显示缺血半暗带，图 F 所示，红色为缺血梗死区域，黄色为缺血半暗带区域。

2. **出血**　发病率为每年(60~80)/10万,在我国占全部脑卒中的20%~30%,急性期病死率为30%~40%。CT灌注成像可清晰地显示出血肿周围异常的脑血流动力学变化(文末彩图21-3),并且较精确的检测相关数据,判断为缺血性脑出血还是为其他原因脑出血,可以作为临床观察的一条重要指标,对治疗方案选择、治疗效果及预后的评估有重要的参考意义。

3. **烟雾病**　又名脑底异常血管网病,是一组以颈内动脉虹吸部及大脑前、中动脉起始部狭窄或闭塞,脑底出现异常的小血管网为特点的脑血管病。因脑血管造影时呈现许多密集成堆的小血管影,似吸烟时吐出的烟雾,故名烟雾病。烟雾病可用颅内外血管吻合术、脑肌血管联合术等手术重建血供,改善预后。缺血者可考虑作颈交感神经节切除或颅内外动脉吻合术。对于其预后的评价通常采用CTP做出评估(文末彩图21-4)。

4. **动脉瘤性蛛网膜下腔出血**　蛛网膜下腔出血(SAH)是指血液流入脑表面软膜与蛛网膜之间的腔隙即蛛网膜下腔。脑血管痉挛是SAH后特有的一种阶段性、局限性或弥漫性的脑血管异常狭窄,一般发生在动脉瘤破裂出血后2周内。按发生时间可分为急性脑血管痉挛(出血后数分钟到数小时)和迟发性脑血管痉挛(出血后48小时到14天)。在急性脑血管痉挛阶段,超氧自由基和血红蛋白破坏了血管收缩与舒张之间的平衡功能,同时谷氨酸浓度增加促进了神经兴奋毒性和神经元死亡。迟发性血管痉挛是导致蛛网膜下腔出血患者神经功能障碍及死亡的主要原因,多见于颅内大血管,主要由血红蛋白分解产物及炎性反应刺激所致。近年的研究证实,即使无大血管痉挛发生,血红蛋白分解产物所产生的神经毒性作用以及脑微血管痉挛均可进一步损害SAH患者的神经功能。

影像学检查:经颅多普勒超声(TCD)是临床常用检查方法,方便快捷,但是有时血管发生痉挛并不一定引起脑梗,同时脑微血管痉挛不能诊断。头部灌注可清楚反映脑功能状态,为临床治疗提供相应依据(文末彩图21-5)。

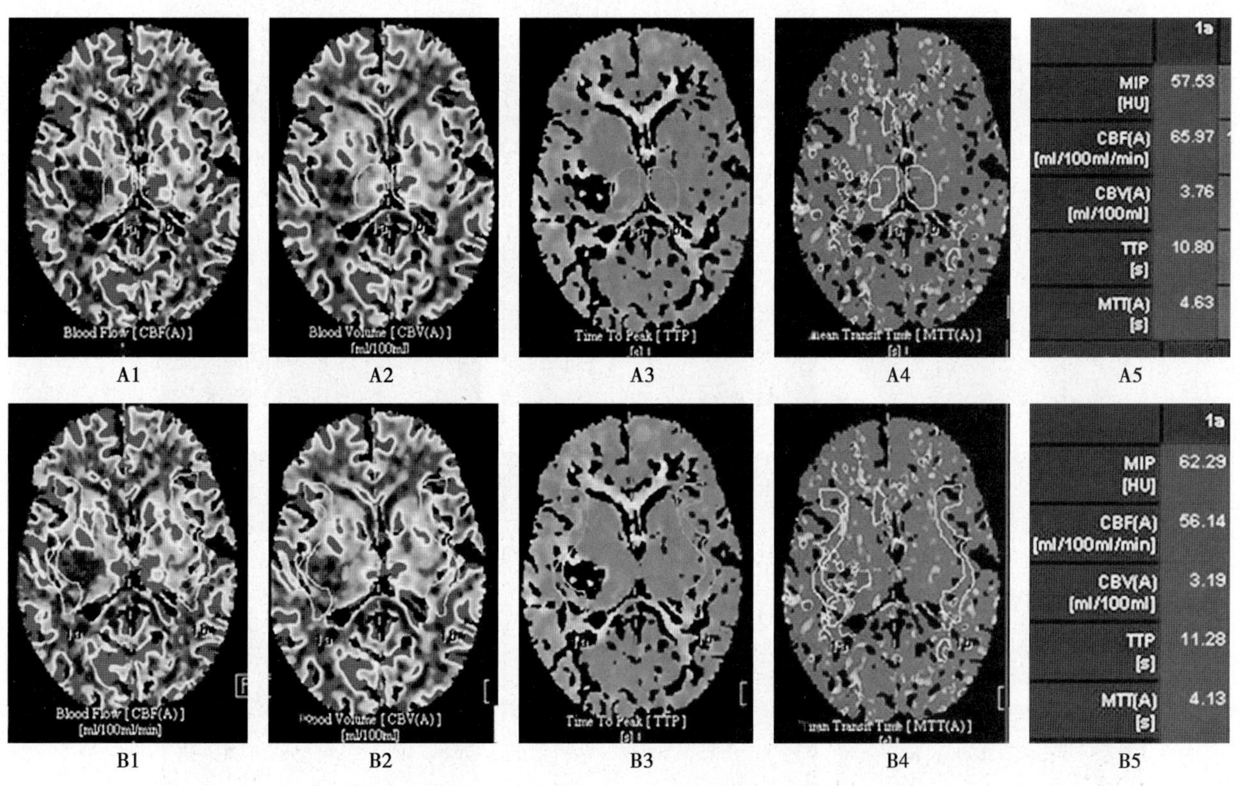

图21-3　CT灌注显示脑血肿周围灌注异常

A1—A4. 血肿周围ROI灌注伪彩图;A5. 右侧ROI内灌注参数值;B1—B4. 血肿周围ROI灌注伪彩图;B5. 右侧ROI内灌注参数值。血肿压迫周围脑实质,使得ROI内TTP及MTT延长。

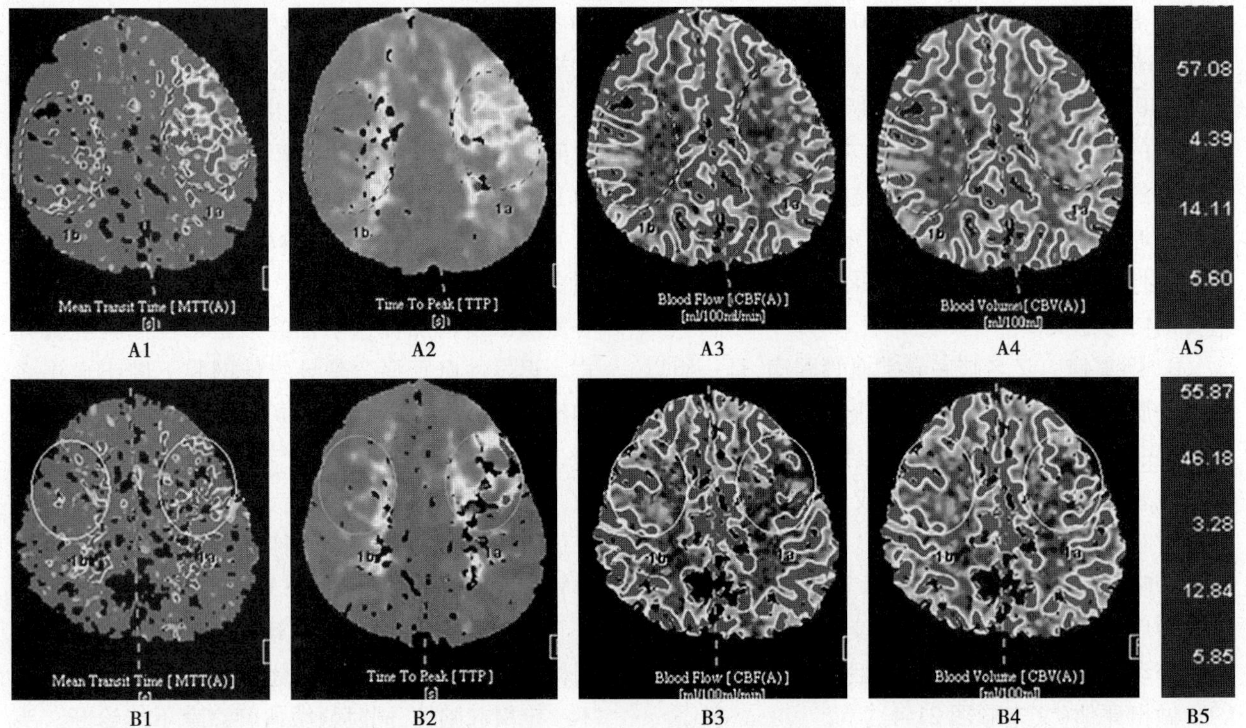

图 21-4　CT 灌注评价烟雾病患者术后

A1—A5. 术前灌注参数值及各参数值伪彩图；B1—B5. 术后灌注参数值及各参数值伪彩图，A5 及 B5 参数值从上至下依次为 MIP、CBF、CBV、TTP、MTT。术后颈外动脉代偿血管的引入，灌注参数值 CBF、CBV 降低，TTP、MTT 基本保持不变。

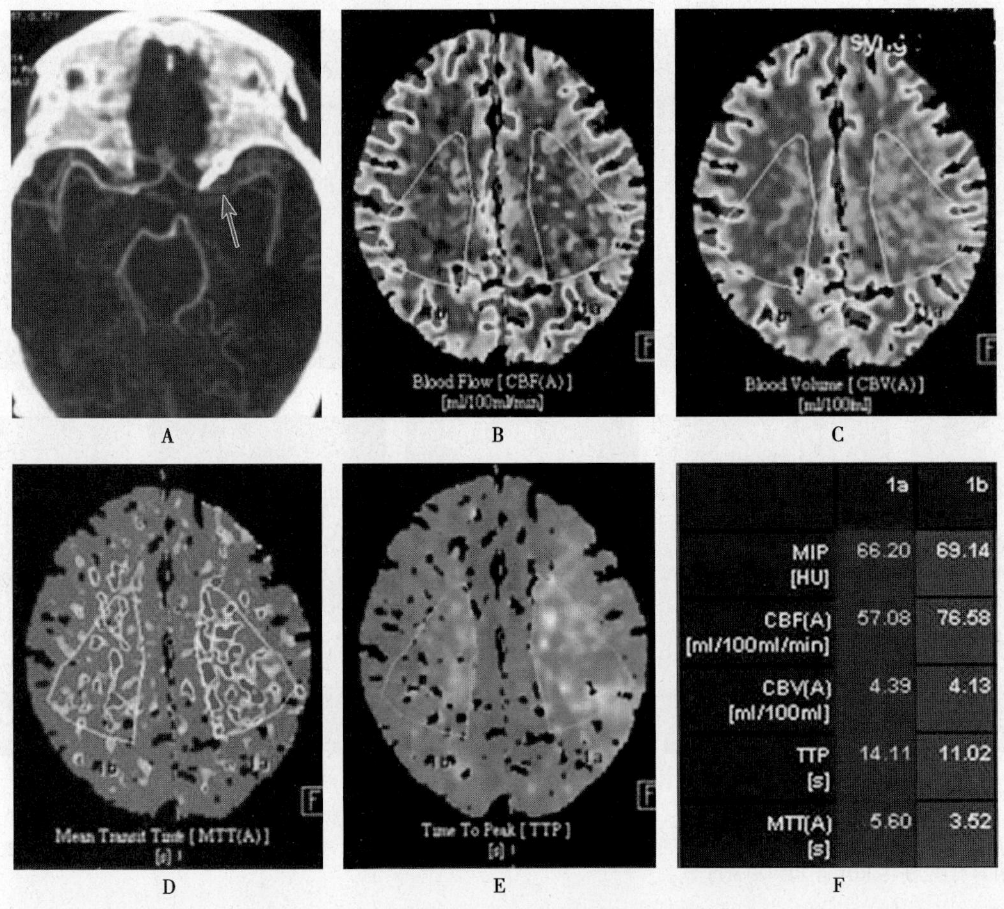

	1a	1b
MIP [HU]	66.20	69.14
CBF(A) [ml/100ml/min]	57.08	76.58
CBV(A) [ml/100ml]	4.39	4.13
TTP [s]	14.11	11.02
MTT(A) [s]	5.60	3.52

图 21-5　脑动脉瘤术后评价血管痉挛与低灌注相关性

A. 左侧大脑中狭窄；B—E. 分别为该患者灌注参数伪彩图；F. 为两侧 ROI 参数值。参数值示左侧 ROI 内 TTP、MTT 延长，与血管病变表现一致。

（二）检查前准备

1. 选择具有一定倾斜角度的头架，将角度调至最大，同时在头托内放置头垫。

2. 患者头部呈标准前后位，在头两侧加固泡沫塞对患者的头部进行固定。

3. 头的中心放置在扫描的中心位置（图 21-6）。

选择具有倾斜角度的头架，泡沫垫抬高颅顶，并对不配合患者行头部固定，头部定位处于检查孔径中心。选用具有一定倾斜角度的头架，使颅底基本平行于扫描层面（图 21-7），尽可能降低晶状体的器官剂量。扫描范围为颅底至颅顶。

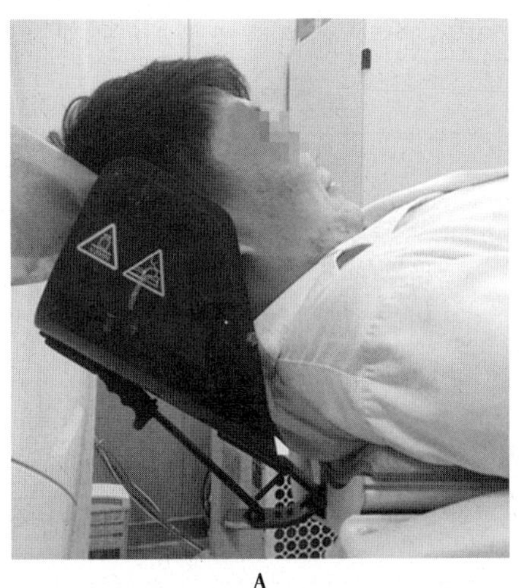

A

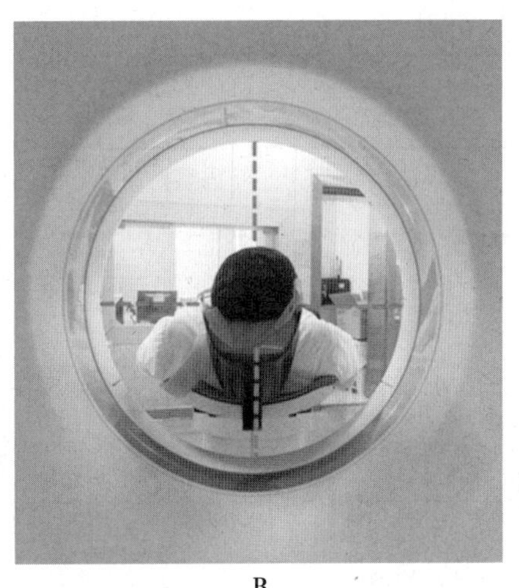

B

图 21-6　头部灌注头架选择及定位

A. 选择具有倾斜角度的头架，泡沫垫抬高颅顶，并对不配合患者行头部固定；B. 头部定位处于检查孔径中心。

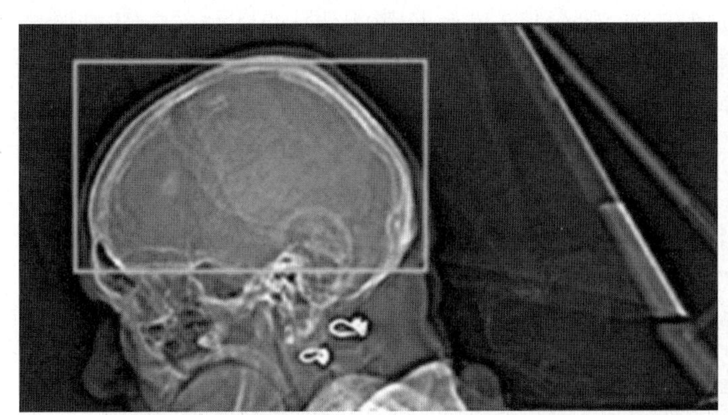

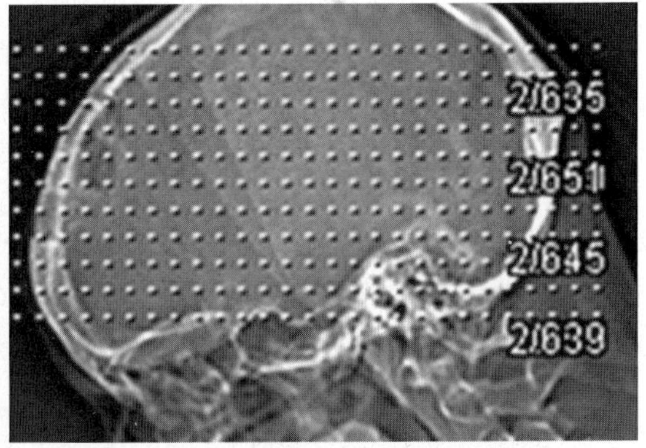

图 21-7　头部灌注 CT 扫描基线的选择

左图所示选用具有一定倾斜角度的头架，使颅底基本平行于扫描层面，确保扫描时避免 X 线对晶状体的直射。右图所示扫描范围为颅底至颅顶。

（三）扫描参数设置

以某公司 CT 为例，如表 21-3 所示。

表 21-3　CT 头部容积灌注参数案例

参数	设置
扫描范围	颅底至顶叶脑实质
旋转时间/s	1.5
探测器组合	34×1.2、64×0.625
管电压/kV	80
管电流/mAs	150
扫描时间/s	45

（四）对比剂注射方案

推荐的注射方案案例如表 21-4。推注 20ml 生理盐水检查静脉通道通畅后注射对比剂同时按下触发扫描键，对比剂推注完成后加推注 40ml 生理盐水，冲刷残留静脉通道对比剂同时推动对比剂循环，扫描将在设定延迟时间 5s 后开始。

续表

参数	设置
扫描延迟/s	5
扫描间隔/s	2
FOV/mm	200
重建层厚/mm	5
重建间隔/mm	3
窗宽/窗位/HU	150/50

表 21-4　CT 头部灌注推荐注射方案

项目	内容
浓度/(mgI/ml)	300~370
总量/ml	40~45ml,并追加 30~50ml 生理盐水
流速/(ml/s)	6~7
对比剂注射时间/s	≤8
触发扫描时间/s	3~5s 或采用小剂量测试法

五、CTA 检查技术

(一) 概述

脑血管疾病主要分为出血性脑血管病和缺血性脑血管病两大类。主要病因有动脉瘤、动静脉畸形、动脉狭窄及闭塞、静脉血栓等。与其他部位血管不同,正常颅内动脉与静脉强化的先后时间窗仅5~8 秒,如出现脑动静脉畸形或动静脉瘘等异常时,时间窗则更短。由于脑血流的快速循环,头部动脉成像特别困难,很容易受静脉信号的干扰。因此,适当的延迟扫描时间对头部血管的扫描相当关键。随着 MDCT 在临床的应用和发展,头部 CTA 血管成像的空间分辨力、时间分辨力、对比分辨力得到显著提高,能够为脑血管疾病的诊断提供更加准确的信息。

(二) 对比剂

对比剂注射方案为:盐水+对比剂+盐水(表 21-5)。对比剂用量 1.5~2ml/kg,总量 60~80ml。ROI 设置在升主动脉,远离上腔静脉,避免上腔静脉放射状伪影干扰 CT 值,对比剂注射后延迟 10s 开始监测,阈值设置为 100HU(图 21-8)。

表 21-5　头部血管对比剂注射方案

项目	内容
浓度/(mgI/ml)	370
总量/ml	60~70
盐水总量/ml	50
注射方式	对比剂(4~5.0ml/s,60~80ml)+生理盐水(4.0ml/s,30ml)
延迟扫描时间	自动触发扫描方式,阈值设为 100HU,ROI 定在升主动脉或颈动脉(图 21-8)

(三) 延迟扫描时间

合理确定延迟时间是头部血管成像成败的重要因素。延迟时间过短,则动脉强化不足;延迟时间过长,则静脉污染严重,影响动脉的显示。MDCT 血管成像常采用自动触发扫描方式,阈值为 100~150HU。感兴趣区(ROI)置于主动脉弓层面或者颈总动脉分叉处颈内动脉内。由于颈内动脉管径较细,平扫不容易辨别,故 ROI 置于主动脉内成功率较高。当患者体位移动,ROI 不在目标血管内,应观察对比剂到达主动脉时,手动触发扫描。头部 CT 静脉血管(CTV)成像时,应适当降低对比剂的给药速度并增加对比剂的总量。

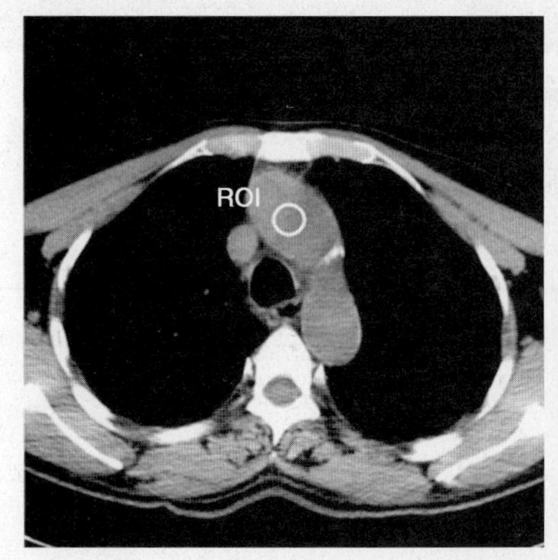

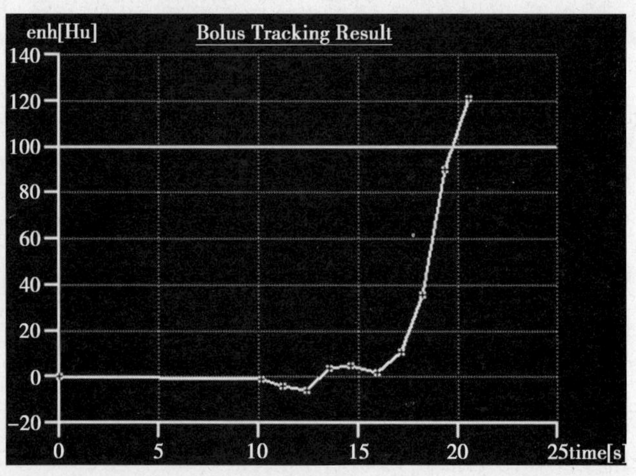

图 21-8　头部 CTA 监测点选择及对比剂时间密度曲线图

左图显示 ROI 设置在升主动脉,远离上腔静脉,避免上腔静脉放射状伪影干扰 CT 值,右图显示对比剂注射后延迟 10s 开始监测,阈值设置为 100HU。

（四）扫描参数

依据患者的具体情况设置扫描参数（表 21-6）。层厚 0.7～1mm，重建间隔 0.7mm。

表 21-6　多层螺旋 CT 头部血管成像扫描参数表

项目	内容
检查体位	仰卧，头部置于头架和扫描中心
扫描范围	颅底至颅顶
管电压/kV	100～120
管电流/mA	200～250
探测器组合	16×0.75　64×0.625　128×0.6　320×0.6
扫描方向	足→头
层厚/mm	0.75～1.0
层距/mm	0.75～1.0
重建算法	Smooth

六、颅脑 CT 图像后处理技术

1. **根据临床和诊断需要，做不同方位的图像重建和重组**　重建层厚 1～5mm，层距或重建间隔与层厚相同。根据疾病诊断需要选用窗宽、窗位；按解剖顺序拍摄被检部位或所有病变部位图像，保持显示图像解剖层面的连续性和图像整体性，适当选择病变部位放大拍摄或测量 CT 值等。

2. **颅脑 CT 图像**　常用脑窗摄影，窗宽 70～100HU，窗位 35HU 左右。颅脑 CT 图像遇到以下情况者，必须加摄骨窗：①颅底、内听道病变；②颅脑外伤；③颅骨病变，或颅内病变侵犯颅骨。骨窗的窗宽 1 500～2 500HU，窗位 500～700HU。

3. **三维图像重组**　用薄层（层厚≤1mm，重叠重建）横断面数据进行多平面重组（MPR），可获得脑组织的冠状面、矢状面、斜面图像，从不同角度显示肿瘤与周围软组织的相互位置关系。运用表面遮盖法（SSD）显示颅骨的骨折线、病变与周围解剖结构的关系等。

4. **CTA 三维图像重组**　血管图像后处理主要以显示病变为主，同时还应显示病变与周围组织之间的关系，以为临床选择恰当的手术路径提供参考。头部血管图像后处理常包括 MPR（CPR）、MIP、VR 及 SSD。由于头部血管走行迂曲，CPR 用得较少。不同平面的 MIP 能清晰显示血管的走行、钙化情况。头部动脉瘤主要以显示动脉瘤位置，瘤体、瘤颈情况，可采用去骨的 VR 或是带骨的 VR 图像多角度多方位旋转显示动脉瘤与周围血管的关系。可在 MIP 图像上以病变为中心显示动脉瘤起始位置情况。一般 MIP 图像要求层厚不应太厚。若有多个动脉瘤应逐一进行显示。动脉瘤术后主要以显示动脉夹位置及术后动脉瘤处远端血管的通畅情况。主要以带骨的 VR 图像为主。头皮血管病变主要采用带骨的 VR 来显示头皮血管病变的位置，术后的患者也主要以带骨 VR 来显示。

5. 耳鸣及疑桥小脑角区病变者，调节窗口技术，以观察内听道有无扩大，并根据需要局部放大。头皮下软组织病变，用软组织窗摄影：窗宽 250～400HU，窗位 35～50HU。

6. **脑 CT 血流灌注**　图像的处理在病变侧或对侧相应部位选取兴趣区，获得兴趣区 TDC，依据曲线通过不同数学模型转换成计算机伪彩处理，得到局部脑血流量（CBF）、脑血流容量（CBV）、对比剂平均通过时间（MTT）和对比剂达峰时间（TTP）等血流动力学参数和灌注图像，以便评价脑组织的灌注状态。

7. **胶片打印建议**　无须骨窗时只需要打印脑组织窗轴位；如需骨窗时，脑组织窗和骨窗轴位都需打印；必要时打印冠状位及矢状位图像。

七、颅脑相关疾病 CT 检查要点与图像质量控制

（一）CT 检查要点

CT 检查对头颅疾病的诊断具有较高的价值，应用相当普遍。对颅内肿瘤、脓肿和肉芽肿、寄生虫病、颅脑外伤、颅内血肿、蛛网膜下腔出血、脑梗死、脑先天畸形或发育不良都能很好地做出定位和定性诊断。对动脉瘤、血管畸形的诊断，结合 CTA 可明确诊断。

颅内肿瘤、颅内感染、颅脑先天畸形及发育异常、脑变性病变、脱髓鞘病变一般只需行头部平扫及增强检查，就可以了解病变增强情况，大小，边缘强化程度，脑室、脑沟及邻近组织是否有压迫移位。但对于需要行开颅手术的肿瘤患者需行 CTA 检查，了解肿瘤供血动脉以及引流静脉等，这时在后处理时需要尽可能地显示出供血动脉（图 21-9）。

脑血管性病变病理机制复杂，除了常规的普通扫描及增强检查，还需另行 CTA 检查，了解血管形态改变，病变血管位置、大小，与周围血管关系，为手术提供路径及方式（图 21-10，图 21-11，图 21-12）。

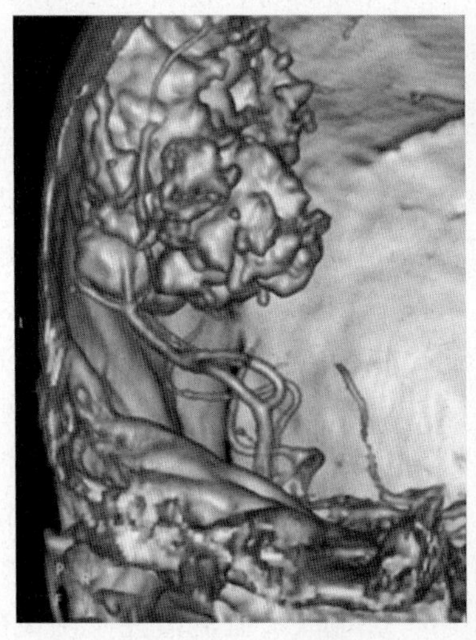

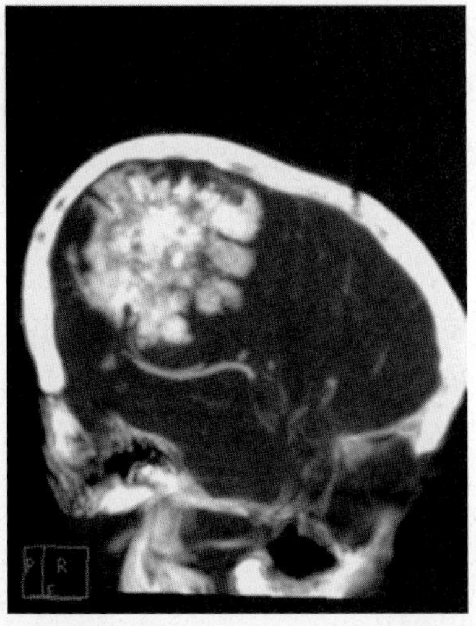

图 21-9　头部肿瘤图像后处理

头部巨大肿瘤，手术前行 CTA 扫描，显示主要供血动脉为左侧大脑中动脉，左图为头部肿瘤的 VR 后处理可以清晰显示肿瘤与脑动脉的空间关系，右图为 MIP 可以显示肿瘤增强后的密度。

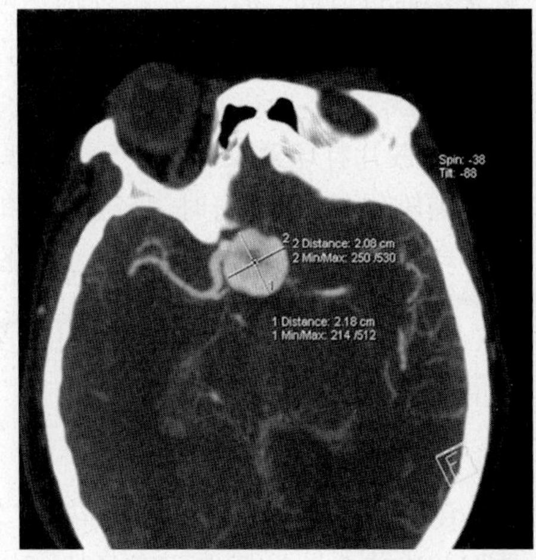

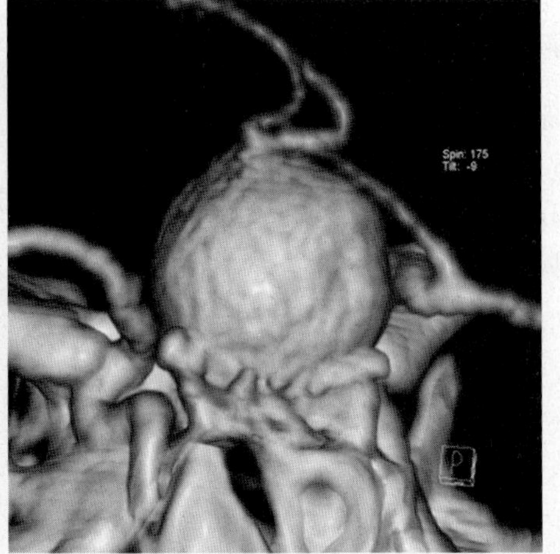

图 21-10　头部动脉瘤图像后处理

左图为薄层的 MIP 显示瘤体，并可以在图上测量瘤体大小，右图的 VR 更直观地显示动脉瘤大小。

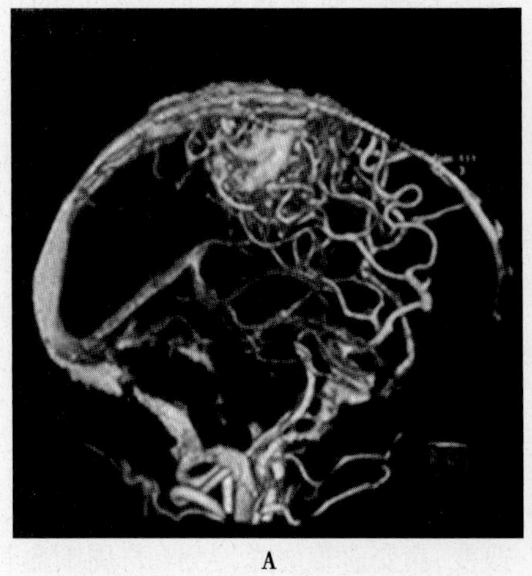

A

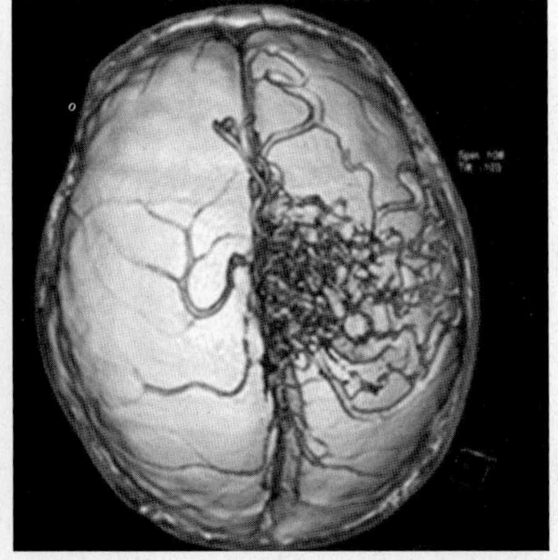

B

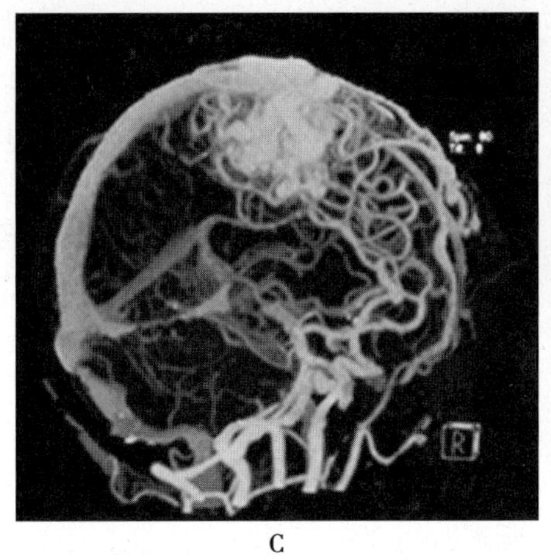

C

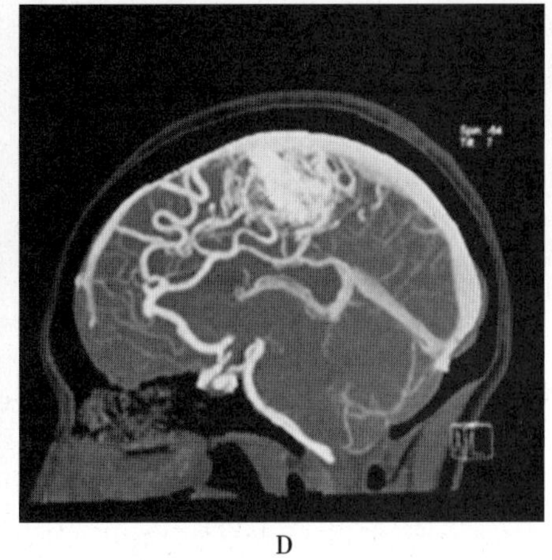

D

图 21-11　头部动静脉畸形图像后处理

A、B. VR 直观图；C、D. 厚层 MIP 图，可见粗大畸形血管，主要供血动脉为左侧大脑中动脉及大脑前动脉，主要引流静脉为大脑上静脉。

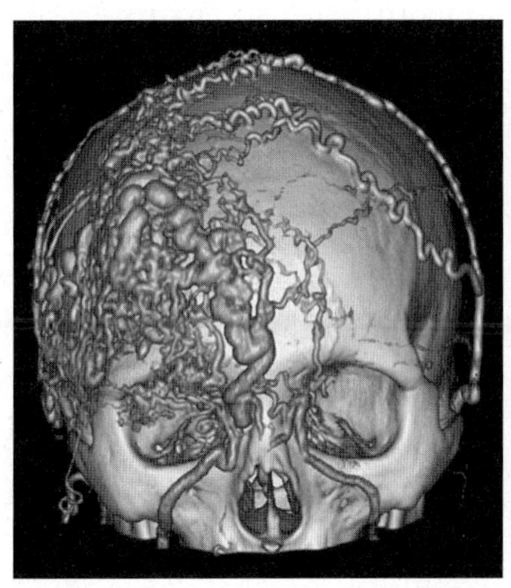

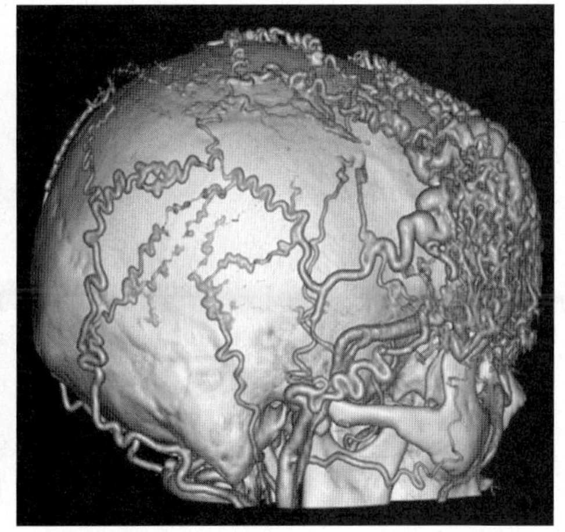

图 21-12　头皮血管瘤图像后处理

（二）图像质量控制

头部 CT 检查最常出现的伪影是运动伪影和线束硬化伪影。对于躁动或者自主呼吸导致的头部运动的检查者，可以使用绑带制动或者使用快速扫描方法，如将轴扫换成螺旋扫描、使用更宽的探测器准直，或者减少探测器旋转时间的方法提高图像的时间分辨力。

1. 图像能满足影像诊断的需要　①包括颅底到颅顶全部脑组织图像。②脑组织窗图像能清晰显示脑实质及脑脊液间隙（脑沟、脑池、蛛网膜下腔和脑室），脑皮、髓质分界清晰，基底节和丘脑结构清楚可辨；骨窗能清晰显示颅骨结构，可分辨颅骨的内、外板与板障。③颅脑病变可达到最佳显示，并与周围结构有良好对比。

2. 图像上的信息准确　①图像上文字信息：应包括医院名称、受检者姓名、性别、年龄、检查号、层厚、间隔、扫描时间、扫描野、当前层面位置、扫描方位、kV、mAs 值和左右标识；字母、数字显示清晰；图像文字不能超出图片以外，也不能遮挡图像中影像。②图像上影像信息：图像必须足够大，可以用来评价正常脑组织结构及病灶；图像按解剖顺序排列，无层面遗漏及错位；图像的对比度良好，能最优化地显示组织间的不同层次；图像中无影响诊断的伪影。

3. 图像质量的等级评价

（1）0 级：图像显示不清；具有严重的头部运动伪影、线束硬化伪影或可去除的颅外金属异物伪影，不能诊断。

（2）1 级：图像显示模糊，具有明显的头部运动伪影、线束硬化伪影或可去除的颅外金属异物伪影，不能达到诊断要求。

（3）2 级：脑皮、髓质对比显示欠佳，或略有头部运动伪影、线束硬化伪影或可去除的颅外金属异物伪影，但是基本不影响诊断。

（4）3 级：脑皮、髓质对比清晰，无头部运动伪影、线束硬化伪影或可去除的颅外金属异物伪影，满足诊断要求。

图像质量必须达到 2 级或 3 级方可打印图片及签发报告。

（綦维维　张永县　牛延涛　余建明）

第二节　鞍区 CT 检查技术

一、鞍区相关疾病与 CT 诊断价值

鞍区主要包括垂体、蝶鞍、海绵窦和鞍上池等部分。垂体位于颅底蝶鞍垂体窝内，前后径约 1.0cm，横径约 1.0～1.5cm，高度约 0.5cm。常见疾病有垂体微腺瘤、泌乳素瘤、空蝶鞍以及蝶鞍区骨质破坏等。颅咽管瘤和脑膜瘤等鞍区外肿瘤也会侵犯垂体，患者会出现视力下降等症状。垂体较小，CT 检查常采用薄层的平扫和增强扫描。由于轴扫时图像颅底伪影较多，单排 CT 时常采用冠状位扫描，螺旋 CT 出现后采用螺旋扫描模式进行冠状位重组。

二、适应证与相关准备

1. **适应证**　X 线检查发现鞍区骨质破坏、钙化、蝶鞍扩大等，需进一步定位和定性诊断者；临床怀疑垂体肿瘤或与垂体内分泌失调等相关疾病，如垂体泌乳素微腺瘤等；垂体瘤术后复查；鞍区其他肿瘤，如颅咽管瘤、脑膜瘤等。

2. **相关准备**　嘱受检者去除头颈部饰物，取下活动假牙；冠状位为强迫体位，受检者在扫描过程中保持头部不动，嘱受检者不能做张口动作，不做吞咽动作。对于不合作患者采用药物镇静，以免影响图像质量。需增强扫描者，预先建立静脉通道。

3. 做好受检者非被检部位和陪护人员的辐射防护。

三、平扫与增强检查技术

（一）平扫检查

1. **定位像与扫描基线**　定位像采用头颅侧位，扫描基线平行于听眦线（OML）。

2. **扫描范围**　从颅底至鞍顶，根据病变大小适当扩大扫描范围，应包括整个病变范围。

3. **扫描参数**　管电压 120kV，管电流 200～250mA，转速 0.6 秒，重建层厚 1～2mm，重建间隔应为重建层厚的 50%～75%，FOV 为 25cm，螺距为 1.0～1.5；骨算法与软组织算法重建。骨窗：窗宽 2 500～3 500HU，窗位 500～700HU；软组织窗：窗宽 90～100HU，窗位 35～50HU。

（二）增强扫描

鞍区 CT 检查一般需作增强扫描。经静脉注射对比剂 50～70ml，流速 2.5～3.0ml/s；动脉期扫描延迟时间 20～25 秒，实质期扫描延迟时间 60～70 秒；其他扫描参数同平扫。对怀疑垂体微腺瘤的患者，动态扫描更具诊断价值。增强扫描时由于脑实质密度增高，常规软组织窗显示不好，可改为：窗宽 200～300HU，窗位 50～100HU。

四、鞍区图像后处理技术

1. 运用容积数据采集的多方位重组（如采用横断面扫描）而代替冠状位鞍区扫描已经在临床上广泛使用。根据临床和诊断需要，做鞍区局部冠状位、矢状位图像重组。横断面重建层厚≤1mm，重叠重建。利用容积数据进行多平面重组可以替代传统的冠状位扫描。根据临床和诊断要求，可对鞍区进行冠状位、矢状位以及其他方位的图像重组（图 21-13），层厚为 3～5mm。

利用容积数据进行容积再现，可利用模拟手术刀软件进行模拟鞍区肿瘤手术路径图像重组。

2. 鞍区 CT 图像易受颅骨伪影影响，在拍摄时要合理使用窗宽和窗位。若病变和周围组织密度接近时，可适当调窄窗宽；若伪影较多或需观察局部组织的丰富层次，可调低窗位，并适当调宽窗宽。

3. 鞍区 CT 图像常用软组织窗和骨窗。软组织窗：窗宽 250～400HU，窗位 30～50HU；骨窗：窗宽 1 500～2 500HU 窗位 500～700HU。

4. **胶片打印建议**　对鞍区病变进行放大摄影，通过容积数据重组并打印冠状位和矢状位，横断面重建层厚建议≤1mm。

五、鞍区相关疾病的 CT 检查要点与图像质量控制

（一）检查要点

鞍区病变一般首选检查为 MRI，如果有禁忌不能做 MRI，可以选择 CT 检查，CT 检查一般需作增强扫描。冠状位图像为首选，包括骨算法与软组织算法。

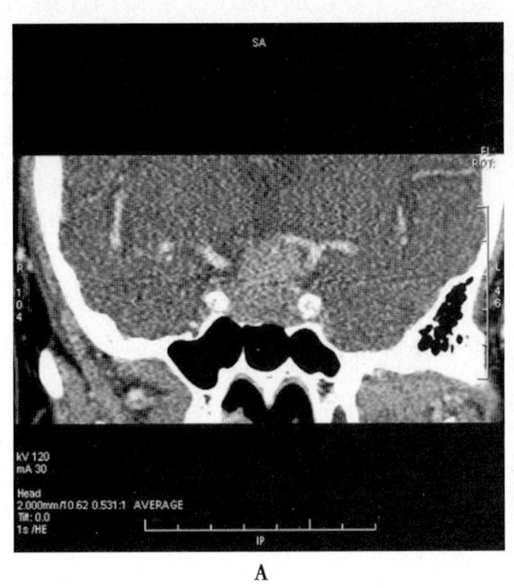
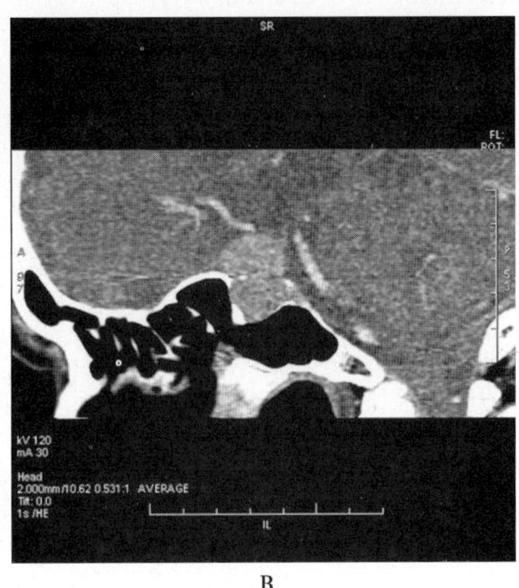

A　　B

图 21-13 鞍区 CT 的重组

A. 鞍区增强检查冠状位重组；B. 鞍区增强检查矢状位重组。

（二）图像质量控制

1. **图像能满足影像诊断的需要** ①包括全部垂体和鞍区组织结构图像；②各组织层次分明；在增强图像上，垂体、病变、强化的周围血管及鞍区骨质间能够形成良好对比。

2. **图像上的信息准确** ①图像上文字信息：应包括医院名称、受检者姓名、性别、年龄、检查号、层厚、间隔、扫描时间、扫描野、当前层面位置、扫描方位、管电压、mAs 值和左右标识；字母、数字显示清晰；图像文字不能超出图片以外，也不能遮挡图像中影像。②图像上影像信息：以垂体为中心，将其置于图像正中；若有病变，图像应包全病变；图像应按解剖顺序排列，无层面遗漏及错位；所有图像需调至合适的对比度，以利显示鞍区正常解剖结构以及病变；图像中无影响诊断的伪影。

3. **图像质量的等级评价**

（1）0 级：无法观察，垂体形态及结构显示不清，不能诊断。

（2）1 级：垂体形态及结构显示模糊，具有明显的头部运动伪影，不能达到诊断要求。

（3）2 级：垂体形态及结构显示欠清晰，或略有头部运动伪影，但基本不影响诊断。

（4）3 级：垂体及其周围结构显示清晰，无头部运动伪影。

图像质量必须达到 2 级或 3 级方可允许打印图片及签发报告。

（綦维维 张永县 牛延涛 陈伟 余建明）

第三节 眼及眼眶 CT 检查技术

一、眼部相关疾病与 CT 诊断价值

眼部由眼球、眼附属器和眼眶组成，其结构细致复杂，除眶骨外均为软组织。普通 X 线平片不能满足其显示要求。眼部 CT 检查可直接显示眼部的软组织和骨结构，同时可显示眶周结构，大大拓宽了临床应用范围，包括：眼球突出的病因诊断、球内和眶内肿瘤、炎性假瘤和血管性疾病、眼外伤、眶内异物及先天性疾病等。

二、适应证与相关准备

1. **适应证** 眼球突出的病因诊断、球内和眶内肿瘤、炎性假瘤和血管性疾病、眼部外伤、眶内异物及先天性疾病等。

2. **相关准备** 嘱受检者去除头、耳及颈部饰物，取下活动假牙。扫描前，应向受检者说明在扫描过程中除头部不动外，还需闭眼，使眼球保持固定不动；不能闭眼者，可让其盯住正前方一个目标。需增强扫描者，预先建立静脉通道。

3. **辐射防护** 做好受检者非被检部位和陪护人员的辐射防护。

三、眼部 CT 平扫与增强检查技术

1. **普通扫描**

（1）扫描体位：患者仰卧于扫描床上，头置于头架中，下颌内收，头颅和身体正中矢状面位于台

面中心并与台面垂直,两外耳孔与台面等距。

(2) 定位像与扫描基线:采用头颅侧位定位像;基线选择听眶线,因听眶线与视神经的走向大体一致,显示视神经和眼外肌较好。

(3) 扫描范围:一般从眼眶下缘下1cm至眼眶上缘上1cm,根据病变大小可扩大扫描范围。

(4) 扫描参数:螺旋扫描,管电压120kV,管电流200~250mA,转速0.6~0.8s/转,重建层厚1~2mm,扫描野为25cm,矩阵512×512,螺距为1.0~1.5;重建算法为软组织算法和骨算法。

2. **增强扫描**　怀疑肿瘤性病变、炎性病变或视神经病变,增强扫描可使血管、肌肉和富血供的病变显示清晰,有助于病变的定性。

(1) 对比剂:高压注射器团注给药。总量60~80ml,流速2.0~3.0ml/s。

(2) 扫描延迟时间:一般增强延迟35~45s秒,对于血管性病变可采用动静脉双期扫描,动脉期25秒,静脉期65秒。

(3) 扫描范围及参数同普通扫描。

四、眼外伤CT检查技术

眼部外伤病例,数据采集采用螺旋扫描,得到眼眶区域的容积数据,采用两种算法重建即骨算法和软组织算法,对于眶壁细小骨折可进行MPR处理(图21-14),还可结合VR图像进多角度观察(图21-15),避免遗漏细小骨折。

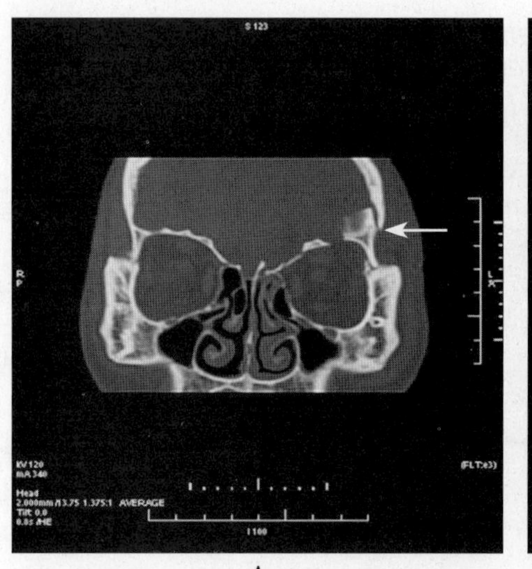

A

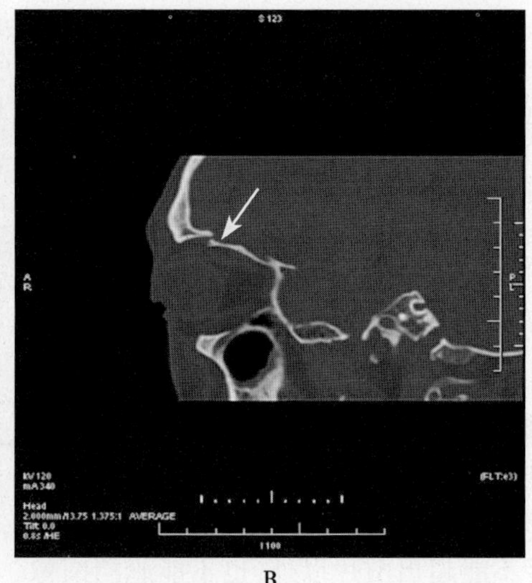

B

图21-14　眼外伤CT的冠状位和矢状位图像重组

A. 冠状位重组;B. 矢状位重组;箭头所指为骨折处。

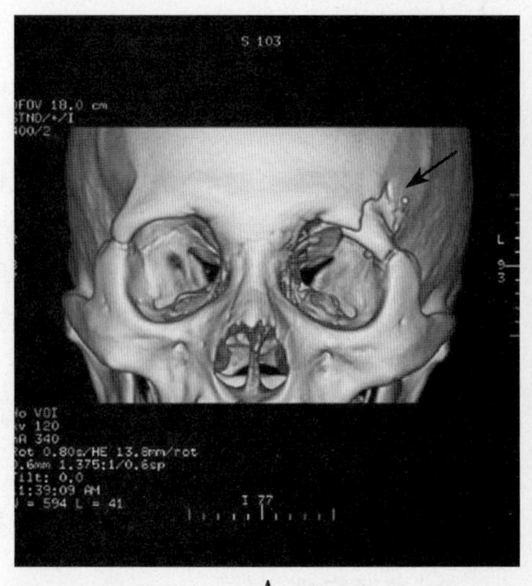

A

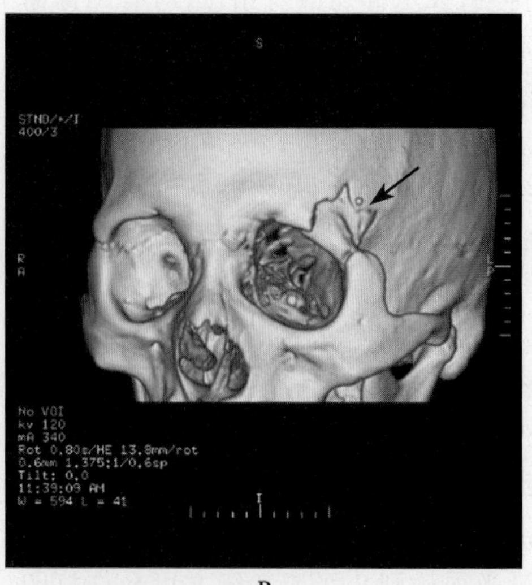

B

图21-15　眼外伤CT的VR图像重组

A、B. VR图像,箭头处为骨折处;A. 正位VR图像;B. 转动角度后的VR图像。

五、眼部图像后处理

1. 根据临床和诊断需要，做不同方位的图像重组（横断面重建层厚≤1mm，重叠重建）。按解剖顺序拍摄眼部图像，横断位和冠状位图像分别排列。

2. **眼部外伤**　常规采用 MPR 进行多平面观察，眶壁细小部位的骨折常需结合多方位薄层图像观察。眼球内异物定位时，通常需采用横断面和冠状面结合定位。疑视神经病变或者视神经管细小解剖部位骨折时，需采用薄层重建，以免遗漏病变。与视神经相关的病变，取平行于患侧视神经走行方向做斜矢状面 MPR 图像重组，能更好地显示视神经。

3. **横断面图像**　一般重建层厚 3mm，重建间隔 3mm。通常需放大摄影，包括完整的眼部解剖结构和适当的邻近组织，避免病变定位困难。眼眶图像的显示和摄影常用软组织窗，但眼部外伤、钙化或病变侵犯眶壁时，则需加摄骨窗像。

4. **胶片打印建议**　无外伤、钙化或病变侵犯眶壁时，只需要打印软组织窗，通过容积数据重组的冠状位和矢状位（沿视神经走行），重建层厚≤1mm，重叠重建。如有外伤、钙化或病变侵犯眶壁时，则需加摄骨窗像。

螺旋 CT 扫描可以通过容积数据进行多平面重组和三维影像重组，从而更好地显示细微结构以及眶壁骨折。眼部 CT 图像常用软组织窗，但眼部有异物（图 21-16）、钙化或病变侵犯眶壁时，则增加骨算法重组。眼部外伤及视神经病变可重建 MPR 图像（图 21-17），进行多方位观察，还可结合 VR 图像进多角度观察。

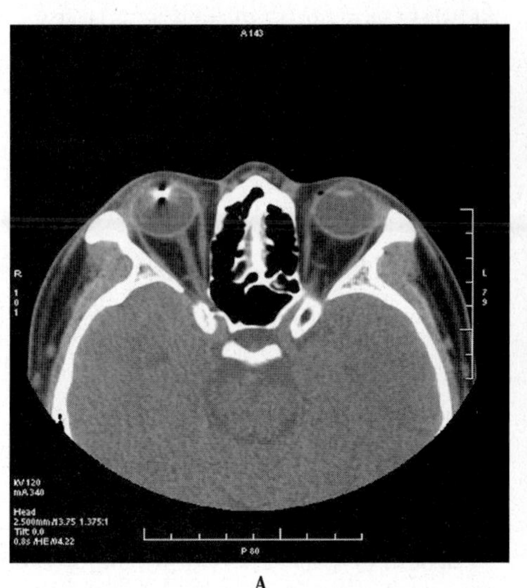

A

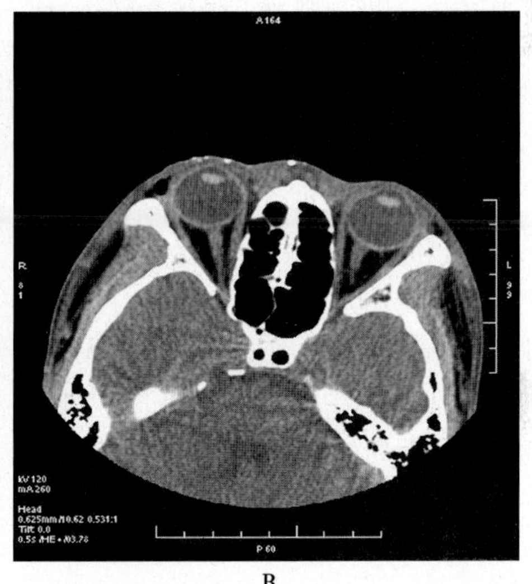

B

图 21-16　眼球内异物图像的重组

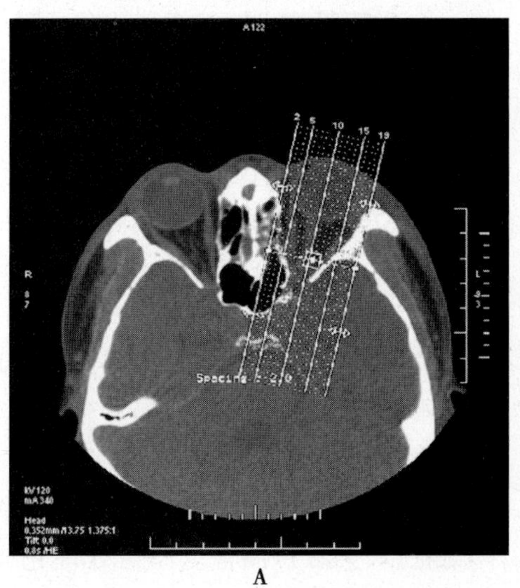

A

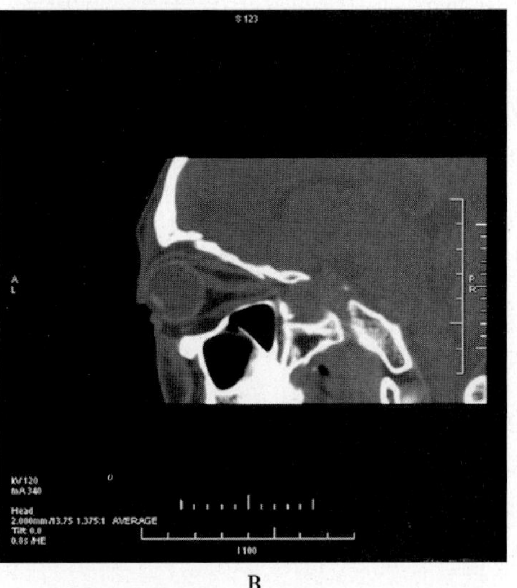

B

图 21-17　视神经走行方向的斜矢状位重建

六、眼部相关疾病检查要点与图像质量控制

（一）检查要点

行眼部 CT 检查时，除了头部保持不动外，还要嘱患者保持眼球不动。怀疑肿瘤性病变、炎性病变或视神经病变需做增强检查，增强检查可使血管、肌肉和富血供的病变显示清晰，有助于病变的定性。眼部外伤病例，数据采集采用螺旋扫描，得到眼眶区域的容积数据，采用两种算法重建即骨算法和软组织算法，对于眶壁细小骨折可进行 MPR 薄层重组。

（二）图像质量控制

1. 图像能满足影像诊断的需要　①图像包括两侧全部眼和眼眶结构；②眼和眼眶各结构具有明显对比，能清晰分辨，如能清晰显示眼球各结构、视神经全长、眼内外直肌等。

2. 图像上的信息准确　①图像上文字信息：应包括医院名称、受检者姓名、性别、年龄、检查号、层厚、间隔、扫描时间、扫描野、当前层面位置、扫描方位、管电压、mAs 值和左右标识；字母、数字显示清晰；图像文字不能超出图片以外，也不能遮挡图像中影像。②图像上影像信息：图像必须足够大，可以用来评价正常眼和眼眶结构及其病灶；图像对比度良好，最优化地显示组织间的不同层次；图像按解剖顺序排列，无层面遗漏及错位；图像中无影响诊断的伪影。

3. 图像质量的等级评价

（1）0 级：图像无法观察；眼球各结构、视神经全长、眼内外直肌及视交叉结构均不可辨，伪影严重，不能诊断。

（2）1 级：眼球各结构、视神经全长、眼内外直肌及视交叉结构显示模糊，具有明显的头部运动伪影，不能达到诊断要求。

（3）2 级：眼球各结构、视神经全长、眼内外直肌及视交叉结构显示欠清晰，或略有头部运动伪影，但基本不影响诊断。

（4）3 级：眼球各结构、视神经全长、眼内外直肌及视交叉结构显示清晰，无头部运动伪影。

图像质量必须达到 2 级或 3 级方可允许打印图片及签发报告。

（綦维维　张永县　牛延涛　陈伟　余建明）

第四节　鼻骨 CT 检查技术

一、适应证与相关准备

1. 适应证　鼻骨外伤患者。

2. 相关准备　同眼眶 CT 检查相关准备。

二、检查技术

1. 定位像扫描　扫头颅侧位定位像，确定扫描范围和层次。

2. 横轴位扫描　采用患者仰卧位，听眶下线垂直于床面，扫描区域从鼻根扫描至鼻尖。扫描基线平行于听眶下线。

3. 冠状位扫描　根据患者情况选择仰卧或俯卧，头尽量后仰，尽量使听眶下线平行于床面，扫描区域从鼻骨前缘扫描至泪骨。扫描基线平行于鼻骨长轴。

4. 容积扫描　采用患者仰卧位，听眶下线垂直于床面，扫描范围从鼻根至鼻尖。

5. 扫描条件　逐层扫描条件一般为 120kV，150mAs；儿童 100mAs；层厚 2.0mm；层间距 2.0mm（横断面）；层厚 1.0mm；层间距 1.0mm（冠状面）；容积扫描条件：120kV；200mAs/层（儿童 140mAs/层）；0.5~0.75mm；螺距 1.0；重建层厚：0.7mm（最薄允许层厚）；层间距：0.35mm（重叠 50% 重建）。扫描视野（FOV）为 14cm×14cm~20cm×20cm。

三、影像处理

1. 重建算法　软组织算法和骨算法。

2. 重建层厚及位置　0.75~2mm，常规横断位、与鼻骨平行的斜冠状位、矢状位重建。软组织窗窗宽 150~180HU，窗位 30~50HU；骨窗窗宽 2 500~3 500HU，窗位 800~1 200HU。

3. 对于鼻部外伤患者　MPR 及 SSD 三维重组有助于观察鼻部骨折的位置、类型及与邻近解剖结构的关系（图 21-18）。利用缩小重建 FOV 使图像放大重建；利用薄层、小间隔重建提高图像的分辨力和病变检出率。

4. 胶片打印建议　打印骨窗轴位图像，同时打印冠状位、矢状位图像。图像处理完成后，将鼻骨扫描薄层图像及重组后图像完整上传 PACS。

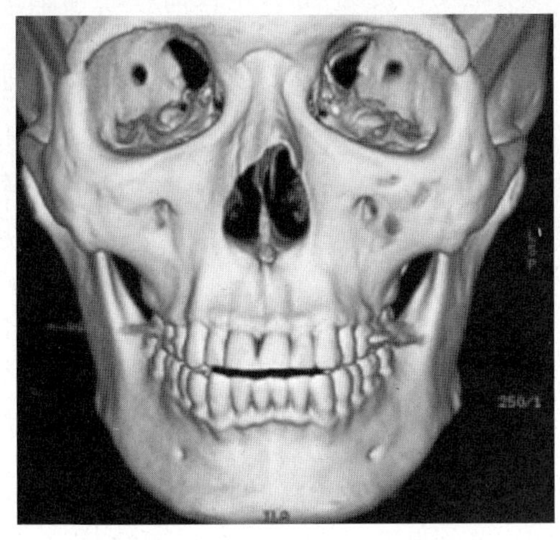

图 21-18　鼻骨骨折 VRT 处理图像

四、图像质量控制

1. **图像能满足影像诊断的需要**　能清晰显示多方位的鼻骨断面图像以及完整鼻骨的 SSD、VR 图像,可满足评估鼻骨骨质及连续性的需要。

2. **图像上的信息准确**　①图像上文字信息:应包括医院名称、受检者姓名、性别、年龄、检查号、层厚、间隔、扫描时间、扫描野、当前层面位置、扫描方位、kV、mAs 值和左右标识;字母、数字显示清晰;图像文字不能超出图片以外,也不能遮挡图像中影像。②图像上影像信息:图像必须足够大,并包括全部鼻骨和相邻结构的断层图像,以及必要、不同方位的 SSD、VR 图像;所有图像需调至合适的对比度,以利于较好显示鼻骨正常解剖结构以及病变;图像应按解剖顺序排列,无层面遗漏及错位;图像中无影响诊断的伪影。

3. **图像质量的等级评价**

(1) 0 级:鼻骨结构显示不清,伪影严重,不能诊断。

(2) 1 级:鼻骨结构显示模糊,具有明显的伪影,不能达到诊断要求。

(3) 2 级:略有伪影,对鼻骨结构显示稍有影响,但是基本不影响诊断。

(4) 3 级:鼻骨结构显示清晰,无伪影,可明确诊断。

图像质量必须达到 2 级或 3 级方可允许打印图片及签发报告。

（綦维维　张永县　牛延涛　余建明）

第五节　耳部 CT 检查技术

一、耳部相关疾病与 CT 诊断价值

（一）颞骨及耳部常见疾病影像解剖

耳部结构细微而众多,方位各异且相互重叠,解剖关系复杂。包括外耳、中耳和内耳。外耳包括耳郭和外耳道,外耳道外 1/3 为软骨部,内 2/3 为骨性外耳道,CT 可以分辨其结构和形态。

中耳包括鼓膜、鼓室、咽鼓管及乳突有关结构。鼓室其垂直径和前后径约 15mm,可分鼓室上隐窝、鼓室本部、鼓室下隐窝,内含听小骨、韧带、肌肉、神经。高分辨率 CT(HRCT)能良好地显示听小骨形态、位置及其关节关系,显示面神经鼓室段走行,但较难分辨其内肌肉和韧带;咽鼓管由软骨部和骨部组成,由鼓室前方向前内下各约 45°,开口于鼻咽,长约 36mm。鼓窦为鼓室上隐窝外上方空腔,宽约 6mm,高 10mm,通过不规则孔道开口于鼓室上隐窝,鼓窦与乳突气房相通。HRCT 可显示鼓窦及其开口。乳突于出生时尚未发育,仅见鼓窦,1 岁时乳突开始发育,3 岁时气化较明显,按其气化情况可分为气化型、板障型、混合型和硬化型 4 种。

内耳主要由前庭、耳蜗、半规管组成。前庭居骨迷路中部、耳蜗之后、半规管之前,呈椭圆形。耳蜗居前庭之前,形似蜗牛壳,转二周半,底周直径最大。半规管有三个,外(水平)、上(前垂直)及后(垂直)半规管,居前庭后方,管径 0.8mm。

HRCT 对内耳的细微解剖形态观察细致。耳的横断面解剖按照 2mm 的层厚、层距扫描从下至上包括 4 个典型层面。

1. **咽鼓管层面**　相当于外耳道下缘、下鼓室水平。本层面所见颞骨岩部与颅骨矢状线呈 45°,含气呈低密度的外耳道与鼓室相连形成“T”形,主要显示外耳道、下鼓室、咽鼓管、颈动脉管、颈静脉孔和乙状窦。外耳道由软骨和骨两部分组成,骨性外耳道前壁前方的类圆形低密度影为颞颌关节窝。乙状窦借乳突气房与外耳道后壁相隔,其距离一般大于 10mm。鼓室后内侧的圆形低密度为颈静脉孔,前方有短条状骨间隔与颈动脉管相隔。咽鼓管表现为自鼓室前内壁伸向鼻咽部的细管状低密度,内后侧与其平行的粗管状影为颈动脉管。

2. **骨岬层面**　相当于外耳道下缘平面上 2mm。外耳道与鼓室形成横向的“Y”形。骨岬为

鼓室内侧壁的骨性隆起，覆盖耳蜗底周的起始部，骨岬的后方切迹为蜗窗。外耳道后壁仍为蜂窝状乳突气房。颈静脉孔断面较上一层略小。

3. **蜗窗层面**　相当于外耳道下缘上方 4mm 平面。外耳道与鼓室相连形成横行的“T”形，鼓室内斜行线状高密度影为锤骨柄。鼓室内侧高低密度相间的螺旋样结构为耳蜗，骨岬后方的蜗窗较上一层更清晰。后方岩锥内一横行的管状低密度影为耳蜗导管。鼓膜为外耳道底部线状略高密度影。颈静脉孔及岩锥内颈动脉管消失。

4. **前庭窗层面**　相当于眶上缘外耳道下缘上方 6mm 中鼓室层面。本层面外耳道仍可见少许气腔断面。锤骨表现为鼓室内较大的点状高密度影，其后方较小的高密度影为砧骨。鼓室内侧壁的骨性突起为匙突，其内后方的类圆形低密度为前庭窗。前庭窗前方为螺旋状的耳蜗。鼓室后壁可见锥隆起，其内侧的凹陷为鼓室窦，外侧的切迹为面隐窝，其后方的乳突内可见圆形低密度影的面神经管降段（图 21-19）。

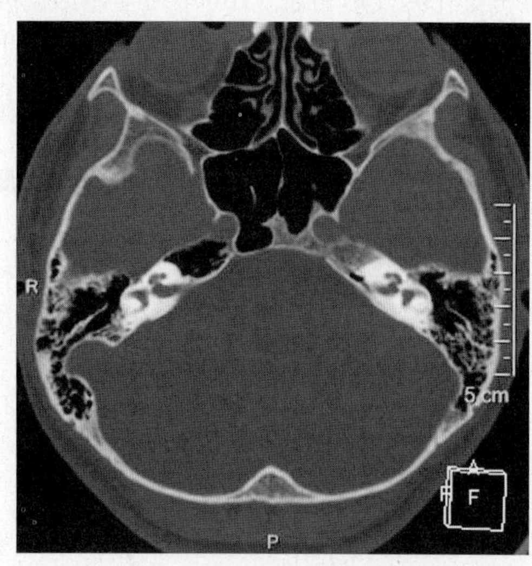

图 21-19　耳 CT 的横断面图像

（二）耳部相关疾病的临床特点以及 CT 检查的价值和限度

1. **先天性耳畸形**　先天性耳畸形分为外耳、中耳和内耳畸形。

（1）外耳道闭锁或狭窄：临床上可见外耳畸形和外耳孔闭锁。外耳道闭锁以骨性闭锁较为多见。CT 可以清晰地显示外耳道闭锁的性质、范围、狭窄的程度。先天性外耳道畸形患者需用手术治疗改善听力时，术前 CT 应为手术提供：①闭锁板厚度；②听小骨有无畸形；③中耳结构；④内耳结构；⑤前庭窗和蜗窗发育情况；⑥鼓室段面神经有无变异；⑦乙状窦位置。

（2）垂直外耳道畸形：正常外耳道部位无外耳道结构，呈外耳道闭锁状，而在鼓室有骨性管道下行到颞骨下缘，管道直径可达 1mm，其内可见软组织影，少数可见到气体，并与下颌角的低外耳孔相通。

（3）听小骨畸形：单纯听小骨畸形是先天性传导聋的原因之一。CT 基本可显示锤砧骨畸形，表现为锤砧骨融合（合并外耳道骨性闭锁时常与闭锁板相连）、锥砧骨增粗变形、砧骨长脚缺如、与鼓室壁相连等。冠状面 CT 图像显示砧镫关节交角异常比较好，正常砧骨长脚与镫骨脚交角呈“L”形，交角过大、砧镫关节贴近外半规管下缘为异常。单纯镫骨畸形较为常见。镫骨缺如表现为无镫骨头及前后脚综合影像。镫骨前脚或后脚部分缺如尚不能影像诊断，目前螺旋 CT 也难清楚显示正常和异常镫骨脚。

（4）面神经管异常：常与外耳道闭锁同时发生，少数单独发生。以面神经管乳突段前位最多见。面神经的位置与手术关系很大。面神经管鼓室段低位，在冠状面 CT 图像上表现为面神经或面神经管断面位于外半规管之下，其下缘等或低于前庭窗下缘水平；横断面表现为前庭窗外侧鼓室内可见前后走向的面神经或其管道影。由于面神经遮盖前庭窗，不能行前庭窗部手术，需提前提醒临床医生注意。面神经管乳突段前位在冠状面可见于蜗窗层（轻度前位）、前庭窗层（中度前位）、耳蜗层（高度前位）；横断面可见鼓室后部狭窄及面神经管乳突段断面前移，前移之面神经管需与垂直外耳道畸形区别。垂直外耳道的特点是上窄下宽，而面神经管是上下大致等宽的细管道，管径不大于 1.5mm。高分辨率 CT 可显示面神经管管壁缺损，但敏感性仅 66%。

（5）前庭窗封闭：镫骨底板为骨迷路原基所衍生。胚胎第 12—14 周镫骨底板应与骨迷路分离，形成前庭窗。如镫骨底板不分离，则导致前庭窗封闭。镫骨发育不良或缺为先天性听力不良的原因之一，呈传导性聋。CT 可见前庭窗闭合。

（6）颈动脉异位：正常颈动脉位于耳蜗之下及岩部的颈动脉管内，不入鼓室内。异位时耳蜗下的部分向外上移位，深入鼓室内，绕经耳蜗的外侧进入岩部颈动脉管，为搏动性耳鸣原因之一，甚罕见。此畸形多单独存在。

（7）内耳畸形：包括全迷路缺如、耳蜗畸形、半规管及前庭畸形、大前庭导水管综合征、内耳道畸形等。

2. **颞骨和耳部外伤**　颞骨外伤包括骨折和听小骨脱位。常见的症状有耳道出血、听力下降、面瘫或脑脊液耳漏。

（1）听小骨外伤：临床表现为传导性聋。横断面及冠状面 CT 扫描可显示听小骨骨折或脱位，但也由于结构细小，显示不充分而漏诊。螺旋 CT 三维重建图像显示较清晰，对显示听小骨有独特的优越性。但单纯镫骨脚骨折诊断比较困难。

（2）乳突部骨折：为最多见的颞骨骨折，多由外力直接伤及此部所致。CT 图像上除可见到骨折线外，有时还可见到乳突小房及鼓室内外有液体影。

（3）面神经管骨折：面神经管骨折常见，临床表现为外伤后面瘫，多在外伤后数小时或数日出现，常为一过性，后期由于神经水肿、挫伤或出血，也可出现面神经麻痹。面神经管骨折多发生于鼓室段及前膝部，其次为后膝及乳突段，迷路段或内耳道部极少受累。面神经管乳突段及后膝部骨折在斜矢状面 CT 图像上显示较为清楚。

（4）迷路骨折：迷路有较坚硬的骨壳，骨折少见。横行骨折较为多见，但少数累及岩部的纵行骨折亦可累及迷路，均致感音性聋。横行骨折系由于枕部受伤冲击所致，岩部多见，HRCT 图像可见骨折线累及耳蜗、前庭、半规管或内耳道，如有迷路出血，则表现为膜迷路密度增高。迷路骨折亦可因外伤性迷路瘘致膜迷路含气。

3. **炎症耳部炎性疾病**　种类较多，以化脓性中耳炎和乳突炎最为常见。

（1）中耳乳突炎：为最常见的耳部感染性疾病，以化脓性最常见。临床表现为耳部疼痛、耳漏及听力下降，急性及亚急性期可有面瘫。临床检查可见外耳道分泌物及肉芽组织，急性期鼓膜膨隆、出血，慢性期鼓膜内陷甚至穿孔。CT 可见鼓室及乳突气房透光度低或不含气，呈液体或软组织密度。化脓性及结核性中耳乳突炎骨质破坏可为一处或数处，边缘不整，边界不清，骨质破坏区可有细小死骨。听小骨可部分受侵，以砧骨长脚缺失为常见。如出现乳突上壁或后壁骨质中断，则应注意有无并发颅内感染（图 21-20）。

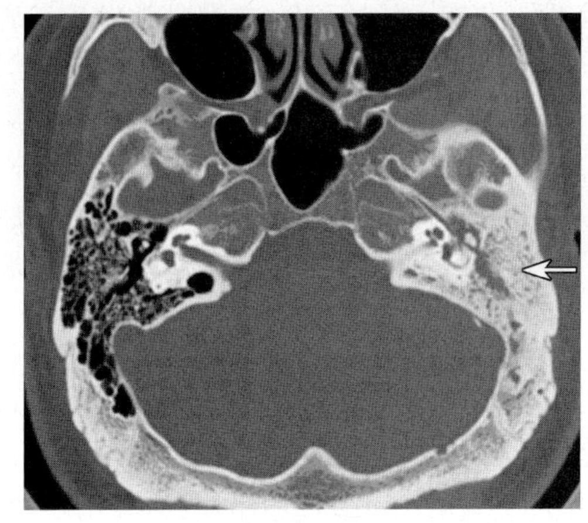

图 21-20　慢性化脓性中耳炎

（2）鼓室硬化症：为中耳炎后的后遗症之一。鼓室内纤维组织、肉芽组织及玻璃样变组织与鼓膜或鼓岬相连，可伸入上鼓室，将听小骨固定，也可出现钙化。临床上以传导性聋为主要症状。CT 示鼓室内针状及点状软组织影，与鼓膜及鼓岬相连，其中可有钙化。

（3）胆固醇肉芽肿：又称胆固醇囊肿或巧克力囊肿，为一种非特异性慢性炎症病变。好发于鼓室、上鼓室，岩部少见。临床可有听力下降。本病发病率约占胆脂瘤以外颞骨部肿瘤类病变的 5%。CT 对肿块及其周围结构尤其是骨质破坏情况显示良好，为首选影像方法。CT 检查为鼓室或上鼓室内软组织肿块，可部分突入外耳道内上部，可无骨质破坏或有轻度骨质侵蚀及听小骨破坏。发生于岩尖部病变呈侵蚀性骨质破坏，类似胆脂瘤，破坏区偶有死骨（图 21-21）。胆固醇肉芽肿主要需与胆脂瘤进行鉴别，CT 对二者鉴别较困难。

（4）嗜酸性肉芽肿：本病为朗格汉斯细胞组织细胞增生症的一种类型，为一种慢性肉芽肿性病

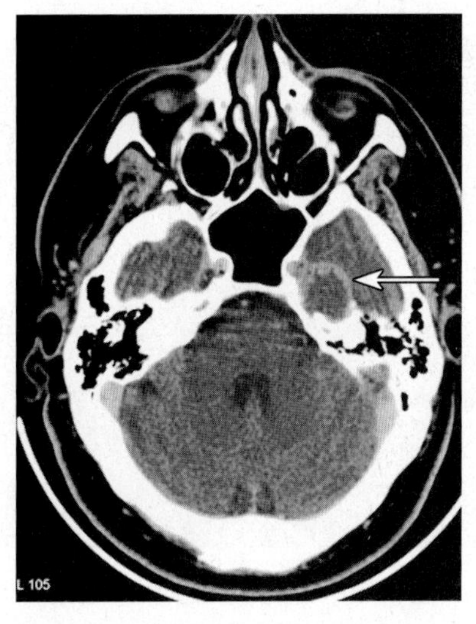

图 21-21　岩尖胆固醇肉芽肿增强扫描

变,发生于儿童,原因不明。在颞骨常发生于乳突部,并引起骨质破坏。临床表现为颞部骨质隆起,侵及外耳道、中耳者有听力下降。CT 平扫示乳突部或鳞部溶骨性骨质破坏,蜂房充以软组织肿物,肿物常压迫或穿破骨皮质向外突起,无骨质硬化,也可侵入外耳道或鼓室内。本病影像表现与恶性肿瘤相似,难以鉴别。

4. **颞骨胆脂瘤**　颞骨胆脂瘤包括原发性和继发性两大类。原发性者为真性胆脂瘤,即表皮样囊肿,临床无耳部炎症史,鼓膜正常;如有耳部炎症史并有鼓膜穿孔者为继发性胆脂瘤,临床比较常见,化脓性中耳乳突炎后期可形成胆脂瘤。

(1) 外耳道胆脂:外耳道是胆脂瘤的好发部位之一。可由外耳道炎继发,也可与先天性外耳道畸形并发。临床症状为外耳道疼痛、听力下降。CT 示患侧外耳道充以软组织并局部扩大,侵蚀骨壁。鼓室亦可受累。

(2) 上鼓室乳突窦胆脂瘤:为继发性胆脂瘤最好发部位,原发性胆脂瘤少见。继发性胆脂瘤临床上有中耳乳突炎表现并可出现面瘫,可见鼓膜穿孔及银白色胆脂瘤皮。原发性者鼓膜正常,透过鼓膜看到鼓膜后银白色肿物。CT 可以见到下列各种表现:①蒲氏(Prussak)间隙扩大,听小骨向内移位;②鼓室盾板破坏;③上鼓室充以软组织影并扩大,听小骨移位及侵蚀;④上鼓室软组织块影响下突入到鼓室上部;⑤鼓窦入口扩大,岩鳞隔破坏;⑥乳突窦扩大充以软组织并骨质破坏,向乳突余部及岩尖扩展;⑦外半规管及面神经管侵蚀破坏(迷路瘘);⑧鼓室盖及/或乳突盖破坏;⑨乙状窦壁破坏;⑩鼓前棘破坏(图 21-22)。

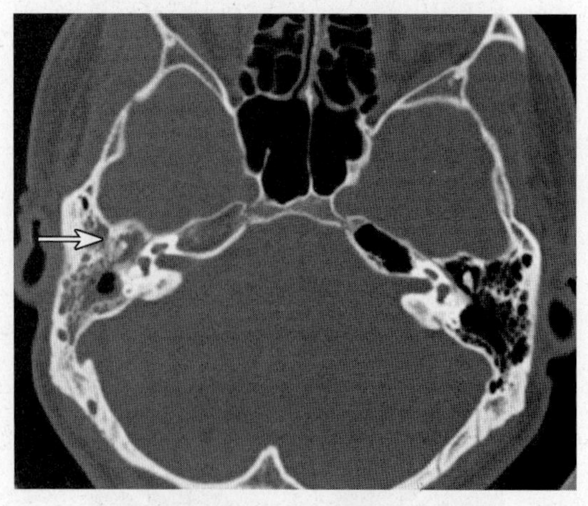

图 21-22　上鼓室胆脂瘤 CT 平扫

(3) 岩部胆脂瘤:多为原发性或先天性胆脂瘤,少数继发性胆脂瘤也可累及岩部。继发性者常破坏面神经管迷路段,导致面瘫。CT 示岩部膨胀性骨质破坏区,边缘硬化,可累及上半规管、总脚及面神经管迷路段等结构(图 21-23)。

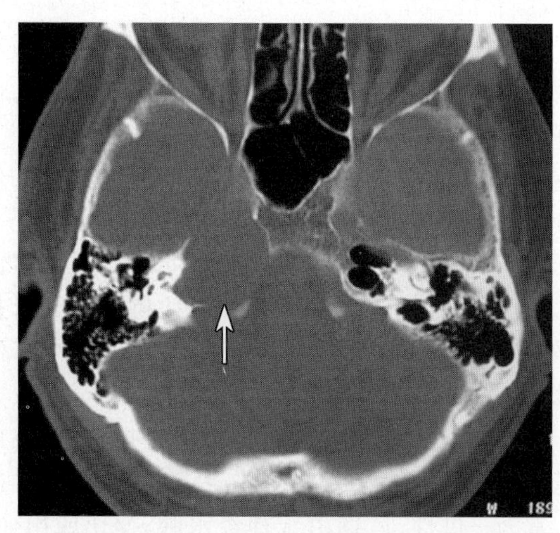

图 21-23　岩尖部胆脂瘤 CT 平扫

5. **肿瘤及肿瘤样病变**

(1) 良性肿瘤

1) 骨瘤:好发于乳突窦外侧面,也可发生于外耳道,后者造成外耳道壁局部隆起,导致外耳道狭窄,甚至闭塞。临床检查可见局部有质硬肿物,皮肤无异常。CT 示乳突或外耳道骨壁局部隆起,呈致密骨或海绵骨样结构,表面光滑。

2) 面神经瘤:本病少见,可发生于颞骨内面神经各段,多见于膝神经节至垂直段,极少发生于内耳道。以神经鞘瘤为常见,少数可伴发于神经纤维瘤病。症状主要为渐进性面瘫或面肌痉挛,可伴听力下降,主要为感音性耳聋。位于鼓室内的面神经瘤在 CT 平扫图像上表现为软组织肿块,边界清楚,如位于鼓室外则表现为延面神经走行分布的软组织肿块,分叶状,边界清楚,邻近面神经管骨壁呈膨胀性骨破坏;增强 CT 扫描可见到肿瘤强化。CT 能确定病变部位,初步提示诊断,为首选影像方法。

3) 听神经瘤:本病为来源于听神经鞘施万细胞的良性肿瘤,多数为神经鞘瘤,少数为神经纤维瘤。单侧发生常见,本病约占颅内肿瘤的 10%,占桥小脑角肿瘤的 90%。以单侧高频性感音神经性聋为典型临床症状,还可出现耳鸣、眩晕及平衡失调。在 CT 图像上,听神经瘤表现分为两种:一种位于内耳道内,CT 平扫仅可见到内耳道开大,增强扫描可见到强化的较小的管内型听神经瘤,无内耳道扩大者平扫及增强 CT 均不能显示。第二种为桥小脑角区听神经瘤，CT 平扫表现为与脑组织密度相似的软组织肿块，囊变区为低密度区，增强后实性部分可见到强化，囊性部分不强化。实性听神经瘤 CT 平扫易漏诊，此时需注意观察邻近结构的受压推挤改变，如Ⅳ脑室受压移位，对侧桥小脑角池变窄等。MRI 是听神经瘤诊断的最佳方法，尤其是无内耳道扩大的管内型听神经瘤，MRI 是目前唯一可靠的早期诊断方法。应充分认识 CT 的限度，在 CT 不能诊断时应采用适当的 MRI 检查。

4）血管球瘤（glomus tumor）：包括颈静脉球瘤（glomus jugulare）及鼓室球瘤（glomus tympanicum），又称副神经节瘤（paraganglioma。颈静脉球瘤发生于颈静脉球部血管外膜及迷走神经耳支（Arnold 神经）之颈静脉体，鼓室球瘤位于鼓室内，发生于鼓岬之舌咽神经鼓支（Jacobson 神经）球体。属化学感受器瘤。主要症状为搏动性耳鸣、面瘫及传音性耳聋。

CT 检查可见颈静脉球瘤 CT 平扫可见颈静脉窝扩大及骨壁侵蚀，边缘模糊不整，由于正常颈静脉窝大小形态变异很大，且双侧多不对称，所以只有骨壁侵蚀才比较可靠，较大的颈静脉球瘤可破坏颈静脉窝周围骨质并突入鼓室内、后颅窝及向下蔓延到颈部。鼓室球瘤可见鼓室下部软组织影，边界模糊，骨质破坏比较少见，听小骨常不受累，也可上移。较大的肿瘤累及鼓室、颈静脉窝并破坏颈静脉窝与颈动脉管间骨壁者，称颈静脉鼓室球瘤。较小的肿瘤 CT 难于显示（图 21-24）。

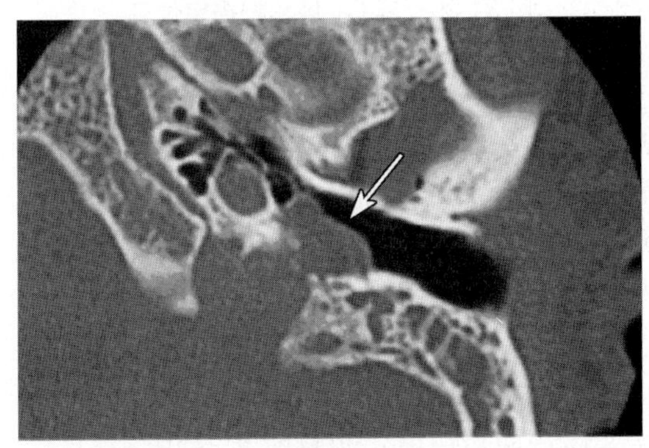

图 21-24　鼓室球瘤 CT 平扫

5）颞骨血管瘤：本病少见，包括血管瘤及血管畸形，可发生于外耳道、中耳、面神经管前膝及内耳道底，少见于后膝。早期症状为搏动性耳鸣及听力障碍，以后有面瘫及耳道出血症状。CT 检查：骨质膨大，鼓室、上鼓室软组织肿块，边缘模糊；软组织肿瘤内有钙化或骨针；骨质呈蜂窝状或珊瑚状结构；面神经管前膝破坏或迷路段扩大；内耳道壁破坏；岩骨广泛破坏；虽为良性，但骨质破坏边缘不整。

（2）恶性肿瘤：①外中耳癌：临床症状早期有耳聋，多有或水样或带血或有臭味耳道分泌物，常有耳痛难忍，晚期常有面瘫。CT 可见外耳道及鼓室内充以软组织肿块。外耳道癌表现为外耳道骨壁侵蚀破坏，边缘不整，并可见外耳道软组织隆起；中耳癌骨质破坏及软组织肿物可累及鼓室、上鼓室、耳蜗、面神经管、颈静脉窝及岩尖部。增强 CT 扫描肿瘤可见到强化，并对肿块向颅中窝及颅后窝突入显示较好；②颞骨横纹肌肉瘤：好发于 6~10 岁儿童。临床上可见患部隆起及外耳道肿物，出现耳聋、面瘫等症状。CT 平扫均可见到颞骨不含气，有广泛骨质破坏，边界不清，边缘不整，颞骨有软组织肿物，部分突出颞骨轮廓之外，增强扫描肿瘤呈高度强化，并对肿瘤突入颅内范围显示较好。CT 可更明确累及范围，并根据增强扫描有明显强化而进一步定性。但显示颅内侵犯不如 MRI。

6. **颞骨骨纤维异常增殖症**　本病为一种原因不明的单骨或多骨膨大性形态及结构异常。临床症状可有传导性听力下降、感觉神经性耳聋、面瘫、渐进性外耳道堵塞及一侧颅骨增大等，多无耳部疼痛。CT 清楚显示为患骨增大、增厚、变形、密度不均等，结构紊乱，其中有半透明磨玻璃样密度区，乳突蜂房消失，鼓室多变窄变形，耳结构受压移位。

7. **耳硬化症**

（1）前庭窗型耳硬化症：又称镫骨前庭窗耳硬化症，发生于内耳骨迷路的前庭窗前裂。病变以双侧对称为特征。症状多为进行性传导性听力下降，常伴有耳鸣或眩晕。盖莱（Gelle）试验阴性提示镫骨固定。正常前庭窗为前庭外壁缺口，上下径 1.5~2mm，前后径 3~4mm，横断面 CT 图像可见前庭窗细线状淡影，相当于镫骨底板。耳硬化症活动期窗缘脱钙，窗似“扩大”；硬化期镫骨底板增厚，窗缘增厚隆起并突向鼓室，前庭窗狭小或呈封闭状。蜗窗 30%~50%与前庭窗共同受累，CT 均可显示。晚发型成骨不全亦有类似影像所见。成骨不全为骨迷路包括前庭、耳蜗、半规管广泛骨质增厚，密度减低，与耳硬化症不同之处在于听小骨发育小，镫骨脚骨折比较常见，不能与底板相连；骨质病变比耳硬化症广泛，并累及鼓室，镫骨全部及面神经管鼓室段可埋于增生的骨质中。此外还可见到中耳黏膜增生、出血及鼓室狭窄等。

（2）耳蜗型耳硬化症：本病发生于耳蜗，前庭窗可不受累，为窗后型，也多为双侧对称性发病。临床症状为混合聋或感音神经聋。未累及前庭窗者盖莱试验阳性。CT示耳蜗底骨迷路不均匀密度减低，耳蜗与其周围骨质分界不清，耳蜗骨缘可不连续。底周中心可形成密度减低带，致底周呈双环状，称“双环征”。病变可蔓延到前庭、半规管及内耳道。硬化期骨迷路局限性或弥漫性增厚，亦可海绵化与硬化灶并存，呈镶嵌状，边缘不整。CT扫描可见听小骨损伤及鼓室内肉芽组织等可以鉴别。

二、适应证与相关准备

（一）适应证

先天性耳道畸形，如先天性外耳道闭锁、内耳道畸形等；肿瘤，如听神经瘤、胆脂瘤等；炎症，如化脓性中耳炎等；外伤，如听小骨骨折、鼓室气房血肿等。

（二）相关准备

1. 要求患者去掉扫描区域体表所有金属物（如义齿、项链、耳环等）。

2. 外伤患者如有出血需要临床对症处理后再做检查。

3. 嘱咐患者在扫描过程中体位保持不动并且不能做开口运动。儿童或不能配合者需药物镇静后做。

4. 增强扫描时，要求患者要禁食4小时以上并告知注射对比剂后身体反应及可能发生的副作用，要求家属签署增强知情同意书。

5. 做好患者及陪同家属的必要的射线防护。

三、颞骨及耳部的CT平扫与增强检查技术

颞骨及耳部结构有两大特点：一是结构细小复杂而且重叠多，二是大部分为骨或骨气混合结构。HRCT是其最理想的检查方法。主要是薄层和高空间分辨力（锐利）重建算法，即骨算法。逐层扫描以横断面检查为主，辅以冠状面检查。近些年来以螺旋扫描为主，进行不同断面的重组。

1. **横断面逐层扫描** 采用患者仰卧，听眶下线垂直于床面，扫描区域从岩锥上缘扫描至乳突尖部，或根据具体病变范围确定。扫描基线平行于听眶下线（图21-25）。

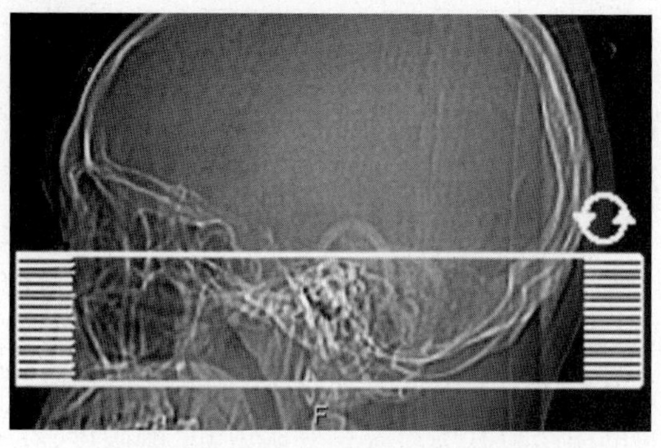

图21-25 耳CT横断面扫描定位像

2. **冠状面逐层扫描** 根据患者情况选择仰卧或俯卧，头尽量后仰，尽量使听眶下线平行于床面，扫描区域以外耳道为中心前后各10mm。扫描基线平行于听眶下线的垂线。

3. **容积扫描** 采用患者仰卧位，听鼻线垂直于床面（晶状体位于扫描野之外），扫描区域从岩锥上缘（眼眶下缘）扫描至乳突尖部，若作茎突测量可向下增加扫描范围，或根据具体病变范围确定（图21-26）。

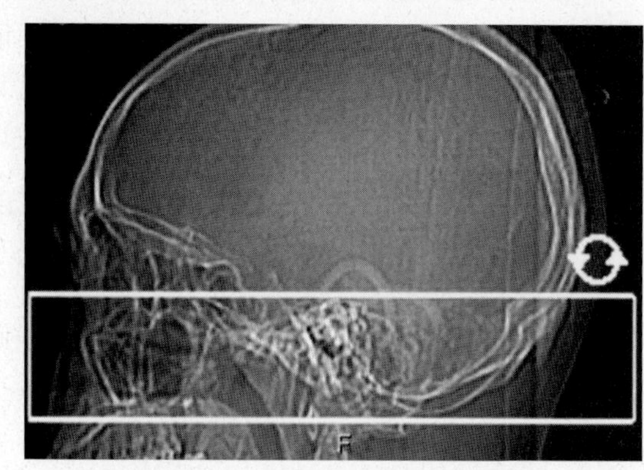

图21-26 耳CT容积扫描定位像

4. **扫描条件** 逐层扫描条件一般为120kV，200mAs；儿童120kV，160mAs；层厚1.0mm；层间距1.0mm。容积扫描条件：120kV；240mAs/层（儿童120kV；240mAs/层）；0.5～0.75mm；螺距0.7；重建层厚：0.7mm（最薄允许层厚）；层间距：0.35mm（重叠50%重建）。

5. **增强扫描** 对于软组织病变、面神经、听神经病变应行增强扫描。注射方案：对比剂剂量按每千克体重300～450mg碘计算，注射速率3ml/s；血管性病变：注射开始后延迟20s开始扫描；炎性和肿瘤病变：注射开始后40s开始扫描；必要时可以延迟扫描；软组织算法重建和重组。检查结束后观察20分钟患者无不适后方可离开，若病情允许嘱咐患者多饮水，以利于对比剂排泄。

四、耳部的 CT 三维图像处理技术

1. **重建算法**　骨算法、软组织算法。

2. **窗技术**　骨窗：窗宽 1 500～2 500HU，窗位 400HU 左右；软组织窗：窗宽 350～400HU，窗位 20～40HU。

3. **重组方法**　根据横断面和冠状面逐层扫描的基线、层厚和间距，将重建的薄层图像重组出横断面和冠状面图像；平行于面神经鼓室段行双侧斜矢状面的重组；肿瘤或炎症病变时重组软组织算法(3mm/3mm)的横断面和冠状面。必要时行矢状面重组；根据临床需要行三维图像重组和后处理，包括多平面重组(MPR)；最大密度投影(MIP)、表面阴影显示(SSD)、CT 仿真内镜(CTVE)和容积再现技术(VRT)。利用缩小重建 FOV 使图像放大重建；利用薄层、小间隔重建提高图像的分辨力和病变检出率。内耳及颞部成像多采用 VRT 和 MPR 成像技术，可以有效地显示耳蜗、前庭及听小骨的正常解剖结构及微小病变。VRT 可以从不同的角度清晰地全面观察耳部各种病变，包括先天性中耳畸形、内耳畸形，VRT 后处理技术可以进一步观察听骨链的立体结构、先天性缺如或变短，以及鼓室腔有无变小畸形。

MPR 利用原始图像可以观察颞骨及中、内耳结构，冠状位能显示听小骨的全长、内耳道、耳蜗及外耳道骨棘等，但不能显示听骨链的立体结构。其清晰度也不及 VRT，且对某些细节结构如前庭耳蜗无法显示或分辨。听骨链三维重建采用 MIP 及 VRT。利用 VRT 重组技术可以去除茎突周围软组织只保留茎突骨影像，再现茎突的长度，以便准确测量。内耳迷路三维重建用最小密度投影(MinIP)显示骨迷路内腔和 MIP 显示骨迷路表面。

五、耳部相关疾病检查要点与图像质量控制

对于耳部大部分病变 CT 检查都是首选的，有时较精确的诊断也需 CT 与 MRI 相结合；如何针对患者病变情况选择适合的 CT 扫描方法，对诊断是十分重要的。

(一) 相关疾病 CT 检查要点

对于耳部 CT 检查通常采用横轴位平扫及容积扫描。要求摆位时头部要左右对称，两侧外耳孔等距于床面。嘱咐患者在检查过程中保持头部不动并且不能做张口运动。重建算法采用骨算法和软组织算法。婴幼儿耳部检查扫描基线用听眉线，避免 X 线对儿童晶状体的直接辐射。同时用儿童扫描序列，低剂量，非被检部位防护。

1. **外耳道闭锁**　外耳道闭锁需要美容整形，CT 检查采用容积扫描，扫描范围平对侧耳郭的上下缘，软组织算法重建图像。

2. **听骨链三维成像**　CT 检查用薄层非螺旋平扫或容积扫描，小扫描野，扫描层厚 0.5～0.75mm，重建间隔 0.5～0.75mm，用软组织算法重建图像。

3. **内听道肿瘤**　CT 检查采用平扫加增强。增强图像用软组织算法重建，用高分辨力图像观察内耳骨性结构，软组织图像观察肿瘤对组织的侵犯程度。

4. **茎突过长症测量**　CT 检查采用容积扫描，扫描范围从岩尖至 C_3、C_4 水平，利用 VRT 重组技术准确测量其长度。

5. **颞骨和耳部外伤**　CT 检查采用容积扫描，利用 MPR 重组技术对显示听小骨有独特的优越性；对于颞骨骨折，可以进行多方位观察；面神经管乳突段及后膝部骨折在斜矢状面重建图像上显示较为清楚。

(二) 图像质量控制

影像 CT 图像质量的因素很多，除了设备的固有硬件因素外，与操作相关的因素主要有伪影、图像噪声和成像参数。因此，做好扫描前准备可避免大多数伪影的产生，根据患者病变实行个性化的扫描参数和成像参数的设置是保证图像质量的关键环节。

1. **伪影**　除了设备因素外，耳部的 CT 扫描伪影大都由患者运动及金属饰品产生，造成图像有模糊运动伪影或金属等高密度伪影，图像不能用于诊断或影响诊断。所以应严格做好患者的检查前准备和训练工作，扫描时要求患者头部保持不动同时不能做张口运动。另外层厚与螺距选择不当图像重组时也容易产生阶梯状伪影。

2. **图像噪声和成像参数**　CT 图像中的噪声的产生与射线的剂量，也是与到达探测器上的光子数量的大小有关，射线剂量越大或光子数越多，噪声越小。kV、mAs 是 CT 扫描剂量的表达。剂量的大小影响噪声的大小和图像质量。其中 kV、mAs 大小的选择很重要，它是一把双刃剑，大的 kV、mAs 可提高图像的密度分辨力，噪声减少，但同时患者的辐射剂量增大；小的 kV、mAs 可降低患者的辐射剂量，但图像的噪声大，图像的质量下降。

成像参数包括扫描参数和重建参数，扫描参数包括：kV、mAs、扫描层厚、螺距等；重建参数包括：重建算法、重建间隔、重建层厚、重建 FOV、和重建矩阵等。

扫描层厚是影响图像分辨力的重要因素，层厚越薄，图像的空间分辨力越好，密度分辨力降低；层厚越厚，密度分辨力高，但空间分辨力低。

因此，优化扫描参数原则是：图像在满足诊断需求的前提下尽量使用低 kV、低 mAs 扫描，减低患者辐射剂量，接受适度噪声的图像。同时根据被检结构的病变大小设定合适的层厚，以保证图像的分辨力。螺距一般选择小于或等于 1，以保证图像的 Z 轴分辨力，避免产生重建伪影。

图像后处理方法的灵活应用可多方位、多角度显示病变，提高图像质量。重建算法中软组织算法提高图像的密度分辨力，骨算法提高图像的空间分辨力。重建层厚薄，重建间隔小，FOV 小和重建矩阵大等可提高重组图像的空间分辨力。若重建层厚≥1.5mm，三维重组图像会出现阶梯状伪影。

3. 图像能满足影像诊断的需要　图像能清楚显示耳与相邻结构的细节及其关系，例如：①0°轴位重建图像上，能清楚显示锤骨与砧骨关系、鼓窦入口、舌下神经管、耳蜗、前庭、半规管、咽鼓管、颈动脉管和颈静脉孔等重要结构；②30°轴位重建图像上，能清楚显示锤-砧关节、面神经管水平段和膝部、骨窦、外半规管、前庭窗、蜗窗和前庭导水管等结构。

4. 图像上的信息准确　①图像上文字信息：应包括医院名称、受检者姓名、性别、年龄、检查号、层厚、间隔、扫描时间、扫描野、当前层面位置、扫描方位、kV 值、mAs 值和左右标识；字母、数字显示清晰；图像文字不能超出图片以外，也不能遮挡图像中影像；②图像上影像信息：图像必须足够大，以便于指导临床医生辨别病变部位及性质；所有图像需调至合适的对比度，以利较好显示耳/颞骨正常解剖结构以及病变；图像应按解剖顺序排列，无层面遗漏及错位；图像中无影响诊断的伪影。

5. 图像质量的等级评价

（1）0 级：无法分辨耳与相邻结构的细节及其关系，如锤骨与砧骨关系、鼓窦入口、舌下神经管、耳蜗、前庭、半规管、咽鼓管、颈动脉管和颈静脉孔等结构，不能诊断。

（2）1 级：耳与相邻结构的细节及其关系难以分辨，如锤骨与砧骨关系、鼓窦入口、舌下神经管、耳蜗、前庭、半规管、咽鼓管、颈动脉管和颈静脉孔的显示模糊，具有明显的头部运动伪影，不能达到诊断要求。

（3）2 级：耳与相邻结构的细节及其关系显示欠清，如锤骨与砧骨关系、鼓窦入口、舌下神经管、耳蜗、前庭、半规管、咽鼓管、颈动脉管和颈静脉孔的显示欠清晰，或略有头部运动伪影，但基本不影响诊断。

（4）3 级：耳与相邻结构的细节及其关系显示清晰，如锤骨与砧骨关系、鼓窦入口、舌下神经管、耳蜗、前庭、半规管、咽鼓管、颈动脉管和颈静脉孔显示清晰，且无头运动伪影。

图像质量必须达到 2 级或 3 级方可允许打印图片及签发报告。

（綦维维　张永县　牛延涛　陈伟　余建明）

第六节　鼻窦的 CT 检查技术

一、鼻窦相关疾病与 CT 诊断价值

（一）鼻和鼻窦正常影像解剖

鼻腔正中为鼻中隔，两侧各有上鼻甲、中鼻甲、下鼻甲，鼻甲黏膜较厚。上颌窦居眼眶下方、鼻腔两侧，由内壁、外壁、前壁、顶壁和底壁构成，呈尖端向下的三角形窦腔。筛窦呈蜂窝状，位于鼻中隔两侧面与眼眶之间，外壁为眶内侧壁，分前组筛窦和后组筛窦。额窦多呈扇形，腔内可有骨性分隔。蝶窦位于蝶鞍下方，呈扁圆形。

CT 平扫骨窗显示鼻中隔、鼻骨、鼻甲和鼻窦骨质清晰锐利，鼻窦腔充满空气，鼻道和鼻窦开口亦为低密度气体（图 21-27）。软组织窗显示鼻甲呈中等密度，鼻窦黏膜菲薄光滑，鼻窦开口规则（图 21-28）。CT 增强显示鼻甲和鼻窦黏膜强化明显。

（二）鼻与鼻窦相关疾病的临床特点以及 CT 检查的价值和限度

1. 先天性发育畸形　鼻和鼻窦先天性发育畸形种类很多，可有先天性无鼻、双鼻畸形、先天性鼻窦发育不全及比较常见的先天性后鼻孔闭锁和鼻脑膜脑膨出。

（1）先天性后鼻孔闭锁：临床症状轻微，可有鼻塞、分泌物增多等；本病可分为膜性、骨性和混合性三种类型。CT 检查：CT 平扫可较清楚显示闭锁的性质、部位和厚度。

（2）鼻脑膜脑膨出：本症多见于婴幼儿，在鼻

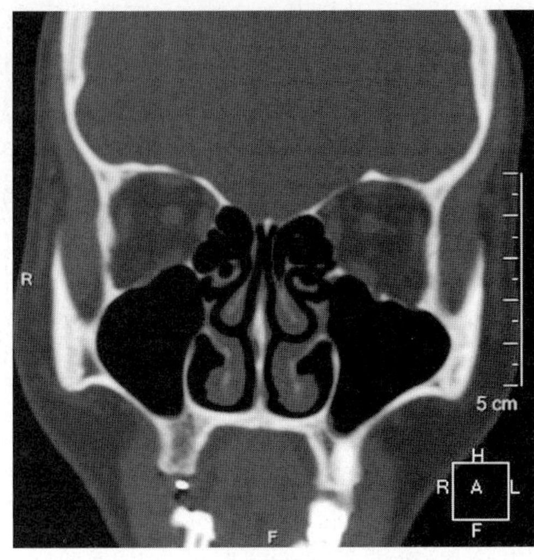

图 21-27　鼻及鼻窦 CT 冠状骨窗像

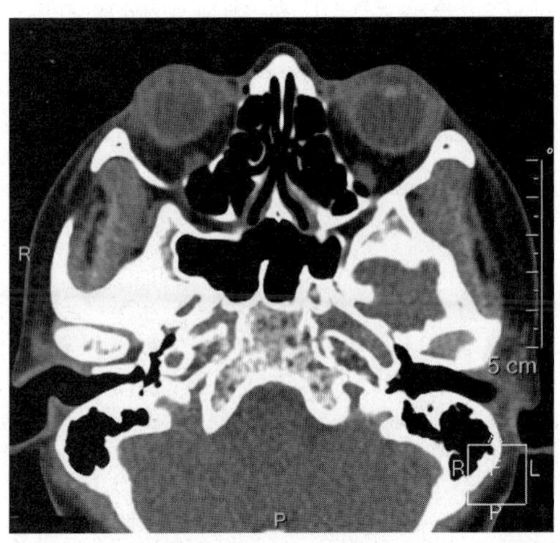

图 21-28　鼻及鼻窦 CT 横轴软组织窗像

外部骨质缺损处可见圆形或类圆形肿块，表面光滑，质地柔软，偶可见到搏动。CT 检查：可明确显示骨质缺损的部位、疝口的大小和形态、疝口和疝囊的位置、疝出物的内容及其结构来源。单纯鼻脑膜膨出者，增强扫描无强化，而脑膜脑膨出者，疝入的脑组织与正常脑组织强化方式相同。CT 扫描对单纯脑膜膨出与小型脑膜脑膨出的鉴别有一定困难。

2. **鼻和鼻窦炎性病变**　外鼻和鼻腔的炎症临床可直接观察，鼻窦炎症需借助影像学检查来明确诊断，鼻窦炎可分为化脓性炎症、过敏性炎症和特发性炎症，如真菌性鼻窦炎等。

（1）化脓性鼻窦炎：主要表现为鼻腔分泌物增多、鼻塞、头痛，可有局部疼痛和嗅觉障碍以及全身症状如发热、寒战、全身无力、食欲缺乏等。CT 检查：CT 能显示炎症累及的所有窦房，并能准确定位，基本征象为窦腔密度增高，窦内黏膜肿胀增厚，且多与窦骨壁平行呈环形增厚，相应窦腔变小（图 21-29）。螺旋 CT 扫描三维多方位薄层重建可发现引起化脓性鼻窦炎的原因，如窦口鼻道的狭窄、阻塞、解剖变异等，可为临床鼻内镜术前做准备。

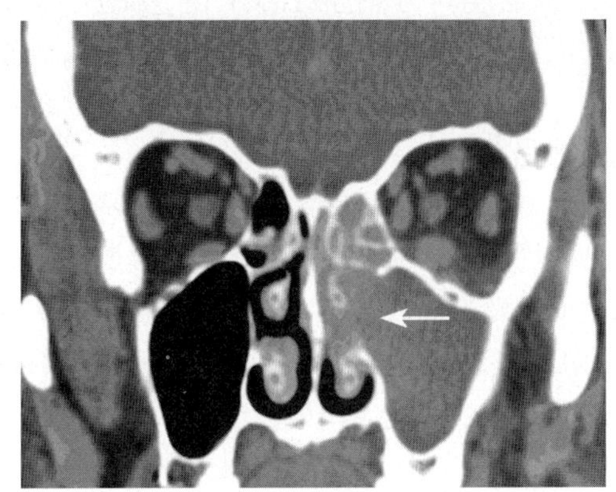
图 21-29　化脓性鼻窦炎 CT 平扫

（2）过敏性鼻窦炎：主要表现为阵发现喷嚏、大量水样鼻涕和鼻塞。CT 检查为双侧下鼻甲肿胀、鼻道狭窄，鼻窦内黏膜水肿增厚，窦腔骨壁一般无明显骨质吸收或破坏。

（3）真菌性鼻窦炎：临床上多见于成年女性，表现为鼻塞、流涕、涕中带血等非特异性鼻炎、鼻窦炎的症状，如向眶内和颅内侵袭则引起相应的症状。CT 检查：平扫可见受累窦腔内有软组织增生，其内可见散在斑片状或沙砾状高密度钙化，钙化斑块多位于上颌窦内上方窦口附近，为坏死组织内铁和钙盐沉积所致，为本病的典型特点（图 21-30）。

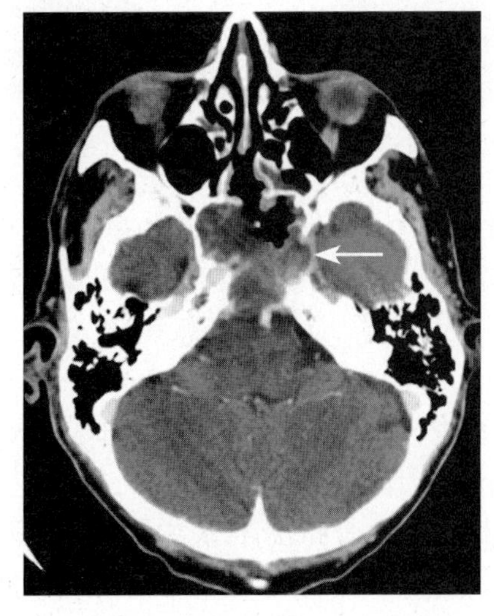
图 21-30　真菌性鼻窦炎 CT 平扫

3. **鼻窦囊肿性病变**　发生于鼻窦的有黏膜下囊肿和黏液性囊肿以及恶性肉芽肿等。

（1）鼻窦黏膜下囊肿：以上颌窦底壁最为常见，常无任何症状，偶然发现，如囊肿破裂，则鼻腔内流出黄水。

CT 检查：上颌窦窦腔内有类圆形轮廓光滑的软组织影，密度均匀，呈液性 CT 值，多位于上颌窦的底壁或内侧壁、外侧壁。囊肿多为单发，骨壁多无异常。增强扫描，囊腔无强化表现，表面黏膜可见轻微增强。

（2）鼻窦黏液性囊肿：以额窦、筛窦或蝶窦更为常见。因囊肿可缓慢生长，膨胀的囊肿可压迫窦壁产生面部畸形和相应的症状如头痛、眼球突出和移位，如合并感染则出现局部皮肤红肿、压痛、发热等。

CT 检查：CT 平扫典型表现为窦腔膨大、骨壁变薄外凸或部分消失，窦腔内密度均匀略偏低，囊壁可见线状强化，囊内液无强化效应，增强扫描边缘部可见一环状强化（图 21-31）。

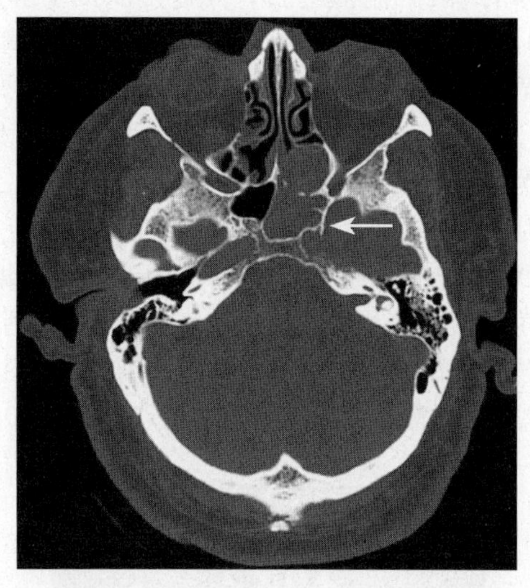

图 21-31　鼻旁窦黏液囊肿 CT 平扫

（3）恶性肉芽肿：主要表现为鼻塞、鼻出血、流涕，局部可见浅表溃疡，全身症状可出现发热、肺炎、肾炎、关节炎等，最终死于恶病质、肾衰、出血和感染。

CT 检查：早期表现为鼻腔、面部、口咽部软组织呈结节样增厚，鼻窦内黏膜增厚，以后进一步发展可破坏软组织、骨和软骨，鼻中隔可穿孔坏死，上颌骨、硬腭骨质破坏，可累及筛小房、额窦和蝶窦骨质破坏。

4. 鼻和鼻旁窦良性肿瘤性病变　鼻和鼻窦良性肿瘤比较少见，但组织学种类比较多，如乳头状瘤、骨瘤、血管瘤、软骨瘤、皮样囊肿等，其共同特点是生长缓慢，多不引起面部疼痛，大多数预后良好。

（1）乳头状瘤：临床上表现为单侧进行性鼻塞、流黏脓涕或血涕，鼻腔前部或外侧壁可见息肉样肿块，表面不平，基底宽或有蒂。CT 检查：平扫肿瘤表现为较高密度的不规则软组织结节影，边界清楚，可使鼻甲及上颌窦窦壁骨质吸收变薄，增强扫描肿瘤呈中度均匀增强，鼻腔内乳头状瘤可向后扩展至后鼻孔甚至鼻咽部，鼻旁窦乳头状瘤可引起窦腔膨大，筛窦间隔和上颌窦骨质吸收破坏。

（2）骨瘤：最常见的良性骨肿瘤之一，多见于额窦，其次为筛窦，上颌窦。组织学上分为致密型、松质型和混合型三型。无特征性临床表现。

CT 检查：肿瘤表现为圆形或分状叶骨块，边界清楚光滑，致密型骨瘤密度均匀一致（图 21-32），松质骨型边缘有致密骨皮质、瘤内可见骨小梁结构，混合型骨瘤多为纤维骨瘤，高密度的瘤体内杂有较多分散的低密度区。

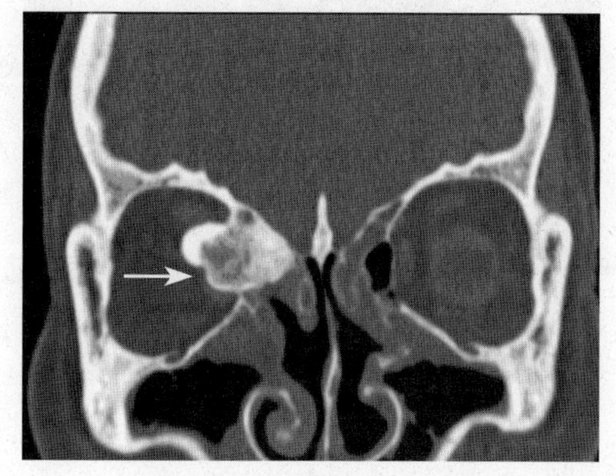

图 21-32　鼻窦骨瘤 CT 平扫

（3）软骨瘤：为少见的鼻腔和鼻窦肿瘤，本病分为内生型和外生型两种类型，内生型一般多发生于无软骨的骨组织中，如筛窦、蝶窦、鼻中隔和鼻腔侧壁；外生型发生于软骨，多见于鼻中隔前部。肿瘤生长缓慢，无特征性临床表现。

CT 扫描：平扫时鼻腔和鼻窦腔内可见到软组织密度肿块，瘤体内可见到斑点状钙化。肿块多呈球形或分叶状，常使鼻腔和鼻旁窦扩大变形，伴有骨质破坏。肿瘤易侵犯周围邻近组织。

（4）血管瘤：多见于鼻腔，鼻窦少见。病理上分为毛细血管瘤、海绵状血管瘤和蔓状血管瘤。毛细血管瘤较少，多发生于鼻中隔；海绵状血管瘤瘤体大而基底宽，由多发大小不等血窦组成，多位于上颌窦自然开口附近及下鼻甲处，蔓状血管瘤多发生于面部。临床上以单侧进行性鼻塞、反复少量鼻出血为突出表现。

CT 检查：平扫可见鼻腔或鼻窦内软组织肿块，密度不均，边缘光滑锐利，局部骨质可受压变形；上颌窦的海绵状血管瘤可致窦腔扩大，骨壁吸收破坏；鼻中隔血管瘤多为带蒂结节状软组织影，而海绵状血管瘤多为宽基底，瘤体形状不规则。增强扫描，肿瘤明显强化，与其他肿瘤易于鉴别。

（5）骨化性纤维瘤：临床上早期表现为单侧面颊部无痛性肿块、鼻塞及感觉异常，较大者侵入眼眶引起视力障碍和眼球移位，也可向颅底扩展。如果肿块增大迅速，且出现明显疼痛、出血和触痛，则怀疑恶变。

CT 检查：平扫表现为鼻腔和鼻窦区高密度的不均质的骨化性肿块，多呈圆形，可有分叶，边缘光滑、清楚，肿瘤周边和肿块内可见到钙化和骨化，瘤体内也可呈多结节样低密度囊性区。肿瘤也可向邻近的眼眶和颅底扩展，表现为膨胀性压迫性改变。骨化性纤维瘤一般平扫已可明确诊断（图 21-33）。

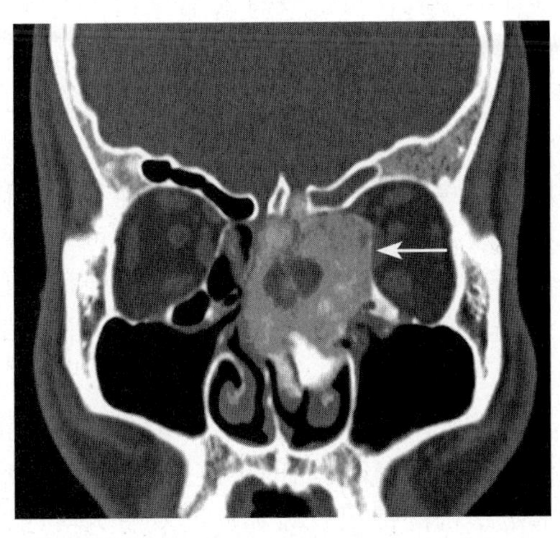

图 21-33　鼻窦骨化性纤维瘤 CT 平扫

（6）神经源性肿瘤：起源于周围神经鞘膜细胞，分为神经鞘瘤和神经纤维瘤，临床常表现为鼻塞、鼻出血或一侧眼球突出；后者可多发，即神经纤维瘤病，为全身皮下小结节并伴有皮肤色素沉着，临床主要表现为鼻塞、疼痛、流涕、复视、突眼等。

CT 检查：表现为鼻腔或鼻窦内软组织肿块，有包膜，边界清楚、锐利。神经纤维瘤密度均匀，偶有钙化，囊性变少见，增强后可部分强化；而神经鞘瘤多为中低混杂密度，钙化少见，增强后非囊性变区有中等强化。

（7）脑膜瘤：原发于鼻腔和鼻窦的脑膜瘤极为少见，一般见于额窦、筛窦；常见的脑膜瘤为继发于周围器官脑膜瘤的扩展，无特异性临床表现。

CT 检查：平扫表现为前颅底、鼻腔、鼻窦内椭圆形软组织肿块，密度较高，可见到钙化，增强扫描肿块呈明显均一强化，肿块周围邻近骨质可见到增生硬化。

（8）骨纤维异常增殖症：临床上表现为病变部位畸形肿胀，面部可两侧不对称，眼球突出，鼻塞，鼻腔狭窄，牙齿松动，硬腭、齿槽隆起畸形等。

CT 检查：病变骨体膨大、肥厚，呈均匀毛玻璃样密度，而无皮质骨和松质骨之分；也可表现为骨组织和软组织不规则混杂增生改变（图 21-34）。

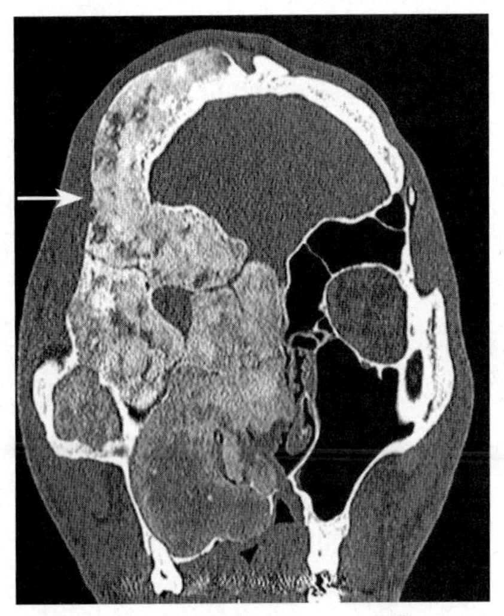

图 21-34　骨纤维异常增殖症 CT 平扫

（9）嗅神经母细胞瘤：临床以单侧鼻出血、进行性鼻塞、失嗅为主要症状。肿瘤增大后可出现周围组织和器官受侵犯的表现。

CT 检查一般显示为均质膨胀性肿块，边缘光滑，静脉内注射对比剂后增强扫描图像上为中等至明显强化表现（图 21-35）。

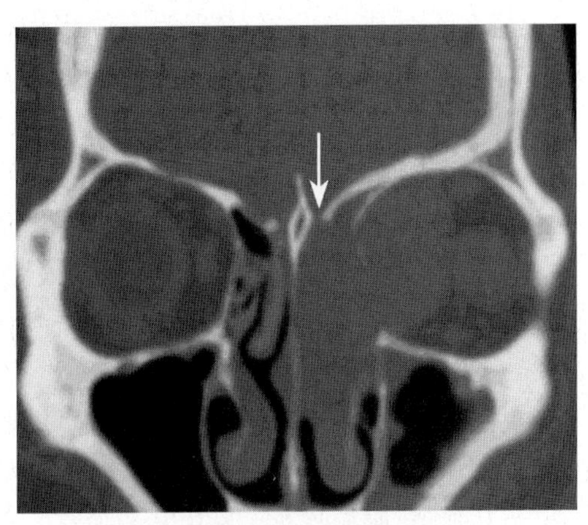

图 21-35　嗅神经母细胞瘤 CT 平扫

（10）息肉：临床上以持续性鼻塞、嗅觉减退、头痛、闭塞性鼻音为主要表现，常合并有鼻窦炎。临床检查可发现一个或多个表面光滑、灰色或淡红色的半透明状无痛性软组织肿块，质地柔软。

CT 检查：病变多呈低密度无增强的软组织肿块影，多位于鼻腔上部中鼻道，可致鼻中隔偏移和单侧或双侧梨状孔膨大变形，亦可到达鼻前庭和鼻咽部。鼻腔息肉多伴有鼻旁窦阻塞性炎症改变。局限于上颌窦的息肉为窦腔内单个或多个偏低密度的结节样软组织。上颌窦和蝶窦的息肉可经扩大的自然窦口伸展至鼻后孔、鼻咽部，上颌窦多见。

出血坏死性上颌窦息肉或炎症是一种特殊类型的息肉病变，上颌窦多见，平扫 CT 图像表现为窦腔内病变密度不均，低密度的炎症病灶与高密度的斑点、片状出血区相互混杂，常伴有窦腔膨胀扩大、窦壁变薄，呈膨胀性骨吸收、破坏。部分息肉经扩大的窦自然孔长入中鼻道、鼻腔内。增强扫描病变无明显强化。

5. **鼻和鼻窦恶性肿瘤**　鼻和鼻窦恶性肿瘤比良性肿瘤多见，因肿瘤易侵及眼眶和颅内，所以早期诊断非常重要。CT 检查能清楚地显示恶性肿瘤的位置、范围和骨质破坏情况以及淋巴结的转移，为临床提供较全面的定位和定性诊断。

（1）鼻腔恶性肿瘤：早期临床表现为单侧少量鼻出血或涕中带血，进而引起鼻塞，鼻腔内可见到新生物，表面粗糙不平，可有溃烂出血，晚期可导致外鼻隆起变形，侵犯眼眶则眼球移位突出，侵及鼻窦，则表现为鼻窦恶性肿瘤的症状。

CT 检查：冠状位扫描比横轴位扫描能更好地观察病变。平扫 CT 检查为下鼻甲或中鼻甲局部有软组织增厚或肿块，呈乳头状或不规则状，可致鼻道、鼻腔狭窄，增强扫描肿块可见到强化。鼻腔恶性肿瘤晚期多有骨质破坏，可表现为上颌窦内侧壁骨质变薄或连续性中断，并可见较高密度的软组织肿块自鼻腔向上颌窦腔内浸润生长。肿瘤可向前扩展至鼻前庭鼻、对侧鼻腔、破坏鼻底和硬腭，向后部经后鼻孔可侵入鼻咽部，经蝶腭孔扩展到翼腭窝；向上可侵犯筛窦，经破坏的筛窦纸板进入眼眶，经破坏的筛骨水平板和鸡冠侵入前颅底和颅内等（图 21-36）。

（2）鼻窦恶性肿瘤：以鼻窦癌为最常见，约占鼻窦恶性肿瘤的 80%，40 岁以上男性高发，鳞癌多见，好发于上颌窦，腺癌次之，多发生于筛窦。鼻窦癌生长迅速，对鼻窦窦壁骨质破坏较为广泛，且易侵入邻近结构而引起相应的临床症状和体征。

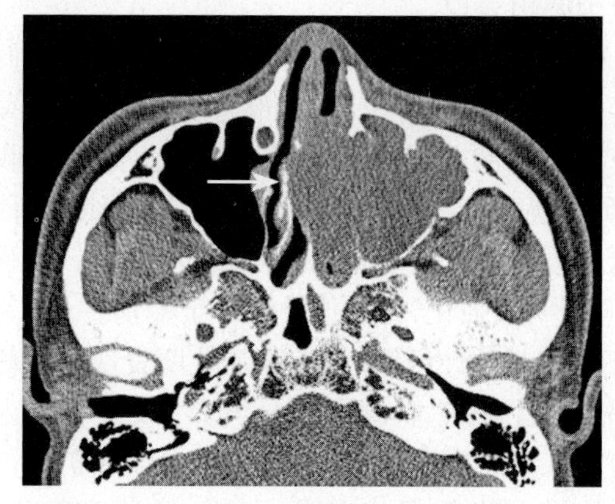

图 21-36　鼻腔癌 CT 平扫

CT 检查：对鼻窦恶性肿瘤，应行 CT 三维扫描并增强扫描，这样才能比较全面的显示肿瘤的侵犯范围。鼻窦癌早期 CT 平扫于窦腔内可见到与肌肉密度相似的软组织肿块，边缘模糊、分叶状，其内常可见到低密度的液化坏死灶，部分瘤体内可见到钙化点，增强扫描肿块可见到强化坏死区无强化。

鼻窦癌中晚期可出现骨性窦壁广泛的骨质破坏、吸收，肿瘤经破坏的骨壁侵入邻近鼻腔、眼眶、翼腭窝、颞下区及面部形成软组织肿块，冠状位扫描图像能更好地观察上颌窦顶壁、底壁的破坏和肿瘤在眶内和鼻腔底部侵及的范围。筛窦癌易破坏筛骨筛板侵入前颅窝，CT 冠状位图像可见前颅窝底骨质破坏，癌组织向上侵犯脑底，额叶可见低密度区，增强扫描出现与鼻窦癌强化方式相同的软组织肿块。

三维 CT 平扫和增强扫描、软组织窗和骨窗技术相结合，能够比较全面的了解肿瘤范围、肿瘤对周围邻近结构的侵犯及破坏程度及有无淋巴结转移，为临床提供比较准确的肿瘤分期，有助于更好地制定治疗方案。但对于手术后或放疗后纤维瘢痕与复发的肿瘤的区别尚有困难。

6. **鼻和鼻窦外伤骨折**　颅面部诸骨易受各种外力而发生骨折。诸骨形态多不规则，相互之间连接的骨缝多且形态各异，而外伤性骨折常可同时累及到多个骨、甚至累及颅骨。根据所受外力作用的轻重程度、部位和方向的不同，骨折表现变化很大，可分为单纯性骨折和复杂性骨折，单纯性骨折仅涉及鼻骨和单个鼻旁窦，而复杂性骨折累及范围较广，如颅面骨。

（1）鼻骨骨折：最易发生于鼻骨的中下段，可为单纯性骨折，也可为多发粉碎性骨折，还可伴有其他颅面骨骨折。

CT检查：一般鼻骨骨折X线平片即可诊断明确，CT多用于鼻骨骨折伴有颅面部多发复杂骨折病例，薄层冠状CT平扫（骨窗）能清楚的显示鼻骨的骨折线、骨碎片及其移位情况，同时可以观察邻近骨骨折及软组织损伤情况，必须注意勿将鼻骨的神经血管沟和邻近的骨缝误为骨折线。

（2）鼻窦外伤骨折：影像学检查的目的主要为：①明确有无骨折；②判定骨折的情况和类型；③发现邻近结构的损伤。鼻窦骨折包括上颌窦骨折、筛窦骨折、额窦骨折、蝶窦骨折等单纯骨折以及颅面骨复合骨折。

CT检查：CT检查、尤其是螺旋CT扫描后三维重建图像对鼻窦复杂的复合骨折以及细微骨折的显示远远优于X线平片。此外，CT尚可观察邻近结构的损伤。CT应注意观察筛窦、蝶窦有无骨折，尤其是有脑脊液鼻漏的患者；观察视神经管、眼眶、上颌窦外侧壁、后壁等有否骨折，详细、准确描述骨折移位的情况。CT还应注意观察眶内结构如视神经、眼球及眼外肌有否损伤以及是否有眶内血肿，注意观察有无脑挫（裂）伤，有无咽后或咽旁血肿、气道有无狭窄，以防患者窒息危险。

CT检查，在观察软组织损伤，脑脊液鼻漏，尤其是眶内或颅内损伤方面有局限性。

二、适应证与相关准备

（一）适应证

适用于鼻窦占位病变、炎症及外伤等。

（二）相关准备

1. 要求患者去掉扫描区域体表所有金属物（如义齿、项链、耳环等）。

2. 外伤患者如有出血需要临床对症处理后再做检查。

3. 嘱咐患者在扫描过程中体位保持不动并且不能做开口运动。儿童或不能配合者需药物镇静后做。

4. 若是增强患者要禁食4小时以上，不需禁水，告知注射对比剂后身体反应及可能发生的副作用，要求家属签署增强知情同意书。

5. 做好必要的患者及陪同家属的射线防护。

三、鼻窦CT平扫与增强检查技术

逐层扫描分别为横断面和冠状面检查。近些年来以螺旋扫描为主，进行不同断面的重组。

1. 横轴位扫描采用患者仰卧，听眶下线垂直于床面，扫描区域从额窦上缘扫描至硬腭，或根据具体病变范围确定。扫描基线平行于听眶下线（图21-37）。

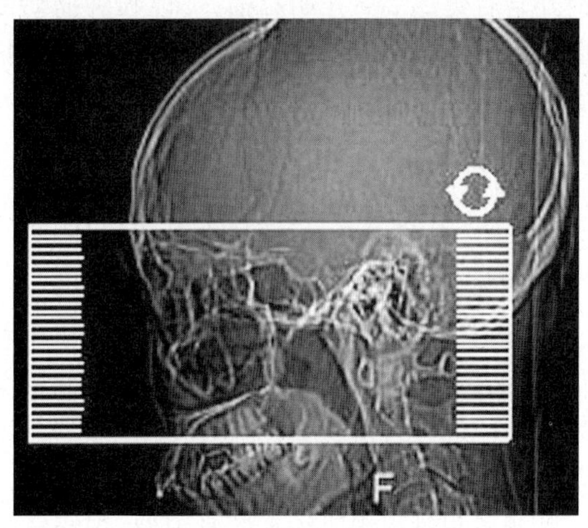

图21-37　鼻窦CT横轴定位

2. 冠状位扫描根据患者情况选择仰卧或俯卧，头尽量后仰，尽量使听眶下线平行于床面，扫描区域从鼻根扫描至蝶窦后缘，或以病变为中心确定范围。扫描基线平行于硬腭的垂线。

3. 容积扫描采用患者仰卧位，听眶下线垂直于床面，扫描区域从额窦上缘扫描至硬腭，或根据具体病变范围确定（图21-38）。

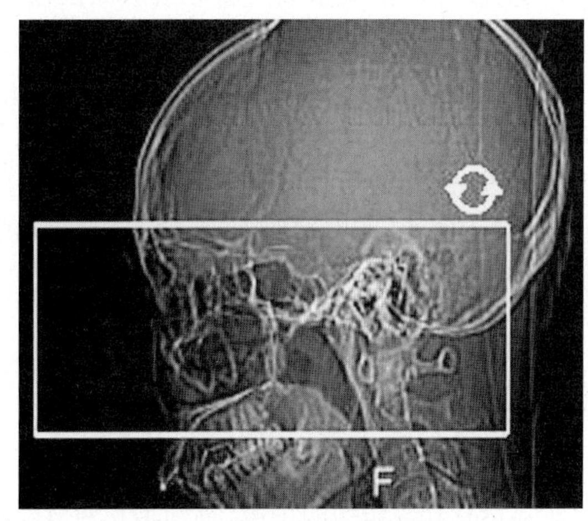

图21-38　鼻窦CT横轴容积定位

4. **扫描条件**　逐层扫描条件一般为120kV，150～180mAs；儿童100～120mAs；层厚2.0mm；层间距2.0～5.0mm（骨算法）；层厚3.0mm；层间距3.0～5.0mm（软组织算法）。容积扫描条件：120kV；200mAs/层（儿童140mAs/层）；0.5～0.75mm；螺距1.0；重建层厚：0.7mm（最薄允许层

厚)；层间距：0.35mm(重叠 50%重建)。

5. **增强扫描**　对于软组织及肿瘤性病变应行增强扫描。注射方案：对比剂剂量按每千克体重 300~450mg 碘计算，注射速率 3ml/s；血管性病变：注射开始后延迟 20s 开始扫描；炎性和肿瘤病变：注射开始后 40s 开始扫描；必要时可以延迟扫描。检查结束后观察 20 分钟，患者无不适后方可离开，若病情允许嘱咐患者多饮水，以利于对比剂排泄。

四、鼻窦的 CT 三维图像重建技术

1. **重建算法**　包括骨算法、软组织算法。

2. **窗技术骨窗**　窗宽 1 500~2 500HU 左右，窗位 400HU 左右；用于观察骨结构。软组织窗：窗宽 350~400HU，窗位 20~40HU，用于观察增厚的黏膜及软组织病变。鼻窦图像可放大摄影，外伤或肿瘤侵犯骨组织时须加照骨窗像，观察蝶窦、筛板及额窦有无分隔时，图像窗宽 2 000~3 000HU，窗位 100~200HU。

3. **重组方法**　根据横断面和冠状面逐层扫描的基线、层厚和间距，将重建的薄层图像重组出横断面和冠状面图像；鼻窦 CT 以骨算法图像为主，其他部位以软组织算法图像为主；必要时行矢状面重组；根据临床需要行三维图像重组和后处理。利用 MPR 能够多方位地显示鼻窦及其邻近区域的结构变化及病变，可以为蝶窦鞍区病变手术提供通道。重建层厚≤1mm，重叠重建。鼻窦图像可放大摄影，用软组织窗。外伤或肿瘤累及骨组织时，须加摄骨窗像。观察蝶窦、筛板及额窦有无分隔时，图像窗宽 1 500~2 500HU，窗位 300~500HU。

胶片打印建议采用层厚 5mm 软组织窗轴位、冠状位、矢状位图像。

五、鼻与鼻窦相关疾病 CT 检查要点与图像质量控制

CT 作为鼻和鼻窦首选的影像学检查方法，能更直观显示骨和软组织的情况，特别是它对软组织的分辨力，远胜于传统的 X 线检查，它以横断面、冠状面或矢状面重建图像可以很好地、全面地显示病变的范围、形态和密度变化；能较清楚地显示骨和软组织的情况；可以较好地区别积液、囊肿与实质性肿块的密度差异；对于骨质增生硬化、吸收破坏均能显示得清楚细致；有助于疾病的诊断及鉴别诊断。

(一) 相关疾病 CT 检查要点

1. **鼻腔和鼻窦**　CT 常规检查主要为横轴位扫描和冠状位扫描。对于鼻窦炎症病变和外伤采用冠状位扫描比横轴位扫描能更好地观察病变，要求摆位时头部要左右对称，两侧外耳孔等距于床面。嘱咐患者在检查过程中保持头部不动并且不能做开口运动。重建算法以骨算法为主。急性鼻窦炎用低剂量扫描。

2. **肿瘤性病变和血管畸形**　CT 检查应行三维扫描平扫及增强扫描，重建算法包括骨算法、软组织算法。要求扫描范围要足够大，以便能比较全面的显示肿瘤的侵犯范围以及是否有面颈部淋巴结的转移情况。

(二) 图像质量控制

影响 CT 图像质量的因素很多，除了设备的固有硬件因素外，与操作相关的因素主要有伪影、图像噪声和成像参数。因此，做好扫描前准备可避免大多数伪影的产生，根据患者病变实行个性化的扫描参数和成像参数的设置是保证图像质量的关键环节。

1. **伪影**　除了设备因素外，鼻窦和鼻骨 CT 扫描伪影大都由患者运动及金属饰品产生，造成图像有模糊运动伪影或金属等高密度伪影，图像不能用于诊断或影响诊断。所以应严格做好患者的检查前准备和训练工作，扫描时要求患者头部保持不动同时不能做开口运动。另外层厚与螺距选择不当图像重组时也容易产生阶梯状伪影。

2. **图像噪声和成像参数**　CT 图像中的噪声的产生与射线的剂量，也与到达探测器上的光子数量的大小有关，射线剂量越大或光子数越多，噪声越小。

优化扫描参数原则是：图像在满足诊断需求的前提下尽量使用较低辐射剂量，接受适度噪声的图像。同时根据被检结构的病变大小设定合适的层厚，以保证图像的分辨力。螺距一般选择小于或等于 1，以保证图像的 Z 轴分辨力，避免产生重建伪影。

重建算法中软组织算法提高图像的密度分辨力，骨算法提高图像的空间分辨力。重建层厚薄、重建间隔小、FOV 小和重建矩阵大等可提高重组图像的空间分辨力。图像后处理方法的灵活应用可多方位、多角度显示病变，提高图像质量。如多方位薄层 MPR 重建可发现引起化脓性鼻窦炎的原因，如窦口鼻道的狭窄、阻塞、解剖变异等。

3. **图像能满足影像诊断的需要**　图像上可清晰显示额窦、筛窦、上颌窦及蝶窦解剖结构，其中软组织窗图像可清楚分辨软组织的层次；骨窗图像则可清晰显示窦壁的骨结构及其异常改变。

4. **图像上的信息准确**　①图像上文字信息：应包括医院名称、受检者姓名、性别、年龄、检查号、层厚、间隔、扫描时间、扫描野、当前层面位置、扫描方位、kV、mAs 值和左右标识；字母、数字显示清晰；图像文字不能超出图片以外，也不能遮挡图像中影像。②图像上影像信息：图像必须足够大，以便辨别病变的部位及性质；所有图像均需调至合适的对比度，以利于较好显示鼻窦、鼻腔正常解剖结构以及病变；图像应按解剖顺序排列，无层面遗漏及错位；图像中无影响诊断的伪影。

5. **图像质量的等级评价**

（1）0 级：正常解剖结构显示不清，伪影严重，不能诊断。

（2）1 级：鼻窦结构显示模糊，具有明显的伪影，不能达到诊断要求。

（3）2 级：鼻窦结构显示较清，或有少许伪影，但是基本不影响诊断。

（4）3 级：鼻窦结构显示清晰，无伪影，可明确诊断。

图像质量必须达到 2 级或 3 级方可允许打印图片及签发报告。

（暴云峰　綦维维　张永县　牛延涛　余建明）

第七节　口腔颌面部 CT 检查技术

一、口腔颌面部相关疾病与 CT 诊断价值

系统解剖学中，通常以眶上缘与外耳门的连线，将头颅分为上部的脑颅和下部的颌面部。临床实际应用中，CT 检查在该连线以下扫描得到的颌面部横断图像包括了颅底、颞骨和耳、鼻和鼻窦、眼眶、口腔、鼻咽、口咽、唾液腺、面颅诸骨与颞下颌关节等解剖结构。因颅底、耳、鼻和鼻窦、眼眶以及其构成的面颅骨在专门的章节已有叙述。本节内容仅涉及口腔、口咽、唾液腺、上/下颌骨、颞下窝及颞下颌关节等部位和结构的相关疾病。

口腔颌面部的先天性变异与畸形，如唇裂，颊裂，舌系带过短等外在的软组织畸形无须影像学检查；对于累及颌面诸骨的先天变异与畸形，如腭裂、上颌与下颌的发育不全和肥大、茎突过长等，CT 检查可作为 X 线摄影的重要补充手段；先天性的囊性病变，如鳃裂囊肿、舌下囊肿、皮样囊肿、淋巴管瘤等，因具有较好的组织密度对比，CT 检查可作为重要的影像检查手段。

口腔、口咽、唾液腺的炎性病变，如口腔溃疡、咽炎、扁桃体炎、腮腺炎临床即可做出诊断，无须影像学检查；仅在这些区域炎症的进展期，需了解深部组织蜂窝织炎的范围和是否形成脓肿时，可进行 CT 检查。

因 MRI 在软组织成像上的优势，对于口腔、口咽、唾液腺等部位的良恶性肿瘤和肿瘤样病变，CT 检查已经不是首选的影像检查手段；但对于范围较大、中心坏死或血供丰富的软组织病变，CT 检查仍具有一定的诊断价值，尤其对于进展期的恶性肿瘤，在了解骨质受侵犯和颈部淋巴结转移等情况时，可作为主要的影像检查方法。

对于发生于颌骨的病变，CT 检查因在空间分辨力方面具有的优势，可作为首选的影像手段；而对于牙体、牙髓与牙周病变，因为牙科专用锥形束 CT 具有更高空间分辨力和更低辐射剂量，常规 CT 仅在没配备专用 CT 时作为替代的检查手段；对于颞下颌关节紊乱病，MRI 检查常作为首选，用来显示关节盘等软组织改变，CT 检查则作为一种补充的影像手段，用于观察关节退行性疾病和类风湿关节炎等疾病的骨性结构改变。

颌面部外伤所致的骨折在临床上比较常见，CT 检查因其快速、可靠的优势，常作为首选的影像检查手段；随着三维重建技术的应用，CT 已成为颌面部整形修复术前评估和手术设计的一种重要检查方法。

二、适应证与相关准备

（一）适应证

1. 适应证肿瘤及放疗后复查，如鼻咽癌和腮腺肿瘤等；炎症，如化脓性腮腺炎；外伤，如颌面部骨折；整形，如颜面部美容整形等。

2. 相关准备

3. 做好受检者非检查部位和陪护人员的辐射防护。

（二）相关准备

扫描前嘱受检者去掉头、耳及颈部饰物；要求受检者在扫描中保持不动，不能做吞咽动作；做好解释工作，消除患者的紧张心理，取得患者配合；对不合作的患者，检查前应予以药物镇静或催眠；颌面部可扪及的体表肿块，应敷贴高对比标记物；用

铅围裙遮盖包裹生殖腺；需增强扫描者，预先建立静脉通道。

三、口腔颌面部CT平扫与增强扫描技术

1. **扫描体位**　受检者仰卧平躺于检查床上，头置于头托架内，下颌内收，听眶线与检查床面垂直，头颈部正中矢状面与纵向（激光）定位线重合，瞳间线与横向定位线平行，水平定位线齐耳屏。

2. **定位扫描**　定位扫描范围从眉弓至颈静脉切迹水平，一般采用侧位定位像，必要时取正侧位双定位像。

3. **扫描范围与基线**　扫描范围从舌骨水平（相当于第5颈椎下缘）至眶下缘，或以病变为中心确定范围（图21-39）。

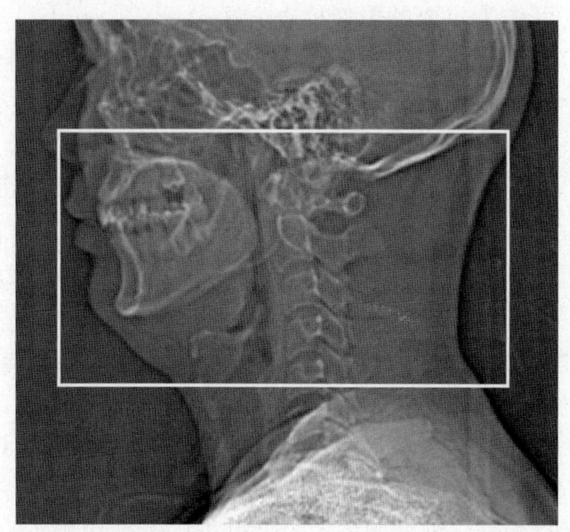

图21-39　口腔颌面部CT扫描范围

4. **扫描参数**　管电压为110～130kV，管电流200～300mAs或自动管电流调制技术。非螺旋扫描，层厚3～5mm，间距3～5mm；4层以上多层螺旋CT建议采用螺旋扫描方式，采集层厚为0.5～1.0mm，准直宽度为4～40mm，螺距为0.6～1.0，重建层厚3～5mm，重建间隔3～5mm。同时重建一组设备允许的最薄层厚图像，间距为层厚的1/2，用于观察细节和三维重组。分别用高分辨卷积核重建骨窗图像和用标准卷积核重建软组织窗图像。重建视野为200～250mm，重建矩阵512×512。颞下颌关节扫描，扫描/重建层厚1～2mm，扫描/重建间距1～2mm，其余同前。

5. **增强扫描**　拟诊口腔颌面部脓肿、血管性病变、软组织肿瘤或肿瘤样病变时，应考虑行CT增强扫描。扫描技术参数参考平扫。对比剂注射方案：碘对比剂浓度280～320mgI/ml，总量1.2～1.5ml/kg，注射速率3.0～4.0ml/s。欲观察血管性病变、了解病变与血管关系时，应行动脉期扫描，延时时间为20～30s，也可行团注跟踪扫描精确定制个性化延时时间；欲了解病变实质强化情况、明确病变范围时，应行实质期扫描，延时时间为50～60s；必要时行1～3min的延时扫描或于病变局部行动态增强扫描。

四、颌面部外伤与整形的CT扫描技术

1. **扫描体位**　受检者仰卧平躺于检查床上，头置于头托架内，下颌内收，听眶线与检查床面垂直，头颈部正中矢状面与纵向（激光）定位线重合，瞳间线与横向定位线平行，水平定位线齐耳屏。

2. **定位扫描**　定位扫描范围从头顶至下颌颏部，一般采用侧位定位像，必要时取正侧位双定位像。

3. **扫描范围与基线**　非螺旋扫描，横断面基线与听眶线平行，冠状面基线与听眶线垂直；以整形为目的时，采用螺旋扫描方式，无须倾斜机架，重组基线根据临床实际需求调整。扫描范围从舌骨水平（相当于第4颈椎下缘）至额结节（图21-40）。

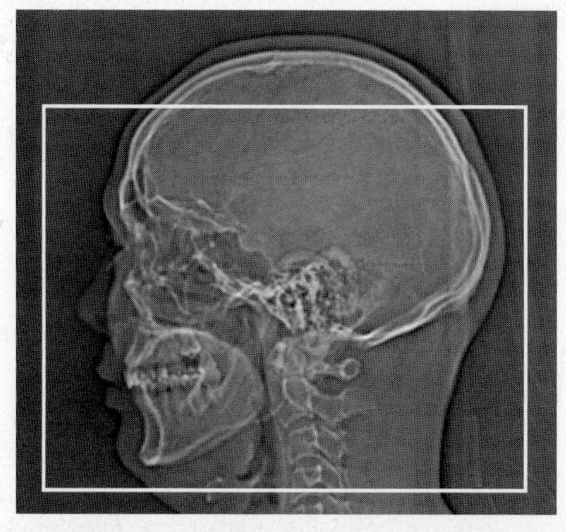

图21-40　颌面部（整形）CT扫描范围

4. **扫描参数**　管电压为100～120kV，管电流100～200mAs或自动管电流调制技术。非螺旋扫描，层厚3～5mm，间距3～5mm；4层以上多层螺旋CT均采用螺旋扫描方式，采集层厚为0.5～1.0mm，准直宽度为4～40mm，螺距为0.8～1.2，重建层厚3～5mm，重建间隔3～5mm。同时重建一组设备允许的最薄层厚图像，间距为层厚的1/2，用于观察细节和三维重组。分别用高分辨卷积核重建

骨窗图像和用标准卷积核重建软组织窗图像。重建视野为220~280mm，重建矩阵512×512。

5. **增强扫描**　对临床和诊断需求的患者行增强扫描。

五、口腔颌面部CT图像后处理技术

1. **窗技术**　对于口腔颌面部未累及骨质的软组织病变显示，软组织窗窗宽200~350HU，窗位35~50HU。颌面部外伤、肿瘤侵犯骨组织用骨窗显示，骨窗窗宽1 500~2 500HU，窗位500~700HU。其余情况下，一般取软组织窗和骨窗两种窗技术分别显示，必要时多种窗技术观察病灶。

2. **三维重建技术**　口腔颌面部解剖结构复杂，组织重叠较多，三维重建技术作为横断图像的有效补充，有利于明确该区域病灶的空间定位、了解病变的累及范围和指导临床治疗计划的制定。根据临床和诊断需要，做不同方位的图像重组。重建层厚≤1mm，重叠重建。口腔颌面部CT检查常用的后处理方法有：MPR、MIP和VR技术等。

多平面重组（MPR）结合容积再现（VR）进行多角度观察。牙齿三维重组，可适当调节阈值，并去除牙齿以外的骨组织，运用曲面重组（CPR）显示牙列、牙槽突等弯曲走行结构。必要时加摄骨窗，以观察颅底有无骨质破坏。腮腺和鼻咽部均需加冠状位重组。MPR技术在多层CT中，通常作为常规后处理方法，用来对口腔颌面部成像范围或感兴趣区进行冠状或矢状位的批量的连续重组成像，重组基线、重组层厚与间距均可参考断面直接扫描（图21-41A、B）；也可对空间结构复杂的目标区域行任意斜面重组，如翼腭窝结构、颞下颌关节等，沿其长轴方向多角度调整重组成像（图21-42）。口腔颌面部的肿瘤常可累及眼眶、鼻腔、上颌窦、颞下窝及颅底等部位，MPR技术的多方位成像有助于了解病变与翼腭窝、神经管、颅底裂孔等重要解剖结构的毗邻关系，对确定手术范围及制定手术方案有重要意义。

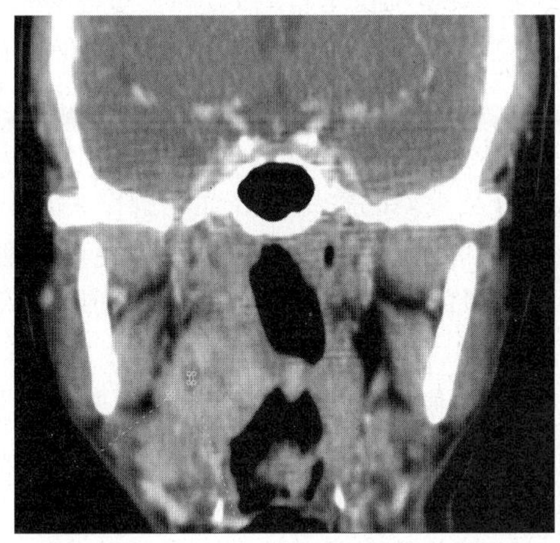
A

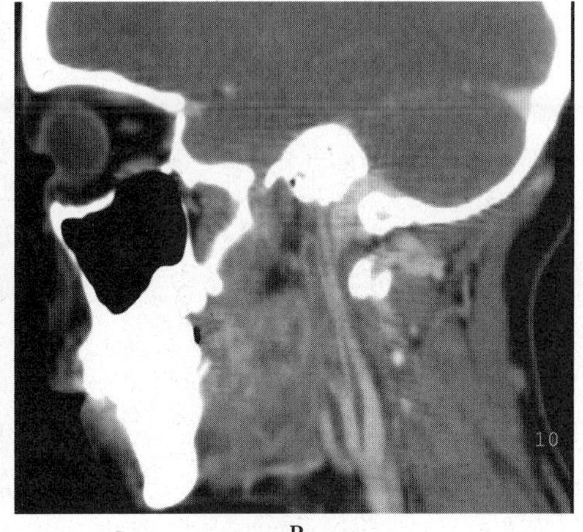

B

图21-41　右侧扁桃体癌的常规CT多平面重组

A. 冠状面重组；B. 矢状面重组。

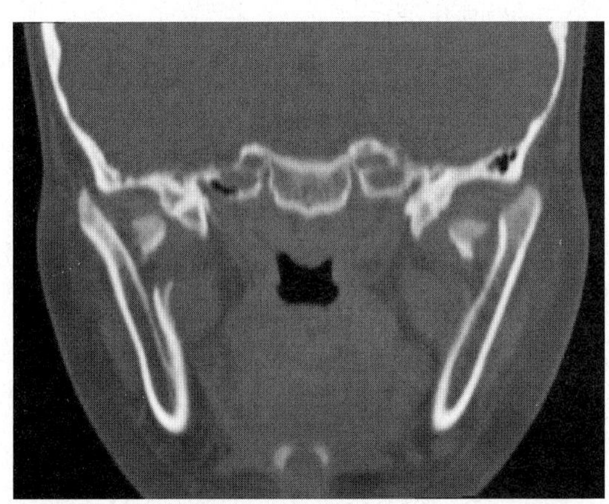

图21-42　双侧髁突骨折的斜冠状面CT重组图像

（1）CPR技术：常用来显示牙列、牙槽突等弯曲走行的结构（图21-43），可清晰展现下颌神经管、下牙槽骨神经管和上颌窦底等重要结构，了解埋伏阻生牙的数目、位置、弯曲情况及与前述重要解剖结构的关系，在牙体牙髓疾病的诊断、牙种植术和埋伏阻生牙拔出术中发挥重要的指导意义。

（2）MIP技术：MIP技术在口腔颌面部的应用相对较少，主要用于显示该解剖区域的血管性病变和展示病变与周围血管关系。一般采用层块MIP技术，层块的厚度根据病灶与血管的显露情况实时

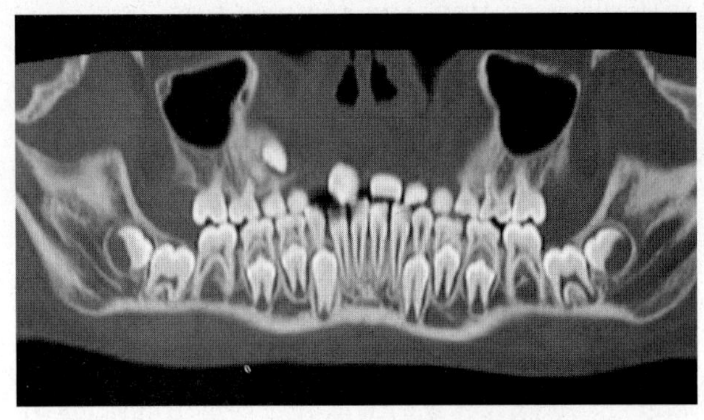

图 21-43　下牙列的 CT 曲面重组图像

调整；条件允许时，可对增强图像减影后行 MIP 成像，显示走行血管的全景图和内膜钙化较好。

（3）VR 技术：VR 技术常用于颌面部骨性结构的立体显示，如颌面部骨折，肿瘤侵犯骨质等，可以多角度多方位成像（图 21-44）。必要时行层块的 VR 重组成像或适当裁剪图像，以显露被遮挡的目标结构。VR 图像能清晰立体显示骨折的部位形态、骨折线的长度走向、骨折移位距离方向以及骨折处毗邻的复杂空间解剖关系，为治疗方案的制定提供重要的影像信息。

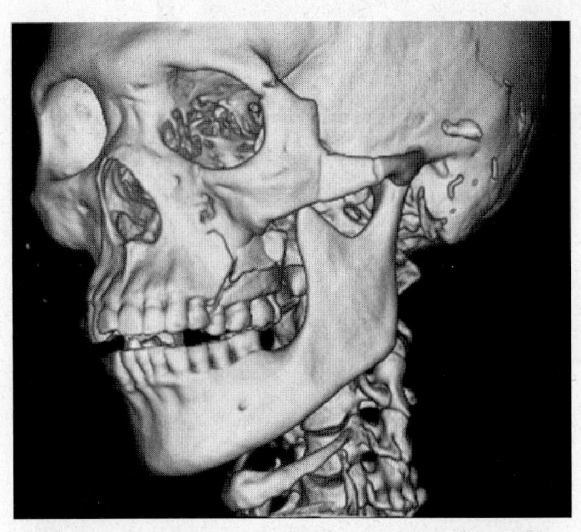

图 21-44　颌面部多发骨折的 CT 容积再现图像

六、口腔颌面部相关疾病的 CT 检查要点与图像质量控制

（一）检查要点

来自唾液腺、舌、口腔、口咽以及颌骨的先天性、炎性、肿瘤性及肿瘤样等软组织病变，扫描时曝光条件应适当增加，以保证足够密度分辨力，提高软组织对比。考虑恶性肿瘤时，增强扫描应加大扫描范围，上界包括颅底，下界包括颈部淋巴引流区，达颈静脉切迹，以便于肿瘤的分期和治疗计划的选择。在图像后处理方面：观察颈部淋巴结时，以沿颈动脉走行的斜冠状面重组成像为主；观察舌体、软腭、会厌、口咽后壁等结构时，以正中矢状面重组成像为主。

咀嚼肌间隙内（包含颞下窝和翼腭窝）的肿块性病变，扫描范围应包括下颌神经的通路，从下颌颏部至前床突水平。后处理以 MPR 软组织窗和骨窗分别显示。

颌面部外伤和以整形术前评估为目的时，因骨性结构于周围组织本身具有天然的高对比，密度分辨力不是图像质量追求的重点，少量图像噪声也不影响诊断，这时应适当调低曝光条件，以降低患者接受的辐射剂量。此时，为达到较高的图像空间分辨力和满足三维重组后处理的需求，要求扫描时采集层厚尽可能薄，重建间距窄以及采用高分辨力卷积核。高分辨算法重组图像用于观察骨性结构细节较好，用于整形术前的几何学测量也更可靠。但是，在选择 VR 技术行后处理时，重建算法应选择标准或软组织算法重建源图像，因上颌窦的前壁骨质较薄，高分辨算法生成的 VR 图像可能出现尖牙窝处的“假空洞”。通过选取不同的域值，获得皮肤、肌肉以及骨骼的软组织表面轮廓图，可用于评估先天性面部发育畸形或获得性面部畸形的实际情况，确定植骨的量，设计植入假体的形态大小等。

（二）图像质量控制

1. 图像能满足影像诊断的需要　颞颌关节诸结构包括下颌髁状突、关节窝、关节结节以及其间关系，均清晰可辨。

2. 图像上的信息准确　①图像上文字信息：应包括医院名称、受检者姓名、性别、年龄、检查号、层厚、间隔、扫描时间、扫描野、当前层面位置、扫描方位、kV、mAs 值和左右标识；字母、数字显示清晰；图像文字不能超出图片以外，也不能遮挡图像中影像。②图像上影像信息：图像必须足够大，可以用来评价正常颞颌关节结构及病灶；图像对比度良好，能最优化地显示组织间的不同层次；图像按解剖顺序排列，无层面遗漏及错位；图像中无影响诊断的伪影。

3. 图像质量的等级评价

（1）0 级：颞颌关节解剖结构显示不清，缺乏对比，伪影严重，无法诊断。

（2）1 级：颞颌关节解剖结构及病变显示模糊，伪影较重，不能达到诊断要求。

（3）2 级：颞颌关节解剖结构及病变可分辨，周围软组织显示较清楚，有伪影，但不影响诊断。

（4）3 级：颞颌关节解剖结构可清楚显示，无伪影，可明确诊断。

图像质量必须达到 2 级或 3 级方可允许打印图片并签发报告。

（綦维维　张永县　牛延涛　余建明）

第八节　咽喉部 CT 检查技术

一、适应证与相关准备

1. **适应证**　咽喉部肿瘤性病变（喉癌、喉乳头状瘤等）、非肿瘤性病变（息肉、囊肿等）等。

2. **相关准备**　扫描前嘱受检者去掉头、颈及耳部的金属物品；要求受检者在扫描中保持不动，并不能说话或做吞咽动作；做好受检者非检查部位和陪护人员的辐射防护；需增强扫描者，预先建立静脉通道。

二、检查技术

1. 平扫

（1）扫描体位：受检者仰卧于扫描床上，头置于头架中，下颌内收，头颅和身体正中矢状面与台面中线垂直，两外耳孔与台面等距。

（2）扫描基线与定位像：根据咽部或喉部，扫描基线分别与咽部或喉室平行，定位像为咽喉部侧位。

（3）扫描范围：咽部扫描从口咽下 1cm 向上至颅底。喉部从舌骨平面至环状软骨下缘，若发现肿瘤可扫描至颈根部，用以了解淋巴结受累情况。

（4）扫描参数：管电压≥120kV，管电流为智能 mA 技术，扫描野 25cm，矩阵≥512×512，螺距为 0.8～1；探测器组合 16×1.5、32×1.2、64×0.625、128×0.6、320×0.5，重建层厚 3～5mm，重建间隔 3～5mm。骨算法与软组织算法重建，重建横断面及重组冠状面或矢状面。骨窗：窗宽 1 500～2 500HU，窗位 500～700HU；软组织窗：窗宽 200～350HU，窗位 30～50HU。

（5）在检查梨状隐窝病变时，可在扫描时嘱受检者做瓦尔萨尔瓦动作，使咽壁扩张，以更好显示腔壁病变。

2. **增强扫描**　为显示肿瘤及其与颈部大血管、周围淋巴结关系，需加做增强扫描。静脉注射对比剂 50～90ml，流率 2～3ml/s，延迟扫描时间 20～25s。对病变性质不明确者，可在 50～60s 加扫静脉期。扫描范围、层厚及间隔同咽喉部平扫。螺旋层厚与间隔用 5mm，小病灶可用 2～3mm。扫描层厚≤1mm，重叠重建，螺距为 1。

三、影像处理

1. **根据临床和诊断需要，做不同方位的图像重组**　多平面重组（MPR）可以更好地显示解剖结构和病变；咽喉部 CT 仿真内镜（VE）可提供咽喉腔表面解剖及病变的信息，可作为喉镜的补充，重建层厚≤1mm，重叠重建，如果需要显示真、假声带和喉室，重建视野为 160mm。

2. **窗口技术**　软组织窗宽 200～350HU，窗位 35～50HU。咽喉部外伤、肿瘤侵犯骨组织时需用骨窗显示，骨窗窗宽 1 500～2 500HU，窗位 500～700HU。咽喉部图像的显示和摄影一般用软组织窗，如外伤者须加摄骨窗。应用仿真内镜观察时，需仔细调节病变部位的 CT 值阈值。

3. **胶片打印建议**　拍摄并打印 5mm 层厚的软组织窗轴位、冠状位图像，有外伤时加摄骨窗。

四、图像质控标准

1. **图像能满足影像诊断的需要**　①图像要包括全部喉及相邻组织结构；②图像能清晰显示喉及相邻组织结构，包括喉咽部软组织、喉软骨、声带、室带、喉室，以及双侧颈部大血管和淋巴结；增强扫描图像则可清晰分辨颈部大血管和评估病变的血供程度。

2. **图像上的信息准确**　①图像上文字信息：应包括医院名称、受检者姓名、性别、年龄、检查号、层厚、间隔、扫描时间、扫描野、当前层面位置、扫描方位、kV、mAs 值和左右标识；字母、数字显示清晰；图像文字不能超出图片以外，也不能遮挡图像中影像。②图像上影像信息：图像必须足够大，可用以评价喉部正常解剖结构及病灶；图像对比度良好，最优化地显示组织间的不同层次；图像应按解剖顺序排列，无层面遗漏及错位；图像中无影响诊断的伪影。

3. **图像质量的等级评价**

（1）0 级：喉部解剖结构之间缺乏对比，显示不清，伪影严重，无法诊断。

（2）1 级：喉部解剖结构显示模糊，伪影较重，不能达到诊断要求。

(3) 2 级:喉部解剖结构及相邻颈旁软组织可分辨,有一定伪影,但不影响诊断。

(4) 3 级:喉部解剖结构及相邻颈旁软组织显示清晰,对比明显,无伪影,可明确诊断。

图像质量必须达到 2 级或 3 级方可允许打印图片及签发报告。

(綦维维　张永县　牛延涛　余建明)

第九节　颈部 CT 检查技术

一、颈部相关疾病与 CT 的诊断价值

颈部的解剖范围,上界为下颌骨与枕骨下缘沿线,下界为颈静脉切迹与第 7 颈椎连线。颈部 CT 检查通常包括下咽与喉、甲状腺与甲状旁腺、颈段食管与气管、颈部血管以及软组织等部位和结构的相关疾病。

对于颈部的先天性变异与囊性病变,如喉膨出、颈内侧或外侧囊肿、皮样囊肿、淋巴管瘤等,超声检查在鉴别病变囊性或实性方面具有优势,且无电离辐射,因此常作为首选的影像检查方法。这类疾病也因具有较好的组织密度自然对比,CT 检查因为其容积成像以及可以反复回溯观察图像的特点可作为超声检查的重要补充手段。

咽喉部的慢性炎症与声带息肉,根据临床和喉镜即可做出诊断,一般无须影像学检查,咽喉部的急性炎性改变,如喉水肿,引起气道的急性梗阻,需要临床紧急处理,也不宜行影像学检查;颈部深在软组织的蜂窝织炎和脓肿形成时,CT 检查可作为重要的影像检查手段。

对于下咽、喉与颈部软组织等结构的良恶性肿瘤和肿瘤样病变,因 MRI 在软组织成像上的优势,且无电离辐射,理论上 MRI 检查应作为首先考虑的影像检查手段。但实际上,由于颈部肿块造成的呼吸困难和吞咽动作,图像容易出现影响诊断的运动伪影,而 CT 因成像速度快,常作为检查颈部良恶性肿瘤和肿瘤样病变的基本影像学方法。对于进展期的恶性肿瘤,在显示骨与软骨的侵蚀破坏方面,CT 较 MRI 更好。对于甲状腺肿块,超声检查常作为首选,CT 检查仅用明确甲状腺恶性肿瘤的范围、颈部淋巴结转移以及毗邻结构的侵犯情况。

CT 检查对颈部创伤所致的皮下气肿,软骨的骨折伴周围血肿、软骨关节脱位以及气道狭窄等改变的诊断,较超声和 MRI 检查更具优势;对咽喉部异物,无论是不透 X 线还是透 X 线,只要存在一定的密度差异,CT 检查均可显示,薄层 CT 的应用更是提高了对细小异物显示的能力,且能行多方位成像,有助于异物的精确定位和了解异物与周围重要结构(如颈动脉)的关系。

CT 血管成像对血管解剖变异、颈-椎动脉狭窄和闭塞、颈-椎动脉瘤、颈-椎动脉夹层以及颈静脉血栓等血管性疾病的诊断价值日益显现,甚至在一定范围内可取代 DSA 检查在颈部的应用。对于颈动脉粥样硬化性狭窄的评价,CT 可显示 DSA 不能检出的管壁斑块,且在狭窄程度的判断上较 MRI 更可靠。颈部 CT 血管成像,还可用于显示富血管病变的血供、了解肿块与周围血管的关系,对于手术方案的制定及术中保护血管具有重要意义。

二、适应证与相关准备

取掉被检者颈部饰物,移去扫描范围内其他可能干扰图像的高密度异物;做好解释工作,消除患者的紧张心理,取得患者配合;对不合作的患者,检查前应予以药物镇静或催眠;嘱受检者在扫描过程中头颈部保持不动,必要时利用绑带固定,检查过程中不要做吞咽动作;训练受检者在平静呼吸下屏气时扫描;颈部可扪及的小肿块,应敷贴高对比标记物;增强扫描者,检查前建立静脉通道;用铅围裙遮盖包裹生殖腺。

三、颈部 CT 平扫与增强扫描技术

1. **扫描体位**　受检者仰卧平躺于检查床上,头置于头托架内,下颌上抬,头垫高后仰,两肩尽量下垂,颈部正中矢状面与纵向(激光)定位线重合,瞳间线与横向定位线平行,水平定位线齐耳屏。

2. **定位扫描**　从眉弓至胸骨角,一般采用侧位定位像,必要时取正侧位双定位像。

3. **扫描范围**　喉部和下咽扫描范围从会厌上缘至第 6 颈椎下缘(图 21-45A);甲状腺扫描范围从第 3 颈椎下缘至第 7 颈椎下缘,胸内甲状腺的下界也可能到达主动脉弓水平;完整的颈部扫描范围从颞骨岩部上缘至胸骨颈静脉切迹(图 21-45B),也可在根据实际情况在颈部病变处行局部范围的扫描。

4. **扫描参数**　管电压为 120~130kV,管电流 150~300mAs,推荐使用自动智能毫安技术。非螺旋扫描,层厚 5~10mm,间距 5~10mm;4 层以上多层螺旋 CT 建议采用螺旋扫描方式,采集层厚为

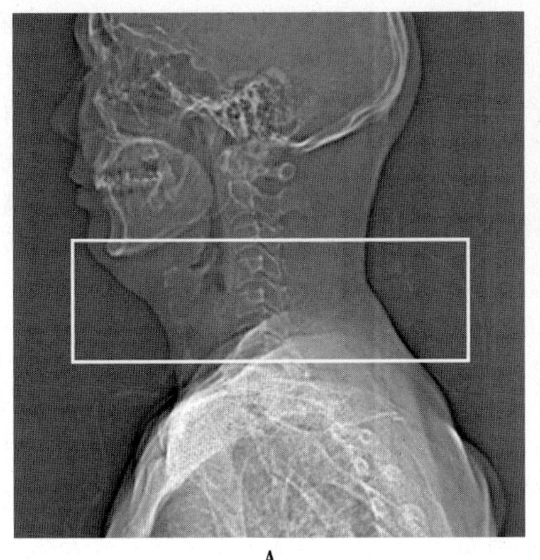

A

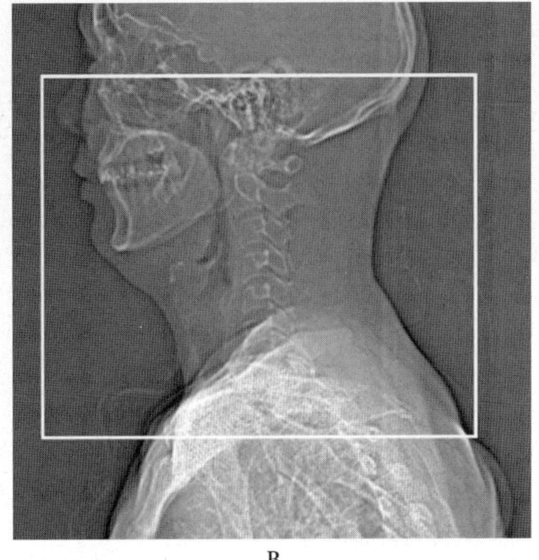

B

图 21-45　颈部 CT 扫描范围示意图
A. 下咽与喉的扫描范围；B. 完整的颈部扫描范围。

0.5～1.0mm，准直宽度为 4～40mm，螺距为 0.8～1.2，范围较大的病变，重建层厚 5～10mm，重建间隔 5～10mm，较小病变与声门区结构的显示，重建层厚 2～3mm，重建间隔 2～3mm。同时重建一组设备允许的最薄层厚图像，间距为层厚的 1/2，用于观察细节和三维重组。用标准卷积核重建软组织窗图像。重建视野为 200～300mm，重建矩阵 512×512。

5. **增强扫描**　怀疑颈部感染性病变、血管性病变、肿瘤或肿瘤样病变时，应考虑行 CT 增强扫描。扫描技术参数参考平扫，怀疑恶性肿瘤应扫描完整的颈部范围。对比剂注射方案：碘对比剂浓度 280～320mgI/ml，总量 1.2～1.5ml/kg，注射速率 3.0～4.0ml/s。欲了解病变与血管关系时，应行动脉期扫描，延时时间为 20～25s，也可行团注跟踪扫描精确定制个性化延时时间；欲了解病变实质强化情况、明确病变范围时，应行实质期扫描，延时时间为 50～60s；必要时行病变局部的动态增强扫描。严重的甲状腺功能亢进患者，禁用碘对比剂的增强扫描。

四、颈部 CTA 扫描技术

1. **扫描体位**　受检者仰卧平躺于检查床上，头置于头托架内，下颌上抬，头垫高后仰，两肩尽量下垂，双手置于床边，头颈部正中矢状面与纵向（激光）定位线重合，瞳间线与横向定位线平行，水平定位线齐耳屏。

2. **定位扫描**　从头顶至双乳头连线，一般采用侧位定位像，必要时取正侧位双定位像。

3. **扫描范围**　扫描范围从额结节至胸骨角水平，包括颅底的大脑动脉环与主动脉弓在内（图 21-46）。

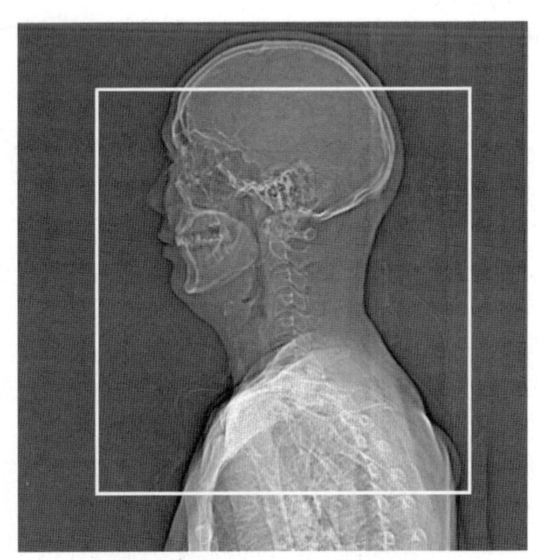

图 21-46　头颈部 CT 血管扫描范围示意图

4. **扫描参数**　管电压为 100～120kV，管电流 150～200mAs，螺距为 1 或以上，推荐使用自动管电流调制技术。采集层厚为 0.5～1.0mm，准直宽度为 4～40mm，螺距为 0.8～1.5，重建层厚 3～5mm，重建间隔 3～5mm。同时重建一组设备允许的最薄层厚图像，间距为层厚的 50%～70%，用于血管三维重组后处理。用标准或软组织重建算法重建强化的血管图像。重建视野为 220～250mm，重建矩阵 512×512，见表 21-7。

表 21-7 多层螺旋 CT 颈部血管成像扫描参数表

项目	内容
检查体位	仰卧,头部置于头架和扫描中心
扫描范围	主动脉弓至外耳孔(图 21-46)
管电压/kV	100~120
管电流/mA	200~250
探测器组合	16×0.75 64×0.625 128×0.6 320×0.6
扫描方向	足→头,如果扫描时间小于 4s 可以选择头→足
层厚/mm	0.75~1.0
层距 mm	0.50~1.0
重建算法	标准或软组织

5. **增强扫描对比剂注射方案** 碘对比剂浓度 320~370mgI/ml,碘对比剂总量 60~80ml,注射速率 4.0~5.0ml/s。最好使用双筒高压注射器时,在注射碘对比剂之后,紧接着以同样速率注射 30~40ml 生理盐水冲管。

头颈部 CTA 成像检查,推荐应用对比剂团注跟踪技术,监测层面为主动脉弓,触发阈值 80~120HU,诊断延时 4~8s。也可应用小剂量预试验法测定对比剂到达靶血管的时间,碘对比剂总量 20ml,生理盐水 20ml,注射速率同前,监测点为第 4 颈椎水平的颈总动脉。颈部静脉成像检查,延时时间较动脉成像延迟 10~15s。

五、颈部 CT 图像后处理技术

(一) 窗口技术

颈部的软组织病变,常采用软组织窗,窗宽 300~400HU,窗位 35~40HU,增强后可适当调高窗位至 50~80HU;颈部软骨及其病变的显示,窗宽 500~1 000HU,窗位 80~200HU,具体根据软骨的骨化程度而定;强化后的颈部血管性病变,窗宽 400~800HU,窗位 100~200HU,根据血管内碘对比剂浓度不同,窗宽窗位的调节幅度变化较大。必要时多种窗技术观察病灶。

(二) 三维重组后处理技术

颈部解剖结构,如喉、下咽、食管、气管、颈部动静脉与淋巴结等,大致在人体纵轴方向上走行。因此,一般在条件许可的情况下,应尽可能利用薄层横断图像,对颈部结构和病变行冠矢状面上的三维重组观察和显示,有助于病变的精确定位和治疗计划的合理制定。颈部病变 CT 检查常用的后处理方法有:MPR、MIP、VR 和 VE 技术等。

1. **MPR 技术** 颈部软组织病变最为常用的后处理方法,一般以冠状面和矢状面重组为主(图 21-47A,B),辅以斜横断面重组。通常会常规生成批量的连续冠矢状面图像,冠状面重组基线与第 3 至第 4 颈椎椎体后缘连线平行,矢状面重组基线与冠状面上的喉腔气道平行,斜横断面重组基线与声带平行,重组层厚与间距均可参考横断面直接扫描。会厌谷、会厌、下咽、咽后壁、颈段食管和气管等结构及其病变以正中矢状面显示为佳;梨状隐窝、喉室、声襞、前庭襞、甲状腺和颈血管鞘等结构及其病变以斜冠状面显示为佳。对于环杓关节等复杂结构的观察,需要进行实时的多角度多方位 MPR 后处理。

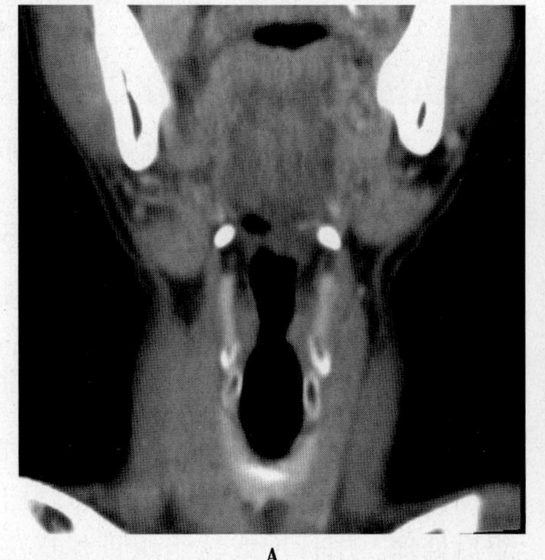

A

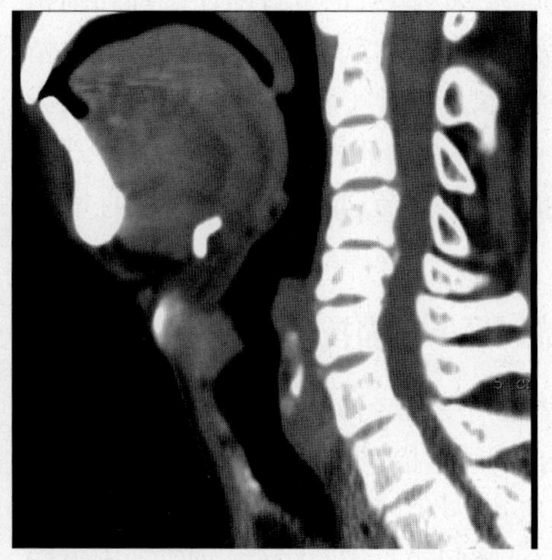

B

图 21-47 右侧声门型喉癌的 CT 多平面重组图像

A. 喉部的冠状面重组显示;B. 喉部的矢状面重组显示。

在颈部，CPR 技术主要用于血管成像检查。因血管走行弯曲，任何斜面均难以显示单条血管的全程。因此，CT 高级血管软件中，一般具有沿弯曲血管中轴自动生成 CPR 图像的功能，能避开椎骨对血管的遮挡，并可进行多角度旋转，显示动脉管壁的钙化和非钙化斑块、撕裂的内膜（见于动脉夹层）以及了解支架内的通畅情况较好，在 CPR 图像上自动测量和评价血管的狭窄也更为可靠（图 21-48）。手动绘制的 CPR 技术，则可用于显示闭塞的动脉管腔和颈静脉内的血栓或瘤栓。

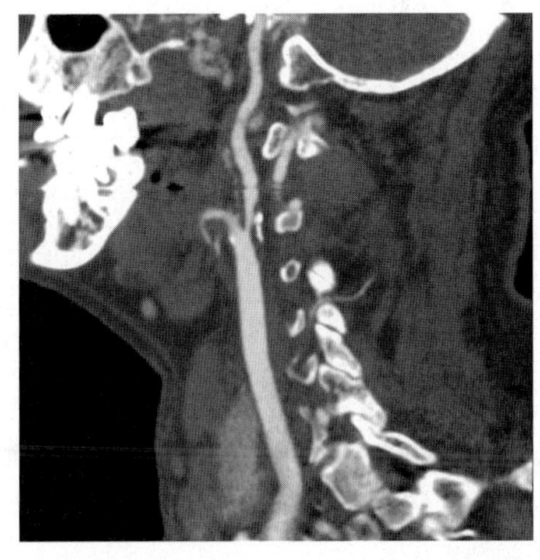

图 21-48　颈内动脉起始部粥样硬化性狭窄的自动曲面图像

颈内动脉起始部粥样硬化性狭窄的 CT 曲面重组的图像可以将整个颈内动脉全程显示在一幅图像上，并且可以看到血管内狭窄，如图中的颈动脉分叉处的斑块造成的狭窄。

2. **MIP 技术**　为显示颈部血管性病变以及了解富血供病变与血管关系时，可采用层块最大密度投影（MIP）技术，层块的厚度根据病灶与血管的显露情况实时调整；如果设备具有减影的功能，则对减影后的强化血管行 MIP 成像，显示血管全貌、钙化和侧支循环较好（图 21-49）。血管 MIP 成像的缺点是，前后方向的血管重叠显示，且严重的钙化斑块会影响血管狭窄的评判。层块最小密度投影（MinIP）技术，可用于显示上气道（包括咽、喉和颈段气管）的原发性或外压性狭窄。

3. **仿真内镜（VE）技术**　VE 技术主要用于低密度的咽喉等气道内表面的立体观察，显示管腔内异物、新生物及管腔狭窄较好（图 21-50）。也可用于高密度的强化后血管管腔内壁的观察，显示颈-椎动脉的管壁钙化、评价血管狭窄和支架内情况较为直观。

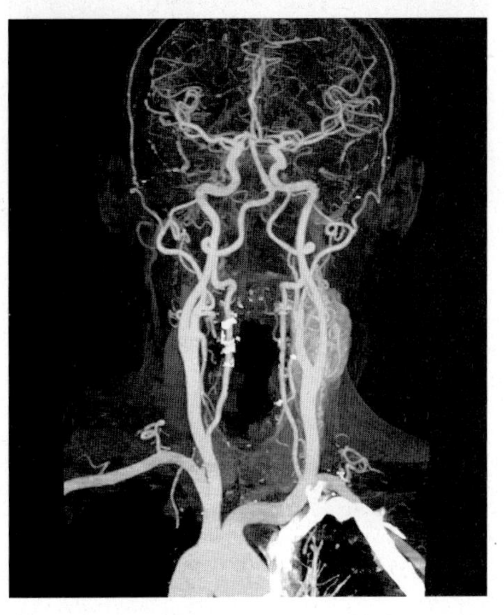

图 21-49　左侧颈动脉体瘤的 CT 最大密度投影图像

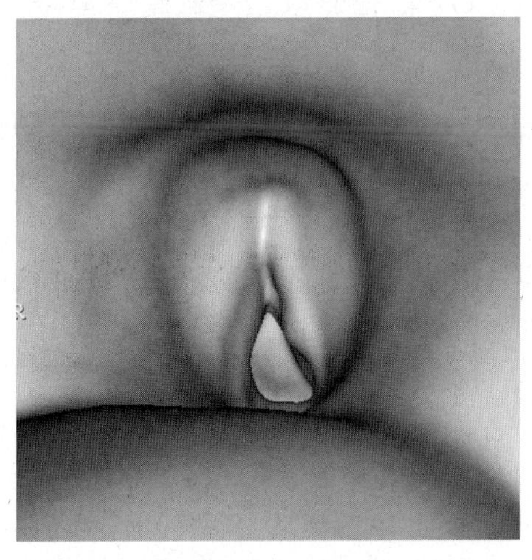

图 21-50　喉部声门下区的 CT 仿真内镜图像

4. **VR 技术**　VR 技术常用于头颈部 CTA 检查中显示主动脉弓上血管的发育变异、动脉瘤、狭窄性或闭塞性病变等（文末彩图 21-51）。也可用于立体展示颈部肿块与强化血管和椎体的空间关系。VR 后处理中，颈部各种存在一定组织密度差异的结构，如皮肤、肌肉、强化的动脉以及椎骨等，被赋予不同的透明度和色彩，产生立体直观和生动逼真的效果，并且可以有选择性地显示感兴趣目标结构。血管 VR 图像可以显示内膜钙化和支架外表面，但不能观察管壁的非钙化斑块、撕裂的内膜和支架内的通畅情况，需要结合其他平面的后处理技术综合分析。

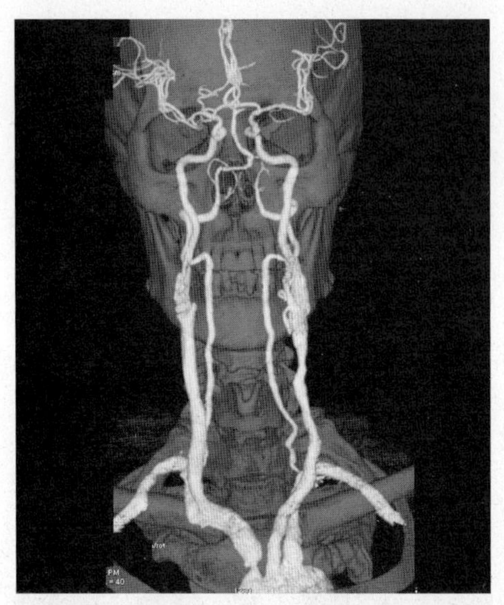

图 21-51　双侧颈动脉与钙化斑块的 CT 容积再现图像

通过不同颜色的标记可以清晰显示钙化斑块，通过两个容积图像的叠加可以虚化显示骨组织。

六、CT 检查要点与图像质量控制

（一）检查要点

颈部上连头颅下接躯干，结构密度差异大、体厚变化大，透过人体后的 X 线衰减差异显著。若使用较小的恒定管电流，颈肩交界部会产生严重的条状噪声伪影，影响正常结构的观察和病变的显示；颈部的辐射敏感器官为甲状腺，若使用较大的恒定管电流，可能会增加致癌的风险。因此只要设备具有自动毫安调制功能，均建议常规采用自动管电流调制技术，以降低辐射致癌风险，减少颈肩交界部的噪声伪影，改善图像质量。还应充分利用高端 CT 的此类先进技术，如自适应性降噪声算法、迭代重建算法等。

颈部血管成像检查，可通过适当降低管电压，利用碘原子在低射线能量 33keV 下的 K 边缘效应，增加血管内碘的 CT 值，以强化血管与周围结构的对比，提高血管图像质量。扫描方向从头至足，加上盐水推注，可能在一定程度上减少头臂静脉内高浓度碘对比剂造成的线束硬化伪影。颈部动脉粥样硬化性疾病，后处理时应以弓上血管起始部、椎动脉起始部和颈总动脉分叉部为重点观察区域。大动脉炎患者，血管后处理应以 MPR 技术为主，MIP 或 VR 技术可能无法显示光滑的血管壁增厚，尤其是在大动脉炎早期血管狭窄不明显时容易漏诊。

原发性或继发性甲状旁腺功能亢进的患者行 CT 检查明确甲状旁腺病变时，扫描范围应包括舌骨至主动脉弓水平，层厚与间距 35mm，因甲状旁腺体积小，且有高达 20% 的人群可能存在异位甲状旁腺。

（二）图像质量控制

1. **扫描后图像重建**　层厚≤1mm，重叠重建，并确保两组图像重建参数完全相同，包括扫描野、层厚、间隔及重建范围，并将数据传输至后处理工作站，利用减影软件对平扫和动脉期图像做减影处理，得到仅含动脉血管图像，以避免颈椎及颅底骨骼对血管病变诊断的影响。

2. 根据临床诊断需要进行 3D、MIP、VR 或 MPR 图像重组，并旋转图像，以多角度观察血管与病变的情况，并选择显示病变最佳的图像拍摄。重组获得冠状面和矢状面图像，可补充横断面的不足，了解颈椎骨折、颈部肿瘤对气管挤压情况和颈部肿瘤与周围血管关系；颈部 CTA 同时可采用 MIP、SSD、VR 等后处理技术，以显示颈部血管，并可旋转 CTA 显示图像的角度，进行多方位观察。

3. **胶片打印建议**　拍摄并打印颈部血管由 MPR、CPR 及 VR 重组的图像，以多角度观察血管与病变的情况。

4. **图像能满足影像诊断的需要**　①图像要包括全部颈部血管，尤为感兴趣血管；②动脉期图像能清楚显示双侧颈总动脉、颈外动脉和颈内动脉及其主要分支的形态及其异常改变，静脉期图像可显示颈静脉及其主要属支，能满足影像诊断的需要。

5. **图像上的信息准确**　①图像上文字信息：应包括医院名称、受检者姓名、性别、年龄、检查号、层厚、间隔、扫描时间、扫描野、当前层面位置、扫描方位、kV、mAs 值及左右标识；字母、数字显示清晰；图像文字不能超出图片以外，也不能遮挡图像中影像。②图像上影像信息：图像必须足够大，可以用来评价正常颈部血管结构及病灶；图像对比度良好，最优化地显示组织间的不同层次；图像中无影响诊断的伪影。

6. **图像质量的等级评价**　主要观察颈动脉主干及其分支。

（1）0 级：双侧颈总动脉、颈外动脉、内动脉血管轮廓显示不清，不能进行诊断。

（2）1 级：双侧颈总动脉、颈外动脉、内动脉血管轮廓显示较清晰，有伪影，但可区分解剖结构，不影响诊断。

（3）2 级：双侧颈总动脉、颈外动脉、内动脉及其主要分支血管轮廓显示良好，无伪影，可进行诊断。

（4）3 级：双侧颈总动脉、颈外动脉、内动脉及其主要分支血管轮廓显示清晰，血管边缘锐利，可明确诊断。

图像质量必须达到 1 级或 2、3 级方可允许打印图片及签发报告。

（綦维维　张永县　牛延涛　余建明）

第二十二章

胸部 CT 检查技术

第一节　胸廓入口 CT 检查技术

一、胸廓入口 CT 检查概述

（一）适应证与禁忌证

1. **适应证**　胸廓入口淋巴结肿大、外伤、炎性病变、血管源性病变、神经源性病变及肿瘤占位性病变（如甲状舌管囊肿、结节性甲状腺肿、神经纤维瘤、神经鞘膜瘤、甲状腺癌）等。

2. **禁忌证**　平扫无特殊禁忌。既往有碘对比剂过敏史、甲状腺功能亢进症为增强检查绝对禁忌证；支气管哮喘、肾功能不全、多脏器功能衰竭、重症肌无力、心源性心脏病等为增强检查相对禁忌证。

（二）影像解剖

颈胸交界处是连接颈部与上纵隔、胸腔及腋窝的特殊区域，该区域以颈根部为中心，上包括甲状腺，下止于主动脉弓水平，前部位置较低，后部位置较高，解剖结构较为复杂。既包括颈胸部的纵行结构，又含有颈、胸、上肢间的横行结构，通常需要借助 CT 重建图像的三维立体观察来理解其正常解剖及病变。颈胸交界处病变通常向上或向下累及邻近的组织器官和结构，包括上纵隔、上胸腔、腋窝及下颈部等部位，因此，颈胸交界处病变的影像学表现具有复杂性、多样性、多变性等显著特点。认识颈胸交界区正常解剖及病变影像学特点，是正确检查、精准诊断和为临床提供缜密完整的影像学信息的首要前提。甲状腺是人体内分泌腺调节机体代谢的最大腺体，平均重量 20～25g。甲状腺位于颈部前方，呈“H”形，分左右两个侧叶，中间以峡部相连，甲状腺位于喉下部与气管上部的侧面，上达甲状软骨中部，下至第 6 气管软骨环，后方平对第 5—7 颈椎高度。临床病患以甲状腺结节就诊最为常见，尸检数据显示甲状腺结节的发病率可达 65%，其中，约有 7%的甲状腺结节为恶性肿瘤。CT 扫描对术前鉴别结节的良恶性及治疗方式的选择与预后均有重要意义。

（三）价值与局限

1. **颈胸交界处肿瘤 CT 检查的价值与局限**　颈胸交界处是肿瘤或肿瘤样病变的好发部位，常见的肿瘤或肿瘤样病变有甲状腺腺瘤、甲状腺癌、胸骨后甲状腺肿、淋巴瘤、淋巴管囊肿、转移瘤、神经源性肿瘤、肺尖癌、肺上沟癌、肺结核球、胸膜间皮瘤、食管癌、食管平滑肌瘤、食管憩室、气管含气囊肿等。CT 检查是评价颈胸交界处肿瘤性病变常用的检查方法，对原发灶的定位、病变周围情况的显示及转移瘤的检出均具有极高的诊断效能，但对于早期、不典型肿瘤性病变的定性仍有一定局限性。

2. **颈胸交界处外伤 CT 检查的价值与局限**　颈胸交界处外伤依据受伤组织不同可分为软组织损伤、骨损伤，后者还包括脊髓损伤。依据损伤来源及后果可分为开放性创伤、闭合性创伤及医源性损伤，各种暴力作用均可导致颈胸交界处结构损伤，由于该区域解剖结构复杂，重要组织或器官多，任何一处的创伤都可导致严重后果。常见的外伤有脊柱骨折、肋骨骨折、软骨损伤、脊髓损伤、血气胸、血肿、气肿等。CT 检查能全面、具体的显示颈胸交界处损伤的范围、损伤严重程度等，因此对于颈胸交界处外伤受检者，如果病情容许应尽早行 CT 检查。CT 检查不仅对骨折及关节脱位的显示具有极大优势，对外伤性椎管狭窄及损伤稳定性的判断也有极大价值，但对椎管内脊髓损伤的判断仍有一定局限性。

3. 颈胸交界处炎性病变 CT 检查的价值与局限　由于颈胸交界区位置表浅、血供较丰富且解剖学上存在多个互相交通的间隙，故炎性病变好发且难以局限，易形成蜂窝织炎或脓肿。该区域炎性病变多由细菌感染引起，也可由变态反应、外伤或邻近组织蔓延所致，一般分为急性与慢性，常见颈胸交界区炎性病变有胸膜肥厚粘连、蜂窝织炎、淋巴结炎性病变、脓肿、椎体及周围软组织结核等。CT 可有效发现颈胸交界区皮下脂肪肿胀、密度增高、纤维间隔增粗、邻近肌肉肿胀及积脓、积气，重建后处理技术对正确理解和诊断区域病变局部和相互扩散很有价值，然而目前 CT 扫描分辨力对筋膜的显示及相应细小间隙的区别仍有待提高。

4. 颈胸交界处血管病变 CT 检查的价值与局限　颈胸交界区血管结构走行复杂，血管病变类型多种多样，以动脉粥样硬化、闭塞、静脉血（癌）栓、动脉瘤、蔓状血管瘤等最为常见，可发生于颈胸交界区血管任何部位或多部位同时受累及。CT 血管成像技术依赖其极高的扫描速度、稳定可靠的重建后处理技术在颈胸交界区血管病变的诊断中发挥了巨大的作用，CTA 技术能够较准确显示颈胸交界区血管管腔的狭窄、血栓、腔内斑块及管腔扩张等异常改变，完全可媲美 DSA 检查。但对小血管腔内病变的诊断效能不及 DSA 检查。

二、检查前的相关准备

胸廓入口处结构较为复杂，包括层次丰富的软组织，如肌肉、骨骼、淋巴结及血管等，常规 CT 检查难以区分正常的血管与增大的淋巴结或结节性病变，此时往往需要加做增强扫描，以提高病变组织与邻近正常组织间的密度差。然而充分的检查前准备对于图像质量至关重要，具体如下：

1. 除去扫描范围内可移去的高密度物品。
2. 呼吸训练，检查时平静呼吸。
3. 检查期间不可做吞咽动作，两肩尽量下垂紧贴检查床（尽可能避开锁骨伪影）。
4. 对需要做增强扫描的受检者，扫描前需禁食 4 小时，并由受检者或家属签署增强扫描知情同意书。
5. 对儿童或不合作的受检者，可根据情况给予镇静或麻醉，以减少运动伪影和提高扫描层面的准确性。
6. 对非被检部位敏感腺体进行必要的防护。

三、甲状腺 CT 平扫与增强检查技术

（一）适应证与相关准备

1. 适应证　甲状腺肿瘤及颈部各种肿块等；各种原因引起的颈部淋巴结肿大。

2. 相关准备　扫描前嘱受检者去除颈部金属饰物；要求在扫描时不做吞咽动作；做好受检者非检查部位和陪护人员的辐射防护；需增强扫描者，预先建立静脉通道。

（二）平扫检查

1. 扫描体位　取仰卧位，下颌上仰，勿行吞咽动作，肩膀尽量下移，避免锁骨干扰。

2. 扫描技术

（1）定位像：常规扫描颈部侧位定位像，必要时可扫描正、侧位双定位像。

（2）扫描基线：常规将瞳间线与横向定位线平行，以垂直于颈部为扫描基线。

（3）扫描范围：下颌骨下缘至主动脉弓水平，胸廓内甲状腺继续向下扫描至包全病变。肿瘤向胸内延伸或了解上纵隔淋巴结情况时，可扩大扫描范围。

（4）成像参数：见表 22-1。

表 22-1　甲状腺扫描参数

项目	内容
管电压/kV	80~120
管电流/mA	200~350
探测器组合	16×0. 75、64×0. 625、128×0. 625
重建层厚/mm	1~3
重建间距/mm	0. 7~2. 5
重建 FOV/mm	200~300
矩阵	512×512

3. 图像后处理与打印排版建议

（1）窗口技术：普通扫描预置窗宽、窗位——软组织窗宽 250~350HU，窗位 30~50HU。

（2）图像重组技术：用薄层横断面数据（重建层厚≤1mm，采用 20%~30%重叠重建）进行多平面重组，可获得甲状腺的冠状面、矢状面图像。进行多方位观察，显示甲状腺病变与周围解剖结构的关系等。

（3）打印排版建议：

1）选用尺寸为 14in×17in 的胶片。

2）定位片拍摄，必要时需加摄有定位、无定位

线各一幅。

3）图像需按解剖顺序逐一拍摄，无病变可多幅组合。

4）CT 值需选择病变最大、最具代表性层面测定。

5）图像采用软组织窗，外伤者需加摄骨窗。

6）必要时病变部位需局部放大或重建。

4. 检查技术要点与图像质量控制

（1）技术要点

1）受检者在 CT 检查前应去除扫描部位的金属异物。下颌上仰，双肩尽量下移，避免锁骨干扰。

2）嘱受检者检查时放松心情、平稳呼吸，勿行吞咽动作，危重受检者应由临床医生陪同，急诊受检者优先检查，小儿及不能配合受检者应辅以镇静剂。

3）注意性腺及非扫描部位的防护。

（2）图像质量控制：图像包括全部甲状腺组织；能清晰显示甲状腺双侧叶及峡部的大小、形态、密度和其邻近组织结构（肌肉、大血管和淋巴结）及其异常改变。

5. 特殊病变的检查技术

（1）甲状腺肿瘤 CT 检查：对于肿瘤病变受检者，应根据情况适当增加扫描范围并尽可能行三维重建后处理，以便对肿瘤自身的生长状态、转移情况、周围组织受侵情况做更全面准确地评估。对于甲状腺肿瘤，短期内做过核素检查及治疗的受检者应避免 CT 检查，甲状腺病变应扫描至主动脉弓水平。

（2）甲状腺外伤 CT 检查：对于甲状腺外伤受检者，除常规横断位扫描外，应行进行后处理成像，以便直观了解受伤情况。对于甲状腺外伤并发多发骨折受检者，VR 图像是观察骨骼变形移位的最佳选择。对于血肿受检者可行 CTA 检查，对指导临床行栓塞治疗有很大帮助。对于软组织积气受检者行多角度多方位 MPR 成像，有助于发现气道及食管的撕裂伤，如图 22-1 所示。

甲状腺炎症 CT 检查：类似与外伤性病变，CT 重建后处理技术对正确理解甲状腺炎性病变的发生、发展过程及治疗过程中的监测均有重要意义，如图 22-2。

6. 相关疾病的 CT 诊断要点

（1）甲状腺炎性疾病：最常见为桥本甲状腺炎及亚急性甲状腺炎。桥本甲状腺炎 CT 平扫表现为甲状腺呈结节状弥漫性肿大，结节往往较大，边界模糊，密度低于正常甲状腺组织，可合并钙化和囊变。亚急性甲状腺炎 CT 表现为甲状腺体积肿大，病变处甲状腺边缘模糊，呈弥漫片状或结节状低密度影，腺体边缘轮廓清晰。

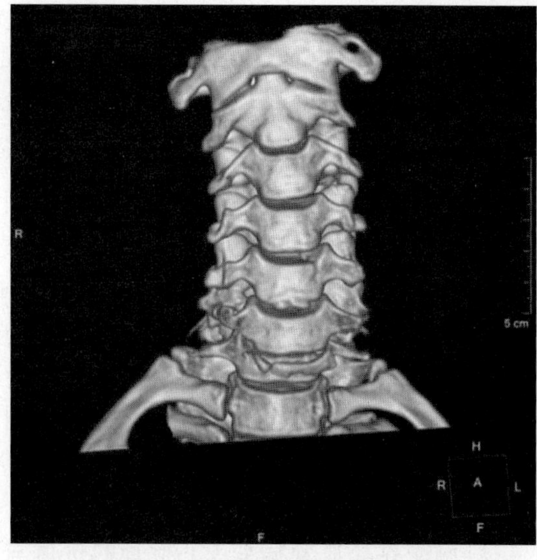

图 22-1　VR 图像重建显示骨骼

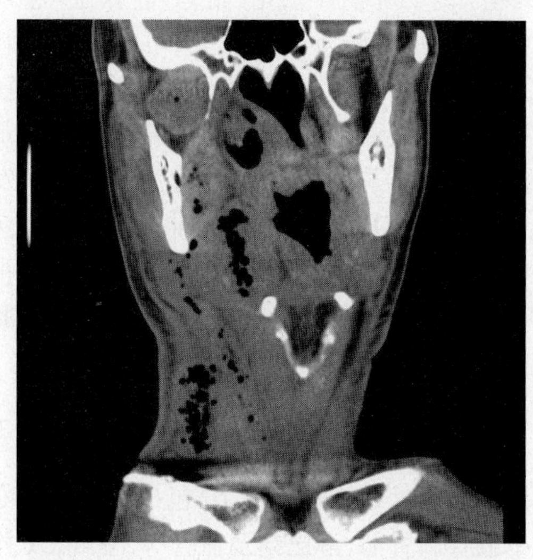
图 22-2　CT 重建后处理甲状腺周围炎症

（2）甲状腺肿瘤性病变：良性以甲状腺腺瘤多见，呈圆形或椭圆形，边界清楚的低密度影；其次是结节性甲状腺肿，CT 平扫表现为甲状腺弥漫性肿大，其内见多个低或混杂结节影，结节边缘可见弧样或者粗斑点状钙化。恶性绝大部分为甲状腺腺癌，肉瘤少见，形态不规则，密度相对较低，多出现散在钙化点及囊变坏死区，常伴有颈部淋巴结肿大，可侵犯喉、气管及食管。

（3）格雷夫斯（Graves）病：常表现为甲状腺弥漫性肿大、密度减低，可见眼外肌腹增粗。

(三) 增强检查

1. **扫描体位**　取仰卧位,颈部尽量仰伸。

2. **扫描技术**　(同平扫)。

3. **对比剂使用方案**　对比剂用量 60ml~80ml,静脉注射对比剂的流速 2.5~3.0ml/s,动脉期扫描延迟时间为 22~28s。欲了解病变实质强化情况,明确病变范围时,应行实质期扫描,实质期扫描延迟时间为 55~65s。必要时可行病变局部的动态增强扫描。CT 增强扫描也可采用对比剂密度自动跟踪触发扫描技术,精确设计个性化增强方案。严重的甲状腺功能亢进症者,禁用碘对比剂行增强扫描。

4. **图像后处理与打印排版建议**

(1) 窗口技术:普通扫描预置窗宽、窗位:软组织窗宽 250~350HU,窗位 30~50HU。增强后软组织窗宽 350~400HU,窗位 40~50HU。

(2) 图像重组技术:用薄层横断面数据(重建层厚≤1mm,采用 20%~30%重叠重建)进行多平面重组,可获得甲状腺的冠状面、矢状面图像。进行多方位观察,显示甲状腺病变与周围解剖结构的关系等。

(3) 根据临床和诊断需要,做不同方位的图像重组或血管成像:颈部图像常用软组织窗显示和拍摄,若病变侵犯骨组织时,须加摄骨窗图像。定位像的窗宽和窗位,调至颈部软组织和椎体等结构显示清楚即可。平扫与增强图像,须分别按解剖顺序拍摄。小病灶可选病灶中心层面,做 CT 值等测量或放大拍摄。

(4) 打印排版建议:

1) 拍摄尺寸、定位片、拍摄顺序、CT 值测定等选择同平扫。拍摄并打印 5mm 层厚软组织窗轴位、冠状位图像。

2) 需加摄甲状腺供血动脉及引流静脉重建图,包括颈外动脉和锁骨下动脉的完整显示。

3) 加摄病变同一层面平扫和增强对比图,并行 CT 值测定,观察强化效果。

5. **检查技术要点与图像质量控制**

(1) 增强需充分了解有无对比剂过敏史、甲状腺功能亢进症,并签署对比剂知情同意书。

(2) 参数设置时,密切关注辐射剂量,尽量采用迭代算法重建图像。

(3) 其余同甲状腺 CT 平扫。

6. **特殊病变的检查技术**

(1) 对于甲状腺肿瘤病变受检者,应根据情况适当增加扫描范围并尽可能行三维重建后处理,以便对肿瘤自身的生长状态、转移情况、周围组织受侵情况做更全面准确的评估。对于甲状腺肿瘤,短期内做过核素检查及治疗的受检者应避免 CT 检查,甲状腺病变应扫描至主动脉弓水平。

(2) 甲状腺外伤和炎性病变一般不建议做 CT 增强扫描。

7. **相关疾病的 CT 诊断要点**

(1) 甲状腺腺瘤:增强后病变呈不强化或轻度强化。

(2) 结节性甲状腺肿:增强后结节呈不同形式、不同程度的强化,强化程度与正常甲状腺类似,可见粗大钙化。

(3) 甲状腺腺癌:增强后病变呈不均匀强化,转移淋巴结多呈环状强化。

(四) 图像质控要求

1. **图像能满足影像诊断的需要**　①图像包括全部甲状腺组织;②图像能清晰显示双侧甲状腺叶和峡部的大小、形态、密度和其邻近组织结构(肌肉、大血管和淋巴结)及其异常改变。

2. **图像上的信息准确**　①图像上文字信息:应包括医院名称、受检者姓名、性别、年龄、检查号、层厚、间隔、扫描时间、扫描野、当前层面位置、扫描方位、kV、mAs 值和左右标识;字母、数字显示清晰;图像文字不能超出图片以外,也不能遮挡图像中影像。②图像上影像信息:图像必须足够大,可以用来评价正常甲状腺结构及病灶;图像对比度良好,最优化地显示组织间的不同层次;图像应按解剖顺序排列,无层面遗漏及错位;图像中无影响诊断的伪影。

3. **图像质量的等级评价标准**

(1) 0 级:甲状腺形态及邻近结构显示不清,伪影严重,无法诊断。

(2) 1 级:甲状腺形态及邻近结构显示模糊,伪影较重,不能达到诊断要求。

(3) 2 级:甲状腺形态及邻近结构可辨,有少许伪影,但不影响诊断。

(4) 3 级:甲状腺形态及邻近结构可明确分辨,无伪影,可明确诊断。

图像质量必须达到 2 级或 3 级方可允许打印

图片及签发报告。

四、无脉症 CTA 检查技术

（一）概述

无脉症是一种累及主动脉及其分支的慢性、进行性、且常为闭塞性的炎症，常见于多发性大动脉炎、动脉硬化闭塞症和胸廓出口综合征等疾病，也见于血管畸形及外伤，常合并锁骨下动脉盗血综合征及动脉血栓形成。病变主要累及主动脉的大分支，分支开口处最严重，好发部位依次为锁骨下动脉（90%）、颈动脉（45%）、椎动脉（25%）和肾动脉（20%）。

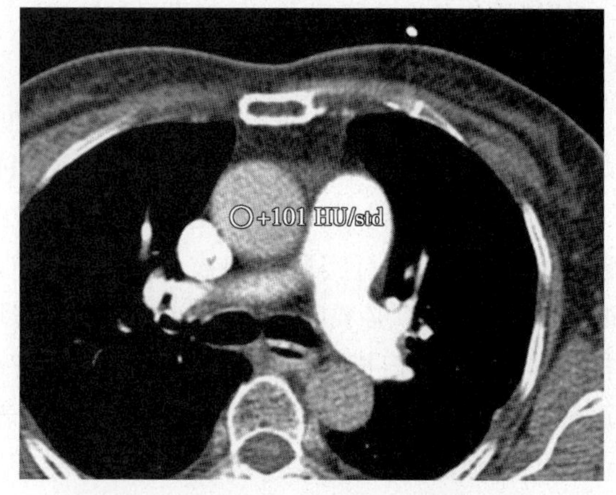

图 22-3　监测层位于气管分叉层面主动脉

本病的病因尚不明确，近年来多数学者认为本病可能是与链球菌、结核菌、病毒等感染有关的自身免疫性疾病。在亚洲和非洲发病率较高。多见于青年女性，发病年龄 5～45 岁，男女之比例 1∶8。临床上根据受累动脉的不同而分为不同的临床类型，其中以头颈和臂部动脉受累引起的上肢无脉症最为多见，其次是降主动脉、腹主动脉受累的下肢无脉症和肾动脉受累引起的肾动脉狭窄性高血压，也可见肺动脉和冠状动脉受累而出现肺动脉高压和心绞痛甚至急性心肌梗死。约 80%病变可侵犯两个部位以上的动脉，累及冠状动脉的发生率为 9%～10%。各研究报道的肺动脉受累发生率差别较大，从 14%～86%不等，单独累及肺动脉的发生率仅为 4%。

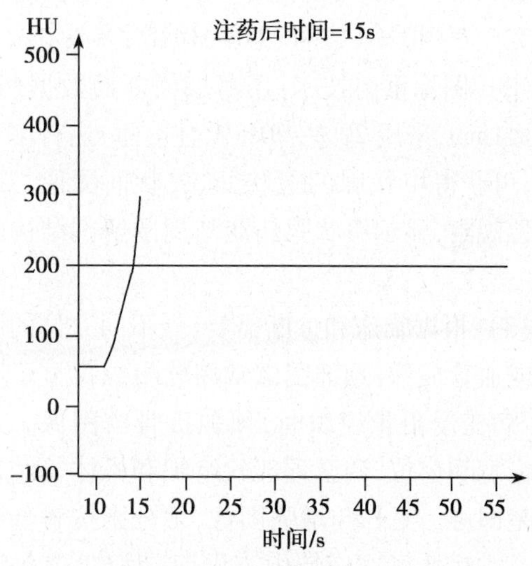

图 22-4　触发阈值为 200HU

目前对无脉症的诊断除依据临床症状、体征及实验室检查外，常以影像检查为主，随着多层螺旋 CT 血管成像技术的迅速发展，使动脉疾病的检查更简单、安全、准确。CTA 检查作为一种无创的血管检查技术，具有操作简便，时间短，费用相对较低，仅需静脉注射对比剂，一次扫描即可完成大范围的血管成像，经后处理软件处理可以多角度旋转、多方位观察、能同时显示动脉狭窄、闭塞甚至周围侧支血管形成，为临床治疗提供准确的信息，如图 22-3、图 22-4、图 22-5、图 22-6、图 22-7、图 22-8、图 22-9 所示。

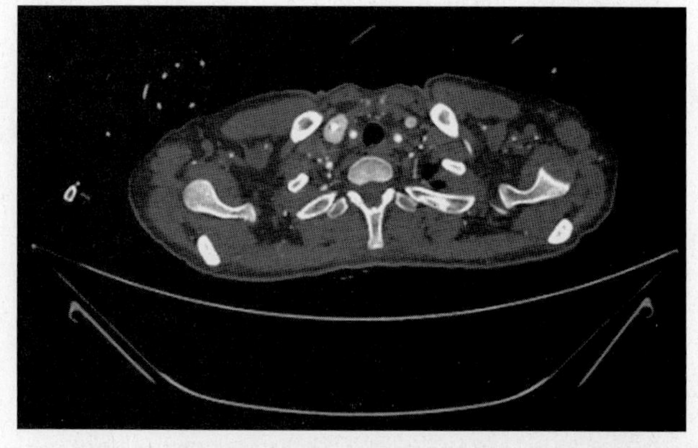

图 22-5　轴位图像显示左侧锁骨下动脉、双侧颈总动脉及头臂干管壁增厚，以双侧颈总动脉明显

（二）检查技术

本部分重点介绍累及头颈和臂部动脉的上肢无脉症的检查技术。

1. **扫描体位**　仰卧位，头后仰，身体放置于检查床的中心，双手伸直置于头两侧。

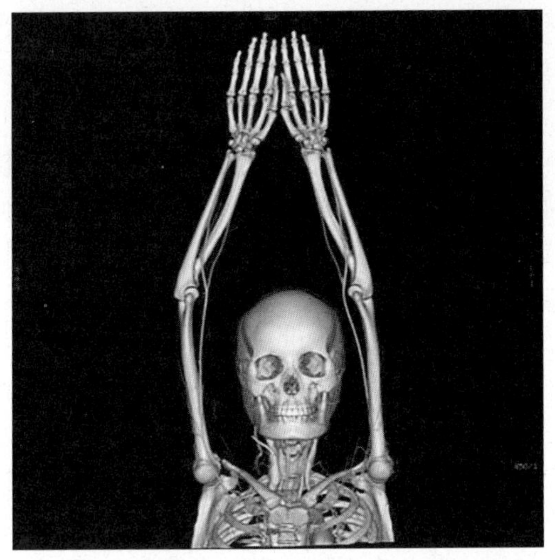

图 22-6　双上肢 VR 图像

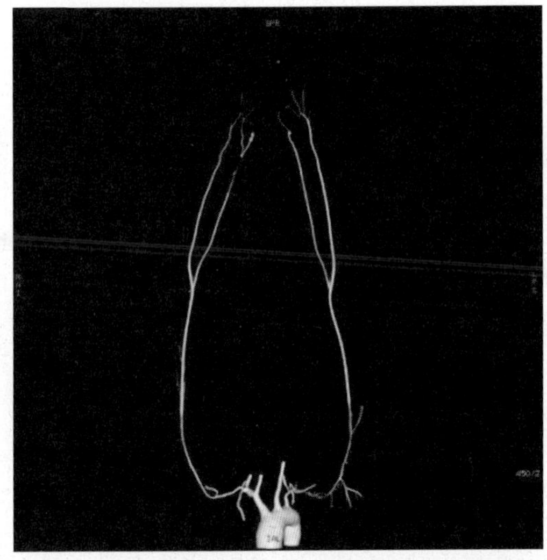

图 22-7　去骨后 VR 图像可以明确显示双侧锁骨下动脉、腋动脉及肱动脉近段显影纤细，左侧明显

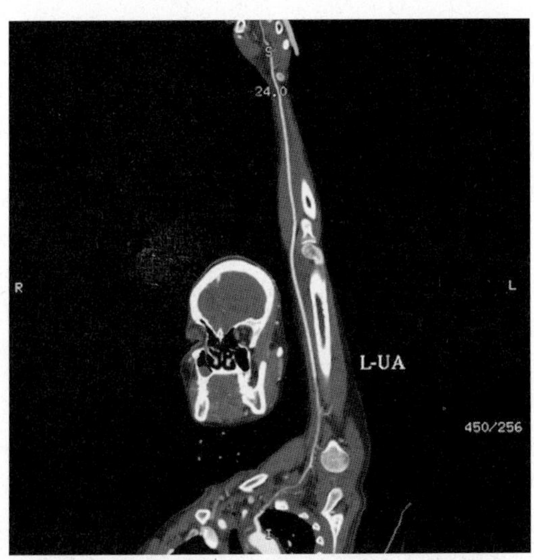

图 22-8　曲面重组图像显示左侧锁骨下动脉、腋动脉及肱动脉近段管壁增厚，显影纤细浅淡

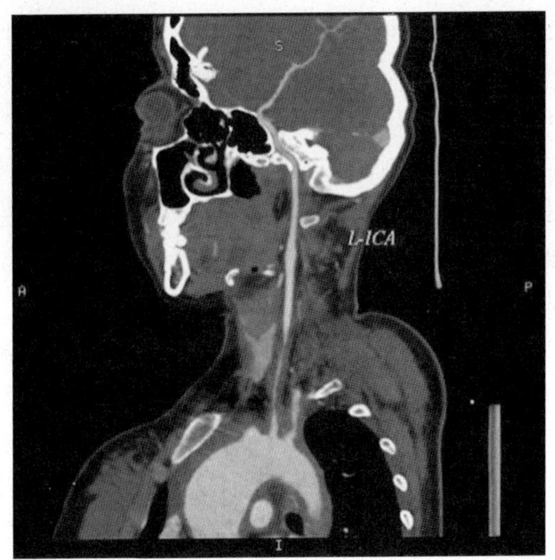

图 22-9　曲面重组图像显示左侧颈总动脉近段管壁弥漫性增厚，管腔重度狭窄

2. **扫描技术**

（1）定位像：常规扫描颈部正位定位像，必要时可扫描正、侧位双定位像。

（2）扫描基线：常规将瞳间线与横向定位线平行，以垂直于颈部为扫描基线。

（3）扫描范围：依据累及情况确定扫描范围。一般为主动脉弓至头顶，必要时延伸至指端。

3. **成像参数**　见表 22-2。

表 22-2　无脉症 CTA 扫描参数

项目	内容
管电压/kV	100～120
管电流/mA	200
重建层厚/mm	0.7～1.0
重建间距/mm	0.7
准直器宽/螺距/mm	64×0.625　128×0.6
矩阵	512×512

（1）采用高压注射器经健侧肘静脉或前臂静脉注入，高浓度对比剂 370mgI/ml 或 400mgI/ml，注射剂量 60～90ml，注射速率 4.0～5.0ml/s；40ml 生理盐水，注射速率同对比剂。使用智能血管追踪扫描技术（bolus tracking scan technology）自动触发扫描，触发层面为气管分叉水平主动脉，于注射对比剂 10s 后启动检测，触发阈值为 100HU。

（2）采用西门子双源 Flash CT 扫描机进行扫描：管电压为 120kV；管电流为自动毫安秒，最大管电流 200mAs；重建层厚/间距 1.0mm/0.7mm；准直器宽/螺距 128mm×0.6mm/0.9，球管每周旋转时间 0.3s。采用高压注射器经健侧肘静脉或前臂静脉注入，对比剂 370 或 400mgI/ml，剂量为 70ml，注射速率 4.0~5.0ml/s，盐水：40ml 生理盐水，注射速率同对比剂；使用智能跟踪软件自动触发扫描，监测层面为气管分叉水平的主动脉，于注射对比剂 10s 后启动检测，触发阈值为 100HU。

（3）采用 GE Discovery CT750 HD CT 扫描机进行扫描：管电压为 120kV；管电流为自动毫安（50~200mA）；重建层厚/间隔 0.625mm/0.625mm；准直器宽/螺距 64mm×0.625mm/0.984∶1，球管旋转时间 0.9s。采用高压注射器经健侧肘静脉或前臂静脉注入，对比剂 350 或 370mgI/ml，剂量为 90ml，注射速率 4.0~5.0ml/s，盐水：40ml 生理盐水，注射速率同对比剂剂。采用自动扫描触发软件（Smart Prep，GE Healthcare）触发扫描，监测层面位于气管分叉水平的主动脉，于注射对比剂 10s 后启动检测，当阈值达到 100HU 时开始扫描。

（三）图像后处理与打印排版建议

1. 窗口技术　普通扫描预置窗宽、窗位：软组织窗宽 250~350HU，窗位 30~50HU；增强后软组织窗宽 350~400HU，窗位 40~50HU；MIP 窗宽 800HU，窗位 400HU。

2. 图像重组技术

（1）多平面重组（MPR）：在横断面图像的基础上对某些或全部扫描层面进行各个方向的重组，获得冠状面、矢状面、斜面或任意层面的二维图像。MPR 方法简单、快捷，适用于全身各个部位，可多方位显示全身各个系统器官的形态学改变，弥补了 CT 只能提供横断面图像的缺憾，尤其是在判断解剖位置和病变的侵犯范围，毗邻关系有着明显优势（图 22-10）。

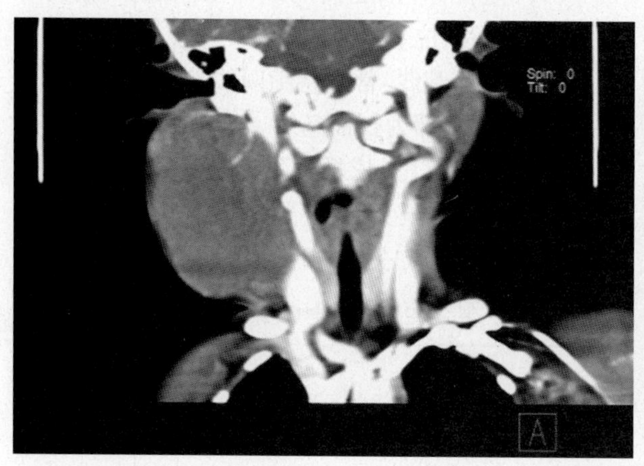

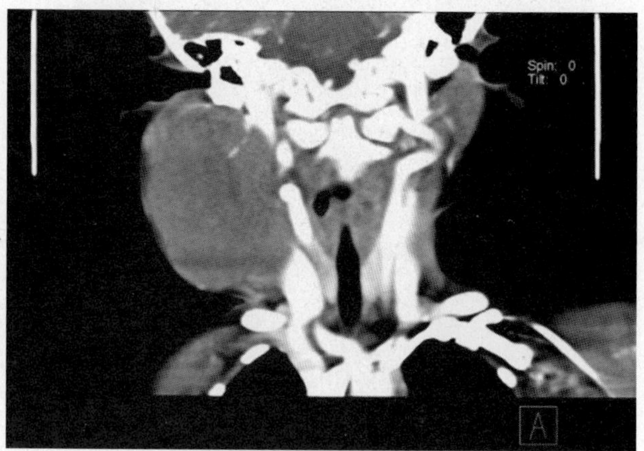

图 22-10　MPR 显示颈部肿块的毗邻关系

（2）曲面重组（CPR）：在容积数据的基础上，沿感兴趣区画一条曲线，使走形迂曲、甚至不在同一个平面的同一脏器展现在同一平面。CPR 是 MPR 的一种特殊方法，适合于颈胸交界处迂曲的血管、气管、支气管的重建与显示（图 22-11）。曲面重组图像的客观性及准确性和操作者画线的精确性有很密切的关系。

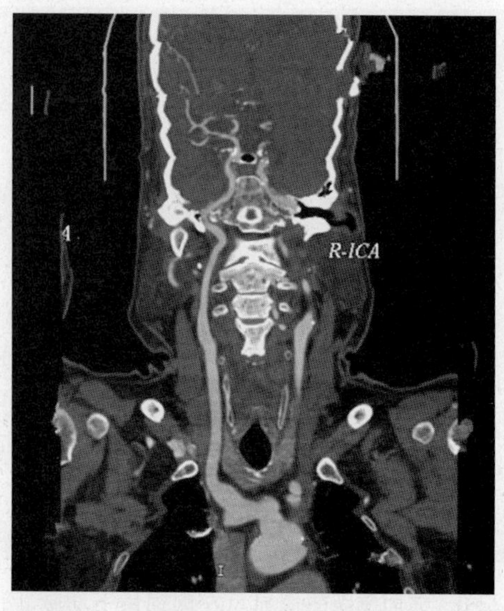

图 22-11　CPR 显示颈胸交界处迂曲的血管

（3）容积再现（VR）：直接把三维灰度数据显示在平面屏幕上，不需要重建物体的表面。利用全部体素，行表面阴影显示并与旋转相结合，加上伪彩色编码和不同程度的透明化技术，使表面与深部结构同时立体地显示。但是对于一些 CT 值较低的病变，如细小软斑块、狭窄显示欠佳。对颈胸交界部位骨折可以更清楚地显示（图 22-12）。

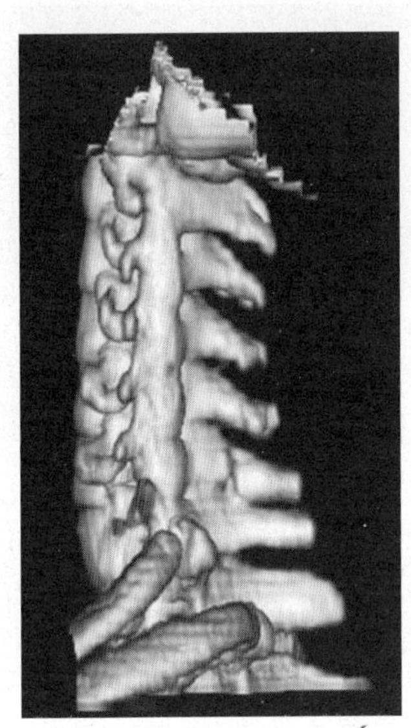

图 22-12　VR 重建图显示颈胸交界部位骨折

（4）最大密度投影（MIP）：也可以被看作是容积再现的一个特例，只要把容积再现光线投射的合成运算改为求最大值即可。它不同于表面阴影显示法，无 CT 阈值选择，保证了信息无遗漏，微小的密度变化也能适当的显示。用最大密度投影法重建的立体图像可沿一固定轴连续旋转，得到多角度最大密度投影图像，并可形成电影图像链。最大密度投影可以得到类似血管造影的图像，即使是小的血管，由于它设定的 CT 值，也可以清晰显示（图 22-13）。严重的狭窄与闭塞、血管壁钙化斑与管腔内的对比剂也可以区分。

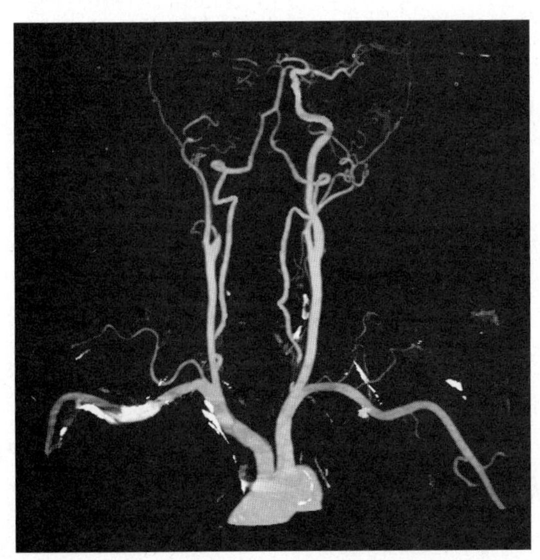

图 22-13　最大密度投影可以得到类似血管造影的图像

（5）最小密度投影（MinIP）：在某一平面上对所选取的三维组织层块中的最小密度进行投影，是利用容积数据中在视线方向上密度最小的像素的投影技术。主要用于气道、支气管树等中空器官的病变。

（6）气管三维重建：能清晰地显示支气管树的结构，也能更清楚地显示气管及支气管异物（图 22-14）。

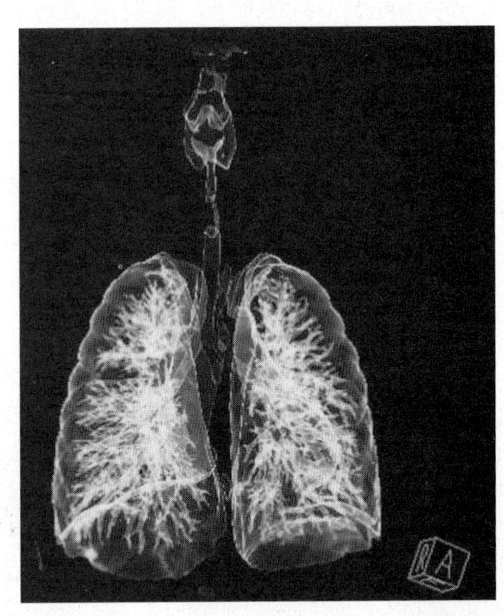

图 22-14　气管三维重建清晰地显示支气管树的结构

（7）表面阴影显示（SSD）：通过确定感兴趣区所要显示结构的实际密度所包含的最高和最低 CT 值，设定最高和最低阈值水平，然后标定兴趣区所要显示的结构。表面阴影显示能很好地显示复杂结构，尤其是结构重叠区域的三维关系。但这种以 CT 阈值为参数的图像处理，丢失了大量与 X 线衰减有关的结构，对设定阈值以外的像素不能显示，小的血管也难以显示，重度狭窄可表现为血管腔闭塞，血管壁钙化和管腔内对比剂不能区分，所以对狭窄的管径有可能显示不清。

3. 打印排版建议

（1）选用尺寸为 14in×17in 的胶片。

（2）依次顺序拍摄定位片，平扫、增强横断面图像及后处理图像。

（3）血管病变处需测量和放大照相。

（四）检查技术要点与图像质量控制

检查技术要点

（1）胸廓入口相关疾病 CT 检查前准备：患者在接受 CT 检查前应彻底去除颈胸交界处体外异物，充分询问了解对比剂过敏史，签署知情同意书，对非被检敏感腺体进行防护，嘱患者检查时放松心情、平稳呼吸，勿行吞咽动作，危重患者应由临床医生陪同，急诊患者优先检查，小儿及不能配合患者应辅以镇静剂。

（2）颈胸交界处肿瘤 CT 检查要点：对于肿瘤病变患者，应根据情况适当增加扫描范围并尽可能行三维重建后处理，如图 22-15，以便对肿瘤自身的生长状态、转移情况、周围组织受侵情况做更全面准确的评估。对于甲状腺肿瘤，短期内做过核素检查及治疗的患者应避免 CT 检查，甲状腺病变应扫描主动脉弓水平。

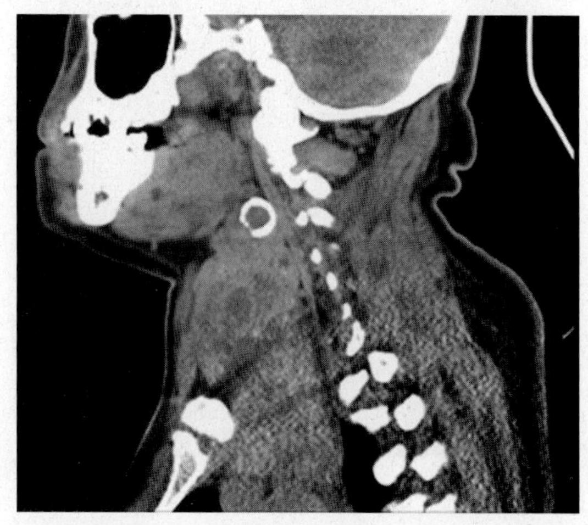

图 22-15　三维重建显示颈胸交界处肿瘤

（3）颈胸交界处外伤 CT 检查要点：对于颈胸交界处外伤患者，除常规轴位扫描外应行重建后处理成像，以便直观理解受伤情况。对于多发骨折患者，VR 图像是理解骨骼变形移位的最佳选择。对于血肿患者可行 CTA 检查，对指导临床行栓塞治疗有很大帮助。对于软组织积气患者行多角度多方位 MPR 成像，有助于发现气道及食管的撕裂伤。

（4）颈胸交界处炎症 CT 检查要点：类似于外伤性病变，CT 重建后处理技术对正确理解认识颈胸交界处炎性病变的发生、发展过程及治疗过程中的监测均有重要意义。

（5）颈胸交界处血管病变 CT 检查要点：对怀疑血管性病变患者，CT 血管成像（CTA）检查是极佳选择，检查时应根据患者年龄、体重及目标血管血流动力学特点选择恰当的扫描时间，尽量使目标血管对比剂浓度达到理想水平，以充分、准确显示病变及其程度，应当常规重建 VR、MIP 图像等，如图 22-16。

（6）颈胸交界处 CT 检查图像质量控制：由于颈胸交界处致密结构众多，扫描范围横径变化大，图像噪声相对较高且射线硬化伪影明显，图像噪声较大，尤其是高分辨图像质量更明显。研究表明，CT 图像噪声大小与扫描参数和重建算法有关，总体来说图像噪声随管电流、管电压的增加而减少，但这无疑增加患者的辐射剂量。有学者研究指出，应用基于模型的迭代重建技术对低剂量颈胸交界处 CT 图像进行重建能有效降低噪声指数，提高图像质量。另有研究发现，在相对低剂量扫描前提下，基于模型的迭代重建和自适应迭代重建技术可显著降低颈胸交界处图像噪声并显著提高对比度噪声比。

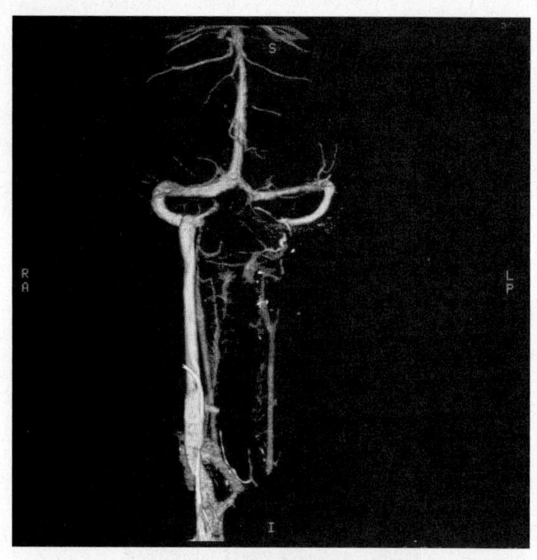

图 22-16　CT 重建后处理颈胸交界处血管病变

图像包括全部血管，尤为感兴趣血管；动脉期图像能清楚显示双侧动脉及其主要分支的形态及其异常改变，与图像背景有良好的对比；MIP、VR 或 MPR、CPR 等重组图像也能清晰显示动脉主干及其主要分支的形态、密度和异常改变。

（五）特殊病变的检查技术

1. 支架术后 CTA 检查　单能量、高千伏或迭代算法成像等方法减轻支架伪影，利于显示支架位置、支架有无断裂及血栓形成。

2. 人工血管术后 CTA 检查　平扫时需适当加大扫描范围，确保人工血管的扫描完整，明确人工血管的起始和连接位置。

3. 肿瘤 CTA 检查　需加扫静脉期，明确肿瘤的范围、血供、强化程度及其与周围组织关系。

（六）相关疾病的 CT 诊断要点

1. 血管动脉瘤　分真、假性动脉的瘤。真性动脉瘤病变处血管呈瘤样或梭样扩张；假性动脉瘤显示损伤血管破裂、断裂，增强时对比剂外泄，呈喷射状，管腔外形成圆形、椭圆形囊腔，显影持续至静脉晚期,多伴有血栓形成。

2. **血管狭窄和闭塞**　各种血管重建图像显示管腔呈虫蚀样或细线样改变,管壁毛躁,部分伴有管壁钙化。闭塞段管腔局部中断,部分周围有侧支循环形成。

3. **动脉栓塞**　管壁结构正常,管腔突然性截断。

(黄小华　李真林)

第二节　胸部 CT 检查技术

一、胸部相关疾病与 CT 诊断价值

胸部疾病种类繁多,包括肿瘤、炎症、外伤,以及血管性疾病等。CT 具有较高的密度分辨力,明确肿瘤的部位、大小、形态和内部结构,了解肿瘤与周围结构之间的关系。可区别出脂肪性、实性、囊性、钙化、出血等影像学特征。通过增强扫描了解病灶血供信息,并区别血管性及非血管性结构特点,对肿瘤的定性诊断有重要意义。对于肺部肿瘤的治疗后评价 CT 检查具有滞后性,难以实时、准确地评估病灶变化情况。对于需要长期随访的患者,辐射剂量是一个难以避免的问题。

(一) 胸部肿瘤

近年来胸部肿瘤发病率不断上升,如肺癌目前高居全球恶性肿瘤发病率的首位。在我国因肺癌导致的死亡占全部恶性肿瘤死亡人数的 22.7%;乳腺癌发病率在女性恶性肿瘤中排在第一位,每年有 130 多万女性被确诊为乳腺癌。美国疾病监测中心统计的数据表明乳腺癌进展后治愈率仅为 40%左右。早期诊断是提高治愈率的关键。各种影像学检测手段的产生和发展给胸部肿瘤提供了极有利的诊断依据。胸部肿瘤种类繁多,主要包括胸壁肿瘤、纵隔肿瘤、肺肿瘤、食管肿瘤、乳腺肿瘤等,常出现转移。

1. **CT 对肺肿瘤的诊断价值**　肺肿瘤 CT 诊断要点:肺部良性肿瘤多呈圆形,边缘光滑,伴或不伴小分叶,肿瘤密度均匀。肺癌肿块边缘不规则,有毛刺分叶,密度不均匀但较实,CT 检查可清楚显示纵隔内的淋巴结转移。检查方法有平扫+增强、灌注、能谱双能量成像。

(1) CT 双能量成像:DSCT 肺灌注成像就是通过两种能量状态下对肺组织内碘对比剂的分布情况进行分析,显示肺组织的血流灌注状态,间接反映肺功能状况,可用于肺栓塞患者的早期诊断和随访观察,以及肺癌血管侵犯的评价,不但能够清晰显示这些病变的病理解剖学改变,而且有助于对肺功能的评价。弥补了常规增强不能观察肺功能及传统肺灌注扫描不能实现全肺容积的不足。DSCT 扫描技术应用于肺内肿块检查,通过一次双能量增强即可获得与常规平扫图像质量相当的虚拟平扫(VNC)图像,基本不影响病灶检出和显示,但能显著降低辐射剂量;还可获取额外信息:碘分布图及全肺的虚拟灌注图像,具有潜在的临床应用价值。

(2) 肺肿瘤灌注成像:肿瘤 CT 灌注成像可反映活体内肿瘤血管生成的微血管变化,能更准确的对肿瘤进行分期、分级、预后及对肿瘤疗效的分析。但 CT 灌注参数准确性较差是制约肺肿瘤灌注 CT 应用的主要因素。灌注参数差异的存在有多方面原因,除了与不同的机器设备、扫描技术、操作者的主观偏倚以及患者个体差异等因素外,有研究得出更主要的影响在于肿瘤血管的自身变异,即肿瘤存在空间和时间上的异质性,肿瘤血管在组织学上存在不稳定改变,其功能状态在不同部位甚至相邻部位存在差异。研究显示在同一时间段,不同大小、不同部位 ROI 组间灌注参数存在不同程度的差异,进一步证实了上述观点的合理性。肺肿瘤灌注成像不同于其他部位病变,呼吸动度伪影干扰是影响灌注参数差异的主要外在因素之一,实际工作中均有相当数量患者因运动伪影无法进行数据分析,所以对设备单次扫描范围和数据采集速度要求较高。

256 层螺旋 CT 扫描速度快,覆盖范围达 8cm,数据采集速度大大提高,可实现真正意义上的全肿瘤灌注扫描,结合呼吸训练,尽量减少了呼吸运动造成灌注参数差异产生的可能性。总之,灌注参数差异的产生具有多方面原因,一方面因肿瘤血管分布不均,单独采取某一局限区域进行分析,难以准确反映肿瘤的整体血管功能状态,而全肿瘤分析法将目标肿瘤作为一个整体加以研究,将内部高低灌注区域共同分析,最大程度地避免了肿瘤血管本身变异对结果的影响,具有更大的临床指导意义。

(3) 能谱成像:CT 能谱成像是近年来新兴的双能量成像技术,采用单 X 线管瞬时切换技术,在 0.5ms 内实现 80kVp 和 140kVp 之间快速转换。同时获取 2 组不同能量数据,同时生成 40~140keV 101 组单能量图像、物质的能谱曲线及物质分解图像,如碘基图、水基图。单能量图像能够消除硬化伪影,改善常规 CT 的 CT 值漂移问题,选择合适的

单能图像，可以提高图像的密度分辨力及信噪比，有利于病灶的显示。物质的能谱曲线是物质的 CT 值随 X 线能量变化的曲线，反映了物质的能量衰减特性，不同的能谱曲线代表不同的物质。

一般情况下，物质分解图像常采用碘-水作为基物质，人体组织及结构均采用不同比例的碘-水代替，自动生成碘基图及水基图，可以定量测定某一感兴趣区的碘浓度及水浓度。有研究结果表明，CT 能谱成像在肺良、恶性疾病的诊断中具有很大的潜能，能够最大限度地联合多能谱参数全面反映病变的特性，达到准确的诊断目的，从而减少并优化临床检查，使医疗资源得到最大程度应用，并减少患者的经济负担。

2. CT 对纵隔肿瘤诊断价值　CT 具有很高的密度分辨力，其密度分辨能力可区别出脂肪性、实质性、囊性、钙化、出血等影像学特征。可以明确肿瘤的部位、大小、形态和内部结构，还可以了解肿瘤与周围结构之间的关系。通过增强扫描还可以区别血管性及非血管性结构特点，对肿瘤的定性诊断有重要意义。

（1）纵隔肿瘤的定位诊断：纵隔肿瘤在纵隔中所处的部位很大程度上反映了肿瘤的组织来源及病变的性质，故纵隔肿瘤的诊断首先强调定位诊断。目前国内外放射学者对纵隔定位提出了多种纵隔分区法，有三分区、四分区、五分区、六分区、七分区、九分区，大多认为彰俊杰等人的六分区法分区简单、分区标记明确、区分定性正确率高，对判断肿块的组织来源较为精细精确。

（2）纵隔肿瘤的发生部位、密度和增强效果：CT 定性诊断的依据。前纵隔常见的肿瘤有胸内甲状腺、胸腺瘤和畸胎瘤，其中以胸内甲状腺位置最高，位于前纵隔的上区；胸腺瘤和畸胎瘤位于前纵隔的中区者较多，少数位于前纵隔的上区。中纵隔的常见肿瘤有淋巴瘤、支气管囊肿和心包囊肿。淋巴瘤位于两侧气管旁、气管隆嵴下和肺门区，相当于中纵隔的上中区；支气管囊肿位于气管、主支气管和肺门支气管邻近，相当于中纵隔的上中区；心包囊肿贴于心包膜上，多数位于心膈角区，相当于中纵隔的下区。后纵隔的常见肿瘤为神经源性肿瘤。食管囊肿发生于食管的行径部位即中后纵隔交界处，一般偏向于脊柱之前，也可较偏前进入中纵隔。

（3）纵隔肿瘤的密度在诊断中的意义：①钙化——在良恶性肿瘤中均可出现，以畸胎瘤最常见，钙化出现率可达 30%～60%；②水样密度——主要见于胸腺囊肿、胸内甲状腺、囊性畸胎瘤、心包囊肿、囊性淋巴管瘤、支气管囊肿、食管囊肿，此类疾病大多数为良性病变；③脂肪密度——CT 值 -70～90HU，畸胎瘤中脂肪密度出现率达 50%～60%，如有脂肪液体平面时，对诊断良性畸胎瘤有特异性。5%胸腺瘤为脂肪瘤，表现为胸腺组织在脂肪内呈岛状。

在诊断纵隔肿瘤中，增强效果也具有一定意义。胸内甲状腺肿有明显强化，气管受压移位明显，且与甲状腺强化一致。肿瘤发生恶变时轮廓多不清楚，常侵及周围结构；良性胸腺瘤增强后大多数有轻度强化。而恶性胸腺瘤呈不规则强化，淋巴瘤增强后强化不明显，但常见有上腔静脉内瘤栓形成。神经源性肿瘤增强后神经鞘瘤有明显强化，神经纤维瘤和交感神经节细胞瘤均匀增强，恶性者边缘模糊并侵犯邻近结构。

综上所述，纵隔肿瘤发生的部位有一定的规律性，根据纵隔肿瘤的发生部位、影像学特征及适当的检查方法，并密切结合临床资料与实验室检查，可对纵隔肿瘤做出准确的诊断。采用合适的后处理方法进行处理，获得纵隔肿瘤的轴位、冠状、旋转，以及矢位图像，并进行相关分析。采用 CT 轴位普通与增强扫描对纵隔肿瘤进行常规诊断，可以在其横断面中获取清晰的图像，及时发现病变，并根据纵隔分区情况对病变部位进行确定，根据影像学特点，结合各种常见纵隔肿瘤常见分布进行正确诊断。

（二）肺炎性病变

在普通 5mm 层厚 CT 图像上，慢性间质性炎症显示为不规则形状；不均匀密度的条片状影，周围有较大索条。或是大量增粗的纤维索条影、分布不均匀，其周围可有胸膜粘连、牵拉和肺大疱。

HRCT 图像显示为互相牵拉的清晰的纤维索条影，以及增厚的肺间质、小叶间隔，并可见间质周围相应出现的小叶性肺气肿，相应区域尚可见到扩张的细支气管。上述炎症靠近胸膜均可引起胸膜反映：表现为范围较广的胸膜增粗增厚不光滑，或与病灶间有较多索条相连，但胸膜下线清晰，与胸膜外脂肪层界限明确。

5mm 层厚 CT 图像显示炎性包块为规则或不规则形肿块，密度不均匀，边界可见棘状突起和/或长毛棘，CT 值 20～50HU，甚至有钙化，可有或没有空洞。高分辨率 CT 图像显示肿块密度均匀或不均匀,也可见钙化,边界清楚锐利,呈块状,一般未钙化部分 CT 值 40HU 左右,可见"肿块"周围棘状突起,毛刺,纤毛样长纤维索条,以及临近"肿块"周围的小叶性肺气肿或肺大疱,如有空洞则边缘不锐利、不规则。

高分辨率 CT(HRCT)扫描层厚仅 1mm,病变显示细腻,扫描图像更清晰,HRCT 的应用无疑为疾病的诊断提供了更有利的证据。但 HRCT 也不能完全取代 5mm 层厚的图像,这是因为,HRCT 层薄可以显示小叶结构,而肺内病变的基本单位是以小叶为基础,无论是炎性渗出或肿块样病变,很少有仅仅累及某小叶的某一部分,而往往是累及全小叶。包括气肿、渗出或是实质性病变(往往并发炎症性渗出)。无论是渗出性、肉芽肿性或是肿块性病变都将表现为边界清晰锐、密度均匀一致的块状影。不同的是渗出性病变的性质不同而略有密度的差别。因此,对于一个渗出性病变来说,其诊断要以 5mm 层厚为依据,而不能把 HRCT 表现出来的均匀一致的实变影考虑为肿物。此时应对病变范围内支气管水平做相应层面的 HRCT,观察支气管及其周围的形态,避免炎症病变掩盖下的肿物。对任何肿块性质病变,以及慢性间质性炎症来说,HRCT 均可将其实体部分显示为边界锐利的基本均质性病变(除少量钙化外),一般 CT 值 40HU 左右,5mm 层厚显示为密度明显不均匀,这是因为,病灶的凹凸不平。

综上所述,在胸部 CT 检查中,我们应该全面的分析和使用 5mm 层厚和 HRCT 两种检查方法。常规层厚可以检出和发现病变,在渗出性炎症中,5mm 层厚显示的图像更接近于真实,而在慢性炎症和肿块性病变中 HRCT 可以提供肿块的边界形态和间质的形态、观察纤维索条、病灶周小叶气肿的有无,从而提示病变的收缩性质与癌性包块的圆隆膨胀、支气管阻塞、胸膜浸润不同,从而得以提供更多的诊断依据。

(三)肺外伤性病变

外伤性肋骨骨折是胸部外伤后常见病变,胸部 CT 对该病的诊断具有其他影像学无可比拟的优势。多排螺旋 CT 扫描速度快,10s 内完成整个病变区域的扫描,大大减少了扫描过程中由于患者呼吸及疼痛等因素引起的移位伪影。轴位扫描完成后,可进行薄层、多角度、任意平面成像,避免了 X 线检查中过多搬动患者拍摄侧位、斜位等可能引起的危险性。因此,非常适用于外伤中危重的患者。CT 具有强大的图像后处理功能。MPR 可以多层面、任意角度成像。SSD 广泛应用于骨骼系统,如颜面骨、骨盆和脊柱等解剖结构较复杂的部位。其空间立体感强,解剖关系清晰,有利于病灶的定位。可以进行多方位、多角度、多平面和旋转观察,彻底清除了重叠和体位等因素的影响,提供更多、更完整的信息,大大地弥补了传统影像的缺陷和不足。

肋骨骨折常合并多部位的异常改变。通过三维重建技术,能够直观清晰地显示肋软骨及其骨折的情况,为临床提供更完整的信息。肋骨骨折临床上非常多见,鉴于国人法律意识的增强及法医学的需要,对胸部外伤后影像学检查的要求也越来越高,及时、准确诊断肋骨骨折至关重要。从比较影像学的角度,多层螺旋 CT 检查诊断肋骨骨折具有其他影像学手段无可比拟的优势。胸部 CT 低剂量扫描模式对完全性肋骨骨折的诊断,以常规剂量扫描模式为标准,其诊断符合率为 100%。对于不完全性肋骨骨折,诊断符合率为 90.19%,低剂量扫描模式对肋骨不完全性骨折共漏诊 5 处,均分布在前肋。考虑前肋较腋肋及后肋骨质密度低,与周围软组织形成的密度差较小有关。故行 CT 低剂量扫描诊断肋骨骨折时,应注意仔细观察前肋情况。

(四)肺血管性病变

1. 不同肺血管病变 CT 肺动脉造影(CTPA)技术　CTPA 的优势在于一次注射对比剂,患者只需一次屏气即可完成胸廓入口至肺底的扫描,获得清晰显示胸部各脉管系统的影像。有研究显示肺动脉栓塞原则上以肺动脉期扫描(延迟时间 15~18s)为主,此时肺静脉及体循环内对比剂较少,但单一的肺动脉期扫描对肺动脉 5、6 级分支,特别是肺动脉主干栓塞后远端分支显示不佳,行双期扫描有利于动脉晚期更好地观察肺动脉细小分支的栓子。

肺动脉瘤延迟 15~18s 行双期扫描可显示肺循环和体循环,以及二者间的异常沟通。图像后处理以横断面、矢状面及冠状面 MPR 为主。VR 重组能直观地显示肺动脉瘤的位置和形态。肺动静脉瘘,以肺动脉期和实质期扫描为主,有利于显示畸形血管和瘤体。后处理行 VR 和薄层 MIP(thin MIP)重组,通过三维旋转能以最佳的角度显示供血动脉、引流静脉及瘤体三者间的关系。肺隔离症,叶内型肺隔离症的扫描范围从胸廓入口至肺底。叶外型肺隔离症应扩大扫描范围以寻找起源于腹主动脉的异常供血动脉,双期扫描可显示供血动脉和多条引流静脉。MPR、VR 重建可显示异位供血动脉、引流静脉及病变全貌。健侧肘静脉注入对比剂可减少头臂静脉的高密度对比剂伪影对畸形引流静脉的干扰，VR 和 thin MIP 重组可显示肺静脉畸形引流全程。

2. **MSCT 不同图像后处理技术比较**　MSCTA 在血管性病变中的应用和发展离不开强大的图像后处理软件的支持，图像后处理是将原始数据以二维或三维图像再现的过程，包括 MPR、VR、SSD、MIP 等。MPR 的优势是可显示血管腔内的血流通畅情况，区别血管壁钙化和管内对比剂，可显示管腔内血栓。缺点是难以显示迂曲血管全貌，无立体感。thin MIP 是选取部分容积数据进行 MIP，其优点是可以避开高密度结构如骨骼钙化等对血管的遮盖，可以很好地显示血管狭窄、扩张及管腔内充盈缺损。缺点是该重组法仅仅利用了不到 10%的原始数据，图像立体感稍差，又因为 MIP 是叠加的投影，所以不能反映结构的纵深关系。VR 可以充分利用容积内的扫描数据，显示扫描容积内不同密度的组织结构，且保存容积内组织结构的三维空间关系，保证了血管结构的连续性，图像细腻逼真，有较强的立体感，明显优于 SSD 及 MIP 成像法。

传统的 DSA 是诊断肺血管病变的"金标准"，但其缺点是有创，且危险性高，患者不易接受。CTA 结合二维、三维图像后处理技术能很好地显示肺血管病变，对临床手术及疗效评价具有重要的指导意义，可部分取代有创的肺血管成像。

此外，仿真成像技术正在快速发展。多层螺旋 CT 较单层螺旋具有更快的扫描速度、更优越的软件技术和导航能力。同时可使用较薄的层厚进行扫描，增加了单位时间在 Z 轴方向上的分辨力，从而能显示比单层 CT 更深更细的血管，且后处理速度快，所获得的图像质量得到了大大的提高。因其具有无创伤性、可重复性和安全，费用适宜等优点，易于被临床所接受，且是目前直观显示血管内腔的较好检查方法，为外科手术获得更多的有用信息提供帮助。

二、适应证与相关准备

胸部 CT 检查由于呼吸运动会影响双肺的观察，包括大量的软组织，如肌肉、骨骼、淋巴结及血管等。常规 CT 检查有时难以区分正常的血管结构与增大的淋巴结或结节性病变，此时往往需要加做增强扫描，以提高病变组织与邻近正常组织间的密度差别。然而充足的检查前准备对于图像质量至关重要。

（一）适应证

1. **纵隔**　CT 检查可发现常规 X 线不易发现的纵隔肿瘤，并能准确地显示病变性质、大小及范围。可发现有无淋巴结肿大，显示病变与周围结构的关系。

2. **肺脏**　可以发现肺、支气管和肺门等部位的各种疾病，如肺内良恶性肿瘤、结核、炎症和间质性、弥漫性病变等。肺门增大病变，可区分是血管性结构还是淋巴结肿大等。

3. **胸膜和胸壁**　能准确定位胸膜腔积液和胸膜增厚的范围与程度，鉴别包裹性气胸与胸膜下肺大疱，了解胸壁疾病的侵犯范围及肋骨和胸膜的关系。

4. **外伤**　了解外伤后有无气胸、胸腔积液及肋骨骨折等。

5. 胸部血管性病变。

（二）相关准备

1. 认真审阅申请单，了解受检者的检查目的和要求，详细阅读临床资料及其他影像学资料。

2. 检查前向受检者解释扫描的全过程，以取得受检者配合。

3. 去除检查部位的金属物品以防产生伪影，如金属纽扣、钥匙、硬币等。

4. 对不合作的受检者，包括婴幼儿、躁动不安和意识丧失的受检者需给予镇静剂，必要时给予麻醉。

5. 向受检者说明呼吸方法，做好呼吸训练。

6. 对于耳聋和不会屏气受检者，在病情许可情况下，可训练陪伴帮助受检者屏气。方法是当听到"屏住呼吸"的口令时，一手捏住受检者鼻子，一手捂住受检者口部，暂时强制受检者停止呼吸，等曝光完毕后，听到"可以呼吸"的指令后立即松手。

7. 如果呼吸困难不能屏气或婴幼儿，也可调整扫描参数，缩短扫描时间，以减轻运动伪影。

8. 需增强扫描受检者，预先建立静脉通道。

9. 做好受检者非检查部位和陪护人员的辐射防护。

三、肺部 CT 平扫与增强检查技术

CT 是肺部疾病最重要的影像检查技术。CT 与常规 X 线平片相比，有较高的密度分辨力，克服了组织器官的相互重叠，易于发现胸部病变并显示病变特征，提高了病变的检出率和诊断准确率。

随着 CT 检查设备的升级，CT 检查技术亦不断发展，低剂量 CT 已有望取代胸片成为肺癌筛查的首选方法。胸部 CT 常规采用横断面扫描，必要时可通过图像后处理技术获取冠状面和矢状面重组图像。

（一）平扫检查

平扫是 CT 检查的常规方法，对于大多数肺部疾病（如结节、炎症、结核、间质性病变）和心包疾病（如心包积液、缩窄性心包炎、心包肿瘤等）的诊断有较大价值。但对于心脏、大血管疾病的诊断价值有限。螺旋方式扫描可避免因呼吸、屏气不规律而遗漏病灶（图 22-17）。

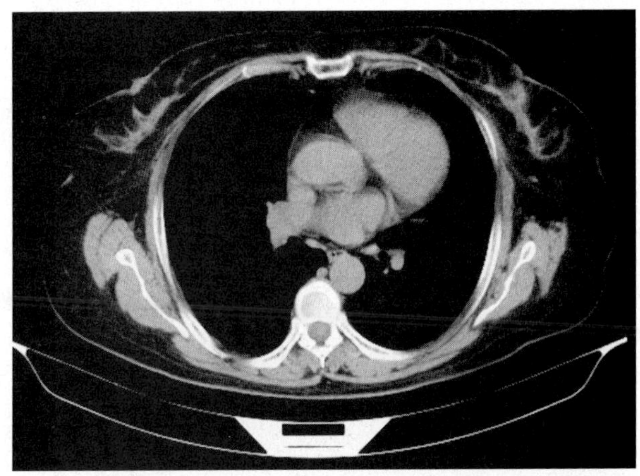

图 22-17　肺部 CT 平扫示意图

1. **扫描体位**　仰卧于检查床上，胸部正中矢状层面垂直于扫描床平面并与床面长轴的中线重合，双臂上举抱头。检查前应对被检者进行呼吸、屏气训练，一般为深吸气后屏气，不能屏气者应嘱其平静呼吸并尽量缩短扫描时间以减少呼吸运动伪影。

2. **扫描范围**　常规扫描胸部正位定位像。水平线齐于腋中线，扫描基线于胸廓入口。扫描范围包括肺尖至肺底，于胸部正位定位像确定扫描范围，范围包括肺尖至双侧肋膈窦平面下 2~3cm。

3. **层厚及层间距**　层厚 5mm，层间距 5mm。对于可疑支气管扩张、肺部小结节等，需采用 HRCT 或 1~2mm 薄层靶扫描。HRCT 仅用于弥漫肺间质病变或肺泡病变的检查。

4. **窗宽和窗位**　肺窗采用胸或肺重建算法（高分辨力算法）重建图像，窗宽 1 000~1 500HU，窗位-500~-650HU。纵隔窗用标准重建算法重建图像，窗宽 250~300HU，窗位 35~40HU。胸部图像在观察或照相时，一般需分别采用肺窗和纵隔窗。肺窗主要显示肺组织及其病变，纵隔窗主要显示纵隔结构及其病变，并用于观察肺组织病变的内部结构，确定有无钙化、脂肪和含气成分等。如需了解肋骨、胸椎等骨质结构的情况，还需结合骨窗，窗宽 1 000~1 500HU，窗位 250~350HU。

5. **扫描参数**　依据患者具体情况设置扫描参数。BMI 小于 25，管电压可选择 100kV；BMI 大于 25，则管电压以 120kVp 为宜。患者屏气差，可选择较大的扫描螺距，或采用扫描速度快的机型。

（1）采用 GE Discovery CT750 HD CT 扫描机进行扫描：管电压为 120kV，管电流为自动管电流技术（30~100mA）。X 线管旋转速率 0.6s/周，探测器宽度 64mm×0.625mm，重建层厚及层间距 0.625mm，螺距 1.375。重建算法：软组织 standard（B），肺窗（ultra）sharp。

（2）采用 Philips 16 层 CT 扫描：管电压 120kV，管电流为 30~100mAs。X 线管旋转速率 0.6s/周，探测器宽度 16mm×0.75mm，重建层厚 2mm，层间距 1mm，螺距 1.375。重建算法：软组织 standard（B），肺窗（ultra）sharp。扫描参数见表 22-3。

表 22-3　胸部 MSCT 扫描参数

项目	内容
检查体位	仰卧、双上肢上举、身体放置于检查床中心
扫描范围	胸廓入口至肋膈窦平面下 2~3cm
管电压	100~120kV
管电流	自动管电流
探测器组合/mm	0.75×16、0.625×64
扫描方向	平扫：足→头 增强扫描：足→头
层厚/mm	5mm
层间距/mm	5mm
重建算法	软组织：standard（B）肺：（ultra）sharp
螺距	1.375

6. **肺部 HRCT 检查技术**　HRCT 多适于肺结节筛查，不能屏气受检者慎行 HRCT 检查。传统的 HRCT 扫描采用薄层扫描（1mm 以下）、高输出量、骨算法、大矩阵和小 FOV 的成像方法。随着多层螺旋 CT 的不断革新，迭代重建算法的广泛应用，低

剂量检查的普及，可以通过薄层高分辨算法重建获得 HRCT 图像。在肺部 CT 成像中，HRCT 是最能详细显示正常肺解剖和病理改变细节的一种影像学手段。HRCT 的有效空间分辨力达到 0.3mm，在 HRCT 图像上，支气管壁厚在 0.3mm 以上、管径为 2~3mm、相当于第 7 级至第 9 级的支气管均能显示。同样，肺血管直径达 0.3mm 者也能被显示，相当于第 16 级肺动脉。但正常的小叶间隔厚度<0.3mm，肺泡壁的厚度正常只有 0.02~0.03mm，在 HRCT 上均无法分辨。因此，肺部 HRCT 检查是评估急性或慢性呼吸系统症状和弥漫性间质性肺病的有效工具，如图 22-18。

7. 图像后处理与打印排版建议

（1）窗口技术：常规横断面重组预置窗宽、窗位——肺窗窗宽 1 000 ~ 1 500HU，窗位 -800 ~ -600HU；纵隔窗宽 300~500HU，窗位 30~50HU；骨窗窗宽 1 000~1 500HU，窗位 250~350HU。

（2）图像重组技术

1）气道重建技术（airway reconstruction technique）：适用于显示和诊断气管异物，可更直观、清晰地显示气管内异物（图 22-19）。

2）容积再现（VR）、表面阴影显示（SSD）：适用于显示肋骨、锁骨、肩胛骨、脊柱骨的骨折、骨质病变等，以及胸部主要血管（冠脉、肺动脉、心房、胸主动脉等），如图 22-20。

3）曲面重组（CPR）：适用于显示胸部血管、食管及气管的管壁及管腔内外结构，比如肺动静脉、气管异物、食管异物及肿瘤（图 22-21）。

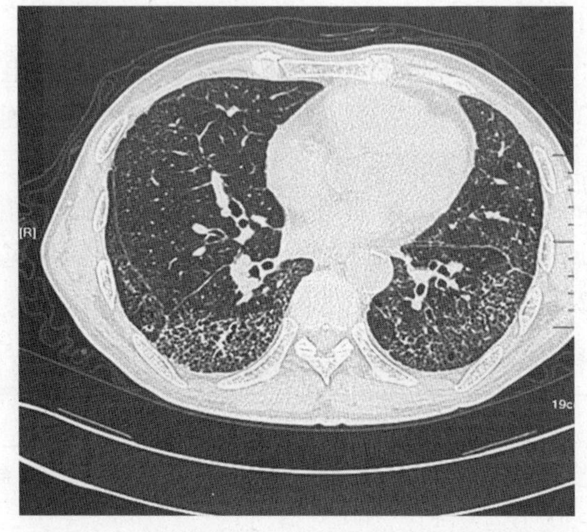

图 22-18　肺部 CT 高分辨力成像显示系统性硬化症肺弥漫性纤维化

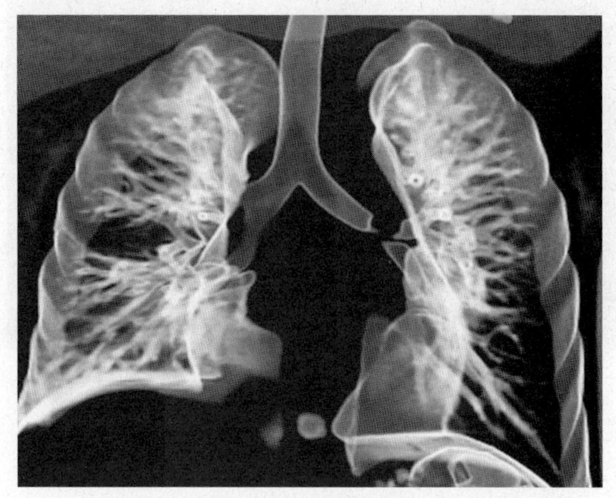

图 22-19　肺部 CT 扫描的气道重建技术

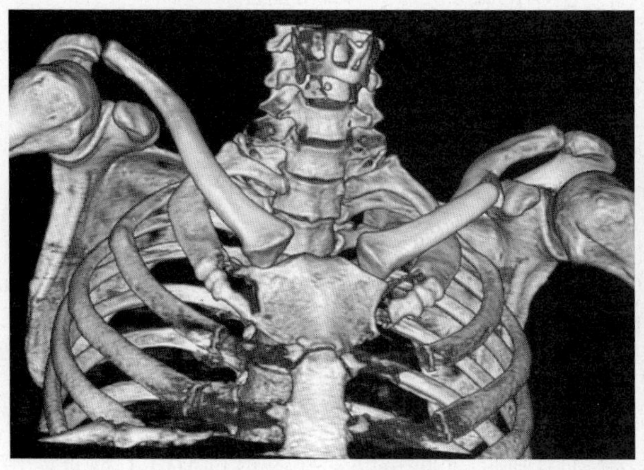

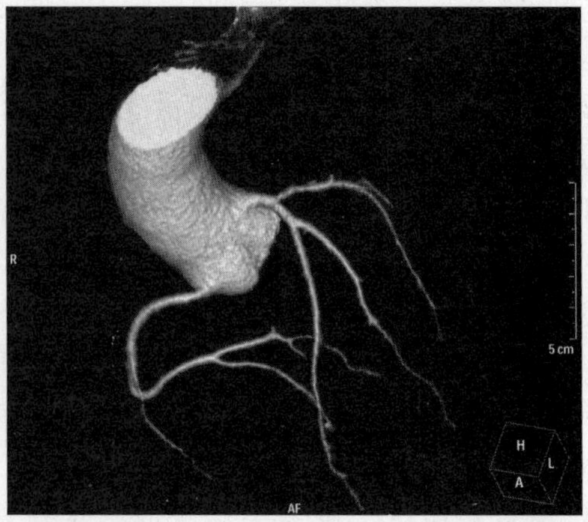

图 22-20　胸部 CT 扫描的容积再现技术

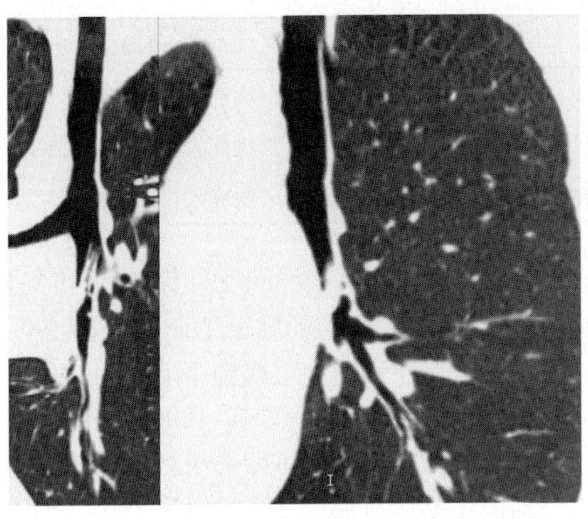
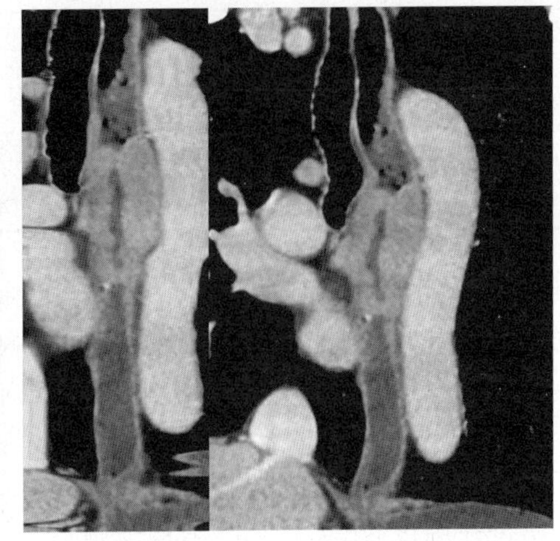

图 22-21　胸部 CT 扫描的曲面重组（MPR）技术

（3）打印排版建议：选用 14in×17in 胶片。图像排版打印时应按人体的解剖顺序从上向下，多幅组合，常规选用肺窗和纵隔窗双窗图像。对于一些小的病灶可采用局部放大，或进行冠状面、矢状面重建，以便定位描述。另外，在图像排版打印时还应保存一幅无定位线的定位图像。

8. 检查技术要点与图像质量控制

（1）技术要点：见表 22-4、表 22-5 和表 22-6。

表 22-4　胸部相关疾病的 CT 检查

适应证	CT 应用	说明
可疑肺炎及慢性肺源性呼吸困难受检者	推荐胸部平扫 CT	胸片首选，胸片正常或可疑时行 CT 或 HRCT 检查
可疑胸部外伤受检者	推荐胸部 X 线片	根据情况可选择 CT 检查
可疑肺结节或肺转移受检者	推荐胸部平扫+增强 CT	根据情况可选择能谱 CT 检查
可疑肺癌受检者	推荐胸部平扫+增强 CT（包括上腹部）	根据情况可选择能谱 CT 检查
可疑胸部血管病变受检者	推荐胸部平扫+增强 CT（包括上腹部）	根据情况可选择 CTA 检查
可疑冠心病受检者	推荐胸部 CCTA 及超声心动图	根据情况可选择心脏功能及形态平扫+增强 CT

表 22-5　扫描序列规范

序号	序列名称	作用	范围	增强扫描延迟时间
1	定位像	扫描范围界定	胸廓入口到膈肌水平	NA
2	平扫	显示肺部、胸膜及纵隔形态学改变	胸廓入口到膈肌水平	NA
3	增强	明确肺、纵隔及胸膜占位、淋巴结性质	胸廓入口到膈肌水平	35s

表 22-6　根据疾病的具体情况可增加的序列

序号	序列名称	作用	范围
1	呼气像 CT	显示小气道病变、气管软化	胸廓入口到膈肌水平
2	HRCT	显示弥漫肺间质病变、弥漫肺泡病变	胸廓入口到膈肌水平

续表

序号	序列名称	作用	范围
3	低剂量或能谱 CT	肺癌筛查、小结节随诊	胸廓入口到膈肌水平
4	CTA	显示血管病变、供血血管来源	胸廓入口到膈肌水平
5	CTP	显示肿块性质及血供情况	胸廓入口到膈肌水平

（2）图像质量控制：图像能清晰显示和分辨肺与纵隔的解剖结构。肺窗图像：肺纹理清晰，距胸膜 1cm 以内小血管能够显示。纵隔窗图像：纵隔内大血管能清晰显示，且与周围脂肪有锐利界面。骨窗图像：可清晰显示胸壁诸骨的骨皮质和骨小梁。高分辨薄层重建图像：次级肺小叶结构清晰可辨。病灶与周围结构有明确对比，可清楚识别，能够满足影像诊断的需要。

（二）增强检查

增强检查通常是在平扫检查发现病变的基础上进行。使用对比剂主要有两个目的：一是显示血管和评价软组织强化情况。二是明确纵隔病变与心脏大血管的关系，有助于病变的定位与定性诊断，尤其对良、恶性病变的鉴别有较大帮助（图 22-22）。

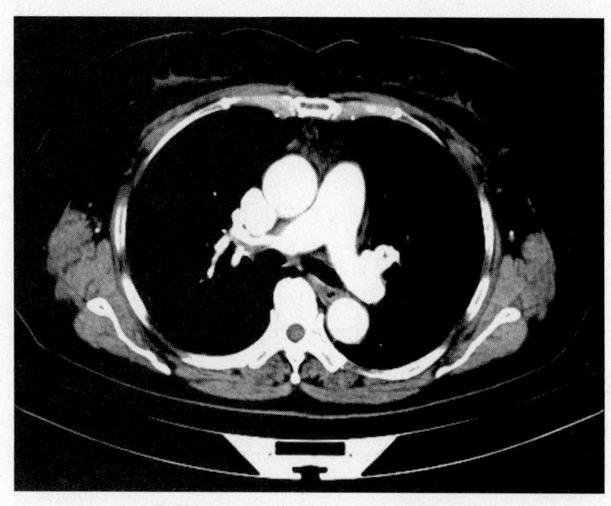

图 22-22　肺部 CT 增强示意图

体位、扫描范围、层厚和层距、窗宽窗位设置同胸部平扫。静脉注射对比剂 50～90ml，流率 2～3.5ml/s，扫描延迟注射开始后 25～30s 扫动脉期，必要时做双期扫描，注射开始后 55～60s 扫实质期。对于长期化疗或心功能差者，可适当降低对比剂注射速率。

疑肺栓塞或肺隔离症受检者，可进行肺动脉 CTA。对比剂用量 50～70ml，采用高压注射器团注给药，注射流率 4～5ml/s，扫描延迟可采用同层动态监测法，监测肺动脉干平面，阈值为 90～110HU。若怀疑胸主动脉夹层或胸主动脉瘤，可进行胸主动脉 CTA。对比剂用量 80～100ml，静脉注射流率 4～5ml/s，扫描延迟时间可采用对比剂团注追踪技术，监测主动脉弓层面，CT 阈值达 100～120HU 时启动扫描，如观察夹层与冠脉关系需采用心电门控，见表 22-7。

表 22-7　胸部 MSCT 增强扫描对比剂应用表

项目	内容
浓度/（mgI/ml）	300～370
总量/（ml/kg）	1.5～2
流速/（ml/s）	2.4～4.0
延迟扫描时间	动脉期：25～30s 静脉期：55～60s

（三）影像处理

1. 根据临床和诊断需要，不同病变的显示要求调节窗宽、窗位通常肺窗：窗宽 1 200～1 600HU，窗位 -600～-400HU；纵隔窗：窗宽为 200～350HU，窗位 30～50HU。胸部图像的显示和摄影也可采用双窗技术，即肺窗和纵隔窗同时在一幅图像上显示。如有外伤需查看有无骨折，还应拍摄骨窗。骨窗的窗宽和窗位为——窗宽：1 200～1 600HU；窗位：300～600HU。对于肺部片状影、块状影及结节病灶，适当缩小窗宽、提高窗位，可得到病变的较佳显示，方法是将显示的肺窗慢慢向纵隔窗调节，即所谓的中间窗观察。

2. **肺部病灶**　必要时可做多平面及支气管血管束重组，可帮助病灶定位、定性。对气管异物可做 CT 仿真内镜及支气管三维重组，此方法可较好显示支气管及亚段支气管，同时还可多方位显示管腔内外的解剖结构，并对气管肿瘤亦能对壁外肿瘤精确定位、确定其范围。胸部 CTA 可用 MIP、SSD、VRT 等后处理技术，作多方位的观察。

3. **胶片打印建议**　选用 14×17 英寸胶片。通常需拍摄和打印肺窗和纵隔窗。拍摄时须按照大体解剖顺序从肺尖向下至肺底，并且同时拍摄肺窗和纵隔窗。发现病变常需做 CT 值和大小的测量，对一些较小的病灶必要时放大摄影。用于拍片的层厚和间隔建议 5mm/5mm，或根据 CT 设备的情况设置。

（四）图像质控要求

1. 图像能满足影像诊断的需要　①图像能清晰显示和分辨肺与纵隔的解剖结构，肺窗图像：肺纹理清晰，距胸膜 1cm 以内小血管能够显示；纵隔窗图像：纵隔内大血管能够清晰显示，且与周围脂肪有锐利界面；骨窗图像：可清晰显示胸壁诸骨的骨皮质和骨小梁。②高分辨薄层重建图像：次级肺小叶结构清晰可辨。③病灶与周围结构有明确对比，可清楚识别，能够满足影像诊断的需要。

2. 图像上的信息准确　①图像上文字信息：应包括医院名称、受检者姓名、性别、年龄、检查号、层厚、间隔、扫描时间、扫描野、当前层面位置、扫描方位、kV、mAs 值和左右标识；字母、数字显示清晰；图像文字不能超出图片以外，也不能遮挡图像中影像。②图像上影像信息：图像必须足够大，可以用来评价正常肺与纵隔解剖结构及病灶；图像对比度良好，最优化地显示组织间的不同层次；图像应按解剖顺序排列，无层面遗漏及错位；图像中无影响诊断的伪影。

3. 图像质量的等级评价标准

（1）0 级：图像内肺与纵隔影像模糊不清，结构不可辨，伪影严重，不能诊断。

（2）1 级：图像内肺与纵隔影像不清晰，结构不可辨，伪影较重，不能达到诊断要求。

（3）2 级：图像内肺与纵隔影像欠清晰，有少许伪影，但结构可辨，可以诊断。

（4）3 级：图像内肺与纵隔影像清晰，高分辨薄层重建图像上次级肺小叶可识别，无伪影，可明确诊断。

图像质量必须达到 2 级或 3 级方可允许打印图片及签发报告。

（黄小华　李真林）

第三节　肺部低剂量筛查技术

随着医用 CT 数量的增长，辐射剂量的日益升高，以及其潜在的致癌作用越来越受到重视。一项调查显示，2006 年美国人群中人均接受的平均有效辐射剂量为 6.2mSv，是 1980 年的（3.6mSv）近两倍。医疗辐射对人群的总有效辐射剂量的占比，亦从 1980 年的 15% 上升至 2006 年的 48%，其中 CT 所占比例最大。

减少 CT 的辐射剂量是可行的，然而，过度的降低剂量又会导致图像噪声的升高和对病灶诊断信心的降低。以往，主要通过优化扫描参数，如管电流、管电压等，达到降低辐射剂量、同时保证图像质量的目的。然而，传统的 CT 重建算法——FBP（滤波反投影）必须在图像锐利度和噪声之间平衡：如果想清晰地显示图像细节，必须降低图像噪声，反之，亦然。这种情况下就很难降低检查辐射剂量。

一、适应证和相关准备

1. 适应证　体检人群，需要多次复查患者。

2. 相关准备　同胸部 CT 检查相准备。

二、检查技术

1. 定位像扫描　胸部正位定位像，确定扫描范围。

2. 扫描体位和方式　仰卧位，两臂上举抱头；横断面螺旋扫描。

3. 扫描角度　与扫描床面呈 90°，扫描机架 0°。

4. 扫描范围　扫描范围肺尖至肺底。

5. 扫描视野（FOV）　35cm×35cm～40cm×40cm（视受检者体型而定，需包括胸壁皮肤）。

6. 扫描参数　无迭代重建技术时选择 120kV，30～50mAs；有迭代重建技术时选择 100～120kV，低于 30mAs 作为扫描参数。

三、影像处理

低剂量 CT 检查是目前肺部疾病筛查的常规手段，但降低剂量会导致图像噪声增加，图像密度分辨力降低，低密度病变容易漏诊。常规通过调整扫描参数（管电流、电压等）降低辐射剂量。然而，传统 CT 重建算法 FBP（滤波反投影）必须在图像锐利度和噪声之间平衡。临床常用的降低辐射剂量的算法：

1. 自适应统计迭代重建技术　新一代的自适应统计迭代重建技术（ASiR）提高了 40% 的低对比度分辨力，能够抑制伪影，体部降低 50% 的射线剂量。ASiR 作为迭代重建技术的一种，通过首先建议噪声性质和被扫描物体的模型，能为噪声抑制要求比较高的检查带来显著好处。比如更低剂量的检查、肥胖患者、更薄层厚等等，通过降低重建图像中的噪声降低扫描的辐射剂量。

2. **SAFIRE 算法**　基于原始数据空间的 CT 图像迭代重建算法。与传统的基于图像空间进行迭代重建的算法相比，SAFIRE 可以使得 72%的 CT 检查剂量低于 2. 4mSv，同时有效去除图像伪影，提高图像质量（图 22-23）。

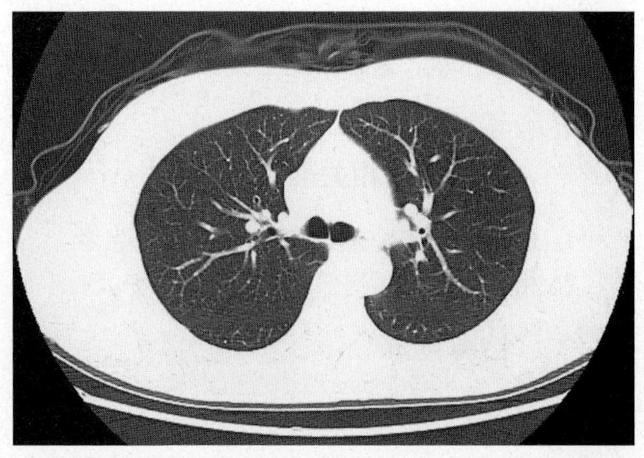

图 22-23　低 mAs 的肺部扫描低剂量

3. **快速双模型迭代重建算法**　iDose4 通过飞利浦专利的快速双模型迭代重建算法，可以在保持快速重建性能的同时，将获得优质图像所需的 X 线剂量降低 80%。通过 iDose4 技术的应用，临床医生可以将 CT 的扫描条件在相对原有扫描模式降低超过 50%，图像质量却不受影响。而已经扫描完成的原始数据，通过 iDose4 重新重建，其能得到的图像质量会远远超过原有常规 FBP 重建，可以显示更好的组织细节得到更优异的图像解析度。

4. **佳能** Aquilion one 640　CT 通过机器本身的高速扫描降低辐射量以外，还配备了利用逐次逼近图像重构法原理开发的低辐射化 AIDR 3D。另外，还能结合受检者体型、根据扫描图像连续调整最佳辐射量的容积剂量控制（volume expose control）技术联动，实现辐射量更低的检查。

5. 重建算法为软组织算法及高分辨算法；重建层厚为≤5mm，病灶需行薄层显示时，层厚视情况而定；肺窗窗宽 1 600～2 000HU，窗位－800～－600HU；纵隔窗窗宽 300～400HU，窗位 30～40HU。

6. **胶片打印建议**　打印肺部软组织窗、肺窗轴位图像，必要时加做冠状位、矢状位重组图像。图像处理完成后，将肺部软组织算法、高分辨算法原始图像及重组后图像完整上传 PACS。

四、图像质控标准

1. **图像能满足影像诊断的需要**　①图像能较为清楚显示和分辨肺与纵隔的解剖结构。肺窗图像：肺纹理较为清晰。纵隔窗图像：纵隔内大血管能够分辨，且与周围脂肪有较为清晰界面。②病灶与周围结构有较为明显对比，可识别，能够满足肺低剂量筛查的需要。

2. **图像上的信息准确**　①图像上文字信息：应包括医院名称、受检者姓名、性别、年龄、检查号、层厚、间隔、扫描时间、扫描野、当前层面位置、扫描方位、kV、mAs 值和左右标识；字母、数字显示清晰；图像文字不能超出图片以外，也不能遮挡图像中影像。②图像上影像信息：图像必须足够大，可以用来评价正常肺部解剖结构及病灶；图像应按解剖顺序排列，无层面遗漏及错位；图像对比度较好；图像中无影响诊断的伪影。

3. **图像质量的等级评价标准**

（1）0 级：图像内肺与纵隔影像模糊不清，结构不可辨，伪影严重，不能诊断。

（2）1 级：图像内肺与纵隔影像不清晰，结构不可辨，伪影较重，不能达到诊断要求。

（3）2 级：图像内肺与纵隔影像可辨，但有一定伪影，但不影响诊断。

（4）3 级：图像内肺与纵隔影像可辨，结构较为清晰，可明确诊断。

图像质量必须达到 2 级或 3 级方可允许打印图片及签发报告。

（余建明　黄小华）

第四节　食管 CT 平扫与增强检查技术

一、适应证与相关准备

1. **适应证**　主要适应于食管肿瘤性病变，胸部手术需要了解食管相关解剖关系，以及食管裂孔疝和食管支气管瘘，及食管下段静脉曲张等其他食管病变。

2. **相关准备**

（1）认真审阅申请单，了解受检者的检查目的和要求，详细阅读临床资料及其他影像学资料。

（2）受检者禁食4～6小时以上，检查前向受检者解释扫描的全过程，以取得受检者配合。

（3）去除检查部位的金属物品，如金属纽扣、钥匙、硬币等，以防产生伪影。

（4）对不合作的受检者，包括婴幼儿、躁动不安和意识丧失的受检者需给予镇静剂，必要时给予麻醉。

（5）向受检者说明呼吸方法，做好呼吸训练。

（6）对于听力差和不配合屏气受检者，在病情许可情况下，可训练陪伴帮助受检者屏气。方法：当听到"屏住呼吸"的口令时，一手捏住受检者鼻子，一手捂住受检者口部，暂时强制受检者停止呼吸，等曝光完毕后，听到"可以呼吸"的指令后立即松手。

（7）如果呼吸困难不能屏气或婴幼儿，也可调整扫描参数，缩短扫描时间，以减轻运动伪影。

（8）需增强扫描受检者，预先建立静脉通道。

（9）做好受检者非检查部位和陪护人员的辐射防护。

二、平扫检查

1. **扫描体位**　受检者仰卧，头先进，颈部尽量仰伸，两臂上举抱头，身体置于床面正中，侧面定位像对准人体腋中线。

2. **扫描技术**　定位像常规采用胸部正、侧位双定位像；扫描基线是水平线齐于腋中线，扫描基线于环状软骨平面；扫描范围从第6颈椎下缘到第12胸椎椎体。采用自动毫安调节技术，管电压120kV，球管旋转速度0.4s/周，螺距1.375∶1，FOV 50cm，矩阵512×512，层厚5mm，层间距5mm，重建层厚0.625mm。

3. **成像参数**　采用自动毫安调节技术，管电压120kV，球管旋转速度0.4s/周，螺距1，FOV 50cm，矩阵512×512，层厚5mm，层间距5mm，重建层厚0.625mm。

4. 图像后处理与打印排版建议

（1）窗口技术：一般使用软组织窗。窗宽：300～350HU；窗位：30～40HU。

（2）图像重组技术：食管横断面图像经冠状面、矢状面重组，可较好显示解剖结构与病变。

（3）打印排版建议：选用（14×17）英寸胶片。图像排版打印时应按人体的解剖顺序从上向下，多幅组合。对于病灶部位采用局部放大，并添加冠、矢状面重组图像。另外，在图像排版打印时还应保存一幅无定位线的定位图像。

5. 检查技术要点与图像质量控制

（1）技术要点：受检者在CT检查前应去除扫描部位的金属异物；嘱受检者深吸气后屏气扫描，勿行吞咽动作，危重受检者应由临床医生陪同，急诊受检者优先检查，小儿及不能配合受检者应辅以镇静剂；注意性腺及非扫描部位的防护。

（2）图像质量控制：图像包括全段食管，能清晰显示管道及管壁结构。检查前需饮用适量对比剂，以利于食管壁、管腔及范围的显示。食管横断面图像经冠状面、矢状面重组，可较好显示解剖结构与病变。因食管紧邻肺组织，需屏气扫描。

6. 特殊病变的检查技术

（1）食管裂孔疝：采用多平面重组显示裂孔的位置、裂孔与膈肌的关系，助于裂孔疝的分型。

（2）食管支气管瘘：饮用适量阳性对比剂，显示瘘口的位置、大小及范围。

三、增强检查

1. **扫描体位**　同平扫。

2. **扫描技术**　同平扫。

3. **对比剂使用方案**　静脉内团注对比剂60～70ml，注射速率2.5～4ml/s，开始注射对比剂后25～30s启动扫描，必要时延迟双期扫描。可以使用智能触发扫描模式，分别延迟25s、35s和65s进行早动脉期、晚动脉期和静脉期增强扫描。

4. 图像后处理与打印排版建议

（1）窗口技术：一般使用软组织窗。窗宽：300～350HU；窗位：30～40HU。

（2）图像重组技术：食管横断面图像经冠状面、矢状面重组，可较好显示解剖结构与病变。

（3）打印排版建议：选用（14×17）英寸胶片。图像排版打印时应按人体的解剖顺序从上向下，多幅组合。对于病灶部位采用局部放大，并添加冠、矢状面重组图像。另外，在图像排版打印时还应保存一幅无定位线的定位图像。

5. **检查技术要点与图像质量控制**　增强扫描者，需充分了解有无碘对比剂过敏史，签署知情同意书，其余同平扫。

6. 特殊病变的检查技术

（1）食管裂孔疝：需采用多平面重组显示裂孔的位置、裂孔与膈肌的关系，助于裂孔疝的分型。

（2）食管支气管瘘：需饮用适量阳性对比剂，显示瘘口的位置、大小及范围。

7. 相关疾病的 CT 诊断要点

（1）食管癌：管壁增厚，并不规则肿块形成，伴管腔狭窄甚至闭塞，其上方管腔有不同程度扩张，可伴有积气积液，增强后食管壁轻度强化，食管癌外侵时，周围脂肪间隙模糊或消失，纵隔或颈部可见多发淋巴结转移，增强转移淋巴结呈环形强化。

（2）食管下段静脉曲张：常有肝硬化病史，食管下段和胃底、胃壁增厚，增强扫描时，曲张的静脉呈条纹状、分叶状及蚯蚓状且明显强化，其强化程度基本与腔静脉同步。

（3）食管平滑肌瘤：突入腔内或腔外类圆形软组织肿块，表面一般光滑，边界清楚，增强呈轻度强化，周围脂肪间隙清晰，无肿大淋巴结。

四、相关案例

（一）案例一

1. 病史摘要　①病史：男性，73 岁，进食哽咽感 1 月余；②体格检查：腹部无压痛、反跳痛，肝脾未触及；③实验室检查：胃镜示距门齿 30～37cm 处见菜花状肿物沿腔内生长，管腔阻塞，考虑食管中段鳞癌。

2. CT 平扫及增强检查图例　文末彩图 22-24。

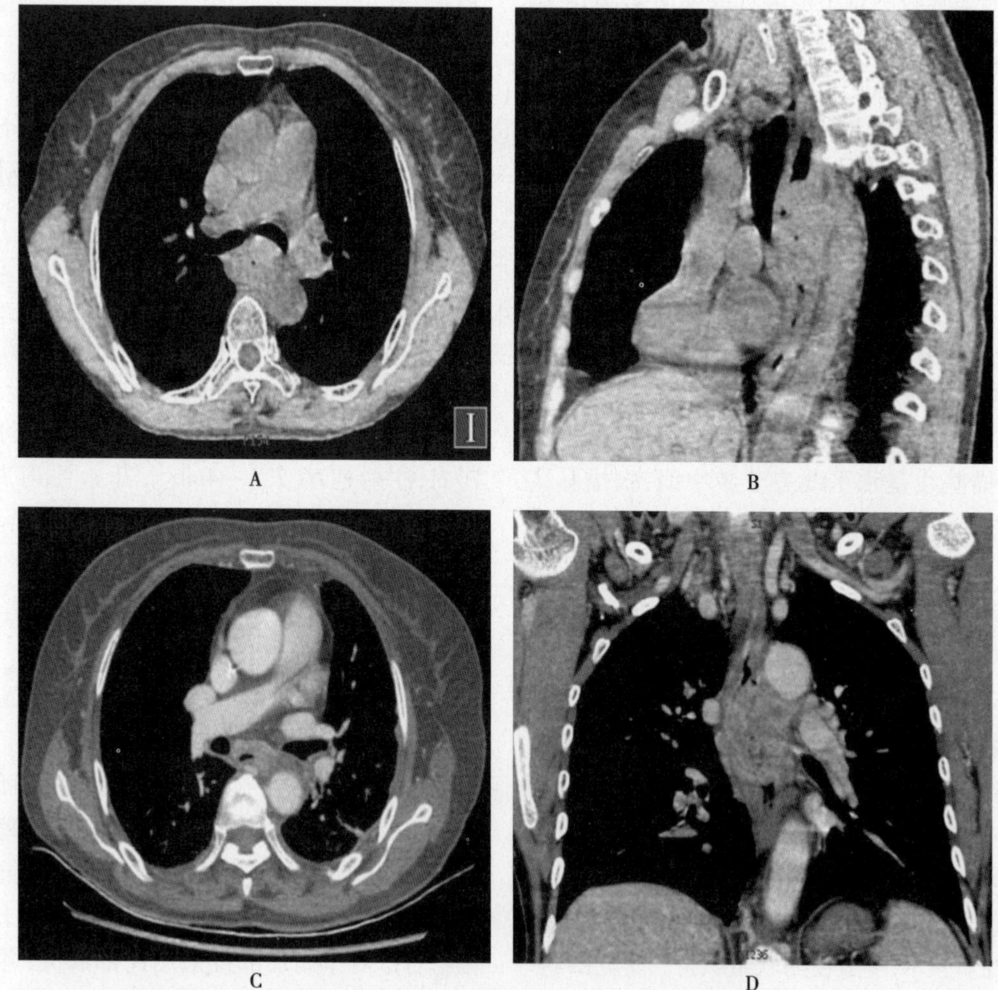

A　B　C　D

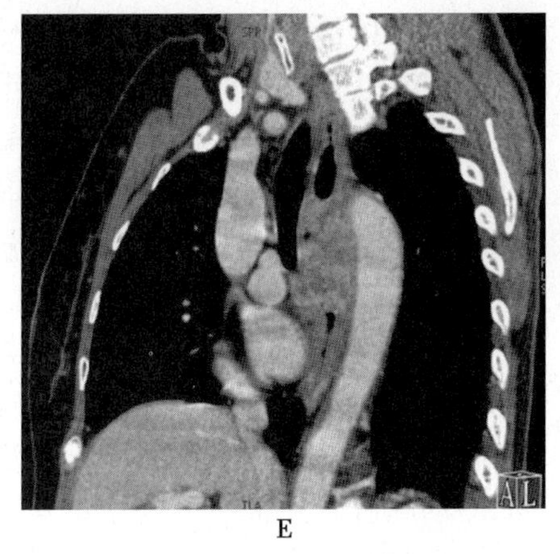
E

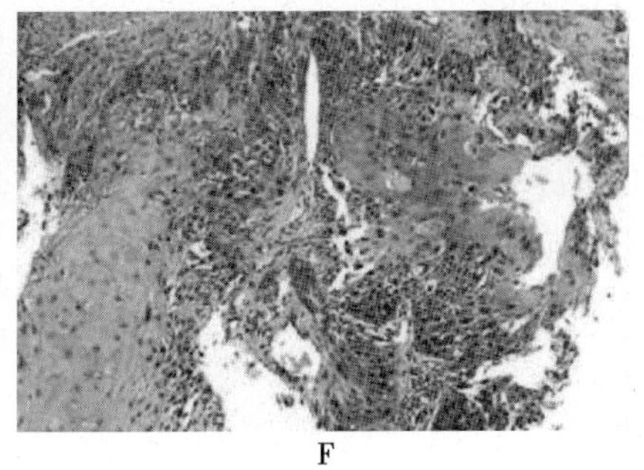
F

图 22-24　食管癌患者，平扫及多期增强扫描图像
A. 食管癌患者，平扫轴位显示食管中段管壁明显增厚，管腔变窄；B. 平扫矢状位显示食管病变向腔内不均匀突出；C. 晚动脉期轴位显示食管病变呈轻度不均匀强化；D. 静脉期冠状位显示病变强化不均，其内可见低密度坏死区；E. 静脉期矢状位显示食管病变强化程度较周围正常食管壁略明显，且不均匀；F. 病理结果：食管中段鳞状细胞癌，分化程度Ⅰ～Ⅱ级（HE×40）。

（二）案例二

1. 病史摘要　①病史：男性，61 岁，饱食后嗳气伴烧心 30 年；②体格检查：腹部无压痛、反跳痛，肝脾未触及；③实验室检查：胃镜提示食管占位。

2. CT 增强检查图例　文末彩图 22-25。

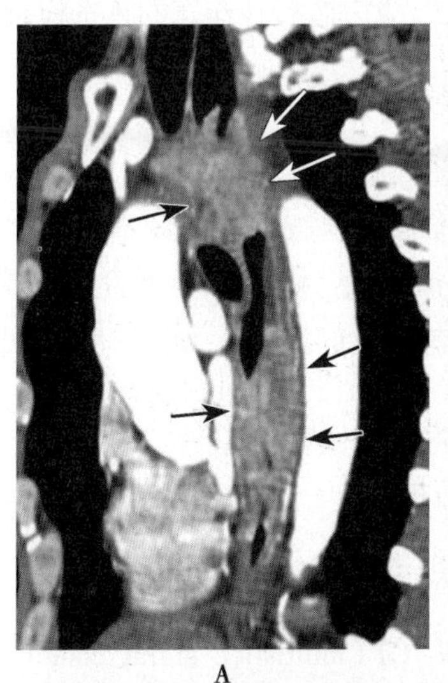
A

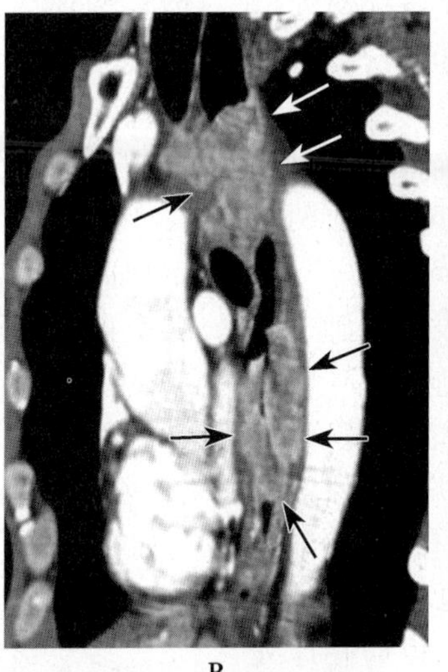
B

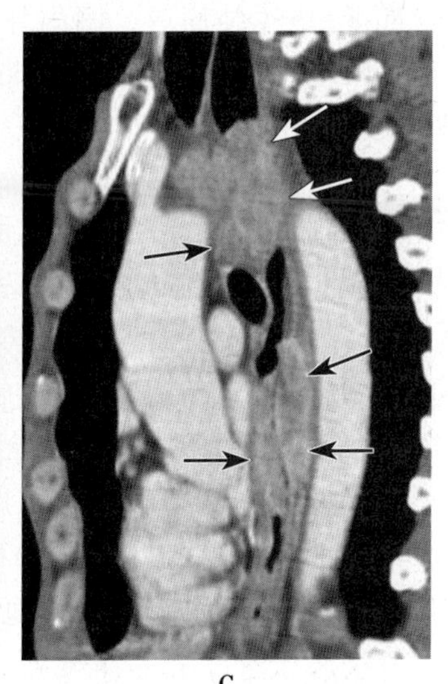
C

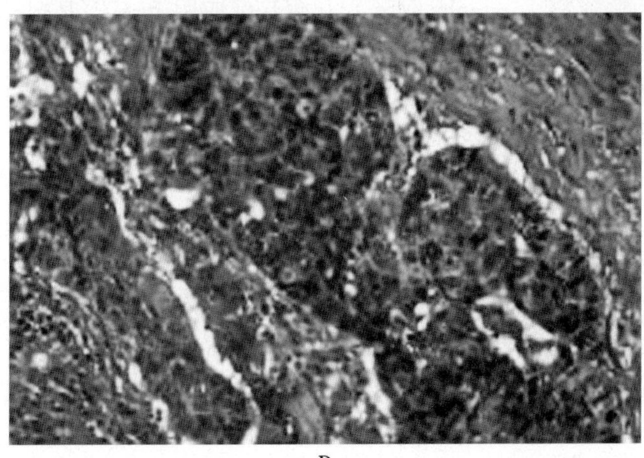
D

图 22-25　食管癌患者，早动脉期、晚动脉期及静脉期增强扫描图像
A. 食管癌患者，早动脉期显示食管上段及中段两处病变，管壁明显增厚，管腔变窄，呈不均匀强化；B. 晚动脉期显示食管病变强化程度较周围正常食管壁不均匀强化更加显著，病变轮廓清晰；C. 静脉期显示食管病变呈轻度不均匀强化；D. 病理结果——食管中段鳞状细胞癌，分化程度Ⅱ级，侵及全层（HE，×40）。

（黄小华　余建明）

第五节　肺动脉 CTA 检查技术

一、概述

肺栓塞(pulmonary embolism,PE)是指内源性或外源性栓子阻塞肺动脉及其分支引起肺循环障碍的一系列病理生理综合征,包括肺血栓栓塞、脂肪栓塞、羊水栓塞、空气栓塞、肿瘤栓塞等,其中肺血栓栓塞最为常见。肺血栓栓塞症(pulmonary thromboembolism,PTE)的栓子主要来源于深静脉血栓形成(deep venous thrombosis,DVT),尤其是下肢静脉及盆腔静脉血栓。促使静脉内血栓形成的三种机制是静脉血液淤滞、静脉系统内皮损伤及血液高凝状态,凡是能够引发这三种情况的疾病或状态都能够导致肺栓塞的发生。目前肺栓塞的危险因素主要有深静脉血栓形成、慢性心肺疾病、外科手术、创伤与骨折、恶性肿瘤等。国内外多项研究已证实 DVT 是 PE 最重要危险因素,约 60%~70%的 DVT 患者会发生 PE。

事实上,深静脉血栓形成与肺血栓栓塞症是同一种疾病在不同阶段、不同部位的临床表现,两者统称为静脉血栓栓塞症(venous thromboembolism,VTE),也可认为 PTE 为 DVT 常见并发症。肺栓塞的临床表现主要是咳嗽、咳痰、咯血、胸痛、呼吸困难、气促等,这些症状与肺部其他疾病、心脏疾病混淆,常常导致误诊或漏诊。肺栓塞发病急,死亡率高,美国每年约有 60 万人以上发生肺栓塞,造成约 10 万人死亡,肺栓塞发病率仅次于冠心病和高血压,其死亡率仅次于肿瘤和心肌梗死,位居临床死亡原因的第三位。阜外医院连续 900 例尸检资料证实,肺段以上的肺栓塞占心血管疾病的 11.0%。阜外心血管病医院曾对 70 例血栓栓塞性肺动脉高压患者的自然病程的随访资料进行分析,结果显示 2 年、3 年、5 年和 10 年生存率分别为 95.8%、91.6%、71.3%和 46.2%。

近年,临床诊断意识的增强和影像诊断技术的逐渐提高,人口的老龄化,不良生活方式的增多,肺栓塞的发病率逐渐增高。早期发现、早期诊断、早期治疗对降低肺栓塞患者的死亡率尤为重要。诊断肺栓塞的方法主要有心电图、实验室和影像学检查等方法。70%以上的 PE 患者心电图呈现异常,但并不特异,多呈一过性动态改变,因此心电图在 PE 诊断中只起到辅助作用。实验室检查方法主要是 D-二聚体检测、动脉血气分析。用血浆 D-二聚体检测作为 PE 的第一步筛选诊断手段已得到公认。其诊断 PE 的敏感性高,但特异性较低,肿瘤、手术、创伤、感染、脑卒中、心脏疾病等都可引起 D-二聚体水平升高。PE 发生后,远端栓塞的肺组织不能进行有效的气体交换,因此常表现为低氧血症、低碳酸血症、肺泡-动脉血氧分压差增大,这些生理病理改变并不特异,在其他呼吸系统疾病也可以见到。约有 10%~15%的 PE 患者动脉氧分压及肺泡-动脉血氧分压差可以均正常,故而,在 PE 诊断中,动脉血气分析只具有参考价值,不能作为确诊本病的主要依据。影像学检查方便快捷,敏感性及特异性高,且具有无创性的特点,已经成为诊断肺栓塞的重要检查手段。

近 10 年来,CT 技术的重大发展使肺动脉成像的空间、时间分辨力和血管显示程度有了显著提高,诊断肺栓塞的敏感性和特异性分别为 83%~100%、89%~98%,已经成为诊断肺栓塞的首选检查方法。

二、适应证和相关准备

1. **适应证**　肺栓塞或肺隔离症。

2. **相关准备**　检查前去除检查部位的金属物品,如金属纽扣、钥匙、硬币等。不合作受检者需在检查前采用药物镇静,成人一般静脉或肌内注射 10mg 地西泮。预先建立增强静脉通道。

3. **辐射防护**　做好受检者非检查部位和陪护人员的辐射防护。

三、常规 CT 肺动脉成像

多层螺旋 CT(multislice spiral computed tomography,MSCT)已经广泛应用于临床,其扫描速度快,层厚薄,各种后处理技术的发展,使得 MSCT 成为了临床检查的首选方法,特别是在心血管方面的应用。CT 血管成像(CT angiography,CTA)是将 CT 增强与薄层、大范围、快速扫描技术相结合,通过各种后处理,显示全身各部位血管。对于血管变异、血管疾病及显示病变与血管关系有重要价值。CT 肺动脉成像是通过从肘前静脉一次性注射对比剂,当对比剂在肺动脉内达到高峰时采集数据。CT 肺动脉血管成像(CT pulmonary angiography,CTPA)不仅能够显示亚段以上的肺动脉,而且结合肺窗可以观察肺部其他疾病。能够鉴别冠心病、主动脉夹层等临床症状与肺栓塞相似的心血管病变。国外文献报道,CTPA 诊断肺栓塞的敏感性为 63%~100%,

特异性为 78%～100%，阳性预测值 83%～100%，阴性预测值 67%～100%。

国内资料显示，CTPA 对血管内 PE 诊断敏感性为 53%～100%，特异性为 75%～100%。在 139 例患者 CT 扫描前瞻性研究中报道螺旋 CT 诊断 PE 的灵敏度为 87%，特异度为 95%。肺栓塞诊断前瞻性研究Ⅱ（Prospective Investigation of Pulmonary Embolism Diagnosis Ⅱ，PIOPED Ⅱ）报道 CT 肺动脉成像诊断肺栓塞的敏感性甚至高于 X 线肺动脉造影。在 2006 年，多中心肺栓塞诊断的前瞻性调查（Multicenter Prospective Investigation of Pulmonary Embolism Diagnosis Ⅱ，MPIOPED Ⅱ）中发现 CTA 诊断急性肺血栓栓塞症的敏感性为 83%，特异性为 96%。

CT 动脉成像联合 CT 静脉成像的敏感性、特异性分别为 90%、95%。单独对中心性肺动脉进行评估，CT 的灵敏度和特异度分别为 86%和 92%；若包括亚段肺动脉，则灵敏度降低至 63%。这些数据表明了 CTPA 对诊断中心性肺栓塞有较高的敏感性和特异性，但是对于亚段及远端小栓子的检测就有一定的限制。另外，CTPA 诊断的准确率取决于 CT 图像的质量，扫描参数的设定，患者的自身因素，如肺动脉邻近肺组织、淋巴组织的容积效应等。部分患者常常合并严重的心肺疾病，无法长时间屏气，导致图像出现呼吸运动伪影或者血管强化程度达不到诊断要求，从而检查失败。上腔静脉及锁骨下静脉内高浓度对比剂造成的线束硬化伪影常常影响右肺动脉干、两肺上叶动脉的观察。因此在应用多层螺旋 CT（multislice spiral computed tomography，MSCT）时，应严格控制对比剂的浓度和用量，注射生理盐水、足头方向扫描，采用小剂量对比剂团注试验法或自动跟踪触发技术精确掌握延迟扫描时间，缩短检查时间。

CT 的多种后处理技术对诊断病变也有一定的辅助作用。CT 后处理技术主要包括多平面重组（MPR）、曲面重组（CPR）、最大密度投影（MIP）、容积再现技术（VRT）、CT 仿真内镜（virtual endoscopy，CTVE）成像等。多平面重组技术是指从原始横断面图像获得人体组织器官的冠状、矢状和任意角度二维图像的后处理方法。该技术可通过多角度、多方位观察病变及病变与邻近器官组织的关系，获得更丰富的信息。MPR 可以更清晰地显示各级肺动脉的走形、管腔内栓子的有无、大小、分布及累及范围。曲面重组技术是多平面重组技术的延伸和发展，即在 MPR 的基础上，沿兴趣器官划一条曲线，将沿曲线的体积元进行重组，便可获得曲面重组图像。CPR 使弯曲的器官拉直、展开，显示在一个平面上，展示人体曲面结构器官的全貌。例如，走行迂曲的血管、支气管、胆管、胰管、颌面骨等，并能够将感兴趣的组织与周围结构分开。通过 CPR 将迂曲的肺动脉拉直，可以更清楚地区分肺动脉管腔内的栓子与邻近淋巴组织、未强化的肺静脉、支气管等，也更容易发现远段动脉内的小栓子，进而可以提高敏感性和准确率。MIP 是利用容积数据中在视线方向上密度最大的全部像素值成像的投影技术之一。MIP 能够较真实地反映组织间的密度差异，显示血管壁的钙化及其分布范围，更能够直观、立体地显示肺动脉的解剖、走形，尤其对于外周肺动脉的显示有其优势。

因此，MIP 可作为诊断周围型肺栓塞的一种有效的方法。容积再现技术将所有体素的 CT 值设定为不同的透明度，使具有较高不透明度物体在具有较低不透明度的物体中间显得更加清晰，用不同灰阶或伪彩显示三维空间结构，具体表现为两者透光度上的差异。VRT 能使观察者更直观更立体地观察血管结构，追踪血管的起源、走形，特别是在肺动脉成像，强化的肺静脉往往与肺动脉较难区分，甚至造成误诊，而根据 VR 图显示各分支的起源和走形，可将肺动静脉鉴别。CT 仿真内镜成像是一种特殊的三维图像后处理技术，通过调整 CT 值阈值及透明度，辅以人工伪彩色，重建出类似纤维内镜所见的三维图像。其重建出的图像平滑、逼真、清晰，与纤维内镜相比较，是一种舒适、方便、快捷的无创性检查方法。CTVE 能够从不同角度观察腔内状况及病灶，对腔内占位、狭窄的发现率高，并可协助制定手术治疗计划。肺动脉腔内的 VE 三维重建图像可显示栓子的形态、大小、与血管壁的关系，但其不能观察肺动脉的解剖，对中央型肺栓塞显示良好，而周围型肺栓塞的显示欠佳。

急性肺栓塞在 CTPA 的典型表现分为三种：

1. 动脉管腔中央低密度充盈缺损，周围对比剂环绕，与管腔走形垂直的层面形成“靶环征”，与管腔走形平行的层面形成“轨道征”。

2. 偏心性充盈缺损与血管壁形成锐角，部分阻塞管腔。

3. 低密度充盈缺损完全阻塞血管，动脉远端截断，近端管腔扩张。PE 的间接征象包括肺野内楔形密度增高影、肺野内弥漫性渗出、胸膜渗出、肺不张、肺动脉高压、患侧肺纹理纤细稀疏等。

CTPA 检查存在一些不足。首先对比剂的不良反应，虽然非离子型碘对比剂的使用大大降低了碘过敏的发生率，但是仍有 2.4%～12%的患者在检查过程中出现或轻或重的碘过敏，这部分患者对于 CTPA 检查属于禁忌证的范畴。其次对比剂潜在的肾毒性，特别是对于肾功能不全的患者也限制了 CTPA 的应用。最后 CT 检查的辐射剂量较大，尤其是对于育龄期女性的乳腺。但是近些年 CT 软硬件的不断发展，例如增大螺距，增加探测器的排数等使得 CT 扫描速度明显提高，大大缩短了检查时间，也使辐射剂量明显降低。国际辐射防护委员会对人体器官所能接受的辐射剂量规定常规胸部 CT 检查为 5～7mSv。欧盟委员会的参考胸部扫描辐射剂量不超过 650mGy・cm。张月俏等研究中胸部扫描有效剂量为(5.96±1.26)mSv。Kuiper 等研究发现 CTPA 检查患者的平均有效辐射剂量为 4.2mSv。以上数据说明了实际工作中一次检查的辐射剂量在人体所能接受的范围内，对人体的影响甚微。

虽然存在以上不足，CTPA 检查在临床诊断肺栓塞中仍有不可替代的优势。CT 肺动脉成像操作简单，平均检查时间短，灵敏度高，诊断结果明确，已经作为肺栓塞的急诊手段广泛应用于临床。

四、双能量 CT 肺动脉成像

双能量成像的原理依赖于 X 线的放射物理学特性。X 线为混合能量射线，当 X 线束穿过人体时，低能量光子首先被吸收，这种现象称为硬化效应。CT 是根据不同物质对 X 线不同程度的衰减作用进行成像的，但是正因为成像过程中的硬化效应，同一种物质却表现为不同的 CT 值也就是 CT 值的漂移。X 线与物质的相互作用主要有三种：光电吸收效应、康普顿散射效应以及电子对效应。CT 扫描的 X 线是位于诊断性范围之内的，属于相对低能量的 X 线束。它在穿过人体组织时主要以光电吸收和康普顿散射两种方式进行衰减。高密度物质例如钙、骨骼、碘等主要是通过光电吸收衰减 X 线光子能量，而康普顿散射与 X 线的能量无关，是软组织衰减 X 线能量的主要方式。这就决定了高密度物质的 CT 值随 X 线能量的变化而变化，软组织的 CT 值则与 X 线能量的变化无关。而常规 CT 扫描所得到的图像是综合了两种衰减效应之后的信息。

利用不同能量的 X 线(主要是管电压的变化)对被照射物体成像，利用物质在不同管电压条件下产生的 X 射线衰减值的差异性，分离出不同组织的衰减信息，从而实现对不同组织的性质识别。根据以上理论，利用不同能量水平的单能量 X 线也可以获得一系列相应能量水平的不同 CT 图像。这也是低管电压在血管造影检查中可以提高碘对比剂 CT 值的原理。

双能量成像在 CT 应用的提出，最早是在 20 世纪 70 年代。虽然开展了双能量成像的探索，但是由于早期 CT 设备空间分辨力低、球管在低电压下达不到高千伏的输出能量、CT 值不稳定、扫描时间长等限制了该技术在临床的广泛应用。随着 CT 软硬件的发展，双能量技术已经正在临床上被研究和应用。21 世纪前人们探索单球管双能量技术，采用两次曝光双能量减影的方法，即对被检体进行两次不同能量的曝光，得到两组不同能量的图像，之后将所得图像和数据进行图像减影及数据分离。这种方法的弊端是两次曝光过程中物体的轻微移动也将会导致两组图像无法匹配，特别在胸部成像时，由于呼吸运动和心脏搏动，低能图像和高能图像在空间和时间上存在差异，减影困难，严重影响图像质量，很难在临床推广。

现阶段在临床应用中的双能量成像方法包括两种，即传统的单球管法和新兴的双球管法。单球管法是指球管在一个旋转周期 0.5ms 内实现低能至高能的瞬时切换，几乎在同时同角度得到两种能量采集的数据，又称为能谱 CT。根据不同能量数据确定体素在 40～140keV 范围内的衰减系数，得到 101 个单能量水平图像。单能量图像能够降低硬化效应的影响，获得相对稳定可靠的 CT 值。

能谱 CT 的双能量成像还能够进行能谱物质分离并可以任意两种基础物质组合来表示，对于 CT 增强扫描来说，一般用水和碘组合。而碘基物质图则可以通过碘分布反映肺内血流灌注的情况。研究结果表明利用能谱 CT 碘基物质图反映 PE 状态下的肺内血流灌注变化是可行的。其次，在碘基物质图中选取 ROI 测量所得的碘含量能够定量反映肺栓塞区域和正常肺组织灌注的差异。抗凝治疗前后碘含量的不同可以用来评价局部血流的恢复情况，评估疗效。Lucas 等证实了能谱 CT 碘基物质图在诊断 PE 方面是稳定可靠的，同时也是评估肺栓塞严重程度的一种有效手段。

由于能谱 CT 球管转速最快为 0.6s/周，加上检查床的移动，其成像时无法精确掌握对比剂达到肺动脉高峰的时间，常常使上腔静脉和锁骨下静脉内残留有高浓度对比剂而导致线束硬化伪影，影响两肺上叶的观察。通过改变对比剂浓度和用量、注射方式等可以得到一定的改善，但仍需要进一步的探索和研究。双球管法是指采用两套球管和探测器系统进行双能量成像的双源 CT。

双源 CT 的原理是在机架内安装 2 套呈 94°排列的球管及探测器系统，球管只需旋转 90°即可获得常规 180°的数据，时间分辨力提高了 1 倍，两套球管同时运行不会增加患者的辐射剂量，甚至在相同图像噪声的情况下其辐射剂量较单源 CT 减少 1 倍。机架旋转的最短时间可达到 0. 33s。双能量成像时两个球管独立运行，管电压和管电流完全不同，一个管电压为 80kVp，另一个为 140kVp，分别发射不同能量的 X 射线进行数据采集。

第一代双源 CT 在过去临床的应用过程中存在着一些不足：

1. 两套球管探测器系统中一套能够覆盖整个扫描野，直径为 50cm；而另一套球管探测器视野仅为 26cm，对于体型较大的患者难以完全涵盖扫描野，可能漏掉外周部分病变。

2. 管电压 80kVp 的图像噪声明显高于 120kVp 和 140kVp 图像，特别是对于肥胖患者，甚至影响诊断。针对这些不足，第二代双源 CT 做出了改进。球管视野从 26cm 增大到 33cm，时间分辨力进一步提高到 75ms，管电压也可选择 100kVp 和 140kVp 组合，这些改进大大拓宽了双源 CT 在临床中的应用。国内外诸多动物实验和临床试验已经证实了双源 CT 双能量肺灌注成像在评价肺栓塞时的血流灌注变化方面是稳定和可靠的，并且能够提高外周小栓子的检出率，对肺栓塞的诊断及治疗有较好的指导意义，如文末彩图 22-26。

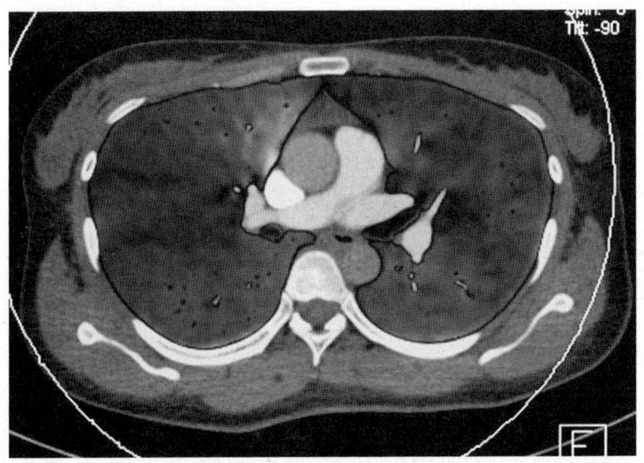

图 22-26　CT 双能量肺灌注成像

肺组织内主要由气体、软组织、碘对比剂组成，根据光电吸收和康普顿散射原理，高原子序数的含碘对比剂在不同能量 X 线的条件下其衰减系数发生明显变化，而气体及软组织的衰减系数与 X 线的能量状态无关，几乎没有变化，从而得到碘对比剂在肺内的分布情况，即为肺实质的灌注成像。由上可知，在一次胸部双能量增强扫描中，能同时得到肺动脉增强图像和全肺灌注图像，实现了形态学和功能学成像的结合。并且双能量肺灌注成像的辐射剂量远远低于传统的 CT 灌注成像。

在碘分布图即灌注图像上，PE 表现为栓子远端肺实质密度即碘的含量降低，呈扇形或三角形，与叶、段或亚段分布一致，且栓塞区灌注的变化与血管内栓子的阻塞程度有关。完全阻塞性栓子可产生远端肺实质的灌注缺损，密度明显减低。部分阻塞性栓子导致肺实质的低灌注状态，密度轻度减低。呈三角形的灌注减低并不是肺栓塞的特异表现，一些病变例如肺实变、肺不张、肿瘤可导致肺实质密度的增高，另一些病变例如肺气肿、空气滞留导致肺实质密度的降低，而这些也会有相似征象。根据临床经验，结合解剖图像及肺窗，这些病变并不难与肺栓塞进行鉴别。

RalfW Bauer 等将双能量肺灌注图像上肺灌注缺损分为三种不同的类型：

1. 局限性的呈楔形改变。

2. 局限性但不呈楔形。

3. 片状的，边界模糊的。并且证明了局限性的呈楔形改变的灌注减低区与阻塞性肺栓塞有明显的相关性。

双能量成像不足之处：首先，仍然需要注射对比剂，对于肾功能不全、对比剂过敏的患者不宜作为首选。其次双能量增强肺灌注扫描是技术依赖性较强的检查方法，图像质量会受到对比剂浓度、对比剂用量、注射方式、注射速率、监测层面、监测阈值、延迟时间等不同扫描方式的影响。最后研究发现在一些肺灌注稀疏或缺损的区域没有检测到栓子，也不存在其他肺部疾病，初步认为这与微小栓子和隐匿性栓子有关，但仍需要进一步证实其与成像技术的关系。

毋庸置疑，无论是能谱 CT 的碘基物质图，还是双源 CT 的双能量肺灌注图像，两者均能够在一次成像过程中同时提供解剖及功能信息，对肺栓塞的诊断、鉴别诊断及其治疗和疗效都有很好的指导意义，且具有一定的可重复性，创伤小，简单方便快捷的特点,有望成为临床诊断肺栓塞的首选方法。

1. **常规肺动脉 CTA 扫描技术**

1）扫描参数:如表 22-8 所示。采用实时曝光剂量调节(Care Dose4D)降低辐射剂量。扫描范围自膈肌水平至胸廓入口。

2）对比剂参数:碘海醇(350mgI/ml)40～60ml,经肘静脉注射。注射速率均为 4ml/s,以同样速率注射生理盐水 100ml。

3）扫描方式:采用自动触发扫描方式。

表 22-8　扫描参数

项目	内容
管电压/kVp	120
管电流/mAs	90～200
旋转时间/(s/周)	0.5
探测器准直器/mm	64×0.6
扫描螺距	1.1～1.2
扫描方向	足头方向
扫描方式	阈值触发
监测层面	肺动脉主干
监测阈值/HU	50
延迟时间/s	3

2. **双能量肺动脉 CTA 扫描技术**

1）扫描参数:如表 22-9。采用实时曝光剂量调节(Care Dose4D)降低辐射剂量。扫描范围自膈肌水平至胸廓入口。

表 22-9　自动触发扫描参数

项目	内容
管电压/kVp	100、140
管电流/mAs	89、76
旋转时间/(s/周)	0.3
探测器准直器/mm	128×0.6
扫描螺距	1.1～1.2
扫描方向	足头方向
扫描方式	阈值触发
监测层面	肺动脉主干
监测阈值/HU	100
延迟时间/s	3

2）对比剂参数:370～400mgI/l,40～70ml,经肘静脉注射。注射速率均为 4ml/s,以同样速率注射生理盐水 30ml。

3）扫描方式:采用自动触发扫描方式。

五、检查技术

扫描体位与扫描技术

1. **扫描体位**　头先进,仰卧位,胸部正中矢状面垂直于扫描床面并与床面长轴中线重合,双手上举。体位受限者,可将双手垂放于身体两侧,特殊情况可俯卧。

2. **扫描技术**　定位像是常规采用胸部正位定位像;扫描基线是水平线齐于腋中线,扫描基线于胸廓入口;扫描范围主动脉弓上 1cm 至膈顶或依据病变范围确定;扫描管电压 100～120kV,管电流采用智能 mA 技术,机架旋转时间 0.3～0.5s,扫描层厚 0.6mm,螺距 1.2。扫描野 30～40cm,见表 22-10。

表 22-10　肺动脉栓塞 CTA 扫描参数

项目	内容
管电压/kVp	120
管电流/mAs	90～200
旋转时间/(s/周)	0.5
探测器准直器/mm	64×0.6
扫描螺距	1.1～1.2
扫描方向	头→足方向
扫描方式	人工智能触发
监测层面	肺动脉主干
监测阈值/HU	50
延迟时间/s	3

3. **注射方案**　经肘静脉注射对比剂。碘对比剂浓度为 300～400mgI/ml,对比剂注射流率为 4～5ml/s,随后以同样速率注射生理盐水 40ml。对比剂总量由流率和扫描时间确定,一般为 50～70ml。

扫描延迟通常采用肺动脉 CTA 扫描专用程序,选择团注测试或团注追踪法。①团注测试:即用低剂量扫描条件,选择气管分叉层面肺动脉内设置兴趣区,注射流率同肺动脉 CTA 扫描。选择肘静脉注入非离子型对比剂 20ml,注射后延时 5 秒开始扫描,此时靶血管内对比剂的浓度由低向高迅速增加,连续扫描至目标血管对比剂浓度开始下降时中止扫描。将所获得的序列图像用动态评估软件进行分析，得到靶血管的时间密度曲线及平均峰值时间。根据平均峰值时间，设定扫描开始的延迟时间。②团注追踪：在气管分叉层面肺动脉内设置兴趣区，设定触发阈值为90～110HU，流率4～5ml/s，由肘静脉注射后，延时5秒开始低剂量扫描，当感兴趣区内对比剂浓度到达设定阈值时，CT扫描控制自动启动扫描。

六、影像处理

（一）图像后处理

CT图像后处理技术对诊断病变也有显著的辅助作用。主要包括MPR、CPR、MIP、VRT、CTVE等。图像重建层厚0.6～1mm，重建间隔0.5～0.7mm，根据临床诊断需要做3D、MIP、VRT或MPR图像重组。旋转显示图像，以多角度观察血管与病变的情况，并选择显示病变最佳的图像摄影。图像重组技术的最大密度投影（MIP）可清楚显示胸部血管管壁的钙化斑块，以及血管、气道及食管内支架情况，结合MPR可显示支架内腔通畅情况（图22-27）。

预置窗宽600～800HU，窗位300～400HU。肺动脉VRT及MIP重组显示动脉的开口、起源、走行、解剖以及血管腔内密度改变。

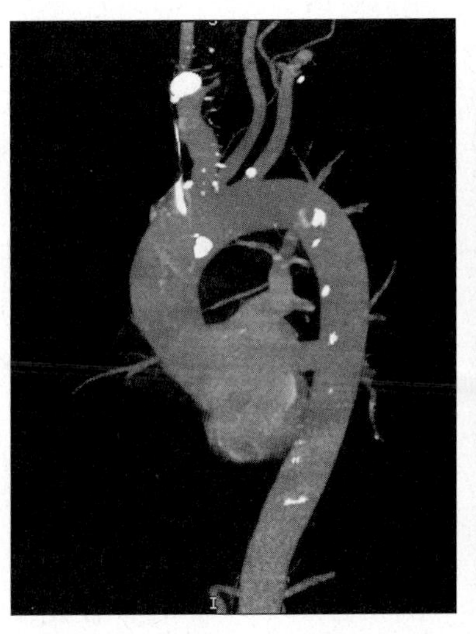
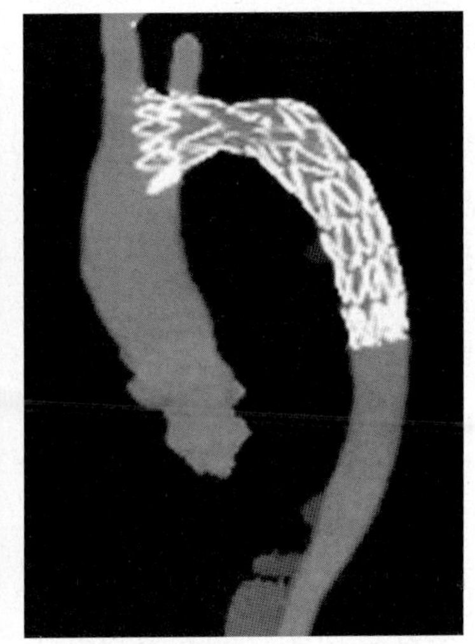

图22-27　胸部CT扫描的最大密度投影（MIP）技术

（二）打印排版建议

选用（14×17）英寸胶片。图像排版打印时应按人体的解剖顺序从上向下，多幅组合。对于栓塞部位采用局部放大，并添加病灶部位VRT与MIP重组图像。另外，在图像排版打印时还应保存一幅无定位线的定位图像。

七、检查技术要点与相关疾病的CT诊断要点

（一）检查技术要点

1. 对于肺栓塞CTA扫描，对比剂浓度宜选择高浓度对比剂，感兴趣区需放置于肺动脉根部。

2. 肺动脉达峰时间短，对比剂达到阈值后应适量缩短扫描延迟时间。

3. 对比剂过多易导致上腔静脉硬化伪影干扰，对比剂注射方案宜选用双流技术。

（二）相关疾病的CT诊断要点

1. 急性肺栓塞在CTPA的直接征象

（1）动脉管腔中央低密度充盈缺损，周围见对比剂环绕，与管腔走行垂直的层面形成“靶环征”，与管腔走行平行的层面形成“轨道征”。

（2）偏心性充盈缺损与血管壁形成锐角，部分阻塞管腔。

（3）低密度充盈缺损完全阻塞血管，动脉远端截断，近端管腔扩张。

2. 肺栓塞的间接征象　包括肺野内楔形密度增高影、肺野内弥漫性渗出、胸膜渗出、肺不张、肺动脉高压、患侧肺纹理纤细稀疏等。

八、图像质量控制

（一）图像基本要求

1. 图像可显示肺动脉主干直至肺动脉的4、5

级分支，其内有足够浓度的对比剂，可清楚显示这些血管的形态和密度及其异常改变；MIP、VR 或 MPR、CPR 等后处理图像能够逼真显示肺动脉主干、主支或全貌。

2. 肺动脉栓塞常分为内源性或外源性栓塞，其栓子常为血栓、空气、羊水和脂肪等。栓子性质的鉴别需辅以 CT 值的测定。一般情况下，血栓 CT 值为 60~80U；空气 CT 值为-1 000~-300HU；羊水 CT 值 10~20HU；脂肪 CT 值为-100~0HU。

（二）图像质控要求

1. **图像能满足影像诊断的需要**　①图像上可显示肺动脉主干直至肺动脉的 4、5 级分支，其内有足够浓度的对比剂，可清晰显示这些血管的形态和密度及其异常改变；②MIP、VR 或 MPR、CPR 等后处理图像能够逼真显示肺动脉主干、主支或全貌。

2. **图像上的信息准确**　①图像上文字信息：应包括医院名称、受检者姓名、性别、年龄、检查号、层厚、间隔、扫描时间、扫描野、扫描方位、kV、mAs 值和左右标识；字母、数字显示清晰；文字不能超出图像以外，也不能遮挡图像中影像。②图像上影像信息：图像必须足够大，可以用来评价肺动脉及主支的正常解剖结构及病变；图像对比度良好，最优化地显示组织间的不同层次；图像中无影响诊断的伪影。

3. **图像质量的等级评价标准**　主要是观察肺动脉主干至肺动脉分支。

（1）0 级：肺动脉主干及分支显示不清，不能进行诊断。

（2）1 级：肺动脉主干及分支显示较清晰，有伪影，但可区分解剖结构，不影响诊断。

（3）2 级：肺动脉主干及分支显示良好，无伪影，可进行诊断。

（4）3 级：肺动脉主干及分支显示清晰，血管边缘锐利，可明确诊断。

图像质量必须达到 1 级或 2、3 级方可允许打印图片及签发报告。

（黄小华　余建明）

第六节　肺静脉和左心房 CT 检查技术

一、适应证和相关准备

1. **适应证**　怀疑肺静脉或左心房疾病的受检者，适用于肺静脉 CT 血管成像。

2. **相关准备**　检查前去除检查部位的金属物品，如金属纽扣、钥匙、硬币等。不合作受检者需在检查前采用药物镇静，成人一般静脉或肌内注射 10mg 地西泮。预先建立增强静脉通道。

3. **辐射防护**　做好受检者非检查部位和陪护人员的辐射防护。

二、检查技术

（一）扫描体位与成像技术

1. **扫描体位**　受检者仰卧，头先进，两臂上举抱头，身体置于床面正中，侧面定位像对准人体正中冠状面。

2. **成像技术**

（1）定位像与扫描基线：定位像常规采用胸部正位；扫描基线是水平线齐于腋中线，扫描基线于胸廓入口。

（2）扫描范围：在常规扫描胸部前后定位像上定位，从气管隆嵴上 2cm，向下到心底，包括整个心脏。

（3）成像参数

1）平扫：层厚 5.0mm，层间距 5.0mm，120kV，选择 ECG 前瞻门控扫描。

2）肺静脉 CT 血管造影：层厚 0.7~1.25mm，层间距 0.5~1.25mm。使用 ECG 门控的方式进行扫描。调整螺距和旋转时间，缩短扫描时间。管电流采用智能 mA 技术，扫描野 30~40cm。

（二）对比剂使用方案

1. **方法**　通常采用肺静脉 CTV 扫描专用程序，测定靶血管内对比剂峰值后，在对比剂浓度到达峰值后开始扫描。通常选择测定靶血管内对比剂峰值变化来选择适当的扫描启动时间，方式有两种：

（1）小剂量测试（test bolus）法：经肘静脉团射 10~20ml 对比剂，延时 8~12s 开始在肺静脉层面连续扫描，测量感兴趣区并绘制时间密度曲线。根据平均峰值时间适当增加 3~4s，设定为扫描开始的延迟时间；

（2）智能血管追踪扫描技术（bolus tracking scan technology）：设定肺静脉层面（气管隆嵴下 4cm）作为连续曝光层面，选择左心房为感兴趣区，注射对比剂 8~10s 后，连续曝光采用实时观察感兴趣区对比剂 CT 值上升情况，当 CT 值达 150HU 预定值后，自动或手动触发扫描。

2. **对比剂浓度与注射速率**　经肘静脉注射对比剂。碘对比剂浓度为350~400mgI/ml,注射速率4~5ml/s,对比剂50~60ml,生理盐水25~40ml。对比剂总量由流率和扫描时间确定,一般为50~70ml。使用双筒高压注射器,配合生理盐水的使用。

三、影像处理

1. 扫描后根据心电门控重建图像。当心率<70次/min时,选择舒张末期重建可得到相对静止的图像;当心率>70次/min时,多选取收缩期重建图像。重建层厚0.6~1mm,重建间隔为0.5~0.7mm。

2. 根据临床和诊断要求选择性做3D、MIP、VRT或MPR图像重组,适当旋转显示图像,以多角度观察血管与病变的情况。肺动脉VRT及MIP重组显示静脉的开口、起源、走行、解剖以及血管腔内密度改变。对于栓塞部位采用局部放大,并添加病灶部位VRT与MIP重组图像。

3. 预置窗宽600~800HU,窗位300~400HU。

4. **打印排版建议**　选用(14×17)英寸胶片。图像排版打印时应按人体的解剖顺序从上向下,多幅组合。在图像排版打印时还应保存一幅无定位线的定位图像,并选择显示病变最佳的图像摄影。

四、检查技术要点与影像诊断要点

(一)检查技术要点

1. 图像包括左右肺上、下静脉;能清晰显示双肺静脉主干及左心房的解剖位置及结构。

2. 使用64排CT检查,对心率大于75次/min者,检查前30分钟舌下含服酒石酸美托洛尔12.5~25mg。并给与吸氧,使心率控制在70次/min以下,并采用前瞻性心电门控扫描。使用256排以上CT检查可以不控制心率。对于有房颤、心律不齐患者,采用回顾性心电门控扫描。

3. 嘱受检者深吸气后屏气扫描,危重受检者应由临床医生陪同,急诊受检者优先检查,小儿及不能配合受检者应辅以镇静剂。

4. 受检者在CT检查前应去除扫描部位的金属异物。

5. 注意性腺及非扫描部位的防护。

(二)相关疾病的CT诊断要点

1. **肺静脉异位引流**　通过多平面重组,显示异位血管及引流途径,冠状面显示肺静脉汇合的主干及其异常走行和与体静脉的交通部位,并可观察合并的房间隔缺损。

2. **房间隔缺损**　显示心脏径线增大,并可显示缺损的位置及大小。

五、图像质量控制

1. **图像能满足影像诊断的需要**　①图像上可显示肺静脉主干直至肺静脉的4、5级分支,其内有足够浓度的对比剂,可清晰显示血管的形态和密度及其异常改变;②MIP、VR或MPR、CPR等后处理图像能够逼真显示肺静脉主干、分支及左房。

2. **图像上的信息准确**　①图像上文字信息:应包括医院名称、受检者姓名、性别、年龄、检查号、层厚、间隔、扫描时间、扫描野、扫描方位、kV、mAs值和左右标识;字母、数字显示清晰;文字不能超出图像以外,也不能遮挡图像中影像。②图像上影像信息:图像必须足够大,可以用来评价肺静脉及主支、左房的正常解剖结构及病变;图像对比度良好,最优化地显示组织间的不同层次;图像中无影响诊断的伪影。

3. **图像质量的等级评价标准**　主要是观察肺静脉主干及左房。

(1)0级:肺静脉主干及分支、左心房显示不清,不能进行诊断。

(2)1级:肺静脉主干及分支、左心房显示较清晰,有伪影,但可区分解剖结构,不影响诊断。

(3)2级:肺静脉主干及分支、左心房显示良好,无伪影,可进行诊断。

(4)3级:肺静脉主干及分支、左心房显示清晰,血管边缘锐利,可明确诊断。

图像质量必须达到1级或2、3级方可允许打印图片及签发报告。

(余建明　黄小华)

第七节　肺部肿瘤CT低剂量灌注成像技术

CT灌注成像(CT perfusion imaging)是在常规CT增强扫描的基础上,结合快速扫描技术和先进的计算机图像处理技术而建立起来的一种成像方法,能够反映组织的血管化程度及血流灌注情况,提供常规CT所不能获得的血流动力学方面的信息,属于功能成像的范畴。

一、CT灌注的原理

灌注(perfusion)是指氧和营养物质在血液流

动过程中从毛细血管网进入组织的过程，它反映了组织和器官的血流动力学和功能状况。通过现代医学影像技术对活体组织、器官进行灌注的方法称为灌注成像。灌注成像中也包括核医学所使用的正电子发射计算机断层成像（PECT）和单光子发射计算机断层成像（SPECT）。与传统方法相比，螺旋CT 灌注成像以其扫描时间短、空间分辨高为优势，较优为准确地评价了组织器官血流动力学变化，因此具有广阔的临床应用前景。

Miles 在对肝、肾、脑、肺等器官进行灌注研究后并进行总结。他认为，由于增强 CT 所采用的非离子型碘对比剂与放射性示踪剂的药代动力学模式相似，可以应用核医学中放射性示踪剂的稀释原理及中心容积定律，并计算得出组织、器官灌注过程存在以下关系式：血流量（BF）= 血容量（BV）/平均通过时间（MTT），其中 BF（ml/min · 100g）指单位时间内流经一定量组织血管结构中的血流量，它受血容量和引流静脉、淋巴回流及组织耗氧量等因素的影响；BV（ml/100g）指存在于一定量组织血管结构内的血容量，代表有功能毛细血管的多少；MTT 指血液流经组织血管结构（包括动脉、毛细血管、静脉窦及静脉）的平均通过时间，其主要反映的是对比剂通过毛细血管的时间。

CT 灌注成像是在静脉注射对比剂的同时，对选定层面进行连续多次扫描，以获得该层面每一像素的时间密度曲线，应用去卷积算法计算出灌注组织的血流量、血容量、平均通过时间及表面通透性及对比剂的达峰时间等灌注参数，并对这些参数进行图像重建和伪彩色处理还可以得到相应的彩图。时间密度曲线是以时间为横坐标，以注药后病灶增加的 CT 值为纵坐标，直接反映了对比剂在组织、器官内的浓度变化，间接显示了其灌注量变化。因此，CT 灌注成像可以量化地评价组织、器官的灌注状态。

目前，CT 灌注成像中使用的数学模型主要分非去卷积模型和去卷积模型两大类。非去卷积模型依据菲克原理认为组织、器官内对比剂蓄积的速度等于动脉流入速度减去静脉流出的速度，因此在某一时间段（t）内组织器官内对比剂的含量就等于该段时间内动脉流入量减去静脉流出量；此模型在忽略对比剂静脉流出的情况下计算出 BF、BV 及 MTT 等参数。非去卷积模型相对简单，便于理解，但易低估 BF，要求注射对比剂量大，速度快，注射速率达 10～20ml/s，增加了操作难度和危险性，要求患者有良好的心脏功能，因而在临床上很少应用。去卷积法概念复杂，主要反映的是注射对比剂后组织器官中存留对比剂随时间的变化量，并不用对组织器官的血流动力学状况预先做人为的假设，它是综合考虑了流入动脉和流出静脉的数学计算，与实际的血流动力学较为相似，此法计算误差较小，注射速率要求也不高（4～5ml/s），绝大多数患者可以接受，目前已被广泛应用。

二、CT 灌注成像与肿瘤血管生成关系

肺内肿块增强程度取决于病灶的血供及碘对比剂进入肿块血管外间质的量。肺癌多数是由支气管动脉供血，当肿瘤为 1～2mm 时依赖新生血管继续扩大，这些新生血管的特征如前所述：扩张、迂曲，存在动静脉短路，同时血管外间隙扩大、微血管床增加，血管内皮细胞基底膜不完整，引起肿瘤组织中血管容积和毛细血管的通透性的增加，这样就造成增强后对比剂通过快，弥散也较快。肺内良性肿块是血管较少（如结核球多伴有干酪样坏死和周边纤维组织，只有少许血管，而错构瘤的成分又是软骨、脂肪和纤维组织，因此是乏血供的），因此，对比剂进入的少，并且扩散的过程缓慢，所以良性肿块的血流量少。

肺内的炎性病变有时会以块状形态出现，如炎性假瘤、球形肺炎等，活动性炎性肿块由于炎性的细胞的水肿，从而压迫肺动脉循环内的细小动脉，使血管内血流缓慢，这样慢慢会导致血管内弥漫性血栓的形成，肺动脉供血会减少，因此供血就由支气管动脉来代替完成，小动脉的扩张和毛细血管发育成熟，基底膜完整，同时对比剂通过的多正常的相对较直的血管，并且通过活动的淋巴结流动使微循环逐渐加速，因此单位组织内血流就会增加，而当急性炎症转变为慢性炎症时，新生血管可能随着病程的延长而闭塞，纤维组织增生，血管密度降低，因此强化程度降低。上述肺内各种性质的肿块，就构成了 CT 灌注的基础。

三、肺部肿瘤 CT 低剂量灌注扫描技术

1. **患者准备**　一般在检查前以 18# 或更粗的输液针穿刺肘前静脉并固定，以备注射对比剂用，同时给患者作好思想工作，争取患者配合，嘱患者

尽量平静呼吸。

2. **扫描体位** 仰卧位,胸部正中矢状层面垂直于扫描床平面并与床面长轴的中线重合,双臂上举抱头。检查前应对被检者进行呼吸、屏气训练,一般为深吸气后屏气,不能屏气者应嘱其平静呼吸并尽量缩短扫描时间以减少呼吸运动伪影。

3. **扫描技术** 定位像常规扫描胸部正位;扫描基线是水平线齐于腋中线,扫描基线于胸廓入口;确定灌注扫描范围,于胸部正位定位像确定,范围包括肺尖至肺底,一般为胸骨切迹平面至后肋膈角下界;采用自动毫安调节技术,管电压 80kV,管电流 180~220mA;首先进行全肺的常规平扫,选定肿块病灶的最大截面作为扫描中心层面,以最大截面为中心上下各 4 层为扫描范围,层厚为 5mm×8,即扫描范围 4cm。层面内尽量包含病变的各种成分和至少一条较大血管,如主动脉,以利于参数计算;应用随机电影扫描软件对选定病灶进行连续动态扫描,扫描延迟时间 5s,采用轴扫方式,全程扫描时间为 50s,其中总曝光时间 25s,得到 200 幅图像。在随后的 200s 时间内每间隔 20s 扫描 1 次,扫描范围仍是 4cm,扫描条件不变,得到 80 幅图像,以标准算法重建图像。

4. **对比剂使用方案** 对比剂选用(350mgI/ml),剂量 50ml,流率 5~6ml/s,由肘正中静脉团注。注射对比剂与扫描同时开始,常规扫描 25~30 期。

5. **图像后处理与打印排版建议**

(1) 窗口技术:常规横断面重组预置窗宽、窗位:纵隔窗宽 300~500HU,窗位 30~50HU。

(2) 图像重组技术:通过后处理软件处理图像,得到灌注伪彩图及病灶定量参数,如血流量、血容量、平均通过时间等。

(3) 打印排版建议:选用(14×17)英寸胶片。图像排版打印时应按人体的解剖顺序从上向下,多幅组合,常规选纵隔窗图像。对于一些小的病灶可采用局部放大,或进行冠状面、矢状面重建,以便定位描述。另外,在图像排版打印时还应保存一幅无定位线的定位图像。

6. **检查技术要点与图像质量控制**

(1) 技术要点

1) 受检者在 CT 检查前应去除扫描部位的金属异物。

2) 嘱受检者检查时放松心情、平稳呼吸,危重受检者应由临床医生陪同,急诊受检者优先检查,小儿及不能配合受检者应辅以镇静剂。

3) 注意性腺及非扫描部位的防护。

(2) 图像质量控制:图像包括全部肺部组织;能清晰显示肿瘤与肺组织及血管之间关系;能清楚反映组织和器官的血流动力学和功能状况。

7. 特殊病变的检查技术:肺癌与肺肉瘤、肺类癌、肺母细胞瘤的组织类型和供血方式不同,其灌注数学模型各不相同,不同的数学模型其团注速率各不相同,应适当调整注射速率。

8. **相关疾病的 CT 诊断要点**

(1) 肺部良性肿瘤:灌注参数、血容量、血流量、平均通过时间、表面渗透性无明显变化。

(2) 肺部恶性肿瘤:灌注参数、血容量、表面渗透性明显增加。

(余建明 黄小华)

第八节 胸腺 CT 扫描技术

胸腺是一种复杂的淋巴上皮器官,具有调节细胞免疫的功能,在人类正常免疫中是不可缺少的。它在组织学上起源于 3 种胚胎性生殖细胞层,有潜在的转变为多种肿瘤的可能。因此,胸腺肿瘤是前纵隔的常见肿瘤;而非肿瘤性病变如囊肿和胸腺增生,也可造成胸腺增大而被误认为胸腺肿瘤。原发的胸腺肿瘤包括胸腺瘤、胸腺癌、胸腺类癌和胸腺脂肪瘤等。生殖细胞瘤可原发于胸腺,而淋巴瘤可原发、也可继发于胸腺。

一、扫描体位与检查技术

1. **扫描体位** 被检者头先进,仰卧位,胸部正中矢状面垂直于扫描床平面并与床面长轴中线重合,双上肢自然上举抱头,若受检者双上肢上举困难则可自然置于身体两侧,特殊情况可俯卧。

2. **检查技术**

(1) 定位像:常规扫描胸部正位定位像。

(2) 扫描基线:水平定位线平对腋中线,定位线定于颈静脉切迹。

(3) 扫描范围:自肺尖至较低侧肋膈角下 2cm。

(4) 成像参数:常规 CT 扫描采用螺旋扫描方式,扫描参数依据被检者具体情况而设置,BMI 小于 25,管电压可选择 100kV;BMI 大于 25,管电压可选择 120kV。扫描参数见表 22-11。

表 22-11 胸腺扫描参数

项目	内容
管电压/kV	100~120
管电流/mA	自动管电流
扫描层厚/mm	0.5~1
扫描层间距/mm	1
重建层厚/mm	5
重建间隔/mm	5
扫描 FOV/mm	350~400
矩阵	512×512

二、图像后处理

1. **窗口技术** 普通扫描预置窗宽、窗位：软组织窗宽 300~350HU，窗位 30~45HU。

2. **图像重组技术** 用薄层横断面数据（横断面≤1mm，采用 2/3 重叠重建）进行多平面重组，可获得胸腺的冠状面、矢状面图像。进行多方位观察，显示胸腺病变与周围解剖结构的关系等。

3. **打印排版建议**

（1）选用尺寸为（14×17）英寸的胶片。

（2）定位片拍摄，必要时需加摄有定位线、无定位线各一幅。

（3）图像需按解剖顺序逐一拍摄，无病变可多幅组合。

（4）CT 值需选择病变最大、最具代表性质层面测定。

（5）必要时病变部位需局部放大或重建。

三、检查技术要点与图像质量控制

1. **检查技术要点**

（1）受检者在 CT 检查前应去除扫描部位的金属异物。

（2）嘱受检者深吸气后屏气扫描。危重受检者应由临床医生陪同，急诊受检者优先检查，小儿及不能配合受检者应辅以镇静剂。

（3）注意性腺及非扫描部位的防护。

（4）胸腺 CT 检查一般不建议做增强扫描。

2. **图像质量控制** 图像清晰显示胸腺的形态、大部分或全部边缘，并与周围脂肪组织有明显对比；采用窗口技术提高图像对比度；儿童胸腺生殖细胞肿瘤检查需采用薄层、低剂量容积数据采集，常规行冠状位重组；重症肌无力者检查多采用 CT 平扫技术。

四、相关疾病的 CT 诊断要点

1. **胸腺瘤** 分非侵袭性和侵袭性胸腺瘤。非侵袭性胸腺瘤 CT 图像表现为实性的圆形、椭圆形或分叶状肿块，边缘清楚，密度均匀，也可发生囊变或钙化，大部分肿瘤生长不对称，居于前纵隔一侧。侵袭性胸腺瘤肿块边缘呈分叶形或不规则形，肿块内密度不均匀，局部可伴有局灶性钙化。

2. **胸腺癌** CT 图像表现为前纵隔巨大肿块，边缘不清，可有弧形或针尖样钙化，中央可发生坏死或出血区，80%胸腺癌侵及临近胸膜和心包，可伴有纵隔淋巴结肿大。

3. **胸腺淋巴瘤** 包括霍奇金病（HD）和非霍奇金淋巴瘤（NHL）。CT 图像表现为胸腺呈弥漫性增大，前中纵隔多发肿大淋巴结或融合成团块状肿大淋巴结，边界清楚。

4. **胸腺囊肿** 位于前纵隔内，一侧边缘清楚的单房或多房囊性肿块，囊壁薄，囊内可有分隔，囊壁可有钙化，囊内 CT 值为水样密度。

（黄小华 余建明）

第九节 先天性心脏病 CT 检查技术

一、先天性心脏病相关疾病与 CT 诊断价值

先天性心脏病（congenital heart disease，CHD），简称先心病，是胎儿时期心脏血管发育异常或出生后某些通道未能自动关闭而导致的畸形，是严重危害人类尤其是儿童生命健康的疾病之一，国外有文献报道其发病率为 4‰~6‰，我国先心病的总发病率为 6‰~8‰，且随着人们生活环境的改变，诊断水平的提高，其发病率有明显增加的趋势。对于复杂型先天性心血管病，术前明确诊断极为重要，国内早些年，由于术前诊断不佳，手术准备不充分，先心病尤其是婴幼儿复杂型先心病的诊治工作受到极大制约，有相关文献报道约 50%的危重病例得不到及时准确诊断而延误治疗，甚至死亡。因此，术前明确诊断，是先心病治疗的重要前提，也是手术成功的关键。

对于先心病的检查、诊断，超声心动图为重要的一线技术，其方便、快捷，无辐射，不仅能显示心脏内部的精细结构，且能够对血流动力学改变进行评估，但对不能配合的婴幼儿患者及透声欠佳的心

外结构，如肺动脉、肺静脉和主动脉等不能给出明确诊断，此为其主要不足。导管法心血管造影能够进入心血管内部，清晰显示心血管解剖及血流动力学信息，但其属于有创检查，射线量大，尤其对于儿童及青少年更应重视，且目前多用于治疗。心血管磁共振成像具有无创、无电离辐射、低对比剂用量等优点日益受到临床的青睐，但先心病患儿一般心率较快、血管较细，以及存在心律不齐等情况，而MRI对时间分辨力、检查前准备及操作者的要求均较高，种种条件制约，影响磁共振心血管成像的广泛开展。随着多层螺旋CT硬件及后处理软件的不断创新，其对于心血管疾患的诊断应用价值日益受到重视，CT诊断先心病的优势主要体现在能从任意角度显示复杂先天性心脏病的心内、心外及大血管的解剖结构和空间位置关系，尤其是对心外大血管畸形的诊断，能够弥补超声的不足，见表22-12。

虽然双源CT提供了大螺距扫描模式，扫描速度快，辐射剂量低，空间分辨力高，能够清晰显示心内外结构畸形，被广泛应用于婴幼儿先天性心脏病血管成像。然而，先天性心脏病患者年龄、体重及病情有很大差异，对比剂到达心脏的高峰时间各不相同，图像质量受呼吸、心率、对比剂等的影响较大，特别是低体重患儿受多种因素的影响，检查过程更不易把握，需要检查者恰当调节各种相互制约的因素，才能得到满意的图像质量。具体要求体现为：①减少上腔静脉硬化束伪影，如果上腔静脉内对比剂浓度过大，产生的硬化束伪影较大，那么将不利于周围结构及病变的显示，易造成疾病的漏诊（图22-28），如房间隔缺损、上腔静脉异位引流等；②左右心腔内对比剂均匀混合，先心病不同于冠脉疾病，大多数先心病（如室间隔缺损、动脉导管未闭、法洛四联症、肺静脉畸形引流等）均要求各个心腔及大血管能够均匀显影，以利于疾病的显示及诊断者的观察。

表22-12　先天性心脏病几种影像学检查的比较

	优点	不足
超声心动图	心内结构，血流动力学改变，瓣膜运动及瓣膜有无狭窄和关闭不全等检查具有优势	受声窗及患儿不能配合的影响，心外大血管畸形不能明确诊断
心导管造影	能清晰显示心血管内部结构及血流动力学信息、血流压力等	有创性、电离辐射高、费用高
磁共振心血管成像	评估心肌、瓣膜功能、分析血流动力学特征，评估心内外结构	时间分辨力低，检查时间过长，术前准备及技术员要求高
多层CT	大螺距扫描，受呼吸影响小，低辐射剂量，评估心内外结构，尤其是心外结构畸形改变较优势	低剂量模式扫描不能动态观察心脏及瓣膜运动，不能定量分析血流动力学改变

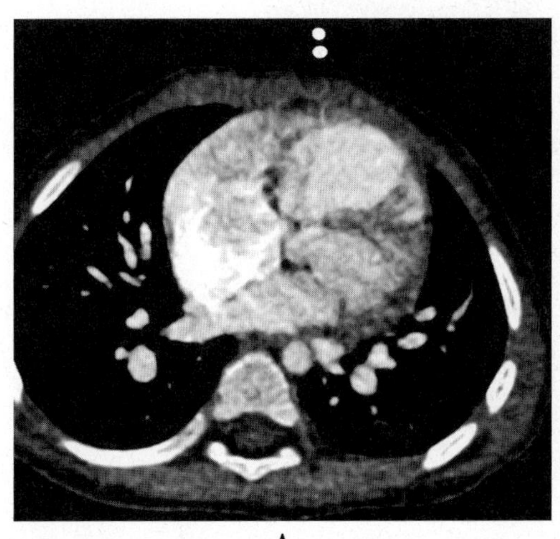
A

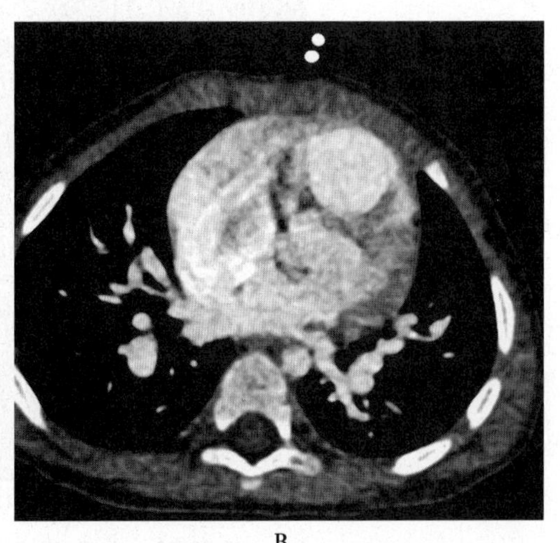
B

图22-28　上腔静脉入右心房处硬化束伪影较大（图A），右心房内对比剂混合不均匀（图B），均影响房间隔结构及房间隔缺损的显示

（一）房间隔缺损

房间隔缺损（atrial septal defect，ASD）是胚胎第四周原始心房分隔过程发生异常，在左右心房间仍残留未闭的房间隔孔，进而产生左向右、右向左或双向分流。根据其病理解剖位置，可将继发性房间隔缺损分为几种类型：①中央型，即缺损位于房间隔的中心卵圆窝部位，如图19-29，约占76%；②下腔静脉型，缺损位于房间隔后下方，与下腔静脉入口相连，如图19-30，约占12%；③上腔静脉型，缺损位于上腔静脉入口下方，如图19-31，多合并肺静脉异位引流，约占3.5%；④冠状静脉窦型，左右心房通过冠状静脉窦相交通，是一种罕见的心房间交通；⑤混合型，有两种以上上述缺损同时存在，约占8.5%。单纯房间隔缺损是超声心动图诊断的绝对适应证，结合临床资料诊断准确率极高，一般不需行CT检查。但房间隔缺损较小的患者，往往没有明显的临床症状，经常是在进行冠脉CTA检查时发现，如图22-29，或者是复杂型先心病合并房间隔缺损，在多排螺旋CT检查中一并被发现，如图22-30、文末彩图22-31和图22-32。

房间隔缺损的CT诊断特点及优势：

1. **房间隔缺损**　CT诊断直接征象：横断面是诊断房间隔缺损的基础，在横断面上显示房间隔连续性中断的部位、并判断缺口大小和分型，横断面上测得缺口前后径，冠状面重建显示缺口上下径。值得注意的是，若收缩期和舒张期都能见到房间隔缺损，诊断可信度大，若仅一个期相可见，则房间隔多半是完整的。

2. **房间隔缺损**　CT诊断间接征象：右心房、室增大，主肺动脉横径超过同层面升主动脉横径，正常情况下，升主动脉横径大于同层面肺动脉横径，若后者大于前者，且右心增大，则提示存在肺动脉高压的。

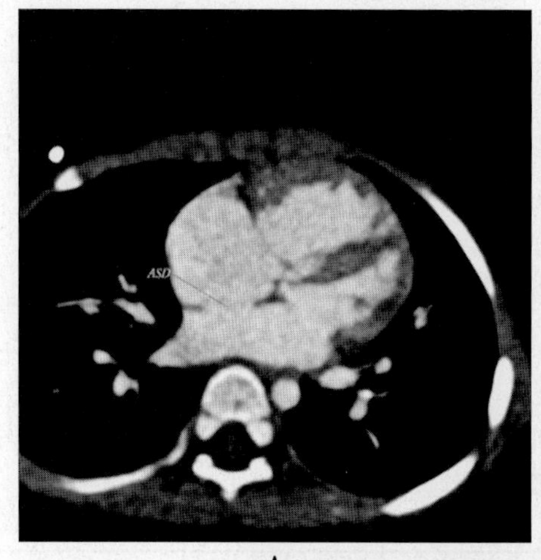

A

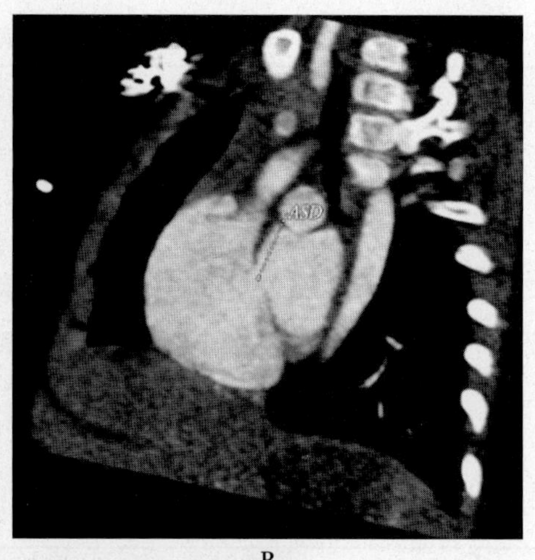

B

21-Jun-2012 10:02

Ward:
Physician:
Operator:

Total mAs 218　Total DLP 8 mGycm

	Scan	KV	mAs / ref.	CTDIvol* mGy	DLP mGycm	TI s	cSL mm
Patient Position F-SP							
Topogram	1	80	20 mA	0.02 L	0	2.7	0.6
Contrast							
PreMonitoring	2	80	6	0.08 L	0	0.28	10.0
Contrast							
Monitoring	3	80	6	0.25 L	0	0.28	10.0
Fl_CorCTA	6D	80	88	0.40 L	8	0.28	0.6

Medium Type	Iodine Conc. mg/ml	Volume ml	Flow ml/s	CM Ratio
Contrast	0	0	0.0	100%
Saline		0	0.0	
Contrast	0	0	0.0	100%
Saline		0	0.0	

*: L = 32cm, S = 16cm

C

图22-29　患儿，男，2岁，中央型房间隔缺损

原始轴位（图A）及心脏长轴位（图B）均可见清晰显示缺口的位置及大小。扫描模式为Flash低剂量模式，剂量表（图C）显示总DLP为8mGy·cm

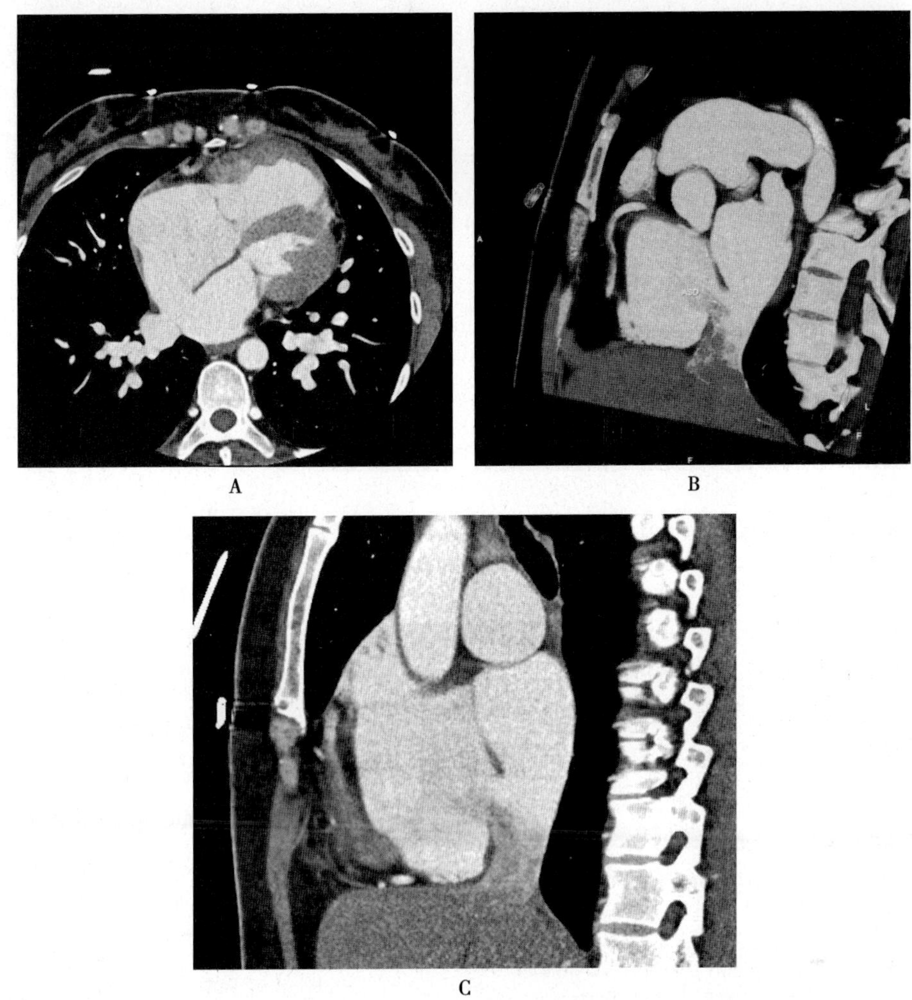

图 22-30　患者，男，17 岁，诊断：房间隔缺损（下腔静脉型）
A. 原始轴位；B. VR 像；C. 矢状位；缺损位于房间隔后下方与下腔静脉入口相延续。

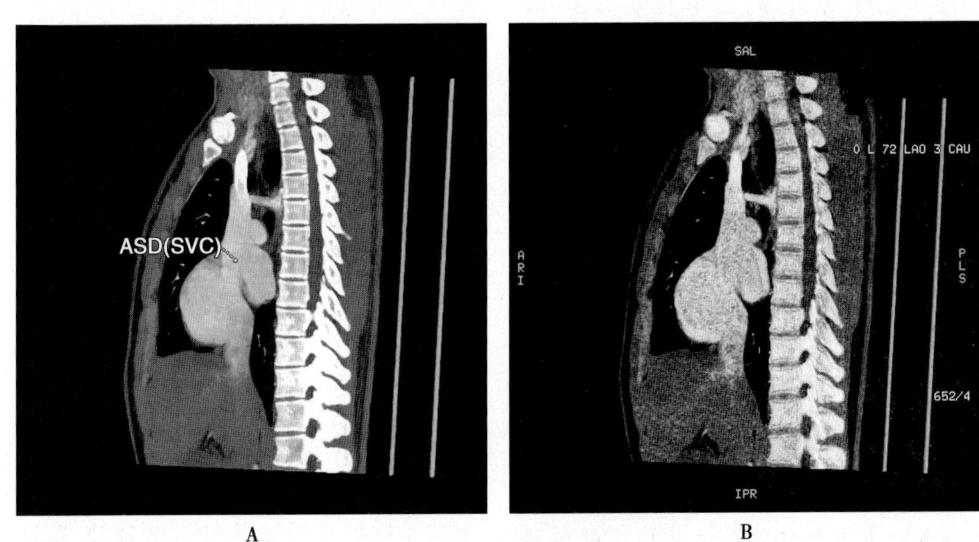

图 22-31　上腔静脉型房间隔缺损
A. 矢状位 MIP 像；B. 矢状位 VR 像；示房间隔缺损位于上腔静脉汇入右心房处。

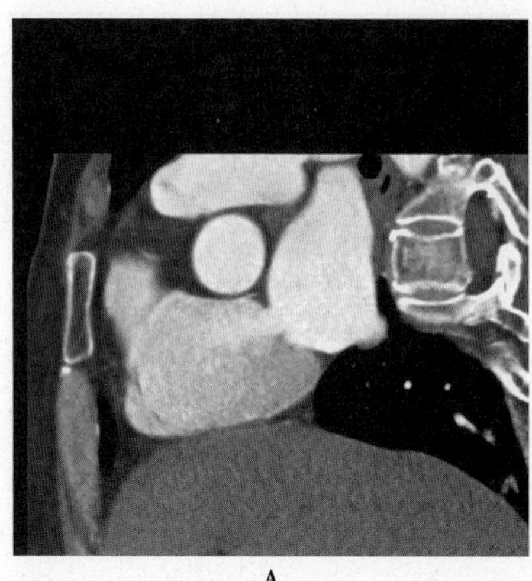
A

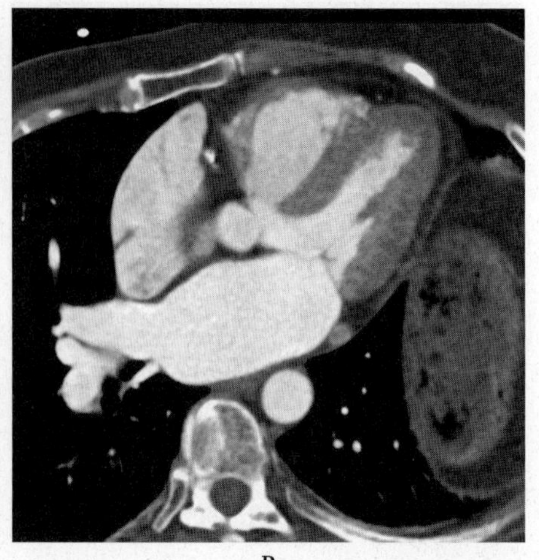
B

图 22-32　行冠脉 CTA 检查时发现的房间隔缺损(图 A)与室间隔缺损(图 B),对比剂由左心房向右心房呈柱状喷射

3. **判断有无合并其他畸形**　CT 不仅能够显示房室腔的结构及其连接关系,还能显示周围大血管的发育情况及有无其他心血管畸形存在。例如,在缺口较大的房间隔缺损者尤需注意有无合并肺静脉异位引流。

(二) 室间隔缺损

室间隔缺损(ventricular septal defect, VSD)是最常见的先天性心脏病之一,发病率约占先天性心血管病的 25%。根据病理解剖,室间隔缺损可分为三种类型:①漏斗部室间隔缺损;②膜周部室间隔缺损;③肌部室间隔缺损。最常见的是膜周部室间隔缺损,如文末彩图 22-33,约占 70%。肌部室间隔缺损多位于心尖部,可单发亦可多发。单纯室间隔缺损一般无须行 MSCT 检查,往往室间隔缺损合并其他大血管畸形时需行 CT 检查,如图 22-33。

CT 对室间隔缺损的诊断特点及优势如下:

1. **室间隔缺损的定性、定位和分型诊断**　CT 原始轴位是显示室间隔缺损的大小、部位的基本体位。通过 MSCT 强大的后处理能力,充分显示心脏短轴、长轴位,更好的显示缺口的形态、大小及扩展的方向,其存在部位与主动脉瓣、肺动脉瓣的位置关系,为手术的制定提供重要信息。

2. **室间隔缺损的间接征象**　肺动脉增宽和左心室增大是室间隔缺损的间接征象。

3. **判断有无合并其他畸形**　矢状位重建可清晰显示主动脉弓、主动脉降部的血管异常,如主动脉弓缩窄、离断动脉导管未闭等;三维重建可清晰显示冠状动脉起源及走行。

(三) 动脉导管未闭

动脉导管是胎儿时期肺动脉与主动脉之间的生理性血流通道,由于某种原因,未能闭合,持续开放即形成动脉导管未闭(patent ductus arteriosus, PDA)。未闭的动脉导管形态及位置差异性较大,受声窗的限制,部分患者超声显影欠佳,CT 因其较高的空间分辨力,对不同类型的动脉导管均能明确显影,如图 22-34。

CT 诊断动脉导管未闭的特点及优势如下:

1. **CT 诊断动脉导管未闭的直接征象**　原始轴位图像大多于主动脉弓下层面显示一血管影连通降主动脉峡部和肺动脉主干远端分叉部。矢状位观察动脉导管,可准确判断未闭导管的类型,测量其内径和长度。另外,通过三维重建,可直观地显示其形态及邻近大血管的情况。

2. **测量主肺动脉及左右肺动脉干内径**　判断有无肺动脉高压表现。

3. **判断有无合并其他畸形**　最常合并畸形是室间隔缺损、主动脉离断。所以,除了动脉导管未闭的诊断,一定要仔细观察有无其他病变。

(四) 法洛四联症

法洛四联症(tetralogy of Fallot, TOF)是最常见的发绀型先天性心脏病,发病率占先心病的 10%。其基本病理改变包括:室间隔缺损、肺动脉狭窄、主动脉骑跨、右心室肥厚,如图 22-35 至图 22-36 四种畸形,前三个是主要畸形,而右心室肥厚是继发性改变。

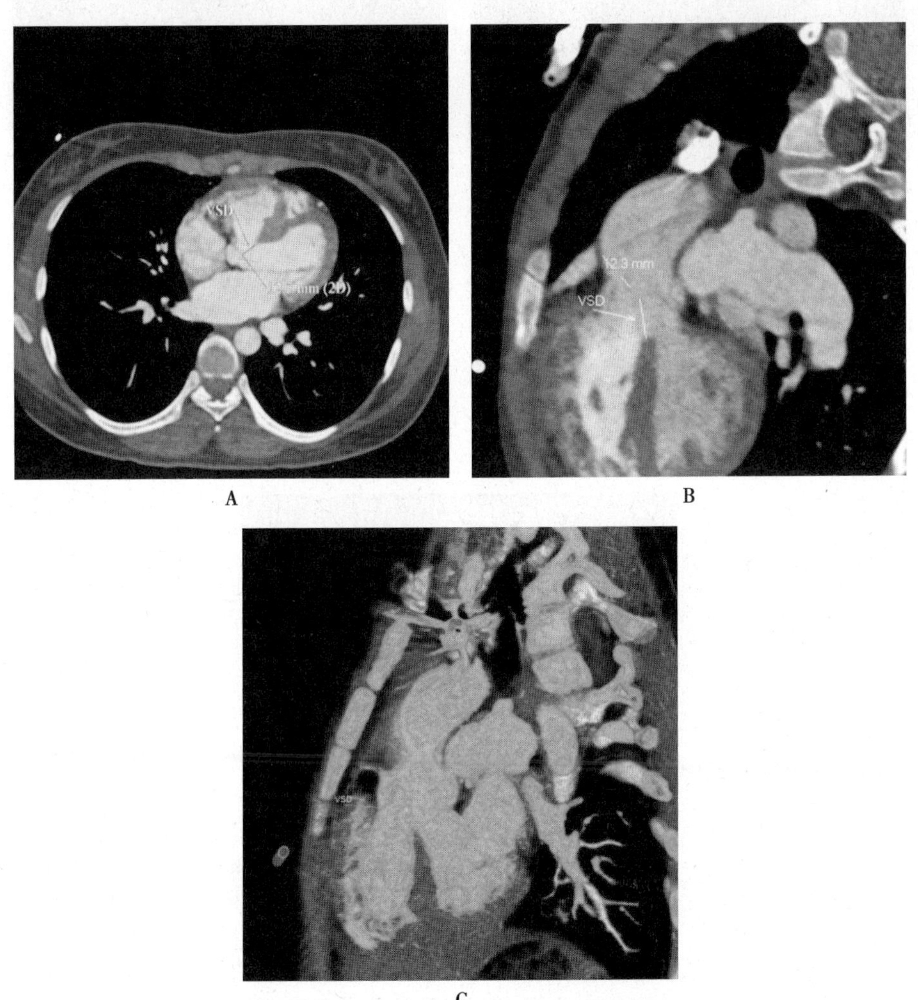

图 22-33　主动脉瓣下型室间隔缺损

分别从原始轴位(图 A)、心脏长轴位(图 B)及 VR 图像(图 C)上测得缺口大小。

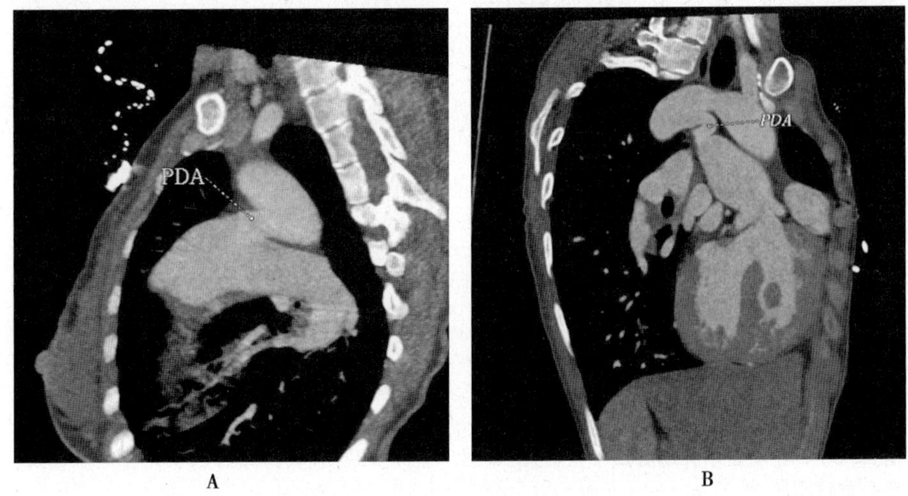

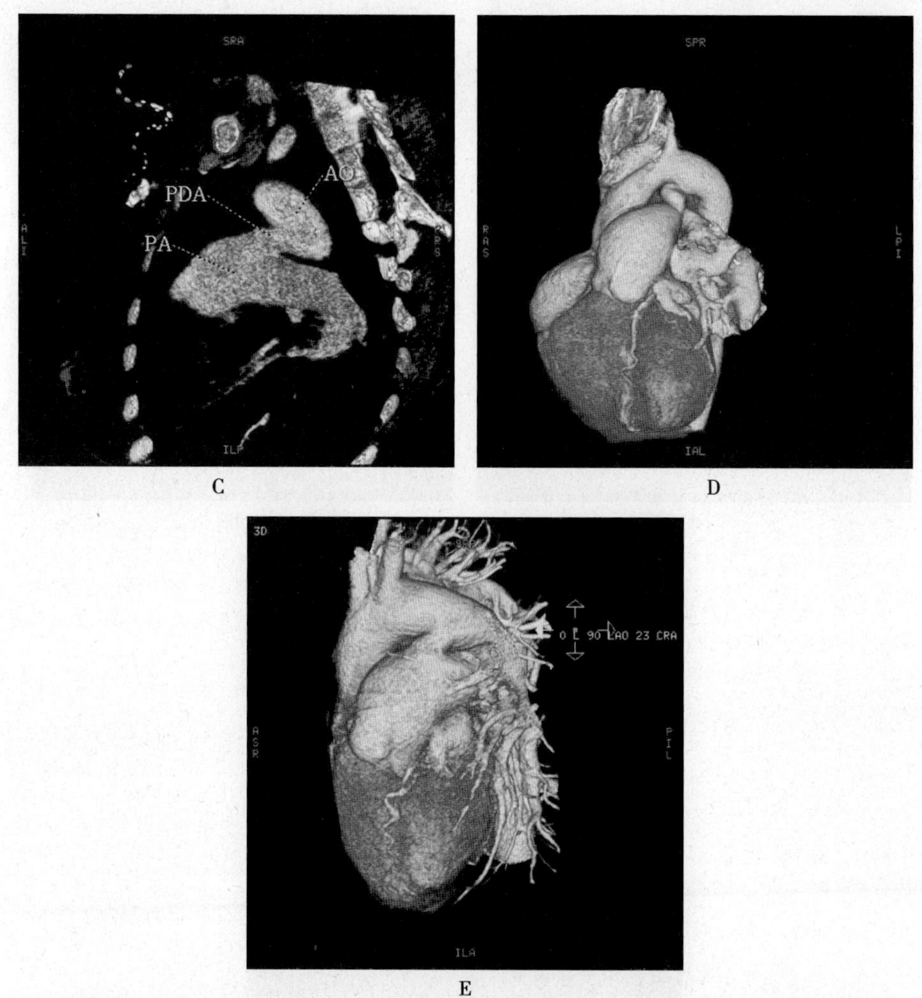

图 22-34　分别从 MIP(图 A、B)及 VR 像(图 C-E)显示不同形态的动脉导管未闭

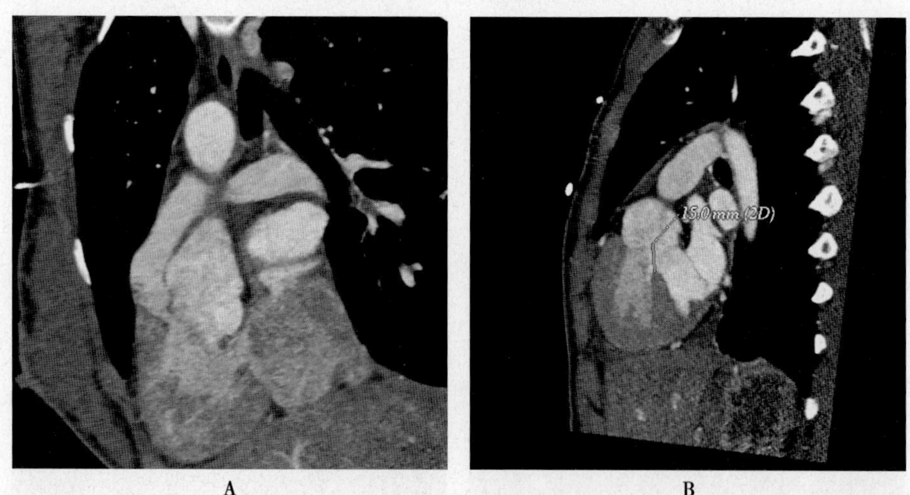

图 22-35　图 A 显示肺动脉瓣下狭窄,图 B 显示室间隔缺损(骑跨率约 50%),主动脉骑跨,右心室壁增厚

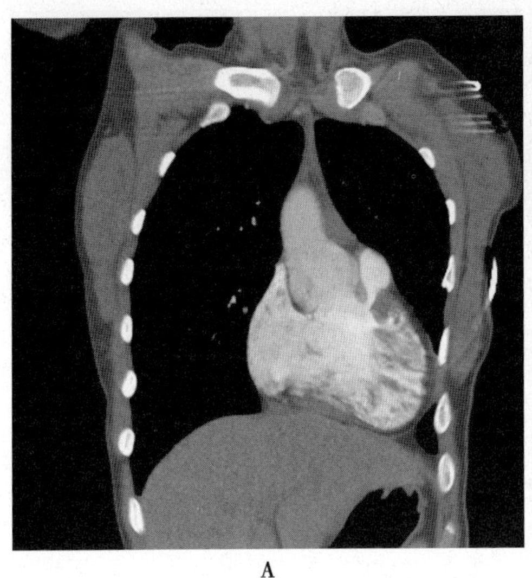
A

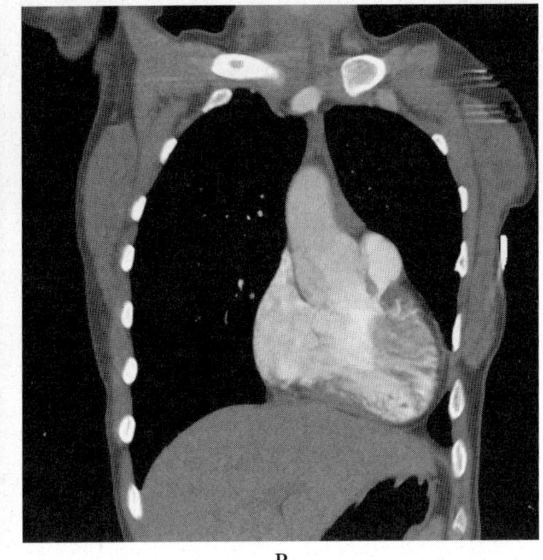
B

图 22-36　图 A 显示肺动脉瓣下成线性狭窄，图 B 示室间隔缺损、主动脉骑跨（约 50%），右心室壁增厚

CT 诊断特点及优势如下：

1. **主动脉骑跨率的判断**　根据主动脉窦与位于室间隔右侧的情况进行判断，若一个主动脉窦位于室间隔右侧，则骑跨率约 1/3，若一个半主动脉窦位于室间隔右侧，则骑跨率为 1/2，若两个主动脉窦均位于室间隔右侧，则骑跨率约 2/3。亦可通过其他方法进行判断。

2. **准确测量室间隔缺口的大小、缺口的位置**　以原始轴位为基础，结合心脏短轴位、长轴位显示肺动脉狭窄的部位，测量狭窄处的管径，为术前准备提供准确、全面的信息。

3. **并发畸形法洛氏四联症**　常伴发心房水平交通、动脉导管未闭、冠状动脉畸形等。还有一个需注意的畸形，即肺动脉瓣缺如，在心室—肺动脉连接处可见发育不良的瓣叶组织，其主要特点是肺动脉主干及分支显著扩张。

4. **测量数据**　法洛四联症患者常规测量 McGoon 指数、肺动脉指数和左心室容积等数据。

（五）肺静脉畸形引流

肺静脉畸形引流可为单侧单支、单侧双支、双侧单支、双侧双支等之分。常见的引流部位有下腔静脉、右上腔静脉、右心房和左无名静脉。根据引流位置不同，可分为心上型、心内型及心下型。肺静脉畸形引流可单独存在，亦可合并其他畸形，常合并房间隔缺损（文末彩图 22-37）。超声对于部分性肺静脉畸形引流（尤其是单侧单支），容易漏诊；对于心上型肺静脉畸形引流，因受声窗限制，显示不清，难以准确评估。

CT 对于心外大血管异常走行能够准确显示，CT 诊断特点及优势如下：

1. 如发现四支肺静脉与左心房之间非正常连接关系，即应全面显示和仔细观察左、右心房及与心房连接的肺静脉、腔静脉血管，同时能观察腔静脉、冠状静脉窦有无扩张。

2. 如果图像显示左上、左下、右上、右下四支肺静脉在心房的后方或后上方汇合成共同肺静脉，并直接与上腔静脉、冠状静脉窦或右心房相通，则可诊断为完全性肺静脉畸形引流。如果图像显示一支或数支肺静脉与腔静脉或右心房直接相连，则为部分性肺静脉畸形引流。

3. 始轴位上自上而下逐层观察心脏及大血管的连接，明确是否合并其他畸形。对于婴幼儿患者，还需观察气管及左右支气管分支有无变异、管腔有无狭窄等。

二、检查前的相关准备

（一）扫描前准备事项

详细查询临床资料和其他影像检查，如超声心动图诊断结果，了解其心脏畸形及血管动力学情况，并据此制定相应的扫描方案。扫描前于前臂静脉穿刺留置针，测量心率、血压、体重等情况。

1. 年龄小于 5 岁的患儿，呼吸幅度大、不能自主控制行为，不能配合检查，检查前需禁饮、禁食 4～6 小时，在镇静后实施扫描。

2. 年龄 5～12 岁患儿，在检查前告知注意事项，嘱其平静呼吸、保持姿势不动。尽量消除患儿紧张心理以取得配合。

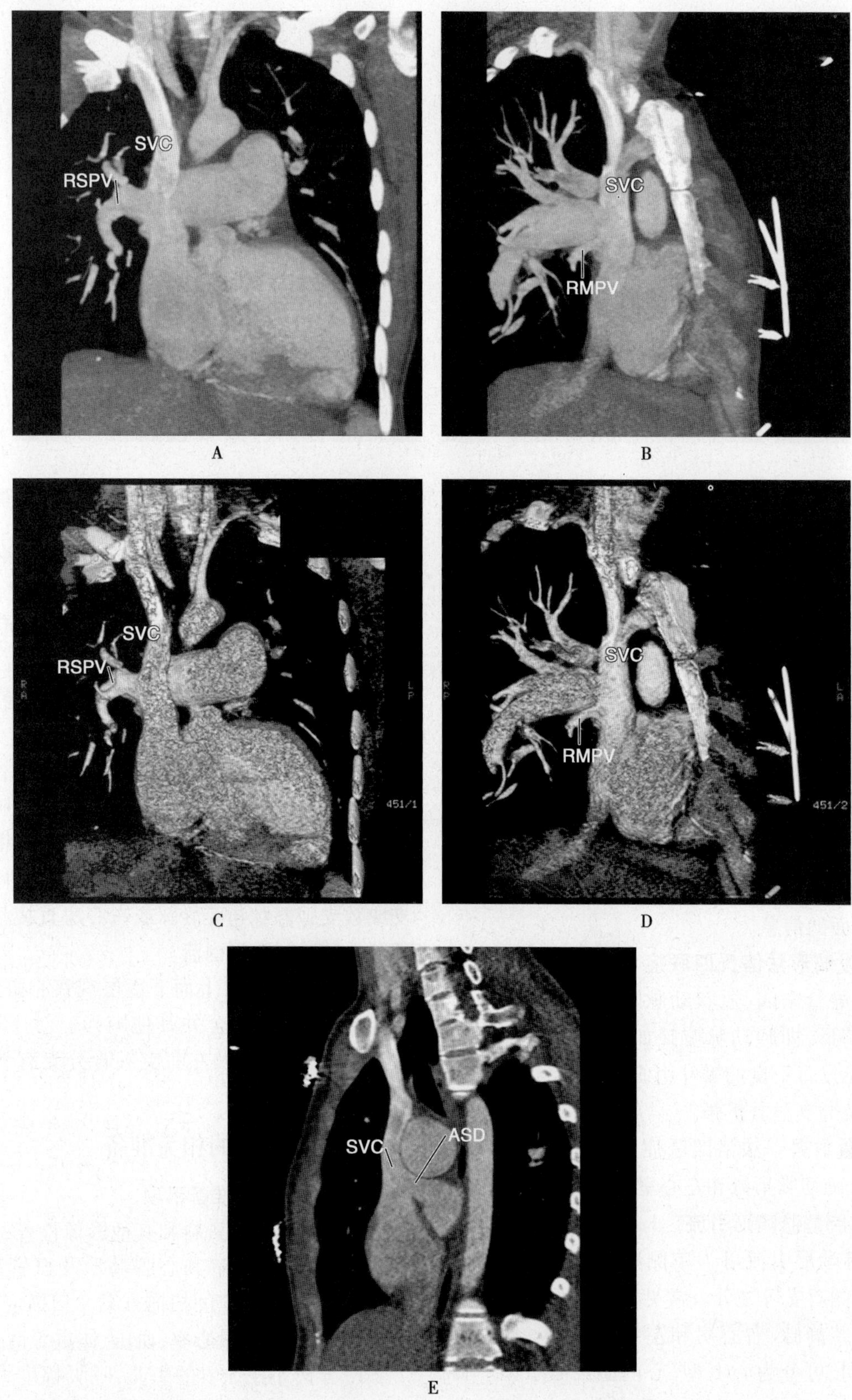

图 22-37 患者,男,14 岁,图 A、图 B 分别从 MIP 及 VR 像显示右上肺静脉(RSPV)异位引流入上腔静脉内,图 C、图 D 分别从 MIP 及 VR 像显示右中肺静脉(RMPV)异位引流入上腔静脉内,图 E 显示同时合并房间隔缺损(ASD)

该患者采用 Flash 单期扫描,DLP 为 27mGycm

3. 13 岁以上青少年及成人，检查前进行呼吸训练，屏气 10~15 秒，保持姿势不动以配合扫描。

4. **电极片放置**　在身体前胸正确粘贴心电图的电极片，连接导线。放置电极处的皮肤应保持干燥、清洁，确保 CT 及时识别心电图的 R 波。

（二）对比剂的选择与使用

根据 CT 机型和患儿体重恰当选择对比剂给药方式是确保检查成功的一个重要因素。在复杂先心病的 CT 检查中，选择非离子型对比剂，浓度为 320~400mgI/ml。高浓度对比剂使用盐水混合双流技术给药，以及辅以生理盐水冲刷，可避免高浓度对比剂在上腔静脉和右心房内产生较大硬化束伪影，影响心内结构及心外大血管的显示。同时需要避免心脏大血管内强化不足导致不能满足诊断的缺点。评估对比剂用量的因素包括：延迟时间、注射速率、扫描时间、循环时间、扫描范围、高压注射器类型、年龄、体重等。婴幼儿患者心率快，体重轻，循环时间短，可酌情调整对比剂用量及给药方案。

三、先心病 CTA 检查技术

（一）扫描体位

患者仰卧于检查床上，采用足先进，双臂上举。检查过程中密切观察患者的心率、呼吸和血氧饱和度状态。

（二）扫描技术

1. **扫描范围**　从胸廓入口至膈下 5cm，要求包括整个心脏、与其相连的大血管及部分肝脾等腹腔脏器。

2. **定位像**　定位像为胸部正位像，用于确定扫描范围，观察两侧肺野内的心脏、主动脉弓，以及肺动脉段的形态；定位像扫描参数为：80kVp，20mAs。

3. **兴趣区层面扫描**　监测扫描参数为：80kVp，6mAs。兴趣区层面通常确定为气管隆嵴下 1cm 的主肺动脉层面，此层面显示升/降主动脉、肺动脉干及上腔静脉，便于实时观察对比剂流经不同血管的浓度。

4. **对比剂跟踪扫描**　在兴趣区层面作低剂量同层多次监测扫描，动态观察。阈值设定为 100HU，当靶血管内的 CT 值达到设定阈值时，自动触发扫描。同层动态扫描时，密切关注对比剂进入情况，若 ROI 因患儿呼吸移位，监测血管 CT 值达到阈值却没有及时触发扫描时，紧急启用手动开始扫描。

5. **扫描参数**　根据患者年龄、体重制定个体化扫描方案，并加用 Care Dose4D 技术（表 22-13）。

表 22-13　双源 CT 先天性心脏病 Flash 扫描推荐参数

	儿童		成人
	5 岁以下	6~15 岁	
管电压/kVKv	80	100	100
管电流/mAsmAs	最大为 80~100	80~150	自动
旋转时间/s	0.28	0.28	0.28
螺距	3.4	3.4	3.4
层厚/mm	0.75	0.75	0.75
重组间隔/mm	0.5	0.5	0.5
卷积核	B26f	B26f	B26f
扫描方向	头—足	头—足	头—足

（三）对比剂使用方案

对比剂与生理盐水同步注射，二者总量相等。儿童与成人的对比剂注射参数不同，详见表 22-14。

表 22-14　CT 先天性心脏病扫描对比剂注射推荐参数

	儿童		成人
	5 岁以下	6~15 岁	
对比剂浓度/(mg/ml)	320	320	320
对比剂总量/(ml/kg)	1.5~2.0	1.5	1.0
生理盐水总量	与对比剂等量	与对比剂等量	与对比剂等量
注射速率/(ml/s)	1.0~2.0	2.0~3.0	5.0~6.0
注射方案	对比剂与生理盐水同步注射	对比剂与生理盐水同步注射	对比剂与生理盐水同步注射
触发	手动触发	手动触发	自动触发(阈值:100Hu)
延迟时间/s	4~6	4~6	4~6
套管针型号/G	24	22	20
注射部位	外周静脉	外周静脉	肘前静脉

四、小儿先心病 CTA 检查技术

（一）扫描体位

患者仰卧，双臂上举过头，心脏置于床面正中，侧面定位线置于腋前线。

（二）扫描技术

1. **扫描范围**　从胸廓入口至膈下 5cm，疑肺静脉及腔静脉回流异常时扫描范围为胸廓上口至上腹部。

2. **定位像**　定位像为胸部正位像，确定扫描的范围，同时观察两侧肺野内的肺血及心脏和主动脉弓、肺动脉段的形态；定位像扫描参数为：80kVp，20mAs。

3. **兴趣区层面的横断面扫描**　监测扫描参数为：80kVp，6mAs；兴趣区层面通常确定为气管隆嵴下 1cm 的主肺动脉层面，此层面显示升/降主动脉、肺动脉干及上腔静脉，便于实时观察对比剂流经不同血管的浓度。

4. **对比剂跟踪扫描**　扫描过程采用手动触发扫描，监测层面在四心腔层面，感兴趣区放在体外，根据注药时间确定开始监控时间（比注药时间提前 1 秒开始监测），待右心完全充盈对比剂后，延迟 4 秒开始扫描。

5. **扫描参数**　根据患者年龄、体重制定个体化扫描方案，人工调整管电流和管电压。均采用 R-R 间期的 35%～75%全毫安，其余时相采用 20%全毫安，见表 22-15。

表 22-15　双源 CT 小儿先天性心脏病扫描参数

	5 岁以下患儿	5 岁以上患儿
扫描机型	双源 CT	
扫描模式	回顾性心电门控	
扫描范围	胸廓入口至肋膈角下 1cm	
扫描方向	头—足	
管电压/kV	80	100～120
管电流	最大为 80～100mAs	80～150mAs
旋转时间/s	0. 28	
螺距	0. 25～0. 32	
准直/mm	128×0. 6	
重建层厚/mm	0. 75	
重建间隔/mm	0. 5	
重建方法	B26f	

扫描过程采用手动触发扫描，监测层面在四心腔层面，感兴趣区放在体外，根据注药时间确定开始监控时间（比注药时间提前 1 秒开始监测）待右心完全充盈对比剂后，延迟 4 秒开始扫描。

（三）对比剂使用方案

对比剂与生理盐水同步注射，二者总量相等。儿童与成人的对比剂注射参数不同，见表 22-14。

五、图像重建与后处理

（一）期相重建

扫描结束后，计算机自动选择出运动伪影最小的两个最佳期相进行重建，得到最佳收缩期及舒张期，如果此 2 个最佳期相无法满足诊断需求，则可以采用多期相重建法选择最佳期相。

（二）图像后处理技术

近年来，随着多排螺旋 CT（MDCT）技术的进步，多种丰富的图像重建方式，如 MPR，最大密度投影（MIP）和容积成像（VR）等可清晰、直观、多角度地显示复杂的心血管解剖结构。目前临床上多采用 VR、MIP 以及 MPR 对先天性心脏病进行图像后处理，并取得了良好效果。

1. **VR 图**　可斜面剪切原始图像，行随意切割、三维旋转和任意角度多方位的连续动态观察心外畸形的三维解剖关系，充分利用容积数据，图像更直观，且可避免后者因重叠而导致的误漏诊，直观有利的检出心脏畸形。常见的如动脉导管未闭、肺静脉畸形引流、迷走右锁骨下动脉、冠脉起源异常等。

2. **MIP 图**　将高密度心脏、大血管结构，显示在一个平面上，前后结构重叠和遮盖，一般采用薄层 MIP。根据要显示的结构适当选择层厚，以尽可能多的显示病变，而又避免重叠。MIP 图像由于突出了高密度影像，对于瓣膜的显示不如 MPR 清楚，如果需要观察瓣膜的病变应该选择 MPR 重建。

3. **MPR 图**　二维图像可以任意从不同平面显示血管的局部情况，最适宜观察血管与周围组织的关系、显示血管狭窄或扩张的部位、长度以及程度。对于观察心腔内结构及心脏大血管连接处的畸形 MPR 也是首选的重组方式，可以观察心脏的长轴位、短轴位等各种位置，便于观察房室间隔、半月瓣的情况，有助于显示心内畸形如房间隔缺损、室间隔缺损，心脏周围畸形如冠脉起源异常、冠状动脉瘘、主动脉狭窄、肺动脉狭窄及侧支血管等，但血管的全貌显示不佳。

4. **打印排版建议**　建议打印扫描范围横断位 MIP 图像，层厚 3~5mm，层间距 3~5mm，要求包全从胸廓入口至膈下 5cm 的胸部血管；打印先心病三维后处理图像，病变部位放大显示，胶片排版建议参考当地实际情况。

六、检查技术要点与图像质量控制

（一）检查指征

并不是每一个先心病患者都需要行心血管 CTA 检查。对于房间隔缺损、室间隔缺损、心房心室发育异常等病变，超声完全可以诊断，并且对于较小的房间隔缺损、室间隔缺损，CTA 检查不及超声检查。CTA 对于先心检查的优势主要体现在心脏周围大血管的显示及侧支血管循环上，其丰富的图像后处理技术可以多方位、多角度的显示心脏大血管的起止关系，相互之间的空间关系。常见的如动脉导管未闭，法洛四联症、右位主动脉弓、肺静脉畸形引流、腔静脉异位引流、迷走右锁骨下动脉、冠脉起源异常等。

（二）检查前注意事项

1. **镇静**　由于先天性心脏病大部分比例为婴幼儿患者，所以一般都需要在熟睡状态下进行扫描，无法熟睡的患儿，则需要在镇静剂作用下令其熟睡。

2. **对比剂**　一般采用右前臂建立静脉通道，避免高浓度对比剂对主动脉弓观察的影响。

（三）扫描注意事项

1. **对比剂剂量**　先天性心脏病患者年龄、体重及病情有很大差异，对比剂到达心脏的峰值时间各不相同，图像质量受呼吸、心率、对比剂等的影响较大，特别是低体重患儿受多种因素的影响，检查过程更不易把握，需要检查者恰当调节各种相互制约的因素，才能得到满意的图像质量。传统对比剂注射方法为先注射一定剂量的对比剂，再注射生理盐水，该种方法上腔静脉硬化束伪影较大，且右心房内对比剂混合不均匀，采用对比剂与生理盐水同时注射，可以有效降低上腔静脉内伪影。

2. **监测层面及触发时间**　先天性心脏病需要心脏各房室以及大血管内均有对比剂充盈，则检查层面要放在四心腔层面，即包括左右心房、室，两心室流出道层面，降主动脉及肺内动脉分支层面。触发时间选择手动触发，即上述各心腔及大血管内均见对比剂充盈时触发扫描。

3. **辐射剂量**　辐射剂量较高为 CT 检查的一大缺点，早期由于 CT 技术落后，CT 并不应用于小儿先心病的检查中。近年来，随着低剂量技术的发展，CT 在儿童先心病成像中推广开来。在追求低剂量扫描的同时，要考虑诊断要求在先，根据患者情况，制定个体化扫描方案，在降低扫描剂量的基础上，保证图像的诊断能力。

（李真林　宋婷妮）

第十节　心脏血管及其功能 CT 检查技术

一、心脏血管及功能 CT 检查技术

（一）概述

冠心病又被称为冠状动脉粥样硬化性心脏病，即缺血性心脏病。主要原因是由于冠状动脉发生严重的粥样硬化而造成了管腔狭窄或阻塞，并且在此基础上出现痉挛的症状，导致血栓形成，从而加重管腔的阻塞程度，进而引起营养心脏的冠状动脉供血不足，造成心肌缺血、缺氧，甚至发生梗死的一种心脏疾病。冠心病是由冠状动脉粥样硬化导致的最常见器官病变类型，严重危害人类健康。

自 20 世纪 80 年代开始，人民群众的生活水平日益提高，饮食习惯也慢慢发生变化，导致高血压、高血糖和高血脂的患者逐渐增多。因此，心血管疾病随着我国进入老龄化社会而逐渐增多，特别是冠心病的发病率一直呈上升趋势。冠心病的死亡率在国内一直居高不下，其中超过 50%的冠状动脉疾病突发事件发生在无症状人群。据调查显示，国内每年大约有 70 多万人因冠心病而死亡，在 1998—2008 年十年期间，国内冠心病患者发病率分别增加了 26.1%（男性）和 19%（女性）。

世界卫生组织进行了大量的调查研究，结果显示脑卒中、心脏病及糖尿病等是导致人们过早死亡的最主要原因，这些疾病使得发展中国家国内生产总值减少了约 5%左右，如果不对这些疾病采取积极有效检测与预防措施，将会产生高达 5 580 亿美元的巨额损失。由此可见冠心病的早期筛查至关重要。选择性冠状动脉造影术（selective coronary angiography，SCA）一直是冠状动脉成像的金标准，但由于其有创性、检查费用高且具有一定的致残率和致死率，导致临床应用受限，不宜作为冠心病常规的筛查手段。近年来，随着 CT 技术的不断发展，多排 CT 冠状动脉血管成像因其无创、简单、快捷等优点，越来越多地被应用于临床，已成为冠心病筛

查的最重要的影像学方法。

冠状动脉先天变异发生率约为 1.3%，其中约有 20%的人群会并发心肌缺血的症状。冠状动脉先天变异可分为异位起源及走形异常，异位起源包括冠状动脉高位起源、单支冠状动脉、冠状动脉起源于肺动脉等，而比较常见的冠脉起源变异为左冠脉起源于右冠状窦，约占到总体病例的 65%。另一类走形异常包括心肌桥血管的形成及冠状动脉瘘。冠状动脉异位起源于肺动脉、心肌桥血管及冠状动脉瘘三种变异类型可以引起心肌缺血，其他变异则鲜有临床症状。CT 血管检查可直接显示冠状动脉起源、走形及其与周围解剖结构的空间关系，可以为临床对患者的术前评估、治疗及术后随访提供详细的影像学信息。数字减影血管造影（DSA）也可以用于冠脉先天变异的诊断，但是与 CTA 相比，其无法显示冠脉周围组织结构，特别是对于起源异常的冠脉开口。总之，CTA 在显示冠状动脉先天变异疾病中有着不可比拟的优势。

临床有很多原因可以引起冠状动脉的狭窄，而最常见的原因为冠状动脉粥样硬化。冠心病即缺血性心脏病，是由于冠状动脉病理改变导致的管腔狭窄，进而引起相对应节段的心肌缺氧缺血，从而对心肌形成损害，而相当一部分患者无临床症状，仅有一小部分患者会发生心绞痛，甚至猝死。

冠心病在其发展、发生及转归过程中，冠状动脉斑块硬化是一个动态的过程，它可以同时存在于不同时期的病变中，冠状动脉粥样斑块可以分为不稳定斑块（unstable plaque）或易损斑块（vulnerable plaque）和稳定性斑块（stable plaque）或不易损斑块（unvulnerable plaque）。多层螺旋 CT（MSCT）可对冠状动脉管壁斑块进行性质评价和脱落预测例如，kopp 等采用 64 层 CT 冠状动脉成像技术通过对斑块密度测量来判断具体的斑块成分，并和 ICUS 进行对照研究，对易损斑块进行诊断，从而预测冠状动脉急性综合征的危险性。上述技术为临床提供了一个较为快速、简洁、方便的筛查模式。

冠状动脉 CTA 检查判断冠状动脉狭窄除了有较好的敏感性和特异性外，还有其较高阴性预测值，分别达到了 99%和 100%，作为临床冠心病的筛查，其准确性较高，费用也比 CAG 低，对比剂使用量少，安全性较高，可部分取代冠状动脉造影（CAG）检查。冠状动脉 CTA 检查逐渐成为冠心病的首选检查方法，它的优势主要体现在无创、评估斑块性质、钙化积分及测量冠脉狭窄程度等，也可以应用于心肌灌注状态的评估。但是由于心率、心律及钙化斑块伪影的影响，常常导致狭窄程度被低估或高估。当临床医生对此有疑问时，则需要另行冠脉造影检查。

目前临床对于冠脉阻塞性病变的治疗方式主要为支架置入，目前冠脉支架植入与球囊扩张术相比，支架的植入成功率很高，大约为 95%左右。支架植入术前检查需要确定狭窄的位置，长度以及斑块的性质等，另外还需观察是否存在心肌桥、心肌梗死等。支架置入后再狭窄是目前临床面临重要问题，有报道表明其发生率达到 25%左右，支架管腔再狭窄一般是由于内膜增生、斑块形成及血栓形成等原因造成。

对于冠状动脉支架再狭窄的早期诊断相当重要，它可以提高患者的长期预后生存率。临床对诊断支架植入术后形成的急性血栓较容易，但对于支架术后无症状的患者的早期诊断就比较困难，需要进行常规冠状动脉造影协助诊断。但是冠状动脉造影对无症状患者来说是一种有创伤性的检查手段，不建议用冠状动脉造影作为临床评估支架再狭窄的常规检查方法。MDCT 以较高的时间分辨力，逐渐成为替代冠状动脉造影，评价冠状动脉支架再狭窄的无创并且便捷的方法。MDCT 可显示置入支架的位置、长度、直径及形态，并可评估支架内管腔通畅情况，是否形成栓子及斑块等，以及是否形成再次狭窄。CTA 诊断支架内再次狭窄的敏感度及特异度均较高，可以达到 90%以上。冠脉 CTA 对支架再狭窄的诊断还存在三大制约因素：一是金属支架周围的过度钙化造成的部分容积效应；二是冠状动脉的金属支架造成的部分容积效应导致支架管腔缩小，管腔的可见度减少；三是心率过快或者心律不齐形成的相关运动伪影。上述这些因素均可影响冠脉 CTA 对支架评估的准确性。

对于一些比较严重的冠状动脉粥样硬化患者，冠脉搭桥成为唯一的治疗手段，常用的有静脉桥血管、内乳动脉桥血管，后者优于前者，可以降低病死率，是目前桥血管首选。然而冠状动脉搭桥术的一个严重并发症是桥血管闭塞，临床表现为心肌缺血。冠状动脉搭桥术前检查中，CTA 可以在术前评价双侧内乳动脉的解剖、走形，冠脉的粥样硬化情况及主动脉管壁斑块情况。对于术后检查，CTA 可以评价桥血管的通畅情况，并评估原冠状动脉病变及心肌灌注情况。

冠状动脉狭窄或闭塞后导致心肌缺血，心肌缺血并不等同于心肌坏死。研究表明,缺血心肌可能存在三种状态:坏死心肌、顿抑心肌、冬眠心肌。冬眠心肌和顿抑心肌,经过再灌注治疗可使心肌活性恢复。MDCT的不断研发,其空间分辨力及时间分辨力不断提高,使得CT心肌灌注显像及心肌活性成像成为可能,MDCT评价心肌活性具有无创,扫描时间快,不受心脏起搏器及患者体内存在金属等MRI检查禁忌证限制等优点。MDCT薄层扫描使得部分容积效应导致的伪影缩小,并可根据CT值将坏死心肌与存活心肌进行区分。但是MDCT用于评价心肌活性时,存在检查辐射剂量大、可能引发对比剂肾病等不足,使其应用受到限制。

综上所述,虽然冠状动脉CTA检查目前已经作为临床常规首选的冠状动脉疾病检查方法,其在冠状动脉先天变异的诊断、斑块性质评估、管腔狭窄程度及心肌灌注状态的评估、支架置入术及搭桥术前后的评估与随访中发挥着巨大的作用,但是也存在一定的局限性。

(二) 适应证

1. 冠状动脉管壁钙化及斑块评价。
2. 冠状动脉血管狭窄、闭塞。
3. 冠状动脉各种先天性变异。
4. 药物治疗后斑块缩小情况评价。
5. 经皮冠脉介入术前冠状动脉管径和距离的测量及制定治疗计划。
6. 冠状动脉搭桥术、支架术后再狭窄。
7. 心肌缺血梗死及心肌病的鉴别。

(三) 禁忌证

1. 严重心、肝、肾衰竭。
2. 碘对比剂过敏。
3. 严重心律不齐。

(四) 价值

CT血管检查可直接显示左右冠脉起源、走形及其与周围解剖结构的空间关系,可以在患者手术前后为临床提供重要的影像学信息。

CTA目前已成为冠心病的首选检查方法,它的优势主要体现在无创、评估斑块性质、钙化分析、冠脉狭窄的测量等,并且可以评估心肌灌注状态。

MDCT可显示置入支架的位置、长度、直径及形态,并可评估支架内管腔通畅情况,是否形成栓子及斑块等,以及是否形成再次狭窄。

CTA诊断支架内再次狭窄的敏感度及特异度均较高,可以达到90%以上。冠状动脉搭桥术前检查中,CTA可以在术前评价双侧内乳动脉的解剖、走形,冠脉的粥样硬化情况及主动脉管壁斑块情况。对于术后复查患者,CT可以评价桥血管的通畅情况,并评估原冠状动脉病变及心肌灌注情况。MDCT技术的不断发展,其空间分辨力及时间分辨力不断提高,使得CT心肌灌注显像及心肌活性成像成为可能,CT评价心肌活性具有无创,扫描时间快,不受心脏起搏器及体内有金属患者的限制等优点。扫描层厚薄使得部分容积效应导致的伪影缩小,并可根据CT值将坏死心肌与存活心肌区分开来。但是MDCT评价心肌活性存在辐射剂量大、发生对比剂肾病的危险等,其应用受到限制。

冠状动脉CTA检查目前已经作为临床常规首选检查冠脉疾病的方法,其在冠脉先天变异的诊断、冠脉斑块性质评估、冠脉管腔狭窄程度及心肌灌注状态的评估、冠脉支架置入术前术后的随访、冠状动脉搭桥术后的随访中发挥着巨大的作用。

(五) 局限性

冠脉CTA对支架再狭窄的诊断还存在三大制约因素:一是金属支架周围的过度钙化造成的部分容积效应。二是冠状动脉的金属支架造成的部分容积效应导致管腔的可见度减少。第三是心率过快或者心律不齐形成的相关运动伪影。上述因素均可影响冠脉CTA对支架评估的准确性。

心脏是一个跳动的器官,如果时间分辨力不够高,探测器不够宽,冠状动脉CT增强检查将不能在心脏相对静止的期相采集数据。在扫描时间上,尽管64层CT已经有了很大的提高,但是其较低的时间分辨力依然无法满足心脏的成像,扫描一次5~6秒,需要6~8个心动周期采集完毕,不能达到心脏的相对静止,所以在临床上存在着时间分辨力低的问题。

1. 时间分辨力　进行心脏检查时,时间分辨力需要低于100ms,心脏处于“相对静止期”,但是目前的64排CT在心率过快或者心律不齐的情况下无法满足实现心脏的成像的时间分辨力。64层CT时间分辨力可达175ms,第一代双源CT球管旋转一周的时间可以到达0. 33s时,其高速旋转的离心力可以达到28G,这对于机械制造业来说已经达到了一个极限的重力,一代双源CT心脏成像的时间分辨力为83ms,小于100ms,满足了心脏的成像时间。但是为了适应心率的波动情况,对于单源CT来说,特别是在高心率和心律失常的情况下,要想使时间分辨力小于100ms,球管的旋转时间需在0. 2s左右,离心力将会达到75G,这是当今机械制造业较难克服的离心力,这正是 64 层 CT 难以逾越的高度。第三代双源 CT 球管的旋转时间是 0.25s,时间分辨力有明显提升。

2. **探测器宽度**　目前所有的 MSCT 均采用在扫描方向上(*Z* 轴)的多排亚毫米级的探测器组合,使得 *X* 轴、*Y* 轴、*Z* 轴各方向上取得各向同性,但是单圈扫描的最大覆盖范围仅为 20~40mm,难以完成类似心脏等整个器官的瞬间扫描。尤其对心脏等运动器官的扫描时,其采集方式为螺距小于 1(pitch 值一般为 0.2~0.4)即多时相重叠扫描方式,辐射剂量水平较高,回顾性扫描的平均辐射剂量可以达到 18.10mSv。目前多家公司 256 排、320 排 CT 的探测器宽度可以覆盖 16cm,对于常规心脏来说,可以一次曝光覆盖整个心脏。

3. **密度分辨力**　CT 成像的主要优势是密度分辨力高。提高图像的密度分辨力需要增加相邻组织的密度差,可以通过增加 X 线的光子数实现。例如,对肥胖患者的扫描常需要加大扫描剂量以取得高质量的薄层图像,但增加了患者的辐射剂量。

二、检查前的相关准备

1. 认真核对 CT 检查申请单,了解病情,明确检查目的和要求,对目的、要求、病史不清的申请单应与临床医师核准确认。

2. 做好解释工作,消除受检者的紧张心理,取得受检者合作。

3. 检查前 4 小时禁食,按含碘对比剂使用要求准备,告知对比剂注射风险,请受检者本人(无行为能力的可由家属代理)签订对比剂注射知情同意书。

4. 去除受检者扫描范围内的金属物品。

5. 心率与呼吸,根据 CT 设备的档次训练患者呼吸与限制心率。128 层需要患者训练屏气,心率控制在 80 次/min 以内,256 排以上高端 CT 可以根据设备的时间分辨力不限制患者的心率与呼吸。

6. 肘前静脉穿刺、放留置针。对搭桥术后患者在桥血管对侧上肢穿刺、放置留置管。

7. 对敏感腺体行必要的防护。

三、冠脉 CTA 检查技术

冠状动脉增强扫描包括常规冠状动脉扫描及冠脉搭桥的扫描,扫描方式包括前瞻性心电门控和回顾性心电门控。根据患者的心率、屏气情况以及检查要求选择合适的冠状动脉增强扫描序列。

(一) 冠状动脉搭桥术后扫描

1. 患者取仰卧位,双上肢上举,心脏置于扫描中心。扫描范围自胸廓入口至心脏膈面下 2cm。

2. **注射方案**　选用非离子型对比剂,浓度 370~400mgI/ml,总量 60~80ml,速率为 4~5ml/s,注射完对比剂后以同速注入 30~50ml 生理盐水。

3. **扫描参数**

(1) 延迟扫描时间:采用自动触发扫描方式,阈值为 100HU。感兴趣区 ROI 置于升主动脉内。延迟 4~6s 进行扫描,扫描时间 12~18s(表 22-16)。

表 22-16　冠状动脉搭桥术后 MSCT 血管成像对比剂应用表

项目	内容
浓度/(mgI/ml)	370~400
总量/ml	60~80
注药速度/(ml/s)	4~5
盐水总量/ml	30
注射方式	对比剂(5.0ml/s,60~80ml)+生理盐水(5.0ml/s,30ml)
延迟扫描时间	自动触发扫描方式,阈值设为 100HU,ROI 定在升主动脉

(2) 具体参数:参考管电压 100kV,参考管电流 380~420mAs。重建层厚 0.7~1.0mm,重建间隔 0.6~0.7mm(表 22-17)。

表 22-17　冠状动脉 MSCT 血管成像扫描参数表

项目	内容
检查体位	仰卧位,双上肢上举,心脏置于扫描中心
扫描范围	自胸廓入口至心脏膈面下 2cm
管电压/kV	100(自动调节)
管电流/mAs	380~420(自动调节)
探测器组合	64×0.625、128×0.6、256×0.625、320×0.5
扫描方向	头→足
重建层厚/mm	0.7~1.0
重建层距/mm	0.6~0.7
重建算法	B26f(cardiac)

(二) 前瞻性心电门控扫描

1. 患者取仰卧位,双上肢上举,心脏置于扫描中心。扫描范围自气管分叉处 1~2cm 至心脏膈面,包括整个冠状动脉。

2. **注射方案**　对比剂用量 1~1.5ml/kg,总量 50~80ml。患者体弱,或 BMI 小于 18,对比剂用量酌减。患者 BMI 大于 25,对比剂用量适当增加。患者长期化疗、心功能差,可降低对比剂的注药速度(表 22-18)。

表 22-18　前瞻性心电门控冠状动脉 MSCT 血管成像对比剂应用表

项目	内容
浓度/(mgI/ml)	370~400
总量/ml	50~80
注药速度/(ml/s)	4~5
盐水总量/ml	30
注射方式	对比剂(5.0ml/s,50~80ml)+生理盐水(5.0ml/s,30ml)
延迟扫描时间	自动触发扫描方式,阈值设为100HU,ROI 定在升主动脉

3. **扫描参数**

(1) 扫描延迟时间:采用自动触发扫描方式,阈值为 100HU。感兴趣区 ROI 置于升主动脉内。

(2) 具体参数:依据患者的具体情况设置扫描参数。BMI 小于 25 时,管电压 100kV,管电流 220mAs;BMI 大于 25 时,管电压 120kV,管电流 300mAs。层厚 0.7~1.0mm,重建间隔 0.6~0.7mm。图像采集时相,心率<75 次/min 时用 65%~75% R-R 间期;心率≥75 次/min 时用 35%~45% R-R 间期(表 22-19)。

表 22-19　前瞻性心电门控冠状动脉 MSCT 血管成像扫描参数表

项目	内容
检查体位	仰卧位,双上肢上举,心脏置于扫描中心
扫描范围	从气管分叉下 1~2cm 至心脏膈面,包全整个冠脉
管电压/kV	100~120
管电流/mA	200~330
探测器组合	64×0.6、64×0.625、128×0.6、320×0.5
扫描方向	头→足
重建层厚/mm	0.7~1.0
重建层距/mm	0.6~0.7
重建算法	B26f(cardiac);冠脉支架为 B46f(cardiac)
采集时相	心率<75 次/min 时为 65%~75% R-R 间期;≥75 次/min 时为 35%~45% R-R 间期

(三) 回顾性心电门控扫描

1. 患者取仰卧位,双上肢上举,心脏置于扫描中心。扫描范围自气管分叉处 1~2cm 至心脏膈面,包括整个冠状动脉。

2. **注射方案**　对比剂用量 1~1.5ml/kg,总量 50~80ml。患者体弱,或 BMI 小于 18,对比剂用量酌减。患者 BMI 大于 25,对比剂用量适当增加。患者长期化疗、心功能差,可降低对比剂的注药速度(表 22-20)。

表 22-20　回顾性心电门控冠状动脉 MSCT 血管成像对比剂应用表

项目	内容
浓度/(mgI/ml)	370~400
总量/ml	50~80
注药速度/(ml/s)	4~5
盐水总量/ml	30
注射方式	对比剂(5.0ml/s,50~80ml)+生理盐水(5.0ml/s,30ml)
延迟扫描时间	自动触发扫描方式,阈值设为100HU,ROI 定在升主动脉

3. **扫描参数**

(1) 扫描延迟时间:采用自动触发扫描方式,阈值为 100HU。感兴趣区 ROI 置于升主动脉内。

(2) 具体参数:依据患者的具体情况设置扫描参数。BMI 小于 25 时,管电压 100kV,管电流 220mAs;BMI 大于 25 时,管电压 120kV,管电流 300mAs。层厚 0.6~0.75mm,重建间隔 0.6~0.7mm。图像采集时相,35%~75% R-R 间期(表 22-21)。

表 22-21　回顾性心电门控冠状动脉 MSCT 血管成像扫描参数表

项目	内容
检查体位	仰卧位,双上肢上举,心脏置于扫描中心
扫描范围	从气管分叉下 1~2cm 至心脏膈面,包全整个冠脉
管电压/kV	100~120
管电流/mAs	200~330
探测器组合	64×0.6、64×0.625、128×0.6、320×0.5
扫描方向	头→足
重建层厚/mm	0.6~0.75
重建层距/mm	0.6~0.7

（四）图像后处理与打印排版建议

1. 图像后处理

所有图像传至后处理工作站进行容积成像（VR）、多平面重组（MPR）、曲面重组（CPR）、最大密度投影（MIP）等后处理。VR 用于立体观察心脏、冠脉和桥血管的三维空间结构，MPR、曲面 MPR 和 MIP 用于了解桥血管和冠脉管壁、管腔有无狭窄及其与邻近血管等组织结构的关系，如图 22-38、图 22-39、图 22-40、图 22-41、图 22-42、图 22-43。选择合适的窗宽窗位。通常设置窗宽 800HU、窗位 300HU 进行冠状动脉的显示。实际操作中，建议根据冠状动脉强化程度和病变情况调节灰阶图像，以明确分辨强化的管腔、高密度的钙化斑块以及非钙化性斑块。VR 用于立体观察心脏、冠脉和其他血管的三维空间结构，可清晰显示冠状动脉的走形及其变异，可明确搭桥血管的位置、走形以及冠脉支架的数量、位置。MPR、CPR 和 MIP 用于了解冠状动脉管壁有无钙化、管腔有无狭窄及狭窄的位置和程度。

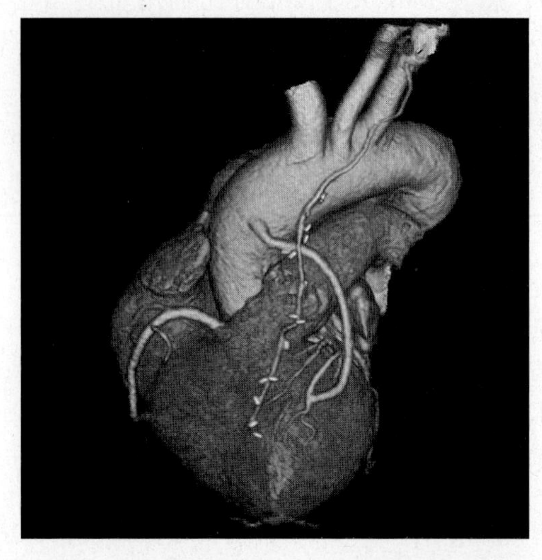

图 22-38　VR 重组可立体显示心脏、冠脉和桥血管情况

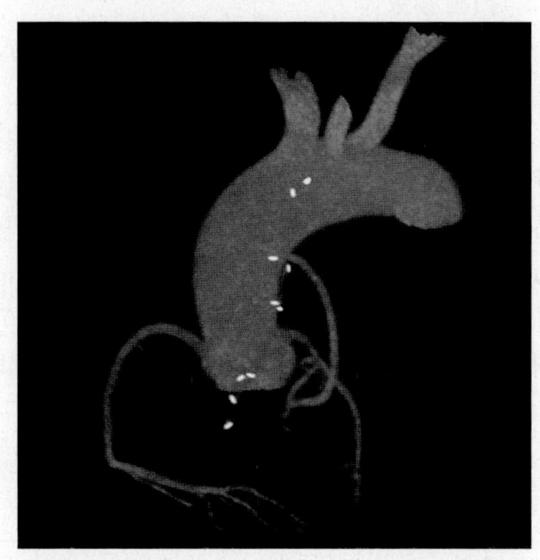

图 22-39　MIP 重组可清晰显示桥血管夹影

2. **排版建议**　建议打印冠状动脉横断位 MIP 图像，层厚 3~5mm，层间距 3~5mm，要求包完各分支全程。打印冠状动脉三维后处理图像，胶片排版建议参考当地实际情况。

（五）检查技术要点与图像质量控制

1. 对于心率过快采取的方法

（1）检查时心理紧张：扫描过程中出现心率不稳定，心跳突然加快，导致冠状动脉成像质量欠佳，因此需要检查前与受检者充分沟通，缓解紧张情绪。

（2）尽量缩短扫描时间：避免受检者因屏气时

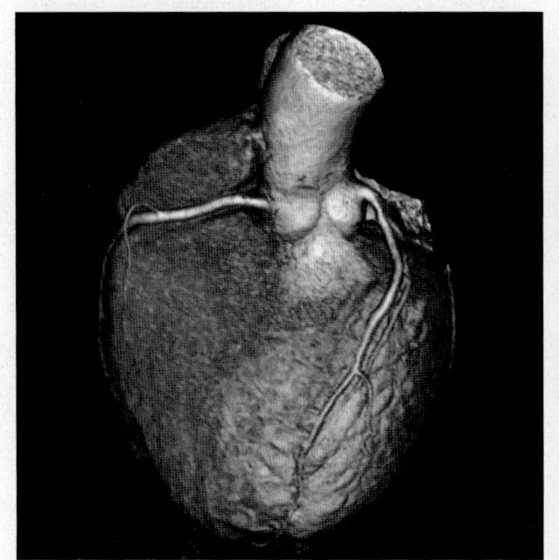

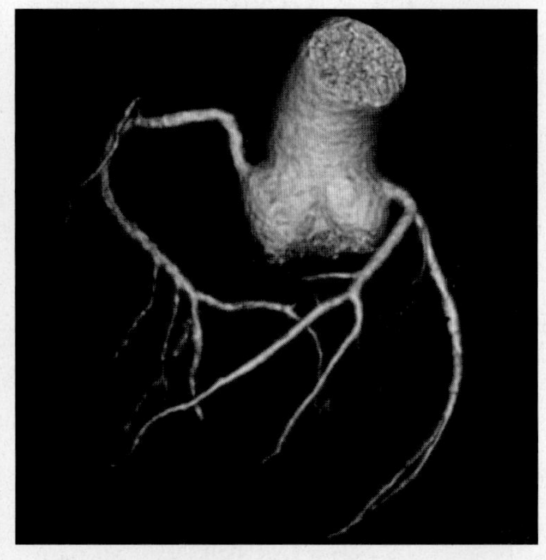

图 22-40　前瞻性心电门控 VR 重组直观显示心脏及冠脉的三维结构

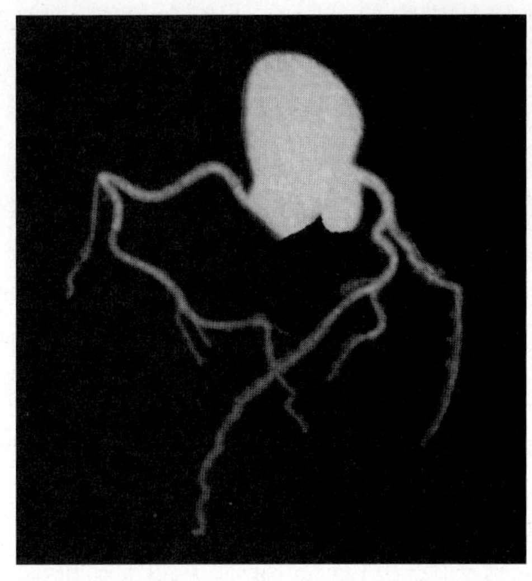

图 22-41　前瞻性心电门控 MIP 重组可显示冠脉有无狭窄及钙化斑块

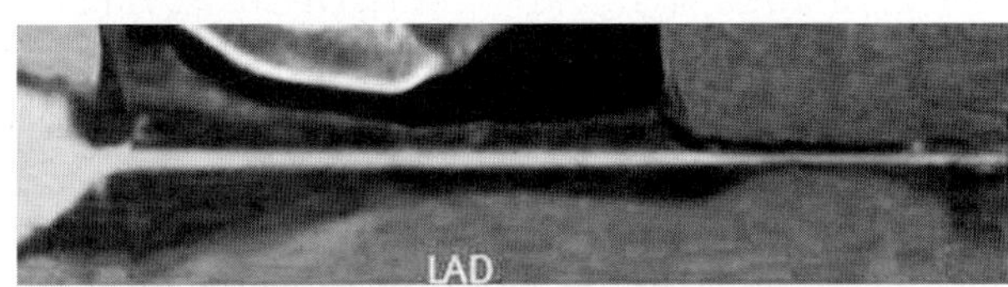

图 22-42　前瞻性心电门控扫描 CPR 重组清晰显示左前降支

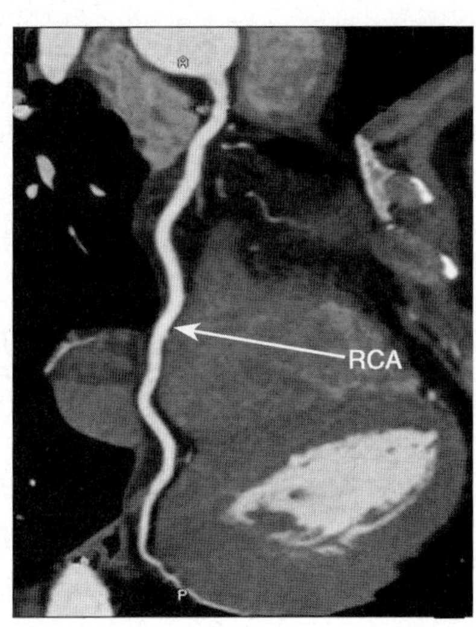

图 22-43　前瞻性心电门控扫描 CPR 重组清晰显示右冠状动脉

间过长和对比剂用量过大造成心率增快。

（3）应用 β 受体阻滞剂可以适当降低心率。

（4）应用双扇区重建法：可以获得不同旋转时间的时间分辨力—心率曲线，根据小剂量试验和屏气训练时的心率变化预测受检者在检查中可能出现的心率，找到可能获得最高时间分辨力的球管旋转时间，以获得最佳扫描效果。

（5）对于过快心率，可以使用变速扫描技术，即随心率的增快而增加螺距和床速，使扫描速度与心率匹配，得到最佳影像质量。

（6）为了获得清晰的横断面图像，冠脉成像均需要选择心脏舒张中期或收缩中末期进行成像。对于过快心率，需将扫描原始数据按心动周期的不同相位窗进行横断面重建，寻找显示最清晰的冠状动脉不同节段的最佳相位窗，然后对相应横断面进行三维重组。

（7）为了提高时间分辨力常常需要使用半扫描重建技术或多扇区重建技术，当扫描速度和心率达到最佳匹配关系时，应用多扇区重建算法能够得到最小的扇区角度，明显提高 *X-Y* 轴的时间分辨力，可以改善心率过快对图像质量造成的影响。

2. 其他因素对成像质量的影响

（1）钙化斑块明显者，产生明显伪影，影响冠状动脉的重建效果，需要适当增加扫描的管电压。

（2）检查时身体移动所造成的运动伪影，重建后出现图像模糊。

（3）右心房高密度对比剂伪影。缩短扫描时间、减少对比剂用量和采用双筒高压注射器，能有效消除右心房对比剂伪影对 RCA 显示的影响。

（4）呼吸运动伪影。检查前对受检者进行屏气训练，使用尽可能短的扫描时间，一般能消除呼吸运动伪。

（5）扫描时间及扫描延迟时间。扫描时间越短，图像质量受屏气后心率波动的影响越小；扫描延迟时间确定的越准确则冠状动脉对比剂充盈的越好，图像质量就越好。

（六）特殊病变的检查技术

多层冠状动脉成像已经普及应用，相应对比剂注射技术也在不断更新。因为动脉的时间密度曲线属于速升速降型，所以在冠状动脉成像扫描期内维持血管内的对比剂浓度即可。维持冠状动脉内含有高浓度对比剂用量，取决于扫描时间的长短。由于所用对比剂剂量与对比剂肾病的发生率相关，因此在保证图像质量的前提下，尽可能少用对比剂，这不仅可降低对比剂肾病的发生，而且还能降低检查费用。被检查者体重与大血管成像效果负相关，若应用相同对比剂总量，则造成体重较重者用量不足成像效果差，而体重较轻者的对比剂用量过多。个性化给药方案可按照 0.8ml/kg 体重选择对比剂用量，所获冠状动脉 CTA 图像的质量既能达到诊断要求，又可显著降低对比剂用量。

有研究对比观察恒速团注追踪法和优化的指数衰减团注法两种对比剂注射技术，在冠状动脉CTA中的效果。前者在整个扫描过程中的注射速率不变，靶血管密度迅速达到峰值为其优点，但其峰值持续时间较短；而后者通过适当降低靶血管的密度峰值，但其持续时间较长，故CTA的效果更佳，而且靶血管远段和近段的密度值相近。如果扫描时间较短，则优化团注法还可减少对比剂用量。

为获得高质量的冠状动脉CTA图像，必须确定最佳延迟扫描时间。目前临床常用测试性团注、单点触发和双点触发3种延迟扫描技术。测试性团注组一次性注射对比剂和生理盐水各20ml，采用轴位扫描模式（axial full），扫描时间为1.0s/r，扫描间隔时间（ISD）为1.0s，经静脉注射对比剂12s后开始扫描，动态监测主动脉密度，在其由低至高，再由高至低时终止扫描，然后使用多图像感兴趣区（MI-ROI）绘出主动脉的时间密度曲线，根据“主动脉密度峰值时间+16s=延迟扫描时间”的计算公式，作为正式扫描的延迟启动点。注射对比剂总量为70ml后，追加注入25ml生理盐水。单点触发组应用智能追踪（smart prep）软件，将监测区放置在主动脉根部中心，监测间隔时间为1s，延迟12s后开始连续扫描监测层面，可见CT值从100~200HU瞬间垂直上升。当CT值升至150HU时，即启动扫描。正式心脏扫描的起始层面与监测层面相同，对比剂和生理盐水的用量均与测试性团注组相同。

双点触发组应用智能追踪（smart prep）软件，测间隔时间为1秒，延时12秒后开始扫描监测层，监测点分别放置在气管隆嵴水平的主动脉中心和肺动脉主干，正式心脏扫描的起始层面与监测层面相同，对比剂总量为90ml。当主动脉和肺动脉主干两条时间密度曲线交叉时，即启动正式扫描。结果表明应用双筒高压注射器时，既可选择测试性团注法、也可应用单点触发法，而应用单筒高压注射器时，则仅可采用双点触发法。上述3种触发扫描方案所获冠状动脉CTA的图像质量无显著差异，均能满足临床诊断要求。单点触发法简便易行，减去测试步骤，被检查者接受的X线辐射剂量和对比剂用量均减少，并使总检查时间缩短、效率提高。

CTA检查常用对比剂示踪（bolus-tracking）技术，为非螺旋扫描方式，由于扫描参数固定，单层面扫描的辐射剂量也固定不变，总辐射剂量为单层面剂量乘以扫描次数。影响对比剂示踪扫描次数的因素很多，包括对比剂含碘浓度、注射部位、注射流率和注射总量，启动扫描阈值的高低以及患者自身因素等。示踪扫描所致辐射剂量很低（仅0.9mGy/层），实际工作中，尽量减少扫描次数，以降低辐射剂量。

有两种途径可维持主动脉内部的对比剂峰值：一是通过加快注射流率，二是使用高浓度对比剂。由于注射流率不能无限增加，而高浓度对比剂在不增加注射流率的前提下，增加血管密度。小剂量对比剂还可消除注射侧锁骨下静脉内对比剂充盈所致伪影的干扰。

随着多排（层）螺旋CT技术的不断进展，单脏器或多脏器的扫描时间大为缩短，故注射对比剂的时间也相应缩短。因此，在不增加对比剂总量的前提下，可应用提高注射流率、降低管电压或者使用低浓度对比剂等方法提高CTA的显示效果。但是无论选择哪种方法，准确捕捉扫描时机都至关重要。

不同厂家的高端螺旋CT具有不同优势，使用低剂量对比剂的方法也不尽相同，以心脏为例，64排（层）CT可以在5~6秒完成心脏冠状动脉扫描，而320排CT采用16cm的宽探测器进行成像、双源CT采用3.4的大螺距进行采集，当心率<70次/min时，均可实现亚秒级扫描，完全可以在使用低剂量对比剂的高峰平台期内完成扫描。如何进一步减少对比剂用量，准确捕捉触发时机更为重要。

后64层CT最大的优势就是可以采用低管电压技术联合迭代重建进行低辐射剂量的研究，包括GE公司的CT能谱成像和西门子公司的CT双能量成像也成为研究热点，尤其利用低管电压和单能量低keV图像来提高血管CT值，可进一步降低对比剂用量。常规64排（层）CT通常采用较低管电压成像，不仅辐射剂量大为降低，而且血管CT值和信噪比得到提高，加上使用迭代重建后将会使CTA显示血管的效果更佳。单能量成像不仅可提高血管密度，还可降低噪声，提高密度分辨力。低管电压技术和能量成像应用于冠状动脉成像可以大大降低辐射剂量和对比剂量。

（七）相关疾病的CT诊断要点

1. **冠心病**　明确冠脉的起源有无异常，是否有心肌桥形成。冠脉各分支管壁是否形成斑块，管腔有无狭窄、闭塞、瘤样扩张以及病变的程度及范围，有无侧支循环形成。

2. **冠状动脉搭桥术后**　明确桥血管走行、通畅性及两端的吻合口位置等。

3. **冠状动脉支架术后**　明确支架位置是否发生移动、了解支架的通畅性以及是否出现狭窄或闭塞。

4. **冠状动脉瘘**　结合三维后处理图像明确瘘管的起源,走行及其与心腔、冠脉分支的三维关系。

四、冠状静脉 CTA 检查技术

冠状静脉系统的变异远多于冠状动脉系统。冠状静脉与动脉伴行,但是要大于动脉。冠状静脉窦是一个直径 9~10mm 宽的静脉通道。左房斜静脉(Marshall 斜静脉)在左心房后面斜行向下,注入冠状窦左侧端。冠状窦通过下缘的冠状窦瓣注入右心房。心大静脉位于前室间沟,上行至冠状沟,再向左绕过心左缘至心后面注入冠状窦的左端,心大静脉与回旋支伴行,接收来自左心房、左心室和右心室的血流。后缘静脉引流左心室后支动脉的血流后注入心大静脉。后缘静脉是做心脏再同步最常用的靶血管。前心室间静脉与左前降支伴行,从心尖发出,也注入心大静脉。心中静脉在后降支的后面走行,接收来自左心室和右心室的分支。心中静脉偶尔也会成为治疗的靶血管。心小静脉引流入冠状动脉窦。左心室后静脉与回旋支末梢伴行,沿着横膈表面走行,是心室同步化治疗的可替代的靶血管。心前静脉引流右心室腹侧的血流,心小静脉从心肌起源,通常在心房清空,很少在心室清空。心脏静脉的解剖还与左心室痕迹和局部室壁增厚有关。

通过对冠状静脉解剖的评价,可以预先确定左心室电极的置入方式,并评估左心室电极刺激到横膈的可能性,还可以了解下缘冠状窦瓣情况,避免损伤冠状窦。

(一) 扫描体位

仰卧位,两臂上举,心脏置于扫描中心。扫描范围包括整个冠状静脉。

(二) 注射方案

采用双筒单流注射,第一时相注射对比剂 60ml,第二时相注射生理盐水 30~40ml,注射流率 4~5ml/s。

(三) 扫描延迟时间

冠状静脉充盈期比冠状动脉高峰期晚 5~7 秒,心功能正常者可采用小剂量团注测试法测量冠状动脉 CTA 的增强峰值时间再增加 5~7 秒为冠状静脉 CTA 扫描的延迟时间;心功能较差的患者则采用团注跟踪法,监测层面设于冠状静脉窦层面,ROI 设于该层面的降主动脉内,对比剂注射后 10~15 秒开始同层动态监测扫描,冠状静脉窦开始顺行显影或降主动脉峰值期后 5~10 秒自动或手动触发扫描。

(四) 扫描参数

采用回顾性心电门控螺旋扫描,管电压 100kV,ECG 管电流调制,全剂量区根据心率设置:心率≤70 次/min,全剂量区 70%~75%;心率>70 次/min,35%~45%或 40%~80%,其余时相采用 MiniDose,准直器宽度 128mm×0.6mm,螺距 0.2~0.5,每周球管旋转时间 0.28s,FOV 是 180~250mm,重建层厚 0.75mm,重建间隔 0.5mm,重建算法卷积核为 B26f。

(五) 图像后处理及排版建议

重组冠状静脉窦及其主要分支心中静脉,心大静脉等,进行冠状静脉的形态学评价,测量冠状静脉窦的长度、窦口的直径及其主要属支的数目、直径,属支与冠状静脉窦之间的夹角和冠状静脉窦的变异情况。常规采用 VRT,CPR 和 MIP 等进行重组。建议打印冠状静脉横断位 MIP 图像,层厚 3~5mm,层间距 3~5mm,要求包完各分支全程及变异血管,特别是合并其他心脏影像学变化的毗邻血管显示。打印冠状动脉三维后处理图像,胶片排版建议参考当地实际情况。

(六) 相关疾病的 CT 诊断要点

1. **先天畸形**　清楚显示冠状静脉扩张、无顶冠状静脉综合征、冠状静脉闭锁及冠状静脉发育不全。

2. **冠状静脉属支疾病**　清晰显示冠状静脉属支病变中的缺失、细小、狭窄、扭曲和心肌桥等。

五、心肌灌注扫描技术

心肌灌注(myocardial CT perfusion)用于心脏病无创检查,始于 20 世纪 70 年代,经过不断发展,其巨大的诊断价值已在世界范围内被广泛接受,成为目前冠心病诊断、疗效评价以及预后判断的重要影像学方法。团注碘对比剂后,快速同层动态扫描,获得时间密度曲线,从而定量评价组织灌注。此外,利用对比剂在心肌组织内不同分布情况用伪彩图表达出来,就得到了心肌灌注图像。CT 心肌灌注可利用不同数学模型计算心肌血流量、心肌血容量、平均通过时间等定量数学参数评级组织灌注值,从而反应心肌微循环血流动力学状态。CTP 包括静息心肌灌注和更有临床意义的负荷心肌灌注,负荷心肌灌注包括运动负荷及药物负荷,常用的药物有腺苷、双嘧达莫等。CTP 检查方法主要包括相对灌注(多期增强法)、双能灌注及动态灌注(时间密度曲线法)。

(一) 适应证

1. 冠心病心肌缺血的评价

2. 心肌梗死的评价

3. 冠心病介入治疗后的疗效评估

4. 微血管性心绞痛

5. 心肌病的鉴别诊断

(二) 扫描体位

受检者采用仰卧位、足先进,双臂上举于头两侧,连接心电图导联线,同时在受检者右臂肘静脉放置 18~20G 的静脉内套管针连接注射用双筒高压注射器。

(三) 扫描技术

1. 检查前准备　检查前受检者需禁食水 4~6 小时,检查前 12 小时内禁止摄入含咖啡因或可乐的食物,24 小时前停用 β 受体阻滞剂。扫描前常规测量心率(超高端 CT 除外),对心率高于 80 次/min 的受检查,使用酒石酸美托洛尔 25~50mg,控制心率在 50~65 次/min 之间。测量受检者的基础血压、体重、身高,并计算相应 BMI 数值[BMI=体重(kg)/身高(m)的平方],并根据 BMI 值设定对应的管电压、管电流数值。对所有受检者检查前均进行呼吸指导训练,尽量要求患者在整个检查过程中保持浅慢、平静的呼吸状态。

2. 扫描方法

心脏 MDCT 扫描时,心率低于 70 次/min 的患者可不给予药物控制心率,扫描前舌下含服或喷雾硝酸甘油以扩张冠状动脉。用阈值触发扫描,触发点定于平肺动脉干层面的主动脉根部,触发阈值 100HU,延时 6s 扫描。扫描范围为自气管分叉至心脏膈面下 1cm 左右,屏气扫描。扫描参数如表 22-22。

(四) 对比剂使用方案

用双筒高压注射器经右侧肘前静脉以 5mL/s 流率注射浓度为 370~400mgI/mL 的对比剂,对比剂用量可按患者体重(kg)乘以 0.6~0.7,注射完成后再以相同的流率注射 30mL 盐水。

表 22-22　扫描参数

扫描参数	
电压/kV	140/100(A/B)
电流/mAs	82/164(A/B)
旋转时间/s	0.33
螺距/mm	Auto(0.17~0.2)
准直/mm	64×0.6
视野/mm	260×260
计量调制	ECG-pulsing on
重建层厚/mm	1.5
重建间隔/mm	0.8
时间分辨力/mm	165
重建卷积核	D30f
矩阵	512×512
动态扫描时间/s	30
扫描模式	前瞻性

(五) 图像后处理

将重建图传至的 Siemens MMWP(multi-modality workplace with Syngo software version,VA20)工作站。将用于心肌灌注分析的数据(140kV、100kV 及双能融合数据)导入"Heart PBV"软件进行动态数据分析,得到心肌血流量(MBP)、心肌血容量、平均通过时间。后处理通过双能量特殊算法将碘对比剂和软组织影像分离,得到心肌碘灌注分布图(碘图)和虚拟平扫图。碘图提供了心肌内碘对比剂分布信息,调节碘图与虚拟平扫图像融合比例,0%为虚拟平扫,100%为碘图,即可同时显示心肌内碘分布和相应解剖信息,结合 CTCA 图像同时评价心肌灌注及冠脉管腔和管壁情况(文末彩图 22-44)。

(六) 检查技术要点

根据美国心脏学会推荐将左心室心肌分为 17 个节段。因冠状动脉对心肌的支配具有特定性,每一节段都代表着相应的冠状动脉供血区,即左室前壁、前间隔(1、2、7、8、13、14 段)和心尖帽(17 段)主要是 LAD 分布区;左室下壁和后壁(3、4、9、10、15 段)主要 RCA 是分布区;左室侧壁(5、6、11、12、16 段)主要是 LCX 分布区。心肌灌注评价标准:①灌注正常;②灌注缺损(包括可逆性和固定性灌注缺损)。以 2 个不同短轴面图像连续 2 层相同部位出现低密度影区视为灌注缺损。

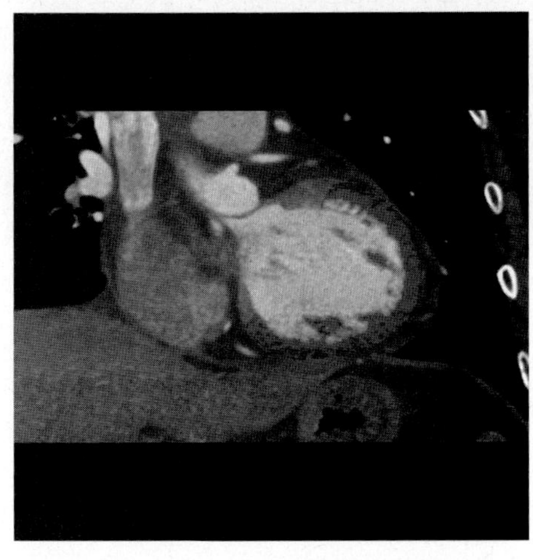
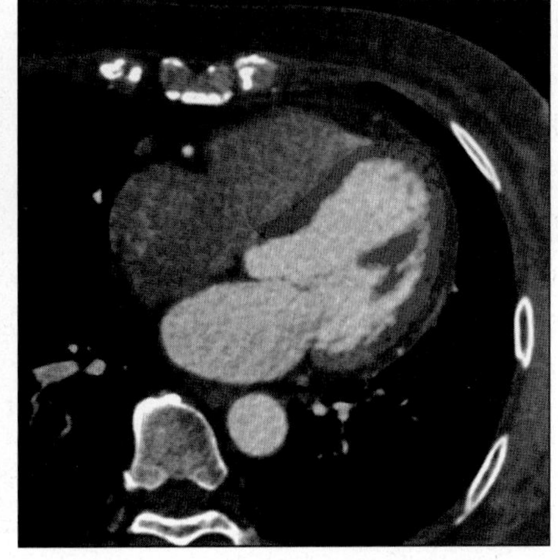

图22-44　根据CT值高低的伪彩色阶图于三维平面展示的心脏图像上，以便能直观清楚地辨认心肌灌注异常区域的分布及相对严重度

红色代表高灌注血流；蓝色代表低灌注血流。

六、心脏血管及其功能高级图像重建技术

（一）重建方法

心脏血管常用容积再现技术（VR）、最大密度投影（MIP）、曲面重组（CPR）拉直（curved）等图像后处理技术。将采集的冠脉原始数据根据选择最佳R-R间期重建，然后将重建数据传送到GE AW4.6A工作站上，选择心脏分析软件获得VR、MIP、MPR、CPR等图像。

（二）重建步骤

选择最佳冠脉显示时相进入"Cardiac-heart"软件可自动获得心脏三维图像，此技术可三维显示心脏和冠状动脉，直观显示冠状动脉和心脏解剖细节。缺点是受伪影的影响较明显，能满足诊断要求的血管数目最少；对血管腔内病变的显示有局限，小的钙化灶及软斑块常常遗漏；而且对阈值的选择非常敏感。然后进入VR Tree软件中，自动生成冠脉树调节窗宽800HU，窗位400HU，选择MIP，即可得到冠脉树的MIP图像。

（三）血管分析

进入Auto coronary anlysis自动血管分析软件，对各个血管分支进行命名，Next之后进入血管分析界面，此界面可进行血管Curved和CPR，窗宽800HU，窗位240HU，将迂曲的血管全程清晰显示，可以发现钙化灶和软斑灶，利用测量软件测量斑块大小，并计算出狭窄度。

（四）冠脉能谱CT图像后处理及血管分析

1. 选择GSI Cardiac扫描模式，选择最佳重建时相，重建出70keV单能图像。将重建图像传送至GE AW4.6工作站上，进入"GSI viewer"选择"heart"，自动生成心脏三维图像，调节呈单能模式，再调节keV值，降低keV值显示微小血管，提高keV值显示高密度钙化斑块。此外还可以调节keV值显示冠脉支架。

2. 调节Iodine-water分离，得到轴位、短轴位、长轴位的碘，设定感兴趣区测量碘基值。将碘图与单能量图像融合即可得到心肌灌注伪图像，清楚显示灌注减低区。

3. 选择"General"，再选择感兴趣区（ROI）生成能谱曲线或直方图，分析斑块性质。

（五）冠脉冻结技术（snapshot freeze）

"Freedom宝石CT"及"revolution CT"可以应用于高心率检查者，可以纠正错层。将原始图像传至"Autolanch"，计算机进行自动重建。

（六）心功能分析（myocardium analysis，LV）

采用回顾性心电门控扫描模式，获得冠脉CTA原始数据后，设置重建层厚0.625mm，重建时相0%~100%，间隔5%，得到20帧图像。重建完成后将图像传送至Advantage Workstation AW4.2后处理工作站进行图像后处理，启动"Cadiac Function-Myocardium Analysis"程序，将重建所得的20个心动周期图像同时调入工作站，获得20帧心动周期中心脏的三个切面图像。如短轴位、四腔位和两腔位图，通过调整以确保准确的心室容积时相。短轴范围中，心尖层面以出现对比剂的心尖为准，心底面是二尖瓣平面的心底部，乳头肌包含在左心室腔范围内，采用自动功能勾画出清晰的心内外膜。如

果出入较大时应用手动法进行改正,根据左心室容积曲线、表格图及电影模式,多次观察左心室收缩末期和舒张末期图像以确定定位准确性。通过自动检测并勾画出左心室的轮廓,包括心内、外膜边缘。其中,左心室乳头肌被包含在心肌血池内,如果明显不准确,需要手动纠正左室腔内轮廓线。

通过"Cardiac Function express-Myocardium Analysis"软件(通过利用辛普森法,应用积分的原理,心内外膜边界的清晰显示来勾画轮廓,将心室腔容积分为若干个圆柱体,它们的高度相同,分别计算各自的容积,然后累计相加,即可获得心腔容积数据),计算得出舒缩末期心室容积、每搏输出量和左心室射血分数,还可得出舒张末期室壁厚度,收缩末期室壁厚度,室壁厚度及室壁运动(WM)幅度牛眼图(也称靶形图,星云图)。如文末彩图 22-45 为牛眼图,颜色标尺表示颜色与室壁厚度或运动的关系。图中显示的数字只是各个节段的平均值,当鼠标放在靶形图的任何部分时均可显示此点的对应数值。由此可测量各个节段相应室壁的厚度及运动幅度。

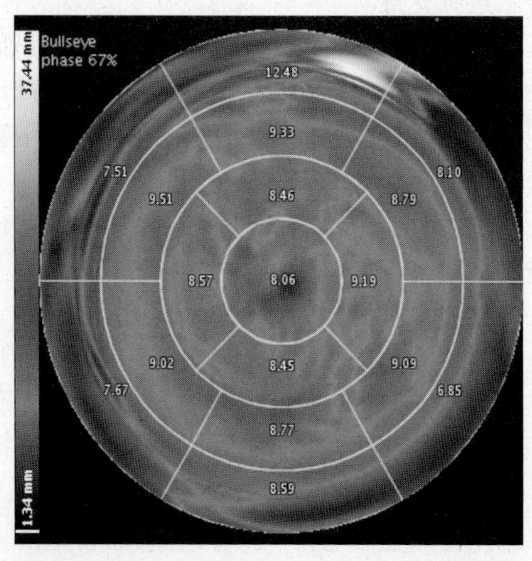

图 22-45　牛眼图显示心肌室壁的厚度,反映心脏相应部位心肌的厚度

七、冠状动脉 CTA 心电图编辑及图像质量控制

多数患者在扫描时都能保持平稳的心率,并能密切配合检查的需要,屏气保持不动。但在临床实际工作中,也经常会碰到患者在扫描时原先平稳的心率突然出现异常心跳或心律不齐,难以获取高质量图像。由于心脏运动的幅度不一致,如果还按照常规的方法进行重建,那么重建图像就会出现心脏轮廓及血管错层、不连续等情况。类似这种情况不是双扇区或是四扇区重建算法所能解决的。虽说多扇区算法对心率变化太敏感,也相应提高了时间分辨力,但并不能常规地提高图像质量。

因此要改善心律不齐病例的图像质量,就需要心电门控(ECG)编辑功能,以便更好地选择重建图像的最佳时间点。当然,ECG 编辑功能也有自身的局限性和不足之处。对于少数患者,既使通过心电图编辑仍无法达到诊断需要,主要与检查前未发现心律失常或检查过程中出现的心律失常,未按心律失常的 CT 扫描方案进行数据采集有关。

(一)心电图编辑功能的原理

在心脏扫描过程当中所有层面都是重叠扫描,每个层面均覆盖整个心动周期的数据甚至更多,所以可以利用记录的 ECG 信号更有效地选择最佳时间窗重建图像,即利用采集的数据,选择不同心动周期内时相相同且运动幅度一致的图像数据,并剔除心律不齐(心律失常)所带来的不连续数据,从而重建出理想的图像。并非所有心律失常患者均需使用心电图编辑技术,部分患者可通过多期相重建技术(4D 模式)浏览多期相影像,重新选择最佳期相的数据进行重组可获得足够诊断的图像质量。如重组图像质量仍然不佳,选择图像较好的期相,通过心电图编辑技术以获得满意图像;再以编辑后的心电图为基准,以更小的重建间隔(1%~3%)重建之前选择的时相前后±10%的数据,从而选择满意的图像。

(二)心电图编辑技术常见处理方法

心电图编辑技术包括插入法(insert sync)、忽略法(disable sync)、删除法(delete sync)、R 波偏移法(shift R-peak)、基线调整法(adapt curve scaling)或上述方法综合使用。在上述心电图编辑方法中,插入法常用于识别心电图异常中漏识别期相或在调整期相值时与 R 波偏移法联合使用;忽略法常用于识别心电图异常中的多识别的期相;R 波偏移法主要用于识别心电图异常中识别的 R 波假象;基线调整法主要用于 R 波低平的心电图。因为心电门控冠状动脉 CT 扫描是基于 R 波执行的,在心电图编辑中最重要的是正确识别 R 波。在重建心脏 CT 图像时,可以选择绝对期(正值是指选择 R 波后的相对或绝对值进行重建心脏图像,负值是指选择 R 波前的相对或绝对值进行重建心脏图像),也可选用百分比(即相对值),同时也可选择正或负值。应注意患者屏气是否最佳,对屏气不佳者,心电图编辑并不能提高图像质量。

（三）心电图编辑技术操作流程

对于窦性心律不齐,首先浏览计算机自动重建的薄层影像,找出连续层面中出现跳层的影像,结合该层面原始的心电记录。对于 ECG 编辑功能,下面以西门子公司的 SOMATOM Definition CT 为例。在心电图编辑操作中,从"Triger"界面中调出原始心电图,找到相应心率变化异常点,移动对应于心动周期 R 波波峰的小圆点,调匀相邻 R-R 间期,选中"Recon mono",在"%"或者"ms"一栏中,选择"ms",在时相一栏中选中最佳重建时相,利用计算机自动重建出调整后的影像;对于偶发的期前收缩,可以采用忽略的方式,计算机会自动忽略异常数据点进行影像重建;也可采用删除的方式,去掉异常数据采集点再进行影像重建;对于漏搏的患者可以在漏搏处添加一个采集点,以填补缺失的数据,再调整 R-R 间期进行重建。

（四）心律不齐病例研究

对于心律不齐患者,一般采取先忽略特别高心率的期相,然后通过多期相重建,得到相对较好的期相,再利用此期相使用 R 波偏移的方法,在正确识别的 R 波后绝对值也可使用绝对距离来量化(通过测量 R 波后面的距离),合理使用插入法及组合使用忽略法来使之固定于绝对位置是非常有用的。

八、心脏血管及功能 CT 检查要点与图像质量控制

（一）心脏大血管的检查要点

心脏是一个有着自主节律运动的器官,对于跳动着心脏的进行 CT 扫描成像,最关键的成像指标是单扇区时间分辨力。单扇区时间分辨力越高,则对运动物体的瞬间捕捉能力越强。

部分超高端 CT 可以实现受检者自由呼吸状态下的心脏检查。另外,由于心脏前瞻序列扫描技术已经取代回顾性心电螺旋扫描技术成为心脏 CT 检查的常规技术,可以不需控制受检者的心率进行检查。辐射剂量从 64 层 CT 的 16~40mSv 可以降低到 3mSv 或更低,比如 SOMATOM Force 双源 CT 和 Revolution CT 均可在心率小于 65 次/min,实现成人心脏扫描剂量低于 1mSv。

普通 CT 进行冠状动脉增强检查,控制心率和心律是心脏冠状动脉成像成功的基础,采用降低心率的药物(β 受体阻滞剂)可以将心率控制在理想状态是最佳的选择。如果部分患者口服 β 受体阻滞剂后心率依然很快,可采用重建不同的时间窗进行重建,依然可以获得满意的图像。心脏冠状动脉的检查要点如下:

1. **重建时相和心率**　不同的心率对冠脉的显示情况差异较大。适当控制被检者的心率有助于减轻或消除冠状动脉的运动伪影,改善冠状动脉 CT 图像质量。CTA 图像质量受心率影响,并与之负相关。如果心率过快使得 CT 成像不能完全在收缩或舒张末期内完成,重建后图像易出现血管模糊、中断和阶梯状伪影。多层螺旋 CT 扫描获得的数据是连续的,可在心动周期的任意时相重建图像。心脏在 0%~30%和 87.5%~100% R-R 时相分别处于心室和心房运动明显期,不适于冠脉重建。

选取合适时相进行重建,减轻心脏运动伪影,对保证图像质量是很重要的。通常情况下,重建心脏收缩和舒张末期的 VR、CPR、MIP 及 VE 图像即能满足临床诊断需要。在同一时相容积重建的冠状动脉树中可以同时显示各支冠状动脉,有利于直观地评价各支冠状动脉,也可以减少图像重建时间,有利于临床应用。但也可能因为不同患者的心脏大小、心轴方向、血管走行方向的不同,以及心率不同导致不同冠状动脉分支图像的最佳重建相位窗可能不完全一致。若采用同一重建相位,较难同时最佳显示冠状动脉各分支。在日常工作中,若 75% R-R 相位窗重建图像不能达到诊断要求时,可以按不同的相位窗重建图像来选择最佳图像用于诊断。一般重建原则为当患者心率大于 70 次/min,重建时相选择 30%~50%;当心率小于等于 70 次/min,重建时相选择 70%~80%。多相位窗重建保证了图像质量,提高冠状动脉检查的成功率。

2. **对比剂和最佳扫描延迟时间**　回顾对比剂的使用过程,最早从 4 排 CT 开始使用了,对比剂的量达到了 160ml,到了 64 层 CT 对比剂减少到 75~110ml。血管内的碘浓度与不同的测量参数呈负相关,比如身高、体重、体表面积和体重指数。从 0.7ml/kg 降至 0.5ml/kg,低对比剂量并未引起冠状动脉血管图像质量的改变。Nakaura 等研究了 60 例行冠状动脉 CTA 的患者,认为计算对比剂用量和注射流率应该根据患者的体重为基础。将患者的体重控制在 95kg 以内,在保证各组间患者的年龄、身高、体重以及平均心率一致的情况下,按照对比剂的剂量和体质量比值的不同,合理的用药,减少冠状动脉成像中其他可变的因素。血管内的碘浓

度不仅和对比剂的量有关，还和注射的流率、盐水的流率和总量、触发延迟时间相关。冠状动脉成像应该按照不同的体重注射不同的对比剂总量，而不是所有体重的患者都用相同对比剂的量。Patrick 等采用最低 40ml 的对比剂量进行冠状动脉血管成像，并没有按照个体化的给药方式注射，会造成低体重患者对比剂量增加的可能性。对于一位 90kg 的患者，同样采用 40ml 对比剂也不一定是一个明智的选择。

Yamamuro 等人研究了 64 层 CT 冠状动脉成像，选择对比剂 40~50ml，可以保证每组的冠状动脉分支的 CT 值均达到 320HU 以上。Yamamuro 认为可以选取 0.9ml/kg 作为常规注射对比剂的方法，该研究所有患者的体重平均为 58kg，对比剂的注射流率快，冠脉血管内对比剂充盈高峰时间早，小血管显影好，静脉的干扰少。但是流率过快，腔静脉的伪影大，往往会影响冠脉主干的显示；注射流率慢，靶血管对比剂充盈高峰时间晚，小的血管显影差，但腔静脉伪影干扰少。有研究认为，增强后降主动脉或升主动脉的 CT 值达到 270~330HU，或更高时重建图像质量好，有利于诊断；而增强后降主动脉或升主动脉的 CT 值小于 270HU，重建的图像欠清晰，不利于诊断。

个体循环时间差异大，确定最佳扫描延迟时间是 CT 冠脉造影检查成功的关键。有文献报道可以应用固定的延迟时间，Nieman 报道为 18 秒。但从实际操作来看，该延迟时间略偏短。冠脉狭窄大多发生在近段、中段，而且临床上 2mm 以下的冠脉狭窄意义不大，一般都不放支架。如果扫描时间早的话，冠脉起始段及近中段的冠脉分支还没有完全充盈对比剂，增强效果不好，图像不利进行诊断，无法判断狭窄的情况和有无软斑块的存在。有时做同层动态扫描，然后测冠状动脉水平的降主动脉腔内感兴趣区（ROI）的时间密度曲线（TDC），有时会发现 TDC 出现两个峰值，一般情况选择第二个峰值作为扫描延时时间。

3. **各种三维重建技术的临床应用**　目前 CT 血管成像（CTA）常用的重建方法主要有 5 种：①多层平面重组（MPR）；②表面阴影显示（SSD）；③最大密度投影（MIP）；④容积再现（VR）；⑤仿真内镜技术（VE）。其中容积重建是首选和重要的成像技术，其成像参数丰富，操作简单，能够在同一立体图像上显示多种组织结构，提供解剖结构的空间细节，还可多角度显示不同组织，它可以逼真显示冠状动脉与各心腔的三维关系，可靠地显示狭窄的位置、长度和斑块的性质，多数人认为是一种最佳的冠状动脉三维重建方法。

CT 仿真内镜是于薄层扫描基础上冠脉的腔内重建，适当选择域值，可显示血管内壁情况、狭窄程度、分支口形态等，采用透明技术还可观察管腔外情况。缺点是对渐进性狭窄、表浅溃疡显示欠佳。最大密度投影法（MIP）通过兴趣物体的投影线以最大密度成像，优点是能检测出微小的密度差异，显示血管壁的钙化、斑块。缺点是对前后重叠的血管不能区分，不能清晰显示解剖结构的三维关系，显示冠脉全段较为困难，在冠脉重建中起重要的补充作用。多平面重组（MPR）可以从不同方位来显示病变，显示冠状动脉主干的全程及腔内外状况，是三维图像的补充。但 MPR 图像缺乏总体感，需要多幅图像显示病变。表面阴影显示法可显示冠状动脉的立体形态和空间关系，但小的冠状动脉分支显示欠佳，并且对狭窄程度有夸大效应，对管壁的钙化不能区分，也不能显示管腔内的血流情况，一般仅用于术前定位，指导手术计划等方面。在实际应用上，最好能结合多种重建方法，互相取长补短，可获得丰富的信息，以提高诊断准确率。

4. **心电门控技术**　心脏舒张末期和收缩末期心脏运动相对较慢，一般选择这两个时相进行 CT 扫描，根据心电信号与心动周期的关系，心脏收缩末期对应心电 T 波的末端，心脏舒张末期对应心电 QRS 波的起始。因此，一般采用心电 R 波门控技术，即图像采集启动由 R 波的上升沿触发，计算机自动完成心动周期内各时点的图像采集。心电门分控技术分前瞻性和回顾性两种。前瞻性门控是在 R-R 间期的间隔或 R 波后的一组固定时间触发扫描，用扫描前的心率作为扫描的恒定心率，实际扫描中往往不能与实际心率相符而出现伪影。电子束 CT 冠状动脉成像（electron beam computed tomography coronary angiography，EBCTCA）多采用此法，在心动周期中推测数据采集的位置，在心脏搏动最弱时成像，但对于心率快速变化或心律不齐的患者，图像质量明显受到运动伪影的干扰。有文献报道这种预先选择心动周期时点并不能最佳显示各支冠状动脉。

临床上 CT 冠脉造影成像主要采用回顾性心电门控技术。即在整个心动周期采集数据，可根据同步记录下来的心电图，后处理时由使用者选择不同的 R-R 时相的图像进行自由整合。回顾性心电门控技术可按需要灵活选择从收缩期到舒张期的各种图像，不足之处是辐射剂量大。采用前瞻性心电门控扫描可以进行低剂量成像，对于心律不齐的患者应用自适应门控技术，在遵循 ALARA 原则的前提下，可避免不规则的心律，而保证极低射线剂量下获得最佳的冠状动脉成像。

（二）功能 CT 成像

冠心病是由于冠状动脉粥样硬化或冠状动脉功能性改变等引起冠状动脉血流和心肌氧需之间的不平衡，进而导致的缺血性心肌损害。研究表明，冠状动脉狭窄程度和心肌是否缺血或缺血程度之间并非直线相关，仅凭冠脉狭窄来诊断冠心病不能反映心肌缺血状况，也不能对缺血性心脏事件的发生做出较准确的预警。由于不同个体心肌血流分配调节的耐受性差异，一些狭窄程度较轻的患者，在静息状态下心肌血流灌注正常，但在负荷状态下，则显现出明显的心肌缺血表现。以上都显示出在明确冠脉狭窄程度的同时，早期发现心肌微循环灌注异常的重要性。

对于心肌梗死患者，借助心肌灌注显像评价心肌活性，区分梗死心肌和冬眠心肌对临床治疗方法的选择、治疗时间窗的把握具有指导性意义。心肌灌注尤其是负荷心肌灌注检查作为一种评价心肌微循环的方法具有较大临床价值。

1. 动态心肌灌注

（1）心肌灌注显像方法：常用的心肌灌注方法有核素心肌灌注、负荷超声心动图、磁共振和 CT 心肌灌注。核素心肌灌注显像作为心肌灌注的经典方法，是心肌灌注诊断 CAD 的金标准，临床应用较多。但其检查程序复杂，检查时间长，空间分辨力低，不能显示心脏解剖细节和缺血区域。尤其不能显示心内膜下心肌梗死或缺血，对早期、无症状 CAD 的诊断不敏感，对于三支血管平衡缺血区易产生假阴性，且不能显示冠脉的管腔结构。

负荷超声心动图检查通过负荷诱导心肌缺血从而显示病变血管远端区域的室壁运动异常，超声图像分辨力低，需要足够的声学窗，且结果的判断以观察者的主观印象为主，缺乏量化指标，易受人为因素的影响，限制了其在临床的广泛应用。

磁共振心肌灌注时间检查和图像空间分辨力尚可，可显示心肌缺血的范围和活力，但容易高估缺血程度，且 MR-MPI 属于定性或半定量评价，不能定量地分析实际心肌血流量。另外，磁共振数据采集的时间长，技术难度也较大，对幽闭恐惧症、携带起搏器等患者有限制。CT 具备较好的时间、空间分辨力的同时，性价比高，可避免上述限制，在某些方面弥补其他灌注方式的不足。

（2）动态增强 CT 心肌灌注：动态增强 CT 心肌灌注（dynamic contrast enhancement CT myocardial perfusion imaging，DCE-CT-MPI）可显示动脉、毛细血管及静脉流出的动态强化关系，得到时间密度曲线（TDC），利用不同的数学模型计算相应参数，包括心肌血流量（MBF）、心肌血容量（MBV）、平均通过时间（MTT）等，定量评价组织灌注值，从而反映心肌微循环血流动力学的状态。常用的数学模型有去卷积法和非去卷积法。

去卷积法以双室模型为动力学基础，利用推动剩余函数（impulse residue function，IRF）综合考虑流入动脉和流出静脉，主要反映对比剂注射后组织器官中存留的对比剂随时间的变化量，从而计算 MBF、MBV 和 MTT 等。

非去卷积法则主要依据示踪剂稀释原理，通过对比剂“首过”获得增强的时间密度曲线，并计算 MBF 和 MBV 等值。该模型假设没有静脉流出及无对比剂外渗的前提，因此需要较快的注射速度和相对较少的对比剂容积。非去卷积法主要有应用单室模型的最大斜率法和双室模型的 Patlak plots 法。

George 等运用最大斜率法得出的心肌灌注结果与微球法有较好的相关性（$R^2=0.87$）。Kido 等则运用“首过”定量 Patlak plots 法负荷心肌灌注得出冠脉狭窄区 MBF 均值为（1.19±0.36）ml/（g·min），非狭窄区为（2.06±0.54）ml/（g·min），统计学有差异 $P<0.01$，可定量评估心肌血流量，临床应用前景较好。

（3）负荷动态心肌灌注检查要点：心肌负荷包括运动负荷和药物负荷。运动负荷时，一些冠心病患者不能耐受运动带来的影响，导致检查失败。药物负荷主要使用血管扩张剂，如双嘧达莫、腺苷等。虽然双嘧达莫的价格低廉，但半衰期较长，副作用和药物危险性增加。腺苷作为一种强有力的血管扩张剂，起效和终止快，持续时间短，外源性腺苷的血浆半衰期仅约 10 秒，是较为理想的心肌负荷检查的药物。以 0.1mg/（kg·min）静脉注射腺苷 120 秒后，正常冠状动脉最大血流速度平均增加 4.4 倍，正常心肌血流量超出基础水平（3.3±1.0）倍，但狭窄动脉血流不能增加或增加很少，造成正常冠状动脉“窃血”，引起狭窄冠脉供血区相对缺血反应，从而导致正常与异常心肌之间的血流灌注出现差异而导致显像异常。

同 SPECT 类似，DCE-CT-MPI 也可采集负荷期和静息期的图像。不过，当两次扫描间隔较短时，第一期 MPI 扫描所用对比剂会对第二期产生影响，降低第二期 MPI 扫描检出梗死或缺血的敏感度，由于负荷期 CT-MPI 的临床价值显著高于静息期，同时考虑到最大限度减少辐射剂量，故多数学者认为 DCE-CT-MPI 只需采集负荷期图像即可。因此，最常用的检查序列是先行负荷 DCE-CT-MPI，间隔 5～10 分钟后，再行静息下的冠状动脉血管成像。

腺苷负荷 DCE-CT-MPI 时，首先获取定位图像以确定最小的扫描范围，其次行 Test bolus 获取主动脉和心肌组织的时间密度曲线（TDC），计算 DCE-CT-MPI 的启动扫描时间（从开始注射对比剂至启动 DCE-CT-MPI 扫描的时间）。以 140μg/（kg・min）的速度注射腺苷 5 分钟，腺苷注射末期与另一静脉通道同时注射对比剂（速率 5ml/s）60～70ml，按前述计算的延迟时间启动 DCE-CT-MPI 扫描。扫描时要求患者屏气，扫描时间不低于 30 秒，扫描间隔为 1.5～2.0 秒。DCE-CT-MPI 扫描结束后立即停止腺苷注射并密切监测患者心电图。5～10 分钟后，再行静息状态下的冠状动脉成像。

2. **双能量心肌灌注**　双能量 CT 心肌灌注显像（dual energy CT myocardial perfusion imaging，DualE-CT-MPI）的原理是在进行含碘的 CT 对比剂增强检查时，正常的心肌组织和发生梗死或缺血的心肌组织对碘对比剂的摄取能力不同。正常的心肌组织增强正常，而发生梗死或缺血的心肌组织对则没有增强或增强程度减低。把对比剂在心肌组织内不同的分布情况用伪彩色表达出来，就得到了心脏双能灌注图像。由于双能量成像是在二维能量空间里进行对比剂的识别和表达，对碘对比剂分布浓度的识别敏感性要大于一维空间里的识别敏感性，所以对碘对比剂浓度差异的分布能够显著地表达出来，同时还可以对碘含量进行定量计算。

与负荷 DCE-CT-MPI 中腺苷负荷原理一样，腺苷负荷 DualE-CT-MPI 也能检出隐匿性心肌缺血，为冠心病风险评估和临床干预提供依据。由于双能量心肌灌注不需患者较长时间屏气，检查成功率较高，而且辐射剂量明显低于常规心肌动态灌注。

腺苷负荷的双能量心肌灌注检查要点：与负荷动态心肌灌注相同，以 140μg/（kg・min）的速度注射腺苷 5 分钟，对比剂使用方案为 5ml/s 流率注射 60～70ml，采用对比剂智能跟踪技术监测升主动脉，当达到 100HU 启动扫描，其他与普通冠状动脉成像的方法一样。

双能量心肌灌注的临床应用目的是在对受检者进行冠脉评估的同时也能够对心肌的灌注情况进行评估，并能够与对冠脉的诊断评估结合在一起进行观察，两方面互相印证，有利于对疾病做出更全面准确的诊断。双能量心肌灌注技术利用采集到的双能量心脏扫描数据经过计算得到心肌的灌注情况。在数据采集过程中不需要对心脏进行平扫，只需利用对比剂的射线能量敏感性进行处理计算。基于正常心肌组织和受损心肌组织对碘对比剂摄取的差异性，双能量心肌灌注检查能够检测出心肌内很小的灌注缺损区，具有很高的敏感性。在双能模式的静息心肌灌注研究中，彭晋等人使用双源 CT 双能量模式对犬、猪进行研究，结果与病例的金标准有较好的一致性。Bauer 等人以 MRI 为标准，Ruzsics 等以 SPECT、CTA 与 ICA 的复合形式作为参考标准，诊断准确性可达 92%。

在此基础上，Ko 与 Weininger 分别进行了负荷双能量心肌灌注的研究，敏感性和特异性可达 93% 和 99%，诊断准确性有了进一步提高。双能量心肌灌注显像虽然具有一定临床优势，但也存在一定的局限性，如心腔内和升主动脉内高浓度对比剂产生的伪影问题、如何选择最佳的彩色编码方案等。功能 CT 成像的图像质量将会随着 CT 的不断发展得到改善。

（李真林　廖凯）

第十一节　射频消融术前心脏 CT 检查技术

一、概述

心脏射频消融是一种介入治疗快速性心律失常的方法，已有 20 余年的历史。将很细的导管从颈部、大腿根部放入血管内，到达心脏发病位置后，释放射频电流，从而一次性消除“病灶”。心脏三维 CTA 成像主要是为观察双侧肺静脉有无血管变异，如永存左上腔、埃勃斯坦畸形等。提供心脏大体结构，为心脏大小及射频消融点提供具体参数。

二、检查前相关准备

应严格掌握适应证，详细询问有无药物过敏史。无须提前停用抗心律失常药物，检查前去除扫描范围金属异物。嘱患者检查中配合屏气,保持每次呼吸幅度一致。

三、心脏三维成像 CT 检查技术

1. **扫描体位**　双手上举,胸部放置在扫描床正中。

2. **扫描技术**　依据患者的具体情况设置扫描参数。BMI 小于 25 用 100kV、220mAs;BMI 大于 25 用 120kV、300mAs。层厚 0.6~0.75mm,重建间隔 0.6~0.7mm。FOV 包全皮肤即可,见表 22-23。

表 22-23　射频消融心脏三维成像扫描参数表

项目	内容
检查体位	仰卧,被检部位置于扫描中心
扫描范围	从气管分叉至心脏膈面,包全整个心脏及肺静脉
管电压/kV	100~120
管电流/mA	200~330
探测器组合	64×0.6、64×0.625、128×0.6、320×0.6
扫描方向	头→足
层厚/mm	0.6~0.75
层距/mm	0.6~0.75

扫描范围为气管分叉至心脏膈面,采用自动触发扫描方式,阈值为 100HU。感兴趣区 ROI 置于左心房或者肺静脉(图 22-46、图 22-47)。

3. **对比剂使用方案**　对比剂用量 0.8~1.0ml/kg,总量 40~90ml。患者体弱,或 BMI 小于 18,对比剂用量酌减。患者 BMI 大于 25,对比剂用量适当增加。患者长期化疗、心功能差,可降低对比剂的注射速度(表 22-24)。

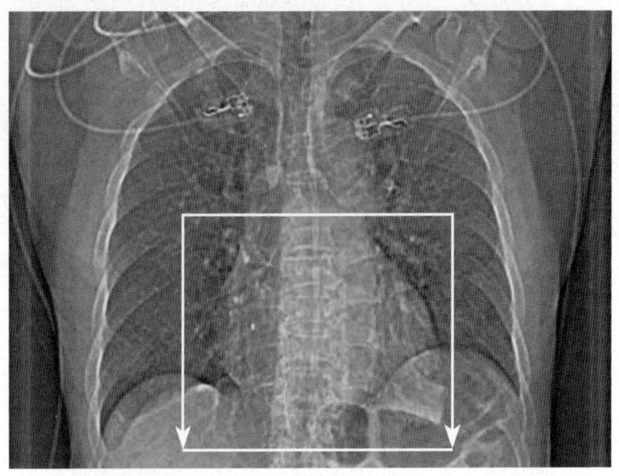

图 22-46　扫描范围为气管分叉至心脏膈面,重建范围包括所有肺静脉

表 22-24　射频消融心脏三维成像对比剂应用表

项目	内容
浓度/(mgI/ml)	300~370
总量/ml	40~90
流速/(ml/s)	4~5
盐水总量/ml	40
注射方式	生理盐水(6.0ml/s,20ml)+对比剂(5.0ml/s,60ml)+生理盐水(4.0ml/s,20ml)
延迟扫描时间	自动触发扫描方式,阈值设为 100Hu,ROI 定在左心房或者肺静脉

4. **图像后处理与打印排版建议**

(1) 多平面重组:横断面上显示肺静脉的分支以及各分支开口大小(图 22-48)。

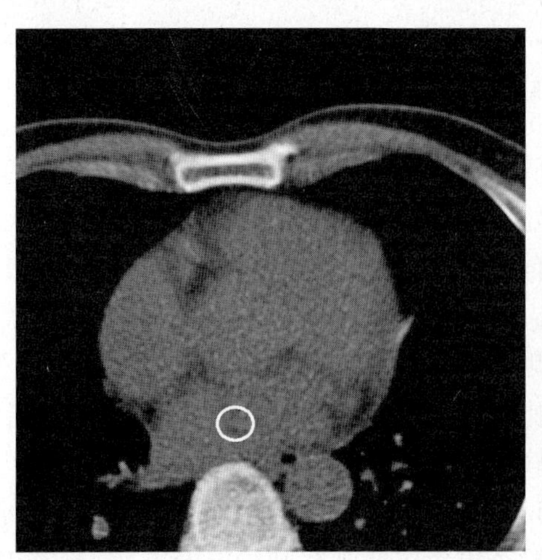

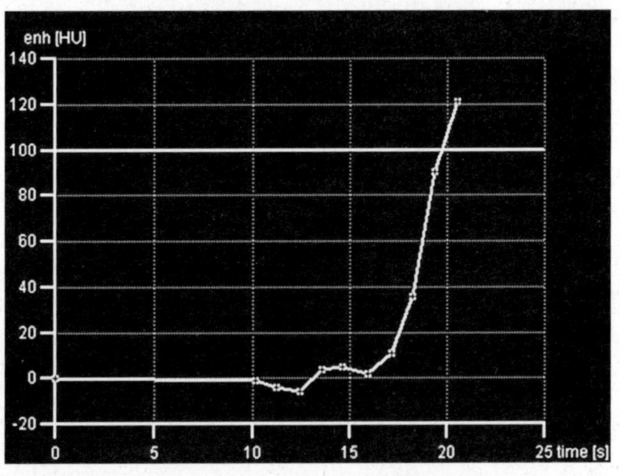

图 22-47　ROI 设置在左房,对比剂注射后延迟 10s 触发扫描,触发扫描阈值设置

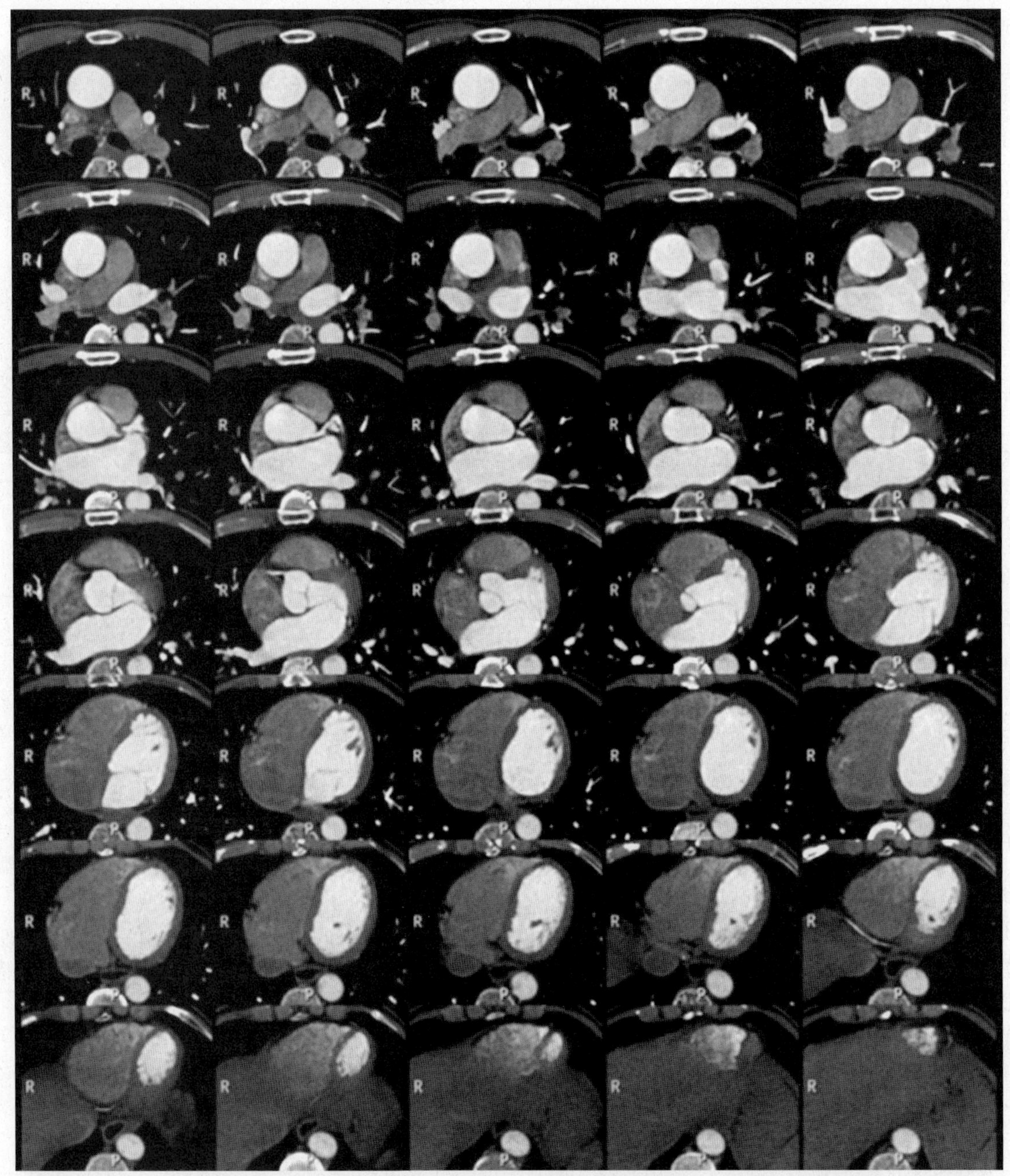

图 22-48　MPR 显示肺静脉

（2）MIP 技术：MIP 技术是射频消融心脏三维成像的重要后处理方法。一般重建时层块厚度不固定，根据所需重建血管的管径进行调整。对肺静脉而言，一般不宜超过 12mm，尤其是右上肺静脉或右侧肺静脉共干时。层块太厚会受到上腔静脉内高浓度伪影影响，显示不清；下肺静脉则会因与主动脉距离太近而影响观察。除标准横断位、冠状位、矢状位，沿肺静脉长轴的斜位 MIP 可更准确测量肺静脉孔直径（图 22-49）。

（3）VR：VR 可清晰地显示血管及器官三维解剖，更加直观、准确，是射频消融心脏三维成像的主要后处理方法。最少需要 8 个方位显示肺静脉，以辨认有无变异，即后前观头侧 30°~45°斜位、1 个前后观头侧 45°斜位、1 个前后观足侧 45°斜位、两个左右侧位、两个后前观左右斜位，及一个足侧观。因为肺静脉和左房是后位结构，所以后方观察是显示肺静脉的最佳位置，如图 22-50。

5. **检查技术要点与图像质量控制**　心脏三维 CTA 检查患者主要观察肺静脉及左房，检查前一般无需停止服用抗心律失常药物。根据患者心率自

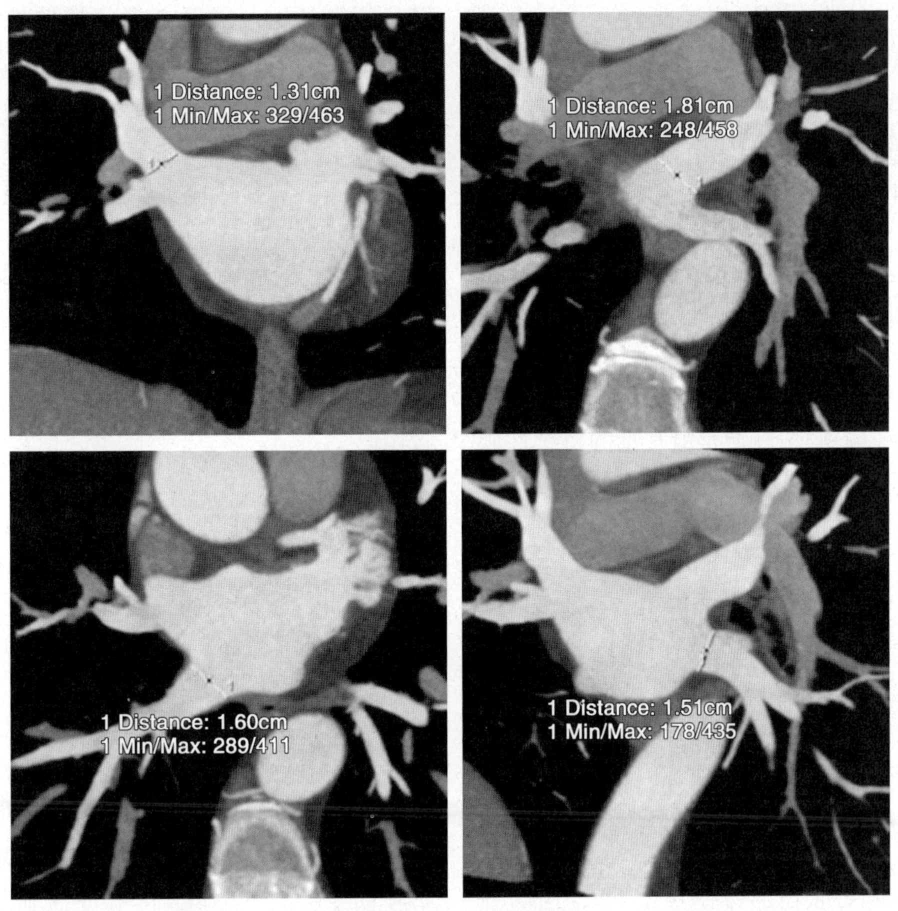

图 22-49　MIP 重组显示左房及左、右肺静脉的分支情况

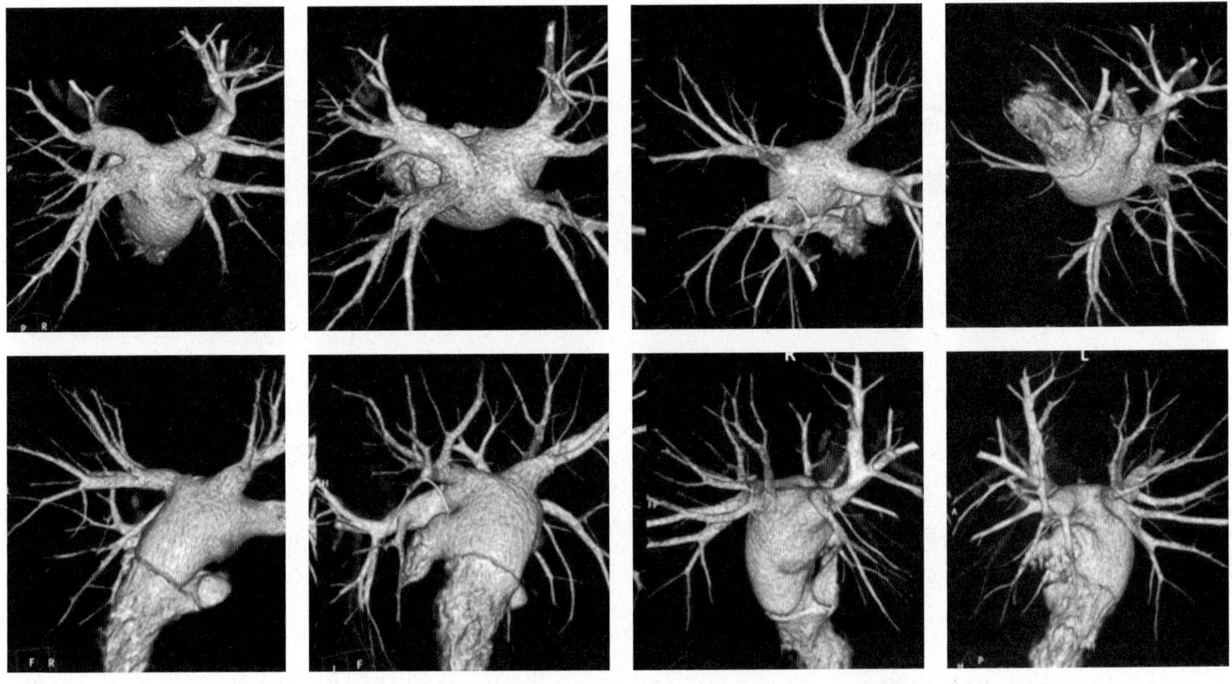

图 22-50　VR 重组显示左房及左、右肺静脉的分支情况

动分析选择全剂量扫描范围，一般心率<65次/min，重建时相为60%~76%，心率在66~79次/min之间，重建时相为30%~70%；心率>80次/min，重建时相为31%~47%。对于高心率及采用快速扫描序列的患者，如西门子FLASH序列，可适当减少对比剂量。为使得左房在检查中密度均匀一致，可采用混合给药的方式，如对比剂混合生理盐水采用7∶3的比例，在未增加对比剂总量的基础上，延长了对比剂注射峰值时间。图像后处理，一般需要清晰直观显示肺静脉，包括三维VR及二维MIP。

6. 相关疾病的CT诊断要点

（1）心房纤颤：心房纤颤是最常见的持续性心律不齐。近年来，经射频导管消融术广泛地应用于心房纤颤的治疗，其成功率高度依赖于术前对远段肺静脉和左房后部三维解剖的全面了解。MDCT可以清晰显示左心房容积，肺静脉分支的数目、位置、成角情况，同时还可排除左心耳血栓的存在，为射频消融术的术前定位和术后复查提供了丰富的信息，MDCT肺静脉成像已成为经射频导管消融术术前与术后评价不可缺少的一部分。

（2）肺静脉变异：主要包括肺静脉异位引流和肺静脉曲张。肺静脉CTA可清晰显示异位引流的肺静脉与腔静脉、右心房的连接关系，显示引流部位，有利于手术方案的设计。MDCT三维重组有助于显示肺静脉曲张的部位、程度及其引流部位。

（李真林　羊丹）

第十二节　多部位“一站式”CT检查技术

一、概述

多部位“一站式”CT检查是指病变累及全身多个部位，或临床需要多个部位影像检查信息时，只采用一次静脉注射对比剂而完成的CT影像检查。它包括主动脉夹层及动脉瘤，胸痛三联征，头、颈、胸、全腹联扫，心脑血管、动静脉畸形等。多部位“一站式”检查，在满足临床诊断的基础上，减少了患者对比剂用量，减轻了患者经济负担，降低了对比剂对身体的损伤。

二、检查前的相关准备

患者于增强检查前签署知情同意书，并去除被检部位异物，如金属、假牙、耳环、项链等。提前建立静脉通道。需要心电门控监控者，在相应部位贴上电极，检查前训练患者呼吸及闭气。检查中需要患者配合举手或放手，应提前告知并训练。

应严格掌握适应证，详细询问有无碘过敏史；检查前对患者进行屏气训练，告知检查过程中应按语音提示做好屏气的配合。每次扫描一般在呼气末屏气，要求呼吸幅度尽量一致，避免出现漏层或重复扫描；根据扫描设备的相关要求，正确连接导线，放置电极。可用酒精棉球擦拭与电极接触的皮肤，增加电极的敏感性。

三、心脑血管“一站式”CTA检查技术

（一）临床概述

心脑血管疾病已成为威胁人类健康和生命的主要疾病，具有发病率高、病死率高、致残率高及复发率高的特点。脑血管疾病主要分为出血性脑血管病和缺血性脑血管病两大类。主要病因有动脉瘤、动静脉畸形、动脉狭窄及闭塞、静脉血栓等。颈动脉、椎动脉狭窄是短暂性脑缺血，缺血性脑卒中等疾病发生的重要原因。位于颈血管鞘内及周围的肿块常常被血管包绕，临床需要了解颈部动、静脉受压、移位，肿瘤供血血管等。MDCT的时间分辨力和空间分辨力高，现已广泛用于心脑血管检查。

动脉粥样硬化是一种多发性血管硬化性疾病，具有慢性、进行性发展的特点，高血压、高血糖及高血脂患者动脉粥样硬化的发生率明显增高。冠状动脉粥样硬化引起的狭窄与心绞痛、心肌梗死相关。颈动脉及脑动脉粥样硬化狭窄与脑梗死、脑卒中有关。一旦发病，严重影响患者生存质量。因此，早期发现疾病并早期干预治疗对患者的生存质量有很大提高。冠状动脉粥样硬化狭窄患者行头颈血管造影，可早期发现冠心病患者是否伴有颈脑动脉狭窄。颈脑动脉狭窄患者行冠状动脉造影检查，可早期发现脑梗死患者是否伴有冠心病，如图22-51。

（二）扫描技术

依据患者的具体情况设置扫描参数（表22-25）。多层螺旋CT亚毫米扫描，重建层厚0.7~1.0mm，重建间隔0.7mm。

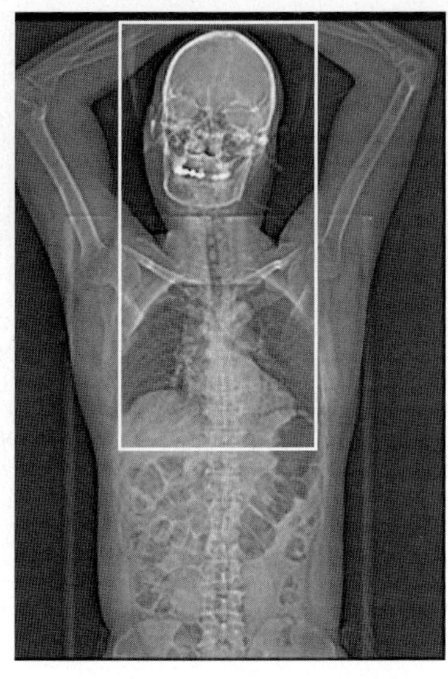

图 22-51　心脑血管 CT 扫描

表 22-25　MDCT 心脑血管成像扫描参数表

项目	内容
检查体位	仰卧，双手上举与颈椎不在同一层面
扫描范围	心底至颅顶
管电压/kV	100～120
管电流/mA	200～250
探测器组合	16×0.75、64×0.625、128×0.6、320×0.6
扫描方向	足→头
层厚/mm	0.7～1.0
层距/mm	0.6～0.7
重建算法	standard(B)

（三）对比剂使用方案

心脑血管 CTA 对比剂总量和流速依据患者的年龄、体质和心功能设置，中年、体壮、心功能强（运动员）可增加对比剂总量和流速，见表 22-26。

表 22-26　MDCT 心脑血管成像对比剂应用表

项目	内容
浓度/(mgI/ml)	370
总量/ml	70～90
盐水总量/ml	50
注射方式	生理盐水（6.0ml/s，20ml）+对比剂（5.0～7.0ml/s，50ml）+生理盐水（4.0ml/s，30ml）
延迟扫描时间/s	自动触发扫描方式，阈值设为 100HU，ROI 置于升主动脉

四、胸痛三联征"一站式"CTA 检查技术

（一）临床概述

急性胸痛是临床常见的急诊症状，常常需要多种检查方法才能做出正确的诊断。但该病常发病急，危险性大，死亡率高。如果反复搬动患者，可能会加重患者病情。多层 CT 心胸联合造影检查不但能对肺动脉、主动脉等大血管疾病做出正确诊断，而且能同时发现冠状动脉疾病。因此，多层 CT 是针对急性胸痛的一种无创、可靠的检查方法。

急性胸痛的原因很多，可危及生命的常见病变主要包括心肌梗死、主动脉夹层以及肺动脉栓塞，急诊医学上将其统称为胸痛三联症。螺旋 CT 尤其是 64 层螺旋 CT 已开始用于急性胸痛的诊断和鉴别诊断，虽然已取得一定成效，但因其扫描时的螺距值固定，在门控下完成整个胸部扫描的时间较长，对冠脉成像效果不佳，同时应用的对比剂总量也较多。而后 64 层 CT 在进行心脏门控扫描时，由于快速、宽体，可以不屏气检查冠状动脉，获取的冠脉图像质量得到大幅度改善。根据患者情况，CT 设备的转速、探测器宽度，灵活设置对比剂给药方式与扫描模式。如冠状动脉、肺动脉、大血管的分次扫描。扫描时间段内，对比剂一次给药与持续给药等。

多数超高端 CT 设定了针对急性胸痛的扫描方案，使胸部血管扫描和心脏冠脉门控扫描获得的原始数据可以重建出整个胸部血管，还能对可疑病变部位进行靶重建。通过拼接，一次强化扫描可获得清晰的冠状动脉、肺动脉、胸主动脉的图像，在急性胸痛的临床诊断和鉴别诊断中具有较大的应用价值，如图 22-52，图 22-53。

（二）扫描技术

1. **普通平扫**　可使用非螺旋扫描或者螺旋扫描。

2. **增强扫描**　选择胸痛序列，采用触发扫描，ROI 设定在升主动脉，触发阈值为 100HU。

3. **扫描参数**　依据患者的具体情况设置扫描参数。BMI 小于 25 用 100kV，BMI 大于 25 用 120kV，见表 22-27。

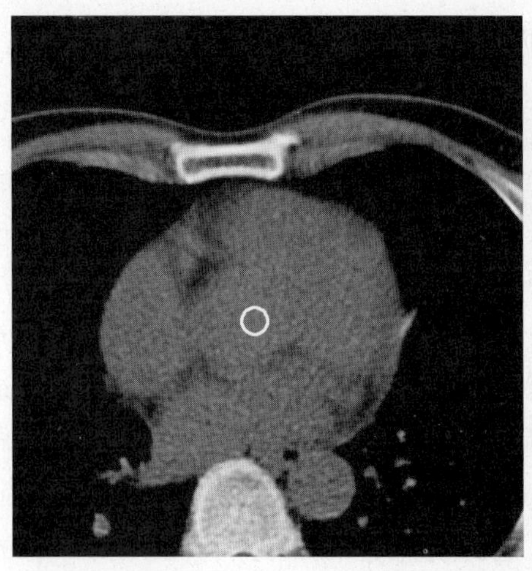

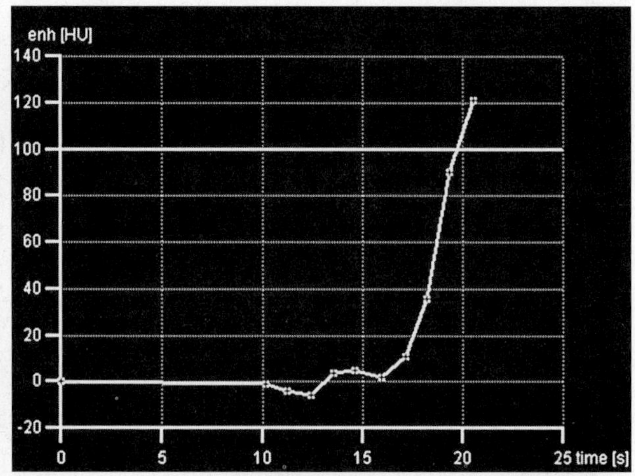

图 22-52　胸痛三联征 CT 扫描 ROI 设置

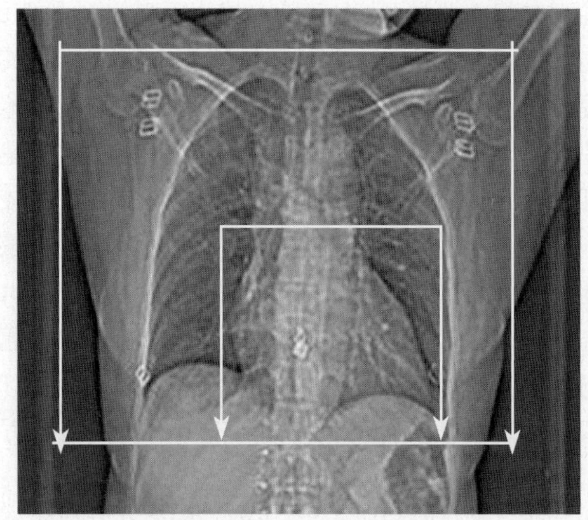

图 22-53　胸痛 CT 扫描范围

表 22-27　胸痛 CT 血管成像扫描参数表

项目	内容
检查体位	仰卧，被检部位置于扫描中心
扫描范围	胸廓入口处至膈肌下 3cm 处
管电压/kV	100～120
管电流/mA	220～250
探测器组合	64×0.6
扫描方向	头→足
层厚/mm	0.75
层距/mm	0.75
重建算法	B31f(abdomen)
迟扫描时间/s	自动触发扫描方式，阈值设为 100HU，ROI 定在升主动脉处

（三）对比剂使用方案

对比剂用量 0.8～1.0ml/kg，根据患者体重计算对比剂总量。患者心功能差者，可降低对比剂的注射速度。注射方案为：盐水+对比剂盐水混合液（表 22-28）。为降低上腔静脉高浓度对比剂伪影的影响，可将对比剂与生理盐水按 7∶3 比例混合，以 4～5ml/s 的速率注入外周静脉，再以相同的速率注射 30～50ml 生理盐水。

表 22-28　胸痛 CT 血管成像对比剂应用表

项目	内容
浓度/(mgI/ml)	350～400
总量/ml	70～90
流速/(ml/s)	4～5
盐水总量/ml	40
注射方式	生理盐水(6.0ml/s，20ml)+盐水对比剂混合液(4～5ml/s，100ml)(备注：盐水对比剂混合比例 3∶7)

五、颈、胸、全腹部 CT 增强检查技术

（一）临床概述

临床评估血液病或肿瘤是否有转移时，常常需要做全身多部位 CT 检查，以便了解患者全身的整体情况。如直肠癌、肺癌等。使用超高端 CT，通过一次性注射对比剂，根据血液流动方向设置不同的扫描方案，可获得临床诊断需求的影像。

（二）扫描技术

颈、胸、全腹各个部位增强扫描触发时间见表 22-29。由该表可以发现，在需要采集的期相中，包括颈部平衡期、胸部动脉晚期、全腹动脉早期及平

衡期，各个时间点是可以相互吻合的，即腹部动脉早期完成之后可以采集胸部动脉晚期，然后采集颈部，最后采集全腹图像。一次静脉团注对比剂，实现多个部位各个期相的图像采集。

表 22-29　颈、胸、全腹各个部位增强扫描触发时间

时期	颈部	胸部	全腹
动脉早期/s	15～20	15～20	25～30
动脉晚期/s	无	30	45～50
平衡期/s	45～50	无	70～80

颈部增强一般只采集平衡期图像，胸部增强只采集动脉晚期图像。依据检查部位和病变范围设置扫描参数。颈部、鼻咽癌、喉癌和甲状腺癌的扫描范围从颅底上缘至颈根部，用于了解淋巴结受累情况（表 22-30）。胸部及全腹部依据患者的具体情况设置扫描参数（表 22-31）。BMI 小于 25 用 100kV，BMI 大于 25 用 120kV。FOV 包全皮肤。采用螺旋扫描，重建层厚、层距为 5mm，扫描范围从坐骨下缘至肺尖，包全胸部及全腹。临床怀疑肿瘤占位性病变需要定位时，采用较薄的层厚重建。

（三）对比剂使用方案

常规对比剂用量为 70～90ml。高压注射器团注给药，速率为 2.5～3.0ml/s。小儿可采用手工推注。肝脏增强检查常规采用双期增强扫描，即动脉期和平衡期增强扫描。其中动脉期图像于对比剂注射开始后 25～30s 扫描，平衡期图像于对比剂注射开始后 60～70s 开始扫描。胸部增强大约在 30s 后采集动脉晚期图像。颈部采集一期图像，延迟时间在对比剂注射后 45～50s。

表 22-30　颈部 MDCT 扫描参数表

项目	内容
检查体位	仰卧，被检部位置于扫描中心
扫描范围	颈部：颅底上缘至颈根部 鼻咽部：鞍底扫描至硬腭上缘 喉部：舌骨平面至环状软骨下缘 甲状腺：C_3 至主动脉弓
管电压/kV	100～120
管电流/mA	200～250
探测器组合	16×1.5、64×0.625、128×0.6、320×0.6
扫描方向	头→足
层厚/mm	3.0～5.0
层距/mm	3.0～5.0
重建算法	smooth

表 22-31　胸腹 MDCT 扫描参数表

项目	内容
检查体位	仰卧，身体放置于检查床中心
扫描范围	肺尖至坐骨下缘
管电压/kV	100～120
管电流/mA	140～210
探测器组合	16×0.75、24×1.2、64×0.625、128×0.6、320×0.6
扫描方向	平扫：足→头 双期扫描：第一期，足→头，第二期，头→足
层厚/mm	5
层距/mm	5
重建算法	B31f(abdomen) B60f(lung)

患者双手上举，团注对比剂。在对比剂注入后 25～30s 触发扫描，采集上腹动脉早期图像及胸部动脉晚期图像，扫描方向由足至头，扫描范围肝下缘至肺尖，采集完成后嘱患者双手放置于身体双侧。于对比剂注射后 45～50s 采集颈部增强图像，采集完成后嘱患者双手上举。于注射对比剂后 60～70s 采集全腹平衡期图像，扫描方向由头至足侧（图 22-54）。

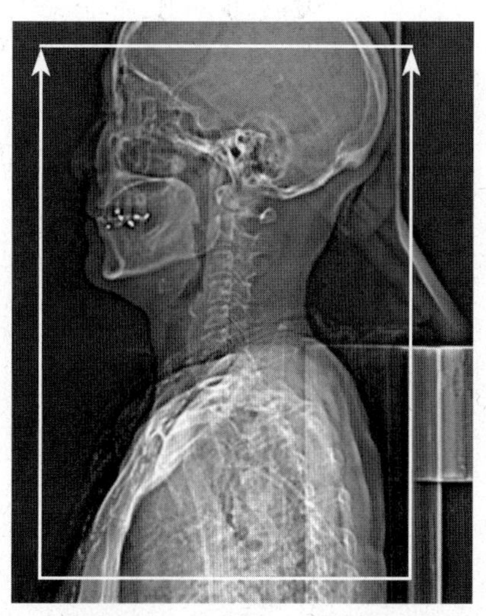

图 22-54　颈部 CT 扫描范围

患者体弱或 BMI 小于 18，对比剂用量酌减。长期化疗或心功能差的患者，可适当降低对比剂的注射速度（表 22-32）。

表 22-32　颈、胸、全腹 MDCT 增强扫描对比剂应用表

项目	内容
浓度/(mgI/ml)	350～370
总量/ml	70～90
流速/(ml/s)	2.0～3.0

六、多部位“一站式”CT 检查图像后处理

CT 后处理技术较为繁多，多种不同血管重建方法灵活应用可以较为全面地显示病变，为临床诊断提供帮助。下面列举常见后处理方式在血管显示中的优势：

1. MIP　可以比较真实地显示经对比剂强化后血管的走行和分支，异常改变和血管壁的钙化以及分布范围。可从不同的角度、不同的平面对其进行观察，发现病变，同时可结合轴位图像对可疑病变的部位进行观察（图 22-55）。

2. VR　可以比较真实地显示大范围复杂血管的完整形态、走行、分支和病变，同时可观察管壁及管腔内的情况，图像立体感强，能以多角度直观地显示病变与血管，血管之间以及血管与周围其他器官之间的三维空间解剖关系（图 22-56）。但对比较小的血管分支的显示较差。单独应用 VR 技术对于诊断外周血管疾病还是不充分的。

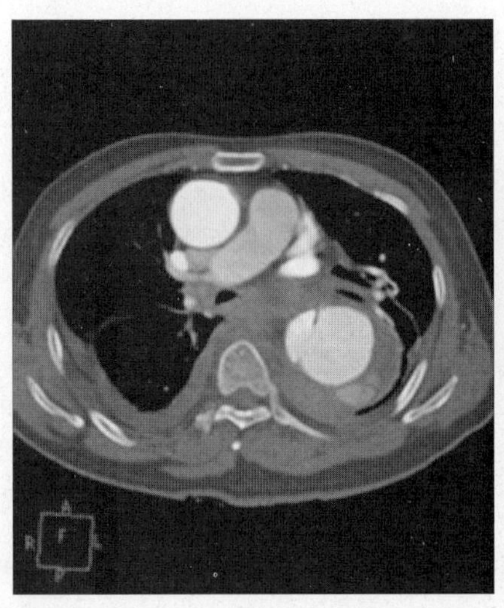

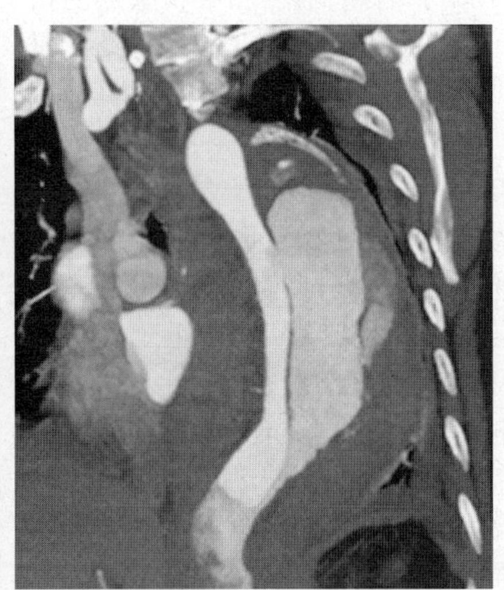

图 22-55　MIP 多方位显示破口

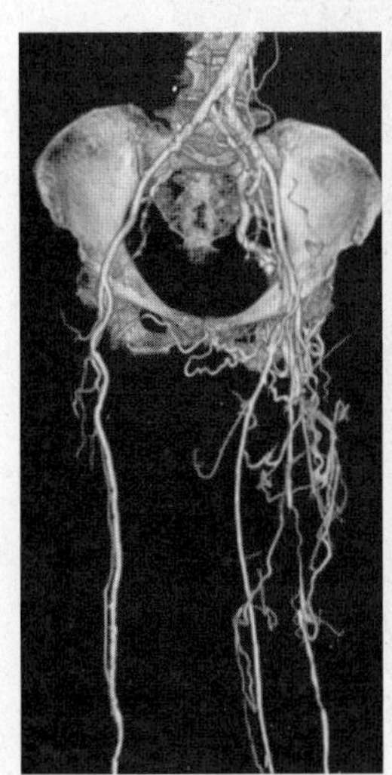

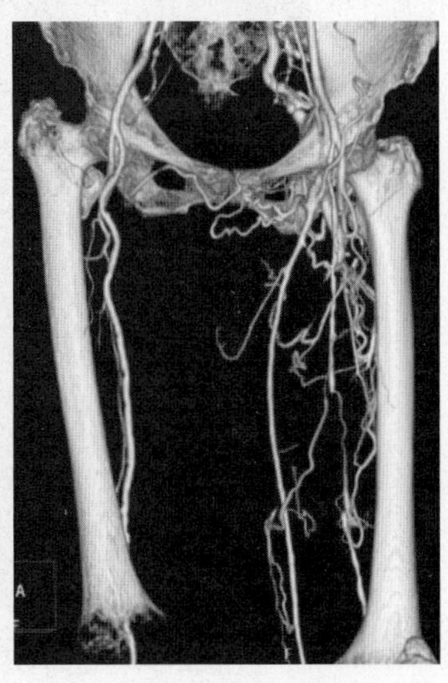

图 22-56　大腿血管 VR

3. VE　可比较直观地观察管腔内的情况，显示管壁的钙化及寻找管腔狭窄的原因，对血管性疾病的显示具有独特的优越性。通过对阈值的调节，辅以伪彩技术，可以显示狭窄段血管内壁的斑块，并且更能直接观察血管支架植入术后血管是否再狭窄。

4. SSD **重建**　可在进行血管重建的同时显示相应骨骼及各脏器，利用透明法对血管、骨骼及脏器分别进行显示，显示血管在各脏器中的走行与分布及其与周围组织脏器的关系，但其存在很大的人为因素，对血管性疾病的诊断和鉴别诊断存在较多不足之处。目前使用相对较少。

5. CPR **重组**　可以将迂曲或复杂的结构展现在一张图像上，从而更加直观，便于诊断（图 22-57）。

常用几种图像后处理方法各有优劣势，常需要综合应用，才能使病变部位、性质、范围、程度、侧支和闭塞端远侧动脉主干得以准确显示，单独任何一种后处理方法都不能代替其他方法。VR 能够显示

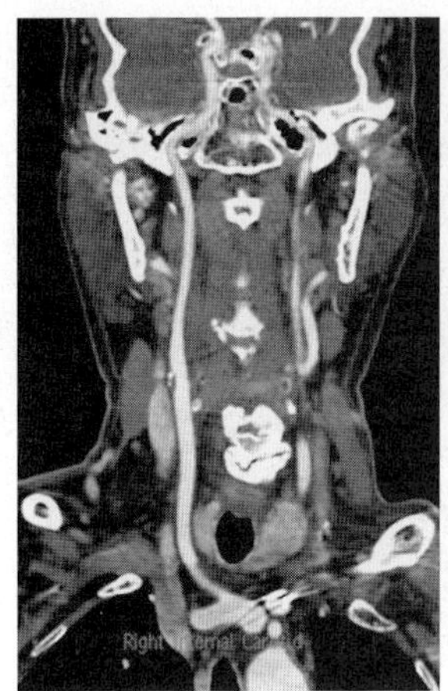
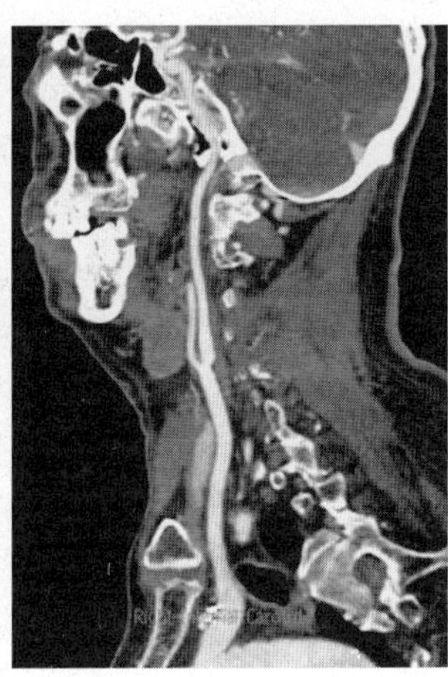

图 22-57　颈部血管 CPR

重叠的血管，但对于感兴趣血管的内部结构或者狭窄程度难以显示。可以用 VR 显示目标血管的空间位置和相邻关系，用 MIP 显示血管走行和管壁的变化，MPR、CPR、VE 显示血管腔内情况。如外周动脉阻塞疾病（peripheral arterial occlusive disease，PAOD）CTA 的图像后处理，MIP 显示细小血管的走行（图 22-58），直观显示病变情况，多路径曲面重组（multipath curved planar reformations，MPCPR）了解钙化或者支架情况（图 22-59）。

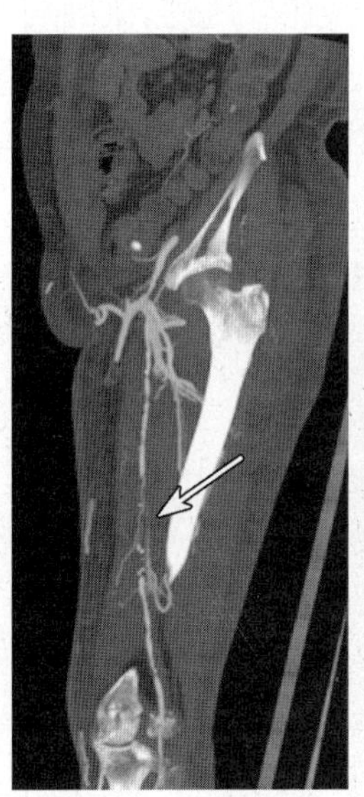
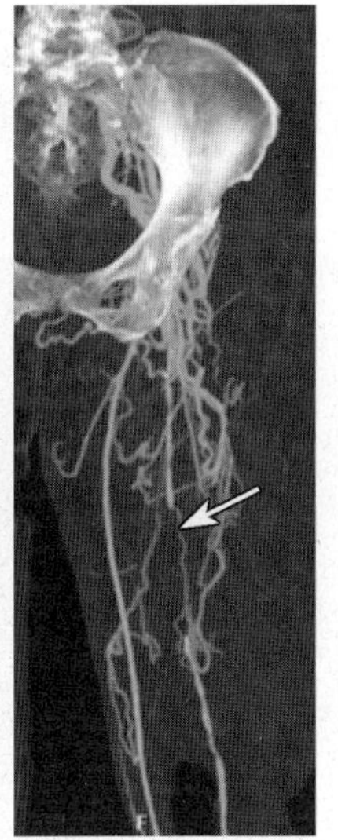

图 22-58　三维及二维 MIP 显示腿部血管

七、多部位"一站式"CT 检查技术要点与图像质量控制

多部位"一站式"CTA 检查可以快速方便的了解感兴趣血管是否有狭窄、斑块、血管缺失等情况，综合多个血管，对疾病诊断做出判断，为临床治疗提供影像依据。但是多部位血管联合扫描存在对比剂注射量、速率，体位选择，扫描参数设置等问题，只有合理解决这些问题，才能得到符合诊断、临床的图像。

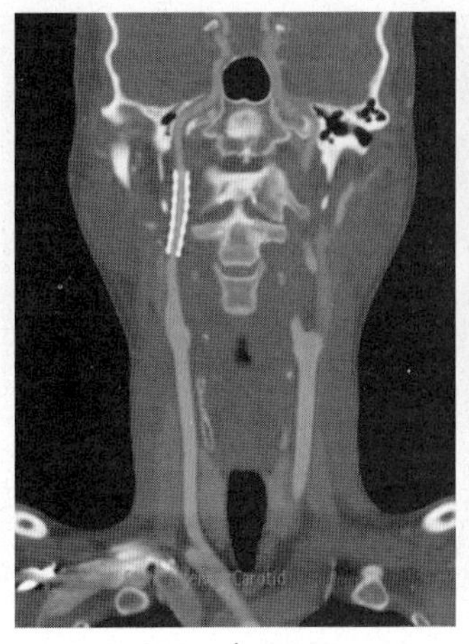
A

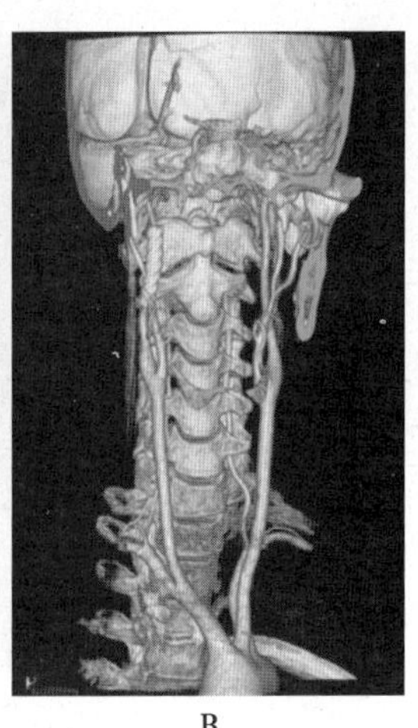
B

图 22-59　颈部血管支架

1. **检查前准备**　去除被检部位高密度异物，提前训练患者呼吸。如在心脑血管成像中，头颈部平扫时需要患者双手放置于身体两侧，而胸部平扫或钙化积分扫描时需要患者双手上举。在检查前应训练，并交代清楚口令。不能配合的患者，请家属陪同。对于胸痛三联症扫描，还应在检查前训练患者呼吸以及是否需要家属配合检查等。

2. **对比剂**　血管 CTA 成像一般采用浓度为 370~400mg/ml 的碘对比剂。使用高浓度碘对比剂进行 CTA 检查，辅以较高注射速率，血管内 CT 值高，细小血管显示较佳。然而，高注射速率存在对比剂外渗风险。在满足诊断的需求下，合理注射速率、总量，降低注射对比剂带来的风险十分必要。如在心脑血管联合扫描中，头颈部血管需要注射对比剂总量为 50~60ml，而冠脉需要的对比剂总量为 65~80ml，为达到两者需求，联合扫描时选择总量 75~80ml。但是在扫描时，为减轻锁骨下静脉及上腔静脉对比剂放射状伪影，可以减少总量至 60~70ml，同时在对比剂注射完成后以相同速率注射生理盐水 40~50ml（图 22-60），降低锁骨下静脉及上腔静脉对比剂放射状伪影。

3. **扫描参数**　在扫描参数设置中，由于联合扫描的体位并不是常规扫描的标准体位，如心脑血管扫描时，双手上举，导致头颈部血管产生伪影。在 kV、mAs 选择时除自动毫安、千伏技术外，同时还应根据实际情况调整参考 mAs 及 kV。

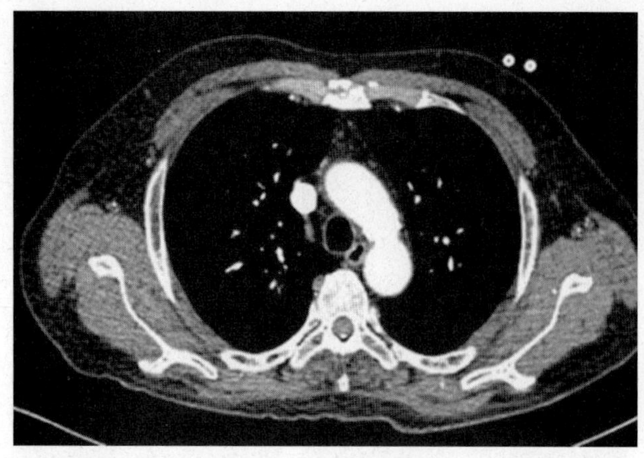
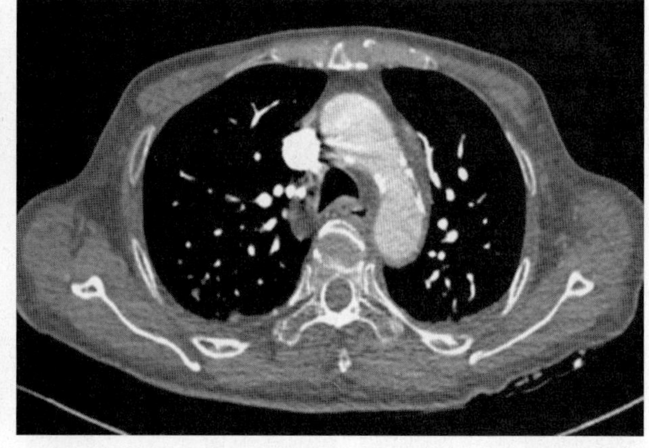

图 22-60 不同对比剂量下上腔静脉对血管的影响

4. **图像后处理** 图像后处理时应根据病变做针对性重建,提供给临床需要、满足诊断要求的图像。主动脉夹层 CT 血管成像的目的在于明确血管夹层的分型。对于Ⅲ型夹层,需要确定内膜破裂口的部位、大小及数目,破口与邻近血管分支的关系及距离,内膜片及真假腔的形态、走行,主动脉主要分支(主动脉弓上三支大血管、腹腔干、肠系膜上动脉及肾动脉)起源于真腔或假腔,假腔内有无血栓及多少,主动脉夹层与周围血管的关系等。这些信息对于临床医生选择外科手术或者血管腔内治疗都有重要指导意义。图像后处理时,需采用多种方式,尽可能地显示临床所需的信息。

八、相关疾病的 CT 诊断要点

主动脉夹层指主动脉中膜血肿或出血(图 22-61)。其诊断主要靠 CT、MRI,由于 CT 具有主动脉及髂血管快速成像的特点,CT 检查已成为该病的主要诊断手段。CT 血管成像的目的在于全面了解胸腹部大血管的情况,为临床诊治疾病提供依据。Ⅲ型主动脉夹层需要确定第一个破口(主破口)的详细信息,如内膜破裂口的部位、大小及数目,破口与邻近血管的分支关系及距离,内膜片及真假腔的形态、走行,主动脉主要分支(主动脉弓上 3 支大血管、腹腔干、肠系膜上动脉及肾动脉)起源于真腔或假腔,假腔内有无血栓及多少,主动脉夹层与周围血管的关系等。

主动脉瘤指扩张的主动脉内径大于邻近正常管径的 1.5 倍以上(图 22-62),CT、MRI 均可明确诊断。CT 平扫可显示动脉瘤大小、形态、部位、瘤壁钙化,增强检查能清楚显示附壁血栓、主动脉瘤体与周围组织结构的关系。用 CT 诊断主动脉瘤并不困难,还可测量主动脉内径与长度,显示重要分支血管的累及程度,血栓形成等情况,CT 成像可满足临床及诊断需求,为临床手术提供参考意见。

动静脉畸形常见于颅内,CT 增强检查可见点、条状血管强化影,亦可见粗大引流血管。目前脑血管造影是该病最可靠、最准确的诊断方法。但 CT 对颅内动静脉畸形的诊断具有其特有的优势,它可显示病灶本身及其周围脑组织情况,并可反映畸形血管内血流状况,区别出血与钙化、血肿与水肿。但对于隐匿性及颅后窝内 AVM,CT 诊断价值不如 MRI,同时它不能如 DSA 般动态显示血流通过情况。

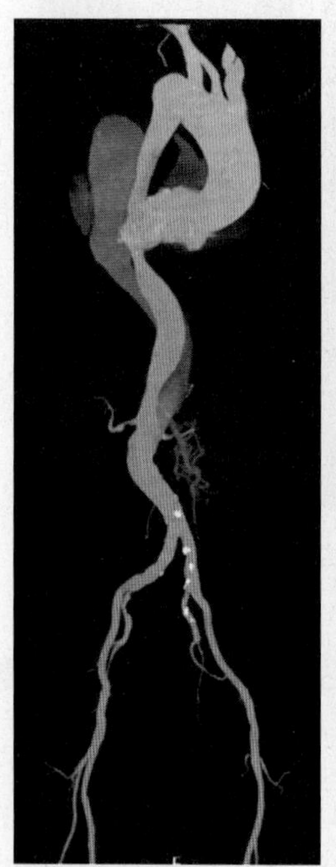
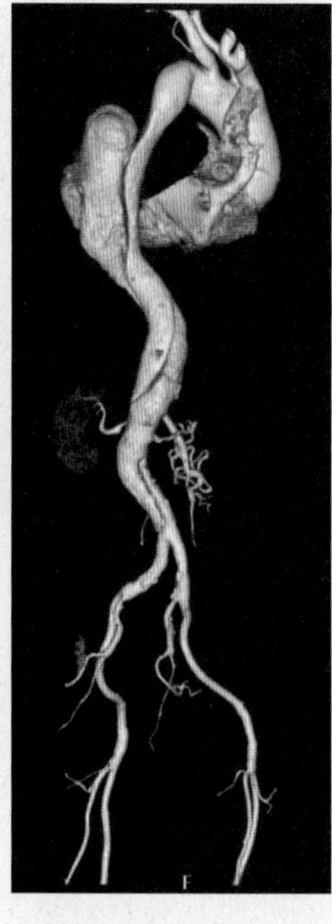

图 22-61 主动脉夹层

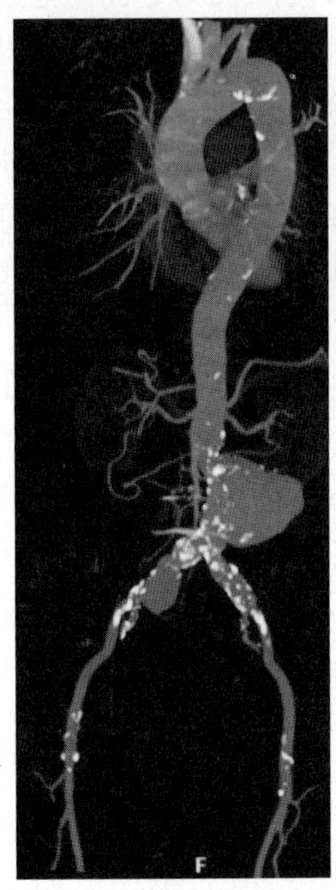
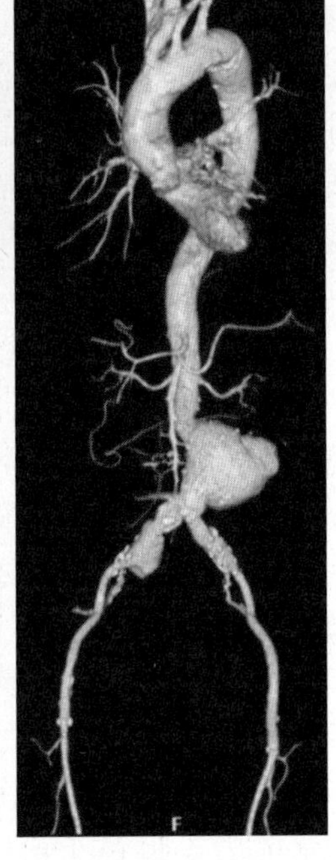

图 22-62　主动脉瘤

（李真林　羊丹）

第十三节　心血管 CT 低剂量检查技术

一、心血管 CTA 检查中降低辐射剂量的措施

随着心血管 CT 检查的日趋成熟，其临床应用得以大幅度提高，医用辐射剂量大大增加，而 X 射线辐射所致相关疾病的副损伤也越来越受到业内人士的关注，故在满足诊断图像的前提下尽可能地降低辐射剂量逐渐成为目前的首要问题，影响心血管 CT 成像辐射剂量因素很多。

1. 辐射剂量的影响因素　辐射发生后沉积在组织及器官单位质量的能量称为组织吸收剂量，单位为“戈瑞”Gy（gray，1Gy = 1 000mGy）。组织受辐射后发生损害的总危险度的衡量指标为有效剂量（effective dose，ED），单位为“希沃特”——Sv（sievert，1Sv = 1 000mSv）。由于直接测量组织器官的吸收剂量十分复杂，一般通过模型测量然后估算器官的吸收剂量与有效剂量。CT 成像过程中的设备硬件及扫描参数均影响 CT 检查的辐射剂量。

（1）探测器：探测器是 CT 设备的重要组成部分，它的性能直接影响 CT 扫描仪的性能。对于探测器的材质，已经历了晶体探测器、氙气探测器到稀土陶瓷探测器的历程，目前大多采用稀土陶瓷探测器，探测器的材料决定了对 X 射线的响应速度及余晖时间，影响探测器的吸收效率及转换效率，稀土陶瓷探测器具有响应速度快，余晖时间段等优点，其效率可高达 98% 以上。对于宝石能谱 CT 探测器则采取的是绝大部分的红宝石成分及少许稀有元素作为宝石探测器的闪烁体，其 X 射线的穿射速度是传统 CT 探测器材料的 100 倍，使成像速度提高 100 倍，时间分辨力达 0. 5ms。

探测器的宽度增加可使其扫描时间明显缩短，从而降低辐射剂量。如飞利浦 Brilliance 256 iCT、东芝 CT Aquilion one（320 排），分别具有 80mm 和 160mm 探测器宽度，后者可在较低且平稳的心率情况下单个心动周期完全覆盖心脏，冻结心脏。由于扫描时间较短，辐射剂量显著降低，有报道证实辐射剂量可达 3. 2mSv 和 5. 7mSv。

（2）管电压：辐射剂量与管电压的平方成正相关，适当降低管电压时，将会在一定程度上降低辐射剂量，当 120kV 降至 100kV 时，其他参数不变，辐射剂量降低了 31%。但不能一味降低管电压，因管电压的强度为其穿透能力，当过度降低管电压时，将会是 X 射线穿透透照物的能力减低，使图像的噪声增加，从而影响图像质量，对冠脉解剖及血管斑块的观察将造成影响。所有对于管电压的选择应根据患者自身情况，如体重指数、心胸比率等条件适当调节，从而平衡降低辐射剂量及获得满意图像质量二者的关系。

（3）管电流：辐射剂量与管电流呈正相关，当管电流下降时，可在一定程度上减少辐射剂量。与管电压类似，不能盲目降低管电流，当管电流降低时，亦会影响图像质量。反之，增加管电流可降低图像噪声，提高信噪比及对比度噪声比。对于管电流的设置，可应用自适应管电流调制技术，根据患者自身情况个性化设置，优化扫描参数，降低辐射剂量。

（4）滤线器：通过特殊形状前置滤线器的使用，可将 X 线进行重新分布，使心脏部位信号增加的同时减少周围无效的散射线，显著提高 X 线有效利用率。有研究表明，使用心脏适型滤线器进行心脏扫描，可在保证图像质量的同时较常规体部滤线器降低约 7. 5% 的辐射剂量。

（5）螺距：螺距是指扫描时进床速度与准直器宽度的比值。对于冠脉 CT 成像螺距要求应较小，因为螺距较大会使采集数据间有间隔，从而对图像重建不利，一般范围为 0. 2～0. 4。近年来，有研究证实应用新型大螺距(与传统的约 0.2 螺距增至 3.4)探测技术可将冠脉 CT 成像降至 1mSv 左右(平均 1.3mSv,范围为 0.87~2.0mSv)。当螺距增加时,扫描空间中任何一点暴露在 X 线下时间将减少,因此辐射剂量就会随之下降。螺距是受多种参数影响的,如心率、重建方式等。在扫描过程中,螺距是随心率的改变而做相应调节的,当心率增快时,螺距同时亦增大,虽成像速度增宽,但当螺距增大时将导致采集的数据间间隔增大,这就是在日常冠脉扫描中为何要控制心率的重要原因之一。

2. 心血管 CTA 扫描中降低辐射剂量的临床措施

(1) 前瞻性心电门控触发轴扫:采用的是"步进-点射"(step-and-shoot)方式结合心电门控(ECG)触发扫描,即在 R-R 间期固定时相触发扫描,而在其他间隔时段均处于关闭状态,不产生任何剂量。使用这种技术,可以在一个心动周期的一个预定点曝光,而非整个心动周期,可以降低 60%~80%的辐射剂量。Jörg 等研究证实,对于心率稳定且较低的患者,前瞻性心电门控触发轴扫模式在保证图像质量的前提下较螺旋扫描降低了约 69%[分别为(3.5±2.1)mSv 和(11.2±5.9)mSv]的辐射剂量。对于具有前瞻轴扫适应证的患者大幅度的避免了不必要的电离辐射,此方法是目前冠状动脉 CTA 检查降低辐射剂量最有效的方法。

(2) 心电图控制的电流调制技术(ECG-modulation):此技术与前瞻性心电门控触发轴扫类似之处均为缩短管球曝光时间,其原理为仅在扫描过程中需要获取重建数据的时相进行高管电流输出,而其他心动周期时采用低管电流输出,而这种方法将对采集患者有一定的要求,患者心率需平稳且不宜过快。有研究指出,应用此方法可降低剂量 30%~50%。

(3) 自动管电流调制(automatic tube current modulation,ATCM):ATCM 技术首先始于 GE 单排螺旋 CT,后在各大机型均有与之类似的技术,如西门子公司的 CARE Dose 4D,飞利浦的自动管电流设置(automatic current setting,ACS)等。自动毫安技术主要是根据患者身材和脏器的厚度自动调节管电流,此技术受被检查者的体积、扫描部位的衰减特性影响,在不影响成像质量前提下自动调节管电流来适应患者个体。自动管电流调节技术包括角度管电流调节(沿 *X-Y* 轴)、长轴调节(*Z* 轴)及两种调节方式相结合。*Z* 轴管电流自动调制技术是根据定位像选定噪声水平,按照长轴方向患者身体的密度差异调节管电流量,使各层噪声维持在相同或相近的水平;角度管电流自动调节是根据物体在横轴位上不同角度衰减差异实时调节管电流,提高射线的利用率从而降低辐射剂。Söderberg 等研究发现不同 CT 扫描仪的管电流调制技术可以降低辐射剂量 35%~60%。

(4) Flash 扫描模式:基于西门子双源 CT 机型,它不同于前门控及后门控检查,其原理为应用大螺距(pitch=3.2 或 3.4)的前瞻性心电门控螺旋扫描,在一个心动周期内即可完成扫描。因此可推算其扫描大概时间约需要 0.25s,最高适应心率约 60 次/min。Hausleiter 等回顾性分析了 FLASH 扫描模式的剂量,扫描过程中患者需严格控制心率,入组患者平均心率为(56.4±8.1)次/min,剂量平均为(2.0±0.7)mSv。由此可见,FLASH 扫描模式降低剂量能力不逊色于前门控,但心率适应范围较窄,需控制在 65 次/min 作用,对于大部分患者而言不能较广泛应用。

(5) 进行敏感器官遮蔽:甲状腺、儿童性腺这一类腺体对辐射极其敏感,在扫描中,我们可以用屏蔽的方式遮盖这些敏感部位,使其免受直接辐射。例如,在胸部的扫描中,用含铅的领带包绕颈部,屏蔽了外来射线。可以用铅衣遮盖儿童的性腺,使其在相应部位(髋关节等)的扫描中避免直接辐射。

(6) 根据体重指数调整进行个性化扫描:体重指数(BMI)是由 Quetelet 在 19 世纪中期最先提出的判断人体营养状况的生理指标,通常作为衡量人体胖瘦程度以及是否健康的一个标准,计算公式为:体重指数(BMI)= 体重(kg)/身高^2(m^2)。因人种差异,我国有自己的 BMI 分类标准,18.5~23.9 为标准,超过 24 为超重,超过 28 为肥胖。根据 X 射线穿透特性可知,当患者体积及厚度增加时 X 线穿透能力将减弱,也就是 BMI 越大,扫描条件应相应增加,反之,BMI 越小,应对扫描条件有所降低,若所有患者应用恒定的扫描条件,小体重者将会曝光过度,接受不必要的 X 线的电离辐射。由于不同体型的患者对 X 线衰减程度不同,管电流的设置应根据 BMI 做出相应的个性设置比较合理,能够得到恒定的图像噪声并一定程度的降低辐射剂量。Hosch 等证实,根据不同 BMI 值,给予相应的扫描方案。对于标准体重人群、肥胖人群及超重人群,根据 BMI 做出相应 mAs 调整时,其扫描较常规扫描分别减少辐射剂量约78%、63%、50%。BMI的分类对于管电压的选择上亦具有指导作用,不至于盲目的调节管电压,导致大体重者曝光亮不足,小体重者过度曝光。根据BMI选择合适的管电压不仅能获得较好的图像质量,并且还能降低辐射剂量(11.6~26.3mSv)。

3. **迭代重建(iterative reconstruction,IR)技术**　迭代重建是CT图像重建算法中的一种,CT重建算法主要包括两类:解析算法(AR)和迭代重建(IR)。在解析算法中,以FBP应用最广泛,它具有分辨力高、成像速率快等优点,FBP算法一直都被作为CT图像重建方法的基础和"金标准"。但该算法要求投影数据完备并且精确定量,并且该算法易受统计波动影响,投影数据量不足时,重建图像质量就会明显下降。因此,保证完备的投影数据量以保证能重建出达到临床诊断要求的图像,该算法对CT的辐射剂量也要求较高,使图像质量和辐射剂量成了一对矛盾。而迭代算法可以有效的克服FBP算法的以上问题,迭代算法在CT发展早期就已存在。但因其计算量较大,硬件设备的限制,使其很长一段时间内不能实际应用于临床。近年来,随着CT设备的飞速进步,使迭代算法临床应用成为可能,逐渐成为研究焦点之一。迭代重建的整个处理过程为若干次迭代,每一次迭代都会将采集的数据与计算机仿真的投影数据进行比较,通过比较两组图像的不同,并结合已知信息,逐次对待处理的图像进行改善。这种已知的信息,不但可以起到平滑图像的作用,还保留了不同结构的对比信息。因此,可以再高对比度下提高空间分辨力,在低对比度下降低噪声。近年来,临床上已有不少学者对迭代重建做了相关研究,绝大多数结果证实,迭代重建算法可以有效地降低辐射剂量、改善图像质量、降低噪声(SD)、提高信噪比(SNR)及对比噪声比(CNR)。迭代算法可以更好地处理图像噪声及伪影,使在得到保证临床诊断图像质量的前提下降低辐射剂量成为可能,现已成为临床工作中主要图像重建算法的趋势。目前CT各大生产商均各自推出了不同的迭代算法应用于临床,如西门子的IRIS(图像空间迭代重建)重建算法及新一代的SAFIEAR(原始数据域迭代重建),GE公司的ASiR(自适应统计迭代重建)、VEO算法,飞利浦公司的idose,东芝公司的AIDR等。各大厂商所出迭代算法主要分两种:第一代迭代算法主要建立在噪声模型上,仅能降低图像噪声,第二代则建立在解剖模具及噪声模具基础上,能够降低螺旋伪影,增加解剖细节。但迭代算法的不足是产生的平滑效果可能掩盖部分病理改变,例如迭代算法的比例过高容易模糊纤细血管壁的硬化斑块。因此,在不同器官的扫描中,如何掌握迭代算法的比例,将是一项必须进行的研究。总之,影响辐射剂量的因素有很多,各大机型也对根据相应因素推出了相关扫描技术,应合理地掌握心血管CTA扫描的适应证,避免过度检查,制定合理的优化扫描方案,根据患者具体情况,可以多种技术联合应用,遵循ALARA原则。

二、回顾性心脏门控技术

心脏或冠状动脉CT成像需要心电门控技术以减轻运动伪影。目前临床上用于心电门控心脏CT成像的扫描模式,主要包括回顾性心电门控螺旋扫描、前瞻性心电门控轴位扫描。

回顾性心脏门控技术是采用螺旋扫描方式,X线球管在整个心动周期内持续发射X线,球管和探测器连续旋转的同时扫描床连续移动,采集完整的心动周期数据;心电信号和原始数据被同时记录下来,根据心电图信号采用回顾性图像重建。

在该扫描模式中,主要应用于心率快、心律不齐或需要进行心功能评估的患者。然而,对许多适应证而言,只需用伪影最少的心动周期时相进行影像重组,其他时相的数据是不需要的。基于此开发了根据患者心电图(ECG)信号调节管电流的算法,即ECG管电流调制技术,该技术在心动周期的某些时相使用高管电流而在其他时相使用低管电流,如对心率较慢的患者在R-R间期的70%左右采用高管电流扫描,而在其他时相采用低管电流扫描。与无ECG管电流调制技术的回顾性心电门控技术相比,使用该算法辐射剂量降低45%~48%。

三、前门控轴扫技术

前瞻性心电门控轴扫技术是根据前3~5个心动周期的搏动,预测下一个心动周期R波的位置,并在相应的时相触发扫描,辐射剂量低于回顾性心电门控螺旋扫描。前瞻性心电门控轴位扫描需要患者心率慢(≤65次/min)且心律稳定以获得满足诊断的图像质量。

随着技术及硬件的发展,在某些具有较快的旋转时间或者使用多个球管或宽探测器的CT机型中,因为时间分辨力的提高可允许较快心率的患者进行前瞻性心电门控轴位扫描。在利用宽体 CT 设备(如 16cm 宽体探测器)中,无须控制呼吸、心率及心律只需在一个心动周期的某一时相进行数据采集而无须要床移动,可更大幅度地降低辐射剂量。

四、多部位多血管一站式扫描成像

多部位多血管一站式扫描成像是指在一次注射对比剂的时间内完成两个以上部位或不同项目内容的检查,包括相同或不同部位的动脉成像、静脉成像、增强检查或灌注检查。临床常见检查包括冠脉与头颈部动脉、胸痛三联、冠脉与腹部/下肢血管等。一站式检查可有效地解决了以往需要多次单独检查时重复注射对比剂的弊端,缩短了检查时间及简化了检查流程。

五、心脏冠脉与头颈血管同时扫描成像

冠状动脉和头颈部动脉都是动脉粥样硬化的常见受累部位,二者有着共同的发病基础和机制,因此全面准确地评价心脑血管动脉粥样硬化的程度及其关系对早期干预、降低心脑血管事件的发生有重要意义。既往由于受 CT 探测器宽度及扫描速度等技术的限制,评估冠状动脉和头颈血管需要分两次进行,辐射剂量高,对比剂用量大,操作相对费时。近年来,随着宽体探测器及大螺距等技术的出现,使冠状动脉和头颈部 CTA"一站式"成像成为可能。在一次注射对比剂的较窄时间窗内完成冠状动脉及头颈部动脉 CTA 的全部检查过程,有研究报道采用 256 层 CT(Philips iCT)可以心脏与头颈血管 CTA 一站式扫描,但 iCT 的 Z 轴最大覆盖范围为 80mm,且冠状动脉 CTA 需要采集多个心动周期的数据,扫描时间较长,需要注射约 90ml 对比剂来维持头颈部 CTA 的需求。宽体探测器 CT 的 Z 轴最大覆盖范围为 160mm,旋转时间 0.28s,在 1 个心动周期内可完成冠状动脉 CTA 扫描,且仅需延迟 1s 即可再行头颈部 CTA 扫描,大大减少扫描时间,从而有机会捕捉到对比剂峰值时间,可大大提高检查的成功率。另一方面还可采用低 kV 成像技术,减少对比剂用量。双源 CT 采用大螺距前瞻性螺旋扫描模式一次扫描可覆盖全心及头颈部,并能有效避免心率和呼吸的影响,成功率高,对比剂用量少,辐射剂量低,在临床上已得到广泛的应用。

双源 CT 在行心脏与头颈血管联合检查时采用 Flash Spiral 模式,扫描方向一般从足侧至头侧,范围从膈面水平至颅顶(图 22-63),触发层面选取气管隆嵴下水平升主动脉根部,阈值为 100HU,达峰后延迟 8s 开始扫描。对比剂浓度用量 60~70ml,然后注射生理盐水 30~40ml,注射速率均为 4.5~5ml/s。

宽体探测器 CT 在进行冠状动脉与头颈部动脉 CTA 的联合检查时,首先确定各自的扫描范围和触发扫描的监测层面:头颈部 CTA 的扫描范围主动脉弓至颅顶,冠状动脉 CTA 检查范围从隆嵴下至心脏膈面水平,触发层面选取气管隆嵴下水平升主动脉或降主动脉。推荐首先采用螺旋扫描方式进行一次头颈部的平扫 CT,扫描范围为颅顶至主动脉弓水平,作为蒙片。然后进行冠状动脉 CTA 检查,方法与常规冠状动脉一致,采用心电门控技术,自动触发启动扫描(图 22-64),感兴趣区放置在气管隆嵴下水平降主动脉,阈值为 60HU。需注意,达到触发阈值后,常还需要 8s 左右的延迟时间才开始冠状动脉扫描,此时间用于提示患者吸气后屏气,同

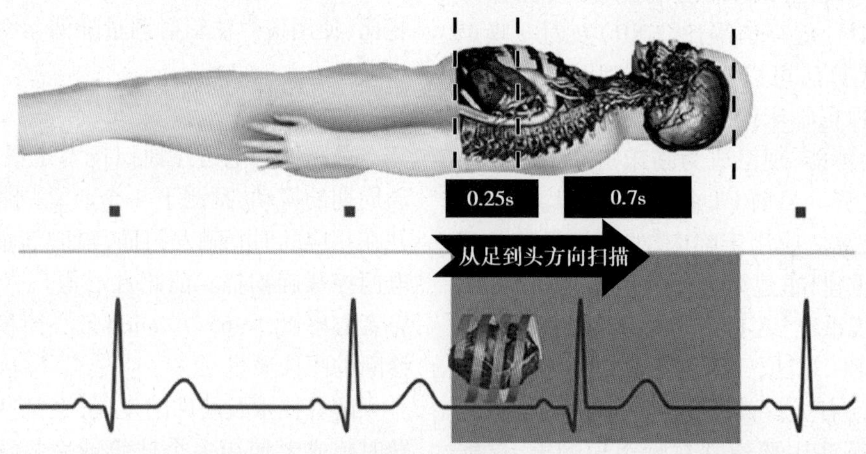

图 22-63 Flash Spiral 模式心脏与头颈部血管一站式联合扫描模式图

时能够使对比剂充分充盈冠状动脉各支。需要注意的是,要尽可能缩短冠状动脉 CTA 扫描时间以及冠状动脉 CTA 与头颈部动脉 CTA 两次扫描的间隔时间,以保证在一次对比剂注射后完成全部扫描。冠状动脉 CTA 扫描结束后,立即进行头颈部动脉 CTA 检查。头颈部动脉 CTA 采用螺旋扫描模式,扫描范围自动与平扫相匹配。对比剂浓度用量 60～70ml,然后注射生理盐水 30～40ml,注射速率均为 4.5～5ml/s。两个部位检查完成后,在工作站进行图像的三维立体重组,采用多平面重组、曲面重组、容积再现等方式进行冠状动脉与头颈部动脉的血管分析(图 22-65)。

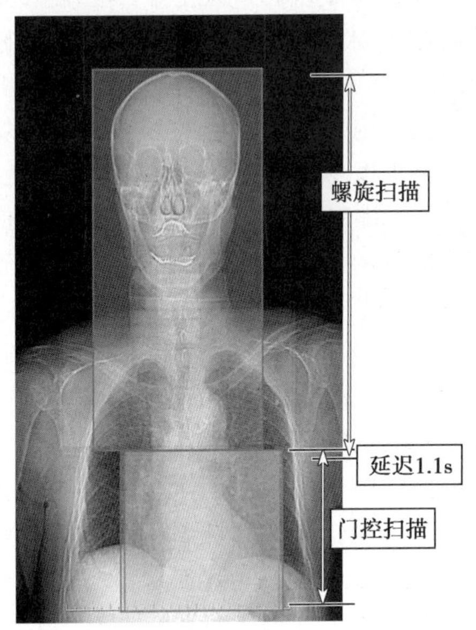

图 22-64　宽体探测器 CT 心脏与头颈部血管一站式联合扫描模式图

六、心脏冠脉和肺动脉及胸腹主动脉胸痛三联征一体化扫描技术

急性胸痛是多种疾病的共同临床表现,因发病急,临床表现凶险,起病原因错综复杂、症状轻重急缓不一等特点,从而导致该症状缺乏特异性。胸痛三联征 CTA 一站式检查是指通过一次扫描、一次注射对比剂可同时显示冠状动脉、肺动脉及主动脉三种血管的图像,为临床排除急性冠脉综合征、肺动脉栓塞、主动脉夹层等疾病。早期诊断,极大程度为急诊患者争取抢救时间,降低急诊胸痛患者的死亡率,为临床选择诊疗方法和制定手术方案提供了更为便捷有效的手段。急诊胸痛患者需要进行心电图、CT 扫描、超声和 ECT 等检查来逐个排除肺动脉栓塞、急性冠心病和主动脉瘤或夹层等高致死率急诊病变,病变进展快而诊断过程相对烦琐,容易延误患者抢救,胸痛三联大大缩短筛查时间,简化流程。

一次注射对比剂后,完成肺动脉、冠状动脉和主动脉的 CTA 检查为早期确诊胸痛病因提供较便捷、准确的手段。肺动脉 CTA 可直接显示主肺动脉至亚段动脉的管腔内情况,准确地确定肺动脉栓塞位置及范围,清楚显示肺动脉腔内血栓的部位、形态、范围、血栓与管壁关系及管腔内壁受损情况。冠状动脉 CTA 可以评估冠状动脉的动脉粥样硬化程度,显示左冠状动脉主干、左前降支、左回旋支、右冠状动脉以及主要分支血管(直径>2mm)的起

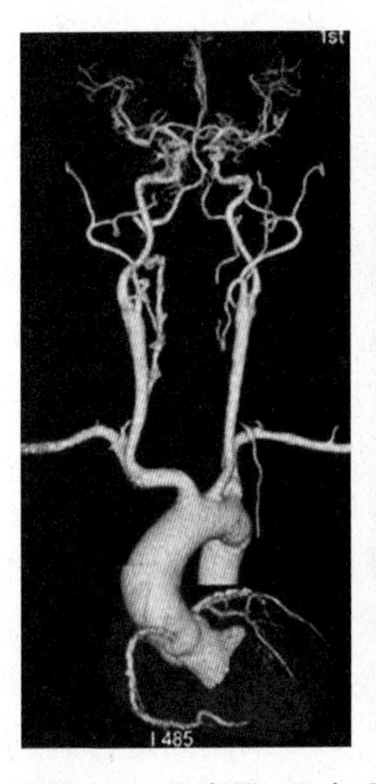
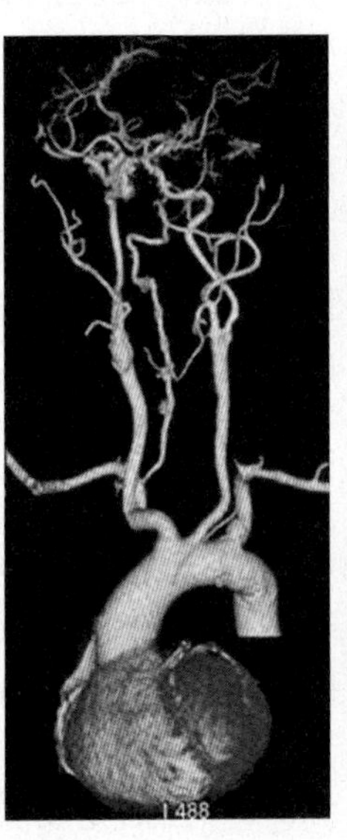
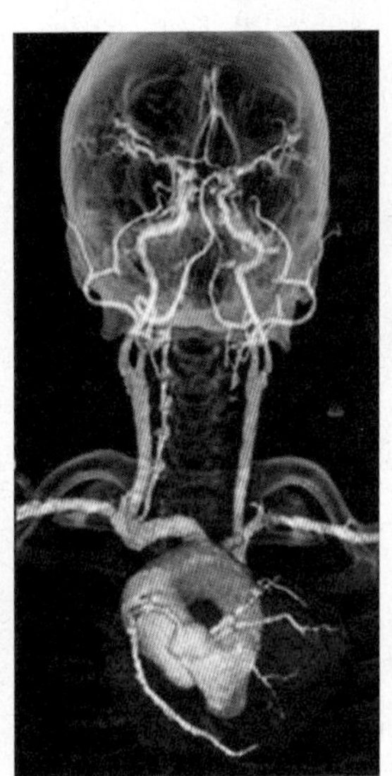
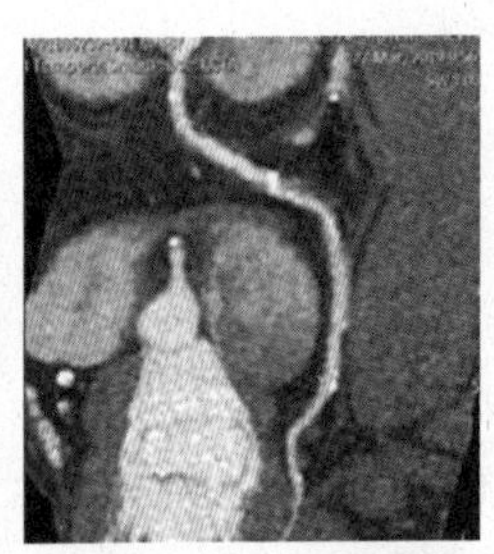
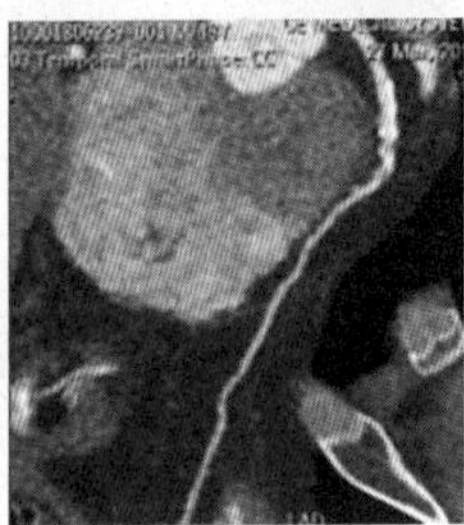

图 22-65　患者男,48 岁,颈部超声示双侧颈动脉斑块,左椎动脉可疑闭塞,行冠脉及头颈部血管联合扫描后提示左侧椎动脉闭塞,冠脉多支血管斑块形成

源、走行、形态及管腔狭窄程度等。主动脉CTA可清楚显示主动脉情况，发现主动脉瘤及其破裂征象；主动脉夹层，并显示夹层破口、累及范围，以及真、假腔情况，为主动脉夹层的临床治疗方案选择和远期评估提供参考指标。

目前，64排和128排CT或者双源CT应用于胸痛三联检查在临床上已逐步成熟，由于涉及三组不同脏器血管，根据扫描机型及患者的临床情况不同可以用不同的扫描方案来进行胸痛三联检查。

（一）单次大范围螺旋扫描（方案1）

此方案适用于大多数机型，采用心电门控技术一次大范围螺旋扫描，完成冠状动脉、肺动脉和主动脉CTA的检查。扫描范围自胸廓入口至耻骨联合层面（图22-66）。扫描方向一般从头侧至足侧，触发层面选取气管隆嵴下水平升主动脉或降主动脉，阈值为100HU，达峰后延迟2~4s开始扫描。对比剂浓度用量80~100ml，然后注射生理盐水30~40ml，注射速率均为4.5~5ml/s。扫描完成后，在工作站分别重建不同的视野和范围，显示冠状动脉、主动脉和肺动脉的情况。

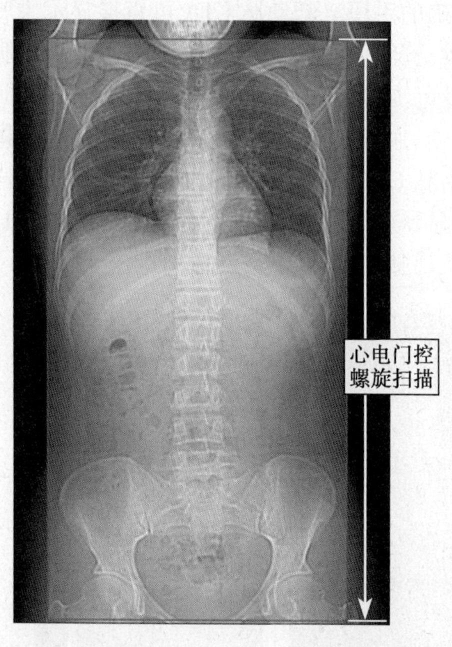

图22-66 采用心电门控技术一次大范围螺旋扫描模式图（方案1）

（二）两个轴扫一次扫描（方案2）

此方案适用于宽体探测器CT，观察冠脉、肺动脉及胸主动脉情况。采用一次大范围轴扫无缝拼接，完成全部冠状动脉、肺动脉和胸主动脉CTA的检查。扫描范围自胸廓入口至心尖水平，根据实际定位范围，可以选择固定的2次160mm的轴扫拼接或2次不同宽度的轴扫拼接，同时要保证其中一次轴扫覆盖全部冠状动脉（图22-67）。采用心电门控技术，以进行冠状动脉血管的图像采集。采用阈值触发方式启动扫描，触发层面选取气管隆嵴下层面，感兴趣区设定在升主动脉或降主动脉，阈值80HU。扫描方向头侧至足侧，扫描层厚0.625mm。对比剂首先采用以4.5~5ml/s的速率注射55ml，然后再以2.5~3.0ml/s的速率注射35~40ml，随后亦可用相同速度的适当盐水（40ml）冲管。扫描完成后，在工作站分别重建不同的视野和范围，显示冠状动脉、主动脉和肺动脉的情况。

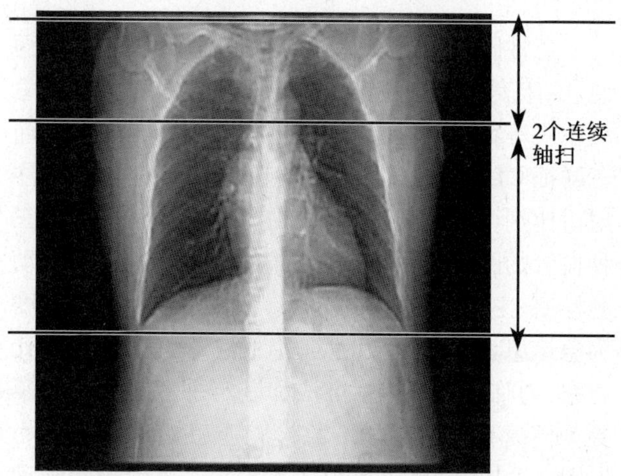

图22-67 两个轴扫一次扫描模式图（方案2）

（三）三次扫描（方案3）

此方案对设备要求较高，对于怀疑大范围主动脉病变的患者也可以进行三次扫描，首先进行肺动脉CTA扫描，采用螺旋扫描方式，范围从肺尖到横膈下，而后采用轴扫方式进行冠状动脉范围为主动脉弓至心脏膈面。最后进行胸腹甚至盆腔的大范围螺旋扫描（图22-68）。采用阈值触发方式启动扫描，触发层面选取气管隆嵴下层面，感兴趣区设定在主肺动脉，触发阈值80HU。扫描方向头侧至足侧，在肺动脉扫描后延迟7~9s开始冠状动脉扫描，在冠脉扫描完成后以最短的间隔时间进行胸腹主动脉的扫描。对比剂用量65~70ml，生理盐水30~40ml冲管，注射速率4.5~5ml/s。扫描完成后，第一期图像进行肺动脉的处理与显示，第2~3期分别进行冠状动脉和主动脉的处理与显示（文末彩图22-69）。

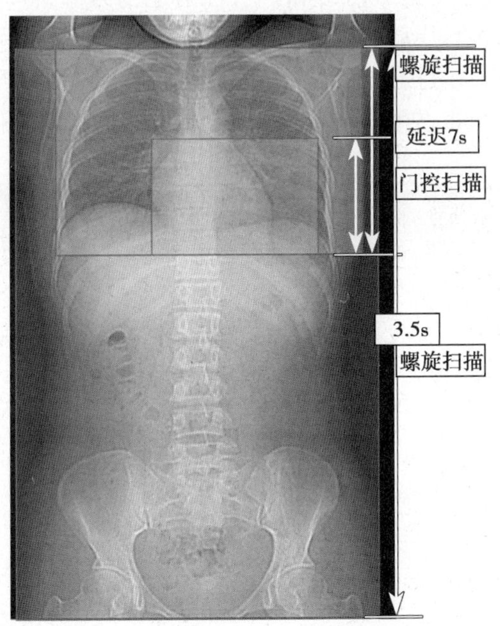

图 22-68 肺动脉和冠脉及主动脉依次扫描模式图(方案 3)

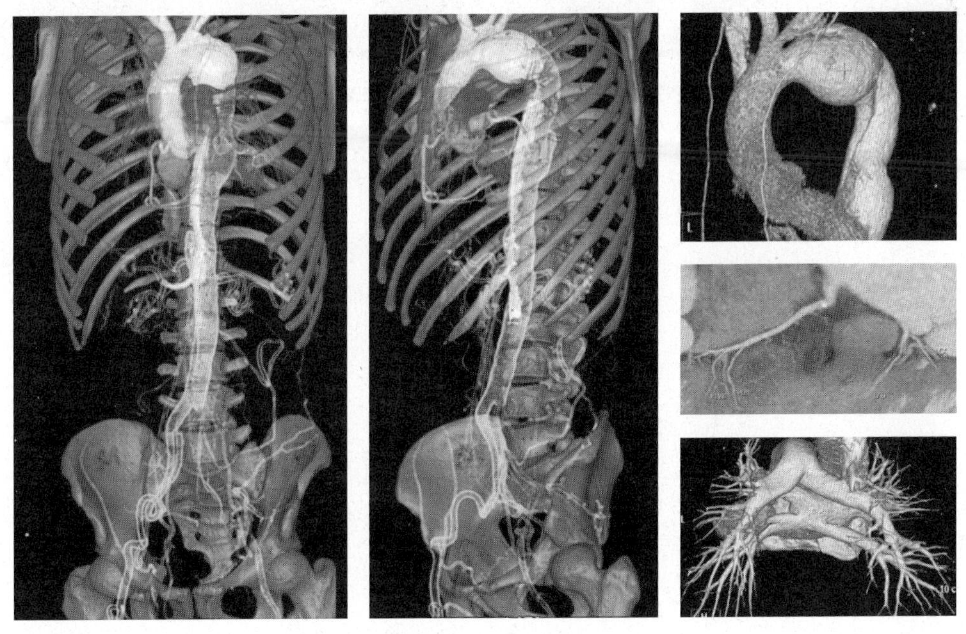

图 22-69 主动脉夹层

联合检查所得的肺动脉、冠脉和主动脉 VR 重组融合图像及冠脉 CTA 的 MPR 重组图像,显示三组动脉系统的血管情况。

七、胸腹主大血管和肝动脉与肾动脉及下肢动脉一体化扫描技术

由于动脉粥样硬化是全身性疾病,因此,临床上可能需要评估更多血管的狭窄情况,进行头颈部动脉或胸腹部大血管、肝动脉、肾动脉与双下肢动脉的 CTA,这就需要我们在一次注射对比剂后,完成全身大血管的 CTA。在以往的 CT 检查中,由于扫描设备及不同扫描模式切换时间较长等原因,往往很难一次实现。随着技术的不断发展,胸腹部 CTA 及下肢动脉 CTA 的一体化全身动脉检查可以在一次注射对比剂后完成扫描,同时进行合理的检查方案设置,结合迭代技术,可以保证患者所接受的辐射剂量并不会明显增加。

全身大动脉 CTA 采用螺旋扫描方式,扫描方向为头侧至足侧,扫描范围自胸廓入口至足底水平。

全身扫描时，先从胸廓入口扫描至膝关节，扫描时间为 4s 左右；然后延迟 15s，待双下肢动脉对比剂充分充盈后，再进行膝关节至足尖的扫描，扫描时间约 2.6s。对比剂总用量为 100ml，先注射 60ml，注射速度为 4.5～5ml/s；再注射 40ml，注射速度为 3ml/s。采集完成后在工作站进行三维重组，通过多方位重组、容积再现技术进行全身血管分析，为影像和临床诊断提供依据（图 22-70）。

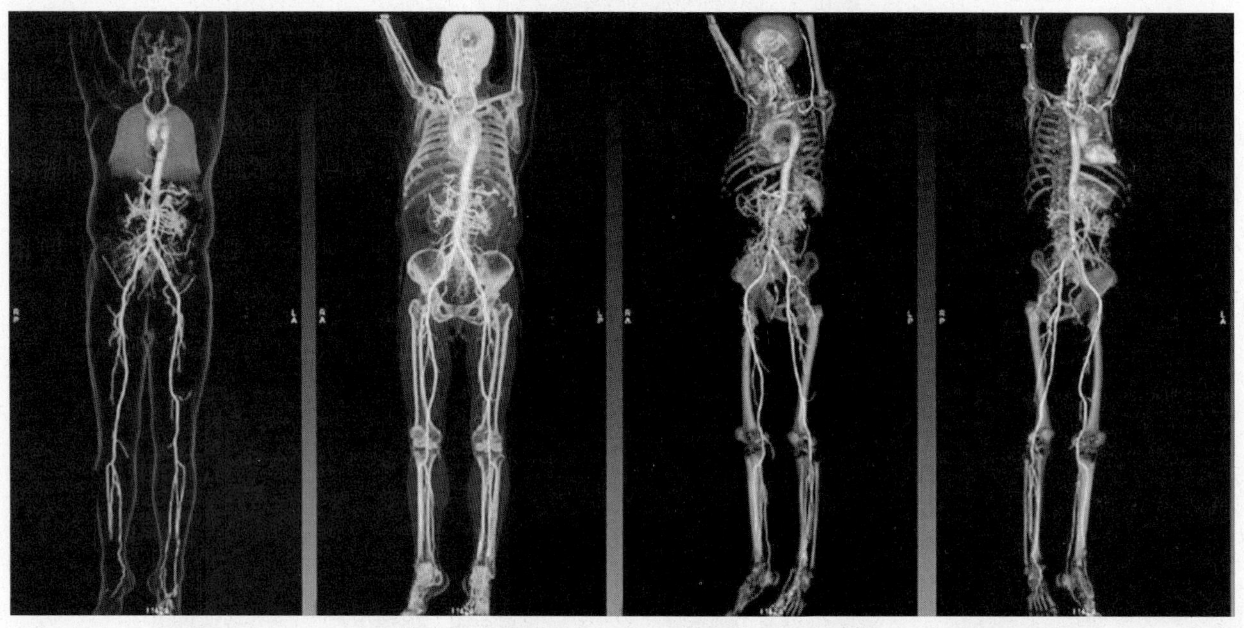

图 22-70　联合扫描获得的全身血管 VR 融合图

（郭建新　余建明）

第二十三章

腹部与盆腔 CT 检查技术

第一节 腹部 CT 检查技术

一、腹部相关疾病与 CT 诊断价值

（一）腹膜后肿瘤

腹膜后肿瘤(retroperitoneal tumor)包括原发腹膜后肿瘤及转移瘤。前者指来自腹膜后间隙间质内的脂肪、肌肉、纤维、淋巴、神经等组织的肿瘤，但不包括腹膜后各器官所发生的肿瘤。后者指来源于腹膜后间隙以外全身不同器官和组织的肿瘤。腹膜后肿瘤有良性和恶性两大类。恶性肿瘤约占60%~80%，常见者有脂肪肉瘤，纤维肉瘤，神经纤维肉瘤及恶性淋巴瘤等；良性肿瘤中以纤维瘤，畸胎瘤等为常见。一般而言，腹膜后肿瘤，囊性者常为良性，实质性者多为恶性。CT 检查的价值及诊断需求：

1. 可以明确肿瘤所处腹膜后间隙的解剖部位、范围及大小。

2. 除了可以清楚显示腹膜后间隙及肿瘤与周围组织的关系外，也可清楚显示病变的成分，较准确地对病变作出定位和定性诊断，为术前正确诊断提供帮助。

3. 可发现局部淋巴结和/或肝、肺、骨等部位转移。

（二）腹部脏器肿瘤、炎症、外伤、先天变异

1. 胃部肿瘤 无论良性或恶性，大多数源于上皮组织。在恶性肿瘤中，大部分为腺癌(adenocarcinoma)，即通常所说的胃癌。胃部肿瘤很少出现症状，有的因肿瘤生长较大发生并发症或恶变后才发生症状，所以易被忽略。常见并发症有贲门附近的良性肿瘤可出现吞咽困难症状；幽门区的良性肿瘤可发生幽门梗阻现象或带蒂腺瘤滑入幽门管和十二指肠内，多数自行缓解，少数可发生充血、水肿、甚至出现肠套叠、坏死、穿孔而发生腹膜炎。如肿瘤表现有溃疡，可出现胃部不适、疼痛、甚至出血。平滑肌瘤和神经纤维瘤可发生急性大出血。

CT 检查的价值及诊断需求：①CT 检查对于进展期胃癌的主要价值在于肿瘤的分期、治疗计划的制订及评价治疗效果与复查随访；②CT 检查能了解胃癌组织向腔外累及和浸润的程度及有无突破浆膜，与邻近脏器的关系，有无直接浸润肝左叶或胰腺，判断有无局部胃腔外淋巴结肿大及肝脏转移。

CT 检查的限度：若胃充盈不足，胃的扩张不适当，会导致评价错误；反之，胃若充盈过度，会影响肝胃韧带淋巴结的评估。

2. 肠道肿瘤

（1）脂肪瘤：脂肪瘤绝大多数发生于肠黏膜下，偶见于浆膜下。脂肪瘤和周围组织之间的境界很清楚，其质地较软，生长缓慢，大多数体积都较小。这种瘤状物由分化成熟的脂肪细胞组成，并被纤维条索将瘤组织分割成大小不等的脂肪小叶。表现为肠腔内类圆形肿块，相邻肠壁不增厚，肿块具有特异性脂肪密度。

（2）腺癌：腺癌起源于肠黏膜层，好发于十二指肠，远端小肠少见。多为单发，可由腺瘤恶变而来。组织学上可见腺瘤—腺癌转化及腺癌中的残存腺瘤组织。十二指肠腺癌多发生于降部乳头周围，约占60%，其次为壶腹下段，球部最少见。本病早期症状一般不明显，可有上腹部疼痛、厌食、恶心、呕吐、贫血及黄疸等临床表现。

（3）胃肠道间质瘤(gastrointestinal stromal tumor, GIST)：胃肠道间质瘤是一类独立的来源于胃肠道原始间叶组织的非定向分化的肿瘤，部分可伴有平滑肌和/或神经鞘细胞的不完全分化，大多数为

恶性。良恶性胃肠道间质瘤均趋向于浆膜下生长,血供均较丰富。无特异性临床表现,病程可短至数天长至20年,恶性GIST病程较短,多在数月以内,良性或早期者无症状。GIST的主要症状依赖于肿瘤的大小和位置,通常无特异性。胃肠道出血是最常见症状。贲门部GIST吞咽不适、吞咽困难症状也很常见。部分患者因溃疡穿孔就诊,可增加腹腔种植和局部复发的风险。常见症状有腹痛、包块及消化道出血及胃肠道梗阻等。腹腔播散可出现腹水,恶性GIST可有体重减轻、发热等症状。

(4) 淋巴瘤:原发性胃肠道淋巴瘤(primary gastrointestinal lymphoma,PGIL)起源于肠黏膜下淋巴滤泡,大多数为非霍奇金淋巴瘤,好发于远端小肠,空肠较少见。原发性胃肠道淋巴瘤是结外非霍奇金淋巴瘤最常发生的部位,约占40%。其中原发性胃淋巴瘤是胃肠道最常见的淋巴瘤,占全部胃肠道淋巴瘤的40%~50%。依次好发于胃、小肠及结肠。PGIL起源于胃肠壁淋巴组织内,多为非霍奇金淋巴瘤,B细胞性多见,肿瘤沿黏膜下生长逐步浸润胃肠壁。胃肠道淋巴瘤的临床表现缺乏特异性,表现为非特异性的胃肠道症状,如腹痛、腹部包块、体重下降、肠梗阻、消化道出血等较为多见,发热少见;晚期与癌肿极为相似,故术前误诊率极高。内镜活检和消化道造影是术前诊断的主要手段,因胃肠淋巴瘤病变原发于黏膜深层,故内镜活检阳性率低。

结肠非霍奇金淋巴瘤发病率低,占结肠恶性肿瘤的0.5%~2.0%,病变以回盲部最多见,占70%,这与回盲部淋巴组织丰富有关。结肠淋巴瘤与相应部位结肠癌的临床表现极为相似,腹痛、腹部包块、排便习惯改变、便血、有或无发热为主,缺乏特异性临床表现,术前诊断较为困难。

(5) 类癌:小肠类癌好发于回肠,起源于肠道黏膜Kulchitsky细胞的肿瘤,Kulchitsky细胞又称肠嗜铬细胞,常表现为黏膜下结节。按目前的分类方法,小肠类癌属于分化较好的神经内分泌肿瘤。小肠类癌临床表现与一般小肠肿瘤相同。患者可全无症状,或有不明显的胃肠道症状。黏膜溃疡少见,故肠道出血极少。少数出现肠梗阻症状。小肠类癌组织中可由多种具有不同分泌功能的细胞组成,产生多种肽类激素。最常见的症状为皮肤潮红、腹泻、喘息,右心瓣膜病及糙皮病等症状。出现类癌综合征往往提示有类癌的扩散,应予高度重视。类癌危象是类癌综合征最严重的并发症,表现为顽固性的低血压,严重的腹泻,心动过速,持续而弥漫的皮肤潮红,患者最后可致昏迷。危象的触发因素可为全身麻醉或化疗。

CT检查的价值及诊断需求:CT能发现小至5mm的结节,能更精确的判断小肠肿瘤的数目、部位、局部外侵、淋巴结转移、肝脏等处转移及有无肿瘤合并肠梗阻和套叠等并发症,有利于肿瘤的分期,可以提供肠内外的重要术前信息。各种肿瘤的特征性CT表现有利于小肠肿瘤的定性诊断。

3. 肝脏肿瘤(tumors of liver)　发生在肝脏的肿瘤,有良性及恶性之分。肝脏良性肿瘤不多见。来源于上皮的有:肝细胞腺瘤、腺瘤样增生、胆管腺瘤、胆管囊腺瘤、微错构瘤。来自中胚层的有:海绵状血管瘤、幼儿血管内皮细胞瘤。混合瘤有畸胎瘤等。先天性肝囊肿也属良性肿瘤。肝脏的恶性肿瘤主要是原发性肝癌和继发性肝癌。其他恶性肿瘤如肝肉瘤,恶性血管内皮细胞瘤均少见。

4. 肝脏炎性病变

(1) 肝脓肿:肝脓肿是细菌、真菌或溶组织阿米巴原虫等多种微生物引起的肝脏化脓性病变,若不积极治疗,死亡率可高达10%~30%。肝脏内管道系统丰富,包括胆道系统、门脉系统、肝动静脉系统及淋巴系统,大大增加了微生物寄生、感染的概率。肝脓肿分为三种类型,其中细菌性肝脓肿常为多种细菌所致的混合感染,约为80%,阿米巴性肝脓肿约为10%,而真菌性肝脓肿低于10%。患者常见症状包括不规则的脓毒性发热,尤以细菌性肝脓肿更显著。肝区持续性疼痛,随深呼吸及体位移动而剧增。由于脓肿所在部位不同可以产生相应的呼吸系统、腹部症状。常有腹泻病史。肝脏多有肿大,多数在肋间隙相当于脓肿处有局限性水肿及明显压痛。部分患者可出现黄疸。如有脓肿穿破至胸腔即出现脓胸,肺脓肿或穿破至腹腔发生腹膜炎。

(2) 肝结核:肝结核病在临床上因诊断困难而少见,但由于诊断水平的提高,近年来报道增多。据报道,慢性肺结核病及死亡病例中有肝结核者可达79%~99%,尸检发现粟粒性结核患者76%~100%合并肝结核。发病以青壮年居多,男女比例约1:1.2。肝结核的感染途径多为血行(经肝动脉或肝静脉)播散,少数可经淋巴系统或邻近病灶直接蔓延而来。该病主要症状有发热、食欲缺乏、乏力,肝区或右上腹痛及肝大。发热多在午后,有时伴畏寒和夜间盗汗;有低热者也有弛张型者,高热可达 39~41℃,有发热症状者占 91.3%,凡有结核或有明确结核病史者,长期反复发热,且排除其他原因者常有肝结核的可能。肝大是主要体征,半数以上有触痛、肝质硬,结节性肿块;约 15%的患者因结节压迫肝胆管可出现轻度黄疸,10%的病例有腹腔积液。

CT 检查的价值及诊断需求:CT 是肝脏疾病的重要检查手段,CT 增强扫描能明显提高肝内病灶的检出和定性诊断能力。螺旋 CT 增强延时扫描技术可进行连续扫描和容积数据采集,扫描速度快,图像清晰,能在门静脉期和肝动脉期分别行全肝螺旋扫描。同时,螺旋 CT 增强延时扫描技术可一次屏气完成兴趣区域的容积扫描和采样,减少了病变的漏检,还能够明确显示肝血管瘤及其特征。在肝癌及其他肝脏疾病均有较好的诊断价值。

CT 检查的限度:MDCT 扫描可产生大量的薄层图像,使阅读及储存相当困难。因 MDCT 扫描速度快,"扫描时间窗"较窄,因此延迟时间的确很重要。潜在危险为辐射剂量的增加。

5. **胆系肿瘤**　胆系肿瘤包括胆囊、胆管的良恶性肿瘤。良性者少见,如胆囊腺瘤、胆管颗粒细胞成肌腺瘤、胆管绒毛肿瘤;恶性者相对多见,如胆囊癌、胆囊转移瘤、胆管癌、胆管肉瘤等,胆囊癌约占胆道肿瘤的 2/3。临床上初起时主要表现为胆囊炎和胆石症的表现,后期出现黄疸、发热、右上腹肿块和腹水。当患者年迈又表现类似胆囊炎的症状时,应考虑胆囊癌的可能。胆管系统肿瘤包括胆囊和胆管(左、右肝管至胆总管下段的肝外胆管)肿瘤,有良、恶性之分,恶性肿瘤中以癌占多数。原发性胆管癌较少见。胆管肿瘤的症状有黄疸、腹部不适、食欲下降、体重下降和瘙痒,一般没有发热和寒战,症状逐渐加重。

6. **胆系炎症病变**

(1) 胆囊炎:胆囊炎(cholecystitis)系感染、胆汁刺激、胰液向胆道反流以及类脂质代谢失调等所引起的胆囊炎性疾病。胆囊炎又可分为急性胆囊炎和慢性胆囊炎。急性胆囊炎的典型表现为急性发作的右上腹持续或阵发性绞痛,可向右角放射,胆囊区压痛或反跳痛,肌紧张,发热,恶心呕吐,或有黄疸及血白细胞增高;而慢性胆囊炎表现为反复发作且轻重不一的腹胀,右上腹及上腹不适或疼痛,常放射至右肩背,伴嗳气反酸等消化不良症状,进食油腻食物症状加剧,是胆道系统感染性炎症的一种。

(2) 胆管炎症:胆道炎症以胆管炎症为主者称胆管炎,以胆囊炎症为主者称胆囊炎。两者常同时发生,多是在胆汁淤积的基础上继发细菌感染。细菌可经淋巴道或血道到达胆道,也可从肠道经十二指肠乳头逆行进入胆道。在我国以后者更为常见,可分为急性和慢性两种类型。致病菌主要是革兰氏阴性杆菌,以大肠杆菌最多见。本病起病急剧、凶险,是我国胆石患者死亡的主要原因之一。本病常表现为中上腹不适、胀痛,或呈绞痛发作,进食油腻食物后可加重上腹疼痛,很少有发热和黄疸,腹部体征不明显,可仅有上腹轻压痛,胆囊不肿大。如发生急性发作,则出现腹痛,寒战高热和黄疸等三联征。除有急性胆管炎的查科(Charcot)三联症(腹痛、寒战高热、黄疸)外,还有休克、神经中枢系统受抑制表现,称为 Reynolds 五联征。

7. **胆道结石**　胆道结石是胆道系统中最常见的疾病,包括胆囊结石、胆总管结石和肝内胆管结石。一般与胆道感染(尤其是寄生虫的感染)有关。胆汁的淤积及胆固醇代谢失调为结石的主要原因,且往往是多种原因综合形成结石。临床多见于中年女性,主要表现有发生于右上腹的胆绞痛,是由于胆石在胆道内的移动使胆囊或胆总管平滑肌扩张及痉挛而产生。胆绞痛往往有一定的诱因如饱餐后或腹部受到震动。胆绞痛一般在中上腹或右上腹呈持续性逐渐加重的疼痛,常放射至右肩胛处或肩部,有时合并有呕吐,胆绞痛可以呈间歇发作。如果胆石嵌顿在胆囊管则会导致胆囊的膨胀;如果胆石位于胆总管开口或胆总管开口壶腹区,则会引致梗阻性黄疸。肝内胆管结石临床症状较轻,以反复腹痛,发冷发热为主,偶有黄疸出现。

CT 检查的价值及诊断需求:CT 不仅可无重叠地显示胆囊、胆道局部解剖关系,而且能清楚显示肝脏、肝门及肝门与邻近器官的关系,对判断胆囊大小、形状、位置准确率较高,尤其观察胆囊壁的情况优于 B 超。增强扫描可展示胆囊壁真正厚度,增厚的囊壁密度高于肝脏。利用这一特点可鉴别慢性胆囊炎和厚壁型胆囊癌。CT 显示胆囊内容物尤其在结节型胆囊癌与息肉、腺瘤、腺肌瘤病的鉴别上起到一定的作用。CT 还可分辨胆囊与肝脏的关系。

8. **胰腺肿瘤**　胰腺肿瘤是消化道常见的恶性肿瘤之一,是恶性肿瘤中最常见的,多发生于胰头部。可有胰腺肉瘤、胰腺囊腺瘤、胰腺囊腺癌等。根据胰腺癌的位置分胰头癌(占60%~70%)、胰体癌(占20%~30%)、胰尾癌(占5%~10%)、全胰癌(5%)。糖尿病患者长期大量吸烟,高脂肪高动物蛋白饮食者,发病率相对增高,本病多发于中老年人,男性患者远较绝经前的妇女多,绝经后妇女发病率与男性相仿。腹痛及无痛性黄疸为胰头癌的常见症状。

9. **胰腺炎(pancreatitis)** 由于各种刺激因素导致胰腺分泌多种消化溶解酶,从而引起胰腺及其周围组织“自身消化”的炎症病变,可分为急性和慢性两种。胰腺因胰蛋白酶的自身消化作用而引起的疾病。胰腺有水肿、充血,或出血、坏死。临床上出现腹痛、腹胀、恶心、呕吐、发热等症状。化验血和尿中淀粉酶含量升高等。

CT检查的价值及诊断需求:胰腺疾病的CT检查和诊断,平扫和增强CT是两者不可缺一,尤其现代螺旋CT具备亚秒扫描速度、亚毫米层厚、大范围覆盖扫描和高容量球管能力和特性等。同时,结合各种三维重建技术,对胰腺细微结构显示更清晰和理想,发现胰腺病变的敏感性、特异性和准确性等均明显提高,对胰腺肿瘤的早期发现以及评价胰腺肿瘤与周围血管之间的关系有较大的优势,这对临床分期或手术切除性判断均有十分重要的临床指导价值。

CT检查的限度:①当肿瘤较大侵及周围结构或与周围肿大淋巴结融合时,常难确定胰腺肿瘤起源;②胆管扩张不明显时会增加诊断的难度;③十二指肠充盈状况有时会影响到壶腹病变的诊断。

10. **脾脏肿瘤** 脾脏是人体重要的淋巴器官,位于膈下,被周围的骨骼保护,所以脾肿瘤的早期症状不明显,不容易被人们发现,从而延误了疾病的治疗。脾肿瘤的症状与肿瘤的性质、部位、大小及脾大的程度有关。脾脏的良性肿瘤包括:血管瘤、错构瘤、脾脏淋巴管瘤等;脾脏的恶性肿瘤包括原发性恶性肿瘤、转移瘤、脾脏淋巴瘤和淋巴瘤脾脏浸润等。

11. **脾脏炎性病变**

(1) 脾脓肿:脾脓肿(abscess of spleen)是一种少见疾病。脾脏是血液中微生物的高选过滤器和吞噬活动中心,具有抵抗局部感染的免疫能力,一般不易发生感染。临床表现多不典型,常缺乏特异性症状。患者绝大多数有发热,热型不定,以后逐渐出现腹痛等症状。早期诊断不易,极易误诊为败血症或脓毒血症。

(2) 脾脏结核:脾结核从幼儿到老年人均可发病,以20~50岁多见,男女比例为(1~1.5):1。脾结核感染途径主要为血源性,亦经淋巴道以及邻近器官病灶直接播散,其中继发于获得性免疫缺陷综合征(AIDS)的脾结核不少见。脾结核多继发于初染结核以后由其他脏器的结核病灶播散而来,可伴或不伴肺、肝、淋巴结等器官的结核。脾结核的常见临床表现有不规则发热,以低热为主,少数可有高热、盗汗、消瘦、乏力、纳差等一般结核症状,60%有上腹胀痛,以左肋部区疼痛多见,可有脾脏长大、脾区叩击痛。

CT检查的价值及诊断需求:目前对于脾脏肿瘤的影像学检查主要采用B超和CT检查,超声检查易受肠腔气体及腹腔脂肪的影响,且断面图像不如CT分辨力高;CT不仅能清楚地显示脾内病变的大小、形态、密度,而且对周围组织器官的显示较其他影像学检查手段更准确,且不受肠腔气体等伪影干扰。CT强化和薄层扫描在脾脏肿瘤的定性诊断方面更为重要,除能了解病灶的血供情况外,还能提高正常脾脏与病灶的密度差,有利于小病灶的发现。增强扫描还可观察脾门及腹膜后淋巴结肿大情况,为诊断提供更多的依据。

12. **肾脏肿瘤** 肾脏肿瘤较为常见,其中以恶性者居多,常见类型依递减次序为肾细胞癌、肾盂癌和肾母细胞瘤,少见者为淋巴瘤和转移瘤。肾脏良性肿瘤发生率较低,其中较为多见者为肾血管平滑肌脂肪瘤,也可为肾腺瘤、纤维瘤或脂肪瘤等。

13. **肾脏炎性病变**

(1) 肾小球肾炎:肾小球肾炎又称肾炎。发生于双侧肾脏肾小球的变态反应性疾病。肾小球肾炎是常见的肾脏疾病,分为急性和慢性两种。本病多发生在链球菌感染之后,大部分病例2~3周前有过咽炎、扁桃体炎等前驱感染,但感染程度与是否发病之间无平行关系。40%的患者首先发现血尿而求医;90%的病例出现水肿,轻者晨起后见眼睑水肿,重者水肿延及全身。甚至出现胸腔积液、腹水,出现气急和腹胀,部分患者血压升高且有头痛,小便化验几乎都含有蛋白质(蛋白尿)。

(2) 肾盂肾炎:肾盂肾炎(pyelonephritis)是指肾盂的炎症,大都由细菌感染引起,一般伴下泌尿道炎症,临床上不易严格区分。根据临床病程及疾病,肾盂肾炎可分为急性及慢性两期,慢性肾盂肾炎是导致慢性肾功能不全的重要原因。急性肾盂肾炎多发生于生育年龄的女性，患者常有腰痛、肾区压痛、叩痛、伴寒战、发热，头痛、恶心呕吐等全身症状以及尿频尿急和尿痛等膀胱刺激征，验血可见白细胞增高。一般无高血压或氮质血症。患者尿液混浊，可有肉眼血尿，尿常规镜检有多量白细胞或脓细胞，可有少许红细胞及管型，蛋白少许至中等量。

（3）肾结核：肾结核（tuberculosis of kidney）在泌尿生殖系结核中占有重要地位，其他泌尿生殖系器官结核，大多继发于肾结核。肾结核绝大多数由血源性感染引起，首先在皮质和/或髓质内形成结核性脓肿，进而破入肾盏，产生空洞，并造成肾盏、肾盂的黏膜破坏和溃疡形成，导致肾盏、肾盂狭窄和其壁增厚。肾盂狭窄可致感染蔓延至其余肾盏，进一步侵犯相邻肾实质，造成肾实质的广泛破坏，形成多发空洞，成为结核性脓肾，致肾功能丧失。肾结核时若机体抵抗力增强，则病变趋向好转，出现钙盐沉积，发生局部钙化，甚至全肾钙化（肾自截）。

（4）肾脓肿：肾脓肿（renal abscess）是指肾脏实质因炎症化脓而被破坏，形成一脓性包囊，肾功能完全丧失，常见于上尿路梗阻的患者。临床上，表现突然起病，发热、肾区叩痛和局部肌紧张，尿中白细胞增多，尿培养可有致病菌生长。

CT 检查的价值及诊断需求：CT 扫描由于具有较高的图像清晰度，密度分辨度较高，加上造影增强技术的熟练运用，其对肾脏肿瘤诊断的敏感性和准确性均很高，CT 对肿瘤的定位、定性诊断均具有至关重要的作用。CT 平扫和增强扫描，不但能大致评估肾细胞癌的组织学亚型，且能准确地显示肿瘤的范围，有利于肿瘤的病理分期，为临床治疗和预后提供依据。MDCT 在一次注入对比剂后完成对肾脏的多期扫描（包括皮质期、实质期及排泄期或延迟期）并结合图像后处理技术，不但能早期检出较小的病灶，了解肿块有无肾周侵犯、淋巴转移、血管侵犯等，还可通过分析病变在三个时相的强化情况及其反映出的特征性组织成分来作为定性的依据。图像后处理技术有助更直观地了解肿瘤的空间位置及其与邻近脏器的关系。

因此，螺旋 CT 对肾脏肿瘤的检出和鉴别诊断可提供更多有价值的信息、并可对肿瘤的手术前分期及病理分型起到一定的帮助作用。而在此基础上的肾脏肿瘤血管生成（renal tumor angiogenesis），也是目前研究肿瘤发生、发展、治疗的重要课题之一，尤其是对其进行基因疗法、肿瘤血管介入疗法，外科切除术前判断预后都可提供重要依据。随着近年来放射学技术不断发展与成熟，现在外科医师已经能够在术前对肾脏肿瘤进行精确的术前评估并依此制订相应的治疗方案，从而决定是做根治性肾切除术还是局部切除，或者是保留肾单位手术等。

肾脏炎性改变的影像表现多种多样，在 CT 普及之前主要依靠尿路造影、超声检查、尿液实验室检查以及膀胱镜等辅助诊断。CT 的空间分辨力虽不及尿路造影，但可清楚显示整个肾脏的横断面图像，对肾实质及肾盂、肾盏的形态结构均一目了然，能很好地显示其多种表现，同时还可判断肾周、对侧肾及其他脏器的情况。CT 还具有较高的密度分辨力，对细小的病灶及肾内钙化的检出率明显高于其他检查方法。

另外，通过增强扫描、延迟扫描，对肾功能降低或丧失有较好的判定。CT 检查在诊断肾脏炎性病变方面，不仅可以清楚显示病灶的部位、程度及病理特征，同时可明确患肾功能、破坏程度，患肾周围情况以及是否合并其他脏器受侵，为临床提供更加直观和丰富的确诊依据。CT 增强扫描有助于显示病变的特点，肾脏炎性病变病灶边缘无强化或轻度强化，对于本病的鉴别具有重要价值。

CT 检查的限度：肾脏多期扫描虽然具有上述诸多优势，但其大量的数据采集使患者所受辐射剂量增加，X 线球管曝光增加，一定程度上增加了患者负担和医疗成本、缩短了球管的使用寿命。以上问题的解决有赖于根据患者情况需要设计个体化、合理化的扫描方案，匹配适当的扫描参数，选择最佳延迟扫描时间和恰当的对比剂量等。总之，不同患者的肾脏 MDCT 检查方法应随检查目的不同而有所不同。此外，肾皮质期由于皮质内高浓度对比剂集聚，产生强化过度的情况，反而使部分病灶难以显示清楚，这一点可通过调整合适的窗宽、窗位来克服。

14. 肾上腺肿瘤　肾上腺肿瘤的分类可按其性质分为良性肿瘤和恶性肿瘤；按有无内分泌功能（如分泌某种激素引起高血压）分为非功能性肿瘤和功能性肿瘤；按发生部位分为皮质肿瘤、髓质肿瘤、间质瘤或转移瘤等。临床上需要手术干预的肾上腺肿瘤通常为功能性肿瘤或高度怀疑恶性（或术前无法鉴别良恶性）的肿瘤。

CT检查的价值及诊断需求：螺旋CT不间断扫描，可充分缩短扫描时间，受检者容易接受，同时能够有效地排除运动伪影的干扰。MSCT可以在患者下床后再进行扫描图像数据的处理。三维重组可以提供肾上腺及周围脏器的三维立体结构关系，准确判断肿瘤的来源，为外科手术提供帮助，经多层螺旋CT增强扫描后进行多平面重组对肿瘤的影像诊断优势如下：

（1）清晰显示肿瘤的大小、形态及内部结构特征。

（2）清晰显示肿瘤与周围组织器官的毗邻关系，为肿瘤的定位诊断提供充分的影像信息。MIP能直观显示肿瘤的供血血管及走行途径，为手术提供直观的血管示意图。

15. **腹部外伤** 多数腹部损伤同时有严重的内脏损伤，如果伴有腹腔实质脏器或大血管损伤，可因大出血而导致死亡；空腔脏器受损伤破裂时，可因发生严重的腹腔感染而威胁生命。早期正确的诊断和及时合理的处理，是降低腹部创伤死亡的关键。腹部损伤可分为开放性和闭合性两大类。在开放性损伤中，分为穿透伤（多伴内脏损伤）和非穿透伤（有时伴内脏损伤）。根据入口与出口的关系，分为贯通伤和非贯通伤。根据致伤源的性质不同，也有将腹部损伤分为锐器伤和钝性伤。锐器伤引起的腹部损伤均为开放性的；钝性伤一般为闭合性损伤。

CT检查的价值及诊断需求：腹部外伤后的快速、准确诊断对抢救患者生命和临床治疗至关重要。创伤尤其是重度创伤患者，常常是多器官、复合性损伤，且在急救阶段患者不能合作。X线、B超对腹部外伤诊断作用有限，容易贻误抢救时机，导致严重后果。螺旋CT机有利于一次扫描发现所有潜在、可能的损伤，不但可为临床提供正确的诊断依据，而且可为临床治疗提供重要信息。胃、肠管损伤在腹部损伤中发生率较低，CT对腹腔内膈下、肝前间隙及腹膜后间隙的积气，经调节合适窗宽、窗位后可清晰显示。CT检查对腹腔游离气体的早期诊断、早期治疗具有较大的参考价值。腹部闭合外伤患者的检查用螺旋CT平扫、图像后处理后，大多能得出明确诊断，一般很少再加做增强扫描，况且大部分患者病情也不允许。增强扫描多在复查时进行，CT复查一方面可对保守治疗患者动态观察脏器损伤发展情况与治疗效果，另一方面可避免对脏器损伤后慢性出血的遗漏。

CT检查的限度：多数患者根据明确的病史，CT平扫即可以判断有无腹部损伤，但仍有一部分患者需要通过增强扫描才能明确诊断。对于腹部钝性损伤的患者是否应该进行常规增强目前仍存在一定的争议，但实际上有一部分损伤或征象平扫不能显示或显示不明显，易引起漏诊延误治疗。

16. **腹部脏器的先天变异**

（1）肝脏的先天变异包括先天性肝右叶缺如、先天性肝左叶缺如、分叶肝、肝脏异位、先天性肝叶肥大及肝副叶等。

（2）脾脏的先天变异包括副脾、脾切迹、脾裂、先天性脾缺如、游走脾、多脾综合征、脾种植及脾生殖腺融合症等。

（3）胆囊的先天变异可根据数目、形状、大小、位置等分为双胆囊、三胆囊、先天性缺如、双房胆囊、葫芦状胆囊、皱褶胆囊、胆囊憩室、胆囊闭锁、游离胆囊、漂浮胆囊、左位胆囊、肝内胆囊、肝上胆囊及肝后胆囊等。

（4）胆管的先天异常包括先天性缺如、副肝管、副胆囊管、胆总管重复、胆管内分隔等。

（三）肾、输尿管结石

肾、输尿管结石又称为上尿路结石，多发生于中壮年，男、女比例为（3～9）：1，左右侧发病相似，双侧结石占10%。肾、输尿管结石的主要症状是绞痛和血尿，常见并发症是梗阻和感染。通过病史、体检、必要的X线和化验检查，多数病例可确诊。

CT检查的价值及诊断需求：CT以其高度的分辨力和敏感性，确定梗阻部位，寻找梗阻原因，鉴别结石、血块、钙化及肿瘤以及肾外梗阻性病变。如腹膜后肿瘤，淋巴结肿大和纤维化病变。扫描不受肾功能限制，可区分单纯性肾积水、感染性肾积水及肾积脓。患者一次屏气可完成多个平面连续性扫描，无层面遗漏，并可在可疑病变部位进行多层面及三维重建成像，提高了对病变的诊断率。CT能准确显示结石位置和大小，指导临床制定治疗方案。检测输尿管结石只需平扫，不必使用对比剂增强扫描。对碘过敏和肾功能严重受损的患者仍可采用CT检查。所获得的容积扫描经三维立体成像处理后，可得到像静脉造影一样的图像。

CT检查的限度：CT的每幅图像显示范围较局限，不能显示积水的全貌，对极少量肾盂积水的诊断帮助不大。

（四）肝肾囊肿

肝肾囊肿中以孤立性囊肿及多囊肝多见，孤立性肝囊肿通常无任何症状，若囊肿较大可出现压迫症状，如腹痛、恶心、腹泻等。囊肿的发生部位以右肝居多。多发性肝囊肿又称多囊肝，有半数以上的患者合并有多囊肾，多囊肝常侵犯整个肝脏，也有少数多囊肝患者的病变局限于肝脏的一叶或半肝范围。

CT 检查的价值及诊断需求：CT 上囊肿多为边缘锐利的类圆形水样低密度灶，壁薄而不能显示。可单发或多发，增强无强化，易于鉴别。

（五）急腹症

急腹症是指腹腔内、盆腔和腹膜后组织和脏器发生了急剧的病理变化，以腹痛为主要症状和体征，同时伴有全身反应的临床综合征。常见的急腹症包括：急性阑尾炎、溃疡病急性穿孔、急性肠梗阻、急性胆道感染及胆石症、急性胰腺炎、腹部外伤、泌尿系结石及异位妊娠子宫破裂等。

CT 检查的价值及诊断需求：CT 扫描可清晰显示腹腔内脏器、胃肠道、脂肪等组织。CT 检查在显示脏器挫裂伤、包膜下血肿、器官周围出血、腹腔内积液、脓肿以及肠套叠和内疝所致机械性肠梗阻、急性胆囊炎、急性阑尾炎、阑尾周围脓肿以及肠系膜血管狭窄和闭塞等疾病更具有优越性，诊断价值较高。

二、适应证与相关准备

（一）适应证

1. 肝脏和胆囊　包括肝肿瘤、肝囊肿、肝脓肿、脂肪肝、肝硬化、胆道占位、胆管扩张、胆囊炎和胆结石等。

2. 脾脏　能确定脾脏的大小、形态、内部结构和先天变异等，并能区分良性肿瘤、恶性肿瘤、炎症及外伤引起的出血等。

3. 胰腺　CT 能确定急性胰腺炎的类型；慢性胰腺炎可显示微小的钙化、结石；能确定有无肿瘤，肿瘤的来源、部位和范围；了解外伤后胰腺有否出血等。

4. 肾和肾上腺　确定肾脏有无良恶性肿瘤及其大小、范围，有无淋巴结转移等；确定有无肾脏的炎症、脓肿及结石的大小和位置；肾动脉 CT 血管造影可显示有无血管狭窄及其他肾血管病变；显示外伤后有无肾损伤及出血情况；确定肾上腺有无良、恶性肿瘤的存在以及功能性疾病如肾上腺皮质功能减退等。

5. 腹部及后腹膜腔　可以明确有无良、恶性肿瘤的存在，如脂肪瘤和平滑肌肉瘤等；观察有无腹部肿瘤及腹膜后腔的淋巴结转移、炎症和血肿等。

6. 腹部血管性病变。

（二）相关准备

1. 腹部检查所用对比剂种类及用途

（1）中性对比剂：密度与水相似，CT 值范围 0～10HU，通常为水、甘露醇（2.5%）等渗溶液、生理盐水和含有山梨醇的低浓度硫酸钡（0.1%）等。水是最安全、最便宜的对比剂，适用于大部分的临床疾病，特别是静脉内注射碘对比剂的检查；甘露醇（2.5%）等渗溶液和含有山梨醇的低浓度硫酸钡（0.1%）等对比剂吸附能力强，适用于胃和小肠的疾病。

（2）阳性对比剂：高密度，CT 值>100HU，通常为硫酸钡（1%～2%）或碘对比剂（1%～3%）的混合物。适用于静脉内不注射碘对比剂的大部分临床疾病；评估胃及小肠穿孔或肠瘘（克罗恩病的并发症）或评估胃及小肠腔内肿块。

（3）阴性对比剂：低对比度，CT 值<0HU，通常为空气和油乳剂。适用于胃及小肠，由于此对比剂的密度（-2 800HU）与强化肠壁（100～135HU）间的高度对比经常会产生伪影，从而限制了其临床应用。

2. 腹部常规 CT 检查准备

（1）检查前少渣饮食，1 周内不能服用含重金属成分的药物。

（2）行消化道钡剂检查者提前做腹部透视，明确腹部钡剂位置，急需检查者可清洁灌肠或口服缓泻药物处理。

（3）认真核对 CT 检查申请单，了解病情，明确检查目的和要求。

（4）禁食 4 小时以上，一般情况不禁水（肠梗阻、胰腺炎患者除外）。

（5）去除检查部位金属饰物、腰围、腰带及外敷药物。

（6）对患者进行屏气训练，一般为深吸气后呼气末屏气扫描，尤其是器官灌注检查及受检于较低排数 CT 机的患者。

（7）腹部器官灌注检查患者需加用腹带，以减少和限制患者腹式呼吸所带来的运动伪影。

（8）检查前 20～30min 口服含碘 1%～3% 对

比剂溶液或清水 300~500ml(增强患者通常口服中性对比剂,清水最为方便廉价),上床前再补服 200~300ml。

(9) 增强扫描时,请患者认真阅读《碘对比剂使用知情同意书》并签字。

(10) 做好患者受检部位以外敏感器官的辐射防护,如晶状体、甲状腺、性腺等,对危重患者需家属陪同,应做好陪同人员的辐射防护。

3. **胃 CT 检查前准备**

(1) 认真核对 CT 检查申请单,了解病情,明确检查目的和要求。

(2) 禁食 6 小时以上,充气检查时需禁水。

(3) 去除检查部位金属饰物、腰围、腰带及外敷药物。

(4) 对患者进行屏气训练,一般为深吸气后呼气末屏气扫描,尤其是器官灌注检查及受检于较低排数 CT 机的患者。

(5) 腹部器官灌注检查患者需加用腹带,以减少和限制患者腹式呼吸所带来的运动伪影。

(6) 对比剂使用

1) 中性对比剂:检查前 15~20 分钟口服清水(建议服用温水)或甘露醇(2.5%)等渗溶液 1 000~1 500ml,患者上检查床后再补服 300~500ml。

2) 阴性对比剂:①检查前 3~5 分钟,用 10ml 清水冲服下 2~3 袋产气粉(每袋 9g);②下鼻饲管注气,注气压力 35~40mmHg,注气量 1 500~2 500ml。

(7) 扫描前 10~15 分钟肌内注射山莨菪碱 20mg(青光眼、前列腺肥大者禁用),也可扫描前 3 分钟静脉注射 0.5mg 胰高血糖素。

(8) 增强扫描时,请患者认真阅读《碘对比剂使用知情同意书》并签字。

(9) 做好患者受检部位以外敏感器官的辐射防护,如晶状体、甲状腺、性腺等,对危重患者需家属陪同,应做好陪同人员的辐射防护。

4. **小肠 CT 检查前准备**

(1) 检查前晚低渣饮食并用酚酞(果导)或番茄叶或硫酸镁等缓泻药,清洁肠道。

(2) 不建议采用灌肠洗肠方式,以防粪便反流到回肠。

(3) 检查当日禁食。

(4) 去除检查部位金属饰物、腰围、腰带及外敷药物。

(5) 对患者进行屏气训练,一般为深吸气后呼气末屏气扫描。

(6) 小肠充盈方法及作用。

1) 小肠充盈方法分口服法和鼻-空肠管注入法:①口服法要求患者 1 小时内,间隔 15~20 分钟分 3 次服完 1 500~2 000ml 2.5%甘露醇等渗溶液(有文献报道,服用温水或生理盐水);②空肠管注入法使用 13F 顶端带球囊的 Maglinte 灌肠导管能有效防止十二指肠胃反流,多功能鼻胃管同时具有胃肠减压和造影作用,可在 15~20min 内以 100~120ml/min 的速度灌注 1 500~2 000ml 的对比剂。

2) 小肠充盈是任何小肠检查方法的基本要求。

3) 肠袢萎陷可以掩盖疾病或类似病理性肠壁增厚。

(7) 检查前要求患者将 1 500~2 000ml 2.5%甘露醇等渗溶液分三次喝下,每次口服对比剂的时间间隔为 15~20 分钟。从开始口服(胃肠功能差者,口服对比剂前最好服用 10mg 甲氧氯普胺)到开始扫描约 60 分钟。2.5%甘露醇等渗溶液配制方法:

1) 甘露醇粉剂 100g 溶入 4 000ml 清水。

2) 20%甘露醇 100ml 加 700ml 清水。

(8) 阳性对比剂(1%~3%含碘对比剂或含有山梨醇的 0.1%低浓度硫酸钡)适用范围:评估肠穿孔或肠瘘(克罗恩病的并发症)或肠腔内肿块,如息肉或肿瘤;评估炎性肠病等疾病的肠壁强化模式时,禁忌使用此类对比剂。

(9) 上检查床扫描前静脉注射山莨菪碱(654-2)20mg(青光眼、前列腺肥大者禁用)或扫描前 3 分钟静脉注射 0.5mg 胰高血糖素(注射 30 秒后开始显效,0.5mg 胰高血糖素或 20mg 莨菪碱,足以达到理想效果)。

(10) 扫描前憋足尿,直肠和乙状结肠保留注气或灌肠,有利于盆腔内回肠的显示。

(11) 增强扫描时,请患者认真阅读《碘对比剂使用知情同意书》并签字。常规采用二期增强扫描方案即动脉晚期(35~40 秒)和静脉期(75 秒)。

(12) 做好患者受检部位以外敏感器官的辐射防护,如晶状体、甲状腺、性腺等,对危重患者需家属陪同,应做好陪同人员的辐射防护。

5. **结肠 CT 检查前准备** 结肠 CT 检查要求患者一定要准备充分(采用泻药和低渣饮食),确保肠道清洁以消除肠内可能掩盖或混淆结肠病变的粪便残渣或液体，检查前日每餐口服钡剂或碘对比剂标记粪便残渣，以区分息肉和食物残渣，有利于在肠道尚存有液体情况下的病变检出。另外，检查前需要仔细评估结肠扩张情况，确保肠壁和肠管对比良好及避免肠管塌陷。肠管充盈和扩张可通过不同对比剂实现（阳性或阴性），根据检查单位的扫描方案和患者要求给予口服对比剂或灌肠。

（1）检查前两日低渣饮食，检查前日当晚服用泻药，建议口服和爽（复方聚乙二醇电解质散）2 袋+温水 2 000ml 的混合液，口服后活动，不宜卧床。

（2）检查当日禁食、禁水。

（3）去除检查部位金属饰物、腰围、腰带及外敷药物。

（4）扫描前 15 分钟肌内注射山莨菪碱（654-2）20mg（青光眼、前列腺肥大者禁用）或扫描前 3 分钟静脉注射 0.5mg 胰高血糖素。

（5）对比剂种类和用途：阳性对比剂 1%～3%含碘对比剂溶液，可以鉴别肠袢和潜在结肠外肿块以及各种并发症（如腹腔积液、瘘管、吻合口开裂或肠穿孔）的检查。阴性对比剂水或 2.5%甘露醇等渗溶液，主要用于评价结肠壁；空气或二氧化碳，主要用于评价黏膜层和结肠壁。

与阳性对比剂相比，笔者更倾向于使用气体，它不会影响三维成像图像和后处理过程（即 CT 血管成像和 CT 结肠造影），不过使用何种对比剂还要与临床协商确定。

6. 泌尿系统 CT 检查前准备

（1）1 周内不能服用含重金属的药物。

（2）行消化道钡剂检查者提前做腹部透视，明确腹部钡剂位置，急需检查者可清洁灌肠或口服缓泻药物处理。

（3）认真核对 CT 检查申请单，了解病情，明确检查目的和要求。

（4）禁食 4 小时以上，不需要禁水。

（5）去除检查部位金属饰物、腰围、腰带及外敷药物。

（6）对患者进行呼吸屏气训练，一般为深吸气后呼气末屏气扫描。

（7）不注射含碘对比剂计算机体层摄影尿路造影（CTU）检查患者，检查前需憋足尿液。

（8）注射含碘对比剂 CTU 检查患者需憋尿（患者有尿意感即可）；不能憋尿患者，应考虑采用利尿剂法（检查前需口服清水至少 500ml），此方法需要临床医生授权。

（9）请患者认真阅读《碘对比剂使用知情同意书》并签字。

（10）做好患者受检部位以外敏感器官的辐射防护，如晶状体、甲状腺、性腺等，对危重患者需家属陪同，应做好陪同人员的辐射防护。

三、腹部 CT 平扫与增强扫描技术

（一）肝脏检查方法及扫描参数

1. 扫描前注意事项　扫描开始前请依照“相关准备”中的“腹部常规 CT 检查准备”内条款做好相应准备。

2. 检查方法及扫描参数

（1）平扫：

1）扫描体位：足先进仰卧位，两臂上举抱头。

2）扫描方式：螺旋扫描。

3）扫描范围：膈顶至肝下缘，脾大者应扫描至脾下缘。

4）扫描视野（FOV）：45cm。

5）扫描层厚：5mm。

6）扫描参数：100～120kV（BMI<25 用 100kV，BMI>25 用 120kV），婴幼儿可采用低管电压模式；250～300mA（或自动毫安秒）；转速 0.5～0.8s/周；螺距 1.375∶1。

7）重建算法：软组织算法。

近年来，随着 CT 技术及硬件的不断发展，出现了多种成像模式及功能成像，包括低管电压（CARE kV，kV Assist 等）、低管电流联合迭代重建；功能成像，如 GE 的能谱成像，西门子的双能成像以及飞利浦的双层探测器技术，均具有单能量成像和物质分离功能，在腹部肿瘤的定性诊断和分期，结石成分的判断等方面有较大的价值。

（2）增强扫描的意义：①提高对病灶尤其是小病灶的检出率；②在已确定为恶性肿瘤的，可提高肿瘤分期的准确性或判断肿瘤手术切除的可能性；③提高病灶的定性能力；④对于血管性病变的诊断和显示。

（3）增强扫描对比剂注射方案：

1）对比剂浓度及用量：非离子型对比剂，270～370mgI/ml；80～100ml 对比剂+30ml 生理盐水。儿童用量按体重计算为 1.5ml/kg。

2）注射方式：双筒高压注射器，采用冲管技术。

3）注射流率：成人 2.5～3.5ml/s；儿童按 20

秒打完计算流率。

4）延迟时间：单动脉期：经验法 25～30 秒（心功能不全患者不建议用此方法）；目前多数动脉期扫描采用监测自动触发模式，一般设置阈值为 150HU，诊断延迟时间 6 秒，监测平面为肝门处腹主动脉内。双动脉期：这种方法发现肝脏异常改变的敏感性要高于单动脉期扫描，且在动脉晚期图像上发现病变的概率要高于动脉早期，对于临床怀疑肝脏肿瘤（尤其是小肝癌）患者建议采用此方法。动脉早期 20～25 秒；动脉晚期 30～35 秒。肝脏门静脉期：经验法 60～70 秒。肝脏延迟期：经验法 120～150 秒，如图 23-1。

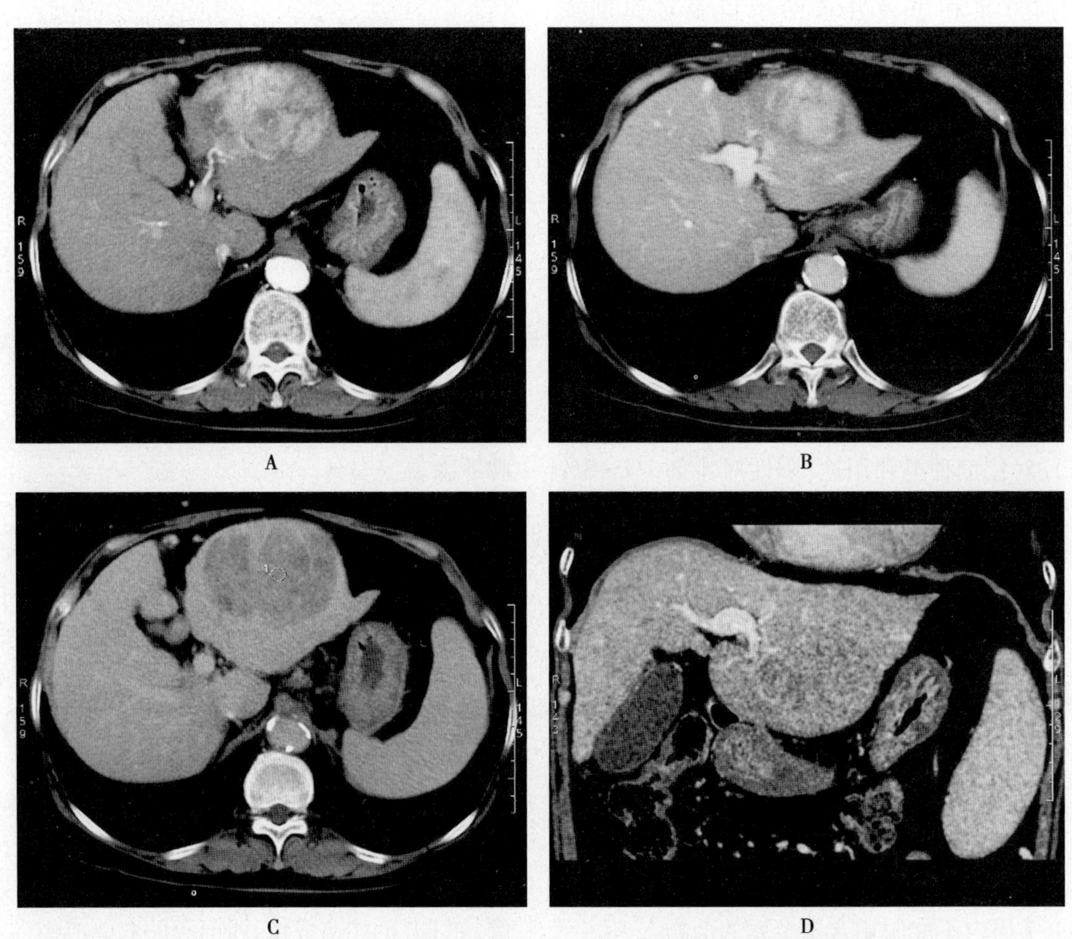

图 23-1　肝脏三期增强显示肝左叶巨块型肝癌强化状况

A. 肝脏动脉期；B. 肝脏门静脉期；C. 肝脏延迟期；D. 肝脏门静脉期，采用最大密度投影技术显示肿块。

（二）胰腺检查方法及扫描参数

1. 扫描前注意事项　扫描开始前请依照“相关准备”中的“腹部常规 CT 检查准备”内条款做好相应准备。

2. 检查方法及扫描参数

（1）平扫：扫描体位——足先进仰卧位，两臂上举抱头。扫描方式：螺旋扫描。扫描范围：第 11 胸椎至第 3 腰椎（包括全部胰腺或病灶累及范围）。扫描视野（FOV）：45cm。扫描层厚：2～3mm。扫描参数：100～120kV（BMI＜25 用 100kV，BMI＞25 用 120kV）。250～300mA（或自动毫安秒）。转速 0.5～0.8s/周。螺距 0.984∶1。重建算法：软组织算法。

（2）增强扫描：对比剂浓度及用量——非离子型对比剂，270～370mgI/ml。80～100ml 对比剂 + 30ml 生理盐水。儿童用量按体重计算为 1.5ml/kg。注射方式：双筒高压注射器，采用冲管技术。注射流率：成人 2.5～3.5ml/s。儿童按 20s 打完计算流率。延迟时间：胰腺动脉期：经验法 28～35s（心功能不全患者不建议用此方法）。目前多数动脉期扫描采用监测自动触发模式，一般阈值为 150HU，诊断延迟时间 6s，监测平面为肝门处腹主动脉内。胰腺门静脉期：经验法 50～60s。胰腺平衡期：经验法 120～150s。

（3）胰腺肿瘤增强方案：1 期（实质期）用于评价胰腺和胰腺周围动脉，注射流率适当提高 4～5ml/s，延迟时间 40～45s，此期扫描范围从剑突到十二指肠水平（包括整个胰腺）；2 期（门静脉期）用于评价胰腺周围静脉及腹腔其他脏器，包括肝脏。延迟时间 65～70s，此期扫描范围从剑突到耻骨联合。

（三）肾上腺（肿瘤）检查方法及扫描参数

1. 扫描前注意事项　扫描开始前请依照“相关准备”中的“腹部常规 CT 检查准备”内条款做好相应准备。

2. 检查方法及扫描参数

（1）检查原则：如果肾上腺肿瘤的密度≤10HU，那么就说明肾上腺肿瘤是一个富含脂肪的良性腺瘤，不需要在静脉内注射对比剂进行增强检查；如果肾上腺肿瘤的密度>10HU，那么就需要在静脉内注射对比剂进行增强检查。

（2）平扫：扫描体位——足先进仰卧位，两臂上举抱头。扫描方式：螺旋扫描。扫描范围：包括肾上腺。扫描视野（FOV）：45cm。扫描层厚：2～3mm。扫描参数：100～120kV（BMI<25 用 100kV，BMI>25 用 120kV）。250～300mA（或自动毫安秒）。转速 0.5～0.8s/周。螺距 0.984∶1。重建算法：软组织窗。

（3）增强扫描：对比剂浓度及用量——非离子型对比剂，270～370mgI/ml；80～100ml 对比剂+30ml 生理盐水。儿童用量按体重计算为 1.5ml/kg；注射方式：双筒高压注射器，采用冲管技术。注射流率：成人 2.5～3.5ml/s，儿童按 20s 打完计算流率。

常规检查期相延迟时间：

1）动脉期：经验法 30～35s（心功能不全患者不建议用此方法）；目前多数动脉期扫描采用监测自动触发模式，一般阈值为 150Hu，诊断延迟时间 6s，监测平面为肝门处腹主动脉内；

2）实质期：经验法 50～70s。延迟期：经验法 5～30min。肾上腺肿瘤增强方案：1 期（实质期）：经验法 60s；2 期（延迟期）：经验法 15min。

（四）肾脏检查方法及扫描参数

1. 扫描前注意事项　扫描开始前请依照“相关准备”中的“腹部常规 CT 检查准备”内条款做好相应准备。

对肾移植术前和术后患者评估重点：

（1）供体评估：需证实肾动脉（是否存在肾副动脉以及肾门前过早分支）和肾静脉的变异，如文末彩图 23-2。

（2）受体评估：主要评估双侧髂血管狭窄及钙化（常规肾移植时肾动脉与受体髂内或髂总动脉吻合）。

（3）移植术后评估：供体肾的肾动脉常以端-侧吻合或端-端吻合方式与受体髂内或髂总动脉吻合。

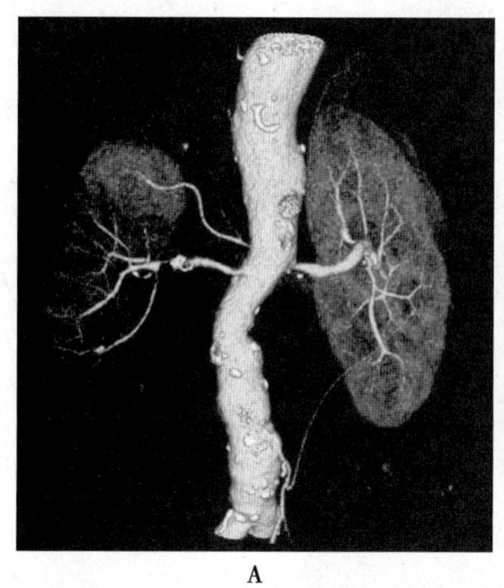

A

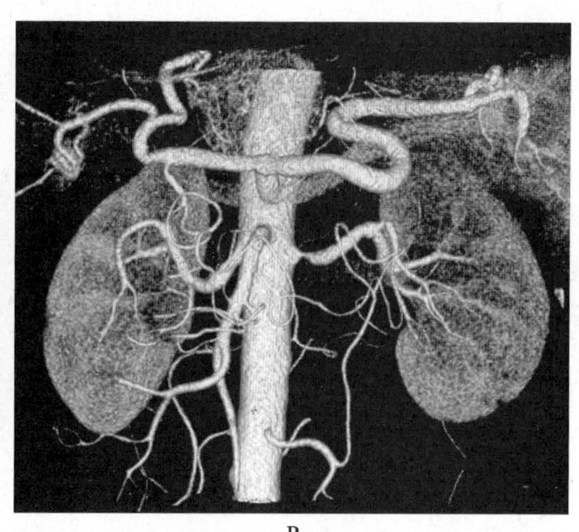

B

图 23-2　双肾动脉 CT 造影容积再现图像

A. 肾脏 CT 造影双肾副动脉的显示；B. 肾脏 CT 造影左肾动脉狭窄。

2. 检查方法及扫描参数

（1）平扫：扫描体位——足先进仰卧位，两臂上举抱头。扫描方式：螺旋扫描。扫描范围：全部肾脏（包括肾上腺）或病灶累及范围。肾移植术前和术后评估动脉期扫描下部需包括耻骨联合；扫描视野（FOV）：45cm。扫描层厚：5mm。扫描参数：100～120kV（BMI<25 用 100kV，BMI>25 用 120kV）。250～300mA（或自动毫安秒）；转速

0.5~0.8s/周；螺距 1.375∶1；重建算法：软组织算法。

（2）增强扫描：对比剂浓度及用量——非离子型对比剂，270~370mgI/ml；80~100ml 对比剂+30ml 生理盐水。儿童用量按体重计算为 1.5ml/kg；注射方式：双筒高压注射器，采用冲管技术。注射流率：成人 2.5~3.5ml/s。儿童按 20 秒打完计算流率。

延迟时间：肾皮质期——经验法 30~35s（心功能不全患者不建议用此方法）；目前多数肾皮质期扫描采用监测自动触发模式，一般阈值为 150HU，诊断延迟时间 6s，监测平面为肝门处腹主动脉内。肾实质期：经验法 90~110s。肾排泄期：经验法 150~180s，如图 23-3，图 23-4，图 23-5 所示。

（五）胃检查方法及扫描参数

1. 扫描前注意事项　扫描开始前请依照“相关准备”中的“胃 CT 检查前准备”内条款做好相应准备；扫描前患者需用胃肠低张力药物，目的是减少胃肠蠕动、对比剂易充盈和扩张整个胃腔。常用胃肠低张力药物及用量：山莨菪碱（654-2）20mg 或胰高血糖素 0.5mg。

2. 检查方法及扫描参数

（1）检查方法：低张胃充水扫描技术；低张胃充气扫描技术；低张胃充盈含碘对比剂扫描技术；CT 灌注成像检查，如图 23-6、图 23-7、图 23-8、图 23-9、文末彩图 23-10、文末彩图 23-11 所示。

低张胃平扫结合增强扫描技术（鉴别肿瘤时建议采用此方法，平扫采用低张胃充水扫描技术或低张胃充气扫描技术），如图 23-12。

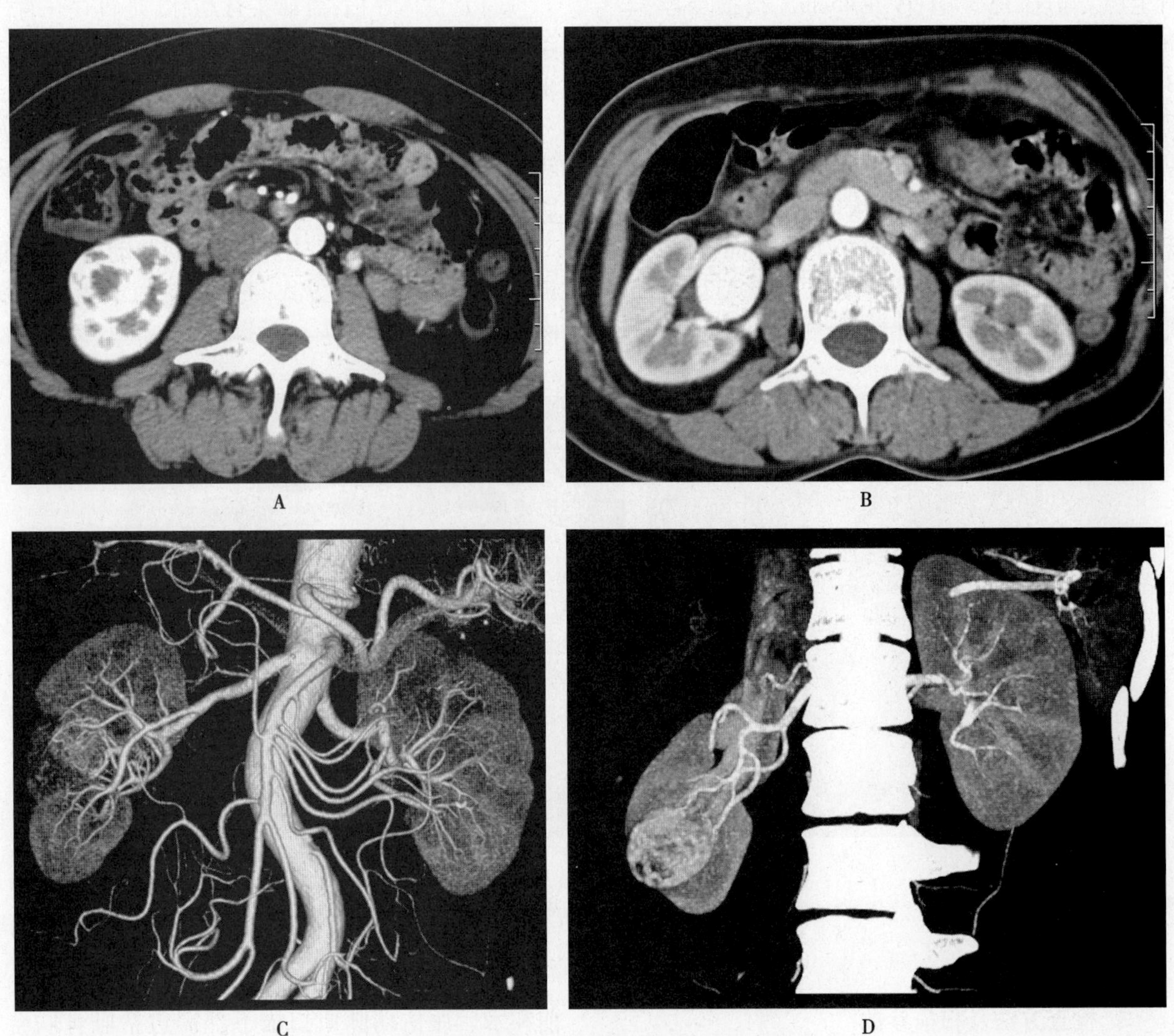

图 23-3　肾脏增强皮质期检查

A. 右肾肿块在皮质期轴位图像的显示；B. 右肾动脉瘤在皮质期轴位图像的显示；C、D. 容积再现和最大密度投影图像，显示皮质期右肾富血供肿块供血血管。

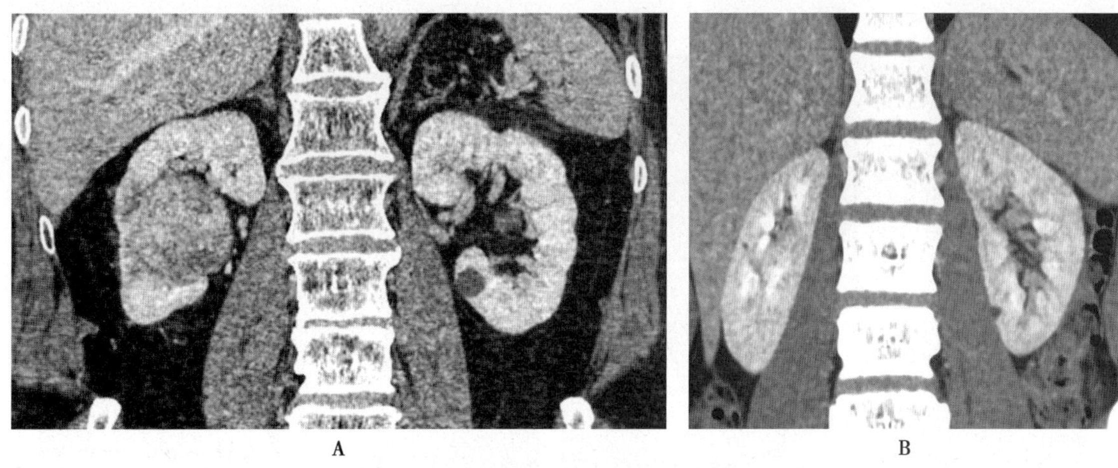

图 23-4　肾脏增强髓质期（实质期）检查

A. 多平面重组图像，显示右肾实性肿块和左肾囊性病变；B. 多平面重组图像，显示肾脏增强髓质期。

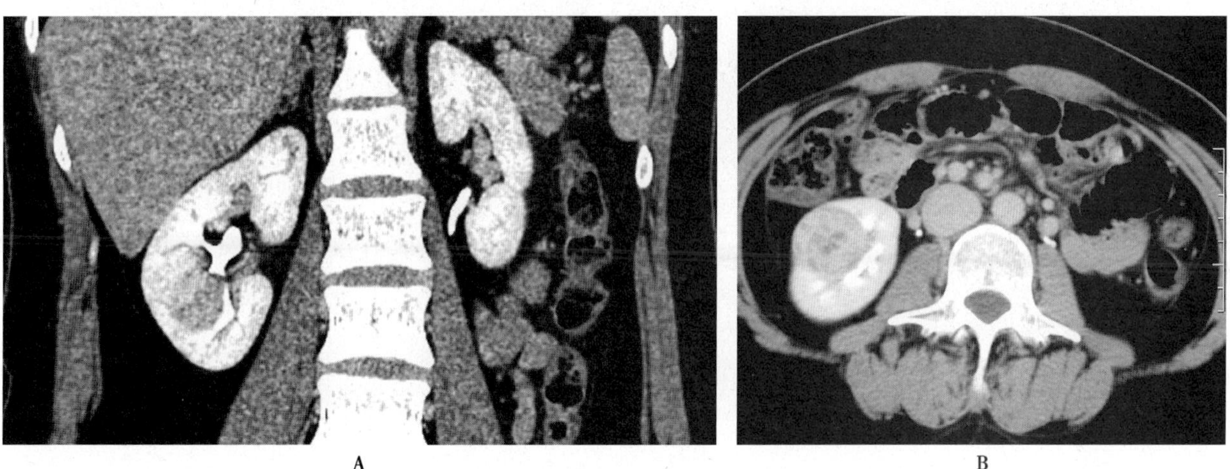

图 23-5　肾脏增强排泄期检查

A. 多平面重组图像，显示右肾肿块对肾盂、肾盏受压、累及状况；B. 轴位图像，显示肿块和肾盂、肾盏的关系。

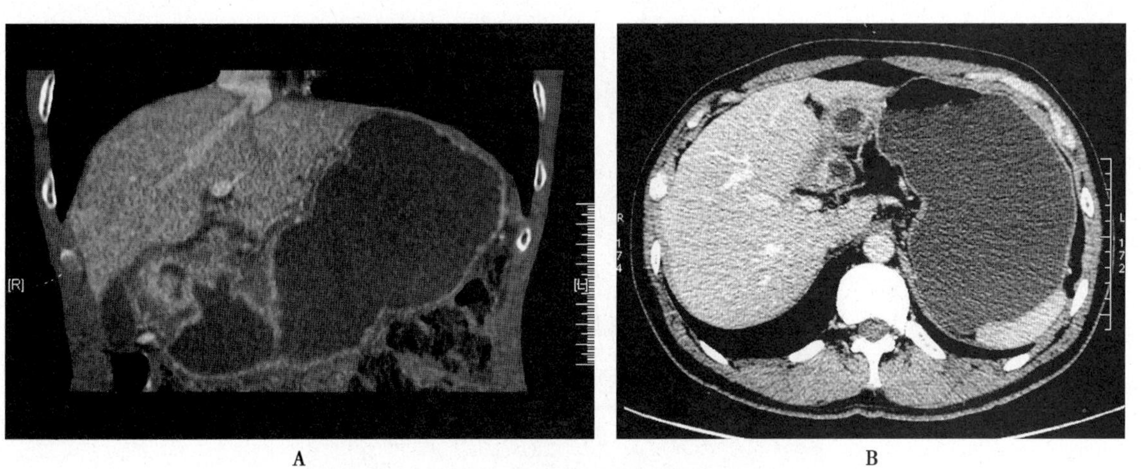

图 23-6　低张胃充水检查

A. 多平面重组图像，显示胃窦部癌（溃疡型）；B. 轴位扫描图像，显示胃窦部及肝左叶肿块。

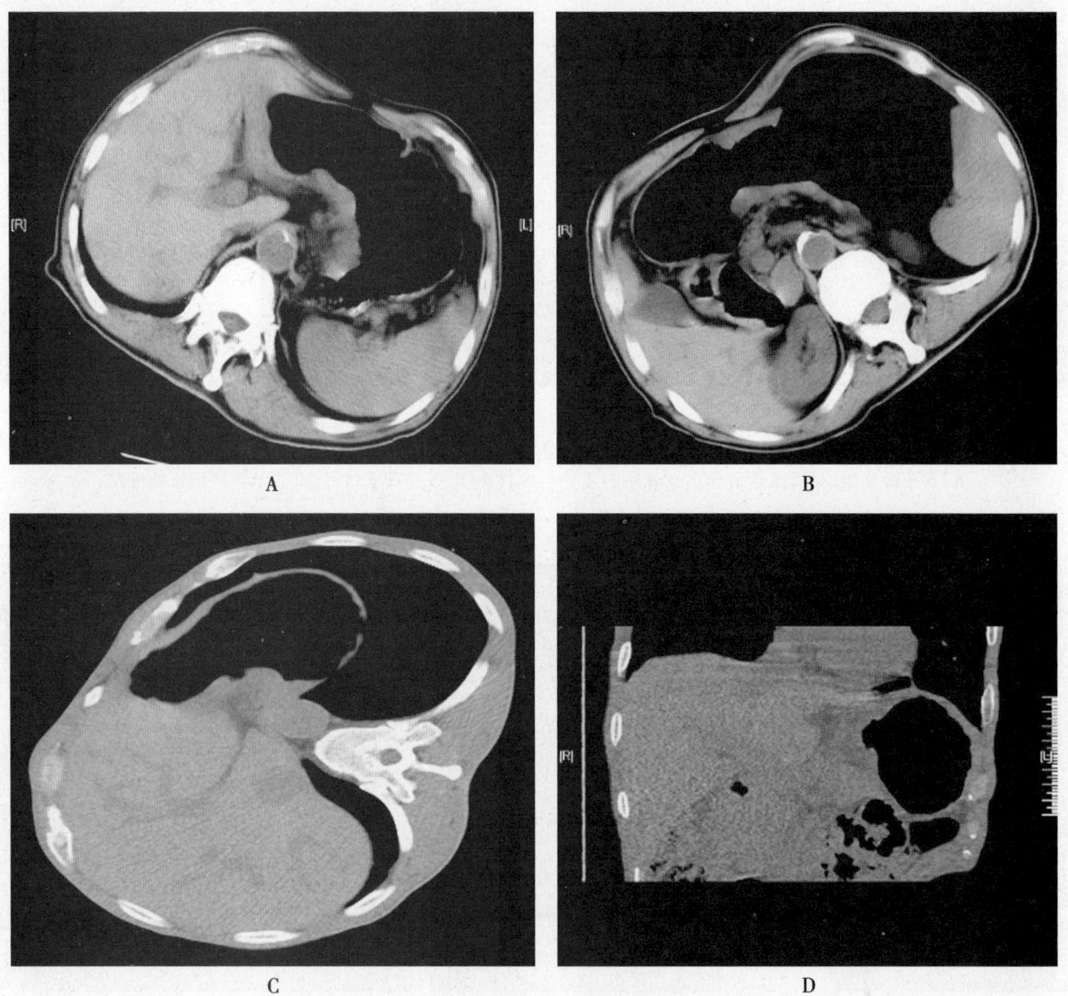

图 23-7 低张胃充气检查

A、B. 胃充气检查，左前斜位和右前斜位轴位图像，显示胃小弯癌；C、D. 胃充气检查，右前斜位轴位图像和最大密度投影图像，显示胃贲门癌。

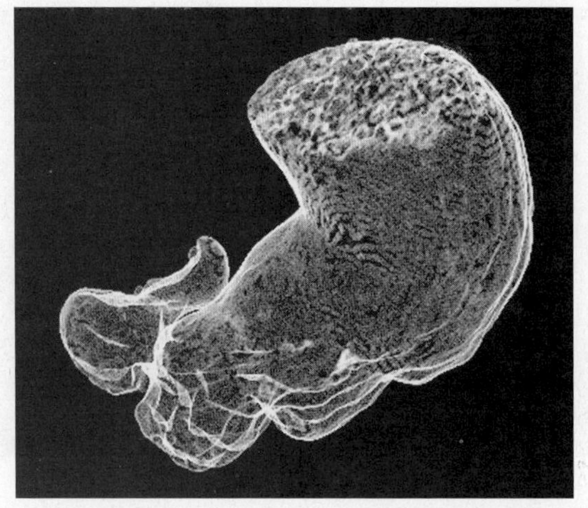

图 23-8 低张胃透明化处理技术图像，显示胃窦癌（溃疡型）

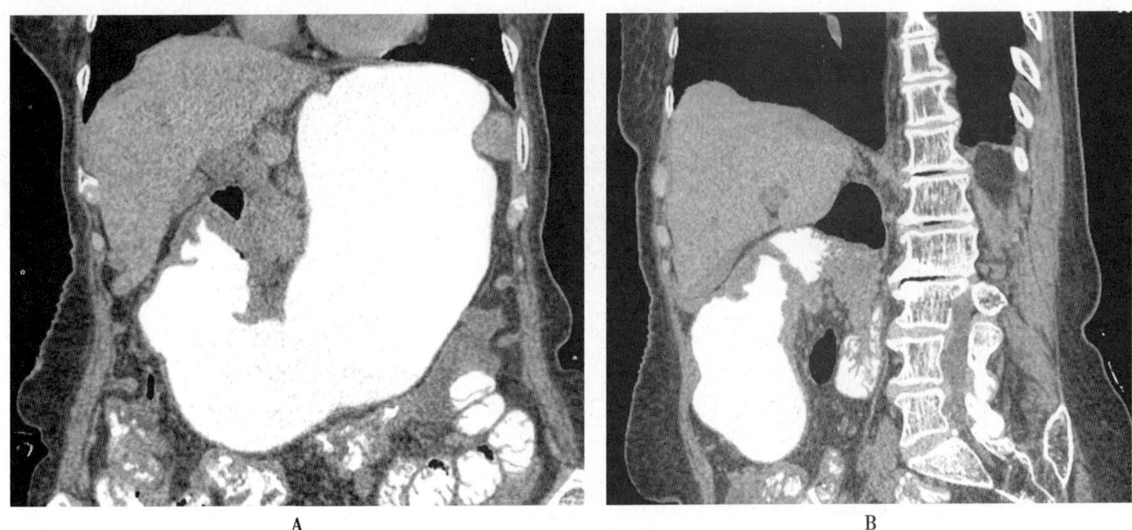

A　　B

图 23-9　低张胃充盈含碘对比剂检查
A、B. 最大密度投影图像，显示胃窦部癌。

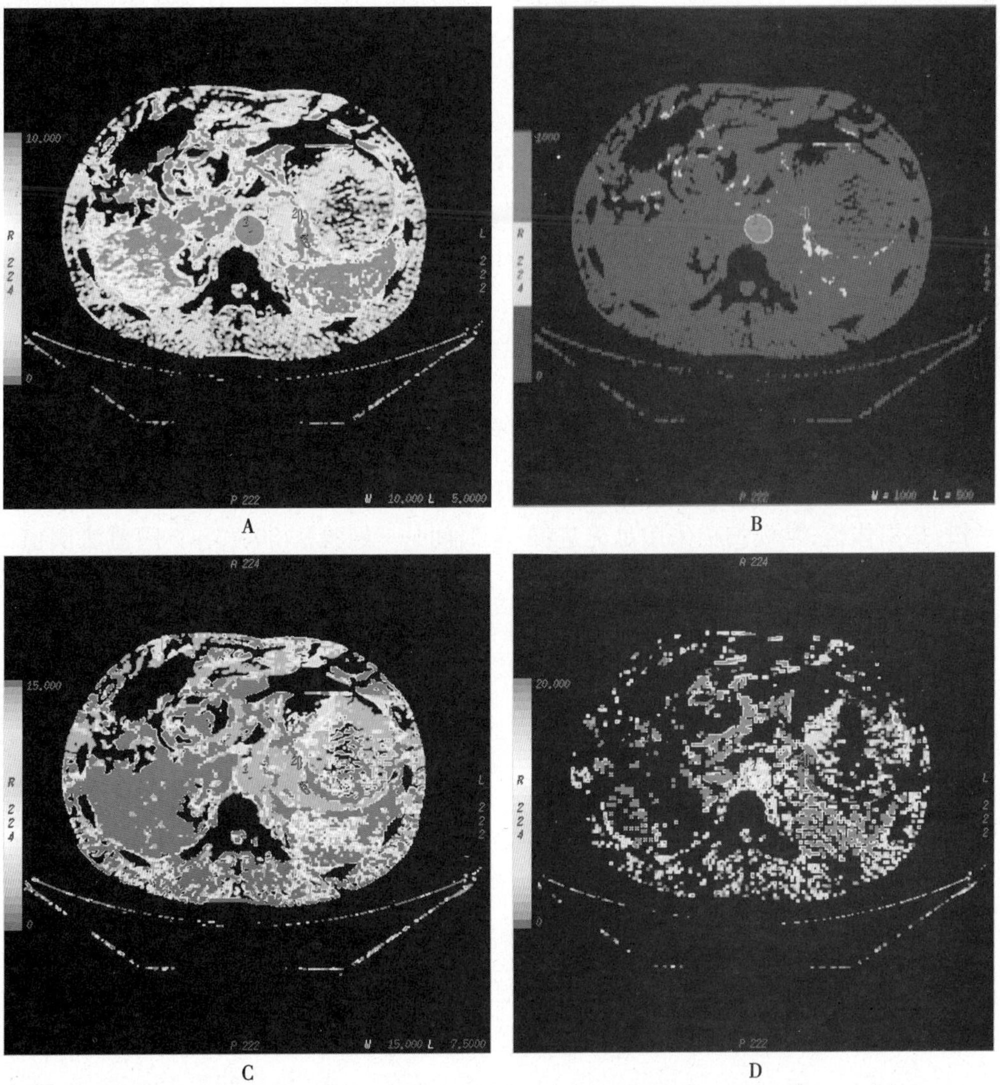

A　　B

C　　D

图 23-10　低张胃灌注成像检查；A、B、C、D. 灌注中心层面示胃窦部胃壁增厚，明显强化
A. BV 图示病灶区血容量不丰富；B. BF 图示病灶区单位时间内血流量不高；C. MTT 图示平均通过时间为 2.99s；D. PS 图示毛细血管表面通透性较高。

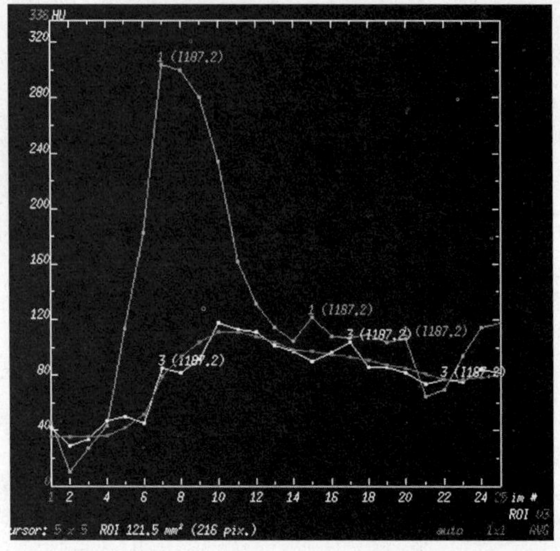

图 23-11　低张胃灌注成像检查

TDC(时间密度曲线):紫色线为腹主动脉,绿色线为病灶呈速升缓降型

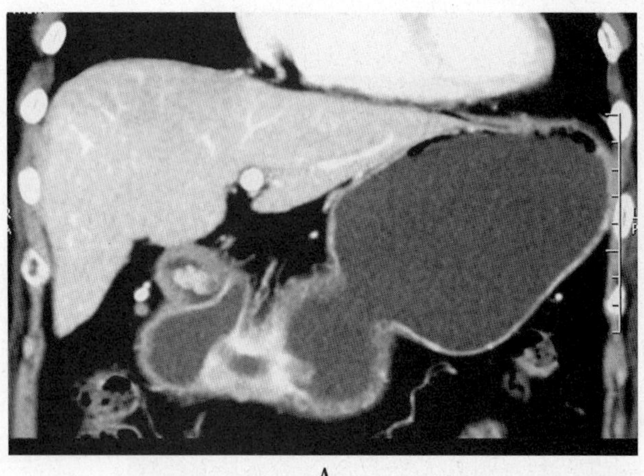

A

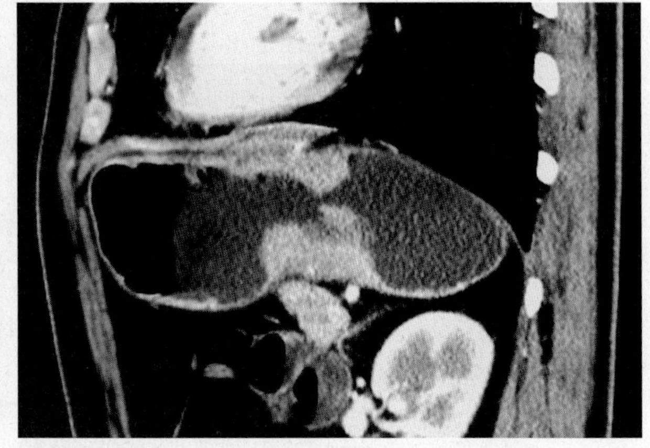

B

图 23-12　低张胃平扫结合增强扫描

A、B. 最大密度投影图像,显示胃体癌。

(2) 平扫:扫描体位,常规扫描采用足先进仰卧位,同时可根据病变位置,增加以下特殊扫描体位:胃窦部病变——右侧卧位或仰卧左前斜位;胃体胃大弯侧病变——俯卧位。扫描方式:螺旋扫描。扫描范围:剑突至脐孔(包括膈上食管下段和胃)。扫描视野(FOV):45cm。扫描层厚:5mm。扫描间隔:5mm。扫描参数:100~120kV(BMI<25 用 100kV,BMI>25 用 120kV);250~300mA(或自动毫安秒)。转速 0. 5~0. 8s/周;螺距 0. 984∶1。重建算法:软组织算法。

(3) 增强扫描对比剂注射方案:对比剂浓度及用量——非离子型对比剂,270~370mgI/ml。80~100ml 对比剂+30ml 生理盐水。儿童用量按体重计算为 1. 5ml/kg;注射方式——双筒高压注射器,采用冲管技术;注射流率——2. 5~3. 5ml/s。儿童按 15s 打完计算流率;采用两期增强扫描:动脉期延迟时间——经验法 30~35s。阈值法阈值为 180HU,诊断延迟时间 6s,监测平面为肝门处腹主动脉内。静脉期延迟时间:70~80s。

(六) 小肠检查方法及扫描参数

1. 检查前注意事项　扫描开始前请依照"相关准备"中的"小肠 CT 检查前准备"内条款做好相应准备;扫描前患者需用胃肠低张力药物,目的是减少小肠蠕动、对比剂易充盈和扩张整个小肠肠腔,常用胃肠低张力药物及用量:山莨菪碱(654-2) 20mg 或胰高血糖素 0. 5mg。

2. 检查方法及扫描参数

(1) 检查方法:清洁好小肠肠道;根据临床怀疑疾病状况来选择对比剂种类(中性或阳性对比剂);最后一次(每次间隔 15~20min 分 3 次口服完 1 500~2 000ml 对比剂)喝完对比剂后即刻扫描;应采用低张平扫结合增强(两期)技术进行小肠扫描。

严格对患者进行屏气训练。

（2）平扫：扫描体位——足先进仰卧位，两臂上举抱头；扫描方式——螺旋扫描；扫描范围——全腹部；扫描视野（FOV）——45cm；扫描层厚——2～3mm；扫描参数——100～120kV（BMI＜25 用 100kV，BMI＞25 用 120kV）；250～300mA（或自动毫安秒）；转速 0.5～0.8s/周；螺距 1.375∶1或 0.984∶1；重建算法——软组织窗。

（3）增强扫描：对比剂浓度及用量——非离子型对比剂，270～370mgI/ml；80～100ml 对比剂+30ml 生理盐水。儿童用量按体重计算为 1.5ml/kg；注射方式——双筒高压注射器，采用冲管技术；注射流率——成人 2.5～3.5ml/s。儿童按 20s 打完计算流率；延迟时间：动脉期延迟时间——经验法 35s。阈值法阈值为 180HU，诊断延迟时间 6s，监测平面为肝门处腹主动脉内。静脉期延迟时间——75s，如图 23-13、图 23-14 所示。

（七）结肠检查方法（CTC）及扫描参数

1. 检查前注意事项　扫描开始前请依照“相关准备”中的“结肠 CT 检查前准备”内条款做好相应准备；扫描前患者需用胃肠低张力药物，目的是减少结肠蠕动、阴性对比剂易充盈和扩张整个结肠肠腔，常用胃肠低张力药物及用量：山莨菪碱（654-2）20mg 或胰高血糖素 0.5mg。标准的 CTC 扫描方案包括仰卧位和俯卧位扫描，可提高息肉检出的敏感性；结合两个体位扫描，有助于鉴别息肉和移动

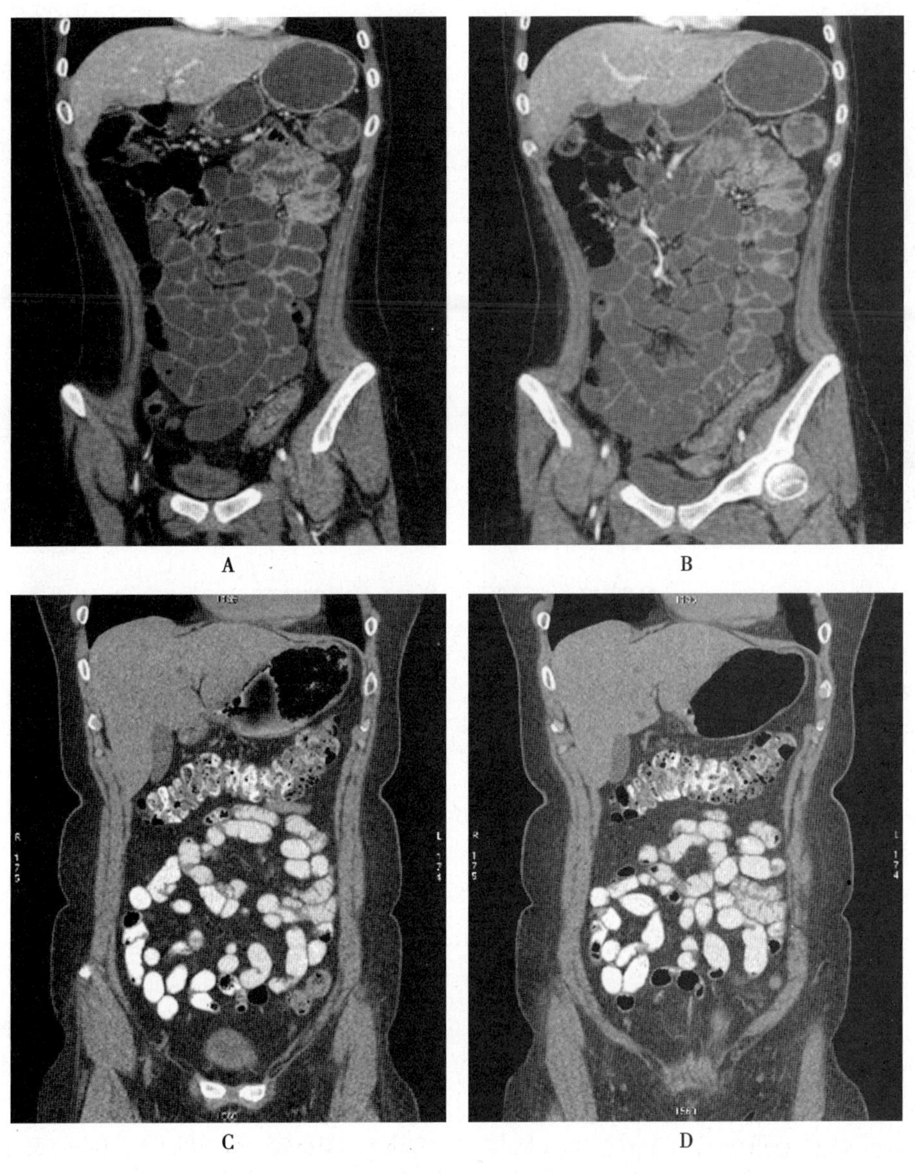

图 23-13　小肠使用不同对比剂的检查

A、B. 多平面重组图像，使用阴性对比剂显示小肠；C、D. 多平面重组图像，使用阳性对比剂显示小肠。

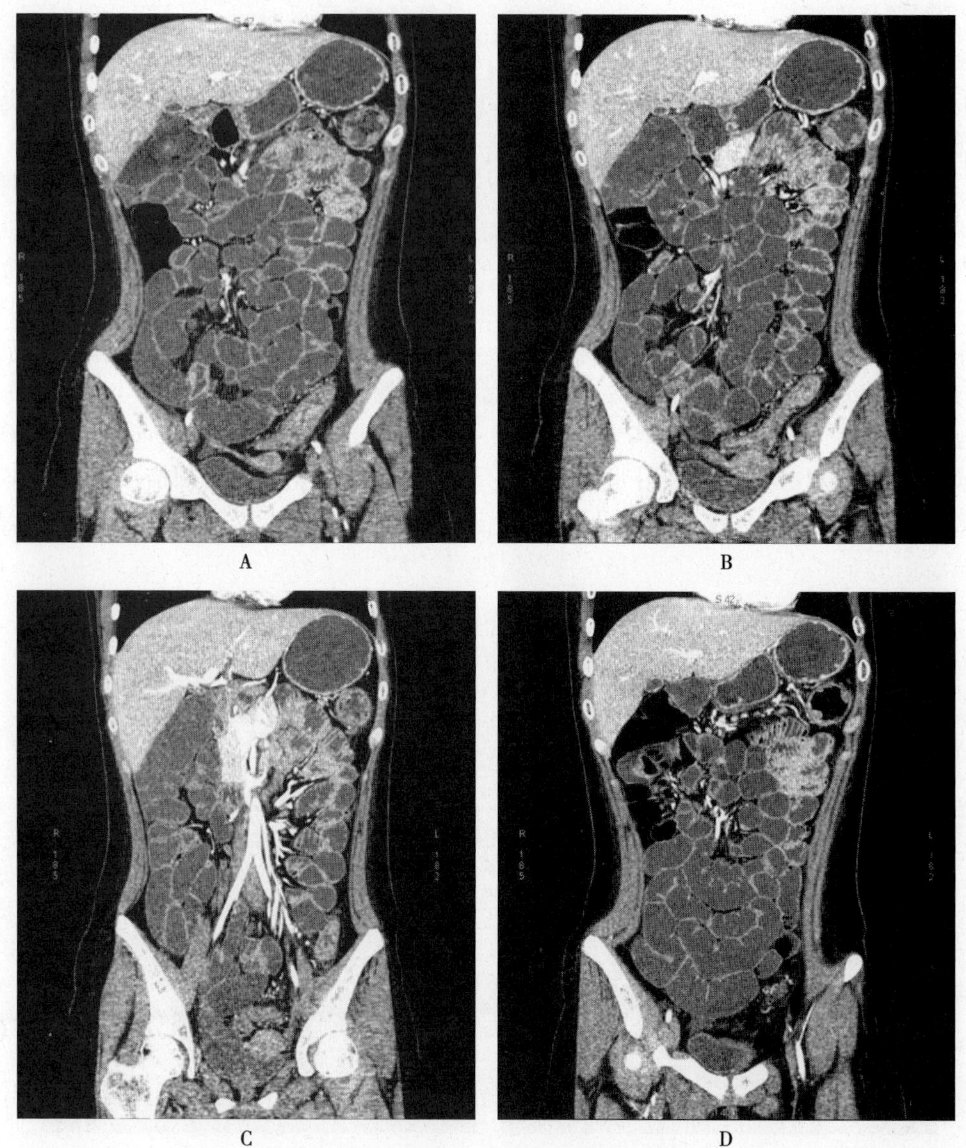

图 23-14　小肠低张平扫结合增强的检查

A、B、C、D. 最大密度投影图像，小肠低张平扫结合增强技术扫描显示小肠。

的粪便残留，可使肠道内空气重新分布从而扩张塌陷的肠管，还有助于显示被肠腔内液体掩盖的肠段；对于临床怀疑结肠癌的患者需进行平扫结合增强技术方案。

2. **检查方法及扫描参数**

（1）检查方法

1）充气法：①需进行充分的肠道准备（标记物为 20ml 泛影葡胺于当晚六点餐后服下；和爽 2 袋+2L 温水混合均匀于当晚八点服下；不建议采用灌肠法来清洁肠道，此方法易把残留粪便冲入到回肠内）；②结肠充气时，患者应采用左侧卧位，结肠充盈满意后，各个体位（仰卧位、右侧卧位）须停留 15s 后再进行扫描；③扫描需采用两种体位先后扫描技术，即仰卧位结合俯卧位扫描；④扫描技术最好采用结肠低张平扫结合增强（两期）；⑤严格对患者进行屏气训练，如图 23-15、图 23-16、图 23-17。

2）灌肠法：①通过导管将一定量液体（约 2L）经直肠灌入结肠，确保液体覆盖全结肠范围；②平扫结合增强扫描，对于肿瘤、炎症和血管疾病的检出很重要，如图 23-18、图 23-19。

（2）平扫：扫描体位——足先进仰卧位，两臂上举抱头。扫描方式：螺旋扫描；扫描范围：肝上缘至耻骨联合下缘；扫描视野（FOV）：45cm；扫描层厚：1.25mm；扫描参数：100～120kV（BMI<25 用 100kV，BMI>25 用 120kV）；100～150mA（或自动毫安秒）；转速 0.5～0.6s/周；螺距 1.375∶1；重建算法：软组织窗。

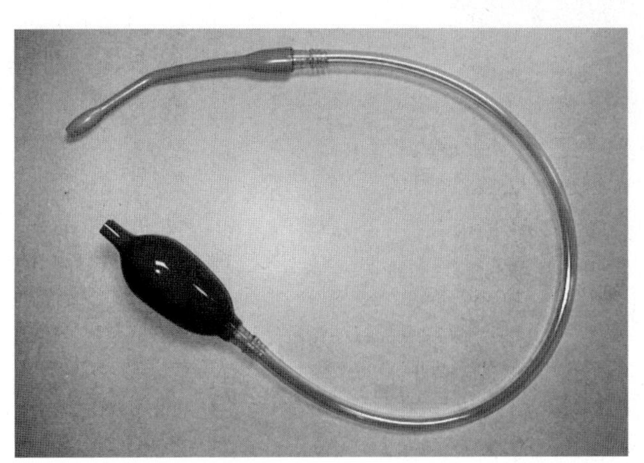

图 23-15　充气球囊

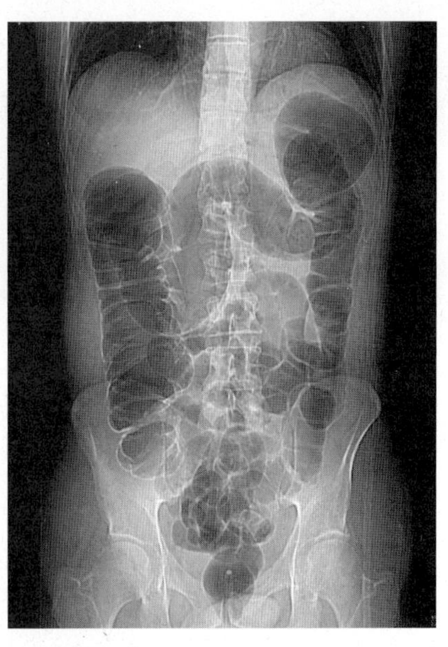

图 23-16　结肠充气检查全腹部平片，可显示结肠充气状况

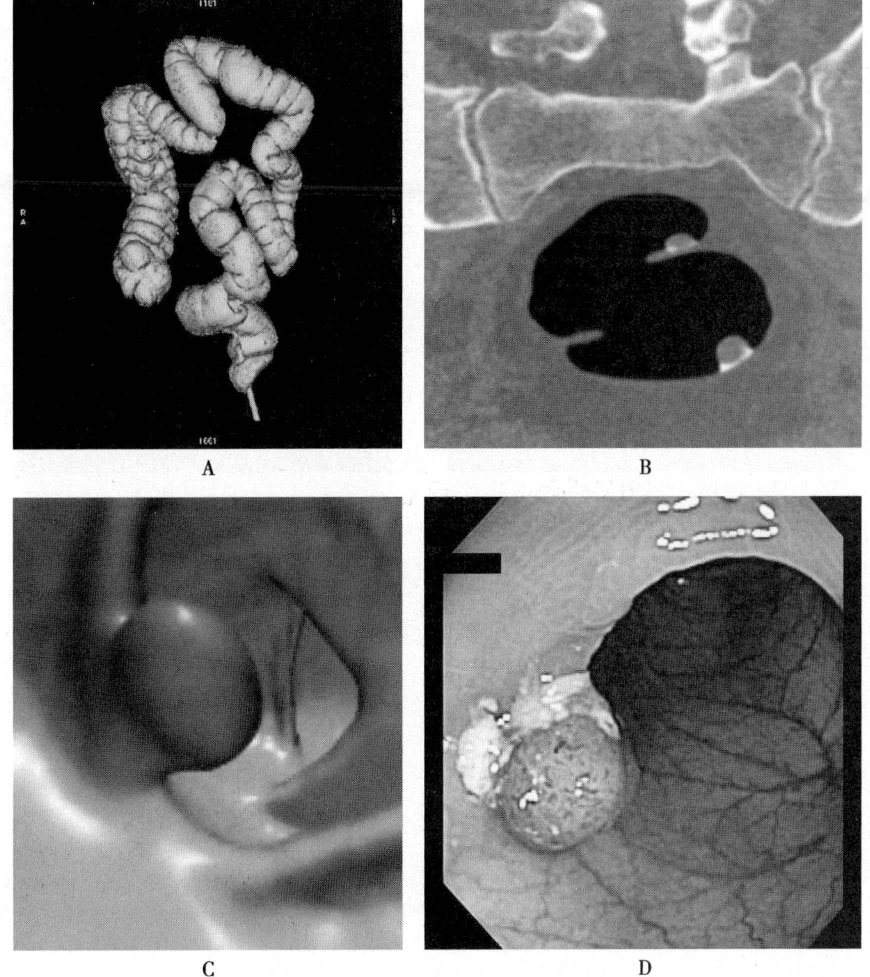

图 23-17　结肠充气三维成像检查

A. 表面阴影显示图像，显示结肠整体状况；B. 轴位像可显示结肠内息肉；C. 仿真内镜技术显示结肠内息肉；D. 同一患者，结肠镜显示息肉状况。

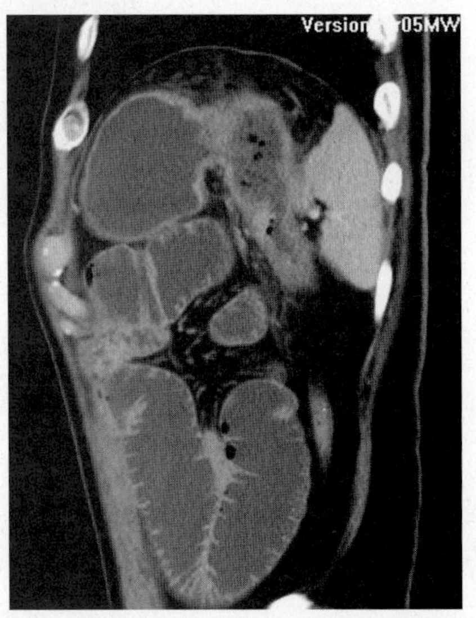

图 23-18　结肠灌肠检查

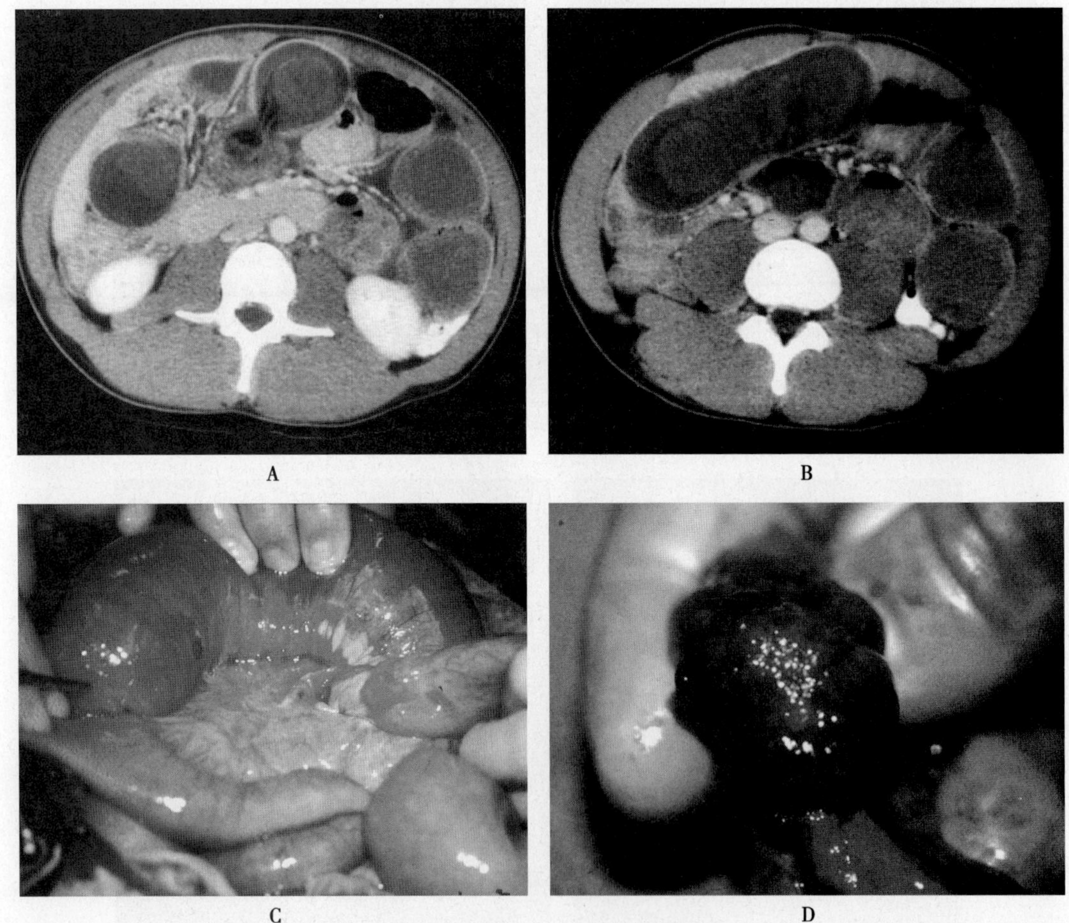

图 23-19　结肠平扫结合增强检查

A、B. 结肠增强轴位像，显示结肠内肿物；C、D. 同一患者，手术中摘除的肿瘤实物标本。

（3）增强扫描：对比剂浓度及用量——非离子型对比剂，270～370mgI/ml；80～100ml 对比剂+30ml 生理盐水。儿童用量按体重计算为 1.5ml/kg；注射方式：双筒高压注射器，采用冲管技术；注射流率：成人 2.5～3.5ml/s。儿童按 20s 打完计算流率；延迟时间：动脉期延迟时间：经验法 35～40s。阈值法阈值为 180HU，诊断延迟时间 6s，监测平面为肝门处腹主动脉内。静脉期延迟时间：70～80s。

（八）肾输尿管膀胱检查方法及扫描参数

1. 检查前注意事项　请依照"相关准备"中的"泌尿系统 CT 检查前准备"内条款做好相应准备。

2. 检查方法及扫描参数

（1）平扫：扫描体位——足先进仰卧位，两臂上举抱头。扫描方式：螺旋扫描；扫描范围：双肾上极至耻骨联合下缘或根据临床要求；扫描视野（FOV）：45cm；扫描层厚：2.5～5mm；扫描参数：100～120kV（BMI<25 用 100kV，BMI>25 用 120kV）；250～300mA（或自动毫安秒）；转速 0.5～0.8s/周；螺距 1.375∶1；重建算法：软组织窗。

（2）增强扫描：对比剂浓度及用量——非离子型对比剂，270～370mgI/ml；80～100ml 对比剂+30ml 生理盐水。儿童用量按体重计算为 1.5ml/kg；注射方式：双筒高压注射器，采用冲管技术；注射流率：成人 2.5～3.5ml/s。儿童按 15s 打完计算流率；延迟时间：皮质期：经验法 30～35s（心功能不全患者不建议用此方法）。目前多数肾皮质期扫描采用监测自动触发模式，一般阈值为 150HU，诊断延迟时间 6s，监测平面为肾门处腹主动脉内。髓质期（肾实质期）：经验法 90～120s。排泄期：经验法 150～180s。

（九）盆腔（膀胱）检查方法及扫描参数

1. 检查前注意事项　扫描开始前请依照"相关准备"中的"腹部常规 CT 检查准备""小肠 CT 检查前准备""结肠 CT 检查前准备"内条款做好相应准备。

2. 检查方法及扫描参数

（1）检查方法：消化道是一个很长的肌性器官，从口腔至肛门。位于盆腔内的消化道主要包括回肠、乙状结肠、直肠等部分。患者在清洁灌肠后口服稀释对比剂，只要患者能够耐受，服用的量越多，小肠充盈扩张的情况就越满意，越利于病变的发现和避免假象；检查前晚或提前 3～6 小时口服 1%～3% 含碘对比剂水溶液 1 000～1 500ml，使远、近段小肠和结肠充盈；扫描前大量饮水，保持膀胱充盈。如果预约好第二天早 8 点做该检查，可在当晚 9 点后服用对比剂；已婚女性患者常规放置阴道塞（也可填纱），未婚、阴道肿瘤、阴道出血、急诊患者不放置阴道塞；疑有直肠疾病者，请给患者洗肠，然后注入 300ml 阴性对比剂进行保留灌肠；对增强扫描患者，应认真阅读《碘对比剂使用知情同意书》并签字。

（2）平扫：扫描体位——足先进仰卧位，两臂上举抱头；扫描方式：螺旋扫描；扫描范围：髂骨上缘至耻骨联合下缘；扫描野（FOV）：45cm；扫描层厚：2～3mm；扫描参数：100～120kV（BMI<25 用 100kV，BMI>25 用 120kV）；250～300mA（或自动毫安秒）。转速 0.5～0.8s/周。螺距 1.375∶1；重建算法：软组织窗。

（3）增强扫描：对比剂浓度及用量——非离子型对比剂，270～370mgI/ml；80～100ml 对比剂+30ml 生理盐水。儿童用量按体重计算为 1.5ml/kg；注射方式：双筒高压注射器，采用冲管技术；注射流率：成人 2.5～3.5ml/s。儿童按 20s 打完计算流率；延迟时间：动脉期 35～40s。静脉期 50～60s；延迟期 90～120s。

（十）CT 泌尿系成像技术

随着 MSCT 的出现，CT 可以实现在短时间内扫描大量的薄层图像，其空间、时间和密度分辨力完全可以满足尿路上皮成像的需要。因此，CT 可用于评价尿路的全部主要解剖节段。扫描方案现已发展到可以提供包括腹部和盆腔注入对比剂前后的扫描，给影像科医生提供了大量的有价值的诊断信息。尽管 CT 尿路成像的最佳技术尚未发现，但更多新的检查技术的出现有助于改进此项技术。我们提供几种扫描方案，以供大家在日常工作中参考。

1. 不注射含碘对比剂法（方案 1）

（1）检查前注意事项：请依照"相关准备"中的"泌尿系统 CT 检查前准备"内条款做好相应准备。

（2）适应证：临床上怀疑泌尿系结石；碘过敏者，临床需了解泌尿系情况；协助任何随访后可能发现的肾脏肿瘤的定性。

（3）扫描方案的设计：一般行低剂量的平扫即可，采用正位定位像；冠状面或矢状面重组图像显示尿路病变的能力与横断面图像相同。

（4）扫描参数的设定：扫描体位位一般采用足先进仰卧位，两臂上举抱头；扫描范围为双肾上极至盆腔耻骨联合；扫描参数为 80～100kV、180～300mA；扫描模式为 Helical（螺旋模式）；探测器宽度为40mm；旋转时间为0.6～0.8s；扫描层厚为2～3mm（用于图像观察）；扫描螺距为1.375∶1；重建模式为标准重建，重建层厚0.625mm或1.25mm用于图像重组，如图23-20、图23-21。

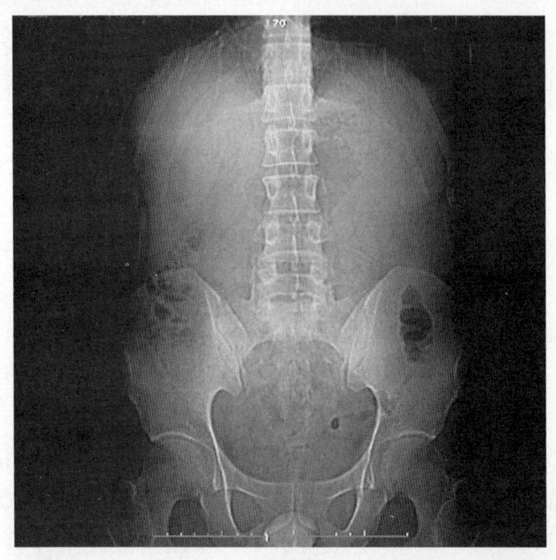

图23-20 泌尿系扫描范围，双肾上极至耻骨联合下缘

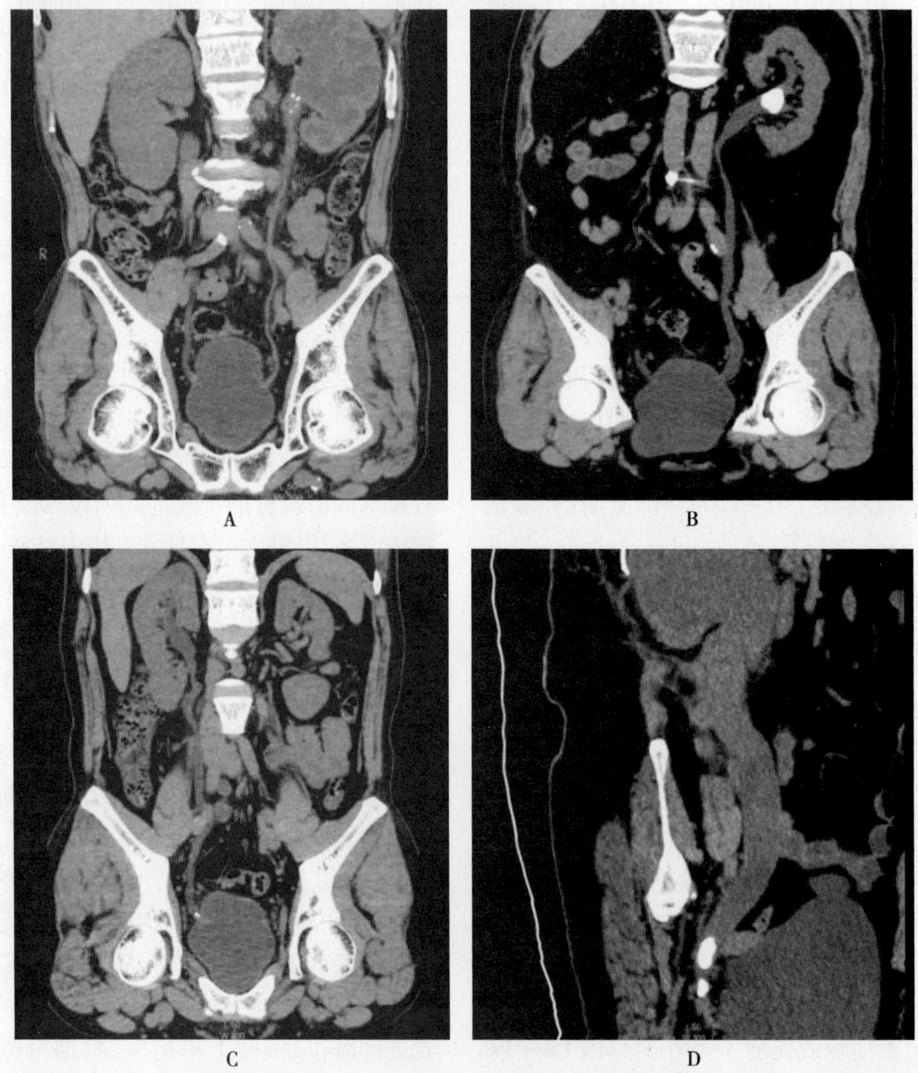

图23-21 泌尿系成像不注射含碘对比剂扫描方案

A、B、C、D.最大密度投影图像，显示输尿管结石及梗阻状况。

2. 单次团注含碘对比剂法(CTU 方案 2)

(1) 检查前注意事项:请依照"相关准备"中的"泌尿系统 CT 检查前准备"内条款做好相应准备。扫描过程中需扫描技师特别注意和了解:①扫描完实质期后,在扫描排泄期之间,让患者下地活动,然后回到扫描床上再翻身 360°,使膀胱内对比剂和尿液混合均匀,膀胱显影充分,同时可以更好更多的显示尿路的段数。②可根据肾实质期观察的尿路及尿路梗阻情况,来估算排泄期的延迟时间。一般地,肾盂及尿路正常或轻度积水,延迟时间 7.5~15 分钟;肾盂及尿路中度积水,延迟时间 30~40 分钟。③肾盂及尿路重度积水,延迟时间 1 小时以上。

(2) 适应证:不明原因血尿;腰痛;尿路感染;创伤;先天性疾病;手术方案的制定。

(3) 禁忌证:碘制剂过敏者绝对禁忌证;严重甲亢者,严重心、肺、肝、肾功能不全者为相对禁忌证。

(4) 扫描方案:最全面的成像方案是至少三种不同的图像采集,根据临床需要还可增加,如动脉期、皮髓质交界期和额外的排泄期。三或四期扫描方案的 CTU 已经得到广泛的应用,但辐射剂量大,应引起足够的重视。

1) 平扫图像:用于确定肾和输尿管结石、钙化、肾盂积水及膀胱轮廓;协助任何随访后可能发现的肾脏肿瘤的定性。

2) 肾实质期(髓质期):是发现和定性肾脏肿块的最佳方法。也可以评价泌尿系统外的病变,因为是门静脉后采集的图像,故肝脏强化程度不是最理想的。尽管如此,与排泄期相比,肾实质期扫描能提高对内脏器官异常检测的敏感性,故为肝脏(和其他非肾脏的腹部器官)增强的首选。

3) 延迟期(排泄期):用于评价肾收集系统、输尿管和膀胱。

(5) 常规三期扫描方案

1) 平扫系列:扫描范围——双肾上极至耻骨联合。重建层厚:2~5mm;扫描目的:泌尿系结石。

2) 肾实质期(髓质期):扫描范围——双肾或整个腹部(可以评价泌尿系统外的病变);扫描目的:了解肾实质情况,可发现肾脏小的病灶;延迟时间:90~110 秒。

3) 肾排泄期:扫描范围——双肾上极至耻骨联合下缘;扫描目的:观察整个尿路和膀胱;延迟时间:7.5~15 分钟。

(6) 扫描参数的设定:扫描体位——仰卧位,足先进仰卧位,两臂上举抱头;扫描范围:双肾上极至盆腔耻骨联合;扫描参数:120kV,180~200mA;扫描流速:3~4ml/s;对比剂浓度:300~370mgI/ml;对比剂量:80~100ml;扫描模式:Helical(螺旋模式);探测器宽度:40mm;旋转时间:0.6~0.8s;扫描层厚:2~5mm(用于图像观察);螺距:1.375∶1;重建模式:标准重建,重建层厚 0.625mm 或 1.25mm 用于图像重组。

(7) 扫描后的图像重建:冠状面多平面重组;每侧输尿管的曲面重组;前后位和双斜位容积再现;最大密度投影,如文末彩图 23-22。

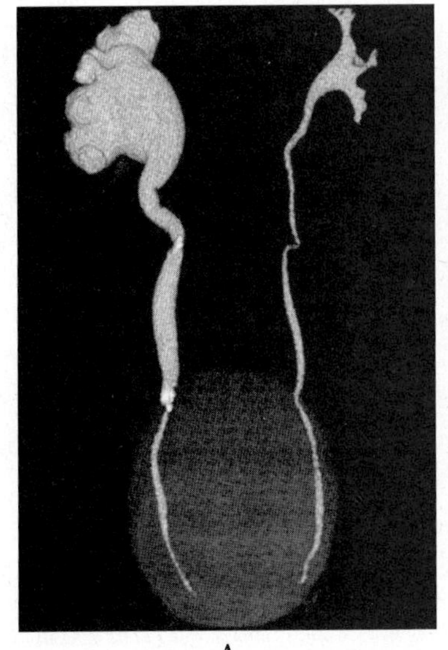
A

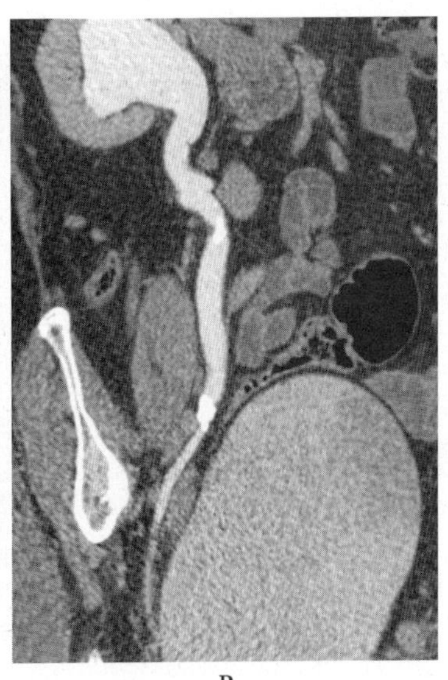
B

图 23-22　泌尿系成像单次团注含碘对比剂方案

A. 容积再现技术图像,显示泌尿系结石及肾盂积水;B. 同一患者,曲面重组技术图像。

3. **单次团注含碘对比剂结合辅助用利尿剂法(CTU 方案 3)**

(1) 检查前注意事项:请依照“相关准备”中的“泌尿系统 CT 检查前准备”内条款做好相应准备;扫描期间需注意:扫完实质期后和排泄期之间,让患者下地活动,然后回到扫描床上再翻身 360°,使膀胱内对比剂和尿液混合均匀,膀胱显影充分,同时可以更好更多的显示尿路的段数;可根据肾实质期观察的尿路及尿路梗阻情况,来决定排泄期的延迟时间,由于利尿剂能极大地增加尿液的分泌,所以该方案的延迟时间普遍缩短。本方法要求患者在 CTU 检查前 15~30min 内口服 750ml~1 000ml 水。在注射对比剂前 3~5min,静脉注射 10mg 呋塞米。

(2) 适应证:不明原因血尿;腰痛;尿路感染;创伤;先天性疾病;手术方案的制定;不能憋尿的患者。

(3) 禁忌证:碘制剂过敏者绝对禁忌证;严重甲亢者,严重心、肺、肝、肾功能不全者为相对禁忌证;水和电解质紊乱者慎用利尿剂。

(4) 利尿剂成像优势:利尿剂能极大地增加尿液的分泌,故能改善 CT 尿路造影上无扩张无梗阻尿路的显影质量。利尿剂另一个作用是减低尿液中排泄的对比剂浓度。这些作用有可能提高 CTU 检查中的尿路显示,主要通过改善肾内收集系统和输尿管扩张。另外,可能增加显影尿路的段数。最后,通过降低尿路中碘对比剂的浓度,较易发现可能被掩盖的尿路上皮微小病变。如文末彩图 23-23。

(5) 应用利尿剂的注意事项

1) 尽管注射利尿剂(呋塞米)能改善 CT 尿路

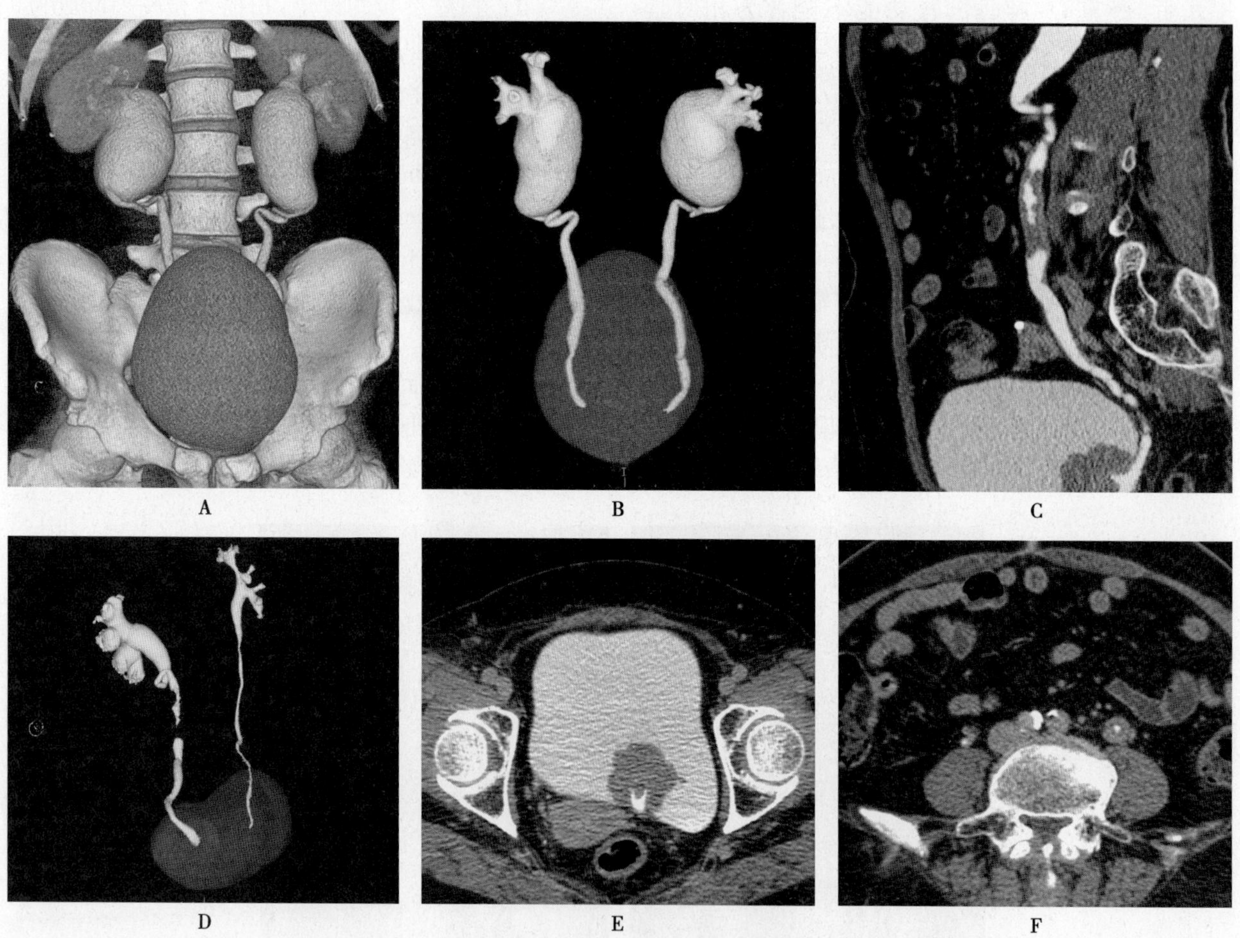

图 23-23　泌尿系成像单次团注含碘对比剂结合辅助用利尿剂方案

A、B. 病例 1,患者男 30 岁临床诊断双侧肾盂积水,该患者主诉不能憋尿,造影前 30min 让患者口服 700ml 清水,应用单次团注含碘对比剂结合利尿剂技术,12min 采集的容积再现图像;C. 病例 2,患者女 76 岁临床怀疑输尿管癌,该患者主诉不能憋尿,造影前 30min 让患者口服 500ml 清水,应用单次团注含碘对比剂结合利尿剂方法,15min 采集的曲面重组图像,清晰地显示输尿管受侵范围;D. 病例 2,容积再现融合图像,显示输尿管、输尿管膀胱入口处多出受累;E、F. 病例 2,轴位图像显示输尿管、输尿管膀胱入口处累及状况。

图像的总体质量，但增加了检查的复杂性。通常，注射必须由护士和医生而不是由技术员操作。

2）液体平衡能力弱或过敏患者可能发生极少的并发症。尽管如此，小剂量呋塞米的安全性极高且很容易耐受。呋塞米（速尿）作用于髓袢升支粗段。临床上长期大剂量用药（大剂量：100～150mg，每日 2 次）可引发水和电解质紊乱，耳毒性和高尿酸血症等不良反应。

3）查阅相关资料，至今未见到有关静脉注射 10mg 呋塞米对人体损害的相关报道。

4）应用此项技术前，请 CT 诊断科主任、护士长和医院医务部协调好，由临床医生开具利尿剂，经患者同意并签字后再做检查。

（6）常规三期扫描方案

1）平扫系列：扫描范围——双肾上极至耻骨联合。重建层厚：2～5mm；扫描目的：泌尿系结石。

2）肾实质期（髓质期）：扫描范围：双肾或整个腹部（可以评价泌尿系统外的病变）；扫描目的：了解肾实质情况，发现小病灶；延迟时间：90～110s。

3）肾排泄期：扫描范围——双肾上极至耻骨联合下缘。扫描目的：观察整个尿路和膀胱；延迟时间：6～15min。

（7）扫描参数：扫描体位——仰卧位，足先进仰卧位，两臂上举抱头。扫描范围：双肾上极至盆腔耻骨联合；扫描参数：120kV，180～200mA；扫描流速：3～4ml/s；对比剂浓度：300～370mgI/ml；对比剂量：80～100ml；扫描模式：Helical（螺旋模式）；探测器宽度：40mm；旋转时间：0.6～0.8s；扫描层厚：2～5mm（用于图像观察）；螺距：1.375∶1；重建模式：标准重建，重建层厚 0.625mm 或 1.25mm 用于图像重组。

（8）图像重建：冠状面多平面重组；每侧输尿管的曲面重组；前后位和双斜位容积再现；最大密度投影。

4. 分离团注含碘对比剂法（CTU 方案 4）

（1）检查前注意事项：请依照“相关准备”中的“泌尿系统 CT 检查前准备”内条款做好相应准备。

（2）适应证：不明原因血尿；腰痛；尿路感染；创伤；先天性疾病；手术方案的制定。

（3）禁忌证：碘制剂过敏者绝对禁忌证；严重甲亢者，严重心、肺、肝、肾功能不全者为相对禁忌证。

（4）分离团注概念：即分两次团注含碘对比剂。在两个剂量之间插入一次充分的延迟，这样当第一次剂量正在排泄到肾收集系统、输尿管和膀胱，而第二次剂量仍使肾脏实质显影时进行扫描成像。

（5）分离团注优势：一次增强 CT 扫描采集了肾实质期和排泄期两个时相的尿路图像，有效地减少了一次扫描，与三或四期 CTU 扫描方案相比，这种方法降低了患者的辐射剂量。

（6）分离团注局限性：

1）第一次团注的剂量减少可能使肾内集合系统与下尿路的扩张和显影程度减低，影响病变检测的能力。

2）收集系统内排泄的高浓度对比剂可能产生线束硬化性条纹伪影，从而限制对肾脏实质的评价。虽然这种伪影不可能影响肾脏肿块的检出，但它可以妨碍邻近收集系统的肾脏肿块密度的准确测量，影响肿瘤定性。

3）尽管分离团注的方法确实能减少患者的辐射剂量，但在整个检查中，辐射剂量的减少不超过 1/3。

4）对比剂使用量较单次团注方案多，应注意和加强做好对比剂肾病的预防。

（7）扫描方案要点：

1）第一次对比剂注射：30～50ml，延迟 600s（10min）。

2）第二次对比剂注射：60～70ml，延迟 100s，组合肾实质/排泄期系列。

3）辅助方法：注射对比剂后，静脉再缓慢注射 250ml 生理盐水，可有效改善尿路显影。

（8）扫描参数：扫描体位为足先进仰卧位，两臂上举抱头；扫描范围为双肾上极至盆腔耻骨联合；扫描参数为 120kV，180～200mA；扫描流速为 3～4ml/s；对比剂浓度为 300～370mgI/ml；对比剂用量为 90～120ml；扫描模式为 Helical（螺旋模式）；探测器宽度为 40mm；旋转时间为 0.6～0.8s；扫描层厚为 2～5mm（用于图像观察）；螺距为 1.375∶1；重建模式为标准重建，重建层厚 0.625mm 或 1.25mm 用于图像重组。

（9）图像重建：冠状面多平面重组；每侧输尿管的曲面重组；前后位和双斜位容积再现；最大密度投影。

5. 降低辐射剂量与提高显影质量的方法

（1）通过降低管电流减少患者的辐射剂量：平扫标准剂量——176mA、120kVp；一项实验证明不低于 70mA，图像质量没有显著减低。低剂量对输尿管下段显示不佳，可能影响肾脏肿块密度测量的准确性。

（2）淘汰平扫降低辐射剂量：

1）初步研究结果提示，不能只依靠肾实质期和排泄期图像检查尿路结石及对肾脏肿块定性。

2）一项对肾实质期和排泄期图像的回顾性研究中发现，在平扫图像上发现尿路病变中仅 60%能在其后的肾实质期和排泄期图像上看到。

3）部分肿瘤在肾实质期和排泄期采集间隔的 10.5min 内，密度减低未超过 10HU。比较平扫和肾实质期的 CT 值，都超过 10HU，说明平扫对部分肿瘤定性是有意义的。

4）如果临床上不怀疑肾脏肿瘤及最近一次影像学检查未发现实性肾肿块或只发现了不重要小结石的患者，可以考虑取消平扫。

（3）未显影的尿路节段的解决方法：CTU 检查中最常的问题是一个或多个尿路节段不显影。这个问题常见于无梗阻的患者（输尿管蠕动所致），也偶尔见于尿路梗阻的患者。一般需要延迟，大多数可以解决，下面将分别讨论未显影的梗阻收集系统与未显影的无梗阻尿路节段的解决方法：

1）不显影或部分显影的梗阻尿路：一是扫完实质期后和排泄期之间，让患者下地活动，然后回到扫描床上再翻身 360°；二是应用利尿剂。

2）不完全显影的非梗阻尿路：当用较短的延迟时间（300s、450s）采集排泄期图像时，不显影问题可能更多见（尤其是远端）。可以通过定位像观察尿路的显示情况来决定排泄期的扫描时间，也可根据肾实质期观察的尿路及尿路梗阻情况，来决定排泄期的延迟时间。

3）其他辅助操作：为了改善尿路扩张与显影，提高尿路病变检测的敏感性，已将一些辅助操作加到 CT 扫描方案上。这些操作包括①腹部加压：传统的静脉尿路造影中被久已接受的腹部加压已运用到 CTU 上，加压后可先扫描输尿管上段，松压后再扫描输尿管下段，这样可提高整个输尿管的显影质量，但是麻烦。②生理盐水的水合作用：注射对比剂后立即注射（用 8～10min 滴注）250ml 盐水。远端输尿管显影好，可以考虑，但不是必需的；口服的水合作用——检查前 15～20min 内口服 750～1 000ml 水，也有利于显影。③小剂量利尿剂：利尿剂已被列入 MRI 尿路造影方案。CTU 也可采用注射少量利尿剂的方案，其效果非常可喜，方法是扫描前 3～5min 注射对比剂，静脉注射 10mg 呋塞米，尿路显影极佳。令人关注的是患者同时注射生理盐水和呋塞米时，显影或扩张无进一步改善。单独注射呋塞米，CT 图像质量最好。

（4）经验总结：泌尿系扫描期相的合理设计非常重要，一定要结合临床需要，要充分考虑到患者所接受的辐射剂量，也要考虑到对比剂肾病的预防；应用三期或两期分离团注技术检查可获得成功，这样的设计方案得到了大多数影像学专家的认可；应用于注射对比剂后 7.5min 和 15min 开始采集排泄期薄层图像，层厚≤3mm；生理盐水的水合作用可能对成像质量有帮助；注射呋塞米的初步资料表明其前景是很好的。然而，需要强调的是，所有辅助操作对病变检测的作用仍然不详；冠状面或矢状面重组图像显示尿路病变的能力与横断面图像相同，但标准 3D 重建不敏感，只能作为其他图像的辅助；图像复审最好在 PACS 工作站上完成，评价排泄期必须包括宽窗显示的图像。

四、腹部 CTA 扫描技术

（一）活体肝、肾移植供体的临床概述

1. 活体肝移植术

活体肝移植术是目前终末期肝病最有效的治疗手段，近年来，随着手术经验的积累、医疗技术和设备的发展进步，肝移植术已经能够在国内多家大型医院开展。CT 作为一种快速、无创性的影像学检查，已成为肝脏供者术前常规检查项目，其中

CTA 在肝移植术中的作用更是日趋受到人们的关注。

众所周知，人体肝脏血管存在诸多变异，而肝移植术对供肝的要求之一就是肝脏的主要管道系统无重大变异。所以，通过 CT 检查了解供肝的解剖、是否存在变异及其体积就显得十分重要。MSCT 平扫及多期增强扫描能在肝动脉早期、肝动脉晚期、门静脉期、实质期和延迟期进行容积数据采集，由于现代多排螺旋 CT 扫描速度快，密度和空间分辨力均较高，可提供精细的断面解剖图像，因此可以通过 CT 检查准确评估肝脏及邻近组织器官情况，测量肝血管的直径及肝体积，反映受体肝脏的病理生理改变；同时可以通过工作站的三维后处理技术，更好地展示肝血管和胆道系统。

针对肝移植术 CTA 检查可以获得以下主要信息：①供、受体肝实质的情况，如是否存在病灶、是否有脂肪变性或纤维化等；②供体肝脏的准确体积；③供、受体肝血管系统的解剖关系及变异；④供、受体胆道系统的解剖及变异；⑤受体其余腹腔脏器是否存在病理状况及其与肝脏的解剖关系。

2. **肾移植供体 CT 检查**

（1）CTA 肾移植术前评估：活体供肾移植经历了半个多世纪的发展，已成为终末期肾病患者的重要治疗手段。与尸体肾移植相比，活体肾移植的 1 年和 3 年生存率均明显提高。为提高移植术的成功率，术前全面了解供体肾血管解剖结构在肾移植术中具有重要的临床意义。

肾脏 CTA 检查目的：①供体肾脏解剖学评估，主要包括双肾体积、肾血管以及其他解剖变异（如重复肾、重复肾盂、肾盂输尿管交接部狭窄等）；②评估肾移植受体的髂血管，由于肾移植时供肾的肾动脉与受体髂内动脉或髂总动脉吻合，术前需要评估髂血管有无狭窄及钙化，如图 23-24。

（2）CTA 肾移植术后评估：供肾的肾动脉常以端-侧吻合或端-端吻合方式与受体髂内动脉或髂总动脉吻合。肾移植后相对常见的并发症是移植肾的动脉狭窄，其发生率为 5%～15%，多见于移植后的前三年。其他并发症：肾动脉栓塞；肾内动静脉瘘及假性动脉瘤；肾静脉栓塞等。

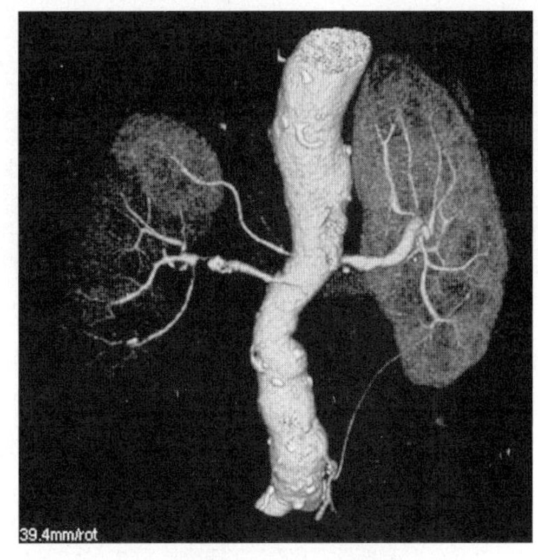

图 23-24　容积再现成像技术，显示双肾副动脉

（二）腹部及周围血管 CTA 成像扫描技术

1. **检查前注意事项**　请依照“相关准备”中的“腹部常规 CT 检查准备”内条款做好相应准备。

2. **检查方法及扫描参数**

（1）扫描体位及扫描参数：扫描体位为足先进仰卧位，两臂上举抱头；扫描方式为螺旋扫描；扫描范围为膈顶至耻骨联合；扫描视野（FOV）为 45cm；扫描层厚为 0.625～1.25mm；扫描参数为 100～120kV（BMI<25 用 100kV，BMI>25 用 120kV）；250～300mA；转数为 0.5～0.8s；螺距为 1.375∶1；重建算法为软组织算法。

（2）对比剂注射方案：对比剂浓度及用量为非离子型对比剂，350～370mgI/ml，60～100ml 对比剂 +30～40ml 生理盐水，儿童用量按体重计算为 1.0～1.5ml/kg；注射方式为双筒高压注射器，采用冲管技术；注射流率为成人 4～5ml/s，儿童按 15s 对比剂注射完计算流率。延迟时间为①经验法：25～30s 开始曝光（心功能不全患者不建议用此方法），②阈值法：阈值为 150Hu，诊断延迟时间 10s，监测平面为肝门处腹主动脉内。

（3）活体肝肾移植检查方法及扫描参数

1）扫描体位及扫描参数：扫描体位为足先进仰卧位，两臂上举抱头；扫描方式为螺旋扫描；扫描范围为膈顶至肝脏下缘（具体可根据临床需要而定，如肾脏排泄期扫描范围应从肾上极扫至耻骨联合）；扫描视野（FOV）为 45cm；扫描层厚为 5mm；扫描参数为 100～120kV（BMI<25 用 100kV，BMI>25 用 120kV），250～300mA；转数为 0.6～0.8s；螺距

1.375∶1;重建算法为软组织算法。

2) 对比剂注射方案:浓度及用量为非离子型对比剂,300~370mgI/ml;60~100ml 对比剂+30~40ml 生理盐水,儿童用量按体重计算为 1~1.5ml/kg;注射方式为双筒高压注射器,采用冲管技术;注射流率为成人 4~5ml/s。儿童按 15s 对比剂注射完计算流率;肝脏延迟时间的动脉期为经验法为 25~30s,阈值法阈值为 150HU,诊断延迟时间 6s,监测平面为肝门处腹主动脉内;肝脏延迟时间的门静脉期为经验法为 50~60s;肝脏延迟时间的延迟期为经验法为 120~150s;肾脏延迟时间的皮质期的经验法为 30~35s,阈值法阈值为 150HU,诊断延迟时间 6s,监测平面为肾门处腹主动脉内;肾脏延迟时间的髓质期(肾实质期)的经验法为 90~120s;肾脏延迟时间的排泄期的经验法为 150~180s,如图 23-25。

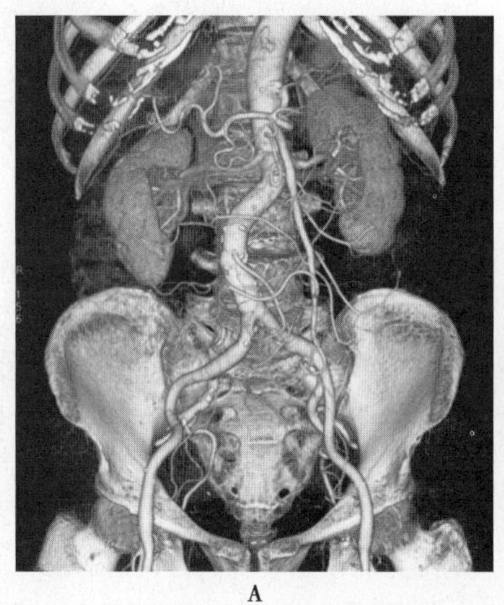

A

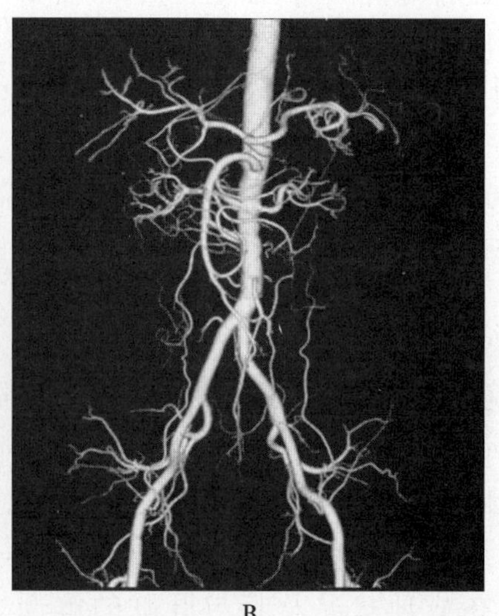

B

图 23-25 腹主动脉及所属分支成像

A、B. 容积再现技术图像,显示腹主动脉及所属分支。

3. 肝动脉 CTA 成像

(1) 扫描体位及扫描参数:扫描体位为足先进仰卧位,两臂上举抱头;扫描方式为螺旋扫描;扫描范围为隔顶(下腔静脉入口水平)至肝下缘;扫描视野(FOV)为 45cm;扫描层厚为 0.625~1.25mm;扫描参数为 100~120kV(BMI<25 用 100kV,BMI>25 用 120kV)。250~300mA;转数为 0.5~0.8s;螺距为 1.375∶1;重建算法为软组织算法。

(2) 对比剂注射方案:浓度及用量为非离子型对比剂,350~370mgI/ml。50~70ml 对比剂+30~40ml 生理盐水,儿童用量按体重计算为 1.5ml/kg;注射方式为双筒高压注射器,采用冲管技术;注射流率为成人 4~5ml/s,儿童按 15s 打完计算流率;延迟时间的经验法为 25~30s(心功能不全患者不建议用此方法);延迟时间阈值法的阈值为 150HU,诊断延迟时间 10s,监测平面为肝门处腹主动脉内,如图 23-26。

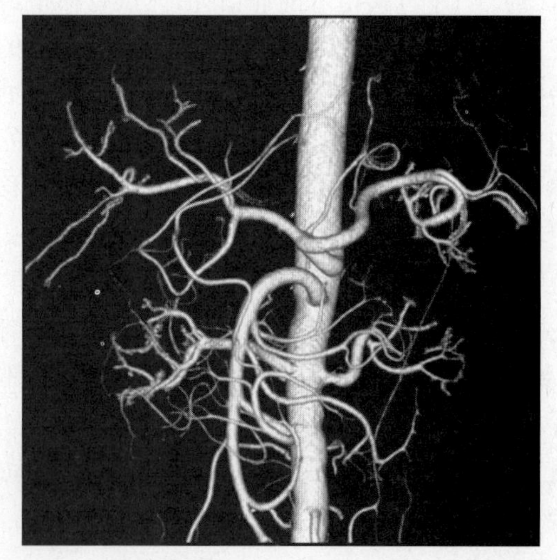

图 23-26 容积再现技术图像,显示腹腔动脉干、肝、脾及肠系膜上动脉

4. 腹部门静脉系 CTA 成像

(1) 扫描体位及扫描参数:扫描体位为足先进仰卧位,两臂上举,呈舒适姿势;扫描方式为螺旋扫描或能谱扫描结合低 keV 重建;扫描范围为膈顶(下腔静脉入口水平)至耻骨联合;扫描视野(FOV)为 45cm;探测器组合为 16mm×0.750mm、

64mm × 0.625mm、128mm × 0.625mm、320mm × 0.625mm；曝光条件为管电压 80～120kVp 管电流 250～300mA（或自动毫安秒）；球管旋转速度为 0.5～0.8s；螺距为 1.375∶1；重建算法为软组织算法。

（2）对比剂注射方案：浓度及用量为非离子型对比剂，350～370mgI/ml，100～120ml 对比剂+30～40ml 生理盐水；注射方式为双筒高压注射器，采用冲管技术；注射流率：成人 4～4.5ml/s，儿童用量按体重计算为 1.5～2ml/kg，儿童按 15s 打完计算流率；延迟时间的经验法为 48～55s（心功能不全患者可适当延迟 2s）；延迟时间阈值法的阈值为 150HU，诊断延迟时间 18～20s，监测平面为肝门处腹主动脉内，如图 23-27，图 23-28。

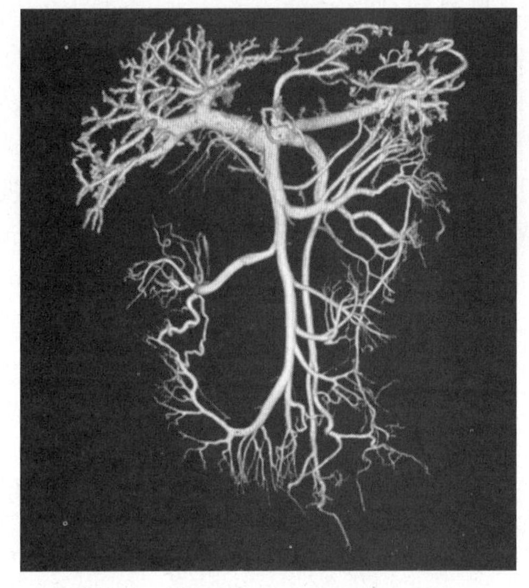

图 23-27　容积再现技术图像，显示门静脉系

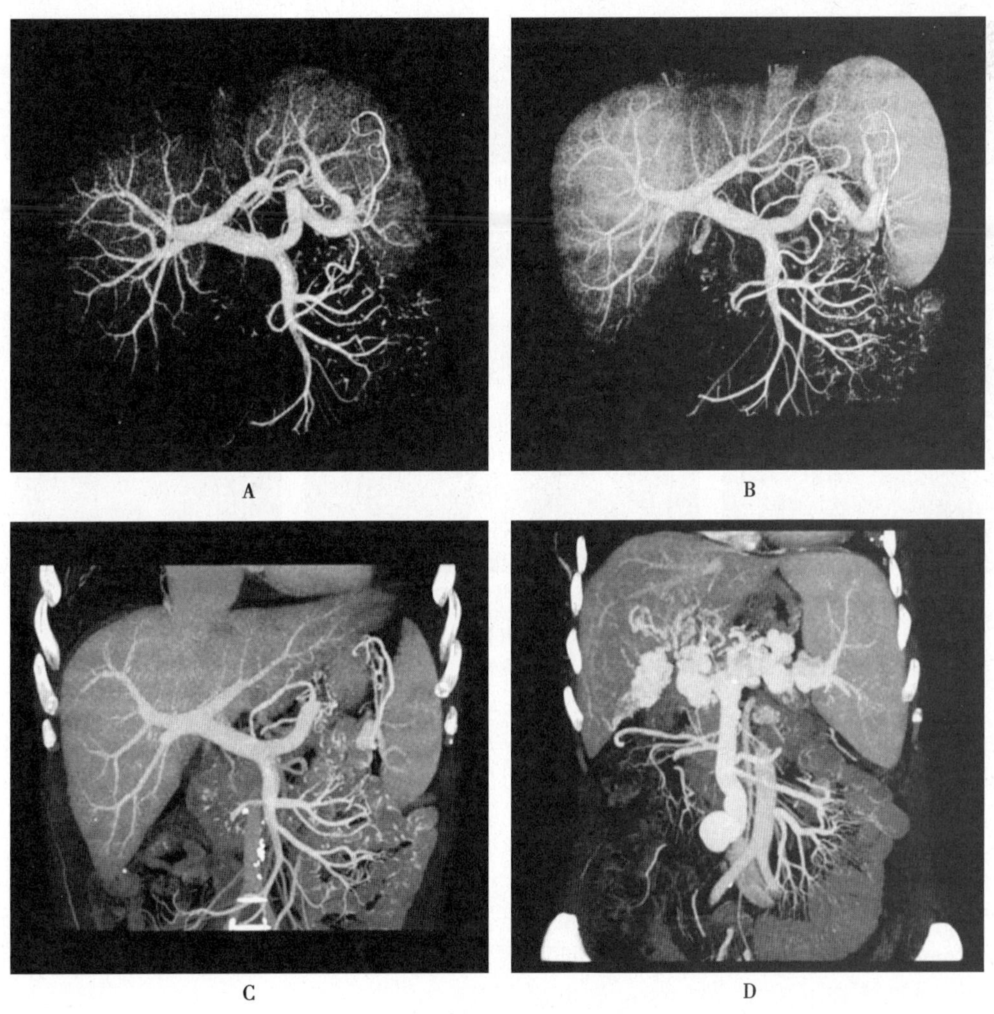

图 23-28　门静脉成像技术

A、B. 容积再现技术图像，采用不同的阈值显示门静脉及各分支；C、D. 最大密度投影技术图像，显示门静脉。

5. **肝静脉 CTA 成像**

(1) 扫描体位及扫描参数：扫描体位为足先进仰卧位，两臂上举，呈舒适姿势；扫描方式为螺旋扫描能谱扫描结合低 keV 重建；扫描范围为膈顶(下腔静脉入口水平)至肝下缘；扫描视野(FOV)为 45cm；探测器组合为 16mm×0.750mm、64mm×0.625mm、128mm×0.625mm、320mm×0.625mm；曝光条件为管电压 80～120kVp，管电流 250～300mA(或自动毫安秒)；球管旋转速度为 0.5～0.8s，螺距为 0.984∶1；重建算法为软组织算法；

(2) 对比剂注射方案：浓度及用量为非离子型对比剂，350～370mgI/ml，80～100ml 对比剂+30～40ml 生理盐水；注射方式为双筒高压注射器，采用冲管技术；注射流率为成人 4～5ml/s，儿童用量按体重计算为 1.5～2ml/kg，儿童按 15s 打完计算流率；延迟时间的经验法为 60～80s(心功能不全患者适当延迟 2～4s)；延迟时间阈值法的阈值为 150HU，诊断延迟时间 25～30s，监测平面为肝门处腹主动脉内，如图 23-29。

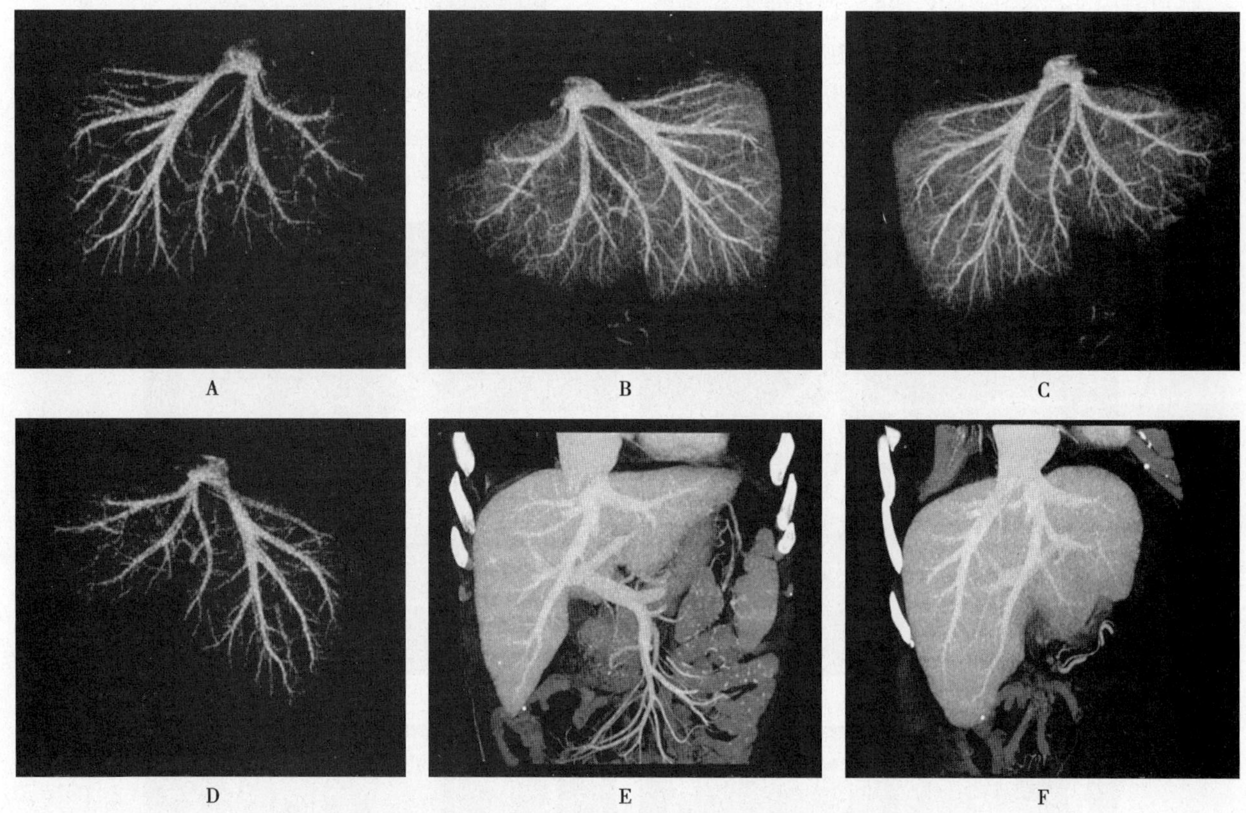

图 23-29　肝静脉系成像

A、B、C、D. 容积再现技术图像，采用不同的阈值显示肝静脉及各分支；E、F. 最大密度投影技术图像，显示肝静脉。

6. **肾动脉 CTA 成像**

(1) 扫描体位及扫描参数：扫描体位为足先进仰卧位，两臂上举，呈舒适姿势；扫描方式为螺旋扫描；扫描范围为肾上极至耻骨联合；扫描视野(FOV)为 45cm；探测器组合为 16mm×0.750mm、64mm×0.625mm、128mm×0.625mm、320mm×0.625mm；曝光条件为管电压 80～120kVp，管电流 250～300mA(或自动毫安秒)；球管旋转速度为 0.5～0.8s。螺距为 1.375∶1；重建算法为软组织算法。

(2) 对比剂注射方案：浓度及用量为非离子型对比剂，350～370mgI/ml，50～70ml 对比剂+30～40ml 生理盐水；注射方式：双筒高压注射器，采用冲管技术；注射流率：成人 4～5ml/s，儿童用量按体重计算为 1.5ml/kg，儿童按 15s 打完计算流率；延迟时间的经验法为 30～35s(心功能不全患者不建议用此方法)；延迟时间阈值法的阈值为 150HU，诊断延迟时间 10s，监测平面为肝门处腹主动脉内，如图 23-30。

7. **肾静脉 CTA 成像**

(1) 扫描体位及扫描参数：扫描体位为足先进仰卧位，两臂上举抱头；扫描方式为螺旋扫描能谱扫描结合低 keV 重建；扫描范围为肾上极至耻骨联

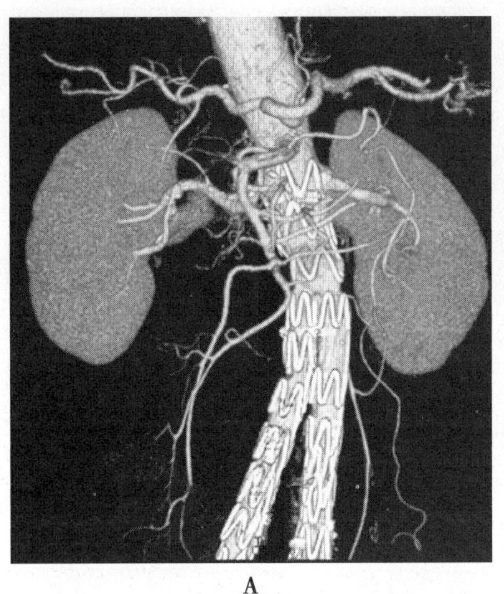
A

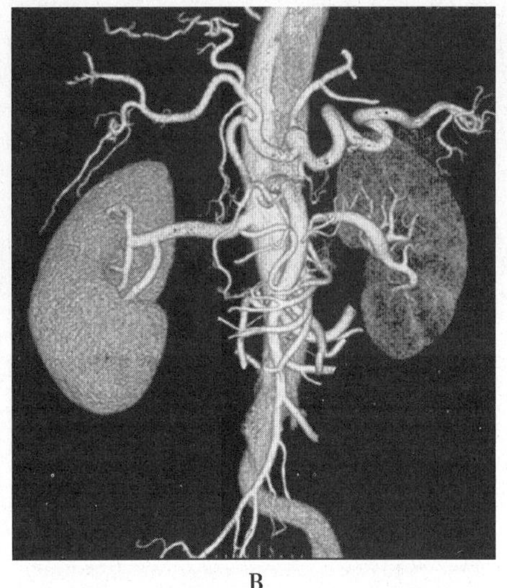
B

图 23-30　肾动脉成像

A、B. 容积再现技术图像，显示双肾动脉及肾脏灌注状况。

合；扫描视野（FOV）为 45cm；探测器组合为 16mm×0.750mm、64mm × 0.625mm、128mm × 0.625mm、320mm×0.625mm；曝光条件为管电压 80～120kVp，管电流 250～300mA（或自动毫安秒）；球管旋转速度为 0.5～0.8s；螺距为 1.375∶1；重建算法为软组织算法。

（2）对比剂注射方案：浓度及用量为非离子型对比剂，350～370mgI/ml，80～100ml 对比剂+30～40ml 生理盐水；注射方式为双筒高压注射器，采用冲管技术。注射流率：成人 4～5ml/s，儿童用量按体重计算为 1.5ml/kg，儿童按 15s 打完计算流率。延迟时间的经验法为 40～60s；延迟时间阈值法的阈值为 150HU，诊断延迟时间 15s，监测平面为肝门处腹主动脉内，如图 23-31。

五、腹部 CT 低剂量灌注技术

（一）CT 灌注成像（computed tomography perfusion imaging，CTPI 或 CTP）

是指利用多层螺旋 CT 连续动态扫描，检测被测活体组织器官随时间而变化的增强情况，将采集的数据包利用后处理软件进行图像处理和数据计算，从而评价被测组织在病理、生理情况下的血流动力学改变及微循环状况。以前 64 排 CT 由于受探测器宽度及技术的限制只能对器官、组织重点关注层面的进行灌注成像；64 排螺旋 CT 探测器本身覆盖范围为 4cm，随后“容积穿梭”扫描技术诞生（即在不影响观察组织器官的生理变化所需的时间分辨力的前提下，通过往复“摇摆”移动检查床的方法，从而能获得部分组织器官、组织的灌注图像），可以获得 8cm 的覆盖范围，然而对于肝脏等较大的脏器来说，依然不能全面的评价器官的血流灌注情况。当前，随着 CT 宽体探测器（16cm）的出现及扫描速度的加快，使得全组织、全器官灌注成像得以完全实现。

（二）腹部 CT 灌注成像的体位及扫描前准备

患者体位一般选取仰卧位，双手举过头顶。扫描前的准备请参照（第十五节腹部 CT 检查技术），由于腹部 CT 灌注扫描的扫描时间较长，呼吸运动伪影会影响图像质量和参数的可靠度，因此扫描前应认真训练患者屏气，屏气时间最好达到 60～70s 以上，如不能长时间屏气可扫描前训练患者平静而浅慢的呼吸，扫描过程中需增加腹带，其目的是固定患者腹部，限制患者的腹式呼吸幅度。

（三）注射方案

1. **注射途径选择**　经肘前静脉穿刺，使用 18～21G 的穿刺针。注射前对比剂最好加热至 37℃，以减少对患者的刺激及不适感。

2. **注射流率的选择**　不同的品牌 CT 设备灌注成像使用的数学模型不同，其使用的灌注成像的后处理软件也不同，从而影响注射流率的选择。数学模型主要有两种：最大斜率法和去卷积法。

（1）最大斜率法：原理简单，使用也较为广泛。但它要求团注对比剂的速度越快越好，约接近真实灌注情况，国外研究显示对比剂注射最高流速用至 20ml/s，国内 CT 灌注研究的注射流速多在 8～10ml/s 之间，但临床应用中很难达到这个注射速度，

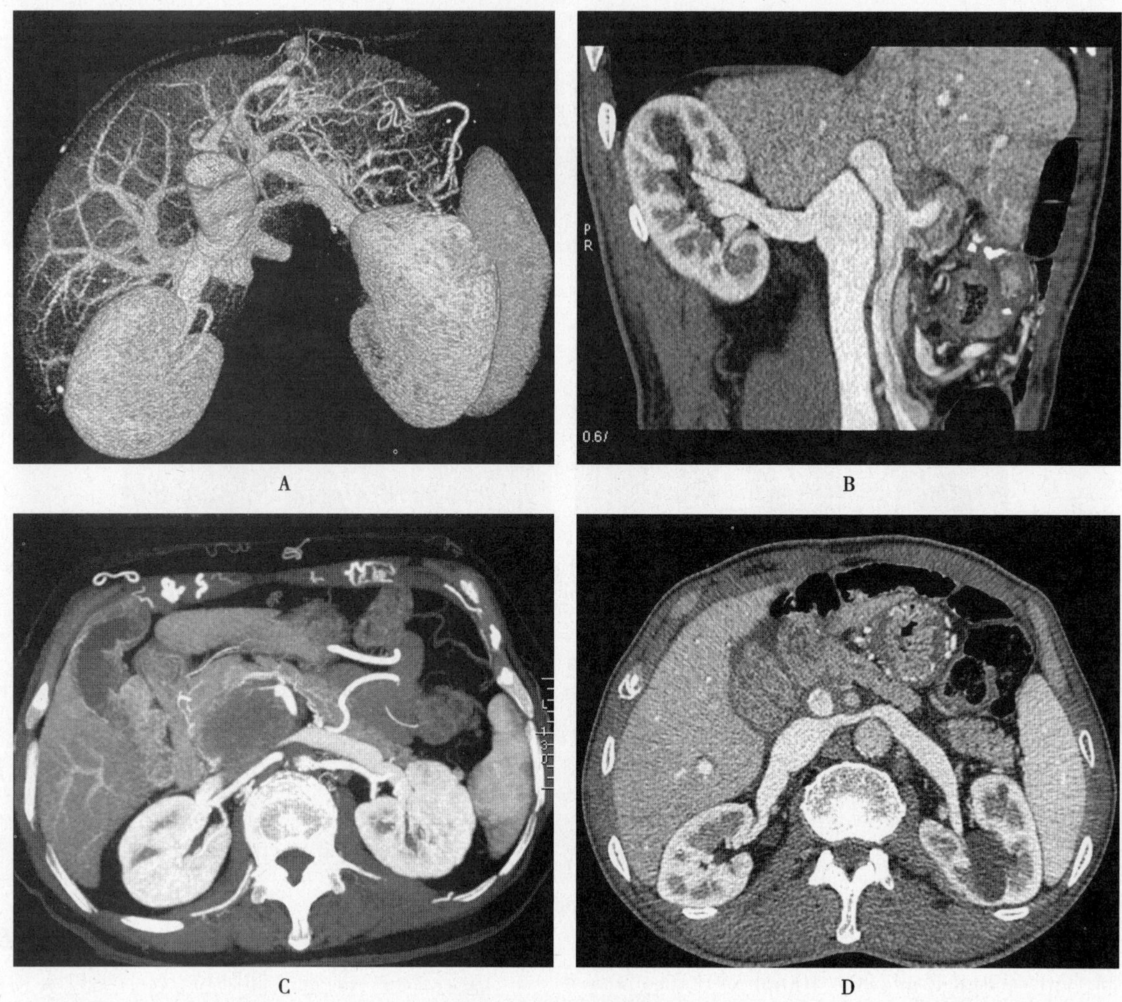

图 23-31　肾静脉成像

A. 容积再现技术图像，显示双肾静脉；B、C、D. 最大密度投影技术图像，显示双肾静脉及下腔静脉。

因为注射流速提高会增加一些血管质量较差的患者注药血管破裂的可能，即使是血管健康的患者应用如此高的注射流速也会增加其不适感。因此现在常用流速一般为 4~6ml/s，这使得用最大斜率法计算出的灌注参数较文献报道的会有所差异。

（2）去卷积法：原理较最大斜率法复杂，但其对比剂注射速率要求慢，可降低到 4ml/s，该算法不对组织器官的血流动力学状态做人为假定，而是根据实际情况综合考虑了动脉的流入和静脉的流出，因此更能真实反映组织器官的实际情况，更适合临床实际应用。

3. **对比剂剂量**　对肾、脾的 CT 灌注研究发现，注射对比剂剂量越小，计算的 BF 值越准确，但增强后图像的信噪比会下降，为了保证图像质量，对比剂的剂量不应少于 50ml。

（四）扫描参数

扫描延迟时间一般为 5~15s。标准管电压一般选用 120kVp，管电流 150~250mAs（或自动毫安秒），CT 灌注成像需要对同一器官、组织进行多次扫描，总体辐射剂量很高，因此在满足临床诊断的同时尽量减低患者所受辐射剂量是现今专业人士及患者的共同要求和理想。目前降低剂量的主要方法有两种，一是降低管电压和管电流，有报道认为管电压和管电流可降至 80kV、50mAs；二是增加延迟时间，缩短扫描时间，层厚多采用 5~10mm。不同品牌 CT 设备由于扫描速度不同，扫描间隔时间不同，扫描次数也有所差异，但总体灌注时间为 30~40s。

（五）图像后处理

使用 CT 灌注成像软件对扫描获得的数据包进行后处理。可进行定义阈值去除骨质、脂肪、空气等组织对伪彩图的影响。自动或手动选择输入动脉和输入静脉。后处理软件可自动获得扫描层面内每一像素的密度随时间而渐变形成的曲线，称为时间密度曲线，横坐标轴为时间，纵坐标轴为注药后 ROI 随时间而变化的 CT 值，曲线所展现的是对比剂在该器官或组织中浓度随时间的变化。根据该曲线可计算出血流量（BF），单位为 $ml \cdot min^{-1} \cdot 100g^{-1}$，指单位时间内流经 100g 组织的血液量；血容量（BV），单位为 $ml \cdot min^{-1} \cdot 100g^{-1}$，指单位体积组织血管系统内的血液容量；平均通过时间（MTT），单位为 s，从开始注射对比剂到时间密度曲线下降至其最高强化值一半的时间；最大达峰时间（time to peak，TTP），单位为 s，从开始注射对比剂到时间密度曲线至其最高强化值的时间。血管表面通透性（permeability surface，Ps）单位是 $ml \cdot min^{-1} \cdot 100g^{-1}$，指对比剂经过毛细血管内皮进入细胞间隙单向传输速率等参数，同时得到其伪彩图像。

对于感兴趣区（ROI）的选择，应在避免部分容积效应影响的同时，避开血管并与组织、器官的周边部分有一定的距离。尽量选择大的 ROI 以减少光子噪声。系统会获得感兴趣区内的以上参数。

肝脏的灌注成像较为特殊，由于肝脏是由肝动脉和门静脉两套系统供血，因此肝脏的 CT 灌注情况较为复杂，其所研究的参数也与其他器官略不同，肝动脉灌注量（hepatic arterial perfusion，HAP），单位为 $ml \cdot min^{-1} \cdot 100g^{-1}$，指单位时间内流经肝动脉组织的血容量；门静脉灌注量（portal vein perfusion，PVP），单位 $ml \cdot min^{-1} \cdot 100g^{-1}$，指单位时间内流经门静脉组织的血容量；总肝灌注量（total liver perfusion，TLP）单位 $ml \cdot min^{-1} \cdot 100g^{-1}$，是肝动脉灌注量与门静脉灌注量之和，即 TLP = HAP + PVP；肝动脉灌注指数（hepatic perfusion index，HPI）或肝动脉灌注分数（hepatic arterial fraction，HAF），肝动脉灌注量在总肝灌注量中所占的百分比，即 HPI = HAP/TLP 或 HAF = HAP/TLP；门静脉灌注指数 PPI = PVP/（HAP + PVP）。由于 CT 设备数学算法不同、人种不同、被测者所处的环境及被测者适应测试环境能力不同，导致灌注各参数值有差异，至今未能有权威统一的标准值，国内研究多设置对照组。腹部 CT 灌注成像在腹部疾病诊断、肿瘤性质、分级与疗效评估的应用中发挥着较重要的作用。

六、腹部 CT 三维图像高级重建技术

（一）腹部实质脏器的三维图像重建技术

1. 实质脏器图像常用窗宽窗位　普通扫描，肝脏窗宽——180～200HU，窗位——45～50HU；胰腺、肾脏、肾上腺及腹膜后组织窗宽——300～400HU，窗位——30～50HU。增强扫描，肝脏窗宽——200～220HU，窗位——55～56HU；胰腺窗宽——300～350HU，窗位——35～40HU；肾脏、肾上腺及腹膜后组织——400～450HU，窗位——40～45HU。

2. 实质脏器图像重建　由于重建技术的需要，要把普通扫描的原始图像进行薄层重建，层厚 0.625～1.0mm，层间距 0.5～0.7mm，如果层厚过厚会出现"锯齿""台阶"状伪影。

3. 实质脏器重建技术　多平面重组可以更详细的显示脏器与肿瘤、炎性病变、血肿等病变的位置关系、关联性及浸润情况。最大密度投影技术可以对肿瘤的供血血管及其微细血管分布有更加清晰的显示。容积再现技术可以形象地显示脏器与肿瘤、脏器与血管、脏器与脏器的三维空间立体位置关系，见图 23-32、图 23-33。

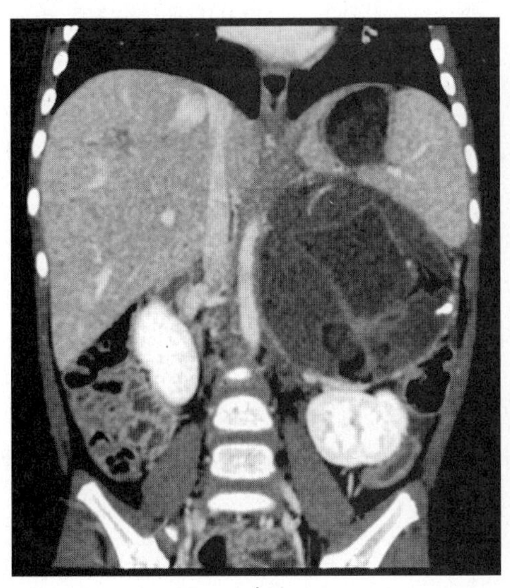
A

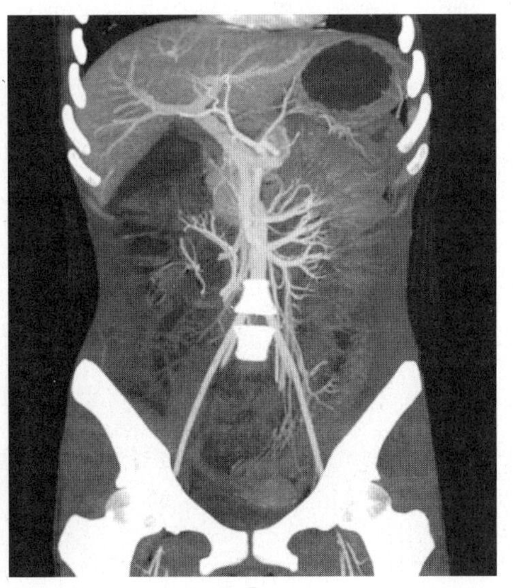
B

图 23-32　最大密度投影图像

A、B. 最大密度投影图像，分别显示腹膜后肿物（脂肪瘤）及腹腔内血管。

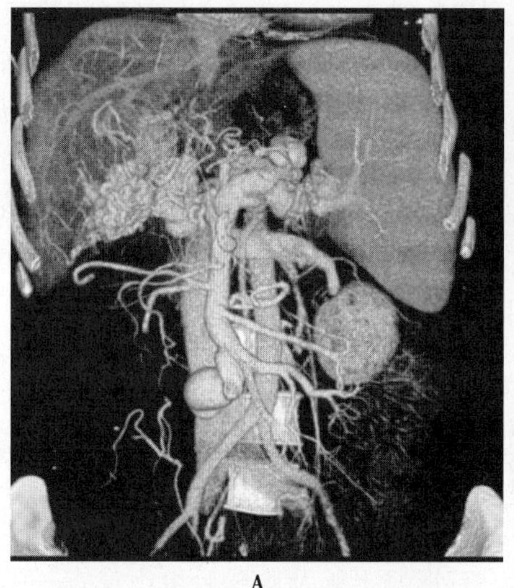

A

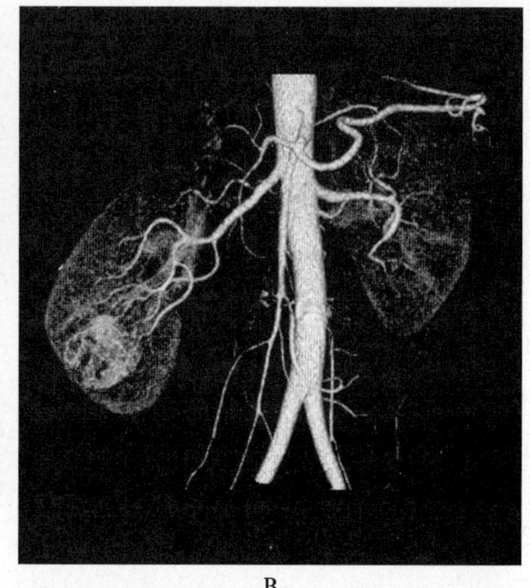

B

图 23-33 容积再现图像

A、B. 容积再现图像，分别显示门静脉迂曲扩张及右肾富血供肿瘤供血动脉。

（二）腹部空腔脏器的三维图像重建技术

1. 空腔脏器图像常用窗宽窗位 腹部空腔脏器主要为消化系统器官：胃和肠道。普通扫描，可使用常用的软组织窗宽 350～400HU，窗位 30～50HU。增强后，窗宽 400～450HU，窗位 40～45HU。

2. 空腔脏器图像重建 为了更细腻的观察器官及病灶，建议层厚为 0.625～1.0mm，层间距 0.5～0.7mm。

3. 空腔脏器重建技术 多平面重组（MPR）多角度、多方位的显示病灶的波及范围，胃壁、肠壁及邻近组织、器官的累及情况，并且可以显示腹腔淋巴结的转移情况。仿真内镜（CTVE）可以沿着空腔脏器内腔反复的探查，观察肿瘤的形态、大小表面情况及其基底部与脏器内壁的关系。CTVE 显示病变不但可以从形态上与内镜相近，还可以直接结合 MPR 多平面、断层显示病变对胃肠壁累及与其他邻近组织器官的位置关系。容积再现（VR）可以立体的显示胃及结直肠较大肿块的占位情况，为临床手术提供形象的术前预期指导。最小密度投影（MinIP）可以显示空腔脏器内部息肉、肿块的位置情况，方便测量其大小并显示空腔脏器的狭窄情况，见图 23-34。

（三）泌尿系统的三维图像重建技术

1. 泌尿系统图像常用窗宽、窗位 平扫：CT 泌尿系统三维重建技术常用的软组织窗宽 350～400HU，窗位 30～50HU。增强及打药的 CT 泌尿系统三维重建技术，如窗宽过窄会使得排泄期肾盂肾盏、输尿管及膀胱内对比剂密度过高从而掩盖病变，可在 2 000～4 000HU 调整窗宽。

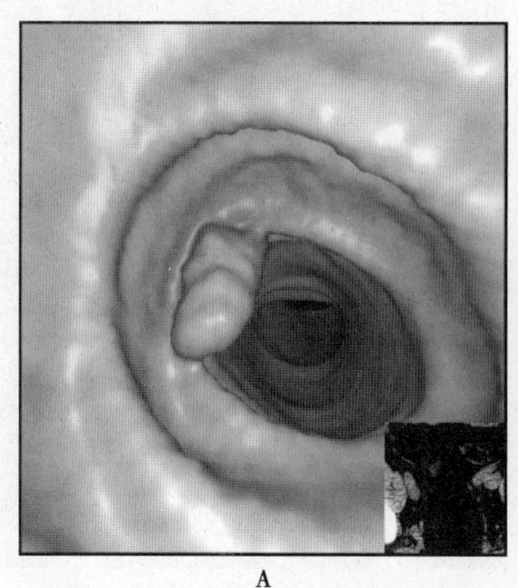

A

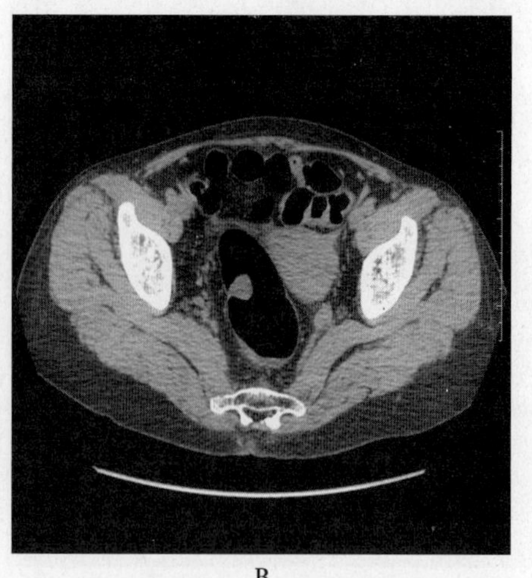

B

图 23-34 CT 仿真内镜技术图像

A. 仿真内镜技术图像，显示乙状结肠内肿物；B. 同一患者，轴位图像显示乙状结肠内肿物。

2. **泌尿系统图像重建**　为了观察病变、重建泌尿系统图像，需将原始图像进行薄层重建，层厚 0.625～1.0mm，层间距 0.5～0.7mm，或直接进行薄层扫描。

3. **泌尿系统重建技术**　多平面重组（MPR）多方位、多方向的显示病灶与肾输尿管、膀胱及邻近组织、器官的累及情况、输尿管的狭窄情况，并且可以显示腹腔淋巴结的转移情况。在此基础上采用曲面重组（CPR）将肾脏、输尿管与膀胱连接起来并显示在同一平面内，便于病变位置的确定及测量。打药的 CT 泌尿系统三维重建检查，可以使用最大密度投影技术（MIP）显示输尿管管腔的狭窄情况。容积再现（VR）可以仿真、立体的显示输尿管的走行及狭窄情况，见图 23-35。

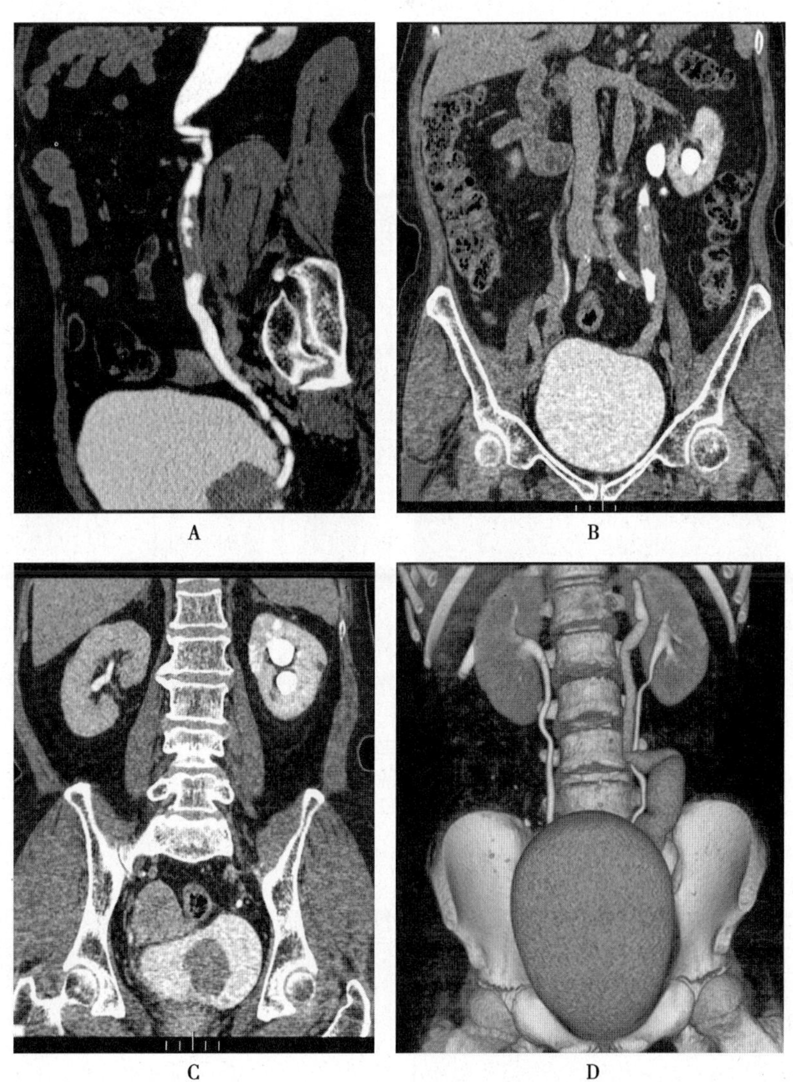

图 23-35　泌尿系成像技术图像

A. 采用曲面重组技术，显示输尿管病变；B、C. 最大密度投影图像，显示肾盂、输尿管和膀胱；D. 容积再现技术，可立体的显示输尿管的走行及病变情况（左侧双输尿管）。

（四）腹部血管的三维图像重建技术

1. **容积再现（VR）**　血管显示的常用方式，它可以显示血管的空间位置关系，明确其与邻近、重叠的血管间的解剖关系，能把三维血管影像较为逼真、形象地展现给临床医生。但是其对血管内部栓子、斑块及细小血管的显示能力不如 MIP 及 MPR。VR 不能显示血管内部情况，仅能显示血管的走行以及其狭窄或膨隆情况。其常受窗宽、窗位、透明度、亮度、色彩、阴影等参数的影响，因此可通过调节这些参数，更加细致的显示血管的立体结构，如果窗宽和窗位不当可能影响血管的狭窄程度的评价。

目前 CT 生产厂家均提供常用的后处理参数表，操作者可以根据临床诊断需要自行套用及微调。通过透明度的调节可以使观察者透过重叠的器官观察其后方的器官、血管组织，但是透明度的调节可以影响器官的大小，使之失真。操作者可以对不同器官、血管甚至是病灶自定义不同色彩，通过颜色更直接的观察组织间的位置关系，凸显病灶，见图 23-36。

2. **最大密度投影技术(MIP)**　血管显示的常用方式，对于门静脉、静脉系统血管强化较差时可用厚层 MIP 以取得较好的图像显示效果。MIP 可以清晰显示血管内的栓子和斑块、血管的狭窄及膨隆，以及动脉血管夹层的内膜片及其破口等，明确血管的受累情况。据文献报道在测量血管狭窄、膨隆及破口；动脉瘤颈的角度、长度及直径；瘤体的直径和长度；动脉瘤两端的直径等数据时 MIP 是最接近真实情况的。薄层 MIP 可以详细且较真实的显示细小血管。部分血管与骨骼紧邻，骨骼密度较高，一定程度上会影响或遮挡血管成像，此时可通过转动图像或切除骨骼更好的显示血管。近些年常用滑动层块最大密度投影技术，它是只显示容积数据的一部分，通过旋转和选择可最大程度上减小骨质和高密度物质对靶血管的影响，见图 23-37。

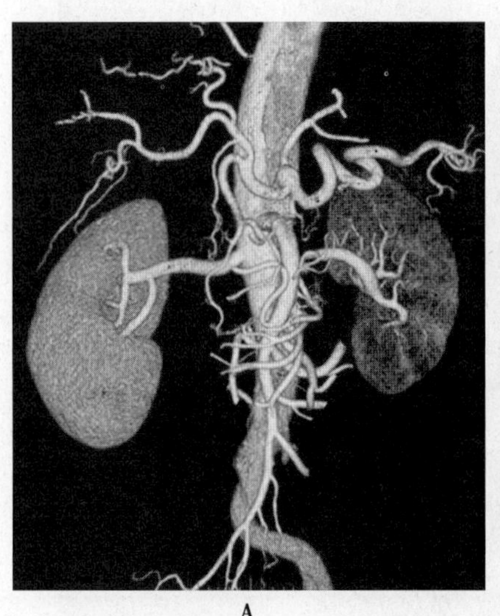

A

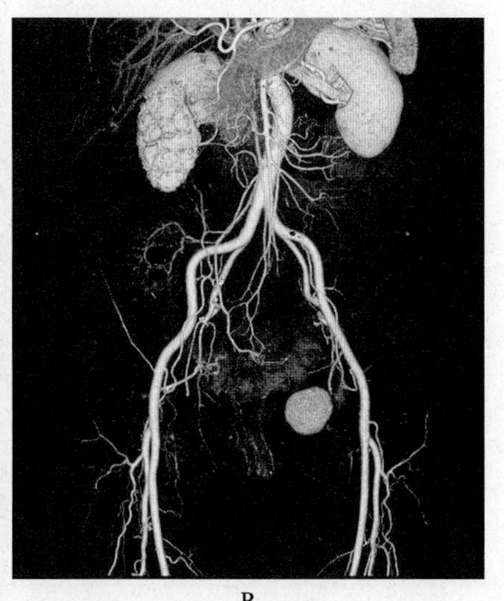

B

图 23-36　容积再现技术图像

A、B. 容积再现技术图像，分别显示腹主动脉夹层累及左肾动脉和左髂内动脉瘤。

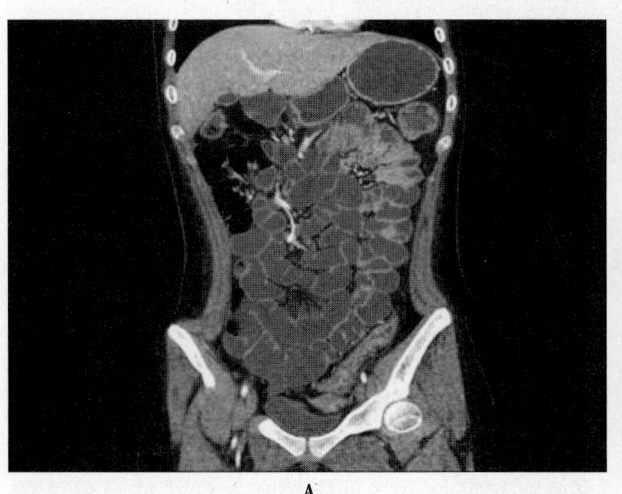

A

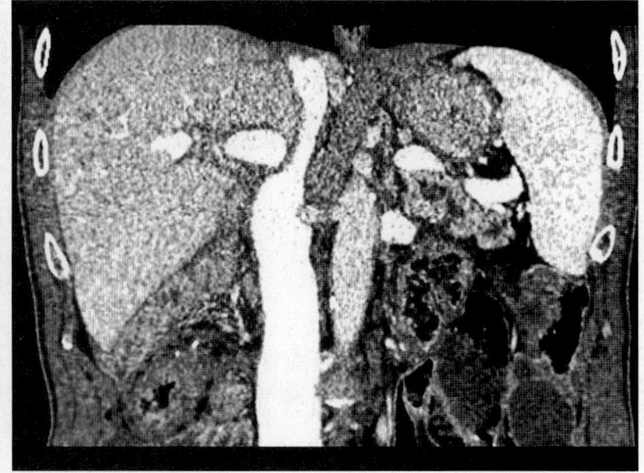

B

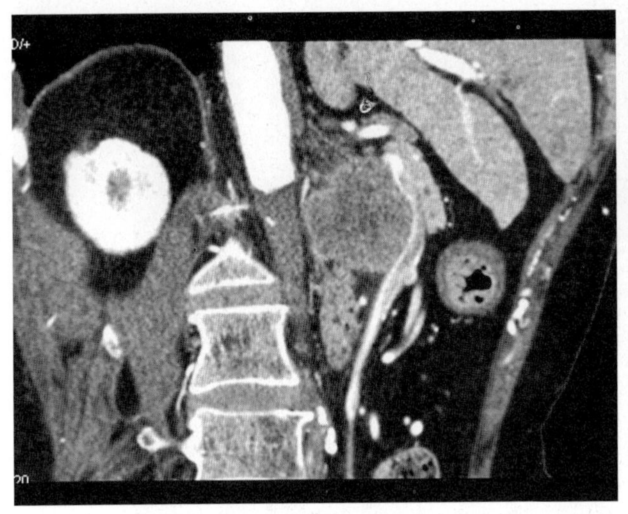
C

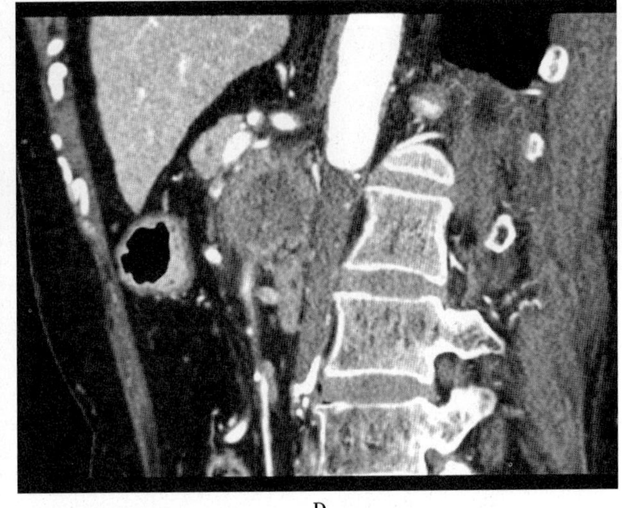
D

图 23-37　最大密度投影技术图像

A. 最大密度投影图像，显示小肠；B. 最大密度投影图像，显示下腔静脉；C、D. 最大密度投影技术冠状面和矢状面图像，能清晰显示腹主动脉肾门水平血管闭塞及腹膜后肿物。

3. **多平面重组(MPR)**　MPR 可以多角度、多平面清楚地显示血管的细微结构，明确血管的细小侧支及其与邻近脏器或病变的解剖关系，是目前临床上最为广泛使用的后处理技术。主要用于解剖结构较为复杂，关系较为密切的区域。MPR 与 MIP 一样可以显示血管内的栓子和斑块、血管的狭窄及膨隆，以及动脉血管夹层的内膜片、破口，明确血管的受累情况。MPR 可以较为明确的显示血管内、血管壁及血管周围的结构与病变，见图 23-38。

4. **曲面重组(CPR)**　CPR 可以将迂曲的血管显示在同一个平面内，并且能很好地显示血管内的栓子和斑块、血管的狭窄及膨隆以及动脉血管夹层的内膜片、破口等情况，便于将多个病变或病变的全程显示在一幅图像上，见图 23-39。

5. **表面阴影显示(SSD)**　它主要显示血管的表面信息，对于管腔内的病变只有其影响了血管的形态及对比剂充盈时才可通过改变血管表面显示。其可以把复杂的血管解剖关系显现的富有立体感。但其受阈值影响较大，阈值过高血管显示率下降，造成血管狭窄假象。阈值过低则噪声加大，血管轮廓模糊。SSD 无法区别血管壁的钙化，该技术目前在血管后处理技术中已经很少使用，见图 23-40。

6. **仿真内镜(CTVE)**　从血管内如同内镜一般观察血管内部病变，但其显示的并不是真实的血管内膜，对于扁平病变、较小病变不能清晰显示。

不同的后处理技术存在着各自的优势及缺点，诊断及操作者需要充分结合不同的方法最终诊断疾病并制作出准确、清晰的图像，见图 23-41。

7. **减影技术**　可分为数字减影、时间减影及双能量减影。数字减影法是通过相同能量的注射对比剂前、后两次摄影图像相减，从而获得自动去骨的血管图像。时间减影是对靶器官进行 CT 灌注扫描，利用后处理软件获得靶血管的动态血流动力学改变信息。双能量减影法，是使用双能 CT 扫描，其具有两套球管和探测器(140kV、80kV/100kV)，利用不同组织在不同能量状态下衰减系数不同，可以一次扫描获得两套不同的能量衰减系数的图像，通过其减影，得到去骨显示靶血管的目的。

8. **CTA 数据的测量**　CTA 可以详细、真实地显示血管的扩张、狭窄、撕裂等病变，对于病变的数值测量可以对临床的治疗和处理有很重要的指导意义。

(1) 测量血管的狭窄和闭塞性病变需要调整血管测量平面至正交(垂直管径及最大长径)位置，用以测量管腔的最窄和最宽处的直径，测量其狭窄或闭塞的长度。

(2) 动脉瘤样病变需测量其内径(充盈对比剂的管腔)、外径(包括血栓等结构)、瘤颈、附壁血栓、长度、毗邻血管距离等数据，内径主要影响腔内设备的传送，外径则决定病变的范围，确定腔内设备的固定位置。注意明确动脉瘤的位置和瘤体指向，了解其分支血管累及情况及其供血器官的灌注情况。

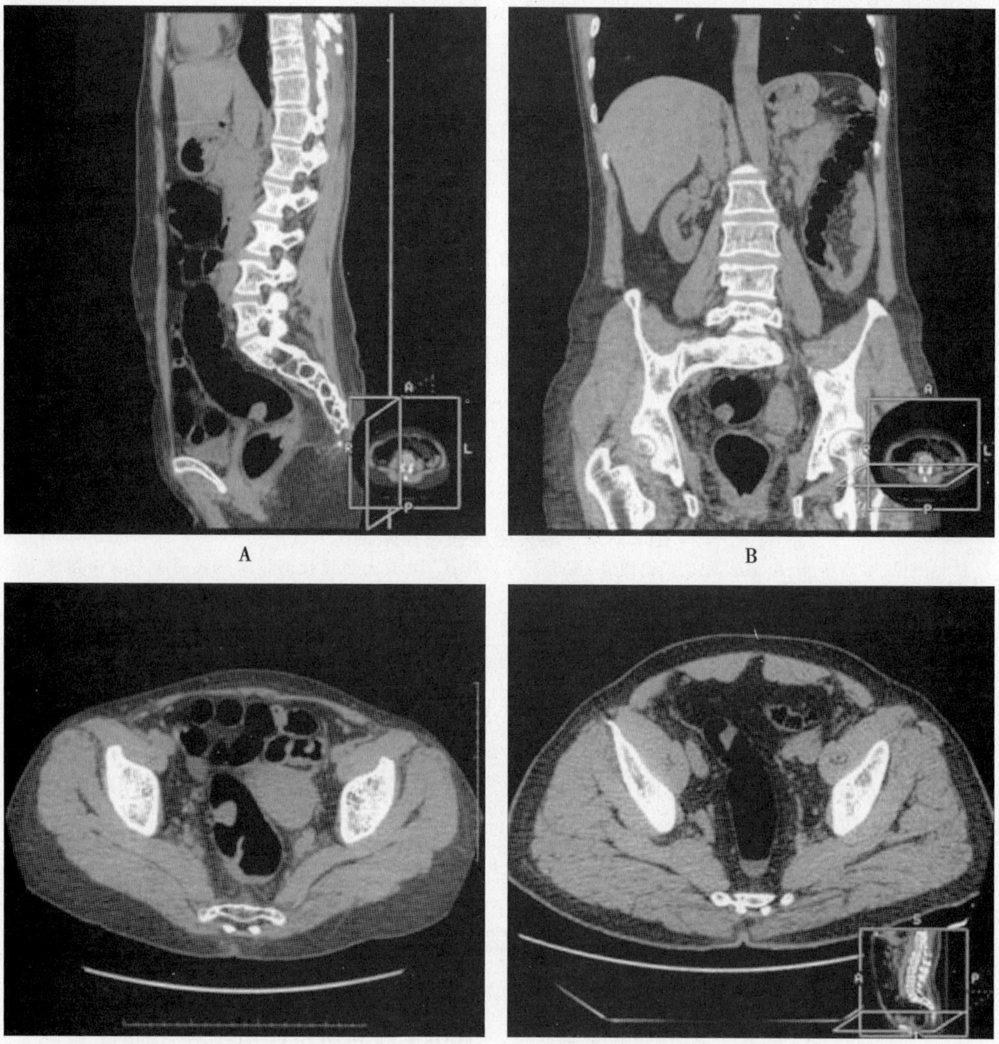

A　　B

C　　D

图 23-38　多平面重组技术图像

A. 矢状面；B. 冠状面；C、D. 横断面。

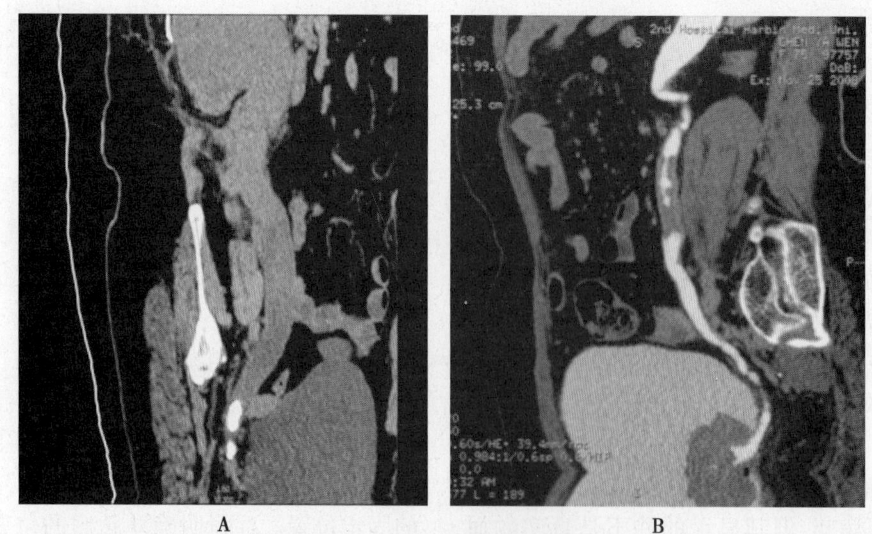

A　　B

图 23-39　曲面重组技术图像

A、B. 曲面重组技术图像，分别显示输尿管多发结石和输尿管占位。

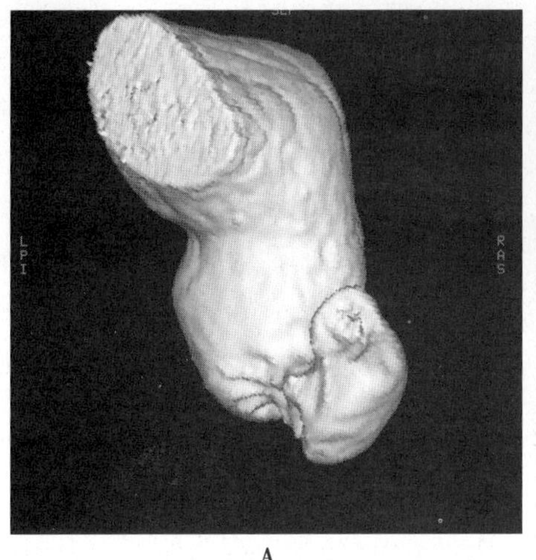

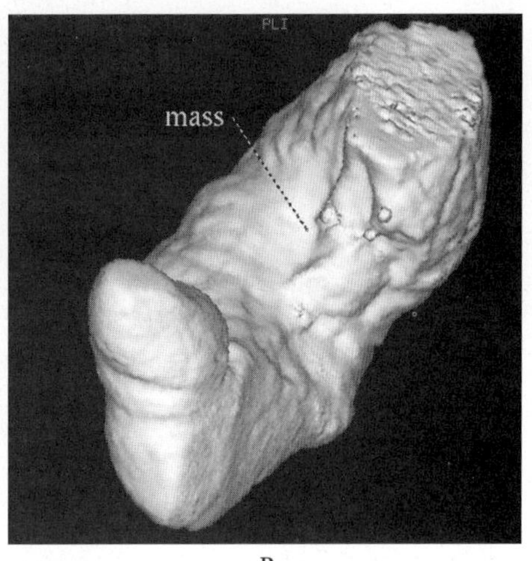

A　　B

图 23-40　表面阴影显示图像

A、B. 表面阴影显示图像，显示胃幽门及胃小弯处的病变。

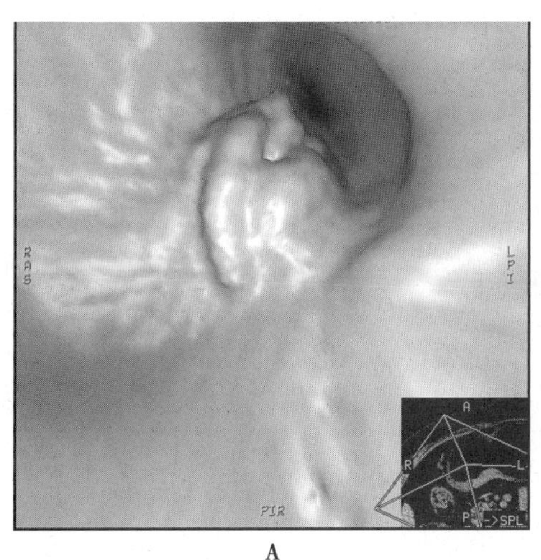

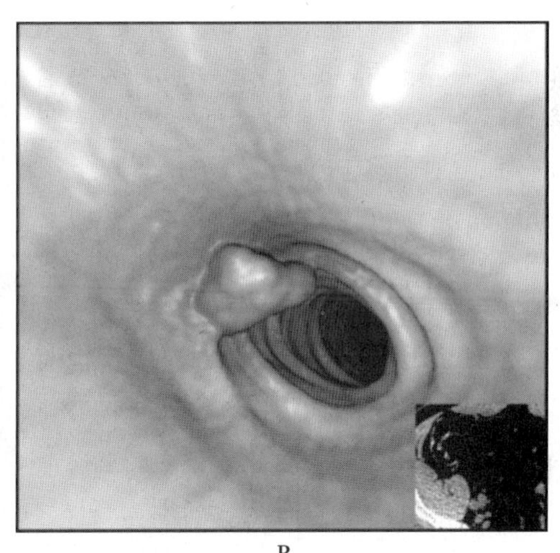

A　　B

图 23-41　CT 仿真内镜技术图像

A、B. 仿真内镜技术图像，分别显示胃幽门部和结肠内肿物。

（3）主动脉夹层主要观察内膜撕裂的部位、夹层的范围、是否累及分支血管、与分支血管间的距离、分清真假腔、分支血管起自真腔还是假腔。证实主动脉周围有无血肿，评价假腔的通畅和真腔的受压程度。

七、腹部相关疾病的 CT 检查要点与图像质量控制

（一）注射参数与图像质量

CT 技术的不断创新和发展给影像技术工作也带来了新的挑战，例如规范化扫描、规范化的对比剂注射协议、对比剂的安全管理、辐射剂量管理、大数据存储及诊断有效性等。在克服挑战的同时达到临床利益最大化一直是 CT 技术追求的目标。多探测器 CT 对对比剂的利用较单探测器更加有效和灵活，要充分利用这一优点，必须满足最大对比度增强和最佳扫描时相的完美匹配，这些与对比剂的特性、患者因素、扫描时间、机器性能等都有关系。

1. **碘浓度和 CT 值**　器官和血管中的碘可导致 X 线的吸收和衰减，导致 CT 值增加，图像对比度增加，CT 值与碘浓度和 X 线能量直接相关。固定电压，对比度的增强与碘浓度成正比。例如，固定电压为 120kVp 时，每毫升碘浓度增加 1mg 时，CT 值增加约为 26HU。CT 值和碘浓度的比例关系也受扫描协议的影响，但通常是 100～120kVp 时，每毫升碘浓度增加 1mg 时，CT 值约增加 25～30HU。如图 23-42 所示，使用较低管电压时，可以在注射对比剂时产生更强的增强效果，因此，低电压状态时，可以考虑降低对比剂用量达到相同的增强效果。

2. **对比剂在体内的分布**　对比剂注射后，通过

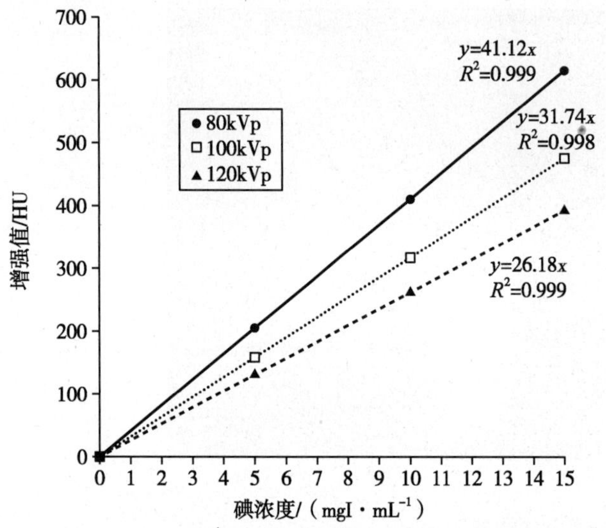

图 23-42　碘浓度和 CT 值在不同电压时的关系

外周静脉进入上腔静脉→进入右心房→右心室→肺动脉→肺静脉→左心房→左心室→主动脉→全身动脉→微循环→全身静脉。对比剂规律的按照循环快速分布到器官间隙。对比剂是由小分子组成，在体内可以高度扩散，对比剂主要是“流动受限”而非“扩散受限”。因此，对于灌注较好的器官例如肾脏、肝脏和脾脏，在对比剂注入后的初始循环（首过）即表现出较高的增强效果。如果较长时间注射对比剂，在注射的过程中可能会发生再循环。

根据循环路径的不同，正常再循环的传输时间可能在 15～40s（较短的路径更快）。再循环的对比剂进一步被血管内和细胞外体液稀释。对于注射相对较短时间的对比剂（小于 15s），再循环的对主动脉增强峰值影响较小。相反地，当对比剂以恒定的速度较长时间注射时，新的对比剂和再循环对比剂已经在体内混合和积累，导致主动脉增强随时间逐渐增加。因此，长时间注射对比剂时，典型的主动脉增强曲线包括最初的快速升高、逐渐升高、峰值和逐渐下降。再循环对主动脉增强峰值的的贡献约占 10%～20%。在没有再循环的生理模型中，主动脉的增强则表现为快速上升、峰值平台期、快速下降。峰值平台期的结束时间等于注射时间加对比剂到达时间的和（图 23-43）。尽管对比剂在体内的循环主要受血流动力学生理学控制，但注射的对比剂反过来可能影响和扰乱血流动力学。

3. 增强和扫描时间的患者影响因素：患者影响因素很多，最主要体现在体重、身高和心输出量方面。

（1）体重：对于给定的对比剂剂量，对比剂的增强幅度随着病人体重的增加而成比例地降低（图 23-44）。因此，当需要一致的增强效果时，应根据体重调整碘的量。最常用的是随着体重的增加，对比剂剂量按照相应比例增加。然而，这种以体重为

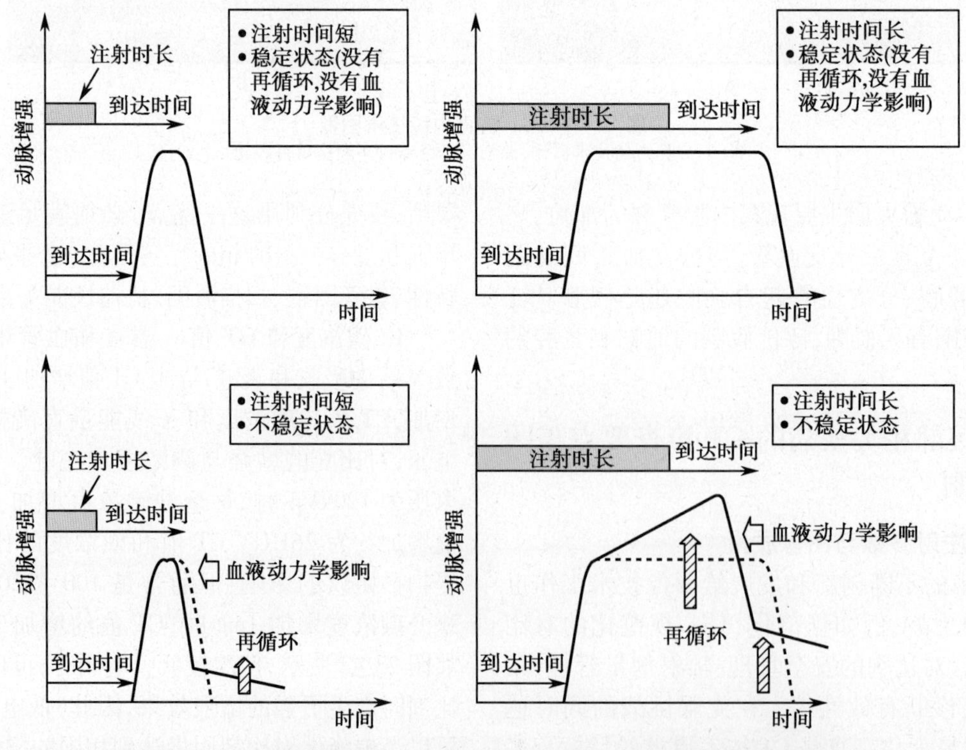

图 23-43　时间增强曲线图—注射时间和再循环对主动脉增强峰值的影响

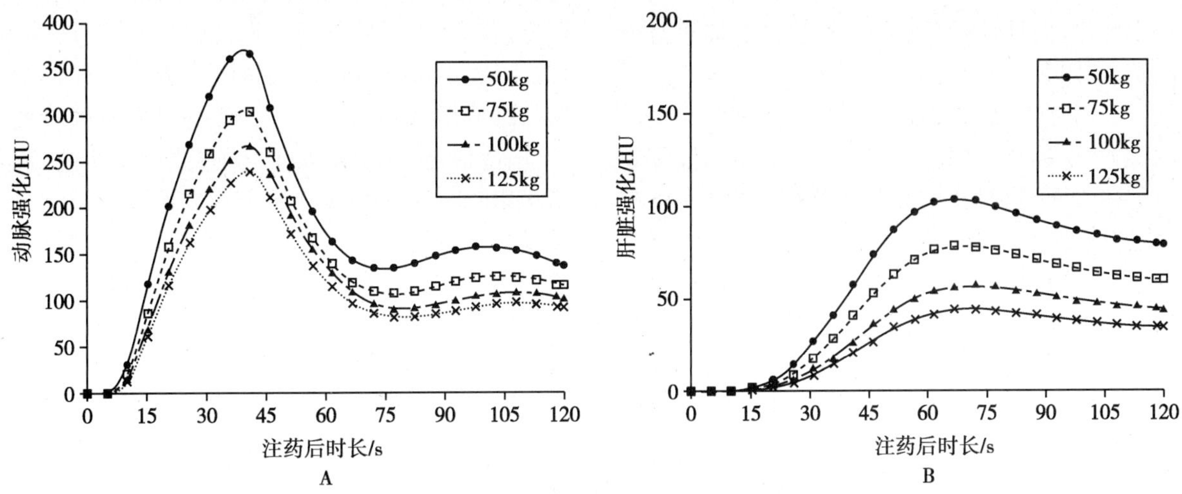

图 23-44　腹主动脉和肝脏的增强值随体重的变化（A. 主动脉，B. 肝脏）

指数的直接线性关系，可能无法准确调整所需的对比剂剂量，特别是在儿童和肥胖患者中。这是因为，与内脏器官和肌肉相比，身体脂肪的血管更少，对分散和稀释血液中的对比剂的作用也更小。因此，总结如下：影响血管和实质增强的最重要的患者相关因素是体重；为了在较大体重的患者中维持一致的对比增强水平，应考虑通过增加对比剂的体积和/或浓度来增加碘的总体剂量；肥胖患者应根据去脂体重或体表面积调整碘剂量可能更合适。

（2）身高：达到峰值的时间几乎不受身高的影响，因为血容量和心输出量都随身高成比例增加。

（3）心输出量和心血管循环：影响造影时机的最重要的患者相关因素是心输出量和心血管循环，当心输出量降低时，对比剂到达缓慢，清除缓慢，动脉和实质增强峰值延迟但峰值升高（图 23-45）。因此，当扫描时机至关重要时，CT 扫描延迟应采用个体化方法，即使用监测法或阈值跟踪技术来适应患者之间的循环变化。

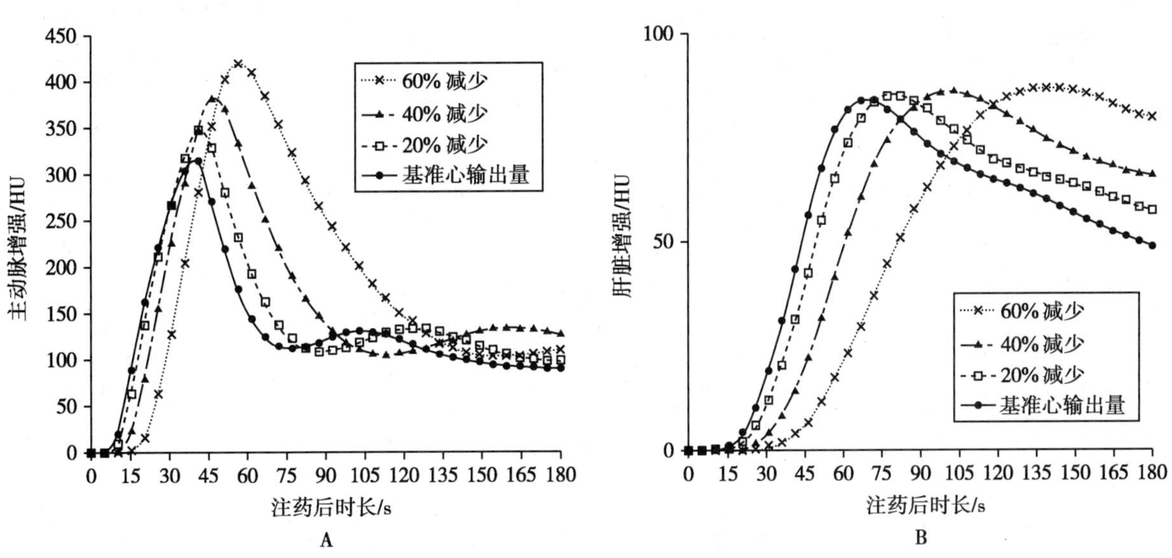

图 23-45　不同心输出量情况下主动脉和肝脏的增强曲线（A. 主动脉；B. 肝脏）

4. 增强和扫描时间的对比剂影响因素　主要有对比剂注射持续时间、注射速率、注射方式、注射剂量、浓度、药理和生理盐水冲洗的使用。

（1）注射持续时间：注射持续时间是影响 CT 扫描时机的最重要的注射相关因素，扫描延迟应以注射完成（而非注射起始）作为参考时间变量，并考虑注射持续时间来确定。估计 CT 血管成像注射持续时间的一种方法可能是增加一个恒定的持续时间（生理最小持续时间）至扫描持续时间。当对比剂剂量是按照患者体重进行计算的，固定注射时间的方案优于固定注射速度的方案，因为扫描时间更容易标准化，而且碘流率也相应根据患者体重进行了调整，如图 23-46。

（2）注射速度：在注射持续时间一定的情况下，注射速度越快，对比剂的传递速率和总量都越高。另一方面，当对比剂总量固定时，注射速度越快，传递速度越快，注射持续时间越短，达到增强峰值的时间越短（图 23-47）。主动脉的增强峰值随注射速度的增加急剧增加，然而，肝脏的增强峰值相对较缓，且只表现在注射速度不超过 3ml/s 时（图 23-48）。快速注射可能适合快速扫描，但需要更精确扫描时间。因为，固定剂量对比剂，当注射速度增加时，增强峰值提前，然而，峰值持续时间缩短。

（3）注射方式：对比剂注射最常用的是单相注射，第二常用的为双相注射。双相注射是指快速的恒定速率注入之后紧跟缓慢的恒定速率注入对比剂。可在不增加对比剂剂量的前提下延长注射时间和维持增强效果，常用于使用扫描速度较慢的 CT 机特别是螺旋 CT 出现之前，或用于多排 CT 需要采集时间长的时候例如全身成像以及外周血管成像。与单相注射相比，双相注射增强效果较弱。双相注射的另外一种形式是先注射高浓度对比剂后注射低浓度对比剂，其中，低浓度对比剂多由高浓度对比剂加生理盐水稀释后产生，采用双针筒高压注射器可以实现。这种注射方式可改善右心室增强效果和减少因密度过高、未经稀释的对比剂在上腔静脉中产生的伪影。在高压注射器功能的不断创新下，对比剂注射方式可以根据需要进行定制，以实现所需的增强模式。

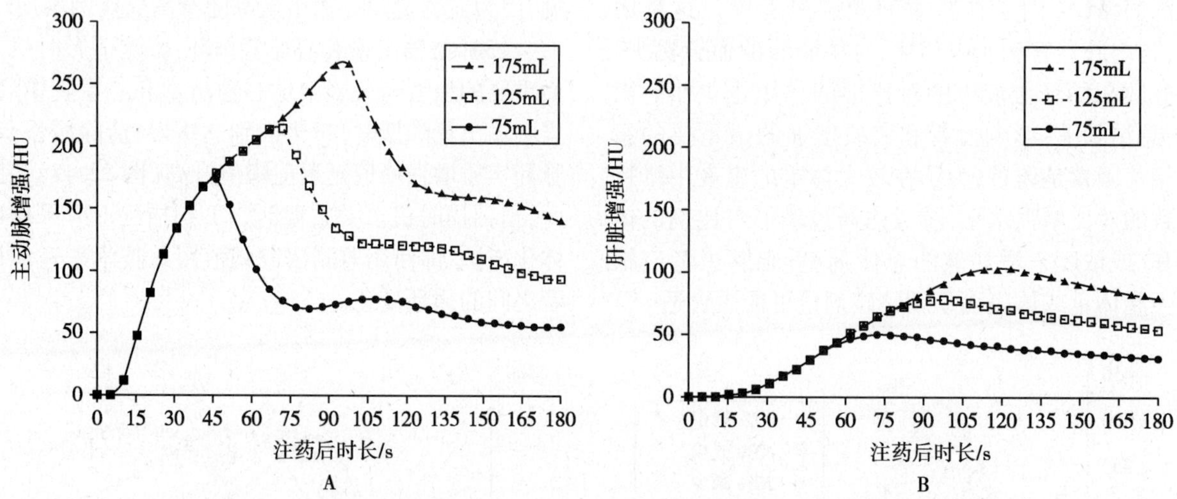

图 23-46　不同持续注射时间情况下主动脉和肝脏的增强曲线（A. 主动脉；B. 肝脏）

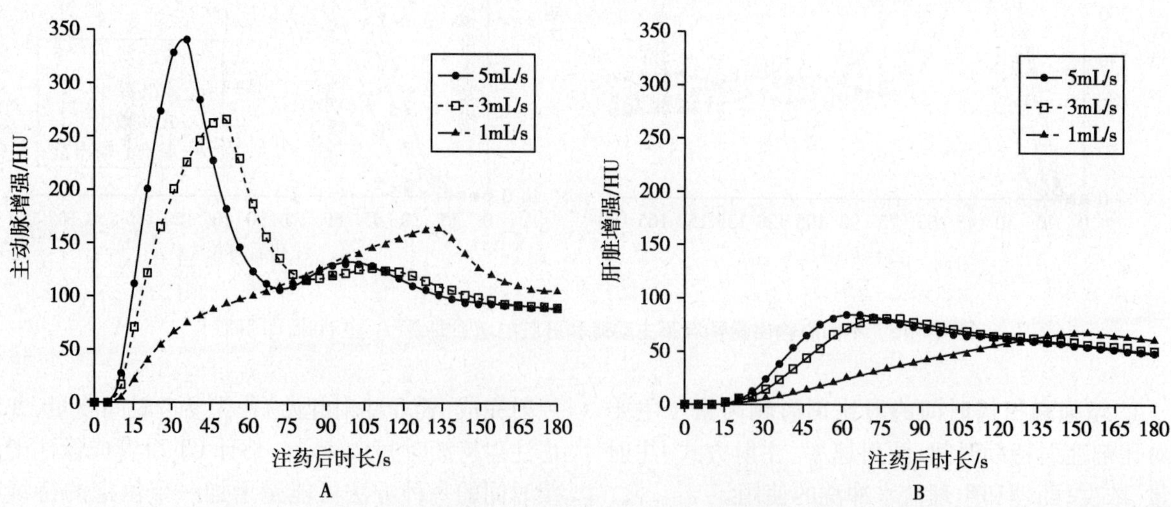

图 23-47　不同注射速度情况下主动脉和肝脏的增强曲线（A. 主动脉；B. 肝脏）

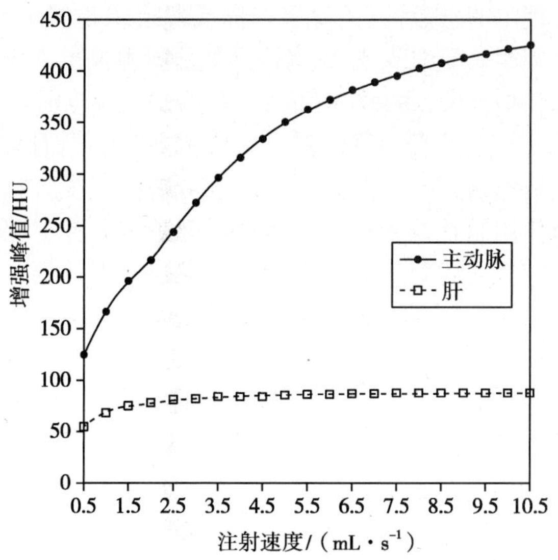

图 23-48　注射速率对主动脉和肝脏增强效果的影响

（4）对比剂浓度：静脉用对比剂浓度范围在240～370mgI/ml。合适的对比剂浓度取决于多种因素，如对比剂的可用性、临床目的、CT 扫描仪配置和高压注射器等。当对比剂的量、注射速率和注射时间一定时，高浓度的对比剂能更快地释放出更大剂量的碘。这会导致在特定的增强水平上，CT 成像的峰值增强幅度更高，时间窗更宽（图 23-49）。增强峰值的时间不受影响，因为注射的持续时间和速率保持不变。在固定的注射速度下注射少量浓度较高的对比剂，可以使单位时间内碘的传递更快，从而使动脉增强具有更早的和更高的峰值，但增强持续时间更短（图 23-50）。但肝脏的影响不大。因此，可使用高浓度的对比剂替代高速率注射。

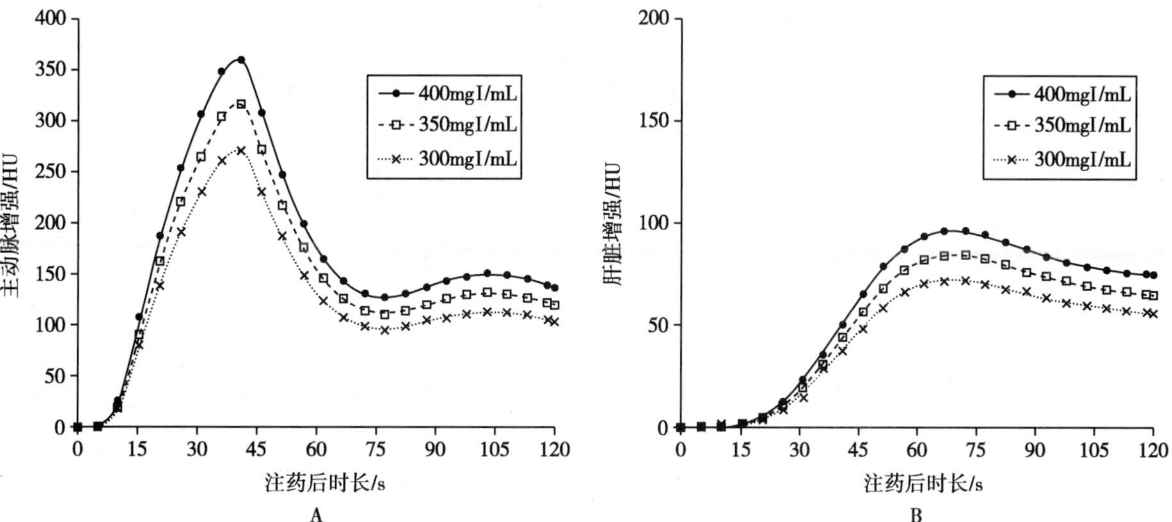

图 23-49　注射剂量和速率固定，不同对比剂浓度下主动脉和肝脏的增强曲线（A. 主动脉；B. 肝脏）

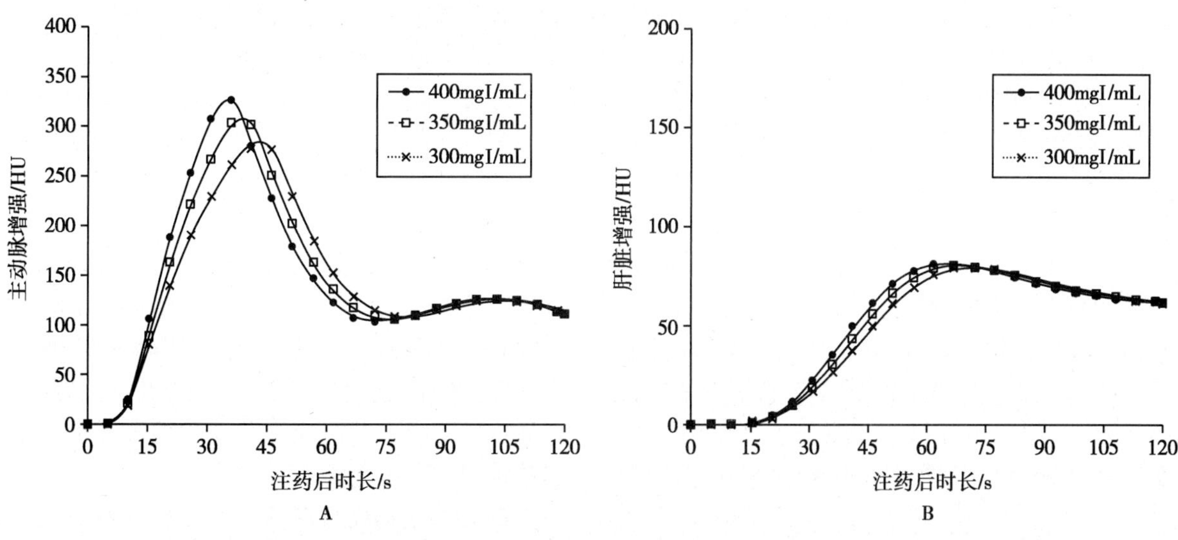

图 23-50　注射碘量和速率固定，不同对比剂浓度下主动脉和肝脏的增强曲线（A. 主动脉；B. 肝脏）

(5) 对比剂药理学:除了浓度(碘含量)外,对比剂影响临床的两个重要理化性质是渗透压和黏度。对比剂的渗透压常与对比剂的不良反应相联系,黏度则在对比剂的传递和增强中起着重要作用。黏度随对比剂浓度的增加而增加,因此可能导致高浓度对比剂高流速注射但不能增加碘的传递。对比剂的黏度受温度影响较大,温度越高黏度越低。因此,在给药前将对比剂加热至体温水平(37℃)有助于提高患者的依从性和耐受性,也能提高增强效果。

(6) 生理盐水冲洗:生理盐水冲洗可增加对比剂的利用和增强水平。此外,生理盐水冲洗还存在以下优点:①由于减少了血管内对比剂的弥散,改善了对比剂的几何形状;②减少了头臂静脉和上腔静脉中的对比剂对胸部CT产生的伪影;③增加水化作用,减轻对比剂对肾脏的毒性;④可冲洗掉任何高黏稠度且可能堵塞血管通路导管的残留对比剂。使用生理盐水冲洗时,20~30ml足够,更多剂量的冲洗不会产生更好的增强效果。

(二) 影像处理

1. 根据临床和诊断需要,做不同方位的图像重建和重组 腹部扫描一般采用螺旋扫描及标准或软组织模式。图像显示通常采用软组织窗,并根据脏器和病变情况,适当调节窗宽和窗位。通常窗宽设置为:窗宽200~350HU,窗位35~60Hu;肾上腺窗宽200~300HU,窗位30~50HU。

2. 胶片打印建议 图像拍摄需按解剖顺序并将平扫、增强、延迟扫描的图像分别拍摄。肾上腺的CT检查推荐放大拍摄。另外小病灶除需放大摄影外,常常还需做多平面重组,以帮助诊断。图像拍摄一般采用软组织窗,拍摄及打印推荐层厚:肝、脾、肾5mm;肾上腺2~3mm。

(三) 图像质控要求

1. 肝脏 在诊断肝脏病变的图像窗宽需要比胰腺、肾脏等脏器略窄,约200HU,如果过宽则降低肝脏的密度分辨力会掩盖一些密度与肝脏实质密度相近似或较小的病灶。对于肝脏内占位性病变,应行CT增强扫描进行病变性质的鉴别诊断,增强时相需要准确,必要时延长延迟时间,如可疑血管瘤的不典型病变。肝癌伴病灶坏死时,需分别测量肿瘤坏死区、肿瘤边缘以及正常肝实质的CT值。肝脏占位性病变,需要测量其最大平面的肿物直径。

2. 胰腺及胆道系统 怀疑胰腺占位性病变、胆道梗阻的患者,应该薄层扫描或薄层重建图像,以便观察病变细节,减少漏诊。急性胰腺炎患者应加大扫描范围,明确渗出坏死性病变的波及范围。

3. 肾上腺 肾上腺扫描时可以选用靶扫描,但若需观察其他周围器官组织也可以正常视野扫描后使用原始数据对肾上腺进行靶重建。肾上腺上的较小的病变如小腺瘤有时很难与邻近血管相区分,故应对图像进行MPR处理,从多个角度进行观察。

4. 泌尿系统 对于怀疑有肾、输尿管及膀胱结石的患者一般不应直接行注射对比剂的检查,排泄期或扫描前的试敏对比剂会影响对结石的判断,但若使用能谱CT或双源CT等可以实现虚拟平扫图像重建的CT扫描方式,则可酌情考虑直接行造影扫描,用虚拟平扫重建图进行结石的判断以降低辐射剂量。怀疑占位性疾病的患者应进行注射对比剂的CTU或增强检查,以便明确占位区域、了解输尿管狭窄情况及病变波及范围。对于主要CTU的检查由于其需要多次扫描应尽量降低单次扫描剂量,如采用80kV的管电压。儿童由于可能有迷走血管压迫输尿管造成梗阻,需要做增强扫描或对图像进行MPR重建与占位性病变加以鉴别。

5. 消化道系统 扫描前应充分做好消化道准备,尽量清空消化道,以免残渣、内容物造成假象影响病灶判断,如不能清空内容物时应改变体位检查,内容物会根据体位的改变而改变位置,病灶则位置不变。胃及小肠扫描应大量饮水(或2.5%甘露醇等渗溶液),充盈胃肠道,以便观察胃肠壁病变情况,由于大量饮水有造成水中毒的危险,需配置平衡盐溶液便于做检查前的准备。结肠、直肠应经肛门充气,达到充盈管腔观察肠壁的目的。对于怀疑消化道穿孔的患者可将窗宽窗位调至肺部标准,肺窗对于气体尤为敏感,可以轻松发现较小的腹腔游离气体,避免漏诊。

6. 图像能满足影像诊断的需要 ①能够清晰显示肝、脾和胆囊形态和边界,并与周围脂肪组织有清晰分界;②平扫图像,正常肝内血管结构(包括门静脉及肝静脉主干和主支)可明确分辨;增强图像:肝动脉期、门静脉期和实质期图像均可准确、清晰显示各期相中肝内应强化的血管和结构及正常脾的各期相强化特征。

7. 图像上的信息准确 ①图像上文字信息:应包括医院名称、受检者姓名、性别、年龄、检查号、层厚、间隔、扫描时间、扫描野、当前层面位置、扫描方位、kV、mAs 值和左右标识；字母、数字显示清晰；图中文字不能超出图片以外，也不能遮挡图像中影像。②图像上影像信息：图像必须足够大，可以用来评价正常肝、脾和胆囊的形态、结构及病灶；图像按解剖顺序排列，无层面遗漏及错位；图像对比度良好，最优化地显示组织间的不同层次；图像中无影响诊断的伪影。

8. **图像质量的等级评价**

（1）0 级：各组织结构间缺乏对比，肝、脾、胆囊等感兴趣器官与周围组织结构缺乏分界，显示不清，运动伪影严重，无法诊断。

（2）1 级：各组织结构间对比较差，肝、脾、胆囊等感兴趣器官结构显示模糊，运动伪影较重，不能达到诊断要求。

（3）2 级：各组织结构间对比尚可，肝、脾、胆囊等感兴趣器官结构显示较清，有轻度运动伪影，但不影响诊断。

（4）3 级：各组织结构间对比良好，无运动伪影，可明确诊断。

图像质量必须达到 2 级或 3 级方可允许打印图片签发报告。

（郭建新　赵雁鸣　余建明）

第二节　盆腔 CT 检查技术

一、盆腔相关疾病与 CT 诊断价值

（一）盆腔骨骼病变

1. **骨肉瘤**　亦称成骨肉瘤，是指瘤细胞能直接形成骨样组织或骨质的恶性肿瘤。其恶性程度高、发展快，是最常见的恶性骨肿瘤，发病率约占骨恶性肿瘤的 34%。骨肉瘤可分为原发性和继发性两种。继发性者是指在原先某种骨疾患的基础上所发生的骨肉瘤，如在慢性化脓性骨髓性和骨受放射线照射后所发生者。原发性骨肉瘤多见于男性，男女之比约为 1.7∶1，好发年龄为 11～30 岁。骨肉瘤的恶性程度高，进展快，多早期发生肺转移。疼痛、局部肿胀和运动功能障碍是骨肉瘤三大主要症状。实验室检查多有碱性磷酸酶明显升高。

2. **尤因肉瘤**　又称尤文瘤，肿瘤起源于髓腔，本病约占骨恶性肿瘤的 5%，发生部位与年龄及红骨髓的分布有关，好发年龄为 5～15 岁，20 岁以前好发于长骨骨干和干骺端；20 岁以上好发于扁骨，以髂骨、肋骨等多见。男多于女或相近。全身症状常似骨感染，如发热、白细胞增多。局部症状以疼痛为主，局部肿块有时早于骨骼改变出现。早期可发生骨骼、肺和其他脏器转移。肿瘤对放射线极为敏感。

3. **骨髓瘤**　为起源于骨髓网织细胞的恶性肿瘤，由于其高分化的瘤细胞类似浆细胞，又称浆细胞瘤。本病起于红骨髓，在髓腔内呈弥漫性浸润，也可为局限性。老幼均可发病，40 岁以上多见，男女之比约为 2∶1。好发于富含红骨髓的部位，如肋骨、骨盆等。临床表现复杂，骨骼系统表现为全身性骨骼疼痛、软组织肿块及病理性骨折；神经系统表现为多发性神经炎。其他表现包括：反复感染、贫血和紫癜。骨髓涂片可找到骨髓瘤细胞。

CT 检查的价值和限度：影像学检查对盆腔内病变的定位诊断有重要作用。X 线平片虽是骨骼病变的主要手段，大多数的骨质破坏均能显示，但骨盆结构复杂、重叠较多，髂骨区经常有肠道气体或肠内容物等因素，发现平片对轻微骨质破坏、软组织肿块及邻近盆腔软组织受压显示不尽满意，容易漏诊，特别是肠道准备不充分时就更明显。随着 CT 对骨病变诊断的广泛应用，CT 能发现一些平片不能发现或显示不清的征象，弥补平片的不足，提高诊断率。

CT 具有以下优点：①能较好的显示软组织肿块和内部结构，如软组织肿块内是否有钙化或肿瘤骨，增强时是否强化及强化程度的显示；②能清楚显示骨质破坏情况范围及软组织肿块与周围组织结构的关系；③CT 还能发现在 X 线平片不易发现的骨膜反应；④随着螺旋 CT 的多平面重组图像的运用，能将骨质改变的范围，病变的大小、形态、位置以及骨和病变之间的解剖关系得以多平面、多方位显示，为病变空间定位及临床治疗提供更多的信息。

（二）盆腔血管病变

1. **髂血管动脉粥样硬化**　血液成分的异常与动脉粥样硬化关系密切，其中高脂血症已成为临床诊断的主要依据之一。病变发生发展过程分为 4 个阶段，即脂质条纹形成、纤维斑块形成、粥样斑块的形成及粥样硬化的继发性改变。继发性改变包括斑块内出血、溃疡形成、血栓形成和钙化。溃疡可引起血肿，较局限或只延伸数厘米，且不形成假腔。罕见情况下溃疡会发展成为广泛的典型的主动脉夹层。临床上患者年龄往往偏大，有高血压病

史，临床症状类似典型主动脉夹层的胸背痛。

2. **髂动脉瘤**　髂动脉瘤的病因有动脉粥样硬化、创伤、感染及先天发育异常等，其中动脉粥样硬化导致局部血管壁的破坏最为常见。具体又分为真性动脉瘤、假性动脉瘤及主动脉夹层。真性动脉瘤不管是什么原因，其共同结果是导致髂动脉管壁结构薄弱，在高压的血流冲击下局部发生异常扩张，瘤壁是动脉壁的直接延续。假性动脉瘤为血管壁的慢性撕裂，血液外溢于血管周围形成局限性血肿，瘤壁为陈旧性血栓和纤维组织构成，瘤腔与主动脉管腔间有一个破口相通。多数患者无症状，有时可触及搏动性包块，部分患者合并压迫症状，压迫输尿管时出现血尿、肾盂肾炎，压迫直肠时出现便秘、排便痛。

3. **髂动脉夹层**　主动脉夹层是各种原因所致的中膜弹力纤维病变或发育缺陷造成的动脉壁的薄弱为基础，主动脉内膜撕裂、血液通过内膜撕裂口进入到内膜与中膜层，导致内膜与中膜之间剥离形成双腔主动脉。常见的病因为高血压、妊娠、医源性损伤、外伤等。临床表现为腹痛，可伴有发热、高血压、冠心病等。

CTA 在髂血管疾病诊断与随访中具有独特的优势：①一次扫描成像，扫描范围大且扫描时间短；②能清楚的显示病变的范围、形状、大小、瘤颈、瘤体及动脉分支的情况，对动脉瘤破口及周围假性动脉瘤亦能清晰显示；③能同时显示动脉管腔内外的情况，包括附壁血栓、软硬斑块等；④强大的后处理功能可立体、直观、全方位的显示病变；⑤为无创检查，操作简便易行。

（三）外伤

骨盆骨折是一种严重外伤，占骨折总数的 1%~3%，多由外伤所致，半数以上伴有并发症或多发损伤，致残率高达 50%~60%。最严重的是创伤性失血性休克及盆腔脏器、肌群合并伤，救治不当有很高的死亡率。CT 是对于骨盆骨折最准确的检查方法。一旦患者的病情平稳，应尽早行 CT 检查。对于骨盆后方的损伤尤其是骶骨骨折及骶髂关节损伤，CT 检查更为准确，CT 三维成像可以更真实的显示骨盆的解剖结构及骨折之间的位置关系，形成清晰逼真的三维立体图像，对于判断骨盆骨折的类型和决定治疗方案均有较高价值。CT 还可同时显示骨折伴发的盆腔脏器及肌肉的损伤。临床上常表现为疼痛及运动障碍。

（四）膀胱病变

1. **膀胱炎**　膀胱位于盆腔内，借尿道与外界相通，借输尿管与肾脏相连，并与前列腺、直肠、小肠、子宫等脏器毗邻，无论泌尿系统还是邻近脏器感染均可累及膀胱。急性膀胱炎多数患者起病急骤，临床上常表现为尿频、尿急、尿痛为主，部分患者还可有血尿、脓尿和耻骨上区压痛，患者全身反应相对较轻。尿常规、尿培养常有阳性发现。

腺性膀胱炎是一种比较少见的非肿瘤性炎性病变，是一种上皮增生与化生同时存在的病变。腺性膀胱炎就其本身而言是一种良性病变，但存在恶变可能，被视为一种癌前病变。临床上腺性膀胱炎发展为腺癌最常见。腺性膀胱炎的病因目前仍不清楚，可能与膀胱慢性炎症、结石、梗阻、神经源性膀胱、膀胱外翻等疾病有关。在膀胱三角区、膀胱颈部及输尿管口周围等位置较易发生，临床上主要表现为反复发作的、难治性的尿频、尿急、尿痛、血尿，耻骨上区及会阴不适、下腹坠胀感、尿失禁、性交痛等一系列症状。

2. **膀胱肿瘤**　膀胱肿瘤多见于 40 岁以上，男性发病为女性的 4 倍。约 95% 的原发膀胱肿瘤来源于尿路上皮，其中 90% 为移行细胞癌，6%~8% 为鳞状上皮癌，2% 为腺癌。移行细胞肿瘤包括原位癌、浸润癌及良性乳头状瘤，部分腺癌起源于脐尿管，其好发于膀胱顶部。鳞癌多发生于膀胱结石导致反复慢性炎症的患者。膀胱癌多为移行细胞癌，移行细胞癌常呈乳头状生长，自膀胱壁突向腔内，并常侵犯肌层；部分鳞状细胞癌和腺癌常呈浸润性生长，造成膀胱壁局限性增厚。膀胱癌多数为单发，少数为多发，或与肾盂、输尿管肿瘤同时发生。

膀胱癌有较明显的复发倾向且肿瘤的分化程度与其形态有关，乳头状的肿瘤分化较好。最常见的临床改变为无痛性间歇性肉眼血尿另外可伴有尿频、尿急及排尿困难等膀胱刺激症状。

CT 检查是诊断膀胱肿瘤并对之进行分期的重要手段，尤其是增强早期最有助于病灶的检出和定性。但一般难以显示肿瘤浸润膀胱壁的确切程度，即对肿瘤的早期分期的准确性受到限制。CT 对周围脏器及远处转移的显示优于超声，与 MRI 相仿。

（五）男性生殖系统病变

1. **前列腺炎**　非特异性前列腺炎是成人常见病，前列腺炎分为急性和慢性细菌性前列腺炎、非细菌性前列腺炎。急性细菌性前列腺炎病理大致分为充血期、小泡期、实质期三个阶段，急性前列腺炎临床表现为突然发热、寒战，会阴痛，伴尿频、夜尿多及全身不适。慢性前列腺炎为泌尿科男性中青年常见病，部分可由急性前列腺炎发展而来。慢性细菌性前列腺炎组织学无特异性病变。慢性前列腺炎表现为尿频、尿急及夜尿多。

2. **前列腺增生**　良性前列腺增生是老年常见病变，60 岁以上发病率高达 75%。病理上，前列腺增生主要发生在移行带，逐渐增大占据中央带，结节明显增大融合使中央带体积增大，外周带受压萎缩，逐渐变薄至仅呈薄层包膜样改变。当增大的腺体压迫邻近后尿道及膀胱颈部造成尿道梗阻。临床表现为膀胱刺激症状和梗阻症状，前者常表现为尿频、尿急、夜尿增多及尿失禁，后者主要为排尿困难、尿流变细等，病变加重可致急性尿潴留。前列腺特异性抗原（PSA）可升高，一般<10~20μg/L。

3. **前列腺癌**　前列腺癌多发生于老年男性，我国前列腺癌的发病率相对较低，但近年来发病率逐渐增高。前列腺癌好发于周围带，其生长可侵犯相邻区，并可突破前列腺被膜，进而侵犯周围脂肪及邻近结构，还可发生淋巴及血行转移，后者以骨转移多见且常为成骨转移。早期前列腺癌常无症状，当肿瘤增大压迫阻塞尿路时，出现与前列腺增生相似的症状，变现为逐渐加重的尿频、尿急、排尿困难等症状。晚期出现骨性疼痛、贫血等，系病灶转移所致。

在前列腺检查中，CT 上前列腺炎可显示前列腺增大或缩小，但与前列腺增生难以鉴别。对于前列腺增生 CT 能确切显示前列腺增大，但难以鉴别良性前列腺增生与早期前列腺癌，尤其是未按前列腺结构和病灶特点采用扫描方式时。CT 的优势之一在于能清楚显示前列腺内钙化灶及快速大范围扫描观察淋巴结等情况。螺旋 CT 动态增强扫描对前列腺解剖分区的显示较常规扫描更佳，因此时中央带强化较外周带明显。薄层及三维重建可提高分辨力及鉴别能力。

CT 检查的价值：螺旋 CT 能快速扫描病灶，应用螺旋 CT 薄层动态增强扫描，能够提高前列腺癌的显示率。CT 可显示前列腺内的钙化及骨骼转移增生骨情况。螺旋 CT 动态增强有助于观察前列腺分区及增生结节的范围。对于晚期前列腺癌，CT 检查多能做出诊断并可较准确显示肿瘤侵犯范围及是否有骨、淋巴结等部位转移。另外，螺旋扫描薄层重建及三维成像可提高显示能力，可提高检出率及分辨力，有助于诊断和鉴别。但是 CT 尤其是常规 CT 在前列腺癌的显示和分期有一定的限制。因前列腺病灶本身密度与正常腺体相似，因此常规 CT 往往无法显示局限在腺体内的病灶，只有当病灶足够大引起前列腺形态异常时才能发现。

4. **睾丸附睾炎**　睾丸附睾炎常见感染部位为附睾，炎症发展可累及睾丸。急性炎症表现为附睾增大，精索增粗。慢性炎症由于纤维组织增生使整个附睾硬化，附睾结核主要病变为干酪样变和纤维化。

5. **睾丸肿瘤**　睾丸肿瘤分为原发性及继发性，其中绝大多数为原发性，而继发性罕见。原发性睾丸肿瘤多为恶性，原发睾丸肿瘤大多数为生殖细胞源性，为恶性肿瘤，约占 95%，包括精原细胞瘤、胚胎癌、畸胎瘤、绒毛膜上皮癌。以精原细胞瘤常见，约占 40%。非精原细胞的肿瘤比较少见，包括纤维肉瘤、平滑肌瘤。睾丸恶性肿瘤易发生腹膜后淋巴结转移，亦可血行转移至肝脏、肺和颅内。睾丸肿瘤常发生在青中年，表现为一侧睾丸肿块，质地坚硬。

CT 检查的价值：CT 显示钙化优于 MRI，检查时间短，易根据情况扩大扫描范围，显示腹部淋巴结增大等，MDCT 也可三维成像，空间分辨力高，但其软组织分辨力不如 MRI。CT 很少用于检查睾丸局部肿块，而是常用来检查恶性睾丸肿瘤的腹膜后淋巴结转移及远隔脏器转移。

（六）女性生殖系统

1. **盆腔炎**　女性内生殖器及周围结缔组织、盆腔腹膜发生细菌感染时，造成盆腔炎症，可形成炎性肿块，甚至发生脓肿。常见有附件炎、盆腔结缔组织炎和盆腔脓肿等。主要感染途径为上行性感染和其他组织炎症直接蔓延。根据病情缓急分为急性盆腔炎和慢性盆腔炎。女性生殖系统炎症急性期表现为高热、腹痛、白带多等症状。慢性期则为腰背痛、下腹坠胀不适及不孕等。

2. **子宫肌瘤**　子宫肌瘤又称子宫平滑肌瘤，是女性生殖系统中最常见的良性肿瘤，子宫肌瘤好发于 30~50 岁，占绝经期前妇女的 70%~80%。常为多发，以子宫体最为多见。有平滑肌组织和少量纤维组织组成。根据生长部位不同可分为黏膜下肌瘤、肌壁间肌瘤、浆膜下肌瘤。当肌瘤大于 4cm 易发生玻璃样变性、囊性变及出血等。临床上，虽然肌层内肌瘤最为常见，然而产生明显症状者是黏膜下肌瘤。常见症状是月经过多，经期长、不孕等。

子宫颈癌是我国女性生殖系统最常见的恶性肿瘤。以 45~55 岁多见，子宫颈癌多发生在鳞状上皮与柱状上皮结合处,由子宫颈上皮不典型增生发展为原位癌,再进一步发展为浸润癌。90% 为鳞癌,5%~10% 为腺癌,极少数为腺鳞癌或其他。病理上分为外生型、内生型及溃疡型三种类型。直接蔓延和淋巴转移是宫颈癌的主要转移途径,血行转移少见。宫颈癌向两侧侵犯宫旁组织,向前后分别侵犯膀胱和直肠。淋巴转移依次累及宫颈旁、闭孔内及髂内动脉、髂外动脉、髂总动脉、腹主动脉组淋巴结等。宫颈癌晚期可经血行转移至肺、肾等。

3. **子宫内膜癌**　子宫内膜癌又称子宫体癌,是女性生殖系统常见的恶性肿瘤,发病率仅次于宫颈癌。子宫内膜癌发病高峰为 55~65 岁,病理上腺癌占绝大多数。大体病理表现为局限型和弥漫型。弥漫型肿瘤累及大部分或全部子宫内膜,可以不同程度地浸润子宫肌层,也可以向下蔓延累及子宫颈。局限型是局灶的息肉或结节,以位于子宫底或角部较多。本病原因不明,普遍认为与内分泌紊乱、长期雌激素的刺激有关。也有研究表明,本病有遗传性或家族性发病倾向。主要症状为绝经后阴道不规则出血。临床诊断主要依靠刮宫和细胞学检查。

4. **卵巢囊肿**　卵巢囊肿有多种类型,是生育期妇女常见的良性肿瘤。

(1) 卵泡囊肿:是在不成熟卵泡或未排出的成熟卵泡内潴留液体而形成囊肿。

(2) 黄体囊肿:由于月经黄体或妊娠黄体持续存在而形成的,它和卵泡囊肿被称为功能型囊肿。

(3) 黄素囊肿:在病理情况下才发生,是由滋养层细胞所分泌的绒毛膜促性腺激素刺激黄素细胞,使卵泡囊肿壁上的卵泡膜细胞出现黄素化而形成的囊肿。

(4) 单纯性囊肿:是由卵巢上皮向卵巢实质内凹并潴留液体而形成。临床上,卵巢囊肿常无症状,功能性者可有月经异常,多囊性卵巢表现为多毛和不孕。

5. **卵巢囊腺瘤**　卵巢囊腺瘤是卵巢最常见的良性肿瘤,约占 45%,有浆液性囊腺瘤、黏液性囊腺瘤,发病年龄以 20~50 岁居多。卵巢浆液性囊腺瘤有单层纤毛上皮细胞构成,囊液为稀薄浆液。黏液性囊腺瘤一般为单侧多房,比较大,囊壁由单层高柱状细胞构成,囊内为稠厚的液体,其恶变率为 5%~10%。主要临床表现为盆腹部肿块,较大肿块可产生压迫症状,造成大小便失禁。

6. **卵巢畸胎瘤**　畸胎瘤是卵巢常见的肿瘤,约占全部卵巢肿瘤的 20%,多发生于生育期妇女,绝大多数为良性,恶性占极少数。通常由 2~3 个胚层组织构成,其中以外胚层组织为主。肿瘤可呈囊性、实性或囊实性,内含脂肪、毛发、并可有牙齿或骨组织。肿瘤可发生扭转或破裂。

7. **卵巢癌**　卵巢癌来源于卵巢上皮组织,占卵巢恶性肿瘤的 90%,多发生在 40 岁以上妇女。其中浆液性囊腺癌最为常见,约占所有卵巢恶性肿瘤的 50%,其中双侧者约占 50%,主要来源于浆液性囊腺瘤的恶变。卵巢癌的瘤体可为单纯囊性或实性,也可为囊实性,其内常有出血、坏死。卵巢癌的转移方式主要是直接侵犯包膜,破坏包膜后侵犯邻近组织和器官,并向全腹腔扩散、种植,也可经淋巴结转移,血行转移较少见。卵巢癌早期无症状,待出现症状时病情已晚。

CT 检查的价值:CT 检查对女性生殖系统病变具有较高的诊断价值,可用于检查盆腔肿块,了解肿块与周围结构的关系,判断肿块的起源和性质;对于已确诊的恶性肿瘤,CT 检查还可进一步显示病变范围及是否转移,以利于肿瘤分期和治疗;还可用于恶性肿瘤治疗后随诊以观察疗效,判断病变有无复发。

CT 检查在女性生殖系统病变还存在一些限度:CT 检查有辐射性损伤,在产科领域属于禁忌;对于育龄期女性也应慎用;对于某些病变的显示还有较大的限度,对于宫颈癌早期宫旁侵犯的肿瘤组织,不易与盆腔炎症及放疗后盆腔纤维化区别;不能检出较小的子宫内膜癌,定性诊断也有困难,例如对卵巢肿瘤,虽能确切显示病灶,但某些肿瘤定性困难,甚至不能与盆腔其他肿瘤鉴别。

二、适应证与相关准备

(一) 适应证

1. **男性**　膀胱、前列腺和睾丸有无良、恶性肿瘤以及前列腺增生。

2. **女性**　膀胱、子宫和卵巢有无良、恶性病变及其他病变;以及外伤后有无骨折、泌尿生殖器官的损伤和出血等。

(二) 相关准备

1. **检查前注意事项**

(1) 认真核对 CT 检查申请单,了解病情,明确检查目的和要求。

(2) 1 周内不能服用含重金属成分的药物。

(3) 行消化道钡剂检查患者提前做腹部透视,

明确腹部钡剂位置,急需检查者可清洁灌肠或口服缓泻药物处理。

(4) 检查前 2~3 天进食少渣食物,检查当日禁食 6 小时以上。

(5) 检查前晚或 3~6 小时口服 1%~3%含碘对比剂水溶液 1 000~1 500ml,使远、近段小肠和结肠充盈。扫描前大量饮水,保持膀胱充盈。如果预约好第二天早 8:00 点做检查,可在当晚 21:00 时服用对比剂。

(6) 已婚女性患者常规放置阴道塞(也可填纱),未婚、阴道肿瘤、阴道出血、急诊患者不放置阴道塞。

(7) 临床怀疑患有直肠疾病者,请给予患者清洁洗肠,然后注入 300ml 阴性对比剂进行保留灌肠。

(8) 对增强扫描患者,应认真阅读《碘对比剂使用知情同意书》并签字。

2. 肠道准备　消化道是一个很长的肌性器官,从口腔至肛门。位于盆腔内的消化道主要包括回肠、乙状结肠、直肠等部分。患者在清洁灌肠后口服稀释对比剂,只要患者能够耐受,服用的量越多,小肠充盈扩张的情况就越满意,越利于病变的发现和避免假象。

(1) 使用的对比剂溶液

1) 1%~3%含碘溶液。

2) 生理盐水。

3) 2.5%甘露醇,用甘露醇进行肠道准备为近年来使用的新方法,该溶液具有刺激小、不易被肠道吸收、对比性能佳等优点。配制方法:①甘露醇粉剂 100g 溶入 4 000mL 清水;②20%甘露醇 100mL 加 700mL 清水。

(2) 肠道准备

1) 小肠准备:检查前先口服 10mg 甲氧氯普胺,然后口服 1 000~1 500ml 2.5%等渗甘露醇溶液或清水。充盈和扩张好盆腔内的回肠。

2) 直肠和结肠准备:清洁灌肠后,于检查前 5~10min 用肠道对比剂 300~400ml 给患者进行保留灌肠。直肠和乙状结肠检查取仰卧位,左半结肠和右半结肠检查分别取左侧卧位和右侧卧位,使病变部位肠腔内尽可能充盈对比剂。

3. 膀胱准备　膀胱的充盈不仅可将一些小肠肠袢自然推出盆腔,减少重叠,而且有助于辨别其他盆腔器官和病灶,所以盆腔 CT 检查要求患者膀胱充盈时进行。膀胱充盈的具体方法有排泄法和逆行注入法,前者让患者饮水,由尿液自然充盈;后者用于肾功能不全患者,可用福莱(Foley)管注入一定量的生理盐水。当膀胱内液体与盆腔内囊肿混淆时,让膀胱充盈阳性对比剂有助于区别两者。

4. 女性阴道准备

(1) 女性患者应常规放置阴道塞(也可填充消毒的纱布块)。阴道常为萎陷状态,位于膀胱和直肠间,缺乏对比。置入阴道塞后,足够量的气体表现为膀胱后方圆形空气密度影,显示扩张的阴道有助于对宫颈的定位,有利于子宫颈和子宫病变显示。

(2) 未婚、阴道肿瘤、阴道出血、急诊患者不置入阴道塞。

5. 盆腔检查准备要求　良好的检查前准备是使盆腔结构得以清晰显示和准确判断相互关系的前提条件。CT 检查前做好盆腔的各项护理准备非常重要,准备质量直接影响着疾病的诊断。

(1) 清洁灌肠:直肠、结肠无较大粪块存留,无气体积聚;肠道充分清洁。

(2) 保留灌肠:直肠中度充盈,内无粪块充盈缺损,对比剂充盈范围达乙状结肠远侧。

(3) 口服对比剂:盆腔内小肠全面充盈对比剂,无对比剂未填充肠管。

(4) 膀胱充盈:膀胱内有较多尿液,膀胱形态呈类似方形,膀胱壁黏膜皱襞充分展开。

(5) 阴道塞放置:阴道塞位于阴道外口与宫颈开口之间。

三、盆腔 CT 平扫和增强扫描技术

(一) 检查前注意事项

扫描开始前请依照"相关准备"中的"盆腔 CT 检查准备"内条款做好相应准备。

(二) 检查方法及扫描参数

1. 检查方法

(1) 消化道是一个很长的肌性器官,从口腔至肛门。位于盆腔内的消化道主要包括回肠、乙状结肠、直肠等部分。患者在清洁灌肠后口服稀释对比剂,只要患者能够耐受,服用的量越多,小肠充盈扩张的情况就越满意,越利于病变的发现和避免假象。

(2) 检查前晚或 3~6 小时口服 1%~3%含碘对比剂水溶液 1 000~1 500ml,使远、近段小肠和结肠充盈。如果预约好第二天早 8:00 时做,可在当晚 21:00 时服用对比剂。

(3) 扫描前大量饮水，保持膀胱充盈呈类方形。

(4) 已婚女性患者常规放置阴道塞（也可填纱），未婚、阴道肿瘤、阴道出血及急诊患者不放置阴道塞。

(5) 疑有直肠疾病者，请给患者洗肠，然后300ml 阴性对比剂进行保留灌肠。

(6) 对增强扫描患者，应认真阅读《碘对比剂使用知情同意书》并签字。

2. 平扫

(1) 扫描体位：足先进仰卧位，两臂上举抱头，身体置于床面正中，水平线对准人体腋中线。

(2) 扫描方式：螺旋扫描。

(3) 扫描范围：从髂嵴扫描至耻骨联合下缘。

(4) 扫描视野（FOV）：45cm。

(5) 扫描层厚：5mm。

(6) 扫描参数：100～120kV（BMI<25 用100kV，BMI>25 用 120kV）；200～300mAs（或自动管电流调制）；转速 0.6～0.8s/周；螺距 0.984～1.375。

(7) 重建算法：标准或软组织重建算法，根据观察器官和病变情况适当调节窗宽和窗位，窗宽200～250HU，窗位 30～50HU。如需观察外伤骨折，可采用骨算法及靶重建。

3. 增强扫描对比剂注射方案

(1) 对比剂浓度及用量：非离子型对比剂，300～370mgI/ml；80～100ml 对比剂+30ml 生理盐水。儿童用量按体重计算为 1.5ml/kg。

(2) 注射方式：CT 高压注射器，采用冲管技术。

(3) 注射流率：成人 3～4ml/s。儿童按 20s 打完计算流率。

(4) 延迟时间：2 期扫描。①经验法，动脉期扫描延迟 30～35s，静脉期延迟 60～75s；②阈值法，阈值为 150HU，监测平面为腹主动脉分叉上水平处，动脉期触发后延迟时间 12～17s，静脉期触发后延迟 42～57s。

四、盆腔 CTA 扫描技术

（一）卵巢子宫动脉

子宫动脉及卵巢动脉是女性生殖系统的主要供血动脉。一般良性肿瘤的供血动脉分支走行规则、清晰，侧支供血动脉较少；恶性肿瘤供血动脉走行迂曲，主干形成分支增多、紊乱，多呈不规则网状。通过观察肿瘤供血动脉的来源、数量、形态分布、走行，可以明显提高肿瘤的定位、定性诊断的准确率。子宫动脉多起自髂内动脉前干，两侧对称发出者居多，沿盆侧壁向前内下方走行，于宫颈内口水平分出上下两支，上行支较粗大，下行支较细，一般老年女性的生殖器官萎缩，管径较细，部分管壁钙化明显，其分支显示不佳，而年轻女性的子宫动脉全部显示，管径较粗，形态清晰，动脉走行自然，分支显示率较高。生理状态下，卵巢动脉纤细，直径小于 1.1mm，在行腹主动脉 DSA 时，正常卵巢动脉的显示率仅为 7.1%，伴发盆腔疾病的卵巢动脉显示率为 21%～25%。常规 CT 血管成像显示能力有限，随着 CT 技术的发展，能谱 CT 单能量技术结合血管成像技术，能更加直观、清晰显示子宫动脉和卵巢动脉。

1. 检查前注意事项　请依照“相关准备”中的“腹部常规 CT 检查准备”内条款做好相应准备；患者禁食。

2. 检查方法及扫描参数　①扫描体位：足先进仰卧位，两臂上举抱头。②扫描方式：螺旋扫描或能谱扫描，低 keV 重建有助于显示。③扫描范围：下腹盆腔扫描。④扫描视野（FOV）：45cm。⑤扫描层厚：5mm。⑥扫描参数：100～120kV（BMI<25 用100kV，BMI>25 用 120kV）；自动毫安秒 180～600mA。⑦重建方式：使用薄层图像或者最佳单能量薄层图像，在后处理工作站上重建包括容积再现、多平面重组及最大密度投影等，结合多角度旋转、切割显示。

3. 对比剂注射方案　对比剂浓度和用量及为非离子型对比剂，350～370mgI/ml；60～80ml 对比剂+30～40ml 生理盐水；注射流率为成人 4～5ml/s，儿童用量按体重计算为 1～1.2ml/kg，流速 1～1.5ml/s；延迟时间的动脉期的经验法 25～30s（心功能不全患者不建议用此方法）；延迟时间的动脉期的阈值法的设置阈值为 150HU，诊断延迟时间 6s，监测平面为腹主动脉下端髂动脉分支处（约腰 5 水平），如文末彩图 23-51。

（二）髂动脉

髂动脉是盆腔的主要供血血管，其分支密集，迂曲多变，解剖学分型存在多种变异。目前腹腔镜下盆腔手术的广泛应用，术前了解盆腔主要血管的起源及走行变异对减少手术并发症、提高介入治疗的准确率和有效缩短手术时间有重要的意义。随着多层螺旋 CT 技术的不断进步，扫描时间显著缩短，亚毫米级各向同性的空间分辨力，使髂动脉及

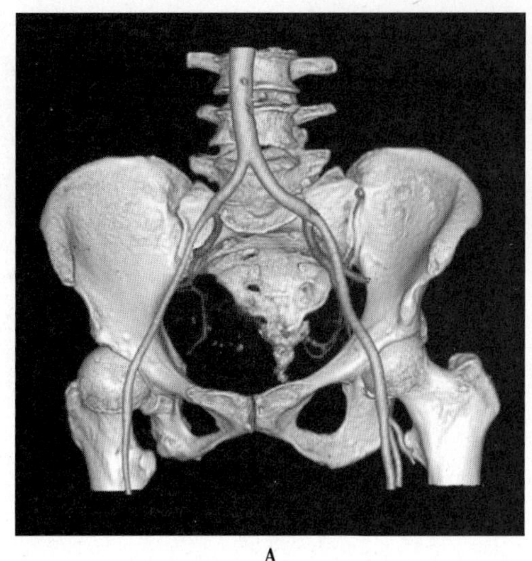
A

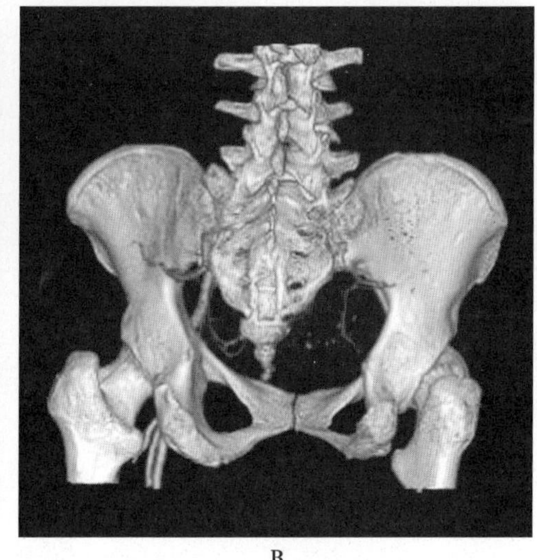
B

图 23-51 子宫卵巢动脉成像

A、B. 容积再现技术图像，显示子宫动脉及所属分支。

其 1~2 级细小分支均可在 CTA 上清晰显示。

1. **检查前注意事项** 请依照“相关准备”中的“腹部常规 CT 检查准备”内条款做好相应准备。

2. **检查方法及扫描参数** ①扫描体位为足先进仰卧位，两臂上举抱头。②扫描方式为螺旋扫描。③扫描范围为腹主动脉下端至股骨头层面。④扫描视野（FOV）为 45cm。⑤扫描层厚为 5mm。⑥扫描参数为 100~120kV（BMI<25 用 100kV，BMI>25 用 120kV），自动毫安秒 180~600mA。⑦重建方式为使用薄层图像在后处理工作站上重建包括容积再现、多平面重组及最大密度投影等，结合多角度旋转、切割显示。

3. **对比剂注射方案** 对比剂浓度和用量为非离子型对比剂，350~370mgI/ml，50~70ml 对比剂+30~40ml 生理盐水；注射流率成人 4~5ml/s。儿童用量按体重计算为 1~1.2ml/kg，注射流速 1~1.5ml/s；延迟时间的动脉期的经验法 25~30s（心功能不全患者不建议用此方法）；延迟时间的动脉期的阈值法设置阈值为 150HU，诊断延迟时间 6s，监测平面为腹主动脉下端髂动脉分支处（约 L5 水平），如文末彩图 23-52。

（三）髂静脉

髂静脉血栓是继发深静脉血栓的重要潜在因素，左右两侧髂静脉在约 L_4—L_5 平面汇合为下腔静脉，左侧髂总静脉容易受到左侧髂总动脉与骶骨岬间隙的压迫导致狭窄，引起内膜增生、腔内粘连闭塞；多层螺旋 CT 不仅可以显示血管本身病变，还可以显示血管周围骨骼、组织形态、对血管的压迫情况、支架形态位置及髂静脉受压情况，在临床上广泛应用。

1. **直接法扫描（顺行造影）**

（1）检查前注意事项：提前准备止血带绑扎患者双侧脚踝及膝关节处，用于防止浅静脉显影，于双侧足背静脉分别穿刺 22G 留置针，若技术允许，为减少药物混不匀的情况，可使用超声引导将穿刺点上调至大隐静脉。

（2）检查方法及扫描参数：①扫描体位为足先进仰卧位，两臂上举抱头。②扫描方式为螺旋扫描或能谱扫描结合低 keV 重建。③扫描范围为腹主动脉下端至股骨头下方，切记扫描方位由足侧向头侧扫描。④扫描视野（FOV）为 45cm。⑤扫描层厚为 5mm。⑥扫描参数为 100~120kV（BMI<25 用 100kV，BMI>25 用 120kV），自动毫安秒 180~600mA；球管旋转时间为 05s；螺距为 0.992∶1。⑦重建方式为使用薄层图像或最佳单能量图像在后处理工作站上重建包括 VR、MPR 及 MIP 等，结合多角度旋转、切割显示。

（3）对比剂注射方案：对比剂浓度和用量为非离子型对比剂，350~370mgI/ml，使用 1∶3或者 1∶5配比 200ml 对比剂盐水混合液；注射流速为 1.5ml/s；注射方式尽量使用双筒双流注射；延迟时间的经验法为第一期延迟 85s 扫描，第二期再延迟 55s 扫描；延迟时间的阈值法为设置阈值为 150HU，监测平面为 L_4—L_5 水平下腔静脉起始部，下腔静脉充盈均匀后启动扫描，以避免涡流伪影，如文末彩图 23-53。

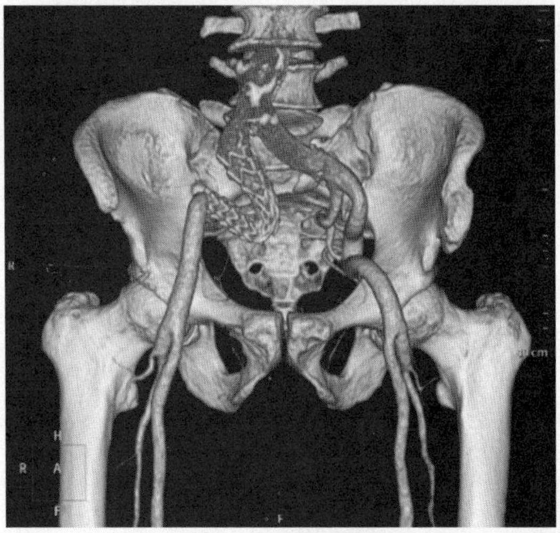

A 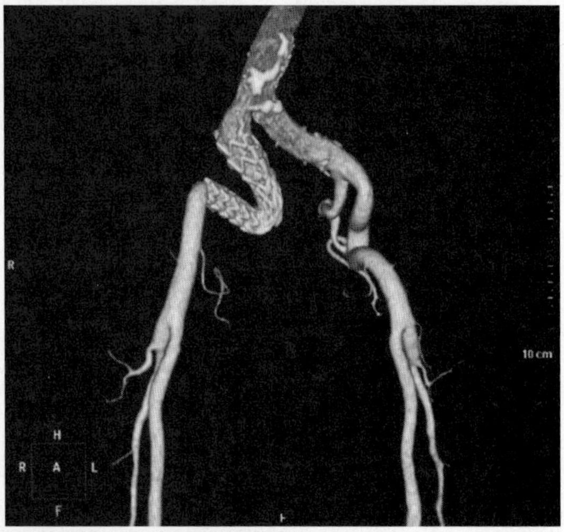　　　　B

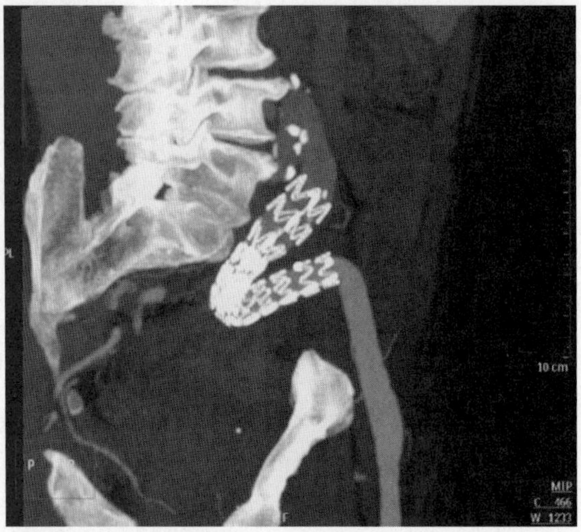

C

图 23-52　髂内外动脉成像

A、B. 容积再现技术图像，该病例为右髂动脉瘤术后，右侧髂总动脉-髂外动脉支架植入状态，左髂总及髂内动脉管壁钙化斑块；C. 最大密度投影图像。

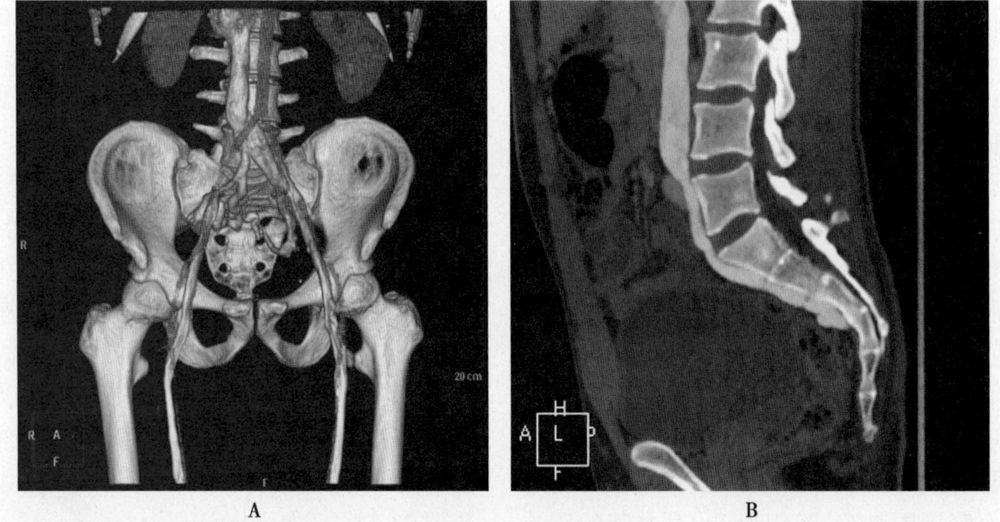

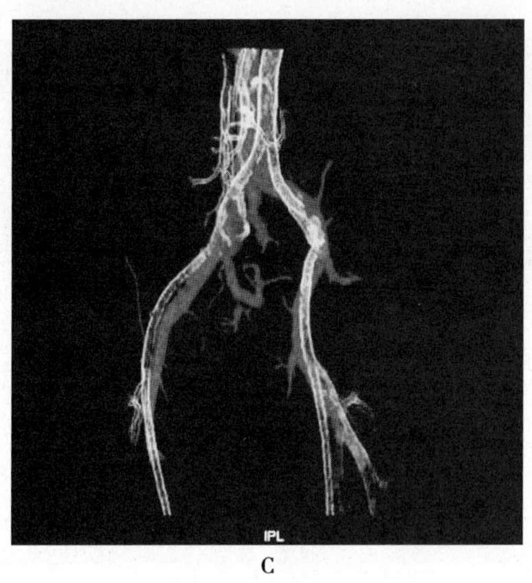

C

图 23-53　髂静脉直接法成像

A、C. 容积再现技术图像，该病例右侧髂总静脉较左侧细，左侧髂内静脉血栓形成可能；B. 最大密度投影图像。

2. **间接法扫描（逆行造影）**

（1）检查前注意事项：同盆腔增强检查注意事项。

（2）检查方法及扫描参数：①扫描体位为足先进仰卧位，两臂上举抱头；②扫描方式为螺旋扫描或能谱扫描；③扫描范围为腹主动脉下端至股骨头下方，扫描方向头侧至足侧扫描；④扫描视野（FOV）为45cm；⑤扫描层厚为5mm；⑥扫描参数为100～120kV（BMI＜25用100kV，BMI＞25用120kV），自动毫安秒180～600mA；⑦重建方式为使用薄层图像或最佳单能量图像在后处理工作站上重建包括VR、多MPR及MIP等，结合多角度旋转、切割显示。

（3）对比剂注射方案：对比剂浓度和用量为非离子型对比剂，350～370mgI/ml，70～90ml对比剂+30～40ml生理盐水；注射流率成人4～5ml/s；延迟时间的经验法为第一期延迟85s扫描，第二期再延迟55s扫描，如文末彩图23-54。

五、盆腔CT三维图像高级重建技术

（一）盆腔图像处理

1. 常用软组织窗300～350HU，窗位为35～40HU。增强后为400～450HU，窗位：40～45HU。

2. **实质脏器图像重建**　由于重建技术的需要，要把普通扫描的原始图像进行薄层重建，层厚0.625～1.0mm。

3. 根据临床和诊断要求，需做不同方位的图像重组或血管重建。盆腔图像的显示一般采用软组织窗，若脏器或病变密度相对较低时，可适当调低窗宽、窗位显示。发现有占位病变时可增加矢状面和冠状面图像重组，如文末彩图23-55。

4. 子宫、前列腺与直肠等位置的占位病变，矢状面MPR重组可帮助明确诊断；女性附件等占位性病变可选择增加冠状面MPR重组；如需要观察供血动脉的占位，或者需观察占位与血管关系时，可选择其他血管三维后处理成像或直接采用血管最大密度投影（MIP）。

5. **胶片打印建议**　盆腔CT图像摄影，通常需按解剖顺序并将平扫，增强的图像依时间先后顺序拍摄。摄影一般用软组织窗。拍摄及打印层厚：膀胱或前列腺5mm；全盆腔或肿块较大时，层厚8～10mm。

（二）实质脏器的多平面重组

可以更详细的显示肠管、子宫、前列腺、膀胱与肿瘤、炎性病变、血肿等病变的位置关系、相关联性及浸润情况。MIP可以清晰显示盆腔肿瘤的供血血管及盆腔其微细血管分布。VR可以立体的显示脏器与肿瘤、脏器与血管、脏器与脏器的空间立体位置关系，如图23-56。

也可以使用透明化处理技术（transparency processing technique）。透明化处理是对扫描获得的图像数据进行阈值选择，重组出结构的外表面形态后，同时进行透明化处理，使图像不仅能显示表面，也能显示内部结构。仿真内镜是利用快速强大的计算机功能，将螺旋CT容积扫描所获得的图像数据进行后处理，观察角度置于空腔器官内，调节不同的明暗度与色彩，重建出空腔器官内表面的立体图像，酷似纤维内镜所见，如图23-57，图23-58。

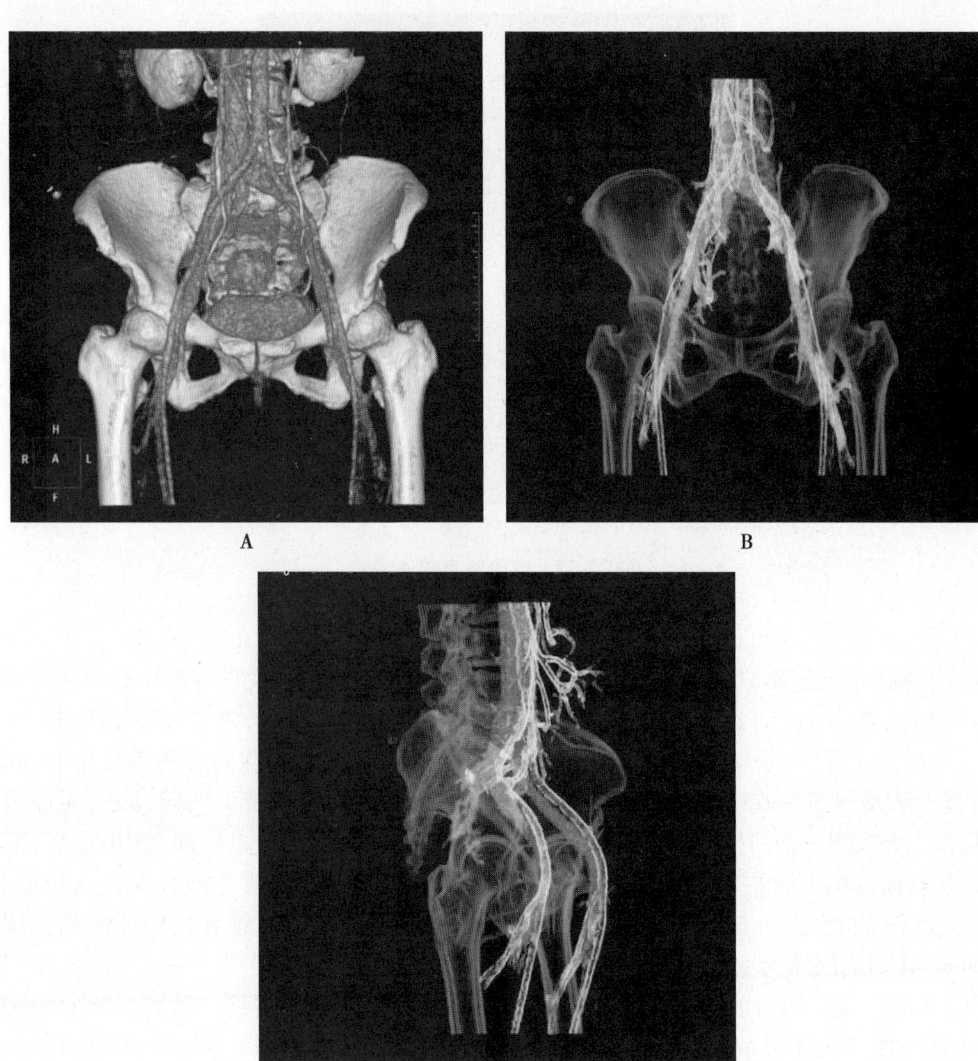

图 23-54 髂静脉间接法成像

A、B、C. 容积再现技术图像，该病例左侧髂总静脉走行于右侧髂总动脉后，前壁轻度受压。

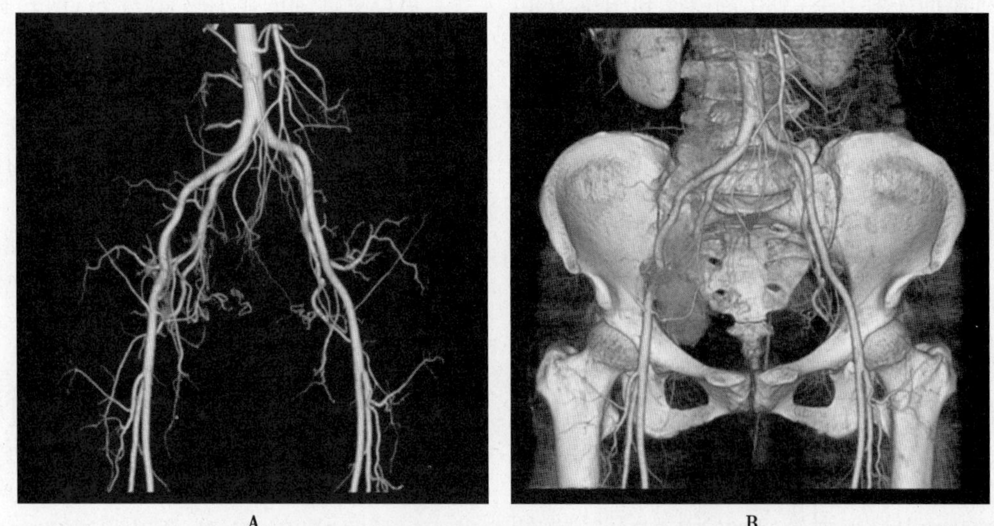

图 23-55 盆腔动脉成像

A、B. 容积再现技术图像，显示盆腔动脉及所属分支。

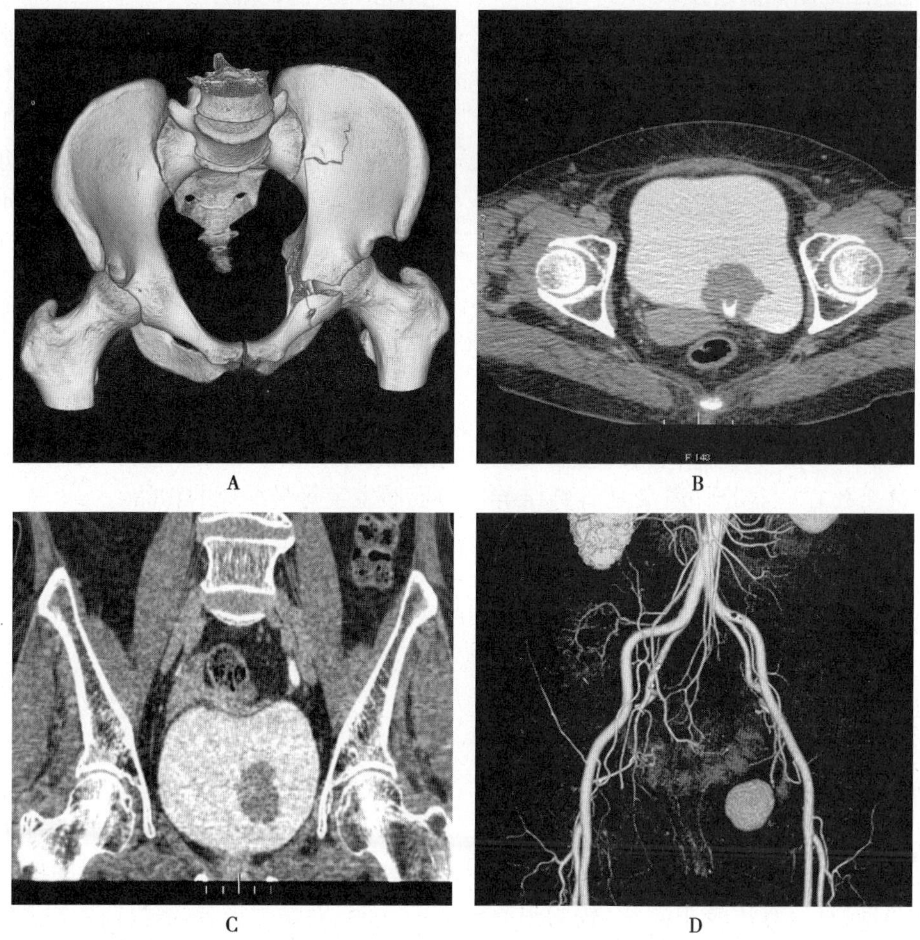

图23-56　CT重建技术图像

A. 容积再现技术，显示骨盆多发骨折；B. 轴位图像，显示膀胱占位病变；C. 最大密度投影图像，显示膀胱占位病变；D. 容积再现技术，显示左侧髂内动脉动脉瘤。

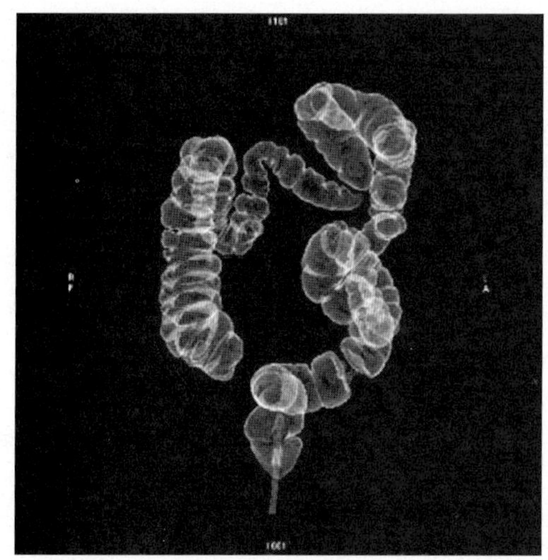

图23-57　透明化处理技术图像，运用透明化处理技术显示直肠、乙状结肠

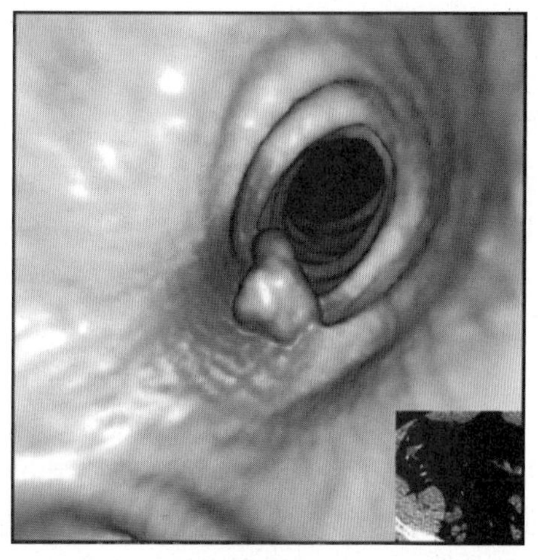

图23-58　仿真内镜技术显示结肠内肿物图

（三）盆腔的三维图像重建技术

盆腔大血管主要是由主动脉延续，其血管三维处理技术同腹部血管的三维图像重建技术。对于腹主动脉瘤累及髂血管需测量腹主动脉瘤近段瘤颈直径、瘤体起始处直径、瘤体最大直径、主动脉分叉直径、双侧髂总动脉直径、近段瘤颈长度及瘤体长度。由于主动脉瘤腔内隔绝术手术入路有股动脉、髂动脉、腹主动脉下段以及颈动脉和主动脉弓，常用动脉是髂股动脉，所以需对双侧髂股动脉进行评估，选择合适的导入血管。对于髂静脉的处理要明确血栓位置，多角度显示。

骨盆骨折是临床比较常见的外伤，严重者可引起失血性休克甚至死亡。盆腔骨质又是骨纤维异常增生症、骨软骨瘤、尤因肉瘤及骨髓瘤的好发部位，故盆腔骨质的三维图像重建对于临床医生的诊断与治疗有很重要的意义。多平面重组（MPR）可以更详细的显示骨折线是否存在，骨折或肿瘤的波及范围及其与周围结构的关系和其内部病变结构。最大密度投影技术可以模拟普通放射线片立体的对骨折线、肿瘤进行显示，给观察者提供多方向观察病变的帮助。容积再现技术、表面阴影显示（SSD）可以更形象地显示骨折断端、肿瘤等病变的空间立体位置关系，显示骨质较小碎片，较为逼真的模拟骨质的真实情况。

六、图像质量控制

（一）检查技术要点与影像诊断要点

1. 检查技术要点　CT 检查对盆腔疾病的发现和诊断敏感性较高，被公认为是一种较好的检查方法。盆腔脏器结构复杂，病变种类较多，组织间缺乏足够的对比，需进行规范化的盆腔准备。例如，对直肠和乙状结肠病变，检查前行清洁灌肠，然后经肛门灌注稀释对比剂 150~300ml，可很好的显示肠曲本身及与盆腔脏器间的解剖关系，否则可能导致诊断困难甚至漏诊、误诊。膀胱病变扫描一般层厚、层距各为 3~5mm，所有病例在检查前晚上喝 500~1 000ml 含碘 1%~3%的对比剂，在 CT 扫描前 45 分钟补充喝 350~500ml，这样才能使消化道，尤其是回肠和结肠近端充盈对比剂，以免未充盈的对比剂的肠襻伸入盆腔，形成软组织块影而影响诊断，也可使膀胱完全充盈以便更好地显示病变。前列腺病变检查应在空腹状态下，与检查前 2~3 小时或更早时间分次口服含碘 1%~3%对比剂 1 000ml，同时尽量憋尿，使膀胱处于充盈的状态，有利于前列腺和精囊腺的显示。

为了提高扫描图像质量，应尽可能使盆腔内的肠管充盈对比剂和液体，以便与软组织结构及病变如淋巴结、肿物等鉴别。彻底的清洁灌肠作为 CT 检查前的准备十分重要，残留的粪块可能被误认为腔内肿块。只有保证肠腔的清洁，再使肠管充盈足够的浓度适当的对比剂溶液和水样密度的溶液，才能提高盆腔肠道疾病诊断的准确率。所以检查前的注意事项、肠道准备、膀胱准备、女性阴道准备等对图像质量影响很大。此外，还应注意：

（1）去除患者扫描区域内所有金属类物质，特别注意患者裤子拉链、金属线商标、磁疗内裤、膏药、暖宝宝等易漏掉的物品。

（2）训练受检者的呼吸，并保持每次呼吸幅度一致，对于不能屏气者，嘱咐患者平稳呼吸，做好呼吸训练。盆腔检查前禁食 4 小时以上，检查前受检者憋尿。检查前一天，尽可能食少渣饮食，检查前 3~5 天未进行消化道钡剂造影。

（3）人体长轴与床面长轴一致，尽量保持两侧髋关节对称。

（4）合理使用铅衣对患者进行正当的辐射防护，若有陪检家属也应给予铅衣防护。

（5）对增强患者，需提前告知患者检查中对比剂注入时可能产生的不适反应如一过性的发热，给予患者充足的心理准备，避免检查意外。还应告知患者如果穿刺部位有强烈的痛感需及时表达，避免大量对比剂外渗。

2. 影像诊断要点　CT 检查是诊断膀胱肿瘤并对之进行分期的重要手段，尤其是增强早期最有助于病灶的检出和定性。但一般难以显示肿瘤浸润膀胱壁的确切程度，即对肿瘤的早期分期的准确性受到限制。CT 对周围脏器及远处转移的显示优于超声，与 MRI 相仿。CTA 检查在髂血管疾病诊断与随访中具有独特的优势，能清楚的显示病变的范围、形状、大小、瘤颈、瘤体及动脉分支的情况，对动脉瘤破口及周围假性动脉瘤亦能清晰显示；同时显示动脉管腔内外的情况，包括附壁血栓、软硬斑块等；强大的后处理功能可立体、直观、全方位的显示病变。

CT 可显示前列腺内的钙化及骨骼转移增生骨情况。螺旋 CT 动态增强有助于观察前列腺分区及增生结节的范围。对于晚期前列腺癌，CT 检查多能做出诊断并可较准确显示肿瘤侵犯范围及是否有骨、淋巴结等部位转移。

CT 检查在女性生殖系统病方面，可用于检查盆腔肿块，了解肿块与周围结构的关系，判断肿块的起源和性质；对于已确诊的恶性肿瘤，CT 检查还可进一步显示病变范围及是否转移，以利于肿瘤分期和治疗；还可用于恶性肿瘤治疗后随诊以观察疗效，判断病变有无复发。

（二）特殊病变的检查技术

髂静脉压迫综合征又称 Cockett 综合征或 May-Thurner 综合征，是由于解剖学因素或髂静脉周围病变压迫髂静脉所致的下肢和盆腔静脉回流受阻所引发的疾病，也是下肢静脉血栓形成的最主要原因，左右两侧髂静脉在约 L_4—L_5 平面汇合为下腔静脉，左侧髂总静脉容易受到左侧髂总动脉与骶骨岬间隙的压迫导致狭窄，引起内膜增生、腔内粘连闭塞，在临床上较为常见。间接法操作相对简单，患者避免了静脉穿刺后引发的穿刺后静脉炎和静脉血栓形成的风险。经过体循环之后，对比剂相对混合较均匀，一定程度上避免了直接法髂静脉造影对比剂混不匀出现充盈缺损的假象，由于下肢静脉本身静脉回流较慢，加之个体差异及患者基础疾病的影响，静脉造影延迟时间有所差异。由于有些特殊患者对比剂延迟时间较晚，静脉内对比剂浓度较淡，往往出现假阴性。因此临床怀疑髂静脉压迫综合征合并下肢血栓时，间接法不作为首选。直接法髂静脉能直观显示髂静脉的受压情况，并明确受压原因，对比剂直接从足背静脉到腘静脉到股静脉再到髂外静脉到髂总静脉，静脉内管腔内对比剂浓度较高，管腔均显示良好。同时直接法对比剂用量相对较少，减轻了患者的肾脏代谢负担。部分病例因静脉血管内管腔密度不均匀，腔内可见低密度类似充盈缺损区，但若直接法结合能谱扫描，则可鉴别这种假阳性，同时提高血管的密度，有助于提取三维图像。在穿刺条件允许的情况下，若能将穿刺点上移至大隐静脉，减少对比剂路径，血管显示更佳。

骨质疏松症是一种全身性、代谢性骨骼系统疾病，骨折是骨质疏松症最严重的后果。股骨颈骨折是常见且严重的骨质疏松性骨折。双能 X 射线吸收法（DXA）是骨密度测量的金标准，但因其是基于二维的测量结果，许多情况下因其他正常或病变组织结构的重叠导致不能如实地反映真正的骨密度情况。近年来许多专家学者提出用定量 CT（QCT）来对骨密度进行测量，常见的测量部位有股骨颈和第一、二腰椎椎体。其扫描方法与盆腔平扫相同，只是基于 QCT 校准体模及工作站对图像进行处理，便可得到股骨颈的骨密度情况（*T* 值、*Z* 值）。对需要进行股骨颈骨密度测定的患者，在摆体位时需注意让患者双脚内旋。此外，运用双能量 CT 中的物质分离技术（如钙-水物质对）也能够辅助评估骨密度，如图 23-59。

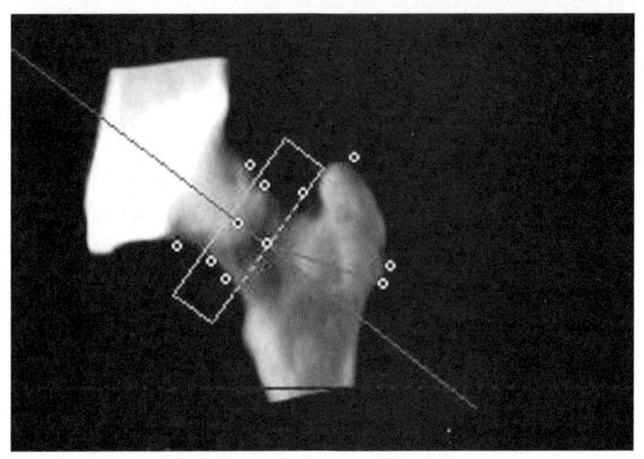

图 23-59　股骨颈骨密度定量测定技术

（三）图像后处理与打印排版建议

CTA 图像采用软组织算法重建，重建层厚 ≤1.0mm，根据临床诊断需要，常规重建 MIP、VR 或 MPR、CPR 等后处理图像，运用多种方法，不同方向和层次上对病变进行显示，切忌用单一方式观察病变，而是以多角度图像观察血管及其病变情况。

普通患者无特殊的图像后处理，进行诊断阅片时可根据需要观察的解剖部位进行局部的放大、缩小、旋转、裁剪等。放大功能用于观察局部细微病变的形态结构，通常病变太小，肉眼可能难以分辨；缩小功能主要用于观察病变整体形态。CT 图像可能由于患者个体差异、参数设置欠佳、外部环境对图像影响（例如，局部金属内固定的影响）等出现扫描图像灰白对比不好，可以通过调节合适的窗宽、窗位来增加图像对比，突出病变部位。

CTA 排版建议 3×2 或 4×5 分隔片，一般选择带骨 VR、去骨 VR，若有动脉瘤及支架，要放其特写图，根据病变灵活运用各种重组技术优化病变显示。常规需排版打印横断位、冠状位、矢状位图像。平扫、动脉期和静脉期图像顺次排版打印。病变部位可放大排版打印。

（四）图像质控要求

1. 图像能满足影像诊断的需要　①图像可清晰显示盆腔诸结构（膀胱、肠道，男性的前列腺和女性的子宫）以及大血管的形态、边缘和密度，这些结构与周围脂肪组织有明显对比；盆壁组织肌肉可明确识别。②增强图像:增强各期图像均可清楚显示盆腔诸结构的强化,盆腔内大血管于不同期相的强化特征。③CTA 图像要包含完整的血管图像,轴位图像上,血管及其主要分支结构显示清晰,动脉血管要强化明显,与图像背景有良好的对比;MIP、VR 或 MPR、CPR 等重组图像也能清晰显示血管及其主支的形态、密度和异常改变。④无影响诊断的伪影,包括金属异物伪影、呼吸运动伪影及设备引起的伪影。

2. **图像上的信息准确** ①图像上文字信息:应包括医院名称、受检者姓名、性别、年龄、检查号、层厚、间隔、扫描时间、扫描野、当前层面位置、扫描方位、kV、mAs 值和左右标识;字母、数字清晰、可辨;图像文字不能超出图片以外,也不能遮挡图像中影像。②图像上影像信息:图像必须足够大,可以用来评价盆腔正常解剖结构及病灶;图像按解剖顺序排列,无层面遗漏及错位;图像对比度良好,最优化地显示组织间的不同层次;图像中无影响诊断的伪影。

3. **图像质量的等级评价**

(1) 0 级:盆腔内诸结构(膀胱,男性的前列腺、精囊及其两旁的神经血管束等结构,女性的子宫、宫旁组织等结构)显示不清,伪影严重,不能诊断。

(2) 1 级:盆腔内诸结构(膀胱,男性的前列腺、精囊及其两旁的神经血管束等结构,女性的子宫、宫旁组织等结构)显示模糊,有较明显的运动伪影,不能达到诊断要求。

(3) 2 级:盆腔内诸结构(膀胱,男性的前列腺、精囊及其两旁的神经血管束等结构,女性的子宫、宫旁组织等结构)显示欠清晰,或略有运动伪影,但是基本不影响诊断。

(4) 3 级:盆腔内诸结构(膀胱,男性的前列腺、精囊及其两旁的神经血管束等结构,女性的子宫、宫旁组织等结构)显示清晰,完全符合诊断要求。

图像质量必须达到 2 级或 3 级方可允许打印图片及签发报告。

(郭建新 赵雁鸣 余建明)

第三节 主动脉 CT 血管造影检查技术

一、适应证和相关准备

1. **适应证** 疑有主动脉疾病(如夹层动脉瘤、胸腹主动脉瘤)及占位病变与血管关系密切者,适用主动脉血管造影。

2. **相关准备** 检查前去除受检者身上含金属物质的衣物,如含金属物质的纽扣、皮带、钥匙和硬币等。不合作受检者可在检查前用药物镇静,成人一般静脉或肌内注射 10mg 地西泮,检查前预先建立静脉通道。

3. 做好受检者非检查部位和陪护人员的辐射防护。

二、检查技术

1. **扫描体位** 受检者仰卧于扫描床上,头先进,两臂上举抱头,身体置于床面正中。

2. **定位像** 腹部前后正位。

3. **扫描范围** 从主动脉弓至髂内外动脉远端。

4. **扫描延迟** 一般采用 CTA 扫描专用程序,选择团注测试或团注追踪法确定扫描延迟时间。①团注测试:即用低剂量扫描条件,选择气管分叉层面降主动脉内设置兴趣区,注射流率同主动脉 CTA 扫描。选择肘静脉注入非离子型对比剂 20ml,注射后延时 10~12s 开始扫描。此时靶血管内对比剂的浓度由低向高迅速增加,连续扫描至目标血管的对比剂浓度开始下降时中止扫描。将所获得的序列图像用动态评估软件进行分析,得到靶血管的时间密度曲线及平均峰值时间。根据平均峰值时间,设定扫描开始的延迟时间。②团注追踪:在气管分叉处降主动脉层面内设置兴趣区,设定触发阈值为 100~150HU。用 4~5ml/s 流率。由肘静脉注射后,延时 10~12s 开始低剂量扫描采集,当感兴趣区内对比剂浓度到达设定阈值时,CT 扫描控制自动启动扫描。

5. **注射方法** 经静脉注射对比剂,碘对比剂浓度为 300~400mgI/ml,注射流率为 4.0~5.0ml/s,对比剂总量由流率和扫描采集时间决定,推荐使用 80~120ml。单独胸主动脉或者腹主动脉血管造影时,可根据扫描时间相应减少对比剂用量,推荐使用 60~80ml。

6. **扫描参数** 管电压 100~120kV,管电流采用智能 mA 技术,机架旋转时间 0.3~0.5s,显示野 30~40cm,扫描层厚≤1mm,螺距 1~1.2。为防止心脏搏动产生升主动脉伪影,该检查需使用心电门控,如仅检查腹主动脉,可不用心电门控。

三、影像处理

扫描后根据心电门控重建图像。重建层厚 0.6~

1mm，重建间隔 0.5～0.7mm，按临床诊断需要做 3D、MIP、VR 或 MPR 图像重组。在显示屏上旋转图像，多角度观察血管与病变的情况，选择显示病变最佳的图像摄影，如图 23-60、图 23-61 和图 23-62。

四、图像质控要求

1. 图像能满足影像诊断的需要　①图像要包含完整的胸主动脉，即从主动脉膈肌裂孔向下直至双侧髂内、外动脉；②轴位图像上，腹主动脉及其主要分支结构显示清晰，强化明显，与图像背景有良好的对比，静脉结构应尽可能少显示；③MIP、VR 或 MPR、CPR 等重组图像也能清晰显示胸主动脉及其主支的形态、密度和异常改变。

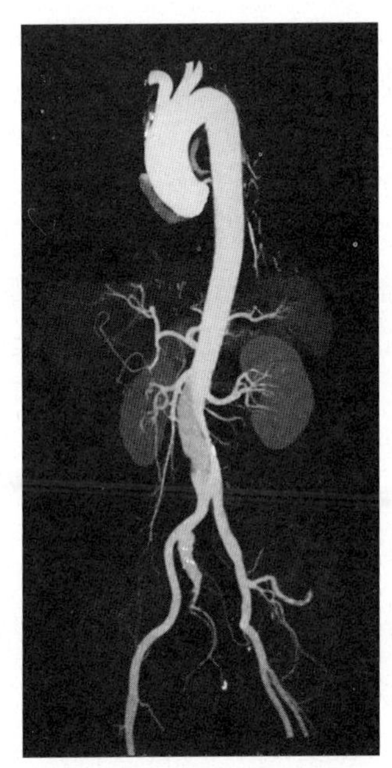

图 23-60　全主动脉 MIP

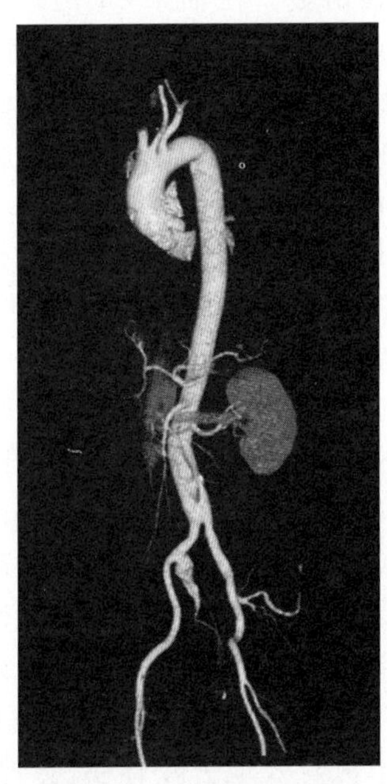

图 23-61　全主动脉 VR

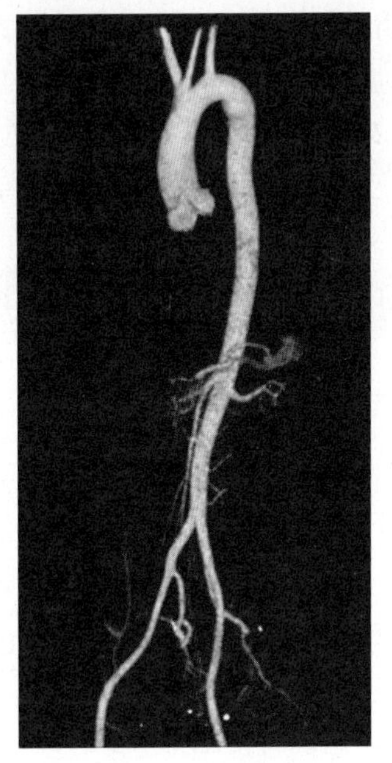

图 23-62　全主动脉 VR

2. 图像上的信息准确　①图像上文字信息：应包括医院名称、受检者姓名、性别、年龄、检查号、层厚、间隔、扫描时间、扫描野、扫描方位、kV、mAs 值和左右标识；字母、数字显示清晰；图像文字不能超出图片以外，也不能遮挡图像中影像。②图像上影像信息：图像必须足够大，可以用来评价腹主动脉及主支的正常解剖结构及病变；图像对比度良好，最优化地显示组织间的不同层次；图像中无影响诊断的伪影，包括金属异物伪影、呼吸运动伪影及设备引起的伪影。

3. 图像质量的等级评价　主要观察腹主动脉主干及其主要分支。

（1）0 级：腹主动脉及其主要分支（如腹腔干、肾动脉等）内无对比剂，不能进行诊断。

（2）1 级：腹主动脉及其主要分支（如腹腔干、肾动脉等）内有一定浓度的对比剂，有伪影，但可区分解剖结构，不影响诊断。

（3）2 级：腹主动脉及其主要分支（如腹腔干、肾动脉等）内有较高浓度的对比剂，显示较好，无伪影，可进行诊断。

（4）3 级：腹主动脉及其主要分支（如腹腔干、肾动脉等）内有高浓度的对比剂，显示清晰，血管边缘锐利，可明确诊断。

图像质量必须达到1级或2、3级方可允许打印图片及签发报告。

（郭建新　赵雁鸣　余建明）

第四节　CT双能量成像技术

一、CT双能量成像原理

双能量CT成像是CT扫描时采用高、低不同的两种辐射能（通常为80kVp和140kVp），利用物质对不同辐射能的X线吸收差成像。依据不同组织在不同X线能量时的衰减不同和CT值差，再通过图像融合重建技术即可得到能体现组织化学成分的CT图像，即组织特性图像。

目前应用于临床的能量CT成像技术主要有三类：双源双能量CT成像（dual-source dual-energy CT imaging）、单源瞬时kVp切换技术（single source fast kVp switching technique）和双层探测器技术（dual layer detector technique）。前者是图像空间的能量解析技术，后两种是投影数据空间的能量解析技术。双源CT采用双能量扫描时，两个球管的管电压分别为80kVp和140kVp，低kV球管的管电流为高kV球管管电流的3倍，以保证其输出的射线有足够的能量，两个球管能同时同层进行扫描，所获得的低能和高能数据不存在位置和时间差。能谱CT（GE Discovery系列）采用单一球管高低双能（80kVp和140kVp）的瞬时切换产生双能数据，实现数据空间能谱解析，同时提供了物质密度图像和单能量图像，实现物质分离。基于探测器CT能谱成像（Philips IQon Spectral CT）采用常规CT扫描方案，通过上下两层探测器分别收集低能和高能射线进行能量采集，能谱数据在投影域分解为光电效应与康普顿散射效应，然后进行相关能谱计算。

图像最薄层厚为0.6mm，一般用于观察血管、小病灶或用于科研。扫描后常规重建5mm图像，用于观察扫描结果及对比研究。

二、双能量迭代重建

迭代重建（iterative reconstruction，IR）是CT图像重建的一种基本方法。迭代算法可以更好地处理电子噪声和其他物理因素所导致的图像伪影，并且能在保证图像质量的同时降低检查剂量，在双能量成像中也广泛应用。双源CT采用了正弦图确定迭代重建技术（sonogram affirmed iterative reconstruction，SAFIRE），是图像空间迭代重建（IRIS）技术的改进，最大程度保留图形细节信息，其噪声信息是从原始数据中分离出来的，经过一次迭代重建，可生成一组全新的数据集，新的数据集进行再一次的迭代重建，又可以获得更加低噪声图像；最终的图像是多次迭代重建与验证的组合。宝石能谱CT（GE Discovery CT750 HD）采用了适应性统计迭代（ASiR）技术，该方法是统计噪声并利用迭代的方法加以抑制，从而得到更清晰的图像。GE Revolution能谱CT采用了适应性统计迭代重建-V（adaptive statistical iterative reconstruction Veo，ASiR-V）技术，该方法是新的一种重建算法，结合ASiR实时重建和MBIR多模型迭代的优点，前置ASiR-V可依据噪声指数（noise index，NI）通过调节管电流而间接降低辐射剂量，后置ASiR-V可直接降低图像噪声，从而提高图像质量，且较ASiR降低噪声程度更明显，较低的keV单能量图像噪声增加需联合较高的后置ASiR-V百分比值重建以获得更好的图像质量。IQon光谱CT可以进行噪声抑制的光谱重建，另外可以选择IMR、iDose算法重建。

三、双能量成像临床应用

双能量成像利用两组不同能量的X线衰减信息获得基物质密度图像、单能量图像及能谱曲线，进行多参数成像和量化检测。

1. 去金属伪影　在临床CT检查过程中受检部位的金属植入物及金属异物对CT成像造成的放射状或星芒状伪影严重影响了图像质量及临床诊断。利用双能量成像单能量图像结合金属伪影消除技术（GE，metal articacts reduction system，MARs）能有效地减少CT成像中的金属伪影，提供准确的CT值，同时对植入物本身、植入物周围骨骼和软组织结构的显示更为清晰（图23-63）。

2. CTA直接去骨　在头颈部CT血管造影的图像后处理中，以往的CT血管成像由于颈部、颅底部骨性结构复杂，难以清晰显示颈部与颅底部的血管结构，去除骨骼的遮盖，更加清晰准确地显示血管及其病变是图像后重建中主要的工作，如图26-64所示，双能量CT成像后，利用能量差导致的组织衰减差，将对比剂充盈的血管与骨骼相分离。采用双能量技术可有效地去除脊柱、肋骨、牙齿和颅骨，同时也可去除明显钙化的影响。

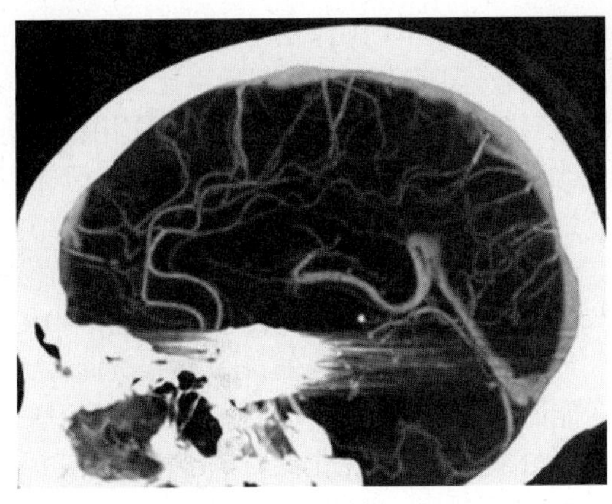
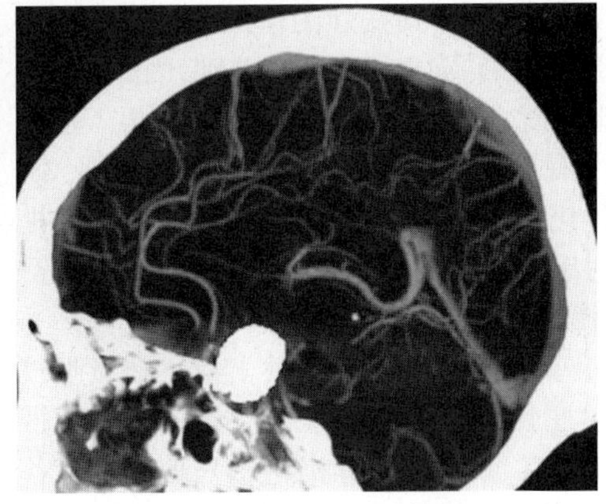

图 23-63　高 keV 单能图像结合 MARS 软件有助于动脉瘤金属圈栓塞术后疗效评估

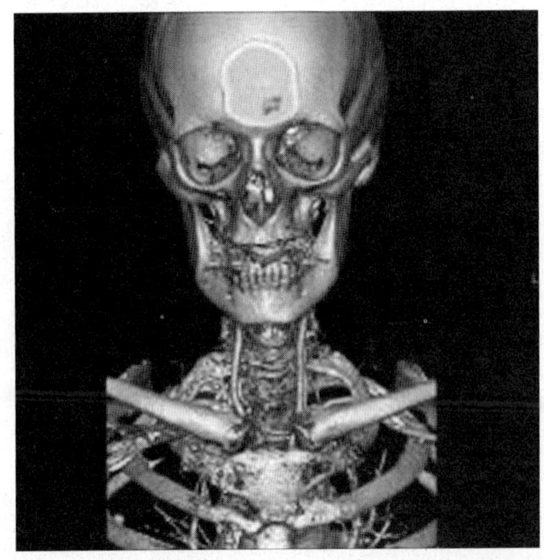
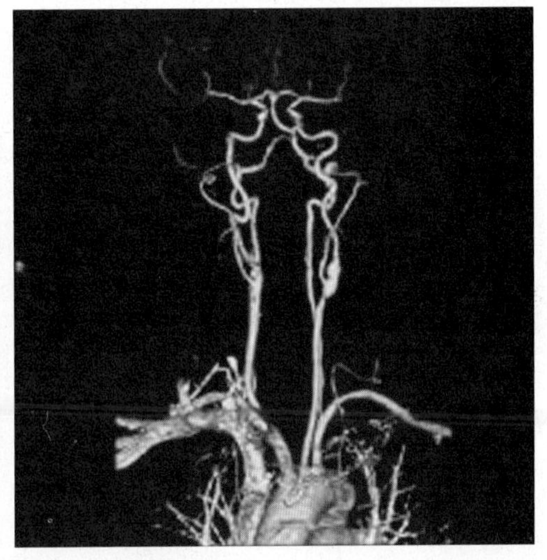

图 23-64　双能量技术 CTA 去骨重建

3. **虚拟平扫**　虚拟平扫来自水/碘分离获得的水密度图，在水密度图上不会显示碘物质，因此可以采用水密度图代替平扫图像，减少 CT 增强扫描时的辐射剂量，进而优化扫描方案（图 23-65）。

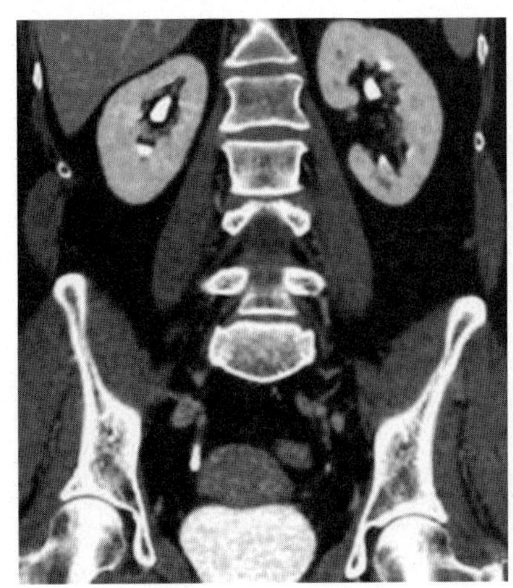
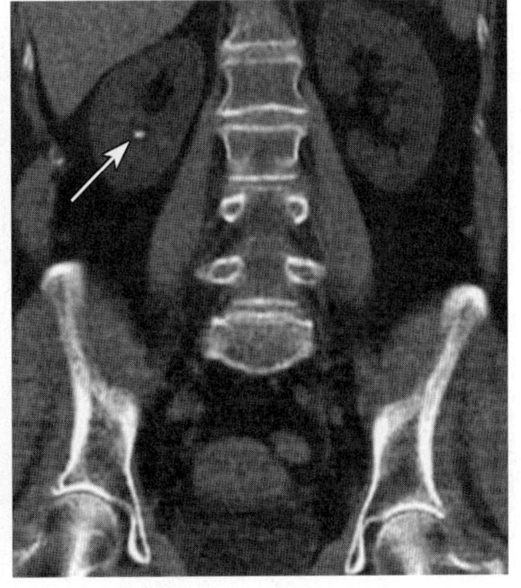

图 23-65　虚拟平扫显示肾结石

依据双能量扫描对碘的敏感识别，可虚拟计算出除碘剂后的平扫图像代替真实平扫图像，降低总体辐射剂量。通过虚拟平扫图像可清晰显示右肾小结石。

4. **对比优化**　CT 对病灶的检出主要取决于病灶的大小、病灶与实质之间的密度差别,因此 CT 图像的对比显示能力对于病变的检出非常重要。较低的能量水平有助于提高组织之间的对比度(图 23-66),比如优化肝脏、胰腺或者肾脏等病灶的显示,提高灰白质对比、优化门静脉成像及下肢静脉成像等。

5. **双能量成像临床应用**

(1) 单 keV 能谱图像:使用水和碘的质量吸收函数随能量变化的关系和通过物质分离技术获得的物质对的密度值,就能计算出所感兴趣物质在各个单能量点中对 X 线的吸收,即 CT(x,y,z,E),从而实现 CT 单能量成像。CT 双能量成像中的单能量成像功能等同地实现了物体在单色 X 线源的情况下可能获得的图像。单能量图像可以消除硬化伪影,改善常规 CT 的 CT 值漂移并得到准确的 CT 值。与常规 CT 图像相比,单能量图像具有更高的图像质量、信噪比和对比度噪声比。在实际应用中,单能量图像主要用于去除颅后窝硬化伪影,优化低对比结构的显示,去除金属伪影(图 23-67,图 23-68)。

(2) 单 keV 能谱级:单球管瞬时切换能谱 CT 能够提供 40~140keV 的 101 个单能量图像,基于双层探测器技术的 IQon 光谱 CT 提供 40~200keV 共 161 个一致性低噪声的虚拟单能级图像,而双源 CT 能谱提供多达 40~190keV 共 151 级能谱,低 keV 能量图像主要用于优化低对比、微小结构以及病变的显示,特别适用于改善正常小动脉(如子宫动脉,支气管动脉等)、异常动脉以及静脉系统(如门静脉、腔静脉、髂静脉以及下肢静脉等)的图像质量,高的 keV 图像结合 MARS 等去金属伪影技术可用于改善动脉瘤夹,脊柱四肢骨成形及关节置换术术后患者的图像质量。

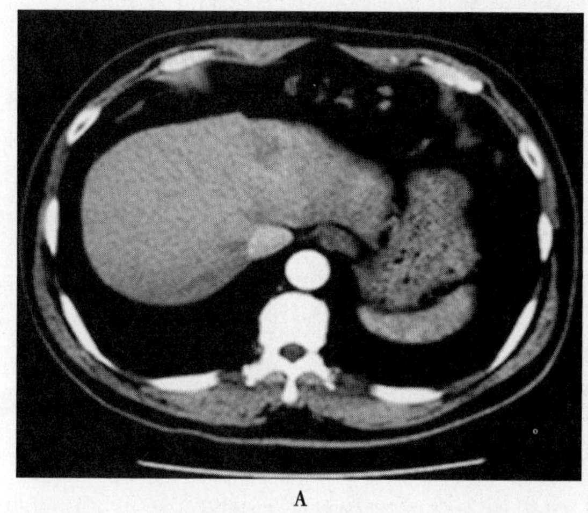

A

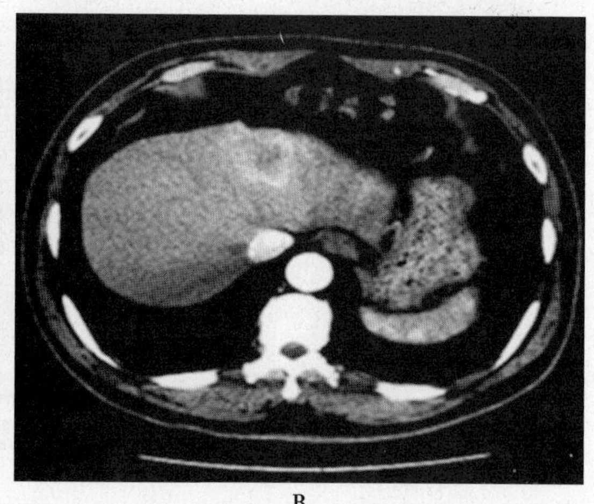

B

图 23-66　(A)动脉期常规 CT 图像,肝左叶病灶强化不明显,(B)50keV 单能量图像显示肝左叶病变明显强化

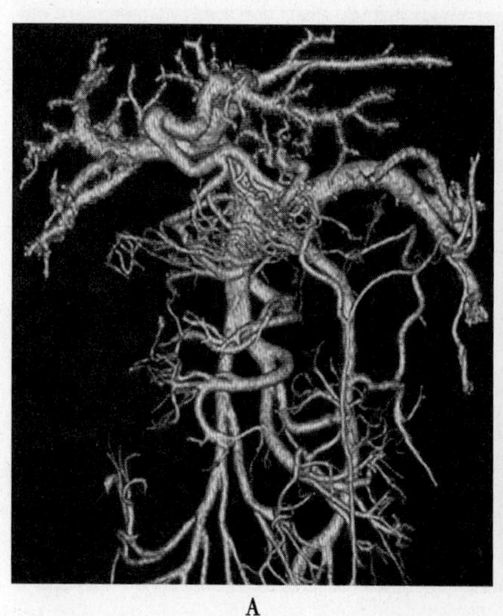

A

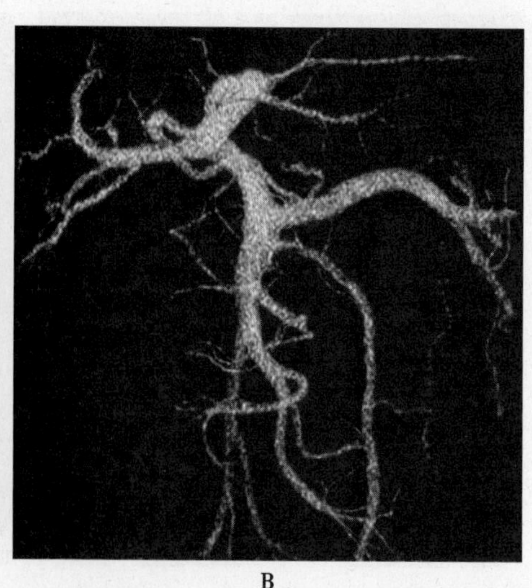

B

图 23-67　不同能级门静脉显示

A. 51keV 水平重建的门静脉 VR 图;B. 70keV 水平重建的门静脉 VR 图,其中可以看出低 keV 重建可以显示更多的门静脉分支。

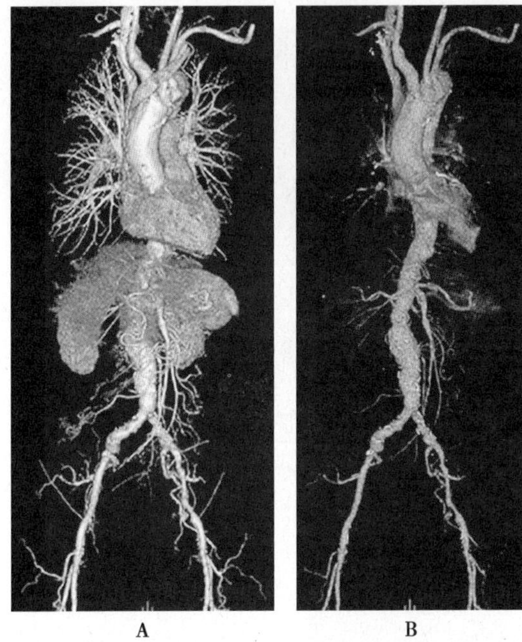

图 23-68　肾功能不全的患者行体部双能量 CTA 像

利用半剂量的对比剂，A. 40keV 水平重建的 VR 图；B. 常规的混合能量水平 120kVp 图像，可以看出单能量重建选择低 keV 水平可以显示更多的外周血管分支。

（3）物质 keV 能谱曲线：能谱曲线是物质或结构的衰减（即 CT 值）随 X 线能量变化的曲线从能谱曲线上可以得到各个单能量点的平均 CT 值和标准差。能谱曲线反映了物质的能量衰减特性，从物理学角度看，每一种物质都有其特有的能谱曲线。（文末彩图 23-69）由此可知不同的能谱曲线代表不同的结构和病理类型，类似的能谱曲线提示同样或类似的结构和病理类型。在利用能谱成像获取的任一单能量图像上，选择任意一个感兴趣区都可得到其对应的平均能谱曲线。

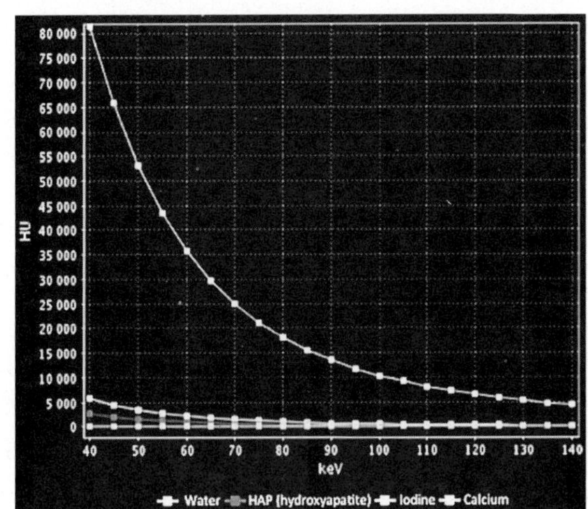

图 23-69　水、羟基磷灰石、碘、钙的能谱曲线

水、羟基磷灰石、碘、钙各自相应的能谱曲线，反映了水、羟基磷灰石、碘、钙在各个 keV 水平下的衰减特性，可以看出这几种物质成分在低能量水平的衰减差异大于高能量水平的衰减差异。

能谱曲线工具为了便于临床应用，所有测量的能谱曲线均经过与水的能谱曲线做标准化处理。多数物质或者组织的标准化能谱曲线都表现为下降型曲线，即随着能量逐渐增高而 CT 值逐渐降低，但也有少数物质，如脂肪，其标准化能谱曲线表现为上升型曲线，即随着能量逐渐增高，CT 值也逐渐升高。能谱曲线主要用于判断组织成分，有助于含脂病变，脂肪肝，斑块成分，肾结石成分，积液性质，囊性病变类型等的评估，此外还用于肿瘤同源性，浸润深度，淋巴结转移及远处转移的评估（图 23-70）。

（4）碘剂分布图（心肌、甲状腺）与碘剂摄取定量评估（心肌、甲状腺）：心脏能谱 CT 是在心电门控下进行扫描，其对于心肌活性的判断可以在进行形态学检查的同时完成对心肌灌注的判断，利用物质分离进行碘定量测量，对于心肌缺血区域的定位、定性以及治疗后复查随访具有重要价值。研究表明病灶与正常区域最佳 CNR 显示梗死区的最佳单能量在 50keV、60keV、70keV。标准化的碘浓度（normalized iodine-density，NID）：心肌正常区域>梗死周围区域>梗死区域；这说明通过能谱 CT 碘基物质密度图像，可以定量分析不同区域碘含量的差异，可以间接反映出不同区域血液供应及心肌活性的信息，这使得对梗死区域的定量甚至今后的定性分析成为可能（文末彩图 23-71）。

甲状腺是人体摄取碘的主要器官，人体中约 20%的碘储存于甲状腺内。通过对甲状腺碘含量的测量直接或间接反映甲状腺—垂体—下丘脑的功能。目前，临床上主要依靠测量尿碘、甲状腺吸碘率等来间接地反映甲状腺碘含量，其影响因素较多。通过对甲状腺组织进行能谱 CT 碘（水）密度测量，可以相对比较直接、客观地反映甲状腺的碘浓度。研究显示单能量下的 CT 值与碘（水）密度值具有显著相关性，提示最佳单能量的 CT 值可以反映甲状腺的摄碘能力。而能谱曲线的形态与位置也反映了不同疾病状态下的甲状腺摄碘功能，为甲状腺疾病的碘含量定量测量提供了新方法（图 23-72）。

（5）结石定性分析：由于病因和发病机制的不同，尿道结石可以依照其化学组成成分分为很多种，比如尿酸结石、草酸钙结石、胱氨酸结石和磷酸镁铵结石等；而且不同成分的结石由于其理化性质

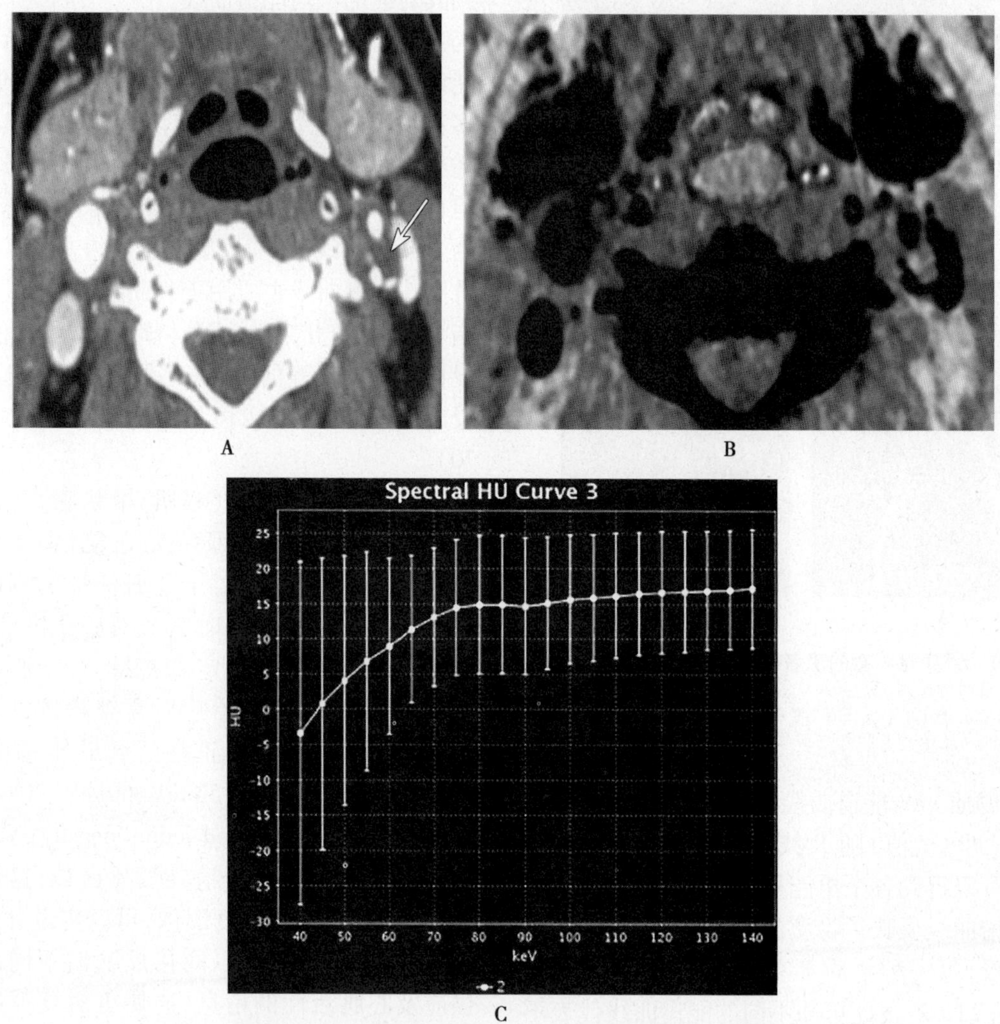

图 23-70 颈动脉严重狭窄患者进行双能量颈部 CTA 成像

A. 70keV 水平重建的单能量图像，其显示颈动脉分叉水平严重的狭窄及钙化、非钙化斑块（箭头）；B. 脂（水）基物质图，可以看出非钙化斑块显示为高密度影；C. 相应非钙化斑块的能谱曲线，显示随着单能量水平降低其衰减变小，高度提示含脂质斑块。

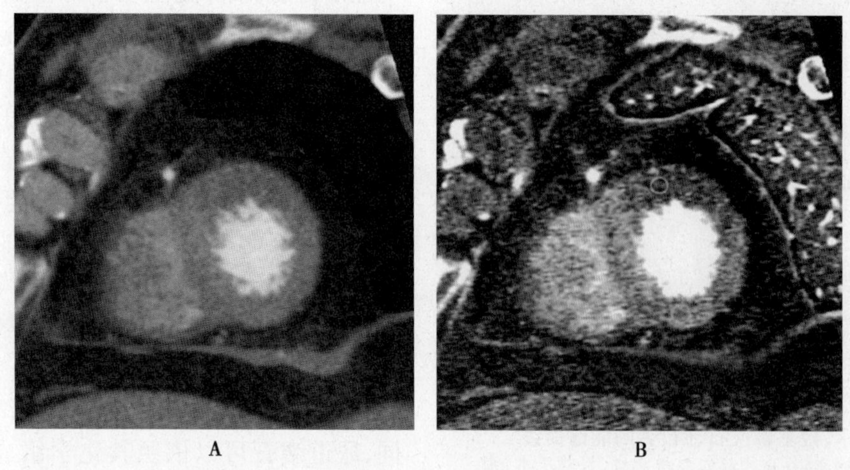

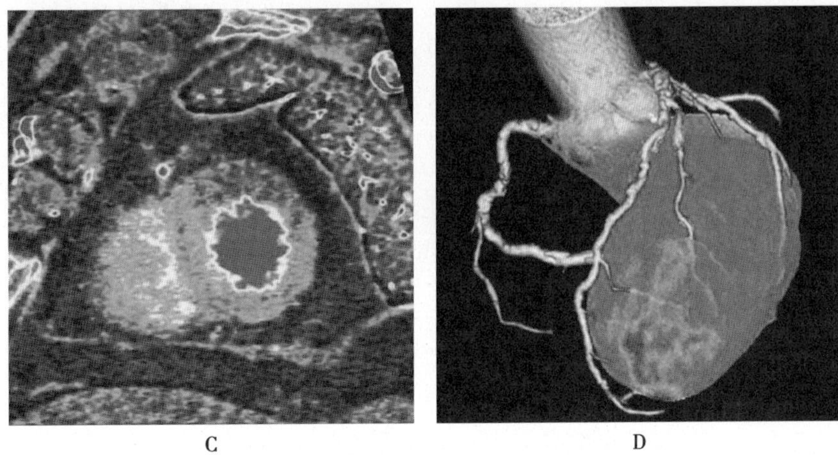

图 23-71　患者行能谱 CT 心脏灌注检查,显示左室前壁心肌灌注缺损

A. 短轴位 70keV 单能量重建图像;B. 短轴位碘基物质灰阶图;C. 短轴位碘基物质伪彩图,与 A 图,B 图相比 C 图可以更好地显示左室前壁的灌注缺损,可以通过碘浓度对心肌不同节段的灌注进行量化,显示为不同的颜色编码;D. 碘基物质伪彩图与相应的 CCTA 图像融合,可以清晰显示对角支是罪犯血管,其走形区域供应心肌区域呈现低灌注征象。

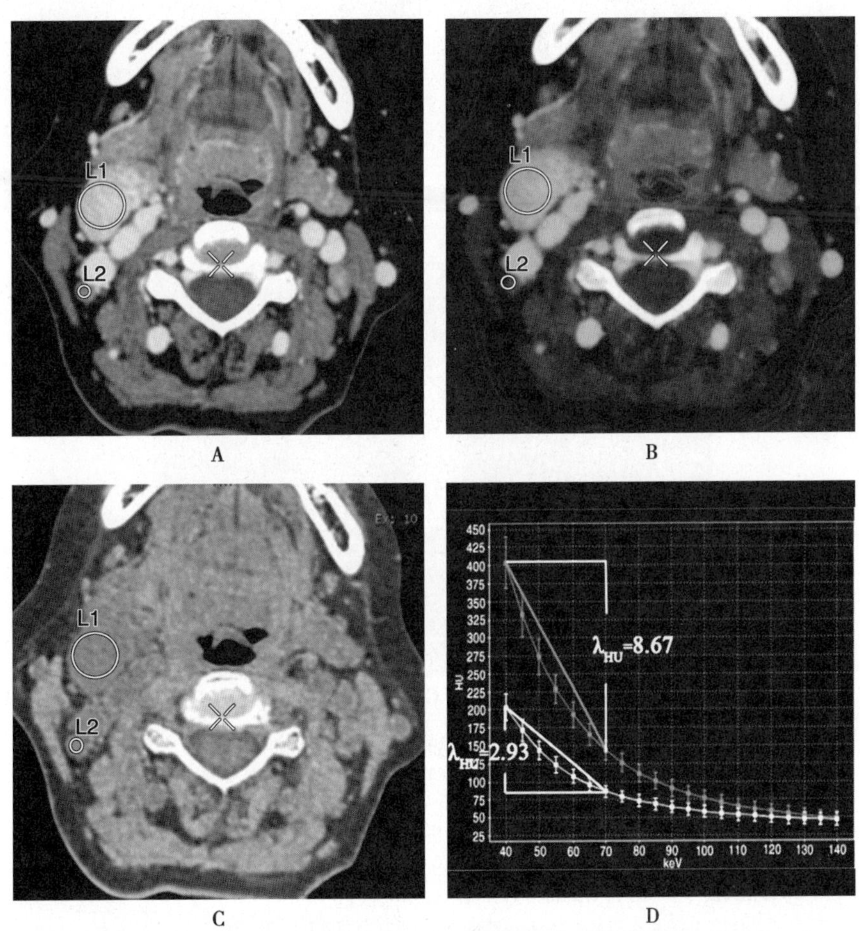

图 23-72　甲状腺乳头癌颈部淋巴结转移患者进行增强双能量 CT 检查

A. 增强的 70keV 单能量重建图;B. 碘基物质图;C. 水基物质图;D. 转移性[上方曲线(L1)]及良性[下方曲线(L2)]淋巴结的能谱曲线,通过双能量 CT 后处理技术,可以得出良性和转移性淋巴结在碘基物质图的平均碘浓度(转移性 4.59mg/cm^3 VS 良性 2.02mg/cm^3)以及能谱曲线的斜率上存在差别,从而进行鉴别诊断。

的不同,分别适用于不同的治疗方法。常规 CT 上泌尿道结石一般都呈高密度影,其性质没法进行区分,研究表明双能量 CT 可以通过物质分离技术利用钙和尿酸基物质对进行尿酸性与非尿酸性结石的区分,还可以通过测量有效原子序数对尿路结石进行鉴别,分辨尿酸结石、钙化结石和胱氨酸结石,对于具体治疗方案的制定具有指导意义(表 23-1)。此外,双能量 CT 水基图像可以获得虚拟平扫的效果,去除增强后图像内血管及集合系统内的碘对比剂,清楚显示结石的存在,虚拟平扫有助于精简检查流程,减少患者的照射剂量(文末彩图 23-73)。

表 23-1　各种成分结石的有效原子序数理论值

结石	有效原子序数理论值
尿酸	6.92
磷酸镁铵	9.72
胱氨酸	11.07
草酸钙	13.52
磷酸钙	15.95

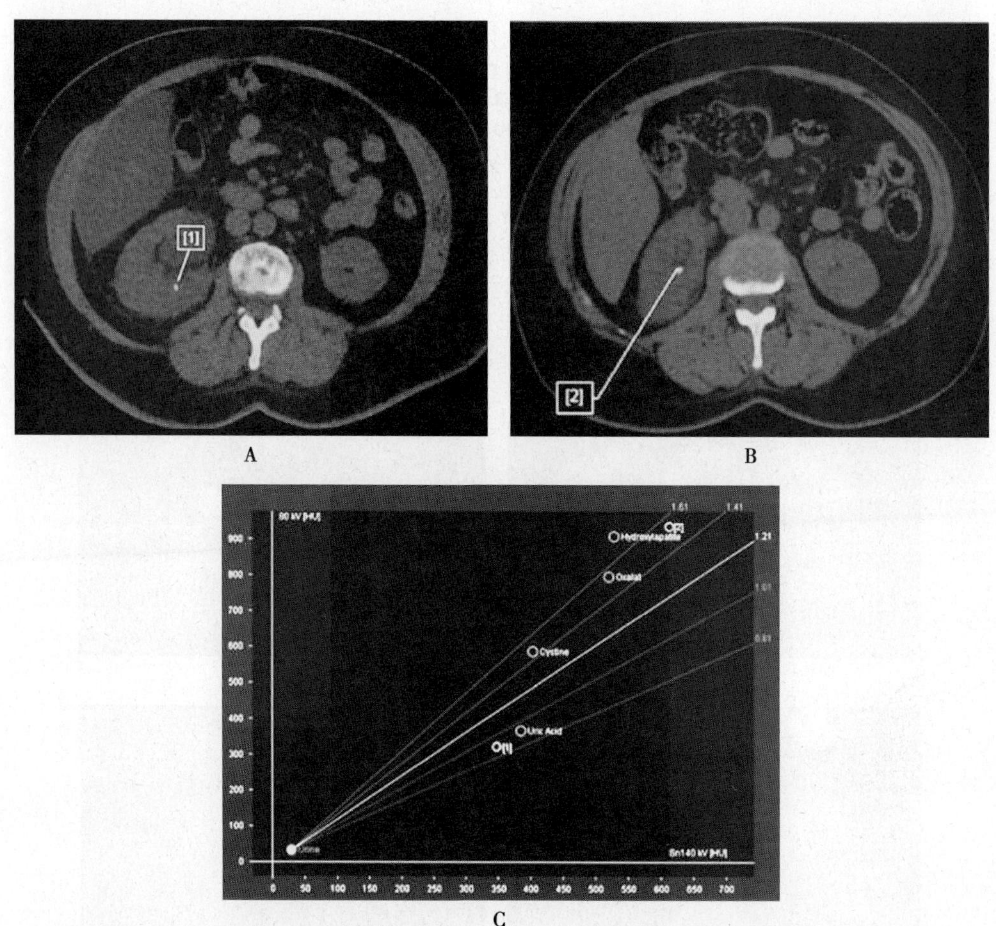

图 23-73　两个腹痛患者结石化学成分的区分

A. 钙基物质图;B. 尿酸基物质图;C. 不同结石的双能指数,肾结石根据双能衰减率的不同分为尿酸性与非尿酸性结石,尿酸结石显示为红色——图 A[1],非尿酸结石显示为蓝色——图 B[2],注意尿酸结石的双能指数低于非尿酸结石。

结石治疗前只需用能谱 CT 进行能谱平扫检查,然后用能量分析技术计算出结石的有效原子序数的定量数值,与已知的各种成分结石的有效原子序数相对照后就可判断结石的真实组成成分,见表 23-1。

(6) 肺栓塞血管显示:肺动脉栓塞是造成猝死的常见原因之一,早期有效的治疗对于预后至关重要。而目前 CTA 是栓子检出的重要手段。但是,对于肺动脉远端细小分支的栓子常常无法检出,而且也无法定量评估肺实质血流灌注的分布状态,而核素显像的分辨力也明显不足。双能量 CTA 肺动脉成像后可以应用虚拟单能量技术,通过选择最佳 keV 水平,一般是 50keV 左右可以清晰地显示肺动脉主干及各级分支,提高对肺栓塞的诊断效能。

（7）肺栓塞碘剂灌注：肺栓塞是临床常见急症之一，病死率高，早期诊治非常重要。常规肺动脉CTA 肺动脉栓塞的首选影像学检查手段，其在形态学显示有一定的优势，但无法定量评估肺实质的血流灌注状态和栓塞对心肺功能的影响。双能量 CT 不但可直观显示肺动脉栓子情况，同时依据能谱综合分析平台进行碘基物质分离及碘定量分析精确评估肺灌注改变，并结合临床信息，从形态学及肺灌注功能两个方面对肺栓塞的疗效进行评估。治疗后栓子会明显减少或消失，碘（水）密度伪彩图可以更直观地显示肺内相应的低灌注区消失或缩小，肺实质灌注趋向均匀一致，因此碘（水）密度图可成为肺动脉栓塞疗效评价的重要手段（图 23-74）。

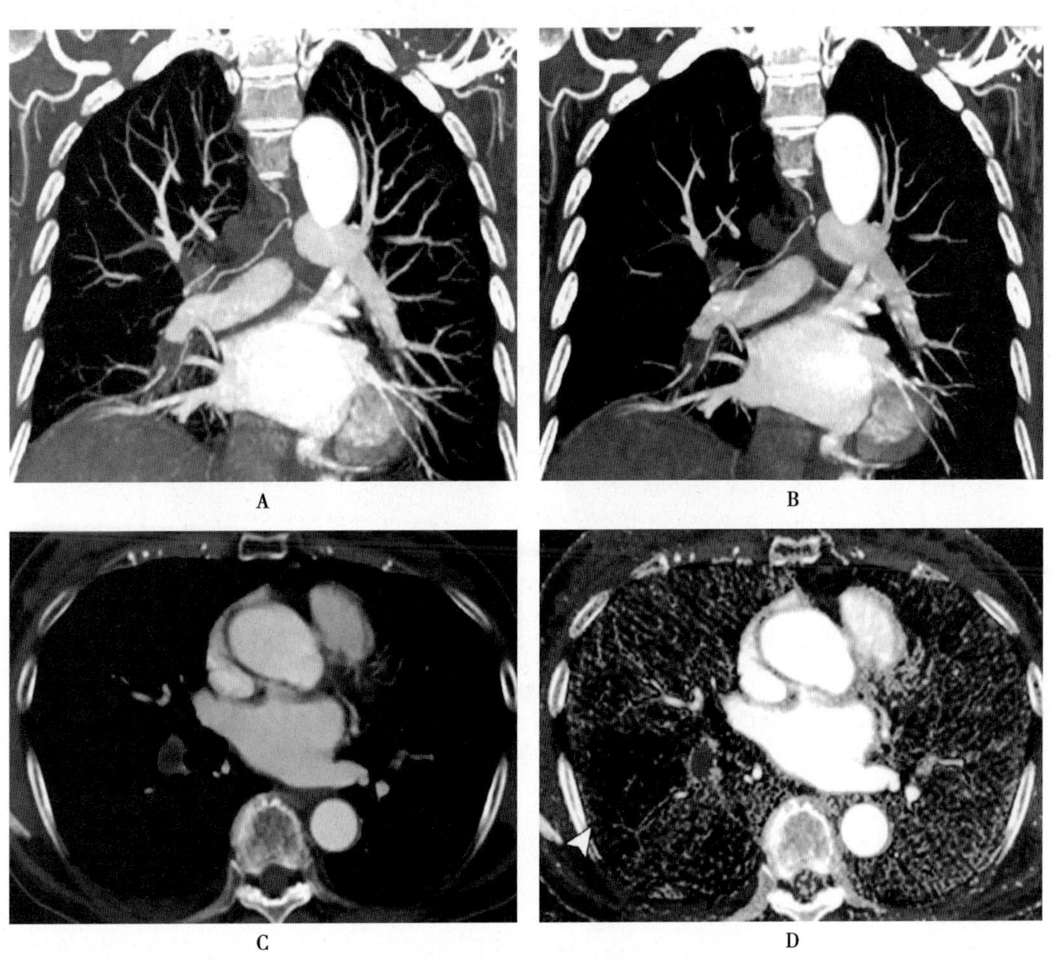

图 23-74　肺栓塞的患者双能量 CT 检查

A. 40keV 图像；B. 65keV 图像，可以看出低 keV 水平重建可以显示肺动脉更多的外周分支，提高了肺动脉整体的对比度；C. 轴位重建的 65keV MIP 图像，清晰显示栓塞为一充盈缺损；D. 通过物质分离技术重建的碘基伪彩图除显示相应血管节段的充盈缺损征象外，还清晰显示了相应血管栓塞后导致的其供血肺实质区的楔形低密度灌注缺损征象。

（8）脑出血继发出血评估：CT 常用来进行急性脑卒中术后并发症如出血转化以及对比剂外渗的评估。常规 CT 上脑实质内出血和介入术后残留的对比剂都显示为高密度影难以鉴别，然而这两种高密度影像的能谱特征存在差别，应用双能量 CT 物质分离技术（选择脑实质、碘、出血三种基物质成分）可以准确将患者术后脑实质内再出血和患者脑卒中介入术中残留的对比剂征象区分开，从而帮助临床医师更好的决策（图 23-75）。

（9）冠脉钙化斑块去除与冠脉不同性质斑块能谱曲线：常规 CT 进行冠脉成像的成功率很高，最高达 95%~98%，但仍有一些难题亟待解决，比如钙化冠脉的血管分析、小支架的复查、斑块的成分分析等。冠脉的能谱扫描是在心电门控状态下进行的，在获得冻结的冠脉图像的同时，可以获得不同能量水平单能量图像和物质密度图像。单能量图像可以降低图像的硬化伪影、提高血管的 CNR，还

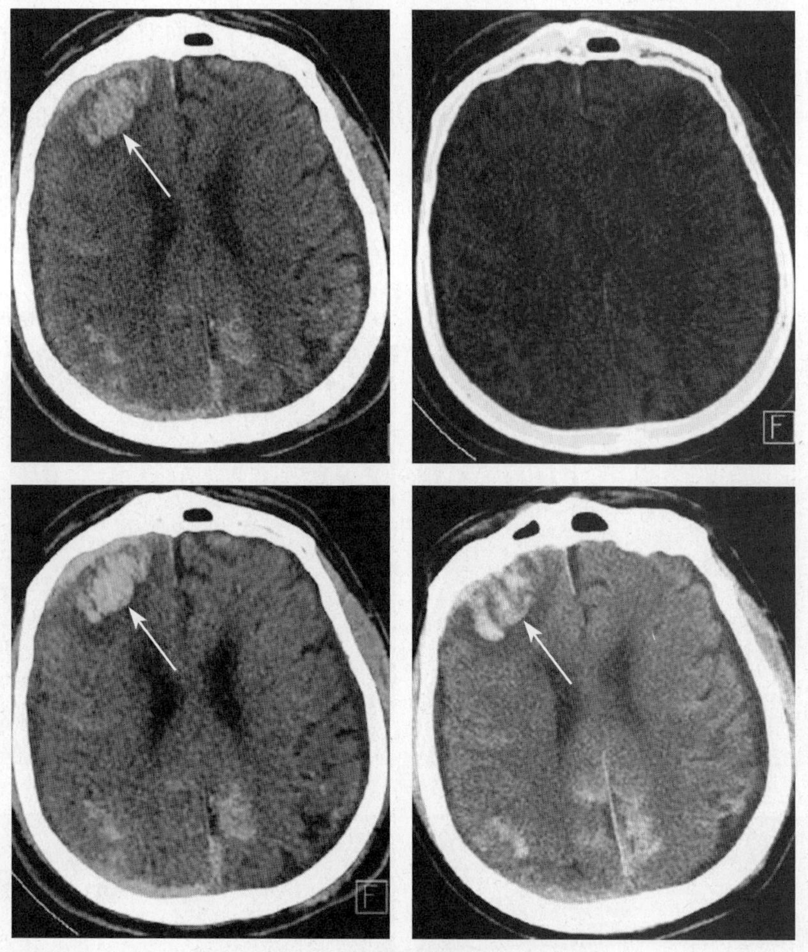

图 23-75　鉴别脑出血和对比剂

患者介入术后常规 CT 上多发高密度影，碘基图上未见高密度区域，虚拟平扫图像上显示多发高密度灶，提示颅内再出血，48 小时后随访平扫 CT 上证实了脑内多发出血灶的存在。

可以消除冠脉钙化、支架及高浓度对比剂所造成的伪影，优化重建血管的图像质量，得到优于常规 CT 的图像。物质分离技术可以得到碘（钙）或碘（羟基磷灰石）物质密度图像，避免由于严重钙化导致的硬化伪影及由此造成的冠脉狭窄程度判断困难问题；采用物质分离技术进行钙化的定量分析，有望更精确地反映冠状动脉钙化的严重程度（文末彩图 23-76）。

（10）痛风鉴别评估：痛风是临床骨科常见病之一，明确诊断需要活检，属有创检查。常规 CT 影像主要通过 CT 值的测量判断物质成分。然而，真性痛风为含有尿酸盐沉积的真性痛风结节，而假性痛风为含有双水焦磷酸钙盐的假性痛风结节，含有钙质的假性痛风结节和含有尿酸盐的真性痛风结节的 CT 值非常接近，不易区分。双能量 CT 通过物质分离技术选择钙和尿酸盐作为基物质对可以将 CT 值接近的钙质/尿酸盐分离，两者在钙（尿酸）密度图和尿酸（钙）密度图上分别呈现高密度，可以帮助明确尿酸结节的存在，对于痛风的诊断有决定性作用（文末彩图 23-77）。

（11）骨髓弥散成像与活性分析：一般骨创伤后继发的骨髓水肿主要通过 MRI 抑脂的 T_2WI（T_2 加权成像）图像以及 DWI 图像进行识别，但是 MRI 检查需要长时间的制动限制了其在外伤患者中的应用。CT 检查速度快，对骨创伤后骨质损伤细节显示清楚，特别适用于外伤患者。由于常规 CT 单一的成像参数以及部分容积效应的影响对骨髓水肿的显示存在困难。双能量 CT 物质分离技术可以很好地鉴别各种物质成分，经研究显示应用虚拟去钙技术移除骨质中的高密度钙信号，从而更好地对骨髓水肿进行评估（文末彩图 23-78）。

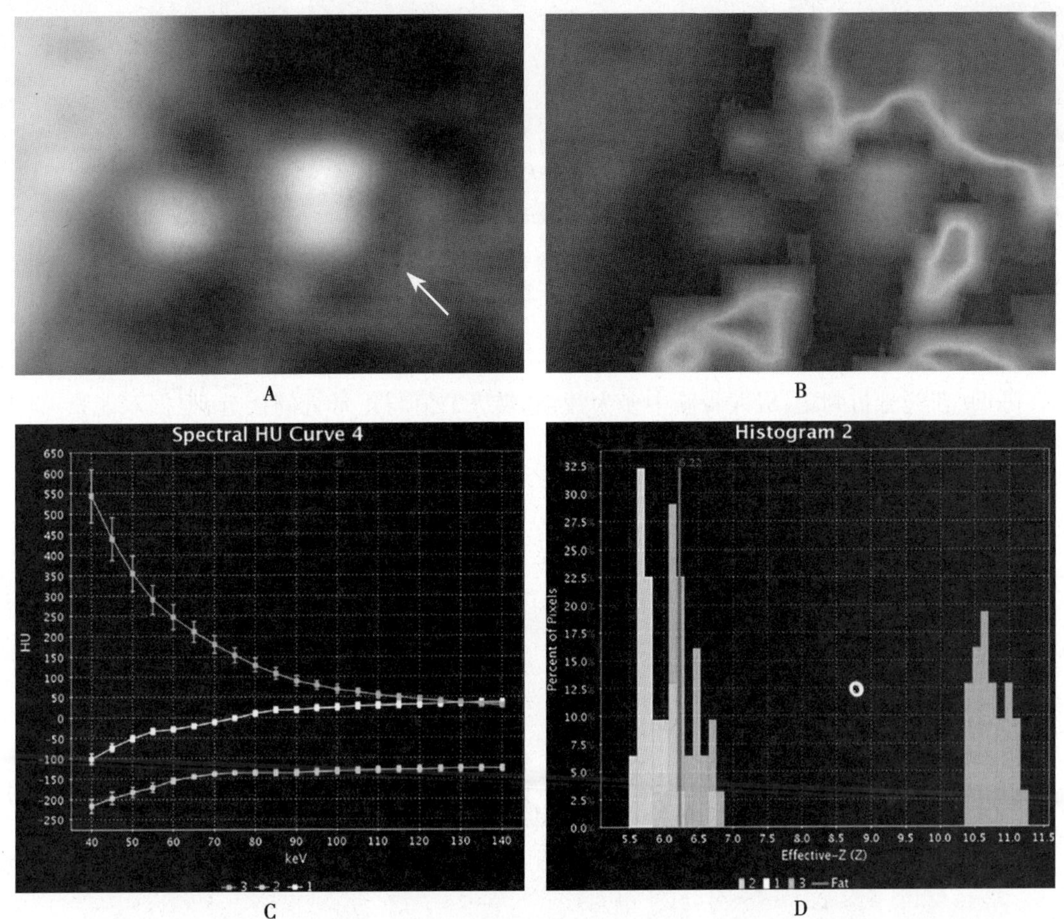

图23-76　冠脉非钙化斑块CCTA成像

A. 65keV单能量重建的非钙化斑块放大影像，从中很难判别斑块是富脂的还是富纤维的；B. 脂（水）基物质伪彩图斑块显示像包绕冠脉的心包脂肪；C. 能谱曲线，显示斑块的能谱曲线斜率（黄色）与心包脂肪（蓝色）的一样，而与纤维斑块（绿色）的能谱曲线斜率不同；D. 有效原子序数直方图，显示此斑块的直方图分布及有效原子序数与心包脂肪（蓝色）的分布一样，而与纤维斑块（绿色）的分布不同。以上所有后处理技术提示此斑块为富脂质斑块。

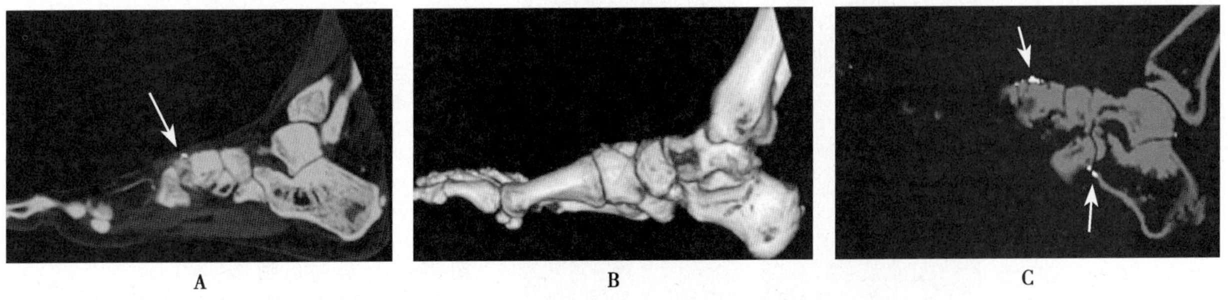

图23-77　患者右脚急性疼痛应用双能量CT进行评估

A. 重组图；B. 3D后处理图；C. 自动容积软件处理图像，从图中可以清晰显示（白箭）多发尿酸盐晶体沉积。

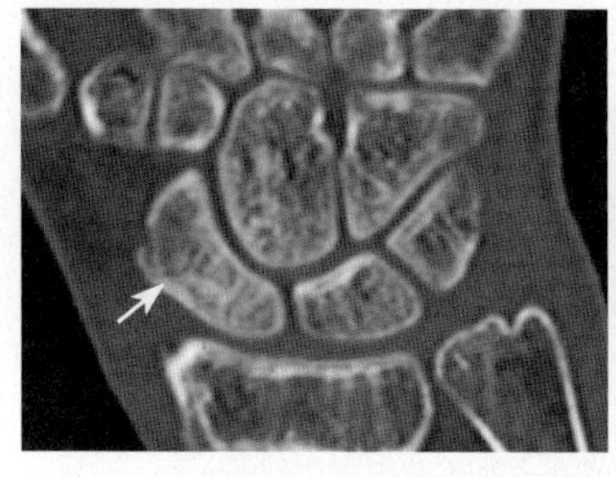
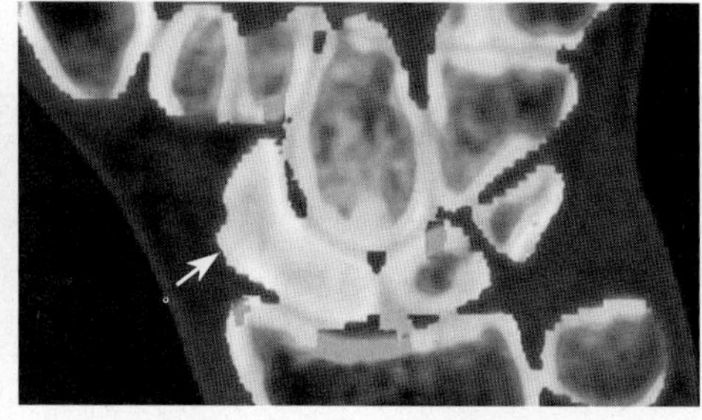
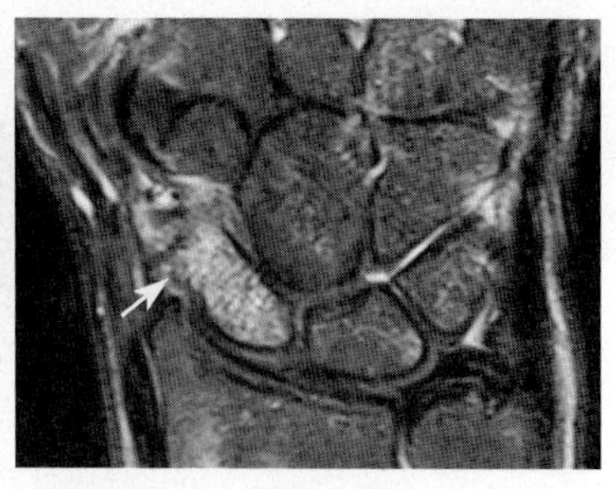

图 23-78　患者舟骨骨折术后

常规 CT 显示舟骨局部有一硬化线，可疑骨折，虚拟去骨技术清晰显示广泛的骨髓水肿（绿色编码），水肿和骨折（白箭）在冠状位 T_2WI 抑脂图像上得到了确认。

（12）陈旧/新鲜骨折判定：成人骨髓中多为黄骨髓，脂肪成分为主，当骨折急性期时，骨髓水肿、出血，经过虚拟去钙技术处理后，CT 值较正常骨髓升高，而骨折慢性期时，出血已经吸收，骨髓水肿好转，CT 值与正常骨髓接近，根据双能量 CT 虚拟去钙技术可以清晰显示骨髓水肿，同时根据所处理图像上测量的 CT 值变化可以进一步执行定量分析，辅助病变诊断（文末彩图 23-79，图 23-80）。

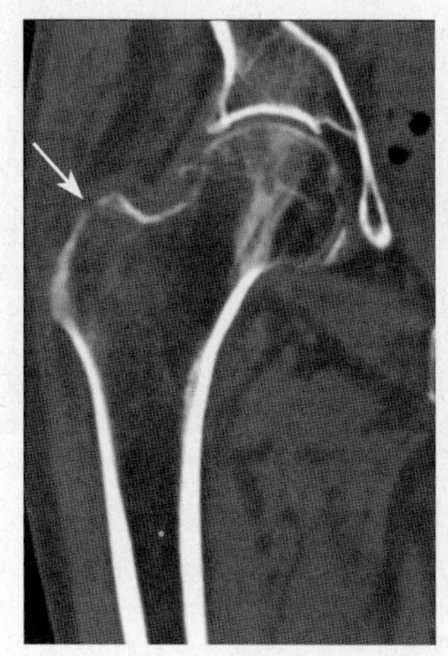
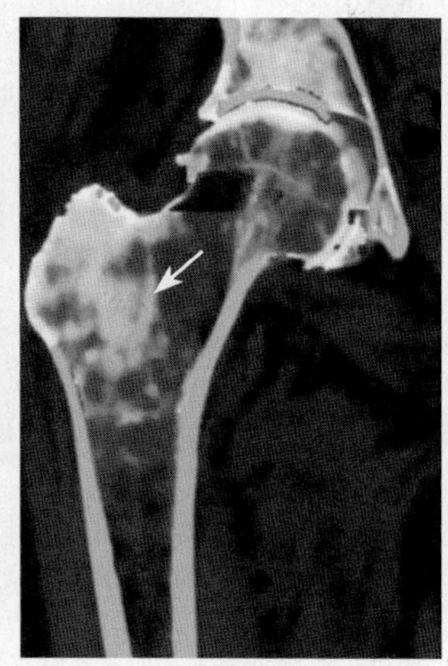
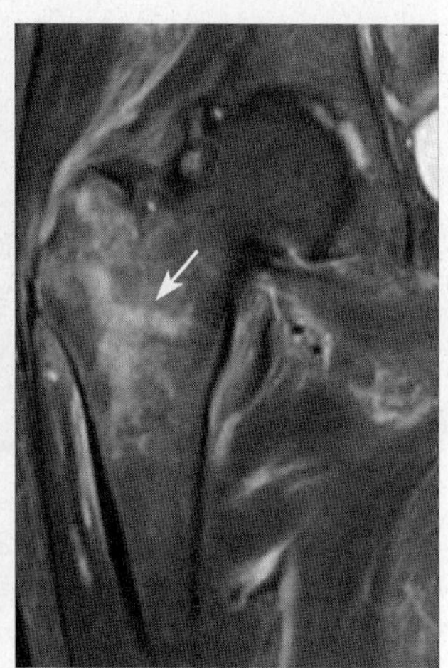

图 23-79　股骨大转子骨折后应用虚拟去钙技术显示骨髓水肿

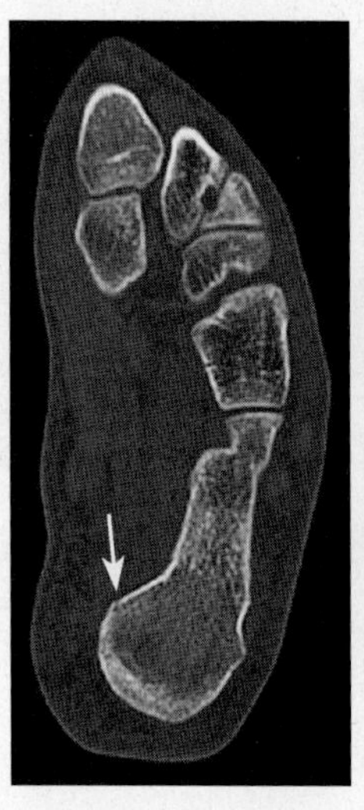
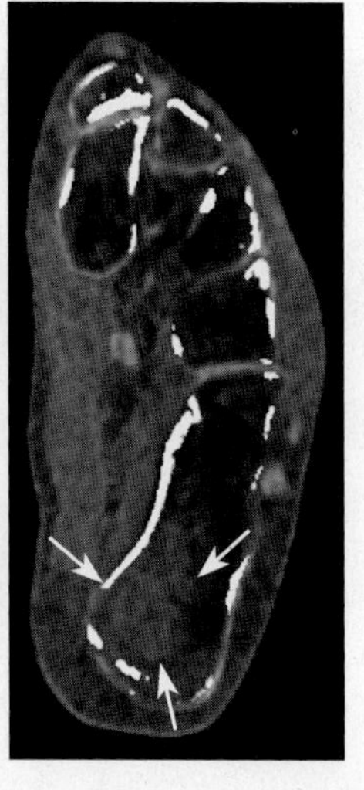

图 23-80　外伤后脚踝疼痛应用双能量 CT 虚拟去钙技术清晰显示了跟骨细微骨折造成的骨髓水肿

（郭建新　余建明　赵雁鸣）

第二十四章

脊柱及四肢骨关节与血管 CT 检查技术

第一节　脊柱 CT 检查技术

一、脊柱相关疾病与 CT 的诊断需求

脊柱最常见的有疾病创伤、退变性疾病、畸形、肿瘤和感染等。

（一）创伤

瞬间暴力是引起脊柱或胸廓骨折和关节脱位等损伤最常见的原因。致伤外力包括屈曲、伸展、旋转、压缩或碎裂的力量。这些外力作用于椎体骨质、椎间盘、附件和椎管内容物及局部软组织后，引起的后果一方面取决于外力作用的方向和强度，另一方面取决于伤者在受伤时的体位和肌张力情况。外力的作用，可导致韧带损伤、骨折和关节脱位，并可引起脊髓神经根的压迫、损伤及脊柱不稳，见图 24-1。

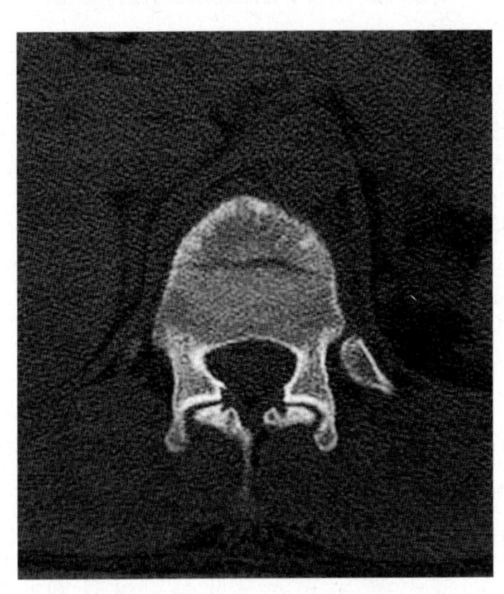

图 24-1　胸 12 椎体横行骨折

CT 检查能发现一些普通 X 线摄影不能发现的隐形骨折或骨质损伤，薄层扫描可显示椎体重叠部位的细节结构，横断面图像可显示骨折碎片的移位情况及对脊髓、神经根的压迫以及椎管内积气等并发症。高分辨率 CT 扫描还能清楚显示骨折线走向。三维重建后可立体显示骨折线和骨块移位情况。一些附件骨折在 CT 上可清楚显示。尤其是寰椎、枢椎损伤所引起的半脱位、骨折、血肿、齿状突移位及其与颅底和椎管的解剖关系，CT 均能清楚显示，见图 24-2。

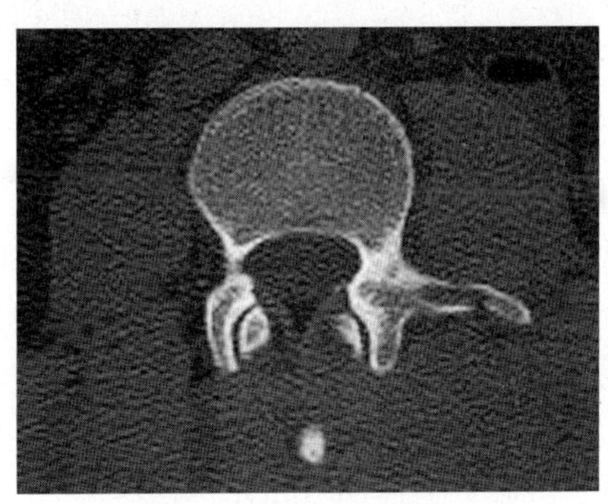

图 24-2　腰 3 椎体横突骨折

（二）椎间盘变性

生理性的老化和病理性的损伤、外伤都可成为椎间盘变性的原因，长期的应力作用是其病变的重要因素。椎间盘的退行性变化主要有三个方面。一是胶原的改变，胶原纤维的物理特性随着年龄增加而发生改变，抗压缩、抗张能力均下降。髓核逐渐出现纤维化，使髓核与纤维环分界不清。二是蛋白多糖的改变，随着年龄的增长和变性的进展，总蛋白多糖含量下降。三是水的变化，椎间盘进行性变性与脱水有密切的关系，随着脱水的加重，纤维环可逐渐溶解和萎缩。椎间盘变性在影像上的表现为：椎间隙变窄、边缘性骨质增生、骨质硬化、真空现象和椎间盘钙化。CT 检查对椎间盘变性的诊断非常直观和精准，上述影像学表现均能表现出来。

（三）椎间盘脱出

椎间盘脱出是指髓核超越椎间盘的边界有局限性的突出。髓核内水分的逐渐减少导致髓核处于失水状态，使椎间盘内的纤维组织增多，髓核与纤维环之间界限消失，在纤维环的后部出现裂隙是成年人椎间盘中常有的现象，放射状的撕裂发生在纤维环后部组织中，通过此放射状撕裂，椎间盘物质可向外突出，见图24-3。

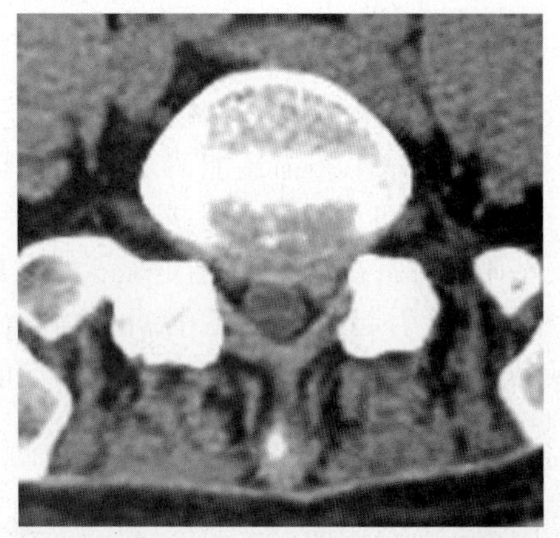

图24-3　腰5—骶1椎间盘向右后方突出

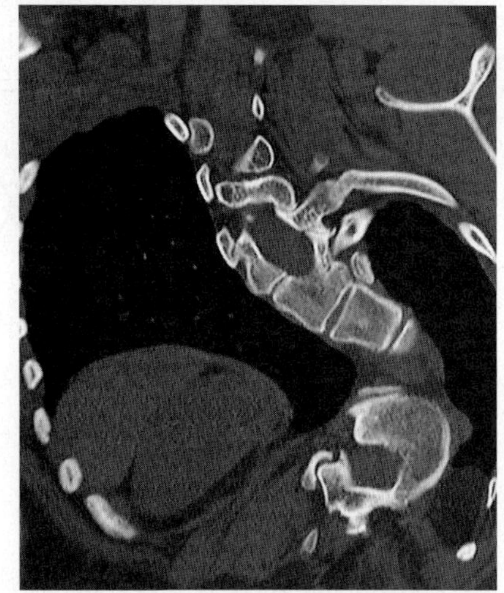

图24-4　胸腰椎正位侧弯畸形

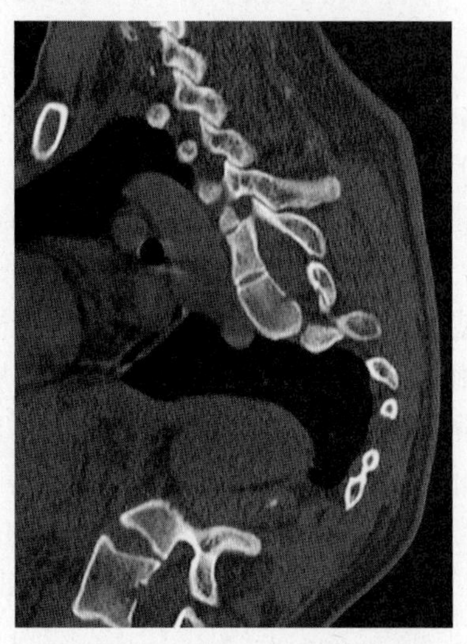

图24-5　胸腰椎侧位侧弯畸形

（四）脊柱弯曲

常见的脊柱弯曲有先天性侧弯、特发性侧弯和后凸。根据畸形发生的部位，可分为：颈段畸形、颈胸段畸形、胸段畸形、胸腰段畸形、腰段畸形和腰骶段畸形。也可按畸形的凸向分为：侧弯畸形、后凸侧弯畸形、前凸侧弯畸形和后凸畸形。

传统CT因无法提供优质的冠状面和矢状面等多平面重组图像，因此对脊柱侧弯的应用价值有限。多层螺旋CT能够采集容积数据，实现任意层面的重组（包括冠状位、矢状位及三维立体图像重建），可清楚观察侧弯脊柱全貌及椎体排列情况，目前被广泛应用于脊柱侧弯的诊断及术前各项数据的测量。脊柱侧弯的诊断比较容易，大部分通过查体即可诊断。CT检查可进一步明确诊断，并能在术前有效的评估手术的预期结果，见图24-4和图24-5。

（五）肿瘤及转移性肿瘤

转移性肿瘤是指骨外其他组织、器官的恶性肿瘤转移至骨而发病。骨转移性肿瘤较常见，仅次于肺和肝脏的转移性肿瘤，居第三位。脊柱是骨转移性肿瘤最常见的部位，任何恶性肿瘤均可转移至脊柱。脊柱转移性肿瘤和其他骨转移性肿瘤一样可分为溶骨型、成骨型和混合型。溶骨型破坏可因破坏细胞增多、功能增强引起溶骨或肿瘤细胞直接引起的骨质溶解。多表现为椎体广泛性破坏，常因承重而压缩变扁，但椎间隙多保持完整。常见椎弓根受侵蚀、破坏。椎旁可形成软组织肿块。病变可单发或多发，多发者多为节段式侵犯。

当出现多个椎体溶骨性改变时常常应考虑转移性肿瘤。成骨型转移常为多发，呈斑片状、结节状或棉团状高密度影，其密度均匀，位于松质骨内，边界清楚或不清楚。椎体常不被压扁，一般椎旁无软组织肿块。混合型的转移性肿瘤兼有溶骨型和成骨型两种表现，亦可在一些骨呈溶骨型改变而在另一些骨骼呈成骨性改变。

CT在观察椎体及附件与胸廓骨质破坏的形态、大小和数量等方面均有优势。CT还能清楚显示椎旁软组织肿块及肿瘤对硬脊膜囊和骨髓的压迫和侵犯。但当影像上仅表现为椎体的压缩性改变时,CT 难以做出定性诊断,一般合并有椎弓根骨质破坏及后缘皮质侵蚀断裂时,应考虑转移性肿瘤所致的病理性压缩性骨折,见图 24-6 和图 24-7。

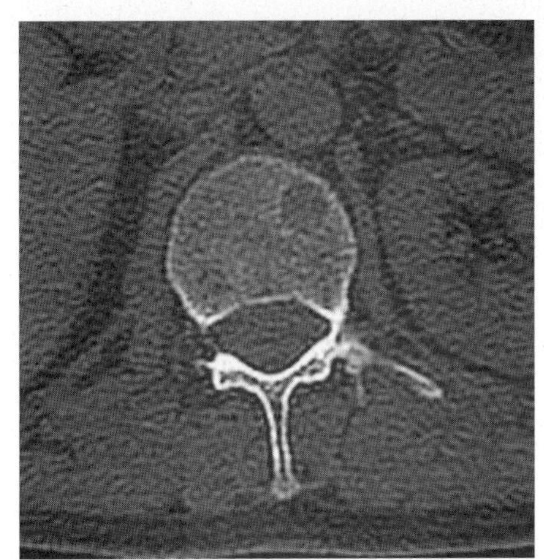

图 24-6　腰 3 椎体转移瘤(溶骨性)

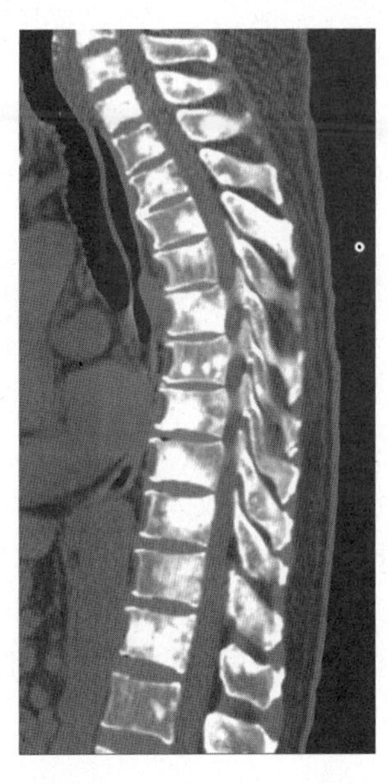

图 24-7　胸腰椎多发转移瘤(成骨性转移为主)

(六) 强直性脊柱炎

强直性脊柱炎是以骶髂关节和脊柱附着点炎症为主要症状的疾病。多见于男性,极少见于女性。是四肢大关节、椎间盘纤维环及其附近结缔组织纤维化和骨化以及关节强直为病变特点的慢性炎性疾病。强直性脊柱炎属风湿病范畴,是血清阴性脊柱关节病的一种。该病病因尚不明确,是以脊柱为主要病变部位的慢性病,累及骶髂关节,引起脊柱强直和纤维化,造成不同程度眼、肺、肌肉、骨骼病变,属自身免疫性疾病。CT 检查是本病的主要检查方法,早期的诊断和治疗对改善预后极为重要。

骶髂关节炎是强直性脊柱炎常见的最早期表现,通常为双侧对称性向上蔓延。从骶髂关节的下 2/3 处开始,早期仅有骨质疏松,表现为骨皮质密度减低、关节面模糊毛糙,随后出现关节面锯齿状破坏,关节面下小的囊样吸收区,以髂骨侧为多见。最后边缘骨质硬化,关节间隙狭窄至消失,出现骨性强直时表现为粗糙的条纹状骨小梁通过关节并向下外方散射。CT 能清楚显示关节面的毛糙、关节面下小囊样骨质吸收、关节间隙狭窄的程度和骨质增生硬化,见图 24-8。

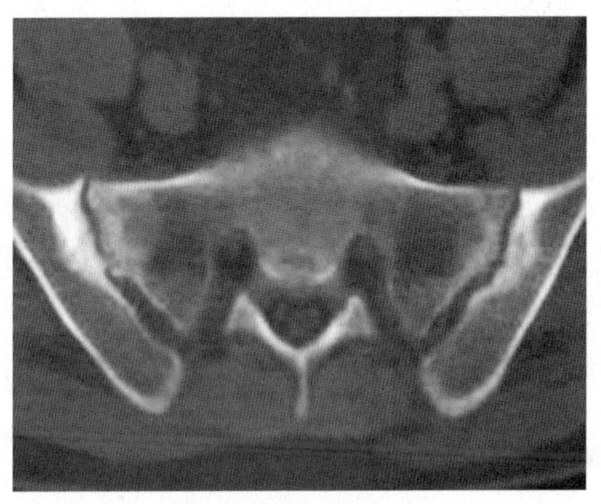

图 24-8　强直性脊柱炎,双侧骶髂关节关节面模糊毛糙,边缘骨质硬化,关节间隙狭窄

二、适应证与相关准备

(一) 适应证

1. 各种原因引起的椎管狭窄及椎管内占位性病变。

2. 椎间盘变性或病变。

3. 椎骨外伤,如骨折、脱位等,特别适合观察碎骨片和金属异物的位置以及脊髓损伤。

4. 椎骨骨病,如结核、良恶性肿瘤以及椎旁肿瘤对椎骨的侵犯等。

5. 椎骨及脊髓的先天性变异。

6. 介入放射的疼痛治疗等。

(二) 相关准备

1. 扫描前去除被检部位的金属物品,如项链、耳环、皮带、拉链、钥匙、硬币、护腰带和中药膏药等。

2. 向被检者讲明扫描时须保持体位不动,颈部扫描时避免吞咽动作。对于不能配合的被检者,如儿童、躁动的患者,须检查前给以必要的药物镇静,以免产生运动伪影。

3. 需增强检查的患者要仔细询问有无药物过敏史及含碘对比剂使用禁忌证，如肾功能不良等。

4. 做好受检者非检查部位和陪护人员的辐射防护。

三、脊柱 CT 平扫和增强扫描技术

脊柱和椎间盘病变等的 CT 检查一般仅作平扫即可。可疑肿瘤或感染性病变时可行 CT 增强扫描。对于椎间盘病变的患者可仅仅进行椎间隙的轴位扫描（非螺旋扫描），也可进行可疑段脊柱的螺旋扫描并薄层重建，后者的优势是能进行矢状位重建，对病变的显示更直观。

（一）颈椎

1. 体位　仰卧位，身体置于检查床中间，下颌稍扬起，两臂自然下垂。扫描侧位定位像后根据临床要求选择所需椎间隙制定多个扫描计划，注意扫描线尽可能与椎体上、下缘平行（随着机器硬件的发展，目前多采用螺旋横断扫描，利用扫描所得原始各向同性容积数据后期平行于椎间隙进行多平面重组）。

2. 扫描参数

（1）椎间盘：电压 120kVp，自动管电流，旋转时间 0.5s/周，参考值 150～300mAs，层厚 3mm，层距 3mm。

（2）椎体：电压 120kVp，自动管电流，旋转时间 0.5s/周，参考值 150～300mAs，层厚 3mm，层距 3mm。

3. 增强扫描

（1）对比剂用法：成人用 370mgI/ml 非离子型含碘对比剂 80ml，高压注射器肘静脉内注射，流率 2.5ml/s。儿童按体重计算为 2ml/kg。

（2）扫描开始时间：开始注射对比剂后 45s 启动扫描。

4. 重建参数

（1）重建算法：软组织或标准算法，软组织窗宽 250～300HU，窗位 30～60HU，骨窗窗宽 2 000～3 000HU，窗位 200～400HU。

（2）重建视野（FOV）：180mm。

（二）胸椎

1. 体位　仰卧位，身体置于床面中间，两臂上举抱头。

2. 扫描参数

（1）椎间盘：电压 120kVp，自动管电流，旋转时间 0.5s/周，参考值 150～300mAs，层厚 3mm，层距 3mm。

（2）椎体：电压 120kVp，自动管电流，旋转时间 0.5s/周，参考值 150～300mAs，层厚 3mm，层距 3mm。

3. 增强扫描

（1）对比剂用法：成人用 370mgI/ml 非离子型含碘对比剂 80ml，高压注射器肘静脉内注射，流率 2.5ml/s。儿童按体重 2ml/kg 计算。

（2）扫描开始时间：开始注射对比剂后 45s 启动扫描。

4. 重建参数

（1）重建算法：软组织或标准算法，软组织窗宽 250～300HU，窗位 30～60HU，骨窗窗宽 2 000～3 000HU，窗位 200～400HU。

（2）重建视野（FOV）：180mm。

（三）腰椎

1. 扫描体位　仰卧位，身体置于床面中间，两臂上举抱头。

2. 扫描参数

（1）椎间盘：电压 120kVp，自动管电流，旋转时间 0.5s/周，参考值 150～300mAs，层厚 3mm，层距 3mm。

（2）椎体：电压 120kVp，自动管电流，旋转时间 0.5s/周，参考值 150～300mAs，层厚 3mm，层距 3mm。

3. 增强扫描

（1）对比剂用法：成人用 370mgI/ml 非离子型含碘对比剂 80ml，高压注射器肘静脉内注射，流率 2.5ml/s。儿童按体重计算为 2ml/kg。

（2）扫描开始时间：开始注射对比剂后 45s 启动扫描。

4. 重建参数

（1）重建算法：软组织或标准算法，软组织窗宽 250～300HU 窗位 30～60HU 骨窗窗宽 2 000～3 000HU，窗位 200～400HU。

（2）重建视野（FOV）：180mm。

四、脊柱 CT 三维图像高级重建技术

CT 三维重建在脊柱骨折中可以获得清晰的立体图像，能精确定位骨折或骨碎片的位置，对手术有很大的指导意义。在椎间盘病变诊断中能定性定量观测突出物形态变化。对于评估先天性脊柱侧凸的类型有非常重要的意义，为脊柱外科医生提

供了更准确的信息。其立体、直观的图像可以清晰显示 X 线片中无法显示的内容，特别是在复杂的混合型病变中优越性更明显。对严重先天性脊柱侧凸行脊柱全长 CT 三维重建，对预后的判断和个体化手术方案的制定有非常重要的作用。

五、脊柱 CT 检查要点与图像质量控制

（一）CT 检查要点

对于创伤者进行 CT 检查前应仔细询问神经方面的症状并仔细查体，必要时首先进行紧急处理（如初步固定等）后再予 CT 检查，以免在检查过程中使伤者病情加重或遭受危险。

早期的 CT 检查均采用横断面，正常的腰椎椎间盘的后缘略突出或较平直，在腰骶交界处则略凹入。颈椎椎间盘的边缘一般不超出相邻椎体的边界。近年来随着多层螺旋 CT 的广泛应用，尤其是 64 层及以上螺旋 CT 在临床应用以后，CT 图像实现了各向同性，无论是冠状位还是矢状位的 MPR 图像，其质量接近或达到横断位图像水平。在此前提下，用 MPR 技术重组成其他任意方位的断层图像，在脊柱 CT 检查中可逐步用统一体位的 MPR 图像来代替常用的单一横断图像，使椎间盘病变的显示更加准确，从而提高 CT 对椎间盘病变的诊断水平。

对于脊柱弯曲患者，CT 扫描时要根据侧弯发生的部位完成全部位的扫描，必要时扫描范围需包括病变部位上、下各 1~2 个椎体。

（二）影像处理

1. 根据临床和诊断需要，做不同方位的图像重组。脊柱的显示和摄影需同时采用软组织窗和骨窗。软组织窗宽 200~350HU，窗位 35~50Hu；骨窗宽 800~1 500HU，窗位 300~500HU。

2. **椎体显示**　沿脊柱长轴矢状位和冠状位 MPR 及 CPR 重组，显示椎体病变位置及受累范围；VR 三维重组，表面阴影及透视 VR 两种方式，并做三维图像不同方位的摄片。

3. **椎间盘显示**　如是螺旋扫描方式，则平行于椎间盘方向横断面重组，颈椎椎间盘：重建层厚、重建间隔 2mm/2mm；腰椎椎间盘：重建层厚、重建间隔 3mm/3mm。

4. **MPR 重组**　重建层厚 1mm，重建间隔 ≤1mm，矢状位图像可观察脊髓压迫的情况，如必要，可沿脊髓神经方向重组脊髓神经图像；骶骨的图像显示有时需增加冠状位 MPR 重组，该重组图像有利于左右对比观察。

5. **胶片打印排版**　建议脊柱的拍摄和打印需同时采用软组织窗和骨窗；必要时拍摄沿脊柱长轴矢状位和冠状位 MPR 及 CPR 图像；排版建议（5×8）~（7×8）规格。

（三）图像质量控制

1. **图像能满足影像诊断的需要**　颈椎轴位及矢状位和冠状位重组图像上，能清晰显示寰椎和颈椎 2—7 各椎体和附件的骨结构，包括终板、骨皮质、骨小梁；也能准确评估椎间孔、椎间隙、钩椎关节间隙和颈椎椎管径线及颈椎曲度等；还可准确发现这些结构的异常改变和伴发的软组织异常。

2. 图像上的信息准确。①图像上文字信息：应包括医院名称、受检者姓名、性别、年龄、检查号、层厚、间隔、扫描时间、扫描野、当前层面位置、扫描方位、kV、mAs 值和左右标识；字母、数字显示清晰；图像文字不能超出图片以外，也不能遮挡图像中影像。②图像上影像信息：图像必须足够大，可以用来评价正常颈椎各结构及其病灶；图像按解剖顺序排列，无层面遗漏及错位；图像对比度良好，最优化地显示组织间的不同层次；图像中无影响诊断的伪影。

3. **图像质量的等级评价标准**

（1）0 级：未包全全部颈椎结构或显示不清，未应用高分辨算法显示骨质，伪影严重，不能诊断。

（2）1 级：包括全部颈椎结构，但显示模糊，或未应用高分辨算法显示骨质，具有明显的伪影，不能达到诊断要求。

（3）2 级：包括全部颈椎结构，应用高分辨算法显示骨质，图像中略有伪影，但是基本不影响诊断。

（4）3 级：包括颈椎全部结构，应用高分辨算法显示骨质，图像中无伪影，可明确诊断。

图像质量必须达到 2 级或 3 级方可允许打印图片及签发报告。

（郭建新　余建明）

第二节　胸廓 CT 检查技术

一、胸廓相关疾病与 CT 诊断价值

1. **外伤**　瞬间暴力是引起胸廓骨折等损伤最常见的原因，致伤外力引起的后果一方面取决于外力作用的方向和强度，另一方面取决于伤者在受伤时的体位和肌张力情况。CT 均能清楚显示，见图

24-9。VR 技术是同时显示肋软骨及胸骨形态的最佳影像后处理技术，另外 MIP 有助于显示肋软骨形态，矢状位 MPR 与冠状位 CPR 有助于胸骨细微结构的显示，如图 24-10。

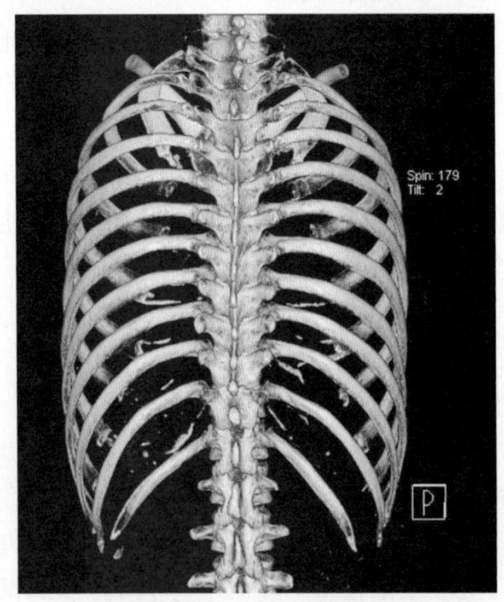

图 24-9　肋骨三维重建图

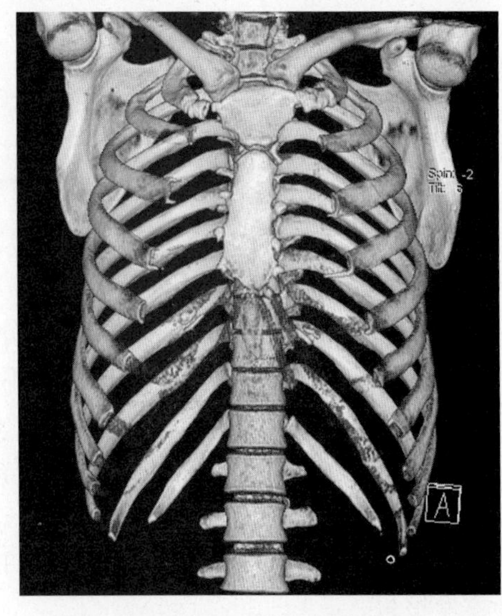

图 24-10　胸廓三维重建图

2. **肿瘤转移**　转移性肿瘤是指骨外其他组织、器官的恶性肿瘤转移至骨而发病。肋骨转移也较为常见，偶尔可见胸骨转移，如图 24-11 和图 24-12。

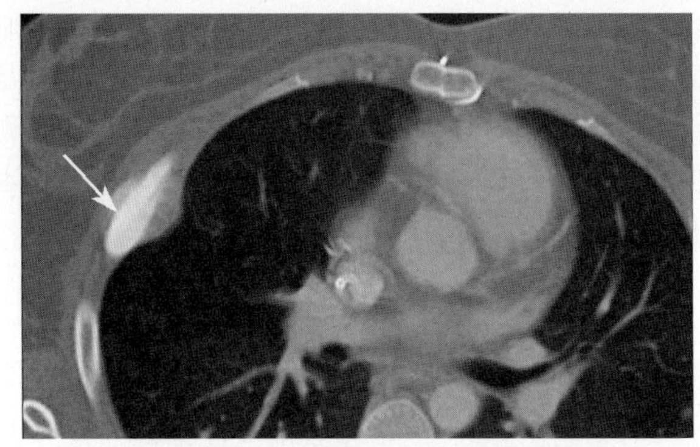

图 24-11　肾上腺皮质癌肋骨转移

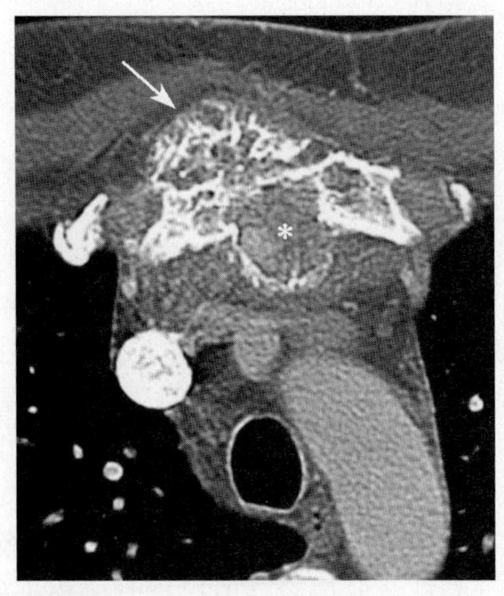

图 24-12　胸骨柄软骨肉瘤(骨窗)

二、适应证和相关准备

1. **适应证**　肋骨外伤和肿瘤性病变；胸骨病变和整形外科的胸骨及其软骨成像移植；肩胛骨外伤；胸锁关节外伤等。

2. **相关准备**　训练受检者屏气，除去检查部位的高密度异物，加强患者和陪护人员辐射防护。

三、胸廓检查技术

（一）肋骨与胸骨

1. **体位**　仰卧位，身体置于床面中间，两臂上举抱头。扫描正位定位像。扫描范围从胸廓入口至第 12 肋骨下缘(肋骨)或者胸骨柄上缘至剑突下缘，或者根据病变确定扫描范围。

2. **扫描参数**　电压 120kVp，自动管电流，，旋转时间 0.5s/周，参考值 150～300mAs，层厚 3mm，间隔 3mm。

3. **增强扫描**

（1）对比剂用法：成人用 370mgI/ml 非离子型含碘对比剂 80ml，高压注射器肘静脉内注射，流率 2.5ml/s。儿童按体重计算为 2ml/kg。

（2）扫描开始时间：延迟时间动脉期 25～30s，实质期 45～55s，必要时行延迟期(120～180s)扫描。

4. **重建参数**

（1）重建算法：骨算法和软组织算法，软组织窗宽 250～300HU，窗位 30～60HU，骨窗窗宽 2 000～3 000HU，窗位 200～400HU；根据需要可重建层厚及间隔 0.625～1mm 图像以及三维重建用来诊断肋骨或胸骨细微病变。

（2）重建视野（FOV）：300～350mm，如图 24-13。

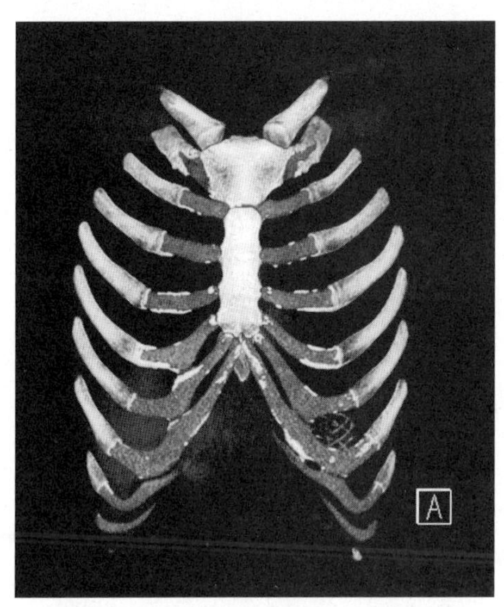

图 24-13 胸骨和肋软骨三维重建图

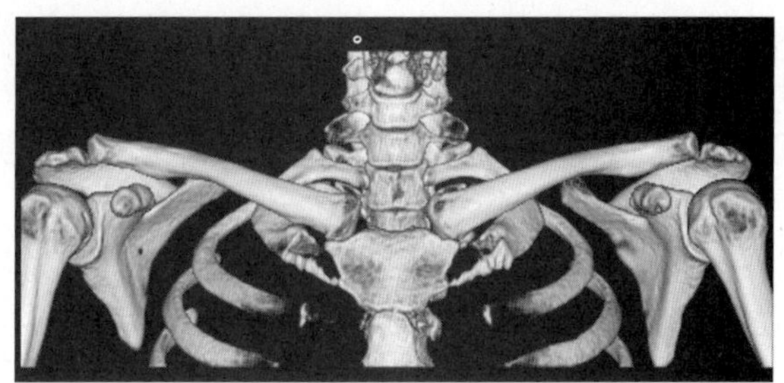
图 24-14 胸锁关节三维重建图

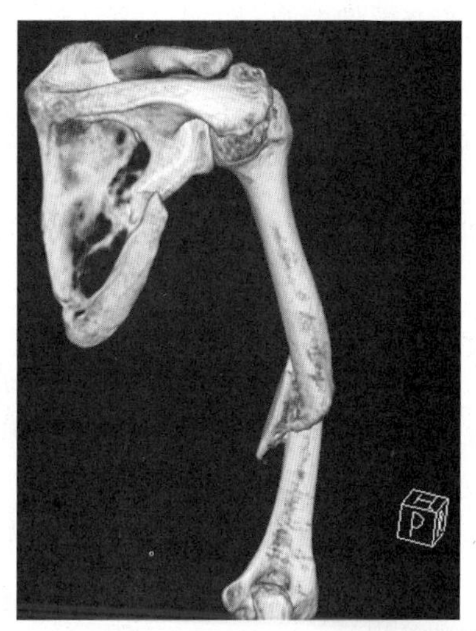

图 24-15 肩胛骨三维重建图

（二）锁骨与胸锁关节

1. **体位** 仰卧位，头先进，双手置于身体两侧。扫描正位定位像。扫描范围包括患侧锁骨或胸锁关节全长。

2. **扫描参数** 电压 120kVp，自动管电流，旋转时间 0.5s/周，参考值 150～300mAs，层厚 3mm，间隔 3mm。

3. **增强扫描**

（1）对比剂用法：成人用 370mgI/ml 非离子型含碘对比剂 80ml，高压注射器肘静脉内注射，流率 2.5ml/s。儿童按体重计算为 2ml/kg。

（2）扫描开始时间：延迟时间动脉期 25～30s，实质期 45～55s，必要时行延迟期（120～180s）扫描。

4. **重建参数**

（1）重建算法：骨算法和软组织算法。软组织窗宽 250～300HU，窗位 30～60HU，骨窗窗宽 2 000～3 000HU，窗位 200～400HU。

（2）重建视野（FOV）：300～350mm，如图 24-14 和图 24-15。

四、影像处理与图像质量控制

（一）影像处理

CT 三维重建在胸廓骨折中可以获得清晰的立体图像，能精确定位骨折或骨碎片的位置，对手术有很大的指导意义。

1. **重建算法及方法** 软组织算法及骨算法。肋骨斜横断位重建法：用侧位重建像定位，后上前下成大约 45°斜横断位重建（尽量与肋骨后上前下走行一致重建）。

2. **重建层厚** ≤3mm。

3. **窗宽窗位** 软组织窗窗宽 300～500HU，窗位 30～50HU；骨窗窗宽 2 000～4 000HU，窗位 600～1 000HU。

4. **图像上传** 图像处理完成后，将肋骨薄层图像及重组后图像完整上传 PACS。

5. **胶片打印** 建议打印肋骨骨窗 MPR、VR 重组图像。

（二）图像质量控制

1. **图像能满足影像诊断的需要** ①包括全部胸壁诸骨的骨窗图像，需要时应有软组织窗图像；②骨窗图像上，骨结构显示清晰，能明确分辨骨皮质与骨小梁；③软组织窗图像上，软组织层次清楚，不同类型软组织间形成明显对比；④图像上，骨质病变和软组织病变能够清楚分辨，可满足影像诊断的需要。

2. **图像上的信息准确**　①图像上文字信息：应包括医院名称、受检者姓名、性别、年龄、检查号、层厚、间隔、扫描时间、扫描野、当前层面位置、扫描方位、kV、mAs 值和左右标识；字母、数字显示清晰；图像文字不能超出图片以外，也不能遮挡图像中影像。②图像上影像信息：图像必须足够大，可以用来评价正常肋骨解剖结构及病变；图像对比度良好，最优化地显示组织间的不同层次；图像中无影响诊断的伪影。

3. **图像质量的等级评价标准**

（1）0 级：胸壁骨质结构显示不清，或图像信噪比差，不能满足诊断需要。

（2）1 级：胸壁骨质结构显示模糊，或缺乏必要的二维、三维后处理图像，具有明显的伪影，不能达到诊断要求。

（3）2 级：胸壁骨质结构显示欠清晰，或略有运动伪影，或二维、三维后处理图像质量稍差，但是基本不影响诊断。

（4）3 级：胸壁骨质结构或病灶显示清晰，二维、三维后处理图像质量满意，无伪影，符合诊断要求。

图像质量必须达到 2 级或 3 级方可允许打印图片及签发报告。

（刘红冉　雷子乔）

第三节　四肢骨关节软组织 CT 检查技术

一、四肢骨关节软组织相关疾病与 CT 诊断价值

1. **外伤**　骨折的影像学检查首选的仍然是 X 线平片，但是 CT 对判断严重脊柱外伤，骨盆、髋及肩的外伤非常有价值，对于了解骨折碎片及其移位情况非常有效，CT 有时能明确 X 线平片不能确诊的轻微骨折，还能发现外伤区的出血、血肿以及外伤性的异物并加以定位。如骨盆或髋的骨折，CT 还可显示骨盆腔内脏的损伤情况，提供给临床更全面的诊断资料，见图 24-16 和图 24-17。

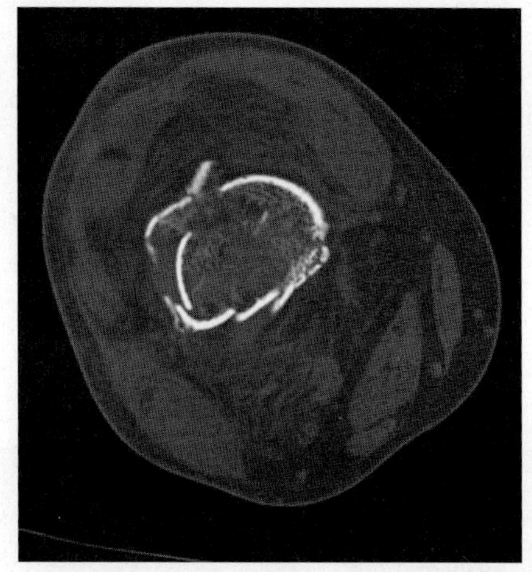

图 24-16　左侧股骨粉碎性骨折

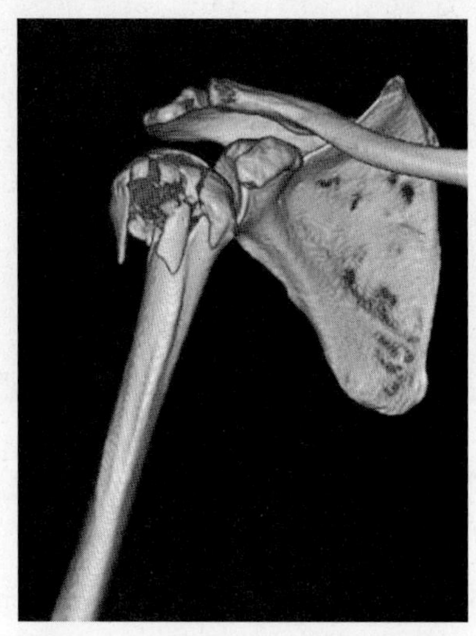

图 24-17　右侧肱骨头粉碎性骨折

2. **骨肿瘤**　CT 在骨肿瘤的诊断中有很高的应用价值，在显示骨骼病变位置及其与周围组织的关系方面优于 X 线平片，特别是多层螺旋 CT 三维重建技术可很好显示骨骼的解剖形态，增强后还能显示四肢骨骼肌群、血管结构及其与病变之间的关系，可清楚显示病变侵犯范围，有利于手术前制定方案及治疗后疗效的观察；对显示一些钙化和骨质密度的改变优于磁共振检查，见图 24-18 和图 24-19。

3. **退行骨关节炎**　退行骨关节炎是关节软骨变性所引起的关节病变。常见于老年人，多发生于承重关节和多动关节，如膝关节、髋关节等。CT 表现为关节间隙狭窄，关节面骨质毛糙，不规则缺损，边缘硬化密度增高和骨赘形成。

二、适应证与相关准备

（一）适应证

1. **骨折**　CT 检查对骨折、骨折移位及碎片显

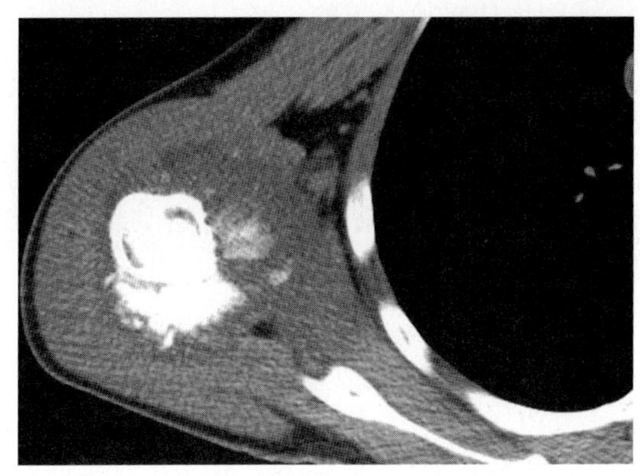

图 24-18　右侧肱骨近端骨肉瘤软组织窗

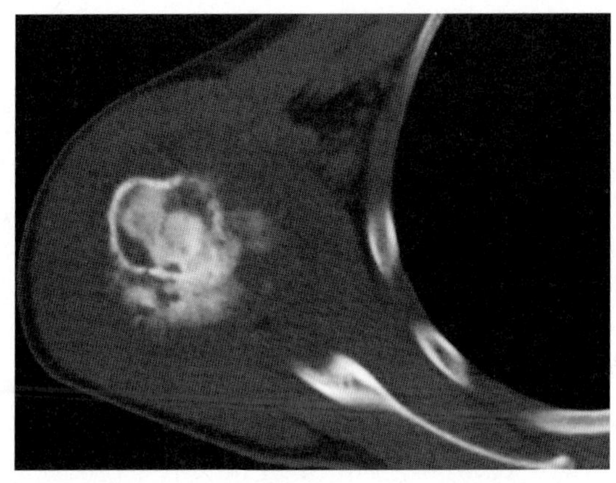

图 24-19　右侧肱骨近端骨肉瘤骨窗

示等有较大的帮助，除此之外还可显示出血、异物以及相邻组织的情况；CT 的三维成像可多方位显示骨折的情况。

2. **骨肿瘤**　CT 通过平扫加增强可显示肿瘤的部位、形态、大小、范围及血供等情况，有助于对肿瘤的定性诊断。

3. **其他骨病**　如骨髓炎、骨结核、骨缺血性坏死等；CT 扫描可显示骨皮质和骨髓质形态与密度的改变，同时还可观察病变与周围组织的关系。

4. **软组织疾病**　CT 由于密度分辨力较高并可采用对比剂增强检查，可准确确定软组织病变的部位、大小、形态以及与周围组织结构的关系。

5. **半月板损伤**　可显示半月板的形态、密度等，有助于半月板损伤诊断。

（二）相关准备

1. 去除被检查部位的金属物品等高密度异物，如手表、钥匙、硬币、手链和戒指等。

2. 向被检者讲明扫描时须保持体位不动。对于不能配合的被检者，如儿童、躁动的患者，须检查前给以必要的药物镇静，以免产生运动伪影。

3. 需增强检查的患者要仔细询问有无药物过敏史及含碘对比剂使用禁忌证，如肾功能不良等。

4. 做好受检者非检查部位和陪护人员的辐射防护。

三、四肢骨关节 CT 平扫和增强扫描技术

（一）平扫

四肢检查，无论采用何种体位须包括一侧肢体的关节，必要时双侧同时扫描，或扫描另一侧作为对照。

1. **检查体位**

（1）双手及腕关节：俯卧位，头先进，两臂上举平伸、两手手心向下、手指略靠拢，平放置于检查床上，两手间略有间隔并无重叠，两中指末端连线与检查床中轴线垂直。

（2）肘关节及尺桡骨：仰卧位，头先进，手心向上、上臂自然平伸置于身体一侧，被检侧肢体尽可能置于床面中间；尺桡骨检查时，受检者身体尽可能移向对侧，使尺桡骨位于检查床中线；肘关节外伤时也可采用自然体位，被检侧手臂自然弯曲置于受检者胸腹部，手臂姿势同 X 线摄片肘关节侧位，检查床放低使侧向定位线对准被检部位。

（3）肩关节、胸锁关节及锁骨、上肢长骨：仰卧位，头先进，手心向上、上臂自然平伸置于身体一侧，被检侧肢体尽可能置于床面中间；双侧胸锁关节时，受检者身体位于检查床中间。

（4）髋关节及股骨上段：仰卧位，两手抱头，身体正中矢状面对准床面中线，头先进，足跟分开、足尖向内旋转并拢。

（5）股骨、膝关节、胫腓骨和踝关节：仰卧位，两手抱头，足先进，下肢伸直，足尖向上，被检侧肢体置于检查床中线处。

（6）足部：仰卧或坐位，双下肢稍弯曲，双足平放于检查床面，足先进；双足同时检查时两足之间略分开，并使足跟连线垂直于检查床中线；单侧足部检查时，被检侧足置于床面中线处。

2. **扫描定位像**　四肢及关节扫描一般取正位像，并包含至少一侧关节及相邻长骨。

3. 扫描参数：一般采用螺旋扫描方式。管电压 100~120kV，管电流 100~200mA。螺距 0.8~1.0，扫描野根据不同检查部位，一般为 15~40cm。四肢检查的图像重建为标准算法，如需观察细小骨折及骨的微细结构，可采用高分辨力骨算法重建。

（二）增强扫描

四肢骨和关节一般无须增强扫描，如疑有肿瘤病变或临床需要，可增加增强扫描。增强 CT 除可观察病变的位置和形态外，还可观察病变的血供情况以及与周围组织的关系。增强常采用静脉内团注法，对比剂总量为 60~80ml，流率 2~3ml/s，扫描延迟为 30~45s。儿童按体重 2ml/kg 计算。

四、影像处理

1. 根据临床和诊断需要，做不同方位的图像重组。四肢关节后处理重建层厚 1mm，重建间隔 0.8mm，标准算法。图像显示和摄影须包括软组织窗和骨窗，根据被检查部位、病变情况和临床要求，选择合适的窗宽、窗位。一般情况下，软组织窗的窗宽为 200~400HU，窗位 30~50HU；骨窗窗宽为 1 000~1 500HU，窗位 300~500HU。

2. 摄片需包含横断面、MPR、VR 等（如有）图像，横断面图像的拍片层厚为 3~5mm（根据不同的检查部位）。MPR 重组常采用平行于四肢长轴的矢状面、冠状面或斜面，以清晰显示病变为前提；四肢关节三维显示常可采用表面阴影显示法或 VR 三维再现方法。

3. **胶片打印排版建议**　四肢关节拍片及打印须包括横断面图像以及经各种后处理方法重组的图像，必要时做 CT 值测量、尺寸测量及放大处理；排版建议（5×8）~（7×8）规格。

五、图像质控标准

1. **图像能满足影像诊断的需要**　在不同算法、不同窗技术显示和不同后处理的四肢及小关节的重建图像上，可明确分辨骨质（骨皮质、骨小梁）、关节间隙、邻近的肌群、韧带和脂肪组织及其异常改变。

2. 图像上的信息准确。①图像上文字信息：应包括医院名称、受检者姓名、性别、年龄、检查号、层厚、间隔、扫描时间、扫描野、当前层面位置、扫描方位、kV、mAs 值和左右标识；字母、数字显示清晰；图像文字不能超出图片以外，也不能遮挡图像中影像。②图像上影像信息：图像必须足够大，可以用来评价正常四肢及小关节感兴趣部位各结构及其病灶；图像按解剖顺序排列，无层面遗漏及错位；图像对比度良好，最优化地显示组织间的不同层次；图像中无影响诊断的伪影。

3. **图像质量的等级评价标准**

（1）0 级：感兴趣的肢体结构未全包括或显示不清；或图像信噪比差不能诊断。

（2）1 级：感兴趣的肢体结构虽全包括，但显示模糊，具有明显的伪影，不能达到诊断要求。

（3）2 级：感兴趣的肢体结构全部包括，但各结构及其病变显示欠清晰，或略有运动伪影，但是基本不影响诊断。

（4）3 级：感兴趣的肢体结构全部包括，且各结构及其病变显示清晰，无伪影，完全符合诊断要求。

图像质量必须达到 2 级或 3 级方可允许打印图片及签发报告。

（郭建新　余建明）

第四节　上肢动脉 CT 血管造影检查

一、适应证和相关准备

1. **适应证**　动脉瘤、动脉狭窄、血管瘤、静脉栓塞等。

2. **相关准备**　检查前去除被检查部位金属物品等，如手表、钥匙、硬币、手链和戒指等。检查前预先建立静脉通道，单侧上肢血管造影，从对侧上肢静脉给药，双上肢血管造影，从下肢静脉血管给药。

3. 做好受检者非检查部位和陪护人员的辐射防护。

二、检查技术

1. **扫描体位**　仰卧位，头先进，双臂或一侧手臂上举并平放于床面，手心向上；双上肢检查时，身体正中矢状面置于检查床中线处，单侧上肢检查时，被检侧上肢尽可能置于检查床中间。

2. **扫描范围**　整个上肢。

3. **扫描延迟**　一般采用上肢动脉 CTA 扫描专用程序，测定靶血管内对比剂峰值变化，在对比剂浓度到达峰值时开始扫描。多层 CT 测定对比剂峰值浓度的方式有两种。①团注测试：即用低剂量扫描条件，选择气管分叉层面降主动脉内设置兴趣区，注射流率同主动脉 CTA 扫描。选择肘静脉注入非离子型对比剂 20ml，注射后延时 10~15s 开始扫描。此时靶血管内对比剂的浓度由低向高迅速增加，连续扫描至目标血管的对比剂浓度开始下降时中止扫描。将所获得的序列图像用动态评估软件进行分析，得到靶血管的时间密度曲线及平均峰值时间。根据平均峰值时间，设定扫描开始的延迟时间。②团注追踪：在气管分叉处降主动脉层面内设置兴趣区，设定触发阈值为 60～120HU。用 3～5ml/s 流率。由肘静脉注射后，延时 12～15s 开始低剂量扫描采集，当感兴趣区内对比剂浓度到达设定阈值时，CT 扫描控制自动启动扫描。扫描方向须从血管近端至血管远端，即体循环血流方向。

4. **注射参数**　对比剂注入路径一般选择健侧肘正中静脉，以避免留置针伪影和静脉血管内碘对比剂对动脉血管显示的影响，如需检查双上臂，则选择从足部注射对比剂。对比剂含浓度 300～370mgI/ml，总量 60～80ml，流率 3～5ml/s。如使用双筒压力注射器，可增加盐水推注，20ml 盐水用于试注射，30ml 盐水用于对比剂后作为手臂静脉内残余对比剂冲刷。扫描延迟经验值为 23～25s。

5. **扫描参数**　管电压 100～120kV，管电流为智能 mA 技术，扫描层厚 0.6～1mm，螺距 0.5～1，螺距不宜过大，以避免移床速度大于血液循环速度；扫描野：单侧上肢为 25cm；双侧上肢 40～50cm。

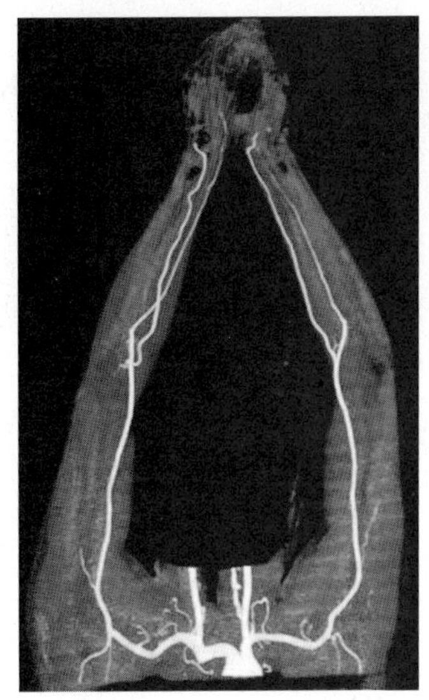

图 24-20　双上肢动脉 MIP

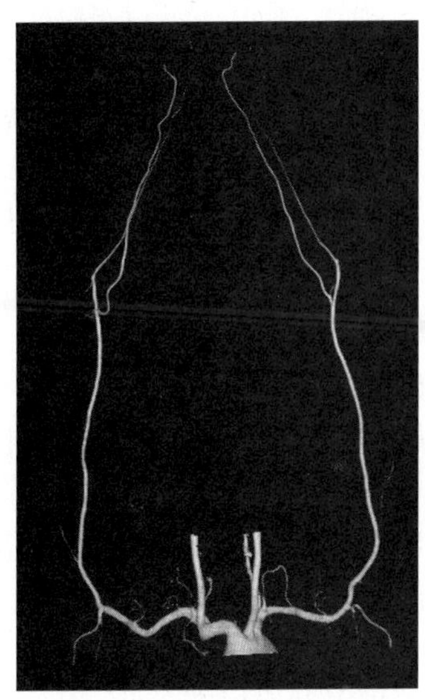

图 24-21　双上肢动脉 VR

三、影像处理

1. **图像重建**　重建层厚 0.6～1mm，重建间隔 0.4～0.8mm。

2. 根据临床和诊断要求做 MIP、VR 以及 MPR 图像重组，显示并旋转图像，以多角度观察血管与病变情况，选择病变显示最佳图像摄影。

3. VR 三维图像后处理，除显示动脉血管外，保留骨骼图像可有效定位病变血管解剖位置，去除骨骼的 VR 及 MIP 图像能更好显示血管全貌以及血管狭窄、钙化等病变。

4. 为更有效地观察血管情况，在同一个位置保存 VR 和 MIP 两幅图像，以用于比较观察。如需观察狭窄血管累及范围和程度，可采用血管 CPR 重组和显示，如图 24-20 和图 24-21。

四、图像质量控制

1. **图像能满足影像诊断的需要**　①图像要包含完整的上肢动脉主干及其主要分支；②轴位图像上，上肢动脉主干及其主要分支显示清晰，强化明显，与图像背景有良好的对比；③MIP、VR 或 MPR、CPR 等重组图像也能清晰显示上肢动脉主干及其主要分支的形态、密度和异常改变。

2. **图像上的信息准确**　①图像上文字信息：应包括医院名称、受检者姓名、性别、年龄、检查号、层厚、间隔、扫描时间、扫描野、扫描方位、kV、mAs 值和左右标识；字母、数字显示清晰；图像文字不能超出图片以外，也不能遮挡图像中影像。②图像上影像信息：图像必须足够大，可以用来评价上肢动脉主干及其主要分支的正常解剖结构及病变；图像对比度良好，最优化地显示组织间的不同层次；图像中无影响诊断的伪影，包括金属异物伪影、呼吸运动伪影、主动脉搏动伪影及设备引起的伪影。

3. **图像质量的等级评价标准**

（1）0 级：上肢动脉及其主要分支的轮廓显示不清，不能进行诊断。

（2）1 级：上肢动脉及其主要分支轮廓显示较清晰，有伪影，但可区分解剖结构，不影响诊断。

（3）2 级：上肢动脉及其主要分支轮廓显示良

好,无伪影,可进行诊断。

(4) 3 级:上肢动脉及其主要分支轮廓显示清晰,血管边缘锐利,可明确诊断。

图像质量必须达到 1 级或 2、3 级方可允许打印图片及签发报告。

(刘红冉　雷子乔)

第五节　下肢动脉 CT 血管造影检查

一、适应证和相关准备

1. **适应证**　动脉瘤、下肢血管闭塞性病变如动脉狭窄、血管内支架或外科手术后复查。

2. **相关准备**　检查前去除被检查部位金属物品等,如手机、钥匙、硬币、衣裤拉链等。检查前预先建立静脉通道。

3. 做好受检者非检查部位和陪护人员的辐射防护。

二、检查技术

1. 下肢血管 CTA

(1) 扫描体位:受检者取仰卧位,两手臂上举抱头,足或头先进,两腿伸直、并拢,身体置于检查床中线处。

(2) 扫描范围:从髂动脉开始包括整个下肢。

(3) 扫描延迟:一般采用下肢动脉 CTA 扫描专用程序,测定靶血管内对比剂峰值变化,在对比剂浓度到达峰值时开始扫描。

多层 CT 测定对比剂峰值浓度的方式有两种。①团注测试:即用低剂量扫描条件,选择腰 3—腰 4 层面腹主动脉内设置兴趣区,注射流率同下肢血管 CTA 扫描。选择肘静脉注入非离子型对比剂 20ml,注射后延时 10~15s 开始扫描。此时靶血管内对比剂的浓度由低向高迅速增加,连续扫描至目标血管的对比剂浓度开始下降时中止扫描。将所获得的序列图像用动态评估软件进行分析,得到靶血管的时间密度曲线及平均峰值时间。根据平均峰值时间,设定扫描开始的延迟时间。②团注追踪:在腰 3—腰 4 层面腹主动脉内设置兴趣区,设定触发阈值为 60~120HU。用 3~5ml/s 流率,由肘静脉注射后,延时 12~15s 开始低剂量扫描采集,当感兴趣区内对比剂浓度到达设定阈值时,CT 扫描控制自动启动扫描。

(4) 注射参数:对比剂注入路径通常选择肘正中静脉,对比剂浓度 300~370mg/ml,总量 80~100ml。推荐使用双筒、双期对比剂注射方案,20ml 盐水用于试注射,第一期流率 3.0~5.0ml/s,对比剂 60ml;第二期流率 2.0~3.0ml/s,对比剂 30~40ml,双期团注的优点是保证了长时间扫描下肢血管远端对比剂的团注效果和浓度峰值。扫描延迟的经验值:30~35s。建议使用智能血管追踪扫描技术(bolus tracking scan technology),兴趣区设在髂动脉分叉上 2cm 处,阈值设定为 100~120HU,达到阈值后自动触发扫描。

(5) 扫描参数:管电压 100~120kV,管电流智能 mA 技术。扫描层厚 0.6~1mm,螺距 0.5~1,螺距不宜过大,以避免移床速度大于血液循环速度;扫描野:单侧下肢为 25cm;双侧下肢 40~50cm。

三、影像处理

对于下肢动脉疾病,CT 血管成像在显示动脉病变方面有较大的优势,特别是多层螺旋 CT 用很高的纵向空间分辨力,并能在短时间内完成大范围的扫描并成像,见图 24-22,图 24-23、图 24-24 和图 24-25。

1. **图像重建**　重建层厚 0.6~1mm,重建间隔 0.4~0.8mm。

2. 根据临床和诊断要求做 MIP、VR 以及 MPR 图像重组,显示并旋转图像,以多角度观察血管与病变情况,选择病变显示最佳图像摄影。

3. VR 三维图像后处理,除显示动脉血管外,保留骨骼图像可有效定位病变血管解剖位置,去除骨骼的 VR 及 MIP 图像能更好显示血管全貌以及血管狭窄、钙化等病变。

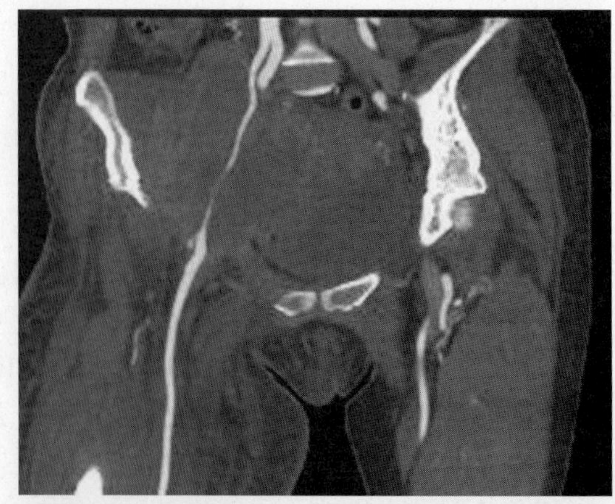

图 24-22　盆腔肿瘤,右侧髂外动脉和股动脉近段包埋于肿瘤内,管壁受侵犯

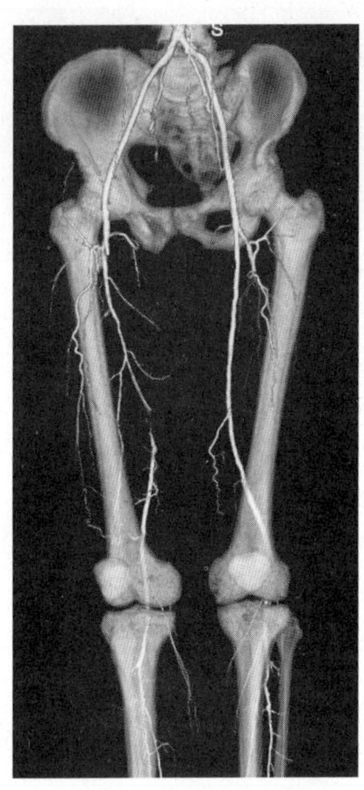

图24-23　右侧股动脉中下段重度狭窄，闭塞，周围侧支循环形成

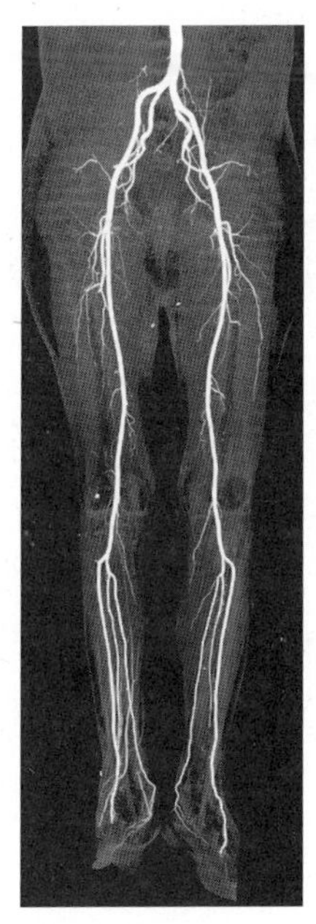

图24-24　双下肢动脉MIP图

4. 为更有效地观察血管情况，在同一个位置保存VR和MIP两幅图像，以用于比较观察。双下肢血管CTA检查，尽可能将屏幕显示图像放到最大保存，以方便图像回看。如需观察狭窄血管累及范围和程度，可采用血管CPR重组和显示。

四、图像质量控制

1. 图像能满足影像诊断的需要　①图像要包含完整的下肢动脉主干及其主要分支；②轴位图像上，下肢动脉主干及其主要分支显示清晰，强化明显，与图像背景有良好的对比；③MIP、VR或MPR、CPR等重组图像也能清晰显示下肢动脉主干及其主要分支的形态、密度和异常改变。

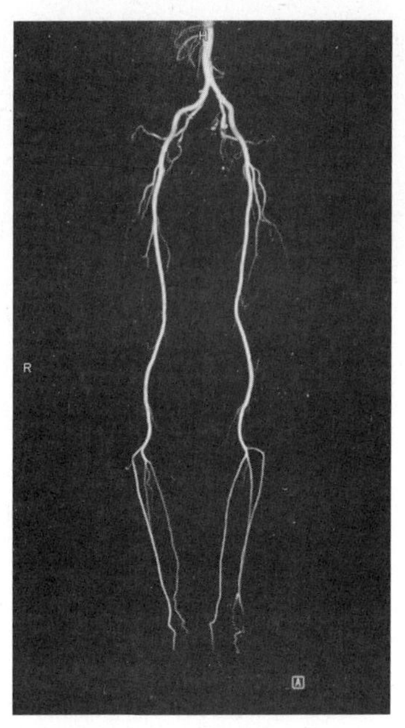

图24-25　双下肢动脉VR

2. 图像上的信息准确　①图像上文字信息：应包括医院名称、受检者姓名、性别、年龄、检查号、层厚、间隔、扫描时间、扫描野、扫描方位、kV、mAs值和左右标识；字母、数字显示清晰；图像文字不能超出图片以外，也不能遮挡图像中影像。②图像上影像信息：图像必须足够大，可以用来评价下肢动脉主干及其主要分支的正常解剖结构及病变；图像对比度良好，最优化地显示组织间的不同层次；图像中无影响诊断的伪影，包括金属异物伪影、呼吸运动伪影、主动脉搏动伪影及设备引起的伪影。

3. 图像质量的等级评价标准

（1）0级：下肢动脉及其主要分支的轮廓显示不清，不能进行诊断。

（2）1级：下肢动脉及其主要分支轮廓显示较清晰，有伪影，但可区分解剖结构，不影响诊断。

（3）2级：下肢动脉及其主要分支轮廓显示良好，无伪影，可进行诊断。

（4）3级：下肢动脉及其主要分支轮廓显示清晰，血管边缘锐利，可明确诊断。

图像质量必须达到1级或2、3级方可允许打印图片及签发报告。

（范文亮　雷子乔）

第六节　下肢静脉CT血管造影检查

一、适应证和相关准备

1. **适应证**　下肢静脉栓塞。

2. **相关准备**　检查前去除被检查部位金属物品等,如手机、钥匙、硬币、衣裤拉链等。间接法下肢静脉造影,预先在上肢建立静脉通道;直接法下肢静脉造影,预先在双足背建立静脉通道。

3. 做好受检者非检查部位和陪护人员的辐射防护。

二、检查技术

1. 扫描体位及扫描范围同下肢动脉造影。

2. **扫描延迟**　间接法下肢静脉造影,在注药后150~180s开始扫描;直接法下肢静脉造影,在注药后30~45s开始扫描。

3. 间接法经上肢静脉注射对比剂,碘对比剂浓度为300~400mgI/ml,注射流率为3.0~4.5ml/s,对比剂总量120~150ml;直接法下肢静脉造影,为避免对比剂浓度过大造成血管伪影,应先将对比剂与0.9%生理盐水按1∶4的比例均匀混合,经足背静脉给药,对比剂注射流率为3.0ml/s,总量200ml。

4. **扫描参数**　管电压100~120kV,管电流智能mA技术。扫描方向从足侧到头侧;扫描层厚0.6~1mm,螺距0.5~1,螺距不宜过大,以避免移床速度大于血液循环速度;扫描野:单侧下肢为25cm;双侧下肢40~50cm。

三、影像处理

1. **图像重建**　重建层厚0.6~1mm,重建间隔0.4~0.8mm。

2. 根据临床和诊断要求做MIP、VR以及MPR图像重组,显示并旋转图像,以多角度观察血管与病变情况,选择病变显示最佳图像摄影,如图24-26。

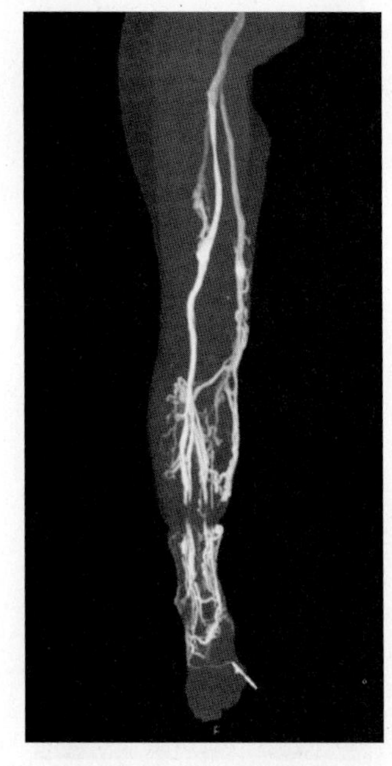

图24-26　下肢静脉MIP

四、图像质量控制

1. **图像能满足影像诊断的需要**　①图像要包含完整的下肢静脉主干及其主要分支;②轴位图像上,下肢静脉主干及其主要分支显示清晰,强化明显,与图像背景有良好的对比;③MIP、VR或MPR、CPR等重组图像也能清晰显示下肢静脉主干及其主要分支的形态、密度和异常改变。

2. **图像上的信息准确**　①图像上文字信息:应包括医院名称、受检者姓名、性别、年龄、检查号、层厚、间隔、扫描时间、扫描野、扫描方位、kV、mAs值和左右标识;字母、数字显示清晰;图像文字不能超出图片以外,也不能遮挡图像中影像。②图像上影像信息:图像必须足够大,可以用来评价下肢静脉主干及其主要分支的正常解剖结构及病变;图像对比度良好,最优化地显示组织间的不同层次;图像中无影响诊断的伪影,包括金属异物伪影、呼吸运动伪影、主动脉搏动伪影及设备引起的伪影。

3. **图像质量的等级评价标准**

(1) 0级:下肢静脉及其主要分支的轮廓显示不清,不能进行诊断。

(2) 1级:下肢静脉及其主要分支轮廓显示较清晰,有伪影,但可区分解剖结构,不影响诊断。

(3) 2级:下肢静脉及其主要分支轮廓显示良好,无伪影,可进行诊断。

(4) 3级:下肢静脉及其主要分支轮廓显示清晰,血管边缘锐利,可明确诊断。

图像质量必须达到1级或2、3级方可允许打印图片及签发报告。

(范文亮　雷子乔)

第二十五章

特殊 CT 检查技术

第一节 CT 能量检查技术

2005 年，西门子公司率先推出了双球管有两套数据采集系统的双源 CT，GE 公司推出的是一个球管的 kV 瞬间切换技术，从而出现了现在的能量检查。双能量成像的前身是双能量减影，双能量成像是在其基础上延伸和发展出来的。随着技术的发展，目前全球三大医疗器械生产公司均推出了自己能量检查机器，使得其应用不断地扩大。

一、CT 能量检查技术的应用范围

双能量成像即是在两种不同的能量下成像。其依据是不同成分的组织在不同的 X 射线能量照射下表现出的 CT 值不同，再通过图像融合重建技术即可得到能体现组织化学成分的 CT 图像，即组织特性图像。普通单源 CT 机是通过特制的探测器实现能量的分离，DSCT 则是通过产生不同能量的两个球管及相应的探测器实现能量的分离。两者的区别在于，前者容易控制管电压但会增加辐射剂量，且空间分辨力不够；后者辐射剂量不会增加且具有极高的空间分辨力。

DSCT 的两套采集系统使 CT 成像不再局限于单纯的形态成像，开辟了新的临床研究及应用领域——双能量成像组织成分分析，初步临床应用研究包括：①基于血液中碘成分与钙化或骨性成分的 X 线衰减率的差异，利用双能量直接分离出复杂结构中的血管、去除骨性结构、去除血管硬斑块；②依据双能量扫描对碘的敏感识别可虚拟计算出去除碘剂后的平扫图像；③鉴别脑出血中的新鲜或陈旧性出血；④利用肺部增强扫描双能量成像可更敏感识别肺动脉栓塞栓子及相应被栓塞的肺段，另外，通过吸入惰性气体后进行双能量成像可评估肺的通气状况；⑤由于胶原分子的侧链中有密实的羟赖氨酸和羟脯氨酸，对于 X 线能量变化有着特异的敏感性，故通过双能量平扫可区分肌腱和韧带结构；⑥另外，双能量成像可应用于尿路结石成分定性分析，同时还可以显示痛风尿酸盐结晶成分。这些应用的发现揭示了双源 CT 双能量成像具备较大的临床科研和应用价值。

二、单能谱 CT 的临床应用

CT 图像是物质对 X 线吸收的反映。由于常规 CT 中球管产生的 X 线具有连续的能量分布，用于成像的 X 线就具有混合能量，使得人们获得的常规 CT 图像也体现了这种混合能量的平均效应。而且物质对不同 X 线能量的吸收具有选择性：低能量会被吸收得更多。具有混合能量的 X 线通过物体后被硬化，即经过物体后的射线中高能量的 X 线比例大于低能量 X 线的比例。这种平均效应或硬化效应随不同物质和物质在人体中的不同位置和环境而变化，进而引起物质的 CT 值不确定和不准确。从这个角度讲，单能谱就是为了获得能够提供相对准确 CT 值的单能量图像。

单能谱成像有助于提高信噪比，进一步降低噪声水平，比现行技术减少 36%～72%。这样就可以解决临床上一个非常现实的问题：临床对比剂的应用。在低 keV 图形中提高血管中碘对比剂对比度（图 25-1），这样就可以降低对比剂注射的流率和总量。

除了以上临床常用用途外，还包括：通过肝脏肿瘤在不同 keV 下的特性来选择诊断的最佳 keV 并对病灶随着 keV 能量变化所显示出的特

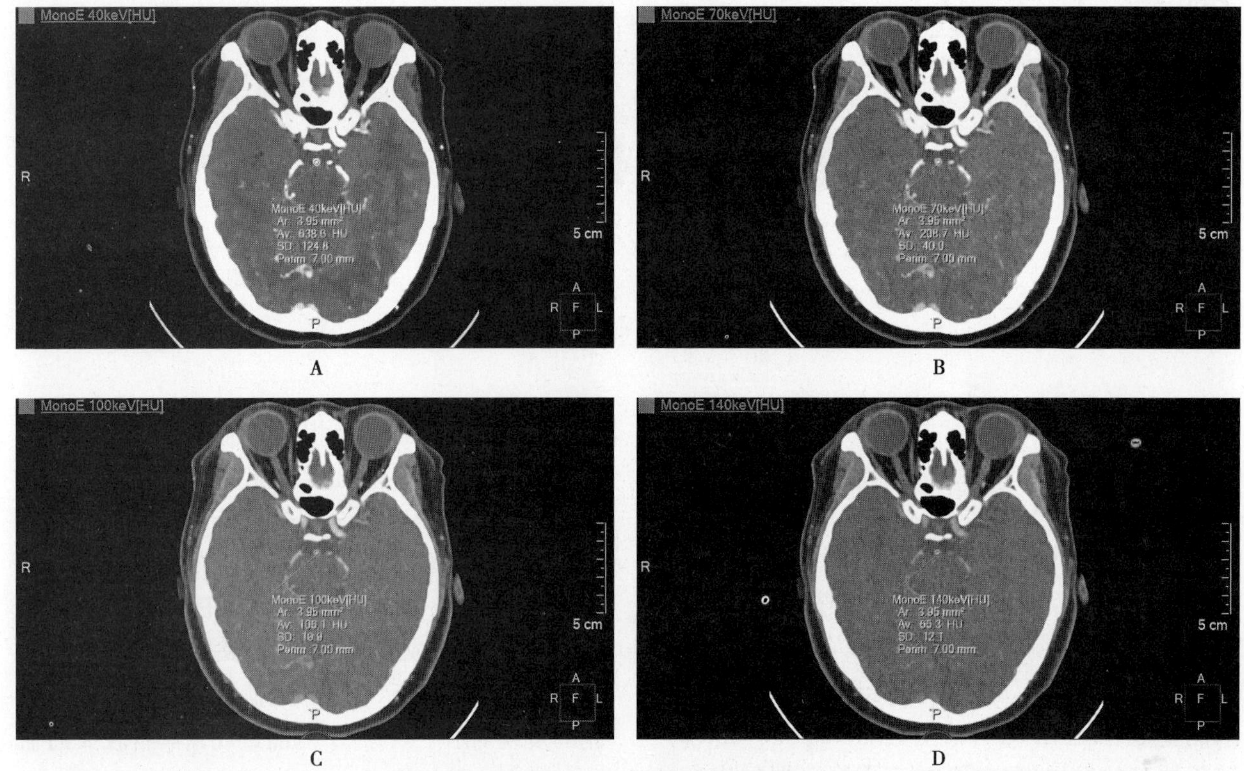

图 25-1　不同 keV 下的血管 CT 值

图 A 至 D 分别为 40keV、70keV、100keV、140keV 下大脑血管图，可以见到随着 keV 的升高，血管内平均 CT 值逐渐降低及在较低 keV 下，增强对比更明显，由此可见双能成像可以降低对比剂用量。

性进行评估。利用脂肪随着 keV 的增加而表现出高吸收特性来测定脂肪的含量。通过基于能谱 CT 单能量 CT 成像采集可以重新对脂肪浸润进行评估。在对显示泌尿道异常有一定的优势与潜力。

三、CT 能量在去除骨与金属伪影方面的应用

双能量去骨功能是指从头部、四肢和体部的 CT 血管造影数据集中直接去除骨组织成分，以利于血管的充分显示。其原理主要是利用两套数据采集系统获得的独立数据通过一定的数学算法进行相减，从而将骨组织减掉，将充满对比剂的血管留下。利用双能量去骨功能时，被检体必须具有以下条件：血液、对比剂与骨。然而由于骨、软组织中含有的对比剂，三者组成的混合物存在部分容积效应，且在两组数据中表现出的程度不同，加之扫描时由于被检体的运动等造成的两组数据不能完全重叠，因此去骨往往不充分，有待于进一步探讨与研究。

去金属伪影方面的应用也是单能量的优势之一。能谱扫描可以提供多个单能量图像，这样就可以有效地避免混合能量下低能量射线衰减而造成的硬化伪影。虽然高 keV 下 X 线穿透能力增加，但还是有部分软组织由于 X 线未穿过造成信号丢失。随着技术的不断发展，各个公司推出了不同技术，在一定程度上解决了该问题，所以目前来说，该技术在去金属伪影方面应用已逐步趋于完善（图 25-2）。

四、CT 能量在物质定量分析方面的应用

通过能谱成像中的物质分离工具得到的物质密度值可以反映被检组织内物质的含量，从而可以用来反映被检组织的供血状况或确定某种特异物质的存在。碘图主要反映增强后组织有无强化和强化的程度，钙图主要反映是否有含钙结石的存在，碘/钙图主要用于区分高密度物质的主要成分为对比剂或钙化（文末彩图 25-3），而尿酸/钙图主要用于明确是否有尿酸盐结晶的异常沉淀以区分真假痛风。

目前国内外有很多关于物质定量分析的研究，

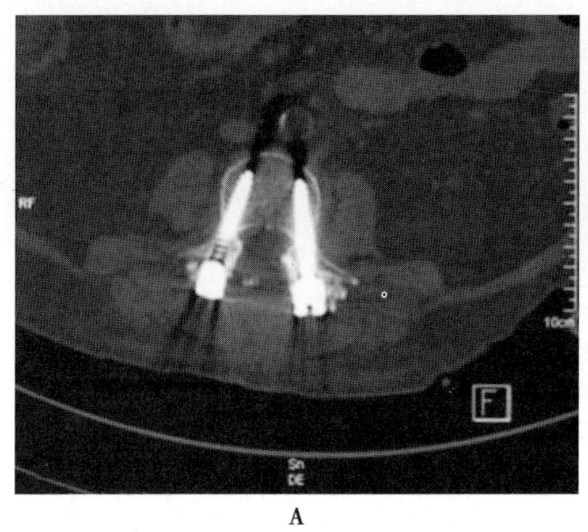

A

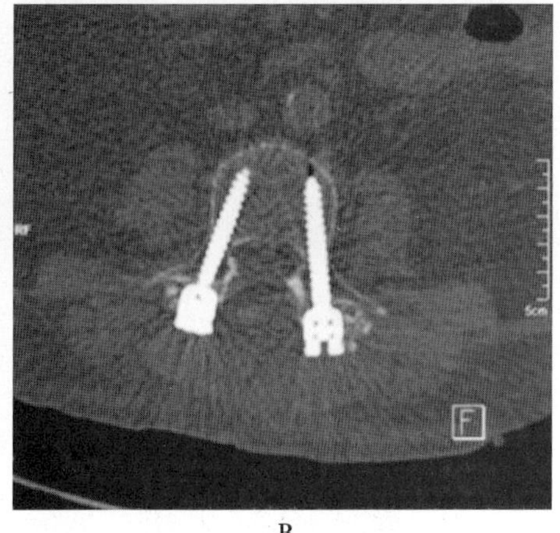

B

图 25-2　单能谱去金属伪影

图 A、B 为同一患者金属植入物 CT 轴位图，图 A 为双能融合下图像，图 B 为单能谱 190keV 下图像，图 B 放射状伪影较图 A 明显降低，其在去金属伪影上有明显效果。

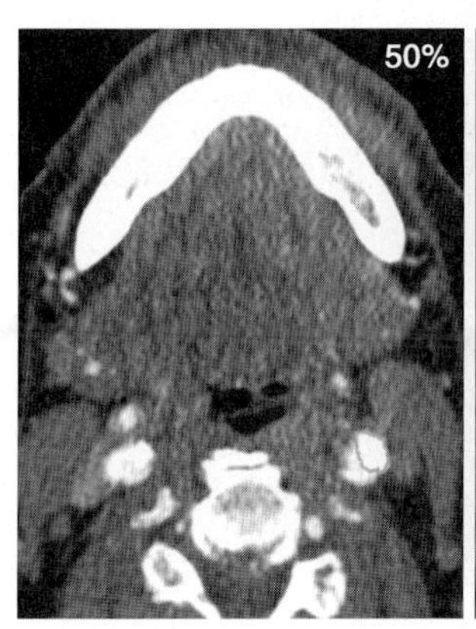

A

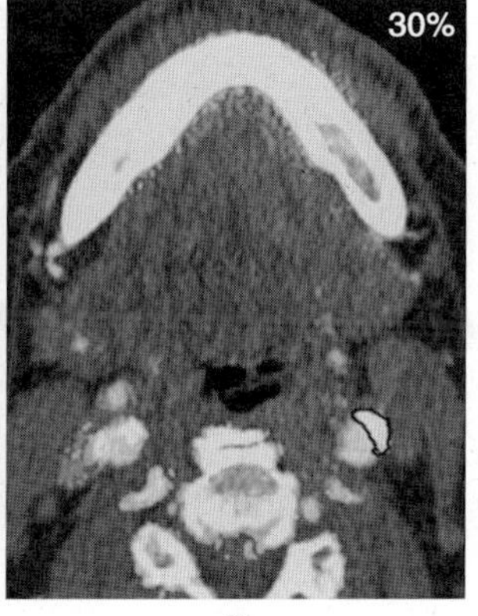

B

图 25-3　能量成像分离钙化和斑块评价

A. 单源下颈部血管斑块，血管狭窄评价为 50%；图 B. 能量成像下斑块与对比剂分离图，血管狭窄评价为 30%，单源检查的窗值变化时评估的狭窄程度会有变化，能量成像可区分斑块与对比剂，血管管腔狭窄评价更方便准确。

如利用能谱成像技术定量测定健康成年女性 L_2 骨质钙含量以及 CT 物质定量分析检查痛风患者外周关节内痛风结石等。

除了现在较为成熟的应用外，CT 能量成像在物质定量分析中的应用还包括肺栓塞与肺功能的评价（文末彩图 25-4）以及手足肌腱成像（图 25-5）。

五、虚拟平扫技术的临床应用

双能量虚拟平扫就是在不做普通平扫的前提下，直接利用 CT 双能量成像技术对被增强组织（主要是肝脏与肾脏）进行增强扫描，然后再利用得到的增强数据进行相应处理，得到相应检查组织的平扫图像（图 25-6），也就是说 CT 双能量成像技术可以将碘对比剂直接从增强图像上减去（即虚拟平扫）。其主要用于鉴别肝脏或肾脏的肿瘤、分离一些含混不清的成分，如低密度的脂肪成分、碘剂及检测肾脏结石等。另外，虚拟平扫功能用在头颅检查时可以鉴别脑出血，并且能够区别新鲜出血和陈旧性出血。

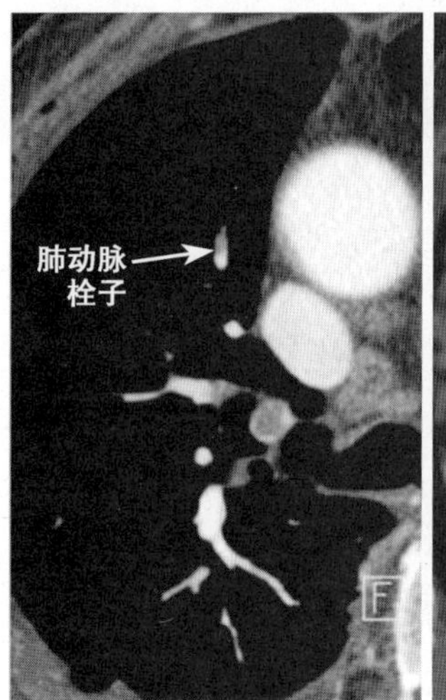

A

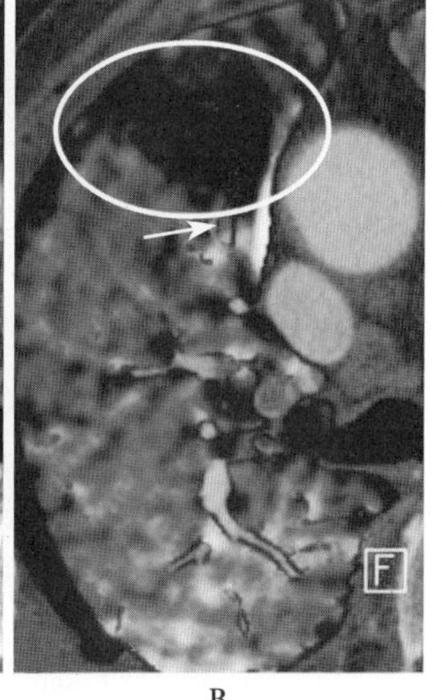

B

图 25-4　能量成像评价肺栓塞

A. 对比增强图，示右肺动脉栓子；B. 碘图与对比增强叠加图，示栓塞肺动脉支配肺段处肺功能损伤。

该技术目前应用临床尚存在争议，但是其本身带来的便利却是毋庸置疑的。它改变了传统意义上的“平扫+增强”扫描方式，只需要在定位像后进行增强扫描就可得到传统方式的图像。而且，应用双能量成像不只能呈现虚拟平扫，还可以用其进行物质定量分析，同时，在一定程度上减少了患者的

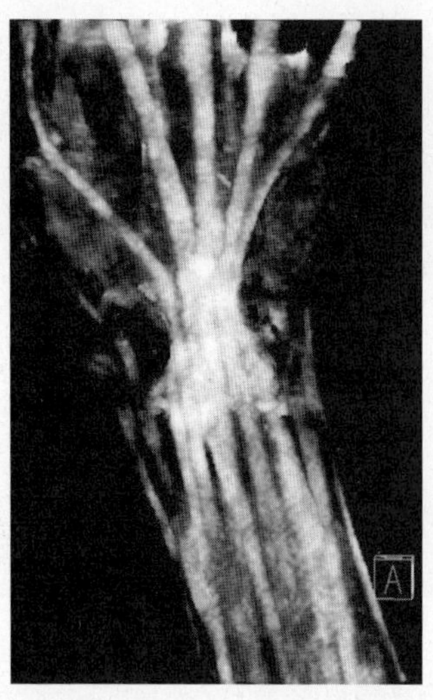

图 25-5　能量成像显示手部肌腱通过能量成像清楚显示手部肌腱，并将大部分肌腱与肌肉血管等组织分离出来

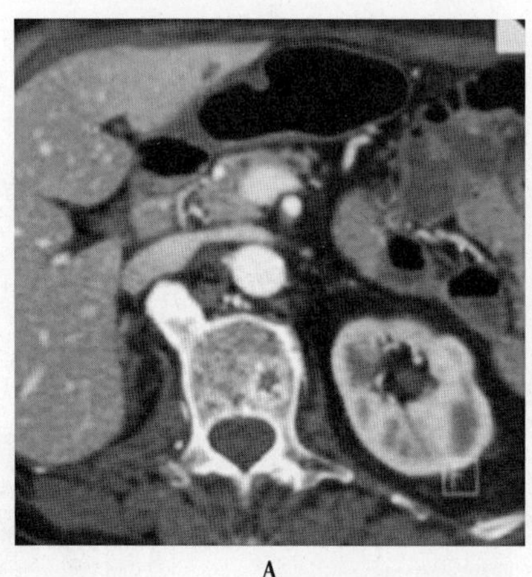

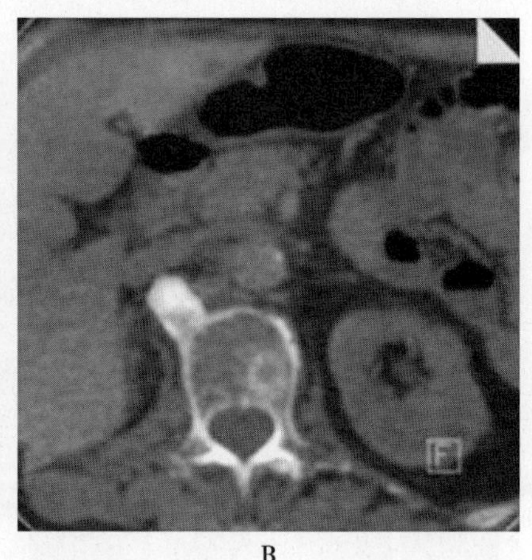

A　　B

图 25-6　虚拟平扫

A. 80kV+140kV 双能下增强图像；B. 虚拟平扫图像。

辐射剂量。

虚拟平扫对于一些较小病变，如肾脏结石，直径小于 1mm，其检出率较低。随着技术的发展，该项技术会不断地被完善，目前体现出来的优势是显而易见的，如在泌尿系统 CTU 成像，传统方法需要平扫后增强扫描，最后做延迟期扫描。在该技术下，可以一次性完成，即检查前静脉推注 30~40ml 对比剂，用于延迟期成像，延迟足够时间后，利用双能量，再次注射 40~60ml 对比剂进行皮质及平衡期成像，利用虚拟平扫技术得到平扫图像。较传统扫描减少了两次成像，平扫成像及延迟期成像，大大减少了患者的辐射剂量。

六、CT 能量图像高级重建技术

CT 能量高级重建技术是指各个公司开发的专业用于双能量成像分析的后处理软件。它包括前面我们所讲的单能量成像，物质定量分析，虚拟平扫，双能量去骨等。在此基础上又分为较小临床应用，包括双能去骨（图 25-7）、肺虚拟灌注、痛风结石成分分析（图 25-8）、肌腱双能成像、心肌虚拟灌注（图 25-9）、氙气肺灌注等。

七、CT 能量检查要点与图像质量控制

CT 能量检查具有诸多优势，临床应用也逐步体现出来，双能检查除去常规注意事项外还有自己特有的注意事项，主要体现在定位上。普通扫描往往只需要一个定位相，但是双能成像时往往需要正位以及侧位双定位相（图 25-10），这样可以最大限度地保证被检部位处于一个能量的正中心，这样才可以保证后处理的准确性。同时扫描方案的设定也应符合相关要求。

在图像后处理时，各个软件有自己特有的优势，有时不同软件可以达到同一效果，选择时应根据具体情况选择。

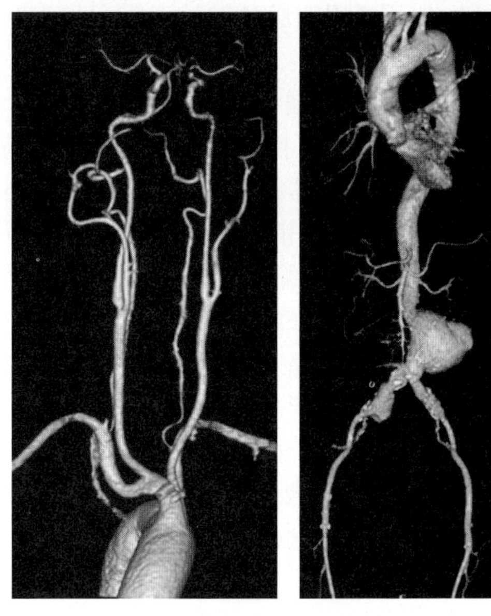

图 25-7　双能去骨

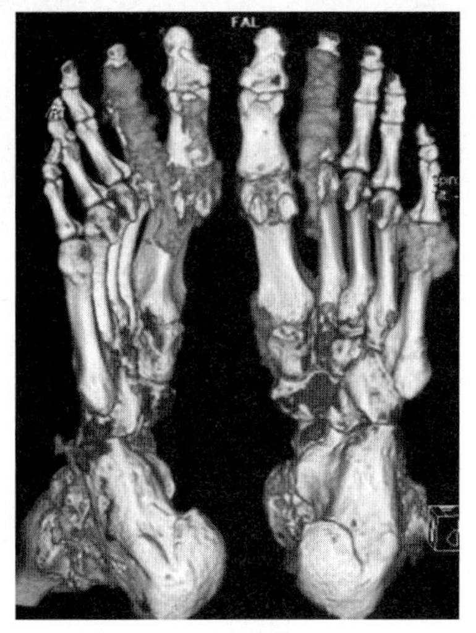

图 25-8　痛风结石成分分析

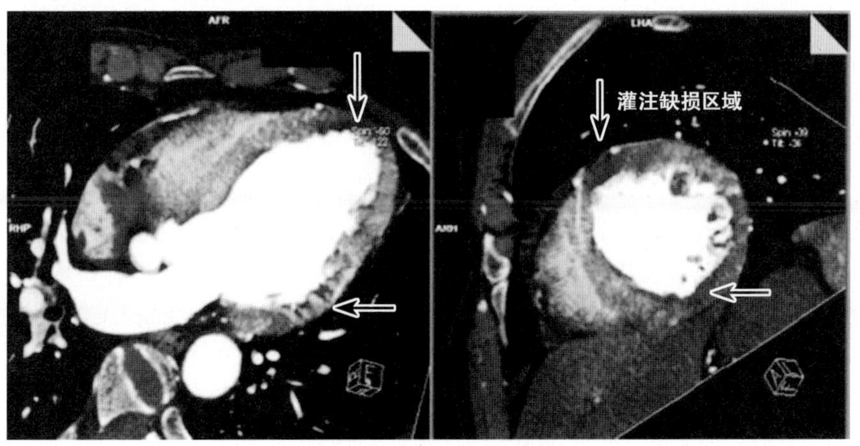

图 25-9　心肌虚拟灌注

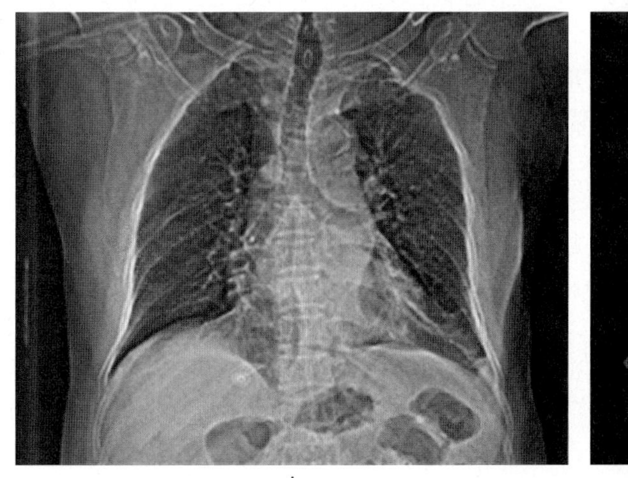

A

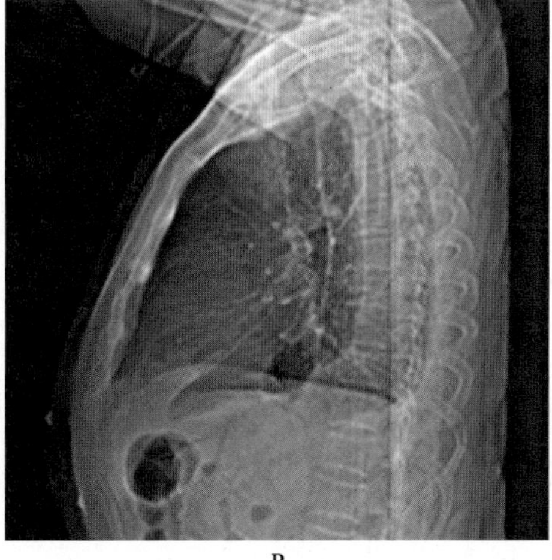

B

图 25-10　能量成像定位像图

A. 正位定位相，用于定位扫描范围以及被检者在检查床上左右的位置；B. 侧位定位相，用于定位扫描床高度及扫描范围。

（李大鹏　王传兵　李真林）

第二节　介入治疗性 CT 成像技术

一、介入治疗性 CT 检查技术的应用

介入性放射学是放射学界重要的先进技术之一，即在 X 线、CT、B 超等监视下将穿刺针或导管插入人体组织的靶目标进行诊断及治疗。它包括两大类：经皮非经血管技术和经皮经血管技术。CT 介入放射技术是经皮非经血管介入技术，包括 CT 导引经皮活检和介入性治疗。我国 1985 年应用此新技术于临床工作。CT 用于全身各系统介入技术的导引，凡透视、超声不能导引的部位均可用 CT 导引。CT 扫描分辨力高，对比度好，可清晰显示病变大小、外形、位置以及病变与周围结构的空间关系。CT 增强扫描可了解病变部位的血供以及病变与血管的关系。

CT 导引技术可精确地确定进针点、角度和深度，避免损伤血管、神经和病变相邻的重要结构，提高介入技术的精确度和安全系数。CT 引导下介入治疗技术涉及全身各系统的多种疾病，例如脓肿与血肿的抽吸引流、囊肿的硬化剂治疗、椎间盘突出的损毁治疗、恶性肿瘤的 ^{125}I 粒子组织间植入治疗、恶性肿瘤的氩氦刀治疗、恶性肿瘤的射频消融治疗、癌性疼痛的神经节阻滞治疗等。CT 引导下经皮穿刺技术因其方便、安全、快速、微创等优点，越来越受到临床医师的青睐，有些甚至成为部分疾病的首选治疗手段。

二、介入治疗性 CT 检查前准备

CT 引导下的介入手术，应遵循一般的术前准备流程，首先应仔细分析影像学资料和临床表现，明确介入的目的，选择介入的方法。

（一）一般准备

1. 被检者须携带有关的病史资料，如病史、超声检查、化验、放射性核素、MRI 和已做过的各种影像检查资料以备参考。

除去检查部位的高密度物品，头部、颈部、胸部及四肢检查前尽量除去检查部位的金属物品，无须其他特殊准备。

2. 婴幼儿应在睡眠状态下进行检查，必要时需要镇静剂。被检者家属尽量陪同被检者做检查。

3. 增强扫描请家属或本人在《CT 增强检查同意书》上签字，以履行必要的手续。

4. 服用二甲双胍的被检者需在临床医生指导下停药两天。

（二）术前准备

1. **器械准备**　操作间内消毒条件须满足手术室标准，检查所需器材是否能正常使用。备齐术中用药，如利多卡因、消毒生理盐水、无水酒精、溶血素、尿激酶、明胶海绵、甲醛等处理并发症的药品和器材。手术器材如经皮穿刺针、导引钢丝、导管、扩张器、定位器等准备齐全，另外纸质记录文书也须准备齐全。确保 CT 机运转正常，模拟扫描无伪影。

2. **患者准备**　全面了解患者基本情况和病情，与患者充分沟通，告知手术过程和注意事项，争取患者术中配合，消除患者紧张情绪。患者体位应摆放一个合适的体位，有利于患者长时间固定不动，有利于穿刺操作避开重要器官。询问是否空腹，原则上所有患者均应空腹手术，因为术中紧张情绪和麻醉用药可能诱发患者恶心、呕吐，影响手术操作。

3. **术前检查**　审阅患者病历资料和影像资料。做好术前检查，如胸部拍片、血常规检查、血凝四项检查、肝肾功能检查、心电图检查等。术前用药如基础止痛药、抗凝剂、镇静剂、镇咳药、解痉药等必要时保留静脉通道，对输液量较多的患者根据手术时间决定是否导尿。其他如术前签订相应手术协议及知情同意书。准备相关穿刺手术用品及抢救设备。

4. **影像扫描**　一般范围要包含病灶整体，合适的扫描条件，如尽量低 kV、低 mA，扫描间隔和层厚要适当。确定进针点及进针方向角度，对进针点进行标记；CT 扫描，确定标记位置准确无误。

三、介入穿刺活检的 CT 扫描技术

CT 引导下经皮穿刺活检是疑难疾病诊断和鉴别诊断的重要手段之一。活检技术的开展不仅提高了诊断和鉴别诊断水平，对治疗方案的制定、预后的判断具有重要的参考价值，有助于科研资料和教学资料的积累和提高。CT 导引下活检部位涉及颅脑、脊髓、胸部、肝、胆、胰、脾、肾、肾上腺、腹腔、盆腔、肌肉骨骼以及甲状腺等，活检正确率为 80%～90%。由于 CT 扫描图像可清晰地显示病灶的大小、形态、位置以及病变与周围组织的关系，也可精确地确定进针点、角度和深度，避免损伤重要脏器、血管、神经等重要的组织结构，提高了介入放射技术的精确度和安全系数。在临床工作中，越来越受到临床医师的重视，并取得了较丰富的经验。

1. **患者的体位设计** 根据病变的位置、穿刺的方位和患者的具体情况，采用仰卧（前后位）、俯卧（后前位）或侧卧（侧位）。尽量做到体位舒适、稳妥，必要时固定，保持局部不动。若病变位置比较明确的，将激光对准病变的中心；若病变位置不够明确的，按解剖标志或病变的大体位置对好中心。

2. **选择定位的最佳层面** 一般情况下，先扫一个范围稍大的定位像（scout），若病变比较明显，在定位像上可观察到病变的位置和范围时，可选病变的中心位置，扫描一层横断面图像，用该图像作为穿刺活检的定位层面。如果定位影像上病变的位置和范围显示欠佳时，先进行轴位平扫，在多层平扫的图像中选择显示病变范围最大、最清楚的图像作为穿刺活检的定位层面。必要时进一步做增强扫描确定。

3. **在选定层面上作几何学穿刺活检的定位** 在图像显示屏上显示病灶中心层面影像，必要时进行放大，调节好窗宽窗位，使病变组织和周围组织能清晰地分辨和显示，并在该图像上作穿刺活检的几何学定位。选择椎体棘突皮肤处为起始点，向病灶侧延伸，避开重要的神经和血管，确定和标记穿刺进针点；用直线在图像上从病变中心到皮肤（进针点）标出穿入路线并测出其长度 OB；测量出这一层面上整个肢体中点 A 的位置并作上记号，同时测量出中点 A 到进针点 B 的距离 AB；测量或计算出进针角度 a，其方法是先从病变中心 O 点上引一条垂直于 AB 的垂线 OA'，OA' 与 OB 的夹角 a 为进针角度。此角度可用测角仪直接在荧光屏上测量或用公式计算（$\cos a = OA'/OB$）得来。进针点 B、进针深度 OB、进针角度 a 三要素由图像上的几何学定位确定后，进行实体定位。

具体方法是：首先打开激光模拟灯，在皮肤上沿着激光线用色笔画一条横线（影像定位的层面），再用体厚尺测出该层面处的肢体中点并划一竖线与横线交叉。将扫描床退出至便于操作的位置。依照图像上的几何学定位方法，从交叉处也就是中点 A 沿着病变侧的横线测量出 AB 的距离来确定穿刺点 B，并做好标记。消毒麻醉后，在 B 点上垂直 AB 线竖一根针，并与 OA' 相平行，则 $a = a'$。同时穿刺针按 a' 角从 B 点刺进 OB 深度即可，如图 25-11。

4. **确定定位穿刺是否准确** 按上述穿刺活检的定位方法将针穿入 OB 长度后，移动扫描床至机架，在原定位层面做轴位扫描，从扫描图像上观察穿刺是否准确。必要时稍作调整后，进行活检。

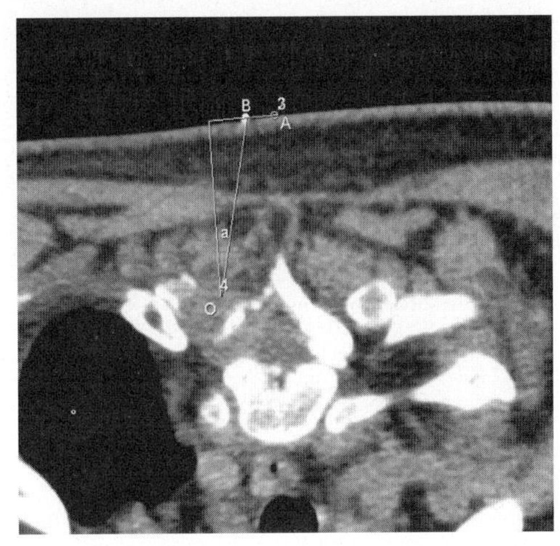

图 25-11 在选定层面上作几何学穿刺活检的定位

5. **检查穿刺活检有无早期并发症** 活检完后，拨出穿刺针，在穿刺活检的层面及上、下间隔 0.5~1.0cm 处再做轴位扫描，从这三层轴位扫描图像上观察有无出血等早期并发症。

以肺部病变活检为例，首先应掌握此项检查的适应证和禁忌证，术前认真阅读临床资料，并做好术前物品准备，与患者及其家属认真沟通。患者采用俯卧位，双手上举，体表装好定位器，消毒完毕后，对病变部位进行扫描，此时可选用螺旋扫描方式，扫描层厚 5mm，快速扫描可迅速确定病变部位，定位完成后开始进针，估计穿刺到病变部位后，再次扫描，此时最好采用序列扫描，层厚 5mm，便于确定针尖是否到达病变部位，如已完成进针，则保存图像后取活检；如未能穿刺成功，则重新调整进针方向和深度，再次扫描，确定针尖位置，直至穿刺完成取活检成功。

序列扫描有助于提高导向 CT 图像的清晰度，分辨出细微的解剖结构：避开重要的组织器官和避免取到坏死组织，以提高活检的安全性和诊断的正确率。活检的靶点应避开坏死区，从实质处采取标本；病变较大时要多方向、多点穿刺采样，以减少假阴性的出现。在安全的前提下，选择适当的抽吸针、切割针、活检枪或者联合应用，可以提高效率、减少并发症、得到足够的标本。只有根据患者的具体情况，做好充分准备，具有熟练的操作技术，处理好术后事项，才能使 CT 引导下活检成为一种安全性高、并发症少、正确率高的检查技术，才能达到临床诊断、治疗和科研的真正要求。

四、CT 导向下介入治疗技术

CT 引导下的介入治疗是一种新型的治疗方

法,它操作简便、直视、迅速,其扫描可提供穿刺针的进针部位、角度、深度、囊液抽吸情况及治疗药物的分布,有无外溢等信息,对介入治疗的成功至关重要。CT 导入介入性治疗涉及多个系统,包括颅脑、胸部、腹部和肌肉骨骼系统等。CT 导引介入性治疗可以代替原来传统的手术治疗方法。作为一种补充治疗手段需严格掌握好适应证和禁忌证,充分发挥 CT 导引下介入治疗特点,通过改进 CT 导引介入治疗的适应证,疗效提高,可发展为重要的治疗手段之一。

（一）介入治疗的 CT 扫描原则

实时扫描为介入治疗中的基本原则。选择行介入治疗的患者,为确定病灶的性质,行 CT 增强扫描,可以了解病灶与血管之间的关系,病灶区域及准确部位、大小,手术的可行性及术后可能发生的情况。如 CT 平扫显示有等密度小病灶,用增强后显示出小病灶,立即行活检和灭活治疗获得成功。穿刺进针后取活检时或抽吸囊液及注射肿瘤坏死药物、囊壁硬化剂时需行 CT 扫描,用以观察药物的充盈、弥散、流向,是否有外溢等情况。如注射少量的药物后无反流,则可继续注射药物,并再次行 CT 扫描,这样反复多次直到肿块被药物充分弥散后,便可结束注射,在注射药物过程中每一次注射药物均行 CT 扫描。囊肿抽吸术中随着囊肿的缩小,穿刺针尖的部位不断改变,每一次改变后均应行 CT 扫描。治疗过程中若出现胸闷、气喘等症状及穿刺针需经过肺组织时,应及时行胸腔 CT 平扫,以确定有无液气胸出现。治疗后第 1、第 3 和第 6 个月复查 CT 平扫。随访可至 3 年。

（二）介入治疗的 CT 扫描技术

检查前常规 CT 扫描,正位片定位后,定出 10～20 层于平静呼吸下行螺旋扫描。层厚 5mm,间距 5mm,螺距 1,视野 35～50cm,较大病灶可用间距 10mm,层厚 10mm,较小病灶扫描可用 3～5mm 层厚及间距一次性扫描 10～15 层。找出显示病灶的最佳层面后,设计进针线路角度,测定皮肤至病灶的距离,确定穿刺针的型号及穿刺点。局部麻醉后,将标记物放于穿刺点处进行该层面的平扫,以穿刺点为中心共扫 3 层,层厚、间距为 3～5mm。进针至病灶边缘时再行 CT 平扫,如针尖位置不当,调整后再行上述扫描直到满意。根据病情需要行活检、肿瘤灭活术或囊肿抽吸等治疗,治疗前亦可先抽吸肿瘤组织或液体行细胞学检查。在进行囊肿抽吸及注射肿瘤灭活药物过程中或穿刺针尖端位置调整后应随时行 CT 扫描,方法同前。完成介入治疗后再次行 CT 扫描,扫描范围可较大,要显示整个病灶及治疗后的全貌,了解药物在肿瘤中的分布情况,有无药液外溢。术后第 1、第 3 和第 6 个月随访行常规 CT 扫描。

（三）扫描前技师准备

1. 认真核对患者检查申请单的基本资料,主要包括患者姓名、性别、年龄和 CT 检查号等一般情况,确认检查患者无误。

2. 阅读现病史、主要症状、体征、既往史、实验室和其他影像学检查结果和资料、临床诊断、检查部位和目的等。如发现填写不清楚时,应与临床医生联系了解清楚后再行检查。

3. 根据临床要求的检查部位和目的制定扫描计划,向患者解释检查过程,取得患者合作,并告知患者出现异常情况时如何通过对讲系统与操作人员联系。

4. 摆位时对非检查部位的重要器官如甲状腺和性腺用专用防护用品遮盖,尤其应注意对儿童和女性患者性腺区的保护,减少不必要的辐射。

（四）介入治疗的 CT 扫描价值

CT 图像能清晰显示病灶大小、形态、位置及与周围结构的关系,亦可精准确定进针部位、角度、安全系数等。治疗过程中及时了解针尖的位置情况及药物的应用情况,避免出血及药物反流至腹腔,引起化学性腹膜炎。CT 引导下的介入治疗是一种微创技术,进针分 2～3 次进行,如出现方向偏离,应及时纠正,这样才能安全、准确将针尖置于预定位置,否则会有误穿重要解剖结构的可能。穿刺活检时可避开坏死组织、血管等部位,以便取到阳性标本,避免出血。

五、介入治疗性 CT 检查要点

（一）术前 CT 扫描要点

1. 通常需要进行增强扫描。

2. 增强扫描常规要进行多期扫描,以清晰显示动静脉血管和病灶;有些病灶必要时还需延迟扫描,以进一步了解病灶范围和血供情况。

3. 扫描条件层厚 < 10mm,层间距 5mm 或者 10mm。

4. 扫描方式螺旋扫描或序列扫描。

5. 对 CT 机型无特殊要求,多排螺旋 CT 成像速度快,可以进行三维重建,更有利于操作。

（二）术中 CT 引导要点

术中 CT 引导要求要有符合观察和显示穿刺针的 CT 图像。

1. 为穿刺的需要，通常要反复对照增强扫描图像或 MRI、彩超等资料，以确定血管等重要结构。

2. 要进行常规全病灶扫描，设计穿刺层面位置、层面数、进针路线、进针角度、进针深度。

3. 扫描条件层厚 5mm 或 10mm，层间距 5mm。管电压 100～120kV，管电流 200～250mA，建议采用低剂量扫描方式，以减少患者辐射。

4. 扫描方式提倡用序列扫描方式而不用螺旋扫描（螺旋扫描不利于观察针尖），连续扫描。

5. 手术过程中通过 CT 图像随时监视并发症（如出血、气胸、血胸、肿瘤破裂等）。

6. 为观察针尖的确切位置，可连续扫描 1～3 层。

7. 对于胸腹部等需要屏气的部位，在穿刺或者扫描过程中要训练患者保持同一呼吸时相。

8. 建议使用“Pinpoint”系统和 CT 断层基准仪引导穿刺。

（三）术后 CT 扫描要点

术后 CT 扫描要求要有符合观察和显示病灶要求的 CT 图像。

1. 反复对照增强图像或者 MRI、彩超等资料。

2. 要进行常规全病灶扫描。

3. 扫描条件层厚 5mm 或 10mm，层间距 5mm。管电压 100～120kV，管电流 200～250mA，建议采用低剂量扫描方式，以减少患者辐射。

4. 扫描方式螺旋扫描或序列扫描。

5. 手术后通过 CT 图像继续观察有无并发症或者并发症的演变（如出血、气胸、血胸、肿瘤破裂等）。

（四）复查 CT 扫描要点

复查 CT 扫描要有符合和术前、术中对比的 CT 图像。

1. 一般平扫即可，当肿瘤边界不清或有新发病灶时需进行增强扫描。

2. 若需增强扫描常规行多期扫描，肿瘤的血供情况直接反映治疗疗效，显示肿瘤的血供情况非常重要。

3. 扫描条件层厚 5mm 或 10mm，层间距 5mm。

4. 扫描方式螺旋扫描或序列扫描。

5. 对比资料要满足要求：显示病灶大小和血供的变化情况。

6. 对 CT 机型无特殊要求，多排螺旋 CT 成像速度快，可以进行三维重建，更有利于对比。

六、介入治疗性 CT 成像质量控制

（一）质量控制内容

根据欧共体工作文件（EUR 16262.1997.4），CT 图像质量控制的内容包括：

1. **诊断学标准**　包括解剖学影像标准和物理学影像标准。解剖学影像标准满足临床要求，以解剖特征的显示程度来表述，分为“可见度”和“清晰显示”。物理学影像标准是通过测试进行客观评价，它依赖于 CT 设备的技术性能和所选的技术参数。

2. **成像技术条件**　包括层厚、层距、视野、曝光参数、重建算法、窗技术、检查体积、机架角度等。

3. **临床及相关的性能参数**　包括患者准备、检查方法、成像观察条件、激光照相等。

4. **患者辐射剂量标准**　CT 是一种辐射剂量较高的影像检查设备，在不影响图像质量及诊断要求的前提下，应尽量降低辐射剂量。

（二）质量控制措施

1. **提高空间分辨力**　采用高空间分辨力算法、大矩阵、小像素值、小焦点和增加原始数据量的采集可以提高空间分辨力，另外，采用薄层面可提高 *Z* 轴空间分辨力。

2. **增加密度分辨力**　探测器的效率越高，X 线剂量越大，密度分辨力越高。

3. **降低噪声**　X 线光子能量增加了三倍，噪声可减小一半；软组织重建算法的密度分辨力高；层厚越薄噪声越大。

4. **消除伪影**　减少因被检者因素造成的运动伪影，避免因设备因素和扫描条件不当造成的伪影。

5. **减少部分容积效应**　对较小的病灶尽量采用薄层扫描。

（李大鹏　王传兵　李真林）

第三节　尘肺胸部 CT 检查技术

一、概述

尘肺是在职业活动中长期吸入生产性矿物性粉尘，并在肺内潴留而引起的以肺组织弥漫性纤维化为主的疾病，是我国最主要的职业病。据 2018

年全国职业病报告显示，全国各类职业病新发病例 23 497 例，其中职业性尘肺 19 468 例，占 82.8%。尘肺的致残率高，明确病变存在、评价病变程度并进行合理干预对患者是至关重要的。影像学检查是尘肺检出及评价的最重要手段。高千伏 X 线胸部摄影一直是《国际劳工组织（ILO）尘肺国际 X 射分类应用指南（2011 年修订版）》推荐和我国《职业性尘肺病的诊断》（GBZ 70—2015）强制采用的尘肺诊断、分期或分级工具，但因其存在胸部不同组织的相互重叠及密度分辨力低等局限性，存在早期尘肺的漏诊误诊以及尘肺分期可重复性较低等问题。

数字 X 线胸部摄影虽然密度分辨力有所提高，并可以进行多种图像后处理，但仍然难以克服 X 线胸片在尘肺诊断中的不足。MRI 在鉴别尘肺大块纤维化和肺癌中有较高的价值，但因其空间分辨力低，对肺的小结节、肺气肿及钙化显示不佳，检查时间长且费用较高等不足，难以常规用于尘肺的诊断。CT 的最大优势是断层图像，彻底消除了解剖和/或病灶之间的重叠，可精确判断肺内、胸膜病灶以及淋巴结的状态。不仅使早期尘肺灶的检出率有了极大的提高，而且在病变程度的评价上也明显优于 X 线胸片。

二、相关设备选择

（一）CT 设备的选择

尘肺 CT 检查的设备要求主要基于两点，一是扫描过程足够快，以适应尘肺患者难以长时间屏气的状态；二是重建图像的层厚必须足够薄，以能最大限度地提高显示尘肺患者肺内微小结节以及微细间质改变的能力。但是由于各个厂家的多层螺旋 CT 配置不统一，纵轴探测器的宽度、纵轴探测器组合内所包括的探测器数目都有较大的差别，很难用一个固定的标准来进行规范。根据以上现状，故建议 CT 设备的配置必须符合以下 4 个基本条件：

1. 纵轴数据采集系统的数目必须大于等于 16，即球管每旋转一周至少同时获得连续 16 层无间隔，无重叠的图像。

2. 纵轴探测器组合宽度不得小于 16mm。

3. 最快每周旋转时间不得大于 0.5 秒。

4. 重建图像的最薄层厚不大于 1.5mm。

鉴于尘肺检查对扫描速度和精度的要求较高，推荐应用纵轴探测器组合宽度不小于 32mm 的多层螺旋 CT，即 64 层以及大于 64 层的螺旋 CT。

（二）医用显示器的配置

通过打印胶片来阅读尘肺的 CT 图像有以下无法克服的缺点：①一张打印的胶片上往往有十几到几十张图像，使得原始图像的空间分辨力明显下降；②数字图像的信息量极大，通过调整窗宽和窗位，可以用不同灰度来显示不同密度的组织，一旦打印到胶片上，就只能显示一种灰阶图像，大量数字信息丢失，很多组织结构无法识别；③无法永久保存图像数据，胶片一旦受损，所有信息荡然无存。尤其是在尘肺的诊断过程中，需要不断地调整灰阶，分别显示各种组织结构，胶片无法完成这项工作。

所以凡是应用于尘肺检查的 CT 设备，必须配备图像工作站和医用显示器，不推荐采用 CT 打印胶片来阅片。参照国外有关文献的技术要求（例如美国 NIOSH 数字化技术用于尘肺分类指南），如果配置的是单屏医用显示器，空间分辨力不得小于 3M。一体化双屏显示器，不得小于 6M，即在分屏显示时，每屏空间分辨力均不得小于 3M。

三、CT 检查前准备

（一）设备准备

1. CT 机房及计算机房应保持适宜的温度和湿度，温度以 18～22℃、相对湿度 45%～60%为宜。

2. 依照 CT 设备的开机要求，按步骤进行操作。

3. 按设备要求进行 CT 机日常空气校准。

4. 确保高压注射器处于完好的待用状态。

（二）技师准备

1. 认真核对检查申请单的基本资料，包括患者的姓名、性别、年龄、检查部位和 CT 检查号等。

2. 明确检查目的，应阅读现病史（尤其是职业史）、实验室和其他影像学检查结果。

3. 由于是职业病相关检查，故还需仔细核对其身份证信息，确保受检者为患者本人。

（三）患者准备

1. 摆位时去除患者胸部穿戴及携带的金属饰品或可能影响 X 射线穿透力的物品（如拉链、扣子、油漆等），以防产生伪影。

2. 对患者进行屏气训练，保证深吸气末屏气扫描时胸部处于静息状态。

3. 嘱咐患者在扫描过程中保持体位不动。

4. 危重患者需临床相关科室的医生陪同检查，对病情的变化进行实时监护和处理。

5. 对于增强扫描的患者，应询问有无碘过敏史，了解肾功能情况，明确有无碘对比剂应用的禁忌证。无禁忌者，应请患者签署《增强 CT 扫描知情同意书》。增强检查前后应叮嘱患者多喝水（使其充分水化，减少过敏反应），并提前建立静脉通道。

四、检查方法

1. **扫描体位**　仰卧位头先进是胸部 CT 检查的标准解剖位置，两臂上举抱头，身体置于检查床中间。若一侧手臂不能上举（如骨关节炎、外伤或新近手术后等），尽管缺乏两侧对称性，但是上举另一侧手臂也能减少线束硬化伪影。

仰卧位扫描常在肺的下垂部见到密度增高区域，这是坠积效应产生的伪影与早期肺纤维化表现有些相似。如果怀疑患者有轻度的肺间质异常，如早期石棉肺，则有可能需要再进行俯卧位扫描；俯卧位扫描能够很好地观察肺的背侧部分。如果患者在胸片上已有中度至重度肺病的证据，仰卧位扫描所得到的证据足以对病变的诊断及分类产生影响时，或对于已经明确诊断而需复查的病例，则不必进行俯卧位扫描。

2. **扫描方向**　胸部 CT 扫描通常是自患者胸腔入口扫描至肺下界的膈面。由于 16 层螺旋 CT 胸部扫描所用的时间较长，少部分患者难以全程屏气，从而影响下肺区的图像质量。此时可将扫描方向修改为沿足至头侧的方向扫描，由于先扫描运动幅度较大的两肺下叶，在患者不能很好屏气时已扫描至呼吸运动幅度很小的肺尖部，这样可明显减少呼吸运动伪影对胸部影像的影响。64 层以及大于 64 层的螺旋 CT 扫描速度极快，不需要沿足至头侧方向的扫描。

沿足至头方向的扫描可以将定位图像上的肺下界膈面向足侧延伸 1cm，作为沿足至头方向扫描时的肺下界膈面的扫描基线，以避免两次呼吸差异导致的部分肺底未能包括在实际扫描范围内。

3. **吸气或呼气水平**　胸部 CT 常规在深吸气末屏气开始扫描，优点是减少了肺内支气管和血管的聚集，使正常和异常表现更容易区分，并且减少了一过性肺不张的产生。呼气末 CT 扫描对于阻塞性肺病或气道异常病例有诊断价值，其主要目的是发现空气潴留，有助于鉴别诊断，可以作为补充扫描手段。

4. **扫描范围**　自胸腔入口扫描至肺下界膈面。

5. 扫描机架倾斜角度为 0°。

五、CT 扫描和重建参数选择

在多层螺旋 CT 中，从扫描到重建出灰阶图像分为两个步骤，首先完成扫描，获得基本的原始数据；再根据不同的要求，将原始数据分别重建为所需要的图像数据。

（一）扫描中影响图像质量的参数及选择

1. **管电压**（kV）　管电压决定 X 线的穿透力，综合各个厂家目前的标准配置，建议管电压的常规设置不得低于 110kV。过度降低电压会降低 X 线的穿透力和大幅度降低密度分辨力，导致图像的噪声增大，在针对尘肺的 CT 扫描不建议应用低剂量扫描程序。

2. **管电流**（mAs）　管电流决定每个像素所接收的光子量，从而保证图像的密度分辨力。降低管电流后每个像素所接收的光子量减少，噪声增加，密度分辨力下降，从而使微小病灶中的密度差别会模糊不清，甚至无法显示。目前多层螺旋 CT 的管电流设置一般在 200mAs 左右，称为参考管电流。由于采用智能管电流控制，在实际扫描中会根据被扫描层面的密度大小自动增加或减少管电流。在早期应用 CT 评价尘肺的某些国外指南中，为了减低辐射剂量，推荐应用降低管电流（数十毫安秒）的低剂量扫描。

但是尘肺病灶常常是微小病灶，降低管电流会降低这些微小病灶的检出率，或者会模糊病灶内的密度差别，从而影响对尘肺的准确评价。实验表明，降低管电流会因为噪声的增加，降低肺内微小病灶的检出率，或者不能如实显示微小病灶内的密度差别，降低尘肺评价的价值。目前的多层螺旋 CT 随着成像技术的改进，常规扫描的辐射剂量已经明显降低。在尘肺的 CT 扫描中，应使用常规设置的管电流，不推荐在尘肺检查中进行降低管电流的低剂量 CT 检查。

3. **螺距**（pitch）　螺距是指扫描中扫描床的前进速度与探测器组合宽度的比，螺距越大，单位时间内扫描的范围越长，使得检查时间明显缩短；在自动管电流的前提下，增大螺距的同时会自动增加管电流，使每个像素所接收的光子量不降低，从而保证了横轴图像质量。机器的常规设置一般螺距为 0.75~1。由于尘肺患者屏气时间短，应用常规螺距难以在患者屏气过程中完成扫描，导致呼吸伪影的产生。所以，在应用 16 层螺旋 CT 扫描时，对于不能满足屏气时间的患者，可适当加大螺距，缩短扫描时间，保证患者在屏气时能够完成扫描。

4. **每周旋转速度**　即球管每旋转 360°所需要的时间，每周旋转速度越快，整个扫描过程越短，由于尘肺患者或多或少存在屏气时间较短的状态，因此推荐应用所用 CT 机器配置中最短的每周旋转速度，原则上不得大于 0.5 秒，以尽量缩短整个扫描过程，避免呼吸伪影的产生。

5. **视野(FOV)**　FOV 分为扫描野(SFOV)和显示野(DFOV)。SFOV 是决定扫描解剖部位大小的参数，调整时要注意应该将两侧始终大于患者的胸廓外缘。显示野(DFOV)是决定将多少扫描野重建到一幅图像的参数，可以小于或等于扫描野，但不能大于扫描野；一般 SFOV 为 30～35cm，可根据患者的体型进行适当调整，应当注意把胸部两侧软组织及腋窝包括在内，这将有利于显示腋窝淋巴结的状态。

(二) 影响图像质量的参数

与单层螺旋 CT 不同的是，在大于 16 层的螺旋 CT，其探测器的宽度和数据采集系统的宽度是一致的，所以每次扫描所得原始数据的层厚都等于探测器宽度。16 层螺旋 CT 如果所有的探测器都参与扫描，则原始数据的采集宽度等于外侧探测器的宽度；如果只有中心 16 个探测器参与扫描，那么原始数据的层厚就等于中心探测器的宽度，但是扫描时间会增加一倍，一般尘肺患者难以屏息这样长的扫描时间。所以对于 16 层螺旋 CT，不推荐仅用中心探测器的扫描方式。

CT 扫描所获得的原始数据可以反复应用，分别重建出不同层厚、不同算法、不同重建间隔的图像数据。在重建图像数据的过程中，有以下几种参数会影响重建图像的质量，需要注意。

1. **重建层厚**　重建层厚越厚则密度分辨力越高，但是空间分辨力降低；重建层厚越薄则空间分辨力越高，但是密度分辨力下降。所以在实际诊断工作中，要根据不同的要求进行平衡。对于尘肺，由于需要高空间分辨力来检出微小病灶，如矽结节和早期肺间质改变，因此建议重建两组不同层厚的图像。一组为 5mm 层厚(两种算法)，2014 年德国标准推荐纵隔窗层厚为 3.0～5.0mm，但日常工作中通常选择 5.0mm，因为 5.0mm 层厚生成的图像相对较少，并已经能够正确判断有无肺门和纵隔淋巴结肿大及钙化等，有助于肺内病变的鉴别诊断，且能缩短阅读时间及节约存储空间。一组为毫米级，对于 16 层螺旋 CT，推荐小于等于 1.5mm 层厚；对于 64 层及大于 64 层的螺旋 CT，则推荐不大于 1mm 的层厚(两种算法)；用于检出肺内的微小病灶和肺间质改变。

2. **重建间隔**　重建间隔为重建过程中两个相邻图像的重叠程度，100%为无间隔无重叠，小于 100%为重叠。为了保证纵轴的空间分辨力，一般重建间隔要求 75%。

3. **重建矩阵**　重建矩阵一般采用 512×512，有 1024 矩阵程序的机器，推荐试用 1024 矩阵，看是否能够提高病灶内部结构的识别能力。

4. **重建算法**　由于需要检查微小病灶以及早期肺间质改变，要求尽量提高图像的锐利程度，同时又需要适合观察软组织成分的图像，所以在尘肺的 CT 扫描后，每一组层厚需要重建两组不同算法的图像，一组为骨算法，着重提高空间分辨力，有利于检出微小结节与早期肺间质改变。另一组为软组织算法(又称标准算法)，用于显示软组织密度灶的内部结构。

六、图像后处理技术与质量评价

虽然图像后处理技术包括多平面重组(MPR)、最大密度投影(MIP)、容积重建(VR)、表面阴影显示(SSD)以及仿真内镜(VE)等多种模式，但是对于尘肺检查，主要应用 MPR 和 MIP 技术。

1. MPR　CT 所获得的基本图像是轴位图像，轴位图像有很大的不足，只擅长显示前后左右位置的解剖，局限性很大。MPR 技术可以重组冠状位和矢状位断层图像作为轴位图像的重要补充。结合冠状位和矢状位重组图像对弥漫性肺部病变的头尾分布可做出更加准确的评估。推荐尘肺 CT 检查后，常规重组 1mm 层厚的连续冠状位和矢状位图像，更精确的显示尘肺病灶的头尾分布及前后分布趋向，有助于对尘肺程度的评价。由于可以清晰显示叶间胸膜，结合冠状及矢状重组图像，可更精确地判断接近叶间胸膜病灶的肺叶归属。另外还可以纠正横断图像的显示错误，例如与横轴平行走行的纤维条索，轴位图像上常常错误的显示为结节或者磨玻璃密度灶，但冠状位和矢状位重组图像可以纠正这个假象。

2. MIP　断层图像越薄，越容易确认肺尘埃沉着症的微小结节灶，但是也带来一个不足，就是长轴走行的肺纹理也被切割为圆形点状结构，可与肺内微小结节相混淆。MIP 是多个断层的投影，在尘肺检查中最大的优势是精确区分肺纹理和微小结节，从而明显提高肺小结节的准确检出率，并有助于显示它们的解剖分布。

文献指出，在检出微小结节的敏感性上，3mm 层厚 MIP 为 94%、5mm 层厚 MIP 为 100%、8mm 层厚 MIP 为 92%；2014 年德国标准也推荐 MIP 的层厚为 5mm。因此推荐选择重组 5mm 层厚冠状及矢状连续 MIP 图像，以便更精准地显示微小结节的数量，为尘肺的诊断和分期提供参考。值得注意的是，尘肺的诊断与鉴别诊断应当密切结合横断位和 MIP 两组图像，仅仅依靠 MIP 有可能误诊。

由于原始数据占据空间巨大，目前 PACS 仅仅存储压缩后的重建图像数据，一旦机器内部暂时存储的原始图像被删除，就无法再利用原始数据另外重建图像。所以在图像数据存储进 PACS 之前，尽量把应当重建的图像完成，也可以把重要病例的原始数据存储到额外的存储介质内。

参考国外有关文献，尘肺相关图像质量的评价，可按以下的标准分为四级：1 级为全肺连续重建 ≤1.0mm 骨算法和软组织算法两种图像，可重组各向同性的 MPR 图像，肺内组织结构清楚，病变清晰可辨，无呼吸伪影，诊断不受限制；二级为全肺连续重建 >1.0mm、≤1.5mm 两种算法图像，可重组 MPR 图像，肺内病变以及肺纹理比较清晰，或者稍有呼吸伪影但不影响尘肺的诊断；3 级为全肺仅仅能连续重建 >1.5mm、<5mm 图像，呼吸伪影严重，影响病变区域微小病灶的观察；4 级为全肺仅仅能连续重建 ≥5mm 层厚图像，或者呼吸伪影严重，无法对病变区域内的微小病灶进行诊断。3、4 级图像应当视为不合格图像，3 级图像不能用于尘肺的初步诊断，4 级图像则完全不能用于尘肺的诊断。

（吴红英　余建明）

第四节　锥光束乳腺 CT 成像技术

CT 影像中的 X 射线束外形有平行线束、扇形束、锥形束三种主要形态。平行线束为 1970 年第一代 CT 机所使用，在医学影像领域已经基本被淘汰。扇形 X 线束见于常规单排及多排 CT 系统，现在依然得到广泛应用。锥形 X 线束是 21 世纪初发展起来用于器官整体三维成像的新兴 CT 成像技术。以锥形 X 线束照射器官整体，可以实现扫描速度快、整体辐射剂量低、伪影较少等优势；同时，锥形 X 线束产生的 CT 影像在空间各个坐标方向上能够实现相同的分辨力，具有各向同性的特点。该影像特点使得从任意角度观察和准确测量成为可能，提高影像解读自由度和测量准确性。因此，锥形 X 线束成像技术的应用越来越受到医学影像领域的重视。

锥光束乳腺 CT（cone-beam breast CT，CBBCT）是一种基于锥形束 X 射线和平板 X 射线探测器的专用乳腺 CT 成像技术。该技术将全三维 CT 技术应用于乳腺影像领域，以更具针对性设计、独特性能、全三维影像表现能力，给患者和医生提供了一种全新的乳腺影像方式。

一、基本构造

锥光束乳腺 CT 系统由扫描系统、电源控制器和操作台三大部分组成。扫描系统包括检查床和扫描架，负责承载患者进行影像采集。电源控制器包括变压器、电源控制电路和逻辑控制器等，负责保持系统安全稳定的运行，并传递输入与输出信号。操作台包括控制器和高性能计算机，负责发送控制指令、接受反馈信号，控制扫描系统进行图像采集以及对图像进行后期处理。锥光束乳腺 CT 的 X 线能量和球管脉冲曝光时长分别固定为 49kVp 和 8ms，球管电流大小可在 12～200mA 之间根据扫描需求由软件进行调整，如图 25-12。

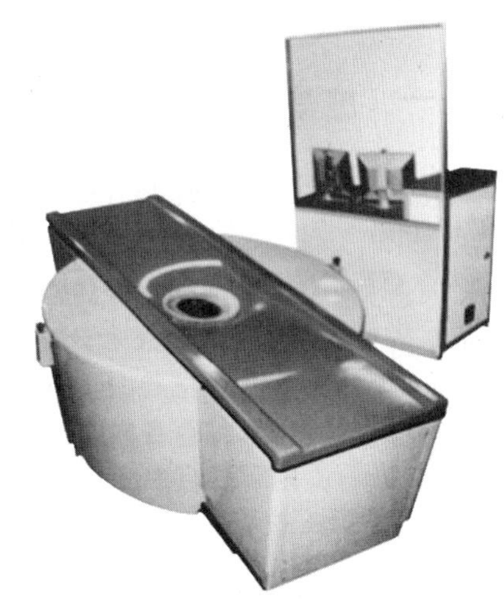

图 25-12　锥光束乳腺 CT 系统的扫描床和操作台

锥光束乳腺 CT 系统的设计一方面使得对乳房的全三维成像成为可能，另一方面使得患者在扫描中的体验得到极大的改善。锥光束乳腺 CT 扫描过程中，患者俯卧在检查床上，乳房无须任何挤压，扫描过程为 10 秒，整个检查流程，包括患者进入检查室、位置摆放、扫描、离开检查室等，只需一名技师即可在5～10分钟内完成全部工作。锥光束乳腺CT检查床主要组成，如图25-13。

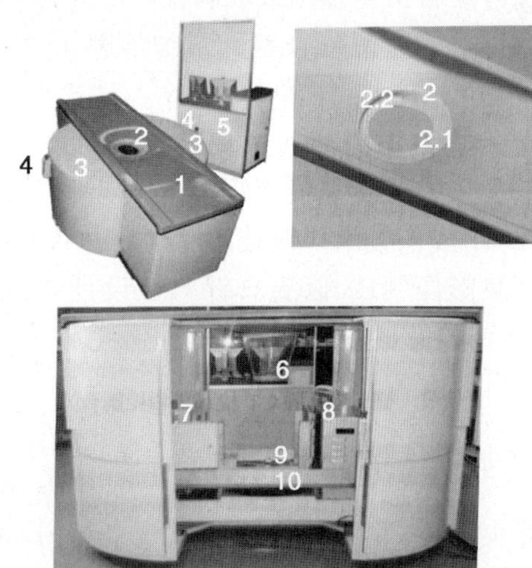

图 25-13　锥光束乳腺 CT 检查床主要组成

1. 检查床；2. 检查床开口；2.1. 开口挡板；2.2. 挡板凹槽；3. 滑动安全门（两侧）；4. 紧急开关和控制盒（两侧）；5. 控制台；6. 安全罩；7. X线球管；8. X线平板探测器；9. 激光定位器；10. 扫描架。

1. **检查床**　检查床承载患者进行锥光束乳腺CT检查。检查床中部向下微凹，有一个开口，患者单侧乳房由开口处垂入扫描区域。检查床可由两侧的控制盒或者控制台软件控制进行升降。

2. **检查床开口**　检查床开口位于检查床中部，开口处设有一挡板以支撑胸壁及乳房后部，并避免腹部脂肪垂入扫描区域，挡板上有一凹槽，以支撑患者肩部并辅助定位。

3. **滑动安全门**　检查床两侧的滑动安全门可向两侧滑动开启和关闭，患者俯卧于检查床时，技师可打开安全门对乳房位置进行进一步调整。

4. **紧急开关和控制盒**　控制盒用于手动控制检查床升降、扫描架升降、扫描架旋转，以及打开/关闭激光定位器。紧急开关用于在紧急情况下切断系统电源。

5. **控制台**　锥光束乳腺CT控制台由控制器和高性能计算机构成，在采集过程中控制台负责扫描系统曝光，收集存储数据，并进行图像处理。控制台小巧紧凑，既保证了对操作人员的充分保护，又实现了对影像高速的处理和患者资料的有效管理。

6. **安全罩**　安全罩位于检查床开口正下方，用于防止患者饰物或纽扣等异物意外掉入内部。

7. **X射线球管**　X射线球管发射脉冲锥光束X射线。锥光束乳腺CT的X射线能量和脉冲时长固定为49kVp和8ms，球管电流可根据情况在12mA到200mA之间调节。

8. **X射线平板探测器**　X射线平板探测器捕捉扫描投影图并实时传送给控制台计算，锥光束乳腺CT进行360°旋转扫描用时10秒，捕捉300幅等角度间隔投影图。

9. **激光定位器**　激光定位器位于检查床开口正下方，扫描架正中。定位器开启时生成一十字叉丝，十字叉丝位于垂入扫描区的乳房（或待扫描物体）正中表示乳房（或待扫描物体）已经位于扫描区域正中。

10. **扫描架**　扫描系统主要由检查床和扫描架组成。扫描架承载X线球管、X线平板探测器及其他电子设备进行旋转扫描。

11. **电源控制器**　电源控制器包括变压器、逻辑控制器和控制电路，主要负责向X射线发生器供电，传递控制信号等。

二、成像原理

21世纪初期，首个齿科锥光束CT系统得到美国FDA批准上市。随后，锥光束CT技术在骨骼成像、心脑血管成像等多个领域得到应用并取得了显著成就。

乳房的结构特点使其成为锥光束CT技术极佳的应用对象。乳房自然下垂时从胸壁自乳头形成一个独立于体外的悬垂个体，其形状可近似为半椭球体，周边空间可允许锥形X线束仅对乳房进行照射而对身体的其他部位不带来辐射影响。锥光束乳腺CT系统是将锥光束CT技术专门应用于乳腺的三维成像技术，其成像几何关系如图25-14。

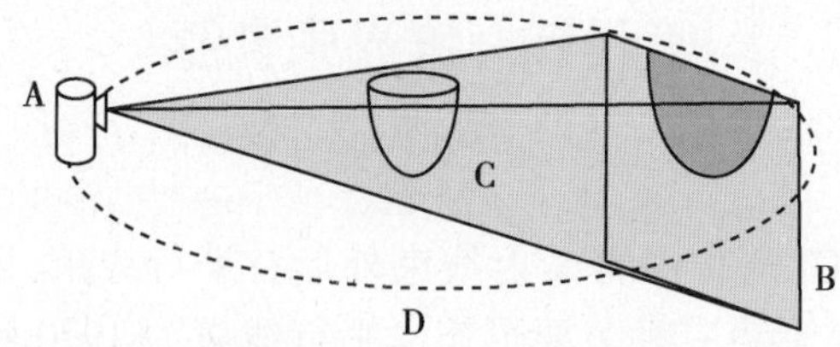

图 25-14　锥光束乳腺 CT 成像几何关系示意图

A. 锥光束X射线发生器；B. 平板X射线探测器；C. 待扫描乳房；D. 射线发生器和探测器的旋转轨迹。

锥光束乳腺CT采用半锥形X线束，完整覆盖整个乳房的同时也避免了多余的射线对胸壁以上其他非乳房部位产生不必要的照射。每次投照时，X线发射器的锥形束X射线穿透整个乳房后形成乳房平面投影图,平面投影图被发射器对侧的平板探测器捕捉到并保存到存储器。整个扫描过程中,发射器和探测器同步围绕乳房进行 360°旋转,发射器以脉冲投照方式进行 300 次投照,探测器捕捉到 300 幅不同角度的乳房投影图序列。计算机利用 300 幅投影图序列进行三维重建处理,从而获得乳房全三维 CT 影像。通过完善的系统设计,锥光束乳腺 CT 可以实现对乳房的快速、低剂量三维 CT 成像并且对除乳房外的其他器官不产生辐射,同时消除了其他乳腺影像方式在成像过程和影像特点中的诸多缺陷。

锥光束乳腺 CT 扫描系统中,检查床采用人体工学设计,中部微凹并设有一个开口,使患者可以在俯卧姿态下将待扫描侧乳房自然垂入扫描区域。俯卧扫描使得对乳房的锥光束 CT 扫描成为可能,微凹的开口部分增加了对乳房后部胸壁部位的组织覆盖范围,同时在图像采集过程中无须挤压乳房,提高了患者的舒适感。扫描架位于检查床下方,锥形束 X 射线发生器和平板 X 射线探测器围绕旋转中心对向布置在扫描架上。扫描架的旋转中心即扫描系统整体的扫描中心。扫描过程中,扫描架在水平面内围绕扫描中心旋转,X 射线发射器以脉冲方式发射锥形束 X 射线,射线覆盖整个垂入扫描区域的乳房,穿过乳房组织后,被对侧的平板探测器捕捉到,生成投影图序列,投影图序列通过高速信号传输通道送到控制台计算机中处理。扫描系统的整体设计使自乳头至胸壁在内的乳房整体能够一次快速成像,降低整体辐射剂量。

进行锥光束乳腺 CT 检查时,患者在技师引导下俯卧于检查床上,待扫描一侧的乳房由检查床中部的开口垂入到扫描区域中心。位置摆放完成后,技师在控制台通过软件操作扫描仪,扫描架在检查床下方水平围绕扫描区域进行旋转。旋转过程中,X 射线源和探测仪围绕未经挤压的乳腺扫描 360°,获得 300 幅二维乳腺投影图像(图 25-15)。整个扫描时间只需要 10s,完成后患者即可起身,由控制台电脑完成对图像的三维重建处理,获得对所扫描乳房的三维 CT 影像。如果需要对患者双侧乳房进行扫描,则对每只乳房分别扫描一次即可。

锥光束乳腺 CT 的扫描系统机体实现了对射线的自屏蔽,X 射线曝光过程中射线全部被屏蔽在扫描系统内部。这样的设计使得扫描室墙壁门窗等无需特殊的铅板屏蔽设置,同时控制台也可以与扫描系统安装在同一间房间内,减少对扫描室空间的要求。

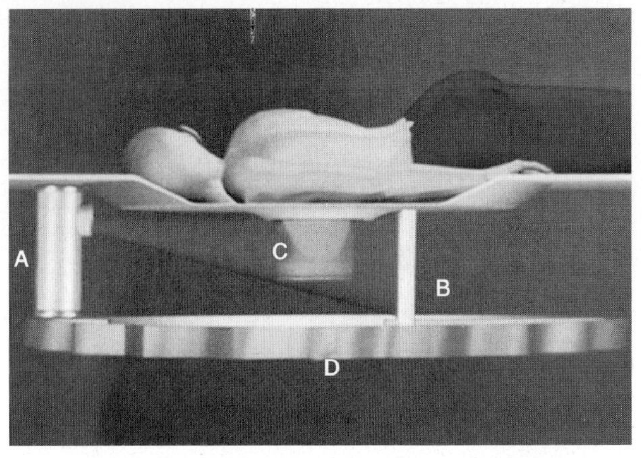

图 25-15 锥光束乳腺 CT 扫描系统工作示意图
A. 锥形束 X 射线发生器;B. 平板探测器;C. 垂入扫描区域的乳房;D. 扫描架。

三、检查技术

锥光束乳腺 CT 的检查技术决定了图像的质量。技师应该在熟悉锥光束乳腺 CT 原理的基础上熟练掌握患者定位、设备操作、图像重建、紧急情况处理、图像检查等几方面的要领,以满足准确诊断对图像质量的要求。锥光束乳腺 CT 检查不同于现有的其他乳腺影像方式,有其特定的检查流程。检查流程分为患者体位摆放、定位图获取、扫描、重建及影像上传几个主要部分。

(一)患者体位摆放

1. 协助患者登上检查床 技师协助患者从锥光束乳腺 CT 检查床足侧,借助台阶走上检查床边缘,患者转身坐在检查床足侧一端。过程中技师需明确检查床足侧和头侧(当系统待机状态时,足侧为 X 线球管所在侧,头侧为平板探测器所在侧),患者头足方向必须与检查床头足侧重合,以保证图像进行三维重建后方向正确。

技师向患者讲解扫描须知:检查总过程约 10 分钟,包括上下检查床、定位、扫描等;患者将俯卧于检查床上,被扫描乳房穿过检查床中部开口自然垂入扫描区;扫描前患者需要摘掉头颈部的饰物,解开病号服,以免饰物、纽扣或其他异物进入扫描区域影响成像;扫描时长为 10 秒;扫描过程中患者可保持正常平稳呼吸,无须屏气,但不可剧烈喘气和移动。

2. 协助患者俯卧于检查床 协助患者侧身后俯卧于检查床,待扫描乳房垂入检查床开口,过程中需注意患者只能在检查床框架内支撑体重,不可将手支撑于安全门上方以免滑倒或对安全门造成损坏;患者俯卧过程中确保激光定位器处于关闭状态，以免激光照射到患者眼睛。

确保患者舒适且以正确的姿势俯卧于检查床，并确保没有异物位于扫描区域内。如图 25-16 所示，被扫描一侧的手臂平放，另一侧手臂弯曲置于头部上方，即患者左侧乳房接受扫描，患者肩部置于检查床开口挡板大凹槽中，保证最大限度地覆盖腋尾区域。

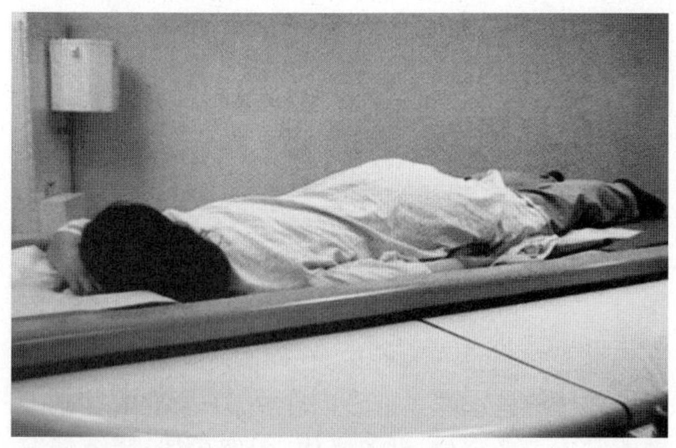

图 25-16　左侧乳房扫描俯卧姿势

3. **进一步调整乳房在扫描区的位置**　打开安全门，将安全罩旋转 90°取下。调整乳房位置，使乳房尽量置于扫描区域正中，可适当下拉乳房以保证较好的覆盖范围。打开激光定位器，观察定位器十字叉丝是否位于乳房正中（乳房中心因人而异，不一定位于乳头处，但应在乳房前段区域内）。确保没有其他组织垂入扫描区（腰腹部脂肪，肩部等）。将安全罩装回，装卸时双手扶稳安全罩以免掉落，如图 25-17。

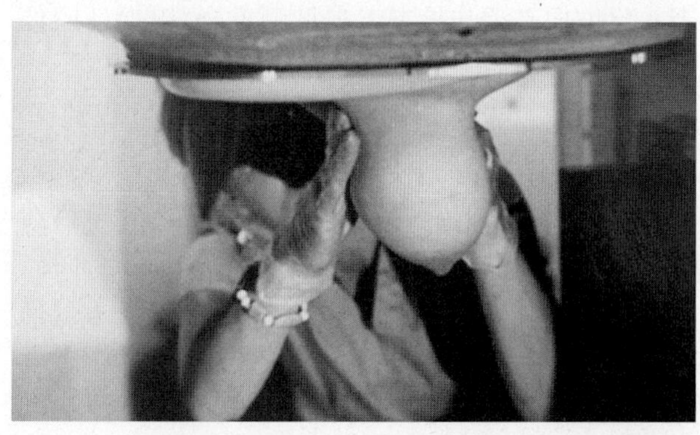

图 25-17　调整乳房位置并确保没有其他组织垂入扫描区

（二）采集定位图像并计算最佳参数及扫描

患者体位摆放完成后，技师需通过控制台电脑操作扫描系统采集定位图像、计算最佳参数、执行扫描。

1. **采集定位图像并检查体位摆放效果**　技师按照操作手册指导，连续获取 0°和 90°定位投影图，并对定位图进行检查。

定位图中，乳房中心需位于 0°和 90°定位图像的中线附近，有足够的胸壁组织进入扫描区，且无其他异物或身体组织进入扫描区。

2. **计算最佳参数**　在确认患者体位摆放正确后，技师应确保定位图采集界面里左侧缩略图框中只保留正确体位下 0°和 90°两幅定位图，以保证最佳参数计算准确。按照操作手册指导，计算该患者的最佳扫描参数，最佳扫描参数应在 50～200mA 之间。

3. **执行扫描**　技师按照操作手册指导，执行对患者的扫描操作。扫描过程中需重点留意以下几点：①患者在扫描过程中可以保持平稳缓慢的呼吸，但不可有剧烈位移如咳嗽抖动、急促呼吸、移动身体等；②对扫描过程进行监控，如患者出现紧急反应，按照手册指导进行处理；③扫描完成后，需按照手册指导回放获取的投影图序列，确保投影图序列正常后方可引导患者离开。

（1）投影图序列检查：对投影图序列的检查重点为患者在扫描过程中的位移情况。技师应该使用投影图序列的播放功能，观察乳房整体的位置改变。

正确的扫描序列具有以下几个特征：①乳房整体无明显跳动；②由投影角度差异带来的乳房在垂直方向的位移是随着投影角度变化平缓过渡的，且最终会随着角度转动回到垂直位移起点；③水平方向无晃动。

（2）大乳房分段扫描：锥光束乳腺 CT 对于俯卧下垂状态下从乳头至胸壁长度为 16cm 以内的乳房均可以一次完成扫描，对于少数大乳房患者，需要进行分段扫描方法。需要注意的是，分段扫描增加了辐射剂量，影像医生可根据诊断需要决定是否有必要采取分段扫描。分段扫描过程如下：①按照常规方法和要求协助患者俯卧并定位乳房；②按照扫描注意事项，首先扫描后段乳房（胸壁以下）；③使用控制台软件将检查床升高 15cm；④按照扫描注意事项，扫描前段乳房（直到乳头部分）。

4. **增强锥光束乳腺 CT 扫描**　锥光束乳腺 CT 可以结合含碘对比剂的使用进行增强锥光束乳腺 CT（CE-CBBCT）扫描。CE-CBBCT 一般进行增强前和增强后扫描以观察对比剂在腺体内部的分布情况，从而通过增强前后的可疑病灶的形态特点、增强特性等进一步准确判定可疑病灶的类型和良恶性。

增强锥光束乳腺 CT 扫描前，技师需按照扫描要求正确估算各次扫描延迟时长，并在扫描过程中密切关注患者过敏反应和扫描情况，如有紧急过敏情况发生，及时中止扫描并按照规范进行相应处理。增强锥光束乳腺 CT 扫描将生成多组投影图序列，每组序列需要进行三维重建处理。增强锥光束乳腺 CT 的扫描流程如下：

（1）按照常规含碘对比剂使用要求进行使用前各项检查和说明。

（2）建立对比剂静脉注射通道：对比剂静脉注射通道首选待扫描乳房对侧手臂（右乳扫描左侧手臂注射，左乳扫描右侧手臂注射），确保患者俯卧时，不对静脉注射通道造成挤压和干扰，推荐使用自动注射器。

（3）协助患者俯卧检查床并正确摆放乳房位置。

（4）计算合理的对比剂用量，连接并准备好注射器。

（5）获取并检查定位图像，计算最佳扫描参数。

（6）扫描时选择多次扫描选项。

（7）设置扫描延时 T_d：增强前扫描时长 T_0 和增强后扫描时长 T_1 是固定的，各为 10 秒。造影注射时长 T_i 依照对比剂用量和注射速度确定，扫描延时 T_d 是注射前准备时长 T_{i0}、注射时长 T_i 和注射后等待时长 T_{i1} 的总和。经过临床试验估算的各时段间隔时长，前期临床使用中，使用图中的间隔时长在增强后一次扫描中能实现较好的增强影像效果。

（8）启动增强前扫描。

（9）增强前扫描完成后，系统按照预设扫描延时自动开始倒计时。

（10）启动对比剂注射。

（11）系统倒计时完成后，自动启动增强后扫描。

（12）增强扫描完成。

（三）三维影像重建和上传

患者扫描完成后，可以进行锥光束乳腺 CT 的三维影像重建和上传。技师根据操作手册指导，使用控制台软件完成三维影像重建。

1. 重建模式选项　默认重建模式为"标准重建"模式，该模式下三维影像的空间分辨力为 0.273mm^3，使用的是压制高频噪声的重建方法。此外，系统还提供"钙化点"模式、"高分辨力"模式和"感兴趣区域"模式，以 10cm 长乳房为例，各种重建模式的特点见表 25-1。

表 25-1　各种重建模式的特点

重建模式	重建区域	体素大小/mm^3	单层分辨力	断层影像数量	占用空间/GB	影像特点
标准重建	全乳房	0.273	1 024×1 024	366	0.73	噪声抑制
钙化点	全乳房	0.273	1 024×1 024	366	0.73	高频信号突出
高分辨力	全乳房	0.190	1 470×1 470	526	2.16	噪声抑制
感兴趣区域	感兴趣区域	0.155	1 800×1 800	645	3.98	高频信号突出

2. 去皮选项　重建过程中可以对乳房影像进行去皮处理。去皮处理后的影像在三维成像时，内部腺体全貌可以得到充分的展示。同时需要注意的是，去皮与否对正交剖面显示没有显著影响，根据实际需求选择去皮选项。

3. 杯状伪影矫正选项　杯状伪影矫正选项需根据所扫描的对象进行选择。如扫描的是患者乳房，则选择"乳房"，如扫描的是体模，则选择"体模"。

4. 重建后影像的检查　根据需要设置重建选项并确认后，系统在 1~2 分钟时间内完成对扫描乳房的三维重建。重建完成后，按照操作手册指导在控制台软件中打开重建好的图像进行影像质量检查。调整显示亮度和对比度，拖动浏览重建影像。正确的重建影像应该具有以下特征：从胸壁直至乳头，皮肤外沿及乳房内部腺体清晰可辨，皮肤和腺体边缘无重影和断裂；乳房内部无明显条纹，个别内部物体（大钙化、植入金属物等）周围出现少量条纹是正常现象；无环形亮线出现，靠近胸壁附近亮度偏低为正常现象。

5. 上传重建影像至影像服务器　重建影像检查完成后，按照操作手册指导上传重建后的锥光束乳腺 CT 影像至影像服务器，至此该患者的扫描过程全部完成。

四、影像特点与影像诊断

（一）影像特点

1. **定位图**　正式扫描前，技师操作锥光束乳腺CT对乳房进行0°和90°两次极低剂量的定位投照，获取这两个角度位置的定位影像。定位影像的目的主要有：观察乳房是否位于扫描区域正中以及是否有异物进入扫描区域；获取乳房的基本参数，对扫描电流进行优化调整。

定位影像获取后，系统将自动基于定位影像进行计算，权衡影像质量和辐射剂量，调整扫描电流大小，确保扫描过程满足ALARA原则。

2. **投影图序列**　定位过程完成后，系统将按照测算出的最优扫描电流进行扫描。锥光束乳腺CT扫描系统工作时围绕乳房进行360°旋转，采集300幅角度平均分布的乳房投影图像。这些投影图像是进行后续三维重建的影像基础。

3. **重建影像序列**　控制台软件对投影图序列进行三维重建，重建后的影像被组织成一系列由乳头至胸壁的断层影像文件，以DICOM格式保存为影像序列。根据乳房大小不同，断层影像数量从100幅到600幅不等。这些断层影像在影像服务器中被叠加组合到一起形成三维影像。因此，锥光束乳腺CT三维影像本质上是由多个断层影像叠加形成的三维体素集合。

由于断层影像的厚度与断层内像素大小是一致的，为0.273mm（标准重建模式）或0.155mm（高分辨力重建模式），因此生成的三维立方体素集合在X轴、Y轴、Z轴三个方向上具有相同的分辨力，即各项同性的特点。三维体素大小为0.273mm^3（标准重建模式）或0.155mm^3（高分辨力重建模式）。该各项同性的特点使得锥光束乳腺CT影像可以在任何角度下进行断层剖面显示而不造成结构变形或丢失影像信息，同时影像的三维成像也准确的反映了乳房内部的空间组织分布状况。

（二）影像诊断

锥光束乳腺CT影像可以在三维影像工作站中进行多视角、多层厚以及全三维成像方式显示。锥光束乳腺CT有效地消除了组织重叠，配合显示和测量工具可以更好地对病灶进行空间定位和准确测量，显示病灶真实形态特征。

1. **多视角显示**　锥光束乳腺CT可以任意视角显示乳腺剖面影像，常用的显示视角包括横断面、矢状面、冠状面三个剖面视角以及全三维显示。在剖面视角下，用户可以通过滚轴工具，对图像进行逐层浏览，并通过放大、调整显示窗宽/窗位等工具以找寻可疑区域。当可疑区域在某一视角中被发现时，用户可以使用定位工具点击该视角中的可疑区域，其他视角会自动定位到该区域位置，方便用户从其他角度观察该区域以进一步确定特征。

2. **多层厚显示**　剖面视图可以对显示层厚进行调整以叠加多个层面的信息在同一视图中，增强用户的直观视觉感受。锥光束乳腺CT最小显示层厚为原始层厚0.273mm（标准重建）或0.155mm（高分辨力重建）。以0.273mm的标准重建为例，在原始层厚的基础上，用户可任意选择显示层厚，以让足够的信息叠加显示在一个视图中。随着显示层厚增加，更多来自邻近层面的信息被叠加到同一视图内。用户可根据诊断需求和使用习惯，选取合适的显示层厚帮助判断。当使用最大密度投影（maximum intensity projection）时，随着显示层厚的增加，临近层面的微钙化也被投影到同一层面，增强了对微钙化簇的观察效果。

需要指出的是，锥光束乳腺CT中的多层厚叠加显示与乳腺X线摄影中的组织重叠有本质的区别。锥光束乳腺CT消除了组织重叠，多层厚的叠加显示向用户提供了灵活的信息观察方式，无论显示层厚大小，锥光束乳腺CT显示的都是组织真实分布状况，乳房内部的信息并未受到组织重叠的干扰。而乳腺X线摄影在图像获取时就已经因为组织重叠的干扰损失了信号，无法通过显示的方式还原。

3. **全三维显示**　全三维显示则可帮助用户观察乳房的整体形态、血管的空间分布以及更加直观的确认可疑区域在三维空间中的位置。经过定位的可疑区域位置同样可在三维显示图中显示，同时三维显示图可以拖动进行旋转、放大等操作，给予用户充分的自由度进行全方位观察。三维显示图不仅给影像医师提供了一个全新的视角，在手术计划、病情展示，病灶空间形态和分布方面都提供了更为直观易读的显示方式。

4. **其他辅助工具**　锥光束乳腺CT影像工作站同时提供常规影像工具包括：图像测量工具如长度测量、角度测量、CT值测量等；图像选择工具，如2D感兴趣区（ROI）、3D感兴趣区；标注工具如箭头文本框等。其中大部分常规工具为影像医师所熟悉，部分三维工具经短时间培训后也可快速掌握。

（吴红英　余建明）

第二十六章

CT 成像质量控制

第一节　CT 硬件和软件与图像质量

一、CT 的硬件与图像质量

（一）不同结构的 CT 对图像质量的影响

第一代 CT 机为旋转-平移扫描方式，扫描时机架环绕患者做旋转和同步直线平移运动，X 射线管每次旋转 1°，同时沿旋转反方向做直线运动扫描。下一次扫描，再旋转 1°并重复前述扫描动作，直至完成 180°以内的 180 个平行投影采样。这种 CT 机结构的缺点是射线利用率很低，扫描时间长，一个断面需 3~5 分钟。第二代 CT 机仍为旋转-平移扫描方式，扫描 X 射线束为 5°~20°的小扇形束，探测器增加到 3~30 个，平移扫描后的旋转角度由 1°提高到扇形射线束夹角的度数，扫描的时间缩短到 20~90 秒。另外，第二代 CT 缩小了探测器的孔径、加大了矩阵和提高了采样的精确性等，改善了图像质量。但是这种扫描方式的主要缺点在于探测器排列成直线，对于扇形的射线束而言，其中心和边缘部分的测量值不相等，需要做扫描后的校正，以避免出现伪影而影响图像质量；第三代 CT 机扫描方式为旋转-旋转方式，X 射线束是 30°~45°宽扇形束，探测器数目增加到 300~800 个，扫描时间缩短到 2~9 秒或更短。由于这种排列方式使扇形束的中心和边缘与探测器的距离相等，无须作距离测量差的校正。这种扫描方式的缺点是扫描时需要对每一个相邻探测器的灵敏度差异进行校正，否则由于同步旋转的扫描运动会产生环形伪影；第四代 CT 的扫描方式是 X 线管环绕机架的旋转，X 线束的扇形角达 50°~90°，使扫描速度可达 1~5 秒。探测器更多达 600~1 500 个，全部分布在机架 360°的圆周上。扫描时没有探测器运动，只有 X 线管围绕患者作 360°的旋转，图像质量大为提高。20 世纪末，CT 逐渐全面进入多排螺旋 CT 时代，发展为超高速多排螺旋 CT，实现各向同性的快速扫描，多排螺旋 CT 结合多排探测器及螺旋容积扫描，大大提高了扫描速度和图像质量，使一次屏气大部位薄层扫描和一次注药多期扫描成为可能，为疾病的诊断提供了更全面、清晰、直观的影像依据。多排螺旋 CT 的成像除常规的横断面图像外，Z 轴分辨力明显提高，图像最薄层厚可达 0.4mm，图像空间分辨力达到 0.3mm×0.3mm×0.3mm，使得成像部位的细节清晰可辨认。

未来 CT 结构的发展趋势逐渐呈现出双源（双球管）和多排（目前硬件最高可达 320 排探测器）两个大的方向，双源成像所实现的双能量成像为 CT 技术带来了新的成像概念，并衍生大量的临床应用领域，主要包括虚拟平扫、血管及斑块提取、肾结石分析、痛风石分析、全肺灌注、单能谱、最佳强化、跟腱及韧带等图像细节和功能的显示。

（二）扫描系统与 CT 图像质量

扫描系统包括扫描机架内的 X 线管和冷却系统及高压系统以及数据采集系统等。

1. 机架孔径　在其他成像条件不变的前提下，增大机架孔径会导致空间分辨力的降低。机架孔径增大，相同大小的扫描野在探测器上的投影扇形角减小，从而导致探测器接收到的有效信息减少，经过反投影后获得的空间分辨力降低。可以使用极限推理的方式来理解这一种变化趋势：假如机架孔径无限增大，那么扫描 X 线扇形束将缩小成为一条直线，而扫描物体则相应缩小为一个点，使用这条 X 射线获得的这个点的投影数据将无法区分该点内不同位置的 X 射线衰减差异，即没有空间分辨的能力。实际情况中 CT 机架孔径不会无限增大，但机架孔径增大带来的空间分辨力降低的问题仍需留意。因此,大孔径 CT 主要用于放疗定位和计划,较少用于放射诊断中。

机架转速在其他条件不变的前提下,增加转速会导致用于成像的射线量减少,从而增加图像噪声。实际 CT 设计中,通过提高管电流可以较好的补偿转速提高引起的噪声增加问题。机架转速是 CT 时间分辨力的最主要影响因素,提高转速可以提高扫描的时间分辨力,从而提高运动器官的图像质量。

2. **焦点到扫描野中心距离和球管焦点到探测器的距离**　球管焦点到探测器的距离是 X 射线从发出到被探测所经过的路径长度,这一参数的主要影响与机架孔径相似,距离的增加会降低 CT 设备的空间分辨能力。临床工作接触到的体部 CT 中,这一参数是固定不变、不可调整的。焦点到扫描野中心的距离是患者摆位过程中的主要关注点,理想的情况焦点到扫描野中心距离等于焦点到探测器的距离的一半,即扫描野位于机架的中心。但由于精确摆位的意识不足或患者配合不佳等原因,临床工作中不可避免存在摆位“偏中心”的情况。当采用自动管电流调节技术进行扫描时,电流调节的参考依据主要是定位像中扫描物体的大小和密度,而焦点到扫描野中心的距离对定位像大小具有重要影响。具体而言,当焦点到扫描野中心距离缩短,定位像被放大,从而造成曝光电流的增大,图像噪声低于预设参考值,造成剂量浪费;相反,如果焦点到扫描野中心的距离增加,则定位像相对缩小,从而造成曝光电流的意外减少,图像噪声高于预设参考值。如果不采用自动电流调节技术进行扫描,焦点到扫描野中心的距离主要影响同一轴位像上的噪声分布,当焦点到扫描野中心的距离缩小时,距离焦点相对较近的组织的图像噪声相对提高,而距离焦点相对较远的组织的图像噪声将对降低;当焦点到扫描野中心的距离相对缩小时,噪声分布变化情况则相反。

3. **X 线管**　球管阳极热容量指阳极的最大热负荷,表示球管的热承受能力,超出最大热容量易造成阳极靶面过热而融化损坏。实际的 CT 设计中,会实时监测球管的热负荷,并对可能导致球管热负荷超过热容量的扫描进行限制。球管阳极热容量越大,允许进行的连续扫描时间越长,利于开展大范围连续扫描。球管阳极的散热率与球管的热负荷息息相关,散热率越大,热负荷越不容易超过球管热容量,更利于开展大范围连续扫描。球管焦点大小与图像的锐利度、空间分辨能力呈负相关。球管的最小焦点越小,进行高清成像的能力越强,图像锐利度越好。球管电流在固定的管电压条件下,X 线的普线下面积与管电流成正比,图像的噪声与管电流的平方根的倒数成正比$\frac{1}{\sqrt{mAs}}$。管电压的增加不仅会增加 X 射线数量,还会提高 X 射线的能量,因此管电压的变化对图像质量的影响比管电流要复杂很多。总体而言,提高电压增加康普顿效应所占的比例,因此会有更多的光子穿过人体并被探测器检测,从而提高信噪比,但管电压的提高会降低图像对比度。相应地,降低管电压会降低图像信噪比,同时增加射线硬化伪影,但可提高图像对比度,临床工作中应仔细考虑管电压变化带来的影响。

固定阳极管主要用于第一和第二代 CT 机,扫描时间长、产热多,采用油冷或水冷强制冷却,目前已淘汰。第三和第四代 CT 机多采用旋转阳极管,因扫描时间短,要求管电流较大,一般为 100~600mA,采用油冷方式。在高压电场的作用下,活跃状态的自由电子由阴极高速撞击阳极钨靶发生能量转换。约 98%转换为热能,2%形成 X 射线,经窗口发射到球管外对扫描体进行照射。所以 X 线球管在工作过程中需要良好的散热,以维持工作。目前业内成熟的散热技术是“透心凉”直冷散热技术和 0 兆散热球管技术。

“透心凉”直冷散热技术是飞利浦公司应用于血管机上球管技术,机理是在旋转轴承上的导油槽刻画条纹正好和汽车的轮胎条纹相反,汽车轮胎的条纹是把水排到外面,而“透心凉”技术把高压油往里挤,带走热量,直接冷却阳极靶面。X 射线管为了提高热容量,还采用了所谓的“飞焦点”设计,即 X 射线管阴极发出的电子束,曝光时交替使用,其变换速率约 1.0ms,利用锯齿形电压波形的偏转,导致电子束的瞬时偏转,使高压发生时电子的撞击分别落在不同的阳极靶面上,从而提高了阳极的使用效率,并能提高成像的空间分辨力。

西门子公司近期推出的 CT 是电子束控管,即所谓的“零兆 X 线管”,将阳极靶面从真空管中分离出来,使阳极靶的背面完全浸在循环散热的冷却油中,改变以往阳极靶面的间接散热为直接散热,大大地提高了 X 线管的散热效率。0 兆球管将电子轰击靶面的焦点控制到 0.7mm×0.7mm,最大程度上地减少散射线对成像过程的影响，同时结合 z-sharp 成像技术，在不改变辐射剂量的前提下，每圈投影数得到了成倍地增加，达到 4 608 次/圈，实现了微细结构的高清晰质量成像，图像空间分辨力达到了经模体验证的 0.33mm×0.33mm×0.33mm 各向同性的图像高清晰分辨力。并且具备自动管电压调节功能，依据患者体型与扫描部位的不同，自动选择最佳管电压；70kV 扫描，实现辐射剂量降低而图像对比度成倍提高，并可减少对比剂用量。

4. **高压发生系统**　高压发生器的总功率一般由三部分组成，第一部分是灯丝电路的功率，第二部分是球管功率，第三部分是其他支持电路的功率。当管电压在 40kVp 以上时，管电流的大小与灯丝电流大小成比例。目前临床 CT 扫描中所使用的管电压一般都大于 40kVp，因此灯丝电路的功率大小与球管功率正相关。球管功率指管电流和管电压的乘积，因此在管电压固定的条件下，可提供的管电流越大，图像信噪比越好。由于灯丝电路功率和球管功率是高压发生器的主要组成部分，因此一定程度上高压发生器的总功率与图像信噪比呈正相关。应当指出的是，高压发生器是个复杂的核心设备，其总功率包含了支持电路的开销，与球管功率不是固定比例的关系，还应与焦点功率、散热等参数相匹配才能发挥大功率高压发生器的作用。

高压发生器产生 X 线的形式为连续 X 线和脉冲 X 线。CT 图像是计算机求解吸收值而重建出来的，X 线能量与物质的衰减系数 μ（或称吸收值）密切相关。一般来说，CT 值的精度要求在 0.5% 以下。CT 机对高压的稳定性要求很高，电压波动会影响 X 线能量，进而影响 CT 的图像质量，这就要求高压发生器的高压稳定度必须在千分之一以下，纹波因素为万分之五。因此，任何高压系统必须采用高精度的反馈稳压措施，目前均采用高频逆变高压技术，这种电压一致性好，稳定，纹波干扰小，图像分辨力更高。

5. **冷却系统**　一般扫描架内有两个冷却电路，即 X 线管冷却电路和电子冷却电路。在扫描过程中均会产生大量的热，会影响电子的发射，更为严重的是导致靶面龟裂，影响到 X 线质量。球管和机架内都有热传感器把信号传给主计算机，当温度过高时，则会产生中断信号，机器停止工作，直到温度降到正常范围才可以重新工作。另外，主计算机根据扫描参数的设定预算热量值，当预算值超过正常范围时，计算机会在屏幕上给出提示，操作者可通过修改扫描方案，如缩短扫描范围、降低毫安、千伏，螺旋 CT 则还可用增大螺距的方法等。扫描机架内部温度的升高会影响到电子电路的热稳定性，温度一般在 18~27℃ 为宜。

6. **数据采集系统**　数据采集系统（DAS）由探测器、缓冲器、积分器和 A/D 转换器等组成。由探测器检测到的模拟信号，在计算机控制下，经缓冲、积分放大后进行模-数（A/D）转换，变为原始的数字信号。

数据采样率是根据香农（Shannon）采样定理，采样间隔不能大于探测器单元宽度的一半，否则可能会在观测方向产生条纹状伪影（混叠伪影）。为了满足 Shannon 采样定理，需要提高 CT 的数据采样率。目前提高采样率的方法有两种：1/4 探测器偏移法和飞焦点法。在 1/4 探测器偏移法中，采样中心线和旋转中心偏离了采样间隔（探测器单元宽度）的 1/4；在旋转 180°后，采样中心线和旋转中心在相反方向上偏离采样间隔的 1/4，因此两次采样的中心线相距采样间隔的一半，即增加 1 倍采样频率。在飞焦点方法中，首先获得一个标准投影，当探测器旋转 1/2 个探测器单元时，通过静电或电磁方式偏转 X 射线焦点，从而实现双倍采样。1/4 探测器偏移法和飞焦点法可以组合起来使用。通过提高采样率，可以降低混叠伪影，同时提高图像的信噪比。

数据传输方式随着 CT 探测器排数和飞焦点技术的应用，对 CT 数据传输的要求提出了越来越高的要求。将探测器采集到的大量数据及时由转动模块向外传输可提高 CT 成像速度，有利于宽体探测器、飞焦点等先进技术的应用，从而提高图像质量。目前常用的数据传输方式有电容耦合传输方式、光电传输方式。电容耦合传输方式体积小、成本较低，但易受到电磁干扰，难以满足超高速数据传输速率的要求。光电传输方式具有带宽高、抗电干扰能力强、可靠性高、传输速度快等优点，是当前高端 CT 采用的主要传输方式。理论上，只要能够将扫描过程中形成的原始数据完整的传输至重建系统，数据传输方式对图像质量没有直接的影响，但更快速稳定的数据传输方式是宽体探测器、飞焦点等先进技术有效应用的保障。

目前的 CT 探测器具有两种类型：气体探测器和固体探测器。气体探测器由于惰性气体的密度较低，大量 X 射线直接穿透电离室而不产生信号，因此其量子探测效率（DQE）很低，图像质量相对较低，主要在单排 CT 中应用。固体探测器一般由闪烁体和紧邻的光电倍增管、前置放大器组成，对温度比较敏感，同时使用时长增加、辐射损伤可造成失调，维持机房温度及定期执行空气校准可在一定程度上降低固体探测器失调，提高图像质量。

探测器单元的物理宽度，尤其是 Z 轴方向的宽度是决定空间分辨力的主要因素。理论上，探测器单元宽度越小，空间分辨力越高。探测器的整体宽度则与探测器排数成正相关，探测器整体越宽，单次轴扫可覆盖的 Z 轴范围越大，有利于提高心脏、脑灌注等特殊扫描的时间分辨力。同时，探测器整体宽度的增加也会增加锥形束效应，从而增加图像重建和校准的难度。

DAS 电子噪声是 CT 的固有特性之一，一般是由于暗电流引起的，如果不进行校准，则可能产生环状或带状伪影，并降低密度分辨力。

眼下 CT 机上所用的气体探测器多采用化学性能稳定的惰性气体氙气（Xenon，Xe）或氪气（Krypton，Kr）等。气体探测器稳定性好，几何利用率高，但光子转换率低，通常使用高压气体（10～15 个大气压）来提高气体分子密度，增加电离概率，增强灵敏度。闪烁晶体探测器是利用某些晶体受射线照射后发光的特性制成，由闪烁晶体，光导及光电倍增管组成。闪烁晶体的锗酸铋（BGO）具有残光少，转换效率高，易加工不易潮解，不易老化，性能稳定等优点，因而被多种 CT 机所采用。

探测器是 CT 的核心部件，负责收集穿过人体衰减后的 X 射线，并将这些信息转换成数字信号输入算计机进行处理，现在的探测器基本是采用固体闪烁计数型探测器。飞利浦、西门子等主流厂家目前都采用 UFC 高效稀土陶瓷作为探测器主要材料，可以将 X 线利用率提高到 99%以上，GE 公司则采用了“宝石”探测器。探测器还有一个关键技术就是最小层厚，最初的单排 CT 是靠准直器来改变层厚，多层螺旋 CT 已经不再需要准直器来改变层厚，而是采用阵列式探测器，也将最薄层厚缩减到了亚毫米级别。后 64 排 CT 的探测器宽度越来越宽，飞利浦公司推出了球面探测器解决了由探测器加宽而带来的锥形线束对图像质量的影响。16 排以下 CT 全部采用不等宽设计，Z 轴中间为亚毫米，两侧为中心厚度的 2 倍，以达到精细扫描和覆盖范围的兼顾。而 64 排以上 CT 探测器加宽，速度提升，所以都采用等宽亚毫米探测器设计，Z 轴方向上每个探测器单元都是亚毫米，且层厚相同，极大地提高了成像速度和成像质量。

转换器有模数和数模转换器两个，模数转换器是 CT 数据采集系统（DAS）的主要组成部分。模数转换器的作用是将来自探测器的输出信号放大、积分后多路混合变为数字信号送入计算机处理，它的作用是把模拟信号通过比较积分后转变成数字信号。同样数模转化器是上述的逆向运算，将数字信号转换成相应的模拟信号。模数和数模转换器有两个重要的参数，即精度和速度。精度是指信号采样的精确程度，精度与分辨力有关，分辨力用量化级数或比特描述。速度是指信号的采集速度，也就是数字化一个模拟信号的时间。

7. 滤过器与准直器　从 X 线管发出的原发射线是一束包含不同能量的辐射，其中有不同数量的长波和短波。在实际使用中，CT 机所产生的 X 射线也是多能谱的，而 CT 扫描必须要求 X 线束为能量均匀的硬射线，CT 扫描仪中使用了专用的滤过器，使球管发出 X 线进行过滤，吸收低能量 X 射线和去除散射线，优化射线的能谱，减少患者的 X 射线剂量，并且使通过过滤后的 X 射线束，变成能量分布相对均匀的硬射线束，提高图像质量。

CT 机一般有两套准直器，一套在 X 线球管侧，称前准直器，控制放射源；另一套在探测器一侧，称后准直器。在 X 线管保护套里有阳极靶面，X 线束仅从窗口射出，CT 扫描仅需要非常小的扇形放射源，它必须能够调节 Z 轴方向厚度，以得到不同的扫描层厚，并抑制散射线，减少患者辐射，提高图像质量。在扫描控制电路控制下，根据主计算机指令，前准直器在 Z 轴方向变换不同的宽度以决定扫描层厚。后准直器主要起到减少散射线，减少读数误差，与前准直器配合，完成切层厚度的作用。在第三代 CT 以后，焦点尺寸很小，经滤过器和前准直器的调整，X 线束具有很好方向性。探测器窗口很小，中心射线以外的散射线很难到达探头。但因扫描速度加快，前后准直器的协调也难以同步，影响到接收的质量，所以三代以后的 CT 机都不加后准直器。

（三）计算机处理系统

CT 机的计算机处理系统由主计算机和阵列计算机两部分组成。主计算机是中央处理系统，通过数据系统总线进行双向通讯，从而控制 CT 整个系统的正常工作。其主要功能有：①扫描监控，存储扫描所输入的数据；②CT 值的校正和输入数据的扩展，即进行插值处理；③图像的重建控制及图像后处理;④CT 自身故障诊断。

CT 扫描速度快、数据量大、成像质量要求高,并要求实时重建,必须由专用阵列处理器(array processor,AP)来完成。它与主计算机相连,在它的控制下高速进行数据运算(每秒可达数十兆次)等。扫描控制系统(scan control unit,SCU)安装在扫描机架内。扫描控制系统自身的中央处理器(CPU)连接在数据总线和控制总线上,接受来自主计算机的各种操作指令和向主计算机发送请求命令和输送数据。

CT 机的扫描过程都是在主计算机控制下,由扫描控制系统来完成的。主计算机的扫描程序软件与扫描控制系统的监控程序、测试单元和初始化始终保持着双向通讯。扫描控制系统控制的硬件主要有调整单元、脉冲控制、旋转控制和遮光板控制等。如:扫描旋转停止、复位电路、控制检查床升降移动及扫描架倾斜、扫描旋转运动,控制检查床的水平进退运动和 X 线的发生、扫描的开始和中断等都由调整单元控制。机架里面设有各种检测探头,如旋转速度检测、机架倾角、床面位置等,将检测信号通过数据总线传给主计算机,主计算机通过控制总线给扫描控制系统发出指令。扫描控制系统对准直器的调节是根据主计算机的预设层厚,相关电路自动调节准直器缝隙间距,控制扫描层厚。计算机处理系统是 CT 的大脑,它的性能优劣直接关系到 CT 的正常运行和成像质量。

计算机主频是指 CPU 的时钟频率,代表着 CPU 的运算速度。计算机的数据处理能力不仅与 CPU 的运算速度相关,还与其他各分系统的运行情况有关,因此计算机主频对数据处理能力没有直接的关联,也不会直接影响 CT 的图像质量,和其他系统做好频率匹配的前提下,主频的提高可提升计算机的整体运算能力,从而改善操作卡顿、重建延迟等现象。计算机内存的作用是沟通 CPU 和计算机外存,其主要参数为容量和频率。在容量上,较大的内存有助于将更多的运算数据保留在内存中,减少与外存的数据交换次数,从而提高计算机的整体运算速度;在频率上,应该与 CPU、主板相匹配才可充分发挥高频率的作用。总体而言,计算机主频和计算机内存参数与图像质量没有直接的关系,但高性能的 CPU 和内存可提高计算机的运算速度,利于改善操作流程和处理更大量的扫描数据,是高级临床应用的保障。

硬盘容量与原始数据存储量及图像存储量有关,硬盘容量越大,控制台可用于原始数据和图像存储的空间越大。虽然数据采集和图像重建的过程中会涉及到原始数据存储、图像存储,但硬盘容量、原始数据存储量、图像存储量对图像质量没有直接的影响,但更大的硬盘容量有助于存储更多原始数据,利于对图像质量欠佳的患者进行回顾性重建,从而提高图像质量,如心脏冠脉成像的多期相重建。

主计算机具备同步并行处理功能很重要,并行处理可将计算任务分配到不同的处理器进行处理,因此降低了对单个处理器性能的要求,可通过集成多个处理器来增加运算能力。其主要作用为加快图像重建速度,无论是 FBP 重建还是迭代重建,都可利用并行处理进行加速。并行处理功能将图像重建的速度进一步提升,从而使高级算法得以在临床中有效应用,有利于提高图像质量。

主计算机的并行重建功能(并行处理多种模式的图像的重建与重组,可以在一个扫描方案中预置和完成不同算法的重建任务)在实际工作中很重要,它的功能是 CT 并行数据处理能力在图像重建中的体现。在扫描预案中设置不同的重建和重组方式后,计算机将根据重建任务分配并行计算资源,从而加快重建速度。总体而言,在扫描参数和重建参数一致的前提下,并行重建与普通重建在图像质量上没有差异,但更快速的完成多种模式的图像重建和重组有利于及时获得更多信息,如在心脏扫描中,可加快获得多期心脏图像并进行运动校正,从而提高图像质量。

主计算机的 DICOM3.0 接口是接收和传输数据信息和图像必备条件,DICOM 3.0 文件包含了信息对象定义、数字字典、信息交换等多个方面的内容,并具有可拓展性。CT 设备拥有完善的 DICOM3.0 接口有助于将患者信息、扫描参数、图像灰度值等多种信息规范的记录和传输,提高 CT 图像(DICOM 文件)信息载量,从而帮助诊断(尤其是远程诊断等场景)。

CT 图像处理工作站服务器内存一般要大于等于 32GB,服务器内存主要对图像的处理能力有影响,较大的内存可以将更多的计算资源保存在内存中,减少与外存的数据交换次数,从而提高图像处理速度以及工作站的稳定性。它的硬盘配置容量一般在 TB 级别以上,并配备容量预警和管理功能,保证工作站维持适当的容量空间。硬盘容量与图像质量之间无直接的关系。它的服务器的主频一般在3GHz及以上，代表CPU的运算速度，与图像质量之间无直接的关系，但高性能CPU是图像处理和先进分析功能的保障，配备高性能CPU利于提高临床工作效率。服务器可存储DICOM格式的图像，包括DR、CT、MRI、PET/CT等，可存储的图像数与硬盘容量、图像矩阵以及是否压缩图像有关，对于512×512矩阵的未压缩图像，一般可支持超过100万张的存储数量。可存储图像数量不直接影响图像质量。

（四）附属设备

1. **检查床** 检查床的作用是准确地把患者输送到预定或适当的位置上进行扫描。检查床应能够上下运动，以方便患者上下；同时检查床还能够纵向移动，移动的范围应该能够做从头部至大腿的CT扫描，床纵向的移动要相当平滑，定位精度要高，绝对误差不允许超过正负0.5mm，一些高档CT机正负误差不允许超过0.25mm，特别是对1mm的薄层扫描，检查床进床精度要求非常高。另外，检查床的进退还应有准确的重复性，如扫描过程中有时要对兴趣区反复扫描，每次扫描检查床必须能准确地到达同一层面。这就要求检查床不仅要有一定机械精度，控制信号也必须准确无误。在连续旋转式CT机（或螺旋CT机）中，床面还必须在扫描控制系统的控制下作恒速运动，其速度的准确性和稳定性直接影响图像质量。

2. **高压注射器** 它是CT增强扫描和CT血管成像必不可少的设备之一，它可以实现在很短的时间内将对比剂集中注入患者的心血管内，高浓度地充盈受检部位，以获得对比度较好的影像。高压注射器能使对比剂注射与CT机曝光二者协调配合，从而提高了检查的准确性和成功率。高压注射器可在一定范围内选择对比剂注射总量、注射速率、注射压力及与不同的生理盐水组合注射，通过遥控操作高压注射器工作来实现不同的检查目的，以满足图像质量的要求。CT增强扫描中，根据检查部位不同一次在高压注射器上设定流速及压力，先后用两种速度进行扫描，维持血液中对比剂浓度，更好配合多层螺旋CT动态扫描及CT血管造影术，更多地显示动脉及病变特点，为明确诊断提供可靠的影像依据。

二、CT的软件与图像质量

CT的图像处理包括原始数据的图像重建和横断面图像的评价及重组。重组图像的质量主要取决于原始数据的采集和重建参数以及图像后处理软件的算法，图像原始数据参数的设置是否恰当可直接影响重组图像的效果。因此在进行CT图像重组之前，须根据辐射剂量最优化的ALARA原则对数据采集参数进行合理的设置，做好质量控制工作，获得良好的图像数据。

（一）CT图像重建内插技术

螺旋扫描是在扫描床运动时，DAS同步采集扫描数据，因而在图像重建时，必须考虑扫描床移动对图像重建带来的影响。螺旋扫描的数据采集是对一个被检区段的信息进行容积采集，X线的运行轨迹并不形成一个平面，故DAS采集到的扫描数据是非平面的。但CT图像是横断面的，其图像重建必须采用横断面数据。

内插法是对重建图像的两端采集数据进行内插，使数据满足平面成像需要的方法。即取螺旋扫描数据段上的任何一点，将相邻两点扫描数据通过插值后，再作滤过投影并重建成一幅平面图像的方法。内插法有360°和180°线性内插两种算法。360°线性内插法是采用360°扫描数据以外的两点，通过内插形成一个平面数据。优点是图像噪声较小，缺点是实际重建层厚比标称层厚大30%~40%，导致层厚敏感曲线（SSP）增宽，图像质量下降。为改善图像质量，可用180°线性内插算法。180°线性内插法是采用靠近重建平面的两点扫描数据，通过内插形成新的平面数据。180°线性内插与360°线性内插的最大区别是前者采用第二个螺旋扫描数据，并使第二个螺旋扫描数据偏移180°，从而能够更靠近被重建的数据平面。180°线性内插法重建改善了层厚敏感曲线，图像分辨力较高，但噪声增加。

（二）CT图像重建算法

常用的CT图像重建算法主要有两类：解析算法（analytic reconstruction，AR）和迭代算法（iterative reconstruction，IR）。在解析算法中，以滤波反投影（filtered back projectionFBP）算法最具代表性，应用也最为广泛。FBP具有分辨力高、成像速度快等优点，但对采集数据的完备性要求也比较高，该算法要求投影数据完备并且精确定量，并且该算法易受统计波动的影响，投影数据量如果不足时，重建的图像质量就会明显下降。因此，为保证完备的投影数据量以保证能重建出达到临床诊断要求的图像，该算法对CT的辐射剂量也要求较高。过量的剂量减少会导致噪声和伪影的增加，从而降低图像质量。此外，FBP 算法在数据重建中，对数据采集过程做了很多简化和假定，包括测量信号无光子统计波动和电子噪声；X 射线球管的焦点无穷小点；探测器由位于每个小室中心的点构成；重建的体素也是没有几何形状和大小的无穷小点。由于在重建过程中没有真实还原 X 射线的采集过程，并且忽略了统计噪声，所以 FBP 算法不是一个精确的 CT 图像重建方法。

解析法在目前 CT 图像重建技术中应用最广泛，主要有三种方法：二维傅立叶转换重建法、空间滤波反投影法和滤波反投影法。其中褶积反投影法目前应用最多，其无须进行傅立叶转换，速度快、转换简单、图像质量好。解析法的特点是速度快，精度高。FBP 因其重建速度快、运算简单，成为传统的 CT 重建技术。FBP 不能完全分辨采集数据的基本成分，将采集数据理想化，忽略了采集过程中量子噪声和电子噪声对投影数据的污染，并将噪声带到重建图像中，有时甚至会放大噪声，影响图像质量，从而可能掩盖病变和有价值的诊断信息。它要求每次投影数据是精确定量和完全的，X 线光子统计波动对其影响很大，它对伪影和噪声都很敏感，因此限制了辐射剂量的降低。

目前临床上常见的迭代算法主要有混合迭代重建（hybrid iterative reconstruction，HIR）包括（ASiR，iDose4，AIDR 3D，IRIS 和 SAFIRE）和基于模型的全模型迭代（model-based iterative reconstruction）包括（Veo 和 IMR）。每一种算法都采用独特的技术方法来降低图像噪声，并具有不同的适用强度，从而影响图像的噪声和纹理。IR 是另外一类重建算法，它的整个处理过程分为若干次迭代。每一次迭代都会将采集的数据与计算机仿真的投影数据进行比较。通过比较两组图像的不同，并结合已知的信息，逐次对待处理的图像进行改善。这种已知的信息，不但可以起到平滑图像的作用，还保留了不同结构的对比信息。通过如此的反复迭代计算，对图像信息进行不断地检验和修正，直到误差降到最低，将修正的图像确定为最终的重建图像。在图像校正过程中，除了采用建立系统光学模型，还采用了系统统计模型，有效地降低了统计波动引起的图像噪声。因此，可以在高对比度下提高空间分辨力，在低对比度下降低噪声。迭代算法可以有效地克服 FBP 算法所固有的问题，而且随着计算机技术的发展，迭代技术也不断优化，提高重建速度，应用于临床，也成为 CT 研究的热点问题。

IR 算法是改进图像质量的重要方法，它最大的优点是通过反复多次的迭代可降低辐射剂量和可相应减少伪影，一般可降低辐射剂量 30%～70%。在极大地降低图像噪声的同时，还能有效地提高图像的空间分辨力。迭代重建技术已经在头颈部、胸部、腹部以及心脏等多个领域取得了广泛的临床应用。迭代算法对于图像质量的优化及剂量的减低明显优于滤波反投影（FBP），但重建速度要慢于 FBP，但就目前的计算机技术来讲，迭代技术已经能够完全应用于临床，重建时间也大大提高。就目前来讲对剂量减低及图像质量优化最好的全模型迭代，速度还有待提升，比如相关研究证明 VEO 算法时间大于 20 分钟，在临床上很难常规使用；而对于 IMR 算法其重建时间已经缩短到 5 分钟，并且随着技术的优化已经可以在临床上常规使用，满足临床需求。对于迭代算法来说，技术已趋于成熟，并且在临床上常规使用，用来降低剂量、提高图像质量，而且已有相当多的研究，对不同迭代进行了不同部位的研究。

三维自适应迭代剂量降低重建技术（adaptive iterative dose reduction 3-dimensional，3DAIDR）可以有效地降低图像噪声，改善图像质量，在保证同样图像质量和相似重建速度的前提下，剂量可以明显降低；自适应性统计迭代重建（adaptive statistical iterative reconstruction，ASiR）是近年来开发的一种全新的 CT 图像重建算法，能够有效降低图像噪声。它不同于传统的 FBP 技术，它考虑到数据的统计噪声性质，并利用迭代的方法在原始数据空间加以抑制，在不损害空间分辨力的前提下极大地降低了图像噪声，获得更清晰的图像。ASiR 值的高低代表重建算法中 ASiR 的权重，可以在 0%～100%（间隔 10%）的范围内自由选择。由于 ASiR 权重相差 10%的重建图像，肉眼难以区分其差异，可采用 ASiR 权重间隔 20%进行重建，而并非将所有的 ASiR 可选设置都进行重建；加权超平面重建是先将三维的扫描数据分成一个二维的系列，然后采用凸起的超平面作区域重建。如先收集全部投影数据中的 1～9，然后再 2～10、3～11，最后再将所有扫描数据加权平均处理。经过参数优化后，可获得良好的噪声、伪影和层厚敏感曲线形状的图像；心脏图像重建主要有单扇区重建法和多扇区重建法。单扇区重建法是用回顾性心电门控获得螺旋扫描原始数据，利用半重建技术进行影像重建。多扇区重建法是利用心电门控的同期信息，从不同的心动

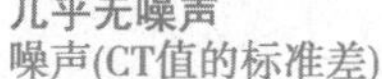

周期和不同列的检查器采集同一期相。单扇区与多扇区重建的主要区别是单扇区重建的时间分辨力仅由 X 线管的旋转速度决定，而多扇区重建的时间分辨力不仅受 X 线管的旋转速度的影响，同时也受心率的影响。

正弦图确定迭代重建技术（SAFIRE）是图像空间迭代重建（IRIS）技术的改进，对投影数据空间和图像数据空间均进行 IR 算法，最大程度保留图像细节信息，并去除噪声，得到校正图像，对此图像投影至原始数据域，用于下次迭代计算，如此进行多次 IR 算法。SAFIRE 软件有"Strength 1—5"共 5 个不同等级，代表 5 个不同程度的滤波强度。级数越高，滤波强度越大，噪声越小，图像显示越清晰。

iDose 是飞利浦第四代混合迭代降噪算法，它是在常规滤波反投影重建的过程中，先在投影空间通过迭代运算对投影数据进行优化并剔除噪声相关数据和错误数据，然后在图像空间进行基于噪声模型和解剖模型的迭代运算，以降低图像噪声并提高图像分辨力，由于在迭代降噪过程中采用了动态噪声去除技术，噪声频率谱（NPS）基本没有发生改变，因此不会改变图像本身质量；IMR 重建技术是飞利浦最新推出的基于知识的全模型迭代重建技术，它与传统的 FBP 混合迭代降噪技术是完全不一样的，是一种基于计算机强大的计算能力对图像矩阵进行迭代求最优解的重建算法，即通过反复迭代来减少基于知识的模型与采集数据之间的差异来达到最优解（即无限逼近真实解）的图像重建过程。这种重建方法的特点是噪声不再受到辐射剂量的影响，不同扫描条件下，噪声均可保持相对固定的低水平。IMR 重建的滤波与 FBP 完全不同并设置了 3 个等级，等级越高，噪声水平越低。IMR 可在混合迭代降噪技术的基础上进一步降低辐射剂量，图像可较常规图像提高 2.5~3.6 倍的密度分辨力，和较常规图像提高 1.2~1.7 倍的空间分辨力。

IMR 是基于知识的全模型迭代重建技术，它与传统的 FBP 混合迭代降噪技术是完全不一样的，是一种基于计算机强大的计算能力对图像矩阵进行迭代求最优解的重建算法，即通过反复迭代来减少基于知识的模型与采集数据之间的差异来达到最优解（即无限逼近真实解）的图像重建过程。这种重建方法的特点是噪声不再受到辐射剂量的影响，不同扫描条件下，噪声均可保持相对固定的低水平，如文末彩图 26-1 所示。

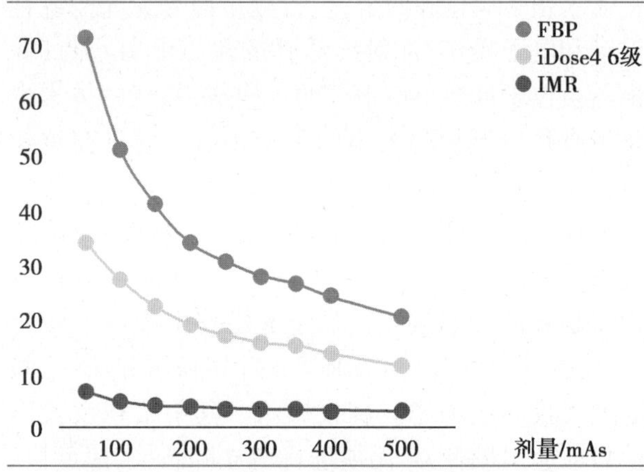

图 26-1　基于知识的全模型迭代重建技术（IMR）

（三）图像重建与重组

精确选择病灶所在的层面范围，减少无须图像的生成，提高硬盘存储空间的利用率；根据病灶需要，重新设置图像层厚，一般为减薄，更有利于后续的图像处理，如减薄重建以利于三维图像重组，避免病变遗漏；重建图像层间隔一般为小于或等于层厚，避免影像信息丢失；缩小显示视野可提高图像的空间分辨力，如肺结节薄层靶重建时往往根据结节尺寸设置为 200mm 以下；缩小显示视野的同时须重新设置图像的中心位置，根据病灶位置设置重建视野中心的左右和上下，以保证所观察病灶在视野中心位置全部显示；根据病灶诊断需要选择不同的重建函数，图像重建效果从平滑逐渐锐利。

多平面重组适用于全身各个系统组织器官的形态学显示，特别有利于显示颅底、颈部、肺门、纵隔、腹部、盆腔、动静脉血管等解剖结构复杂的部位和器官，对判断病变性质、侵犯范围、毗邻关系、细小骨折、动脉夹层破口以及胆管、输尿管结石的定位诊断等方面具有优势。曲面重组用于展示人体曲面结构（如下颌骨、走形迂曲的动静脉血管、支气管等）全貌，该方法可使曲面结构拉直、展开，使某个器官的全貌显示在一个平面上，利于观察和诊断。表面阴影显示法具有良好的人机交互操作特点，立体感、真实感很强，完整展现解剖结构的三维形态与相邻空间位置关系，尤其适合显示复杂区域解剖结构的关系，而且对重组三维软组织影像效果也非常好。最大密度投影法反映组织的密度差异，对比度很高，临床上广泛应用于具有相对高密度的组织和结构，如显影的血管、骨骼、肺部肿块以及明显强化的软组织占位病灶等，能区分血管壁钙化与充盈对比剂的血管腔是它的特点。最小密度投影主要应用于大气道成像、肺部疾病的检查及胰胆管成像检查，对含气量增加的肺部疾病敏感，如肺气肿、肺大疱。在这里层块大小的选择很重要，若选择层块过小，不利于气道内小的软组织影显示；如层块过大，则气道周围的软组织影与之重叠。一般原则为层块厚度应与要显示的气道内径大小相接近，如要显示周围气道，层块宜选择小。容积再现图像能同时显示空间结构和密度信息，对肿瘤组织与血管空间关系显示良好。仿真内镜指的是将螺旋 CT 容积扫描获得的图像数据进行后处理，重建出空腔器官内表面的立体图像，类似纤维内镜所见，在鼻腔、鼻旁窦、喉、气管、支气管、胃肠道、血管等空腔器官中的应用已经比较成熟。

组织透明化技术对选定组织或者整体容积图像进行百分比透明显示，根据计算机识别编码后进行淡化显示技术，对不同提取组织可选择相应的透明化比例（0%～100%），突出显示靶目标与相邻组织的毗邻关系，或减少体表标志对靶目标的遮挡，主要应用于融合图像或者提取图像，如血管提取加入透明化骨、血管肿瘤融合图像来进行突出显示。

CT 的一键式去骨功能器官融合与拆分技术的方式有 DSA 减影、双能量去骨或者模型提取，一般用于 CT 血管的后处理中，便于将血管、软组织及骨组织拆分开来，提高图像质量。数字减影血管造影（digital subtraction angiography，DSA）的基本原理是将注入对比剂前后拍摄的两帧 X 线图像经数字化输入图像计算机，通过减影、增强和再成像过程来获得清晰的纯血管影像，同时实时地显现血管影，使得血管影像更加清晰，一般用于头颈部血管 CTA 去骨。CT 的电影功能是在对选定的范围进行多次连续扫描，然后获取关节或器官运动的影像，也可将静态多序列图像进行融合到电影格式进行播放，形成多帧播放的电影效果，便于疾病的诊断。该功能一般用于需要多序列连续观察的动态显示方式，如心脏的动态搏动展示。CT 的实时一次注射对比剂自动跟踪扫描是在注射对比剂后启动同层动态扫描监测触发点 CT 值变化，同时 bolustracking 触发软件自动开始绘制时间密度曲线，到达或超过预设触发扫描阈值后，软件自动触发正式启动扫描。相比传统的经验法，该技术较好的控制增强扫描时间点，提高图像对比度和一致性。动态扫描 CT 时间密度曲线是在静脉注射对比剂的同时对选定的范围进行多次连续扫描，以获得相应层面内每一像素的时间密度曲线。灌注成像中，可依据该曲线利用不同的数学模型计算出 CBV、CBF、MTT、PS 等多种血流灌注参数来评价组织器官的灌注状态。动态扫描成像中，可根据该曲线获得小剂量测试对比达峰时间，从而帮助获得扫描的最佳时相。

四维动态成像技术是近年来兴起的，基于三维图像之上的一种四维成像方式；通过一站式多期扫描或者灌注扫描，来获得动态图像，在三维图像的基础上增加了时间轴，以实现对运动肿瘤或器官的立体和动态观察轴，称为 CT 四维动态成像。四维（4D）CT 成像具有扫描速度快，覆盖范围大、后处理功能丰富等优点，通过多期动态扫描，有效多时相的显示病变及其血管系统，帮助了解病灶血供情况，主要应用于颅脑、肝脏、心脏、胸部等。4D-CT 一站式显示包含血管及肿瘤病灶情况的影像信息，并在各种重组技术支持下多时相、多角度反映二者关系，可与 DSA 图进行对照来更有效辅助完成临床治疗方案精度选择。如 4D-CTA 在时间轴上实现了全脑血管的动态减影成像，提高了诊断价值；同时实现了一站式灌注成像，可有效评价组织的微循环情况，具有很大的实用价值。

（四）图像后处理高级软件临床应用

容积处理软件是通过容积数据对全部像素总和的影像显示。它无须定义明确表面，影像中较 SSD 和 MIP 含有更多的信息，保存了原始数据的解剖空间关系，因此可以为观察者提供一个更具真实感的三维立体影像。可用于全方位观察骨折程度、断端的空间关系，便于后期手术规划。容积测量评估软件是指对图像进行容积重建后，可对感兴趣区进行勾勒，根据计算机来自动对勾勒区域或者选定的容积进行测量，常用于脑出血测量或者肿瘤的体积测量。肺纹理增强软件主要是通过对比度及锐利度的调节，来增加肺纹理的显示及对比度，帮助判断肺部细微结构的改变；低剂量肺扫描软件是指低剂量肺成像较常规肺成像可大幅度降低辐射剂量，目前主流的低剂量肺成像技术有三类：低 kV、低 mAs 以及能谱纯化技术。低 mAs 成像图像噪声增加，但对比度不变；低 kV 成像可进一步降低辐射剂量，但噪声进一步增加，对比度提高。能谱纯化技术在原有的球管滤线栅前再增加一块锡制滤线板过滤低能 X 射线，提高射线光子利用效率，可在兼顾图像噪声的同时降低辐射剂量。低剂量肺扫描软件可自动调节 kV、mAs 等参数，有利于保持成像的一致性。

容积伪影抑制软件是指在同一扫描层面内含有两种以上不同密度而又相重叠的物质时，则在同一个探测器上有着多种密度的检测数据，输出信号为检测数据的平均值，所得的 CT 值不能如实反映其中任何一种物质的 CT 值，这种现象即为部分容积效应。形成伪影：部分容积效应对图像的影响一般是带状和条状伪影。在 Z 轴方向解剖结构变化大、复杂的部位容易发生部分容积效应，通过容积伪影抑制技术可减少这些伪影；去金属、运动、颅骨等伪影软件利用插值技术替换掉原始投影数据中受金属、运动、颅骨等污染的数据，以达到去伪影的效果。如飞利浦 O-MAR 技术对图像内物质结构投影进行重新分类和定义，再通过对所定义不同组织对应的投影数据进行反复对比迭代运算，找出金属伪影对应的投影数据并从原始数据中剔除，如此反复，直至图像中没有明显的金属伪影存在，得到去伪影重建图像。

心脏后处理软件运用 MPR、CPR、VR、MIP 等技术对心脏进行心血管钙化积分评估、心脏冠状动脉分析及心功能评估。64 排 CT 的单扇区时间分辨力达到 165ms，最多可实现 5 扇区重建，使得时间分辨力达到 80ms 以下。CTA 血管造影的后处理技术 CTA 是将 CT 增强技术与薄层、大范围、快速扫描技术相结合，通过合理的后处理，清晰显示全身各部位血管细节。血管的分析软件采用 MPR、CPR、VR、MIP 等技术对血管的各方位截面、全貌、外形、血管内部情况进行详细的分析，可用于各血管的动脉夹层、狭窄、栓塞、钙化、动脉瘤等疾病的诊断。

呼吸系统成像软件利用多种重建算法及丰富的后处理方法，可以完美显示支气管树，肺血管，肺内病灶及相关毗邻关系等，并可用虚拟支气管镜多角度观察支气管内腔的形态，为呼吸系统疾病的明确诊断提供更为可靠精确的影像学信息。高级肺结节分析(lung VCAR)通过测量一定时间内肺结节体积和形态的变化来对结节进行有效的评估，自动分析每个结节是实性结节、非实性结节或是混合性结节，并可自动计算结节与肺血管和胸膜的毗邻关系，结节内不同成分用不同颜色显示，分别显示不同成分的测量结果，通过结节的体积变化为临床的后续治疗提供更可靠的依据。肺气肿及功能评估软件用不同呼吸时相低剂量胸部扫描及 CT 阈值的调整，可观察肺内细微的密度变化及肺通气情况的变化，测量肺过度通气的范围及分布比例，用于肺气肿及减容术前术后相关肺功能的评估，对临床诊断和治疗及相关科研工作具有重要应用价值。

婴幼儿扫描专用软件包是基于最大限度减少婴幼儿患者的辐射剂量而设置的。由于婴幼儿患者对辐射照射更加敏感，患者的年龄越小，辐射照射对他们的伤害越大。因此对于较小体型的婴幼儿患者，婴幼儿扫描专用软件包将 kVp 降到 80kVp 或 70kVp，使照射剂量明显降低。同时，婴幼儿扫描专用软件包根据婴幼儿患者的体重不同，在同一部位预设了多个不同 kVp 匹配不同 mAs 的扫描方案。婴幼儿扫描专用软件包能够平衡辐射剂量与图像质量，满足诊断需求。针对婴幼儿常规肺部和腹部扫描，或无法镇静的患儿的任何部位扫描，均采用大螺距扫描以减少图像中的呼吸及运动伪影，保证图像质量；在所有部位的图像重建中，尽可能采用迭代重建方法，以降低图像噪声，提高图像质量；在大多数部位扫描中，尽可能应用自动毫安技术以在 Z 轴和 X 轴-Y 轴合理分配 mAs，保证各个层面的图像质量。

肺结节评估分析软件可自动检测肺结节的位置、勾画边缘、计算直径及体积，并提供人机交互功能，允许操作者修改软件的检测结果，最终生成结节的几何参数、密度参数、形态参数。此外，肺结节评估软件会根据系统设置的评估标准对相应的肺结节进行风险评估，对于复查跟踪患者，肺结节评估软件会提供倍增天数、生长百分比，对其变化情况进行评估，指导临床评估其良恶性。肺结节评估软件要求所提供的胸部 CT 图像高清、无或者尽可能少的呼吸伪影，扫描范围内无其他伪影，如果条件允许可进行 1024 大矩阵扫描，以增加评估的准确性，如图 26-2。

仿真胃和结肠 CT 成像软件模拟消化道气、钡双重造影技术及虚拟内镜技术，全方位再现消化道的大体形态以及黏膜的形态改变(包括肿瘤、息肉、憩室等)，为消化道疾病的诊断提供一种全新的成像方法。结肠 CT 成像的高级应用软件帮助医师评价结肠内腔和内壁情况，以确认是否存在结肠性病变。相比于大肠镜检查，该工具由于其三维演示功能，具有深度穿透的优势。但是在此项检查前肠道准备要求非常严格，肠道清洁是此项检查的首要条件。腹腔内脂肪测量软件采用平面计算方法，对腹腔内脂肪含量进行精确的测量，适用于对于肥胖症判别、2 型糖尿病、高脂血症等营养性疾病的诊断和风险评估以及冠心病风险的预测。全肝体积快速

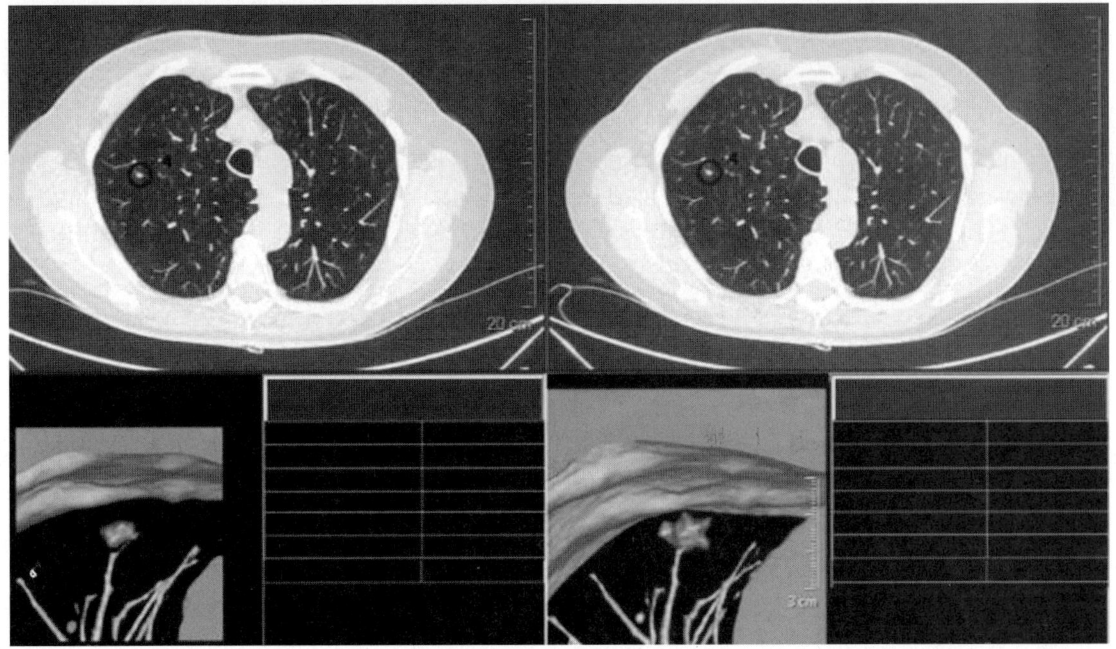

图 26-2　肺结节评估分析图

测量软件可评价肝硬化肝功能储备和肝叶切除术后患者耐受情况，进行活体肝移植术前评估，用于多种肝脏疾病诊断和预后评价。

结肠评估软件是通过获取的 CT 图像，虚拟结肠镜会根据扫描的图像对肠道进行自动定义、识别。通过虚拟结肠镜功能可以沿着肠腔内部进行探查，更清晰的展示肠内情况、肠壁情况及其结肠息肉、肿瘤的位置，为肠道疾病的诊断提供更加精准的信息，无论是病变位置还是在肠道内的情况，都可以进行很好的展示。在虚拟结肠镜检查中有两个工作流程阶段，一是定义阶段(图 26-3)：加载检查之后，应用程序将自动分割充满空气的结肠并显示一条计算得出的中心线；二是导航阶段(图 26-4)：在此阶段，可以检查虚拟结肠以搜索疑似结肠息肉。可以查看各种成像方法以及各种显示图像排列(布局)，包括放映模式。在手动和自动模式下检查结肠时，可以在列表中标记“发现物”，然后将结果以图像和文本形式发送至“Reporting”(报告)功能。注意结肠评估软件要求 CT 图像的肠道尽可能的充盈气体来保证肠管的自动识别，因此进行 CT 扫描前需要患者提前做好肠道准备，如文末彩图 26-5。

冠状位视图-眼睛方位向前

图像的白箭表示朝向盲肠的眼睛方向(在放映控件中，向前或C)。

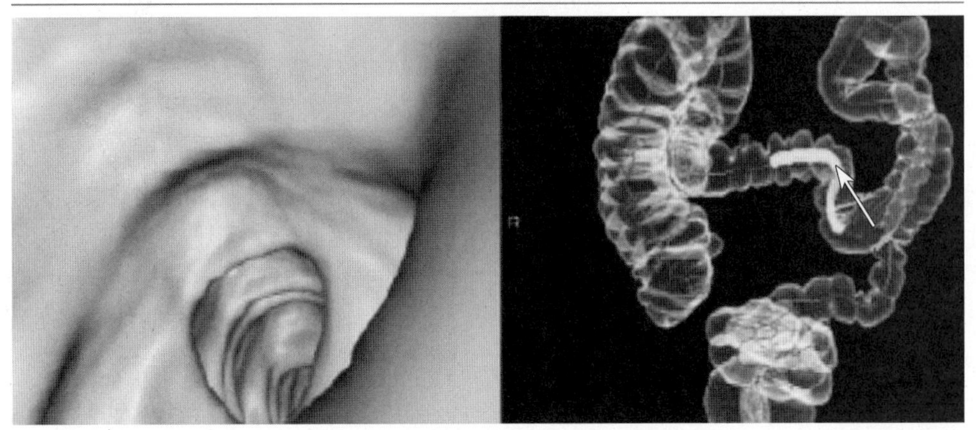

图 26-3　结肠评估软件的定义阶段

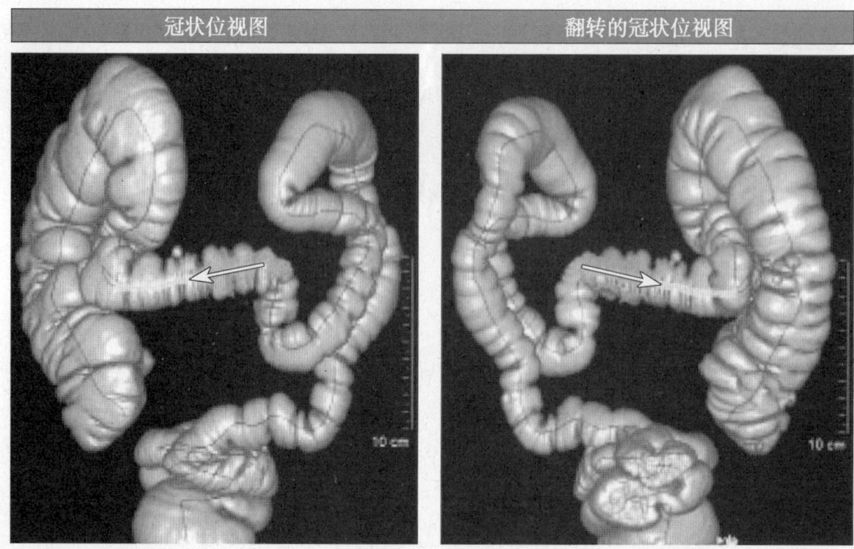

图 26-4　结肠评估软件的导航阶段

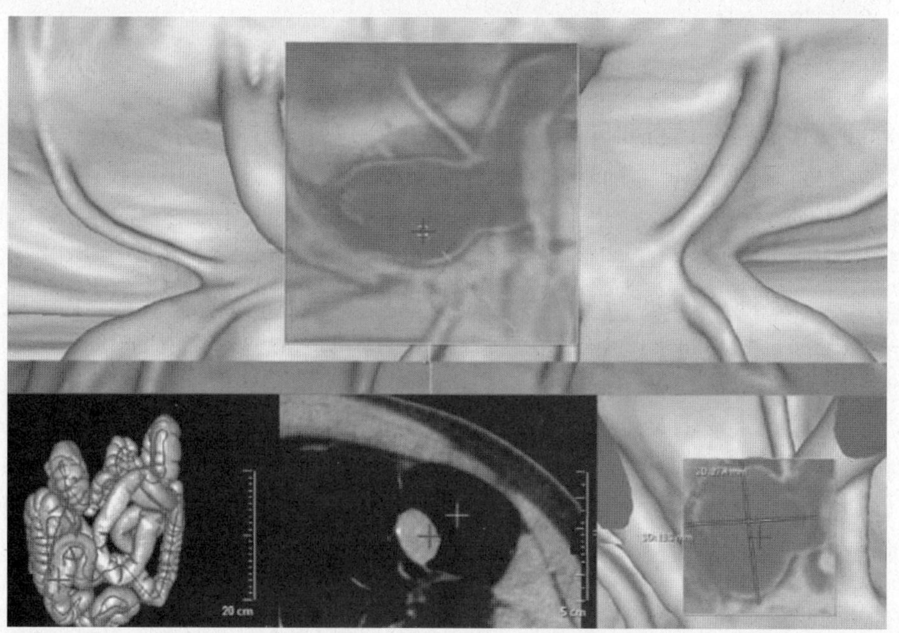

图 26-5　CT 图像的肠道尽可能地充盈气体来保证肠管的自动识别

CT 灌注成像后处理分析软件反映的是血流动力学的改变，是一种功能成像。是指在静脉注射对比剂同时对选定组织器官的某一层面进行连续多次扫描，即动态增强扫描方式，以获得层面内每一个像素的时间密度曲线，根据该曲线利用不同的数学模型计算出血流量（BF）、血容量（BV）、对比剂平均通过时间（MTT）、对比剂达峰时间（TTP）、表面通透性（PS）、肝动脉分数（HAT）等血流参数，以此来评价组织器官的灌注状态。常用于超急性期脑梗死缺血半暗带的判定、脑梗死前期脑缺血的发现、血管介入治疗效果的判定、肿瘤恶性程度的判定及评估放化疗的疗效。

CT 灌注成像是在静脉快速团注对比剂时，对感兴趣区层面进行连续 CT 扫描，从而获得感兴趣区时间密度曲线，并利用不同的数学模型，计算出各种灌注参数值，因此能更有效、并量化反映局部组织血流灌注量的改变，对明确病灶的血液供应具有重要意义，目前在脑梗死、肿瘤、心肌梗死等方面广泛运用。脑灌注是对脑组织进行灌注成像，从而获得脑组织的血流量信息，来进行评估，判断异常区域血供情况，主要提供的参数为：CBF、TTP、CBV、MTT、毛细血管渗透（需要专用扫描方案）、T_{max}（峰值的时间）[仅当使用 Time Arrival Insensitive(到达时间迟钝)算法时可用]。需要指出的是,脑灌注的扫描时间要求在60s 左右,原则上不可以低于 45s,至少要 8 个采集点,这样才能保证时间间隔及评估的准确性。其他部位的灌注,如体部灌注(包括肝脏灌注、胰腺灌注等)、心肌灌注,其扫描各有其相应要求,但都是为了获得各体素的 CT 值随时间的变化情况,从而推算出组织或病灶的血供情况,如文末彩图 26-6。

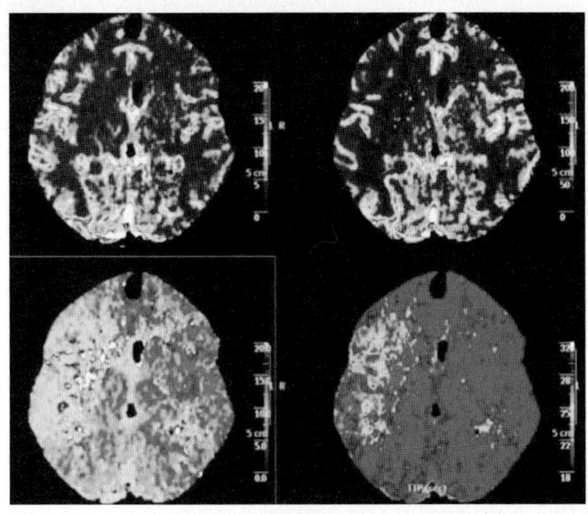
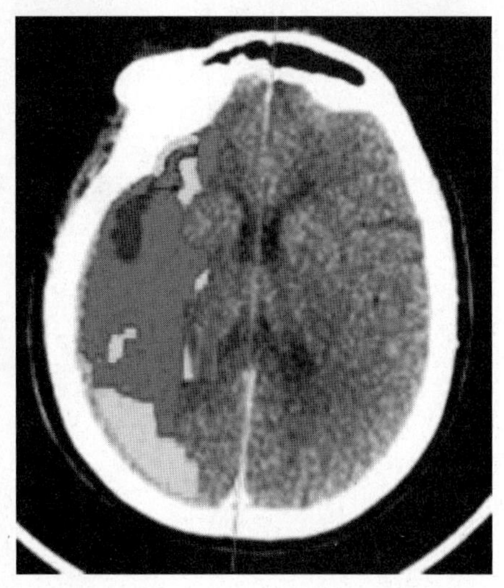

图 26-6　脑灌注图,可以自动识别缺血半暗带

PET 和 CT 的图像融合软件是 PET 图像可提供病灶详尽的功能与代谢等分子信息,CT 图像提供病灶的精确解剖定位,并且拥有高清、快速、准确等优势。PET 和 CT 的图像融合软件就是利用多模态融合软件来对同一病人的 PET 图像及 CT 图像进行融合,来生成一组融合图像,这组融合图可以很好地将 PET 的功能学信息和 CT 的解剖学信息进行匹配,生成图像,更好地帮助我们对病变的位置及代谢情况进行精准的了解。具有灵敏、准确、特异及定位精确等特点,可一目了然的了解全身整体状况,更好地匹配定位和预后评估。另外,可以通过多模态肿瘤追踪,可以对复查病人肿瘤的变化进行评估,对肿瘤区域进行人工或者智能的勾勒,并对其大小形态、CT 值的变化进行评估,精准判断肿瘤区域的变化情况(图 26-7)。PET 和 CT 的图像融合软件可以很好地将 PET 图像及 CT 图像进行融合,帮助对肿瘤进行精准的定位、评估。其要求为,必须为同一病人信息,且扫描范围需一致,对图像的要求需保证高质量无伪影,最好与 PET 的位置信息对应,对于腹部呼吸造成的浮动,系统会有一定的调节,但不能有太大差距(图 26-8)。

能谱分析软件一般包含如下几个功能模块:

(1) 单能级图像:包括 40~200keV 共 161 个能级,相当于单一能量射线衰减后的图像。单能级越高(120keV 以上)其对金属伪影的抑制效果越好,常用于支架及各种植入物金属伪影抑制;能级越低,碘对比度越高,越有利于疾病的发现和诊断,如 40keV 时可以明显提高碘及软组织对比度,可以发现早期或者隐匿性病变,清晰显示病变的边缘及内部强化情况,利于临床诊断。

(2) 原子序数图:为各体素所对应的有效原子序数的彩色分布图,单位为 1(人体内原子序数的范围一般为 5~30,水约为 7.4,脂肪组织会更低,而骨组织或碘强化组织会更高)。原子序数为高级参数成像,可作为生物化学指标帮助医生明确诊断、预测风险、检测疗效和评估预后。

(3) 电子密度图:为各体素所对应的电子云密度的相对值分布图,单位为%EDW。测量结果乘以水的电子密度($3.34\times10^{23}/m^3$)为绝对电子密度值。

(4) 碘图:为各体素所含碘密度或所含碘浓度的分布图,单位为 mg/ml,不含碘的所有组织测量值都为 0,并在图像上完全被抑制而显示为黑色。可用于定量分析碘强化程度,除使用黑白图像展示外,可以使用碘融合彩图像提升强化组织的可视化程度。

(5) 无水碘图:为各体素所含碘密度或所含碘浓度的分布图,单位为 mg/ml,不含碘的所有组织测量值都为 0,与光谱碘图不同的是它只抑制水或与水接近的非增强软组织,而骨骼等高密度解剖背景会得到保留。

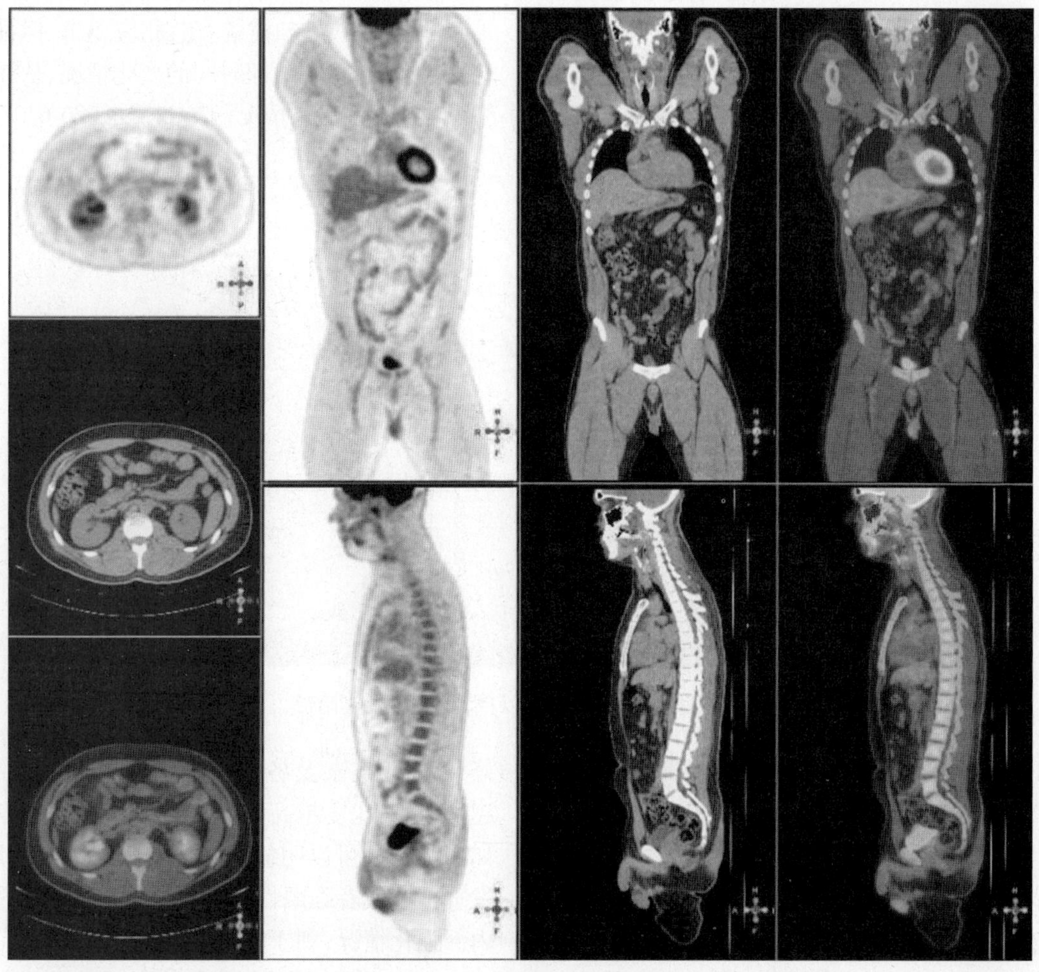

图 26-7　PET 和 CT 的多模态图

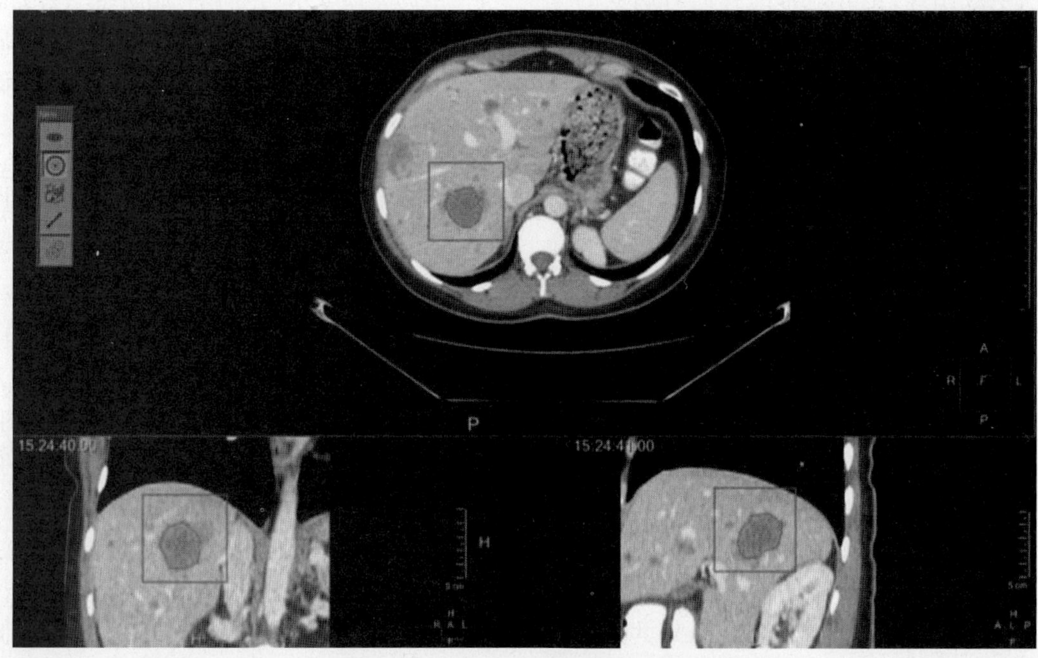

图 26-8　PET 和 CT 的融合图像

（6）光谱虚拟平扫：基于对碘物质的识别，对含碘组织的 CT 值进行修正，使其尽可能等于不含碘时的 CT 值，单位为 HU*（*代表对 CT 值进行了修正），可用于替代真实平扫。

谱强化结构图：基于对骨和钙的识别，把所有骨结构和含钙的体素的 CT 值替换为-1 024（显示为黑色），单位为 HU*（*代表对 CT 值进行了修正），用以凸显含碘的强化组织，也可用于一键去骨等。

（7）去碘图：基于对碘物质的识别，把所有含碘组织的 CT 值替换为-1 024（显示为黑色），单位为 HU*（*代表对 CT 值进行了修正），可凸显增强扫描中没有强化的软组织。

（8）尿酸图：基于对尿酸的识别，把所有不含尿酸的组织 CT 值替换为-1 024（显示为黑色），单位为 HU*（*代表对 CT 值进行了修正），可凸显含尿酸组织而用于结石成分分析等。

（9）去尿酸图：基于对尿酸的识别，把所有含尿酸组织的 CT 值替换为-1 024（显示为黑色），单位为 HU*（*代表对 CT 值进行了修正），与光谱尿酸图刚好相反。

（10）钙抑制图：基于对钙物质的识别，对含钙组织的 CT 值进行修正，使其尽可能等于不含钙时的 CT 值，单位为 HU*（*代表对 CT 值进行了修正），用户可根据目标组织含钙量的多少选择合适的抑钙指数 X（范围为 25～100），含钙少时选择较小的 X 值，含钙多时选择较大的 X 值，可用于显示早期骨水肿以及骨转移等（文末彩图 26-9），如表 26-1。

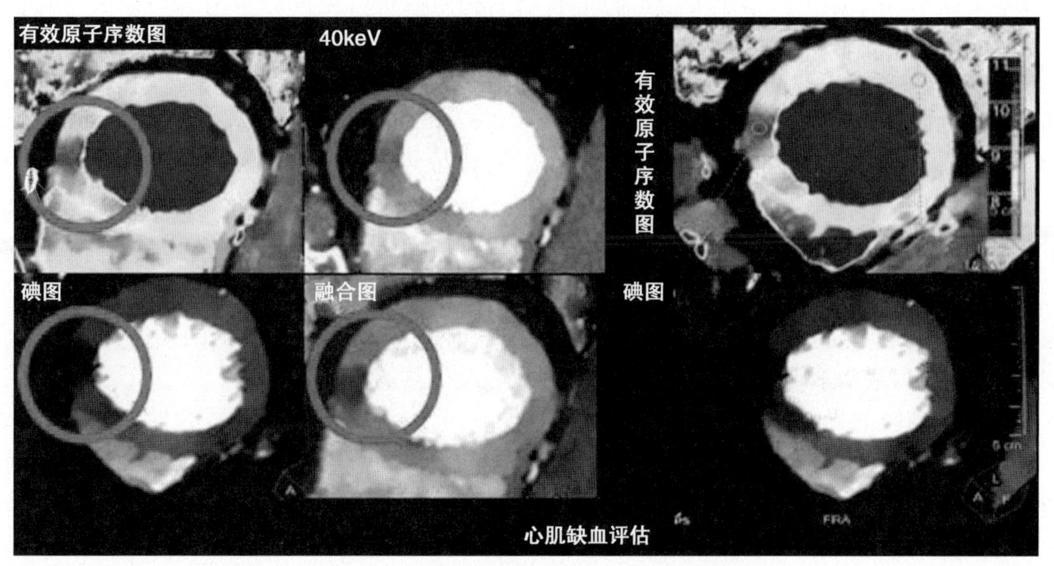

图 26-9　能谱分析软件的心肌缺血评估图

表 26-1　能谱分析软件参数及其意义

参数	单位	临床及科研价值
常规图像	HU	双轨制读片、天然对照
单能级图像（40～200keV：161 能级）	HU	提升信噪比、对比度、降低对比剂用量、消除伪影、降低辐射、挽救检查失败、放疗计划、物质鉴别等
原子序数	1	彩色读片、鉴别诊断高级参数、物质识别等
电子密度图	%EDW	测量结果乘以水的电子密度（$3.34\times10^{29}/m^3$）为绝对电子密度值，了用于物质识别和放疗计划等
碘密度图	mg/ml	彩色读片、鉴别诊断的高级参数、定量分析、物质分离等
无水碘图	mg/ml	彩色读片、鉴别诊断的高级参数、定量分析等 同时显示解剖背景，可用于支架分析等
虚拟平扫	HU*	鉴别诊断、降低辐射剂量等
强化结构	HU*	彩色读片、物质分离、光谱一键去骨等

续表

参数	单位	临床及科研价值
去碘图	HU*	彩色读片、物质分离、突出非强化组织等
尿酸图	HU*	物质分离、结石分析等
去尿酸图	HU*	彩色读片、鉴别诊断等
钙抑制图	HU* X:25~100	彩色读片、确诊骨髓水肿、早期骨转移等 X 为抑钙指数,随着目标含钙量的增加应适当调大。

注:* 代表对 CT 值进行了修正,EDW=electron density of water。

CT 尿路造影软件运用多期扫描及后重建技术,采用 VR、MIP、CPR 等多种后处理方法,全方位为泌尿系统的多种疾病提供直观清晰的影像学信息,已全面替代传统的 KUB 和 IVP;内耳和听小骨重组软件通过二维及三维的多种内耳和听小骨显示方式,清晰展示人体内最小骨骼的精细形态和解剖结构,更可揭示听器的组成全貌,对内耳、中耳及面神经管病变的诊断具有重要的临床价值;骨科畸形纠正评估及内固定支架透视软件可以任意角度重组,配合精确的二维和三维角度及长度测量工具,为骨科畸形纠正手术带来全新的全方位术前评估手段;内固定支架透视软件使用先进的降噪技术,一键式的操作,清晰展示内固定钢钉的情况,全无伪影干扰;全景齿科成像软件的 VR 及曲面重组可以完美展现口腔及颌骨全景图像,包括牙冠、牙体、牙根、牙髓腔的局部细节及牙齿排列、咬合的情况以及颌骨病变等丰富的信息,更能提供多种测量工具,进行深度、间距、角度等数据的测量,为齿科矫形和牙病防治提供有价值的影像学依据。

(五)扫描技术与重建参数

1. **最快扫描速度**　最快扫描速度与机架转速、探测器宽度相关。在其他条件不变的条件下,通过提高机架转速会导致用于成像的射线量减少,从而增加图像噪声,但可提高扫描的时间分辨力,有利于心脏等运动器官成像。增加探测器宽度可增加单次螺旋扫描的 Z 轴覆盖范围,从而提高扫描速度,这一方法可增加 X 射线的利用率,不会增加图像噪声,但可能会增加射线锥形束效应。

2. **探测器最薄扫描采集层厚**　探测器最薄扫描采集层厚一般等于探测器单元的宽度,降低最薄扫描层厚可以减少部分容积效应,增加空间分辨力,更加清晰的显示微小结构和边缘,但同时会增加噪声。如果使用 Z 轴飞焦点技术,可将最薄采集层厚降低至探测器单元宽度的一半。

3. **扫描参数(层厚、螺距、视野、滤波函数等)**　扫描参数包括管电压、管电流、扫描视野、扫描层厚等,其中管电压、管电流对图像质量的影响在本节前文中已有说明。扫描视野的大小与 CT 像素的大小成正比关系,因此,保持重建矩阵不变减少扫描视野可以提升空间分辨力。扫描层厚与探测器的宽度以及组合(准直设置)使用的情况有关,扫描层厚越宽,可重建的最小层厚越大,信噪比越高,但部分容积效应增加,空间分辨力降低。滤波函数指射线硬化及分布的调节函数,一般是由多个半值滤波层及蝴蝶结滤波器组成,这些硬件滤波器的组合使用可以使 X 射线硬度增加,并形成扫描视野中心射线多、周边射线少的分布,更符合人体的椭圆形状,从而使节约扫描视野外侧的辐射剂量,提高视野中心及外侧的噪声均匀度。

4. **单和双扇区心脏成像时间分辨力**　双扇区成像的时间分辨力是单扇区的一倍,即具有更好的时间分辨力。在单扇区成像中,CT 连续采集用于图像重建的最少数据量(旋转 180°+射线扇形角),而双扇区扫描则将这些数据采集均分至两个心动周期中,从而使每个心动周期内的数据采集时间窗减少一半,时间分辨力提高一倍。单扇区心脏成像时间分辨力相对较低,采集时间窗内心脏的位置变动较大,可能导致运动伪影;双扇区心脏成像时间分辨力较高,对于心律稳定的患者,心脏的位置相对固定,图像运动伪影较少,但对于心律不齐的患者,两次采集间错层的概率增大。

5. **360°扫描采集图像数据层数**　360°扫描采集图像数据层数与探测器 Z 轴的排数及其组合(即准直设置),以及 Z 轴飞焦点技术的使用情况有关。在不使用 Z 轴飞焦点技术的情况下,Z 轴的探测器排数决定了每 360°扫描采集获得的最大图像数量。需要指出的是,探测器的组合使用也会影响图像层数,如 64mm×0.625mm 的探测器,使用准直为 32mm×1.25mm 时,可获得 32 层 1.25mm 的图像,此时图像噪声减少为原来的$\frac{1}{\sqrt{2}}$，但部分容积效应增加。Z 轴飞焦点技术可在机架旋转 1 周时获得 2 个焦点位置的观测数据，因此可以重建出 2 倍的图像层数，图像层厚为探测器单元宽度的一半，图像噪声增加至$\sqrt{2}$倍。此外，飞焦点技术采集可提高 1 倍的采集率，减少混叠伪影。

6. **单次螺旋连续扫描时间与最大范围**　单次螺旋最大连续扫描时间越长，可进行连续扫描的最大范围越大。球管阳极的热负荷是最长连续扫描时间的主要限制因素，而热负荷是动态的，与管电压、管电流以及散热效率有关。因此，最长连续扫描时间与最大范围和扫描中的管电压、管电流设定以及球管的散热效率有关。总体而言，层面内的图像噪声与管电压、管电流、角度采样率等有关，与连续扫描时间没有直接的关系，但单次螺旋连续扫描时间增加有利于多部位连续扫描、全身血管扫描、电影成像等的开展。

7. **图像重建速度**　图像重建速度与重建系统的计算性能、原始数据量以及预设的参考噪声水平相关。计算机计算性能越强，图像重建速度越快，但对图像质量无影响。原始数据量越大（角度采样率越高），图像重建速度越慢，但图像质量越高。迭代重建中，预设的参考噪声水平决定了迭代何时停止。因此，预设的参考噪声水平越低，需要迭代的次数越多，图像重建速度越慢，但图像噪声越小。

8. **图像重建矩阵与图像显示矩阵**　图像重建矩阵与像素的大小成反比，矩阵越大，像素越小，空间分辨力越高。CT 图像重建后用于显示的矩阵称为显示矩阵，通常为保证图像显示的质量，显示矩阵往往是等于或大于采集矩阵，否则会导致部分容积效应增加。

9. **门控和非门控融合扫描功能**　该功能指一次扫描中可进行门控和非门控扫描而无须暂停，因此利于进行心脏和大血管联合扫描。这一功能确保了心脏和大血管扫描分别采用了最适合的扫描条件和扫描时间点，从而减少对比剂用量和辐射剂量，优化了心血管的图像质量。

10. 70kV **低剂量扫描技术**　X 线谱下面积与 kVp 的平方成正比，因此 70kV 可以较大幅度的降低辐射剂量，同时提高图像对比度。但由于 X 线能量的降低，发生光电效应的比例增加，因此被探测到的 X 线数量降低，图像噪声增加，通常需要与迭代重建技术联合使用来获得最佳的诊断效果。

11. **多档球管电压自动调节功能**　多档球管电压自动调节功能由设备根据预设的噪声指数和测算的感兴趣解剖区域的 CNR 选择管电压，使实际获得图像的 CNR 保持与参考扫描任务的 CNR 相似，从而保证图像 SNR 稳定的同时更好的保证 CNR 的稳定性。扫描过程中，设定合适的噪声指数、正确的定位像扫描和正确选择扫描任务才能确保这一功能的适当使用。

12. **低剂量全身器官容积灌注成像**　低剂量全身器官灌注成像（神经、心肌和体部的横断位、冠状位、矢状位三维容积灌注图像，和 BV、BF、PPS 等灌注参数）指在满足诊断需求的情况下，对灌注成像采取低剂量扫描方式，一般常规情况对于全身器官灌注成像可以应用 80kV/100kV，对应 mAs 为（60~80）/（40~60），并使用迭代技术，也可以在此基础上做进一步优化来降低剂量。低剂量灌注成像目前已可以应用到全身器官，但在临床上应用比较广泛的还是脑灌注评价卒中和体部灌注评价肿瘤血供信息，常见参数有：脑灌注的参数包括 CBF、CBV、TTP、MTT、PS；心肌灌注的参数包括 DMP、PE、TTP、BV；对于体灌注又分为肝脏灌注和一般体部灌注，其中肝脏灌注参数包括动脉灌注（arterial perfusion）、门静脉灌注（portal venous perfusion）、所有灌注（total perfusion）及肝脏指数（hepatic perfusion index，HPI）。一般体灌注参数包括灌注量 DMP、PE、TTP、BV。通过各像素点上不同的峰值、达峰时间、血量等可获得不同像素点的灌注特点；神经、心肌和体部的横断位、冠状位、矢状位三维容积灌注图像：对于冠矢状位三维容积灌注图像属于灌注后重建的方式，心肌灌注一般常用的为心肌短轴、长轴位显示。对于灌注来说，对图像噪声的要求不高，可以用低于常规剂量的扫描方式来完成。

（郭建新　余建明　雷子乔）

第二节　CT 图像质量控制

CT 成像质量控制的方法很多，任意一个或多个参数的改变，图像的质量将随之改变。只有真正了解单个或多个参数对图像质量的影响，才能真正掌握图像质量控制的方法。

一、图像质量控制内容

根据欧共体工作文件（EUR 16260EN. 1996. 6），CT 图像质量控制内容（contents of image quality control）包括以下四个方面：

1. **诊断学标准**（diagnostic standards）　包括影像解剖学标准和物理学影像标准两个方面，影像解剖学标准必须满足临床提出的诊断学要求，这些标准可通过解剖特征的“可见度”和“清晰显示”来表述。以解剖学标准为依据的 CT 影像质量评价，应考虑病理改变时检查区域的解剖结构与不同组织间的对比状况；物理学影像标准是通过客观方法进行测试，可用物理参数的术语来表征，如一致性、线性 IT 值、层厚、空间分辨力、密度分辨力、伪影和噪声等，它依赖于 CT 设备的技术性能和扫描参数。可通过体模测试对以上参数进行量化测定，通过伪影的显现来评估。为了保证在整个使用期间 CT 设备性能的一致性，以上这些测试必须按常规对设备的 CT 值等进行校准，它是优良 CT 影像质量的保证。

2. **成像技术条件**（image technique conditions）　包括层厚、层间距、视野、扫描机架倾斜角度、曝光参数、检查体积、重建方法、窗宽、窗位等参数。

3. **临床和相关的性能参数**（clinical and relative function indexes）　一系列的临床因素在 CT 检查的正当化和成像最优化方面起着重要作用。为了确保 CT 检查适宜地进行，并在合理的辐射剂量下提供满意的诊断质量。它包括：CT 检查应回答临床的问题、患者准备（包括合作、交流、禁食、体位、运动、对比剂的服用、防护屏蔽等）、扫描方法、影像观察条件、照片冲洗等。

4. **受检者辐射剂量**（radiation dose of patients）　CT 检查的辐射剂量相对较高，检查中对受检者辐射剂量的约束应予以特别重视。在不影响单次检查的诊断价值的前提下，应低于正常参考值的剂量。

二、图像质量控制方法

CT 成像是一个调制和传递的过程，CT 图像质量的影响因素多而复杂，必须掌握图像质量控制方法（methods of image quality control），保证 CT 图像能如实地反映人体组织的解剖结构，并提供丰富的诊断信息。

1. **优化扫描方案**　螺旋 CT 平扫的扫描方案包括扫描的扫描类型、kV、mAs、噪声、准直器宽度、螺距、矩阵、旋转速度、重建层厚、重建间距、重建算法等。增强扫描及血管成像还包括对比剂注射总量（或碘流量）、注射速率（或碘流率）、检测层面及触发阈值、扫描延迟时间等重要参数。优化扫描方案一般致力于两个方面：得到更好的图像质量和降低患者的辐射剂量，两者相互联系，相互制约。根据前文对图像质量评价及控制的相关内容，可综合考量，合理优化扫描方案。优化扫描方案可选择尽可能小的准直宽度，小螺距及尽可能薄层重建图像，增强扫描及血管成像需要在靶器官对比剂达到峰值时进行扫描采集数据。

近年来，个性化扫描方案和低剂量扫描方案是优化扫描方案的两个热点方向。个性化扫描方案多针对某类疾病、某种检查部位或某项检查诉求的患者，结合患者其具体的身体状况，如性别、年龄、身高、体重、BMI、去脂体重、心功能状态等，优化扫描方案，以期得到更均质化的图像质量，为诊断量化提供可能性。低剂量是 CT 检查一直追求的目标。低剂量扫描通过调节 kV、mAs、迭代重建算法等扫描参数，使图像在满足诊断需求的同时，使患者的辐射剂量达到最低。胸部低剂量 CT 平扫是最为成熟的一个低剂量优化扫描方案。许多研究显示，一次低剂量胸部 CT 平扫的剂量可低于 1mSv，为胸部 CT 体检提供可能。

2. **提高空间分辨力**　提高空间分辨力，即提高每厘米内的线对数。探测器的孔径要尽量窄，探测器之间的距离要尽量小。探测器的数量越多，空间分辨力越高。在相同的视野内，像素越小，层厚越薄，矩阵越大，空间分辨力越高。在图像重建中采用骨算法，能勾画边缘，使其更加锐利。

3. **增加密度分辨力**　密度分辨力主要取决于每个体素接受的 X 线光子的量，即增加探测器吸收的 X 线光子数。通过提高管电压、管电流和曝光时间（毫安秒）来实现。毫安秒的提高，球管 X 线光子量输出增多。加大管电压，X 线的波长变短，穿透力增强，单位体积的光子量相对增加，均可提高密度分辨力；其次，密度分辨力与层厚的关系成正比，采用大像素、厚层，也可以使单位体积的光子量增加；采用特殊的过滤方法，提高信噪比，相对降低噪声，增大被检组织的几何尺寸，密度分辨力也可提高。

4. **降低噪声**　噪声大小受层厚、X 线剂量大小和重建算法等因素的影响。克服的办法首先是减小扫描层面的厚度，提高 CT 值的测量精度；其次是提高 X 线的曝光条件，增加曝光量；再次是增大像素，提高单位体积的光子量；最后是提高探测器的质量，在图像重建中采用恰当的算法（标准算法或软组织算法）。

5. **消除伪影**　选探测器的几何尺寸及间隙尽量小，同时探测器及电路的稳定性要好，这是减少设备故障伪影的根本。安装 CT 设备后，必须进行调试、空气校准以及定期维修保养，经常检测采样线路和采样投影值，使设备各系统处于良好的正常运转状态，且客观环境给予保证，如配有专线稳压装置，室内温度、湿度符合要求等。对于患者的人为伪影，应针对原因加以去除，如金属物的去除，不合作患者给予镇静剂等，生理性运动伪影则采用屏气和缩短扫描时间的方法解决。

6. **减少部分容积效应的影响**　部分容积效应直接影响图像质量，扫描层厚与被扫描物体的大小和形状有很大的关系：当被扫描物体的厚度等于扫描厚度的直方体，所测 CT 值全部真实；当被扫描物体的直径等于扫描厚度的球体，被扫描物体全部在扫描层面中，所测 CT 值中心部分真实，边缘部分不真实；当被扫描物体球体部分在扫描层面内或被扫描物体小于层面厚度，所测 CT 值都不真实。一般来说，扫描层厚越薄，部分容积效应越小，扫描层厚为被扫描物体直径的一半时，可以最大限度地避免部分容积效应的影响。

图像质量控制的方法很多，X 线剂量、扫描层厚、扫描野、算法、窗技术等任意一个或多个参数的改变，图像的质量将随之改变。只有真正了解单个或多个参数对图像质量的影响，才能真正掌握图像质量控制的方法。另外，熟悉人体解剖，掌握各系统疾病的影像诊断知识，对图像质量控制的改进有很大的帮助。

7. **控制辐射剂量(radiation dose)**　X 射线剂量系指在 X 射线的扫描过程中，扫描被检体所使用的 X 射线的剂量。由于 X 线是一种电离辐射，当它穿过物质时，会在物质内部引起电离。辐射剂量的测量方法是利用 X 线照射空气，测量空气中产生的正负电荷。辐射剂量的单位分为照射剂量和吸收剂量两种，前者用 R(伦琴)表示，后者用 rad(拉德)表示。辐射剂量作为 CT 机的一项重要的技术指标，它反映的是 X 线的强度和硬度。增大 X 射线的剂量可以减少图像的噪声，但受 X 线防护原则的限制，受检者在接受 X 线的剂量时存在着一个安全标准，不能无限制地增加剂量。

三、影响 CT 图像质量的因素

影响 CT 图像质量的因素很多，如各种图像质量参数、扫描技术参数，这些参数之间又相互影响和制约。

(一) CT 的分辨力

分辨力(resolution)是判断 CT 性能和评价 CT 扫描图像质量的重要指标，体现了 CT 图像质量与重建图像像素值误差的大小和分布以及图像像素值与物体真实值之间的差异，它包括空间分辨力和密度分辨力。空间分辨力是鉴别物体几何尺寸大小的能力，其影响因素有像素的大小、探测器的宽度及其相邻间距、重建矩阵、数据取样、X 线焦点的尺寸、卷积滤波函数的形式和机器的精度等。主要是由像素的大小所决定，扫描图像矩阵中像素越大，数目越少，图像的空间分辨力越低，显示图像细节也就越少；反之，扫描图像矩阵中像素越小，数目越多，图像的空间分辨力越高，显示图像细节也就越多。

密度分辨力是指能够区分密度差别的能力，影响因素有被检体的大小、X 线剂量、噪声和探测器的灵敏度等。被检体的几何尺寸越大，信噪比越低，密度分辨力越差；反之，被检体的几何尺寸越小，信噪比越高，密度分辨力越好。

然而，空间分辨力和密度分辨力密切相关并相互制约，提高空间分辨力，必然会增大矩阵，像素增多，但在 X 线剂量不变的情况下，像素增多势必造成每个单位容积所获得光子数量按比例减少，噪声加大，最终导致密度分辨力下降，一些与组织结构密度差别不大的病灶不易显示。若要保持密度分辨力不变，必然要适当增加 X 线光子数量，使每个像素所获得的光子数量不变。但是，这样相应地增加了患者的 X 线的剂量。

(二) 噪声和伪影

1. **噪声**　噪声(noise)是单位体积(体素)之间光子量不均衡，导致采样过程中接受到的某些干扰正常信号的信息，即均匀物质的成像过程中，其像素 CT 值的标准偏差。检测标准为信噪比(signal-to-noise ratio，SNR)。噪声表现为图像的均匀性差，呈颗粒性，密度分辨力明显下降。其主要来源有三个方面。一是探测器方面，它包括 X 线的量、探测器的灵敏度、像素的大小和准直器的宽度；二是系统元件方面，如电子线路元件和机械震动因素；三是重建方法和散射等。

一般将噪声分为两大类，即组织噪声和扫描噪声。前者由各种组织的平均 CT 值的差异造成，即同一组织的 CT 值有一定的范围变化，不同组织也可具有相同的 CT 值。后者又称光子噪声，即 X 线穿过人体后到达探测器的光子数量有限,致使光子在矩阵内各像素上分布不均,造成扫描均匀组织的图像上各点的 CT 值不相等,CT 值在一定范围内呈常态分布特点。

扫描噪声主要通过改变 X 线光子量来改变,即改变管电流和扫描时间。增加 X 线光子量,则降低了影像中亮度或密度的随机波动,使图像的噪声降低,影像的信息量增大,密度分辨力提高;反之亦然。

在临床扫描工作中,在检查部位较厚、重叠较多或密度较大的组织时,为了减少原始图像的噪声量,必须增加 X 线光子量,即选择较高的毫安和较长的扫描时间。对于病变较小,采用薄层扫描时,由于像素量的增多,为了保证每个像素的 X 线光子的量,减少噪声,也应增加 X 线光子量。一般来说,噪声与 X 线光子量的关系是:X 线光子量增加 4 倍,图像的扫描噪声减小一半。扫描时间延长 1 倍,图像的信息量增加 1 倍。这种方法主要用于密度差别较小的组织,以提高病变的检出率。

2. **伪影**(artifact)　是指在 CT 扫描过程中,由于种种原因(常见为设备和患者)造成正常 CT 图像的虚假影像。主要来源于两个方面:一是机器的性能;二是患者本身。前者主要是由于机器设备的制造不良,调试不当或机器本身的故障而造成,常造成放射状和环状伪影、高密度的界面伪影、宽条状伪影和帽状伪影。除此之外,还可常常出现杯状伪影、假皮层灰质伪影、角度伪影和指纹状伪影。在水芯模型中,若调试不当或采样中心的位置不适,还可引起多角星形伪影。因此,为了减少这些伪影的产生,除对机器进行严格的性能检验和选型外,CT 设备安装后的调试和校准、定时的维修和保养,使 CT 各系统处于良好的、正常的运转状态也是必要的,同时还必须保证周围环境的稳定,如必须配备稳压装置,室内的温度和湿度要恒定。

患者自身产生的伪影主要是由于患者不合作,脏器的不自主运动、被检组织相邻部位密度差太大及被检部位的高密度异物等所引起。对于运动所致的伪影,常产生粗细不等、黑白相间的条状伪影和叉状伪影,可用提高毫安、缩短扫描时间的方法来克服,有时也可采用药物镇静或安眠患者,对于内脏器官的不自主运动,可以采取肌内注射 654-2 或胰高血糖素;对于被检组织相邻部位密度差太大所致的伪影,表现为细条状伪影,它是由于 X 线经过两种密度差交界面后硬化程度不均,经计算和重建在交界面处产生的现象。如颅内的枕外隆凸、窦腔内的气体和胃泡气体等,可用减小组织的密度差,适当加大窗宽来克服,如在扫描前口服水来减少胃泡气体所致伪影对腹部脏器的干扰;对于被检部位的高密度异物所致的伪影,常为放射状伪影,如体内手术后的银夹、骨折的钢板固定以及体内的金属异物等,伪影主要是由于高密度异物在扫描过程中吸收了大部分 X 射线,其投影影响了吸收值的计算和测量,这种伪影,CT 扫描无法避免,只能通过加大窗宽来减轻干扰。

(三)部分容积效应和周围间隙现象

1. **部分容积效应**(partial volume effect)　CT 图像上各个像素的数值代表相应单位体积 CT 值的平均数,同一层面中含两种或两种以上不同密度的组织,感兴趣的 CT 值不能真实地反映其中任意一种组织的 CT 值,它是该感兴趣区组织的平均 CT 值,这种现象称为部分容积效应。它主要与层厚和周围组织的密度有关,层厚越薄,所测组织与周围组织的密度差越小,CT 值越接近真实组织的 CT 值;相反,层厚越厚,所测组织与周围组织的密度差越大,CT 值就不能反映真实组织的 CT 值。如果感兴趣组织高于周围组织,所测得的 CT 值比实际 CT 值低;反之,如果感兴趣组织低于周围组织,所测得的 CT 值比实际 CT 值高。

减少部分容积效应的方法:一是正确设置标准的体位;二是对小于层厚的病灶,必须采用薄层扫描;三是力求在病灶中心测量 CT 值,感兴趣面积要小。

2. **周围间隙现象**　是扫描线束在两种结构的邻接处相互重叠所造成的。在同一扫描层面上,与该层面垂直的两种相邻且密度不同的结构,其边缘分辨不清,CT 值也不准确,密度高者其边缘的 CT 值低于本身 CT 值,密度低者其边缘的 CT 值高于本身 CT 值。一般认为,周围间隙现象是部分容积效应的一种特殊现象,减少它的办法同减少部分容积效应的方法一样,主要是采用薄层扫描。

(四)X 线剂量与层厚

1. **X 线剂量**(X-ray dose)　在 CT 扫描过程中,对不同的患者以及同一患者的不同部位,应根据组织的厚度和密度选择不同的 X 线剂量,X 线的剂量主要是通过改变管电流和扫描时间来决定。管电流大,扫描时间长,相应的 X 线的剂量大;相反,管电流小,扫描时间短,相应的 X 线的剂量小。选择剂量大小的原则是:在保证图像质量的前提下，尽可能降低患者所接受的 X 线剂量。对于密度较大的组织或微小的结构显示，为了保证图像质量，必须加大剂量，以提高图像的密度分辨力和空间分辨力。

2. **层厚（slice thickness）**　是指断层图像所代表的实际解剖厚度，它是影响图像质量的重要因素。层厚越薄，图像的空间分辨力越高，此时探测器所获得到的 X 线光子数减少，CT 图像的密度分辨力下降。增加层厚，探测器所获得到的 X 线光子数就增多，密度分辨力提高，而空间分辨力下力。CT 扫描层厚的大小主要根据组织和病变的大小而定，小病灶和微小结构的显示，必须采用薄层扫描或薄层加重叠扫描，同时要适当增加 X 线剂量；大病灶或组织范围较大的部位，应选择厚层扫描，层厚和层间距尽量相等；但对病灶内部结构及细微信息的显示，必须进行薄层扫描，以利观察细节和测量 CT 值，帮助病变定性。

（五）视野与滤波函数

1. **视野（FOV）**　即观察的范围，可分为扫描野（SFOV）和显示野（DFOV）。扫描野即根据观察部位的大小选择合适的扫描野，显示野应根据病变所处部位、大小和性质而定，使重建图像显示更清楚，突出病灶的细微结构。通常情况下，都是通过改变显示野的范围或选择不同的矩阵的形式来提高图像的显示分辨力，但图像重建像素的大小受 CT 扫描机本身固有分辨力的限制。重建像素、显示野和矩阵三者的关系是：

$$重建像素=\frac{显示野}{矩阵} \qquad （式 26-1）$$

上式可以看出，如果显示野的范围不变，重建像素随矩阵的变化而变化，矩阵大，重建像素值就小，图像分辨力就高，但图像重建时间延长。如果矩阵大小固定不变，在不影响图像质量的前提下，减小显示野的范围，也可以获得较小的像素值，从而提高图像的空间分辨力，图像重建时间也大大缩短。

2. **滤波函数（filter function）**　又称重建算法（reconstruction algorithm），是图像重建时所采用的一种数学计算程序。CT 机内部系统设置有许多的数字软件过滤器，在扫描和图像处理过程中，根据观察不同组织病变的对比和诊断的需要，选择合适的滤波函数，使图像达到最佳显示，提高图像的空间分辨力和密度分辨力。在图像重建过程中，常采用标准数学算法、软组织数学算法和骨细节数学算法等三种算法。

标准数学算法使图像的密度分辨力和空间分辨力相均衡，是对分辨力没有特殊要求的部位而设定的重建算法，常用于脑和脊柱的重建；软组织数学算法在图像处理上更强调图像的密度分辨力，常用于观察密度差别不大的组织，使图像显示柔和平滑，如肝、脾、胰、肾和淋巴结等；骨细节数学算法在图像处理上更强调图像的空间分辨力，主要适用于骨细节的显示和密度相差很大的组织，使图像显示边缘锐利、清晰，如内耳、肺和骨盆等的显示。

（六）设备与患者

1. **设备因素**

（1）设备固有性能参数：CT 设备硬件的固有参数，如单圈最快旋转速度、探测器物理宽度、探测器数据采集系统的通道数量、最小的采集层厚、极限空间分辨力和密度分辨力等均最大程度地影响着图像质量。单圈转速越快，则时间分辨力越高，对自主运动或不自主运动器官的去移动伪影效果越明显；探测器物理宽度越宽，则采集同等人体范围的时间越短，越容易减小移动伪影；探测器数据采集系统的通道数量越多，则相同扫描野的图像空间分辨力越高；设备本身的极限空间分辨力和密度分辨力越高，则采集的图像的空间分辨力或者密度分辨力可能越好。

（2）设备故障原因：如由于探测器、数据转换器损坏或传输电缆工作状态不稳定，接口松脱，球管不在中心位置，球管极度老化，探测器敏感性漂移等引起的环状、条状、点状、同心圆状等伪影。

2. **患者因素**

（1）检查前的患者因素：CT 检查前要详细了解患者的情况，向患者说明注意事项，嘱患者去除身体表面特别是扫描范围内的金属异物等高密度物品，以免产生金属伪影。在扫描腹部时，要了解近期有无消化道钡餐检查或吞服高密度药片史，以消除这些物质对检查部位的影响，扫描前应给予患者服用碘水对比剂，对胆道结石者，则直接服用清水，以免碘水对比剂对阳性结石造成影响，从而影响图像的质量。对于不配合或躁动不安的患者可根据其情况给予镇静剂。冠状动脉 CTA 检查前应进行呼吸训练，对于高心率患者还应适当服用降低心率的药物，以便更好地提高 CT 图像质量。

患者的摆位一定要准确，被检查部位应位于扫描野的中央，摆位不正会导致图像显示左右结构不对称，更会增加部分容积效应发生的可能性。

(2) 检查中的患者因素：CT扫描过程中，被检组织发生位移会产生运动伪影。有的伪影可避免，如患者移动和呼吸运动，可通过检查前向患者说明情况，取得患者在扫描中的配合而避免。但是像心脏搏动等患者的脏器的不自主运动则难以避免，可通过缩短扫描时间来减少。另外，扫描范围内的组织间密度差别较大时，可引起线束硬化伪影。人体内骨骼较厚的部位、身体厚度和宽度差别较大的部位，如颅底、枕骨内粗隆、肩部、盆腔和扫描野外的肢体等及胃肠道内的高密度对比剂与气体的交界处，均产生条状线束硬化伪影而影响CT图像质量。

(七) 扫描技术

1. 检查序列与参数 CT检查序列即CT检查时设置的扫描组，为了满足不同疾病的诊断需要，在设置CT扫描计划时往往对相同的扫描范围(有时扫描范围也不同，重点扫描某器官)设置多个检查序列。第一个检查序列一般是X线球管固定不动的定位像扫描(正位或侧位)；平扫时一般是两个序列，第二个序列为轴扫描或螺旋扫描的断层扫描模式；增强扫描时一般是两到三个序列，包括动脉期序列扫描、静脉期序列扫描或者实质期序列扫描。CT检查对疾病的诊断效果如何，图像质量的优劣，与检查序列的设置密切相关。检查序列设置不当，可以直接导致检查失败。

CT常规扫描技术参数有扫描类型、曝光条件(管电压、管电流、扫描时间)、扫描视野和重建视野、采集层厚和重建层厚、层间距、重建矩阵、准直宽度、螺距、X线球管旋转速度、重建算法等。不当的扫描参数，会降低图像质量，损失诊断信息，导致误诊、漏诊。在CT扫描规范化操作指南中，建议对患者的CT检查实行个性化扫描，即扫描参数的选择因人而异、因疾病而异，绝不可每个部位的参数千篇一律。举例说明，应依据患者的体重指数等具体情况选择相应的参数，如肥胖者、较厚部位应适当增加管电压和管电流，才能提高密度分辨力，增加病灶与邻近组织对比度，使病灶显示清楚。选择小焦点曝光、小扫描野(矩阵不变，像素尺寸变小)，可增加图像空间分辨力等。

2. 扫描时相 CT增强扫描是CT中重要的发现病变手段之一，而提高增强成像图像质量的关键是采用合理的螺旋CT检查方案，利用螺旋扫描速度快的优势，准确显示不同时相组织器官及病灶的供血特点，提高病灶的检出率和定性能力。除涉及对比剂总量和注射流率外，其中最重要的因素为如何确定扫描时相，即最佳的增强扫描延迟时间。要求每次扫描时间间隔准确，增强扫描时快速扫描到动脉期及静脉期，体现出病变在各期的血流变化及对比剂显像情况，为诊断提供丰富的信息。各检查序列的扫描时相与脏器血液循环时间有关。另外也受年龄、体质、心肾功能、有无门静脉高压等因素影响，检查中要根据部位的不同，综合考虑各种因素，灵活选定扫描时相，以期获得最佳的图像质量。

不仅在增强扫描中，近年来，随着多层螺旋CT技术的迅速发展，特别是双源、16cm宽探测器等后64层螺旋CT的出现，使得冠状动脉CTA成为冠状动脉常规的检查手段。然而，由于以往CT设备(包括64层CT)的时间分辨力有限，难以采集高心率患者优良的冠状动脉图像，因此必须使用降低心率的药物，或者直接将高心率患者排除。以往的研究显示，冠状动脉在舒张中期(相当于R-R间期60%~70%)的运动速度最慢，在这一时间段可获得较好的冠状动脉CT图像。因此冠脉扫描时对时相的把握尤为重要。

3. 图像重组方式 CT扫描获得的原始数据重建转换成灰阶显示的横断面图像可以直接被临床利用，断面图像也是目前CT诊断图像的主要呈现形式。但是伴随宽探测器硬件技术的发展，容积采集技术使得大数据量的薄层图像已不能满足实际诊断需求，需要对螺旋扫描的薄层数据进行重组才能更好地对疾病做出诊断。图像的重组技术就是因这样的实际需要而产生的。CT图像的重组技术，是根据一定的数学方法应用计算机技术对已获取的像素CT值数字图像进行有的放矢的再加工处理，使图像能被更加方便识别，以利快速地获取准确诊断信息的技术。图像重组的好坏，直接影响到CT图像的质量。

图像重组的方式和种类随着螺旋CT系统选用计算机开发的应用软件的多少而不同。较为成熟和常见的方式有：二维多平面重组(multiplanar reformation，MPR)，包括曲面重组(curved planar reformation，CMPR)以及三维重组、最大密度投影(MIP)、最小密度投影(MinIP)、表面阴影显示(SSD)、容积再现(VR)和仿真内镜(VE)等。图像重组方式无论种类多少，其实质是对检测出的CT值进行相应的数学变换和计算。使用者必须掌握这些数学变换和重组的原理，熟悉操作步骤，执行一定功能的重组处理程序，根据实际需要，配合适当的窗宽和窗位，才能得到满意的图像，最大限度地为疾病诊断作出贡献。

（郭建新　余建明　雷子乔）

第三节　CT 图像质量评价

一、扫描重建时间与周期

1. **扫描时间**（scanning time）　扫描时间是指完成一次 X 线数据采集所持续的时间，即扫描每一层面时，所需的 X 线曝光时间。螺旋 CT 机的扫描时间是指在 X 线发生的过程中，限定扫描架旋转 360°的时间，即 X 线穿透辐射从开始到结束所需的时间。穿透辐射至少要保证重建一幅图像的透射测量，并保证 CT 设备能提供良好的图像质量。因而，扫描时间是 CT 机性能的主要技术指标。

一般的 CT 设备都设置有几种扫描时间供扫描选择，短的扫描时间可以有效地减少或消除患者运动，造成的成像结构的变形和衰减值的失真。目前多排螺旋 CT 机在一次屏气期间可获得多个或全部扫描的层面数据，可以消除反复多次屏气扫描所出现的漏扫或重复扫描的弊病。CT 发展的趋势是从提高扫描速度方面来提高图像质量，包括缩短数据采集时间，层间延时时间和计算机运算处理时间。但是扫描时间太短，势必增加图像噪声，要减少图像噪声，又必然增加患者的辐射剂量。

2. **重建时间**（reconstruction time）　重建时间是指阵列处理器（array processor，AP）在主控计算机的控制下，将原始数据重建成显示数据矩阵所需要的时间，也就是扫描完毕到图像显示在监视器上的时间。重建时间与重建矩阵、阵列处理器的运算速度和内存容量有关。一般重建矩阵越大，运算速度越快，内存容量越大，重建时间就越短；反之就越长。重建时间缩短，除提高了扫描效率外，还可以不断修正和补充扫描计划。目前的 CT 机，由于采用了特殊的 AP，数据采集和图像重建可同时进行，图像重建可以在几秒内完成，甚至可以缩短到 1 秒或 1 秒以下，并可进行 CT 图像实时重建或称实时透视图像（real-time fluoroscopy image）。

3. **扫描周期**（scanning cycle）　扫描周期是指从第一层面扫描开始到下一层面扫描开始的最短时间间隔，它是评价一台常规 CT 机器的重要指标之一。通过扫描周期的评价，可间接观察 X 线球管的质量和计算机的运算速度。周期时间（cycle time）是指对组织的某一层面扫描开始，经重建到图像的显示，直至摄影完毕的全过程所花费的时间。早期 CT 扫描中的周期时间是指采集时间和图像重建时间之和，但目前各类 CT 机都有并行的处理功能，主控计算机和阵列处理器同时工作。因此，边扫描边重建，前一层重建尚未结束，后一层扫描又开始，扫描周期时间明显缩短。

二、空间分辨力

空间分辨力又称高对比度分辨力，它是衡量 CT 图像质量的一个重要参数，是测试一幅图像的量化指标，是指在某物体间对 X 线吸收具有高的差异、形成高对比的条件下，鉴别其微细结构的能力，即显示最小体积病灶或结构的能力。它的定义是在两种物质 CT 值相差 100HU 以上时，能分辨最小的圆形孔径或是黑白相间（密度差相同）的线对数，单位是 mm 或 Lp/cm。通常用每厘米内的线对数（Lp）来表示，线对数越高，表明空间分辨力越强，目前高档 CT 在高清扫描模式下的空间分辨力已达到 30Lp/cm。也可用可辨别物体的最小直径（mm）来表示，可辨别直径越小，即空间分辨力越高。两种表示方法可以互换，其换算方法为：

5 除以线对数（Lp/cm）
=可分辨物体最小直径（mm）（式 26-2）

图像的空间分辨力（spatial resolution）是物质与匀质环境的 X 射线线性衰减系数差别的相对值大于 10%时，CT 图像能分辨该物体的能力，它是 CT 机的主要技术指标之一。检测方法通常是对高密度的体模进行 CT 扫描，然后对其 CT 图像进行主观的视觉评价。图像的空间分辨力主要取决于探测器孔径的宽度、探测器之间的距离、X 线焦点的尺寸和卷积滤波函数的形式，同时也与被检物的吸收系数的差别和像素的大小有关。

国家标准规定空间分辨力的合格标准在 0.8~1.0mm 之间。空间分辨力的检测方法有以下几种：

（1）线对测量法：测量模块由塑料或有机玻璃制成，在模块内含有几组高密度的金属针条，每组针条的宽度和排列方式有一定的规律，形成由宽到窄的、黑白相间的直线组图像，即线对图像。空间分辨力用能分辨的最小针距的本领来描述，用每厘米可分辨的线对数（Lp/cm）来表示。

（2）分辨成排圆孔法：检测方法是选用一个带有不同孔径的测试卡，这种测试卡通常是在直径为

200mm、厚为 15mm 的有机玻璃上，排列从 ϕ0.5～ϕ4.0mm 的圆孔，如图 26-10 所示，各排圆孔之间孔距与圆孔直径一样，每组圆孔按彼此间的中心距离等于该组圆孔径的两倍的方式排列。利用这种测试卡可以检测出 CT 扫描装置对测试卡上圆孔的分级，其分级的程度也就决定了该装置的空间分辨力。CT 成像装置能区别的最小孔径，即为该装置最高的空间分辨力。

(3) MTF 法：MTF 即调制传递函数。选择一种测试卡，如图 26-11(A)所示矩形波测试卡。用 CT 成像装置照射测试卡时，可以测量出条纹和条纹间隙处的 CT 值，设条纹处的 CT 值为 a，空隙处的 CT 值为 b，两者 CT 值的相对差异即称相对对比度。测量出测试卡的相对对比度是随空间频率 ω 而变化的函数关系，这种函数关系称为 MTF。设 CT 扫描装置照射测试卡在空间频率很小时，反映出相对对比度为 100%，随着测试卡空间频率的不同，以所得的相对对比度描绘出 MTF 曲线如图 26-11(B)所示。在 CT 成像过程中随着检测出的相对对比度的降低，MTF 也降低；当对比度降低到 5% 时，所对应的 ω 即称为截止频率。此截止频率决定了空间分辨力的极限。

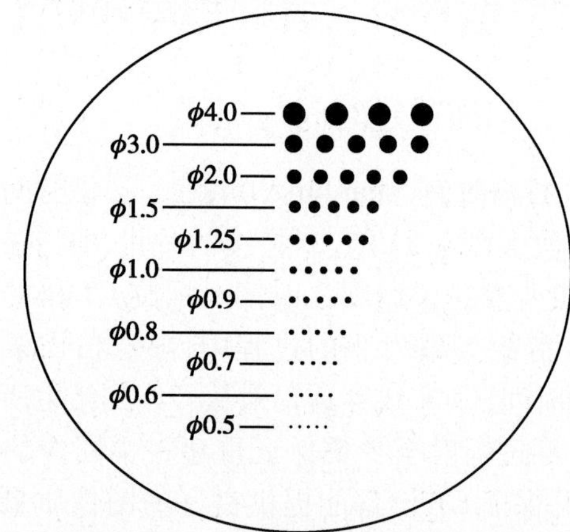

图 26-10 检测空间分辨力的高密度体模

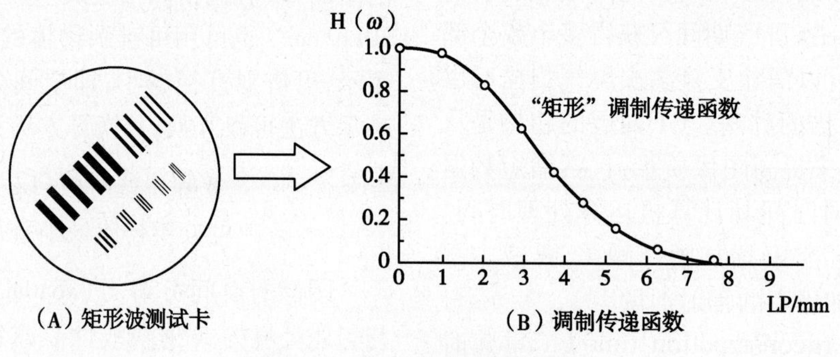

图 26-11 调制传递函数的测试

影响空间分辨力的因素很多，比较典型的有：

(1) X 线球管的焦点尺寸：焦点越小，产生的 X 线越窄，空间分辨力越高。

(2) 探测器单元的孔径及间距：探测器尺寸越小，系统的空间分辨力越高；探测器单元间距越小，采样间隔越小，空间分辨力越高。

(3) X 线束与探测器受照有效宽度大小：对于相同的扇形 X 线束张角，排列的探测器数越多，受照有效宽度越小，则图像分辨力越高。

(4) 采集层厚：层厚越薄，空间分辨力越高。

(5) 图像重建算法：选用不同的图像处理方法能够得出不同质量的图像，采用标准算法的 CT 图像要比用高分辨力算法的图像空间分辨力低。

(6) 图像矩阵：图像矩阵是显示图像的组成要素，图像矩阵越大，组成的图像像素点越多，图像的分辨力也就越高。用同一组测量数据和同样的重建算法重建图像时，用 1 024×1 024 图像矩阵显像比用 512×512 图像矩阵显像的图像清晰度高，图像平滑效果好。

从上面可以看出，合理的选择 X 线管焦点、探测器数量、采集层厚、图像重建算法及图像矩阵，将能提高图像分辨力；但是 X 线球管、探测器会受硬件本身限制，采用薄的层厚会增加图像噪声降低密度分辨力，采用高分辨图像重建算法和增大图像矩阵需要重建图像时间加长等，因此在实际应用中应根据临床的需要来选择这些参量。

一般来说，探测器孔径越窄、探测器之间的距离越小，图像质量越好。探测器的有效受照宽度决定体表表面的空间分辨力，它的有效受照高度决定层厚，决定沿体层轴上的空间分辨力。探测器孔径的宽度减小，相应的它的有效受照的宽度和高度就减小，空间分辨力就提高。X 线焦点在 CT 中常采用单焦点和双焦点两种，在成像过程中，焦点的大小影响图像的质量，焦点越小，图像的质量越高；卷积滤波函数的形式对空间分辨力也有影响，不同的图像重建算法，图像的质量不一样。其中高分辨力算法的重建图像因边缘清楚锐利，对空间分辨力影响最大。

三、密度分辨力

密度分辨力（contrast resolution）密度分辨力又称对比度分辨力，是物体与匀质环境的 X 线线性衰减系数差别的相对值小于 1%时，CT 图像能分辨物体微小差别的能力，是 CT 机的一项重要的技术指标。

密度分辨力是由相应 CT 成像装置的噪声状况决定的，由于其受到噪声的限制，所以常常用噪声的标准偏差来表示。观察 CT 成像装置的固有噪声只有在没有伪影的图像中才能测量出来，因而不易直接计算出密度分辨力。观察方法是常常作一条对比度-细节曲线（contrast-detail curve），这条曲线描绘出对比度与细节大小之间能鉴别的极限。

确定对比度-细节曲线的传统方法是用一个带有许多孔的圆柱形模型，通过对模型中的孔注入不同液体来改变孔与周围的对比度，以直角坐标的纵轴表示相对对比度值，横轴表示不同孔直径的大小。测试模型直径为 200mm，层厚 10mm，照射剂量为 40mGy（1Gy = 100rad）、120kV、400mAs 时，按照测试模型孔径从小到大依次测量出相应的相对对比度值，绘出对比度-细节曲线如图 26-12 所示。在对比度-细节曲线上对于 ϕ2. 5mm 的孔可得到相对对比度为 0. 4%（即 CT 值相差 4HU），利用该曲线能鉴别出直径为 ϕymm 孔，求得相对对比度为 x%，用这样一个参数能提供 CT 成像的密度分辨力。这一参数具有综合性的表达能力，不但表示出成像系统的噪声对对比度的影响，还反映出不同的 X 线剂量、卷积滤波效果和系统误差等产生的影响，因而对比度-细节曲线在评价 CT 图像质量中具有重大意义。

密度分辨力的检测方法还经常用美国 CATPHAN 体模，CATPHAN500 体模的 CTP515 测试模块（如图 26-13 所示）直径 15cm，厚度 4cm。其中有呈放射状排列的内外两组低密度孔径结构。内层孔阵有 0. 3%、0. 5%、1. 0%；直径 3mm、5mm、7mm、9mm 的目标圆孔物组，外层孔阵有 0. 3%、0. 5%、1. 0%；直径 2mm、3mm、4mm、5mm、6mm、7mm、8mm、9mm、15mm 的目标圆孔物组组成。

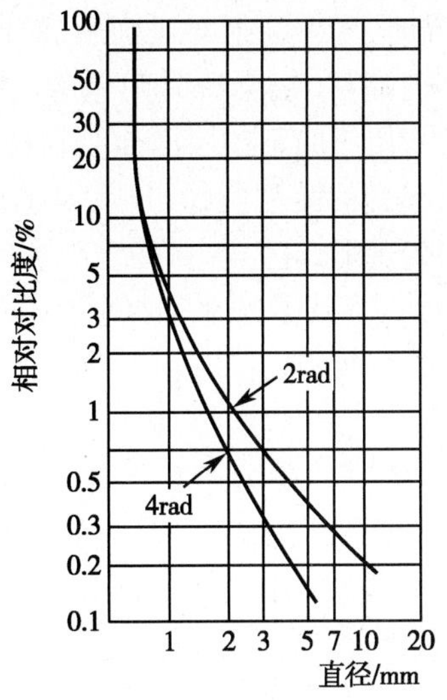

图 26-12　对比度-细节曲线

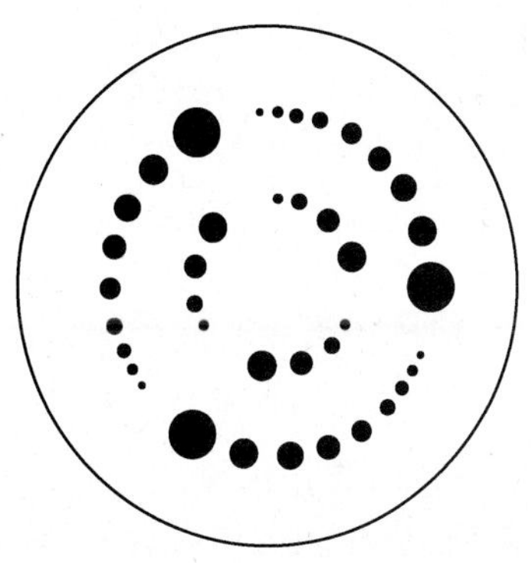

图 26-13　密度分辨力测试模块

密度分辨力的影响因素有：

1. **噪声**　噪声越大，密度分辨力越低，图像信噪比也越低。

2. **光通量**　即 X 线通过患者后的光子数量，受曝光条件的影响。曝光条件越高，X 线的光通量越大，噪声越小，密度分辨力就越大。

3. **采集层厚**　增加层厚就增加了光通量，也就增大了密度分辨力；反之亦然。

4. **重建算法（卷积函数）**　选择平滑算法将减少噪声，增大密度分辨力。

5. 窗宽和窗位的选择也影响图像的密度分辨力。

四、时间分辨力

时间分辨力是指扫描野内用于图像重建所需要扫描数据的采样时间，即扫描一周的最快速度。严格来说，时间分辨力是用来研究人体活动器官功能的，即人体器官在不同时刻的活动状况。但在

CT 增强扫描时，人体注射对比剂后，对比剂随血流在人体器官内灌注，也会有时间差异，如果在不同时间内对某一组织的某些层面连续扫描，则可得到器官随时间改变的灌注图像，这就是 CT 图像的时间分辨力的表现形式。

随着心脏 CT 技术发展，时间分辨力赋予了新的含义。心脏扫描中，并非所有 360°数据都用于重建，而是根据同步 ECG 波形，选取一定心动周期重建图像，时间分辨力指分布在 ECG 波形相对位置上，用于图像重建数据起点到终点的时间宽度。心电门控重建原理中，在机架旋转速度不变的前提下，可以采用螺旋扫描多个以上心动周期中同一时相获取数据重叠重建而获得图像，时间分辨力就成了可变值。

时间分辨力包括两个参数：扫描时间及扫描效率。扫描时间越短越好，这有利于减少患者移动或不自主活动造成的伪影。与扫描时间有关的因素有：X 线输出量、X 线使用效率、X 线的探测效率及快速扫描功能。扫描效率指单位时间内可以扫描的数目。这对于动态增强扫描或控制身体运动特别有意义。与扫描效率相关的因素有：扫描时间、球管阳极热容量、连续扫描功能及进床速度。双源 CT 心脏冠状动脉门控扫描时，时间分辨力可以达到 75ms。宽体探测器的运用可极大提高时间分辨力，如 GE Revolution CT 的 16mm 探测器在冠脉成像时，时间分辨力可达 29ms。电子束 CT 和双源 CT 的时间分辨力较普通 MSCT 高。

五、图像噪声

图像噪声（picture noise）是指在均匀物质的影像中，给定区域的各 CT 值对其平均值变化的量。其量值用给定区域 CT 值的标准偏差来表示，它分为扫描噪声和组织噪声。扫描噪声是由于 X 线穿过人体组织后到达探测器的 X 光子数量不足，致使光子在矩阵内各像素上的分布不均匀所致；组织噪声是由于各种组织平均 CT 值的差异所致，即同一组织的 CT 值常在一定范围内变化，而不同的组织也可以具有相同的 CT 值。

噪声作为 CT 机的一项重要的技术指标，测量方法是通过扫描一个均匀材料的水模来测定，然后用观察感兴趣部分的图像处理技术显示该部分 CT 值的标准偏差。按国家对 CT 影像质量保证检验规范的要求，每天都应对 CT 值作检测。其标准为：水模的 CT 值，验收检验要求为±4HU；状态检验要求为±6HU；稳定性能要求为基础值（验收检验合格的质量参数的数值）偏差±3HU。噪声的大小受扫描层厚、X 线的剂量大小和重建算法等因素的影响。噪声越小，图像的质量越好。

在 CT 成像过程中，有许多数值变换和处理过程会形成图像的噪声，影响图像质量。这些噪声主要有 X 线量子噪声、电气元件及测量系统形成的噪声以及重建算法等造成的噪声。

在 CT 成像中，如果扫描一个均匀材料的物体，在一个特定区域中观察其 CT 值，就会发现这一特定区域内的 CT 值并不是一个固定值，而是围绕着某一平均值上下随机分布，这种随机分布就是由成像系统产生的噪声所致。按国家标准，噪声的定义是：在均匀物质的影像中，表示给定区域的各 CT 值对其平均值的变化的量。其量值用给定区域 CT 值的标准偏差表示。噪声标准差是一个可测量的参数，通过计算某一区域内的平均 CT 值的标准偏差来求得。设 CT 图像中 ROI 内的标准偏差为：

$$\sigma=\sqrt{\frac{1}{n}\sum(\text{CT}_i\text{ 值}-\overline{\text{CT}}\text{ 值})^2} \quad (\text{式 26-3})$$

式中 n 为 ROI 内像素数目，$\overline{\text{CT}}$ 值为 ROI 内平均 CT 值，$\overline{\text{CT}}\text{ 值}=\frac{1}{n}\sum\text{CT 值}$。

利用上述标准偏差可以衡量成像系统总体的噪声水平。在多种图像噪声中，X 线的量子噪声占的比重最大；它是通过 X 线管发出的 X 线剂量大小、采用的过滤方法、层面厚度、物体对 X 线的衰减及探测器的检测能力等方面反映出来的。当图像噪声主要是 X 线的量子噪声影响时，并考虑到层面厚度、像素尺寸和 X 线剂量以及物体线性吸收系数，用 Brooks 公式来描述噪声的标准偏差 σ 为：

$$\sigma=C\sqrt{\frac{B}{W^2hD_0}} \quad (\text{式 26-4})$$

式中 $B=e^{-}\mu d$，B 称为物体的衰减因子，μ 为平均线性吸收系数，d 为物体厚度，C 为描述剂量效率的一个常数（小的 C 值相当于高的剂量效率），W 为像素宽度，h 为层面厚度，D_0 为层面的最大皮肤剂量。

噪声的标准偏差公式显示出各个参量相互交换补偿关系。例如要使噪声减少一半，剂量需要增加到原来的四倍；噪声大小保持不变时，要使像素宽度减小一半，则剂量需要增加到原来的四倍；保持同样的噪声水平，要使层面厚度减小一半，则剂量需要增加到原来的两倍。如给予被测人体的 X 线剂量在合理的范围内，提高 X 线剂量将有利于降低噪声水平，同时增大像素宽度和层面厚度也将能降低噪声。但像素宽度的增大，相当于减小了图像矩阵，会影响图像分辨力，层面厚度增大也将使图像对比度降低。因此在给定被测人体所能接收的剂量水平条件下，必须根据应用和病理学的类型，选择改善图像质量中的各种参量。

在 CT 图像重建中，使用各种不同类型的卷积滤波器和图像重建算法，产生的图像质量不同。例如，当卷积滤波选择平滑滤波器时，使空间分辨力降低，噪声也同样降低，但改善了图像密度分辨力。增大 X 线剂量可以降低图像噪声，测量系统中某些部分，如 X 线管及电子电路元件产生固有噪声干扰，主要是 X 线量子噪声干扰，会使 CT 图像的密度分辨力下降。由于照射人体剂量大小有一定的限制范围，因而这部分引起的误差往往是由成像系统本身固有的噪声所致。

六、辐射剂量

辐射剂量（radiation dose）系指在 X 射线的扫描过程中，扫描被检体所使用的 X 射线的剂量。CT 检查是一种高辐射剂量的成像技术，并且剂量有增加的趋势。CT 的检查数量在医学辐射检查中的绝对数较低，但在所有医学辐射检查中，占的辐射剂量却较高。CT 扫描剂量比普通放射的剂量高，其所致医疗照射剂量的增加导致群体辐射诱发癌症等随机性效应的发生概率增高。一般来说剂量高图像质量会相对好一些，但是剂量增高会增加患者辐射剂量，另外也增加了 X 线球管等硬件的负担，因此剂量的测定非常重要，在保证图像质量的基础上，机器会给出所需的剂量。如何应用更少的辐射剂量产生符合要求的图像质量是 CT 发展的趋势之一。

（一）CT 的剂量学参量

CT 中使用的重要的剂量学参量有 CT 剂量指数（CT dose index，CTDI）、剂量长度乘积（dose length product，DLP）和有效剂量（effective dose，E）。

1. $CTDI_{100}$　CTDI 定义为：固定床的位置，旋转一圈，沿平行于旋转轴（Z）线上剂量分布［$D(z)$］的积分被 X 射线束的标称层厚除的商。用有效长度为 100mm 的笔型电离室能方便对 CTDI 进行评价，以便提供一个 $CTDI_{100}$ 的测量。它可以用空气中的吸收剂量表示，其表达式为：

$$CTDI_{100}=\frac{1}{nT}\int_{-50}^{+50}D(z)\,\mathrm{d}z \qquad (式 26\text{-}5)$$

式中的 n 表示旋转一圈时断层的数目，T 表示每一层的标称厚度。$CTDI_{100}$ 的单位是 mGy。

2. $CTDI_w$　为了解决 X 射线剂量在体内的不均匀性，反映人体接受的真实剂量，人们又提出了加权 CT 剂量指数（$CTDI_w$）的概念，是电离量在测试体模中心和边缘测量值的加权平均。目前所用的体模是由聚甲基丙烯酸酯（PMMA）均匀圆柱体构成的，头部体模直径为 16cm，体部体模直径为 32cm。在体模中心（c）和距体模表面下 10mm 处（p）进行联合测量。标准头部和体部体模，使用相当于临床实际设置的照射条件对单次旋转得到加权的 CTDI，表达式为：

$$CTDI_w=\frac{1}{3}CTDI_{100,c}+\frac{2}{3}CTDI_{100,p} \qquad (式 26\text{-}6)$$

式中 $CTDI_{100,p}$ 表示体模围边 4 个不同位置上测量的平均值，式中 $CTDI_{100}$，c 表示在体模中心位置上测量的值。

3. **体积 CT 剂量指数（$CTDI_{vol}$）**　代表螺旋 CT 扫描时 X 轴、Y 轴、Z 轴三个方向上某点的平均吸收剂量分布。通常一次 CT 扫描由很多层组成，且实际中单层扫描所产生的剂量区域由于 X 线的扩散性，在 Z 轴方向上层的边缘产生“尾部区域”，这就使得多层扫描的剂量并非多个的简单相加，在“尾部区域”会产生剂量的叠加，因此人们提出体积 CT 剂量指数的概念。

$$P=\frac{\Delta d}{n\cdot T} \qquad (式 26\text{-}7)$$

$$CTDI_{vol}=\frac{CTDI_w}{P}=\frac{n\cdot T\cdot CTDI_w}{\Delta d} \qquad (式 26\text{-}8)$$

式中的 P 为 CT 螺旋因子，n 表示断层的数目，T 表示每一层的标称厚度。Δd 球管旋转一圈检查床移动的距离。

4. **剂量长度乘积（DLP）**　一次完整的 CT 检查患者所接受的辐射剂量。其单位为 mGy·cm，这个参量可以更好地用来评价 MSCT 扫描的辐射风险。

$$DLP=CTDI_{vol}\times 扫描长度(cm) \qquad (式 26\text{-}9)$$

5. **有效剂量（E）**　是相对于全身平均辐射剂

量来说，反映了身体不同部位接受的非均匀性的辐射剂量，根据不同部位的组织权重因子(W)得出，其单位为 mSv。

$$E=\mathrm{DLP}\times W \qquad (式 26\text{-}10)$$

辐射剂量作为 CT 机的一项重要的技术指标，它反映的是 X 线的强度和硬度。增大 X 射线的剂量可以减少图像的噪声，但受 X 线防护原则的限制，受检者在接受 X 线的剂量时存在着一个安全标准，不能无限制地增加剂量。

（二）成像参数与辐射剂量

1. **管电压调节技术**　管电压决定了 X 线的质，即 X 线的硬度。管电压升高，穿透力增强，辐射剂量随之加大。反之，降低管电压就减少了受检者辐射剂量，想要获得符合诊断要求的图像，需要根据不同的情况制定管电压。例如对于不同体型、年龄段，对摄影条件的制定也提出了要求。针对不同体型的患者合理选用摄影条件；小孩及体型瘦小者减小管电压进行扫描。所以根据患者的体型灵活变更管电压是降低辐射剂量的首选方法。当管电流不变时，管电压从 120kV 降低到 80kV，患者受辐射剂量可降低 70%。也可以采用自动管电压技术，不但降低了辐射剂量，还增加了图像的对比度，从而提高图像的质量。管电流不变时，管电压降低可使辐射剂量大大降低。

智能最佳管电压(CARE kV)技术能够根据患者体型和解剖部位自动地选择管电压和调整管电流，提高工作效率，在显著降低胸部 CT 平扫辐射剂量的同时，可以有效地降低胸廓入口层面的噪声，减少图像伪影，改善图像质量。患者的辐射剂量随着扫描管电压的增高而降低。

2. **降低管电流**　由于管电流 mAs 与 CT 剂量成正比的线性关系，所以在进行 CT 检查时，对于体型较小的受检者或者具有高对比度的脏器可以合理地降低 mAs，以此降低受检者的辐射剂量。自动毫安技术是基于患者体型尺寸的技术，在检查过程中，根据受检者体型变化在 X 轴、Y 轴、Z 轴的变化，自动调节毫安达到一定的图像质量，既可以提高射线利用率，图像又满足诊断要求。检查前准备中重要的一项是明确检查目的，之后再确定检查方法，其中，特殊部位的扫面可以考虑层厚的变化。研究表明，降低管电流在 CTVC 成像中，在管电流与辐射剂量分别降低 88%以上的情况下，仍能兼顾图像质量，而降低至 94.57%时，对图像质量影响较大。

3. **合理的扫描层厚**　合理选用扫描层厚是根据特殊部位不同的检查目的来决定的。如若检查的软组织可以调节毫安达到一定的图像质量，既可以提高射线利用率，图像又满足诊断要求。增加层厚，噪声减少，密度分辨力上升，空间分辨力下降；高分辨率 CT(HRCT)胸部扫描减小层厚，噪声增加，密度分辨力下降，空间分辨力上升，在保证图像质量的同时，接受适度的噪声以减少辐射剂量。

4. **合理有效使用 X 线束宽度**　宽束与窄束射线的选择与受检者辐射剂量的关系也是非常重要因素，宽窄线束的不同，X 线能量也有很大的差异。窄束 X 线是指不包括散射成分的射线束，通过物质后的 X 线光子，仅由未经相互作用或未经碰撞的原射线光子所组成。CT 检查时，选择较小的 X 线束宽度时，会使受检者辐射剂量增加。当使用单排 CT 扫描时，使用较窄的 X 线束宽度会降低辐射剂量，但对于多排 CT，使用较窄的 X 线束宽度会增加辐射剂量。反之，使用较宽的 X 线束宽度会减少辐射剂量。研究表明，MSCT 轴位常规扫描与螺旋扫描图像均能满足临床诊断要求，轴位常规扫描辐射剂量比螺旋扫描低，图像质量更为清楚，有利于 X 线球管的散热和保护。

5. **加大螺距**　在 CT 操作过程中，提到螺距，首先想到的是扫描部位的层厚，如果层厚增加，层数减少，扫描时间也缩短，从而辐射剂量也随之降低。在不影响图像质量的前提下尽量采用较大的螺距扫描，以减少受检者辐射剂量。p(pitch)为球管旋转一周与扫描床移动的距离之比，$p=1$ 时，连续扫描，辐射剂量不变；$p<1$ 时，重叠扫描>$p>1$ 时，间隔扫描，辐射剂量减少。FLASH 技术可以使螺距达到 3.2，在不到 1s 时间就扫描完了整个胸部，同时也就降低了受检者辐射剂量。研究表明，下肢静脉 CT 检查中，在其他扫描参数不变的情况下，采用螺距优化扫描方案，1.375 的扫描参数可作为常规选择，可以有效地降低辐射剂量，获得满意的、可以满足临床诊断需求的 CT 图像。

6. **重建技术**　迭代重建技术比传统的滤波反投影算法在提高图像的信噪比和消除或抑制图像伪影上有很大的优势。采用迭代重建技术对噪声加以校正和抑制，得到更加清晰的影像。当扫描软组织时可以使清晰度和锐利度大大提高。不仅提高了空间分辨力、时间分辨力与密度分辨力，还降低了伪影和受检者辐射剂量，如图 26-14。

总之，根据受检者情况，在满足图像质量的同时联合多种方法降低辐射剂量，才是最有效的方案。除此之外，还有准直器、适形滤线器、体重指数等等也是需要考虑的因素。

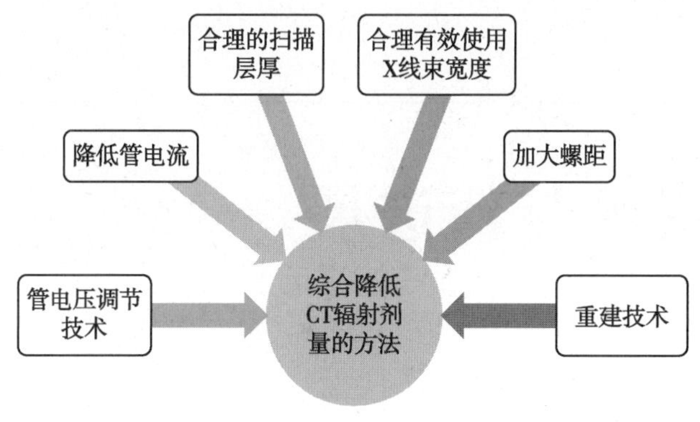

图 26-14　降低 CT 辐射的方法

七、伪影

伪影(artifact)是正常 CT 图像以外的非正常的影像,它是衡量 CT 机性能好坏的一个重要的技术指标。伪影越少,图像的质量越高,CT 机的性能就越好。CT 的伪影通常是在影像重建时由一些非真实的或近似的 CT 值所引起。

在 CT 成像中,可能出现各种各样的伪影,识别这些伪影、了解它们产生的原因或来源,可以避免误诊和图像解释上的困难,很多 CT 伪影是可采用适当方法加以降低、避免或消除的。

(一) 成像技术与设备

1. **线束硬化伪影**　CT 重建的图像,是物质的衰减系数在人体的横断薄层的分布情况,即相当于人体组织密度的分布情况。射线硬化就相当于降低了物质的吸收密度,必然会影响图像质量。线束硬化会产生暗带和条状伪影、杯状伪影。减少伪影的方法有:①配置 X 射线过滤器;②线束硬化矫正软件来减少线束硬化;③对颅底伪影,也可以通过操作者采用薄层扫描以减少;④条件许可的话,选用双能量成像法来克服。

2. **部分容积效应**　在同一扫描层面内含有两种以上不同密度而又相重叠的物质时,则在同一个探测器上有着多种密度的检测数据,输出信号为检测数据的平均值,所得的 CT 值不能如实反映其中任何一种物质的 CT 值,这种现象即为部分容积效应。部分容积效应对图像的影响一般是条形、环形式大片干扰伪影。如在扫描后颅窝时,常常会出现的条状伪影就为部分容积效应所导致。减少伪影的方法:①最有效最直接的方法是采用薄层扫描;②用软件矫正的方法。

3. **光子不足所致伪影**　扫描高度衰减的区域或参数选择不正确(如较低的 mA)时,会产生严重的雪花状、条纹伪影。这主要是由于穿过患者到达探测器的光子不足。减少伪影的方法:光子不足的条纹伪影可以有多种方法抑制,如在扫描过程中增加管电流,将会克服光子不足这一问题。现在的 CT 机上一般有管电流调制技术和自适应滤波法技术。

4. **散射伪影**　X 射线在穿透人体的过程中同人体组织的原子间发生了比较复杂的相互作用,如光电效应、康普顿散射效应和电子对效应。散射光子通常偏离原射线的传播路径而被其他的探测器接收,这导致探测器接受的信号有一部分来源于散射,得到的信号偏离了 X 线强度的真实值。散射效应降低了图像的对比度,增加了噪声,在图像中表现为低频条状伪影。减少伪影的方法:①使用准直器;②软件校正技术。

(二) 患者

1. **运动伪影**　在 CT 扫描数据采集过程中,若该断层内被测物发生移位,将导致投影数据不一致而产生运动伪影。通常扫描患者时,患者的心脏跳动、呼吸运动、胃肠蠕动等生理运动会使被测物体进入或离开扫描平面,造成上述伪影。对比剂的不当使用也会导致运动伪影(如上腔静脉对比剂伪影的产生,一方面与对比剂注射的速率有关,另一方面与机器扫描时,对比剂在血管内是否流动有关,即所谓的层流伪影)。患者的运动导致图像产生阴影或条纹状伪影,并且伪影的严重程度和患者运动方向有关。减少运动伪影可以从患者和机器两方面考虑。比如:①对于最常见的呼吸运动,可以指导患者呼气、吸气;②可以给患者注射镇静剂;③加快机器扫描速度;④通过球管扫描的开始位置与运动的方向对齐,使运动伪影最小化;⑤心电门控技术;⑥应用特殊的重建技术,如运动伪影校正算法。

2. **金属伪影**　当扫描患者身体部分附带有金属物体时候,会产生严重的金属伪影。金属伪影形状随着金属物体的形状和密度不同而变化,可产生上述的射线硬化效应、部分容积效应、光子不足等。另外,金属物体的运动更容易产生伪影。金属物体主要表现为大投影数据引起的从金属区域发出的高密度条状伪影。减少伪影的方法:①在扫描开始前,通常要求患者取下可移动的金属物体;②对于不能移动的东西,例如牙齿填充物,假肢以及外科金属夹,可采用一定的机架角度避免金属进入扫描范围;③对于不能避开的金属物,可用提高 kV 值,可减少线束硬化效应,或采用薄层扫描将会减少部分容积伪影;④应用金属伪影的软件校正也可减少金属伪影,但有效性有时是有限的。

(郭建新　余建明　雷子乔)

第二十七章

融合 CT 成像技术与新进展

第一节　放射治疗中 CT 成像技术

一、放射治疗中 CT 成像的临床价值

放射治疗的原则就是使放射线剂量最大限度的集中在肿瘤上，使周围正常组织的照射剂量减少到最低程度。传统的模拟定位机对显示病变的准确位置、外侵程度及其邻近组织结构关系无法判断，CT 定位扫描能够准确地显示病变的大小范围，详细观察病变与周围正常器官的临界关系，精确地规划出病变靶区的照射范围，测量出照射角度及体表照射的准确性。尤其是对避开敏感要害器官组织的照射，如脊髓、脑干、肾脏等最大限度地减少不必要的放射损伤。

由于 CT 扫描有较高的密度分辨力，对全身各部位均可实施定位。而 X 线机透视下定位仅对胸部、食管及胃肠的病变有较高准确性，但对颅脑、颈部及腹部实性脏器及肿瘤则没有临床价值。CT 扫描能够准确地分辨出病变的密度，解决了部分病变与周围组织结构无理想对比度而定位较难的问题，准确地测量出体表至病变的深度以及照射角度，为放疗剂量的制定提供参考资料。

CT 定位扫描能够清晰显示体内淋巴结转移及分布情况，有助于肿瘤的 TNM 分期，对病变区域进行 CT 定位扫描后，根据图像确定肿瘤的上下界限及侵犯范围。利用 CT 的准确走床及激光定位灯的指引进行划线放疗定位。利用 CT 后处理功能对肿块大小准确测量，设计照射野及照射角度，为制定放疗计划提供充分可靠的依据（虽然采用 CT 定位费用稍显昂贵，但 CT 定位同时也是一次 CT 检查，尤其对化疗后或准备二次放疗的患者，CT 扫描可以明确肿瘤的发展情况，大大提高治疗效果）。

总之，随着医学影像技术的不断发展，对肿瘤综合治疗的要求越来越高，由于 CT 定位扫描技术能够准确地确定肿瘤位置、大小、范围及外侵和淋巴结转移情况，对病变照射靶区的大小及照射高度起到指导作用，所以，在肿瘤患者设计放射治疗计划时，CT 定位扫描是非常必要的。

二、放射治疗中 CT 设备的硬件特性

放疗中的专用 CT 又称 CT 模拟定位系统（CT-simulation system），简称 CT 模拟定位机（CT-Sim）。一般由 CT 扫描机，扫描床，激光定位灯组成。

（一）CT 扫描机

诊断 CT 的孔径一般要求在 65～75cm，而 CT 模拟定位机要求使用大孔径 CT 配合大显示野，CT 孔径至少大于等于 70cm，放疗定位中使用的定位装置体积一般较大（如乳腺托架、三维后装床），大孔径可以不受定位设备的限制，满足各种体位照射的需要，使患者顺利通过。大显示野可以使机架内所有物体显示出来，保证人体外轮廓完整，同时可以消除传统的显示区外物体造成的伪影对图像 CT 值的影响，使得剂量计算更准确。

放疗定位 CT 对图像采集的速度要求不如诊断 CT 那么高，目前放疗定位 CT 很少用于心脏扫描，所以并不是 CT 探测器排数越多越好。要求一般螺旋 CT 即可，既节约了成本，同时也可以在很短的时间内（通常<1min），获得患者的影像学资料，以减小患者因呼吸等正常生理活动，对某些器官解剖位置变化的影响。其余部分与诊断 CT 要求相同，如 X 线球管、高压发生器、X 线准直器与滤过器、探测器、数据处理与接口装置、机架冷却系统。

CT 模拟的全过程包括体位确定、固定，建立原始坐标系，图像采集、传输、重建，靶区勾画和确定，射野选择和布置，射野等中心确定和并将原始坐标

系原点移至等中心等一系列步骤，其基本要求与二维的 X 光模拟一样，但是过程较为复杂，能够完成二维 X 线模拟机不能完成的非共面放射治疗等高技术强度放疗方案设计等，如图 27-1。

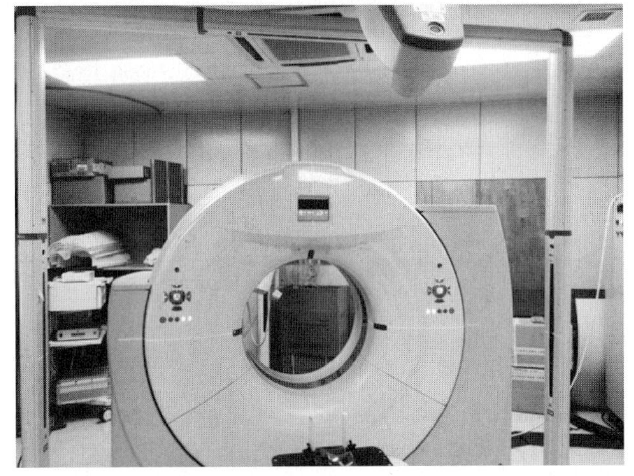

图 27-1　CT 模拟定位机

（二）扫描床

扫描床应为平板床面，尺寸应与治疗机床面一致，并有与治疗机相同的卡槽，以便安装定位固定装置。床面材质最好是低密度的碳纤维材料，减少因床面材质阻挡射线过多对扫描图像产生的不同程度的伪影，保证图像质量和剂量计算精度。

扫描床由床面和底座组成，由两个电机控制它的运动，扫描床移动精度小于 0. 1mm。扫描床面要求与加速器治疗床面一致，为平板床（诊断 CT 的床面一般为凹形床），扫描床尺寸应与加速器治疗床面一致，并有与加速器治疗床面相同的卡槽，以便安装定位固定装置和获得良好的摆位重复性。床面材质最好是碳纤维材料，如果床面材质阻挡射线过多，扫描图像会产生不同程度的伪影，影响图像质量和剂量计算精度，如图 27-2。

（三）激光定位仪

激光定位仪主要用于对放疗装置等中心指示，由三维可动定位激光灯、数字控制软件和激光灯驱动系统构成。激光定位灯多为固体激光灯。激光定位灯发出的激光线的宽度一般小于 1mm，有红色绿色两种。

激光定位仪一般由三组激光灯组成，每组有独立的两个，一般安装在 CT 扫描平面外 55cm 或者 60cm 处，CT 扫描机架左右各一个，顶上一个。左右激光灯发出两条相互垂直的激光线，分别与水平面平行和垂直，顶上的激光线分别与 CT 扫描平面

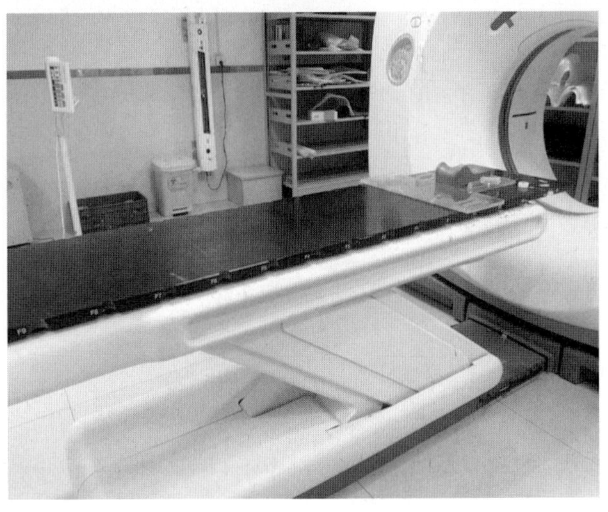

图 27-2　CT 模拟定位机的扫描床

平行和垂直，可行水平移动。使用时要求对激光打的位置和角度进行调节，使所有的激光线在等中心处汇聚于一点。通过数字控制软件输入三个方位的控制信息驱动激光灯体按照控制位移信息移动到相应的位置。激光驱动系统可控制激光线在三维坐标系上做较大范围的移动，并可将治疗计划结果中的治疗等中心点，或重要器官参考点的三维坐标在体表的对应关系，自动而精确地投射到皮肤表面，以便于体表标记和同时等中心多照射野的执行。

同时，激光系统具备自动校准功能，要求对激光灯的焦点进行调节，使激光线在人体表面最细为止。激光灯的定位误差应当小于 1mm。

激光定位灯的作用是设置治疗等中心，把相应的线画在人体表面或者定位装置上。把患者固定好后进行扫描，把激光线投射的十字叉画在身体的两侧和前方，并放置细小的金属点，以便在计划时作为参考点。CT 扫描出图像后，医生勾画出靶区和危及器官，在治疗计划系统上设计出治疗计划，然后再到模拟 CT 机上进行复位，进而进行治疗，如图 27-3。

三、放射治疗中 CT 设备的软件特性

CT 模拟定位软件是一套具有 CT 图像的三维重建、显示及射野模拟功能的软件。这种软件可以独立成系统，如 GE 公司的 CT-Sim，也可以融入三维（3D）治疗计划系统中，如 Helax-TMS、CMS Focus、CREAT Expert 等。其主要功能包括：勾画靶区和正常器官、确立治疗等中心、设置照射野等。与 X 线模拟定位机不同，CT 模拟定位机不是将照射

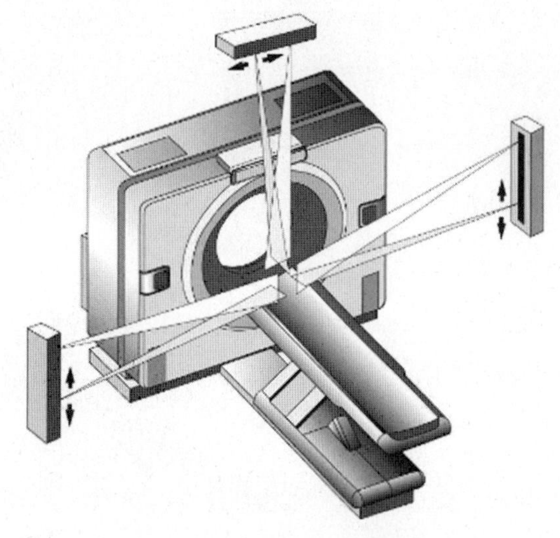

图 27-3　CT 模拟定位机激光定位仪

野的形状画在人体表面，而是通过体表标记点确定治疗中心点。

目前的机器大都有肿瘤模拟定位功能包，能够快速决定肿瘤放疗的有关解剖结构和治疗野的几何参数，为放疗计划的剂量计算和剂量优化做准备，被定义的解剖结构和照射野，可以在横断、冠状、矢状、斜位上显示，也可以在三维、射野方向视图（BEV）和数字重建图像（DRR）图像上显示解剖结构，布野和射束参数的确定，被勾画解剖结构的 BEV 模式显示，多叶光栅的设定，距离测量工具，DICOM 图像的储存和传输。

工作站容积再现软件包，通过可调节的透明功能，可用不同的密度阴影和全色彩，从前至后显示所有的组织，许多情况下，它可显示精细结构并强化其空间关系，如 CT 血管造影，操作者可用标准的预设模式和用户自定义模式任选一种，并从工作站中的浏览窗中选择检查系列，只用鼠标点击即可得到所需的容积再现图像。还可以通过调节不同的参数，来实现特殊的感兴趣区域。

智能一体化 4D 呼吸功能软件包，该技术打破了传统的使用外接呼吸监测设备的局限，消除了传统外接设备操作及时间上的浪费，并且不像传统 4D 那样对患者的限制，为临床带来了一个非常简化的流程。

眼下的实时三维重建技术软件，可以使用户直接得到自动重建的三维图像，使这种以前需要工作站后处理得到的图像，可以在扫描时直接得到，这种交付成像的功能将容积数据的读片带入新的境界。比如图像增强功能包里含有骨伪影去除软件减少后颅凹伪影，增强骨脑界面显示。运动伪影软件减少运动伪影，叠加取样软件进一步提高图像信噪比。三维自动毫安技术，简单的扫描剂量调节程序，在保证图像质量的条件下，能将任何患者的扫描剂量最小化。智能射线滤过技术，提供 5 种滤过器和相应的扫描野，由此可根据患者的体型和扫描部位的不同，最多可降低患者 10%的射线量。有的定位 CT 还有儿童彩色编码系统，提供专用儿童扫描软件。

较实用的软件还有智能去金属伪影技术，前瞻性呼吸门控技术，工作站内镜技术，仿真造影成像技术，智能肺功能包（肺气肿评估，肺小结评估），CT/MRI 高级图像融合软件包，PET/CT 高级图像融合软件包等。

为了更好地实施 CT 模拟的验证操作，目前通常的做法是将 CT 模拟与治疗机通过网络连接，将治疗参数及影像在网络上传输，以便验证。定位和虚拟透视功能的主要应用，是在三维空间确定患者的靶区及邻近的正常组织和敏感器官的相应解剖位置。通过在患者的 CT 影像上划出临床靶区和计划靶区实现，也可以利用虚拟透视功能，像使用常规模拟机那样，在透视影像上实现。验证功能包括两部分内容，都适用 CT 模拟映射在 DRR 上的照射野形状，一是在治疗前，与治疗计划系统确定照射野几何参数进行比较验证；二是在治疗中，特别是在首次治疗时，与直线加速器摄取的治疗验证片或电子射野验证影像进行比较验证。

四、放射治疗中 CT 检查前准备

（一）辅助材料与设备准备

1. **固定体位材料**　包括热塑膜（体膜，面膜），真空负压垫，发泡胶，热软化塑形垫，水活化塑形垫等。每天使用前应该查看相应材料是否齐全，如果不全，应及时补充。

2. **恒温水箱**　要求水温保持在 70℃。热塑膜在 70℃水箱浸泡 5 分钟后变得柔软，可以按照要求的形状塑形。

3. **真空抽气泵**　真空负压垫是一个带气嘴的密封囊袋，里面充满泡沫颗粒，当人体的某一部位需要固定时，将其睡在真空垫上，用真空抽气泵抽掉囊袋里面的空气，就可以按照要求完成塑形。

4. **固定体架**　包括头部固定架，体部固定架，组合固定架，乳腺托架等，每天使用时应查看零部件是否松脱或者丢失。不管用哪一种固定架，都要求要与加速器机房的固定架一致。

5. **高压注射器**　开启高压注射器，检查高压注射器是否处于正常使用状态，准备好高压注射针筒及连接管。

6. **急救药品与急救器械**　防止药物过敏患者其他意外发生，每天应检查 CT 机房内的急救推车，查看药品是否齐全和过期，急救药品应该定期更换。查看急救器械和急救设备是否齐备。

7. **准备**　皮肤画线笔、纸胶布、铅点、铅丝，有条件的地方还可以配备尿量监测仪等。

8. **开 CT 模拟定位机前检查**　机房室内温度（24℃左右）和湿度（50%～70%），以保证机器的正常运作。

9. **开启 CT 机**　按照设备的开机步骤，依次开启设备电源和计算机电源后对设备进行开机检查，包括球管预热和空气校正，检查各功能工作是否正常，CT 定位机的磁盘存储空间是否足够，设备活动部分运动是否灵活。

10. **定位装置的检查**　检查各种定位装置是否齐全，同时检查每个体位固定装置是否有零件松脱或丢失，如果发现问题需及时请维修人员或厂家进行修理或更换。

11. **激光灯校准**　将放疗定位专用体模板固定于检查床板上，打开电脑，选择激光系统，确保检查左右激光灯中心与体模板中心重合。用水平尺测量检查床板水平情况，保证检查床定位精确性。定位线指示灯的正常误差范围不应大于 1mm。检查 CT 机内激光与扫描层面一致性，外部定位激光精度及外部定位激光平面与 CT 机内激光平面的距离精度。根据不同治疗方式的剂量分布特点，激光的精度目标和要求有所不同，调强和三维适形治疗及立体定向治疗要求的定位误差应不超过 1mm，常规放疗的误差应控制在 2mm 以内。

（二）患者准备

1. **被检者须携带有关的病史资料**　如病史、超声检查、化验、放射性核素、MRI 和已做过的各种影像检查资料以备参考。

2. **除去检查部位的高密度物品**　头部、颈部、胸部及四肢检查前尽量除去检查部位的金属物品，减少射线束硬化伪影产生，以免影响射线的均匀性。

3. **不配合的患者**　对于不配合，如婴幼儿、意识欠清的患者，需征求主管医生同意，给予适量镇静剂，并建议家属陪同，防止意外发生。

4. **询问增强扫描患者的过敏史**　患者或家属需认真阅读增强检查注意事项，自己判断或征求主管医生意见，是否适合做此检查。增强检查前需准备好碘对比剂，使用前应告知患者或家属对比剂的适应证和禁忌证，可能的不良反应和注意事项。患者或家属需在 CT 增强检查同意书上签字后方可进行检查。

5. **术后未拆线的患者**　如果患者扫描部位手术切口还未拆线，为避免画定位标志点及标志线时合并伤口感染，建议等拆线后再进行定位扫描。

6. **胃肠道与膀胱准备**　①部分空腔器官（如胃肠道等）放疗时，为了得到准确的显示和评估，患者检查前通常需要禁食、肠道清洁，使用中性对比剂（如水甘露醇等）将器官进行充盈。②食管和胃的放疗显示贲门和胃的 CT 定位时：准备 300ml 水+60%泛影葡胺 20ml 混合，放疗 CT 定位前 30 分钟喝 200ml（显示胃），CT 增强扫描开始时再喝 100ml（显示贲门）。以后每次放疗前 30 分钟喝 200ml 饮用水，以便和放疗定位时胃的充盈程度重复。（CT 定位时最好空腹，以后行放疗时最好也空腹）。③盆腔肿瘤，如直肠癌和宫颈癌的放疗显示小肠：准备 1 000ml 饮用水+60%泛影葡胺 20ml 混合，放疗定位前 1 小时分 2～3 次口服，以显示小肠并充盈膀胱，喝水前最好排尿，喝水后憋尿至放疗定位结束。以后每次放疗前 1 小时分 2～3 次口服 1 000ml 饮用水（喝水前排尿，喝水后憋尿至放疗结束）。盆腔放疗患者，需要胀尿的，需要尿量达到一定程度后才能进行扫描，并且要求以后每次放疗的尿量以定位时的尿量为准。④直肠癌放疗定位时必须在肛门处放置铅粒以显示肛门。如果为 Mile 手术，在会阴部切口瘢痕处放置铅丝。另外注意患者大便情况。放疗定位时要确定患者无肠梗阻、便秘等大便不通畅情况。放疗定位前协助患者通便，以后放疗时也应注意患者大便情况。直肠造瘘患者，要求把大便袋处理干净，并要求以后每次放疗与之保持一致。⑤腹部肿瘤（如胰腺癌、胆道系统肿瘤、肝癌、肾癌、腹膜后肉瘤、腹膜后淋巴瘤等）放疗时也应考虑显示患者小肠情况，建议根据自己想显示小肠的哪个段来控制服用胃肠道对比剂的时间。⑥前列腺癌的放疗显示膀胱：准备 1 000ml 饮用水，放疗定位前 1 小时分 2～3 次口服。喝水前最好排尿，喝水后憋尿至放疗定位结束。

7. **充分暴露被放疗部位的皮肤，以备画线**　最好穿一件棉质的薄的内衣，以后每次放疗最好穿同一件衣服，有利于放疗摆位的重复性。

8. **需要做张口咬木塞、口含器的患者** 要求患者做张口训练；如果是小孩不配合的，可以采用镇静剂，如口服水合氯醛，等待睡熟后再固定并进行扫描。如果是手术后还未拆线的患者，一定要叮嘱保护好定位时的画线，同时预防伤口感染。

（三）扫描技师准备

1. 认真核对患者的检查申请单内容，包括姓名、性别、年龄、临床体征、初步诊断及检查部位和检查目的，确认检查信息无误后录入患者检查资料。

2. 阅读现病史、主要症状、体征、既往史、实验室和其他影像学检查结果和资料，明确临床诊断、检查部位和目的等。如发现填写不清楚时，应与临床医生联系了解清楚后再行检查。

3. 根据临床要求的检查部位和目的制定扫描计划，使用固定设备为患者进行体位固定，向患者讲述扫描过程，包括体位要求、检查床移动的安全性，对比剂注射后身体发热等情况，并告知患者出现异常情况时如何通过对讲系统与操作人员联系。

4. 摆位时对非检查部位的重要器官如甲状腺和性腺用专用防护用品遮盖，尤其应注意对儿童和女性患者性腺区的保护，减少不必要的辐射。

5. 根据患者检查部位和目的选择定位扫描方案，核对所选方案参数与患者体位、检查目的是否符合，确认无误后进行扫描。

6. 扫描结束后仔细检查图像，如果没有问题将图像传至 CT 模拟定位软件。

五、放射治疗中 CT 检查技术

（一）CT 模拟定位基本原则

CT 因其对病变的定位和定性，有较大的优势，临床应用越来越普遍。随着 CT 设备的升级，CT 检查技术亦不断发展，由单层扫描发展到多层容积扫描，由普通的平扫和增强扫描发展到动态增强和灌注 CT。丰富的后处理技术使临床应用范围进一步扩大。CT 定位技术在肿瘤的放射治疗中起着重要技术支持，使放疗在肿瘤的精确定位和剂量计算及方案设计更好地实施并取得更满意的治疗效果。

1. **患者体位的选择和固定** 保证患者体位在整个放疗过程中的一致性和可重复性是精准放疗的前提。体位选择需要考虑到患者的病灶位置、放疗计划照射野的设计、摆位的可重复性。治疗体位确定后，须采用辅助装置将患者固定。模拟定位时的体位固定应与制作热塑膜或真空垫等固定装置时一致。

2. **正确选择扫描范围及扫描参数** 有时患者病灶需要采用非共面多野照射技术，入射或出射线设计范围较大，要获得准确的剂量计算结果，CT 扫描的范围比诊断的扫描范围要大。CT 扫描图像是放疗计划设计的基础，它不仅能够提供靶区和人体各器官的外轮廓，还可以转换成电子密度值进行吸收积累量的计算。在扫描病灶区域时一般使用层厚和层距均为 3mm 的薄层扫描，这样可以减少由于层厚和层距大而产生的部分容积效应，使病灶部位能更清晰的显示。另外，在选择 FOV 时，要做到既能显示完整的扫描区域，包括完整的皮肤，又能充分显示定位床上或定位头架上的定位标记物。若 FOV 太小，虽显示的病灶大，但易丢失皮肤表面，无法描绘靶区和重建图像；反之，则病灶太小，不易准确勾画靶区，所以，FOV 的选择十分重要。

3. **患者屏气的训练** 呼吸运动对胸部和腹部的扫描影响很大，当行胸腹部定位时，必须使用腹压板（置于剑突），同时训练患者扫描时呼吸深度均匀一致，使扫描层面能保持相同的呼吸相，保持层面的连续性。否则因呼吸深度不一致而使病变部位漏层和层面重复，导致 CT 定位的不准确性影响治疗计划。

4. **CT 增强扫描** 放疗定位扫描不同于诊断 CT 的强化扫描，强化扫描中的参数选择如对比剂的应用剂量、注射速率、扫描时间等显得十分重要。常规建立静脉通道，经高压注射器注入 80~90ml 碘对比剂，注射速率 2.5ml/s。CT 增强能使病变组织及周围结构图像显示清晰。能分辨各种软组织的微小密度差异。显示普通平扫 CT 不能显示的等密度病变。这对于在 CT 上勾画肿瘤边界十分重要。根据扫描后 CT 图像选择定位点，并在患者体表或固定装置上画出定位线。定位点最好放置在刚性结构上，形成的定位中心靠近肿瘤。

5. **X 轴和 Y 轴方向的精度** 主要取决于 CT 扫描装置像素的大小，人为在 CT 模拟计划系统中选择定位标记点也可带来一定的误差。定位激光灯的准确也是非常重要的环节，它也是 CT 模拟定位误差的来源之一，所以在进行 CT 定位时，会提高 CT 机空间及密度分辨力，须注意各个环节，经常进行维护，调节校准，定时做 CT 水模校正，以保持 CT 值的准确恒定。

6. **CT 定位图像和其他影像学检查的结合** 其目的是将显示不清的肿瘤或正常结构在其他优势

图像上进行勾画，同时在 CT 图像相应部位显示勾画轮廓，使 CT 模拟中对靶区和危险结构确定更加准确，常用者包括 MRI/CT 融合，PET/CT 融合，ECT/CT 融合。

7. **4D-CT 技术**　针对呼吸运动导致病灶活动度较大或对边缘较清晰的肺部肿瘤患者行呼吸训练，待呼吸平稳自然有规律后，测量每分钟呼吸频率，对具有较好重复性呼吸曲线信号的患者实行 4D-CT 模拟定位。根据患者的呼吸曲线、信号周期设置合适的 CT 机架的旋转周期、管电压、管电流、层厚、FOV、螺距、像素矩阵等，行 CT 肺部电影扫描和传统呼气相末期增强扫描，CT 图像采用全周扫描重建，扫描后把所采集的 CT 图像数据输入到自行开发设计的 4D-CT 软件系统进行 4D-CT 图像和 MIP 图像重建处理。4D-CT 技术能够准确记录肿瘤随呼吸运动的移动轨迹，精确定位靶区位置，避免靶区漏照，同时减少正常组织的受照体积，如图 27-4。

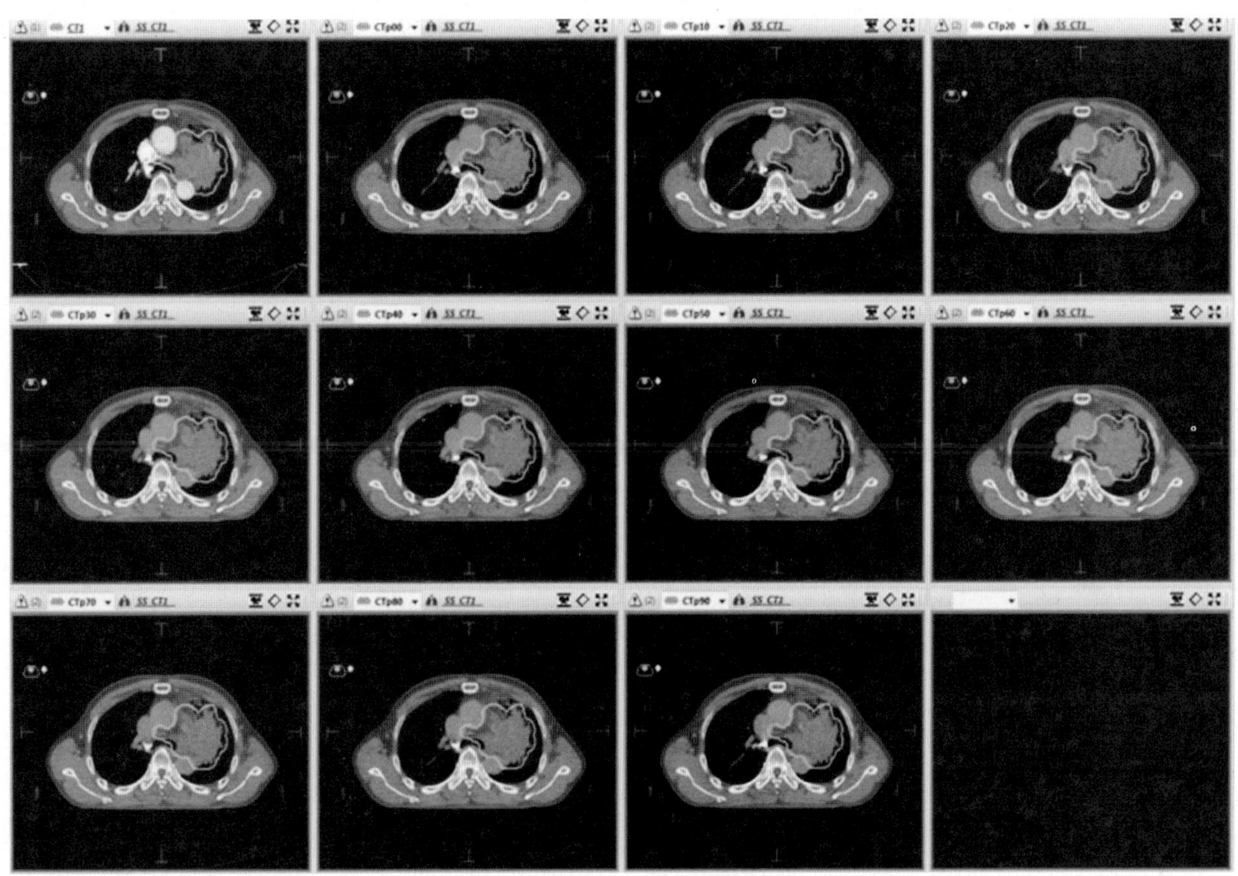

图 27-4　4D-CT 靶区勾画界面

（二）CT 模拟定位扫描要点

1. 将所画的标志线（点）与 CT 孔径的激光线重合，治疗床的读数复零，做一次性 CT 顺序扫描，不能重复扫或返回扫，否则，计算机拒绝接受或重建后失真，同时需留意观察 CT 扫描图像时候包含有技术标志点显示，如无，需重新扫描。还应监视患者有无体位的变化。

2. 头部扫描时，头顶第一层应露空，以利于计算脑部靶区的深度；胸部和腹部扫描时，应分别包括肋膈角和肾脏，以便在剂量-体积直方图中计算肺组织及肾脏和周围重要脏器的剂量容积比。对靶区出现剂量不均或周围脏器出现受量过高时，可进行相应的调整。

3. 对需增强扫描的部位进行扫描时，注入对比剂的时间应根据扫描速度快慢适时掌握，使扫描病变的时间正好等于对比剂流入病灶区的浓度达到高峰的时间。

4. 对于扫描盆腔的患者，最好采用和放射治疗时相同的状态，以免影响治疗计划的精度。

5. 注意 CT 扫描范围比常规诊断扫描范围要大，以便在放疗计划设计时能够准确勾画临床肿瘤区（GTV）、临床靶区（CTV）、计划靶区（PTV）及照射面积(IV)等。扫描结束后,根据不同的放射治疗计划设计要求,通过网络直接传送所有CT图像到不同的治疗计划工作站,以便勾画GTV、CTV以及做治疗计划设计等。

6. **参考点标记** 有绝对坐标标记法和相对坐标标记法。常用相对坐标标记法。先找参考点,一般在定位好的面罩或者体膜上放置铅点,位置估计在病灶中心投影的正前方,用胶布固定,以便在CT图像上做参考(患者在确诊时已有CT片或者MRI片)。扫描完成后,检查图像无误传到服务器,医生勾画靶区,物理师制定计划,计划完成后,要对患者进行复位,找到真正的射野中心。复位时,按照物理师的复位坐标参数,移动CT床,按照激光灯的指示画出两侧及正前方的定位线,得到治疗时的参考定位线。

7. **验证照射野等中心精度** 为了验证患者皮肤表面照射野等中心参考点标记与实际靶区中心和计划靶区中心的重复精度,在其左、右、前皮肤表面照射野等中心参考点标记处放置CT可成像标识物,对此进行1mm的薄层扫描。在CT图像上测量3个参考相交点与实际靶区中心和计划靶区中心的重复精度,该误差一般<1mm。

(三)头颈部肿瘤CT模拟定位技术

1. **定位前准备** 在定位前告知患者尽可能穿单件薄透衣物,若头发较长患者建议剪齐耳短发。要求患者去除扫描范围内佩戴的饰物。对于需要使用口含器、牙托的患者,在定位时也要与头颈部固定装置同时使用。

2. **体位固定及摆位** 将体位固定装置底板放置于CT扫描床上,并根据激光灯将体板摆正。以头先进的方式让患者仰卧于固定体架上,调整好患者位置后为其戴头颈肩膜,调整患者的位置使患者体表骨性结构与固定膜完全贴合,如果重合一致锁紧固定膜扣。激光灯系统归零后,调整体架位置使X轴激光线与患者正中矢状线重合。调整定位床,尽量使三条激光灯十字交叉点置于靶区中心区域。

3. **CT扫描技术** 选择头颈部扫描方式,扫描冠状位定位图各扫描参数如管电压、管电流、X轴、Y轴扫描机架角度,在扫描过程中绝对不能更改,否则会使定位及后续放疗计划剂量计算出现偏差。在扫描病灶区域时一般使用层厚和层距均为3mm的薄层扫描,并注意扫描起始层面和等中心标记层面的距离为3的倍数,以确保扫描层面刚好落在等中心标记点。若头部病灶很小,则选择1mm扫描层厚。CT扫描长度与宽度范围比常规诊断扫描范围要大,即FOV足够大,以便在放疗计划设计时能够准确勾画GTV、CTV、PTV及IV等。

CT扫描定位通常采用平扫加增强,静脉注射碘对比剂进行扫描部位的强化。对于增强对比剂成人注射速率为2ml/s,儿童一般为1ml/s。颈部延迟时间为38~45s,头部可延迟至55s。

扫描结束后,需确定扫描图像完整包含靶区及靶区范围内的器官,并确定CT图像上三个金属标记点位于同一层面,水平连线平行于CT床面。根据不同的放射治疗计划设计要求,通过网络直接传送所有CT图像到不同的治疗计划工作站,以便勾画GTV、CTV以及做治疗计划设计等。之后安置好患者,叮嘱其身上标记点和线保持清晰,在休息区观察30分钟后无不良反应方可离去。

(四)胸部肿瘤CT模拟定位技术

1. **定位前准备** 患者需去除上衣及金属饰物,充分暴露上身,训练患者呼吸深度均匀一致。提前询问患者是否存在碘过敏史,是否有糖尿病或服用二甲双胍。

2. **体位固定及摆位** 根据体位固定时体位进行摆位。激光灯归于零点,调整位置使患者正中矢状线与纵向激光灯重合。告知患者平静均匀呼吸。在保证治疗位置合适前提下,以患者感觉舒适为最佳。移动扫描床至激光灯交点处于靶区中心层面附近,其次应选择接近骨性标记的地方,在体膜或皮肤上描绘标记线后贴上金属标记点,在贴定位标签时应选择患者呼气末或吸气末。

3. **CT扫描技术** 选择肺部扫描方式,在扫描病灶区域时一般使用层厚和层距均为5mm扫描。考虑到患者的呼吸运动,扫描范围应在临床申请单上下外放1~2cm,肺部扫描范围最下界应至肋膈角以下,若为食管癌患者则范围可适当增加至肝门区。在患者平静呼吸情况下扫描。

患者对比剂用量一般为1.5~2ml/kg,注射速率为2.5~4.0ml/s,延迟扫描时间为25~30s,能够较好地区分肿瘤组织与血管。

扫描结束后,确定扫描图像完整包含靶区及靶区范围内的器官,并确定CT图像上三个金属标记点位于同一层面,水平连线平行于CT床面。将图像传至治疗计划工作站。之后安置好患者,叮嘱其身上标记点和线保持清晰,在休息区观察30分钟后无不良反应方可离去。

对于乳腺肿瘤患者,通常选择乳腺托架或真空垫进行体位固定。患者需上举手臂,充分暴露胸部患侧位及腋窝位置。若需做锁骨上区野照射，患者头部需偏向健侧。定等中心点时尽量将矢状激光灯投影在体表的骨性位置或脂肪少的位置。在操作过程中要注意移床速度要慢，避免急进急停，减小患者在托架上可能出现的移动。

（五）腹部及盆腔肿瘤 CT 模拟定位技术

1. **定位前准备** 患者需去除外套及长裤充分暴露腹盆部扫描位置。对于部分盆腔及消化道肿瘤患者，需根据临床医生要求饮水或少量经过稀释的对比剂，以充分显示病灶位置与周围组织关系。考虑到靶区器官位置的变化，对于宫颈癌、前列腺癌、直肠癌患者膀胱尿量的一致性非常重要，一般要求膀胱尿量在 250～350ml，允许±30ml 差别。CT 定位前可采用专用 B 超膀胱容量监测仪来测量患者尿量。

2. **体位固定及摆位** 患者以头先进的方式仰卧于体架或真空垫上，配合以体膜固定。观察患者腹盆部是否与真空垫或体膜完全贴合。调整位置使患者正中矢状线与纵向激光灯重合。

3. **CT 扫描技术** 选择腹盆部扫描方式，在扫描病灶区域时一般使用层厚和层距均为 3mm 的薄层扫描。考虑到呼吸运动影响，腹部扫描范围应包括完整的肾脏，以评估肾脏受量，在患者平静呼吸情况下扫描。等中心点应选择靠近靶区位置，其次应选择接近骨性标记的地方。复位扫描验证复位图像的等中心点与定位图像的等中心点为同一位置后将图像传至相应计划系统。盆腔增强扫描注射对比剂 100ml，流速为 2～2.5ml/s，延时 30～35s 开始扫描。

扫描结束后，确定扫描图像完整包含靶区及靶区范围内的器官，并确定 CT 图像上三个金属标记点位于同一层面，水平连线平行于 CT 床面。将图像传至治疗计划工作站。叮嘱患者身上标记点和线保持清晰，在休息区观察 30 分钟后无不良反应方可离去。

六、放射治疗中 CT 图像的质量控制

放疗用 CT 定位机为放疗计划设计提供患者肿瘤及周围危及器官的集合解剖等图像信息；其机械性能和图像质量引起的误差有可能作为系统误差存在于患者的整个放射治疗过程中。故 CT 定位机质量保证的目的是保证 CT 定位过程的安全性，精确设计和定位放射治疗的靶区及周围的重要器官，以提供放疗计划剂量计算所需的准确数据。CT 值，图像噪声和均匀度，激光灯准确性，CT 扫描层厚等都会对 CT 模拟定位系统的精确度产生一定影响，所以对其质量控制非常严格。

（一）质量控制内容

根据欧共体工作文件（EUR 16262.1997.4），CT 图像质量控制的内容包括下列。

1. **诊断学标准包括解剖学影像标准和物理学影像标准** 解剖学影像标准满足临床要求，以解剖特征的显示程度来表述，分为“可见”“显示”和“清晰显示”。物理学影像标准是通过测试进行客观评价，它依赖于 CT 设备的技术性能和所选的技术参数。

2. **成像技术条件** 包括层厚、层距、视野、曝光参数、重建算法、窗技术、检查体积、机架角度等。

3. **临床及相关的机械性能参数** 包括患者准备、检查方法、成像观察条件、CT 值及内外激光灯、CT 平板床等。

4. **患者辐射剂量标准** CT 是一种辐射剂量较高的影像检查设备，在不影响图像质量及诊断要求的前提下，应尽量降低辐射剂量。

（二）质量控制措施

1. **提高空间分辨力** 采用高空间频率算法、大矩阵、小像素值、小焦点和增加原始数据量的采集可以提高空间分辨力，另外，采用薄层面可提高 Z 轴空间分辨力。

2. **增加密度分辨力** 探测器的效率越高、X 线剂量越大，密度分辨力越高。

3. **降低噪声** X 线光子能量增加了三倍，噪声可减小一半；软组织重建算法的密度分辨力高；层厚越薄噪声越大。

4. **消除伪影减少** 因被检者因素造成的运动伪影，避免因设备因素和扫描条件不当造成的伪影。

5. **减少部分容积效应的影响** 对较小的病灶尽量采用薄层扫描。

（三）机械性能质控

1. **机架内激光灯** 使用 Civco-MTTG66 激光校准模体，测试内容为机架内激光对扫描中心平面的指示精度（测试频率为每天）、激光指示平面与扫描中心层面的平行度（测试频率为每月或每次激光调整后）、激光灯指示中心与扫描中心的重合度（测试频率为每天）。误差限值均为±1mm，如图 27-5。

2. **定位床** 根据科室情况选择具有定位标志的专用模体、水平尺等设备，主要测试内容为定位床左右、头足方向的水平度（测试频率为每月 1 次，

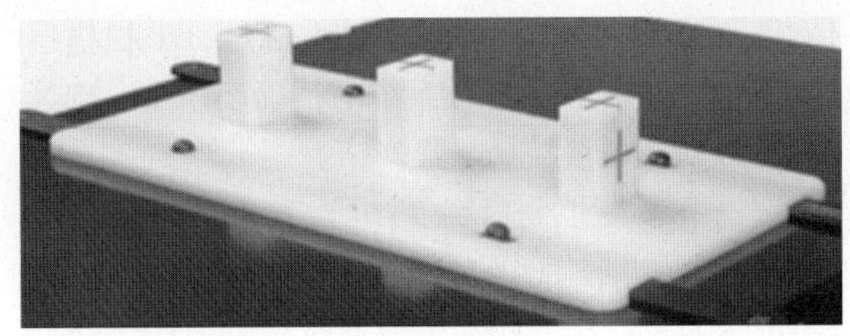

图 27-5　Civco-MTTG66 激光校准模体

误差不超过±1mm)、头足方向与扫描中心层面的垂直度(测试频率为每月 1 次,误差小于±2mm)、升降床方向与扫描中心层面的平行度(测试频率为每月 1 次,误差小于±2mm)、治疗床进床精读(测试频率为每年 1 次,误差不超过±1mm)。

3. **可移动激光灯系统**　可选择 Gammex-RMI 100A100 激光校准模体,测试内容包括两侧激光灯平面与扫描中心层面的距离精度、激光灯轴向平面与扫描中心层面的平行度、激光灯指示中心与扫描中心的重合度、激光灯矢状、冠状面与扫描中心层面的平行度及 X 轴、Y 轴方向激光灯移动的到位精度。测试频率为每月或每次激光调整后,误差限值均为±1mm,如图 27-6。

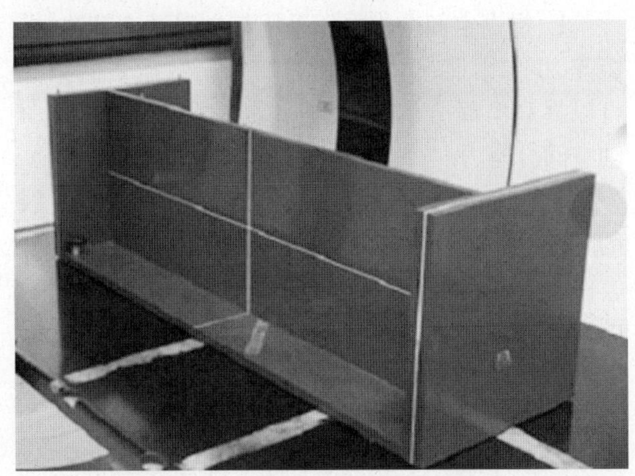

图 27-6　Gammex-RMI 100A100 激光校准模体

4. **CT 机架**　使用胶片和坐标纸分别测试机架视角倾斜角度与指示器读数的偏差、机架倾斜一定角度后回复至原垂直位置的能力。测试频率为每季度 1 次,误差限值为±1mm。

(四) 图像质控内容

1. **CT 值**　选择标准水模体或 Catphan 600plus。将模体放置于定位床床头,并使激光灯对准模体中心。采用头部扫描条件扫描模体,在扫描图像上测量水或多种组织的 CT 值,与厂家提供的实际材料的 CT 值进行对比,检查 CT 值-密度转换曲线的准确性。测试频率为每月 1 次,误差限值为基线值±4HU。

2. **CT 值的均匀性**　选取均匀模体,在模体中央层面图像上选取上下左右和中央 5 个区域,分别测量 5 个区域的 CT 值,算出 5 个区域 CT 值之间的最大差值不应超过±5HU。测试频率为每月 1 次。

3. **空间一致性(几何失真)**　几何失真≤1mm。测量模体中 CTP404 模块内最内侧 4 个点的距离(模体最内侧的 4 个小圆点,右上为白色,其他三点为黑色),四点之间两两相距 50mm,测量出的每两点之间距离误差应≤1mm。

4. **空间分辨力**　使用 Catphan 600plus 性能检测模体中的 CTP528 模块,模体水平放置,使用头部扫描条件,调整窗宽、窗位至能分辨出的线对数最多为止。判断标准是单条线不断,线与线之间不相连。频率为每季度 1 次,能够分辨出线对数应大于 5lp/cm,如图 27-7。

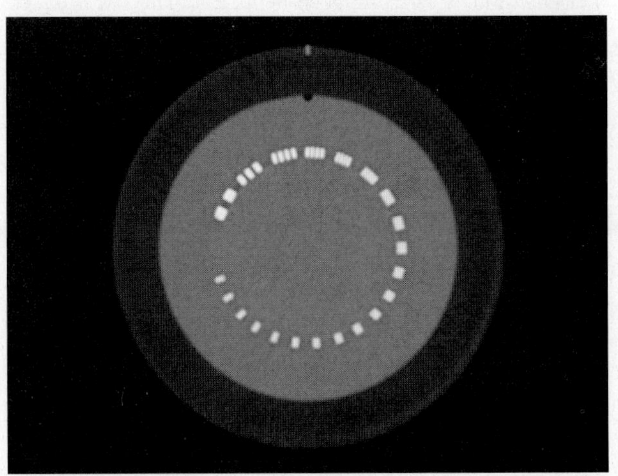

图 27-7　空间分辨力检测

5. **对比度分辨力**　使用 Catphan 600plus 性能检测模体中的 CTP515 模块,模体水平放置,使用头部扫描条件,调整窗宽、窗位,能看到的圆圈最小直径应大于 3mm。频率为每季度 1 次,如图 27-8。

6. **CT 值线性及层厚**　选取 CTP404 模块,采用头部扫描条件,使用直方图测量工具测量模体中多种不同 CT 值的模块 6mm×6mm 范围内的 CT 值,测量值与标称值相差不超过±40HU。层厚检测是根据检测的不同层厚,调整窗宽窗位至四条斜线刚好消失,记下此时 CT 值和附近背景 CT 值,计算其 CT 值和的一半。调整窗位至两 CT 值的一半后,测量此时标记物长度,层厚计算公式为标记物长度 $x\tan 23°$。频率为每月一次,如图 27-9。

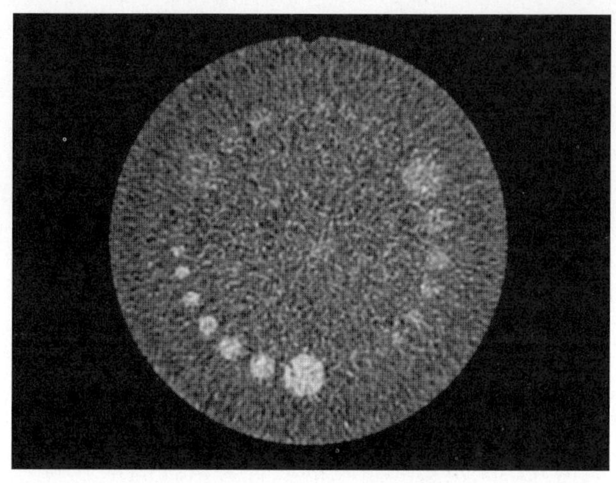

图 27-8　对比度分辨力检测

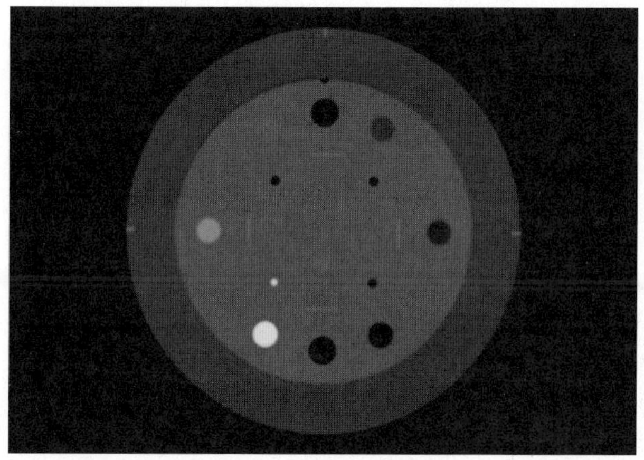

图 27-9　扫描层厚检测

7. CT **剂量指数**　计算加权 CT 剂量指数以反映人体接受的真实剂量，即电离室在测试体膜中心和边缘测量值的加权平均。选择具有五个电离室插孔的圆柱形模体，采用有效长度为 100mm 的笔形电离室或 CT 长杆电离室，分五次将电离室分别放于 5 个插孔扫描，扫描时其余插孔使用相同材料填充。分别采用头部和体部扫描模式。加权 CT 剂量指数（weighted computerized tomographic dose index，$CTDI_w$）计算公式如下：

$$CTDI_w = \frac{1}{3}D_{center} + \frac{2}{3}D_{periphery} \quad （式 27\text{-}1）$$

式中 D_{center} 表示在体膜中心位置的 CT 测量值，$D_{periphery}$ 是四周不同位置上测量的平均值。头部扫描测量出的 $CTDI_w$ 应小于 50mGy，体部扫描测量出的 $CTDI_w$ 应小于 30mGy。频率为每年 1 次。

（王淼　廖奎　刘红冉　张运　余建明）

第二节　核医学中 CT 成像技术

PET/CT 将 PET 与 CT 完美融为一体，由 PET 提供病灶详尽的功能与代谢等分子信息，而 CT 提供病灶的精确解剖定位，一次显像可获得全身各方位的断层图像，具有灵敏、准确、特异及定位精确等特点，可一目了然的了解全身整体状况，达到早期发现病灶和诊断疾病的目的。

核医学图像反映示踪剂在体内的功能分布，缺乏解剖学信息，并且核医学图像信息量小，分辨力低。CT 与之相比，分辨力高，具有精细的解剖结构，但缺乏功能信息。把有价值的功能信息影像与精确的解剖结构影像结合在一起，可以给临床医生提供更加全面和准确的资料。这就是 SPECT/CT 的优势。

一、PET/CT 设备构造与性能参数

（一）设备构造

PET/CT 是把 PET 和 CT 有机结合在一起，形成一种新的融合成像仪器。PET/CT 探测器由分离的 PET 机架和 CT 机架组成，两者轴心一致，共用一个扫描床。这样就使得在一次检查中可采集同一部位的功能图像和解剖图像。

核医学设备中带 CT 的设备主要有两种：SPECT/CT 和 PET/CT。SPECT/CT 是 SPECT 和 CT 两种成熟技术相结合形成的一种新的核医学显像仪器，实现了 SPECT 功能代谢影像与 CT 解剖形态学影像的同机融合。一次显像检查可分别获得 SPECT 图像、CT 图像及 SPECT/CT 融合图像，可以采用 CT 图像对 SPECT 图像进行衰减校正。

SPECT/CT 中 SPECT 与 CT 的结合有两种设计方式，一种是在 SPECT 探头机架上安装一个 X 线球管，对侧安装探测器，也就是 SPECT 和 CT 位于同一机架；另一种是在 SPECT 机架后再并排安装一个高档螺旋 CT，SPECT 与 CT 位于不同的机架。PET/CT 是由 PET 和多排螺旋 CT 组合而成，在同一个机架内有 PET 探测器、CT 探测器和 X 线球管，共用同一个扫描床、图像采集和图像处理工作站。如果受检者在 CT 和 PET 扫描期间体位保持不变，重建的 PET 和 CT 图像在空间上是一致的，如图 27-10。

PET/CT 设备硬件包括几个主要部分：①PET 影像扫描仪，采集 PET 影像数据；②CT 影像扫描

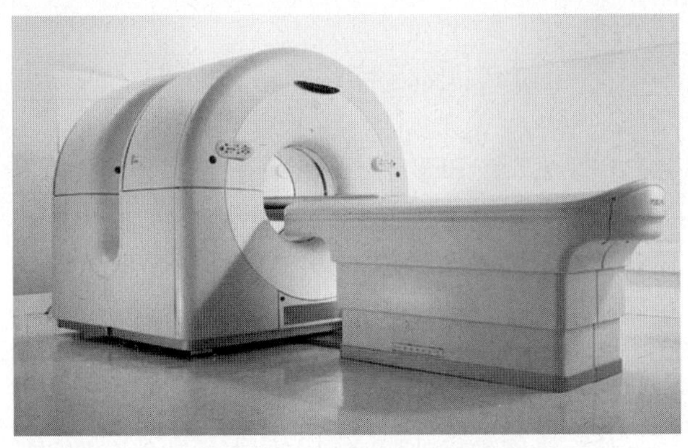

图 27-10　PET/CT 设备外形

仪,采集 CT 影像数据;③影像控制系统,控制扫描采集,传输数据和存储重建的 CT 数据;④影像重建系统,与扫描系统通信,计算 CT 断面的影像和传送数据;⑤高级计算系统,采集和临时存储 PET 原始数据;⑥PET 重建系统,将 PET 正弦图重建为影像;⑦影像处理系统,重建 3D 影像和 PET/CT 影像融合;⑧控制箱,启动 CT 采集和 PET 采集,开关 CT 机架和计算机。

(二) 性能参数

PET/CT 的主要性能包括以下四个重要的参数指标:

1. **空间分辨力**　空间分辨力表明 PET 对空间的两个"点"的分辨能力。一个理想的放射性点源放在 PET 的视野(field of view)中,PET 所得到的放射性分布图像并不是一个点,而是有一定扩展,所得到的是一个"球",球的大小反映了 PET 的空间分辨能力。分辨力定义为该点源的扩展函数的半宽高,主要取决于环形探测器的位置分辨。另外,点源放在视野中不同位置,其分辨力稍有不同,距 FOV 中心越远,其分辨力越差。PET 空间分辨力受正电子成像理论及探测技术的限制,存在 2mm 左右的物理极限值。

2. **灵敏度**　灵敏度常用单位体积内单位辐射剂量情况下探测器探测到的事例来表示。灵敏度越高表明在一定统计误差要求下,对特定脏器的放射性强度要求越低。示踪剂计量一定时,灵敏度越高,所需的扫描时间越短,特别是对动态采集有重要意义。影响灵敏度的主要因素有:①整个探测器对被测物体所张的立体角;②探测器本身的探测效率,即探测器响应事例数与入射事例数的比例;③系统时间窗、能量窗大小;④系统的死时间。

3. **时间分辨力**　时间分辨力定义为对已知好事例相对的两个探测器响应的时间差分布的半宽高。它的物理意义是正电子探测器可计数的 γ 光子之间最短时间间隔,PET 根据时间分辨力来设定符合窗,这时间窗选定为主要依据,时间窗选择应比时间分辨力稍大,一般以时间分布曲线的 1/10 高宽来定。

4. **能量分辨力**　能量甄别是排除散射事例的有力依据,因为散射事例中至少有一个光子经过了康普顿散射,湮灭光子在介质中发生散射后改变方向同时能量也部分损失,因而可以根据被测光子的能量大小决定好坏事例的取舍。系统能量分辨力的大小决定着能量窗的选择,好的能量分辨力可以选择较小的能量窗,能量分辨力越高,表明了 PET 系统对散射符合计数的鉴别能力。

二、PET/CT 成像机理

PET/CT(positron emission tomography and computed tomography)全称为正电子发射计算机体层显像仪,是一种将 PET(功能代谢显像)和 CT(解剖结构显像)两种先进的影像技术有机地结合在一起的新型的影像设备,它是将微量的正电子核素示踪剂注射到人体内,然后采用特殊的体外探测仪(PET)探测这些正电子核素人体各脏器的分布情况,通过计算机断层显像的方法显示人体的主要器官的生理代谢功能,同时应用 CT 技术为这些核素分布情况进行精确定位,使该设备同时具有 PET 和 CT 的优点,发挥出各自的最大优势。

SPECT/CT 和 PET/CT 图像采集包括 CT 扫描和 SPECT/PET 扫描,通常先进行 CT 图像采集,再进行 SPECT/PET 图像采集。检查中,CT 扫描可以用于衰减校正、解剖定位和 CT 诊断。如果 CT 扫描仅用于衰减校正和解剖定位,可采用低毫安/秒设置,以减少患者的辐射剂量;如果用于 CT 诊断,建议采用标准毫安/秒设置,以优化 CT 扫描的空间分辨力。应用于衰减校正的 CT 根据不同的厂家,采用特定的算法;应用于解剖定位的 CT 多采用标准算法;应用于诊断的 CT 根据不用的部位选择最合理的算法。

PET 的图像往往缺乏相关解剖位置对照,发现病灶却无法精确定位,而且示踪剂的特异性越高,这种现象越明显;而 CT 影像的分辨力高,可发现细微的解剖细节的变化。PET/CT 在一次检查中就可采集同一部位的功能图像和解剖图像，实现图像的融合，提高诊断准确率。CT 数据还可用于 PET 重建断层时的射线衰减校正和射线散射校正。另外，由于 CT 扫描的时间很短，采集 CT 图像来做 PET 图像的衰减校正，采集时间比用外部放射源采集透射图像的方法短得多。而采集时间的缩短，不但能使患者更舒适地接受 PET/CT 检查，还能减少采集期间患者可能出现的躯体运动以及体内器官的位移对图像融合质量和定位准确性的影响。

PET/CT 检查的原理是借助于 PET/CT 示踪剂（正电子放射线药物）可以聚集到病变部位的特点来发现疾病，它可以从分子水平动态无创定量的观察药物及其代谢产物在人体内的生理、生化变化。因此 PET/CT 的功能主要是依靠 PET/CT 示踪剂来发挥作用。

1. **结合型显像剂**　包括单胺氧化酶活性显像剂、肾上腺素能受体显像剂、乙酰胆碱能受体显像剂、阿片受体显像剂和雌激素受体显像剂、多巴胺系统结合型显像剂、5-羟色胺系统结合型显像剂（5-羟色胺转运蛋白显像剂、5-羟色胺受体显像剂）。

2. **代谢型显像剂**　氨基酸代谢显像剂（^{11}C-MET 等）、脂肪酸代谢显像剂（^{11}C-PA 等）、核酸代谢显像剂^{11}C-胸腺嘧啶和胆碱代谢显像剂（甲基-^{11}C 胆碱）、包括糖代谢显像剂（2-^{18}F-FDG）、多巴胺局部代谢显像剂（6-^{18}F-FDOPA）。

3. 血流和血容量显像剂有 CO、CO_2、正丁醇、$^{13}NH_3$、^{62}Cu-PTSM、^{15}O 标记的 O_2、H_2O。

目前应用于临床的示踪剂根据作用机制分为灌注类、代谢类、受体类、其他类等，根据核素种类不同可分为氟-18 标记、碳-11 标记、氮-13 标记和氧-15 标记的正电子药物，根据核素来源可以分为医用加速器生产和发生器生产，按作用靶器官的不同可分为肿瘤用、神经用、心血管用正电子药物等。

PET 使用正电子示踪剂，核素衰变过程中正电子从原子核内放出后很快与自由电子碰撞湮灭，转化成一对方向相反、能量为 511keV 的 γ 光子。在这光子飞行方向上对置一对探测器，便可以几乎在同时接受到这两个光子，并可推定正电子发射点在两探头间连线上，通过环绕 360°排列的多组配对探头，得到探头对连线上的一维信息，将信号向中心点反投射并加以适当的数学处理，便可形成断层示踪剂分布图像。凡代谢率高的组织或病变，在 PET 上呈明确的高代谢亮信号，凡代谢率低的组织或病变在 PET 上呈低代谢暗信号。PET 主要根据示踪剂来选择性地反映组织器官的代谢情况，从分子水平上反映人体组织的生理、病理、生化及代谢等改变，尤其适合人体生理功能方面的研究。但是图像解剖结构不清楚，CT 功能有：采用 X 线对 PET 图像进行衰减校正，大大缩短了数据采集时间，提高了图像分辨力。利用 CT 图像对 PET 图像病变部位进行解剖定位和鉴别诊断，所以 PET/CT 从根本上解决了核医学图像解剖结构不清楚的缺陷，同时又采用 CT 图像对核医学图像进行全能量衰减校正，使核医学图像真正达到定量的目的并且提高诊断的准确性，利用融合技术实现了功能图像和解剖图像信息的互补。

三、PET/CT 检查价值

大多疾病都会经历从基因突变→代谢异常→形态改变的发展过程。传统的 CT 检查密度分辨力高、定位准确，但只有当疾病发生到“形态改变”这一阶段才能被发现，因此不能达到“早期诊断”的目的；传统的 PET 检查，虽然能在“代谢异常”阶段就发现病灶，但是由于缺乏周围正常组织的对照致使定位模糊。PET/CT 一次显像能同时获得 PET 与 CT 两者的全身各方向的断层图像，既发挥了两者的优势，又有效地弥补了两者的不足。

1. 对比传统影像，PET/CT 主要有以下优势

（1）早期：PET/CT 能早期诊断肿瘤等疾病。由于肿瘤细胞代谢活跃，摄取显像剂能力为正常细胞的 2～10 倍，形成图像上明显的“光点”，因此在肿瘤早期尚未产生解剖结构变化前，即能发现隐匿的微小病灶（大于 5mm）。

（2）安全：检查安全无创。检查所采用的核素大多数是构成人体生命的基本元素或极为相似的核素，且半衰期很短，所接受的剂量较一次胸部 CT 扫描的剂量稍高，安全高效，短时间可以重复检查。

（3）准确：检查结果更准确。通过定性和定量分析，能提供有价值的功能和代谢方面的信息，同时提供精确的解剖信息，能帮助确定和查找肿瘤的精确位置，其检查结果比单独的 PET 或 CT 有更高的准确性，特别是显著提高了对小病灶的诊断能力。

（4）快速：进行全身快速检查。其他影像学检查是对选定的身体某些部位进行扫描，而 PET/CT 一次全身扫描（颈、胸、腹、盆腔）仅需近 20 分钟左右，当前市场上新的 PET/CT 能实现一个床位一次全身扫描，时间缩短至 30 秒内，能分别获得 PET、CT 及两者融合的全身横断面、矢状面和冠状面图像，可直观的看到疾病在全身的受累部位及情况。

（5）性价比高：可早期发现肿瘤，确定性质，其治疗费用较晚期发现减少 1~5 倍，生存时间提高 1~5 倍，甚至 10 倍；一次检查就可准确判断大多数肿瘤的良恶性、是否有转移，避免了多种检查延误疾病诊断或者制定错误的治疗方案；可准确对于肿瘤进行分期，评价治疗效果，减少不必要的治疗方法和剂量；能准确判定肿瘤治疗后的肿瘤复发，虽单一检查费用略高，但实际上避免了不必要的手术、放化疗和住院，总体性价比突出。

2. **PET/CT 在医学检查中的几个重要应用**

（1）在肿瘤疾病的诊断与治疗中的应用：早期诊断及鉴别诊断恶性肿瘤或病变；进行精确的肿瘤临床分期；有利于指导或调整临床治疗方案；帮助制定肿瘤放疗计划。

（2）在冠心病诊疗中的临床应用：准确、无创地诊断有症状或无症状冠心病；估测溶栓治疗、经皮冠状动脉成形术、支架植入和其他冠脉血流重建术的治疗效果；跟踪观察有高危险因素人群（遗传病史、不良生活习惯、高血压、高血脂、高血糖等）冠心病的进展或转归，制定相应的防治措施；心肌梗死后及其他坏死性心肌病治疗前存活心肌活力判断。

（3）在大脑疾病中的作用：各种大脑疾病（脑血管性疾病、癫痫、帕金森病、脑原发肿瘤、早老性痴呆和血管性痴呆等）的定性、定位诊断，了解其影响范围及程度；脑瘤的分类、分型、定性和预后评估；监测退行性脑病的功能障碍；肿瘤复发灶与坏死灶鉴别；预测外科手术损伤脑组织，造成脑功能障碍的程度。

（4）在癫痫诊疗中的作用：帮助定位癫痫病灶，为脑外科手术提供参考；可实现多种正电子同位素成像，能为患者提供脑血流、脑代谢、脑神经受体分布等多个方面的信息，为癫痫的定位和手术后复发预测提供了宝贵的资料。

（5）在健康人体格检查中应用：在健康体检方面，随着人们生活方式、工作压力的改变，出现了退行性疾病的低龄化及肿瘤发病率持续上升的情况，定期进行 PET/CT 体检，可以早期发现这些处于萌芽状态的病灶，从而达到早发现、早治疗、早康复的目的，同时还可对一些良性病变进行监测，以提高生活和生命质量。

四、PET/CT 检查的相关准备

（一）机器准备

1. **确认电源状态**　确保 CT 系统处于开机状态，并与 SPECT/PET 处于连接状态。

2. **X 线球管预热**　为保护 X 线球管，延长球管寿命，CT 开机后必须对其预热，若开机状态持续两小时没有采集 CT，检查前须重新预热球管。

3. **空气校准**　为保证 CT 采集数据的准确性，定期对设备进行空气校准可以避免这些误差。核医学设备中 CT 系统可一月校准一次。

4. **储存空间**　设备的硬盘储存容量是一定的，当储存图像容量达一定限度后会影响设备的运行速度甚至无法运行，须及时做好图像的备份并及时删除备份过的图像以保证硬盘有足够的储存空间。核医学设备中 SPECT/PET 数据量相对较小，CT 数据量大，须及时对 CT 图像进行备份及清理。

（二）受检者准备

1. **检查前准备**　PET/CT 检查是项安全、快速、无创伤的高端检查，为了保证有效的检查结果和准确无误的影像图片，需要配合一些简单的检查工作。PET/CT 检查前的注意事项是需要受检者认真阅读的。

（1）由于放射性药物的特殊性，希望受检者及主管医生不要更改预约好的检查时间，如有特殊情况不能如期到来，请务必在前一天上午事先电话联系，否则药费损失由受检者承担。

（2）受检者于检查前需禁食 4~6 小时以上，直至检查完毕前都可以饮用白开水。

（3）糖尿病患者需正常服用降糖药物，控制适应检查范围内的血糖阈值；心脏受检患者在检查当日早晨 6:00 时口服速效降脂药。

（4）禁酒、禁饮含糖饮料、禁静脉滴注葡萄糖、禁做剧烈或长时间的运动。

（5）检查当日尽可能避免与人交谈，不咀嚼口香糖等；避免紧张体位。

（6）来 PET/CT 中心检查时，需带齐有关资料

(病历、CT 片、MRI 片、X 线片、病理结果等)。

(7) 在注射显像药物前后都须保持安静，并以卧位或半卧位休息，尽可能避免走动。

(8) 在检查前取出身上的金属物品，检查中确保身体不要移动。

(9) 告知受检者，除了放射性核素药物本身有辐射，CT 检查也有一定的辐射损伤，妊娠 3 个月内禁忌 CT 检查，检查时注意非检查部位的辐射防护。

(10) 危重患者须相关科室医护人员陪同来检查，躁动、婴幼儿等不合作受检者须预先给予镇定或麻醉。准备相应的抢救设备和急救药物。

(11) 局部加扫：若要加扫胸部，需提前做好呼吸训练，更根据相关指令配合呼吸以免产生呼吸运动伪影。若要加扫腹部，须嘱受检者做检查前一周内禁止消化道钡餐、钡餐肠道检查及服用高密度药物。加扫腹部前需准备好口服对比剂。若要加扫盆腔，须按医嘱排小便/充盈膀胱。

2. **检查后注意**　进行 PET/CT 检查与其他影像学检查一样，也有需要注意的地方。不仅仅是检查前需要受检者与医护人员密切的配合，确保检查结果的准确性。在检查后的注意事项也非常重要。

(1) 检查后不要急于外出走动，要听从医护人员安排，部分患者可能需要进行延迟显像。

(2) 检查后需要多喝水，以利于^{18}F-氟代脱氧葡萄糖(^{18}F-FDG)的代谢而排除体外，一般 2～3 个小时后，可以将注射到人体的残留显像剂通过尿液全部排除干净。

(3) 适当食用些胡萝卜、绿茶、鱼腥草、蜂蜜、花粉以及橘子、樱桃、草莓等水果。减少 PET/CT 检查的辐射对身体造成的损伤，有助于修补身体，并且极大程度上降低射线的副作用。

(4) 24 小时内尽量不要接触孕妇及儿童。

(三) 对比剂及急救物品准备

1. **对比剂准备**　核医学检查较少使用 CT 对比剂。CT 对比剂须由专人管理，按药品存放要求恒温恒湿储存。

2. **急救物品准备**　常规配置急救器械如血压计、急救气囊、心电监护仪、除颤仪和急救药品等，以备受检者发生对比剂不良反应或其他意外情况时的急救。急救物品由专人管理，急救器械须每日维护，急救物品应按规定有序放置于急救箱或急救车药箱中，按需补全和定期查对药品的有效期并及时更换。所有工作人员都要严格进行针对对比剂不良反应及其他意外事件的应急培训，掌握对比剂不良反应程度的判断和处理流程，特别是心肺复苏。

(四) 操作者准备

1. 仔细阅读受检者的检查申请单，明确检查部位及检查目的，严格核对受检者相关信息。

2. 确认受检者有无 CT 检查禁忌证，询问孕龄期妇女是否计划生育或是否妊娠。

3. 与受检者充分沟通，消除受检者紧张情绪，提醒并监督受检者提前去除金属物品，确认受检者是否按医嘱做好相应准备。

4. 评估受检者是否有坠床风险，对于高危受检者，检查前应用绑带将其安全的束缚在检查床上，必要时检查室内留置陪检人员看护，陪检人员应做好相应辐射安全防护。

五、PET/CT 人体相关部位的检查技术

目前，PET/CT 的采集技术主要有 2D 采集和 3D 采集两种。2D 采集时探头环与环之间放置隔栅(septa)。隔栅由铅或钨等重金属屏蔽材料制成，防止错环符合事件发生。3D 采集收进环间隔栅，系统会记录探测器之间任何组合的符合事件。新近出现了全景动态扫描 PET/CT 采用了 4D 实时全身动态扫描技术，可呈现人体内所有器官的动态代谢过程。

根据所采用的示踪核素不同，应用组成人体主要元素的短命核素如^{11}C、^{13}N、^{15}O、^{18}F 等正电子核素为示踪剂又可以实现从分子水平动态观察到代谢物或药物在人体内的生理生化变化，用以研究人体生理、生化、化学递质、受体乃至基因改变。

在核医学检查中，CT 扫描可以用于衰减校正和解剖定位或 CT 诊断。如果 CT 扫描仅用于衰减校正和解剖定位，可采用低毫安秒设置，以减少患者的辐射剂量；如果用于 CT 诊断，建议采用标准毫安秒设置，以优化 CT 扫描的空间分辨力。由于核医学中 CT 检查常伴随时间较长的 SPECT/PET 检查，在遵循辐射剂量最优化的前提下，尽可能让患者头朝向机器外，以便工作人员观察患者状态。

(一) 头部

头部的 PET/CT 检查可用于对脑癫痫病灶准确定位，为外科手术或伽玛刀切除癫痫病灶提供依

据；脑肿瘤定性和复发判断，脑肿瘤的良恶性定性、恶性胶质瘤边界的确定、肿瘤治疗后放射性坏死与复发的鉴别、肿瘤活检部位的选择等；早老性痴呆的早期诊断、分期并与其他类型痴呆如血管性痴呆进行鉴别；脑受体研究，对帕金森病的脑受体分析，进行疾病的诊断和指导治疗；可以敏感地捕捉到脑缺血发作引起的脑代谢变化，对短暂性脑缺血发作（TIA）和脑梗死进行早期诊断和定位，并进行疗效评估和预后判断；进行神经精神药物的药理学评价和指导用药，观察强迫症等患者脑葡萄糖代谢的变化情况，为立体定向手术治疗提供术前的依据和术后疗效随访等。

1. **扫描体位**　受检者仰卧于检查床上，头先进，下颌内收，头部正中矢状面与纵向定位线平行，瞳间线与横向定位线平行，水平定位线齐外耳孔。双上肢置于身体两侧。

2. **扫描方案**　扫描范围从颅顶至第三颈椎。采用螺旋扫描，管电压 120～140kV，管电流 250～400mAs，CT 采集层厚为 0.5～1.0mm，螺距因子 0.5～0.8，重建层厚为 5～10mm，重建间隔为 5～10mm，重建矩阵 512×512。

（二）颈部

1. **扫描体位**　受检者仰卧于检查床上，头先进，头部稍后仰，以减少下颌骨与颈部的重叠，同时肩部放松，双上肢置于身体两侧，以减少肩部骨骼结构对下颈部扫描的影响，尽量使颈部与扫描层面垂直。

2. **扫描方案**　扫描范围从下颌角至胸腔入口。采用螺旋扫描，管电压 120～140kV，管电流 100～120mAs，CT 采集层厚为 0.5～1.0mm，螺距因子 0.5～0.8，重建层厚为 5～10mm，重建间隔为 5～10mm，重建矩阵 512×512。

（三）胸部

70%肺癌确诊时已到中晚期，中晚期肺癌过了最佳治疗期，能够在早期发现肺癌病灶的最先进的影像学仪器是 PET/CT。PET/CT 的超高灵感度，不仅提高了病灶的清晰度和特异性，更大大提高了微小病灶的检出能力和确诊率，使定位更加准确。

1. **扫描体位**　受检者仰卧于检查床上，身体置于床面中线。双臂上举，以减少肩部组织及双上肢产生的线束硬化伪影，扫描架上激光灯定位于胸骨柄切迹水平。

2. **扫描方案**　扫描范围从肺尖至肺底。普通胸部采集采用螺旋扫描，嘱患者平静呼吸，管电压 120～140kV，管电压 100～120mAs，CT 采集层厚为 0.5～1.0mm，螺距因子 0.5～0.8，重建层厚为 5～10mm，重建间隔为 5～10mm，重建矩阵 512×512。

肺薄层扫描采用螺旋扫描，嘱受检者根据广播口令屏气，管电压 120～140kV，管电流 140～210mAs，CT 采集层厚为 0.5～1.0mm，螺距因子 0.5～0.8，重建层厚为 2～3mm，重建间隔为 4～10mm，重建矩阵 512×512，如图 27-11。

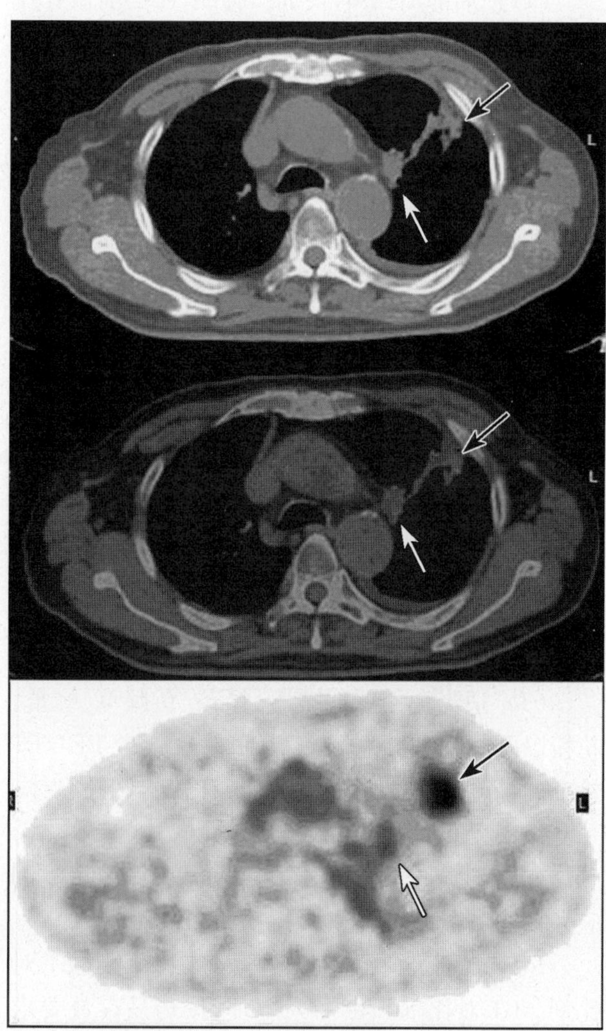

图 27-11　肺部 PET/CT 图像

（四）腹部

1. **扫描体位**　受检者仰卧于检查床上，身体置于床面中线。双臂上举，扫描架上激光灯定位于膈顶水平。

2. **扫描方案**　根据具体脏器确定扫描范围。

采用螺旋扫描，管电压 120~140kV，管电流 100~120mAs，CT 采集层厚为 0.5~1.0mm，螺距因子 0.5~0.8，重建层厚为 5~10mm，重建间隔为 5~10mm，重建矩阵 512×512，如图 27-12。

（五）盆腔

1. **扫描体位**　受检者仰卧于检查床上，身体置于床面中线。双臂上举，扫描架上激光灯定位于髂前上棘水平。

2. **扫描方案**　扫描范围从髂前上棘至耻骨联合下缘。采用螺旋扫描，管电压 120~140kV，管电流 100~120mAs，CT 采集层厚为 0.5~1.0mm，螺距因子 0.5~0.8，重建层厚为 5~10mm，重建间隔为 5~10mm，重建矩阵 512×512。

（六）下肢

1. **扫描体位**　受检者仰卧于检查床上，足先进，身体置于床面中线。双臂置于胸前，扫描架上激光灯定位于脚尖水平。

2. **扫描方案**　扫描范围从脚尖至耻骨联合下缘。采用螺旋扫描，管电压 120~140kV，管电流 100~120mAs，CT 采集层厚为 0.5~1.0mm，螺距因子 0.5~0.8，重建层厚为 5~10mm，重建间隔为 5~10mm，重建矩阵 512×512。

（七）全身

全身显像多应用于 PET/CT，常规扫描范围从颅顶至大腿中段，多分为头颈部与体部，分开完成，按对应部位扫描要求完成，如图 27-13。

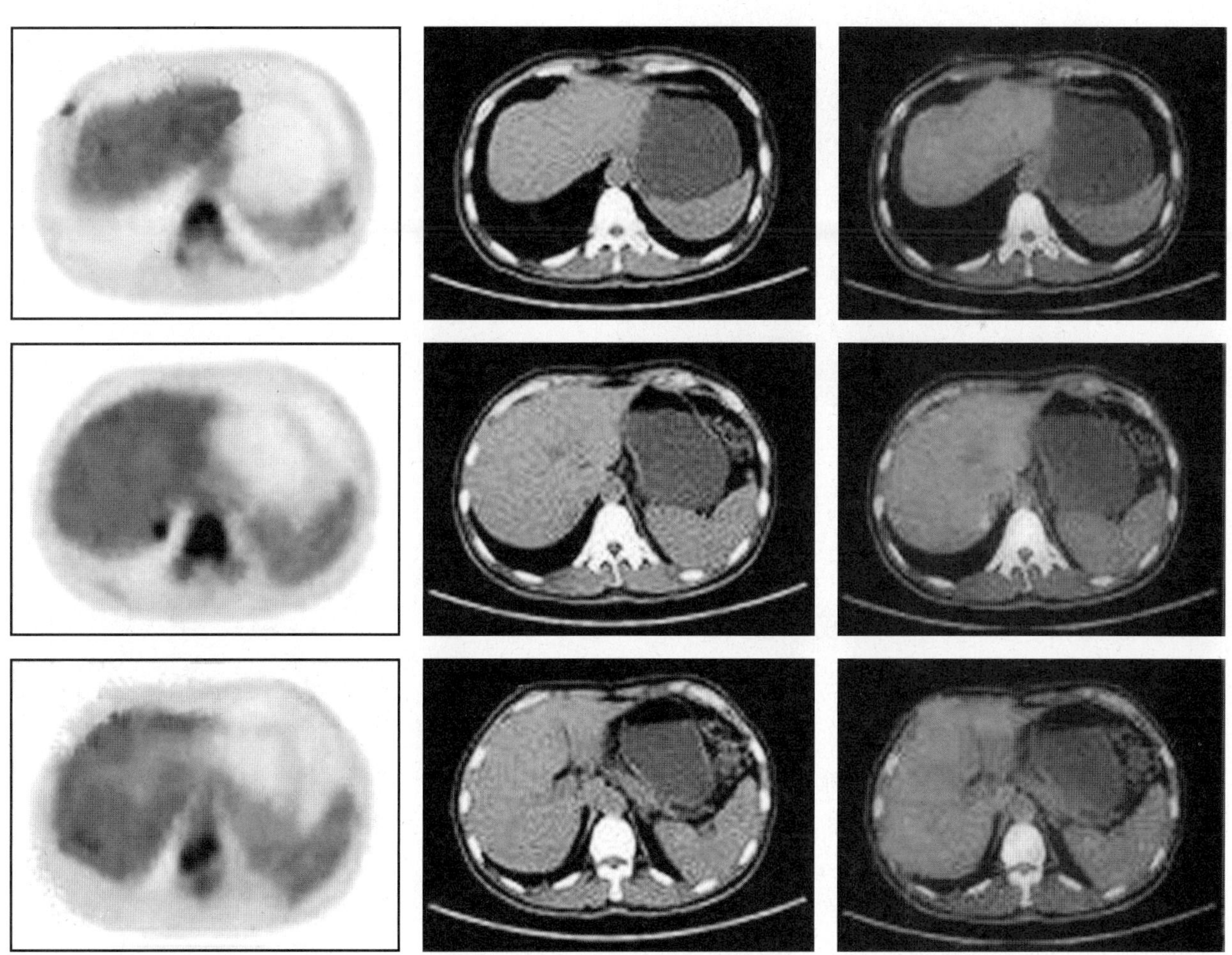

图 27-12　腹部 PET/CT 图像

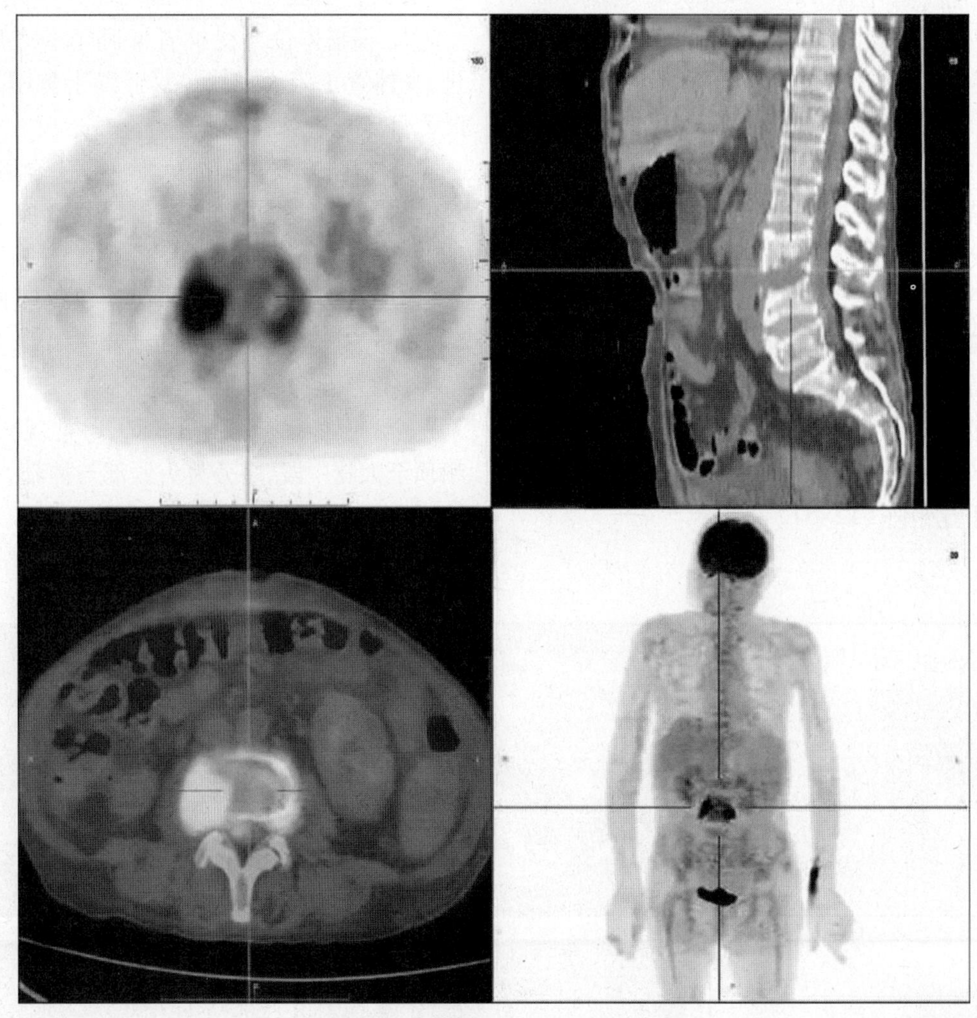

图 27-13　脊柱 PET/CT 图像

（胡帆　曹国全）

第三节　手术中 CT 成像技术

一、概述

术中 CT 技术是医学影像诊断、图像精确导航技术、数字化网络控制及传输技术，与临床外科手术及监护同步工作的设备，可兼容立体定向放射外科技术完美整合在一体，全面地进行微创或无创的手术治疗，为医生提供精确完美的手术操作保障，同时可结合多功能治疗技术进行联合治疗（图 27-14）。

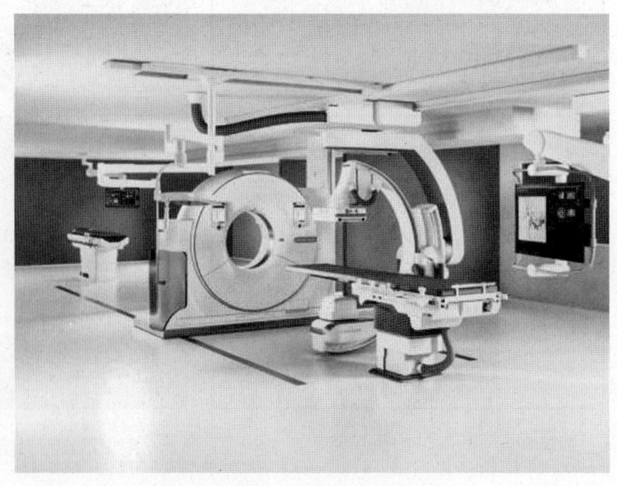

图 27-14　术中 CT 结构图

术中 CT 与其他影像学检查相比较，具有良好的分辨力，图像显示清晰，扫描后可以任意平面重建手术中需要的图像，但对周围辐射防护环境和手术室内的各种器械设备的匹配要求较高。移动式 CT 具有体积小、可移动性能好的优点，不必局限于某一固定的位置，可以根据需要，任意移动到所需的地点进行检查。图像可以通过 DICOM 接口将图像传至神经导航系统或立体定向手术计划系统的计算机中，进行重建轴位、冠状位和矢状位的三维图像，更好地显示手术区域与颅内组织结构的关系，尤其对颅底骨质结构的显示更有意义。移动式 CT 使用时有三点要求：①应在多台同时进行的手术之间自由使用；②不将移动式 CT 放在特定的手术间内，以便在其他科室需要时也可以使用；③尽量减少对手术所需的其他设备的影响。

现在术中 CT 主要应用在神经外科、脊柱外科、颅面外科、耳鼻喉科等。

1. 神经外科和心胸外科　在神经外科，术中 CT 可用于常规手术的术中和术后监测、各神脑立体定向手术的术中和术后监测、血管介入外科等。并常常与手术导航系统联合使用准确判定肿瘤的边界，安全、彻底地全切肿瘤，又能减少由于切除肿瘤可能导致的并发症（如出血）及神经系统症状及体征加重的风险。使用移动式术中 CT 技术进行影像介导手术增加了手术的安全、有效性，提高了现有设备的性价比。血管外科专业手术室为术中患者配置移动式螺旋 CT，形成了使患者不出净化手术室，不用更换手术床就能完成术中 CT 扫描检查的新型模式。

2. 颅面整形科　主要应用于对颅面损伤的患者进行术中复位。

3. 脊柱外科　主要用于经椎弓根螺钉固定技术手术中对术中螺钉位置的监测，也可应用于股骨头置换手术中对手术位置进行监测。目前利用 MCT 导向对脊椎进行植入物治疗是比较成功的。MCT 及其三维图像可显示骨及邻近骨性结构，并通过不同的图像形式反映多个方位组织结构及其相邻关系，有助于临床医生整体、全面地理解和认识各种骨骼的解剖结构和病理损伤机制；其所显示的骨折线及断端位置关系、对内置螺钉的植入方向及位置的确定有指导作用，并可及时进行修改。

使用移动式 CT 时放射性主要集中在患者的身体部分，但射线可以向周围发散，对周围人员有一定的影响。操作者应采取各种防护措施如铅屏、铅围裙等加以保护，无关人员可以回避。

二、硬件特性

（一）常规术中 CT

1. 系统组成和手术室布局（图 27-15）

（1）CT 地轨：按照要求进行设置。

（2）导航系统：导航系统由服务器（控制室内），红外摄像系统及显示控制屏及软件系统组成。导航系统软件包括脊柱创伤，膝关节，髋关节和神经外科软件。

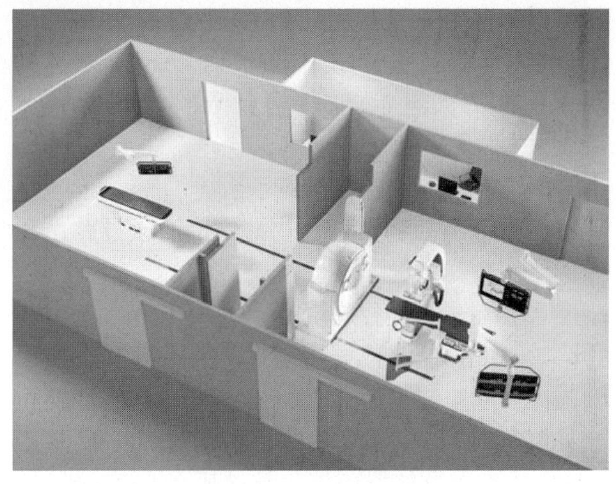

图 27-15　系统组成和布局

（3）手术床系统：手术床系统包括两套床柱，两套全碳纤维透视床面，一套通用手术床面及配件，液晶触摸墙面控制单元及红外控制单元，全碳纤维头架，碳纤维腰桥等。

（4）布局：CT 机架通过地上的导轨运动，技师在公共区域操作 CT，手术人员通过手术间内墙上的大屏幕获取扫描得到的图像，并作为导航的依据，实施手术。

（5）网络连接：按照 CT 设备和手术室状况安装网线。

2. 各子系统功能

（1）CT 系统功能：采用多层探测器设计，超高分辨力扫描可以为精确放射治疗计划（RTP）提供优建的诊断图像，短时间内获得大范围扫描图像。对肥胖患者也可以在一次屏气时间内完成高速容积扫描和全身检查。大孔径设计，更容易地进行患者扫描操作，有利地支持了介入装置的快速摆位、在无菌环境下操作针管。急诊扫描时医生没有必要调整生命支持设备，可以直接扫描获取患者图像。

（2）影像导航系统：导航系统由服务器（控制室内），红外摄像系统及显示控制屏（手术室吊塔）及软件系统组成。导航系统软件包括脊柱创伤，膝关节，髋关节和神经外科软件。

（3）手术床：手术床系统手术床包括两套床柱，两套全碳纤维透视床面，一套通用手术床面及配件，液晶触摸墙面控制单元+红外控制单元，全碳纤维头架，碳纤维腰桥等。

（4）系统网络功能：PACS作为整个网络的中心节点，CT扫描获取的图像传输到PACS后传输到手术间内的大显示屏，传输到导航设备等各分系统。

3. **控制室控制单元与各子系统**

（1）所有控制信号及数据的传输通过路由器及网络服务器完成。

（2）各子系统控制说明

1）CT控制与数据传输：CT的移动和扫描以及应急制动控制等由CT服务器完成，该服务器位于控制室内，CT的扫描数据通过CT服务器传输到PACS系统和导航服务器。导航服务器直接运用CT数据进行导航软件处理和应用到导航系统。

2）导航控制与数据传输：导航系统由触摸显示器和导航服务器控制，摄像系统的数据传输和CT扫描数据通过导航服务器运用到导航系统进行运算和处理。

3）手术床控制：手术床可以实现四路控制：①是手术床体上的控制器；②是红外遥控器；③是手术室墙面液晶触摸屏控制器；④是控制室液晶触摸屏控制器。墙面液晶触摸屏控制器可以显示手术床当前状态，预存体位模式和对手术床动作进行控制。

4）CT门控制：CT门的开关控制安装在手术室内，也可以根据需要在控制室内增加控制开关。

（二）C形臂术中CT（图27-16）

实际上并不是一台传统意义上的CT设备，真正的名称应该是移动式三维影像X线诊断系统，是一台在移动式C臂应用基础上，重新设计的在手术过程中可以实时获得CT影像的设备。基本应用是在手术中，在一定时间内，通过C臂架旋转，在不同角度连续多次曝光，获得影像信息，再通过影像重建，获得断层图像。该设备主要应用于骨科手术中，随着现代医疗对骨科手术的要求以及骨科手术新技术的不断应用，原来在骨科手术中使用的移动式C臂已经无法满足需要，甚至影响了骨科手术水平的发展。移动式三维影像X线诊断系统——即C形臂术中CT——就是在这种需求情况下开发出来的一款新技术设备。C形臂术中CT主要应用在骨科手术中金属物体植入体内的定位监测，并且针对一些风险高、难度大的手术为医生提供实时影像信息，可以提高医生对手术的把握；也可以在微创手术中使骨科医生利用与其相匹配的手术导航设备完成微创手术。

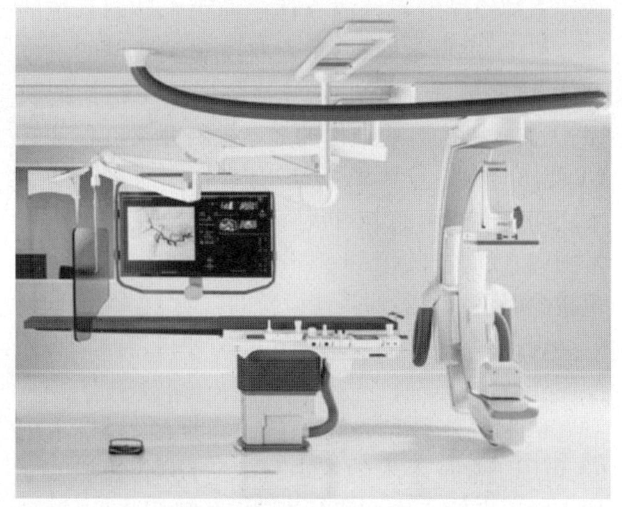

图27-16　C形臂术中CT

三、软件特性

目前术中CT具有常规CT的完整功能，包括动态扫描、多平面重组MPR、3D、CTA、CTE、DICOM 3.0接口、中文操作界面可选、图像调窗、放大、缩小、相减、平均，测量等。

较为常见的后处理重组技术有以下几种：

1. **多平面重组（MPR）**　MPR是利用计算机将感兴趣区各个不同层面的像素重新排列的技术，能连续组合各个层面的二维图像，包括冠状面、矢状面和任意斜位面。MPR可较好地显示组织器官内复杂解剖关系，有利于病变的准确定位，可用于胸部血管、食管及气管管壁及管腔内外的多方位显示，比如胸主动脉、肺动脉、肿瘤、气管及食管异物等。

2. **最大密度投影（MIP）**　MIP是通过计算机处理，从不同方向对被观察的三维数据进行线束透视投影，每一线束所遇密度值高于所选阈值的像素被投影在与线束垂直的平面上重组成二维图像，其投影方向可任意选择。能够清晰立体显示血管走行、病变血供的来源以及血管壁的改变等。可清晰显示胸部血管走行、管壁钙化斑块及血管、气道、食管内支架情况。往往结合MPR进行后处理重组。

3. **最小密度投影（MinIP）**　MinIP是对每一投影线束所遇密度值低于所选阈值的像素投影重组的二维图像，主要用于扫描范围内胃肠道、支气管等气道的显示。

4. **表面阴影显示（SSD）**　SSD是通过计算被观察物体的表面所有相关像素的最高和最低CT

值,保留所选 CT 阈值范围内像素的影像,但超出限定阈值的像素被透明处理后重组成三维图像。此技术可应用于骨骼、支气管、血管和肿瘤的表面形态显示,其空间立体感强,表面解剖关系清晰,有利于病灶的定位和侵犯范围的判断。

5. **容积再现(VR)**　VR 技术是利用螺旋 CT 容积扫描的所有体素数据,根据每个体素的 CT 值及其表面特征,使所有体素均有不同颜色和透明度,通过图像三维重组显示出具有立体效果的器官或组织结构的全貌,并且还可根据需要显示器官内部任意层次的形态。可用于肋骨、脊柱等胸廓骨胳以及胸部心脏血管的显示。

6. **CT 仿真内镜 CTVE**　CTVE 是利用计算机软件功能,将螺旋 CT 容积扫描获得的图像数据进行后处理,重建出空腔器官内表面的立体图像,类似纤维内镜所见。CTVE 多用于观察气管、支气管、胃肠道、鼻咽腔、喉和主动脉等。

四、相关准备

(一) 设备准备

1. 严格按照开机程序进行 CT 开机,开机后进行 X 射线预热扫描及相应的校正。预热是对 X 射线管从低千伏、低毫安到高千伏、高毫安多次曝光,使 X 射线管逐渐升温,避免过冷和过热,以保护 X 射线管。

2. 严格按照开机顺序启动高压注射器和胶片打印机等辅助设备。

(二) 受检者准备

检查前去除被检部位的所有金属物品,如头部检查时,活动性义齿、发夹、耳环等;胸部检查时,项链、玉佩、文胸、拉链以及各种非必要金属手术器械等,以防止产生伪影。

(三) 操作者准备

1. 操作者必须经过 CT 上岗培训并获得能力合格证书。

2. 操作者要熟练掌握 MCT 机的性能和特点,对一些简单的故障能够识别并处理。

3. 操作者需认真核实患者的基本资料,在做检查前,落实"查对"制度,包括受检者姓名、性别、年龄、检查部位等。

4. 根据受检者特点、检查部位、检查目的、诊断需要等设置个性化扫描流程与参数,避免不必要的重扫及补扫。

五、检查技术

(一) 颅脑

1. **扫描体位**　受检者采取仰卧位,头颅置于检查床头架内,头部正中矢状面与扫描中心线重合(体位摆正,以保证轴位影像双侧对称),以听眦线为基准线(64 排及以下 CT 机型可适当倾斜机架角度),特殊情况可放宽摆位标准,头部需放置在扫描野中心。

2. **扫描方案**

(1) 定位扫描范围包括第 3 颈椎至颅顶,取侧位像。

(2) 扫描方式有非螺旋扫描和螺旋扫描,以听眦线为基线,扫描范围从颅底至颅顶。

3. **扫描参数**

(1) 非螺旋扫描管电压 120~140kV,管电流 250~400mAs,层厚 5~10mm,层间距 5~10mm。

(2) 螺旋扫描管电压 120~140kV,管电流 250~400mAs,探测器采用 0.5~1.0mm,螺距 0.3~0.8。重建层厚 5~10mm,层距 5~10mm,扫描野(FOV)为 220~250mm,矩阵 512×512,软组织算法与骨算法重建。

(二) 鞍区

1. **扫描体位**　受检者采取仰卧位,头颅置于检查床头架内,头部正中矢状面与扫描中心线重合(体位摆正,以保证轴位影像双侧对称),以听眦线为基准线,特殊情况可放宽摆位标准,头部需放置在扫描野中心。注意头颅中心线位于正中,两侧对称,扫描基线垂直听眦线。

2. **扫描方案**　常规采取侧位定位像,能够观察到垂体窝形态,是确定鞍区扫描范围的重要标记。轴位扫描基线平行于鞍底,冠状位扫描基线垂直于鞍底,以垂体窝为扫描中心点确定扫描范围。

3. **扫描参数**　螺旋扫描或非螺旋扫描管电压 120~140kV,毫安秒 200~250mAs。探测器采用 0.5~1.0mm,螺距 0.5~1.0。重建层厚 1~2.5mm,层距 1~2.5mm,FOV 200~250mm,矩阵 512×512,骨算法与软组织算法重建。

(三) 颌面部

受检者采取仰卧位,头颅置于检查床头架内,头部正中矢状面与扫描中心线重合(体位摆正,以保证轴位影像双侧对称),以听眦线为基准线,特殊情况可放宽摆位标准,头部需放置在扫描野中心。

注意头颅中心线位于正中,两侧对称,扫描基线垂直听眦线。

1. **扫描方案** 一般采取侧位定位像,侧位像能够观察到额窦与上颌窦形态,以确定鼻窦扫描范围。扫描基线为听眦线,横轴位扫描范围从硬腭至额窦。

2. **扫描参数** 螺旋扫描:管电压120~140kV,管电流200~250mAs。探测器采用0.5~1.0mm,螺距0.5~1.0。重建层厚2~5mm,层距2~5mm,视野(FOV)200~250mm,矩阵512×512,骨算法与软组织算法重建。

(四)颈部

仰卧位,头稍后仰,使颈部与床面平行,同时两肩放松,两上臂置于身体两侧,两外耳孔与床面等距。

1. **扫描方案** 甲状腺扫描范围从第5颈椎下缘至第1胸椎。喉部扫描范围从第4颈椎向下扫描,或直接对准喉结扫描。鼻咽部扫描范围从海绵窦至口咽部。

2. **扫描参数** 螺旋扫描,螺距0.6~1.0,管电压120kV,有效管电流200mAs,矩阵512×512,软组织算法,最薄层厚无间隔重建。

(五)胸部

1. **扫描方案** 仰卧位,头先进,两臂上举抱头,身体置于床面正中。驼背或不宜仰卧者、对少量胸腔积液和胸膜肥厚进行鉴别诊断者可采用俯卧位。扫描范围:从肺尖开始到肺底。对于呼吸困难不能屏气者或婴幼儿,扫描中应适当加大螺距,缩短扫描时间,以减少运动伪影。

2. **扫描参数** 螺旋扫描,根据受检者体重指数,管电压可选择100~120kV,有效管电流200~300mAs,矩阵512×512,采集层厚≤1mm,重建层厚5~7mm,层间距5~7mm。对于呼吸困难不能屏气者或婴幼儿,扫描中应适当加大螺距,缩短扫描时间,以减少运动伪影。

(六)腹部

1. **扫描体位** 仰卧位,足先进,两臂上举;身体置于检查床正中间,水平线对准人体腋中线。

2. **定位像** 通常采用腹部正位像。用于确定扫描基线和精准扫描范围。

3. **扫描范围** 通常设定为(或根据临床需求和病变受累范围而定):①肝、脾:从膈顶扫描至脾下角;②胆囊及胰腺:从肝门扫描至胰腺下缘。③全腹部扫描时从膈顶扫描至盆腔底部。

4. **扫描参数**

(1)扫描方式:常规螺旋扫描,螺距选择0.5~1.0。

(2)扫描参数:管电压100kV~120kV,管电流200mA~300mA(或自动毫安技术),转速0.6s~0.8s。根据机型的不同探测器组合为16×1.5、32×1.2、64×0.625等,对于急诊患者可尽量选择较宽的探测器组合以缩短扫描时间。肝脏采用5mm层厚;胰腺采用1.25~3mm层厚;脾脏采用5mm层厚。FOV=300~350mm(体部)。

(3)重建参数:采用标准或软组织重建算法。肝脏和胰腺CT图像的显示一般用软组织窗,根据观察脏器和病变情况,适当调节窗宽和窗位。

(4)窗技术:①肝脏和脾脏扫描图像,窗宽180HU~200HU,窗位35HU~50HU;②胰腺窗宽300HU~400HU,窗位40HU~50HU。

(七)脊柱

1. **扫描体位** 受检者仰卧于检查床上,身体置于检查床中间,进床方向一般选择头先进,腰椎CT检查时也可以选择足先进。

(1)颈椎及椎间盘:采用仰卧位,头先进床,人体冠状及矢状面置于检查床及扫描机架定位线中心,两肩尽量下垂,下颌微仰,颈部两侧可采用棉垫固定,防止位移。

(2)胸椎及椎间盘:采用仰卧位,头先进床,人体矢状面置于检查床及扫描机架定位线中心,扫描机架水平线位于人体冠状面腋后线水平。

(3)腰椎及椎间盘:采用仰卧位,头先进或足先进,人体矢状面置于检查床及扫描机架定位线中心,扫描机架水平线位于人体冠状面腋后线水平,双膝屈曲35°~40°并固定。

(4)骶椎:采用仰卧位,头先进床或足先进床,人体矢状面置于检查床及扫描机架定位线中心,扫描机架水平线高于人体冠状面3~5cm。

2. **扫描参数** 螺旋扫描,管电压120~140kV,管电流200~300mAs,层厚和层间距以扫描椎体的大小而定。

(1)颈椎椎体扫描采用3~5mm层厚,3~5mm层间距;颈椎椎间盘扫描采用2mm层厚,2mm层间距;

(2)胸椎扫描采用5mm层厚,5mm层间距;

(3)腰椎椎间盘扫描采用2~3mm层厚,2~3mm层间距;腰椎及骶尾椎椎体扫描采用5mm层厚,5mm层间距。

（八）四肢及骨关节

1. 扫描体位　四肢和关节 CT 检查体位，上肢通常选择头先进，下肢通常选择足先进。扫描四肢骨折或占位时，以病变部位为中心扫描范围包括邻近的一个关节。

（1）双手及腕关节：采用俯卧位，头先进，双臂上举平伸，双手间隔 5cm，手指并拢，手心向下，两中指末端连线与检查床中轴线垂直。

（2）肘关节及尺桡骨：可采用仰卧位，头先进，患侧上臂上举，手心向上，上臂可向床面正中靠拢。如果受检者无法上举可采用双上臂自然平伸置于身体两侧，双手手心向上，身体置于床面正中，并且扫描期间需要受检者屏气。双臂上举可以避开心胸腹等活动器官对成像的影响，扫描的剂量可以得到有效降低；如果双臂下垂，需要在扫描时进行屏气，否则呼吸及心跳会带来运动伪影。

（3）肩关节、胸锁关节、锁骨及肱骨：采用仰卧位，头先进床，双上臂自然平伸置于身体两侧，双手手心向上，身体置于床面正中。

（4）髋关节、骶髂关节及股骨：采用仰卧位，头先进床，双足跟略分且足尖向内侧旋转并拢，双上肢向头侧上举。

（5）膝关节、胫腓骨及踝关节：采用仰卧位，足先进床，双下肢伸直并拢，足尖向上，双足跟连线与检查床中轴线垂直，双上肢向头侧上举。

（6）双足：采用仰卧位，足先进床，双下肢弯曲，双足平踏于检查床面，双足纵轴相互平行且均平行于检查床纵轴。

2. 扫描参数　螺旋扫描，管电压 120kV。

（1）双手及腕关节的扫描常规采用 80～100mA，2～3mm 层厚，2～3mm 层间距。

（2）肘关节及尺桡骨扫描采用 300～360mA，2～3mm 层厚，2～3mm 层间距。

（3）肩关节、胸锁关节、锁骨及肱骨扫描采用 300～500mA，3～5mm 层厚，3～5mm 层间距。

（4）髋关节、骶髂关节及股骨扫描采用 300～500mA，3～5mm 层厚，3～5mm 层间距。

（5）膝关节、胫腓骨及踝关节扫描采用 250～400mA，5mm 层厚，5mm 层间距；观察半月板则应采用 1mm 层厚，1mm 层间距。

（6）双足扫描采用 200～300mA，2mm 层厚，2mm 层间距。

以上扫描均采用标准算法。若观察骨骼的细小结构或者细微骨折，可以采用高分辨力算法。

六、图像质量控制

1. 颅脑　在 CT 的成像过程中，影响 CT 图像质量还有诸多方面的因素，有设备因素和人为因素，在颅脑 CT 检查方面需要注意：检查前准备，控制伪影，合理选择 CT 扫描参数及对比剂的合理应用等，如体位对称，金属伪影及运动伪影的预防，曝光剂量、焦点及重建算法的合理选择等。

2. 鞍区　预设扫描体位和实际扫描体位保持一致；鞍区占位性病变后处理时应测量标注病变大小、长度、CT 值等。

3. 颌面部　来自唾液腺、舌、口腔、口咽以及颌骨的先天性、炎性、肿瘤性及肿瘤样等软组织病变，扫描时曝光条件应适当增加，以保证足够密度分辨力，提高软组织对比。考虑恶性肿瘤时，增强扫描应加大扫描范围，上界包括颅底，下界包括颈部淋巴引流区，达颈静脉切迹，以便于肿瘤的分期和治疗计划的选择。在图像后处理方面：观察颈部淋巴结时，以沿颈动脉走行的斜冠状面重组成像为主；观察舌体、软腭、会厌、口咽后壁等结构时，以正中矢状面重组成像为主。

咀嚼肌间隙内（包含颞下窝和翼腭窝）的肿块性病变，扫描范围应包括下颌神经的通路，从下颌颏部至前床突水平。后处理以 MPR 软组织窗和骨窗分别显示。

颌面部外伤和以整形术前评估为目的时，因骨性结构与周围组织本身具有天然的高对比，密度分辨力不是图像质量追求的重点，少量图像噪声也不影响诊断，这时应适当调低曝光条件，以降低受检者接受的辐射剂量。此时，为达到较高的图像空间分辨力和满足三维重组后处理的需求，要求扫描时采集层厚尽可能薄，重建间距窄以及采用高分辨力卷积核，高分辨算法重组图像用于观察骨性结构细节较好，用于整形术前的几何学测量也更可靠。但是，在选择 VR 技术行后处理时，重建算法应选择标准或软组织算法重建源图像，因上颌窦的前壁骨质较薄，高分辨算法生成的 VR 图像可能出现尖牙窝处的“假空洞”。通过选取不同的域值，获得皮肤、肌肉以及骨骼的软组织表面轮廓图，可用于评估先天性面部发育畸形或获得性面部畸形的实际情况，确定植骨的量，设计植入假体的形态大小等。

4. 颈部

（1）颈部的图像采用软组织窗重建，排版打印以横断面重建图像及冠状面重组图像为主要采集对象。

(2) 颈部的占位性病变部位需标注病变大小、位置,测量平扫及增强 CT 值、测量相关径线。

(3) 注意对扫描部位之外的区域进行必要防护,尤其注意对婴幼儿、儿童少年、育龄期妇女及孕妇的防护。

5. **胸部**

(1) 胸部的图像采用肺窗与纵隔窗重建。

(2) 胸部的占位性病变部位需标注病变大小、位置,测量平扫及增强 CT 值、测量相关径线。

(3) 注意对扫描部位之外的区域进行必要防护,尤其注意对婴幼儿、儿童少年、育龄期妇女及孕妇的防护。

6. **腹部**

(1) 肝脏和胰腺图像质量要求:①能够清晰分辨肝脏、胆囊、脾脏、胰腺与血管;②能够清晰分辨胃及十二指肠、肾上极及肾周组织与血管的关系;③能够清晰显示这些脏器周围的血管。

(2) 肾上腺、肾脏图像质量要求:①能够清晰分辨肾上腺、肾脏及腹膜后组织与血管;②能够清晰分辨肾盂输尿管、小肠、结直肠及大网膜组织与血管的关系;③能够清晰显示这些脏器周围的血管。

(3) 胃部图像质量要求:①能够清晰分辨胃及胃周组织与血管;②能够清晰分辨胃及十二指肠与血管的关系;③能够清晰显示这些脏器周围的血管。

(4) 小肠、结肠图像质量要求:①能够清晰分辨肝脏、胆囊、脾脏、胰腺、肾上腺及肾脏组织与血管;②能够清晰分辨肾盂输尿管、小肠、结直肠及大网膜组织与血管的关系;③能够清晰显示这些脏器周围的血管。

七、脊柱

1. **脊柱外伤** 外伤脊柱 CT 检查务必了解外伤病史,仔细查体,小心移动摆位,防止检查过程的二次伤害及截瘫风险,特别是颈椎、胸椎及腰椎上段检查。可通过骨、软组织算法分别薄层重建,利于获取更多的图像信息。

2. **脊柱肿瘤** 脊柱肿瘤的 CT 检查在显示肿瘤病灶内结构、钙化、细小骨质破坏及病理性椎体骨折等方面优于其他检查,但由于 CT 检查对肿瘤的软组织变化显示逊于 MRI,对于没有安装磁共振设备的医院,必须应用 CT 增强扫描,加强对软组织病变的显示。

3. **脊柱发育畸形** 对于侧弯及前后凸畸形受检者,位置不易固定,为避免运动伪影,应尽量采用辅助设备帮助受检者处于舒适的位置,必要时可采用侧卧位或俯卧位扫描。

4. **脊柱结核** 软组织算法和骨算法两种重建方式。软组织算法观察病变周围肿胀的软组织,椎管内或椎体两侧有无脓肿形成;骨算法可更清晰的显示骨质破坏,易于发现死骨及病理性骨折碎片。结合脊柱 CT 增强检查,可以更好地了解软组织内脓肿的范围及蔓延方向。

5. **强直性脊柱炎** 扫描范围尽量包括一端具有特征或易于辨认的椎体,利用 MPR 及窗宽窗位技术观察椎体边缘韧带附着处出现小的骨侵蚀、骨硬化及脊柱韧带竹节样钙化表现等。

6. **椎间盘病变** 一般采用螺旋扫描方式重建,为了降低图像噪声,增加密度分辨力,在辐射防护许可范围内,在螺旋扫描时可适度增加管电流或减小螺距等。椎间盘扫描也可使用轴扫描方式,由于扫描层面需平行椎间隙,故需倾斜扫描机架逐个间盘扫描,相对螺旋扫描方式烦琐及耗时且无法 MPR 处理,优点是辐射剂量较低。

(刘杰)

第四节 移动 CT 成像技术

一、概述

随着临床需求的多样化,固定封闭式的 CT 已不能完全满足临床需要。许多患者病情危重,常需及时进行 CT 检查。但在转送患者至 CT 室的过程中,可能会发生很多并发症,包括生理状态不稳定、诱发事件(如疼痛发作)和技术失误等导致病情恶化,进而加重损伤并引起继发性的损伤;同时,由于患者离开了监护环境,在病情变化时很难提供适时的治疗措施。

于是可移动的开放式 CT(mobile CT,MCT)就应运而生。MCT 的使用可以及时发现患者出现的各种异常情况变化,有效避免搬动患者外出检查所带来的各种风险。MCT 灵活轻便,即使在狭窄的地方一人即可移动其支架,并能放置于患者床边。MCT 还可以平移,能为躺在不可移动的床上患者进行扫描。应用 MCT 进行床边检查,避免了转运患者、处理监测仪器等繁杂工作,降低了护理人员的工作负荷。使用 MCT 技术增加了手术的安全性、有效性,提高了现有设备的性价比。随着计算机技术和其他硬件技术的发展,MCT 更加小型化、便利化,灵活、方便,应用范围也逐渐扩大,具有体积小、质量轻、移动性好的特点,已经成为今后 CT 设备发展趋势之一。

现在移动 CT 主要应用在神经外科、有脊柱外科、颅面外科、耳鼻喉科、ICU 室、急诊科等。

(1) 神经外科和心胸外科:在神经外科,MCT 可用于常规手术的术中和术后监测、各颅脑立体定向手术的术中和术后监测、血管介入外科等。常常与手术导航系统联合使用准确判定肿瘤的边界,安全、彻底地全切肿瘤,又能减少由于切除肿瘤可能导致的并发症(如出血)及神经系统症状及体征加重的风险。血管外科专业手术室为术中患者配置移动式螺旋 CT,使患者不出净化手术室,不用更换手术床就能完成术中 CT 扫描检查。

(2) 颅面整形科:主要应用于对颅面损伤的患者进行术中复位。

(3) 脊柱外科:主要用于经椎弓根螺钉固定技术手术中对术中螺钉位度的监测,也可应用于股骨头置换手术中对手术位置进行监测。目前利用 MCT 导向对脊椎进行植入物治疗是比较成功的。MCT 及其三维图像可显示骨及邻近骨性结构,并通过不同的图像形式反映多个方位组织结构及其相邻关系,有助于临床医生整体、全面地理解和认识各种骨骼的解剖结构和病理损伤机制;其所显示的骨折线及断端位置关系、对内置螺钉的植入方向及位置的确定有指导作用,并可及时进行修改。

(4) ICU 室:ICU 的患者病情危重,血流动力学状况不稳定,多有不同程度的意识障碍,有气管插管或脑室外引流,并有动脉压、肺毛细血管压、中心静脉压和颅内压监测。患者进行床旁 CT 检查,只需要 1 个短窄的床板支撑患者的头和肩膀,使其能进入 MCT 扫描架的孔,便可对患者进行扫描。CT 分辨力高,能准确测出某一平面各种不同组织之间的放射衰减待性的微小差异,极其精细地分排出各种软组织的不同密度,从而形成对比图像,且能够定量地反映肺不张的大小程度及密度。自 1980 年以来,在国外 CT 已被广泛用来监测清醒患者和麻醉患者的肺不张。

(5) 急诊科:主要用于对急诊科中接诊的生命体征不平稳、需要抢救而不能离开抢救室的患者进行检查。

二、硬件特性

与传统 CT 相比,MCT 的硬件主要特点是扫描机架和检查床都可以移动,质量也较轻,且具有结构紧凑、系统集成度高、电源要求极低、射线剂量极低等技术待点。MCT 解决了扫描过程中机架移动的技术难题。众所周知,进行 CT 扫描要有可移动的病床将患者送至扫描区域,通过 MCT 机架来实现病床与机架的相对移动,从而完成对患者的扫描。因此,MCT 应具备以下性能:

1. 机架通过滑动轨道或脚轮实现可移动。

2. 适于在电梯这样的窄小空间中,也适于一般手术室或房间内。

3. 普通电源(220V)即可使用。

4. 附件(如手术头架等)对 X 射线具有通透性,且能够通过 CT 扫描器内孔。

5. 具有 X 射线防护器具。

6. 具有良好的图像品质。

目前市场上使用较多的 MCT 主要有两种类型。

1. **轮式机架 MCT(图 27-17)** 此型 MCT 应用原理大致与螺旋 CT 相同,但体积较小、可移动,它主要由扫描机架、检查床和控制台三部分组成。每一个单元都可分离,装有滑轮可移动,各部分自带万向轮,人力可推拉移动,通过电梯,直接在手术室、ICU、急症室中执行检查。安装要求不高,不需要环境空调,不需要专用供电电路。值得一提的是,它可采用单相交流电源,任何墙上电源都足以使 CT 机启动,断电后还能利用机器自带的蓄电池继续扫描。结构特点是,机架内安装了所有成像的重要部件,包括 X 线球管、发生器和探测器等。X 线球管一般是低功率的,产生的 X 射线光谱比较适合脑部 CT 成像。探测器是固体探测器,扫描数据一般采用射频传送。检查床下部装有滑轮,能和机架对接固定。床面板是用碳素纤维制成,使 X 射线易于穿透。不使用检查床同样可以进行 CT 检查。该类型 CT 装有带滑轮的控制台,通过电缆与扫描机架相连。操作台还包括显示器、对话扩音设备、摄影机接口、网络设备和存储设备。

2. **滑轨式机架 MCT(图 27-18)** 该 CT 通过在机架底部安装滑轮,在固定的滑轨上滑动实现机架的移动。该类型 MCT 不能灵活移动,只能通过固定的轨道实现平移,且滑动的距离较短,一般用于手术室等基本固定空间。内部基本构造与普通

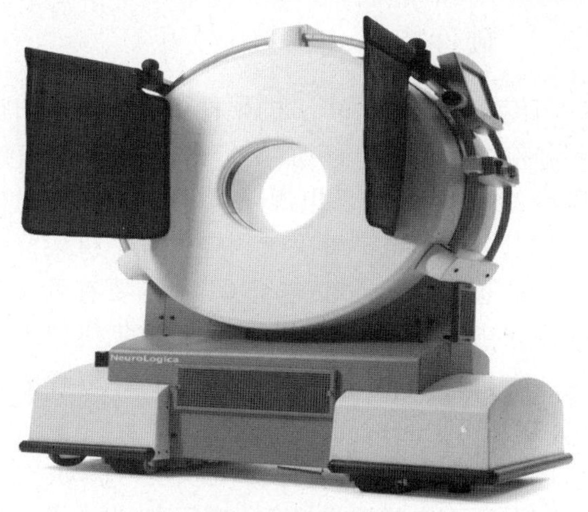

图 27-17　轮式机架 MCT

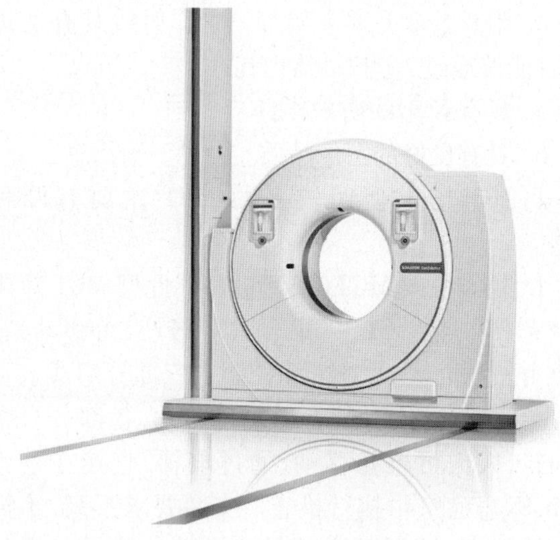

图 27-18　滑轨式 MCT

CT 相同,如使用较多的西门子大孔径滑轨 CT,实际上是普通 CT 进行了可移动处理,成像原理与部件构成皆与普通 CT 相同。有些滑轨式 CT 还可与其他设备联合使用,如可用于放疗精确定位扫描,与加速器置于一室,并通过共用同一检查床,进行联合检查与治疗。检查定位时,通过滑轨将 CT 靠近检查床,定位扫描后,用同一床面将患者送入加速器进行精确放疗。

三、软件特性

MCT 具有 CT 的完整功能,包括:动态扫描,多平面重组,3D 成像,CTA,DICOM3.0 接口,中文操作界面可选,图像调窗、放大、缩小、相减、平均,测量等功能。

与常规 CT 相比,具有的后处理重组技术有以下几种:

1. **多平面重组**(MPR)　MPR 是利用计算机将感兴趣区各个不同层面的像素重新排列的技术,能连续组合各个层面的二维图像,包括冠状面、矢状面和任意斜位面。MPR 可较好地显示组织器官内复杂解剖关系,有利于病变的准确定位,可用于胸部血管、食管及气管管壁及管腔内外的多方位显示,比如胸主动脉、肺动脉、肿瘤、气管及食管异物等。

2. **最大密度投影**(MIP)　MIP 是通过计算机处理,从不同方向对被观察的三维数据进行线束透视投影,每一线束所遇密度值高于所选阈值的像素被投影在与线束垂直的平面上重组成二维图像,其投影方向可任意选择。能够清晰立体显示血管走行、病变血供的来源以及血管壁的改变等。可清晰显示胸部血管走行、管壁钙化斑块,以及血管、气道、食管内支架情况。往往结合 MPR 进行后处理重组。

3. **最小密度投影**(MinIP)　MinIP 是对每一投影线束所遇密度值低于所选阈值的像素投影重组的二维图像,主要用于扫描范围内胃肠管、支气管等气道的显示。

4. **表面阴影显示**(SSD)　SSD 是通过计算被观察物体的表面所有相关像素的最高和最低 CT 值,保留所选 CT 阈值范围内像素的影像,但超出限定阈值的像素被透明处理后重组成三维图像。此技术可应用于骨骼、支气管、血管和肿瘤的表面形态显示,其空间立体感强,表面解剖关系清晰,有利于病灶的定位和侵犯范围的判断。

5. **容积再现**(VR)　VR 技术是利用螺旋 CT 容积扫描的所有体素数据,根据每个体素的 CT 值及其表面特征,使所有体素均有不同颜色和透明度,通过图像三维重组显示出具有立体效果的器官或组织结构的全貌,并且还可根据需要显示器内部任意层次的形态。可用于肋骨、脊柱等胸廓骨胳以及胸部心脏血管的显示。

6. **CT 仿真内镜**(CTVE)　CTVE 是利用计算机软件功能,将螺旋 CT 容积扫描获得的图像数据进行后处理,重建出空腔器官内表面的立体图像,类似纤维内镜所见。CTVE 多用于观察气管、支气管、胃肠道、鼻咽腔、喉和主动脉等。

四、相关准备

(一) 设备准备

1. 严格按照开机程序进行 CT 开机,开机后进行 X 射线预热扫描及相应的校正。预热是对 X 射线管从低千伏、低毫安到高千伏、高毫安多次曝光,使 X 射线管逐渐升温,避免过冷和过热,以保护 X 射线管。

2. 严格按照开机顺序启动高压注射器和胶片打印机等辅助设备。

(二) 受检者准备

1. 检查前去除被检部位的所有金属物品,如头部检查时,活动性义齿、发夹、耳环等;胸部检查时,项链、玉佩、文胸、拉链等,以防止产生伪影。

2. 受检者及家属进入 CT 扫描室前,尽量换鞋或者穿鞋套,以免灰尘等进入而影响机器的正常运行。

3. 婴幼儿或者不能合作者,应事先给予镇静或麻醉后才能检查。急危重症受检者需临床相关科室医护陪同检查,对病情的变化给予实时监护和护理。

4. 颈部、喉部检查者,检查时不能做吞咽动作。

5. 眼部检查者,检查时闭上双眼,同时眼球不能转动。

6. 胸、腹部检查者,需要做呼吸训练,避免呼吸运动伪影的产生。

7. 腹部、盆腔检查者,根据需要做合适的胃肠道准备,比如空腹或者服用稀释的对比剂或者温水等。

8. 检查前一周内,做过食管、胃肠钡餐和钡剂灌肠的受检者不能做腹部 CT 检查,避免高密度钡剂产生伪影影响诊断。

(三) 操作者准备

1. 操作者必须经过 CT 上岗培训并获得合格证书。

2. 操作者要熟练掌握 MCT 机的性能和特点,对一些简单的故障能够识别并处理。

3. 操作者需认真核实申请单的基本资料,在做检查前,落实"查对"制度,包括受检者姓名、性别、年龄、检查部位等。

4. 检查前向受检者做好解释工作,利于检查时受检者的配合,并告知受检者出现异常情况时如何反馈给操作者。

5. 根据受检者特点、检查部位、检查目的、诊断需要等设置个性化扫描流程与参数,避免不必要的重扫及补扫。

6. 对非检查部位的重要器官如性腺用专用防护用品防护,尤其是注意对儿童和女性受检者性腺区的防护,减少不必要的辐射。

7. 熟悉影像科室危急值的范围,及时通知临床科室及诊断医生。

8. 掌握心肺复苏技术,受检者发生意外时能及时参与抢救。

五、检查技术

(一) 颅脑

1. **扫描体位** 受检者采取仰卧位,头颅置于检查床头架内,头部正中矢状面与扫描中心线重合(体位摆正,以保证轴位影像双侧对称),以听眦线为基准线(64 排及以下 CT 机型可适当倾斜机架角度),特殊情况可放宽摆位标准,头部需放置在扫描野中心。

2. **扫描方案**

(1) 定位扫描范围包括第 3 颈椎至颅顶,取侧位像。

(2) 扫描方式有非螺旋扫描和螺旋扫描,以听眦线为基线,扫描范围从颅底至颅顶。

3. **扫描参数**

(1) 非螺旋扫描管电压 120~140kV,管电流 250~400mAs,层厚 5~10mm,层间距 5~10mm。

(2) 螺旋扫描管电压 120~140kV,管电流 250~400mAs,探测器采用 0.5~1.0mm,螺距 0.3~0.8。重建层厚 5~10mm,层距 5~10mm,视野(FOV)为 220~250mm,矩阵 512×512,软组织算法与骨算法重建。

(二) 鞍区

1. **扫描体位** 受检者采取仰卧位,头颅置于检查床头架内,头部正中矢状面与扫描中心线重合(体位摆正,以保证轴位影像双侧对称),以听眦线为基准线,特殊情况可放宽摆位标准,头部需放置在扫描野中心。注意头颅中心线位于正中,两侧对称,扫描基线垂直听眦线。

2. **扫描方案** 常规采取侧位定位像,能够观察到垂体窝形态,是确定鞍区扫描范围的重要标记。轴位扫描基线平行于鞍底,冠状位扫描基线垂直于鞍底,以垂体窝为扫描中心点确定扫描范围。

3. **扫描参数** 螺旋扫描或非螺旋扫描管电压 120~140kV,管电流 200~250mAs。探测器采用 0.5~1.0mm,螺距 0.5~1.0。重建层厚 1~2.5mm,层距 1~2.5mm,FOV 200~250mm,矩阵 512×512,骨算法与软组织算法重建。

（三）颌面部

受检者采取仰卧位，头颅置于检查床头架内，头部正中矢状面与扫描中心线重合（体位摆正，以保证轴位影像双侧对称），以听眦线为基准线，特殊情况可放宽摆位标准，头部需放置在扫描野中心。注意头颅中心线位于正中，两侧对称，扫描基线垂直听眦线。

1. **扫描方案**　一般采取侧位定位像，侧位像能够观察到额窦与上颌窦形态，以确定鼻窦扫描范围。扫描基线为听眦线，横轴位扫描范围从硬腭至额窦。

2. **扫描参数**　螺旋扫描或非螺旋扫描管电压120～140kV，管电流200～250mAs。探测器采用0.5～1.0mm，螺距0.5～1.0。重建层厚2～5mm，层距2～5mm，FOV 200～250mm，矩阵512×512，骨算法与软组织算法重建。

（四）颈部

仰卧位，头稍后仰，使颈部与床面平行，同时两肩放松，两上臂置于身体两侧，两外耳孔与床面等距。

1. **扫描方案**　甲状腺扫描范围从第5颈椎下缘至第1胸椎。喉部扫描范围从第4颈椎向下扫描，或直接对准喉结扫描。鼻咽部扫描范围从海绵窦至口咽部。

2. **扫描参数**　螺旋扫描，螺距0.6～1.0，管电压120kV，有效管电流200mAs，矩阵512×512，软组织算法，最薄层厚无间隔重建。

（五）胸部

1. **扫描方案**　仰卧位，头先进，两臂上举抱头，身体置于床面正中。驼背或不宜仰卧者、对少量胸腔积液和胸膜肥厚进行鉴别诊断者可采用俯卧位。扫描范围：从肺尖开始到肺底。对于呼吸困难不能屏气者或婴幼儿，扫描中应适当加大螺距，缩短扫描时间，以减少运动伪影。

2. **扫描参数**　螺旋扫描，根据受检者BMI指数，管电压可选择100～120kV，有效管电流200～300mAs，矩阵512×512，采集层厚≤1mm，重建层厚5～7mm，层间距5～7mm。对于呼吸困难不能屏气者或婴幼儿，扫描中应适当加大螺距，缩短扫描时间，以减少运动伪影。

（六）腹部

1. **扫描体位**　仰卧位，足先进，两臂上举；身体置于检查床正中间，水平线对准人体腋中线。

2. **定位像**　通常采用腹部正位像。用于确定扫描基线和精准扫描范围。

3. **扫描范围**　通常设定为（或根据临床需求和病变受累范围而定）：

（1）肝、脾：从膈顶扫描至脾下角。

（2）胆囊及胰腺：从肝门扫描至胰腺下缘。

（3）全腹部扫描：从膈顶扫描至盆腔底部。

4. **扫描参数**

（1）扫描方式：常规螺旋扫描，螺距选择：0.984～1.375。

（2）扫描参数：管电压100～120kV，管电流200～300mAs（或自动毫安技术），转速0.6～1.0s。根据机型的不同探测器组合为16×1.5、32×1.2、64×0.625等，对于急诊患者可尽量选择较宽的探测器组合以缩短扫描时间。肝脏采用5mm层厚；胰腺采用1.25～3mm层厚；脾脏采用5mm层厚。FOV＝300～350mm（体部）。

（3）重建参数：采用标准或软组织重建算法。肝脏和胰腺CT图像的显示一般用软组织窗，根据观察脏器和病变情况，适当调节窗宽和窗位。

（4）窗技术：①肝脏和脾脏扫描图像，窗宽180HU～200HU，窗位35HU～50HU；②胰腺窗宽300HU～400HU，窗位40HU～50HU。

（七）脊柱

1. **扫描体位**　受检者仰卧于检查床上，身体置于检查床中间，进床方向一般选择头先进，腰椎CT检查时也可以选择足先进。

（1）颈椎及椎间盘：采用仰卧位，头先进床，人体冠状及矢状面置于检查床及扫描机架定位线中心，两肩尽量下垂，下颌微仰，颈部两侧可采用棉垫固定，防止位移。

（2）胸椎及椎间盘：采用仰卧位，头先进床，人体矢状面置于检查床及扫描机架定位线中心，扫描机架水平线位于人体冠状面腋后线水平。

（3）腰椎及椎间盘：采用仰卧位，头先进或足先进，人体矢状面置于检查床及扫描机架定位线中心，扫描机架水平线位于人体冠状面腋后线水平，双膝屈曲35°～40°并固定。

（4）骶椎：采用仰卧位，头先进床或足先进床，人体矢状面置于检查床及扫描机架定位线中心，扫描机架水平线高于人体冠状面3～5cm。

2. **扫描参数**　螺旋扫描，管电压120～140kV，管电流200～300mAs，层厚和层间距以扫描椎体的大小而定。

（1）颈椎椎体扫描采用3～5mm层厚，3～5mm

层间距；颈椎椎间盘扫描采用 2mm 层厚，2mm 层间距；

（2）胸椎扫描采用 5mm 层厚，5mm 层间距；

（3）腰椎椎间盘扫描采用 2～3mm 层厚，2～3mm 层间距；腰椎及骶尾椎椎体扫描采用 5mm 层厚，5mm 层间距。

（八）四肢及骨关节

1. 扫描体位　四肢和关节 CT 检查体位，上肢通常选择头先进，下肢通常选择足先进。扫描四肢骨折或占位时，以病变部位为中心扫描范围包括邻近的一个关节。

（1）双手及腕关节：采用俯卧位，头先进，双臂上举平伸，双手间隔 5cm，手指并拢，手心向下，两中指末端连线与检查床中轴线垂直。

（2）肘关节及尺桡骨：可采用仰卧位，头先进，患侧上臂上举，手心向上，上臂可向床面正中靠拢。如果受检者无法上举可采用双上臂自然平伸置于身体两侧，双手手心向上，身体置于床面正中，并且扫描期间需要受检者屏气。双臂上举可以避开心胸腹等活动器官对成像的影响，扫描的剂量可以得到有效降低；如果双臂下垂，需要在扫描时进行屏气，否则呼吸及心跳会带来运动伪影。

（3）肩关节、胸锁关节、锁骨及肱骨：采用仰卧位，头先进床，双上臂自然平伸置于身体两侧，双手手心向上，身体置于床面正中。

（4）髋关节、骶髂关节及股骨：采用仰卧位，头先进床，双足跟略分且足尖向内侧旋转并拢，双上肢向头侧上举。

（5）膝关节、胫腓骨及踝关节：采用仰卧位，足先进床，双下肢伸直并拢，足尖向上，双足跟连线与检查床中轴线垂直，双上肢向头侧上举。

（6）双足：采用仰卧位，足先进床，双下肢弯曲，双足平踏于检查床面，双足纵轴相互平行且均平行于检查床纵轴。

2. 扫描参数　螺旋扫描，管电压为 120kV

（1）双手及腕关节的扫描常规采用 80～100mA，2～3mm 层厚，2～3mm 层间距。

（2）肘关节及尺桡骨扫描采用 300～360mA，2～3mm 层厚，2～3mm 层间距。

（3）肩关节、胸锁关节、锁骨及肱骨扫描采用 300～500mA，3～5mm 层厚，3～5mm 层间距。

（4）髋关节、骶髂关节及股骨扫描采用 300～500mA，3～5mm 层厚，3～5mm 层间距。

（5）膝关节、胫腓骨及踝关节扫描采用 250～400mA，5mm 层厚，5mm 层间距；观察半月板则应采用 1mm 层厚，1mm 层间距。

（6）双足扫描采用 200～300mA，2mm 层厚，2mm 层间距。

以上扫描均采用标准算法。若观察骨骼的细小结构或者细微骨折，可以采用高分辨力算法。

六、图像质量控制

1. 颅脑　在 CT 的成像过程中，影响 CT 图像质量还有诸多方面的因素，有设备因素和人为因素，在颅脑 CT 检查方面需要注意：检查前准备，控制伪影，合理选择 CT 扫描参数及对比剂的合理应用等，如体位对称，金属伪影及运动伪影的预防，曝光剂量、焦点及重建算法的合理选择等。

2. 鞍区　预设扫描体位和实际扫描体位保持一致；鞍区占位性病变后处理时应测量标注病变大小、长度、CT 值等。

3. 颌面部　来自唾液腺、舌、口腔、口咽以及颌骨的先天性、炎性、肿瘤性及肿瘤样等软组织病变，扫描时曝光条件应适当增加，以保证足够密度分辨力，提高软组织对比。考虑恶性肿瘤时，增强扫描应加大扫描范围，上界包括颅底，下界包括颈部淋巴引流区，达颈静脉切迹，以便于肿瘤的分期和治疗计划的选择。在图像后处理方面：观察颈部淋巴结时，以沿颈动脉走行的斜冠状面重组成像为主；观察舌体、软腭、会厌、口咽后壁等结构时，以正中矢状面重组成像为主。

咀嚼肌间隙内（包含颞下窝和翼腭窝）的肿块性病变，扫描范围应包括下颌神经的通路，从下颌颏部至前床突水平。后处理以 MPR 软组织窗和骨窗分别显示。

颌面部外伤和以整形术前评估为目的时，因骨性结构与周围组织本身具有天然的高对比，密度分辨力不是图像质量追求的重点，少量图像噪声也不影响诊断，这时应适当调低曝光条件，以降低受检者接受的辐射剂量。此时，为达到较高的图像空间分辨力和满足三维重组后处理的需求，要求扫描时采集层厚尽可能薄，重建间距窄以及采用高分辨力卷积核，高分辨算法重组图像用于观察骨性结构细节较好，用于整形术前的几何学测量也更可靠。但是，在选择 VR 技术行后处理时，重建算法应选择标准或软组织算法重建源图像，因上颌窦的前壁骨质较薄，高分辨算法生成的 VR 图像可能出现尖牙窝处的“假空洞”。通过选取不同的域值，获得皮肤、肌肉以及骨骼的软组织表面轮廓图，可用于评估先天性面部发育畸形或获得性面部畸形的实际情况，确定植骨的量，设计植入假体的形态大小等。

4. **颈部**

(1) 喉部扫描时嘱受检者连续发字母“E”音，使声带内收，梨状隐窝扩张，以便较好地显示声带、梨状隐窝、咽后壁及杓会厌襞的形态及病变。

(2) 颈部的图像采用软组织窗重建，排版打印以横断面重建图像及冠状面重组图像为主要采集对象。

(3) 颈部的占位性病变部位需标注病变大小、位置，测量平扫及增强 CT 值、测量相关径线。

(4) 注意对扫描部位之外的区域进行必要防护，尤其注意对婴幼儿、儿童少年、育龄期妇女及孕妇的防护。

5. **胸部**

(1) 胸部的图像采用肺窗与纵隔窗重建，排版打印以横断面重建图像及冠状面重组图像为主要采集对象。

(2) 胸部的占位性病变部位需标注病变大小、位置，测量平扫及增强 CT 值、测量相关径线。

(3) 注意对扫描部位之外的区域进行必要防护，尤其注意对婴幼儿、儿童少年、育龄期妇女及孕妇的防护。

(4) 如遇呼吸困难不能屏气者或婴幼儿，扫描中应适当加大管电流，增加螺距，缩短扫描时间，以减少运动伪影。

6. **腹部**

(1) 肝脏和胰腺图像质量要求：①能够清晰分辨肝脏、胆囊、脾脏、胰腺与血管；②能够清晰分辨胃及十二指肠、肾上极及肾周组织与血管的关系；③能够清晰显示这些脏器周围的血管。

(2) 肾上腺和肾脏图像质量要求：①能够清晰分辨肾上腺、肾脏及腹膜后组织与血管；②能够清晰分辨肾盂输尿管、小肠、结直肠及大网膜组织与血管的关系；③能够清晰显示这些脏器周围的血管。

(3) 胃部图像质量要求：①能够清晰分辨胃及胃周组织与血管；②能够清晰分辨胃及十二指肠与血管的关系；③能够清晰显示这些脏器周围的血管。

(4) 小肠和结肠图像质量要求：①能够清晰分辨肝脏、胆囊、脾脏、胰腺、肾上腺及肾脏组织与血管；②能够清晰分辨肾盂输尿管、小肠、结直肠及大网膜组织与血管的关系；③能够清晰显示这些脏器周围的血管。

七、脊柱

1. **脊柱外伤**　外伤脊柱 CT 检查务必了解外伤病史，仔细查体，小心移动摆位，防止检查过程的二次伤害及截瘫风险，特别是颈椎、胸椎及腰椎上段检查。可通过骨、软组织算法分别薄层重建，利于获取更多的图像信息。

2. **脊柱肿瘤**　脊柱肿瘤的 CT 检查在显示肿瘤病灶内结构、钙化、细小骨质破坏及病理性椎体骨折等方面优于其他检查，但由于 CT 检查对肿瘤的软组织变化显示逊于 MRI，对于没有安装磁共振设备的医院，必须应用 CT 增强扫描，加强对软组织病变的显示。

3. **脊柱发育畸形**　对于侧弯及前后凸畸形受检者，位置不易固定，为避免运动伪影，应尽量采用辅助设备帮助受检者处于舒适的位置，必要时可采用侧卧位或俯卧位扫描。

4. **脊柱结核**　软组织算法和骨算法两种重建方式。软组织算法观察病变周围肿胀的软组织，椎管内或椎体两侧有无脓肿形成；骨算法可更清晰的显示骨质破坏，易于发现死骨及病理性骨折碎片。结合脊柱 CT 增强检查，可以更好地了解软组织内脓肿的范围及蔓延方向。

5. **强直性脊柱炎**　扫描范围尽量包括一端具有特征或易于辨认的椎体，利用 MPR 及窗宽窗位技术观察椎体边缘韧带附着处出现小的骨侵蚀、骨硬化及脊柱韧带竹节样钙化表现等。

6. **椎间盘病变**　一般采用螺旋扫描方式重建，为了降低图像噪声，增加密度分辨力，在辐射防护许可范围内，在螺旋扫描时可适度增加管电流或减小螺距等。椎间盘扫描也可使用轴扫描方式，由于扫描层面需平行椎间隙，故需倾斜扫描机架逐个间盘扫描，相对螺旋扫描方式烦琐及耗时且无法 MPR 处理，优点是辐射剂量较低。

（刘杰）

第五节　CT 成像技术新进展

CT 成像技术包括为图像重建技术，采集技术以及建后处理技术等。随着 CT 成像技术的不断发展与完善，其为医学临床诊断所做出的贡献也愈发凸显。就 CT 成像技术的发展而言，其早已向着多层螺旋 CT 方向的转变，在硬件层面，包括了扫描方法以及探测方式的转变，在软件层面，向着多参数和功能 CT 方向发展。CT 成像技术进步，使得其不断优化，大大拓展了临床价值。

一、CT 设备硬件新进展

（一）X 线球管技术新进展

伴随着多层 CT 的出现，扫描覆盖范围增大、层厚变薄，球管设计也向大热容量、高散热率和高毫安输出的方向发展，以便既能进行薄层、快速、大范围的扫描，又能保证高质量图像。随着 CT 整机技术的不断发展，对 CT 球管也提出了更高要求，目前对 CT 球管的技术进展如下：

1. **更高的球管热容量或更高的散热速率**　目前国外多层螺旋 CT 球管标准配置已达到 8MHU 以上。当前西门子最大热容量 CT 球管 Straton-MXP 其等效热容量为 9MHU，飞利浦 MRC800 型球管其热容量为 8MHU，物理热容量的极限均未突破 10MHU。

2. **更高的散热速率**　传统 X 射线管转子轴承采用镀银或镀铅轴承，耐热性较差，当轴承温度达到 460℃时，镀层存在脱落现象，致使轴承出现损伤，导致卡转现象，球管报废。这将导致 X 射线管阳极输入功率和阳极热容量受到限制。目前提高散热速率的主要措施是采用液态金属轴承，如飞利浦公司生产的 iMRC 球管，它摒弃了传统的滚珠或滚轴轴承结构，采用全新螺旋槽轴承，独特液态金属润滑剂和导热媒质，阳极冷却效率达到 1 500kHU/min，等效热容量大于 30MHU，液态金属轴承技术采用镓基金属合金（镓铟锡合金 galinstan 的专利合金质量分数：68.5%的镓，21.5%的铟和 10%的锡），在低温和高温状态下，均呈液态，不存在损伤现象，从而能够提高阳极输入功率和热容量。

3. **动态飞焦点技术**　所谓飞焦点技术是指采用磁偏转线圈精确控制电子束运动，轰击不同的阳极靶面位置（焦点），从不同角度对目标点进行重叠数据采集，获得双倍或多倍的采样，提高成像的清晰度，目前高端 CT 球管都具有飞焦点功能。

4. **耐受更高 CT 机架转速**　为满足活动组织（如跳动的心脏）的高清晰成像，必须具有高速扫描能力。目前高端 CT 整机机架转速已达到 250ms/r 以上，离心加速度超过 10g，对球管的结构要求耐受更强的离心力。

（二）探测器技术新进展

目前采用的固体探测器由两种新型的闪烁晶体材料耦合光二极管做成。它们分别是钨酸钙和高纯度的稀土氧化陶瓷。其采用光学方法使这些材料和光二极管结合在一起。钨酸钙的转换效率和光子俘获能力是 99%，动态范围是 1 000 000∶1，而稀土氧化陶瓷的吸收效率也是 99%，闪烁晶体的发光率却是钨酸钙的 3 倍。现今最先进的多层螺旋 CT 机的探测器都采用后一类超高速稀土陶瓷材料做成。

最早的层面采集 CT 的探测器覆盖宽度只有 10mm，最薄的物理采集层厚也只能达到 10mm。多排螺旋 CT 采取了阵列探测器，每一单列的探测器物理采集厚度可达到亚毫米，阵列探测器组合的覆盖宽度在 64 排采集的覆盖宽度可达 40mm；而现在 320 排 CT 的覆盖宽度可达 16cm。最薄物理采集层厚依据不同厂家可做到高分辨力的亚毫米层厚 0.5mm 或 0.625mm。探测器发展向着宽体、薄层的方向发展。覆盖宽度越来越大，层厚越来越小，图像质量更佳，扫描速度得到很大的提升。现在 64 排 CT 可在 10s 内完成全身扫描，同时所得到的图像都是高分辨力的亚毫米层厚。随着探测器技术的发展，在多层螺旋 CT 中，扫描进度、图像质量和覆盖范围这三者实现了有效的统一，同时实现薄层、快速、大范围的采集，拓展了临床应用范围。

探测器单元的大小是决定采集体素大小，进而也是决定图像质量的关键因素之一。在多层 CT 上不仅有传统的 *X* 轴、*Y* 轴分辨力，还提出了 *Z* 轴分辨力的概念。在 64 排 CT 上实现了真正的各向同性。各向同性体素采集的原始信息可以保证重建图像和任意方向模式的重组影像均可获得最佳分辨力且不失真，有利于观察微小解剖病变和结构。

随着探测器宽度从 10mm 发展到 16cm 覆盖，灌注成像技术的应用也从层面灌注发展到病灶灌注，目前已实现了器官灌注及容积灌注成像。一次扫描，一次注射对比剂，所获得的数据能同时进行动态 CTA 重建和组织灌注分析。在探测器下一步发展中，由于采集的最薄物理单元已达到了亚毫米，再进一步提高的空间已经有限。相反，探测器的宽度却有着很大的发展空间。更宽的探测器的开发，尚待进一步探讨其临床应用价值及涉及的物理学与数字信号处理技术等。

（三）高压注射器技术新进展

高压注射器作为医学影像系统中的辅助设备，是随着 X 线机械、快速换片机、影像增强器以及人工对比剂等的发展而逐渐出现的。20 世纪 80 年代,出现了用于造影的自动注射器,随后 Jonsson 等利用杠杆原理发明了不锈钢高压注射器,其后不久瑞典的 Ake Gilund 发明了第一个高压注射器与双向卷片换片器,并应用于血管造影检查中。现在,高压注射器已广泛应用于各种血管造影检查、CT 增强造影扫描和磁共振增强扫描中。

高压注射器的种类很多,按传动方式分为两种基本类型:气压式和电动式高压注射器。目前多用程控电动式高压注射器,它是以电动泵为动力,设有电动抽液、分级注射。驱动电机经离合器、减速器带动传动效率极高的滚珠丝杆推动注射活塞进行注射,调节电机转速就可以改变注射压力,因此控制电机的转速和动作时间,就可控制注射率和注射量。同步曝光、超压和定量保护剂报警系统,直接控制注射速度,是目前理想的高压注射器。

按性能可分为压力型注射器和流率型注射器两类。压力型注射器是以调节压力来控制对比剂注入的速度,缺点是不能显示对比剂的流率,也无流率保护装置。流率型注射器有调节流率来控制对比剂注射速度,具有压力限度保护装置。但注射对比剂时不能显示压力,如果流率选配不当时,注射压力可超过最大限度。新型的高压注射器采用微机处理技术,借助计算机自由编制注射程序,自动调节压力保证单位时间内的流速,使用时只需定出每秒的流速和流量即可。

近年来,美国的 Ulrich 推出的对比剂注射器改变了以往靠注射器针筒和针栓抽吸药物,完成高速注射的概念,其采用了滚动泵单向传输技术,确保对比剂的单向流动。同时内置的压力控制系统及智能防气泡功能,可自动完成排气,并随时监控管道中有无气体,防止气栓的发生,避免了安装和拆卸的复杂操作。并自动控制管道排气过程,使得对比剂准确充盈管道,在控制注射剂量、速度及扫描延迟时间上更准确,由于 Ulrich 注射器对比剂及生理盐水瓶都是直接插在泵管穿刺针头,它比以往的高压注射器减少了在更换针筒、抽吸药液和针筒排气上的时间,也减少对比剂打开暴露在空气中以及抽吸药液操作引起的污染,特别是使用双筒高压注射器还要反复确认对比剂和生理盐水是否正确,简化了操作过程,节省了大量操作时间。

(四) 图像后处理技术新进展

近 10 年来,各厂家在 CT 的图像后处理上下了很大功夫。原来单层螺旋 CT 逐步可以开展初步的二维、三维图像的重建,在多层螺旋 CT 出现后得到了快速发展,为临床诊断带来了新的立体诊断模式,使 CT 的临床应用有了进一步的突破,可以实现心脏冠脉的无创成像、血管的曲面跟踪重建 CT 功能学分析、CAD 技术等。同时,多种后处理技术的综合应用并且程序化,更加丰富了影像学的信息,如心脏"一站式"的后处理技术,只需选择一个程序,就可以同时得到冠状动脉的曲面 2D 图像、冠状动脉的平面拉直测量、冠状动脉束的显示以及心脏的形态、心室壁厚度及心室射血功能等诸多信息,使得无论从影像还是从临床角度都能最大程度获益。

后处理技术的进展另一表现是各厂家都把原来在工作站上才能做的各种功能移植到操作主台上进行,使得扫描检查和图像后处理更加紧密结合,也特别使得一些中级以下医院节省了费用。

(五) 影像数据管理新进展

随着 CT 薄层大范围扫描的临床应用和扫描层数的增多,图像扫描、数据采集、传输、后处理重建将面临庞大的数据流。尤其是到了 64 层 CT,上千幅图像成为常规。以前在后处理平台上各厂家都在追求稳定性、安全性、便捷性。随着数据的增多,如何加快图像后处理,加强有效数据的管理,是提高诊断医生的工作效率,减轻操作医生负担的关键。采用新技术使数据采集、重建和后处理一体化,是各厂家追求的目标,也是广大临床医生的迫切需求。现在 GE 公司推出的"深蓝平台",借助于容积重建加速引擎该平台在扫描的同时就能获得直接二维冠、矢状面和直接三维的图像,突破了传统以横断位浏览图像的模式。数据向 PACS 和工作站定向传输时,事先就根据系统部位的不同进行了专业分组,解决了网络拥堵,实现了数据分流。此外,在高级后处理软件上整体融合 CAD 智能诊断并实现定性定量诊断,突破了从前单一定性诊断和单凭经验诊断的模式。

二、CT 设备软件新进展

发明于 20 世纪 70 年代的 CT 应用到临床至今已 40 余年,并取得了令人瞩目的飞速发展。尤其是在最近十年里,更是日新月异,不断地推陈出新,不断增长和深化的临床需求是推动 CT 技术持续发展的原动力,各大国际设备生产商在超高端 CT 的开发和设计上越来越关注临床应用功能的拓展,尽管各个生产厂家的发展思路各有不同,但是殊途同归,最终在心脏成像、能量成像、低剂量迭代成像等方面“心有灵犀”，达成共识，这些技术平台的功能整合和统一代表了未来超高端 CT 的发展潮流。

（一）能谱计算机体层成像技术

1. 单能成像　能谱 CT 几乎在同时、同角度得到高（140kV）、低（40kV）两种能量 X 线的采样数据，并根据这两种能量数据确定体素在 40～140keV 范围内的衰减系数，获取该能量范围内的 101 个单能图像。随着 keV 的降低，单能图像软组织对比分辨力提高，但是图像信噪比降低；随着 X 线能量的升高，单能图像软组织对比分辨力降低，但是图像信噪比提高，高密度伪影降低。数据空间运算获得的单能检测数据较混合能量 X 线衰减所检测的数据更加精准，且 40～140keV 多参数的量化检测及相应的单能图像可提供更丰富的影像学信息。根据临床应用目的的不同，能谱 CT 可通过计算最佳对比度噪声比（CNR）及相应的能量值而获得最佳单能图像。与常规 CT 相比，单能图像能有效地减少射线硬化束伪影，具有更好的图像质量、SNR 和 CNR。

2. 物质组成分析与物质分离　能谱 CT 能将任何物质的 X 线吸收系数转化为任意两种基物质的吸收系数，并达到与该物质相同的 X 线衰减效应，因此可将一种物质的衰减转化为产生同样衰减的两种物质的密度，并根据已知能量水平的某基物质吸收系数评价出该基物质的密度及空间分布，从而实现物质组成成分的初步分析及物质分离，并产生物质分离图像。通常选择衰减高低不同的物质组成基物质对，水和碘是常用的组合，因为它包含了从软组织到含碘对比剂及医学中常见物质的范围。但是，能谱 CT 物质组成分析并不代表确定物质的真实物理组成或确定某物质的真实含量，而是利用已知的两种基础物质的组合来产生与未知物质相同的衰减效应，从而对未知物质进行定性定量的检测；成分分离运算时也不是固定以某种物质作为基物质进行物质分离，而是可选择任意两种基物质进行物质分离。

3. 有效原子序数　如果某元素对 X 线的吸收系数与某化合物或混合物的吸收衰减系数相同，该元素的原子序数就是某化合物或混合物的有效原子序数。通过计算得出化合物和混合物的有效原子序数，可以用来进行物质检测、鉴别及物质分离等。物理学家已经确定了 2 个单能量下 U 值的比值和有效原子序数的对应关系，在临床应用中，人们首先对受检组织进行能谱成像扫描，获取物质随能量变化的 X 线衰减曲线，在曲线上分别得到 70keV 和 120keV 两点，计算 U 值，再找出其和有效原子序数曲线的相交点，即可得到其有效原子序数。

4. 能谱图像分析工具

（1）最佳对比度噪声比：从能谱成像产生的单能量图像中快速选出最适合图像分析的能量点，应用于单能量图像，从而能够在众多单能量图像中快速并准确找到显示感兴趣组织的最佳能量点。

（2）直方图：直方图可应用于基物质图像、单能量图像或有效原子序数图的分析中，是用来观察不同感兴趣区（ROI）中体素分布的最好方法，对区域内的信息进行统计，直方图反映的是统计性质，不包含空间位置信息。直方图的宽窄代表物质密度、CT 值及有效原子序数的离散程度，高低代表所占比例的大小。在应用上，直方图也可用来反映物质和组织结构的特性。

（3）能谱曲线：能谱 CT 成像可以获得反映组织器官、病变特征和规律的能谱曲线，能谱曲线代表感兴趣区在不同 keV 下 CT 值的变化规律，对该感兴趣区能谱曲线的分析，有利于对病变性质、同源性及差异性的判断，为临床诊断提供更多有价值信息，提高诊断信心。研究表明，能谱 CT 对腹部多发病变、肿瘤来源的定位及淋巴结病变的性质具有一定的临床诊断价值。利用能谱曲线可以对血管壁非钙化性斑块的性质进行分析，对目标血管管壁的非钙化性斑块中的脂质成分、纤维成分及血栓样组织利用能谱曲线的特征表现进行分析，为临床治疗提供更为精确、有价值的信息。

（4）散点图：类似于直方图，用于单能量图、基物质图或有效原子序数图的分析。在应用上，与直方图和能谱曲线相近，代表物质和组织结构的特性，可用于鉴别、分类组织结构和疾病，也可用于观察病灶内有无强化。

（二）低剂量 CT 筛查以及计算机辅助检测技术

CT 低剂量筛查越来越为广大医务工作者所重视，这是近年来数字影像技术综合发展的结果，包含多层 CT、图像处理和 CAD 等技术，主要用于肺癌，冠状动脉钙化积分和结肠癌的早期检查。这也是得益于多层螺旋 CT 技术的发展以及 CAD 计算机辅助检测技术的进步。20 世纪 90 年代初随着螺旋 CT 的出现，由于其一次屏气可以完成全肺扫描，同时多层螺旋 CT 可以进行薄层再重建，常规得到高分辨力的图像,不会遗漏小的结节,提出低剂量螺旋 CT 筛查肺癌这一方法,使肺癌筛查重新得到重视。在肺癌筛查中,计算机辅助检测系统起着越来越重要的作用,它可以提高结节检出的准确率、提高检查效率,增强检查信心。

当然,应用螺旋 CT 低剂量肺癌筛查目前也仍然存在一些争议,探讨的焦点是筛查能否降低肺癌患者的死亡率及对经济价值分析等问题的考虑。这需较长时间和大量病例的随机研究予以结论。

CAD 技术其实早已用于检出早期乳腺癌和肺内孤立结节,同时在 CT 结肠成像筛查微小肿瘤方面也有良好前景。目前 CAD 主要用于大组人群肿瘤普查以及 MSCT、MRI 等数据密集型检查。CAD 具有从大量的影像资料中较高的检出病灶的能力,提高了工作效率及诊断的可靠性。

(三) 功能 CT 成像技术

CT 灌注是以核医学的放射性示踪剂稀释原理和中心容积定律为基础的一种定量研究方法评价活组织器官的微循环血流即灌注状态,通过组织器官的灌位状态从细胞水平揭示疾病如脑梗死、肿瘤等的病理生理改变。根据数学模型计算局部组织的血流量(BF),血容量(BV),平均通过时间(MTT),峰值时间(TTP),表面通透性(permeability surface,PS)等可量化的数值。

目前脑血流灌注在临床应用最多,主要应用于急性及超急性缺血性脑卒中检查,对于评价脑卒中受检者的病变范围、侧支循环、脑灌注和代谢信息,具有重要的临床价值。CTP 成像后期的数据处理因不同的程序软件和计算方法而迥异,目前分为两大类,即最大斜率法运算模型和去卷积运算模型。

1. **最大斜率法运算模型**　亦称非去卷积运算模型,利用随机灌注分析软件生成 MIP;选择缺血性卒中过程中未受到影响的大动脉和上矢状窦,得到各自时间密度曲线;定义适当的 CT 阈值,消除颅骨、脑脊液和较大血管,在 MIP 图上分别勾画出灰质和白质的 ROI;以上矢状窦的时间密度曲线作为输入动脉 TDC,软件自动计算脑灰质和白质的脑血流量。以四个兴趣层面灰质、白质 CBF 的平均值作为正常脑灰质、白质的 CBF。该数学模型在计算中不需要进行伽马变量来消除对比剂再循环的影响,仅需要首过早期的数据,计算简便。但需满足三个前提条件:没有对比剂外渗;消除对比剂再循环;适用于足够快的注射速率。

2. **去卷积运算模型**　主要反映注射对比剂后组织器官中存留的对比剂随时间的变化量。因此,对于对比剂的注射速率没有过高要求,可以较低流率注射,一般为 4~5ml/s。使用 CT-Perfusion 专用的软件进行图像后处理,经过运动校正和图像降噪后,选择颅内较大动脉绘制 TDC 并且定义前期平台期。选择大脑上静脉或者健侧大脑中动脉和上矢状窦垂直段来定义大脑的 AIF(动脉流入)和 VOF(静脉流出)的参考血管,生成扫描层面内每一像素的 TDC。

在定义 AIF 和 VOF 时,可选择手动选择和软件自动识别模式,在日常工作中,通常选择自动识别模式,可降低 CBV、CBF、MTT 和 TTP 测量中观察者间的变异性。自动化后处理得出的基于 CBV 和 MTT 阈值的梗死核心和半影的体积,在广泛使用时确保了 CTP 技术的可靠性。自动化后处理更快、更方便、同时有和手动处理一样的准确率,使得它对急诊卒中患者的分类有着潜在的价值。

通过标记病变半球,根据脑的血供区域避开血管和脑沟绘制 ROI,兴趣区包含基底节区和大脑前、中、后动脉的主要供血区域。得到大脑前、中、后动脉及交界区域 CBF、CBV、MTT、TTP 等定量参数的伪彩图。CT 灌注图反映了毛细血管水平的血流动力学,分配不同的颜色代表每个参数的值以便于阅读。通过与 CBF 和 CBV 的预定阈值进行对比,可以划分 NVT(非活性组织)和 TAR(高风险组织)。所有低于 CBF 和 CBV 阈值的实质区域标记为 NVT,低于 CBF 阈值但高于 CBV 阈值的实质区域标记为 TAR。

(四) 高级血管处理软件

高级血管分析软件与冠脉 CT 分析软件在高质量的 CTA 图像中,利用增强血管与周围组织的密度对比差自动选择合适的阈值,通过分离滤过技术将血管从其周围组织器官结构中分离提取,可显示血管的管脏面曲面并以最大密度投影等多种方式成像多角度实时观察,针对具体的血管病变进行任意血管或冠脉的任意角度曲面剖面的观察,并且可准确测量任意血管的管径截面积、容积、长度与角度等。对感兴趣的血管进行全方位的量化评估。在临床应用中,可对感兴趣血管的异常病变狭窄扩张畸形钙化及其程度的诊断与评价、介入治疗支架设置、外科手术的术前计划制定、治疗术后的随访和定期复查跟踪,定量分析血管进展性病变的发展情况。

（五）冠状动脉功能学评价

血流储备分数（FFR）是指病变血管的最大血流量与理论上该血管无病变时最大血流量的比值。大量的循证医学证据已经证实了 FFR 对冠状动脉功能学评价的有效性和准确性。

1. 定量血流分数（QFR）　QFR 是一种基于冠状动脉造影的三维重建和血流动力学分析得出的 FFR。第 1 代 QFR 技术是基于微循环扩张后的冠状动脉造影，分析时间不超过 10min，对中度狭窄病变的准确度达 88%。第 2 代 QFR 技术免去腺苷等药物的使用，利用常规冠状动脉造影序列，完成整个评估需 1～5min，能够实现在线评估。既往的国际多中心研究已经证实 QFR 计算提高了基于三维定量冠状动脉造影识别显著狭窄的准确性。QFR 的获得不需要药物性充血诱导，减少了手术时间、风险及成本使得基于 FFR 的病变评估有了更加广泛地应用。

2. 无创 FFR 与人工智能　冠状动脉 CT 血管成像（CTA）是一种无创性结构检查手段，可用于评价冠状动脉的解剖学形态但是不能反映功能学情况。而 FFR 作为评价冠状动脉功能学状态的“金标准”因其本身固有的有创性及操作的复杂性限制了其在临床的广泛应用。基于冠状动脉 CTA 的无创 FFR 评估手段成为评价冠状动脉功能学意义的一种新型无创技术。既往的相关研究均证实，无创 FFR 与单纯冠状动脉 CTA 相比具有更高的诊断准确率和特异度，具有较高诊断冠状动脉缺血病变的临床价值。但是既往无创 FFR 值的计算需要耗费大量的时间和精力，无创 FFR 的计算机器体积相对较大也限制了其在临床上的使用，但人工智能与无创 FFR 的结合很好地解决了这一关键性难题。深度学习人工智能模拟人类大脑功能，通过对既往知识内容的学习并进行储存整理。在临床实践中，人工智能通过对大量冠状动脉临界病变 FFR 值相关临床数据的深度学习，可以在临床应用时短时间内精确地计算相关冠状动脉的 FFR 值，并且具有很高的准确性。相信随着人工智能不断地学习和积累，其对冠状动脉功能学评价的准确性和实效性会进一步提高。

总而言之，目前各种图像后处理技术的应用使得冠状动脉功能学评价更加精确，QFR 与无创 FFR 的创新性应用及临床进展，为临床介入医生更加便捷、有效地进行介入治疗提供了技术支持。

（六）轴位扫描和 3D 锥形束反投影重建技术

对于 *Z* 轴覆盖面积的容积数据，采用 3D 锥形束反投影重建法来进行图像重建。3D 锥形束反投影重建法的原理是对于标准层面的每一个点，都使用 *X-Y*（channel）、*Z* 轴（mW）上不同的探测器单元的容积数据来进行插值处理，然后再使用反投影法来重建图像，从而大大减少锥形伪影。与 2D 反投影重建法不同。容积重建技术是先设立要重建的标准层面，然后使用容积数据来插值及反投影，而标准层面在容积数据（*X* 轴、*Y* 轴、*Z* 轴）上，可以任意设立，故原理上可以得到任意层面的重建图像。

三、CT 检查技术新进展

（一）低剂量技术

近年来，由于其相对于其他诊断方式可用性和准确性，行 CT 检查的患者数量急剧的增加，使 CT 成为一种不可或缺的诊断成像技术，但随着 CT 的广泛使用，越来越引起人们对其电离辐射接触相关的风险的关注，尤其是辐射诱发癌症的风险，据相关文献，CT 检查约占所有放射学检查总辐射剂量的 60%，而 CT 扫描引起的辐射诱发癌症的终生归因风险估计在 0.7%至 1.5%～2.0%之间。

ICRP 在 1990 年的建议书中，对于公众因任何工作和生活引起的辐射建议的剂量限值为每年 1mSv。而短期的 CT 检查的确会给人体带来一定的影响。因此 CT 检查应遵循 ALARA 原则，以减少患者的受照剂量。低剂量扫描（low dose radiation scan）是指在保证图像质量的前提下，调节螺旋 CT 的扫描参数，降低患者的 X 线接受剂量。降低 CT 检查对患者的辐射剂量可以采取如下措施：

1. 管电流　球管产生的 X 线数量与管电流成正比，因此管电流减少 50%相当于辐射剂量降低 50%。如果检查对象没有改变，这种剂量减少 2 倍会使图像噪声增加 41%。它主要基于身体部位、临床表现、患者体型及年龄进行选择。降低管电流可以线性减少辐射剂量，但是会降低图像信噪比。近年来，自动管电流调制（ATCM）应用广泛，能够有效降低辐射剂量。ATCM 属于前瞻性的三维剂量调控技术，主要包括 *X-Y* 平面动态电流调节技术和 *Z* 轴动态电流调节技术。通过操作者预先设定的 mAs 和预设噪声指数（NI），在扫描时管电流会根据患者体型进行自动调节，使图像噪声保持在预设水平，在保证图像质量的情况下有效降低辐射剂量，有学者发现在使用 ATCM 技术时，管电压的改变对辐射剂量及图像噪声影响不大。

2. **管电压**　虽然 X 射线管发出的辐射是管电压和电流相互作用的结果，管电流与辐射剂量呈线性关系，而管电压与发射辐射之间的关系较复杂，其近似与管电压的平方成正比。假设恒定电流，管电压从 120V 增加到 140kV，从而提供高 50%的剂量，而从 120kV 降低到 100kV 或甚至 80kV 提供的剂量降低约 33%或 65%。因此，管电压的调整对降低剂量有更高的潜力。

同时，较低的管电压和碘的 K 边缘在 33.17keV 的能量相关近似，光子与碘相互作用增加，因此在较低的管电压下碘对比剂的衰减更强，而得到更好的对比度。由于这个原因，增强检查可使用较低的管电压，同时使用更高的电流来弥补管电压降低对图像质量的影响，虽然剂量降低而得到更高图像噪声，但是其被更好的对比度抵消。仍然达到足够的对比度噪声比。低管电压技术还可应用在肾功能受损和外周血管条件较差的患者，在减少对比剂用量的情况下保持对比度不变。

近几年，有厂家已经开发出用于自动选择管电压的技术。它们可以与管电流调制相结合，并且还可基于定位像以及针对相应检查目的得到合理的对比度噪声比。例如，西门子提供的软件（CARE kV）允许 12 级调节所需的对比度噪声比，采用较高的水平（12 级）可保持对比度噪声比，降低管电压，同时接受更高的图像噪声，如 CT 血管造影。采用较低的水平可适量的降低辐射剂量，以便通过转变到较低的电压来改善对比度，同时不会显著增加图像噪声。这对于肝脏等实质性器官的对比度增强检查是有利的（等级 7）。另外，等级 3 可保证在低管电压时的图像噪声水平，常用于平扫检查。大量研究表明，在保证良好的图像质量的同时可减少的辐射剂量。最近的一篇文章研究了在主动脉瓣置换术之前使用 CARE kV 进行 CT 血管造影，基于客观和主观标准，在 70～100kV 的电压范围内均可保证高诊断图像质量。

一项基于全球超过 10 万病例的研究表明，与手动选择管电压的做法相比，采用 CARE kV 扫描时，在所有身体部位中，$CTDI_{vol}$ 平均减少约 15%，在某些部位（岩骨检查约占 56%或骨盆/腿部血管造影照片占 49%）减少更多。但是在胸椎、腰椎以及肾脏、输尿管结石时，平均剂量分别增加了 7%和 26%，其主要原因是频繁地自动选择最大可用管电压 140kV。同样，在儿科 CT 检查中，采用 CARE kV 技术与固定电压为 120kV 的检查方案相比较，在保持图像质量的同时，可以减少 27%的剂量。

3. **螺距**　如果所有其他扫描参数保持不变，随着多层螺旋 CT 螺距的增加，检查剂量成比例地降低，但也增加了图像噪声。西门子和飞利浦扫描仪可以自动调整管电流与螺距，保持辐射剂量，层厚和图像噪声恒定，与螺距无关，上述表间距和辐射之间的关系不适用于这些设备。在这种情况下，较高螺距是相当必要，以缩短扫描时间，避免运动伪影。在西门子第二代和第三代双源 CT 中，最大螺距提高到 3.2，在对冠状动脉及主、肺动脉的扫描时，能以较快的速度及较低的辐射剂量取得较好的图像质量。

4. **迭代重建**　与先前讨论的参数不同，图像重建不直接影响患者剂量。与其他典型的 FBP 相比，近年来开发的迭代重建技术使得可以在相同剂量下实现更好的图像质量，或者在较低剂量下实现相当的图像质量，尤其是相对于图像噪声。

滤波反投影重建是一种稳定快速的重建方法，但需要更高剂量。迭代重建可降低图像噪声，同时保持图像清晰度，从而减少辐射剂量。简单地说，IR 的原理在于将测量的 CT 原始数据与模拟的原始数据进行比较以逐渐减少图像噪声和伪像。第一步使用反投影进行重建。然后，使用已知的设备属性（扫描仪几何形状等），基于现在用作检查对象的模型的 CT 图像模拟 CT 采集并生成模拟投影数据（正向投影）。比较测量和模拟的原始数据以确定用于重建“校正图像”的校正投影，同时图像和原始数据空间中的非线性滤波操作用于降低噪声。重复该循环若干次，直到达到所需的图像特性。在过去的几年中，大量研究表明 IR 可减少辐射剂量 20%～75%。

不同制造商提供的迭代重建技术是不同的。临床常规使用的 IR 技术使用的计算要求较低，因其省去了频繁的后向和前向投影而只执行重复的滤波操作以去除图像噪声和伪像，其发生在图像或原始数据级别或两个级别。这些步骤的频率和滤波器强度可由用户使用许多商用 IR 系统逐步分级。西门子的 IRIS 是迭代重建算法仅适用于图像数据级别，而 SAFIRE 和 ADMIRE（西门子），AIDR 3D（东芝），iDose4（飞利浦）和 ASiR-V（通用电气）是图像数据级和原始数据级迭代重建技术。

使用迭代重建技术可能会改变图像的印象，特别是采用更高的降噪效果。一项研究表明，太多的剂量减少会导致在评估与背景对比有限的脏器时损失低对比度分辨力。其均匀的表面可能看起来像“塑料般”并且就像涂漆一样。

（二）双能量技术

从 1976 年 CT 出现至今，CT 的升级换代一直侧重在图像质量的优化以及检查成功率的提升方面。从单排探测器、双排探测器、到 128 排探测器，一个主要的改变是各厂家不断地提高探测器宽度，以实现图像显示以及检查成功率的提升。但是 CT 的成像原理从未改变，这也使 CT 检查很难应对诊断对影像检查提出的更高的需求：获得更多，更为直接反应病灶属性的信息。常规 CT 扫描图像上，我们获得的只是组织密度的差异图像，对于物质密度相近的物体则无法进行区别，因此诊断，甚至鉴别诊断非常困难。这也就导致利用常规 CT 对于微小病灶和隐匿性病灶非常难于发现。

能量 CT 的出现改变了这一切。能量 CT 成像就是利用物质在不同 X 射线能量下产生的不同的吸收来提供比常规 CT 更多的影像信息。其主要的优势在于：

1. 分离不同能量的信息，提高图像质量；有效地抑制射束硬化伪影和降低辐射剂量，有助于对常规 CT 难以定性的小病灶和组织进行定性和定量诊断；

2. 利用 K 边缘成像，降低辐射或对比剂剂量；通过对 K 边缘特性的高原子序数对比剂的识别，满足高危患者使用更少对比剂的要求；

3. 利用多能谱特性，提高软组织对比度；改进组织中质量衰减系数相近的软组织对比度，增加在较低能量区的软组织对比度。

在过去的十年中，双能量技术，图像重建和物质分离算法的改进使得 DECT 在采集时可结合双低（辐射和对比）协议，并同时生成物质密度图像（虚拟平扫或水图像），以代替在多期检查中的平扫达到降低剂量的目的。与此同时，虚拟单能量技术的应用减少对比剂总量的使用。DECT 的这种灵活性减少了辐射剂量、扫描序列和图像对比度的能力，使其具有超过单一能量 CT（SECT）的独特优势。

在其他参数不变的情况下，管电压与辐射剂量呈指数关系，即从 120kVp 到 140kVp 的变化使辐射剂量增加 30% 到 40%，而从 120kVp 到 100 或 80kVp 的变化使辐射剂量减少 38% 到 67%。当 DECT 首次投入商业使用时，早期研究表明，DECT 的辐射剂量（80/140kVp）比 140kVp 时的放射剂量高 3 倍，这也限制了 DECT 早期广泛的临床应用。自 DECT 最初投入临床应用以来，DECT 在硬件、软件和图像重建技术方面进行了大量改进，以降低辐射剂量。

电压瞬时切换双能量成像，该平台受采用固定管电流技术的限制，通过为 80kVp 采集分配相对较长的时间来控制 mA。因此，仅根据临床要求和操作者习惯选择适当的成像方案来控制辐射剂量，该方案由管电流和螺距的变化组合决定。因此，在快速 kVp 切换 DECT（rsDECT）上可实现的辐射剂量的最低限度是 5mGy（$CTDI_{vol}$）。双源双能量成像，该平台可采用与 SECT 相同的自动管电流调制技术，而使辐射剂量没有下限限制。此外，它在高管电压使用 sn 过滤以吸收低能光子硬化高能射线。有学者研究表明，与 SECT 相比，在双源 DECT（dsDECT）中使用额外的过滤在不增加辐射剂量的同时改善物质辨别，并且允许使用更高的低 kVp（100kVp 而不是 80kVp）来增加肥胖患者的光子通量以降低高低能量能谱的重叠。由于技术的进步，第三代 dsDECT 的辐射剂量低于前两代。双层探测器双能量成像，该平台使用 120kVp 或 140kVp 与管电流调制相结合，在 2 个闪烁体探测器层之间具有层间滤波器，其衰减小于到达探测器的强度的 3%。虽然这种薄层改善了光谱差异，但它也降低了剂量效率。最近，双层探测器双能 CT（dlDECT）已经可用于临床，该技术的早期研究显示与传统 SECT 无显著差异。

自最初的研究以来，越来越多针对不同部位和患者的研究报告证实不同 DECT 平台的扫描均可用于常规临床使用，在辐射剂量可接受的范围内，具有相同的诊断功能性能。随着管电流自动调制、自动 kVp 选择、自适应剂量屏蔽和迭代重建技术的日益普遍使用，DECT 扫描的剂量效率得到大大的降低。减少辐射负担的另一种方法是在感兴趣的区域中进行目标 DECT 扫描。例如，当评估尿石症时，可以在低剂量 SECT 采集之后进行结石区域靶向 DECT 采集。扫描仪通常附带厂商推荐的协议，但预加载的 DECT 协议往往提供更高的辐射剂量，应在扫描前进行个性化的序列设置，可以实现高达 41% 的辐射剂量减少，而不会影响图像质量或定量参数准确度。

目前高端 CT 设备 DECT 的辐射剂量通常比 SECT 低或略高 10% 至 15%。但 DECT 额外得到的图像信息可以抵消这些辐射剂量问题。这种重建可明显提高 DECT 诊断价值，例如减少金属伪影、结石成分分析、血管造影的自动骨移除、肺灌注、通过虚拟单色图像改善的对比度噪声比以及物质密度的产生碘图。多项研究证明了在类似 SECT 的剂量范围内进行 DECT 的可行性，但在进行双能扫描时要考虑多方面因素，并且需要仔细平衡辐射剂量与图像质量。此外，DECT 仍然不能进行超低剂量或亚毫希 CT 扫描，不建议用于临床筛查。

DECT 可在多期相扫描中减少扫描次数，除了虚拟平扫外，还可在对比增强的检查中组合 2 个或多个时相以达到降低辐射剂量的目的。在 VUE 图像上，DECT 可消除来自对比后扫描的碘，当 DECT 最初用于临床使用时，VUE 的诊断准确性是首批进行评估的项目之一。有前瞻性研究证实了在肾脏增强产生的 VUE 图像上诊断尿结石的可行性，并建议这种重建可用于取代常规平扫。分期注射技术用于 CT 尿路造影，可使肾脏造影和排泄期同步显示，从而减少辐射剂量。VUE 通过省略常规平扫并将 3 相或 4 相方案转换为双相或单相方案进一步降低剂量。在 CT 血管造影方面，有学者采用单次分次注射采集和 VUE 替换双相（动脉和静脉）方案，在辐射剂量减少 42%的同时保证诊断准确性和图像质量。

常规进行 120kVp 腹部 CT 血管造影时，通常采用 3.5~4.0mL/s 的流速持续注射 25~30s 的对比剂，以实现大于 200HU 的目标主动脉衰减。在双能量扫描中，虚拟单能量图像随着 keV 的降低，碘衰减逐步增加，相对于 120kVp 图像，碘的平均衰减在 70keV（约 100kVp）时增加 25%，在 60keV（约 80kVp）时增加 70%，因此，可以利用能量范围为 40keV 至 70keV 的图像来减少碘剂量而不降低对比度。与此同时，DECT 允许灵活地创建用于血管评估的低 keV（高对比度和噪声）和用于评估软组织的高 keV 图像（较低对比度和噪声），同时，高 keV 图像有助于减少金属伪影，有助于支架和植入物的显示。此外，最近引入的噪声优化的单能图像具有低能量数据集的高碘衰减特性，具有高能量数据集的低图像噪声特性，这允许在用于评估血管和非血管的对比度噪声比之间取得平衡，结合迭代重建技术进一步改善了单色图像的图像质量。一项荟萃分析显示虚拟去钙评估骨髓水肿具有较高的敏感性 85%，极高的特异性 97%。脊柱骨髓水肿的敏感性 84%，特异性 98%；四肢骨髓水肿的敏感性 84%，特异性 93%；超急性期敏感性稍低 78%，特异性 96%；急性期（>24h）敏感性较高 87%，特异性 97%。

很少有研究用于非血管检查的碘对比剂优化方案，这主要是因为实质脏器需要更好的低对比度检测能力。在动物模型中，研究发现与血管病变相比，为了达到可比较的对比度噪声比，血管内病变可以耐受较小百分比的碘剂量减少。对于疑似肝脏或胰腺病变的患者，研究表明在 52keV 图像上对比剂减少 37%（29~70g vs 19~46g 碘）可以改善病变对薄壁组织的对比度、对比度噪声比以获得良好的图像质量，在最近推出的 dlDECT 中，在各种身体区域的扫描中已经证实，50keV 图像可能会降低 50%的碘，具有相当或更好的对比度噪声比。

（三）冠状动脉 CTA 技术

冠状动脉 CT 血管成像（CCTA）已被广泛接受用于冠状动脉的无创性评估，最新的稳定性冠状动脉疾病（CAD）指南已将 CCTA 作为首选检查方式。CCTA 在稳定 CAD 设置中的作用越来越大，得到了大量研究的支持，数据表明，与侵入性冠状动脉造影相比，CCTA 在识别和排除显著冠状动脉狭窄具有良好的诊断准确性，在两项分别包括 40 项研究和 2 400 名患者的 CCTA 检查荟萃分析中，报告阴性预测值接近 100%。

近几年，在临床中引入了多种技术以改善高心率患者 CCTA 的图像质量，主要包括双源 CT，大螺距 CT 和 320 排探测器 CT。回顾性心电门控触发低剂量采集技术是高心率患者最常用的扫描方案，但越来越多的研究者开始关注在该扫描方案的相对高的辐射剂量。一代双源 CT 自适应前瞻性心电门控扫描能够显著降低辐射剂量。然而，这种方法仅适用于低心率和常规心率的患者。二代双源具有 75 毫秒的时间分辨力和 128 层的覆盖范围，其自适应前瞻性心电门控扫描可用于评估高心率患者。研究表明，在高心率患者中，使用二代双源 CT 行 CCTA 扫描，相对于回顾性心电门控螺旋扫描，在相同的管电压（100kVp）和 RR 采集时相，采用自适应前瞻性心电门控扫描可在 50%辐射剂量的情况下得到相同的图像质量。

此外，同一研究表明，自适应前瞻性心电门控结合低管电压和迭代重建技术能够进一步降低至亚毫希水平的辐射剂量，而不会影响图像质量和诊断准确性。使用三代双源 CT 系统，可以使用螺距为 3.2 的大螺距前瞻性心电门控扫描模式，其对应的床速为 737mm/s。通过大螺距前瞻性心电门控扫描可以产生更低的辐射剂量，常规 CCTA 成像剂量可小于 1mSv。然而，大螺距模式不适用于高心率的患者，因为这种模式通常在舒张期获得图像，而舒张期在具有高心率的患者中大大缩短，导致图像严重运动伪影。到目前为止，大螺距模式的在二代双源中可应用于心率为 60～65 次/min 的患者，而在三代双源中可应用于最高心率为 70～73 次/min 的患者。研究表明，第三代双源球管旋转一圈可获得 192 层图像 *Z* 轴覆盖，并在 0.25s 球管转速的情况下达到了 66ms 的时间分辨力，对于高心率的患者，冠状动脉树在可在收缩末期采集，以减少运动伪影，该研究还表明，在大螺距扫描时，将采集 RR 间期设置为 30%，可在心率从 70～100 次/min 的患者中产生 97.8%的冠状动脉诊断率，辐射剂量仅为(0.53±0.14)mSv。

近年来，GE 发布了一款新型的 CT 扫描仪，其结合了 *X-Y* 平面 0.23mm 的空间分辨力、0.28s 的机架旋转时间、16cm 的 *Z* 轴检测器覆盖率以及 IC-MCA 技术以减少冠状动脉运动伪影。有学者分别评估了 83 例心房颤动患者和 83 例窦性心律患者的 CCTA 诊断准确性，两组患者均在 CCTA 后行性侵入性冠状动脉造影。扫描期间心房颤动组平均心率为(83±21)次/min，窦性心律组为(63±14)次/min。在心房颤动组中，冠状动脉狭窄的敏感性和特异性分别为 95.2%和 97.6%，在窦性心律组中其分别为 97.8%和 94.7%。研究评估了该型号设备在心房颤动患者中的图像质量和辐射剂量，比较了两种采集方案，其中 BMI<28 的患者采用 80kVp，BMI 者>28 的患者采用 100kVp 的，在低管电压组，在图像质量降低 20%的同时辐射剂量降低了 50%(1.68±0.71mSv)。

在传统 CT 扫描仪 CCTA 成像时房颤和高心率患者无法得到满意的图像，近年来新的解决方案在临床领域的引入大大提高了 CCTA 的可行性和诊断准确性，即使心律较差的患者(房颤合并高心率)也能得到较好的图像。

(四) CT 灌注技术

传统的 CT 影像学主要是对形态学进行诊断，近年来兴起的 CT 灌注功能(CT Perfusinn)主要可以对组织的血流动力学进行诊断分析。CT 灌注成像技术的理论基础为核医学的放射性示踪剂稀释原理和中心容积定律(central volume principle)：BF=BV/MTT。放射学对比剂经静脉注入，具有与放射性示踪剂相同的药物动力学，因此放射性核素的示踪原理可用于动态 CT 的研究。注入对比剂后动脉及组织的时间密度曲线(TDC)的横坐标为时间，纵坐标为注药后增加的 CT 值，其变化反映的是对比剂在该器官中浓度的变化，即碘聚集量的变化，从而反映了组织灌注量的变化。

1. **颅脑灌注** 急性缺血性卒中是发达国家中死亡率排名第一的疾病，多模态计算机断层扫描(CT)已成为全面评估急性缺血性卒中的首选方式，包括确定高风险的组织、可逆的受损组织(梗死“核心”)与潜在的可抢救组织(“半影”)，提高窗口期内评估急性缺血性卒中的准确性，最终有助于更好地选择可能适合血管内介入治疗的患者。灌注(CTP)越来越多地被用作急性卒中评估方案的一部分。

各家公司采用了多种技术以减少灌注时的有效剂量，除了切换模式和降低采样频率之外，还使用了迭代重建和反卷积模型。常规用于颅脑 CTP 的采集参数在 100～200mA 和 80kV 的范围，其产生平均能量接近碘的 K 边缘的光子，以优化对比度噪声比。但低辐射剂量 CTP 不会对灌注图像质量和诊断效用产生不利影响。有学者的研究表明，70kVp 和管电流在 50mAs 范围内的 CTP 研究显示，在检测急性梗死时具有可比较的诊断评估。推荐的 100mAs 和 80kVp 协议对 CTP 的有效辐射剂量估计在 3～5mSv 范围内生成的 CTP 参数图的诊断准确度取决于 SNR，与所应用的特定算法无关。

2. **腹部脏器灌注** 对于腹部脏器扫描剂量较高，而 CT 动态灌注必须连续采集图像来分析血流，所以每次扫描的辐射剂量都必须遵从 ALARA 原则。相对于传统 FBP 重建图像的图像质量，迭代重建大大减少了噪声水平。很多研究证实了使用高迭代重建进行低剂量肝脏灌注 CT 的准确性，学者们发现，即使辐射暴露减少一半，血流值也不会受到影响。Watanabe 等学者研究了经导管动脉化疗栓塞患者灌注 CT 的放射剂量的影响，他们证实，在常规剂量或 1/6 剂量下进行扫描的分析值没有差异。有学者通过对患有慢性丙型肝炎病毒(HCV)感染的患者进行灌注 CT 检查肝纤维化和血流之间的关系，他们发现在用低管电压，低管电流设置获得的灌注 CT 扫描中可检测到纤维化早期的灌注变化，有效剂量与成人腹部 CT 一样。使用动脉肿瘤血流动态灌注 CT 扫描作为早期成像生物标志物来评估化疗对肝细胞癌患者的有效性，肝脏灌注 CT

产生了早期成像生物标志物,用于预测总体存活率,研究中应用了80kVp和较低的管电流设置并采用迭代重建用于降噪,辐射剂量低于肝动态对比增强CT的诊断参考水平。低管电压的应用也有助于减少对比剂体积。

3. **心肌灌注** 单光子发射计算机断层成像术和磁共振成像是目前心肌功能成像的重要方法,利用SPECT或MRI可对心肌灌注状况进行定性评估,为临床治疗决策的制定提供依据。然而,SPECT的空间分辨力有限,无法提供详细的冠状动脉解剖信息,并且存在辐射剂量较高的不足;MRI虽然对于显示心肌血流灌注和心肌瘢痕/纤维化方面有独特优势,但扫描时间较长、同样存在无法评价冠状动脉解剖的限制。相比SPECT和MRI,冠状动脉CT血管成像能对冠状动脉解剖情况进行评价,CT心肌灌注显像(myocardial perfusion imaging,MPI)能对心肌灌注程度进行评估。

在过去十几年中,各家厂商开发了具有更高空间分辨力(约1/3mm),时间分辨力(66ms)和更宽探测器阵列(320排)的CT扫描仪。通过运用ECG门控管电流调制,BMI适应管电压调制和前瞻性ECG触发顺序扫描结合先进的迭代图像重建算法,在保证图像质量的同时,使患者辐射暴露减少了30%~90%。目前新一代多排探测器(≥64排)CT系统可以在同一检查中评价冠状动脉的同时评估静息及负荷期间的心肌CT灌注(CTP)情况。这种新颖的应用使CT成为一种独特的无创"一站式"方法,可全面评估冠状动脉和心肌。静息CTP可以使用单能量或双能量CT进行,采用定性或半定量分析。而动态CTP可以获得心肌血流量和冠状动脉血流储备的定量数据。当前估计冠状动脉CTA和心肌静态CTP成像的有效剂量通常在1.5~5.0mSv之间,对于某些检查,有效剂量甚至达到亚毫希水平。

在临床实践中,单独使用CT-MBF来区分心肌缺血和心肌梗死的价值有限。研究证实,MBF结合CT计算的血流储备分数(FFR)能进一步提高存在血流动力学意义的狭窄病变的诊断准确性,结果显示,MBF结合CT-FFR的诊断准确度达到79%。相对于静态CT-MPI,动态CT-MPI更容易发现平衡性心肌缺血以及微血管功能障碍。多项研究表明,异常MBF值患者群体中存在心血管疾病不良预后,说明了定量MBF图像的诊断预后价值。

四、CT成像技术的研究新进展

(一) CT乳腺成像技术

全视野数字乳腺X线摄影(FFDM)较传统的屏片技术有显著优势。然而,由于二维成像技术自身特点的限制,FFDM与屏片技术的本质均为将乳腺的三维解剖结构投照到二维平面图像上。因此,组织结构与病变的重叠必然会影响诊断能力。乳腺三维断层摄影功能,解决了致密性乳腺的组织重叠效应,从而有效减少了乳腺癌漏诊及假阳性,假阴性结果。高精度准确的乳腺三维断层成像使腺体病变的检出和分类得以实质性改进,有助于乳腺癌的早期发现并有效减少不必要的乳腺穿刺活检。对微钙化和可疑肿块具有优异的检测及分辨能力,减少了假阳性及假阴性造成的重复检查。三维数字断层融合摄影通过观察重建三维图像,使图像的可见度和辨识度提高。

国外文献研究表明,三维断层摄影对病变的检出,肿块边缘的显示及乳腺影像报告和数据系统(Breast Imaging Reporting and Date System,BI-RADS)分级的判定较传统的二维摄影具有优势。传统乳腺X线摄影是将乳腺的三维结构显示在二维平面上,斜位、侧位上只能判断病变的上下方位,而不能显示内外方向的信息,需要结合来看。而通过一次三维断层扫描,压迫腺体组织后,按下曝光键,采用独有的50°广角扫描技术,通过Z轴分辨力降低组织重叠效应,球管会自动进行50°,25次的超低剂量曝光,最终得到1mm层厚平行于平板的乳腺断层图像。每层图像空间分辨力高达6Lp/mm,像素高达1 000万,可以得到乳腺所有方向的完整信息,显示病变的三维空间位置。

(二) 超高速CT技术

超高速CT机(ultra fast CT,UFCT),是超高速电子束计算机断层扫描机,是当今世界上最先进的CT设备,它的扫描速度极快(50ms/层),较常规CT快数十倍,使电影CT成为现实。因此,在心血管疾病及空腔脏器疾病的诊断研究上具有独到的优点,是心血管病、空腔脏器疾病影像学检查的一次革命,是目前唯一能对心脏作全面、早期诊断的最新、最先进的医疗设备,有第5代CT之称,受到国际医学界的瞩目。

UFCT的特殊诊断功能是由于它的扫描速度快,能对心脏和空腔脏器作实时扫描而没有运动伪影。因此,它对心血管疾病和空腔脏器疾病的影像学检查独具优势；对心脏功能、冠状动脉以及血管的研究有特殊的作用。当然，UFCT 和其他检查方法比较，诸如 DSA、超声心动图、核素心肌扫描(ECT)、CT 和 MRI 等，它们的关系还是相辅相成、互为补充的。

UFCT 在软件功能方面，除了 2D 图像显示和分析(包括电影模式、时间-密度分析、图像减影等)、多平面重组、3D 重建和显示以及 CT 血管成像外，它有类似内镜进入血管观察血管内壁，并以电影模式显示出来，非常形象、直观。最后还可以彩色打印输出。

(三) 显微 CT 技术

激光扫描共焦显微镜(laser scanning confocal microscope，LSCM)，又称显微 CT，是 20 世纪 80 年代发展起来的一项具有划时代意义的新技术，90 年代中期才有正式产品问世。LSCM 是集光电技术、精密机械技术、计算机数据处理与图像合成技术、生物技术和材料技术于一身的高科技产品。一段直径不到 10 微米的螺旋藻微组织，经过显微 CT 几分钟的快速扫描，即可在计算机显示器上出现 50 多幅断层图像，并能够自动合成三维立体图，螺旋藻微组织的节状结构及"人"字形内部空洞纤毫毕现。一份有签名并加盖印章的文件，经过显微 CT 的分层扫描，能够迅速准确地分辨出签字与印章形成的先后时间。

显微 CT 能够实现光学共焦技术、激光扫描技术、微弱光信号探测技术、计算机自动控制及图像处理技术的结合，是在国民经济诸多领域，如生物、医学、农业、材料、公安等有广泛应用的大型高精尖仪器。

近年来在国内外显微 CT 的研究和应用，得到了很大的发展；微观病理显微诊断的空间分辨为微米数量级。目前医学 CT 影像的空间分辨力已达到 0.35mm，已能满足宏观病理学诊断的要求。如何医学 CT 的空间分辨力再提高到微米水平，即可清晰显示细胞和组织的微细结构，从而满足现代医学临床病理诊断金标准的要求。目前工业 CT(ICT) 的空间分辨力已达到 5~20μm，从而为提高医学 CT 的空间分辨力提供技术依据。

(四) 相位对比 CT

利用 X 射线的 X 线摄影和 CT 成像是一种非破坏性的成像方法，根据成像原理它属于吸收对比成像。常规 CT 能显示软组织，但吸收对比较弱，软组织对比有限，不及磁共振。相位对比 CT 成像能更好地显示软组织，是一种有待研究、开发的成像方法。

常规 CT 成像利用 X 射线的衰减特性，由探测器接收后根据能量吸收衰减转换成数字信号数据，再由计算机重建成像。相位对比 CT 成像是利用 X 线通过物体时产生的吸收衰减和相位移动差，使物体成像，其后图像重建同常规 CT。

在软组织成像中，相位移动对比的方法要比能量衰减吸收方法的对比度特性大 3 个数量级。相位对比成像有以下几种方法：

1. 干涉测量法(interfermotry)；
2. 分析成像法(analyzer-based imaging)；
3. 光栅成像法(grating-based imaging)；
4. 散播成像法(propagation-based imaging)。

其中散播成像的图像分辨力最高。相位对比(PC)CT 成像的 X 射线源采用镓、铟、锡合金的液体金属阳极。工作电压有 80kV。散播法体层成像通过旋转样本实现，图像重建采用"章鱼重建"(octopus reconstruction)法，显示采用虚拟层面和容积再现方法。散播法相位对比成像的分辨力可达到细胞水平(6~9μm)，约略大于人体红细胞；磁共振软组织成像的分辨力约为 1mm。

(五) 光子计数探测器 CT

目前，就探测器的信号转换而言，临床用的 CT 都为"能量集成探测器"(energy-integrating detectors，EIDs)。EIDs 探测器通过光电转换后，采集的是一个总体能量，而不是一个单个光子的能量。而光子技术探测器(photon-counting detectors，PCDs)直接将 X 线转换为电信号，每一个光子产生的信号脉冲都被计数，由附着在电极的电路读取。理想状态下，一个光子等于一个电信号。

(六) 新型探测器材料

现在有新型的探测器材料，比如硅。硅-康普顿散射使光子产生相互干扰，能量产生，散射光子随机移动，剩余能量可被转移到其他探测器上，比如碲化镉。碲锌镉-康普顿散射较小，但部分原始能会以荧光方式释放，并被相邻的探测器吸收。上述材料产生的现象会共同出现层间干扰(cross talk)和脉冲堆积(pulse pile-up)。

总而言之，虽然目前 CT 图像的质量有了明显改善，分辨力也有很大的提高，但这多是以提高 X 射线能量为代价的。目的是既要获得高质量的图像，又要使患者尽量地减少 X 线辐射，这应该是下一步 CT 改革的重点之一。因此就要提高探测器的灵敏度，在不增加甚至减少辐射剂量的前提下，提高图像质量；改进图像处理方式，在软件方面下功夫；提高扫描速度。同时，图像后处理功能的发展，也将是 CT 发展的另一个重点。MIP、SSD、CT 内镜和容积演示等图像后处理功能已将常规 CT 只能显示二维横断解剖发展到三维观察，在医疗中，这些图像已接近实际人体的大体解剖，更接近手术中的实际所见，为手术方案的制定提供了更为详尽的信息。相信将来这些功能将进一步完善。

（杨明　雷子乔）

第四篇

DSA成像技术

第二十八章

DSA 设备及成像原理

第一节　DSA 发展与展望

一、DSA 发展简史

数字减影血管造影(digital subtraction angiography,DSA)是 20 世纪 80 年代继 CT 之后出现的一项医学影像学新技术,是电子计算机与常规 X 线血管造影相结合的一种新的检查方法。

在伦琴 1895 年 11 月 8 日发现 X 线两个月后的 1896 年 1 月,奥地利 Haschek 和 Lindenthal 就在尸体上进行了手的动脉血管造影的实验研究,他们将碳酸钙注入血管,经 X 线照射,57 分钟后得到手的动脉血管影,是世界上第一次动脉血管造影,但这种对比剂用于活体危害大,只能用于动物实验或研究。1923 年,法国的 Sicard 和 Forestier 将碘化油注入患者的肘前静脉观察到了肺血流到心脏,从此便揭开了对比剂用于活体研究的历史。同年,德国的 Berbench 和 Hirsch 首次报道用 20%碘化锶水溶液作为对比剂,经皮穿刺注入人体血管内使动脉和静脉显影,获得了细节非常清晰的图像。1924 年,美国外科医生 Brooks 用碘化钠溶液完成了水溶性对比剂的第一次股动脉造影,其造影图像质量并不逊色于现代造影技术。1927 年,葡萄牙的 Momz 用直接穿刺法作颈动脉造影获得成功。1929 年,葡萄牙的 Dos Santos 等首次报道经皮直接穿刺主动脉造影术,用经皮腰穿注射对比剂的方法,清晰地显示了腹主动脉及其分支。1931 年 Forsmann 报告了心脏的 X 线造影。20 世纪 30 年代中期一些学者报告了经腰部穿刺施行主动脉、颈动脉及周围血管造影的方法。20 世纪 50 年代初期,Seldinger 对动脉插管的方法做了改进,时至今日动脉插管仍沿用此方法。

随着快速换片机和高压注射器的出现,以及高速 X 线电影摄影的临床应用,对心血管造影的发展起到了巨大的推动作用。特别是 60 年代初影像增强器的应用,连续大剂量的 X 线摄影转向小剂量的脉冲 X 线摄影,它不仅使操作人员从暗房转向明室透视,为数字化成像奠定了基础。

人们为了获得清楚的血管影像,设计了除去与血管重叠的背景结构,使兴趣区血管影像单独显示的方法,称为减影。早在 1934 年 Ziedes des Plantes 就报告过胶片减影法。随着电子技术的发展,出现了电子减影技术。由于电子技术、影像增强技术、数字电子技术、光电子技术、电子学、计算机技术以及图像处理技术等的发展,诞生了数字减影血管造影技术。

1978 年美国威斯康星大学 Kruger 领导的一个研究小组最先设计出数字视频影像处理器,从而奠定了数字减影血管造影的基础。1980 年 2 月威斯康星大学已对 10 例患者进行了数字减影血管造影的检查,亚利桑那州立大学也进行了大量的临床实践。

1980 年 3 月,在威斯康星大学和 Cleveland Clinic 医院安装了数字减影血管造影的商用机。DSA 是由美国的威斯康星大学的 Mistretta 小组和亚利桑那州立大学的 Nadelman 小组首先研制成功,于 1980 年 11 月在芝加哥召开的北美放射学会上公布,同时展示了这种商用数字减影血管造影装置。

DSA 初期主要通过外周静脉注射对比剂来观察全身的动脉、静脉及心脏形态。人们曾对这种新的技术寄予很高的期望,但临床实践证明,外周静脉注药获得的减影图像分辨力低,血管影像模糊且相互重叠,易产生运动性伪影,影像质量差。目前 DSA 的外围静脉法和中心静脉法基本废弃。

由于 DSA 设备和性能的改进以及介入放射学的发展，动脉 DSA 方法，特别是选择性和超选择性动脉 DSA，已广泛地应用于全身各部位血管造影及全身各部位经血管性的介入治疗。随着 DSA 设备性能的不断改进，介入技术不断发展，静脉 DSA 的弊端已基本被动脉 DSA 所克服。如图像空间分辨力低，噪声大，可通过增加像素量、扩大矩阵、图像的加权、积分和滤波等处理来解决；影像增强器的视野小，一个部位需要多次曝光，可通过改进影像增强器的输入野，采用遥控对比剂跟踪技术，步进式的曝光摄影来解决；运动部位的成像以及运动性伪影的产生，可使用超短脉冲快速曝光加以改善；辐射剂量较大，可采用数字技术脉冲方式曝光，X 线剂量将近减少一半；成像部位的血管重叠，可采用旋转式血管造影，获得多角度，非重叠的立体影像，以及采用超选择性动脉 DSA。

DSA 技术构成了介入放射学的重要组成部分，是血管性造影和血管性介入治疗不可缺少的工具。DSA 设备的发展向一体化、程序化、自动化、智能化等方向发展。

二、DSA 的临床应用展望

21 世纪以来由于 DSA 设备硬、软件的改进，时间和空间分辨力以及图像质量明显提高，DSA 已普遍应用于心脏和血管系统，以及全身各部位、脏器相关疾病的诊断检查与介入治疗，尤其对大血管和各系统血管及其病变的诊断检查已基本上取代了普通血管造影。加之，介入放射学的进展，进一步推动了 DSA 的临床应用及普及范围。近年来，MRI 和 CT 也抢占血管造影领域，MRI 主要在头颅血管成像，CT 主要在心脏血管成像，进一步提高了 MRI 和 CT 血管造影的诊断水平和应用范围。DSA 设备也不甘落后，硬件方面，提高平板探测器转换率与刷新速度、降低热噪声；机架与导管床以及参考图像选择、功能分析测量、透视/采集方式、图像处理等操作简单化；双重 X 线发生器灯丝与高压逆变器，确保透视或摄影过程中一组逆变器出现故障，自动切换到另一组逆变器，继续工作不会间断；X 线管焦点自动切换（在使用过程中当某一焦点出故障，自动交换到另一焦点）；图像存储阵列多重备份（确保所获取的图像不丢失）；X 线发生器与图像处理系统精度和自动化程度进一步提高，为整个成像链稳定运行提供了可靠保障。

在临床应用方面，开发出诸多新的功能，如类 CT 功能，可实现三维成像，血管内镜成像，图像融合成像、导航，对病灶也可做定量分析等；在辐射剂量降低方面较之以前有了明显改善或提高，主要从程序优化、硬件新技术、软件新技术、其他等综合进行辐射剂量降低。程序优化主要是流程优化，在整个介入过程中给操作医师提供快捷的操作界面，使得整个操作过程缩短，减少透视与摄影次数和时间，降低工作人员与被检者的辐射剂量（快捷的导管床旁和控制室操作界面、高质量的图像显示与切换、全面优化图像采集流程、快捷的图像处理等）；硬件新技术与前述相同；软件新技术主要有透视摄影剂量降低技术、实时剂量降低功能软件、后处理技术、低剂量采集技术等可降低辐射剂量 35%～50%，是非常可观的；除滤线栅技术，在较薄部位或小孩检查或治疗时除掉滤线栅，能有效降低被检者与操作者的辐射剂量。由于有了这些新技术，DSA 将会为介入检查与治疗提供更广阔的应用领域，是其他技术尚无法完全替代的，有着美好的前景。

（余建明　罗来树）

第二节　DSA 设备的构造及其特性

一、DSA 设备的基本组成

DSA 设备主要由 X 线发生器系统、图像获取探测器、图像处理与显示系统、附属系统（装置）等组成，如图 28-1。

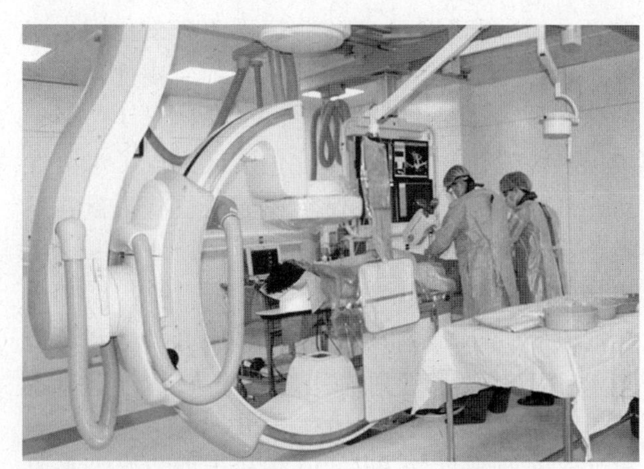

图 28-1　心血管造影及介入治疗设备

（一）X 线发生器系统

X 线发生器系统由 X 线控制器与高压发生器和 X 线组件两部分组成。

1. X 线控制与高压发生器　X 线控制与高压发生器是向 X 线管两端施加高电压用以发生 X 线的装置，就基本结构和工作原理与普通 X 线摄影没有本质区别，只是 DSA 设备中需要使用能产生高千伏、短脉冲、输出稳定的 X 线控制与高压发生器，目前均采用逆变器方式的 X 线高压发生装置，其工作原理是：将 50Hz 的工频电流经整流、滤波后变换为恒定直流电；用逆变器将直流电变换为几十千赫直至上百千赫（现有 200kHz 的）的高频交流电；将高频交流电送至高压变压器初级，在次级感应出成一定比例的高压交流电，经高压整流和倍压变成直流高压，通过高压电缆施加到 X 线管两端。高频交流电频率越高则高压脉动率越小，X 线有效能量越高。

DSA 设备中对 X 线发生系统的要求是：X 线输出稳定、输出功率大于 80kW（通常选择 100kW）、短时间内能多次曝光、能长时间连续摄影、X 线控制精度高、具备脉冲透视功能、透视和电影摄影时有稳定的自动曝光装置。由于要求曝光时间极短时，管电压波形微小变化会对 X 线输出产生很大影响。因此，电影摄影时使用的装置必须能使管电压波形快速升降，呈矩形波形状，以确保 X 线输出的稳定性。

X 线发生系统中，控制 X 线发生的全部装置统称为 X 线控制器。现在的 X 线控制器不仅能控制管电压、管电流和摄影时间等曝光参数，同时也将束光器、滤过补偿一体化组合控制。如果选择双向 DSA 设备，必须配备两套同类型同功率的 X 线控制器，双向同时工作时相互交替产生 X 线。

DSA 自动曝光系统：自动曝光系统是在 X 线通过被照体后，自动地决定曝光条件。自动曝光系统实际上是一种间接限时装置，即以 X 线的感光效果用时间来控制，也称 mAs 限时器。

在影像增强电视系统中常用两种形式的自动曝光控制，即以荧光效应控制的光电管自动曝光控制系统和以 X 线对空气的电离效应为基础的电离室自动曝光控制系统。它们的共同特点是：采用某种对 X 线敏感的检测器，把 X 线剂量转换成电流或电压，这电流或电压比为 X 线剂量率，它对时间积分后的电压就正比于所接受的 X 线剂量。当把积分电压与一个正比于图像密度的设定电压进行比较，由一个门限检测器给出剂量到达设定值的曝光终止信号以切断高压，这就形成了自动曝光控制。

在自动曝光系统中，曝光后的实际管电流送到一个积分器，对时间进行积分，这个积分电压就代表 mAs 值，再经过一个与设定值成比例的门限检测器，就可给出 mAs 到达设定值的曝光终止信号。

光电管自动曝光原理：由影像增强器输出屏发出的可见光经分光采样送至光电倍增管，它们输出信号经放大后变为控制信号。这控制信号正比于光电倍增管所接收的光强，因而信号正比于影像增强器所接收到的 X 线剂量率。控制信号经过一个积分器按曝光时间积分后的电压，正比于剂量率对曝光时间的积分——X 线剂量。当它达到某一定值时，便由门限检测器给出曝光结束信号，切断高压，这就形成了自动剂量控制。目前，这种光电管自动曝光系统有了进一步发展，不再局限于应用在有暗箱的间接摄影技术中，而是通过制成一个称为“光电拾光器”的薄板状的检测装置，它将从荧光屏反射的光再导入光电倍增管，经过放大、积分、比较、逻辑电路等，驱动控时元件，完成曝光自动控制的任务。改变上述光电拾光器检测组件的位置，能使一台通用 X 线机进行各种部位的光电控时自动曝光摄影。电离室自动曝光原理：电离室自动曝光装置是利用了 X 线对气体电离的物理效应。电离电流正比于 X 线强度，也正比于影像密度。当 X 线影像达到理想密度时，通过电离电流的作用，将自动切断曝光。它比光电管自动曝光系统的应用范围更广泛。

电离室的结构包括两个极性相反的金属平行电极，中间为气体。两极板间加上直流高压，空气作为绝缘介质不导电。当 X 线照射时，气体被 X 线电离的正负离子在强电场作用下，形成电离电流。电离电流的大小取决于 X 线辐射的量及 X 线量子的能量。利用这一物理特性，将电离室置于人体与检测器之间，在 X 线照射时，穿透人体的那部分 X 线将使电离室产生电离电流，此电流作为信号输入到控制系统，待 X 线影像达到预定值时，则执行元件自动切断曝光。

另外，整个电离室并不完全都是测量 X 线剂量所需的区域，而是根据各种生理部位摄影需要，在电离室某一有利区域安置“测量野”（或限射野）。一般每个电离室表面积装配有 2 个或 3 个面积约为 50cm^2 的测量野。目前大多数采用“3 野”，3 个测量野多数安置于电离室表面积的中心位置，照射后能得到被摄体均匀的密度。3 个测量野是用喷雾法将导电物质喷涂在塑料薄片上，并夹在一些密度低的泡沫塑料之中，周围的保护环与连接线也都是喷涂的导电物质，以保证在图像上不留任何部位的阴影。整个电离室除测量野外都用泡沫塑料填充，然后用两块很薄的铜块夹住，以保证电离室表面的机械强度。

电离室自动剂量控制：电离室输出电流的剂量正比于所接受的 X 线剂量，经过两极放大以后，在积分器进行时间积分。积分后的电压就正比于电离室接受的 X 线剂量与时间的乘积（即剂量），积分电压经放大后送到门限检测器。当积分电压到达预先设定的门限时，X 线剂量就达到设定值，输出信号触发触发器，送出曝光结束信号，立即切断高压。平板探测器 DSA 系统的自动曝光利用平板探测器自身设定区域电信号，经过计算等方式控制。

数字脉冲透视技术：数字脉冲透视（digital pulse fluoroscopy）是利用高频技术和 X 线管的栅控技术，使 X 线以矩形波的方式产生。特点：每个脉冲管电流比连续透视方式高，单幅图像的信噪比明显比连续透视高，图像质量高；被检者和操作者辐射剂量下降；脉冲可调。

2. **X 线组件**　X 线组件与普通 X 线组件不同的是，DSA 设备的 X 线组件由 X 线管、管套与冷却装置组成。X 线管焦点越小，影像锐利度越高，但焦点过小时，最大连续输出能力下降，X 线管功率大小受到限制。因此，应根据摄影方式或目的不同选择适宜的 X 线管或选择多焦点 X 线管，比较理想的是选择 3 焦点的 X 线管（一般微焦点为 0.3mm，小焦点为 0.6mm，大焦点为 1.0~1.2mm），即微焦点、小焦点、大焦点。焦点尺寸对图像质量有很大影响，通常透视时使用微焦点，电影、DSA 摄影时要使用小焦点，但患者体重大或大角度摄影等情况下需要 100kV 以上管电压摄影时，用大焦点进行高管电流、低管电压摄影，虽然会造成图像锐利度下降，但对比度能得到改善。

电影摄影时尽管使用的是极短时间的脉冲 X 线，但由于需要使用大管电流并进行较长时间摄影。因此，必须使用大功率 X 线管。另外，电影摄影时 X 线管负荷包括摄影和透视两种工作状态产生的负荷，属于反复蓄积的混合负荷，因此需要使用大热容量 X 线管。DSA 摄影时，由于需要重复和长时间曝光，最大阳极热容量必须要达到 1MHU 以上，现今一般要求不小于 2MHU。

因此，这种 X 线管现多采用金属陶瓷管或外壳替代普通 X 线摄影 X 线管的玻璃管壳，增加强度，陶瓷电极支座（提高绝缘性能），液态金属替代轴承（增加热传导，减少磨损），阳极靶材料采用合金（如铼钨合金或石墨基的铼钨合金等），靶盘直径增大（120mm），旋转速度增加（可达 9 000~10 000r/min），这两者用以提高阳极热容量。混合负荷情况下的负荷是反复累积的，除阳极外，X 线管整体温度也上升。因此，必须同时考虑 X 线管的冷却。X 线管的冷却有风冷方式和水冷方式，前者是将 X 线管绝缘油导入热交换器后直接用风扇冷却，后者是用水与绝缘油交换 X 线管热量进行冷却。水冷方式 X 线管需要使用密封性 X 线管套，但不需要安装风扇。

3. **束光器与附加滤过板**　束光器（准直器——collimator、射束限制器——beam limiting device）的作用：限制 X 线照射野，补偿摄影部位不同密度，避免出现图像饱和现象；结构特点：多层、多叶片、多形状、多滤过；基本原理：利用辐射衰减物质，限制到达探测器 X 线的辐射范围，仅局限于被选择的区域 X 线进入探测器，而其他部分的 X 线则被屏蔽而不能进入探测器，从而限制 X 线的辐射区域，屏蔽部分无用 X 射线，达到提高所获取图像质量和减少被检者与术者的 X 线辐射。

（1）束光器的基本结构：用于 DSA 设备的束光器与用于普通 X 线摄影或常规透视、摄影束光器最大区别是滤过、遮挡不同，结构相对复杂，自动化程度相对高。从 X 线管组件输出窗口到 X 线离开束光器结构为：近焦点（输出窗）锥形铅限制叶片（shutter near focus）。由两组分别单独可调的铅叶片组成，组装时该锥形铅限制叶片在 X 线管组件输出窗内，其作用是去除焦点外 X 线，限制选择射野以外的原发 X 线；滤过板（filtration plate）。由铝、铜等材料构成，有多种不同厚度，根据使用不同自动选择，其目的是滤过相对低能的 X 线，使输出需应用的 X 线能量强度增加，有效降低被检者与术者的辐射吸收剂量；多叶铅（iris diaphragm）限制器。由两组或多组单独可调的铅叶片组成，在用影像增强器的情况下，由这些叶片组合成菱形或圆形射野，将射野以外的 X 线除掉。近焦点锥形铅限制叶片与该组合叶片是同步调节的，共同控制 X 线射野大小与消除半影。两者能自动跟随源片距（source image distance，SID）变化而变化，使照射野不超出所选择探测器视野尺寸；楔形滤过器由多种不同材料楔形板组成，其目的是防止滤过板形成的影像。为了与不同脏器形状相匹配或不同部位组织遮挡，滤过板能进行旋转或前后移动。

（2）附加滤过：从 X 线管发出的连续 X 线中

含有很多低能光子，这些低能光子不参与图像形成，并且大部分被受检者吸收。用附加滤过吸收低能光子不仅可以降低受检者的辐射剂量，也能减少术者方向的散射线。很早以前人们就知道使用附加滤过能有效降低受辐射剂量，但同时会使 X 线管负荷增大。近年来，随着 X 线管装置容量的增大，用多层滤过材料吸收软线的内藏式附加滤过装置增多起来。滤过材料除使用以吸收低能光子为重点的 Al、Cu 物质外，也利用 Ta 等具有高 K-系吸收特点的滤过材料吸收高能光子，以平衡剂量与质量之间关系。

辐射减低效果与滤过材料种类和厚度、被照体厚度以及管电压大小有关。为平衡图像质量与辐射剂量之间的关系，管电压控制与滤过材料的选择同等重要。

4. 辐射剂量监测装置　辐射剂量监测装置通常由检测 X 线的电离室与控制部分组成，电离室一般置在束光器输出窗外，检测的是经束光器衰减后的射线，根据实际 SID 与照射野控制系统自动推算被检者的表面剂量，并能生成被检者当次检查或治疗辐射剂量报告表，但这个功能不是标准配置，在采购设备时要在标书中体现出来。

（二）图像探测器

DSA 设备中所使用的图像获取探测器目前主要有影像增强电视系统和平板探测器两种，后者即将完全取代前者。

1. 影像增强电视系统　影像增强电视系统主要由影像增强器、TV 摄像机和光学系统组成，其作用是将 X 线转换成电视信号，如图 28-2。

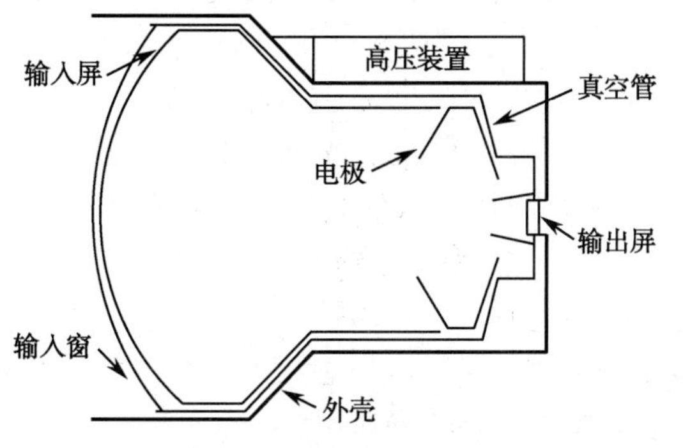

图 28-2　影像增强器基本结构

（1）影像增强器：影像增强器（image intensifier，II）的作用有两点：其一是将经过 X 线照射的被检体的密度分布，在 II 输入屏上所形成的 X 线荧光图像，转换成 II 输出屏上肉眼可见的可见光图像；其二是通过成像面积的浓缩（II 输入屏的面积总是远大于输出屏的面积）以及直流高压对电荷图像的加速，把输出屏输出的反映被检体密度的图像亮度增强，II 图像亮度的增强能力可以达到 5 000～10 000 倍。

影像增强器 3 部分组成：管容器、X 线影像增强管、供电电源。管容器是一个筒状金属外壳，一般选用铝材料制成，在金属筒内壁，沿轴线方向，均匀的附有一层铅屏蔽层和一层由铍膜合金材料制成的屏蔽层。管容器位于 II 输出屏端，是保护板和安装盘，保护板用于保护影像增强管不会受到直接冲击，是一块 0.5mm 厚合金铝板，安装盘则用于连接 II 和安装于原 X 线主机荧光屏位置上的安装板。II 位于输出屏一端，是一件精密机械基准安装件，经由它一方面将影像增强管支撑，固定于管容器内，另一方面它还用于安装光学系统的物镜和电视摄像机头的机械接口，它的加工精度，必须保证安装好的医用 X 线影像增强电视系统中，影像增强管的电子光轴中心，光学系统的光轴中心和电视摄像机中摄像器件的光轴中心之间的同心度与平行度应符合规定的要求。

影像增强管是 II 的核心。II 将 X 线影像转为可见光影像，同时将可见光能量增强并输出。影像增强管是一个圆桶形的真空器件，管内保持 10^{-7}mmHg 以上的高真空，增强管和各个电极均密封于管壳之中，管壳用玻璃加金属制成，在圆桶形玻璃壳的外壁，涂有黑色的敷料，以防止外来的光线进入管内。

影像增强管主要由 5 部分组成：

1）输入屏：位于影像增强管的前端面，是一个面积较大的 X 线图像的入射窗口，叫输入屏，形状为圆形凸球面状或凹球面状，输入屏的作用是接受反映被检体密度的 X 线图像，并把它转化为电子图像。由铝基板、荧光层、透明隔离层和光电阴极四部分组成。第一层铝基板，它和增强器管泡一起制成一个密封的整体，它的作用是在基面上支持蒸涂上输入屏所需要的荧光层、透明隔离层和光电阴极。第二层是荧光体层，荧光体层吸收 X 线量子，激活荧光体发光，并且按照所吸收的 X 线量子的强弱，产生出一幅与之对应的荧光体层，都是用以钠为激活剂的碘化铯〔CSI（Na）〕，采取真空蒸发的方法，适当控制蒸发的速度及蒸发的方向，从而得到柱状排列的碘化铯屏。对 II 而言，它的性能的优劣，在很大程度上取决于输入屏，在于它产生的高亮度、高对比度的荧光图像，要实现这两点，就要求荧光层的X线检出效率要高，即对X线量子的吸收率要高，只有被荧光层物质吸收的X线量子，才能激发出光子，相反量子吸收率低，不仅大大减少信息的传递量，反而使得量子噪声增加，因为穿过荧光层的X线量子不仅对荧光图像不做贡献，反而会产生X线粒子噪声，使输出屏上图像信噪比降低。同时也要求荧光的光谱特性应与光电阴极的光谱响应相匹配。第三层是透明隔离层，它的作用是将荧光体层与光电阴极隔离开，防止它们因相互接触而产生化学反应，对它的要求是隔离荧光层产生的荧光图像，在传递到光电阴极的过程中，产生的衰减尽可能小、附加的失真尽可能小。透明隔离层是一层极薄的膜，常用 Al_2O_3 或 AiO_2 等材料制成，亦可用光导纤维制作，则此时对改善图像的质量，效果更佳。第四层是光电阴极，光电阴极采用 10nm 厚的锑化铯（Sb-Cs）电极，利用它的外光电效应，当荧光层产生反映被检体密度的荧光图像时，与之仅隔一层极薄的透明隔离层的光电极上就得到一幅与之完全对应的电子图像，在聚焦极、阳极电压的作用下，整体向输出屏飞去。

2）聚焦极：聚焦极是位于输入屏和输出屏之间的筒状电极，它是利用增强管泡的内壁，均匀涂布石墨层而制成。不同类型的增强器，聚焦电极的数量不同（有一个的、有两个的），其目的是要保证输出屏输出光图像信号的分辨力和有效视野，符合所规定的技术指标。从光电阴极发出的电子图像，在阳极电压的吸引下向输出屏飞去，由于电子之间的相互排斥力的作用，破坏了输出屏上图像的形成，增加了聚焦电极后，由光电阴极、聚焦极和阳极一起，组成了电子静电透镜，在聚焦电场径向力的作用下，使得企图散射的电子图像重新聚焦，如同光学图像经过凸透镜聚焦一样，保证了输出屏所产生图像的分辨力处于最佳状态。为了防止实际应用中，在II聚焦状态调整时，可能会对它的有效视野产生影响和利用聚焦极时II管内电子图像起到很好的屏蔽作用，而光电阴极则处于某一负的可调电位上，这样零电位既起到屏蔽的作用，调整聚焦电压时，仅改变光电阴极和聚焦极之间的电场分布，改变电子束的聚焦状态，又不会改变聚焦极和阳极之间电场分布，也就不改变电子透镜的焦点位置，可以保证有效视野的恒定。

3）阳极：阳极位于输出屏和聚焦极之间的圆锥筒状电极，阳极上加有 20kV 高压，通过它所产生的强直流电场的作用，使得从光电阴极发出的电子图像，经聚焦后，加速轰击输出屏，以达到增加输出光图像亮度增益的目的。在实际应用中还有一种可变视野增强器，即它既可以满足大输入屏视野的普查，也可以选择小输入屏视野，对局部感兴趣部位进行放大的详查。

4）输出屏：在影像增强管尾部的中央部分，锥筒形阳极的后面，是II的光图像的输出窗口。从光电阴极发出的电子图像，经聚焦加速后，轰击输出屏发光，重新还原出一幅反映被检体密度的光学图像。输出屏的荧光体是由银激活的硫化锌镉制成，在电子的轰击下，发出黄绿色的荧光，其光谱能较好地与电视摄像管和X胶片的感光谱段相匹配。为了提高输出屏的影像分辨力，要求涂敷的荧光物质颗粒要细（约为普通荧光屏用荧光体直径的十分之一），密度要大，涂层要薄（约 2nm 厚）。荧光体的外面，喷涂一层 0.5nm 的铝膜，铝膜与阳极连接，它不会影响电子的通过，但可以防止由输出屏发出的荧光再次射向输入屏，导致二次干扰输出屏的图像；同时它还可以把荧光层的荧光图像反射到玻璃基板的光输出端，将输出的荧光图像亮度增强；它与阳极相连接，可以接收电子轰击输出屏的荧光层所产生的二次电子。

5）离子泵：为了提高管内的真空度，在某些型号II内，设置了具有吸气作用的电极，叫“离子泵”，但它不是把气体分子抽出管外，而是吸附在电极上，以提高真空度。离子泵采用能够在灼热状态下，强烈吸收氧、氮等气体原子，而又具有不可逆转特性的金属，例如钛、锆、钽等材料。在II管内设置两个片状或棒状电极：一个是阳极，一个是阴极，在阴极表面喷镀一层吸气金属，如钛或锆等，两极之间加有 2 000V 直流电压，电极间气体分子，在强电场作用下而发生气体电离，形成电离电流，正离子堆积在阴极附近，迅速撞击阴极，而还原成气体原子，并被吸气金属所吸附。经过一段时间，十几分钟，几十分钟或更长，管内气体分子大大减少，真空度上升，当离子泵电流小于 10μA 以下时，即可认为真空度恢复正常，可以使用。

为了增加正离子撞击阴极的机会，在增强管靠近离子泵处，设置一个电磁线圈，通以直流电流，使之产生一个直流磁场，在这个磁场的作用下，使电子和正离子的运动轨迹向离子泵弯曲，以加速吸附气体离子的过程，加速提高管内的真空度的过程。这种方法叫冷阴极电离法。由于除气离子泵工作时，II 内部存有离子，增强管的阳极高压工作，就有可能使离子在管内扩散，诱导放电，造成离子斑，为了避免这种情况的发生，离子泵工作时，II 其他各电极电压均不应工作。

供电部分：提供 II 正常工作所需要的各组直流电压，它包括 25kV 的阳极电压、-550V 的聚焦电压、对变视野 II，还提供 13kV 辅助阳极电压及视野控制切换电路，如果 II 带有离子泵，还需要提供 3kV 的离子泵工作电压和控制离子泵工作的时间延迟电路等。II 供电电源电路都是采用将交流电转变成直流+24V 或直流+100V 电压，再采用高频自激式逆变电路，倍压整流的方式，得到增强器所需要的各组直流高压，如图 28-3。

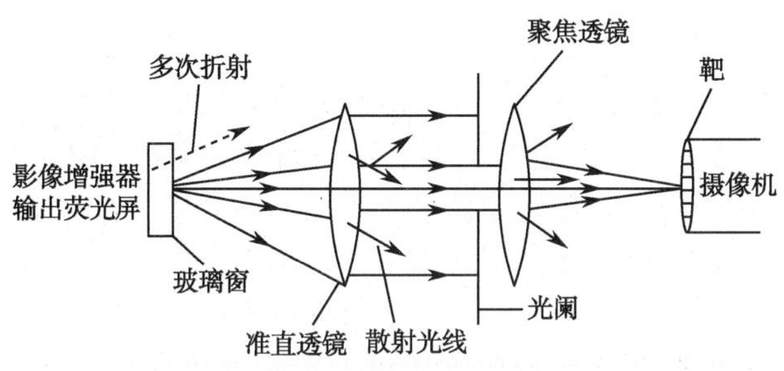

图 28-3　X-TV 成像光学转换示意图

影像增强器（II）的主要性能指标：

1）标称视野：标称视野指的是 II 在额定的电极电压条件下，当 X 线源处于无限远，即用平行 X 线照射时，在输出屏上显示的最大输入屏图像尺寸。我们常见的 6″、7″、9″、12″等固定视野 II；还有 9″/6″、12″/9″，实用 9″/6″/4.5″、12″/9″/6″等可变视野 II。

2）输出图像直径：输出图像直径指的是 II 在额定电极电压的条件下，对应于标称输入屏视野时，经聚焦后，在输出屏上成像的直径。常见的输出屏图像直径有 15mm、20mm、30mm。

3）转换系数：根据国际放射单位与计量委员会 IURC 1962 年提出的规定，转换系统（GX）的定义是在 X 线照射下，输出屏图像亮度的平均值（L 单位：sb/m^2）与 II 输入屏位置测得的 X 线剂量率的平均值（X 单位：mR/s）之比，转换系数是衡量将 X 线转换成可见光的转换效率的一个物理量，显然，在同样输出屏亮度的情况下，转换系数高的 II，所需的 X 线剂量就小。

4）分辨力：分辨力是表征 II 分辨图像细节的能力。它以单位长度内（每厘米或毫米）能区分等宽的、对比度为 100%的一条黑线和一条白线相间组成的线对来表示（Lp/cm 或 Lp/mm）。它的定义是：将含有单位长度内的黑白相间宽度相等的具有多组不同宽度的线对卡，这里黑线指的是 X 线不能穿透的高密度重金属线条，白线指的是 X 线可穿过的线条组合而成，将其置于 II 的输入屏上，选择合适的剂量，当某组线对刚好能被 II 分辨出其间隔时，则把这一组的线对称为该 II 的分辨力。在输出屏上观察，可以采用任何手段如用高倍显微镜观察，分辨出来就有效。对 II 而言分辨力有中心分辨力和边缘分辨力。从视野中心到半径 70%的范围内叫中心分辨力；从半径 70%到 90%所包括的范围称边缘分辨力。II 所列如不特别指出，均指的是中心分辨力。

5）对比度：对比度是表征 II 输出图像的反差程度，对比度高，就显得图像鲜明；对比度低，人眼观察有“模糊”的感觉。我们知道，临床诊断时，病灶的反应是以灰度的变化来表示出来，所以，对比度指标应是越大越好。

6）量子探测效率（QDE）：它反映了 II 检出 X 线量子转换成光信号输出的能力；QDE 高，X 线转换效率高，较低剂量的 X 线可获得品质高的图像。

7）畸变：由于 II 存在有几何失真，如电子光学系统中，物点离开光轴时因放大倍数的增大而造成的枕形失真。

（2）TV 摄像机：TV 摄像机的作用是将 II 输出屏的光信号转换成视频信号，主要有两种，一种为真空器件，一种为固态器件，前者已淘汰，后者是通常所说的 CCD 摄像机。

电荷耦合器件（charge coupled device，CCD）是一种有别于真空电子束扫描成像的固体成像器件，它是在大规模集成电路工艺基础上研制而成的具有光电转换能力的集成电路芯片。这种 CCD 芯片借助于必要的光学镜头和合适的外围驱动与处理电路，可以将景物图像，通过芯片中呈线性或面阵列规则排列的光敏单元转换成电荷包，在外围驱动电路的作用下，把电荷包转移到存储区，并最终传输出一个时间序列的视频信号，经过视频处理电路的处理，输出一个全电视信号，送给监视器，还原出一幅人眼可见的景物图像。

CCD 成像原理：主要经过光电转换与储存、电荷转移、电荷的读出与 CCD 信号输出 3 个过程。

1）光电转换与储存：CCD 器件是由许多个光敏像元组成，每个光敏像元就对应一个像素，每个光敏像元也就是一个 MOS 电容器，即金属-氧化物-

半导体电容器,它是在 P 型 Si 衬底的表面上用氧化的办法生成一层厚度很薄的 SiO_2,再在 SiO_2 表面蒸镀一金属层(多晶硅)在衬底和金属电极之间加上一个偏置电压,于是就构成了一个 MOS 电容器。MOS 电容器在外加偏置电压的作用下,在二氧化硅与衬底的界面上产生一个耗尽层,在耗尽状态时,表面电势特别大,越往衬底的深层电势越低,形成了一个势阱,偏置电压越高势阱越深,两者成正比例线性关系。当光照投射到 MOS 电容上时,光子透过透明电极及氧化层进入 Si 衬底,衬底中处于价带的电子吸收光子的能量而跃入导带,这种电子的跃迁,形成了电子-空穴对,电子-空穴对在外加电场的作用下,分别向电极两端运动,这就是光生电荷,这些产生电荷储存在由电极形成的势阱中。光生电荷也就是信号电荷,量的多少,取决于入射光子的能量(入射光波长)和入射光子的数量(入射光强度)。

电荷转移对于上述的储存在 CCD 器件 MOS 光敏像元电位势阱中对应入射光强度的电荷包,用移位寄存器使电荷包迁移,而实际摄像器件常将光敏区与转移区分开,通常有两种不同的组合形式的 CCD,即帧转移面阵 CCD 与行间转移面阵 CCD。

2) 帧转移面阵 CCD:帧转移面阵 CCD 摄像器件中的结构包括三个部分:光敏区、暂存区和读出寄存器。光敏区由行排列的垂直电荷耦合沟道组成,各沟道之间用沟阻隔离,水平电极条覆盖在各沟道上。假如有 m 个转移沟道,每个沟道有 n 个光敏像元,则光敏区共有 $m \times n$ 个感光像元。暂存区与光敏区结构相同,只不过上面覆盖金属层遮光。读出寄存器也有 m 个转移单元,每个转移单元对应一列垂直的电荷耦合沟道,读出寄存器也用金属覆盖遮光。帧转移型 CCD 采用三相驱动转移的方式。

3) 行间转移面阵 CCD:行间转移型面阵 CCD 器件在结构上也包括光敏区、转移区和水平读出移位寄存器。光敏单元呈二维排列,每列光敏单元的右边是一列垂直读出寄存器,做转移区使用,光敏元与转移单元之间一一对应,二者之间由转移栅控制。底部是一个水平读出寄存器,其单元数等于垂直寄存器的个数。光敏元在积分期内积累信号电荷包,在积分期终了时在转移控制栅的控制下水平转移进入垂直读出寄存器,然后每场信号电荷的类似于帧转移型面阵 CCD 的方式一行一行读出,最终在输出端得到视频信号。

4) 电荷的读出与 CCD 信号输出:CCD 信号的电荷读出是采用选通电荷积分器的方式读出的。

5) CCD 的主要性能参数:主要有有效光敏像元数、光谱响应、光电转换特性、暗信号、光响应的不均匀性、转换效率 6 个参数。①有效光敏像元数是指光敏区的 MOS 电容或光敏二极管的数目。通常以水平光敏像元数和垂直光敏像元数相乘的方式给出或是以总的光敏像元数即水平和垂直光敏像元数的乘积的方式给出。②光谱响应是 CCD 器件对于各种波长的单色光源的相对响应能力,其中响应度最大的波长称峰值响应波长,响应度等于峰值的 50% 所对应的波长范围称为光谱响应范围。③光电转换特性反映的输出信号电压与曝光量的比值。④暗信号来源耗尽层中的本征热激发产生的暗信号电流、少数载流子自中性体向表面扩散所产生的暗信号电流、表面能级的热激发所产生的暗信号电流。暗信号电流的不均匀造成背景的不均匀,严重的在图像上会出现白斑,对于某一具体器件,暗信号电流的大小与位置是固定的,所以可以用电子学方法消除,另外暗信号电流的温度特性十分明显,采用致冷的方法可大大减少暗信号电流。⑤光响应的不均匀性:当 CCD 器件各个光敏像元在均匀的光源照射下,有可能产生不同的信号电压输出,这就是光响应的不均匀性。⑥转换效率:CCD 光敏像元是借助一个接一个地转移势阱中电荷的方法,将 MOS 电容产生的信号电荷包传向输出电路的,当电荷包从一个势阱转移到邻近的下一个势阱时,并不是百分之百的电荷都被转移到下一个势阱中,而有部分电荷仍然残留在原来的势阱中。

(3) 光学系统:光学系统在医用 X 线影像增强电视系统中具有十分重要的意义,它担负着光学成像和传递分配光能量的作用,直接影响着整个系统最终的成像效果。对光学系统而言,无论是主物镜还是目镜,其原理都是根据几何光学的成像原理来成像。表征镜头光学性能的主要参数如焦距、相对孔径、分辨力和光学透过率等将影响到最终监视器显示诊断图像的质量。其中两个镜头的焦距,决定了摄像器件的扫描靶面,决定了显示图像的放大率;相对孔径和镜头的光学透过率,决定了系统灵敏度;镜头的分辨力和聚焦状态调整,决定了系统的综合分辨力。

在医用 X 线影像增强电视系统中,电视摄像机不是对自然界的三维空间景物成像,而是对 II

的输出屏上反映被检体密度的影像成像，在前面的介绍中我们知道 II 输出屏的尺寸只有 15mm、20mm、30mm 几种，物像的几何尺寸极小，属于近距离成像，在这样的情况下，为了保证电视摄像的有效视场，满足成像质量的要求，对电视摄像的光学要求，就要根据不同成像器件的不同像面，选择不同的光学形式。对 CCD 成像而言，像面小，则既可以采用组合镜头成像，又可以采用单镜头成像。

1）组合转像系统：采用组合转像系统的目的是解决电视摄像机单镜头对 II 输出屏成像时，近距离成像的像差大，视场不合适和不能在光路中插入光分配器的问题。组合转像光学系统的组成是在 II 和电视摄像机之间采用一组光学镜头，通常是两个镜头串列式使用，其中一个连接在 II 输出屏端，叫主物镜，II 输出屏上的物像被置于主物镜的焦平面上，根据凸透镜成像原理，焦平面上近距离物像，经过主物镜，被折射转换或模拟无穷远的平行光图像，并且可以把光图像的几何尺寸放大。主物镜输出的平行光图像送到连接在摄像机头的目镜上，当把摄像器件的成像面置于目镜的焦平面上时，目镜就可以把接收到的主物镜输出的平行光图像缩小并聚焦在成像器件的像面上。

2）大孔径镜头的应用：II 输出屏上反映被检体密度的图像的亮度，虽然经过 II 的对光能量的增强，但是实际的亮度仍然是很弱的，比自然界景物的亮度要差得多，所以在透镜成像的过程中，必须尽量减少光能量的损失。穿过透镜的光通量，与透镜的相对孔径 D/F 成正比，为了增大光能量的输出，减少经过透镜后光能量的损失，在医用 X 线影像增强电视系统中，光学镜头的工作状态的选择，必须选择大孔径应用的工作状态。

2. 平板探测器　目前在 DSA 设备中所使用数字平板探测器主要是非晶硒平板探测器（amorphous selenium flat panel detector，a-Se FPD）和非晶硅平板探测器（amorphous silicon flat panel detector，a-Si FPD），目前以非晶硅数字平板探测器多见。

（1）非晶硒平板探测器：非晶硒平板探测器是直接转换方式的探测器。主要由 X 线转换介质（位于探测器的上层，为非晶硒光电材料，利用非晶硒的光电导特性，将 X 线转换成电子信号）、单元阵列（位于非晶硒的底层，用薄膜晶体管技术在玻璃底层上形成几百万个检测单元阵列，每一个检测单元含有一个电容和一个薄膜晶体管（thin film transistor，TFT），而且每一个检测单元对应图像的一个像素。电容储存着由非晶硒产生的相应电荷、高速信号处理与数字影像传输（由高速信号处理产生的地址信号顺序激活各个 TFT，每个贮存电容内的电荷按地址信号被顺序读出，形成电信号，然后进行放大处理，再送到 A/D 转换器进行模-数转换。将电荷信号转换成数字信号，并将图像数据传输到主计算机进行数字图像的重建）。这种探测器基本原理是，当入射的 X 线照射非晶硒层，由于导电特性激发出电子-空穴对，该电子-空穴对在偏置电压形成的电场作用下被分离并反向运动，形成电流。电流的大小与入射 X 线光子的数量成正比，这些电流信号被存贮在 TFT 的极间电容上。每个 TFT 形成一个采集图像的最小单元，即像素。每个像素区内有一个场效应管，在读出该像素单元电信号时起开关作用。

在读出控制信号的控制下，开关导通，把存储于电容内的像素信号逐一按顺序读出、放大，送到 A/D 转换器，从而将对应的像素电荷转化为数字化图像信号。信号读出后，扫描电路自动清除硒层中的潜影和电容存储的电荷，为下一次的曝光和转换做准备。

目前常用的光导半导体材料为非晶硒（amorphous selenium，a-Se）、碘化铅（PbI_2）、碘化汞（HgI）、碲砷镉（CeZnTe）、溴化铊（TlBr）、碲化镉（CdTe）和碲锌镉（CdZnTe 或 CZT）。在 DSA 设备上使用的 X 线探测器主要为非晶硒平板探测器。

（2）非晶硅平板探测器：非晶硅平板探测器间接转换（indirect covert）方式成像的探测器。用于间接转换的发光晶体物质主要有碘化铯（cesium iodide，CsI）和氧化钆（Gd_2O_2S：Tb 或 GOS）。已经用在 X 线探测器上主要有非晶硅（amorphous silicon，a-Si）平板探测器，电荷耦合器件（charge coupling device，CCD）探测器，互补金属氧化物半导体（complementary metal oxide semiconductor，CMOS）探测器等，但 DSA 设备目前所见产品只是非晶硅平板探测器。它由碘化铯形成闪烁晶体层，将 X 线转换为可见光；一层为薄膜非晶氧化硅层，薄膜非晶硅制成（动态在 150~200μm）的光电二极管与薄膜晶体管（thin film transistor，TFT），作为像素元件，将可见光转换为电信号；再一层为采集电路层（放大器、读出器、A/D 转换器等），读出各个像素产生的信号，并量化为数字信号，送到计算机进行处理；上下层为玻璃支撑和保护层。

非晶硅平板检测器的制作过程是这样的，它是从玻璃基板开始的。在一定面积的玻璃基板上生成非晶硅薄膜，然后渗以氢并扩散P-N结，再用金属、绝缘体等材料制成TFT与光电二极管矩阵以及引线排。一个薄膜晶体管和一个光电二极管构成一个像素元。每个像素均与一条基线、一条控制线和一条信号线相连接。TFT与光电二极管矩阵上面是一层有一定厚度的能把不可见X线转为可见光的荧光闪烁晶体层，荧光闪烁晶体一般用碘化铯，为减少光的散射，提高空间分辨力，现大多采用新型针状结晶结构的碘化铯荧光闪烁晶体。

基本原理是当X线穿过被检体射入非晶硅平板检测器的碘化铯闪烁晶体层时，产生与入射X线强弱相对应的可见光，由光电二极管将可见光转换成强弱不同的电信号，而后由读出电路读出。在工作时，光电二极管加有反向偏置电压，当薄膜晶体管开关截止时，通过闪烁晶体的光产生的电荷聚集在二极管上。读出时，某一行加上电压，这一行的薄膜晶体开关打开，电荷从被选行的二极管中沿数据线同时读出，这些电信号经放大器放大，由A/D转换器转换成数据信号，并送入计算机处理，重复上述过程，直到读出全部图像信号为止。在读出一行信息后会将原有电信息自动完全清除。

无论是直接转换方式还是间接转换方式，它们都是在X线探测器内进行的X线能量转换过程。经过X线探测器输出的数字化信号，代表该探测器采集到的X线影像信息。

（3）平板探测器的冷却：DSA设备所用的平板探测器由于是动态的，刷新速度快，相对产生热量较多，另外必须保证探测器温度恒定，才能保证所获取的图像质量，所以，必须有冷却装置对探测器进行冷却。它是通过冷却液的循环进行热量交换实现的，采用与X线管冷却类似的方法冷却，不过所用液体为专用冷却液，有些也可用蒸馏水作为冷却液。

（4）平板探测器的主要技术参数与临床意义：用于DSA设备的平板探测器与普通数字X线摄影的平板探测器结构上没有本质区别，但有特殊要求，由于图像采集为动态，刷新速度要快是首要考虑因素。主要技术参数有：探测器材料、探测器有效尺寸、像素尺寸与分辨力、动态刷新率、DQE、灰阶等级、冷却方式等。①探测器材料：就探测器常用的两种材料而言，非晶硒对环境要求高，机房投资较高；②探测器有效尺寸：就目前市场而言，探测器尺寸主要有3种类型，大、中、小板，给用户提供选择空间，一般外周专用选大板，心脏专用选小板，兼顾选中板；③像素尺寸与分辨力：像素尺寸在DSA设备中一般为150～200μm，像素尺寸越小分辨力越高，但刷新速度与DQE相对低一些，一般心脏由于要求采集速度快，选用180～200μm，外周选用150μm比较好；④动态刷新率：如果考虑心脏就必须选动态刷新率高的探测器，但是分辨力相对有所降低；⑤DQE：DQE与探测器材料、像素尺寸有很大关系，DQE越高转换率越高，辐射剂量低，虽然DQE是综合表征数字X线成像探测器较全面和完整的性能评价参数，但如何正确评价探测器以及整个数字X线成像系统的DQE，是一件比较困难的事情，特别是在我们国家还没有完整的权威统一的标准和操作简单的测量仪器，更是困难，只能参考厂家所提供的DQE值；⑥灰阶等级：一般灰阶等级多为12bit，理论上bit位数越大，细节分辨越高，但人眼能够分辨的是有限的，不是越大越好，应理性选择；⑦冷却方式：平板探测器多数冷却采用专用冷却液，从冷却效果来说专用冷却液好，从成本来说蒸馏水或自来水比较好（可惜目前尚未见用自来水的），如果设备保修就不必考虑，冷却液是由厂家免费提供。

（三）机架

机架的作用是固定X线管组件和探测器，满足各种投射角度；特点是多轴、等中心、移动速度快并稳定、多种投射角度预设存取。

1. 机架种类 机架种类或形式比较多，主要有落地式、悬吊式、双向式（落地与悬吊）、一体化式四种。落地式的机架（等中心高度可调的多轴称为机器人的机架除外）主要用于心脏介入检查与治疗；选调式机架多用于外周介入检查与治疗，也可以作为多用途使用，完成各种介入检查与治疗；双向机架系统对神经、心脏介入检查与治疗非常有价值，一次注射对比剂可以获得两个投照方向的图像，减少被检者对比剂的用量，降低对比剂的过敏反应；一体化的机架可以实现一机多用，即可以进行常规X线透视、摄影与常规造影，又可以进行一般介入检查与治疗，适用于小型医院。

2. 对机架的要求

（1）术者空间：机架倾斜时不影响术者操作，并且从各个方向操作导管时均不受机架干扰；

（2）机架与导管床防碰撞：多角度摄影时，机架与导管台无位置冲突；

（3）摄影位置预设与储存及自动复位：机架具有预设与储存各种投照角度位置，预设参数选定后自动移到所设位置，并能按预设角度自动复位功能；

（4）探测器与束光器防碰撞：探测器及 X 束光器窗口设有安全保护传感器，当发生位置冲突时能自动安全地停止机械动作；

（5）无菌操作机架：透视或摄影过程中，术者能按无菌要求操作机架；

（6）电缆表面清洁：电缆表面有覆盖物，方便清洁；

（7）双向自动防碰撞：双向摄影装置的机架之间有机械或数字防撞传感器，能避免发生碰撞；

（8）操作与造型：机架应操作方便，造型美观、轻便。

3. 机架的技术指标与临床意义　在介入检查或治疗过程中机架占有十分重要的地位，除了运行稳定，操作方便外，各种旋转角度必须满足应用要求，特别是心脏介入更是如此。

（1）机架旋转轴数：所谓旋转轴数是指机架能够电动或手动运动或移动部位。一般指主体、L 臂或 U 臂、C 臂的旋转数，至少要 3 轴方能满足一般介入检查和治疗，如果要实现全身介入检查和治疗，必须 3 轴以上，方能实现投照无死角。机架轴数越多，应用范围越广，是一个很重要的技术指标。

（2）RAO 旋转角度：RAO 是指 C 臂沿体轴右侧旋转角度。一般要求≥110°。

（3）LAO 旋转角度：LAO 是指 C 臂沿体轴左侧旋转角度。一般要求≥110°。如果要进行旋转血管造影与类 CT 成像，RAO 与 LAO 应分别≥120°比较好。

（4）CRA 旋转角度：CRA 是指 C 臂沿垂直轴头向转转角度。一般要求≥45°。

（5）CAU 旋转角度：CAU 是指 C 臂沿垂直轴足向转转角度。一般要求≥45°。

（6）机架旋转速度：机架旋转速度一般指 C 臂旋转速度。外周≥15°/s，心脏≥20°/s，旋转血管造影≥30°/s，类 CT≥40°/s。

（7）机架运行稳定性：由于探测器和 X 线管组件均装置在机架的 C 臂上，所以，机架运行是否稳定，是保证图像采集质量的重要因素，特别是旋转血管与类 CT 成像采集尤其如此，否则导致图像伪影或成像失败。机架运行的稳定性也是设备运行安全的保证。

（8）防碰撞：为保证机架在运行过程中不发生任何碰撞，保证被检者与操作者以及设备安全，必须有防碰撞装置的合理设置。一般有机械与红外感应装置，通常在探测器与 X 线管组件或束光器上设置防碰撞安全罩。还有软件设置等防碰撞安全保护，多数设置有双重保护措施。

（9）角度预设：为了保证介入或常规造影操作快捷，要求机架可以根据单位或个人预设各种投照角度，并存取方便。现今，厂家大多能提供 100°各预设程序或投照角度。

（10）紧急停止功能：为了防止意外操作、运行过程中与其他机架附近移动设备或器件发生碰撞，被检者危急抢救急需停止机架运动，机架运行过程中探测器、X 线管组件或束光器接触到被检者时紧急停止运动并能自动离开到安全距离，紧急停止装置的设置是非常必要的，一般设置为紧急停止键或按钮，用红色与相应标示，安置在导管床旁，多为多处设置。

（四）导管床

导管床的作用：X 线透视、摄影时承载被检者，医师进行手术的手术台；导管床的特点：操作方便、床面材料吸收 X 线少、不易与机架等装置发生碰撞。

1. 导管床种类　导管床主要有通用导管床、步进导管床、可倾斜导管床、手术室多用途导管床四种。通用导管床的床面只能上升、下降，纵向和横向移动，上升和下降一半为电动，纵横向一般为电磁制动，手动移动；步进导管床的床面上升、下降和纵横工作方式与通用导管床基本类似，只是步进时由电动驱动纵向运动；可倾斜导管床除了床面能头与脚端倾斜、左右倾斜外，其他基本与步进导管床相似，但进行这种操作时应将被检者绑在床面上；手术室多用途导管床要求床面能分段曲折。

2. 对导管床的要求

（1）尽可能长的无金属边框床面：X 线管组件倾斜角度摄影时，图像中不出现导管台边缘的金属边框影；

（2）床面材料：床板使用碳素等对 X 线吸收率低的材料，但要求材料具备一定强度；

（3）自动保护防碰撞：大倾斜角度摄影时，导管台与机架无碰撞冲突；

（4）合适的高度：床的高度适合上、下搬动患者；

（5）操作轻便：手动移动导管面进行定位操作

时,床板移动轻便;

(6) 密度均匀躺卧舒适的床垫:配备长时间躺卧也不易疲劳的床垫;

(7) 易于清洁消毒:能简单清除血液、消毒液、对比剂等附着的污染;

(8) 电动与手动步进功能:下肢血管摄影时,应使用具备步进功能的床面;

(9) 便于被检者危急抢救:如果被检者发生危急,需要抢救时,床面能够手动迅速旋转到一定位置,进行抢救。

3. **导管床的技术指标与临床意义**　因导管床只是承载被检者与医师或技师操作的手术台,通常要求它能够上、下、纵、横向运动,床面与床垫材料,必要的附件等。

(1) 床面高度与升降运行速度、噪声:床面高度有最低高度与最高高度。最低高度通常≤80cm,最低高度越低被检者上下或搬抬越方便。最高高度一般≥110cm,高度调节范围应满足各种不同高度的操作医师要求。升降速度主要考虑被检者舒适度,不能太快,一般 2cm/s 比较适宜。为保证被检者与操作者舒适,导管床升降或床面纵横移动必须限制运动或移动时的噪声,一般要求噪声≤60dB。

(2) 床面纵、横向移动:床面纵向移动范围如果机架是落地式的,向头端以不碰到 C 臂,一般要求≥100cm,通常考虑与 C 臂组合覆盖范围≥150cm。横向移动,即左右移动各边应≥25cm。床面纵、横向移动除了噪声外,操作轻便(阻力小)是首要考虑的。

(3) 床面与床垫材料:床面材料如同前面所述,一般采用对 X 线吸收率低的碳素材料,除了结构均匀与强度外,无金属框段也是要考虑的因素,全身或外周介入检查或治疗尤其要考虑。床垫除了前面所述被检者躺卧舒适外,主要要求结构均匀,不要在所获取图像中出现不必要伪影。

(4) 附件:为了完成各种介入检查与治疗与之匹配的必要附件是必不可少的。常规随机附带的附件有:轨道夹、输液架、手臂支架、头垫、床下防护帘、压迫带等。

(5) 床面最大负荷量:床面最大负荷量就是承载量,一般要求≥200kg。承载能力越大,表示挤压能力越强,主要是考虑在危急时刻抢救被检者时承载负荷,所以,通常在购买设备时要求厂家增加附加承载项。

4. **复合手术专用床**　复合手术室也叫数字化手术室,复合手术室需要的手术床叫作复合手术床。目前用 Maquet(迈柯唯)较多。为提升手术技术水平及手术室使用效率、减少非必要的手术室时间及人力成本,采用数字化手术室。手术床需具备多种高端功能,无线蓝牙手柄,一键沙滩椅,一键复位,一键屈曲,多种体位记忆功能。可植入中央控制软件,支持数字化控制面板集中控制。电动腰桥、电动腿板、电动刹车、双控制液压系统等多种功能。其中最重要的就是可以植入中央控制软件,如果手术床不能被中央面板控制,就不能叫作复合手术床,不能满足数字化手术室的需要。

因为手术床需要满足大 C 形臂透视要求和血管造影机扫描要求,需要手术床有较大的透视面积,且床板为碳纤维材质。手术床的选择取决于这个系统的主要用途。带有浮动床面的可倾斜,可配托架的介入手术床和能与造影系统整合的多关节手术床竞争。正确的手术床的选择要考虑介入和外科手术需求之间的折中。外科手术和介入的需求有时可能很难同时满足。迈柯唯手术床 Alphamaquet 1150 具有很好的灵活性和稳定性。承重可达 350kg。床面可借小运转小车手动将其拆卸,如图 28-4。

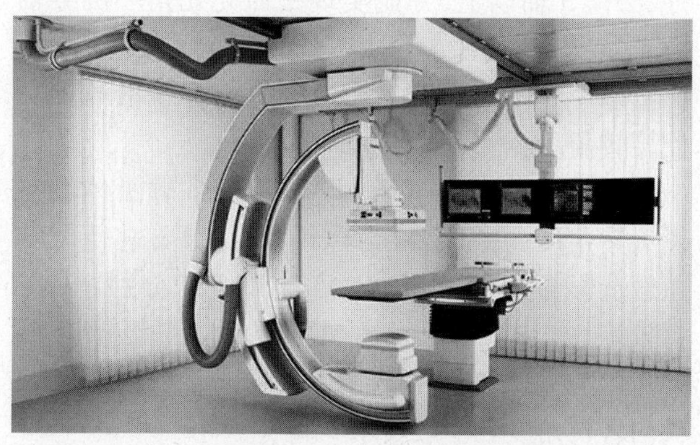

图 28-4　心血管造影及介入设备机架与导管床外形

(五) 图像显示与存储系统

1. **显示器的作用与种类**　显示器的作用是将图像获取装置(电视摄像机、图像存储或处理器)送来的全电视信号或图像数据信号重新还原成一幅显示在荧光屏上的、与被检体密度分布相对应的光学图像,供临床诊断或治疗使用。医用显示器主要有两种,即阴极射线管(cathode ray tube, CRT)显示器与液晶显示屏(liquid crystal display, LCD),前者已基本淘汰。

2. 液晶显示器　液晶显示器是利用液晶的特殊性质制成的显示器件或装置。液晶显示器结构形式有多种，医用显示器一般用液晶与薄膜晶体管（thin film transistor，TFT）矩阵组成的矩阵式平板显示器，称为 TFT-LCD。是一种透射式工作方式的显示器。

（1）液晶显示器的结构：液晶显示器主要由框架、液晶板、背光灯与背光板、驱动系统等四部分组成。

1）框架：起支撑和保护作用。

2）液晶板：液晶板从前到后分别为前偏振片（板）、前玻璃板、共用电极、液晶层、TFT 电极板后玻璃板、后偏振片（板）、光导片（板）组成。①偏振片：偏振片由表面保护膜和偏光膜组成，偏光膜由保护层和基体层构成，前偏振片涂有防眩涂层，偏振片的作用是只允许振动方向与其偏光轴方向一致的光通过，振动方向与偏光轴垂直的光被吸收。②玻璃板：它是一种表面极其平整的薄玻璃片，其表面蒸镀有一层 In_2O_3 或 SnO_2 透明导电层，构成电极，前玻璃板的电极为共用电极，后玻璃板上的电极经光刻加工制成透明行线和列线，即扫描线和数据线，在它们的每个交点处都有一个 TFT（场效应管）和相对应的子像素电极。在电极层上有一层定向层（也叫配向膜，前后两片配向膜的开槽是相互垂直的），使液晶分子在两块玻璃板之间呈平行排列成 90°扭曲。③液晶层：液晶注入两玻璃板之间，层厚一般为 5~7μm；TFT 电极板。由场效应管阵列组成，一个像素对应一个场效应管，它的栅极接行线（扫描线），源极接列线（数据线），漏极接像素透明电极，用以分别驱动每个相应的像素液晶点。

3）背光灯与背光板：背光灯主要有冷阴极荧光管（cold cathode fluorescent lamp，CCFL）和发光二极管（light emitting diode，LED）两种类型。由于 LED 使用寿命长、光电转换效能高、可调、不需高压、功率小等显著特点，所以现今大多采用 LED 作为背光灯。背光板是由荧光物质组成的，可以发射光线，其作用主要是提供均匀的背景光源。

4）驱动系统：驱动系统或叫驱动板，是主要由各种电器元件组成的控制电路，驱动板的作用是把外部主机送来的信号进行处理和控制，然后送给液晶面板，显示出图像。驱动板的输入接口通过连接线与计算机主板显卡主控芯片相连，输出接口通过一条或者两条信号传输排线与液晶面板相连。

（2）液晶显示器的工作原理：背光光源照射时先通过下偏光板向上透出，驱动系统的控制电路控制 TFT 电极板上场效晶体管（field effect transistor，TET）阵列改变电压而改变液晶体的是否通光状态，在这个时候，液晶材料的作用类似于一个个小的光阀，控制光的通过与不通过，这样就可以用信号来控制单色图像的生成了。在 FFT 电极和共用电极的作用下，在 FET 电极导通时，液晶分子的液晶的排列状态发生改变，也通过遮光和透光来达到显示的目的。由于 FET 晶体管具有电容效应，能够保持电位状态，先前透光的液晶分子会一直保持这种状态，直到 FET 电极下一次再加电改变其排列方式。我们只要按照图像恢复的次序控制 FET“开关”的“通”与“断”，就可以实现和类似 CRT 那样一行一行，一帧一帧的进行图像的重现了。

（3）液晶显示器的技术参数：

1）有效尺寸：一般指 LCD 屏的对角线尺寸。通常医用尺寸为：14″、15″、17″、19″、21″。

2）分辨力：图像水平或垂直方向上所能分辨出像素的总数。屏幕分辨力相同，尺寸小的分辨力高，质量价格同等的情况下，应尽量选择小像素间（点）距的，可以获得更高的分辨力。

3）亮度和对比度：亮度是表现 LCD 显示器屏幕发光程度的重要指标，理想亮度在 400~500CD/m^2，医用一般选择亮度≥700CD/m^2 就可以了；对比度是在恒定的照明条件下，液晶显示器件显示部分的选通状态与非选通状态的亮度之比。是表现图像灰度层次的色彩表现力的重要指标，医用显示器对比率高达 1 000∶1，能够显示灰度所有色调需要的大的对比率。一般选择≥600 较好。

4）可视角：可视角度是指站在距 LCD 屏表面垂线的一定角度内仍可清晰看见图像的最大角度，一般选择可视角在≥160°。

5）响应时间：在阶跃响应中，输出信号达到稳定值的特定范围的时间，包括上升时间和下降时间。DSA 选择响应时间<25ms 比较好。

6）功耗：尽量选择功耗小的较理想。

7）显卡精度：10bit/10bit，在条件允许的情况下应尽量选择高 bit。

8）稳定性：商业级监视器在开机 1 小时以上方能达到最大亮度，医用显示器被设计成背光快速达到其校准亮度（有时小于 1 分钟）。

9）使用寿命：有关报道一般背光灯的正常使用寿命在 15 000~20 000 小时。

10）坏点：所谓“坏点”，就是指液晶显示器上某个持续发光或不发光的像素点。由于这些坏点都是永久性的,观察的方法是将屏幕调为纯白或纯黑,仔细看看屏上面有没有黑点和亮点,遗憾的是完全没有坏点的显示器是极少的。

除上述技术参数外,医用液晶显示器还要考虑安全认证(如中国强制性产品认证3C等)和医疗认证(如FDA、ISO13485认证)与DICOM符合性(能进行DICOM校正)。

(六)附属设备

1. 高压注射器 高压注射器(injection system)是心血管造影检查又一专用设备。用于增加注入心腔和血管内的对比剂浓度和克服细而长的导管对注入对比剂形成的阻力,以便在短时间内快速地向心腔和血管内注入大量的对比剂,形成高对比的血管影像,供诊断心血管疾病用。

高压注射器早期用的是杠杆加压式注射器和弹簧加压式注射器。由于注射速度不能任意调节,压力又难以控制等缺点,所以50年代它已被气压式压力注射器代替。20世纪50年代世界上研制出压缩气体的自动压力注射器,压力可达150PSI(约1 034kPa),并可任意调节压力,从而改变了注射速度。对注射的对比剂可装于针筒内加温,并可将注射器连接至换片器(用快速换片器时代)和X线发生器,实现自动注射、换片和曝光,使用起来较方便,20世纪50和60年代被广泛应用。但因需要用压缩气体为动力,气阀漏气难以避免,每次造影只能进行一次性注射对比剂,注射过程中压力不能改变,注射针筒不易接近患者等缺点。进入70年代逐渐被电动式压力注射器代替。

(1)气压式压力注射器:用压缩的氧气或惰性气体作为气压式压力注射器的推动力,称为气压式压力注射器。气压式压力注射器由压力气缸和对比剂容量标尺(ml)、高压气管、气压表、是气压调节阀、阀门、高压气瓶、控制台面、注射针筒、注射对比剂至预定量而接通触点的连线。

先把消毒好的注射针筒装在注射架子上,抽入对比剂,排出针筒内空气。然后,接通电源,如有给注射针筒加温设备,开动加热开关,给针筒内对比剂加温。随之,选好控制台面板上开关的位置,打开气瓶阀门,调节注射压力。要注射时,连接好导管,当按下摄影开关时,控制注射器的电磁阀工作。将控制阀门打开,高压气体送入气缸内,推动活塞迅速向前移动,把针筒内的对比剂经导管注入心腔或血管内。用的气压越大,活塞的推动力就越大,注射速度就越快。此注射器的最大注射压力约为1 034kPa。

(2)电动机式压力注射器:电动机式压力注射器是以电动机为动力,电动机旋转时带动螺旋杆推动注射器针筒内活塞快速把对比剂注入心腔或血管内。压力注射器由注射针筒、注射头、控制器、移动架和附件组成。

(3)微机控制电动压力注射器:由于引入微机控制,与前一种电动注射器相比较,它具有控制精度高、可靠性强、性能稳定、结构小型化、智能化等优点,也称数字式注射系统(digital injection system)。基本结构主要由注射头、带键盘和系统显示的控制台、多向移动臂和移动支架、控制箱等组成。

1)注射头(power head):它由一套注射筒活塞驱动系统(一个驱动电机,一组齿轮传动系统)、位置和速度反馈电位器及编码器、容量刻度、注射筒活塞移动控制、注射筒压板、指示灯和加热器组成。可以组装150ml和200ml的注射筒。在该注射头上的抽/排对比剂控制开关(fill-control bar)是用来向注射筒中抽对比剂或从注射筒中排出对比剂的;允许/注射指示器(enabled/injecting indicator)是当注射参数选择好、注射头准备好、操作台上的"enable"键按下,整个系统工作正常与注射时该指示灯亮。注射参数显示(display)器显示流量率(flow rate):ml/s;注射量(volume):ml;注射筒中的实际对比剂的量(volume available in syringe):ml。注射筒压板开/锁机构(faceplate/syringe lever)装配注射筒与注射筒活塞驱动连接;加热器(heater)有使对比剂保温作用,保持对比剂温度与人体体温基本一致(37℃),使对比剂注射到被检者血管中时感觉舒适。手动抽/排对比剂旋钮(manual fill knob),用来观察导管中的对比剂充填情况,顺时针旋转对比剂向前,反时针向后。

2)操作台(console):操作台多为触摸屏式,大部分操作者需选择的技术参数与指示器在该控制台面上,它由主控板和系统显示构成。操作台面的上端为系统信息显示屏,中部为技术参数选择,下部为参数输入、注射控制及特殊功能键。操作台右上为整机电源通/断(on/off control)控制键,当电源通/断键按下,电源接通(首先要确保控制箱power pack assembly上的总电源开关在通的位置上),该键上边的电源通(power on)指示灯亮,整机上电自检,自检完成并正常后,进入准备状态。所以参数设置、工作方式选择均在触摸屏上操作。触摸屏有3个页面，分为主页面（main screen）、校正页面（configure system screen）和协议页面（protocol screen）。

开机正常后操作台显示的就是主页面，在主页面上操作者可以设定注射参数、激活注射、显示最后对比剂注射到达的值、可以交换到校正和协议页面上去。常用参数设定主要有：流量率，也就是注射对比剂的速度，单位为 ml/s；本次注射对比剂的总量，单位为 ml；持续时间（duration），单位为 s；压力极限（pressure limit），单位为 kPa 或 PSI；注射上升时间，注射器到达设定流量值的时间，单位为 s，一般选择 0.5s，这种方式注射推动电机到达所选择的流量至少要 50ms；注射延迟（inject delay），就是我们通常所说的先曝光后注射对比剂的时间，单位为 s；X 线延迟时间（X-ray delay），先注射对比剂后曝光的时间，单位为 s。

校正页面主要让操作者改变工作方式（如心血、外周血管造影和 CT 造影）、添加或删除参数，包括压力单位、流量率、注射量和延迟等。另外在这个页面上还可看到系统的信息（如软硬件版本、注射器状态信息），时间和日期的设定修改等。

3）控制箱（power pack assembly）：提供整机电源和完成其他控制。整个控制系统由伺服、通讯与处理器组成，驱动系统受伺服控制环控制，操作台（console assembly）、主控器（控制箱，power pack assembly）和注射头（power head assembly）分别处理器有两个，一个主处理器，一个 PIC 处理器，主处理器之间用 RS422 通讯，PIC 处理器之间用 RS485 通讯。

4）伺服控制：伺服控制单元控制推动注射筒活塞电机的速度，从而决定注射压力和注射量，同时也用速度和压力反馈提供校正值，主要由处理器、伺服控制、伺服放大、带编码器电机和压力反馈电路组成。

处理器接收从操作台来的注射参数，向伺服开展器发送命令从随机存储器取出特定的注射速率和量的值，伺服控制器根据这些数据，设定推动注射筒活塞驱动电机伺服放大器输出的值，机械附在电机转轴上的积分编码器，将速度反馈到伺服控制器，伺服控制器根据反馈信号随时调节伺服放大器的输出修正所编程的注射参数。积分反馈也被用来决定传送值，处理器的伺服处理器计数积分脉冲，计算当编程值达到时传送和停止注射的量，伺服放大器以电机电流与注射压力及压力反馈相关联的两个反馈信号向提供电机驱动电流，反馈电路将压力送到主处理器，评估和限制注射速度，如果需要的话，比如最大压力没有达到。

5）搭配处理器：搭配（backup）处理器用来检测系统的各种状态和判断主处理器是否适当地工作。其他单元（注射头、控制台和附属端口）初始化完成后，与相对应的处理器的状态与当前状态进行比较，如果任何时候某一个单元与主处理器不一致，系统将会关闭，从而保护患者或操作者。

（4）主要技术参数及临床意义：主要技术参数——总重量、供电电源、最大功率、漏电流、充填率[注射筒活塞向前或向后（ml/s）]、从零加速到最大速度（s）、注射筒加热、流速率、心脏和外周血管造影模式（ml/s）、CT 模式（ml/s），持续时间（s）、压力极限、心脏和外周血管造影模式（PSI、kPa 等）、CT 模式（PSI、kPa 等）、注射延迟时间（s）、X 线延迟时间（s）。

1）注射筒加热：自动加热恒温注射筒，使对比剂温度保持在 37℃，基本与人体温度一致，注射到人体血管没有明显的刺激感，同时降低对比剂的黏稠度，减少注射阻力。

2）流速率（flow rate）：可选择或设定注射速度，也就是注射的快慢。流率单位有 ml/s（毫升每秒）、ml/min（毫升每分）、ml/h（毫升每小时）。

3）持续时间：持续时间是指注射持续时间（injection duration），表示注射的总预计持续时间，单位为 s。

4）压力极限：设定压力极限（pressure limit）就是注射时压力的最大值，设定或选择注射压力极限过低，注射时达不到注射速度或出现自动保护停止注射，设定或选择注射压力极限过高，有可能注射时导致导管或注射筒打破，甚至造成人员伤害，所以应根据不同部位和不同检查方法等要求合理设置或选择压力极限值。压力单位有 PSI（磅力每平方英寸）、kg（千克）、kPa（千帕）。

5）注射延迟时间（inject delay）与 X 线延迟时间（X-ray delay）：选择注射延迟时，在注射器启动后，X 线设备先开始曝光，延迟到设定时间后再执行注射命令。选用 X 线曝光延迟方式时，在注射器启动后，先执行注射命令，延迟到设定时间后再发出信号触发 X 线机曝光。如果要进行减影采集，应选择注射延迟，延迟时间应根据不同部位和不同要求进行选择，单位为 s。

在使用高压注射器时有几个关键参数设定或

选择对注射对比剂的速度、成像的成功率有一定影响,需要引起重视或注意的。它们是注射流率设定、注射剂量设定、注射压力设定。对比剂流率的设定或选择依据导管先端所在的靶血管的血流速度,一般流率应等于或略小于其血流速度;如流率过低,对比剂将被血液较多稀释;流率过大,将增加血管内压力,有血管破裂的危险。另外,在选择对比剂流率时,还应考虑血管病变性质,如广泛夹层动脉瘤、室壁瘤或脑出血等病例,采用较低的对比剂流率为宜。对比剂流率大小与导管半径的四次方成正比、与导管长度成反比。导管半径的微小变化将会引起对比剂流率的显著变化。

为了获得优质的 DSA 图像,在造影时应根据不同的造影方法选择不同的浓度和剂量。一般 IV-DSA 每次采集所需对比剂剂量较大、浓度较高,约 40~50ml,浓度采用 76%或 350~370mgI/ml;动脉数字减影血管造影(IA-DSA)每次所需对比剂剂量较静脉数字减影血管造影(IV-DSA)低,特别是同一血管行选择性 IA-DSA 检查对比剂量明显低于 IV-DSA。DSA 信号随血管直径增大而信号增强,即血管显影所需对比剂最低含碘量与血管直径呈反比,因此直径大的血管检查时,增加对比剂量与浓度无助于血管的显示;而直径小的血管检查时,增加对比剂浓度及剂量将改善血管的显示。注射所需压力与注射速度、对比剂浓度、对比剂温度、导管尺寸等相关因素有关。选择注射速度快,所需压力大。对比剂浓度越高,所需压力越大。同一对比剂在不同温度下所需压力不同,25℃比 30℃所需压力要大。导管越长或越细,产生的阻力越大,所需的压力也就越大,如图 28-5 所示。

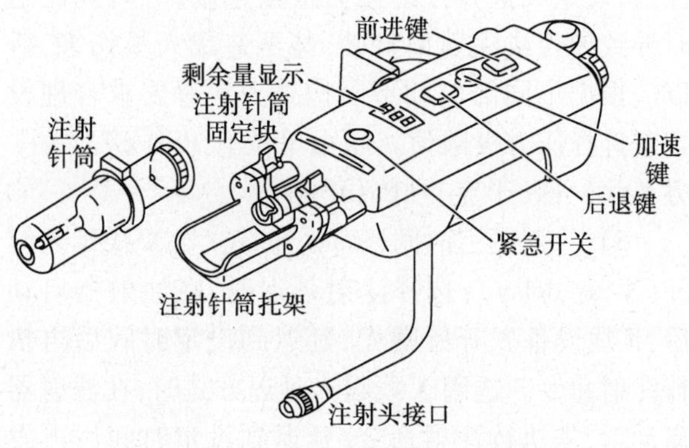

图 28-5　高压注射器注射头结构图

2. **后处理工作站**　DSA 的后处理工作站有原厂和第三方的后处理工作站,主要对 DSA 图像进行后处理操作,作为影像诊断、介入治疗及科研过程的辅助和支持,为介入医生提供病情诊断辅助工具。影像后处理工作站提供的主要功能包括:编辑图像、对图像进行直方图、影像均衡、影像平滑处理、边缘增强处理、对窗宽、窗位的预设和调整窗口位置;减影图像、蒙片及序列图的动态回放处理。对单帧影像灰阶和对比度调节、正负向旋转,影响色彩反向显示;伪色彩绘制与计算、灰阶旋转;影像水平、垂直翻转与按角度旋转功能;参数显示、长度角度测量、面积测量以及血管狭窄分析。在影像上进行文字、数字、箭头标记;同屏显示多幅图像供诊断与治疗比较;同屏显示同一患者不同序列的多个动态图像;影像漫游、无级缩放、局部放大;图像的存储、编辑打印。并且影像处理模块应该为开放式,医院可根据需求添加对所需的图像处理功能。

二、DSA 设备与其他设备的融合

(一) 复合手术室

1. **基本概念**　复合手术室英文是 hybrid operation room,是现代血管造影诊断技术和血管微创介入诊疗技术迅速发展的产物。复合手术室是 1996 年由英国学者 Angelini 提出的,当时主要用于治疗冠心病。经过十余年的发展,复合手术室扩展到主动脉疾病、瓣膜疾病以及心律失常等治疗领域,在神经外科、血管外科也得到了应用。

随着人类病谱向多因性转变和外科手术向微创化方向发展,现代医学迫切需要一种多学科交叉、联合治疗的方式,来推动医疗卫生技术的发展。"复合"的概念是多学科交叉、联合治疗的方式。介入医学 20 世纪 80 年代引入我国,是近年来发展迅速的一门新兴学科,正是这样飞速的发展,促进了"复合手术室"概念的兴起。"复合"并不是大家所想的把不同手术室的仪器设备和人员放到一个手术室的简单合并,而是打破学科壁垒,将手术室和 DSA、CT、MRI 检查室合并或比邻,并采用无缝隙转接方式,把现代化影像诊断或介入治疗和外科手术室整合在一起,从而改变了"单打独斗"的作战模式,实行"多兵种联合作战",把原本需要在不同手术室、分期才能完成的重大手术,合并在一个手术室里一次完成。

"复合"的意义是介入手术与外科手术同时进行,改善治疗效果、提高诊疗效率、优化手术流程。复合手术是在实时影像学的引导下,采用介入技术与传统外科技术联合治疗复杂的疾病,以达到精准治疗、减少创伤、缩短术后恢复时间以及提高整体疗效的目的。由于患者无需在介入导管室和外科手术室之间多次转移,从而避免患者在转动过程中可能带来的缺氧和生命体征不稳定等风险。复合手术室中,医生可以边做边看,在同一地方同一时段,对同一病患实施复合手术,使原本需要多次的手术,一次就能搞定。提高了手术效率,也避免了手术风险。复合型手术室的出现使得患者可以在一次手术过程中接受扫描诊断和手术治疗,避免患者在放射科和手术室之间的来回搬运,相对于传统手术治疗其接收的辐射剂量更少,手术精度提高,加快患者康复,缩短住院时间。

真正的复合一体化手术室,是一间配备齐全的手术室和导管室的整合,包含智能工程、净化装修工程、设备工程、通信网络工程、自控监控系统等多个子系统工程,将洁净的现代化手术室和 DSA、术中 CT、术中 MRI 等大型医疗设备整合在一起,组成超强功能的复合手术室,真正达到一加一大于二的效果。复合一体化手术室可用于不同学科,如心脏疾病介入、血管外科、神经外科介入、复杂骨科和妇科疾病介入等。

复合手术室中的核心设备是 DSA 设备,将数字减影血管造影机与现代化手术室有机地结合起来,形成一个既可以进行血管内科疾病诊断,同时又可以对诊断出的疾病进行微创介入治疗的环境。复合手术室的 DSA 对 C 臂结构、臂长、旋转角度、移动距离等技术指标要求较高,复合手术室是通过 DSA 设备与外科在百级层流手术室中的全面整合,实现微创介入手术与传统外科开放式手术相结合,从而解决各类复杂手术,降低手术风险,节省手术时间。目前复合手术在神经、心脏、血管等领域都有着广泛的应用。

数字化手术室与大型医学影像设备如 MRI、CT 的真正融合,诞生了复合型手术室。复合型手术室涵盖或具有一套集成数字化、网络化的整体手术室和手术导航平台,能够将实时 MRI/CT 影像更新到外科导航系统中,关联患者信息,并通过大屏幕实时显示,为术者提供最佳手术路径及术中影像的动态变化。复合手术室组成主要由集成净化手术室、数字化手术室、手术床、吊塔、无影灯、核心医疗影像设备(DSA、CT、MRI 等)、辅助医疗设备(麻醉机、呼吸机、心电监护仪和体外循环机等)功能设备组合而成。

2. 设备要求　由于复合手术室内除了配置大型医疗设备之外,还需要安装无影灯、一体化转播设备、手术导航系统和手术麻醉系统等许多辅助设备,因此复合手术室的面积及长宽尺寸必须同时满足设备安装及使用要求。

3. 场地要求(X 线辐射防护)　复合手术室的屏蔽及射线防护施工是复合手术室建设过程中的重点工程。在项目初期,医院必须确定手术室内设备的相关参数,请职业卫生及环保部门出具卫生预评价和环评设计方案,手术室施工单位需按照设计要求实施防护施工。

4. 净化环境　复合手术室净化空调系统的冷热负荷,应根据设备厂家提供的参数详细计算并留有余量。设备的专用冷却应按照设备厂家提供的参数要求配置,风量的平衡计算应满足不同功能洁净室压差和压力梯度要求,送风风机的最大送风量应满足手术室高峰冷负荷时送风饱和度低于 75% 时循环风量的要求,防止过于潮湿的空气对设备造成损伤。

同时,复合手术室宜按照能同时满足开放手术和诊疗检查的不同洁净度要求设计,在检查和无须开放手术时可以实现部分节能。当手术辅房,如控制室与手术室合用同一个空调系统时,应在辅房设置独立的末端风量调节或温度调节装置,避免辅房环境温度过低。另外,复合手术室排风量应根据设备厂家要求的排风量设计,并满足紧急排风需求,排风机宜为双速或变频控制:扫描时采用高速,扫描停止后 20~30 分钟转为低速。

5. 数字化手术室　数字化手术室,是通过将先进的信息化技术运用到手术室,使得医生能够实时获得大量与患者相关的重要信息,从而便于操作,提高效率。图像数字采集编码系统,通过全景和术野摄像机,进行图像采集,通过语音系统将手术医师的会议室或示教室联合起来。也将手术室的音频信号和图像信号进行压缩编码上传至网络系统,进行远程教学和学术交流。

(二) 设备复合

1. DSA 设备与 CT 设备的联合　滑轨 CT 可以在手术室移进和移出,以支持复杂的外科手术,比如通过成像获得影像信息的脑,脊柱和创伤手术。术中 CT 的使用对患者的治疗效果有正面的影响,提高安全性,减少感染和降低并发症的风险。

2. DSA 设备与 MRI 联合　MRI 系统一般需要

一个很大的空间,无论是在房间和患者的周围。在常规MRI室进行手术是不可能的。在术中如何使用磁共振设备有两种方法,一种是当需要成像时,一个可移动的磁共振扫描仪被移动到手术区域,另一种是在手术过程中把患者运送到临近有磁共振扫描仪的房间。磁共振成像适用于神经外科:①术前的精确规划;②术中帮助医生判断并解释脑组织的位移;③术后评估结果。

(三)技术复合

复合手术室目前主要用于在心脏、血管和神经手术,但也适用于其他一些外科学科。

1. **心血管手术** 对病变的心脏瓣膜的修复、心律失常和主动脉瘤的手术治疗可以受益于复合手术室的成像能力。心脏复合(杂交)手术是针对这些疾病的普遍治疗方式。

2. **神经外科** 在神经外科,复合手术室的应用例如脊柱融合和颅内动脉瘤放置弹簧圈。这两种手术,都被认为可改善患者预后。对于脊柱椎体融合手术,大型C臂与导航系统的整合,可进一步改善工作流程。

3. **胸外科和支气管镜手术** 用来诊断和治疗肺部微小肿瘤的手术规范最近也被应用于复合手术室,介入图像引导定位为准确了解肿瘤位置提供了方便,特别是对于微小结节或肺毛玻璃样变肿瘤转移和/或者肺功能降低的患者。这使得活检过程中实现了精确导航以及在电视辅助胸腔镜手术中运用切除术。更重要的是,电视辅助胸腔镜手术中使用介入图像技术可以避免触觉传感的损失。这种新的技术同时也传达了解决肺部健康的潜在可能,通过对于肿瘤确切位置的定位,提高了患者术后的生活质量,如图28-6。

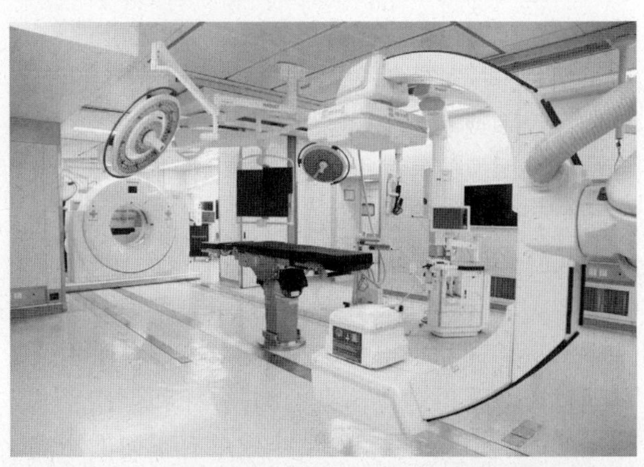

图28-6 以影像设备为中心的复合手术室基本布局

三、DSA设备的安装与防护要求

DSA设备的安装与防护要求基本与普通X线成像设备安装要求类似,但要按净化手术室要求进行,主要从区域建筑、防护、供电电源与接地、安装前准备、现场安装、调试与验收等五个方面考虑。

(一)介入净化手术区域的建筑相关项目要求

1. **新建楼房区域与通道选择原则** 新建病房大楼,在选择介入手术区域时,应将设备的运输通道作为一项重要事项加以考虑。建筑设计应考虑血管造影设备运输到介入手术室过程中各个通过门的高度和宽度,具备可以运送血管造影设备的货梯。并应能很方便地使设备带包装箱安全通过。货梯的门口宽度、高度以及电梯轿厢的深度应作为主要参数加以考虑。不但要考虑将要安装的设备参数要求,而且还应了解国际上现有该类设备的运输要求参数。而且应该有放大余量。设备运送过程中各通过门高度和宽度应不小于2.3m×1.4m,运送走廊宽度≥2m,电梯门口高度和宽度应为2.3m×1.2m,电梯轿厢深度≥2.6m。设备间进入通道:门高和宽(最小尺寸)度为2.3m×1.2m,建议进入手术室的各个主通道门装修后高和宽净尺寸应为2.3m×1.4m。楼板的承重应为≥1 000kg/m^2。

2. **机房防护设计的原则** 机房防护设计的原则与普通X线成像设备机房防护设计原则一样考虑。

3. **机房的设置与整体布局** 为保证DSA机房周围环境的安全,降低机房建筑造价,机房宜设在建筑物底层的一端(一层)。机房的整体布局应遵循安全、方便、卫生、符合介入、无菌的原则,根据医院预科室规模的大小和设备的多少整体考虑。

(1)设计原则:介入洁净手术室的具体组成是洁净手术室平面布置的依据。以介入洁净手术室为核心配置其他辅助用房,组合起来,既能满足功能关系及环境洁净质量要求,又是与相关部门联系方便的相对独立的医疗区。

介入洁净手术室必须分为洁净区与非洁净区。不同洁净区之间必须设置缓冲区(室)或传递窗,以控制各不同空气洁净度要求的区域间气流交叉污染,有效防止污染气流侵入洁净区。介入洁净手术室平面组合的重要原则是功能流程合理、洁污流线分明并便于疏散。这样做有利于减少交叉感染,有效地组织空气净化系统,既经济又能满足洁净质量。在洁净手术室中不同洁净度的手术间,应使高级别的手术室处于干扰最小的区域，这样有利洁净手术室的气流组织，避免交叉感染，使净化系统经济合理。

洁净手术室主要应控制细菌和病毒的污染。污染途径通常有如下几种：

1）空气污染：空气中细菌沉降，这一点已有空气净化系统控制；

2）自身污染：患者及工作人员自身带菌；

3）接触污染：人及带菌的器械敷料的接触。

由污染途径可见，人员本身是一个重要污染源，物品是影响空气洁净的媒介之一（洁净手术室中尘粒来源于人的占 80%以上）。所以进入洁净手术室的人员和物品应采取有效的净化程序以及严格的科学管理制度来保证。同时净化程序不要过于烦琐，路线要短捷。因人、物用电梯在运行过程中，将使非洁净的气流通过电梯井道污染洁净区，所以不应设在洁净区。如在布局上只能设在洁净区，在电梯的出口处必须设缓冲室隔离脏空气，以免污染洁净区。

介入洁净手术室按洁净度级别主要分为介入手术核心区，洁净辅助用房和非洁净辅助用房 3 部分。手术核心区：主要有介入手术室，介入手术控制室，介入设备机房 3 部分组成。

洁净辅助用房：主要有更衣室、洗浴间、附属设备间、铅衣放置区、一次性耗材放置库（含导管库）、无菌敷料间、药品间、洗手间、患者准备间、配餐室、光盘库等组成。非洁净辅助用房：办公室、杂品库、值班室、污物间、术后清洗间、患者家属谈话间、患者家属等待区，卫生间、手术转播教学使用的多媒体教室等组成。总体要求，直接为手术室服务的功能用房可设置净化空调系统，为洁净辅助用房，而且应设置在洁净区内。

（2）介入手术室核心区域布置和使用面积的选择：介入手术室手术中心区域面积的选择：该区域包括介入手术室、控制室、机柜间 3 部分，是介入手术部设计的重心和中心。介入手术室设计要求：根据介入手术室开展业务情况，其面积可有多种选择。根据手术室建设规范，介入手术室在装修完成后净使用面积不小于 40m^2。如果设计成杂交介入手术室，考虑到各种外科附属设备的场地需要，介入手术室平面设计应不小于 50m^2。

介入手术室建筑面积的设计：镶嵌式储物柜和风管的镶嵌预留深度应为 60cm。介入手术室考虑使用的合理性，在靠近控制室观察窗的墙面上是不能镶嵌各种柜子和安排通风管道的，否则将增加其墙厚，影响视线。所以介入手术室内的净化回风管道、各种储物柜、镶嵌式操作台、观片灯等都应安排在其余墙上。

手术室内回风管道位置是根据净化要求设计，其位置相对固定的。观片灯安装位置应该在检查床（以患者在检查床上的常规位置为参照）的左侧墙面。技师操作台可设计在观片灯下面。护士镶嵌式工作台应设计在检查床的右侧墙面上。剩余墙面可考虑全部设计成各种储物柜，以方便使用。从以上设计可以计算出，当净化介入手术室的使用净面积为 56m^2 时，其建筑面积应为 72m^2 左右。

（3）介入手术控制室设计要求：建设地点应设计在紧邻介入手术室，中间隔墙应有供医务人员通过的铅防护门，并有铅玻璃做观察窗。由于介入手术室组要作为治疗使用，室内人员多、设备多、活动空间大，所以观察窗应该使用较大的铅玻璃较好。控制室电源应使用手术室 IT 电源。墙面上应安排足够的插座，保证血管设备的各种影像显示和控制处理设备的电源供给。当然还会有 HIS 系统计算机、PACS 系统终端计算机，区域通话控制的电源供给等。

（4）机柜间设计要求：建设地点应设计在紧邻介入手术室和介入手术控制室，这样设计有利于控制设备与手术室及控制室相关设备以最短距离安装，方便检修和维护。机柜间建筑面积应不小于 25m^2。地面四周设置电缆沟槽。标准同手术室内电缆沟槽。机房内除净化空调的风口外，还应配置专业机房空调。空调功率应在 5 匹左右。

4. 机房的高度 DSA 与普通 X 线摄影设备由于结构不同，对机房高度要求不同，应根据具体设备而定，但在新建机房时应按最高高度考虑，如果顶棚有空调、通风管道设施，要适当增加高度，一般净高应在 4.0~4.5m 比较好，这样就能满足各种类型 DSA 设备的安装要求。

5. 穿线管道的预留与电缆沟槽的设置 保证墙内穿线管道足够各类线缆方便穿越及以后为其他用途而再穿线使用。在靠近地沟的墙面选合适的地方向顶面布设穿线管道。每处布设 10 厘米聚氯乙烯（PVC）管材作为穿线管道，有条件建议使用铁质管材，这样可解决电源线高低压之间及和控制信号线之间的影响和干扰问题，同时还有对磁场的屏蔽作用及对射线的阻挡作用。根据设备安装位置提前浇筑电缆线槽。电缆沟槽的设计位置：从 C

臂基座到检查床再下穿手术室和控制室隔墙到达控制室内放置操作控制设备的墙面下成一直线。再通过这一点浇筑沿墙面地面到达设备间地沟，进入设备间后应在其房间四周地面浇筑沟槽。电缆沟槽尺寸：宽度为 25cm，深度为 20cm。

（二）机房防护要求

1. 机房的防护厚度　DSA 机房的防护厚度，应保证在所预计的每周最大工作负荷条件下，使其周围区域的人员之受照剂量，不超过其相应的有效剂量限值。《医用 X 射线诊断放射防护要求》（GBZ 130—2013）规定，标称 125kV 以上的 X 线摄影机，机房中有用线束朝向的墙壁或地面、顶棚应有 2mm 铅当量的防护厚度，非有用线束方向其他侧墙壁或地面、顶棚应有 2mm 铅当量的防护厚度，但实践证明这个防护厚度远远不能满足要求，由于 DSA 投照方向是不定的，且工作过程中，管电流比较大，有时大角度投照时管电压也很高，防护厚度应大于普通 X 线摄影的机房的厚度，至少达到 4mm 铅当量的防护厚度。建筑材料与建筑方式可按普通 X 线摄影机房进行。

2. 机房的门窗机房的门窗必须合理设计　有与其所在同侧墙壁相同的防护厚度，其他同普通 X 线摄影的机房要求。控制室的防护门最好设计成脚踢感应式的，便于工作人员进出，减少不必要的污染。

3. 带有 C 臂 CT 功能的 DSA 机房防护　要按照常规 CT 防护的要求设置。每个墙体、门及观察窗应有 4Pb/mm。手术室的门及射线指示应有门灯联动。

（三）设备供电电源与接地要求

DSA 相对普通 X 线摄影设备来说，更精密，对供电电源的功率、稳定性要求更高。再者它们是由人来操作，检查是以人为对象，所以，为了保证人身安全，安全条件也是必须考虑的主要因素之一。

1. 供电电源变压器　由于 DSA 设备连续工作时间长，负荷大，对供电电源稳定和功率比普通 X 线摄影设备要求高，如果条件允许，最好设置独立变压器供给，至少保证放射科或介入科供设备使用的电源变压器是独立的。对供电电源变压器的容量应根据设备用电情况予以选择，应留有一定余量，保证后期或增加设备的用电。

2. 供电电源的稳定性　供电电源的稳定性包括供电频率、电压波形和电压稳定性。要求基本与普通 X 线摄影设备相同，应该要求更高更严。

3. 供电电源电缆的选择　由于 DSA 工作时负荷较大，供电电源回路所用电缆或导线截面积是不可忽视的重要因素，如果截面积不满足被供设备要求，偏小则导致回路内阻增加，曝光过程中电压降过大，将会导致被供设备运行不稳定或不能正常运行，故障率增加，甚至损坏被供设备，在供电电源不稳定更是如此。所以，应根据所供设备功率、使用条件，供电变压器到场所的距离，中间通断连接等考虑选择合适的电缆截面和材质，一定要用铜质电缆，绝不可用铝制电缆。

4. 接地装置　DSA 设备接地装置基本要求与埋设方法同普通 X 线摄影设备。无论新建或改造的接地装置完工后必须经相关部门检测，出具相应检测合格报告，满足相关规定与设备要求后方可使用。DSA 设备安全接地要求接地电阻小于 4Ω。

（四）安装前准备

DSA 设备安装场地不同于普通 X 线摄影设备，地面、顶棚要根据所购买设备由厂家提供设备安装布局图与具体要求（根据用户放置设备位置），用户找专业公司或单位施工，最好是由原辐射防护或净化施工公司或单位实施，新建机房在进行辐射防护或净化装修时就一并考虑。施工完成前要组织厂家场地工程师、施工单位与用户一同检测验收，以符合厂家设计要求为准。

1. 落地式机架 DSA 设备安装场地准备　落地式机架 DSA 设备机架与导管床装在同一水平的地面上，误差为毫米级。各厂家要求不同，有的厂家只要求用户提供满足设备安装要求的水泥浇灌地面（强度、水平度），一般机架与导管床安装处需按要求单独处理。有的厂家要求用户按其提供的设备安装布局在机架与导管床安装处用钢架或钢轨预埋好，并预留好螺栓丝孔或孔洞，但水平度必须满足要求。落地式机架 DSA 设备顶棚有显示、悬吊辐射防护、无影手术灯或高压注射器悬吊装置，这些装置需安装纵或横轨道。所以，用户要根据厂家提供的设备安装布局图预架设钢架，并按要求预留好螺栓丝孔或槽，现今有型钢（合金铝）可直接按要求架设顶棚，非常方便（厂家安装也方便）。水平度要求比较高，误差为毫米级；顶棚桥架即走线槽架设，用户按厂家提供的设备安装布局图用市场上可采购钢质或 PVC 质型槽架设。

2. 悬吊式机架 DSA 设备安装场地准备　悬吊式机架 DSA 设备导管床安装处的要求同落地式机

架 DSA 设备安装要求;由于机架悬于顶棚钢架上,预留钢架的稳定性与水平度要高于落地式机架 DSA 设备,架设方法基本同落地式机架 DSA 设备安装场地准备要求。

3. **双向式机架 DSA 设备安装场地准备**　双向式机架 DSA 设备安装场地是落地与悬吊 DSA 设备的组合,所以,安装场地准备也基本是两者的准备要求,按厂家设备安装布局图与要求准备。

(五) 现场安装与调试及验收

前面所描述的为设备安装前准备,在设备到达现场之前这些应准备妥当,完全满足要求后方可将所要安装的设备搬运到现场(根据情况一次或分批)进行安装与调试,试运行与验收。搬运、安装工具和物品与开箱与检验基本与普通 X 线成像设备相同。

1. **安装**　由于设备类型、厂家的不同,安装顺序有所不同。

(1) 落地式机架 DSA 设备的安装:首先在设备搬运到现场之前,按原先设计设备安装布局图在现场进行设备安装定位、划线、地面打孔等准备,并清理顶棚、地面不必要的物品或杂物,保持其干净,然后按安装次序先后分别将各装置、组件或零部件搬运到现场。原则上先安装顶棚悬吊轨道;其次安装悬吊装置;再其次安装落地式机架(现在设备或产品机架上所有装置、组件或部件均在工厂组装好),先将机架底座固定在设定位置的地面上,然后将机架固定在底座上;最后安装导管床与其他附属装置。当然可以根据设备、现场等实际情况按不同顺次安装。控制机柜与控制室的装置或组件安装可以分别按现场实际情况而定。当所有装置、组件或部件安装完成后,连接它们之间的电缆(或有光缆)与导线,并查对各连接是否正确,至此,机械安装就基本结束,并清理好现场。

(2) 悬吊式机架 DSA 设备的安装:设备搬运到现场之前应做的事项与落地式机架 DSA 设备的安装基本相同。原则上也实现安装顶棚悬吊所有轨道并校正位置、水平无误后再安装需悬吊的机架或装置;安装导管床、控制机柜、控制室控制操作装置或组件,然后连接各装置、组件之间的电缆与导线等基本同落地式机架 DSA 设备的安装。

(3) 双向式机架 DSA 设备的安装:双向式机架 DSA 设备的安装相对比较复杂一些,基本原则同前两者,应根据具体情况而定。

(4) 机器人 DSA 设备安装:在机动可移式架构上应用激光制导技术,实现运行轨迹的可预测性和精确性。在四面墙上安装多个激光反射器,其高度在 2 050~2 300mm 范围内可调。机架上的激光器可旋转运动,发出激光,通过激光制导,可以检测机架自身的位置,根据机房的大小、床的位置及实际需要的位置(机架的正侧位工作位、停止位)输入激光制导系统,操作人员只要点击界面上的机架位置,就可以完成机架自动运行的工作,减少了操作人员近台操作的流程。这种机架的自身移动需要很平稳的地面,其地面要求:平整度:<3mm/2m 延长线;水平度:<1mm/1m;拉力:>1.5MPa;硬度:>30N/mm^2。

2. **调试**　当所有机械部件安装完成,各装置、部件之间的连接电缆、插接件及引线连接好,经检查准确无误后方可进行调试。DSA 设备装运之前在组装车间均进行过整机联调与测试,并将检测数据(结果)以报告的形式随机附带,到用户现场调试就是验证相关参数(指标)是否与工厂检测一致,一致就是确认,不一致就要做相应校正。由于整机是一键式通电开机启动,所以,先通电启动试验,在无任何异常情况下再进行后续装置或部件工作状态试验与调整。检查 X 线发生器与通电试验正常后进行 X 线管高压训练,而后进行管电压、管电流校准,现代 X 线机均在软件控制下自动完成,不需人为干预。然后进行探测器校准(正),影像增强与 TV 探测器或平板探测器校准,按不同类型探测器进行校准,现在探测器基本上是由软件自动校准。再进行自动曝光控制(AEC)系统调节与校正。而后进行图像采集与处理试验,图像采集与处理正常后,进行中心、准直校正。最后所获取图像质量基本满足要求后用相应检测仪器与体模对 X 线发生器的参数(kV、mA、s)、X 线管与探测器对中、图像质量进行检测和评估,完全符合合同与国家相关要求后方可投入临床试用。

3. **现场培训与验收**　X 线安装调试完成后应通知现场专门应用培训师,组织相关医师、技术人员进行操作与应用培训,由于各厂家操作与图像处理相差非常大,必须要各厂家应用培训师在培训操作技术人员过程中对图像处理根据用户要求进行参数设置、修改,直到用户满意为止。应要求应用培训师将图像处理参数设置或修改的方法步骤清楚地教给用户正确试用,以便在使用中评估图像质量,必要时对相应图像参数进行修改,使图像质量达到最佳。经过适当时间试用，整机运行完全正常并稳定后，可投入正常使用，在使用过程中发现问题，逐个记录，再集中要求工程师或应用培训师到现场进行必要的参数校正或设置、修改，直到用户完全满意，完全能够正常投入使用后可以组织相关部门对设备进行验收。

（余建明　罗来树）

第三节　DSA 基本原理

DSA 是通过计算机把血管造影影像上的骨与软组织影像消除，而突出血管的一种技术，是电子计算机与常规 X 线血管造影相结合的一种检查方法。不同类型探测器的 DSA 设备具有不同的成像原理。

一、影像增强器成像原理

数字减影血管造影是利用影像增强器将透过人体后已衰减的未造影图像的 X 线信号增强，再用高分辨力的摄像机对增强后的图像做一系列扫描。扫描本身就是把整个图像按一定的矩阵分成许多小方块，即像素。所得到的各种不同的信息经模/数转换成不同值的数字存储起来，再把造影图像的数字信息与未造影图像的数字信息相减，所获得的不同数值的差值信号，经数/模转制成各种不同的灰度等级，在显示器上还原成影像。由此，骨骼和软组织的影像被消除，仅留下含有对比剂的血管影像。

总之，数字减影血管造影是将未造影的图像和已造影图像经影像增强器分别增强，摄像机扫描而矩阵化，经模/数转换成数字化，两者相减而获得数字化图像，最后经数-模转换成减影图像。其结果是消除了造影血管以外的结构，突出了被造影的器官影像。

DSA 的减影过程传统意义上按下列顺序进行：①摄制 X 普通片；②制备 mask，即素片、蒙片、掩模片、基片；③摄制血管造影片；④把蒙片（mask）与血管造影片重叠一起翻印成减影片。①与③为同部位同条件曝光。制备蒙片是减影的关键，蒙片就是与普通平片的图像完全相同，而密度正好相反的图像，即正像，相当于透视影像。

减影技术的基本内容是把两帧人体同一部位的图像相减，从而得出它们的差值部分。实际上蒙片像是要从其他图像中减去的基准图像，造影过程中任一幅图像都可以作为蒙片像。注入对比剂后得到的图像称之为造影像，造影像是指要从中减去蒙片像的图像，造影系列中任何一幅图像都可以作为造影像，蒙片像与造影像的确定依据所观察的血管期而定，如动脉期、毛细血管期、静脉期等，如图 28-7。

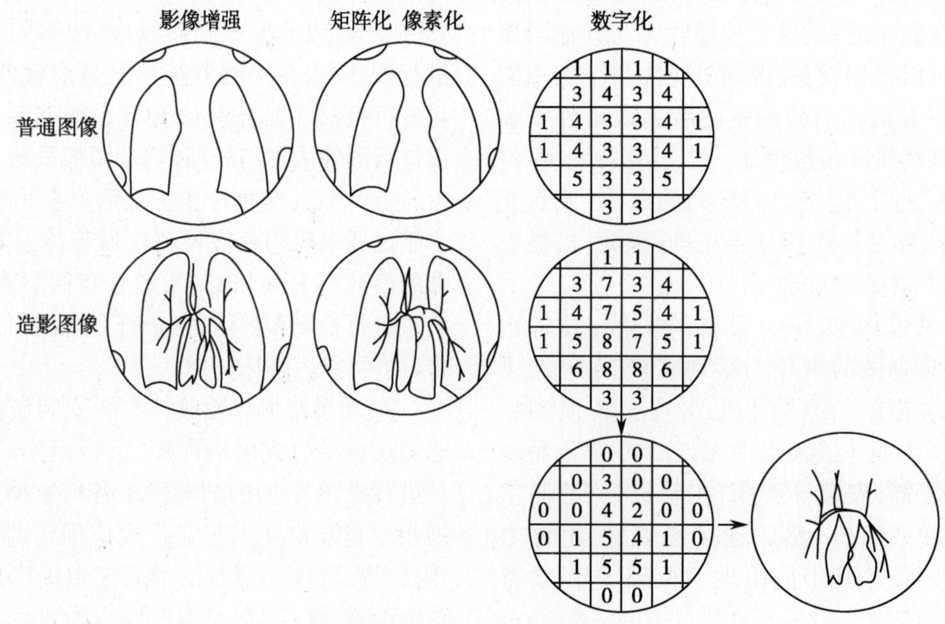

图 28-7　X 线数字减影原理流程图

二、平板探测器成像原理

非晶硅和非晶硒两种平板探测器因其结构不同，成像原理也有所差异。非晶硅探测器为间接转换型，非晶硒平板探测器为直接转换型。

（一）非晶硅平板探测器的成像原理

非晶硅 X 射线平板探测器是一种以非晶硅光电二极管阵列为核心的 X 射线影像探测器。在射线照射下探测器的闪烁体或荧光体层将 X 射线光子转换为可见光，而后由具有光电二极管作用的非晶硅阵列变为图像电信号，通过外围电路检出及 A/D 变换，从而获得数字化图像。由于其经历了 X 射线—可见光—电荷图像—数字图像的成像过程，通常也被称作间接转换型平板探测器。

非晶硅平板 X 射线探测器成像的基本过程为：位于探测器顶层的碘化铯闪烁晶体将入射的 X 射线图像转换为可见光图像；位于碘化铯层下的非晶硅光电极管阵列将可见光图像转换为电荷图像，每一像素电荷量的变化与入射 X 射线的强弱成正比，同时该阵列还将空间上连续的 X 射线图像转换为一定数量的行和列构成的点阵式图像。点阵的密度决定了图像的空间分辨力；在中央时序控制器的统一控制下，居于行方向的行驱动电路与居于列方向的读取电路将电荷信号逐行取出，转换为串行脉冲序列并量化为数字信号。获取的数字信号经通信接口电路传送至图像处理器从而形成 X 射线数字图像。

非晶硅平板探测器的 X 线成像的基本原理：整个 X 线成像过程可大体上分为两步进行。第一步，入射的信息 X 线光子通过某种发光荧光体物质转换为可见光信息，再定向传送到大面积非晶硅探测器阵列，完成信息 X 线的能量转换和传导过程；第二步，通过大规模集成非晶硅光电二极管阵列将可见光信息转换形成信息荷，然后由读出电路将放大、A/D 转换形成数字信号，传送到计算机运算后形成可显示的数字图像。

（二）非晶硒平板探测器的成像原理

非晶硒平板内部结构分为非晶硒半导体材料涂和薄膜晶体管（TFT）阵列两层，后者由光电导材料 a-Se 和 a-Si TFT 阵列构成。阵列板每一单元含一个存储电容和 a-Si TFT。工作时，a-Se 光电导层两面的电极板间加有数千伏或更高电压，光电导层吸收照射的 X 线光量子，在外加电场的作用下，激发出电子-空穴对（EHP），并在所加电场下运动至相应的电极，到达像素电极的电荷给存储电容充电，产生相应的电荷变化。信号电荷通过 TFT 输出，经放大、处理、变换，形成对应像素的数字成对应像素的数字化图像信号。高集成度保证了相邻像素中心间距（简称像素间距）小，数据读出时，一行的所有列被同时读出，并逐行扫描，读出所有行。全部单元的信息被读出后，所有信息被处理为一幅完整的数字化图像。

非晶硒探测器的 X 线图像形成是在 X 线照射后极短时间内（3~7 秒）完成，大致可分为以下四步程：①每次曝光前，先对非晶硒层两面的偏置电极预先施加 0~5 000V 正向电压。使非晶硒层内形成偏置电场，像素矩阵处于预置初始状态。②X 线曝光时，非晶硒光电导层吸收 X 线光子并在层内激发出电子-空穴对（离子对）。在外加偏置电场作用下，电子和空穴做反向运动而产生电流，电流的大小与入射 X 线光子的数量成正比，电流信号以垂直方向运动电荷采集电极，给 a-Si、存储电容（极间电容，集电）充电，这些电荷将被存储在电容上，直至被读出。TFT 存储电容内电荷量的读出，由门控信号控制，每次同时读取一行。电荷读出的过程是：门控电压设高电位时，相应行内所有像素的 TFT 导通，各像素收的电荷信号通过数据线同时被读出，经电荷放大器和乘法器放大输出，再经模-数转换后形成对应像素二进制数字信号，传送到计算机。③当像素阵列中所有行的信号被逐行全部读出后，由计算机进行处理，重建出数字化图像在显示器上显示出来。④在像素矩阵中的存储电荷信号全部读出后，控制电路将自动消除各像素信号电荷，恢复到曝光前的初始状态。

（罗来树　王红光　余建明）

第四节　DSA 信号与图像形成

一、DSA 信号与信号幅度

（一）DSA 信号

DSA 使用 X 线成像，经减影形成仅含有对比剂的血管图像。在造影期间进行两次曝光，一次是在对比剂到达兴趣区之前，一次是在对比剂到达兴趣区并出现最大浓度时，相应的图像被称为蒙片像和造影像。如果受检者在曝光过程中保持体位不移动，则两图像之间的唯一差别就是含有对比剂的血管影像，它们二者的差值就是 DSA 的信号。这个信号与整个未减影的视频信号范围相比是非常小的，但经过对数或线性放大、窗口技术等处理将差值信号放大到充满整个亮度范围，这就是通常所说的 DSA 具有探测非常小的信号等级的能力，被描述为对比灵敏度或对比分辨力。

与此同时，图像的背景噪声也被增强，影响对细小血管的观察，所以说噪声是影响 DSA 图像的一个重要因素。DSA 中减影与放大是两个不可缺少的步骤，它们分别提供了对比剂的分离和增强。

在 DSA 减影中，图像对比度百分比被规定为差值信号的数值与蒙片图像中同一点所测的信号百分比。对 IA-DSA 和 IV-DSA 中较小的血管成像来说，图像对比度通常在 1%~10%，然后再通过放大等技术使对比增强。在投射的 X 线成像中，图像的对比度由横切物质的总长度决定。在非减影的 X 线成像中，这个“长度”被规定为物质密度和沿着 X 线束路径的实际长度的乘积。对于 DSA 来说，由于减影步骤，实际的相关长度是在蒙片像与造影像之间，这“长度”是血管内碘浓度（P_I）与血管直径（d）的乘积。随着 P_I 和 d 的增加，DSA 差值信号也增加。

由此可见，DSA 的信号是由对比剂的摄影浓度 $P_I d$ 决定的。因为碘浓度的单位是 mg/cm^3，直径单位是 cm，所以 DSA 信号的相关物理单位则是：$P_I d = mg/cm^3 \times cm = mg/cm^2$。

综上所述，一个 DSA 图像的形成是在感兴趣部位的对比剂团块到达之前采集一张蒙片像，然后在对比剂充盈时采集第二张图像，两张图像相减，分离出对比剂的信号，最后将差值信号放大而进一步增强。在 DSA 中，感兴趣区的信号是对比剂的摄影碘浓度，即血管的直径与该处血管内碘度的乘积，随着二者的增加，DSA 的差值信号也增加。

（二）DSA 的信号幅度

在进行 DSA 检查之前，了解被成像的信号幅度是很重要的，它可帮助我们去选择为获得足够对比信号的探测能力和最大允许的系统噪声等级而需要的曝光剂量。

在造影过程中，利用 DSA 设备附有的视频密度计可把记录到的视频信号量转化为视频密度值，以时间值为 X 轴，视频密度值为 Y 轴作图，即得到时间-视频密度曲线。视频密度值是影像增强器输入端接受的射线强度的模拟，一个兴趣区的时间-视频密度曲线反映的是透射该兴趣区的 X 线衰减的时间变化。从另一方面讲，透射任何兴趣区射线的衰减，在 X 线管输出能量不变的情况下，主要决定于兴趣区结构的密度和厚度。

在血管造影中，同一兴趣区不同时相的影像对射线衰减的变化，取决于兴趣区内的碘含量。时间-视频密度曲线则间接地反映该兴趣区血管内碘的廓清过程。但是，DSA 探测到的视频密值为一亮度值或称灰度，其亮度值是由兴趣区所含的碘信号与 X 线透射量共同决定的。只要知道兴趣区的 X 线透射量就可求得兴趣区含碘量（$I = e^{-K \cdot m}$），视频密度曲线与时间-浓度曲线相关，最理想的时间-视频密度曲线是高的脉冲峰值和窄的脉冲宽度。曲线的高峰值表示浓度的高低，图像的信噪比高；窄的宽度表示成像序列短，可避免在造影中因受检者移动和吞咽等产生的伪影。在实际工作中，许多因素影响时间-浓度曲线。IV-DSA 中，静脉内给药，使动脉显影，对比剂团块在整个体循环和肺循环中稀释，静脉给药提供的峰值动脉碘浓度与直接动脉给药相比是相当小的。所以，IV-DSA 提供的是明显降低的 DSA 差值信号，出现低峰宽低的时间密度曲线。

在 IA-DSA 中，特别在选择性和超选择性血管造影中，对比剂团块不需要一定时间的传输与涂布，并在注射参数的选择上有许多灵活性。假设，75mgI/ml 的浓度 8ml，在 1 秒内注入颈总动脉，而通过颈总动脉的标准血流是 8ml/s，根据注射压力，对比剂将在 1 秒内取代血流速度，即使在注射期间产生一些稀释，动脉碘浓度仍将是 50~70mgI/ml。因而，IA-DSA 提供的是高峰窄底的时间-视频密度曲线。

在 DSA 中，血管显影所需的最低限度的碘量与血管直径成反比。在较大血管显示上，于显影高峰期间增加碘浓度使之超过最低限度值并无助于获取更多的信息。相反，在直径较小的血管，增加血管内的碘浓度将改善显示。

二、DSA 图像采集

（一）一般资料输入

在受检者进行 DSA 检查治疗前，应将有关资料输入计算机内，便于检查后查询，对图像进行分析，为复查提供依据，同时也为图像拷贝或激光照相留下文字记录，避免张冠李戴的现象发生，提高工作质量和效率。

（二）DSA 设备图像的基本采集方式

1. **透视** 包括脉冲透视、连续透视

（1）透视是诊断用 X 线设备的基本功能，DSA 设备的透视一般包括脉冲透视和连续透视两种。

（2）脉冲透视（pulse fluoroscopy）是指在透视影像数字化的基础上实现的，利用 X 线管栅控技术降低 X 线辐射剂量的一种透视技术。设备的数字脉冲透视技术可有 9 档（0.5/1/2/3/4/6/7.5/15/30 帧·s^{-1}）选择。脉冲率越小，脉宽越窄辐射剂量越小，介入操作者受辐射的剂量越少。但脉冲频率太低时，活动影像透视将出现动画状跳动和拖曳；脉宽太窄时透视影像质量下降。设备能对脉冲透视影像进行增强、平滑、除噪等滤波处理，从而改善影像的清晰度。

（3）连续透视（continuous fluoroscopy）是指脉冲率大于 25 帧/s 以上的脉冲透视。脉冲透视较常规透视辐射剂量减少约 40%。每次透视的最后一帧影像被暂存，并且保留在监视器上显示，称为末帧影像冻结（last image hold，LIH）。充分利用 LIH 技术，可以减少不必要的透视，明显缩短总透视时间，达到减少辐射剂量的目的。在 LIH 状态下还能调整 DSA 滤板和隔板。自动动态透视图像存储是优于影像冻结单幅图像的一项新技术，可存数百幅图像，用低剂量的透视来替代采集，获得清晰的动态图像，方便反复调取观察和会诊，极大地减少了剂量。

2. **图像采集**　包括 DR 采集、DSA 采集、单帧采集、序列采集。

DSA 设备中除透视外，还有一个重要功能就是脉冲式数字化摄影，通常称为图像采集。按照采集方式不同分为 DR 采集和 DSA 采集。按照图像采集数量分为单帧采集和序列采集。按照采集过程中是否变化采集帧率分为固定帧率采集和变速采集。

DSA 采集可以采用单帧采集和序列采集两种方式，主要用于采集掩膜像（蒙片）和造影像。以数字式快速短脉冲进行影像采集。根据采集矩阵的大小决定采样时钟的速率，对 512×512 矩阵，采样频率需大于 100MHz；对 768×572 矩阵和 1 024×1 024 矩阵，需要的采样频率分别为 15MHz 和 20MHz。按照对数字影像灰度级的要求选择 A/D 转换器的量化等级，即位（bit）数，一般为 12bits 或 14bits。目前设备的常规 DR 采集帧率选择范围为 0.5~30 帧/s。

DSA 采集一般采用固定帧率的序列采集方式，获得一个序列的血管减影图像。目前设备的常规采集帧率选择范围为 0.5~7.5 帧/s。数字电影减影以快速短脉冲曝光进行数字图像采集。高速采集帧率在 1 024×1 024 矩阵选择范围为 7.5~30 帧/s，选择减小空间分辨力时可达 60 帧/s。这种采集方式多用于心脏、冠状动脉等运动部位。

3. **采集时机及帧率**　采集时机及帧率的选择原则，是使对比剂的最大浓度出现在所摄取的造影系列图像中，并尽可能减少受检者的曝光量。采集时机可在 DSA 键盘上输入计算机，也可在高压注射器上进行选择，即采集延迟或注射延迟。所谓采集延迟就是先注射对比剂，然后曝光采集图像；所谓注射延迟则先曝光采集图像，后注射对比剂。延迟的选择取决于造影方法及导管顶端至造影部位的距离，在 IV-DSA 或导管顶端距兴趣区较远时，应使用采集延迟；IA-DSA 特别是选择性和超选择性动脉造影时，应选用注射延迟。如延迟时间选择不当，在曝光采像时要么对比剂先流走，图像上无碘信号；要么曝光时间很长，图像上出现的碘信号达不到要求，延迟时间选择必须恰到好处。

采集帧率根据 DSA 装置、病变部位和病变特点不同而不同。大多数 DSA 装置的采像帧率是可变的，一般有 2 帧/s、3 帧/s、4 帧/s、6 帧/s、12 帧/s、25 帧/s、30 帧/s 等。有的超脉冲式和连续方式高达每秒 50 帧。这些帧率在造影前进行选定，输入计算机内自动执行。一般来说，头颅、四肢、盆腔等不移动的部位，每秒取 2~3 帧采集；腹部、肺部、颈部较易运动的部位，每秒取 6 帧，对不易配合者可取每秒 12.5 帧；心脏和冠状动脉运动大的部位每秒在 25 帧以上，才能保证采集的图像清晰。至于采集的时间要依据插管动脉的选择程度、病变的部位和诊断的要求而定，如腹腔动脉造影时又要观察门静脉，颈内动脉造影要观察静脉窦期等，采像时间可达 15~20 秒。

4. **选择相关技术参数**　DSA 检查前都要选择减影方式、矩阵大小、增强器输入野的尺寸（放大率）、摄像机光圈大小、X 线焦点，X 线管的负载，X 线脉冲宽度、千伏和毫安值，采像帧率，蒙片的帧数，积分帧数，放大类型，曝光时间，注射延迟类型和时间，对比剂总量和浓度、注射流率、噪声消除方式等。这些参数的选择依据 DSA 的装置不同而不一样，有的参数是机器自动进行调节，有的参数某种机器没有设置，有的参数则是在操作时选定。

对于上述参数的选择应该从整体出发，全面权衡某一参数的价值及对另一参数的影响，不可顾此失彼，偏废某一方面。既要考虑图像质量，又要考虑受检者接受的X线剂量，受检者对对比剂的量及流率的耐受性以及X线管的负载，病变的诊断要求等，选出一个照顾各方面的折中方案，以满足成像质量的要求，如心脏DSA成像需要高帧率、对比剂大剂量和快注射速率；而四肢血管DSA成像则需要低帧率，对比剂低浓度。在四肢动脉末梢血管成像时，需要曝光延迟，提前注射对比剂。

此外，补偿滤过是DSA检查中一个不可缺少的步骤，直接关系到成像质量，采像时应将视野内密度低的部分加入一些吸收X线的物质，使X线在被照射区域内的衰减接近均匀，以防止饱和状伪影的产生。

5. **蒙片像的选择与充盈像的相减组合**　采像后减影图像在监视器上显示，其效果在于选择蒙片像与充盈像以及它们之间的相减组合。蒙片像和充盈像的相减组合可在造影前设定，倘若出来的差值图像不理想，还可在后处理中重新选择蒙片像和充盈像，并进行配对减影。

DSA的后处理一般是将整个造影过程复习一遍，再确定其减影对。蒙片像既可选在对比剂出现之前，又可选择在对比剂从血管中消失之后，也可选择在对比剂充盈最佳时。若对比剂出现之前的蒙片像由于受检者运动，减影图像出现模糊，此时可选用对比剂从血管中消失后的图像作蒙片像。如对比剂出现之前或消失之后的蒙片像噪声很大，还可以将多帧mask迭加进行积分，以提高图像的信噪比。关于充盈像的选择，一般来说以对比剂在兴趣区血管内充盈最佳为好。当蒙片像和充盈像选定后，然后进行配对相减，以获得符合诊断要求的差值减影像。

三、确立对比剂的注射参数

（一）对比剂的浓度及用量

在DSA检查中，不同的造影方式需要不同的对比剂浓度和用量，对比剂浓度随着观察病变的细致程度不同而不同，过高过低的对比剂浓度对血管的显示均不利。静脉数字减影血管造影（IV-DSA）的浓度一般为60%～80%，按照对比剂在血管内的稀释及行程，外周静脉法的对比剂浓度比中心静脉法高。IA-DSA的对比剂浓度一般为40%～60%，这个浓度的范围是基于导管端至兴趣区的距离不一样而定的，超选择性动脉法比一般动脉法对比剂浓度要低。

在对比剂的用量上，总的用量按患者的体重计算，成人一次量为1.0ml/kg，儿童一次量为1.2～1.5ml/kg；注药总量成人3～4ml/kg，儿童总量为4～5ml/kg。在实际应用中，对比剂的每次用量应根据造影方式，造影部位和病情状况等全面考虑。根据对比剂-血管直径曲线可知，血管里所需最低对比剂的量与血管的直径成反比。在直径大的血管，显影高峰期间增加对比剂浓度，使之超过最低限度值并无助于血管的显示。相反，在直径较小的血管，增加血管内对比剂浓度，将改善其血管的显示。

（二）注射流率和斜率

注射流率指单位时间内经导管注入对比剂的量，一般以ml/s表示。还有以ml/min、ml/h表示，以适应不同造影部位以及不同的诊断和治疗要求。选择流率的原则，应与导管尖端所在部位的血流速度相适应。注射流率低于该部位的血流速度时，对比剂被血液稀释、显影效果差。注射流率增加，则血液中对比剂的浓度增高，影像的对比度提高。如注射流率过大，势必增加血管内的压力，造成患者不适，或有血管破裂的危险，尤其是血管壁脆性增加和血管壁变薄的病变，如夹层动脉瘤、动脉粥样硬化等。

DSA所选用的注射流率往往大于造影时血管内的实际所需要的流率，因为注射流率受多种因素的影响，即造影导管的内径、长度、单或侧孔、对比剂的黏稠度、导管端与血管的方位关系等。从动力学的观点看来，要使导管内的对比剂做匀速运动，必须有一个外力来抵消内摩擦力，这个外力就是来自导管两端的压力差，即注射压力。实验表明，流率与导管的长度成反比，与对比剂的黏滞系数成反比，与导管半径的四次方及注射的压力成正比。可见，导管的型号和对比剂的黏滞度对流率有影响，导管半径的微小变化，注射流率将会出现显著的变化。如果导管半径增加一倍，注射流率就会增加16倍。对比剂的黏滞度可由其性质、浓度、温度等决定，不同浓度具有不同的黏稠度。对比剂的温度越高，黏稠度越小。对比剂黏滞性小时，对比剂就能快速地注入血管内，避免了缓慢进入而造成对比剂的稀释。

IA-DSA的对比剂的注射流率的大小，与血管显示的数量级及影像的分辨力呈正相关。较高的注射速率可形成较密集的对比剂团块，提高小血管内的碘浓度，对判断毛细血管的病变很有帮助。

注射斜率是指注射的对比剂达到预选流率所需要的时间。即注药的线性上升速率。相当于对比剂注射速度达到稳态时的冲量，冲量越大，对比剂进入血管内越快，线性上升速率也就越高，反之亦然。线性上升速率的选择应根据不同的疾病，导管先端所处的位置等决定。一般来说，在靶血管承受范围内，线性上升速率与血管的显示率成正比。

（三）注射压力

对比剂进入血管内作稳态流动需要一定的压力，也就是克服导管内及血管内的阻力。一般来说，压力选择是根据造影部位和病变要求决定，亦应与导管的型号相匹配。造影部位不同，注射的压力也不一样，压力与血管的大小成正相关；造影方式不同，注射压力也有区别，即外周静脉法与中心静脉法，选择性与超选择性造影时注射压力各不相同；病变的性质不同，注射压力也不同，血管壁处于变薄和变硬脆的病变，注射压力较正常时要小；导管的型号不同，注射压力也有区别。各种不同型号的导管都有一定的压力范围，若对比剂注射的压力超过导管可承受的压力界限，造影导管就会从插入的血管内弹出，使得此次插管造影失败，同时会引起该造影血管因刺激而发生血管痉挛，造成再次插管的困难。各种压力单位有如下的换算关系：

$1lb/in^2(PSI) = 0.07kg/cm^2$，$1kg/cm^2 = 14.22$ 磅$/in^2$

$1bar = 10^5N/m^2 = 1.02kg/cm^2$，$1kg/cm^2 = 9.80665 \times 10^2Pa$

$1mmHg = 0.133kPa$

（四）注射加速度及多次注射

加速度是速度的时间变化率，加速度越大，单位时间速度变化越快，即对比剂在注射过程中速度愈来愈快。如果选用的加速度过大，就会使对比剂在极短的时间内注入，产生很大的压力，使得造影部位难以承受，血管有发生破裂的危险。多次注射是指在一个造影过程中，可选用首次注射流率、末次注射流率，第一秒注药多少毫升，第二秒注药多少毫升等。

（五）导管顶端的位置

造影导管顶端所处的位置与 DSA 的采像时机和成像质量以及对比剂的浓度和用量密切相关。IV-DSA 时，造影导管顶端位于上腔静脉与右心房之间和位于下腔静脉与右心房之间，在成像质量上没有统计学意义的差别，而导管顶端位于贵要静脉，则成像质量有显著的差别。在其他条件不变时，导管顶端至兴趣区的距离越近，成像质量越好，同时对比剂浓度也低，用量也小，反之亦然。

造影导管顶端的位置最好置于血管中间，并与血管长轴平行。根据流体力学可知，血管中心轴的液体流速最快，距血管壁愈近，流速愈慢，紧靠血管壁的液层，流速为零。

对于动脉瘤的患者，该部位的血管壁失去了正常的弹性，壁变薄，张力变大，血流在此处形成湍流，血管壁内外的跨膜压失去动态平衡。根据球面的拉普拉斯定律可知，一个由弹性膜所形成的球面，其凹面的一侧压强大于凸面的一侧压强。两侧的压强差与单位膜长的张力成正比，与曲率半径成反比。如果将导管顶端置于瘤体内注药，因血液湍流的压力不可以很快顺血流传递出去，瘤体压力进一步增大，此时瘤体就有破裂的危险。因此，造影时导管顶端应远离病变部位，使对比剂顺着血流方向来显示动脉瘤。

关于导管顶端位置判断的常用方法有：人体的骨性标志、血管的解剖部位、心血管内的压力值变化以及试验性注药。

四、图像的灰度量化

（一）图像的检测与显示

DSA 的检测器多为影像增强器（目前多采用平板探测器），它接收 X 线透过检查部位的衰减值，并在增强器输出屏上模拟成像，再用高分辨力的摄像机对输出屏图像进行系统扫描，把连续的视频信号转换成间断的各自独立的信息。通过模-数转换成数字，经计算机的算术/逻辑运算，将这些数字排列成矩阵，矩阵中的每个单元经过数-模转换成模拟灰度，在阴极射线管上组成图像，通过监视器予以显示。影像是经扫描处理形成的，随着摄像机的电子束的移动产生电子信号，信号大小与增强管上检测的 X 线一致。

（二）图像的矩阵化与像素化

原始的射线图像是一幅模拟图像，不仅在空间而且在振幅（衰减值）都是一个连续体。计算机不能识别出未经转换的模拟图像，只有将图像分成许多单元，并赋予数字，才能进行运算处理。

摄像机扫描就是将图像矩阵化，该阵列由纵横排列的直线像互垂直相交而成，一般纵行线条数与横行线条数相等。各直线之间有一定的间隔距离，呈格栅状，这种纵横排列的格栅就叫矩阵。格栅中所分的线条越多、图像越清晰、分辨力越强。常见的矩阵有 256×256、512×512、1 024×1 024、2 048×2 048。

矩阵中被分割的小单元称为像素。图像的数字化是测量每个像素的衰减值，并把测量到的数值转变为数字，再把每个像点的座标和衰减值送入计算机进行运算。每个像素必需产生三个二进制数字，第一个数字相当于线数，第二个数字相当于像素在这条线上的位置，第三个数字为被编码的灰阶信息。所以说，数字图像就是在空间坐标上和亮度上都已经离散化了的图像。

表示像素的浓淡程度的数值有数十至数千级，以 2 的乘方数 bit 表示，目前 DSA 的成像设备的灰阶多为 14bit，但 CCD 探测器仅为 12bit。像素的大小由增强器的输入野及矩阵的大小所决定，输入野一定时，矩阵的大小与像素的大小成正比。

五、图像的转换

（一）模-数转换

模-数转换器的功能是把来自电视摄像机的视频信号数字化。扫描是将连续的物理量变成不连续的物理量，在扫描中以高电压代表电视信号明亮的部分，低电压代表电视信号黑暗的部分，按扫描规律顺序将像素的明暗变化转变电信号。

若将高电压用二进制的 1 表示，低电压用二进制的 0 表示，则图像是由高低电压起伏的电信号变为二进制的数字信号 0 和 1 的变化，每个数位的值（1 或 0）经接通电子开关的“开”或“关”即可被记录。这样，电视摄像机所摄的 X 线图像也就是一个挨着一个点的变化的数字。

如果图像强度从亮到暗的活动范围超过了摄像机的活动范围，或者超过了模数转换器的活动范围，即产生图像饱和，导致有用的信息损失。用铝滤过板可减少强度的活动范围，从而限制饱和状态伪影图像的产生。

（二）数字逻辑运算

一旦一个影像或一个影像序列被数字化和存贮，计算机的数字化处理的便接续下去。所有的运算程度均由二进制运算的电子逻辑元件来完成，按惯例，0 表示一个正的二进制数，1 表示一个负的二进制数，有了负数后便可施行快速的减法运算。一个运算逻辑单元可在一秒的 200 亿分之一内完成两个二进制数的加法或减法。

（三）数-模转换

数-模转换就是将电子计算机处理过的数字，通过数模转换器变成模拟图像在监视器上显示。在数字 X 线摄影中，常使用过滤反投影法，即是通过计算机对数字图像的基本数据组进行数字褶积来实现。

（罗来树　王红光　余建明）

第五节　DSA 成像方式与减影方式

一、DSA 成像方式

DSA 成像方式分静脉 DSA 和动脉 DSA 两类。静脉性 DSA 分外周静脉法和中心静脉法，动脉性 DSA 分选择性和超选择性方法。随介入放射学的发展及广泛的临床应用，目前以选择性或超选择性动脉 DSA 为主。

（一）静脉 DSA（IV-DSA）

发展 DSA 最初的动机是希望通过静脉注射方式显示动脉系统，但 IV-DSA 到动脉显影的碘浓度是所注射对比剂浓度的 1/20。由于对比剂团块特性曲线的峰值与注射碘的总量成正比，与心输出量成正比，与中心血量成反比。所以，IV-DSA 是一种高对比剂剂量的造影检查，每次检查需要多次注入大量对比剂，方能显示感兴趣区的全貌。在进行 IV-DSA 时，先要进行血液循环时间的估测，循环时间长短又受诸多因素影响，如个体差异、运动状况及受检部位的距离，导管顶端及对比剂注射部位等。目前用外周静脉法和中心静脉法 DSA 来显示动脉系统的方法基本废弃。

（二）动脉 DSA（IA-DSA）

IA-DSA 的应用广泛，对比剂直接注入兴趣动脉或接近兴趣动脉处，对比剂稀释较 IV-DSA 要轻微得多。IA-DSA 使用的对比剂浓度低，对比剂团块不需要长时间的传输与涂布，并在注射参数的选择上有许多灵活性。同时，影像重叠少，图像清晰，质量高，DSA 成像受受检者的影响减少，对受检者的损伤也减少。

DSA 显示血管的能力与血管内碘浓度和曝光量平方根的乘积成正比。如欲使直径相差一倍的两血管成像获同样清晰的效果，可将血管内的碘浓度加倍或将曝光量增强 4 倍。但从受检者的辐射剂量和设备的负荷考虑，可取的方式是提高血管内碘浓度。

（三）动态 DSA

在 DSA 成像过程中，X 线管、人体和探测器在规律运动的情况下，获得 DSA 图像的方式，称之为动态 DSA。常见的是旋转式血管造影和步进式血管造影或遥控对比剂跟踪技术等。

二、DSA 减影方式

DSA 是通过计算机处理突显血管而消除其他组织干扰的技术。它的减影方式有时间减影、能量减影及混合减影。现常用的方式是时间减影。

（一）时间减影

时间减影（temporal subtraction）是注入的对比剂团块进入兴趣区之前，将一帧或多帧图像作蒙片像储存起来，并与按时间顺序出现的含有对比剂的充盈像一一进行相减。这样消除了两帧间相同部分的影像，而突出显示对比剂通过的部分。因造影像和蒙片像两者获得的时间先后不同，故称时间减影。它包括脉冲方式、超脉冲方式、连续方式、时间间隔差方式、路标方式、心电图触发脉冲方式等。

1. **脉冲方式**（serial mode or pulse mode）　此方式为每秒进行数帧摄影，如 3 帧/s、6 帧/s，采用间隙 X 线脉冲曝光，持续时间（脉冲宽度）在几毫秒到几百毫秒之间。同时 DSA 系统在对比剂未注入造影部位血管前和对比剂逐渐扩散的过程中对 X 线图像进行采样和减影，最后得到一系列连续间隔的减影图像。脉冲方式的特点是间隙、一连串单一曝光，射线剂量较强，所获得的图像信噪比较高，图像质量好，是一种普遍采用的方式。这种方式主要适用于活动较少的部位，如脑、颈、腹部等，如图 28-8 和图 28-9。

2. **超脉冲方式**（super pulse mode）　此方式是在短时间进行每秒 6~30 帧的 X 线脉冲摄影，然后逐帧高速度重复减影，具有频率高、脉宽窄的特点。应用于快速运动的器官，以减少图像的运动性模糊，如心脏、冠脉及大血管 DSA 成像。由于每帧的 X 线量较低，噪声相应增加，对比分辨力降低。由于在短时间内进行一系列的 X 线曝光，对 X 线机要求较高，X 线管的负荷也增大，需用大电流的大热容量 X 线管以及极少延时的快速控制电路，如图 28-10 和 28-11。

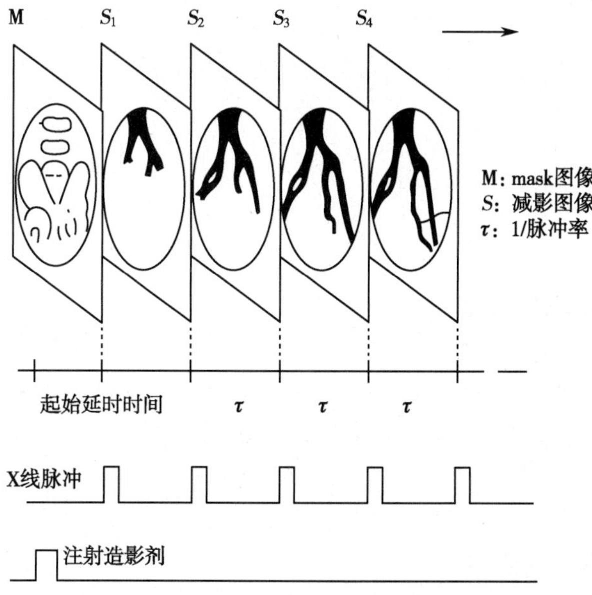

图 28-8　DSA 脉冲方式图

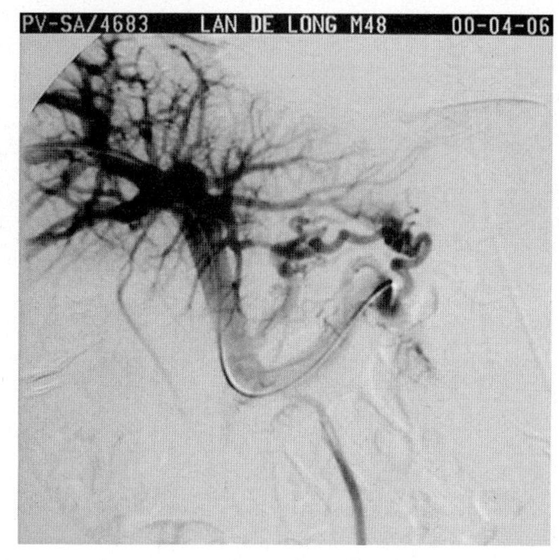

图 28-9　DSA 脉冲方式门静脉减影图

3. **连续方式**（continuous mode）　此方式与透视一样，X 线机连续发出 X 线照射，得到与电视摄像机同步，以 25~50 帧/s 的连续影像的信号，亦类似于超脉冲方式，它以电视视频速度观察连续的血管造影过程或血管减影过程。连续方式频率高，能显示快速运动的部位，如心脏、大血管，单位时间内图像帧数多，时间分辨力高。在这种方式时，采用连续 X 线或脉冲 X 线照射，在摄制了 mask 以后每张图像都与之相减，产生一个连续的图像系列，如图 28-12。

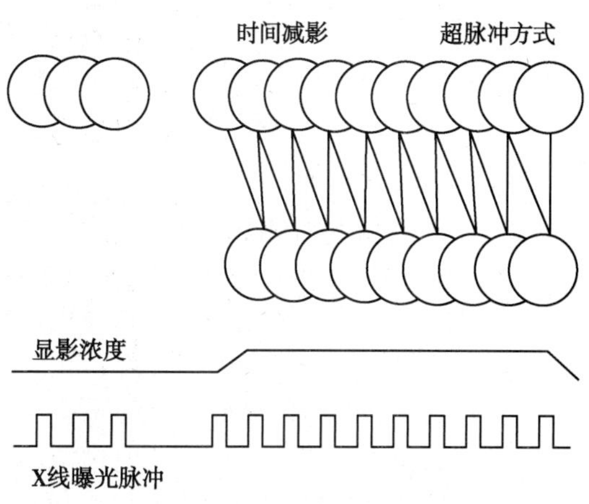

图 28-10　DSA 超脉冲方式图

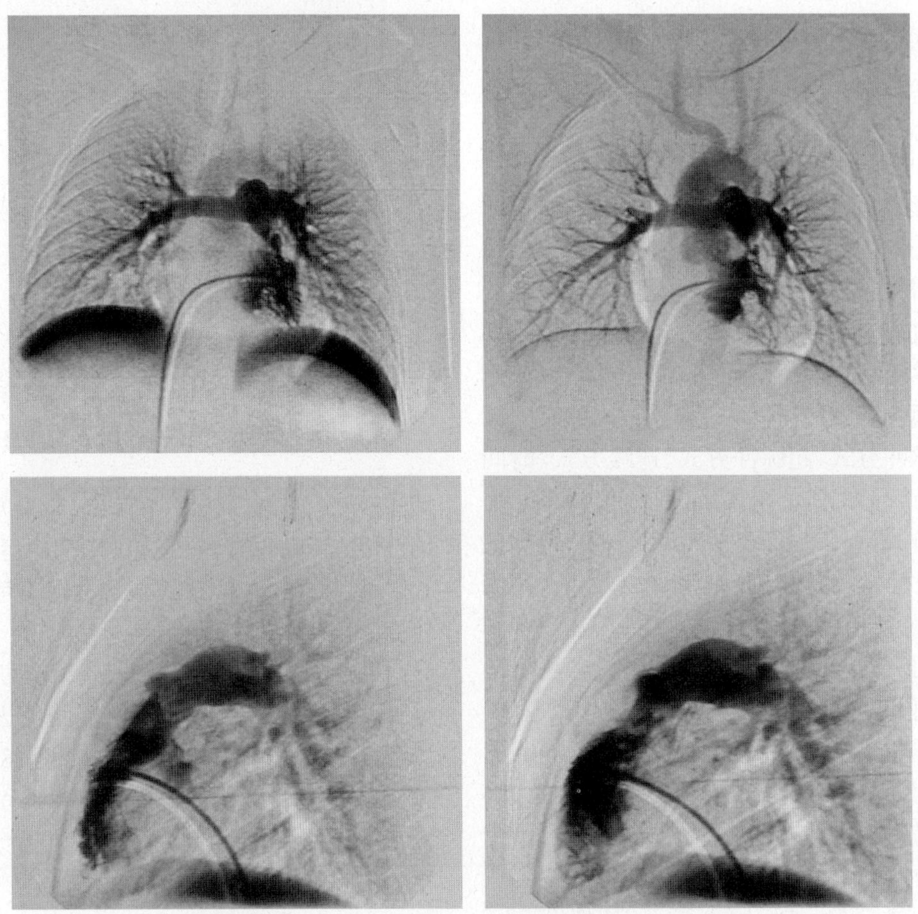

图 28-11 DSA 超脉冲方式心脏法洛四联症减影图

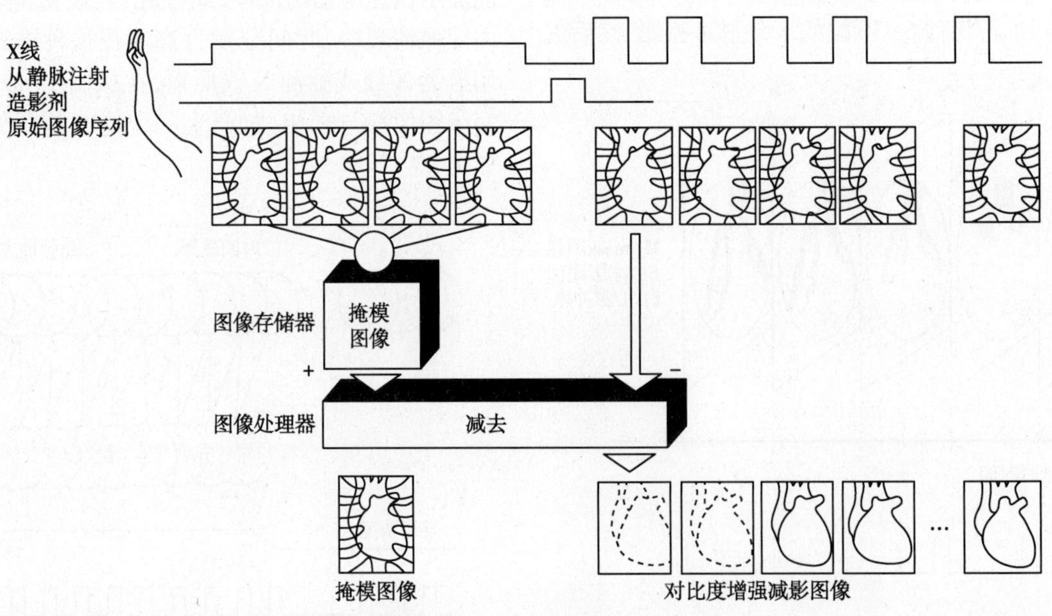

图 28-12 DSA 连续方式图

4. **时间间隔差方式**（time interval difference，TID）　此方式是蒙片像不固定，顺次随机地将帧间图像取出，再与其后一定间隔的图像进行减影处理，从而获得一个序列的差值图像。蒙片像时时变化，边更新边重复减影处理，如图 28-13。

5. **路标方式**（road map mode）　此方式的使用为介入性操作插管提供了安全快捷的条件，是一种实时时间减影技术。它是以透视的自然操作作为“辅助蒙片”，用含对比剂的充盈像取代辅助蒙片而作实际蒙片，与随后不含对比剂的透视像相减，获得仅含对比剂的血管像，以此作为血管内插管的路标。操作者能清楚地了解导管的走向和尖端的具体位置，顺利地将导管插入目的区域，如图 28-14。

6. **心电图触发脉冲方式**（ECG mode）　心电图触发 X 线脉冲与固定频率工作方式不同，它与心脏大血管的搏动节律相匹配，以保证系列中所有的图像与其节律同相位，释放曝光的时间点是变化的，以便掌握最小的心血管运动时机。外部心电图以三种方式触发采像：①连续心电图标记；②脉冲

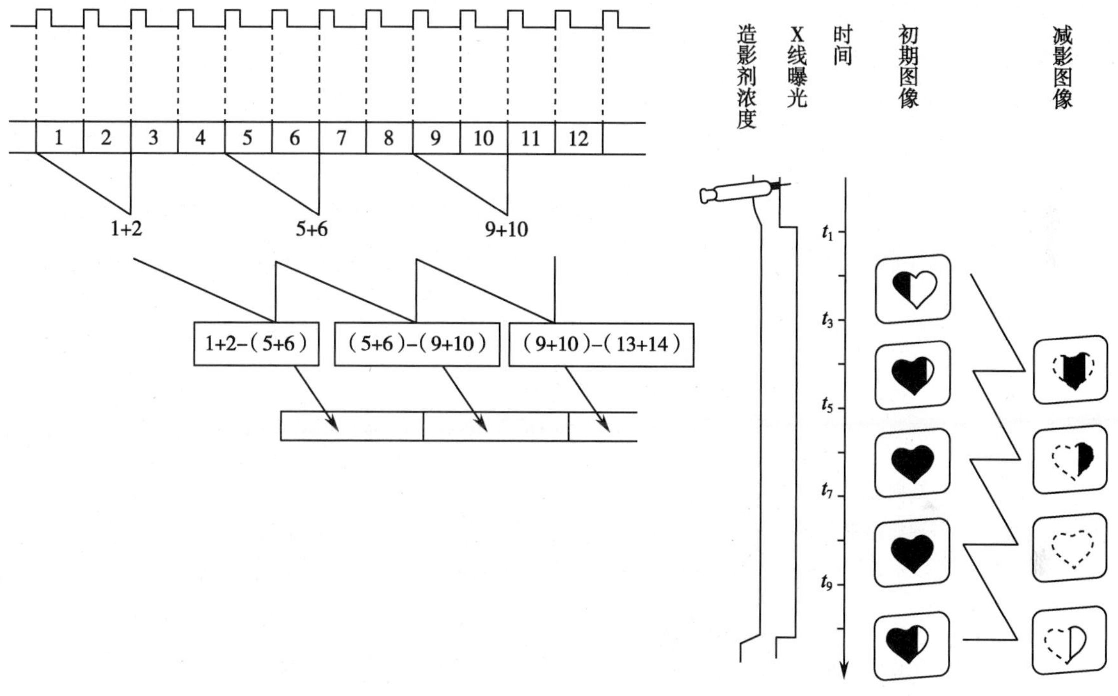

图 28-13　DSA 时间间隔差方式图

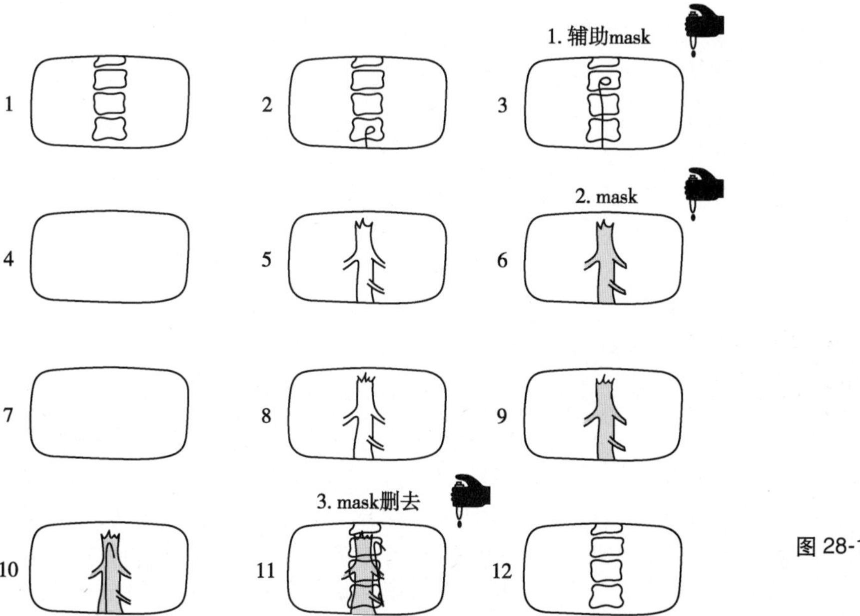

图 28-14　DSA 路标方式图

心电图标记；③脉冲心电门控。在系列心电图触发工作中，由于避免了心电图搏动产生的图像运动性模糊，所以在图像频率低时也能获得对比度和分辨力高的图像。此方式用于心脏大血管的 DSA 检查，如图 28-15。

（二）能量减影

能量减影（energy subtraction）也称双能减影，K-缘减影。即进行兴趣区血管造影时，几乎同时使用两个不同的管电压进行曝光采像，由此产生的两帧图像进行减影，由于两帧图像是利用两种不同的能量摄制的，所以称为能量减影。

能量减影是利用碘与周围软组织对 X 线衰减系数在不同能量下有明显差异的物理特性，即碘在 33keV 时，其衰减曲线具有锐利的不连续性，此临界水平称 K 缘。而软组织的吸收系数曲线是连续的，没有碘的特征，并且能量越大，其质量衰减系数越小。碘的这种衰减特性与碘原子在 K 层轨迹上的电子有关，如果采用两种不同能量即高于或低于 K 缘的两种 X 线光谱进行摄影时，可获得对比剂到达前后的高千伏和低千伏两组图像。若将这两帧像相减，所得的图像将有效地消除软组织，保留含碘血管信息和少量骨骼影。

能量减影法还可以把同吸收系数的组织分开，把骨组织或软组织从 X 线图像中除去，得到仅含软组织或骨组织的影像。能量减影技术要求 X 线管的电压在两种能量之间进行高速切换，增加了设备的复杂性，同时这种减影不能消除骨骼的残影。

（三）混合减影（hybrid subtraction）

混合减影基于时间与能量两种物理变量，是能量减影同时间减影技术相结合的技术。混合减影是先使用双能量 K-缘减影，获得的减影像中仍含有一部分骨组织信号。再将能量减影过的蒙片和能量减影过的造影像作一次时间减影，形成第二次减影，消除残存骨组织信号，得到纯含碘血管图像。

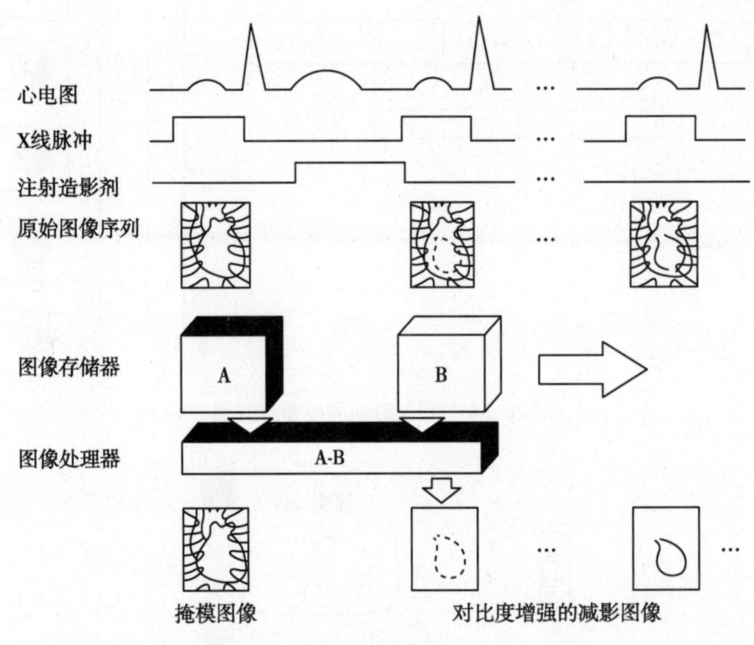

图 28-15 DSA 心电图触发脉冲方式图

（罗来树 王红光 余建明）

第六节 DSA 图像处理与后处理

DSA 影像处理方式包括窗口技术、再蒙片、像素移位、图像的合成或积分、匹配滤过与递推滤过、对数放大与线性放大、补偿滤过、界标与感兴趣处理等，其主要叙述如下。

一、再蒙片

再蒙片是重新确定蒙片像，是对患者自主运动造成减影对错位的后处理方法。通过观察造影的系列图像，在原始图像中任选一帧图像作为蒙片与其他图像相减以形成理想的减影图像。再蒙片的局限性是替换的蒙片中含有一定量的对比剂，这就会使减影后的差值信号降低。

二、像素移位

像素移位(pixel shifting)是通过计算机内推法来消除移动伪影的技术。主要是用于消除患者位移引起的减影像中的配准不良。为了改善减影对的配准,可以将蒙片的局部或全部像素向不同的方向移动一定的距离,使之与对应的像素更好地配准,从而消除伪影。但像素移动对影像的改善能力是有限的。

三、图像的合成或积分

在 DSA 检查的序列曝光中,可采集十几帧至几十帧的影像,而作为减影的仅为其一对或几对,从 X 线曝光的利用来考虑是低效率的。若将多帧蒙片像积分,并作一个负数加权,若含对比剂的帧幅积分,并作一个正数加权,将经积分和加权后得到的影像做减影,则可得到积分后的减影像。

图像的合成或积分是一种空间滤过处理,即将图像中的部分像素加权,以形成一个新的像素值,实践运用中是将全部或部分蒙片像和含充盈相分别叠加。积分图像越多,图像噪声越低,图像积分能有效地平滑图像,减少噪声。形成的两组合成图像,经减影后可获得一幅低噪声减影像。积分法实质是在一定时间内对一系列图像的平均过程。

四、补偿滤过

补偿滤过是在 X 线管与患者之间放置的附加衰减材料,在视野内选择性的衰减特定的辐射。DSA 检查过程中,为了达到理想的减影效果,必须调整成像部位的 X 线衰减范围与 DSA 系统的动态范围相吻合,以免产生饱和状伪影。在影像增强器型 DSA 成像系统中,决定系统动态范围的关键部件是 TV 摄像机系统,若成像部位衰减值的动态范围超出摄像机可精确复制的信号范围时,就产生影像饱和,减影图像中出现均匀灰度值的无组织结构的盲区,即饱和状伪影,该区域内的诊断信号不可逆转地失去。

用于降低物体动态范围的方法有:增加 kVp、附加滤过材料、增加平板探测器线敏感度和转换效率、降低摄像机的电增益。

五、界标与感兴趣区的处理

1. **界标**　界标(landmark)技术主要是为 DSA 的减影图像提供一个解剖学标志,对病变区域血管准确的解剖定位,为疾病诊断或外科手术做参考。减影图像只含有对比剂的血管影像,解剖定位不十分明确。如果需要体内标志,可用一个增强了的 DSA 减影像,与原始的未减影像重合,这样得到的图像同时显示减影的血管与背景结构,即为界标影像。

2. **感兴趣区处理**　对病变部位的处理方法有:①对病变区进行勾边增强,建立图像的轮廓,突出病灶,便于诊断和测量;②对病变区进行系列放大,灰度校准及转换,附加文字说明;③对病变区进行数学变换、图像换算,以观察图像的细致程度;④对病变区的计算统计,包括图像密度统计、计算两个感兴趣区的密度比率、建立病变区直方图、计算直方图密度统计曲线;⑤建立时间密度曲线,规定在做总的密度曲线时,病变区作为时间的函数,X 轴是采像时间,Y 轴是所选病变区内的总密度;⑥病变区曲线的处理;⑦确定心脏功能参量,测定心室容积和射血分数,室壁运动的位相和振幅;⑧研究对比剂流过血管的情况,从而确定血管内的相对流量、灌注时间和血流速度,同时可以测出血管内狭窄的程度、大小、相百分比以及狭窄区的密度改变和百分比等。

六、图像后处理

1. **三维重组技术**　三维重组技术以动态旋转 DSA 采集的影像数据为基础,在工作站采用三维可视化技术显示出逼真的血管和组织影像,可对影像在三维空间进行任意角度的观察处理,利用三维重组技术来可为临床提供更多有价值的影像信息。

2. **最大密度成像技术**　最大密度投影(MIP)是血管三维图像的重组方法之一,它将容积数据朝任意方向进行投影,以每条投影线经过的所有体素中的最大密度的体素的像素作为投影图像的像素,这些像素所组成的图像就是最大密度投影图像。因为成像数据来自采集的容积数据,所以可以任意改变投影的方向,360°全方位旋转,血管影像清晰,原始信息丢失较少,清楚地显示对比剂强化的血管形态、走向、异常改变及血管壁钙化和分布的情况。MIP 主要用于血管直径和动脉瘤直径的测量。

3. **容积显示**　也称容积重组(VR),是充分利用容积内的扫描数据,将所有体素的密度值设定为不同的透明度,显示容积内不同密度的组织结构,且保存容积内组织结构的三维空间关系,同时利用虚拟照明效应,用不同的灰阶或伪彩显示三维立体图像。因此，通过调节阈值和旋转角度，VR 图像能更准确地显示动脉血管的特征、解剖以及与周围组织的毗邻关系。如果使用双容积显示技术，可以明确显示血管与周围组织之间解剖关系，指导临床介入手术。

4. **仿真内镜**　是以容积扫描为基础，对图像信息进行特殊的三维后处理，重组血管腔内表面的立体图像，效果类似于纤维内镜所见。DSA 仿真内镜技术通过自行设定漫游的起始点及终点的位置，可随病变的部位和性质而定，选择慢（或中、快）速，系统自动将镜头置于血管中心位置并沿血管轴向运动进行漫游功能观察血管腔内情况。但它不能提供组织学信息，对动脉内壁血栓、钙化等不能进行特异性分析，不能观察血管搏动情况和进行血流动力学分析。

5. **图像融合**　是指利用 DSA 工作站把被检者的不同影像（诸如 CT、MRI、PET、SPECT、超声图像）或同一影像应用不同技术方法获得图像组合到一个图像数据集，进行综合利用，例如不同模式图像间结构的叠加显示、伪彩色显示等，最大限度地挖掘有用信息。图像融合技术目前在神经介入诊疗中应用广泛，融合图像来源既可以是 DSA 系统获取的两组图像，也可以通过外部光盘介质、PACS、光纤等途径获取同一患者的 CT、MRI 等图像进行融合，根据临床需求，调节窗宽、窗位和层厚，显示骨质、血管、脑组织的图像。从任意角度旋转观察血管病变及正常脑组织的空间关系，使术者获得更多信息，有助于手术的顺利完成。

6. **伪彩色功能**　为了直观地观察和分析血管图像，将 DSA 图像中的黑白灰阶映射到彩色空间，对灰度图像进行伪彩色处理，突出兴趣区域或待分析的数据段，从而达到图像增强的效果。通常在 DSA 工作站用专门的软件，对血管的动脉期、静脉期及实质期用红、绿与蓝色分别在一张图像显示血管或血管病的全程影像，并可计算出感兴趣点对比剂达峰时间或灌注血容量，用以判断血流时间及评价治疗效果。

7. **透明技术**　在 3D DSA 的图像上重建的具有透明血管影像的技术。不同产品的 DSA 名称不同，飞利浦称为梯度重建、佳能公司名为半透明模式（semi transparent mode）。这是德国慕尼黑大学埃蒂尔克领衔的研究团队提出的一种能够精确描绘器官内部结构的“透视”技术，在 VR 图像上可选择彩色像和透明技术（transparent）显示。DSA 的透明技术主要为显示管腔内部改变，动脉瘤瘤颈及其周围血管的关系。为介入科医生的血管内操作和神经外科医生考虑手术的可行性，入路部位、方法及预后提供较大的帮助。

（罗来树　余建明）

第七节　DSA 的特殊成像技术

随着 DSA 成像技术的发展，数字平板探测器应用日益广泛，近几年 DSA 的一些新功能也应用于临床。

一、透视路径图技术与造影转化路径图技术

透视路径图技术又称透视减影，当导管到达实行超选择插管的靶血管区域后，打开 DSA 设备上的“Road Map”功能，透视下观察监视器，在解剖影像消失时利用手推法注入少许对比剂到达靶血管区，当靶血管区内的动脉血管在透视下显示最佳时，停止透视，此时，靶血管区内的动脉血管显示最佳的图像停留在减影监视器上，将此图像作为基像。再次打开透视，由于实时透视图像与基像相减，减影监视器上可以看到一幅没有周边参考组织器官的减影图像。基像中靶血管区的动脉血管由于有对比剂的充盈经减影后形成一白色路径，而实时透视所看到的导管及导丝呈黑色“嵌入”在“白色血管路径”中，引导导管、导丝沿着血管轨迹准确进入目标血管。

造影转化路径图技术又称透视叠加，它是利用造影图像作为背景，引导导管到达目的部位。造影完成后，在回放的血管造影图像中选取一幅供血动脉连续充盈最好、符合临床要求的减影图像作为背景图像，启动造影转化路径图技术，在透视状态下，造影减影图像和实时透视图像叠加，鼠标或触摸屏的操纵杆可以调节造影减影图像显示的背景密度，观察导管和导丝头端的轻微运动，为术者提供良好的实时血管导引影像。

透视路径图技术是在透视条件下一气完成，可以随时取消路径图，成像方便。造影转化路径图技术可以从一个序列中选取一幅较满意的图像作为参考，靶血管区的病灶有初步了解，其功能在某些方面优于透视路径图技术。目前主要应用于：

1. **头颈部血管性病变**　引导微导丝、微导管进入病变血管；评价脑动脉瘤微弹簧圈栓塞是否致密，瘤腔有无残留；运用快速变换的空白路径图

(blank roadmap)技术，可随时观察所填液体栓塞材料在脑动静脉畸形(CAVM)内的弥散程度、流向及反流情况，对安全治疗具有至关重要的作用。

2. **肿瘤介入治疗**　能清楚地显示分支血管的轨迹，特别是对于那些走行迂曲、重叠、成角的肿瘤供血血管的显示。由于肿瘤血管解剖和肿瘤病灶的结构关系复杂，超选择插管尤为重要。为了避免盲目插管、过度使用对比剂所带来的各种手术并发症，因而应用"路径图"功能为超选择插管提供帮助就显得很重要，图 28-16。

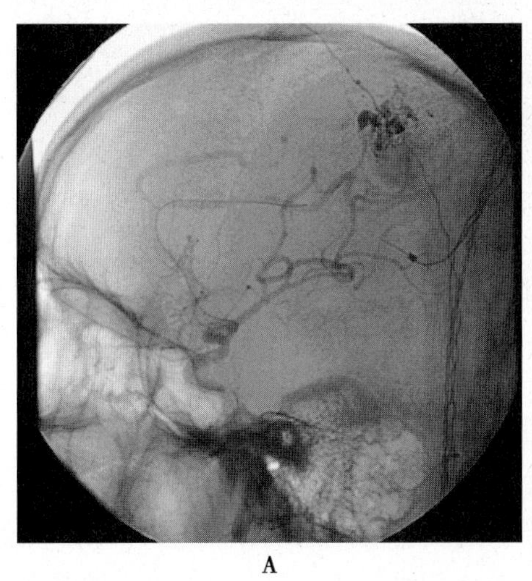

A

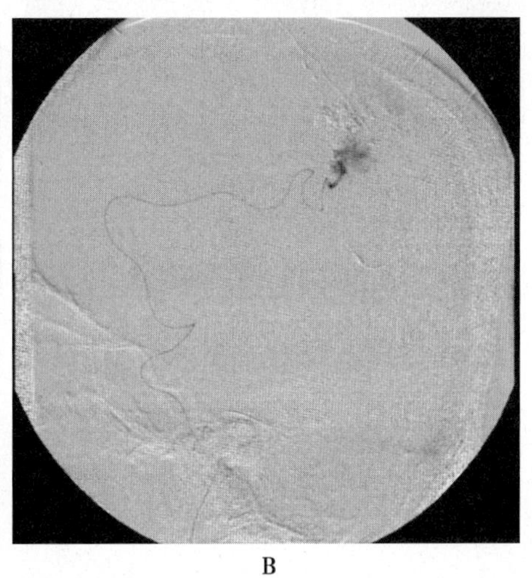

B

图 28-16　造影转化路径图

A. 导引微导管进入血供动脉；B. 减去颅骨液体栓塞材料的减影图像。

二、旋转 DSA 技术与 3D-DSA 技术

旋转 DSA 技术是利用血管造影 C 臂旋转来达到检查要求的新技术，它可以多方位显示兴趣区的减影血管解剖。在进行转 DSA 成像时，心血管造影机的 C 臂做两次旋转运动，第一次旋转采集一系列蒙片像，第二次旋转时采有对比剂影像，在相同运动轨迹采集的两帧图像进行减影，以获取序列减影图像。

旋转 DSA 技术的优点是可获得不同角度的多维空间血管造影图像；增加了血管影像的观察角度，从多方位观察血管的正常解剖和异常改变，提高病变血管的显示率。该技术实际上是对正侧位 DSA 检查的重要补充，而旋转起始位置及方向的设定、旋转角度的设定、对比剂注射参数及总量与旋转角度匹配等都影响病变血管的显示效果，而旋转速度的大小与图像质量有关。旋转 DSA 目前主于：

1. **头颈部血管性病变**　尤其是颅内动脉瘤的诊断，应用旋转 DSA 可提高病变的检出率，并可清晰地显示动脉瘤的瘤颈，利于治疗方法的选择和治疗方案的确定。

2. **明确腹部血管病变的诊断**　尤其是肝疾病的诊断中应用此项技术可以清楚地显示肝肿瘤的供血动脉。

3. **能清晰显示兴趣区的血管走向**　有利于选择和超选择性插管，提高了选择性插管操作的成功率。

3D-DSA 技术是近几年在旋转 DSA 技术上发展起来的一项新技术，是旋转血管造影技术、DSA 技术及计算机三维图像处理技术相结合的产物。其作用原理为通过二次旋转 DSA 采集图像，再将图像传至工作站进行容积再现(VR)、多平面重组(MPR)和最大密度投影(MIP)，这些后处理方法主要是为了对兴趣区的病变进行任意角度观察，以便提供较常规 DSA 更丰富的信息，在一定程度上克服了血管结构重叠的问题，可任意角度观察血管及病变的三维关系。目前主要应用于：

(1) 脑动脉瘤的治疗，可提高其确诊率，减少假阳性率，清晰显示动脉瘤的载瘤动脉、瘤颈，并可提供准确的栓塞部位。

(2) 可清晰地判断脑动脉狭窄程度。

(3) 对胸、腹盆部肿瘤的供血动脉可清晰显示，并可显示一些异常血管的起源及走行。

(4) 对于腹部一些血管的狭窄及变异亦可清晰显示，并可指导介入导管的临床使用。

(5) 清晰显示骨肿瘤的供血动脉以及肿瘤病变组织与骨骼的关系，对栓塞治疗有利，更为外科医生提供一些直观的影像，利于外科手术方案的制定，如图 28-17。

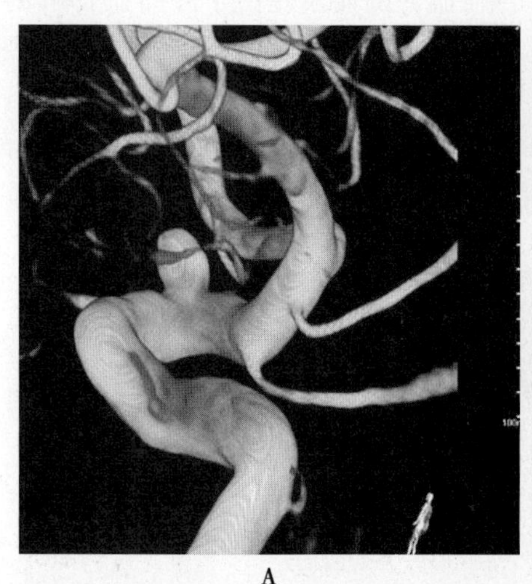
A

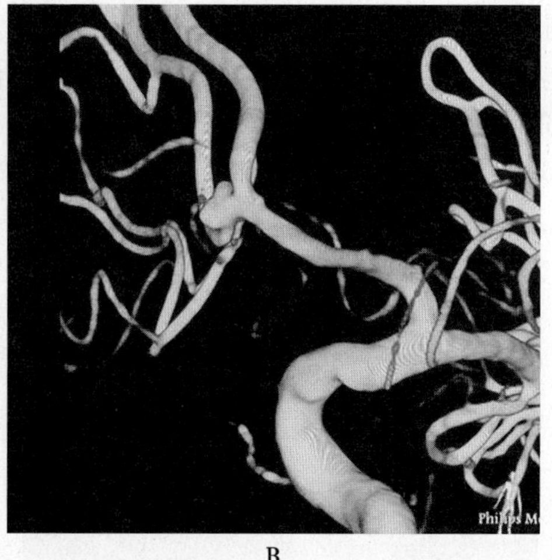
B

图 28-17　3D-DSA

A. 展开显示虹吸部动脉瘤全貌；B. 从另外角度显示动脉瘤。

三、实时 3D 路径图技术

最初的路径图采用“冒烟”和峰值保持技术，将导管前端血管分布图像与连续透视图像重合，利于指引导管及导丝便捷地送入病变部位的血管内。实时三维路径图技术则对部位进行血管重建，形成三维血管图像后，随着进行三维图像的旋转，C 臂自动地跟踪，自动调整为该投射方向的角度，使透视图像与三维图像重合，以便最大程度地显示血管的立体分布，利于指引导管或导丝顺利地进入到目标血管内。

另外，由于三维血管成像，则更容易选择性进入病变区的 C 形臂的工作位，这样易于显示病变形态。如颅内动脉瘤时，可清晰地显示瘤颈，便于确定微导进入瘤腔内的角度和动脉瘤颈与载瘤动脉的关系；引导体外对微导管前端进行弯曲塑型，使导管更容易进入动脉瘤内，并可在载瘤动脉内形成最大的支撑力。这样，在送入微弹簧圈时，弹簧圈才不易弹出，使之容易致密地填塞动脉瘤。除此之外，还有动态 3D 路径图功能，它是将重建的 3D 容积图像与实时透视 2D 数据集相套叠，就如同一个立体的路径图一般。该技术对神经介入的临床应用意义重大。3D 路径图功能是完全动态的，在导管床不动的情况下，操作医师或技师可在术中自由改变视野、机架旋转参数等，如图 28-18。

四、步进 DSA 技术

步进 DSA 技术采用快速脉冲曝光采集，实时减影成像。在注射造影前摄制该部位的蒙片，随即采集造影图像进行减影，在脉冲曝光中，X 射线管组

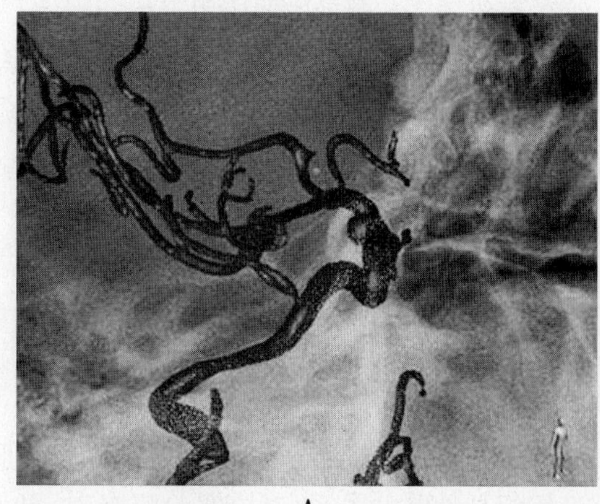
A

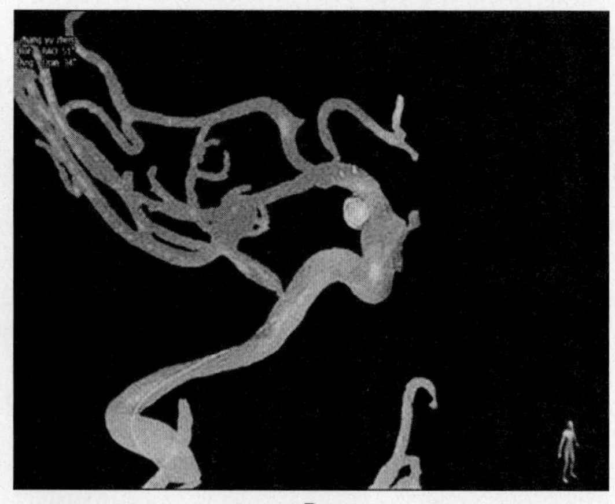
B

图 28-18　实时 3D 路径图

A. 3D 容积图像与实时透视 2D 数据集相套叠；B. 三维路径图术中指导弹簧圈充填动脉瘤腔。

件与探测器保持静止,导管床携人体移动,或导管床携人体保持静止,X 射线管组件与探测器移动,以此获得该血管的全程减影图像,即为下肢血管造影的跟踪摄影。为了控制床面移动速度,分段采度,分段采集血管造影图像,计算机减影后拼接连成整体图,并实时显示 DSA 图像。该技术提供了一个观察全程血管结构的新方法,解决了以前血流速度与摄影速度不一致,而出现血管显示不佳或不能显示的问题。该技术在不中断实时显示血管对比剂中进行数据采集,在减影或非减影方式下都可实时地观察摄影图像。操作者可采用自动控制速度进行造影跟踪摄影,或由手柄速度控制器人工控制移动速度,以适应对比剂在血管内的流动速度。

该技术的特点是对比剂用量少,一次序列曝光显示全程下肢血管影像,尤其适用于不宜多用对比剂的受检者。目前应用于临床的步进 DSA 有单向的,即从头侧至足侧;亦有双向的,既能从头侧向足侧,也可以从足侧向头侧观察受检者。该技术适用于双下肢血管性病变的诊疗。

五、实时平滑蒙片 DSA 技术

实时平滑蒙片(real-time smoothed mask,RSM)DSA 技术是 DSA 的另一特殊功能,它是利用间隔短的两次 DSA 曝光,第一次曝光时影像增强器适当散焦,获得一帧适当模糊的图像,间隔 33ms 再采集一帧清晰的造影图像,两者进行减影可以获得具有适当骨骼背景的血管图像。它可以在运动中获得减影图像,免除了旋转 DSA 需要两次运动采集的麻烦和两次采集间受检者移动造成失败的可能。由于蒙片像随时更新,且相间隔仅为 33ms,因此不会产生运动性伪影。RSM 可用于盆腔部出血的诊断,尤其适合如下几种情况:

1. **腹盆部出血**　受检者处于休克前期,不能屏气而需要进行 DSA 检查者。

2. **腹盆部出血**　受检者因其他特殊情况如高龄、婴儿等,不能屏气而必须进行 DSA 检查者。

3. **下肢血管性病变**　DSA 检查室不能控制下肢抖动者。

4. **胸部疾病**　受检者不能屏气而必须进行 DSA 检查者,如图 28-19。

六、自动最佳角度定位技术

自动最佳角度定位技术是从两个投影角度大于 45°的血管图像,计算出两条平行走向的血管在 360°球体范围内的最佳展示投影角度,在临床应用中可利用 DSA 的正侧位图像,测算出某一段迂曲走行的血管投射角度,一次可调整到显示此血管的最佳角度来显示此段血管。这样,在临床上可以清晰显示此段血管有无病变。若有狭窄性病变,可有助于制定施行球囊扩张术或内支架置入术。

七、C 臂 CT

DSA 的类 CT 技术是平板探测器 DSA 与 CT 结合的产物,不同的厂家名称各不一样。它们是利用 DSA 的 C 形臂快速旋转采集数据,然后重建成像,一次旋转可获得多个层面的图像。

该技术图像采集与旋转血管造影基本类似,旋

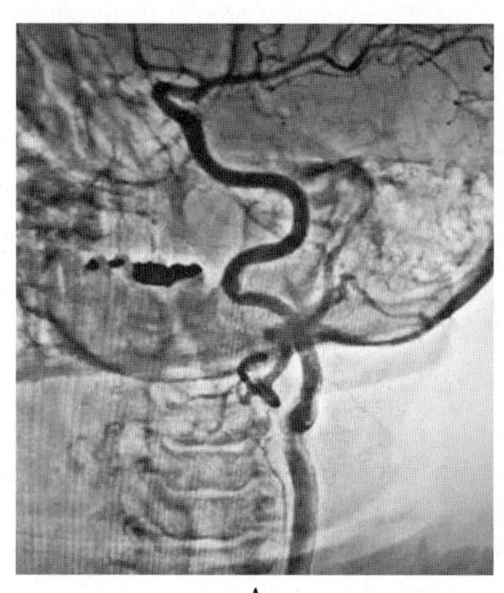

A

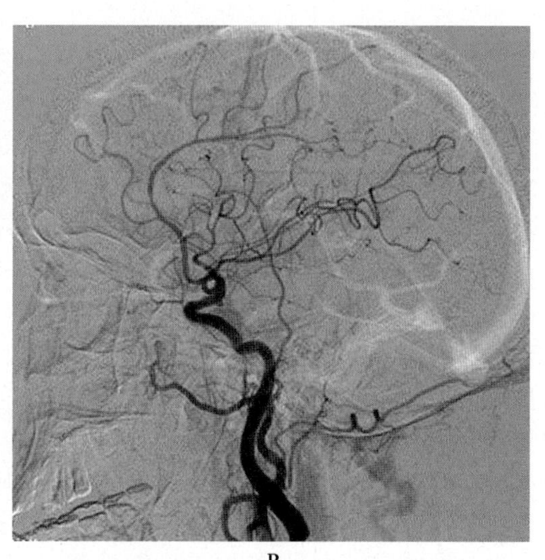

B

图 28-19　实时平滑蒙片

A. 实时平滑蒙片;B. 常规叠加蒙片。

转角度一般大于 180°，图像采集过程中也需注射对比剂。所采集到的系列图像存放在存储单元中，在后处理工作站上由技师根据要求选择不同处理技术获得不同三维图像，可以任意角度观察，或获取去骨血管三维图像，或只有骨骼与血管的图像，或只有骨骼的图像，还有虚拟内镜、导航等诸多技术，使过去只能在 CT 可以实现的许多功能现在能在 DSA 成像设备上实现，所以叫作类 CT 成像技术或 C 臂锥形束 CT。

由于平板探测器每个像素的面积很小，采集数据的信噪比空间分辨力优于 CT，但密度分辨力不及 CT 图像，可与 3D 血管图像相重叠，更直观。目前床上主要用于头部 DSA，它可以观察栓塞效果，尤其是在脑动脉瘤栓塞中，有无再次出血及显示微弹簧圈的位置，有无外返动脉瘤腔显示更为清晰。该成像技术与导航技术结合应用，给介入治疗带来了极大的方便。这种应用解决了介入治疗过程中需进行 CT 检查的不便，方便了介入治疗，如图 28-20。

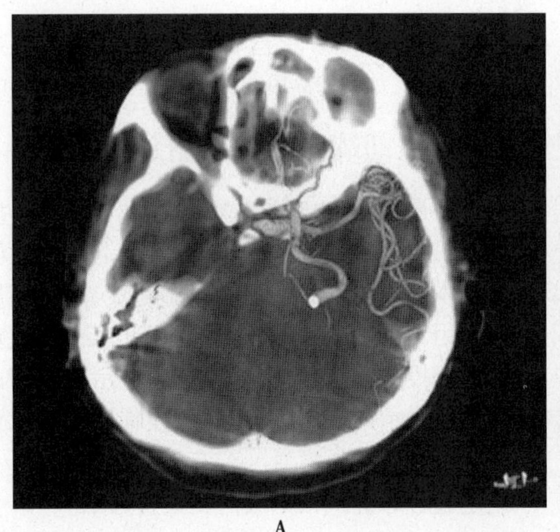

A

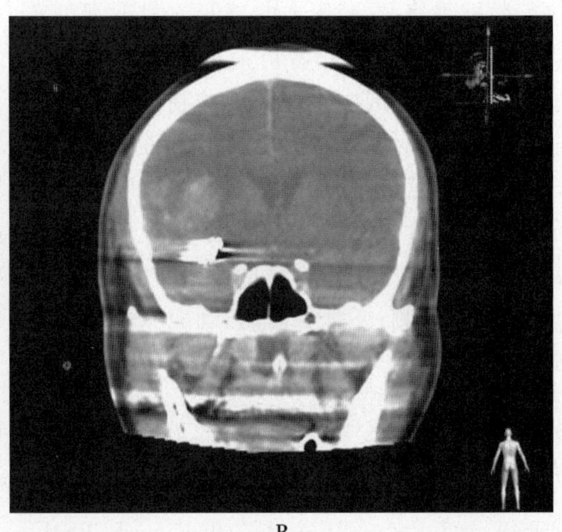

B

图 28-20　C 臂 CT

A. 显示调节 C 臂 CT 矩形图值观察颅内结构；B. 利用 C 臂 CT 多角度观察弹簧圈位置。

八、虚拟支架置入术

应用血管内介入治疗技术可使狭窄或闭塞的血管再通，在治疗大动脉瘤等方面也有很大的优势：创伤小、恢复快、并发症少、死亡率低。其治疗效果可与传统的外科手术相媲美。但要取得手术成功，关键是正确选择合适的置入支架，对于大动脉的动脉瘤，支架的选择一般根据 CT 测量的数据。而脑动脉和头颈部动脉的狭窄性病变，支架的选择主要依据血管造影的测量结果，但不管是 CT 测量还是血管造影的测量，两者都受到主观因素的影响。

根据临床上的实际需要，虚拟支架置入系统应运而生，该系统可在有待进行支架置入的病变血管部位形象地展示支架置入的效果。可清晰地模拟显示内支架置入后的情况，包括支架置入的位置、大小是否合适、支架贴壁情况、封闭部位是否合适，如不合适可再次更换支架，直至欲置入支架十分适合。再选择同样支架置入体内，就会取得一个良好的治疗效果。

另外，对于颅内动脉瘤，尤其是宽颈动脉瘤，在虚拟支架置入系统操作下，除了可以显示支架置入后的情况外，还可以利用图像工作站的处理，清晰显示瘤腔的大小，这样更容易确定第一次微弹簧圈置入的大小。因为微弹簧圈过小不能充分成篮，过大则可挤压支架使之变形。因此，利用虚拟支架系统可达到事半功倍的效果。

大量的临床应用表明虚拟支架置入系统，在提高置入支架的几何学数据方面具有快速可靠等优点，能更好地指导临床血管内介入治疗的操作。另外，该系统还可用于神经介入治疗的医师培训，尤其是对在颈动脉狭窄性疾病的血管内支架置入术和脑动脉瘤的填塞术（文末彩图 28-21）。

九、DSA 的低剂量技术

在保证成像质量、不影响临床诊断的前提下，凡是能降低患者和操作者照射剂量的技术，都称为 DSA 的低剂量技术。DSA 介入诊疗中的以下技术都存在着降低辐射剂量的空间。

（一）透视和采集的低剂量模式的选择

平板 DSA 通常设置高、标准、低三种透视模式

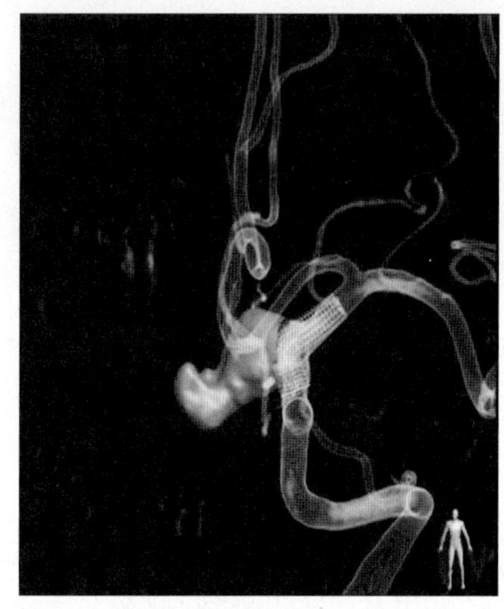

图 28-21　虚拟支架置入应用于神经介入治疗

和标准、低两种采集模式，根据介入手术要求选择低剂量模式，实际就是通过降低管电压和减少脉冲频率使介入治疗中的辐射进一步降低。

（二）多技术参数的优化组合

正确选择视野、束光器和楔形过滤器；选择正确的部位曝光程序、适宜的 kV 和恰当的每秒图像采集帧数；减小 SID，平板探测器尽可能贴近患者。

（三）硬件的性能和软件的升级

涉及从球管、探测器、显示器、各机柜里面整套的影像链系统性能及与之相匹配的自动像素控制技术、超强空间噪声抑制技术、强力时间噪声消减技术、智能图像增强技术的应用。

十、图像融合技术

（一）双血管重建融合技术（dual volume）

通过对同一患者，不同部位的两组血管的旋转 DSA 数据进行融合的一项技术。该技术较多应用于脑动静脉畸形、硬脑膜动静脉瘘的介入诊断和治疗。三维的双血管融合图像可以更直观地辨别供血动脉、瘘口和引流静脉等，可以让医生更全面地了解动静脉畸形、硬脑膜动静脉瘘的血管构筑学特点，有助于确定治疗的目标——动静脉瘘口，指导栓塞材料弥散的范围和限度，达到栓塞治愈的目的。值得注意的是：在采集两组不同血管的旋转 DSA 数据时，患者导管床及头颅的位置必须相同，透视操作时只允许移动 C 臂，否则融合后图像位置不准。

（二）DSA 与磁共振、CT 的图像融合

将 DICOM 格式的 MRI 或 CT 影像数据输入工作站，将术中采集患者旋转 DSA 三维影像作“容积重建”。把重建好双容积血管与 MRI 或 CT 的图像数据通过软件处理，软件会将两次不同采集获得的颅骨影像进行自动分析校正，使 DSA 与 MRI 或 CT 采集的颅骨三维影像达到解剖上完全吻合。实现两步配准，第一步为利用软件线性换算法自动将 MRI 或 CT 影像的坐标系转化为 DSA 影像空间坐标系，并对 MRI 或 CT 图像数据进行缩放。第二步为利用影像灰度值进行自动配准，当自动配准无法达到所需精度时，也可目测两组影像中相同的解剖结构，进行人工手动配准。配准完成后，DSA 与 MRI 或 CT 双三维融合影像可以叠加方式显示于同一屏幕窗口上。许多经过融合的影像，可清楚显示血管构筑及其与脑组织、血肿、畸形团等空间位置关系。DSA 与 MRI 或 CT 双三维影像融合除在脑脊髓血管病应用外，还可用于颅内各部位肿瘤、脑功能性疾病，甚至应用于全身其他部位脏器的两种不同三维影像的融合，如文末彩图 28-22。

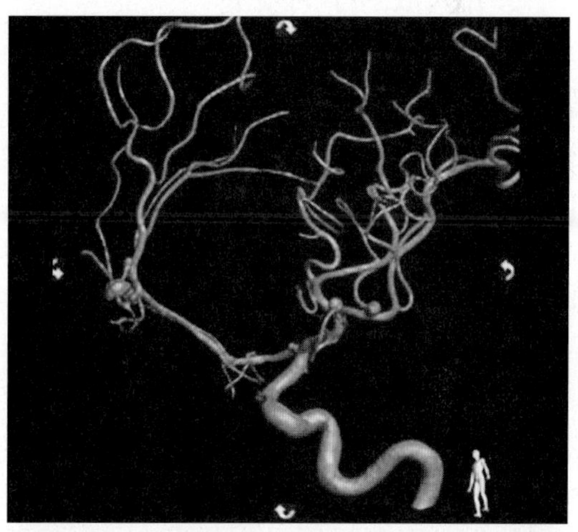

A

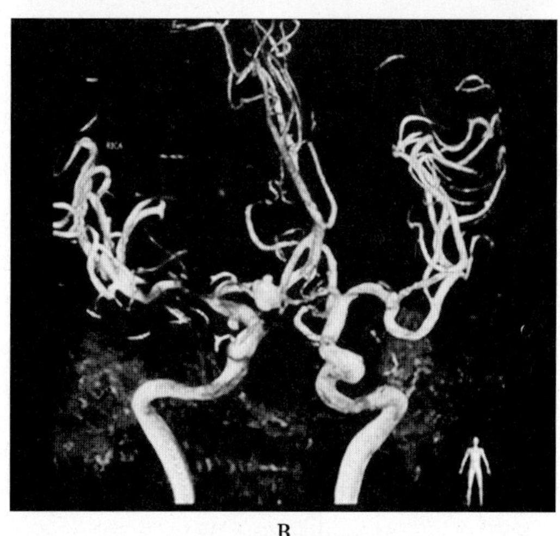

B

图 28-22　图像融合

A. 3D-DSA 技术可任意角度观察血管机病变的三维关系；B. 显示双侧血管与动脉瘤图像的融合。

（罗来树　余建明）

第二十九章

介入放射学

第一节　介入放射学发展与应用评价

一、介入放射学的发展

介入放射学是在影像诊断技术中不断探索、创新和完善中发展壮大起来的。1928 年第一例经皮直接穿刺主动脉造影是由 Santos 等完成。最早穿刺腹主动脉造影于 1931 年由 Dos Stantos 作了尝试。1964 年 Dotter 首先采用同轴导管系统治疗动脉粥样硬化所致的下肢动脉狭窄，使阻塞的血管再通，开创了介入放射学新领域。1953 年瑞典医生 Sven-IvarSeldinger 首创用套管针、导丝和导管，经皮穿刺股动脉插管造影的技术方法，后被命名为"Seldinger 技术"，此技术的应用，大大简化并提高了介入放射学穿刺插管操作的安全性。1956 年 Oedman、Morino 与 Tillander 等倡导的选择性插管技术，使血管造影逐步成熟。

20 世纪 70—90 年代，随着电子技术、生物技术和新材料的发展，介入器材得到了迅速发展。特别是医学影像设备和新技术的广泛应用，对比剂从离子型到非离子型的改善，同轴导管系统的开发与生产，微导管、微钢圈、镍钛合金支架及封堵器、可脱性球囊以及其他多种栓塞剂的涌现，穿刺针、穿刺方法及组织学和细胞学技术的发展，使经血管介入放射学得到更进一步发展，与此同时非血管介入放射学也逐步完善起来，再度扩大了介入放射学的范围。1967 年当 Margulis 在《美国放射学杂志》(*AJR*)上最早提出"interventional diagnostic radiology-a new subspeciality"时，还是亚专业或分支专业的观点，1976 年经 Wallace 在 *Cancer* 杂志上以 *Interventional Radiology* 为题系统地阐述这一介入放射学概念后，1979 年欧洲放射学会召开了第一次介入放射学会议并作了专题介绍，此命名才逐步在国际学术界形成共识。

我国介入放射学事业随着国际介入放射学发展而发展。1990 年，我国卫生部发出文件，确定介入放射科为临床科室。1996 年 11 月，国家科学技术委员会、卫生部、国家医药管理局三大部委联合召开"中国介入医学战略问题研讨会"，正式将介入治疗列为与内科、外科治疗学并驾齐驱的第三大治疗学科，称之为介入医学(interventional medicine)。随着介入医学的不断发展，该学科将会像内科、外科等临床学科一样，细分为神经介入科、心脏介入科、血管介入科和综合介入科等。

二、应用评价

介入放射学是在现代医学影像学的基础上，充分吸收传统医学和现代医学的诊断方法、治疗原理而发展成熟的一门新兴学科，融医学影像诊断和临床治疗于一体。涉及人体神经系统、心血管系统、消化系统、呼吸系统、泌尿生殖系统和骨骼等多个系统的疾病诊断和治疗，针对临床诊治中长期存在和不断出现的疑难问题创立了简便有效的检查和治疗方法，尤其对以往认为的不治之症和难以治愈的复杂疾患，如癌肿和血管性疾病等，开创了新的医疗途径。

介入放射学所涉及的绝大部分操作是在医学影像设备监测下进行的，各种技术方法需要医学影像设备的监测和引导。同时，所采用的技术方法主要是通过各种穿刺和控制性的导管操作，具有独特性。在此基础上充分发挥和利用临床药物治疗和手术治疗的原理，对疾病进行更为准确的诊断检查和更有效的系统治疗。

介入放射学的定义可以概括为：在医学影像设备引导和监测下，经过穿刺和导管操作技术对疾病进行的一系列定性检查和微创治疗。介入放射学的基本任务有二:一是在医学影像设备的引导和监测下,通过穿刺和操纵导管进入组织和器官,利用临床诊断学原理和方法,经过造影、抽吸或切割等方法取得病理学、组织细胞学、生理学和生化学、影像学等检查资料。二是在医学影像设备的引导和监测下,通过穿刺和操纵导管进入组织和器官,利用临床治疗学原理和方法,经过灌注、栓塞、成形、引流等方法对疾病进行一系列特殊的微创治疗。

介入放射学是一门综合性边缘学科,属于微创治疗和介入治疗学的范围。由于介入放射学技术的不断创新和治疗领域的不断开拓,介入放射学已经广泛涉及临床多个学科,衍生出既相对独立又有机结合的许多分支学科。一般而言,将所有在医学影像设备监测引导下进行的医学操作都称为介入放射学,但狭义的介入放射学仅指在放射线设备监测下所进行的介入检查和特殊治疗。从介入放射学可以进行诊断和治疗的疾病来看,目前已经涉及包括神经、呼吸、循环、消化、泌尿生殖、运动诸系统的多种疾病,既可以对内脏疾病进行可靠的诊断和有效治疗,也可对肢体疾病,甚至对表面可见的表浅疾病进行效果独到的治疗,可以说,介入放射学的领域已经囊括了绝大多数临床学科的疾病,而且其学科领域仍在不断的拓展之中。

(范文亮　余建明　罗来树)

第二节　介入放射学的器械

一、介入放射学影像导向设备

介入放射学的各项技术均需要影像学导向设备,包括带透视的 X 线机、DSA、CT、超声仪及 MRI 设备等。

(一) X 线透视与 DSA 设备

在 X 线透视下进行介入放射学操作,是一种实时显像、简便易行的导向监测手段,被介入放射学医生所接受,并得到广泛应用。在 DSA 设备中,X 线透视仍为最基本的功能,大多采用脉冲方式,这有利于患者和手术者的放射防护。目前,透视还是血管造影和经血管介入治疗操作的首选影像导向方法。

(二) 介入性超声

介入性超声(interventional ultrasound),是在早期超声定位穿刺基础上发展起来的,主要特点是应用超声波诊断装置和穿刺探头或穿刺导向器,在实时监视导引下,将穿刺针或导管准确地插入人体的病变器官或组织内,完成穿刺活检、抽吸液体、注入药物、造影或支架置入等导向工作。

(三) CT 与 MRI 导向设备

随着 CT 与 MRI 设备性能的不断提高和临床应用范围的扩大,特别是近年来出现了 CT 透视和开放型 MRI 及其透视扫描技术,在 CT 和 MRI 导向下,进行定向穿刺的诊疗技术也在逐渐展开。由于 CT 和 MRI 技术具有很高的密度分辨力,可以层面成像、实时成像或三维成像,能清楚地显示脏器内的较小病变,并能明确病灶与周围的组织结构关系,对小病灶和精确部位的穿刺成功率较高。

二、介入放射学常用器材

(一) 穿刺针

1. 结构　穿刺针由套针和针芯构成。套针为钝头,针芯为尖头。穿刺针的材料一般为不锈钢,但套针钝头针芯(闭塞器)也可用塑料制作。整个穿刺针,分为针尖、针干、针座三段所示。针尖多为针芯的尖端,呈矛刺状。针干为针管部分,长 5~7cm。针座可为盘状或杆状,有金属和塑料二种,如图 29-1 所示。

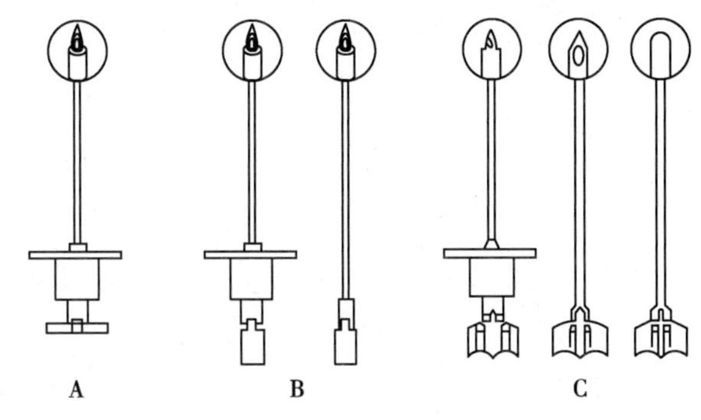

图 29-1　三类血管穿刺针
A. 一部件针;B. 两部件针;C. 三部件针。

2. 规格　国产针头以号数表示规格,针头号数为针管的外径,即 6 号、7 号、8 号、9 号、12 号、14 号、16 号针头,分别表示其外管直径为 0.6mm、0.7mm、0.8mm、0.9mm、1.2mm、1.4mm、1.6mm。国外针头以 Gauge 表示管径,在数字后加字母 G 以表示规格,如 23G、18G 等。与国产针头相反,数字越大,针头外径越细。国内与国外针头大小关系近似为:23G≈6 号,22G≈7 号,21G≈8 号,20G≈9 号,18G≈12 号,16G≈16 号,14G≈20 号。

3. **种类** 穿刺针可分静脉注射针,由针杆、按把和接管组成;金属套管针,由金属针芯和针管组成;塑料外套针,由金属穿刺针和聚四氟乙烯套管组成。穿刺针常也分动脉穿刺针、导管针和细针。动脉穿刺针常用12号、14号和16号,允许相应导丝顺利通过针孔;导管针由穿刺针及导管两部分组成,有9号、12号或14号,长10cm、15cm或20cm。细针即国产7号长针、外径0.7mm,长15或20mm,为薄壁不锈钢管制成,带有针芯,比较柔软、富于弹性。

(二) 导管

1. **结构与种类** 导管是选择性或超选择性动脉造影插管的主体,要求它具有适当的硬度、弹性和扭力,有可塑性,在改变形态后能即刻恢复原来形态,能耐高温或消毒液消毒,并且要求其表面摩擦系数小。根据这些要求,用于制造导管的材料有四种:聚乙烯、聚四氟乙烯、聚氯乙烯和聚氨基甲酸酯。

诊断和治疗中常用的导管都含有钡、铋或铅等重金属,使之不透X线,便于透视下监视插管操作或照相留下记录。为了增强导管的扭力,可在塑料导管壁内放置一层极细钢丝制成的网状物。

导管分为管尖、管干、管尾三部分。管尖呈锥形,壁薄而腔细,仅允许相应的导丝通过,导管的尖端有单孔或多个侧孔;尾端为了便于注射器吻合,结构与一般针头的尾端相同,可为金属制品,也可为塑料制品;管干有两种类型,一种为普通血管导管,管壁由塑料构成。另一种为钢丝网络导管,管壁内以纤细的不锈钢丝网络为支架,加强导管的强度,可以耐受更高的注射压力,同时在插管时,旋转导管、通过旋扭力钢丝网络传导到导管的前方,以利于控制导管前端转向。导管前端的形状多种多样,如图29-2所示。

2. **规格** 导管的规格各厂家不一样,长度有的仅长15~20cm,有的达125cm。导管的粗细多用French表示,即F数,如7F、6.5F等,F数等于导管的周径的毫米数。管壁厚薄因材料不同或制作厂家不同而异,故同样F数的导管,内径不一定相同;即使是F数和长度均相同的导管,所能承受的压力等也不尽然相同。导管的管径也可用英寸或毫米表示,它们的换算关系是:

1French = 0.333mm = 0.133 英寸;1 英寸 = 25.4mm;1毫米=0.0394英寸。

美国MEDI-TECH公司表示导管规格的方式为

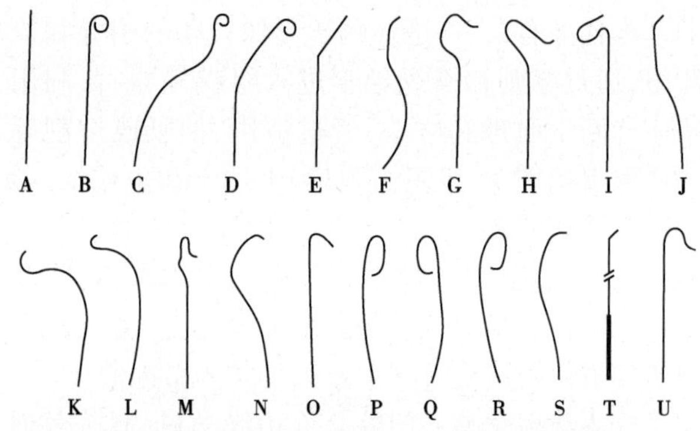

A. 多侧孔直型导管 B. 多侧孔猪尾巴导管 C. Groliman肺动脉猪尾巴导管 D. Angled心室猪尾巴导管 E. 多用途导管 F. Hinck猎人头Ⅰ型导管 G. Hinck猎人头Ⅱ型导管 H. Simmons Ⅰ型导管(头端缩细) I. Mani脑导管 J. Bentson-Hanafee-Wilson Ⅰ型脑导管 K. 上述Ⅰ型脑导管 L. 上述Ⅱ型脑导管 M. Mikaelsson导管 N. Cobra导管 O. Chuang单弧导管 P. Rosch肝型导管 Q. Rosch脾型导管 R. Judkins左冠状动脉导管 S. Judkins右冠状动脉导管 T. Davis导管 U. Shepherd钩形导管。

图29-2 导管的形状

V/5/65,表示血管导管/5F/65cm长;CCOK公司则利用一列符号及数字表示导管规格,依次表示:导管种类、F数、适用导丝横径、长度、接头性质、有无侧孔导管弯曲形状。例如:P7.0-38-100-M-NS-C3为聚乙烯7.0F,用0.038英寸导丝,长100cm,金属接头,无侧孔,呈三号眼镜蛇形弯曲。

(三) 导丝

1. **结构** 导丝的材料为一种特殊的不锈钢,由芯子和外套构成。为了避免损伤血管壁,导丝的前端相对柔软,柔软段一般长3~5cm,特殊用途者可长达20cm。外套由细的不锈钢线绕成弹簧状套管,套在芯子的外面,其两端都是封闭的、圆钝的。弹簧应能耐受反复弯折,不易断折。弹簧中心的空腔装有一直而硬的钢丝芯,前端渐渐变细与弹簧末端焊接,钢丝芯尾端与弹簧尾端焊接。

根据外套与芯子之间的关系的不同,导丝的结构基本可分为固定芯子和活动芯子两种。固定芯子的导丝柔软段只有一段细的不锈钢的丝芯子,其他部分还有一段与上述细芯子焊在一起的较粗的不锈钢丝,芯子的较粗段的前部可以是突然变秃,也可以是逐渐变细;活动芯子导丝的粗芯子与细芯子不焊接在一起,细芯子的两端固定在导丝外套的两端,粗芯子的尾端与把手相连,并可在外套中进退移动。有导丝表面经肝素处理,具有表面抗凝血作用;有的导丝外层,涂有极薄四氟乙烯,以增加表面光洁度。为了使导丝光滑,减少凝血而形成血栓和栓塞的机会,导丝表面可涂一层亲水复合物,如图29-3所示。

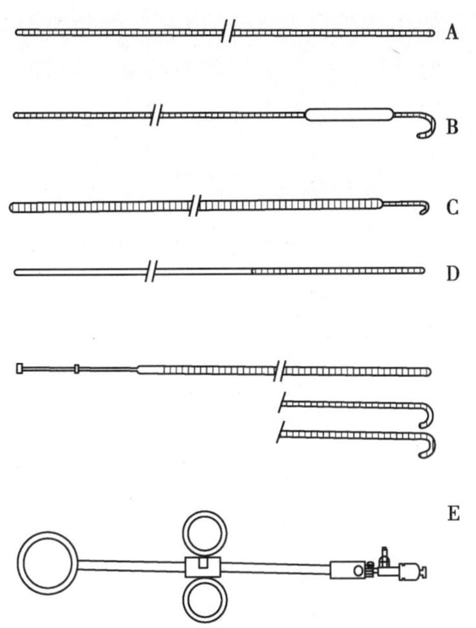

A. 直形导丝　B. J形导丝　C. 引导大直径导管的导丝　D. 用于经皮经肝插管的硬茎导丝　E. 可控方向导丝及其把手。

图 29-3　各种导丝的结构

2. **种类**　根据导丝柔软段的形状可分直形导丝、弯形导丝和变形导丝。直形导丝为通用的标准型号，导丝前端有 3～5cm 柔软段，长者达 15～20cm；J 形导丝前端（即弯形导丝）呈 J 形弯曲，其优点是插管时遇到弯曲变形的血管，导丝前端不会顶在血管壁上，以免损伤血管；转向导丝（即变形导丝）由两部分构成，一根前端可弯 180°的可控导丝及一个操纵把手。导丝尾端固定在把手后，操纵把手即可使导丝前端伸直或弯曲，这种导丝对弯曲成角的动脉或超选择性动脉插管尤为适用。

3. **规格**　导丝的规格因各厂商不同而异，国产导丝有两种，一种长 130cm 以上，较粗，适用于 6F 以上的导管；另一种长 130cm 以下的短导线，较细，适用于 5F 以下的导管，均为直形固定芯，前端有 5cm 左右柔软段。导丝的粗细一般以寸或 mm 表示，表示方法有：

SF/25/145 为安全导丝/外径 0.025in/145cm 长

SF/35/145 为安全导丝/外径 0.035in/145cm 长

或用 SF-21-80-BH 表示，直形标准导丝-外径 0.021in（0.53mm）-长 80cm-有肝素化特氟纶（teflon）鞘。

（四）扩张器

扩张器也叫扩张管，常用质地较硬的聚四氟乙烯（polytetrafluoroethylene）制成，为长 15～20cm，前端呈光滑的细锥形鞘状物。其作用是当导丝经穿刺针进入血管后，拔出穿刺针，沿导丝插入扩张器并反复数次，以扩大血管壁穿刺口，利于导管头端进入血管穿刺口时减轻血管壁的损伤。

（五）导管插入鞘

血管穿刺口经扩张器扩张后的下一步骤即插入导管插入鞘，简称导管鞘。用于引导诊治性导管、球囊导管或其他器具顺利进入管腔，同时也可用于交换导管。特别是当导管内发生凝血阻塞、导管折曲等情况时，可通过导管鞘直接拔出不能使用的导管，更换新导管，以保证在血管内进行导丝或导管操作的通道。目前常用的导管鞘一般由外鞘、扩张器和短导丝组成，外鞘长 7～13cm，扩张器长 13～20cm，导丝长 30～50cm，粗细有不同型号，以匹配不同粗细的导管。

在外鞘设计方面，利用早期直形薄壁短导管为基础，添加了止血垫圈和侧壁管。止血垫圈可设计成瓣膜式或管圈式，位于外鞘柄腔内，导管鞘从尾部外观上好像是封闭了外鞘内腔，但当导管经止血垫圈的中央孔通过外鞘内腔插入血管腔后，止血垫圈即与导管外壁贴紧而防止血液反流。侧壁管带有开关，通过此管可以注入药物，或用肝素盐水冲洗外鞘与导管间隙，以防止凝血，也可作为压力监测通道。

（六）连接管与通断开关

连接管是用于连接导管与注射器、导管与压力监测设备之间的透明塑料管，两端可用金属或塑料制成接头，按接头可分为公母型（FM 型）或公公型（MM 型）。长度 30～240cm 不等，管径的大小也用“F”号表示。通断开关有金属和塑料制品两种，从功能上分为一路、多路和多侧口开关。

除了上述常用器材外，因不同的介入诊疗目的尚需其他一些关器材和药物：如球囊扩张导管、内支架、弹簧圈、可脱性球囊、封堵器和栓塞剂等；用于造影、化疗、溶栓、解痉、止痛、止吐和急救的药物。

（范文亮　余建明　罗来树）

第三节　介入放射学相关技术

一、穿刺插管技术

穿刺插管技术多用 Seldinger 技术，即在局麻或对不能合作的患者施行全麻下，皮肤消毒后，用刀片尖挑开穿刺点处皮肤约2mm小口，选择合适的含针芯穿刺针，左手摸准被穿刺的动脉并用示指和中指（或环指）固定之；右手持针，保持针尖斜面向上与皮肤成30°~40°，经穿刺点快速进针：当针刺中动脉并松开右手时，可见穿刺针跳动方向与动脉纵轴一致。此时拔出针芯并缓慢向外退针，可见血液从针尾喷出，立即插入导丝并退出穿刺针，通过导丝引入扩张鞘管或导管，直至将导管引入靶血管。此技术开始主要用于穿刺动脉，后扩展到穿刺静脉。

二、灌注术

药物对疾病的疗效，除了与自身的药理作用和病变对药物的敏感性有关之外，还取决于病变局部的药物浓度和药物与病变接触的时间长短等因素。介入放射学中经导管动脉内药物灌注术（transcatheter arterial infusion，TAI），就是在提高靶器官药物浓度的同时又不增加外周血药物浓度的方法。采用经皮动脉穿刺并插管至靶动脉，将药物持续性地灌注一定时间：一次冲击性灌注，常用30分钟或几个小时将药物注完；长期药物灌注，多指48小时以上持续或间断性灌注。临床用于治疗恶性实体瘤、动脉痉挛或闭塞导致的缺血性病变、动脉内新鲜血栓形成的溶栓治疗等，是目前经血管途径介入治疗应用较广泛的技术之一。

三、栓塞术

经导管血管栓塞术（transcatheterarteral embolization，TAE），是在影像导引下，经导管向靶血管内注入或送入栓塞物质并使之闭塞，中断血供，从而达到预期治疗目的的介入治疗技术。根据不同病变和治疗目的，栓塞物质可从毛细血管床、分支至主干逐级栓塞，也可三者同时被栓塞。栓塞术对病变治疗作用的机制主要是：阻塞靶血管使肿瘤或靶器官缺血坏死；阻塞或破坏异常血管床、腔隙或通道；阻塞血管，使远端压力下降或直接从血管内封堵破裂的血管，以利于止血。

经导管动脉栓塞化疗（transcatheter arterial chemoembolization，TACE）是将导管选择性或超选择性插入到肿瘤供血靶动脉后，以适当的速度注入适量的栓塞剂，使靶动脉闭塞，引起肿瘤组织的缺血坏死，再使用抗癌药物或药物联合微粒、微球进行栓塞起到化疗性栓塞的作用的技术。目前多用于肝癌的治疗，起到很好的效果。

四、成形术与支架术

人体内血管、气管、消化道、胆管及尿路等软组织构成的中空管腔，一旦发生狭窄或阻塞，以前只能用外科学方法进行手术复通。自1974年球囊导管研制成功，使经皮腔内血管成形术（percutaneous transluminal angioplasty，PTA）在扩张血管狭窄性病变取得成功后，又逐渐开始了瓣膜成形以及心血管以外的管腔狭窄或阻塞性病变的治疗，如食管成形术、胆道和输尿管成形术等。20世纪80年代中后期，逐渐出现了血管内支架置入术、动脉内血栓旋切术、激光及超声血管成形术等。临床实践表明，PTA加内支架置入术是目前血管成形的主要技术，包括血管以外的胆道支架术、气管与支气管支架术、食管支架术以及肝内门、腔静脉分流术（transjugular intrahepatic portosystemic stent shunt，TIPSS）等等。内支架（stent）是用温度记忆合金丝等制成的管状支撑器，将其放入狭窄或闭塞的血管、气管、食管或胆管等管腔内，靠其膨胀力来支撑管腔并保持长期开通。临床常见的有温度记忆支架、自膨胀支架和球囊扩张式支架等。支架置入血管后，需要长期服用抗凝药物。

五、针穿（抽吸）活检术

判定病变组织的良、恶性的性质，决定着临床的治疗方案。介入性穿刺活检术是一种简单易行、并发症少且很有价值的诊断方法。它包括抽吸活检术、切割活检术以及旋切活检术等。

现以抽吸活检术为例：在X线透视、超声或CT影像定位下，将抽吸活检针穿刺入病灶中，退出针芯，连接10ml或20ml注射空针并保持在负压状态下，将穿刺针小幅度推拉数次，以利于病变组织或细胞吸入针内。抽吸结束拔针时，不再抽拉注射器以保持针内负压。当针退出皮下组织和皮肤时，要停吸负压，以防止针内标本吸进针筒内，造成涂片困难；当针退出后，将针内标本轻轻推注在玻璃载片上，随即推片、固定并送病理科检查。用无菌纱布敷盖穿刺点并稍加压迫，以防穿刺点出血。一般肿瘤较大者其中心可能已发生坏死，而肿瘤边缘部分常生长活跃，此时取材应注意吸取其边缘部分，也可采用多向取材的方法。

六、灭能术

经皮穿刺向病变组织内注射无水乙醇、加热的碘油或对比剂、热水、醋酸等，或向病变组织内插入射频电极并加热，使病变组织的蛋白质强烈变性失活和凝固性坏死，达到治疗目的方法统称为灭能术，也叫消融（ablation）术。特别是向肿瘤和血管瘤（包括囊肿或神经节）内注射无水乙醇消融术，是现在实体肿瘤介入治疗的一项重要内容。穿刺方法基本与经皮穿刺活检术相同，因无水乙醇加入碘油后，CT 导向下可较为准确、清晰的显示药物在病灶内弥散与分布情况。直径小于 2cm 的瘤体，于瘤体中心注药即可弥散至整个病灶；较大的瘤体，应从瘤体穿刺点对侧开始注药，且注且退针至穿刺侧，也可在退针中转动针孔方向，让药液在瘤体内均匀散开。必要时行多点分次注药，最好将药物均匀弥散至瘤体外 0.5cm，尽量不遗漏周边的肿瘤细胞。

微波治疗术的微波是一种波长为 1mm～1m，频率为 300MHz～300GHz 的高频电磁波。在微波消融中主要依靠偶极分子的旋转来产生热量。水分子是偶极分子并且有不平衡的电荷分布，在微波震荡电场中通过水分子的剧烈运动摩擦生热而导致细胞凝固坏死。当前的微波消融术频率为 2 450MHz。微波治疗疾病主要是通过热效应和生物效应来实现的。由于极性分子间存在磁阻对振荡产生阻尼作用，从而消耗微波能量而生热，利用这些热量达到治病之目的，这就是微波治疗的热效应。

微波介入就是将一根特制微波针，在 B 超或 CT 引导下，经皮穿刺到肿瘤中心区域，在微波针的某一点上含有一个 1mm 大小的“微型微波炉”，由它释放的微波磁场可以使周围的分子高速旋转运动并摩擦升温，当温度升到 60℃左右时癌细胞就会被“烤死”，从而使组织凝固、脱水坏死，达到治疗的目的。

微波聚能凝固灭活肿瘤过程是组织内的极性分子在微波场的作用下高速运动摩擦产生热量，当温度升高到 60℃以上时，肿瘤细胞的蛋白质变性凝固，导致其不可逆性坏死。灭活的肿瘤组织可生产热休克蛋白，刺激机体的免疫系统，提高机体的免疫功能，起到抑制肿瘤细胞扩散的作用。

七、引流术

人体组织器官内的生理管道或体腔，常因病理性积液、积血或积脓等，需要在影像导引下进行经皮穿刺诊断或治疗性引流，这就是介入放射学中的引流技术（drainage technique）。如经皮肝穿刺胆道造影及引流术（percutaneous transhepatic cholangio drainage，PTCD）等。主要步骤：仔细分析影像学资料，确定最佳穿刺引流途径和体位，术前禁食 2～4 小时，必要时术前 30 分钟应用镇静剂；标记穿刺点，消毒铺巾，局麻并确定进针方向和深度后，选用 21～23G 细长穿刺针，平静呼吸下屏气穿刺到位后，令患者平静浅呼吸，退出针芯，接注射器并回抽液体观察，或者经针鞘试注 1～3ml 稀释对比剂，进一步明确靶部位的形态、大小和毗邻关系；改用 18G 套针按上述途径穿刺到位后，退出针芯并沿针鞘送入导丝，固定住导丝并退出套针，沿导丝引入引流导管；验证引流通畅后即固定引流管并装接引流袋。引流术在临床常用于胆道及尿路梗阻；肝、脾及肾脓肿；肝及肾囊肿或囊性变等。

（范文亮　余建明　罗来树）

第四节　介入放射学并发症及处理

一、介入治疗的常见并发症

（一）穿刺部位的出血

穿刺部位出血或血肿是血管介入性操作中最常见并发症，表现为穿刺部位的皮下肿胀、胀痛不适和瘀斑；严重者可造成盆腔腹膜后大血肿，引起髂静脉、膀胱或股神经的压迫症状，出血多时甚至发生休克而危及生命。

（二）急性动脉内血栓形成和栓塞

血栓形成或栓塞是造成组织器官及肢体缺血坏死危害较大的并发症之一。多于插管时的动脉内膜损伤，或血液肝素化不够以致血液处于高凝状态和血管痉挛等原因引起，血栓和粥样化斑块的脱落可造成血管栓塞。血栓形成多于术后 1～3 小时内出现。是由于动脉内膜受损，导丝、导管均能激活凝血系统，在其表面引起血小板沉积，逐渐形成血栓，血栓增大或脱落可引起动脉栓塞。其主要表现为非靶器官的栓塞及下肢动脉栓塞症状。

（三）动脉痉挛

多因导丝、导管反复刺激血管或在血管内停留时间过长引起，有动脉硬化病变或精神过度紧张、疼痛也是诱因之一。表现为四肢发麻、疼痛。动脉痉挛将影响手术操作，并引起血流减慢，血液黏稠度增加，若内皮损伤可发生血栓形成，严重者导致肢体缺血坏死。所以，及时有效的观察护理十分重要。

（四）栓塞后综合征

指对任何组织或器官进行栓塞后2~3天内，因局部和周围组织缺血而引起的炎性反应。临床表现为发热（一般不超过38.5℃）、局部疼痛、恶心、呕吐、乏力等。

（五）异位栓塞

异位栓塞是动脉内栓塞治疗中最严重的并发症，可由于操作不当而引起的误栓或栓子脱落而引起。

（六）动脉夹层形成

由于操作不当或导管、导丝过硬致使有动脉壁粥样斑块的血管内膜受损，插入的导管或导丝进入血管内膜而导致假性动脉瘤或动脉夹层的形成。

（七）感染

操作时消毒不严格，外界物品对手术台面的污染，加上受检者抵抗力低下可以发生局部或全身感染，严重者引起败血症。

（八）化疗药物副反应

尽管动脉插管灌注化疗副反应比全身用药要轻，但由于它是一次性给药，剂量大，故对受检者仍有不同程度的毒副作用，应引起医护人员的重视。

（九）皮肤硬结

最常见是臀部及骶尾部硬结，由于髂内动脉的后支被栓塞，使臀部的肌肉和皮肤血供受阻，同时术后长时间平卧使臀部持续受压等因素，导致局部组织营养障碍，引起皮肤红肿、硬结伴明显触痛。

（十）导管打结或折断

由于导管质量问题，穿刺插管或拔管时无导丝引导或没有在X线监视下进行操作或在超选择性插管时，导管成袢后过度旋转而造成。

（十一）对比剂的副反应

对比剂所致的副反应大致可分为两大类型。

1. **类过敏反应或特异质反应** 为非剂量依赖性，与人的特异质有关。主要表现为过敏性休克、荨麻疹、血管神经性水肿、喉头水肿和支气管痉挛等。

2. **剂量依赖和器官特异反应** 多由于对比剂的高渗性、离子性和化学毒性等所致，常表现为恶心、呕吐、头疼、头晕、潮红发热，寒战、心动过速或过缓，严重的出现心搏骤停、心肌损伤，心肌梗死，出血时间延长诱发出血和血肿，肾衰竭等反应，甚至危及生命。

（十二）心脏压塞

冠状动脉介入治疗所致的心脏压塞均为器械损伤引起。一般球囊或支架引起损伤的后果多比较凶险，需要紧急心包穿刺引流，带膜支架的置入，甚至紧急外科手术。

（十三）神经损害

神经损害与化疗药物的毒性和营养神经血管的堵塞有关，导致感觉和运动障碍。表现为下肢（尤其是大腿）麻木、乏力、疼痛、感觉过敏等。

二、介入并发症的预防与处理

（一）穿刺部位的出血的预防与处理

1. 术前根据受检者的情况准备型号合适的穿刺针、导管和导丝。

2. 术前了解受检者的凝血机制是否正常，有否高血压病史，对异常者术后要延长穿刺点压迫时间并加强观察，解除压迫后如有渗血，应重复压迫10~20分钟，按医嘱使用止血剂。

3. **拔管后采用正确的压迫止血方法** 一般以右手中指、示指指腹在动脉穿刺部位稍上方压迫股动脉，压力以能触摸到股动脉搏动而不渗血为标准。如仅压迫皮肤伤口而未压迫穿刺血管，会引起皮下血肿；若加压过度，反而会由于完全阻断血流导致血管近端血栓形成、远端缺血现象。

4. **穿刺点的包扎** 采用弹力绷带包扎，并放置重量为1千克的沙袋进行加压止血，要注意观察绷带松紧度是否合适，沙袋有否移位。因为绷带过松或沙袋移位可使局部压力减低，血流加快，使血痂不易形成而导致出血或渗血。

5. **术前健康教育** 应向受检者和家属说明术后肢体制动的目的和早期活动的要点，争取受检者的配合。手术完成回病房后受检者手术侧肢体绝对制动6~8小时，12小时后可取半坐卧位，24小时后可以下床活动，但应避免下蹲、使用腹压等动作。一般固定尿管24小时或指导受检者在床上大、小便，避免因过早活动引起血痂的脱落造成继发性出血。

6. 手术后6小时受检者若需更换体位，可在护士或家属的帮助下，用手按压穿刺部位向健侧转身，在变换体位时术肢应避免突然大幅度活动，如出现咳嗽、呕吐等增加腹压的动作时，要注意按压好穿刺部位。

7. 当出血或血肿过大，失血过多时，特别是伴血压不能维持（<90/60mmHg）、贫血貌和血红蛋白或血细胞比容降低时，应给予配血和输血。

8. 当引起腹膜后血肿时治疗应立即给予升压药物，立即在腹股沟韧带上方高位穿刺点处压迫止血，同时扩容和输血，经此处理，大多数出血均能得到控制，若无效，则应立即请外科行动脉缝合止血。

9. 当形成假性动脉瘤时可先用血管压迫器或手加压压迫假性动脉瘤的瘤颈部位60分钟，然后加压包扎24~48小时，若搏动和杂音消失，超声显示破口封闭，瘤体与动脉壁隔断，多可完全恢复。应避免压迫静脉引起静脉血栓，避免压力过大、包扎过紧，引起下肢缺血或局部皮肤破溃、坏死。若经压迫处理无效，可试用稀释的凝血酶在超声的引导下自瘤体的顶部缓慢注射，一般15~30分钟可见瘤体口的愈合，但应避免注入股动脉内造成股动脉血栓的严重后果。若仍无效可行假性动脉瘤切除和动脉修补术。

10. 当形成动静脉瘘时，对于损伤较小的动静脉瘘，可在血管超声指导下试行压迫，但效果不确定，对损伤较大的动静脉瘘，压迫方法不能奏效者，可行外科手术治疗。动静脉瘘预防的关键在于准确的股动脉穿刺。

（二）急性动脉内血栓形成和栓塞预防与处理

1. 在穿刺时动作要轻柔，操作细心，减轻血管内膜的损伤；尽量缩短导管在血管内的时间；导管插入血管后注入肝素使全身血液肝素化。

2. 术前在足背动脉搏动最明显处做好记号，便于术中、术后观察。若双下肢远端动脉搏动情况有异常者要详细记录，以便术后与之鉴别。

3. 受检者术后平卧12~24小时，并保持穿刺侧肢体伸直及制动，以利于血管穿刺点的收缩闭合，保持血流通畅，防止血栓形成。

4. **急性动脉栓塞的形成**　当发生急性动脉栓塞时，要密切监测下肢血管的循环情况：观察远端肢体的皮肤颜色、温度、感觉、肌力及足背动脉搏动情况，注意有无“5P征”发生。“5P征”：疼痛（pain）、感觉异常苍白（paresthesia）、运动障碍（paralysis）、无脉（pulseless）、苍白（pale），它是动脉栓塞的典型症状。

5. 术后每30分钟触摸足背动脉搏动一次，6小时后改为每小时一次至24小时。观察时需双下肢一起触摸，便于对照。若发现术侧肢体动脉搏动减弱，先取出沙袋观察，若有好转考虑可能是穿刺部位弹力绷带包扎过紧及沙袋压迫，造成股动脉血流受阻。应给予重新包扎和加强观察，若症状加重（动脉搏动较弱甚至消失）或伴有肢体麻木，皮肤颜色苍白、温度低、胀痛，肌力减弱，考虑可能血栓形成。对已形成的血栓和栓塞，应立即灌注溶栓剂如尿激酶10 000IU/d或链激酶10 000IU/h。必要时做好手术取血栓的准备。

6. 对合并有冠心病、动脉粥样硬化及一侧血管反复穿刺者更应加强观察，因为这类受检者动脉内膜脆弱，易形成血栓。

（三）动脉痉挛的预防与处理

1. 对于手术时间长的受检者给予更多的安慰和鼓励，缓解其紧张情绪，对于过度紧张者可给予镇静剂。

2. 术中一旦出现血管痉挛，对于肢体血管的痉挛，可经导管注入妥拉苏林25~50mg或局部热敷，内脏血管痉挛时可给予2%利多卡因5ml或罂粟碱30mg或硝酸甘油200μg局部动脉内注射，多可解除痉挛。

3. 术后要注意观察双侧肢体的皮肤温度、感觉情况，如皮肤温度降低、有麻木感而远端动脉搏动正常者要注意肢体保暖，可给予热敷或按摩下肢，其症状多能改善。

（四）栓塞后综合征的处理

1. **发热的处理**　做好体温的监测工作，发热期间鼓励受检者多喝水，促进对比剂及毒物排泄；受检者发热伴有头痛等不适，可给予物理降温，也可按医嘱使用退热止痛药物如尼美舒利；按医嘱常规使用抗生素静脉滴注3天，预防感染；对于高热且发热时间长的受检者需查找发热原因，给予对症处理。

2. **疼痛的处理**　疼痛可在术中栓塞动脉后立即出现，多较剧烈，可肌内注射哌替啶 75～100mg 对症处理，能有效缓解此类急性疼痛；对于轻微疼痛者，多给予安慰，让受检者做力所能及的事情，分散其注意力。手术 24 小时后可给予热敷、频谱仪照射或微波治疗，同时按医嘱给予消炎镇痛药物，如吲哚美辛、尼美舒利、洛索洛芬钠等；若疼痛超过一周并较剧烈时，应警惕继发感染、误栓等严重并发症，及时进行处理。

3. **恶心、呕吐、乏力的处理**　应保持病室空气清新，必要时给予氧气吸入，增加舒适感，指导受检者进食清淡半流质饮食，注意补充热量和离子，防止电解质平衡失调。当出现恶心呕吐时指导受检者做主动的吞咽动作，以抑制呕吐反射。受检者出现激烈呕吐时应协助用温开水漱口，及时清理呕吐物，术后 24 小时内发生呕吐应注意保护穿刺部位，避免腹压增高引起穿刺点出血。使用止吐药物，如甲氧氯普胺、格拉司琼、昂丹西酮等，可有效缓解症状。

（五）异位栓塞的预防与处理

介入栓塞治疗时，一定要做到对靶血管的超选择性插管，在 X 线监视下，导入栓塞剂时推注压力不宜过高，防止栓塞剂的反流。一旦发现有栓塞剂流入非靶血管时，即停止栓塞剂的导入，重新调整插入的导管后方可再进行。一旦误栓其他器官，应尽量采取措施保护误栓器官的功能。

（六）动脉夹层形成的预防与处理

操作者应在透视下操控导丝的运动，使导丝在动脉中走行，再插入造影导管，尽量减少动脉损伤，减少动脉夹层的发生的概率。根据不同的病变血管，合理的选择手术器材及手术操作方案。一旦出现动脉夹层，可能导致远端的血管供血不足，甚至闭塞。如果血管夹层形成，需要进一步进行 PTA 和支架置入术进行治疗，以保证远端血管血流的通畅。

（七）感染的预防与处理

术前预防性使用广谱抗生素一天，术中严格遵守无菌操作规程，术后预防性使用广谱抗生素 1～2 天，穿刺点要注意保持局部皮肤清洁，观察穿刺点有无红肿渗液，如有敷料污染需及时更换。

（八）对比剂副反应的预防与处理

由于目前尚无特效办法控制对比剂反应（尤其是中、重度反应）的发生，因此除了备齐急救用药和物品外，还应该掌握对比剂副反应的预防与处理。

术前评估对比剂反应的高危因素，如患糖尿病、肾功能不全、哮喘及有其他过敏史、肺疾病、肝功能损害、饥饿、低血糖等；术中评估受检者面色、脉搏、心率、呼吸及血压，观察受检者有无头晕、心慌、胸闷、荨麻疹等症状；术后评估对比剂的迟发反应，迟发反应多发生于造影结束后 30 分钟至 7 天（90%以上在 2 天内），多为一过性反应。

（余建明　罗来树）

第三十章

DSA 技术在介入诊治中的应用

第一节　检查前准备

一、适应证和禁忌证

随着介入技术的发展，DSA 在临床上的应用越来越广泛，不仅用于动脉及静脉系统成像，而且适合于全身各部位的血管疾病诊断与治疗，是目前诊断血管疾病最可靠的影像技术，是诊断血管疾病的金标准，它还是介入治疗不可缺少的影像工具。但 DSA 的检查与治疗具有创伤性，需要进行穿刺插管、注射碘对比剂，导管留置在血管内的时间比较长，在检查中可能出现出血、栓塞及梗死等现象。因此，为确保每次手术的成功，在行 DSA 检查前要掌握其适应证、禁忌证，特别要注意其并发症的发生。

（一）适应证

1. 血管性疾病

（1）血管本身的病变：血管瘤、血管畸形、血管狭窄、血管闭塞、血栓形成等诊断；血管疾病的介入治疗；血管病变的手术后随访。

（2）外伤所致血管病变：血管外伤有开放性和闭合性，尤其内脏血管的外伤对开放性手术治疗是复杂的，通过 DSA 的检查可发现外伤血管的部位、出血的情况。通过栓塞术可有效地对靶血管进行栓塞，以达到治疗的目的。

2. 肿瘤性疾病

（1）肿瘤病变的诊断与治疗：了解肿瘤的血供、范围及肿瘤的介入治疗；对细小的肿瘤，DSA 可根据肿瘤对碘染色的情况判断肿瘤的大小、范围，有利于进一步的栓塞治疗。肿瘤治疗的随访，通过 DSA 造影可了解治疗后的肿瘤大小、形态。尤其是对肿瘤的供血血管的了解更加明确，有利于指导下次的治疗。

（2）肿瘤手术前的栓塞治疗：对一些血管丰富的肿瘤，直接行开放性手术，出血量大，易危及患者的生命，在手术前进行肿瘤供血动脉的栓塞，减少患者的出血，提高手术的成功率。

3. 心脏、冠状动脉疾病

（1）心脏疾病的诊断与介入治疗：通过对主动脉、肺动脉及心房、心室的造影，可对结构性心脏病进行明确的诊断；也可通过封堵术及球囊扩张术进行心脏疾病的治疗。

（2）冠状动脉疾病的诊断与介入治疗：在冠状动脉造影的基础上发现冠状动脉的狭窄或某分支的闭塞，可通过球囊扩张及支架的置入进行治疗。

（二）禁忌证

1. 碘过敏者。

2. 严重的心、肝、肾功能不全者。

3. 严重的凝血功能障碍，有明显出血倾向，严重的动脉血管硬化者。

4. 高热、急性感染及穿刺部位感染者。

5. 恶性甲状腺功能亢进、骨髓瘤者。

6. 女性月经期及妊娠三个月以内者。

（三）并发症

1. 穿刺插管所致并发症

（1）局部血肿：是介入操作的常见并发症，指穿刺部位的血肿，主要是穿刺不当、反复穿刺致血管损伤或拔管后压迫止血不当，导致血液外渗至血管外的组织间隙。若血肿累及盆腔、腹膜腔，可能会因破裂而大出血危及生命。

（2）暂时性动脉痉挛：多因导丝、导管反复刺激血管或在血管内停留时间过长所致。若在检查与治疗中产生，则影响手术的继续进行，可通过注射利多卡因或罂粟碱来解除痉挛的动脉。若四肢血管痉挛会导致四肢发麻，严重的导致肢体缺血坏死，应及时处理。

(3) 假性动脉瘤、夹层动脉瘤、动静脉瘘的形成：由于操作不当或动脉壁粥样斑块脱落，导管、导丝过硬使血管内膜受损，插入的导管或导丝进入血管壁内而导致假性动脉瘤或夹层动脉瘤的形成；若穿破动脉进入邻近的静脉则形成动静脉瘘。要求操作者技术要熟练，动作要轻柔，不要进行强行操作。

(4) 动脉切割、血管破裂：

1) 动脉切割：导管穿破血管进入组织间，在血管造影时见不到靶血管；

2) 血管破裂：一般为球囊扩张时由于扩张力或扩张球囊的大小超过本身血管的大小而导致血管破裂，若大血管的破裂，严重危及患者的生命。

(5) 异位栓塞、气栓、血栓的形成：

1) 气栓形成：有两个方面因素，一方面为插管时导管及血管鞘未进行排气，另一方面为注射药液及对比剂时未排气或排气不充分。严重气栓，可引起血管闭塞，若为脑血管的闭塞则会引起脑梗死。

2) 血栓：来自导管及导丝表面血液凝块、动脉斑块的脱落，因导管、导丝反复移动而致斑块脱落，脱落的血块、斑块随血流的运动进入某个血管而致血管栓塞，引起组织或器官的缺血坏死。若较大的血栓进入肺部，会产生急性肺栓塞而死亡。

3) 异位栓塞：是栓塞剂通过其他渠道对非靶器官进行栓塞。

(6) 严重的心律失常：冠状动脉造影及心脏各房、心室的检查，由于导管或导丝进入心室刺激房室的异位起搏点，会导致心律失常。

(7) 导管在动脉内打结或折断：主要由于导管的质量问题，或拔管时没有进行导丝的引导而直接拔管而导致导管折断。严格按国家要求使用一次性导管，严禁导管反复使用。严格按介入操作规程进行操作，插入导管前，应先进导丝，再在导丝的引导下插入导管；进出导管时应在 X 线监控下进行。

2. 对比剂过敏所致严重并发症

(1) 碘过敏反应或特异质反应：主要为过敏性休克、荨麻疹、血管神经性水肿、喉头水肿、急性肺水肿、急性肾衰、横断性脊髓炎、癫痫和急性脑水肿等征象，甚至血压下降，呼吸、循环衰竭而死亡。

(2) 剂量依赖和器官毒性反应：因对比剂具有高渗性、离子性和化学毒性等，同时与注射时间与剂量有关。大剂量快速注射后，会产生如恶心、呕吐、心动过速或心动过缓，甚至心搏骤停等一系列反应。

二、术前准备

DSA 检查虽然是一种创伤性很小的手术，但还是一种无菌手术，具有一定的并发症，而且使用的器械或材料比较昂贵，且一次性使用，这就要求手术前应做好充分的准备。具体准备包括患者的准备、器械的准备和药品的准备。

(一) 患者准备

1. 碘过敏和麻醉药过敏试验。

2. 检测心、肝、肾功能及出凝血时间、血小板计数。

3. 术前 4 小时禁食。

4. 术前半小时肌内注射镇静剂。

5. 行股动静脉穿刺插管者应行穿刺部位备皮。

6. 向患者和家属简述造影目的、手术过程，消除顾虑及紧张心理。同时告知术中、术后可能发生的意外情况和并发症，争取患者和家属理解合作，并签署手术知情同意书。

7. 儿童及不合作者施行全身麻醉。

8. 建立静脉通道，便于术中给药和急救。

(二) 器械准备

1. **手术器械准备** 消毒手术包，穿刺针，导管鞘，导管，导丝，注射器等。

2. **造影设备准备** 对 DSA 设备和高压注射器在术前检查运行状况，确保手术正常进行。备好氧气，备好心电监护仪、除颤器和吸引器等抢救设备。

(三) 药物准备

1. **常规药物** 配备肝素、利多卡因、生理盐水及各类抢救药。

2. **对比剂** 浓度为 60%~76%离子型或 300~370mgI/ml 非离子型对比剂。对比剂用量依据不同造影部位、目的、方式而不同。

（罗来树 许美珍 余建明）

第二节 头颈部 DSA 技术与介入治疗

一、血管解剖

(一) 动脉系统

1. **颈内动脉** 左右颈总动脉起始点不同，右颈总动脉始于无名动脉，左颈总动脉起自主动脉弓，但都于甲状软骨水平（C_4 水平）分为颈内动脉和颈外动脉，颈内动脉起自颈总动脉的分叉部，先居颈外动脉的后方，继而转向颈外动脉的后内方，经颈动脉孔入颅，穿过海绵窦，于前床突上方分为大脑前动脉和大脑中动脉。其行径以岩骨的颈动脉管外口为界分为颅外段和颅内段。颅外段没有分支，呈垂直方向走行。

颈内动脉分四段：颈段、岩段、海绵窦段和脑内段。也可以细分成七个段：岩垂直段、岩水平段、鞍前段(C_5)、海绵窦水平段(C_4)、前膝段(C_3)以及床突上近段(C_2)和床突上远段(C_1)，见图 30-1。

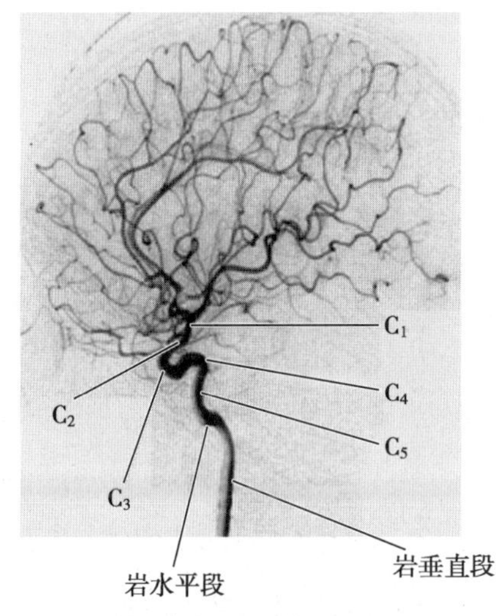

图 30-1　颈内动脉效果图

颈内动脉在颈段没有分支，在岩段有些小分支，主要的分支在脑内段，即颈内动脉颅内段发出 5 支主要分支，见图 30-2。

(1) 眼动脉：是颈内动脉出海绵窦后的第一大分支，起自前膝段与床突上段之间，常发自颈内动脉床突段的内侧缘，向前进入眼眶。

(2) 后交通动脉：起于颈内动脉的床突上段，向后与大脑后动脉吻合，构成威利斯环(Willis circle)的外侧面。

(3) 脉络膜前动脉：起于颈内动脉的床突上段附近，后交通动脉远端 2~4mm，在鞍上池和脚间池内向后内方行走，从外向内跨过视束走向外侧膝状体，然后经脉络膜裂进入侧脑室下角向脉络膜丛供血。

(4) 大脑前动脉：起自床突上远段，主干在胼胝体沟内走行，发出分支分布到大脑半球的内侧面，顶枕裂之前和大脑半球外侧面的上缘。大脑前动脉主要分支有前交通动脉、胼周动脉、胼缘动脉、眶顶动脉和额极动脉。

(5) 大脑中动脉：是颈内动脉的直接延续，起始部横过前穿质向外，在蝶骨小翼附近进入大脑外侧裂，沿岛叶外侧面上行，并向后发出分支，然后转向后上沿脑表面后行。

2. **颈外动脉**　颈外动脉起始于颈总动脉，于甲状软骨水平(约 C_4 水平)与颈内动脉分开，位于颈内动脉的前内侧，然后跨过其前方绕至前外侧上行，穿腮腺实质，达下颌颈高度分为颞浅动脉和上颌动脉两个终支。颈外动脉的分支有 8 支，由近至远端分别为(图 30-3)：

(1) 甲状腺上动脉：于颈外动脉起始处发出，向前下方行于颈总动脉与喉之间，向前下方达甲状腺侧叶上端，分支至甲状腺上部和喉等器官。

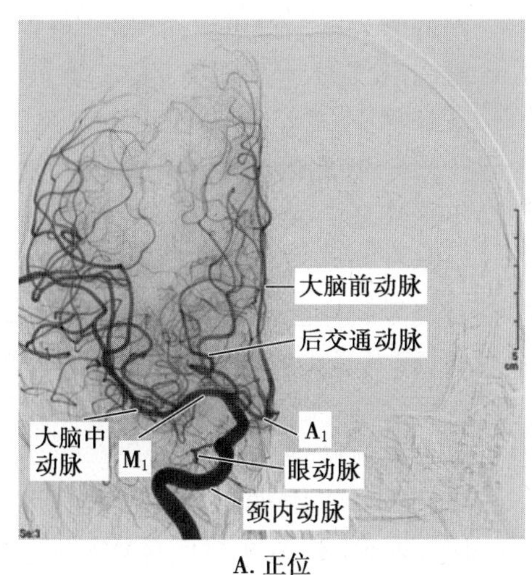

A. 正位

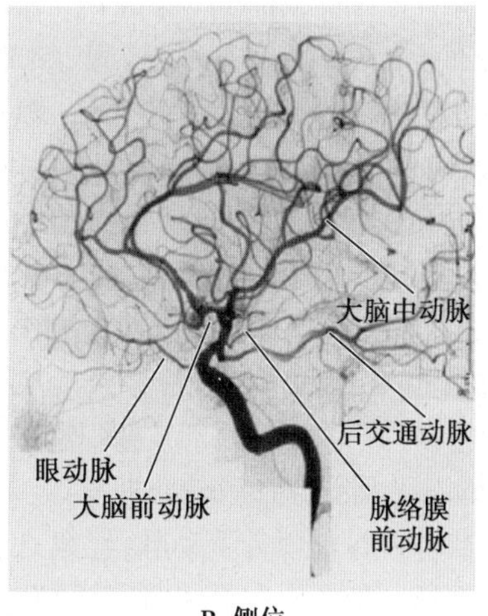

B. 侧位

图 30-2　颈内动脉分支效果图

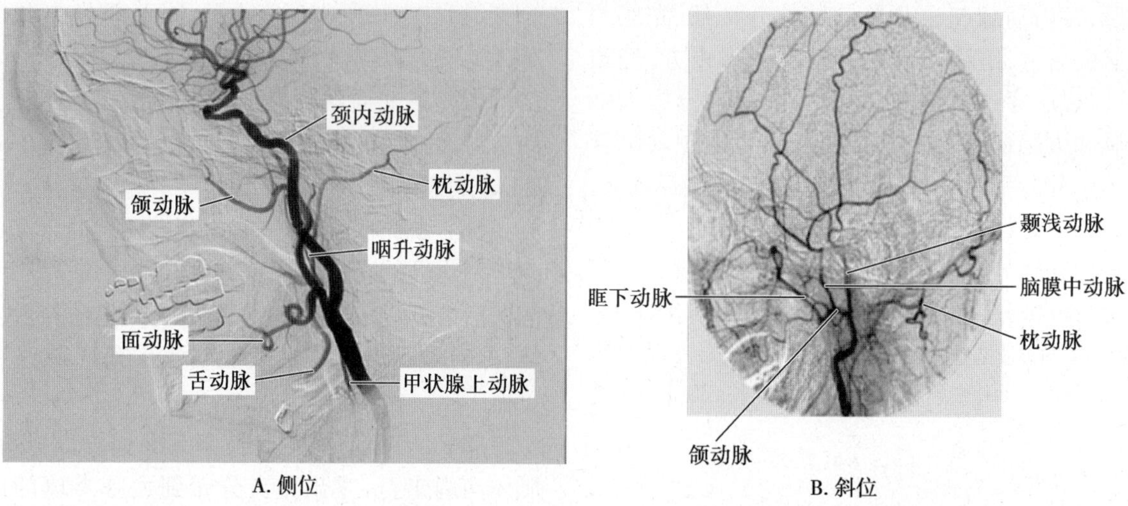

A. 侧位　　B. 斜位

图 30-3　颈外动脉分支效果图

(2) 咽升动脉：自颈外动脉起始端的内侧壁发出，沿咽侧壁上升达颅底，分支至咽、腭扁桃体、颅底和颈部深层肌。由于动脉较细小，常规造影不易显影。

(3) 舌动脉：平舌骨大角处，起自颈外动脉，经舌骨肌深面进入舌内，分支营养舌、腭扁桃体及舌下腺等。

(4) 面动脉：在舌动脉稍上方起始，经下颌下腺深面至咬肌止点前缘绕过下颌骨体下缘到面部，又经口角和鼻翼至内眦，易名为内眦动脉，面动脉沿途分支至下颌下腺、面部和腭扁桃体。

(5) 枕动脉：与面动脉同高度发自颈外动脉后壁行向后上方，在斜方肌和胸锁乳突肌止点之间穿出至枕部皮下，分支分布于枕顶部。

(6) 耳后动脉：在枕动脉的稍上方，向后上方行走，分布于枕耳后部、腮腺和乳突小房。

(7) 上颌动脉：经下颌颈深面(腮腺内)入颞下窝，沿途分支分布于外耳道、中耳、硬脑膜、颊部、腭扁桃体、上颌牙齿和牙龈、下颌牙齿和牙龈、咀嚼肌、鼻腔和腭部等(见图 30-4)。

具体细小分支有：①脑膜中动脉是最大的脑膜血管，也是最大的上颌动脉的分支，垂直向上经棘孔进入颅内，分额支和顶支；②脑膜副支；③颞深后动脉；④下牙槽动脉；⑤咬肌支；⑥眶下动脉。

(8) 颞浅动脉：跨颧弓根至颞部皮下，分布于额、颞、顶部的软组织以及腮腺和眼轮匝肌等。

3. **椎动脉**　椎动脉起自锁骨下动脉，经第六至第一颈椎横突孔上行，从枕骨大孔的椎动脉孔入颅，入颅后由延髓外侧转向腹侧走行，两侧椎动脉在脑桥下缘汇合成基底动脉。椎动脉在颈段发出脊髓支和肌支，比较细小，一般血管造影不能看到。

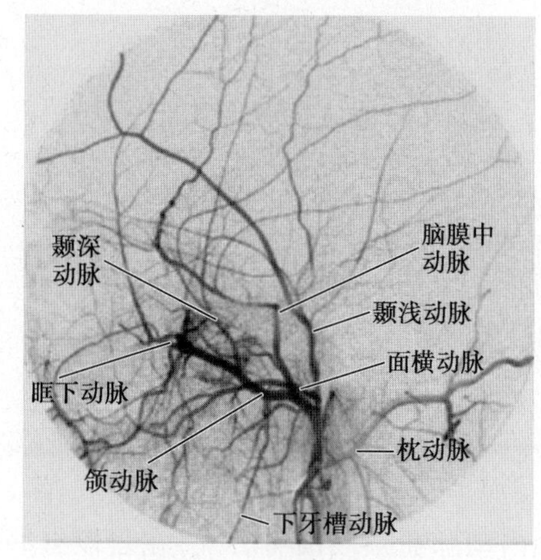

图 30-4　上颌动脉分支

椎动脉在颅内段的主要分支有脊髓前动脉、脊髓后动脉和小脑下后动脉。小脑下后动脉(posterior inferior cerebellar artery，PICA)，行走于延髓橄榄体下端向后绕行，至脑干背侧，末端分两支：一支至小脑下蚓部，一支至小脑半球下面(见图 30-5)。

4. **基底动脉**　基底动脉由双侧椎动脉在脑桥下缘汇合而成。主要分支有：小脑前下动脉、小脑上动脉和左、右大脑后动脉。在脑干腹侧面中线上行终于脚间池，末端分为两个终支即左大脑后动脉、右大脑后动脉，它起自脑桥中缘附近、两侧动眼神经之间，发出分支分布于颞叶、顶叶、中脑、第三脑室和侧脑室的脉络丛及室管膜。小脑上动脉自基底动脉末端的稍下方发出，从中脑外侧绕大脑脚，再经小脑前缘至四叠体后部，分布于小脑蚓部上面和小脑背后侧。

基底动脉发出的左右大脑后动脉与前交通动脉、后交通动脉、颈内动脉颅内段、大脑前动脉构成

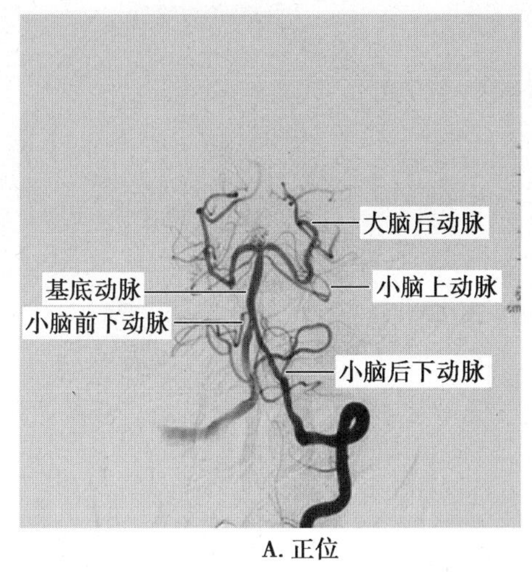

A. 正位

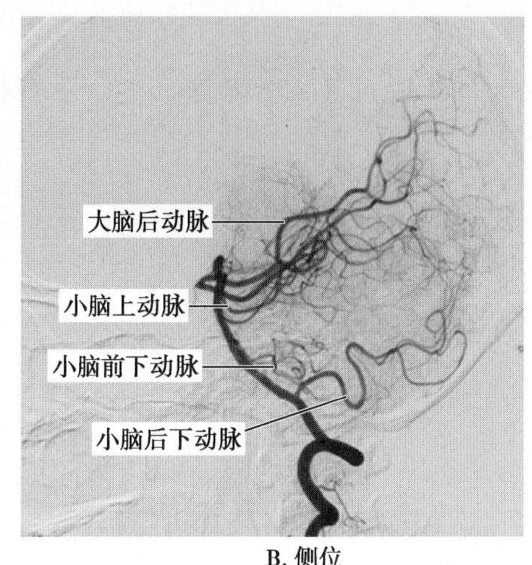

B. 侧位

图 30-5　椎动脉分支效果图

一个基底动脉环，当颅内某一血管发生病变时可以通过基底动脉环的血管形成代偿（见图 30-6）。

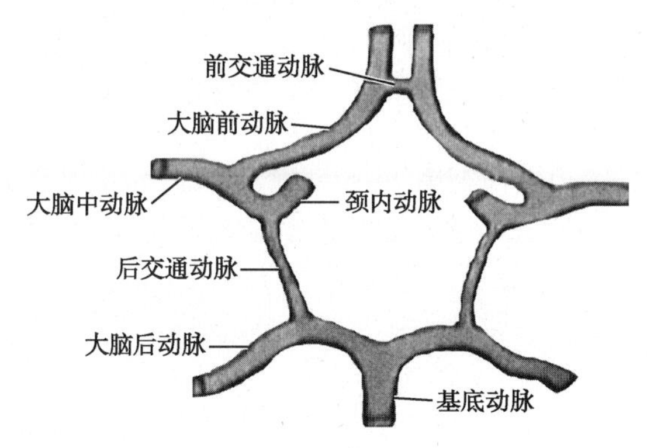

图 30-6　基底动脉环

（二）静脉系统

头部的静脉主要由颅内静脉、颅外静脉组成。脑及脑膜的静脉回流可分为板障静脉、脑膜静脉、硬脑膜窦、脑的深静脉和浅静脉。

1. **板障静脉**　是由小而不规则的内皮覆盖的血管管道组成，行走于内外板之间，与颅外静脉系统、脑膜静脉、硬脑膜窦相通，造影不显影。

2. **脑膜静脉**　存在于硬膜内，引流大脑镰、小脑幕、硬脑膜的静脉血流，走行于内板的静脉沟内，与硬脑膜窦或颅外面深部的翼静脉丛、颈椎周围的椎静脉丛相通。

3. **硬脑膜窦**　内皮覆盖的管道，位于硬膜的两层之间，没有瓣膜，呈小梁结构，是收集颅内静脉的主要通道。主要包括上矢状窦、下矢状窦、直窦、横窦、岩下窦、乙状窦、海绵窦。各静脉窦的回流情况：上矢状窦——位于大脑镰上缘，从鸡冠起向后直至窦汇。下矢状窦：位于大脑镰的游离缘之下，与上矢状窦平行，与大脑大静脉汇合成直窦入窦汇。直窦：由大脑大静脉与下矢状窦汇合而成，向后经窦汇至横窦。窦汇：位于两侧小脑幕游离缘之间，由上矢状窦与直窦在枕内隆凸处汇合而成，注入横窦。横窦：最大的静脉窦，位于枕骨粗隆两侧，与上矢状窦呈 T 字相交。乙状窦是横窦的延续，向下经颈静脉孔与颈内静脉相近。海绵窦：位于鞍旁，两侧海绵窦经海绵间窦互相沟通，连成环窦。它前接眼静脉，两侧接大脑中静脉，后经岩上窦与横窦相通，经岩下窦与乙状窦或颈内静脉相通。

4. **大脑的深静脉、浅静脉（图 30-7）**

（1）大脑深静脉：主要收集脑深部血液，包括丘脑纹状体静脉、膈静脉、大脑内静脉、大脑大静脉和基底静脉。丘脑纹状体静脉接受丘脑、纹状体、胼胝体及侧脑室血液，在侧脑室侧壁尾状核和丘脑之间的沟内向前、向下、向内走行，在室间孔后壁与膈静脉混合，转折后成为大脑内静脉。

左右大脑半球各一条大脑内静脉，沿第三脑室顶向后下，在胼胝体压部下汇合成大脑大静脉，大脑大静脉还接受四叠体、松果体和小脑上蚓的血液，其后方与下矢状窦汇合成直窦。基底静脉接受前穿质、基底节和岛叶的血液，沿大脑脚向后上汇入大脑大静脉。

（2）大脑浅静脉：主要收集大脑皮质血液。大脑上静脉每侧数条，经大脑表面注入上矢状窦。大脑中静脉由数分支汇合成一条，位于外侧裂，注入海绵窦。此外，还有大脑下静脉位于大脑底面，注入海绵窦和岩上窦。交通吻合静脉连接各种静脉之间。

（3）椎静脉：根据静脉引流的方向，后颅凹静脉可分为 3 个主要引流系统：

上组向上引流至 Galen 系统的那些静脉，其中

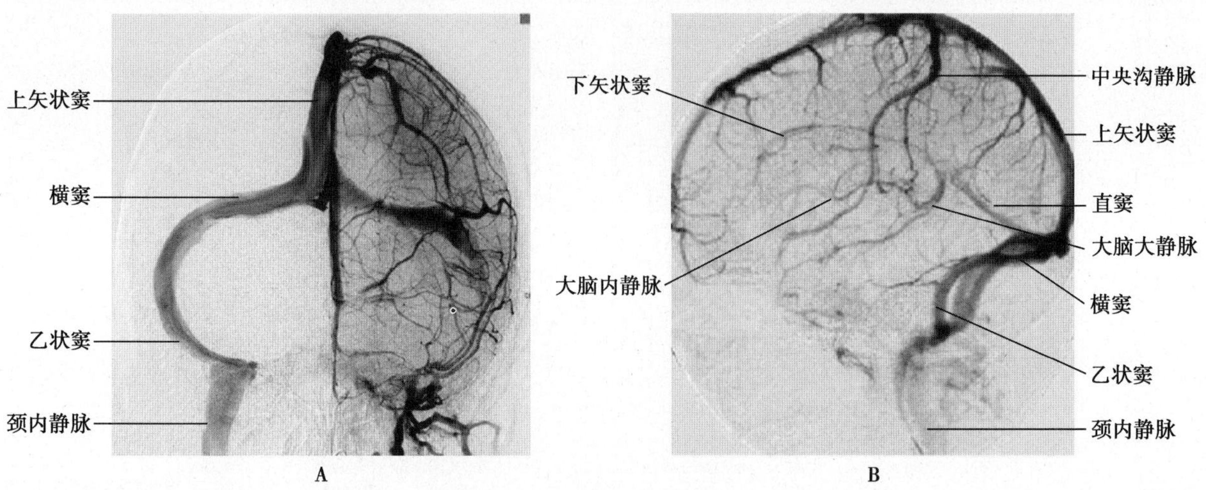

图 30-7　颅内静脉回流示意图

A. 正位；B. 侧位。

小脑中央前静脉和上蚓静脉引流小脑上部和前部，中脑后静脉和中脑前静脉引流脑干。

前组引流至岩上窦的静脉，主要为岩静脉，它由引流小脑半球前部及引流脑桥和延髓前外面的多个尾支组成。

后组向后外引流入窦汇以及邻近直窦或侧窦的静脉，这组静脉引流小脑半球和扁桃体的后下面，主要为蚓下静脉和半球下静脉。

此外，天幕上组引流大脑后动脉及其分支供血的区域，并引流中脑、间脑的后部，侧脑室、枕叶、颞后叶和顶后叶，它连接 Galen 静脉、上矢状窦、直窦和侧窦。主要静脉有基底静脉、脉络膜丛和脉络上静脉、大脑内静脉和丘脑静脉。

大脑静脉回流的总体情况：

大脑表浅静脉→大脑上静脉→上矢状窦→横窦→乙状窦→颈内静脉。

大脑深部静脉、丘脑纹状体静脉、膈静脉、丘脑体静脉、纹状体、胼胝体、侧脑室静脉→大脑大静脉→下矢状窦→直窦→横窦→乙状窦→颈内静脉。

眼静脉、大脑中浅静脉、中央沟静脉、Lable 静脉→海绵窦→岩上窦（岩下窦）→横窦→乙状窦→颈内静脉。

5. 颅外静脉　主要有面总静脉、枕静脉、耳后静脉等。面总静脉中的面前静脉收集颜面大部分血流，面后静脉由颞浅静脉和上颌静脉汇合而成。枕静脉和耳后静脉都汇入颈外浅静脉，面总静脉注入颈内静脉，而颈外浅静脉则注入锁骨下静脉。

二、造影技术

（一）手术操作

1. 颈动脉　包括颈总动脉、颈内动脉、颈外动脉。应用 Seldinger 技术行股动脉穿刺，将所选用的单弯导管插至升主动脉弓，常规先行右侧颈动脉及分支的造影。转动导管，使导管的尖端向上，缓慢地向后拉，使导管尖端抵达无名动脉开口处，然后旋转导管使导管尖端指向内侧，继续推进使其进入右颈总动脉。转动 C 臂，使颈部成侧位像，将导管顶端插至第 4—5 颈椎平面时，根据造影目的将导管送入颈外或颈内动脉，然后注入少量对比剂，证实导管在靶血管后，透视下行造影定位，确认无误后即可造影。左颈总动脉自主动脉弓发出，其主干与主动脉弓约呈锐角，旋转导管使其尖端向上，然后缓慢向后拉动导管，使导管前端进入左颈总动脉开口，并利用回抽和推动等操作技巧，使导管进入左颈总动脉，采用同样的方法将导管送入颈外或颈内动脉进行相应的造影。由于血管扭曲，导管不能顺利进入无名动脉或颈总动脉，可用导丝引导。颈外动脉分支较多，常用超选择性插管进行造影。

2. 椎动脉　任何一侧椎动脉的造影均可获得椎基底动脉血管像。左椎动脉的开口部和左锁骨下动脉的上行段平行，导管容易进入左椎动脉，也是常用左椎动脉插管造影的原因。将导管推进至主动脉弓部，使导管尖端指向外上方，直指左锁骨下动脉，略向上推进，并旋转导管 180°，使其尖端指向内上方进入左椎动脉，继续向前插进 3～4cm，注射对比剂后证实为椎动脉，再进行造影位置的定位，即可造影。

右椎动脉因插管困难而较少应用，若有动静脉畸形或烟雾病者，或当左侧椎动脉狭窄、闭塞时，则行右椎动脉插管造影。导管经主动脉弓进入无名动脉后，转动导管使其尖端指向外上方插入右锁骨下动脉，再转动导管使其头端向上，略向后拉导管，使导管头端进入右椎动脉开口，注射对比剂后证实为椎动脉，继续向前插进 3~4cm，再进行造影位置的定位，即可造影。

（二）造影参数选择

对比剂常规选用 300~370mgI/ml 非离子型对比剂，也可使用浓度为 50%~60% 离子型对比剂。主动脉弓造影时，造影参数为：对比剂总量 30~35ml，流率 18~20ml/s，压限（压力极限）600~900PSI（1PSI=6.89×10^3Pa）；颈内动脉造影时，对比剂用量 6~8ml，流率 3~4ml/s，压限 150~200PSI；颈外动脉造影时，对比剂用量 5~6ml，流率 2~3ml/s，压限 150~200PSI；超选择性颈外动脉分支造影时，对比剂用量 3~5ml，流率 2~3ml/s。椎动脉造影时，对比剂用量 5~7ml，流率 3~4ml/s，压限 150~200PSI（表 30-1）。

表 30-1　头颈部血管常用注射参数

检查部位	造影参数			摄影程序		
	流率/(ml/s)	量/次/ml	压力/PSI	帧数/(fp/s)	成像方式	延迟方式
颈内动脉	6~7	8~10	150~300	3~6	IADSA	延迟注射
颈外动脉	3~4	6~8	150~300	3~6	IADSA	延迟注射
颈总动脉	5~6	10~15	50~300	3~6	IADSA	延迟注射
椎动脉	3~4	6~8	150~300	3~6	IADSA	延迟注射

注：1PSI=6.89×10^3Pa。
IADSA——动脉 DSA。

（三）造影体位

颈内动脉造影常规摄取头颅侧位和头位（汤氏位），必要时加左右斜位。侧位为水平侧位，使两外耳孔重合，前颅底骨重叠；汤氏位，透视下观察要使双侧岩骨与眼眶内上缘重叠。颈外动脉造影取正侧位，必要时加左右斜位。椎动脉造影的常规体位是标准侧位和汤氏位。若颈内、外动脉分支不明显，可采用 15°~30°斜位来显示颈内、外动脉的根部。若要了解主动脉弓、头臂动脉、左颈总动脉及椎动脉的起始点分布情况，可采用主动脉弓造影，即左前斜位 45°~60°斜位，可使主动脉弓、头臂干、左颈总动脉及椎动脉显示清晰。

三、图像处理

（一）3D-DSA 技术

三维旋转数字减影血管造影（three dimensional rotational digital subtraction angiography，3D-RDSA）技术是利用血管造影机的 C 形臂快速旋转过程中对感兴趣区进行造影，再利用三维重建技术对血管进行重建的新技术。能提高动脉瘤的诊断准确性，特别是对瘤体形态、大小、瘤颈及与载瘤血管关系的显示优于 2D-DSA 和旋转 DSA，同时也提高动脉瘤、动脉狭窄和动静脉畸形在治疗时的准确性、安全性，缩短手术时间，减少患者和操作者的 X 线辐射剂量。3D-DSA 的主要重建技术有：

1. **最大密度投影（MIP）**　MIP 可 360°全方位旋转，血管影像清晰，原始信息丢失较少，主要用于血管直径和动脉瘤直径测量，可以较精确的显示血管之间的解剖关系，不会使微弹簧圈产生伪影，因此，对弹簧圈大小、形态的选择，尤其对第一个弹簧圈选择有重要意义，同时 MIP 还可以显示动脉瘤微弹簧圈栓塞后形成的钢圈与血液的界面，确认栓塞的程度与效果。

2. **表面阴影显示（SSD）**　在 MIP 重建的基础上，设置适当的图像阈值而形成的立体感较强的图像，主要用于整体血管三维重建，但若图像阈值设置不恰当，则会使细小的血管消失，使某些血管影像模糊；也有可能丢失一些重要的小血管或重建一些原来不存在的解剖关系，同时也有可能使弹簧圈产生伪影。选择适当的图像阈值，可以提高图像显示细节的能力。

3. **容积再现（VR）**　它是血管壁在一定程度上透明化，使血管表面与深部结构同时立体地显示，血管图像清晰、逼真。可以发现血管内壁上的硬化斑块及透视出血管壁上动脉瘤或其分支的开口。

4. **仿真内镜（VE）**　根据 3D 图像，选取病变血管，通过仿真内镜，可以观察血管腔内情况，显示动脉瘤瘤颈在载瘤动脉的开口，有无动脉瘤瘤腔内起源的正常动脉及其某些动静脉瘘的瘘口，如图 30-8。

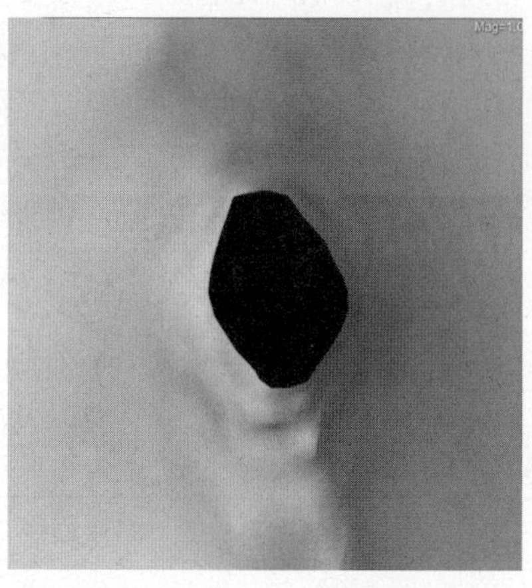
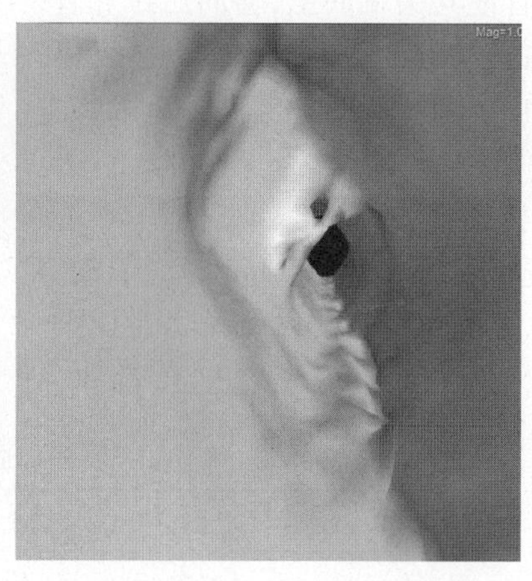

图 30-8 仿真内镜截图

5. **虚拟支架置入术** 在有待进行支架置入的病变血管时，通过虚拟支架功能的运行，能形象地展示支架置入的效果，可清晰地模拟显示内支架置入后的情况，包括支架置入的位置、大小是否合适，支架贴壁情况，封闭部位是否合适等。如不合适可再次更换支架，直至欲置入支架十分适合时，再选择同样支架置入体内，使实际支架置入获得一个良好的治疗效果。另外，对于颅内动脉瘤，尤其是宽颈动脉瘤，既要置入支架同时又需要弹簧圈的栓塞，应用虚拟支架置入系统，除了可以显示支架置入后的情况外，还可以利用工作站的处理，清晰显示瘤腔的大小，这样更容易确定第一次微弹簧圈置入的大小，使微弹簧圈不因过小而不能充分成篮；也不因过大挤压支架使之变形。因此，利用虚拟支架系统可达到事半功倍的效果，如文末彩图 30-9 所示。

6. **重建缩放功能** 3D 重建后有些细微病变不能显示清楚，可通过重建缩放功能获得满意的效果。当重建是以较小容积进行时，重建结果会扩大，容积显示表面大小则保持不变，又称新建重建。增加图像的容积，扩大图像细节，对动脉瘤表面上或膨大的血管团上的可疑血管能有效的甄别，见图 30-10。

（二）3D 路径图功能

在旋转造影后，只要在 3D 状态，可以根据工作站选定的位置，进入 3D 路径图功能设定状态，当旋转某个需要的图像时，机器会自动旋转至相应的位置。采用 3D 路径图技术，既可进行微导管及导丝的操作，又可以旋转 C 臂进行动态路径图显示，为脑部血管病变的治疗提供方便，图 30-11。

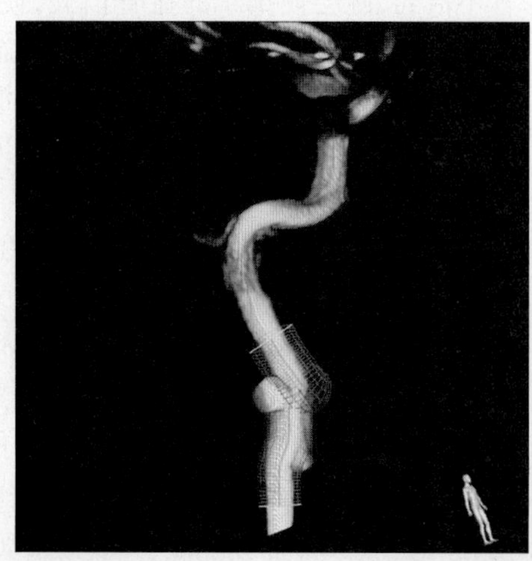
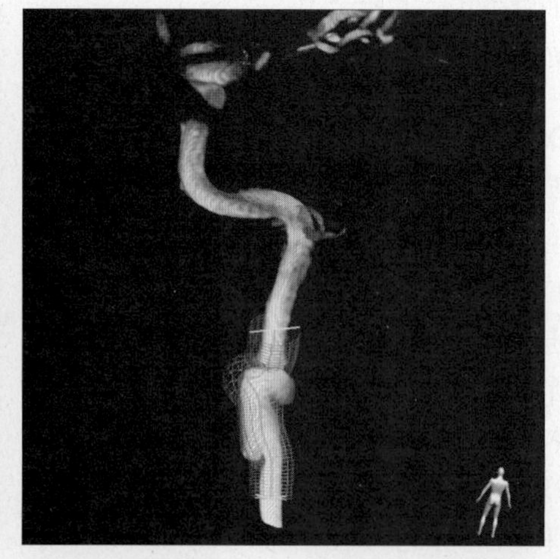

图 30-9 虚拟支架置入示意图

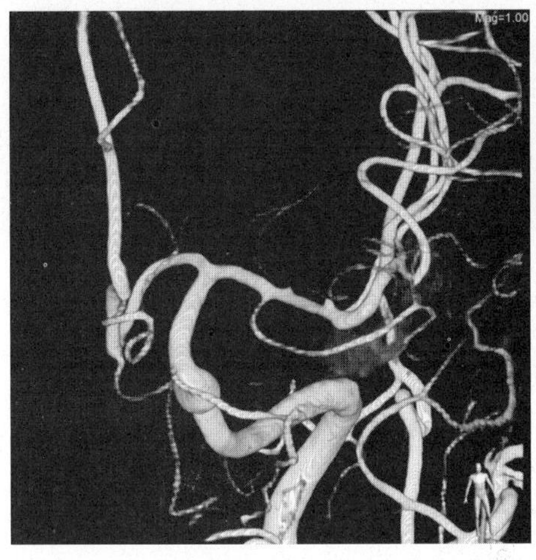
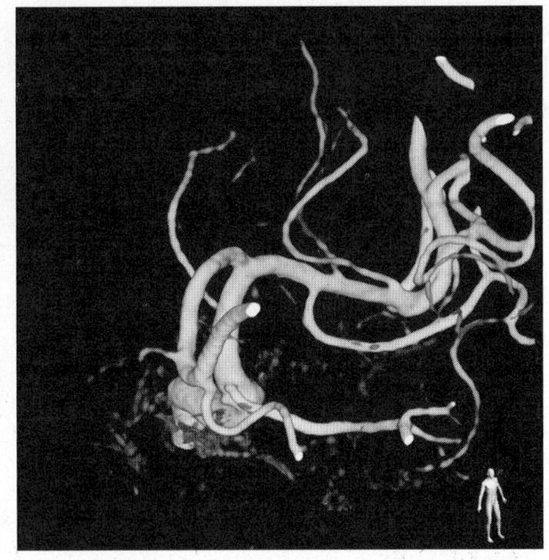

图 30-10　二次重建示意图

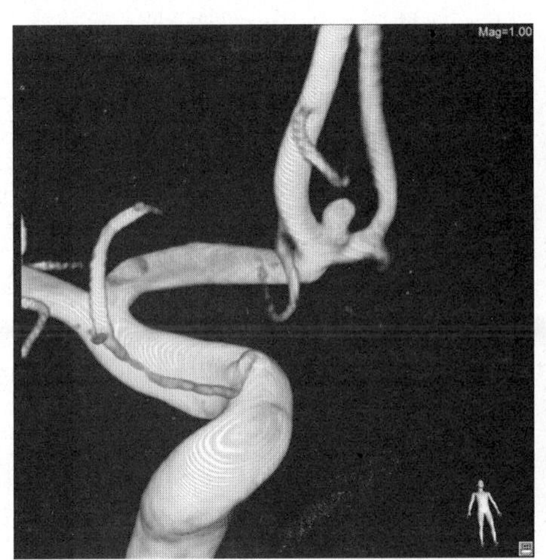
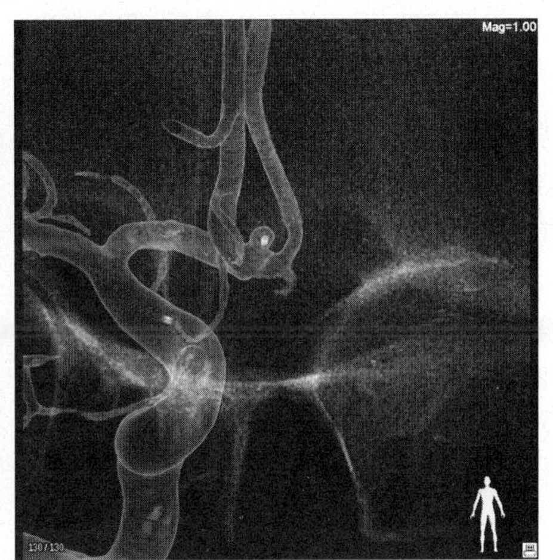

图 30-11　2D、3D 示意图

（三）C 臂 CT 功能

又称类 CT 功能或血管 CT，是继普通 CT 之后的一种新技术，利用 C 臂的旋转，数字平板探测器的数据采集，通过计算机对采集来的数据进行重建，将二维投影图像变换成三维目标图像，获得 CT 图像。在脑血管病变的介入治疗中，有时会有动脉瘤的再次破裂、出血等意外情况的发生，在常规 DSA 的治疗中若出现此类事件的发生，必须把患者送入 CT 室进行 CT 扫描，来确定出血程度及采取相应的治疗措施，甚至中断治疗。采用类 CT 功能，即可在 DSA 检查或治疗中及时进行 CT 扫描，可快速获得结果，为治疗提供更大的保证。同时在每次治疗结束后，也可以进行 CT 扫描，确保治疗的安全性。

C 臂 CT 功能的应用既保证手术的安全又为并发症治疗赢得了时间，降低了并发症对脑组织的损害，是脑血管病变的介入治疗必须具备的功能，如图 30-12。

四、相关病变的介入治疗

脑卒中(stroke)又称“中风”“脑血管意外”，是由于脑部血管突然破裂或因血管阻塞导致血液不能流入大脑而引起脑组织损伤的一种急性脑血管疾病，临床上表现为一次性或永久性脑功能障碍的症状和体征。脑卒中分为缺血性脑卒中和出血性脑卒中，出血性卒中又叫作脑出血，包括外伤性和非外伤性。后者主要为颅内的动脉瘤、脑血管畸形、颅内的静脉窦血栓、烟雾病等导致颅内出血的发生。出血性卒中的死亡率较高，调查显示城乡合计脑卒中，已成为我国第一位死亡原因，也是中国成年人残疾的首要原因。缺血性脑卒中主要为脑血管阻塞所致如颈内动脉和椎动脉闭塞和狭窄，脑组织急性缺血、缺氧表现。冠心病伴有房颤患者的

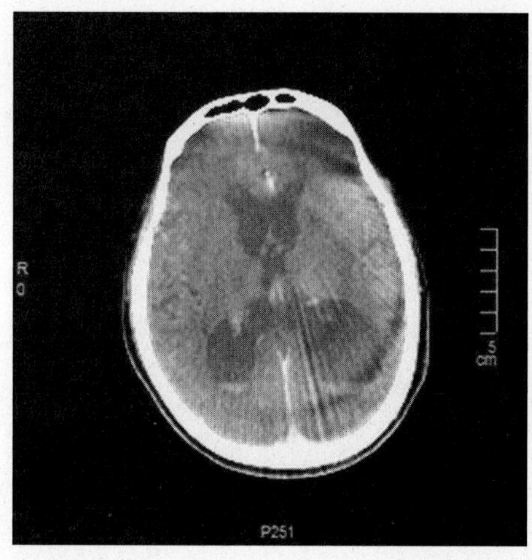

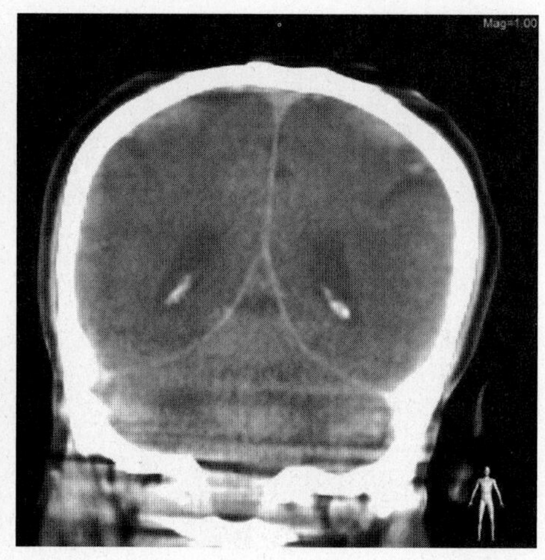

图 30-12 C 臂 CT 图

心脏瓣膜容易发生附壁血栓，栓子脱落后可以堵塞脑血管，也可导致缺血性卒中。缺血性卒中的发病率高于出血性卒中，占脑卒中总数的 60%~70%。

（一）颅内出血性病变的介入治疗

1. 颅内动脉瘤 颅内动脉瘤未破裂时，可不出现蛛网膜下腔出血的一些临床症状，有些脑动脉瘤是在其他的检查中偶然被发现。当颅内动脉瘤破裂时，以蛛网膜下腔出血为主要临床症状，若不及时治疗则危及生命。动脉瘤的好发部位，主要在血管的分叉部，以粗血管分叉处最多。动脉瘤的治疗方法，以往以外科手术为主，采用阻断动脉瘤的血供，即用动脉夹对动脉瘤进行夹闭，对人体的损害比较大。随着神经介入技术水平的提高、介入材料的不断发展，越来越多的动脉瘤都趋向介入的微创手术。这就要求在 DSA 的造影中不但要发现动脉瘤的形态、大小、位置等，更重要的是要对瘤体与载瘤动脉的关系、瘤颈的大小，进行测量与评估，决定采用相应的手术。

临床上颅内出血的患者，先行 CT、MRI 检查，对蛛网膜下腔出血者行 CTA、MRA 进行初步诊断，最后行 DSA 检查。对蛛网膜下腔出血者行 DSA 检查时要进行多血管、多部位的造影，尤其对病变侧的血管，有时还要进行压颈试验，评价颅内动脉的交通代偿情况。DSA 的检查关键是显示动脉瘤与载瘤动脉的关系，瘤体的形态、大小。对于动脉瘤大小的测定，可放入比例尺或采用标准钢球作为测量的校正值，但球的放置位置因 X 线的放大率的不同而存在误差。目前采用旋转造影并 3D 重建，在 3D 图像上进行测量，其测量值会更为准确。在常规的造影中，可采用蒙片的方式确定载瘤动脉、动脉瘤与骨的位置关系，有利于开放手术的定位。通过 DSA 检查既可明确动脉瘤的位置、形态、大小与载瘤动脉的关系，确定动脉瘤的治疗方案，采用开放手术还是介入手术。若采用介入手术，则可在造影的同时直接进行介入治疗。

介入治疗的具体流程是：①疑有脑动脉瘤者先行 CTA 或 MRA 检查，既可进行预先诊断，也可以初步检查瘤体的位置、形态、大小以及与载瘤动脉的关系；②全脑血管造影——进一步确诊，并确定治疗的方法；③栓塞治疗——在全身麻醉下根据不同位置的动脉瘤，将微导管超选择性进入动脉瘤内，依据瘤体形态、大小，选用不同形态与大小的弹簧圈，通过手控的方式将弹簧圈送入动脉瘤内进行栓塞治疗。最后通过造影确认栓塞的程度与效果。

颅内动脉瘤形态较多，大小不等，位置不同，不同部位的动脉瘤显示的角度、体位不同。下面对几种具有代表性的颅内动脉瘤病例做一简单介绍。

（1）前交通动脉瘤造影与介入治疗：前交通动脉瘤在头位（汤氏位）上与大脑前动脉重叠，同时又是 A1 与 A2 的交界处，在侧位上与大脑中动脉重叠，需要通过正侧或斜位及瓦氏位将其显示出来。根据瘤体的偏向采用不同的倾斜方向与角度，一般斜位角度不宜太大，约 15°。根据瘤体的指向不同，采用头位或足位，以显示瘤颈与载瘤动脉的关系，角度 20°~25°。通过旋转造影及 3D 重建，可显示动脉瘤与载瘤动脉的关系。

介入治疗是在造影的基础上，选择动脉瘤的最佳显示位置，依据瘤体的形态与大小选择相应的弹簧圈，进行动脉瘤的栓塞。栓塞后进行造影复查，评估栓塞的效果，见图 30-13。

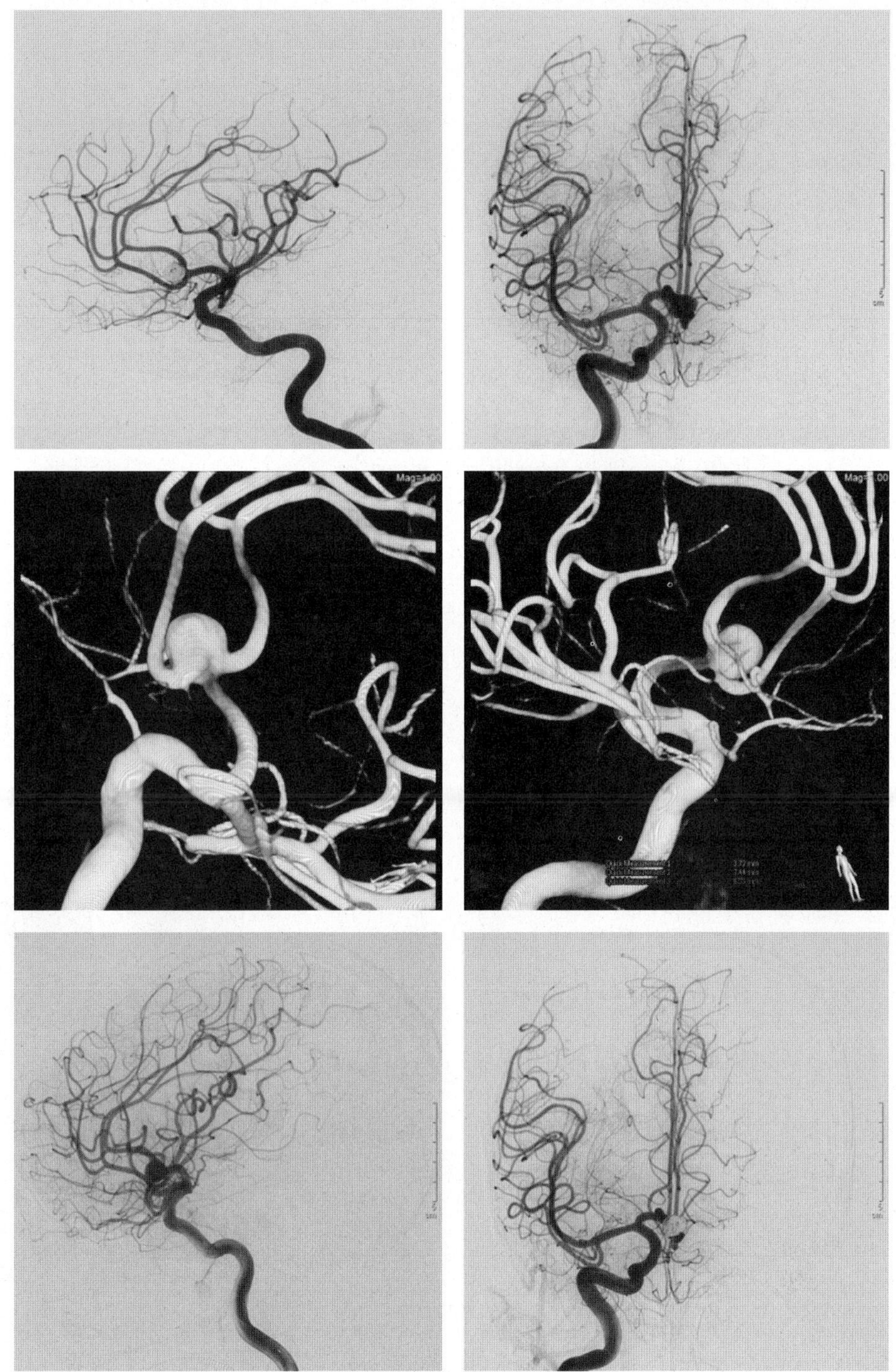

图30-13　前交通动脉瘤

（2）后交通动脉瘤造影与介入治疗：颈内动脉的后交通动脉瘤，在DSA检查中，多数在正位像与颈内动脉重叠，但大多数情况用侧位图像可以作出诊断的。在标准侧位上可显示动脉瘤的颈部、后交通动脉分叉部及其他分支血管。若不能清晰显示时，可采用侧位加头位或足位及其他位置进行造影。有条件者应行旋转DSA，通过3D成像，可充分显示动脉瘤的瘤颈与载瘤动脉的关系。

介入治疗：在造影的基础上，选择动脉瘤的最佳显示位置，依据瘤体的形态与大小选择相应的弹簧圈，进行动脉瘤的栓塞。栓塞后进行造影复查，评估栓塞的效果，见图30-14。

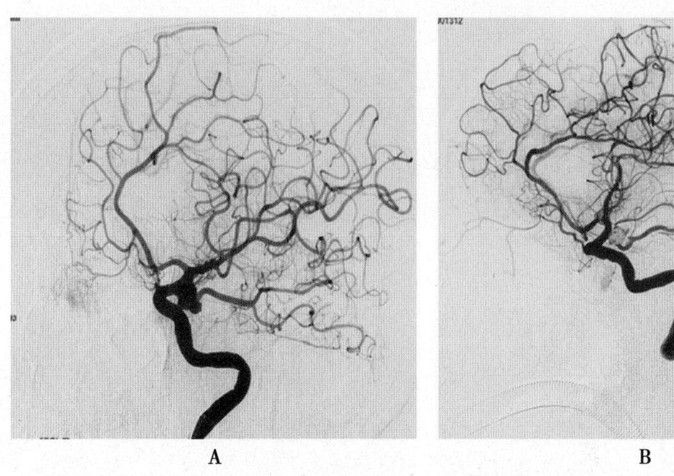

图 30-14　后交通动脉瘤
A. 栓塞前;B. 栓塞后。

(3) 大脑中动脉分叉部动脉瘤造影与介入治疗:大脑中动脉分叉部的动脉瘤采用正位像可以显示出来,侧位像与大脑前动脉重叠,斜位更能显示瘤颈与载瘤动脉的关系,值得注意的是右(左)侧动脉瘤采用左(右)前斜位有时会取得更好的效果。由于大脑中动脉分叉部的动脉瘤在分叉血管处,血管容易相互重叠,不易显示瘤颈与载瘤动脉的关系,需进行多位置的摄影。若使用旋转 DSA 加 3D 重建,能明确地显示出了大脑中动脉及其末梢血管与动脉瘤的关系。

介入治疗:在造影的基础上,选择最佳显示位置,依据瘤体的形态、大小、瘤颈宽窄及载瘤血管的关系,选择相应的弹簧圈进行动脉瘤的栓塞。栓塞一定程度后进行造影,观察栓塞的情况,防止弹簧圈对载瘤动脉的影响。栓塞后进行造影复查,评估栓塞的效果,见图 30-15。

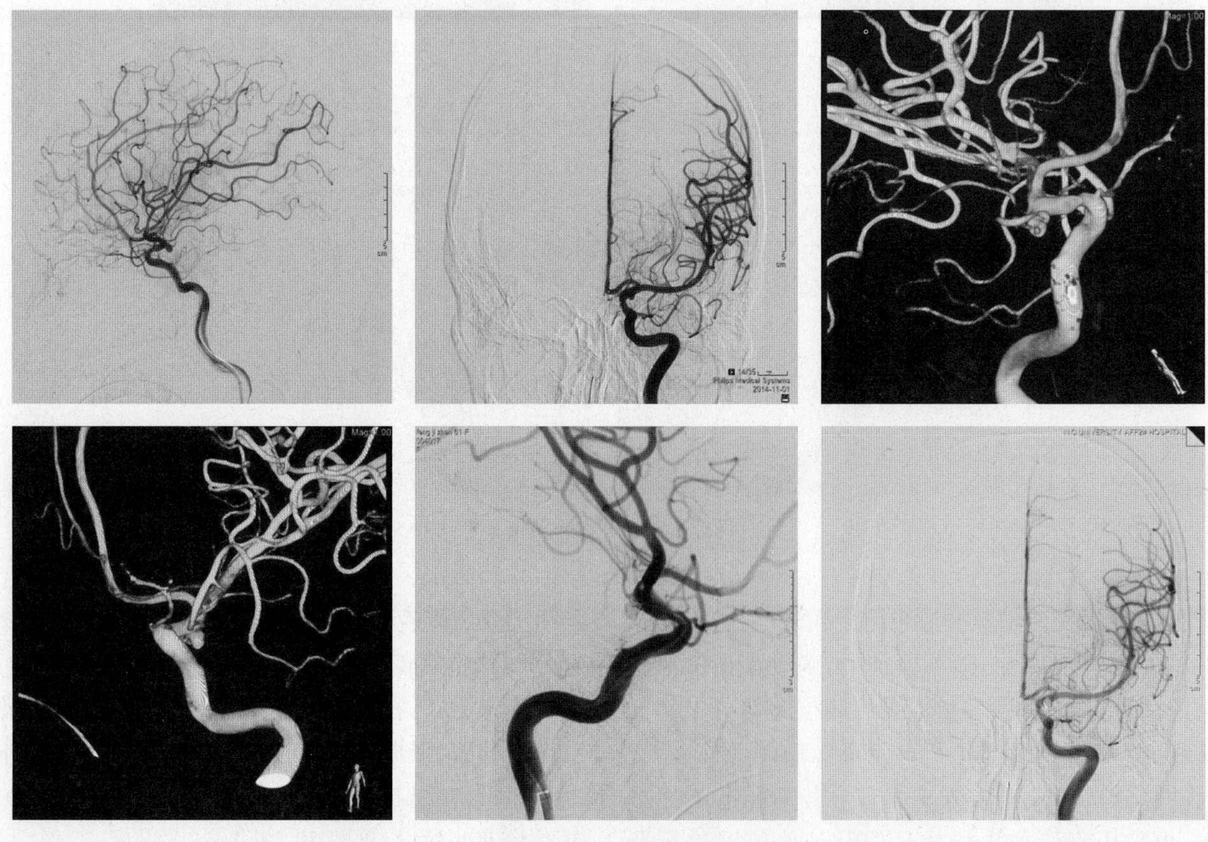

图 30-15　大脑中动脉瘤

（4）基底动脉前端的动脉瘤造影与介入治疗：这部分的动脉瘤大多数发生在基底动脉前端与左右大脑后动脉交叉的部位，采用头位就可以观察到瘤体的形态。有些动脉瘤会向左或右进行偏离，要观察到瘤颈与载瘤动脉的关系，则需要头位加左右斜位（角度 10°～15°）。侧位上因与大脑后动脉的影像重叠，观察瘤颈较困难。有时采用标准头颅正位也可较好显示瘤体的形态，根据瘤体的指向不同，采用头位或足位，以显示瘤颈与载瘤动脉的关系，角度 10°～15°。通过旋转造影及 3D 重建，可显示动脉瘤与载瘤动脉的关系。

介入治疗：在造影的基础上，依据瘤体的形态与大小选择相应的弹簧圈，选择最佳位置进行动脉瘤的栓塞。栓塞后进行造影复查见图 30-16。

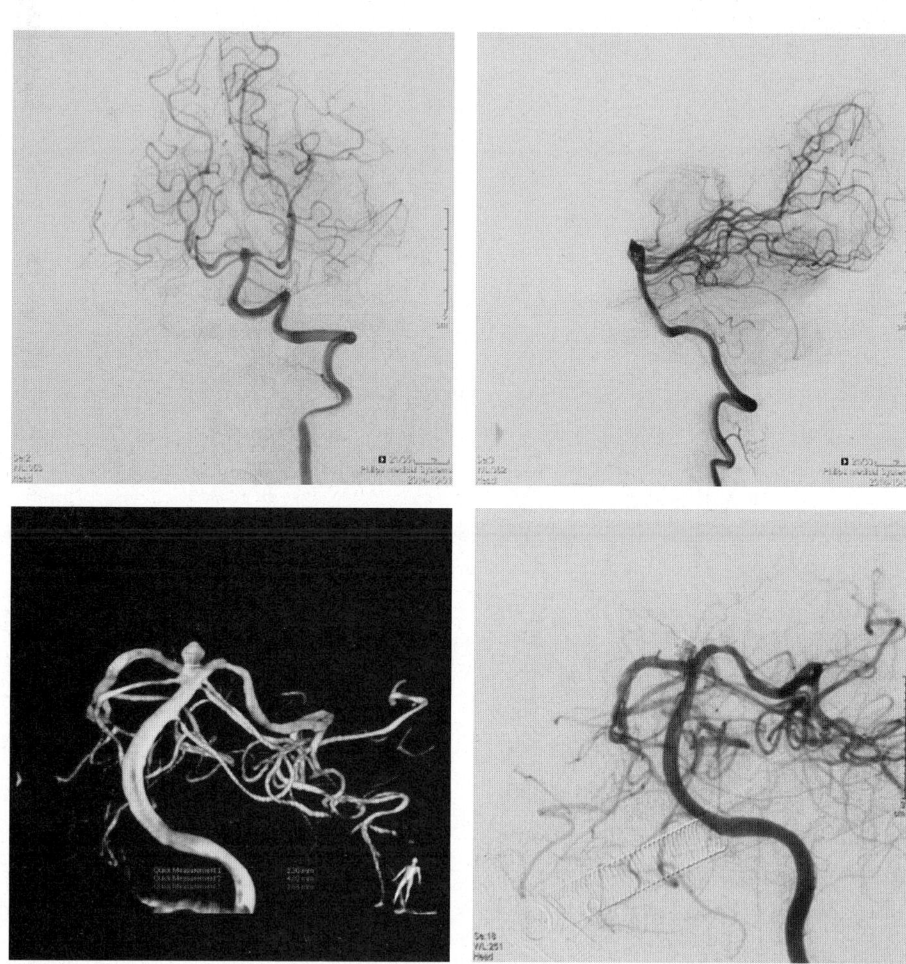

图 30-16　基底动脉瘤

2. **脑动静脉畸形造影与介入治疗**　动静脉畸形（arteriovenous malformation，AVM）是一种先天性局部脑血管发生的变异，病变部位的动脉直接与静脉相接，形成了脑动、静脉之间的短路，产生一系列脑血流动力学上的改变，临床上可表现为反复的颅内出血，部分性或全身性抽搐发作，短暂脑缺血发作及进行性神经功能障碍等。脑动静脉畸形有供血动脉与引流静脉，其大小与形态多种多样。可发生于脑的任何部位，病灶左右侧分布基本相等。90%以上位于小脑幕上。动静脉畸形在 DSA 检查时，动脉与静脉的直接吻合易于发现，在血管造影的图形上可以看到异常的血管团，扩张的静脉。

为了明确畸形血管与周围血管的关系，DSA 检查时应分别进行颈内、颈外动脉和椎动脉造影。每次造影必须充分显示静脉的回流情况，以掌握畸形血管多支供血及多支分流情况，有利于介入治疗。摄影体位用颈动脉、椎动脉的常规造影体位，后颅窝处的病变追加头颅前后位。造影的关键是使动脉早期的图像显示清晰，同时要观察动脉期、实质期及静脉期，尤其动、静脉的交界处，畸形静脉的走向，分支血管的流向。也要对非畸形侧血管进行造影，观察畸形静脉的侧支情况，为介入治疗提供可靠的依据。

介入治疗：在全身麻醉下进行 DSA 造影，明确畸形团的位置、供血动脉数量及引流静脉的情况，选择最佳显示位置，根据畸形团不同的供血动脉，将微导管超选择性插入供血动脉，通过造影确认微导管的位置，注射对比剂核实畸形团供血状态，无误后再注入组织胶（目前多采用 onyx 或外科胶 G-NB-2）将畸形血管栓塞。大多情况下，需要进行多支畸形血管的栓塞，最后通过造影确认栓塞的程度与效果（图 30-17）。大多数 AVM 有较多动静脉沟通，不可能栓塞所有的供应动脉或瘘口，而且动脉栓塞不全者往往复发。有些 AVM 的栓塞，达不到对所有的畸形血管进行栓塞，仅作部分或大部分血管的栓塞，栓塞的程度由畸形团的大小不同而不同。

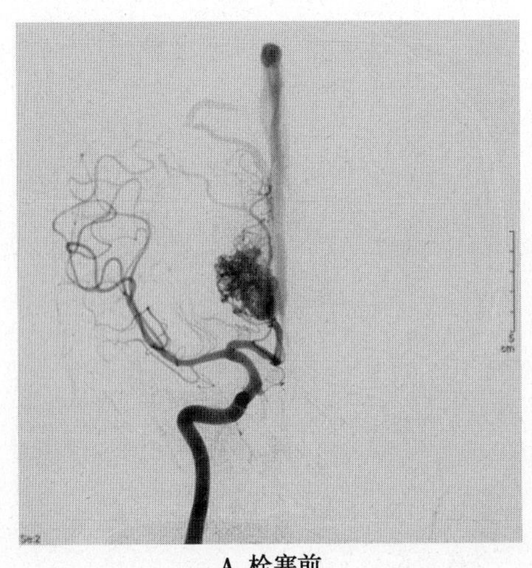

A. 栓塞前

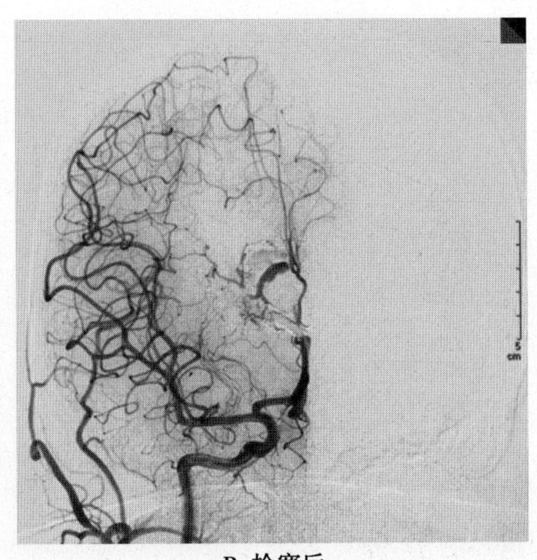

B. 栓塞后

图 30-17　动静脉畸形

3. 烟雾病的造影与介入治疗　烟雾病又名 moyamoya 病，在影像学做血管影像检查时，特别是血管造影，会发现脑的血管在影像学上像一团烟雾一样，所以命名为脑烟雾病，是一组以 Willis 环双侧主要分支血管（颈内动脉、大脑前、中动脉），有时也包括大脑后动脉起始部慢性进行性狭窄或闭塞，继发出现侧支异常的小血管网为特点的脑血管病。因为烟雾性血管跟正常血管不一样，比较薄，存在一些病理性的改变，容易出血，所以称为出血性脑烟雾病。由于血管纤细、扭曲，往往合并动脉瘤形成。动脉瘤破裂出血需要介入栓塞治疗。烟雾病的血管造影需要行全脑的血管造影即双侧的颈内、颈外及椎动脉造影。造影参数为：颈内外动脉造影：2~3ml/s，4~5ml 150PSI。椎动脉造影：3~4ml/s，5~7ml 150PSI。

介入治疗：在造影的基础上，发现动脉瘤，并旋转造影加 3D 重建，明确动脉瘤的形态、大小及与载瘤动脉的关系。因烟雾病的血管纤细、紊乱、扭曲，一般较难判断动脉与载瘤动脉的关系。明确诊断后可依据瘤体的形态与大小选择相应的弹簧圈，选择最佳位置进行动脉瘤的栓塞。栓塞后进行造影复查（图 30-18）。

4. 硬脑膜动静脉瘘（DAVF）造影与介入治疗　硬脑膜动静脉瘘（dural arteriovenous fistulae，DAVF）是硬脑膜内的动静脉沟通或动静脉瘘，是海绵窦、横窦、乙状窦等硬膜窦及其附近动静脉间的异常交通，为颅内外供血动脉与颅内静脉窦沟通，多见于成年人。硬脑膜动静脉瘘的供血动脉为颈内动脉、颈外动脉或椎动脉的脑膜支，血液分流入静脉窦。由于动脉血液直接流入静脉窦而导致静脉窦内血液动脉化及静脉窦内压力增高，从而使得脑静脉回流障碍甚至逆流，出现头痛、搏动性耳鸣、颅内压增高、脑代谢障碍、血管破裂出血等临床表现。进行 DSA 检查时，需要对颈外动脉、颈内动脉分别进行造影，必要时进行超选择性造影，明确主要的供血动脉及回流的静脉。

介入治疗：根据 DSA 检查情况，确认瘘口的位置，既可经动脉途径也可经静脉途径栓塞。经动脉栓塞是经股动脉穿刺插管，使导管进入供血动脉的主干，再超选择性插管，把微导管插至供血动脉远端近瘘口处进行栓塞。经静脉栓塞是经股静脉或颈静脉、经眼上静脉和术中穿刺静脉窦或引流静脉 3 种栓塞方法。采用“三明治”技术注射法。即先在导管中注满 5% 的葡萄糖，再用 1ml 注射器抽取

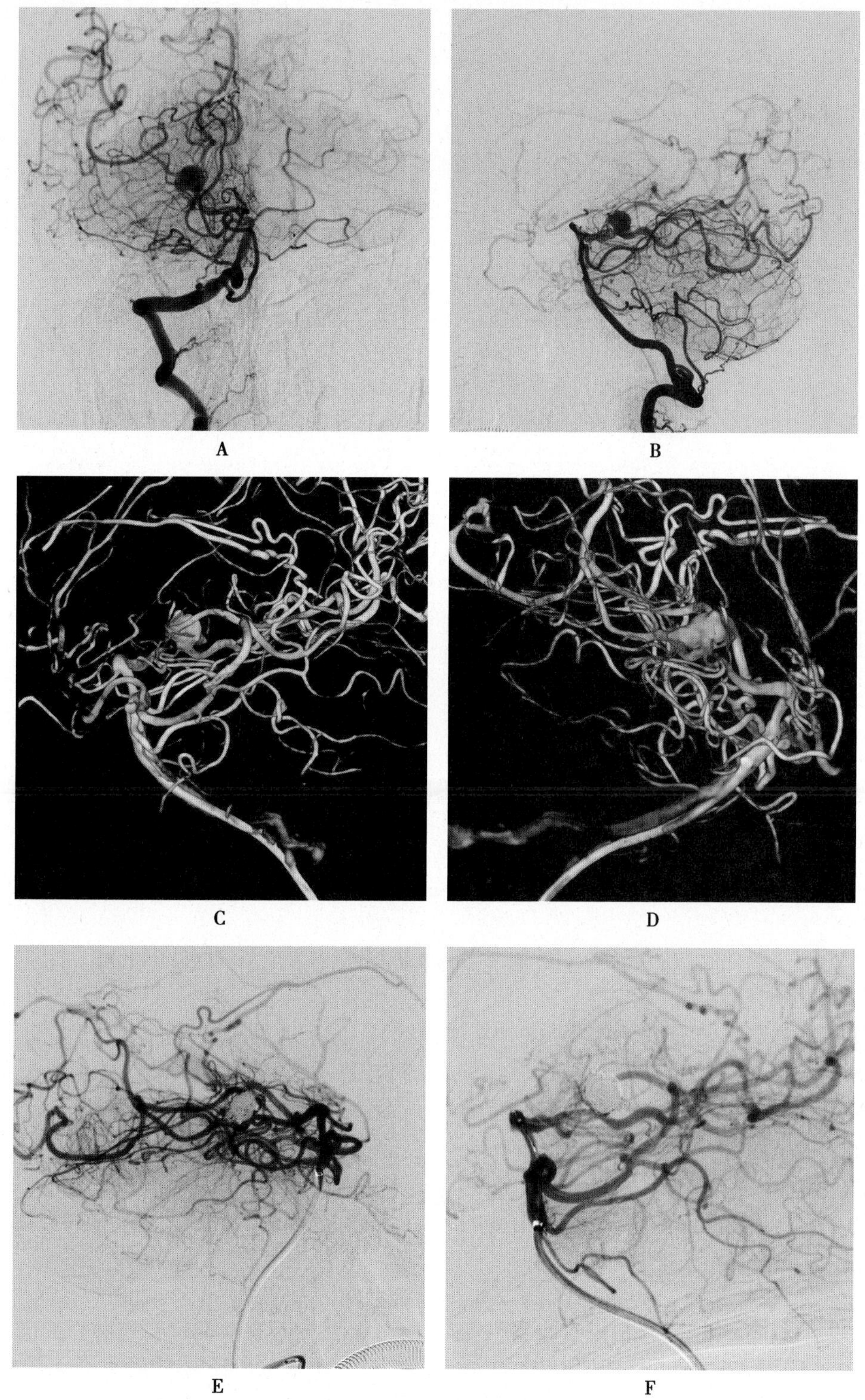

图 30-18　烟雾病合并动脉瘤

A. 烟雾病合并动脉瘤椎动脉正位；B. 烟雾病合并动脉瘤椎动脉侧位；C. 烟雾病动脉瘤 3D；D. 烟雾病动脉瘤 3D；E. 烟雾病动脉瘤栓塞后；F. 烟雾病动脉瘤栓塞后。

0.9ml 5%的葡萄糖、0.1ml 的二氰基丙烯酸异丁酯(IBCA)，使栓塞剂夹在 5%的葡萄糖中注入畸形团中，防止栓塞剂在导管内凝固。目前采用液态栓塞系统(ONYX)，在注射胶之前要确定导管先端是在畸形团里，确认无误后进行注射。

先用 DMSO 封管后缓慢注入 Onyx 胶进行栓塞，边注射边进行观察，防止胶体向其他血管飘散导致非靶血管的闭塞。也可采用外科胶(G-NB-2)加碘油进行栓塞，但需要用 5%的葡萄糖进行导管的冲洗，防止外科胶与血管黏合。注射完毕后应尽快撤出导管，防止导管被粘住拔不出来。再行造影复查，评估栓塞的程度与效果(图 30-19)。

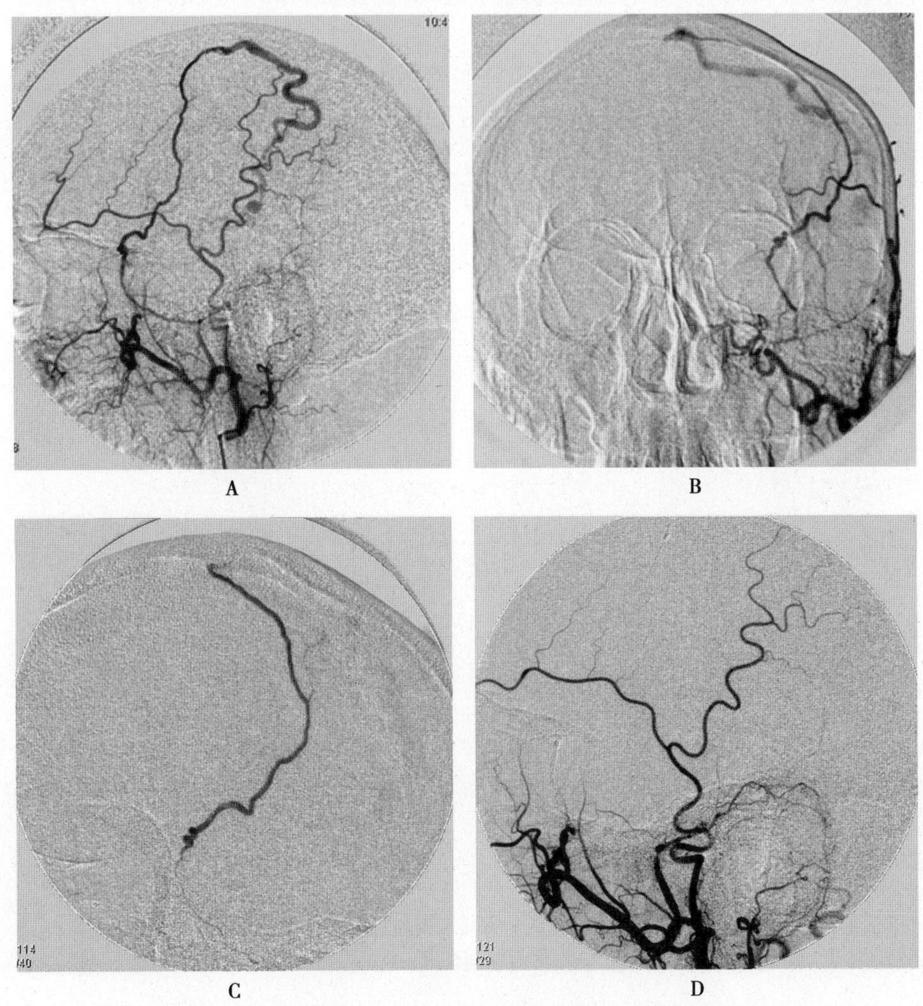

图 30-19　硬脑膜动静脉瘘
A. 栓塞前侧位；B. 栓塞前正位；C. 栓塞中；D. 栓塞后。

5. **海绵静脉窦瘘造影与介入治疗**　这种疾病多由外伤引起，因外伤骨折导致颈内动脉在海绵静脉窦处发生破裂，与海绵静脉窦之间形成的动静脉瘘称为颈内动脉海绵窦瘘（carotid-cavernous fistula，CCF）。其症状为一侧的眼结膜充血及眼球突出，可闻及与心跳一致的血管杂音。DSA 检查需要对颈内、外动脉进行选择性血管造影，DSA 摄影的关键是显示动脉早期、静脉瘘口及静脉回流的图像。造影时采用常规对比剂的用量，颅内血管显影效果较差，甚至不能显示，因颈内动脉直接与海绵窦连接，对比剂因海绵窦的分流，进不了颈内动脉远端的分支，产生"偷流现象"。为了使颈内动脉的分支血管也能显示，对比剂用量要比常规剂量要大，其造影参数为：对比剂用量 10～12ml，流率 8～10ml/s，压限 200～300PSI。采用旋转造影并 3D 重建，更能找出瘘口的位置，见图 30-20。

介入治疗：根据 DSA 检查情况，确认瘘口的位置。根据瘘口的大小选择相应大小的球囊。将球囊装在导管前端，转动导管使球囊进入颈内动脉的瘘孔，由于动静脉在瘘口有压差，漂浮的球囊随血流易进入海绵静脉窦内。当球囊进入海绵静脉之后使之膨胀、堵住瘘孔，同时进行颈内动脉造影，确认堵塞的程度。一旦确认瘘孔被堵塞，则释放球囊，复查造影确认治疗效果（见图 30-21）。一般采用球囊栓塞瘘口，或采用弹簧圈栓塞海绵窦瘘口，甚至可采用覆膜支架直接覆盖颈内动脉的破口，达到治疗的目的。

（二）颅内缺血性病变的介入治疗

1. **脑血管狭窄的造影与介入治疗**　由于动脉硬化形成斑块，使脑部血管管腔变小，血流量减少，脑组织供血不足，产生一系列临床症状。这种狭窄常发生在脑部较大的动脉内，以大脑中动脉的 M1 段和大脑前动脉的 A1 段为多见，较小血管的狭窄在 DSA 的检查中一般难以显示。DSA 摄影的关键是注意观察动脉壁的不规整、狭窄、闭塞情况，采集其动脉期及静脉期的影像。发现狭窄的血管，应对狭窄段进行放大造影，有利于提高测量狭窄血管的长度、狭窄程度的精确度。

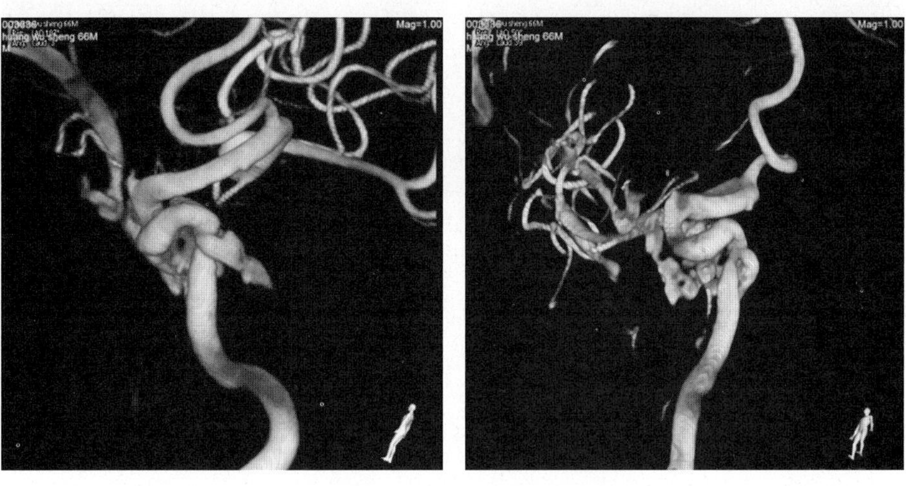

图 30-20　海绵静脉窦瘘 3D 图像

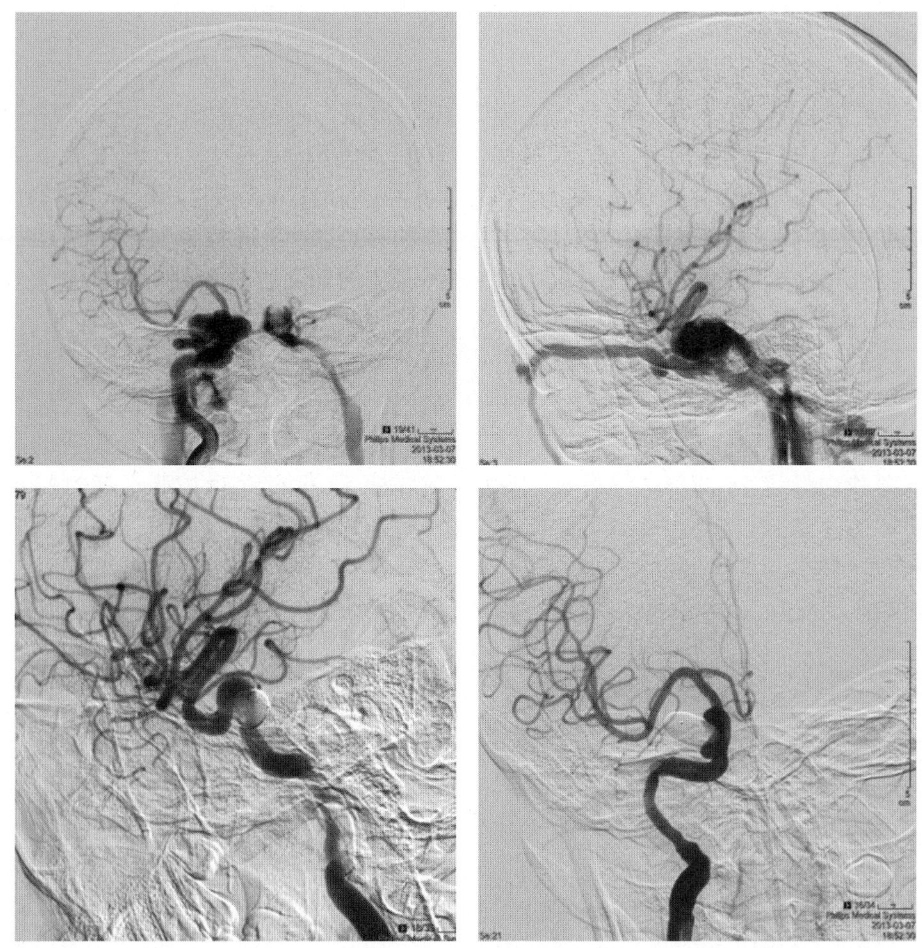

图 30-21　海绵静脉窦瘘

介入治疗：通过造影确认狭窄血管的长度、狭窄的程度，无症状的狭窄大于 75%，则需要治疗。测量病变血管的直径、狭窄的长度，选择相应的球囊扩张支架。将导管超选择性插入病变血管，再将带有支架的球囊送入病变部位，通过造影或在路途的标志下，打开球囊，释放支架。再次造影评估支架释放位置及血管再通的程度，见图 30-22。

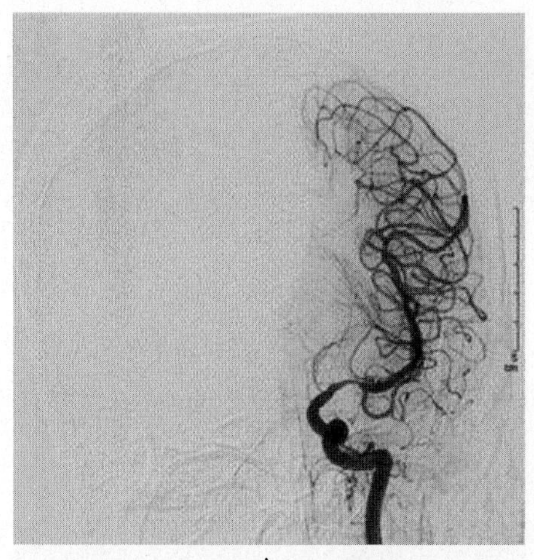

A

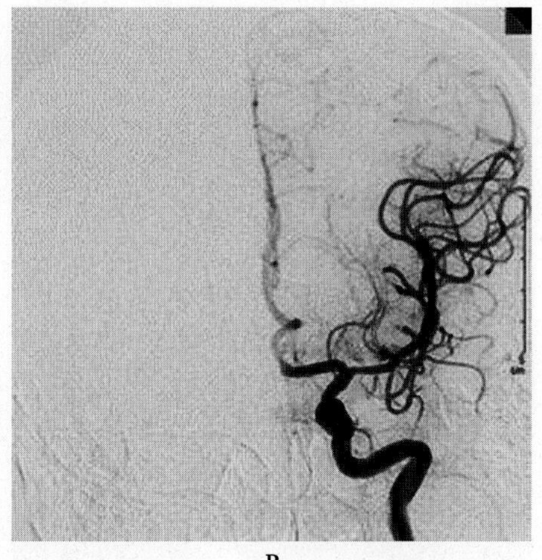

B

图 30-22 大脑中动脉狭窄

A. 治疗前;B. 治疗后。

2. 颈动脉狭窄的介入治疗 颈内动脉系统病变导致脑缺血是以大脑半球和眼部症状为主,如对侧上肢、面部产生轻度偏瘫、失语,对侧偏身感觉障碍等;椎基底动脉缺血,主要为脑干、小脑、大脑枕叶等产生一些相应症状;头臂动脉狭窄或闭塞产生脑和手臂缺血的一些症状。临床上多以彩色多普勒超声诊断为初步诊断,辅以 CTA 检查,确定病变的部位,血管狭窄长度及闭塞程度。

DSA 检查为血管病变诊断的金标准,既可进行进一步的检查,同时可行血管的腔内治疗。采用 Seldinger 技术进行股动脉穿刺,并置放 5F、6F 的动脉鞘,以导丝作向导将 5F 的单弯导管插入腹主动脉,继而进入胸主动脉,在升主动脉处进行主动脉弓的造影,以了解弓部各血管的供血情况,再将导管选择性的插入颈内、颈外及椎动脉进行造影,再行超选择性插管,使导管送入靶血管。行 DSA 造影,判断血管狭窄或闭塞的程度。一般行颈总动脉造影,造影参数:6~8ml,流率 4~6ml/s,压限 200~300PSI。

介入治疗:通过造影确认狭窄血管的长度、狭窄的程度,测量病变血管的直径、狭窄的长度,选择相应的球囊扩张支架。为防止狭窄段血管内的斑块脱离进入颅内血管产生栓塞,在进行球囊扩张前,应先对颈内动脉远端进行保护,在进入球囊前,先在颈内动脉远端即狭窄段远端置入栓塞保护器并打开,防止因球囊扩张后动脉斑块脱落导致脑梗死,再行球囊扩张。通过精确定位后扩张球囊,释放支架。支架置入后再次行 DSA 检查,了解血管再通情况(图 30-23)。回收保护器,结束手术。

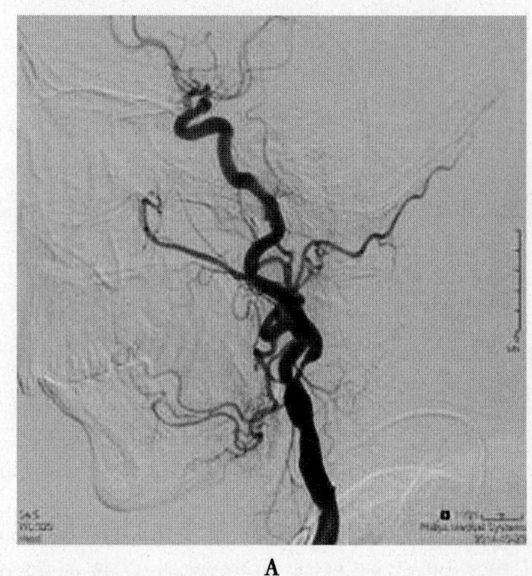

A

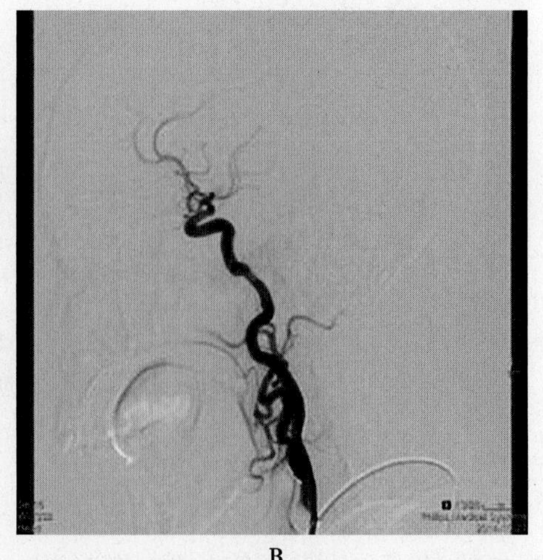

B

图 30-23 颈动脉狭窄

A. 颈内动脉狭窄;B. 狭窄治疗后。

（三）颅内肿瘤

对颅脑肿瘤进行 DSA 检查时，必须对颈内动脉、颈外动脉和椎动脉分别造影，颈内动脉、椎动脉通常取常规体位。但后颅窝有肿瘤时，颈外动脉需正位造影，采用与椎动脉正位（Towne 摄影）同样体位，更能将病变部位显示出来。根据肿瘤发生的部位，有时候也需要行椎动脉造影，多用患侧造影为好，尤其为恶性肿瘤，应行多血管的造影，了解肿瘤的供血情况。但后颅窝内有肿瘤时，也需进行双侧造影，见图 30-24。

由于 CT、MRI 对颅内肿瘤的诊断有较大的价值，DSA 的检查具有创伤性，目前对于颅内肿瘤的诊断与治疗，采用介入手段相应较少。关于对比剂注入条件，只要不是特殊的狭窄及闭塞，采用常规的条件注入。为了使肿瘤染色明显，也可适当增加对比剂的总量，减少流速。各血管的注射参数见表 30-2。

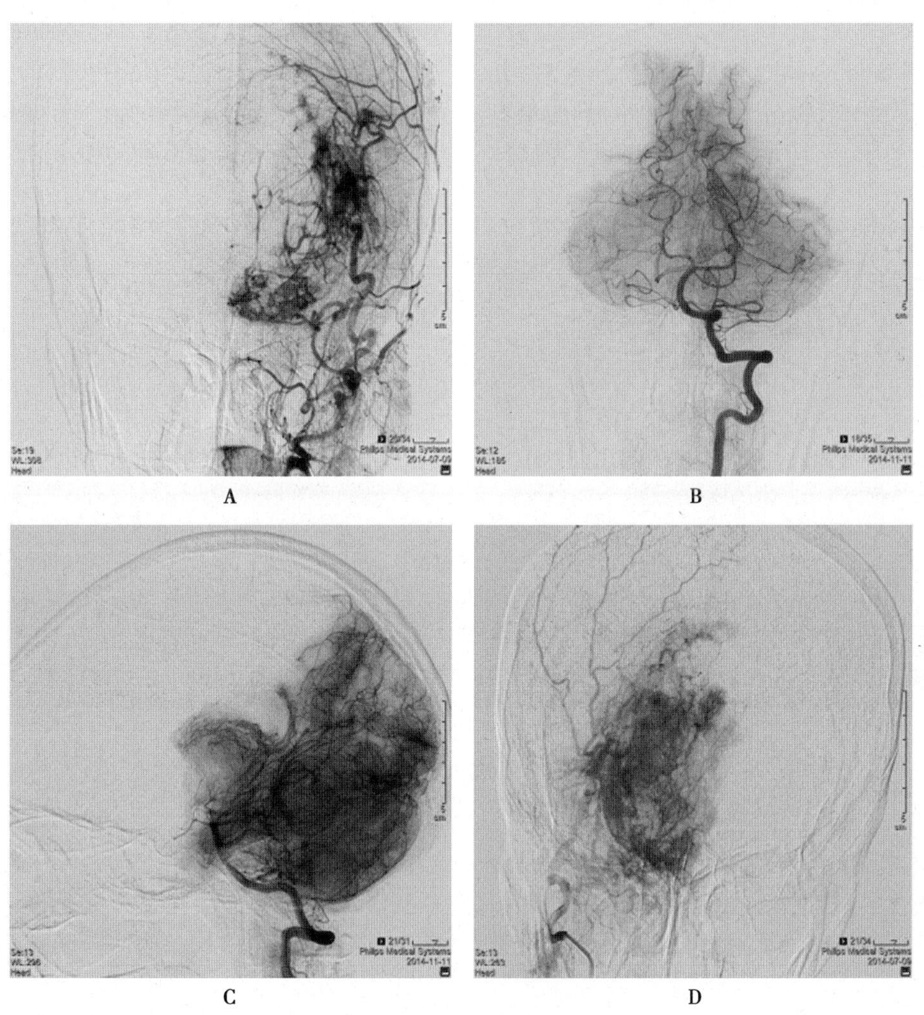

图 30-24 颅内肿瘤

A. 恶性肿瘤；B. 良性肿瘤；C. 良性肿瘤；D. 恶性肿瘤。

表 30-2 各血管的注射参数

部位	注射速率/（ml/s）	注射总量/ml	注射压力/PSI
颈内动脉	3~7	9~12	200~300
颈外动脉	3~4	5~6	200~300
椎动脉	3~4	7~8	200~300

注：1PSI = 6.89×10^3 Pa。

（四）头颈部病变的造影与介入治疗

1. **鼻出血介入治疗**　多由鼻部受外伤、鼻腔疾患、高血压、缺乏维生素 C 或 K 以及伤寒等急性传染病引起，血液从鼻孔流出而成鼻出血，鼻出血亦称为鼻衄。鼻出血量多时，又称为鼻洪或鼻大衄。也就是常见的出鼻血。常规治疗采用止血药，前后鼻孔填塞等对症治疗，若经保守治疗效果不佳者可采用介入栓塞治疗。即经皮股动脉穿刺导管插入靶血管，使用栓塞物质对靶血管进行栓塞，达到止血的治疗目的。

方法：采用 Seldinger 技术进行股动脉穿刺，并置放 5F、6F 的动脉鞘，以导丝作向导将 5F 的单弯导管进入颈外动脉，先行颈外动脉造影，明确瘤体的供血情况，确认供血动脉，再行超选择性插管，使导管送入靶血管。当进入目标血管后，应先在导管内注入少量对比剂，证实导管的位置后方可进行造影。颈外动脉造影参数：8~10ml，流率 2~3ml/s，压限 200~300PSI。颌动脉造影参数：5~6ml，流率 2~3ml/s，压限 200~300PSI。确认出血或病变血管后才能注射栓塞剂进行栓塞。要考虑对侧是否有血供，需要对对侧进行同样的造影，必要时也进行栓塞。根据不同的病变性质采用相应的栓塞材料，如 PVA 颗粒、明胶海绵等。栓塞后 3~5 分钟进行造影复查，核实栓塞情况。若栓塞不满意，则加大栓塞剂再进行栓塞，当造影见到供血的血管断流时，栓塞成功。图 30-25 为鼻咽纤维血管瘤的栓塞治疗。

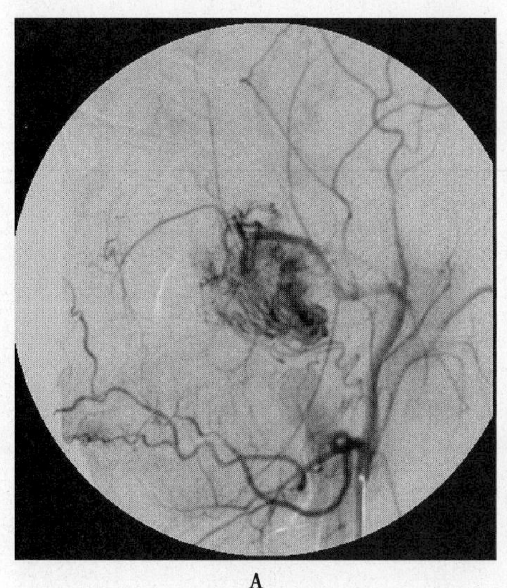

A

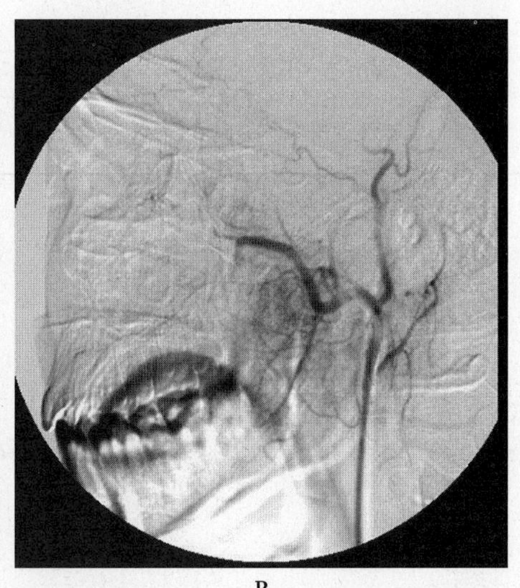

B

图 30-25　鼻出血

A. 血管瘤；B. 栓塞后。

2. **颈动脉体瘤的介入治疗**　颈动脉体瘤是一种较为少见的化学感受器肿瘤，为副神经节瘤的一种，发生于颈总动脉分叉部位的颈动脉体。此瘤紧紧包绕颈动脉，与邻近静脉、动脉及神经等多紧密粘着，具有极其丰富的血运，手术切除困难极大，术中容易损伤血管，甚至伤及颈动脉，造成大量失血和脑供血不足而致死亡。采用介入栓塞技术治疗颈动脉体瘤或在外科手术前进行栓塞，减少术中出血，收到良好效果，如图 30-26。

五、图像质量控制

（一）术前准备

1. **一般资料**　患者的资料信息：姓名、年龄、性别、病区、科室、床号、住院号及 DSA 号，认真核查。一旦有错应及时更正，防止机器工作后特别是传输到 3D 工作站或 PACS 系统，因资料信息的错误，造成医疗差错事件的发生。

2. **患者准备**　去除患者身上的异物，告知患者检查的注意事项，训练患者的呼吸运动，使之造影中能予以配合，减少运动伪影的产生。

3. **技师准备**　检查设备是否正常运行，在医师没有穿刺穿管前检查 DSA 的透视或采集功能，发现问题及时告知介入手术医师并上报科室负责人。根据手术情况备好高压注射器及相应的对比剂和连接装置。

（二）造影体位

1. **常规体位**　常规造影体位为头位和侧位，必要时增加左右前斜位。患者仰卧位时头颅矢状面垂直台面，透视下确定标准正位像，呈头位，岩骨投影在眼眶内，减少血管与岩骨的重叠，嘱患者闭气下采集图像。侧位像使双侧外耳孔重叠，前颅底呈线样，造影时获得标准的血管侧位图像。

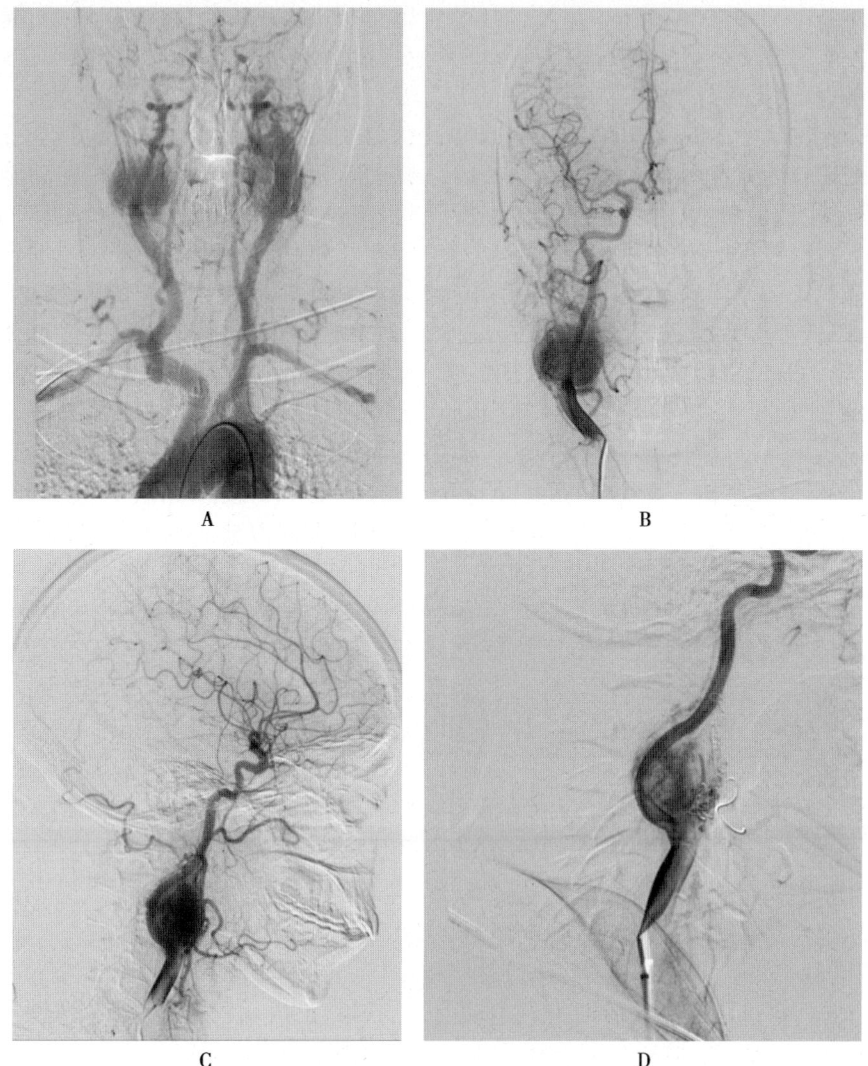

图 30-26　颈动脉体瘤

A. 双侧颈动脉体瘤；B. 右颈动脉体瘤；C. 颈动脉体瘤侧位；D. 手术后。

2. **特殊体位**　有些病变显示的角度比较复杂，需要采用特殊的角度或体位进行检查，要注意的是将兴趣区的图像放在显示屏的中心，避免失真和变形，提高影像质量。

（三）技术参数

1. **造影参数的选择**　根据不同部位的血管选择相应的造影参数，若对比剂量不足，血管显示不充分；延时时间不正确，减影图像不清晰。要根据实际情况合理使用造影参数，确保每次造影成功。

2. **特殊参数的选择**　旋转造影时若对比剂总量小，血管充盈不足，获得的 3D 重建图像效果差；延迟时间不准，不能有效显示病变血管，导致 3D 图像质量不佳。

3. **特殊功能的应用**　目前脑血管的造影与介入治疗，离不开 3D 和实时 3D 功能，3D 图像的质量直接影响病变的诊断和介入治疗，保证 3D 图像质量首先要做好旋转造影，同时对实时 3D 路径图的应用有很好的作用。也可以通过后处理的功能再次调节图像质量。

4. **技术操作**　图像感兴趣的显示，应放在显示屏的中心，否则，整体效果差。造影导管位置准确，防止导管头端贴壁，影响对比剂的血流动力学改变，导致造影图像质量不佳。

（四）伪影对图像质量的影响

1. **外来物体的伪影**　患者的耳环对脑血管造影的影响最大，必须取下。头上的发夹及头发的盘旋状都会影响图像质量，有的甚至与病变重叠。保证图像质量，必须处理好这些物体的影响。

2. **运动伪影**　造影中高浓度对比剂的快速注射，容易导致患者头疼，使患者头部运动，产生减影不干净甚至图像模糊。造影时要嘱患者闭气，在头部不能运动时进行采集图像。

3. **设备伪影** 多来自探测器面上的对比剂的污染，出现影像上固有的斑点。有时使用滤过板不当，导致图像部分遮盖等现象。做好术前的准备工作，确保手术的顺利进行。

（五）图像处理与后处理

1. **图像处理** 对于运动伪影可通过增加采集速率，提高图像质量，对已获得的不佳图像可以通过窗口技术进行调节。对于体厚的患者，图像噪声大，可适当增加辐射量，降低量子噪声，提高图像质量。

2. **图像后处理** 通过窗口技术进行调节图像，也可通过本身的软件如再重建、剪切、拼接等可以提高图像质量。

（罗来树 许美珍 余建明）

第三节 胸部 DSA 技术与介入治疗

一、血管解剖

（一）动脉系统

1. **胸主动脉** 胸主动脉起自心脏左室流出道，自主动脉口向右上升为升主动脉，约于第二胸肋关节（胸骨角平面）高度移行于主动脉弓。主动脉弓的凸面向上，自右至左分别发出头臂动脉、左颈总动脉和左锁骨下动脉。再向左下行走至第四胸椎水平移行于降主动脉，穿过膈肌裂孔后即为腹主动脉。正常人体的升主动脉、主动脉弓、降主动脉其外径：男性，分别为 31.2±0.5mm、28.5±0.5mm、22.0±0.4mm；女性，分别为 28.2±0.5mm、25.1±0.4mm、21.1±0.3mm。

2. **肺动脉** 肺动脉属于肺的功能性血管。肺动脉在左侧第二胸肋关节水平起自右心室，斜向左后上方行走，在主动脉弓下方，气管隆嵴的前方分出左、右肺动脉，全长 3～4cm。右肺动脉近似水平走行，位于升主动脉、上腔静脉后方，右气管的前方，主动脉弓的下方，全长约 5cm。随后分出右肺动脉上、下肺动脉干。右肺动脉下干再分出右中叶肺动脉和右下叶肺动脉。左肺动脉向左后上方行走，跨过左上叶支气管，全长约 3cm。分出左上叶肺动脉和左下叶肺动脉。远端的各级分支与相应的支气管伴行，支配相应的肺组织。

3. **支气管动脉** 支气管动脉属于肺的营养性血管。起自胸主动脉的脏支，数目及开口变异很大，右侧多为 1 支，左侧多为 2 支。也有部分发自肋间动脉、锁骨下动脉和腹主动脉等。其开口大部分在胸椎 4、5 水平，相当于气管隆嵴处。

4. **肋间动脉** 起自胸主动脉的壁支，节段性对称性分布，共有 9 对，分布于第 3～11 肋间隙。

5. **胸廓内动脉** 胸廓内动脉也叫内乳动脉。起于锁骨下动脉第一段下缘，于第 6 肋间隙水平分为膈肌动脉和腹壁上动脉两终支。

（二）静脉系统

1. **肺静脉** 左右各两支，分别为左肺上静脉和左肺下静脉，右肺上静脉和右肺下静脉。起自肺门，止于左心房。

2. **支气管静脉** 经支气管动脉流经肺部的血液回流主要有以下两个途径：

（1）肺外围部分的血液：在支气管壁内的静脉丛收集，汇集成较大的静脉干，进入肺静脉或直接回流到左心房。

（2）肺内侧中央部分的血液：经较细小的支气管静脉回流到奇静脉、上腔静脉或半奇静脉，最上肋间静脉，最后到左心房。

3. **上腔静脉** 接收来自头颈部和上肢各静脉的血，由左右无名静脉合成于右侧第一肋软骨水平，下行进入右心房，见图 30-27。

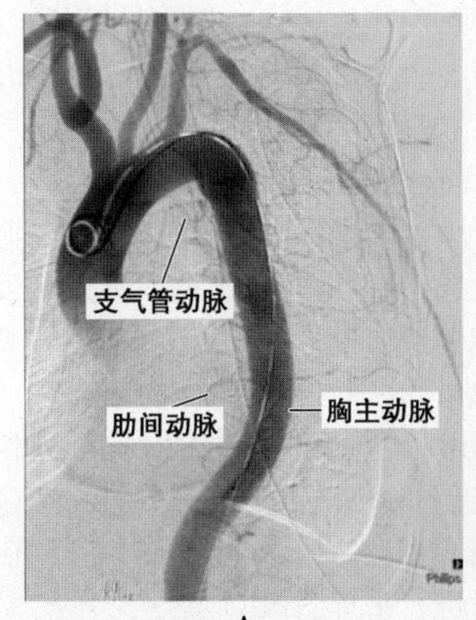

A

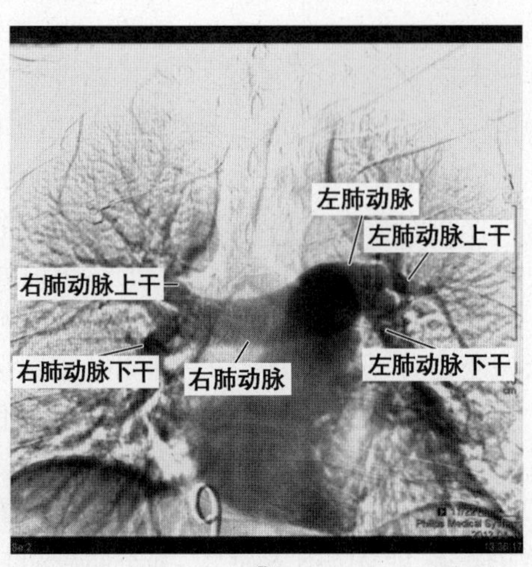

B

图 30-27 胸部血管图
A. 胸主动脉；B. 肺动脉。

二、造影技术

（一）手术操作

1. **肺动脉造影**　经股静脉穿刺插管，将 5F 的猪尾导管随导丝经下腔静脉至右心房达右心室，或经肘静脉或颈内静脉穿刺插管，导管随导丝经上腔静脉至右心房达右心室。导管头端可置于肺动脉主干或左右肺动脉分支，或右室流出道进行造影。

2. **支气管动脉造影**　在常规局部消毒后，应用 Seldinger 技术行股动脉穿刺插管，将 5F 的 cobra 导管插到第 5—6 胸椎水平，缓慢地上下移动寻找支气管动脉开口。当有嵌顿或挂钩感时，可能已插入支气管动脉，即用手推对比剂 0.5～1.0ml，在透视下观察支气管动脉的显示，确认没有与脊髓动脉共干后，注射对比剂进行造影。

3. **肋间动脉和胸廓内动脉造影**　肋间动脉造影方法与支气管动脉造影大致相同。胸廓内动脉一般行股动脉穿刺，选用 4F～5F 的单弯导管，进入主动脉弓，转动导管使导管头进入左或右锁骨下动脉，用导丝引导使导管头向前滑入胸廓内动脉，手推对比剂，在透视下观察胸廓内动脉的显示，确认后再把导管向前推进 2～3cm 后进行超选择性造影。

4. **上腔静脉造影**　可应用穿刺法，穿刺头臂静脉或贵要静脉或肘正中静脉。也可经股静脉穿刺插管，导管随导丝经下腔静脉至上腔静脉。采用猪尾导管进行造影。

（二）造影参数选择

对比剂浓度为 50%～60%离子型对比剂或相应浓度的非离子型对比剂。肺动脉主干造影时，对比剂用量为 15～20ml，流率 10～12ml/s，压限 600～900PSI；一侧肺动脉造影对比剂用量 10～20ml，流率 6～8ml/s；支气管动脉造影对比剂用量 4～6ml，流率 1～2ml/s，压限 250～300PSI，或手推对比剂；锁骨下动脉及腋动脉对比剂用量 8～10ml，流率 3～4ml/s，压限 300～400PSI；胸廓内动脉及肋间动脉对比剂用量 3～4ml，流率 1～2ml/s，压限 300～450PSI 或手推对比剂；上腔静脉造影，对比剂用量 15～20ml，流率 10～12ml/s，压限 400～600PSI。下腔静脉造影，对比剂用量 20～30ml，流率 12～15ml/s，压限 400～600PSI，见表 30-3。

表 30-3　胸部血管常用注射参数

检查部位	造影参数			摄影程序		
	流率/(ml/s)	量/次/ml	压力/PSI	帧数/(fp/s)	成像方式	延迟方式
主动脉	18～20	35～40	450～600	25	IADSA	延迟注射
肺动脉(单)	6～8	10～12	150～300	25	IVDSA	延迟注射
支气管动脉	1～2	4～6	150 或手推	3～6	IADSA	延迟注射
锁骨下动脉	3～4	8～10	150	3～6	IADSA	延迟注射
肋间动脉	1～2	3～4	150 或手推	3～6	IADSA	延迟注射
上腔静脉(插管法)	8～10	15～25	300～400	2～4	IVDSA	延迟注射

（三）造影体位

1. 肺动脉造影常规取正位成像，必要时加摄斜位或侧位。

2. 支气管动脉造影常规取正位成像，必要时加摄斜位或侧位。

3. 肋间动脉和胸廓动脉造影常规取正位成像，必要时加摄斜位或侧位。

4. 上腔静脉造影常规取正位成像，必要时加摄斜位或侧位。

三、图像处理

（一）补偿滤过

由于肺部的密度不一致，在做心脏检查时，肺部的透亮度增加，图像的背景亮度加大，影响图像质量。在采集图像时，在肺野内加入一些密度相对低的物质，或使用光谱滤过器，使 X 线在被照射区衰减接近均匀，防止饱和伪影的产生。

（二）呼吸性移动对策

为防止因呼吸产生的伪影，在采集图像时使患者屏气，或采取短暂的停止呼吸，减少运动伪影的产生。

四、相关病变的介入治疗

胸痛是一种常见而又能危及生命的病症，造成胸痛的原因很多，包括急性冠脉综合征（ACS）、主动脉夹层、肺栓塞（PE）、张力性气胸、心包炎、心脏压塞和食管破裂等。胸痛中心是为急性胸痛的急危重症患者提供快速,高效,规范的诊疗救治系统。主要治疗急性冠脉综合征,急性心肌梗死,心绞痛,主动脉夹层,肺栓塞等重症疾病。这里介绍胸主动脉夹层的腔内治疗和肺栓塞的介入治疗。

(一) 胸主动脉夹层的腔内治疗

胸主动脉夹层是指胸主动脉腔内高速、高压的血流从破损的主动脉内膜进入主动脉壁内,使主动脉中膜和外膜分离,外膜继而扩张膨出形成夹层动脉瘤。胸主动脉夹层是一种发病急,临床表现凶险,预后差,死亡率高的主动脉疾病。根据内膜破裂口部位与主动脉夹层累及的范围,进行不同的分型,其分型方法主要有 DeBakey 和 Stanford 两种分型法。

DeBakey 分型:

Ⅰ型:破裂口位于升主动脉,扩展累及腹主动脉;

Ⅱ型:破裂口位于升主动脉,病变仅限于升主动脉;

Ⅲ型:破裂口位于降主动脉,累及降主动脉或腹主动脉。

Stanford 分型:A 型(相当于 DeBakey 分型中的Ⅰ型和Ⅱ型)和 B 型(Ⅲ型)。其中 A 型占主动脉夹层比例大,为 60%~70%,无论破裂口位于哪一部位,只要累及升主动脉者,都属于 A 型。破裂口位于降主动脉,但未累及升主动脉者都属于 B 型。

方法:根据术前的 CTA 检查决定手术入路,对支架植入的入路侧股动脉进行切开,直视下以 Seldinger 方法进行股动脉穿刺,再采用“黄金”标记导管进行主动脉弓部造影,了解破裂口的位置及夹层情况,同时对颅内供血动脉与主动脉关系进行评估,主要为左锁骨下动脉及左椎动脉。对主动脉的大小、破裂口的位置进行测量,确认植入支架的位置、大小及长度。通过实时减影与实时蒙片的对比,确认支架的植入点。当确认无误时,更换导丝,送入支架,边释放边观测支架打开情况。释放结束后,进行造影复查,评估支架释放的位置,是否有内漏形成或对其他组织供血的影响,见图 30-28。

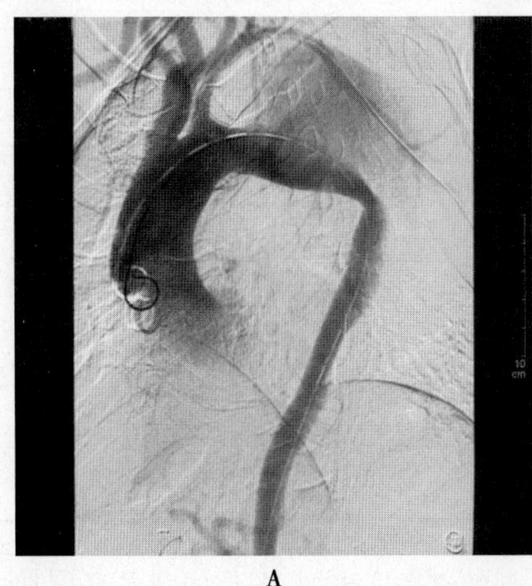

A

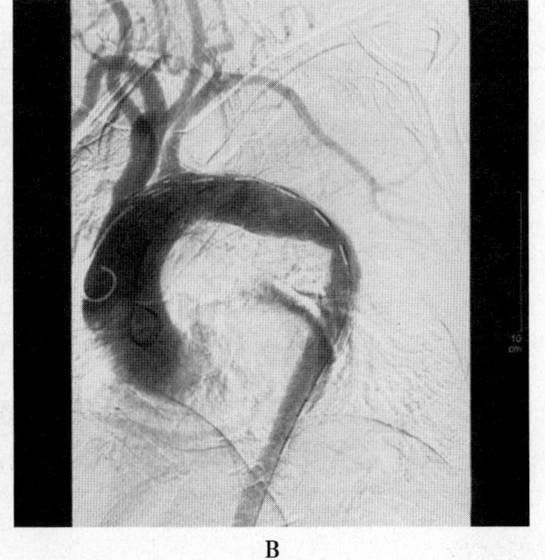

B

图 30-28　胸主动脉夹层

A. 胸主动脉夹层;B. 支架植入后。

(二) 肺栓塞的介入治疗

肺栓塞(pulmonary embolism,PE)是由于肺动脉或其分支被脱落栓子堵塞而引发的面色苍白、出冷汗、呼吸困难、胸痛、咳嗽等症状的严重疾患,为仅次于冠心病和高血压病的第三大心血管疾病。

目前常用的介入治疗方式包括:经导管肺动脉内溶栓术,经导管血栓抽吸术、经导管碎栓术和覆膜支架植入术等。经导管肺动脉内溶栓术理论上可使局部高浓度溶栓药物与血栓直接接触,缩短药物灌注时间,减少溶栓药物剂量,降低出血风险,与全身用药相比,具有用药量小、靶向性强和并发症少等优点。经导管取栓术最初是通过大注射器手动抽出血栓,有效率可达 76%,此后人们生产了相关器械用于此类患者,例如,Amplatez 取栓装置可利用高速叶轮将血栓粉碎成微粒,再利用负压将血栓吸出;Straube 导管利用高速涡流击碎血栓,并利用涡流产生的负压吸出碎解血栓,临床都称吸栓术。但这些器械价格较贵,国内产品少。这种技术除了用于肺动脉,同时也用于髂、股及下腔静脉的血栓吸取,临床效果好,目前临床正逐步开展。经导管碎栓术是利用机械方法将堵塞肺动脉的血栓打碎,从而使肺动脉再通的一种方法,可利用的碎栓工具有猪尾导管、导丝和球囊导管等,该方法仅限于动脉干等粗大血管的栓塞。碎栓术的目的并非将巨大血栓彻底打碎成微小血栓,而是迅速解除肺循环的中心阻塞,并让血流从血栓中通过。由于血流是"最好的溶栓剂",血流流通后,在抗凝治疗的协助下,血栓最终将逐渐溶解。至于支架置入术,较少使用,更多的是作为一种备用手段。

介入治疗不仅能够快速开通肺动脉主干,保证血流通畅,挽救患者的生命,同时能在很短的时间内将肺动脉内血栓彻底清除,理论上还能减少慢性血栓栓塞性肺动脉高压的发生,如图 30-29。

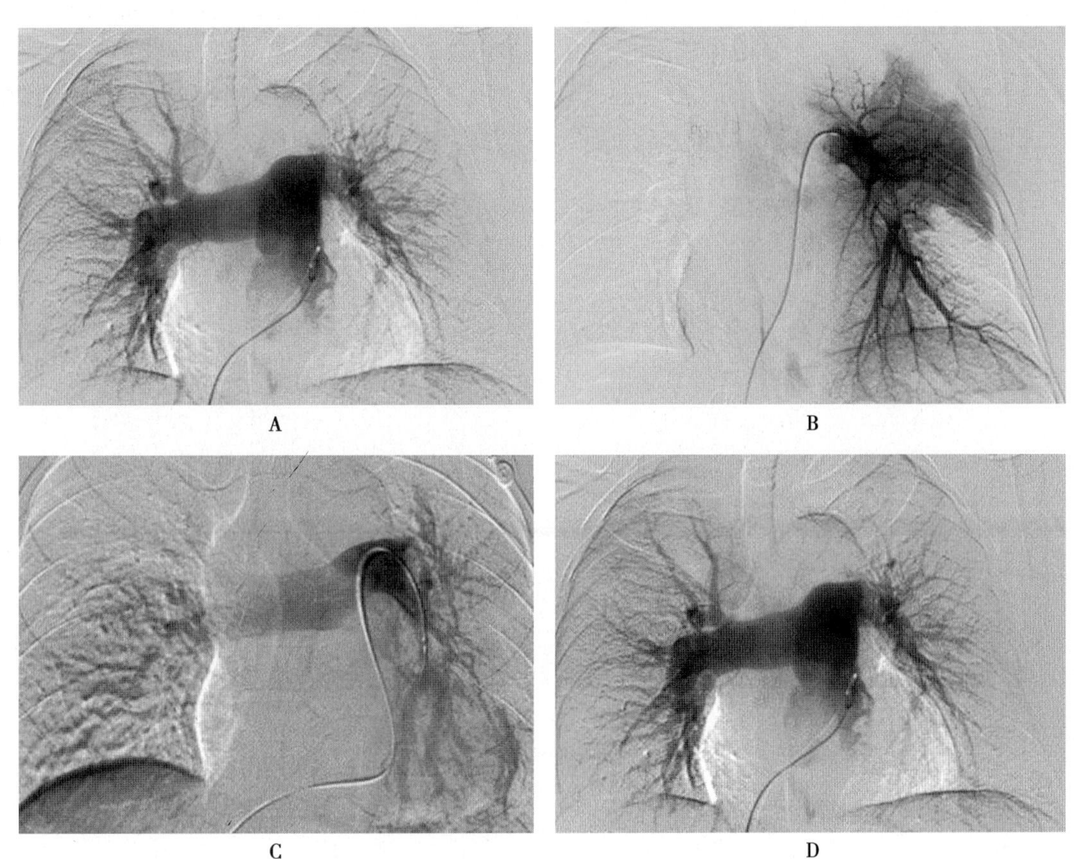

图 30-29　肺动脉
A. 左肺动脉主干造影;B. 左肺动脉血栓;C. 左肺动脉溶栓;D. 左肺动脉溶栓后。

(三) 支气管动脉的灌注与栓塞术

1. 支气管动脉灌注疗法(BAI)　原发性肺癌是呼吸系统最常见的恶性肿瘤,根据肿瘤生长的部位,临床上分为中心型肺癌和周围型肺癌。肺癌的基本治疗方法是手术、放疗和化疗,能手术者应尽早施行手术,根除病灶。晚期不能手术者或手术后复发者,采用支气管动脉灌注疗法。根据肺癌主要是由支气管动脉供血这一特点,利用支气管动脉插管将导管插入支气管动脉内,将抗癌药物注入靶血管,达到在短时间内杀伤癌细胞的目的。经导管动脉内灌注药物可以提高靶器官的药物浓度,不增加外周血的药物浓度。因为药物疗效不仅与自身的药理作用和病变对药物的敏感性有关,而且与病变局部的药物浓度和药物与病变接触的时间长短等因素有关。

支气管动脉的灌注治疗常用于晚期不能手术且远处无转移的肺癌;肺部肿瘤的手术前局部化疗;手术后复发;同时与放射治疗结合。

方法:采用 Seldinger 技术进行股动脉穿刺,并置放 5F、6F 的动脉鞘,将 5F 的 Corbra 导管送入胸主动脉,当导管顶端到达第四、五胸椎水平,气管隆嵴处进行钩挂。当进入支气管动脉后,进行选择性支气管动脉造影,确定供血的支气管动脉后,固定导管。将抗癌药物用生理盐水稀释后缓慢地注射到把血管。注射结束后观测患者变化,在透视的监视下拔出导管,包扎穿刺点。

2. **支气管动脉栓塞术(BAE)**　支气管动脉栓塞术是经皮穿刺导管插入支气管动脉,使用栓塞物质对靶血管进行栓塞,使靶血管闭塞,达到治疗目的。

支气管动脉栓塞术主要用于患者有反复咯血史,不宜手术者;对于咯血量>200ml/24h,内科治疗无效者;反复咯血原因不明者。

方法:采用 Seldinger 技术进行股动脉穿刺,并置放 5F、6F 的动脉鞘,将 5F 的 Corbra 导管送入胸主动脉,当导管顶端到达第四、五胸椎水平,气管隆嵴处进行钩挂。当先对病变侧血管进行探找,当进入支气管动脉后,应先在导管内注入少量对比剂,经证实后方可进行造影。一般需要进行双侧的支气管动脉造影,确认出血或病变血管,有时需要进行超选择性造影才能明确病变部位,防止支气管动脉与脊髓动脉相通,产生误栓所致截瘫。病变部位明确后注射栓塞剂进行栓塞。根据血管不同的管径、病变不同的治疗方式采用相应的栓塞材料,如 PVA 颗粒、明胶海绵或弹簧圈。栓塞后 3~5 分钟进行造影,核实栓塞情况,若栓塞不满意,加大栓塞剂再进行栓塞,当造影见到血管断流时,栓塞成功,见图 30-30。

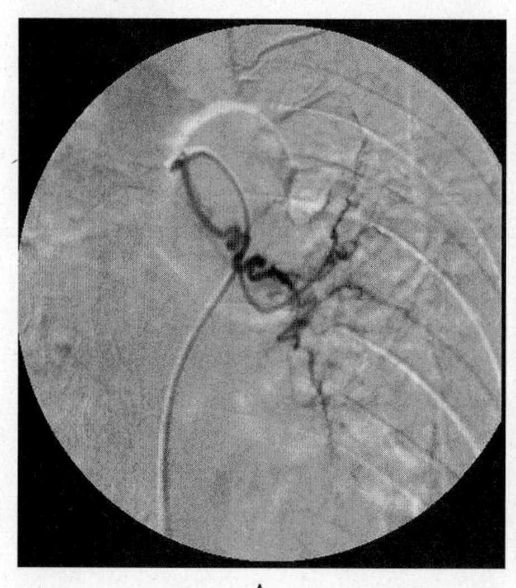
A

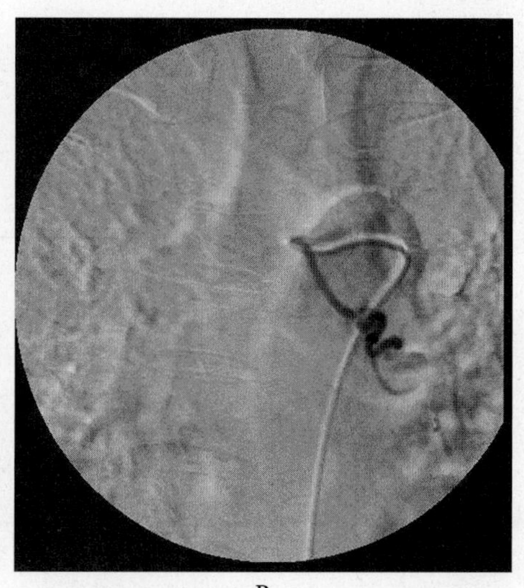
B

图 30-30　支气管动脉栓塞

A. 左支气管动脉造影;B. 栓塞后。

五、图像质量控制

(一)术前准备

1. **一般资料**　患者的资料信息:姓名、年龄、性别、病区、科室、床号、住院号及 DSA 号,认真核查。一旦有错应及时更正,防止机器工作后特别是传输到 3D 工作站或 PACS 系统,因资料信息的错误,造成医疗差错事件的发生。

2. **患者准备**　去除患者身上的异物,告知患者检查的注意事项,训练患者的呼吸运动,使之造影中能予以配合,减少运动伪影的产生。

3. **技师准备**　检查设备是否正常运行,在医师没有穿刺穿管前检查 DSA 的透视或采集功能,发现问题及时告知介入手术医师并上报科室负责人。根据手术情况备好高压注射器及相应的对比剂和连接装置。准备测量工具及标记物质,用于手术的测量评估。

(二)造影体位

1. **常规体位**　常规造影体位为正位,胸主动脉为左前斜位。必要时增加左右侧位。主动脉夹层置入单分支支架时,为了显示左锁骨下动脉与左颈总动脉的位置关系,需要在左前斜位上加头位或足位。

2. **其他体位**　对呼吸困难者可采用半卧位或导管床倾斜角度,机架也同时倾斜相应角度,减少影像失真。对于上肢需要手术者,应加上手托板,图像尽量与平板的轴线一致。

(三)伪影对图像质量的影响

1. **运动伪影**　即运动引起的血管造影的图像与蒙片图像解剖位置偏移,减影对图像不能完全重合,减影不彻底,产生伪影。主要为呼吸运动及心跳引起运动伪影。因此,在胸部 DSA 介入治疗手术前,反复训练患者呼吸运动,即患者深吸气后屏气,或直接屏气,达到屏气后静止状态。对于无法配合的患者采用被动屏气(即患者闭嘴,操作人员捏住鼻子)下或提高采集帧数进行图像采集。呼吸运动及心跳是引起运动伪影的主要因素,也是影响图像质量的主要因素,控制好呼吸运动对于图像质量至关重要。

2. **饱和伪影**　X 线衰减值的动态范围超过图像信号处理规定的动态范围,即为欲照射区厚度密度相差太大,不是密度大的部位,就是密度低的部位的局部视频信号饱和,失去信息,形成一片均匀亮度的无 DSA 信号的盲区,称为饱和状伪影。因为心脏密度大,肺组织密度低;膈上肺组织与膈下肝组织间密度差异大,这些区域产生饱和伪影。采用密度补偿器可降低心脏与肺组织、膈上肺组织与膈下肝组织间密度差异,提高图像质量。

3. **异物伪影**　主要为密度高的异物伪影,如衣服上金属纽扣、饰物以及电极片、电极线等,这些异物如与血管重叠,在血管减影成像时,导致血管中断、狭窄等假象,直接影响图像质量,影响诊断与介入治疗。

(四) 质量控制的具体措施

1. 去除患者身上的异物;
2. 合理摆放被检者的体位;
3. 缩小被照体至探测器的距离;
4. 根据患者具体情况选择合适的技术参数;
5. 术前反复训患者的呼吸运动,使之手术中能予以配合。

(许美珍　罗来树　余建明)

第四节　心脏大血管与冠状动脉 DSA 技术与介入治疗

一、血管解剖

(一) 正常心脏外形及特点

心脏位于胸腔内两肺之间,约 2/3 居正中线左侧,1/3 居正中线右侧,于第二肋至第五肋之间。心底宽而朝向右上方,有大血管由此出入;心尖朝向左下方,心尖向左前下方体表投影位置,相当于左侧第五肋间隙,锁骨中线内侧 1~2cm 处。心脏的大小相当于本人的拳头,形状像倒置圆锥体,长轴约与正中矢状面成 45°向左下倾斜。其前面比邻胸骨,大部分为右心室和右心房,小部分为左心室和左心房;后面比邻食管、大血管和脊椎骨,主要为左心房,小部分为右心房;两旁比邻肺,右缘主要为右心房,左缘上方小部分为左心房,下方是左心室;下面是膈肌,主要为左心室,如图 30-31。

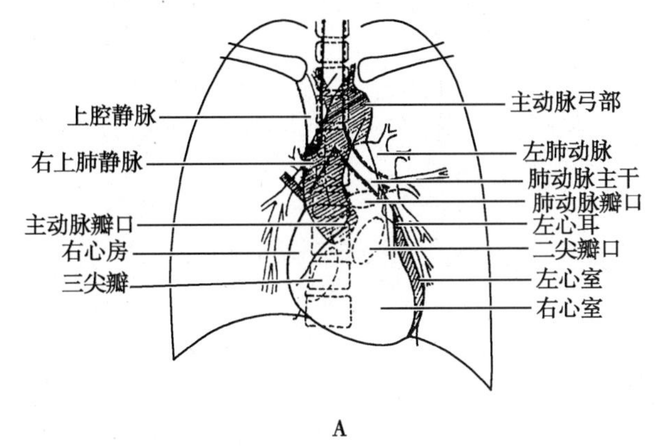

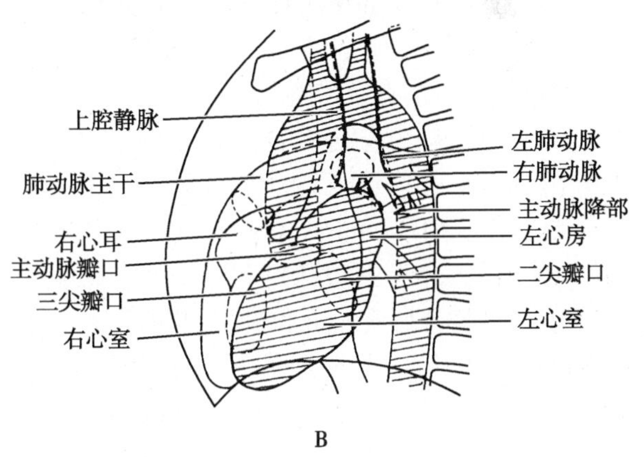

图 30-31　心脏解剖
A. 心脏解剖正位;B. 心脏解剖侧位。

(二) 正常心腔结构

1. **右心房(right atrium)**　位于心的右上部,其前部呈锥形突出,遮于主动脉根部右侧,称右心耳(right auricle),右心房可分为前、后二部,前部为固有心房,后部为腔静脉窦(sinus venarum cavarum)。两部在心表面以叫作界沟(terminal sulcus)的浅沟分界。心房内面与界沟对应处,形成的一条纵形的肌肉隆起,称为界嵴(crista terminalis)。固有心房内面有从界嵴向前发出的平行肌隆起,叫作梳状肌(pectinate muscle),右心耳内面的肌隆起则交织成网。腔静脉窦内壁光滑,其后上部有上腔静脉口,后下部有下腔静脉口,前下部有房室口。下腔静脉口与房室口之间有冠状窦口,口的下缘有冠状窦瓣。在下腔静脉口的前内侧缘有一镰状皱襞称下腔静脉瓣。在右心房的后内侧壁,房间隔的下部有一浅窝称卵圆窝(fossa ovalis),为胎儿时期的卵圆孔在出生后闭锁形成的遗迹。右心房前下方为右房室口，由此通向右心室。

2. **右心室**（right ventricle）　位于右心房的前下方，右室腔以室上嵴（supraventricular crest）为界分为流入道与流出道两部分，流入道内壁由交错排列的肉柱即肌小梁构成，其入口即右房室口，周径平均为 11mm 左右。在其纤维瓣环上附着三片瓣膜，分别称作前瓣、后瓣和隔瓣，即为三尖瓣（tricuspid valve）。瓣膜的尖端指向室腔，瓣的边缘与室面通过数条结缔组织细索——腱索（chordae tendineae）连于乳头肌。乳头肌（papillary muscle）是从室壁突向室腔的锥状肉柱。流出道是右室腔向左上延伸部分，壁光滑，腔逐渐变窄形似倒置的漏斗，故也称漏斗部或肺动脉圆锥。出口为肺动脉口，通向肺动脉干，纤维瓣环上有三个半月瓣，即肺动脉瓣（valve of pulmonary trunk）。右心室壁较薄，有 5~8mm。

3. **左心房**（left atrium）　构成心底的大部分，是心脏最靠后上的部分。其向左前方突出的部分称左心耳（left auricle），其内肌小梁交织成网。左心房后部腔壁光滑，于左心房的后壁，有左上、下肺静脉和右上、下肺静脉四个入口。左心房的出口为左房室口，位于左心房的前下部。

4. **左心室**（left ventricle）　位于右心室的左后下方，近似圆锥形，室壁厚 12~15mm，为右心室壁厚的 2~3 倍。左心室腔也分为流入道和流出道。流入道的入口为左房室口，位于左心室的右后上方。口周缘有纤维环，上附有两个近似三角形的瓣膜叫作二尖瓣（mitral valve）。前（尖）瓣较大，位于前内侧，介于主动脉口和左房室口之间，借此将左心室腔分为流入道和流出道两部分。后（尖）瓣较小，位于后外侧。前、后瓣底部连合在一起。二尖瓣的边缘和心室面的腱索连于乳头肌。左心室流出道壁光滑无肉柱，它的出口为主动脉口，位于左房室口的前侧，其周缘的纤维环上附有三个半月形袋状的瓣膜，称主动脉瓣（aortic valve），分别叫作左半月瓣、右半月瓣和后半月瓣，瓣膜大而坚韧。瓣膜与动脉壁之间的内腔称主动脉窦（aortic sinus）。在主动脉右窦和左窦处分别有右冠状动脉和左冠状动脉的开口。心室收缩时，血液推动二尖瓣，关闭左房室口，同时冲开主动脉瓣，血液射入主动脉。心室舒张时，主动脉瓣关闭，阻止血液倒流回左室，同时二尖瓣开放，左房血液流入左室。

（三）房间隔与室间隔

1. **房间隔**（interatrial septum）　介于左、右心房之间，由于左心房位于右心房的左后方，故房间隔呈斜位，约与正中矢状面成 45°。房间隔的两侧面为心内膜，中间夹有结缔组织和心房肌纤维。房间隔在卵圆窝处最薄，主要由结缔组织构成，房间隔缺损多发生于此。

2. **室间隔**（interventricular septum）　位于左心室、右心室之间。室间隔可分为肌部和膜部。肌部构成室间隔下部的绝大部分，室间隔上部一小部分纤维组织为膜部，其上部靠近主动脉瓣和下方的卵圆区，即心房与心室交界处较薄弱，为室间隔缺损的好发部位。

（四）冠状动脉与冠状静脉

冠状动脉是供应心肌血、氧的血管，它的解剖形态颇多变异。在正常情况下冠状动脉分出两大主枝，为左冠状动脉（left coronary artery，LCA）和右冠状动脉（right coronary artery，RCA），分别开口于升主动脉的左、右冠状动脉瓣窦，见图 30-32。

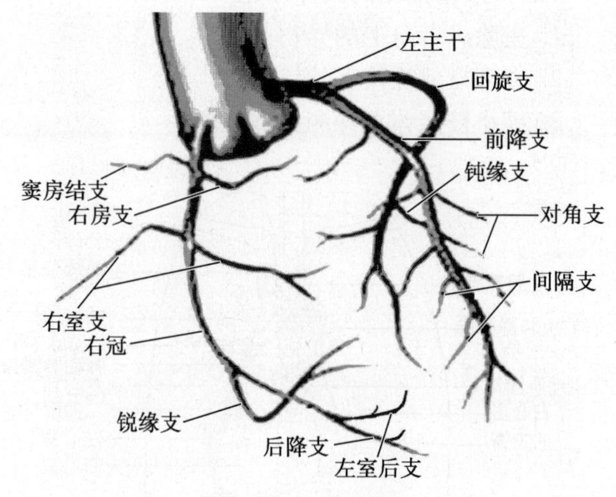

图 30-32　冠状动脉

1. **左冠状动脉**　发自主动脉的左冠状动脉窦，左冠状动脉主干（LM）开口直径 4~5mm，长度 0.5~2cm，主要分支有前降支和回旋支。

前降支（LAD）为冠状动脉主干的直接延续，沿前室间沟下行，再绕过心尖切迹到达心脏后壁，在后室间沟下 1/3 处与右冠状动脉的后降支相吻合。前降支向左侧发出数支对角支（2~6 支不等）、向右侧发出数支平行而细小的间隔支等分支，供血区域有主动脉和肺动脉总干根部，部分左心房壁，左心室前壁，部分右心室前壁，大部分心室间隔（上部和前部），心尖区和前乳头肌等。

回旋支(LCX)从左主干发出后,多与前降支成角(约 40°~150°不等)沿左房室沟向后绕行,回旋支发出的分支颇多变异,主要分支有数支钝缘支,心房支。回旋支的供血区域有左心室侧壁和后壁,左心房,有时还供血到心室膈面、前乳头肌、后乳头肌,部分心室间隔,房室结、房室束和窦房结。

2. **右冠状动脉**　起于主动脉右冠状动脉窦,主干在肺动脉起始部和右心耳之间进入右房室沟,向右下绕心脏锐缘至心脏膈面,然后经房室沟与后室间沟交叉点,直达右心室后下缘,为右心室和心脏膈面心肌供血。主要分支有窦房结支、右圆锥支、右房支、右室前支、锐缘支、右室后支、左室后支,后降支、房室结支等。右冠状动脉供血区域包括右心房、窦房结、右心室流出道、肺动脉圆锥、右心室前壁、右心室后壁、心室间隔下 1/3 和房室结。右冠状动脉占优势的患者尚供血到部分左心室和心尖部。

3. **冠状静脉**　多伴行相邻的冠状动脉,如心大静脉也称左冠状静脉,心中静脉亦称右冠状静脉。常由心大、心中和心小静脉汇入冠状静脉窦,最后注入右心房。

二、造影技术

(一) 心血管造影

心血管造影(angiocardiography)是通过心导管向心脏和大血管的某些部位注入对比剂,使心脏血管显影,以显示心脏及血管解剖结构。由于心血管造影可以观察到其他检查难于观察到的病理改变,如肺部动脉发育情况,大血管的位置,心内血分流方向等。因此,大多数复杂的心脏病都要进行此种检查,是临床诊断心血管疾病金标准之一。目前临床主要应用选择性血管造影,它能直接显示造影部位的血管病变情况,对心血管疾病的诊断、治疗起决定性作用。

1. **手术操作**　选择性右心房、右心室及肺动脉造影,是经股静脉穿刺插入 5F~7F"猪尾巴"造影导管,按造影目的分别将导管置于右心房中、右心室流出道、肺动脉主干等处进行造影。左心房造影可在右心房、右心室或肺动脉内注射对比剂,经肺循环使左心房显影,也可用穿刺房间隔的方法将导管从右心房送入左心房造影;左心室造影从股动脉、桡动脉或肱动脉穿刺并插入猪尾巴导管进入左心室进行造影。

2. **造影参数选择**　对比剂浓度为 300~370mgI/ml 非离子型对比剂。主动脉及左心室造影每次 40~45ml,流率 18~20ml/s;左、右心房造影每次 25~30ml,流率 10~12ml/s;右心室 35~40ml,流率 18~20ml/s;肺动脉主干造影每次 15~20ml,流率 14~16ml/s。注射压力选用 300~900PSI,见表 30-4。

表 30-4　心血管常用注射参数

检查部位	造影参数			摄影程序		
	流率/(ml/s)	量/次/ml	压力/PSI	帧数/(fp/s)	成像方式	延迟方式
心脏、大血管	18~20	35~40	450~600	25	IADSA	延迟注射
左冠	2~3	8~10	手推或机注	15	IADSA	延迟注射
右冠	2~3	6~8	手推或机注	15	IADSA	延迟注射

3. **造影体位**

(1) 正位:标准后前位。

(2) 侧位:仰卧水平左或右侧位。

(3) 长轴斜位:左前斜(LAO)45°~65°,同时向头侧倾斜(CRA)25°~30°。此位置主动脉窗将充分展开,室间隔前半部及二尖瓣环常呈切线位,左室流出道拉长显示,肺动脉主干及左下肺动脉延续部展开等。适用于选择性左、右心室造影。

(4) 四腔位:又称肝锁位。身体长轴向右斜与台面中线成 20°~30°,左前斜(LAO)40°~50°,同时加足位(CAU)45°。此时,整个房间隔和室间隔的后半部呈切线位,四个房室互相分开,房室瓣也分开且呈正面观。适用于房室通道型室间隔缺损(如心内膜垫缺损)、二尖瓣骑跨及单心室等的选择性左心室造影;三尖瓣骑跨或三尖瓣闭锁时的选择性右心房造影;三尖瓣关闭不全、单心室或右心室双出口的选择性右心室造影等。

(5) 半轴位:又名肺动脉轴位。患者仰卧,取正头位(CRA)45°~55°,让肺动脉分叉部基本与 X 线垂直。以显示肺动脉瓣、主干、分叉及左右肺动脉分支,此时主、肺动脉也分开。适用于法洛四联症、肺动脉狭窄或异位肺动脉等的选择性右心室和肺动脉造影；或假性动脉干及主、肺动脉间隔缺损时的主动脉造影等。

(6) 延长右前斜位：右前斜(RAO)30°～35°，同时头倾(CRA)20°～30°，让 X 线与右室流出道及肺动脉几乎垂直。展开主、肺动脉的前后关系，充分显示右室流出道、肺动脉瓣、肺动脉主干及其右侧分支，适用于选择性右心房、右心室和肺动脉造影。

(7) 右前斜位：通常取右前斜 30°，可观察左心功能、心室壁病变及二尖瓣功能。

(8) 其他：LAO 20°～35°加 CRA 20°～30°体位，可显示房间隔及室间隔后部；RAO 30°～45°体位，可观察二尖瓣反流等。对于先天性心脏病，需灵活设计某些复合倾斜角度的摄影体位，以清晰地显示病变解剖部位。

(二) 选择性冠状动脉造影

选择性冠状动脉造影(selective coronary arteriography)是诊断冠心病的"金标准"。它不仅能准确地判断冠状动脉内病变的程度与范围，还能通过发现受损血管数目和受损心肌范围，而准确地判断预后。

1. 手术操作 冠状动脉造影常用血管径路为股动脉或桡动脉穿刺插管(图 30-33)，将导管分别选择性插入左、右冠状动脉口部，试注对比剂证实导管在冠状动脉口内，先进行冠脉口内压力检测，避免导管嵌顿入冠状动脉口内，如压力正常即可行冠状动脉造影。一般情况下，先做左冠状动脉造影，后做右冠状动脉造影。有时冠脉开口变异，难以找到的情况下，可先行左心室造影，了解左室功能、冠状动脉开口及主动脉形态等情况，便于选择冠脉造影导管型号和指导插管。

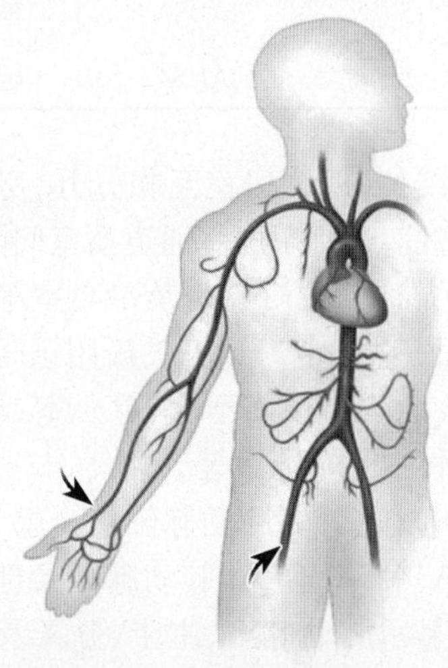

图 30-33 冠状动脉造影常用血管径路

(1) 股动脉入路：动脉穿刺成功后，选用贾金斯冠状动脉导管(Judkins 导管)，引入左冠状动脉导管，当导管尖端达到升主动脉时，左冠状动脉导管抵住升主动脉右壁，将管尖抵住升主动脉左侧壁慢慢下滑，导管尖即可顺利进入左冠状动脉口。以 1～2ml 对比剂先行试验推注，并观察冠脉内压力正常，确认插管位置恰当，然后手推对比剂约 6～8ml/次，以 15～30 帧/s 数字录像多体位投照进行造影检查，左冠状动脉造影结束后，在左前斜位透视下，右冠状动脉导管抵达升主动脉右冠窦底，轻轻提拉和旋转导管头端使其转向右侧，轻轻上下滑动，一般都可顺利进入右冠状动脉口。以 1～2ml 对比剂先行试验推注，并观察冠脉内压力正常，确认插管位置恰当，然后手推对比剂，每次 3～5ml。右冠状动脉开口变异较多，因此插管较为困难，操作者应轻柔、耐心。

(2) 桡动脉入路：经皮桡动脉穿刺插管时，选用桡动脉多功能松斯冠状动脉导管，可避免因更换导管而造成桡动脉痉挛的发生。在透视下，将导管经桡动脉送至主动脉窦底部，使其前端成形，操纵导管使其头端位于左冠状动脉开口附近，轻轻提拉和旋转导管头端即可进入左冠状动脉开口。以 1～2ml 对比剂先行试验推注，并观察冠脉内压力正常，确认插管位置恰当即行多体位造影，左冠状动脉造影结束后，在左前斜位透视下，将导管头端移至主动脉瓣缘水平窦底处，管头向前，轻送并旋转至右侧，轻轻上下滑动，即可进入右冠状动脉口。

经桡动脉冠脉介入入路优点：手部的双重循环，减少手部的缺血，穿刺部位骨面扁平无骨突，减少穿刺部位出血，穿刺部位无主要神经血管走行，无神经损伤的风险．减少穿刺点并发症，减少患者术后观察时间，进而降低患者的费用，使患者提前下床活动，改善患者术后的下肢活动能力，使患者感到舒适。

桡动脉入路缺点：桡动脉较细，容易发生痉挛，穿刺插管有一定的失败率，术后有部分患者可出现狭窄甚至闭塞。由于手掌有桡动脉和尺动脉双重供血，即使桡动脉闭塞一般也不会有感觉。极个别患者可发生骨筋膜室综合征、手臂神经损伤等严重并发症。行桡动脉插管前需行桡动脉处的艾伦试验(Allen test)，以确定其可行性。

艾伦试验：检查手部的血液供应，桡动脉与尺动脉之间的吻合情况。用来评价桡动脉穿刺插管的成功率。方法：①术者用双手同时按压桡动脉和尺动脉；②嘱患者反复用力握拳和张开手指 5~7 次至手掌变白；③松开对尺动脉的压迫，继续保持压迫桡动脉，观察手掌颜色变化。若手掌颜色 10 秒之内迅速变红或恢复正常，即艾伦试验阴性，表明尺动脉和桡动脉间存在良好的侧支循环；相反，若 10 秒手掌颜色仍为苍白，艾伦试验阳性，这表明手掌侧支循环不良，阳性严禁从桡动脉穿刺做介入手术，见图 30-34。

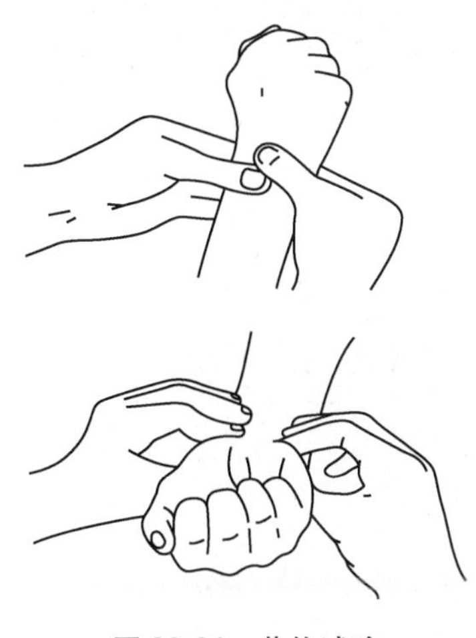

图 30-34　艾伦试验

2. **摄影体位**

（1）左冠状动脉主干：摄影体位通常为 LAO 45°+CRA（25°~30°）或 LAO 45°+CAU（25°~30°）（即蜘蛛位横位心时采用）在此两方位可以观察到左冠状动脉主干及前降支，回旋支的开口处；正 CRA 30°可显示左冠状动脉主干远端；如左主干较短时，RAO 30°加头位或者足位也可以较好地展示左主干。

（2）左前降支：摄影体位通常为 LAO（30°~45°）+CRA（20°~25°）可对左前降支近端和中段以及对角支和室间隔穿支开口部位清晰观察，RAO（35°~55°）+CRA（15°~25°）或加 CAU 25°也是显示左前降支近段较好的投照角度；正 CRA（30°~35°）为左前降支中段、远段显示的最佳摄影体位。

（3）回旋支：摄影体位通常为 RAO 30°+CAU（15°~25°）、正 CAU（25°~30°）、LAO 45°+CAU（25°~30°）能清晰显示左回旋支。

（4）右冠状动脉：摄影体位通常为 LAO 45°，能对右冠状动脉起始部至后降支的血管节段作清晰显示；RAO 30°+CAU（15°~25°）亦是较好显示右冠状动脉主干的体位；LAO（30°~45°）+CRA（20°~25°）可显示右冠状动脉后降支和左室后支；正 CRA（20°~25°）亦可较好显示后降支和左室后支的体位，见图 30-35。

3. **摄影参数选择**　对比剂选用非离子型对比剂，浓度为 300~370mg/ml，左冠状动脉每次 6~8ml，右冠状动脉每次 3~5ml，手推对比剂 1~2s 内匀速推完，以每秒 15~30 帧连续采集影像。

（三）旋转冠状动脉造影

经股动脉或桡动脉穿刺插管，将导管分别选择性插入左、右冠状动脉口部，为获得较好的旋转采集序列，首先需要将患者置于等中心位，即在后前位和侧位透视下使感兴趣区都在视野的中心。然后在非透视下进行常速旋转轨迹测试，以确保机架运动过程不会遇到障碍。准备好高压注射器推注对比剂。按下旋转采集键后机架即开始按设定轨迹高速旋转采集。对比剂完全显示整个冠状动脉，通常在旋转运动停止延迟数秒钟后，停止采集。应注意的是对比剂注射在旋转前开始，在旋转结束后终止，准备的对比剂总量应用超过 4ml/s 乘以旋转时间。旋转采集的机架旋转角度左冠为 RAO 30°+CRA 25°至 LAO 50°+CA 25°；右冠为 LAO 60°至 RAO 30°。根据每例患者冠脉血流的特征及影像采集所需要时间的调整对比剂用量及注射速率。一般用法是右冠旋转采集用 12ml 对比剂，每秒注射 3ml，左冠旋转采集用 16ml 对比剂，每秒注射 4ml。所有造影采集都采用 30 帧/s。

旋转冠状动脉造影主要优点是应用较少的对比剂及射线辐射量即能显示大量的冠脉病变信息。旋转冠状动脉造影对比剂的应用减少了近 1/5，辐射剂量明显减少。旋转冠状动脉造影减少了辐射剂量且没有损失完整冠脉造影的优势。旋转冠状动脉造影实际上比标准冠脉造影提供了更多的冠脉信息。提供了冠状动脉树额外信息，尤其是开口病变，分叉病变及明显偏心病变；减少了术者寻找最佳投射角度对技术熟练度的依赖程度。

三、图像处理

（一）屏幕图像

屏幕图像包括透视图像和采集图像。

1. **透视图像**　透视图像一般采用小视野，低脉冲，前后及左右倾角，以及缩光器组合使用。操作简单，不但保证了图像质量，患者与介入医师的辐射剂量也大大降低。透视时焦点与影像平板的距离尽可能的远，患者与影像平板的距离尽可能的近。可通过放大摄影，来减少噪声，减少散射线，使

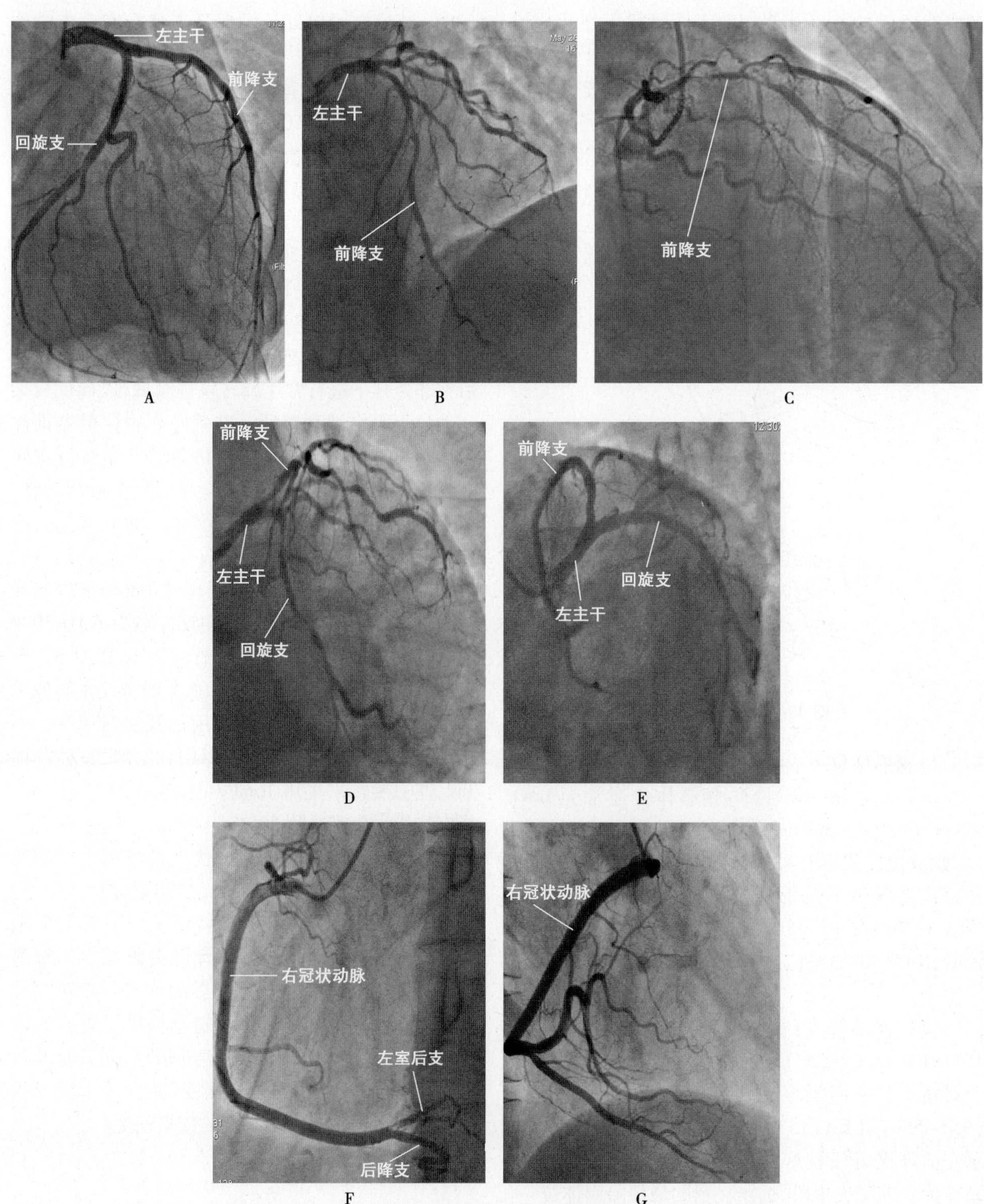

图 30-35　冠脉造影摄影体位

A. RAO 30°+CAU 25°；B. CRA 30°；C. RAO 50°+CRA 20°；D. CAU 30°；E. LAO 45°+CAU 25°；F. LAO 45°；G. RAO 30°。

图像更加清晰。插管过程及治疗中，采取间断脉冲透视，缩小透视野，应用静态分屏路标技术及窗口技术，可充分显示血管的开口及其走行，有利于导丝及导管超选择性的插入，在保证整个造影、治疗质量的前提下，缩短手术时间，提高手术效果和成功率，减少医患双方的放射损伤。超选时应用高脉冲或连续脉冲透视以得到优质的透视影像。

2. 采集图像　心脏冠脉与左室造影可应用15F/S 或 30F/S。多角度全方位观察心血管情况，避免漏诊。另外，高压注射器的应用至关重要，注射延迟、X 线延迟、流量(注射速度 ml/s)、注射总量(ml)、注射压力(PSI)等均应根据不同部位精心设计。在介入治疗时应将患者的空曝区及肺部区域应用滤板技术进行遮挡,增加图像均匀性、减少噪声等。

(二) 照片图像

通过对图像窗宽窗位调节、放大及多幅显示,测量、打印排版、感兴趣区选择等,进行校正后存储,刻录与打印。3D 图像可通过三维重建软件对 3D 图形切割,导航引导等在全方位旋转状态下同步观察,选择最佳血管解剖状态进行图像的存储、打印与刻录。

1. 左心室造影心功能分析　经外周动脉(股动脉、桡动脉)经皮 Seldinger 穿刺,动脉穿刺成功后,放入血管鞘,经血管鞘引入 6F 或 7F 猪尾巴导管至左心室造影,采用 RAO 30°角度投照,对比剂选用非离子型对比剂,浓度为 300~370mg/ml,用量,成人一般 35~40ml,每秒 18~20ml 连续注射;儿童以 1.25~1.5ml/kg 体重计算,每秒 13~16ml 连续注射。以每秒 15~30 帧连续采集影像。以观察心室壁的的收缩功能及室壁运动情况。利用心功能分析软件,首先,进行导管校正,校正因子为导管外径和图像中的导管外径之比。避免造影时导管刺激引起的早搏期,选取舒张末期容积(EDV)和收缩末期容积(ESV)。采用 Simpson 法测定左室射血分数(LVEF),射血分数(EF)=(EDV-ESV)/EDV。射血分数是目前临床上最常用的心脏功能指标。由于它是心室每搏量与心室舒张末期容积的比值,射血分数的正常值及变异范围:成人正常的左室射血分数(LVEF)为 60%±7.0%,通常认为,静态 LVEF<50%即为心室功能降低。EF 主要是反映心肌的收缩力,因此它受前负荷、后负荷、心肌抑制药,如奎尼丁、胺碘酮、普罗帕酮、维拉帕米等,酸中毒和心肌缺血等影响。所以评估心脏功能时,须要结合患者的临床情况。

2. 定量冠状动脉狭窄分析　常规多体位分别做左、右冠状动脉造影,选取冠脉狭窄显影最佳体位,首先,进行导管校正,校正因子为导管外径和图像中的导管外径之比。选取冠脉狭窄段截取其近端及远端正常血管直径为参考血管直径,与病变处血管直径之比,自动分析靶血管病变的长度、直径、狭窄处最小直径、狭窄率、参考血管直径、分叉病变夹角等。

3. 自动角度投照分析系统(Compart 软件)　冠状动脉造影(CAG)是目前确诊冠状动脉粥样硬化性心脏病最有价值的检查手段,也称之为"金指标",但由于投照体位的不当,冠状动脉显影影像质量较差,造成误诊或漏诊,不能满足临床影像诊断需要。Christiaens 和 Dumay 把感兴趣血管段假设成直线段,通过在两幅不同角度(两角度之间角度差大于 30°以上)的造影图像上分别选取血管段的始点和末点,利用向量间的几何关系来获得最佳造影角度。Compart 分析软件基于同样的原理。

冠状动脉造影术是利用导管对冠状动脉解剖进行放射影像学检查的一种介入性诊断技术,又是一种有创伤性的诊断技术,要求操作熟练,造影投照体位把握准确,要求能清楚地暴露冠状动脉的主支和分支血管的全貌及血管开口处的情况。通过 Compart 软件(自动角度投照分析系统),冠状动脉显影的最佳投照体位与心脏位置类型(横位心、垂位心等)的特异性关系,尽量做到 X 线的投照方向与冠状动脉走行垂直,在该角度下的造影图像中感兴趣血管段具有最小投影缩短和被其他血管最小遮盖。最佳造影角度下的血管狭窄百分比测量能显著提高其定量分析的精度。从而为冠心病诊断提供可靠的解剖和功能信息,为介入治疗或冠状动脉搭桥术方案的选择奠定科学依据。

(三) 图像存储与传输

光盘存储图像根据机器配置的不同有多种刻录速度可供选择,通常有 16×、24×、48×刻录。刻录速度提高的同时,坏盘概率也随之提高,如对速度无特殊需要,常规使用 24×即可达到使用要求。有条件时可编制患者数据库以便查询。将影像资料传输到医院的影像存储与传输系统(picture archiving and communication system,PACS)。利用计算机信息技术可以高速、高效的检索、复制、传递图像,真正实现了医学图像信息资源的共享。图像的跨科室、医院、地区流动,减少了等待检查结果的时间,方便了医生检索相关图像,有利于迅速诊断和治疗,无损、高效的图像传输,提高了远程会诊的质量。

四、相关病变的介入治疗

(一) 左心耳封堵术

左心耳是左心房内狭长、弯曲的管状盲端。其特殊的解剖结构和纤维走形使心电活动在左心耳内的传导有别于左心房。近年研究发现,左心耳不仅是血栓形成的常见部位,也是房性心律失常产生和维持的重要部位。非瓣膜性心房颤动患者中,约 90%的血栓源自左心耳。手术切除左心耳已在瓣膜性心脏病手术中普及,但外科左心耳结扎很难达到完全封闭,有 1/3~1/2 患者的左心耳与左房间有残余交通。经皮左心耳封堵术因操作相对简单易行、创伤小、成功率高已被用于临床。

1. 适应证

(1) 房颤发生时间>3 个月,持续性房颤,或是长期持续性和永久性房颤患者(非风湿性瓣膜病所致)已经出现出血并发症或很可能出现出血并发症者。

(2) 有华法林应用禁忌证或无法长期服用华法林;口服抗凝药的顺应性低,不愿意长期采用口服抗凝疗法者。

(3) 大于 18 岁。左心耳封堵术理论上存在升高左房压力以至组织和电重构的可能,远期会在多大程度上抵消左心耳封堵益处尚缺少相关研究。因此,倾向于将患者年龄上调。对有缺血性卒中史的患者,如存在华法林禁忌证,可适当将年龄放宽。总体上,经皮左心耳封堵术最适宜的人群可能为超过 75 岁的卒中高危患者,原因在于:①此类患者是导管消融的相对禁忌人群;②华法林抗凝本身的出血风险已被证实甚至高于其预防血栓的效能;③该人群预期寿命可能不足以使左心耳封堵潜在的负面效应显现。

(4) CHADS2-VAS 评分≥2 分。C:充血性心力衰竭;H:高血压;A:年龄≥75;D:糖尿病;S:脑卒中史/短暂性脑缺血发作;V:心血管疾病;A:年龄 65~74;S:女性。

(5) HAS-BLED 评分≥3 分。H:高血压;A:肾和肝功能异常;S:卒中;B:出血;L:INRs 易变;E:高龄(如年龄>65 岁);D:药物或酒精。

(6) 可长期服用氯吡格雷和阿司匹林。

(7) 其他(如职业原因)。

2. 禁忌证

(1) 左房内有活动性血栓;

(2) 左心耳深度不够;

(3) 心功能不良,合并感染性疾病者。

3. 手术操作

(1) 左心耳形态个体化差异较大:不同患者的左心耳形态差异较大。左心耳形态分为四类,即鸡翅类(约占 48%)、仙人掌类(30%)、风向袋类(19%)和菜花样类(3%)。不同形态的左心耳,其卒中、短暂性脑缺血发作的趋势不同,其中菜花样左心耳与发生卒中的相关系数最高。

(2) 左心耳封堵器的类型:左心耳封器发展至今已有很多种类,已经临床应用的主要有 3 种:PLAATO(Ev3 公司,美国)、WATCHMAN(Atritech 公司,美国)和 Amplazer 封堵器。以 WATCHMAN 左心耳封堵器及组件为例,其结构见图 30-36。

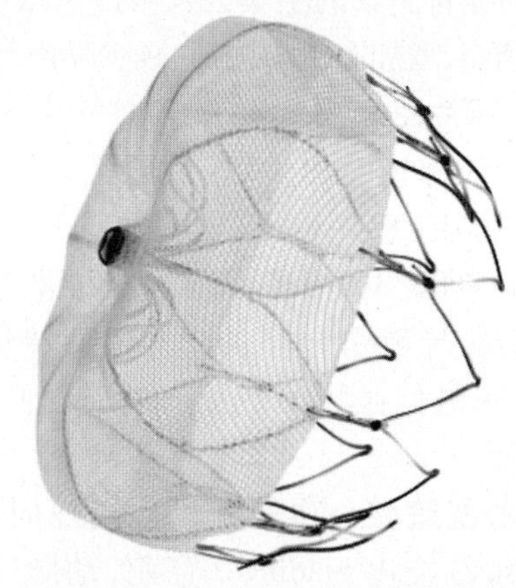

图 30-36　WATCHMAN 左心耳封堵器

1) 骨架为镍钛诺结构,尺寸(直径):21mm、24mm、27mm、30mm、33mm;镍钛合金支架的左心房面覆盖聚酯膜,心耳面开放,环绕封堵器体部装配倒钩,可使其与左心耳壁稳定固定。

2) 左心耳封堵系统组件(图 30-37):房间隔穿刺通路系统,有单弯、双弯两种,外径 14F(4.7mm),内径 12F,工作长度 75cm;封堵器输送系统等。

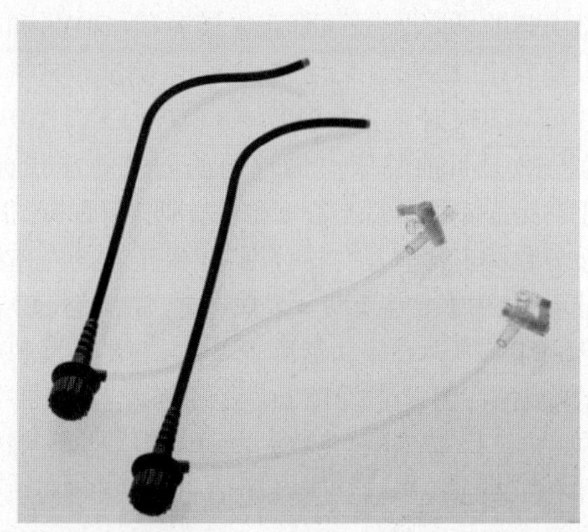

A

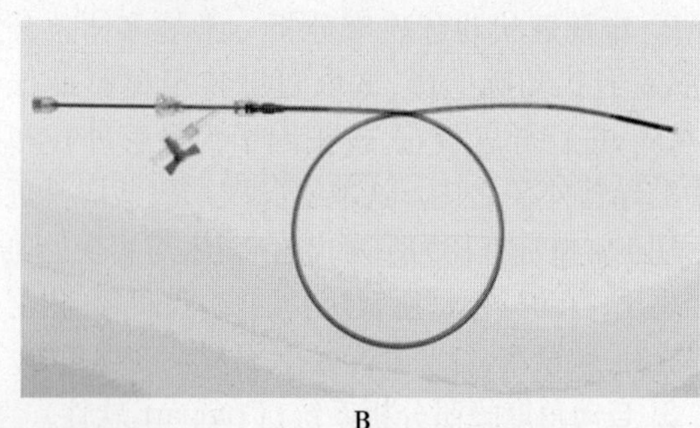

B

图 30-37　左心耳封堵系统组件
A. 房间隔穿刺通路系统;B. 左心耳封堵组件递送系统。

（3）术前常规检查：三大常规、肝肾功能、血糖、血脂、电解质、凝血、血型、D-二聚体、肌钙蛋白 I、传染病筛选、心电图、心脏彩超、胸片、动态心电图等。术前国际标准化比率（international normalized ratio，INR）：1.5～2.0。术前 3 天停用华法林，改低分子量肝素皮下注射；如果术前未停用华法林，术中肝素酌情用量，术前常规二代头孢静脉滴注，预防术中感染，术前 8 小时禁食禁水。

（4）术中操作：术中麻醉插管（全麻），建立静脉通路，食管超声观察排除左心耳血栓，测量左心耳口部直径和深度（口部直径需要<31mm），LVEF（>30%可以做封堵）。股静脉穿刺，置入血管鞘，行房间隔穿刺，建议穿刺位置在房间隔中下靠后。将猪尾管定向到左心耳，采用 RAO 30°加头位/足位 20°做左心耳部造影，观察其形态、测量左心耳口部大小及深度。选择合适尺寸的封堵器，封堵器直径的选取取决于左心耳开口的最大直径，左心耳开口直径应在 17～31mm 之间，左心耳可用深度应大于或等于开口直径，见表 30-5。

表 30-5　封堵器大小与左心耳开口大小对应关系

左心耳最大开口/mm	器械尺寸（无挤压状态）/mm
17～19	21
20～22	24
23～25	27
26～28	30
29～31	33

导引鞘定位与操控进入左心耳，为了更好地观察左心耳结构以及确定导引鞘的头端位置，应多视角多方法观察。左心房造影至少 RAO 30°头位/足位多方位观察；TEE 至少 0°～135°扫视。导引鞘在向心耳尖部或者心耳壁推进到深处时，多视角观察尤为重要。寻找左心耳中合适的位置，平稳缓慢的展开封堵器（至少 3～5 秒），确保封堵器远端未发生前移，封堵器展开过程中，禁止向前推。

封堵器释放前所有释放条件都必须满足：（position）位置——封堵器最大直径平面刚好在或稍远于左心耳开口平面；（anchor）锚定（稳定性）——倒刺嵌入组织，封堵器位置稳定；（size）大小——封堵器相对于原直径压缩 8%～20%；（seal）封堵——封堵器覆盖开口平面，左心耳所有瓣叶都被封堵。如果需要，封堵器可以回收（部分或整体）重新放置（图 30-38）。

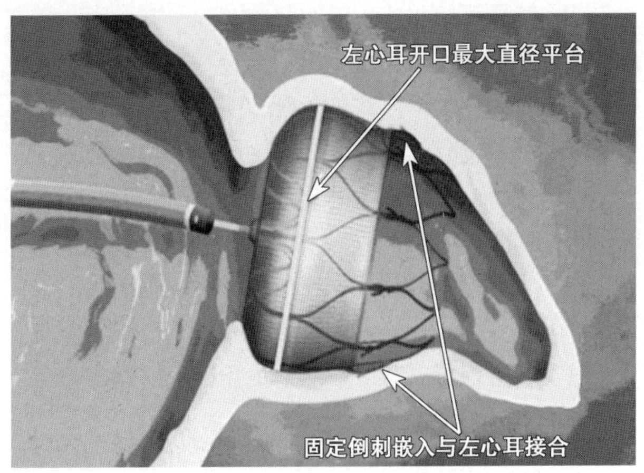

图 30-38　左心耳封堵成功理想位置

4. **术后抗凝**　患者需要术后服用华法林至少 45 天（有效 INR 内），45 天以后，TEE 评估血流是从封堵器周围还是封堵器内部流出的，如果左心耳封堵完全，或者残存血流小于 5mm，则可停止服用华法林，患者应继续服用阿司匹林和氯吡格雷直至术后六个月，术后 6 个月后，继续服用阿司匹林。如果残存血流大于 5mm，则应继续服用华法林，TEE 下确定残存血流小于 5mm 后再继续阿司匹林治疗。

5. **并发症**

（1）急性心脏穿孔及心脏压塞；

（2）血栓栓塞并发症；

（3）封堵器移位或脱落。

（二）动脉导管未闭介入封堵术

动脉导管未闭（PDA）是最常见的先天性心脏病之一。目前治疗方法主要有介入封堵术、开胸结扎术、胸腔镜手术等。开胸结扎手术，其创伤大，术后恢复时间较长，且会遗留明显的瘢痕。而介入治疗具有安全、有效、创伤小、康复快、并发症少等优点。介入治疗已是动脉导管未闭的首选治疗方法。

1. **适应证**

（1）Amplatzer 法：

1）左向右分流不合并需要外科手术的 PDA；

2）PDA 最窄径≥2mm，年龄通常≥6 个月，体重≥4kg；

3）PDA 外科手术后残余分流。

（2）可控弹簧栓子法：

1）左向右分流不合并需要外科手术的 PDA；

2）PDA 最窄径（Cook 弹簧圈≤2mm，Pfm 弹簧圈≤3mm），其余同 Amplatzer 法。

2. **禁忌证**

（1）Amplatzer 法：

1）依赖 PDA 存在的心脏畸形；

2）严重肺动脉高压并已导致右向左分流；

3）败血症，封堵术前 1 个月内患有严重感染；

4）活动性心内膜炎，心内有赘生物；

5）导管插入途径有血栓形成。

（2）可控弹簧栓子法：

1）窗形 PDA；

2）其余同 Amplatzer 法。

3. **手术操作**　经皮 Seldinger 穿刺右股动脉、股静脉成功后，放入血管鞘，先用猪尾巴导管行降主动脉造影，采用左侧位投影，确认其导管的位置、大小、形态。建立股静脉—右心房—右心室—肺动脉—动脉导管—降主动脉的半轨道，选择比测量动脉导管宽度大 4~8mm 的封堵器及合适的输送鞘管系统，在透视下送入封堵器，卡于动脉导管内，重复左侧位降主动脉造影，无残余分流，既可释放封堵器，完成治疗，见图 30-39。

4. **术后处理**

（1）穿刺侧肢体制动 6 小时，卧床 20 小时，局部沙袋压迫 6 小时。

（2）用抗生素 1 天。

（3）术后 24 小时、1 个月、3 个月、6 个月及 12 个月复查经胸超声心动图。

5. **并发症**

（1）溶血：应尽量完全封堵 PDA，避免产生喷射性残余分流。一旦发生溶血多采用非手术疗法，包括应用激素、碳酸氢钠等，酌情输血；也可采用可控弹簧栓子再次封堵；若无奏效且患者病情有恶化之趋势应行外科手术。

（2）封堵器脱落：操作要规范，封堵器定位要准确。发生封堵器脱落应酌情采用异物钳夹取；若不成功则行手术处理。

（3）主动脉及肺动脉夹层：为预防其发生，应轻柔操作，一旦发生视病情采取非手术治疗、带膜支架置入或外科手术；若为肺动脉夹层也可尝试经动脉侧送导丝建立股动脉—PDA—肺动脉—股静脉轨道，然后进行封堵。

（4）左肺动脉及降主动脉狭窄：若有明显压差应更换或取出封堵器。

（5）残余分流：少量残余分流可随访观察；中量以上残余分流应行再次封堵术或外科处理。

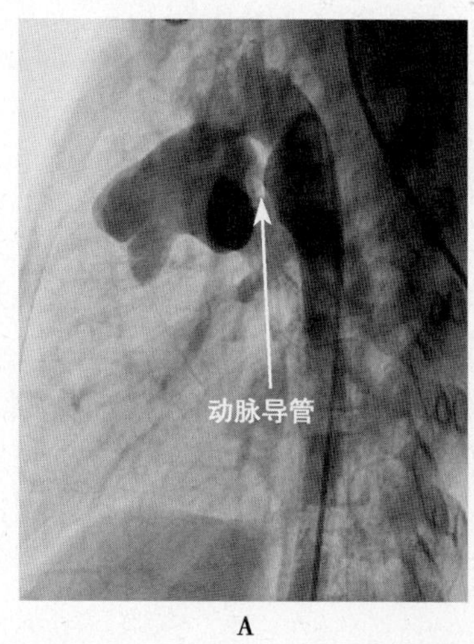

A

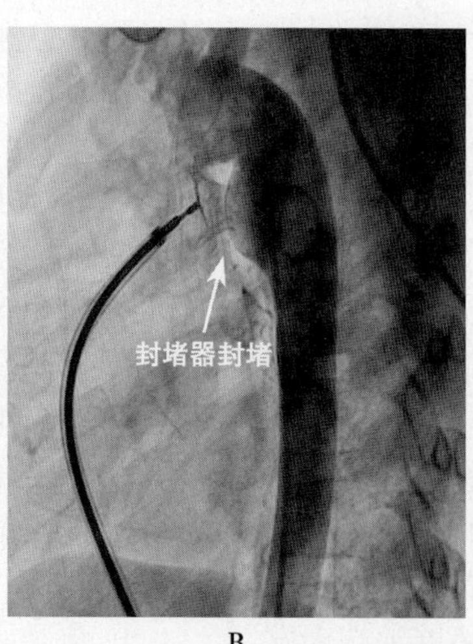

B

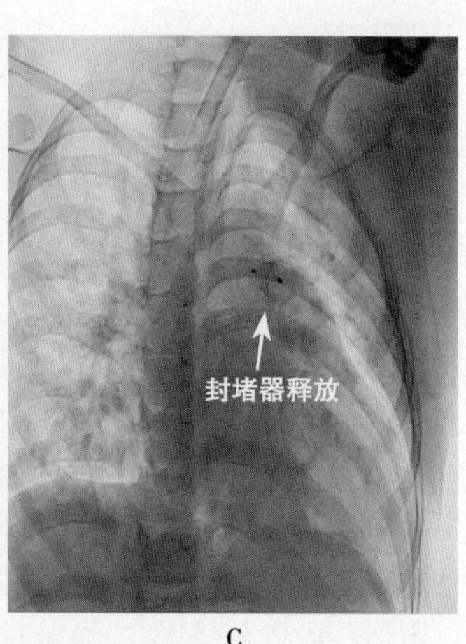

C

图 30-39　动脉导管未闭封堵术

A. 降主动脉造影显示 PDA；B. 封堵器封堵 PDA；C. 封堵器释放后。

（三）房间隔缺损介入封堵术

房间隔缺损（ASD）是先天性心脏病中最常见的一种病变。介入封堵术安全性高，手术操作时间短，术后恢复快。采用经股静脉穿刺的方法，将封堵伞送入心房，补贴固定在房间隔缺损处，阻断房水平左向右分流，恢复正常血液循环。

1. **适应证**

（1）继发孔房间隔缺损：分流方向为左向右，同时具备以下条件——①缺损直径≥3mm，≤34mm；②右心房室扩张，有右室容量负荷增加的指征；③缺损边缘至冠状静脉窦，上下腔静脉口及右上肺静脉的距离≥5mm；④缺损边缘至房室瓣环距离≥7mm；⑤房间隔缺损左向右分流不伴有重度肺动脉高压。

（2）继发孔房间隔缺损外科术后残余分流。

2. **禁忌证**

（1）原发性房间隔缺损及冠状静脉窦型房间隔缺损；

（2）最大直径≥34mm，边缘组织过软，尤其是下腔静脉端及房室瓣环部位房间隔缺损；

（3）房间隔组织发育差，有大的房间隔瘤者；

（4）合并重度肺动脉高压者；

（5）合并其他必须手术矫治的畸形者；

（6）合并血栓、感染、败血症或其他严重并发症者。

3. **手术操作**　局麻或全麻下穿刺股静脉，放入血管鞘，经血管鞘进入端侧孔多功能导管到右心房，行右心导管检查；静脉推注肝素 100U/kg。将 260cm 加硬导丝从右心房经房间隔缺损处进入左心房，置于左上肺静脉内，再更换输送鞘管于左房内。根据术前彩超测量房间隔缺损大小，选择比测量缺损大 4~6mm 的封堵器及合适的输送鞘管系统至左房内，在透视及超声心动图监测下，先打开封堵器的左房侧伞，回撤至房间隔缺损的左房侧，固定输送导管，继续回撤鞘管打开封堵器的右房侧伞。经透视及超声心动图下监测封堵器位置及形态达满意且无残余分流时，可少许用力反复推拉输送鞘管，重复超声及透视，当封堵器固定不变，可操纵旋转柄释放封堵器。撤出鞘管，压迫止血（见图 30-40）。

4. **术后处理**

（1）入病房监护。

（2）术后肝素抗凝 24 小时。

（3）口服阿司匹林，小儿 3~5mg/（kg・d），成人 3mg/（kg・d），6 个月；封堵器直径≥30mm 患者可酌情加服波立维，成人 75mg/d。

（4）应用抗生素。

（5）术后 24 小时、1 个月、3 个月、6 个月、12 个月复查超声心动图、心电图及 X 线胸片。

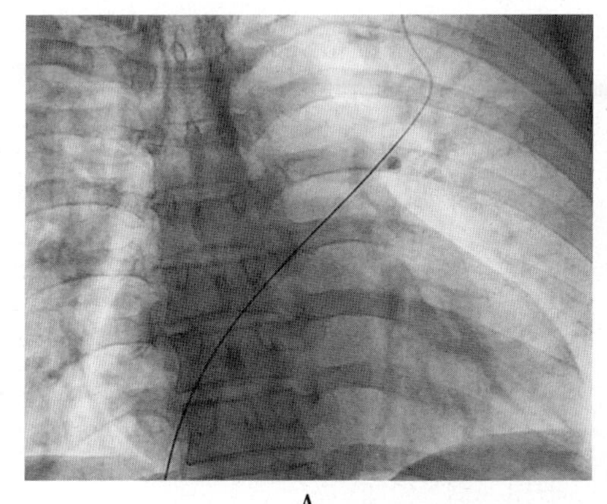

A

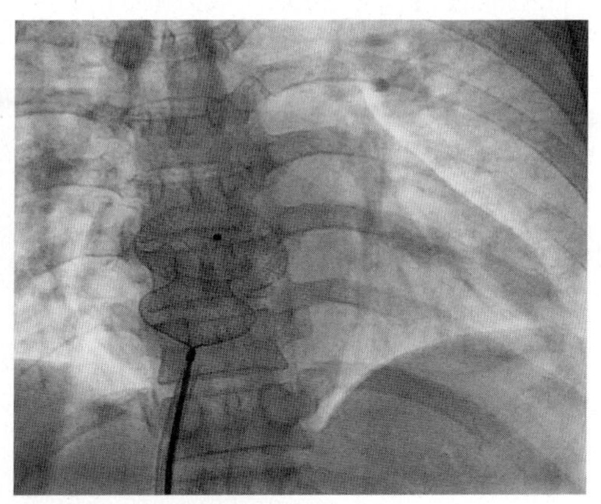

B

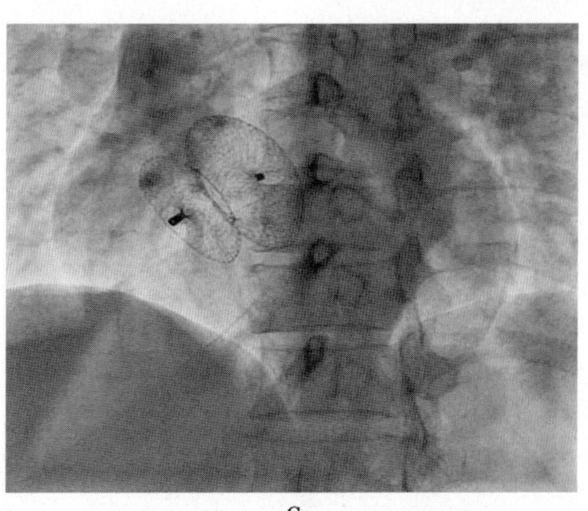

C

图 30-40　房间隔缺损封堵术

A. 轨道导丝至左上肺静脉；B. 封堵器封堵 ASD；C. 封堵器释放后。

（四）室间隔缺损的介入封堵术

室间隔缺损（VSD）是最常见的先天性心脏病之一，它亦可能是后天性的，可发生在室间隔的任何解剖部位。介入封堵术创伤小，痛苦少，疗效迅速，患者乐于接受。

1. 适应证

（1）室间隔缺损直径：膜部室间隔缺损直径2~12mm，肌部室间隔缺损直径≤14mm，儿童一般应≤10mm。

（2）膜部室间隔缺损距主动脉右冠瓣的距离>1.5~2mm，同时主动脉右冠瓣脱垂未遮挡缺损口，不合并病理性主动脉瓣反流。

（3）缺损距三尖瓣距离≥（1.5~2）mm，无中度以上三尖瓣反流。

（4）室间隔缺损合并其他可以介入治疗的心血管畸形。

（5）外科手术后残余漏。

（6）轻到中度肺动脉高压而无右向左分流。

（7）急性心肌梗死室间隔穿孔或外伤性室间隔穿孔。

（8）年龄>3岁，体重>10kg。

2. 禁忌证

（1）缺损解剖位置不良，封堵器放置后影响主动脉瓣或房室瓣功能的，如肺动脉干下型室间隔缺损；

（2）活动性心内膜炎，心内有赘生物，或引起菌血症的其他感染；

（3）封堵器安置处有血栓存在，导管插入处有静脉血栓形成；

（4）重度肺动脉高压伴双向分流者。

3. 手术操作　经皮Seldinger穿刺右股动脉、股静脉成功后，放入血管鞘，先用猪尾巴导管行左心室造影，采用左前斜45°~55°加向头斜25°~30°投照，确认其室间隔缺损的位置、大小、形态及距主动脉瓣的距离，再做主动脉瓣上造影，确认有无主动脉瓣反流，然后建立股动脉—降主动脉—左心室—室间隔缺损处—右心室—股静脉的轨道，选择比测量缺损口大3~4mm的封堵器及合适的输送鞘管系统，从股静脉侧经输送长鞘送入封堵器，在升主动脉或左心室内张开封堵器前伞，后撤于室间隔缺损处，于右室面侧张开后伞，将封堵器卡于缺损处，再以前斜45°~55°加向头斜25°~30°做左心室及主动脉瓣上造影。观察其缺损处封堵完全及未影响主动脉瓣开放，即可释放封堵器，完成治疗，见图30-41。

4. 术后处理

（1）穿刺侧肢体制动8小时，卧床20小时，局部沙袋压迫6小时。

（2）术后肝素抗凝24小时。

（3）心电图监测，观察5~7天。

（4）应用地塞米松（成人10mg/d，儿童3~5mg/d，静脉注射）3~5天。

（5）口服肠溶阿司匹林（3~4）mg/（kg·d），6个月。

（6）抗生素1天。

（7）术后24小时、1个月、3个月、6个月及12个月以上复查经胸超声心动图、心电图及X线胸片。

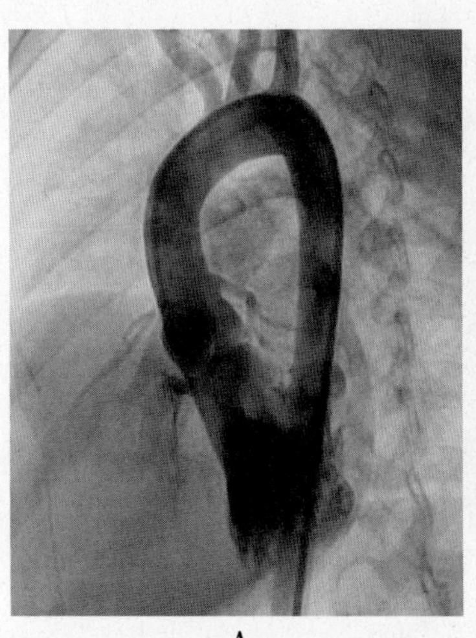
A

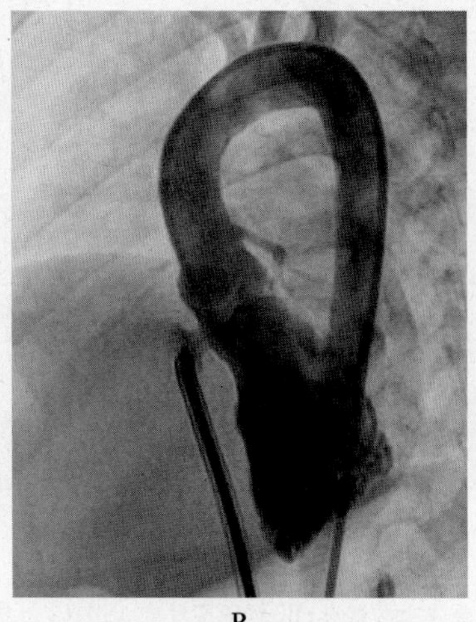
B

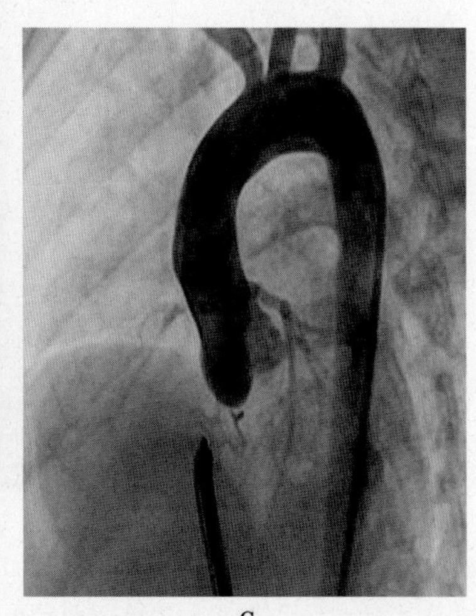
C

图30-41　室间隔缺损封堵术

A. 左室造影LAO 55°+CRA 25°；B. 封堵器封堵VSD；C. 主动脉瓣上造影。

5. **并发症及其防治**

（1）心律失常：是最常见的并发症，可发生于术中或术后，出现室性早搏、室速、交界性心动过速、束支传导阻滞、房室传导阻滞等。术中出现者多由于导管或导丝刺激心脏内结构或封堵器对传导束暂时性挤压所致，及时终止操作大多短时间内恢复正常。术后出现三度房室传导阻滞的发生与封堵器过大、患者年龄<5 岁、体质量<10kg、手术时间延长、术中出现传导阻滞等相关。因此，为避免严重并发症出现，应仔细选择合适病例，谨慎操作，术中出现高度或完全性房室传导阻滞，应及时终止介入封堵术。术后留观时间至少 1 周以上，短期内应用糖皮质激素预防传导阻滞发生，一旦出现严重传导阻滞，应及时置入临时心脏起搏器，甚至永久起搏治疗。

（2）瓣膜关闭不全：包括轻度以上主动脉关闭不全、二尖瓣关闭不全、三尖瓣关闭不全等。发生率为 2%～10%。发生原因往往是介入操作过程中损伤瓣膜结构或腱索所致。亦有报道因置入封堵器后，瓣膜反复与封堵器接触，瓣膜损伤导致关闭不全。通过术后升主动脉造影，主动脉瓣关闭不全较易发现，二尖瓣或三尖瓣反流需经心脏超声明确。因此，术中超声监测较为重要。手术操作轻柔，注意导引钢丝及输送长鞘在心脏内走行轨迹，避免瓣膜损伤。若释放封堵器之前发生，应收回封堵器，若释放封堵器之后发生应酌情手术处理。

（3）机械性溶血：术后因有残余分流，高速血流冲击封堵器，可产生机械性溶血，发生率较小。可见肉眼血尿。给与地塞米松、碳酸氢钠、大量补液等治疗后，血尿于 72 小时后缓解。如有持续性肉眼血尿，一般建议取出封堵器，酌情外科手术或再次封堵治疗。

（4）其他少见并发症：包括急性左心衰竭、髂静脉血栓形成、腹股沟血肿、心脏压塞、下肢动脉血栓形成、术后猝死、感染性心内膜炎等。术中小心操作、术后适当应用抗血小板药及抗生素可减少此类并发症。

（五）二尖瓣狭窄球囊扩张术

二尖瓣狭窄球囊扩张术（PBMV），是利用球囊扩张的机械力量使粘连的二尖瓣叶交界处分离，以缓解瓣口狭窄程度，从而降低左心房内压力，缓解肺淤血症状，对患者提高生活质量有重要意义。

1. **适应证**

（1）中度、重度单纯二尖瓣狭窄，瓣膜无明显变形、弹性好、无严重钙化，瓣膜下结构无明显异常，左心房无血栓，瓣口面积≤1.2cm^2，窦性心律。

（2）二尖瓣交界分离手术后再狭窄，心房纤颤，二尖瓣钙化，合并轻度二尖瓣或主动脉瓣关闭不全，可作为相对适应证。合并房颤时术前需做食管超声检查，排除没有血栓，方可行球囊扩张术。

（3）二尖瓣狭窄伴重度肺动脉高压，手术治疗危险性很大者，不宜换瓣者，也可作为二尖瓣狭窄球囊扩张术的选择对象。

2. **禁忌证**

（1）风湿活动，有体循环栓塞史及严重心律失常，严重心功能不全者；

（2）二尖瓣叶明显变形，瓣下结构严重异常；

（3）二尖瓣或主动脉瓣中度以上关闭不全；

（4）房间隔穿刺禁忌者；

（5）患者有出血性疾病或有出血倾向；

（6）左心房内有活动性血栓者。

3. **手术操作**　经皮 Seldinger 穿刺右股静脉成功后，放入血管鞘，行右心房造影，观察三尖瓣环、左心房及主动脉根部的相对解剖关系。穿刺房间隔，穿刺成功后，经导管放入“二圈半”左心房导丝，用扩张器扩张股静脉穿刺孔和房间隔穿刺孔。根据身高选择球囊大小，身高大于 180cm，球囊直径 26～30mm；身高大于 160cm，球囊直径 24～28mm；身高大于 150cm，球囊直径 22～26mm；身高小于 150cm，球囊直径 20～24mm。球囊导管经股静脉—右心房—左心房—二尖瓣口，在透视监视下扩张二尖瓣口，直至扩后球囊被压征象消失。迅速回抽减压至球囊完全回缩后撤出二尖瓣口。扩张前后测量左心房压力，左心房压力下降为判断标准，不可过度扩张，以免造成二尖瓣关闭不全（图 30-42）。

判断 PBMV 临床成功的指标是：

（1）心尖部舒张期杂音消失或明显减弱。心功能提高一级以上；

（2）左心房平均压下降明显≤1.5kPa（11mmHg）；

（3）心排出量增加，全肺阻力下降；

（4）无重要并发症发生。

4. **并发症**

（1）穿刺房间隔可引起心脏压塞，误穿入主动脉后，造成主动脉-右心房瘘以及房间隔缺损，心律不齐等；

（2）球囊扩张可引起二尖瓣反流、体循环栓塞、心律不齐、心脏穿孔及急性肺水肿等，严重者可造成死亡。

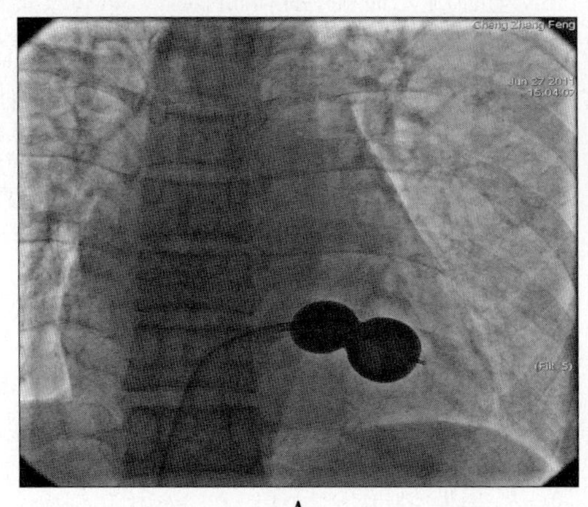
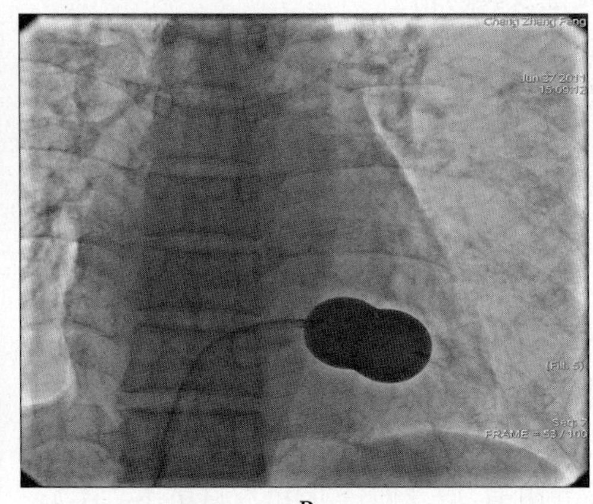

A B

图 30-42 二尖瓣狭窄球囊扩张术

A. 球囊卡于二尖瓣瓣处；B. 球囊扩开。

（六）肺动脉瓣狭窄球囊扩张术（PBPV）

肺动脉瓣狭窄发病率占先天性心脏病的 8%～10%，肺动脉狭窄以单纯肺动脉瓣狭窄最为常见，约占 90%，其次为漏斗部狭窄，肺动脉干及其分支狭窄则很少见，但可继发或并发瓣下狭窄，它可单独存在或作为其他心脏畸形的组成部分，如法洛四联症、卵圆孔未闭等。若跨瓣压差<30mmHg，一般不会出现明显的临床症状。

1. 适应证

（1）典型的肺动脉瓣狭窄，心输出量正常时肺动脉与右心室的压力阶差（ΔP）≥6.67kPa（50mmHg）为 PBPV 治疗的绝对适应证。

（2）典型的肺动脉瓣狭窄，心电图显示右心室增大，右心室造影示肺动脉扩张、射流征存在，跨肺动脉瓣压差 4.67～6.67kPa（35～50mmHg）作为 PBPV 治疗的相对适应证。

（3）有关手术年龄问题：如肺动脉瓣狭窄属中度、重度，宜早作 PBPV 术，这样有利于患儿的右心功能的恢复。一般情况下，1～3 岁行 PBPV 术较好，并发症较少。对一些轻度肺动脉瓣狭窄（跨肺动脉瓣压差小于 30mmHg）患儿，如无临床症状，可不必急于行 PBPV 术。这部分患儿一般生长发育不会受到影响，随着生长发育部分患儿杂音可减轻或消失。

2. 禁忌证

（1）对于伴有右室发育不良、右心功能不全，伴明显三尖瓣反流、重度肺动脉发育不良者，通常不宜选用 PBPV，而外科手术应作为首选。

（2）心功能不良，合并其他必须手术矫治的畸形者。

（3）合并血栓、感染、败血症或其他严重并发症者。

3. 手术操作 经皮 Seldinger 穿刺股静脉成功后，放入血管鞘，经血管鞘进入端侧孔多功能导管到右心室，测量肺动脉瓣上与瓣下的压力差，压差大于 50mmHg 以上就有扩张指征。换猪尾巴导管做右心室侧位造影，右心室造影可见肺动脉瓣处明显的“射流征”，肺动脉总干的狭窄后扩张。测量肺动脉瓣环直径，选择较肺动脉瓣环直径大 20%～40%的肺动脉瓣扩张球囊或二尖瓣扩张球囊，经导管放入“二圈半”导丝，沿该导丝送入球囊导管，在左侧位透视下置球囊中心于肺动脉瓣口，以对比剂与生理盐水 1∶5 比例配制的球囊导管充盈液充盈球囊至狭窄形成的切迹消失，迅速回抽减压至球囊完全回缩后撤出。测量肺动脉瓣跨瓣压差，压差小于 25mmHg，疗效较好（图 30-43）。

4. 并发症 严重并发症发生率为 0.8%，主要有：

（1）三尖瓣关闭不全（罕见），可进行药物保守治疗，或择期外科手术处理。

（2）心动过缓，采用药物治疗或安装起搏器。

（3）右室流出道痉挛造成重度狭窄，引起右室排血受阻、心搏骤停。

（4）肺动脉瓣关闭不全，多不需处理。

（七）经导管主动脉瓣置换术

经导管主动脉置换术（transcatheter aortic valve replacement，TAVR）是一种微创手术，通过介入导管技术，将人工心脏瓣膜输送到主动脉瓣的位置取代原有病变的主动脉瓣膜，恢复其正常功能。

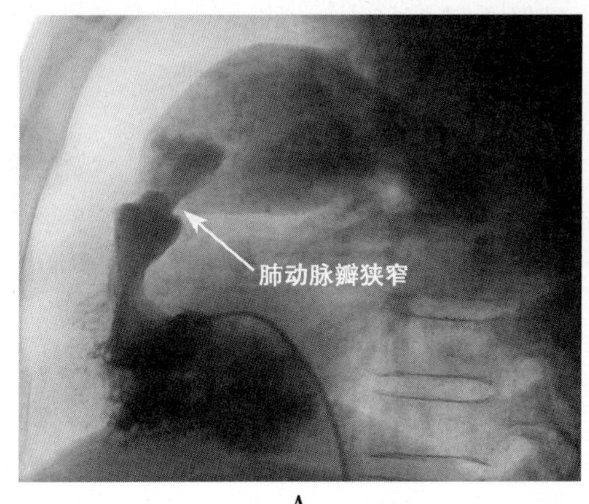

A

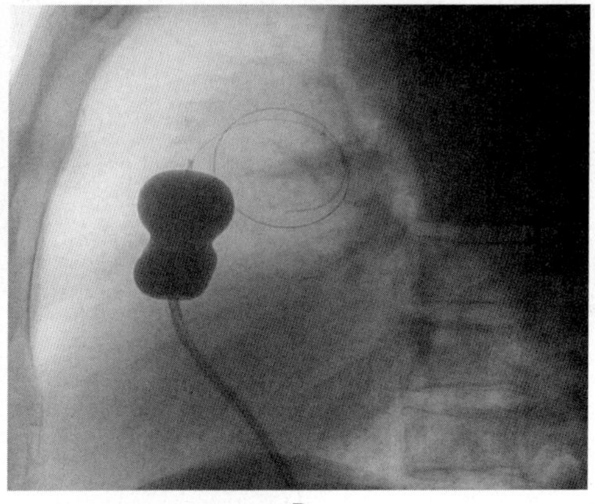
B

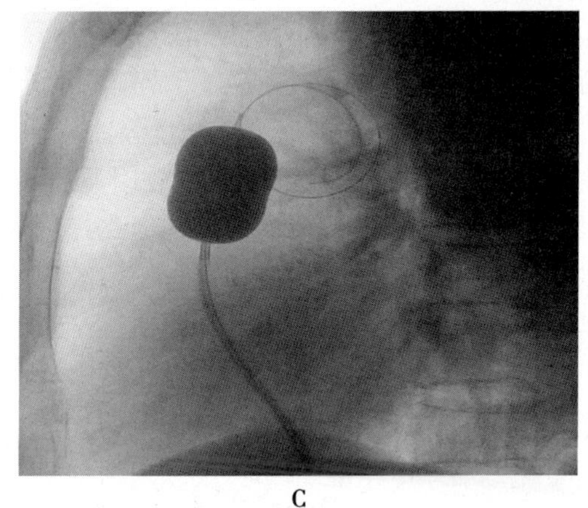
C

图 30-43　肺动脉瓣狭窄球囊扩张术

A. 肺动脉瓣狭窄；B. 球囊卡于肺动脉瓣处；C. 球囊扩开。

1. **适应证**

（1）老年退行性钙化性重度主动脉瓣狭窄(aortic valve stenosis, AS)，超声心动图示跨主动脉瓣血流速度≥4m/s，或跨主动脉瓣平均压差≥40mmHg(1mmHg=0.133kPa)，或主动脉瓣口面积<1.0cm^2，或有效主动脉瓣口面积指数<0.6cm^2/m^2，同时对于低压差-低流速患者，根据左室射血分数是否正常需进一步评估(如行多巴酚丁胺负荷试验)明确狭窄程度。

（2）患者有主动脉瓣狭窄导致的临床症状(分期 D 期)或心功能减低，包括左室射血分数<50%及纽约心脏协会(NYHA)心功能分级Ⅱ级以上。

（3）外科手术禁忌或高危。

（4）主动脉根部及入路解剖结构符合 TAVR 要求，包括瓣膜钙化程度、主动脉瓣环内径、主动脉瓣窦内径及高度、冠状动脉开口高度及入路血管内径等。

（5）三叶式或二叶主动脉瓣。

（6）术后寿命预计大于 1 年；因目前 TAVR 瓣膜耐久性尚缺乏大规模的临床数据支持，对于年龄小于 70 岁的患者应充分考虑其预期寿命及外科手术风险决定治疗方案。

（7）外科手术后，人工生物瓣衰败且再次外科手术高危或禁忌者。

2. **禁忌证**

（1）左心室内血栓；

（2）左心室流出道梗阻；

（3）30 天内的心肌梗死；

（4）左室射血分数<20%；

（5）严重右心室功能不全；

（6）主动脉根部解剖形态不适合 TAVR 手术；

（7）存在其他严重合并症，即使纠正瓣膜狭窄其预期寿命也不足 1 年。

3. **影像学评估**　准确的影像学评估是 TAVR 成功的基础。术前评估是筛选符合 TAVR 适应证的患者及恰当的器械型号和手术路径；术中评估是瓣膜的准确定位释放及功能评估；术后是否存在并发症的评估。CT 评估是术前人工瓣膜及入路选择的“金标准”。

（1）CT 的评估

术前测量评估：需要有经验的影像医师对 CT 影像通过专业的软件分析，主要观察主动脉瓣叶的大小、形态、数目、位置、瓣叶及交界区瓣环处钙化的形态与程度。收缩期时相主动脉瓣环内径、周长及面积；主动脉根部结构，如左室流出道、主动脉窦、窦管结合部、主动脉瓣环上 40mm 升主动脉及升主动脉最宽处横截面的测量；冠状动脉开口距瓣环的高度、主动脉病变情况及冠脉病变情况、心腔内有无血栓、心室腔大小及其他瓣膜合并情况；对跨瓣导丝及最佳释放瓣膜角度的预测，原则上选择观察瓣叶展开最佳方位，通常选择瓣环与视角平行并尽量显露左冠状动脉，需结合术中主动脉根部造影，确定瓣膜最佳释放角度；入路血管病变及内径评估。

术后 CT 判断瓣膜置入位置及深度、瓣膜膨胀程度，观察瓣叶，了解有无瓣叶异常增厚或血栓形成，以评价瓣膜远期效果和制定抗凝抗栓策略。

（2）超声心动图的围手术期评估

术前评估：对心脏的整体形态学及功能学状态进行准确判读，如房室内径、室壁厚度、左室舒张末期内径、左室射血分数；主动脉瓣环内径、瓣叶数目、钙化程度及有效瓣口面积、峰值流速、平均/最大跨瓣压差。

术中监测及术后随访：术中根据麻醉方案不同选用经食管或经胸超声心动图。瓣膜置入后即刻评估瓣膜功能及心脏综合评价，主动脉瓣瓣周反流的定位、定量等。术后经胸超声心动图随访早期可观察有无急性或亚急性并发症如心包积液、主动脉根部血肿、瓣膜位置、功能等；远期随访心脏整体、人工瓣叶形态及功能。

4. 经导管主动脉瓣置换术临床路径

（1）场地、设备及器械要求：影像多学科评估设备；建议具备杂交手术功能的介入手术室，同时具备血管造影设备和外科手术条件（空气层流）、血流动力学压力监护设备、麻醉机、除颤仪、高压注射器、经食管超声心动仪、临时起搏器、满足外科手术要求的体外循环机（备用）等；各型号的鞘管、导管、导丝、球囊等。

（2）麻醉的选择：早期可选择全身麻醉（general anesthesia，GA），经验积累后，可根据入路情况选择在保持一定镇静深度（意识可消失）的基础上，辅以局部麻醉（local anesthesia，LA）。

（3）入路的选择和建立：根据术前影像学评估选择合适的入路，大多数选择股动脉入路，如股动脉血管管径小于 6mm，血管严重迂曲、钙化等因素，可选择心尖、升主动脉、锁骨下动脉、颈动脉等。

（4）跨瓣、预扩张及瓣膜的选择：在术前影像学评估时的最佳跨瓣角度下，跨瓣导丝可用直头导丝，跨瓣成功后交换超硬导丝进入左心室以支撑球囊和瓣膜的输送。操作轻柔，避免术中造成心室壁损伤甚至穿孔。球囊预扩张，球囊选择应参考术前 CT 瓣环内径，避免选择超过瓣环短径型号的球囊，防止瓣环破裂。球囊扩张时需进行快速起搏配合，同时进行主动脉根部造影，观察球囊膨胀效果，反流情况及冠脉灌注情况。

（5）瓣膜的定位及释放：在术前 CT 评估最佳释放角度及术中主动脉根部造影下释放，球囊扩张瓣膜释放时需要快速起搏，频率为 160～220 次/min。自膨式瓣膜释放时可根据情况决定是否需要快速起搏，一般起搏频率为 100～120 次/min。瓣膜膨胀不全时可使用后扩张球囊扩张，后扩球囊大小不能大于瓣环平均直径。

（6）释放后评估：术后应观察血流动力压力情况，快速判断并发症，通过超声心动图及升主动脉造影来评估瓣膜的位置及深度、反流情况、以及心脏、心包等。

5. 围手术期管理及远期康复

（1）围手术期管理及随访：术后根据麻醉方式及入路情况，进行临床监护，抗感染、呼吸系统、消化系统的综合调整，完成患者的日常生活综合评估。术后 1 个月、6 个月及 1 年完成常规的门诊随访，生化及影像学检查，并与患者保持随时联系，及时获悉患者的不良事件，完成术后中长期随访及评估，及时处理纠正并发症，调整药物，指导术后康复。

（2）围手术期抗凝抗栓治疗：建议双联抗血小板负荷剂量或维持量服用超过 1 周。术中抗凝为普通肝素，活化凝血时间维持在 250～350s。术后根据 HAS-BLED 评分评估出血风险，如出血风险低危建议双联抗血小板治疗 6 个月后转为单种抗血小板药物终身服用。如出血高危则直接单种抗血小板药物长期治疗。

（3）并发症及处理

1）脑卒中：术中反复操作或术后未有效抗凝。术中采用脑保护装置可降低脑卒中发生率。

2）传导阻滞：新发传导阻滞主要因为心脏传导束系统受人工瓣膜机械压迫。术中精准瓣膜定位释放；必要时可植入永久起搏器。

3）血管并发症：加强术前血管入路评估，出现了可通过球囊封堵、覆膜支架置入或外科手术治疗。

4）心肌梗死：术前评估时注意冠脉开口高度、窦部容积、瓣叶厚度及钙化程度以及人工瓣膜与冠脉开口的关系。术中根据主动脉根部造影观察冠状动脉血管情况，加以保护。

5）瓣周反流：术前细致的影像评估，选择合适大小的瓣膜，精确定位置入。

另外还有：急诊外科开胸、计划外体外循环支持、室间隔穿孔、心包积液、二尖瓣功能损伤、感染性心内膜炎、瓣膜移位、瓣膜血栓、瓣中瓣置入、出血、急性肾损伤等。术中要求术者具有一定的操作经验和良好的团队配合（图 30-44）。

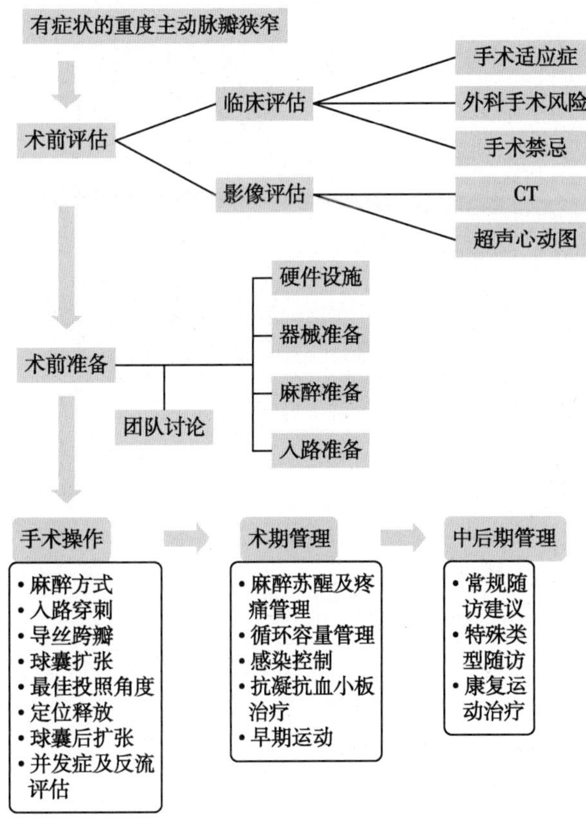

图 30-44 TAVR 治疗流程

（八）经皮冠状动脉腔内成形术（PTCA）

将球囊导管送至冠状动脉狭窄病变处，加压扩张以增大血管内径，改善心肌血供。是治疗冠心病的介入治疗方法之一。

1. 适应证

（1）药物治疗效果不佳的慢性稳定型心绞痛或不稳定型心绞痛，有明确的心肌缺血证据，左心的功能良好。

（2）扩展的适应证：慢性稳定型心绞痛或不稳定型心绞痛伴多支血管病变；药物治疗有效的心绞痛，但运动试验阳性者；急性心肌梗死；冠状动脉搭桥术后心绞痛；高危心绞痛患者；变异型心绞痛但有严重的固定狭窄；PTCA 术后再狭窄者。

2. 禁忌证

（1）严重出血倾向；

（2）心功能障碍；

（3）大动脉炎症活动期；

（4）导丝和导管未能插过血管狭窄（闭塞）段。

3. 手术操作 先行冠脉血管造影，了解血管病变位置、程度和侧支血液供应情况，狭窄段上下方的血流速度等血流动力学改变。将造影导管换成指引导管，选择合适类型的指引导管，提高指引导管和冠脉开口的同轴性（图 30-45），然后注入肝素 100U/kg 体重，注射硝酸甘油 100～300μg 可减少冠状动脉痉挛。用导丝试通过狭窄段，此操作应在多方向 X 线透视下进行，以免导丝进入假道，形成血管夹层。导丝通过狭窄段后，注入对比剂显示导丝进入狭窄血管的真腔内，位置准确后深插导丝至病变血管远端。选择球囊导管，以球囊与靶部位的血管直径（1～1.1）∶1来选择球囊导管。将球囊导管沿导丝送入狭窄段。也可先采用小球囊导管对狭窄段进行预扩张，再送入大球囊导管。确定球囊准确位于狭窄段后即可开始扩张球囊。用压力泵推注稀释的对比剂充胀球囊。透视下可见狭窄段对球囊的压迹。如压迹正好位于球囊的有效扩张段可继续加压扩张，直至压迹消失。一般每次扩张持续 15～30s，可重复 2～3 次。撤出球囊导管时应将其抽瘪，以利于通过导管鞘。扩张结束后，要重复血管造影，了解血管扩张情况。

球囊扩张的机制是由于球囊的高压扩张导致血管内膜、中膜不规则的撕裂，故 PTCA 仍有其自身的限制性。由于血管的弹性回缩，球囊扩张并不能使血管病变处充分扩张、血管内径充分增大。其再狭窄率达 30%～35%，多发生在术后 6 个月内，如稳定 1 年以上，则极少有再狭窄。

4. 合并症 内膜撕裂；急性闭塞；边支闭塞；血栓形成及栓塞；冠脉痉挛；心律失常。缓慢型心律失常及各种室性心律失常。合并症的发生率为 5%～10%，但其中 80%～90% 的病例经适当处理可获得满意的结果，转为成功的 PTCA。

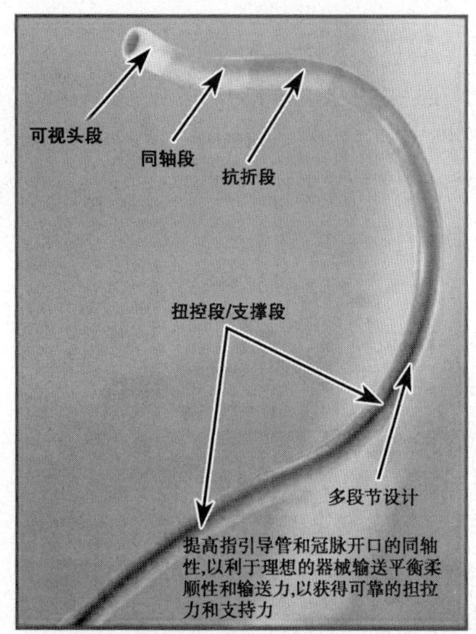

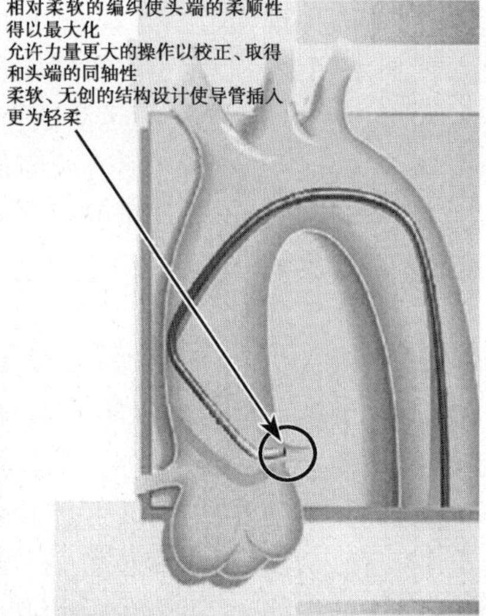

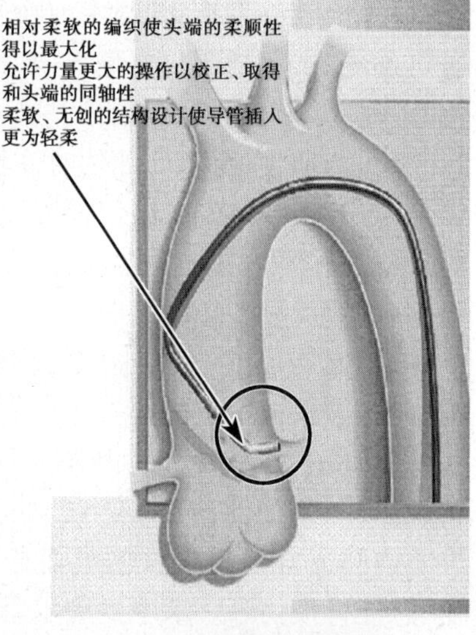

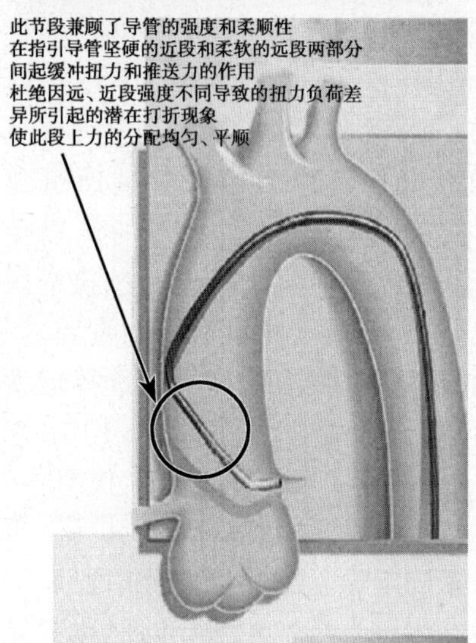

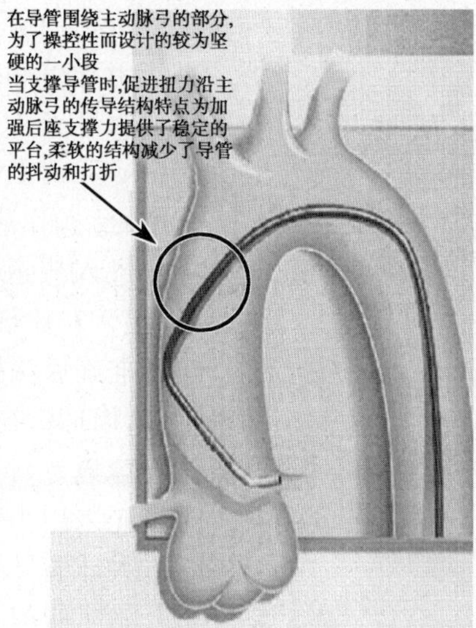

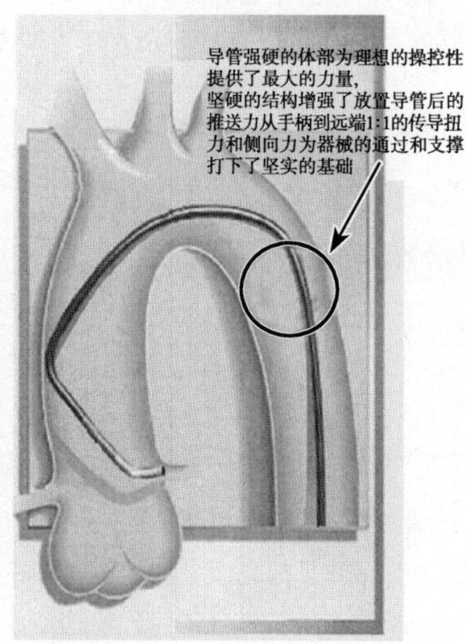

图 30-45　指引导管

（九）冠脉血管内支架放置术

冠状动脉支架（stent）术就是通过介入的方法将冠状动脉狭窄或闭塞的部位通过扩张使其再通，然后放入一个金属支架支撑起狭窄的部位，使狭窄的血管腔扩张，保持冠状动脉的畅通。

1. **适应证**

（1）无症状心肌缺血或轻微心绞痛的患者，平板运动试验或 24 小时动态心电图监测证实有显著缺血的高危患者，为降低严重或致死性心脏事件的风险，如冠脉造影有严重病变，狭窄大于 75%以上，应考虑选择冠脉支架术。

（2）中到重度稳定型心绞痛或不稳定型心绞痛对药物的反应不理想者。

（3）急性心肌梗死。

2. **禁忌证**

（1）严重出血倾。

（2）肾功能很差，或者患者合并有恶性肿瘤。

（3）合并严重感染。

（4）冠脉严重钙化性病变。

（5）对比剂过敏。

3. **手术操作**　经选择性冠状动脉造影明确冠状动脉有局限性或节段性狭窄，更换指引导管，引导导管为冠状动脉介入提供输送管道，在选择时需注意内径、支持力以及与冠状动脉开口的同轴性。指引导管一旦进入冠状动脉开口应首先观察压力，在确保无压力嵌顿的情况下进行。注入肝素 100U/kg 体重，注射硝酸甘油 100~300μg 可减少冠状动脉痉挛的发生。送入引导钢丝，引导钢丝头部需弯成一定的弯度，弯度的大小应根据病变的走行、血管直径和特点来决定，引导钢丝进入冠状动脉开口时动作要轻柔，在确保推进引导钢丝无任何阻力情况下将其送入血管内，引导钢丝通过狭窄病变时要边转动钢丝边推送，引导钢丝到位后要造影确认其在血管真腔内，再行操作。导丝通过狭窄段血管腔内至血管远端。选择合适的球囊导管，球囊扩张时其压力应由小向大逐渐增加，直到球囊上病变压迹消失为止。选择合适长度及大小的支架，使其贴附在血管壁上，支架起到支撑血管作用。使血管狭窄处的血流恢复正常，有效保证心肌的血液供应（图 30-46）。

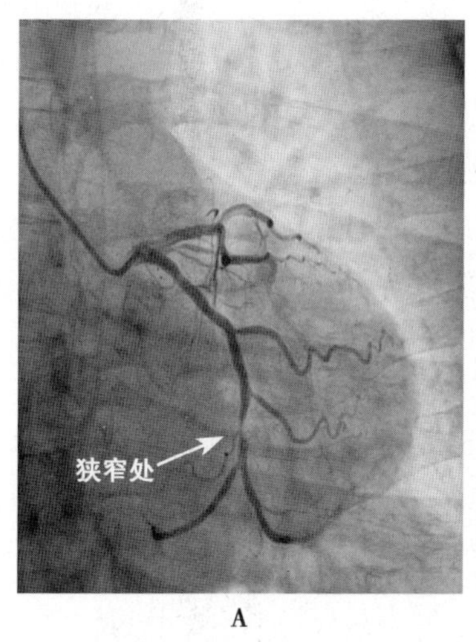

A

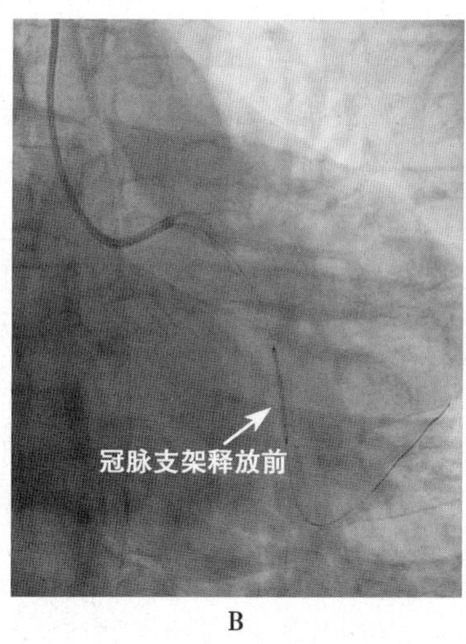

B

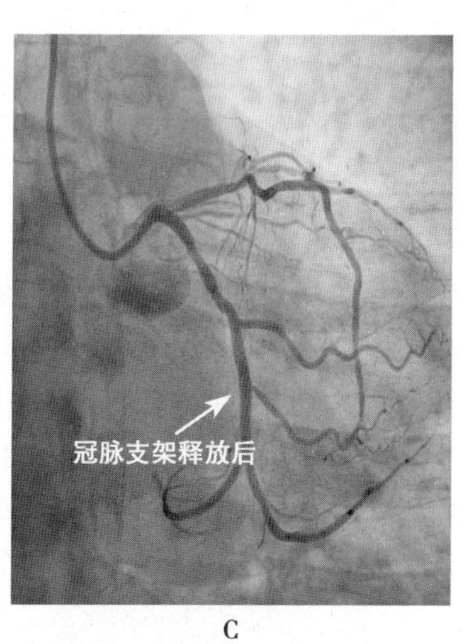

C

图 30-46　冠脉支架植入术

A. 冠脉狭窄；B. 支架释放装置准确到位；C. 释放支架后冠脉造影。

4. **术后注意事项**

（1）冠状动脉球囊扩张、支架植入术后要坚持长期服用阿司匹林，裸支架常规联用氯吡格雷 3 个月，药物涂层支架常规联用氯吡格雷 12 个月，同时注意调脂治疗，以防止支架内再狭窄。

（2）术后急性或亚急性支架血栓形成一般发生在植入支架后 24 小时至 2 周内。此阶段患者情绪紧张是导致冠脉痉挛的常见诱因。持续剧烈的冠脉痉挛可导致支架内血小板聚积。血栓形成或血管闭塞。因此，要注意手术前后的健康及心理护理，而患者自己也需要放松心情。

（3）突然有胸闷、胸痛、出汗、心慌等症状，立即向医生汇报，进一步检查明确有无血栓形成。

（4）半年至一年最好复查冠脉造影，早期发现有无冠状动脉再狭窄。

（十）冠脉斑块消融术

1. **冠脉血管内溶栓术**　血栓形成 6 小时以内，血管复通 90%以上，24 小时、48 小时疗效递减。用 Seldinger 技术行动脉穿刺插管至冠脉开口，行常规冠脉血管造影诊断。溶栓药物有尿激酶、组织型纤溶酶原激活物（t-PA）。经导管注入溶栓药物至相关血管内，术中监测 TIMI（心肌梗死溶栓治疗）血流，再灌注性心律失常，心电图及心肌酶和心功能。1 小时后再次冠状动脉造影以判断冠脉再通情况。

2. **血管内斑块旋磨术（PTCRA）**

（1）原理：冠脉旋磨术是根据“差异切割”或“选择性切割”的理论，采用呈橄榄形带有钻石颗粒旋磨头的导管在冠脉血管内用机器带动 8 万～22 万 r/min 的高转速，选择性地去除纤维化或钙化严重的动脉硬化斑块，而遇有弹性的血管组织，高速旋转的旋磨头会自动弹开，即旋磨头不切割有弹性的组织和正常冠状动脉。临床资料已证实旋磨后血管内壁明显扩大而其血管内壁光滑，内膜撕裂的发生率明显低于单纯球囊扩张。在治疗中已明确体会到旋磨术对冠脉血管中膜无损伤，对血管的牵张较小，弹性回缩发生率低。动物实验显示，旋磨后动脉硬化的斑块被高转速的磨头磨成微小的颗粒，直径平均为 5μm，小于红细胞直径，仅有 1.5%～2%的微粒直径>10μm。这些微粒可随血流进入毛细血管，最终为肝、脾、肺及内皮吞噬细胞所吞噬，对于远端血管床、左心室壁运动及心功能无明显不良影响并且不产生新的血栓。这项技术在 20 世纪 90 年代初已应用于冠心病介入治疗领域。尤其对重钙化球囊无法扩张的病变仍是一种极为有效的介入治疗方法。也是近年来 PCI 术中的一项高端技术。

（2）适应证

1）严重钙化病变冠脉内中重度的钙化病变冠脉血管病变单纯球囊扩张效果往往不满意者。

2）球囊无法扩张的病变，因病变僵硬，无顺应性，球囊压力加大 20atm（1atm＝1.013×10^{5}Pa）病变仍无法扩张，有的病变可将球囊顶破。

3）血管分叉处病变，叉口病变球囊扩张时容易将斑块挤压到另一支血管开口，利用旋磨技术可以将斑块旋磨去除后再用球囊扩张，提高了治疗效果。

4）支架内再狭窄，主要机制是内膜的过度增殖，单纯球囊扩张效果不理想，旋磨术可去除过度增殖的血管内膜，使管腔扩大，达到满意的治疗效果。

（3）禁忌证

1）急性心肌梗死，冠脉内有血栓病变，旋磨可加长血管内血栓，发生慢血流或无血流现象。

2）退行性大隐静脉桥病变，旋磨治疗易发生血管栓塞或无复流现象。

3）严重的成角病变（>60°），成角病变的旋磨可能会伤及深层管壁，甚至引起冠脉穿孔。

4）有明显内膜撕裂病变。内膜撕裂明显或螺旋性内膜撕裂，旋磨可使撕裂加重。

5）旋磨导丝不能通过的完全闭塞冠脉血管病变。

（4）手术操作：经皮穿刺冠状动脉造影，选择高度钙化狭窄的冠脉血管，进入冠脉旋磨导丝通过冠脉血管病变，沿导丝进入导管头端有一高速或低速旋转的削刀或磨球，当导管头端置于血管狭窄病变处，操纵体外导管尾端驱动装置，削刀或磨球旋转，切除或磨碎病变，使血管再通。破碎粥样斑，使之成为微粒，存留于血液循环中，有待于机体自然清除，见图 30-47。

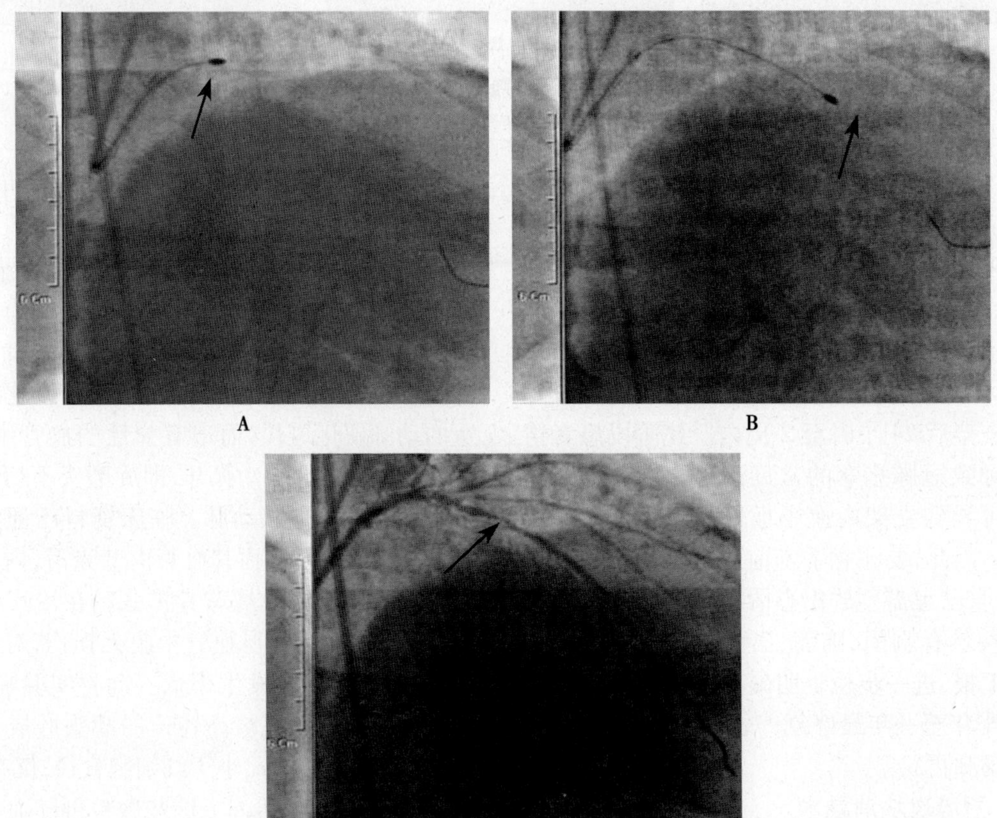

图 30-47　冠脉血管内斑块旋磨术

A. 前降支近端严重的钙化病变（黑箭所示）；B. 旋磨头对前降支近端严重的钙化病变进行旋磨（黑箭所示）；C. 旋磨后前降支近端严重钙化，病变明显减轻。

（十一）冠脉介入治疗辅助技术的应用

1. 血管内超声显像（IVUS）　冠状动脉造影被认为是冠心病诊断的“金标准”，常规冠状动脉造影只显示被对比剂充盈的血管腔的轮廓，因此，冠状动脉直径狭窄率评价病变的方法有局限性。临床上十分需要特殊的血管内影像学技术来检测病变特性指导介入治疗。血管内超声（intravascular ultrasound，IVUS）是 20 世纪 90 年代起应用于临床诊断血管病变的一种新的诊断手段，其仪器设备包括两部分：带微探头的导管和超声成像系统。

（1）原理：血管内超声是将无创的超声技术和有创的心导管技术相结合，对心血管病变进行诊断的一种方法。通过心导管将微型化的超声探头插入心血管腔内进行探测，发射超声波，通过血液传导遇到不同介质的界面后产生回声信号。返回至可产生电脉冲的换能器，经处理器依据返回声波的强度（返回的声波量）显示截面图像。

可以 360°实时从血管内部观察血管壁的情况，分辨力 100μm，投射深度可达 4～8mm，扫描范围 10～15mm，经电子成像显示心血管断面的形态和血流图形，提供血管的横截面图像。不仅可以了解血管腔内的形态，还能显示血管壁的结构，通过测量软件测量血管内有效面积、血管内斑块负荷率及斑块性质，判断血管壁病变的性质，严重程度、累积范围以及正常参考血管的直径等情况。是诊断冠状动脉病变及指导和判断冠状动脉介入治疗效果的可靠手段。

（2）血管内超声和冠脉造影的对比

1）成像特点不同，见表 30-6。

2）参考血管的选择对病变严重程度的判断影响：冠脉造影判断病变严重程度，是通过比较病变部位管腔直径与正常参考血管直径的比率而得出的。而对于弥漫性病变，参考血管的病变程度直接影响病变严重程度的判断。而血管内超声可直接测量血管内有效管腔面积及血管内斑块负荷率，判断血管病变严重程度，见图 30-48。

表 30-6　冠脉造影与血管内超声成像特点比较

冠脉造影	血管内超声
只显示管腔轮廓，不显示管壁病变	显示管腔，同时显示管壁病变
受血管弯曲、重叠、投照角度的影响	不受血管弯曲、重叠的影响
管腔内病变不能清楚显示	可显示管腔内结构

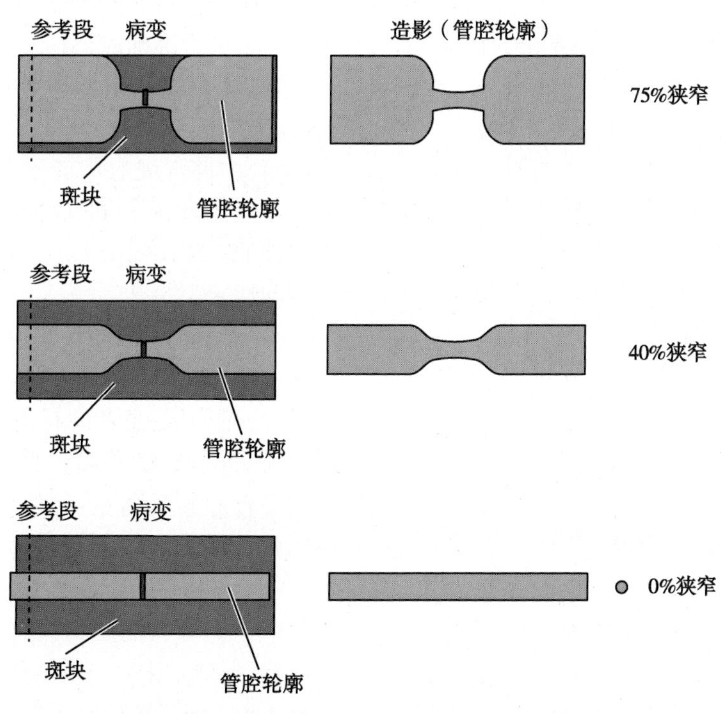

图 30-48　参考段的病变程度影响病变的判断

3）病变管腔直径和病变长度的判断：冠脉造影会低估病变血管直径的原因——①选取造影"正常"参考节段可能是弥漫性病变节段；②病变血管有可能出现正性重构或负性重构现象，造影往往不能识别。病变长度的判断，需要准确判读病变的起止部位，造影显示病变附近造影正常处的血管往往也存在斑块累及。且存在造影血管投影迂曲、短缩等现象。而 IVUS 对病变长度的的测量通过超声探测器在冠脉内的行进轨迹来计算，不存在血管迂曲与短缩。

4）造影摄影角度对病变判断的影响：冠脉造影不同的摄影角度，病变的狭窄程度判断有可能不同，特别是偏心性病变（图 30-49）。同时，冠脉造影是一个二维平面的投影，容易受到血管重叠成角的影响。而血管内超声是 360°实时从血管内观察血管壁的病变情况。

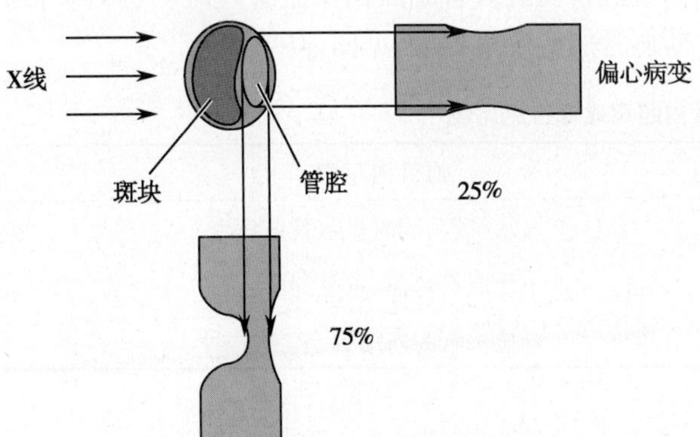

图 30-49　造影投照角度影响病变的判断

（3）IVUS 的临床应用

1）显示和评估斑块结构，提供血管腔径的大小，选择合适的支架，确定冠状动脉支架释放是否达到理想状态（图 30-50）。

2）确定支架内再狭窄的机制（支架膨胀不全或内膜增生），并且选择适当的治疗。

3）在血流受限的患者，协助评价冠状动脉闭塞及血流减慢的原因。

4）对冠脉介入治疗后血管造影结果欠佳者进行评价。

5）心脏移植术后动脉粥样硬化的诊断和处理。

6）在需要行旋磨术的患者，确定冠状动脉钙化及分布（图 30-51）。

7）有典型心绞痛症状且心肌缺血负荷试验显示心肌缺血，但血管造影无狭窄或狭窄程度轻微者。

2. 冠状动脉内血流储备分数（fractional flow reserve，FFR）测定　是指狭窄冠脉所能达到的最大血流量和理论上不存在任何狭窄时该血管的最大血流量之比。也就是在最大充血状态下，狭窄病变远端的冠脉平均压与近端冠脉平均压或主动脉压的比值。应用压力导丝所测得的冠状动脉血流储备分数（FFR）是评价冠脉狭窄机械梗阻的良好指标，如果 FFR>0.75，无须介入治疗，FFR<0.75 提示狭窄严重，需要介入治疗。

（1）下述情况建议进行冠状动脉 FFR 测定

1）有心绞痛症状的患者，冠脉造影显示临界病变（管腔狭窄 50%~70%）的，决定是否需要介入治疗。

2）评估冠脉介入治疗恢复冠状动脉血流储备是否成功，并且预测再狭窄的危险性。

3）评估有心绞痛症状但血管造影未发现病变的患者。

（2）FFR 检测注意事项

1）FFR 检测不宜用于严重的左室肥厚，血管床增加与心肌肥大不成正比，FFR 值会被高估；

2）微循环病变不宜 FFR 检测，因最大充血期心外膜下冠脉血流增加受阻，低估病变严重程度；

3）ST 段抬高心肌梗死或心肌梗死小于 5 天不宜 FFR 检测，由于梗死范围不同、侧支循环出现与否、心肌抑顿或休眠、微循环功能障碍、血流动力学不稳定诸多因素导致 FFR 测值不准确。但对恢复期心肌梗死相关血管和非梗死相关血管的血流功能仍可进行准确评估；

4）中心静脉压增高有可能影响 FFR 值的准确性。

5）术前常规应用肝素和硝酸甘油，用法与用量同其他介入操作；FFR 检测前酌情冠脉内再注射硝酸甘油 100~300μg，防止血管痉挛影响 FFR 检测的准确性。

6）禁忌：窦房结病变、传导阻滞、阻塞性肺病、腺苷过敏者。

7）副作用：患者可有类似心绞痛样胸痛，停药 1~2 分钟缓解，偶见窦性停搏和房室传导阻滞，冠脉用药较静脉用药更易发生。处理：停药、对症或应用腺苷受体拮抗剂（氨茶碱 250mg+20ml 生理盐水，5 分钟内注入）。

（3）FFR 检测用药：腺苷/三磷酸腺苷，腺苷是 FFR 检测基础用药。两种药物均不依赖心肌代谢需要，通过血管平滑肌细胞的腺苷 A_2 受体产生扩张血管作用，并且用量和用法完全相同。

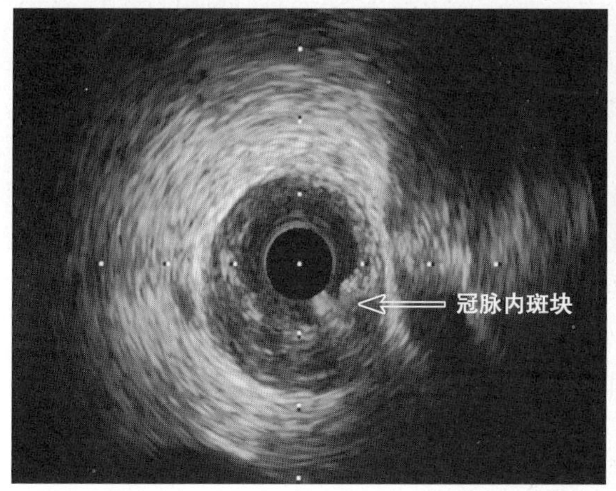

A

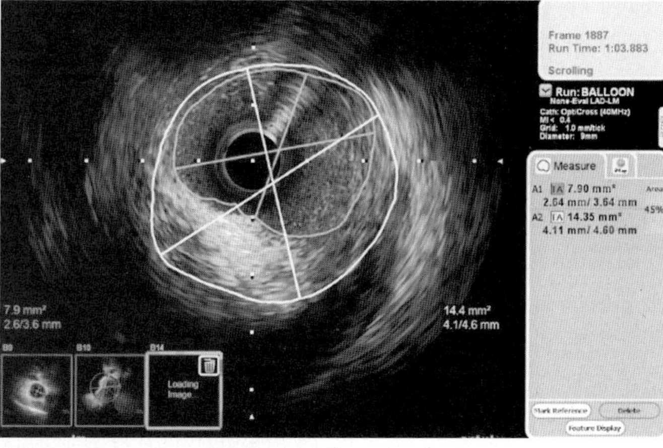

B

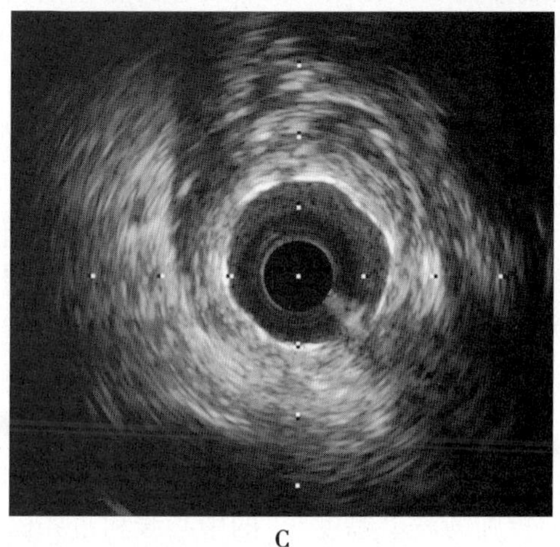

C

图 30-50　冠脉内 IVUS

A. 冠状动脉粥样硬化斑块;B. 冠脉管腔内斑块分析;C. 支架植入术后贴壁良好。

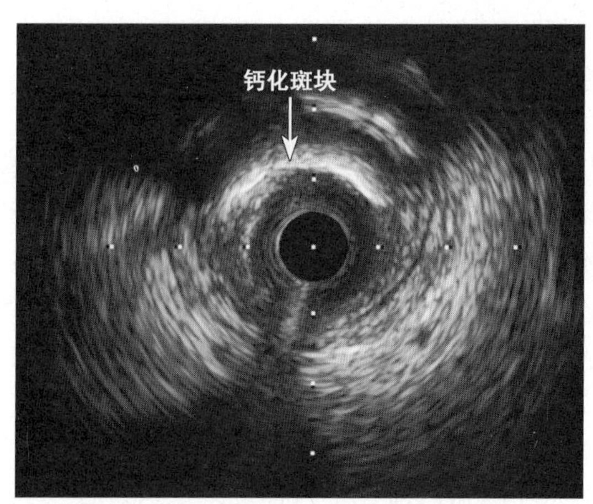

图 30-51　冠脉内 IVUS 显示钙化斑块

1）冠脉弹丸注射:给药后 10 秒作用达峰,充血相持续 5~15 秒,30 秒内作用消失,药效不稳定,部分患者不能获得最大充血状态。数分钟内可重复注 2~3 次。用于非开口部位、单个病变时的局部 FFR 检测。冠脉团注首次左冠状动脉 20μg~50μg,右冠状动脉 15μg~20μg;重复左冠 60μg~150μg,右冠 30μg~40μg。

2）静脉用药:静脉输液 30 秒起效,1~2 分钟获得稳定的最大充血态,一般需持续给药 3~6 分钟,停药后 1~2 分钟作用消失。适合所有病变的局部或回撤连续 FFR 检测,结果较冠脉团注准确,推荐静脉用药。静脉最大用药量 140μg/(kg·min)。

（4）FFR 检测方法的选择:FFR 检测有两种方法:

1）局部检测:压力导丝送达病变远端,停留在局部进行压力检测,用于非开口部位的单个狭窄病变,冠脉或静脉给药均可达到最大充血状态,结果判读只需观测最小 FFR 值,如获得临界 FFR 值最好再静脉给药复核。

2）回撤连续检测(pull back):压力导丝送达病变远端后回撤连续 FFR 检测,用于左主干病变、多支病变、多发及弥漫性病变、分叉等复杂病变。只能通过静脉给药达到最大充血状态,结果判读除最低 FFR 值，还需观测回撤过程的压力回升阶差（压力曲线跳跃）。压力骤变（回升）大于 10mmHg 时与造影对位，可行介入治疗。

血管内超声显像反映了病变的性质，但对评价病变所造成的血流动力学障碍准确性较差，血流储备分数反映了所测血管的心肌灌注或狭窄的机械梗阻情况，但不能反映斑块的性质。因此，以上检查手段应有机地结合起来，根据临床需要合理应用。需特别指出的是血管内超声检出的斑块（尤其是稳定性斑块）若没有机械梗阻不一定需要介入治疗。

3. **瞬时无波形比率**　瞬时无波形比率（instantaneous wave-free ratio，iFR）是一种不需要腺苷等血管扩张药物即能检测血管内压力的新技术。能提供和压力导丝检测的 FFR 相类似的冠脉内压力测量方法。这项新技术适用于更多的心血管患者，特别是那些不能耐受腺苷等血管扩张药物的患者，相对于常规的 FFR 检测简化了操作过程和工作流程。

（1）原理：ADVISE 研究团队利用能识别在心动周期过程中当心脏舒张期的时候，这一段时间来自冠状动脉内微血管的阻力相对是稳定而最低的，在不需要使用腺苷等血管扩张药物的情况下，基于常规使用的压力导丝技术，用一种特别的波型幅度计算法（wave-intensity analysis），计算出冠状动脉的血管内压力，在无波形期间（wave-free period，WFP）测量到的瞬间压力梯度，就被定义为瞬时无波形比率（iFR）：iFR＝Pd wave-free period/Pa wave-free period。

Pd wave-free period：在无波型期间狭窄病变远端冠脉平均压。Pa wave-free period 在无波型期间主动脉平均压。

ADVISE 研究团队证实了在心脏舒张静息无波形期间，冠状动脉内微血管阻力的稳定性或强度，和腺苷等血管扩张药物所至的冠状动脉充血期间达到的平均阻力相类似。经 DEFINE-FLAIR 和 iFR SWEDEHEART 等多个临床研究的荟萃分析显示，iFR 指导冠脉介入治疗的远期预后不劣于 FFR，iFR 单一界定值为 0.89，大于 0.89 为阴性，反之，为阳性。

（2）临床意义：当冠状动脉串联病变或弥漫性病变时，最大充血状态下各病变相互干扰，评估其中一个病变的生理学严重程度比较困难。而静息血流稳定时，血管弥漫病变 iFR 测量的静息压力变化，通过描绘 iFR 回撤轨迹，可准确定位和量化每个狭窄病变的血流动力学意义。利用 iFR 回撤记录与冠脉造影图像融合，可在术前进行“虚拟”PCI，使冠脉生理学检查指导优化介入治疗。

4. **定量血流分数**（QFR）　定量血流分数（quantitative flow ratio，QFR）是利用冠状动脉造影来评估冠脉狭窄功能学意义的新方法。通过冠脉造影血管三维重建与血流动力学分析，来评估血流储备分数（fractional flow reserve，FFR），不需要使用压力导丝和血管扩张药物。

（1）原理：冠心病患者是否需要血运重建手术，关键是看狭窄的冠状动脉血流动力学改变是否导致心肌灌注缺血。基于影像学和流体力学相结合。通过冠脉造影血管三维重建方式，利用记帧法将血管中对比剂的充盈速度转换得到模拟最大充血血流，结合血管壁的形态变化计算冠脉病变血管段压力下降的数值，从而得到血管远端压力和近端压力比值，即 QFR 值。

（2）QFR 测量系统的工作流程

1）打开测量系统（AngioPlus）与软件，导入两幅角度差大于 25°的造影影像序列，选取其中一个有显著解剖特征的校准点进行几何位置校准。

2）确定兴趣区血管段的起止点，采用经验证的中心线和边界识别算法自动描绘目标血管，对目标血管和参考管腔进行三维重建。

3）选择对比剂进入目标血管段的图像为起始帧，流出目标血管段的图像为终止帧，系统自动计算目标血管段每个位置的 QFR 值，显示 QFR 虚拟回撤曲线。

4）系统自动生成病变分析报告。

5. **冠状动脉内光学相干断层成像**（optical coherence tomography，OCT）　冠状动脉造影术是诊断冠状动脉粥样硬化性心脏病的金标准。但有些急性冠脉综合征患者人群中，造影显示的并不是显著狭窄病变，而血管腔内可能有不稳定斑块的破裂以及继发破裂而来的血栓，或者是斑块侵蚀、钙化结节等病变诱发的血栓形成。冠状动脉造影术是冠状动脉介入治疗中指导支架植入过程及其随访的重要手段。但是很多情况下介入医生仅通过冠状动脉造影并不能明确了解到支架植入血管腔内情况及精细评价支架植入后内膜愈合情况。

（1）原理：光学相干断层成像（OCT）是采用一种应用近红外光能量束在血管腔内进行 360°周向扫描，将光源发出的光线分为两束，利用两束反射光发生干涉作用，从组织中反射回来的光信号随组织的性状而显示不同强弱。这些光信号经过计算机处理，通过比较分析反射波和参考波即可获得关于组织反射性和距离的数据，由此得到组织断层成像。OCT 的最重要的特点就是其高分辨力，约为 10μm，是血管内超声成像技术的 10 倍左右，同时成像速度快，可以对生物组织内部的微观结构进行高分辨力横断面层析成像。由于其与病理组织学图像具有良好的对应性，又被称为"光学活检"。很多在冠脉造影上显示中等度狭窄的临界病变，行 OCT 检查后发现存在易损病变。

（2）OCT 在冠心病诊断中的应用：

1）对斑块类型的分析：鉴别斑块是稳定斑块还是不稳定斑块，对冠心病的分型做准确的诊断。将斑块分为三类：纤维斑块，纤维钙化斑块以及脂质斑块。

2）对易损斑块的分析：高破裂风险的斑块（即易损斑块），就是指拥有大的脂质核心，薄纤维帽并富含巨噬细胞的斑块。OCT 是唯一能够精确测量易损斑块纤维帽厚度并与病理组织学高度相关的检查方法。OCT 图像中，大脂质核心的斑块显示为模糊边缘的低密度信号，相对于稳定型心绞痛患者，这种大脂质核心的斑块在急性冠脉综合征的患者中更容易出现。

3）评价冠脉内血栓：冠脉内斑块破裂可导致局部血栓形成。OCT 能够准确识别斑块破裂的继发血栓（图 30-52），OCT 显示突入管腔中的高反光信号，伴有无信号尾影的影像为红色血栓；突入管腔中的强反光信号，低衰减图像为白色血栓。

4）评价冠状动脉支架置入术的临床疗效。

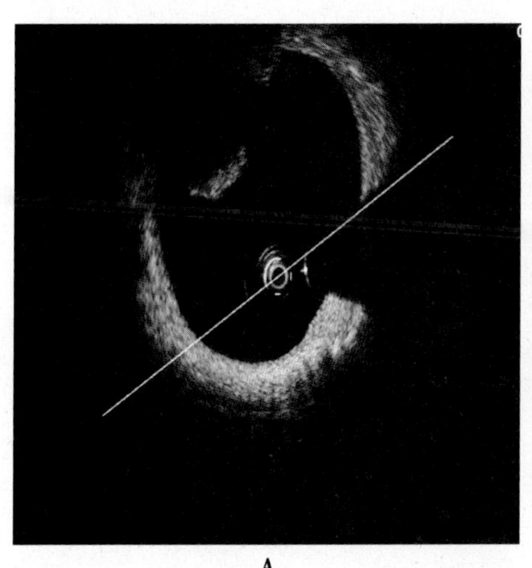

A

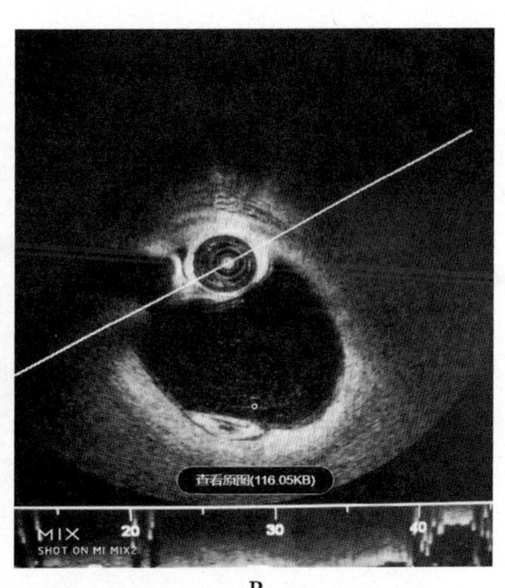

B

图 30-52　OCT 显示冠脉内血栓

A. 红色血栓；B. OCT 显示白色血栓。

五、图像质量控制

（一）术前准备

1. **一般资料**　患者的资料信息：姓名、年龄、性别、病区、科室、床号、住院号及 DSA 号，认真核查。一旦有错应及时更正，防止机器工作后特别是传输到 3D 工作站或 PACS 系统，因资料信息的错误，造成医疗差错事件的发生。

2. **患者准备**　去除患者身上的异物，告知患者检查的注意事项，训练患者的呼吸运动，使之造影中能予以配合，减少运动伪影的产生。

3. **技师准备**　检查设备是否正常运行，在医师没有穿刺穿管前检查 DSA 的透视或采集功能，发现问题及时告知介入手术医师并上报科室负责人。根据手术情况备好高压注射器及相应的对比剂和连接装置。准备手术中需要进行测量的工具如标准钢球或标尺等。

（二）伪影对图像质量的影响

1. **运动伪影**　心脏和冠状动脉的造影和治疗对影像质量的影响主要为呼吸运动及心跳引起运动伪影。反复训练患者呼吸运动，使其手术中能予以配合很重要。目前多数采用高帧数的透视和图像采集，一般采用 7.5 帧/s 或 15 帧/s 对心率快或不合作者采用 30 帧/s 甚至更高的采集速率，有利于提高图像质量。

2. **饱和伪影**　对心脏和肺的组织密度差异较大，组织密度不同，图像亮度相差较大，影响对感兴趣区图像的观察。在实际工作中通过光谱滤过，在肺野处增加一些均匀物质(铝片)使肺野与心脏显示在同一密度区,提高图像质量。

3. **异物伪影**　主要为密度高的异物伪影,如衣服上金属纽扣、饰物以及电极片、电极线等,这些异物如与血管重叠,在血管减影成像时,导致血管中断、狭窄等假象,直接影响图像质量,影响介入治疗手术的评估。

(三)技术因素对图像质量的影响

1. **技术参数的选择**　心室及主动脉管腔较大,流速快,对比剂注射压力应增加,否则,造影时达不到一定注射量,血管显影效果差。

2. **医师的图像意识**　对感兴趣区的显示应该在显示屏中心,体位选择要合理,能充分显示各个血管的病变与比邻组织的关系,达到最大限度诊断的效果。

3. 掌握冠状动脉血管腔内成像的机制,有利于提高图像质量。如 OCT 成像时需阻断血流,掌握好对比剂注射的时机,可提高 OCT 的图像质量,更好地提高治疗效果。

(四)质量控制的具体措施

1. 去除患者身上的异物。

2. 合理摆放被检者的体位。

3. 缩小被照体至探测器的距离。

4. 根据患者具体情况选择合适的技术参数。

5. 术前反复训患者的呼吸运动,使之手术中能予以配合。

(许美珍　罗来树　余建明)

第五节　腹部 DSA 技术与介入治疗

一、血管解剖

(一)动脉系统

胸主动脉经膈肌的主动脉裂孔(约胸 12 椎体平面)进入腹腔,改名为腹主动脉,在脊柱的左前方行走,至腰 4 椎体平面分为左髂总动脉、右髂总动脉,其直径约 20mm。腹主动脉的分支包括脏支和壁支。脏支有腹腔动脉、肠系膜上动脉,肠系膜下动脉、肾动脉、肾上腺动脉和精索内(或卵巢动脉)。壁支有膈下动脉、腰动脉和骶中动脉见图 30-53。

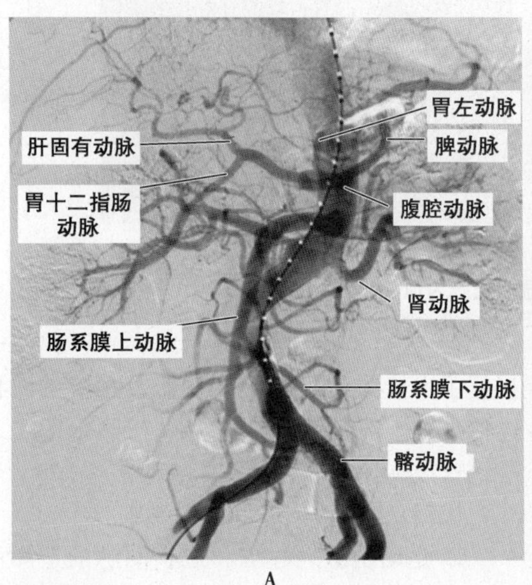

A

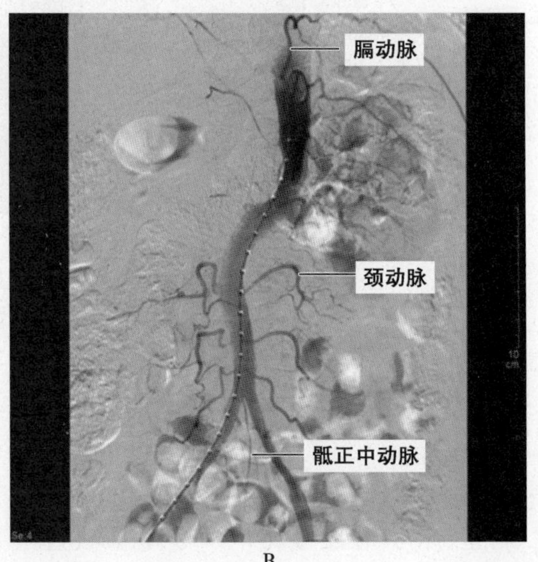

B

图 30-53　腹部血管

A. 腹主动脉及分支;B. 腹主动脉及分支。

1. **腹腔动脉**　腹腔动脉在胸 12 椎体下部或胸 12—腰 1 椎体间起自腹主动脉的腹侧,主干向右、前、下方走行,末端发出分支供应上腹部脏器。腹腔动脉通常分为 3 支:胃左动脉、脾动脉和肝总动脉。胃左动脉较细,在胃小弯的幽门处与胃右动脉吻合,沿途分支至胃小弯附近的前后面。脾动脉来自腹腔动脉的左支,为三支中最粗大的一支,沿胰的上缘左行,经脾肾韧带达脾门,分数支入脾,脾动脉沿途发出许多胰支,分布于胰体和胰尾。肝总动脉一般起源于腹腔动脉右侧,沿胰头上缘右方前行,至十二指肠上缘分出胃十二指肠动脉后,改名为肝固有动脉。在肝门处分左、右肝动脉和胃右动脉。胃右动脉沿胃小弯左行与胃左动脉吻合,供应幽门、胃小弯及十二指肠,有时肝右动脉起源于肠系膜上动脉,肝左动脉起源于胃左动脉。肝右动脉入肝前发出一支胆囊动脉,入肝后分为前叶动脉和后叶动脉,之后又各自分出上段和下段动脉。肝左动脉较肝右动脉稍细,末端分出内叶动脉和外叶动脉,外叶动脉又分出上段和下段动脉。有时还有肝中动脉,主要供应肝方叶,或肝尾叶和胆囊。

2. 肠系膜上动脉 肠系膜上动脉自腹主动脉的开口下方 0.5~2.0cm 处,自腹主动脉的侧壁发出,开口处相当于胸 12~腰 1 椎体间隙或腰 1 椎体的上部平面,其主干向右下方斜行,并呈凸向左侧的弓形,末端至右髂窝。

肠系膜上动脉向右侧发出胰十二指肠下动脉,末端分为前后两支,前支与胰十二指肠前上动脉吻合成胰十二指肠前弓,后支与胰十二指肠后上动脉吻合成胰十二指肠后弓,发出的分支到胰头和十二指肠。空肠动脉和回肠动脉起自肠系膜上动脉的左侧,其数目为 6~20 支,上部为空肠动脉,下部为回肠动脉,分别分布空肠和回肠。中结肠动脉起自肠系膜上动脉的右前缘,开口于胰十二指肠下动脉下方约 1cm。其主干向上走行,分左右两支。左支向结肠脾曲,与右结肠动脉吻合,右支向肝区,与右结肠动脉吻合。回肠动脉是肠系膜上动脉的终支,斜向右下走行,发出结肠支、盲肠支和阑尾动脉。

3. 肠系膜下动脉 在腰 3 椎体水平自腹主动脉前壁偏左发出,开口距肠系膜上动脉约 3cm。分支有左结肠动脉、乙状结肠动脉、直肠上动脉,供养左半结肠及直肠。左结肠动脉为其第一分支,发出后向左横行,末端分为升支、水平支和降支。升支向结肠脾曲上行,与横结肠动脉的左支吻合;水平支和降支与乙状结肠动脉吻合,供应降结肠。乙状结肠动脉有 2~3 支,向左下方斜行,各分支互相吻合成动脉弓,并向上发出分支与左结肠动脉吻合,供应乙状结肠。直肠上动脉是肠系膜下动脉的终支,在第 3 骶椎平面分为两支,走行于直肠两侧,供应直肠的乙状线以上部分。

4. 肾动脉和肾上腺动脉 在腰 1~腰 2 椎间盘高度起自腹主动脉,于肾静脉的后上方横行向外,经肾门入肾。因腹主动脉偏左,右肾动脉较长;受肝的影响,右肾低于左肾 1~2cm。肾动脉的分支为叶间动脉,穿行于肾柱内,上行至皮质与髓质交界处,形成与肾表面平行的弓状动脉。肾上腺动脉有上、中、下三支,分布于肾上腺的三个部分,肾上腺上动脉起自膈下动脉,肾上腺中动脉起自腹主动脉,肾上腺下动脉起自肾动脉。

5. 睾丸(卵巢)动脉 起自腹主动脉的前外侧壁,肾动脉稍下方,在腹膜后间隙斜向外下方越过输尿管。睾丸动脉经腹股沟管环进入腹股沟管供应睾丸的血液,卵巢动脉在小骨盆上缘处进入卵巢悬韧带,供应卵巢的血液。

6. 膈下动脉 腹主动脉于胸 12 椎体处发出膈下动脉,向上分布于膈的腰部。膈下动脉起始点、支数有变异,有时可见同一起始点。

7. 腰动脉 起自腹主动脉的后壁,通常有 4 对,分别经第 1—4 腰椎体前面或侧面,在腰大肌的内侧面分出背侧支和腹侧支。

8. 骶正中动脉 起自腹主动脉的分叉处的后上方,经第 4—5 腰椎、骶骨、尾骨的前面下行,向两侧发出腰最下动脉。

(二)静脉系统

1. 下腔静脉 下腔静脉为单一的大静脉,收集膈肌以下的腹、盆部和下肢的静脉血液。左髂总静脉、右髂总静脉在第 5 腰椎平面汇合成下腔静脉,沿脊柱右旁上行,经膈肌的腔静脉裂孔进入胸腔达右心房。其上行途中接纳腹、盆腔内脏和腹、盆壁组织的各支静脉的血液回流。

2. 肝脏静脉系统包括肝静脉和门静脉系统

(1)肝静脉系统:包括肝左静脉、肝中静脉和肝右静脉,分别接受肝左、中、右叶的血液。肝左静脉与肝中静脉通常汇合成干,肝静脉在肝脏后部斜向下腔静脉方向走行,在下腔静脉窝上端注入下腔静脉,此处为第二肝门。在下腔静脉窝下端,有来自肝右叶的副肝静脉和尾状叶的几支小静脉注入下腔静脉,此处为第三肝门。

(2)门静脉系统:由肠系膜上静脉和脾静脉在腰 2 椎体平面汇合而成,主干向右上走行入肝门。门静脉主干分左,右支,再经 5~6 级分支终于肝窦。门静脉主干长约 6cm,近肝端宽度约 1.9cm,远肝端宽约 2.3cm。收集脾静脉、胃冠状静脉、肠系膜上静脉和肠系膜下静脉的血液。脾静脉在脾门处由 3~5 支小静脉汇合而成,沿途收集胰静脉末端静脉、胃网膜左静脉;胃冠状静脉引流食管下部胃体小弯及贲门附近的静脉血,汇入脾静脉或门静脉;胃冠状静脉的食管支与奇静脉的食管支吻合,形成食管静脉丛;肠系膜上静脉由来自升结肠、横结肠和小肠的静脉血汇合而成,由下向上走行,与脾静脉汇合成门静脉;肠系膜下静脉由直肠、乙状结肠和左侧结肠的小静脉汇合而成，向上行在脾静脉与肠系膜上静脉汇合处的左侧注入脾静脉。

二、造影技术

（一）手术操作

1. 动脉系统　采用 Seldinger 技术，行股动脉或肱动脉穿刺插管。对不同器官进行相应的插管，行选择或超选择性动脉造影。

2. 下腔静脉　采用 Seldinger 技术，行股静脉或肘正中静脉、颈内静脉穿刺插管。对不同器官进行相应的插管，行选择或超选择性动脉造影。

3. 门静脉系统　采用经皮肝穿刺或经颈静脉进入肝静脉穿刺门静脉造影。

（二）造影参数选择

对比剂浓度为 50%～60% 的离子型对比剂，或相应浓度的非离子型对比剂如 320mgI/ml 的碘佛醇、370mgI/ml 的优维显等。

腹主动脉造影的对比剂量用量 35～40ml，注射流率 15～20ml/s，压限 600～900PSI；腹腔动脉造影时，对比剂用量 18～25ml，流率 6～7ml/s，压限 300～500PSI；肝动脉造影时，对比剂用量 15～18ml，流率 5～6ml/s，压限 300～500PSI。造影程序：采集速率 3～6 帧/s，注射延迟 0.5s，屏气状态曝光至肝内毛细血管期。腹腔动脉造影观察门静脉者，曝光持续 15～20s，直至门静脉显示。

肠系膜上动脉造影，对比剂用量 15～20ml，注射流率 5～7ml/s；压限 200～300PSI；肠系膜下动脉造影，对比剂用量 9～12ml，注射流率 3～4ml/s，压限 200～300PSI。胃十二指肠动脉造影，对比剂用量 8～10ml/s，注射流率 3～4ml/s，压限 200～300PSI。胃左动脉或胃右动脉、胰十二指肠动脉及肠系膜上动脉、肠系膜下动脉分支的造影，对比剂用量 6～8ml，注射流率 2～3ml/s，压限 200～300PSI；肾动脉造影时，对比剂用量 10～15ml，注射流率 5～6ml/s，压限 200～300PSI；肾内动脉超选择性造影时，对比剂用量 6～8ml，注射流率 2～3ml/s，压限 200～300PSI；选择性肾上腺动脉造影，对比剂用量 4～6ml，注射流率 2～3ml/s，压限 200～300PSI；膈动脉造影，对比剂用量 4～6ml，注射流率 2～3ml/s，压限 200～300PSI。

下腔静脉造影，对比剂用量 25～30ml，注射流率 10～15ml/s，压限为 600～900PSI，如表 30-7。

表 30-7　腹部血管常用注射参数

检查部位	造影参数			摄影程序		
	流率/(ml/s)	量/次/ml	压力/PSI	帧数/(fp/s)	成像方式	延迟方式
肝动脉	5～6	15～18	150～300	3～6	IADSA	延迟注射
脾动脉	5～6	18～20	150～300	3～6	IADSA	延迟注射
腹腔动脉	6～7	25～30	150～300	3～6	IADSA	延迟注射
腹主动脉	15～18	35～40	450～600	3～6	IADSA	延迟注射
肾动脉	5～6	8～10	150～300	3～6	IADSA	延迟注射
肾上腺动脉	1～2	3～4	150～200	3～6	IADSA	延迟注射
肾及十二指肠动脉	3～4	6～8	150～200	3～6	IADSA	延迟注射
肠系膜上动脉	5～6	10～12	150～200	3～6	IADSA	延迟注射
肠系膜下动脉	4～5	8～10	150～200	3～6	IADSA	延迟注射
门静脉(间接法)	6～8	50	300～400	3～6	IADSA	延迟曝光
门静脉(直接法)	10	40～60	300～400	3～6	IVDSA	延迟注射
下腔静脉(插管法)	8～10	25～30	300～400	3～6	IVDSA	延迟注射
下腔静脉(股静脉穿刺)	4～5	18～20	300～400	3～6	IVDSA	延迟注射
髂外动脉	6～8	10～12	150～300	3～6	IADSA	延迟注射
髂内动脉	6～8	10～12	150～300	3～6	IADSA	延迟注射
髂总动脉	10～12	18～20	300～450	3～6	IADSA	延迟注射
髂总静脉	3～4	12～15	300～400	3～6	IVDSA	延迟注射
髂内、髂外静脉	2～3	8～10	150～300	3～6	IVDSA	延迟注射

（三）造影体位

腹主动脉、腹腔动脉和肝动脉造影均采用正位；对于动脉瘤或血管主干相互重叠者，可选用左或右前斜位，或其他不同角度的体位，以使病变充分显示；选择性肾动脉造影在正位的基础上，加摄同侧倾斜位，角度为 10°～15°，以使肾动脉完全显示；肾上腺动脉造影取正位，必要时加摄同侧倾斜位，角度为 15°～20°，以利于显示该侧肾上腺动脉；胰腺供养动脉造影、脾动脉造影及胆系供养动脉造影一般用正位；对于血管性病变，如动脉瘤、动静脉瘘、动静脉畸形，需要显示病变全貌，则加摄不同角度斜位；下腔静脉造影常规正位，根据病变显示情况加摄左、右斜位和侧位。

三、图像处理

（一）补偿过滤器

腹部在侧腹部及肝的横膈膜处以及消化道内的气体过多容易产生饱和状伪影，应作对应的密度补偿，可用铅、含铅丙烯、增感纸、黏土、树脂等各种材料。

（二）呼吸移动性对策

腹部由于腹式呼吸以及肠管的蠕动，容易产生运动性伪影，使得减影图像模糊。此时可以训练患者屏气，或注入以抑制肠蠕动的药物。训练呼吸状态，使其在屏气状态下采集图像。

（三）清洁肠道，减少异物伪影。

在腹部 DSA 的检查中，尽量做好清洁肠道或清除膀胱的尿液工作。在患者进入检查前应去除患者身体上的金属异物及对图像质量有影响的物品，同时也要防止一些监护设备的连接线进入采集图像区，提高图像质量。

四、相关病变的介入治疗

（一）肝脏病变的介入治疗

1. 肝癌的灌注治疗　经导管动脉内灌注技术（transcatheter arterial infusion，TAI）是经导管动脉内灌注药物以提高靶器官药物浓度而不增加外周血管药物浓度的方法。因为药物疗效不仅与自身的药理作用和病变对药物的敏感性有关而且与病变局部的药物浓度和药物与病变接触的时间长短等因素有关，因此应用灌注技术进行肿瘤治疗具有良好的效果。是介入放射学中应用较广泛的技术之一。具体操作方法是采用经皮动脉穿刺插管至靶动脉，将药物持续性地灌注一定时间：一次冲击性灌注，常用 30 分钟或几个小时将药物注完；长期药物灌注，多指 48 小时以上持续或间断性灌注。临床用于治疗恶性实体瘤、动脉痉挛或闭塞导致的缺血性病变、动脉内新鲜血栓形成的溶栓治疗等。

方法：采用 Seldinger 技术进行股动脉穿刺，并置放 5F、6F 的动脉鞘，以导丝作向导将 5F 的 RH 导管送入腹主动脉，然后在主动脉弓部进行"塑形"。在腰 1 处探找腹腔动脉开口，当导管进入腹腔动脉后进行冒烟，根据血管图示，将导管插入肝固有动脉，进行肝动脉造影，了解肝动脉的供血、肿瘤染色情况，同时采用延时造影，观察门静脉是否通畅。依据肿瘤不同的位置，可进行超选择性造影，了解肝脏左、右叶的肿瘤分布情况。有时常规肝动脉造影不能发现肝肿瘤的染色情况，考虑肿瘤有其他来源的血供，需要进行肠系膜上动脉、膈动脉或其他动脉的造影。确定肿瘤的供血动脉后，将药物持续性地灌注至靶血管。有的患者采用一次冲击性灌注，常用 30 分钟或几个小时将药物注完；有的患者采用长期药物灌注，多指 48 小时以上持续或间断性灌注，需要在体表埋入注射泵，以持续注射化疗药物。

2. 肝癌的栓塞治疗　经导管血管栓塞术（transcatheter arterial embolization，TAE），是在影像设备的导引下，经导管向靶血管内注入或送入栓塞物质并使之闭塞，中断血供，从而达到预期治疗目的的介入治疗技术。根据不同病变和治疗目的，栓塞物质可从毛细血管、分支至主干逐级进行栓塞，也可三者同时被栓塞。栓塞术对病变治疗作用的机制主要是：阻塞靶血管使肿瘤或靶器官缺血坏死。因肝脏是特殊的脏器，受肝动脉和门静脉二重的血流支配，其比率被认为是 1∶3，而肝细胞癌几乎只受来自肝动脉血流支配，所以采用栓塞术进行肝癌的治疗。

（1）适应证：①原发性肝癌或转移性肝癌，因各种原因不能手术或患者不愿手术者；②肝肿瘤手术切除不彻底者或其他治疗方法效果不良者；③作为手术前的准备，栓塞使瘤体体积缩小，血供减少，可减少肿瘤的播散和复发；④控制出血、疼痛和较大的肝动静脉短路者。

（2）禁忌证：①严重的心、肝、肾功能不全者；②严重黄疸，重度腹水者；③全身情况极度不良者；④门静脉主干完全阻塞为绝对禁忌证，否则，可引起正常肝实质的大片坏死，导致患者死亡；门静脉主干不完全阻塞为相对禁忌证；⑤有较大的动静脉瘘易产生异位栓塞者；⑥肝肿瘤的体积大于全肝体积 70%者。

（3）方法：采用 Seldinger 技术进行股动脉穿

刺，并置放 5F、6F 的动脉鞘，以导丝作向导将 5F 的 RH 导管送入腹主动脉，然后在主动脉弓部进行“塑形”。在腰 1 处探找腹腔动脉，进入腹腔动脉后进行冒烟。根据冒烟显示的血管走向，将导管插入肝固有动脉，进行肝动脉造影，了解肝动脉的供血和肿瘤染色情况。根据肿瘤不同的位置，可进行超选择性造影，了解肝脏左叶、右叶的肿瘤分布情况。明确肿瘤的供血血管，将导管或微导管插入肿瘤血管内，选用相应的栓塞剂进行栓塞。

目前对肝脏肿瘤的栓塞大部分采用碘油加抗肿瘤药物。有时使用微粒材料（明胶海绵颗粒或 PVA 颗粒）进行栓塞。若肝动脉造影不能发现肝肿瘤的染色情况，还需要进行肠系膜上动脉、膈动脉或其他动脉的造影。边注射栓塞剂，边观察栓塞剂的流动状态及肿瘤着色情况，防止栓塞剂对非靶组织的栓塞（图 30-54）。

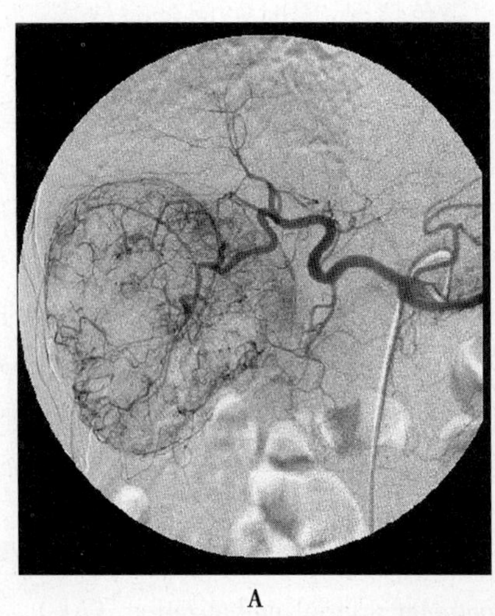

A

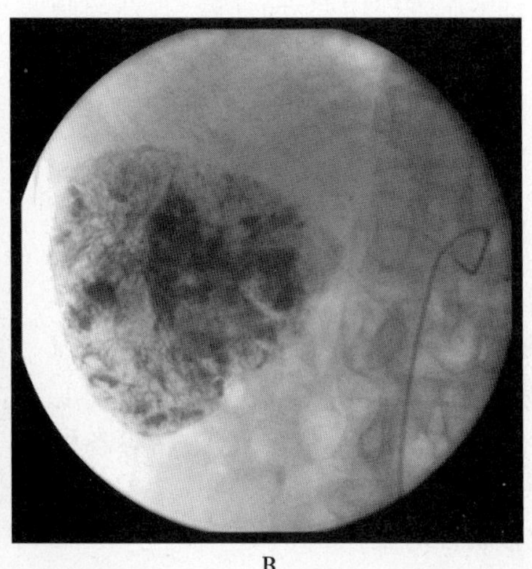

B

图 30-54　肝动脉栓塞

A. 肝动脉造影；B. 肝栓塞后。

3. **肝海绵状血管瘤的介入治疗**　较小的肝海绵状血管瘤多无症状者，瘤体增大后可伴有压迫症状，表现为腹部不适、餐后饱胀感等症状。多因体检行影像学检查或其他手术时发现。它是肝脏的良性肿瘤，若肿瘤直径<5cm、无症状者，不需手术治疗，定期复查、随诊；如有明显症状、肿瘤临近主要血管或不能排除肝癌，则可考虑手术切除。肿瘤直径 5～10cm 时，建议择期手术切除；如肿瘤位于肝边缘，有发生外伤破裂大出血的可能性，建议早期手术切除；肿瘤直径>10cm 时，一般建议行手术切除。对于多发血管瘤的患者，可考虑逐一切除、或切除联合捆扎术。若患者一般情况不能耐受手术，可考虑介入栓塞治疗。

方法：采用 Seldinger 技术进行股动脉穿刺插管至肝固有动脉进行造影，了解肝动脉的供血情况，血管瘤的染色情况。造影显示为团状或丛状扩大的血管影，类似“爆米花”样改变为特征。根据瘤体不同的位置，可进行超选择性造影。确定血管瘤与载瘤动脉的关系，栓塞物质大多数使用平阳霉素加碘化油。平阳霉素是抗肿瘤的抗生素，同时又是一种缓慢硬化剂。具有破坏血管内皮细胞、促进血小板黏着、微血栓形成、继而产生纤维化的作用。因平阳霉素在 X 线下无示踪性，不能单独使用完成栓塞，碘化油既是一种高密度对比剂，也是一种中效栓塞剂，有亲肿瘤性，可选择性沉积在肝血管瘤内，但在正常机体内可吸收分解。因此，若将平阳霉素与碘化油按一定比例混合、利用碘化油的不透 X 线特性和肿瘤趋向性，以碘化油为载体将药物选择性地导入瘤体内进行栓塞治疗，可以获得理想的治疗效果。也可以采用碘油加无水酒精进行栓塞治疗。无水酒精注入在血管瘤内使血管内壁的内皮细胞变性坏死，使血管闭塞。而碘油本身是一种栓塞剂，同时也起到引导栓塞的量与范围的目的。栓塞时注意栓塞剂的漂移，防止非靶组织的产生栓塞（图 30-55A、B）。

4. **肝硬化的门静脉高压介入治疗**

（1）经颈静脉肝内门腔内支架分流术（TIPSS）：治疗肝硬化、门静脉高压、食管胃底静脉曲张破裂出血的一种介入手术。主要用于治疗肝硬化门静脉高压症、近期发生食管胃底静脉曲张破裂大出血者；内科治疗欠佳、不能接受外科手术者；断流术后再出血；顽固性腹水；布-加综合征；肝移植前的术前准备；确定性手术的术前准备。

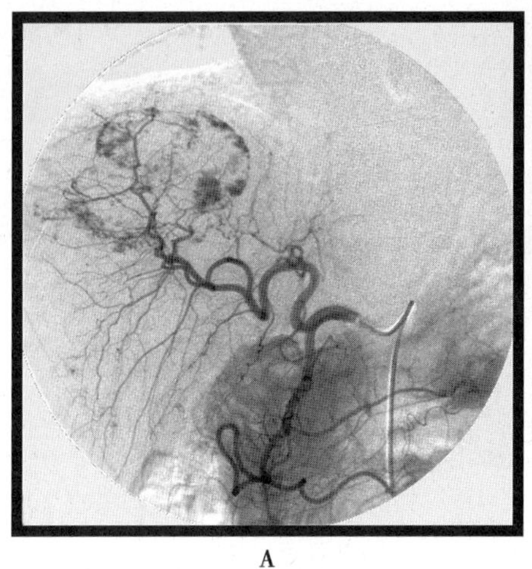
A

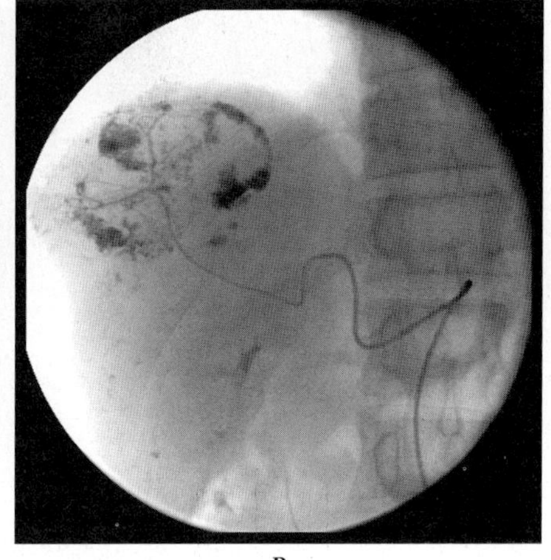
B

图 30-55　肝海绵状血管瘤栓塞
A. 造影图；B. 栓塞图。

方法：①颈内静脉穿刺常规消毒铺单后进行右颈内静脉穿刺，置入导管鞘。②建立门-腔静脉间肝内穿刺通道在透视下将导管插入下腔静脉近端，行下腔静脉造影，观测肝静脉开口（图 30-56A）。在影像（CT、MRI）的引导下，选择 RUPS-100 穿刺针进行穿刺。③门静脉造影及扩张肝内穿刺通道当 RUPS-100 穿刺针进入门静脉后，用导丝引导插入导管，进行门静脉造影，评估门静脉的血流状态，并测量其大小、离肝静脉远端的距离（图 30-56B）。门静脉造影参数为：比剂用量 15～20ml，注射流率 6～8ml/s；压限 200～300PSI；然后导管插入脾静脉，进行造影，了解胃、食管等静脉供血情况及扩张程度，并对扩张的胃、食管等静脉进行栓塞。④用适当的球囊进行扩张，建立一个人为肝内门-体静脉通道（图 30-56C）。⑤支架置入（在门静脉和肝静脉内放置一适当的支架）根据上述的评估与测量，选择合适的支架，透视下释放支架并造影复查（图 30-56D）。

（2）经皮肝穿胃冠状静脉栓塞术：经皮肝穿胃静脉栓塞术（percutaneous transhepatic varices embolization，PTVE）是经皮肤肝脏穿刺至肝内门静脉分支，选择性的进行胃冠状静脉插管，用栓塞材料栓塞食管胃底曲张静脉，达到治疗食管胃底曲张静脉出血的一种有效的介入治疗方法。

门静脉高压时，胃底、食管下段交通支开放，门静脉血流经胃冠状静脉，通过食管胃底静脉与奇静脉、半奇静脉的分支吻合，流入上腔静脉。胃冠状静脉血流呈离肝血流，该离肝血流使得经导管注入的栓塞剂能够到达曲张的食管胃底静脉。栓塞剂注入静脉后可使内皮细胞损伤、脱落，内皮下胶原纤维暴露，激活内源凝血系统，致使管腔内混合血栓形成，曲张的食管胃底静脉闭合，最终达到止血目的。也可以采用弹簧圈直接进入胃冠状静脉进行栓塞，达到治疗目的。

适应证：确诊为食管胃底静脉曲张破裂出血者；不能耐受紧急手术治疗的出血者；有出血史，经血管造影或内镜检查有再出血的危险者；静脉曲张破裂出血经内科治疗失败者；手术后或内镜硬化剂

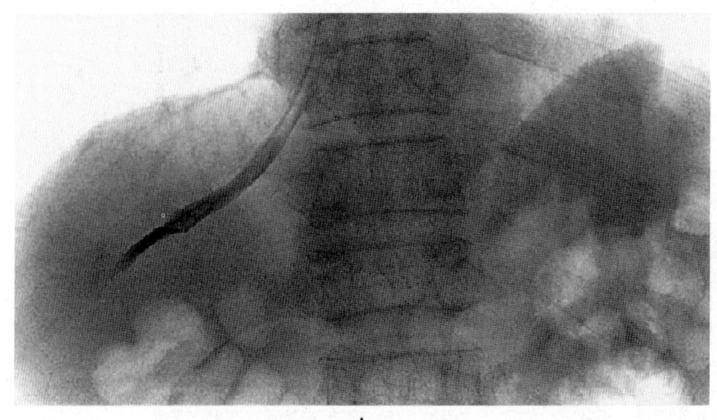
A

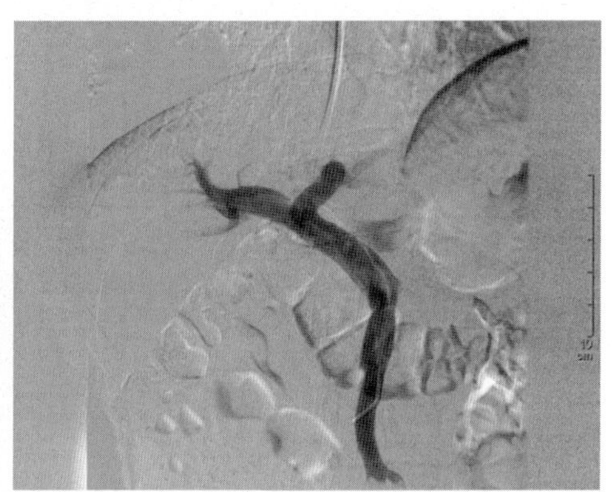
B

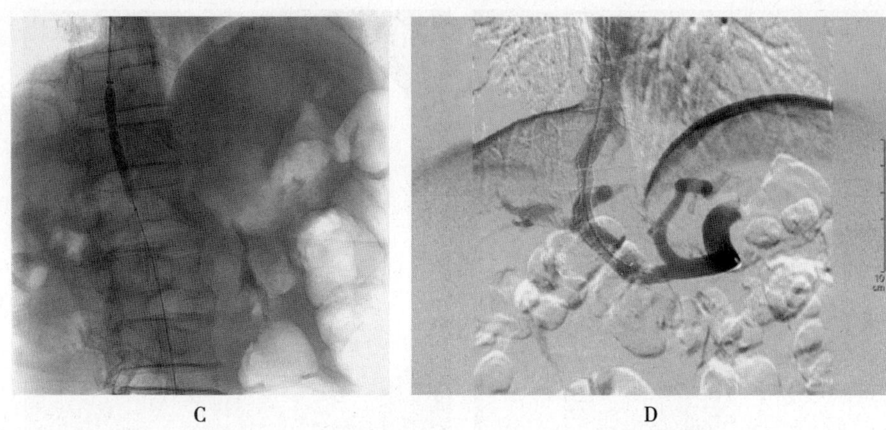

图 30-56　经颈静脉途径肝内门-体静脉分流术

A. 肝静脉造影;B. 门静脉造影;C. 球囊扩张;D. 门静脉开放后造影。

注射止血治疗后再出血者。

禁忌证:严重肝功能损害;门静脉主干狭窄或阻塞、门静脉血栓形成;败血症、肝脓疡;有出血倾向、肝血管瘤及大量腹水。

方法:在右侧腋中线第 7—8 肋间选择穿刺点;使用 19 号穿刺针水平进针,在距第 12 胸椎横突外缘 3cm 处,即达门静脉主干。抽出针芯观察回血情况,防止进入肝管,有暗红色血时,可注射对比剂观察门静脉显影情况;更换穿刺针使用 J 型或单弯导管插入门静脉;再将导管旋转进入脾静脉;通过导丝引导将导管头插入胃冠状静脉,进行造影来证实导管在胃冠状静脉位置,然后注射栓塞剂或使用弹簧圈进行栓塞。栓塞后将导管退出胃冠状静脉进行造影,评估栓塞程度与效果(图 30-57)。

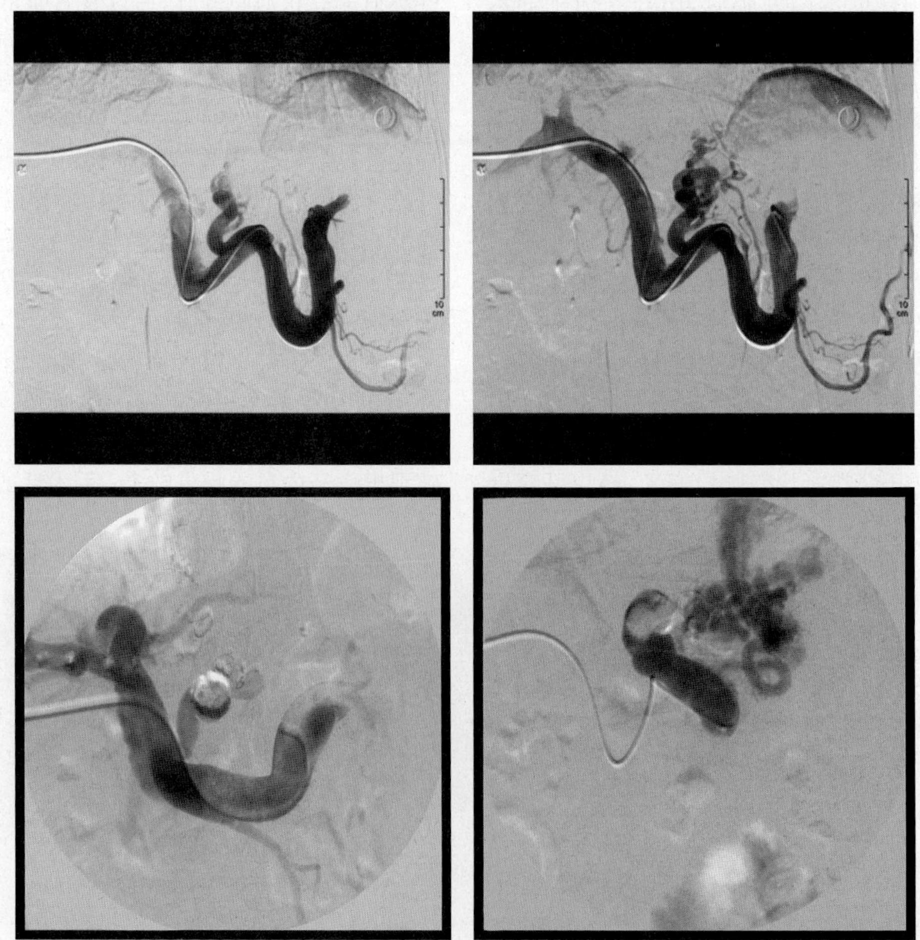

图 30-57　胃冠状静脉栓塞

（二）胆道梗阻的介入治疗

胆道梗阻的临床症状主要为全身皮肤黄染、巩膜发黄，皮肤瘙痒并进行性加重。产生原因有先天性梗阻和病变阻塞胆道性梗阻。病变阻塞为炎症、结石、肿瘤及腹部肿块等。常见处理方式为开放性手术、ERCP 和 PTCD。

经皮肝穿刺胆道造影及引流术（percutaneous transhepatic cholangio drainage，PTCD）虽然是非血管介入技术，也是目前介入治疗胆道梗阻病变的常用方法。PTCD 有内外引流之分，通过 PTC 的穿刺针引入引导钢丝，而后拔出穿刺针，沿引导钢丝送进末段有多个侧孔的导管，导管在梗阻段上方的胆管内，其内口亦在该处，胆汁经导管外口连续引流为外引流；若导管通过梗阻区，留置于梗阻远端的胆管内或进入十二指肠，胆汁则沿导管侧孔流入梗阻下方的胆管或十二指肠，称为内引流。

适应证：经影像证实和实验室检查为胆道梗阻并近端胆管扩张，经非手术治疗效果不明显者，无禁忌证者。

禁忌证：恶病质通过介入治疗无效者；严重出血倾向者；无适当入路者；毛细胆管性阻塞者；广泛胆道狭窄者。

方法：术前禁食 2~4 小时，必要时术前 30 分钟应用镇静剂。手术时应参照影像学资料，确定最佳穿刺引流途径和体位。按常规消毒铺巾，局麻并确定进针方向和深度后，应用 PTC 穿刺套针，平静呼吸下屏气穿刺，到位后嘱咐患者平静浅呼吸，退出针芯，接注射器并回抽液体观察是否胆汁，如未到达靶部位，则在透视下边退针边回抽液体，直至到位，停止退针。然后注射对比剂至胆管显影，沿针鞘送入导丝，固定住导丝并退出套针，沿导丝引入引流导管；验证引流通畅后即固定引流管并装接引流袋，完成 PTCD 手术。若梗阻部位持久，短时间不能消除者，可置入胆道支架，维持其引流功能（图 30-58）。

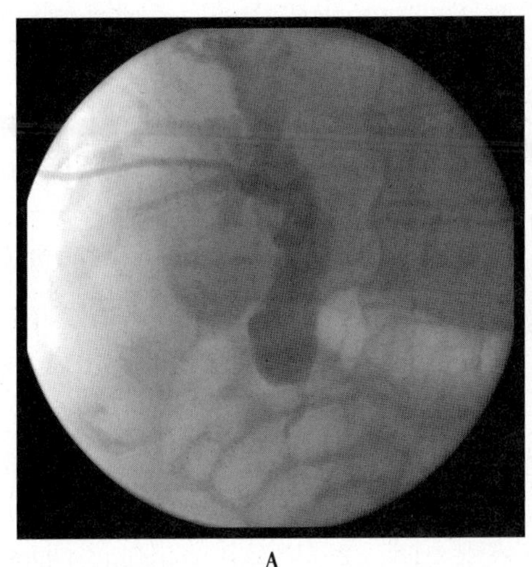
A

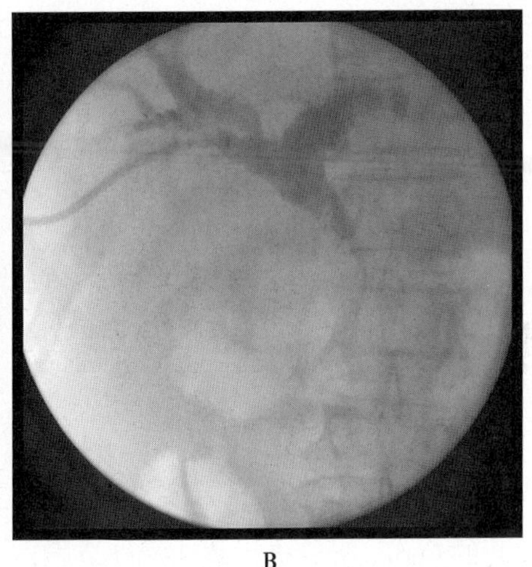
B

图 30-58　经皮肝穿刺胆道造影及引流术
A. PTCD 外引流；B. PTCD 内外引流。

（三）脾动脉栓塞治疗

脾大是门静脉高压症的临床表现之一。门静脉压力增高，脾血流回流受阻，长期的脾充血，使脾内纤维组织增生和脾髓细胞再生，导致充血性脾大，脾功能亢进。部分脾动脉栓塞术主要用于肝硬化门静脉高压引起的脾大、脾功能亢进，既能消除脾亢，又保留脾脏免疫功能。具有创伤小，恢复快，费用少的优点，特别适用于不能耐受外科手术者。目前已有取代外科手术趋势，通过对脾动脉进行部分栓塞，对脾脏外伤出血、脾功能亢进者进行非手术治疗。

方法：采用 Seldinger 技术进行股动脉穿刺，并置放 5F、6F 的动脉鞘，以导丝作向导将 5F 的 RH 导管送入腹主动脉，然后在主动脉弓部进行“塑型”。在腰 1 处探找腹腔动脉，进入腹腔动脉后进行冒烟，根据冒烟显示的血管指示，使导管进入脾动脉，再行脾动脉造影，了解脾动脉的供血情况，根据实际大小进行部分栓塞，在栓塞前进行超选择性造影，使导管进入更细的分支，再进行栓塞。或将导管置入脾动脉的主干，将明胶海绵块剪成细条，与对比剂混合，缓慢的漂浮进入脾脏的供血动脉内部，阻断部分脾脏的血供，使脾脏部分区域梗死和机化，产生脾切除效应。栓塞后进行造影评估其栓塞的程度，原则上单次栓塞不能超过整个脾脏的 70%。若栓塞范围小，则达不到治疗效果（图 30-59）。

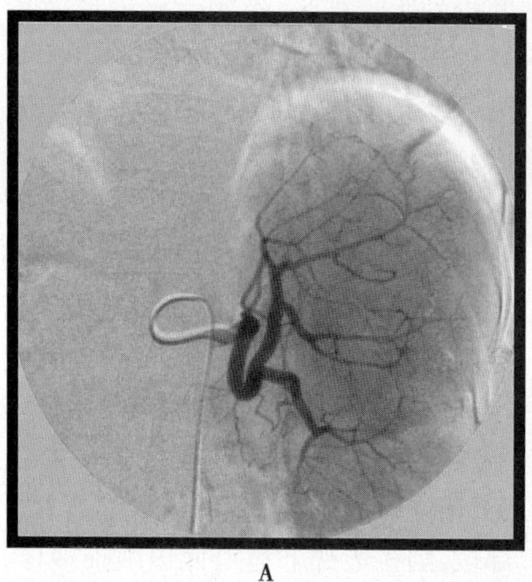

A

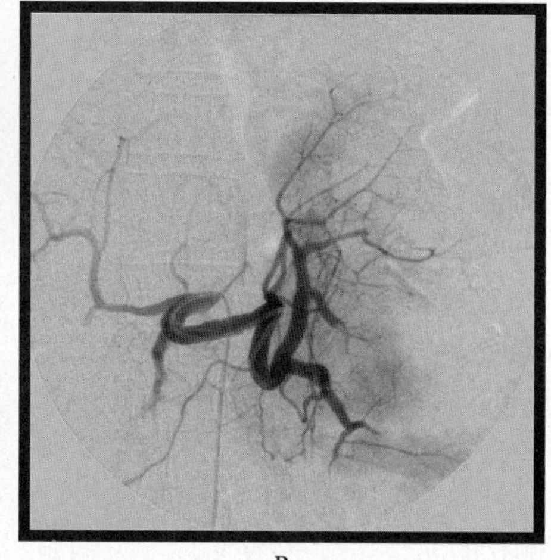

B

图 30-59　脾动脉栓塞
A. 造影；B. 栓塞。

（四）肾动脉造影及肾动脉栓塞

1. **肾动脉造影**　了解肾血管性病变；肾外伤；不明原因的大量血尿；肾性高血压；肾结核或肿瘤手术前明确病变范围等。

2. **肾动脉栓塞**　对肾外伤、不明原因的大量血尿；肾结核或肿瘤手术前等进行栓塞，治疗肾出血或减少手术出血等。

3. **方法**　采用 Seldinger 技术进行股动脉穿刺，并置放 5F、6F 的动脉鞘，以导丝作向导将 5F 的猪尾导管送入腹主动脉。导管先端至于第 12 胸椎水平，进行腹主动脉造影，了解双肾动脉的供血情况，但在单侧肾动脉造影前应先行腹主动脉造影，防止因孤立肾或一侧肾功能不全导致的栓塞后的意外事件发生。再超选择性造影了解单一肾脏及分支的供血情况。然后选用 5F 的 Corbra 导管进行超选择性造影，了解单一肾脏及分支的供血情况。先对患侧肾动脉进行探找，当导管先端进入肾动脉主干时进行造影，了解肾动脉各分支及病变情况，再将导管转向对侧肾动脉，采用同样的方式对肾动脉进行造影评估。双侧肾动脉造影结束后，再行超选择性的进入病变侧肾动脉的分支血管进行造影。明确病变后，采用明胶海绵加对比剂或弹簧圈对病变动脉进行栓塞。当栓塞至病变血管产生断流时栓塞结束，3～5 分钟后进行造影复查，了解栓塞情况（图 30-60）。

（五）消化道出血的介入治疗

消化道分上消化道和下消化道，位于十二指肠悬韧带以上的为上消化道。消化道出血因所在位置不同，其临床表现不一样。上消化道以呕血为主，下消化道以暗红色血便或黑便为主。根据临床表现不同，栓塞中寻找的靶血管不同。而胃肠道出

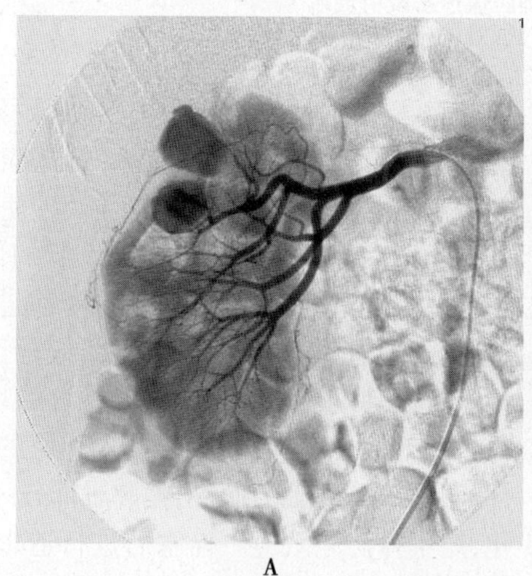

A

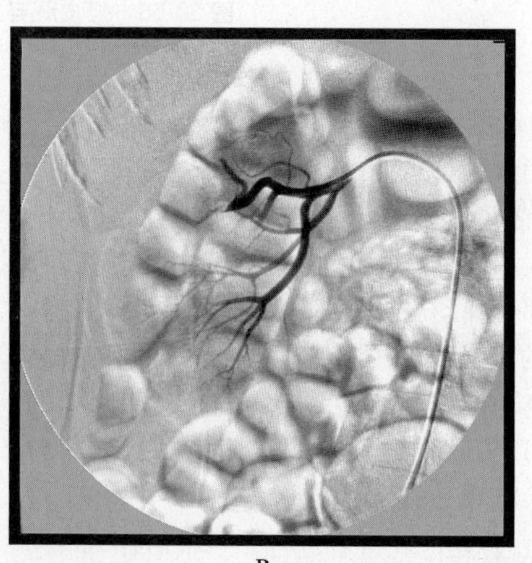

B

图 30-60　右肾动脉栓塞
A. 造影；B. 栓塞。

血活动期，每分钟超过 0.5ml 者，造影时可见对比剂直接外溢的征象，即对比剂通过破裂的血管溢出到胃肠道内，产生清楚的密度增高阴影。对于慢性少量出血，或出血间歇期，或已用止血剂，进行造影时，有时难以发现出血灶。

适应证：消化道出血经内科治疗无效者；急性消化道大出血，无休克表现，临床上允许暂不行手术治疗或不愿接受手术者；慢性、间歇性消化道出血，经临床、实验室及影像学检查诊断者；需行栓塞止血而后择期手术者。

禁忌证：出现休克危及生命者；高热及全身感染者；心、肝、肾功能障碍者；凝血功能障碍者；穿刺部位感染者。

方法：采用 Seldinger 技术进行股动脉穿刺，并置放 5F、6F 的动脉鞘，以导丝作向导将相应的导管送入靶血管。根据不同的出血征象进行不同的超选择性造影。

选择性腹腔动脉造影和肠系膜上动脉造影，通常可满足上消化道出血的诊断。超选择性胃左动脉和胃十二指肠动脉造影分别用于胃窦及十二指肠的出血。超选择性肝动脉造影用于肝及胆道的出血（图 30-61A，B）。

下消化道出血，可采用肠系膜上动脉、肠系膜下动脉及髂内动脉造影，超选择性动脉造影适用于活动性出血，明确出血部位，指导手术。肠系膜上动脉造影用于回肠、右半结肠的出血（图 30-61C，D）；肠系膜下动脉造影用于左半结肠、肛门直肠区的出血，髂内动脉造影可观察直肠下段的出血。通过不同靶血管的造影，寻找出血的血管，进行相应的栓塞治疗。不同管径的血管，使用栓塞材料不同，采用明胶海绵加对比剂或弹簧圈对病变动脉进行栓塞。值得注意的是栓塞的血管越细、距离出血部位越近越好，防止栓塞剂的反流对其他非靶血管的栓塞。当栓塞至病变血管产生断流时栓塞结束，3~5 分钟后进行造影复查，了解栓塞情况。对于肠道的血管出血，一般不采用栓塞术，防止栓塞后肠坏死，只作手术的指导。

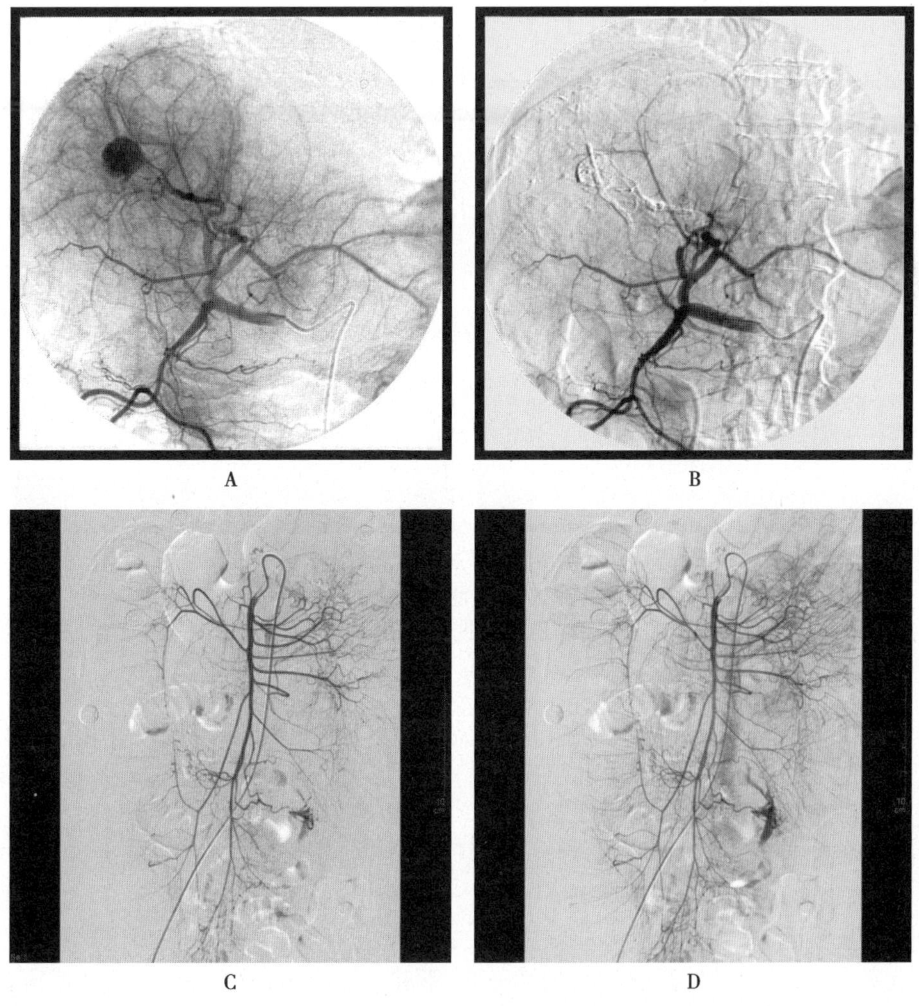

图 30-61　肝及胆道的出血和肠系膜上动脉造影

A. 肝内胆管出血；B. 肝内胆管出血栓塞；C. 肠系膜上动脉；D. 肠系膜上动脉出血。

（六）腹主动脉瘤的腔内治疗

当腹主动脉因某种原因产生局限性扩张，其直径超过正常值的1.5倍时，成为腹主动脉瘤。腹主动脉瘤一旦形成，使腹主动脉管壁变薄，往往会自发破裂导致患者迅速死亡。手术治疗是目前唯一有效的方法，但手术创伤大，并发症多，死亡率高。1990年，Parodi发明了腔内隔绝治疗，即采用支架置入术，使腹主动脉瘤的治疗进入了全新的微创时代。

腹主动瘤根据累及的范围不同分A、B两型。A型：只累及腹主动脉；B型：累及腹主动脉同时也累及髂动脉。同时累及髂总动脉的为B1，累及髂总动脉及髂外动脉者为B2。不同类型的动脉瘤采用相应的治疗方式。

腹主动脉瘤介入治疗方法：

1. **CTA的手术前评估**　对疑有腹主动脉瘤者行CTA检查，对瘤体的部位、大小、形态、与相邻的血管关系进行评估，尤其是双侧肾动脉开口与瘤颈的关系，确认采用的手术方式及支架的形态、大小及长度。

2. **手术入路的选择**　根据CTA的提示，评估双侧髂外动脉的形态，大小，决定支架的入路方向。

3. **股动脉切开**　在局麻下进行股动脉切开，做好阻断股动脉的准备，若股动脉破裂出现大出血时能及时进行阻断，防止意外事件的发生。

4. **DSA造影及评估**　切开的股动脉，插入导管鞘，以导丝作向导将有标记的猪尾导管插入腹主动脉内进行造影。造影关键是要能观察到腹部的所有血管，主要是要包含双侧的肾动脉，以防止支架置入时肾动脉被覆盖。同时也要包含双侧的髂内动脉、髂外动脉，评估瘤体对髂动脉累及的程度。

5. **支架的置入**　在超滑超硬导丝的引导下，将腹膜支架输送系统送入到腹主动脉内，在透视下，将带有标记的支架送到相应的血管位置，确认无误后进行支架的释放。若为B型动脉瘤，应植入"Y"型支架，但要注意分支支架的对接点。

6. **造影复查评估**　支架释放后进行造影，了解支架置入后血管的形态，有无支架远近端的渗漏情况（图30-62）。

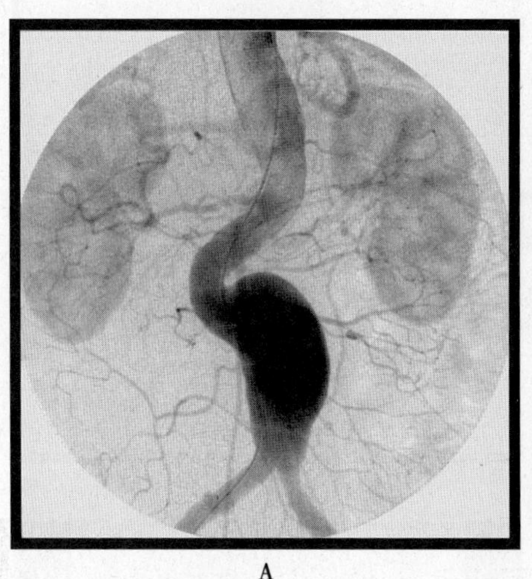

A

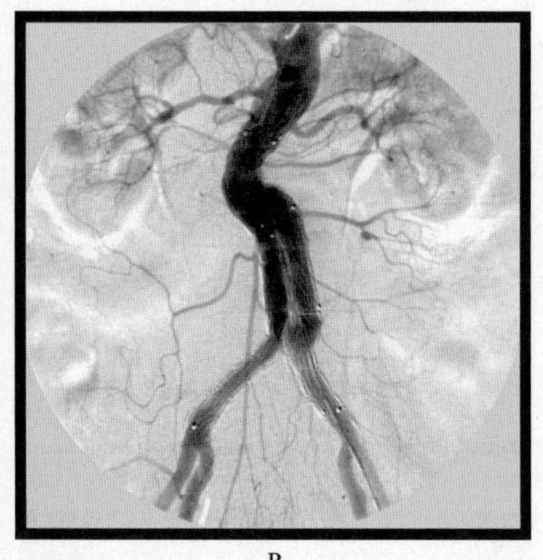

B

图30-62　腹主动脉瘤

A. 腹主动脉瘤；B. 腹主动脉术后。

（七）布-加综合征的介入治疗

布-加综合征（Budd-Chiari syndrome，BCS）是指因下腔静脉或肝静脉部分或完全阻塞，导致下腔静脉回心血流或肝静脉出肝的血流受阻，出现下腔静脉高压或窦性门静脉高压引起的一些临床症状。根据阻塞部位不同，临床表现不同。肝静脉回流障碍者，主要有肝脾大、腹水等门静脉高压的一些临床表现。下腔静脉阻塞者以下肢水肿、浅静脉曲张等一些临床表现。临床诊断主要以超声诊断为主，最后使用下腔静脉造影来明确诊断。根据阻塞的情况可分为膜状狭窄及闭塞、节段性狭窄闭塞和肝静脉性狭窄闭塞几种。不同狭窄闭塞采用不同的治疗方式。

方法：通过股静脉穿刺并放置5F、6F的动脉鞘，以导丝作向导将5F的猪尾导管进入下腔静脉，往上直行至有阻力为止，再进行下腔静脉造影，了解下腔静脉狭窄、闭塞情况；再通过颈内静脉穿刺，采用上述同样的方法，使猪尾导管通过右心房进入下腔近端静脉，进行造影，了解其狭窄、闭塞情况。为了使狭窄、闭塞的长度、形式能得到充分显示，常采用下腔静脉近端、下腔静脉同时造影。根据造影的结果，确认下腔静脉狭窄的长度，闭塞的类型。膜状狭窄及闭塞者采用单纯的球囊扩张术进行治疗。若狭窄闭塞有一定的长度，采用球囊扩张加支架置入术进行治疗。若为完全闭塞者，则采用穿刺方式，开通下腔静脉通道。若为肝静脉狭窄闭塞者，则经颈静脉穿刺使之再通。具体治疗方法以不同类型而不同。

1. 下腔静脉阻塞者的治疗

（1）下腔静脉膜状狭窄及闭塞：采用股静脉穿刺，将猪尾导管至闭塞段造影，确认狭窄位置，采用导丝探测使之进入右心房直至上腔静脉，跟进导管进行造影，确认下腔静脉血流流入右心。更换导丝，使用球囊进行扩张。必要时植入相应大小的支架。

（2）下腔静脉节段性狭窄及闭塞：①右颈内静脉穿刺插管，将猪尾导管通过右心房进入下腔静脉近端，进行造影；②右股静脉穿刺插管，将猪尾导管插至下腔静脉闭塞段进行造影（图 30-63A）；③上、下导管同时造影，确认闭塞的长度与位置（图 30-63B）；④通过 RUPS-100 穿刺狭窄段，若穿过闭塞段，再使用导丝、导管跟进，进行造影，明确下腔静脉回流至右心；⑤对闭塞段进行球囊扩张，造影复查下腔静脉开通程度（图 30-63C，D）；⑥若扩张效果不明显，可植入腔静脉支架，再行造影复查，评价支架置入情况及血流开通的效果。

2. 肝静脉狭窄闭塞者的治疗，具体有两种方法进行处理

（1）经颈静脉肝静脉开通术：经颈静脉穿刺，将 RUPS-100 肝穿装置送至下腔静脉开口水平，在 X 线透视下用硬导丝探测狭窄或闭塞的肝静脉口，通过 RUPS-100 穿刺探测肝静脉的开口。继而进行球囊扩张，并支架置入，使肝静脉血液回流到右心。

（2）经皮经肝静脉破膜、扩张术：采用肝穿刺的方式进行穿刺，造影证实肝静脉，通过破膜进入下腔静脉，造影后进行球囊扩张并支架置入。

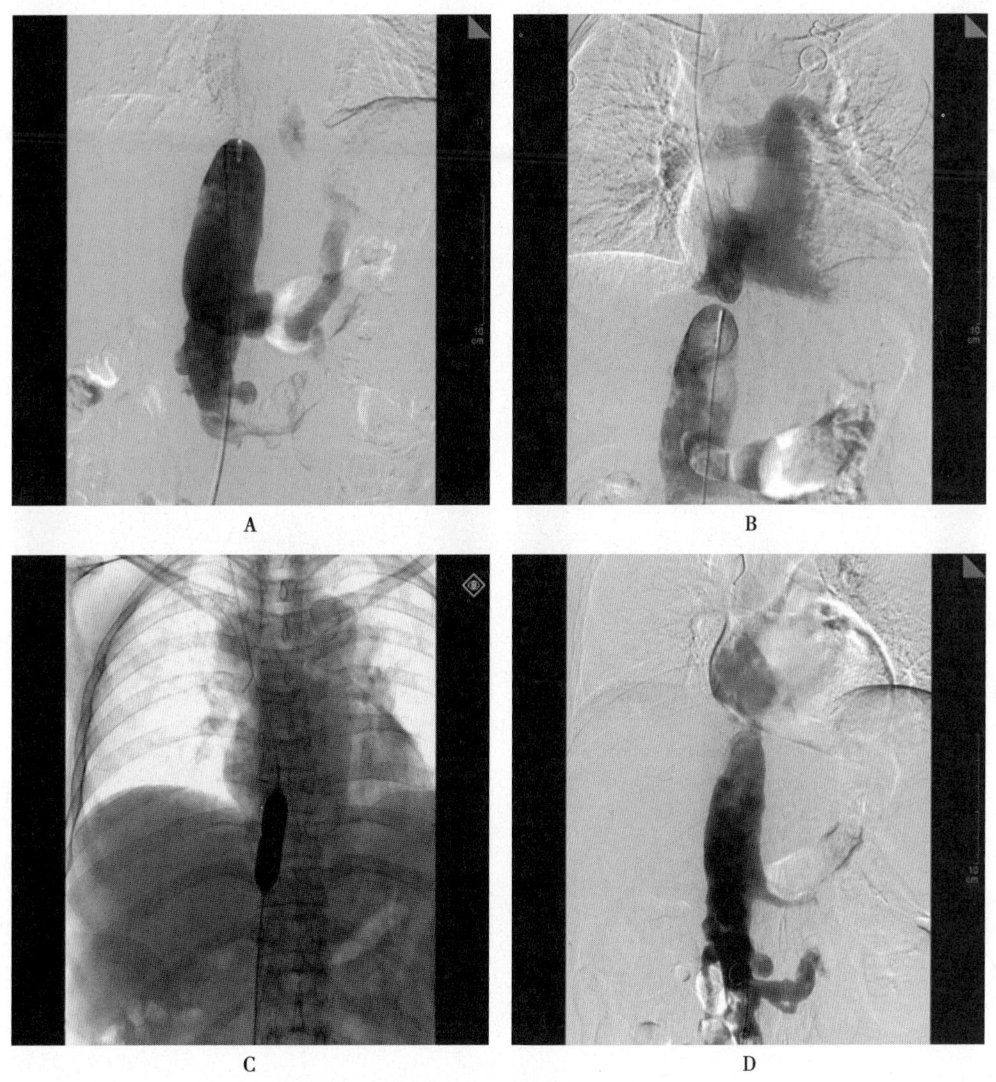

图 30-63　下腔静脉节段性狭窄及闭塞

(八) 下腔静脉滤器置入术

下腔静脉滤器是阻挡血栓,防止肺栓塞的一种装置。任何内、外科疾病或人为等产生下肢血液回流变慢、血液高凝状态增加等因素都有形成深静脉血栓及肺动脉栓塞的可能。下肢深静脉血栓形成(deep venous thrombosis,DVT)是一种常见病,也是发生肺栓塞可能性最大的一种疾病。为了防止较大的血栓进入肺动脉产生栓塞而死亡,在下腔静脉内置入滤器。

方法:通过股静脉穿刺并置放 5F、6F 的动脉鞘,以导丝作向导将 5F 的猪尾导管插入下腔静脉远端,进行下腔静脉造影,了解下腔静脉的形态、大小及肾静脉开口位置,确立滤器置入位置。不同形式的滤器其置入的操作方式不同,但一般滤器应放在肾静脉下方 2~3cm 处,防止血栓堵塞肾静脉而导致肾衰竭而死亡。若血栓所在位置较高,在肾静脉开口或上方,则滤器应放在肾静脉开口上方,则采用右颈内静脉穿刺,将猪尾导管通过右心房进入下腔静脉,进行造影,确立滤器置入位置后置入滤器。若下腔静脉因某种原因,其直径大于 40mm 时,应在双侧髂静脉置入滤器(图 30-64A,B)。

下腔静脉滤器置入后过一段时间,当深静脉血栓阻塞征象消失后,患者需要对置入的滤器取出,则需要再行下腔静脉造影,评估下腔静脉情况。如下腔静脉仍有较大血栓存在,可以进行溶栓后再取出滤器,或永久保留滤器。常规造影不能排除下腔内的血栓存在,可行旋转造影并 3D 重建,可获得更好的效果(图 30-64C,D)。

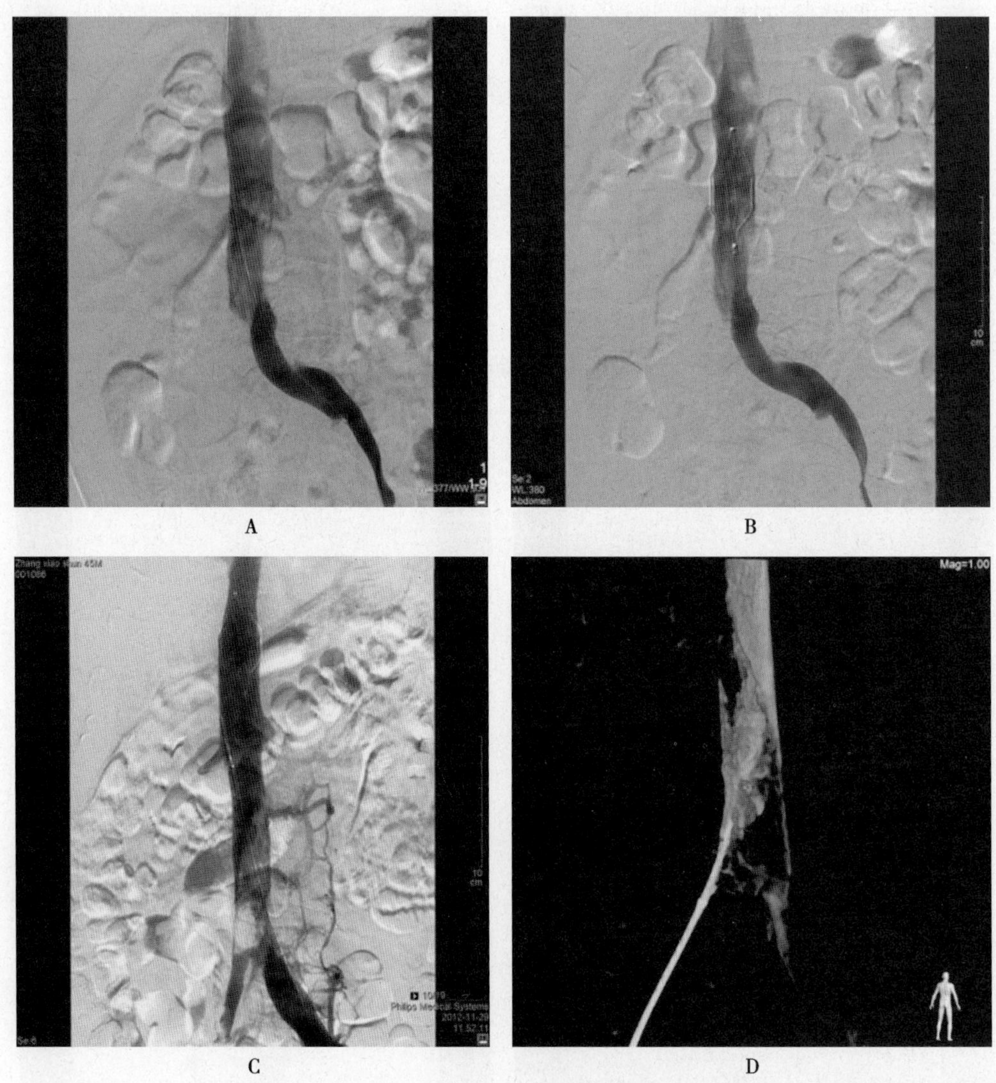

图 30-64　下腔静脉滤器置入

A. 下腔静脉造影;B. 滤器植入;C. 下腔静脉血栓;D. 下腔静脉 3D。

五、图像质量控制

腹部血管 DSA 造影作为腹腔脏器介入治疗的重要组成部分，其影像质量的好坏，直接关系到诊断的正确与否，并影响到治疗方案的制定。

（一）术前准备

1. **一般资料**　患者的资料信息：姓名、年龄、性别、病区、科室、床号、住院号及 DSA 号，认真核查。一旦有错应及时更正，防止机器工作后，特别是传输到 3D 工作站或 PACS 系统，因资料信息的错误，造成医疗差错事件的发生。

2. **患者准备**　去除患者身上的异物，告知患者检查的注意事项，训练患者的呼吸运动，使之造影中能予以配合，减少运动伪影的产生。

3. **技师准备**　检查设备是否正常运行，在医师没有穿刺穿管前检查 DSA 的透视或采集功能，发现问题及时告知介入手术医师并上报科室负责人。根据手术情况备好高压注射器及相应的对比剂和连接装置。

（二）造影体位

1. **常规体位**　常规造影体位为正位，必要时增加左右斜位

2. **其他体位**　采用颈静脉穿刺时，医师的站位不同，需要改变机器的工作位置。尽量使显示屏贴近医师，更好的观察图像。

（三）质量控制的具体措施

1. **选择合适的曝光条件**　肝动脉造影需要显示门静脉，决定治疗的方式，而门静脉的显示为血液循环的后期，采集时间较长，造影后期采集帧数反而少。若患者闭气不好，图像效果差。可采用编程采集技术，人为地把后期的采集速率提高，这样能有效提高图像质量。行 TIPS 手术需要间接显示门静脉，对比剂的用量要比常规造影要多，如 5ml/s、20ml、300PSI。腹主动脉瘤造影时为了显示腹主动脉及髂动脉及其分支，需要使用较大量的对比剂，如 18～20ml/s、35～40ml。

2. **认真训练患者的呼吸运动**　肝动脉造影平静呼吸下屏气造影，如采用深吸气后屏气造影，膈下病灶将会受到影响。

3. **合理使用图像后处理**　如提高亮度、图像放大，改变清晰度、对比度，使用组合蒙片、像素位移等技术，提高图像质量。

4. 定位准确，合理利用遮光器，提高兴趣区病变的图像质量，同时也减少辐射剂量的危害。

5. **减少伪影**　腹部的伪影主要为运动伪影和饱和伪影，还有异物产生的伪影。

（1）运动伪影：患者的运动及肠道的蠕动，使 DSA 图像减影不干净甚至图像模糊。特别是腹部出血的检查，肠道蠕动的气包的影像与出血征象相似，容易造成误诊，通过改变体位才能区别出血与伪影。

（2）饱和伪影：肠腔内的空气容易产生饱和伪影，术前尽量做好肠道的清洁工作，确保图像质量。

（3）异物伪影：主要为密度高的异物伪影，如衣服上金属纽扣、饰物及电极片、电极线等，这些异物如与血管重叠，在血管减影成像时导致血管中断、狭窄等假象，直接影响影像诊断，影像介入治疗手术的评估。

6. **提高介入操作的技术水平**　丰富的诊断经验、娴熟的插管技术及默契的配合，可大大提高 DSA 的影像质量，同时，在造影过程中，对一些微小的占位及出血灶，如何将病变显示清楚，选择合适的摄影位置和最佳对比剂浓度及速率至关重要。

（罗来树　许美珍　余建明）

第六节　盆腔 DSA 技术与介入治疗

一、血管解剖

（一）动脉系统

腹主动脉在腰 4 椎体平面分成左、右髂总动脉，于骶髂关节平面处分成髂内动脉和髂外动脉。髂内动脉从髂总动脉分出后即分为脏支和壁支，脏支供应盆腔内各脏器血液，其分支有膀胱上动脉、膀胱下动脉、子宫动脉、阴部内动脉以及直肠下动脉，其中阴部内动脉常是髂内动脉的延续支；壁支主要供应臀部肌肉血液，它分出髂腰动脉、骶外侧动脉、臀上动脉、臀下动脉和闭孔动脉等。髂内动脉有丰富的吻合支，当髂内动脉闭塞后可见以下侧支循环形成：直肠上、下动脉沟通；直肠中、上动脉沟通；腹壁下动脉与闭孔动脉、骶中动脉、骶外侧动脉沟通；腰动脉与髂腰动脉、股动脉的旋股支及其穿支沟通；两侧子宫动脉、卵巢动脉的沟通等等。髂外动脉在骶髂关节前方自髂总动脉分出后，斜向下、外行走。主要分支有腹壁下动脉和旋髂深动脉两支，髂外动脉沿腰大肌内侧缘下降，经腹股沟韧带的深面至股前部，移行为股动脉（图 30-65）。

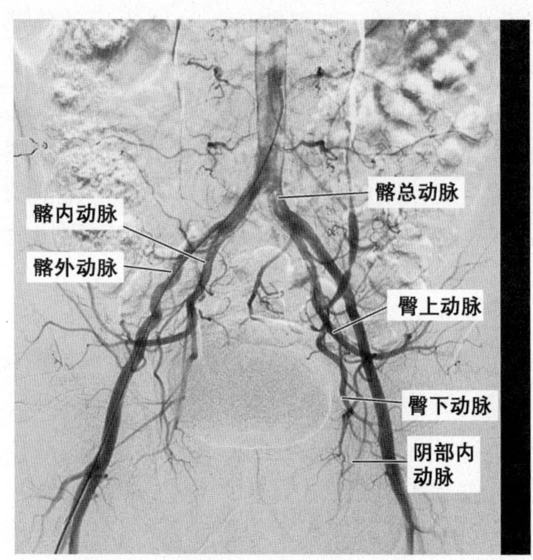

图 30-65　盆腔血管

（二）静脉系统

髂静脉是盆腔和下肢静脉血液回流的主干，双侧髂总静脉约于第 5 腰椎体平面的右侧，汇合成下腔静脉，沿脊柱右侧上行最终注入右心房。右髂总静脉位于骶髂关节前方，于同名动脉后方，几乎成直线与下腔静脉连续；左侧髂总静脉较长，在腰 5 椎体前方类似直角注入下腔静脉。髂内静脉起自坐骨大孔上方，至骶髂关节前与髂外静脉汇成髂总静脉，髂内静脉通常无瓣膜，接纳盆腔脏器和盆壁的静脉血，其属支与同名动脉伴行。髂外静脉延伸为股静脉，起自腹股沟韧带下缘的后方，沿小骨盆入口边缘与同名动脉伴行。右侧髂外静脉初始走行位于动脉的内侧，向上逐渐转至动脉背侧；左侧髂外静脉全程位于动脉的内侧。

二、造影技术

（一）手术操作

1. **动脉造影**　常用的方法是经皮股动脉穿刺插管，使用 Seldinger 技术。导管插入后于腹主动脉远端（约腰 4 椎体上缘）行两侧髂总动脉造影，再行单侧髂总动脉造影及髂内动脉或髂外动脉造影。

2. **静脉造影**

（1）顺行性静脉造影：经皮穿刺下肢静脉或表浅静脉注射对比剂进行造影。

（2）逆行性静脉造影：采用 Seldinger 技术经皮股静脉穿刺插管，将导管置于患侧髂静脉注射对比剂进行造影。

（二）造影参数选择

对比剂浓度为 50%～60% 离子型对比剂，或相应浓度的非离子型对比剂如 320mgI/ml 的碘佛醇、370mgI/ml 的优维显等。腹主动脉远端造影：对比剂用量为 20～25ml，流率 15～18ml/s，600～900PSI；髂总动脉造影：对比剂用量为 18～20ml，流率 8～10ml/s，600～900PSI；髂内和髂外动脉造影：对比剂用量为 10～12ml，流率 6～8ml/s，300～500PSI；髂内和髂外动脉的分支造影（子宫动脉、膀胱动脉及卵巢动脉）：对比剂用量为 6～8ml，流率 2～3ml/s，200～300PSI。

静脉造影因采用的造影方式不同，其参数不同。顺行性静脉造影采用为 50～60ml，流率 1ml/s，100PSI；逆行性静脉造影，髂静脉造影：对比剂用量 10～15ml，流率 8～10ml/s，200～300PSI。

（三）造影体位

常规采用正位，必要时加摄斜位。观察髂总静脉与下腔静脉关系，采用标准侧位。

三、图像处理

由于呼吸运动及肠道的蠕动，腹部及腹腔内的气体及高密度物质对图像质量有很大的影响。在行 DSA 检查前应清洁肠道，手术前排空膀胱，必要时进行导尿，防止大量的尿液（含有大量对比剂的尿液）对图像质量的影响。去除患者身体上的金属异物及对图像质量有影响的物品，也同时防止一些监护设备的连接线进入图像采集区，提高图像质量。

四、相关病变的介入治疗

（一）子宫动脉栓塞术

子宫动脉栓塞术（uterine arterial embolization，UAE）即在局部麻醉下行股动脉穿刺，以导丝作向导将导管超选择性插至子宫动脉并注入栓塞剂的一种技术。子宫动脉栓塞术作为妇产科疾病的介入治疗方法，最早运用在妇科恶性肿瘤的治疗上，并逐渐推广到妇产科良性疾病的治疗上，比如对子宫肌瘤、子宫腺肌病、产后出血和一些急性子宫出血的治疗。既保留了子宫，同时又避免手术，是目前妇产科常规采用的介入手术方式。但也有相应的禁忌证如心、肺、肝、肾等重要器官病变；凝血功能障碍；妇科急性炎症；严重动脉硬化；盆腔有手术史（因盆腔侧支循环不丰富）；严重盆腔动脉畸形；子宫脱垂、妊娠、张力性尿失禁；不能排除子宫恶性肿瘤等。

方法：采用 seldinger 技术进行股动脉穿刺，并置放 5F、6F 的动脉鞘，以导丝作向导将 5F 的 RH 或 Cobra 导管进入腹主动脉，进行塑形或调节导管头的方向，使导管抵达髂总动脉的分支处进入相应的髂内动脉，然后超选择性的插入髂内动脉，继而进入子宫动脉或采用专用的子宫栓塞导管送入靶血管。先在髂总动脉进行造影，再选择性进入单侧髂内动脉造影，了解子宫动脉起始点，经导丝引导将导管插入子宫动脉。确认子宫动脉的供血情况后，注入栓塞剂进行栓塞。一侧栓塞结束后行造影复查，评估栓塞程度与效果，退出导管，进行另一侧髂内动脉造影，同上方法，超选择性的插入子宫动脉，进行造影并栓塞，最后造影评估栓塞效果（图 30-66）。

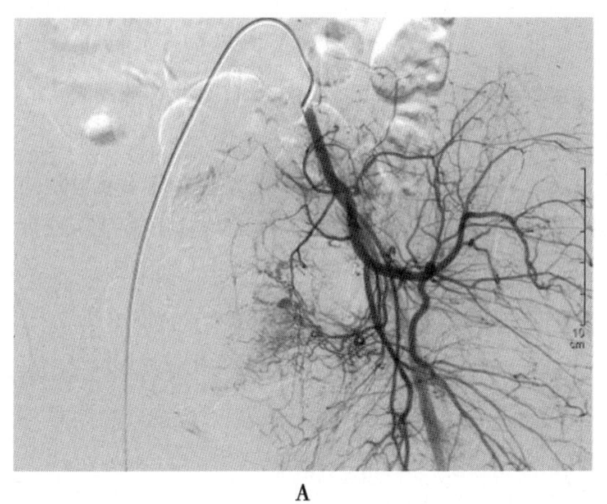

A

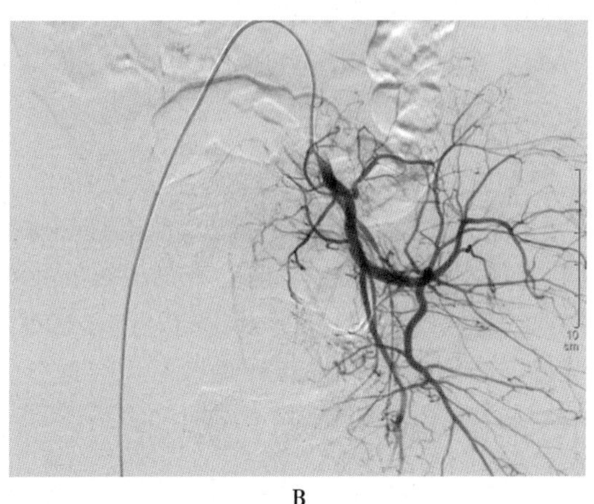

B

图 30-66　子宫动脉栓塞

A. 造影；B. 栓塞。

（二）直肠癌的化疗药物灌注术

由于直肠癌发展缓慢，早期无症状，就诊时已是中晚期。采用直肠癌的化疗药物灌注术可使患者的生活质量和生存期明显提高。

适应证及禁忌证：直肠癌的各期及手术后或复发者都可以进行此项治疗，只要患者能耐受，无禁忌证。

方法：采用 Seldinger 技术进行股动脉穿刺，并置放 5F、6F 的动脉鞘，以导丝作向导将 5F 的 RH 或 Cobra 导管进入腹主动脉，进行塑形或调节导管头的方向，先进行选择性肠系膜下动脉造影，然后进行超选择性直肠上动脉造影，确认病变部位后注入化疗药物。

灌注完毕后，将导管插入左或右髂内动脉进行造影，找出直肠下动脉的供血并行药物灌注。再行另一侧髂内动脉造影，找出直肠下动脉的供血并行药物灌注。

五、图像质量控制

（一）术前准备

1. **一般资料**　患者的资料信息如姓名、年龄、性别、病区、科室、床号、住院号及 DSA 号，认真核查。一旦有错应及时更正，防止机器工作后不能更改，导致医疗差错事件的发生。

2. **患者准备**　去除患者身上的异物，告知患者检查的注意事项，训练患者的呼吸运动，使之造影中能予以配合，减少运动伪影的产生。

3. **技师准备**　检查设备是否正常运行，在医师没有穿刺穿管前检查 DSA 的透视或采集功能，发现问题及时告知介入手术医师并上报科室负责人。根据手术情况备好高压注射器及相应的对比剂和连接装置。

（二）检查技术

1. **常规体位**　常规造影体位为正位，必要时增加左右斜位。

2. **技术参数**　造影参数的选择：对比剂用量不足，血管充盈不够，细小血管不能显示。延迟时间不正确，减影图像不清晰。

3. **技术操作**　图像感兴趣的显示，应放在显示屏的中心，否则，整体效果差。造影导管位置准确，防止导管头端贴壁，影响对比剂的血流动力学改变，导致造影图像质量不佳。

（三）伪影对图像质量的影响

1. **外来物体的伪影**　衣服及裤子的高密度影对血管造影的影响，特别是内裤上的物体容易被忽视。

2. **运动伪影**　患者的运动及肠道的蠕动，使 DSA 图像减影不干净甚至图像模糊。

3. **饱和伪影**　肠腔内的空气容易产生饱和伪影，术前尽量做好肠道的清洁工作，确保图像质量。

（罗来树　许美珍　余建明）

第七节　四肢 DSA 技术与介入治疗

一、血管解剖

（一）上肢血管

1. **上肢动脉**（图 30-67）　双侧上肢动脉都是锁骨下动脉的延续。左锁骨下动脉起自主动脉弓，右侧起自无名动脉。锁骨下动脉向上出胸廓上口并沿第一肋骨上缘向外下方走行，至第一肋骨外侧缘改名为腋动脉。锁骨下动脉自近至远分别发出椎动脉、胸廓内动脉、甲状颈干、肋颈干和腋动脉。

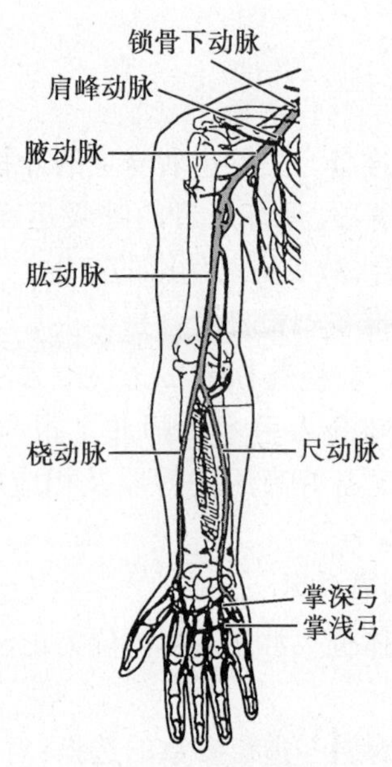

图 30-67　上肢动脉

（1）椎动脉向上，发出基底动脉、小脑下后动脉和脊髓前动脉等。

（2）胸廓内动脉开口与椎动脉对应，向下经胸廓上口入胸腔，经第 1~6 肋软骨后面下行（距胸骨外侧缘约 1cm 处）。供应肋间、乳房、膈肌、胸膜、心包、胸大肌等的血液。

（3）甲状颈干：甲状腺下动脉、颈升动脉和颈横动脉等。

（4）肋颈干：最上肋骨动脉等。

（5）腋动脉：肩峰动脉，胸外侧动脉，直接乳房支，旋肱前、后动脉等，出腋窝后改为肱动脉。

腋动脉位于腋窝深部，系从第一肋外侧缘至肱骨外科颈之间的动脉段，出腋窝后改名为肱动脉。腋动脉主要分支有胸肩峰动脉、胸外侧动脉、肩胛下动脉等。

肱动脉于肱骨前内侧走行至肘窝中点分为桡动脉和尺动脉两大支，分别沿桡骨和尺骨走行并发出分支，最后在腕部，桡动脉末端与尺动脉的掌深支构成掌深弓，尺动脉末端与桡动脉的掌浅支构成掌浅弓，再由深、浅两弓分出掌心动脉、掌背动脉和掌指动脉。

2. **上肢静脉**　上肢的浅静脉变异较大，深静脉的分支、走行与同名动脉伴行。深、浅静脉均有静脉瓣。头静脉自前臂的背侧桡侧转入前臂掌侧，经上臂在锁骨下进入腋静脉或锁骨下静脉。贵要静脉沿前臂后面尺侧上行再沿上臂内侧走行，进入肱静脉或腋静脉。肘正中静脉连接自头静脉和贵要静脉，接受前臂正中静脉。

（二）下肢血管

1. **下肢动脉**（图 30-68）　髂外动脉出腹股沟续为股动脉，分支动脉有股深动脉（旋髂浅动脉、旋股外动脉、穿支动脉等），股动脉在腘窝处改名为腘动脉，主要分支有膝上动脉、膝中动脉、膝下动脉、胫前动脉和胫后动脉。胫前动脉下行延续为足背动脉，末端形成足背动脉弓和足底深支；胫后动脉为腘动脉的直接延续，主要分支有腓动脉、胫骨滋养动脉、足底外侧动脉等。其中，足底外侧动脉与胫前动脉的足底支吻合成足底动脉弓。

2. **下肢静脉**　主要有浅静脉、深静脉和交通静脉。浅静脉位于皮下组织和深筋膜外，深静脉与同名动脉伴行，深、浅静脉之间有交通静脉连接。浅静脉主要由小隐静脉和大隐静脉构成：小隐静脉起自足背外侧缘静脉，沿外踝后方上行，在膝关节注入腘静脉；大隐静脉起自足背内侧缘静脉，沿大腿内侧上行注入股静脉。下肢静脉均有静脉瓣。

二、造影技术

（一）手术操作

1. **动脉造影**　四肢动脉造影大多采用股动脉穿刺，部分采用肱动脉或桡动脉穿刺，应用 Seldinger 插管技术，根据不同的部位，把相应导管插入靶血管进行造影。

2. **静脉造影**

（1）顺行性静脉造影：经皮穿刺下肢静脉或表浅静脉注射对比剂进行造影。

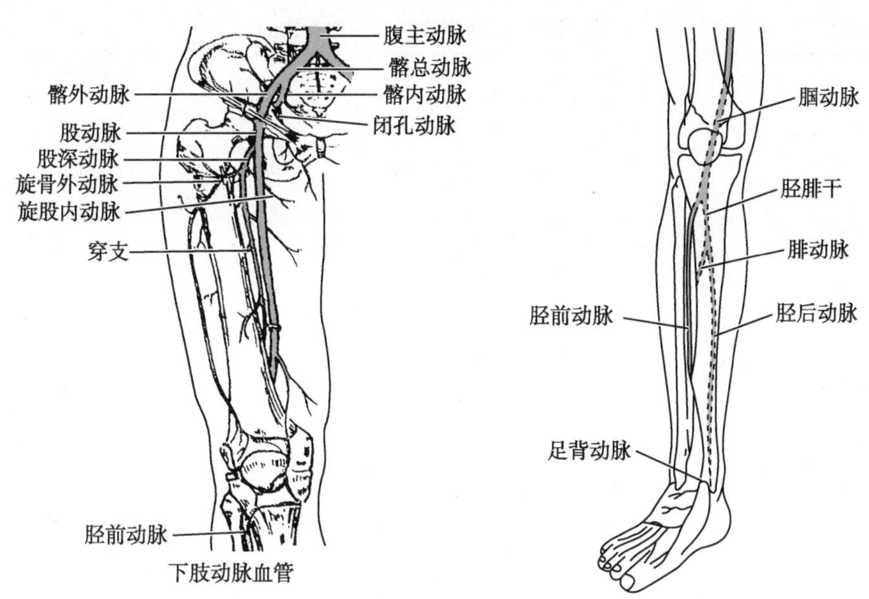

图 30-68　下肢动脉示意图

（2）逆行性静脉造影：采用 Seldinger 技术经皮股静脉或肘正中静脉穿刺插管，将导管置于患侧股静脉或肘正中静脉注射对比剂进行造影。

（二）造影参数选择

1. 动脉造影

（1）上肢动脉：对比剂浓度为 40% 的离子型对比剂，或相应浓度的非离子型对比剂如 320mgI/ml 的碘佛醇、370mgI/ml 的优维显等。根据导管头端所在位置，采用不同的造影参数。锁骨下动脉造影，对比剂用量 12～15ml，流率 5～6ml/s，压限 300～400PSI；腋动脉造影，对比剂用量 10～12ml，流率 3～4ml/s，压限 250～300PSI。观测掌弓造影应延时，造影至远端血管显示清晰。

（2）下肢动脉：对比剂浓度为 40% 的离子型对比剂，或相应浓度的非离子型对比剂。髂总动脉造影，对比剂用量 20～25ml，流率 12～15ml/s，压限 500～600PSI。髂外动脉，对比剂用量 15～20ml，流率 8～10ml/s，压限 500～600PSI。股动脉造影，对比剂用量 10～12ml/次，流率 5～6ml/s，压限为 300～400PSI。选择性下肢动脉造影将导管置于股动脉上段进行小腿动脉和足背动脉造影，对比剂用量 10～12ml/次，流率 4～6ml/s，压限 300～400PSI。注意应用曝光延时，造影至远端血管显示清晰。

2. 静脉造影　顺行静脉造影时，采用非离子型对比剂如 320mgI/ml 的碘佛醇、370mgI/ml 的优维显，按 1∶1稀释后使用，对比剂用量 60～80ml/次，注射流率 1～1.5ml/s，注射压力 100PSI。注药曝光时，当对比剂流入髂静脉时，嘱患者作 Valsalva 功能试验，观察下肢静脉瓣的功能情况。逆行静脉造影时，对比剂浓度为 40% 的离子型对比剂，或相应浓度的非离子型对比剂，根据穿刺点不同，造影参数不同。股静脉穿刺，对比剂用量 10～15ml，注射流率 6～8ml/s，压限 300～400PSI。

上、下肢动静脉造影均可选用 DSA 脉冲方式成像，采集速率为 2～3 帧/s。曝光采集至毛细血管期显示为止。

下肢动脉造影应注意注射延迟还是曝光延迟。延迟的时间为多少。选择何种延迟、延迟时间多少、则应根据不同病变而定。不同类型的血管病变，对动脉血流的影响很大。例如，有动静脉瘘者，血流速度明显加快，采集时间应提前即注射延迟；下肢动脉闭塞症者，血流速度明显减慢，采集时间应适当延迟即曝光延迟。正常对比剂在下肢动脉内流动速度 5～15cm/s，根据正常下肢的血液灌注时间，可大致确定不同部位的最佳采集时间。

在实际工作中，因病变的程度、范围不同，导管头端所在血管的位置不同，注射对比剂的时间则不同，应根据具体的情况而定。对于下肢动脉阻塞性病变者，造影时应注射对比剂后进行曝光采集，延时时间要长，具体数字则应根据具体的情况而定。采用步进式血管造影、对比剂跟踪血管造影技术，对于下肢动脉造影的成像质量有帮助，见表 30-8。

表 30-8　四肢血管常用注射参数

检查部位	造影参数			摄影程序		
	流率/(ml/s)	量/次/ml	压力/PSI	帧数/(fp/s)	成像方式	延迟方式
上肢血管	4~5	12~15	150~300	3~6	IADSA	延迟注射
下肢血管	7~8	15~20	150~300	3~6	IADSA	延迟注射
四肢静脉(顺行)	1~1.5	60~80	150~200	3~6	IVDSA	延迟曝光
四肢静脉(逆行)	2~3	8~10	150~200	3~6	IVDSA	延迟注射

(三) 造影体位

上肢血管造影常规取正位,必要时加侧位和斜位,上肢外展,尽量使上肢中心与探测器中心一致。

下肢血管造影常规取正位,必要时加侧位和斜位。足底部的血管应采用头位加斜位,展示整个足底血管情况。双下肢同时造影,使双下肢并拢,足尖向上,双足间加密度补偿器,同时进行肢体上、下端的固定,提高图像质量。

三、图像处理

(一) 步进式血管造影技术

步进式血管造影技术(angiography of step-translation technique/bolus chasing angiography,BCA)是一次性注射对比剂,通过自动跟踪造影获得整个下肢血管及分支的图像,解决了普通数字减影血管造影技术需要分段、多次采集才能达到的效果。其优势就是能在一次性注射对比剂的同时获得整个下肢的图像,减少了对比剂的用量,同时也减少了患者接受的 X 线辐射,缩短了造影时间。其缺陷是对比剂的跟踪和采集速度难以协调,单次造影时间长,易产生运动伪影。

方法:先固定肢体,对肢体造影范围进行测定,防止遗漏。通过控制导管床的移动速度的调速器和曝光手闸,注射对比剂进行跟踪造影,先进行蒙片采集,再回到起点。一边注射对比剂一边进床,使对比剂流速与床移动的速度相同,同时采集图像,再做减影处理。获得实时减影图像。也可以先注射对比剂跟踪造影后进行蒙片采集进行减影处理。

导管床的移动速度是技术员通过调速手柄来控制的,使导管床的移动速度与对比剂在下肢动脉血管中的流动同步,因此,能否合理正确使用调速手柄是造影成功的关键。

患者移动是造影失败的另一个主要原因,多为对比剂刺激引起。一则是因大量的高渗性对比剂一次短时间内注入,双侧追踪造影一次对比剂用量达 80~100ml,可引起红细胞血管内皮及血脑屏障的损害,引起抽搐或惊厥,一则是对比剂的高渗性带来的灼热感造成肢体的不自主的移动。因此,下肢动脉造影采用血管追踪技术时,应选用非离子型对比剂,并对下肢进行固定。对比剂的稀释或采用等渗对比剂进行造影,可以减少患者的疼痛。

(二) 图像拼接技术

图像拼接技术(image mosaics)就是将数张有重叠部分的图像(可能是不同时间、不同视角或者不同传感器获得的)拼成一幅大型的无缝高分辨力图像的技术。

图像的拼接主要包括以下 4 个步骤:

1. 图像的预拼接,即确定两幅相邻图像重合的较精确位置。

2. 特征点的提取,即在基本重合位置确定后,找到待匹配的特征点。

3. 图像矩阵变换及拼接,即根据匹配点建立图像的变换矩阵并实现图像的拼接。

4. 图像的平滑处理。通过图像拼接技术,能将单次采集的多段造影的下肢动脉图像拼接成一幅下肢动脉的全程图像。对下肢血管病变能进行直接的完整的观察,有利于临床的诊断与介入治疗。

(三) 图像优化的措施

由于四肢形状不同、粗细长短不一,尤其下肢,X 线成像区域密度相差很大,容易造成 DSA 成像中饱和性伪影,造成成像区域的图像缺失。因此,必须使用密度补偿,使成像区域的 X 线强度分布趋于一致,以便获得优质的图像。下肢血管造影时,在下肢插入与肢体厚度相反的补偿器(采用均质橡胶),同时对肢体上、下端的进行固定,既可以减少运动伪影,也可以减少饱和伪影,提高图像质量。

四、相关病变的介入治疗

(一) 血管闭塞性疾病的介入治疗

1. 动脉闭塞的血管腔内成形术　动脉闭塞可

分为急性动脉闭塞症和慢性动脉闭塞症。临床上可有动脉腔缓慢的闭塞而形成的闭塞性动脉硬化(ASO)和血栓闭塞性脉管炎(TAO)两种疾病,后者称为 Buerger 病。一般说,ASO 这种动脉硬化症高龄患者比较多,并有全身动脉系统广泛动脉硬化,也可看到粥样硬化斑块,通过 DSA 造影,动脉阻断处可见"虫蛀"的影像。患者主要表现为肢体不同程度的缺血症状,轻者以痉挛为主,通过药物治疗可以解除;重者导致缺血坏死,需进行外科手术治疗。TAO 多发生于青壮年,以下肢的足部和上肢的腕手部的末梢动脉多见。典型征象多为肢体动脉节段性狭窄或闭塞,病变部位多局限于肢体远段,而近侧血管则未见异常。

经皮腔内血管成形术(percutaneous transluminal angioplasty,PTA),又称"腔内血管成形术"。是将球囊置于狭窄血管处,球囊内注入含有对比剂的液体,对球囊进行加压使之膨胀并扩张,持续一段时间,约 2~3 分钟,反复多次。对狭窄闭塞的血管扩张,使血管再通。当球囊扩张后血管可能再狭窄,则需要行支架置入(stent placement)。PTA 加内支架置入术是目前血管成形的主要技术,支架置入术是将支架置于狭窄或闭塞的血管管腔内,依靠支架膨胀力支撑管腔并保持开通。

对于四肢血管来说,产生闭塞或狭窄的血管主要以下肢血管为主,上肢血管狭窄较少见。上肢血管以锁骨下动脉的起始部为多见,下肢血管的狭窄及闭塞以广泛性多见。没有介入治疗技术时,常采用截肢的外科手术进行治疗,对患者的生活质量影响较大。随着介入技术的发展,对于闭塞性的血管病变,目前多提倡采用介入的方式进行治疗。

方法:采用 Seldinger 技术进行股动脉穿刺,并置放 5F 或 6F 的动脉鞘,以导丝作向导将 5F 的猪尾导管插入腹主动脉远端进行造影,观察双侧髂动脉的供血情况,再通过导管塑形使用导丝引导,将导管插入病变侧血管。当进入病变侧血管时应更换成单弯导管,沿着血管下行直至闭塞端。下肢血管的闭塞或狭窄一般从健侧穿刺,有时也采用病变侧穿刺。对闭塞狭窄的血管采用导丝引导,当导丝通过狭窄的血管后使用球囊对其扩张,扩张后再次造影了解血管开通情况,必要时置入支架。支架置入后,应进行下肢全程造影,了解狭窄的血管再通情况以及远端血管的通畅情况(图 30-69)。

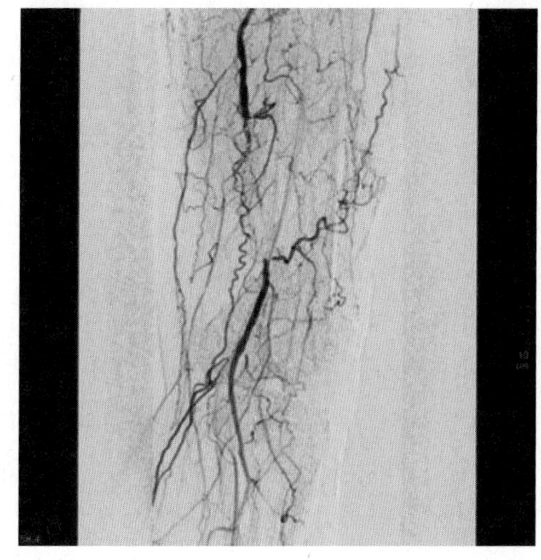
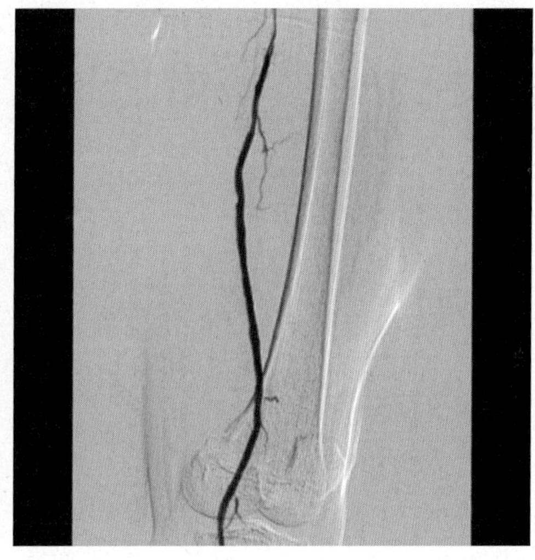

图 30-69　股动脉闭塞

2. **静脉闭塞**

(1) 深静脉血栓后遗症(PTS)的介入治疗:深静脉回流障碍引发穿通静脉功能不全及浅静脉曲张。临床表现为腿部有时疼痛、刺痒感,下肢颜色加深。严重皮肤营养性改变,难愈性溃疡形成,影响生活质量。

治疗方法:先行顺行性下肢静脉造影,了解下肢静脉回流及侧支循环情况,闭塞的位置与程度,确认治疗方案。再通过腘静脉或大隐静脉穿刺,用导丝引导,将导管插入股静脉,进行造影了解狭窄的股、髂静脉。再用导丝导管,通过狭窄的血管,直至下腔静脉,再进行造影,判断闭塞的静脉回流情况,狭窄的程度与长度。确认回流通道正常后,再用相应的球囊对狭窄血管进行扩张,最后根据病变的需要,置入相应的支架。造影复查,观察静脉的再通情况(图 30-70)。

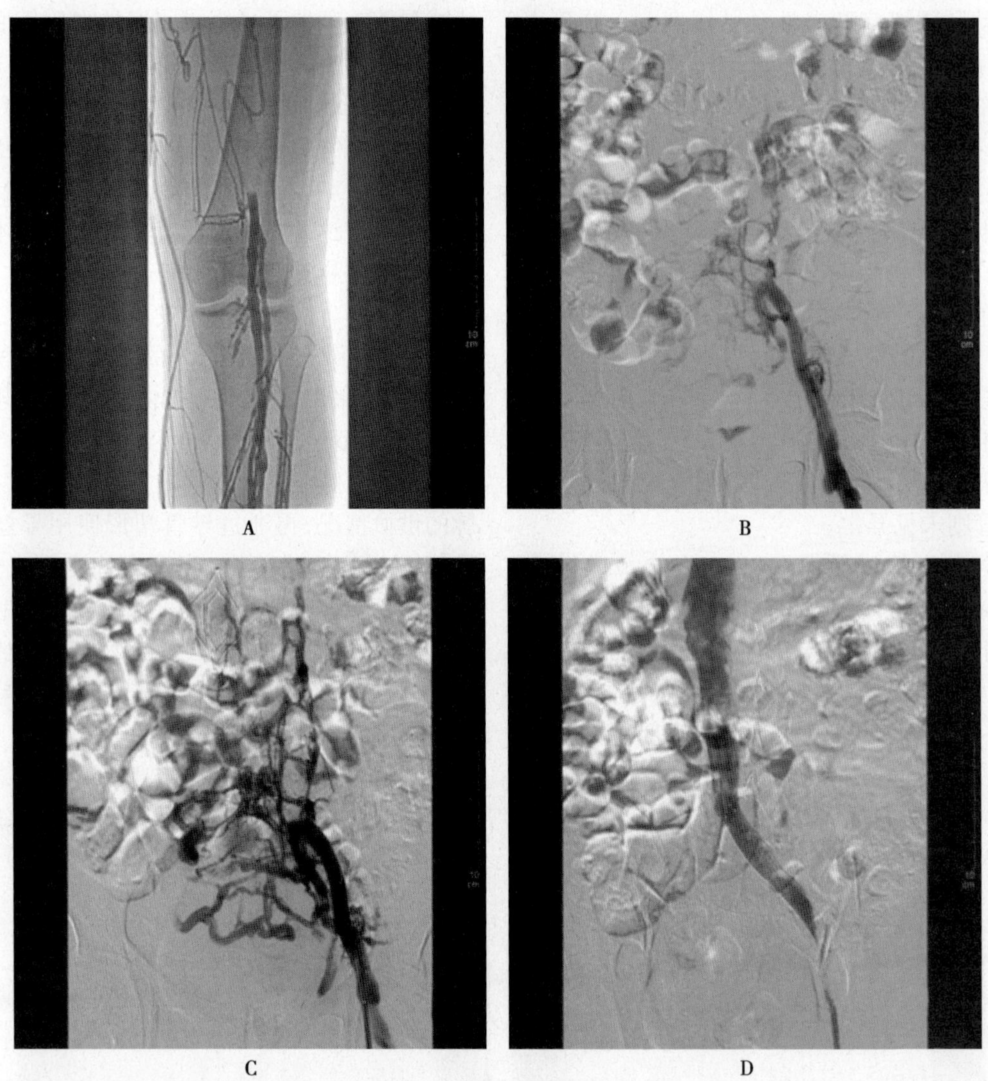

图 30-70　股静脉闭塞
A—D. PTS。

（2）髂静脉压迫综合征介入的治疗：髂静脉压迫综合征（iliac venous compression syndrome）是髂静脉受压和/或存在腔内异常粘连结构所引起的下肢和盆腔静脉回流障碍性疾病。1965 年，Cockett 和 Lea Thomas 通过静脉造影和手术，对具有髂-股静脉血栓病史和严重血栓后遗症的患者进行研究发现，在右髂总动脉跨越左髂总静脉的部位，静脉腔内容易血栓形成，并且已形成的血栓难以再通，从而引起下肢和盆腔的静脉回流障碍，产生一系列临床症状和体征。因此有人将此综合征称为 Cockett 综合征。髂静脉压迫不仅造成静脉回流障碍和下肢静脉高压，成为下肢静脉瓣膜功能不全和浅静脉曲张的原因之一，而且可继发髂-股静脉血栓形成，是静脉血栓好发于左下肢的潜在因素。

治疗方法：采用 Seldinger 技术进行股静脉穿刺，并置放 5F 或 6F 的动脉鞘，以导丝作向导将 5F 的标志猪尾导管插入股静脉至髂外静脉进行造影，评估髂外静脉、髂总静脉和下腔静脉的血流情况，了解髂总静脉受压的程度、位置，测量其狭窄的宽度与长度，进行球囊扩张。复查造影，观察髂静脉血流的改善情况。若扩张后血流改善不明显，可置入相应大小的支架，再造影评估髂静脉血流的改善情况（图 30-71）。

（二）急性血管闭塞的溶栓及取栓术

下肢动脉急性血栓闭塞是由于心脏或动脉内脱落的血栓或因动脉病变而在短时间内形成的血栓完全阻塞下肢动脉，造成下肢急性缺血，并出现相应的临床表现。血栓溶解术是经导管向血栓内直接注入溶栓药物，使血栓溶解，闭塞的血管再通的一种技术。

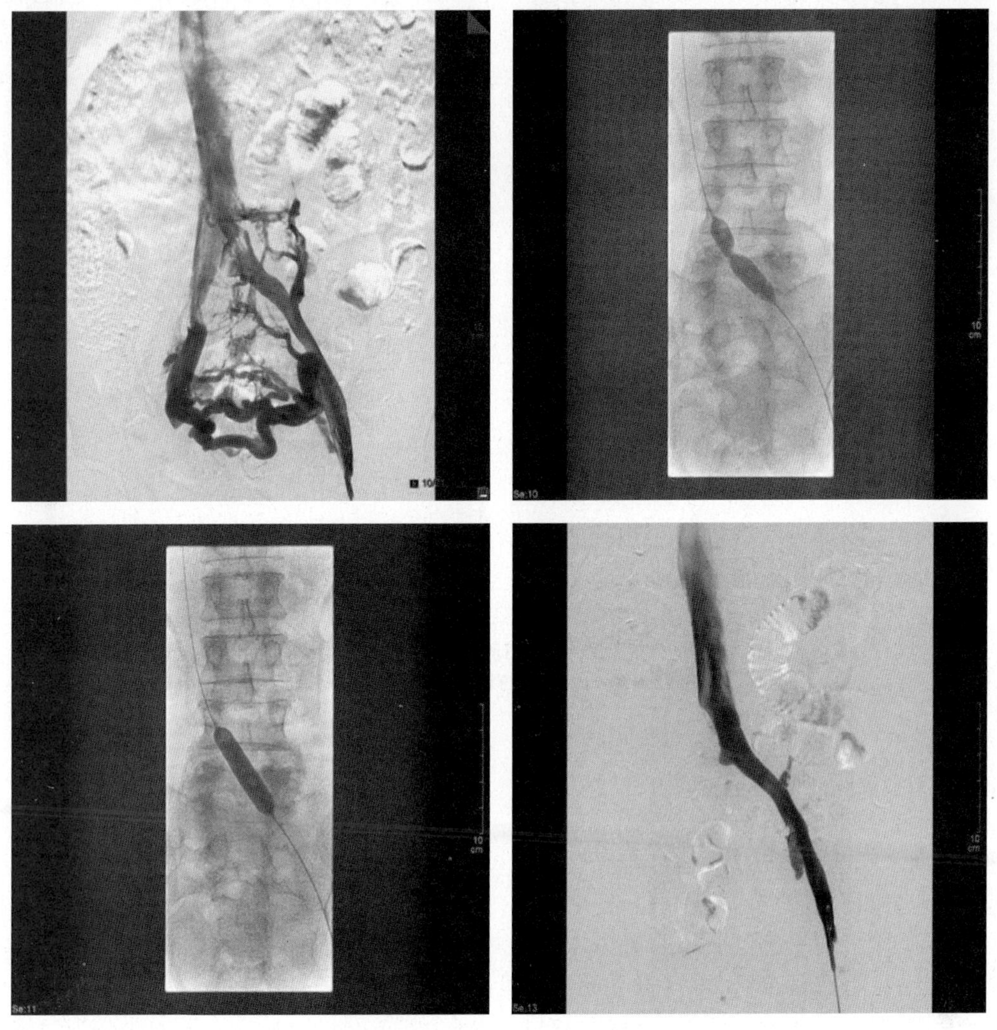

图 30-71　髂静脉压迫综合征

选择性股动脉穿刺作为溶栓导管入路，经健侧髂动脉翻越腹主动脉分叉部，先行腹主动脉远端、双下肢动脉造影，明确动脉管腔狭窄的部位、程度，血栓闭塞的位置，患肢侧支循环情况，健侧血管情况等。使用猪尾导管或多功能导管作为溶栓导管，将导管插入血栓或尽量靠近血栓，以 50 万 U 尿激酶溶于 0.9%生理盐水 50ml 中，缓慢推注，边溶栓、边造影，观察溶栓的效果。经造影证实血栓部分溶解后，再进一步将导管向前推进，尽量插入血栓内，继续灌注尿激酶。每次溶栓，术中共注入尿激酶 30 万~50 万 U。经造影证实患肢血管部分再通后，可使用专用的溶栓导管，插入栓塞段的血管中，返回病房，以尿激酶 2 万~5 万 U/h 持续泵入，共治疗 2~3 天，再在 DSA 下造影复查溶栓效果。若仍有大量的血栓存在，则采用取栓术。

短期溶栓治疗失败后，可用 Fogarty 导管在 X 线透视下行动脉取栓术。若血管闭塞程度严重再行经皮腔内血管成形术（PTA）及支架置入术治疗。

（三）血管异常分流的栓塞术

血管栓塞术（TAE）是向动脉注入栓塞物质，使血管暂时或永久闭塞的方法。用于外伤性出血、肿瘤术前栓塞、动静脉畸形的栓塞等。

1. 动脉瘤　动脉瘤可由动脉硬化、外伤、先天性发育缺陷所引起，对于四肢血管的动脉瘤主要以外伤性多见。在临床上以超声检查为主要手段，必要时采用 CTA 进一步明确血管瘤的大小及与载瘤动脉的关系。通过 DSA 的造影可发现外伤血管的部位、出血的情况及与载瘤动脉的关系。通过栓塞术可有效地对靶血管进行栓塞，以达到非手术治疗的目的。

方法：对于四肢的动脉瘤不论上肢或下肢，目前多采用 Seldinger 技术进行股动脉穿刺，并置放 5F 的动脉鞘，以导丝作向导将 5F 的单弯导管插入相应的动脉，进行造影，观测动脉的供血情况；再通过超选择性插管，进入动脉瘤的载瘤动脉。根据病变情况、治疗的目的采取相应的栓塞措施，如直接采用栓塞术进行栓塞，用弹簧圈或明胶海绵对载瘤动脉进行栓塞；或采用覆膜支架，覆盖载瘤动脉，切断动脉瘤的供血，达到非手术治疗目的（图30-72）。

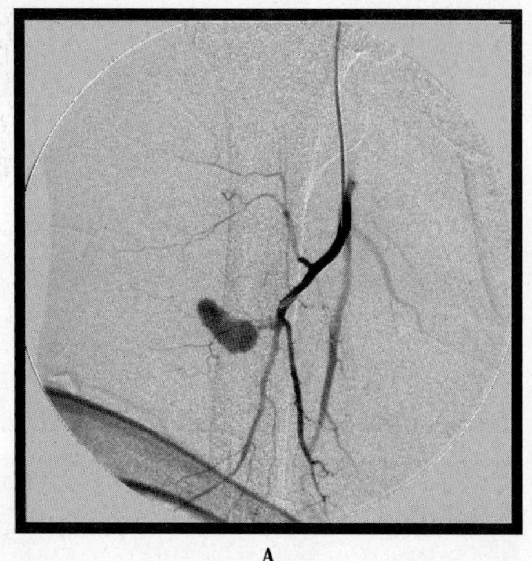
A

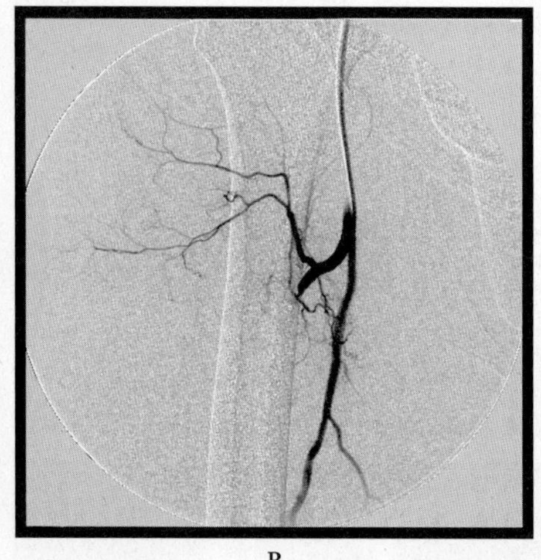
B

图 30-72 下肢假性动脉瘤

A. 外伤假性动脉瘤造影；B. 假性动脉瘤栓塞。

2. **血管发育不良** 动脉、静脉、毛细血管由于发育障碍，产生血管的各种畸形。如动静脉畸形、小血管发育畸形等。目前介入治疗主要用于动静脉畸形，通过栓塞术对畸形静脉甚至载瘤动脉进行栓塞，达到治疗目的。

动静脉畸形临床表现为患侧肢体肿胀麻木，局部有血管扭曲、扩张，有血管杂音，以多普勒超声诊断为主。DSA 造影可见供血动脉增粗，小血管数目增多并扭曲，静脉显影提前。对于这种畸形的血管，采用外科手术因创伤面大而不被接受，目前介入材料与技术的发展，采用介入治疗更具有优势。对于畸形的动脉用弹簧圈进行栓塞，毛细血管湖采用粘胶进行栓塞。

方法：采用 Seldinger 技术进行股动脉穿刺，并置放 5F 的动脉鞘，以导丝作向导将 5F 的单弯导管插入相应的动脉进行造影，观察供给畸形动脉的供血情况；再进行超选择性造影，明确病变瘘口及范围。将导管送至瘘口的近端动脉，根据造影结果，选择合适的弹簧圈进行栓塞。若一个弹簧圈不够，可选用多个弹簧圈进行栓塞。但大小必须合适，太小则容易进入瘘口远端的静脉内，太大则不能卷曲成形，也不能很好栓塞血管。栓塞结束后再次造影明确栓塞结果。若有多支的动脉供血，对一支血管栓塞达不到效果，可对多支畸形血管进行栓塞（图 30-73）。

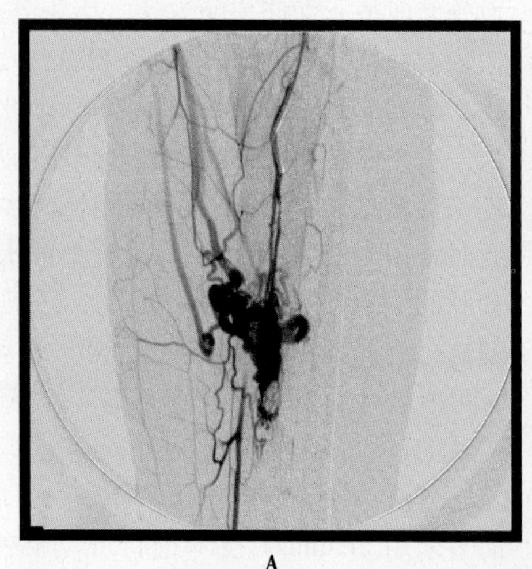
A

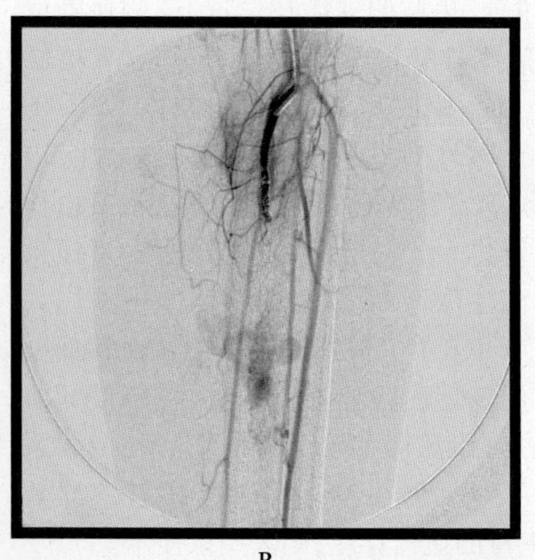
B

图 30-73 下肢动静脉畸形栓塞图

A. 动静脉畸形；B. 动静脉畸形栓塞。

五、图像质量控制

（一）术前准备

1. **一般资料**　患者的资料信息如姓名、年龄、性别、病区、科室、床号、住院号及 DSA 号，认真核查。四肢检查一定要核对检查部位，上、下，左、右肢体要分清，单侧、双侧要注明。一旦混淆将会导致医疗差错事件的发生。

2. **患者准备**　去除患者身上的异物，告知患者检查的注意事项，做好患者体位的设计，保证图像方向与肢体位置显示一致。被检侧肢体检查中处于制动状态，防止运动伪影的产生。

3. **技师准备**　检查设备是否正常运行，在医师没有穿刺穿管前检查 DSA 的透视或采集功能，发现问题及时告知介入手术医师并上报科室负责人。根据手术情况备好高压注射器及相应的对比剂和连接装置。

（二）造影体位

1. **常规体位**　上肢血管造影常规取正位，必要时加侧位和斜位，上肢外展，尽量使上肢中心与探测器中心一致。

下肢血管造影常规取正位，必要时加侧位和斜位。双下肢同时造影，使双下肢并拢，足尖向上，双足间加密度补偿器，同时进行肢体上下端的固定，提高图像质量。

2. **特殊体位**　对于上肢的检查常需要采用外展位，这样会导致平板的中心与肢体的图像轴线不一致，甚至图像的缺失。为保证图像质量尽量采用能旋转的平板。对于足底血管的显示，常需要采用头位加斜位的造影，这样足底血管影像才能展开，各分支血管显示清晰。

（三）技术参数

1. **造影参数的选择**　根据穿刺插管后导管头端的位置及注射针头的位置，使用不同的造影参数。若血管路径长，对比剂量少，远端血管显示差；若血管闭塞，延迟时间不正确，远端血管图像不清晰。

2. **特殊参数的选择**　四肢血管造影一般对比剂稀释 40%，可减少对比剂高浓度对血管刺激，减少运动伪影；同时顺行静脉造影时，对比剂流入髂静脉时，嘱患者作瓦尔萨尔瓦（Valsalva）功能试验，观察下肢静脉瓣的功能情况。试验配合的效果对静脉瓣的功能判定有直接的关系。

3. **下肢动脉造影的延时**　应注意注射延迟还是曝光延迟，延迟时间多少，应根据不同病变而定。不同类型的血管病变，对动脉血流的影响很大。如有动静脉瘘者，血流速度明显加快，采集时间应提前即注射延迟；下肢动脉闭塞症者，血流速度明显减慢，采集时间应适当延迟即曝光延迟。必要时采用编程采集技术对下肢动脉造影很有帮助。

（罗来树　许美珍　余建明）

第三十一章

DSA 成像质量控制

DSA 图像是介入诊断和治疗的基础，因此 DSA 成像的质量控制至关重要。影响 DSA 成像的因素有：DSA 机械机构、X 线系统、探测器、图像采集与处理、检查操作经验与技巧等。本章将从 DSA 软硬件及检查技术对 DSA 成像质控展开论述。

第一节　DSA 硬件与图像质量

一、机架与导管床

（一）机架多方位旋转与升降

1. **基本要求**　机架又称 C 形臂，机架类型可分为天吊式和落地式两种，天吊式机架操作灵活稳定，占空间小，术者操作方便。落地式占空间比较大，术者操作受限，但随着多轴（4~6 轴）机架的出现，目前无论是落地式还是天吊式都能满足临床多方位旋转多角度曝光和成像的要求。C 形臂旋转速度一般为（20°~30°）/s，旋转采集速度>50°/s，旋转采集角度≥240°，摄影角度 LAO/RAO 130°/130°，CRA/CAU 55°/45°，可围绕等中心点进行多方位旋转，临床上以 LAO 左前斜位，RAO 右前斜位，CRA 头位，CAU 足位来描述机架左右旋转和沿弧滑动的成角位置。机架成角范围越大，越有利于对解剖结构的多角度观察。成角范围也受限于机架的实际弧深（机架的实际弧深以不小于 90cm 为宜）。

机架上的探测器和 X 线球管外壳设计要紧凑，以保证机架灵活性好，满足不同临床需求的多种 X 线摄影角度，另外我们一定要注意机架周围物品的摆放，避免不必要的碰撞。升降机架上的探测器，可调整 SID 源像距。使探测器尽可能贴近患者，能够显著提升 DSA 图像质量，这是 DSA 的重要操作技巧。此外，X 线衰减遵循平方反比定律，在探测器上得到相同 X 线强度时，SID 越大，球管输出 X 线强度越高，照射到患者的射线剂量越大。因此，SID 不宜设计过大，为保证图像质量有的厂家还设计平板探测器示踪功能，这样可以使探测器与患者保持合理的距离，如图 31-1 和图 31-2。

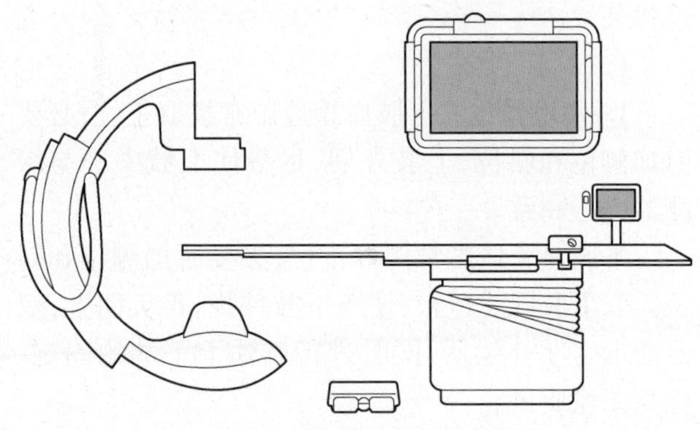

图 31-1　检查室内的 DSA 设备

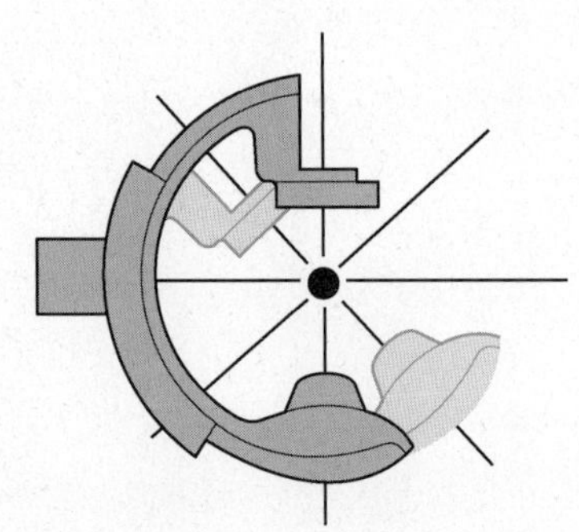

图 31-2　机架等中心点

2. **机架多方位旋转**　在旋转数字减影血管造影过程中，可以通过旋转 C 形臂对目标区域进行连续的 X 射线透视，获得连续蒙片，注射对比剂采用同样的方法进行旋转造影，通过计算机处理，获得连续的减影图像，同时，还可以观察动态的含有对比剂的血管图像，获得造影全程的血管影像。DSA 机架上可以实现以下功能。

（1）角度支持：C形臂可方便地进行各种角度的透视和摄影。但有的病变不能依靠机架的角度，机器给的角度不能准确显示图像，必须借助床和整体机架的运动，才能满足所需图像角度的要求。

（2）角度记忆：当C形臂转到需要的角度进行透视观察时，系统能自动搜索并重放该角度已有的造影像，供医生诊断或介入治疗时参考。这种功能可以减少重复工作，提高工作效率。我们可根据实际工作进行机架位置预设，这样在DSA检查中，只要输入所设位置的编码，机器会自动旋转到所需的位置及角度。存储位置数量很多，不少于55种。对于有经验的医师，这种设定没有优势，因为个体不同，形态不同，同样的体位得到的图像不同，甚至会误导。

（3）体位记忆技术：当透视某一病变时，确认为最佳体位，把它存储下来，执行其他任务后再要回到先前的最佳位置时，按下设定键，机架会自动回到所需的位置，这样可以获得原来的图像，便于前后对比，提高了手术效率，也减少了反复透视或采集图像的流程，确保图像质量。

（4）快速旋转：C臂旋转速度——非旋转状态下C臂转速（RAO/LAO）≥25°/s，旋转采集状态下C臂转速≥50°/s，快速旋转速度≥60°/s。机架纵向移动速度≥15cm/s。旋转速度不同，在一个转动周期内球管与探测器运行的时间不同，采集图像的数量不同。

不同用途旋转速度不同，旋转造影速度正位与侧位不同，旋转造影与C臂CT的转速不同。使用C臂CT图像采集时，使用低分辨力旋转采集时，机架旋转时间短，对于运动器官的造影更有利，但图像采集数量少，质量差；采用高分辨力采集时，获得图像数量多，图像质量高，但旋转时间长，容易产生运动伪影。为了保证图像质量，一般采用高分辨力快速方式进行旋转采集图像，但患者接受的辐射剂量要大一些。

（5）安全保护：C形臂支架还配有自动安全防撞装置，计算机能根据机架、床的位置自动预警。平板探测器自动感应患者体表轮廓起伏变化，自动升降，维持与患者体表5～10cm距离。当床升高时，探测器会自动升高，以防止升床时探测器不动导致患者受伤。

3. **探测器的升降**　有些DSA装置有准直器和平板探测器跟踪旋转技术，当机架和手术床位置发生变化时，准直器和平板探测器可跟踪旋转，保证图像始终保持正位无偏转。C臂等中心点至地面距离是固定的，探测器可在等中心位置上运动，运动幅度为0～45cm。在手术中尽量使探测器贴近人体，减少图像的失真，提高图像质量，同时减少散射线对图像质量的影响，也减少射线对操作人员的危害。

（二）导管床升降与倾斜

1. **导管床基本特性**　介入手术的导管床是专用手术床，导管床一般都采用碳纤维材质，减少X线的吸收，保证图像质量，上面配有特殊泡沫床垫。导管床最大承重250kg+100kg。床长>300cm，用于铺放导管和导丝等介入器材。床宽>45cm，便于介入医师的操作。但目前在复合手术中提倡使用MAQUET迈柯唯床，这种床分全碳素纤维床和半碳素纤维床。使用半碳素纤维床时只有一半是透X线，在DSA检查中要注意图像质量与床的关系，不要让不透射线的床面进入图像区，影响图像质量。

2. **导管床升降**　床面旋转>240°，导管床的垂直运动范围30cm左右，床面的升降范围一般在78～110cm范围。普通导管床可以实现床面的升降、旋转，床面四向浮动等功能，通过调节导管床，使患者保持不同的体位，从而适应临床手术的需要，升高床面，使患者距离球管更远，距离探测器更近，可提升成像质量并减少患者的射线剂量，这是DSA的又一重要操作技巧。床的高度低，便于介入医师的操作。但要进行透视或采集图像时，应升高床面，使被检体接近探测器，减少图像放大率，提高图像质量。

3. **导管床的倾斜**　一般介入手术的导管床没有倾斜的功能，部分导管床或复合手术用的MAQUET床设有床身倾斜功能。一是针对手术的体位，二是患者的合作体位。复合手术导管床可进行头足倾斜和左右倾斜，头足倾斜角度≥+/-17°，角度倾斜有利于心功不全患者的介入治疗，方便开放式手术引流或特殊体位要求。

在使用左右倾斜功能时，为了保证图像不变形失真，C臂也要转动，转动角度的大小与床倾斜的角度一致。使图像始终保持为标准的正位像。使用头足倾斜时，机架和C臂都要运动，使被检查的部位始终保持为标准的正位像，减少图像的变形、失真。机架在侧位作倾斜角透视或采集图像时，应注意床边的金属支持体对图像的影响，移动床面或改变患者的体位，同时也防止床边的铅屏带入影像的观察视野，影响图像质量。

（三）旋转与步进图像采集

旋转与步进是两种常见的动态 DSA 采集方式。

1. **旋转采集**　相比于传统造影，旋转采集节省时间，节约对比剂用量和减少照射剂量，提供诊断和治疗所需细节。旋转采集应当在头位和侧位都可进行，灵活覆盖从头至足的检查需要。机架旋转范围达到 180°即可得到旋转采集图像，这就要求机架 CRA 头位和 CAU 足位均达到 90°，才能做到侧位旋转采集，但目前仍有少数 DSA 机架达不到。机架的旋转范围越大，采集数据越多，成像越精准。机架的旋转速度越快，则对比剂用量越小，并发症越少。旋转 DSA 可以获得全方位血管造影的影像，更清楚展示血管病变部位和比邻关系，对临床具有很高的实用价值。

机架在头位旋转和侧位旋转，这两种位置旋转的流速不同，旋转时间不同，注射对比剂的量不同。血管内对比剂的量不同，造影获得的图像质量不同。机架在头位旋转，旋转时间为 4s，侧位旋转时间 6s。3D 旋转造影时，延迟的时间不同，对比剂在血管停留的时间不同，直接影响 3D 图像的质量。机架侧位（护士位）旋转造影，或胸腹部的旋转造影，应注意患者的上肢对采集图像的影响。造影前把双上肢上举，确保在旋转过程中对机架运动没有影响。也要注意心电监护或其他物体对旋转采集图像的影响。要获得连续的减影图像，需要进行蒙片的旋转采集，由于胸、腹部有呼吸运动的影响，连续减影的图像质量差，应尽量使患者保持一种静止状态，才能得到较好的图像。

2. **步进图像采集**　步进采集采用快速脉冲曝光采集，实时减影成像。在注射对比剂前摄制该部位的蒙片随即采集造影像进行减影，在脉冲曝光中，X 射线管组件和探测器保持静止，导管床携人自动匀速前移，以此获得血管的全部减影图像。步进采集能够克服分段造影的弊端，观察较大范围的血管成像，主要应用于四肢血管的检查和治疗。做下肢步进时，应配合使用楔形滤片，防止饱和伪影的出现，影响图像质量。

使用步进 DSA 方法可以获得从腹部到腿部区域的 DSA 影像，由于使用该方法只需注入一次对比剂，可以降低患者和操作人员的辐射危害，也可以减少对比剂的用量。目前步进采集称为 Bolus 技术，分单下肢和双下肢造影。进行步进状态要在注射对比剂的同时，控制床的移动，导管床的移动速度是技术员通过调速手柄来控制的，使导管床的移动速度与对比剂在下肢血管中的流动同步，因此，能否合理正确使用调速手柄是造影成功的关键。影响步进采集图像质量的因素有：

（1）肢体的固定：步进造影时间长，覆盖面积大，肢体容易运动。在行步进采集前应固定肢体，主要为远端的肢体。

（2）对比剂因素：步进图像采集时需要大量的高渗性对比剂，一次性注入。双侧追踪造影对比剂用量，一次高达 80～100ml，使肢体产生灼热感造成肢体的不自主的移动，产生运动伪影。同时图像减影不彻底，图像不清晰。因此，采用 Bolus 技术时，应尽量选用非离子型对比剂或采用等渗对比剂，可以减少患者的疼痛。

（3）密度补偿器的应用：对于影像区域有明显亮度差异的影像，要插入适当的补偿滤光器，以减少亮度差异。下肢的解剖结构特殊，股骨端肢体厚，使用 X 线条件高，远端的踝部肢体薄，X 线条件低，X 线条件和组织密度差异大，虽然采用的自动曝光系统，但也会产生密度不均的现象。采用步进采集时，造影前应使用专用的密度补偿器，保证图像质量。

（四）检查床旁触摸控制屏的功能设置

使用检查床旁的触摸控制屏，进行临床应用的选择与采集条件的设置。触摸屏的常见功能有 X 线设置，如选择检查部位、成像方式、透视剂量、采集帧率等，束光器调节，机架和导管床位置存储与调用，定量分析。随着计算机及电子信息技术的发展，触摸屏功能愈加丰富，在新一代 DSA 上，触摸屏还具备图像处理功能，使用者可以直接在图像上完成束光器调整，定量分析，图像缩放和图像播放，指针定位等功能，这一系列人机交互新功能既有利于 DSA 成像的质控，又改善了用户体验，如图 31-3 和图 31-4。

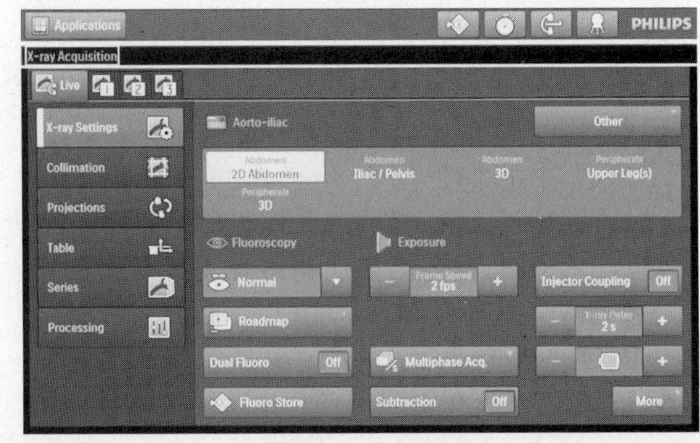

图 31-3　触摸屏界面

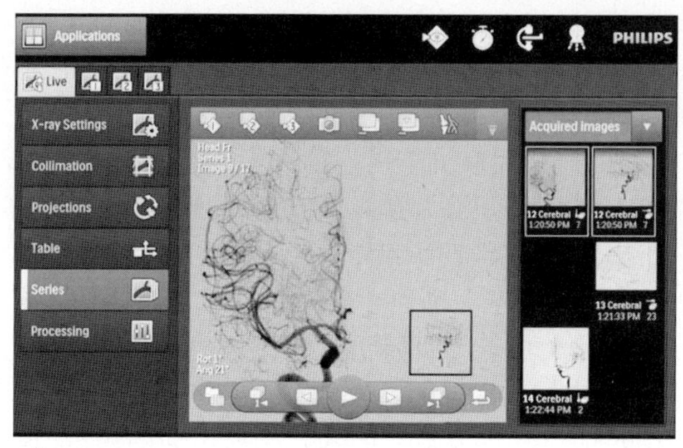

图 31-4　触摸屏图像处理

1. **床边机械运动操控**　采用手柄控制（非触摸屏控制），可盲式控制 C 臂机架及导管床的所有机械运动。介入医师根据显示的图像进行及时调整机架和 C 臂的运动，改变照射体位，更好的显示自己所需的图像。由于介入手术床边控制系统需要无菌操作，操作人员更愿意使用手柄控制，方便快捷。

2. **液晶触摸控制屏上参数的调节**　可进行采集条件、对比度、亮度、边缘增强、电子遮光器等参数设置。介入医师可以根据病变的实际情况进行参数的调节，确保图像质量。

3. **床边图像操控**　采用摇杆手柄控制（非触摸屏控制），可在床边进行图像分析、回访、路径图调阅等功能。明确病变的位置、范围及供血血管情况，提高影像的诊断率，明确治疗的方式。也可以采用遥控的方式进行以上的操作，减少操作医师手污染，提高介入治疗的质量。

二、X 线发生系统

X 线发生系统主要由 X 线管、高压发生系统、灯丝加热部分、旋转阳极启动电路及 X 线束光器构成。主要作用是产生连续稳定的 X 线以确保获得最佳的图像质量。

（一）高压发生器功率与频率

1. **高频逆变发生器基本特性**　早期的高压发生器为工频。目前数字血管造影系统均采用微机控制的大容量脉冲式高频逆变式变压器，计算机控制管电压和管电流以及曝光参数，输出功率可达 100kW 以上，管电压 40～125kV，管电流 1 000～1 250mA。射线性能稳定，软射线成分较少，辐射剂量低，成像质量高，连续工作能力强，故障率低。它有如下特点：①X 线性能稳定和效率高，成像质量好；②高频高压发生器曝光时间精确，曝光时间的重复率高，可实现超短时间曝光；③高频高压 X 线发生器能显著缩小体积和重量；④高频高压发生器的 kV 和 mA 的控制精度大大提高；⑤高频高压发生器的高压部分整流电路简单；⑥使用微机控制，集成化程度高，控制电路体积减小。

2. **高压发生器功率**　X 线机在心血管造影时，为了减少活动脏器在曝光期间的活动对影像质量的影响，多采用脉冲曝光，使用高采集流速，曝光时间为数毫秒，则分给每幅图像时间均很短。这就要求所用的 X 线机能在短时间内输出足够大的功率，X 线质量稳定，从而获得满意的 X 线图像。一般要求 X 线机的功率在 80kW 或以上。

3. **高压发生器频率**　大型 DSA 装置高压发生系统采用智能型高频逆变发生器，它体积小、重量轻、精度高，管电压和管电流由计算机控制，频率高，高压平稳，软射线少。一般逆变频率 50～100kHz，最短曝光时间小于 0.5ms。脉冲宽度小，曝光时间短，有利于动态器官的摄影，主要用于心脏、冠状动脉及大血管病变的检查，运动伪影少，图像质量高。频率高，千伏波形平稳，X 线质均匀，量子噪声低，图像质量高。

（二）最大管电流与输出电压设置

1. **基本特性**　DSA 装置输出电压 40～125kV 范围，一般在 70～80kV 内运行。当透视体厚增加，kV 值也增加，最高限值为 125kV。超过此值时机器将发出警报声，提示超负荷工作甚至停止出线，因此日常工作中要注意，特别是穿胸位容易出现这类现象的发生。

数字血管造影系统的最大管电流 1 000～1 250mA，高压范围 40～125kV，具备脉冲透视功能，以适于超短时间、低电压、大电流连续脉冲式动态采集的需要。同时还能自动根据成像区衰减状态调整 kV、mA 等参数，使 X 线管保持最佳负荷状态，在安全辐射剂量范围内获取最佳图像质量。

2. **最大管电流**　大型 DSA 装置最大管电流大于 1 000mA，主要考虑连续负荷大，X 线的承载能力强，在长时间的运行中能确保图像质量，保证检查与介入手术的顺利进行。

3. **最大输出电压**　管电压决定 X 射线的硬度（光子能量），管电流和时间的乘积决定 X 射线的量（发射光子数量）。三者乘积是输入 X 射线管的能量，单次输入能量要小于射线管的额定热容量，否则会烧毁 X 射线管。管电压的提高也与最大输出功率提高相联系。管电压的提高可使曝光时间大大减少，并获得运动速度快的器官满意的摄影效果。

（三）球管阳极热容量与最大散热率

1. X 线球管阳极热容量　球管阳极热容量是指在阳极所能存储的最大热量。阳极热容量代表 X 射线管芯的承受能力，热容量越大，管芯的承受能力越强，球管的连续工作能力也随之提高。常规的 X 线管为玻璃管，部分机型使用金属陶瓷管。一般要求 DSA 装置 X 线球管的热容量大于 2MHU，有些球管最大热容量为 5.5MHU。数字血管造影系统的阳极热容量在 2.4～6.4MHU 之间。热容量大可使 X 线管保持最佳负荷状态，在安全辐射剂量范围内获取最佳图像质量，实现了 X 线常态下曝光，解决了因手术的难度、手术过程中大负荷工作而停机现象，确保每台手术的安全。

2. X 线球管阳极最大散热率　最大散热率是指球管阳极的最大散热功率，最大阳极散热率达到 1 820kHU/min。阳极的最大散热功率大，则意味着球管内产生的热量可被冷却系统迅速带走，保障球管可连续工作，不会过热停机。同时减小球管内热胀冷缩现象造成的使用寿命降低。另外阳极靶面直径尺寸越大，散热效果越明显。为满足连续曝光，采集高品质影像的要求，需要散热效率高的 X 线管，阳极最大散热功率大于 5 000W。实际上 X 线球管的热容量和最大散热率是有关联的，大容量的球管散热率也应该大。若热容量不大，虽然散热率很高，在大功率负荷的情况下，产热的流速比散热的流速大，那积聚的热量因容量小而导致球管的靶面损坏，最后图像质量下降，甚至更换球管。

为保护 X 线管，提高散热率，使用液态金属轴技术，降低球管阳极温度，减少震动和摩擦。采用水冷、油循环冷却。在球管内安装温度开关，起到过热保护作用。

（四）球管阳极连续高速转速与球管焦点

1. 基本特性　由于供给球管的能量转换成 X 射线的功率很低、99%以上的能量转换成热能而耗散在阳极上，使阳极温度迅速升高，只有 1%～2% X 射线转化成有用射线。在固定阳极 X 射线管中，由于热量集中点在焦点上，阳极极易局部过热而熔化。但是在旋转阳极 X 射线管中，由于阳极不断地旋转，使热量分布在一个环形的面积上，大大增加了散热面积，显著降低了阳极温度；在相同的温度下可大大提高 X 射线管的功率。数字血管造影系统的阳极连续转速达到 4 200r/min，有的转速可高达 9 000r/min，并且磨损极少。

球管焦点的大小直接关系到成像品质，对微小病灶的诊断亦取决于焦点的大小。有效焦点越小图像越清晰，分辨力越高。但是焦点越小，承受的功率也小；当需要使用大条件（即大功率）时，小焦点就不能满足了，所以在损失一小部分分辨力的条件下，增大焦点，满足使用。数字血管造影系统的小焦点 0.4～0.6mm；大焦点 0.7～1.2mm。可根据不同的部位，患者治疗的术式选择不同的焦点，在手术过程中如果大焦点烧断，可改用小焦点继续把手术完成。

2. 球管旋转阳极连续高速转速　X 线阳极转速是根据管内焦点电流密度决定的，当通过 X 线管的电流大小相同时，焦点越小对阳极转速的要求越高，球管阳极连续高速旋转，转速大于 9 000r/min，包括透视及采集。因为转速越高，焦点面承载的负荷越大，球管功率增大。

3. X 线管的焦点　在 DSA 成像系统中，对 X 线成像质量影响最大的因素之一就是 X 线管的焦点。因此，实际工作中对 X 线管的焦点要求比较严格。一般 DSA 的 X 线管的焦点为双焦点，部分 DSA 的球管有三焦点（微焦点即焦点小于 0.3mm）。焦点小、半影小，图像质量高。为提升连续透视功率，要求焦点采用平板灯丝技术，非传统钨丝技术，减少螺旋管灯丝的散焦效应，提高图像清晰度。为提升透视图像质量，要求焦点可实现标准正方形，形成点光源，减少半影，提高图像质量。

（五）球管光圈补偿滤光器与窗口滤过材料

1. 球管光圈补偿滤光器　遮光器（限束器）的作用是控制摄影中心和照射野的大小，避免不必要的 X 线照射，吸收散射线，提高影像清晰度。目前多采用多叶遮光器，用来限制 X 线照射视野，避免患者受到不必要的辐射。通过计算机控制，设计出虚拟光栅技术和自动光栅技术，提高视野的利用率，减少 X 线的辐射，减少散射线对图像质量的影响。

2. 窗口滤过材料　为了提高 X 线的质量，减少软射线对图像质量的影响，在球管窗口内部设有多块铜滤片，计算机根据摄影部位、体位、成像参数自动选择，保证最佳过滤效果，消除软射线，减少辐射剂量，同时提高了 X 线质量和图像质量。窗口滤过材料是在 X 线球管与患者之间放入附加的衰减材料，在视野内选择性的衰减特定的辐射强度区，以便提供更均匀的 X 线的衰减。主要有铜滤片和铝铜滤片两种。铜的密度更大,因此相同厚度的铜滤片可滤除更多软射线,降低更多的辐射剂量。数字血管造影系统采用 0. 2mm、0. 5mm、1. 0mm 的光谱铜滤片滤过,并自动插入。依靠光谱铜滤片技术优化图像质量,降低辐射剂量。目前又推出了无射线遮光器定位的功能,进一步减少射线剂量。束光器设计紧凑,有智能碰撞保护装置,并可 360°旋转,保证照射野与肢体的轴线一致,使获得的图像达到标准要求。

三、探测器

（一）影像增强器尺寸与变焦

1. 影像增强器基本特性　影像增强器具有影像转换功能和图像增强功能。影像转换功能工作原理是输入屏把接收到的 X 线影像转换为荧光影像,继而由光电面将荧光影像转换为光电子像,光电子在电子透镜加速、聚焦后在输出屏形成缩小并被增强了的光学影像。影像增强器的图像增强包括缩小增益和流量增益,缩小增益是把输入屏上大面积的亮度聚焦在输出屏上的小面积上,使亮度得到提高。流量增益是通过增加光量子动能,使光量子撞击输出屏时激发出更多光子。影像增强器的总增益等于缩小增益和流量增益的乘积,一般为 10^3 ~ 10^4。改变影像增强器内电子透镜状态,可以把输入屏中心一定范围的图像成像在输出屏上,这种增强器称作可变野增强器,心脏、冠状动脉 DSA 摄影时多采用。对可变野影像增强器而言,视野选择越小则空间分辨力越高。但由于缩小增益降低使得输出影像的亮度下降,对此可通过适当增加流量增益进行改善。

影像增强器输入屏大小有别,通常胸腹部和四肢 DSA 摄影需要 12 英寸或 15 英寸的影像增强器,头部和心脏冠状动脉的 DSA 摄影需要 9 英寸影像增强器。

2. 影像增强器尺寸　影像增强器由输入屏、光电阴极、电子透镜、阳极及输出屏在真空状态下构成。输入屏将 X 线转换成可见光再由光电阴极转换后光电子通过高压加速,由聚焦电极、阳极构成的电子透镜集束,在输出面上形成图像。影像增强器(Ⅱ)的主要性能指标:

(1) 标称视野:即影像增强器输入屏的尺寸,目前 DSA 上常配的是 6 英寸(1in = 2. 54cm)、9 英寸和 12 英寸。尺寸越大,照射野的面积越大,图像包含的范围越大。

(2) 转换系数:在 X 线照射下,输出屏图像亮度的平均值[L 单位:坎每平方米(cd/m^2)]与影像增强器(Ⅱ)输入屏位置测得的 X 线剂量率的平均值(X 单位:mR/s)之比。在相同输出屏亮度的情况下,转换系数高的Ⅱ,所需的 X 线剂量就小,获得的图像质量高。

(3) 空间分辨力:空间分辨力有中心分辨力和边缘分辨力。从视野中心到半径 70%的范围内叫中心分辨力;半径 70% ~ 90%所包括的范围称边缘分辨力。中心分辨力一般要大于 1. 2Lp/mm,现在多数增强器的空间分辨力为 2. 6Lp/mm。中心分辨力越高,图像细节越丰富,图像清晰度高,图像质量越高。

(4) 对比度分辨力:对比度是表征影像增强器输出图像的反差程度,要大于 30∶1。对比度分辨力高,图像就显得鲜明;对比度低,图像模糊。

(5) 量子探测效率(QDE):QDE 应大于 60%,反映 X 线量子转换成光信号输出的能力。高 DQE 可以在低辐射剂量下获得高质量的图像。

(6) 畸变:由于Ⅱ存在有几何失真,如电子光学系统中,物点离开光轴时因放大倍数的增大而造成的枕形失真。保证设备供电的稳定和减少外磁场的干扰,是减少几何失真的基本措施。

3. 影像增强器的变焦　DSA 设备多用二视野和三视野影像增强器,通过调节辅助阳极和聚焦电极上的电位,可改变电子透镜的放大倍率,就可改变输入图像的尺寸,对感兴趣区的病变进行放大观察,提高影像诊断率。如冠状动脉造影,通过变野功能(三视野),放大透视能很好地观察到冠状动脉的走向及血管的形态。通过调整栅极电位,来调节增强管的聚焦状况,调节图像的清晰度。

（二）平板探测器结构与尺寸

1. 平板探测器结构　根据探测器使用的材料的不同可分为:非晶硒平板探测器和非晶硅平板探测器,非晶硅平板探测器又分为碘化铯和硫氧化钆两种材料,目前用于 DSA 成像上主要是碘化铯非晶硅平板探测器。碘化铯闪烁体层材料由厚度为 500 ~ 600μm 连续排列的针状碘化铯晶体构成,它的结构是在玻璃基底上涂覆非晶硅,上面自然生长成直径 5 ~ 10μm 针状通道的碘化铯闪烁晶体层,针柱的碘化铯外表面由重元素铊包裹,以形成可见光波导的漫射。形成针状晶体的碘化铯可以像光纤一样把散射光汇聚到光电二极管,将 X 线转换成可见光信号。碘化铯被证明是效率最高和性能最稳定的 X 线转换物质。碘化铯 X 线吸收系数是 X 线能量的函数，随着 X 线能量的增高，材料的吸收系数逐渐降低，材料厚度增加，吸收系数升高。在诊断 X 线能量范围内，碘化铯材料具有优于其他 X 线荧光体材料的吸收性能。此外，碘化铯晶具有良好的 X 线-电荷转换特性。据实验研究，单个 X 线光子可产生 800~1 000 个光电子。在当前产品中，碘化铯与非晶硅的结合可获得最高的 DQE 值。

非晶硅平板探测器是通过 X 线照射到 CsI 晶体上形成光图像，再把光传递到非晶硅晶体上，转换成电信号形成图像。这类探测器是采用光的传导，但因光的相互干扰，有余辉效应，图像容易产生拖尾现象，图像的分辨力会比非晶硒平板探测器稍差。然而，非晶硒平板探测器对环境的温度和湿度要求比较严格，目前很少用于临床。

2. 平板探测器尺寸　DSA 平板探测器的尺寸大小各异，一般地，对于心血管的检查常用较小的平板，主要便于倾斜角度，一般会采用 20cm×20cm 或 30cm×30cm，而对于外周血管的检查则需要尺寸大的平板，如 30cm×38cm、40cm×40cm 等。尺寸越大，照射野的面积越大，图像包含的范围越大。通常全身兼容型的平板有 15 英寸（对角线尺寸）平板探测器，也有少数厂家应用 17 英寸（对角线尺寸）平板探测器；全身兼容型的大平板只有 20 英寸（对角线尺寸）的平板探测器；心脏专用机有 10 英寸和 12 英寸两款，由于目前复杂结构性心脏病的介入治疗要求更大视野的心脏专用平板，因而 12 英寸的平板探测器是目前最新、最引领潮流的一款心脏专用平板；还有一款是外周专用的超大 23 英寸（对角线尺寸）的平板探测器。

（三）平板探测器分辨力与灰阶及像素尺寸

1. 基本概念　空间分辨力指图像空间范围内的解像力或解像度，以能够分辨清楚图像中黑白相间线条的能力来表示。黑白相间的线条简称线对，一对黑白相间的线条称之为一个线对，分辨力的线性表达单位是线对每毫米（Lp/mm）。在单位宽度范围内能够分辨清楚线对数越多，表示图像空间分辨力越高。图像分辨力可用分辨力测试卡直接测出。但空间分辨力的提高不是无限的，其与探测器对 X 线光子的检测灵敏度、动态范围、信噪比等有密切关系。实际临床 X 线成像过程中影响分辨力的因素有很多，例如：X 线焦点、SID（胶片距）、患者运动、曝光时间、探测器感光灵敏度、像素大小、图像处理、显示器性能等。目前 DSA 的平板探测器中最高的空间分辨力已经能达到 3. 25Lp/mm。

在探测器面积一定的条件下为了增加空间分辨力，可以通过减小像素尺寸、降低单位像素面积、增加像素密度来实现。我们知道单位像素的面积越小、会使像素有效因子减少。像素的感光性能越低信噪比降低，动态范围变窄。因此这种减小像素尺寸的方法不可能无限制地增大分辨力，相反会引起图像质量的恶化，最终增加了的空间分辨力又被因此带来的噪声淹没，要弥补此问题就要增大 X 线曝光剂量，这与 X 线影像技术的发展是相违背的。因此单有高的空间分辨力并不意味着更高的发现病变的能力。目前介入医疗市场上最为流行是 154μm 像素大小的平板探测器，它在无需增大曝光剂量的前提下能大幅提升图像的空间分辨力。另一款高达 200μm 像素大小的平板探测器，则会使图像的空间分辨力明显显得不足。还有一款仅仅只有 76μm 像素大小的平板探测器，虽然目前还未真正投入到医疗市场，但对其所带来的空间分辨力和射线剂量无法评估。

动态范围大，密度分辨力高，是 DSA 系统优于传统放射影像系统最重要的特点，其可得到更多的影像细节，使医生能够看到过去在普通平片看不清或看不到的信息，发现检出病变的能力远高于传统影像。要正确表达探测器的动态范围，DSA 影像必须具有足够的 bit 深度，目前大多 DSA 系统都采用 14bit 灰阶深度，只能刻录 16 384 等级灰阶，不能满足 DSA 影像信号的完整记录。而新近涌现的 16bit 灰阶的最新一代平板探测器，可记录的灰阶等级则能达到 65 536，可以反映很小密度的层次变化。灰阶差异越明显，对比度越大，分辨得就越清楚。

2. 平板探测器分辨力

（1）空间分辨力：它是衡量增强管分解图像细节能力的物理量，以每厘米能区分的线对数来表示分辨力的大小。单位为 Lp/cm 或 Lp/mm。DSA 数字平板探测器分辨力为 3. 25Lp/mm，比影像增强器的分辨力高，图像质量高。

（2）对比度分辨力：它是图像反差强弱的物理量，通常情况下，对比度越高，图像所包含的层次就越多。采用灰阶来表达，人眼识别 16 级灰阶，但数字化图像采用字节表达，目前要求达到 12bit。采用窗口技术来显示图像的对比度分辨力。

3. 平板像素尺寸　现在 DSA 平板的像素尺寸有：154μm、192μm 和 200μm。在同一尺寸的平板探测器中，像素越小，像素数越多，图像的空间分辨力越高。

（四）平板探测器视野与变焦

1. **基本特性** 在实际使用过程中，介入医生可以根据不同的摄影部位、不同病灶，来有选择性地使用平板的不同视野，以达到最佳的观察效果和最低的辐射剂量。不同品牌、不同型号的DSA具有不同的视野个数，有8个、6个、5个和3个，视野个数越多，介入医生可选择的余地就越大，也更有利于实际的临床应用。介入手术中，对于脑血管造影，一般会选择31cm（以下均指对角线尺寸）或37cm的视野，对于冠脉造影，则会选择23cm、20cm或17cm的视野，而对于整个胸、腹部造影，则会选择48cm或41cm的视野。视野的大小和射线剂量也是息息相关的，视野越小，射线剂量就越大，因此对于一些小部位或小病灶的摄影，并不是视野放得越小越好，需要在不影响诊断和治疗的前提下，尽可能地放大视野，并同时使用束光器，以大幅度地降低射线剂量。

2. **平板探测器视野** 视野是观察被检查体的范围，对不同区域观察的范围不同，需要采用多种视野来观察图像。现在大多数DSA平板探测器的视野数大于6视野。可使医师在进行心脏、血管和神经介入手术时视野更清晰，局部病变显示空间大，更好开展微创手术。

3. **平板探测器变焦** 把图片内的每个像素面积增大，从而达到放大目的。数字变焦可以对X线透视影像的放大比率（包括LIH影像）进行数字化调整。如果要对经过数字变焦放大的影像进行X线摄影，就可以获取通过数字变焦所设置的放大比率的影像。如果获取了通过数字变焦所设置的放大比率的X线透视影像，则无论在数字变焦中如何设置放大比率，都可以获取正常尺寸的影像。

四、操作控制台

操作控制台主要涉及在控制室进行DSA设备人机交互操作控制的相关硬件设备。常规的硬件包括DSA系统主机服务器（包括图像后处理服务器）等计算机处理系统及图像显示系统。软件操作主要涉及图像采集、存储、传输等操作。由于DSA属于手术治疗设备，对系统的稳定性有非常高的要求，所以系统主机服务器及图像处理服务器多数选择工控级别的计算机系统。此外，由于DSA控制室人员流动量大，导致温度和湿度波动及环境中的灰尘较难控制，会给计算机系统的稳定运行带来隐患，对维护保养等也会增加难度。故计算机系统主机通常会放置到设备间，由单独的空调及除湿系统进行温湿度环境的稳定控制，会大大提供系统的稳定性及服务器使用寿命。下面将针对控制台涉及的硬件及软件进行介绍。

（一）计算机内存与计算机主频的大小

1. **基本概念** DSA系统主机服务器（包括图像后处理服务器）属于计算机系统，计算机系统的核心硬件主要包括CPU、内存、硬盘存储器、主板等。计算机系统的性能优劣并不是由某一单个硬件的性能决定的，而取决于单个硬件的性能及硬件相互之间的合理组合。

在计算机的组成结构中，有一个很重要的部分，就是存储器。存储器是用来存储程序和数据的部件，对于计算机来说，有了存储器，才有记忆功能，才能保证正常工作。存储器的种类很多，按其用途可分为主存储器和辅助存储器，主存储器又称内存储器（简称内存）。内存又称主存，是CPU能直接寻址的存储空间，由半导体器件制成。内存的特点是存取流速快。内存是计算机中的主要部件，它是相对于外存而言的。平常使用的程序，如Windows操作系统、打字软件、游戏软件等，一般都是安装在硬盘等外存上的，但仅此是不能使用其功能的，必须把它们调入内存中运行，才能真正使用其功能。平时输入一段文字或玩一个游戏，其实都是在内存中进行的。就好比在一个书房里，存放书籍的书架和书柜相当于计算机的外存，而工作的办公桌就是内存。通常把要永久保存的、大量的数据存储在外存上，而把一些临时的或少量的数据和程序放在内存上，当然内存的好坏会直接影响计算机的运行速度。计算机主频也叫时钟频率，单位是MHz，用来表示CPU的运算速度。

CPU的工作频率（主频）包括两部分：外频与倍频，两者的乘积就是主频。倍频的全称为倍频系数。CPU的主频与外频之间存在着一个比值关系，这个比值就是倍频系数，简称倍频。倍频可以从1.5一直到23以至更高，以0.5为一个间隔单位。外频与倍频相乘就是主频，所以其中任何一项提高都可以使CPU的主频上升。由于主频并不直接代表运算速度，所以在一定情况下，很可能会出现主频较高的CPU实际运算速度较低的现象。因此主频仅仅是CPU性能表现的一个方面，而不代表CPU的整体性能。

CPU 的主频不代表 CPU 的速度，但提高主频对于提高 CPU 运算速度却是至关重要的。举个例子来说，假设某个 CPU 在一个时钟周期内执行一条运算指令，那么当 CPU 运行在 100MHz 主频时，将比它运行在 50MHz 主频时速度快一倍。因为 100MHz 的时钟周期比 50MHz 的时钟周期占用时间减少了一半，也就是工作在 100MHz 主频的 CPU 执行一条运算指令，所需时间仅为 10ns 比工作在 50MHz 主频时的 20ns 缩短了一半，自然运算速度也就快了一倍。只不过计算机的整体运行速度不仅取决于 CPU 运算速度，还与其他各分系统的运行情况有关，只有在提高主频的同时，各分系统运行速度和各分系统之间的数据传输速度都能得到提高后，计算机整体的运行速度才能真正得到提高。

2. 计算机内存　内存是计算机中重要的部件之一，它是与 CPU 进行沟通的桥梁。计算机中所有程序的运行都是在内存中进行的，因此内存的性能对计算机的影响非常大。DSA 主机的内存为 4G，目前设计为 12G 或更大。内存大，运算速度快，进行图像采集和图像处理速度快，X 线曝光时能及时、快速获得所需要的图像。

3. 计算机主频的大小　CPU 的主频，Intel Xeon，2. 8GHz 以上 CPU，双核。2. 8GHz 即 CPU 内核工作的时钟频率。由于主频并不直接代表运算速度，所以在一定情况下，很可能会出现主频较高的 CPU 实际运算速度较低的现象。因此主频仅仅是 CPU 性能表现的一个方面，而不代表 CPU 的整体性能。

（二）硬盘容量与原始数据存储量及图像存储量的大小

计算机外部存储即硬盘，是计算机系统中存储数据的重要部件，其容量就决定着数据存储量大小的能力，硬盘容量以千兆字节（GB）或太字节（TB）为单位。硬盘有固态硬盘（SSD 盘，新式硬盘）、机械硬盘（HDD，传统硬盘）、混合硬盘（HHD，一块基于传统机械硬盘诞生出来的新硬盘）。大多数 DSA 厂家采用的硬盘为机械硬盘，主流硬盘容量为 500GB~2TB，而最先进的机型会采用固态硬盘，固态硬盘具有传统机械硬盘不具备的快速读写、质量轻、能耗低以及体积小等特点，其价格相对较昂贵，存储容量较低。

随着计算机技术的飞速发展，DSA 系统使用的主流硬盘的存储量也在逐渐增加，目前机械硬盘的容量均能达到 1TB 左右，固态硬盘在 300GB 左右。DSA 作为治疗型设备有别于其他影像系统，一方面在于其实时图像引导的特性，高频率的图像采集过程，要实时显示给介入医生并将采集图像快速存储到硬盘中；另一方面在于其采集图像具有记录手术过程的意义，（CT/MRI 图像如果丢失损坏，可以重新采集，但 DSA 图像采集是有创，不可重复等特点），故其图像存储的安全性要求非常之高。所以，评价 DSA 图像存储的性能也与其他影像设备略有不同。

通常情况下，为了避免系统运行占用图像存储及读取的速度，图像存储使用单独的图像硬盘，而系统软件与应用软件使用系统硬盘，高效运行，互不干扰。另外，各 DSA 厂家均会建议医生在完成介入手术后及时将图像传输到图像存储工作站或 PACS 上，对图像进行备份保存，否则由于 DSA 系统主机硬件故障导致的患者图像丢失，后果非常严重。这也是 DSA 设备并不会因为硬盘存储空间逐渐变大，而将图像存储容量逐渐扩容的原因，目的是让客户养成良好习惯，在手术完成之后将图像及时传输备份，同时也能有效保障图像存储与读取的速度。由于上述原因，数据及图像存储使用的空间，根据影像链设计的要求，只会使用硬盘的一部分，所以单纯通过图像硬盘的容量来评估 DSA 系统原始数据存储量及图像存储量是不合理的。具体原始数据存储量及图像存储量的大小，要根据厂家技术白皮书上影像链的处理能力（空间像素矩阵，对比度 bit 数，最大图像存储张数等）进行相应的对比和评估。

硬盘容量与原始数据存储量不同机型容量不同。外周介入应用的 DSA 机型，硬盘容量一般为 1 024×1 024 矩阵，12bit，容量 150G、300G 甚至 1T。对于心脏介入的机型，图像一般为 512×512 矩阵、8bit，10G，容量相对小。硬盘容量大，存储的原始数据量大，图像存储量的要求各有不同，一般需要存储大于 20 000 幅图像。也就是说主机能保存的图像量大，即原始的图像存储量多，在工作中就不需要经常删除主机上的资料，对图像资料的保存有利。

（三）数字脉冲透视与摄影的采像帧率

1. 基本概念　随着 DSA 技术的发展，使用影像增强器的 DSA 机型逐渐退出市场，平板探测器 DSA 技术凭借在图像质量及辐射剂量控制方面的优势成为血管机市场的主流。接下来介绍一下平板 DSA 设备图像采集方式的种类及相关的技术参数。

根据 DSA 手术的临床应用,可进行数字脉冲透视及曝光摄影。介入放射学是医生在 X 线导视下插管进行诊断和治疗疾病的一门学科。由于长时间的在诊视床旁工作,使介入操作者受到较大剂量的 X 线照射,因此尽可能地降低介入操作者的受照剂量十分必要。应用数字脉冲透视技术可明显降低介入手术过程的 X 线照射剂量。值得注意的是:脉冲率越低,影像连续性越差,伪影出现的概率高,不利于介入操作者观察器官或结构的影像,做出正确判断,影响介入操作过程顺利进行。在临床应用中,以介入手术部位器官的活动程度和操作者插管水平作为数字脉冲透视的选择原则,不同部位选择不同的脉冲率。如心脏心血管造影一般都选用 15 帧/s“黄金”采集帧数,射频消融术通常选择 12. 5 帧/s,熟练的医生操作时可以选择 6. 25 帧/s,常规透视一般都选择 15 帧/s 或 30 帧/s,做到既能降低辐射剂量又能保证影像质量。摄影采集主要分为心脏介入技术的电影造影采集以及脑血管、外周介入的减影造影采集。根据患者的心率及手术对图像的要求,一般可选择的帧频范围为 3. 75~30 帧/秒。旋转采集及儿科相关病变采集时可达 60 帧/s,外周介入的减影造影采集频率一般可选择 0. 5~6 帧/s。

2. **数字脉冲透视**　透视流速为 10~30 帧/s。为了减少辐射对患者及操作者的影响,尽量采用低流速进行透视。当患者不合作或运动器官如心脏、肺血管,则采用高流速进行透视,减少运动模糊,提高图像质量。

3. **摄影的采像帧率**　外周图像采集流速:0. 5~7. 5 帧/s;采集、显示及存储均为 1k 矩阵,12bit,高速 DSA 模式,流速:30 帧/s,采集、显示及存储均为 1k 矩阵,12bit,并具有实时 DSA 功能。心脏采集 1 024 矩阵,12bit,15~30 帧/s。对于运动器官的图像采集,尽量采用高流速进行采集,减少运动模糊,提高图像质量。

(四) 图像显示器分辨力与尺寸大小

1. **图像显示器分辨力**　它是表示数字图像的总信息量,采用像素矩阵表达,如 512×512、1 280×1 024 等,第一个数字表示屏幕的横向像素数量,第二个数字表示屏幕的纵向像素数量。不同的制造厂商以及不同型号的显示器其数值不同。在同样大小的显示器屏幕上,矩阵越大,显示器分辨力越高,像素的密度越大,显示的图像越精细。

2. **图像显示器尺寸大小**　常规配备 19 英寸薄膜晶体管(TFT)液晶显示器。TFT 是指液晶显示器上的每一液晶像素点都是由集成在其后的薄膜晶体管来驱动,从而可以做到高速度高亮度高对比度显示屏幕信息,具有刷新速度快、色彩逼真、亮度鲜明等优点。它还具有无闪烁、无辐射、无静电等“绿色电脑”所必需的特点。包括实时显示屏、参考显示屏及后处理图像显示器 3~4 台。

(1) 操作室:19 英寸 TFT 显示器两台,亮度大于 1 500cd/m^2,分辨力大于 1 280×1 024,如有特殊功能如 3D 和 CT,则需要再配 20 英寸医用彩色监视器一台,实时显示 3D 或 CT 图像。

(2) 控制室:19 英寸 TFT 显示器两台,亮度大于 1 500cd/m^2,分辨力大于 1 280×1 024。其中一台为操作显示器,对其特性要求低,但原则上配备相同的显示器,以备更换用。带有特殊功能的 DSA,再配 20 英寸医用彩色监视器一台。

目前复合手术室 DSA 的显示屏配置 55~58 英寸的一体化大屏,在这个大显示屏中再分割功能小屏,可以任意组合,整体效果好,又便于清洁,减少污染。

(五) 图像数据传输方式与联网

DSA 及相关辅助设备,如工作站,PACS,胶片打印机等设备均全方位支持 DICOM 3. 0 协议。当设备完成网络互连后,按照协议要求设置 IP 地址,端口等信息后即可完成设备之间的互联与图像传输。DSA 图像在完成采集之后会通过网络发送到图像存储工作站或 PACS 进行归档及存储。采用基于 TCP/IP 和 DICOM 协议组件的科室局域网,或院内信息网络(HIS/RIS)。

1. **图像数据传输方式**

(1) DICOM Worklist:成像设备工作列表,它是 DICOM 协议中众多服务类别中的一个。它的功能是实现设备操作台与登记台之间的通讯,完成成像设备和信息系统的集成。称为 BASIC WORKLIST MANAGEMENT SERVICE(简称 Worklist)。有这个工作表可以与医院的门诊、住院的患者信息相连,减少 DSA 登记患者信息的工作流程。

(2) DICOM Send 发送:把主机的图像信息发送到后处理工作站进行再处理,或者发送到医院的 PACS 系统进行网上存储与传输。

(3) DICOM Print 打印:通过图像的处理和编辑,确认每一幅完整的图像后进行打印。

(4) DICOM Query/Retrieve 查询和检索:对已

检查的患者资料或位置的患者信息通过查询与检索，可以获得以往的资料信息，便于病变的对比或病例的复查。

2. **图像数据联网** 把每个检查的图像资料与医院的 PACS 系统连接并及时上传，使介入科、临床科室或其他相关科室的医师能在手术后，及时看到每个检查的 DSA 图像及介入治疗的效果。

（张玉林　罗来树　余建明　王红光）

第二节 DSA 图像形成与图像质量

一、图像采集

（一）实时图像采集

1. **基本特性** 实时图像采集具有普通透视、脉冲透视与脉冲采集功能并可以相互转换，实时数字成像系统采集的图像质量衡量有三要素，即图像灰度、灵敏度、清晰度来描述。图像通过图像采集卡传输到计算机后，使 X 射线图像处理软件系统对射线图像进行一系列的图像处理变换，实时显示射线图像、叠加采集、图像增强、特征提取，参数标注等功能。实时图像采集只能在系统准备就绪时才能采集影像，可同时进行透视和曝光。曝光影像会自动存储传输，透视影像可以手动存储(fluoro store 透视图像存储技术)。

实时采集透视影像是在低空气比释动能率下生成 X 射线影像。透视期间，以下指示标记会同时显示在控制室和检查室内的状态区域中，如：X 射线开启指示灯；透视参数的 kV 和 mA 显示；透视增强。

曝光是指采集 X 射线影像，从而获得一系列单张影像。确保在患者数据库内选择并启动所需检查，X 射线设置由在当前程序卡中选择的 X 射线协议进行配置。曝光前和曝光过程中，以下指示标记会同时显示在控制室和检查室内采集窗口的状态区域中，如：系统准备就绪；X 射线开启指示灯；曝光参数是 kV、mA 和时间显示。

2. **透视** 包括脉冲透视、连续透视，目前都采用脉冲透视。透视模式选择有低剂量模式、中等剂量模式、正常剂量模式、高剂量模式。为减少 X 线对患者及操作者的辐射危害，一般采用低剂量模式。当体厚较大时，X 线穿透弱，出现量子噪声，图像质量下降，应改用正常剂量模式或高剂量模式。尽量采用低脉冲透视，心脏或患者不合作者采用高脉冲透视，减少运动伪影，提高图像质量。在高水平控制(HLC)的高模式下，患者的最大入射剂量要高于正常剂量限制。一般不使用高模式。

3. **图像采集** 包括数字电影图像采集、DSA 图像采集、单帧采集和序列采集。数字电影图像采集主要用于运动器官的血管图像采集如心脏和冠状动脉造影，采集流速大于 15 帧/s，最大达到 30 帧/s。若像素矩阵小如 512×512，采集流速可以增加至 60 帧/s。运动器官活动频率越高，使用的采集流速越高，可以减少运动对图像质量的影响。除了采集流速外，还要考虑影像链的数据，如采集矩阵 1k 或 2k，动态范围 10bit、12bit 等。这些多关系到图像的质量。数值越大，所采集的图像质量越高。

（二）图像路径导航功能

1. **基本特性** 图像路径导航功能是一种增强的，实时的，减影透视的血管图形。分为透视路径图和造影转化路径图，为介入手术提供了更灵活的功能，适用于所有解剖部位和各种类型的介入手术。

透视路径图又称透视减影，当导管到达施行超选择插管的靶血管区域后，打开 DSA 设备上的“Road Map”功能，透视下观察监视器，在解剖影像消失时利用手推法注入少许对比剂到达靶血管区，当靶血管区内的动脉血管在透视下显示最佳时，停止透视，此时，靶血管区内的动脉血管显示最佳图像停留在减影显示器上，将此图像作为基像。再次打开透视，在监视器上可以看到一幅没有周边组织器官的减影图像。基像中靶血管区的动脉血管由于有对比剂的充盈经减影后形成一白色路径，而实时透视所看到的导管及导丝呈黑色“嵌入”在“白色血管路径”中引导导管、导丝沿着血管轨迹准确进入目标血管。

造影转化路径图又称透视叠加，它是利用造影图像作为背景引导导管到达目的部位。造影完成后，在回放的血管造影图像中选取一幅供血动脉连续充盈最好、符合临床要求的减影图像作为背景图像，启动造影转化路径图技术，在透视状态下，造影减影图像和实时透视图像叠加，鼠标或触摸屏的操纵杆可以调节造影减影图像显示的背景密度，观察导管和导丝头端的轻微移动，为术者提供良好的实时血管导引影像。

透视路径图技术是在透视条件下一气完成，可以随时取消路径图，成像方便。造影转化路径图技术可以从一个序列中选取一幅比较满意的图像作为参考，对靶血管区的病灶有了初步了解，这样就会事半功倍，尽快完成手术，其功能在某些方便优于透视路径图技术。目前主要应用于：

（1）头颈部血管性病变：引导微导丝、微导管进入病变血管；评价脑动脉瘤微弹簧圈栓塞是否致密，瘤腔有无残留；运用快速变换的空白路径图（blank roadmap）技术可随时观察随填液体栓塞材料在脑动静脉畸形内的弥散程度、流向及反流情况，对安全治疗具有至关重要的作用。

（2）肿瘤介入治疗：能清楚的显示分支血管的轨迹，特别是对于走行迂曲、重叠、成角的肿瘤供血血管的显示。由于肿瘤血管解剖和肿瘤病灶的结构关系复杂，超选择插管尤为重要。为了避免盲目插管、过度使用对比剂所带来的各种手术并发症，因而应用“路径图”功能为超选择插管提供帮助就显得很重要。

（3）心血管造影：桡动脉穿刺时会经常遇见血管走形异常或变异，无法推送导管导丝，不能强行推送以免扎破血管，这时可以推注少许对比剂采集留影或透视留图，激活“overlay”（透视叠加技术）就会得到同样的血管导航路径图，术者根据血管导航就会顺利完成手术。

2. **路径图技术**　使用路径图功能，在透视下注入少许对比剂，计算机将对比剂流经部位的最大密度形成图像，将此图像与以后透视的图像进行叠加显示。图像上即有前方血管的固定图像，也有导管的走向和导管头端位置的动态图像，利于指导导管及导丝运动方向，准确将导管送入病变的血管内。在使用路径图时，被检部位不能移动，否则注入对比剂的血管边缘不清，最大密度值被分散，获得的路径图效果差。所以一般运动的器官很少采用路径图技术。

3. **DSA 穿刺导航功能**　利用 DSA 类 CT 成像技术可以获得多层面的影像，选择最佳穿刺层面，使用导航功能，根据最佳穿刺路径，确定体表进针点和靶病灶点，把这 2 点连成一直线就是进针路径。这条路径在 MPR 的三维图像上显示，可以了解到进针路径的情况，并做出调整。这个路径在 DSA 屏上与实际透视的影像重叠显示，穿刺针在路径上同时显示，直观地监测穿刺过程，准确评判穿刺情况，及时明确穿刺部位及对靶病灶的定位，决定治疗方案。最后评估预后情况和处理并发症的发生。患者的呼吸运动和自主运动将影响类 CT 的图像质量，导致路径不准确，同时进针过程中运动影响进针与路径图的重合，也会影响穿刺的准确性。

（三）图像冻结功能与支架精显技术（StentViz）

1. **图像冻结功能**　图像冻结既通过采集图像的锁定来完成介入手术中的流程，可以在一幅图像或者采集图像的最后一帧来完成。目前新一代 DSA 中的“zero dose positioning”功能，通过在无射线情况下末帧图像的采集，将机架和导管床移动到前一个序列的最后一张临床图像所示的感兴趣区域内，以此减少受线剂量。与以往 DSA 操作相比大幅度降低了医生和患者的辐射，真正实现了 DSA 中的“零剂量”“无辐射”

图像冻结功能也就是最后图像保持功能（LIH），使透视停止后的最后一幅图像保存下来。如果在显示 LIH 影像时按下静止影像保存按钮，则 LIH 影像被保存。在影像记录后，静止影像不被自动回放。采用图像冻结功能时，要保存好最后一幅图像，必须嘱患者不动的情况下，操作者确认为最佳图像时才保存。否则起不到保存的效果。

2. **支架精显技术（StentViz）**　支架精显技术是近几年才出现的一个新的技术，它对没有 OCT、IVUS 的基层医院比较实用，对手术中支架安置情况的评估，减少不良事件的发生至关重要。还可以观察支架释放与血管壁的关系，支架位置，分叉病变的支架对吻，弥漫病变的支架对接，支架贴壁情况的评估等。操作时一定在支架释放后，将球囊排空并保持在原位，采集图像，激活 StentViz 程序，就会生成支架精显的图像，如图 31-5。

（四）采集图像自动回放与速度调节

目前大多数 DSA 设备都设有采集图像自动回放功能，目的是通过自动回放可以反复观察采集图像的效果，病变显示的情况以及造影的成功与否。同时也减少了同一个检查部位反复采集的辐射剂量及所用的对比剂量等。图像回放速度调节可以通过在控制室的操作板上的图像控制模块滚动完成调节，或者更改重放影像时使用的帧率，单击帧率并调节滑块至所需的每秒影像数量，有的机器可以在操作间用鼠标来控制图像的播放。回放速度一般在常规采集的流速上，根据检查者的需要采用不同的回放速度。若要仔细观察采集的每一个细节，采用慢放，可单帧或连续，根据需要而定。若只

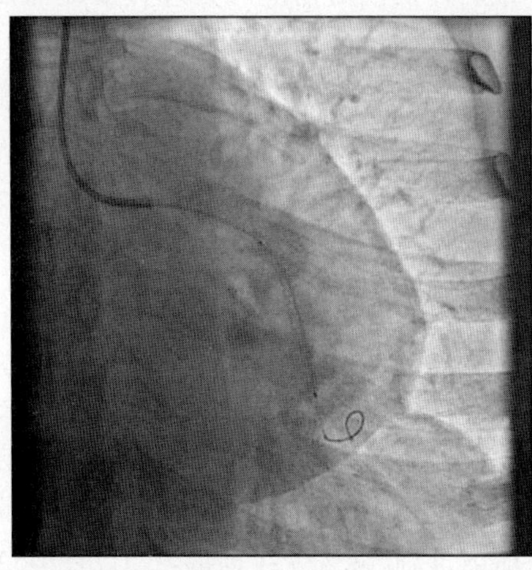
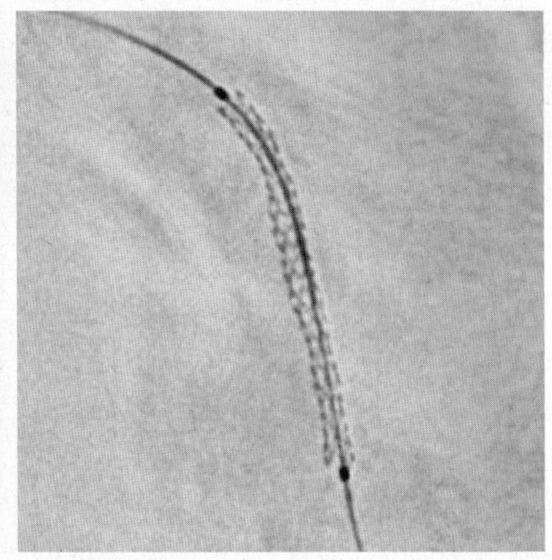

图 31-5 支架精显技术操作图

是大概了解采集情况,可以采用快速播放。也可以进行图像放大后、图像亮度、对比度调节完美后进行回放,这样可以获得不同的效果。但值得注意的是回放是机器反复读取计算机硬盘的过程,有的机器一个序列只自动回放几次后自动停止,有的机器是反复读取,没有停止指令,回放的时间会很长,容易损害计算机硬盘,所以回放结束后要人为给予停止,保护机器。

图像回放分为检查室图像回放和控制室图像回放。检查室图像回放由医生或术者助理在床旁通过床旁控制模块的按键或者触屏的方式来完成图像回放,并由术间显示器和控制室监视器来显示,目前四架位 19 英寸显示器和 58 英寸大屏最为常用。控制室图像回放一般由影像技师在主机通过鼠标或者控制模块的按键来完成,在术间显示器和控制室的监视器上及时显示。目前新一代 DSA 几乎都能够做到控制室和手术室回放或者浏览图像,这也极大限度地降低了等待时间,做到手术、浏览、处理同步进行。另外有的 DSA 还配置遥控装置,这样就更加方便图像的回放控制,对于单幅图像、序列图像以及电影模式均可以操作。

(五) 减影与非减影图像切换功能

在 DSA 的检查中,为了明确血管与骨性组织或其他器官的位置关系,需要进行减影与非减影图像的切换。特别是进行球囊扩张或支架置入时,要获得精确的定位,必须进行减影与非减影图像的切换。图像切换是在减影的序列中选取最佳图像,必须停止序列的播放,采用单帧回放,选取对比剂浓度最高或检查医师认为最佳的图像时停止,并把此图像作为切换的图像进行切换。这种切换有时骨性标记不明显,可以直接使用骨性标记这个功能,血管图像与非血管组织图像的显示反差会更大。

减影有助于在回放序列时定位解剖结构,并能通过去除与经过对比剂灌注的血管不相关的细节而帮助显示软组织内的血管。操作时,在主视图中关闭减影并查看未减影的原始影像,单击工具栏中的“Subtraction On/Off”(减影开/关)。要重新打开减影,再次单击“Subtraction On/Off”(减影开/关)。

二、图像处理

(一) 常规图像处理

1. 图像基本处理概要 实时进行图像处理包括:选择路标图像,电子遮光器,边缘增强,边缘平滑,图像反转,附加注解,选择图像,移动放大,造影图像自动窗宽、窗位调节,重定蒙片,手动自动像素移位,图像全幅和局部放大,多幅图像显示,图像边缘增强、边缘平滑,图像正负像切换等。

2. 图文具体处理方法

(1) 电子遮光器:遮线器和准直器用来限制辐射区域的宽度和高度,并提高影像质量。矩形遮线器成对操作,垂直遮线器可一起移动,水平遮线器也可一起移动。当不使用透视的情况下调整末帧图像保持影像时,遮线器的位置显示为带有白色虚线的图形覆层。主要用于消除在图像翻转期间对图像细节的干扰,可确保图像边缘始终为暗色。

(2) 边缘增强:边缘增强是把图像相邻区域的亮度值相差较大的边缘处突出处理的技术,经边缘增强处理的图像能清晰显示病变的边界,强化病变部位的显示,锐化边缘使其更加清晰。

(3) 窗口技术:窗口技术是通过窗宽和窗位的调节来完成的,窗宽的大小直接影响图像的对比度和清晰度,窗宽小对比度强,适用近似组织的观察如小动脉和毛细血管病变；窗宽大对比度差，适用密度差别大的组织如大血管病变等。窗位也称窗高，是指窗的上限和下限的平均值，显示组织器官灰度范围的中心，窗宽则以窗位为中心，只有适当地运用窗口技术才能获得清晰的图像。

（4）移动放大：移动放大可以在整个图像不变的情况下，移动放大镜，对某一点进行放大观察，既可了解局部情况又能掌握局部与整体的关系。可使用鼠标或触摸屏模块缩放影像。当使用鼠标时，可在采集窗口和回放窗口中缩放影像。当使用触摸屏模块时，可在采集窗口中缩放影像。可使用鼠标或触摸屏模块平移影像，当使用鼠标时，可在采集窗口和回放窗口中平移影像。当使用触摸屏模块时，可在采集窗口中平移影像。平移可使您查看一个已放大影像的不同区域。

（5）图像放大功能：①几何放大——因为 X 射线是以锥束型射向人体而形成的图像要比实际的器官组织比例大。②电子放大：主要是改变平板探测器视野和变焦来完成，主要用于心血管的冠脉造影。③图像全幅和局部放大（使用机器上放大镜来完成）：主要用于观察微小病变和组织，例如脑血管动脉瘤和肝脏小肿瘤的介入治疗。

（6）蒙片重定：根据诊断要求观察选择血管对比剂出现之前、对比剂消失之后或对比剂充盈最佳时进行配对来选取蒙片，在蒙片选择上根据临床效果可随时替换蒙片。更改减影蒙片通过从当前序列中选择另一影像或者在相同检查内选择另一序列，可更改减影所用的蒙片，这也叫作反蒙片。如果蒙片影像和实时影像未对齐（例如，由于患者移动），可调整蒙片影像的位置。

（7）像素移位：像素移动是 DSA 中最常用消除移动伪影的技术，可以更正减影图像中的移动伪影，是一种通过计算机程序来消除移动伪影的技术，主要用于不配合和躁动的患者形成的伪影，但像素移动对影像的改善能力有限，通过移动只能改善局部图像质量，它分自动和手动两种像素移动。

（8）骨性标记：能够在减影图像上添加受检组织的解剖结构的背景，可通过增益滑块进行调节，可以使术者能够非常清晰地观察病变周围关联组织。

（9）图像正负像切换：DSA 机器都设有这个功能，它主要是把透过度高的组织变成黑色，把有对比剂的血管和致密组织变成白色，这样可以使术者用两种不同的视觉观察病变，降低误诊率。

（10）图像回放功能：DSA 机器多数都有床旁和操作间图像回放按键，患者所有序列循环播放，还有所有序列中的单一序列循环播放，单帧播放。有自动也有手动，有快进，也有慢放，有序列概览和文件概览，术者可以随意选取患者其中一个序列和一幅图像进行调阅。

（11）添加文字注释和标记：文字基本处理功能可以在没有结束检查前发现患者信息及编号错误时可以及时进行更正，否则错误信息将被保存。对一些特殊的病变部位可实时标注，以备手术后的查阅及确认。

脑血管造影和外周血管介入治疗经常用，可以使用预定义的文本或输入任意文本，可以勾画图形等，术者可根据自己的需求进行标注。标记可以对一帧图像、一个文件、一个序列或一段血管进行标记。

（12）复制影像：可将影像或序列复制至参考窗口。在控制室，当前使用的参考窗口在标题区以选项卡的形式显示。在检查室，使用单独的参考窗口或视窗，复制影像和序列至参考窗口。在控制室，当前使用的参考窗口在标题区以选项卡的形式显示。在检查室，使用单独的参考窗口或视窗。可对一张影像创建快照，其中包含该影像上的任何注释。快照可在相关患者检查中存储。

（13）创建测量任务面板对影像创建测量：需要使用距离测量进行校准，以获得绝对值。如果自动校准因子在序列中可用，可将其接受。如果使用自动校准功能进行测量或定量分析，那么在采集过程中，感兴趣区必须尽可能靠近等中心点。如果感兴趣区不在等中心点，那么校准因子将会不正确，测量将会不准确。比率测量将两个距离之间的差值作为百分比显示；角度测量显示在顶点连接夹角两边的角度；导管校准是通过追踪影像中的导管中心线执行导管校准，可在导管的笔直段或弯曲段执行导管校准，但是应始终使用非锥形段，若使用锥形段进行校准将导致测量结果不正确；距离校准是通过标记影像中的已知距离执行距离校准；球体校准可以通过识别影像中已知尺寸的球体来执行球体校准。

（14）实时图像处理：当血管结构比较复杂，导管或导丝不易进入靶血管时，采用路径图功能或造影图像转换为路径图技术，可获得路标图像，这样可以指导医师的操作，减少反复插管的动作，减少 X 线的辐射。同时采用电子遮光器，缩小照射野，提高感兴趣区图像质量。利用图像的反转功能，对一些组织结构重叠或组织间密度差异大的图像，可以观察病变组织与其他组织之间的关系，提高诊断率。现在DSA造影图像窗宽、窗位、蒙片以及像素移位都是计算机自动执行，在特殊的情况下可通过人工的方法进行调节，只能做一些微小的调节。多幅图像或多序列图像在一个屏上显示，主要用于快速查阅当前检查的情况，对一些造影不清楚的图像及序列进行实时弥补，避免手术结束后才发现去再行弥补的麻烦。

（二）三维图像管理

DSA设备可完成全身各部位（包括神经、胸腹、四肢）三维图像的重建、后处理、显示和归档。要做好三维图像的管理，必须定期检查3D的图像质量。为了保证3D重建的准确性，必须每隔两周检查一次3D校准的准确性。在正常情况下，为了校正可能影响3D重建的不利现象（地球磁场/外界磁场，支架的偏移等），必须对校准影像每3个月更新一次。在上述更新期间，为了校正上述不利现象对影像造成的影响，必须每隔两周检查一次影像质量，核对各类三维重建图像的前后差异，及时进行调整。

1. 三维图像的重建后处理与显示　头部、胸部和腹部做三维旋转血管造影（3D-RA）做重建三维图像时，球管采取头位和床平行，下肢做重建三维图像时将球管转为侧位，C形臂所在的平面与床垂直。做头部可以选择小视野，胸腹四肢可选大视野。把球管附近的物品移走，避免发生碰撞，在影像操作模块上把程序选好，把球管抬高，把病灶部位放在影像中心区，使用正、侧位透视把病灶放在视野中心。正位透视时只能平移导管床不能升降，侧位透视时只能升降导管床不能平移，按测试执行键，让机架以较慢的速度旋转一遍，测试成功后操作高压注射器选择注射参数。3D-DSA血管图像具有以下优势：减少多次造影所需的对比剂量；减少患者的X线辐射；旋转3D图像可进行多方位的图像观察，避开血管重叠；很好观察动脉瘤与载瘤动脉的关系，有利于介入治疗；提供血管测量和分析；进行虚拟支架置入的评估。

脑血管的对比剂总量12～15ml，流速3ml/s；主动脉的对比剂总量30ml，流速15ml/s；肺血管的对比剂总量25ml，流速15ml/s，曝光延时2s；肝脏的对比剂总量20ml，流速4ml/s；髂动脉的对比剂总量18ml，流速9ml/s。使用手闸进行曝光摄影成像部位，图像会自动传输到3D-RA工作站进行三维重建，根据介入医师要求，可以在3D工作站进行后处理，如图31-6。

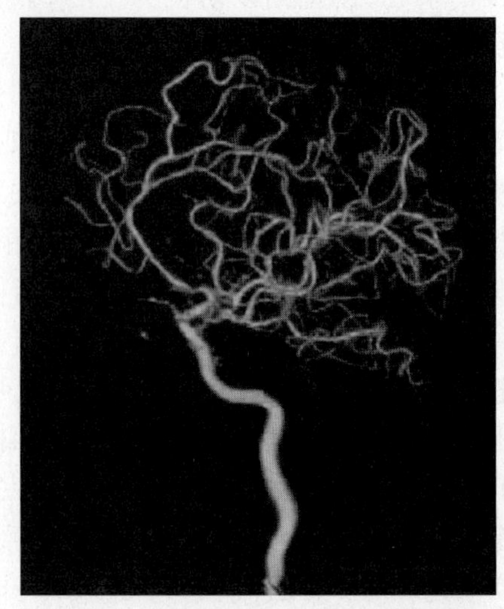

图31-6　3D容积再现重建的脑血管图

2. 快速二维和多平面显示和回放及三维处理　对于DSA设备旋转采集得到的三维原始影像，可以在床旁及操作间对影像序列进行快速回放与暂停，进行前后影像序列的快速切换，可以顺序播放及逆序播放，同时在操作间和床旁可以任意调整播放速度，也可以逐帧影像回放，在多平面显示病变细节，有助于术者快速分析判断；DSA设备采集到的三维原始影像数据可以在操作间自动传输3D工作站进行三维后处理，可以同时重建出蒙片三维、减影三维、容积三维影像，同时可以进行横断面、冠状面、矢状面、斜位等多平面重组（MPR）并可以同屏显示，也可以进行最大密度投影重建、最小密度投影重建、高精度最大密度投影重建（HD-MIP），对于三维影像及三维模式的断层影像，既可以同步进行处理，也可以单独进行处理。不仅可以三维立体观察病变，也可以多角度、多截面观察，还可以同时观察病变周围组织情况，对病变进行综合分析判断。

多平面重组（MPR）是将DSA旋转采集得到的原始影像数据重建为轴位、冠状位、矢状位和斜位任意倾斜角度的图像；最大密度投影重建是血管三维图像的重要方法之一，它将容积数据朝任意方向进行投影，以每条投影线经过的所有体素中的最大密度的体素的像素作为投影图像的像素，这些像素所组成的图像就是最大密度投影。因为成像数据来自采集的容积数据，所以可以改变投影的方向，

360°全方位旋转,因而获得非常清楚的血管影像,主要用于血管直径和动脉瘤直径的测量;3D 容积再现重建(VR)是通过百分之百的扫描容积里的数据,通过不同的色彩编码以及透明度,显示容积内不同密度的组织结构,通过切割的方式,将靶器官和血管从周围组织分离出来,消除周围组织,且保存容积内组织结构的三维空间关系,同时利用虚拟的透明效应,就会得到不同灰阶的三维立体图像,通过旋转角度,VR 图像更能准确地显示血管的特征以及与周围组织之间的解剖关系,对术者能提供有效的帮助。

影响 3D-DSA 图像质量的因素:被照体的运动,体表高密度异物,旋转造影的注射参数如流速、流率、总量及延迟的时间等,如图 31-7。

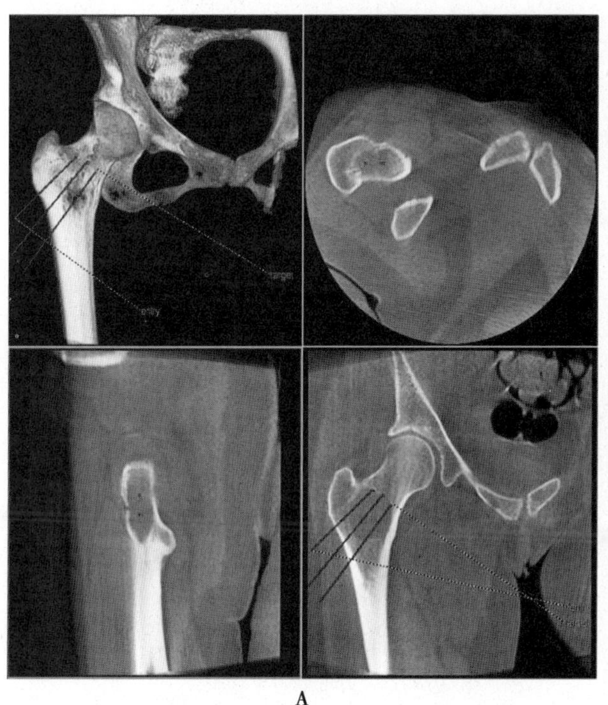

A

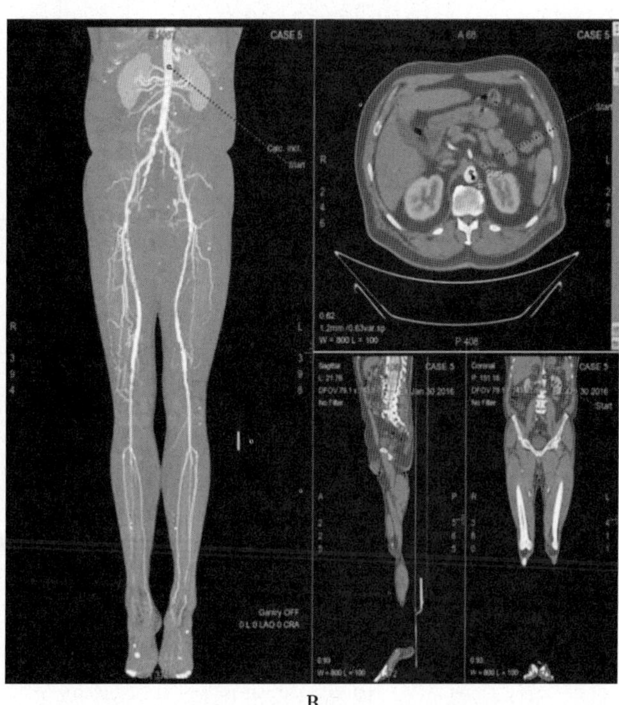

B

图 31-7　下肢三维重建图

A. 3D 容积再现重建及多平面重组;B. HDMIP 及多平面重组。

3. 三维内支架和弹簧圈双容积重建及床旁三维图像操作　DSA 设备要具备三维内支架、弹簧圈双容积重建功能,通过双容积重建可以显示支架置入的效果,支架贴壁及支架与栓塞的弹簧圈的关系,了解治疗的效果及对预后的评估。床旁实现对三维图像采集、重建及后处理等操作,需要在床边安装遥控装置或计算机操作的台面。医师或技师在手术边进行图像的处理和后处理,不在操作室进行处理,避免手术污染,缩短手术时间。

针对不同的手术流程及手术目的,可以进行多容积快速三维重建,同步追踪并精准融合;一次旋转采集快速三维重建可以同时获得血管、骨骼、弹簧圈/支架等植入物、软组织断面等多种三维容积图像,提供全面的影像学数据,从而帮助医生精准快速地进行术前诊断和术后评估。术中,应用多容积三维同步追踪技术锁定病变部位,多屏联动同步显示血管腔内腔外和断面的病灶大小、位置、形态及供血路径等信息,帮助医生快速超选目标血管,缩短手术时间和减少对比剂用量。术后,通过多容积三维影像融合技术,将不同血管、骨骼、植入物等进行精确融合显示(最多可以融合 20 多个容积),帮助医生综合评估术后血流情况、弹簧圈/液态胶体栓塞效果、支架展开形态和贴壁情况以及外科夹闭效果和瘤夹位置,以达到精准评估疗效目的,如图 31-8。

4. 三维血管路径图导航功能　新的 DSA 设备可以利用多种影像设备(CT、MRI、DSA 等)的三维影像与二维透视影像进行实时精准稳定的动态融合,实时引导手术操作。在介入手术过程中,DSA 设备的 C 臂角度、视野大小、SID 距离、导管床面高度,可以根据手术操作需要进行实时调节。在此调节过程中,三维路图影像可以自动跟踪以上变化,进行同步调整精准匹配,保证三维影像与实时的二维动态透视影像精准融合,引导手术操作。同时在

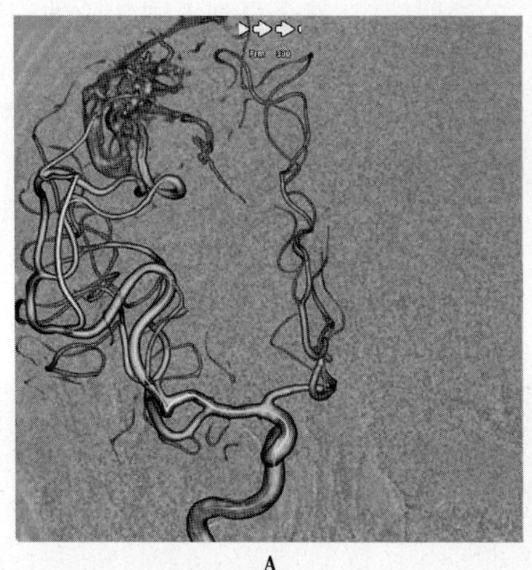

A

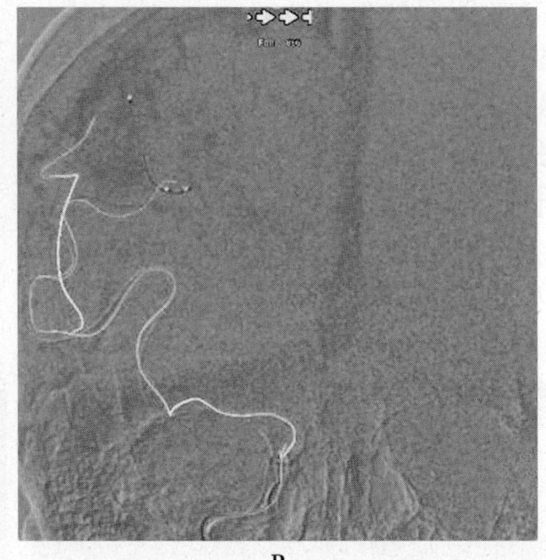

B

图31-8　脑血管三维重建图

A. 二维与三维路图影像精准匹配；B. 自由切换3D血管影像与血管中心线影像。

介入操作过程中可以对不同类型三维路图影像进行快速切换，满足不同介入手术阶段的个性化需求。

可将三维血管路图与实时的二维透视图像叠加，在检查室床旁监视器实对术中导管、导丝、弹簧圈在三维图像中的走行以及介入耗材精确定位释放，进行精准引导，达到降低手术操作难度、提高手术安全性、优化手术流程目的。三维路图能够自动追踪C臂角度、检查床面即解剖投照位置、投照野大小、SID位置变化，提高治疗准确性，安全性及工作流程。

实时3D路径图，初始的3D图像质量很重要，若初始图像不清晰，实时路径图质量差。重新调节初始3D图像，获得满意效果后再进入实时3D工作状态中，可以改善实时3D路径图的质量。

在执行实时3D路径图时，可以作为导航功能，引导导管、导丝在血管内走行，提高工作效率。当出现实时显示的导管、导丝、弹簧圈不在三维图像中的走行时，也就是说图像不匹配，通过点击重新匹配键进行匹配，使导管、导丝重新在血管内走行，提高匹配的效果，确保手术安全。在执行实时3D路径图时，导管床是不能移动的。若退出此功能时，只要床不动，还可以再进入实时3D路径图。若床移动了，则必须重新进行3D造影和3D路径图。否则，就不能进行匹配，如图31-9。

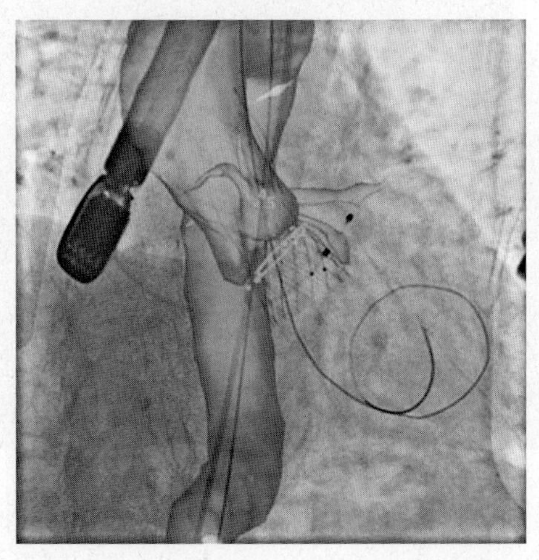

图31-9　TAVI术中利用二维CT影像数据进行三维导航

（三）透视图像存储功能

最大透视图像连续存储≥1 000幅，透视序列可以同屏多幅图像形式显示于参考屏上。通过存储1 000幅左右的透视图像，将整段透视序列循环播放在参考屏上，从而指导导管、导丝的进入路径，相对于曝光采集的剂量更低，而且能观测到动态的图像。例如，导丝通过迂曲血管的全部过程，减少放射剂量的同时满足临床医生介入放射诊断和治疗的需要。

透视图像存储可分单帧存储和序列存储。单帧存储只存储当前所设定的图像，比较简单，主要为了打印图像。序列图像存储是将透视过程的动态图像保存下来，通过回放显示当前所观察的内容。单次序列存储时间大于20s，根据设置的脉冲流速，一般为15帧/s，一次存储图像数为300幅。采用透视图像存储功能可以减少医师和患者的辐射剂量，同时也帮助操作者回放初始的操作过程，从而明确思路或改变方案等。采用此功能的最大弊端是透视的图像数据量大，真正有意义的数据不多，占图像硬盘的空间，使得机器硬盘数据库容易被占用。一个病例所用的透视量是很大的，若每个透视数据都保存下来，容易把以往的资料覆盖。尽量少用，必要时只保存有价值的透视图像。值得注意的是，当透视结束后，要立即进行透视存储，这样才能保存下来。否则只要按下透视键，刚才的透视图像消失，只能保存下一次的透视图像。所以对于医师或技师一定要注意每次存储的时机，使得每次存储的图像有意义。

（四）射线剂量监测

DSA 装置设有射线剂量监测，透视时，表面剂量率显示；透视间期，显示积累剂量，区域剂量和剂量限值。每次透视监测系统将每次的辐射剂量累加，同时也把造影的剂量进行累加。当累积剂量超过 2Gy 时，剂量显示数字为红色（设定为 2Gy，人体皮肤剂量限值），提示辐射剂量超标。实际上患者接受的辐射剂量主要来自图像采集所产生的剂量，透视辐射剂量占整个造影或介入治疗中 10%左右。因此，我们介入医师在执行 DSA 造影时，尽量在操作室内执行，不要在床边进行，尤其是体厚部位的 DSA 检查。作为医师应将每次检查或治疗的辐射剂量记录在患者的病历上，技师将其记录在 DSA 的登记本上。

为了使临床介入医生能够合理地管理患者的吸收剂量，需要 DSA 提供多种监测方式，以此来间接评估患者的吸收剂量，实时显示剂量监测的数值。当前的曝光体区在剂量达到 2Gy 之前预测出的剩余的安全操作时间。减少剂量率时，预测的安全操作时间会增加。如图 31-10。

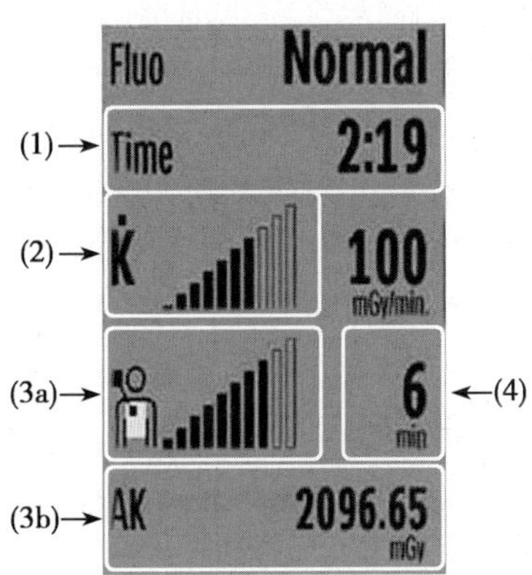

图 31-10　射线剂量实时监测图

（1）总共的透视时间（分钟）；（2）在介入参考点的实际或预测的剂量率（mGy/min）；（3）当前的曝光体区在介入参考点的累积剂量（mGy），3a 为条形图，3b 为数值；（4）基于实际或预测的剂量率。

（五）透视末帧图像实现无射线调节遮光板和滤线器位置

遮光器及楔形滤过板用来限制不必要的辐射区域，并提高影像质量。矩形遮光器分为垂直和水平两组，这两组遮光器成对操作。在透视和曝光采集期间，要尽量缩小辐射区域，所以要实时调整遮光器和楔形滤过板的位置，同时为了尽量缩减辐射持续时间，要求在无射线情况下的末帧图像上完成遮光器及楔形滤过板位置的调节。影像采集完成后如果要重新定位该影像的中心位置，那么同样在无射线的情况下，可以进行扫描床的平移和升降、探测器视野的切换和升降来重新定位感兴趣的区域。

（六）虚拟光栅功能

虚拟光栅功能是透视末帧图像（LIH）上通过视野预览，可实现无射线调节遮光板、滤线器位置；透视末帧图像上可显示无射线患者投照视野的改变。通过这项功能，操作者根据病变的大小和观察视野的需要，通过显示屏上的虚线，调节其面积的大小，预先设定透视的范围，当真正踩下透视开关时，实际 X 线的照射野与预先设定的面积一致，不用透视下调节光圈，就能缩小其照射野面积，大大减少了患者和操作者射线辐射的危害。

（张玉林　罗来树　余建明　王红光）

第三节　DSA 检查技术的质量控制

一、成像方法

（一）成像方法

DSA 成像方法分静脉 DSA 和动脉 DSA 及动态 DSA。

1. **静脉 DSA（IV-DSA）**　是通过静脉注射方式显示动脉系统的造影方法。采用 IV-DSA 时动脉显影的碘浓度是所注射对比剂浓度的 1/20。所以，IV-DSA 是一种高对比剂剂量的造影检查，每次检查需要多次注入大量对比剂，才能显示感兴趣区血管影像。主要显示大血管的图像，对细小血管显示差。由于对比剂需要经过肺循环，对比剂浓度被稀释，动脉内的对比剂浓度低，血管图像质量差。

2. **动脉 DSA（IA-DSA）**　采用穿刺插管方法将对比剂直接注入兴趣动脉或接近兴趣动脉处进行造影。靶血管对比剂浓度高，局部血管充盈显示，影像重叠少，图像清晰，质量高。采用选择性或超选择性插管，直接把对比剂注射到靶血管内，对比剂用量少，局部血管浓度高，血管清晰显示，图像质量高。但具有创伤性，需要在无菌的环境下进行，有一定的风险。

3. **动态 DSA**　在 DSA 成像过程中，X 线管、人体和探测器在规律运动的情况下，通过 2 次旋转(第一次蒙片采集，第二次造影图像采集)，计算机处理，获得 DSA 图像的方式，称之为动态 DSA。常见动态 DSA：旋转式血管造影和步进式血管造影或遥控对比剂跟踪技术等。虽然为动态 DSA，但患者的被检体不能运动；否则，减影效果差，图像质量差。旋转造影和旋转 DSA 是两个不同的概念，旋转造影获得是一个连续的带有骨性标记血管图像，而旋转 DSA 是一个减影的连续图像，若蒙片与采集不在同一个时相，连续 DSA 的图像效果差。

选择恰当成像技术和合理成像方法，可以提高造影成功率。不同的成像方法有各自的优缺点，具有互补性。研究表明，快速实时的 DSA 成像，图像无血管外影重叠，密度分辨力高，对比剂浓度低，用量少，血管造影各期像显示清晰。使用 DSA 的血管路径图功能，可指导选择性或超选择性血管插管操作及介入栓塞治疗，并反复进行造影图像再现，以分析和判断出血的部位和性质。通过多种图像后处理功能，可以观察动脉期、实质期和静脉期。利用 DSA 的时间间隔差技术和冠脉造影程序，可控制在 DSA 检查中患者肠蠕动和轻微运动导致的影像模糊。但是，DSA 对烦躁易动不配合的患者不适宜，因运动而使蒙片像不能与造影像完全重合，而出现图像模糊不清。数字电影减影摄影能实时成像，反复阅读，帧率快，图像清晰，X 线剂量低，不担心患者造影的运动。因此，笔者认为对不易配合的老年急性消化道出血造影应选用数字电影减影方法，易配合者还是选用常规 DSA 成像。

选择适当的出血时机，可以增加阳性发现率。对于无法外科手术，而内科处理不理想的消化道出血急性期，行选择性腹部血管造影，以便发现对比剂外溢直接征象。血管造影不仅可以明确出血部位，还可以明确其病变性质和范围。活动性出血期易于显示出血的阳性征象，确定出血的供血动脉后，可通过导管及时进行止血治疗，如血管内灌注止血药或作血管栓塞疗法。对于不易配合、耐受力差的患者急性消化道出血，选用正确的 DSA 成像技术和方法至关重要。研究表明：应在出血活动期行急诊选择性血管造影，在患者能耐受的情况下，造影前尽可能不使用止血剂，以免血管收缩而难以显示对比剂外溢征象。出血间歇期选择性血管造影有时难以发现出血部位。此时辅以必要药物扩大病变检测率，例如，使用山莨菪碱 20mg 稀释于 20ml 生理盐水中，经导管注入可疑的病变血管内，2～3 分钟后行该血管的碘剂造影，可以发现对比剂外溢。用了山莨菪碱后可使血管扩张，小动脉增多增粗，毛细血管期染色更浓密。同时灌注山莨菪碱后可减轻肠蠕动，避免 DSA 成像过程中出现运动性伪影，保证了 DSA 的成像质量。也有学者主张在出血间歇期造影中，经导管注入血管扩张剂 PGE1 或抗凝剂肝素、溶栓剂链激酶或尿激酶诱发出血，可扩大病变检测率。研究表明，对于肠气较多的患者常采用肌内注射山莨菪碱，腹部加压，肠气集中区遮挡过滤板，DSA 图像质量明显改善。对因肠蠕动使肠气造成出血假象，经反复重放阅读影像、利用 DSA 的 Land Map 功能，排除了出血假象。DSA 检查前应向患者讲明造影注意事项，训练患者屏气，术中争取配合，避免造影时呼吸或抖动而出现运动性伪影，而使影像模糊。

在对腹腔动脉造影的单帧双期成像中，将蒙片分别设在肝动脉早、中、晚期和实质期，相应的减影对设在门静脉期。这样在单帧画面上既显示了门静脉，又显示了肝动脉早期、中晚期或实质期的组合减影像。以便同时了解门静脉情况、肿瘤供养血管情况及肿瘤的大小、数目等。在肝动脉早期与中、晚期的双期影像重建中，早期肝动脉影像作为一个血管路径图，便于指导超选择性肝内段和亚段动脉的插管，而肝动脉中晚期像则能勾画出肿瘤的部位、范围和数目，有利于选择性肝内动脉插管的方位性。这种方法对肝内小肿瘤及肝边缘部位的肿瘤栓塞治疗有很大的帮助，有利于提高肿瘤局部化疗的作用和栓塞效果，同时避免对正常肝组织的损害。DSA 单帧双期成像法在肝癌栓塞治疗中的应用表明，具有以下优点：①图像无背景相重，仅含双期血管像；②同时显示两个血管期影像，有利于操作插管的目的性和方向性；③双期像作为参考图像，避免手术中反复重放造影的全过程，缩短了手术时间；④全面展现病变的全部信息，便于治疗方案的确立；⑤灵活地组合不同的造影血管期，便于超选择性插管，提高超选择性插管的成功率和介入治疗的效果。

四肢动脉的 DSA 成像中，有许多因素影响图像质量：①延时选择正确与否直接关系到四肢动脉 DSA 检查的成败。正常对比剂在下肢动脉的流速为 5～15cm/s，若肢体动脉出现阻塞性病变，特别是多发性或完全性狭窄，延迟时间就会发生很大的改变。本人一组表明，3 例次胫腓动脉下段及足背动脉未显示，就是延时过长所致；10 例股动脉下段闭塞，髂外动脉造影观察小腿及足背动脉，延时达 30~40s；2 例肱动脉主干闭塞，腋动脉造影观察手掌指部动脉，延时达 15~20s。究其原因是主干狭窄或闭塞，对比剂均经细小侧支循环达病变远端，以致对比剂行程加长和速度减慢。②对比剂浓度要恰当。过高的对比剂浓度刺激肢体产生疼痛性抖动，出现图像模糊，过低的对比剂浓度血管显像不清。本人一组表明，图像差的 2 例次足背动脉显影极淡，良中 3 例次显影淡，其原因是对比剂浓度低(30%)，加之动脉阻塞使成像部位含碘量不足；图像差的 4 例次足趾部血管模糊不清，良的 29 例次小腿动脉减影不完全，且含移动性骨伪影，其原因是高浓度对比剂(60%)刺激血管内膜，产生疼痛性下肢抖动。因此，四肢动脉 DSA 应使用低渗或者等渗的非离子型对比剂，且对比剂浓度不要过高。③合理的对比剂量。要使四肢动脉阻塞病变的远端血管清晰成像，除提前注射对比剂外，还要加大对比剂的量。本人一组表明，2 例股动脉中段闭塞者，对比剂量每次达 35ml，才能使踝部及足背的动脉显像清晰，而非阻塞性动脉病变每次仅用 15~20ml 即可。研究表明，四肢动脉 DSA 成像中影响图像质量的技术因素大致为：①延迟时间选择正确与否直接关系到四肢动脉 DSA 检查的成败；②要选用恰当的对比剂浓度，过高的对比剂浓度会刺激肢体产生疼痛性抖动，出现图像模糊，过低的对比剂浓度会使血管显像不清；③选用合理的对比剂量，要使四肢动脉阻塞病变的远端血管清晰成像，除提前注射对比剂和合适的注射流率外，还要加大对比剂的用量；④造影导管距病变的远近、注射速率和成像部位制动等，都是影响四肢动脉 DSA 成像的因素。

（二）采集方式

1. **脉冲方式**　采用间隙 X 线脉冲曝光，每帧在几毫秒到几百毫秒之间。1 帧/s、3 帧/s、6 帧/s 等。这种方式主要适用于活动较少的部位，如脑、颈、腹部等。其优点：每帧 X 线辐射量高，图像信号强，成像质量高。

2. **超脉冲方式**　此方式是在短时间进行每秒 6~30 帧的 X 线脉冲摄影，然后逐帧高速度重复减影，具有频率高、脉宽窄的特点。应用于快速运动的器官如心脏、冠脉及大血管 DSA 成像，以减少图像的运动性伪影，提高图像质量。当患者神志不清或不能配合时，采用超脉冲方式也能提高图像质量，提高造影的成功率。

3. **连续方式**　X 线机连续发出 X 线照射，得到与电视摄像机同步，以 25~50 帧/s 的连续影像的信号，亦类似于超脉冲方式，它以电视视频速度观察连续的血管造影过程或血管减影过程。连续方式频率高，能显示快速运动的部位，如心脏、大血管，单位时间内图像帧数多，时间分辨力高。缺陷：图像质量差，X 线辐射剂量大。

4. **时间间隔差方式**　此方式是蒙片像不固定，顺次随机地将帧间图像取出，再与其后一定间隔的图像进行减影处理，从而获得一个序列的差值图像。蒙片像时时变化，边更新边重复减影处理。主要用于活动器官的检查。程序相对复杂，目前也较少使用。

5. **心电图触发脉冲方式**　心电图触发 X 线脉冲与固定频率工作方式不同，它与心脏大血管的搏动节律相匹配，以保证系列中所有的图像与其节律同相位，释放曝光的时间点是变化的，以便掌握最小的心血管运动时机。采用 R-R 波触发造影，减少心动周期的影响。

6. **编程采集**　目前 DSA 装置为了减少患者的辐射剂量，在图像采集过程中设计了不同时期(动脉期、实质期和静脉期)采集流速不同的采集模式如选择 6 帧/s 的采集，其流程是开始 5s、6 帧/s，后面 5s、3 帧/s，最后 1 帧/s，从高采集流速降到低采集流速。改变了原来选择一个采集流速后整个过程不变的模式如选 25 帧/s，从开始如 25 帧/s 到结束。采集数据量大，辐射剂量也大。对于动脉造影很有利，但有些造影只需要显示静脉期，采用编程采集，把动脉期的采集流速降低，后期采集流速提高，这样静脉期的血管显影效果好。也减少了辐射剂量，也减少了图像的存储空间。

二、受检者

1. **受检者的配合**　在检查前应与患者进行沟通，争取患者的配合。造影前对患者要进行呼吸训练，减少运动伪影的影响。对意识差或无意识的患者，应给予镇静剂或适当麻醉。一些易活动的受检部位施行附加固定，避免运动模糊的产生，提高图像质量。

2. **操作技术的灵活应用**　在 DSA 检查过程中，患者本身自主和不自主的移动、心脏跳动、吞咽、呼吸或胃肠蠕动等，可形成运动性伪影。应采用采集流速高的序列方式进行造影；造影时观察患者的变化，正确把握曝光时机，提高图像质量。操作者在床旁进行图像采集,可以有效观察患者的情况,准确抓住曝光时机,可以提高采集图像的质量,但操作者会接受较多的 X 线辐射。

三、对比剂

1. **对比剂浓度和用量** 与 DSA 图像质量直接相关。造影时应根据不同的造影方法和部位、注射流速、注射总量、注射压力以及导管的大小与前端位置等情况选择所用对比剂的注射参数,尤其对四肢血管的造影,延时参数的选择更为重要。对四肢血管的造影,对比剂应进行相应的稀释,以减少高浓度对比剂对血管的刺激,影响图像质量。为获得优质的 DSA 图像,在造影时应根据不同的造影方法选择不同的浓度和剂量。对比剂的浓度、用量和注射流率必须遵循下列原则:DSA 信号随着血管内碘浓度与血管直径乘积的增加而增加;血管显影所需对比剂最低含碘量与血管直径呈反比;DSA 显示血管及病变的能力与血管内浓度及辐射曝光剂量的平方根的积成正比。因此,直径大的血管检查,增加对比剂量与浓度无助于血管的显示;而直径小的血管检查时,增加对比剂浓度及剂量将改善血管的显示效果。

2. **对比剂温度** 对比剂温度低,易诱发冠状动脉痉挛,导致心肌缺血。低温对比剂直接注射到靶血管,容易导致血管痉挛,同时患者局部温度感受不同,引起局部或全身不适。有实验证明对比剂温度从 20℃增加到 37℃时,对比剂的黏度明显降低,降低心肌缺血,还可以提高小直径导管造影的质量。日常工作中对比剂应存在在恒温箱内,即用即取。使用高压注射器时,抽好对比剂后应给予加温,使其保持在 37℃。自动加热恒温注射筒,使对比剂温度保持在 37℃,基本与人体温度一致,注射到人体血管没有明显的刺激感,同时降低对比剂的黏稠度,减少注射阻力。

四、注射参数

1. **基本特性** DSA 减影图像质量好坏与注射参数的选择直接相关,如何确立注射参数直接影响 DSA 的碘信号,它包括对比剂的浓度和用量、注射流率和斜率、注射压力等。对比剂的用量和浓度直接关系到感兴趣区的碘含量,继而影响成像质量;注射流率选择应与导管端所在部位的血流速度相适应,否则对比剂被血液稀释,显像效果差。由于注射流率受多种因素影响,即造影导管内径、长度、单侧孔、对比剂黏度、导管端与血管的方位关系等,实际流率往往小于选择的流率,这在 DSA 检查时应注意。注射斜率是指注射的对比剂达到预选流率所需的时间,一般来说在靶血管承受范围内,注射斜率与血管的显像成反比。注射压力是推进对比剂在血管内流动的动力,压力选择应根据造影部位和病变要求决定,亦与导管型号相匹配。注射压力过低,对比剂进入血管缓慢而被血液稀释,造成血管显像差。

2. **注射流速** 对比剂流率的设定或选择依据导管先端所在的靶血管的血流速度,一般流率应等于或略小于其血流速度;如流率过低,对比剂将被血液较多稀释,血管充盈不满意,造影失败;流率过大,造影时出现反流现象,影响对靶血管的观察。同时也增加血管内压力,有血管破裂的危险。另外,在选择对比剂流率时,还应考虑血管病变性质,如广泛夹层动脉瘤、室壁瘤或脑出血等病例,采用较低的对比剂流率为宜。对比剂流率大小与导管的半径四次方成正比、与导管长度成反比,导管半径的微小变化将会引起对比剂流率的显著变化。注射流速的选择除了造影血管直径和病变外,还于造影导管头端的形状、导管的直径及诊断的目的有关。导管头端有侧孔的造影,流速要选大些,病变区血管丰富,则流速也要加大,这样在短时间内血管充盈,图像质量高。值得注意的是微导管造影时,流速最大为 3ml/s。

3. **注射用量** 根据不同部位、不同病变及不同的造影目的选用不同的注射量,合理的注射量,能充分显示病变,达到诊断和治疗目的。采用微导管造影时,因受到流速的限制,需要灵活选用注射量。如大的病变可以加大注射量,才能使得病变区的血管和病变得到充分显示。否则,血管显得纤细,不能明确病灶的供血情况。对比剂剂量按体重计算,成人一次为 1.0ml/kg,儿童为 1.2~1.5ml/kg,注射总量成人 3~4ml/kg,儿童为 4~5ml/kg。在实际应用中,对比剂的每次总量根据造影方式、造影部位和病变情况等全面考虑。肾功能不全者,对比剂的用量应当慎重。

4. **注射压力** 注射压力是保护性限压,其压力应大于或等于血管内部压力。设定压力极限(pressure limit)就是注射时压力的最大值。设定或选择注射压力极限过低,注射时达不到注射速度或出现自动保护停止注射;设定或选择注射压力极限过高,有可能注射时导致导管或注射筒打破,甚至造成人员伤害。当实际造影效果不好时,要注意所选的压力是否正确。回查高压注射器的注射状态,压力是否超过所选的值,如选 600PSI,造影后显示 612PSI,此时应考虑限压不够。采用微导管造影时，不同型号的微导管所标注的保护性限压是不同的，需要了解各种型号微导管的直径与压力的相关知识，为提高造影质量提供保证。所以应根据不同部位和不同检查方法等要求合理设置或选择压力极限值。压力单位有 PSI（磅力每平方英寸）、kg（千克）、kPa（千帕）。注射所需压力与注射速度、对比剂浓度、对比剂温度、导管尺寸等因素有关。选择注射速度快，所需压力大。对比剂浓度越高，所需压力越大。同一对比剂不同温度下所需压力不同，25℃温度比 30℃温度所需压力要大。导管越长或越细，产生的阻力越大，所需的压力也就越大。

5. **注射时机**　选择注射延迟时，在注射器启动后，X 线设备先开始曝光，延迟到设定时间后再执行注射命令。选用 X 线曝光延迟方式时，在注射器启动后，先执行注射命令，延迟到设定时间后再发出信号触发 X 线机曝光。如果要进行减影采集，应选择注射延迟，延迟时间应根据不同部位和不同要求进行选择，单位为秒。DSA 造影检查时，根据造影要求设定曝光延迟或注射延迟，对于下肢动脉闭塞症的造影，闭塞部位不同，采用的曝光延时的时间不同，尤其是胫、腓动脉远端及踝足部的血管，延时的时间很长，加上血管细小，有时可能因为时间长未显示血管而结束造影，导致下肢动脉不显示的错误，需要重新造影。对比剂注射维持时间依被检部位血管及诊断需求而定，如腹腔动脉造影且需观察门静脉、颈内动脉造影且需观察静脉窦，髂外动脉注射对比剂观察足背动脉，采集时间需达到 15~20 秒。

造影时还需设定对比剂上升速率，即注射的对比剂达到设定的注射流率所需要的时间，一般上升速率时间设定在 0.2~0.5 秒较合适，一般上升流速时间设定在 0.5 秒。对于心脏、大血管的造影，对比剂上升流速要缩短（0.1 秒），这样对比剂能在短时间就达峰值，血管显示效果好。对比剂在组织器官维持时间依检查部位血管及诊断需求而定。如门体分流术进行间接门静脉造影时，要显示门静脉的分支情况，在肝动脉或肠系膜上动脉造影显示门静脉，需要较大量的对比剂，常规肠系膜上动脉造影为 15ml，间接门静脉造影则需要 25ml。

五、造影方案

1. **造影方法**　造影方法有直接注射造影，静脉法造影和动脉法造影。直接注射造影即直接穿刺靶血管或组织，注射对比剂进行造影如经皮肝穿胆道造影，要注意开始对比剂注射的流向，防止对比剂注射的堆积，影响后期图像的观察。

静脉法造影可分常规静脉造影和穿刺插管静脉造影。常规静脉造影，一般从远端静脉注射对比剂，要边注射边观察对比剂的流向，由于静脉血管紊乱，分支较多，一定要注意造影的方法和体位的变化，及时了解血管重叠对病变的影响。穿刺插管静脉造影注意造影参数的选择。注射流速高，压力低，造影后期血管对比剂浓度低，图像质量差。

动脉 DSA 可明显减少对比剂浓度和用量，提高影像密度分辨力和空间分辨力，缩短曝光时间，获取高信噪比、无血管重叠清晰的图像。其中，以选择性 IA-DSA 和超选择性 IA-DSA 成像尤佳。

2. **导管的选择**　不同部位其血管的走向不同，所选导管头的形态不同。正确选择目的血管的造影导管，有利于对比剂短时间到达靶血管，使血管的对比剂浓度增加，血管快速充盈提高图像质量。如较大血管的造影应采用有多侧孔的猪尾导管，四肢血管采用单弯导管。微小血管采用微导管造影。若导管选择不合理，造影时血管内的对比剂浓度低，血管显示不清晰。

3. **导管的直径和导管头的位置**　不同的血管采用不同直径的导管造影，若大血管采用小直径的导管造影，对比剂流量不足，血管充盈不够，导致血管显示不清晰，影响诊断与治疗。导管头位置不居血管中央而贴壁，对比剂注射不流畅，血管内对比剂出现分层现象，血管内对比剂分布不均，也会影响血管造影的图像质量。

六、图像形成过程

（一）曝光采像

1. **采集帧数**　外周血管的采集帧数小，最大为 7.5 帧/s，心脏大血管等运动器官采集帧数大，一般采用 15 帧/s，高达 60 帧/s。采集流速高，单位时间内获得的图像数量多，可以从众多数量的图像中得到我们所需的图像，相对图像质量高。若采用低流速采集，由于造影中对比剂流入动脉期的时间是有限的，单位时间所得到的图像数量有限，相对图像质量低。但是患者接受的辐射剂量相对于高采集流速的要少。权衡二者的关系，我们常规采用：四肢采用 2 帧/s，头颈部、腹部采用 4 帧/s，冠状动脉采用 15 帧/s。

2. **采集时机**　除了使用造影延时或注射延时来掌握造影的时机外，在日常工作中，DSA 技师在进行造影时，应注意患者的状态，呼吸运动的配合等。如胸部造影可以嘱患者深吸气后屏气造影，但在腹部则应在平静呼吸下屏气造影。除此之外，造影当中也要观察患者的状态，当患者处于不动时才进行造影采集，否则会产生运动模糊影像。

（二）图像处理

1. **基本处理** 包括透视图像和采集图像处理。透视图像不清时要分析原因，若患者体厚，可以改变透视模式，采用高剂量的方式，提高图像质量。特别注意的是很多医师没有把感兴趣区放在影像中心，使所需的图像质量不佳。对于造影图像，影响其质量的因素很多，针对出现的问题进行处理。最常用的是采用窗口技术改变图像的亮度、对比度等，也可以通过减影与非减影的处理，了解血管与骨性标记的关系。通过单帧回放提取有价值的图像，通过局部放大观察细小血管的情况。

2. **图像后处理** 包括图像全幅和局部放大，多幅图像显示，图像边缘增强、边缘平滑，图像正负像切换，图像的几何变换。几何变换。包括缩放、旋转、镜像、平移、定位、剪切等功能。3D 图像的处理，3D-DSA 的再处理（血管分析、MIP、血管内镜、透明技术及虚拟支架等），伪彩色处理，图像融合等。通过图像后处理，可以获得比原图像更丰富的图像信息。如脑动脉瘤，造影或 DSA 及 3D-DSA 都显示动脉瘤及载瘤动脉与其他血管重叠，不能明确动脉瘤与载瘤动脉的关系，通过剪切处理把不相关的血管剪切掉（多次剪切），剪切后能明确显示病变关系，确定治疗方案。对于海绵窦瘘的介入治疗，采用 segment（分段式）技术能多方位（冠状面、矢状面及横断面）观察瘘口的实际解剖位置，提高治疗效率。因此，我们要重视图像后处理技术，通过后处理技术，增加诊断信息量，减少因造影不成功而行再次造影的对比剂量和 X 线的辐射剂量。节省手术时间，确保手术安全。

七、伪影

伪影是指原本被检物体并不存在而在图像上却出现的各种形态的影像。伪影大致分为与患者有关伪影和与机器有关的伪影两类。

（一）患者伪影

1. **运动伪影** 即运动引起的血管造影的图像与蒙片图像解剖位置偏移，减影对图像不能完全重合，减影不彻底，产生伪影。主要为呼吸运动及心跳引起运动伪影。因此，在胸部 DSA 介入治疗手术前，反复训练患者呼吸运动，即患者深吸气后屏气，取得患者的配合，对于无法配合的患者采用被动屏气（即患者闭嘴，操作人员捏住鼻子）下或提高采集流速进行图像采集。对于头颈、腹部、四肢采用平静下屏气后采集图像，四肢采用固定的方法减少运动，提高图像质量。

2. **饱和伪影** X 线衰减值的动态范围超过图像信号处理规定的动态范围，即为欲照射区厚度密度相差太大，不是密度大的部位，就是密度低的部位的局部视频信号饱和，失去信息，形成一片均匀亮度的无 DSA 信号的盲区，称为饱和状伪影。因为心脏密度大，肺组织密度低；膈上肺组织与膈下肝组织间密度差异大，这些区域产生饱和伪影。采用密度补偿器可降低心脏与肺组织、膈上肺组织与膈下肝组织间密度差异，提高图像质量。

3. **异物伪影** 主要为密度高的异物伪影如衣服上金属纽扣、饰物，以及电极片、电极线等，这些异物如与血管重叠，在血管减影成像时导致血管中断、狭窄等假象，直接影响介入治疗手术的疗效。做好术前准备，去除异物，根据检查部位连接心电电极避开图像区域，确保图像质量。

（二）设备伪影

1. **噪声** 噪声包括系统噪声（X 线源、探测器）、量子噪声（电子线路及模-数转换）、散射线噪声及其他噪声。噪声增加，信噪比下降，图像清晰度下降，严重者直接影响图像质量。如体厚部位的检查，当 X 线条件低时，转换成图像的信号低，图像不清晰。增加 X 线条件，提高信噪比，可以提高图像质量。

2. **放射伪影** 主要为 C 臂 CT 扫描有金属产生放射伪影。脑动脉瘤栓塞后行 C 臂 CT 扫描，表现出放射伪影。现在常规 CT 有去伪影技术，而 DSA 没有此项技术，通过滤波去噪的后处理去掉放射伪影，提高图像质量。

3. **环状伪影** C 臂 CT 扫描前未进行空气校正，图像出现圆形的低密度影。在进行 C 臂 CT 检查时，先做空气校正，再行 C 臂 CT 扫描，能去除环状伪影，提高图像质量。

（三）减少伪影

1. 术前与患者充分沟通，争取患者术中积极配合。

2. 定期做好设备的维护清洁工作，保证设备处于良好状态。

3. 根据 X 线摄影学原理及诊断需求，选择最佳摄影体位。

4. 根据病变部位结构特点，选择恰当的造影检查方式和参数。

5. 正确使用遮光器、密度补偿器等，避免饱和伪影的产生。

6. 充分利用 DSA 设备的后处理功能，使影像符合诊断学需求。

（张玉林　罗来树　余建明　王红光）

第五篇

磁共振成像技术

第三十二章

磁共振成像设备与原理

第一节 磁共振成像发展与展望

磁共振成像(magnetic resonance imaging,MRI)是利用处在静磁场中的生物组织内的原子核(氢原子)磁化后,在外加射频场作用下,发生共振而产生磁共振信号的成像技术。70 年代末期,它开始应用于医学领域,相比于之前人体组织成像方法 X 线和 CT,磁共振成像既对人体无有害辐射,又可提供生物化学及代谢信息。近几十年来,随着计算机技术、电子技术及低温超导技术迅速发展,磁共振成像在系统设备、技术方法、科学研究以及临床应用等方面均有突飞猛进的发展,已逐渐成为最先进的医学诊断手段之一。

一、磁共振成像发展历史

早在 1924 年,Wolfgang Pauli 发现电子除对原子核绕行外,还可高速自旋,有角动量和磁矩,1946 年,美国物理学家哈佛大学的 E. M. Purcell(图 32-1)和斯坦福大学的 F. Bloch(图 32-1)分别独立发现磁共振现象(Bloch 比 Purcell 晚半个月),这项技术主要用于阐明核磁共振基本现象和精确测定核磁矩。为此这两位科学家共同荣获了 1952 年的诺贝尔物理学奖,标志着磁共振成像技术的开端。

在此后的 25 年中磁共振技术主要被化学家和物理学家用于分析物质的分子结构及原子核处在不同化合物中共振频率的差异,即为磁共振谱学(magnetic resonance spectroscopy,MRS),同时科学家们致力于磁共振成像技术及理论的研究及完善。1949 年,E. L. Hahn 发明了 Hahn 自旋回波序列。1950—1951 年,W. G. Proctor 和 N. F. Ramsey 发现不同化合物的共振频率不同,且其共振频率之差与外加磁场强度成正比,创建了化学位移理论,该理论的产生为磁共振现象在测定分子结构及定量分析方面的研究奠定了基础。

1953 年,美国瓦里安(Varian)公司生产出由 Bloch 与 Purcell 共同研制的世界上第一台商品化永磁型磁共振波谱仪,标志着该学科已从实验阶段进入实用阶段。1964 年,第一台超导型 MR 波谱仪诞生,磁场强度由 0.7T 提高到 4.7T,分辨力及灵敏度也大大提高,且可测定磷(^{31}P)、氟(^{19}F)、碳(^{13}C)等原子核。1966 年,R. R. Ernst(图 32-2)等提出快速傅里叶变换原理,并通过在磁共振矩阵上建立相位及频率坐标来完善傅里叶变换处理过程。同时他发现了敏感性最佳的恩斯特(Ernst)倾角,对

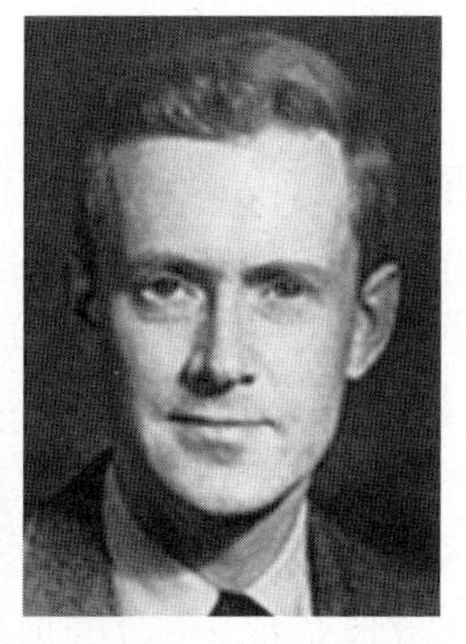

图 32-1 科学家 F. Bloch(左)和 E. M. Purcell(右)

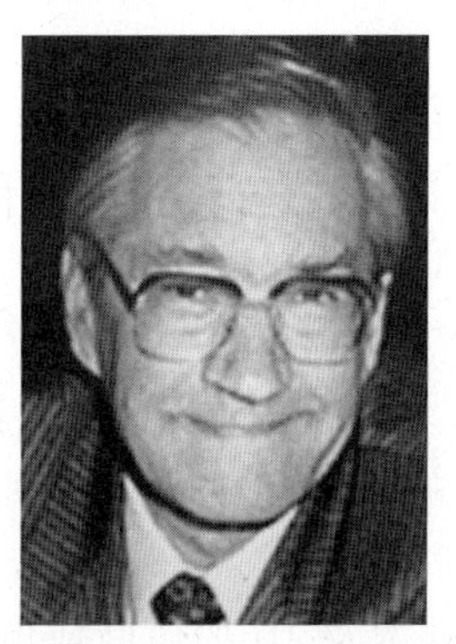

图 32-2 科学家 R. R. Ernst

以后的快速扫描技术起到了十分重要的作用。1977 年生产出第一台利用快速傅里叶变换的磁共振波谱仪，为此 25 年后，Ernst 等获得了 1991 年的诺贝尔化学奖。

1970 年 6 月，美国纽约州立大学的 R. V. Damadian 首先发现老鼠肿瘤组织与正常组织的磁共振信号及弛豫时间不同，且不同正常组织的弛豫时间也有差异，并说明它在医学诊断上的意义，该发现发表在 1971 年 3 月的《科学》杂志上，它奠定了磁共振成像的基础。1972 年，美国纽约州立大学的 P. C. Lauterbur 提出应用磁共振信号可以建立图像，并设计和完善了用梯度磁场加在均匀主磁场内并逐点诱发核磁共振信号，产生二维磁共振成像的反投影重建方法，1973 年，在《自然》杂志上首先发表了用两个充水试管得到第一幅磁共振图像的论文，并用该方法在 1974 年得出了活鼠的磁共振图像。无独有偶，英国诺丁汉大学 P. Mansfield 也独立提出并进一步发展了利用梯度场进行空间定位的理论，为磁共振成像技术从理论到应用奠定了基础。为此几十年后，在 P. C. Lauterbur（图 32-3）74 岁和 P. Mansfield（图 32-3）70 岁时共同荣获 2003 年诺贝尔生理学或医学奖，这两位科学家的研究成果终于得到了认可。

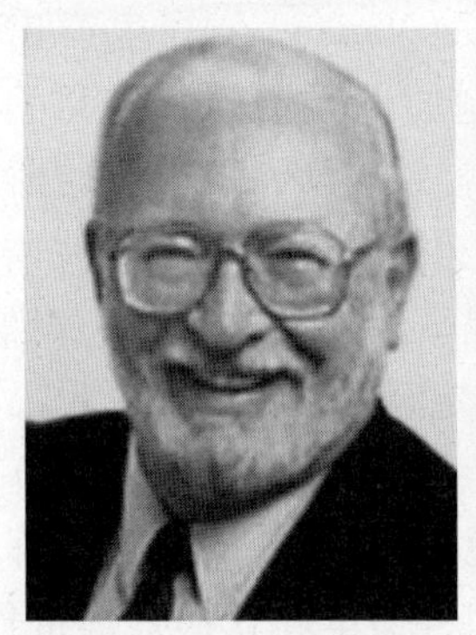
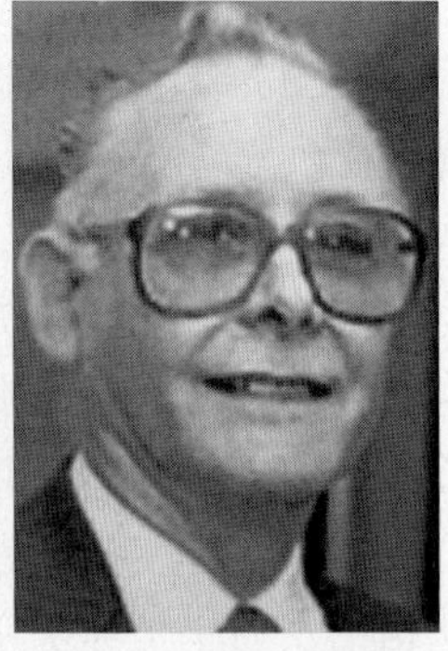

图 32-3　科学家 P. C. Lauterbur（左）和 P. Mansfield（右）

1973—1978 年是磁共振波谱技术与成像理论相结合的时期，大批不同学科的科学家投身于磁共振成像领域的研究中。这期间产生了多种成像方法和理论，并进行了一系列人体成像的基础医学研究和技术准备工作。例如，射频各波段与人体吸收理论的研究、磁场与成像理论的研究等。成像方法的研究主要有 Zeugmatography 成像方法、相位编码技术及 2D 傅里叶成像方法、敏感点成像法、快速傅里叶成像方法、场聚焦方法、选择激发序列成像方法及回波平面成像方法等，这个时期的图像主要是对活体组织进行局部成像的初期实验。

1977 年 7 月 3 日，R. V. Damadian 与他的实验小组用经历了 7 年时间设计制造出的第一台全身磁共振成像系统，如图 32-4 所示，经过 4 小时 45 分且将受检者移动 106 次得到了第一幅胸部轴位质子密度加权图像。虽然这幅图像质量很差，但它标志着磁共振成像系统的诞生。1978 年 5 月 28 日，英国诺丁汉大学和阿伯丁大学的物理学家们在研制磁共振成像系统中得到了第一幅人体头部图像。接着得到人体手指、手腕及腹部等图像。这些图像质量已可与早期的 CT 图像媲美。这个时期是人体成像由理论研究与局部成像发展到人体全身成像技术与工艺装置研究的过程，一方面是提高成像的速度和改进图像质量；另一方面，英国、美国、联邦德国、荷兰及日本等国家纷纷投入技术力量从事磁共振成像系统的研制工作及全身超导磁共振设备的研制。1980 年，美国的 FONAR 推出了世界上第一台商品化磁共振成像系统（0. 04T 永磁）。1981 年，英国 EMI 公司使用牛津公司的超导磁体生产出世界首台全身超导磁共振系统（0. 15T）。1982 年底，已有许多医院和研究机构将这种新成像技术应用于临床诊断及医学研究领域。还有大量科学家们进行氢核以外的其他核种（如磷原子核）成像的研究，1982 年美国 GE 公司生产出一台（1. 5T）既能用于成像又能用于波谱分析的高场超导磁共振成像系统。

随后，磁共振成像系统的设计及在临床上的应用以不可阻挡的势头迅猛发展，显示了它强大的威力，各大医疗设备生产厂家（GE、Siemens、Philips、Piker、FONAR、Bruker、Technicare、Elscint、东芝、日立等）纷纷投入大量技术力量进行 MRI 设备的研制与生产。

我国医用磁共振成像的临床应用开始较晚但发展迅速。1986 年，中科院科键公司与美国波士顿的 Analogic 公司合资成立了安科公司，并于 1989 年生产出第一台永磁型 0. 15T 磁共振设备，填补了我国在这一领域的空白。1992 年该公司又生产出我国第一台超导磁共振成像系统（0. 6T）。近年来，我国已有多家公司生产出 1. 5T、3. 0T 高场超导磁共振成像系统，在新的成像技术上，国产磁共振也有较好发展。

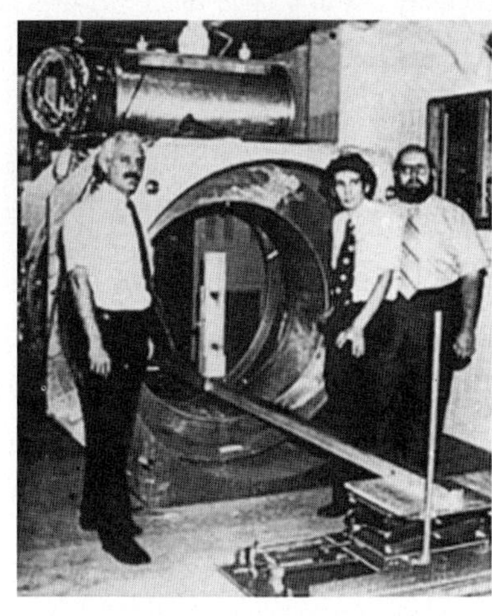

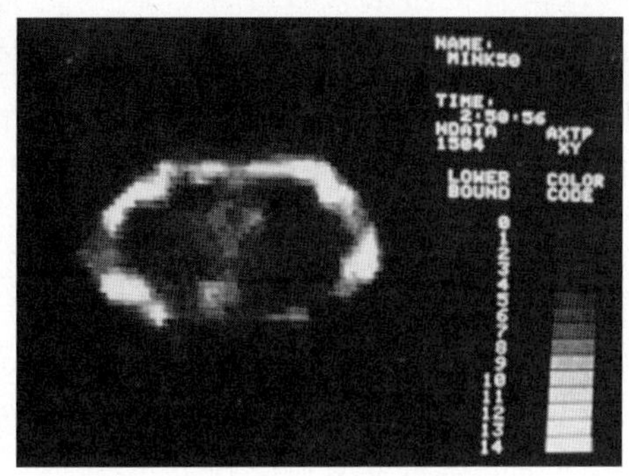

图 32-4　第一台全身磁共振成像系统及获得的第一幅磁共振成像

二、MRI 临床应用展望

设备与技术的进展总是相辅相成的。新的成像技术总是领先于设备硬件的发展,但正是在这些技术驱动下才推动硬件不断发展。MRI 发展目的主要是提高图像质量、拓展新的临床应用及提供更舒适、人性化的受检环境等。MRI 临床应用新技术层出不穷,下面是其几项研究热点。

(一)运动伪影校正技术

运动伪影校正技术在不同厂家的名称、技术细节有不同之处,但基本技术都大同小异,都是 k 空间放射状填充技术与快速自旋回波序列(FSE)与快速反转恢复(FIR)序列相结合的产物。无论哪个厂家运动伪影校正技术均可有效地减少小孩和躁动无法配合的患者的运动、血管搏动、呼吸运动、震颤等伪影;且可应用于全身所有部位,均可应用于 T_1 加权成像、T_2 加权成像,并可与并行采集技术结合。

螺旋桨技术(PROPELLER)又称 BLADE 刀锋技术:PROPELLER 技术 k 空间填充轨迹是旋转采样的,在 k 空间中心进行过采样,因此图像具有更高的信噪比。西门子公司的刀锋成像 BLADE 技术:采用放射状的 k 空间采样方式,一个回波链所构成的一个数据线组平行填入 k 空间中心,称为一个叶片,下一叶片绕 k 空间中心旋转一定角度进行填充。借助这种采集方式 k 空间中心由于过采样图像信噪比增加;周边区域由于平行填充信号密度高,图像分辨力也得到提高,有效地减少了运动伪影。伪影的消除不仅借助于放射状的 k 空间填充方式,相位校正、旋转校正、平移校正、相关性加权这一系列数据后处理也同样重要,根据校正测量指示,对超出阈值的低权重运动数据抛弃然后对低空间频率数据平均化减少失真数据的影响,都能有效减少运动伪影。当然我们在检查时数据的抛弃必须与参数的调整相结合,尽可能减少重建带来的信噪比损失,满足诊断要求。飞利浦公司的运动伪影校正技术称为极速风车 Multivane XD,原理类似。

(二)动脉自旋标记

3D 磁共振动脉自旋标记(arterial spin labeling, ASL)的基本原理是用特定反转脉冲在成像平面上游对血液中自由弥散的氢质子进行标记,采集被标记的流入血流信号作为标记像,标记像与没有脉冲标记的控制像相减影,即得到脑灌注图像。根据标记方式不同,ASL 可分为连续式动脉自旋标记(CASL)、脉冲式动脉自旋标记(PASL)、速率选择性动脉自旋标记(velocity selective-ASL, VSASL),三维动脉自旋标记(three-dimensional arterial spin labeling, 3D ASL)等。CASL 为长脉冲式标记,具有成像范围大、测量层面多,信噪比高的特点,但临床使用的 MRI 设备不能提供稳定的长脉冲,故 CASL 在临床上未被广泛使用。PASL 为短脉冲式标记,与 CASL 相比,受磁化传递影响较小,信噪比较低,覆盖范围亦较小,容易出现灌注不均的现象,3D ASL 技术是近年来出现的一种全新的容积灌注扫描技术,在 FSE 基础上,通过伪连续性标记和螺旋采集,减少图像失真并提高信噪比,其磁敏感伪影小,扫描范围广,还可提供全脑血流灌注信息,因此 3D ASL 得到广泛应用。

对于脑卒中或短暂脑缺血发作(TIA)患者,3D ASL 能反映缺血区,对于并未出现梗死的患者,3D

ASL 能敏感探测到供血血管异常。对于颅内占位病变,3D ASL 能更准确地评价肿瘤的新生血管程度,从而能更准确地进行肿瘤分级。

由于不同年龄段或者不同疾病的血管状态不一致,3D ASL 检查时的参数选择十分重要,标记后延迟(post label delay,PLD)定义为血液从标记层面到采集层面之间的时间,是可调节的参数之一,多 PLD 研究结果显示,延迟 2.5s 时,所得的结果要与真实的血流量更接近,因而比较适用于年纪较大、血管状态较差的患者;而延迟 1.5s 时,此时对灌注更敏感,更能较早发现脑血流动力学异常,因而比较适用于短暂性脑缺血发作患者及血管病变不太严重的患者。短的 PLD 反映灌注行为即灌注责任血管的粗细、行走路径的长短,而长的 PLD 更能反映灌注的真实结果。临床工作中要根据实际情况灵活选择 PLD。动脉通过时间(aterial transit time,ATT)定义为标记的血液从标记区到成像区所需要的时间,不同的病理状态下,其结果是不确定的。PLD 与 ATT 的关系较为复杂,当 PLD 显著低于 ATT 时,由于被标记的血液中有一部分没有在这个时间框架内到达血管床,此时所得的 CBF 会被低估,反之,CBF 会被高估。近年来部分厂家提出 4D ASL 能做到(Mul-PLD)多时相扫描,加上多脉冲背景抑制及 3D GRASE 读出,将 ASL 定量精准度又推进一步。

该技术是无创灌注成像,具有如下几个突出优势:在 1.5 秒内实现 1 000 次射频标记,从而实现了准连续式标记;基于 FSE,从而有效克服了传统 ASL 技术 EPI 采集的磁敏感伪影问题;采用效率最高的 Spiral k 空间填充方式,从而确保在几分钟实现全脑灌注成像。对于脑卒中或短暂脑缺血发作患者,3D ASL 能反映缺血区,对于并未出现梗死的患者,3D ASL 能敏感探测到供血血管异常。因为 3D ASL 所反映的不仅是灌注的结果,而且还包括灌注的行为。对于颅内占位病变,3D ASL 能更准确的评价肿瘤的新生血管程度,从而能更准确地用于肿瘤分级。3D ASL 的实现对整个磁共振平台都提出了非常高的挑战。

1. 准连续式标记　要求射频系统必须具有足够高的精确度和稳定性 3D ASL 技术射频系统实现了在 1.5 秒内完成 1 000 次的连续标记,它克服了传统脉冲式标记所存在的信噪比低、灌注效果不均匀等缺点。同时这种准连续式标记也是实现大范围三维全脑容积灌注成像的前提。另外在 3D ASL 非标记组图像采集过程中,射频系统同样在 1.5 秒内完成 1 000 次激发,只是这时交替改变脉冲的极性。这种激发的优点是有效克服传统 ASL 技术中的磁化传递效应所导致的灌注偏差。3D ASL 独特的准连续标记方式(标记组、非标记组)事实上对射频系统的稳定性和保真度提出了极高的要求。

2. Spiral 采集　依托于高保真梯度平台实现了效率更高的 Spiral k 空间采集技术,在磁共振成像系统要实现 Spiral k 空间填充要求读出梯度和相位编码梯度两个轴同步驱动并匀速递增,这实际上对梯度系统的保真度和稳定度都提出了极高的要求。当两个梯度线圈同时工作时,此时不仅要克服每个梯度线圈的自感问题,同时还要克服两个梯度线圈间的互感问题,否则就会因为涡流而影响梯度脉冲的波形。另外,到目前为止,磁共振成像系统还无法直接利用 Spiral k 空间数据直接进行图像重建,对这样的数据必须经过插值运算得到笛卡尔坐标系数据。在这个 k 空间数据转换过程中,系统必须能准确预测梯度误差才能保证最后得到的数据能如实重建图像。

3. FSE 读取　有效克服磁敏感伪影的干扰。3D ASL 技术采用 FSE 信号读取方式,从而有效克服了传统 ASL 技术采用 EPI 受磁敏感伪影干扰的缺点。因此采用 3D ASL 技术可评价传统 2D ASL 所不能评价的区域如颅底或颞部等靠近含气结构的区域的灌注信息。

(三) 多对比度成像

磁共振成像两大信号来源是水和脂类物质。脂类物质根据其存在方式又可以区分为成熟脂肪和不成熟脂质。在磁共振成像临床应用过程中有时要抑制脂类物质信号,这样可以提高病变与背景组织之间的对比从而更有利于发现病变。另外还需要鉴别脂类物质的性质是成熟脂肪还是不成熟脂质,这是诊断和鉴别诊断的重要依据。

1. DIXON 多对比成像　在磁共振脂肪抑制技术方面,已经有多种成熟技术,但这些技术(如化学饱和法脂肪抑制)对磁场场强和均匀度有较高要求,(如短反转时间反转恢复序列技术)也有着选择性低和不可用于增强扫描的缺点。1984 年,W. T. Dixon 提出两点法水脂分离技术,该方法水脂分离的程度关键是水和脂肪的进动频率，如果磁场不均匀，就会改变水和脂肪的进动频率，最终的图像 SNR 较低。因此提出了三点式 DIXON 水脂分离成像技术，在相同的 180 相位回聚脉冲后，采集三次信号，时间点分别是 0，π，-π，在后处理中计算水和脂肪的相位值，确定每个像素中水和脂肪的信号，可以充分地克服磁场不均匀性，清晰地显示水脂边界，水脂分离彻底。三点法水脂分离中，水脂分离的程度关键取决于水和脂肪的含量及这些信号采集的位置。但三点法采集信号的时间点是-π、0、π，利用这种采集，一个像素内水和脂肪的含量相近时，水和脂肪的分离不完全，组织结构交界区域显示模糊，有些结构的 SNR 明显降低。又提出非对称性采集，即信号采集的时间点在 $\pi/2+n\pi$，其他两个信号采集偏移时间在之前和之后 $2\pi/3$，可以保证任意的水和脂肪比值都可以进行精确的水脂分离，保证足够的信号强度，组织结构交界处清晰，水脂分离彻底，彻底排除外界干扰对水脂分离的影响。

目前各公司均推出了基于三点式 DIXON 技术的全新多对比度成像技术，GE 公司称为 IDEAL，西门子公司称为 DIXON，飞利浦公司称为 mDIXON。一次成像获得四种对比度，一次成像可获得水相、脂相、水脂同相、水脂反相，不仅优化了扫描流程也提高了病变诊断的特异性，水像脂肪信号能被充分剔除，从而提高了病变与邻近结构之间的对比，提高了病变检出的敏感性，脂像在富含脂肪的器官（如乳腺）也提高了病变的敏感性；还能进行多序列多对比度兼容，既能与快速自旋回波序列（FSE）也能与梯度回波（GRE）组合，也能用于产生 T_1、T_2 等多种对比度，因而在临床上可用于不同部位不同目的。

2. 多对比度容积动态增强扫描　动态增强扫描能非常完美地解决腹部动态增强扫描方案，但仍存在一些临床上有待解决的问题。如对不同成分的脂类物质的鉴别，这涉及病变的定性；偏中心部位脂肪抑制以及在 3T 上能否实现理想的同反相位成像等等。GE 公司的 LAVA Flex 容积动态增强扫描方案针对上述问题进行了全面改进，实现了理想的双回波成像，更准确地判断有无脂肪变性，实现了理想的同反相位时间，能更准确判断病变内或肝内有无脂肪变性（成熟脂肪和不成熟脂肪），对于肝内占位病变而言发现病变内脂肪浸润是鉴别肝癌病变的重要依据。尽管肝癌、肝腺瘤都可以出现脂肪变性，但从发病率角度而言后者发病率更低。如果发现成熟的脂肪对血管平滑肌脂肪瘤或错构瘤诊断有决定意义。具有足够高的时间分辨力：虽然 LAVA Flex 成像过程中采集两个回波信号，仍能实现多动脉期扫描。LAVA Flex 还具有更高的信噪比、更大的层面内和层面间有效诊断范围等优势。

（四）弥散成像

尽管弥散成像已经应用于临床工作很多年，但因为弥散成像独有的临床优势迄今为止仍是临床和科研工作的重点，随着磁共振技术的发展，弥散加权成像（DWI）相关的研究越来越成多，如高清 DWI、体素内不相干运动（双指数模型）及拉伸指数模型 DWI 等，这些研究对于梯度系统的保真度、稳定性都提出了很高的要求。

1. 高清弥散成像　常规 DWI 有良好的对比分辨力，但空间分辨力低，临床扫描矩阵大都为 128×128，且易受磁敏感伪影、T_2^* 模糊效应和长回波时间（TE）影响，导致图像的信噪比低和畸变。高清弥散成像可大大降低 DWI 图像变形，提高了 DWI 的空间分辨力及信噪比。高清 DWI 无论是高 b 值还是高分辨力都是以磁共振设备更高的梯度性能和梯度保真度作为硬件基础。采用读出方向上的分段平面回波成像（EPI）采集，更短的读出梯度脉冲、EPI 长度和读出时间，可采用斜坡采样（在梯度爬升或下降过程中进行采样）等技术，减少了磁敏感伪影引起的变形，还可采用 2D 导航回波，一个低分辨力的读出 EPI 被用于每一次激发时 k 空间中心区域的数据采集，支持并行采集技术，进一步降低读出时间而减少磁敏感伪影。校正采集，识别和重新计算错误的数据，解决不同数据截断配准的误差和生理运动引起的误差，均可用于植入物的 DWI 成像。高清 DWI 在神经系统应用中最高扫描矩阵达到 512×512，在研究包括大脑、脑干、脊髓高分辨力水分子弥散受限情况有着极大的潜力，并且使丘脑以及灰质核团的细微结构研究成为可能；高清 DWI 在体部应用中最高扫描矩阵达到 256×256，主要用于病变的鉴别诊断。

2. 双指数模型弥散成像　常规 DWI 中 ADC

值是单指数模型计算出来的,并不能单纯地反映活体组织内水分子扩散,它同时也受毛细血管网血流灌注效应的影响,而后者代表了体素内血管内水分子的宏观运动。1986 年,Le Bihan 等首先提出了双指数模型的 DWI,并将其定义为体素内不相干运动(intravoxel incoherent motion, IVIM),IVIM 理论将生物体内的微观运动分为两部分:一部分为组织内水分子扩散,另一部分为毛细血管内的血液流动。通过多个低 b 值序列,采用双指数曲线拟合组织内信号衰减,可对水分子扩散和微循环灌注进行分离,在不注射对比剂的情况下,更精确地对组织的扩散和微循环灌注信息进行量化分析。

用 IVIM 指数模型描述体素内信号衰减与 b 值的关系,可以有效区分组织内水分子运动的"真扩散"和血流灌注的"伪扩散"成分。IVIM 公式:

$$S_b/S_0=(1-f)\cdot\exp(-bD)+f\cdot\exp[-b(D+D^*)] \quad (式 32\text{-}1)$$

S_b 指体素内的信号强度,f 为灌注分数(perfusion fraction),表示体素内微循环灌注效应占总体扩散效应的百分比,D 为扩散系数,表示体素内纯水分子扩散信息(缓慢的扩散运动成分),D^* 为体素内微循环灌注信息(快速地扩散运动成分),通过多种计算方法如非线性最小二乘法(levenberg marquardt, LM)、分段算法(segmented constrained, SC)、贝叶斯概率算法(bayesian probability, BP)等。目前一般使用 SC,其次是 LM。可得到的 f、D、D^* 量化参数。

由于 IVIM 模型引入组织的血流灌注这一因素,故其极易受到血管及血流状态方面的影响。而且,人体内其他管道的液体流动也容易造成干扰,因此为获得多的灌注信息,我们需要采用适当的低 b 值数量,目前 b 值的数量没有明确标准,大多在 6~12 个,由于空间分布和分子运动速度上的不同,D^* 显著大于 D,采用低 b 值($<200s/mm^2$)时,IVIM 对体素内水分子的扩散运动包括了微循环毛细血管内水分子的灌注效应,并对其更为敏感,当采用高 b 值($>200s/mm^2$)时,由于灌注效应所导致信号衰减甚微,此时基本反映的是纯水分子的扩散运动。且 D^* 受 b 值影响大,低 b 值数量太少会使 D^* 过小,太多则导致灌注效应在扩散运动中权重过重,影响参数真实性,因此我们需要在一个高 b 值(区分水分子扩散运动)的基础上,根据病变部位及血管状态判断低 b 值数量,以达到采集时间与病变鉴别敏感性的平衡。

3. 拉伸指数模型 双指数模型也有其局限性,一方面,它假设体素内的质子池分为快速和慢速两种,但是人体组织结构是复杂的,除了这两种扩散成分外,可能还有其他更多种的扩散成分存在。另一方面,双指数模型还假设快速和慢速扩散之间的交换很慢,但目前不同扩散成分之间的交换关系还存在着很大的未知数。2003 年由 Bennett 等人提出的拉伸指数模型(stretched exponential model)DWI 可以描述体素内扩散速率的不均匀性(the heterogeneity of intravoxel diffusion, α)和扩散分布指数(distributed diffusion coefficient, DDC),扩散异质性指数 α 反映了组织的复杂程度,DDC 反应的是体素内平均扩散速率,其关系为:

$$S_b/S_0=\exp\{-(b\cdot D_{DC})^{\alpha}\} \quad (式 32\text{-}2)$$

扩散异质性指数 α 和体素内水分子的扩散不均质性有关,变化范围是 0~1,α 值越高也就是越接近 1 代表组织的体素内水分子的扩散不均质性越低,也就是越接近单指数信号衰减,反之 α 值越低代表组织的体素内水分子的扩散不均质性越高。DDC 具有标准扩散系数的特征,是按水分子容积率加权的各个 ADC 连续分布的复合参数。

与双指数模型 IVIM 相比,拉伸指数模型具有一定的优势。一方面,拉伸指数模型克服了双指数模型需要人为假设体素内存在快速和慢速两种扩散成分以及它们之间的交换很慢的缺点。另一方面,通过对比双指数和拉伸指数这两种模型发现在相同质量的拟合条件下,拉伸指数模型的稳定性更好。目前拉伸指数模型 DWI 也已应用病变的鉴别诊断的研究中,还未应用于临床。

4. 弥散峰度成像(diffusion kurtosis imaging, DKI) 用来描述水分子复杂扩散方式的非高斯扩散模型不仅有双指数模型、拉伸指数模型还有峰度模型,DKI 技术是对 DTI 成像技术的拓展,传统的 DWI 及 DTI 假定水分子的扩散是非限制性的布朗运动,扩散模型符合高斯分布,然而人体细胞中细胞膜、细胞质等结构的存在使水分子的扩散偏离高斯分布模型,正是为了描述组织内非高斯分布扩散程度,研究者提出了 DKI 模型。通过对水分子物理性质诸如密度、扩散率、黏度的检测，反映生物组织结构形态及构成成分，为检测组织微结构提供可行性。DKI 模型通过对病变平均扩散率（D_{app} 值）和平均弥散峰度值（K_{app} 值）的定量测量来检测组织微结构，其关系为：

$$S_b/S_0=\exp(-b\cdot D_{app}+b^2\cdot D_{app}{}^2\cdot K_{app}{}^2/6) \quad \text{（式 32-3）}$$

S_b 是在特定 b 值下的信号强度，S_0 是 $b=0S/mm^2$ 的信号强度，D_{app} 是平均扩散系数（diffusion coefficient）单位为 mm^2/s 有研究表明 D_{app} 值的大小与肿瘤细胞密度呈负相关；K_{app} 是弥散峰度（diffusion kurtosis），K_{app} 值无单位，大小由 ROI 与组织结构的复杂性成正比，K_{app} 值越大表明水分子扩散越偏离高斯分布，组织结构越复杂。

研究表明良性肿瘤分化好，细胞微观环境简单稳定，K_{app} 值低，恶性肿瘤增殖快、分化差，细胞密度大，导致细胞结构复杂，K_{app} 值增高。因此 DKI 技术对良恶性肿瘤的鉴别有积极作用。

（五）动态增强 MRI

DCE-MRI（dynamic contrast-enhanced MRI）成像基础基于肿瘤的新生血管生成。血管生成是肿瘤生长与演变过程重要的生物学行为。分化好的肿瘤新生血管结构近似正常，微循环系统与正常组织无明显差异，分化差的肿瘤新生血管基底膜连续性中断、血管通透性增高、微血管密度增高，导致相应的血流灌注、血管渗透性、EES 容积分数等发生改变，进而产生对比剂在肿瘤组织内与在正常组织内分布及代谢的差异，DCE-MRI 利用这种差异性，团注对比剂，动态记录对比剂在病灶内的分布情况，再通过专用的后处理软件得出需要的定量参数，在分子水平反映肿瘤组织血流灌注、血管分布等情况，为各类肿瘤临床评估和预测肿瘤放化疗效果提供参考。

DCE-MRI 的参数包含半定量参数和定量参数，半定量参数主要有时间信号曲线（SI-T）及时间密度曲线；半定量分析过程相对简单，通过直接观察分析 ROI 内的时间密度曲线特征，获取反映对比剂流入、流出快慢和多少的定量参数。

依据 ROI 内对比剂浓度（信号强度）随时间变化特征，TIC 曲线常分为 3 型：Ⅰ型为流入型，表示持续渐进性强化；Ⅱ型为平台型，为早期快速强化后浓度维持在一定水平；Ⅲ型为流出型，为早期快速强化后又较快减弱。定量参数因不同的药代动力学模型而不同，其常用参数包含峰值浓度（C_{peak}）、最大斜率（slope）、60 秒曲线下面积（AUC_{60}）、容积转移常数 K_{trans}——代表对比剂从血浆转运到血管外细胞外间隙的能力，反映了组织的血流灌注及渗透性；扩散系数 fe 及血管外细胞外间隙（extravascular extracellular space，EES）的容积分数（V_e）——一组可间接反映纤维化因子及血管生成因子状况的参数，一般说来，肿瘤血管异生会使 f 值和 V_e 值增高；组织间隙-血浆速率常数（K_{ep}）：单位时间内对比剂从组织间隙进入血管的量：血浆容积分数（V_p）：表示单位体积组织血管外细胞外间隙的体积。它们在数学上是相关的，$K_{ep}=K_{trans}/V_e$。DCE 量化参数可以间接反映肿瘤血管的通透性及病变的纤维化程度，进而评价肿瘤组织恶性程度、组织坏死及细胞化程度等信息。目前 DCE-MRI 定量分析模型主要是二室交换模型。

由于具有高分辨力、高敏感度、无辐射损伤等优势，DCE-MRI 检查已广泛用于多种器官如乳腺、前列腺、甲状腺、腹部及盆腔脏器实质性肿瘤的早期诊断及疗效检测中。实际工作中 DCE-MRI 相关定量参数一般与高 b 值 DWI 定量参数 ADC 值相结合，来量化诊断标准，以避免诊断受限于良恶性肿瘤时常有交叉特征的形态学研究中，为肿瘤的定性诊断提供客观依据，提高诊断的准确性。

（孔祥闯　雷子乔）

第二节　磁共振成像设备的构造及其特性

磁共振成像设备是由磁体系统、梯度系统、射频系统、进行系统控制和数据处理的计算机和图像处理系统等组成。这四部分共同完成共振信号的产生、采集、编码以及图像重建和显示。另外，MRI 成像系统还有专用的图像处理单元和工作站、相应的生理信号处理单元、图像的硬拷贝输出设备等，还有相应的附属设备，如磁屏蔽体、射频屏蔽体、氧监测器、冷水机组、不间断电源、空调以及超导磁体的低温保障设施等。图 32-5 给出了磁共振成像设备结构及功能组成部件。

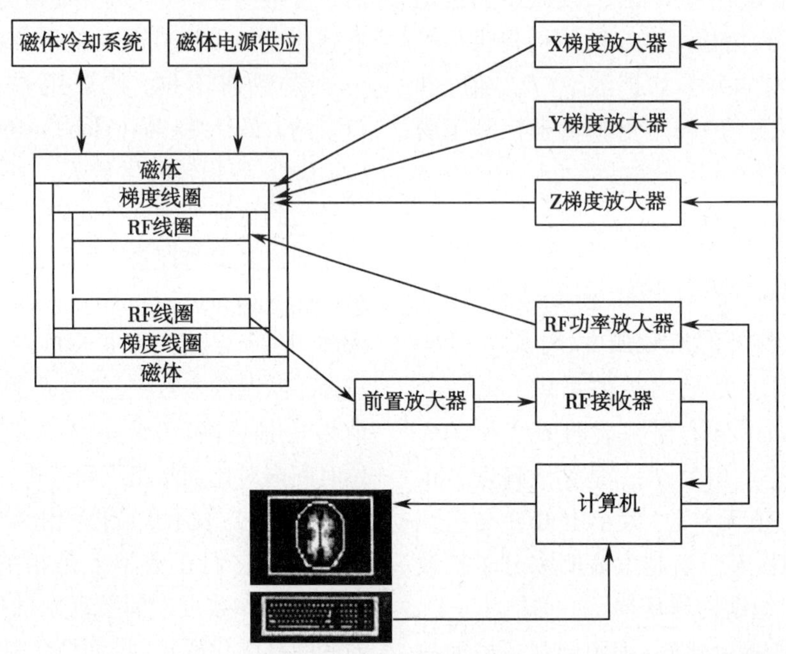

图 32-5　MRI 设备的组成

一、磁体系统

磁体系统即主磁体，是磁共振成像设备最基本的构件之一，其功能是提供原子核磁化所需要的静磁场。

（一）磁体的性能指标

1. **主磁场强度**　磁共振成像系统的主磁场 $\boldsymbol{B}_0$ 又叫静磁场（static magnetic field），是在磁体孔径内通常≤50 厘米的范围产生均匀分布的磁场，在一定范围内，图像信噪比由下式决定：

$$\frac{S}{N} \propto \frac{G\omega_0^{3/4} V T_2^{1/2} C}{R T_S T_C^{3/4}} \qquad (式\ 32\text{-}4)$$

式中 G 为与接收线圈的几何形状有关的几何常数，V 是采样体素大小，C 是质子密度，R 是接收线圈半径，T_S 为采样体的温度，T_C 为线圈温度。由上式可见，在其他条件相同时，信噪比主要依赖于磁场强度，磁场强度越高，信噪比越高，图像质量越高，但射频特殊吸收率（specific absorption ratio，SAR）与主磁场场强的平方成正比，高场强下射频脉冲的能量在人体内累计明显增大，同时增加磁场强度也会使设备成本增加。用于人体成像的磁共振成像设备的磁场强度在 0. 2～3T 之间，对于带有波谱分析及功能成像的磁共振成像设备，其场强必须在 1. 5T 以上。

2. **磁场均匀性**　磁场均匀性是指在一定的容积范围内，磁场强度的均一性，即单位面积内通过的磁力线数目是否相同。磁共振成像对磁场的均匀度要求很高，高均匀度的场强有助于提高图像信噪比，保证磁共振信号空间定位准确性减少伪影（特别是磁化率伪影），进行大视野扫描（如肩关节等偏中心部位），充分利用脂肪饱和技术进行脂肪抑制，有效区分 MRS 的不同代谢产物。

磁场均匀性的测量方法通常有点对点法（peak to peak，P-P）、平方根法（root mean square，RMS）及容积平方根法（volume root-mean-square，Vrms）。点对点法即成像范围内两点之间磁场强度的最大偏差 $\Delta\boldsymbol{B}$ 与标称磁场强度 $\boldsymbol{B}_0$ 之比，即（$\boldsymbol{B}_{max}-\boldsymbol{B}_{min}$）/ $\boldsymbol{B}_0$。特定容积通常取与磁体同心的球形空间（diameter of spherical volume，DSV），DSV 常用 10cm、20cm、30cm、40cm、45cm 和 50cm 为半径的球体。平方根法是成像范围内测量波峰的半高宽度，容积平方根法是在每个测量容积上选择 24 平面，每平面上再选 20 点采样进行测量。

在 MRI 系统中，均匀性是以主磁场的百万分之几（parts tor million，ppm）为单位定量表示，在所取测量 DSV 大小相同的前提下，ppm 值越小表明磁场均匀性越好，且 DSV 越大，磁场均匀性越低。梯度磁场强度必须大于其磁场偏差，否则将会扭曲定位信号，降低图像质量。磁场的偏差越大，表示均匀性越差，会造成化学位移增加、信号丢失及空间定位畸变,大大降低图像质量。磁场均匀性由磁体本身的设计和具体外部环境决定。磁场均匀性并非固定不变,一个磁体在安装调试后,由于外部环境及磁体稳定性的影响,其均匀性会改变,因此,必须定期进行匀场。磁场均匀性是衡量 MRI 设备性能高低的关键指标之一。

3. **磁场稳定性**　磁场稳定性是主磁场强度及其均匀性的变化,又称磁场漂移,是衡量磁场强度随时间漂移程度的指标,它与磁体类型和设计质量有关,受磁体附近铁磁性物质、环境温度、磁体电源稳定性、匀场电源漂移等因素的影响,稳定性下降,意味着单位时间内磁场的变化率增高,在一定程度上亦会影响图像质量。磁场的漂移通常以 1 小时或数小时作为限度,通常超导磁体的稳定性小于 0.1ppm/h。

磁场稳定性可以分为时间稳定性和热稳定性两种。时间稳定性指磁场随时间而变化的程度,时间稳定性指磁场随时间而变化的程度,一般用单位时间的磁场强度漂移的 ppm 值来表示,磁体电源或匀场电源波动时,会使磁场的时间稳定性变差。超导磁体的时间稳定性很高一般,24h 不大于 0.3×10^{-6}(也就是 0.3ppm)。热稳定性指磁场随温度而变化的程度,永磁体和常导磁体的热稳定性比较差,因而对环境温度的要求很高。超导磁体的时间稳定性和热稳定性都比较高。

4. **磁体有效孔径**　磁体的有效孔径指梯度线圈、匀场线圈、射频体线圈和内护板等均安装完毕后柱形空间的有效内径。一般来说其内径大于 60cm,才能符合基本临床要求。磁共振系统磁体腔一般设计为圆桶状,供患者静卧。磁体腔四周是密封的,以便磁体腔四周线圈形成环状结构,增强主磁场强度,孔径过小容易使被检者产生压抑感,孔径大些可使患者感到舒适。然而,增加磁体的孔径在一定程度上比提高场强更难。近年来出现大孔径磁体,这种磁体的优点是磁体长度短,孔径大,不易产生通常 MRI 受检者常有的恐惧心理,易为儿童或其他焦躁型患者所接受。

5. **边缘场的空间范围**　磁体的边缘场指延伸到磁体外部向各个方向散布的杂散磁场,边缘场延伸的空间范围与磁场强度和磁体结构有关。随着空间点与磁体距离的增大,边缘场的场强逐渐降低(与距离的立方成反比)。边缘场是以磁体原点为中心向周围空间发散的,具有一定的对称性。常用等高斯线图来形象地表示边缘场的分布,即由一簇接近于椭圆的同心闭环曲线表示的杂散磁场分布图,图中每一椭圆上的点都有相同的场强(用高斯表示),故称为等高斯线。由于不同场强磁体的杂散磁场强弱不同,对应的等高斯线也就不同,一般用 5 高斯(0.5mT)线作为标准。5 高斯线区域为安全区域,一般来说,5 高斯线内不能有心脏起搏器患者进入 5 高斯线区域外为安全区域。1.5T 磁体的 5 高斯线大约为距离磁场中心 3.5 米距离。

除了上面所提到的几项磁体性能指标外,磁体重量、磁体长度、制冷剂(液氦)的挥发率和磁体低温容器(杜瓦)的容积等因素也是超导型磁体的重要指标。

(二) 磁体的分类

磁共振成像磁体可分为永磁型、常导型和超导型。

1. **永磁体**　永磁体(permanent magnet)是最早应用于全身磁共振成像的磁体,用于构造磁体的永磁材料主要有铝镍钴、铁氧体和稀土钴三种类型,目前常用的永磁体磁性材料主要是钕铁硼,铁磁性材料在外加磁场的作用下易被磁化,磁感应强度比外磁场强得多,且外磁场去掉后仍能保持永久性磁化强度。

永磁体一般由多块永磁材料拼接或堆积而成。磁铁块的排列既要构成一定的成像空间,又要达到尽可能高的磁场均匀性。另外,磁体的两个极片须用磁性材料连接起来,以提供磁力线的返回通路,从而减少磁体周围的杂散磁场。图 32-6 为永磁体的两种结构形式,图 32-6(A)是环形偶极结构,图 32-6(B)是轭形(或 H 形)框架结构。环形偶极结构通常由八个大永磁体块组成;轭形框架结构由铁磁性材料框架和永久磁体块(磁极)组成一个 H 形空间,框架本身同时为磁通量提供回路,由于在两个平行的极面之间形成的磁力线存在互相排斥,回路中的磁力线向外凸出,为了获得满意的磁场均匀度,需要改变磁极表面的形状或者用一些较弱的磁性材料来限制磁力线凸出。永磁体的极靴决定磁场分布的形状和磁场的均匀性,H 形框架结构比环形偶极结构更笨重,但边缘场的延伸范围小,便于安装和匀场。

将轭形磁体的框架去掉一边就成为开放式磁体,如图 32-7 所示,在永磁性材料内侧依次是极板、匀场线圈、梯度线圈及发射线圈,目前的永磁体基本都采用这种形式。

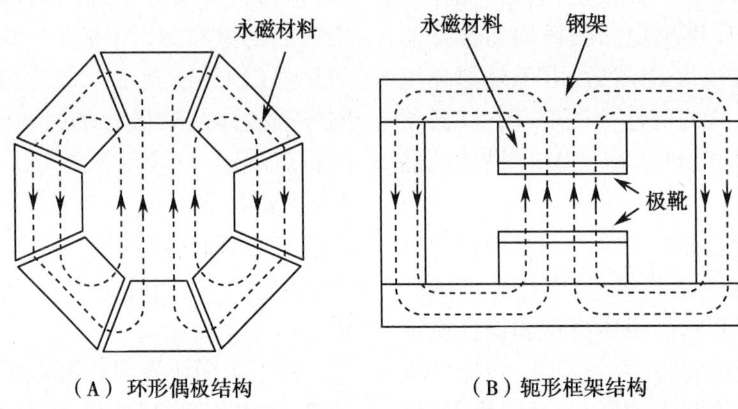

（A）环形偶极结构　　　　（B）轭形框架结构

图 32-6　永磁体的结构图

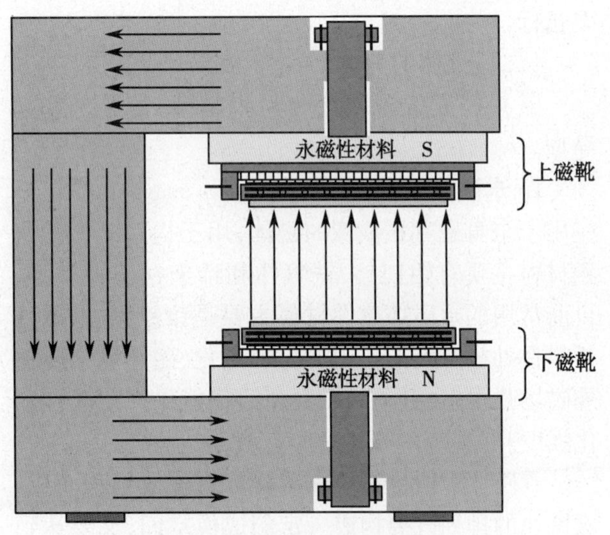

图 32-7　开放式永磁体

永磁体两极面之间的距离就是磁体孔径，其值越小磁场越强，而太小又不能容下人体。在极面之间的距离一定的前提下，提高场强的唯一办法就是增加磁铁用量，但这样做又要受磁体重量的限制。因此，设计者必须在场强、孔径和磁体重量三者之间折中进行选择。永磁体的场强一般不超过 0.5T。

永磁体缺点为场强较低，使成像的信噪比较低；其磁场的均匀性较差，原因是用于拼接磁体的每块材料的性能不可能完全一致，且受磁极平面加工精度及磁极本身的边缘效应（磁极轴线与边缘磁场的不均匀性）的影响；另外，永磁体的热稳定性差，通常永磁性材料随温度的变化值大约为 1 100ppm/℃。它的磁场稳定性是所有磁体中最差的，磁体间内的温度变化控制在±1℃之内，目前的永磁体在磁体上均增加了磁体的温度控制单元（磁体的自恒温系统），用来测量磁体温度并及时对磁体加热，该控制单元不间断工作以确保磁场强度及均匀性，使磁体性能更加稳定，减少了用户为保持环境温度而配置高性能空调的费用。此外，重达数十吨以上的重量对安装地面的承重也提出了较高的要求。

永磁体的优点是结构简单并以开放式为主（便于进行 MR 介入治疗）、设备造价低、运行成本低、散逸场小、对环境影响小及安装费用少等，且对运动、金属伪影相对不敏感，磁敏感效应及化学位移伪影少。目前高场系统的软件功能向低场机移植，使其性能不断提高，为永磁型 MRI 设备开拓新的用武之地。

2. 常导磁体　常导磁体（conventional magnet）的磁场是由通电线圈产生，由电磁学原理可知载流导线周围存在磁场，其场强与导体中的电流强度、导线的形状和磁介质的性质有关。从理论上讲，将载流导体沿圆筒表面绕成无限长螺线管，螺线管内将形成高度均匀的磁场；另外将载流导体紧密排列在一个球形表面上形成均匀分布的电流密度时，球面内部的磁场也是高度均匀的，由于 MRI 磁体只能采用有限的几何尺寸且必须有供人体出入的空间，所以实际磁体线圈只能采用与理想结构近似的形式。常导磁体线圈是由铜或铝导线绕制而成。由于绕制线圈的金属导线有一定的电阻率，故又有人又将这种磁体称为阻抗型磁体。

无限长螺线管的近似结构是有限长螺线管，它靠圆柱对称的几何形状建立螺线管内部的均匀磁场。均匀磁场只能建立在螺线管中一个长度有限的区域，增加螺线管两端导线的匝数可以扩大这个均匀区域的范围，也可以在螺线两端与它同轴各附设一个半径稍大的薄线圈，利用这两个辅助线圈电流的磁场抵消螺线管中心两侧磁场随轴向位置的变化。

球形磁体线圈最简单的近似形式是亥姆霍兹(Helmholtz)线圈，它是一对半径相等的同轴线圈，轴向距离等于线圈的半径，两个线圈的导线沿相同方向流过相等的恒定电流，这种线圈只能在线圈中心一个小体积范围建立均匀磁场，扩大均匀磁场范围的途径是在同一轴线上增加线圈对数目。双线圈对结构是将四个线圈同轴排列在一个球形表面内，中间两个线圈的半径比两边两个线圈的半径大，以此类推。图 32-8 所示四个空气芯线圈的常导式磁体的两种组合方式。

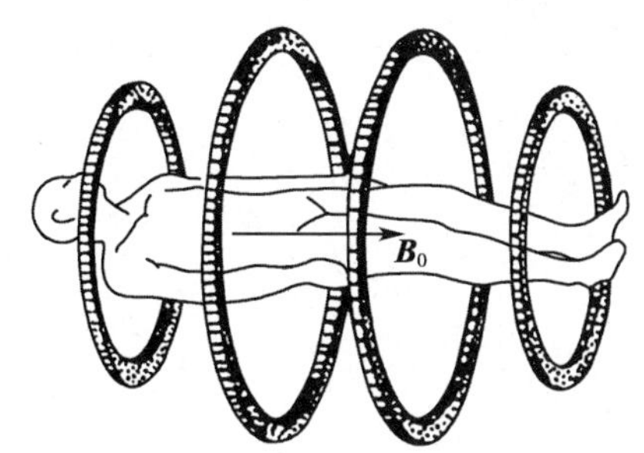

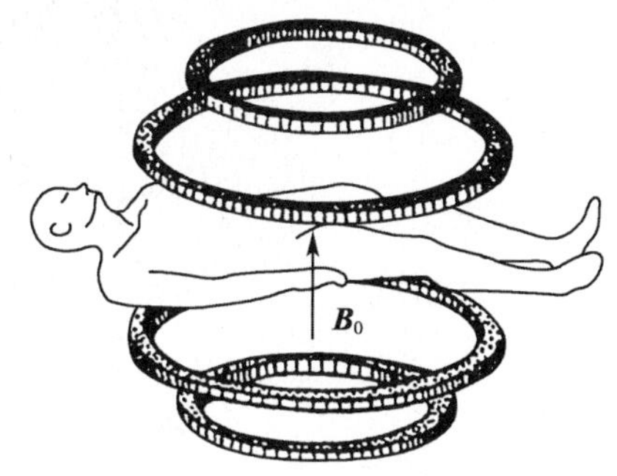

图 32-8　同轴四线圈的主磁场系统

常导磁体磁场强度为：

$$B_0=\mu_0 G\sqrt{\frac{W\lambda}{a\rho}} \qquad \text{(式 32-5)}$$

式中 W 为线圈的总功耗，λ 为空间系数，即通电线圈相对于绝缘体、冷却剂大小之比。ρ 为线圈的电阻率，a 为常数，G 为取决于线圈的几何形状的常数。

由此可见，常导式磁体的磁场强度与功耗及线圈的几何形状有关。磁体的功耗与磁场强度的平方成正比，如 0.2T 左右的横向磁场的四线圈常导磁体通过 300A 电流，工作电压 220V 时的功耗达 60kW 以上，因此，这种磁体必须配备专门的电源供电系统及磁体水冷装置。常导磁体的磁场均匀度受到线圈大小和定位精度的影响，影响其稳定性的主要因素是磁体电源，另外线圈的电阻率将随温度的增加而增加，影响主磁场的稳定性。

常导磁体的优点是其结构简单、重量较轻、造价低廉，可随时建立或卸掉静磁场。在我国电力资源丰富的地区，配置常导型磁共振设备比较适用。其缺点是工作磁场偏低，磁场均匀性及稳定性较差，且励磁后要经过一段时间等待磁场稳定，运行和维护费用较高，故常导型磁共振设备已逐渐被永磁型设备取代。

3. **超导型磁体**　超导磁体线圈的设计原理与常导磁体基本相同，但超导磁体的线圈是采用超导导线绕制而成，故称其为超导磁体。因为超导体对电流的高效率利用，这种磁体场强高，且稳定性及均匀性较高，MRI 中 0.5T 以上的磁体场强都采用超导磁体。

（1）超导性及超导材料：超导性(superconductivity)指在低温下某些导体电阻为零，导电性超过常温下的优良导电现象。具有超导性的物质为超导体(superconductor)，超导体出现超导性的最高温度叫临界温度，通常超导材料的临界温度非常低，如水银的临界温度为 4K，锡的临界温度为 3.7K，铌钛合金的临界温度为 9.2K 左右，在众多超导体中，最具有实用价值的超导材料是韧性的铌钛(Nb-Ti)合金。

超导体中的电子在临界温度下组成电子对而不再是自由电子，所有电子对的运动速度低于金属中的声速。因此电子和晶格之间没有能量传递，它在晶格中的运动不受任何阻力，因此导体的电阻完全消失，允许在很小的截面积上流过非常大的电流，且不消耗电能。

（2）超导磁体的构成：超导磁体的内部结构有超导线圈、低温恒温器、绝热层、磁体的冷却系统、底座、输液管口、气体出口、紧急制动开关及电流引线等部分组成，如图 32-9 所示。

超导线圈采用的材料是铌钛合金，铌钛合金是以铌(Nb)为基的二元或三元合金组成的 β 相固溶体，铌占 44%~50%，其临界温度为 9.2K，临界场强为 10T，临界电流密度为 $3\times10^3\mathrm{A/mm^2}$。机械强度高，做成多芯复合超导线埋在铜基内。超导线圈整个浸没在液氦中。铜基一方面起支撑作用，另一方面一旦发生失超，电流从铜基上流过，使电能迅速释放，保护超导线圈，并使磁场变化率减小到安全范围以内。为了固定超导线圈绕组的线匝，防止其

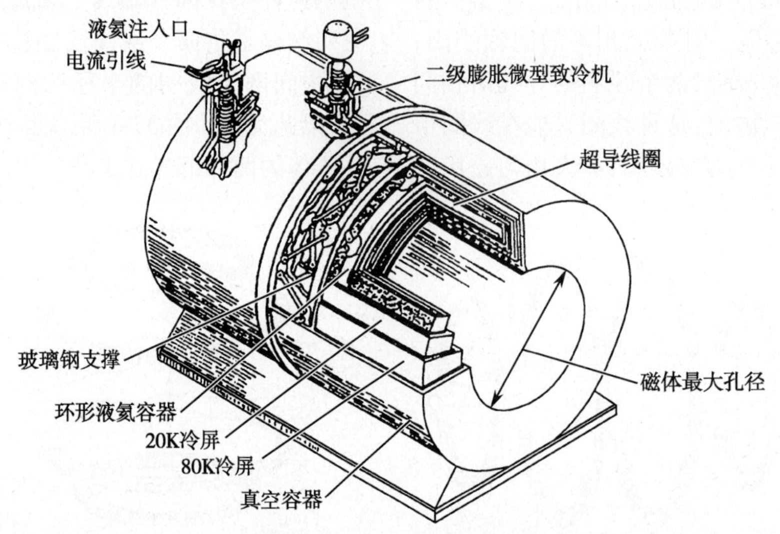

图 32-9　超导磁体的内部构造

滑动，通常用低温特性良好的环氧树脂浇灌、固定、封装绕制好的超导线圈绕组，环氧树脂封装超导线圈绕组的强度要确保其能够抵抗并承受励磁过程中线圈整体受到的径向和轴向的挤压力，而不发生位移。

超导磁体的设计有两种形式，一种是以四个或六个线圈为基础（与常导磁体一样），另一种是以螺线管为基础。以四线圈为基础的磁体，线圈之间存在相互作用力，要求线圈有牢固的支架，因此将增加散热和高效真空层设计的难度；以螺线管为基础的磁体，线圈绕组前后两个端点处，场强将减小为其最大值即线圈中心磁场强度值的 50%。为了确保螺线管内部轴线方向上、尽可能长的范围内的纵向磁场强度均匀，在线圈绕组前后两端适当增加匝数以补偿两端的磁场强度。

超导线圈的低温环境由低温恒温器保障，低温恒温器是超真空、超低温环境下工作的环状容器，内部依次为液氦杜瓦、冷屏和真空容器等，其内外分别用高效能绝热材料包裹，为减少漏热，容器内部各部件间的连接和紧固均采用绝热性能高的玻璃钢和环氧树脂材料。

外界热量是通过传导、对流或辐射传输进磁体的，其中辐射途径传输的热量最大，通常为减少液氦的蒸发，装配有磁体的冷却系统，它由冷头、气管、压缩机及水冷机构成，在磁体顶部冷头通过绝热膨胀原理，气管内的纯氦气（纯度在 99.999%以上）在膨胀过程中吸收磁体内部的热量，再利用外部压缩机对氦气进行制冷，压缩机中的热量由水冷机带走，新型磁体均采用 4K 冷头，且在磁体内有液氦液化装置，通常冷头正常工作时，液氦挥发率几乎为零，如果冷却系统工作不正常，液氦挥发率成倍增长（1.5～2L/h）。低温恒温器上有液氦的加注口和排放孔及供线圈励磁退磁、液面显示和失超开关用的引线，这些引线用高绝热材料支持和封固起来进入恒温器，它们向恒温器的热传导被降到最低限度。

（3）超导环境的建立：超导磁体工作温度为 4.2K（－269℃），即一个大气压下液氦的温度。MRI 磁体超导环境的建立通常需要以下步骤。①抽真空：超导型磁体真空绝热层是超导磁体的重要保冷屏障，其性能主要决定于它的真空度。磁体安装完毕后，一般首先进行抽真空，抽真空不仅需要高精度、高效能的真空泵（通常用等离子真空泵），还需准备真空表、检漏仪、连接管道等。超导磁体内的真空度要求达到 10^{-7}～10^{-6}mbar（1bar＝10^5Pa），才能保证超导磁体的真空绝热性能。②磁体预冷：是指用制冷剂将液氦容器内的温度降至其工作温度的过程，由于容器与制冷剂的温差相当悬殊，磁体的预冷常常要消耗大量液氦。通常磁体预冷过程分为两步，首先将温度略高的液氮导入磁体内部，使液氮能在磁体内存留，此时磁体内温度达到了 77K（－196℃），再用有一定压力的高纯度氦气将磁体内的液氮顶出；其次再将液氦输入磁体内，直到液氦能在磁体内存留，此时磁体内部温度达到 4.2K（－269℃）。③灌满液氦：磁体预冷到 4.2K 后，还要在液氦容器中灌满液氦，一般可灌到满容量的 95%至 98%左右。

（4）励磁：励磁（excitation）又叫充磁，是指超导磁体系统在磁体电源的作用下给超导线圈逐渐加以电流，从而建立预定磁场的过程。励磁一旦成功，超导线圈将在不消耗能量的情况下提供强大的、高稳定性的均匀磁场。

对于超导磁体，成功励磁的条件是建立稳定的超导环境及有一套完善的励磁控制系统，该系统一般由电流引线、励磁电流控制电路、励磁电流检测器、紧急失超开关和超导开关等单元组成。另外，一个高精度的励磁专用励磁电源也是不可缺少的，这种电源是低压大电流的恒流电源，应具有高精度、大功率、高稳定性、电源的纹波较小等特点，电源还须附加保护磁体的自动切断装置，在励磁、退磁过程中及突然停电时，保护超导线圈和电源本身。超导磁体的电源具备独特的性能，提供完整的控制功能，电流特性好，有好的电流引线设计等。不同厂家的磁体对励磁有不同要求，所需时间也不尽相同，但电流的投入一般应遵循从小到大、分段控制的规律，因而磁场也是逐步建立的，一般整个励磁过程长达几个小时。磁体线圈的稳定电流强度不仅取决于磁体所设计的场强，而且与线圈的结构有关。因此，场强相同的不同磁体，其稳定电流往往是不相同的。即使是同一型号的磁体，线圈电流也因有无自屏蔽而有所不同。表 32-1 列出了某公司几种磁体的线圈稳定电流值。

表 32-1　几种超导磁体线圈稳定电流

磁体型号	磁体场强/T	线圈稳定电流/A	
		无自屏蔽	有自屏蔽
LI	1	115	107
LISE	1	239	222
LI	1.5	95	88
LISE	1.5	161	150
LISE	2.0	294	273.5

超导磁体励磁时，电流到了预定数值就要适时切断供电电源，去磁(退磁)时又要迅速地将磁体贮存的磁量泄去。超导磁体中实现这一特殊功能的设备就是磁体开关(magnet switch)，它是磁体供电装置的重要组成部分。

磁体对外可接三对引线，即磁体电源线、感应电压检测线和加热器引线。其中磁体电源线和电压感应线是励磁专用线，励磁结束后就已卸掉，平时只有开关加热器(switch heater)与磁体电源系统中的磁体急停开关相连。图 32-10 中 a、b 间是一段超导线，它跨接在磁体线圈的两端，起开关作用，a-b 超导线和加热器被封装在一起置于磁体低温容器内，a-b 超导线的工作状态是由加热器控制的。设 a-b 线的电阻为 R_s，正常情况下，由于加热器电源关闭，a-b 线便处于超导态($R_s=0$)。当加热器电源接通后，a-b 线就会因加热而失去超导性($R_s\neq0$)。励磁时，给加热器通电使其发热，a-b 线失去超导性，励磁电流流过磁体线圈 L，电流达预定值后切断加热器电源，超导线 a-b 便进入超导态，磁体线圈 L 被 a-b 线所短接，形成闭环电流通路。此后就可关闭供电电源、卸掉磁体励磁的电流引线，以减少制冷剂的消耗。超导线允许的电流密度比普通铜线高出几十至上百倍。磁体的励磁过程必然会引起液氦的汽化，造成磁体内腔压力的增高，为及时泄走过多氦气产生的压力，此时需要打开泄压阀门，主动泄压。图 32-10 是磁体开关原理图。

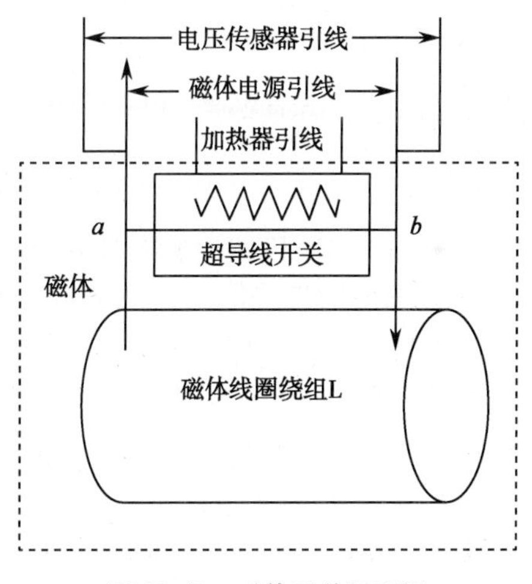

图 32-10　磁体开关原理图

(5) 失超：失超(quench)是超导体因某种原因突然失去超导性而进入正常态的过程。超导体是在极高的电流密度下工作的，又处于超低温环境，因而比较容易发生失超。失超的基本过程是电磁能量转换为热能的过程。如果它所产生的热能在整个磁体是均匀分布的，那就不会引起任何问题，但是，磁能在线圈绕组周围的传播是不均匀的，因而从微观上讲失超总是从一点开始，并通过热传导方式向外扩散焦耳热，温度的升高使线圈局部出现失常区(转为正常态)，即此处的线圈有了电阻。线圈局部电阻的出现，加热了超导线圈，使磁体电流下降。失超是一个不可逆的过程，在这一过程中，磁场能量将迅速耗散，线圈中产生的焦耳热引起液氦急剧蒸发，低温氦气从排出管猛烈向外喷发，超导线的失超部分可出现几千伏的高电压引起强大的电弧，可能烧焦线圈的绝缘或熔化超导体，甚至损坏整个超导线圈。失超和磁体的退磁是两个完全不同的概念，退磁只是通过磁体的特殊电路慢慢泄去其贮存的巨大能量（一个 1.5T 的磁体在励磁后所储存的磁场能量高达 5MJ），使线圈内电流逐渐减小为零，但线圈仍处于超导态，失超后不仅磁场消失，而且线圈失去超导性。

造成磁体失超的原因很多，主要有以下几个方面：磁体本身结构和线圈因素造成的失超，超导材料的不稳定造成的失超，磁体超低温环境破坏造成的失超，人为因素造成的失超及其他不可抗拒的因素造成的失超。据估计，一个 1.5T 的磁体励磁后所贮存的磁场能量高达 500 万焦耳。失超时如此巨大的能量迅速释放所产生的热量，足以使磁体内几千升液氦在数分钟内剧烈蒸发，有些情况下还可能危及磁体的安全。可见失超后无论是重新预冷、励磁，还是 MRI 系统停机所造成的经济损失都是巨大的。但一般来说，MRI 的磁体都已采取有效的失超保护措施，失超后上述危害不一定发生。

为避免失超，建立失超的预防和保护系统是十分重要的，通过传感器、探测器实时监控磁体的状态，同时建立励磁时的失超保护以及超导建立并运行后的失超保护等防范措施。①需要将超导合金纤维导线埋在铜基底中，让铜在磁通量突变时对超导线起分流作用及限制热量的产生，并使热量不向超导体的其他部分蔓延，另外，要从工艺上保证超导线的焊接点引入的电阻极小。由于磁通量突变产生的热量绝大部分被铜基传导给液氦，液氦蒸发使热量散失而不致引起很大的升温，在励磁时磁通量突变最大，消耗液氦最多，应及时补充。②励磁时的失超保护十分重要，它是由失超探测器、机械式直流快速断路器、泄能电阻器组成，当失超探测器发现失超发生时，启动断路器将励磁电源和磁体超导线圈绕组隔离开，并将磁体超导线圈绕组里的电流切换到泄流电阻器放电，在短时间里将其能量释放掉。③建立磁体监控和保护措施，实时监控测量磁体线圈温度、应力、液氦液位、真空度、流量、杜瓦容器压力等参数值的变化。

失超带来的问题主要是过压、过热等。一旦发生失超，磁体中的制冷剂肯定会挥发一空，因此，对于用户来说，首先要尽快更换有关管道口的保险膜，以免空气进入磁体低温容器后形成冰块，此后可对磁体进行全面检查，以找出失超原因，如果磁体尚未破坏，就要按本章所述方法，重新建立超导环境并给磁体励磁。

（6）超导磁体的其他组件：失超管（quench tube）是超导磁体不可缺少的部分之一，它的作用是将磁体内产生的氦气排到室外。日常情况下只将磁体内产生的少量氦气排出，一旦失超，磁体容器中近千升的液氦变为氦气（通常每升液氦气化为 1.25m^3 氦气）将从失超管喷出。如果失超管设计尺寸不足、铺设路径不合理、不通畅，甚至堵塞，磁体因内部压力快速增高而被损坏的可能性将增大。

紧急失超开关又称为磁体急停单元（emergency run-down unit，ERDU），是人为强制主动失超的控制开关，装于磁体间或控制室内靠近门口的墙上，其作用是在紧急状态下迅速使静磁场削减为零。该开关仅用于地震、火灾和危及受检者生命等突发事件时使用。出于安全考虑，可在失超按钮上加装隔离罩。需要严格控制进出磁体间的人员对该开关的非正常操作。

超导磁体优点为高场强、高稳定性、高均匀性、不消耗电能以及容易达到系统所要求的孔径，所得图像的信噪比高，图像质量好，许多需要高场强高性能梯度磁场的复杂序列和快速成像脉冲序列只能在超导高场强的磁共振系统中完成，因此具有最新成像功能和代表最新 MRI 技术发展方向的新产品都是超导机型。但是超导线圈须浸泡在密封的液氦杜瓦中方能工作，增加了磁体制造的复杂性，运行、安装及维护的费用相对较高，随着磁场强度的升高，其边缘场范围较大。

（三）匀场

受磁体设计和制造工艺限制，任何磁体出厂后都不可能使整个成像范围内的磁场完全一致。此外，磁体的周围环境也对磁场有一定影响，如磁场的屏蔽物、磁体附近固定或可移动的铁磁性物体等。因此，磁体安装完毕后还要在现场对磁场进行物理调整，把消除磁场非均匀性的过程称为匀场（shim）。匀场是通过机械或电气调节建立与磁场的非均匀分量相反的磁场，将其抵消。常用的匀场方法有被动匀场和主动匀场两种。

1. 被动匀场　被动匀场（passive shimming）是指在磁体孔洞内壁上贴补专用的小铁片（也称为匀场片），以提高磁场均匀性的方法，又称为被动匀场，由于匀场过程中不使用有源元件，故称之为被动匀场。被动匀场时金属片的几何尺寸以及贴补位置根据磁场测量的结果确定。匀场所用的小铁片一般用磁化率很高的软磁材料压制而成，其几何形状及尺寸各不同厂家，甚至不同磁体型号均有所不同。

超导磁体的被动匀场过程是：磁体励磁（充磁）→测量场强数据→计算匀场参数→去磁→在相关位置贴补不同尺寸的小铁片，这一过程要反复进行多次。图 32-11 为条型磁铁的磁场示意图。匀场用的小铁片本来没有磁性，可是，一旦将它贴补到磁体内壁，就立刻被主磁场磁化而成为条型磁铁，从而具有了与条形磁铁类似的磁场。图 32-12 表示匀场小铁片的作用，虽然小铁片内部的磁场与主磁场同向，但在其外部靠近磁体中心一侧，从 N 极返回 S 极的磁力线正好与主磁场反向，从而削弱了小区域内的磁场强度，这就是小铁片影响局部磁场的原理。匀场时，何处磁场均匀性差，就在何处贴补这种小铁片。当然，铁片的尺寸要根据需要扭转的场强差来决定。

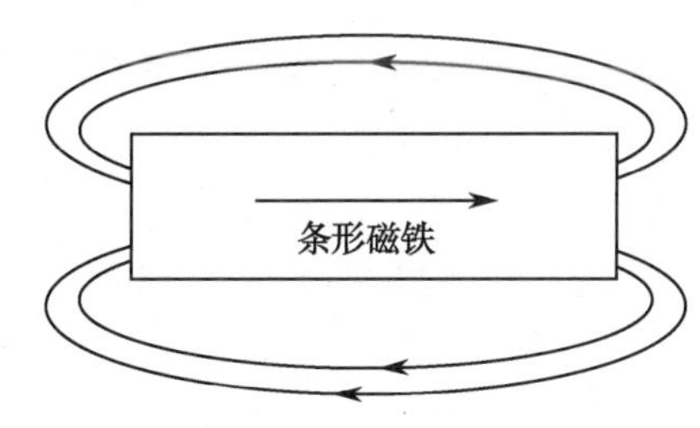

图 32-11　条形磁铁的磁场

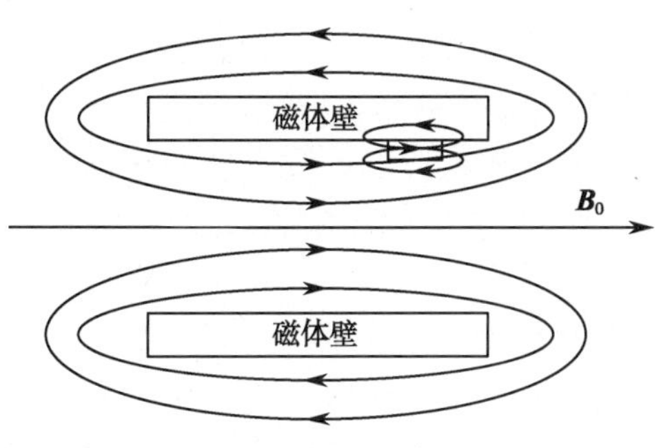

图 32-12　被动匀场的原理

被动匀场的结果是永久的，即在磁体安装完毕后进行一次，以后不可能再做。贴上去的小铁片也就不会卸掉了。对于环境条件造成的磁场波动，要用主动匀场的方法去弥补。被动匀场可校正高次谐波磁场的不均匀，材料价格便宜，不用昂贵的高精度电源，可减少主动匀场很难或不可能减少的谐波磁场。

2. 主动匀场　在有限的磁体孔洞内，除了安装梯度线圈外，一般还装有匀场线圈（shim coil）。匀场线圈也有超导型及常导型之分。超导型匀场线圈与主磁场线圈置于同一低温容器中，其电流强度稳定，且不消耗电能，是近年来新出现的高品质匀场线圈，常导型匀场线圈使用最多，但它要消耗能量，而且其匀场效果往往受匀场电源质量的限制。

匀场线圈由若干个大小不等的小线圈组成，这些小线圈分布在圆柱形匀场线圈骨架的表面，构成线圈阵列。所谓主动匀场（active shimming），就是通过适当调整匀场线圈阵列中各线圈的电流强度，用局部磁场的变化来调节主磁场以提高整体均匀性的过程，又称为主动匀场。主动匀场是对磁场均匀性进行精细调节的方法，可以减少谐波磁场。

一种匀场线圈是与磁场线圈串联，两者的相对位置可以调节，这种匀场线圈叫平衡线圈，另一种匀场线圈与磁场线圈分开单独驱动，位置固定，这种匀场线圈叫补偿线圈。平衡线圈能够修正磁场的轴向非均匀性；补偿线圈既可修正轴向非均匀性，也可修正横向非均匀性。在主动匀场过程中，匀场电源的质量对于匀场效果起着至关重要的作用，匀场电源波动时，不仅匀场的目的达不到，而且主磁场的稳定性会变差。因此，在 MRI 系统中匀场线圈的电流均由高精度、高稳定度的专用电源提供。在大多数 MRI 设备的匀场都是被动匀场和主动匀场并用，被动匀场是主动匀场的基础，主动匀场可在系统软件控制下进行。

二、梯度磁场系统

梯度系统（gradient system）是指与梯度磁场有关的一切电路单元。其功能是为系统提供满足要求的、可快速开关的梯度场，对磁共振信号进行空间定位编码和选层；在梯度回波和其他一些快速成像序列中，梯度场的翻转还起着射频激发后自旋系统的相位重聚，产生梯度回波信号的作用；在成像系统没有独立的匀场线圈的磁体系统，梯度线圈可兼用于对磁场的非均匀性校正。因此，梯度系统是 MRI 设备最重要的硬件之一。

（一）梯度磁场的性能指标

梯度磁场简称为梯度场，其性能指标通常有梯度强度、梯度爬升时间、梯度切换率、梯度的有效容积及线性度等。

1. 梯度场强度　梯度场强度是指梯度场能够达到的最大值，用单位长度内梯度磁场强度的最大差表示，单位为 mT/m。在梯度线圈一定时，梯度场的强度由梯度电流所决定，而梯度电流又受梯度放大器的功率限制。梯度场强度越高，可得到的扫描层面越薄，图像的空间分辨力就越高。目前 MRI 系统的梯度强度达到 30~45mT/m。

2. **梯度切换率及爬升时间**　梯度切换率(slew rate)和梯度上升时间是梯度系统两个重要指标，它们从不同角度反映了梯度场达到某一预定值的速度。梯度爬升时间指梯度由零上升到预设梯度强度所需的时间，单位 ms。梯度切换率是单位时间内梯度磁场的变化率，它的定义是梯度场强度除以爬升时间，单位为 mT/(m·ms)或 T/(m·s)。近年来，30mT/m 以上的梯度系统其切换率可达 120~200mT/(m·ms)，爬升时间达 0.1ms。梯度切换率越高，则梯度的开启时间越短，梯度磁场强度爬升越快，即可提高扫描速度，从而实现快速或超快速成像。如图 32-13 所示，梯度场的变化可用梯形表示，梯度场的有效部分是中心的矩形，梯形的腰表示梯度线圈通电后爬升至预定值，则：

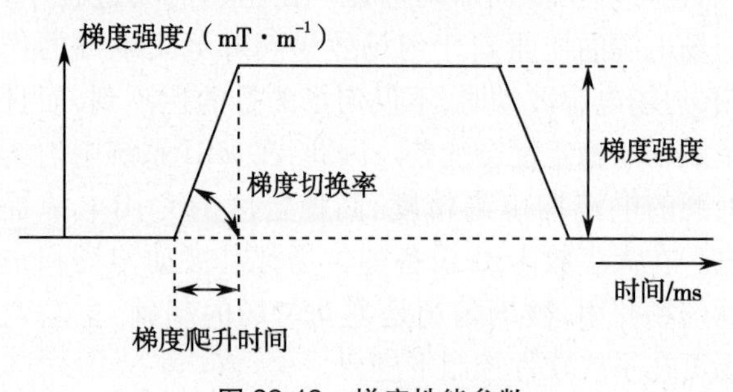

图 32-13　梯度性能参数

梯度切换率(mT·m·$^{-1}$ms^{-1})= 梯度场强度(mT/m)/爬升时间(ms)　(式 32-6)

3. **梯度线性**　梯度线性是衡量梯度场动态地、依次平稳递增性能的指标。线性越好，表明梯度场越精确空间定位、选层、翻转激发也就越精确，图像的质量就越好，非线性度随着与磁场中心距离而增加，因此如果梯度线性不佳，图像的边缘上可能产生空间和强度的畸变。梯度非线性一般不能超过 2%。

4. **梯度有效容积**　梯度有效容积又叫均匀容积，是指梯度线圈所包容的能够满足一定线性要求的空间区域。这一区域一般位于磁体中心，并与主磁场的有效容积同心。产生 X、Y 梯度的线圈通常采用所谓的鞍形线圈，对于鞍形线圈，其有效容积只能达到总容积的 60%左右。梯度线圈的均匀容积越大，对于成像区的限制就越小。

5. **梯度工作周期**　在一个成像周期时间(TR)内梯度场工作时间所占的百分比。梯度工作周期与成像层数有关，在多层面成像中，成像层面越多则梯度磁场的工作周期百分数越高。

线性梯度场的最低梯度强度必须大于主磁场的非均匀性，否则磁场非均匀性将严重影响空间编码，在二维傅里叶变换(2DFT)成像中引起影像几何失真；在投影重建成像中不仅引起几何失真，还导致空间分辨力降低。成像要求的梯度强度受信噪比和射频带宽等因素的制约，一般不希望梯度场强度大于实际需要的值，因为成像要求的频带宽度与梯度强度成正比，如果梯度强度较大，则对应的频带较宽，引入的噪声大，且给品质因数高的窄频带射频线圈的调谐和匹配增加困难。

梯度系统性能高低直接决定着 MRI 设备的扫描速度、影像的几何保真度及空间分辨力等，另外其性能还同扫描脉冲序列中梯度脉冲波形的设计有关，即一些复杂序列的实现也取决于梯度。

（二）梯度系统的组成

梯度系统由梯度线圈、梯度控制器(GCU)、数模转换器(DAC)、梯度功率放大器(GPA)和梯度冷却系统等部分组成。各部分之间的关系如图 32-14 所示。其中波形调整器、脉冲宽度调整器和功率输出级合称为梯度功率放大器。GCU 发出梯度电流数值，DAC 将其转换为模拟控制电压，反馈环节是由霍尔元件组成的输出电流测量电路，它返回的电压正比于输出的实际电流，该测量值与数模转换器输出的控制电压在波形调整器输入端相加后将其值送入调整器，再经脉冲调制，便产生桥式功率输出级的控制脉冲。

1. **梯度线圈**　MRI 系统需要三个互相正交的梯度磁场作为空间编码的依据，这三个梯度场分别由三个梯度线圈提供。梯度线圈应该满足下列要求：①良好的线性特性，要求线圈的线性在给定的几何尺寸下大于成像视野；②爬升时间短，爬升时间决定或限制系统的最小回波时间，这对 MRI 中多种成像技术有重要意义；③功耗小，降低散热要求；④最低程度的涡流效应。设计线性梯度线圈的关键在于确定适当的线圈几何形状和载流导线的空间分布，使建立的梯度场的大小、方向和线性度在整个成像范围内满足要求。

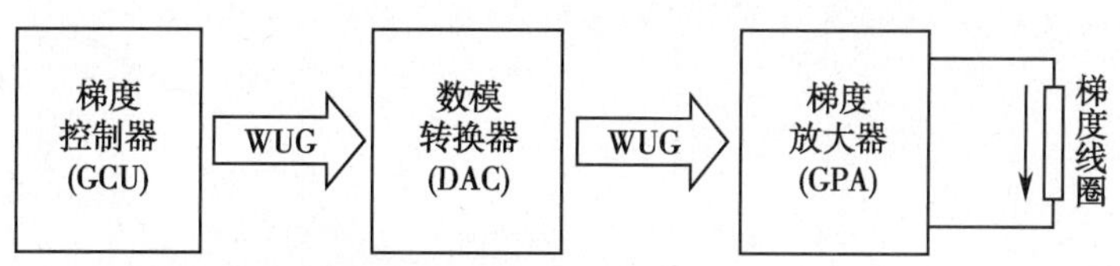

图 32-14　梯度子系统工作流程

产生 Z 向梯度场的线圈 G_Z 可以有多种形式，最简单的是麦克斯韦(Maxwell)对。这是一对半径为 a 的环形线圈。电磁场理论的计算表明，两线圈中电流方向相反，当两线圈的距离等于时，可得到最均匀的线性梯度场。这种线圈被广泛地用来产生 Z 梯度场。图 32-15 即表示 Z 梯度线圈的绕制。图 32-16 是 Z 梯度线圈产生的磁场，图中的符号“⊙”和“⊗”分别表示线圈电流的方向，前者为电流穿出纸面，后者为电流离开读者而进入纸面。用右手螺旋法则可知，两端线圈产生不同方向的磁场，一端与 $\boldsymbol{B}_0$ 同向，另一端与其反向，因而与主磁场叠加后分别起到加强和削弱 $\boldsymbol{B}_0$ 的作用。

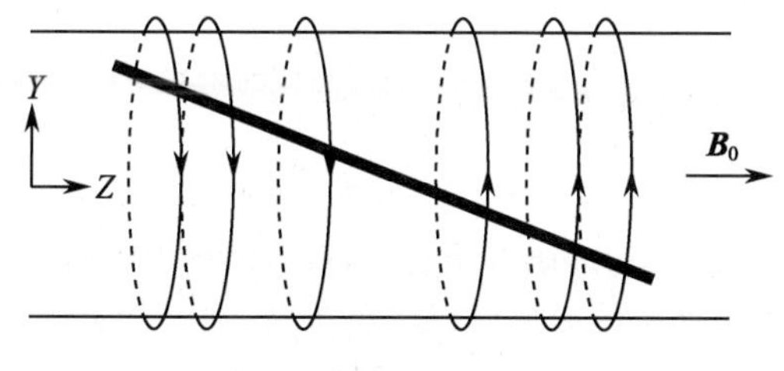

图 32-15　Z 向梯度线圈

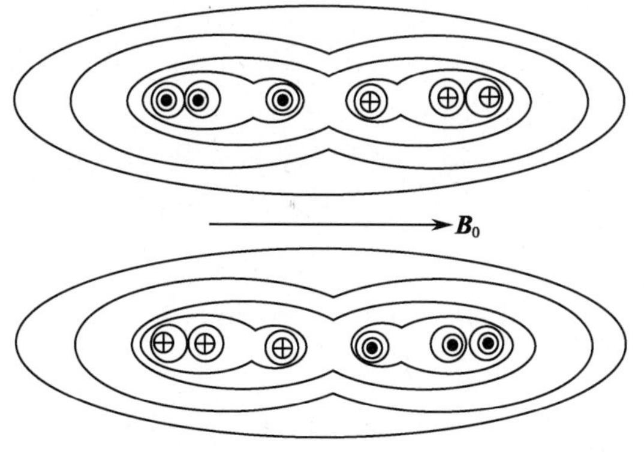

图 32-16　Z 梯度产生的磁场

X 向和 Y 向梯度线圈 G_X 和 G_Y 的原理稍复杂些。为了得到与 G_Z 正交的磁场，人们根据电磁学中著名的毕奥-萨伐尔(Biot-Savart)定律，研究了无限长导体周围的磁场，发现四根适当放置的导线通以电流便可产生所需梯度，即产生的磁场在几何形状确定的前提下只与线圈的电流有关，这就是人们所熟知的鞍形梯度线圈。根据对称性原理，将 G_X 旋转 90°就可得到 G_Y。因此，G_X 和 G_Y 线圈的设计可以归结为同一线圈的设计问题。图 32-17、图 32-18 仅给出 G_X 线圈和它所产生的梯度场示意图。图 32-17 所示的 4 个线圈中流过的是同一电流，且线圈的几何形状使它能产生所需要的梯度场。鞍形线圈用的是圆弧线，对样品入口的限制小，其返回电路与 Z 轴平行，不会产生 Z 方向磁场而影响梯度磁场，增加鞍形线圈对数可提高梯度磁场线性度。

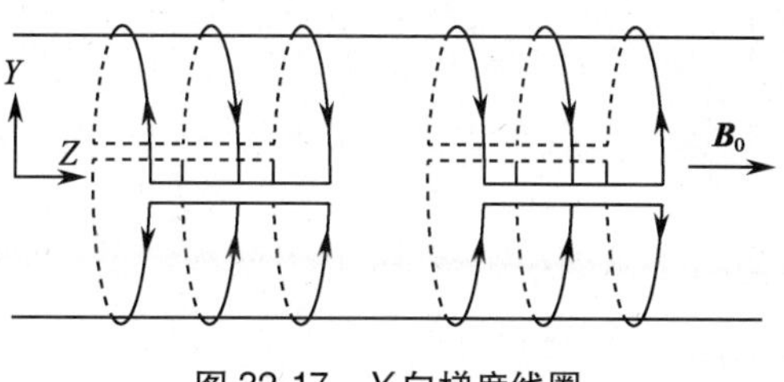

图 32-17　Y 向梯度线圈

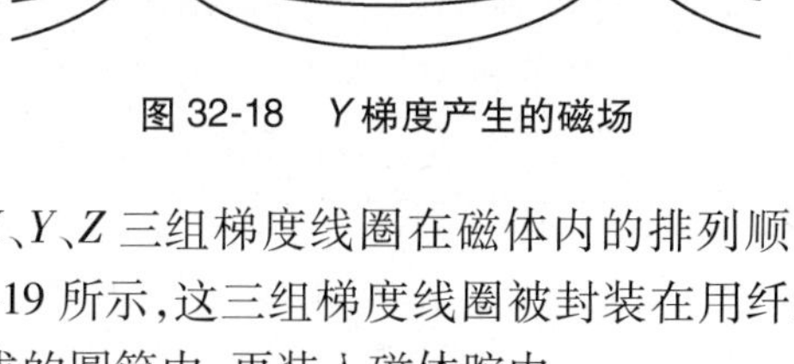

图 32-18　Y 梯度产生的磁场

X、Y、Z 三组梯度线圈在磁体内的排列顺序如图 32-19 所示，这三组梯度线圈被封装在用纤维玻璃制成的圆筒内，再装入磁体腔内。

2. 梯度控制器和数模转换器　梯度控制器(gradient control unit，GCU)的任务是按系统主控单元的指令，发出全数字化的控制信号，数模转换器(digital to analogue converter，DAC)接收后，立即转换成相应的模拟电压控制信号，产生梯度放大器输出的梯度电流。系统不仅要求梯度磁场能够快速启停，而且要求其大小和方向都可改变，反映在硬

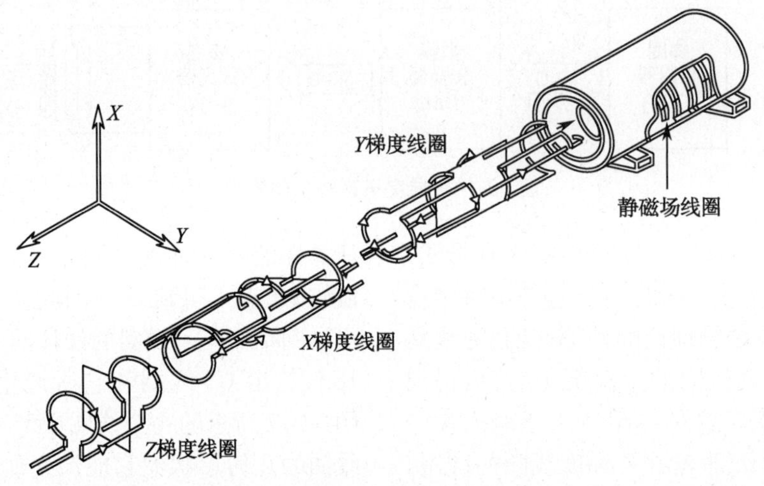

图 32-19 梯度线圈在磁体内的排列

件上就是要求梯度电流放大器的脉冲特性要好。对梯度放大器的精确控制就是由梯度控制器和DAC共同完成的。一般来说DAC的精度(分辨力)由输入端的二进制数位数来决定。现在的梯度系统大多采用32位的DAC,可见MRI对梯度的控制是极其精确的。DAC收到梯度控制器发送的、标志梯度电流大小的代码后,立即转换成相应的模拟电压控制信号,以驱动梯度放大器输出梯度电流。

3. **梯度放大器** 梯度场是流经梯度线圈电流的产物,而这一电流正是梯度放大器(gradient power amplifier,GPA)所提供的。梯度放大器是整个梯度控制电路的功率输出级,因此必须具有功率大、开关时间短、输出电流精确和系统可靠等特点。但受线路分布参数、器件以及线圈感性负载的影响,上述要求实现起来比较困难,因而梯度放大器的设计往往成为梯度系统的核心。为了精确调节梯度电流的量值,许多系统在梯度电流输出级与梯度放大器间加入了反馈环节。梯度电流采用霍尔元件进行探测,扫描过程中需不断地改变梯度场的强度和方向,因此,除了具备良好的功率特性外,还要有良好的开关特性,才能满足梯度场快速变化的需要。

梯度放大器是工作在开关状态的电流放大器,由于梯度放大电路的驱动电流较大,梯度线圈的电阻比较稳定,使用开关放大器可大大减少放大器中三极管本身的功耗。开关放大器与系统时钟同步工作,其输出电流平均值取决于工作脉冲的占空比,另外,梯度线圈是感性负载,流经它的电流不能突变,因此GPA通常采用高电源电压(300V)。设梯度线圈的电感与电阻分别是L与R,则开关管接通后电流上升的时间常数$\tau=L/R$,通常梯度线圈的L很小,R比较大,使τ非常短。采用高电源电压,可在管子导通的最短时间内使输出电流达到额定值,这样开关管的功耗最小。

GPA采用桥式功率输出级,它主要由四个场效应管电子开关($S_1 \sim S_4$)、存贮和滤波电容(C)及四个续流二极管($D_1 \sim D_4$)组成,如图32-20所示,其中电子开关的通断受调制器输出波形的控制,正向梯度电流时S_2和S_4导通,负向梯度电流时S_1和S_3导通,场效应管一旦导通,在高电压源的驱动下便可产生梯度电流,但由于线圈的电感作用,电流的上升将呈指数变化,场效应管切断时,线圈的电感同样要阻止电流的变化,这时线圈又像一个电流源,其电流将从相应的二极管流过。为了使三个梯度线圈的工作互不影响,一般都安装三个相同的电流驱动放大器。它们在各自的梯度控制单元控制下分别输出系统所需的梯度电流。梯度场快速变化所产生的力使梯度线圈发生机械振动,其声音在扫描过程中清晰可闻。

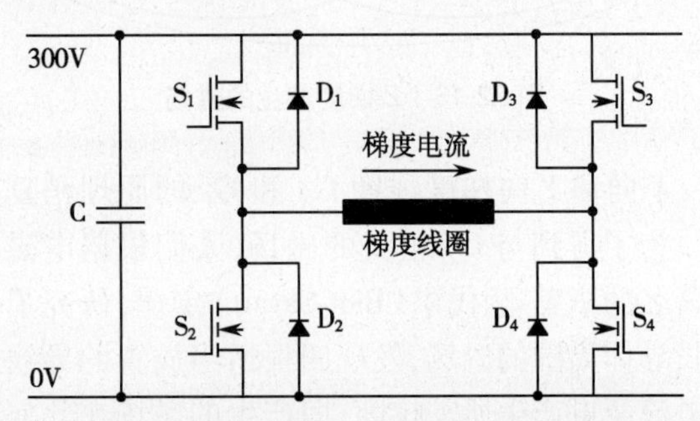

图 32-20 梯度功率放大器的功率输出级

4. **梯度冷却系统**　梯度系统是大功率系统，为得到理想的磁场梯度，梯度线圈的电流往往超出100A。如此大的电流将在线圈中产生大量的焦耳热，如果不采取有效的冷却措施，梯度线圈就有烧毁的可能。梯度线圈封装固定在绝缘材料中，没有依赖环境自然散热和风冷散热的客观条件。常用的冷却方式有水冷和风冷两种，水冷方式是将梯度线圈经绝缘处理后浸于封闭的蒸馏水中散热，水再由冷水交换机将热量带出；风冷方式是直接将冷风吹在梯度线圈上，目前高性能的梯度系统均采用水冷方式。

5. **涡流及涡流补偿**　变化的磁场在其周围的导体内会产生感应电流，这种电流的流线在导体内自行闭合，称涡流(eddy current)。涡流的强度与磁场的变化率成正比，其影响程度与这些导体部件的几何配置和它们与梯度线圈的距离有关。涡流所消耗的能量最后均变为焦耳热，称为涡流损耗，一般系统都要设法减少这种损耗。涡流可引起磁共振成像伪影，并能引起 MR 频谱基线伪影和频谱失真。

随着梯度电流的增加(如梯度脉冲的上升沿)，这种涡流会猛然增大；梯度电流减小时(如梯度脉冲的下降沿)，它又将出现反向变化；而当梯度场保持时(相当于脉冲顶部)，它按指数规律迅速衰减。涡流的存在会大大影响梯度场的变化，严重时类似于加了低通滤波器，使其波形严重畸变，如图 32-21 所示。

为了克服涡流造成的负面影响，人们采取了许多措施。一种方法是在梯度电流输出单元中加入RC(反馈电容)网络，预先对梯度电流进行补偿的方法。图 32-21C 是补偿后梯度电流的波形，经过补偿后梯度场的波形变化已经比较理想了。由于涡流的分布不仅在径向，而且在轴向，因此涡流补偿电路不能完全去除涡流，还可以在主梯度线圈与磁体之间增加一个用于屏蔽梯度磁场对磁体影响的辅助梯度线圈，它产生的梯度磁场同主梯度线圈的相反，使合成梯度为零，从而避免了涡流的形成，但这样会使梯度线圈的成本和功耗成倍增加。另外可以使用特殊的磁体结构，用高电阻材料来制造磁体，以阻断涡流通路，从而使涡流减小。

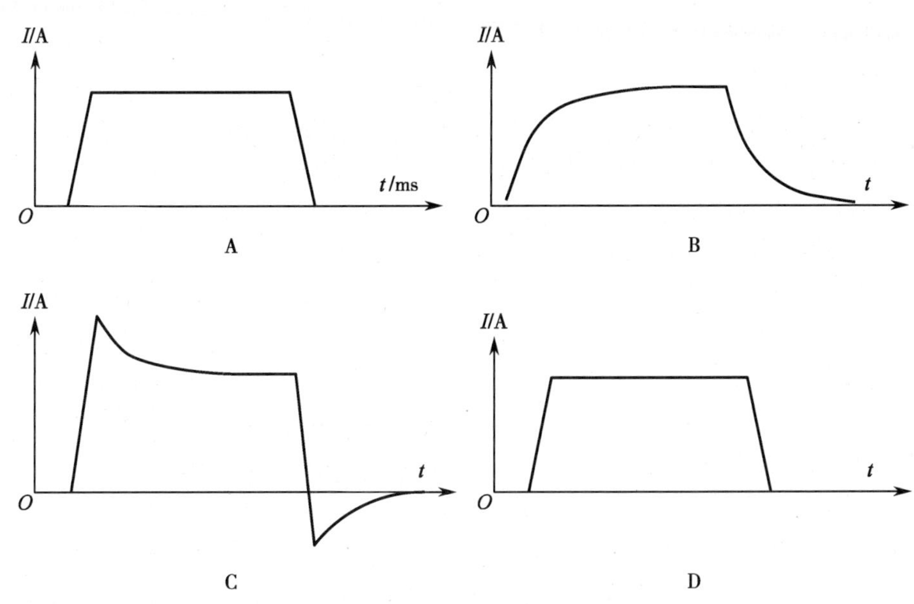

图 32-21　涡流对梯度场的影响及梯度电流补偿

A. 梯度电流波；B. 受涡流影响的梯度电流；C. 补偿的梯度电流波；D. 补偿后梯度电流波。

(三) 双梯度系统

通常情况下，每个 MRI 系统有一组梯度(即各有一个 X、Y、Z 梯度)及对应的梯度放大器等组件，为提高梯度性能，有些厂家推出了双梯度技术并且不同厂家的双梯度技术有所不同，GE 公司采用的是一套梯度放大器和两套梯度线圈，飞利浦采用的是一套梯度线圈和双放大器模式，这里以 GE 公司举例说明。如图 32-22 所示，小线圈梯度强度为 40mmT/m，切换率为 150mT/(m·ms)，最大 FOV 为 40cm，大线圈梯度为 23mT/m，切换率为 80mT/(m·ms)，最大 FOV 为 48cm。梯度场的主要目标为：当需要大视野扫描时，采用梯度场强和切换率较低的梯度场，当需要精细扫描模式时选用梯度场强和切换率较高的梯度场；两套梯度线圈可以叠加补偿线圈的涡流从而去除伪影。

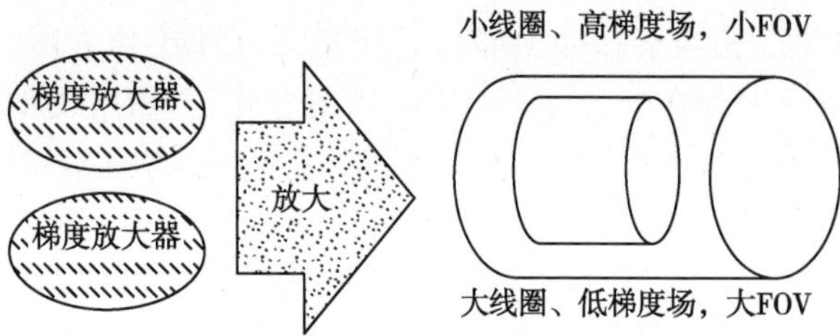

图 32-22 双梯度系统

三、射频系统

射频系统是 MRI 系统中实施射频激励并接收和处理 RF 信号的功能单元。射频系统不仅要根据扫描序列的要求发射各种翻转角的射频脉冲，还要接收成像区域内发出的磁共振信号，因此射频系统分为发射单元和接收单元两部分。一般来说，磁共振信号只有微伏 μV 的数量级，因而射频接收单元的灵敏度和放大倍数都要非常高。

（一）射频线圈

1. **射频线圈的概念** 射频线圈（radio frequency coil）既是原子核发生磁共振的激励源，又是磁共振信号的探测器。射频线圈中用于建立射频场的线圈称为发射线圈（trasmit coils），用于检测磁共振信号的线圈称为接收线圈（receive coils）。无论是发射线圈还是接收线圈，处理的都是基本相同频率的射频信号，理论上所有的线圈均可作为发射线圈和接受线圈，但绝大多数表面线圈发射的射频场很不均匀，因此一般只作为接收线圈，发射工作一般由体线圈完成。

磁共振成像的磁场强度在 0.2～3T 之间，相应的工作频率处于 8.5～127.8MHz 的射频波段。MRI 用的发射/接收线圈相当于广播、电视用的发射/接收天线，不同的是广播、电视的发射地点和接收地点相距可达数千百公里，接收天线处在发射的电磁波的远场中，发射天线和接收天线之间是行波耦合，行波的波长比发射地和接收地之间的距离小得多，行波的电场和磁场特性具有对等的意义。MRI 中射频线圈和人体组织之间的距离远远小于波长，接收线圈处在被接收的磁共振信号的近场区域，发射和接收之间是驻波耦合，驻波的电磁能量几乎全部为磁场能量，所以，磁共振信号的接收和射频激励不能采用电耦合的线状天线，而必须采用磁耦合的环状天线，即射频线圈。

2. **射频线圈的种类** MRI 系统中射频线圈的种类很多，且有多种分类方法。

（1）射频线圈按功能：分为发射/接收线圈和接收线圈。在 MRI 中，同一射频线圈可以在序列周期内不同的时间分别进行发射和接收两种功能，形成既能发射又能接收的两用线圈，如常用的正交体线圈（body coil）及正交头线圈（head coil），这类线圈在实际工作时要用电子线路在发射和接收之间快速切换。通常在 MRI 系统中大部分线圈均为接收线圈，但所有的正交体线圈（安装在磁体孔洞中）是发射/接收线圈。

（2）按线圈成像范围的大小：可将其分为全容积线圈、部分容积线圈及表面线圈。全容积线圈指能整个包容成像部位的柱形线圈，如体线圈和头线圈，这种线圈在一定的容积内有比较均匀的发射和接收射频（RF）场，因此主要用于大体积组织或器官的大范围成像。表面线圈是一种可紧贴成像部位放置的接收线圈，其结构为扁平形或微曲形，该线圈接收场非常不均匀，在影像上的表现是越接近线圈的组织越亮，越远离线圈的组织越暗，表面柔性线圈在线圈放置时有最大的自由度，主要用于表浅组织和器官的成像。部分容积线圈是全容积线圈和表面线圈两种技术结合而成，其 RF 均匀性介于全容积线圈和表面线圈之间。

（3）按线圈的极化方式：可将其分为线性极化、圆形极化及相控阵线圈几种方式，线性极化线圈只有一个绕组，射频场只在一个方向上；圆形极化有两对相互垂直的绕组，这两组绕组同时接收一个磁共振信号，但得到的噪声互不相干，所以这种线圈的 SNR 提高$\sqrt{2}$倍，该线圈又称为正交线圈；相控阵线圈是目前较先进的一种线圈，它是由多个线性极化或圆形极化的小线圈组成的线圈阵列，每个小线圈都有各自的接收通道及放大器，可用它进行大空间成像，提高 SNR，阵列线圈中每个线圈是同时采集其对应区域的磁共振信号，在采集结束后将所有小线圈的信号有机地结合重建磁共振成像，图像重建时间与组合的线圈数成相关。每个小线圈也可任意组合或单独使用，该线圈的设计比较复杂，要考虑多个线圈的布局及几何结构、线圈之间的干扰、不同线圈的同步、多通道信号采集等问题，目前，Siemens 公司生产出一种由 102 个线圈单元组成的全景式相控阵线圈（简称 Tim：Total imaging matrix），由于只有 32 个射频接收通道进行信号接收处理，所以每次成像最多可用 32 个线圈单元，该线圈可对全身（高达 205cm）进行无缝成像。

（4）按主磁场方向：分为射频场 $\boldsymbol{B}_1$ 的方向应该与主磁场 $\boldsymbol{B}_0$ 相垂直。由于主磁场 $\boldsymbol{B}_0$ 有纵向磁场（超导磁体）和横向磁场（开放式永磁体）之分，射频场 $\boldsymbol{B}_1$ 的方向也要随之而变。体现在体线圈设计上就是采用不同的绕组结构。在横向磁场的磁体中，一般采用螺线管线圈，这时 $\boldsymbol{B}_1$ 的方向将与人体轴线一致。在纵向磁场的磁体中，均采用所谓鞍形线圈，它所产生的射频场垂直于被检体轴线。螺线管线圈的灵敏度和 $\boldsymbol{B}_1$ 场均匀性均优于鞍形线圈，前者的灵敏度是后者的 2～3 倍。但是，由于螺线管线圈对来自被检体的噪声也同样敏感，其信噪比并不比鞍形线圈高。一般来说，人体的噪声水平随着场强的提高而上升，因此，只有在低场中，螺线管线圈才表现出较好的性能。

（5）按线圈绕组形式：根据线圈绕组或电流环的形式，射频线圈又可分为亥姆霍兹线圈、螺线管线圈、四线结构线圈（鞍形线圈、交叉椭圆线圈等）、STR（管状谐振器）线圈和鸟笼式线圈（bird cage coil）等多种形式。图 32-23 为几种不同形状的射频线圈。

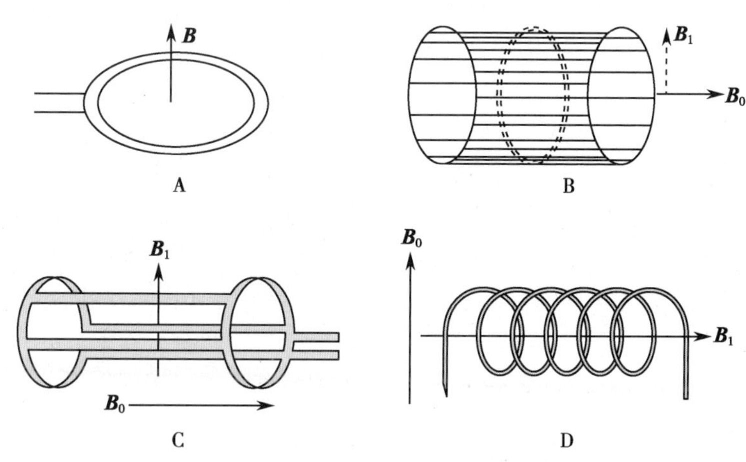

图 32-23　四种典型的射频线圈结构

A. 简单的线性线圈；B. 笼式线圈；C. 鞍形射频线圈；D. 螺线管射频线圈。

3. 射频线圈的性能指标　射频线圈的主要性能指标有：信噪比（SNR）、灵敏度、射频场均匀度、线圈品质因数、填充因子及线圈的有效范围等。提高信噪比是设计线圈的最主要目的；线圈的灵敏度是指接收线圈对输入信号的响应程度，灵敏度越高可检测微弱信号的能力越强，但同时噪声水平也会增加；射频场均匀性是指发射 $\boldsymbol{B}_1$ 场或接收磁共振信号的均匀性，它与线圈的几何形状密切相关，表面线圈的均匀性最差；线圈的品质因数 Q 指线圈谐振电路的特性阻抗与回路电阻的比值，它与线圈带宽$\Delta\omega$ 及共振频率 ω_0 之间的关系是：$\omega_0=\Delta\omega Q$；填充因数为样品体积与线圈容积之比，它与线圈的 SNR 成正比；线圈的有效范围是指激励电磁场可以到达的空间范围，它取决于线圈的几何形状，有效范围越大，成像 FOV 越大，其信噪比越低。射频线圈应该根据不同的应用，综合考虑以上指标合理设计。

4. 线圈的调谐　线圈的失谐主要是由负载和磁体两方面原因造成的：负载放入线圈后，因为线圈中存在电容，电容值与介电常数成正比，在未加负载前，线圈内为空气介质，加载后部分线圈容积被负载占据，而负载比空气的介电常数高出数倍，其结果等效于线圈电容增大。因此，加载后线圈的谐振频率降低。对于不同的负载，其介电常数不同，线圈的电容也不同。另外线圈进入磁体后其等效电感会变小，这是因为电感是储能元件，其能量以磁场的形式储存于周围空间中，进入磁体后，有效空间变小导致电感储能减少，从而使其等效电感变小，共振频率增加。因此线圈加载并置入磁体后一定要进行调谐（tuning）。调谐分为自动调谐和手动调谐两种，手动调谐只在个别线圈中使用。调谐一般通过改变谐振回路中可变电容的电容值或变容二极管的管电压（从而改变其电容值）两种方式来实现。

5. 线圈系统的耦合及去耦　当线圈单元工作于表面线圈方式时，分别进行激励与信号接收的体线圈与表面线圈工作频率相同，二者之间极易发生耦合，如果体线圈发射大功率的射频脉冲被表面线圈接收，则由于感应电流过大使表面线圈损坏。因此体线圈与表面线圈之间一旦耦合，危害很大，必须设法去耦，MRI 中应用了两种去耦方式：静态去耦及动态去耦。静态去耦是通过机械开关的通与断控制线圈之间的耦合；动态去耦是在扫描过程中给线圈施以一定的控制信号，使其根据需要在谐振与失谐两种状态下转换，即射频脉冲发射时，体线圈谐振，表面线圈失谐，接收信号时，体线圈失谐，表面线圈谐振，实现动态耦合要使用开关二极管等电子元件。

（二）射频系统发射单元

1. 射频系统发射单元及其发射通道 射频发射单元的功能就是在射频控制器的作用下，提供扫描序列所需的各种射频脉冲。在射频发射电路中是通过连续调整 $\boldsymbol{B}_1$ 的幅度来改变 RF 脉冲翻转角度。发射单元主要由射频发射控制器、振荡器、频率合成器、混频器、发射调制器、功率放大器、终端发射匹配电路及发射线圈组成。图 32-24 是射频发射单元的组成及其发射通道，它具有形成 RF 脉冲形状、对脉冲进行衰减控制、脉冲功率放大及监视等功能。

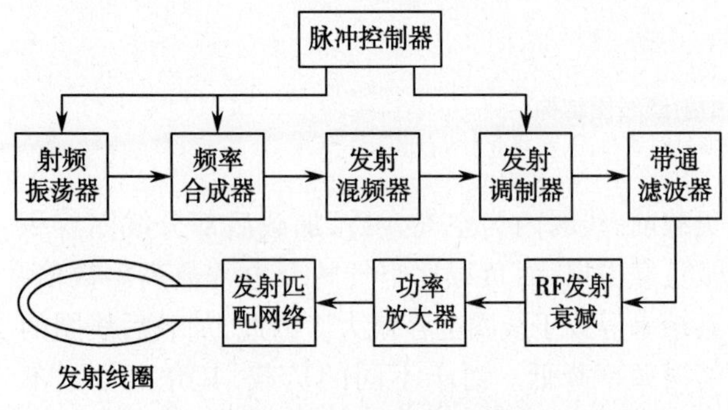

图 32-24 射频系统的发射单元

振荡器产生的电磁波首先被送入频率合成器，RF 波的频率在此得以校正，使之完全符合序列的需要。然后，标准频率的 RF 波进入发射调制器，调制器的作用是产生需要的波形。RF 脉冲要经过多级放大，使其幅度得以提高。射频脉冲发射单元的最后一级为功率放大级，它输出一定发射功率的 RF 脉冲信号，这一 RF 信号要通过一个阻抗匹配网络进入射频线圈。阻抗匹配网络在这里起缓冲器和开关的作用。由于有些线圈（如体线圈和头线圈）既是发射线圈又是接收线圈，必须通过阻抗匹配网络进行转换。射频发射时，它建立的信号通路阻抗非常小，使线圈成为发射线圈；射频接收阶段，它建立的信号通路阻抗非常大，线圈成为接收线圈。

（1）频率合成器：在 MRI 中需要用到几种频率 RF 信号，发射部分需要一路中频信号和一路同中频进行混频的信号，接收部分需要用到两路具有 90°相位差的中频信号和用以混频的一路 RF 信号，同时整个 RF 部分的控制还要一个共用的时钟信号，所有这些 RF 信号都要求稳定度好，准确度高，并且频率的大小易于用计算机进行控制，这些信号均由频率合成器产生，它是通过对稳定的频率进行加、减、乘、除的基本运算产生所需频率的装置，具有输出信号频率精确、稳定、易控制等特点，其基本原理是通过混频器完成频率的相加和相减，通过倍频器完成频率的乘法，通过分频器完成频率的除法，通过鉴相器和锁相环路来稳定频率。所有的频率均来自一个频率信号源，MRI 频率信号源是石英晶体振荡器。

频率合成器由四部分组成。①固定频率部分：它提供频率合成过程中所需的各种频率，也可提供合成器对外输出的一些固定频率。②低频部分：用做全成器细调步进频率。③高频部分：用作合成器粗调步进频率。④相加部分：完成几个频率的相加或相减。

（2）发射混频器：是通过两种信号混频产生 RF 信号，同时通过门控电路形成 RF 脉冲波形。采用不同的非线性器件及选取不同的工作状态，可以得到多种混频器，如三极管混频器、二极管平衡混频器、二极管开关混频器、二极管平衡式开关混频器以及环形混频器等。其中以环形混频器性能最佳。

（3）发射调制器：所有 MRI 均采用脉冲式 RF 场，因此对 RF 信号的输出必须采用开关控制，同时为了激发一定频带的原子核或者一个小空间区域的原子核，还需对 RF 信号进行幅度调制，即改变 RF 波形。调制和门控均可用双平衡调制器完成。由于 MRI 中必须采用单边带调制方法，所以要用正交调制器使 RF 和调制信号分别分解为相对相移 90°的两个分量，分别通过两个通道，在功率放大前两个通道再结合，因有一个边带相位差为 180°而互相抵消，只剩下另一个边带相加。

（4）脉冲功率放大器：发射调制器输出的 RF 脉冲信号幅度仅为 0.5V 左右，功率也只有 1mW 左右，必须经过功率放大才能馈送到发射线圈以产生 RF 场。由于 MRI 设备的 RF 发射频率高达数十兆赫兹，且频带较窄，因此要采用高频调谐回路功率放大器。一种 MRI 设备 RF 发射功率为 10kW（电压峰值约为 2 000V），为了获得如此大的功率，通过多级功放及功率合成技术，并将固体电路推动级与真空管末级相结合，可分为 30W 放大器、600W 放大器及 10kW 放大器几级，末级功率放大器的功率大，大多采用真空四极管放大器。功率放大器的运行必须是非常稳定、耐久以及可靠的。

（5）发射控制器：发射控制器是协调 RF 系统各部分工作的重要单元，主要功能有：①脉冲信号的产生，计算机通过数据总路线发来发射调制的控制信号，在发射控制器中经过 DAC 将这些信号转换成模拟信号，送到发射调制器，供形成 RF 脉冲使用；②门控及中频相位的组合输出，计算机送给发射控制器控制信号，发射控制器将其转变成门控信号送至发射混频器，发射控制器还接收相移控制信号，经过组合后输出相位分别为 0°、90°、180°或者 270°的中频信号。

（6）发射线圈：RF 发射单元产生的射频场 $\boldsymbol{B}_1$ 垂直于主磁场 $\boldsymbol{B}_0$，使得 RF 脉冲能够将其能量耦合给共振的原子核而引起质子的进动。为了产生理想的 RF 场，发射线圈必须满足下列要求：要求产生的射频场尽可能均匀；其次有适当的 Q 值，不能太大，太大时脉冲误差时间变长；第三线圈装置不能太大，从调谐的观点看，线圈的电感随它的线度成比例地增大，必须保证它不太大，以避免自激振荡（线圈与线圈自身的分布电容形成的振荡）频率与工作频率接近，显然第二和第三个要求互相矛盾，但一般总有办法解决。如鞍形线圈的长度与半径之比在 1～2 之间，即可满足以上三个条件。在 MRI 中，线圈的性能不只取决于所用的元件和电路形式，还决定于它的几何形状以及对分布参数的利用技术。

2. 发射线圈电路　发射线圈是发射调谐电路中的一部分，如图 32-25 为典型的发射调谐电路，其中发射线圈 L 与可变调谐电容 C_2 形成一个并联调谐电路，谐振于频率 ω_0 下，即：

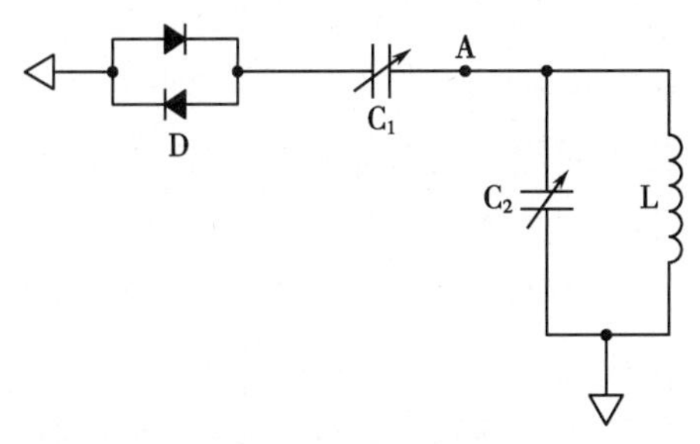

图 32-25　发射线圈电路

$$\omega_0^2 LC_2 \approx 1 \qquad \text{（式 32-7）}$$

此时线圈中的电流将是总电流的 Q 倍，Q 为回路的品质因数：

$$Q=\frac{\omega_0 L}{R} \qquad \text{（式 32-8）}$$

式中 R 为发射线圈的电阻，这个电阻一般很小，Q 值为几十到几百。

谐振时回路的阻抗最大，为 10～100kΩ 的纯电阻，而功率放大器的输出阻抗一般设计为 50Ω，即对 50Ω 负载传送的功率最大，从 A 点看如果线圈绕组的射频电阻非常小，则网络的输入阻抗非常高（10～100KΩ），直接接到功率放大器上将不匹配，使大部分功率被反射回去，为避免这一问题，引入可变电容 C_1（比较小，约 15pF），调节它的容量，可将谐振电路的阻抗转换到 50Ω。电路中的交叉二极管必须是高频二极管（低电容），有高峰值电流，可提供域值屏障，消除低电平噪声和削去发射脉冲的下降沿。

（三）射频系统接收单元

1. 射频系统接收单元及其接收通道　工程射频接收单元的功能是接收人体产生的磁共振信号，并经适当放大、混频、滤波、检波、模-数转换等一系列处理后送至数据采集单元。它由接收线圈、前置放大器、混频器、相敏检波器、低通滤波器及 A/D 转换器等组成。图 32-26 是接收单元的组成及其接收通道。

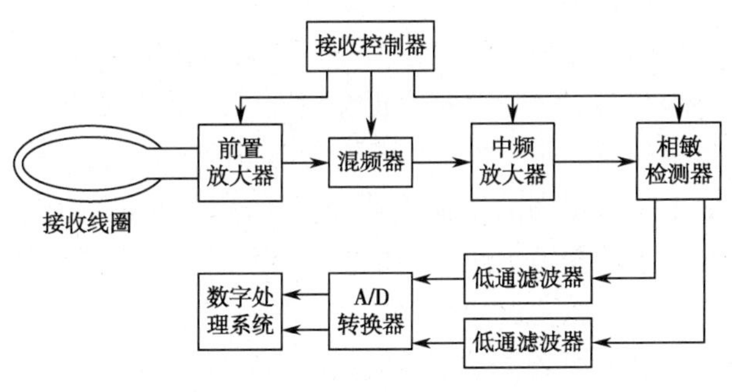

图 32-26　射频系统的接收单元

（1）前置放大器：是射频接收单元的重要组成部分。从接收线圈中感应出的磁共振信号只有微瓦数量级的功率，这就要求它既要有很高的放大倍数，又要有很小的噪声，为减少信号在电缆上的损失，前置放大器应尽量接近接收线圈，并使发射器与前置放大器绝缘。前置放大器要对 1μV 以下的信号发生反应。同时,在工作频率附近要求有较为平坦的信号经前置放大器放大后到达混频器。为了提高放大器的灵敏度与稳定性,在这里一般采用外差接收的方法,使信号与本机振荡混频后产生一个中频信号,该信号经中频放大器进一步放大后送往相敏检波器。为了降低对信号中噪声的放大,一般选用低噪声的场效应管。

(2) 混频器:其作用是将经过低噪声前置放大后的信号进行变频,将信号频谱移至中频上。同发射混频一样,接收混频器是利用混频元件的非线性,让信号频率同本地振荡频率进行组合,获得需要的中频信号,在这过程中会产生许多不需要的频率组合,应尽量减少其影响,常用的措施有选择适当的混频器电路,如用二极管平衡混频器,另外可设计滤波电路,滤除组合频率。

(3) 滤波器:其作用是滤除混频器产生的不需要的组合频率信号,采用无源滤波器,通常采用 Q 值较高的 LC 滤波器,为提高效率可采用多级滤波器。

(4) 相敏检波器:检波器的作用是将来自中频滤波电路的中频信号中检测出低频 MRI 信号,由于 MRI 的中频信号中含有与成像有关的信息,因此采用相敏检波器,它实际上是一个混频器或模拟乘法器,使输入信号与参考信号相乘,输出信号为二者的乘积,输出信号的频率与输入信号和参考信号的频率有关,幅度则与二者的相位差和幅度有关。在 MRI 设备中需要成对使用相敏检波器,两个相敏检波器的参考中频信号具有频率和振幅相同而相位相差 90°的特性,又称为正交检波,目的是消除频谱折叠现象。对于频率和相位均不同的信号,相敏检波电路有很高的选择性,因而可得到较高的 SNR。相敏检波器输出两个相位差为 90°的信号,这两个信号即为磁共振信号的实部和虚部。

(5) 低通滤波器和低频放大器:由于检波器的要求,进入它的中频信号及检波输出的低频信号均不超过 1V,而磁共振信号最终经过 A/D 转换数字化时需要 10V 左右的信号,因此必须由低频放大器将检波后的磁共振信号进行放大,为保证不失真地进行放大,通常采用集成运算放大器,它有良好的线性特性及较宽的频率响应。另外,检波输出的信号中除了所需的磁共振信号外,还有一些高频的干扰和噪声,必须加低通滤波器滤除,信号经两个低通滤波器,滤除其中混杂的交流成分后送 A/D 转换供数据采集系统使用。

(6) A/D 转换器:磁共振信号是随时间连续变化的模拟信号。模拟信号转换为数字信号后便于进一步处理,如累加、存储、变换和运算等。A/D 转换就是将模拟信号变换为数字(离散)信号的过程。A/D 转换可分为采样和量化两个步骤。采样是把一个连续时间函数的信号,用一定时间间隔的离散函数来表示。根据奈奎斯特(Nyquist)采样定理,为使原始信号波形不失真,信号采样频率必须等于或大于原始信号最高频率的两倍,因此选用 A/D 芯片时应该首先考虑芯片的变换速度是否合乎要求。采样把连续的磁共振模拟信号转换成为由一系列的断续平顶脉冲构成的采样保持信号。以数字值表示这些平顶脉冲幅度的过程称为量化。量化过程中引入的误差就是所谓的量化误差,其大小取决于 A/D 转换器的精度,即数字值细化的程度,数字值划分得越细,引入的误差就越小。该数字值的表达一般采用二进制数据以便于计算机的存储和处理,MRI 设备一般都用 16 位的 A/D 转换器进行磁共振信号的数字化。

(7) 接收线圈:接收线圈用于接收人体被检部位所产生的磁共振信号,与发射线圈的结构非常相似。接收线圈的特性直接决定着图像质量的好坏,因此一个优良的接收线圈在磁共振成像中至关重要。首先要求接收线圈有尽可能高的 Q 值,这样可得到高信噪比,因此希望与采样体耦合紧密的小线圈,且小线圈产生的热噪声较小;另外要求接收线圈具有高灵敏度,这样才能检测到十分微弱的磁共振信号,接收线圈响应的均匀性并不像发射线圈一样重要。此外应考虑在发射脉冲期间对接收电路的适当隔离,保护前置入大器。螺线管状的接收线圈 SNR 高,但仅适用于主磁场方向与患者床垂直的磁体,鞍形线圈的 SNR 不如螺线管线圈,可用两个正交鞍形线圈组合成一个接收线圈提高 SNR。

2. 接收线圈的接口电路　图 32-27 为线圈、RF 功率放大器及前置放大器之间的接口电路。在发射期间,当功率较大的射频脉冲到达时,低电容开关二极管 D_1 导通,使信号进入发射线圈,同时射频脉冲也可通过四分之一波长的传输线到达前置放大器的输入端,但这时无源交叉二极管 D_2 导通,使前置放大器相当于短路，从 M 点看，该短路可视为开路，因此所有发射的功率都传送到谐振电路中；在接收期间，感应电动势太小不能使二极管组 D_1、D_2 导通，因此有效地隔离了发射器，并消除了接收器输入端的短路，接收信号全部输入到接收器。

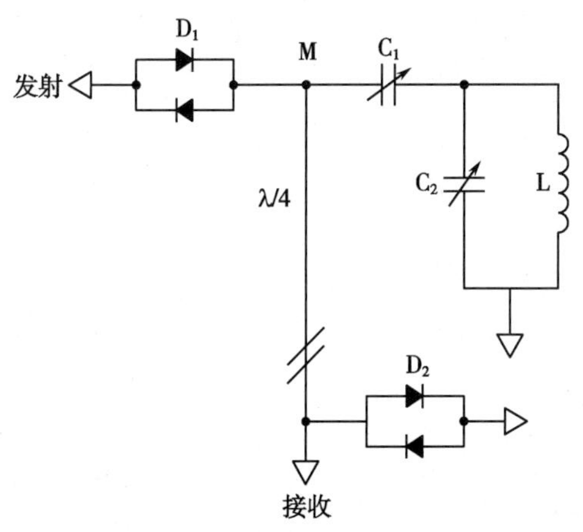

图 32-27　线圈、RF 功放及前置放大器的接口电路

四、图像重建及计算机系统

（一）信号数据处理和图像重建

1. 磁共振信号数据处理　从射频系统的 A/D 转换器输出的磁共振信号数据不能直接用来进行图像重建，它们在送入图像处理单元之前还需进行一些简单的处理，这些处理包括传送驱动、数据字的拼接和重建前的预处理等。未经处理的 MR 数据（ADC 数据）经过拼接，使其成为带有控制信息的数据（测量数据），再经过预处理后得到 MR 原始数据（raw data）。原始数据经重建后便得图像。系统中数据流程如图 32-28 所示。ADC 数据是关于信号的基本数据，不包括任何控制信息及标志信息，对 ADC 数据的处理首先是加入图像重建必需的其他信息，这些信息包括扫描定位信息、ADC 数据的类型（实部/虚部）及患者信息等。由于 ADC 数据不可压缩，在 MRI 系统中经常采用增加字长（实际为拼接）的办法扩充数据的信息容量。

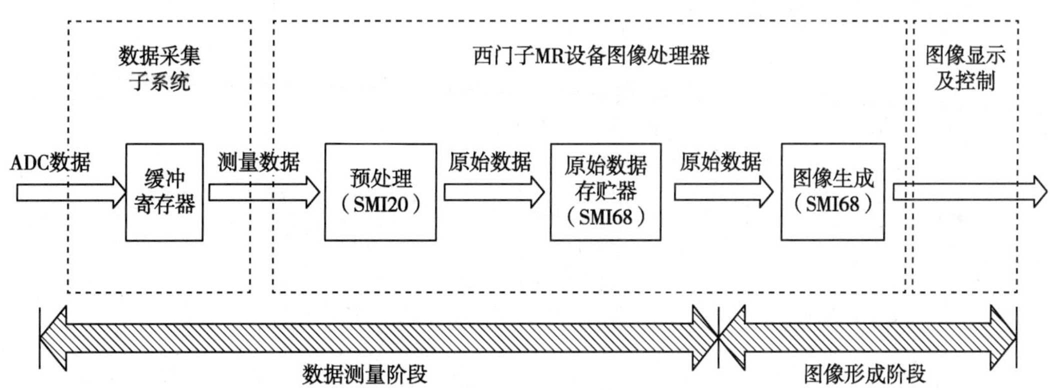

图 32-28　MRI 系统的数据流

2. 图像重建　图像重建实际上是对数据进行高速数学运算，由于其数据量及运算量都很大，目前图像处理器均采用图像阵列处理器进行图像重建。图像阵列处理器一般由数据接收单元、高速缓冲存储器、数据预处理单元、算数和逻辑运算部件、控制部件、直接存储器存储通道及傅立叶变换器组成。图像重建的运算主要是快速傅里叶变换（fast Fourier transform）。目前在高速图像处理器中，每秒钟可重建几百幅图像。

测量数据进入图像处理器后先要进行一定的预处理，使之成为标准的原始数据格式。在这里，测量数据中当作控制字使用的高 16 位将进行译码处理。每幅图像应该对应两个原始数据矩阵，一个表示信号的实部，另一个则为信号的虚部。实部和虚部矩阵均被送入傅里叶变换器，分别进行行和列两个方向的快速傅里叶变换，还原出带有定位信息的实部和虚部图像矩阵。此后，图像处理器再对这两个矩阵的对应点取模，就得出一个新的矩阵，这一矩阵称为模矩阵。模矩阵中元素值的大小正比于每个体素磁共振信号强度，将其作为亮度值时就得出了所需的图像。可见模矩阵就是图像矩阵。图 32-29 表示最终图像的形成原理，$\boldsymbol{M}$(L，C)为模矩阵，Re 和 Im 分别是实部矩阵和虚部矩阵对应的值。

（二）主计算机和图像显示系统

在 MRI 系统中，计算机（包括微处理器）的应用非常广泛，各种规模的计算机、单片机、微处理器，构成了 MRI 系统的控制网络。计算机系统作为 MRI 设备的指令和控制中心，具有数据采集、处理、

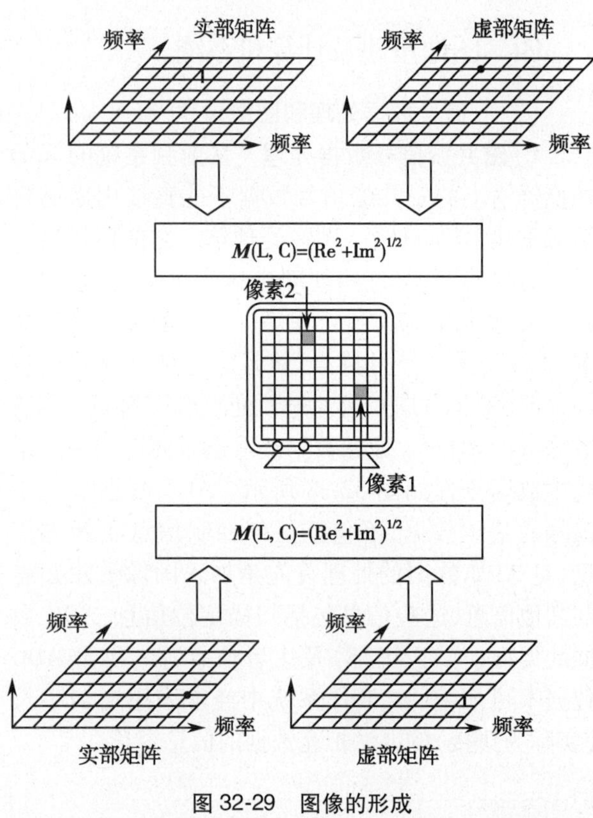

图 32-29　图像的形成

存储、恢复及显示等功能，还能进行扫描序列参数的设定及提供 MRI 设备各单元的状态诊断数据。

1. **主计算机功能**　主计算机又叫主控计算机、中央计算机，其功能主要是控制用户与磁共振各子系统之间的通信，并通过运行扫描软件来满足用户的所有应用要求。具体说来，主计算机应有扫描控制、患者数据管理、归档图像、评价图像以及机器维护或自检等功能。此外，随着医学影像标准化的发展，主计算机还必须提供标准的网络通讯接口。MRI 扫描中，用户进行的活动主要有患者登记、扫描方案制定、图像调度（显示及输出）以及扫描中断等。这些任务都要通过主计算机的控制界面（键盘、鼠标）来完成。

2. **主计算机系统的组成**　主计算机系统由主机、磁盘存储器、光盘存储器、控制台、图像显示器、网络适配器以及谱仪系统的接口部件等组成。目前主计算机均是高性能的微机。图 32-30 是 MRI 系统主计算机的框图。控制台一般由键盘、显示器及鼠标组成，它是人机对话的媒介，包括控制命令的下达、患者资料的录入、扫描序列的选择和参数定义、图像的归档和输出、机器的测试等，均需通过一定的操作界面通知计算机。MRI 系统通常采用的显示器为医学专用高分辨（2M 以上）液晶显示器。

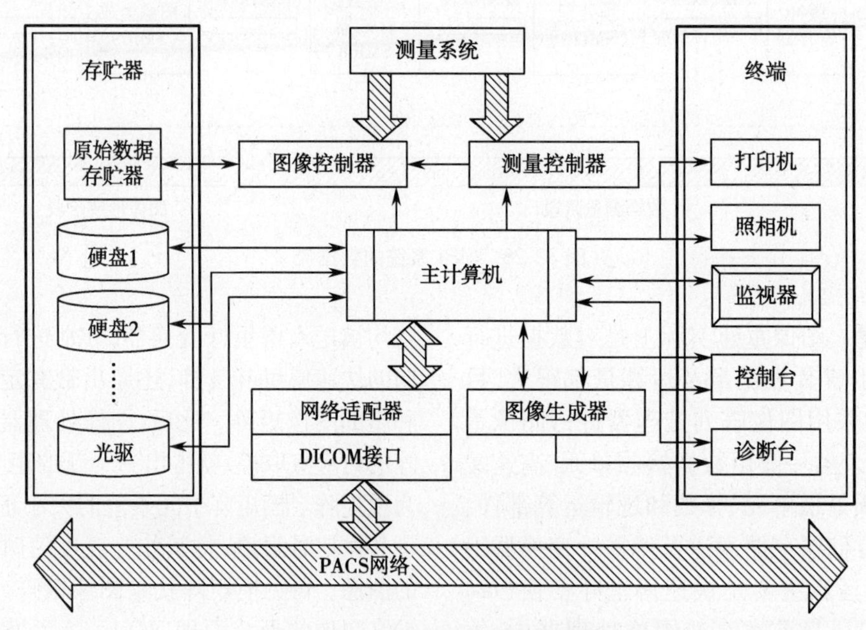

图 32-30　MRI 系统中的主计算机

3. **主计算机系统的软件**　任何计算机系统都是由硬件和软件共同组成的，“软”“硬”结合才能充分发挥计算机系统的功能。在主计算机上运行的软件可分为系统软件和应用软件两大类。如图 32-31 所示，如果按照物理的观点，整个 MRI 系统可分为用户层、计算机层、接口层和谱仪（磁共振信号采集及处理硬件）层等四层。但如果从控制的观点来看，又可将它分为软件和硬件两层。这两种分层方法，都有利于对 MRI 系统逻辑结构的正确理解。无论何种分法，应用软件总是位于最顶层，它通过操作系统等系统软件与主计算机发生联系，从而控制整个MRI系统的运行。因此，对于用户来说，充分了解主计算机系统中运行的软件也是十分重要的。

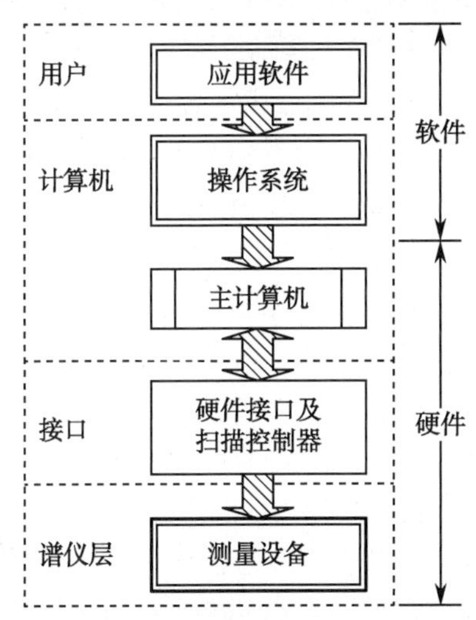

图32-31　主计算机系统与MRI设备之间的关系

系统软件（system software）是指用于计算机自身的管理、维护、控制和运行以及计算机程序的翻译、装载和维护的程序组。系统软件又可分为操作系统、语言处理系统和常用例行服务程序等三个模块，其中操作系统是系统软件的核心。目前用于MRI设备计算机的操作系统有Linux、UNIX和Windows系统等，它们均为多用户的操作系统，目前Windows和LINUX在MRI系统的主计算机主流操作系统。

应用软件（application software）是指为某一应用目的而特殊设计的程序组。在MRI主计算机系统中运行的应用软件就是磁共振成像的软件包。这一软件包通常包括患者信息管理、图像管理、图像处理、扫描及扫描控制、系统维护、网络管理和主控程序等模块。应用软件位于MRI成像系统体系结构的最顶层，因此，它一般从用户那里直接得到需求信息。与此同时，它将用户的请求转变为控制数据发往硬件系统，以便获得测量数据。最后，再根据用户的要求输出所需信息（通常为图像）。

五、磁共振成像设备的性能参数及其临床意义

磁共振成像设备是凝聚多项先进成像技术及众多科学成果为一身的大型医学影像设备，它涉及计算机技术、电子技术、电磁学及低温超导技术等。磁共振成像设备硬件及软件的性能参数非常复杂，购买高性价比磁共振成像设备必须对各系统的性能指标及其临床意义充分了解，硬件包括磁体系统、梯度系统、射频系统、计算机及图像重建系统和附属设备，软件包括各扫描序列和参数、各种成像技术及临床应用软件等。

（一）磁体系统

磁体系统是MRI设备的重要组成部分，它是产生主磁场的硬件设施，其性能直接影响最终图像质量。目前市场上有永磁（低场）和超导（高场）两种机型，0.5T以下为永磁体，1.0T、1.5T或3.0T为超导体。磁场强度为1.5T的磁共振成像系统通常为临床应用型的较多，如果配置高级临床应用及科研软件，也可作科研应用；3.0T的磁共振成像系统大都具备高级科研软件，在临床应用的基础上兼顾科研。

1. 磁体类型　磁体分为永磁体和超导磁体两种。

（1）永磁体（permanent magnet）：是由具有铁磁性的永磁材料构成，用于构造磁体的永磁材料主要有铝镍钴、铁氧体和稀土钴三种类型，永磁体的场强一般不超过0.5T，永磁体的成像信噪比较低，磁场均匀性较差，但其结构简单并以开放式为主、设备造价低、运行成本低、散逸场小、对环境影响小及安装费用少。

（2）超导磁体（superconducting magnet）：是由通电导线产生，其场强与导线中的电流强度、导线的形状和磁介质的性质有关。超导磁体的线圈是采用超导导线绕制而成，工作在超导低温环境下，使导体电阻为零，不消耗任何电能且容易达到系统所要求的孔径。超导磁体场强高，且稳定性及均匀性较高，0.5T以上的MRI设备的磁体均采用超导磁体，所得图像信噪比高，具有最新成像功能和代表最新MRI技术发展方向的新技术都是超导机型，但超导磁体制造复杂，运行、安装及维护费用相对较高，且其边缘场范围较大。

2. 磁场强度　指磁共振成像系统的主磁场B_0强度，又称为静磁场（static magnetic field）强度，是在磁体孔径内最大成像视野范围内均匀分布的磁场强度。磁共振成像的信噪比主要依赖于磁场强度，磁场强度越高，信噪比越高，图像质量越高，但磁场强度提高使人体对射频能量的吸收增加，对人体产生不良影响，同时增加磁场强度使设备成本急剧增加。目前FDA规定可应用于临床的MRI设备

最大场强为 4.0T。

3. **屏蔽方式**　磁屏蔽是用高饱和度的铁磁性材料或通电线圈来包容特定容积内的磁力线，它不仅可防止外部铁磁性物质对磁体内部磁场均匀性的影响，同时又能大大削减磁屏蔽外部杂散磁场的分布，因此增加磁屏蔽是一种极为有效的磁场隔离措施。这里所指的屏蔽方式主要指生产磁体时所制作的主动及被动屏蔽，一般超导磁共振成像系统都具备，但有些厂家还附加进行其他特殊的屏蔽，如抗外界干扰屏蔽等。

(1) 主动屏蔽：主动屏蔽（active shielding）是指由一个线圈或线圈系统组成的磁屏蔽。与工作线圈（内线圈）相比，屏蔽线圈可称为外线圈。这种磁体的内线圈中通以正向电流，以产生所需的工作磁场。外线圈中则通以反向电流，产生反向磁场来抵消工作磁场产生的杂散磁场，从而达到屏蔽的目的。

(2) 被动屏蔽：被动屏蔽（passive shielding）使用的是铁磁性屏蔽体，将一个磁导率很大的软磁材料罩壳放在外磁场中，达到屏蔽的目的，它因不使用电流源而得名。

4. **磁场稳定度**　磁场稳定性是主磁场强度及其均匀性的变化，又称磁场漂移。

磁场稳定性可以分为时间稳定性和热稳定性两种。时间稳定性指磁场随时间而变化的程度，一般用单位时间的磁场强度漂移的 ppm 值（10^{-6}）来表示，超导磁体的时间稳定性很高，一般 24h ≤ 0.3ppm。热稳定性指磁场随温度而变化的程度。永磁体和常导磁体的热稳定性比较差，因而对环境温度的要求很高。超导磁体的时间稳定性和热稳定性都比较高。磁场稳定度通常要求磁场稳定性 ≤0.1ppm/h。

5. **磁场均匀性**　磁场均匀性（homogeneity）是指在一定的容积范围内，磁场强度的均一性，即单位面积内通过的磁力线数目是否相同指在特定容积限度内磁场的同一性。磁共振成像需要均匀度很高的磁场，在成像范围内的磁场均匀度是决定影像空间分辨力和信噪比的基本因素，它决定系统最小可用的梯度强度。磁场均匀性的测量方法有点对点法（peak to peak，P-P）、平方根法（root mean square，RMS）及容积平方根法（volume root-mean-square，Vrms）。通常招标参数中的磁场均匀性是用 V-RMS 测量法为标准，特定容积通常取与磁体同心的球形空间（diameter of spherical volume，DSV），一般要求 5~6 个 DSV，DSV 常用 10cm、20cm、30cm、40cm、45cm 和 50cm 为半径的球体。不同场强的均匀性不同，永磁体均匀性差，超导磁体的均匀性高。典型的 1.5T 的 MRI 设备均匀性为：10cm DSV ≤ 0.01ppm；20cm DSV ≤ 0.05ppm；30cm DSV ≤ 0.10ppm；40cm DSV ≤ 0.30ppm；45cm DSV ≤ 0.50ppm。

受磁体设计和制造工艺限制及磁体周围环境的影响，任何磁体出厂后都不可能使整个成像范围内的磁场完全一致，因此，必须对磁场进行调整，把消除磁场非均匀性的过程称为匀场（shim）。匀场是通过机械或电气调节建立与磁场的非均匀分量相反的磁场，将其抵消。常用的匀场方法有主动匀场和被动匀场两种。被动匀场（passive shimming）是指在磁体孔洞内壁上贴补专用小铁片（也称为匀场片），以提高磁场均匀性的方法，由于匀场过程中不使用有源元件，故称之为无源匀场。在有限的磁体孔洞内，一般还装有匀场线圈，匀场线圈由若干个大小不等的小线圈组成，这些小线圈分布在圆柱形匀场线圈骨架的表面，构成线圈阵列。所谓主动匀场（active shimming）就是通过适当调整匀场线圈阵列中各线圈的电流强度，用局部磁场的变化来调节主磁场以提高整体均匀性的过程，又称为有源匀场。在成像系统没有独立的匀场线圈的磁体系统，可利用梯度线圈对磁场的非均匀性进行动态校正。匀场时间通常指动态自动匀场所需要的最短时间。

6. **磁体孔径、磁体长度及磁体重量**

(1) 磁体的有效孔径：指梯度线圈、匀场线圈、射频体线圈和内护板等均安装完毕后柱形空间的有效内径。永磁体为开放式，一般为 1m×0.5m。超导磁体基本是孔洞式，分为大孔径和常规孔径两种，大孔径通常孔径 ≥ 70cm，常规孔径通常孔径 ≥60cm。

(2) 磁体长度：指磁共振设备梯度线圈、匀场线圈、射频体线圈和内护板等均安装完毕后，整个磁体的有效长度。

(3) 磁体重量：通常指设备安装完毕，液氦灌装满后的磁体重量。

7. **液氦消耗率及磁体液氦腔容量**

(1) 液氦消耗率：超导磁体的参数指标，通常指单位时间内液氦的挥发程度。液氦消耗率主要与冷头效率有关，目前超导 MRI 设备均为 4K 冷头，理论上只要冷头工作正常，液氦为零消耗，但如果冷头出现故障，液氦挥发率会成倍增长。

(2) 磁体液氦腔容量：指磁体超导线圈所浸泡

低温液氦杜瓦容器的容量，液氦充填间隔与液氦的消耗有关，通常液氦水平面达到50%时，需要灌装液氦。

8. **高斯线范围**　磁体的边缘场指延伸到磁体外部向各个方向散布的杂散磁场，边缘场延伸的空间范围与磁场强度和磁体结构有关。随着空间点与磁体距离的增大，边缘场的场强逐渐降低（与距离的立方成反比）。边缘场是以磁体原点为中心向周围空间发散的，具有一定的对称性。常用等高斯线图来形象地表示边缘场的分布，即由一簇接近于椭圆的同心闭环曲线表示的边缘磁场分布图，故称为等高斯线。由于不同场强磁体的边缘磁场强弱不同，对应的等高斯线也就不同，通常用5高斯（0.5mT）线作为标准。通常5高斯线范围越小越好。

（二）梯度系统

梯度系统是指与梯度磁场有关的一切电路单元。其功能是为系统提供满足要求的、可快速开关的梯度场，对磁共振信号进行空间定位编码和选层，在梯度回波和其他一些快速成像序列中，梯度磁场的翻转还起着射频激发后自旋系统的相位重聚，产生梯度回波信号的作用；在MRI系统没有独立的匀场线圈时，梯度线圈可兼用于对磁场的非均匀性校正。

最高梯度强度和切换率这两个参数是标志梯度系统性能最重要的指标，通常同一种磁体会有不同的最高梯度强度和切换率，该参数是指单轴梯度场，而不是有效值。通常1.5T的最大单轴梯度场强度达到≥30mT/m（三轴），最大梯度切换率≥120m/ms（三轴）。对于高端1.5T设备要求最大单轴梯度场强度可达到≥45mT/m（三轴），最大梯度切换率≥200m/ms（三轴）。梯度的爬升时间可以通过上述两个参数计算出来。通常最高梯度性能与最大FOV能同时达到。

1. **最高梯度场强度**　梯度场强度是指梯度变化时可以达到的最大值，用单位长度内梯度磁场强度的最大差表示，单位为mT/m。在梯度线圈一定时，梯度场的强度由梯度电流所决定，而梯度电流又受梯度放大器功率的限制。梯度场强度越高，可得到的扫描层面越薄，图像的空间分辨力就越高。最高梯度强度通常是指单轴（X轴、Y轴或Z轴）最大值，最大有效梯度场强度为$\boldsymbol{G}_{有效}=\sqrt{\boldsymbol{G}_x^2+\boldsymbol{G}_y^2+\boldsymbol{G}_z^2}$。通常1.5T的最大单轴梯度场强度可达到≥30mT/m（单轴），高端1.5T设备最大单轴梯度场强度可达到≥45mT/m（单轴）。

2. **梯度爬升时间**　梯度爬升时间指梯度由零上升到最大梯度强度或由最大梯度强度降至零所用时间，单位为ms。梯度磁场强度爬升越快，扫描速度越快。

3. **最大梯度切换率**　最大梯度切换率（slew rate）是单位时间内梯度磁场的最大变化率，单位为mT/（m·ms）或T/（m·s）。梯度切换率高，可提高扫描速度，从而实现快速或超快速成像。最高梯度切换率通常是指单轴（X轴、Y轴或Z轴）最大值，最大有效梯度切换率为三轴单独切换率平方根。近年来，30mT/m以上的梯度系统其切换率可达100~200mT/（m·ms）。梯度切换率［mT/（m·ms）］=梯度场强度（mT/m）/爬升时间（ms）。

4. **梯度线性**　梯度线性是衡量梯度场动态地、依次平稳递增性能的指标。线性越好，表明梯度场越精确，图像的质量就越好，非线性度随着与磁场中心距离而增加，如果梯度线性不佳，图像的边缘上可能产生空间和强度的畸变。一般来说，梯度非线性度（最大FOV情况下）≤2%。

5. **梯度工作周期**　在一个成像周期时间（TR）内梯度场工作时间所占的百分比。梯度工作周期与成像层数有关，在多层面成像中，成像层面越多则梯度磁场的工作周期百分数越高。各厂家的MRI设备都能达到100%。

6. **梯度控制方式**　通常指梯度系统工作的控制形式，通常是全数字化实时控制方式。

7. **梯度降噪系统**　梯度系统是在快速切换状态下工作，与主磁场相互作用产生洛仑兹力，在磁体内产生噪声，噪声大小与梯度场的性能及脉冲序列的类型密切相关，不同MRI设备可能采用不同的方法降噪，但要求噪声越低越好，通常招标中要求标明降噪方式。

8. **梯度冷却方式**　梯度系统是大功率系统，为得到理想的梯度磁场，梯度线圈的电流往往超出100A，电流将在线圈中产生大量的焦耳热，必须采取有效的冷却措施保护梯度线圈正常运行。梯度线圈固定封装在绝缘材料中，没有依赖环境自然散热和风冷散热的客观条件。常用的冷却方式有水冷和风冷两种，水冷方式是将梯度线圈经绝缘处理后浸于封闭的蒸馏水中散热，水再由冷水交换机将热量带出；风冷方式是直接将冷风吹在梯度线圈上，目前高性能的梯度系统均采用水冷方式。

（三）射频系统

射频系统是 MRI 系统中实施射频激励并接收和处理射频信号的功能单元。射频系统不仅要根据扫描序列的要求发射各种翻转角的射频脉冲，还要接收成像区域内发出的磁共振信号，因此射频系统分为发射单元和接收单元两部分。一般来说，磁共振信号只有微伏（μV）数量级，因而射频接收单元的灵敏度和放大倍数要求非常高。

1. **射频功率**　射频功率指脉冲功率放大器发射的功率。发射调制器输出的 RF 脉冲信号幅度仅为 0.5V 左右，功率也只有 1mW 左右，这一信号经过功率放大才能馈送到发射线圈以产生 RF 场。MRI 设备的 RF 发射频率高达数几十兆赫兹至上百兆赫兹，且频带较窄，因此要采用高频调谐回路功率放大器。由于设计理念的不同，各 MRI 设备采用的功率各异。

2. **射频接收通道**　射频接收通道是指独立接收磁共振信号数据通道数，它是标志射频系统性能最重要的指标之一，此通道数必须大于相控阵接收线圈单元的个数，通常情况下有 8 通道、16 通道、32 通道等，在具有 Tim 技术的 MRI 设备中，甚至可以达到 48 通道。通道数越高表示并行采集数据的能力越强，射频系统接收单元的性能越高。

3. **发射带宽**　指发射射频脉冲的带宽。在 MRI 系统中，射频场在射频控制系统的作用下由射频线圈以射频脉冲的形式发出激励成像体中的质子，MRI 中的射频激励可分为选择性激励（在二维傅里叶成像中用于确定扫描层面，频带较窄）和非选择性激励（在三维傅里叶成像中激励整个成像容积，频带较宽）两种。通常要求发射带宽≥800kHz。

4. **接受带宽**　指每个独立通道所能接收磁共振信号的带宽，通常最小≥1MHz。

5. **采样分辨力**　采样分辨力是指射频接收单元前置放大器的时间分辨力，采样分辨力越小，表明前置放大器对磁共振信号的分辨越快，目前较先进的设备已经可达到 20ns。

6. **射频接收放大器噪声水平**　射频接收放大器噪声水平是指射频接收单元前置放大器的噪声水平。从接收线圈中感应出 μV 级的磁共振信号直接进入前置放大器，为减少信号在电缆上的损失，前置放大器应尽量接近接收线圈，并且要求前置放大器既要有很高的放大倍数，又要有很小的噪声，通常要求其噪声水平≤0.5dB。

7. **最大接收信号分辨力**　最大接收信号分辨力是指射频接收单元 A/D 转换器的精度，即数字值细化的程度。磁共振信号是随时间连续变化的模拟信号，模拟信号转换为数字信号后便于进一步处理。A/D 转换是将模拟信号转换为数字（离散）信号的硬件。A/D 转换可分为采样和量化两个步骤，采样把连续的磁共振模拟信号转换成为由一系列的断续平顶脉冲构成的采样保持信号，以数字值表示这些平顶脉冲幅度的过程称为量化，量化过程中会引入量化误差，数字值划分的越细，引入的误差就越小，该数字值的表达一般采用二进制数据以便于计算机的存储和处理，磁共振成像设备一般都用 16bits 以上的 A/D 转换器进行磁共振信号的数字化。

8. **射频线圈**　射频线圈（radio frequency coil）是原子核发生磁共振的激励源及磁共振信号的探测器。射频线圈中用于建立射频场的线圈称为发射线圈，用于检测磁共振信号的线圈称为接收线圈，既能发射又能接收的两用线圈为发射/接收线圈，如常用的正交体线圈（安装在磁体孔洞中）及正交头线圈。通常在 MRI 系统中大部分线圈均为接收线圈。按线圈的极化方式：可将线圈分为线性极化、圆形极化及相控阵线圈几种方式，线性极化线圈只有一个绕组，射频场只在一个方向上；圆形极化有两对相互垂直的绕组，这两组绕组同时接收一个磁共振信号，但得到的噪声互不相干，所以这种线圈的 SNR 提高$\sqrt{2}$倍，该线圈又称为正交线圈。相控阵线圈是由多个小线圈组成的线圈阵列，每个小线圈都有各自的接收通道及放大器，可用它进行大空间成像，提高 SNR，阵列线圈中每个线圈单元是同时采集其对应区域的磁共振信号，在采集结束后将所有小线圈的信号有机地结合重建磁共振成像。每个线圈单元也可任意组合或单独使用。目前有一种由 102 个线圈单元组成的全景式相控阵线圈（简称 Total imaging matrix，Tim），这种线圈能够同时使用的线圈单元个数是射频独立接收通道个数，如射频独立接收通道数为 32 通道，则每次成像最多可用 32 个线圈单元信号进行接收处理。

根据医院临床需求可个性化选择线圈。通常发射/接收线圈包括：正交体线圈及正交头线圈。其他表面线圈有：相控阵头线圈、相控阵体部线圈、相控阵全脊柱线圈、相控阵乳腺线圈、膝关节专用线圈、踝关节专用线圈、肩关节专用线圈、相控阵血管专用线圈、通用柔性线圈（大、中、小）等，各生产厂家所具备的线圈种类及相控阵线圈的单元数均不尽相同。

(四)主计算机及图像重建系统

主计算机作为MRI设备的指令和控制中心,具有数据采集、处理、存储、恢复及显示等功能,还能进行扫描序列参数的设定及提供MRI设备各单元的状态诊断数据。图像重建系统是对数据进行高速数学运算的计算机,由于其数据量及运算量均很大,目前图像重建系统均采用图像阵列处理器进行图像重建。主计算机及高级后处理工作站具备DICOM 3.0接口与RIS/PACS网络连接(包括打印、传输、接收、存储、查询、Worklist、MPPS等功能)。

1. **CPU主频**　CPU的主频即CPU内核工作的时钟频率(CPU Clock Speed),CPU的主频表示在CPU内数字脉冲信号震荡的速度,单位是兆赫,与CPU实际的运算能力并没有直接关系。CPU的主频越高,计算机性能越好。CUP个数是指一块CPU上能处理数据的芯片组数量,比如单核就是只有一个处理数据芯片,四核就有四个。核数越多处理数据能力越强大。

2. **主内存**　内存(memory)也被称为内存储器,其作用是暂时存放CPU中的运算数据及与硬盘等外部存储器交换数据,只要计算机在运行中,CPU就会把需要运算的数据调到内存中进行运算,当运算完成后CPU再将结果传送出来,内存是计算机重要的部件之一,它是由半导体器件制成,其特点是存取速率快,内存的性能对计算机的影响非常大。

3. **硬盘容量**　硬盘是计算机存储数据的重要部件,其容量决定计算机数据存储量能力。硬盘容量的单位为兆字节(MB)或千兆字节(GB),目前的主流硬盘容量为500G~2TB,影响硬盘容量的因素有单碟容量和碟片数量。在计算机中1GB=1 024MB,1TB=1 024GB。这里指磁共振成像设备主计算机的硬盘容量。

4. **硬盘图像存储量**　MRI设备主计算机硬盘由系统硬盘和图像存储硬盘组成,通常硬盘图像存储用所能存储多少幅未压缩256×256矩阵的图像表示。硬盘空间越大,图像存储能力超强。

5. **可擦写光盘DVD驱动**　可擦写光盘DVD驱动不仅能在可擦写DVD光盘介质上用激光束进行数据读取,同时也能擦除DVD光盘介质上已经存储的数据并用激光束重新写入新数据,目前市场上该装置容量均≥4.7GB。

6. **DVD图像存储量**　指DVD光盘介质所能存储的图像数,通常指一张DVD光盘上存储矩阵为256×256、未压缩的磁共振图像数。

7. **图像重建处理器**　图像重建实际上是对数据进行高速数学运算,由于其数据量及运算量都很大,目前图像处理器均采用图像阵列处理器。图像阵列处理器一般由数据接收单元、高速缓冲存储器、数据预处理单元、算数和逻辑运算部件、控制部件、直接存储器存储通道及傅立叶变换器组成。图像重建的运算主要是快速傅里叶变换。目前在高速图像处理器中,每秒钟可重建矩阵为256×256几百甚至上千幅磁共振图像。

图像重建处理器实际上也是一个高速运行计算机,和主计算机一样,它也有独立的主频和内存,这两个参数是图像重建处理器性能的重要指标,通常在招标参数中也会列出。具备同步扫描重建功能,即在扫描过程中可同时进行重建图像。

8. **显示器**　MRI设备通常配置医用彩色LED或LCD显示器,尺寸通常为19英寸或更大,显示器分辨力至少为1 280×1 024(1M)以上,亮度在600~1 000cd/m^2,对比度低(800~1 000:1),可视角度大(170°),响应时间低于25ms。

9. **操作系统**　操作系统(operating system,OS)是管理和控制计算机硬件与软件资源的计算机程序,是直接运行在"裸机"上的最基本的系统软件,任何其他软件都必须在操作系统的支持下才能运行。操作系统是用户和计算机的接口,同时也是计算机硬件和其他软件的接口。操作系统的功能包括管理计算机系统的硬件、软件及数据资源,控制程序运行,改善人机界面,为其他应用软件提供支持,让计算机系统所有资源最大限度的发挥作用,提供各种形式的用户界面,使用户有一个好的工作环境,为其他软件的开发提供必要的服务和相应的接口等。目前MRI设备计算机的操作系统有Linux、UNIX和Windows系统等。

10. **最大重建矩阵**　在磁共振图像处理中,利用插值等算法对磁共振原始图像数据进行处理,得到的最大矩阵,通常是≥1 024×1 024。

11. **高级独立后处理工作站**　高级独立后处理工作站是对主计算机图像处理工作的补充,可提供更多、更强大的图像后处理软件和功能,它是MRI设备必不可少的辅助工作站,最好配备原厂专用高级影像独立后处理工作站,其配置要求是高性能计算机,同时也有CPU主频、内存、硬盘容量、DVD驱动及显示器等性能参数。高级影像后处理工作站上的软件除了常规的图像处理，如实时MIP、实时MPR、3D表面重建技术SSD、自由感兴趣区MIP重建、图像减影、电影回放、实时互动多平面重组、图像自动拼接技术及图像融合等，还包括高级处理软件如仿真内镜软件、弥散功能后处理软件、灌注功能后处理软件、频谱成像后处理软件、弥散张力后处理软件、白质纤维束三维追踪成像后处理软件、BOLD成像后处理软件及心脏后处理软件等，值得注意的是所配置的处理软件一定要和相应的扫描技术对应。

（五）扫描床与环境调节系统

要求是双向患者通话系统，可播放背景音乐，磁体内患者通道环境，具备照明、通风及通话，检查床垂直运动时最大承重通常要求≥250kg，扫描床自动步进，检查床最低高度≤53cm，检查床水平移位精度±0.5mm，最大床速≥20cm/s，最大水平移动范围≥268cm。扫描床可在紧急情况（例如主计算机软件锁死或主计算机意外掉电）下通过机器面板按钮自动退出，而不需要手动方式拉出。

（六）扫描参数

1. **3D/2D最薄扫描层厚** 磁共振成像的2D层面厚度是由选层梯度磁场强度与射频脉冲的带宽决定的，而3D层面的层厚是由层面方向相位编码梯度与射频脉冲带宽决定的，其最薄扫描层厚主要由梯度场强度性能决定，目前3D最薄扫描层厚可达0.05mm，而2D最薄扫描层厚可达0.1mm，层面越薄，空间分辨力越高，但图像信噪比越低。

2. **最大/最小FOV** FOV指扫描时采集数据的范围，即扫描视野，它取决于频率编码和相位编码梯度的有效容积，最大FOV（三轴同时达到）通常为≥50cm，最小FOV（三轴同时达到）≤0.5cm。

3. **最大采集矩阵** 采集矩阵是指原始数据矩阵，是频率编码采样数目与相位编码步数的乘积，通常最大采集矩阵≥1 024×1 024。

4. **EPI最大回波链** 回波链是指每个TR周期中，激发RF脉冲后所产生和采集的回波数目，平面回波成像（EPI）最大回波链是指EPI成像中RF激发后，利用频率编码梯度的连续正反向切换，每次切换产生一个回波，可产生多个回波的最大个数，常规EPI最大回波链≥256。

5. **FSE最大回波链** FSE最大回波链是指一次90°脉冲后施加最大180°脉冲的个数，用不同的相位编码梯度产生的最大回波个数，通常FSE最大回波链≥512。

6. **采集弥散加权系数 *b* 值** 将所施加扩散敏感梯度场的参数称为 *b* 值或称之为扩散敏感系数，*b* 值的大小直接反映了扩散信号的强弱，*b* 值越高对水分子的扩散运动越敏感，但所得DWI图像的SNR下降，同时 *b* 值增高会延长TE，使SNR降低。目前磁共振成像设备的DWI序列均可进行多 *b* 值成像。

7. **并行采集因子** 并行采集因子指在使用并行成像技术扫描时，能够提高成像速度的最大能力，通常用倍数表示（可为非整数），又称为增速因子，它与所使用相控阵线圈的单元个数及并行成像技术的算法有关，并行采集因子越大，成像速度越快，但所得图像的信噪比越低。

8. **TR/TE** TR指脉冲序列相邻的两次执行的时间间隔；TE指脉冲序列中激励脉冲与回波中点的时间间隔。

（1）快速自旋回波序列（FSE）中的TR指两个90°射频脉冲之间的时间间隔，TE指90°射频脉冲中点到自旋回波中点的时间间隔。

（2）快速梯度回波的TR指相邻两个小角度脉冲中点之间的时间间隔，TE指小角度脉冲中点到梯度回波中点的时间间隔。

（3）EPI序列的TR指两次相邻激励脉冲之间的时间间隔，单次激励EPI序列由于只有一个90°脉冲激发，TR等于无穷大。TE指激励脉冲到放置于中心k空间的傅里叶线所对应的回波中点的时间间隔。

上述三个序列中的最短TR/TE均与梯度磁场性能有关。

（七）扫描脉冲序列

1. **自旋回波序列** 自旋回波序列（spin echo，SE）是目前磁共振成像中的经典序列，在临床上得到广泛应用。SE序列用90°射频脉冲激励平衡状态的磁化矢量，使纵向磁化矢量 $\boldsymbol{M}_Z$ 翻转到 XY 平面，经过TE/2后，用180°翻转脉冲使横向磁化矢量 $\boldsymbol{M}_{XY}$ 倒相180°，再经过TE/2时间采集回波信号。SE序列有2D、3D两种采集方式，同时在SE中可同时采用多回波、多层面技术。

SE产生的图像组织对比度好且图像信噪比较高，因此目前多用于获取 T_1 加权成像，是颅脑、头颈部、骨关节、软组织、脊柱脊髓等部位的常规 T_1 加权成像序列之一，但其成像时间较长，因而难以进行动态增强扫描，不少专家提出用梯度回波序列替代SE作为腹部常规 T_1WI增强成像。

2. **反转恢复序列** 反转恢复序列(inversion recovery sequence,IR sequence)是在SE序列前加一个180°反转预脉冲,IR序列T_1对比度很好,其T_1对比相当于SE序列的2倍。因此常用于显示T_1值相差不大的微小组织。反转恢复序列中的短反转时间反转恢复序列(short TI inversion recovery,STIR sequence)是用来抑制某种短T_1组织,如脂肪、脑白质或脑灰质(即单独灰质或白质成像技术)等,另外一种反转恢复序列——液体抑制反转恢复序列(fluid attenuated inversion recovery sequence,FLAIR sequence),作用是抑制组织结构中的液体,如在进行脑部或脊髓T_2WI时,当病变相对较小且靠近脑脊液时,呈现略高信号或高信号的病灶常常被高信号的脑脊液掩盖而不能清楚显示,用T_2WI FLAIR序列可明确病灶。还有一种T_1WI FLAIR序列,该序列的TI比T_2WI FLAIR序列的小,其目的不是抑制脑脊液信号,而是提高T_1对比度,如提高颅脑中白质和灰质的对比度。

3. **快速自旋回波序列** 快速自旋回波序列(fast spin echo或turbo spin echo)是在一个TR周期内一个初始90°RF脉冲后应用多个180°RF脉冲,产生多个回波信号,在每个回波前加不同的相位编码梯度进行编码,得到k空间的多条相位编码线,一个TR时间所得到的回波个数称为回波链长度(echo train length,ETL),快速自旋回波序列成像速度加快ETL倍。

目前临床上应用最广的T_2加权成像是TSE序列,可作为全身各部位的常规序列。快速液体衰减自旋回波序列将抑制脑脊液(CSF)信号,高分辨力3D重T_2加权的TSE序列可进行内耳水成像,显示内耳迷路及颅内神经,可对神经根孔及神经根进行多层面重建,进行脊髓造影。TSE序列的派生序列单次激发快速自旋回波SS-TSE(single shot fast spin echo,SSFSE),其主要应用在神经系统及腹部屏气超快速成像中;在SSFSE基础上再应用半傅里叶技术,使成像速度进一步提高,称为HASTE(half-fourier acquisition single-shot TSE),其应用与SSFSE相似。在TSE前面加上180°翻转预脉冲,得到快速翻转恢复序列(fast inversion recovery sequence,FIR sequence),临床应用与SE型IR类似。

4. **梯度回波序列** 梯度回波序列GRE是成熟的快速扫描序列,不仅成像时间快而且图像空间分辨力和信噪比均无明显下降。梯度回波序列一般使用小于90°的激励脉冲,可有效地缩短TR时间,另外用反转梯度取代180°聚相脉冲,产生梯度回波信号,该信号的幅度是按T_2^*衰减,比自旋回波信号小,获得的图像是T_2^*加权。GRE序列有2D、3D两种采集方式。GRE序列对组织内高磁化率物质造成局部磁场不均匀非常敏感,会导致信号下降,且容易产生磁敏感性伪影。

梯度回波序列的衍生序列非常多,有扰相梯度回波序列、真稳态进动梯度回波序列、超快速梯度回波序列等。这些序列的分类直接取决于从一个TR周期至下一个TR周期,序列周期的末期剩余横向磁化矢量的处理方法。扰相梯度回波序列是当$TR \ll T_2$时,剩余横向磁化矢量将影响下一次信号强度,因此在信号采集之后,下次RF脉冲到来之前,在三个方向上同时附加梯度脉冲,有效地加速相位离散,破坏剩余横向磁化矢量,扰相GRE序列多数情况下用于快速T_1加权成像,加入3D和抑脂技术后,常用来血管成像及动态增强扫描中。

真稳态进动梯度回波序列(B-FFE,true FISP,FIESTA)采用短TR、TE和大翻转角,每次信号采集后,在三个梯度场方向施加完全平衡梯度,由于空间编码梯度场对残留横向磁化矢量的影响被完全抵消,残留横向磁化矢量将达到真正的稳态或称真正的平衡,使流动离相位效应完全得到补偿,稳态信号依赖于T_2/T_1,独立于组织的T_2或T_1值及重复时间TR,在T_2/T_1比值较高时产生高信号,由于液体的T_2/T_1较高,因此它呈高信号,血管都呈均匀高信号,对运动不敏感,软组织对比较差,磁场不均匀时,容易产生带状磁敏感伪影。

超快速梯度回波序列采用极短的TR、TE,每幅图像成像时间在亚秒级,得到质子密度加权像,为了实现T_1或T_2加权成像,在超快速梯度回波采集之前施加磁化准备脉冲,对纵向磁化矢量进行适当的调制以增强其对比特性,可以保证采集速度,还可提高图像的对比度,这就是磁化准备快速梯度回波(magnetization prepared fast gradient recalled echo,MP-FGRE)序列。超快速梯度回波序列有2D、3D采集方式,由于成像速度极快,可冻结一般生理运动,它可消除心脏及呼吸运动产生的伪影,用于心脏实时成像。

5. **单次/多次激发EPI序列** EPI序列是在一次或多次RF脉冲激励后,频率编码梯度连续正反向快速切换,每次切换相位编码梯度也递增一次,产生一系列梯度回波群,对应于k空间中的不同位置,经过重建产生一幅磁共振图像。按一幅图像需要射频脉冲激发的次数进行分类，EPI 序列可分为单次激发 EPI 和多次激发 EPI。在一次射频脉冲后，利用频率编码梯度连续切换采集回波，填充整个 k 空间，这种序列被称为单次激发 EPI（single shot EPI，ss-EPI）序列。多次激发 EPI（multiple shot EPI，ms-EPI）是指一次射频脉冲激发后利用频率编码梯度连续切换采集回波，填充部分 k 空间，需要多次射频脉冲激发和相应次数的 EPI 采集及数据迂回才能填充整个 k 空间，也称为分段 EPI 技术。按 EPI 准备脉冲分类 SE-EPI、GRE-EPI 及 IR-EPI 等，GRE-EPI 是 90°脉冲后利用 EPI 采集梯度回波链；SE-EPI 是 EPI 采集之前的准备脉冲为一个自旋回波序列方式，即 90°脉冲后跟随一个 180°脉冲；IR-EPI 是 EPI 采集前的准备脉冲是 180°反转脉冲。

6. **梯度自旋回波序列**　梯度自旋回波序列是将 TSE 序列与 GRE 序列相结合的一种脉冲序列，该序列保持了类似自旋回波的对比特点，同时可进一步提高了成像的速度，且具有减少能量沉积的特点。在 TSE 序列基础上，每次 180°脉冲后施加几个反转梯度形成梯度回波，每个梯度回波分别进行相位编码及读出梯度的开关，从而提高单位 TR 内的回波数。由于应用部分梯度回波，对磁敏感性伪影敏感，限制了肝穹窿区等部分的应用，单次激励梯度自旋回波序列可得到亚秒级成像，对液体成像较佳。

（八）磁共振成像的相关技术

1. **伪影消除技术**　磁共振成像是多参数成像，伪影非常繁多，针对不同的伪影有相应的消除伪影技术。

（1）螺旋桨 k 空间填充伪影校正技术：是指 k 空间放射状填充技术与 TSE 或 IR 序列相结合，用于进行运动伪影校正的成像序列，它包括数据采集、相位校正、旋转校正、平移校正、相关性加权和图像重建等，可用于校正任何部位扫描的 T_1 及 T_2 加权像中的运动伪影，甚至可减少 DWI 中的磁敏感伪影。

（2）区域饱和技术：是采用一个 90°预饱和射频脉冲，对一个或多个选定的区域进行选择性激励，使这个区域质子处于饱和状态，不产生信号，达到抵制伪影的作用。另外，时间飞跃法 TOF-MRA 中在所采集层一侧设置一个预饱和带，使来自该方向的流动质子在进入采集层面前已经饱和，在采集层面内这些已饱和的流动质子信号消失，达到单独显示动/静脉的 MRA 成像。

（3）门控技术：

1）心电门控：通过肢体导联，以心电图 R 波作为 MRI 测量的触发点，选择适当的延迟时间（R 波与触发脉冲之间的时间间隔）可获得心电周期任何一个时相的图像，也称为前瞻性（prospective）心电门控，是减少心脏与血流伪影最重要的方法，用于心脏、大血管检查。回顾性（retrospective）心电门控是连续采集数据，在数据采集时记录心电图的位置，心电图变化的记录与 MR 数据采集是独立的，数据采集完成后，根据心电图对应的数据进行分类产生不同时相的图像，即把每个心动周期中相似时相的磁共振信号用于重建一幅图像，回顾性心电门控技术每次采集的信号特征基本相同，在连续电影显示时，不会出现由于信号强度的波动而产生的所谓闪烁效应，主要应用于心脏电影成像中。

2）脉搏门控：通过压力传感器与手指接触所获得脉搏信号来控制射频脉冲触发，常用于大血管检查。脉搏门控技术可以弥补心电门控的一些不足。

3）呼吸门控通过压力传感器获得呼吸信号来控制射频脉冲触发，常用于胸、腹部运动伪影大的扫描部位。呼吸门控又分为呼吸补偿和呼吸触发技术，回顾性呼吸门控技术又称其为呼吸补偿（respiratory compensation，RC）技术，呼吸波形记录与磁共振信号数据采集独立进行，序列完成后再进行整合，将具有高频随机性的伪影信号推挤到视野的边缘或视野外，从而减少或基本消除视野内的运动伪影。呼吸触发（respiratory trigger）属于前瞻性呼吸门控技术。呼吸规律的情况下，一般人平静吸气后开始呼气，呼吸触发以呼气末的平台期为触发点开始磁共振信号的采集，到下一次吸气前停止采集，使磁共振信号采集动作发生于呼吸运动相对停止的平台期，能够有效较少呼吸运动伪影。

（4）导航回波技术：导航回波（navigator echo）技术是通过采集回波信号来动态检测脏器界面的运动轨迹，从而消除和纠正运动伪影或图像变形，主要应用于自由呼吸的上腹部成像，靠动态检测自由呼吸下膈面的位置变化来实现。

（5）金属伪影消除技术：是消除金属植入物周围产生严重的金属伪影而专门设计的序列，通常该序列采用高带宽的 SE 序列，对层间编码和层内编码均有相应的金属伪影校正算法，便于金属植入物外科术后随访。

2. **节省时间相关技术**

（1）匙孔成像技术：匙孔成像技术是为电影成

像设计的一种快速成像技术，采用部分 k 空间填充方法，对同层面不同时间的扫描采集一次完整的 k 空间数据，其余扫描只采集中心部分 k 空间的数据，边界部分应用第一次 k 空间边界部分的数据，该方法提高扫描速度，得到所需的对比度及空间分辨力，主要用在电影成像和注射对比剂前后的动态扫描成像中。

（2）半扫描技术、部分扫描技术及矩形视野技术：为缩短扫描时间，利用 k 空间的对称性，可以适当减少相位编码方向的采集数，有两种方法。①保持 k 空间每条傅里叶线间距，减少扫描行数，未采集的部分利用 k 空间对称性补充，如果只采集 k 空间一半数据，则称为半扫描技术，如果采集 k 空间大于 50%的数据，则称为部分扫描技术；②另一种方法是保持 k 空间大小不变，增加每条 k 空间线的间距Δk，由于图像的 FOV 正比于 $1/\Delta k$，则得到矩形视野的图像，称这种方法为矩形视野技术。该方法常用于脊柱、四肢、血管成像、体成像及小儿成像中。

（3）并行采集技术：并行采集技术是采用多单元相控阵线圈，利用与这些接收线圈单元敏感特性相关的空间信息，对每个线圈单元所采集信息（减少了相位编码步数）结合其敏感特性进行整合，重建生成完整图像。并行采集技术的主要作用是提高磁共振成像速度，成像速度是加速因子的倒数倍。并行采集技术可与任何快速成像技术结合使用。

（4）压缩感知技术：磁共振压缩感知技术（CS-MRI）是对压缩感知（compressed sense，CS）数学理论的应用，传统数据采集方式为了不丢失图像信息使用了较多的采样点，这无疑加大了数据采集和处理的时间。CS 理论提出当信号本身具有稀疏性或经过一些域的变换后在该域具有稀疏性，就可以只存储稀疏信号或其在变换域内变换稀疏的部分采样点，最后通过算法重建出原始信号，这样就大大减少了采集时间。CS-MRI 在近年来发展迅速，在于它充分利用了传统采集方式导致的 k 空间信号冗余，经过稀疏变换、观测采样、算法重建三个部分，同时保证时间与图像质量的最优化。部分厂家在采样后还进行了基于敏感性编码技术（SENSE）的小波变换，解决了传统傅里叶变换无法精细降噪的缺点。

（5）多层激发技术：区别于传统 2D/3D 激发模式中一次激发仅激发一层或一个容积，多层激发技术在一次激发中可以同时激发多个成像层面，减少成像需要采集的数据量，然后利用算法减少伪影重建图像，因而可以有效地提高成像速度，减少扫描时间。多层激发技术的加速可以实现倍数级增长，相同的时间内有更高的采样数量，有效地提高了时间分辨力，降低 TR。另外采样数量的提高也意味着对细微信号的捕捉能力，因此多层激发技术目前常用于 DTI、DSI、fMRI 等较长时间的功能成像方面。

3. 倾斜优化非饱和激励技术　倾斜优化非饱和激励（tilted optimized nonsaturating excitation，TONE）技术是在 3D 时间飞跃法（TOF）MRA 中采用变化 RF 倾角激励的方法。可以减少三维容积内的血流饱和效应。当血流方向垂直于扫描层体时，血流刚进入层体未饱和时，采用小倾角 RF 脉冲激励，对进入层体后的部分饱和运动质子采用大倾角 RF 脉冲激励，弥补血流由于饱和造成的损失信号，从而保证血流信号在整个层体中的均匀一致性。

4. 磁化转移对比技术　磁化传递对比（magnetization transfer contrast，MTC）技术是利用人体内不同状态的水分子即结合水与自由水进动频率的不同来增加对比。其具体做法是对大分子池中结合水质子行选择性射频饱和脉冲，使大分子池中结合水质子发生饱和，该饱和性通过磁化交换过程传递到邻近自由水分子中，不同程度地改变了这些组织弛豫特性，产生与磁化传递相关的新组织对比。MTC 技术用于增加磁共振成像的对比度，可用于多种检查序列，主要应用于 MRA、增强扫描、多发性感化病变检查及骨关节成像等。

5. 血管成像技术

（1）2D/3D 时间飞跃法（TOF）技术：时间飞跃法 MRA（TOF-MRA）采用快速扰相梯度回波序列，利用流入增强效应，选择适当的 TR 及 RF 脉冲倾角 FA，使背景静止组织处于饱和状态，不产生或产生较少的磁共振信号，而刚流入成像体层的血流未达到饱和状态，产生磁共振信号，增加血流与静止组织的对比度，充分体现血流的形态。TOF-MRA 按数据采集方式分为 2D TOF、3D TOF 及 3D 连续层块 TOF MRA。3D 连续层块 TOF MRA 把一个 3D 层体分为多个 3D 小层块进行扫描，将得到的 3D 数据组合成一个 3D 大层块进行后处理，得到一个完整的血管成像图像。TOF MRA 对快血流敏感。

（2）2D/3D 相位对比技术：相位对比法 MRA 是利用流动质子横向磁化矢量的相位效应抑制背

景组织，突出血流信号。该技术在常规梯度场的基础上合并对称流动编码梯度，相位对比法磁共振血管成像（PC-MRA）技术按数据采集方法的不同可分为 2D PC 和 3D PC。PC MRA 对慢血流的小血管非常敏感，且能对血液流速做定量测量。

（3） CE-MRA：CE-MRA 是利用团注对比剂（常用 Gd-DTPA），使血液的 T_1 值缩短到 100ms 左右，采用三维快速梯度回波 T_1 加权序列，用短 TR 效应有效地抑制周围背景组织的信号，形成血管信号明显增高而周围静态组织信号明显抑制的强对比效果成像。将得到原始图像经过 MIP 重建，可得到血管图像。该技术与血液的流动效应无关，无需心电门控和空间预饱和技术，可克服常规非增强 MRA 技术的不足，能够进行大范围（多段 CE-MRA 扫描进行拼接，如全下肢血管造影成像）。

（4） 非对比增强血管成像技术：有黑血技术（主要用于心脏成像）、采用平衡式稳态自由进动技术的 MRA（用于冠脉 MRA）及 T_2 准备快速 GRA MRA（用于冠脉 MRA）等。

6. **脂肪抑制技术**

（1） 频率选择饱和法：频率选择饱和发是最常用的脂肪抑制技术之一，也被称为化学位移选择饱和技术（chemical-shift selective saturation，CHESS），利用脂肪组织中氢质子的进动频率比水中质子要慢大约 3.5ppm（$1ppm = 10^{-6}$）这一特性，在成像序列前施加与脂肪中质子进动频率一致的预脉冲，使脂肪组织处于饱和状态，不产生磁共振信号，再行真正的成像序列，达到脂肪抑制的目的。CHESS 优点是具有较高的特异性，脂肪抑制效果好，可用于多种序列，缺点在于化学位移技术对场强和磁场均匀度的高要求，大 FOV 扫描时边缘抑制效果不佳。

（2） 反转恢复脂肪抑制技术（STIR）：STIR 是基于脂肪组织短 T_1 的特性，在反转恢复序列中利用弛豫过程中在某一时刻脂肪组织的纵向磁化矢量为零（该点称为零点）的特性，使脂肪组织不产生信号，达到脂肪抑制的目的。

（3） 频率选择反转脉冲技术：是一种混合性脂肪抑制技术，在脉冲序列中，首先应用连续脉冲对脂肪组织进行预饱和，再接着用 STIR 技术，即结合频率选择法和 STIR 技术进行脂肪抑制。该技术不能应用于 TR 非常短的脉冲序列中（如超快速梯度回波技术）。

（4） Dixon 技术：Dixon 技术是一种水脂分离成像技术，在双回波序列中，通过调整 TE 值，获得水-脂同相位和反相位图像，将同相位图像加上反相位图像再除以 2，即得纯水质子图像，将同相位图像减去反相位图像再除以 2 得到纯脂肪质子图像，纯水质子图像即为抑脂像。

（5） 选择性水激发技术：是一种混合性脂肪抑制技术，结合频率激发方法和相位敏感法，利用二者的优点形成一种双激发序列。该技术使用频率及空间选择性激励脉冲（该脉冲是为分离水与脂肪的磁化矢量而设计的层选射频脉冲，为二项式脉冲），再加上失相位和同相位的数据采集方法，达到抑制脂肪的目的。

7. **磁敏感成像技术**　磁敏感加权成像（susceptibility weighted imaging，SWI）是基于不同组织磁敏感性的差异形成对比，反映组织磁化属性对比度增强技术。通常采用完全流动补偿、薄层重建、长 TE 的高分辨力梯度回波序列进行扫描，为了提高静脉血管的分辨能力，对三维数据进行最小强度投影来显示静脉血管，突显细小静脉以及小出血。主要应用于脑外伤、脑血管病、退行性病变及脑肿瘤血管评价等。

8. **磁共振水成像技术**　磁共振水成像是利用人体组织中的水样成分的长 T_2 特性，综合应用磁共振扫描序列和参数，利用重 T_2 加权技术使实质器官及流动血液呈低信号，而相对静止液体表现出明显高信号，通过 MIP 后处理技术获得液体 MR 影像。可应用于胰胆管、泌尿系、椎管、涎管、内耳淋巴管、泪囊、精囊和肠道等含水器官的显示，其中磁共振胰胆管造影 MRCP、磁共振尿路造影 MRU、磁共振脊髓造影 MRM 及磁共振内耳成像在临床上应用较多。

9. **扩散成像技术**　扩散（或弥散）成像是利用对扩散运动敏感的成像序列检测组织间水分子的扩散强度（扩散系数表示）分布状态，用 MR 图像对比显示出扩散差异。目前应用于临床的扩散成像技术有 DWI、WB-DWIBS、IVIM 及 DTI 等。

（1） DWI：扩散系数可以被磁共振成像用来产生组织的影像对比度，利用成像层面内水分子的扩散系数的分布产生对比度的成像方式称为扩散（或弥散）加权成像。在扩散加权像上，扩散速度较快的组织信号下降明显，表现为低信号，而扩散速度较慢的组织信号表现为相对的高信号。通过两个以上不同 *b* 值的扩散加权像，可计算出扩散敏感梯度方向上水分子的表观扩散系数（apparent diffusion coefficient，ADC），临床主要应用于超急性脑血管病变。

（2）磁共振全身类弥散加权成像（WB-DWIBS）：通过在DWI序列中加STIR脂肪抑制技术进行全身分段DWI成像，将所得的图像叠加并进行MPR重建，得到的图像为WB-DWI，由于该图像反像（黑白互换）类似于PET产生的图像，因此又称之为“MR类PET”，该技术主要应用于全身肿瘤的评价及疗效评估。

（3）扩散张量成像：扩散张量成像是一种用于描述水分子扩散方向特征的次磁共振技术，该技术主要反映组织中水分子扩散的各向异性特征。应用DTI数据选择专用软件可建立扩散示踪图，准确地沿着纤维方向进行扩散各向异性评价，描述白质纤维束的走行形态，这就是白质纤维束示踪成像。

（4）双指数模型DWI：IVIM（intravoxel incoherent motion，IVIM）是双指数模型DWI，IVIM模型采用多个包含低 b 值的DWI进行数据采集，可以同时得到灌注相关参数（f，D^*）和扩散相关参数（D），可用于量化DWI图像中的两种运动成分，更精确地对水分子扩散和微循环灌注信息进行量化分析，有助于病变的定性和鉴别诊断，目前主要用于肿瘤的预测和监控放化疗对恶性肿瘤的疗效。

（5）高清弥散成像：高清DWI采用读出方向上的分段EPI扫描、多次激励EPI技术或采用斜坡采样（在梯度爬升或下降过程中进行采样）等技术，减少了磁敏感伪影引起的变形，提高DWI的空间分辨力及信噪比，可进行高 b 值及高分辨力DWI，在神经系统应用中最高扫描矩阵可达到512×512，体部应用中最高扫描矩阵达到256×256，主要用于病变的鉴别诊断。

10. 灌注加权成像技术　磁共振灌注加权成像（perfusion weighted imaging，PWI）反映组织中微观血流动力学信息，即组织毛细血管水平的血流灌注情况，基于中微小血管的血流量增加引起血管所在区域弛豫特性变化，通过测量一些血流动力学参数，从磁共振成像角度无创的评价局部的组织活力及功能。目前，磁共振灌注加权成像有DCE、DSC及ASL三种。

（1）动态对比增强灌注加权成像（dynamic contrast-enhanced perfusion weighted imaging，DCE-PWI）：一种评价组织微循环功能状态的磁共振成像技术，通过不同的药物代谢动力学模型计算出组织灌注（T_1 灌注）、渗透性相关的生理学及病理学参数。半定量参数主要包括时间信号曲线（SI-T）、峰值浓度（C_{peak}）和最大斜率（slope）及60秒曲线下面积（AUC_{60}），定量参数因不同的药物代谢动力学模型而不同，其常用参数包含转运常数 K_{trans}、扩散系数fe及血管外细胞外间隙所占的容积百分比（Ve），DCE量化参数可以间接评价肿瘤血管的通透性及病变的纤维化程度，应用于实质性肿瘤的早期诊断及疗效监测中。

（2）动态磁敏感对比灌注加权成像（dynamic susceptibility contrast perfusion weighted imaging，DSC-PWI）：通过检测对比剂首次流经组织时引起组织的信号强度变化，计算出其 $T_2{}^*$ 弛豫率变化，组织 $T_2{}^*$ 弛豫率的变化代表组织中对比剂的浓度变化，而对比剂的浓度变化则代表血流动力学变化。通过一系列快速连续采集，利用合适数学模型的计算可得到组织血流灌注的半定量信息，如组织局部脑血容量（rCBV）、局部脑血流量（rCBF）和平均通过时间（MTT）等。

（3）动脉自旋标记（arterial spin labeling，ASL）：动脉自旋标记技术是一种无需引入外源性对比剂，利用血液作为内源性示踪剂的灌注方法。在目标区域的血流上游（通常是动脉）给予自旋饱和射频脉冲激励，经过一定时间，经射频脉冲标记的血流流入目标区域，血液中被标记饱和状态的自旋质子将与组织内质子进行交换（交换量与血流灌注量成正比），对目标组织进行扫描，目标组织的信号强度将不同程度地降低。其定量参数有局部脑血流量（rCBF）。

11. 脑功能成像　广义上的脑功能成像包含很多技术，这里主要指基于血氧水平依赖（blood oxygenation level dependent，BOLD）效应的功能磁共振成像（fMRI），该技术是利用MRI技术使接受外部刺激或执行特殊任务期间大脑皮质区域的兴奋影像化，脑功能区被激活时局部的血流量增加，氧饱和度发生变化，局部氧合血红蛋白和脱氧血红蛋白之间比例发生改变，磁化率增大，使兴奋组织比不兴奋组织的 T_2 或 $T_2{}^*$ 值长，在重度 T_2 或 $T_2{}^*$ 加权像上兴奋区的信号相对升高，在其他因素不变的前提下，T_2 或 $T_2{}^*$ 加权像上组织的信号强度取决于其血液中氧合血红蛋白与脱氧血红蛋白的比例，该比例越高，则组织的信号强度越高，这就是BOLD效应。BOLD应用于高场或超高场强磁共振成像系统中。得到的图像可与常规 T_1 加权像融合。

12. MRS　磁共振波谱成像（magnetic resonance spectroscopy，MRS）是利用原子核的化学位移

现象探测人体组织的生化代谢信息的技术，MRS可以对化合物进行定量分析，是目前唯一能无创的观察活体组织代谢及生化变化的技术。MRS可进行单体素采集及2D/3D多体素采集，并可将MRS谱线标记在MR图像上。目前临床可用于颅脑、乳腺、肝脏、前列腺、骨及肾脏等脏器病变的诊断及鉴别诊断。

13. **高分辨力动态成像技术**　采用3D高分辨扰相梯度回波T_1WI（T_1加权成像）序列，加脂肪抑制技术，利用独特k空间填充技术，得到更高的时间分辨力和更高的空间分辨力多期动态增强技术，可应用于肝脏、肾脏、垂体、乳腺及盆腔等脏器。

14. **多对比成像技术**　基于DIXON技术，一次成像获得四种对比度（水相、脂相、水脂同相及水脂反相），提高了病变诊断的特异性，也提高了病变与邻近结构之间的对比及病变检出的敏感性，尤其对富含脂肪的器官（如乳腺）病变的敏感性提高，可进行多序列多对比度兼容，既能与快速自旋回波（FSE）及梯度回波（GRE）序列组合，同时也可产生T_1、T_2等多种对比度。

15. **磁共振静音技术**　指通过各种主动或被动降噪方法减少磁共振成像过程中产生噪声的技术。磁共振成像过程中，快速变化的电流在控制梯度场强变化的同时，也产生了引起梯度线圈震动噪声的洛伦兹力，以前的噪声消除着重于对噪声的阻隔；给与患者耳机、隔离元器件、减少线圈震动。磁共振静音技术则从声源处着手在梯度线圈及射频系统及扫描序列的设计上解决问题，通过采用高精度的梯度线圈使梯度磁场瞬时切换或缓慢爬升，在短TE的序列下有效减少噪声。需要注意的是静音技术的受限于梯度性能的牺牲程度，因此在使用时需要关注到扫描时间及图像信噪比。

（九）磁共振后处理技术

磁共振后处理技术是将采用不同成像技术得到的原始图像数据利用后处理软件进行图像重组和数据分析，为诊断和科研提供所需信息，包括各种常规处理软件及功能处理软件。

1. **自动拼接技术**　对相邻位置多组扫描图像（通过自动移床进行的特殊位置扫描）进行无缝拼接，得到大范围的成像，主要用于全脊柱、全身类PET成像及下肢血管成像等的拼接。

2. **最大密度投影（MIP）**　对3D成像数据使用线轨迹追踪法，将沿预定方向的平行线上的最大信号强度作为图像的像素，获得的投影图像。MIP图像类似于常规血管造影图像，且还可360°旋转，对感兴趣血管也可进行多次亚容积重建，从而消除多根血管重叠对病变的干扰。

3. **最小密度投影（MinIP）**　与MIP相反，是对3D成像数据中最小信号强度的像素进行某方向投影所得的投影图像。主要应用于磁共振SWI成像及支气管成像。

4. **多平面重组（MPR）**　根据要求观察的解剖部位不同，自由选择层厚和层间距，对3D成像数据进行多个任意层面重建，允许对冠、矢、轴及斜面进行重建，应用非常广泛。

5. **表面阴影显示（SSD）**　利用视点追踪线选择可视体素，通过阈值技术将选择的体素作为表面获得的线投射算法重建图像，这种技术提供了更加形象化的3D解剖图像。

6. **曲面重组（CPR）**　对3D数据所需观察结构进行曲面重组。主要用于结构复杂且弯曲又需显示在同一平面内的图像，如脊柱侧弯及周围神经的显示。

7. **仿真血管内镜**　仿真血管内镜（virtual intravascular endoscopy，VIE）是利用SSD及MIP原理，以数学模拟方式对血管表面成像，利用调节阈值及视野，将超出阈值的像素作等信号处理，使其不显影，然后就可得到3D管腔的表面观，其效果类似内镜检查，但其诊断价值有限。

8. **图像融合**　图像融合是将在相同定位下扫描得到的解剖图像与功能图像整合成为一张图像，解剖位置一一对应，可在解剖图像上显示功能变化，主要应用于BOLD、MRS及DWI等功能成像中。

（十）临床应用软件包

针对上述磁共振成像技术，临床应用软件应该根据医院的需求个性化配置，各厂家分类不尽相同，下列简单以解剖区域进行分类加以说明。

1. **神经系统成像**　智能化头颅扫描平台及技术，高分辨解剖成像、全脊髓成像（自动拼接）、神经根成像、脊液抑制技术、灰/白质最佳成像、脂肪抑制、弥散成像技术（包括ADC成像）、脑灌注成像技术（可计算平均通过时间、达峰时间、负积分图、索引图及彩色灌注图）、磁敏感加权成像技术、脑功能成像（实时脑功能成像技术、BOLD成像、3D重建模板与兴奋区实时重叠显示等）、颅脑容积成像、脑波谱成像技术（包括化学位移成像、激励回波采集模式、点分辨波谱成像技术及单体素、多体素、2D、3D技术）、动脉自旋标记成像。

2. **心血管成像**　2D/3D 时间飞跃法技术、连续多层 3D 时间飞跃法技术、门控 2D 血管技术、2D/3D 相位对比法技术、血管选择技术(动静脉分离)、非增强血管造影技术、超快速血管成像技术、智能化实时透视对比剂追踪血管成像技术、智能化自动移床对比剂跟踪技术、实时交互式血管成像、4D 血管成像技术、心脏成像白血,黑血技术、心脏电影成像、首过法心肌灌注成像、冠状动脉成像、延迟法心肌灌注成像、倾角优化非饱和激发技术及 MTC 等。

3. **体部成像技术**　腹部检查技术、盆腔检查技术、MR 胰胆管造影技术、腹部各脏器动态成像、MR 尿路造影技术、腹部脏器及肿瘤灌注技术、腹部肝脏多期动态增强薄层扫描,同时各向同性重建技术、多对比成像、四肢及关节成像技术、类 PET 成像、全身类 PET 成像技术、多 b 值 DWI 成像、腹部脏器及肿瘤灌注技术、双侧乳腺动态增强成像等。

4. **高级临床应用**　动脉自旋标记成像、多 b 值 DWI 成像、冠状动脉成像、多对比成像、K_{trans}、磁共振定量技术(包括 T_1、T_2、T_2^* mapping)及高清弥散技术。

5. **各种分析软件**　仿真内镜软件、弥散功能后处理软件、灌注功能后处理软件、频谱成像后处理软件、弥散张力后处理软件、白质纤维束三维追踪成像后处理软件、BOLD 成像后处理软件、全身成像拼接后处理软件、心脏后处理软件、图像融合软件、MIP、MPR、SSD 后处理软件、自由感兴趣区 MIP 重建后处理软件、图像减影电影回放后处理软件、实时互动多平面重组后处理软件及全身自动拼接技术后处理软件等等。有的还包括小儿成像包、骨关节成像包、肿瘤成像包等,这里就不一一列举。

(十一) 附属设备

为了确保 MRI 设备的正常运转和保障临床应用软件功能的充分应用,还必须配备标准用水模(用于对磁共振设备进行各种质量控制和质量保证检测)、稳压电源、双机组冷水机(供冷头及梯度系统冷却)、MRI 专用高压注射器(进行各种动态及灌注成像)及脑功能成像刺激器(用于功能成像事件的发生)等。

六、磁共振成像设备的安装

磁共振成像设备安装对环境及场地的设计施工要求非常严格,在磁共振系统安装前必须确保磁场环境具有长期的稳定性和均匀性。根据医院的实际情况,充分考虑人流、物流、医疗功能布局和医院长远发展需要,以满足设备使用要求、方便患者诊疗为主要目的,遵循医疗规范,充分考虑患者和工作人员的安全,制定切实可行的规划方案。一个合格、完备的安装方案是确保设备安装工作及时、高效、优质地完成,设备安全、稳定运转及获取高质量图像的必备条件。

(一) 磁场与环境的相互影响

MRI 设备产生的杂散磁场随空间点与磁体距离的增大其场强逐渐降低(数值接近于与距离的立方成反比)。杂散磁场是以磁体原点为中心向周围空间发散的,因而具有一定的对称性,常常用等高斯线图来形象地表示杂散磁场的分布。不同场强磁体的杂散磁场强弱不同,对应的等高斯线也就不同。在 MRI 系统安装的场所设计阶段,等高斯线图是使用的工具之一。图 32-32 及图 32-33 是 GE 公司 MRI 系统 3.0T G3 磁体高斯线俯视图及前视图,杂散磁场在 X、Y 向分布的对称性,由图可见,杂散磁场呈椭球体分布,即 Z 向较强,X、Y 向较弱,此分布为理想状态,磁场分布会受到地磁场、其他磁场、磁性物体、固定或移动金属物等的影响。

1. **磁场对环境的影响**　当杂散磁场的场强达

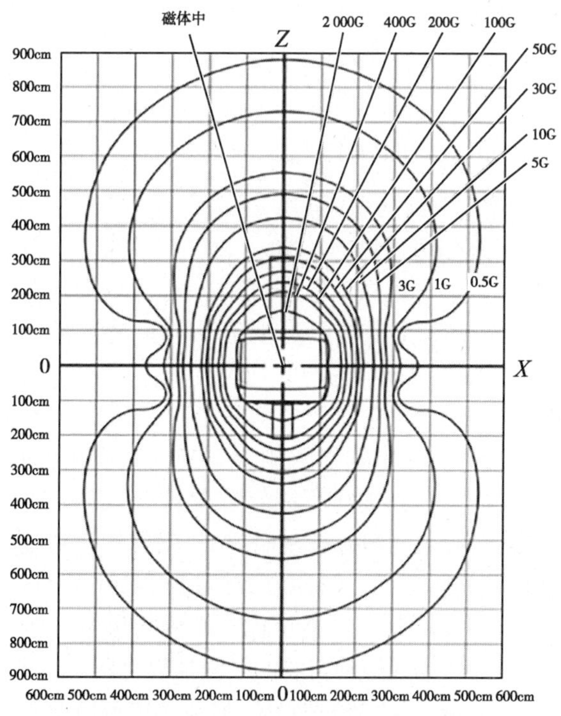

图 32-32　GE 3.0T G3 磁体高斯线分布俯视图

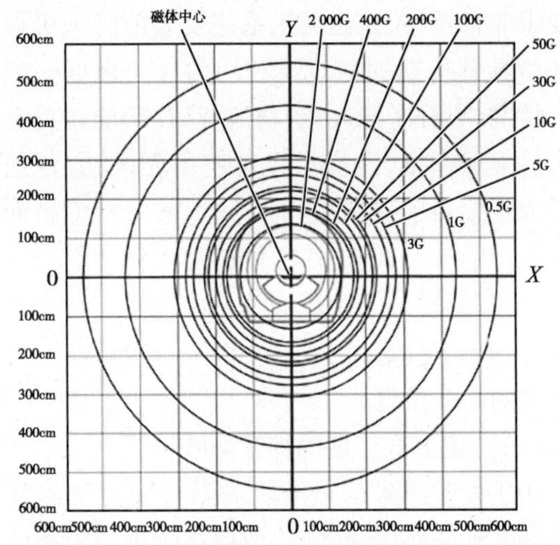

图 32-33　GE 3.0T G3 磁体高斯线分布前视图

到一定程度时，就可能干扰周围环境中那些磁敏感性强的设备，使其不能正常工作。这种影响通常在 5 高斯线内区域非常明显，而在 5 高斯线以外区域逐渐减弱。因此，在 MRI 的 5 高斯线处应设立醒目的警告标志。

依照磁敏感性的不同，可将常见医疗设备归纳为下述四类。第一类是机械型的仪器和仪表，如钟表、照相机等；第二类为磁盘、磁带、摄像机及计算机（磁盘驱动器）等磁记录装置；第三类是心脏起搏器、离子泵等体内植入物；最后一类是电视机、图文显示终端、示波器、心脏监护仪、X 线影像增强器、伽玛相机和 CT 等具有电真空器件和光电耦合器件的设备。它们的磁敏感性基本上依次增强。表 32-2 给出了部分医疗设备所能允许的最大磁场强度以及距磁体中心的最小距离。

由表可见，影像增强器和 CT 等都是具有高度磁敏感性的设备，它们必须与 MRI 系统保持足够远的距离，才能保证其正常运行。特别需要强调的是，装有心脏起搏器的患者必须远离 MRI 系统，虽然各种心脏起搏器对磁场的敏感程度有所不同，但一般认为患者不能进入 5G 内，因此，有人将 5 高斯线内区域称为“禁区”，但随着心脏起搏器技术的提高，目前已有装有心脏起搏器患者行磁共振检查的报道。

表 32-2　杂散磁场对部分医疗设备的影响

设备种类	最大磁场强度/G	距磁体中心的最小距离/m			
		0.5T 磁体		1.5T 磁体	
		X、*Y* 方向	*Z* 方向	*X*、*Y* 方向	*Z* 方向
小电机、钟表、照相机、信用卡、磁盘等数据载体	30	3.5	4.5	5	6.2
电视系统、图像显示终端、计算机磁盘驱动器	10	5	6.5	7	9
心脏起搏器、生物刺激器、神经刺激器	5	6.5	8	9	11.5
影像增强器、伽玛相机、CT、回旋加速器、PET、碎石机、超声、电子显微镜等	1	10.5	13.5	15.5	19.5

注：$1G=10^{-4}T$。

2. **环境对磁场的影响**

（1）静态铁磁性物体的影响：静磁场的均匀性是磁共振图像质量的重要保证。但是，磁体周围环境的变化却会影响磁场的均匀性。建筑物中的建筑钢筋、下水道、暖气管道等铁磁性物质就属于静干扰，在沿磁体中轴线两侧各 3 米的范围内，地板内所含的铁磁性物质不能超过 $25kg/m^2$，并且这些铁磁性物质须均匀分布在地板上，就要尽量对建筑物所有墙壁、地面、墙柱及磁体基座等结构中钢材的用量加以限制。这类干扰对磁场的影响一般可通过主动匀场或被动匀场的办法加以克服。

（2）移动的铁磁性物体、磁化物体或电磁物体的影响：影像的质量取决于主磁场（$\boldsymbol{B}_0$）的稳定性，任何一个移动的物体对磁场的稳定性均造成危害，都有一个与磁体相隔的最小距离的限制。这个最小距离取决于物体的属性，如重量、电流、方向等。这些干扰物体可以分为：①移动的铁磁性物体（如汽车、大客车、卡车等），磁共振设备场地要尽量远离停车场、公路、地铁、火车、水泵、大型电机等；②移动的磁化物体（如电梯、重复进出磁体边缘磁场的手推车等），由于自身的大电流（如电梯）或重复地进入磁体的边缘磁场（如手推车），这类物质会永久性地被磁化，因此主磁场的变化将增大，于是安全距离要增加；③电磁物体（如交流或直流动力电源线，变压器，马达，火车等），都会对磁场的稳定性产生影响。为避免可能存在的干扰，这些物体到磁体等中心的最小距离如表 32-3 所示（飞利浦 Achieva 3.0T 数据）；④静磁体（如另外一台磁共振设备），两台磁共振系统相邻安装，每台磁体的等中心必须位于另一台磁体的 3G 的边缘磁场外。

表 32-3　带电磁场的物体与磁体中心的最小距离

带电磁场的物体	到等中心的安全距离/m
动力电线 500A	5
变压器 650kVA	10
马达 30kVA	5

另外，上述移动铁磁物体还会产生振动，会影响磁共振成像设备的图像质量，对磁共振设备场地的振动要求为：①稳态振动（通常由电动机、泵、空调压缩机等引起）不得超过表 32-4（GE 750 数据）中的限制；②瞬态振动（通常由交通工具，行人，开关门等引起）不得超过 500×10^{-6}g，超过 500×10^{-6}g 的瞬态振动，需要分析从 0 到峰值对场地的影响。

表 32-4　稳态振动对磁共振成像设备限制

振动频率范围	振动最大值/(g·s)
0～26Hz	75×10^{-6}
26～31Hz	100×10^{-6}
31～40Hz	500×10^{-6}
40～50Hz	700×10^{-6}

（二）磁屏蔽

在 MRI 设备安装中，磁场与环境的相互影响不容忽视，目前 3.0T 磁共振成像设备在市场的占有率越来越大，它们的散逸磁也有所增加，为了尽量将 5 高斯线所围区域限于磁体室内，除了增加磁体室的面积和高度，目前广泛采用磁屏蔽来达目的。

1. 磁屏蔽　分类磁屏蔽是用高饱和度的铁磁性材料或通电线圈来包容特定容积内的磁力线，它不仅可防止外部铁磁性物质对磁体内部磁场均匀性的影响，同时又能大大削减磁屏蔽外部杂散磁场的分布，因此增加磁屏蔽是一种极为有效的磁场隔离措施。

（1）有源屏蔽和无源屏蔽：

1）有源屏蔽：有源屏蔽（active shielding）是指由一个线圈或线圈系统组成的磁屏蔽。与工作线圈（内线圈）相比，屏蔽线圈可称为外线圈。这种磁体的内线圈中通以正向电流，以产生所需的工作磁场。外线圈中则通以反向电流，以产生反向的磁场来抵消工作磁场的杂散磁场，从而达到屏蔽的目的。如果线圈排列合理或电流控制准确，屏蔽线圈所产生的磁场就有可能抵消杂散磁场。

2）无源屏蔽：无源屏蔽（passive shielding）使用的是铁磁性屏蔽体，即上面所说的软磁材料罩壳，它因不使用电流源而得名。其原理可借助并联磁路的概念来说明。如图 32-34 所示，将一个磁导率很大的软磁材料罩壳放在外磁场中，则罩壳壁与空腔中的空气就可以看作并联磁路。由于空气的磁导率 μ 接近于 1，而罩壳的磁导率在几千以上，使得空腔的磁阻比罩壳壁的磁阻大很多。这样外磁场的绝大部分磁感应通量将从空腔两侧的罩壳壁内“通过”“进入”空腔内部的磁通量是很少的。这就达到了磁屏蔽的目的。在 MRI 中，磁屏蔽既起到保护空腔内磁场不被其他外界因素干扰的作用，又限制腔内磁场以杂散磁场的方式向周围环境中散布。应当指出的是，用软磁材料制作的罩壳（称为屏蔽体）对磁场的屏蔽效果远不如金属导体壳静电屏蔽对静电的屏蔽效果好。这是因为金属导体的电导率一般要比空气的电导率大十几个数量级，而铁与空气的磁导率只差几千倍。

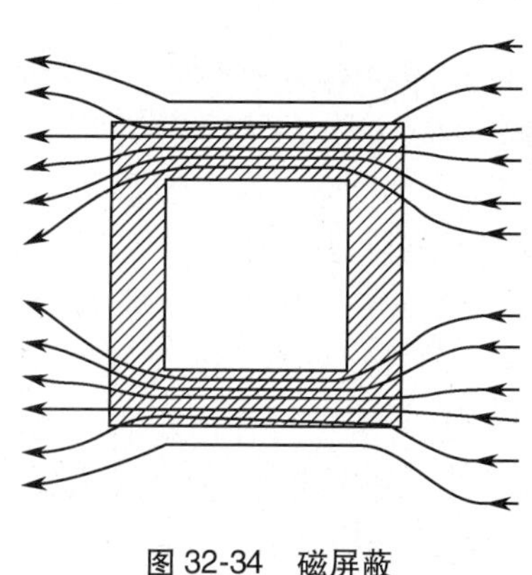

图 32-34　磁屏蔽

（2）房屋屏蔽及自屏蔽

1）房屋屏蔽：是在磁体室的四周墙壁、地基和天花板等六面体中均镶入 4～8mm 厚的硅钢板，构成封闭的磁屏蔽间。这种屏蔽体的用材常达数十吨；如果杂散磁场的分布仅在某个方向超出了规定的限度（如 5 高斯），则可只在对应方向的墙壁中安装屏蔽物，形成杂散磁场的定向屏蔽。

2）自屏蔽：指仅在磁体周围安装铁磁材料屏蔽体的屏蔽方法，用这种方法可以得到非常理想的屏蔽效果，为了减小磁体的重量，目前已经不用这种方法。

2. **磁屏蔽材料**　磁屏蔽材料可以根据磁导率的高低粗略地划分为高磁导率及低磁导率两大类，它们分别以镍合金及铁合金(包括铁和钢)为代表。

高磁导率材料的特点是具有很高的初始磁导率和最大磁导率。为了保持理想的磁导率，屏蔽体做成后还需进行退火处理。另外，这类材料的饱和磁感为0.75~0.9T，只有普通铁合金或钢饱和磁感的三分之一。也就是说，高磁导率材料非常容易饱和。在高场的情况下，这类材料的屏蔽体只有做得比铁屏蔽厚得多时，才能避免饱和的出现，而从价格上来看，高磁导率材料又比低磁导率材料贵得多，此外，这类材料还具有因大应力和高温度敏感性而难以处理的缺点。因此，尽管镍合金的磁导率很高，但综合考虑到用量、经济性以及制作工艺等原因，一般认为它并不适于制造大容量的磁体屏蔽体。

铁或钢的最大磁导率可以达到5 000，这对于一般的磁屏蔽来说已经足够高了。理论和实践都证明，这类材料完全可以使屏蔽因数达到10以上，这一效果已能使5高斯线区缩小至理想范围之内。因此，现在大量采用相对便宜的、高磁饱和度的铁或钢来制作磁屏蔽体。调整其厚度可获得最大磁导率。

目前，高场MRI设备均采用了主动补偿线圈的方法进行磁屏蔽(工厂已经安装)，到安装场地后可视情况决定是否加被动屏蔽。通常3.0T超导MRI系统在安装前要进行磁屏蔽设计，大多数采用在磁体间六面体上加硅钢板的被动屏蔽方法，该磁屏蔽的设计是一个相对复杂的项目，它要求对母体建筑空间、承重、周边环境进行详细评估和测试，针对测试数据进行评估，还要考虑对磁场的影响。

(三) 射频屏蔽

由发射器与接收器组成的射频单元是MRI系统的重要组成部分。发射器按照拉莫尔频率发射RF脉冲，是磁共振的激励源；接收器则在质子的弛豫阶段接收磁共振信号。由于发射器的功率高达数千瓦，工作时产生的RF脉冲又处于电磁波谱的米波段，极易干扰邻近的无线电设备(如调频无线电广播)；另一方面，线圈接收到的共振信号功率为纳瓦级，又容易受干扰而淹没。因此，MRI的磁体室需安装有效的RF屏蔽。

射频屏蔽的目的是利用屏蔽体对电磁波的吸收和反射作用，隔断外界与磁共振系统之间的电磁场耦合途径，以阻挡或减弱电磁波的相互干扰。通常多采用导电良好的金属材料作屏蔽体，如铀皮、铜皮等，并镶嵌于磁体室的四壁、天花板及地板内，以构成一个完整的、密封的法拉第屏蔽体，观察窗的玻璃间改用铜丝网屏蔽体，其目数的选择要满足其孔径小于被屏蔽电磁波波长的条件，即电磁波的频率越高，要求铜网的孔径越小。上述六个面之间的接缝应当全部叠压，并采用氩弧焊、无磁螺钉等工艺连接。地板内的RF屏蔽还需进行防潮、防腐和绝缘处理。需要强调的是，所有屏蔽件均不能采用铁磁材料制作。所有连接进磁体间的管线如直流照明、氧气管、控制电线、风管进回风口、失超管等必须通过安装在射频屏蔽上的各种滤波器才能进入，所有进出磁体室的送风管、回风口和氦气回收管等穿过RF屏蔽时必须通过相应的波导管。整个屏蔽体须通过一点单独接地，通过MRI系统接地，严禁单独接地，接地电阻小于2Ω，屏蔽体对地绝缘要求大于1 000Ω。

屏蔽工程完成后，应邀请有关专业有资质机构按国家标准对其质量进行检测。门、观察窗、波导管和滤波器周围要重点测试。总的要求是各墙面、开口处对15~100MHz范围内信号的衰减不低于100dB。

(四) MRI设备机房准备

1. **MRI设备机房的设计原则及建造流程**　MRI设备安装前场地的准备流程为：医院进行MRI设备安装场地的选址，设备厂商场地工程师进行环境评估、明确设备的运输路径并绘制设备摆放平面图，得到院方确认后才开始实施屏蔽工程、水、电、地线、宽带、电话线等相关设施的准备工作及空调安装工作，进行屏蔽测试(高场最好同时进行散磁场测试)，在上述工作完成并达标后，MRI设备进场及安装调试。机房的建造要求用户、设备制造商和施工单位的共同协商努力，虽然不同类型、不同厂家的设备要求不尽相同，但基本原则一致。

2. **MRI设备机房要求及施工要点**　场地要求必须保证运行中既没有外部的干扰而影响磁场的均匀性、稳定性和系统的正常运行，也要保证人员的安全和敏感设备的功能不受磁场的影响。当磁能密度在指定区域超过5G限制时，需要设磁场警告标志。

(1) 噪声：磁共振设备运行会产生一定的噪声(尤其是高场设备)，因此在建造磁共振系统机房时应依据当地的法规，磁体间内装修要求使用吸音材料，所用材料的吸音因子α应为：吊顶>0.7，被衰减的主音频范围在 600～1 000Hz。各场地最终噪声水平会因为场地建筑、房间布局及附属设备等不同而改变。应该满足工作人员和患者舒适。通常的噪声要求：磁体间小于 90～127dB，操作室小于 55～65dB。

（2）系统电源：MRI 设备电源均采用符合国家规范的供电制式，应按照设备所需的额定功率、频率、电压、电流要求配置专用电源、设备要求独立专线供电，并留有一定功率余量，为保证电源内阻要求，主电缆线线径需足够粗，其截面积视总长度而定。辅助设备供电（机房空调、冷水机、激光打印机、照明及电源插座等）另取线路，以避免一些频繁启动的高压设备如马达、泵、压缩机等对磁共振主机的电源干扰。主机电源需要安装稳压电源，必要时配备 UPS。

所有配电柜必须具备防开盖锁定功能，以确保电气安全作业之需。配电柜紧急断电按钮需安装在操作间中操作台旁的墙上，便于操作人员在发生紧急情况时切断系统电源。

靠近磁体的照明灯工作寿命受磁场影响，灯丝会随电源的频率而振荡，因此建议磁体间内采用直流照明电灯，直流电源的交流残余波纹应小于或等于 5%，不能使用荧光灯和调光灯，以避免对射频的干扰，目前多以直流 LED 灯为主。磁体间所有照明及插座用电都必须经传导板上的线电源滤波器进入。要求屏蔽室内照明及内部装修由专业屏蔽公司来完成。

MRI 设备要求设置设备专用 PE 线（保护接地线），接地电阻小于 2Ω，且必须采用与供电电缆等截面的多股铜芯线，地线到达 MRI 设备专用配电柜内，尤其是在接地电阻符合要求的前提下，必须做好设备所在场所的等电位联结。例如：激光相机、工作站及 RF 屏蔽体等与该设备系统有电缆连接的设备以及插座的 PE 线，必须与该设备的 PE 线做等电位联结。当医院安装多个 MRI 设备时，每台设备的 PE 线都需按照上述要求从接地母排单独引出至设备。

（3）磁体间承重：MRI 设备的磁体自重在几吨至十几吨，在建造设备机房时必须考虑磁体间内地面具备充足的承重能力，请建筑结构工程师做承重和受力分析，如混凝土、承重应符合安装要求并得到建筑设计部门的认可，以确保安全。

（4）温湿度及散热量：MRI 设备对工作环境的要求很高，机房温度过高导致设备出现故障，无法正常工作，严重的将使设备的电路部分烧坏。湿度过高设备的电路板容易结露，容易引起高压电路打火，还可能造成设备的接地不好。通常机房温度、湿度要求为磁体间 15～22℃、30%～60%；设备室 18～25℃、30%～70%；操作室 15～30℃、30%～70%，房间的温度梯度（例如从磁体底部到顶部）应严格控制在 3℃以内。要求配备恒温恒湿专用空调，在配备空调时充分考虑设备的散热量、设备升级、其他设备及人体的散热等因素。为防止空调冷凝水滴入电子器件而损坏 MRI 设备，空调风管走向和送回风口必须避开滤波板。

（5）通风及上下水：超导 MRI 设备使用液氦作制冷剂进行维持超导状态，正常情况下有少量挥发，紧急状态时（失超）会在瞬间有大量氦气产生，因此必须有一根足够粗的失超管，由磁体上部的出气孔通向室外大气，长度不能太长，尽量减少直角转弯，且出气口必须避开人群聚集区域，失超管由非铁磁性金属（如不锈钢管等）做成，失超管和屏蔽室外的部件必须有隔热包装。另外磁体间要求安装紧急排风系统（排风量大于 $35m^3/min$）。磁体间内不能设置上下水管道，但需在水冷机和机房专用空调附近有上下水及地漏。

（6）设备运输通道：MRI 设备属精密医疗影像诊断设备，设备价值巨大，且包装运输时属于易碎及危险物品，运输和吊装时应谨慎对待并严格遵守设备要求，必须考虑设备的运输路径和路径的承重要求以确保所有设备能顺利运抵安装现场。磁体是所有部件中体积及重量最大者，必须考虑门、走廊的高度及宽度，确保通向磁体间的通道平整，无障碍物，必要时需搭建平台；磁体吊装前，吊装公司应到吊装现场实地查看环境状况，以确定最佳吊装方案，磁体在运输过程中任何方向的倾斜角度都不得超过 30°。

另外，一定要考虑日常添加液氦的通道。由于液氦会蒸发，需要往磁体内定期加入液氦，液氦一般由 250～500L 容量的真空隔热杜瓦装运到现场，运输通道的门和走廊要有足够的宽度和高度，以便当需要添加液氦时，杜瓦能顺利通过。

MRI 设备机房建造是一项复杂的系统工程，涉及多个环节，直接关系到设备能否正常稳定地发挥作用，必须引起高度重视。要求设计人员具有全面的知识和综合解决问题的能力，设计出合理、实用的机房。

（孔祥闯　雷子乔）

第三节　磁共振成像的物理学基础

一、磁场对人体磁化作用

磁共振成像(magnetic resonance imaging,MRI)是利用处在静磁场中人体内的原子核磁化后,在外加射频磁场作用下发生共振而产生影像的一种成像技术。它既能显示形态学组织结构信息,又能显示人体代谢的生化信息直接观察细胞活动,其发展潜力巨大。

所有的物质在放入磁场后都可以在一定程度得到磁化。所谓磁化就是处在静磁场中的人体内具有自旋能力的原子核,在静磁场方向上产生磁矩即被磁化(magnetization),其大小称为磁化强度(***M***)。人体在磁场中被磁化产生磁化强度的能力称为磁化率(χ),它由原子的性质决定。

$$\chi=\boldsymbol{M}/\boldsymbol{B} \text{ 或 } \boldsymbol{M}=\chi\cdot\boldsymbol{B} \qquad \text{(式 32-9)}$$

式中 ***B*** 为磁场强度,物质的磁化强度 ***M*** 决定于其原子结构。

在 MRI 中一般涉及三种类型物质:顺磁性、抗磁性和铁磁性物质。顺磁性物质χ为正值且较小,放入外磁场后产生的磁场与外加磁场方向相同,且去除外加磁场后会去磁化。如脱氧血红蛋白。抗磁性物质χ为负值且放入外磁场后产生的磁场与外加磁场方向相反,人体内的绝大部分组织具有这种特性。铁磁性物质具有很大的正的χ,能够很明显被磁场吸引,且在去除外磁场后能被永久磁化,如铁钴镍。

一般用于人体内磁共振成像的原子核为氢原子核(^1H),其原因是:^1H 在人体中数量最多且磁化率最高,能够产生较强的磁共振信号;^1H 存在于人体的各种组织中,具有生物代表性。

(一) 人体内质子未进入外磁场前的核磁状态

人体内的质子不计其数,每个质子自旋均能产生1个小磁场,人体内如此多的质子自旋将产生无数个小磁场,但人体并不对外表现为大磁体,原因就是尽管每个质子均能产生1个小磁场,但这种小磁场的排列是随机无序的,从而使每个质子产生的磁化矢量相互抵消(图 32-35A),因此,人体自然状态下并无磁性,即没有宏观磁化矢量的产生。

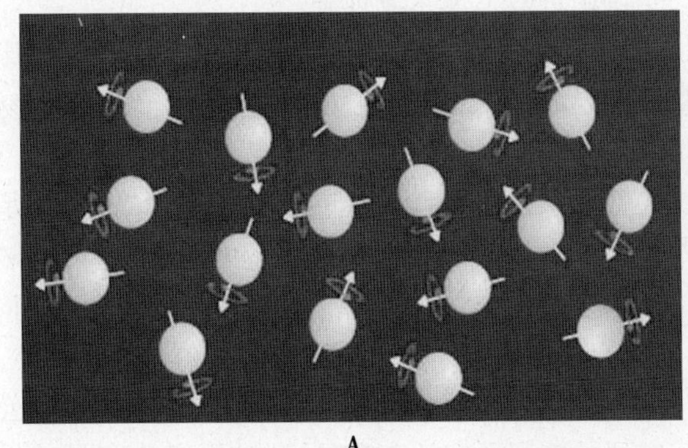

A

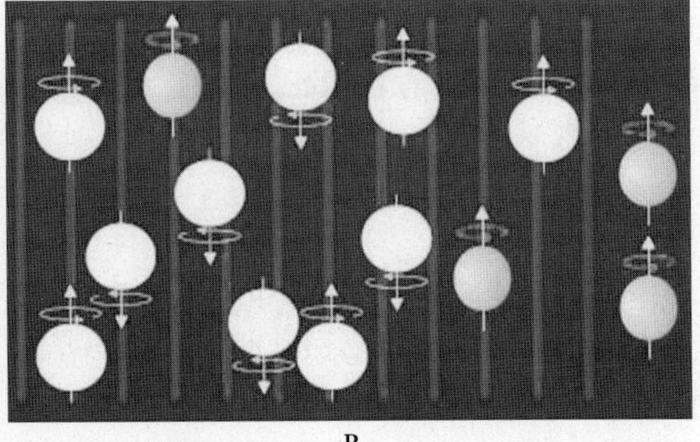

B

图 32-35　人体进入磁场的质子状态

A. 人体进入磁场之前;B. 人体进入磁场之后。

(二) 人体内质子进入外磁场后的核磁状态

进入主磁场后,人体内的质子产生的小磁场在外磁场作用下不再是杂乱无章,呈有规律排列(图 32-35B)。从图中可以看出,进入主磁场后,质子产生的小磁场有两种排列方式,一种是与主磁场方向平行且方向相同,另一种是与主磁场平行但方向相反,处于同向的质子略多于处于反向的质子。从量子物理学的角度来说,这种现象是自旋核能级在外磁场中的劈裂,这两种核磁状态代表质子的能量差别。平行同向的质子处于低能级,其磁化矢量的方向与主磁场的方向一致;平行反向的质子处于高能级,对抗主磁场的作用,其磁化矢量与主磁场平行但方向相反。两能级差为:

$$\Delta\boldsymbol{E}=\gamma h\boldsymbol{B}_0 \qquad \text{(式 32-10)}$$

式中 h 为普朗克常数,γ 为旋磁比常数,$\boldsymbol{B}_0$ 为磁场强度。

量子化作用使质子的磁矩对应于两种能态,即低能态,也称上旋态 $\boldsymbol{E}(+1/2)$,或高能态,也称下旋态 $\boldsymbol{E}(-1/2)$。两种能态的质子分布数(population)取决于外加磁场强度和绝对温度。磁矩的布居数在温度和外加磁场不变的情况下处于动态平衡状态,这种状态也称为平衡态。在平衡态质子自旋磁矩的布居数遵循玻尔兹曼分布(Boltzmann distribution):

$$N(-1/2)/N(+1/2)=e^{-\Delta E/kT} \quad (式 32\text{-}11)$$

式中 $N(-1/2)$ 为低能态布居数,$N(+1/2)$ 为高能态布居数,k 为玻尔兹曼分布常数,T 为绝对温度。对于质子 $\Delta E=\gamma h\boldsymbol{B}_0$,令 $T=300\text{K}$,$\boldsymbol{B}_0=1\text{T}$,则

$$N(-1/2)/N(+1/2)=e^{-\Delta E/kT}=100\,000/100\,006 \quad (式 32\text{-}12)$$

由此可见,平衡态时上旋态磁矩布居数较下旋态多,两者的差即为剩余自旋,由剩余自旋产生的磁化矢量又称为净磁化矢量,也称为宏观磁化矢量 $\boldsymbol{M}$(macroscopic magnetization vector)。

$$\boldsymbol{M}\propto N\gamma h\boldsymbol{B}_0/kT \quad (式 32\text{-}13)$$

(三) 人体内质子与外磁场相互作用

在外磁场作用下,原子核磁矩绕自身轴自旋的同时又以外磁场 $\boldsymbol{B}_0$ 为轴而旋转摆动,且旋转摆动的频率远低于旋转运动,这种旋转摆动的运动方式称为拉莫尔进动(Larmor precession)或旋进(图 32-36A)。显然,进动是磁性原子核自旋产生的小磁场与外磁场相互作用的结果,进动的速度用进动频率来衡量。进动的频率称为拉莫尔频率:

$$\omega=\gamma\boldsymbol{B}_0 \text{ 或 } f=(1/2\pi)\gamma\boldsymbol{B}_0 \quad (式 32\text{-}14)$$

式中 ω 为质子进动的角频率,γ 为旋磁比,$\boldsymbol{B}_0$ 为外磁场强度。

由上式可知,拉莫尔频率仅与原子核种类与外磁场的场强有关。对于氢质子,$\gamma(\text{H})=42.6\text{MHz}/T$。由自旋磁矩的矢量性可知,每个自旋磁矩在磁场中的进动按矢量可以分解为平行于外加磁场的纵向磁化分矢量和垂直于外加磁场的横向磁化分矢量。纵向磁化分矢量以拉莫尔频率自旋运动,横向磁化分矢量以拉莫尔频率进动。由于众多横向磁化分矢量在进动时的方向是随机分布的,即相位不同,所以横向磁化分矢量在平衡态将相互抵消而无宏观矢量;而纵向磁化分矢量会产生净磁化或宏观磁化矢量。由于上旋态自旋较下旋态多,即与主磁场方向相同(低能级)的质子略多于与主磁场方向相反(高能级)的质子,所以宏观上纵向磁化与主磁场方向一致,在此量子理论与经典理论达到统一(图 32-36B,图 32-36C)。

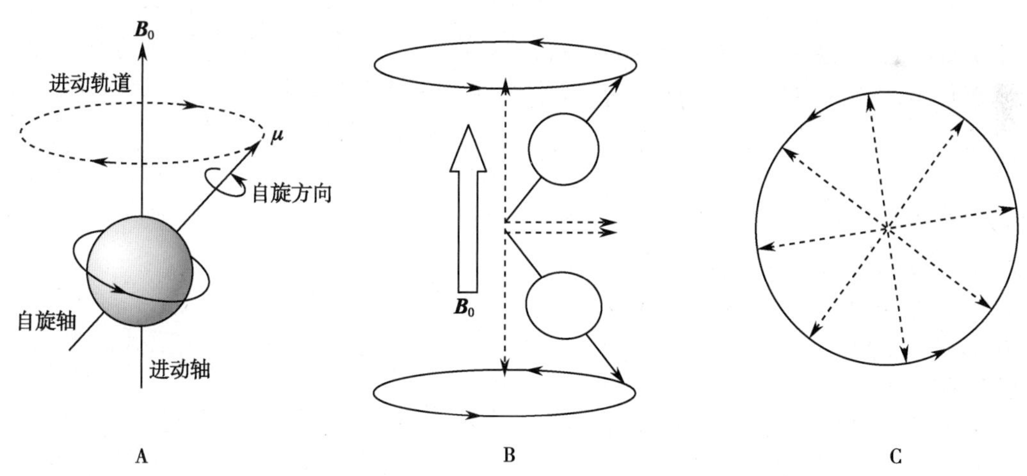

图 32-36　人内质子与外磁场相互作用

A. 原子核磁矩的拉莫尔进动;B. 不同能级下质子的纵向和旋转的横向磁化分矢量;C. 各质子旋转的横向磁化分矢量因相位不同而相互抵消。

二、核磁共振现象

产生共振现象具有的条件:①外力的频率与共振系统的固有频率相同;②外力对系统做功,系统内能增加;③外力停止后,系统释放能量。

给处于主磁场中的人体组织施加一个频率与质子的进动频率相同的射频脉冲(radio frequency pulse,RF pulse),射频脉冲对平衡态的自旋系统做功,使其吸收能量,处于低能级的质子获得能量后将跃迁到高能级,这种现象称为磁共振现象。从微观角度来说,磁共振现象是低能级的质子获得能量跃迁到高能级的过程。从宏观的角度来说,磁共振现象的结果是使宏观纵向磁化矢量发生偏转,偏转的角度与射频脉冲的能量有关,能量越大偏转角度

越大。若射频脉冲使宏观磁化矢量偏转角度小于90°,称为小角度脉冲;若使宏观磁化矢量偏转角度至90°,即完全偏转至 XY 平面时,称这种射频脉冲为90°脉冲;若使宏观磁化矢量偏转180°,即产生与主磁场方向完全相反的宏观磁化矢量,称这种射频脉冲为180°反转脉冲。射频脉冲停止后,系统释放吸收的能量。释放的能量(即射频脉冲的能量)大小为:

$$\Delta E_r = hf \qquad (式 32\text{-}15)$$

式中 f 为射频脉冲的频率,ΔE_r 为其能量。

如前所述,磁场对自旋系统的量子化作用,使自旋系统产生低能态与高能态的能级差 ΔE。若射频的能量 ΔE_r 恰好等于该能级差 ΔE,即射频脉冲的频率 f 与质子进动的拉莫尔频率相等,则低能态自旋可吸收其能量跃迁至高能态,宏观磁化矢量发生偏转。

由 $\Delta E_r = hf$ 可知,频率的改变,会导致射频能量的改变。当 f 等于拉莫尔频率时,则 $\Delta E_r = \Delta E$,即自旋系统吸收射频能量,并处于激发态;射频停止后,自旋系统将释放出能量并逐渐恢复至平衡态,这便是量子物理学理论。

三、弛豫

当停止射频脉冲后,被激发的氢原子核把所吸收的能量逐步释放出来,其相位和能级都恢复到激发前的平衡状态,这个恢复过程称为弛豫过程(relaxation process)。

此期间同时包含着两个独立发生的过程,一个是纵向磁化矢量开始恢复,称为纵向弛豫,一个是横向磁化矢量逐渐减小直至消失,称为横向弛豫,这两个过程都对外释放能量。

(一) 纵向弛豫

纵向弛豫(longitudinal relaxation)又称自旋——晶格弛豫或 T_1 弛豫,是指90°射频脉冲停止后纵向磁化逐渐恢复至平衡态的过程。一般用 T_1 来描述纵向弛豫的快慢,T_1 也被称为纵向弛豫时间(longitudinal relaxation time)/自旋-晶格弛豫时间(spin-lattice relaxation time),因为它反映的是自旋核把吸收的能传给周围晶格,回到稳定状态所需要的时间。

以90°为例,T_1 是指90°射频脉冲质子由纵向磁化转到横向磁化之后,再恢复到纵向磁化激发前状态所需时间。纵向磁化的过程遵循以下公式,其函数曲线为图32-37。

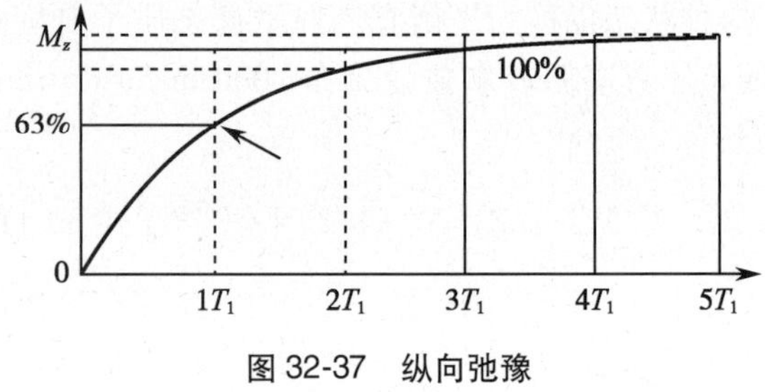

图32-37　纵向弛豫

$$\boldsymbol{M}_z = \boldsymbol{M}_0(1-e^{-t/T_1}) \qquad (式 32\text{-}16)$$

式中 $\boldsymbol{M}_z$ 为纵向磁化的即时值,$\boldsymbol{M}_0$ 为平衡态纵向磁化矢量,t 为弛豫时间,T_1 为纵向弛豫时间常数。上式中,令 $t=T_1$,则 $\boldsymbol{M}_z/\boldsymbol{M}_0=63/100$,或 $\boldsymbol{M}_z=0.63\boldsymbol{M}_0$。

定义 T_1 是指纵向磁化矢量从最小值恢复至平衡态的63%所经历的弛豫时间。其物理学意义相当于一个"弛豫周期",每经过一个 T_1 时间则纵向磁化恢复其剩余值的63%。T_1 是不同组织的弛豫特征值,反应不同组织的纵向弛豫率的快慢差别。由于纵向弛豫是高能态自旋释放能量恢复低能态的过程,所以高能态自旋必须通过有效的途径将能量传递至周围环境(晶格)中去,故又称其为自旋-晶格弛豫,晶格是影响弛豫的决定因素。大分子物质(蛋白质)热运动频率太慢,而小分子物质(水)热运动太快,两者都不利于自旋能量的有效传递,T_1 值长;只有中等大小的分子(脂肪)其热运动频率接近拉莫尔频率,自旋能有效快速传递能量,所以 T_1 值短(图32-38)。

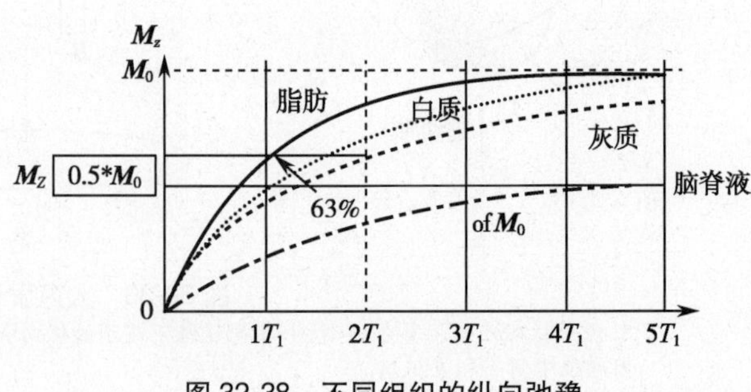

图32-38　不同组织的纵向弛豫

图32-38为不同组织的纵向弛豫,纵坐标为纵向磁化矢量($\boldsymbol{M}_z$)的大小(以%表示),横坐标为时间(以ms表示)。图中细曲线为甲组织的纵向弛豫曲线,粗曲线为乙组织的纵向弛豫曲线。由于甲组织纵向弛豫快,其 T_1 值短于乙组织的 T_1 值。

(二) 横向弛豫

横向弛豫(transverse relaxation)又称自旋-自旋

弛豫或 T_2 弛豫。一般用 T_2 来描述横向弛豫的快慢，T_2 也就是横向弛豫时间(transverse relaxation time)/自旋-自旋弛豫时间(spin-spin relaxation time)。T_2 衰减是由共振质子之间能量相互交换所引起。每个质子都暴露在无数个其他原子核和电子的微环境中，而周围这些带电粒子一直处于热运动状态，这将造就质子群所感受的磁场微环境的波动，使其感受到的磁场强度存在随机变化，使彼此的进动频率发生改变，这就是自旋-自旋作用。在理想的均匀磁场中横向磁化的弛豫过程遵循以下函数，其函数曲线为图 32-39。

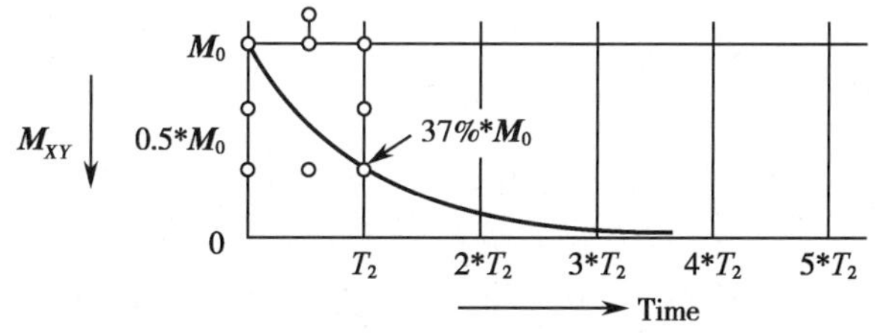

图 32-39　横向弛豫

$$\boldsymbol{M}_{XY}=\boldsymbol{M}_0(\cos\omega t)\mathrm{e}^{-t/T_2} \qquad (式 32\text{-}17)$$

式中 $\boldsymbol{M}_{XY}$ 为横向磁化的即时值，$\boldsymbol{M}_0$ 为平衡态宏观磁化矢量，t 为弛豫时间，T_2 为横向弛豫时间常数。若只考虑 $\boldsymbol{M}_{XY}$ 的幅值，令 $t=T_2$，则 $\boldsymbol{M}_{XY}/\boldsymbol{M}_0=37/100$ 或 $\boldsymbol{M}_{XY}=0.37\boldsymbol{M}_0$。

定义 T_2 是射频脉冲停止后，横向磁化矢量衰减至其最大值的 37%时所经历的时间，即为一个 T_2 时间。T_2 也是不同组织的弛豫特征值，反应不同组织横向磁化弛豫率的快慢差别(图 32-40)，其物理意义与 T_1 相似，只是 T_2 代表横向磁化的“衰减周期”，每过一个 T_2 时间，横向磁化减少至其最大值的 37%，与放射性元素的半衰期意义相近。如图 32-41。不同组织由于组织结构的不同，质子群周围其他带电粒子自由运动造成磁场微环境随机波动的程度就存在差别，组织内质子群失相位的速度就存在差别，其宏观磁化矢量衰减的速度，即 T_2 弛豫衰减的速度就存在差别，故不同组织之间的 T_2 就存在差别。正因为不同组织间的 T_2 值不同，方能区别不同解剖结构/正常组织与病变组织。

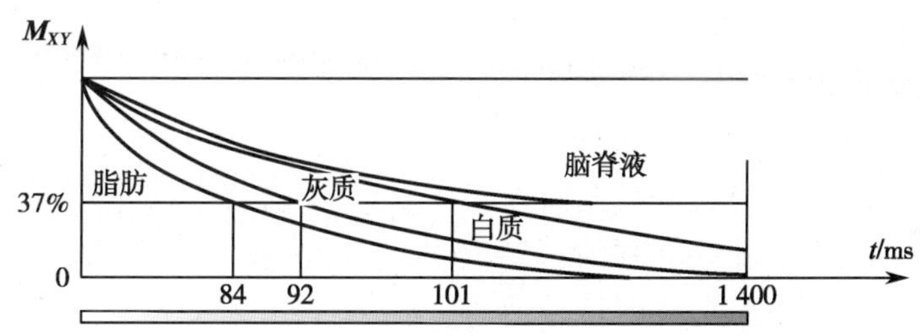

图 32-40　不同组织的横向弛豫的时间常数

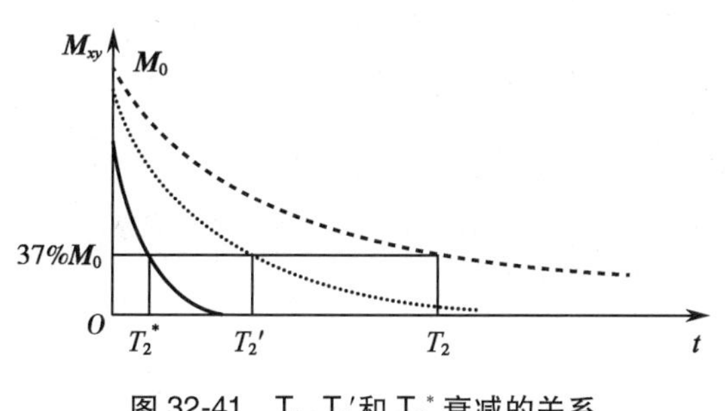

图 32-41　T_2、T_2'和 T_2^* 衰减的关系

人体不同器官的正常组织与病理组织的 T_1、T_2，它们之间有一定的差别。这种组织间弛豫时间上的差别，是 MRI 的成像基础。

尽管追求主磁场的高度均匀，但实际上主磁场总是一定程度的不均匀(通常在百万分之几)，因此横向磁化的自然弛豫过程并不是在理想均匀的磁场中，除了质子与质子间的相互作用以外造成横向磁化矢量的衰减以外，主磁场的不均匀性同样会使同向位进动的质子群逐渐失去相位的一致性，即造成宏观横向磁化矢量的衰减。宏观横向磁化矢量衰减的两个原因是：自旋-自旋相互作用(内在的不均匀性)；外磁场的不均匀性。两者作用的结果称为有效 T_2 弛豫 T_2^*。

$$T_2^*=\gamma\Delta B+1/T_2 \qquad (式 32\text{-}18)$$

$T_2^*\ll T_2$，如图 32-41

四、磁共振信号形成

射频脉冲停止后，纵向磁化矢量转向横向磁化矢量并在 X-Y 平面内绕 Z 轴进动。正如一个 X-Y 平面内的旋转磁体，可以在接收线圈内产生感应电压，这个随时间波动的电压即为磁共振信号(图 32-42)。

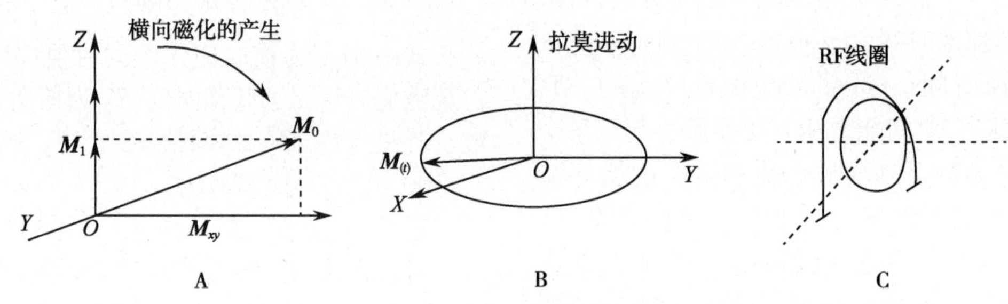

图 32-42　磁共振信号的形成

A. 横向磁化的产生；B. 拉莫尔进动；C. 信号检测。

（一）电磁感应与自由感应衰减信号

线圈作为磁场的接收工具用于接收来自横向磁化矢量 $\boldsymbol{M}_{xy}$ 的磁场，由于 $\boldsymbol{M}_{xy}$ 在 X-Y 平面内旋进，磁场强度在线圈内的投影值随时间呈周期性变化，即穿过线圈的磁通量不断变化。根据法拉第电磁感应定律，通过闭合回路的磁通量（磁场强度×磁通面积）发生变化时，闭合回路内产生感生电压，感生电压的大小与磁通量的变化率成正比。

在不考虑自旋失相位的理想状态情况下（是指自旋-自旋相互作用和外磁场的不均匀性导致失相），当施加 90°脉冲后，纵向磁化矢量被翻转到 X-Y 平面内以频率 ω 旋转，当横向磁化矢量位于射频接收线圈的相同方向时，此时在射频接受线圈内可以产生一个非常大的信号。因此，在 $t=0$ 时（图 32-43），所有质子都沿射频线圈方向排列，此时信号最强，在 $t=t_1$ 时，横向磁化矢量在 X 轴无分量，由于射频线圈只能发现沿 X 轴的磁化分量变化，因而此时信号为零。当继续旋转到 $t=t_3$ 时，则可以产生一个与初始信号方向相反的信号。在 $t=t_4$ 时，则又回到 $t=t_0$ 时情况，产生最大信号。

实际情况下即非理想状态，由于自旋-自旋作用和外磁场的不均匀性会导致自旋失相位，自旋失相位后，当自旋达到 t_4 时，由于自旋失相位的原因，横向磁化矢量会减弱，因而由自旋产生的信号将比 t_0 时弱。随着时间的推移，信号会越来越小，信号会呈螺旋形走向（图 32-44）。此时接受线圈中会产生一个振荡、衰减的信号，这个信号被称为自由感应衰减（free induction decay，FID）（图 32-45）。

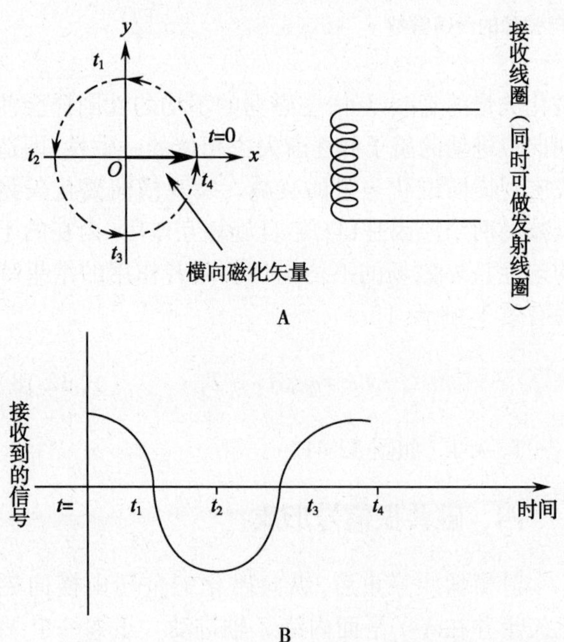

图 32-43　横向磁化矢量与接收信号的关系

A. 接收线圈与横向磁化矢量；B. 横向磁化矢量与接收信号之间的关系。

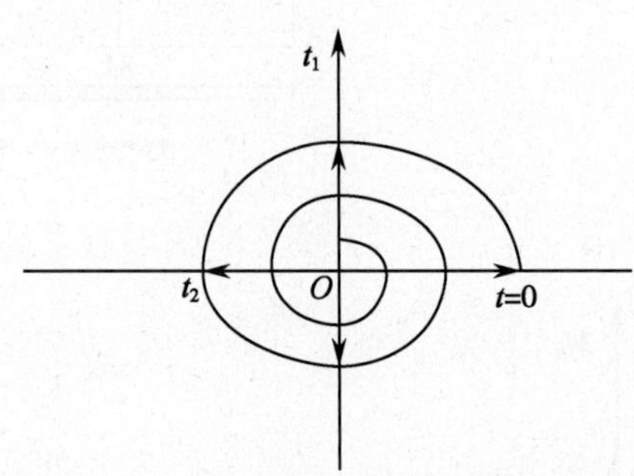

图 32-44　横向磁化矢量的螺旋样衰减

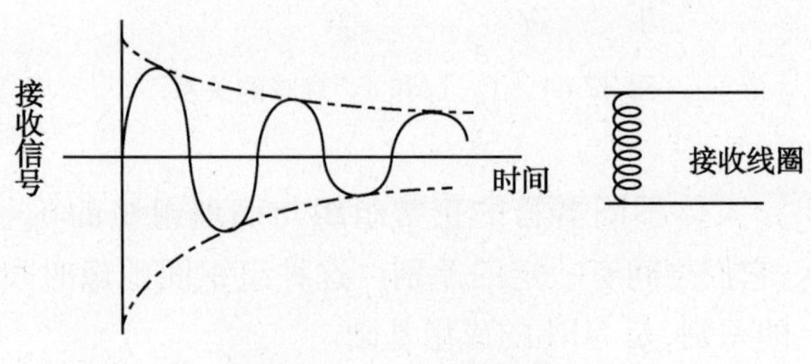

图 32-45　FID 的衰减波形

$\boldsymbol{M}_{xy}$ 在 X-Y 平面内以拉莫尔频率旋进，所以穿过线圈内的磁通量也以拉莫尔频率呈周期性波动。

因而在线圈内产生的感生电压信号也是拉莫尔频率的波动信号。

$$V \propto \boldsymbol{M}_{XY} \cdot \cos\omega t \quad (式 32\text{-}19)$$

射频脉冲停止后，横向磁化矢量 $\boldsymbol{M}_{XY}$ 在 X-Y 平面内自由旋进，由于其相位相干性逐渐丧失，所以横向磁化矢量迅速衰减。

$$\boldsymbol{M}_{XY} = \boldsymbol{M}_0 \cdot (\sin\theta) \mathrm{e}^{-t/T_2^*} \quad (式 32\text{-}20)$$

θ 为翻转角。以拉莫尔频率在 X-Y 平面内自由旋进的横向磁化矢量，在线圈感应出频率相同的、幅度快速衰减的磁共振信号就是自由感应信号（FID）。

$$\mathrm{FID} \propto \boldsymbol{M}_0 \cdot (\sin\theta) \cdot e^{-t/T_2^*} \cdot (\cos\omega t) \quad (式 32\text{-}21)$$

（二）自旋回波信号

90°脉冲作用后的结果，磁化矢量 $\boldsymbol{M}_z$ 翻转到 X-Y 平面最大，信号强度也是最大，理想情况下希望从最初的 FID 信号中获得，实际上，在 $t=0$ 时刻往往难以获得信号。90°脉冲后的自由感应衰减信号（FID）由于外磁场不均匀性和自旋-自旋相互作用所致的 $T_2{}^*$ 效应，FID 失相位的过程非常快，自旋很快出现不同相。如果能把主磁场不均匀造成的质子失相位效应剔除，采集到的宏观磁化矢量衰减信息才是真正能反映组织的 T_2 弛豫。剔除主磁场不均匀造成质子失相位的方法就是 180°聚焦脉冲。

在 90°脉冲后 t′时间再施加 180°脉冲，再过 t′时间自旋质子将会再次完全位于同相位，信号将达到最大值，此时 t′既是 90°到 180°脉冲时间也是 180°脉冲到最大复位相的时间点。因此，称 2t′为回波延迟时间 TE，180°脉冲则称为重聚（或复相位）脉冲。

90°脉冲激发后同步旋进的质子群很快变为异步，相位由一致逐渐变为相互分散，这个过程为去相位过程，如图 32-46A 和 B。横向磁化矢量强度由大变小，最终为零。90°脉冲后横向磁化矢量好像一把合起来的折叠扇，90°脉冲后的相位分散就如同把扇子逐渐张开。质子的横向磁化分矢量逐渐失相位，180°复相脉冲施加后如图 32-46C 和 D 示，所有质子的相位反转了，相互趋向一致，称为相依重聚。

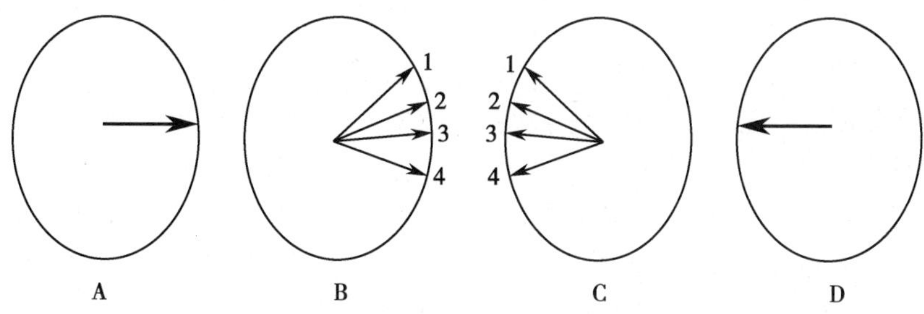

图 32-46　180°复相脉冲的聚相位作用示意图

A. 90°脉冲后；B. 质子失相位；C. 180°脉冲后；D. 质子相位重聚。

因此 180°脉冲后组织的宏观磁化矢量经历了逐渐增大，到了最大值后又恢复衰减的过程，利用线圈记录这一变化将得到一个回波，所产生的回波称为自旋回波（spin echo，SE）。

（三）梯度回波信号

梯度回波（gradient echo，GRE）也是一种 MRI 的回波信号，自旋回波是利用了 180°聚角脉冲，而梯度回波则不同，GRE 技术的主要目的是明显缩短扫描时间。采用了小的翻转角，缩短了扫描时间，因此这类技术也被称为部分翻转角技术。

GRE 是利用读出梯度场的切换产生的回波。小角度射频脉冲激发后，在读出方向即频率编码上先施加一个梯度场，这个梯度场造成频率编码方向上的磁场强度的差异，使该方向上的质子进动频率出现差异，从而加快了质子的失相位，且质子失相位的速度比自由感应衰减 FID 更快，组织的宏观横向磁化矢量很快衰减至 0，这个梯度场称为离相位梯度场（如图 32-47A）。此时立刻在频率编码方向施加一个强度相同方向相反的梯度场，施加时间是离相位梯度场的 2 倍，使之前在离相位梯度场下进动频率快的质子减慢，进动频率慢的质子加速，使离相位梯度场造成的质子失相位逐渐得到纠正，组织的宏观横向磁化矢量得到恢复，组织的宏观横向磁化矢量逐渐恢复达到信号峰值，这一脉冲称为聚相位梯度场（如图 32-47B）；组织宏观横向磁化矢量达到峰值后，聚相位梯度场又变成离相位梯度场，质子又发生失相位，宏观横向磁化矢量再次衰减为0。组织中的宏观横向磁化矢量经历了从零到最大又从最大到零的过程，利用线圈记录变化过程，得到的信号称为梯度回波（如图32-47C，D）。

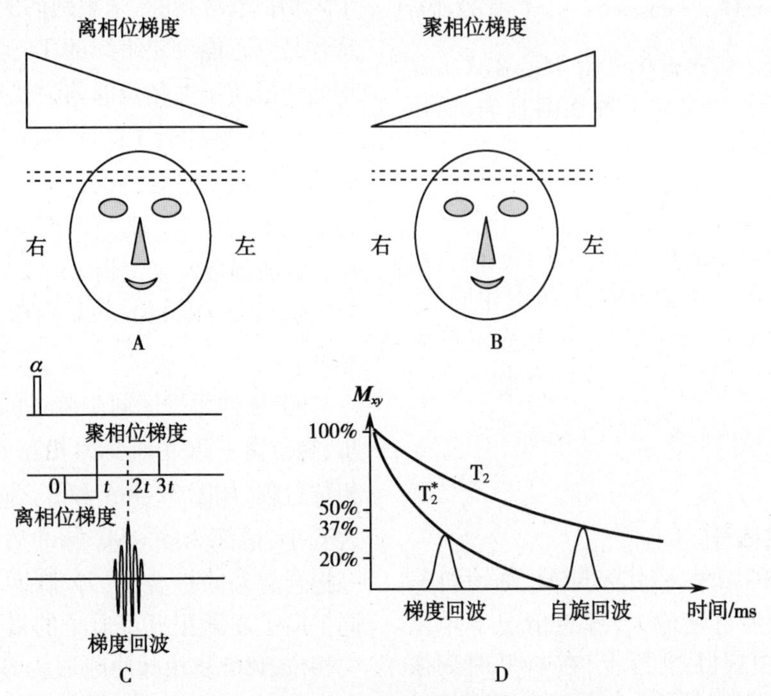

图32-47　梯度回波原理

A. 离相位梯度场；B. 聚相位梯度场；C. 梯度回波信号采集过程；D. 横向磁化矢量的衰减。

梯度回波没有采用180°聚角脉冲，因为采用小角度脉冲后，*Z*轴方向依旧残留着很大的纵向磁化矢量，180°反转脉冲会使这个磁化矢量也发生反转，需要很长的时间恢复，不满足GRE技术的主要目的，无法缩短扫描时间。因此无法剔除主磁场不均匀性造成的磁化矢量的衰减，因此与自旋回波相比，梯度回波的信号强度相对较弱，内在信噪比相对较低。

（孔祥闯　雷子乔）

第四节　磁共振成像的图像重建原理

磁共振信号是宏观磁化矢量经激发后在线圈内感应出的信号，是自旋系统信号的总和，并不能在选定的层面内确定每个信号成分的来源位置，即没有任何空间信息。空间编码技术是由梯度场来完成的，包括层面和层厚的选择、频率编码、相位编码。

一、梯度及梯度磁场

梯度（gradient）在数学意义上是指斜率。在物理学上梯度定义为：在一定方向上，强度随空间的变化率，梯度是一个矢量，具有大小和方向。在MR技术上，梯度磁场（gradient magnetic field）是指在一定方向上磁场强度的变化情况。通常为线性梯度磁场，即在一定方向上场强与位置呈正比例变化。

为了得到任意层面的空间信息，MRI系统在*X*轴、*Y*轴、*Z*轴三个坐标方向均使用梯度磁场，它们分别被称为$\boldsymbol{G}_x$梯度、$\boldsymbol{G}_y$梯度和$\boldsymbol{G}_z$梯度。$\boldsymbol{G}_x$、$\boldsymbol{G}_y$、$\boldsymbol{G}_z$分别有相互垂直的三个梯度线圈产生，其作用是使沿梯度方向的自旋处于不同的进动频率，从而完成梯度磁场对自旋的空间编码。扫描时，它们所产生的梯度磁场$\Delta \boldsymbol{B}$与主磁场$\boldsymbol{B}_0$叠加后共同作用于相关的体素。可见梯度线圈的作用就是动态地修改主磁场。以圆柱形磁体为例，对于横断面成像，层面选择确定*Z*坐标，相位编码确定*X*坐标/*Y*坐标，频率编码确定*Y*坐标/*X*坐标；矢状位成像层面选择确定*X*坐标；冠状位成像层面选择确定*Y*坐标。

二、层面选择

在MRI的二维成像过程中，为了获取某一层面的信号，必须去除该层面以外的其他影响因素。采用层面选择梯度磁场和特定中心频率脉冲共同作用，使某一选定层面被激发而邻近组织不被激发，从而实现所谓选层。沿 Z 轴施加一个线性梯度磁场，沿梯度方向上不同位置的自旋磁场强度不同，因而在不同的频率上进动，每一个位置会有自己的共振频率，与 Z 轴垂直的每一个平面的自旋经历的进动频率相同。当使用一个单色频率（仅含一个频率）脉冲激发时，仅有进动频率与射频频率相等的某一平面自旋能够被激发产生核磁共振，其余平面质子进动频率与射频脉冲频率不匹配，不能产生共振。通过这一现象，可以选定一个成像平面（横断面）。由于单色射频仅含一个频率，它将是一个无限薄的平面，不能产生层面厚度。因此需要发射具有一定频率范围的射频脉冲，将单色频率改用具有一定频率带宽的频率，将得到具有一定厚度的层面（图 32-48）。改变射频的中心频率，则激发层面位置随之改变。同样的方法，可以实现在 X 轴及 Y 轴方向的选择（冠状面和矢状面）。以 1.5T 为例，根据公式

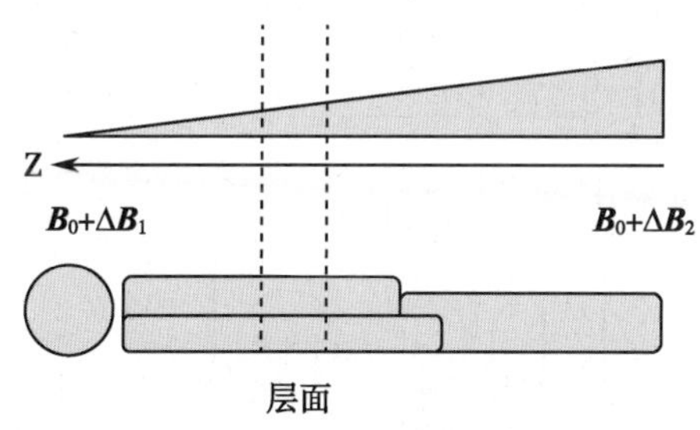

图 32-48　层面选择梯度

$$\omega=\gamma \boldsymbol{B}_0 \qquad \text{（式 32-22）}$$

其中 $\gamma(H)=42.6\text{MHz/T}$，氢质子的拉莫尔频率是 64MHz，用射频脉冲激励 1.57T～1.62T 的层面，那么相应频率范围就是由 67～69MHz。

由此可见，使用选层梯度及一定中心频率的射频脉冲实现选层；改变射频脉冲的中心频率实现不同层面的选择；改变射频带宽可控制层面的厚度（带宽＝频率的范围，决定层面的厚度）。在梯度磁场一定时，层面与射频带宽成正比；在射频带宽一定时，选层方向磁场梯度与层厚成反比（图 32-49）。可以通过降低射频脉冲的带宽/增大层面选择梯度来降低层厚。

在 MRI 实际临床应用时，MRI 扫描可以实现多个断层的扫描，每一层的扫描原理同上所述，但多个断层的扫描并不是单纯的组合累加，而是充分利用每个扫描周期中 TR 时间里的等待时间进行其他层面的激发与获取。

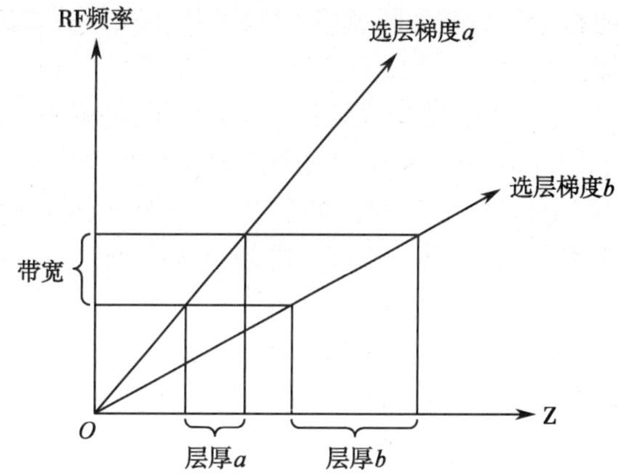

图 32-49　层厚与梯度场强及带宽的关系

三、空间编码

经过上面的选层过程，MRI 线圈中得到的有一定层厚的整个成像层面内所有质子同时发出的共振信号，但不能确定在选定的层面内每个信号成分的来源位置，无法识别每个像素的位置差别，无法确定每个像素/体素产生的信号是多少，那么如何可以获得它们的空间位置差别呢？这就需要空间编码技术来解决。空间编码的目的就是找出频率、相位与位置所具有的一一对应关系。当采集到混杂有不同频率和相位的磁共振信号后，通过傅立叶变换解码出不同频率和相位的磁共振信号，而不同的频率和相位代表不同的位置，这样频率、相位与位置的一一对应关系就找到了。通过这种一一对应关系，可以编码此像素的 X 和 Y 坐标。

空间编码包括频率编码和相位编码，两者的不同主要是：①梯度场施加方向不同，相位编码同频率编码的施加方向相互垂直；②施加的时刻不同，频率编码必须在磁共振信号采集的同时施加，所以又称读出梯度。而相位编码梯度场必须在信号采集前施加。照施加的先后顺序，下面分别对这两种编码技术进行详述。

（一）相位编码

所谓相位编码（phase encoding），就是利用梯度磁场造成各个像素的体积元的质子进动相位不同，以相位差标定各像素体积元的空间位置。当引起共振的射频脉冲终止后，由于受激励的层面磁场的不均匀性和相邻磁核产生的小磁矩的影响，以相同频率共振的磁矩可能会有不同的进动方向，即相位差。利用某方向施加的梯度场对体素磁化强度的这种相位特点进行编码，实现各体积元的位置识别，这就是相位编码的含义。相位编码通常在 90°

脉冲和 180°脉冲之间或者在 180°脉冲和回波之间施加。

以 1.5T 磁共振仪为例，在 1.5T 的场强下，氢质子的进动频率约为 64MHz。现在以一个共有 9 个像素的三行和三列的矩阵层面为例子，看一下空间编码是如何实现的。在相位编码前，层面质子的进动频率相同（图 32-50A）。随后在相位编码中，我们需要施加相位编码梯度 $\boldsymbol{G}_y$，在施加相位梯度场期间，相位编码方向上（以上下方向为例）的质子将感受到不同强度的磁场（如上高下低），因而将出现上快下慢的进动频率，由于进动频率的不同，上下方向各个位置上的质子进动的相位将出现差别（图 32-50B）。这时关闭上下方向的相位编码梯度场，上下方向的磁场强度的差别消失，各个位置的质子进动频率也恢复一致，但前面曾施加过一段时间梯度场造成的质子进动的相位差别被保留下来，这时采集到的磁共振信号中就带有相位编码信息，通过傅立叶转换可区分出不同相位的磁共振信号，而不同的相位则代表上下方向上的不同位置。

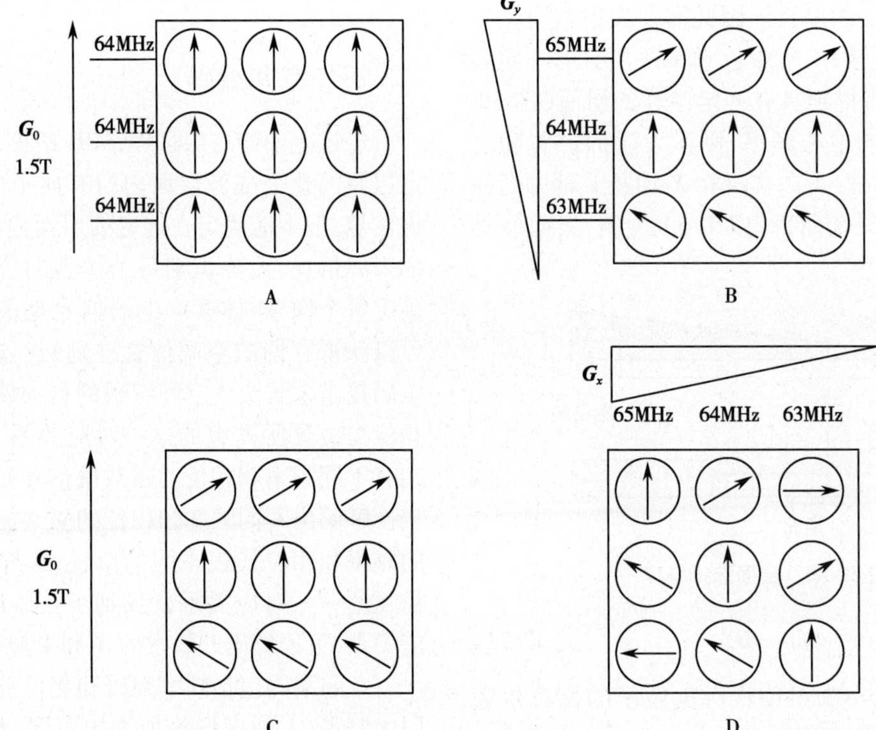

图 32-50　MR 的空间编码

A. 层面质子的相同进动频率；B. 质子进动的相位差别；C. 层面质子的相同进动频率；D. 质子进动的相位差别。

从这个意义上讲，相位编码是以梯度磁场对选择层面内各行间体素的相位进行标定，实现行与行之间体素的位置识别的。相位编码的方向也是可以任意选择的。相位编码的目的是区分层面中每一行的像素，需要对每一行进行编码。在 MRI 的图像重建中，沿相位编码方向排列的像素个数决定了为实现重建图像所需的数据采集周期的重复次数。比如上述例子中层面中有三行，就需要进行三次编码。因此如果要得到一幅 128×128 个像素的二维图像，即图像矩阵（沿相位编码方向）为 128 行，每一次编码都需要一次 TR 时间的周期，则数据采集周期必须至少重复 128 次，需要的时间为 128×TR。

选择相位编码的方向应考虑的主要问题是：运动产生的伪像、图像重叠失真、图像采集的时间。

（二）频率编码

相位编码完成后，把相位编码梯度场关闭，上下方向上体素内的质子进动频率又回到 64MHz，即上下方向的进动频率差别消失，但由于相位编码梯度场造成的左右方向上各体素内质子的相位差别被保留下来（图 32-50C）。这样我们已经将层面内矩阵的每一行的像素区分开来，下面要做的就是将矩阵的每一列中的像素区分出来。在读出信号的同时，打开左右方向上的频率编码梯度 G_x，这时层面内左右方向上质子所感受到的磁场强度就不同，其进动频率即存在差别，左部的质子进动频率高，而右部的质子进动频率低（图 32-50D）。这样采集的磁共振信号中就包含有不同频率的空间信息，经傅立叶变换后不同频率的磁共振信号就被区分出来，分配到左右方向各自的位置上。图中为了说明的简便起见，用 63MHz、64MHz、65MHz 来代表频率编码方向上 3 个不同体素内质子的进动频率，实际上真正的频率编码时，体素间的质子进动频率差别不可能有这么大。

施加频率编码梯度后，每个像素的质子都具有各自唯一的频率和相位，用于编码其 *X* 和 *Y* 坐标。

四、k 空间与图像重建方法

（一）k 空间

k 空间（k space）也称傅立叶空间，是带有空间定位编码信息的磁共振信号原始数据的填充空间。磁共振采集的信号实际是带有空间编码信息的无线电波，属于模拟信号，经过模数转换变成数字化的用于图像重建的原始数据，储存这些原始数字化数据的空间被称为 k 空间。每一幅磁共振图像都有其相应的 k 空间数据，即 k 空间的每一个数据点、每一条数据线都包含着整个图像的信息，对 k 空间的数据进行傅立叶转换，就能对原始数据中的空间定位编码信息进行解码，得到 MR 的图像数据，即把不同信号强度的 MR 信息分配到相应的空间位置上（即分配到各自的像素中），即可重建出磁共振图像了。

傅立叶变换的数学过程十分复杂，但概念容易理解，傅立叶变换将时间域不好处理的数据转换到频率域内处理（提供了一个信号的频率范围，表示信号振幅随频率的变化），然后再转回到时间域内。

数据采集可以看成是 k 空间的填充过程。数据采集完成后，就得到完整的数据矩阵，对这个数据矩阵进行二维傅立叶变换（2DFT），就可重建出原来物体的图像。所以，k 空间也叫傅立叶空间，是带有空间定位编码信息的磁共振信号原始数字数据的填充空间，每一幅磁共振图像都有其相应的 k 空间数据点阵。对 k 空间的数据进行傅立叶转换，就能对原始数字数据中的空间定位编码信息进行解码，分解出不同频率、相位和幅度的磁共振信号，不同的频率和相位代表不同的空间位置，而幅度则代表磁共振信号强度。把不同频率、相位及信号强度的磁共振数字信号分配到相应的像素中，就得到了磁共振图像数据，即重建出了磁共振图像。傅立叶变换就是把 k 空间的原始数据点阵转变成磁共振图像点阵的过程。

磁共振图像上每一点与 k 空间内每一点不是一一对应关系，图像上每一点的信号来源于 k 空间所有点；k 空间内每一点参与图像上所有点信号的形成。类似于使用照相机照相时，缩小照相机的光圈后，原来可以成像的物体，缩小光圈后仍可成像，但其亮度下降；如果在镜头正中央贴上一片不透光物，则图像上无法显示对比，只能显示边缘影像。由此可见，镜头的边缘区域（高频率区域）信号主要影响图像的分辨力，而中心区域（低频率区域）则决定图像的对比，且镜头越大则图像越清晰。

同样，磁共振成像中 k 空间的中央区域（低频率区域）数据决定磁共振图像的对比，而边缘区域（高频率区域）则影响图像的空间分辨力，且 k 空间越大（包括的空间频率范围越大）则图像越清晰。因此，可以借用光学成像原理来理解抽象的 k 空间对磁共振图像质量的控制作用，并通过对 k 空间的控制，优化磁共振图像质量。二维 k 空间的两个方向 k_x 和 k_y 分别代表了磁共振信号的频率编码方向和相位编码方向，在二维图像的磁共振信号采集过程中，每个磁共振信号的频率编码梯度场的大小和方向保持不变，而相位编码梯度场的方向和强度则以一定的步级发生变化，每个磁共振信号的相位编码变化一次，采集到的磁共振信号填充 k 空间 k_y 方向的一条线，因此，把带有空间信息的磁共振信号称为相位编码线，也叫 k 空间线或傅立叶线。如图 32-51。

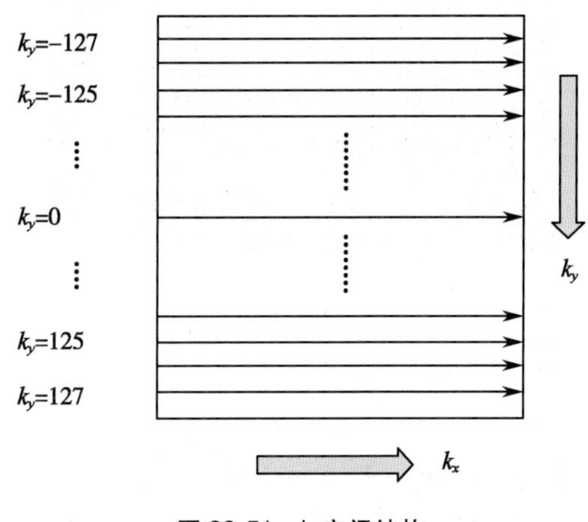

图 32-51　k 空间结构

从相位编码方向看，填充在 k 空间中心的磁共振信号的相位编码梯度场为零，这是相位编码造成的质子群失相位程度最低，不能提供相位编码方向上的空间信息(因为几乎没有相位差别),没有梯度场造成质子失相位,因此磁共振信号强度最大,也就是具有最大的信噪比,其磁共振信号主要决定图像的对比,我们把这一条 k 空间线称为零傅立叶线。而填充 k 空间最周边的磁共振信号的相位编码梯度场强度最大,得到的磁共振信号中各体素的相位差别最大,所提供相位编码方向解剖细节的空间信息最为丰富,同时由于施加的梯度场强度最大,造成质子群失相位程度最高,磁共振信号的幅度很小,因而其磁共振信号主要反映图像的解剖细节(图像"细致度"和邻接结构界面清晰度的信息),对图像的对比贡献很小。

简单说,填充 k 空间中央区域的相位编码线主要决定图像的对比,而周边区域的相位编码线主要决定图像的解剖细节。零傅立叶线两边的相位编码线是镜像对称的。

k 空间在频率编码方向上也是镜像对称的,而且中心区域的信息对图像的对比起着绝对性的影响。由于信号本身的振荡性,k 空间图像表现为一系列同心的环状信号强度,信号从高到低振荡的过程中具有不同高低信号强度的带,但整体趋势从中心到外周信号强度逐渐降低,如图 32-52。

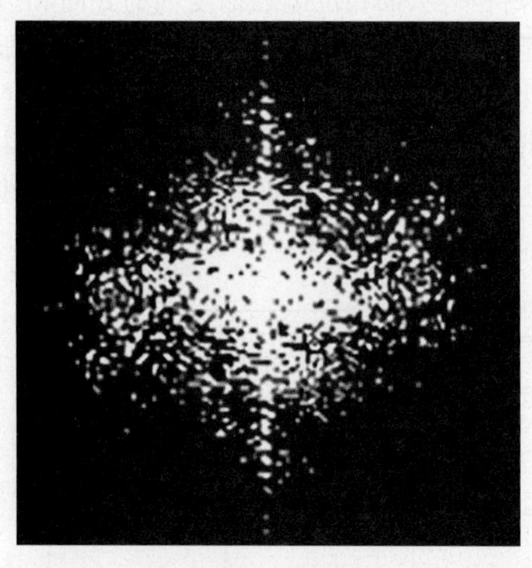

图 32-52 k 空间图

(二) k 空间特性

1. k 空间中的点阵与图像的点阵不是一一对应的,k 空间中每一点包含有扫描层面的全层信息。

2. k 空间在 k_x 和 k_y 方向上都呈现镜像对称的特性。

3. 填充 k 空间中央区域的磁共振信号主要决定图像的对比,填充 k 空间周边区域的磁共振信号主要决定图像的解剖细节。

k 空间数据的采集和填充与磁共振图像的空间分辨力直接相关,也将直接决定图像的采集时间。磁共振图像在相位编码方向上像素的多少直接决定于相位编码的步级数,也即不同的相位编码的磁共振回波信号的数目。FOV 相同,则相位编码方向的像素越多,图像在相位编码方向的像素直径就越小,空间分辨力越高;但所需要进行相位编码的步级数越多,也即需要采集的磁共振信号数目越多,一幅图像所需的采集时间就越长。

磁共振图像频率编码方向上的像素数目决定于在磁共振回波信号采集过程中采样点的多少,采样点越多,则图像在频率编码方向上的像素数目越多,像素径线越小,空间分辨力越高,但由于采样点增多,采集一个完整的回波信号所需要的时间越长。

(三) k 空间填充方式

在频率编码梯度的开通时间内,由此得到的 k 空间采样点图称为采样轨迹。在常规 MRI 成像过程中,k 空间的数据是被逐行采样的。由于种种原因,有时为了改善图像的某种特性,人们开发出一些特殊方法对 k 空间数据点进行采样。每条 k 空间线上的数据点可以是等距离排列(线性采样),也可以是非等距离排列(非线性采样)。

目前常用的填充方式有:

1. **循序对称填充** 常规 MRI 序列中,k 空间最常采用的填充方式为循序对称填充,即是先填充 $k_y=-255$,然后是 $k_y=-254$,…,$k_y=0$,…,$k_y=+255$,最后为 $k_y=+256$。从这一填充方式的过程可知,采集时间的一半时获得的 k 空间线决定了图像的对比,因而当我们利用梯度回波 T_1WI 序列进行肝脏动态增强扫描(NEX=1)时,如果整个序列采集时间为 20s,则决定图像对比的磁共振信号的采集应该在扫描开始后第 10s,因而要想获得开始团注对比剂后第 25s 的肝脏动脉期,扫描的开始时刻需要提前 10s,即开始团注对比剂后的第 15s 就应该启动扫描序列。

2. **k 空间中央优先采集技术** k 空间中央优先采集技术即扫描一开始先编码和采集填充 $k_y=0$ 附近的一部分相位编码线,决定图像的对比,然后再采集决定图像解剖细节的 k 空间周边的相位编码线。这一技术在利用透视实时触发技术进行的动态增强扫描和对比增强磁共振血管成像(CE-

MRA)时有较多的应用。

3. **k空间放射状填充技术**　单纯k空间放射状填充技术中，只需要进行频率编码，而无须相位编码。每个TR周期在一定角度填充一条放射线，下一个TR周期旋转一个角度后再填充一条线，直到填满整个k空间。为保证图像的空间分辨力，实际采集中需要保证k空间周边区域的信号填充有足够的密集度，因而需要采集较多MRI信号，导致成像速度很慢，临床实际中往往极少采用。

实际应用中通常将该k空间填充技术与FSE(TSE)序列相结合，也就形成了目前常用的螺旋桨技术(PROPELLER, GE公司)和刀锋技术(BLADE,西门子公司)。常规FSE的k空间填充为平行线，每个TR周期填充的平行线数目与回波链数目一致。平行填充使k空间周边区域在较短的采样时间内具有较高密度，保证了图像的空间分辨力；放射状填充使k空间中心区域有较多的信号重叠，提高了图像的信噪比。由于k空间中心区域较多的信号重叠以及放射状填充，PROPELLER减少了运动伪影。因而临床常用于运动伪影的消除。

4. **迂回轨迹采集技术**　该采集技术主要应用于EPI平面回波成像序列的图像采集中，由于EPI回波是由读出梯度场的连续正反向切换产生的。因此，产生的信号在k空间内的填充是一种迂回轨迹，与一般的梯度回波或自旋回波类序列显然是不同的。这种k空间迂回填充轨迹需要相位编码梯度场与读出梯度场相互配合方能实现，相位编码梯度场在每个回波采集结束后施加，其持续时间的中点正好与读出梯度场切换过零点时重叠。

(四) 部分k空间技术

k空间的每一条线都包含着整个图像的信息，为了有足够的信息并且显示有用的图像，要求填充一定的k空间。大多数的图像都要求填充全部的k空间。由于k空间在k_x和k_y方向上都呈现镜像对称的特性，部分k空间采集技术利用这一特性在信号采集时不填满整个k空间的数据，只填充一部分的k空间，其余部分计算机根据k空间的共轭对称对数据进行自动填补。这种技术大大缩减了扫描时间，加快了扫描速度。但减少了k空间的数据填充无法避免的降低了图像的信噪比，因此一般要求至少有65%的k空间(大于k空间的一半)得以填充。部分k空间的填充方法主要分为两种：部分NEX和部分回波。

部分NEX：部分NEX技术中，k空间只有一部分相位编码数据线被收集，只执行了一部分的相位编码步数。剩余未完成的相位编码所对应的k空间是数据利用数学方法根据k空间的共轭对称进行计算得出。例如，1/2k空间填充技术为例，我们采集k空间上半部分的数据，通过数学方法计算出下半部分，缩短了扫描时间，但信噪比降为原来的$1/\sqrt{2}$，但在实际应用时，为了保证图像的信噪比，在k空间中心(包含有最大信号的部分)会增加进来，以获得足够的相位信息，如图32-53。

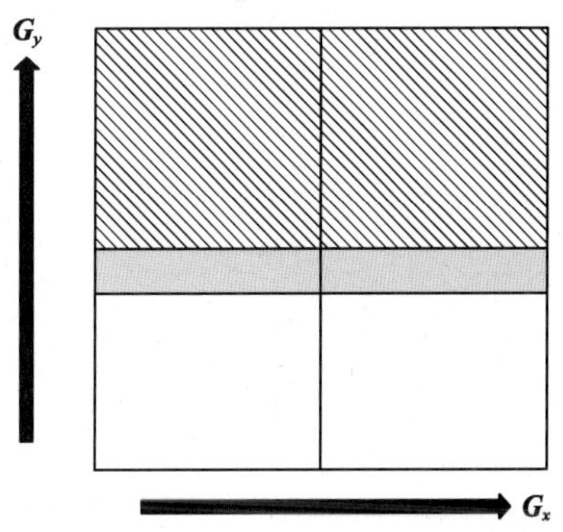

图32-53　半k空间填充技术

部分回波：部分回波技术采集了所有的回波信号。但对于每一个回波并没有采集完全，即部分回波要求TR重复次数与采集完整的k空间一样，因此并没有减少时间。部分回波技术缩短了TE时间，降低T_2加权的权重，与此同时还降低了一些伪影，如流动伪影和磁敏感伪影，如图32-54。

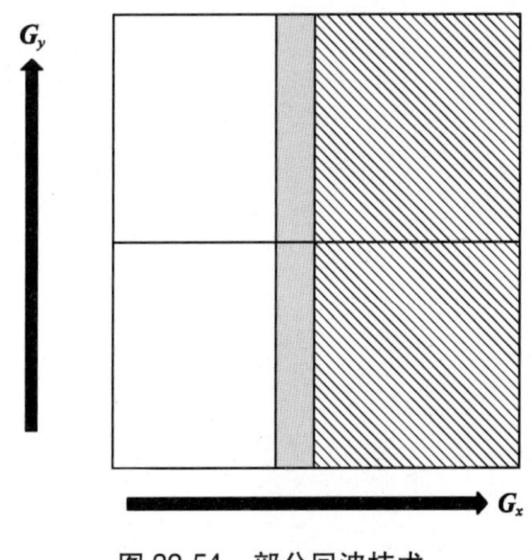

图32-54　部分回波技术

部分k空间采集技术并没有采集完整的磁共振信号，对于图像的信噪比会有一定的影响，因此在实际应用时，可将该方法与其他的技术结合，比如在动态增强扫描时常用到的匙孔技术，利用 k 空间中心部分决定图像的信噪比，周围部分决定图像的细节信息，在动态扫描前先扫描一个参考图像，动态扫描时只采集 k 空间的中心部分，在图像重建时将采集到的 k 空间中心部分与参考像的 k 空间周边部分相结合，得到一个完整的 k 空间图像，这样不仅加快了扫描速度，又得到了动态扫描的信息，与此同时也没有减低图像空间分辨力。

（孔祥闯　雷子乔）

第三十三章

磁共振成像的脉冲序列

脉冲序列是磁共振成像理论的重要组成部分，具体包括磁共振成像过程中反复施加的射频脉冲、快速切换的梯度磁场、信号采集在时序上的排列组合。脉冲序列是通过各种不同的时序排列、不同的参数选择，获得不同性质的回波信号，并进一步重建为不同权重的磁共振图像。目前临床常用的脉冲序列包括自旋回波序列(spin echo，SE)、梯度回波(gradient echo，GRE)、反转恢复序列(inversion recovery sequence，IR sequence)和平面回波成像(echo planar imaging，EPI)序列等。本章主要阐述脉冲序列的构成、序列的主要参数以及其基本原理和临床应用。

第一节　脉冲序列的表达、构成与分类

磁共振各种具体临床应用的图像都是通过其中一个脉冲序列或几个脉冲序列的组合得以获取的，新的临床应用往往也是新序列的开发和应用。因此磁共振的发展过程不仅是硬件技术的发展，也是脉冲序列不断创新并应用于临床的过程。

一、脉冲序列的构成和表达

任何脉冲序列都是射频脉冲、梯度磁场、信号采集在时间上的有序排列和组合。其中的射频脉冲是磁共振信号的激励源，在任何序列中，必须至少具备一个射频脉冲。射频脉冲的实质就是具有一定宽度、一定幅度的电磁波，不过在磁共振成像中的电磁波频率取决于磁场强度。成像区域内的纵向磁化矢量受到射频脉冲的激励后，将以一定的角度翻转至 *XY* 平面。射频脉冲的能量越大、作用时间越长，区域内纵向磁化矢量受激励后偏转的角度就越大。序列中的梯度磁场则实现了成像过程中的层面选择、频率编码以及相位编码，有了梯度磁场才能使回波信号最终转换为二维、三维的图像。所有的脉冲序列最终以信号的采集结束。

脉冲序列的表达方式主要有两种，分别是时序图和流程表达式。在时序图中，采用不同的波形符号来分别描述射频脉冲、梯度磁场和信号采集，以及它们之间的时间对应关系，是最直观、最常用的脉冲序列表达方式，本章节中所有的脉冲序列均采用时序图的形式来表达(图 33-1)。流程表达式也称为公式表达式，是用公式的形式来表示射频激励脉冲、梯度磁场、信号和各种延迟时间的先后顺序。

二、脉冲序列的分类

磁共振脉冲序列名目繁多，而且分类方法不一，下面给出脉冲序列常见的几种分类方法。

(一) 按检测信号分类

磁共振系统采集到的信号共有三种形式，即自由感应衰减(free induction decay，FID)、自旋回波和梯度回波。相应地，脉冲序列分为三大类：直接测定 FID 信号的序列、自旋回波序列和梯度回波序列。

由于外加磁场的不均匀性和质子间的自旋自旋相互作用，受激励后的质子群在进动过程中不断失相，造成信号矢量在 *XY* 平面内大小的不断衰减。在该过程中，接收线圈获得的是一个随时间呈振荡快速衰减的信号，称为 FID 信号。FID 信号的衰减速度很快，一般在 20ms 内即衰减至零，因此在实际临床应用的大多数序列，接收线圈采集的并不是 FID 信号，而是回波信号。回波信号是指在质子群完全失相之前通过不同的技术使其重聚相，然后采集的信号。质子失相后的相位重聚可以通过射频脉冲的施加来实现，也可以通过梯度场的切换来实现，前者方法采集的信号称为自旋回波(spin echo)，而后者称为梯度回波(gradient echo)。

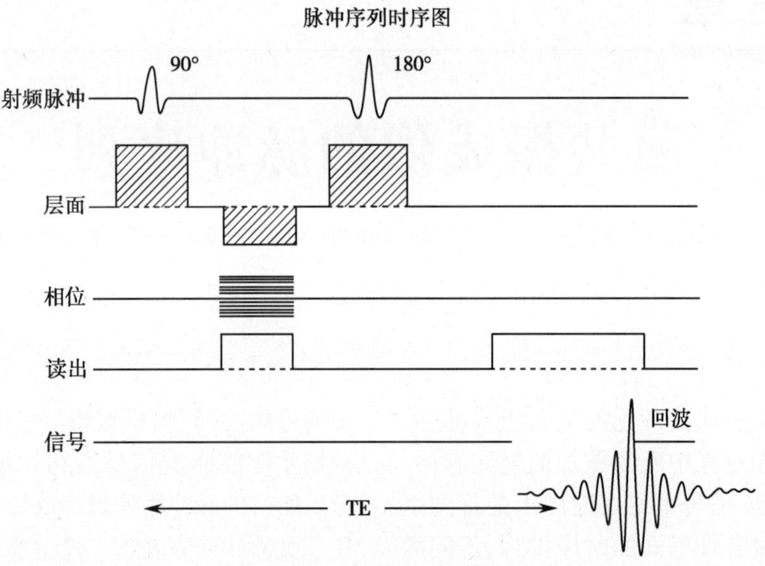

图 33-1　脉冲序列时序图

（二）按用途分类

按用途可将磁共振脉冲序列分为常规序列和专用序列两大类。常规序列是指用于人体各组织常规显像的序列，如自旋回波序列、快速自旋回波序列等。专用序列往往针对组织器官某项特定功能或组织特性，成像结果具有差别于常规序列的特点，如电影成像序列、血管成像序列、弥散谱成像序列、磁敏感成像序列以及脑功能成像序列等。由于它们特有的优势，专用序列也可能逐渐成为常规序列，致使两者间的区分不断变化和模糊。随着磁共振成像技术的发展，专用序列越来越多地被开发并应用于临床。

（三）按扫描速度分类

根据脉冲序列的成像速度又可分为普通序列和快速成像序列两大类。

（刘小明　雷子乔）

第二节　脉冲序列参数的意义

磁共振脉冲序列既然是射频脉冲、梯度磁场、信号采集在时序上的排列，其参数首先是射频脉冲的大小、梯度磁场的大小以及信号的采集方式，其次当然就是各种时间点的选择。磁共振序列参数的意义就在于，通过参数的设定最终获得一幅具有良好的信噪比和对比度、良好的空间分辨力同时兼顾检查时间的磁共振图像。这幅图像可以反映人体不同组织氢质子密度的差异，或者反映不同组织弛豫时间（T_1 和 T_2）的差异，抑或反映组织的流动效应、化学位移效应等等。磁共振脉冲序列涉及的参数很多，而且参数之间互相影响。除其中少数如射频脉冲、梯度磁场等由系统确定以外，其余如各种时间参数、图像空间分辨力参数等则由操作者根据检查目的和要求进行选择。

一、基本参数

（一）重复时间

重复时间（repetition time，TR）是指第一个射频激励脉冲到下一周期同一脉冲再次出现所经历的时间，也就是指执行一次脉冲序列所需要的时间（图 33-2）。TR 时间直接影响磁化矢量受激励后的恢复程度。TR 越长，氢质子就有更长的时间进行纵向弛豫，组织纵向磁化矢量的恢复程度就越大。对于图像的权重而言，TR 主要决定图像的 T_1 对

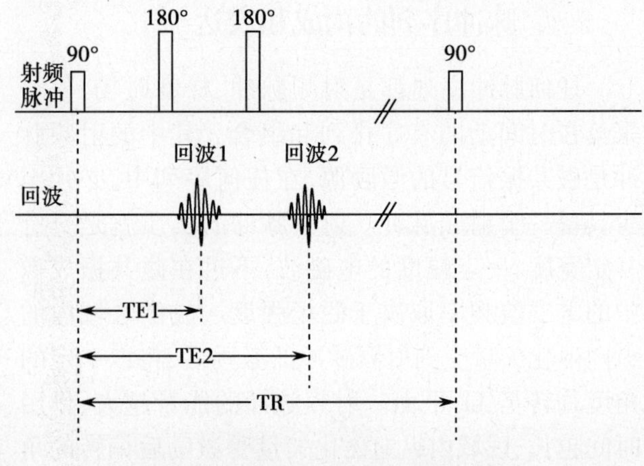

图 33-2　脉冲序列中 TR、TE 的描述

比，TR 越长 T_1 权重越小，反之 TR 越短，T_1 权重越大。对于图像的信噪比而言，TR 越长，组织的纵向磁化矢量恢复程度越大，图像的信噪比越高，但扫描时间延长。

（二）回波时间

回波时间（echo time，TE）是指射频激励脉冲的中心点到回波信号中心点的时间间隔（图 33-2）。TE 主要决定了图像的 T_2 对比，TE 时间越长质子横向弛豫越大，所获图像的 T_2 权重就越大，但图像的信噪比越低；反之 TE 越短 T_2 权重越小，但所获图像信噪比越大。在包括自旋回波和梯度回波的序列中，TR 和 TE 共同决定了图像的信噪比和对比度。如果序列执行一次采集一个回波信号，那么 TE 时间是固定的，但在多回波序列中，由于采集的回波信号不止一个，因此它们具有不同的 TE 时间。通常将射频脉冲至第一个回波信号出现的时间称为 TE_1，至第二个回波信号的时间叫作 TE_2，依此类推。

（三）反转时间

反转时间（inversion time，TI）只出现在反转恢复序列中，是指-180°反转脉冲与 90°激励脉冲之间的时间间隔，该序列中两个-180°脉冲之间的时间间隔为 TR，90°脉冲和回波信号中心点的间隔为 TE（图 33-3）。在反转恢复序列中，除了 TR、TE 外，TI 也是一个决定图像对比度的重要参数。反转恢复序列主要有两种应用目的，一是抑制某种组织的信号如脂肪，另一个是增加组织的 T_1 对比。当反转恢复序列以抑制某种信号为应用目的时，序列的 TI 时间根据不同组织的 T_1 值进行选择。例如，对脂肪信号实施抑制时选择短 TI 时间（1.5T 场强为 160ms 左右）进行扫描，对自由水进行抑制时则选择长 TI 时间（1.5T 场强为 2 200ms 左右）进行扫描。当成像目的主要是增加脑灰质和白质等组织的 T_1 对比时，则选择中等长度的 TI 值（600～700ms）。

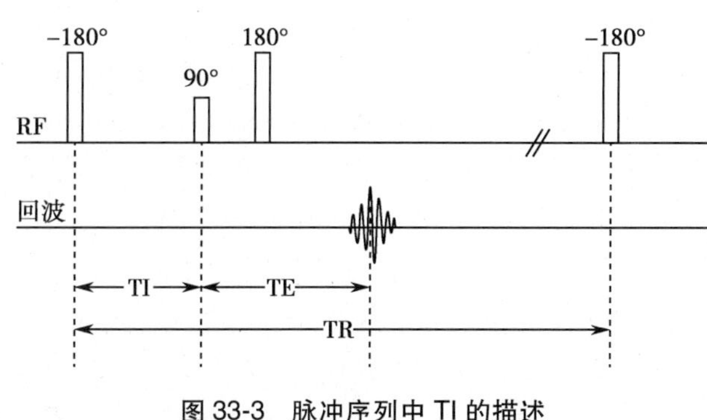

图 33-3 脉冲序列中 TI 的描述

（四）矩阵

矩阵（matrix）可分为采集矩阵和显示矩阵，通常所说的矩阵一般指采集矩阵。采集矩阵是指图像行、列方向上数据采集点的多少，对应于磁共振成像就是频率和相位编码方向上的编码步数。频率方向上的编码步数并不直接影响采集时间，但相位方向上的编码步数和图像采集时间直接相关，所以相位编码的步数越多，图像采集时间越长。在扫描视野不变的参数条件下，采集矩阵越大，成像体素越小，图像层面内的空间分辨力越高，但信噪比下降。图像的显示矩阵则指图像具体呈现时的矩阵大小，通常采用插值的方法而大于采集矩阵。

（五）视野

视野（field of view，FOV）亦称为扫描野，是指实施扫描的解剖区域大小，它是一个面积概念，大多数情况下为正方形。单纯就某一磁共振系统而言，最大视野的大小受到磁场均匀度好坏的限制，但在临床应用中的实际视野大小还受到接收线圈有效范围的限制。在矩阵不变的情况下，视野越大，成像体素就越大，图像层面内的空间分辨力就越低，但图像的信噪比越高。

（六）层厚

磁共振成像的层厚（slice thickness）是指被射频激发的组织厚度，它是由层面选择梯度和射频脉冲带宽共同控制的（图 33-4）。在射频带宽一定的情况下，选层梯度场的强度越大，层面越薄；而在梯度场强一定的情况下，射频带宽越小，层厚越薄。层厚越薄说明图像在层面选择方向的空间分辨力越高，但由于体素体积变小，图像的信噪比降低。

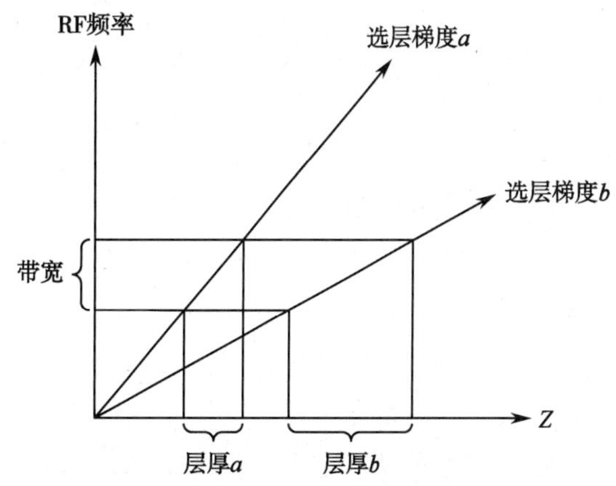

图 33-4 梯度场强度与层厚的关系

（七）层间距

层间距（slice gap）又叫层间隔，是指相邻两个层面之间的距离。在理想的情况下，磁共振成像过程中只有层面内的氢质子被射频脉冲激励，但由于梯度磁场的线性度、射频脉冲的矩形性等因素影响，层面附近的氢质子往往也会受到激励，这样就会造成层面之间信号的相互干扰，这一效应称为层间干扰（cross talk）或层间污染（cross contamination）。为了减少层间污染，在二维磁共振成像时往往需要设置一定的层间距。

（八）翻转角

翻转角（flip angle）又称射频激励角，是指在射频脉冲的激励下，层面内的宏观磁化矢量 $\boldsymbol{M}_z$ 偏离静磁场 B_0 方向的角度（图 33-5），它的大小取决于激励射频的强度（能量）和作用时间。射频强度越大、作用时间越长，则造成磁化矢量的翻转角度越大。自旋回波的翻转角一般为 90°，梯度回波则小于 90°。

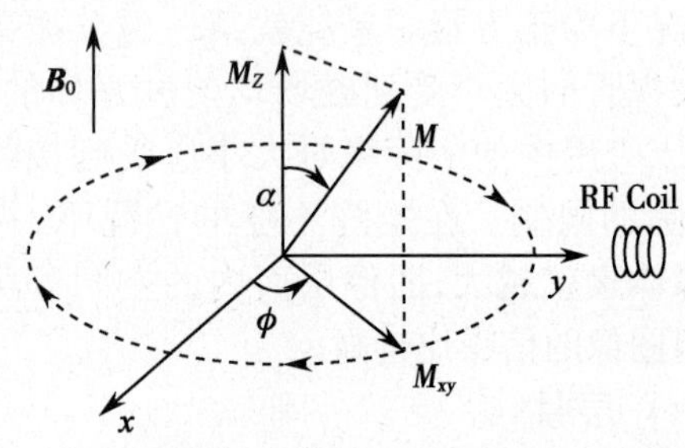

图 33-5　射频激励角度的描述

（九）激励次数

激励次数（number of excitation，NEX），又叫信号平均次数（number of signal averaged，NSA）或信号采集次数（number of acquisitions，NA），它是指每个相位编码信号采集的次数。NEX 增加有利于增加图像信噪比，但也同时增加了信号采集时间。激励次数增加一倍，图像信噪比为原来的$\sqrt{2}$倍，但扫描时间增加一倍。一般的序列需要两次以上的 NEX，而快速 MRI 脉冲序列特别是屏气序列的 NEX 往往是 1 甚至小于 1（部分 k 空间技术）。

二、快速成像序列参数

（一）回波链长度

回波链长度（echo train length，ETL）是快速自旋回波序列的专有参数，是指射频脉冲激发后采集的回波数目（图 33-6）。在常规自旋回波序列中，每个 TR 中仅采集一个回波信号，填充一行 k 空间数据；而在快速自旋回波序列中，由于回波链的存在，每个 TR 时间采集多个回波，填充多行 k 空间。因此，回波链也被称为快速成像序列的快速因子。回波链的存在将成比例减少 TR 的重复次数，缩短扫描时间。

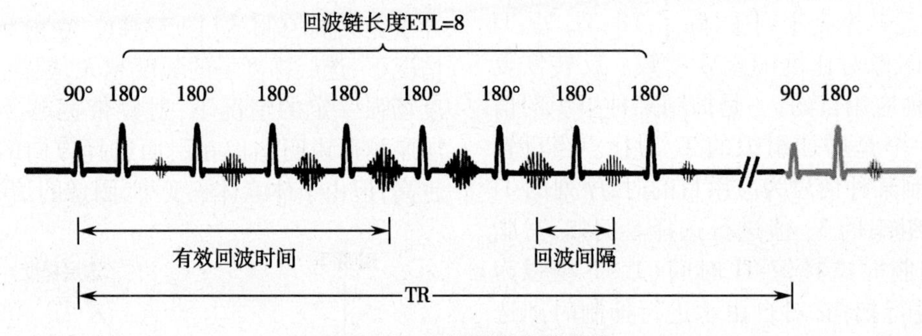

图 33-6　回波链长度的描述

（二）有效回波时间

有效回波时间（effective echo time，TE_{eff}）是指在快速自旋回波序列中，一次射频脉冲激发采集多个回波信号，它们分别被填充在 k 空间的不同位置。由于每个回波信号的采集处于不同的 T_2 衰减时间，具有不同的 TE。对于一个 k 空间数据而言，其中心区域的回波主要决定图像的对比度，而 k 空间边缘的数据主要影响图像的空间分辨力。因此，有效回波时间就是指 k 空间中心区域回波信号的回波时间（图 33-6）。在所有快速自旋回波序列中，回波时间均为有效回波时间。

（三）回波间隔

回波链中相邻两个回波中点之间的时间间隔称为回波间隔（echo spacing，ESP）（图 33-6）。由于每个回波信号的采集处于 T_2 衰减的不同时间，导致所采集的信号在幅度上存在差异，因此 ESP 的缩短将有助于减小这种差异，进而降低由此造成的图像边缘模糊伪影（blurring artifact）。另外，ESP 的大小还会影响序列有效回波时间的长短，在回波链长度相等的前提下，ESP 越小，有效回波时间越短。

（刘小明　雷子乔）

第三节　图像对比度与加权

一、T_1 值与 T_1 图像对比度

T_1 值是指组织的纵向弛豫时间，它是组织的固有属性之一。在相同场强的磁场环境下，不同的组织具有不同的 T_1，同一组织生理状态下的 T_1 和病理状态下的 T_1 表现也是不同的，这也成为磁共振成像应用于临床的基础。另外，组织的 T_1 值具有场强依赖性，同一组织在不同场强的磁场中亦表现出不同的 T_1 值，表 33-1 给出了生理状态下人体主要组织在两种场强环境中的 T_1 值。

表 33-1　人体主要组织在不同场强下的 T_1 值

组织	T_1 值/ms		T_2 值/ms
	1. 0T 磁场	1. 5T 磁场	
脂肪	180	230	40
肝脏	423	493	43
肾脏	589	652	58
脾脏	683	782	62
胰腺	455	513	
肌肉	732	868	47
脑灰质	813	921	101
脑白质	683	787	92
脑脊液	2 500	3 000	1 500

组织的 T_1 值越短，磁化矢量 $\boldsymbol{M}$ 的纵向弛豫速度就越快。也就是说，在相同的时间间隔下（如固定的 TR 间隔）该组织纵向磁化的恢复程度越高。相对应，如果组织的 T_1 值很长，其纵向磁化则需要更长的时间才能恢复，图 33-7 说明了 T_1 对比度的形成原理。图中是两种组织（一种组织的 T_1 为 250ms，另一种组织的 T_1 为 500ms）的纵向弛豫曲线，任何时刻两条曲线的差值就代表了图像上两组织间的对比度。当 $t=0$ 时，上述组织的 $\boldsymbol{M}_z$ 均为 0，表明两者间不存在对比度。随着两组织的磁化矢量以不同速率纵向恢复，形成相互间的 T_1 对比，而且 T_1 为 250ms 组织的信号高于 T_1 为 500ms 的组织，当 t 足够长时，两组织的 $\boldsymbol{M}_z$ 均接近其最大值 $\boldsymbol{M}_0$，它们之间的 T_1 对比度几乎消失。

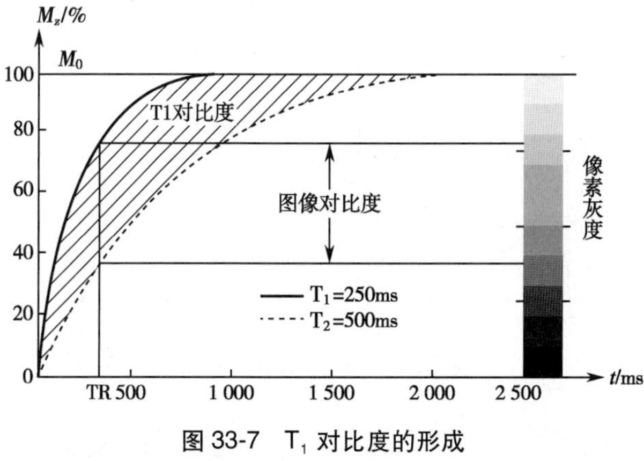

图 33-7　T_1 对比度的形成

二、T_2 值与 T_2 图像对比度

与 T_1 时间一样，组织的横向弛豫时间 T_2 也是组织的本征特性之一。在相同场强的环境下，不同的组织具有不同的 T_2，同一组织生理状态和病理状态时的 T_2 亦表现不同，但 T_2 的场强依赖性不如 T_1，人体正常组织的 T_2 值如表 33-1 所示。图 33-8 是组织 T_2 对比形成原理图。假设这两种组织从同一水平开始横向弛豫，但 T_2 时间分别为 50ms 和 100ms。它们的横向磁化 $\boldsymbol{M}_{xy}$ 以不同的速率衰减，图中的任何时刻弛豫慢（T_2 长）的组织比弛豫快（T_2 短）的组织都保持更高的剩余横向磁化，表现在图像上则为更高的信号，两者之差即是 T_2 对比度。

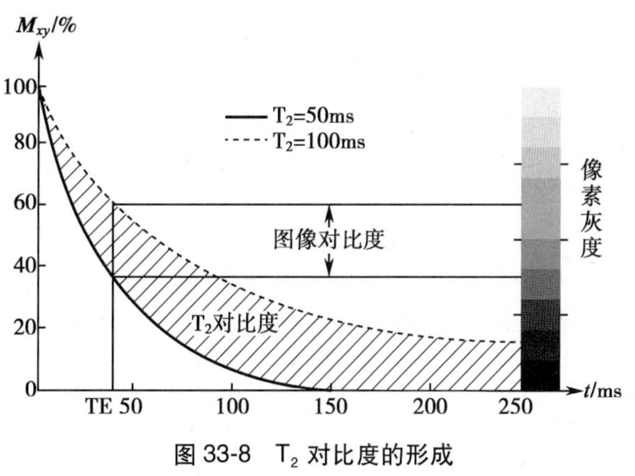

图 33-8　T_2 对比度的形成

三、质子密度值与质子密度图像对比度

体素内的氢质子密度决定了纵向磁化的最大值 $\boldsymbol{M}_0$，质子密度大，$\boldsymbol{M}_0$ 就大。如果说图像的对比度反映了不同组织间氢质子的密度差异，那么该对比度称为质子密度对比度。产生氢质子密度对比的前提，必须保证氢质子纵向磁化的充分恢复。对于任一组织而言，如果要达到 95% 以上的纵向弛豫，一般需要经过 3 个 T_1 时间。因此，对 TR = 3T_1

是保证产生良好的氢质子密度对比度的前提。质子密度对比度的产生原理如图 33-9 所示，图中的两条曲线分别代表两种质子密度不同的组织（分别为 75%和 100%）弛豫过程。由于人体组织间的质子密度差较小，质子密度图像的对比度往往不及 T_1、T_2 图像。

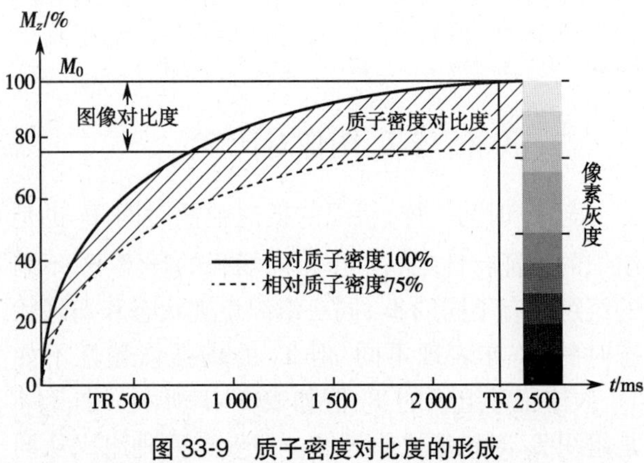

图 33-9　质子密度对比度的形成

四、图像加权

一幅磁共振图像通常会受到包括组织 T_1 值、T_2 值、弥散、血流等因素在内的综合影响。如果通过调节 TR、TE、TI 或翻转角等脉冲序列参数，突出上述影响因素中的某一项，并主要以该因素产生图像对比度，这样获取的图像称为加权像（weighted image，WI）。在目前的临床应用中，常见的加权图像有 T_1 加权像、T_2 加权像、质子密度加权像以及弥散加权像等等。

（一）T_1 加权像

T_1 加权像（T_1 weighted image）是指图像的对比度主要来自组织间的 T_1 差异。自旋回波或者快速自旋回波序列采用短 TR（≤650ms）和短 TE（≤20ms）的成像参数就可得到 T_1 加权像。在短 TR 的参数下，短 T_1 的组织如脂肪可以充分弛豫，而脑脊液等长 T_1 的组织纵向弛豫程度相对低，两者产生 T_1 对比，前者表现为高信号而后者则为低信号。序列中采用短 TE 的目的在于，使采集的信号更少受到组织间 T_2 差异的影响。反转恢复序列中，T_1 的对比主要受到 TI 的影响，而梯度回波序列中翻转角是 TR 和 TE 以外另一个影响图像对比度的重要参数。

（二）T_2 加权像

T_2 加权像（T_2 weighted image）是指图像的对比差异主要反映了组织间的 T_2 值差异。T_2 加权像一般通过快速自旋回波获得，在该序列中采用长 TR（≥2 000ms）和长 TE（≥40ms）的扫描参数。长 TR 的作用是使组织的纵向磁化矢量按其自身 T_1 时间常数得到充分纵向弛豫，减小所采集信号中的 T_1 效应；采用长 TE 的目的则是提高 T_2 值对图像对比度的影响。当然随着 TE 时间的延长，信号幅度降低，图像信噪比下降。因此，更长的 TE 通常用以自由水等长 T_2 组织的成像，也就是水成像，它是一种重 T_2 加权图像。

（三）质子密度加权像

质子密度加权像（proton density weighted image，PDWI）主要反映的是不同组织间氢质子密度的差异。要获得质子密度差异，必须尽可能减少组织 T_1 和 T_2 值对图像对比度的影响。因此，临床上采用快速自旋回波获取质子密度加权像时，选用长 TR（≥2 000ms）和短 TE（≤40ms）的扫描参数。长 TR 可使组织的纵向磁化矢量充分弛豫，减少组织 T_1 对信号的影响，而短 TE 的作用则主要是降低组织 T_2 对图像的影响。

（四）对比逆转（contrast reversal，crossover）

对比逆转是多回波成像中一种特殊现象。长 TR 的前提下取长、短不同的 TE 值分别成像时，有时会发现两种组织的黑白对比在不同 TE 的图像中发生了逆转。例如，在短 TE 的图像上脑组织信号比脑脊液高，但在长 TE 的那幅图像上脑组织信号却低于脑脊液，这种现象就是对比逆转，其基本原理如图 33-10 所示。

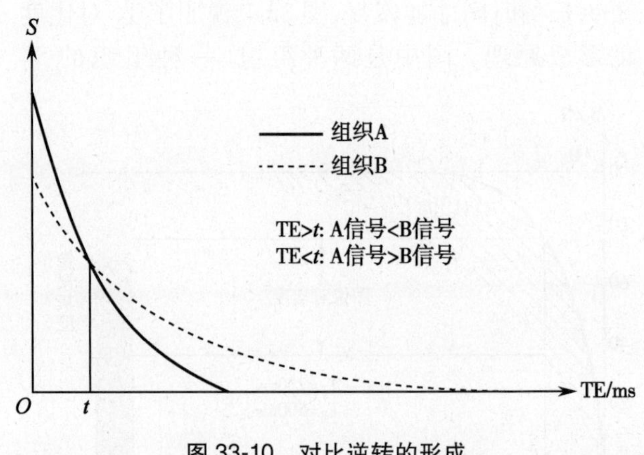

图 33-10　对比逆转的形成

（刘小明　雷子乔）

第四节　自旋回波序列

一、自旋回波序列的检测原理

自旋回波序列(spin echo,SE)是磁共振成像中最基本的脉冲序列。它是以90°脉冲激励开始,后续施以180°相位重聚焦脉冲并获得回波信号的脉冲序列。

磁化矢量在受激励后以相同频率、相同相位的形式发生进动。由于外加磁场的不均匀性和质子间的自旋自旋相互作用,原先同一频率进动的质子群产生进动频率上的差异,使得一部分质子以较快频率进动,一部分则以较慢频率进动。进动快的质子在前,进动慢的质子在后,质子之间产生相位差。由于各个氢质子间的核磁矩相位移动值大小不一,一定时间后质子群的进动失去同步而分散在*XY*面内,这就是"频散导致相散"现象,该相位失散的过程也就是横向弛豫的过程。

与外加磁场不均匀性相关的T_2^*效应,以及质子间的自旋自旋相互作用均可以使质子群在很短的时间内失去相位一致性,因此直接采集90°脉冲后面的FID信号,留给采样的时间是极其短暂的。如果一定的时间间隔以后,在*XY*平面内施加180°脉冲,其结果将使进动频率快的质子在后,而进动频率慢的质子反而在前,仍以原有的频率继续进动。再经过相同时间的延迟,原先失相位的质子群重新发生相位重聚,质子间相位差重新归于零。质子群的失相和相位重聚过程如图33-11所示。质子群相位再次重聚时,*XY*平面内的横向矢量再次达到最大,产生最大的信号强度。随后质子群又一次去相位,接收线圈中可再次检测到逐渐衰减的信号,这样形成一个逐渐升高后逐渐下降的回波信号称为自旋回波。由于180°脉冲可反复施加,因此可以相应得到一系列的回波信号,但由于T_2衰减效应的存在,回波信号的幅度依次下降。

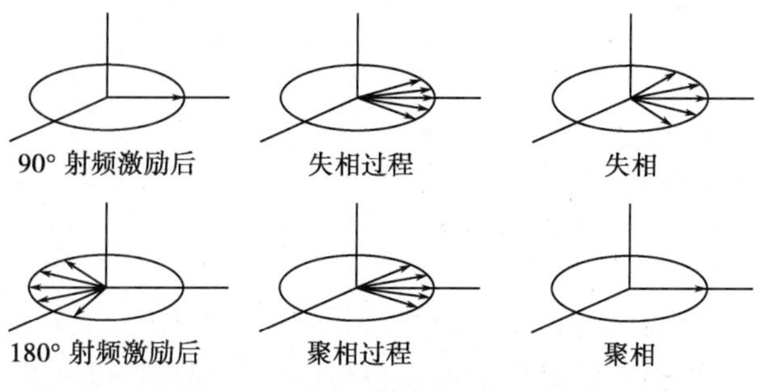

图33-11　质子群的失相和相位重聚

二、自旋回波序列的时序及信号强度

90°脉冲是SE序列的激励脉冲(宽度约为1ms左右),在它的作用下宏观磁化矢量迅速倒向*XY*平面。180°脉冲是SE序列的相位重聚脉冲,它的作用是改变*XY*平面内质子群的进动方向,使失相位的质子达到相位重聚。质子吸收180°脉冲的射频能量后,以自旋回波的形式释放能量。图33-12所示为基本的自旋回波脉冲序列的时序图。

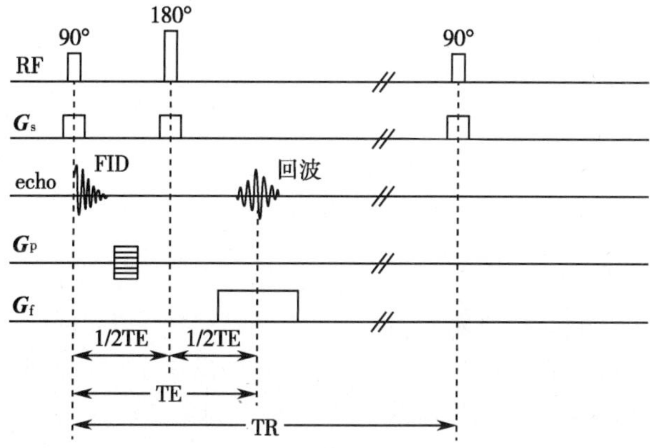

图33-12　自旋回波脉冲序列时序图

图中$\boldsymbol{G}_s$表示选层梯度,$\boldsymbol{G}_p$表示相位编码梯度,$\boldsymbol{G}_f$表示频率编码梯度。回波信号的强度则可用下面的解析式表示,其中N(H)表示质子密度。

$$S=N(\mathrm{H})\mathrm{e}^{-TE/T_2}(1-\mathrm{e}^{-TR/T_1})\qquad(式33\text{-}1)$$

三、自旋回波信号的波形

自旋回波信号是一个对称性的波形。上升一侧是质子群相位重聚形成的,相位重聚的速度与相位失相时相同,因而它是FID信号的镜像波形;回波信号的下降是质子群以近乎90°脉冲后的快速散相的结果,波形应与FID信号相似。

四、自旋回波序列的图像特征

自旋回波序列所获图像最主要的优势是图像的权重最为确定,也就是说通过TR、TE的不同组合可以获得特定权重的图像,包括T_1加权、T_2加权以及质子密度加权图。T_1的权重随着TR的增加而下降(图33-13A),T_2的权重则随着TE的增加而增加(图33-13B)。和梯度回波序列相比,由于自旋回波序列中180°重聚脉冲的应用,磁场的不均匀性以及磁敏感性差异造成的图像伪影较小,这也是自旋回波序列的另一优势。

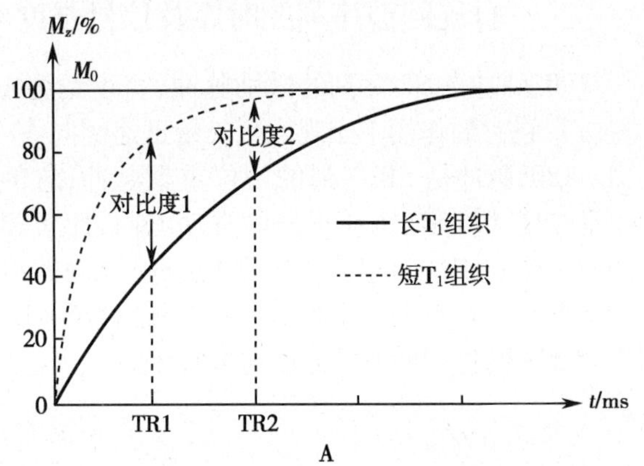

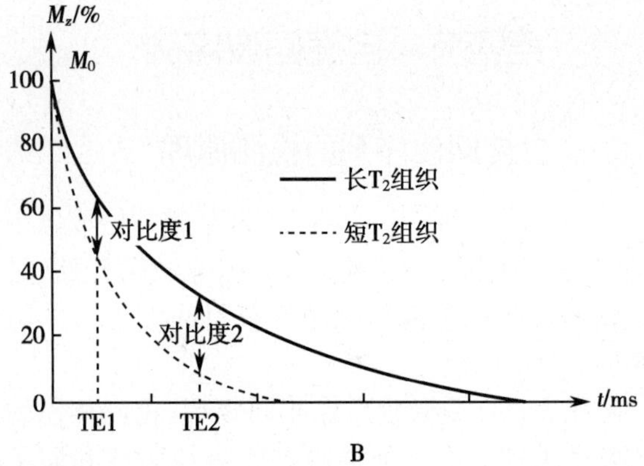

图 33-13　TR、TE 与图像权重的关系

A. TR 与图像对比度的关系;B. TE 与图像对比度的关系。

五、自旋回波序列的多层面成像和多回波成像

在临床实际应用中,磁共振成像技术根据对成像质量和速度的不同要求,发展并形成了以自旋回波序列为基础的所谓自旋回波序列家族(spin echo sequence family)。例如,有单回波 SE 序列、双回波 SE 序列和多回波 SE 序列,也有单层面 SE 序列和多层面 SE 序列等。这里仅介绍临床应用最广的多层面 SE 序列和多回波 SE 序列的原理。

多层面成像(multiple slice imaging)技术是指在一个 TR 时间内,通过对多个层面的射频激发和采集,来显著提高信号采集速度和成像速度的一种快速成像技术。在磁共振成像过程中,射频激发、层面选择、频率编码、相位编码等施加的作用时间远小于 TR,这样就余下了许多对于硬件系统而言固定的"空闲时间"。在"空闲时间"内,射频系统,梯度系统等均处于闲置的待工作状态。多层面成像技术就是基于此现象和原理,通过充分利用这部分的"空闲时间",显著提高扫描效率的成像技术。在"空闲时间"内,硬件系统将切换至其他层面,进行其他层面的激发成像,使得在一个 TR 内完成多个层面的采集。一个 TR 内能够采集的层面数量与"空闲时间"的长短密切相关,具体而言其受到 TR、TE 以及回波信号采样时间所限制。序列的 TE 越短或 TR 越长,"空闲时间"越长,在一个 TR 周期内能够完成成像的层面就越多。图 33-14 显示了 TR、TE 与层数的关系。

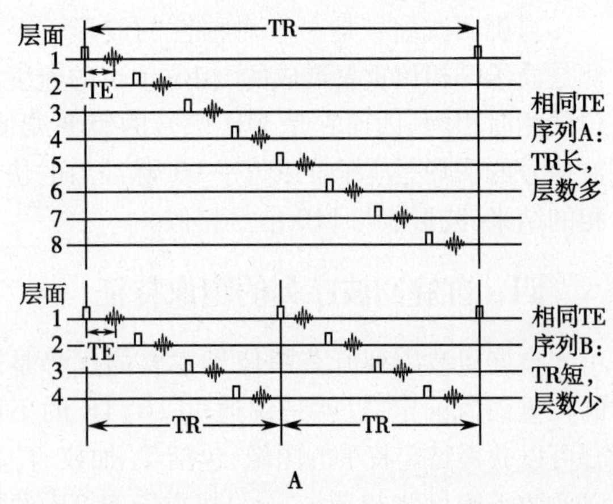

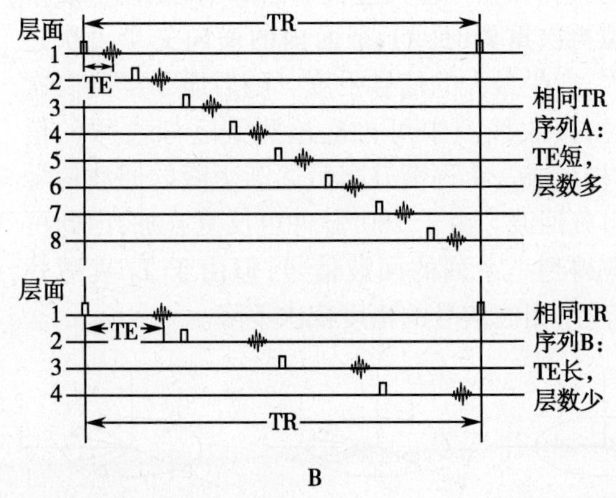

图 33-14　TR、TE 与扫描层数的关系

A. 多层面成像时 TR 与层数的关系;B. 多层面成像 TE 与层数的关系。

自旋回波序列多回波成像(multipleecho imaging)是指在施加 90°RF 脉冲之后,使用多个 180°重聚脉冲以产生多个回波信号的快速成像技术。在序列的读出阶段,每个回波信号均需要经过一次读出梯度施加,但是多个回波信号的相位编码梯度是相同的,所得到的数据被置于不同的原始数据中,且因

为相位编码数没有增加，其序列成像时间并未增加。因此，与单回波的SE序列相比，多回波SE序列在相同TR（即扫描时间相同）的情况下可以得到多系列图像，而图像的权重可以不一。通常采用两个回波，即双回波（double echoes）序列，使得一次扫描同时获得两种不同对比度的图像，例如一种可以为质子密度加权像，另一种则为T_2加权像。在多回波SE序列中，由于回波信号是逐渐降低的，因此当回波数目获取太多时，后面回波生成的图像信噪比明显下降，因此在TR/TE相同情况下，多回波序列其信噪比不如单回波序列高。多回波SE序列的另一用处是，利用多个回波信号（通常需要三个以上）的衰减关系可以计算受检组织的弛豫率（R_1、R_2值）。自旋回波序列的多回波成像如图33-15所示。

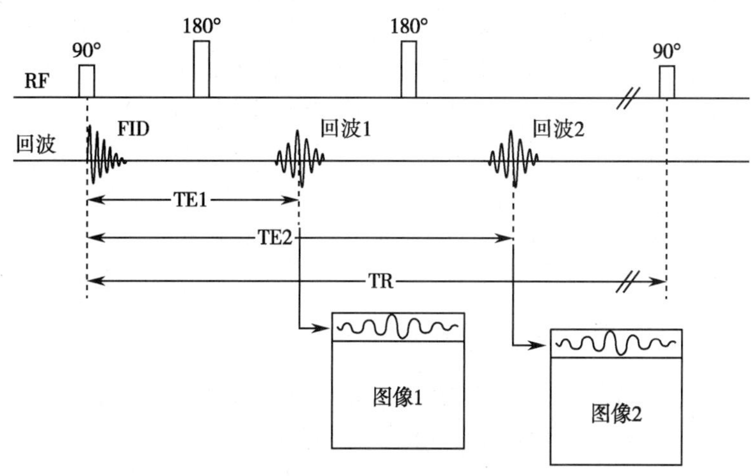

图33-15　自旋回波序列多回波成像

六、快速自旋回波序列

快速自旋回波序列在各公司的磁共振系统中有不同的命名，常见的名称有FSE（fast spin echo）、TSE（turbo spin echo）、RISE（rapid imaging spin echo）。与多回波成像序列有些类似，该序列仍以90°激发脉冲开始，随后同样应用一系列180°脉冲来产生多个回波信号。不同之处主要在于，自旋回波多回波成像的每个回波信号在采集时的相位编码梯度是相同的，因此每个回波被置于不同的k空间中，从而生成多种不同权重的图像；而快速自旋回波序列多个回波信号的采集具有不同的相位编码梯度，它们被放置于同一k空间中，因此最终重建出的是单一权重的图像。

快速自旋回波序列的回波数量一般比多回波成像技术要多，通常在4～30个之间。这些回波还有一个专有的名称，称为回波链（echo train），每个回波链中包括的回波个数称为回波链长度（echo train length，ETL）。图33-6表示回波链长度为8的快速自旋回波序列。序列在一个TR内将采集八个回波信号，所有八个回波信号的数据均被填充于同一k空间中的五行傅里叶线。因此，要完成整个k空间数据的填充，所需的TR数量就降为单个回波时的五分之一，这个就大大缩短了采集时间。如果ETL进一步增加，可以用数个甚至一个TR的数据即可填满整个k空间，并重建出一组完整的图像，故又将ETL称为快速因子。

假设图像的采集矩阵为256×256（频率编码数×相位编码数），则图像的k空间由256行数据组成，每行数据为一个相位编码步数。所以，采用常规自旋回波序列时，需要重复执行256次，也就是需要256个TR时间才能将整个k空间的数据填满。但如果采用ETL为8的快速自旋回波序列，一个TR可以填充8行的k空间数据，则重复执行次数为256/8＝32，即只要32个TR时间，数据就可以填满整个k空间，扫描时间也就缩短为原来的八分之一。由此可见，快速自旋回波序列可以使扫描速度成倍提高。但是需要注意的是，这些回波信号的采集时间点是不同的，也就是其回波时间TE是不同的。因此，在快速自旋回波序列中的TE通常被描述为有效TE。

七、多层面快速自旋回波序列

为了提高扫描速度，和多层面SE序列相同，在FSE序列中同样可以采用多层面成像的方法，即在一个TR时间内以FSE的方式激发其他多个成像层面，以获得多层面的数据。多层面快速自旋回波通过一次激发多个层面的信号，在相位编码是相同的情况下，一次采集多层数据，可以快速提高采集速度。需要注意的是，在临床工作中，多层面成像为了避免层间激发的干扰，在多层面成像时常采用隔层采集的方式，降低激发层面的干扰，或者保持一定的层间隔。多层面快速自旋回波序列对于梯度线圈的性能指标要求较高。

八、单次激发快速自旋回波序列

单次激发快速自旋回波（single shot fast spin echo，SSFSE）序列与常规快速自旋回波序列不同，单次激发快速自旋回波序列有以下几个成像特点：

（一）快速成像

一次 90°脉冲激励后，采用连续的 180°重聚脉冲采集填充 k 空间所需要的所有回波信号。ETL 越长，扫描速度越快，甚至可达到亚秒级的成像速度。

（二）有效 TE 长

由于 ETL 很长，因此回波链中大部分回波的 TE 较长，因此所得到的图像是权重较大的 T_2 加权像。

（三）图像模糊

由于 ETL 太长，图像的模糊效应较为明显，并会有一定程度的图像对比度下降。

目前的临床应用中，SSFSE 通常与部分傅里叶采集技术相结合，形成半傅里叶采样的 SSFSE 序列，即 HASTE（half fourier acquired single shot turbo spin echo）。它最大特点是以非常快的扫描速度获得所需的数据，该序列广泛应用于体部成像，即使患者不能屏气也可以获得无明显呼吸运动伪影的图像。

（刘小明　雷子乔）

第五节　梯度回波脉冲序列

一、梯度回波序列的检测原理

梯度回波（gradient echo，GRE）又叫场回波（field echo，FE），是指通过梯度场翻转产生回波信号的序列，它与自旋回波序列的主要区别在于两者产生回波的方式不同。在梯度回波序列中，射频激发脉冲一结束，便在读出梯度方向上施加一个先负后正的梯度脉冲（梯度翻转，gradient reversal），在梯度翻转的作用下，信号读出方向的磁场将经历一次从大到小又从小到大的变化过程，由此造成该方向上质子群进动频率也随之发生变化，并产生回波信号。梯度回波与自旋回波的另外一个不同点在于：自旋回波序列以一个 90°脉冲进行射频激励，将磁化矢量完全翻转至 XY 平面进行成像；而梯度回波序列的射频激励脉冲通常小于 90°，以磁化矢量在 XY 平面内的分量 $\boldsymbol{M}_{xy}$ 进行成像。

基本梯度回波序列的时序如图 33-16 所示。其中 $\boldsymbol{G}_s$、$\boldsymbol{G}_f$ 和 $\boldsymbol{G}_p$ 分别表示选层梯度、读出梯度和相位编码梯度；$\boldsymbol{\varphi}_s$、$\boldsymbol{\varphi}_f$、$\boldsymbol{\varphi}_p$ 分别表示层面方向、频率编码方向和相位编码方向上的相位差。当射频脉冲激发组织后，选层梯度方向马上出现相位差，但紧接着的负向梯度脉冲又很快将其平衡为零，这里的负向梯度就是所谓的相位平衡梯度。在读出方向，反向梯度（称为相位发散梯度）的出现使该方向出现反向相位差，随后相位差朝正向变化，形成可供利用的回波。此后，正相位差继续加大，直到读出梯度结束（其相位差被保留）。

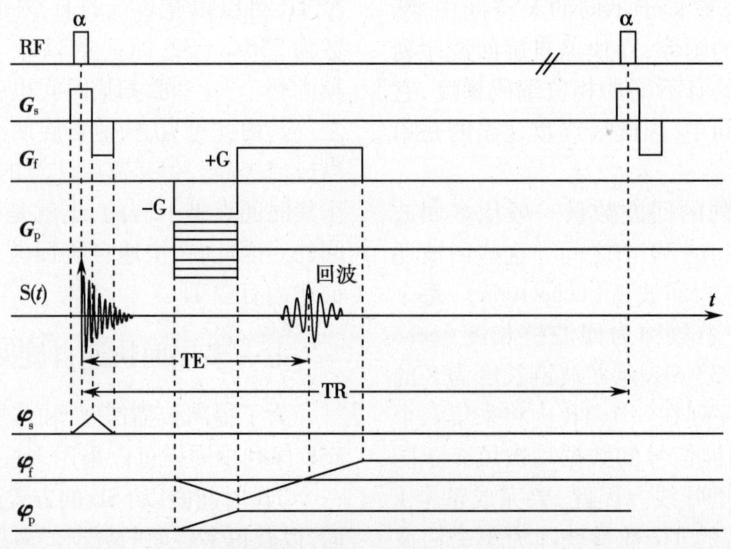

图 33-16　梯度回波序列时序图

二、小角度激励及其应用

受射频激励的磁化矢量需要一定的时间才能通过纵向弛豫恢复到稳定状态。如果连续在磁化矢量恢复之前实施下一次激励，则磁化矢量将越来越小，导致采集的信号幅度变小甚至消失。为此，通常的成像序列需采用一定长度的 TR 值以保证氢质子充分的纵向恢复，保持回波信号一定的信号强度。长 TR 在保证图像信噪比的同时，带来的缺点是限制了成像速度。如果进行射频激励的翻转角远小于 90°，则可以在纵向磁化矢量分量改变较小的情况下，得到较大的横向磁化矢量分量用于成像。例如，当翻转角 $\alpha=30°$ 时，磁化矢量的纵向分量 $\boldsymbol{M}_z$ 和横向分量 $\boldsymbol{M}_{xy}$ 分别为：

$$\boldsymbol{M}_z=\boldsymbol{M}_0\cos30°=0.866\boldsymbol{M}_0$$

$$\boldsymbol{M}_{xy}=\boldsymbol{M}_0\sin30°=0.5\boldsymbol{M}_0$$

显然，30°的翻转角度使 $\boldsymbol{M}_z$ 仍保留在初始矢量值的 87%左右，但横向矢量分量 $\boldsymbol{M}_{xy}$ 却有初始值的 50%可供成像。其结果是可以选择尽可能小的 TR，仍然能够接收到足够大的回波信号，且对下一个周期的纵向磁化矢量影响很小。当然，和 90°的射频激励脉冲相比较，$\boldsymbol{M}_{xy}$ 的减小将使信号幅度变小，这也是梯度回波序列图像的信噪比低于自旋回波序列的根本原因。

三、扰相梯度回波序列和稳态进动梯度回波序列

在 SE 序列中，TR 通常远大于组织的 T_2 值。在下一个射频脉冲到来时，前一个脉冲的横向磁化矢量已基本恢复，横向磁化矢量的残余量对继之而来的回波信号几乎没有影响。但是在梯度回波序列中，当 TR 不是明显大于组织的 T_2 值时，组织的 $\boldsymbol{M}_{xy}$ 将有两种 $\boldsymbol{M}_{xy}$ 成分，即 SSFP-FID（小角度脉冲产生 $\boldsymbol{M}_{xy}$ 及其自由感应衰减）、SSFP-Refocused（小角度脉冲对前一次脉冲产生 $\boldsymbol{M}_{xy}$ 的重聚焦）。其中 SSFP-Refocused 在下一次脉冲激发前达到最大。SSFP-Refocused 的这种 $\boldsymbol{M}_{xy}$ 如果在每个 TR 间期中保持一致，即达到横向稳态，则可以加以利用。但如果每个 TR 间期内 SSFP-Refocused 的 $\boldsymbol{M}_{xy}$ 发生变化，则会对 TR 间期中的梯度回波信号产生干扰，这种干扰主要是以图像中的条带状伪影的方式出现。由此可见，在下一个射频激发之前，处理好残余的横向磁化是很有必要的。根据图像权重的不同要求，通常用相位损毁和相位重聚两种方法来减少残余横向磁化矢量的影响。因此，按对残余横向磁化的不同处理方法，梯度回波序列家族（gradient echo pulse sequence family）可分为两大类，一是采用扰相技术的序列，另一类则为采用相位重聚技术的序列。

磁化矢量 $\boldsymbol{M}$ 的横向分量 $\boldsymbol{M}_{xy}$ 是由小磁矩的相位相干所形成的。因此，只要破坏其相干性，剩余 $\boldsymbol{M}_{xy}$ 就会消失，而磁化矢量 $\boldsymbol{M}$ 的纵向分量 $\boldsymbol{M}_z$ 不受影响而依然存在。破坏 $\boldsymbol{M}_{xy}$ 的一种常用方式是在一定的方向上施加梯度磁场，人为地增加磁场不均匀性，加快了质子失相位，从而消除了残留的横向磁化矢量。所使用的梯度称为扰相梯度或相位破坏梯度（spoiling gradient），相应的脉冲序列称为扰相梯度回波序列（SPGR）。扰相梯度一般于信号读出后至下一个脉冲到来之前的时间从三个梯度方向同时加入（图 33-17），使三个方向均出现相位发散，使横向磁化矢量趋于零，消除 $\boldsymbol{M}_{xy}$ 对下一个回波信号的影响。实施扰相的梯度回波序列可以在较短的 TR 下获得更大权重的 T_1 加权像，但序列中由于额外梯度磁场的加入会增加机器负担并小幅度延长 TR。

扰相梯度回波在临床上的应用最为广泛，已成为临床上最常用的脉冲序列之一，其中以 T_1WI（T_1 加权成像）的应用最为广泛。如二维扰相 GRE 腹部屏气 T_1WI 用于腹部成像，三维扰相梯度回波序列用于对比剂增强血管成像等。

如果对 $\boldsymbol{M}_{xy}$ 残余量不加以处理，那它将被保持至下一周期，并且在经过数个周期后达到一个稳态的值。与扰相正好相反，采用相位重聚技术对梯度回波序列不仅不消除这部分残余量，反而在相位编码和频率编码两个方向施加适当的反向梯度使相位重聚（图 33-18），促使“零相位”的出现。这一反向梯度就称为相位重聚梯度（rephasing gradient）或相位补偿梯度（compensation gradient），相应的脉冲序列称为稳态进动梯度回波序列（gradient recalled acquisition in the steady state，GRASS），这种用梯度脉冲进行相重聚的方法仍然会加大梯度系统的负担。上述两种梯度回波序列的共同之处在于均需施加一定的梯度磁场。

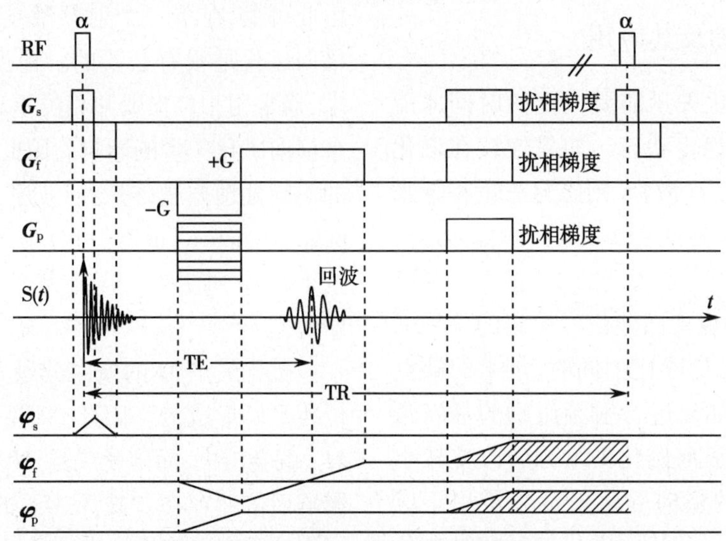

图 33-17　扰相梯度回波序列时序图

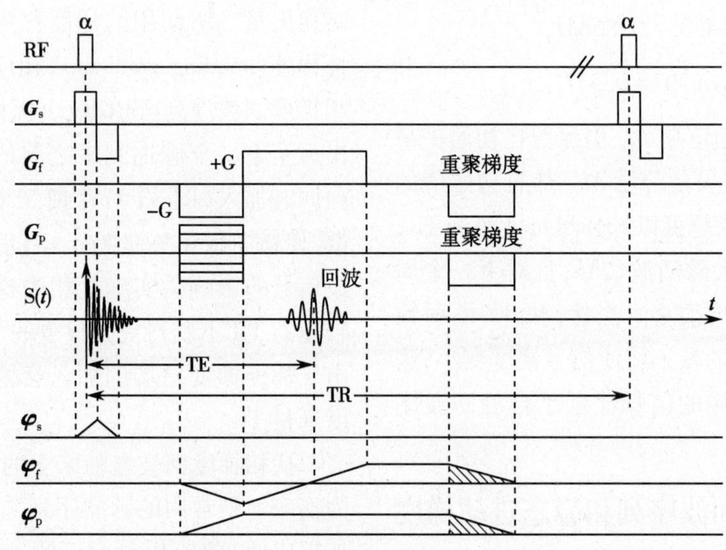

图 33-18　稳态梯度回波序列时序图

四、梯度回波序列的图像特点

在梯度回波序列中，梯度的翻转将使读出梯度方向的磁场均匀性遭到暂时性破坏，从而导致氢质子快速去相位（横向弛豫加快），这种由于外加磁场的不均匀性导致的快速横向弛豫现象称为梯度回波序列的 T_2^* 效应。梯度回波的信号强度可用下面的解析式描述：

$$S=kN(H)\mathrm{e}^{-TE/T_2{}^*}\frac{(1-\mathrm{e}^{-TR/T_1})\sin\alpha}{(1-\mathrm{e}^{-TR/T_1})\cos\alpha}$$

（式 33-2）

由上式可见，梯度回波的信号强度是 TE、TR 和射频翻转角 α 的函数。调整这些参数即可改变图像的对比度，达到图像加权的目的。上式还表明，影响图像权重的组织本征特性是其 T_1 值和 T_2^* 值。和 SE 序列一样，TE 在 GRE 序列中仍然控制着图像的对比度，增大 TE 将增大信号的 T_2^* 依赖性，等同于增加图像 T_2^* 的权重。序列中 TR 对图像对比度的影响和 SE 序列中 TR 的作用类似，在 TE 和 α 固定的前提下，TR 越短，图像的 T_1 权重越大，信噪比（SNR）越低。GRE 序列中激励角度 α 也是图像特点的重要决定因素，α 越接近 90°，图像越类似 SE 序列。

五、梯度回波序列的应用特点

GRE 序列最显著的应用是快速成像和三维容积成像，其优点主要体现在下述几个方面：①采用小角度激发，使得纵向弛豫时间缩短，可以用短 TR 成像，加快扫描速度；②用梯度的翻转代替 180°相位重聚脉冲，反映的是 T_2^* 弛豫信息而非 T_2 弛豫信息；③在合理的时间内实现三维容积成像；④GRE 序列中血流信号呈现高信号。与 SE 序列不同，GRE 序列的回波是利用梯度场的切换产生的，而梯度场的切换是不需要进行层面选择的，因此受小角度激发产生宏观横向磁化矢量的血流尽管流出了扫描层面，但只要不超出有效梯度场和采集线圈的有效范围，还是能受到梯度场的切换而产生回波信号，因而不标为流空而呈现相对高的信号强度。这个特性广泛用于亮血血管成像中。

GRE 序列应用的缺点有：①不能获取纯 T_2 加权图像；②对梯度系统的要求较高，扫描时梯度系统的负担加重，梯度切换时产生的噪声也进一步加大（实施短 TR 和短 TE 的 GRE 成像时，梯度系统处于高速开关状态）；③小翻转角和短 TR 的使用降低了图像的信噪比；④增大了磁敏感性伪影和化学位移伪影，特别是 TE 较大时；⑤由于没有 180°相位重聚脉冲，增加了对磁场不均匀的敏感性，图像质量较易受到磁场均匀性的影响。

（刘小明　雷子乔）

第六节　反转恢复和快速反转恢复序列

反转恢复序列（inversion recovery sequence，IR sequence）由两部分组成，第一部分是一个负 180°的射频脉冲，在一定的延迟时间（inversion time，TI）后，紧接的第二部分通常是自旋回波或快速自旋回波序列。如果第二部分是自旋回波则整个称为反转恢复序列，如果第二部分是快速自旋回波则相应地称为快速反转恢复序列（fast inversion recovery sequence，FIR sequence）。

一、反转恢复的原理

如果射频激励脉冲将组织的宏观纵向磁化矢量 $\boldsymbol{M}$ 从主磁场+Z 轴方向偏转到相反的-Z 轴方向（也就是说在 Z 轴方向上反转 180°），那么该脉冲就被称为反转脉冲或者-180°脉冲。

反转脉冲施加后组织具有以下特点：①当反转脉冲关闭后，纵向磁化矢量仍然沿 T_1 弛豫增长曲线恢复，但弛豫所需时间明显延长，组织间的纵向弛豫差别增大，即 T_1 对比增加；②在-180°脉冲激励后，组织的纵向弛豫在与主磁场相反方向上（-Z 轴方向）从负值最大逐渐变小到零，到达零点，然后从零开始在与主磁场相同的方向上（+Z 轴方向）逐渐增加到最大。

当某组织的纵向磁化矢量恢复至零的时刻如果给予 90°脉冲激发，该组织由于无宏观纵向磁化矢量，也就无法产生横向磁化矢量，则该组织就不产生磁共振信号，即该组织的信号被抑制。利用这一特点，反转恢复序列可以选择性抑制特定 T_1 值的组织信号，如临床上常规应用的脂肪抑制、自由水抑制。

二、反转恢复序列

反转恢复序列（inversion recovery sequence，IR sequence）实际上是在自旋回波序列前施加了一个 180°的反转脉冲（图 33-3）。也就是说在反转脉冲之后再依次施加 90°脉冲和 180°聚相脉冲，并采集一个回波信号。在反转恢复序列中，-180°反转脉冲中点至 90°脉冲中点的时间间隔定义为反转时间（TI），90°脉冲中点到回波中点的时间间隔定义为 TE，而把相邻的两个-180°反转预脉冲中点的时间间隔定义为 TR。为了保证在下一次 180°反转脉冲前各组织的纵向磁化矢量都能基本回到平衡状态，以保持 TI 产生的对比度，要求足够长的 TR，一般为 TI 时间的 3~4 倍。

反转恢复序列具有以下特点：①该序列增加了组织间的 T_1 对比，作为 T_1 加权序列应用于临床时，所获图像的 T_1 对比度优于自旋回波序列。图像的 T_1 对比主要是由序列中的 TI 来决定的，一般选取两组织 T_1 值的中间值，而 TR 的作用在于保证氢质子充分的纵向弛豫，以保证图像的信噪比。②一次反转脉冲后序列仅采集一个回波信号，而且 TR 很长，导致扫描时间很长。在实际的临床应用中相对较少，目前已被快速反转恢复序列所替代。鉴于以上特点，IR 序列一般作为 T_1WI 序列，主要用于增加脑白质之间的 T_1 对比及多对比度成像序列。IR 序列也可用于脂肪抑制（短反转时间反转恢复序列 STIR）或者水抑制（FLAIR），但由于时间过长，现均被快速反转恢复序列替代。

三、快速反转恢复序列

反转恢复序列是由一个 180°反转脉冲和紧随其后的一个自旋回波序列构成，相应的快速反转恢复序列则是一个 180°反转脉冲和随后的一个快速自旋回波序列构成。同样地,在序列中:180°反转脉冲中点至90°脉冲中点的时间间隔定义为反转时间(TI);90°脉冲中点到回波中点的时间间隔定义为TE,但由于多个回波的原因,TE为有效TE;相邻的两个180°反转脉冲中点的时间间隔为TR。

基于上述序列结构,快速反转恢复序列具有以下特点:①由于序列中有回波链的存在,其成像速度明显快于反转恢复序列,这种速度上的差异类似于自旋回波和快速自旋回波序列间的差别。在其他成像参数不变的情况下,扫描时间缩短的倍数等于回波链的长度。②由于回波链的存在,氢质子在弛豫过程中 T_2 的影响增大,因此该序列在应用于获得 T_1 加权图像时,其效果不如反转恢复序列,但优于快速自旋回波。③同样由于存在回波链的原因,相应的TE为有效TE,图像上出现与快速回波序列类似的模糊效应。④通过选择不同的TI,可选择性抑制相应 T_1 值的组织信号,在保证TR足够长的情况下,抑制某种组织信号的TI值等于该组织 T_1 值的69.3%。

四、快速反转恢复序列的临床应用

(一)短反转时间反转恢复序列

短反转时间反转恢复序列(short TI inversion recovery sequence,STIR sequence)的重要临床应用在于可以抑制高信号的脂肪组织,以便能够更清晰地显示病变,以及对于高信号组织中是否含有脂肪成分的判断。脂肪组织在 T_1 加权图像以及自旋回波 T_2 加权图像上均呈现为高信号,而许多病变组织在 T_2 加权以及增强后的 T_1 加权图像上表现为高信号,两者容易造成混淆。

脂肪组织的纵向弛豫速度很快,即 T_1 值很短。在1.5T的磁场环境中它的 T_1 值约为230ms,相应的TI值为160ms左右。在TR足够长的前提下,如果90°的射频脉冲在反转脉冲后160ms的时间点进行激发,此时脂肪组织的纵向磁化矢量处于零点,不会接收90°脉冲的射频能量,因此它的信号被抑制。在实际的临床应用中TI的选择一般在140~175ms,TR一般大于2 000ms。

STIR对于脂肪抑制的优势在于其不具有磁场强度的依赖性,适用于不同场强的磁共振系统,而且磁场的不均匀性对脂肪抑制的影响较小,脂肪抑制效果令人满意。因此,在目前的临床检查中,该技术不但被广泛应用,还与梯度回波、EPI等相结合用于脂肪抑制。由于STIR是通过TI时间的选择对脂肪组织进行抑制的,那么与脂肪组织 T_1 值相近的病变比如亚急性缺血,其信号同样会在STIR序列中被抑制,这是该序列的缺点之一。另外,STIR的成像时间较长,且图像信噪比相对于自旋回波有一定程度的下降。

(二)液体抑制反转恢复序列

液体抑制反转恢复序列(fluid attenuated inversion recovery sequence,FLAIR sequence)类似于高信号的脂肪对病变显示的影响,T_2 加权图像上更高信号的自由水同样会影响其周边病变的显示,特别是在脑部或脊髓等神经系统的应用中。例如,当大脑皮质病变、脑室旁病变等相对较小且靠近脑室或蛛网膜下腔时,在 T_2 加权图像上呈现略高信号或高信号的病灶常常被更高信号的脑脊液掩盖而显示不清。如果能把脑脊液的信号加以抑制,病灶就能得到充分暴露。液体抑制反转恢复序列(fluid attenuated inversion recovery,FLAIR sequence),即黑水序列,就是这样一种能够有效地抑制脑脊液信号,并保持其他组织原有对比度的成像技术。

脑脊液等自由水的 T_1 值很长,在1.5T场强中约为3 000~4 000ms。当FLAIR序列选择TI为2 200ms左右时,脑脊液的宏观纵向磁化矢量刚好接近于零,即可有效抑制脑脊液的信号,因此,FLAIR序列实际上就是长TI的快速反转恢复序列。

(三)T_1 加权快速反转恢复序列

T_1 加权快速反转恢复序列,也称为 T_1FLAIR sequence。上述的STIR序列和FLAIR序列是利用了反转恢复可以抑制某一特定组织信号的原理,而 T_1 加权快速反转恢复序列则是利用了反转恢复可以增加图像 T_1 对比的特性。该序列在临床上主要用于脑实质的 T_1 加权成像,图像上大脑灰白质间的 T_1 对比明显优于自旋回波或快速自旋回波的 T_1WI序列。序列的实质是快速反转恢复,不同之处在于TI的选择。以1.5T的扫描机为例,TI选择750ms左右,相应的TR为2 000~2 500ms,ETL为4~8,并把回波链中的第一个回波填充在k空间的中央(即选择最短的有效TE)。在3.0T的扫描机上TI一般选择700~900ms。

(刘小明　雷子乔)

第七节　平面回波成像序列

平面回波成像(echo planar imaging,EPI)是MRI中最快速的成像方法,在梯度长允许的前提下可以在数十毫秒之内采集一幅完整的图像，使每秒钟获取的图像达到 20 幅以上。但由于图像质量的原因，目前临床大多 EPI 序列的应用领域在于脑功能成像、弥散成像和灌注成像等方面。

一、平面回波成像序列的检测原理

严格意义上来说，EPI 并不是一种脉冲序列而是一种成像方法，或者说只是一种数据采集方式。EPI 必须和自旋回波序列或者梯度回波序列相结合形成相应的自旋回波 EPI 或梯度回波 EPI 序列。在 EPI 序列中，以读出方向连续施加梯度场的方法来产生多个梯度回波，直接采样后填入 k 空间，并被分别进行编码。读出梯度是一种按正弦波形式振荡的梯度场，其振荡频率在 0.5~1kHz 之间（图 33-19）。

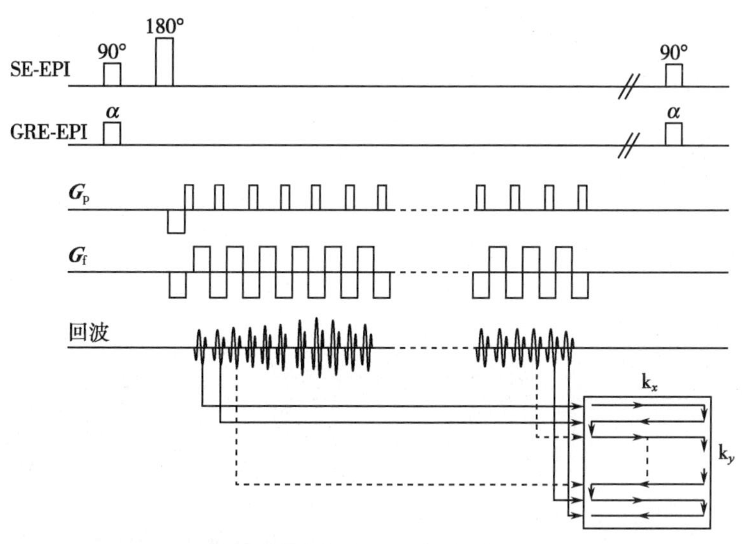

图 33-19　EPI 脉冲序列时序图

梯度回波 EPI 和自旋回波 EPI 主要区别在于使用的激励方法不同。自旋回波 EPI 采用 180°脉冲以消除一定程度的磁场不均匀性影响，而梯度回波 EPI 则使用梯度场切换来产生 T_2^* 权重。两者在回波信号的采集方式上，也就是 EPI 的采集方法是相同的，即读出梯度在高速切换中工作，每测量一条数据线切换一次，相应的相位编码梯度在测量每个回波信号前短暂施加。k 空间的迂回轨迹填充方式使 EPI 执行周期中无死期出现，效率极高。

如果 EPI 序列是在一次激发后获得图像重建的全部数据，则被称为单次激发平面回波成像（single shot echo planar imaging，single-shot EPI），也有叫做 snapshot EPI，它是 EPI 序列的标准形式。对于单次激发 EPI 序列来说，要在一次激发后获取重建图像的所有数据，则要求读出梯度在整个回波链的读取时间内进行上百次（取决于图像的相位编码步数）的连续振荡。因此，单次激发 EPI 对设备硬件，包括净磁场强度尤其是梯度系统的要求特别高，一般要求梯度场强在 20mT/m 以上，梯度切换率为 80T/（m·s））以上。与单次激发 EPI 不同的是，多次激发平面回波成像（multiple shot echo planar imaging，multi-shot EPI）的 k 空间要通过多次迂回（隔行）扫描才能填满。因此，多次激发 EPI 对梯度的要求相对较低，磁敏感伪影也较少，但扫描时间较长。从数据采集的角度来看，multi-shot EPI 与 FSE 非常近似，两者的最基本区别在于信号的形成方式不同：FSE 用一连串的 180°重聚脉冲来产生所需的回波信号，而 multi-shot EPI 是利用梯度的振荡实现的。

二、平面回波成像序列的特点及其应用

EPI 图像的对比度取决于它前面使用的脉冲序列。自旋回波 EPI，因为 180°脉冲的应用消除了磁场不均匀性的影响，可以高速地获取 T_2 加权像，而且图像中可以基本不包含 T_1 对比度。梯度回波由于通过梯度切换获取回波信号，图像为 T_2^* 权重。

目前的临床实践中，EPI 序列广泛地应用于弥散加权成像（diffusion weighted imaging，DWI）、弥散张量成像（diffusion tensor imaging，DTI）、灌注成像（perfusion weighed imaging，PWI）以及功能磁共振成像（functional magnetic resonance imaging，fMRI）等方面。弥散成像通过对水分子随机运动过程的检测来观察器官功能状态，是急性脑梗死最敏感的诊断方法。弥散张量成像是弥散成像的进一步发

展，可以定量评估大脑白质的各向异性以及白质的完整性等。灌注成像则是利用梯度回波 EPI 图像的 T_2^* 权重特性，获取组织注射钆对比剂后的首过灌注信息。梯度回波 EPI 也被应用于血氧水平依赖脑功能成像（blood oxygen level dependent functional magnetic resonance imaging, BOLD-fMRI）中，它充分利用了去氧血红蛋白的 T_2^* 效应。另外，EPI 序列能有效地减少各种运动对图像质量的影响，可以进行心脏的高速形态学和功能成像研究。

（刘小明　雷子乔）

第八节　基于螺旋桨技术的快速自旋回波及快速反转恢复序列

螺旋桨技术（periodically rotated overlapping parallel lines with enhanced reconstruction, PROPELLER）（GE 公司）和刀锋技术（BLADE）（SIEMENS 公司）是 k 空间放射状填充技术与快速自旋回波序列或快速反转恢复序列相结合的产物，由于在减少或消除运动伪影等方面的优势，目前已经在临床上得到广泛应用。

一、基本原理

常规快速自旋回波因为回波链的存在，各个回波信号分别进行频率编码和相位编码后，以顺序或对称性的填充轨迹填充于 k 空间，每个信号填充一行，一次 TR 填充多行 k 空间数据。如果信号平均次数（NEX 或 NSA）等于 1，这种顺序或者对称性的 k 空间填充方式对于不管是中心区域还是周边区域，都只有一次信号的填充（图 33-20）。

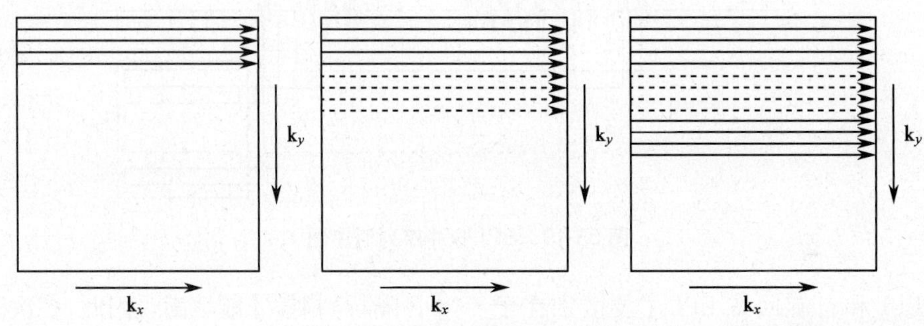

图 33-20　k 空间的顺序方式填充

单纯 k 空间放射状填充方式在一个 TR 期间采集一个回波，填充一条 k 空间线；在下一个 TR 期间，沿频率编码梯度场方向旋转一个很小的角度采集另一个回波，填充旋转相应角度的另一条 k 空间线，如此反复，直至填满整个 k 空间（图 33-21）。这种填充轨迹只需要进行频率编码而无需相位编码，但只能用于单回波的 SE 或 GRE 序列。单纯 k 空间放射状填充的结果是 k 空间中心区域有诸多信号的重叠，而 k 空间周边数据的密集度相对较少。为保证图像足够的空间分辨力，k 空间周边区域的信号填充需要足够的密集度，而要达到这一目标，单纯 k 空间放射状填充技术需要采集很多次的信号，因此成像速度很慢。

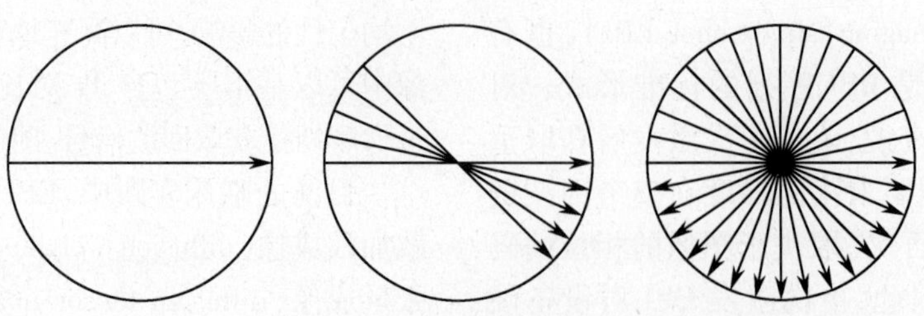

图 33-21　k 空间的放射状方式填充

PROPELLER 技术就是在基本序列为 FSE 或 FIR 的基础上，k 空间的数据采用了放射状的填充方式。在一个 TR 期间按回波链采集回波，每个回波分别进行频率编码和相位编码后，作为一组数据平行地填充于某一角度相应多行的 k 空间线，这一组填充信息被称为 PROPELLER（螺旋桨）的叶片或刀锋(Blade)。在下一个 TR 期间采集另一个回波链，在旋转一定角度后同样平行地填充于 k 空间，形成螺旋桨的另一个叶片。如此反复，直至填满整个 k 空间，整个填充轨迹类似于螺旋桨的运动(图 33-22)。因此，PROPELLER 技术的 k 空间填充轨迹是平行填充与放射状填充的结合，平行填充轨迹使 k 空间周边区域在较短的采样时间内具有较高信号密集度，保证图像的空间分辨力；放射状填充轨迹则使 k 空间中心区域有较多的信号重叠，提高了图像的信噪比并减少了运动伪影。

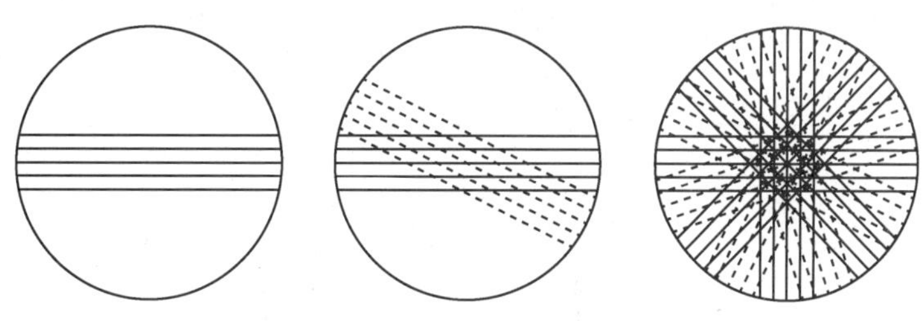

图 33-22　k 空间的螺旋桨方式填充

二、数据处理

PROPELLER 技术并非仅仅是采用放射状 k 空间填充轨迹的 FSE 或 FIR 序列，利用该技术重建以及去除运动伪影还涉及很多数据处理步骤，处理过程相当复杂。一般 PROPELLER 技术的数据处理包括以下几个步骤：①信号采集；②相位校正；③旋转校正；④平移校正；⑤相关性加权；⑥图像重建。

三、技术特点

PROPELLER 技术具有以下特点：①k 空间中心区域有大量的数据重叠，不但为数据的校正提供了更多的信息，而且提高了图像的信噪比；②运动伪影不再沿相位编码方向重建，而是沿着放射状的方向被抛射到 FOV 以外，运动伪影明显减轻；③由于 PROPELLER 技术采用的是 FSE 或 FIR 序列，磁场不均匀性的影响较小，不易产生磁敏感伪影。

四、临床应用

自从 PROPELLER 技术推出以来，已在临床得到较为广泛的应用，目前 PROPELLER 或 Blade 技术的临床应用主要包括以下几个方面。

(一) 信噪比高，运动伪影小

PROPELLER FSE T_2WI 和 PROPELLER T_2 FLAIR 成像与常规 FSE 相比，PROPELLER FSE T_2WI 的主要特点是信噪比高，运动伪影明显减轻。在临床应用初期，PROPELLER 主要用于颅脑检查，目前应用范围已经扩展到腹部成像及关节成像中。

(二) 可以增加 T_1 对比度

目前已有螺旋桨技术用于 T_1WI 的成像，可在减少运动伪影的同时增加 T_1 对比度。

(三) 快速采集

PROPELLER DWI 弥散加权成像通常采用自旋回波平面回波成像(SE-EPI)序列，该序列的主要优势是高速采集，缺点主要在于对磁场的不均匀性非常敏感。PROPELLER DWI 可明显减轻磁敏感伪影，有利于额叶底部、颞叶底部、小脑及脑干等部位病变的观察，对于有义齿或术后病例，可明显减轻金属伪影。

(刘小明　雷子乔)

第九节　三维成像及其脉冲序列

一、三维成像的概念

三维成像(three-dimensional imaging, 3D imaging)又叫三维体积成像或三维容积成像(three-dimensional volume imaging)，是指获得的成像数据来自一个较大范围的容积，而不是某个单一层面。三维成像通常采用短 TR 的快速扫描序列，采集数据时没有层间距，采集后的数据可以按任意方向重建图像，不受数据采集时的方向限制，而且更有利于成像对象的体积分析研究。

二、三维成像的脉冲序列

3D 成像的信号获取方法与 2D 成像完全相同，两者的不同之处在于 3D 射频激发的是整个容积内的组织，并在层面选择梯度方向施加一个层面编码梯度(相位编码梯度)，实现层面上的空间定位。3D 序列中层面编码的步数由成像容积在层面选择方向上的像素来决定。在成像容积确定的前提下，该方向上的像素越多，图像重建时层面的厚度就越薄，在切层方向可得到更高的分辨力。如果要获得任意方向上的高质量重组图像，3D 容积成像一般采用各向同性（成像体素为一个立方体）的数据采集方式。临床上大范围的 3D 成像一般采用梯度回波序列。图 33-23 是 2D 和 3D 梯度回波序列间的比较。梯度回波 3D 成像序列成像速度快，采集时间短，广泛应用于临床中的血管成像及腹部成像中。

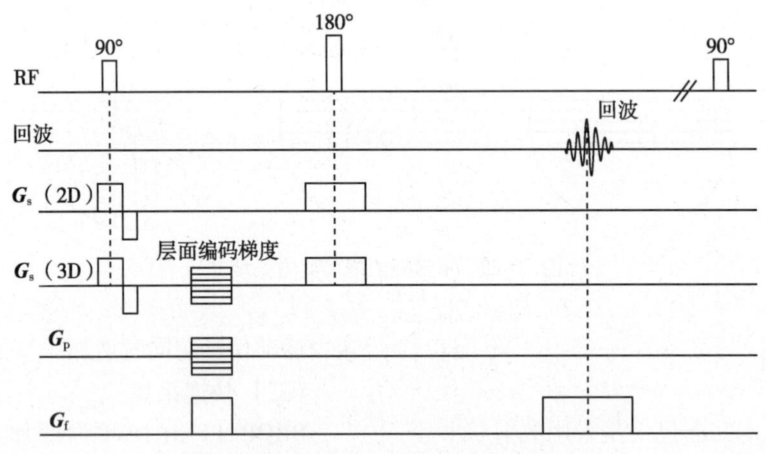

图 33-23　梯度回波序列 2D、3D 采集方式比较

而自旋回波 3D 成像序列由于其高信噪比和良好的对比度，对于评估细微结构和各个方向重建具有极其重要的优势。图 33-24 是 2D 和 3D 自旋回波序列的比较。自旋回波 3D 成像序列广泛应用于解剖结构及病变的显示中。主要应用范围有：①高分辨脑结构成像，通过高分辨磁化强度预备梯度回波（magnetization prepared rapid acquisition gradient echo，MP-RAGE）序列清晰显示脑结构，用于脑结构网络分析。②高清血管壁成像，由于血管壁结构细微，走行迂曲，3D 高分辨自旋回波序列具有高分辨力高信噪比及良好的对比度，对于血管壁及斑块的显示具有重要的临床价值。③高清肌骨关节神经显示。对于细微解剖结果及其毗邻关系显示清晰，利于临床诊断和治疗指导。

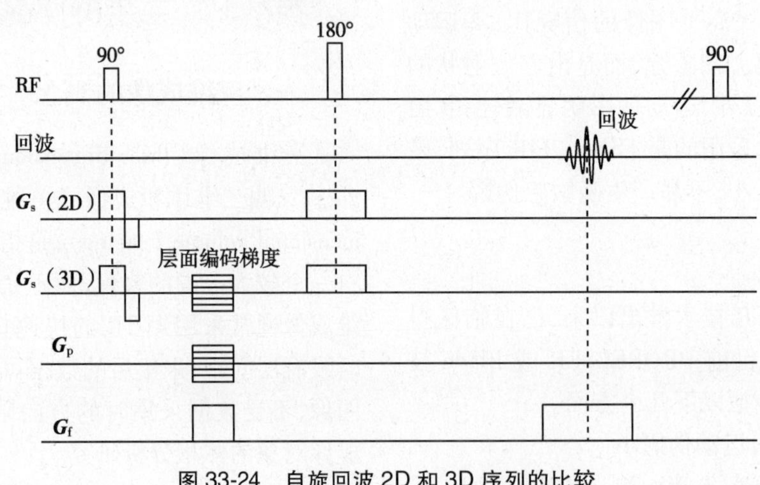

图 33-24　自旋回波 2D 和 3D 序列的比较

（刘小明　雷子乔）

第三十四章

磁共振特殊成像技术

第一节 磁共振血管成像

磁共振血管成像(magnetic resonance angiography,MRA)源自20世纪80年代末期,MRA以其无创、安全、简便、可靠等优势以及卓越的图像质量,已成为血管病变临床诊断的常用方法,甚至是首选方法。

核磁共振(NMR)的早期研究者已证明,自旋质子信号的振幅和相位随流动而变化,这就提供了产生两种相应的血管成像方法的可能性:一种是利用磁化幅度大小的差别产生流动对比,即时间飞跃法磁共振血管成像(TOF-MRA);另一种是利用累积的相位差产生血流对比,即相位对比法磁共振血管成像(PC-MRA)。

G. Suryan等用NMR进行流体穿过管道的实验,注意到随着流动速度的增加,获得的信号先增强而后下降。这个结果是由于在低流速时,高度磁化缓慢运动的自旋质子代替了被连续射频脉冲磁化饱和的自旋质子,该过程有几个不同的名称,为“流入(inflow)”或“流入相关增强效应(flow related enhancement effect,FRE)”,并成为TOF-MRA的基础。

许多研究者都揭示运动质子磁化的相位与梯度波形及血流速度有关,Dumoulin C. L. 和Hart H. R. 是第一篇相关文章的作者,他们论述了如何利用这些相位效应研发出一个简单的血管成像减影方案,这些文献为相位对比法磁共振血管成像(PC-MRA)奠定了基础。

近年来,随着磁共振扫描仪硬件、软件的不断改进以及快速和超快速序列的研发,使得TOF-MRA和PC-MRA在成像速度和成像质量方面都有了显著提高。

TOF-MRA与PC-MRA成像时间长,在无显著性生理运动的部位可以使用,而在胸腹部等有生理运动的部位无法使用。对比增强磁共振血管成像(CE-MRA)成像速度快,能在一次屏气状态下完成一个区域的一次或数次3D成像,不受血流因素的影响,可大范围成像,使得磁共振血管造影不仅可以显示局部血管,还可以大范围、动态显示血流动力学变化,在胸腹部、盆腔、四肢和全身血管成像中具有重要价值。

近年来,随着肾源性系统纤维化(nephrogenic systemic fibrosis,NSF)报道的增加,对磁共振对比剂的应用日趋谨慎,非增强磁共振血管成像又成为研究热点,利用血液的长T_2特点,在T_2加权图像上使血流表现为高信号,这类方法可称为T_2加权血管成像(T_2W-MRA),其典型代表有两类,一是稳态自由进动(SSFP)序列的冠脉成像,另一类为结合ECG的多时相3D-T_2加权,不同时相的血流信号强度不同,血流高信号时相减去低信号时相,血流显示为高信号,静态组织被完全减去,产生无背景组织的血管影像,其代表序列如NATIVE(Non-contrast MRA of ArTerIes and VEins) true FISP、IFIR和NATIVE SPACE、Delta-Flow,其图像效果与PC-MRA相似。

在动脉粥样硬化斑块和脊髓动静脉畸形的诊断时,黑血血管成像(DB-MRA)技术是关键的血管及血管壁显示方法。

一、基本原理

磁共振血管造影按照是否使用顺磁性对比剂可分两大类。一类是利用血流自身的物理特性、生化特性、运动特性,结合使用相应检测特点的脉冲序列,使血流在磁共振成像的特殊序列中表现为比周围组织高或低的信号,这类MRA称为非增强磁共振血管造影，TOF-MRA、PC-MRA、T_2W-MRA、DB-MRA 等均属此类；而另一类是将外源性顺磁性对比剂在短时间内大量注射至血池，由于对比剂对血液组织的纵向弛豫的促进作用，明显缩短血液的 T_1 值，在快速超短 TR/TE 的 T_1 加权成像序列中，血池对比剂尚未向组织间弥散，除了血液组织以外的其他组织均处于部分饱和状态，表现为很低的信号，而血液组织表现为高信号，这类 MRA 方法称为对比增强磁共振血管成像（CE-MRA）。

（一）血流的流体力学性质

心脏的搏动周而复始，心室收缩所产生的能量作用于一定容量的血液，一部分呈动能而直接表现为推动力，另一部分则表现为血压。显然，血液的动力就是心脏收缩时所产生的血压。

血液是黏性液体，血液在血管中流动时会遇到阻力，生理学上称之为外周阻力（*R*），外周阻力主要来自血管口径的变化及血液的黏度。

由于血管的形态和血流流向不同，血流可表现为多种运动形式。层流和湍流是两种基本类型。

1. 层流 层流（laminar flow）是血流质点的运动方向均与血管长轴平行，但运动速度存在差别。越靠近血管壁的血流速度越慢，越靠近血管腔中心的血流速度逐渐递增，血管腔中心的血流速度最快，这样实际上血流的速度在血管的纵向剖面上呈抛物线分布（见图 34-1）。层流的最大特点是没有非轴向的速度分量。

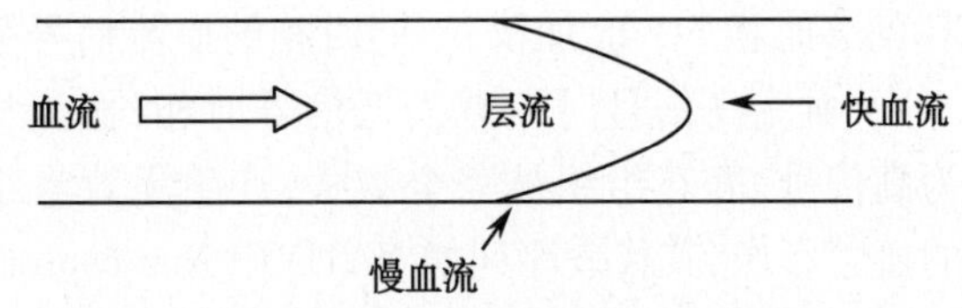

图 34-1 层流示意图血流的速度呈抛物线状分布

层流多存在于血管中心部及流速较慢的血管中。一般来说，静脉中的血流以层流为主。

2. 湍流 湍流（turbulent flow）是指流体特别是黏滞度较大的血液在管道内快速流动时产生非轴向流速，形成横向及回旋流动。湍流的出现将破坏层流现象，此时血浆分子会因震荡而多方向运动，导致阻力增大、流速变慢、血流量锐减。相邻层面的流体不再简单流动，而是相互混淆，并在血流两侧形成旋涡。湍流具有波动的非轴向速度分量（见图 34-2）。

湍流多出现在血管狭窄、血管壁粗糙、血管分叉处、血管转弯或迂曲处。动脉中血流以湍流为主。

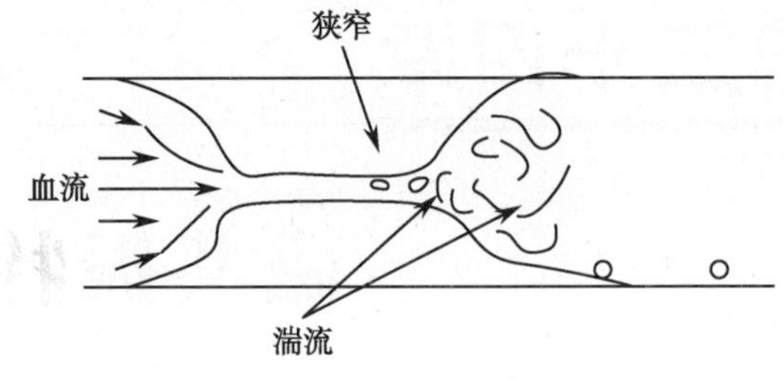

图 34-2 湍流示意图

3. 层流与湍流的关系 血管里的血流通常是层流和湍流同时存在或交替出现。其流动形式受多种因素影响，其中雷诺数是其影响因素之一。所谓雷诺数代表惯性力与黏滞度的比率，即 $Re=\rho DV/\eta$，式中 Re 为雷诺数，ρ 为血液密度（g/cm^2），D 为血管直径（cm），V 为血液平均速度（cm/s），η 为血液黏滞度。$Re<2\,000$，血流趋于层流；$Re>3\,000$，血流趋于湍流；Re 介于 2 000 到 3 000，则血流变化比较复杂。从公式可以看出，管径大、血流快、低黏度不容易导致湍流的产生。反之如血管狭窄、血管壁粗糙、血管分叉处、血管转弯或迂曲处等必将导致湍流的产生。

（二）流动效应

磁共振成像时，流体的信号强度与流动的性质（流速的大小和方向、流体随时间变化情况等）、成像序列及其参数密切相关。由于流动性质决定流体信号强度，且与周围静止组织间产生不同对比度的现象就是所谓的流动效应。

在磁共振成像序列的执行过程中，静止组织始终处在固定不变的位置上，因而任一体素均能由三个相互正交的空间编码进行定位。但是，对于流体来说，由于它在不断地运动之中，其体素位置不可能通过空间编码唯一地确定。因此，体内凡是有流体之处成像时容易出现信号错位，这就是各种流动伪影的来源。而另一方面，流动特性又是磁共振图像对比度的决定因素之一。由于磁共振信号的大小决定于组织体素的质子密度、T_1、T_2 值及流速 v 等固有特性，流动固然不可能改变液体的其他参数。但是，流动过程中由磁共振信号推算出来的组织参数，显然与静止状态下检测到的不同，于是流动的具体性质就成了流动液体和周围静止组织间对比度的决定因素之一。因此将不同流动性质的流体，在不同成像序列或同一成像序列的不同参数下与周围静止组织产生不同对比度的现象称为流动效应(flow effect)。

按照流动效应产生的机制,可将其分为两大类:第一类称为饱和效应,是指与流动质子在成像层面内的停留时间和RF脉冲作用于成像层面的时间相错位有关的流动效应;第二类为相位效应,是指与梯度场中运动质子和静止质子进动相位变化规律不同有关的流动效应。

(三)饱和效应

时间飞跃法(time of flight,TOF)是物理化学中描述分子或化合物在两个相继事件(如激励与检测)中移动时间的术语,又称饱和效应。在MRA中,饱和效应表示流动质子从激发(标定或标记)到检测的时间。所谓饱和效应,是指由于血液的流动使快速血流的磁共振信号增强或丢失的现象。饱和效应又可分为流入相关增强效应和流空效应两大类。

1. 流入相关增强效应　流入相关增强效应(flow related enhancement effect,FRE)是指在快速流动的血液,流入静态组织区而产生的信号增强现象。这一现象又称为流入增强(inflow enhancement)、流入效应或进入效应(inflow effect)。

流入相关增强效应的出现可以从下述两个方面加以说明。首先,在选用的脉冲序列满足TR≪T_1的条件下,经过RF脉冲连续多次激发,成像容积内的静态组织便会处于完全饱和/或不完全饱和(部分饱和、半饱和)状态,此后再激发时所产生的信号就非常小。另一方面,成像容积之外的血液并未受到RF脉冲的反复激励,因而保持最大的纵向磁化,当其以一定流速进入成像容积时,必然产生比周围静态组织较强的磁共振信号。血液和静态组织的信号强弱对比,就使流动在图像中突显。由此可见,在整个成像过程中背景组织始终处于饱和/或半饱和状态,而那些部分饱和的血流质子则不断地流出层面,并被层面外充分弛豫的新鲜质子所代替。图34-3为流入相关增强效应的示意图。

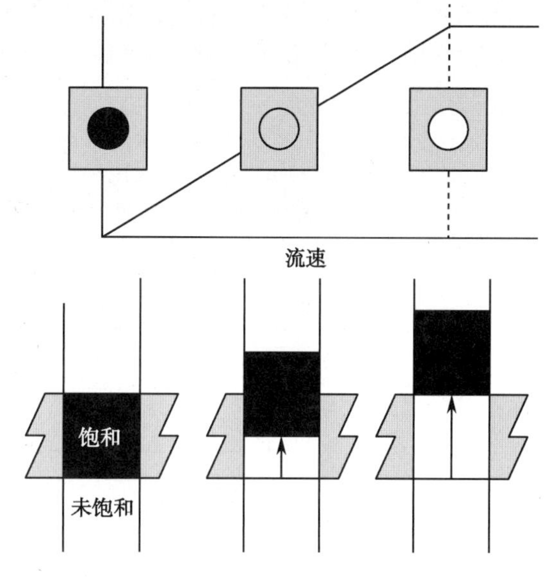

图34-3　流入相关增强效应

从流入相关增强效应可见,血流的信号强度与TR时间内流入成像层面的“新鲜”未饱和血液量成正比,即与层厚、血流速度和TR相关。如果TR时间内血流正好流过等于层厚的距离,即血液以$v=D/TR$的速度流动时,血管在每个成像周期都将充满充分弛豫的血液,此时从血管腔采集的信号幅度最大,也就是说流动增强效应最明显。由此可见,在FRE成像中,层厚与TR是影响流体信号的决定因素。在TR一定的情况下,根据$v=D/TR$,层厚D增加则流速也应该相应增加才能达到最大流入增强相应,流速不增加则出现部分血流饱和效应。在层厚一定的情况下,增加TR,则D/TR减小,低流速血液的流入效应增加,反之,减小TR则D/TR增大,血流速度更快才能达到最大流入效应,否则出现流入部分饱和效应。增加层厚,降低TR均可导致流体信号饱和;减小层厚,增加TR可使流体饱和效应减少。在一定的流速范围内,流速与流入效应呈正相关。

2. 流空效应　所谓流空效应(flowing void effect)是指在快速流动的条件下,因部分已被激励的质子流出成像层面,不再产生回波信号,从而使层面内的流动信号减弱甚至丢失的现象。这一现象又被称为淘汰效应或流出效应(outflow effect),也有称信号截止效应。流空效应在磁共振图像上表现为“血流空洞”或“黑血流”。

与流入相关增强相反,流空效应使流体的信号丢失。其严重程度取决于所用的脉冲序列、流体的速度以及层厚。在SE序列中,流体必须在层面内接受90°激发脉冲和180°聚焦脉冲方可产生SE信号,即从90°脉冲至TE/2这段时间尚未流出层面的流体才能产生SE信号,在理论上流体的磁共振信号强度

$$I_f=(1-TE/2\cdot v\cdot 1/D)\qquad（式34-1）$$

$$I_f=(1-TE\cdot v/2D)\qquad（式34-2）$$

$TE\cdot v/2D$为流出信号,其中v为流速,D为层

厚,可见流出效应与流速及 TE 成正比,与层厚反比。令 $I_f=0$ 则 $v=2D/\text{TE}$,即当流速 $V=2D/\text{TE}$ 时,流体的信号为 0,此时称为流空。如图 34-4 是流空效应的示意图。

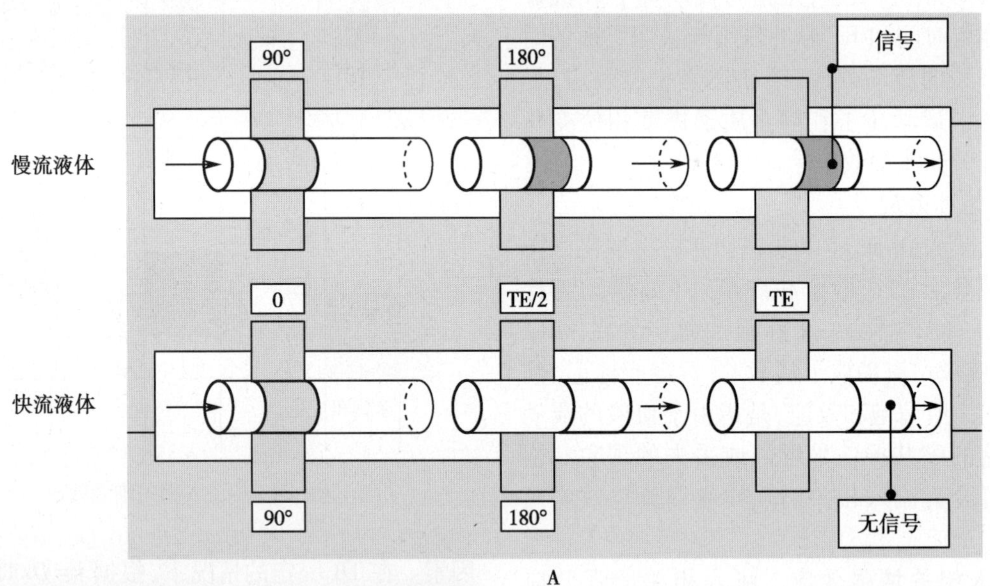

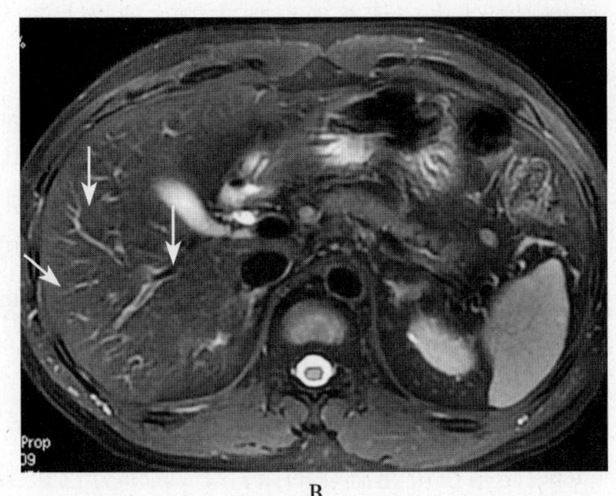

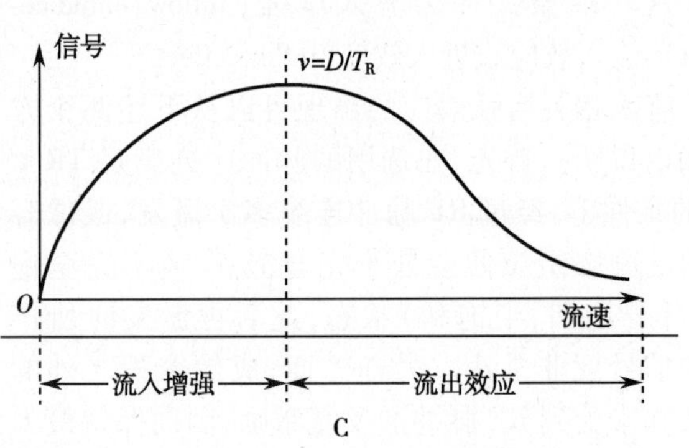

图 34-4 流空效应

A. 流空效应;B. 白箭示 SE 序列腹主动脉、腔静脉、门静脉流空效应;C. 流速、层厚、TR 与流入流出效应的关系。

梯度回波快速序列中,由于没有 180°RF 脉冲,流空效应引起的信号损失明显减弱。

(四)相位效应

梯度磁场在 MRI 中有着非常重要的意义。沿梯度磁场分布的质子会因进动频率的不同而积累各自不相同的相位,即梯度磁场可使同一体素内自旋质子产生相位发散或相位弥散(phase dispersion)。从进动的角度,也可以说梯度磁场的存在使运动质子间有了相位漂移(phase shift)。对静止组织来说,施加 180°射频脉冲既可实现质子的相位重聚并发出自旋回波信号。但是血流的情况就不同了,当其中的质子沿梯度磁场运动时,上述相位漂移可能使其信号减弱甚至消失。这一现象就是所谓相位效应或相移效应(phase shift effect)。它是流动效应的另一表现形式。

1. 相位效应主要有两种类型 ①空间效应,它是由于质子群的质子磁化的相位位于管腔内不同半径的位置所致;②时间效应,它是相位的时间相关变化所致。

空间效应产生如下现象:①层流区的相位弥散使信号丢失;②偶数回波重聚使信号增强。

时间效应与搏动及紊流有关,产生变化的信号强度,形成伪影。

2. 影响流动自旋相位的因素 流动相关的相位漂移决定于几个因素:①梯度的强度 G 与梯度脉冲的持续时间的积分 A_g;②正反梯度的间距时间

T;③高切变率流速所致的相位弥散。

在均匀的磁场内,在某一方向上使用强度相同、持续时间相等,但极性相反的两个梯度。对于静态自旋而言,在正向梯度磁场作用下相位变化$\theta=\gamma \boldsymbol{G} Xt$;在负向梯度作用下相位改变 $\theta=\gamma(-\boldsymbol{G})Xt$,这里 $\boldsymbol{G}$ 为梯度强度,t 为梯度持续时间,X 为自旋沿梯度方向的位置。所以静态自旋净相位变化为 0。

然而,如果自旋在两次梯度间发生移动,正向梯度所产生的相位漂移与负向梯度产生的相位漂移不相等,即运动的自旋产生一个净相位漂移。

一个以速度 v 运动的自旋,对一个静态自旋而言,两个梯度间其位移 $X=vT$,其相位漂移为:$\theta=\gamma vTA_g$。

从上等式可知,运动自旋间的相位差异与其速度成正比,与梯度面积(A_g)成正比,与正反梯度间隔时间成正比。TA_g 是序列因素,影响流速与相位的关系,决定序列的流动敏感性。如果这些自旋位于同一体素内,则其相位弥散产生信号丢失。信号丢失程度与梯度强度、流速、梯度持续时间及梯度间隔时间成正相关。

3. 梯度运动与相位改变　对于多回波序列而言,奇数回波的一对梯度对运动自旋所产生的净相位漂移,而偶数回波的一对梯度对同一运动自旋在偶数回波形成时所产生的净相位漂移为 0,这种状态称为偶数回波相位重聚(EER)。

在 SE 序列中,180°射频脉冲可以弥补磁场不均匀或梯度场所致信号损失。但是,它无法克服由质子移动引起的相移。在 MRA 中充分利用梯度脉冲的偶数回波相位重聚效应,使用特殊的梯度脉冲形式,使流体信号得以恢复。

梯度运动相位重聚(gradient movement phase recalling,GMR)技术又称流动补偿(flow compensation,FC),在 SE 序列和 GRE 序列均可使用,是 MR 流体成像的重要技术,其原理与偶回波相位重聚相同。这两类脉冲序列中,虽然都只是采集一个回波信号,但从梯度脉冲的构成中可见,都有两个梯度回波信号产生。因此,采集的信号实际上是包含梯度回波的偶数回波信号。

与之相反的另一种情况是定量地使用强度、时间一定的去相位梯度,使去相位运动自旋与静自旋在回波形成时的相位差为 180°,以增加二者间的对比。这种梯度被称为流速编码梯度(venc),用于相位对比血管造影。

(五)各种流动效应的综合作用

一次测量中,上述各种流动效应可能分别、也可以同时作用于一个回波信号。不同流动效应的作用即可能相互叠加,又可能相互抵消。

首先考虑多层面成像中的流动效应。对于稳定流动,流动增强信号最早出现在入口层面即成像区的第一个层面,设流速从零开始增大,当流速达到 $v=D$/TR 时,入口层面的流动增强方达最大值。如果流速继续加快,流动增强将深入内部层面。但是,更高的流速将导致流空效应。与此同时,如果该血流为层流,图像还可能随速度梯度的增大而表现出第一回波的相位弥散效应。上述两种效应均引起信号丢失,从而降低流入效应的信号增强作用。

如果该层面持续至对称 SE 序列的第二个回波时间,就会出现偶数回波的信号增强,但随之而来的流出效应却有抵消该增强信号的趋势。这是因为在施加第一个 180°脉冲之前,质子有 TE/2 的流出时间;在第二个 180°脉冲作用时,质子流出层面的时间增加至 3TE/2。由此引起的信号损失相差 3 倍。因此,偶数回波效应在慢速流动的静脉表现最明显,如门静脉等。

层面中流速、管径和层厚的流动效应具有如下关系:对于同样的流速和管径,层厚减小使截止速度降低,故截止效应的作用会上升;对于给定的流速和层厚,管径减小使层流的速度梯度增大,故自旋相位弥散的作用会加大。

在 SE/TSE 序列成像时,如果第二回波像上的血管信号特别强,则提示与偶数回波效应引起的信号增强作用有关。而在第一回波像上,流动增强往往被相位弥散效应所削弱,由于 TR 较长,流出效应占主导地位。动脉血流的脉搏与心脏搏动规律相近。因此,利用心电门控技术采集动脉血管数据时,心脏收缩期血管产生低信号(快速流动),心脏舒张期血管产生高信号(缓慢流动)。

根据血流信号在血管像上的表现,可将磁共振血管成像分为高信号的亮血流(白血)成像和低信号的黑血流(黑血)成像。

(六)血流表现为高信号的影响因素

1. 流入相关增强效应　在短 TR 短 TE 的快速梯度回波序列成像时,必然出现流入相关增强效应。如在腹部梯度回波 T_1WI 横断面图像上,腹主动脉和腔静脉都会出现流入增强效应,且上方第一层腹主动脉血流信号最强,层面越往下,血流信号逐渐减弱;而腔静脉血流信号最强者出现在下方第一层，层面越往上，血流信号逐渐减弱。

2. **舒张期伪门控现象**　动脉血流的速度受心动周期的影响很大，收缩期速度最快，舒张期血流速度逐渐减慢，到舒张中末期血流速度变得很慢。如果取与心搏周期相当的序列执行周期（例如，对于心率为60次/min的患者取TR=1 000ms或2 000ms），这时即使不用心电门控，数据采集也会自动与心搏同步，使动脉在内部层面的心脏舒张期像上出现高信号，如同使用心电门控一样。通常将这一现象称为心脏舒张期伪门控（pseudogating）。但是，由于采样过程中序列周期不可能始终与心搏保持同步，完全意义上的心脏舒张期伪门控是不可能出现的。

3. **流速非常缓慢的血流的 T_2 效应**　在椎旁静脉丛或盆腔静脉丛等血管内的血流非常缓慢，流动造成的失相位或流空效应表现的不明显，那么这些血管内血流的信号与流体本身关系不大，而主要取决于血液的 T_1 值和 T_2 值，如果利用 T_2WI（T_2 加权成像）则可表现为高信号。

4. **偶数回波效应**　利用SE序列进行多回波成像时（如TE分别选择在20ms、40ms、60ms、80ms），则在奇数回波的图像上（TE为20ms、60ms）血流的信号表现为低信号，而在偶数回波的图像上（TE为40ms、80ms）血流的信号表现为高信号。这种现象称为“偶数回波效应”或称“偶数回波相位重聚”。由于质子的进动频率及相位与磁场强度有关，在梯度场中质子的位置改变将引起进动频率和相位的变化。如果质子群沿着梯度编码方向移动，则偶数次线性变化的梯度磁场可使相位已经离散的质子群又发生相位重聚，因而出现强度较高的血流信号。偶数回波效应在肝脏SE多回波序列上常常可以看到，如FSE由于采用连续的180°脉冲产生长短不一的回波链，实际上回波链中有一半回波属于奇数回波，另一半为偶数回波，因此利用FSE进行 T_2WI，也会出现偶数回波效应，如在肝脏FSE T_2WI上，肝静脉或肝内门静脉分支常可表现为高信号。

5. **梯度回波序列**　在SE序列中，回波的产生利用层面选择的180°聚焦脉冲，受90°脉冲激发过的血流因快速流动在180度聚集脉冲实施前已离开了扫描层面，则不能接受180°脉冲而产生回波。与SE序列不同，梯度回波序列的回波是利用梯度场的切换产生的，无须再进行第二次的层面选择和180°射频翻转，因而层面选择、相位编码和频率编码是连续进行的，其时间间隔极短（TE极短），正常流速的血流通常无法出现流空现象。所以，在梯度回波序列中，T_1WI流体表现为高信号的流入效应，T_2^*WI流体表现为长 T_2 高信号。

6. **脉流血液的 T_2 效应**　真稳态进动梯度回波序列（true FISP），由于采用了超短TR和超短TE，即便是较快的动脉血流，流动（包括层流和湍流）相对数毫秒的信号采集周期其运动特点将被“冻结”，产生静态图像。该序列图像上，组织的信号强度取决于 T_2^*/T_1，因此血液的长 T_2 的特点得以表现出来，因此无论是动脉血流还是静脉血流都呈现高信号。在心电门控同步采集的 T_2W成像序列中，心脏舒张末期时的动脉血流或静脉血流的流速极慢，此时获取的血流组织的信号相当于静态血液的信号，T_2 加权呈现长 T_2 效应。

7. **顺磁性物质对血液的弛豫增强作用**　将磁共振对比剂注入静脉内，通过血液的循环，对比剂将分布到全身血管内，使血液的 T_1 值明显缩短，在 T_1 加权图像上表现为高信号。

（七）血流表现为低信号的黑血成像的具体因素

1. **流空效应**　在SE序列成像时，由于TE较长，快速流动血液通常表现为流空信号，在一定范围内，TE越长，流空效应越明显。

2. **黑血技术**　在流动的液体流入成像容积前施加饱和射频脉冲，使得血液预饱和，再施加射频脉冲后由于已被预饱和血流的纵向磁化矢量很小，几乎不产生磁共振信号，所以血流呈现黑色，即低信号，而周围组织为高信号，从而产生对比而衬托出血管的影像。

3. **层流流速差别造成的失相位**　层面内沿着梯度磁场编码的血流将经历磁场强度的变化，如果血管中一个体素内所有质子群的流动速度一样，那么这些质子的进动频率将发生相同的变化，体素内的质子群并不失去相位。但由于层流的存在，一个体素内的质子因处于层流的不同位置其流速将不同，经历梯度场强的变化就不同，进动频率将发生不同的变化，从而造成相位不同，体素内的质子群将失相位，磁共振信号衰减。

4. **层流引起分子旋转造成的失相位**　由于层流的存在，一个体素内的不同位置的质子将具有不同的流速，不同的流体将使水分子发生旋转，相应的质子相位将发生变化，质子群失相位，磁共振信号强度发生衰减。

5. **湍流**　湍流的存在使血流出现方向和速度无规律的运动，因而体素内的质子群将失相位，磁共振信号强度明显衰减。湍流容易发生在血管狭窄处远端、血管分叉处、血管转弯处、动脉瘤等部位。

二、成像方法

MRA 的物理基础是根据血液的物理、化学特性,结合恰当的脉冲序列方法和技术,使血流以高信号或低信号方式突显,从而与静态组织相区别。理想的磁共振血管造影法,应使血管结构与周围组织(背景组织)产生最大的图像对比度。

(一) 时间飞跃法磁共振血管成像

时间飞跃法磁共振血管成像(TOF-MRA)是一种突出血流 TOF 作用尤其是流入相关增强效应(FRE)、减少流出效应和相位效应对图像影响的血管成像法。因此 TOF-MRA 在成像序列设计中最大程度增加流入相关增强效应,同时减少流出效应和相位弥散效应。

1. **TOF-MRA 成像方法** ①增加流入相关增强效应(FRE):静态组织在短 TR 射频脉冲序列的快速多次激发下,纵向磁化绝大部分被饱和,所产生的磁共振信号水平极低。被激发层面以外的上游流动自旋,血液未经受过射频激发,其纵向磁化保持着原有的幅度,远远高于其周围处于饱和状态的静态组织。因此,当其流入到激发层面时,信号幅度远远高于层面的其他组织,形成血流高信号。因此流动自旋与静态自旋产生对比,形成血管图像,如图 28-5。②减少相位效应:流动自旋在梯度方向上产生相位弥散,使流体信号降低。使用流动补偿梯度可消除流动引起的相位弥散,使流动信号增强。③减少流出效应:采用短 TE 序列使被激发的流动自旋在最短时间内完成采集信号,应尽量减少流出效应的产生(见图 34-5)。

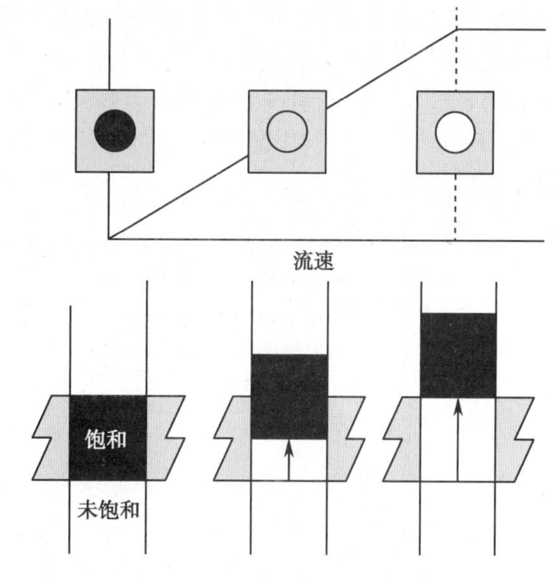

图 34-5 TOF-MRA 原理图

2. **TOF-MRA 的影响因素** 在 FRE 效应中,流体的 MR 强度取决垂直于流向的层厚、TR 和 TE。当 $v=D/TR$ 时,流体的磁共振信号最强;流体的流速较慢时,即 $0<v<D/TR$,FRE 效应减弱,同时慢速流动保持在同一层面的时间较长,被多次射频激发产生流入饱和效应。增加 TR,减小层厚使 FRE 相应增加,反之,则 FRE 减小。

2D-TOF 对整个被扫描区域以连续多个单层面的方式采集数据,并进行图像重建,获得整个被扫描区域的血管影像。静止组织与流动质子的信号对比更依赖于 TR 和流速。其特点是成像范围大,采集时间短,对很大的流速范围内都很敏感,尤其对非复杂性慢血流更敏感;可同时显示动、静脉或采用预饱和带的方式显示其中之一;主要用于矢状窦、乙状窦的静脉血管成像,在颅底部设定动脉血流饱和。如图 34-6 为 2D-TOF-MRA 的颅脑静脉系成像。

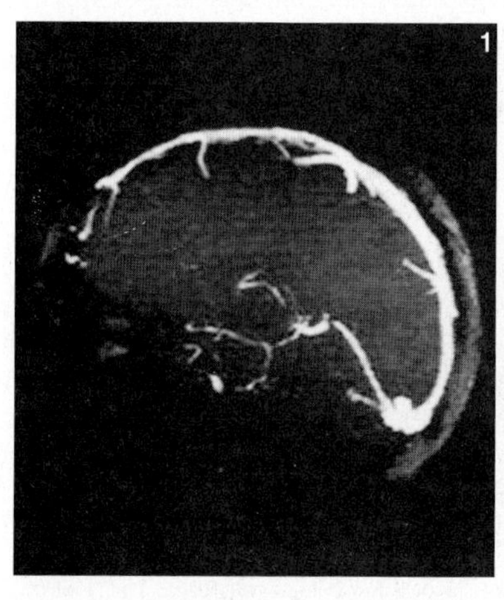

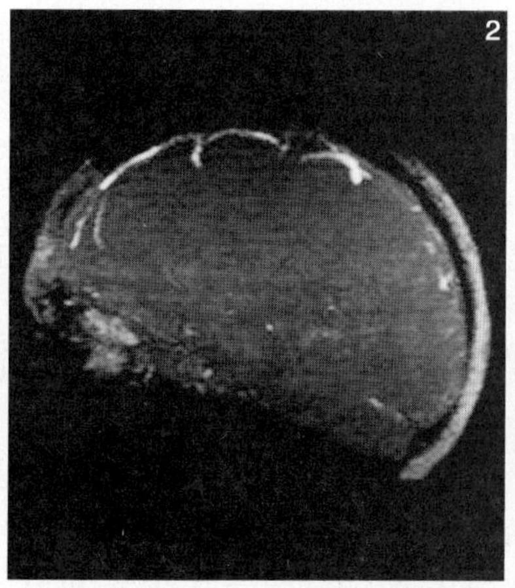

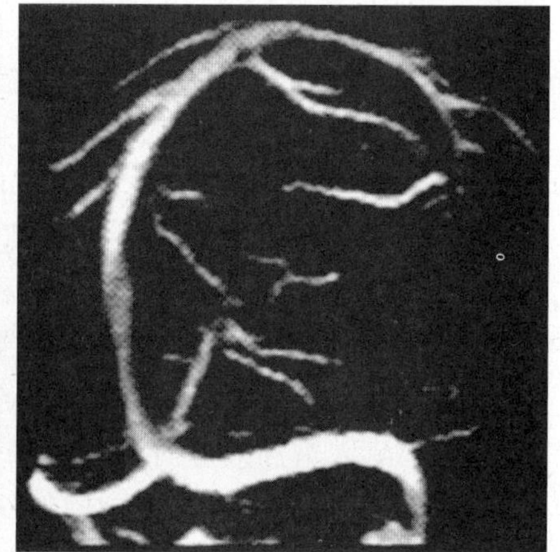

图 34-6 2D-TOF-MRA 颅脑静脉系成像

3D-TOF 对整个被扫描的三维体域进行激励和信号采集，数据采集后通过三维傅立叶变换进行影像重建，获得兴趣区的三维血管影像。3D-TOF 中的 TR 时间和 RF 翻转角对 MRA 进行激励和信号采集，数据采集后通过三维傅立叶变换进行影像重建，获得兴趣区的三维血管影像。3D-TOF 中的 TR 时间和 RF 翻转角对 MRA 有较大影响，与 2D-MRA 相比，由于层厚薄、空间分辨力高，信号丢失少，对流动相对较快的动脉系效果较好，在颅顶设定静脉血流饱和。如图 34-7 为 3D-TOF-MRA 颅脑动脉系成像。

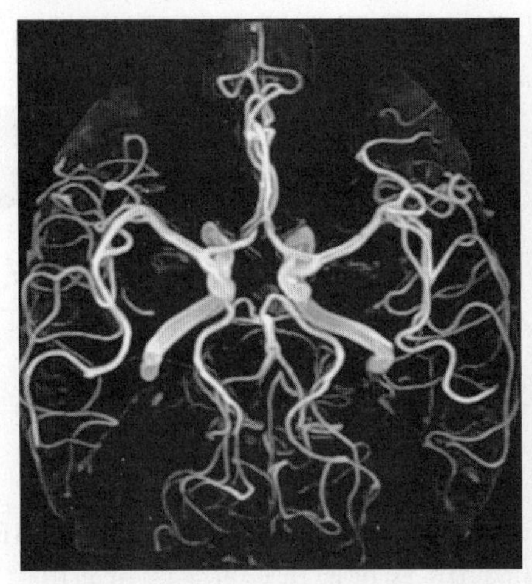
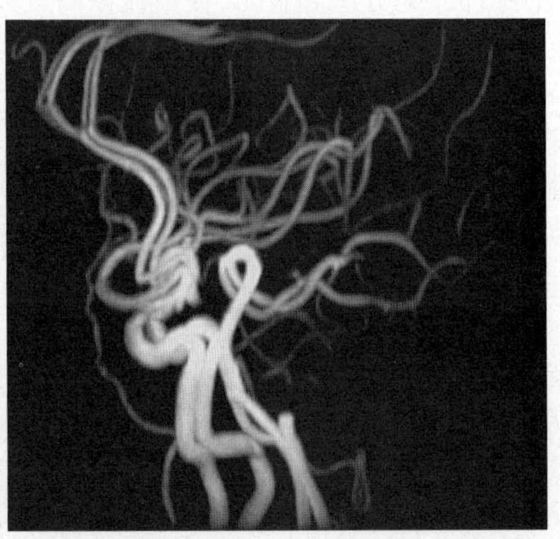

图 34-7　3D-TOF-MRA 颅脑动脉系成像

3. TOF-MRA 增加血流对比度的常用方法和技术　为了增加流体与静态组织的对比，在 3D-TOF-MRA 中通常采用如下方法：①减小激励角(flip angle)使静态自旋的磁共振信号水平下降，通常 2D-TOF-MRA 激励角为 30°～50°，而 3D-TOF-MRA 激励角为 15°～20°。②减小激发容积的厚度，根据 FRE 与层厚的关系，层厚越大则流入饱和效应越强，所以应尽量减小层厚。③采用多薄层块重叠血管成像(multiple overlapping thin slab angiography，MOTSA)将一个较厚容积分割成多个薄层激发以减小流入饱和效应，且保证容积范围。这种方法集中了 2D-TOF 和 3D-TOF 的优势，MRA 的质量最好。④磁化传递对比(magnetization transfer contrast，MTC)技术，简称磁化转移，又称磁化传递，是 MRA 中经常使用的、最大限度抑制背景组织以改善血管影像对比度的成像技术。⑤信号等量分配技术，又称倾斜优化非饱和激励(tilted optimized nonsaturating excitation，TONE)技术，是指随着血流在成像容积内的深入而逐步改变 RF 翻转角的大小进行射频激励的方法。其激励角随流入层面而逐渐递增，呈坡形，流入端激励角较小，流出端逐渐增大，以减小流入饱和效应所致的信号下降。这样，就保证了血流信号在整个容积内的一致性。⑥逆血流采集：容积采集时先采集血流远侧的信号，然后向血流的近端逐渐采集，可有效减少血流饱和。⑦滑动 k_y 隔行采集技术(sliding interleaved ky，SLINKY)：该技术是沿层面方向(k_z)以连续的方式采集，但在层面内相位编码方向(k_y)以隔行扫描方式采集。该技术有利于减少血流的饱和效应，使整个层块的血流信号强度均一化，去除了血管内信号强度的波动，并有利于显示慢血流和小血管。⑧采用零填充技术，在层面间零填充(ZIP2，ZIP4)可增加重建层数，使层面相互重叠，去除血管的阶梯状伪影。在层面内零填充(ZIP512，ZIP1 024)可以提高图像的空间分辨力。

4. 局域饱和技术与饱和带设置　局域饱和技术是最常用的饱和技术。它是对某一区域的全部组织在射频脉冲激发前预先施加选择性预饱和射频脉冲，使其纵向磁化全部被饱和。随后立即进行目标区的激发及数据采集，使被饱和区的组织无法产生磁共振信号。这种技术常用于垂直于层面的流动信号的饱和。如腹部横断面成像时，需在成像区以上及以下加预饱和而不产生流动伪影。在 MRA 中，预饱和技术的应用非常广泛。如图 34-8，体内动、静脉血流方向基本上相反，因此，就可以通过在采集层面的不同方向设置预饱和带来达到仅显示动脉或仅显示静脉的目的。

5. 2D 与 3D 法 TOF-MRA 的比较　TOF-MRA 分为 2D 法和 3D 法两大类，尽管二者都是利用血液的流动增强效应来区分血液和背景组织，但相比之

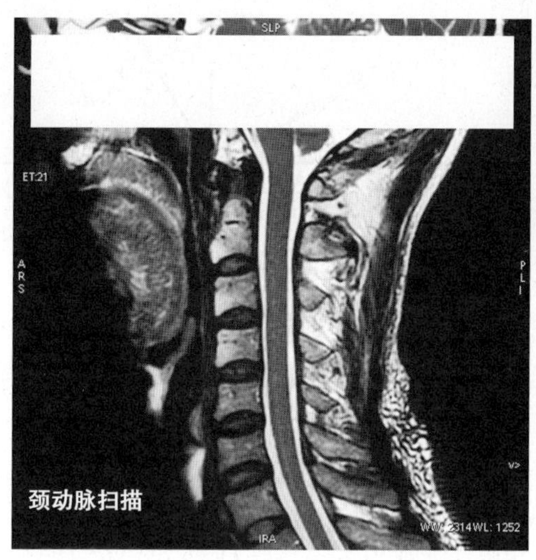

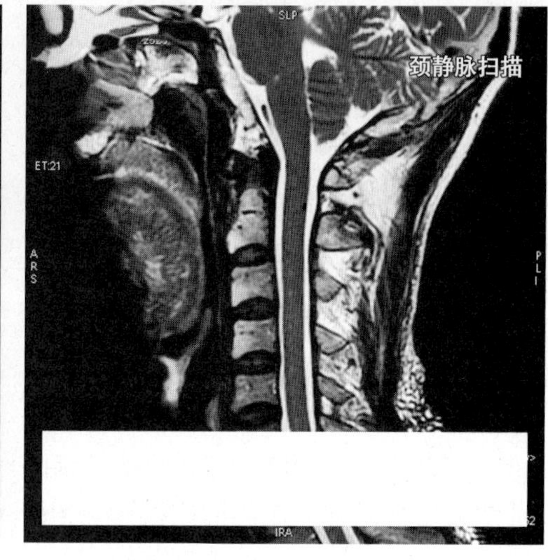

图 34-8　动静脉成像不同方向设置预饱和带

下各有其特点，因而在很多情况下并不能互相代替。①2D-TOF 流入饱和效应弱，对于慢流，如静脉及静脉窦成像具有独到优势，对血流方向一致的血管显示良好；3D-TOF 流入饱和效应明显，成像容积厚度受血管流速制约，多采用 MOTSA 技术，可获得高质量的血管图像。②2D-TOF 因层面较厚，其空间分辨力差，相位弥散强，对层面内的流动由于血管弯曲可能产生信号丢失；3D-TOF 最小层厚薄，空间分辨力高，对复杂弯曲的血管所产生的信号丢失少。③相同容积 2D-TOF 较 3D-TOF 成像时间短。

（二）相位对比法磁共振血管成像

相位对比法磁共振血管成像（phase contrast MRA，PC-MRA）是根据流动质子的相位效应原理，并利用带有流动编码梯度的序列，对特定流速内的流体流速与相位相关性，用相位信号代表流体的流速对比的快速血管成像方法。其成像原理与 TOF 法完全不同：相位衬度（PC）法成像对静止和运动组织横向磁化矢量的相位差非常敏感，而 TOF 法序列对纵向磁化矢量敏感。

1. PC-MRA 成像方法　为了测量流动质子，施加一对大小相等、极性相反的双极梯度脉冲，在双极梯度的作用下，静止质子的总相移为 0，流动质子的相移则由于移动而积累，积累的相移与其反向梯度脉冲作用期间质子的运动距离成正比，即与流速成正比。流动质子的这种相位变化是 PC-MRA 相位敏感流动成像的关键。PC-MRA 在同一区域内获得两组流动自旋相位不同状态的数据，定量比较二者相位差异并转换成图像对比即相位对比图像。

1）首先使用流动补偿序列，使所有流速的流动自旋的横向磁化 S_1 在回波形成时达到一致（位于 X 轴方向，相位 $\gamma_1=0$）。

2）使用适当的流动敏感序列，使流动自旋横向磁化 $\boldsymbol{S}_2$ 的相位产生一个 γ_2 角度的漂移，γ_2 的域值为$(0,\pi)$，$(-\pi,0)$。如图 34-9，流动编码信号矢量 $\boldsymbol{S}_2$ 与流动补偿信号矢量 $\boldsymbol{S}_1$ 之间存在相位差 $\gamma_2-\gamma_1$，两者之差为一矢量 $\boldsymbol{d}$，对应于相差及流速。

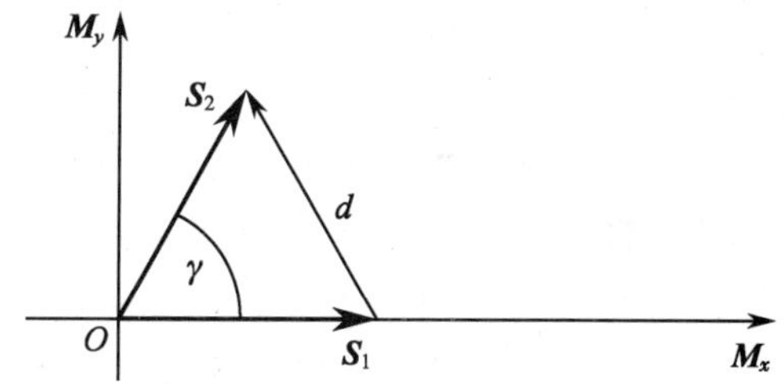

图 34-9　PC-MRA 原理示意图

3）两组具有不同流动编码状态的横向磁化 $\boldsymbol{S}_1$、$\boldsymbol{S}_2$ 都是矢量，对于静态自旋，$\boldsymbol{S}_1$、$\boldsymbol{S}_2$ 的大小、方向不变；对于流动自旋，$\boldsymbol{S}_2$ 产生一定的漂移 γ_2，γ_2 与流速成正比。

$$\gamma_2-\gamma_1=\text{PC 信号} \qquad (\text{式 34-3})$$

如果 $0<\gamma_2<\pi$，则为正向流速，$-\pi<\gamma_2<0$ 则为负向流速。敏感流速编码（venc）的数值对应于 $\gamma_2=\pi$ 的最大流速，目标血管的血流速度应该略低于此数值。

$|\boldsymbol{S}_2-\boldsymbol{S}_1|$ = 幅度对比信号（magnitude contrast，MC），只有流速大小信息，没有流速方向信息。$\boldsymbol{S}_1$、$\boldsymbol{S}_2$ 为矢量，如下公式：

$$|\boldsymbol{S}_2-\boldsymbol{S}_1|=(\boldsymbol{S}_2{}^2+\boldsymbol{S}_1{}^2-2\boldsymbol{S}_2\boldsymbol{S}_1\cos\gamma_2)^{1/2}$$

（式 34-4）

当 $\gamma_2=\pi$ 时，$|S_2-S_1|$ 取极大值 $|S_2|+|S_1|$；当 $\gamma_2=0$ 时，$|S_2-S_1|$ 取极小值 $|S_2|-|S_1|$

在 $0<\gamma_2<\pi$ 或 $-\pi<\gamma_2<0$ 区间，$\cos\gamma_2=\cos-\gamma_2$，所以 MC 信号无流速方向性，都为流动高信号。但幅度信号本身带有相位信息。越接近正、负 venc 的流速，其信号越高。

因此，MC 信号通常用来观察血管的形态结构，即 MCA，而 PC 信号与心电门控连用常常作为测量流速的工具。日常工作中所说的 PC-MRA 实际是 MCA 信号。

近来，已有真实 3D-PC-MRA 成像技术，它用 3D 的 PC 信号动态显示血管内血流的空间形态和运动方向（以三种基色表示三个垂直方向的流向），所以也称为 4D 血管成像，和时间分辨力的 4D 血管成像有区别。

2. **PC-MRA 中的 MCA 信号**　PC-MRA 序列，如果只取矢量的差作信号对比就是 MCA 图像，如果取矢量的相位差作信号对比就是 PC-MRA 图像。也就是说，PC-MRA 序列同时可以产生一个对应的 MCA 信号，但受 PC-MRA 信号的流动敏感编码梯度的流动敏感度的限制，γ_2 角不超过 $\pm\pi$。无论是幅度对比还是相位对比，对流动显示都依赖于流动敏感梯度的方向。流动敏感梯度在三个互相垂直方向上，每次只能开启一个。所以，在 3D 血管成像中，一次 X、Y、Z 三个垂直方向的流动补偿采集及 X、Y、Z 方向的三次流动敏感编码的信号采集，四组数据结合，才能获得完整的空间方向的流动信号，产生一幅新的流动图像。三个独立方向流动编码幅度图像结合可以显示各方向的血管。因此，3D-MCA 的血管成像，因采集四组数据成像时间较长，是限制其临床应用的主要原因。在 3T 及以上的机型中，采用多通道并行采集技术，提高成像速度使这项技术成为临床常规序列，在颅脑动静脉畸形（AVM）的诊断中具有重要价值。

3. **相位对比图像的流动敏感性**　在相位对比成像中，对同一个流动自旋使用 GMR（FC）及流动敏感序列，使流动自旋的横向磁化矢量 $\boldsymbol{S}$ 在两种状态下产生相位差 γ_2 及矢量差 $\boldsymbol{d}$。其大小决定于流动敏感序列，当流动敏感序列使用适当时，$\boldsymbol{S}_1$ 与 $\boldsymbol{S}_2$ 正好处于相反方向，$\boldsymbol{d}$ 最大。γ_2 为 180°时，目标血管的信号可达到最强。此时流动敏感序列对流动的反映能力最强。反之，则血管信号不能达到最强。因此，流动敏感度（flow sensitivity）是流动敏感序列对流动自旋的表现能力。如图 34-10。

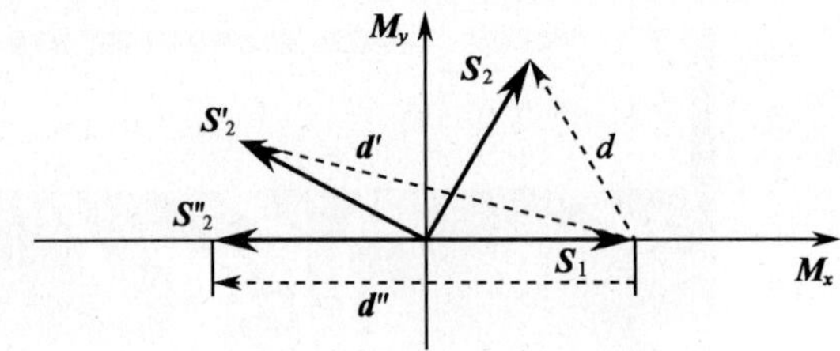

图 34-10　流动敏感度原理

当目标血管的流速超过序列的流动敏感度时，流动自旋两种状态的相位差 γ_2 超过+180°或小于-180°，称为相位“回卷”。高速流动的血流信号发生改变。如当 γ_2 达到 270°时，在 PC 信号上与-90°相同，表现为反向流动信号；在 MC 信号上与-90°、+90°的信号相同，信号强度降低。

当序列的流动敏感度过高时，则流动自旋在两种状态的相位差 γ 太小，血管信号强度不足，若血管的流速相当于流动敏感度的两倍时，流动体素几乎显示不了高信号。所以，流动敏感度通常选择为稍大于靶血管的最大流速。

4. **相位对比序列的作用和用途**　PC-MRA 序列能够产生两种图像，幅度对比图像及相位对比图像。幅度对比图像的信号亮度对应于其所处位置的流速快慢，无正反方向性。而相位对比图像的信号强度对应于其所处位置的流动速度和方向，正向流动呈白色高信号，反向流动呈黑色低信号，静态组织呈灰色中等信号。所以相位对比序列通常与 ECG 同步技术使用，用于流体流速、流量评价，而幅度对比图像则用于显示血管的整体结构。

2D-PC-MRA 每个像素亮度对应其流速，常用于 3D-PC-MRA（MCA）的流速预测成像。2D-PC-MRA 能够准确反映流动自旋的流速及方向，结合 ECG 同步技术，在同一心动周期内不同时相分别采集流动信号，重建心动周期不同时相的相关血流图像，将这些与心动周期关联的不同心动时相的图像快速连续显示，即是 2D-PC-MRA 电影。通过 2D-PC-MRA 电影的不同时相的图像很容易进行流量分析，判断流动方向的变化规律。如图 34-11。

3D-PC-MRA 通常使用其 MCA 信号，每个像素亮点对应其流速，数据采集采用 3D 方式，必须使用多对相位编码梯度，以便从三个方向上确定血流的速度的大小。其采集时间为 3D-TOF 法的 4 倍。

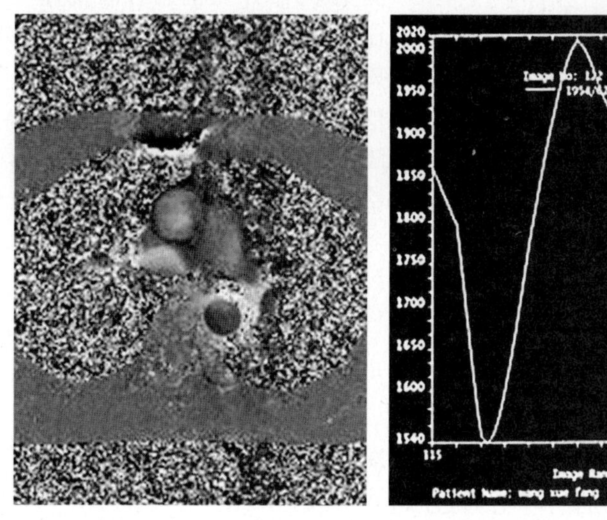

图 34-11　2D-PC-MRA 电影流量分析

（三）对比增强磁共振血管成像

对比增强磁共振血管成像（contrast enhanced magnetic resonance angiography，CE-MRA）是利用顺磁性对比剂的顺磁性效应，促进血液组织的纵向弛豫，缩短血液的 T_1 值，使含对比剂的血液得以显示的成像方法。

CE-MRA 使用极短 TR 与极短 TE 的 T_1WI 的梯度回波序列，这需要强大的梯度作硬件支持。在极短 TR（≤5ms）与极短 TE（≤2ms）的情况下，各种组织的纵向弛豫磁化恢复都很少，因此，即使是 T_1 较短的脂肪组织，其信号强度也很小。

这种情况下，在血管内团注射 1~3 倍常规剂量的磁共振顺磁性对比剂，首先使动脉血液的 T_1 值缩短，而呈高信号。根据对比剂到达各级血管的首过时间，设定最佳数据采集时间，使目标血管与周围组织形成最强对比，并通过各种后处理技术多角度投影显示磁共振血管造影图像。

1. 对比剂的选择　在 3D-CE-MRA 各项技术中，均建立静脉通道，使用 MRI 专用高压注射器。对比剂的用量及注射技术是决定 CE-MRA 成败与否的关键环节。

基于 3D-CE-MRA 的成像原理，理想的对比剂应具备如下两个重要条件：具有最佳磁矩，在较低的浓度时即能明显增强弛豫率，有效缩短 T_1 弛豫时间；较好的水溶性，在水中稳定并呈中性，黏度低，渗透压低，毒性小，容易排泄。

稀土元素钆（gadolinium，Gd），外层电子中含有 7 个不成对电子，具有强烈的顺磁作用。Gd 的毒性大，但与一些生物大分子，如二乙烯三胺五乙酸（diethyltriamine pentaacetate，DTPA）螯合后，大大降低了钆的毒性，同时保留了它的顺磁性。

目前的 3D-CE-MRA 检查中，二乙三胺五醋酸钆（Gd-DTPA）的剂量通常为 0.1~0.3mmol/kg 体重。针对不同的检查目的及患者的生理条件，对比剂的用量可做适当调整。如有严重心血管疾病的患者需要更多的对比剂，有助于显示动脉血管狭窄及粥样硬化斑块的细节；对门静脉系统的显示，因对比剂经过胃肠道及脾脏循环被稀释及部分已排泄，应适当增加剂量；大范围全景血管成像也需增加剂量，总量 45~50ml，分两次注射；高矩阵高分辨的 CE-MRA 需要更大剂量，因为像素越小，SNR 越低。

2. 注射速率　为了提高血管与周围组织的良好对比，获得高质量的 CE-MRA，除了要抑制背景组织的信号外，更重要的是缩短血液的 T_1 弛豫时间，增强血液的信号强度。在一定的范围内，注射速率越高，血中钆浓度越高，T_1 值越短，血液信号越高。按静息状态下患者的心搏出量 5L/min 计算，注射速率 2ml/s 以上，则可缩短 T_1 值至 20ms 左右，30ml 所需注射时间为 15s 以内，这能满足快速三维扫描序列所需的时间要求，取得较高的图像质量。但并非注射速率越快，图像质量越好，高流速容易引起对比剂分布不均匀而产生伪影，特别是在相对小剂量的情况下更是如此。在临床实际中，考虑注射速率的同时，必须重视对比剂足够用量，确保相对的注射时间长度，维持血钆高浓度在图像采集时间段内的稳定。注射速率超过一定限度，血浆对比剂浓度过大，对比剂表现为 T_2 弛豫效应，使血液信号下降。

3. 注射开始时间与扫描延迟时间　对比剂的用量和注射速率决定了对比剂的峰值通过时间及维持时间的长度,但最关键的是 MR 图像数据的采集必须与对比剂的峰值通过时间相吻合,才能获得高质量的血管影像。CE-MRA 通常采用肘前静脉注射对比剂,对比剂随着生理循环而逐渐到达靶血管区,与 MR 数据图像采集存在一定的时间差,如何把握这个时间差,就意味着如何确定恰当的注射开始时间和扫描延迟时间。

根据 MR 图像数据 k 空间分布的特征,k 空间中心的数据决定图像的对比度分辨力,中心部分的采集时间为序列 1/2~1/3。当对比剂的峰值通过时间段正好处于 k 空间中心时,则可获得目标血管内血流的最高的 SNR 及对比度噪声比(CNR),提高血管成像质量,同时可降低对比剂的用量。目前有如下几种方法来满足上述的技术要求:

(1) 团注测试法:以实际注射速率及生理盐水冲洗为标准,在 3D-CE-MRA 采集前,先用 2ml 钆对比剂进行测试性扫描,扫描系列通常选用快速梯度回波序列,采集时间为 1s,层厚为 15mm,对准靶血管区,设计连续 40 次扫描,注射与扫描同时开始,待团注测试扫描结束然后将连续扫描的图像中的靶血管断面作为兴趣区,作时间-信号强度曲线,从时间-信号强度曲线中确定靶血管内对比剂峰值通过时间(T_p),根据 k 空间填充顺序,计算扫描延迟时间。如 k 空间为顺序填充,按如下公式计算扫描延迟时间(T_d)。

$$T_d = T_p + T_i/2 - T_a/2 \qquad (式 34\text{-}5)$$

其中 T_i 为注射时间,T_a 为采集时间。若 k 空间为中心填充则:

$$T_d = T_p + T_i/2 \qquad (式 34\text{-}6)$$

团注测试法能精确地评估对比剂的血流动力学,为获得高质量的 CE-MRA 奠定了良好基础。特别是对老年患者、心血管病变患者、动静脉异常交通等血流动力学异常的患者,能提供个性化评估,对 CE-MRA 的成功起到至关重要的作用。团注测试法的优点是,预先知道扫描开始时间,在胸腹部扫描时可以让患者按扫描时间屏气,防止生理运动伪影。

(2) 透视浏览自动触发法:自动触发的设计原理是在 CE-MRA 序列之前关联一个单层快速重复浏览序列,并在靶血管区设置一个感兴趣区,在对比剂开始注射的同时,启动该序列,并以 20ms 间隔连续取样,当对比剂团到达靶血管时,兴趣区内的信号强度持续升高,当兴趣区的信号升高超过设定阈值时,自动触发 CE-MRA 序列完成扫描,阈值设定通常为 20%~30%。该方法的缺点是,患者没有充分的时间作屏气准备,在胸腹部扫描时容易因屏气不良产生伪影。

(3) 透视浏览自主触发法:是自动触发的进一步改进,其方法与透视浏览自动触发法大致相同,透视浏览实时地显示对比剂到达靶血管区的时间点,当对比剂达到目标血管时操作者根据需要随时启动关联的 CE-MRA 序列。该方法适合 k 空间中心填充法。

为了获得高质量的 CE-MRA 图像,亦可进行减影后处理技术。即在触发扫描前以同样序列及参数完成一次无对比剂的蒙片采集,然后注射对比剂触发扫描,将两次采集数据进行减影。目前有的公司设计自动或透视触发商品化软件在后台自动完成减影后处理及最大信号强度投影,如西门子公司的"care bolus"、通用电气公司的"smart prep"、飞利浦公司的"bolus trick"。

4. 图像采集　在实施 3D-CE-MRA 检查中,图像采集受诸多技术因素影响。理想的图像质量主要依靠如下三个基本点:一是高信噪比的目标血管图像;二是无运动伪影;三是空间分辨力高。理想的图像质量需要必要的硬件支持和适当的应用技巧。

(1) 表面阵列线圈:表面阵列线圈能紧贴检查部位,从而提高血管图像的信噪比。目前先进的 1.5T 的 MR 系统均配备多通道(8~32 个)的阵列线圈接口,通常头颈部位的血管可联合采用头-颈线圈,体部血管的背侧可采用体部阵列线圈,下肢血管可使用裤腿样的外周血管阵列线圈。

在系统性血管病变的诊断时,如果能一次检查完成全身动脉的血管显像,则有助于对动脉系统的全面评价。新近的 MRI 系统性能进一步提高,全景成像矩阵(total imaging matrix,TIM)系统,采用 76 个单元无缝连接的逻辑全身矩阵线圈,线圈单元覆盖全身,如图 34-12,并使用高达 32 个通道的信号接收系统,大大提高图像信噪比,结合并行采集技术,提高成像速度。步进检查床 3 次,分四野(每野 50cm)采集,一次获得 512 矩阵的高分辨全身 CE-MRA 图像。如图 34-13。

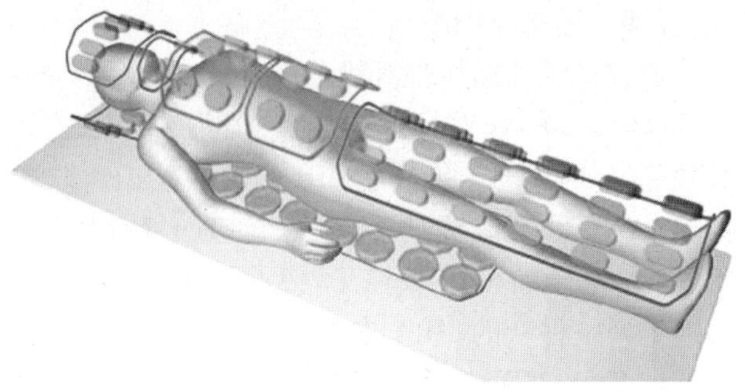

图 34-12 全景成像的 76 个无缝连接的阵列线圈单元

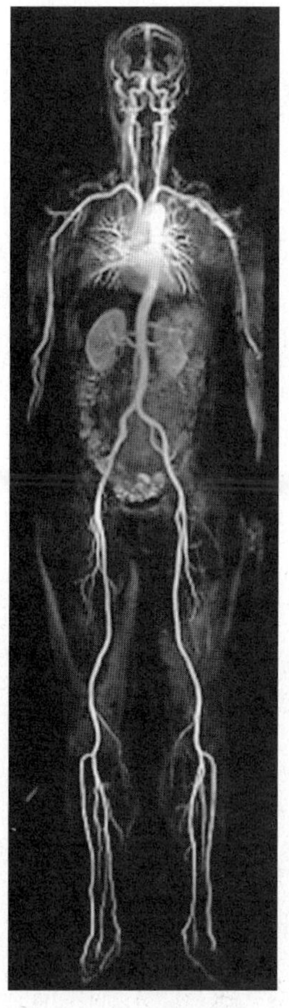

图 34-13 全身全景 CE-MRA

（2）扫描序列选择：基于 3D-CE-MRA 的基本原理及对比剂在体内血液循环的特点，高质量的靶血管图像采集要求在血钆峰值浓度时间内进行，并且没有静脉污染，因此必须严格掌握对比剂从动脉到静脉的时间窗。如颈动脉的时间窗只有 5s 左右；颅内动脉的时间窗在 8s 左右；腹主动脉及其分支肾动脉、腹腔动脉等在 10s 左右；盆腔动脉血管在 20~30 秒之间；下肢动脉的时间窗大于 60 秒。因此 3D-CE-MRA 均采用超短 TR 和超短 TE 快速梯度回波技术，通常每个序列采集时间为 5~40 秒，对于胸腹部一般需屏气采集，采集时间每次控制在 5~20 秒，以减少呼吸运动伪影，而四肢血管采集时间可稍长一些。

目前世界范围内几个大公司生产的 1.5T 磁共振扫描系统，梯度场强一般在 25mT/m 以上，切换率多数在每秒 120T/m 以上，均具有短的重复时间（repetition time，TR）及短回波时间（echo time，TE）的快速三维梯度回波序列［快速小角度激励（FLASH）、GRE、FFE］，满足了 3D-CE-MRA 的数据采集要求，这项技术的临床应用得到了快速的发展。

（3）提高成像速度的新技术：提高成像速度一直是 MRI 技术发展的热点，传统方法是通过提高扫描系统的磁场强度及梯度场的性能，缩短采样时间——减小最短 TR/TE，从而提高成像速度。但限于梯度高切换率引起的神经肌肉刺激效应。至今为止，商用的 MRI 系统最高场强已达到 7.0T，梯度切换率以超过 200T/(m·s)，通过提高梯度性能从而提高成像速度的途径已经很有限。

新近发展推出的各种技术则是通过改变 k 空间数据采集模式或其他新的设计理念来缩短扫描时间，为 3D-CE-MRA 的进一步发展拓展了空间，不仅提高了图像质量，显示更加细小的血管病变，而且对形态和血流动力学异常的评估兼而有之。

1）并行采集技术：传统磁共振成像速度与相位编码步数成正比，每一次相位编码产生一个回波信号，填充 k 空间的一行，采用部分 k 空间填充技术可以提高采集速度，但要相应损失信噪比，或空间分辨力，要缩短扫描时间而不牺牲空间分辨力，可以通过增加 k 空间行间距矩形视野扫描来减少 k 空间行数。然而，当扫描视野小于被检物体时，则不可避免地产生卷褶伪影。而并行采集技术（parallel acquisition technique，PAT）是利用相控阵线圈中相位编码方向每个接收线圈的空间敏感度（spatial sensitivity）差异来编码空间信息，降低成像所必须的梯度编码步数，成倍或数倍地提高采集速度。1999 年由 Pruessmann 提出实用的敏感性编码技术（sensitivity encoding，SENSE）及 1997 年由 Sodickson 提出的空间谐波同步采集（simultaneous acquisition of spatial harmonics，SMASH）都是并行采集技术，本质上仍是矩形采集。在相位方向通过间隔采样（增加 k 空间行间距）而缩小视野，图像的空间分辨力不再仅仅来自梯度编码的回波，还取决于阵列线圈内信号形态的空间变化，采集信号必须与已知线圈的空间敏感形态进行匹配才能形成完整的图像。

理论上并行采集的最大快速因子与相位编码方向所用的阵列线圈的数目相同。SENSE 技术是图像空间的重建技术，SMASH 技术是基于 k 空间的重建技术。

并行采集技术应用于 3D-CE-MRA，能成倍或数倍（取决于阵列线圈的数目）地缩短扫描时间。最大的优势是重症患者也能完成较短的屏气时间的采集；其次是快速扫描能采集更多的血管时相，能够充分评估血流动力学的异常信息。它的不足是需要采集线圈的敏感图形，可在扫描前或后完成，并不延长 3D-CE-MRA 的实际扫描时间。另一不足是图像信噪比较传统扫描的低，约为传统方法的$(1/g)^{1/2}$倍（g 为快速因子），但可通过更快的对比剂注射速率而部分弥补。

2）TRICKS 采集技术：三维对比剂动力学时间分辨力血管成像（3-dimensional time resolved imaging of contrast kinetics，TRICKS），又称为 4D-血管成像，采用的是另一种快速采集技术，基本原理是改变不同区域 k 空间数据的密度。在多期相采集中，采集 k 空间周围部分的相位编码值的次数远低与中心部分，大大缩短每一期采集时间，提高时间分辨力。在重建过程中，以每次采集的 k 空间中心部分决定图像对比度，并回顾性地结合后期多次采集的周围 k 空间数据，产生三维时间分辨的 CE-MRA，而且又具有较高的空间分辨力。这种采集技术类似于 DSA，能以快速的帧幅率捕捉多个动脉期，即使在快速静脉回流的血管区域也无静脉重叠。在四肢血管的检查中，对比剂团注的追踪技术可敏感显示血管的延迟或早期显影等病理征象。

进一步利用这种技术原理，在对比剂首过后，延长扫描后期 k 空间周围部分的采集时间（长达 3~4min），可明显改善 SNR 及空间分辨力，即使有对比剂的再循环，静脉系统也仅表现为边缘增强，因此这种方法可应用于颈动脉的高分辨成像，但明显的不足是来自边缘增强的环状伪影。

3）非线性（非笛卡儿）采集技术：传统 MRI 的傅立叶编码技术以线性形式逐步充填 k 空间，也称之为笛卡儿（Cartesian）采样技术，图像的空间分辨力与采集时间呈正相关。傅立叶空间也可以以非线性形式充填，被称为非笛卡儿采样技术，如放射状 k 空间填充、螺旋 k 空间填充、椭圆形 k 空间填充、圆形 k 空间填充等都可不同程度提高采集速度。

（四）T_2W-MRA

随着肾源性系统性纤维化（nephrogenic systemic fibrosis，NSF）病例报道的增加，慎用二乙三胺五醋酸钆（Gd-DTPA）将成为 MRI 领域的共识。非增强 MRA 技术又成为研究热点，除 TOF-MRA、PC-MRA 外，基于血液组织长 T_2 特点的 T_2W-MRA 成为近年来一种新的 MRA 方法。

1. T_2W-MRA 的原理与成像方法　T_2W-MRA 的原理是基于血液组织长 T_2 特点，利用 2D/3D T_2 加权成像序列结合 ECG 同步或呼吸门控采集技术，使血流在 T_2W 图像表现为高信号的 MRA 技术。

其成像方法有两类，一类使采用 3D-TSE T_2W 序列，采集每个心动周期的不同时相的 MRA 信号。由于心脏收缩期动脉血流流速快，相位弥散导致动脉血流呈低信号，将流速最快时的该序列作为蒙片，而心脏舒张期动脉血流流速减慢呈高信号，舒张期血流最慢时的信号减去收缩期信号，背景组织完全消除，只剩下长 T_2 血流的高信号。如果在心动周期内采集多个时相的信号，可以产生与心脏搏动关联的血流动力学电影图像，这类序列的典型代表如 NATIVE SPACE，主要用于四肢血管成像，图 34-14 为 T_2W-NATIVE SPACE 下肢血管成像。

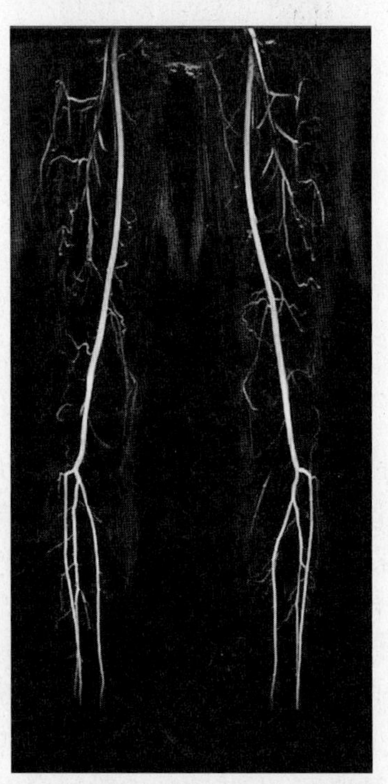

图 34-14　T_2W-NATIVE SPACE 下肢血管成像

另一类使采用 3D 平衡驱动稳态自由进动（Balance-SSFP）序列。这类序列采用超短 TR/TE，冻结血流运动，无论动脉、静脉血流都表现为高信号，如果加用反转脉冲还可抑制背景组织信号。由于 Blance-SSFP 序列的信号对比为 $T_2{}^*/T_1$，所以，常常在脉冲序列前施加 T_2 准备脉冲，减少 $T_2{}^*$ 带来的磁敏感效应。这类序列的典型代表为 T_2 准备 true FISP 序列，主要用于冠脉成像（T_2W true FISP），如图 34-15。亦可与呼吸门控同步采集，利用预饱和带分别对动静脉饱和，用于腹部血管成像，如肾动脉、肾静脉、下腔静脉、门静脉的成像。图 34-16 为 T_2W-肾动脉成像。

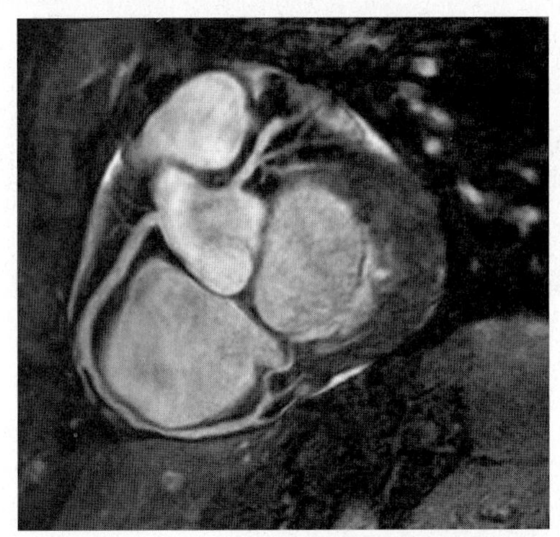
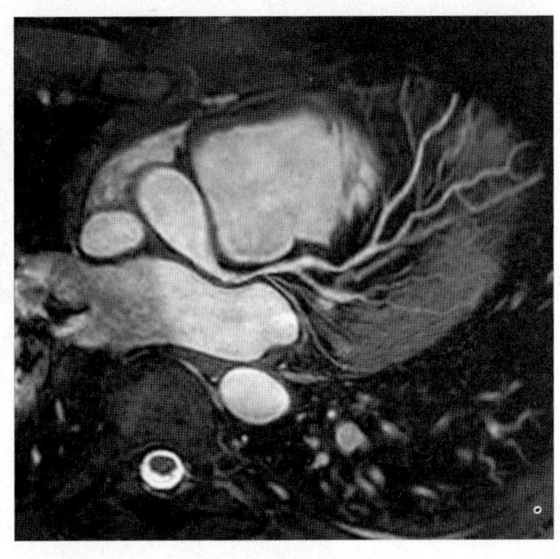

图 34-15　T_2-true FISP 序列全心冠脉成像

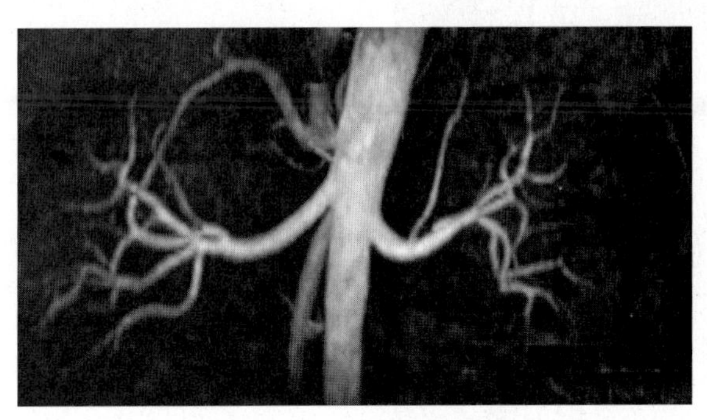

图 34-16　T_2W-肾动脉成像

2. T_2W-MRA 的技术要点　在 T_2W-MRA 中，采用心电门控或呼吸门控同步采集 3D 序列时，保持心律的稳定才能获得高质量的图像。为了增加血流信号对比，有的公司采用单反转恢复与双反转恢复交替采集增加血流信号对比，也有采用扰相脉冲抑制蒙片，增强血流信号的方法。采用恰当的饱和技术才能实现动、静脉独立成像，多用于肾动静脉、下腔静脉、门静脉成像。

在心脏冠脉成像时，选择恰当的延迟时间和 TR 对成像成功与否至关重要。通常先在长轴位电影图像上观察心脏运动规律，记录心脏的相对静止期，将延迟时间设定为静止开始时间，将 TR 设定为相对静止期。后处理技术是冠脉 MRA 的另一个要点，通过 MIP、VR、MPR 等方法可以使冠脉得到很好的显示。

（五）黑血血管成像（DB-MRA）

在 MRA 过程中，有时高信号的血流信号（亮血）容易掩盖大血管壁的病变，或不易显示细小的血管病变，而血流低信号的黑血血管成像能够充分显示这些病变。细小血管 TOF-MRA 不易产生流入效应，在 PC-MRA 和 CE-MRA 因空间分辨力和信噪比的限制很难显示。而 DB-MRA 技术，主要基于流空效应，血流呈现低信号（黑色），也可通过采用空间预饱和带、反转脉冲或失相位梯度等方法使血流呈低信号。即双翻转、三翻转 IR 序列可以使大血管成为黑血信号；高分辨力的重 T_2（长 TE）序列，可使细小血管表现为流空的低信号（黑血）。血管壁能够清晰显示，细小血管的结构能够清晰显示，这种方法称为黑血血管成像。

黑血血管成像的原理与方法：

（1）双翻转、三翻转 IR 黑血成像：首先使用非选择性 180 度射频脉冲将所有自旋转向负 Z 轴方向，接着使用选择性 180 度反转脉冲将选定层面的自旋转向 Z 轴正向，随着纵向弛豫的进行，Z 轴负向的纵向磁化弛豫到达 0 点，选择层面的血液被层面以外的流入血液取代，其磁化强度为 0，此时使用 90 度射频激发并采集信号，层面内的血流表现为流空信号即黑血信号。如果不使用 90 度射频激发，而是再次使用 180 度选择性射频翻转脉冲，可获取黑血 STIR 序列图像，即三翻转 IR 黑血压脂图像。

（2）长 TE 重 T_2 加权高分辨力黑血成像：采用较长的回波时间，增加流空效应，采用高空间分辨力成像方法使细小血管能够清晰显示，这种方法对心脏的心肌形态学显示（图 34-17）、细小脊髓血管畸形（图 34-18）、脑血管畸形以及血管壁斑块（图 34-19）的显示效果有独到之处。

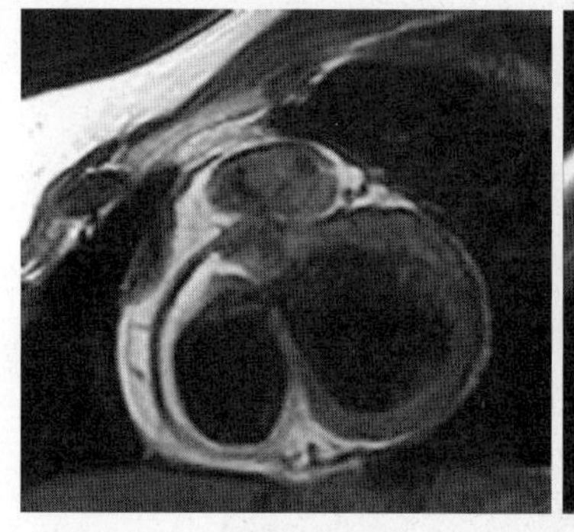
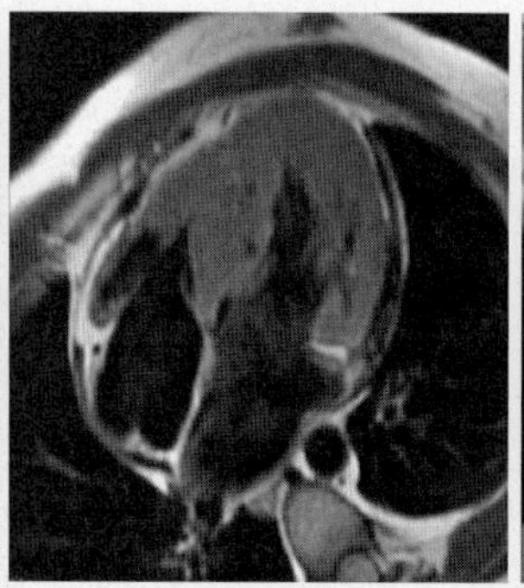
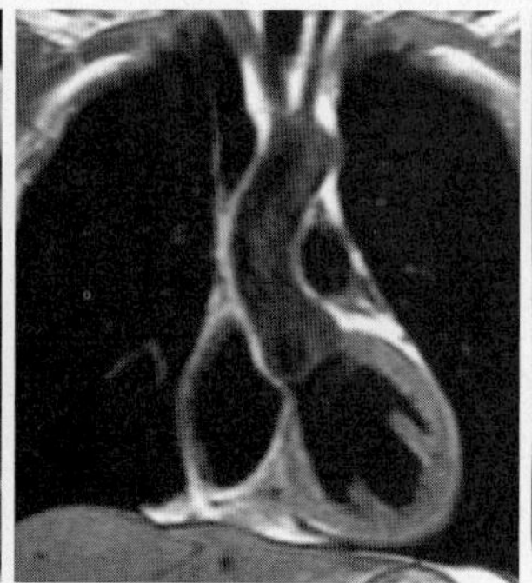
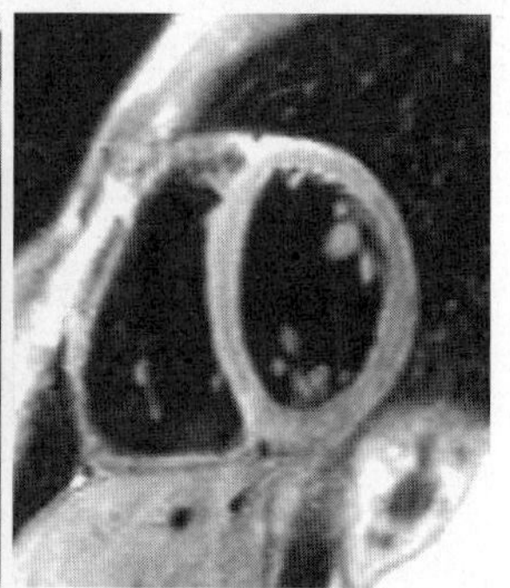

图 34-17　双翻转 DB 技术心脏形态学显示

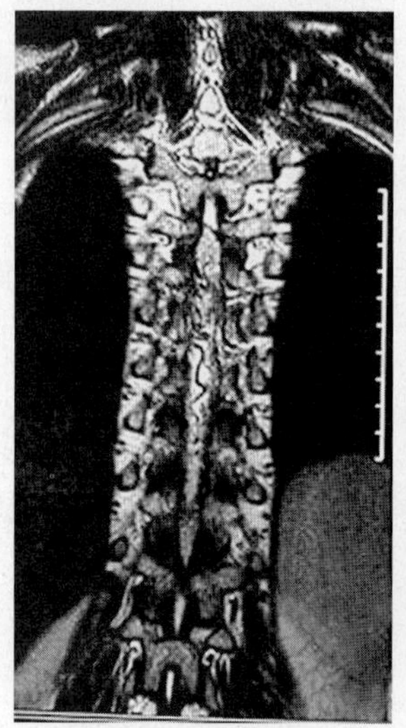
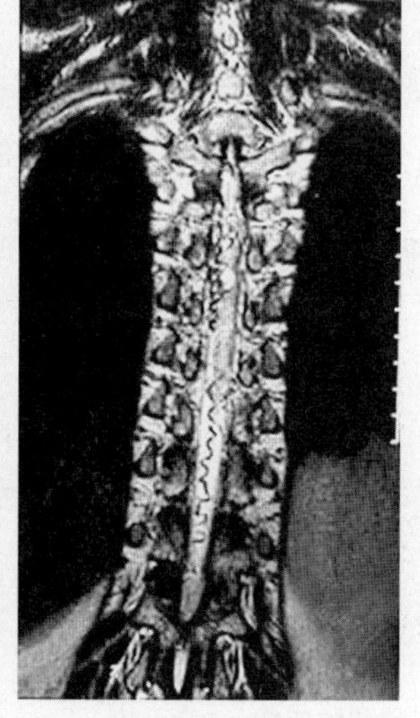

图 34-18　DB 技术显示脊髓血管畸形

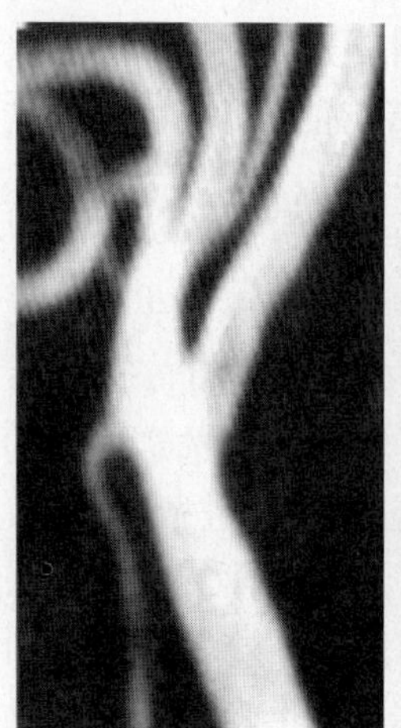
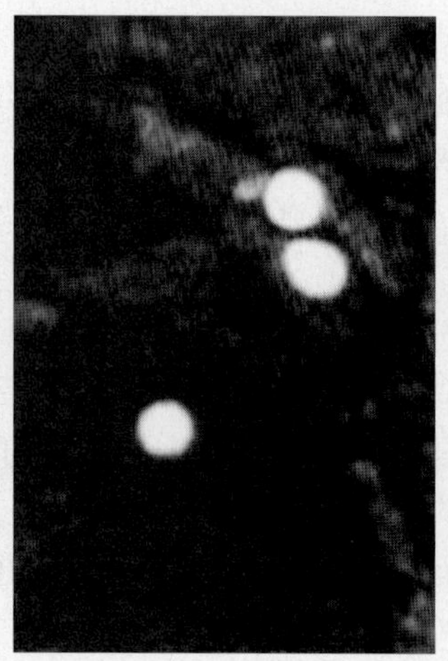
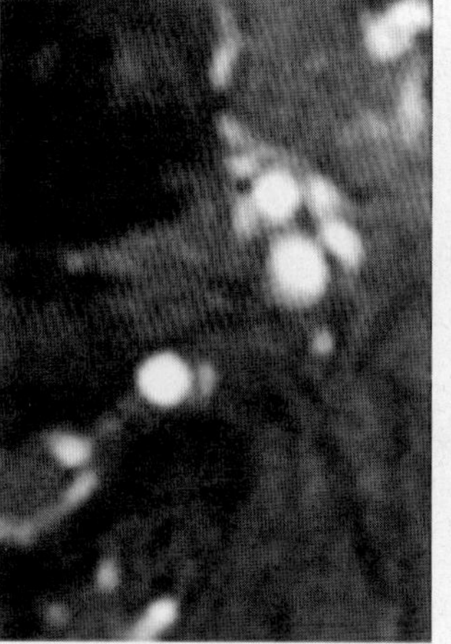
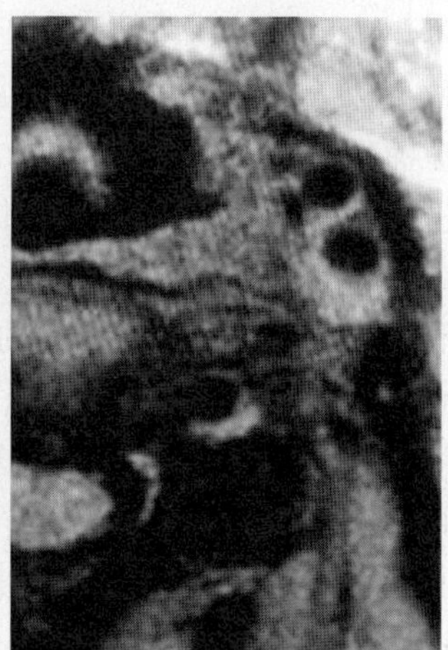

图 34-19　DB 技术显示颈动脉斑块

三、临床应用

临床上曾将传统的 X 射线数字减影血管造影(digital subtraction angiography,DSA)作为血管疾病的常规检查方法,也一直是血管病变诊断的金标准,其优点为分辨力高(通常在 1 024×1 024 矩阵以上),良好显示细小血管分支(4 级以上)或病变细节。随着血管成像的技术进步,它的侵入性、一定的并发症、操作技术的依赖性,不能一次性大范围地评估,需要大量注射对比剂,且患者必须住院检查等缺陷成为其广泛应用的限制。正是这些不足促进了其他无创性血管检查技术的发展,而 DSA 正逐渐成为以介入治疗为主的工具。

对比剂增强的 CT 血管成像(computed tomography angiography,CTA)和 3D-CE-MRA 均属无创性检查,总体上相类似,但 CTA 不可避免地产生电离辐射性损伤,特别是对青少年的颈部及盆腔部位的血管检查危害更大,如大范围的血管成像,会带来更大的电离辐射。且 CTA 需要大剂量的含碘对比剂,发生副反应的概率多。在金属支架植入后,CTA 能清楚地显示支架的形态和位置,评估其通畅度及有无滑脱,这是 CTA 成像的一大优势。

在 MRA 成像技术中,TOF 法和 PC 法的血管成像具有无创、无须使用对比剂,曾经是血管成像的主要方法。但其检查耗时长,需要患者的高度配合,易受血流形式和方向的影响而产生伪影,不能大范围显示靶血管等不足,在临床上的应用逐渐局限于头颈部、四肢血管。2D-PC 电影由于可以评价血流的流向和流速,对血流动力学的研究提供了很好的方法,且对锁骨下动脉窃血时椎动脉的逆向血流有独到的诊断价值。

而 MRA 成像技术的另一大类是对比增强磁共振血管成像(CE-MRA)。CE-MRA 具有成像速度快,易克服生理运动,信号敏感性高,可同时或分别显示动静脉及毛细血管等优点。如果配以大范围的阵列线圈覆盖,只需 3~4 个视野即可无创地全景显示全身动脉血管,对于全面评价动脉粥样硬化病变或夹层动脉瘤具有独到的诊断价值,成为临床血管成像主要方法之一。

MRA 成像方法多,成像原理复杂,且影响 MRA 成像质量的技术因素繁杂众多,要获得高质量的图像,应在理解血流动力学、MRA 成像原理、对比剂增强机制、各种后处理技术原理的基础上,熟练掌握各种技术,把握每个检查环节,根据不同部位的血管、不同性质的病变,灵活应用多种技术,才能获取最佳诊断信息。

(富青　雷子乔　刘伟)

第二节　磁共振水成像

磁共振水成像(magnetic resonance hydrography,MRH)又称液体成像(liquid imaging),是近年来磁共振成像技术的重大进展之一,为含水器官疾病的诊断提供了有价值的信息。磁共振水成像包括磁共振胰胆管成像(magnetic resonance cholangiopancreatography,MRCP)、磁共振尿路成像(magnetic resonance urography,MRU)、内耳磁共振水成像(inner ear magnetic resonance hydrography)、磁共振脊髓成像(magnetic resonance myelography,MRM)、磁共振涎管成像(magnetic resonance sialography)和 MR 输卵管成像(MR salpingography)、MR 泪道造影、MR 脑室系统造影等。

一、成像原理

磁共振水成像技术的原理较为简单,主要是利用水的长 T_2 权重效果,即长 TR(多大于 3 000ms)加特长 TE(多大于 150ms)。由于人体组织中水样成分如脑脊液、尿液、胆汁、淋巴液、胃肠液等的 T_2 值远远大于其他实质性脏器,在采用序列时重点突出组织的 T_2 特性,使水成分由于 T_2 值延长而保持较大的横向磁化矢量,而其他含水成分少的组织横向磁化矢量几乎衰减为零,所采集的图像信号主要来自水成分。实际上长 TR 主要是为了取得 T_2 效果,特长 TE 是为了增强 T_2 效果,水的 T_2 值(300~500ms)大于体内其他器官,也大于所使用的 TE 值。因此,含水量少的邻近器官信号被压低,形成暗的背景,使含水信号更加突出,从而达到水成像的效果。磁共振水成像具有以下优点:

1. 为无创性技术,无须插管,也无操作的技术等问题。

2. 安全可靠,不用对比剂,无对比剂副反应问题。

3. 可获得多层面、多方位图像。

4. 适应证广。

二、临床应用

近年来,随着 MRI 设备硬件及软件的发展,成像时间缩短,成像速度加快,信噪比提高,使磁共振水成像技术得到较为广泛的应用。下面介绍临床较为常用的水成像技术。

（一）磁共振胰胆管成像

磁共振胰胆管成像（magnetic resonance cholangiopancreatography，MRCP）是目前临床上最常用的水成像技术。主要适应证包括胆道结石、胆道肿瘤、胆道炎症、胰腺肿瘤、慢性胰腺炎、胰胆管变异或畸形等。常用的 MRCP 方式有两种（图 34-20）。

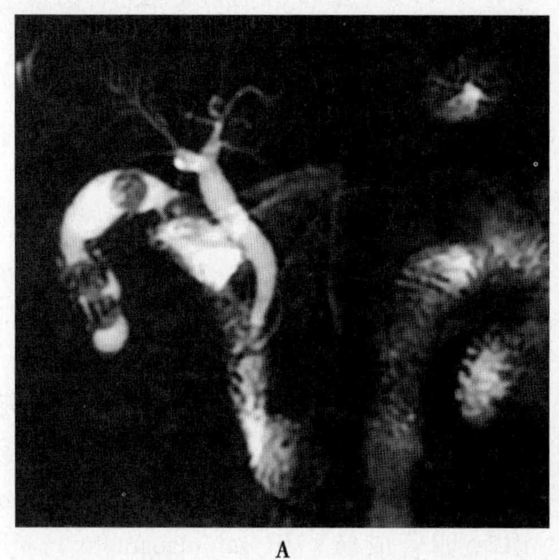
A

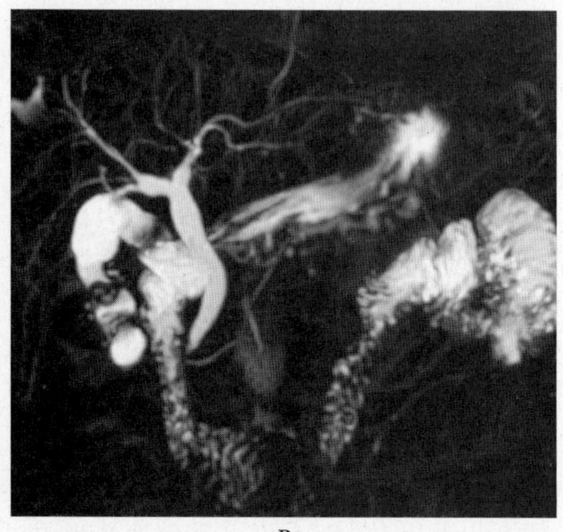
B

图 34-20　MRCP 的两种基本方法
A. 2D-BH-MRCP；B. 3D-呼吸门控或导航-MRCP。

1. **三维容积采集**　多采用长 ETL 的 FSE（TSE）或 SSFSE（HASTE）序列，配合呼吸触发技术进行三维容积采集，获得多层连续的薄层图像，利用 MIP 进行重建。该方法的优点在于可获得薄层原始图像，有助于管腔内小病变的显示；图像可进行各种后处理，且重建图像效果好。缺点在于扫描时间相对较长，如果患者呼吸运动不均匀，则图像质量更差。

2. **二维厚层块投射扫描**　对厚度为 2~10cm 的容积进行厚层块激发和采集，一次扫描得到一幅厚层块投影图像。该方法的优点在于扫描速度快，一幅图像仅需要 1 秒到数秒钟，管道结构的连续性较好，一般不出现阶梯样伪影。缺点在于图像不能进行后处理，不能获得薄层原始图像，容易遗漏小病变。

上述两种 MRCP 方法各有优缺点，在临床检查中最好两种以上方法结合应用，原始薄层图像的观察，并与肝胆胰脾常规 MRI 相结合。

（二）磁共振尿路成像

磁共振尿路成像（magnetic resonance urography，MRU）与其他磁共振水成像技术一样，都是通过重 T_2 加权图像突出显示泌尿收集系统内液体（即尿液），同时抑制周围软组织的信号，在不使用对比剂和逆行插管的情况下就可以显示尿路的情况。

MRU 检查仍然会受到腹部运动伪影的影响，但相对于 MRCP 影响要小。目前绝大多数 MRU 在屏气条件下进行，也可采用呼吸门控技术。检查序列与 MRCP 类似，目前多采用 3D FSE（TSE）序列或 SSFSE（HASTE）序列。绝大多数患者特别是对于泌尿系统有梗阻的患者，检查前只需要适当憋尿即可进行。而对于部分无尿路梗阻或程度较轻者，可考虑使用利尿药或在腹部使用腹带压迫，有利于输尿管的显示。

MRU 对尿路梗阻性病变的梗阻部位、程度的判断具有很高的敏感性和特异性，特别是对于因肾功能差造成静脉肾盂造影中尿路不能显影者，具有较高的临床应用价值。MRU 对尿路梗阻性病变的定性诊断有一定帮助，但通常需要结合常规 MR 图像（图 34-21，图 34-22，图 34-23）。对于输尿管膀胱入口处梗阻，常需要多方位成像才能更清楚显示梗阻端形态，要避免梗阻部位被充盈的膀胱所掩盖。

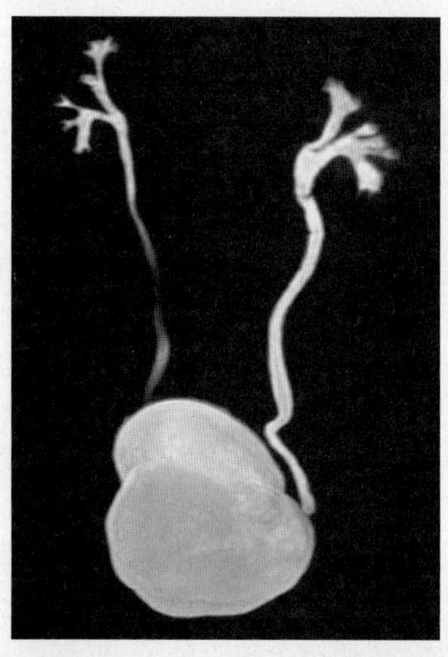

图 34-21　MRU 显示泌尿系全程

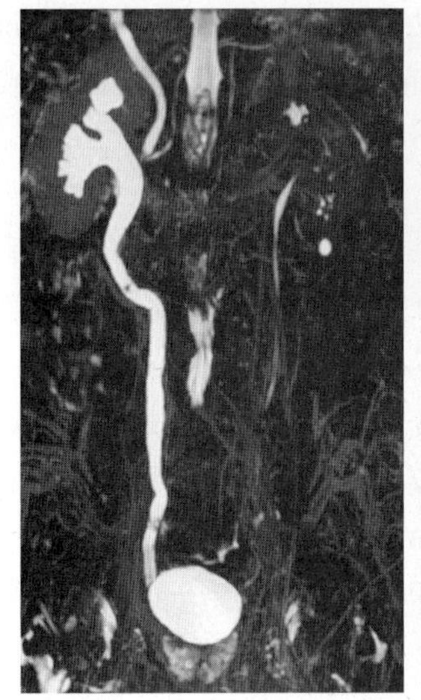
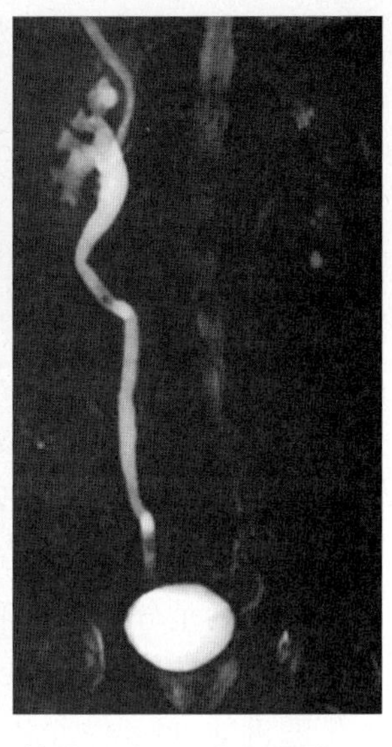
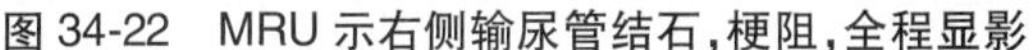

图 34-22　MRU 示右侧输尿管结石，梗阻，全程显影

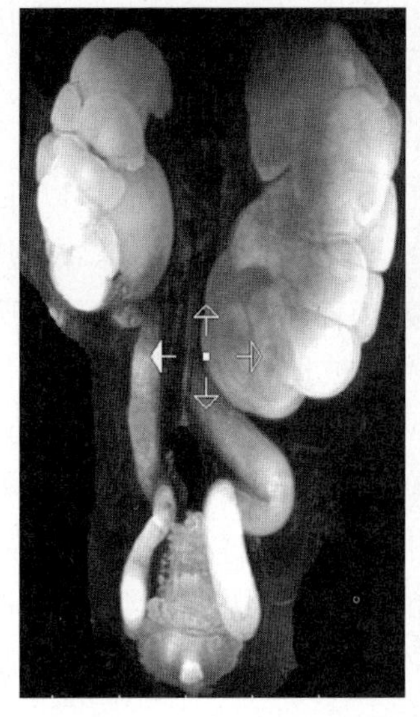
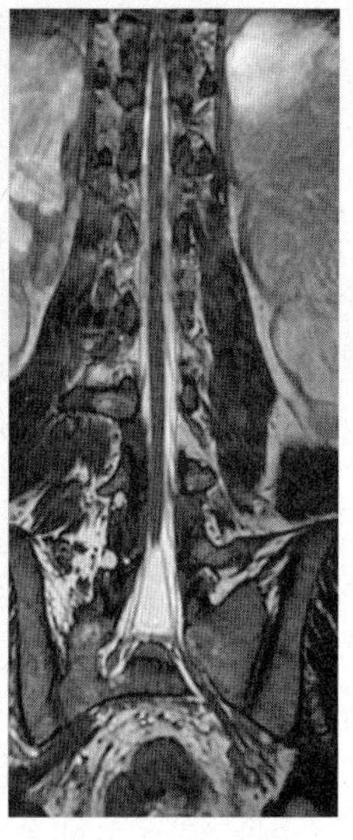

图 34-23　MRU 示脊髓栓系，伴神经源性膀胱

（三）内耳磁共振水成像

内耳膜迷路由膜半规管、蜗半规管、椭圆囊和球囊组成，其内含有内淋巴液，外有骨迷路包绕，内耳道内充满脑脊液。采用磁共振水成像技术，重 T_2 加权突出膜迷路内淋巴液和内耳道内脑脊液的信号，使之呈高信号，而骨性结构如螺旋板、蜗轴则呈低信号，这样可突出膜迷路和内耳道的影像。经 MIP 三维重组后还可多方向、多角度地观察这些细小复杂的解剖结构。由于内耳本身是微小的结构，因此成像要求进行薄层和高空间分辨力的扫描。多采用 FSE/TSE 或双激发 Balance-SSFP 序列（图 34-24）进行 3D 采集。内耳磁共振水成像使耳显微外科疾病的诊断更直观、科学，可以清晰显示内耳膜迷路与内听道的精细结构和解剖位置关系，可显示先天性的发育异常，了解内耳发育不良的程度和部位，如 Michel 畸形、耳蜗导管扩张及耳硬化症等；直接显示内淋巴囊，对迷路炎、迷路积水及梅尼埃病诊断有帮助；可在术前为内耳显微外科手术提供

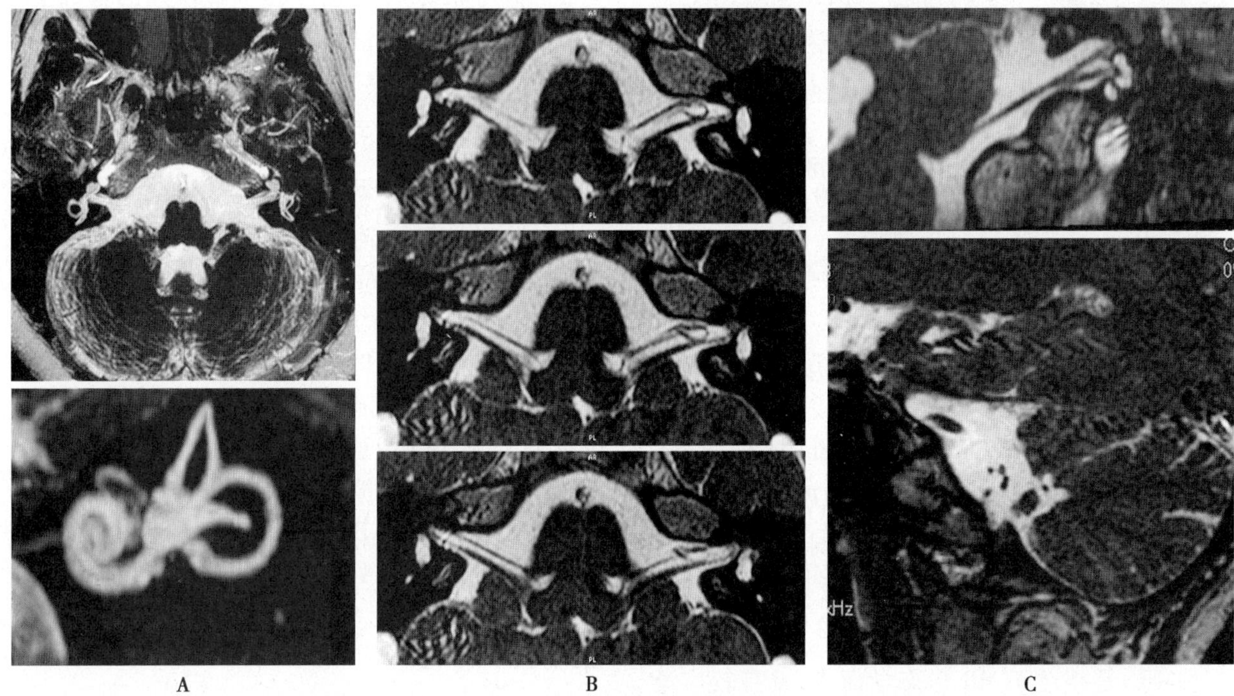

A　　B　　C

图 34-24　内耳磁共振水成像

A. 3D MIP 厚层重建；B. 双侧内听道神经薄层重建；C. 内听道神经矢状面冠状面重建。

可靠的解剖信息，但是因为磁共振本身禁忌的因素，不适合耳蜗移植术后的复查。

（四）其他水成像技术

水成像技术除了在前面所述部位的应用以外，较常用的部位还有椎管与唾液腺的水成像。其原理、所用序列和扫描方法与前述其他水成像技术类似。其中椎管的水成像也被称为磁共振脊髓成像（magnetic resonance myelography，MRM），可显示椎管与神经根鞘内的脑脊液形态（图 34-25），对于椎管梗阻范围、硬膜囊受压的程度和脊髓膨出有一定的诊断价值。水成像技术也可应用于全身其他部位，显示该部位的液体如用于头部的脑脊液显示脑室系统的形态与梗阻情况。

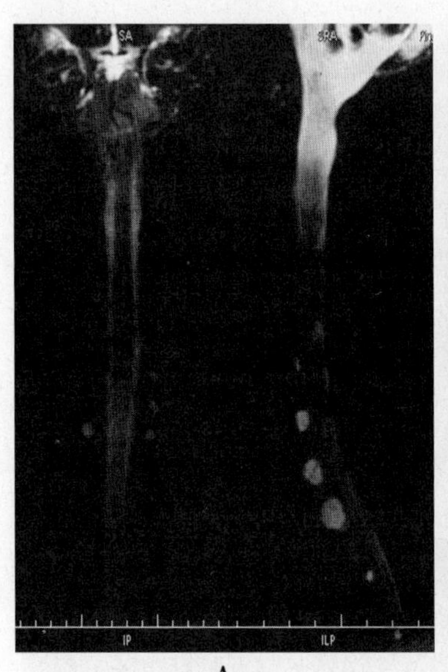

A

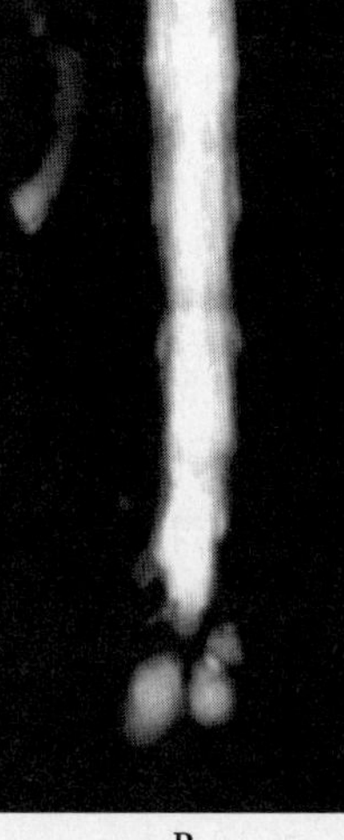

B

图 34-25　MRM 的临床应用
A. 颈部神经根囊肿；B. 骶管囊肿。

（富青　雷子乔　刘伟）

第三节　功能磁共振成像

功能磁共振成像（functional magnetic resonance imaging，fMRI）是近十余年来在常规磁共振成像基础上迅速发展起来的一种新的成像技术。理论上讲，以反映器官功能为成像目标的磁共振成像技术都应称之为 fMRI。

fMRI 是相对于 MR 形态学而言，具有较广泛的含义，包括弥散加权成像、灌注加权成像、皮层活动功能定位及 MR 波谱成像等。其中狭义的脑 fMRI 或称磁共振脑功能定位图（functional brain mapping）的研究是目前开发应用最广泛的领域之一。

一、扩散成像

扩散成像，又称为弥散成像或弥散加权成像（diffusion imaging 或 diffusion weighted imaging，DWI）是研究水分子微观运动的成像方法。它利用对扩散运动敏感的脉冲序列检测组织的水分子扩散运动状态，并用 MR 图像的方式显示出来。扩散运动是分子的布朗运动（Brown motion）又称分子的热运动，是一种无规律的运动，其运动方向是随机的，产生一个以运动轨迹为密度的“密度空间”。这个“密度空间”的范围在各个方向会逐渐增大，在一定方向上，其增大的距离（扩散距离）与相应扩散的时间的算术平方根之比为一个常数，这个常数即为扩散系数 D。在均匀介质中，任何方向的 D 值都相等，这种扩散称为各向同性扩散（isotropic diffusion）；在非均匀的介质中各方向的 D 值不同，这种扩散称为各向异性扩散（anisotropic diffusion）。

（一）成像技术

常规 MRI 序列中水分子扩散运动对信号的影响非常微小。DWI 是在常规 MRI 序列的基础上，在 X、Y、Z 轴三个互相垂直的方向上施加扩散敏感梯度，从而获得反映体内水分子扩散运动状况的 MR 图像。其计算公式为：

$$A=\exp(-bD) \qquad \text{（式 34-7）}$$

A 代表扩散运动引起的磁共振信号衰减；D 为扩散系数（diffusion coefficient），反映扩散运动的快慢，单位为 mm^2/s；b 为扩散因子，单位为 s/mm^2，低 b 值（小于 1 000s/mm^2）对快速扩散运动敏感，b 值与扩散敏感梯度持续时间、幅度、形状等有关。在 DWI 中通常以表观弥散系数（ADC）描述组织中水分子扩散的快慢，而不直接采用扩散系数。其原因是 DWI 所观察到的扩散效应除反映水分子自身扩散运动之外，还与使用的 b 值、患者呼吸、脉搏等运动的影响有关。ADC 的计算公式为：

$$\mathrm{ADC}=(\ln S_1/\ln S_2)/(b_1-b_2) \qquad \text{（式 34-8）}$$

S_1、S_2 分别代表两个扩散加权的信号强度，

b_1、b_2 为两个不同的扩散因子。通常 b_2 值为 0，b_1 值多为 1 000s/mm^2，b 值为 0 时相当于 T_2WI，具有较大 b 值的序列是较强扩散加权，因而引起较大的信号衰减。将每一像素的表观弥散系数值进行自然对数运算后即可得到 DWI 图，因此同一像素在表观弥散系数图和 DWI 图中的信号强度通常相反，即扩散运动快的像素，其 ADC 值高，在 DWI 上呈低信号，反之亦然。但是 DWI 的信号强度除反映 ADC 值的大小以外，还受组织的 T_2 弛豫时间和质子密度的影响，这种现象称为透过效应（shine through）。

（二）临床应用

DWI 在临床上最初用于颅脑疾病的诊断和研究，近期在其他方面得到了进一步应用。

1. 缺血性脑梗死的早期诊断　DWI 已被临床广泛接受，取得了较满意的效果。急性脑梗死早期没有形态学变化，常规 MRI 为阴性，但由于细胞外水分子进入细胞内，使水分子扩散下降，DWI 上可表现为高信号（图 34-26），而 ADC 图上为低信号。

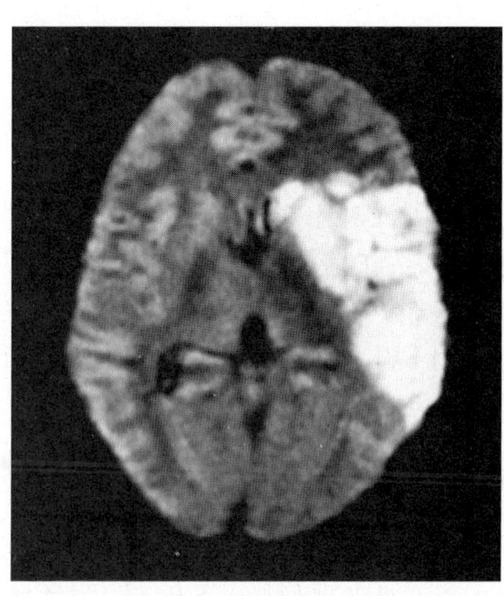
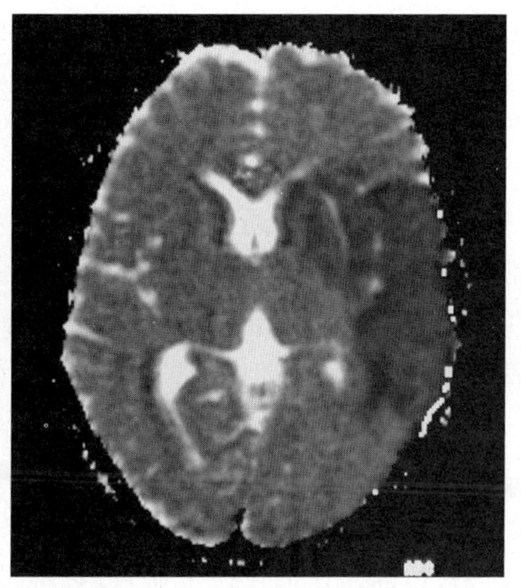

图 34-26　脑弥散加权成像

2. 其他疾病的诊断和鉴别诊断　DWI 可根据信号强度和 ADC 值的变化来鉴别各种肿瘤成分，有助于判断肿瘤囊实性。依据液体与实性组织的弥散特性之间的差异，DWI 有助于肿瘤及一些囊性病变的鉴别诊断，如脓肿与肿瘤囊变坏死、胆脂瘤与蛛网膜囊肿等之间的鉴别。另外，在前列腺疾病、肝胆胰脾疾病、乳腺疾病、肾缺血性疾病、胃肠道等病变的诊断及鉴别诊断中也有较多的应用和研究。

随着 MR 软硬件技术的进步，近年来全身 DWI（如类 PET）技术逐渐在临床上得到应用（见图 34-27），并成为 MRI 技术的研究热点之一，对评估恶性肿瘤全身转移情况有很高的实用价值。

全身 DWI 需要进行全身或体部全长的横断面扫描，通常采用 IR 技术进行背景脂肪信号的抑制，最后对图像进行三维重组，并采用图像翻转技术（黑白互换），最后的图像肉眼观类似 PET（正电子发射断层成像）图像，因此也被称为“类 PET”技术。

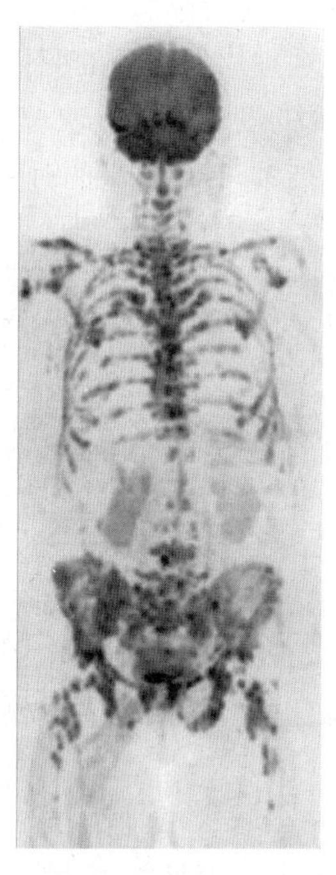

图 34-27　全身 DWI

全身DWI需要进行多段扫描，扫描一段后，床自动移到下一段进行扫描。在配有全景矩阵成像Tim技术的设备上，全身DWI可以采用Tim相控阵线圈采集信号。全身DWI扫描时有几点需要注意：①各段扫描时，其层厚、层间距、FOV、视野、矩阵、TR、TE、*b*值等应该保持一致；②为保证重建图像的连续性，相邻的两段之间应该有一定的重叠；③各段预扫描时最好能手动把各段的中心频率设为同一数值，这样各段图像之间的配准较好，有利于提高三维重建图像的质量。

二、灌注成像

灌注成像又称为灌注加权成像（perfusion weighted imaging，PWI），是建立在流动效应基础上的成像方法。它可以描述血流通过组织血管网的情况，通过测量一些血流动力学参数，来无创地评价组织的血流灌注状态。目前临床上在全身多数脏器都有PWI的研究，但最常用的是脑部PWI。

（一）成像技术

1. 对比剂首过法　利用团注顺磁性对比剂，当血脑屏障完整时，首过的对比剂仅位于血管内，不向血管外间隙扩散。位于血管内的对比剂产生强大的、微观上的磁敏感梯度，引起周围组织局部磁场的短暂变化，这种局部磁场的变化可以通过MR图像上信号强度的变化测得。快速的成像技术如EPI和螺旋成像技术，有足够高的时间分辨力，可以准确测量这种团注对比剂造成的组织信号的快速变化。在一定范围内，组织对比剂浓度与T_2（T_2^*）弛豫率的改变大致呈线性关系，应用梯度回波EPI（GRE-EPI）或自旋回波EPI（SE-EPI）序列，信号强度与横向弛豫率呈指数关系，通过公式可将信号强度-时间曲线转化为组织对比剂浓度-时间曲线。公式为：

$$C_t(t) = -k \cdot \log[S(t)/S(t_0)]/\mathrm{TE}$$

（式34-9）

式中$C_t(t)$为某时间点上组织中对比剂的浓度；$S(t)$为注射对比剂后某时间点上组织的信号强度；$S(t_0)$为注射对比剂前组织的信号强度；k为常数；TE为回波时间。

团注对比剂经过脑组织的时间很短，通常18s左右，为了监测团注对比剂在脑组织的首过效应，PWI序列必须足够快速。临床上脑部PWI通常采用EPI的T_2（T_2^*）加权序列。SE-EPI序列获得的是T_2加权对比，GRE-EPI序列获得的则是T_2^*加权对比。SE-EPI序列能减少脑组织-骨和脑组织-气交界面的伪影，对小血管（如毛细血管）中的顺磁性对比剂引起的信号变化较敏感但对大血管（如皮质静脉）不敏感，而且SE-EPI序列需要更大量的对比剂，通常是标准剂量的1.5～2倍；GRE-EPI序列几乎对所有管径血管中的对比剂引起的信号变化均敏感。因此，GRE-EPI T_2^*WI是目前脑部首过法PWI最常用的序列（文末彩图34-28）。

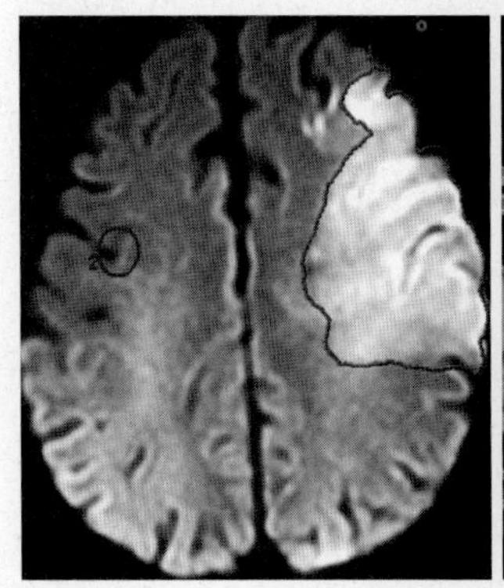
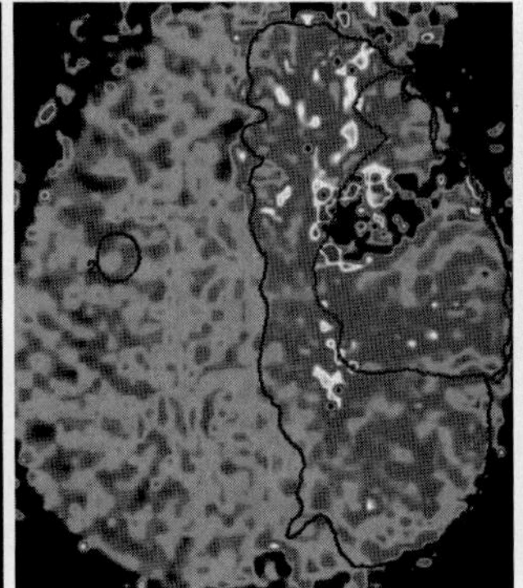
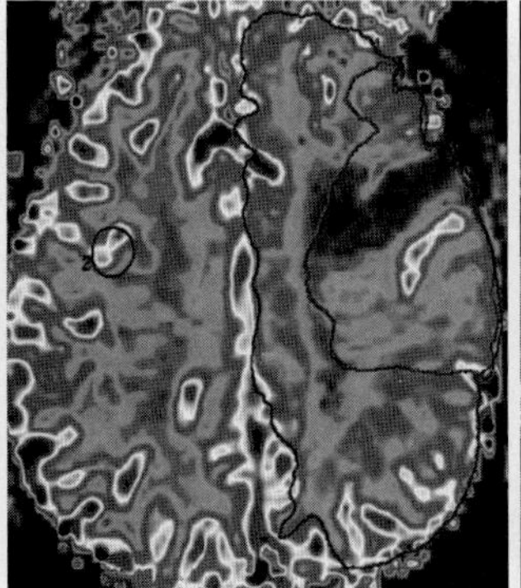
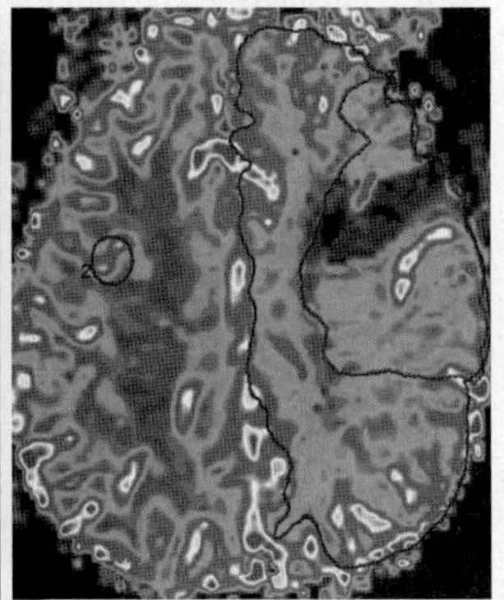

图34-28　脑部PWI与DWI对脑梗死的显示

弥散加权图像上可见左侧大脑半球大面积梗死高信号，而从TTP图像上，与右侧正常大脑区域相比，左侧大脑半球TTP达峰时间延长，这种异常区域明显大于DWI上梗死区域，相应区域的脑血容量（CBV）、脑血流量（CBF）均有下降。

2. 动脉自旋标记法　动脉自旋标记（arterial

spin labeling,ASL)技术无须引入外源性对比剂,是一种利用血液作为内源性示踪剂(动脉自旋标记技术)的磁共振 PWI 方法。在这种技术中,流入动脉内的自旋被射频脉冲扰乱,这些被扰乱的自旋流入层内引起的图像信号强度改变可被检测到。水在血液和组织间自由扩散,血液经动脉血管以一定速度(CBF)流入毛细血管床,其中一部分水与血管外间隙组织水交换,剩下的水流入毛细血管静脉端,不与组织水交换。而且组织中的水会与组织大分子发生磁化矢量的交换或称磁化矢量转移。ASL 方法中,最基本的问题是要区分流入动脉血液中和感兴趣组织中的水。为此可以用不同的方法改变动脉血液的磁化矢量,动脉血液中质子与组织中质子的磁化矢量交换将引起组织磁化矢量的改变,其改变程度与磁化矢量交换的量成正比。ASL 技术需要测量经过标记和未标记时的基线图像之间的信号改变。这种信号改变的幅度很小,因此需要进行多次采集、信号平均,经计算方可获得定性和定量的 CBF 图(文末彩图 34-29)。

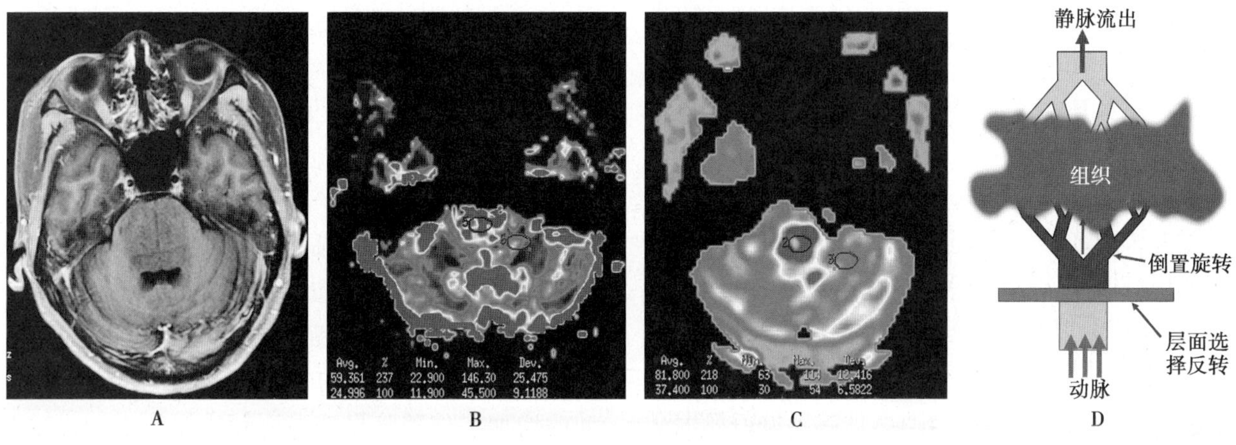

图 34-29　3DASL 脑灌注成像

A. 增强图像;B. PWI;C. 3DASL;D. ASL 示意图。

ASL 技术中把感兴趣的层面称为扫描层面,而扫描层面的血流上游需要进行流入血液标记的层面被称为标记层面,流入的动脉血可被连续或间断标记。ASL 根据标记方法分为两类,连续式动脉自旋标记(continuous arterial labeling,CASL)和脉冲式动脉自旋标记(pulsed arterial spin labeling,PASL)。ASL 的准确性主要受两方面影响。首先,由于质子是在成像层面以下用一个射频脉冲来标记,会对层面造成磁化转移影响,降低 SNR。由于磁化转移效应在频率上是对称的,为了补偿这一效应,可以在基线状态时在成像层面上方等距离处施加另一个射频脉冲。另一方面的影响来自血液从标记层面流入成像层面的过程中由于 T_1 弛豫造成的信号丢失。为了减少这一影响,可以通过在连续标记后延迟,达到组织磁化的稳态。也可以在成像层面很近的下方用间断的脉冲来标记,缩短通过时间,但这种技术有敏感性低的缺点,因此低流速可能难以检测。

除了标记成像层面近端的质子外,还可以应用层面选择反转恢复技术,直接标记成像层面中的质子。这种情况下,流入动脉血中未标记的质子带有完整的纵向磁化矢量,从而消除了动脉通过时间对信号的影响,因此信号改变与绝对 CBF 更直接相关。通过交替运用全脑的反转回复脉冲和层面选择脉冲,并比较二者,测量由于流入质子造成的信号增加,计算出 CBF。流动敏感交互式反转恢复(flow-sensitivealternating inversion recovery,FAIR)是这种方法的一个例子。到目前为止,所有 ASL 获得的正常状态下局部脑血流量与其他技术方法获得的血流量一致性很好,也有很好的可重复性。但在缺血引起的 CBF 明显降低时,ASL 所测的结果欠准确,较其他方法测到的 CBF 低,这可能由于缺血区的动脉通过时间较长,而这种延迟并没有被考虑进去。

ASL 通常标记所有流入血,但也可以选择性的标记特定血管,显示其供血区域,目前已有研究标记一侧颈内动脉来评价其供血区域的灌注状态。为了研究视觉皮层的血流变化,可以选择性的标记供应这一区域的血管。最近 ASL 技术应用空间选择标记脉冲来评价局部灌注，这种局部供血区的研究是 ASL 令人激动并有待于进一步研究的领域。ASL 技术和应用的持续扩展，除了用于脑部的 PWI 外，许多研究将 ASL 技术应用于肺、肾、肝脏和骨骼肌的灌注，最近还有报道把 ASL 技术应用于卵巢和乳腺的研究。

（二）临床应用

PWI 技术在脑血管病和一些其他疾病的诊断和治疗中成为很重要的手段，用于评价急性卒中后仍有缺血危险的脑组织、肿瘤、变性疾病，还可用于评价这些疾病的疗效。

1. 脑卒中　在急性脑血管闭塞造成组织坏死后的几分钟至几小时内，评价脑组织是否存活很重要。在慢性可逆的缺血时，判断脑组织存活对治疗方法的选择至关重要。目前对于脑卒中评价多采用对比剂首过法 PWI（见图 32-28）。在梗死后早期，准确地区分可恢复的及不可逆梗死的脑组织，不仅可以帮助选择最合适的治疗方法，还可预测患者是否能从晚期再通或神经保护治疗中收到疗效。

2. 脑肿瘤　肿瘤的血管特性通常用 CBV 来反映。MR 灌注可估计胶质瘤的分级，通常高级别胶质瘤较低级别有更高的 CBV 及通透性；MR 灌注有助于指导立体定位活检；MR 灌注可用于鉴别放射损伤或肿瘤复发（文末彩图 34-30）。

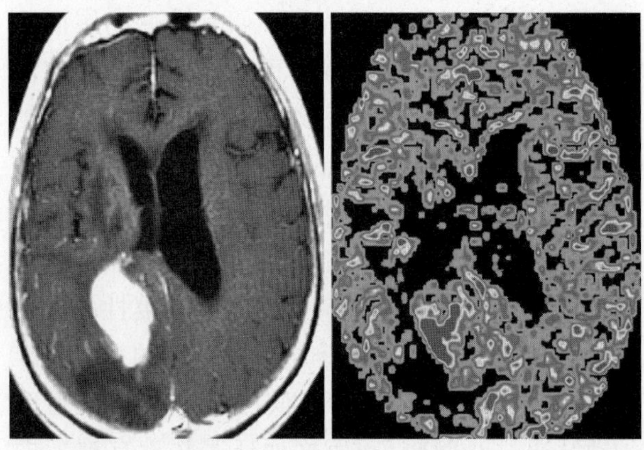

图 34-30　胶质瘤术后复发

T_1 增强图像上可见明显强化的占位肿块，周围伴低信号水肿带，PWI 的 CBV 图像上，血供丰富的区域为复发的肿瘤组织，相比 T_1 强化区域，对肿瘤实质定位更精确。

3. 脑功能研究　许多研究应用 ASL 测量神经活动改变引起的局部血流的变化。一般来说，ASL 技术检测到的信号变化只有血氧水平依赖脑功能成像（BOLD）技术的一半，因此大部分脑功能的研究仍应用 BOLD 技术。

4. 其他应用　PWI 方法还用于评价癫痫、阿尔兹海默病（AD）等疾病。

三、脑功能定位成像

磁共振脑功能定位成像是利用与脑活动生理过程中，脑血流、脑血流容积、血液氧含量等微弱的能量代谢过程来成像。

（一）主要检查技术

近年来的研究表明，大脑的神经元活性时，相关部位的局部脑血容积发生变化，对此可以用 fMRI 进行定位。

1. 成像原理　人体各种生理活动都有相应的大脑皮层控制，脑活动是快速的神经元生理和生化变化，是大量消耗能量的过程，脑组织不能储存能量，几乎只能从葡萄糖中获取，通过脑灌注到达毛细血管床供给活动的神经元。因此，区域脑活动的增加将伴随脑局部灌注和代谢的增加，脑组织血流、血流容积以及血氧消耗均增加，血流量增加超出了氧耗量的增加。这种差异导致脑活动区域静脉血氧合血红蛋白增加，脱氧血红蛋白相对少。脱氧血红蛋白主要缩短 T_2 弛豫时间，引起 T_2 加权像信号减低。当浓度减低时则导致 $T_2{}^*$ 或 T_2 时间延长，在 $T_2{}^*$ 或 T_2 加权像上信号增强，使脑功能成像时激活区表现为高信号（文末彩图 34-31）。

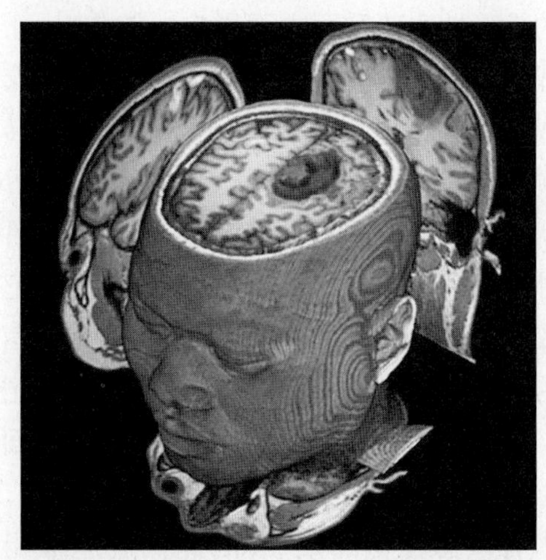

图 34-31　BOLD 成像示脑肿瘤旁皮层功能成像区域

2. **成像技术**　fMRI 需要高场强结合高梯度场及快速梯度切换率的 MRI 设备，目前临床科研多用 1.5T 的 MRI 机。此外，要求高性能计算机系统进行图像重建、数据传输和 fMRI 图像处理，需要选择对磁化率变化最敏感的扫描序列。常用序列为 GRE 结合 EPI 成像技术(GRE-EPI)，优点是时间分辨力高、运动伪影少，可在几分钟内完成一次 fMRI 试验，并获得较高的空间分辨力。fMRI 信号强度与矩阵大小、翻转角、TR、TE、层厚等有关，选择合适的 fMRI 序列参数能获得脱氧血红蛋白诱发的磁化敏感的最佳对比，得到最佳的 fMRI 结果。

进行 fMRI 时，成像的步骤可分为确定实验系统、优化扫描序列、制定刺激方案、定位像扫描、功能像采集和数据的获取、数据处理和受激发区可视性显示等。通过外在有规律的刺激或内在执行某种认知任务与对照状态交互进行。将同一状态下反复获得的多幅图像叠加平均得到的图像，称为均值图像。两种状态下产生的均值图像进行匹配减影，获得功能图像。再应用图像动态处理功能，将功能图像叠加在解剖图像上，得到脑功能活动定位图，使解剖与功能定位达到统一。

实验数据的处理和分析是 fMRI 研究的关键，可以使用一些软件系统来对图像进行预处理及对一个实验进行统计分析。预处理包括运动校正、空间标准化和平滑处理等过程。常用的统计方法主要包括相关分析、t 检验以及非参数统计等

（二）临床应用

1. **神经外科学**　最大程度切除肿瘤而同时使感觉、运动、语言等重要的功能区得以保留，延长患者的生存时间并提高生存质量是外科手术的最终目的。fMRI 已能对初级感觉运动皮层、辅助运动区、运动皮层、语言运动中枢等功能区做出准确判定，可显示肿瘤对功能区的侵犯及肿瘤周围功能区发生的变形和移位。可在术前行 fMRI 检查协助神经外科医师制定手术计划，避免术中损伤皮层。术后 fMRI 可显示病侧功能区残留和对侧功能区代偿情况，对功能恢复提供参考。

fMRI 在癫痫手术中的应用已较成熟，在致癫性放电时 fMRI 可发现异常活动脑区。fMRI 能准确定位癫痫病灶和周围的功能区皮层，指导癫痫手术方式及癫痫病灶的切除范围。

fMRI 还可应用于脑动静脉畸形、海绵状血管瘤等颅内血管畸形和结节性硬化症等手术前后功能定位。

2. **神经病学**　fMRI 对神经病学研究相对较多。多发性硬化累及顶叶运动皮层导致肢体运动障碍，受累肢体运动时双侧运动皮层活动区域增加，而神经炎患者活动皮层的范围减小。fMRI 可用于评价脑卒中患者的中枢损害及功能重组情况，在指导康复治疗中起重要作用。

3. **精神病学**　fMRI 在精神病学领域的应用开展的较少，对疾病的早期诊断和鉴别诊断、皮层功能重组的观察、治疗和预后研究可能有重要作用。

（富青　雷子乔　刘伟）

第四节　磁敏感加权成像

磁敏感加权成像(susceptibility weighted imaging，SWI)是新近发展起来的成像技术。实质上，SWI 是一个三维采集，完全流动补偿的、高分辨力的、薄层重建的梯度回波序列。它所形成的影像对比有别于传统的 T_1WI、T_2WI 及 PDWI，可充分显示组织之间内在的磁敏感特性的差别，如显示静脉血、出血(红细胞不同时期的降解成分)、铁离子等的沉积等。

一、基本原理

与传统的梯度回波采集技术不同，SWI 运用了分别采集强度数据(magnitude data)和相位数据(phase data)的方式，在此基础上进行数据的后处理，可将处理后的相位信息叠加到强度信息上，加强组织间的磁敏感性差异，形成最终的 SWI 图像。

（一）与 SWI 相关的组织磁敏感性特点

物质的磁敏感性是物质的基本特性之一，可用磁化率表示，磁化率越大物质的磁敏感性越大。某种物质的磁化率是指该物质进入外磁场后的磁化强度与外磁场的比率。反磁性物质的磁化率为负值，顺磁性物质的磁化率为正值，铁磁性物质的磁化率为正值，比较高。

1. **血红蛋白及其降解产物的磁敏感性**　血液及其氧合程度的不同表现出不同的磁特性，完全氧

饱和的血液呈反磁性，而静脉血呈顺磁性，这与血红蛋白的结构有关。血红蛋白是血氧的主要携带者，有四个蛋白亚单位（球蛋白）组成，每一个蛋白亚单位内含一个亚铁（Fe^{2+}）血红素分子，周围环以卟啉环。当 Fe^{2+} 与氧结合时，没有不成对的电子存在，因此氧合血红蛋白为反磁性。当氧从血红蛋白上解离形成去氧血红蛋白（deoxyhemogiobin）时，带有4个不成对的电子，表现为顺磁性。血红蛋白的第三种状态是高铁血红蛋白（methemoglobin），含有5个不成对的电子，具有较强的顺磁性。血红蛋白降解的最后产物是含铁血黄素（hemosiderin），具有高度顺磁性。在血红蛋白的四种状态中，以去氧血红蛋白和含铁血黄素表现的磁敏感性较强。

2. 非血红蛋白铁及钙化的磁敏感性 组织中另一个能引起明显磁敏感性改变的来源是非血红素铁。铁在体内不同的代谢过程中可以有不同的表现形式，以铁蛋白（ferritin）常见，为高顺磁性。正常人随着年龄的增长铁在脑内的沉积增加，但在某些神经变性疾病中，如帕金森病、阿尔茨海默病等，铁的异常沉积被认为与疾病的病例机制有关。

无论是顺磁性还是反磁性的物质，只要能改变局部磁场，导致周围空间相位的改变，就能产生信号去相位，造成 T_2^* 减小。去相位的结果不取决于物质是顺磁性还是反磁性，而取决于物质在一个体素内能多大程度地改变磁场。如钙在脑内的结合状态是弱反磁性物质，但大多数情况下它可以产生局部磁场，导致信号去相位，造成 T_2^* 缩短，信号减低。

（二）SWI 序列的采集处理及参数设置

SWI 采用三维采集，空间分辨力明显提高。选择薄层采集，明显降低了背景场 T_2^* 噪声的影响。在所有方向上进行了完全的流动补偿，去除小动脉的影响。在采集原始数据时，将强度的数据与相位的数据分开重新排列，采集结束时可得到两组图像即强度图像和相位图像。此后可在工作站上进行数据的进一步后处理，对相位数据进行高通滤波（high-pass filtering），中心矩阵常选择 64×64 或 32×32，形成校正的相位图像，用校正的相位图像作为相位加权因子也称为相位蒙片（phase mask）叠加在强度数据上（如进行4次加权），形成最终的 SWI 图像。

外磁场越大，磁敏感伪影越重，同样 SWI 所形成的对比也是场强依赖性的。目前 SWI 可在 1.5T 及 3.0T 的磁共振成像系统上实现，3.0T 上所获得的 SWI 的对比好于 1.5T。由于外磁场强度的不同，在 1.5T 与 3.0T 磁共振上 SWI 选用的成像参数有所不同，需要根据不同的目的调整成像参数。

二、技术选择

1. 设备的选择 由于 SWI 为场强依赖性技术，外加静磁场越高的磁共振成像设备，理论上 SWI 的信噪比和分辨力越好。目前临床上 SWI 只能在 1.5T 及其以上场强的磁共振成像设备上实现，且需要特殊的软件支持包括序列的设计和后处理软件。

2. 线圈的选择 正交头线圈及多通道相控阵线圈均可用于 SWI，相应的后处理算法有所不同。与正交头线圈采集相比，采集相同层厚及范围的 SWI，多通道相控阵线圈获得的数据量大，图像后处理所需时间长。

3. 受检者的情况 与常规头部 MRI 检查要求一致，患者在成像过程中要保持头部不动。患者头部的金属异物会严重影响图像质量，造成图像扭曲变形。

4. 成像方位与相位编码方向 采用横断面采集，可选择矩形 FOV 或正方形 FOV，相位编码方向一般选择左右方向。由于 SWI 为三维采集，可以进行最小信号强度投影重建以显示脑部整体的小静脉情况（见图 34-32）。

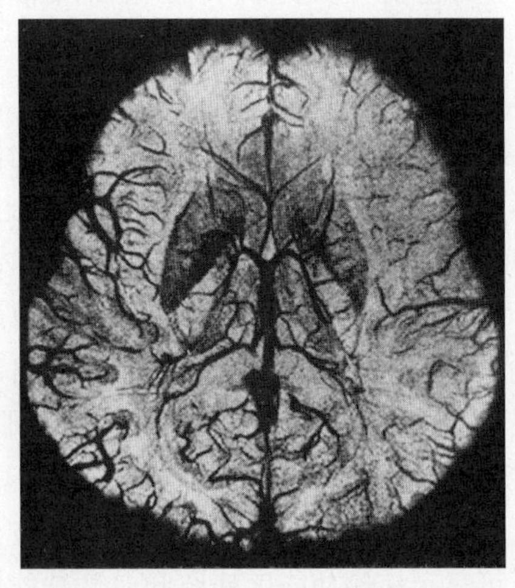

图 34-32 SWI 图像

5. 层厚及范围的选择 在神经核团的结构观察上，应首先考虑更好的空间分辨力，可选择更薄的层厚（1～1.5mm），其他病变的检出均应更多地考虑充分的覆盖范围，因此在层厚与层数及采集时间上需要具体做权衡选择（可选择 2.5～3mm 层厚）。

三、临床应用

由于 SWI 对去氧血红蛋白等顺磁性成分敏感，因此在小静脉的显示上有其独到的优势。目前临床上主要应用于中枢神经系统，包括脑创伤的检查、血管畸形尤其是小血管及静脉畸形（图 34-33）的检查、脑血管病（如海绵状血管瘤等）（图 34-34）、退行性神经变性病以及脑肿瘤的血管评价等。

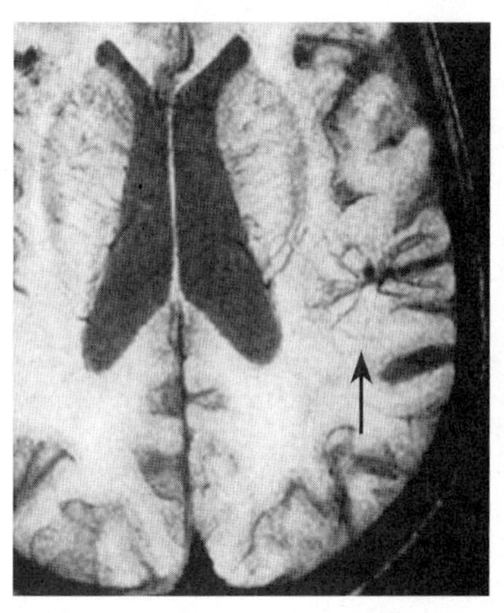
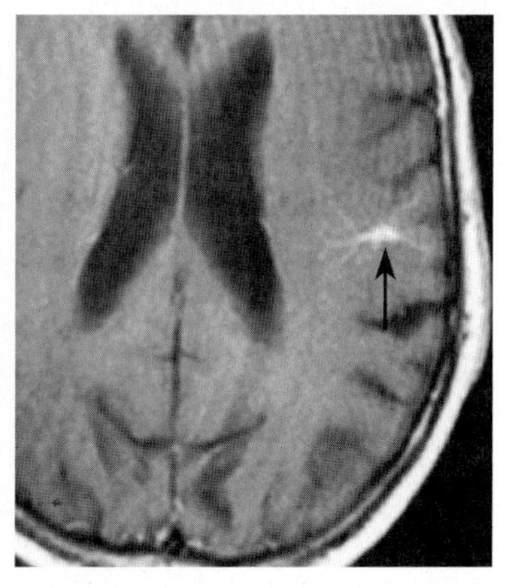

图 34-33　静脉血管畸形

典型的海蛇头样表现，增强 T_1 可以勉强看见病变，但是 SWI 图像可以清晰显示病变的形态。

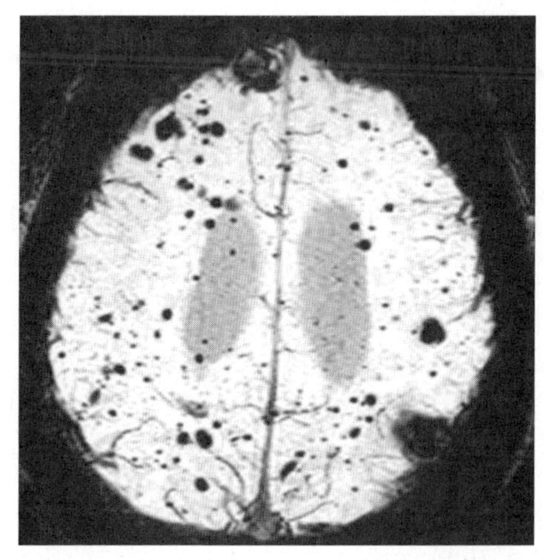

图 34-34　SWI 图像示多发海绵状血管瘤

（富青　雷子乔　刘伟）

第五节　磁共振波谱成像

磁共振波谱（magnetic resonace spectroscopy，MRS）成像是利用质子在化合物中共振频率的化学位移现象，测定化合物组成成分及其含量的检测技术。自磁共振波谱现象在 20 世纪 40 年代被系统研究以来，应用由物理学界扩展到化学界、生物科学界、材料科学和医学界，至今 MRS 仍是测定分子结构方面不可缺少的技术。在医学界 MRS 技术可对细胞、体液和器官进行研究。随着高场强 MR 设备的应用及相关技术的快速发展，MRS 在活体应用日渐广泛，成为目前唯一能无创性检测活体器官和组织代谢、生化、化合物定量分析的技术。

一、成像原理

MRS 与常规磁共振成像（MRI）的基本原理大致相同，都遵循拉莫尔（Larmor）定律，即不同的具有奇数核子的原子核具有不同的旋磁比，在外加静磁场中，其进动频率是不同的。化学位移是 MRS 的基础。自旋耦合现象是原子核之间存在共价键的自旋磁矩相互作用形成的耦合，化学位移和自旋耦合两种现象形成了波谱的精细结构。

MRS 需要良好的磁场均匀性，梯度磁场在 MRS 无法采用。MRS 技术要求短的射频脉冲以激励原子核，然后需要一段采集信号的时间，再将收集到的自由感应衰减（FID）通过傅立叶变换变成波谱。由于化学位移，不同化合物中相同原子的进动频率不同，在 MRS 频率编码不同位置形成不同的峰（图 34-35）。又由于原子核的共振频率与外加磁场有关，同一原子核在不同的外加磁场下其共振频率不同，故化学位移一般不以频率作单位。然而，原子核的共振频率与外加磁场强度有很规律的关系，化学位移如果以外加磁场运行频率的百万分率（parts per million，ppm）（$1ppm=10^{-6}$）来做单位，同一原子核在不同的外加磁场下其化学位移的 ppm

值相同。因而,化学位移一般采用磁场强度运行频率(MHz)除以化合物共振频率(Hz)的 ppm 为单位。不同的化合物可以根据在 MRS 频率编码上共振峰的不同加以区别。

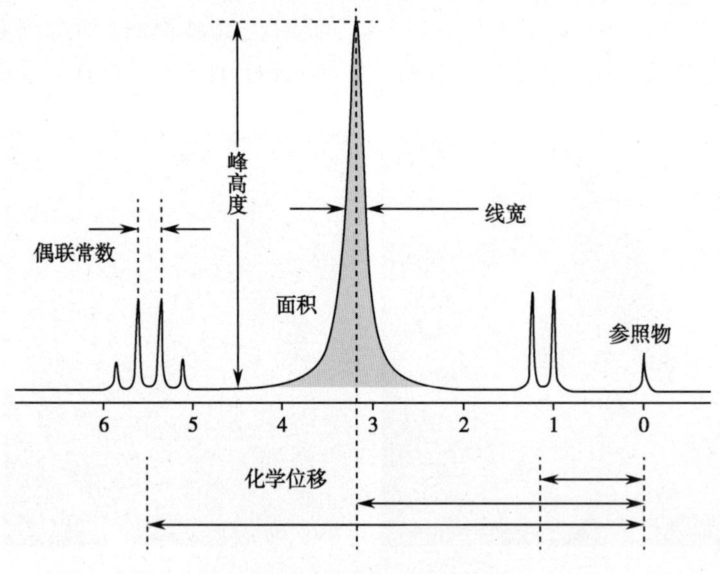

图 34-35 磁共振波谱的谱线

二、成像方法

(一) MRS 成像技术

目前,临床研究多采用 1.5T~3T 的 MRI/MRS 一体化装置。医学领域波谱分析的原子核有^{1}H、^{31}P、^{23}Na、^{13}C、^{7}Li、^{19}F 等,其中磷谱是最早应用于人体的波谱技术,但目前最常应用于临床的是^{1}H-MRS 而非^{31}P-MRS。在^{1}H-MRS 技术中,影响 H 质子在不同化合物中磁共振频率的因素包括以下几种。

1. **化学位移(chemical shift)** 质子在不同分子中或在相同分子中的不同空间位置上受外电子的影响,其共振频率略有差异。因此,在外磁场不变的情况下,相同的原子核在不同分子中具有不同的共振频率,这就是"化学位移"。一般质子的化学位移为数十至数百赫兹。利用化学位移原理获取成像容积中单一化学成分的图像称为化学位移成像。

2. **自旋耦合(spin coupling)或 J-耦合(J-coupling)** 由于 H 质子存在高能级与低能级的自旋方式,加之多个 H 质子不同能级的组合方式不同,自旋耦合可在原共振频率上产生分裂,造成双峰、三峰甚至更多的锯齿峰。自旋耦合与化学位移不同,它的大小与外磁场强度无关,而与参与自旋耦合的共价键数目成正比。在大多数情况下,自旋耦合产生的频率变化要远小于化学位移产生的频率变化。尽管如此,自旋耦合的作用可使波形中的波峰发生融合,常需要采用去耦合技术来得到较好的谱线。去耦合技术可利用自旋方式的快速变化来消除自旋方式不同造成的影响。

3. **与时间相关的影响因素**

(1) 弛豫(relaxation):在 MRI 中,不同的弛豫时间与图像中组织的对比度相关。而在 MRS 中,弛豫过程与定量分析组织的化合物浓度密切相关,可通过选择不同的弛豫时间选择抑制相应的信号而简化谱线。H 质子的弛豫过程包括 T_1 和 T_2 弛豫,T_1 弛豫主要涉及 TR 时间的选择。为了减少饱和效应,选择较长的 TR 时间,使 H 质子弛豫过程中 J-耦合相应不受 180°射频脉冲的影响。

(2) 化学交换(chemical exchange):当处于两种分子或 H 质子环境时,两种分子内的 H 质子彼此的环境发生改变或发生碰撞,使自旋状态发生改变。交换过程的速度与 MRS 的结果直接相关,可影响发生交换物质的共振频率和波峰宽度。交换发生较慢时,两种物质的波峰彼此接近,波峰变宽。当交换足够快时,两种物质只产生一个波峰。当交换速度加快时,波峰变窄。

(二) MRS 定位技术

定位技术是将产生磁共振信号的组织控制在一定容积的兴趣体(volume of interest,VOI)内,将 MRS 信号限定在一个理想的体积内被称为定位(localization)。目前临床应用比较广泛的在体 MRS 定位技术有深部分辨表面线圈波谱分析法、活体影像选择波谱成像、激励回波探测法、点分辨波谱成像、化学位移成像等。

1. **单体素 MRS**　通过三个互相垂直的平面选择采集某单一立方体积内组织的波谱（图 34-36）。目前常用的包括点分辨波谱成像和激励回波采集模式两种序列采集方式。

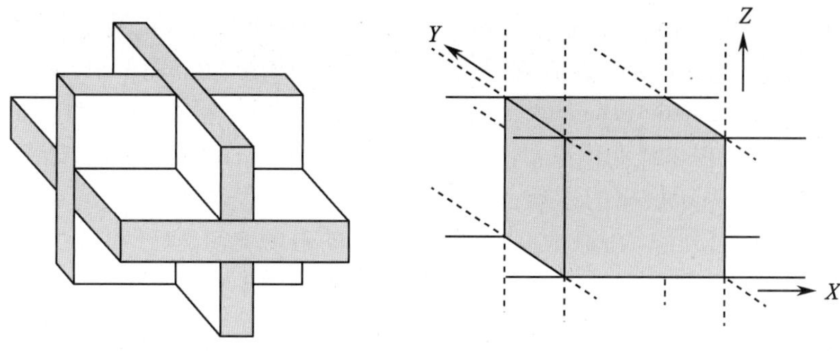

图 34-36　单体素波谱空间定位

（1）点分析波谱成像（point resolved spectroscopy，PRESS）：在通过化学位移选择饱和技术（chemical-shift selective saturation，CHESS）进行水抑制后，采集序列依次施加 90°、180°、180°三个射频脉冲，三个脉冲位于特定的互相垂直的三个平面内，最终得到所选择的兴趣区的回波。此方法采集全部信号数据，故信噪比较高，对匀场和水抑制要求不如激励回波采集方式严格，但序列本身 TE 时间较长，难以发现短 T_2 的代谢物质。

（2）激励回波采集模式（stimulatedecho acquisition mode，STEAM）：STEAM 也通过 CHESS 技术进行水抑制。这个序列只采集回波的部分信号，信噪比较低，理论上只有 PRESS 序列的 1/2。但 STEAM 可选择较短的 TE 时间，适用于观察短 T_2 的代谢产物。同样，在短 TE 的 STEAM 序列中 J 耦合的作用会比 PRESS 序列低。STEAM 序列由于采用 90°RF 脉冲代替 PRESS 序列的 180°脉冲，在相同的条件下，STEAM 实际测得的兴趣区容积要大于 PRESS 序列。

（3）单体素 MRS 的缺点：单体素 MRS 一次仅能提供一个兴趣区的化学成分信息，完成检查时间约需 2~6 分钟。如需检查一个以上的解剖结构，则需要再次重复进行检查。尽管多体素 MRS 可在一次检查提供多达 32×32 个兴趣区的信息，但单体素 MRS 由于采用了完整的脂肪和水抑制，不会受邻近组织的干扰，其结果更为可靠。

2. **多体素 MRS**　多体素 MRS 可测量所选择兴趣区内多个邻近体素的磁共振信息，也称化学位移成像（chemical shift imaging，CSI）或磁共振波谱成像（MRS）。与 MRI 相类似的是，其空间定位采用相位编码梯度，但在数据采集时无频率编码梯度。根据采用相位编码梯度轴向的多少，可分为 1D-CSI、2D-CSI 和 3D-CSI。

多体素 MRS 的优势在于，可以对比体素间不同组织类型的波谱，如病灶本身、邻近部位的浸润或水肿和正常组织的表现，乃至病灶内部的代谢分布，此点在颅内病变的鉴别诊断中更为重要。多体素 MRS 可在检查完成后，选择或合并相应兴趣区的体素，最大限度地接近病变形态的相应波谱。

多体素 MRS 存在的问题包括：①对含有不同磁敏感性成分的较大体积很难进行很好的匀场和水抑制；②多体素 MRS 得到的任何体素的波谱都不可避免地含有邻近体素的成分。

三、临床应用

MR 波谱是利用自旋磁矩由于所处化学环境不同，所产生的化学位移现象在 MR 波谱上的差异，探测自旋磁矩所处化学环境的物质结构（图 34-37）。

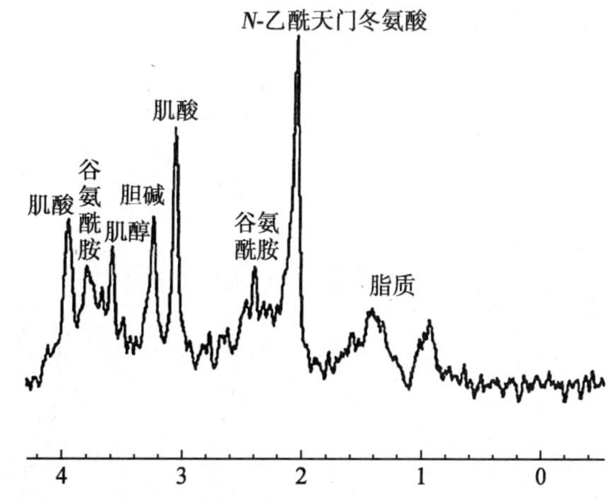

图 34-37　3. 0T 脑灰质 ^{1}H-MRS 谱线显示各代谢产物的波峰位置

在许多疾病过程中，代谢改变先于病理形态改变，而MRS对这种代谢改变的潜在敏感性很高，故能提供早期病变检测信息。虽然MRI和MRS都基于相同的原理，但两者之间还存在许多差异。对于临床来说最大的差别就是MRI得到的是解剖图像，MRS提供的是定量的化学信息，一般以数值或图谱来表达。磁共振波谱成像(magnetic resonance spectroscopic，MRS)则以图像形式提供代谢信息。

MRS目前多应用于神经系统疾病的诊断，在其他系统器官，如肝脏、肾脏、前列腺、乳腺、心脏、肌肉等也正在开展和研发。

(富青　雷子乔　刘伟)

第六节　磁共振组织抑制技术

在磁共振磁共振成像中，为了更好地显示目标区，经常采用一些特殊的方法使某一局部某种组织的信号减小或消失，称为组织抑制技术。组织抑制技术包括空间饱和技术、磁化传递(magnetization transfer，MT)饱和技术、幅度饱和技术、化学位移选择饱和技术、化学频率选择反转脉冲脂肪抑制技术、选择性水或脂肪激发技术、化学位移成像及Dixon技术(两点或三点对称回波水脂分离成像)、三点非对称回波水脂分离成像(iterative Dixon water-fat separation with echo asymmetry and least-squares estimation，Ideal)。

一、空间饱和技术

空间饱和技术是最常用的饱和技术，它是对某一区域的全部组织在射频脉冲激发前预先施加非选择性预饱和射频脉冲，使其纵向磁化全部被饱和。随后立即进行目标区的激发及数据采集，使被饱和区的组织无法产生磁共振信号。

这种技术常用于垂直于层面的流动信号的饱和。如腹部横断面成像时，需在成像区以上及以下加预饱和而不产生流动伪影；在椎体或腹盆扫描时，吞咽运动或腹壁呼吸运动通常会产生严重的运动伪影，在咽喉部或前腹壁放置空间饱和带可明显减轻运动伪影；在MRA中，常在静脉流入端加预饱和来显示动脉造影像，显示静脉时则在动脉流入端加预饱和带(图34-38)；在波谱成像时，在感兴趣区周围放置多条空间饱和带，不但有助于保持感兴趣区内的磁场均匀度，还可减少周围组织对目标区域信号污染(图34-39)。

二、磁化传递饱和技术

磁化传递(magnetization transfer，MT)饱和又称磁化传递抑制(MTS)，由MT技术产生的图像对比称为磁化传递对比(MTC)，是一种选择性的组织信号抑制技术。在MRI过程中通过MT技术可以有目的地增加图像对比，另外也可以通过磁化对比图像来获得更多的组织结构信息。

人体组织中存在着两种不同状态的水质子，磁共振成像技术中称其为自由池(free pool)和结合池(bound pool)。自由池质子的磁共振波谱频带窄，幅度高(T_2弛豫时间长)，所以只有自由池质子才能直接产生磁共振信号。而结合池质子的磁共振波谱频带宽(非常短的T_2弛豫时间)，幅度低，通常不能直接产生磁共振信号。但是，在两个池的组织中，两个池的质子通过“偶极-偶极交换作用”，可产生一个稳定速率的磁化交换作用，使两个池间的磁化保持在一个平衡状态。如果一个池间的磁化被饱和，则平衡态被打破，通过磁化交换作用使另一个池出现部分饱和，从而形成一种新的对比，使小分子与大分子的对比更大。这个过程就像将后者的磁化传递给了前者，所以称为磁化传递。

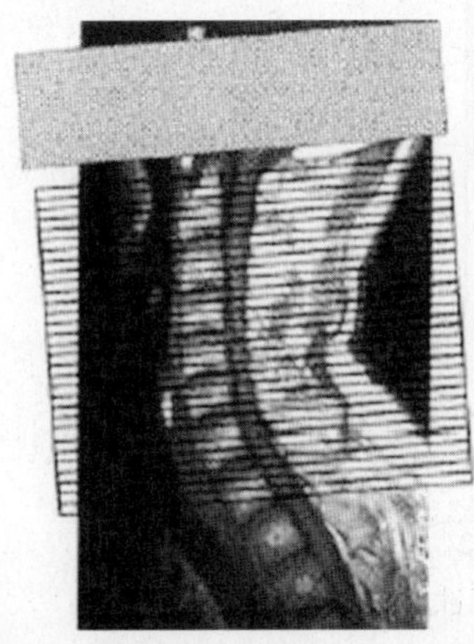
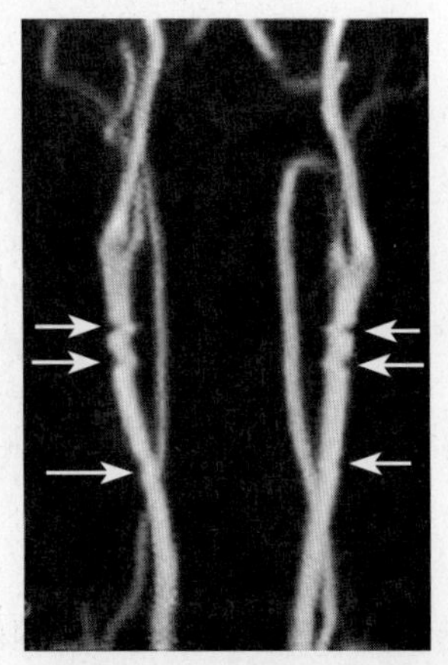
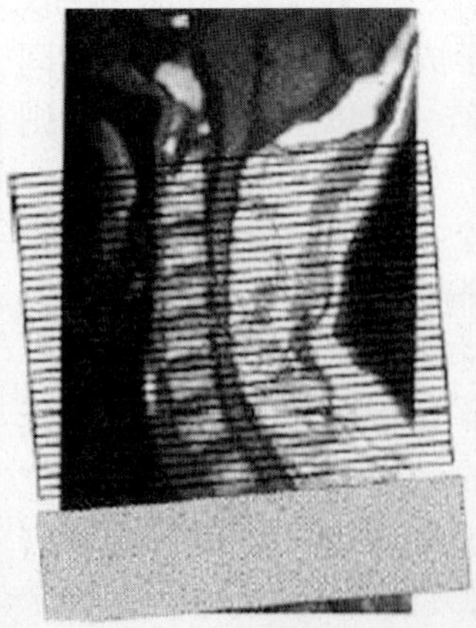
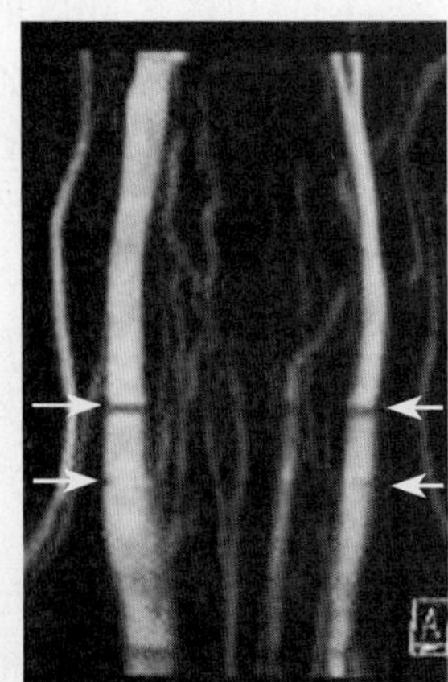

图34-38　利用空间预饱和带选择性显示动脉、静脉

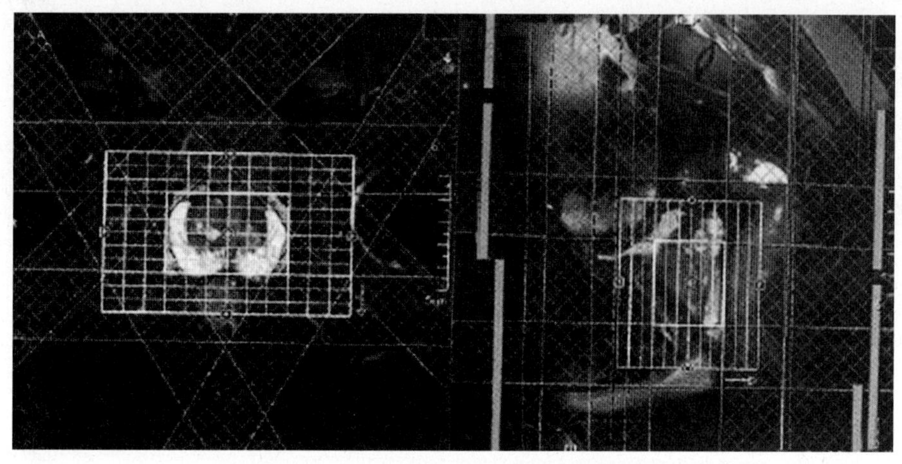

图 34-39　空间预饱和带用于前列腺波谱

MT 技术通常是在射频脉冲激发前，使用一个中心频率与拉莫频率相差数百至数千赫兹的偏振饱和脉冲，使结合池质子的磁化被饱和，通过 MT 作用，自由池质子的磁化被部分饱和，所产生的磁共振信号幅度稍有下降（见图 34-40）。

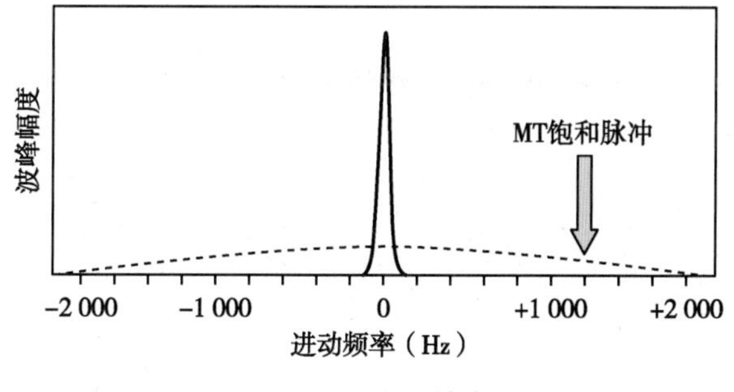

图 34-40　MT 技术

MT 效应对脑脊液、脂肪组织、骨髓及流动的血液无明显饱和效应。因此，在脑部 MRA 及对比增强扫描中，通常使用 MTS 技术使血管或增强组织与脑组织产生更大的对比。

三、幅度选择饱和技术

MRI 组织抑制技术中应用最广泛的是脂肪抑制技术，脂肪抑制技术方法多样，但总的来说主要基于两种机制：①脂肪与其他组织纵向弛豫差别；②脂肪和水的化学位移。

幅度饱和技术就是基于不同组织具有不同的纵向弛豫时间，在 180°磁化反转脉冲作用下，所有组织的纵向磁化都被转移至 *Z* 轴负向，脉冲停止后，各种组织的纵向磁化开始弛豫，负向磁化逐渐缩短，并向 0 值接近。由于人体组织中脂肪的 T_1 值最短，因此 180°脉冲后其纵向磁化矢量从反向最大到 0 值所需的时间最短，选择短 TI 则可有效抑制脂肪组织的信号，所需 TI 值等于脂肪组织 T_1 值 69%。由于不同场强脂肪组织 T_1 值将发生改变，因此抑制脂肪组织的 TI 值也有所不同，在 3.0T 扫描仪上 TI 一般选择 160～180ms，在 1.0～1.5T 扫描仪上 TI 选择 150～170ms，在 0.5T 扫描仪上 TI 选择 90～140ms。STIR 技术就是基于脂肪组织短 T_1 特性的脂肪抑制技术，也是目前临床常用的脂肪抑制技术之一，STIR（TIRM）技术可用 IR 或 FIR 序列来完成（见图 34-41）。同样的原理也可以选择长 TI 以抑制水，如 FLAIR 序列。

幅度饱和技术的优点在于：①场强依赖性低；②相对场强均匀度要求较低；③大 FOV 扫描也能取得较好的脂肪抑制效果。

缺点表现为：①信号抑制的选择性较低，如果某种组织（如血肿等）的 T_1 值接近脂肪，其信号也被抑制；②由于 TR 延长，扫描时间较长；③一般不用于增强扫描，因为被增强组织的 T_1 值有可能缩短到与脂肪组织相近，信号被抑制，从而可能影响对增强程度的判断。

四、化学位移选择饱和技术

同一元素的原子由于化学结构的差异，在相同强度的磁场中其拉莫频率不同，这种频率的差异称为化学位移。如水分子中的氢原子与脂肪分子中的氢原子其化学位移为 3.5ppm，化学位移的程度与主磁场的强度成正比，磁场强度越高，化学位移越明显，在 3.0T 设备中相差约 450Hz，在 1.5T 设备中相差约 225Hz，在 1.0T 场强中约为 150Hz，在 0.5T 中约为 75Hz。

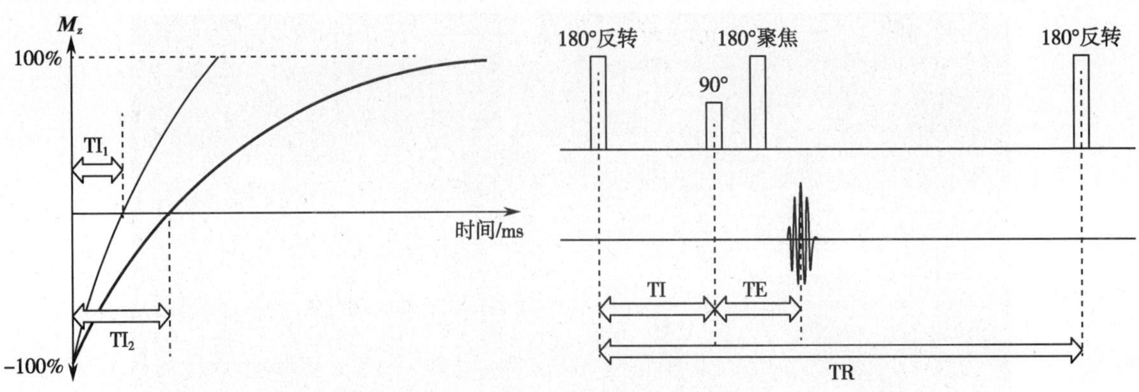

图 34-41　幅度饱和技术抑制原理图

化学位移选择饱和技术就是基于脂肪和水的化学位移,利用这种频率的差异,在信号激发前,预先发射具有高度频率选择性的预饱和脉冲,使一种或几种单一频率的信号被饱和,而只留下感兴趣组织的纵向磁化,这是化学位移成像技术的主要手段(图 34-42)。通过这种方法,可以获得纯水或纯脂肪激发图像,使不需要的组织全部被饱和。

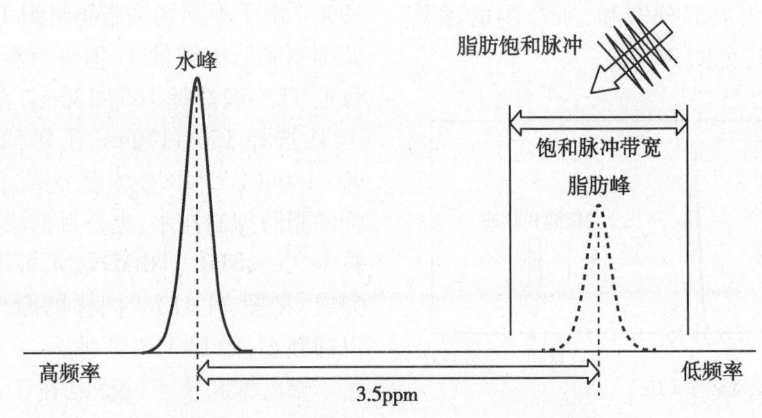

图 34-42　化学位移选择饱和技术抑制原理图

化学位移选择饱和技术的优点在于:①高选择性和特异性。该技术利用的是脂肪和水的化学位移效应,因此信号抑制的特异性较高,主要抑制脂肪组织信号,对其他组织的信号影响较小;②可用于多种序列;③在 1.0T 以上的设备中可取得很好脂肪抑制效果。

缺点在于:①场强依赖性较大;②对磁场的均匀度要求很高,如磁场不均匀,脂肪饱和预脉冲的中心频率很难与脂肪氢质子的进动频率一致,从而严重影响脂肪抑制效果,检查时必须除去患者体内或体表有可能影响磁场均匀度的任何物品;③进行大 FOV 扫描时,视野周边区域脂肪抑制效果较差,这与磁场周边区域的均匀度降低有关;④脂肪饱和预脉冲占据了 TR 间期一个时间段。因此将减少同一 TR 内可采集的层数,如需保持一定的扫描层数则需延长 TR,这势必延长扫描时间,并有可能影响图像对比度。

五、频率选择反转脉冲脂肪抑制技术

频率选择反转脉冲脂肪抑制技术实际上是上述两种脂肪抑制技术的组合。在真正成像脉冲施加前,先施加一个预脉冲,这个预脉冲的带宽很窄,中心频率为脂肪质子的进动频率,因此仅有脂肪组织被激发,同时这一脉冲的偏转角大于 90°,可以是 180°,也可以是介于 90°和 180°之间。预脉冲结束后,脂肪组织发生纵向弛豫,其 M_z 将发生从反向到 0,然后到正向并逐渐增大,直至平衡状态。根据所采用的预脉冲的偏转角不同选择合适的 TI,在 M_z 经过 0 点时施加真正的成像脉冲,脂肪组织信号被抑制。目前实际上这种频率选择与反转脉冲相结合的技术在临床上的应用最为广泛。

六、选择性水或脂肪激发技术

选择性水或脂肪激发技术可选用水激发（抑制脂肪信号而获得水信号）或选用脂肪激发（抑制水信号而获得脂肪信号）。选择性激发技术通常采用频率和空间选择的二项脉冲，这种脉冲实际上是偏转角和偏转方向不同的多个脉冲的组合。如一个90°的二项脉冲可以由一个22.5°、一个45°和一个22.5°脉冲组合而成。

原理为第一个22.5°脉冲激发后水和脂肪的宏观磁化矢量（**M**）处于同相位。由于这两种成分中的氢质子进动频率存在差别，两者相位差逐渐增大，当两者处于反相位（相差80°）时，施加45°脉冲，这样这两种**M**又在同一平面且处于同相位，但它们与主磁场$\boldsymbol{B}_0$的交角不同，脂肪的**M**为22.5°，水的**M**为67.5°；过一段时间后，这两种**M**又处于反相位，这时给第二个22.5°脉冲，这个脉冲把脂肪的**M**打回到B_0方向，因此没有信号，而把水的**M**打到XY平面，因此只有水的信号可以采集到，这样就完成了脂肪抑制的水激发（见图34-43）。如果45°脉冲施加的方向相反，这种组合式二项脉冲也可进行水抑制的脂肪激发。

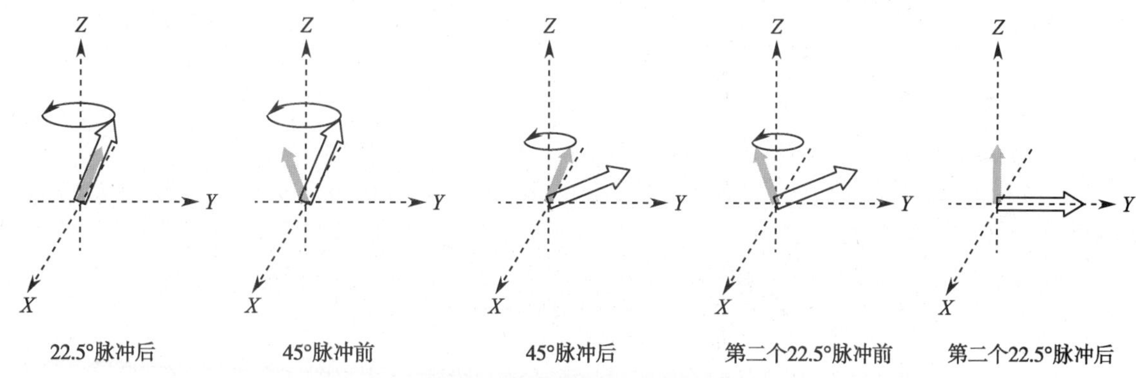

图34-43　水激发技术原理图

选择性激发技术可以用于SE、FSE及GRE序列中，可用于2D和3D采集模式且要求高度均匀的主磁场。

七、化学位移水-脂反相位成像技术

化学位移成像也成为同相位/反相位成像，目前在临床上化学位移成像技术得到越来越广泛的应用。

化学位移最终导致水分子中氢质子的进动频率比脂肪分子中氢质子快3.5ppm，相当于150Hz/T，这种进动频率随场强增大而加大。由于化学位移效应，水质子较脂肪质子的进动频率稍快。因此，若干时间水质子与脂肪质子进动相位就会出现在相反的方向上，即两者的相位差为180°，这种状态称为化学位移水-脂反相位。其宏观磁化矢量将相互抵消，此时采集的磁共振信号相当于这两种成分相减的差值，这种图像称为反相位（opposed phase）图像。过了这一时刻后，水分子的质子又将逐渐赶上脂肪中的质子，两种之间的相位差又开始逐渐缩小，经过相同的时间段，水分子质子的进动相位将超过脂肪中质子一整圈，这两种质子相位又完全重叠，这时两种质子的$\boldsymbol{M}_{xy}$相互叠加，此时采集到的磁共振信号为这两种成分相加的和，这种图像称之为同相位（in phase）图像。因为两者的进动频率是恒定的，因此同-反相位是周期性出现的。

目前临床上化学位移成像多采用2D扰向GRE T_1W序列，通过选择不同的TE可得到反相位或同相位图像，不同场强的扫描机应该采用不同的TE进行同/反相位成像，计算公式如下：

$$同相位\ TE = 1\,000(ms)/[150(Hz/T) \times 场强(T)] \quad (式34\text{-}10)$$

$$反相位\ TE = 同相位\ TE/2 \quad (式34\text{-}11)$$

如1.5T扫描机，同相位TE＝1 000（ms）/［150（Hz/T）×1.5T］≈4.4ms，反相位TE≈2.2ms。

可采用双回波技术一次扫描同时获得同/反相位图像，其图像更具可比性。可初步判断组织或病灶内是否含脂肪及其大概比例。临床上这种技术常被用于诊断肝脏的脂肪浸润、肾上腺病变的鉴别诊断、有助于肾脏和肝脏血管平滑肌脂肪瘤等其他含脂病变诊断和鉴别诊断。

与扰向GRE T_1W同相位图像相比，反相位图像具有以下主要特点：①水脂混合组织信号明显衰减，其衰减程度一般超过频率选择饱和法脂肪抑制技术。②纯脂肪组织的信号没有明显衰减。几乎接近纯脂肪的组织，如皮下脂肪、肠系膜、网膜等，其信号来源主要是脂肪，所含的水分子极少，在反相位图像上，两种质子能够相互抵消的横向磁化矢量很少，因此组织的信号没有明显衰减。③勾边效应：反相位图像上，周围富有脂肪组织的脏器边缘会出现一条黑线，把脏器的轮廓勾画出来。因为一般脏器的信号主要来自水分子，而其周围脂肪组织的信号主要来自脂肪，在反相位图像上脏器和周围脂肪组织的信号下降都不明显，但在两种交界面上各像素中同时夹杂有脏器（水分子）和脂肪，因此在反相位图像上信号明显降低，而出现勾边效应（图 34-44）。

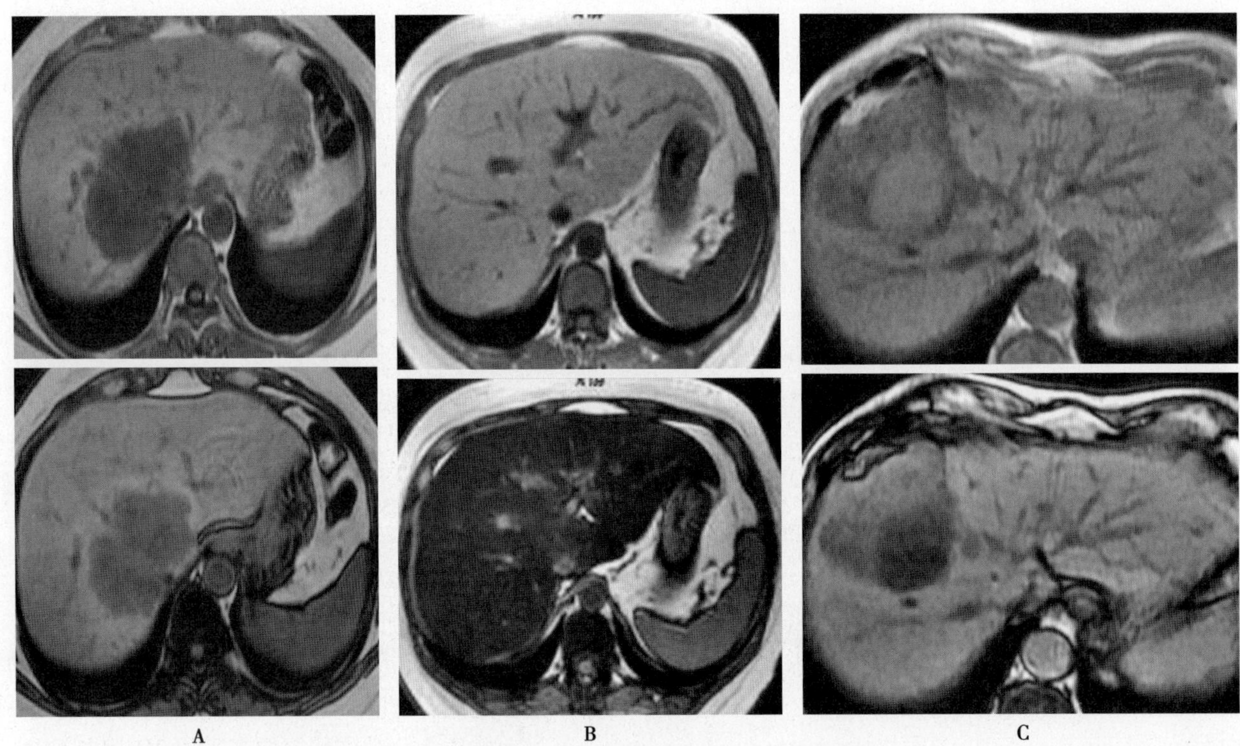

图 34-44 化学位移水-脂反相位成像技术在肝脏脂肪浸润中的应用

A. 反相位勾勒器官边缘；B. 脂肪肝；C. 肿块内含脂肪成分。

八、两点或三点对称回波水脂分离成像 Dixon 技术

利用同相位和反相位图像，还可产生单独的“水”或“脂肪”信号的图像。将来自脂肪和水的信号强度分别定义为 F 和 W，那么脂肪和水同相位图像的信号强度（$I_{同}$）和反相位的信号强度（$I_{反}$）为：

$$I_{同}=W+F \quad (式 34\text{-}12)$$

$$I_{反}=W-F \quad (式 34\text{-}13)$$

这样：

$$W=(I_{同}+I_{反})\div 2 \quad (式 34\text{-}14)$$

$$F=(I_{同}-I_{反})\div 2 \quad (式 34\text{-}15)$$

这就可以进行单独的水或脂肪的成像，称为水脂分离成像。这种方法也称为两点（采集时间点为 $0,\pi$）或三点对称回波（采集时间点为 $-2\pi/3, 0, 2\pi/3$）水脂分离成像（Dixon 技术）（见图 34-45）。

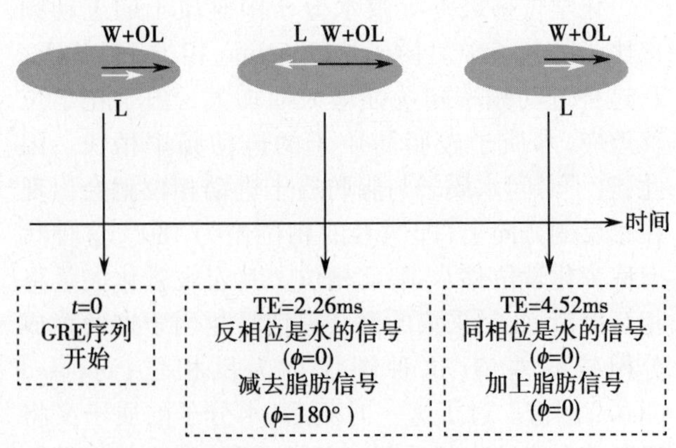

图 34-45 两点或三点对称回波水脂分离成像

Dixon 技术的优势在于不仅可以采用扰向 GRE 序列，也可采用 SE 或 FSE 序列，一次采集可同时获

得同相位、反相位、水像、脂像四种水脂分离图像，被广泛应用在骨关节系统。Dixon 技术的缺点：①对磁场均匀度敏感；②在水脂交界区图像模糊，有时分离不完全。

九、三点非对称回波水脂分离成像（Ideal）技术

三点非对称回波水脂分离成像 Ideal 技术是在 Dixon 技术的基础上，通过统计学概念克拉美罗界［Cramer-Rao Bounds（CRB）］研究由于幅度、相位和场（map）来估算信号噪声比的有效最大值，用以确定回波时间位移的选择。分析显示：依靠幅度、相位、场所重建的信号特点不仅与回波时间位移的选择有关，而且还与在同一像素的水/脂的含量以及其排列方式有关，此方法提供水脂最小变化的非线性评估。通过采集时间点位移，三点法非对称回波采集时间点分别为（$-\pi/6$，$\pi/2$，$7\pi/6$），当水脂比例不同时，水脂分离更加稳定，只是计算方法更加复杂，利用无偏估算 ρ。这种非对称的采集方式可以充分克服传统三点式 Dixon 方法的缺点，保证水脂分离的完全性和结构的清晰性（图 34-46）。

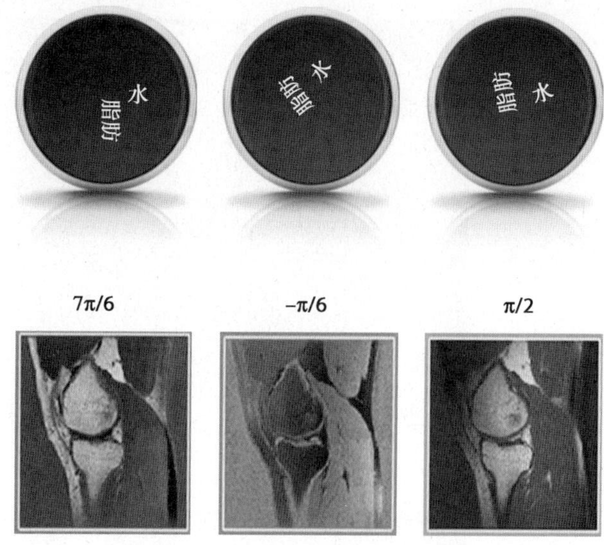

图 34-46　三点非对称回波水脂分离成像

Ideal 的优势在于：①相对于 IR 序列不影响纵向磁化。②对磁场不均匀的影响不敏感。③相对于化学位移选择饱和技术不受射频场均匀性的影响。传统的化学位移选择饱和技术在均匀的磁场条件下，成像脉冲中心频率对准水的频率，然后对脂肪频率段实施饱和脉冲，抑制脂肪信号。当磁场不均匀时，水与脂的中心频率漂移，脂肪所在的信号频率并未被抑制，甚至水的信号被抑制，图像表现为脂肪高信号。Ideal 在均匀的磁场条件下，成像脉冲中心频率对准水的频率，采用三点非对称回波技术对水和脂的信号进行分离。当磁场不均匀时，即使水与脂的中心频率漂移，但水和脂的相位差依然保持，因此可被 Ideal 技术利用相位分解的方法正确分离出来。④一次成像四种组织对比，即水像、脂像、同相位图、反相位图。减少扫描次数，增加诊断信息量，从根本上消除层面误差，多种对比互补大大提高病变检出敏感性和特异性。⑤稳定的脂肪抑制效果，尤其对于一些传统压脂比较困难的区域，包括颈部 T_2 压脂、T_1 增强扫描，脊柱、乳腺压脂，外伤水肿信号的显示等。⑥Ideal-IQ 技术可对病灶内脂肪信号分析，进行脂肪定量分析（图 34-47A，B）。

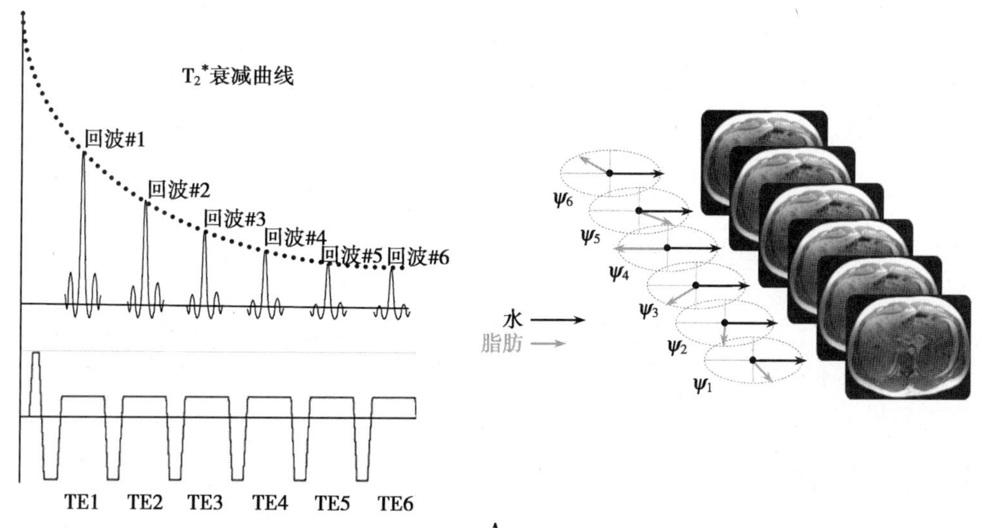

A

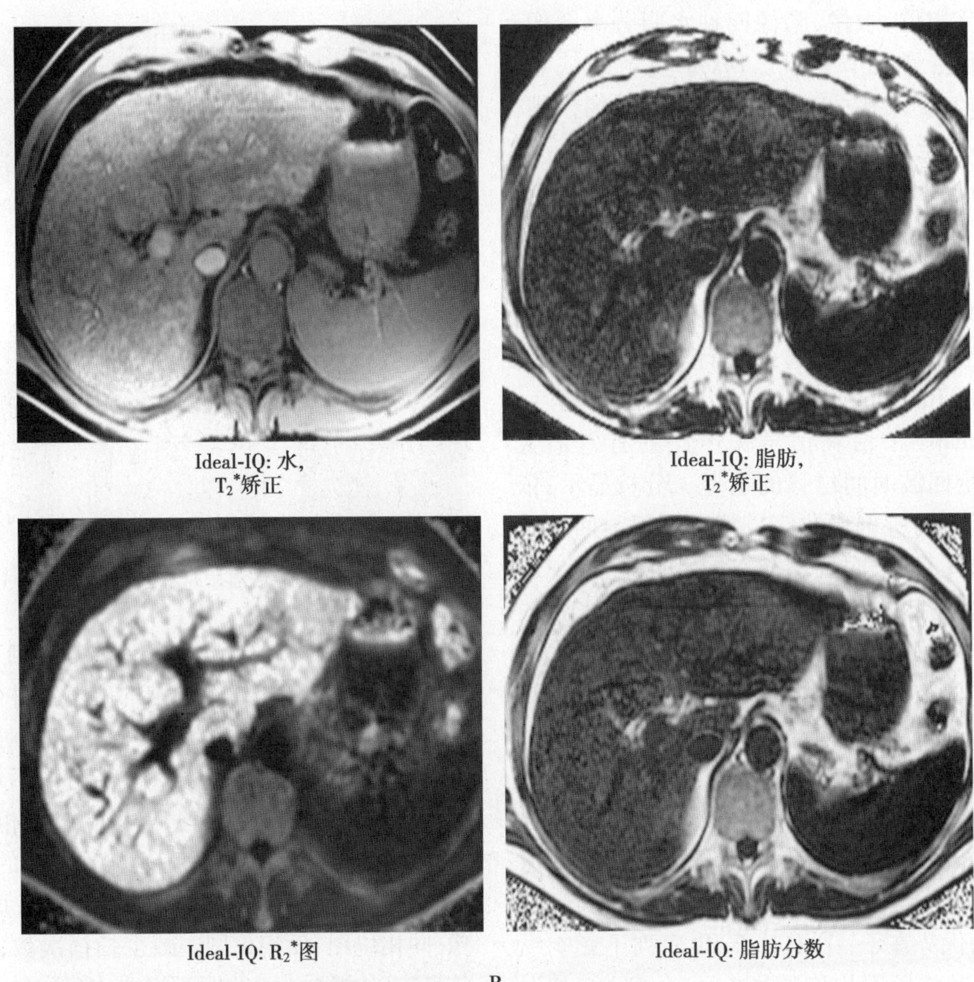

图 34-47　Ideal-IQ 脂肪定量分析

A. Ideal-IQ 脂肪定量分析;B. Ideal-IQ 脂肪定量分析技术示肝硬化、脂肪肝、铁过量沉积。

在临床工作中需要注意的是:由于需要采集三个回波信号,成像时间比较长,需要利用阵列空间敏感性编码技术(ASSET)技术缩短扫描时间;在不同时间采集三个回波信号,易受运动伪影的影响,在体部应用时,对呼吸质量要求较高;在磁场极度不均匀的区域,仍存在水脂信号错误计算的现象,尽可能添加局部匀场技术。

(富青　雷子乔　刘伟)

第七节　磁共振辅助成像技术

在磁共振成像中,为了达到理想的成像效果,经常使用一些特殊的技术在特定部位辅助成像,可获得优良的图像效果。

一、磁共振电影成像技术

磁共振电影(成像(magnetic resonance cine)是利用磁共振快速成像序列对运动的脏器实施快速成像,从而达到"冻结"运动的目的,并产生一系列运动过程的不同时段(时相)的"静止"图像。将这些"静止"图像对应于脏器的运动过程依次连续显示,即产生了运动脏器的电影图像。

对于具有固定周期运动的脏器,将其运动周期平均分成若干时段,每一时段又称为一个时相,每个时相产生同一个层面的一幅图像,全部时相对应的图像呈连续显示,即为电影图像。

运用梯度回波序列,可在一个运动周期内的每个时相采集多行 k 空间数据(一个 k 空间段),从而提高成像速度,这种方法又称节段电影技术(图 34-48)。这种方法的心脏电影成像在心功能评价、心瓣膜病变、先天性心脏病诊断中具有重要价值。

对于无固定周期运动的脏器,如膝关节、颞颌关节等,其电影成像的方法是将其运动的最大范围分成若干相等的空间等份,然后按照一定的顺序,每次运动一个等份。在每一个等份点采集一幅图像,直至所有图像采集完毕。然后将每个空间位置

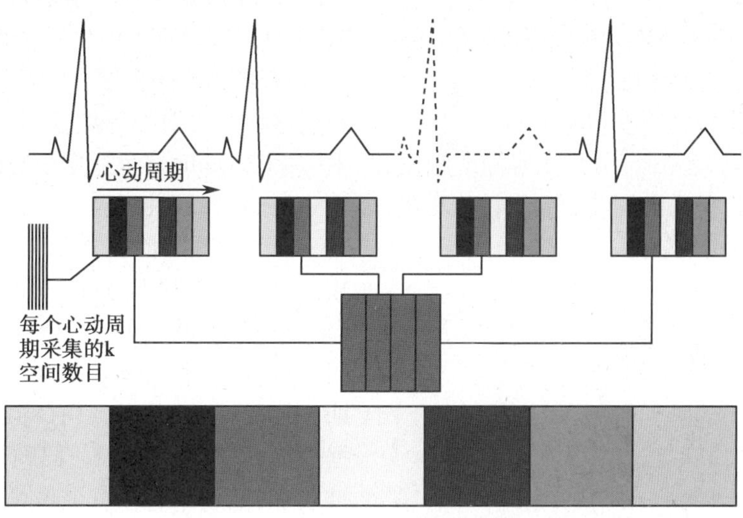

图 34-48　磁共振心脏节段电影原理图

的图像放在一个序列内连续显示，即成为关节运动功能的电影图像。这种方法的成像时间很长，随着超快速序列的发展，磁共振实时成像技术将使运动功能的显示成为常规。

二、磁共振生理同步采集技术

（一）心电触发及门控技术（ECG trigger and gating）

1. **原理**　心电触发技术是利用心电图的 R 波触发信号采集，使每一次数据采集与心脏的每一次运动周期同步。门控技术则是采用域值法，根据心电图与心动周期的关系设上、下域值（即“门”），所有数据采集都在“门”内进行，超出“门”则不采集。

2. **心电图导联的安放**　心电图是心电轴电位周期变化的过程。安放心电图导联时，一般采用与心电轴一致的方法，心电轴一般与心脏的长轴一致，即从右后上指向左前下方。通常在胸骨右缘第二肋间、左锁骨中线第五肋及左腋前线第六肋间处依次安放三个导联（见图 34-49）。

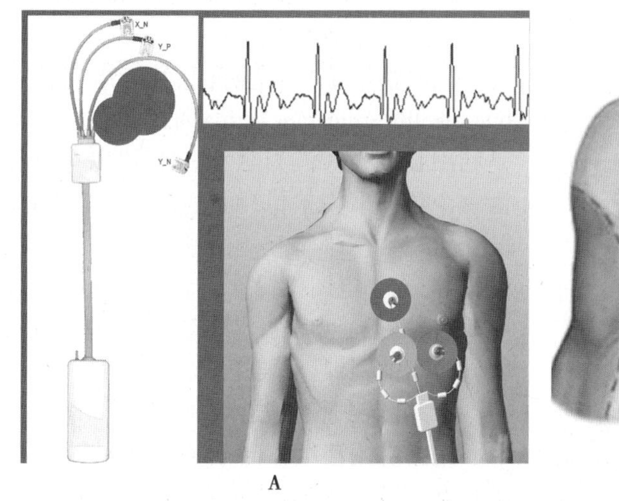

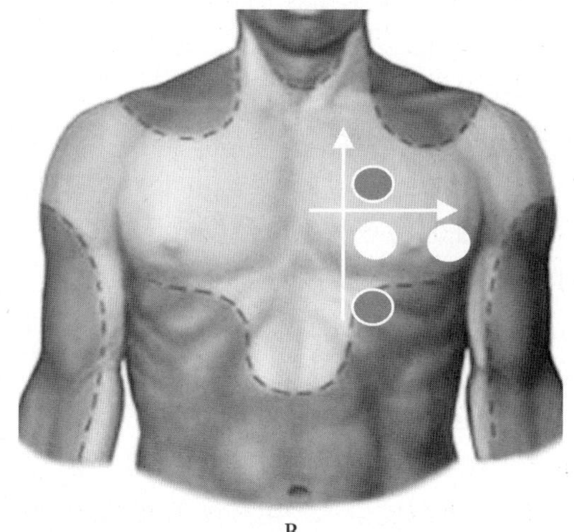

A　　B

图 34-49　心电轴向及电极安放位置

A. ECG；B. VCG。

3. **参数设定**　序列参数与心动周期或频率必须协调，否则影响成像质量及成像时间。心动周期（HP）= 60×1 000/心动频率（HF）。

触发延迟时间 TD，即 R 波至开始采集的间隔时间，在 T_1 加权成像时，有效 TR 为一个 HP，序列 TR 一般应设定为较 HP 小于 10%左右，防止心律不齐。在 T_2 加权成像时，TR 应为两个或三个心动周期。TD 则应根据欲观察心脏的运动时相而设定。

4. **应用**　心脏大血管的磁共振成像，肺及纵隔磁共振成像，PC-MRA，流量分析技术。

（二）脉搏触发技术（pulse trigger）

脉搏触发与心电触发相似，利用脉搏幅度触发扫描，使心脏运动与数据采集同步，较心电触发粗略、简单，常用于肺部及纵隔触发（图 34-50）。

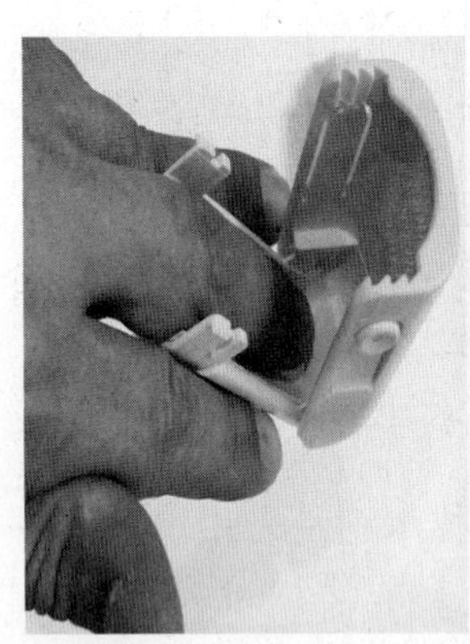
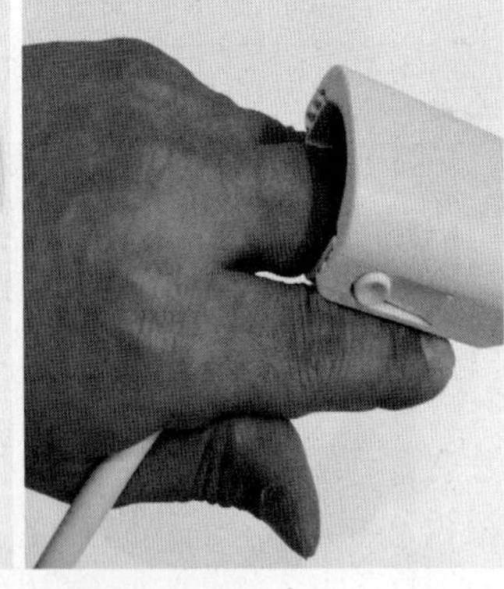

图 34-50　脉搏触发安放

三、呼吸补偿和呼吸门控技术

（一）呼吸运动同步技术

1. **原理**　呼吸波触发及呼吸门控技术与心电触发及门控技术相似。呼吸波触发技术是利用呼吸波的波峰固定触发扫描，从而达到同步采集。呼吸门控技术则是将数据采集控制在呼吸波的一定域值的上限和下限，从而达到每次采集的同步技术。

2. **呼吸感应器的安放**　呼吸感应器用于感应呼吸状态产生呼吸运动幅度的波。由于男女的呼吸方式不同，男性应将呼吸感应器安放于上腹部，感应器两端围绕患者腹部的系带的松紧度要适中，过紧、过松都会导致感应信号被变形。女性患者则应安放在下胸部。

（二）伪门控技术（pseudogating）

在连续性数据采集过程中，周期性的呼吸运动使 k 空间的数据的幅度呈现一定频率的波动，因此在图像重建时形成高序伪影（high orders），即常说的鬼影。鬼影的间隔距离与呼吸运动的周期成反比，与数据采集周期（TR）及信号平均次数（NSA）的偶数倍成正比，即：

$$D_g = 2TR \cdot NSA/TB \qquad (式 34\text{-}16)$$

式中，D_g 为鬼影间距，TB 为呼吸周期。TB＝60×1 000/FB（FB 为呼吸频率），当 2TR×NSA/TB＝整数时，$D_g \geq 1/2FOV$，即第一个鬼影与中心图像的距离，正好超出视野范围，通常所见到的“鬼影”消失。利用这种方法消除周期性运动伪影称为伪门控技术（pseudogating），也适用于心脏运动鬼影的消除。

（三）回顾性呼吸门控技术

回顾性呼吸门控技术与回顾性心电门控技术相似，又称为呼吸补偿（RC）或呼吸相位重排（ROPE）等。其原理与呼吸门控及呼吸触发技术不同，后者在整个呼吸周期中，大多数时间处于等待期，未进行数据采集，只有特定呼吸状态才进行数据采集，成像时间很长。回顾性呼吸门控技术的关键在于“回顾”，它在整个呼吸过程中对应的呼吸波记录并储存，最终将不同呼吸状态所采集的信号进行分类，即呼吸相位重排技术（图 34-51）。

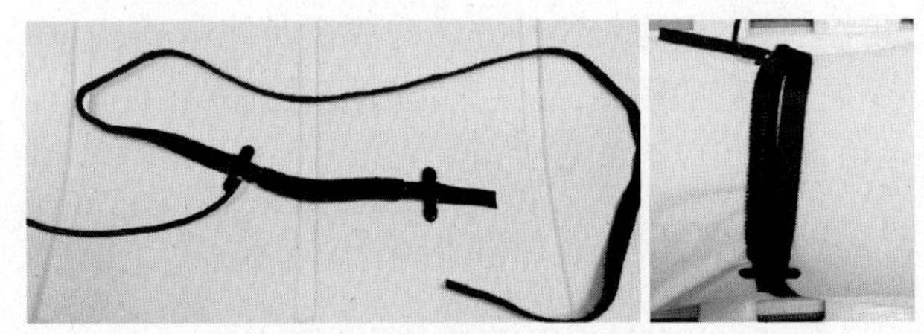

图 34-51　呼吸门控技术

四、心电门控和心电触发技术

（一）回顾性心电门控（retrospective electrocardiogram gating）技术

回顾性心电门控与前瞻性心电门控（prospective electrocardiogram gating）的不同之处在于，它不是利用心电图 R 波为触发信号，不以一个心电周期为一个数据采集单位，而是连续采集数据，心电图的变化与数据采集互不影响。在每一次数据采集时，相应的心电图位置被记录并储存。在数据采集完毕后，根据心电图的对应的数据进行分类，产生不同时相的图像，主要用于心脏电影。

（二）无线门控技术（wireless trigger）

是指应用连续性导航回波实时探测心脏的运动状态，选定心脏运动的某一状态触发扫描。

（三）3D 导航同步技术（navigator）

在心脏磁共振冠状动脉造影（MRCA）中，呼吸门控与心电门控不能同时使用。为了消除呼吸运动伪影，可使用导航技术。该技术是在每一心动周期信号采集前使用导航回波，使右膈顶运动高度实时显示，并根据膈顶位置计算激发容积的位置，使每个心动周期所激发的容积相同，从而消除呼吸和心脏运动伪影（图 34-52）。

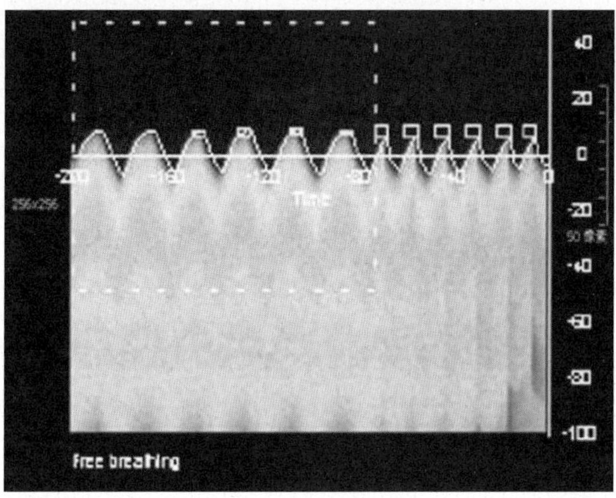

图 34-52　呼吸导航技术

（富青　雷子乔　刘伟）

第八节　介入磁共振成像与分子影像学

一、介入磁共振成像

介入磁共振成像（interventional magnetic resonance imaging）是应用 MRI 引导器械，以达到诊断或治疗作用的新技术。

（一）介入磁共振成像系统磁体设计

目前 MRI 系统磁体设计有各种各样的开放式系统，如“马蹄”形、“面包圈”样等设计，以满足临床介入磁共振成像的需要。一般使用超短或较短的磁体，标准磁体最大缺陷是与患者接触差，优势在于其磁体磁场强度较高，有利于实时成像。

（二）介入器械的可视化

介入器械的可视化（instrument visualization）是介入磁共振成像的关键问题之一。常规介入工具和外科器件是由塑料制成的，在 MRI 中观察不到；如果是由金属制作的，会导致严重的甚至是无法接受的金属伪影。MRI 介入器械要求：

1. **被动可视化**　使用较微弱的顺磁性穿刺针或附带有稀有金属的工具，介入器械通过由磁化率效应所产生的微小金属伪影来识别。

2. **仿真内镜显示**（virtual reality visualization）　涉及光学三角系统，通过识别固定在支架上的发光二极管实施。

3. **MR 示踪技术**　在介入器械顶部或其周缘安装一个或多个微小的 MR 接收线圈，由于它能对线圈附近的自旋质子成像，从而明确介入器械的位置。

4. **磁共振介入器材轮廓可视技术**　是一种优良的示踪方法，又称“MR profiling”，它采用直环天线作为信号接收装置，对诸如导丝这样很薄的结构也能清晰显示。

5. **外科辅助设备**　除了介入操作时在成像观察野内所运用的工具外，还有许多辅助设备需在此种环境下顺利工作。首先是患者麻醉和监测设备，其他工具（如射频切除装置、激光加热源、内镜设备等）均需能在磁场下正常工作。

（三）介入磁共振成像的临床应用

介入磁共振成像的临床应用主要表现以下几个方面：

1. 应用 MRI 的良好软组织对比和在线（online）多层成像优势，对一些复杂活检操作提供引导。

2. 对热消融外科手术进行控制，因为 MRI 是唯一对程度较轻组织温度变化敏感的影像学显示技术，在此程度的温度变化下，蛋白质变性和组织破坏尚未发生。

3. 引导内镜操作，直接观察所进入管腔的周围区域。

4. 引导经腔道或经皮腔介入治疗，优势是综合运用形态学和流动灌注信息，可与血管内线圈结合使用，使介入治疗取得最佳效果，可对治疗进行即时随访。

二、分子影像学

分子影像学（molecular imaging）是分子生物学和医学影像学高速发展并高度融合的产物。分子生物学研究的是人体在分子水平的生理和病理变化，分子影像学则是分子生物学和医学影像学两者各取所长并相互渗透的结晶。

（一）分子影像学的概念

分子影像学就是活体状态下在细胞和分子水平应用影像学对生物过程进行定性和定量研究。它从生理生化水平认识疾病，阐明病变组织生物过程的变化、病变细胞基因的表达、代谢活性的高低、病变细胞是否存活以及细胞内生物活动的状态等，为临床早期诊断、治疗疾病提供分子水平信息。

（二）分子影像学的技术方法

显示分子信息的关键在于运用高特异性的成像专用探针、相应的放大技术和敏感高效的图像检出系统。分子显像的过程如下：分子探针用核素、顺磁性物质或荧光素标记后与靶目标结合，经合适的扩增方法将信息放大，然后由成像系统（如PET、MRI）或光学成像技术发现信息。

1. 分子显像探针　要检测某一种样品或基因组中特定的DNA序列或基因片段，首先必须有相应的探针。探针通常要用核素或非核素物质进行示踪标记。在显示分子信息的几个关键因素中，分子显像探针的研究最为重要，它是进行分子影像学研究的先决条件。

2. 分子影像学成像技术

（1）核医学成像：主要由单光子发射计算机体层显像仪（SPECT）和PET把有明确生物学效应的示踪剂送入体内，让它参加体内生物活动，再用SPECT或PET加以探测和显示，由此反映体内的特定的生物活动。目前，临床上已用PET成功地对癌症患者体内多药耐药（multiple drug resistance，MDR）进行成像。此外，PET还可以显示基因感染、表达的过程和状态以及用于心肌梗死后存活心肌的确认等。PET成像的敏感性高、速度快，但其空间分辨力低，不能对发现的分子水平的异常信号进行准确的解剖定位。而PET与CT的融合，则可提供病变的准确空间定位。

（2）磁共振成像：目前用MRI技术进行的基因表达显像主要包括两个方面，即传统的MRI技术和MRS分析技术。传统的MRI技术中目的基因的扩增方法是采用多种标记基因，并利用不同的对比剂增加其信号来完成。MRS通过评价特异标记底物代谢水平的改变来发现基因的表达。利用MRI进行基因表达显像与PET相比有如下优点：①MRI的空间分辨力高，可达到或接近显微镜的分辨力（几十微米范围）。②能同时获得生理和解剖信息，能够进行小动物的生理和分子标记物的分析。相对于PET来说，MRI基因表达显像的扩增信号要弱得多，需要有强大的扩增系统。磁共振分子成像目前主要用于基因表达传递成像、肿瘤血管生成以及细胞分子水平的功能成像等。

（3）光学成像：用于活体基因表达显像的光学成像方法主要有弥散光学成像、多光子成像、活体内显微镜成像、近红外线荧光成像及表面共聚焦成像等。用于光学基因表达显像的标志基因有绿荧光蛋白、虫荧光素酶、基质金属蛋白酶（matrix metalloproteinase，MMP）等。

（4）CT成像：微小CT（micro-CT）能提供很高的空间分辨力（几十微米），可以扫描转基因鼠表型或评估肺或骨组织。骨小梁样本的分辨力可达14μm×14μm×14μm像素。CT还可与PET和SPECT进行图像融合，在显示生理信息的同时，解剖结构更加清晰。

三、PET/MR技术

多模式分子影像技术是将在人体细胞水平的特征分子、组织水平功能和脏器水平解剖结构有机结合起来的全新医学影像成像模式。随着PET/CT临床应用的巨大成功及磁共振成像所特有的性质（高软组织对比度、多参数成像、组织功能成像），PET/MR这种最新的多模式分子影像技术在没有进入实际临床应用前就被寄予极大期望。

第一代多模式分子影像设备PET/CT-MRI采用PET/CT中CT对γ射线在组织细胞中衰减进行精确的校正（CTAC），再用CT与MRI进行准确匹配，然后进行PET与MRI图像融合。

第二代PET/MR采用MRI和PET的分体式设计，为避免磁场的影响和对磁场的干扰，PET和MRI设备安装在完全不同的两个房间，分别进行MR和PET的扫描。不同于PET/CT紧密结合在一起的一体化机设计，PET具有独立的数据校正系统，利用图像融合软件进行图像配准与融合。第二代PET/MR多模式分子影像系统明显缩短PET/CT-MRI扫描时间，采用第二代配准工具进一步缩短图像配准、融合时间，提高了融合图像的精度。在进一步加强图像配准、融合和显示功能基础上，又推出定量化指导个体治疗的系统工具。

第三代一体化PET/MR设备是将全新的3.0T MRI平台与PET机紧密结合，基于磁共振实现对PET成像过程γ射线在组织衰减进行精准定量化的衰减校正（MR based attenuation correction，MRAC）。MRI具有最新的零回波时间（zero echo time，ZTE）技术，采用TOF结合ZTE技术进行MRAC，实现PET图像精准定量化。可以看出，第三代一体化PET/MR设备的特征是MRI和PET图像均具有精准定量化功能，同时PET和MRI实现真正同步扫描。图34-53所示的是一台具有精准定量功能的一体化PET/MR设备，支持TOF技术和具有超高性能的PET探测器与3.0T磁共振成像设备的磁体内置全身体线圈有机整合在一起。

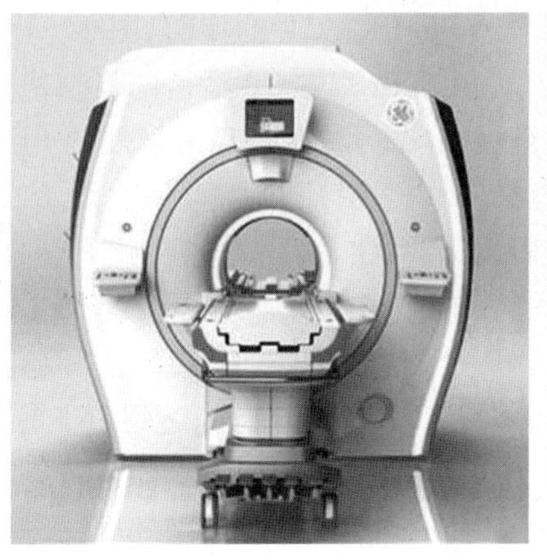
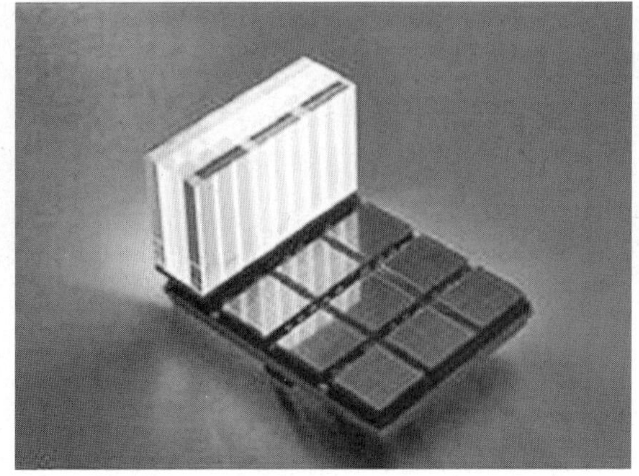

图 34-53　TOF-PET/MR 和 PET 探测器单元

目前，第三代一体化 PET/MR 设备作为最先进的功能分子影像成像设备，与传统的 PET/CT 相比较，在神经系统疾病、胸腹部运动脏器成像中已经表现出独特的临床作用，已经被作为在临床前期研究、脑科学研究、转化医学和精准医疗研究中最重要的利器。

在神经系统临床应用中，第三代一体化 PET/MR 设备中的 MRI 能够无须注射任何对比剂就能够获得脑血流量（3DASL）、水分子再组织细胞扩散（多 b 值水分子扩散加权图像）和组织血氧水平（血氧水平依赖效应）。对脑缺血半暗带、帕金森病、痴呆早期诊断、癫痫和线粒体脑病诊断，一体化 PET/MR 设备能够提供更加准确的定量化诊断信息。文末彩图 34-54 是 ^{11}C-雷比利脑基底节受体一体化 PET/MR 设备成像图像，图 34-55 是用于痴呆诊断 ^{18}F-THK5117 一体化 PET/MR 设备临床图像。

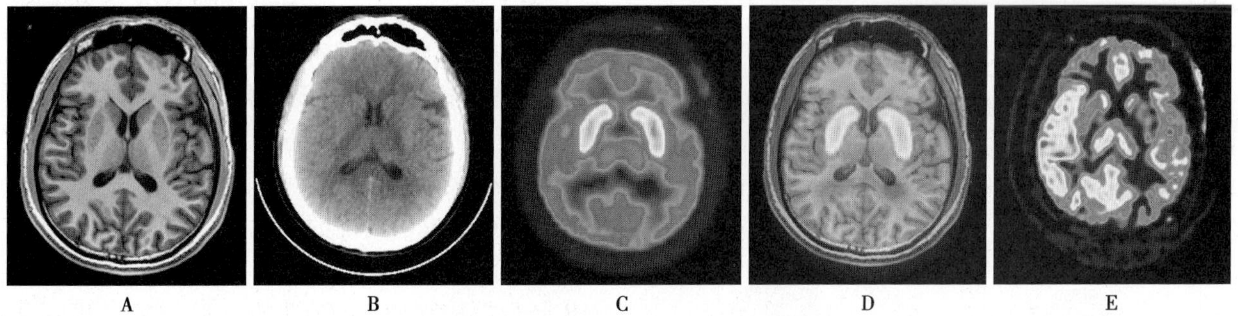

图 34-54　^{11}C-脑雷比利临床图像（自愿者）
A—E 依次为 MRI、CT、PET、PET/MR、3DASL。

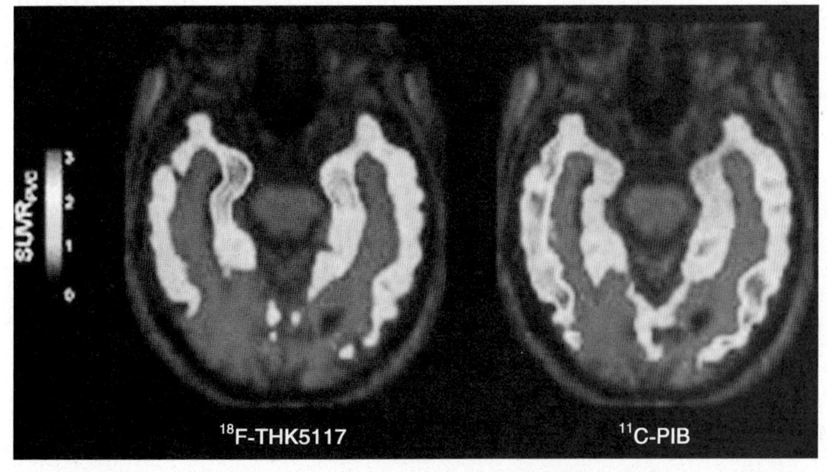

图 34-55　^{18}F-THK5117 脑 τ 蛋白成像

目前，更多的基础研究成果表明痴呆发生、发展过程中τ蛋白在神经元微观上沉积具有特征性改变，β样淀粉蛋白沉积缺乏特异性。^{18}F-THK5117 τ蛋白成像比^{11}C-PIB β样淀粉成像在痴呆诊断更具有个异性。Catana 等人也较为全面的总结了 PET/MR 在神经系统性疾病中的潜在临床应用。

一体化 PET/MR 设备对肿瘤疾病的诊断也有巨大的临床应用前景，Buchbender 等人对 PET/MR 在肿瘤 TNM 分期中的作用进行了评估。该研究认为 PET/MR 可以提供精确的脑组织及颈部恶性肿瘤、骨肿瘤和软组织病变的 T 分期；在有无淋巴结转移方面的检测效果类似于 PET/CT；对脑、肝脏、骨等病变有无远处转移的评估，PET/MR 也可以提供较为精确的诊断信息。在 PET/MR 肿瘤成像过程，许多肿瘤对^{18}F-FDG 是低摄取或不摄取（比如：支气管肺泡癌、胃印戒细胞癌、原发性肝细胞肝癌、肾脏透明细胞癌、前列腺癌等），而采用 MRI 的水通道蛋白磁共振成像（AQP MRI）、Ideal-IQ 和 3DASL 成像技术能够提供弥补^{18}F-FDG PET 固有缺陷的更多信息。

一体化 PET/MR 设备中的 PET 和 MRI 是同步扫描，所以 PET/MR 图像能够消除运动造成伪影，提高 PET/MR 全身扫描图像质量。图 34-56 是同一患者^{18}F-FDG PET/CT 的 PET 和^{18}F-FDG PET/MR 的 PET 临床图像，可以看出 PET/MR 的 PET 图像明显优于 PET/CT 的 PET 图像。另外，传统 PET/CT 由于 PET 与 CT 不是同步扫描，胃肠道存在生理性蠕动，导致 65%以上病灶的 PET 与 CT 图像错位。所以，在胃肠道肿瘤原发灶诊断存在明显的假阳性、假阴性。第三代一体化 PET/MR 设备中 PET 与 MRI 是同步扫描，克服传统 PET/CT 和早期 PET/MR 设备 PET、CT 或 MRI 是序列化扫描固有缺陷，使得 PET 与 MRI 图像达到精准的配准，从而提高 TOF-PET/MR 对运动脏器疾病诊断的效能，TOF-PET/MR 开创运动脏器占位性疾病诊断的新纪元。

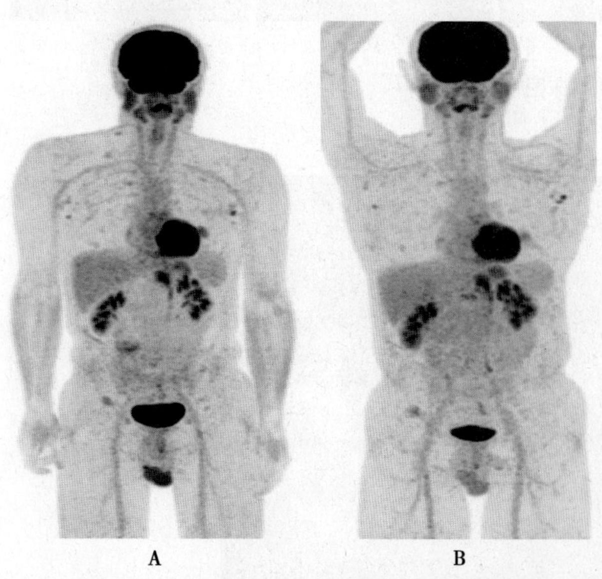

图 34-56　同一患者 PET/CT 和 PET/MR 临床图像比较

A. PET/MR 中 PET 图像；B. PET/CT 中 PET 图像。

由于一体化 PET/MR 设备的扫描速度快、患者的辐射剂量极低。这就为对肿瘤患者监测治疗效果提供了基础。进行疗效评估需要多次扫描，PET/CT 辐射剂量成为患者极大的思想顾虑。而 PET/MR 极低辐射剂量成为其独特的优势。对于血液病患者的儿童，PET/MR 是他们最大的福音。PET/MR 扩大在儿童肿瘤患者、妇科疾病中的应用范围。可以看出，与 PET/CT 相比较，PET/MR 全身扫描具有更广泛地临床应用范围。

在心脏应用方面，一体化 PET/MR 设备在冠状动脉斑块成像、心肌存活性检测和心功能评价领域具有独特的价值。无论是 PET 还是 MRI，在心脏疾病的诊断和评估方面均有成熟的临床应用，MRI 在软组织中提供心肌高分辨力的解剖结构，PET 可以提供精确的心肌活性、定量的心肌灌注信息，同时第三代一体化 PET/MR 设备 PET 和 MR 同步扫描克服 PET/CT 在心脏扫描中序列化成像固有缺陷。一体化 PET/MR 设备无疑会为心脏疾病患者提供更为全面精确的诊断。采用^{18}F-FDG 首次通过方法 PET/MR 成像能够一站式获得心肌血流灌注和代谢的临床图像（图 34-57），该方法开拓 PET/MR 在心血管系统临床应用的新领域。

正如任何一种新出现的成像技术一样，PET/MR 成像的临床应用仍然存在一系列问题需要解决：最优化的成像序列、伪影的处理、长成像时间、高维护费用、图像融合对医师更高的要求等。但我们相信随着科技的进步，这些技术难题会被攻克，PET/MR 成像有望将多模式分子影像学发展到一个新的高度，对现代和未来医学模式产生革命性影响。

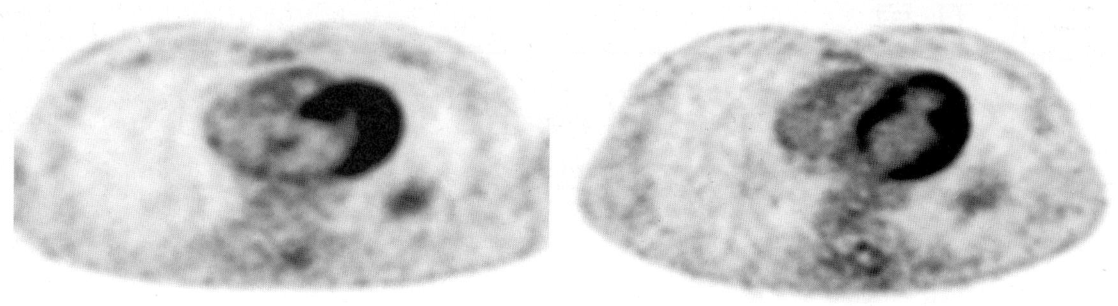

图 34-57　同一患者 TOF-PET/MR 与 PET/CT 的心脏图像比较
A. PET/MR 中心脏 PET 图像；B. PET/CT 中心脏 PET 图像。

（富青　雷子乔　刘伟）

第三十五章

磁共振检查前准备与头颈脊柱五官磁共振检查技术

第一节　磁共振检查准备

一、适应证与禁忌证

（一）适应证

MRI 检查适用于人体的任何部位，包括头颈部器官如颅脑、耳、鼻、咽、喉、甲状腺及甲状旁腺、颈部软组织；胸部各脏器，如心脏、肺、纵隔、乳腺；腹部各脏器，如肝、胆、胰、脾、胆道、胃肠道、肾及肾上腺、输尿管；盆腔各器官，如膀胱、前列腺、男女性生殖器；四肢骨关节及软组织、脊柱、脊髓、外周血管神经等。

MRI 适用于人体多种疾病的诊断，包括肿瘤性、炎症性、寄生虫性、血管性、代谢性、中毒性、先天性、外伤性等疾病。

MRI 在中枢神经系统颅脑、脊髓的应用最具优势。对于肿瘤、感染、血管性病变、白质病变、发育畸形、退行性病变、脑室系统及蛛网膜下腔病变、出血性病变均优于 CT。MRI 具有不产生骨伪影的优点，对后颅凹及颅颈交界区病变的诊断具有独特的优势。目前，MRI 在中枢神经系统的应用，已扩展到分子水平的研究。

MRI 具有软组织高分辨力的特点及血管流空效应，可清晰显示咽、喉、甲状腺及甲状旁腺、颈部淋巴结、血管及肌肉，对颈部病变的诊断具有重要价值。

纵隔内血管的流空效应及纵隔内脂肪的高信号特点，形成了纵隔 MRI 图像的良好对比，MRI 对纵隔及肺门淋巴结肿大、占位性病变的诊断具有特别的价值。根据 MRI 成像原理，MRI 信号强度与质子含量有关，肺为含气器官，相等体积 MRI 肺组织质子含量相对少、信号弱，又因呼吸运动伪影的影响，肺的 MRI 质量相对较差，如钙化及小病灶的检出常不如 CT。

根据心脏具有周期性搏动的特点，运用心电门控触发技术，MRI 可对心肌、心腔、心包病变、某些先天性心脏病做出准确诊断，且可对心脏功能做定量分析。MRI 的流空效应及电影亮血技术，可直观地显示主动脉瘤、主动脉夹层等大血管疾患。

MRI 多参数技术及快速和超快速序列在肝脏病变的鉴别诊断中具有重要价值，对典型病例不需用对比剂即可通过 T_1 加权像和 T_2 加权像直接鉴别诊断肝脏良、恶性病变。磁共振胰胆管成像（magnetic resonance cholangiopancreatography，MRCP）应用 MRI 水成像技术，不需用对比剂即可获得影像对比强烈的造影效果，对胆囊、胆道及胰腺疾病的诊断具有很大的价值。

肾与周围脂肪囊在 MR 图像上形成鲜明的对比，肾实质与肾盂内尿液形成良好对比。MRI 对肾脏疾病的诊断具有重要价值，可直接显示磁共振尿路成像（magnetic resonance urography，MRU），对输尿管狭窄、梗阻具有重要诊断价值。

由于胰腺周围脂肪的衬托，MRI 可显示出胰腺及胰腺导管，MRCP 对胰腺疾病的诊断亦有一定的帮助，在对胰腺病变的诊断中 CT 与 MRI 两者具有互补性。

MRI 多方位、大视野成像及小视野高分辨力成像，可清晰地显示盆腔的解剖结构。对前列腺、直肠及对女性盆腔疾病具有重要诊断价值，对盆腔内血管及淋巴结的鉴别诊断较有优势，是盆腔肿瘤、炎症、子宫内膜异位症、转移癌、前列腺癌、直肠癌等病变的最佳影像学检查手段。

MRI 对四肢骨髓炎、软组织内肿瘤及血管畸形有良好的显示效果。可清晰显示软骨、关节囊、关节液及关节韧带，对关节软骨损伤、半月板损伤、关节积液等病变的诊断具有其他影像学检查无法比拟的价值。在关节软骨的变性与坏死诊断中，早于其他影像学方法。

MRI 利用特殊的成像技术和序列，能简便、无创地实施 MR 血管造影和磁共振水成像。

随着 MRI 设备技术的研发，目前，MRI 已经突破形态解剖学诊断的应用阶段，而进入了分子水平诊断的应用阶段，在未来的临床应用具有广阔的发展前景。

（二）禁忌证

由于 MRI 是利用磁场与特定原子核的核磁共振作用所产生的信号来成像的，MRI 系统的强磁场和射频场有可能使心脏起搏器失灵，也容易使各种体内金属植入物移位，以及在激励电磁波作用下，体内的金属还会因发热而造成人体伤害。因此，MRI 检查具有绝对和相对禁忌证。

1. 绝对禁忌证　指受检者进入磁体孔洞后，有被导致生命危险或伤害的情况，此类受检者应禁止 MRI 检查：

（1）装有心脏起搏器、心脏磁性金属瓣膜、冠状动脉磁性金属支架者。

（2）电子耳蜗者。

2. 相对禁忌证　指受检者进入磁体孔洞后，有可能被导致潜在伤害的情况，此类受检者如病情需要必须检查时应评估风险，慎重考虑检查：

（1）检查部位有金属置入物，如血管止血夹、人工关节，固定钢板等。

（2）带有呼吸机及心电监护设备的危重受检者。

（3）体内有胰岛素泵等神经刺激器的受检者。

（4）妊娠三个月以内的早孕受检者。

投射效应：是指铁磁性物体靠近磁体时，因受磁场吸引而获得很快的速度向磁体方向飞行，可对受检者和工作人员造成灾难性甚至致命性伤害。因此，应禁止将铁磁性氧气筒及氧气活塞、监护仪器、呼吸器、推车、担架、剪刀、镊子等非 MRI 兼容性急救设备以及钥匙、硬币、发夹、手机、手表等金属物体带入扫描室内。

对 MRI 检查的安全性，操作者一定要重视。检查前必须详细询问，弄清楚是否在禁忌范围，严禁将铁磁性金属物品带入扫描室，以确保人身安全及图像质量。

二、检查前准备

由于 MRI 设备的特殊性，因此 MRI 检查需做相应的检查前工作：

1. 认真核对 MRI 检查申请单，了解病情，明确检查目的和要求。对检查目的、要求不清的申请单，应与临床申请医师核准确认。

2. 确认受检者没有禁忌证，并嘱受检者认真阅读检查注意事项，按要求准备。有绝对禁忌证者，应严禁进行 MRI 检查；对相对禁忌证者，应根据病情及检查风险，做出慎重选择。比如，成人小腿骨骼有钢钉陈旧内固定者申请头颅 MRI，由于头颅 MRI 体位为头先进，小腿尚在磁体的磁体孔洞外，磁场对钢钉的吸引力尚较弱，不会造成钢钉移位及发热等伤害，基于更安全的考虑，可选择 1.5T 以下场强的 MRI 设备进行检查。

3. 进入扫描室前，嘱受检者及陪同家属除去随身携带的任何金属物品（如手机、手表、刀具、硬币、钥匙、发卡、别针、磁卡、推床、轮椅等）并妥善保管，严禁带入扫描室。

4. 向受检者讲述检查过程，消除恐惧心理，争取检查时合作。告知受检者所需检查时间、扫描时机器会发出较大噪声；嘱受检者在扫描过程中不要随意运动；按检查部位要求，训练受检者呼吸配合；告知受检者若有不适，可通过配备的通信工具与磁体室外工作人员联系。

5. 婴幼儿、烦躁不安及幽闭恐惧症受检者，应给适量的镇静剂或麻醉药物（由麻醉师用药并陪同），以提高检查成功率。

6. 急危重受检者，必须做 MRI 检查时，应评估风险，并有临床医师陪同观察，所有抢救器械、药品必须就近备齐在磁体室外，受检者发生紧急情况时，应迅速移至磁体室外抢救。

三、MR 临床应用安全

（一）对比剂使用安全

MR 对比剂（contrast medium）种类很多，应用广泛。第一种商用磁共振对比剂 Gd-DTPA（钆喷酸葡胺）于 1982 年由 Weinmann 等人制备，并于 1987 年末被美国 FDA 批准上市，经过多年发展，临床应用越来越普遍。在磁共振对比剂发展史上曾出现过很多种产品，发展至今，绝大部分磁共振对比剂都是钆对比剂（gadolinium-based contrast agent，GBCA）。相对于碘对比剂，钆对比剂不良反应的发生率较低，但程度可能很严重。当前常用钆对比剂浓度有三种：0.25mol/L、0.5mol/L 和 1mol/L。标准浓度（0.5mol/L）钆对比剂静脉注射剂量为

0.1mmol/kg 或 0.2ml/kg。含钆对比剂急性的肾脏外全身不良反应的发生率约 0.07%～2.4%。绝大多数程度很轻。类过敏反应非常少见,发生率大约为 0.004%～0.7%,最常见的症状是风疹或荨麻疹,气管痉挛罕见。严重的、危及生命的过敏反应十分少见,发生率约 0.001%～0.01%。致死性不良反应有发生但十分罕见。因此,对比剂的安全使用非常重要。

基于新观点和新证据的出现,中华医学会放射学分会磁共振成像学组质量控制与安全工作委员会的专家在参考中国《对比剂使用指南》(第 1 版)、欧洲泌尿生殖放射学会(ESUR)《对比剂指南》(第 10.0 版)、美国放射学会(ACR)《对比剂指南》(第 10.3 版)等国内外指南及相关文献的基础上,结合我国实际情况,制定了《钆对比剂临床安全性应用中国专家建议》,旨在提高钆对比剂安全应用的意识,提升钆对比剂安全应用的水平,为广大放射科医务工作者应用钆对比剂提供指导。

对比剂不良反应一般分为急性不良反应(对比剂注射一小时内发生)、迟发性不良反应(对比剂注射后一小时到一周之内发生)和极迟发性不良反应(对比剂注射一周以上发生)。急性不良反应一般比较急迫,为应对这种可能出现的情况,患者结束检查后应当观察 30 分钟左右方可离开。迟发性不良反应一般发生在碘对比剂,钆对比剂发生概率极少。对部分肾脏功能异常并且多次行钆对比剂增强检查的患者,应当重点关注极迟发性不良反应肾源性系统性纤维化(nephrogenic systemic fibrosis, NSF)。

肾源性系统性纤维化是含钆对比剂特有的药物不良反应,可引起皮肤和其他器官纤维化,可导致患者行动障碍,严重时可导致死亡。大多数含钆对比剂都有 NSF 风险,对有重度肾功能损伤的患者或急性肾功能不全患者,NSF 风险更大。国际上在 2006 年确立了 NSF 与钆对比剂之间的关系。

钆对比剂导致 NSF 的风险因素包括:

(1) 患者因素:肾功能减低,尤其是肾小球滤过率低的透析患者。

(2) 对比剂相关因素:绝大多数 NSF 报道与钆双胺相关,严重肾功能不全患者注射钆双胺后 NSF 发生率为 3%～18%;钆弗塞胺和钆喷酸葡胺也有 NSF 的报道,严重肾功能不全患者使用钆喷酸葡胺后 NSF 发生率为 0.1%～1.0%;注射剂量越多,风险越大,但也有单次剂量注射发生 NSF 的报道。

钆对比剂根据结构类型可分为线性(离子型和非离子型)对比剂和大环状对比剂。其安全稳定性排列:大环状对比剂>线性离子型>线性非离子型。对临床需要对比剂增强检查的高风险人群,在排除绝对禁忌证的情况下尽量选择大环状钆对比剂。根据 2018 年出版的欧洲泌尿生殖放射学会《对比剂指南》10.0 指出,根据报道的不良反应事件以及为避免人体内钆沉积的潜在风险,欧洲药品管理局已经暂停高风险对比剂钆双胺(欧乃影)、钆喷酸葡胺(马根维显)和钆弗塞胺(安磁力)在静脉内用药。但是钆喷酸葡胺(马根维显)还可用于关节造影。钆沉积现象虽然在上述对比剂中出现,但是它对人体的影响尚未确定。故美国 FDA 和中国国家药品监督管理局对临床上使用历史最悠久、使用范围广泛的线性离子型对比剂钆喷酸葡胺(马根维显)采取了不同的态度,允许其继续在临床使用,但是强制要求在使用说明书中的明显位置突出强调有可能出现潜在钆沉积风险。

如遇到妊娠或哺乳患者,在患者有肾损伤的情况,禁止注射钆对比剂。如没有肾损伤,可给予大环类钆对比剂的最小剂量。在欧洲,对哺乳期母亲而言,行小剂量大环类钆对比剂注射后可正常进行哺乳。在我国对比剂指南指出,如果担心微量钆对比剂对婴儿的影响,可以舍去注射钆对比剂后 12～24 小时内的乳汁。24 小时后可以正常进行母乳喂养。

儿童钆对比剂的使用标准和成人基本一致,但在评估血清肌酐等指标时,必须应用和具体年龄相对应的正常值。儿童处在不断发育状态,机体生理功能并不完善,在接受 MRI 检查时具有特殊性,建议使用大环状钆对比剂。在满足临床需要的前提下,应依照说明书适应证选择钆对比剂,根据儿童的年龄和体重调整钆对比剂用量,并尽可能减少钆对比剂重复使用。

(二) 投射效应与失超

1. 投射效应(projectile effect 或 missile effect)

目前临床 MRI 系统的静磁场场强多在 0.3～3.0T 之间,随着技术的发展,7.0T 乃至 10.0T 静磁场的 MRI 系统也逐渐增多。即使是低场系统,其场强也在地磁(约 0.05mT)的数千倍以上。

投射效应是 MRI 系统最大的安全性问题之一,它特指在强磁场作用下铁磁性物体从磁体以外的地方以一定速度投向磁体的现象。铁磁性投射物既可以是别针、钥匙等小物体,也可以是氧气瓶、轮椅等大物件。磁场的场强不同，投射物“飞”向磁体的加速度也就不同。铁磁性投射物事故报道屡见不鲜，往往会造成人员或机器的伤害。通过严格的管理，树立牢固的安全意识，投射物伤害事故还是可以避免的。

总之，为了防止铁磁性投射物对机器和人身安全的威胁，MRI 室应建立一整套安全防范措施。

2. **失超(quench)**　超导磁体因某种原因突然失去超导特性而进入正常态的过程。超导体是在极高的电流密度下工作的，又处于超低温环境。失超永远是超导磁体的一个严重问题。需要注意的是，失超和磁体去磁是两个完全不同的概念。去磁是通过磁体的特殊电路慢慢泄去其储存的巨大能量，使线圈电流逐渐减小为零，但线圈仍处于超导态。而失超后不仅磁场消失，而且线圈失去超导性。

失超是一个将电磁能量转化为热能的过程，是以一个不可逆过程。在这一过程中，局部温度升高即可破坏线圈的绝缘，又可熔化超导体，严重时将破坏整个磁体。失超时，巨大的能量迅速释放所产生的热量，令磁体内的大量液氦在数分钟内剧烈蒸发，有些情况下还可能危及磁体安全。经济损失巨大。失超的原因很多，但主要有以下几方面：

1）磁体本身结构和线圈因素造成的失超。励磁过程中或正常运行的磁体偶尔出现的失超大都是此类原因。为减少励磁过程中失超的概率，励磁时电流要缓慢增加。

2）超导材料不稳定造成的失超。一个绕制好的磁体，有时性能难以达到实验室指标，这种现象叫线圈的退化，是超导体许多不稳定特性之一。有时经过多次失超，磁体性能才能逐渐改进，此现象称为磁锻炼现象。经过锻炼的磁体，性能会相对稳定。首次励磁时发生失超，可能与线圈的锻炼有关。

3）磁体超低温环境破坏造成的失超。超导线圈是浸泡在液氦中工作。如果磁体中液氦液面降到一定限度仍未按规定补充，则可能发生失超。磁体真空破坏后，失超将无法避免。

4）人为因素造成的失超。例如，励磁时充磁电流超过额定值，磁场建立过快造成失超；给磁体补充液氦方法不当也极易引起失超。

5）其他不可抗拒因素造成的失超。例如，地震、雷电、撞击等。

失超的损失和危害是众所周知的。一旦失超，磁体中制冷剂会挥发一空，此时应尽快对磁体进行全面检查，找出失超原因。如果磁体尚未破坏，尽快按相关标准重新建立超导环境并给磁体励磁。

（张宗锐　刘伟　牛延涛）

第二节　颅脑 MRI 扫描技术

一、概述

MRI 软组织分辨力高，具有多参数、多对比度、多功能成像技术可选择的特点，对颅脑影像诊断具有其他影像检查手段不可比拟的优势，可广泛应用于颅脑外伤、脑血管疾病、颅内占位性病变、颅内感染与炎症、脑退行性病变、脑白质病变、颅脑发育异常、脑积水、脑萎缩及颅骨骨源性病变等多种疾病的诊断及脑功能分析。

（一）颅脑外伤

MRI 对外伤引起的脑挫裂伤、脑淤血、脑水肿、脑出血异常信号的检出均较敏感，但常规序列对 24 小时内脑出血的检出是盲点。由于检查时间较 CT 长，以及对急救设备进入磁体室的限制，颅脑急性出血 24 小时内 CT 扫描具有优势。临床上，对颅脑外伤急诊，一般沿用 CT 急查的惯例，而对 24 小时后 CT 检查阴性者，则 MRI 具优势。因此，常规 MRI 扫描尤其适用于 24 小时后 CT 检查结果阴性者。

（二）脑血管性疾病

MRI 有多种序列可对脑梗死、脑出血、脑血管畸形做出明确诊断。

人体组织的病理改变在出现器质性改变之前，常常已有细胞功能的病理变化。传统的影像检查手段往往只在器质性病灶出现后才有阳性征，MRI 功能成像序列则可以在器质性改变出现之前的功能改变期较早地发现病灶。MR 弥散加权成像，利用水分子布朗运动原理，通过弥散梯度脉冲检测人体组织细胞间隙间水分子的弥散现象，间接地反映组织细胞的功能状态。MR 弥散加权成像可检出早至 6 小时的早期脑梗死灶。动脉自旋标记(ASL)无须注射对比剂，也可以获得与注射对比剂的灌注加权成像序列相同，甚至更高信噪比的脑血流灌注图。对早期脑梗死、脑出血等的脑血管功能状态做出早期诊断，对指导临床早期干预治疗具有非常重要的意义。

MRI 对脑出血可做出明确诊断，甚至对细小出血点、早期点状出血也能用特殊序列检出。利用铁磁性物质对磁场的敏感效应，MRI 普通序列可以检出铁磁性物质呈低信号表现，比如金属伪影、亚急性出血机化灶等，而磁敏感加权成像（SWI）不仅能显示静脉血管（呈低信号），同时能检出 T_1WI、T_2WI 等普通序列呈阴性的早期及超早期出血、少量出血、微小出血点、机化/陈旧出血灶。

颅脑 MRA、磁共振静脉成像（MRV），无须注射对比剂，即可获得颅脑动脉影像及静脉影像，对脑血管瘤、血管狭窄和闭塞、脑动静脉瘘等脑血管畸形疾病的诊断具有筛查意义，可以对肿瘤血供情况及肿瘤压迫邻近血管结构并使之移位的情况进行评估，可以为外科手术方案的制定提供影像学支持信息。

（三）颅内占位性病变

良恶性肿瘤、囊肿等病变，除了应用常规颅脑平扫及增强序列进行诊断外，还可以应用功能成像序列对肿瘤进行定性分析、定量分析及功能评估。

弥散加权成像（DWI）对鉴别良恶性肿瘤具有一定辅助意义。弥散张量成像（DTI）对评估神经束破坏受损、挤压移位等情况可提供分子水平影像学信息。ASL 可评估脑肿瘤的血流灌注情况。血氧水平依赖脑功能成像（BOLD-fMRI）序列主要用于功能皮层中枢的定位，包括视觉、运动、听觉、感觉、语言等皮层中枢的定位研究，可间接反映大脑皮层中枢的功能，从而为外科手术提供指导性定位信息以及评估术后情况，BOLD-fMRI 的应用已扩展至类似于记忆等认知功能的研究领域，以及化学刺激研究、癫痫、抑郁症等的评价。磁共振波谱成像（MRS）序列，通过测定兴趣区组织代谢化合物的波谱信息，间接反映脑肿瘤组织代谢物的变化情况，为诊断提供分子水平的辅助信息。

（四）颅内感染与炎症性病变

MRI 平扫和增强扫描即可提供形态学影像诊断意见，应用 MRS 可获得病变组织化学代谢物质的相关信息。

（五）脑部退行性病变及脑白质病变

常规颅脑平扫，必要时增强可提供形态学影像诊断意见。同样，应用 MRS 及 DTI 序列可获得有价值的分子水平研究信息。

（六）颅脑先天性发育异常、脑积水、脑萎缩

常规颅脑平扫即可从解剖形态上做出诊断意见，MRS 的研究从分子水平做出功能分析。

（七）颅骨骨源性疾病

一般应用常规颅脑平扫及增强扫描。由于病变所在部位颅骨对功能成像序列的影响较敏感，目前的功能成像序列在颅骨的成像质量较差，结果的准确性可疑，临床应用价值有限。

二、颅脑 MRI 扫描技术

适用于颅脑外伤，适用于 CT 检查阴性者；脑血管性疾病的脑梗死、脑出血、脑血管畸形；颅内占位性病变的良恶性肿瘤、囊肿等；颅内感染与炎症；脑部退行性病变；脑白质病变；颅脑先天性发育异常、脑积水、脑萎缩；颅骨骨源性疾病。

（一）线圈

可用头颅正交线圈或多通道头颅线圈/头颈联合线圈。

（二）序列

1. 常规平扫序列组合　横断面（Tra）T_1WI、T_2WI、T_2W-FLAIR+矢状面（Sag）T_2WI 或 T_1WI 或冠状面（Cor）T_1WI。根据病变需要，必要时加做 T_2^*WI、弥散加权序列（DWI）或脂肪抑制（FS）技术。

T_2WI、T_1WI、T_2W-FLAIR 为颅脑 MRI 常规序列，T_2W-FLAIR 序列为抑制自由水信号的 T_2 加权序列，它可以获得脑脊液为低信号的 T_2 加权像，对病灶更敏感，能检出被脑脊液掩盖的 T_2 高信号病灶，如蛛网膜下腔出血，这 3 个序列横轴位扫描为颅脑平扫必不可少的常规序列。第 4 个序列可以选择矢状位补充，也可以选择冠状位，由于矢状位在解剖位置上能更好地显示脑室系统，尤其是第四脑室经导水管入延髓中央管的解剖结构。因此，一般情况下选择矢状位，序列可以选择 T_2W 或 T_1W。由于 T_2W 序列较 T_1W 序列对大部分病灶的检出要敏感，在不计划作增强扫描时，矢状位常规选 T_2W 序列；而出血性病灶、囊肿、脑发育不良、脑萎缩、肝性脑病、新生儿黄疸等则宜选 T_1W 序列。另外，计划做增强扫描的，平扫矢状位也应选择 T_1W 序列，以便与增强后 T_1W 序列对比。

2. 特殊序列及技术

（1）磁敏感技术：对超急性脑出血及可疑细小出血点病例，常规序列扫描结果阴性时，增加 SWI 或 T_2^*WI 扫描可提高病灶检出的阳性率。

（2）弥散加权技术：DWI 序列对早期脑梗死较敏感。因此，对 6 小时内临床怀疑脑梗死的受检者应行 DWI 序列扫描。

（3）脂肪抑制技术：由于出血和脂肪在 T_1WI 及 T_2WI 上均表现为高信号，因此对常规 T_1WI 及 T_2WI 序列均显示为高信号时，应在 T_1 加权序列施

加脂肪抑制技术进行对比，以鉴别高信号病灶是脂肪还是出血灶。

3. **增强扫描序列**　采用 T_1WI-FS 脂肪抑制序列作横断面、矢状面及冠状面扫描。由于 T_1WI 上脂肪及 Gd-DTPA 对比剂增强区域均显示为高信号，因此增强 T_1WI 序列应施加脂肪抑制技术（FS），抑制脂肪高信号。

（三）体位

仰卧，头先进，头置于线圈内，眉间对线圈中心，定位线对线圈中心及眉间。锁定定位线，将定位中心送进磁体扫描中心。MRI 检查的体位摆放要让受检者感觉舒适，以便受检者适应 MRI 检查时间长的特点，特别是对外伤制动、病重及婴幼儿等配合欠佳的受检者，体位的摆放不应太过苛求，以线圈包含检查部位即可，以争取尽快完成检查。

（四）扫描方位

首先采用三平面定位序列（3-plan），通过一次快速扫描获取矢状面、横断面及冠状面 3 个方位的定位像，再在 3 个方位的定位像上设置以下成像序列的扫描方位。

1. **横断面**　在矢状面定位像上设置横断面扫描层面，一般使横断面扫描层面平行于胼胝体前后联合连线，在冠状面定位像上使横断面扫描层面平行于两侧颞叶底部连线，在横断面定位像上调正 FOV。横断面扫描范围包含鼻咽、小脑至颅顶。可在扫描层面范围下方设置预饱和带，以消除血流搏动伪影（图 35-1）。

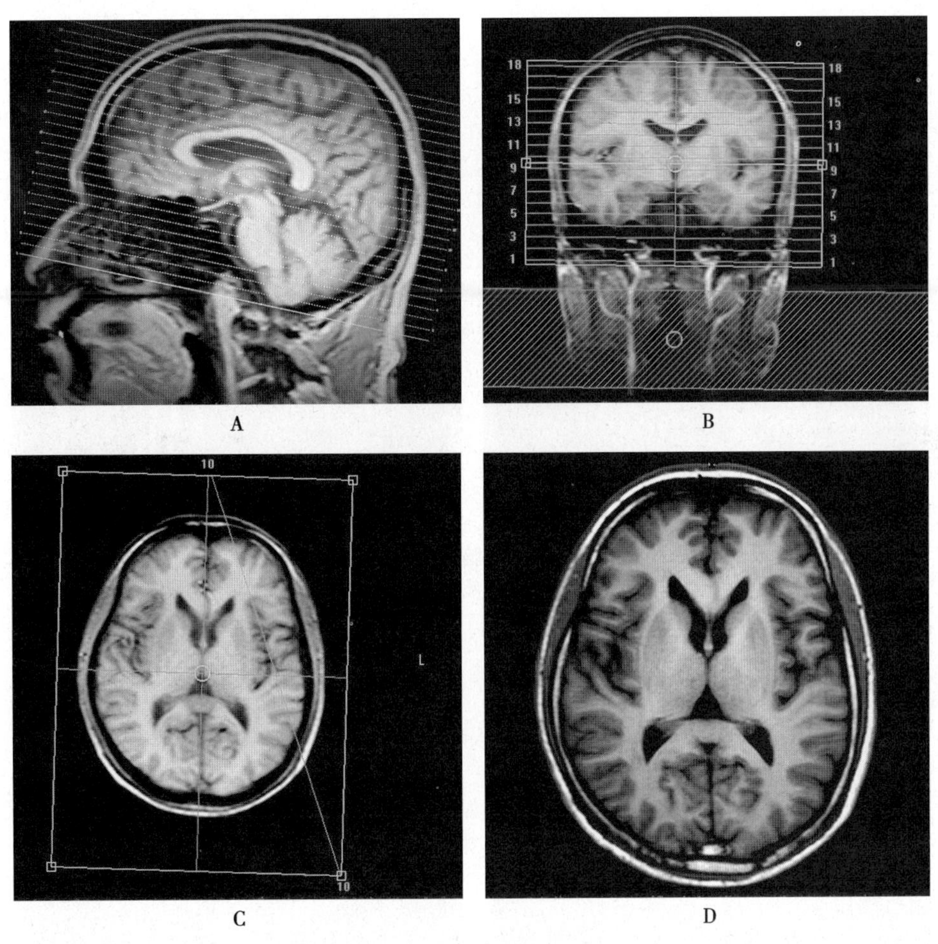

图 35-1　颅脑横断面 MRI

A—C. 横断面扫描定位，在扫描野下方设预饱和带，以减少血管搏动伪影；D. 横断面 T_1WI。

2. **矢状面**　在横断面图像上设置矢状面扫描层面，使层面与大脑正中矢状裂平行，在冠状面定位像上与大脑正中矢状裂、脑干及延髓平行，在矢状面定位像上调正 FOV。矢状面扫描范围应包全病灶或全脑（图 35-2）。

3. **冠状面**　在横断面图像上设置冠状面扫描层面，使层面与大脑正中矢状裂垂直，在矢状面定位像上使冠状位层面与脑干大致平行，在冠状面定位像上调正 FOV。冠状面扫描范围应包含病灶或全脑（图 35-3）。

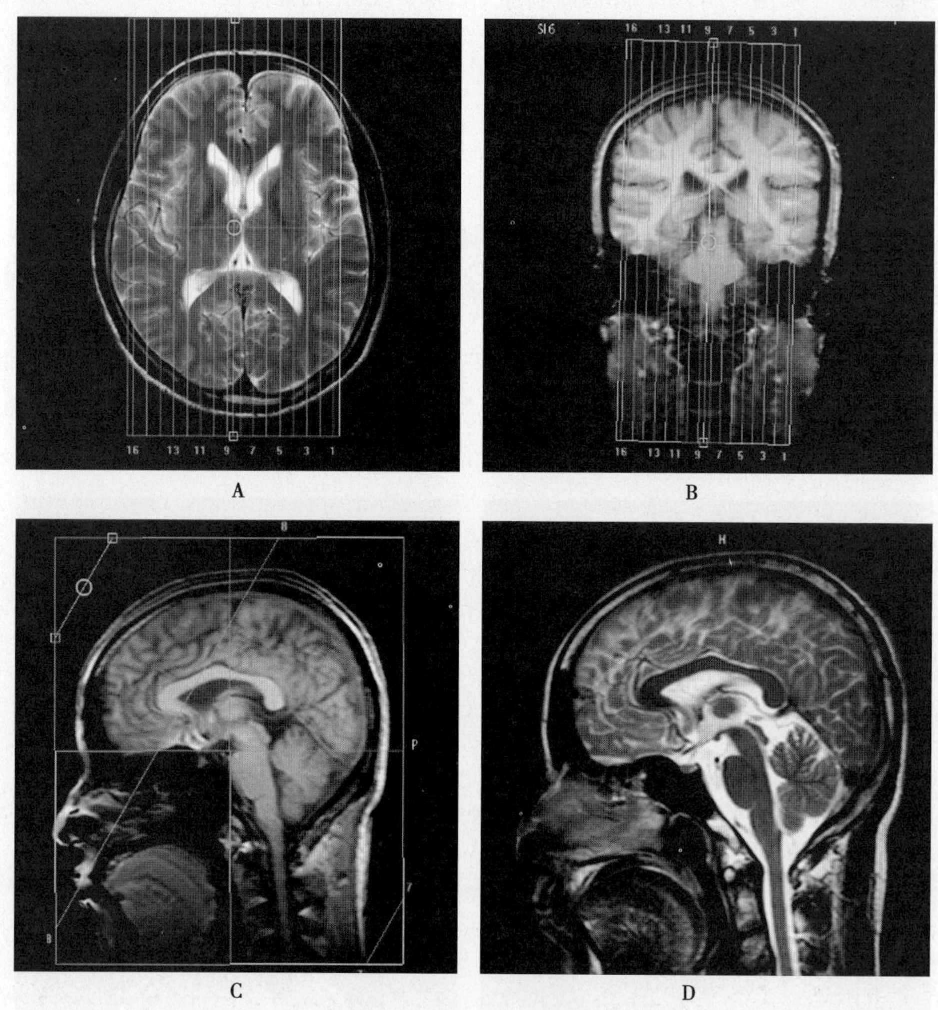

图 35-2　颅脑矢状面 MRI

A—C. 示矢状面扫描定位；D. 矢状面 T_2WI。

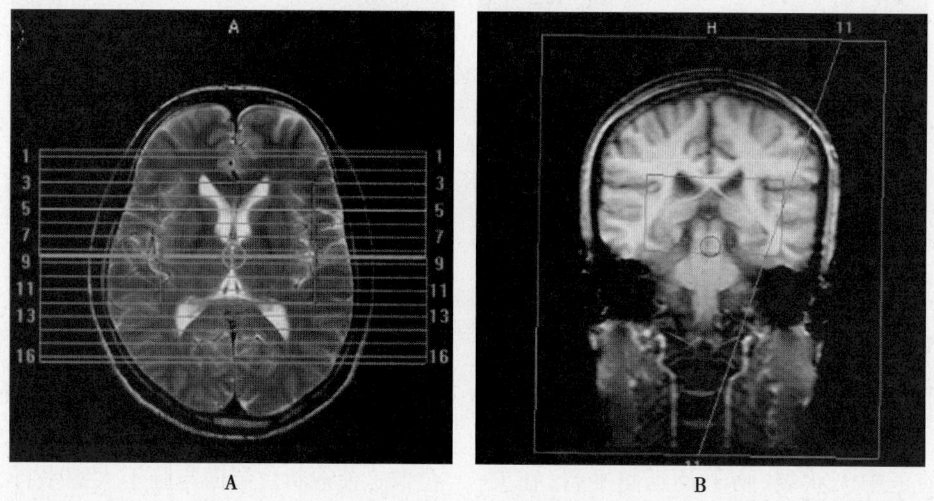

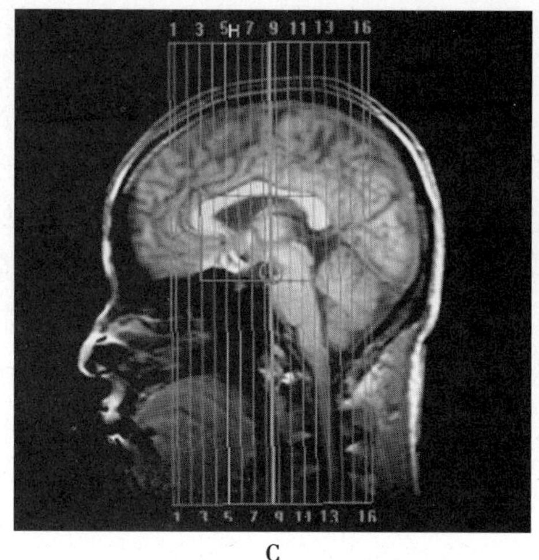

C

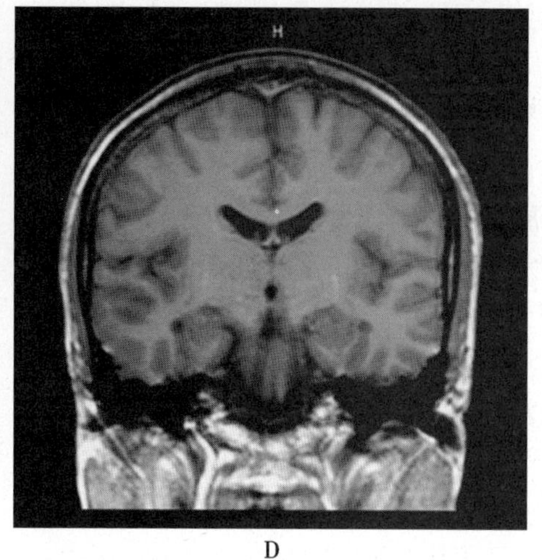

D

图 35-3　颅脑冠状面 MRI

A—C. 示冠状面扫描定位；D. 冠状面 T_1 加权像。

（五）增强扫描

常用对比剂 Gd-DTPA，以常规剂量为 0.1～0.2mmol/kg 体重静脉注射后，作横状面、矢状面、冠状面 T_1WI-FS 序列成像，扫描层面、层厚及层间隔保持与平扫一致。

（六）扫描参数

因磁场强度及机器型号的不同而有所差异，仅供参考。序列参数：T_2W-FLAIR 序列 TR 7 000～10 000ms，TE 80～120ms，TI 1 500～2 500ms，激励角 150°～160°，激励次数 1～2；SE-T_2WI 序列 TR 2 000～4 000ms，TE 80～120ms，激励角 150°～160°，激励次数 1～2；SE-T_1WI 序列 TR＝300～800ms，TE＝10～30ms，激励角 150°～160°，激励次数 1～2；T_1W-IR 序列 TR 800～1 500ms，TE 10～30ms，TI 700～900ms，激励角 150°～160°，激励次数 1～2。

基本参数：FOV 200～250mm，层厚 5～8mm，层间隔为层厚的 10～20%，矩阵（128～320）×（256～512）。激励次数 1～2 次以上。相位编码方向：横轴位扫描取左—右向，矢状面扫描取前—后向，冠状面扫描取左—右向。

（七）图像后处理与胶片打印排版建议

1. 图像后处理　常规序列扫描一般不需要做后处理。

2. 胶片打印排版建议

（1）T_1WI 序列胶片一张，建议 4×6 格式，T_1WI Sag 与 T_1WI Tra；

（2）T_2WI 成像图像一张，建议 4×6 格式 T_2WI 与 T_2-FLAIR；

（3）如 DWI 成像上有明显病灶，DWI 图像一张，建议 4×5 格式；

（4）如有钆对比剂增强成像，增强 Sag 图像与 Tra 图像一张，建议 4×6 格式。

（八）图像质量控制

1. 图像基本要求

（1）全脑结构两侧尽量对称显示。

（2）无明显运动伪影。

（3）覆盖全脑。

2. 图像质量控制要求

（1）图像能满足影像诊断的需要：

1）包括的范围：全部脑组织结构。

2）显示的体位：各体位图像上，显示体位标准，其中横轴位和冠状位图像上，多可显示颅脑两侧，结构基本对称。

3）组织间对比：在相应序列图像上，不同脑组织结构的信号强度对比可反映出各自的权重特征。且图像上信噪比高，脑组织结构间对比良好，可清楚分辨大脑的灰、白质及异常信号病灶。

（2）图像上的信息准确：

1）图像上文字信息：应包括医院名称、受检者姓名、性别、年龄、检查号、检查日期和时间、设备型号、表面线圈、FOV、矩阵数、当前层面的序列号和图号及位置、TR 和 TE 时间、层厚和层间隔、激励次数、左右标识、窗宽和窗位及比例尺；字母、数字显示清晰；图像文字不能遮挡图像中感兴趣部位影像。

2）图像上影像信息：图像按解剖顺序排列，无层面遗漏及错位;图像中的影像的大小及灰度要适中;脑组织结构间及与病变间的对比良好,无各种原因所致的伪影,或即使有少许伪影也不影响诊断的准确性。

3. **图像质量的等级评价**

(1) 0 级:图像上的影像无法观察或显示不清,不能诊断。

(2) 1 级:图像上的影像显示模糊,具有明显的头部运动伪影或金属伪影,图像干扰严重,不能达到诊断要求。

(3) 2 级:图像上脑灰、白质对比显示欠清晰,或略有头部运动伪影,图像略有干扰,但是基本不影响诊断。

(4) 3 级:图像上脑灰、白质对比清晰,无头部运动伪影和金属伪影,图像无干扰,符合诊断要求。

图像质量必须达到 2 级或 3 级方可允许打印图片及签发报告。

三、颅脑 MRA 扫描技术

适用于显示动脉瘤、血管狭窄和闭塞、动-静脉畸形及其供血动脉和引流静脉;可以显示脑血管内动脉期、毛细血管期和静脉期;可显示肿瘤血管的血供情况及肿瘤压迫邻近血管结构并使之移位的情况,为外科手术方案的制定提供更多的信息。

颅脑磁共振血管成像(MRA)与 CT 血管成像(CTA)不同,颅脑 MRA 不需要注射对比剂即可获得类似造影的动脉或静脉高信号影像,这是磁共振血管成像的优势。根据其不同的原理,颅脑 MRA 分时间飞跃法磁共振成像(TOF-MRA)及相位对比法磁共振成像(PC-MRA)。两种方法均可用 3D 或 2D 采集,获取颅脑动脉或者静脉血管的影像。

(一) 脑动脉磁共振血管成像

习惯称为颅脑 MRA,可用 3D 或 2D-TOF 法采集,由于颅脑动脉血流较快,2D 法往往动脉血流信号丢失较多而成像不佳,3D 法采用对整块成像区域进行脉冲激发的方式,时间分辨力高,血流的流入增强效应明显,可获得高质量的动脉血管影像。因此,常规用 3D-TOF-MRA 序列进行颅脑动脉血管成像。

1. **线圈** 可用头颅正交线圈或多通道头颅线圈/头颈联合线圈。

2. **序列** 3D-TOF-MRA 序列。

3. **体位** 与颅脑 MRI 相同。

4. **扫描方位** 取横轴位。

在矢状面图像上设置 3D-TOF-MRA 横断面扫描块,层面与多数颅内动脉走行垂直或成角,或与胼胝体前后联合连线平行,在冠状面定位像上与两侧颞叶底部连线平行,在横断面像上调正 FOV。成像层数根据 MRI 图像所示病情而定。可单个 3D 块,也可多个 3D 块重叠衔接扫描。预饱和带设置在颅顶,其作用是饱和矢状窦及其引流静脉血流,从而使静脉血管不显影。同时,启用流动补偿技术,其作用是增强流入血流——动脉血管的信号及消除流动搏动伪影(图 35-4)。

5. **扫描参数** 因磁场强度及机器型号的不同而有所差异,仅供参考。TR = 20~40ms,TE = 最短,即设备容许的最小值,激励角 15°~25°。FOV 200~220mm,层厚 0.5~1.0mm,层间隔 0 或 overlap 20%~50%(重叠覆盖层厚的 20~50%),矩阵(192~256)×(256~512),激励次数 1~2。

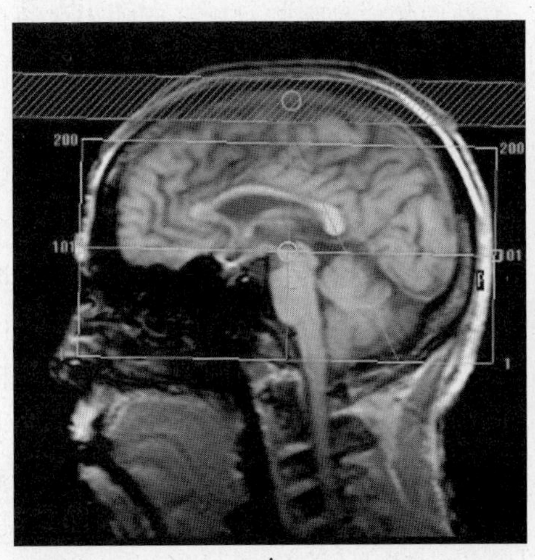

A

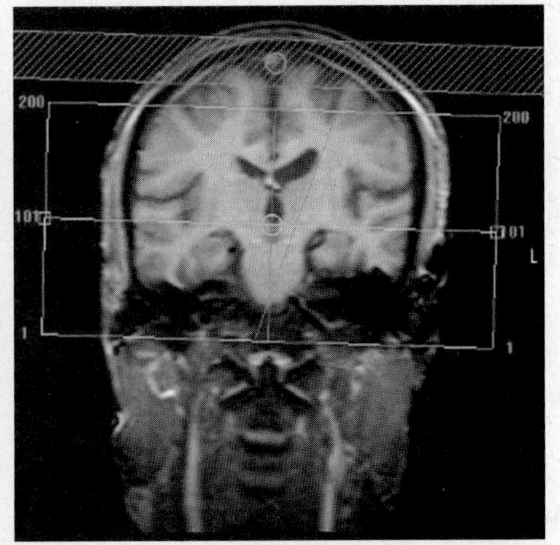

B

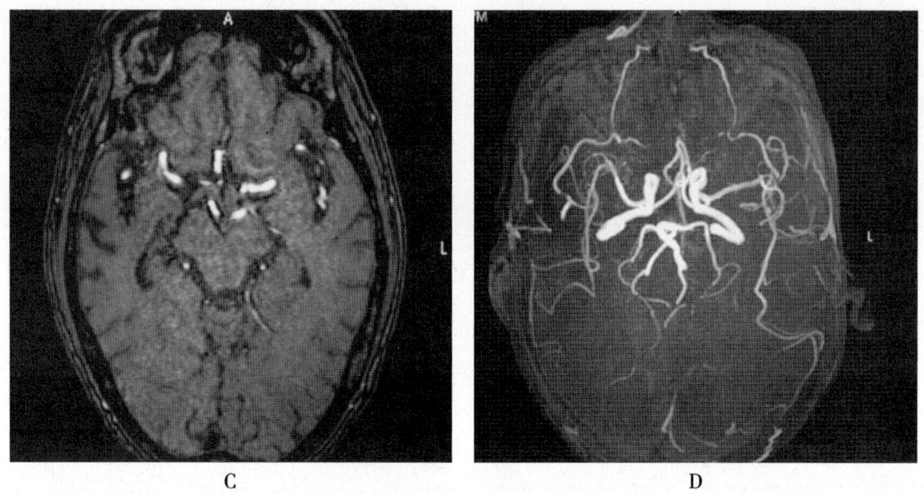

图 35-4 颅脑 3D-TOF-MRA

A,B. 3D-TOF-MRA 的 3D 扫描块定位,在 3D 块上方设置预饱和带,以饱和矢状窦及其引流静脉;C. 3D-TOF-MRA 原始图像;D. 原始图像经 MIP 重组后的血管影像。

6. **图像后处理** 将所得原始图像进行最大信号强度投影(MIP)重组,产生三维血管解剖图。重组后 MIP 图可作任意方位、角度旋转,亦可对兴趣区进行靶 MIP(targeted MIP)重组,减少背景噪声,提高兴趣区血管病变的检出率(图 35-5)。

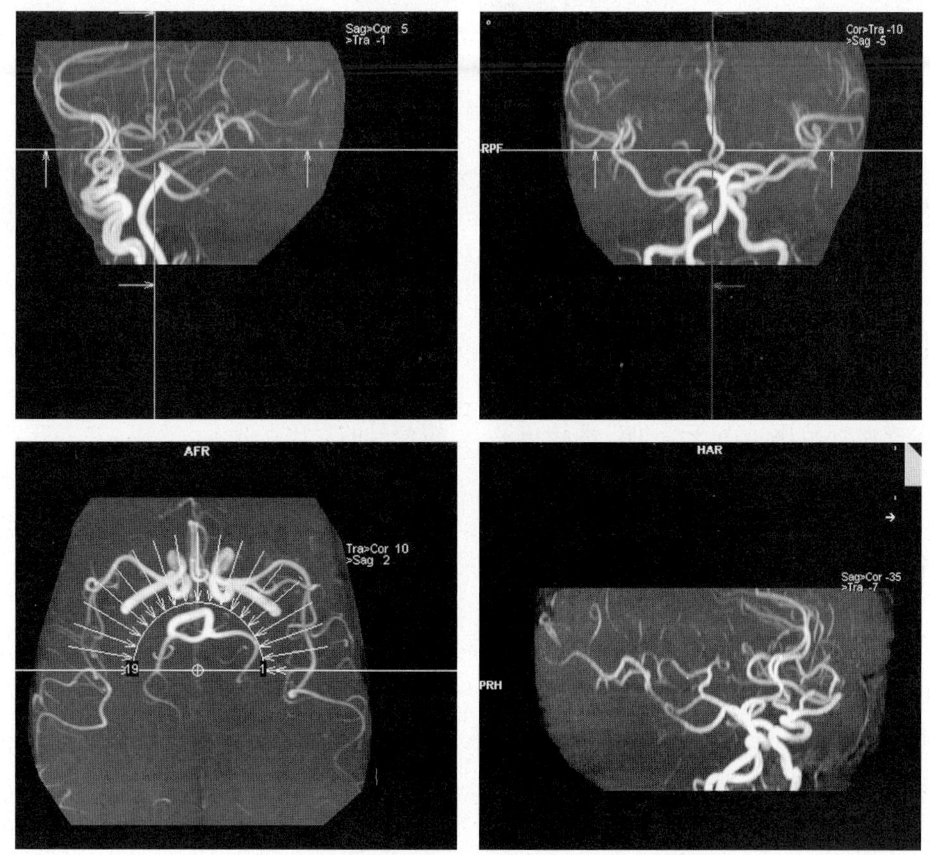

图 35-5 颅脑 3D-TOF-MRA 的 MIP 多角度旋转

图示颅脑 3D-TOF-MRA 经 MIP 重组后,在轴位像上绕颅脑上下轴旋转半周,获取多角度血管 MIP 像。

7. 技术要点及质量控制

(1) 静脉预饱和带设置在扫描块上方(颅顶):对动静脉畸形病例,可取消静脉预饱和带,作用是不饱和静脉血流同时显示动静脉畸形的动脉、畸形血管及引流静脉血管影像(图 35-6)。

(2) 3D-TOF-MRA 层面设置:一般尽量使层面与成像部位中多数动脉血管相垂直,以使多数动脉血管血流达到最高信号强度。3D 块的厚薄及位置应尽量包含病变血管范围。由于受 TR、翻转角及流速的影响,血流流经一定距离后,逐渐产生饱和效应,信号逐渐减弱。因此,3D 块越厚,血管远端及分支信号则越弱。可通过以下几种方法改善这种状况:

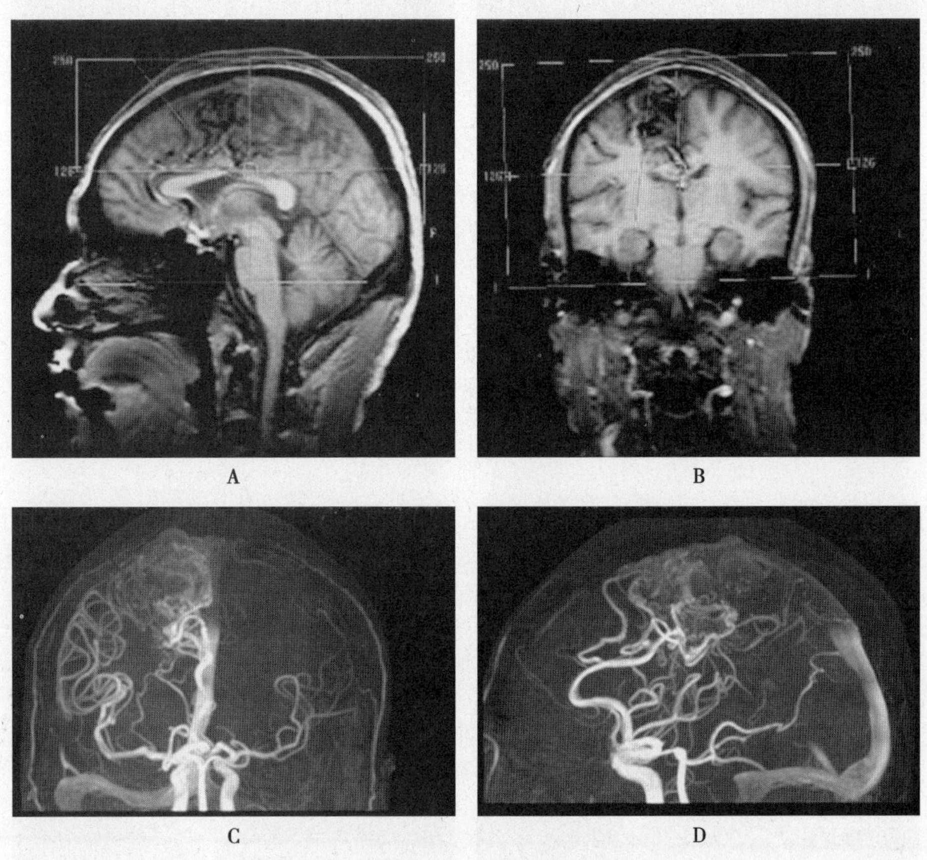

图 35-6 颅脑 3D-TOF-MRA 无预饱和带成像

A,B. 3D 块定位,不设预饱和带,以使静脉显影;C,D. MIP 处理后的三维血管像,显示正常动脉、右侧 AVM 畸形血管、粗大的引流静脉及矢状窦、乙状窦。

1) 信号等量分配技术:在成像过程中逐渐加大翻转角。即在接近流入方向部分,由于流入效应较强,血流质子多未饱和,可用小的翻转角激励,在逐渐向流出方向,血流质子逐渐饱和,需逐渐加大翻转角,以产生较大的信号,此技术又称倾斜优化非饱和激励(TONE)。

2) 多薄层块重叠血管造影成像(MOTSA):对较大的扫描范围用多个相对小的 3D 块在衔接处重叠采集,以增加扫描范围。

3) 磁化传递(MT):该技术可抑制背景静止组织的信号,从而提高血管高信号与背景周围静止组织信号的对比。

4) 三维部分 k 空间填充技术和层面选择方向内插技术:可提高成像速度及层面选择方向的分辨力。

8. 图像处理与胶片打印排版建议

(1) 图像处理:将所得原始图像进行最大信号强度投影重建,产生三维血管解剖图。重建后 MIP 图可作任意方位、角度旋转重建;亦可对兴趣区进行靶 MIP 重建,减少背景噪声,提高兴趣区血管病变的检出率。

(2) 胶片打印排版建议:建议 TOF-MRA 血管图像单独一张胶片显示,规格 6~18 帧图像排版,对于靶病变可以放大显示靶血管及病变。3D 图像经后处理后进行多角度多方位显示血管及病变。

9. 图像质量控制

（1）显示颅内大脑前、中、后动脉血管及大脑动脉环血管。

（2）提供清晰的后处理 MIP 重组多角度旋转的三维动脉血管图。

（二）脑静脉磁共振血管成像

被习惯称为颅脑 MRV，由于静脉血流较慢，2D-TOF 法为层面二维脉冲激励，信号采集时间较慢，较适宜采集静脉慢血流流入增强信号。因此，常用 2D-TOF-MRV 序列进行颅脑静脉血管成像。

1. 线圈　可用头颅正交线圈或多通道头颅线圈/头颈联合线圈。

2. 序列　2D-TOF-MRV 序列。

3. 体位　与颅脑 MRI 相同。

4. 扫描方位　取斜矢状位或冠状位成像，斜矢状位扫描扫描范围比冠状位小（颅脑左右径比前后径小），可节省扫描时间。在横轴位定位像上设置 2D-TOF-MRV 斜矢状面扫描层面，与颅脑正中矢状面大约成 15°角。这样能使成像层面最大限度地与尽量多的颅内静脉成角，范围在横轴位及冠状位定位像上包含左右侧乙状窦外缘。在矢状位定位像上调正 FOV，在 FOV 下方设置预饱和带，消除动脉血流影响（图 35-7）。冠状位扫描方位如图 35-8。

5. 扫描参数　因磁场强度及机器型号的不同而有所差异，仅供参考。TR＝最短（设备允许的最小值，例如 10～20ms），TE＝最短（3～6ms），激励角 50°～70°。FOV 200～220mm，层厚 0.5～2.0mm，层间隔 0 或重叠覆盖层厚的 20%～50%，矩阵（192～256）×（256～512），激励次数 1～2 次。

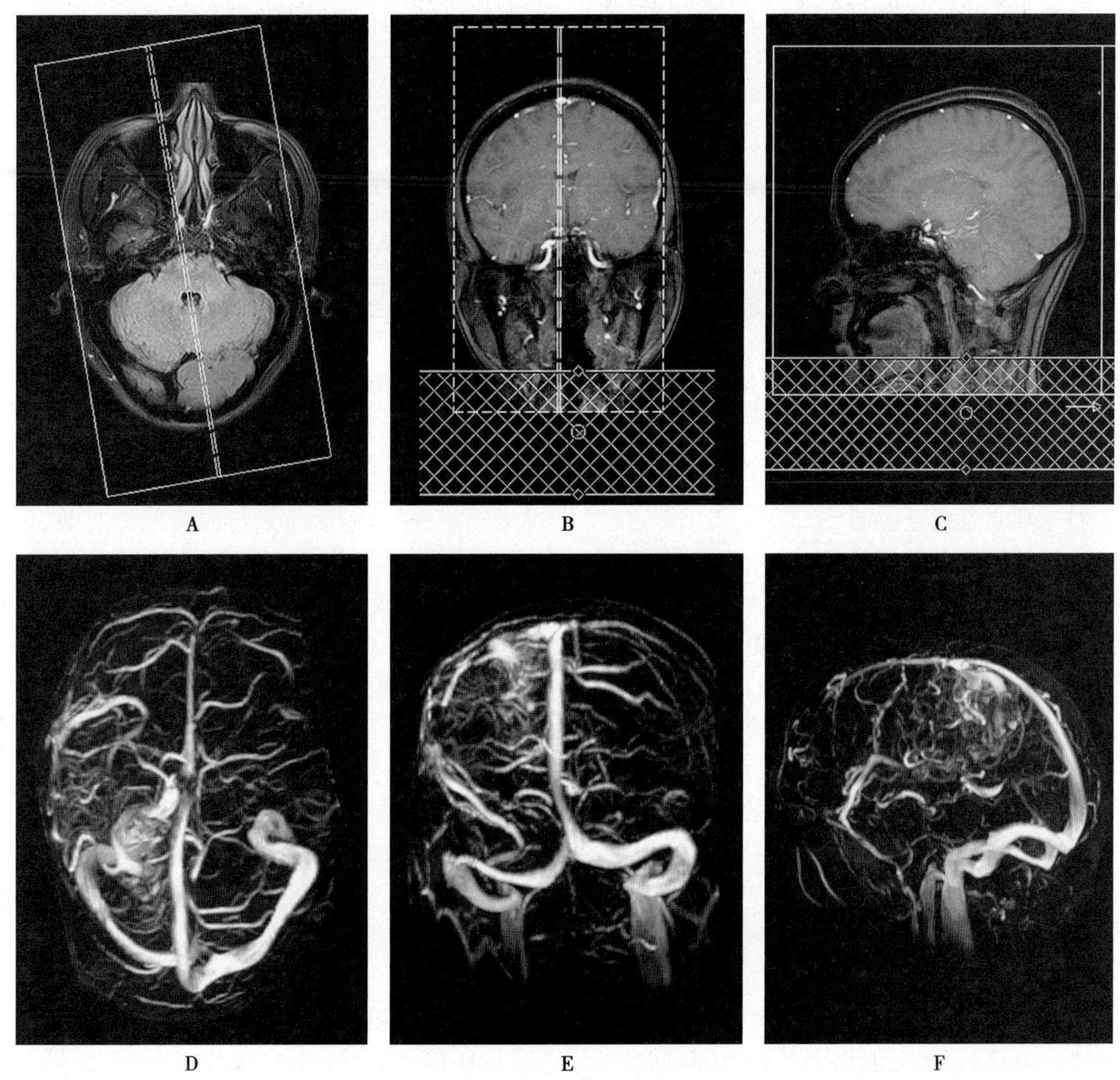

图 35-7　颅脑 2D-TOF-MRV 斜矢状面成像

A，B，C. 2D-TOF-MRV 斜矢状面扫描定位；D，E，F. 2D-TOF-MRV 的 MIP 图。

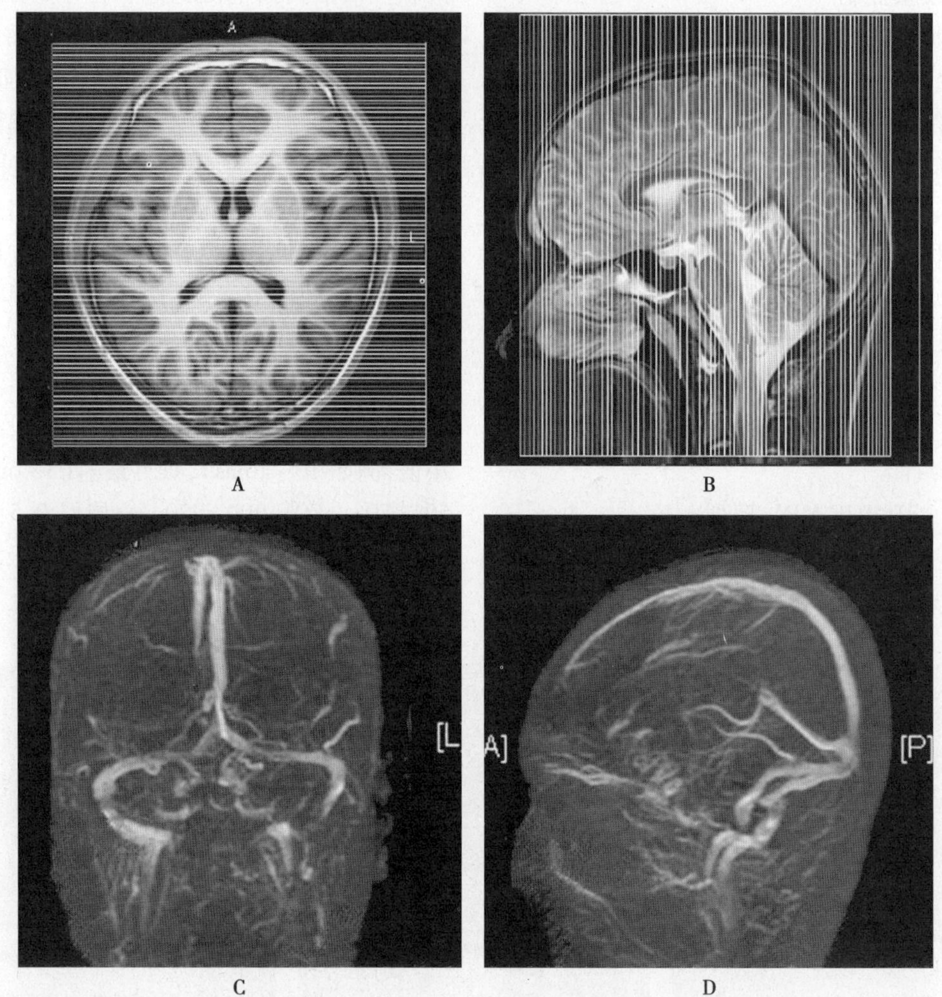

图 35-8　颅脑 2D-TOF-MRV 冠状位面成像

A,B. 2D-TOF-MRV 冠状面扫描定位;C,D. 2D-OF-MRV 的 MIP 图。

6. **图像处理**　与 3D-TOF-MRA 相同。

7. **技术要点及质量控制**

(1) 扫描层面与静脉血管成角:TOF-MRV 成像斜矢状位扫描层面较横轴位能与更多的静脉血管成角,获得流入增强效应,而使更多的静脉血管显影,而且扫描范围层数较横断面少,节省时间。因此,一般取斜矢状位成像,避免设置为正中矢状面成像,否则矢状窦因与层面平行,静脉血流与在扫描层面内无流入增强效应而不能产生信号。

(2) 2D-TOF-MRV 与 3D-TOF-MRV 的比较:2D-TOF-MRV 是成像层面二维脉冲激励,流入饱和效应小,血管末端信号衰减不明显,故可采集较大范围。同时,流动-静止对比好,对慢速血流、血流方向一致的血管显示好,但由于层面厚,空间分辨力差,相位扩散严重,弯曲血管信号有丢失。而 3D-TOF-MRV 是成像块三维脉冲激励,流入饱和效应明显,血管末端信号衰减明显,成像块厚度受血流速度制约,血管显示质量与成像范围有关,但信噪比好。同时,层面较薄,空间分辨力高,对复杂弯曲血管的信号丢失少。相同容积 2D-TOF-MRV 较 3D-TOF-MRV 成像时间短。

8. **图像质量与排版**

(1) 显示矢状窦及其引流静脉、乙状窦、横窦、直窦等静脉血管。

(2) 提供清晰的后处理 MIP 重组并多角度旋转的三维静脉血管图。

(3) 胶片打印及排版建议:胶片打印排版同 3D-TOF-MRV,特殊病变与特殊位置以最优显示靶病变为原则。

(三) 颅脑 3D-PC-MRA

2D-PC-MRA 由于空间分辨力低,血管显示效果较差,一般只作为 3D-PC-MRA 或其他 MRA 成像的定位像使用,3D-PC-MRA 可用于颅内动脉及静脉的血管成像。

1. **线圈**　同颅脑 MRI。

2. **序列**　3D-PC-MRA 序列。

3. **体位**　同颅脑 MRI。

4. **扫描方位**　取矢状面或冠状面扫描，矢状面扫描范围比冠状面少（颅脑左右径比前后径短），扫描时间短。因此，一般取矢状面扫描，在横轴位和冠状位定位像上设置矢状面扫描层面与大脑正中矢状裂平行，范围包含全颅外缘。在矢状位定位像上调正 FOV（图 35-9）。

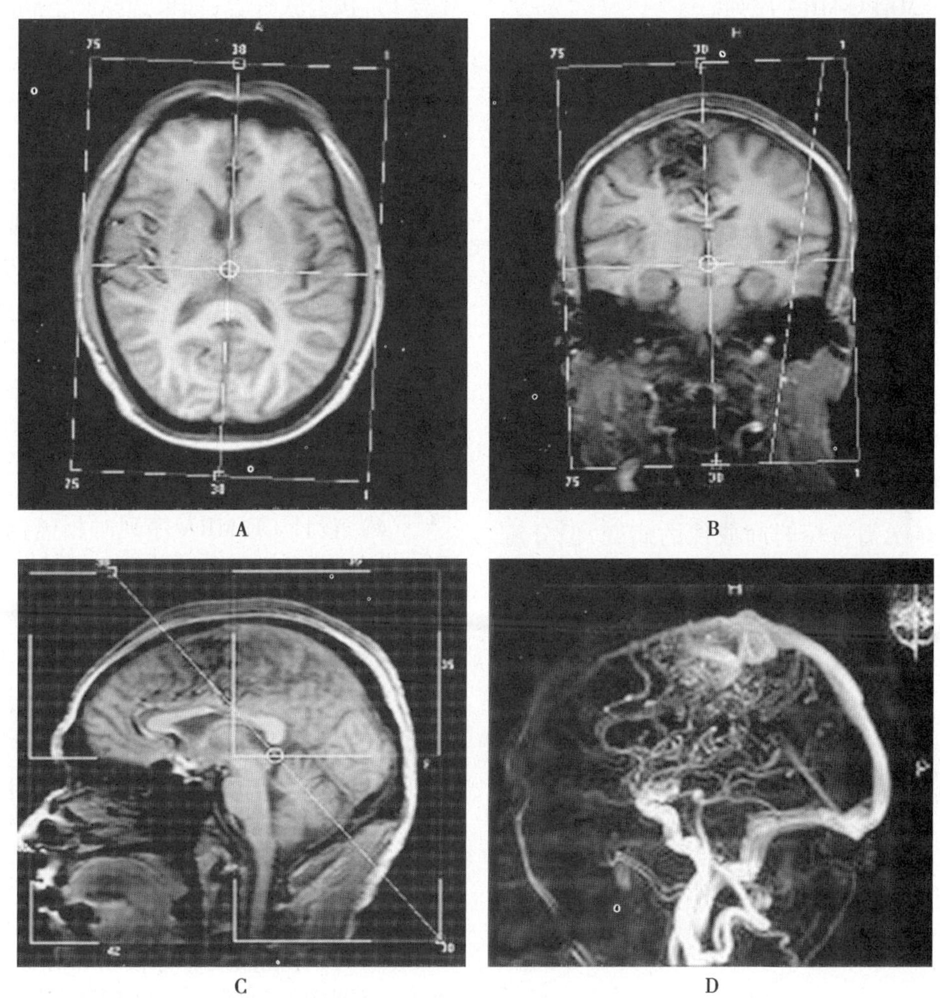

图 35-9　颅脑 3D-PC-MRA

A，B，C. 3D-PC-MRA 矢状面扫描定位；D. 3D-PC-MRA 的 MIP 图，示异常血管团及引流静脉入矢状窦。

5. **扫描参数**　因磁场强度及机器型号的不同而有所差异，仅供参考。TR = 20～60ms，TE = 最短（5～10ms），激励角 10°～20°。FOV 200～250mm，矩阵（256～320）×（256～512），层厚 0.5～2mm，层间隔 0 或重叠覆盖，激励次数 1～2 次。PC 流速编码值可根据兴趣区血管血流速度设定，颅脑静脉一般取 30cm/s，颅脑动脉取 75cm/s。

6. **图像后处理**　MIP 重组，同 TOF。

7. **技术要点及质量控制**

（1）流速编码值：流速比预设流速编码值高的血流产生高信号，比预设值低的血流信号降低或消失。因此，应熟悉血管的正常解剖生理流速，设置正确的流速编码值。

（2）3D-PC-MRA 的特点：

1）血流因流动产生相位差而呈现高信号，背景组织因静止，无相位差效应而受抑制。因此，PC 法优于 TOF。

2）空间分辨力高。

3）成像容积内信号均匀一致。

4）有较宽的流速敏感范围，可同时显示颅内静脉及部分动脉血管。因此，对动静脉畸形病变，选择 3D-PC-MRA 成像，往往能显示畸形动脉、扭曲紊乱的血管团及引流静脉。

5）能作定量和定性分析。因此，对需要明确病变区的细节、分析血流流量与方向、观察被大量未吸收的血肿掩盖的血管病变等病理，可选择 PC 流量定量定性分析成像，但成像时间较长。

（四）颅脑 2D-PC-MRA

1. **线圈**　同颅脑 MRI。

2. **序列**　2D-PC-MRA 序列。

3. **体位**　同颅脑 MRI。

4. **扫描方位**　取冠状面扫描，范围可视兴趣血管而定。

5. **扫描参数**　因磁场强度及机器型号的不同而有所差异，仅供参考。TR＝20～40ms，TE＝最短，激励角 10°～20°，FOV 200～250mm，矩阵 256×256，层厚 40～100mm，1 次激励。PC 流速编码值可根据估计兴趣区血流速度设定，如 10～40cm/s。

6. **图像后处理**　直接获得血管造影像，无须特殊处理。

7. **技术要点及质量控制**　2D-PC-MRA 成像时间短，可用于显示需极短时间成像的病变，但分辨力低，一般用于筛选流速成像，用于 3D-PC-MRA 的流速预测及定位像。

对欲行 3D-PC-MRA 的靶血管作 2D-PC-MRA 成像，在短时间内预测其大致流速，然后选择最佳流速编码值行 3D-PC-MRA。多用于静脉系成像。

（五）颅脑对比增强磁共振血管成像（CE-MRA）

颅脑 3D-CE-MRA 主要用于颅脑大面积血管病变，可在不同时相观察到动脉或静脉病变，亦可作减影显示病变。

1. **线圈**　同颅脑 MRI。

2. **序列**　快速动态采集 3D-MRA 梯度回波序列。

3. **体位**　同颅脑 MRI。

4. **扫描方位**　取冠状面扫描。

5. **扫描参数**　因磁场强度及机器型号的不同而有所差异，仅供参考。TR＝最短（3～10ms），TE＝最短（1～5ms），激励角 FA＝20°～30°，FOV＝300mm，矩阵（192～320）×（400～512）。层厚 0.5～2mm，层间隔 0 或重叠覆盖。激励次数 0.5～1 次。

6. **扫描方法**　静脉滞留针建立肘静脉通道，以 1.2m 长三通连接管分别接 50ml 生理盐水及剂量为 0.2mmol/kg 体重的对比剂 Gd-DTPA。

（1）先行矢状面 3D 快速扫描（蒙片），受检者体位不变，采用高压注射器或手动快速静脉团注对比剂，并进行连续 2 次以上的动态多期扫描（动脉期和静脉期）。

（2）扫描开始时间：是 CE-MRA 成败的关键。方法有二：

1）按公式计算：如果选择 k 空间中心填充，那么计算公式：$T_s=T_t-1/3T_a$。T_s 是扫描开始时间，T_t 为对比剂通过时间即达峰时间，T_a 为数据采集时间。

2）采用透视扫描目测开始扫描：在透视序列扫描过程中，推注对比剂，目测观察到颈内动脉有对比剂显影后，即刻转入 CE-MRA 序列扫描。

7. **图像后处理**　将注射对比剂后的多期扫描图像分别减去注射对比剂前的图像（蒙片），即得到各期血管造影像，再将其进行 MIP 重组即可获得连续的三维血管造影像。

8. **技术要点及质量控制**

（1）设计 CE-MRA 序列时相包含造影前蒙片及造影后动脉期、静脉期多期联动时相。

（2）使用透视序列法较计时法或估时法成功率高：透视法直观、简单易行，动脉期成像成功率高。

（3）由于 TOF-MRA 及 PC-MRA 不需注射对比剂即可获取优良血管成像影像。因此，CE-MRA 血管造影成像在颅脑已经较少应用。

（六）图像质量控制

1. **图像质控要求**

（1）图像能满足影像诊断的需要：

1）图像上包括的血管范围：MRA 要包括颈内动脉颅内段、大脑前动脉、大脑中动脉、椎基底动脉、大脑后动脉及其主要分支；

2）血管结构的显示：血管结构显示清晰，边缘光滑、连续，主要分支或属支清晰可辨，与背景结构有良好对比，能确切显示其管径和走行。

（2）图像上的信息准确：

1）图像上文字信息：应包括医院名称、受检者姓名、性别、年龄、检查号、检查日期和时间、设备型号、表面线圈、成像序列参数、左右标识、窗宽和窗位及比例尺；字母、数字显示清晰；图像文字不能遮挡图像中感兴趣部位影像。

2）图像上影像信息：图像中的影像的大小及灰度要适中；脑血管结构与背景对比良好，无明显阶梯伪影、卷褶伪影、运动伪影及设备或异物引起的伪影,或即使有少许伪影也不影响诊断的准确性。

2. 图像质量的等级评价

(1) 0级:脑血管结构显示不清,不能进行诊断。

(2) 1级:脑血管结构显示较清晰,但有伪影,不易做出准确诊断。

(3) 2级:脑血管结构显示良好,有少许伪影,但不影响诊断。

(4) 3级:脑血管结构显示清晰,血管边缘清楚、锐利、连续,可明确诊断。

图像质量必须达到2级或3级方可允许打印图片及签发报告。

四、鞍区MRI扫描技术

适用于垂体微腺瘤和垂体腺瘤、鞍区肿瘤及感染性疾病、血管性病变、骨源性疾病,外伤等。

(一) 线圈与序列

1. 线圈　线圈同颅脑MRI。

2. 序列

(1) 常规平扫序列组合:矢状面T_1WI、冠状面T_1WI及T_2WI,如需鉴别鞍区病变的出血或脂肪高信号,则需增加T_1WI-FS序列。非出血及脂肪性病灶,平扫T_1W序列应不加脂肪抑制技术,病灶呈等或低信号,在鞍区周围组织高信号衬托下更有利于观察病灶侵犯范围。

(2) 增强扫描序列:以冠状位及矢状位T_1W-FS序列为主,横轴位T_1W-FS序列为辅。脂肪抑制技术将鞍区周围高信号脂肪组织抑制掉,突出显示增强病灶。

(二) 体位与扫描方位

1. 体位　同颅脑MRI。

2. 扫描方位　鞍区MRI常规采用高分辨力、薄层Sag-T_1WI、Cor-T_1WI、Cor-T_2WI扫描。冠、矢状面层面分别平行并经过垂体柄(图35-10,图35-11)。

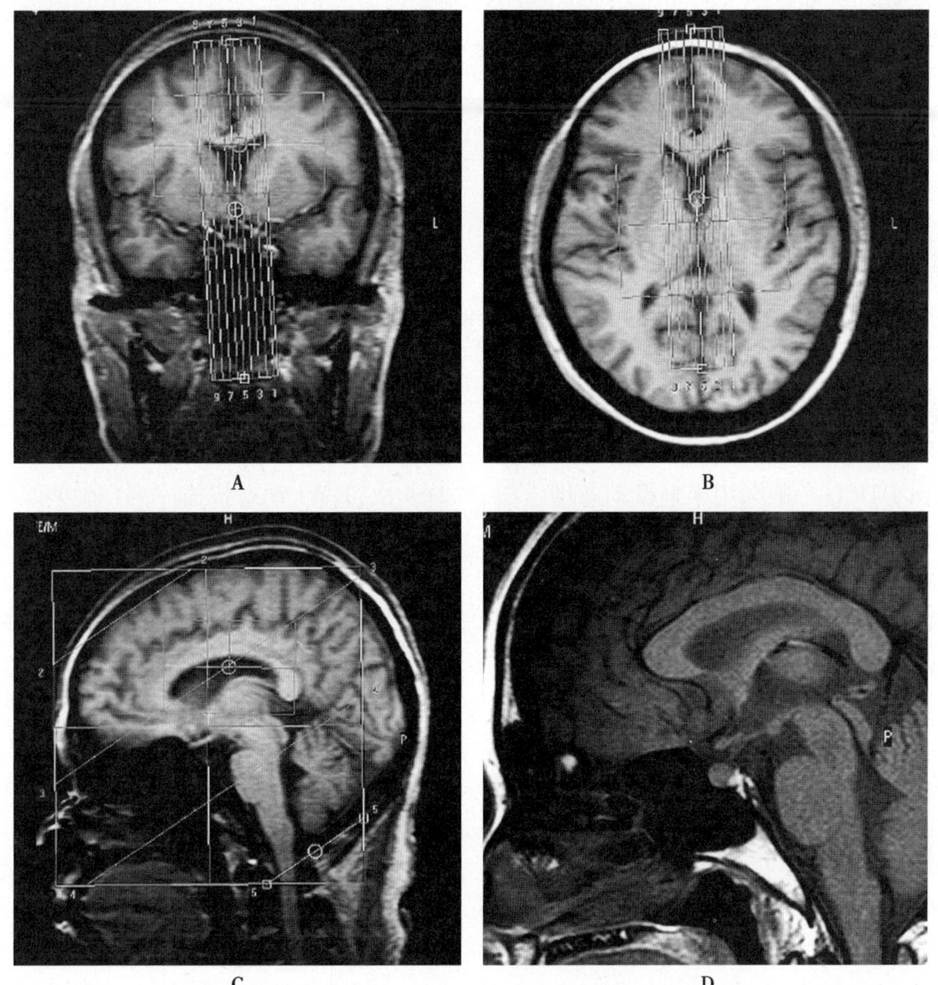

图35-10　垂体矢状面成像

A,B,C. 垂体矢状面扫描定位;D. 垂体矢状面T_1W像

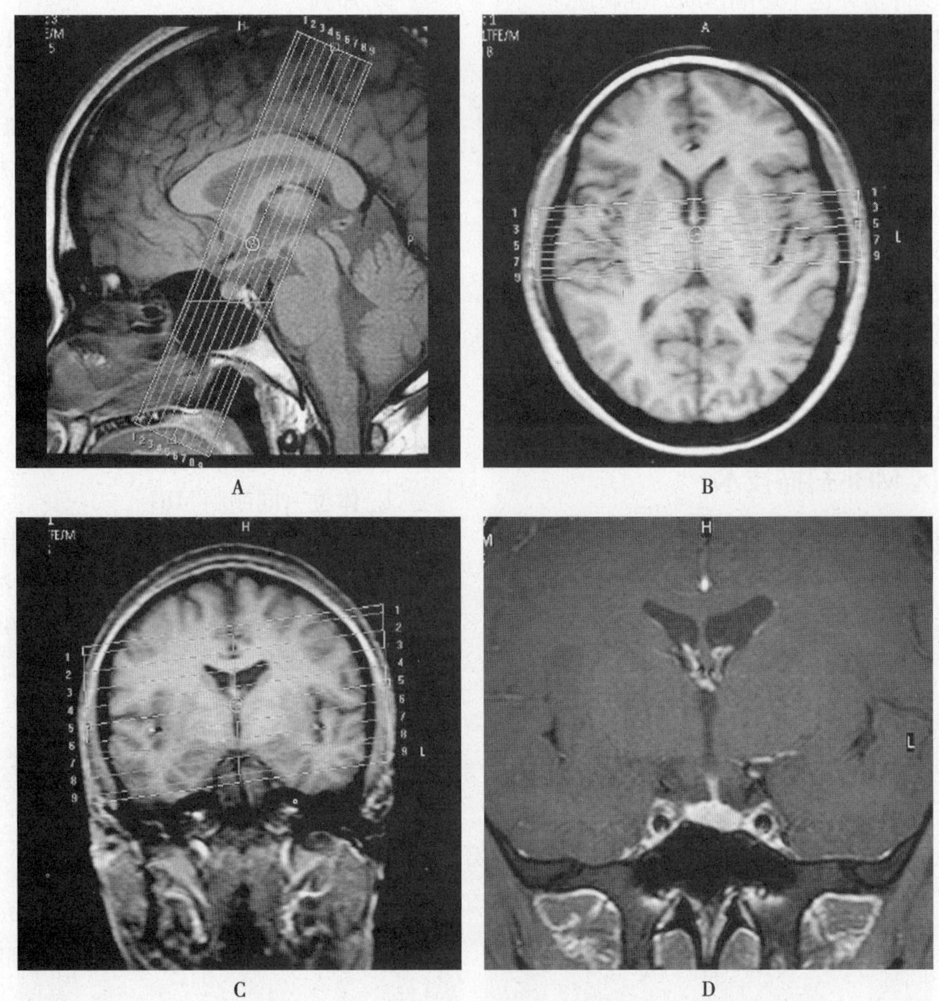

图 35-11　垂体冠状面成像

A,B,C. 垂体冠状面扫描定位;D. 垂体冠状面 T_1WI 增强像,图示垂体柄偏歪,提示垂体微腺瘤可能。

（三）增强扫描与动态增强扫描

1. **增强扫描**　鞍区病变常需做增强扫描,静脉注射对比剂 Gd-DTPA(一般采用半剂量动态增强扫描)后,增强序列扫描层面、层厚与平扫保持一致。

2. **动态增强扫描**　垂体微腺瘤以及直径小于 1cm 的垂体瘤常需作动态增强扫描,即多时相采集,冠状面 T_1WI-FS 序列快速动态连续成像 6~10 次时相不等,单次采集时间 10~30s 不等(因设备性能不同而异),第一时相采集后,立即静脉快速团注 Gd-DTPA 对比剂,注射速率 2~3ml/s。

（四）扫描参数

原则是小视野及薄层扫描。因磁场强度及机器型号的不同而有所差异:FOV 160~200mm,过样采集,以消除小 FOV 产生的卷褶伪影。层厚 2~5mm(微腺瘤 2mm),层间隔为 0 或为层厚的 10~20%,矩阵(128~256)×(256~448)。T_2WI 序列:TR=2 000~4 000ms,TE=90~120ms,激励角 150°~160°,激励次数 1~2 次。T_1WI 序列:TR=300~700ms,TE=10~30ms,激励角 150°~160°,激励次数 2~4 次,T_1WI 动态扫描序列(梯度回波):TR=40~60ms,TE=5~10ms,激励角 60°~80°,激励次数 1~2 次。

（五）图像后处理与胶片打印排版

1. **图像后处理**　动态增强扫描所获原始图像,可进行 T_1 增强灌注时间-信号强度曲线分析(图 35-12),其余序列一般不需后处理。

2. **胶片打印排版**

(1) 对垂体及病变进行放大靶显示;

(2) 平扫与增强影像各一张,排版建议 4×3 规格或 4×6 规格,对于特殊病变的显示,以病变显示明确为原则做相应调整。

（六）检查技术要点

1. 以垂体冠状面、矢状面成像为主,横轴位为辅。

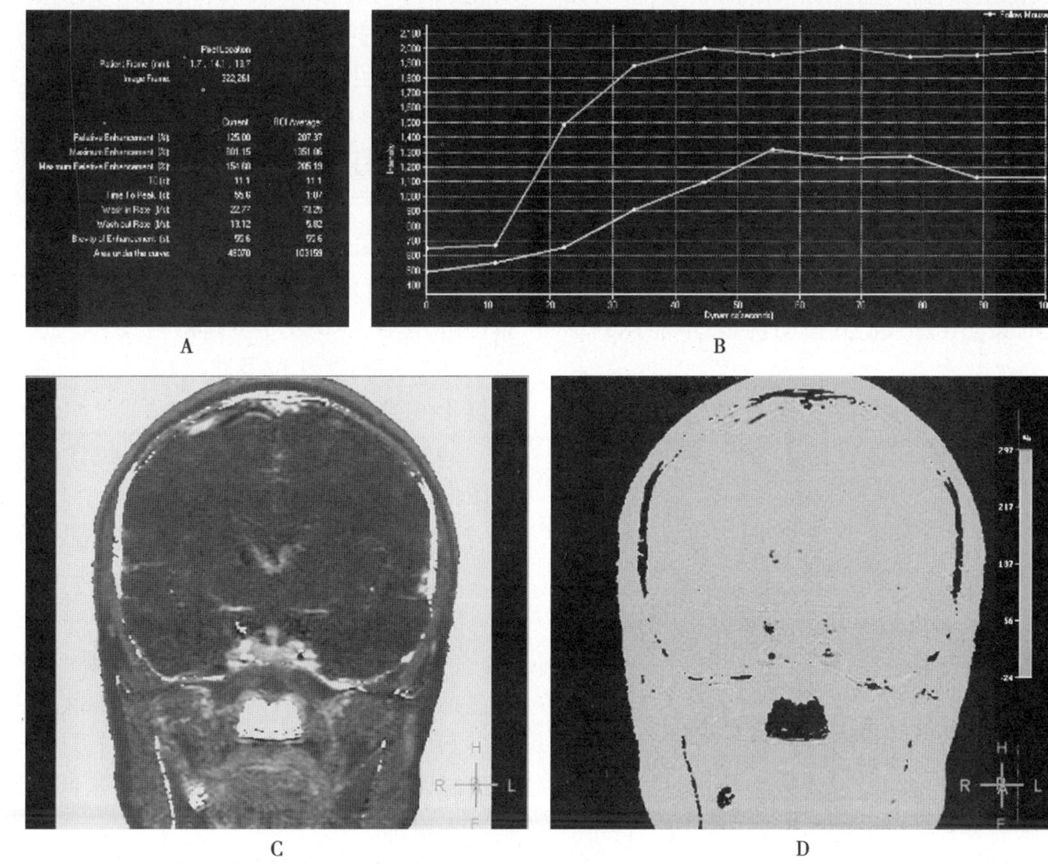

图 35-12　垂体动态 T_1 增强时间-信号强度曲线分析

A. 分析结果数据显示；B. T_1 灌注时间-信号强度变化曲线显示，横轴为扫描动态周期（秒），纵轴为信号强度；C. T_1 动态增强原始图像；D. 强化峰值通过时间图（TTP 图）。

2. 小 FOV，过样采集，以消除小 FOV 产生的卷褶伪影；薄层、小像素采集，以提高空间分辨力，显示垂体细微结构。

3. 根据病变大小及病理情况选择增强类型

（1）动态增强：微腺瘤及直径小于 1cm 的垂体占位性病变，选择动态增强扫描，动态序列扫描方位采用垂体冠状面（平行经过垂体柄），便于观察垂体柄是否偏歪及垂体是否左右对称；同时，动态时相图可用于作时间-强度曲线分析微腺瘤体及正常垂体的信号变化信息。

（2）普通增强：直径大于 1cm 的垂体占位性病变及鞍区病变可以选择普通增强扫描，增加横轴位成像。平扫 T_1WI 不加脂肪抑制技术，便于观察病变侵犯鞍区周围情况，增强 T_1WI 加脂肪抑制技术，与平扫 T_1WI 对比。

4. 清晰显示蝶鞍、垂体、垂体柄、视交叉、下丘脑、海绵窦、颈内动脉、大脑前动脉主干等结构。矢状面及冠状面最大化显示垂体柄长度。

5. 无明显运动伪影，磁敏感伪影应不影响鞍区影像诊断。

（七）图像质量控制

1. 图像质控要求

（1）图像能满足影像诊断的需要：

1）包括的范围：全部垂体组织和蝶鞍结构；

2）显示的体位：各体位图像上，显示体位标准，其中冠状位上显示垂体及鞍区结构基本对称；

3）组织间对比：在相应序列图像上，垂体结构和相邻脑组织的信号强度可反映出各自的权重特征，且图像上信噪比高，能够清楚显示和辨别垂体、垂体柄、视交叉及其周围组织结构和异常改变。

（2）图像上的信息准确：

1）图像上文字信息：应包括医院名称、受检者姓名、性别、年龄、检查号、检查日期和时间、设备型号、表面线圈、FOV、矩阵数、当前层面的序列号和图号及位置、TR 和 TE 时间、层厚和层间隔、激励次数、左右标识、窗宽和窗位及比例尺；字母、数字显示清晰；图像文字不能遮挡图像中感兴趣部位影像。

2）图像上影像信息：图像按解剖顺序排列，无层面遗漏及错位；图像中的影像的大小及灰度要适中；无各种原因所致的伪影，或即使有少许伪影也不影响诊断的准确性。

2. 图像质量的等级评价

（1）0级：图像无法观察，垂体和鞍区形态及结构显示不清，不能诊断。

（2）1级：垂体和鞍区形态及结构显示模糊，具有明显的头动伪影或血管搏动伪影，不能达到诊断要求。

（3）2级：垂体和鞍区形态及结构显示欠清晰，或略有头动伪影或血管搏动伪影，但基本不影响诊断。

（4）3级：垂体和鞍区及其周围结构显示清晰，无头动伪影或血管搏动伪影，符合诊断要求。

图像质量必须达到2级或3级方可允许打印图片及签发报告。

五、颞叶与海马MRI扫描技术

适用于原发性癫痫及继发性癫痫，神经记忆减退症等临床需要评估颞叶海马形态功能改变评价。

（一）检查技术

1. 线圈及序列　线圈同颅脑MRI。序列以矢状面和横断位T_1WI、横断位T_2WI，冠状位T_2WI及3D-T_2WI等序列

2. 扫描方法

（1）体位：同颅脑MRI，尽量嘱咐患者低头，下颌内收。

（2）成像方位：①横轴面3D-T_2WI/T_2-FLAIR，扫描基线平行于AC-PC线；或斜横轴面T_2WI、T_1WI、T_2-FLAIR序列，扫描基线平行于海马前后长轴线。②矢状面T_2WI，双侧分开定位，平行海马走形。③斜冠状面2D或3D-T_1WI或T_2-FLAIR，T_1WI推荐使用具有反转恢复预脉冲的序列以增加灰白质对比，扫描基线垂直于海马前后长轴线。

（3）增强：T_1WI横轴面/斜横轴面、矢状面及斜冠状面均扫。

（4）技术参数：基本原则为薄层、高分辨力扫描。2D序列层厚3～5mm，层间隔≤10%层厚，3D序列层厚≤2mm，FOV 200～240mm，矩阵≥256×224。静脉注射钆剂按常规剂量及流率。

（二）图像质量控制

1. 图像基本要求

（1）颞上回、颞中回、颞下回及海马等结构清晰显示，海马边缘清晰锐利，满足体积测量要求，两侧结构尽量对称显示。

（2）无明显运动伪影，脑脊液搏动伪影应不影响颞叶及海马的观察。

2. 胶片打印排版建议

（1）胶片充分显示海马部位及相应脑组织，调整适当对比度。

（2）平扫T_2WI横断面与T_2WI矢状面图像一张排版，建议4×6或5×6排版格式。

（3）平扫冠状位及T_2-FLAIR排版一张胶片，建议4×6或5×6格式。

（4）增强图像排版一张胶片，包含至少两个方位图像，建议4×6或5×6格式。

（5）病变累及范围过大时，可根据病变显示明确为原则做相应调整。

3. 图像质控要求

（1）图像能满足影像诊断的需要：

1）包括的范围：两侧颞叶及全部的海马结构。

2）显示的体位：各体位图像上，显示体位标准。其中斜冠状位图像上，多可显示两侧海马，结构基本对称。

3）组织间对比：在相应序列图像上，不同脑组织结构的信号强度对比可反映出各自的权重特征；且图像上信噪比高，海马与周围组织对比明显，能清楚分辨出海马结构，并可进行大小和信号强度测量。

（2）图像上的信息准确：

1）图像上文字信息：应包括医院名称、受检者姓名、性别、年龄、检查号、检查日期和时间、设备型号、表面线圈、FOV、矩阵数、当前层面的序列号和图号及位置、TR和TE时间、层厚和层间隔、激励次数、左右标识、窗宽和窗位及比例尺；字母、数字显示清晰；图像文字不能遮挡图像中感兴趣部位影像。

2）图像上影像信息：图像按解剖顺序排列，无层面遗漏及错位；图像中的影像的大小及灰度要适中；对比良好，无卷褶伪影、层间交叉伪影、血管搏动等各种原因所致的伪影。

4. 图像质量的等级评价

（1）0级：图像无法观察，海马形态及结构显示不清，不能诊断。

（2）1级：海马形态及结构显示模糊，具有明显的头动伪影或血管搏动伪影，不能达到诊断要求。

（3）2级：海马形态及其周围结构显示欠清

晰，或略有头动伪影或血管搏动伪影，但基本不影响诊断。

（4）3级：海马及其周围结构显示清晰，无头动伪影或血管搏动伪影，符合诊断要求。

图像质量必须达到2级或3级方可允许打印图片及签发报告。

六、脑桥小脑角区扫描技术

对脑桥小脑角区病变、面听神经病变、内听道病变、颞骨岩部病变等，可进行脑桥小脑角区薄层MRI扫描。

（一）线圈与序列

1. 线圈　同颅脑MRI。

2. 序列

（1）常规平扫序列组合横轴面 T_2WI、T_1WI、T_2W-FLAIR序列及矢状面、冠状面 T_1WI/T_2WI 序列扫描。必要时（如胆脂瘤）加脂肪抑制技术。观察神经与血管比邻关系、内听道病变者，需进行横断面3D-T_1WI、3D-T_2WI 水成像序列扫描。

（2）三维薄层高分辨力序列3D-T_1WI、3D-T_2WI 水成像序列

（3）增强序列　T_1WI-FS序列横状面、矢状面、冠状面薄层扫描。

（二）体位与扫描方位

1. 体位　同颅脑MRI。

2. 扫描方位

（1）横轴位：在矢状位像上设置横轴位扫描层面平行于胼胝体前后联合连线，扫描范围包含脑桥上界至延髓枕大孔水平，在冠状位像上平行两侧脑底连线。

（2）冠状面：在横轴位像上设置扫描层面垂直颅脑正中矢状裂，在矢状位像上平行于脑干上下长轴线。

（3）矢状面：在横轴位像上设置扫描层面平行于颅脑正中矢状裂，扫描范围包含左右两侧颞骨外缘或病变侧兴趣区（图35-13）。

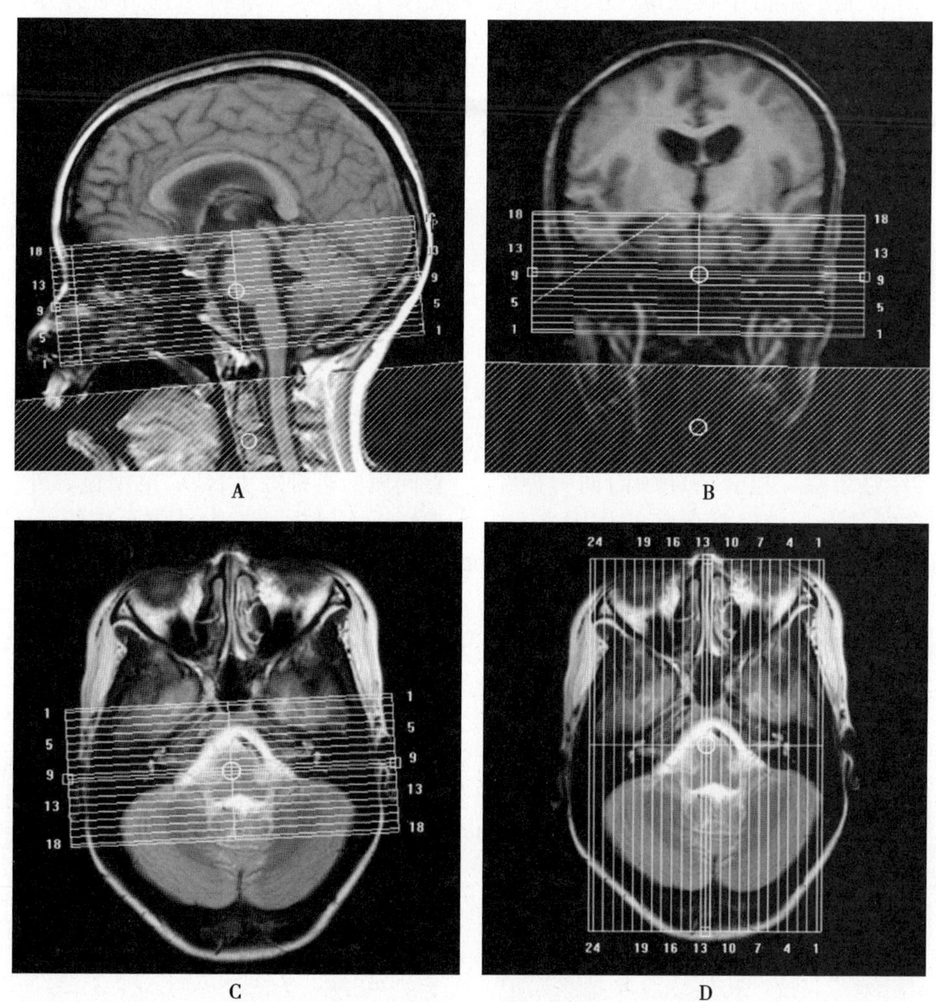

图35-13　脑桥小脑角区MRI

A，B. 横断面扫描定位，扫描野下方设预饱和；C. 冠状面扫描定位；D. 矢状面扫描定位。

（三）增强扫描与扫描参数

1. **增强扫描**　按常规剂量静脉注射 Gd-DTPA 对比剂后，进行 T_1WI-FS 序列横状面、矢状面、冠状面扫描，与平扫保持相同层面及层厚。

2. **扫描参数**　薄层扫描，层厚 2～5mm，层间隔为层厚的 10%～20%，FOV 200～250mm，矩阵（128～256）×（200～300）。3D-T_1WI 及 3D-T_2WI 为三维扫描，层厚 0.3～2mm 不等，层间隔为 0 或重叠覆盖扫描，具体参数因不同设备场强及性能而有差异。

（四）图像后处理与胶片打印排版建议

1. **图像后处理**　普通序列图像不需后处理，3D-T_1WI 及 3D-T_2WI 序列需作相应处理。

（1）3D-T_1WI　原始图像可进行血管与神经的曲面重组及多平面重组（multiplanar reformation，MPR）。

（2）3D-T_2WI　3D-T_2WI 水成像序列原始图像可进行内耳膜迷路最大信号强度投影重组及多平面重组。

2. **胶片打印排版建议**

（1）胶片充分显示脑桥小脑区部位及相应脑组织，调整适当对比度；

（2）平扫 T_2WI 横断面与 T_2WI 矢状面图像一张排版，建议 4×6 或 5×6 排版格式；

（3）平扫冠状位及 T_2-FLAIR 排版一张胶片，建议 4×6 或 5×6 格式；

（4）增强图像排版一张胶片，包含至少两个方位图像，建议 4×6 或 5×6 格式；

（5）病变累及范围过大时，可根据病变显示明确为原则做相应调整。

（五）检查技术要点

1. 薄层、小像素、高空间分辨力、高信噪比扫描。

2. **面听神经痉挛症**　血管褡绊颅内面听神经干近脑桥端，常常是面听神经痉挛症的病因之一。因此，借助 MRI 显示面听神经干与周围血管的关系可为临床诊断和治疗提供重要的影像学信息。

（1）序列组合：以横轴位三维薄层高分辨力序列 3D-T_1WI 为主，结合横轴位 T_2WI，矢状面 T_2WI 辅助。横轴位定位方法：在矢状面 T_2WI 像上选中显示面听神经干断面的层面，将横轴位扫描层面的中心层对准面听神经干断面（圆点状高信号），在冠状位像上调整扫描层面的中心层经过两侧面听神经干连线或平行两侧脑底连线。扫描范围上界包含颞骨岩部上缘，下界包含颞骨岩部下缘。

（2）图像后处理：

1）血管曲面重组：在 3D-T_1WI 横轴位原始图像上逐层翻阅追踪面听神经干的周围血管，密集标记血管的行走轨迹，生成血管走行图，显示血管与面听神经干的毗邻关系。

2）多平面重组：在靶兴趣区作血管与面听神经干切线面的平面重组（图 35-14）。

3. **突聋、内耳眩晕症等**　主要观察前庭蜗（位听）神经、耳蜗、内耳迷路等结构。以内耳磁共振水成像序列，即三维薄层高分辨力水成像序列 3D-T_2WI 为主。

（1）序列组合：横轴位 3D-T_2WI 水成像、T_2WI、3D-T_1WI，矢状面 T_2WI。

横轴位定位方法：在矢状面像上选中显示面听神经干断面的层面，将横轴位扫描层面的中心层对准面听神经干断面，在冠状位像上调整扫描层面的中心层经过两侧面听神经干连线或平行两侧脑底连线。扫描范围上界包含颞骨岩部上缘，下界包含颞骨岩部下缘。

（2）图像后处理：

1）MPR 重组：主要作斜矢状面重组及横轴位重组。斜矢状位重组层面在原始横轴位图像上垂直同侧面听神经干长轴，范围包含外半规管至面听神经干入脑桥端。由外侧至内侧（脑桥端）显示半规管、耳蜗、前庭神经及蜗神经、面神经等结构的断

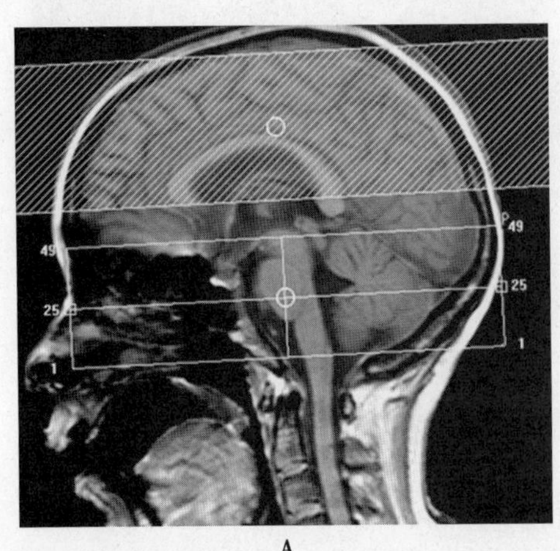

A

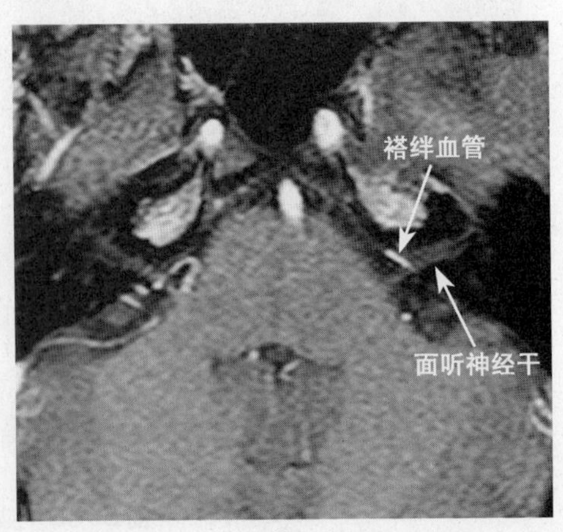

B

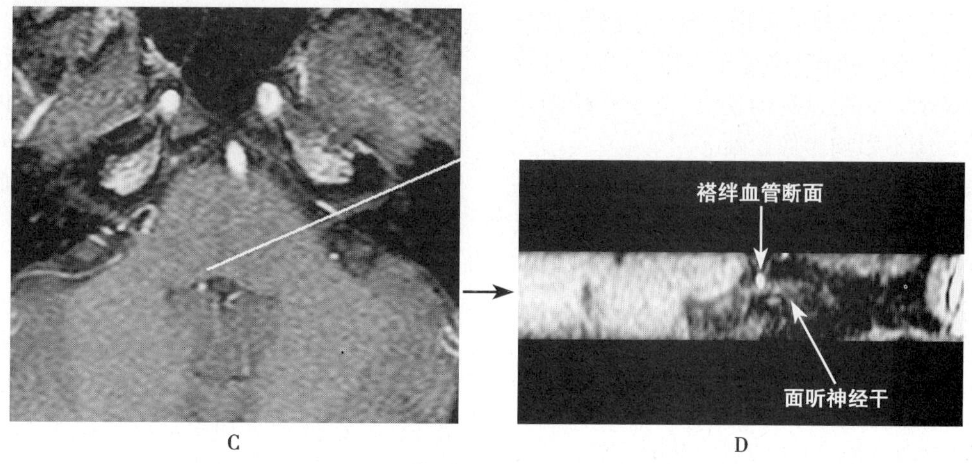

图 35-14 面听神经干、小血管 3D-T_1WI

A. 3D-T_1W 横轴面扫描定位;B. 3D-T_1W 选择厚度 MPR 重组图,示小血管褡绊、跨越面听神经干;C. MPR 重组方向(白色线条)平行于面听神经干的斜矢状面重组;D. 经过面听神经干的斜矢状面 MPR 重组(C)后图像,示褡绊血管断面(白箭)接触面听神经干(白箭)。

面结构关系。横轴位重组的作用主要是针对原始扫描左右两侧神经干定位不对称时,可作横轴位 MPR 重组,重新调整使对称显示两侧内耳结构。

2)MIP 重组:将 3D-T_2WI 水成像原始图像进行 MIP 重组,剪除内耳膜迷路半规管及面听神经管以外的重叠结构,然后进行多角度旋转,暴露显示半规管及面听神经管的三维立体解剖结构造影像(图 35-15)。

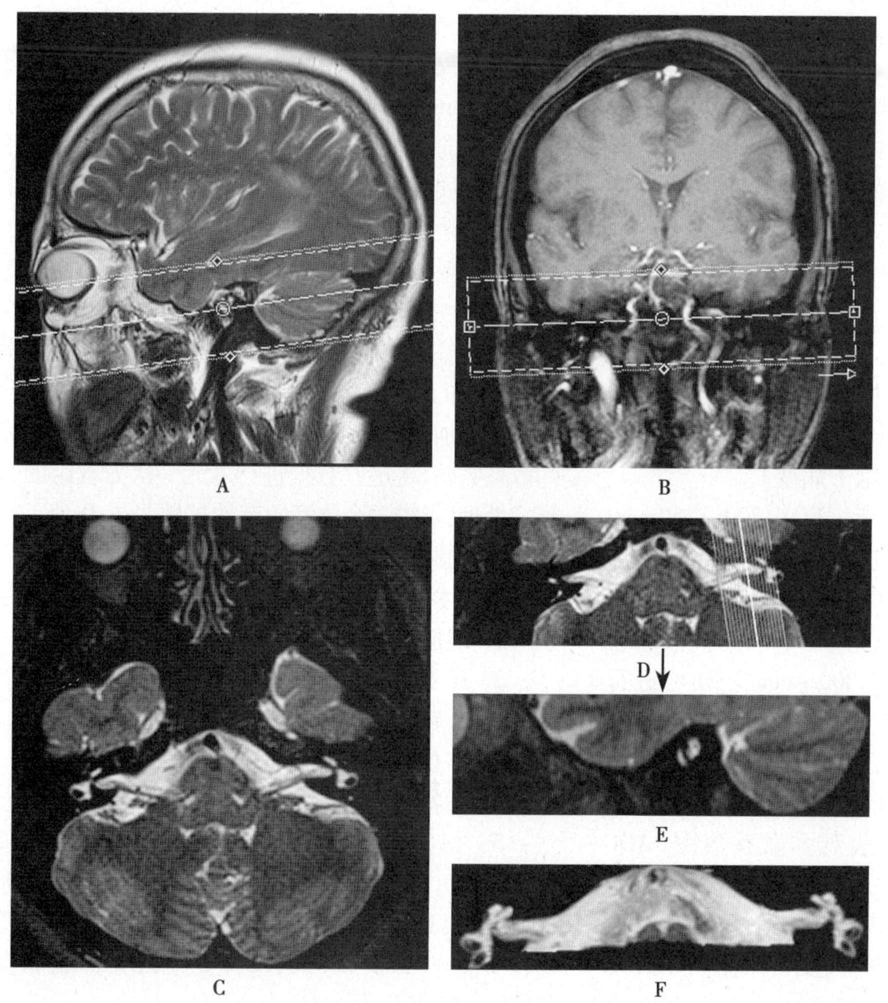

图 35-15 内耳水成像

A,B. 内耳水成像 3D-T_2WI 横轴位扫描定位示意图;C. 3D-T_2WI 原始图像,示面听神经纤维低信号,神经纤维周围的脑脊液为高信号;D. 示 MPR 斜矢状面重组方向垂直于面听神经干;E. 经斜矢状面 MPR 重组(D)后的图像,示位听神经蜗根前庭根的断面;F. 经 MIP 重建后的内耳迷路、半规管及面听神经干管的三维立体像。

4. **薄层、高空间分辨力采集**　脑干、延髓、部分脑神经(如三叉神经、面听神经颅内段)、细小血管等结构清晰显示。无明显运动伪影,磁敏感伪影及血管搏动伪影应不影响影像诊断。

5. 对面肌痉挛症等观察颅内脑神经与血管褡绊、比邻关系的病例,需提供3D-T_1WI、3D-T_2WI水成像、3D-TOF序列的后处理MPR重建图像及曲面重建图像,多角度显示神经与血管的比邻关系。

6. 后处理图像应清晰显示靶神经与血管的比邻关系。

七、MR脑弥散加权成像扫描技术

适用于早期脑缺血性病变的检查,也用于肿瘤的评价。早期和超早期脑梗死的诊断;脑转移瘤的鉴别诊断;脓肿的鉴别诊断;脑肿瘤恶性程度的评估。

(一) 弥散加权成像(DWI)

弥散加权成像(DWI)通过两个以上不同扩散敏感梯度值(*b*值)的扩散加权像,计算出扩散敏感梯度方向上水分子的表观弥散系数(ADC值)。ADC反映了水分子的扩散运动能力,ADC值越高表示水分子扩散能力越强,ADC值越低,表示水分子扩散能力越弱,从而间接反映脑细胞的功能。DWI主要用于早期、超早期脑梗死的诊断、脑肿瘤恶性级别的评估、脑转移瘤的鉴别诊断等。

1. **线圈**　同颅脑MRI。

2. **序列**　EPI-DWI序列。

3. **体位**　同颅脑MRI。

4. **扫描方位**　取横轴位,在矢状面定位像上设定横断面弥散加权扫描,扫描方位可倾斜层面避开颅底界面磁敏感伪影的影响,视病变部位的需要亦可取矢状面或冠状面扫描(脑干病变)。

5. **扫描参数**　仅供参考。FOV 200~250mm,层厚3~5mm,层间隔为相应层厚的10%~20%或为0,矩阵192×192,TR=6 000~8 000ms,TE=90~100ms。激励次数2~6次,选择2个以上扩散加权系数,即*b*值,通常为0和1 000s/mm^2。亦可进行多个*b*值及高*b*值DWI的应用研究,在*X*、*Y*、*Z*三个方向梯度轴施加弥散梯度成像。

6. **图像后处理**　2组或多组*b*值的原始图像经DWI后处理软件处理生成表观弥散系数图(ADC图)或eADC图,在ADC图像上可测量ADC值。eADC=$S_{b=1\,000}/S_{b=0}$,因此ADC值降低时,在ADC图上显示为低信号,在eADC图上显示为高信号,eADC图与DWI图表现一致(图35-16)。

7. **技术要点及质量控制**

(1) *b*值的选择:*b*值越大,扩散权重越大,信号衰减越明显,DWI图像信噪比越差,但不同组织间的对比度噪声比增加。*b*值=1 000s/mm^{2}以下时,随着*b*值增加,ADC值衰减较快,而b值大于1 000s/mm^{2}后,ADC值衰减趋于平缓。因此,大*b*值的图像,ADC值较准确。

(2) 磁敏感伪影:DWI序列磁敏感效应较明显,在组织密度差异大的区域较易出现磁敏感伪影——形变及失真,例如在颅底、眼眶等部位。启用并行采集技术、PROPELLER技术有助于改善磁敏感伪影。

(3) N/2伪影:读出编码的频率脉冲波形不稳定或磁场不均匀,可出现重影,改变相位编码方向可改变伪影方向避开在兴趣区外。如果不能消除,可能需要校正磁场均匀度。

(二) 弥散张量成像(DTI)

在均质介质中水分子的运动是无序随机运动的,其向各个方向运动的概率即扩散程度是相同的,即具有各向同性(isotropy)的特征。然而,在人体组织中,由于受到组织细胞结构的影响,水分子在各个方向的扩散程度是不同的,具有方向依赖性,即具有各向异性(anisotropy)的特征。由于DWI序列只在*X*、*Y*、*Z*轴三个方向上施加扩散敏感梯度脉冲,不能完全正确地反映不同组织中水分子在三维空间内各个方向上不同的扩散情况,组织的各向异性程度被低估。为了更正确地定量分析组织内各个方向上水分子不同的扩散程度的特性,引入了张量*D*的概念,通过至少在6个不同方向上施加扩散敏感梯度及采集1个不施加扩散敏感梯度(即*b*值为0)的图像,由6个扩散加权像分别和非扩散加权像的信号强度衰减差异中得到6幅表观弥散系数图,将这些数据进行六元一次方程组的数学模式处理,求得每个体素的有效扩散张量D值。施加的扩散敏感梯度方向越多,则DTI数据越准确。目前的设备技术最多可实现128个不同方向的成像。

1. **线圈**　同颅脑MRI。

2. **序列**　EPI-DTI、3D-T_1WI(用于后处理与DTI图作解剖影像融合)。

3. **体位**　同颅脑MRI。

4. **扫描方位**　DTI横轴位,3D-T_1WI矢状位。

5. **扫描参数**　FOV 200~250mm,层厚2~5mm,层间隔为0,矩阵192×192。TR=6 000~10 000ms,TE=90~100ms,激励次数2~6次,*b*值=0和*b*值=1 000~1 500,选择6个以上扩散加权梯度方向,最多可达128。

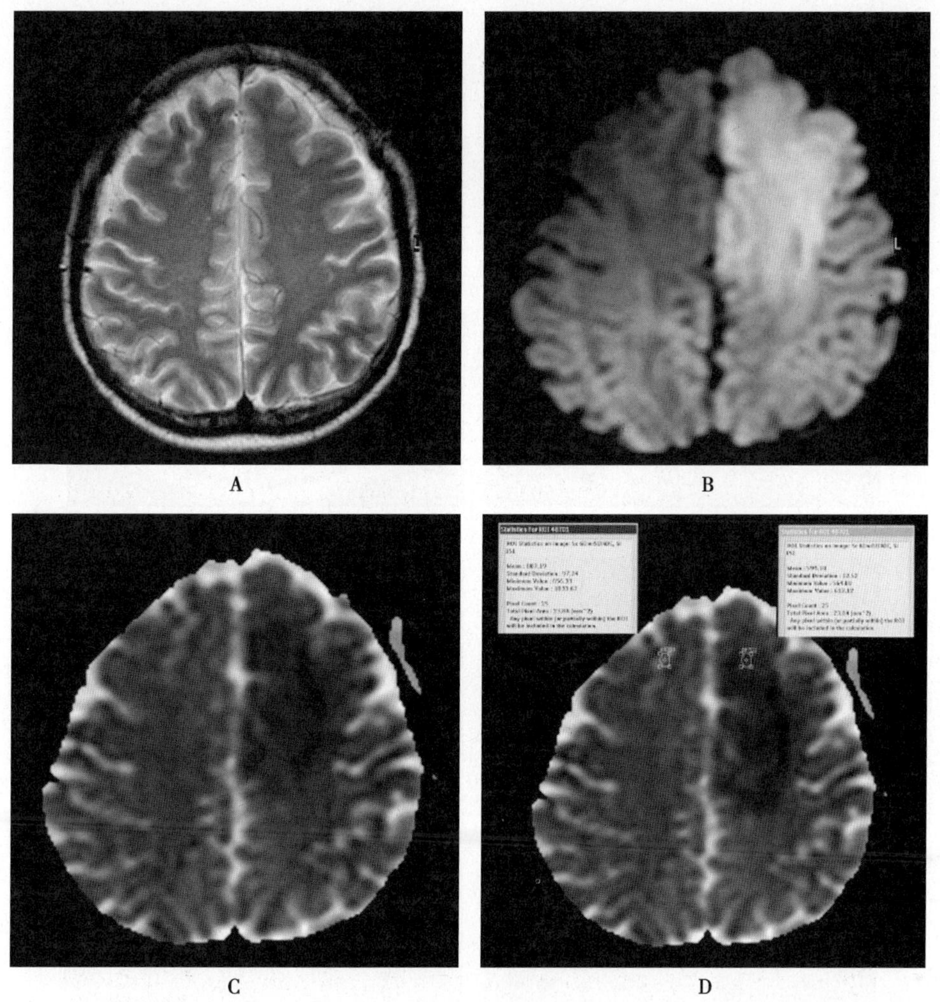

图 35-16　超急性脑梗死 MRI

男，55 岁，连续劳累一周后，感觉头晕、恶心 4 小时作脑 MIR 检查。

A. 常规 T_2WI 像，未见异常；B. b 值 = 1 000s/mm^2 的弥散加权像，示左侧脑实质区片状异常高信号；C. 表观弥散系数图，示左侧脑实质病灶（梗死）区低信号；D. ADC 值测量，梗死区 ADC 值为（887.19±97.24）×（10~6）mm^2/s，比对侧相同区域正常值（594.10±12.52）×（10~6）mm^2/s 低。

6. **图像后处理**　利用 DTI 后处理软件，将 3D-T_1WI 图像与 DTI 图融合。在 DTI 图像上可获取以下量化指标：

（1）平均扩散系数（average diffusion coefficient，ADC）：成像体素内各个方向扩散程度的平均值。值越大，说明水分子扩散能力越强。

（2）各向异性分数（fraction anisotropy，FA）：指扩散的各向异性部分与扩散张量总值的比值。反映了各向异性成分占整个扩散张量的比例，取值 0~1 之间，0 代表了最大各向同性的扩散，比如在完全均质中的水分子扩散，1 代表了假想下最大各向异性的扩散。

（3）相对各向异性（relative anisotropy，RA）和容积比（volume ratio，VR）：RA 为各向异性和各向同性成分的比例，VR 等于椭球体的体积与半径为平均扩散率的球体体积之比，两者的范围均在 0~1 之间，RA 的意义与 FA 相似，越接近 1 说明水分子的各向异性程度越高，而 VR 越接近 1 说明水分子的扩散越趋向于各向同性。

（4）DTI 的彩色扩散张量图：根据体素扩散的最大本征向量的方向决定白质纤维走行的原理，通过将 X、Y、Z 轴方向的主要本征向量分别配以红、绿、蓝三种颜色，得到 DTI 彩色扩散图（文末彩图 35-17）。

（5）白质纤维束示踪成像：利用最大本征向量对应纤维束传导方向将大脑中枢神经纤维束轨迹描出来，实现直观地查看和研究活体中枢神经以及周围神经系统的神经通路的连接和连续性走行。方法：从一个设置的种子位置开始追踪，直到遇到体素的 FA 值小于 0.2，即可描出由该种子开始的神经纤维束走行的通路及形态（图 35-18）。

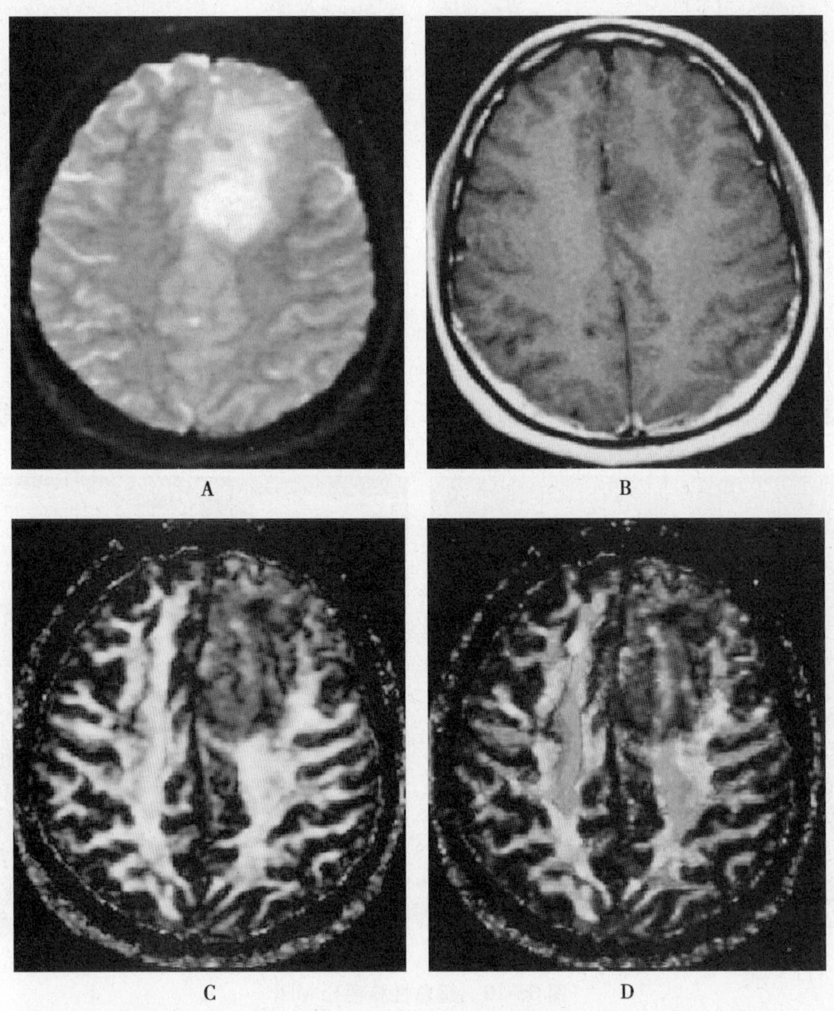

图 35-17　DTI 彩色扩散张量图

A. DWI 序列扩散图，示病灶区域扩散受限高信号影；B. T_1WI 序列病灶显示为低信号；C. DTI 序列 FA 值图，示病灶区域 FA 值较对侧降低；D. DTI 序列彩色扩散张量图。

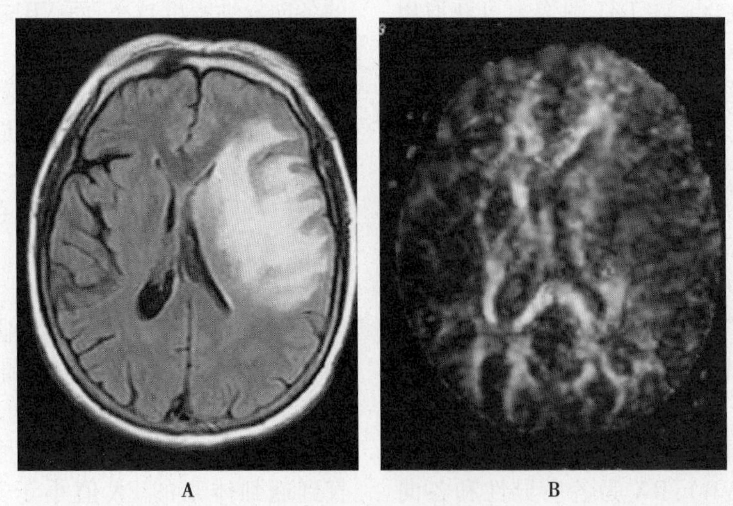

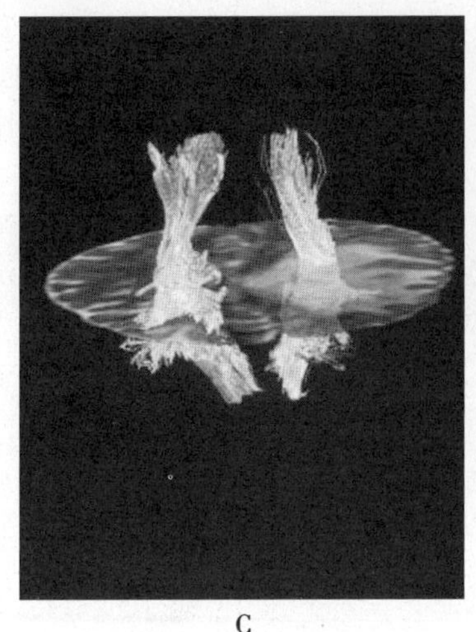
C

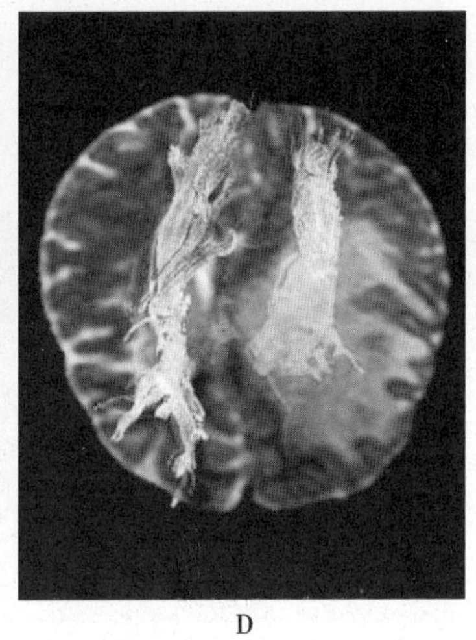
D

图 35-18　DTI 神经纤维束追踪图

A. 示 T_2W-FLAIR 序列像,左侧大脑半球占位病变;B. 示 DTI 序列彩色弥散张量图;C,D. 示 DTI 序列后处理神经纤维束追踪,病灶区域神经纤维束走行移位、部分中断。

7. DTI 的临床应用

(1) 大脑发育及衰老:DTI 定量分析不同部位脑组织的各向异性程度,显示大脑的发育过程及衰老。

(2) 脑肿瘤:DTI 定量分析肿瘤组织的特征以鉴别肿瘤的级别,鉴别正常脑白质纤维、水肿及肿瘤区域。测量肿瘤周围水肿的平均 ADC 值和 FA 值,以分析鉴别转移瘤和胶质瘤,但目前这些研究尚未取得一致结论。显示脑白质纤维和肿瘤的相互关系,这对指导外科手术具有重要的临床价值。

(3) 脑梗死:DWI 有助于早期、超早期脑梗死的及时诊断,而 DTI 在检测脑梗死后皮质脊髓束损伤有着显著优势。

(4) 脑白质变性疾病:应用 DTI 随访追踪脑白质变性疾病的病理变化过程,如多发性硬化(MS)、缺血性白质疏松(LA)、肌萎缩性侧索硬化(ALS)、阿尔茨海默病(AD)。

(5) 其他:如精神分裂症、慢性酒精中毒、弥散性轴索损伤等,应用 DTI 参数评估,均有一定价值。

8. DTI 的局限性

(1) "证实"问题:如何在证实 DTI 所追踪描出的白质纤维走行的精确度与人体是否符合,是当前待研究解决的关键问题。

(2) 结果准确性问题:DTI 结果分析受后处理操作因素的影响,如选取分析兴趣区的大小、位置、FA 阈值、采用的算法以及对神经解剖学知识的熟知程度等均影响示踪成像结果的准确性。

(三) 图像质量与排版

1. 图像畸变小,解剖结构相对清楚。

2. 能清晰准确区分弥散受限区域,有足够的信噪比显示病变范围。

3. **胶片打印排版**　选取高 b 值的图像进行打印排版,建议 4×4 或 4×5 规格排版。

八、磁共振脑灌注扫描技术

磁共振脑灌注加权成像(perfusion weighted imaging,PWI)适用于观察脑血流微循环的灌注情况,如脑梗死、脑出血、脑肿瘤等。MR 脑灌注成像分两大类,一类是依赖于外源性示踪剂的动态磁敏感对比成像(dynamic susceptibility contrast,DSC),一类是内源性示踪剂即动脉自旋标记(arterial spin labeling,ASL)灌注成像。

(一) 动态磁敏感对比成像

DSC 脑灌注成像利用对比剂引起的 T_2^* 负增强效应,获取多个灌注参数,从不同方面反映组织微循环的灌注特征。

1. **线圈**　同颅脑 MRI。

2. **序列**　PWI-2D-GRE-EPI-T_2^* 加权序列。

3. **体位**　同颅脑 MRI。

4. **扫描方位**　取颅脑横断面成像,可先作扩散加权成像,作为诊断及病变定位图像。

5. **扫描参数**　仅供参考。TR = 1 500ms,TE = 30ms,激励角 90°,FOV 230~250mm,矩阵 128×128,层厚 3~5mm,层间隔为层厚的 10%~50%,激励次数 1 次。按设备允许的最大扫描层数(4~20 层)包含兴趣区,连续动态扫描 40~60 期,每期 1~2 秒内扫完所设层面,对比剂在启动扫描 1~2 期后开始快速静脉团注，注射速度 3~5ml/s。

6. **图像后处理**　在工作站用时间-信号强度变化曲线分析软件，分析血流灌注过程，并计算 T_2^* 图像信号强度变化率，根据 T_2^* 变化率计算出局部脑血容量（rCBV），局部血流平均通过时间（MTT）和局部脑血流量（rCBF）等参数（图 35-19）。

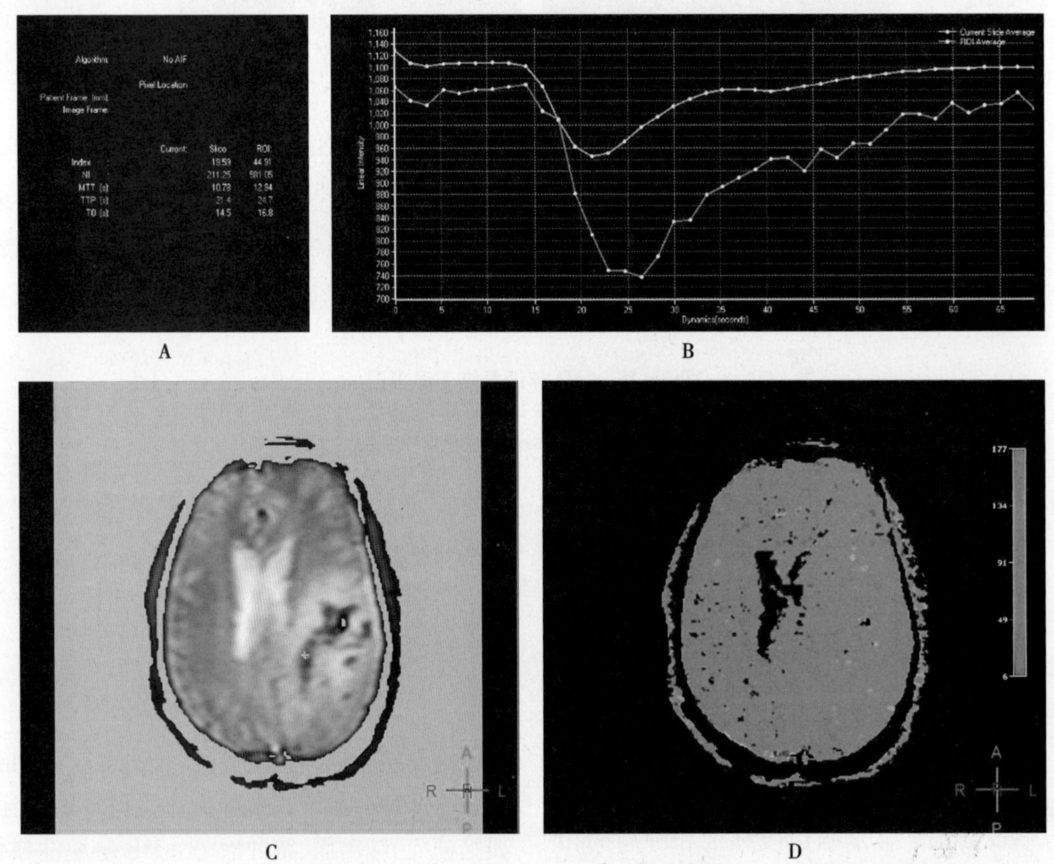

图 35-19　MR 脑灌注时间-信号强度曲线分析

A. 分析结果数据显示；B. 脑 T_2^* WI 灌注时间-信号强度变化曲线，图示 C 图层面的平均灌注曲线（浅支）及 C 图兴趣区的灌注曲线（深支）；C. T_2^* WI 负增强原始图像；D. TTP 图。

（二）动脉自旋标记灌注成像

动脉自旋标记灌注成像不使用对比剂，利用自身动脉血中的水分子作为内源性示踪剂来获取组织微循环的灌注信息，对人体完全无害。而且水分子能自由扩散，因此 ASL 的灌注结果准确性高。目前 3D-ASL 已被广泛应用于临床，如脑血管疾病（脑缺血、脑梗死、脑出血、脑血管畸形、儿童甚至胎儿的脑血管疾病），脑肿瘤及肿瘤恶性分级，感染或炎症性疾病、癫痫等的研究。

1. **线圈**　同颅脑 MRI。

2. **序列**　2D-ASL/3D-ASL 序列，可在 GRE 或 FSE 序列上进行采集。

3. **体位**　同颅脑 MRI。

4. **扫描方位**　横断面扫描，范围可涵盖全脑。

5. **扫描参数**

（1）2D-ASL：对流入动脉血液的标记脉冲为脉冲式，二维激励，基于梯度回波序列采集。理论上可获得脑血流量（CBF）（用于临床定量指标）、脑血容量（CBV）（科研理论）及平均通过时间（MTT）（科研理论）。

（2）3D-ASL：对动脉血液的标记为连续式，三维全脑激励，基于快速自旋回波序列采集，1.5 秒 1 000 次标记脉冲激励，螺旋式 k 空间填充。两次采集（标记组及非标记组），TR＝2 500~4 000ms，TE＝10~20ms，激励角 90°，FOV＝220~250mm，矩阵 64×64，层厚 4~8mm，标记延迟时间 PLD＝1~2.5 秒。

6. **图像后处理**　用 ASL 处理软件获取脑血流量、脑血容量、血流平均通过时间参数（图 35-20）。

（三）技术要点及质量控制

DSC 只能在二维梯度回波 EPI-T_2^*W 序列进行，因此磁敏感效应明显，在靠近颅骨、含气结构及金属假牙等部位产生磁敏感伪影较严重，影响灌注

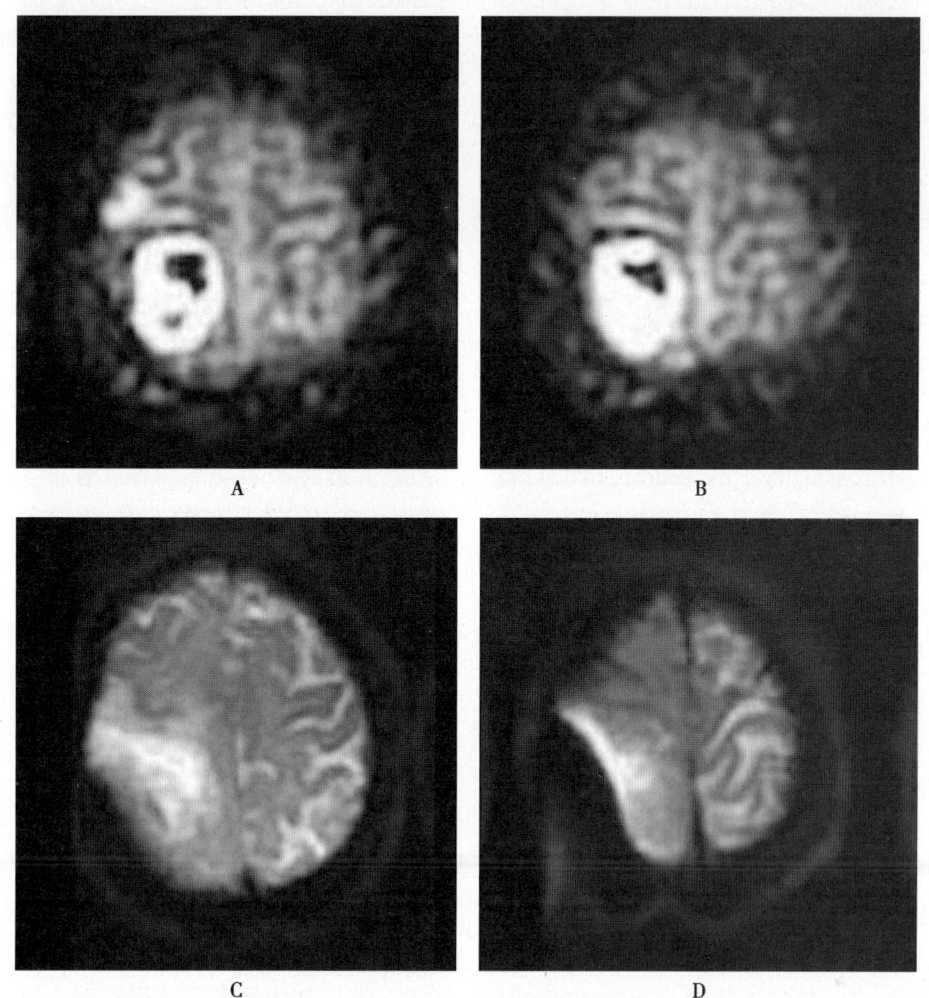

图 35-20　颅脑 3D-ASL 与 DSC-PWI 的对比

A,B. 3D-ASL 基于 FSE 序列成像,磁敏感伪影少,完整显示病灶;C,D. DSC-PWI 是基于 $T_2{}^*W$ 序列,磁敏感伪影严重,扭曲变形,掩盖病灶。

结果的准确性。对比剂钆螯合剂分子量较大,不能自由扩散。因此,不能像同位素示踪剂那样如实地反映微循环的灌注情况。对比剂灌注使用的是血脑屏障模型,其灌注结果的准确性受血脑屏障状态的影响。同时,钆对比剂的使用仍然有不良反应及导致肾源性系统纤维化的潜在危险。DSC 运动伪影较敏感。可见,DSC 的结果受诸多因素的影响,操作复杂,结果稳定性差。因此,操作上应注意选择适宜病例,能制动、配合检查、病灶区域不靠近脑底及脑周边颅骨。

ASL 则改善 DSC 的局限性,不需注射钆对比剂,因而无钆对比剂不良反应的问题。同时,动脉血的水分子能自由扩散,不受血脑屏障影响,使 ASL 灌注与 PET 金标准相关性好,结果稳定准确可靠。因此,脑灌注成像应尽量选择 ASL 法。

2D-ASL 为二维采集模式,空间分辨力不如 3D-ASL,序列为梯度回波序列。因此,应注意受检者的制动及去除假牙等金属物品。

3D-ASL 使用的是快速自旋回波序列。磁敏感效应少,磁敏感伪影小,信噪比高;三维采集,空间分别率高。螺旋式 k 空间填充技术可使扫描加速,减少运动伪影,但仍应注意不要过于追求太高的空间分辨力,否则信噪比过低;层厚不要太薄,一般 4mm 即可;注意假牙等磁性金属物品仍要去除。注意标志延迟时间(PLD)的选择,脑血流速度快时,选择短的 PLD(1~1.5s);流速慢时,选择较长的 PLD(1.5~2.5s),PLD 长,信噪比会降低。3D-ASL 是目前最优良的脑灌注成像技术,但需要较高的硬件系统配置。

(四)图像质量与排版

1. 整个成像动态过程患者无头动或头动伪影在矫正范围内。

2. 能清晰的观察记录灌注过程的整个过程，如对比剂灌注初始期，灌注持续期，灌注廓清期等变化过程。

3. **胶片打印排版** 后处理得到的灌注参数图像保存为彩色 RGB 图像。选取 rCBF、rCBV、MTT 图像显示灌注异常区域及病变行彩色打印排版建议 4×5 格式。

九、MR 脑活动功能扫描技术

脑功能磁共振成像（functional MRI，fMRI），广义上包括脑弥散加权成像、脑血流灌注成像、血氧水平依赖（blood oxygen level dependent，BOLD）测定，以及脑磁共振波谱成像（magnetic resonance spectroscopy，MRS），狭义上则指 BOLD 功能成像。血氧水平依赖脑功能成像（BOLD-fMRI）主要用于功能皮层中枢的定位研究，包括视觉、运动、听觉、感觉、语言等皮层中枢的定位，这对于指导临床外科手术定位及术后随访评估预后具有重要的参考意义。目前 fMRI 的应用已扩展至类似于记忆等认知功能的研究领域，fMRI 还应用化学刺激研究以及癫痫的评价等。

BOLD-fMRI 的成像过程包括三部分：实验设计、数据采集和数据处理。实验设计是成像前期的工作，主要是根据研究目的设计好刺激脑功能区域的任务模式。数据采集是序列扫描阶段，数据处理为扫描结束后利用软件对图像数据进行处理的阶段。以下主要叙述后两个阶段。

（一）线圈与序列

1. **线圈** 同颅脑 MRI。

2. **序列** BOLD-FID-EPI-T_2^* 加权序列，SE-T_1WI（作为解剖图像，用于后处理时与功能图像叠加融合）。

（二）体位与扫描方位

1. **体位** 同颅脑 MRI。

2. **扫描方位** 取横轴位。

（三）扫描参数

1. SE-T_1WI 序列层厚 2～6mm，层面范围 10～20 层包含兴趣区或包含全脑。

2. BOLD-FID-EPI-T_2^* 加权序列具体扫描参数视场强、机型而异，仅供参考。TR = 2 000～3 000ms，TE = 20～30ms，激励角 90°，FOV 200～250mm，矩阵 64×64，层厚 3～5mm。激励次数 1 次。扫描层面与基础解剖像一致，如层面位置、FOV、层厚、层间隔、激发顺序、相位编码方向等。设定 60～80 个扫描时相，延迟时间 3 秒，每 5 个时相为一组，共分 12 组。1、3、5、7、9、11 组为刺激活动组（A），2、4、6、8、10、12 组为休息组（N）。两组交替扫描，每组扫描做出正确反应，直至 60 次扫描全部完成。

（四）图像后处理

1. **功能图像的产生** 将刺激活动的平均图像与休息平均图像对应相减，产生每一层的功能图像。在后处理分类计算中，通常只需要将刺激活动组与休息组分类，其余统计计算工作由计算机自动完成，并最终产生功能图像。在此过程中，常常涉及到一个 Z 分数阈值的设定，通常 Z 分数阈值设定为最大 Z 值的一半或最大 Z 值减去 0.5～1，标准的 Z 分数阈值设定为 2。

2. **功能图像与解剖图像的叠加** 运用图像动态处理功能，将功能图像对应叠加在相应功能层面的基础解剖图像上，使解剖关系与活动功能关系达到统一。

3. **信号的统计比较** 统计动态曲线分析功能，选取一个有明显信号改变的功能区为兴趣区，将 60 次扫描按时间顺序依次作时间-信号强度曲线分析，可见磁共振信号呈交替波动曲线（图 35-21）。

（五）技术要点及质量控制

1. **扫描前特殊准备**

（1）根据所观察活动中枢配备适当的刺激工具，设计刺激模式。

（2）与受检者充分讨论检查过程，使受检者熟悉刺激过程，并做出正确的反应。

（3）注意将受检者头部尽量靠近磁场中心，头前后径小的受检者应将颅后加垫，使头颅前后径中心与正中冠状面一致，因 EPI 成像无中心偏置，用固定器将受检者头部摆正固定，保持受检者头部制动。

2. BOLD 序列扫描前先作多方位投影匀场，以保持磁场均匀度处于最佳状态。

3. 相位编码方向选择前—后方向，可减少 N/2 伪影（重影）。

4. 激励次数增加可减少磁敏感伪影的扭曲形变。

5. 使用斜坡脉冲（逐渐加大激励脉冲的激励角）采样，及增加激励脉冲的带宽，均可降低回波间隔时间 ESP，有利于提高信噪比及减少形变。

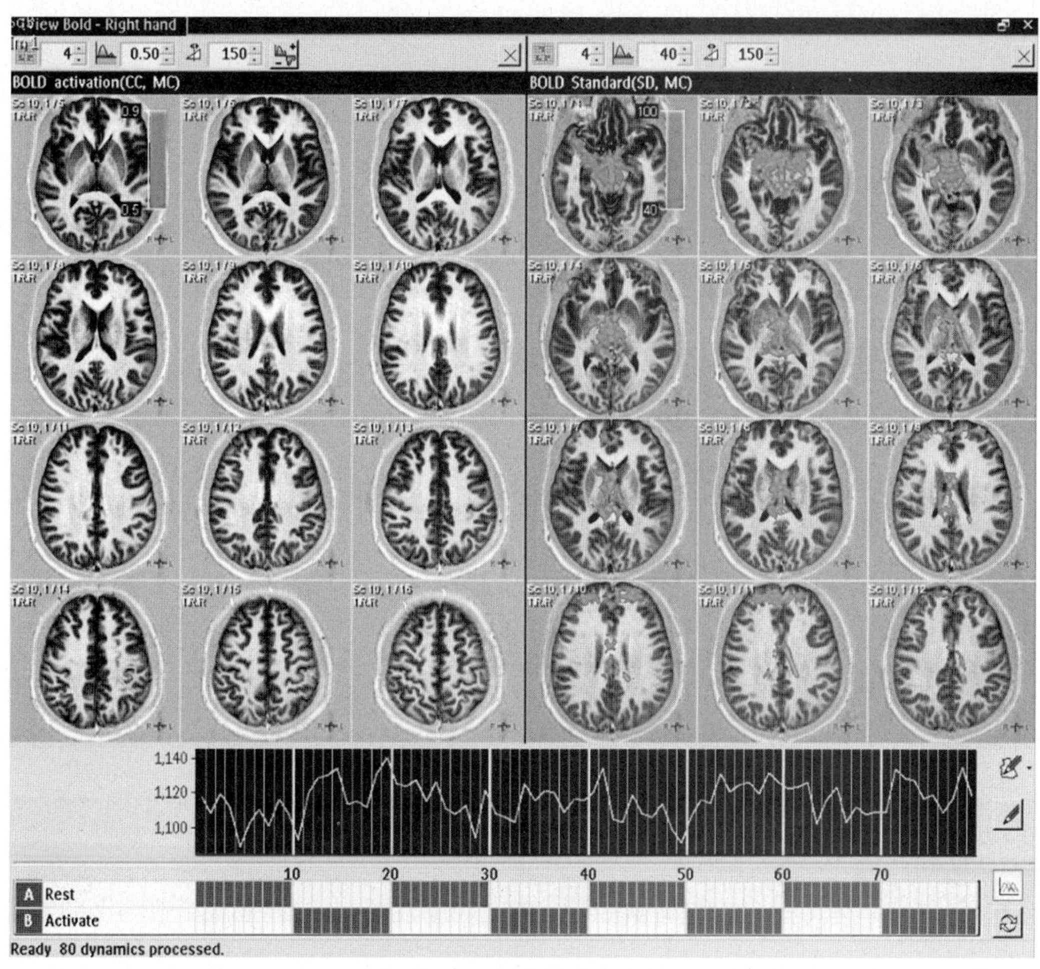

图 35-21　BOLD-fMRI 脑功能图

十、MR 脑波谱分析扫描技术

磁共振波谱分析（MRS）越来越成熟地被广泛应用于临床，主要用于评价脑发育成熟程度、脑瘤代谢、感染性病变、脱髓鞘病变、缺血性病变、系统性疾病的肝脏受累和肾移植术后的急性排异反应等。

（一）线圈与序列

1. 线圈　同颅脑 MRI。

2. 序列　点分辨波谱成像（point resolved spectroscopy，PRESS）或激励回波采集模式（stimulated echo acquisition mode，STEAM）。

（二）体位与扫描方案

1. 体位　同颅脑 MRI。要求体位摆正。

2. 扫描方位　一般需要先做横轴位、矢状面及冠状面 T_2WI 平扫，在此三个方位的图像上精确设置 MRS 采集区。

3. 扫描参数　TR＝2 000～3 000ms，TE＝30ms、135ms、144ms、288ms，激励角 90°，激励次数 128 次。采集区体积一般单体素 20mm×20mm×20mm 或根据病灶大小适当减小。

（三）图像后处理

目前，具有 MRS 序列的 MRI 设备大多自带有 MRS 分析软件，而且软件操作越来越简单化，把分析过程整合内嵌成一键式操作，整合的内容主要包括过滤杂波、基线、相位校正，自动测量和计算各代谢物的峰下面积和比值等（图 35-22）。

（四）波谱图像分析

1. N-乙酰天门冬氨酸峰　即 NAA，正常 MRS 波谱图中的最高峰，只存在神经元细胞核内，是神经元的质和量的标志，谱峰频率位置位于 2. 02～2. 05ppm。

2. 肌酸峰　正常 MRS 波谱图中的第二高峰，是脑组织能量代谢的提示物，峰度相对于其他峰稳定，常作为磁共振波谱成像时的参照物，波峰频率位置位于 3. 03ppm，可在 3. 94ppm 处见到附加峰。

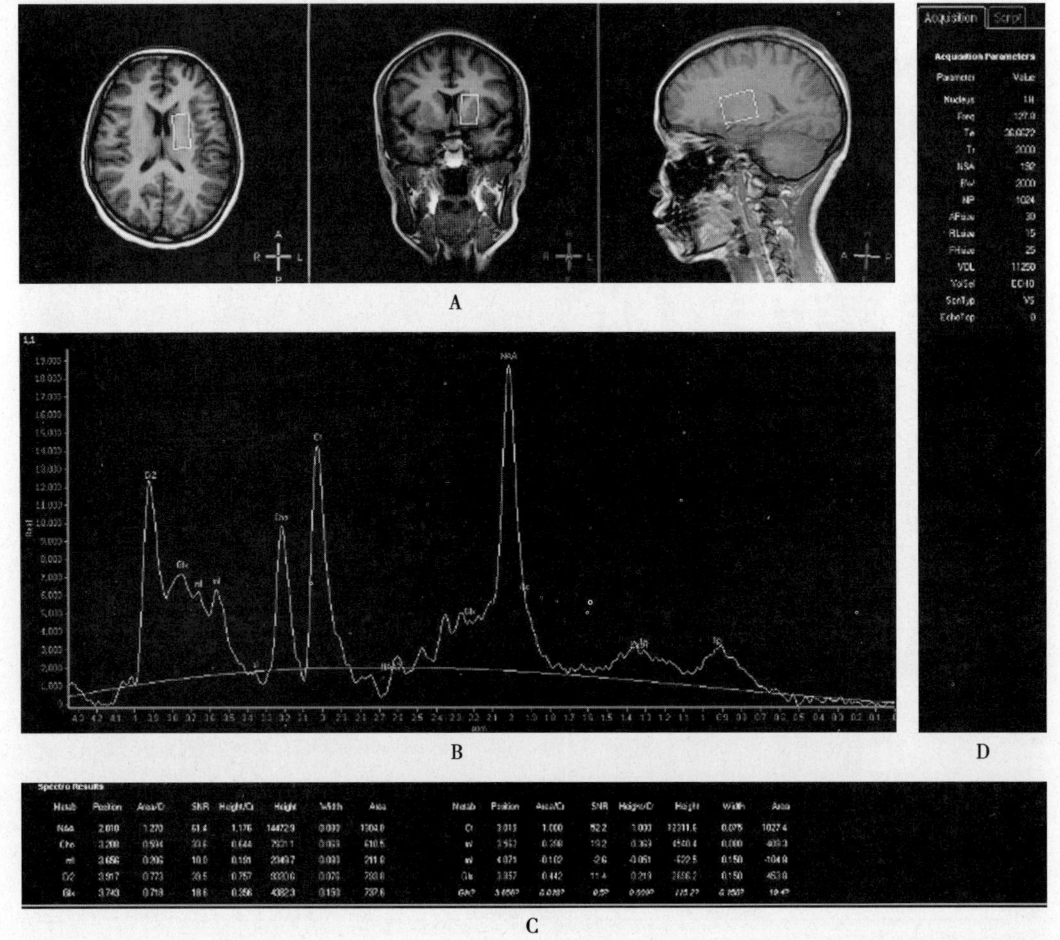

图 35-22 脑 MRS

A. 谱线扫描兴趣区定位显示；B. 兴趣区物质谱线显示，横轴为谱线位置 ppm，纵轴为峰高；C. 分析结果数据显示，包括各物质的谱线位置、峰高、半高宽、峰下面积、含量等；D. 序列主要扫描参数显示。

3. **胆碱峰** 出现于细胞膜的磷脂代谢中，参与其代谢，反映细胞膜的更新状态。胆碱峰在脑肿瘤时会增高，常与肿瘤的恶性程度成正比。谱峰频率位置在 3. 2ppm。

4. **肌醇峰** 在多形胶质母细胞瘤中峰值降低，在星形细胞瘤中随恶性程度增高而增高。频率位置位于 3. 56ppm。

5. **乳酸峰** 波峰形态特殊，具有双峰。在 TE = 144ms 时倒置，在 TE = 288ms 时正向。乳酸峰的出现提示脑内无氧糖酵解增加，也提示肿瘤病变的恶性程度高。频谱位置在 1. 32ppm。

6. **脂质峰** 多见于坏死性的脑肿瘤中，在高度恶性肿瘤中也有出现。与乳酸峰位置接近，改变 TE 时间可将二者鉴别开。频谱位置可见于 0. 8、1. 2、1. 5ppm。

（五）技术要点及质量控制

1. **体位** 尽量摆正头部，制动。

2. **采集区的设置** 为更集中地采集到病变区域的病理生理信息，需要精确定位采集区。原则上应避免包含多种不同信号组织，即采集区域组织尽量均匀单一，对病灶均匀单一的，采集区可稍大，但一般不超过 $20mm^3$。过大，易受多种组织信号干扰，谱线变形；采集区小，数据较准确，但太小，扫描时间长，所得信号相对低（信噪比低）。

3. **抑水** 是专用于质子波谱的技术，波谱的信号强度与所测物质的浓度成正比。抑制水信号，可提高所测物质的信号强度，减少水信号的干扰。

4. **匀场** 波谱的信号和分辨力部分决定于谱线线宽，谱线线宽受原子核自然线宽及磁场均匀度的影响，内磁场的均匀度越高，线宽越小，基线越平整光滑。新一代的磁共振扫描仪都是自动匀场和具有抑水功能。因此，MRS 时应保持主磁场匀场性能处于最佳状态，移除金属磁性物质，外环境保持恒温等。

5. **序列** STEAM 序列，信噪比较低，对运动较敏感，TE 时间短，适用于观察短 T_2 的代谢产物；PRESS 序列，信噪比较高，对运动不敏感，对匀场和水抑制的要求不如 STEAM 严格，但是 TE 时间较长，一般 135～288ms，适宜观测长 T_2 的代谢物，难以发现短 T_2 的代谢产物。

（六）图像质量与排版

1. 波谱结果基线平稳，水峰抑制良好

2. 各化合物峰值明确，半高全宽窄，无明显化学位移伪影干扰。

3. **胶片打印排版**　选择感兴趣区（ROI）的波谱谱线图（含参考图像位置）与各化合物对比结果表进行打印；患侧与对照侧相应选择，排版建议 4×4 或 2×3 格式，依据选区的 ROI 点而定。

十一、磁敏感成像扫描技术

MR 常规序列大多采用自旋回波序列，自旋回波序列可以减少磁敏感效应，而梯度回波序列采集的是 T_2^* 的自由衰减信号，因此，受磁场影响（磁敏感效应）较明显，这种磁敏感效应表现为局部去相位（低信号）。利用磁敏感效应的原理而设计的磁敏感加权成像（susceptibility weighted imaging，SWI），甚至可以检出引起极微弱的局部去相位的物质，例如静脉血、微小出血点、钙化等。其基本原理是，当人体血液中的氧合血红蛋白（动脉血）去氧后转为脱氧血红蛋白（静脉血）时，铁离子被还原，具有铁磁性（可被看作一个小磁粒），在磁场中可以引起去相位——信号丢失（低信号），但由于铁离子小磁场很微弱，SE 序列已经消除了这种微弱的磁敏感效应（T_2^* 衰减）。因此静脉血不足以在自旋回波序列上形成去相位影像，但在 T_2^* 衰减敏感的梯度回波 SWI 序列上，即使是微弱的铁离子也能产生磁敏感效应而出现去相位低信号影。因此，SWI 不仅能显示静脉血管（呈低信号），同时对 SE 序列 T_1WI、T_2WI 等普通序列呈阴性的早期及超早期出血、少量出血及细微小出血点、机化/陈旧出血灶、钙化等的检出则具有重要意义。

（一）线圈与序列

1. **线圈**　同颅脑 MRI。

2. **序列**　SWI-3D-T_2^* 加权梯度回波序列。

（二）体位与扫描方案

1. **体位**　同颅脑 MRI。

2. **扫描方位**　取横轴位。

3. **扫描参数**　仅供参考。TR = 28ms，TE = 20ms，激励角 = 15°，FOV 200～250mm，矩阵（224～256）×（256～448），层厚 2～4mm，层间隔 0mm。

（三）图像后处理

MRI 信号有幅度信号和相位信号，除 SWI 序列，MRI 其他序列仅采集质子弛豫的幅度信号用于生成图像。因此，我们看到的普通 MRI 序列的图像为幅度图。SWI 则采集质子磁化的幅度信号及相位信号用于分别生成幅度图及相位图。

目前，大多 MRI 设备以实现 SWI 扫描后自动生成 4 组图像：幅度图、相位图、最小信号强度投影图和磁敏感图，分别用 M、P、MinP、SWI 表示。幅度图由磁共振信号数据中的幅度信号构成；相位图由信号数据中的相位信号数据构成；最小信号强度投影图为原始数据经最小信号强度投影技术（MinP）处理获得的与最大密度投影（MIP）相反的图像，静脉血管表现为低信号；磁敏感图为幅度信号和相位信号叠加经特定数学模式处理获得的 SWI 图像。4 组图像自动生成，一般不需要进行手动后处理，但可根据需要进行兴趣区的 MPR 重组（图 35-23）。

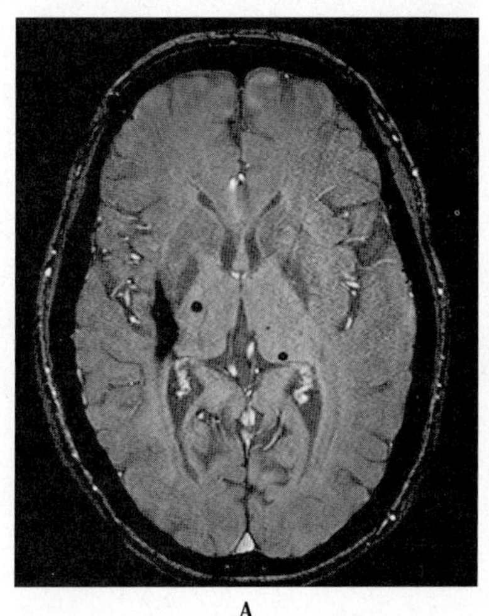
A

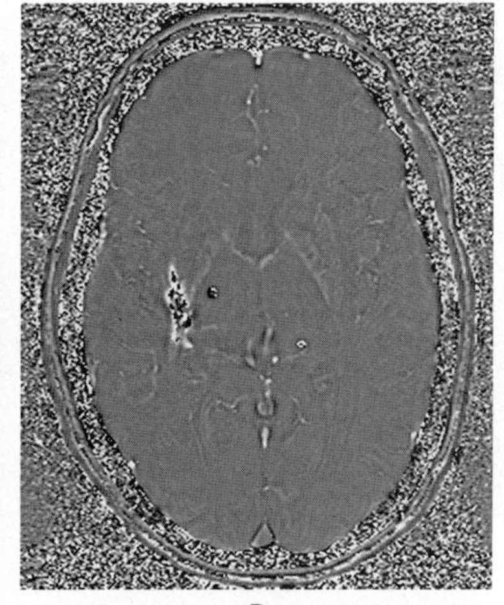
B

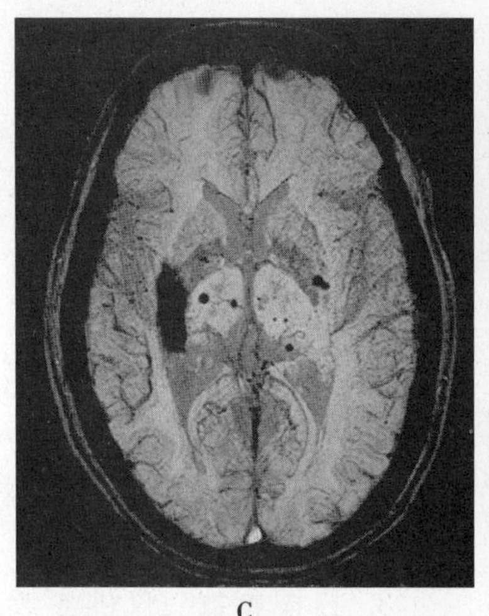

C

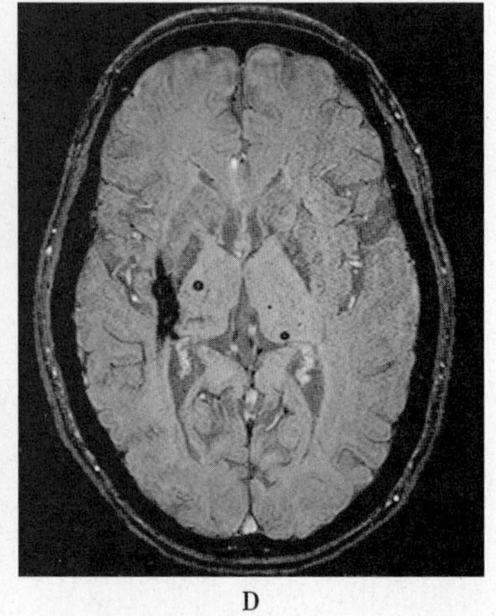

D

图 35-23　颅脑 SWI 序列的 4 组图像

示右侧内囊外侧旁出血慢性期表现及基底节区多发点状微出血。
A. 为 SWI 序列的幅度图;B. 为 SWI 序列的相位图;C. 为 SWI 序列的最小信号强度投影图;D. 为 SWI 序列的磁敏感图。

胶片打印建议:选择最小信号强度投影处理得到的图像进行 5~6mm 层厚重组,突出病变。关键图像可放大处理,建议 4×5 或 4×6 格式排版。

(四) 技术要点及质量控制

SWI 序列为三维扫描,空间分别率高,信噪比高,磁敏感效应明显,注意保持外环境场均匀度良好及恒温。

对 MRI 常规序列阴性的病例,SWI 常常能发现阳性病灶。因此,SWI 可广泛应用于颅脑外伤性疾病、血管性疾病、肿瘤性疾病、神经退行性疾病、钙化性疾病及其他。

1. 颅脑外伤性疾病如外伤性脑出血及梗死、弥散性轴索损伤(DAI)。在急性、超急性期,MRI 常规序列阴性者,增加 SWI 序列,常有阳性发现。

2. 血管性疾病如早期及超早期脑梗死及脑出血、海绵状血管瘤、动静脉畸形、斯德奇-韦伯(Sturge-Weber)综合征、毛细血管扩张症、淀粉样脑血管病(CAA)(图 35-24)。

3. **肿瘤性疾病**　SWI 可以显示肿瘤边界、静脉、出血及钙化情况。

4. **神经退行性疾病**　多发性硬化(MS)、帕金森病(PD)、阿尔茨海默病(AD)以及以脑内铁质沉积增多为特征的病变。

5. **钙化性疾病**　如苍白球矿物质沉积在 CT 几乎未见显示,MRI 常规序列上往往也呈阴性,但 SWI 常能显示为低信号。SWI 还能发现肿瘤钙化及慢性病变机化钙化灶。

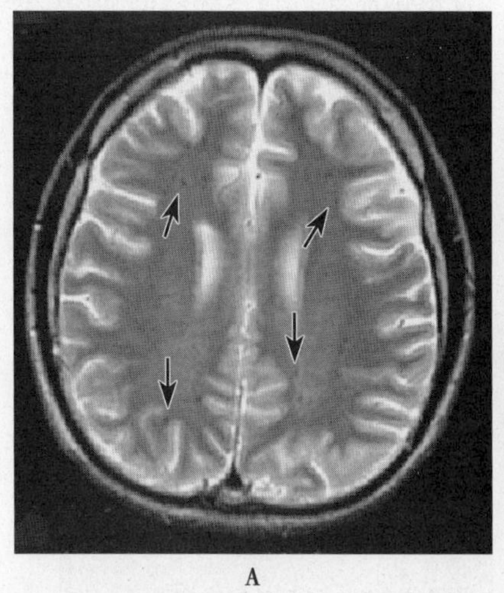

A

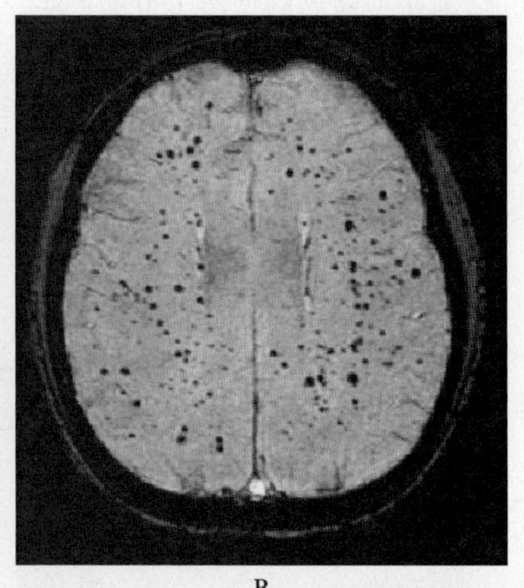

B

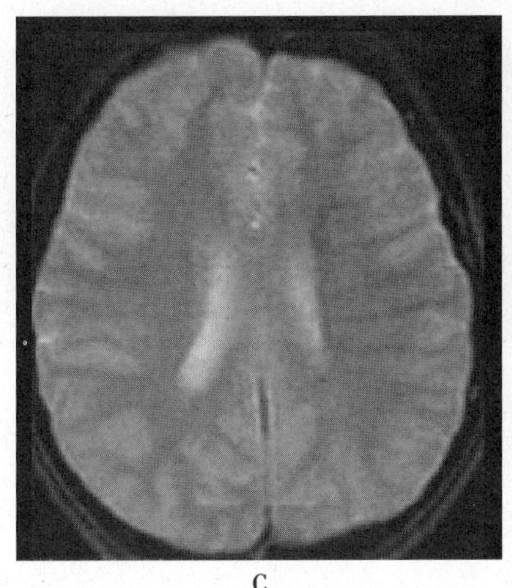
C

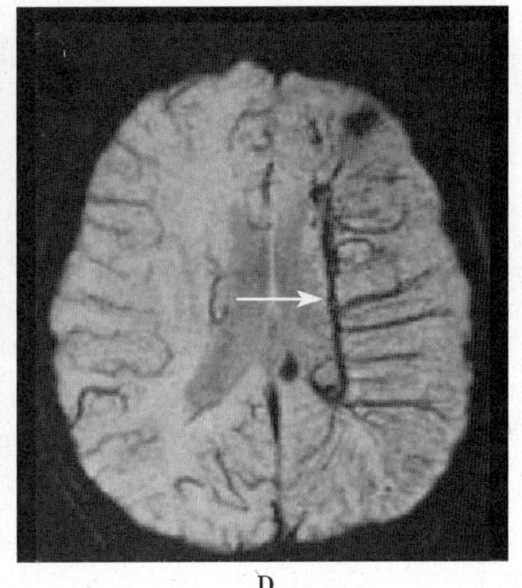
D

图 35-24　SWI 与常规序列对比

A,B. 为毛细血管扩张症病例:A 为常规 T_2W 像,只少数几处似隐约可见针尖大小稍低信号(黑箭);B 为 SWI 像,大脑区域可见弥漫、明确的圆点极低信号影。C,D. 为左侧大脑半球静脉发育畸形病例。C 为质子密度加权像,隐约可见稍低信号畸形静脉血管影。D 为 SWI 像,可见明确的极低信号畸形静脉血管影(白箭)。

6. **其他**　如感染性及炎症性疾病、脑白质疏松病变、白血病脑内出血点、狼疮脑病、肝性脑病、肝豆状核变性等。

(张宗锐　刘伟　牛延涛)

第三节　脊柱与脊髓 MRI 扫描技术

一、概述

MRI 可以任意方向成像,可以直观地显示脊柱和脊髓矢状面及冠状面成像,弥补了 CT 只能轴位成像的不足。MRI 软组织分辨力高的特点,对脊髓细小病变的检出很有帮助。因此广泛应用于临床许多疾病的诊断,如脊柱及脊髓的炎症性病变、肿瘤性疾病、外伤性疾病、先天性异常、退行性疾病及其他。随着 MRI 硬件和软件技术的不断发展,除了常规序列及椎管水成像序列。近年来,大多高场(1.5T 及以上)磁共振设备可以实现脊神经根成像,一些功能成像序列如 DTI、MRS 也逐渐扩展到脊柱及脊髓部位的应用研究,但由于脊柱及脊髓部位各种组织密度差异大,磁敏感效应明显。因此,成像质量不理想,其他功能成像序列如灌注加权成像序列、DWI 等的成像质量更差,应用有限。

二、脊柱与脊髓 MRI 扫描技术

适用于椎管内肿瘤、椎骨肿瘤、脊椎炎性疾病、脊髓退行性变和椎管狭窄症、脊椎和脊髓外伤、脊椎和脊髓的先天性疾病、脊髓及椎管内病变手术后复查。

脊柱与脊髓 MRI 扫描可分颈、胸、腰或腰骶段扫描。

(一) 颈椎/颈髓 MRI

1. **线圈**　颈椎鞍形表面线圈/脊柱表面线圈或全景阵列线圈。

2. **序列**　平扫常规序列组合矢状位 T_2WI、T_1WI、T_2WI-FS,横轴位 T_2WI 或 T_1WI(考虑做增强扫描时,平扫横轴位取 T_1W 序列),需要鉴别 T_1 高信号时增加矢状位 T_1WI-FS 序列抑制脂肪信号。增强序列:T_1WI-FS 矢状位、冠状位及横轴位。

3. **体位**　仰卧,头先进。颈部置于颈段线圈中,第三颈椎(下颌角)位于线圈中心或所选线圈单元中心,并设为定位中心。

4. **扫描方位**

(1) 矢状面:扫描层面平行颈髓矢状面,中心层面为颈髓正中矢状面。扫描范围包含颈椎体两侧附件。FOV 范围上界至小脑上缘,下界至第二胸椎。

(2) 横轴位:根据病变及检查目的设置扫描层面。椎体及颈髓病变,在矢状位图像上设置扫描层面垂直于病变椎体及颈髓。扫描范围包含病灶上下界。椎间盘病变,横轴位扫描层面穿过并平行于椎间盘,扫描范围每个椎间盘扫描 1~3 层。

(3) 冠状面:在矢状位图像上定位冠状位扫描层面,定位线与颈髓长轴大致平行(图 35-25)。

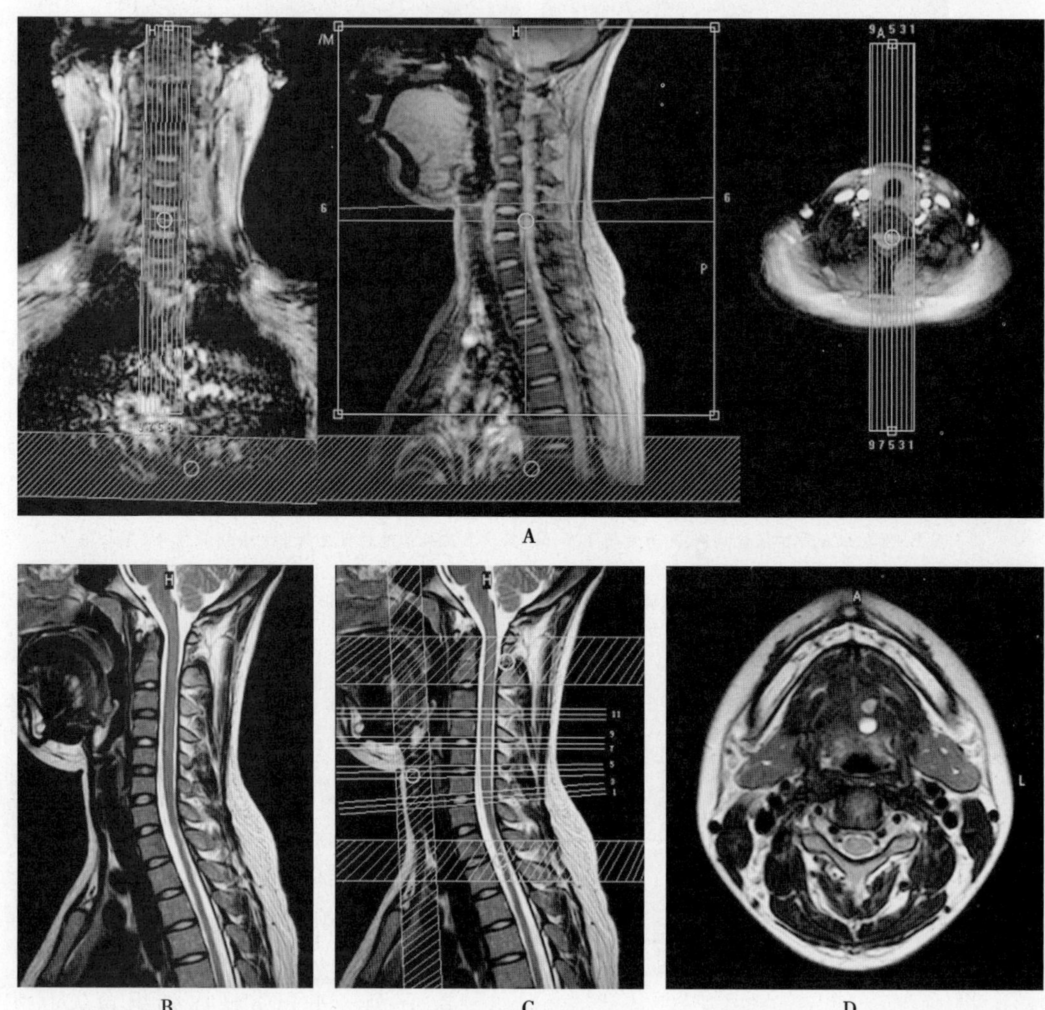

图 35-25　颈椎 MRI

A. 矢状面扫描定位示意图；B. 矢状面 T_2W 像。C. 横断面扫描定位示意图，在扫描层上、下、前方分别设置预饱和带；D. 颈椎间盘横断面 T_2WI。

5. **增强扫描**　常规行增强 T_1WI-FS 矢状位、冠状及横轴位成像，扫描层面与平扫保持一致。按常规剂量静脉注射对比剂 Gd-DTPA。

6. **扫描参数**　仅供参考。层厚 2~4mm，层间隔为层厚的 10%~20%。矢、冠状面成像 FOV 230~260mm，竖矩形，相位编码方向取头—足向，矩阵（192~224）×（224~288）。横断面 FOV 160~200mm，正方形或横矩形，相位编码方向取左右向，矩阵（160~256）×（256~320）。T_2W 序列：TR＝2 000~4 000ms，TE＝90~120ms，激励角 150°~160°，激励次数 1~4 次。T_1W 序列：TR＝300~700ms，TE＝10~20ms，激励角 150°~160°，激励次数 1~4。T_2W-FS 序列：加脂肪抑制，余同 T_2WI。

7. **图像后处理**　常规成像无须特殊后处理。

8. **技术要点及质量控制**　矢状面、横断面成像时，在颈椎椎体前方设置预饱和带，以消除吞咽动作引起的运动伪影及颈部血管搏动伪影。

横断面成像时，脑脊液流动可产生脊髓周围流动伪影，可采用沿层面选择方向施加流动去相位技术，能明显改善此类伪影，或在扫描范围上、下方设置轴位预饱和带，也可减少脑脊液流动伪影。矢状位成像时相位编码方向取头—足向，伪影较少，取前—后虽然可通过减少矩阵而缩短扫描时间，但易受运动伪影及搏动伪影的影响。冠状位成像相位编码方向取头—足向或左—右向，均可使用过采样技术避免两侧肩部卷褶伪影的出现。横轴位成像取前—后向相位编码可节省扫描时间，但易受吞咽运动及颈部血管搏动伪影的影响，取左—右向时，可施加过采样技术消除可能出现的卷褶伪影。当出现相位编码伪影时，可以尝试改变相位编码方向，某些情况下有助于消除伪影或将伪影避开在兴趣区外。

（二）胸椎/胸髓 MRI

1. **线圈**　脊柱表面线圈或全景阵列线圈。

2. **序列**　与颈椎/颈髓 MRI 相同。

3. **体位**　头先进，仰卧于脊柱表面线圈或全景阵列线圈上，第 6 胸椎位于所选线圈单元中心，并设为定位中心。

4. **扫描方位**　与颈椎/颈髓 MRI 类似。

（1）矢状面：扫描层面平行胸髓矢状面，中心层在胸髓正中矢状面，扫描范围包含胸椎两侧附件，FOV 范围上界至第 7 颈椎，下界至第 1 腰椎。

（2）颈椎/腰椎矢状面：为了准确定位胸椎节数，需要额外扫描颈椎或腰椎矢状面像，与胸椎矢状面像拼接后，以第二颈椎或以第一骶椎为标记，定位胸椎顺序。一般以第二颈椎为标记较准确，因为腰椎骶化或骶椎腰化时，会导致胸椎定位错误。

（3）横断面：根据诊断需求作胸椎体或胸髓横轴位成像。

（4）冠状面：扫描层面以最大程度平行胸段脊柱长轴或病变段脊柱长轴（图 35-26）。

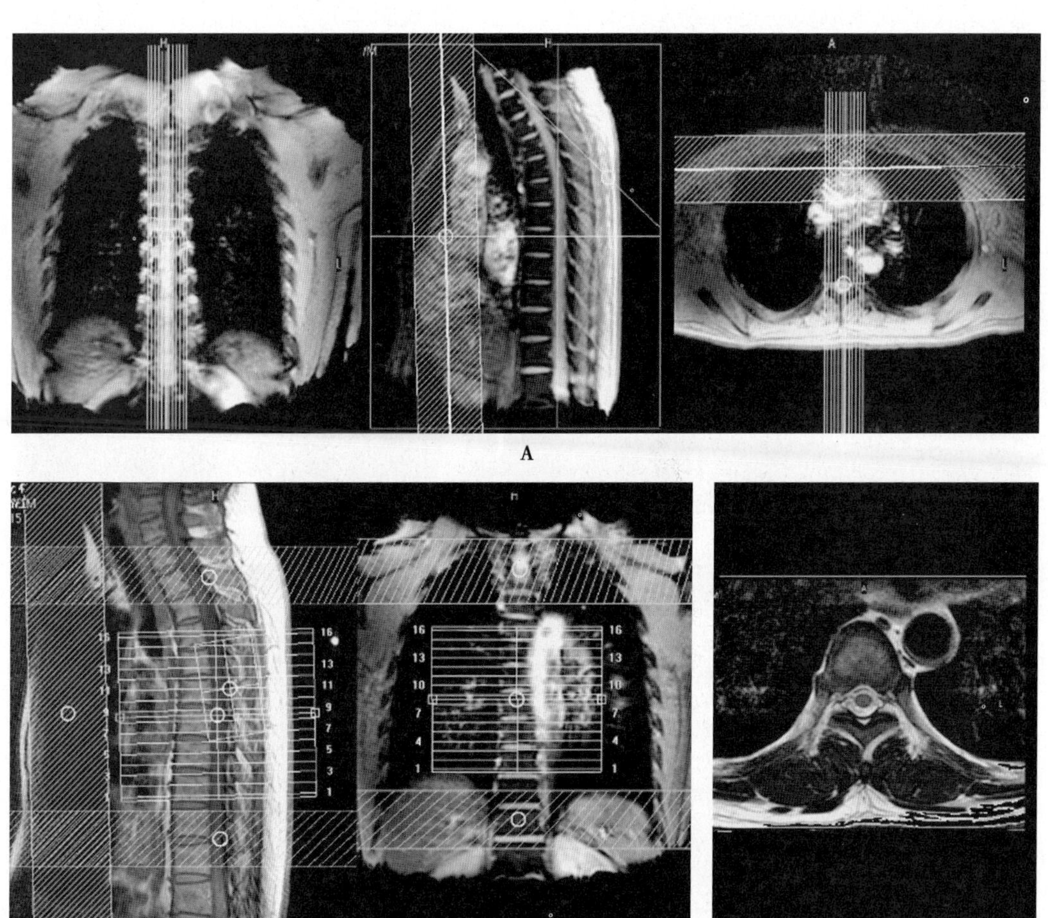

图 35-26　胸椎 MRI

A. 矢状面扫描定位示意图，在胸椎前方设置预饱和带；B. 横断面扫描定位示意图，在扫描层上、下、前方分别设置预饱和带；C. 胸椎/脊髓横断面 T_2WI。

5. **增强扫描**　常规作 T_1WI-FS 矢状位、冠状位及横轴位成像。按常规剂量静脉注射对比剂 Gd-DTPA。

6. **扫描参数**　仅供参考。层厚 2~4mm，层间隔为层厚的 10%~20%。矢、冠状面成像 FOV 340~380mm，头—足向相位编码，矩阵（256~320）×（320~448）。横断面 FOV 200~300mm，取左—右向为相位编码方向，矩阵（192~256）×（256~320）。T_2W 序列：TR＝2 000~4 000ms，TE＝90~120ms，激励角 150°~160°，激励次数 1~4 次。T_1W 序列：TR＝300~700ms，TE＝10~20ms，激励角 150°~160°，激励次数 1~4。T_2W-FS 序列加脂肪抑制，余同 T_2WI。

7. **图像后处理**　无须后处理。

8. **技术要点及质量控制**　胸椎前方有心脏大血管搏动及胸部呼吸运动，因此胸椎 MRI 图像质量较颈椎更难于控制。在胸椎前方设置预饱和带或使用门控技术，有助于减少心脏大血管的搏动伪影及胸部呼吸运动伪影的影响。横轴位成像时，为了消除脑脊液流动伪影，可沿层面选择方向施加流动去相位技术，或在扫描范围上、下方设置预饱和带。

相位编码方向的选择，矢状位成像取头—足向，可避开胸椎前方心脏大血管搏动伪影及胸部呼吸运动伪影；冠状位成像取头—足向或左—右向，均需使用过采样技术以避免上下方或左右两侧组织的卷褶伪影的出现；横轴位成像取前—后向，优点是因矩阵小可节省扫描时间，但前方心脏大血管搏动伪影及胸部运动伪影影响严重，取左—右向则需增加过采样以消除两侧胸壁及手臂的卷褶伪影。

当出现相位编码伪影时，可以尝试改变相位编码方向，某些情况下有助于消除伪影或将伪影避开在兴趣区外。

（三）腰椎/腰骶椎 MRI

1. **线圈**　脊柱表面线圈或全景阵列线圈。

2. **序列**　与颈椎/颈髓 MRI 相同。

3. **体位**　头先进，仰卧于线圈上。第三腰椎位于所选线圈单元中心，并设为定位中心。

4. **扫描方位**　与颈椎/颈髓 MR 相同（图 35-27）。

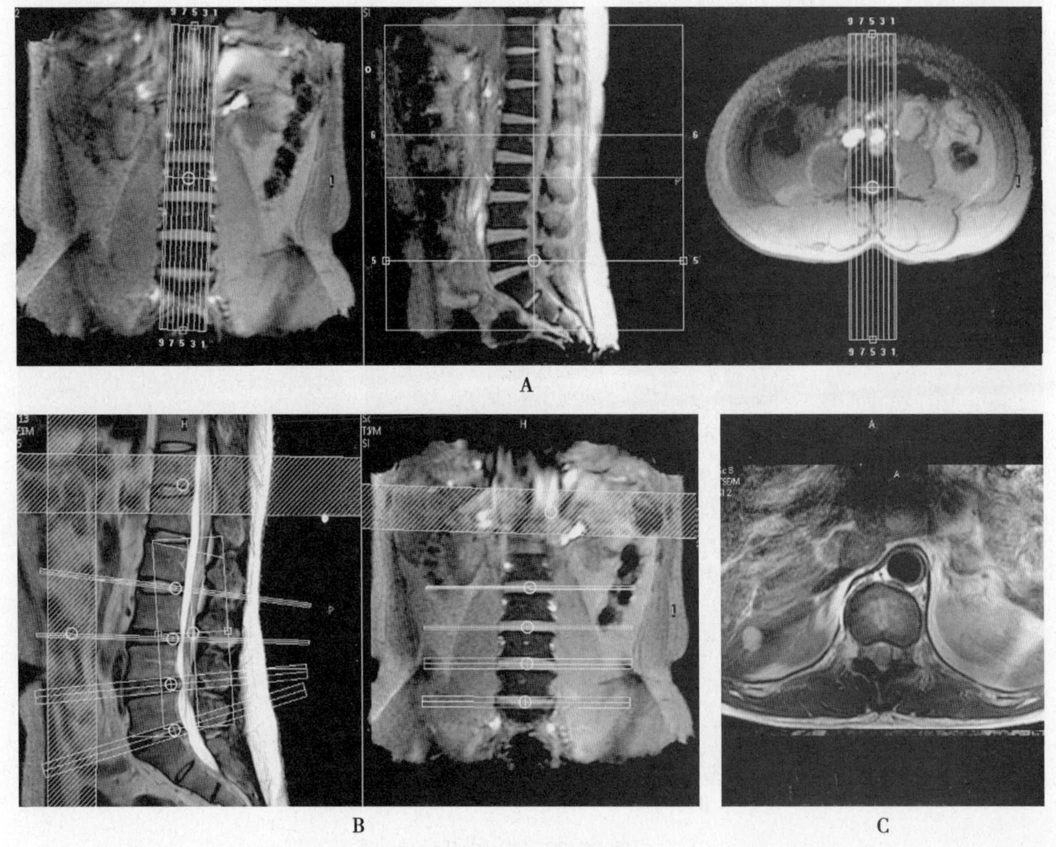

图 35-27　腰椎 MRI

A. 矢状面扫描定位示意图；B. 横断面扫描定位示意图，在扫描层上、下、前方分别设置预饱和带；C. 腰椎横断面 T_2WI 像。

5. **增强扫描**　常规作增强 T_1WI-FS 矢状位、冠状及横轴位成像。

6. **扫描参数**　仅供参考。层厚 2～4mm，层间隔为层厚的 10%～20%。矢、冠状面成像 FOV 260～280mm，竖矩形，矩阵（192～256）×（256～320）。横轴位 FOV 200～240mm，横矩形，编码方向前—后向，矩阵（192～256）×（256～320）。T_2W 序列：TR = 2 000～4 000ms，TE = 90～120ms，激励角 150°～160°，激励次数 1～4 次。T_1W 序列：TR = 300～700ms，TE = 10～20ms，激励角 150°～160°，激励次数 1～4 次。T_2W-FS 序列加脂肪抑制技术，余同 T_2WI。

7. **技术要点及质量控制**　腰椎前方设置预饱和带，消除腹主动脉搏动及腹部呼吸运动引起的伪影。

根据诊断需求设置横轴位层面在椎体或椎间盘。

由于脊髓血管极细小，常规 MRA 序列常无法显示脊髓血管，对比剂增强血管造影 MRA 序列分别率低，一般也难以显示脊髓血管。因此，对于临床怀疑脊髓血管畸形的胸椎或腰椎 MRI 检查，可以使用长回波时间（TE>200ms）的高分辨力（512×512）快速 SE-T_2WI 序列，使畸形血管呈流空表现，即“黑血”影像。也可采用流动去相位序列，产生“黑血”效应，显示脊髓畸形血管呈扭曲、成团的“流空”低信号。

（四）全脊柱/脊髓 MRI

目前，全脊柱/脊髓 MRI 主要是通过分段（颈、胸、腰骶段）扫描后，在后处理环节采用拼接软件将各段同序列、同方位（角度偏差不超过一定度数）、同层面的图像无缝拼接起来而实现，主要拼接矢状位像及冠状位像。

1. 扫描方法

（1）由上至下或由下至上分 3 段扫描三平面定位像。

（2）将各段的矢状位及冠状位像拼接后，作为完整的定位像用于成像序列定位。

（3）在全脊柱定位像上分别设置上中下 3 段矢状位成像或冠状位成像。

（4）在各段的矢状位图像上分别设置横轴位成像。

2. 技术要点及质量控制

（1）扫描层面的定位，下一段尽量与上一段对齐。如果倾斜，角度尽量在设备允许的范围内，这样后处理拼接时才被允许拼接。

（2）尽量选取对比加权相同、参数一致的序列进行拼接，这样各段图像的信噪比、分辨力尽可能一致，拼接后图像质量统一性好。

全脊柱/脊髓 MRI 像便于直观准确的定位椎体。对脊柱侧弯病例，给外科提供直观显示的影像信息（图 35-28）。

（五）图像处理与打印排版建议

1. 图像处理　3D-水激励脂肪抑制序列可进行 MPR 重建、曲面重建，以显示脊神经根连续走行。全脊柱 MRI，需进行无缝拼接处理。

2. 打印排版建议　选取图像充分显示脊髓与脊柱及病变，推荐 5×3 或 5×4 格式打印。

（六）图像质量控制

1. 图像基本要求

（1）显示椎体、椎管及椎旁软组织等结构，两侧对称结构应在同一层面显示。

（2）椎体前方设置预饱和带。

（3）无明显呼吸运动伪影、血管搏动及脑脊液流动等伪影影响诊断。

2. 图像质控要求

（1）颈椎 MRI 图像

1）图像能满足影像诊断的需要：①包括的范围：上至斜坡，下至第 2 胸椎，包括全部颈椎结构。②显示的体位：各体位图像上，显示体位标准。其中横轴位和冠状位图像上，显示颈椎两侧结构基本对称；矢状位图像上，均显示与颈椎正中矢状面平行。③组织间对比：在各序列图像上，颈椎椎体、附件、椎间盘、颈髓、硬膜囊等结构对比良好，可清楚分辨，并与病变间有良好对比。

2）图像上的信息准确：①图像上文字信息：应包括医院名称、受检者姓名、性别、年龄、检查号、检查日期和时间、设备型号、表面线圈、FOV、矩阵数、当前层面的序列号和图号及位置、TR 和 TE 时间、层厚和层间隔、激励次数、左右标识、窗宽和窗位及比例尺；字母、数字显示清晰；图像文字不能遮挡图像中感兴趣部位影像。②图像上影像信息：图像按解剖顺序排列，无层面遗漏及错位；图像中的影像的大小及灰度要适中；颈椎各组织结构间及与病变间的对比良好，无各种原因所致的伪影，或即使有少许伪影也不影响诊断的准确性。

3）图像质量的等级评价标准：①0 级：正常颈椎解剖结构显示不清，伪影严重，不能诊断。②1 级：颈髓及椎体显示模糊，具有明显的伪影，不能达到诊断要求。③2 级：略有伪影，对颈髓及椎体稍有影响，但是基本不影响诊断。④3 级：颈髓及椎体显示清晰，无伪影，可明确诊断。

图像质量必须达到 2 级或 3 级方可允许打印图片及签发报告。

（2）胸椎 MRI 图像

1）图像能满足影像诊断的需要：①包括的范围：上至第 7 颈椎，下至第 1 腰椎，包括全部胸椎结构。②显示的体位：各体位图像上，显示体位标准。其中横轴位和冠状位图像上，显示胸椎两侧结构基本对称；矢状位图像上，均显示与胸椎正中矢状面平行。③组织间对比：在各序列图像上，胸椎椎体、附件、椎间盘、胸髓、硬膜囊等结构对比良好，可清楚分辨，并与病变间有良好对比。

2）图像上的信息准确：①图像上文字信息：包括医院名称、受检者姓名、性别、年龄、检查号、检查日期和时间、设备型号、表面线圈、FOV、矩阵数、当

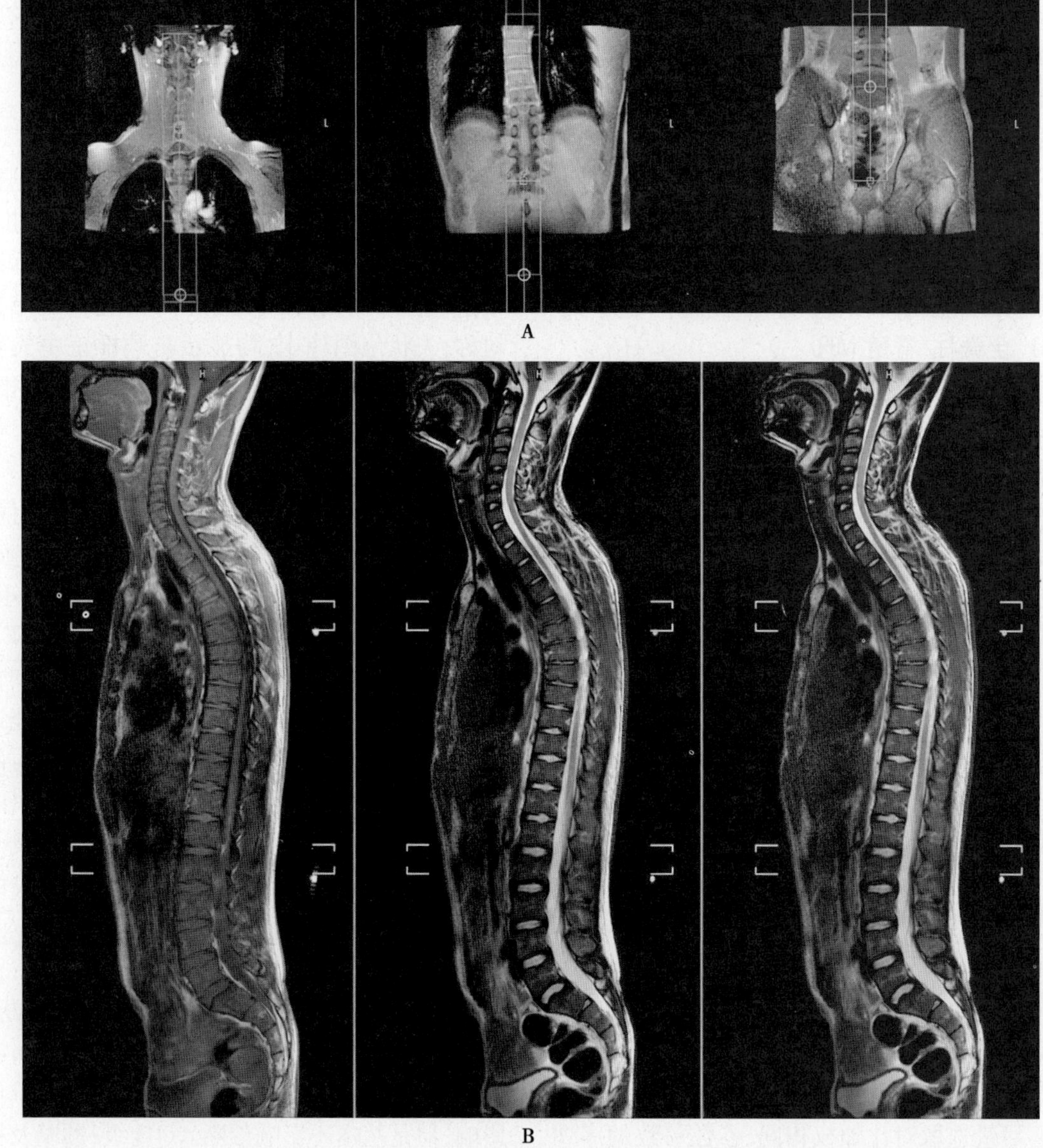

图 35-28　全脊柱 MRI

A. 示矢状面扫描定位，在定位像上设置上中下 3 段扫描野(包含全脊柱)分别扫描；B. 示将 3 段原始图像用软件作平滑拼接处理后的 T_1WI、T_2WI。

前层面的序列号和图号及位置、TR 和 TE 时间、层厚和层间隔、激励次数、左右标识、窗宽和窗位及比例尺；字母、数字显示清晰；图像文字不能遮挡图像中感兴趣部位影像。②图像上影像信息：图像按解剖顺序排列，无层面遗漏及错位；图像中的影像的大小及灰度要适中；胸椎各组织结构间及与病变间的对比良好，无各种原因所致的伪影。

3）图像质量的等级评价标准：①0 级：正常胸椎解剖结构显示不清，伪影严重，不能诊断。②1 级：胸髓及椎体显示模糊，具有明显的伪影，不能达到诊断要求。③2 级：略有伪影，对胸髓及椎体稍有影响，但是基本不影响诊断。④3 级：胸髓及椎体显示清晰，无伪影，可明确诊断。

图像质量必须达到 2 级或 3 级方可允许打印图片及签发报告。

(3) 腰椎 MRI 图像：

1）图像能满足影像诊断的需要：①包括的范围：上至第 12 胸椎，下至第 1 骶椎，包括全部腰椎结构。②显示的体位：各体位图像上，显示体位标准。其中横轴位和冠状位图像上，显示腰椎两侧结构基本对称；矢状位图像上，均显示与腰椎正中矢状面平行。③组织间对比：在各序列图像上，胸椎椎体、附件、椎间盘、硬膜囊、脊髓圆锥、马尾等结构对比良好，可清楚分辨，并与病变间有良好对比。

2）图像上的信息准确：①图像上文字信息：包括医院名称、受检者姓名、性别、年龄、检查号、检查日期和时间、设备型号、表面线圈、FOV、矩阵数、当前层面的序列号和图号及位置、TR 和 TE 时间、层厚和层间隔、激励次数、左右标识、窗宽和窗位及比例尺；字母、数字显示清晰；图像文字不能遮挡图像中感兴趣部位影像。②图像上影像信息：图像按解剖顺序排列，无层面遗漏及错位；图像中的影像的大小及灰度要适中；腰椎各组织结构间及与病变间的对比良好，无各种原因所致的伪影。

3）图像质量的等级评价标准：①0 级：正常腰椎解剖结构显示不清，伪影严重，不能诊断。②1 级：脊髓圆锥及椎体显示模糊，具有明显的伪影，不能达到诊断要求。③2 级：略有伪影，对脊髓圆锥及椎体稍有影响，但是基本不影响诊断。④3 级：脊髓圆锥及椎体显示清晰，无伪影，可明确诊断。

图像质量必须达到 2 级或 3 级方可允许打印图片及签发报告。

（4）骶尾椎 MRI 图像

1）图像能满足影像诊断的需要：①包括的范围：上至第 5 腰椎，下至尾椎下端，包括全部骶椎结构。②显示的体位：各体位图像上，显示体位标准。其中横轴位和冠状位图像上，显示骶椎两侧结构基本对称；矢状位图像上，均显示与骶椎正中矢状面平行。③组织间对比：在各序列图像上，信噪比高，相应序列图像可清楚分辨骶椎各部结构、骶前、后孔、骶神经等结构，并与病变间有良好对比。

2）图像上的信息准确：①图像上文字信息：包括医院名称、受检者姓名、性别、年龄、检查号、检查日期和时间、设备型号、表面线圈、FOV、矩阵数、当前层面的序列号和图号及位置、TR 和 TE 时间、层厚和层间隔、激励次数、左右标识、窗宽和窗位及比例尺；字母、数字显示清晰；图像文字不能遮挡图像中感兴趣部位影像。②图像上影像信息：图像按解剖顺序排列，无层面遗漏及错位；图像中的影像的大小及灰度要适中；骶椎各组织结构间及与病变间的对比良好，无各种原因所致的伪影。

3）图像质量的等级评价标准：①0 级：正常骶椎解剖结构没有显示或显示不清，伪影严重，不能诊断。②1 级：骶椎和骶神经显示模糊，具有明显的伪影，不能达到诊断要求。③2 级：略有伪影，对骶椎和骶神经分辨稍有影响，但是基本不影响诊断。④3 级：骶椎、骶管、骶前后孔和骶神经显示清晰，无伪影，可明确诊断。

图像质量必须达到 2 级或 3 级方可允许打印图片及签发报告。

三、磁共振脊髓成像

适应于椎间盘疝、椎管狭窄、蛛网膜及神经根囊肿、神经纤维瘤、神经源性肿瘤、椎管内占位性病变。

（一）线圈与序列

1. **线圈**　同腰椎 MRI。

2. **序列**　单激发-单块采集-快速自旋回波重 T_2WI 水成像序列；多激发-多层薄层-2D/3D-快速自旋回波重 T_2WI-水成像序列；3D-快速梯度回波 T_2W 序列。

（二）体位与扫描方位

1. **体位**　同脊椎 MRI。

2. **扫描方位**　可先行脊椎 MRI 常规序列扫描，根据平扫图像，定位进行 MRM 序列扫描。

（1）单次激发-单块采集-快速自旋回波重 T_2WI 序列：以椎管长轴为纵轴，作绕椎管的圆周辐射扫描（图 35-29）。

（2）多次激发-多层薄层 2D/3D-快速自旋回波重 T_2WI 序列及快速梯度回波 T_2W 序列扫描层面平行于椎管的冠状面或矢状面，2D 或 3D 块成像。

（三）扫描参数

1. **单激发-单块-自旋回波 T_2WI 序列**　扫描块厚度 40～60mm，FOV 200～280mm，矩阵（224～256）×（256～448），TR = 5 000～8 000ms，TE = 200～500ms，激励角 150°，激励次数 1 次。

2. **多激发-多层薄层-自旋回波 T_2WI 序列**　层厚 0.5～1.5mm，层间隔 0 或部分重叠覆盖，FOV 200～280mm，矩阵（224～256）×（256～320），TR = 2 000～6 000ms，TE = 300～500ms，激励角 150°，激励次数 2～4 次。

3. **3D-梯度回波 T_2WI 序列**　层厚 0.5～1.0mm，层间隔 0 或部分重叠覆盖，FOV 200～280mm，矩阵（192～256）×（256～320），TR = 4.0～6.0ms 或最短，TE = 1.5～2.5ms 或最短，激励角 45°，激励次数 2～4 次。

4. **3D-反转恢复序列**　层厚 0.5～1.0mm，层间隔 0mm 或部分重叠覆盖，FOV 200～280mm，矩阵（224～256）×（256～320），TR = 2 000～4 000ms，TI = 150～250ms，TE = 200～300ms，激励次数 3～5 次。

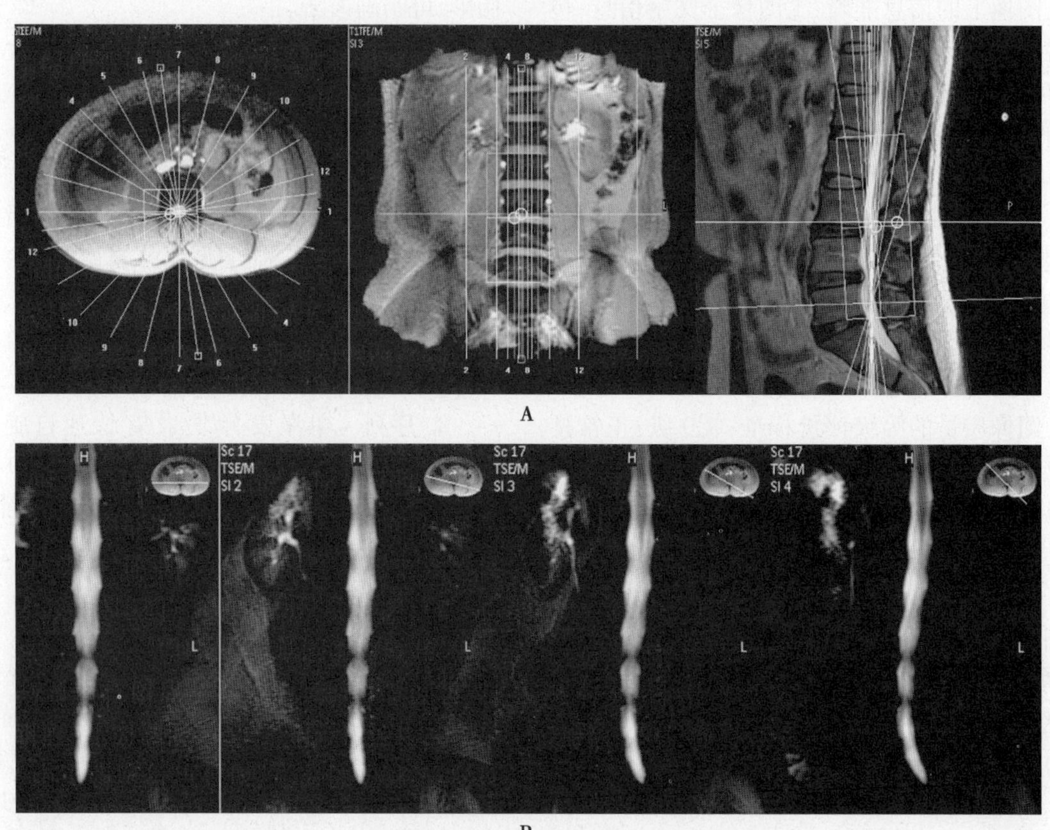

A

B

图 35-29　单激发单块扫描水成像

A. 扫描定位，绕椎管长轴不同角度的扫描方位；B. 不同角度单 3D 块扫描获得的脊髓（椎管）造影像。

（四）图像后处理

方法同 MRCP/MRU 等。多激发-多层薄层-T_2WI 序列原始图像需作 MIP 处理后获得椎管三维造影像，绕椎管长轴作圆周旋转半周或一周，获取各个角度的图像。单激发-单块-T_2WI 序列扫描后无需后处理即得相应角度扫描的椎管三维造影像（图 35-30）。

（五）技术要点及质量控制

与一般水成像序列如 MRCP、MRU 基本相同。不同的是，MRM 序列不需闭气，不需呼吸门控。在腰椎前方设置预饱和带，相位编码方向取头—足向比或左—右向或前—后向相位编码伪影要少，图像质量要好。梯度回波序列背景抑制较轻，椎管脑脊液与周围组织对比，信噪比差，重 T_2WI 效果不如自旋回波序列。因此，MRM 一般不用梯度回波序列。

水成像序列技术关键在于 TR 及 TE 时间要长，以保证图像的对比特征为重度 T_2 加权像，比普通的 T_2 加权像对比更强，大多数组织在长 TR 长 TE 中信号被衰减丢失，T_2 值长的组织（比如：自由水）信号被采集到而成像。因此，MRM 像显示椎管脑脊液为高信号，其他软组织大多为低信号，一些混杂水分子的区域，如肌间隙、结缔组织等显示为混杂高信号。MRM 序列使用脂肪抑制技术抑制脂肪信号。因此 MRM 序列影像表现为，椎管脑脊液为高亮信号，其他组织为极低信号，脊髓圆锥及马尾神经为低信号，在椎管脑脊液高亮信号中衬托显示。当占位性病变存在时，即显示为低信号充盈缺损征。MRM 可应用于椎间盘疝、椎管狭窄、蛛网膜及神经根囊肿、神经纤维瘤、神经源性肿瘤等椎管内占位性病变，囊肿类病变则显示为高信号。

（六）图像质量与排版

1. 足够分辨力及对比度　充分显示脊髓硬脊液相关形态结构。

2. 无明显伪影干扰诊断结果，多平面显示鉴别重叠干扰。

3. 胶片打印排版选取图像充分显示脊髓及病变，推荐 3×2 或 4×2 排版打印。

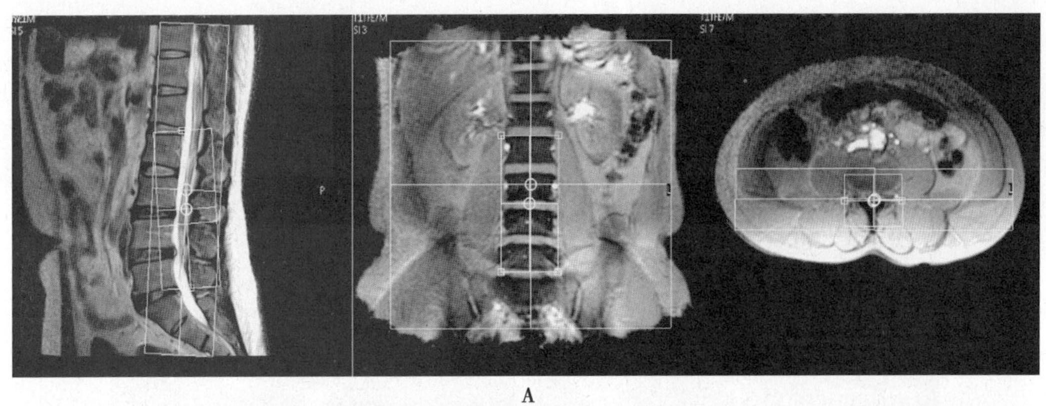

A

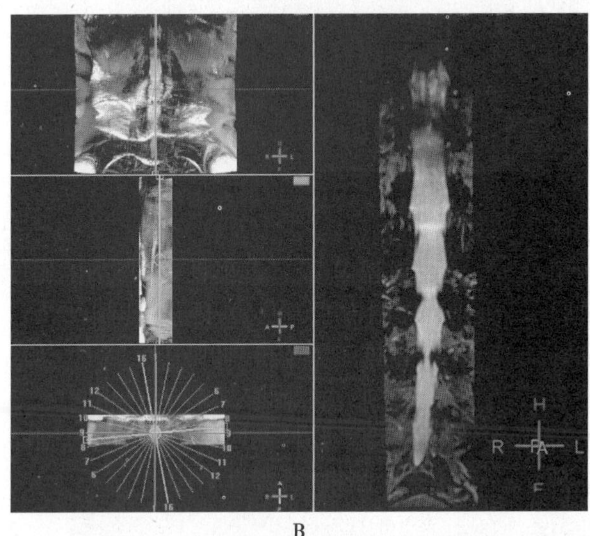

B

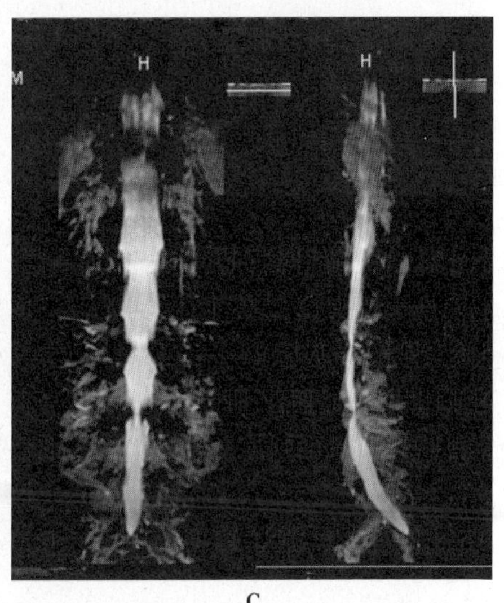

C

图 35-30　多激发多层薄层三维扫描水成像

A. 扫描块定位；B. 后处理 MIP 重组，剪除椎管外结构，并设置 MIP 图旋转角度；C. 旋转后不同角度的 MIP 图。

（张宗锐　刘伟　牛延涛）

第四节　五官及颈部 MRI 扫描技术

一、眼和眼眶疾病 MRI 扫描技术

（一）眼和眼眶疾病

眼眶四壁结构构成锥形骨性深腔。眶内容物包括：眼球、眼肌、视神经、泪器以及围绕上述结构的间隙。眼球内容物包括房水、晶状体和玻璃体三种富含水分透明物质。晶状体为人体蛋白质含量最高的物质。视神经是视网膜神经节细胞的轴突集合形成的纤维束，包括球内段、眶内段、管内段及颅内段。视神经鞘膜自内向外由软脑膜、蛛网膜及硬脑膜构成。7 条眼肌共同支配眼球及眼睑的运动。眼球存在自主性运动，可引起沿相位编码方向的运动伪影及由于运动导致的部分容积效应而影响对微小病变的显示。眼部常见疾病及其 MRI 特点如下：

1. **色素膜黑色素瘤**　色素膜黑色素瘤是成年人眼球内最常见的恶性肿瘤。主要发生于 40~50 岁的成年人。大约有 90% 起源于睫状体或脉络膜或同时累及二者，其余 10% 起源于虹膜，起源于脉络膜者位于眼球后极最为常见。临床表现与肿瘤的位置和体积密切相关，若位于后极部，早期即出现视力减退或视物变形，如位于眼球周边部，早期多无自觉症状。

色素膜黑色素瘤特征性的 MRI 表现为 T_1WI 呈极高或高信号，T_2WI 呈极低信号。Gd-DTPA 增强后，肿瘤均匀强化。当合并出血、坏死时，信号不均（图 35-31）。

2. **视网膜脱离**　它是许多疾病，如炎症、外伤、血管性疾病等产生的疾病名称。初发时临床表现为眼前飘浮物，某一方位有“闪光”感。

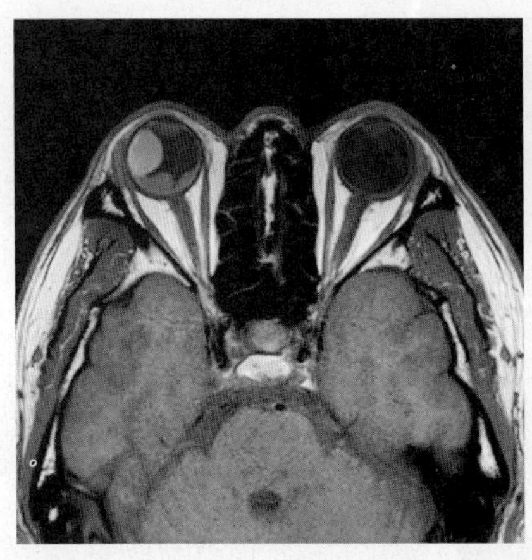
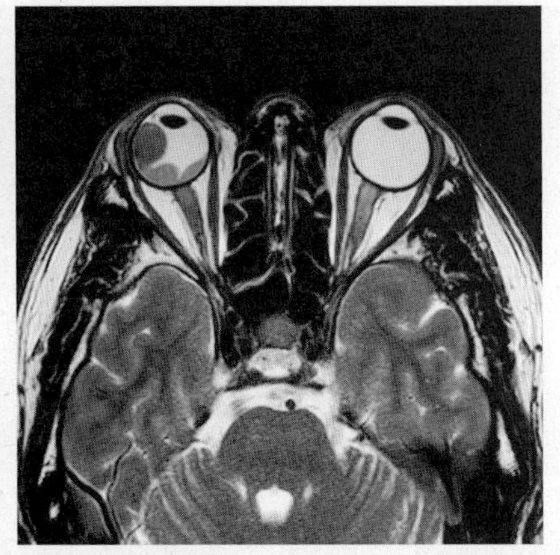

图 35-31　右眼球脉络膜黑色素瘤
MRI 示右眼球颞侧壁丘形肿物并视网膜脱离。球形肿物 T_1WI 呈高信号，T_2WI 呈极低信号。

MRI 显示视网膜下积液较准确，而且能够显示继发性视网膜脱离的原发病变。视网膜脱离的信号改变与视网膜下积液的成分有关。早期，视网膜下蛋白含量较低，4 周以上蛋白含量将明显增高。蛋白含量高者，T_1WI 为高信号，T_2WI 为中或高信号；蛋白含量低者，T_1WI 为低信号，T_2WI 为高信号（图 35-32）。

3. **视网膜母细胞瘤**　视网膜母细胞瘤（retinoblastoma，RB）是婴幼儿最常见的眼球内恶性肿瘤，具有先天性和遗传性倾向。90%发生于 3 岁以前，双眼发病约占 30%～35%。另外，若双侧视神经母细胞瘤同时伴发松果体瘤或蝶鞍区原发性神经母细胞瘤，称为三侧性 RB。视网膜母细胞瘤临床主要表现为白瞳征。

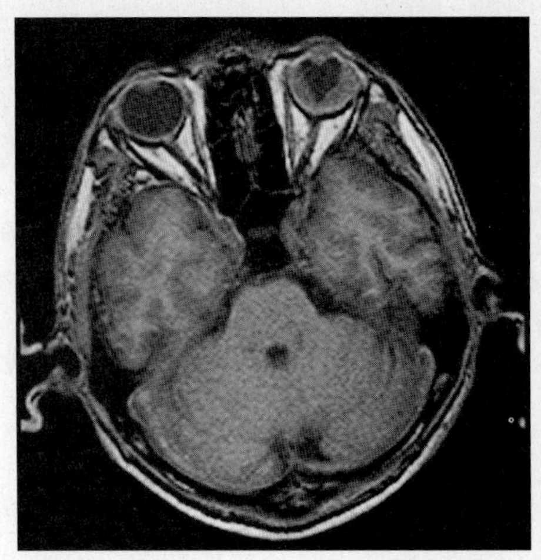
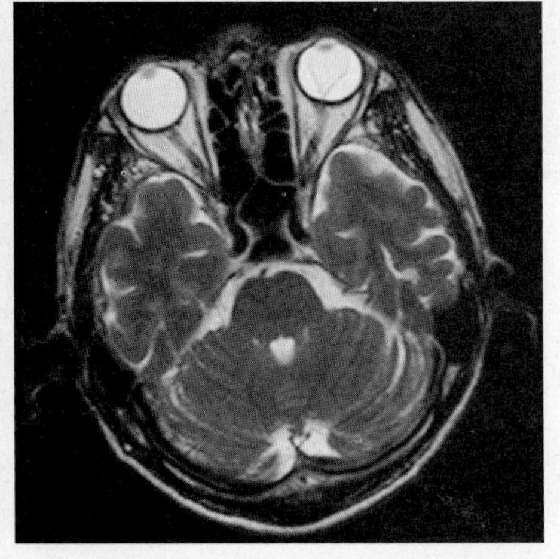

图 35-32　左侧视网膜脱离
特征性的 V 形，尖端与视盘相连。

MRI 上肿块的信号表现为：T_1WI 高于玻璃体，T_2WI 低于玻璃体。其内钙化 T_1WI 和 T_2WI 均为低信号。增强肿瘤呈不均匀强化。

4. **白内障**　晶状体混浊称为白内障。白内障是常见的主要致盲性眼病。其主要的临床表现为视力障碍。MRI 上 T_1WI 常表现为晶状体正常分层信号消失，T_2WI 呈高信号，与健侧对比，容易发现异常。

5. **眼球及眼眶的软组织损伤**　来自眼眶前面及侧方的钝性暴力作用于眼睑、眼球及眶内软组织，造成损伤。晶状体破裂及眼球穿通伤多见，前者引起外伤性白内障、视力下降或丧失；后者致眼球破裂、最终眼球萎缩。眼外肌损伤表现为眼球运动障碍。视神经损伤则视力立即丧失。

MRI 可显示视神经鞘膜下出血及视神经继发受损、萎缩等。脂肪抑制对显示视神经鞘膜下出血有重要意义，表现为 T_1WI 及 T_2WI 均呈高信号。损伤后视神经可残留局部软化，表现为斑点状长 T_1、

长 T_2 信号。

6. **眼部异物**　除了眼部异物位于表面外，几乎所有眼部异物都要进行影像学检查以明确异物性质、数量、部位及继发的眼部损伤等。眼球内异物主要临床表现为视力障碍、眼球疼痛等；眶内异物若损伤了视神经则表现为视力障碍，若损伤眼外肌则可出现复视、斜视和眼球运动障碍。

金属异物伪影较多，且铁磁性金属异物会移位导致眼球壁或眶内结构损伤，因此属于 MRI 检查的禁忌证。非金属异物含氢质子较少，表现为低信号。

7. **眼眶蜂窝织炎**　本病起病急，临床表现除发热及全身症状外，局部有眼痛、眼睑红肿、球结膜水肿、眼球突出及运动障碍，炎症局限者形成眶内脓肿，病情严重者可引起颅内感染，并发海绵窦血栓性静脉炎、脑膜炎等。儿童时期由于免疫功能发育不全，较成人易发生眶内感染。

局限性蜂窝织炎呈等 T_1、长 T_2 信号，边缘不规则，明显强化。弥漫性蜂窝织炎可造成眶内结构不清，眼球突出，增强 T_1WI 脂肪抑制图像示眶内炎性组织弥漫强化。眶内脓肿呈较长 T_1 较长 T_2 信号影，增强后脓肿壁强化，中央不强化（图 35-33）。

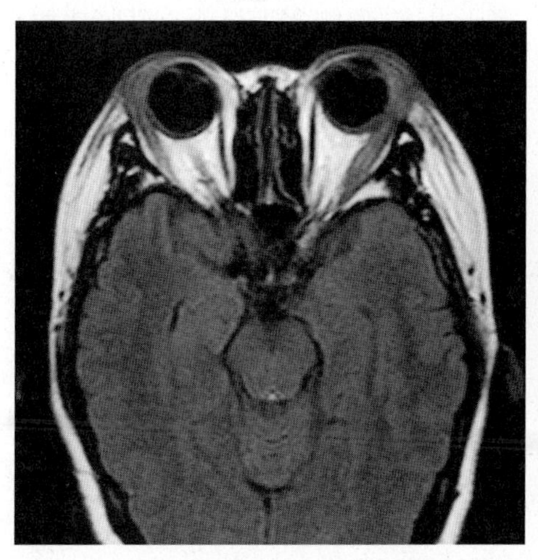
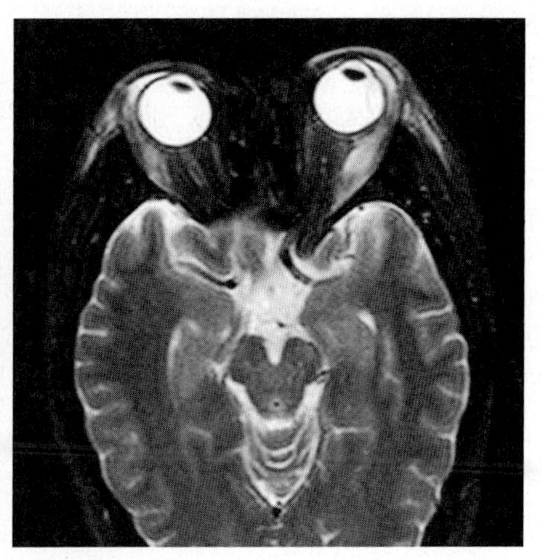

图 35-33　眼眶蜂窝织炎
MRI 示双侧眼外直肌增粗，边缘稍模糊，眼睑肿胀，呈等 T_1、长 T_2 信号。

8. **炎性假瘤**　又称特发性眼眶炎症，是原发于眼眶组织的非特异性增殖性炎症。临床上以中年男性多见，常为单侧，急性起病，但发展缓慢，可反复发作。典型的临床表现是眼眶痛、眼球运动障碍、复视和眼球突出，眼睑和结膜肿胀充血。激素治疗有效但易复发，此为与真性肿瘤不同之处。

弥漫炎症型：病变范围弥漫，无明显肿块影，表现为眼外肌增粗、泪腺增大、眼环增厚，MRI 图像亦呈炎症改变。

（1）肿块型可见到边界清晰的炎性组织肿块影，多位于肌锥内外，呈软组织密度，增强呈轻、中度强化。MRI 中呈稍长 T_1、长 T_2 信号，若肿块瘢痕化或纤维组织为主时则呈长 T_1、稍短 T_2 信号。

（2）泪腺炎型病变局限在泪腺附近，表现为泪腺肿大，可超出眶缘之外，但无局部骨质破坏。MRI 中呈略长 T_1、略长 T_2 信号，冠状位图像可见眼球受压，向内下移位。

（3）肌炎型表现为一条或数条眼外肌增粗、肥大，以下直肌和内直肌多见，且一般是整条眼肌肥大，以肌腱近眼球处明显，边缘模糊。

9. **格雷夫斯眼病**　是引起成人单眼或双眼球突出最常见的原因。病变几乎总是限制于眼外肌的肌腹，眼外肌的前 1/3 的肌腱部分不受累。首先受累的眼外肌常为下直肌、其次为内直肌、再次为上直肌，外直肌较少受累。临床表现为上眼睑退缩、迟落、复视、眼球突出等。

急性期和亚急性期增粗的眼外肌呈长 T_1 长 T_2 信号，晚期眼外肌已纤维化，均呈低信号。

10. **视神经胶质瘤**　起源于视神经内神经胶质，属于良性或低度恶性肿瘤。多见于 10 岁以下的儿童，为良性肿瘤；成人少见，多为恶性。本病多为单侧，生长缓慢，部分可发生恶变，但一般不引起血行和淋巴道转移。肿瘤可发生于眶内或颅内，多起自视神经附近，然后向眶内和颅内生长。肿瘤位于眶内者，可表现为视力下降、眼球突出，且视力下降多发生于眼球突出之前，这是其特征之一。位于颅内者，可出现头痛、呕吐、眼球运动障碍及颅内压增高等。

MRI 表现为受累视神经呈管状、梭形、球状或偏心性增厚，且迂曲延长，肿瘤在 T_1WI 与脑实质相比呈低信号，在 T_2WI 呈高信号，可见轻度至明显强化。发生于视交叉和视束的胶质瘤表现为视交叉和视束的梭形或球形肿块，在冠状面及斜矢状面显示较好。若肿瘤同时累及视神经眶内段、管内段及颅内段可表现为"哑铃征"。

11. **视神经鞘脑膜瘤**　视神经鞘脑膜瘤多发生于中年，以女性居多，单侧多见。视神经鞘脑膜瘤最常见发生于眶尖，沿视神经分布，少数位于肌锥内间隙或肌锥外间隙而与视神经无关。临床表现眼球逐渐向正前方突出，视力下降发生于眼球突出之后。严重的视力减退是视神经鞘脑膜瘤的主要症状之一。

大多数肿瘤 T_1WI 及 T_2WI 均呈低信号或等信号，呈轨道征，恶变表现为肿瘤广泛侵犯眶内组织及眶骨破坏。

12. **眼眶海绵状血管瘤**　海绵状血管瘤是成人眶内最常见的良性肿瘤，多于中青年时期发病，女性稍多。多位于眼眶肌锥内，绝大多数为单发，极少数为多发，生长缓慢，视力一般不受影响。常见体征为无痛性、慢性进行性眼球突出，少数肿瘤压迫视神经，可有相应的视野缺损。

海绵状血管瘤在 T_1WI 与眼外肌呈等信号或略低信号，T_2WI 呈高信号，与玻璃体信号相等，信号均匀，这主要是由于海绵状血管瘤内流动缓慢的血液和间质内有较多的液体形成，此征象有一定特征。但是其他肿瘤，如神经纤维瘤、血管外皮细胞瘤、神经鞘瘤及淋巴管瘤等均可有此征象。因此，此征象对于鉴别诊断的价值有限。

13. **眼眶神经鞘瘤**　是成人眼眶内较常见的肿瘤，男女发病率基本一致。肿瘤多为良性，极少数为恶性，一般为单发，肌锥外间隙多见，眶上方明显多于下方，颞侧多于鼻侧。其临床表现主要包括缓慢渐进性无痛性眼球突出，常发生复视和斜视，如果视神经受压，则可引起视力下降。

肿瘤呈略长 T_1、略长 T_2 信号，信号不均匀，大多数肿瘤可见片状较长 T_1、长 T_2 信号，增强后略长 T_2 信号部分明显强化，较长 T_2 信号部分无强化，手术证实为囊变坏死、陈旧出血。

14. **泪腺混合瘤**　也称多形性腺瘤，较为常见，绝大多数起源于泪腺眶部，极少数发生于泪腺睑部或异位泪腺。以 40～50 岁最多见，女性稍多于男性，临床表现为眼眶外上缘无痛性、缓慢生长的肿块，较易复发。

MRI 上肿块呈等信号，信号多较均匀，增强扫描有均匀中度强化（图 35-34）。

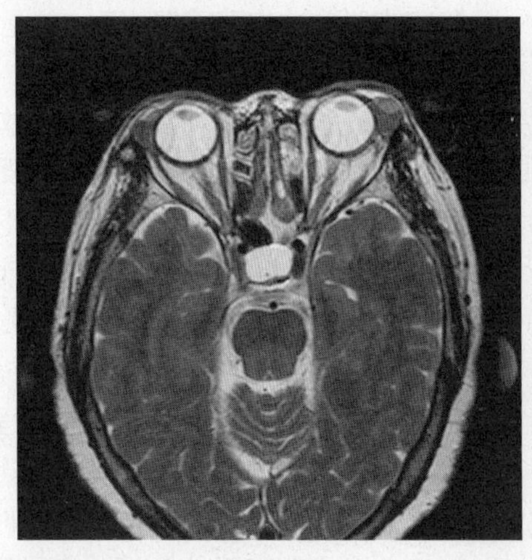

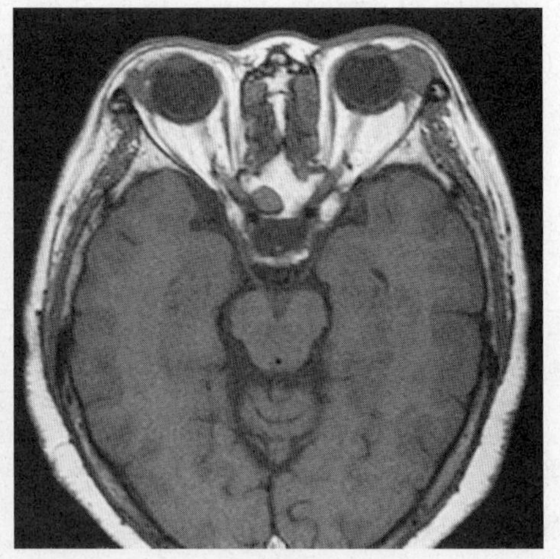

图 35-34　泪腺混合瘤

（二）眼及眼眶疾病 MRI 扫描技术

1. 线圈及体位

（1）线圈选择：眼线圈和头线圈

（2）体位要点：患者仰卧，头先进，使人体及头部长轴与床面长轴一致，头部置于线圈内。儿童及颈长患者肩部加棉垫，使听眶线与台面垂直，两眼连线与定位线一致，患者目视正前方后闭目，叮嘱患者眼球保持不动（图 35-35）。

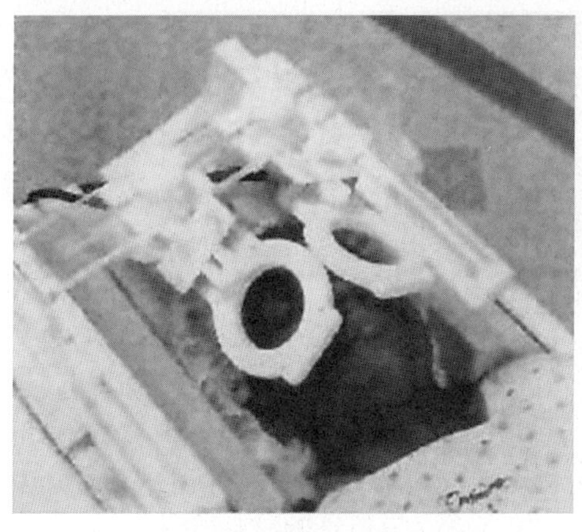

图 35-35　眼眶扫描体位示意图

（3）采集中心：准两眼连线中点。

2. **扫描方法及参数**

（1）三平面定位：定位像要能显示双侧眼球，方便定位。

（2）横轴位：T_1WI FSE 在矢状面与视神经平行，在冠状位图像上调整扫描计划线左右在同一平面、从上到下扫描，包括眼眶上下缘。视野 16cm×16cm，层厚 3mm，间距 0.5mm，相位编码方向 R/L，TR 600ms，TE 最小值，ETL 2～4，NEX 2。如果 T_1 出现高信号时，应加扫 T_1 压脂，排除出血（图 35-36）。

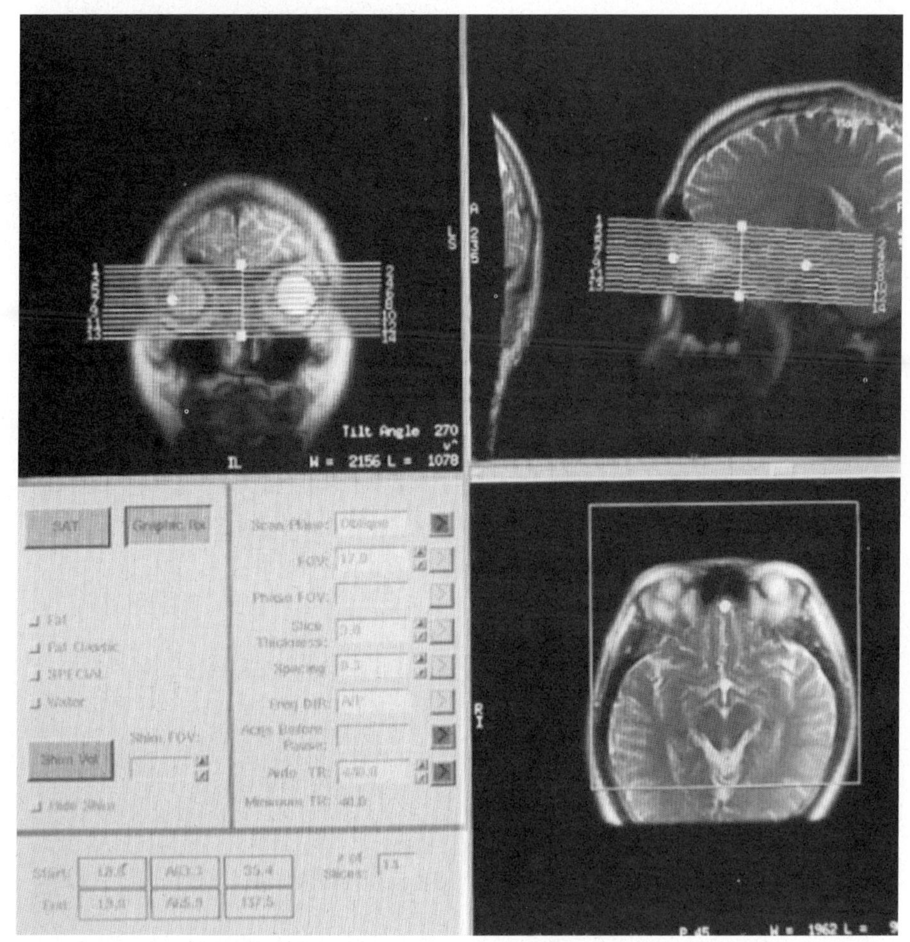

图 35-36　眼部轴位，定位线平行于视神经，范围包括眼眶上下缘

（3）横轴位：T_2WI FSE 定位方法同轴位 T_1 压脂，TR 4 000ms，TE 121ms，ETL 17，NEX 4，加局部匀场。

（4）冠状位：T_2WI STIR 以轴位 T_1 像为基础，轴位上从后向前，后界包括视交叉，前界包括双侧眼球。视野 16cm×16cm，层厚 3mm，间距 0.3mm，相位编码 R/L，TR 4 000ms，TE 125ms，ETL 17，NEX 2～4（图 35-37）。

（5）矢状位：T_2WI 以患眼视神经为中心，平行于视神经扫描 12 层，扫描双眼时左右眼分开扫描。视野 16cm×16cm，层厚 3mm，间距 0.3mm，相位编码 A/P，TR 4 000ms，TE 125ms，ETL 17，NEX 2～4，压脂。由于眼部对磁场均匀度要求较高，所以在有条件的机器上要施加局部匀场（图 35-38）。

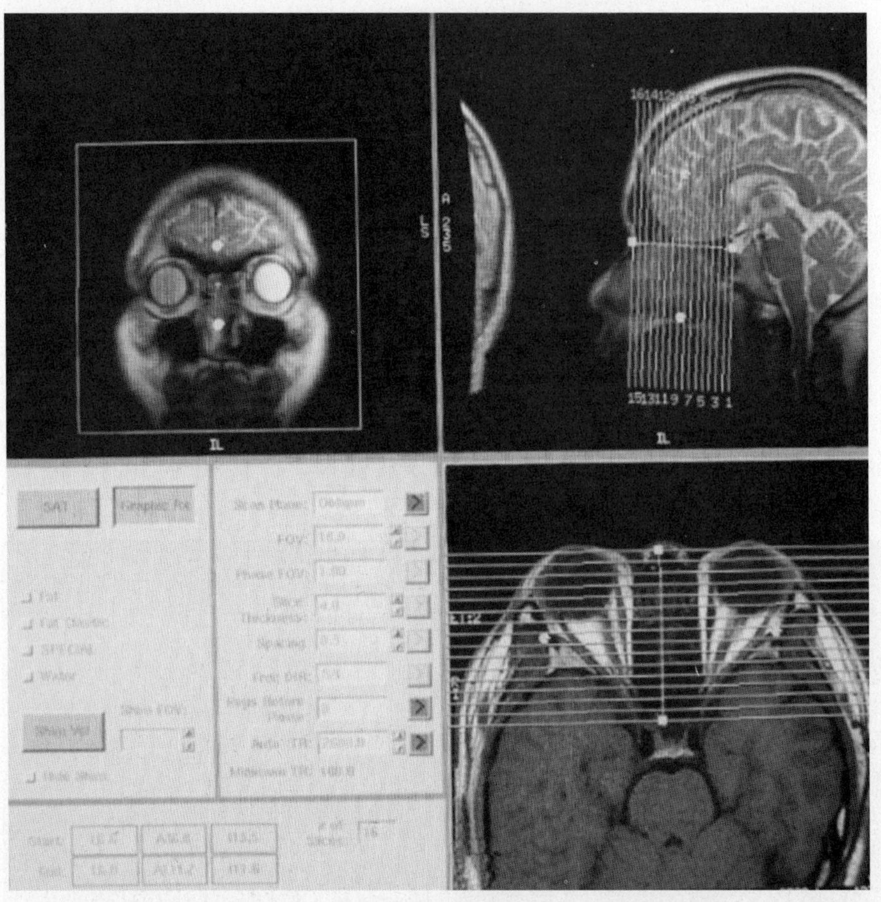

图 35-37　眼部冠位，定位线后界包括视交叉，前界包括双侧眼球

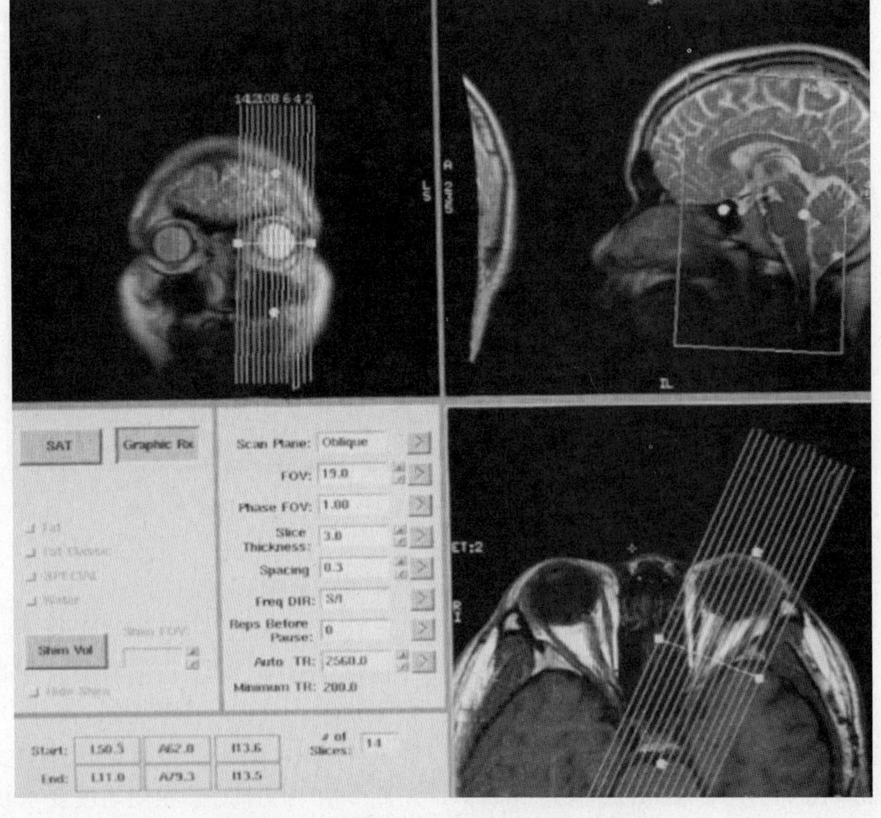

图 35-38　眼部矢状位，定位线平行于视神经

（6）眼眶增强扫描方案：轴位、矢状位、冠状位扫描范围、层厚及层间隔分别复制相应方位的平扫参数。

3. **图像质量与排版**

（1）图像处理：一般不需作特殊后处理。

（2）图像要求：

1）清晰显示两侧眼眶、视神经、眼球、眼外肌、眶周结构等。

2）无明显运动伪影，磁敏感伪影及血管搏动伪影应不影响眼眶观察和诊断。

（3）胶片打印排版：选取图像充分显示眼球和周围结果及病变；推荐4×6或4×4排版打印；T_1WI与T_2WI分别排版打印各一张。

二、鼻与鼻窦及鼻咽部MRI扫描技术

（一）鼻与鼻窦及鼻咽部解剖与疾病

1. **解剖** 鼻腔左右各一，分为鼻前庭和固有鼻腔。固有鼻腔是鼻腔的重要结构，有四个壁，顶壁、下壁、内壁和外壁。顶壁呈穹窿状，将鼻腔与颅内分隔；其中央为分隔鼻与颅前窝的筛骨水平板，板内有筛孔，嗅丝通过筛孔达颅内，筛板很薄且脆，外伤或手术容易损伤此部位，严重时出现脑脊液鼻漏。下壁即硬腭的鼻腔面，与口腔相隔。内壁即鼻中隔，有软骨和骨构成。外壁解剖结构复杂，由上向下排列有上鼻甲、中鼻甲、下鼻甲，其与外壁之间的间隙分别为上鼻道、中鼻道、下鼻道，其内含气。上鼻甲后端的后上方有蝶筛隐窝，为蝶筛开口所在。中鼻甲后端的后上方的鼻腔外侧壁有蝶腭孔，通向翼腭窝。中鼻甲、中鼻道及其附近区域解剖结构复杂，该区域被称为“窦口鼻道复合体”。鼻旁窦围绕鼻腔，为面颅骨的含气空腔，一般左右成对，共有4对，即上颌窦、筛窦、额窦、蝶窦，均有窦口与鼻腔相通。各窦的大小、形状不一，发育也常有差异。根据其解剖部位和窦口位置，将鼻旁窦分为前后两组。前组包括上颌窦、前组筛窦和额窦，均开口于中鼻道；后组鼻窦包括后组筛窦和蝶窦，前者开口于上鼻道，后者开口于蝶筛隐窝。

鼻咽部是指介于颅底与硬腭之间的区域，主要以颅底骨为支架，除软腭外，其余部分结构仅能轻微活动，所以鼻咽腔的大小较为恒定，前后径约为2cm，高约4cm。口咽部是软腭至会厌上缘位于口腔后方的部分，包括软腭，舌的后1/3、双侧壁及咽后壁。口咽后壁以椎前软组织与第2、3颈椎相对。口咽两侧壁有腭舌弓和腭咽弓，分别由腭舌肌、腭咽肌覆盖黏膜而成，两弓之间是腭扁桃体窝，内含腭扁桃体，与咽扁桃体、舌扁桃体和咽鼓管扁桃体共同围成一个淋巴组织环。在这一区域，还包括人体主要的三对唾液腺：腮腺、颌下腺和舌下腺。

2. **相关疾病** 此区域结构繁多而细小，既为图像识别带来困难，也对图像的分辨力带来挑战，要求对成像序列及其成像特点有较好的理解，选择恰当的序列和成像参数，才能做好检查。组织成分复杂，包括骨、软骨、肌肉、血管、肌腱、韧带、黏膜、脂肪和各种腔道内所含气体，既带来了天然的对比又会产生磁敏感伪影；部分结构的运动，如不自主的吞咽运动会产生运动伪影；老年患者义齿造成的金属伪影；双侧颈部血管造成的流动伪影等。常见鼻及鼻窦、鼻咽部、耳部、颌面部疾病及其MRI特点如下：

（1）急性鼻窦炎：鼻窦炎是鼻部最常见的病变，可继发于感染、过敏、免疫状态改变或以上几种因素共同作用。由于炎性反应，鼻窦黏膜肿胀，窦口鼻道复合体狭窄，导致黏液阻塞和分泌物潴留。急性鼻窦炎临床表现为鼻阻、浓涕、后吸性分泌物、头痛和面部疼痛，可伴有发热。MRI：由于水为鼻窦分泌物主要成分——占95%，仅5%为蛋白质，因此急性鼻窦炎通常在T_1WI为低信号，T_2WI为高信号。

（2）鼻窦黏膜下囊肿：黏膜囊肿，包括黏液腺囊肿（潴留囊肿）和浆液囊肿（黏膜下囊肿）。临床上多数无症状，而经常为影像学检查时偶然发现。或仅有面颊部不适感、牙痛等。MRI上T_1WI为低或中等信号，T_2WI则为高信号（图35-39）。

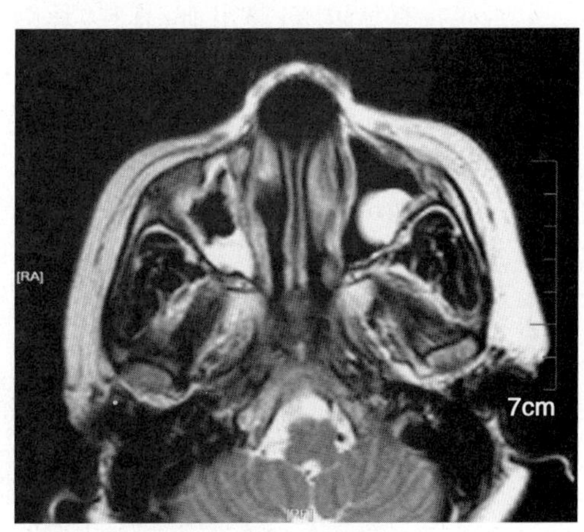

图35-39 鼻黏膜下囊肿T_2WI

（3）内翻性乳头状瘤：本病多见于成年男性。临床表现为鼻阻、鼻涕、鼻出血和失嗅，出现疼痛和面部麻木可能并发恶变。多单侧发病，双侧罕见，最常见发生部位为鼻腔外壁近中鼻道处，常蔓延到邻近鼻窦。鼻镜检查可观察到鼻腔内息肉样肿块，质软，触之易出血。MRI上信号多均匀，T_1WI呈与肌肉信号相似的等信号，T_2WI表现为较高信号，与炎症易区别。

（4）血管瘤：为鼻腔内较常见的肿瘤，发生于鼻窦者少见。好发于邻近中鼻甲、下鼻甲的鼻黏膜，可侵犯鼻甲，也可造成鼻腔变形和鼻中隔移位。MRI 上 T_1WI 为中等信号，T_2WI 为明显高信号，增强后明显强化。

（5）鳞状细胞癌：常发生于中老年人，男性多见，发生在鼻窦，以上颌窦最为常见。临床表现与肿瘤发生部位有关，早期仅有进行性鼻塞、分泌物增多、脓血涕，侵蚀骨壁可有疼痛、面颊麻木；随肿瘤发展，可出现颊部、鼻部畸形，侵犯眼眶及颅内则出现相应症状。MRI 上肿块呈等 T_1 稍长 T_2 信号，骨壁破坏表现为窦壁黑线消失。采用冠状位和矢状位扫描，可明确判定肿瘤扩展范围。

（6）淋巴瘤：结外淋巴瘤大多数为非霍奇金淋巴瘤，鼻窦淋巴瘤在临床中并不常见。本病好发于中年男性，常见临床症状为鼻阻、流涕、鼻出血、面颊或鼻区肿瘤，可伴有发热、复视等。MRI 上 T_1WI 为低或中等信号，T_2WI 为中等或高信号，多数病变轻到中度强化。MRI 可早期发现骨髓浸润，也可清楚显示淋巴瘤沿神经蔓延的途径。

（7）鼻咽癌：鼻咽癌是发生于鼻咽部上皮细胞的恶性肿瘤，大多数起自咽隐窝。最常见的组织学类型为未分化癌。早期鼻咽癌的临床表现常较隐匿，中、晚期鼻咽癌因肿物的侵犯范围不同而表现各异。主要症状有鼻阻塞、鼻出血、耳鸣、耳闷塞及听力下降。患者就诊时往往以颈部淋巴结肿大为首发症状。80%的肿瘤起自咽隐窝及咽侧壁，早期可引起咽隐窝变浅，闭塞，咽侧壁增厚，失去正常对称的外观。中晚期可见明显软组织肿物，肿瘤呈软组织密度，常突入鼻咽腔，致鼻咽腔不对称、狭窄或闭塞。平扫肿物与颈部肌肉密度大致相仿，一般无钙化或囊变，肿瘤呈浸润性生长，与周围组织分界不清。增强扫描肿物可呈轻度或中度强化。肿瘤在 MRI 上 T_1WI 呈低、中等信号，T_2WI 信号增高，呈中、高信号。

（8）耳乳突炎：中耳乳突炎是临床最常见的感染性疾病，临床表现为耳部疼痛、耳漏及其听力下降。临床分为急性和慢性两种。MRI 上表现为长 T_1 长 T_2 信号。早期无明显骨质破坏，乳突蜂房间隔、听小骨和乳突内外的骨皮质完整，晚期听小骨可以不同程度的破坏。乳突内外侧的骨皮质破坏时，易引起骨膜下脓肿及颅内并发症。

（9）胆固醇肉芽肿：胆固醇肉芽肿通常继发于慢性中耳炎渗出，可有或无细菌感染。好发于上鼓室、乳突和岩部。MRI 上 T_1WI 及 T_2WI 表现为高信号，有含铁血黄素沉着可表现为低信号，增强后无明显强化。

（10）中耳乳突胆脂瘤：本病多发生在板障型乳突，上鼓室是最常见发生部位。临床表现为长期持续性耳流脓，脓量多少不等，但有特殊恶臭。多数有传导性耳聋，检查示鼓膜松弛部或紧张部后上方有边缘性穿孔，并可见鼓室内灰白色鳞屑状或豆渣样无定型物质。MRI 上表现为等 T_1 略长 T_2 信号，增强扫描肿瘤实质无强化，边缘可见强化，为炎性反应。

（11）舌癌：是口腔颌面部常见的恶性肿瘤，好发于舌缘，其次为舌尖、舌背及舌根。临床表现为局部新生物，有时有轻度疼痛或糜烂，局部形成硬结或溃疡，病变恶性程度高，浸润强，常累及舌肌，晚期可蔓延至口底、颌骨、腭舌弓及扁桃体。MRI 上 T_1WI 为低信号，T_2WI 为高信号。增强扫描，肿瘤常呈不规则或环状强化（图 35-40）。

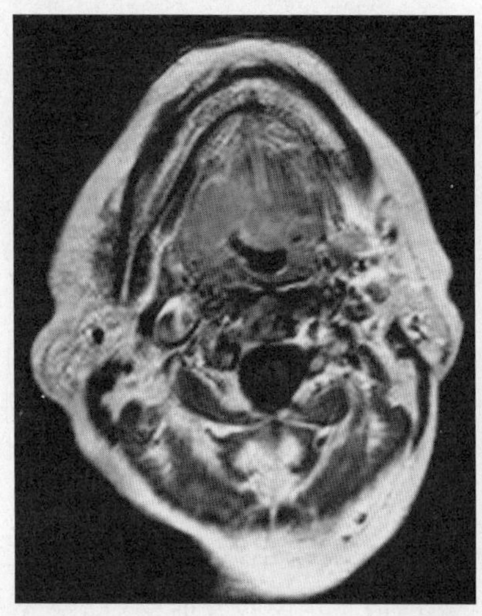
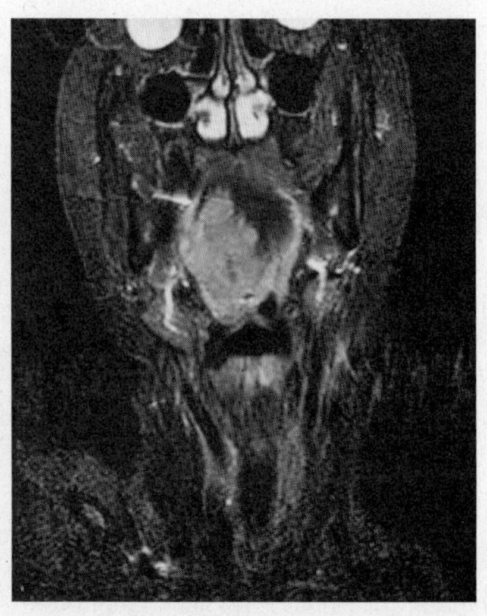

图 35-40　舌癌横轴位 T_1WI 和冠状位 T_2WI

（12）腮腺癌：本病临床表现为粘连固定的肿块，触之较硬，边缘不清，若侵犯面神经、咬肌、颞颌关节等，出现疼痛、面神经麻痹，张口困难等。MRI上常表现为边界不清楚、轮廓不规则的软组织密度肿块，密度不均匀，可有不规则坏死区，增强扫描病灶不均匀强化，相邻脂肪或筋膜界面消失（图35-41）。

（二）鼻与鼻窦及鼻咽部和颌面部MR扫描技术

1. **适应证**　鼻窦炎、鼻息肉、肿瘤、鼻咽癌、内耳疾病、颌面部疾病等。

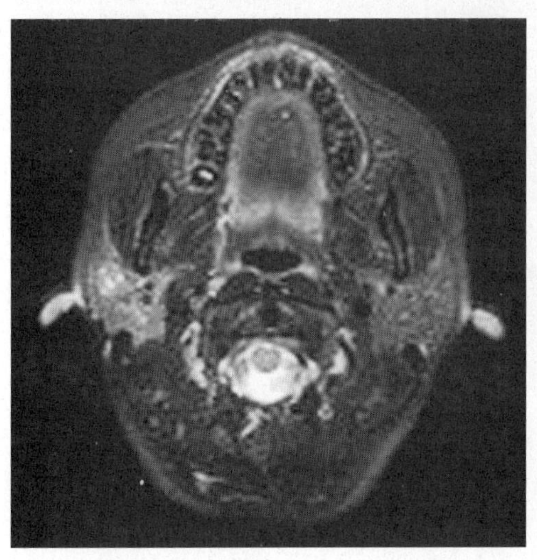

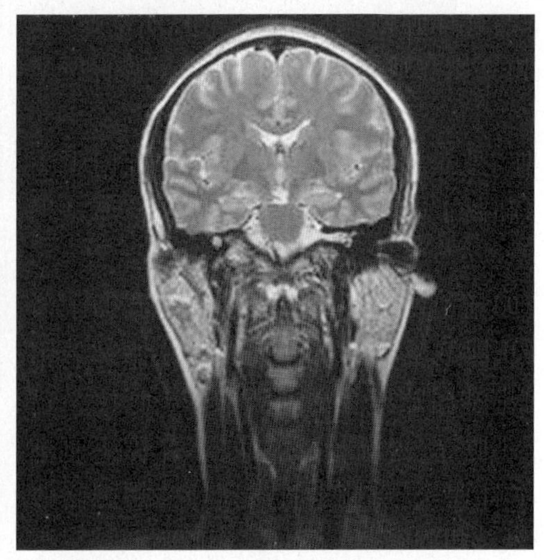

图35-41　右侧腮腺癌

2. **线圈及体位**

（1）线圈选择：头颈联合线圈。

（2）体位要点：患者仰卧，头先进，使人体和头部长轴与床面长轴一致，头正中矢状面与线圈中心一致，听眶线与床面垂直，两肩尽量向下，使头鼻咽部置于线圈中心。叮嘱患者保持静止，不要做吞咽动作。

（3）采集中心：对准眼眶下缘之中点。

3. **扫描方法及参数**

（1）三平面定位：清晰显示鼻咽部矢、冠、轴三平面，方便定位

（2）冠状位 T_2WI STIR：在矢状位和轴位上定位，选用正中矢状位来定位，定位线覆盖整个鼻咽部，并与喉、气管平行。在轴位上与人体正冠位平行。视野26cm×26cm，层厚5mm，层间距1mm，TR 4 500ms，TE 105ms，ETL 17，NEX 4（图35-42）。

（3）矢状位 T_1WI FSE：在轴位及冠位上定位，定位线平行于大脑纵裂。TR 400ms，TE 12ms，ETL 2，NEX 2（图35-43）。

（4）横轴位 T_1WI FSE：在矢状位和冠状位上定位。在矢状位上范围上自垂体、下至软腭下缘。在冠状位定位像上，使横断面层面平行于两侧颞叶底部连线。根据病变的大小可以调节视野范围。视野22cm×22cm，层厚4~5mm，间距0.5~1mm，TR 400ms，TE 12ms，ETL 2，NEX 2，相位编码方向R/L（图35-44）。

（5）横轴位 T_2WI：扫描范围、视野、层厚间距同轴位 T_1WI，TR 4 500ms，TE 120ms，ETL 17，NEX 3，压脂加匀场。

4. **图像质量与排版**

（1）图像处理：无须特殊处理。

（2）图像质量：

1）显示鼻咽部、口咽腔、喉腔上部、上颌窦、筛窦、额窦、蝶窦、颈部两侧淋巴结等结构。两侧结构对称显示。

2）无明显运动伪影，磁敏感伪影、血管搏动伪影应不影响影像的观察。

（3）胶片打印排版：推荐4×6或5×6排版打印；T_1WI与 T_2WI分别排版打印各一张；如有增强图像选取2个方位图像，推荐4×6或5×6格式排版打印。

三、耳部MRI扫描技术

（一）常规耳部MRI扫描技术

1. **三平面定位**　多次定位调整三平面都可以看到听神经。

2. **横轴位 T_2WI**　在冠位上调整，在显示听视神经束清楚的层面做定位图像，使定位线与双侧听神经束平行。视野18cm×18cm，层厚2mm，层间距0，采集矩阵512×256，相位编码方向R/L，压脂，TR 4 000ms，TE 125ms，ETL 17，NEX 4（图35-45）。

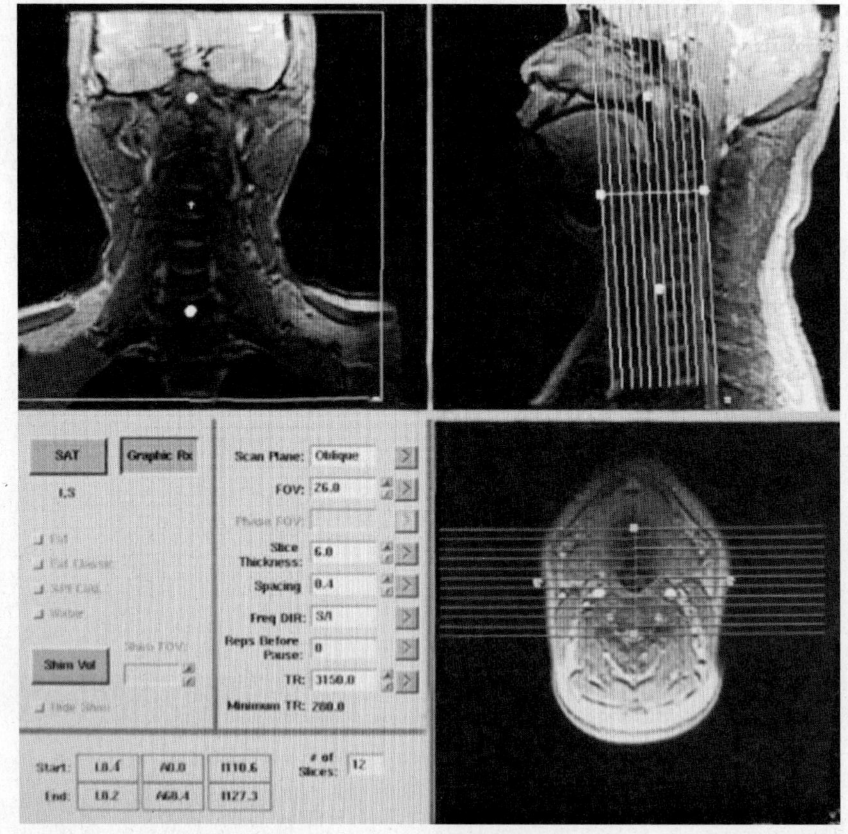

图 35-42　鼻咽部冠状位，定位线与喉气管平行，覆盖整个鼻咽部

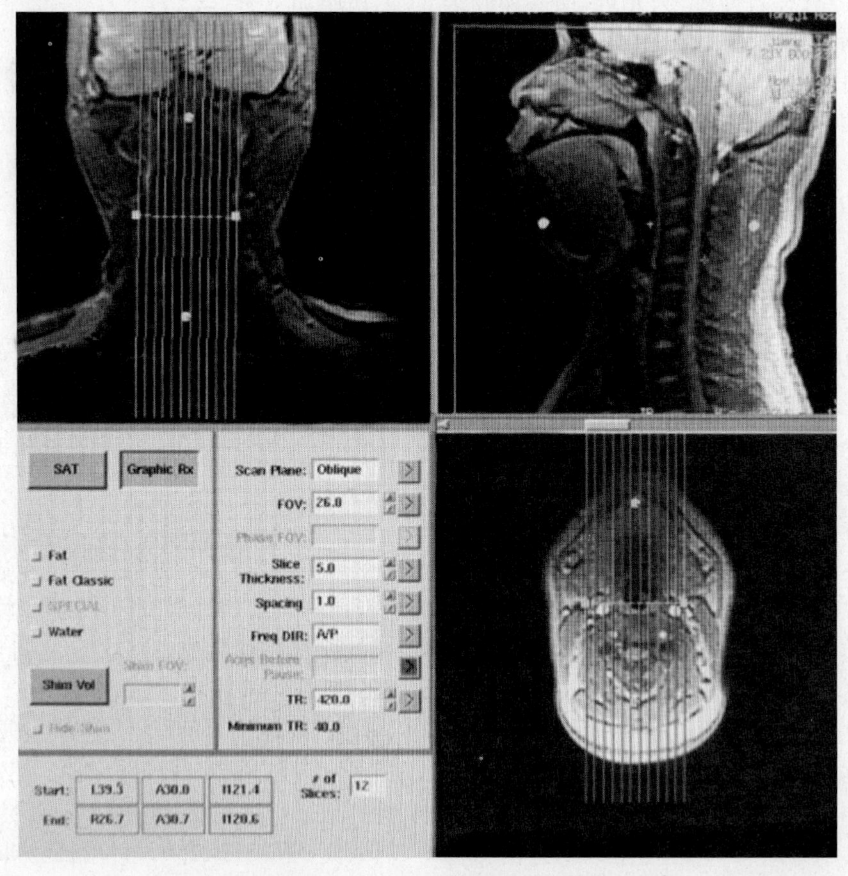

图 35-43　鼻咽部矢状位定位，定位线平行于大脑纵裂

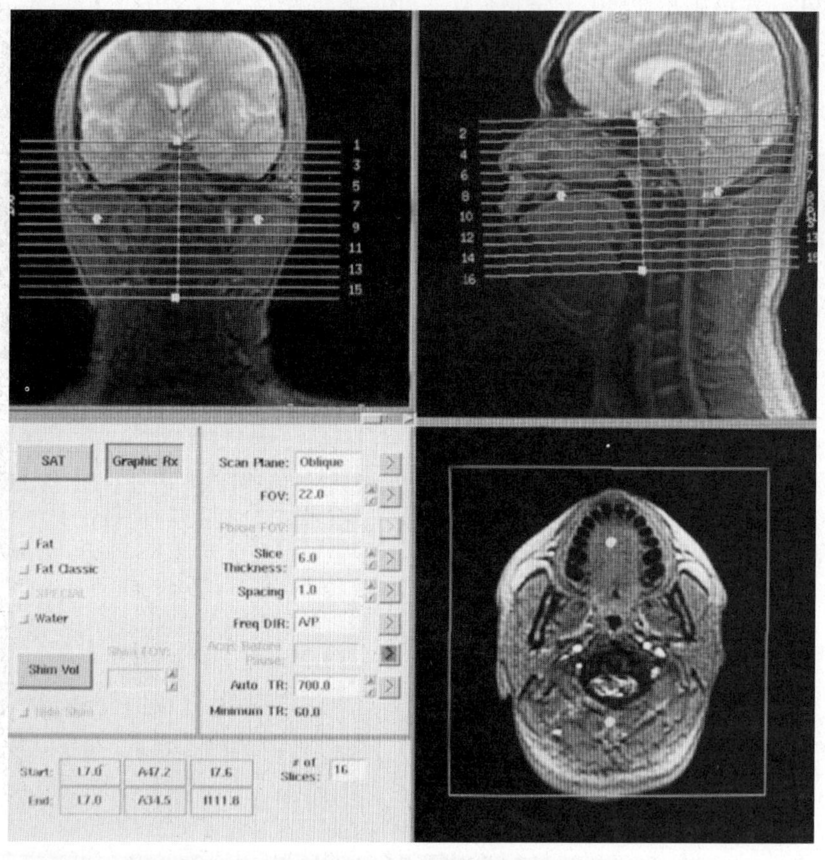

图 35-44　鼻咽部横轴位定位，上自垂体，下至软腭下缘

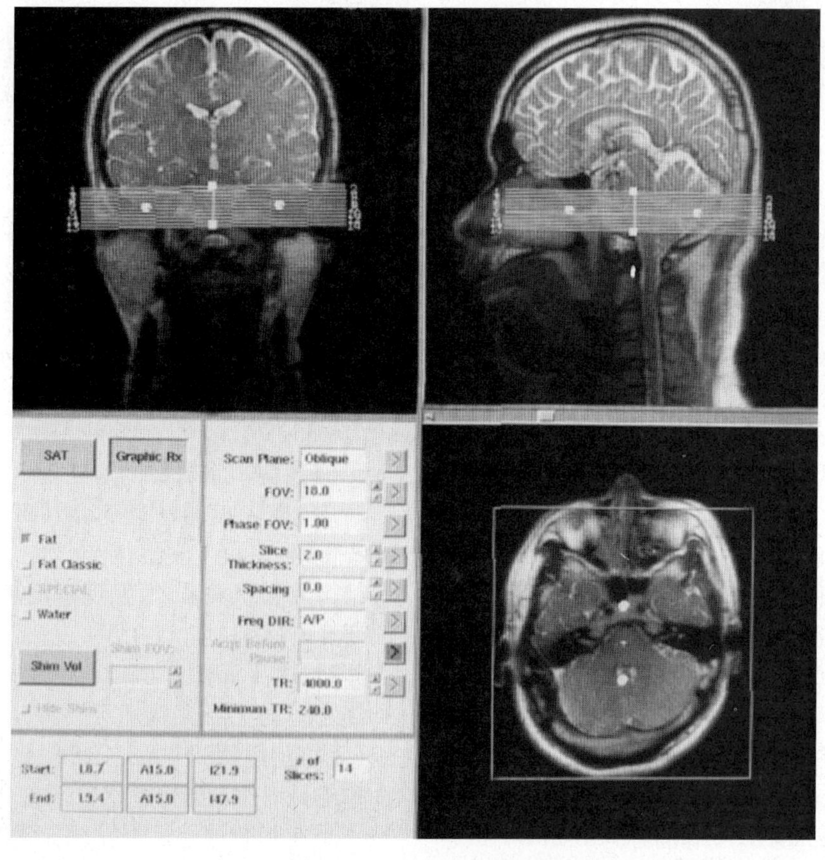

图 35-45　内耳横轴位，定位线与双侧听神经束平行

3. **冠状位 T_2WI**　在横轴位 T_2WI 上定位，从后到前，使双侧听神经在同一层面显示。其他参数同上，视野 20cm×20cm，层厚 1.5mm，层间距 0，采集矩阵 512×256，相位编码方向 R/L，压脂，TR 4 000ms，TE 125ms，ETL 17，NEX 4（图 35-46）。

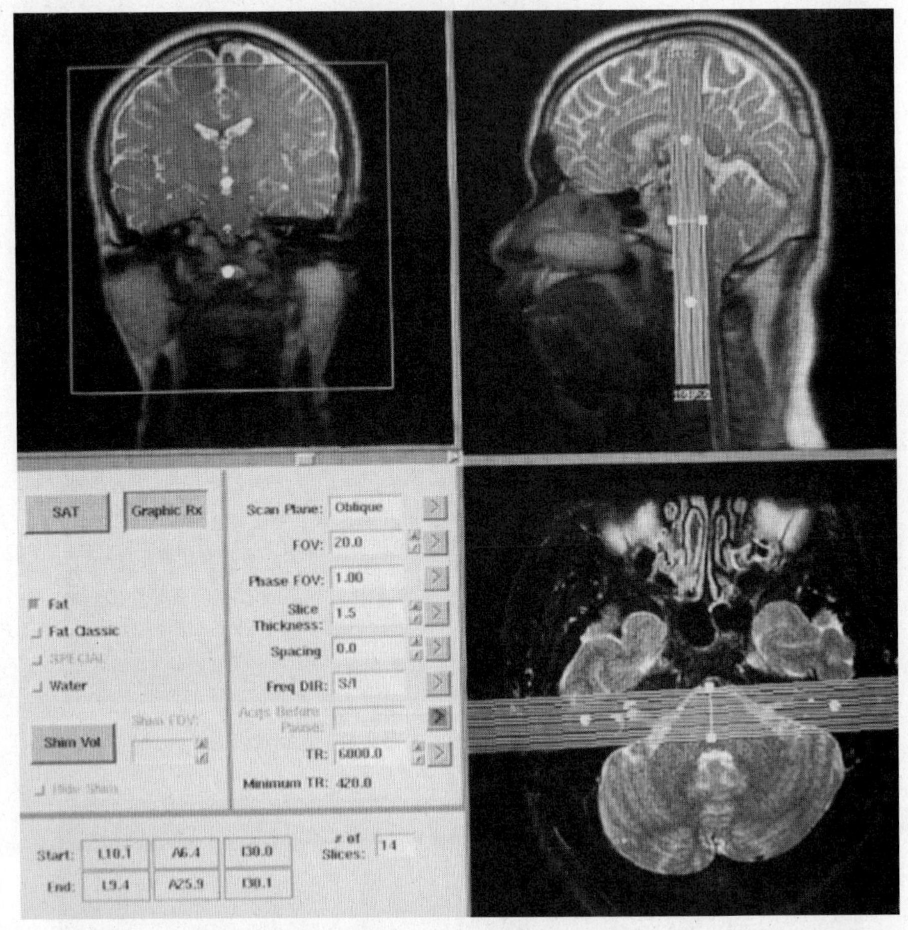

图 35-46　内耳冠状位，平行于双侧听神经

（二）内耳膜迷路 MRI 造影扫描技术

1. 线圈及体位

（1）线圈选择：头部线圈或者头颈线圈。

（2）体位要点：患者仰卧，头先进，使人体及头部长轴与床面长轴一致，头部置于线圈内。儿童及颈长患者必须在肩部加棉垫，保持听眶线与台面垂直。两耳连线与定位线一致，固定好头部。

（3）采集中心：对准两耳连线中点。

2. 扫描方法和参数

（1）三平面定位：调整三平面定位，使得三个方位都可以看到听神经。

（2）横轴位及冠状位：扫描同之前耳部扫描。

（3）3D 序列扫描：3D 平衡稳态自由进动（Balance-SSFP）序列，该序列在西门子设备上被称为 true FISP，GE 称之为 FIESTA，飞利浦称为 B-FFE。该序列的图像特点是内耳淋巴液呈高信号，其他组织呈相对低信号。此序列的严重缺陷是该序列常有明显的磁敏感伪影或条纹伪影，容易造成半规管假狭窄等假象。目前双激发 Balance-SSFP 序列是前序列的改进序列，已经取代常规 Balance-SSFP 进行内耳水成像。横轴位定位时，定位线向前下倾斜 15°角（图 35-47）。

（4）内耳水成像的后处理重组方法

1）最大信号强度投影（MIP）：原始数据经 MIP 重组，多角度观察，能够立体显示迷路、内听道等结构及相互关系，对发现解剖畸形和迷路的形态改变非常有利（图 35-48）。

2）多平面重组（MPR）：对显示内听道的面听神经之间的关系尤为重要。一般采用斜矢状面重组（垂直于内听道的斜矢状位）（图 35-49）。矢状面重组是对横轴位、冠状位图像的一个重要补充，特别是在判断神经是否发育异常时，除结合临床表现外，更重要的是结合原始图像明确诊断。

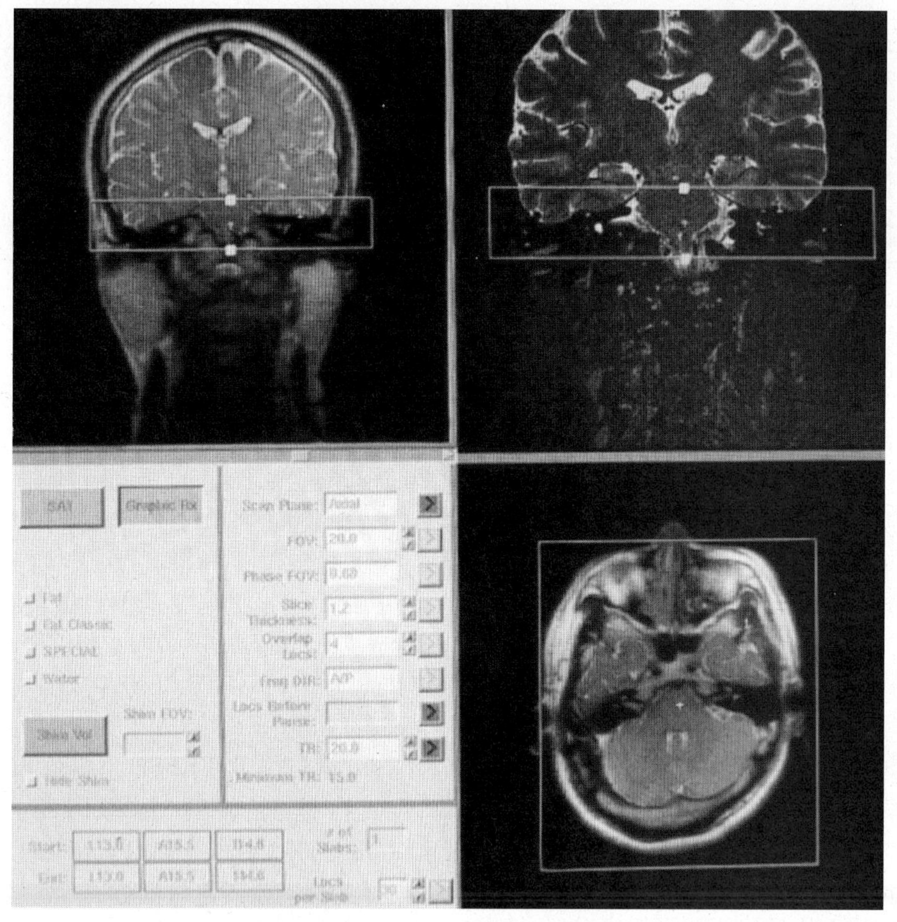

图 35-47　内耳水成像 3D FIESTA

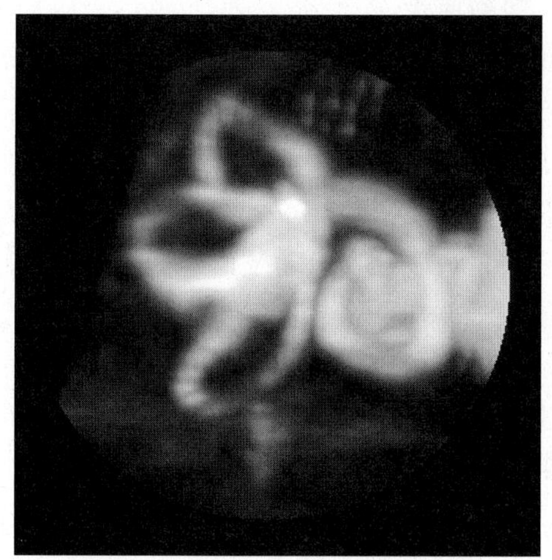

图 35-48　正常内耳膜迷路 MIP 像

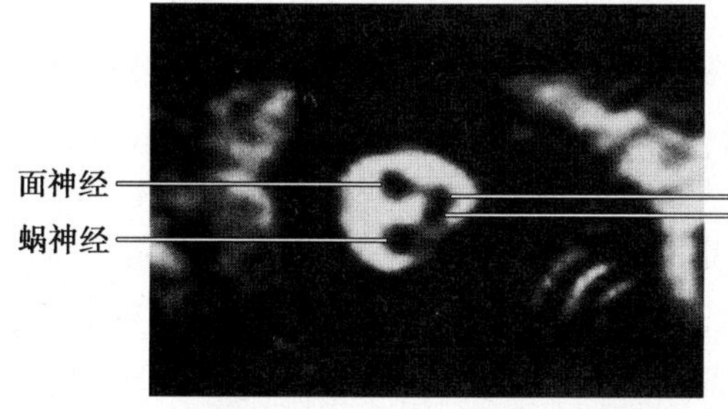

图 35-49　斜矢状面的 MPR 像

（5）内耳水成像的扫描参数　内耳常用脉冲序列及扫描参数见表 35-1。

（三）图像质量与排版

1. 显示乳突、面听神经、耳蜗、听小骨等结构。两侧结构对称显示。

2. 无明显运动伪影，磁敏感伪影、血管搏动伪影应不影响内听道的观察。

3. 3D-T_2WI 水成像序列需提供半规管等内耳结构的 MIP、MPR 后处理图像。

4. **胶片打印排版**　如显示脑桥小脑区域面听神经关系，选用横断位与重建的斜冠状位，推荐 5×6 排版打印；如显示内耳膜迷路，打印高分辨 1mm 层厚的横断位，推荐 4×5 排版打印；另 3D 重建的膜迷路图像前后选择 180°后，左右膜迷路各 6 帧，推荐 3×4 排版打印；左右听神经轴位各 10 帧，推荐 5×4 排版打印。

四、咽喉部及颈部 MRI 扫描技术

喉既是呼吸道之一，又是发音器官，在舌骨下方，上通咽腔，下接气管，平对第 4～6 颈椎体水平。喉部前方被舌骨下肌群覆盖，后方邻接咽，两侧有

表 35-1　内耳水成像扫描参数

序列方位(三平面定位)	TR/ms	TE/ms	NEX	FOV/(cm×cm)	矩阵	层厚/mm	层间距/mm
T_2 FSE 轴位	4 000	125	2	20×15	512×224	2~4	0.5
T_2 FSE 冠位	4 000	125	2	20×15	512×256	2~4	0.5
3D FIESTA 轴位	7.3	2.9	6	16×16	256×256	0.6	0

甲状腺侧叶、颈部大血管及神经。颈部被舌骨分为舌骨上区及舌骨下区,被筋膜分为不同间隙,这些间隙共有 13 个,分别为:咽旁间隙、咽黏膜间隙、咀嚼肌间隙翼腭窝、腮腺间隙、下颌下间隙、舌下间隙、颈动脉间隙、咽后间隙、椎旁间隙、颈后间隙、脏器间隙及颈前间隙。从临床及解剖学角度出发颈部浅表区通常按照“三角”进行划分。胸锁乳突肌将颈部划分为颈前三角和颈外侧区。颈前三角由下颌骨下缘、中线及胸锁乳突肌构成;颈外侧区由胸锁乳突肌后缘、斜方肌及锁骨构成。此区域组织结构复杂,包括骨、软骨、肌肉肌腱、韧带、黏膜、脂肪以及喉腔内的气体,形成了良好组织结构对比,也容易产生组织间的磁敏感伪影;软骨结构及关节较多,容易产生吞咽等运动伪影;双侧颈动脉、颈静脉搏动和脑脊液的搏动可以产生流动伪影。喉部 MRI 检查主要扫描方位是轴位和冠状位,少数情况下,为更好显示病变与周围组织结构关系,辅以矢状位或斜位。

常见疾病如声带息肉、喉癌、颈部淋巴瘤、血管瘤、甲状腺癌等,其中喉癌时常常需要了解喉周围的浸润情况,有颈部淋巴结转移等,在扫描时应在轴位上加大扫描范围,上至蝶鞍、海绵窦和 Meckel 腔区域,以明确这些部位有无肿瘤沿神经的蔓延。

(一)线圈及体位

1. **线圈选择**　头颈联合线圈。

2. **体位要点**　患者仰卧,头先进,使人体和头部长轴与床面长轴一致,头正中矢状面与线圈中心一致,两肩尽量向下,使头鼻咽部置于线圈中心。叮嘱患者保持静止,扫描时不要做吞咽或张口动作。采集中心:对准下颌联合下缘。

(二)扫描方法和参数

1. 三平面定位片清晰显示颈部矢、冠、轴三平面,方便定位。

2. 冠状位 STIR 在矢状位和轴位上定位,选用正中矢状位来定位,定位线覆盖整个鼻咽部,并与喉、气管平行。在轴位上与人体正冠位平行。视野 26cm×26cm,层厚 5mm,层间距 1mm,TR 4 500ms,TE 105ms,ETL 17,NEX 4。计划线在矢状位上从后向前扫描。注意范围和参数可以根据病变范围自由调节(图 35-50)。

3. **矢状位 T_1 FSE**　在轴位及冠位上定位,定位线平行于大脑纵裂。(一定要包括斜坡)视野 26cm×26cm,层厚 5mm,层间距 1mm,相位编码方向 A/P,TR 400ms,TE 12ms,ETL 2,NEX 2(图 35-51)。

4. **横轴位 T_1 FSE**　在矢状位和冠状位上定位,扫描范围根据病变范围自由调节,视野 22cm×22cm,层厚 6mm,间距 1mm,相位编码方向 R/L,TR 400ms,TE 12ms,ETL 2,NEX 2,以病变为中心(图 35-52)。

5. **横轴位 T_2 FRFSE**　定位和参数同横轴位 T_1,扫描范围、视野、层厚间距同轴位 T_1,TR 4 500ms,TE 120ms,ETL 17,NEX 3,压脂加匀场。

(三)图像质量与排版

1. **图像处理**　无须特殊处理。

2. **图像要求**

(1)显示喉部/甲状腺/甲状旁腺细微解剖结构,两侧对称显示。

(2)观察颈部淋巴结肿大应加大扫描范围,显示颈部淋巴结。

(3)无明显吞咽运动及血管搏动伪影,伪影应不影响靶区结构的影像诊断。

3. **胶片打印排版**

(1)推荐 4×6 或 5×6 排版打印;T_1WI 与 T_2WI 分别排版打印各一张。

(2)如有增强图像选取 2 个方位图像,推荐 4×6 或 5×6 格式排版打印。

五、颈部 MRA 扫描技术

颈部 MRA 技术一般有时间飞跃法磁共振血管成像(time of flight MRA,TOF-MRA)、相位对比法磁共振血管成像(phase contrast MRA,PC-MRA)和对比增强磁共振血管成像(contrast enhanced magnetic resonance angiography,CE-MRA)三种,前两种方法不用对比剂,仅借助血液流动的特性来制造对比,后者则需要借助对比剂来制造对比。

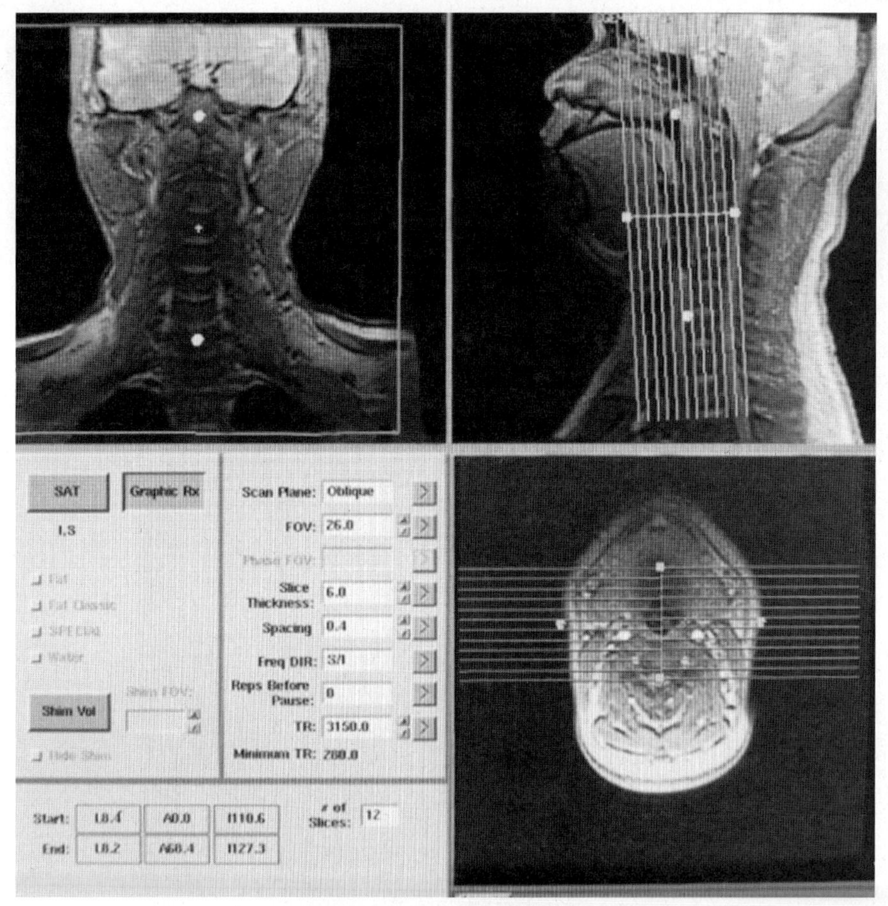

图 35-50　颈部冠状位，定位线覆盖整个鼻咽部，并与喉、气管平行

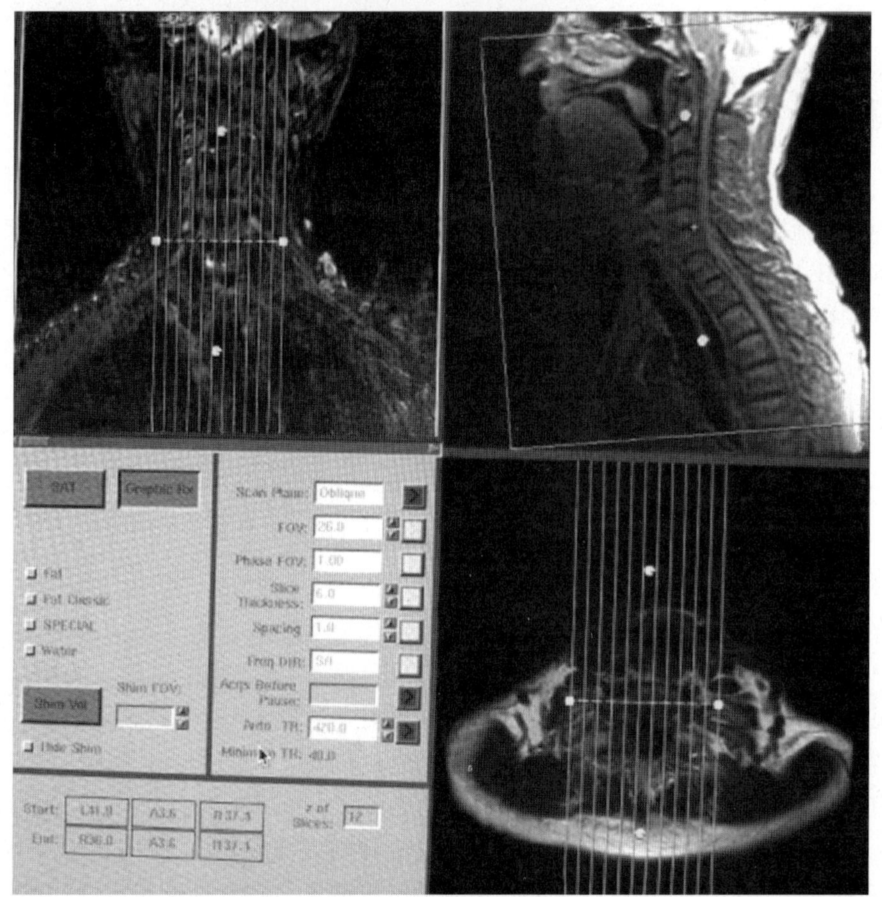

图 35-51　颈部矢状位

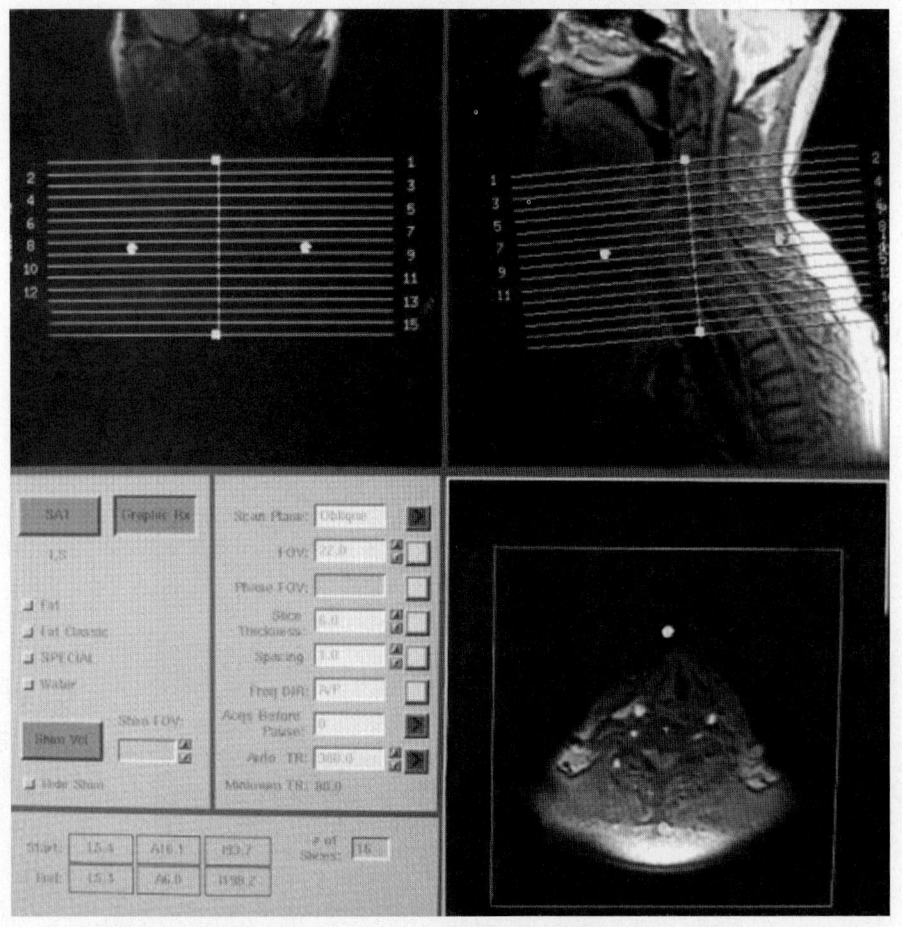

图 35-52　颈部横轴位

(一) 时间飞跃法磁共振血管成像(TOF-MRA)

TOF-MRA 是目前临床最常用的 MRA 技术,该技术基于血流的流入增强效应,采用较短 TR 的快速扰相位 GRE T_1WI 序列进行采集,成像容积或层面的静止组织被反复激发而处于饱和状态,从而使血管周围的静止背景组织得到抑制;而成像容积或层面外的未经射频脉冲激发的血液流入成像层面则产生较高的信号,从而与静止组织产生良好的对比。临床可采用二维(2D)或三维(3D)技术进行采集。

2D-TOF 对整个扫描区域连续多个单层面的方式采集数据,并进行图像重组,获得整个被扫描区域的血管影像,静止组织与流动质子的信号对比更依赖于 TR 和流速。其特点是成像范围大,采集时间短,在很大的流速范围内都很敏感,尤其是对非复杂性慢血流更敏感,可同时显示动、静脉,也可以采用预饱和带的方式显示动、静脉其中之一。

3D-TOF 对整个扫描的三维体域进行激励和信号采集,数据采集后通过三维傅里叶转换进行影像重组,获得兴趣区的三维血管影像。3D-TOF 中的 TR 时间和 RF 翻转角对 MRA 有较大影响,激发容积厚度较大,慢速血流无法在 TR 时间内流出整个激发容积,所以被多次反复激励产生饱和效应,在流入段信号强,在流出段信号逐渐减弱,其层厚薄、空间分辨力高,信号丢失少。TOF 扫描方法如下。

1. 线圈及体位

(1) 线圈选择:头颈联合线圈。

(2) 体位要点:患者仰卧,头先进,使人体和头部长轴与床面长轴一致,头正中矢状面与线圈中心一致,两肩尽量向下,使头鼻咽部置于线圈中心。叮嘱患者保持静止,不要做吞咽或张口动作。

(3) 采集中心:对准下颌联合下缘。

2. 扫描方法和参数

(1) 三平面定位:观察图像,检查颈部位置是否合适,图像信号与线圈位置是否良好匹配。

(2) 2D-TOF 或 3D-TOF:自上而下大范围扫描,并且一定要包括主动脉弓,使用较大翻转角,最短 TR 时间可以增加血管亮度。

(3) 最大信号强度投影(MIP):原始数据经MIP重组,可以多角度观察颈部血管情况,了解血管有无狭窄与扩张。

(4) 2D-TOF-MRA及3D-TOF-MRA参数(见表35-2)。

表35-2　2D-TOF-MRA及3D-TOF-MRA参数

项目	TR/ms	TE/ms	FA
2D-TOF	20~30	最短	60°
3D-TOF	25~45	最短	25°~35°

(二) 相位对比法磁共振血管成像(PC-MRA)

PC-MRA是利用流动所致的宏观横向磁化矢量的相位变化来抑制背景、突出血管信号的一种方法。相位编码采用双极梯度场对流动进行编码,即在射频脉冲激发后,于层面选择梯度与读出梯度之间施加两个大小和持续时间完全相同,但方向相反的梯度场。对于静止组织的质子群,两个梯度场的作用刚好完全抵消,第一个梯度场造成的$\boldsymbol{M}_{xy}$的相位变化被第二个梯度场完全纠正,这样到TE时刻静止组织的$\boldsymbol{M}_{xy}$相位变化为零。而流动质子群由于在两次施加梯度场时位置发生了改变,因此不可能经历两次强度和持续时间相同但方向相反的梯度场,第一个梯度场造成的$\boldsymbol{M}_{xy}$的相位变化不可能被第二个梯度场完全纠正,到TE时刻流动质子群的$\boldsymbol{M}_{xy}$变化得到保留,因此与静止组织存在相位差别,利用这个差别即形成了相位对比。

PC-MRA扫描的线圈、采集中心和定位标准可以参照TOF-MRA,但选择PC-MRA时应注意选择恰当的编码流速。PC-MRA能反映最大的相位编码是180°,如果超过180°将被误认为是相位的反向变化,从而造成反向血流假象。如某血管内血液流速为50cm/s,如果选择的流速编码也为50cm/s,则其流动质子的相位变化刚好是180°,得到的信号最强,如果选择的流速编码为40cm/s,则流动质子的相位变化超过了180°,血流将被误认为是反向而呈低信号。

PC-MRA一般需要3个基本步骤,即成像信息采集、减影和图像显示。其中成像信息的采集包括参照物、前后方向施加流速编码后、左右方向施加流速编码后及上下方向施加流速编码后等四组。

(三) 对比增强磁共振血管成像(CE-MRA)

CE-MRA的原理是在静脉内快速注射(团注)顺磁性物质,将血液的T_1弛豫时间从1 200ms缩短至100ms以下,明显短于脂肪组织(250ms),利用超快速且权重很重的T_1WI序列记录这种T_1弛豫的差别,使血管与周围组织的对比强烈,产生明亮的血管影像。其检查的特点主要有:侧重反映血管细节,诊断血管局部病变,空间分辨力高;扫描速度快,单个扫描内多次采集可得到较高的时间分辨力。

CE-MRA多采用肘前区浅静脉或手背部浅静脉作为入路,采用MRI专用高压注射器,一般流速选择为1.5~2ml/s,剂量20ml,等剂量生理盐水。扫描时刻选择可以采用手动计算开始注射对比到启动扫描序列延迟时间(TD)如下:①如果是k空间循序对称填充,TD=循环时间-1/4扫描时间;②如果是k空间中心优先采集,TD=循环时间。

另外,也可采用透视触发技术和自动触发技术,前者无须考虑循环时间,但必须采用k空间中心优先采集技术。方法是开始注射对比剂后,同时启动超快速二维梯度回波序列,对目前血管进行监控,当发现对比剂进入目标血管时,立刻切换到CE-MRA序列扫描。后者在目标血管中设定一个感兴趣区,并事先设置好信号强度阈值,启动超速二维梯度回波序列动态观察感兴趣区的信号强度变化,当信号达到阈值时,MRI机将自动切换到CE-MRA序列并开始扫描。CE-MRA扫描参数设置如表35-3。

表35-3　CE-MRA扫描参数

TR/ms	TE/ms	FA
5	最短	30°~50°

(四) 图像质量与排版

1. 图像处理　扫描完成后,采集到的原始图像,需要进行后处理重组,重组的主要方法是最大信号强度投影和多平面重组(MPR),也可采用容积再现(VR)、表面阴影显示(SSD)、仿真内镜(VE)的技术进行图像重组。原始图像可作MIP重组并可多视角旋转观察。CE-MRA分别重建动脉期及静脉期原始图像获取相应的动脉和静脉血管造影。

2. 图像要求　提供后处理MIP重组三维血管像;PC法序列分别显示相应颈部动脉血管像或静脉血管像;3D-TOF-MRA序列应显示颈部动脉血管像;2D-TOF-MRA序列显示颈部静脉血管像;3D-

CE-MRA 序列分别显示动脉血管像和静脉血管像，要求动脉血管像应尽量减少静脉血管像污染；非对比剂法大部分血管段能显示；血管边缘清晰锐利，无运动模糊，无明显背景软组织影，无其他伪影影响诊断。

3. **胶片打印排版**　将 3D 后处理的图像进行前后旋转 180°，选取各个方向 12 帧图像，推荐 4×3 排版。

六、五官及颈部相关疾病 MRI 检查要点

（一）眼部常见疾病 MRI 检查要点

眼部常见疾病有眶内病变、眼肌病变、眼球病变和眼眶内血管性病变，其各自的 MRI 的检查要点如下。

眶内病变：眼眶内脂肪丰富，T_2WI 上病变多为高信号，病变容易被脂肪所掩盖。因此 T_2WI 上要加脂肪抑制技术，用以抑制高信号的脂肪。T_1WI 一般不加脂肪抑制技术，因为大多数眶内占位性病变为长 T_1（低信号），有脂肪的衬托有利于对病变的自然显示及观察。如疑为脉络丛黑色素瘤则 T_1WI 加脂肪抑制，T_2WI 不加脂肪抑制，因黑色素瘤在 T_1WI 上为高信号，T_2WI 为低信号。这是因为黑色素瘤细胞内有较多的顺磁性物质，使肿瘤的 T_1 和 T_2 值缩短，形成一般肿瘤磁共振信号相反的信号特征。

眼肌病变：眼肌病变有时候需要高信号脂肪的衬托，所以不加脂肪抑制技术，有利于对病变的显示。眼肌病变和眶内占位性病变均需做增强扫描。增强扫描 T_1WI 的所有脉冲序列均加脂肪抑制技术，以除去高信号脂肪对肿瘤增强信号的干扰。

眼球病变时需用 3 英寸环形表面线圈，以提高影像的信噪比。双侧同时扫描以便对比，矩阵要选择 512×256，以提高影像的空间分辨力。眼球病变更加强调患者的配合，嘱患者目视正前方后闭目，保持眼球不动。

眼眶内血管性病变：如眼眶静脉曲张、颈内动脉海绵窦瘘等，除常规扫描外，还要做俯卧检查及血管成像，这对明确病变性质及其部位更有帮助。眼眶静脉曲张在平卧及立位时眼眶压力不高，眼球位置正常或轻度内陷，加压检查后眼球压力增高，突出明显，更能清楚显示病变。颈内动脉海绵窦瘘多数为外伤所致，表现为搏动性眼球突出，临床又称红眼短路综合征。该病变表现为眼球突出，眼上静脉扩张，眼肌增粗等静脉回流受阻表现，同时双侧海绵窦区血管结构紊乱。MRA 采用 TOF 法，范围自枕骨大孔至胼胝体。预饱和带加在扫描范围上侧，以饱和静脉血管。

（二）鼻及鼻窦、鼻咽部、耳部、颌面部疾病 MRI 检查要点

鼻及鼻咽部疾病扫描时应注意 T_2WI 要加脂肪抑制技术；鼻咽部病变必须做增强扫描，而且要做三个方位的增强扫描，并加脂肪抑制技术；有一侧咽隐窝变浅时应引起高度重视，必要时行增强扫描。

耳部疾病 MRI 扫描时应注意良好地显示听神经束，能在听神经束内显示面神经及听神经；3D 扫描层厚 0.6mm，为了提高空间分辨力可用 512×512 矩阵；2D、3D 内耳水成像要做 MIP 重组，照相时要标记左右侧，并放大。

颌面部病变如舌癌等占位性病变时，常规扫描三个方位都要做，T_2WI 加脂肪抑制技术。增强扫描需做矢状位、冠状位和横轴位并加脂肪抑制技术。腮腺病变时，平扫横轴位、冠状位 T_2WI 要加脂肪抑制；T_1WI 一般不需要加脂肪抑制技术，有利观察病变；如果是短 T_1 病变，T_1WI 要加脂肪抑制，使病变显示更清晰；如怀疑侵及腮腺导管时可以行腮腺导管水成像，方便了解病变与导管关系。增强扫描时需加脂肪抑制。

（三）咽部及颈部疾病 MRI 检查要点

扫描咽部占位性病变如喉癌时，常常要了解喉周围的浸润情况，有无颈部淋巴结转移等。在扫描时应在横轴位加大扫描范围，上至蝶鞍、海绵窦和 Meckel 腔区域，以明确这些部位有无肿瘤沿神经蔓延，矢状位、冠状位要薄层扫描，T_2WI 要加脂肪抑制技术。

颈部疾病如甲状腺病变时，扫描范围上至甲状软骨上缘，下至胸骨柄上缘，以横轴位和冠状为主。T_2WI 要加脂肪抑制，T_1 高信号病变时，要注意加脂肪抑制，必要时可加扫 DWI。颈部包块要根据病变大小来决定扫描层厚，并且要增强扫描做定性诊断。增强扫描时三个方位都要加脂肪抑制，增强扫描对某些肿瘤的诊断及肿大的淋巴结与正常结构的鉴别很有价值。为消除来自颈部搏

动伪影的干扰，可在扫描范围上、下方使用空间预饱和带。

怀疑颈部血管病变，进行颈部 MRA 扫描时，应注意成像断面尽量与血流方向垂直，以使血管更亮。想进一步了解病变的血供及血管狭窄、闭塞和血管畸形情况时，可以行 CE-MRA，以便更精准地显示颈部血管情况。

（张宗锐　刘伟　牛延涛）

第三十六章

胸部磁共振检查技术

第一节 呼吸系统 MRI 扫描技术

一、呼吸系统相关疾病的概述

呼吸系统疾病的影像检查方法主要为胸部 X 线片及 CT。磁共振（MR）在一些特定的情况下选择使用，对胸部 X 线及 CT 检查予以补充。例如，纵隔肿瘤、肺癌的分期、乳腺肿瘤的良恶性鉴别、胸部血管的疾病等。和其他影像比较，MRI 的优势为多平面成像、组织的对比度高、对血流敏感和使用 Gd-DTPA 对比剂等。

1. **气管与支气管炎** 气管与支气管炎是由生物、物理、化学刺激或过敏等因素引起的气管与支气管黏膜炎症。临床症状主要为咳嗽和咳痰，可分为急性与慢性两种。

2. **支气管扩张** 支气管扩张为较常见的慢性呼吸道疾病，是指支气管管腔超过正常范围的永久性或不可逆性改变。分先天性和继发性两种，以后者居多。继发性支气管扩张大多继发于急、慢性呼吸道感染和支气管阻塞后，反复发生支气管炎症、致使支气管壁结构破坏，引起支气管异常和持久性扩张。

3. **支气管哮喘** 支气管哮喘是由多种细胞和细胞组织参与的气道慢性炎症性疾病。这种慢性炎症与气道高反应性相关，通常出现广泛多变的可逆性气流受限，并引起反复发作性的喘息、气急、胸闷或咳嗽等症状，常在夜间或清晨发作、加剧，多数患者可自行缓解或经治疗缓解。

4. **大叶性肺炎** 病原体先在肺泡引起炎症，经肺泡孔向其他肺泡扩散，致使部分肺段或整个肺段、肺叶发生炎症改变。典型者表现为肺实质炎症，通常并不累及支气管。致病菌多为肺炎链球菌。

5. **支气管肺炎** 病原体经支气管入侵，引起细支气管、终末细支气管及肺泡的炎症，常继发于其他疾病。其病原体有肺炎链球菌、葡萄球菌、病毒、肺炎支原体以及军团菌等。

6. **间质性肺炎** 以弥漫性肺实质、肺泡炎和间质纤维化为病理基本改变，以活动性呼吸困难、X 线胸片示弥漫阴影、限制性通气障碍、弥散功能降低和低氧血症为临床表现的不同类疾病群构成的临床病理实体的总称。炎症主要侵犯支气管壁、肺泡壁，特别是支气管周围血管、周围小叶间和肺泡间隔的结缔组织而且多呈坏死性病变。

7. **真菌性肺炎** 引起原发性真菌性肺炎的大多是皮炎芽生菌，荚膜组织胞浆菌或粗球孢子菌，其次是申克孢子丝菌、隐球菌、曲菌或毛霉菌等菌属。真菌性肺炎可能是抗菌治疗的一种并发症，尤见于因病情严重或接受免疫抑制治疗以及患有艾滋病而致免疫功能下降的患者。

8. **过敏性肺炎** 一组由不同致敏原引起的非哮喘性变应性肺疾患，以弥漫性间质炎为其病理特征。系由于吸入含有真菌孢子、细菌产物、动物蛋白质或昆虫抗原的有机物尘埃微粒（直径$<10\mu m$）所引起的过敏反应，因此又称为外源性变应性肺泡炎。

9. **肺结核** 由结核分枝杆菌引发的肺部感染性疾病，是严重威胁人类健康的疾病。结核分枝杆菌的传染源主要是排菌的肺结核患者，通过呼吸道传播。健康人感染此菌并不一定发病，只有在机体免疫力下降时才发病。临床分型主要有以下几种。

（1）原发性肺结核：多见于年龄较大儿童。婴幼儿及症状较重者可急性起病，高热可达 39℃ ~ 40℃；可有低热、纳差、疲乏、盗汗等结核中毒症状；少数有呼吸音减弱，偶可闻及干性或湿性啰音。

(2) 血行播散型肺结核:起病急剧,有寒战、高热,体温可达 40℃以上,多呈弛张热或稽留热,血沉加速。亚急性与慢性血行播散性肺结核病程较缓慢。

(3) 浸润型肺结核:多数发病缓慢,早期无明显症状,后渐出现发热、咳嗽、盗汗、胸痛、消瘦、咳痰及咯血。

(4) 慢性纤维空洞型肺结核:反复出现发热、咳嗽、咯血、胸痛、盗汗、食欲减退等,胸廓变形,病侧胸廓下陷,肋间隙变窄,呼吸运动受限,气管向患侧移位,呼吸减弱。

10. **肺炎性假瘤**　肺炎性假瘤是肺内良性肿块,是由肺内慢性炎症产生的肉芽肿、机化、纤维结缔组织增生及相关的继发病变形成的肿块,并非真正肿瘤。它是一种病因不清的非肿瘤性病变。

11. **慢性肺炎**　慢性非特异性炎症,可分为原发性慢性肺炎和急性肺炎演变而来。促成慢性肺炎的因素有营养不良、佝偻病、先天性心脏病或肺结核患儿发生肺炎时,易致病程迁延;病毒感染引起间质性肺炎,易演变为慢性肺炎;反复发生的上呼吸道感染或支气管炎以及慢性鼻窦炎均为慢性肺炎的诱因;深入支气管的异物,特别是缺乏刺激性而不产生初期急性发热的异物(如枣核等),可被忽视而长期存留在肺部,形成慢性肺炎;免疫缺陷小儿,包括体液及细胞免疫缺陷,补体缺乏及白细胞吞噬功能缺陷皆可致肺炎反复发作,最后变成慢性;原发性或继发性呼吸道纤毛形态及功能异常可致肺慢性炎症。

12. **放射性肺炎**　放射性肺炎是肺组织接受一定剂量的电离辐射后所导致的急性炎性反应,目前对该病的基础及临床研究不多,缺乏严格的诊断标准,治疗多数为对症处理、长期大剂量皮质激素治疗等。停止放射治疗后多数患者可以缓慢恢复,也有部分患者逐步发展成放射性肺纤维化,严重者会导致患者呼吸衰竭而死亡。

13. **特发性肺间质纤维化**　一种原因不明,以弥漫性肺泡炎和肺泡结构紊乱最终导致肺间质纤维化为特征的疾病,按病程有急性、亚急性和慢性之分,临床更多见的是亚急性和慢性型。现认为与免疫损伤有关。预后不良,早期病例即使对激素治疗有反应,生存期一般也仅有 5 年。

14. **肺结节病**　肺结节病是一种多系统器官受累的肉芽肿性疾病。常侵犯肺、双侧肺门淋巴结,也可以侵犯几乎全身每个器官。病因尚不清楚,部分病例呈自限性,大多预后良好。

15. **先天性支气管囊肿**　先天性支气管囊肿是胚胎发育时期气管支气管树分支异常的罕见畸形,分为纵隔囊肿、食管壁内囊肿和支气管囊肿。可为单发或多发大小可从数毫米至占据一侧胸廓的 1/3~1/2。纵隔支气管囊肿大多位于隆突附近,通过蒂与一侧支气管相连。通常为孤立性,多位于后纵隔,中纵隔次之,上纵隔最少。可因周围结构的压力产生症状。

16. **硅沉着病**　曾称矽肺,是由于长期吸入石英粉尘所致的以肺部弥漫性纤维化为主的全身性疾病,是我国目前常见的且危害较为严重的职业病。目前是职业病中发病率最高的病种之一,也是 12 种尘肺中较重的一种。

17. **先天性肺发育不全**　先天性肺发育不全可根据其发生程度分为 3 类:肺未发生,一侧或双侧肺缺如;肺未发育,支气管原基呈一终端盲囊,未见肺血管及肺实质;肺发育不全,可见支气管、血管和肺泡组织但数量和/或容积减少。患者可能伴发肺血管及其他畸形病变。先天性肺发育不全的主要原因可能是胸内肺生长发育的有效容量减少,最常见的原因是膈疝一侧膈肌不能关闭,腹腔脏器疝入胸腔,从而影响肺的发育。

18. **肺隔离症**　肺隔离症是一种先天畸形,指没有功能的胚胎性、囊肿性肺组织从正常肺隔离出来。一般不与呼吸道相通连,供血动脉来自主动脉(胸主动脉或腹主动脉分支)。可分为两型:即叶内型及叶外型。叶内型较多见,病肺与其邻近正常肺组织被同一脏层胸膜所覆盖,可发生在任何一肺叶内,但多见于肺下叶,尤以左侧后基底段为多。叶外型较少见,病肺位于其邻近正常肺组织的脏层胸膜外,多数位于左肺下叶与横膈之间。

19. **肺水肿**　肺水肿是肺脏内血管与组织之间液体交换功能紊乱所致的肺含水量增加,分为心源性和非心源性两大类。本病可严重影响呼吸功能,是临床上较常见的急性呼吸衰竭的病因。

20. **肺气肿**　肺气肿是指终末细支气管远端的气道弹性减退,过度膨胀、充气和肺容积增大或同时伴有气道壁破坏的病理状态。按其发病原因肺气肿有如下几种类型:老年性肺气肿,代偿性肺气肿,间质性肺气肿,灶性肺气肿,旁间隔性肺气肿,阻塞性肺气肿。

21. **肺癌**　为起源于支气管黏膜或腺体的恶性肿瘤。其临床表现与肿瘤大小、类型、发展阶段、所在部位、有无并发症或转移有密切关系，有 5%～15%的患者无症状，其余的患者可表现或多或少与肺癌有关的症状与体征，按部位可分为原发肿瘤、肺外胸内扩展、胸外转移和胸外表现四类。其中，原发肿瘤引起的症状和体征主要为咳嗽、血痰或咯血、气短或喘鸣、发热、体重下降等；肺外胸内扩展引起的症状和体征主要为胸痛、声音嘶哑、咽下困难、胸腔积液、上腔静脉阻塞综合征、霍纳综合征等；胸外转移至中枢神经系统可引起颅内压增高，精神状态异常等，转移至骨骼可引起骨痛和病理性骨折等，转移至胰腺，表现为胰腺炎症状或阻塞性黄疸；胸外表现，指肺癌非转移性胸外表现，或称之为副肿瘤综合征，主要变现为肥大性肺性骨关节病、异位促性腺激素、分泌促肾上腺皮质激素样物、分泌抗利尿激素、神经肌肉综合征、高钙血症、类癌综合征等。

22. **肺转移瘤**　原发于身体其他部位的恶性肿瘤经血管或淋巴管转移到肺称为肺转移瘤。据统计死于恶性肿瘤的病例中，20%～30%有肺转移。恶性肿瘤发生肺转移的时间早晚不一，大多数病例在原发肿瘤出现后 3 年内发生转移，亦有长达 10 年以上者，但也有少数病例肺转移灶比原发肿瘤更早被发现。转移到肺的原发恶性肿瘤多来自乳腺、骨骼、消化道和泌尿生殖系统。

23. **肺错构瘤**　肺错构瘤的来源和发病原因尚不十分清楚，比较容易被接受的假说认为，错构瘤是支气管的一片组织在胚胎发育时期倒转和脱落，被正常肺组织包绕，这一部分组织生长缓慢，也可能在一定时期内不生长，以后逐渐发展才形成瘤，错构瘤大多数在 40 岁以后发病这个事实支持这一假说。常无临床表现，多为体检时影像学检查偶然发现。合理手术是最佳治疗方法，预后良好。

二、MRI 在呼吸系统疾病中的诊断价值

磁共振在呼吸系统疾病中的应用，因受肺实质的质子密度低，气体、组织界面大，磁敏感性不均匀，呼吸运动及心脏搏动伪影等因素影响，成像质量不高，图像信噪比低。早期仅局限于对纵隔淋巴结、胸壁和胸膜病变的研究，肺内病变应用较少。随着快速成像序列的开发、联合并行采集技术、呼吸和心电门控的应用，只需很短的屏气时间，保证图像质量的稳定性。

肺结节和肺内异常病变检出率的提高，为磁共振在肺癌中的应用奠定了基础。采用并行采集技术和快速扫描成像技术，MRI 的检出几乎可达到与 CT 相一致的程度。但是 MRI 在空间分辨力上还是稍差，所以在评价病变的内部特征征象如空洞等病灶时，仍然不及 CT。多 b 值的 DWI 成像可以用来鉴别肺部良恶性病变，获得了较高的敏感性、特异性和准确性，DWI 对肺癌的 N 分期和肺癌的疗效检测方面有重要意义。

随着 3.0T MRI 设备的不断改进，图像的信噪比和空间分辨力都有所提高，磁共振成像技术在呼吸系统疾病的检查范围也得到了相应推广。

磁共振成像技术对肺部占位的优势在于患者不接受 X 射线辐射，即可获得任意解剖层面的图像，而且在不使用对比剂的前提下，利用流空效应和多翻转空间标记脉冲技术即可显示血管形态。然而，影响磁共振成像技术在肺部疾病中应用的不利因素在于 MRI 的空间分辨力低，正常肺脏与病变的对比度较差，不易显示钙化灶，心脏搏动及大血管的血流产生伪影，对肺部病变的观察影响较大，因而对于早期肺癌及其他肺部炎性疾病，MRI 仅能作为 CT 的辅助检查手段。

磁共振成像技术的进展使得磁共振血管成像（MRA）在呼吸系统的某些疾病中成为常用方法之一。MRI 可准确地诊断肺动静脉畸形（PAVM）及肺栓塞（PE）等肺内血管病变。MRI 有助于肺癌的分期，判断肿瘤对胸壁及纵隔的侵犯，并且容易显示与胸壁及纵隔相连的病变。MRI 的冠状位及矢状位图像比 CT 的横轴位图像能更好地显示在身体长轴方向上的肿瘤蔓延情况。例如，对于肺尖部瘤（肺上沟瘤，Pancoast 肿瘤），MRI 可清楚显示肿瘤对脊椎、脊髓、血管及神经的浸润，对于骨破坏的显示 MRI 不如 CT。

三、肺部和纵隔 MRI 扫描技术

肺部和纵隔 MRI 检查适用于气管及支气管异物或新生物，肺部肿瘤性病变（尤其中央型肺癌），肺部渗出性病变，肺栓塞、动静脉畸形等。纵隔病变，如含脂肪组织肿块、淋巴结肿大、胸腺瘤、生殖细胞瘤、胸内甲状腺、甲状旁腺瘤、神经源性肿瘤、食管癌、纵隔囊肿性病变、纤维化/肉芽肿性慢性纵隔炎。肺部病变的 MRI 显示不及 CT。

（一）线圈及体位

1. **线圈选择**　体部相控阵线圈。

2. **体位要点**　将相控阵线圈后片线圈置于检查床上。受检者仰卧，头先进，背部躺于后片线圈上，双手上举平放于头两侧或自然伸直放于身体两侧，人体正中矢状面与线圈长轴一致，位于检查

床中心，线圈上缘与喉结平齐。呼吸门控感应器固定或用腹带加压于受检者腹部或胸部随呼吸动作起伏最明显的部位。前片线圈覆盖于胸前，前、后片线圈对齐，长轴与人体及检查床长轴一致，并适度加压，以使感应器气囊随呼吸产生气压变化，从而在呼吸监控显示器上显示呼吸波。定位线对线圈中心及胸部上下中心。训练受检者吸气-呼气后闭气，嘱受检者在检查过程中不要咳嗽。

3. **采集中心**　对准胸骨中点。

（二）扫描方法及技术参数

1. **三平面定位**　肺部 MRI 常规做横断面 T_2WI-呼吸门控序列、梯度回波-T_1WI-闭气序列，斜冠状面 T_2WI-呼吸门控序列或梯度回波-T_1WI-闭气序列成像。斜冠状面扫描层面平行于气管及支气管主干。必要时做矢状面成像。观察图像，检查肺部位置是否合适，图像信号与线圈位置是否良好匹配。

2. **校准**　屏气后（吸气-呼气-屏气后）大范围大视野扫描，扫描范围必须大于冠状面的扫描范围，FOV 中心位于解剖中心，扫描范围不够时增加层厚。在扫描整个过程中，屏气要保持一致（无法屏气者可捏紧鼻孔和嘴，帮助屏气），这是影响图像质量的关键因素。

3. **冠状位 2D 快速应用稳态进动采集成像**　快速应用稳态进动（fast imaging employing steady state acquisition，FIESTA）在轴位或矢状位上定位，定位线与身体正冠位平行，层数约 16～20 层，肺部及纵隔位于扫描视野的中心，添加局部匀场，约等于肺部大小，屏气后扫描。FOV：42cm×42cm；层厚：8mm；层间距：1mm；相位编码方向：上下，采用抗卷褶技术（图 36-1）。

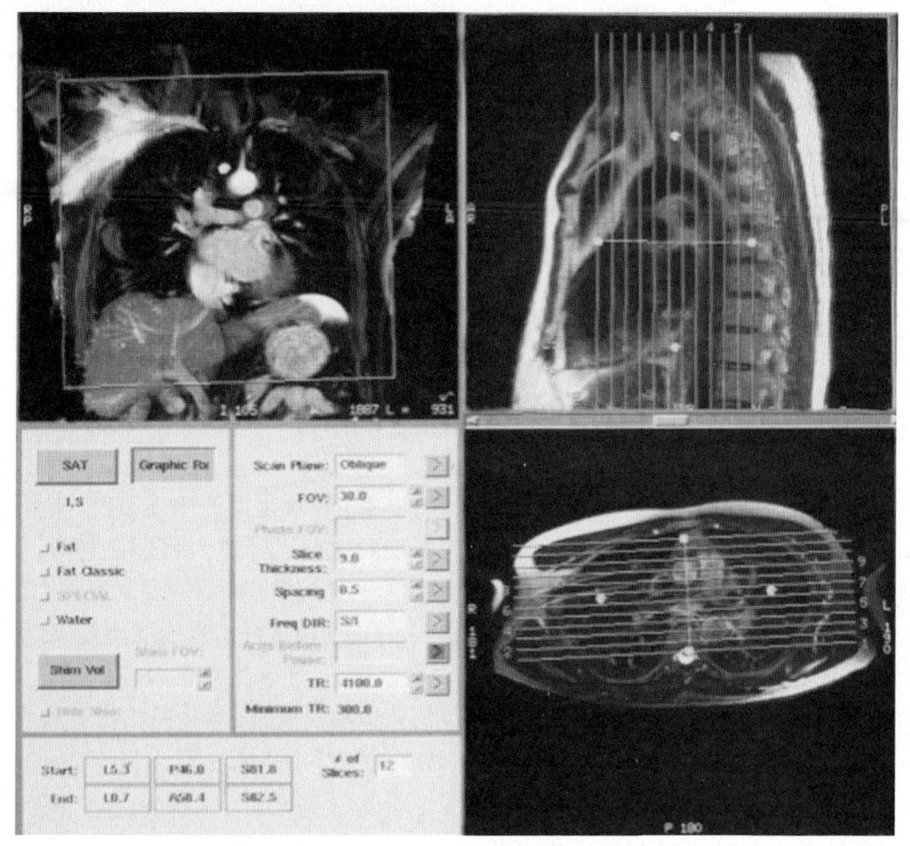

图 36-1　胸部冠状位定位

4. **横断位 T_1WI SE 序列**　在冠状位上，以肺门层面作为定位平面。扫描范围从胸廓入口至膈顶，使用呼吸补偿和心电门控。嘱患者平稳呼吸，选择较大带宽。FOV：35cm×35cm；层厚：6mm；层间距：1mm；相位编码方向：前后向（图 36-2）。

5. **横断位 T_2WI FSE**　定位同轴位 T_1WI SE，采用 FSE 序列，使用呼吸门控消除呼吸运动伪影，压脂加匀场。使用宽的带宽。FOV：35cm×35cm；层厚：6mm；层间距：1mm；相位编码方向：前后向。使用螺旋桨技术或者刀锋技术，可以明显减少因呼吸不规律导致的伪影。

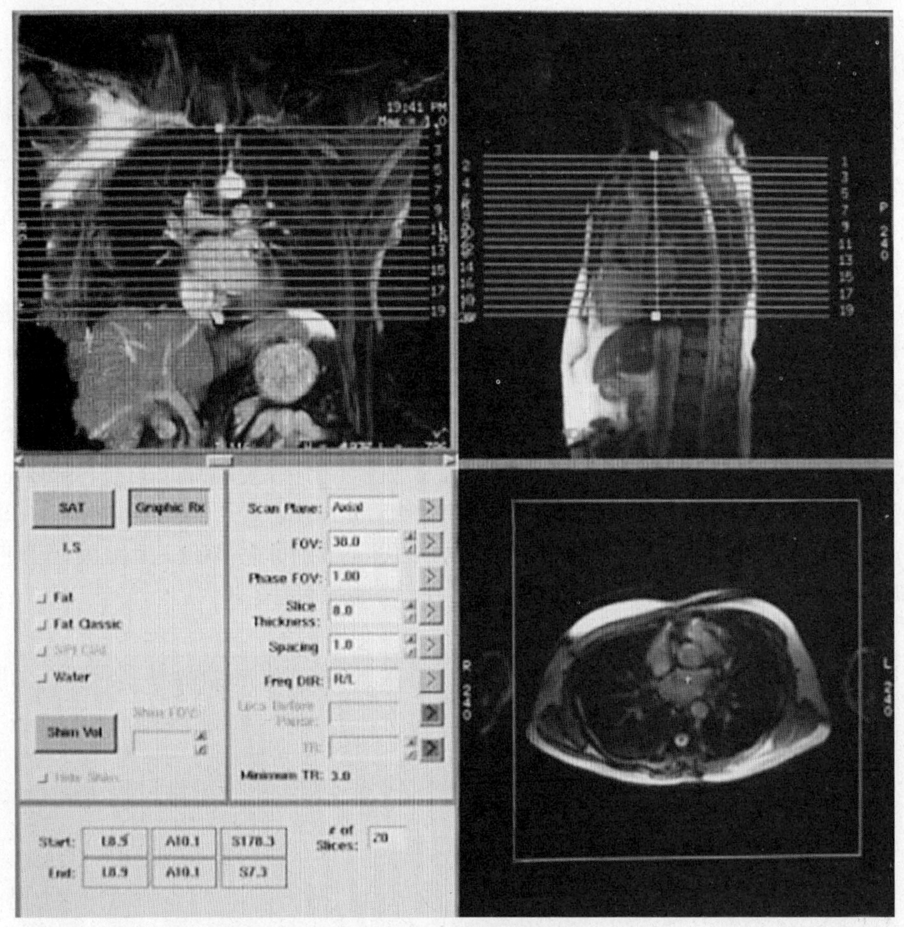

图 36-2　胸部轴位定位

6. **矢状位** SSFSE　在冠状位上定位，从左到右包括整个纵隔，注意三平面关系，屏气下完成扫描（如图 36-3）。

7. **冠状位** STIR　在轴位上定位，定位线与身体正冠状面平行，结合呼吸门控技术，显示胸部淋巴结，FOV 42cm×42cm，层厚 6~8mm，层间距 1mm，相位编码方向为左右，加多次激励次数（图 36-1）。

8. **轴位** DWI　定位同轴位 T_1 SE，采用单次激发自旋回波平面回波成像序列（SE-EPI）行 DWI 扫描，在均匀呼吸状态下采集图像，b 值 500~1 000mm²/s。

9. CE-MRA　对比增强磁共振血管成像，CE-MRA 多采用肘前区浅静脉或手背部浅静脉作为入路，MRI 专用高压注射器。流率 3ml/s；剂量 0.2mmol/kg；等剂量生理盐水。扫描时选择可以采用手动计算开始注射对比剂到启动扫描序列延迟时间（TD），TD 的计算方法如下。

（1）k 空间循序对称填充，TD＝循环时间－1/4 扫描时间。

（2）k 空间中心优先采集，TD＝循环时间。

另外，也可采用透视触发技术和自动触发技术，前者无须考虑循环时间，但必须采用 k 空间中心优先采集技术。方法是开始注射对比剂后，同时启动超快速二维梯度回波序列，对目标血管进行监控，当发现对比剂已经进入目标血管时，立刻切换到 CE-MRA 序列扫描。后者在目标血管中设定一个感兴趣区，并提前设置好信号强度阈值，启动超速二维梯度回波序列，动态观察感兴趣区的信号强度变化，当信号达到阈值时，磁共振扫描仪将自动切换到 CE-MRA 序列并开始扫描。自上而下大范围扫描，包含所要显示的血管或病变区域（图 36-4）。

10. **增强扫描**　可进行普通增强扫描，采用梯度回波-T_1WI＋抑脂-闭气序列，行横、冠状面扫描，必要时加矢状面扫描。亦可采用 3D-LAVA/3D-THRIVE（LAVA 是肝脏容积加速采集成像，THRIVE 是 T_1 高分辨力各相同性容积激发）序列作多期动态扫描。高压注射器静脉团注钆对比剂，剂量 0.1mmol/kg 体重（0.2ml/kg 体重），注射速率 2~3ml/s，等速等量续以生理盐水。

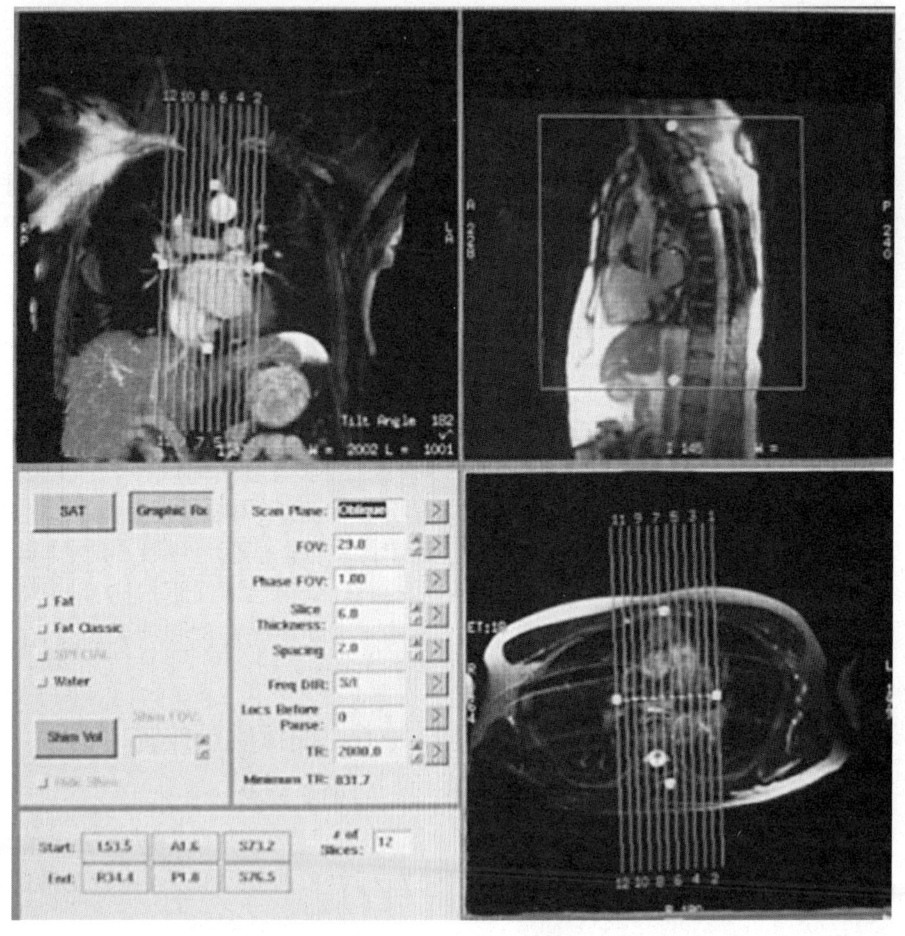

图 36-3　胸部矢状位定位

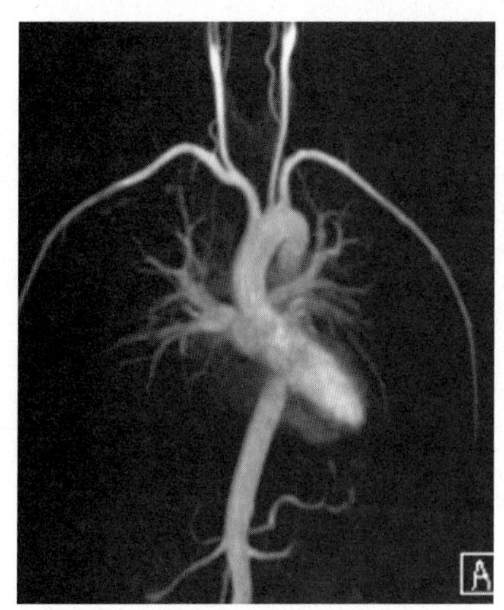

图 36-4　胸部 CE-MRA

四、图像后处理与检查要点

（一）图像后处理

1. **根据病变调节图像窗宽窗位**　重点突出病变的范围、边界及其周围的结构关系。压脂序列图像对比度差异较大，注意调整图像灰度，需特殊处理。3D-LAVA-T_1WI/3D-THRIVE-T_1WI 原始图像可进行时间-信号强度曲线分析、MPR、MIP 多期增强血管重建。

2. **特殊后处理**　三维增强序列寻找病变，在病变累及层面进行多平面重组，包括横断面和冠矢状面，层厚 2~3mm，无间距（图 36-5）。动态增强（dynamic contrast enhanced，DCE）序列，借助专用后处理软件，在病变处勾画感兴趣区（ROI），获得时间-信号强度曲线（time-signal intensity curve，TIC），评估 ROI 不同时间点对比剂强化的变化，为良恶性病变的鉴别提供一定的诊断信息。同时重建 MIP 图像，显示病变内血管浸润情况以及病灶与邻近血管的关系（图 36-6）。CE-MRA 序列，建议采用薄层 MPR 图像显示较小的肺动脉栓子及夹层动脉瘤的破口位置，因为随着层厚的增加，容积效应明显，影响小病变的显示。VR 可直观显示解剖结构的空间关系。3D-MIP 可显示血管的分支及走形，但容易受到背景的干扰，图像重叠较多，且不能显示血管腔的情况，适当结合 2D-MIP 重建，可做一定的补充。

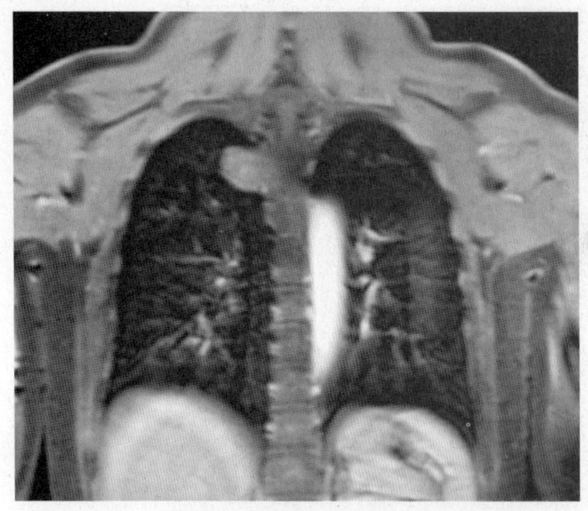

图 36-5 冠状面多平面重组显示纵隔占位

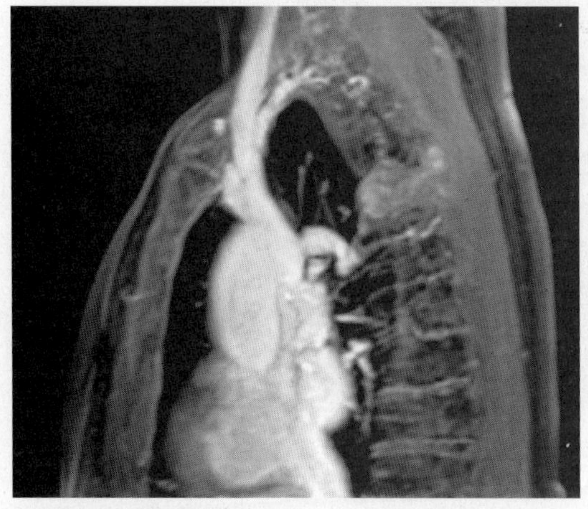

图 36-6 冠状面 2D-MIP 显示病灶血管关系

3. **图像排版** 建议打印常规 T_2WI、T_1WI、DWI 及重建后的 MPR 序列，以重点显示病变为主，病变较小时在常规排版的基础上，可增加相应层面的放大图像。T_1WI 与 T_2WI 分别排版打印各一张，如有增强图像选取多期图像。

（二）检查技术要点

1. 因肺实质质子密度低，气体/软组织界面大，磁场不均匀，磁敏感伪影明显，且加上呼吸运动及心脏搏动等因素影响，因此在肺部和纵隔磁共振扫描时，要合理运用呼吸和心电门控技术，联合并行采集技术，以及一些快速成像序列来提高图像的质量。

2. 轴位 T_1 SE 扫描，采用呼吸补偿和心电门控技术，并嘱咐患者均匀呼吸；呼吸节律欠佳屏气尚可时，也可采用 GRE 或 HASTE 屏气序列。轴位 T_2 FSE 扫描，不施加心电门控，主要是利用呼吸门控消除呼吸运动伪影，压脂、加匀场，并嘱咐患者均匀呼吸。对于呼吸困难，配合程度差的患者，如肺水肿、肺出血、肺炎等病变，HASTE 序列扫描速度快，对呼吸和心脏搏动伪影不敏感，能有效减少伪影，达到诊断的目的。冠状位 STIR 序列在显示纵隔淋巴结和肿瘤占位的时候使用，可采用屏气方式或者呼吸门控技术。DWI 的信号强度可以用来鉴别良恶性肺结节，对肺癌的 N 分期和肺癌的疗效检测方面有重要意义，通常 DWI 序列使用呼吸门控技术，要求患者能够均匀呼吸。综上所述，MRI 技术应用在肺部和纵隔疾病时，不仅要合理运用呼吸、心电门控技术，同时也要求患者在呼吸上能够配合，才能得到质量较高的图像。

3. 根据临床需求和疾病特点制定个性化扫描方案。婴幼儿检查时，可提前口服水合氯醛，待其熟睡后由家属陪同完成检查。无法配合屏气的患者检查时，可采用呼吸门控序列，减少呼吸伪影，保证图像质量。病变范围较小时（如肺部小结节），可加扫病灶处薄层薄间距扫描，以清晰显示病灶内部结构。对于纵隔占位和肺尖病变，采用矢状面扫描有利于病变定位。

五、图像质量控制

1. 图像要求

（1）显示完整肺及纵隔结构。

（2）呼吸运动伪影、血管搏动伪影及并行采集伪影应不影响影像诊断。

（3）3D-T_1WI 容积扫描，提供后处理 MPR 重建图像。

2. 图像质控要求

（1）图像能满足影像诊断的需要：

1）包括的范围：上至胸腔入口，下至膈肌脚。

2）显示的体位：各体位图像上，显示体位标准，其中横轴位和冠状位图像上，显示胸廓两侧基本对称。

3）组织间对比：在相应序列图像上，纵隔内组织结构间的信号强度对比可反映出各自的权重特征；且图像上信噪比高，纵隔各结构间对比良好，可清楚分辨纵隔内心脏大血管、气管和主支气管、淋巴结、纵隔脂肪等组织结构及其异常改变。

（2）图像上的信息准确：

1）图像上文字信息：应包括医院名称、患者姓名、性别、年龄、检查号、检查日期和时间、设备型号、表面线圈、FOV、矩阵数、当前层面的序列号和图号及位置、TR 和 TE 时间、层厚和层间隔、激励次数、左右标识、窗宽和窗位及比例尺；字母、数字显示清晰；图像文字不能遮挡图像中感兴趣部位影像。

2）图像上影像信息：图像按解剖顺序排列，无层面遗漏及错位；图像中的影像的大小及灰度要适中;纵隔各结构间及与病变间的对比良好,无呼吸运动伪影、主动脉搏动伪影及设备所致伪影。

（3）图像质量的等级评价:

1）0 级:图像无法观察,纵隔解剖结构显示不清,伪影严重,不能诊断。

2）1 级:纵隔显示模糊,具有明显的呼吸运动伪影,纵隔影像及图像背景干扰较重,不能达到诊断要求。

3）2 级:纵隔结构显示欠清晰,但仍可分辨,或略有呼吸运动伪影,纵隔影像及图像背景略有干扰,但是基本不影响诊断。

4）3 级:纵隔显示清晰,无呼吸运动伪影,纵隔影像及图像背景无干扰,符合诊断要求。

图像质量必须达到 2 级或 3 级方可允许打印图片及签发报告。

六、影像诊断要点与特殊病变检查技术

（一）影像诊断要点

1. **肺占位**　根据病变的位置,结合多参数多方位图像,明确病变的位置以及周围结构的解剖关系。如肺门区肿块,需观察肿块与血管的关系以及区分肿块与远端不张肺组织,T_2WI 压脂图像上查见条索状低信号影(即血管或支气管),提示肺不张可能,有助于鉴别诊断。同时动态增强扫描序列可显示病变的强化特点,结合时间-信号强度曲线(TIC)有助于病变的定性。DWI 图像和 ADC 值,也可以在一定程度上反映病变内水分子弥散情况,提供更多的诊断信息。另外,对于恶性病变,容易出现淋巴结的转移,因此还需明确淋巴结的形态、数量和性质(如图 36-7、图 36-8)。

2. **肺血管病变**　依据临床表现,寻找病变。结合 T_2WI、T_1WI、Trufi(平衡式稳态自由进动)、HASTE、CE-MRA 等序列,根据目标血管的走形,追踪血管腔是否有栓塞、分支是否通畅。对于肺动静脉畸形,重点显示引流血管的位置。

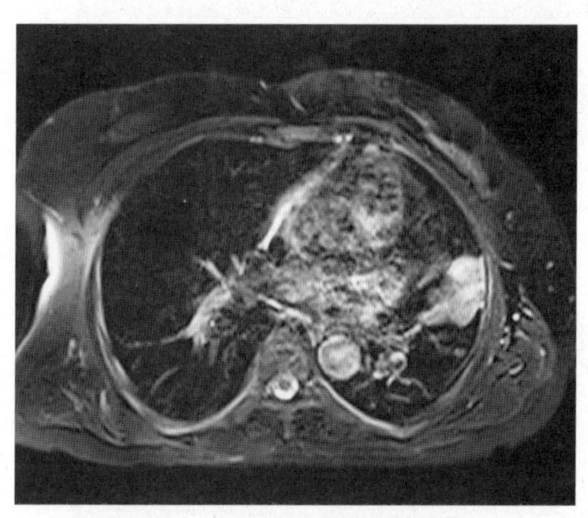

图 36-7　T_2WI 序列显示左肺占位

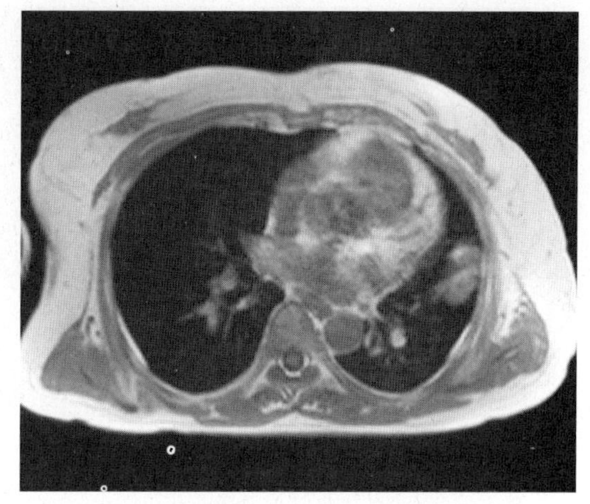

图 36-8　T_1WI 序列显示左肺占位

3. **胸壁病变**　胸壁病变多为感染性、血管性和占位性病变。感染性病变常伴有渗出、水肿改变,在 T_2WI 压脂序列上表现为高信号,诊断需明确病灶范围以及是否累及筋膜层、肌肉层等。占位病变一般需进行增强扫描,结合冠矢状多平面成像,了解病变与血管、病变与周围结构的关系,对手术方案进行评估。软组织血管瘤需重点明确病变的定位,即来源于皮下还是肌内。血管瘤在 T_2 STIR 序列上大多表现为混杂高信号,T_1WI 序列上为等或稍高信号,增强后呈中度不均匀强化。

4. **纵隔病变**　纵隔病变多为占位性病变。明确肿瘤的来源更有助于肿瘤的定位和定性。胸腺瘤 T_1WI 图像呈中等或略低信号,T_2WI 图像呈中等略高信号,增强扫描时可表现为轻度强化。脂肪瘤通常在 T_1WI 序列上呈高信号,采用压脂技术成像后呈低信号。神经源性肿瘤,常位于后纵隔脊柱两侧,重点观察肿瘤邻近椎间孔是否扩大,是否累及椎骨、椎管。淋巴瘤通常累及气管旁及肺门区淋巴结,且易出现融合,结合横断面和冠状面图像不难判断(图 36-9)。

（二）特殊病变检查技术

1. **胸壁**

（1）占位:首先建议采用大范围 T_2WI 压脂序列寻找病变,再根据病变的位置和范围采用横断面结合冠矢状面进行扫描。快速梯度回波序列(LAVA、THRIVE、容积内插法体部检查——VIBE),可观察病变的强化过程,有利于病变的定性。矢状面高分辨序列(较大的矩阵,较小的视野,较薄的层厚),对胸壁解剖结构显示较清晰,有利于显示早期胸壁的浸润情况,更清楚地确定病变的范围。(如图 36-10、图 36-11)

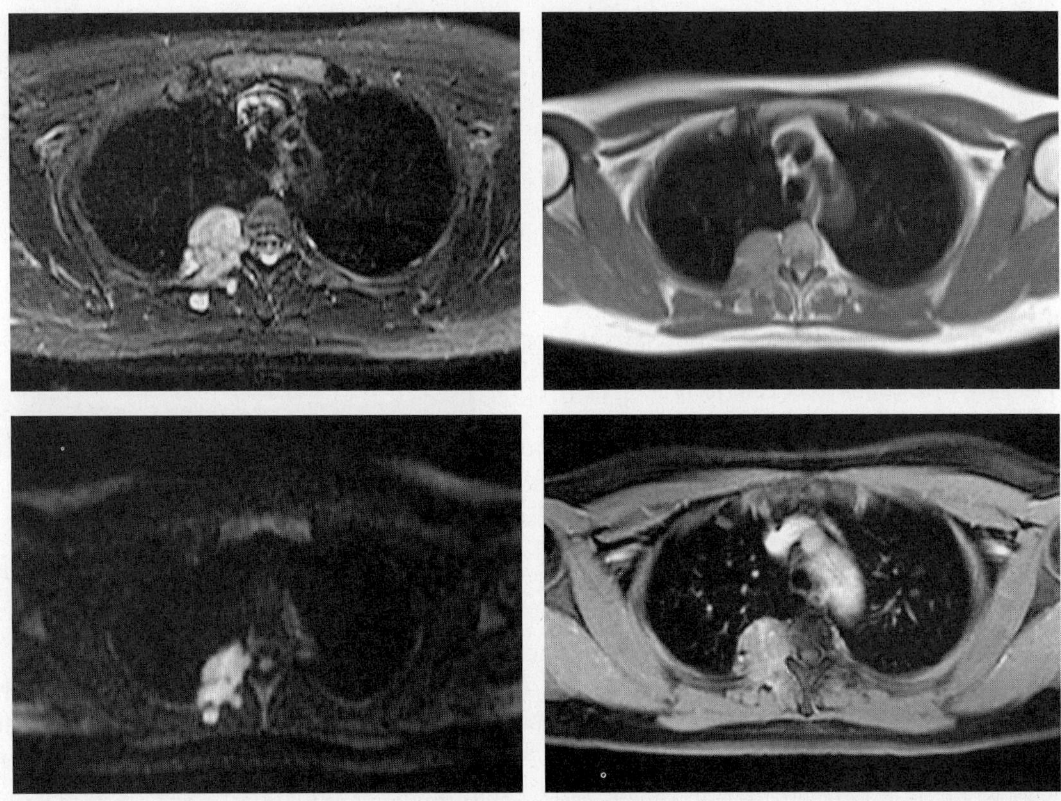

图 36-9 神经源性肿瘤

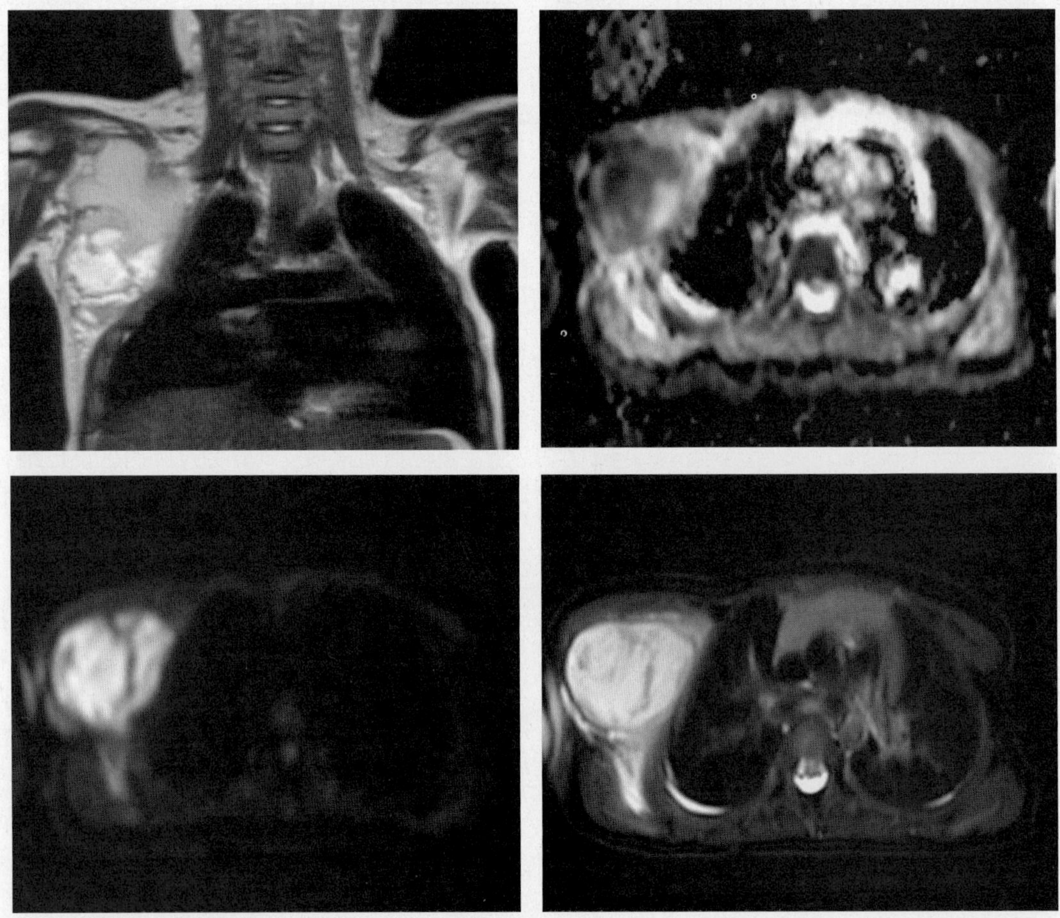

图 36-10 淋巴管瘤

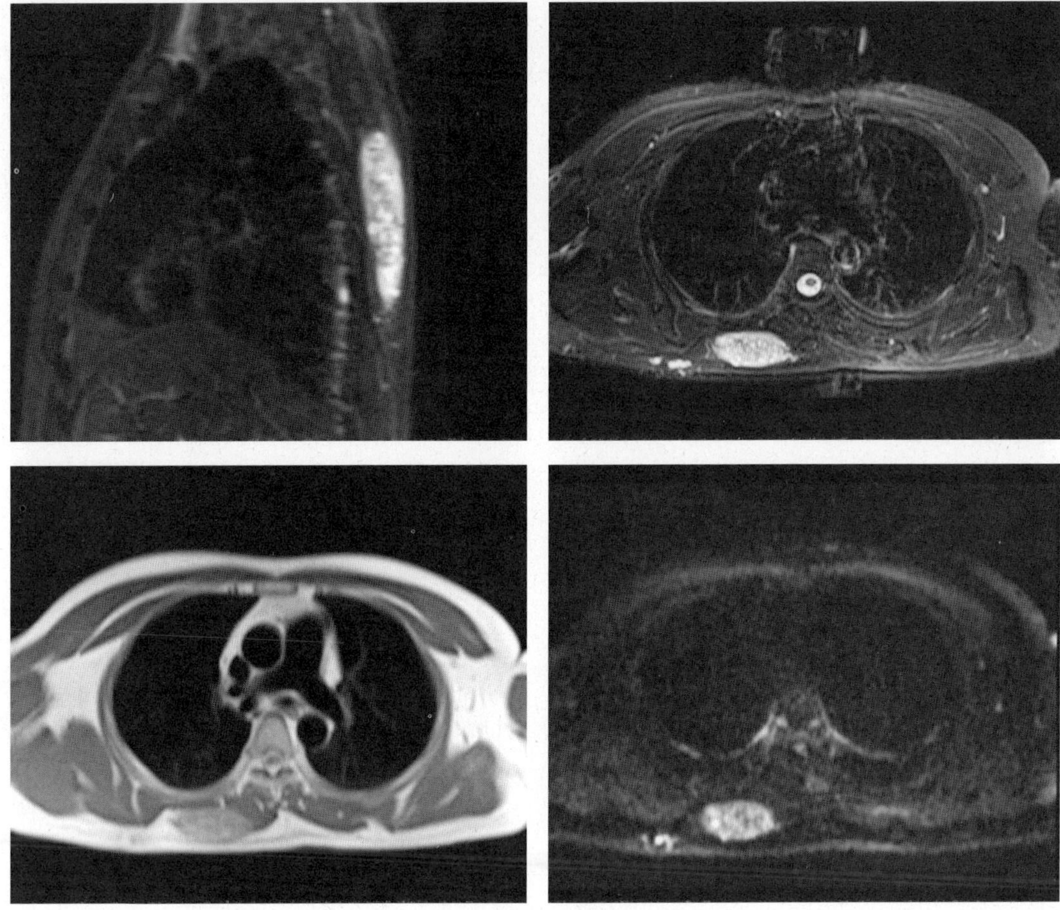

图 36-11　血管瘤

（2）胸壁软组织感染：由于感染灶常合并水肿并伴随皮肤的增厚，采用大视野冠状、矢状多方位 FSE T_2WI 压脂序列可明确病变的范围和边缘。对于脓肿，由于其病灶内部表现可能与一些肿瘤的中央坏死区表现相似，建议采用增强扫描并结合其临床病史，明确诊断。

2. **肺尖病变**　最常见的病变为周围性肺癌，由于 CT 成像双肩的影响，肺尖区通常出现硬化束伪影，图像质量欠佳。磁共振检查在显示肺尖病变具有明显的优势，建议采用横断面和冠矢状面进行图像采集，更有利于明确肿瘤累及的范围，以及与气管、脊柱等的关系。

3. **纵隔**　由于磁共振软组织对比好，可进行任意平面成像，对纵隔病变的显示具有独特的优势。纵隔病变中最常见的为纵隔肿瘤，MRI 检查对明确病变部位、范围以及是否累及骨髓、椎管等解剖结构，有着重要的诊断价值。扫描方位常规以横断面和冠状面为主，采用 T_2 STIR 序列可显示纵隔淋巴结，必要时采用增强扫描明确病变性质。对于胸内甲状腺病变显示，可加扫矢状位，有利于了解病变的来源。

4. **肺结节**　病变部位进行薄层横断面扫描，层厚 3~4mm，根据结节的位置和形态，再适当增加其他方位的扫描。采用动态增强扫描，根据结节的强化特征和时间-信号强度曲线（TIC），判断病变性质。

5. **发育异常**

（1）先天性肺支气管发育异常：常规序列上增加冠状位以明确气管与支气管的走行。

（2）肺隔离症：冠状位扫描显示病灶与纵隔、横膈的关系，同时结合多方位扫描，重点显示发自主动脉的异常血管及其在病灶的分布，这是影像诊断的关键点。

（李真林　邓莉萍）

第二节　乳腺 MRI 检查技术

一、相关疾病概述与 MRI 检查价值

乳腺肿瘤分为乳腺良性肿瘤和乳腺癌，乳腺

良性肿瘤是以无痛性肿块为首发症状的乳腺疾病。

1. **乳腺良性肿瘤**　乳腺良性肿瘤中较多见的有乳腺纤维瘤和管内或囊内乳头状瘤,其主要症状为无痛性包块、乳头溢液和乳头改变等。乳腺纤维瘤多位于乳腺的外上象限,常呈卵圆形,小者为樱桃大或者胡桃大,但也有较大者。一般肿瘤表面平滑、坚硬。肿瘤境界清楚,与皮肤及周围组织无粘连,可在乳腺内四周推动无阻。虽推之可移,但放手即回原位,多无自发痛及触痛。

2. **囊内乳头状瘤**　该类患者一般无疼痛,主要症状是乳头溢液和出血,有时可在乳头部摸到小的长圆形肿物,质软与皮肤不粘连,可推动,挤压乳腺时可自乳头排出血性分泌物。

3. **乳腺癌**　乳腺癌是发生在乳腺腺上皮组织的恶性肿瘤,乳房肿块是乳腺癌最常见的临床表现。乳头溢液多为良性改变,但对50岁以上、有单侧乳头溢液者应警惕发生乳腺癌的可能性。乳头凹陷、乳头瘙痒、脱屑、糜烂、溃疡、结痂等湿疹样改变常为乳腺佩吉特病(Paget病)的临床表现。肿瘤侵犯皮肤的乳房悬韧带(库珀韧带),可形成"酒窝征"。肿瘤细胞堵塞皮下毛细淋巴管,造成皮肤水肿,而毛囊处凹陷形成"橘皮征"。当皮肤广泛受侵时,可在表皮形成多数坚硬小结节或小条索,甚至融合成片。如病变延伸至背部和对侧胸壁可限制呼吸,形成铠甲状癌。炎性乳腺癌会出现乳房明显增大,皮肤充血红肿、局部皮温增高。另外,晚期乳腺癌会出现皮肤破溃形成癌性溃疡。患乳腺癌时,同侧腋窝淋巴结可肿大,晚期乳腺癌可向对侧腋窝淋巴结转移引起肿大。另外,还可触到同侧和/或对侧锁骨上肿大淋巴结。

乳腺MRI是一种无创性、无辐射的检查方法,软组织分辨力高,对于乳腺癌的早期诊断、多灶和多中心性乳腺癌的检出、病变范围的评估等具有较大价值。

二、乳腺MRI扫描技术

乳腺MRI扫描技术适用于乳房囊性增生病变、囊肿、乳腺小腺瘤、乳腺癌、乳腺假体等。

(一)线圈及体位

1. **线圈选择**　采用单侧或双侧乳腺专用线圈,8~16通道乳腺专用相控阵表面线圈。

2. **体位要点**　患者取俯卧位,双侧乳腺自然悬垂于乳腺线圈的两个圆孔内。将乳腺专用线圈放于检查床上,足先进,俯卧于线圈支架上,两侧乳房悬垂于支架孔(线圈)内中心。下颌垫于软垫上,两臂上举支撑于软垫上,力求体位舒适,以保证长时间检查过程中勿移动。定位线对支架孔(线圈及乳腺)中心。

3. **采集中心**　乳腺前后径的解剖中心。

(二)扫描方法及技术参数

1. **三平面定位**　先行三平面(3plan)定位像扫描。利用获得的矢状面、横断面及冠状面三平面定位像进行单侧或双侧乳腺矢状面、横断面及冠状面扫描。矢状面成像在横断面及冠状面定位像上设置层面,至少有一层经过乳头。横断面成像在矢状面像及冠状面像上设置层面,至少有一层经过两侧乳头。冠状面成像在横断面及矢状面像上设置层面。观察图像,检查乳腺位置是否合适,图像信号与线圈位置是否良好匹配。

2. **校准序列**　自上而下大范围扫描,包含双侧乳腺及腋窝,扫描中心置于乳腺前后径的解剖中心,频率编码位于前后方向。

3. **轴位 T_1WI FSE**　轴位能进行双侧乳腺同时成像,是基本扫描体位。轴位从冠状位上定位,范围包含双侧乳腺。FOV:40cm×40cm。层厚:5mm。层间距:1mm。层数:32。频率编码方向:前后向。添加NPW,TR/TE:300ms/极小值ms(图36-12)。

4. **轴位 T_2WI FSE**　定位同轴位 T_1 FSE,采用压脂扫描,FOV——40cm×40cm,层厚——5mm,层间距——1mm,层数——32,频率编码方向——前后向,TR 3 000~5 000ms,TE 80~120ms。

5. **轴位 STIR**　定位同轴位 T_1 FSE,FOV——40cm×40cm,层厚——5mm,层间距1mm,层数32,频率编码方向——前后向,加NPW。

6. **轴位 DWI**　定位同轴位 T_1 FSE,FOV——40cm,层厚——5mm,层间距——1mm,层数32,频率编码方向——左右向,b 值的选择有一定的原则,通常同时进行低 b 值和高 b 值扫描,$b=0$ 作为低 b 值,$b\geq 500s/mm^2$ 为高 b 值。

7. **矢状位 T_2WI FSE**　在轴位图像上发现有病变,对病变侧的乳腺行矢状位扫描,定位平面平行于乳腺长轴,在轴位上定位,FOV——32cm×32cm,层厚——5mm,层间距1mm,层数20,频率编码方向——前后向,加NPW,TR 3 000ms,TE 68ms(图36-13)。矢状位有利于乳房悬韧带(库珀韧带)、乳腺导管走行、腋窝淋巴结等的显示。

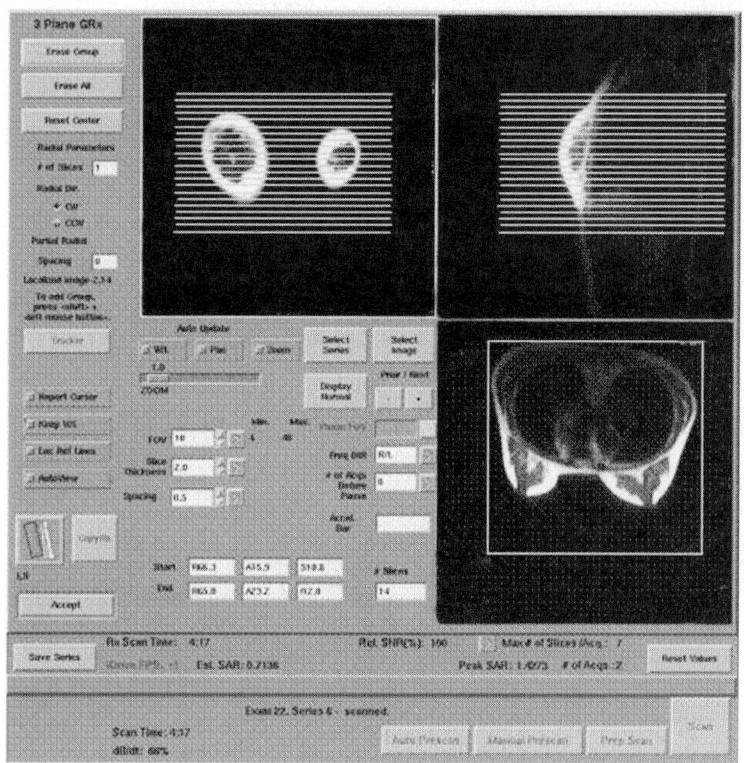

图 36-12　乳腺轴位定位图

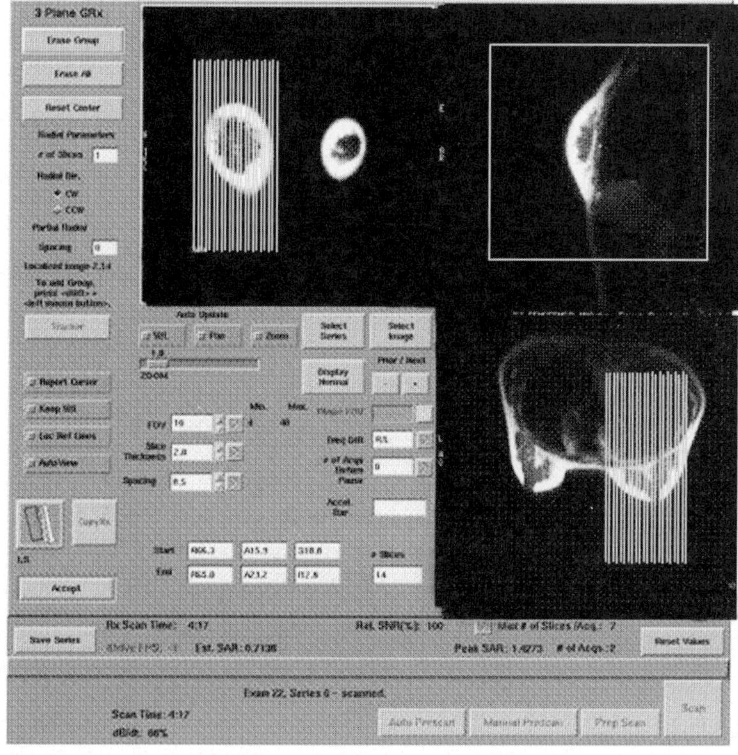

图 36-13　乳腺矢状位定位图

8. **轴位灌注成像**　在冠状位上进行定位，扫描范围包含双侧乳腺，中心点置于乳腺前后径的中心，加匀场，如图 36-14。具体参数如下：FOV——40cm×40cm，层厚——5mm，层间距——1mm，TR/TE——8.1ms/3.7ms，激励角——10°。动态增强扫描方法，用 20G 套管针在肘正中静脉建立静脉通道，设定 8 个扫描序列，每个序列时间为 60~70 秒，间隔 1 秒，总的动态扫描增强时间超过 7 分钟。动态增强的第一个扫描序列为平扫，于第二序列开始时用自动压力注射器经静脉注射顺磁性对比剂（Gd-DTPA），用量为 0.1mmol/kg，流率 2ml/s。扫描完成后，在工作站上绘制乳腺的时间-信号强度曲线。

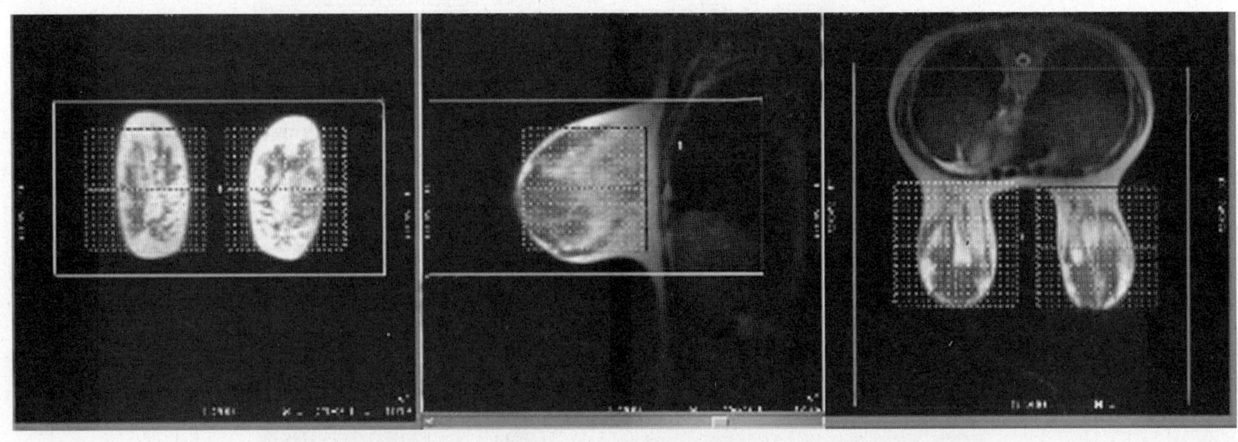

图 36-14　轴位灌注成像

9. **增强扫描**　乳腺疾病通常行横断面动态增强扫描。先用 3D-T_1WI-快速梯度回波序列做增强前扫描，再于注射对比剂后，用同样序列作连续 5~10 次不同时相动态增强扫描。高级 MR 设备，可进行 3D-LAVA-T_1WI/3D-THRIVE-T_1WI 序列多期动态增强扫描。钆对比剂用量 0.1mmol/kg 体重，高压注射器静脉团注，注射速度 2~3ml/s，等速续以 20~30ml 生理盐水。扫描动态增强后行乳腺腋窝斜矢状位增强，扫描斜矢状位 T_1 增强序列，加匀场，主要观察腋窝淋巴结，如图 36-15。

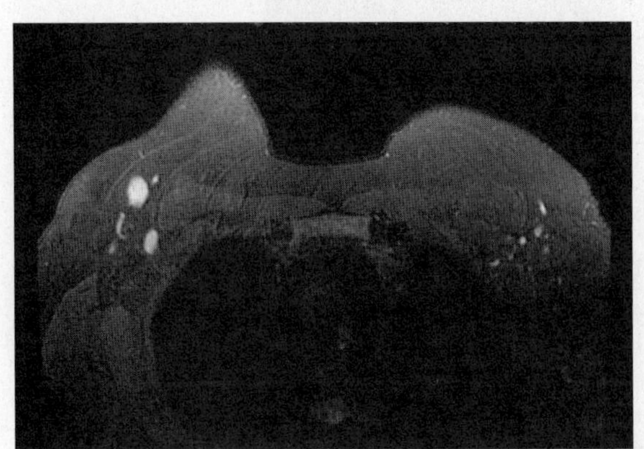

图 36-15　乳腺腋窝斜矢状位定位图

三、图像后处理与检查要点

（一）图像后处理

1. 普通 3D-T_1WI 序列，可作增强前后减影处理。3D-LAVA/3D-THRIVE 多期动态扫描可进行 T_1 灌注时间-信号强度曲线分析及 MPR、MIP 多期增强血管重建。

2. **调节合适的窗宽与窗位**　实际操作中，建议根据病变情况、腺体脂肪对比、强化程度调节灰阶图像，以显示病灶为主。

3. **图像减影和三维重组**　在轴位灌注图像中选择强化较好的期相（通常采用增强第 3 期动态图像）减去灌注前的平扫图像，获得减影后的图像，然后进行三维重组，尤其是 MIP 重组（推荐层厚 15mm，间隔 2mm）。通过减影，无明显强化的影像被减去，富血供病灶的三维空间及周围血管影像能够清晰显示，提高病灶显示的对比度。同时选择强化较好的期相（通常采用增强第 3 期动态图像）直接进行轴位、冠状位、矢状位的三维重组，能较好地显示病灶及血管显著强化，也可选择不同角度进行旋转以展现病灶的空间立体位置，亦可采用伪彩色显示。

4. **ADC 值的测量**　通过后处理软件对病灶的 ADC 值进行测量。在 DWI 图像上，寻找病灶显示最大层面，取病灶信号均匀处勾画 ROI 测量病灶的 ADC 值。需要注意，由于肿瘤的异质性，病灶内 ADC 值不尽相同，需以 ADC 值较低者为判断标准。

5. **时间-信号强度曲线（time-signal intensity curve，TIC）的测量**　针对轴位灌注图像使用软件绘制病灶的 TIC 曲线。在动态增强图像上，选择强化较好的期相（通常采用增强第 3 期动态图像）进行 ROI 绘制。在此期相上，选择病灶最大层面，划定病灶强化最显著的区域为 ROI。ROI 绘制前，将病灶放大可更好的选择实质显著强化区域。绘制曲线时需要避开出血、坏死区域，且 ROI 应小于病灶强化范围。根据 TIC 曲线走形，可分为 3 种类型：

Ⅰ型：流入型，在观察时间内信号强度持续上升，90%以上概率是良性病变；

Ⅱ型：平台型，早期信号快速增强，50%～70%概率为恶性病变；

Ⅲ型：流出型，早期信号快速明显强化，达到峰值后信号迅速降低，90%以上概率为恶性病变。

6. 在扫描和后处理过程中，需要密切结合病史，同时认真分析图像中病灶形态学特征，辅以血流动力学曲线做出判断。另外，寻找病灶时建议先将一侧乳腺病灶找寻完后，再继续寻找另一侧病灶，这样才能提高多灶性、多中心性病灶的检出。

7. **排版建议**　建议打印图像包括 T_1、T_2 轴位图像，T_2 冠状位图像，增强后强化较好的期相的轴位、冠状位、矢状位图像，及病灶的 TIC 曲线。

（二）检查技术要点

MRI 技术应用于乳腺病变检查，在轴位扫描时，FOV 中心位于乳腺前后径的中心而不是胸腔的中心，并添加 NPW，避免卷褶伪影。轴位 T_2WI 扫描时，需选用压脂技术。轴位 STIR 扫描时，添加上下饱和带，减轻部分心脏搏动伪影。轴位 DWI 扫描时，要添加局部匀场，大小覆盖双侧乳腺，中心点相对 FOV 中心偏乳头侧，这是影响 DWI 图像质量的关键。频率编码左右向，以减轻弥散图像的行迹左右不对称。

另外，可以在背部添加一条较宽的饱和带，消除脂肪信号的干扰。矢状位 T_2WI 扫描时，需选用压脂技术，同时添加与乳房大小相近的局部匀场。轴位灌注成像扫描时，定位要以乳腺为中心，FOV 要足够大，防止卷褶伪影产生。添加校准技术，以加快扫描速度和提高分辨力。加上双侧独立匀场技术，可以保证脂肪抑制的均匀性。频率编码前后向，减轻呼吸运动伪影。斜矢状增强扫描时，定位要以腋窝淋巴结为中心，添加匀场块。乳腺磁共振检查尽可能在月经周期的 7～14 天进行。

四、影像诊断要点与图像质量控制

（一）影像诊断要点

1. **乳腺癌**　乳腺动态增强 MRI 检查能较客观地反映乳腺肿瘤血供，结合 TIC 曲线可评估整个乳腺组织的形态学和血流动力学特点，有助于乳腺良、恶性肿瘤的诊断。图像后处理技术，如减影、动态曲线绘制、三维立体重组等均有助于病灶的检出，以及定位和定性诊断。ADC 值对鉴别乳腺良、恶性肿瘤有重要作用。MRI 灌注成像在评价病灶血供及血管生成方面具有一定价值。通过 MRI 检查对于乳腺癌的早期诊断、多灶及多中心性乳腺癌的检出、病变范围的评估、治疗疗效评估等具有较大价值。

乳腺 MRI 能检出乳腺 X 射线摄影（mammography，MG）、超声（ultrasound，US）及体检等手段无法检出的小乳腺癌和早期乳腺癌。

2. **乳腺癌术前评估**　MRI 可对乳腺癌术前进行评估，主要明确病变同侧乳腺是否存在多中心性或多灶性病灶，对侧乳腺是否同时存在乳腺癌病灶。评估病灶局部的侵犯情况，包括内乳区和腋下淋巴结，进行局部分期等。通过以上评估信息，临床医师能够在术前进行全面分析，以便确定手术治疗方案。

3. **乳腺癌疗效评估**　MRI 可对乳腺癌新辅助化疗的疗效进行评估。乳腺 MRI 检查不仅可以反映化疗后病灶大小的变化，而且可以显示化疗后癌肿出现不同程度的坏死和纤维化等。通过 MRI 检查评估乳腺癌新辅助化疗后肿瘤缩小、分期降低的程度，从而增加保乳治疗的机会。

（二）图像质量控制

1. **图像要求**

（1）患者病变广泛、乳腺线圈无法显示腋窝淋巴结者，可以在增强检查结束后取仰卧位，换用体部线圈对腋窝、锁骨上淋巴结等进行扫描，更精确的显示病变。

（2）乳腺结构清晰显示，脂肪抑制均匀、完全。

（3）无明显运动伪影，磁敏感伪影应不影响影像诊断。

（4）胶片打印建议：根据后处理图像及选区的 ROI 曲线进行排版，包含靶结节及 TIC 曲线，MIP 及各方向投影图像，根据所选图像而定打印排版。

2. **图像质控要求**

（1）图像能满足影像诊断的需要：

1）包括的范围：自双侧锁骨上区至乳腺下缘，包括双侧腋窝。

2）显示的体位：各体位图像上，显示体位标准，左、右乳腺基本对称，胸骨中线位于线圈中线上，乳头与地面垂直，包括双乳上下缘及腋尾部乳腺组织。

3）组织间对比：平扫各序列图像上，乳腺腺体、脂肪、皮肤及肌肉组织间均有良好对比。动态增强，能显示正常腺体和病灶的异常强化。

（2）图像上的信息准确：

1）图像上文字信息：应包括医院名称、受检者姓名、性别、年龄、检查号、检查日期和时间、设备型号、表面线圈、FOV、矩阵数、当前层面的序列号和图号及位置、TR 和 TE 时间、层厚和层间隔、激励次数、左右标识、窗宽和窗位及比例尺；字母、数字显示清晰；图像文字不能遮挡图像中感兴趣部位影像。

2）图像上影像信息：图像按解剖顺序排列，无层面遗漏及错位；图像中的影像的大小及灰度要适中；乳腺各结构间及与病变间的对比良好，无卷褶伪影、运动伪影和金属异物伪影。

（3）图像质量的等级评价标准

1）0 级：图像无法观察，乳腺结构显示不清，伪影严重，不能诊断。

2）1 级：乳腺显示模糊，具有明显的呼吸运动伪影或卷褶伪影，乳腺周围及图像背景干扰严重，不能达到诊断要求。

3）2 级：乳腺显示欠光滑锐利，或略有呼吸运动伪影，乳腺周围及图像背景略有干扰，但是基本不影响诊断。

4）3 级：乳腺显示光滑锐利，无呼吸运动伪影，乳腺周围及图像背景无干扰，符合诊断要求。

图像质量必须达到 2 级或 3 级方可允许打印图片及签发报告。

（李真林　潘雪琳　周高峰）

第三节　循环系统 MRI 扫描技术

一、相关疾病概述与 MRI 检查价值

（一）对心脏大血管疾病的诊断价值

1. **大血管病变**　可显示主动脉的异常缩窄和扩张及腔静脉的狭窄和梗阻；对主动脉夹层，能显示真、假腔和内膜片。

2. **先天性心脏病**　对一些复杂先天性心脏病，MRI 可直接显示房、室间隔的缺损，主动脉骑跨、转位等复杂畸形，同时显示心腔大小和心壁厚度的改变。心脏磁共振电影成像可显示血液的异常分流和反流信号。

3. **心肌病变**　对原发性心肌病的诊断是 MRI 的一大优势，既往传统的影像学诊断方法主要是采用排除法，MRI 则直接显示心肌厚度及根据心腔大小、室壁厚度和心肌信号的改变，对心肌病变的诊断有较高价值。继发性心肌病变，如心肌梗死、室壁瘤、附壁血栓等，根据原发病变不同，心肌 MRI 信号改变亦各有特点。MR 延迟强化对心肌病的诊断与鉴别诊断亦有较高的诊断价值。

4. **心脏肿瘤**　心脏原发肿瘤绝大多数为良性，其中以左心房黏液瘤多见，SE 序列上多呈均匀或不均匀中高信号并随心动周期改变。其次是恶性肉瘤，以右心房壁常见，SE 序列肿瘤常呈混杂信号，以高、中信号为主。心脏的继发肿瘤多为转移瘤，侵犯心包可有心包积液，侵犯心肌可有心律失常或心力衰竭，累及大血管导致上腔静脉、下腔静脉或肺静脉狭窄阻塞等。MRI 能清楚显示病灶所在及上述继发性异常改变。

5. **心包病变**　MRI 显示一些心包的先天变异，如心包缺损、心包囊肿等。心包的炎性改变则常表现为心包腔内的积液，心包的增厚和钙化；心包肿瘤则可见心包腔内的异常的软组织信号。

6. **冠状动脉硬化性心脏病**　磁共振在不同扫描层面可见冠状动脉，特别是心外脂肪较多的患者，在高信号的脂肪衬托下，冠状动脉显示较清楚，但个体差异较大。冠状动脉 MRA 可清晰显示冠状动脉的主要分支，目前冠状动脉成像及周围血管成像已成为研究的重点。MRI 对冠心病的诊断依赖于显示冠状动脉狭窄和首过心肌灌注异常，特别是在延迟期坏死心肌增强，该项技术的意义在于判断心肌梗死后是否有存活心肌，对治疗方案的选择有重要价值。在冠状动脉旁路移植术后 MRI 还可显示旁路血管。

7. **心脏功能的评价和定量分析**　磁共振成像除形态学检查外的又一主要目的。磁共振电影心功能成像可直接测量心腔径线及室壁厚度，进一步估测心室壁压力及每搏输出量等心功能相关参数。磁共振成像心功能分析包括全心室功能评估，左心室或右心室局部功能评估，室壁压力的测定，瓣膜狭窄或反流程度及分流量的评估等。一些新技术，如 MRI 心肌标记可评价局部心肌舒缩运动，屏气分段采集和回波分配法等提高了磁共振心功能测定的空间及时间分辨力，精确度大为提高。

（二）磁共振成像在心脏大血管检查的优势

1. 心肌和血管壁组织与血流的信号间存在良

好的对比,而无须任何对比剂。在自旋回波序列,血流的流空效应呈黑信号;而在梯度回波序列,流动的血液产生高信号。MRI 能清晰地显示心内膜、瓣膜、心肌、心包及心包外脂肪。

2. MRI 检查为无创性检查,有较高的安全性。

3. MRI 可三维成像,亦可进行任意平面断层扫描并重复显示心脏大血管的解剖结构,并可以定量测量心脏体积。在显示复杂的结构异常时,MRI 较二维超声心动图和心血管造影更具优势。

4. 心脏磁共振电影成像可动态显示心脏的收缩和舒张的运动、心脏瓣膜运动、血流动力学等,可对心功能进行更加全面而准确的评估,如测定收缩期及舒张期容积、射血分数及每搏输出量等,磁共振血流定量技术可测定血流速度和血流量。

心脏大血管磁共振成像的禁忌证:安装心脏起搏器的患者不能进行 MRI 检查。严重心律失常患者心脏磁共振电影成像图像质量不佳,影响诊断。

综上所述,循环系统在磁共振成像中属于最难扫描、观察、诊断的一个系统,这是它的解剖特点造成的,四个房室和两个大血管交错在一起,因此必须在熟悉循环系统的解剖基础上,掌握循环系统各显示方位的成像方法并形象理解,结合其病理、生理改变进行分析,还要密切结合临床,才能做出正确的成像方位和层面,加之选用恰当的成像序列和技术方法,才能提供正确全面的诊断依据。

(三) 先天性心脏大血管位置和连接异常

1. **右位心**　指全内脏转位,犹如照镜子一样,全部组织器官反转。这时除心尖指向右以外,胃与脾从左转向右,肝右叶在左,肺的左右叶也相反。这类变异多无症状,但其并发心内畸形较正常位心脏者多(图 36-16)。

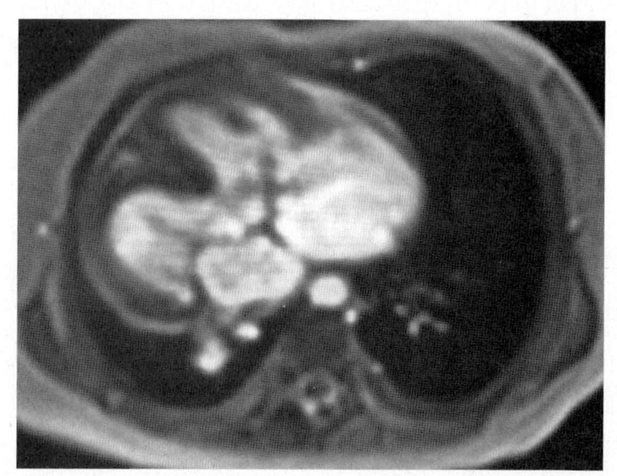

图 36-16　镜像右位心,大室间隔缺损与房间隔缺损

2. **左旋心和右旋心**　当心尖指向左侧,其他内脏转位,如胃泡在右侧,肝右叶在左,而脾脏在右,则为左旋心。如心尖指向右,而其他内脏不转位,胃泡、肝脾均在正常位置,称右旋心。上述情况多伴有其他心脏异常。

3. **右位主动脉弓**　正常人左位主动脉弓,右位主动脉弓与之相反并按降主动脉位置分为二型,降主动脉在脊柱右侧者为Ⅰ型(图 36-17),在左侧者为Ⅱ型。Ⅰ型者多伴其他先天性心脏畸形,而Ⅱ型者多无异常。

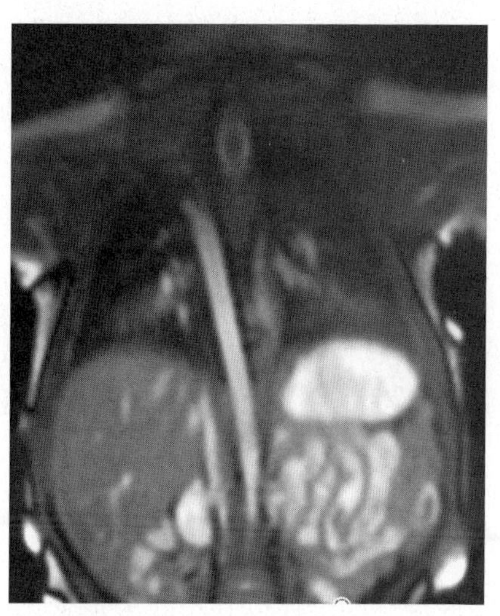

图 36-17　右位主动脉弓Ⅰ型

4. **迷走右锁骨下动脉**　主动脉弓及其主要分支的三大主要变异包括:迷走右锁骨下动脉、右位主动脉弓伴镜面分支和右位主动脉弓伴迷走左锁骨下动脉。迷走右锁骨下动脉是最常见的主动脉弓畸形,发病率约在 1/200。

5. **全肺静脉异位引流**　肺静脉完全性异位引流时,四条肺静脉汇合后连接到某一体循环,分心上型与心下型。按发生率排列,心上型连接到左上腔静脉、冠状窦、右上腔静脉、右心房或奇静脉。心下型则从汇合部有一血管经食管裂孔进入腹腔,止于门静脉或它的分支。由于连接部常有狭窄,使静脉血流受阻。完全畸形连接必须有房室交通,肺静脉血才能进入左心,如房间隔缺损或卵圆孔未闭。因此,代偿情况取决于房室交通的血量、肺血管床的情况及有无肺静脉阻塞而定。交通量大则氧含量也大;肺血管阻力高则右心肥厚,使肺循环量少,氧合力差;肺静脉无阻塞则循环较好。以上变化决定临床情况,轻者与房间隔缺损相似,但有发绀,重者多在一年内死亡,有呼吸困难、心衰、呼吸道感染、肺水肿等。

6. **腔静脉异位引流**　上腔静脉的先天畸形分位置畸形与引流异常两类。前者常见,为左上腔静脉引流入冠状窦,然后入右心房,后者多是左上腔静脉接到左心房。常同时有正常右上腔静脉,右上腔静脉直接到左心房是很少见的(图 36-18)。下腔静脉畸形主要是与左心房连接,也常有奇静脉将部分下腔静脉血引至上腔静脉。

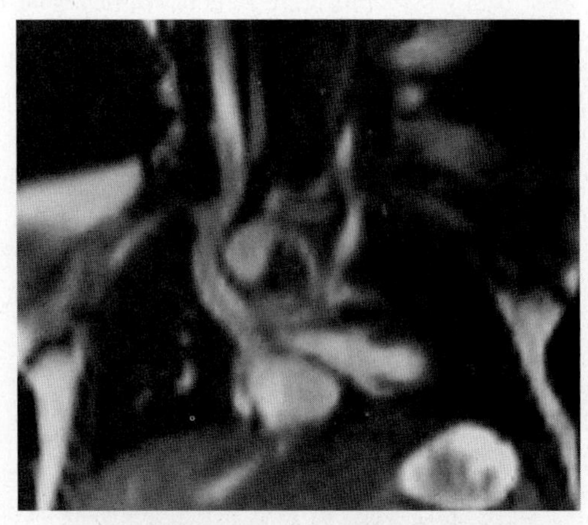

图 36-18　复杂先心

动脉骑跨,室间隔缺损,永存动脉干,右位主动脉弓,双上腔静脉。

单独腔静脉畸形连接到左心房是少见的,常合并其他畸形。在出生后就有发绀,其他症状很轻或无。先天性心脏、大血管位置和连接异常,MRI 应作为首选检查方法。MRI 检查以形态学平扫(亮血技术为主,黑血技术为辅)和心脏磁共振电影成像为主要检查序列,CE-MRA 成像亦具有很高的诊断价值。

(四) 先天性心脏病

1. **房间隔缺损**　简称房缺,按缺损部位分为第一孔(原发孔)型、第二孔(继发孔)型及其他少见类型。原发孔型缺损位于房间隔下部,常合并心内膜垫缺损,继发孔型位于卵圆窝区域,其他类型有上腔型或静脉窦型(位于房室隔的上部)、冠状窦型(位于正常冠状窦位置)与下腔静脉型(位于卵圆窝与下腔静脉之间)。缺损的数目通常是一个,偶尔可以多个,大小为 1~4cm。但大到可完全缺如则称公共心房,小到针孔状。通常情况血流流向阻力低的方向,正常的右心室壁比左侧薄,容易扩张,所以有缺损时左心房的血优先流过房间隔缺损,构成左向右分流。分流量的多少决定于两个心房的扩张性(顺应性)与缺损的大小。患者可以无症状,形体正常,发育稍小,劳累后有心悸、气促,易患呼吸道感染,无发绀。体检胸骨左缘第 2 肋间收缩期杂音。心力衰竭常出现于 30 岁以后。MRI 通常采用四腔位可直接显示房间隔的不连续,对于常见的继发孔型房缺,由于位于卵圆孔区,正常时该处即菲薄而成低信号或无信号,易致假阳性诊断。房间隔缺损的残留边缘常变钝,厚度增加,呈火柴头样。心脏磁共振电影成像可清晰显示缺损层面有无左向右分流的血流情况,可用于鉴别真性房缺与卵圆孔未闭。真性房缺时,可见在高信号的血液内,有起自房间隔缺损的低信号血流束,除准确显示其部位外,还能直接显示其大小和分流量。此外,MRI 还可以显示房间隔产生的继发性改变如右心房和右心室的增大,肺动脉的扩张等。

2. **室间隔缺损**　简称室缺,根据发生部位分为膜部缺损、肌部缺损及其他类型。根据临床结合病理分为小孔、中孔、与大孔型室缺。室缺的血流动力学异常取决于缺损孔的大小及肺血管的阻力,孔的大小随年龄增大而变小,而肺血管阻力则可随年龄增大而增高。根据血流动力学,可分为以下四组。

(1) 小孔室缺:缺损孔直径在 2~8mm,左向右分流量小,肺动脉与右心室压力正常或稍稍升高,故不会引起或只有轻度的功能障碍。

(2) 中孔室缺:缺损孔直径在 9~15mm,左向右分流量增多,肺动脉压轻至中度升高,但肺血管阻力在正常范围。此时收缩期与舒张期均有左向右的分流,右心室有容量的过负荷,不过仍以左心室为主,而肺动脉压的升高使右心室的压力过负荷。

(3) 大孔室缺:缺损孔较大,在 15~20mm,使肺循环压力升到体循环压力的 75%~100%,右心的压力过负荷明显,加之舒张期也有大量的左向右分流,右心室容量的过负荷也明显,所以右心室肥厚与扩张兼而有之。

(4) 双向或右向左分流:肺血管阻力达到或超过体循环阻力,分流方向改变使左心不在有容量负荷,左心室功能相对趋于正常。但右心室却有相当的压力过负荷,即出现艾森门格综合征(Eisenmenger syndrome)。

临床上小孔室缺患者无症状,胸骨左缘有全收缩期杂音。大孔室缺有大量左向右分流出现震颤,婴儿期即可有充血性心力衰竭,患者生长及发育差,反复呼吸道感染、多汗、喂养困难、心悸、气促、乏力,至右向左分流时可出现发绀。磁共振图像显示四腔心较佳,可直接显示缺损的部位及左、右心室扩大和心室壁增厚,其诊断室间隔缺损(VSD)的正确性达90%以上。对于肌部较小的缺损,在收缩期显示较清楚,对合并有肺动脉高压者,显示肺动脉扩张,右心室壁肥厚。心脏磁共振电影成像可以显示左、右心室间分流。表现为高信号血池中低信号血流束,常有利于发现小的或多发的VSD病变,对合并有主动脉瓣脱垂或主动脉瓣关闭不全者,可直接显示心室内反流束及其反流程度(图36-19)。

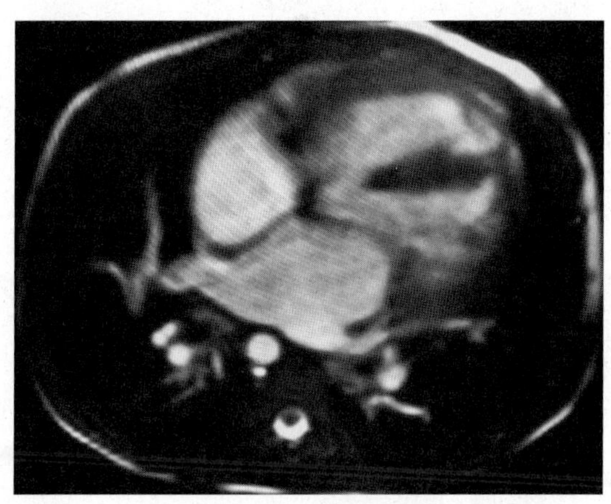

图36-19　大室间隔缺损

MRI对室间隔缺损中膜部和肌部的缺损显示效果较好,而对于漏斗部的缺损易漏诊,此时需采用左前斜位、心室短轴位及冠状位有助于诊断。MRI还可进一步显示室间隔缺损伴随畸形,如大血管转位等,较超声心动图更为敏感而直观。

3. **动脉导管未闭**　是在胎儿期肺动脉与主动脉的交通血管,出生后不久即闭合,如不闭合,称动脉导管未闭(PDA),它可以单独存在或合并其他畸形,未闭导管长6~20mm,宽2~10mm,呈管形、漏斗形或窗形。

在整个心动周期,主、肺动脉间都存在压力差,使血液不断地从主动脉流向肺动脉,它与动脉导管的阻力及肺血管阻力直接相关,导管口越小、管越长则阻力越大。口越大则阻力低,分流量增大,使左心负荷增加,而右心射血的阻力增加,右心负荷也大,只是左心较右心严重,因为分流的血经肺循环后,仍经左心房到左心室,所以左心的容量与压力负荷均增大。导管口更大时,主动脉压直接传至肺动脉,使肺动脉高压及右心压力过负荷。当肺血管阻力高于体循环时,出现右向左为主双向分流,临床出现发绀。患者随分流量大小可无症状,或活动后心悸气促,直至发绀。胸骨左缘第二肋间可闻及连续性杂音,伴震颤,向颈部传导,脉压大,有周围血管搏动征。

动脉导管未闭主要表现为主动脉弓降部内下壁与肺动脉起始段上外壁的直接连接。MRI和心脏磁共振电影成像可通过多方位成像准确显示PDA呈管形、漏斗形和窗形的表现,并测量导管的内径及长度,狭窄的动脉导管内的高速血流呈现高信号,并能显示血流的喷射方向,从而确定左右分流的类型。MRI还可显示左心房室扩大,常以左心室壁增厚为主。晚期亦可出现肺动脉高压,右心室腔扩大和右心室壁增厚,进而右心房及腔静脉亦可扩大和扩张(图36-20)。

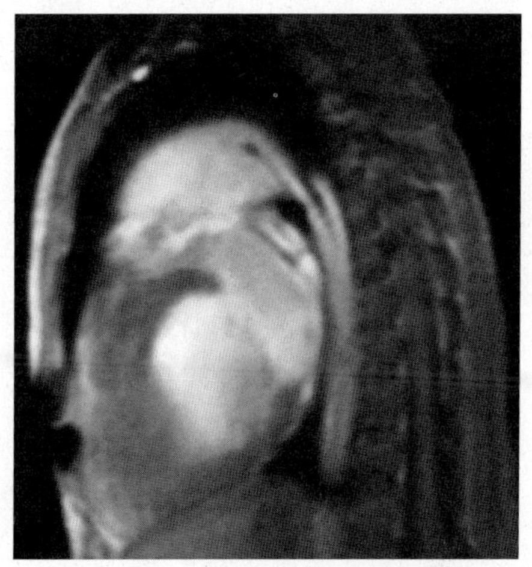

图36-20　动脉导管未闭

4. **法洛四联症**　是由先天性的室间隔缺损、主动脉骑跨、肺动脉狭窄(常为右心室漏斗部狭窄)及以后继发的右心室肥厚组成,在先天性心脏病中占50%。法洛四联症中以室间隔缺损与肺动脉狭窄为主,缺损多在膜部,一般较大,达10~25mm,肺动脉狭窄使右心室漏斗部肌肉肥厚呈管状或环状狭窄。主动脉向前、右方移位,又因肺动脉狭窄,心脏收缩期大部分射血向主动脉,使主动脉管径增粗,为肺动脉的3~4倍;右心室因流出道梗阻而肥厚。主动脉因接受含氧少的静脉血而发绀,肺动脉狭窄的轻重决定发绀的程度,且随年龄增大病情加重,使右向左分流增加,所以刚出生婴儿可能发绀不重,以后加重并出现杵状指与蹲踞,发育迟缓,时有晕厥史。胸骨左缘可闻及收缩期杂音及震颤,肺动脉第二音减弱或消失。

MR不同方位可显示右心室流出道狭窄。常在漏斗部狭窄,并和肺动脉瓣狭窄形成“第三心室”。

MR 亦可显示右心室壁的肥厚,甚至达到和超过左心室壁的厚度。升主动脉扩张、前移,并骑跨于室间隔之上,矢状位扫描常可显示增大前移、狭小的肺动脉环、漏斗部狭窄和室间隔缺损(以嵴下型常见)(图 36-21)。MRI 较超声心动图的突出优势在于可显示严重狭窄和闭锁的肺动脉(位于支气管腹侧)及扩张的支气管(位于支气管背侧))。心脏磁共振电影成像对肺动脉瓣的狭窄与闭锁的显示极有价值。CE-MRA 则可显示体-肺动脉的侧支循环的大致情况。

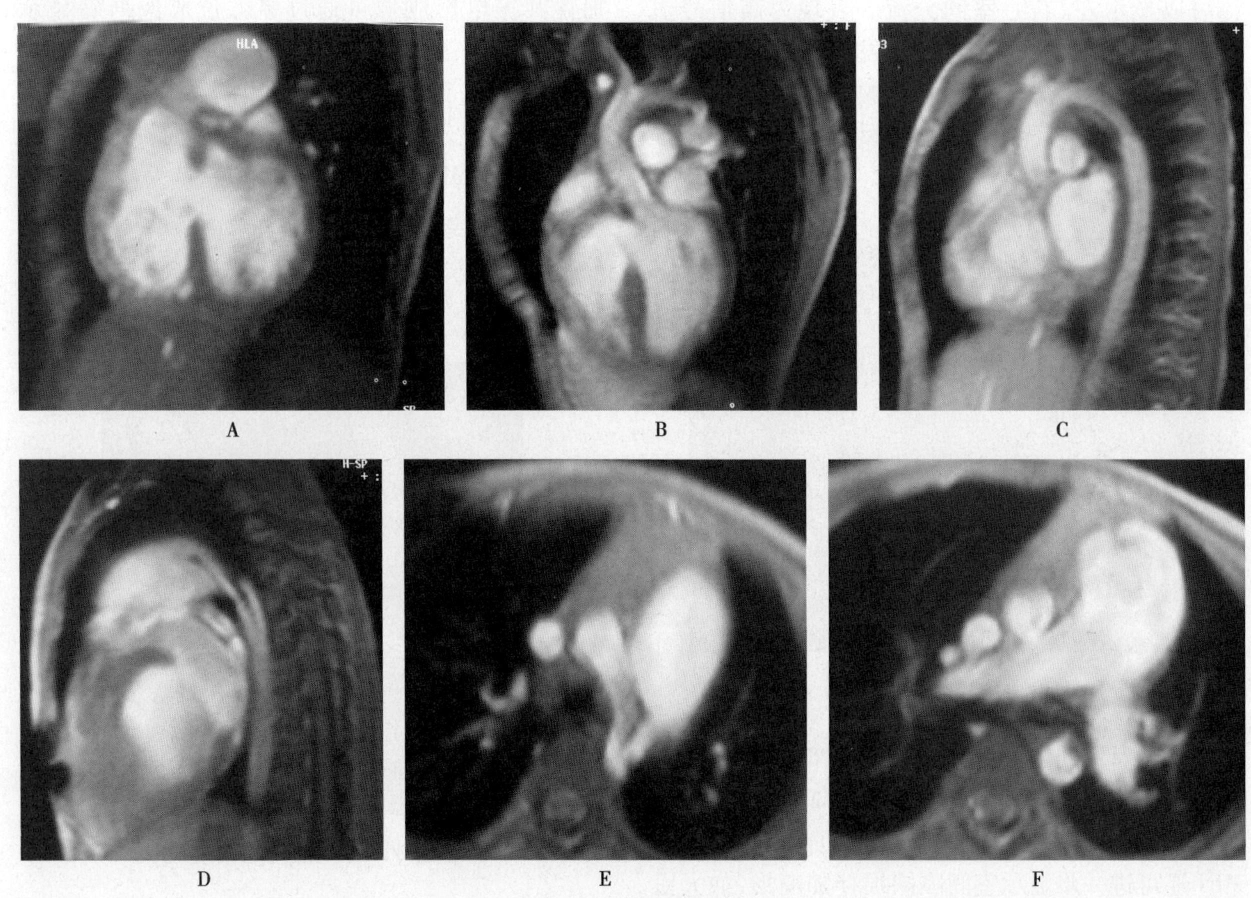

图 36-21　复杂先心

A. 室间隔缺损;B. 主动脉骑跨;C. 主动脉缩窄;D. 动脉导管未闭;E. 轴位显示主动脉缩窄、PDA;F. 肺动脉高压。

(五) 后天性心脏病

1. **冠状动脉粥样硬化性心脏病**　冠状动脉粥样硬化主要侵犯主干及大分支,如前降支的近心段、右冠状动脉和左旋支。病变主要发生在冠状动脉内膜,导致冠状动脉狭窄。由于血流受阻,心肌出现缺血、梗死,严重者出现心室壁瘤。所以冠状动脉粥样硬化性心脏病(又称冠心病)或缺血性心脏病是由冠状动脉狭窄与心肌缺血两部分组成。早期内膜下有脂质沉着,形成轻微突起的黄色斑,继而内膜结缔组织细胞增生、肿胀和纤维化,管壁增厚,并有突向腔内的粥样斑块,引起狭窄和阻塞。内膜深层组织可因营养障碍而发生崩解,形成粥样瘤,它们可向表面破溃,形成粥样溃疡,使内膜表面变粗糙,容易形成血栓,进而导致管壁阻塞。不规则狭窄可造成局限性或蚯蚓状扩张。临床上出现心绞痛、心律紊乱。

冠状动脉狭窄可产生心肌缺血,左前降支累及左心室前壁、前侧壁和室间隔前部,左旋支累及左侧壁甚至后壁,右冠状动脉累及左心室后壁、室间隔后部及右心室壁。缺血的心肌可见心肌萎缩,心肌纤维之间有灶性或较轻的纤维增生。慢性(进行性)缺血可有较广泛的间质纤维化,甚至可伴有散在的小坏死灶。严重狭窄使管壁阻塞者发生室壁运动异常,则为急性心肌梗死。在修复中纤维组织增生,逐渐形成瘢痕,则为陈旧或愈合性心肌梗死。严重而较大的心肌梗死及其后遗的纤维化,使心壁变薄,经心腔内压的冲击可向外膨凸而形成室壁瘤,为心肌梗死的重要并发症。

心肌梗死后室壁运动异常区除了坏死心肌外,还可能有不同病理生理状态的存活心肌存在:

（1）顿抑心肌：心肌短暂缺血后恢复灌流，由于缺血时间短，程度轻、未造成心肌坏死，但所引起的心肌结构、代谢和功能的改变却需要数小时、数天或数周才能恢复；

（2）冬眠心肌：由于冠脉血流长期持续减低引起的可逆性心肌功能障碍状态，通过增加冠脉血流或/和降低心肌耗氧需求，适当改善心肌氧的供求关系，心肌的功能可以部分或完全恢复。这两种心肌为可逆性损伤，其功能的恢复延迟而又不完全。冠脉血运重建术的主要目的就是恢复其血流供应，使其收缩功能改善，而对确已坏死心肌，行血运重建术是无意义的。因此，影像学检查的重要内容之一就是发现顿抑或冬眠心肌。

随着技术和设备的完善，冠状动脉 CTA 成像通过三维重建技术及仿真血管内镜技术可良好的显示冠状动脉内腔，直接测量冠状动脉的直径，显示粥样斑块，可以满足冠心病介入治疗筛选的需要，另外 CT 可以通过对冠状动脉钙化的定量分析来反映冠状动脉狭窄并对冠心病的发展及其程度进行预测，随着积分增高，冠心病发病的可能性随之增加。MRI 主要有 2D 脂肪抑制节段 k 空间屏气的梯度回波技术和 3D 呼吸导航加心电门控的 true FISP 序列全心冠脉成像，对冠脉的近段及大分支亦有很好的显示。

MRI 的优势在于对心脏的一站式检查，即一次检查可得到形态、功能、心肌灌注和心肌活性评价等多项综合信息（图 36-22）。在心肌缺血时，可根据心室壁的运动减弱程度，每搏输出量、射血分数及心室壁压力的测定做出诊断。在急性缺血期，心肌局部 T_2WI 上信号强度增加，室壁运动减弱，心肌梗死后可见心室腔扩大或室壁瘤形成。利用 MR 评估心肌活性，包括延迟增强和小剂量多巴酚丁胺负荷试验。坏死心肌会出现显著的透壁延迟强化，而且小剂量多巴酚丁胺不会恢复其正常的收缩运动。而顿抑心肌或冬眠心肌通常表现为非透壁性的延迟强化，特别是在多巴酚丁胺的刺激下，其心肌功能障碍可短暂恢复，为临床治疗提供指导。

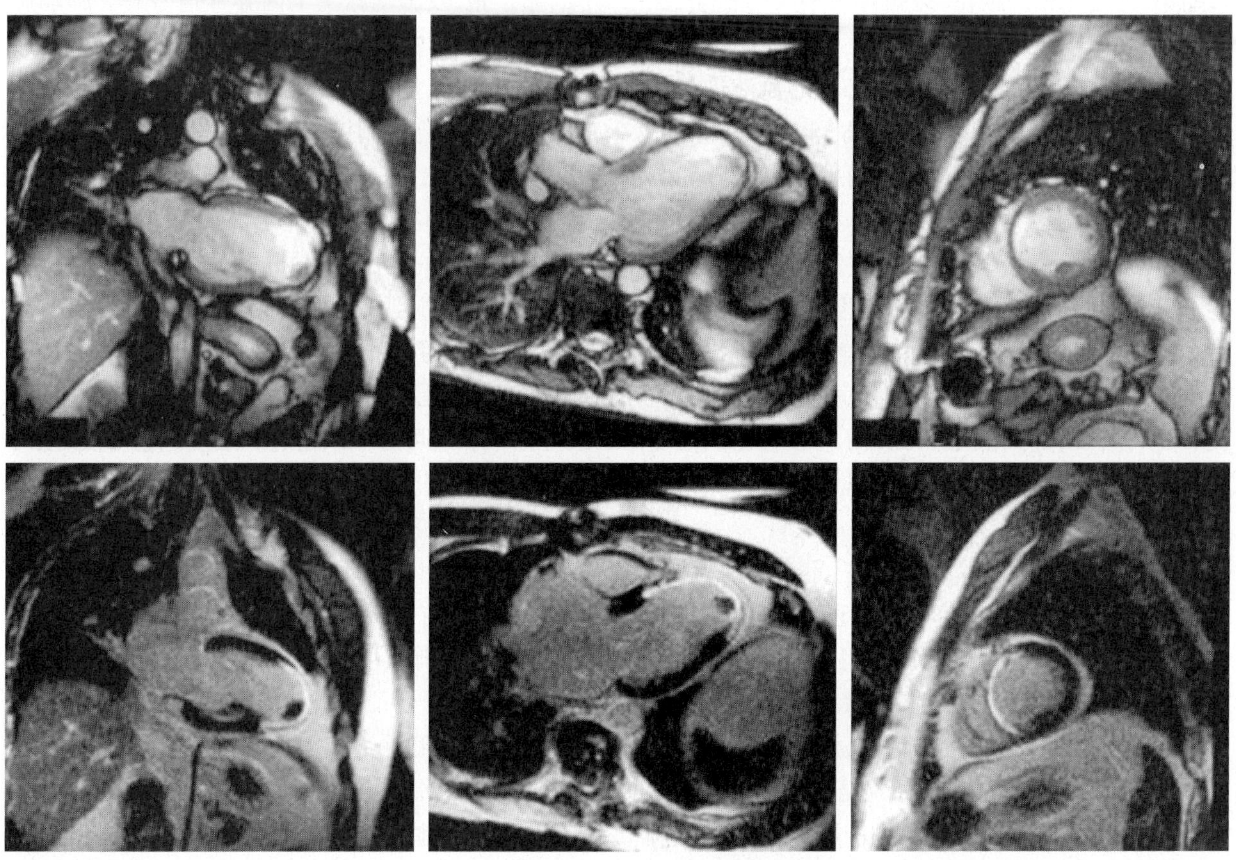

图 36-22　陈旧性心肌梗死

左室心肌壁变薄，运动减弱并室壁瘤形成，延迟强化显示梗死心肌内膜的透壁强化。

2. **高血压心脏病**　是继发于长期高血压引起的心脏改变。原发性高血压的发病基础是全身小动脉广泛性痉挛，造成周围血流阻力增高，动脉血压因而升高。左心为维持正常供血承担的压力过负荷，使心肌肥厚，心肌氧耗量增加，心肌缺氧，致使心肌收缩力差，不能排空，造成容量增加，左心衰竭。临床主要为高血压引起头昏、头痛、耳鸣、乏力、心悸、失眠等。左心衰时有呼吸困难、端坐呼吸、咯血和心绞痛等。

MRI 形态学和功能性成像可见左心室壁包括室间隔普遍均匀的增厚，左心室较小，但心室壁心肌信号无异常；升主动脉扩张，但不累及主动脉窦。左心室腔增大时提示病变已经晚期，左心功能代偿不全，此时心脏磁共振电影成像可见左心室壁运动减弱，二尖瓣收缩期有反流，提示有相对性二尖瓣关闭不全。

3. **风湿性心脏病**　分为急性风湿性心肌炎与慢性风湿性心脏病两个阶段，后者为急性期后遗留下来的心脏病变，在心脏瓣叶交界处发生粘连，瓣口缩小，加之腱索纤维化、短缩与腱索间的粘连，加重了瓣膜的狭窄，以二尖瓣狭窄最为常见，并常伴有关闭不全。二尖瓣狭窄时，左心房的血液进入左心室发生障碍，左心房内压力升高，至左心房增大，并使肺静脉和肺毛细血管高压而引起肺静脉和肺毛细血管扩张、淤血，造成慢性肺淤血。这时肺动脉平均压必须上升，以保持正常的肺动静脉压差，建立有效的肺循环，致使右心室逐渐肥厚。当合并有关闭不全时，左心室收缩除将大部分血推入主动脉外，尚有部分血液回流到左心房，使左心房充盈度和压力增加，因而发生扩张，而左心室也因接受额外的左心房回流血液，产生容量过负荷，从而使左心室扩张。

临床症状以劳累后心悸为主，重者可有咯血、端坐呼吸、肝大、下肢水肿等右心衰竭症状与体征，心尖区有舒张期隆隆样杂音，关闭不全时症状与上述相似，后期可出现左心衰竭症状。

MRI 形态学及心脏磁共振电影成像诊断价值较大，以四腔心位及左室长轴位显示最佳。MRI 示左心房增大，左心室不大，左心房内血流缓慢；主肺动脉扩张，右心室壁肥厚，右心室腔亦见扩大。心脏磁共振电影成像则可显示二尖瓣狭窄的形态及严重程度。收缩期可见左心室的低信号血流束，在继发二尖瓣和肺动脉瓣关闭不全时可见收缩期的反流血流信号。另外，在左心房壁中可见中低信号的附壁血栓。二尖瓣狭窄合并关闭不全时，可见左房室均扩大，左心室壁厚度在正常范围。心脏磁共振电影成像显示收缩期自左心室经二尖瓣口，向左心房内喷射的低信号血流束，可评估其反流量。

4. **肺源性心脏病**　多为慢性病，原发病常为慢性支气管炎，其他为肺实质病变、胸廓畸形等，引起肺循环阻力增加，致使肺动脉压升高，导致右心增大，伴有或不伴有充血性心力衰竭。肺部病变使肺通气功能减退或缺氧，逐渐引起阻塞性肺气肿，最后使右心增大。患者多有慢性咳嗽、咳痰、气短、心悸等肺气肿和慢性支气管炎的体征。病史多在 10 年以上，每当天气转冷时，上呼吸道感染和肺部炎症常导致呼吸与心力衰竭，出现心慌、气急、呼吸困难、发绀、颈静脉怒张、肝大、腹水、下肢水肿及肺部啰音。

（1）急性肺源性心脏病：MRI 及磁共振肺动脉成像（MRPA）亦能显示主肺动脉或左、右肺动脉主干明显扩张，及肺动脉主干内异常信号影。肺动脉栓塞因其栓塞物不同其组织特性表现也不同，如血栓为中等信号，脂肪栓子则为高信号，瘤栓常显低信号，而空气栓子则为无信号。MRI 可显示肺梗死，表现为尖端指向肺门的肺内楔状中等信号区，其内部信号欠均匀；还可显示右心房、右心室的增大，三尖瓣环的扩大，腔静脉的明显扩张。

（2）慢性肺源性心脏病：主肺动脉和左、右肺动脉主干增粗，管腔扩大（主肺动脉内径大于 30mm），MRI 提示有肺动脉高压；右心室壁增厚（厚度大于 5mm），可等于或超过左心室壁的厚度，室间隔向左心室侧凸出，右心房亦可扩大，腔静脉扩张，晚期左心房室亦可扩大，心脏磁共振电影成像可见三尖瓣（收缩期）和肺动脉瓣（舒张期）的反流，同时可直观反映右心室收缩和舒张功能。但 MRI 的缺点在于显示肺实质结构和病变有一定的限制，结合 CT 进一步显示原发疾病。

（六）心肌病

心肌病系指主要侵犯心肌的病变，它不包括由其他类型的心脏疾患引起的心肌损害，如高血压、冠心病、瓣膜病或先天性心脏异常引起的心肌疾患。心肌病一般分为原发性与继发性两大类。原发性又称特发性或原因不明心肌病，分为三类：即扩张(充血)型、肥厚型和限制(闭塞)型。

扩张型占原发性心肌病的 70%,左或右或双心室严重扩张,伴心肌肥厚及心室收缩功能减退。肥厚型占 20%,左心室肥厚为主,左心室容量减少。限制型最少见,为心内膜心肌纤维化和嗜酸细胞增多性心内膜心肌病,由于心内膜心肌瘢痕形成,限制了心脏的充盈,病变晚期则发生心脏闭塞。

继发性心肌病形成原因很多,有感染性、内分泌和代谢性、中毒和药物过敏、胶原病和肉芽肿及其他。由于心肌及其间质的退行性或炎性变化,造成心肌收缩力量减退,心腔内残留血量增加,从而导致被波及的房室扩大。临床上常有心悸、气促、胸痛、眩晕、心律失常及心力衰竭等,有时有胸部压迫感,腹胀、咯血、肺部啰音及心衰征象,如肝大、颈静脉怒张。胸骨左缘可能有杂音与震颤,以上体征主要决定心肌病类型,无特异性。MRI 表现为:

1. **扩张型心肌病** MRI 所见以心室腔扩大为主,心室横径增大较长径明显,但室间隔及心室游离壁不厚甚至薄。心室壁心肌的信号及厚度较正常无明显改变,室壁运动普遍减弱。MRI 扫描可直观地显示心室扩张,以左心室或/和右心室为主,并观察到室间隔的位置和形态。心脏磁共振电影成像可在心室扩大显著、房室瓣环扩大而出现二尖瓣、三尖瓣关闭不全时,显示房室间反流的部位和程度,应用心功能分析软件,可见受累心室收缩功能明显受损,心室容积扩大,射血分数等指标显著下降。MRI 延迟增强显示间壁强化或外膜下心肌的强化,26%~75%心肌厚度的延迟强化强烈提示诱发室性心律失常(图 36-23)。

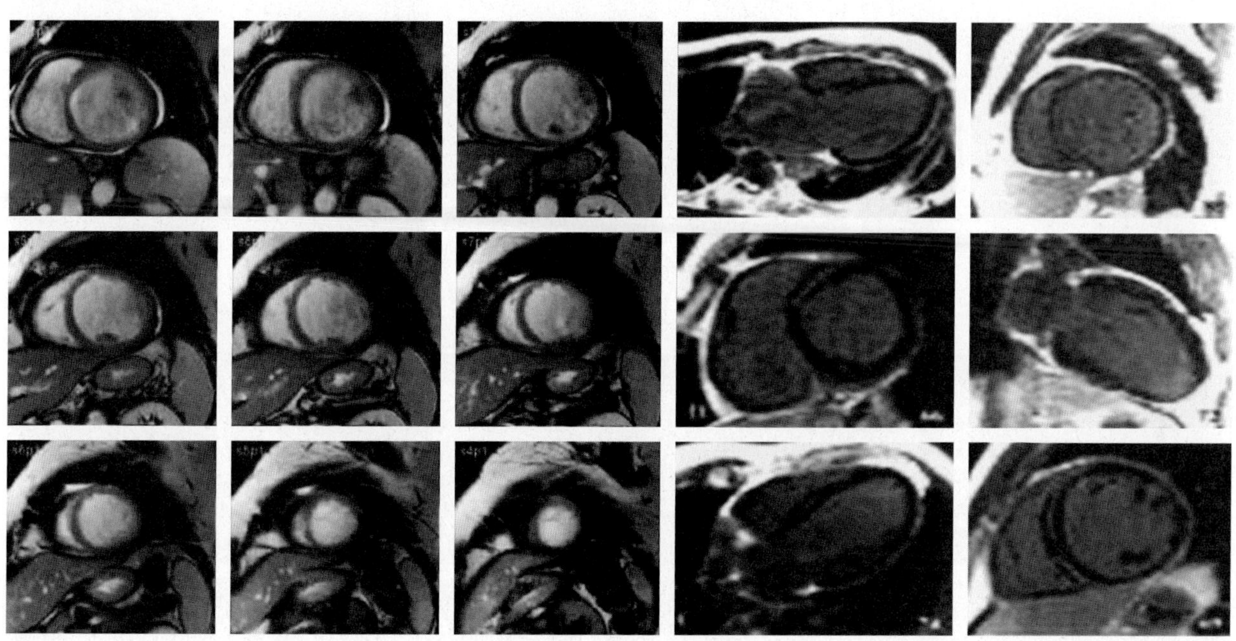

图 36-23 扩张型心肌病

心室扩大,室壁变薄,室壁运动减弱,延迟强化可见间壁或心外膜强化。

2. **肥厚型心肌病** MRI 能充分显示心肌异常肥厚的部位、分布、范围和程度。心室壁 T_1WI 上多呈均匀中等信号,T_2WI 上则于心肌内有点状高信号;延迟增强于肥厚室壁内见局灶性异常增强区,以室间隔的间壁及外膜下心肌强化较为常见。左心室舒张功能受限导致室腔缩小或变形,运动幅度则有增加;左心室流出道狭窄时,心脏磁共振电影成像可见左心室流出道内收缩期有低信号的喷射血流。延迟强化反映纤维瘢痕的分布(中层心肌及外膜下心肌),室间隔与右室游离壁交界处斑片状强化常见于猝死的无症状的青少年患者(图 36-24)。

3. **限制型心肌病** MRI 所见表现为心室壁增厚,以心内膜增厚为主,右心室受累多见。右心房内大量缓慢血流而致中高信号,心内膜面凸凹不平并可见极低信号(钙化),右心房室径线在收缩-舒张期几乎无变化,右房及腔静脉显著扩张。右心室流出道缩短、变形。心脏磁共振电影成像示三尖瓣反流。MRI 可对部分限制型心肌病行病因分析,血色素沉着病患者的心肌内低 T_2WI 信号影显示心肌受累情况;而弥漫性内膜下心肌延迟强化则是心肌淀粉样变性的特征性表现(图 36-25)。

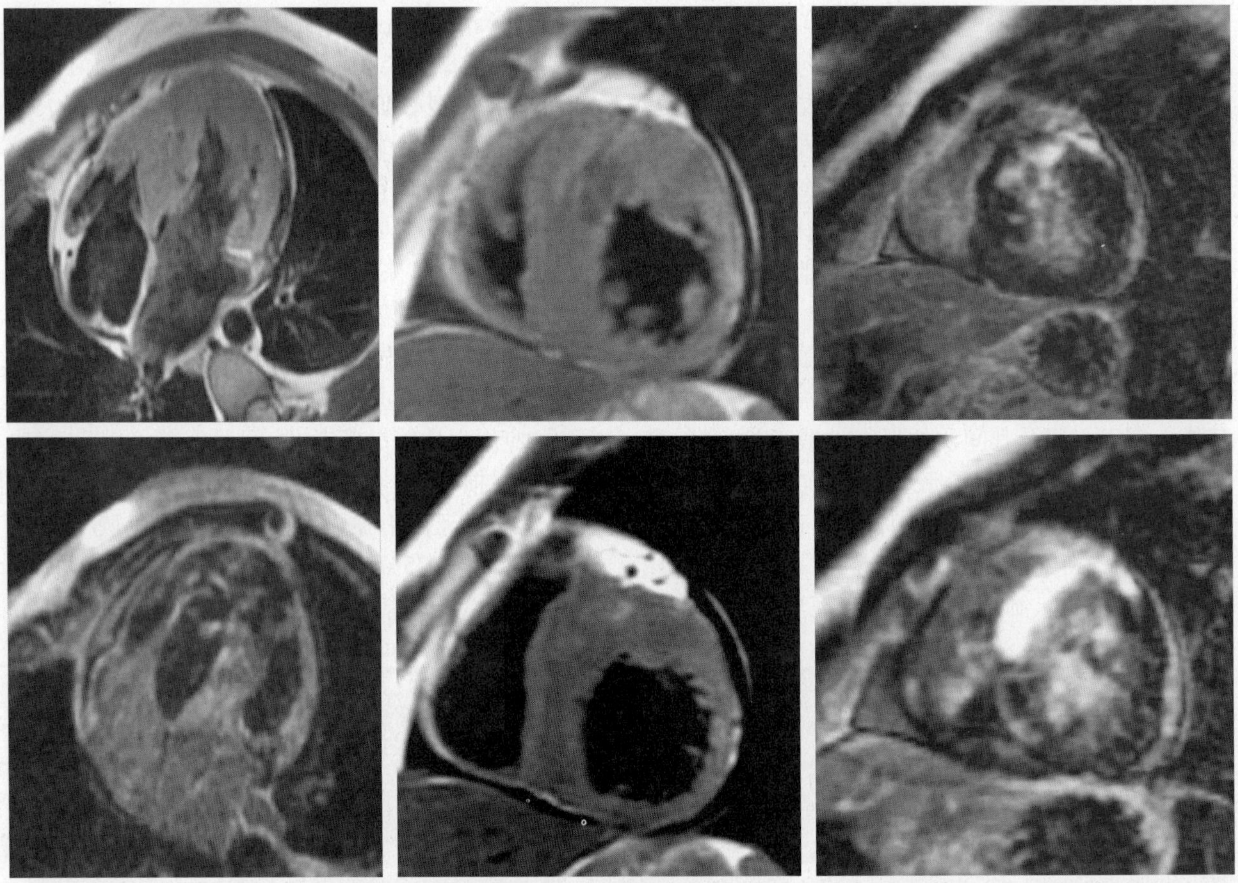

图 36-24　肥厚型心肌病

心肌肥厚，室腔变小变形，延迟强化显示心肌纤维瘢痕斑片状强化。

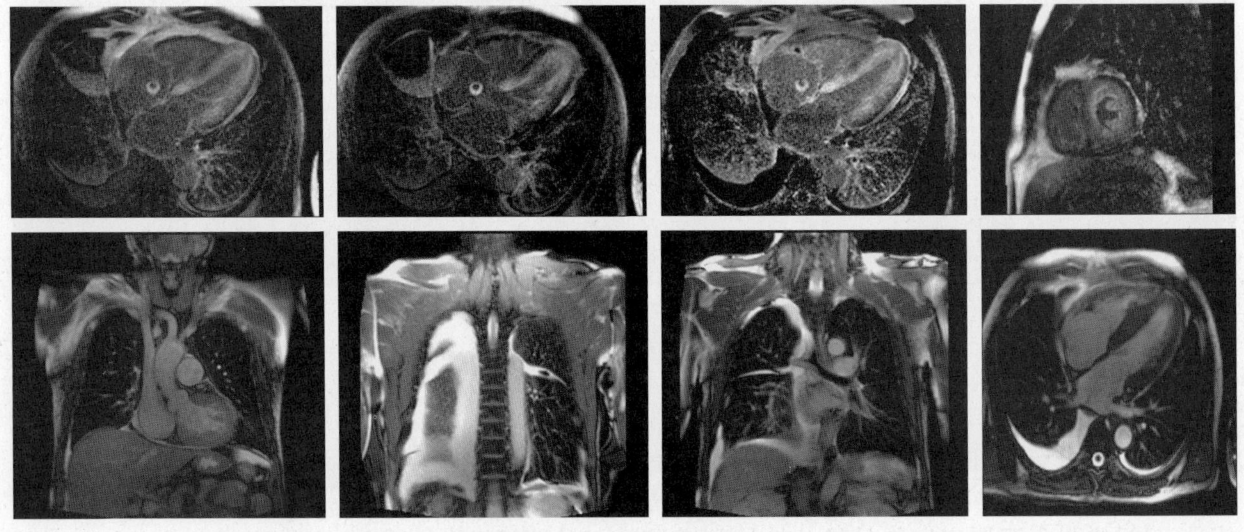

图 36-25　心肌淀粉样变性

心包积液，胸腔积液，二尖瓣及三尖瓣轻度反流，延迟强化显示心内膜下心肌弥漫性广泛强化。

4. **致心律失常性右室心肌病**　桥粒基因的突变引起的常染色体显性遗传性心肌病，主要累及右心室，表现为进行性心肌细胞凋亡或坏死，被节段性或弥漫性脂肪组织取代。MRI 表现为 T_1WI SE 序列示脂肪浸润区呈高信号，抑脂后信号降低，早期重度脂肪浸润表现为右室游离壁及肌小梁增厚；晚期纤维化表现为右室变薄、扩张、小室壁瘤形成；心脏磁共振电影成像示右室节段性或整体性功能异常，主要累及三尖瓣下、右室流出道及心尖；延迟强化的程度、纤维化与室性心律失常呈高度正相关(图 36-26)。

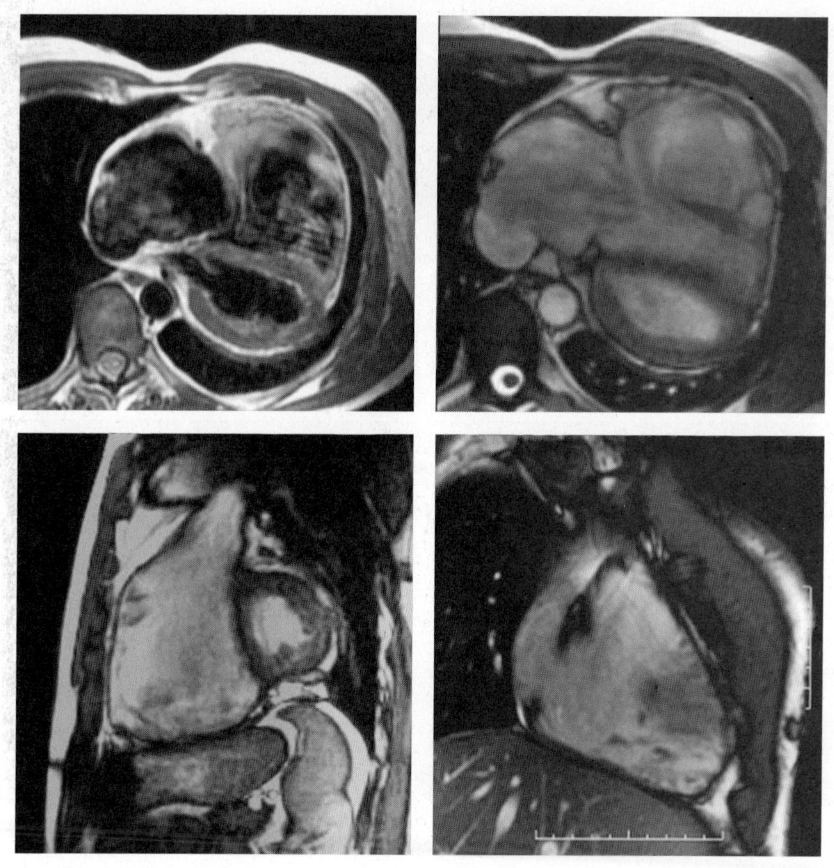

图 36-26　致心律失常性右室心肌病

右室心肌被弥漫型脂肪组织取代，小室壁瘤形成，累及三尖瓣下、右室流出道及心尖及发育不良的胸前三角。

5. **左室心肌致密化不全**　可散发或家族集聚式发病，病理表现为胚胎期心肌致密化过程停滞而导致内膜下心肌未致密化呈海绵状，形成外膜下致密化心肌变薄的先天性心肌病。MRI 表现为左室内膜下肌小梁增多增粗，其内可见深陷的小梁隐窝，此所谓海绵状心肌。心脏磁共振电影成像显示小梁隐窝内血流与左室腔相通，舒张期左室心肌非致密化与致密化心肌厚度比（N/C）>2. 3；延迟增强可观察非致密化心肌及肌小梁的纤维浸润；延迟强化的范围与射血分数显著相关，与室性心律失常及左心衰的危险性显著相关（图 36-27）。

6. **心肌炎**　心肌炎性细胞浸润、心肌细胞坏死及纤维结缔组织增生的反应过程，主要由病毒感染引起，5%～10%的患者可转化为扩张型心肌病。MRI 表现为间质水肿为 T_2WI 的局限性高信号；延迟增强示病变主要累及中层心肌及外膜下心肌，强化范围与射血分数呈负相关；心脏磁共振电影成像示病变部位心肌运动异常；心功能分析显示心室容积扩大及心室射血分数降低；另外，左室游离壁外膜下心肌的斑片状强化提示人类细小病毒 B19（PV19）感染，室间隔中层带状强化主要提示人类疱疹病毒 6 型（HHV-6）或 PVB19 感染（图 36-28）。

（七）心包疾病

1. **心包积液**　心包积液原因很多，有结核性、化脓性、病毒性、风湿性等，积液性质有血性、浓性、纤维蛋白性等。积液先在后下陷窝（心包腔最低部位），然后向两侧及前后部聚积。少量或慢性积液时临床可无症状，大量或急性者可压迫心脏出现填塞症状，临床上有发热、乏力、心前区疼痛和心脏压塞症状，如面色苍白、发绀、上腹胀痛、水肿等。体征有心界扩大、搏动减弱、心音遥远、心包摩擦音、脉压低、奇脉、肝大和腹水等。根据积液的性质，心包积液的信号强度有所不同，浆液性心包积液 T_1WI 上呈均匀低信号，炎性渗出液并蛋白含量高者则呈不均匀高信号，血性积液则呈高信号，肿瘤所致积液则呈不均匀的混杂信号，期内可见中等信号的结节影。因此 MRI 具有一定的定性功能。MRI 对发现心包积液较敏感，常可显示局限性积液。因受心脏搏动性的影响，心包内液体有搏动，因此信号可不均匀一致。少量的心包积液与心包增厚 MRI 信号有时较难区分。

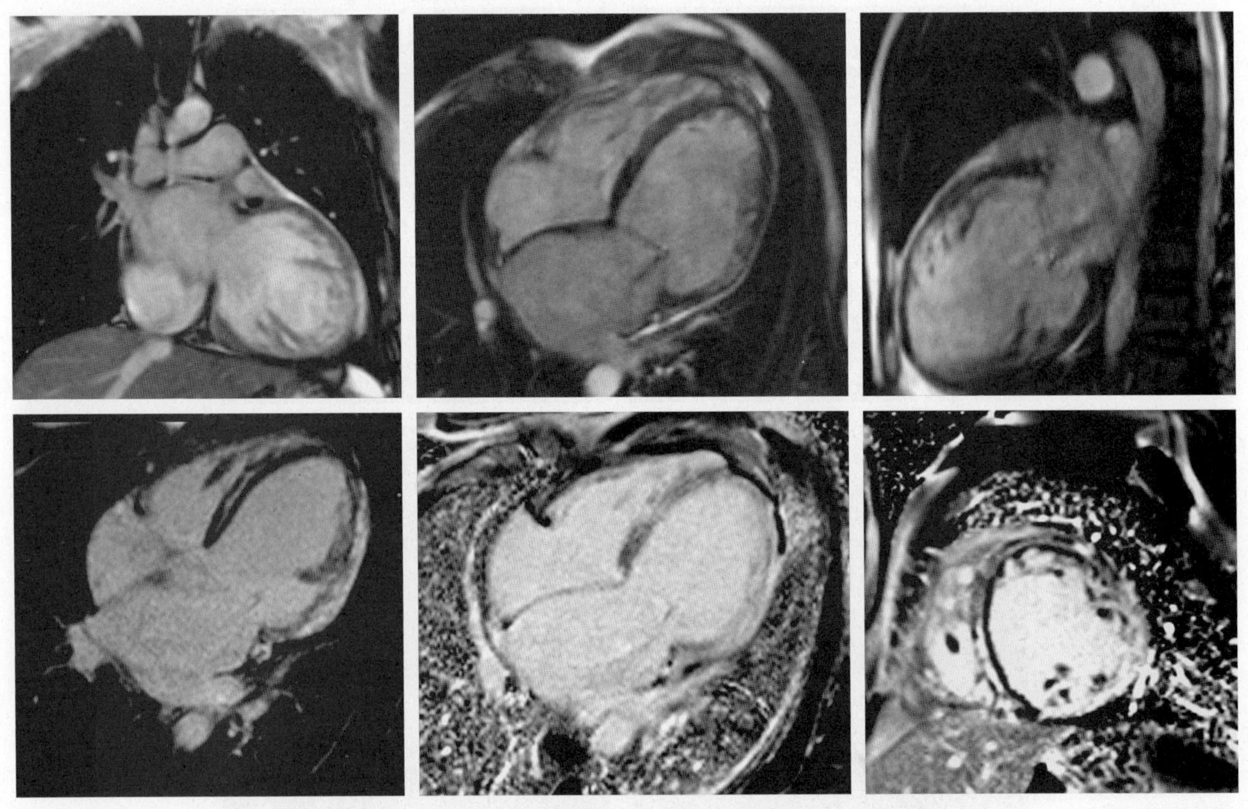

图 36-27　心肌致密化不全

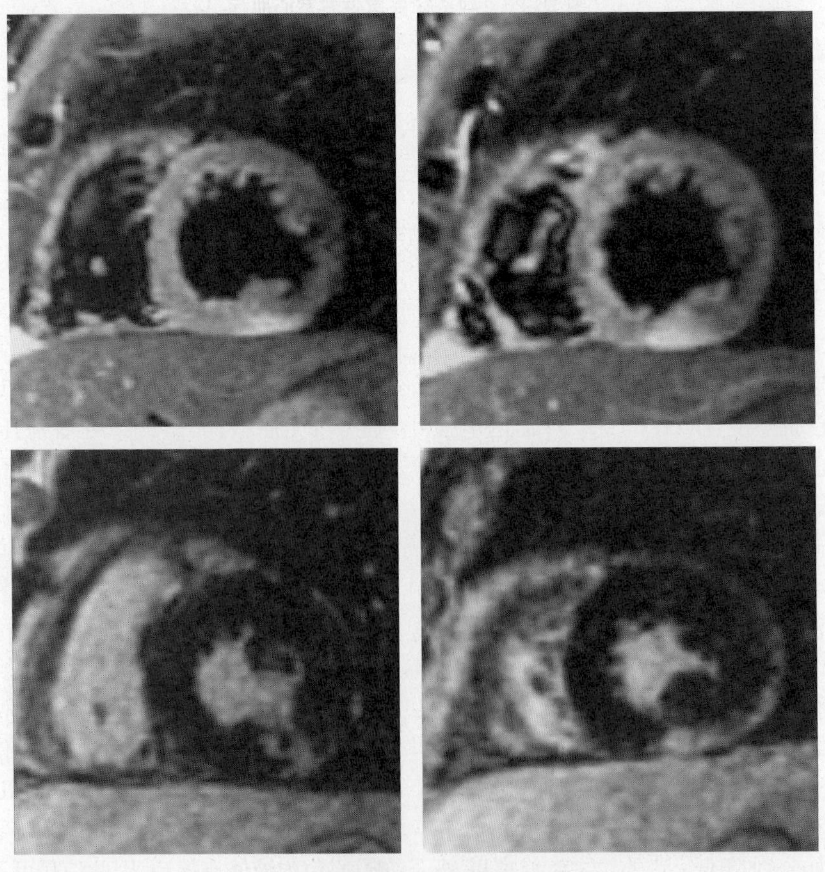

图 36-28　心肌炎

延迟强化示左室游离壁外膜下心肌斑片状强化。

2. **缩窄性心包炎**　心包积液吸收不彻底，可引起心包肥厚、粘连，并可逐渐发展成缩窄性心包炎，致心脏活动受限，进而产生功能异常。右心室受压，舒张受限，静脉血回流到右心室受阻，使颈静脉与上腔静脉扩张、肝大、腹水和水肿等。左心室受压，舒张受限，在舒张期进入左心室的血少，排出量也少，使脉压下降，二尖瓣被纤维包绕时，可引起肺循环淤滞，左心房增大，出现症状如心悸、气短、咳嗽、颈静脉怒张、腹胀、肝大和腹水等。心包不规则增厚，SE 序列 T_1WI 多数呈中等信号，可见斑块极低信号（心包钙化）。左右心室腔缩小，心室缘及室间隔僵直并有轻度变形。此外，还可见下腔静脉和肝静脉扩张。心脏磁共振电影成像示心室壁运动幅度减低，特别于心舒张期可见变化幅度降低（舒张功能受限）。MRI 为鉴别缩窄性心包炎和限制型心肌病提供了最佳的影像学诊断手段。

（八）大血管病变

1. **主动脉瘤**　主动脉局部病理性扩张称为主动脉瘤。按病理与组织机构分为真性与假性两类。真性动脉瘤由动脉壁的三层组织结构组成；假性动脉瘤为动脉壁破裂后由血肿与周围包绕的结缔组织构成。主动脉瘤按病因又可分为粥样硬化、感染、创伤、先天性、大动脉炎、梅毒、白塞综合征与马方综合征等。依表现分为囊状、梭形和混合型等。任何动脉瘤均能进展、增大终至破裂，20 年内 47%因破裂而死亡。常见的症状与体征为：疼痛、压迫症状如呼吸压迫引起呼吸困难、气促、咳嗽、声音嘶哑等，体表搏动性膨凸，听诊可有杂音与震颤。

MRI 平扫及心脏磁共振电影成像均可显示主动脉内腔、管壁及其周围组织结构的关系以及血流动态变化。亦可行 CE-MRA 三维成像，有利于显示主动脉瘤的形态、大小、类型、病变的纵行范围、瘤壁、附壁血栓及瘤体与主动脉主支的关系（图 36-29）。

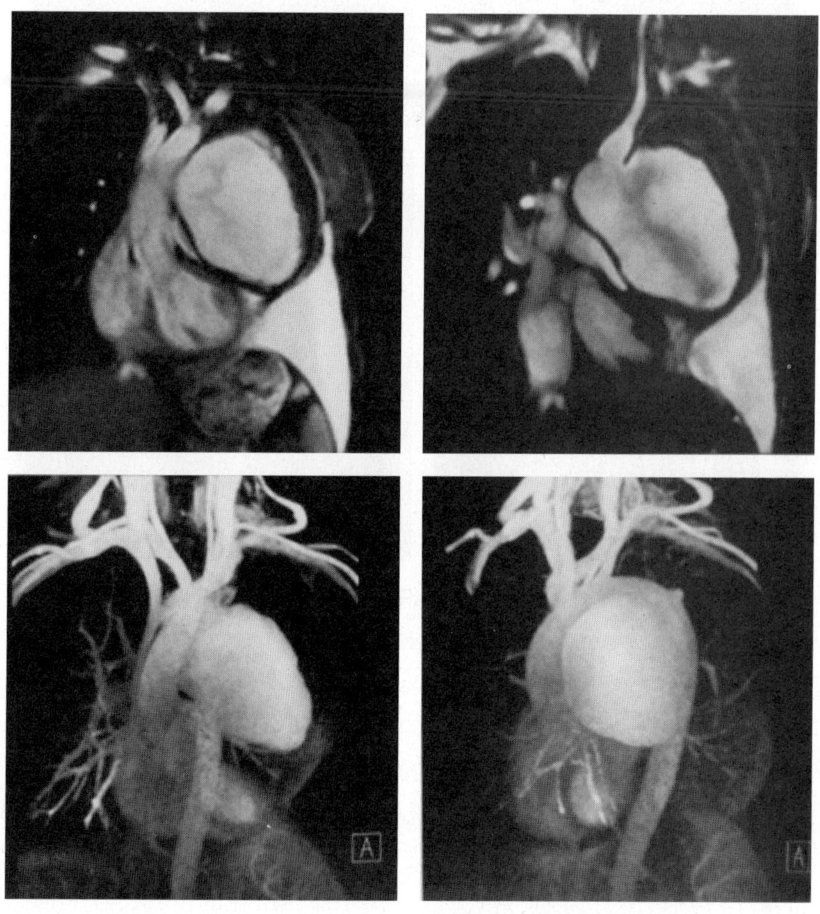

图 36-29　白血技术和 CE-MRA 分别显示胸主动脉瘤

2. **主动脉夹层**　本病也称为夹层动脉瘤，为主动脉壁中膜血肿或出血，病因尚不清楚，重要因素为高血压，主动脉腔内的高压血流灌入中膜形成血肿，并使血肿在动脉壁内扩展延伸，形成所谓“双腔”主动脉。多数在主动脉壁内可见二个破口，一个入口，一个出口；或多处破口，少数没有破口，为主动脉壁内出血。按 DeBaKey 分型，Ⅰ型夹层广泛，破口在升主动脉；Ⅱ型局限于升主动脉，破口也在升主动脉；Ⅲ型局限或广泛，破口均在降部上端。临床表现，急性者有突发的剧烈胸痛（约占 90%），严重者可发生休克，夹层血肿累及或压迫主动脉主支时肢体血压、脉搏不对称，如血肿外穿可有杂音和心脏压塞征。慢性者可无临床表现。若不及时治疗，80%于发病后 6 周内死亡。

MRI 平扫及心脏磁共振电影成像分别用于观察夹层的解剖变化和血流动态，大视野、多方位直接成像，无需对比剂，即可明确显示内膜片、壁内破口，显示真假腔及腔内血栓、分支受累等主要征象，能满足分型的诊断要求。必要时行 CE-MRA 进一步显示（图 36-30）。

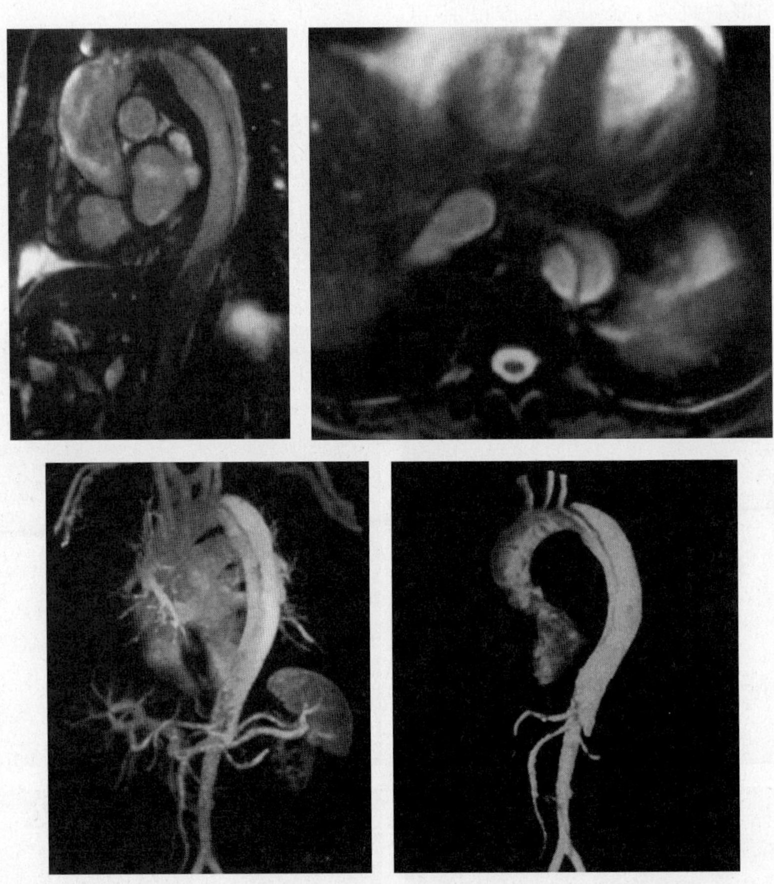

图 36-30　白血技术和 CE-MRA 分别显示Ⅲ型主动脉夹层

（九）心脏及心包肿瘤

心脏肿瘤非常少见，一般分为原发性和继发性两大类。原发性肿瘤又分为良性肿瘤和恶性肿瘤两大类，良性肿瘤以黏液瘤居多，其次为纤维瘤、脂肪瘤、横纹肌瘤、血管瘤等，恶性肿瘤常见的有间皮细胞瘤、横纹肌肉瘤、纤维肉瘤、血管肉瘤、淋巴肉瘤等。继发性心脏肿瘤主要为转移性肿瘤，最常见的转移瘤为肺癌、乳腺癌、淋巴瘤、血管肉瘤等。MRI 是心脏肿瘤的重要检查方法，就其诊断价值而言独具优势。

1. **心脏黏液瘤**　是最常见的原发性心脏良性肿瘤，90%起源于心房，其中 75%多见于左心房，其次为右心房，起源于心室和心瓣膜者罕见。心脏黏液瘤的临床表现复杂多样，且无特征性。其表现取决于瘤体所在的位置、大小、形态、活动度以及有无碎片脱落等。当心房黏液瘤体积较大，瘤蒂较长时，可引起不同程度的血流机械阻碍和影响房室瓣功能，收缩期可闻及隆隆样杂音或双期杂音。酷似二尖瓣狭窄与关闭不全,少数病例可听到肿瘤扑落音。杂音随体位改变而改变,被认为是心脏黏液瘤的特征性体征。瘤体易碎出现肺栓塞、脑栓塞、肢体动脉栓塞等。由于黏液瘤自身出血、变性、坏死可引起发热、贫血、乏力、关节痛等症状。

MRI 是检出和诊断心脏黏液瘤的最佳方法。以冠、矢、轴位及左室长轴位、短轴位、四腔位以及任意斜位显示心腔内黏液瘤的实际大小、形态、位置、信号强度,以及瘤蒂附着点等(图 36-31)。心脏磁共振电影成像还可以显示黏液瘤在心脏腔内的运动情况。Gd-DTPA 增强扫描,黏液瘤可呈轻度均匀或不均匀性强化。

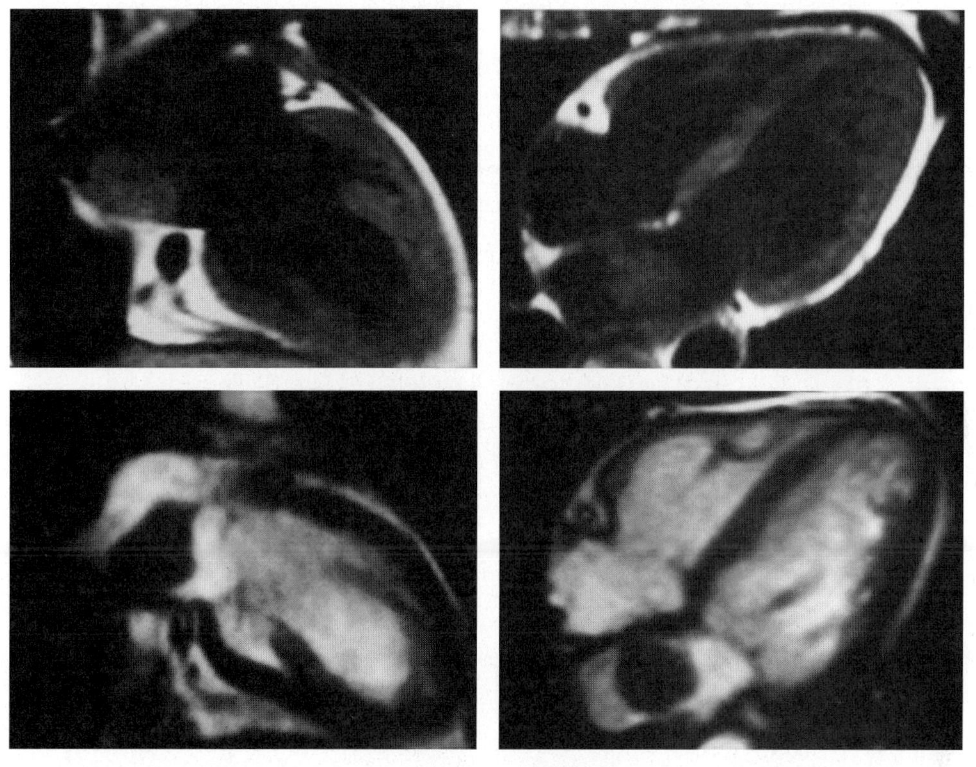

图 36-31　左心房黏液瘤

2. **心脏脂肪瘤**　脂肪瘤是一种成熟脂肪细胞组成的具有清楚边界和薄层包膜的良性肿瘤,好发与心包和心外膜下,也可发生于心肌和心腔内。其临床表现缺乏特异性,取决于肿瘤发生的部位和大小。心脏脂肪瘤 MRI 表现具有特征性,肿瘤 T_1W 呈高信号,与皮下脂肪信号一致,T_2W 呈稍高信号,采用脂肪抑制序列可使其信号明显降低(图 36-32)。

3. **心脏血管瘤**　血管瘤好发于心肌和心内膜下,也可见于心包脏层,心肌血管瘤多见于室间隔、右心室前壁和左室侧壁,而心内膜下血管瘤在四个心腔均有报道。心脏血管瘤患者大多数无症状,肿瘤偶尔被发现,临床表现取决于肿瘤的部位和大小。发生于心包脏层可造成心包积血。心肌内的血管瘤可引起心肌的功能障碍以及房室传导阻滞,常见表现为劳力性呼吸困难、胸痛、心律失常,最终形成充血性心力衰竭,甚至猝死。少数心脏血管瘤伴有卡萨巴赫-梅里特综合征,该综合征表现为全身多系统血管瘤伴随有严重的血小板减少及血管内凝血。

血管瘤的 MRI 表现与肝血管瘤相似,T_1WI 呈等信号,T_2WI 呈明显高信号,Gd-DTPA 增强肿瘤明显强化。冠状动脉造影可显示肿瘤的供血血管,可见到特征性的肿瘤血管染色(图 36-33)。

4. **心脏纤维瘤**　是一种罕见的原发性心脏肿瘤,多数发生于儿童,最常见的部位是室间隔,左右心室游离壁也是常见部位,发生于心房非常罕见。常见的临床表现包括心衰、心律失常和猝死。肿瘤侵犯或压迫心脏传导系统引起心律失常是猝死的主要原因。纤维瘤由于肿瘤富含纤维组织,MRI 表现具有一定特征性,表现为心肌内孤立性肿块或局限性心肌增厚,T_1WI 与心肌呈等或略高信号,T_2WI

呈低信号。MRI 首过灌注增强扫描肿瘤强化程度低于正常心肌,边界显示清晰,延迟增强肿瘤呈明显持续强化(图 36-34),纤维瘤 MRI 增强特征有助于与局限性肥厚型心肌病相鉴别。

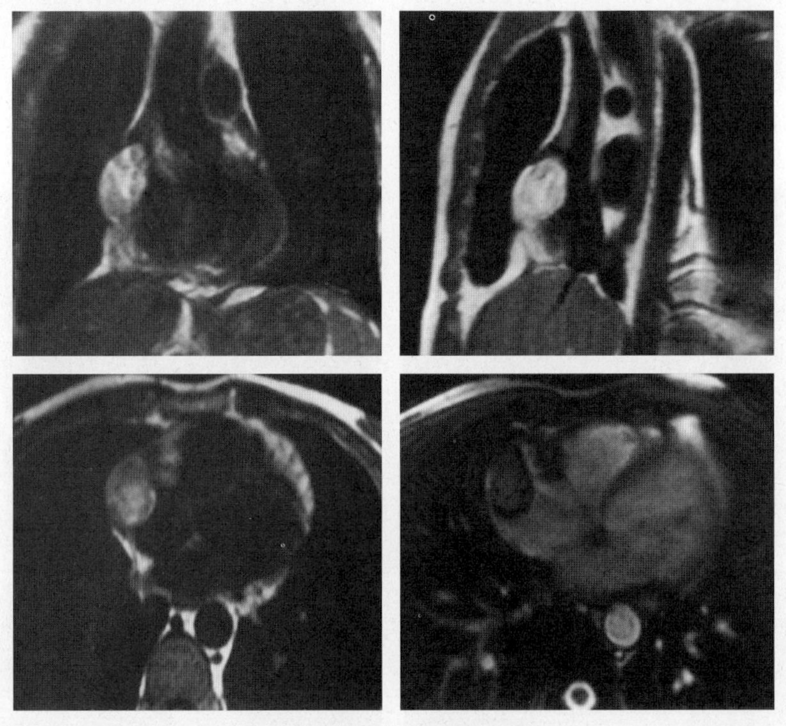

图 36-32 右心房壁脂肪瘤

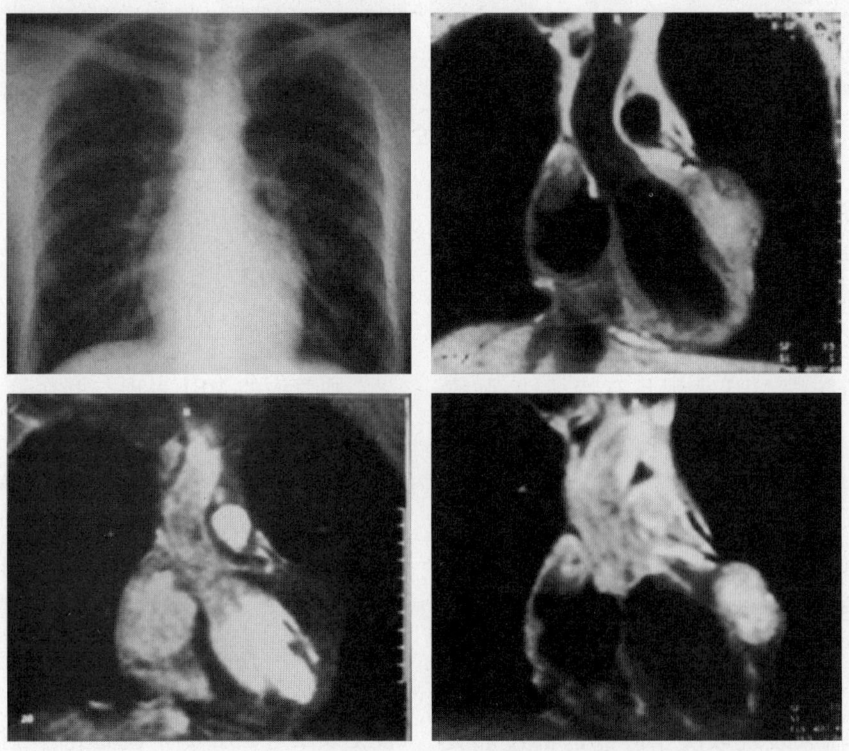

图 36-33 心脏血管瘤

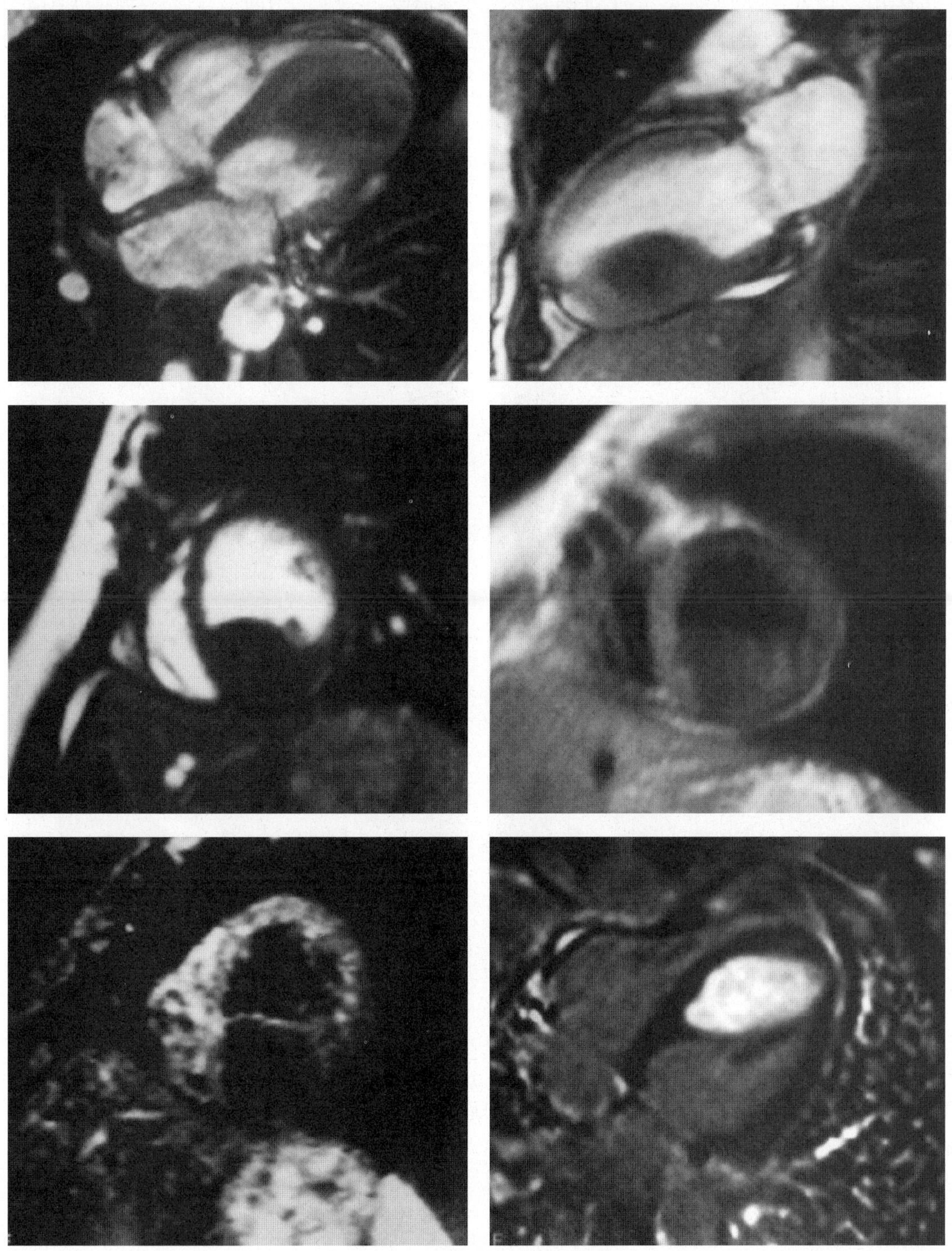

图 36-34　左心室心肌纤维瘤

5. **心脏横纹肌瘤**　心脏横纹肌瘤是婴儿和儿童最常见的心脏肿瘤，大多数在 1 岁前被发现。心脏横纹肌瘤是一种良性的心肌错构瘤，通常伴发结节性硬化。心脏横纹肌瘤是一种自限性疾病，具有一个自发消退的自然病程，因此虽然大多数结节性硬化婴儿伴随有心脏横纹肌瘤，但随着年龄增大该人群中患病率逐渐降低，这与肿瘤的自发性退化有关。临床表现与肿瘤的大小及位置有关，心肌内肿瘤侵犯或压迫传导系统引起快速性心律失常，较大的肿瘤阻塞心腔或瓣膜口导致心脏杂音和心力衰竭。MRI 能确定肿瘤的边界和检测单发肿瘤，横纹肌瘤 T_1WI 与周围正常心肌呈等信号，T_2WI 呈稍高信号。Gd-DTPA 增强后肿瘤与周围正常心肌比较呈低信号（图 36-35）。肿瘤小且多发时，超声和 MRI 表现与正常心肌相似，如果超声心动图与 MRI 联合应用，互相补充有助于肿瘤的检出。MRI 还可以显示结节性硬化等其他部位的异常。

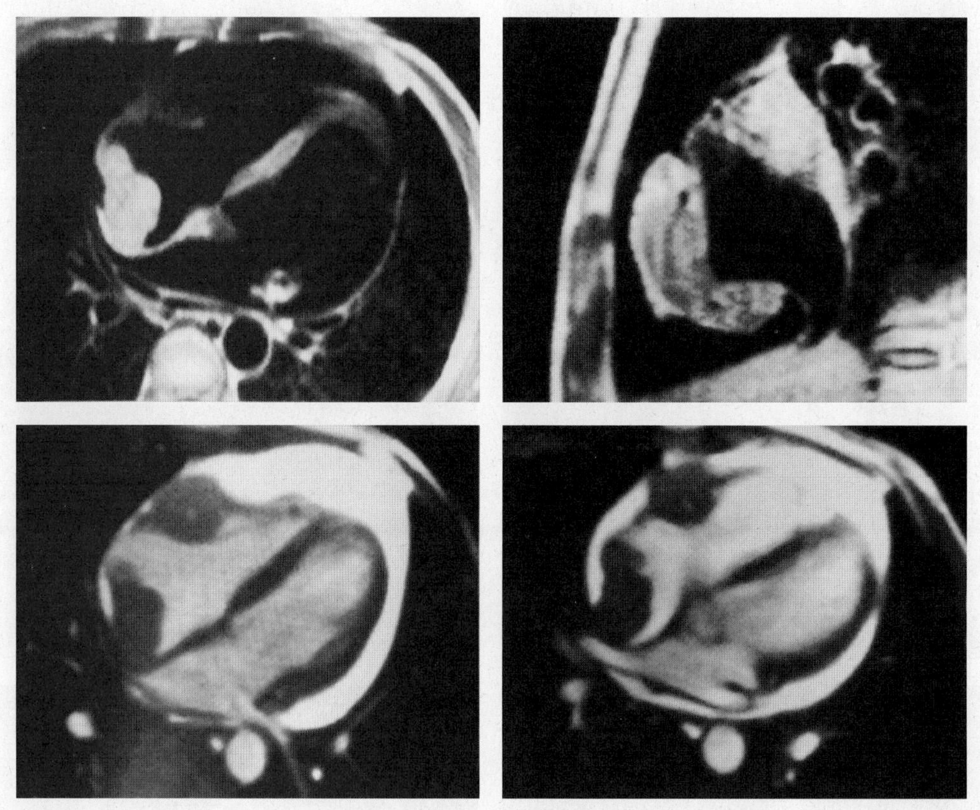

图 36-35　心肌横纹肌瘤

6. **心脏原发性恶性肿瘤**　心脏原发性恶性肿瘤约占原发性心脏肿瘤的 1/4，大致分三类，即肉瘤、间皮瘤和淋巴瘤。心脏肉瘤与大多数心脏肿瘤一样，临床表现缺乏特异性，肿瘤的大小和部位，生长速度和侵袭性等因素是决定临床症状的主要因素。大多数血管肉瘤发生于右心房并累及心包，临床表现以右心流入道梗阻和心脏压塞为主。好发与左心房的肉瘤以恶性纤维组织细胞瘤、骨肉瘤和平滑肌肉瘤多见，患者以二尖瓣梗阻症状为主，表现为呼吸困难和心功能衰竭等。

原发性心脏肉瘤最常见的转移部位是肺，还可转移至淋巴结、骨骼和肝脏，其他少见的转移部位包括脑、小肠、脾脏、肾及肾上腺、甲状腺甚至皮肤转移均见有文献报道。心脏恶性肿瘤缺乏特异性临床表现，其诊断主要依靠影像学检查，MRI 是最佳的影像学方法之一，可以清晰显示心脏恶性肿瘤的大小、形态、部位、累及范围以及与心肌、心包及邻近大血管的关系。但心脏良恶性肿瘤在 MRI 上有许多相似之处，有时鉴别也很困难，以下几点征象有助于心脏恶性肿瘤的诊断：①肿瘤体积一般较大，有的肿瘤几乎占据整个心脏；②肿瘤常累及一个以上心腔或邻近大血管；③肿瘤常累及心包甚至心外；④肿瘤附着于心壁的长度为宽基底；⑤肿瘤内常发生出血与坏死；⑥增强后肿瘤可有不均匀强化（图 36-36）。

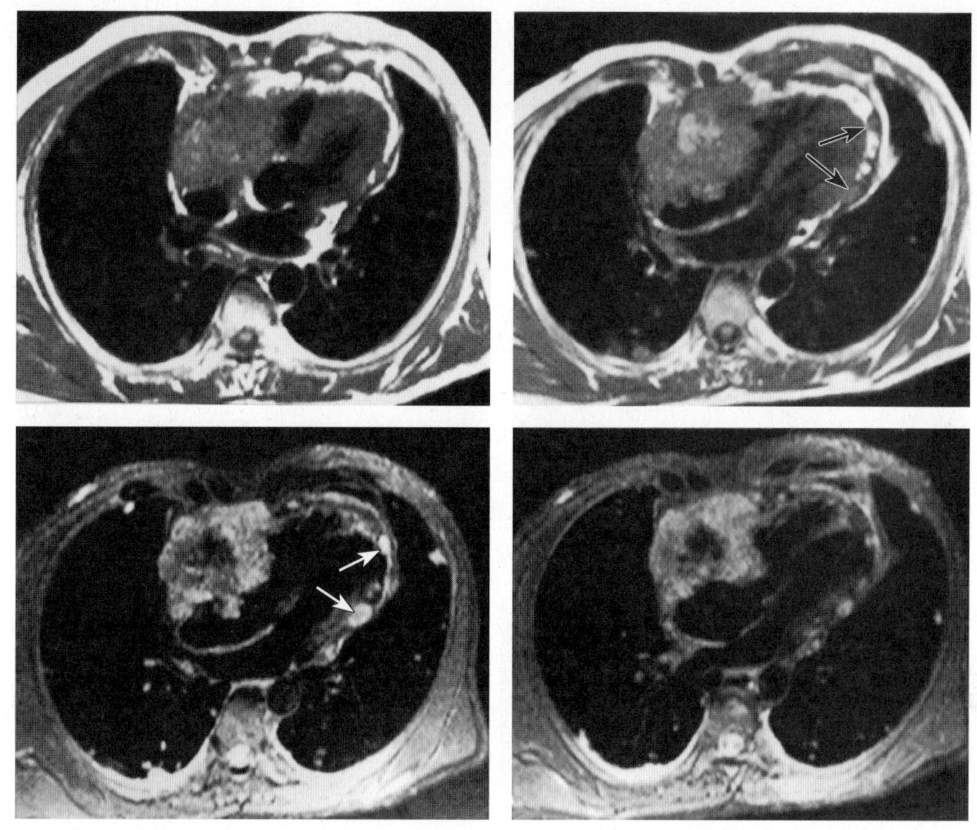

图 36-36　心包恶性间皮瘤

二、心脏大血管 MRI 扫描技术

（一）适应证

心脏大血管 MRI 适用于观察心肌形态学、运动功能、心输出功能分析、心脏瓣膜功能显示、心脏大血管解剖形态结构的显示及血流分析。

（二）检查技术

1. 线圈及序列　包裹式心脏表面线圈、体部相控阵线圈或体线圈。根据检查目的不同，可选用常规 T_1WI、T_2WI 序列、黑血序列、白血序列及电影白血序列等。

2. 扫描方法

（1）体位：将相控阵线圈后片线圈置于检查床上。受检者仰卧，头先进。背部躺于后片线圈上。心电门控电极粘贴于胸前二导联相应位置，或外周门控感应器夹于右手示指。呼吸门控感应器绑于或用腹带加压于受检者腹部或胸部随呼吸动作起伏最明显的部位。前片线圈覆盖于胸前，前、后片线圈对齐，长轴与人体及检查床长轴一致，并适度绑紧。定位线对线圈中心及两侧锁骨中线第五肋间水平连线。训练受检者吸气—呼气后闭气。嘱受检者在检查过程中勿动及不要咳嗽。

（2）成像方位：心脏常规做横轴位、冠状位、矢状位、主动脉弓位、平行于室间隔的心脏长轴位、垂直于室间隔的心脏短轴位、四腔位等。

1）横断面成像：在冠状位定位像上设定横断面成像层面，与人体上下轴垂直。扫描范围包含主动脉弓至心尖。相位编码取前—后方向（图 36-37）。

2）冠状面成像：在横断面像上设定冠状面成像层面，与受检者前—后轴垂直。相位编码取左—右向（图 36-38）。

3）矢状面成像：在横断面像上设定矢状面成像层面，使之与受检者前—后轴平行。相位编码取前后方向。

4）平行于室间隔的心脏长轴位成像（又称垂直长轴位或二腔心）：在最佳显示左右心室及室间隔的横断面图像上，设定扫描层面与室间隔平行一致。相位编码取前后方向。该方位可观察左心房、左心室、二尖瓣及左室流出道（图 36-39）。

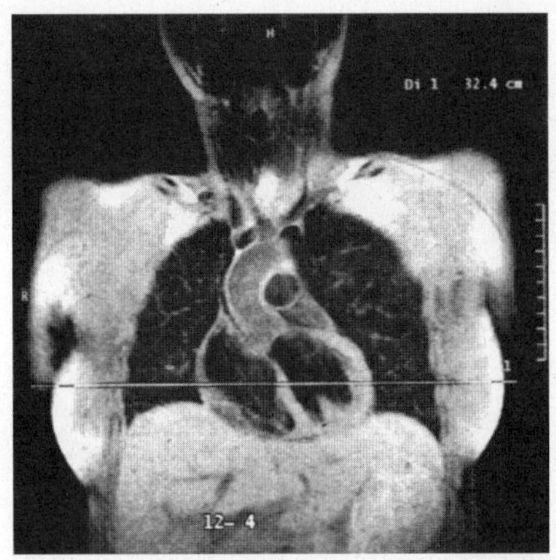
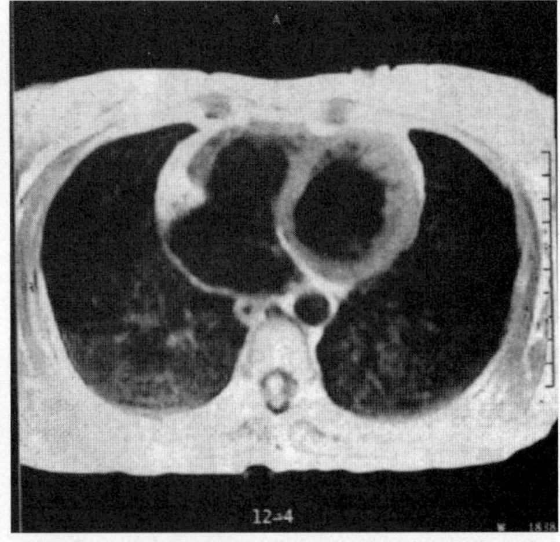

图 36-37　心脏横断面成像定位图及效果图

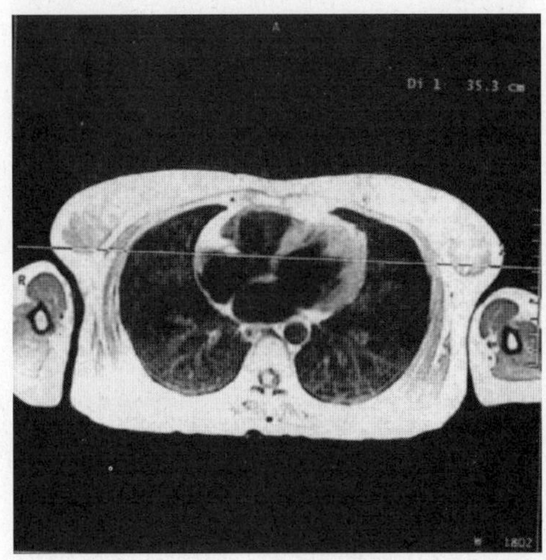
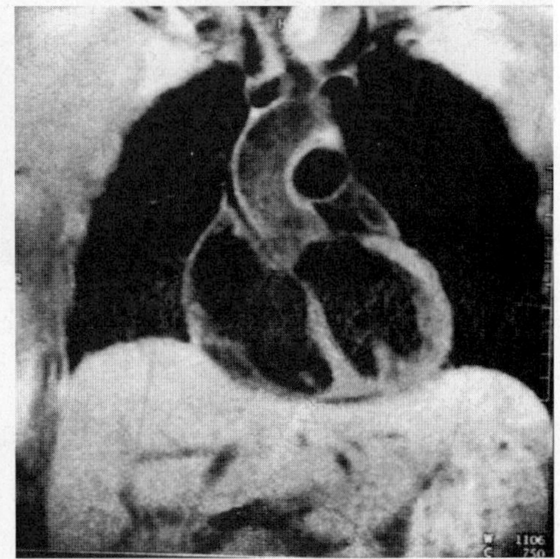

图 36-38　心脏冠状面成像定位图及效果图

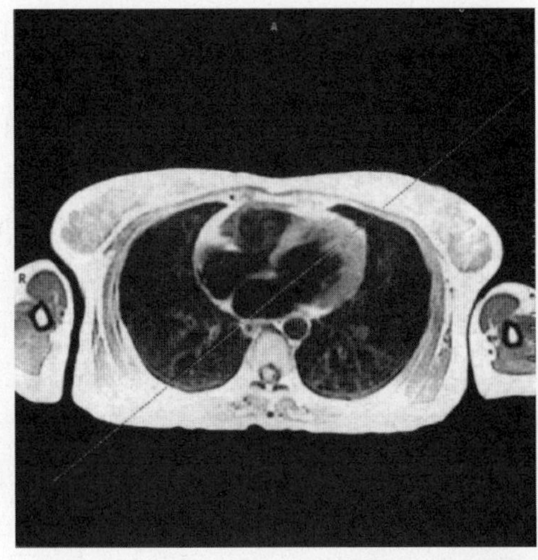
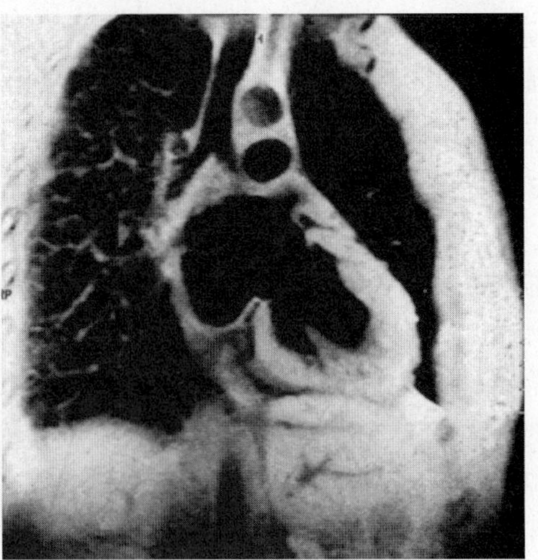

图 36-39　平行于室间隔的心脏长轴位成像定位图及效果图

5）四腔位成像（又称平行长轴位及四腔心）：先作二腔心，在二腔心显示心尖及二尖瓣的层面上设定成像层面，使之通过心尖和二尖瓣中心。可显示左、右心房、心室。结合电影技术用于显示房间隔、室间隔缺损及二尖瓣、三尖瓣疾患（图 36-40）。

6）左室短轴位：分别以二腔心和四腔心为定位像，使成像层面垂直于二腔心同时垂直于四腔心并与二尖瓣和三尖瓣的连线平行即垂直于室间隔。主要显示后侧壁、室间隔、乳突肌，适用于心肌血供的评价及心功能分析（图 36-41）。

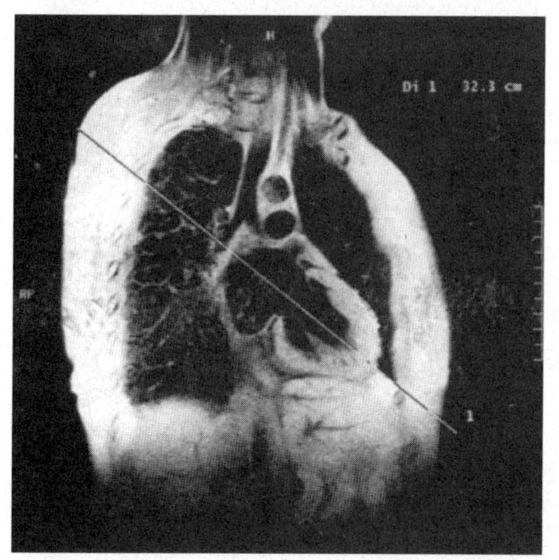

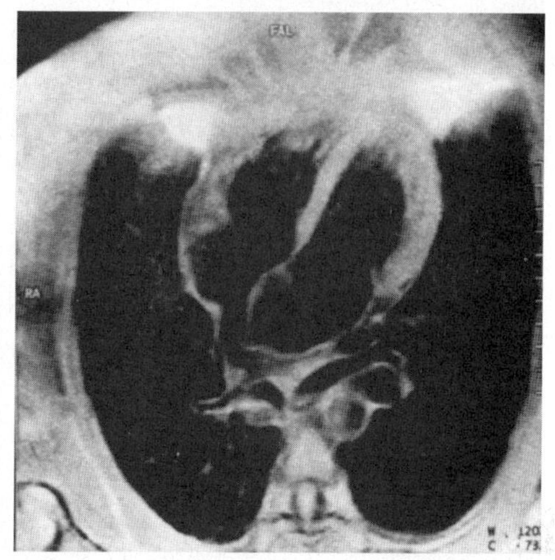

图 36-40　心脏四腔位成像定位图及效果图

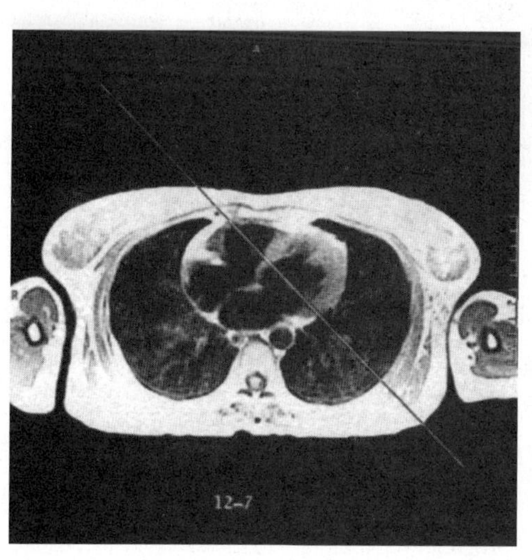

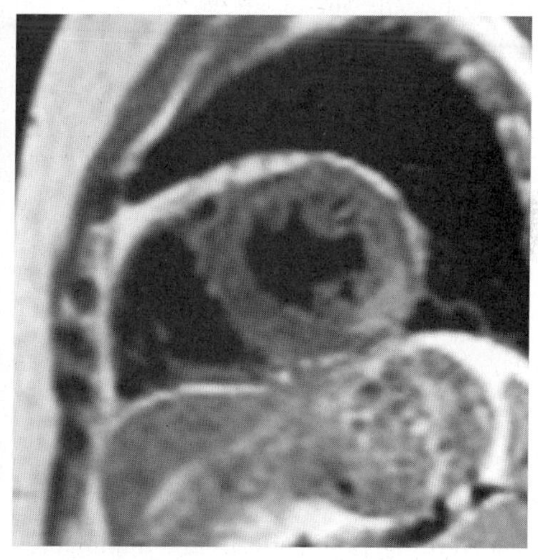

图 36-41　左室短轴位成像定位图及效果

7）左室流入流出道面成像（又称三腔心）：先作冠状面成像，在冠状面上定位，使成像层面平行于主动脉瓣与心尖的连线。主要用于显示心尖、左室心腔最大长径及左室流入流出道和相对应的二尖瓣和主动脉瓣（图 36-42）。

8）主动脉弓斜冠状面成像：在横断面图像上设定成像层面经过升主动脉和降主动脉（图 36-43）。

（3）扫描参数：层厚 5～8mm，层间隔为 0 或为相应层厚的 10%～20%，FOV 300～400mm。采用心电门控或外周门控及呼吸门控技术。

1）心电门控技术：心脏 MRI 通常需要安装心电门控触发采集，是用于减少心血管搏动及血流伪影行之有效的方法。其基本原理是以心电图 R 波作为触发点，选择适当的触发延迟时间，即 R 波与触发脉冲之间的时间，可以获得心动周期任一相位上的图像。在使用导联心电时应注意勿使导线卷曲，应拉直平行于静磁场。心电电极采用Ⅱ导联贴于胸前，外周门控感应器夹于示指或拇指指尖。

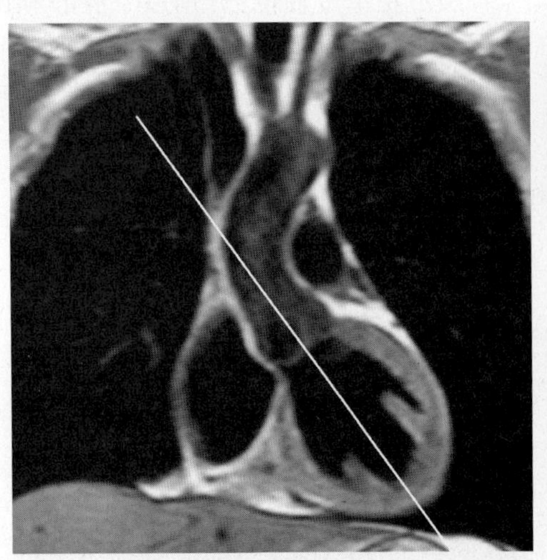
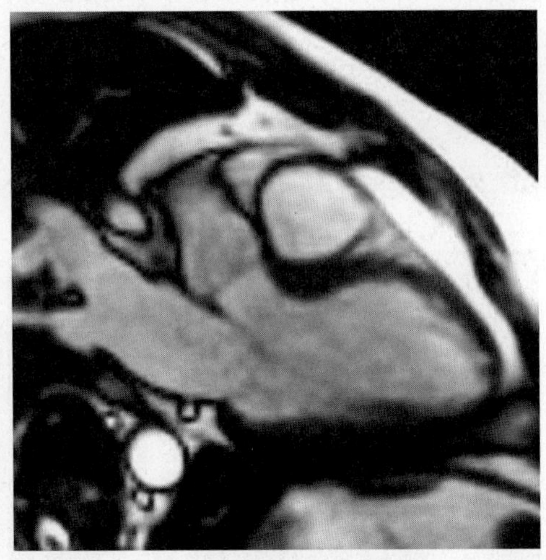

图 36-42　左室流入流出道面成像(又称三腔心)定位图和效果图

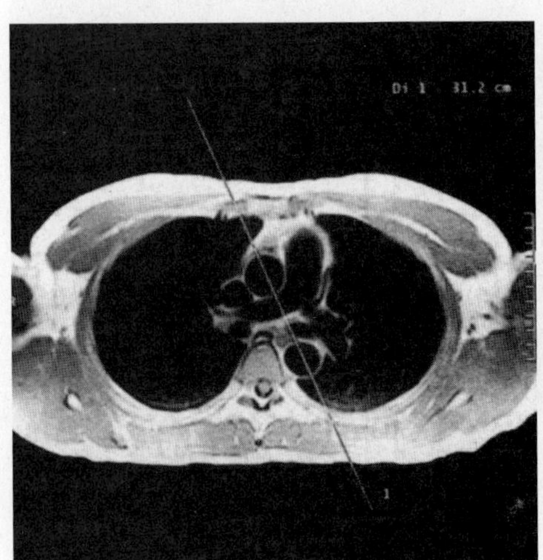
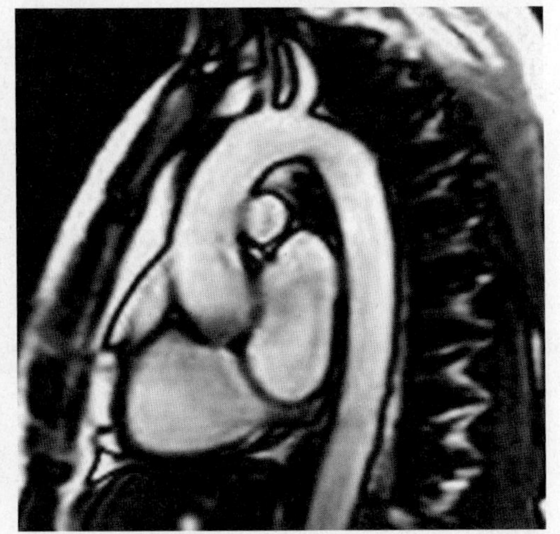

图 36-43　主动脉弓位成像定位图和效果图

2）与心电有关的参数选择:TR 在多时相中一个时间间隔单时相扫描序列为一个或数个 R-R 间期。延迟时间(TD)选择"shortest"或"minimum"(最短或最小),或设定于一个 R-R 间期的特定时间。门控不应期值选择决定于 TR,且受心律的影响,门控不应期为(0.7~0.9)×*N*,*N* 为 TR 内含 R-R 间期的个数。心律齐时选 0.9×*N*,心律不齐选 0.7×*N*。心律不应期拒绝窗:设定为 50%~70%。时相数:GRE 中设 1~64,SE 中设 1~8。时间间隔时间可设置"shortest""longest"(最长)或根据需要设置。

(三) 图像后处理与打印排版建议

心脏 MRI 常规成像序列不需要做特殊的图像后处理。可根据具体心脏病变挑选重点层面进行打印排版。T_1WI 与 T_2WI 分别排版打印各一张;如有增强图像选取多期图像。

(四) 检查技术要点与图像质量控制

1. 检查技术要点　心脏大血管 MRI 常规检查相关解剖生理特点包括三个方面:心脏大血管的功能解剖成像平面、心脏运动的制动与同步、呼吸运动的控制与补偿。

(1) 心脏大血管功能解剖成像平面:心脏在胸腔的位置几乎因人而异,除了使用躯体标准正交轴平面即横轴位、冠状位和矢状位进行断层成像显示外,为了对心脏有一个统一的解剖描述,美国心脏协会(AHA)在 2002 年对心脏的断层解剖成像命名进行了统一,这种断层解剖成像和命名方式能准确显示各种重要的解剖标记,并采用统一的心肌节段命名方式,在遵循惯例和现存标准的前提下,使其适用于超声、核医学、CT 和 MRI 等不同的影像设备。临床实践中常规采用左室长轴位、四腔位、短轴位、三腔心位(左室流入、流出道位)、主动脉瓣位及主动脉弓位、肺动脉瓣位及肺、静脉位等显示各相关的腔室及大血管,使获得的心脏断层图像与AHA推荐标准更接近。统一标准定位方式在同一个体之间重复性更好,不同个体之间可比性好,有利于不同疾病状态下建立统一判断标准。

(2)心脏运动的制动与同步:心脏的显著特征是周期性运动,这种运动的周期性体现为心电活动的节律性,成像过程中心脏运动主要通过心电门控实现同步控制。心电门控的信号包括心电图(ECG)、心电向量图(VCG)和指端脉搏(PG)三种。检查心电门控或指端脉搏门控是否安装好,符合检查需要,选择适当的触发延迟时间(TD),在收缩末期或舒张末期采集数据,以相对冻结心脏运动及减少大血管搏动和血流伪影。同步控制方式包括前瞻性和回顾性两种,前者指在QRS触发的预定时间点采集指定的数据进行成像,后者只在多个心动周期内非选择性连续采集数据,通过数据与QRS波的时间关系重新对数据排序筛选并形成图像。前者控制和处理,但容易受心律不齐的影响而降低图像质量;后者可以降低心律不齐对图像质量的影响,但高场条件下射频特异吸收率(SAR)升高。

另外,心脏周期性节律运动的制动方法是分段k空间采集,在梯度回波序列中,完成256个相位编码的图像需要的时间为TR×256,一般在800ms以上,相当于心率75次/min的一个完整心动周期,这种状态得到的图像其运动伪影是不可以接受的,为了解决此运动问题,假定每个心动周期相同延迟时间的心脏位置和形态是完全一致的,将相位编码数划分为若干部分,每个部分在不同心动周期的相同延迟时间完成采集这样若干次采集的总和构成一个完整的k空间并形成图像,这种分段k空间方式有效解决了心脏运动的同步控制,其缺点也是很明显的,即必须满足每个心动周期相同延迟时间的心脏位置和形态是完全一致的前提条件,心律不齐是导致分段k空间采集图像运动伪影主要原因,因而心律不齐患者不是心脏MRI检查的适应证。

心脏运动相位是生理学概念,描述在一定延迟时间的心脏运动形式。根据心脏相位运动特点,可将心脏成像方式划分为单相位成像(single phase)和电影成像(cine)两种方式。单相位成像是指在固定延迟时间利用分段k空间方式在多个心动周期完成图像采集,显示指定延迟时间的心脏形态,目前多数成像均为单相位成像,如反转FSE序列、HATSE序列、心肌延迟强化序列等。电影成像利用分段k空间方式完成心动周期内若干个连续的单相位,连续播放后形成类似电影的成像效果,用于评价心脏的功能。在进行心肌灌注成像时需要用到多时相的概念,为了心肌灌注的过程,一般需要两个心动周期完成一次6~8层心脏单相位成像,但需要重复*N*次(多时相)以观察对比剂动态流入-流出过程。

(3)呼吸运动的控制与补偿:心脏位于膈肌上方,随呼吸而上下运动,进行心脏成像不仅要控制心脏自身的运动,还需要控制呼吸运动。目前控制呼吸运动的方式有两种,屏气扫描和呼吸导航回波触发扫描。人体可以耐受的屏气时间一般<20s,相当于24次心跳的时间,屏气扫描可以选择呼气末屏气或吸气末屏气,以最大程度保持膈肌位置的恒定。呼吸运动另外一种控制方式是呼吸导航回波触发。其基本原理是利用肺肝界面信号差异触发扫描,在肺肝界面施加柱状选择性激发脉冲,通过肺(空气)和肝脏的信号差异定位膈肌位置,从而在指定的阈值范围实现选择性触发或者进行图像空间位置编码。利用导航回波触发的自由呼吸采样,有利于提高空间分辨力和改进时间分辨力,更多用在冠脉MRI方面。

(4)黑血对比成像:黑血对比主要通过流空效应或者施加双反转脉冲消除感兴趣区的血流信号,以突出显示心肌及周围结构,对心肌和心包病变的诊断有十分重要的作用,例如显示心肌梗死和心内膜下血栓形成。常规SE/FSE序列利用血液流空效应和空间预饱和技术,可以达到血流抑制的效果,但是这些序列对呼吸或心跳的运动补偿不充分,血流不充分,容易产生伪影,已经被双反转FSE(DIR-FSE)序列代替。DIR-FSE序列使用层面选择和非层面选择两个180°准备脉冲消除血流信号。静止组织的质子经历两个180°脉冲,磁化矢量充分恢复其信号可以被检测;而流动的质子仅接受第二个非层面选择反转脉冲,当流动血液的纵向磁化矢量恢复至0的时间进行采样时,流动血液质子信号为0,血流信号被抑制。在DIR-FSE的基础上可以施加选择性脂肪反转脉冲,获得脂肪抑制的效果,这种序列称三反转FSE序列,对心脏肿瘤、心包和心肌病变的鉴别诊断具有重要意义。另外,DIR-FSE序列血流信号抑制效果与血液T_1值相关,任何改变血流T_1值的因素如Gd对比剂,都会影响血流的抑制效果,由于默认的TI时间是抑制血流的,因此不建议在注射 Gd 对比剂后进行 DIR-FSE 检查。

（5）亮血对比成像：亮血对比指在不使用对比剂的前提下实现血流的高信号对比，从而实现对心腔和血管腔的显示，可以单相位成像以显示形态，也可以电影成像方式显示心脏的运动功能。亮血序列主要是梯度回波序列，以平衡稳态自由进动（balance steady state free procession，Balance-SSFP）为主要序列。不同厂商对 Balance-SSFP 命名不同，GE、SIEMENS、PHILIPS 分别称其为 FIESTA、true FISP、Balance-FFE，一般的梯度回波通过在频率编码梯度施加相位重聚梯度血流复相形成高信号，而 Balance-SSFP 序列在 X、Y、Z 三个方向均施加相位重聚梯度，并保持纵向和横向磁化矢量恒定，从而实现信号的稳态，获得较高的信噪比，在心脏大血管中广泛应用，如电影成像、冠状动脉血管成像和各种实时成像。

形态学平扫显示心脏大血管形态和磁共振信号特征，包括心肌、心腔、瓣膜、心包、血管壁、血管腔等结构。采用黑血技术，心肌和血管壁呈中等灰色信号强度，心腔和血管腔呈流空黑色信号，如果在双反转 FSE 序列上心肌呈高信号，或者怀疑心包病变、致心律不齐的右室发育不良等，需加增脂肪抑制的三反转 FSE 序列，此时图像应抑脂均匀。采用亮血技术，心肌和血管壁仍呈中等灰色信号强度，心腔和血管腔则呈白色高信号，应尽量避免由于磁敏感效应和血液流动而产生伪影。以上序列都需适当调节 TR 或 TD 时间，使采集窗落在心动周期的收缩末期或舒张中期，相对制动心跳或血管搏动和呼吸运动。各腔室及大血管扫描方位统一按 AHA 心脏的断层解剖成像命名，且断层角度和方位标准。提供真实可靠的诊断依据。

2. 图像质量控制

（1）图像基本要求

1）形态学平扫：成像方位角度标准，无严重呼吸运动伪影、心脏血管搏动伪影及磁敏感伪影。显示心脏大血管形态包括心肌、心腔、瓣膜、心包、血管壁、血管腔等结构。

2）心脏磁共振电影成像：成像方位角度标准，显示心脏的全心功能和心肌局部功能。全心功能测量需短轴位扫描，范围覆盖完整左心室，无间隔连续从心尖到心底房室沟水平逐层扫描。

3）胶片打印建议：T_1WI 与 T_2WI 分别排版打印各一张；如有增强图像选取多期图像。

（2）图像质控要求

1）图像能满足影像诊断的需要：图像上显示——①包括范围。常规检查包括全部心脏；心脏短轴位电影序列包括从基底部至心尖的整个左心室；其余电影序列必须包括从左心房中间部至左心室中间部的单层垂直扫描；增强检查包括短轴位上从心尖至基底部的整个左心室。②显示的体位：各序列图像上，显示体位标准。③组织间对比。各序列图像均有较高的信噪比，能清楚显示心脏各心腔、心肌及心包情况以及主动脉流出道，病灶显示清晰。

2）图像上的信息准确。①图像上文字信息：应包括医院名称、患者姓名、性别、年龄、检查号、检查日期和时间、设备型号、表面线圈、FOV、矩阵数、当前层面的序列号和图号及位置、TR 和 TE 时间、层厚和层间隔、激励次数、左右标识、窗宽和窗位及比例尺；字母、数字显示清晰；图像文字不能遮挡图像中感兴趣部位影像。②图像上影像信息：图像按解剖顺序排列，无层面遗漏及错位；图像中的影像的大小及灰度要适中；各房室腔与房室壁、房室间隔间及与病变间的对比良好，无各种原因所致的伪影。

3）图像质量的等级评价

0 级：图像无法观察，心脏解剖结构显示不清，不能诊断。

1 级：图像上，各心腔及心肌边缘显示模糊，具有明显的呼吸运动伪影，心脏周围及图像背景干扰严重，不能达到诊断要求。

2 级：各心腔及心肌边缘显示欠清晰，或略有呼吸运动伪影，心脏周围及图像背景略有干扰，但是基本不影响诊断。

3 级：各心腔及心肌边缘显示清晰，无呼吸运动伪影，心脏周围及图像背景无干扰，符合诊断要求。

图像质量必须达到 2 级或 3 级方可允许打印图片及签发报告。

（五）特殊病变的检查技术

1. 后天性心脏病　冠状动脉硬化性心脏病 MRI 的优势在于对心脏的一站式检查，即一次检查可得到形态、功能、心肌灌注和心肌活性评价等多项综合信息，必要时亦可行冠脉 MRA 成像。在心肌缺血时，可根据心室壁的运动减弱，每搏输出量、射血分数及心室壁压力参数的测定做出诊断。在急性缺血期，心肌局部 T_2WI 上信号强度增加，室壁运动减弱，心肌梗死后可见心室腔扩大或室壁瘤形成。利用 MR 评估心肌活性，包括延迟增强和小剂量多巴酚丁胺负荷试验。坏死心肌会出现显著的透壁延迟强化，而且小剂量多巴酚丁胺不会恢复其正常的收缩运动。而顿抑或冬眠心肌通常表现为非透壁的延迟强化，特别是在多巴酚丁胺的刺激下，其心肌功能障碍可短暂恢复，为临床治疗提供指导。高血压心脏病和风湿性心脏病主要以形态学和心脏磁共振电影成像为主要成像技术，用以评价心脏形态和瓣膜以及心脏功能指标；而肺源性心脏病则不仅行形态学和心脏磁共振电影成像，必要时辅以CE-MRA显示主肺动脉或左、右肺动脉主干明显扩张，及肺动脉主干内异常信号影，即肺动脉栓塞情况。

2. **心肌病**　心肌病指主要侵犯心肌的病变，心肌病一般分为原发性与继发性两大类。根据其临床表现与病理机制又分为扩张型心肌病、肥厚型心肌病、限制型心肌病、致心律失常性右室心肌病、左室心肌致密化不全、心肌炎等。对心肌病的诊断与鉴别诊断，MRI的优势也在于对心脏的一站式检查，即一次检查可得到形态、功能、心肌灌注和心肌活性评价及延迟增强等多项综合信息。其延迟强化反映纤维瘢痕的分布，一般位于中层心肌及外膜下心肌，如肥厚型心肌病室间隔与右室游离壁交界处斑片状强化常见于猝死的无症状的青少年患者，因此一站式心脏MRI有望对肥厚型心肌病进行危险性分级。MRI可对部分限制型心肌病行病因分析：血色素沉着病患者的心肌内低T_2WI信号影显示心肌受累情况；而弥漫性内膜下心肌延迟强化则是心肌淀粉样变性的特征性表现。对于心肌致密化不全，延迟强化的范围与射血分数显著相关，与室性心律失常及左心衰的危险性显著相关。另外，左室游离壁外膜下心肌的斑片状强化提示人类细小病毒B19（PV19）感染，室间隔中层带状强化主要提示人类疱疹病毒6型（HHV6）或PVB19感染。因此，心肌病MRI一站式检查对于临床诊断与治疗具有极其重要的作用。

3. **心包疾病**　MRI可采用双反转或三反转黑血技术和亮血技术，根据心包积液的信号强度有所不同，鉴别心包积液的性质。心包积液吸收不彻底，可引起心包肥厚、粘连，并可逐渐发展成缩窄性心包炎，致心脏活动受限，进而产生功能异常。MRI为鉴别缩窄性心包炎和限制型心肌病提供了最佳的影像学诊断手段。

4. **心脏肿瘤性病变**　心脏原发肿瘤绝大多数为良性，其中以左心房黏液瘤最多见，SE序列上多呈均匀或不均匀中高信号并随心动周期改变。其次是恶性肉瘤，以右心房壁最常见，SE序列肿瘤常呈混杂信号，以高中信号为主。心脏的继发肿瘤多位转移瘤，侵犯心包可有心包积液，侵犯心肌可有心律失常或心力衰竭，累及大血管导致上腔静脉、下腔静脉或肺静脉狭窄阻塞等。MRI清楚显示病灶所在及上述继发性异常改变。根据心脏肿瘤的特点，MRI检查以黑血和亮血技术为主，根据肿瘤在T_1WI和T_2WI图像上信号的演变过程，鉴别肿瘤的性质。Gd-DTPA的增强扫描有助于肿瘤的鉴别诊断，必要时辅以心脏电影成像判断肿瘤是否侵犯心瓣膜或是否影响心脏功能。

三、心脏大血管MRA技术

心脏大血管MRA因受生理运动的影响，通常采用CE-MRA、超短TR、超短TE（如TR/TE = 5/2ms）的三维梯度回波序列，静脉注射对比剂Gd-DTPA后，血液T_1值明显缩短，而血管周围背景组织的质子由于短TR而明显饱和，加上脂肪抑制技术，二者形成鲜明的对比。它克服了血液的饱和效应及相位效应引起的信号丢失，不受血流方向的影响。超短TR可采用屏气技术，去除运动伪影，三维成像提高了空间分辨力。

（一）适应证

先天性心脏病，主动脉瘤、主动脉夹层等大血管病变、肺血管畸形等。

（二）检查技术

1. **线圈及序列**　体部相控阵线圈或体线圈。采用3D-超快速梯度回波序列，如3D-FLASH，3D-FISP等。

2. **扫描方法**

（1）体位：同心脏大血管MRI。

（2）成像方位：心脏大血管MRA应在常规MRI形态学成像的基础上施行，一般取冠状面成像。

（3）扫描参数：TR选最短（5~7ms），TE选最短（1~6ms），激励角20°~45°，激励次数0.5或1次，冠状面成像，FOV 400~480mm（矩形），矩阵（100~192）×（400~512），层厚1~3mm，层间隔0，3D块厚及层数以覆盖心脏大血管为准，即包含心脏前缘及降主动脉后缘，脂肪抑制，单次扫描时间约14~25ms，重复扫描2~4次，获取不同时间的血管造影像，每次间隔5~8s（供受检者换气）。对比剂Gd-DTPA总用量0.2~0.4mmol/kg体重，高压注射器或手动静脉注射，注射速度 3ml/s 或前半部 3ml/s，后半部 1ml/s 维持，随后等速、等量或半量注射生理盐水。

（4）成像方法：以 19G 穿刺针建立肘静脉通道，用 1.2m 长的连接管相连，其远端接三通开关，三通的另两端分别接上 50ml 生理盐水和 0.2～0.4mmol/kg 体重的对比剂，采用高压注射器，以 3ml/s 速度注射对比剂后，嘱受检者吸气—呼气后屏气，开始造影扫描，可进行多次（多期）扫描。

在成像过程中，注射对比剂后开始扫描的时间，是 CE-MRA 成败的关键。这一时间的确定，可用公式计算：

$$T_d = T_p - T_i/2 - T_a/2 \qquad (式\ 36\text{-}1)$$

T_d 为开始注射对比剂到开始动态扫描的时间，T_p 为心脏大血管内对比剂达峰值的时间，T_i 为注射对比剂时间，T_a 为单次扫描时间。

目的是让血管内对比剂浓度达高峰时的数据采集线置于 k 空间中心，以保持最大的造影对比。每次扫描嘱受检者吸气—呼气后闭气扫描，各次扫描间隔约 5～8 秒，供受检者换气。也可采用高级智能血管对比剂追踪成像序列。该软件操作者不必估算 T_d 时间，启动造影扫描序列后，开始高压静脉注射对比剂，MRI 系统自动探测兴趣区（操作者预先设置）血管对比剂浓度，当浓度达到一定预设值，例如 20% 血管对比剂浓度时，系统即提示 5～8 秒后开始数据采集。此 5～8 秒为受检者吸气—呼气—闭气的时间，由操作者预先设定，此时间完毕，系统即自动进入血管造影数据采集扫描。

（三）图像后处理与打印排版建议

扫描所得原始数据经 MIP 重建，可分别得到心脏大血管动、静脉循环过程中的不同时期的影像。可对兴趣区作局部多次再重建（图 36-44）。重建后的图像可挑选不同方位 MIP 图进行放大排版打印。

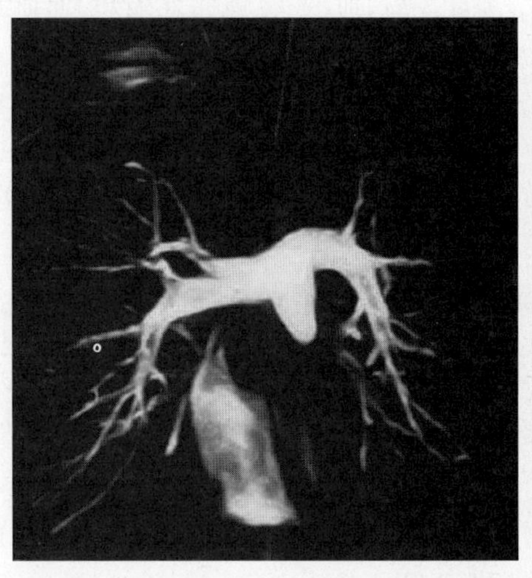

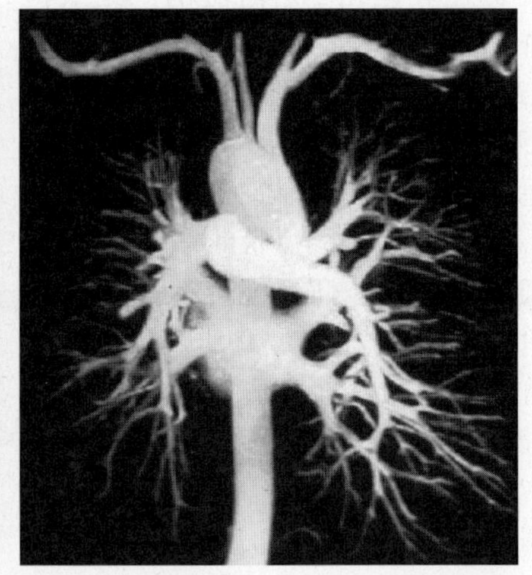

图 36-44　心脏大血管 CE-MRA 造影

不同期相分别显示肺动脉和主动脉。

（四）检查技术要点与图像质量控制

1. 检查技术要点　大血管病变包括动脉和静脉两个方面，磁共振成像对大血管病变的检查包括造影增强和非造影增强两种方式。非造影增强的黑血技术和亮血技术同样可以用在大血管成像中。如亮血技术 Balance-SSFP 序列在显示血管方面同样具有优势，不仅可以显示血管腔，还可以以电影成像的方式观察血流和血管壁运动状态，但如观察动脉瘤的血栓和内膜片的情况，需要黑血技术和 CE-MRA 进行鉴别和显示。

CE-MRA 使用三维扰相梯度回波 T_1W 序列，结合心脏大血管解剖特征，采用屏气扫描，遵循 CE-MRA 成像原则使对比剂在靶血管中达到峰值浓度时进行采样，同时选择合理的重建方式显示靶血管。

时间分辨力增强 MRA，又称为动态 CE-MRA，充分利用 k 空间中心部分决定图像组织对比的特性，将 k 空间中心部分随时间顺序重复采集 N 个时相，将 k 空间周围部分分配到不同时相采集，并利用 k 空间减影技术，达到类似 DSA 血管造影的显示效果，弥补了常规 3D-CE-MRA 只能静态显示血管形态的不足，对一些先天性心脏病、大血管畸形及动静脉瘘的诊断具有实用价值。但为获得较高的时间分辨力，空间分辨力有所降低。

心脏大血管的轮廓及空间位置显示良好，屏气采集，采用蒙片减影和脂肪抑制技术使背景抑制良好，增加血管显示的对比度。如怀疑锁骨下动脉盗血综合征，或者需要动态显示血管充盈状态时，可选用时间分辨力 CE-MRA，成像血管充盈过程各时相连续显示，犹如 DSA，提供真实可靠诊断信息。

2. 图像质量控制

（1）图像基本要求：

1）显示心脏大血管动脉像及静脉像。

2）靶血管对比剂处于峰值浓度，图像信息真实可靠。

3）无明显运动伪影。

4）提供后处理 MIP 重建多角度旋转三维血管图。

（2）图像质控要求：

1）图像能满足影像诊断的需要：①包括的范围——图像要包括完整的胸主动脉，从主动脉瓣至膈肌裂孔，其中包括主动脉弓分支血管。②显示的体位——显示体位标准，斜冠状位图像上可显示胸主动脉全貌。③组织间对比——在各序列图像上，图像的信噪比高，胸主动脉结构解剖清晰，与图像背景有良好的对比。

2）图像上的信息准确：①图像上文字信息——应包括医院名称、受检者姓名、性别、年龄、检查号、检查日期和时间、设备型号、表面线圈、FOV、矩阵数、当前层面的序列号和图号及位置、TR 和 TE 时间、层厚和层间隔、激励次数、左右标识、窗宽和窗位及比例尺；字母、数字显示清晰；图像文字不能遮挡图像中感兴趣部位影像。②图像上影像信息——图像按解剖顺序排列，无层面遗漏及错位；图像中的影像的大小及灰度要适中；胸主动脉内信号均匀，其病变可清楚分辨，无呼吸运动伪影及设备所致伪影。

3）图像质量的等级评价：

0 级：图像无法观察，胸主动脉结构显示不清，伪影严重，不能诊断。

1 级：胸主动脉边缘显示模糊，具有明显的呼吸运动或动脉搏动伪影，周围及图像背景干扰严重，不能达到诊断要求。

2 级：胸主动脉边缘显示欠清晰，或略有呼吸运动或动脉搏动伪影，周围及图像背景略有干扰，但是基本不影响诊断。

3 级：胸主动脉边缘显示清晰，无呼吸运动或动脉搏动伪影，周围及图像背景无干扰，符合诊断要求。

图像质量需达到 2、3 级方可允许打印图片和签发报告。

（五）特殊病变的检查技术

1. 先天性心脏、大血管位置和连接异常检查　以形态学平扫、心脏磁共振电影成像及 CE-MRA 为主要成像手段，以显示房室及大血管之间的畸形及血液循环关系。扫描序列以屏气扫描亮血序列为主，黑血序列为辅；扫描方位为冠、矢、轴加以显示大血管的最佳方位为主，如主动脉全长位、肺动静脉位等；合并其他房室畸形时加做四腔位。

2. 先天性心脏病　绝大部分以婴幼儿为主，MRI 多在镇静状态下实施，通常需要快速准确实施检查方案。建议首先行冠、矢、轴三方位多层心脏磁共振电影成像，以判断畸形的部位和血流情况，在根据已有图像显示做相应方位用以提供最佳的诊断信息，必要时行 CE-MRA 或动态 CE-MRA 了解畸形所在和功能、解剖房室及血流动力学的变化。

3. 大血管病变　如主动脉瘤，MRI 平扫及电影可显示主动脉内腔、管壁及其周围组织结构的关系等及血流动态变化，行 CE-MRA 三维成像，有利于显示主动脉瘤的形态、大小、类型、病变的纵行范围、瘤壁、附壁血栓及瘤体与主动脉主支的关系。对于主动脉夹层，MRI 平扫及电影成像分别用于观察夹层的解剖变化和血流动态，大视野、多方位直接成像，无需对比剂，即可明确显示内膜片、壁内破口，显示真假腔及腔内血栓、分支受累等主要征象，能满足分型的诊断要求，必要时行 CE-MRA 进一步显示。

四、冠状动脉 MRA 扫描技术

冠状动脉细小、弯曲，又受心跳、呼吸的影响。近年来的磁共振超高速成像序列的发展，及后处理软件的开发，使冠脉 MRA 在临床中得到应用。MRA 能较好地显示左主干、左前降支、左回旋支和右冠状动脉以及一些分支动脉。

（一）适应证

缺血性心脏病，冠状动脉先天畸形，血管成形术后随诊等。

（二）检查技术

1. 线圈及序列　线圈同心脏大血管 MRI。序列可采用二维闭气超快速梯度回波序列或三维自由呼吸导航全心采集快速梯度回波序列。

2. 体位　同心脏大血管 MRI。

3. **扫描方法**

（1）二维闭气超快速梯度回波序列：该序列主要技术为二维成像、脂肪抑制、心电门控、k 空间分段采集、超快速梯度回波。

1）成像方位：以显示冠状动脉为目的而设置扫描方位。常规作心脏横断位，垂直于室间隔的心脏短轴位和右前斜 30°横断位，以及能最大程度显示冠状动脉的任意方位成像。①先行横状面、矢状面、冠状面三平面定位像扫描；②以冠状面显示主动脉根部的层面为定位像，进行横断面成像，可显示左右冠脉起始部及部分左冠状动脉前降支（LAD），并于左右心室层面显示室间隔；③以冠状面显示室间隔的层面为定位像，自心右缘至室间隔左缘进行平行于室间隔的斜切面扫描，显示心右缘冠状沟（即房室沟），左冠状动脉前降支；④以③中显示冠状沟的图像为定位像，作平行于房室沟的斜切面扫描，可显示左冠状动脉回旋支（LcX）和右冠状动脉（RCA）；⑤以③中显示左冠状动脉前降支的层面为定位像，分别作正切于室间隔层面心表面前缘上部和前缘下部的斜切面扫描，显示左冠状动脉前降支大部。

2）扫描参数：TR 选最短（约 7～10ms），TE 选最短（1.5～8ms），层厚 1.0mm～2.0mm，层间隔 0，激励角 20°～30°，FOV 280mm，矩阵（128～280）×（256～300），时间分辨力 100～158ms，平面分辨力（1.6～2.0）mm×（1.1～1.6）mm，心电 R 波触发延迟时间 400～600ms。

（2）自由呼吸导航快速梯度回波序列：该序列主要技术为自由呼吸导航、脂肪抑制、心电门控、快速梯度回波。其优点是受检者可自由呼吸，呼吸导航功能可明显减少呼吸运动伪影。可进行二维或三维全心采集。三维采集可提高冠脉的空间分辨力。

1）成像方位：自由呼吸导航快速梯度回波序列成像过程包含三大部分。先行横状面、矢状面、冠状面三平面定位像扫描。为测定心电门控采集间期——舒张早期末至舒张中期时间，而做的四腔位电影扫描。①在冠状位定位像上设定横断面白血序列成像，显示室间隔；②在①的横断面像上，进行平行于室间隔的心脏长轴位白血序列成像；③在②的心脏长轴位像上，作平行于心尖至二尖瓣中心连线的心脏长轴位白血序列成像；④在③的心脏长轴位像上，作垂直于室间隔、平行于房室沟的心脏短轴位白血序列成像；⑤在④的短轴位像显示左右心室、室间隔的层面上，作垂直于室间隔的四腔位白血电影序列成像；⑥用电影回放键慢速回放⑤的四腔位所有图像，确定显示冠脉血流灌注较好的时间段，即舒张早期末至舒张中期的心电周期时间，作为冠脉采集时间；⑦将⑥选出的 2 个心电周期时间，代入计算软件，算出冠脉采集时间心率范围百分比（R-R Window），以备冠脉采集序列用。例如，心率为 57 次/min，心电周期全长 1 053ms，选出的显示冠脉灌注较好的舒张早期末时间（即开始冠脉采集时间）为 600ms，舒张中期时间（即结束采集时间）为 900ms，则开始采集时间位于心率的 57%处，结束采集时间位于心率的 85%处（位于心率后半部 15%），采集间期位于 57%～85%之间。将 57%设为触发窗，15%设为结束窗，作为冠脉采集序列参数选项“R-R-Window”的 2 个值。

冠脉采集序列成像是将⑦得出的冠脉采集心率范围百分比用于冠脉采集序列，进行二维或三维全心冠脉成像。三维成像方位是以能最大程度显示冠脉走行为目的的任意方位，如心脏横断位，心脏长轴位、短轴位、斜位等（同前述），也可用“3pps”法（3 点平面定位法）进行成像方位的精确定位。该法主要技术要点为：在四腔位像上逐层翻阅图像，在兴趣血管（右冠状动脉或左冠脉）走行上设定 3 个有一定距离的不同点，这 3 个点将连成一个平面，即为成像平面，可最大程度地显示冠脉的连续走行。

三维成像方位是三维采集，三维呼吸导航全心冠脉采集只需进行横断位成像，而后对 3D 原始图像进行冠状动脉走行方位 MPR 重建或其他处理。3D 块扫描范围应包含升主动脉根部，即冠状窦冠脉发出的位置至心尖膈顶。呼吸导航感应区放置于右侧膈顶最高处，使竖长方形的感应区域 1/3 位于膈顶上方肺野内，2/3 位于膈顶下方。

2）扫描参数：自由呼吸导航梯度回波序列可采用 3D-FISP，TR 选最短（取决于心率，约 7～10ms），TE 选最短（约 1.5～3ms），层厚 1.5～2.0mm，层间隔 0 或-0.5～-1mm（重叠、覆盖扫描），FOV 280～300mm，矩阵（128～280）×（256～300），3D 块厚或 2D 层数以覆盖冠脉走行为准。

（三）图像后处理与打印排版建议

影像处理可进行原始图像的手动逐层翻阅、电影连续播放翻阅，也可以进行冠脉走行方位 MPR 重建；利用设备自带或第三方研发的各种曲面重建软件，可对二维或三维冠脉成像原始图像或 MPR 图像进行三维立体曲面重建（图 36-45）。对重建后的图像进行打印排版。

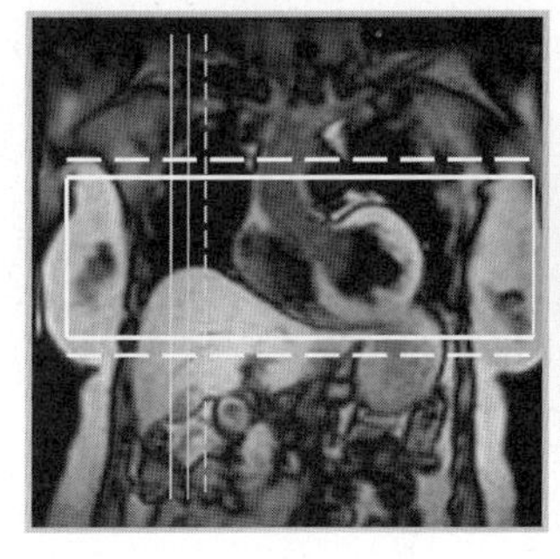
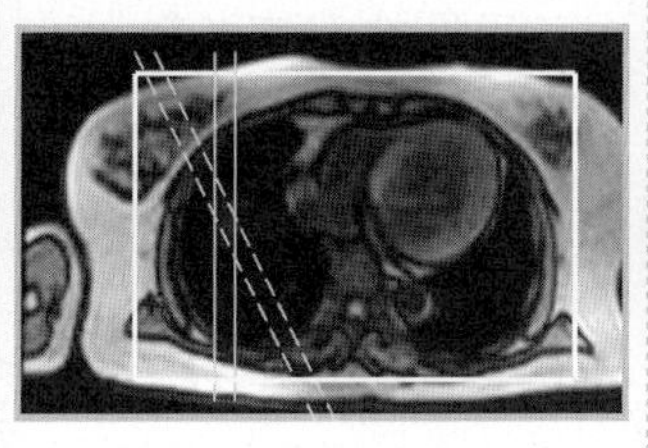
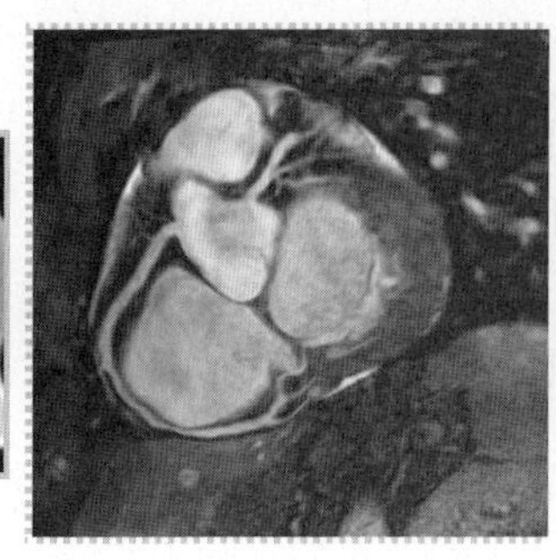
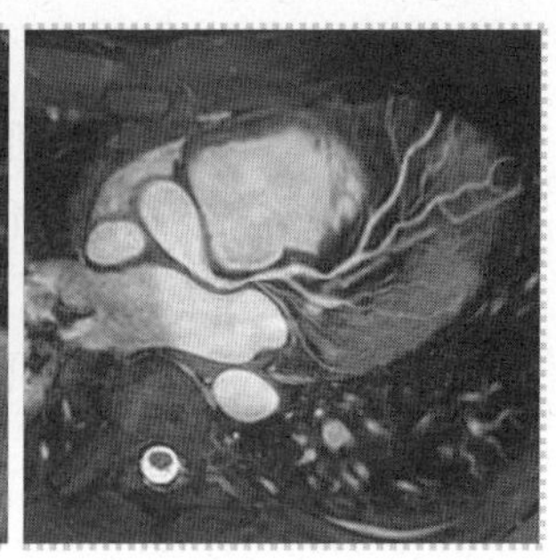

图 36-45　呼吸导航全心三维冠脉成像

依次为呼吸导航全心冠脉成像 3D 块及呼吸导航感应区设置以及经曲面重建软件处理后的冠脉血管影像。

（四）检查技术要点与图像质量控制

1. 检查技术要点　冠脉 MRA 磁共振在冠脉成像的技术尚处于研究中，包括两个主要方式："亮血"对比的冠状动脉血管成像和"黑血"对比的斑块成像。由于冠状动脉直径细小且运动方式复杂，具体的脉冲序列比较多，成像控制方式比较复杂。冠脉主要分支显示清晰，心脏运动和呼吸运动伪影制动良好。黑血技术采用高分辨图像显示斑块，特别是软斑块的显示具有独到的优势。

对于心律齐、屏气良好规律的患者，可以采用多次屏气进行单只冠状动脉的扫描，用以显示冠状动脉全貌，判断各支是否有起源异常。使用呼吸导航，并且辅助加压腹带的自由呼吸模式下采集的全心冠状动脉成像，可以使检查时间进一步缩短，一次扫描时间大约为 10～15 分钟，但现在还处于临床试验研究阶段，并未达到临床推广应用的阶段。

2. 图像质量控制

（1）图像基本要求：

1）形态学平扫：成像方位角度标准，无严重呼吸运动伪影、心脏血管搏动伪影及磁敏感伪影。显示心脏大血管形态，包括心肌、心腔、瓣膜、心包、血管壁、血管腔等结构。

2）心脏磁共振电影成像：成像方位角度标准，显示心脏的全心功能和心肌局部功能。全心功能测量需短轴位扫描，范围覆盖完整左心室，无间隔连续从心尖到心底房室沟水平逐层扫描。

（2）图像质控要求：

1）图文标识：成像参数符合要求，序列名称及增强标记等应当清晰准确。

2）检查技术：通常采用心脏专用线圈或者体部相控阵线圈来进行检查，但某些情况下心脏专用线圈有效范围较小，需要特别留意线圈的摆放以保证兴趣区域的信号强度。进行心脏 MRI 检查的患者通常有心脏问题，在采用心电门控时往往会出现 R 波丢失的情况从而延长检查时间甚至导致扫描失败，可以采用心向量触发方法来改善心电门控的质量，也要注意安抚患者以保证尽可能稳定的心率和心律。要注意至少一个标准轴位黑血序列从心脏下缘到主动脉弓上方全部囊括。

3）冠状动脉 MRA：需要采集高分辨图像，通常在对比增强后进行采集可以获得更佳的血管显示效果。

4）伪影：①呼吸、心脏和血液的流动是胸部最明显的伪影。除了检查前良好的呼吸训练以外，要注意检查 ECG 导线的连接及 ECG 轨迹，尽量保证良好的触发，扫描时间窗的选择也可以带来不同的图像质量。②心脏 MRI 通常采用相对小 FOV 进行扫描，相位编码方向、过采样范围的选择不当往往会带来额外的卷褶伪影。同时较为常用的稳态梯度回波序列由于其本身序列特性存在不可避免的暗带伪影，若此暗带伪影位于快速流动质子上时则更为严重，调整匀场或者手动调整中心频率可以削弱或者改变暗带伪影的位置从而获取更佳的图像质量。

5）图像分辨力及信噪比：心脏 MRI 往往需要较高的分辨力，然而胸部整体信噪相对低限制了分辨力的提高。另外，分辨力还受限于患者屏气能力及心率快慢的影响，还需要考虑此类患者的检查时长耐受能力。

五、磁共振成像心功能分析技术

采用心脏磁共振电影成像无创地探测心功能并进行分析，具有直观、解剖结构清晰、人为误差小、测量准确等优点，为心功能分析开拓新的检查方法。

（一）适应证

心肌病，如肥厚型心肌病、扩张型心肌病等，以及其他心脏疾患需做心功能分析等疾病。

（二）检查技术

1. **线圈及序列**　线圈同心脏大血管 MRI。白血序列及电影白血序列。

2. **扫描方法**

（1）体位：同心脏大血管 MRI。

（2）成像方位

1）定位扫描：①先作横状面、矢状面、冠状面三平面定位扫描；②在横断面像上，作平行于室间隔的左室长轴位白血序列成像；③在左室长轴位像上，作垂直于左室长轴的短轴位白血序列像。

2）心功能分析电影序列扫描确定所得短轴位像合乎心功能分析所需后，再作相同方位短轴位多层闭气电影白血序列成像，层数一般 8～10 层，包含心尖至心底房室瓣口，以保证心功能分析准确无误（图 36-46）。

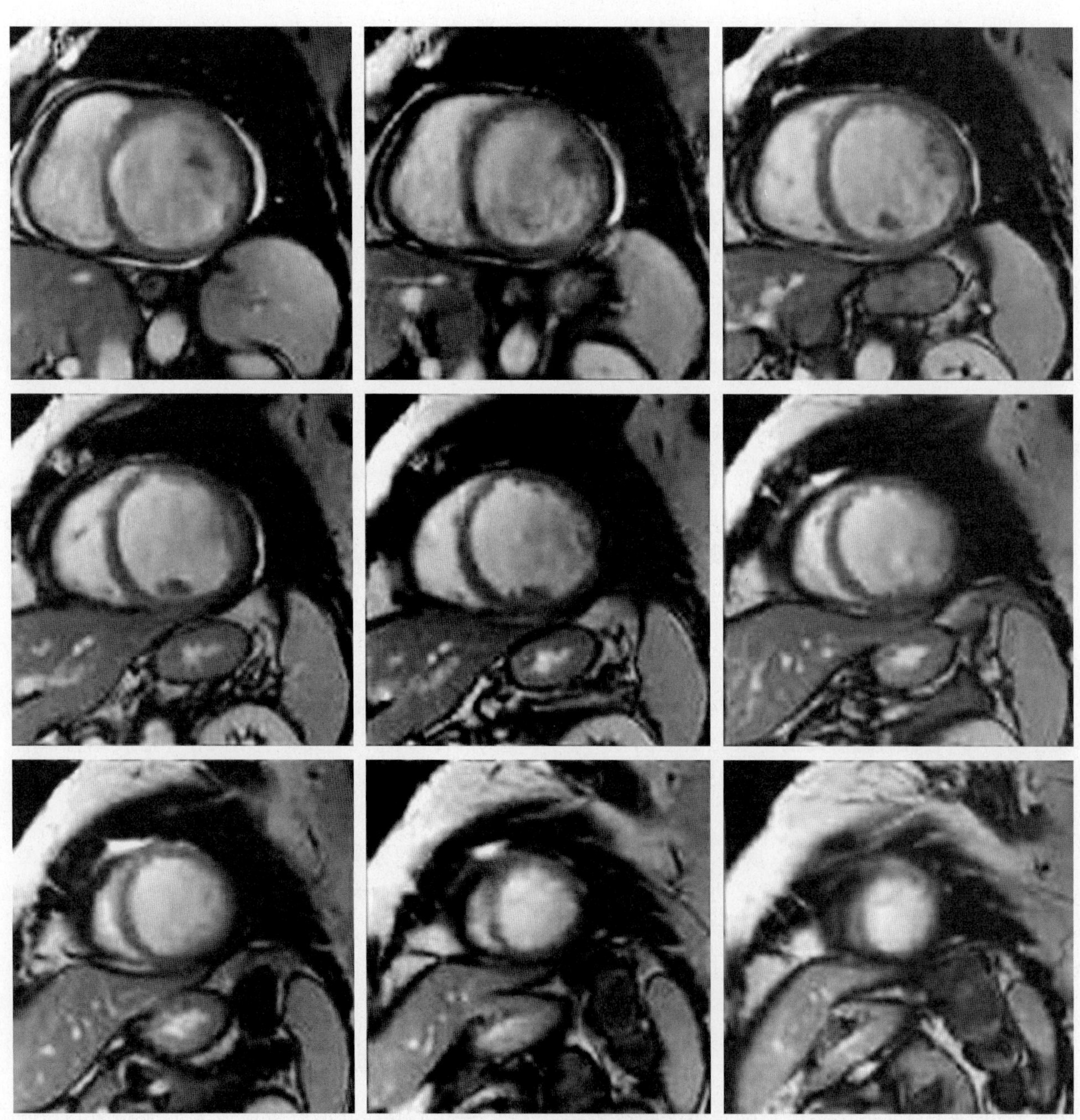

图 36-46　心功能分析成像扫描定位

短轴位电影从心底至心尖等层厚等间距逐层扫描。

（3）扫描参数：心脏磁共振电影成像可采用闭气2D-快速稳态成像序列，如2D-FIESTA、2D-B-TFE，TR选最短（由心律决定，超高场机型可短至3.8ms），TE选最短（可短至1.6ms），激励角45°，层厚6～8mm，FOV 280～300mm，矩阵（126～280）×（256～300），30个相位。

（三）图像后处理与打印排版建议

1. 将整个心动周期的数层短轴位电影图像输入心功能分析软件包，用手动或半自动可分别在舒张期、收缩期对左室、右室的内侧壁勾画轮廓。

2. 产生心脏功能报告表，内容包括心肌肌块（平均肌块、肌块标准差）、LV腔容积（EDV-0相位、ESV-6相位、第二EDV-14相位）、心功能（射血分数、每搏输出量、心脏搏出、峰射血率、高峰充盈率）、时间数据（收缩期持续时间、舒张期持续时间、高峰充盈时间及心率）及舒张末期容积差等。

3. 产生左室容积以及容积变化率曲线。

4. 心肌厚度分析。在已勾画的心室心肌内侧壁的基础上再勾画其外侧壁轮廓，确定放射状区域，并计算结果，以表格或“牛眼”图的形式显示出来，包括心肌厚度的百分比、厚度差和绝对厚度（图36-47）。

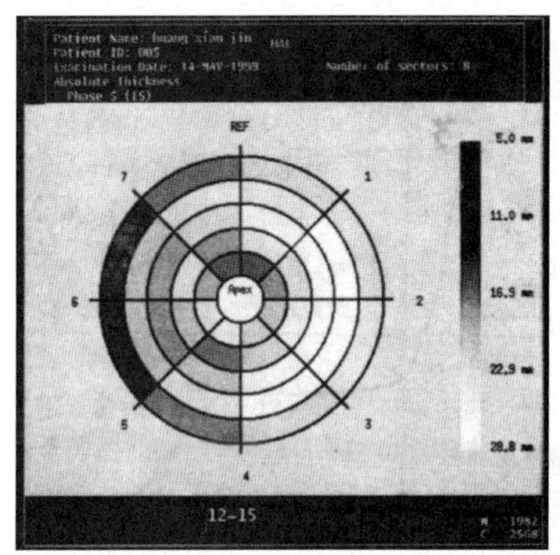

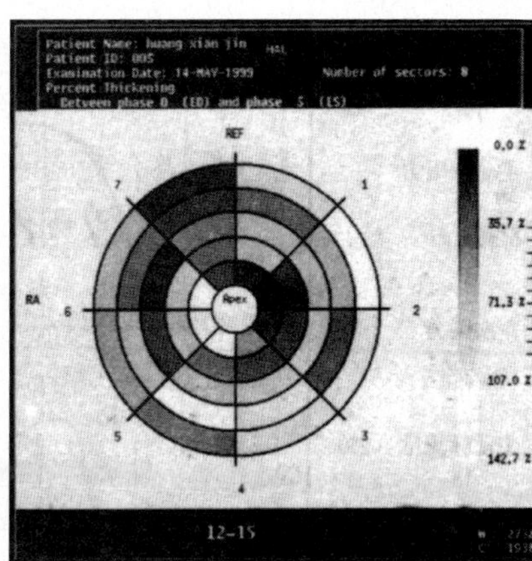

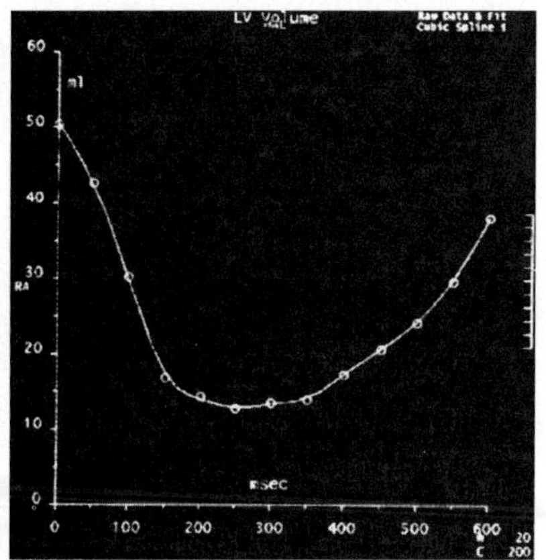

图36-47　左心室心肌厚度分析和左室容积变化率曲线图
勾画室壁内、外轮廓，并描绘心肌厚度“牛眼图”。

5. **心脏磁共振几何和功能评价**　MRI心脏图像特别适用于几何和功能评价，这主要是基于MR心脏图像良好的空间对比度、自由选择层面方位以及良好的心肌和血液对比。而心肌和心室的几何测定在心脏疾病诊断中非常重要，内容包括：心室容积、心肌肌块、左室和心肌的区域功能、心室的时间-容积曲线。

（1）心室容积计算：利用短轴位电影多层采集图像可获得心室舒张末期容积（EDV）和心室收缩末期容积（ESV），每搏输出量（SV）和射血分数（EF）即可计算出：

$$SV=EDV-ESV \quad （式36-2）$$

$$EF=(SV/EDV)\times 100\% \quad （式36-3）$$

（2）正常心肌的密度值为1.05g/cm³。

（3）心脏运动过程压力、容积随时间变化。

（4）心脏血流动力学正常值见表36-1。

表36-1　心脏血流动力学正常值

	CO	CI	SV	SVI	EF	EDV	ESV
左心室	3.7～7.5	2.4～2.6	53～83	30～65	55～75	79～154	28～67
右心室	—	—	28～70	—	54～79	48～100	13～37

注：CO——心输出量（L/min）；CI——心指数（$L\cdot min^{-1}\cdot m^{-2}$）；SV——每搏输出量（mL）；SVI——每搏输出指数（mL/m^2）；EF——射血分数（%）；EDV——心室舒张末期容积（左室舒张末期容积）（mL）；ESV——心室收缩末期容积（左室收缩末期容积）（mL）；CO＝SV×心率（次/min）；CI＝CO/A；SV＝EDV-ESV（左室）；SVI＝SV/A；EF＝（SV/EDV）×100%。

6. **打印排版**　建议挑选心脏逐层短轴、两腔心、三腔心、四腔心、左右室流出道等电影成像中舒张末期及收缩末期图像进行放大排版打印。

（四）检查技术要点与图像质量控制

1. **检查技术要点**　显示心脏的全心功能和心肌局部功能成像与分析、瓣膜的运动、心脏与心肌的形态学检查。一般采用梯度回波 Balance-SSFP 序列,也可采用施加网格状脉冲进行心肌标记成像,每个 R-R 周期 15～20 心动时相。全心功能测量需短轴位 6～8mm 层厚、连续层面覆盖从心尖到心底房室沟水平,房室沟水平不能省略,因此层面可以同时显示 3～4 个心脏瓣膜;心脏运动功能观察还要补充平行与室间隔的左室长轴位、四腔位、三腔心位、左室流出道位、右室流出道位,部分复杂疾病状态,心脏发生扭曲转位时,可加扫横轴位帮助解剖结构识别。心脏磁共振电影成像需患者心律整齐。严重心律失常患者电影图像质量难以控制,可以加扫实时电影成像序列帮助临床诊断分析。

2. 图像质量控制

(1) 图文标识:成像参数符合要求、序列名称及增强标记等应当清晰准确。

(2) 检查技术:通常采用心脏专用线圈或者体部相控阵线圈来进行检查,但某些情况下心脏专用线圈有效范围较小,需要特别留意线圈的摆放以保证兴趣区域的信号强度。进行心脏 MRI 检查的患者通常有心脏问题,在采用心电门控时往往会出现 R 波丢失的情况从而延长检查时间甚至导致扫描失败,可以采用心向量触发方法来改善心电门控的质量,也要注意安抚患者以保证尽可能稳定的心率和心律。要注意至少一个标准轴位黑血序列从心脏下缘到主动脉弓上方全部囊括。

(3) 伪影:

1) 呼吸、心脏和血液的流动是胸部最明显的伪影。除了检查前良好的呼吸训练以外,要注意检查 ECG 导线的连接及 ECG 轨迹,尽量保证良好的触发,扫描时间窗的选择也可以带来不同的图像质量。

2) 心脏 MRI 通常采用相对小 FOV 进行扫描,相位编码方向、过采样范围的选择不当往往会带来额外的卷褶伪影。同时较为常用的稳态梯度回波序列由于其本身序列特性存在不可避免的暗带伪影,若此暗带伪影位于快速流动质子上时则更为严重,调整匀场或者手动调整中心频率可以削弱或者改变暗带伪影的位置从而获取更佳的图像质量。

3) 对于瓣膜关闭不全的患者,高速反流血液导致的伪影在稳态梯度回波白血序列上较为明显,此时加做一个常规梯度回波序列可以大大减少伪影,较好的观察瓣膜。

(4) 图像分辨力及信噪比:心脏 MRI 往往需要较高的分辨力,然而胸部整体信噪比相对低,限制了分辨力的提高。另外,分辨力还受限于患者屏气能力及心率快慢的影响,还需要考虑此类患者的检查时长耐受能力。

(5) 增强扫描:心脏的钆对比剂增强可以更好显示心脏肿块,心肌延时强化扫描可以良好的显示梗死区域。

六、心血管系统 MRI 血流定量分析

流量测量是心血管磁共振检查的重要补充部分。主要涉及主动脉、肺动脉、冠状动脉等主要动脉的流速测定及流量估算。

(一) 主动脉血流定量分析

1. 适应证　主动脉流速测定及流量估算等。

2. 检查技术

(1) 线圈及序列线圈同心脏大血管 MRI。序列采用黑血序列定位扫描,血流定量测量采用 2D-PC 相位对比流速编码梯度回波电影序列。

(2) 扫描方法

1) 体位:同心脏大血管 MRI。

2) 成像方位:①定位像扫描——在 3plan-三平面定位像上,作主动脉弓位黑血序列扫描。层面设置方位:在冠状面定位像上转动扫描层面使其通过主动脉的流出道及主肺动脉,在肺动脉分叉高度显示升、降主动脉断面的横断面图像上使层面同时经过升、降主动脉断面,获得主动脉弓位成像(倾斜矢状面像)。②血流定量测量序列扫描:在定位像获得的主动脉弓位像上,作垂直于升、降主动脉方位的流量测量序列成像(图 36-48)。

3) 扫描参数:①推荐流体定量测量扫描序列为 2D-PC 相位对比流速编码梯度回波电影序列,例如 2D-FLASH,流速编码(venc)250cm/s,TR 20～40ms,TE 5～10ms,激励角 20°～30°,层厚 4～6mm,FOV 280～300mm,矩阵(160～256)×(256～300),30 个时相。用以评价每搏输出量及主动脉瓣功能。②采用上述参数,用冠状位或主动脉弓位,即平行于层面的动态观察图像,venc 250cm/s。用以显示主动脉夹层。③采用上述参数,用显示主动脉瓣口的冠状位或矢状位,即平行于层面的动态观察图像,venc 500cm/s。④采用上述参数,垂直于平面的定量测量图,Venc 500cm/s。用于评价、测量主动脉瓣狭窄的近端与远端的流体情况。

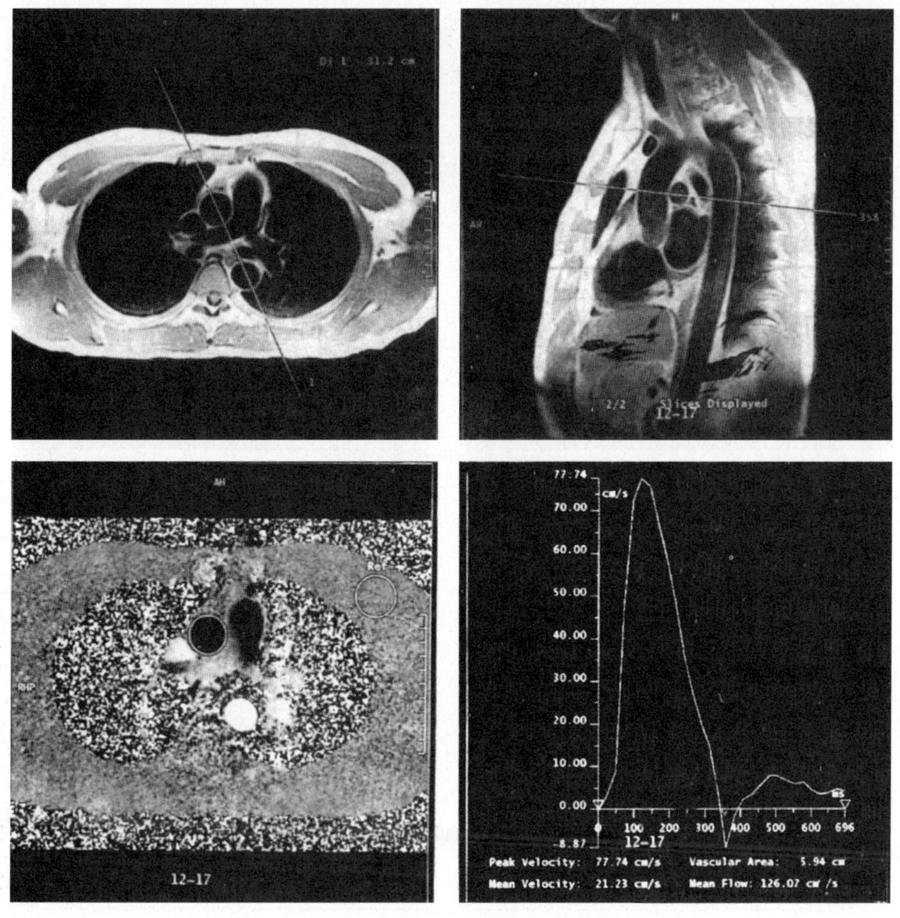

图 36-48　主动脉血流定量分析

在主动脉弓位像上作层面垂直于升主动脉的流量分析成像。右上图为幅度图，右下图为相位图（白色——高信号代表血流正向，黑色——低信号代表血流逆向）。

（二）肺动脉血流定量分析

1. 适应证　用于肺动脉流速测定及流量估算，左右心室心搏容积的测量、瓣膜反流的动量分析，流量差的测定，瓣膜和血管狭窄两侧压差的评价等。对肺动脉高压具有一定的诊断价值。

2. 检查技术

（1）线圈及序列同主动脉血流定量分析。

（2）扫描方法

1）体位：同心脏大血管 MRI。

2）成像方位：①定位像扫描，在 3plan-三平面定位像上，作黑血序列扫描。层面设置，在显示部分肺动脉主干及左右肺动脉分叉的横断位定位像上，作平行于肺动脉主干的倾斜矢状面成像，所获的倾斜矢状面图像显示肺动脉瓣及肺动脉主干。②肺动脉流体定量测量扫描，在定位像获得的倾斜矢状位图像上，肺动脉瓣口上 2cm 处作垂直于肺动脉主干的倾斜轴位流体定量测量成像（图 36-49）。③扫描参数，与主动脉流量测定基本相同。流速编码比主动脉流量测定低，流速编码 150cm/s，TR 20～40ms，TE 5～10ms，激励角 20°～30°，层厚 4～6mm，FOV 300～360mm，矩阵（160～256）×（256～400），30 个时相。

（三）冠状动脉血流定量分析

1. 适应证　冠状动脉流量和流速测定。屏气 MRI 已用于冠状动脉成像，磁共振相位对比流速成像可在单次屏气中获得，并用以测定冠状动脉血流速度。运动和血管扩张剂导致心肌对氧需求增加，冠脉循环血流量和血流速度增加数倍，此反应称冠脉血流储备。在冠状动脉有血流动力学意义的狭窄时，冠脉血管扩张储备丧失或减低，屏气 MRI 相位对比流速成像图可以显示。作为血管扩张剂如腺苷和双嘧达莫，以及等长运动的反应，冠脉血流速度增加。MRI 通过定量评价冠脉血管扩张储备，无创显示冠脉主干及其主要分支，和检测冠脉循环生理完整性的应用具有潜在价值。

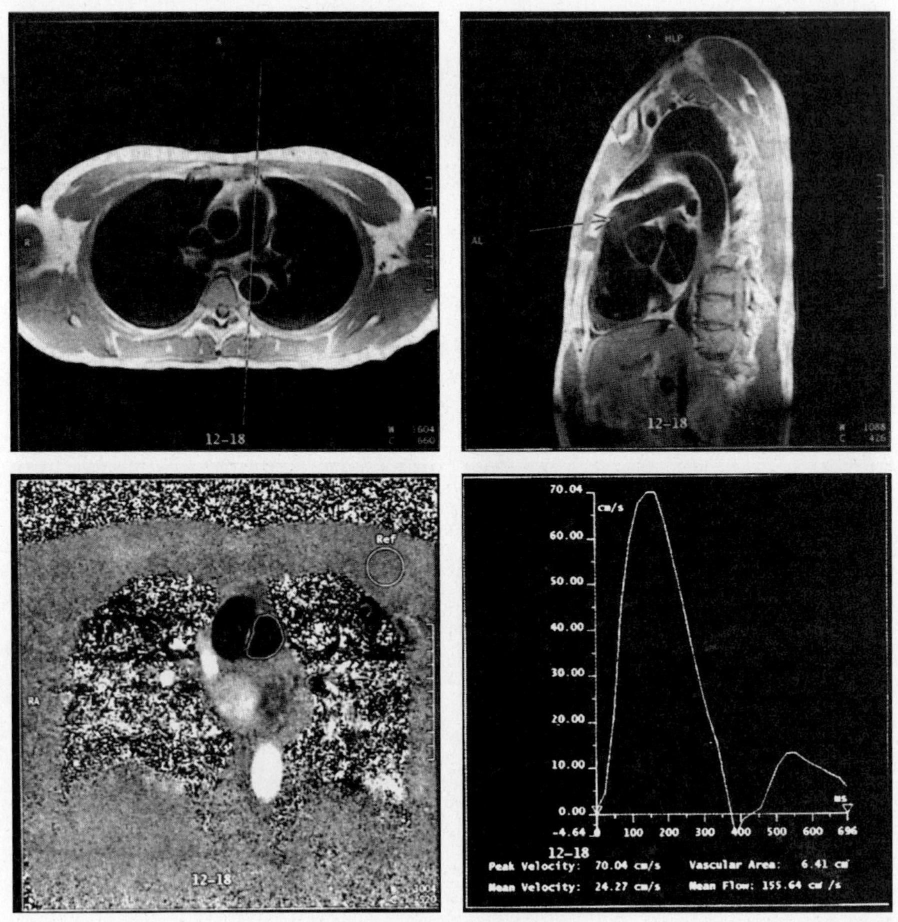

图 36-49　肺动脉血流定量分析

2. **检查技术**

（1）线圈及序列：同主动脉、肺动脉流体定量分析。

（2）扫描方法：

1）体位：同心脏大血管 MRI。

2）成像方位：冠状动脉各主干成像扫描见冠状动脉 MRI，分别以显示左右冠脉主干、LAD、LcX、RCA 的图像为定位图像，再取与之垂直的层面做定量分析扫描。

3）扫描参数：与肺动脉流量测定基本相同。流速编码比肺动脉流量测定序列低。venc 75cm/s，TR 125ms，TE 5ms，激励角 30°，层厚 4～6mm，FOV 240mm，矩阵（110～160）×（128～256），30 个时相。

（四）图像后处理与打印排版建议

相位对比流速编码梯度回波电影序列产生 2 组图像，即幅度图像（magnitude imaging）和相位对比流动图像（phase-contrast flow imaging）。扫描所获得的原始数据在一个心动周期内产生一系列时间间隔相等的图像，它代表速度在心动周期内作时间的函数。在相位对比图像上勾画出感兴趣区（ROI）的截面轮廓，利用流动分析软件计算出每一心动周期内流体的峰速、平均流速（cm/s）、流量（cm^3/s）。在相位对比图像中，白色（高信号强度）代表正向流体，而黑色（低信号强度）代表逆向流体。

MRI 血流分析主要提供目标血管的血流分析数据，一般不做打印排版要求。

（五）检查技术要点与图像质量控制

由于心脏大血管错综复杂的空间结构以及使血液流动形式复杂，用相位对比流动分析方法测量复杂区域的血流时会有很多困难，自旋饱和以及体素内自旋-相位弥散可以导致信号丢失和测量误差。ROI 的选择应尽量客观反映所测解剖区域的真实大小或具有代表性的区域，才能保证该技术的成功应用。

在扫描过程中采用适当的速度编码非常重要，其强度以采样能产生 180°相位位移为依据，速度编码值 venc 要大于所观测的流体速度。当 venc 小于所观测流体的最大速度时，会产生所谓“相位回卷效应”，造成伪影和速度测量偏低等假象。同时，还应注意层面选择的标准化，以避免由于选层不同，而得出不同的结果。

七、心肌灌注及心肌活性成像技术

心肌灌注反映心脏生理代谢过程，而诸多的形态学检查和心功能测定则是其结构和活动状态的表现。实验表明，在心肌供血减少 20%时，心功能仍保持正常。检测心肌灌注是当前冠心病的诊断指标，是发现再灌注、评价治疗、观察冠状动脉搭桥或扩张效果的可靠依据。

常规对比剂 Gd-DTPA 静脉注射后，在首次通过中迅速分布于心肌组织的细胞外间隙，引起信号强度改变。EPI 快速、多层成像技术能够定量检测这一变化。分析心肌灌注情况，缺血区的时间-信号强度曲线显示为上升时间延长，峰值信号强度较低。与 CT 对比剂不同，MRI 对比剂在一定范围内浓度与信号强度呈现为对数关系。Bock 等依据体外模型的灌注曲线，由下列公式求算组织灌注量：

$$\mathrm{MTT}=\int h(t)t\mathrm{d}t/\int h(t)t\mathrm{d}t \qquad (式\ 36\text{-}4)$$

式中 $h(t)$ 为通过时间的频率函数，其结果与实际流量的相关系数 $R=0.98$，展示磁共振定量检测心肌血供的又一前景。

心肌延迟强化是检测心肌细胞坏死的 MRI 检查手段。目前多数 Gd 对比剂为细胞外对比剂，在正常心肌内被迅速廓清。当心肌发生凝固性坏死或纤维化时，细胞膜的完整性被破坏，对比剂通过渗透的方式进入梗死的部位并有聚积，其廓清时间较正常心肌慢，当使用 T_1 加权序列在 8～30min 扫描时，正常与梗死心肌因对比剂的分布差别从而形成 T_1 加权对比差异。

（一）适应证

缺血性心脏病、心肌病、高血压心脏病、心脏肿瘤等。

（二）扫描技术

1. 线圈及序列线圈　同心脏大血管 MRI。心肌灌注成像序列采用超快速 T_1WI 序列作动态扫描。

2. 扫描方法

（1）体位：同心脏大血管 MRI。

（2）相关准备：以 19G 穿刺针建立肘静脉通道，用 1.2m 长的连接管相连，其远端接三通开关，三通管的另两端分别接上 50ml 生理盐水和 0.2～0.4mmol/kg 体重对比剂。高压注射器。训练受检者吸气—呼气后屏气。

（3）成像方位：先作常规横断面形态学扫描及短轴位 T_1WI、T_2WI 扫描，判断病变大致范围，再行灌注成像序列扫描。

取短轴位作灌注成像，静脉团注 Gd-DTPA 对比剂后行超快速序列如 FID-EPI-T_1WI、Turbo-FLASH-T_1WI 或 SE-EPI-T_1I 序列成像，作 60 次连续动态扫描。对比剂用量 0.1mmol/kg 体重，高压注射器或手动静脉注射，注射速度 4～5ml/s，生理盐水与对比剂等量、等速。如行心肌延迟强化，在心肌灌注后再追加同等剂量对比剂，即延迟强化的对比剂的用量为 0.2mmol/kg，延迟 10 分钟后进行扫描，采用 IR-FGRE 序列或 PSIR 序列，行短轴位和四腔位成像。

（4）扫描参数：EPI 序列的有效回波时间受 k 空间行的影响，通过改变 k 空间数据采集行数调整有效回波时间，获取适当的 T_1 对比。延迟强化通常采用 Turbo-FLASH 序列，前瞻性心电门控技术，分段单期相采集，单次屏气内可以完成一个层面的扫描，多次屏气完成全心的采集。16 次心动周期内 2D 采集：矩阵 156×256，TR 8.4ms，TE 3.36ms，翻转角 25°，层厚 6～8mm，FOV 280～400mm。

（三）图像后处理与打印排版建议

应用动态分析功能，选取兴趣区及对照区，统计 60 次扫描的相应信号，并作时间-信号强度变化曲线分析。通过动态曲线可计算 TTP 及局部灌注量，并可分析、比较不同区域的灌注特征（图 36-50）。

打印排版建议：心脏灌注图像一般不做打印要求。心肌延迟强化，可选取短轴位、四腔位、三腔位、二腔位的相位敏感重建后的图像进行放大排版打印。

（四）检查技术要点与图像质量控制

1. 检查技术要点

（1）心肌灌注：利用 Gd 对比剂首过效应显示心肌毛细血管床的灌注状态，采用 IR-FGRE 序列，每两个 R-R 间期完成 4～6 个层面采集，图像畸变和伪影较少。采用短轴位成像，成像范围从心尖至

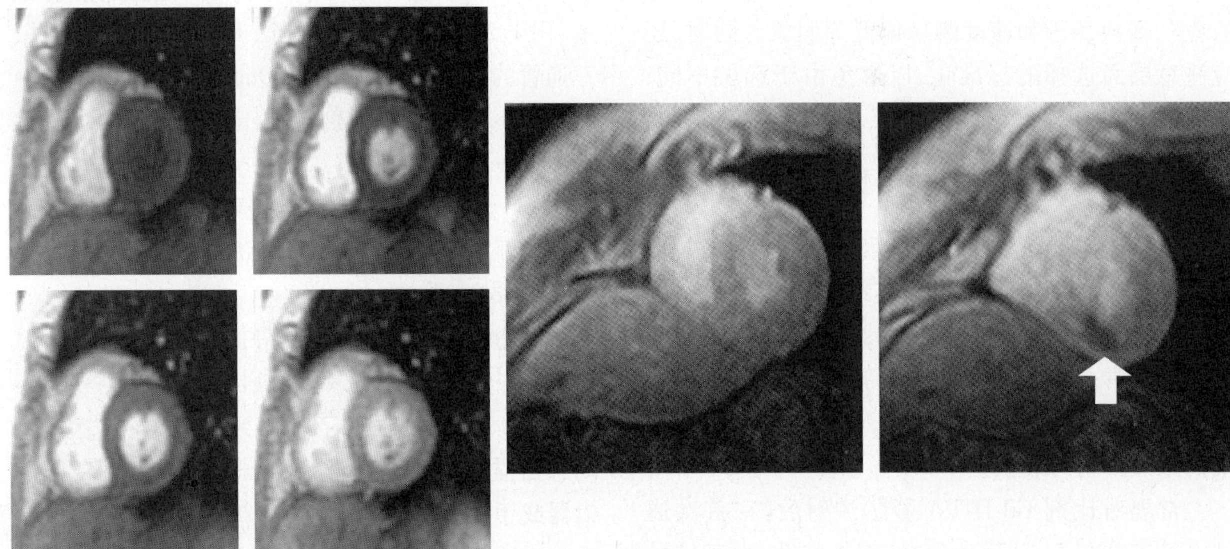

图 36-50 心肌灌注成像

房室沟。剂量 0.1mmol/kg，注射速率 4～6cm/s，30～50 时相。短轴位成像标准，亮血信号强度，无呼吸和心脏运动伪影。

（2）延迟强化：利用 Gd 对比剂延迟渗透进入凝固坏死的心肌，显示心肌梗死或纤维化的存在和范围以及心脏肿瘤的增强扫描。采用反转快速梯度回波序列（IR-FGRE）或相位敏感反转梯度回波序列（PSIR）。在心肌灌注后补充对比剂达到 0.2mmol/kg，延迟 10 分钟后开始扫描，以短轴位和四腔位为成像方位，由于注射 Gd 对比剂后影响正常心肌 T_1 值，IR-FGRE 序列需要根据对比剂注射后的延迟时间和心率实时调整 TI 时间以抑制正常心肌信号。PSIR 序列无须根据心率对比剂注射后延迟时间进行调节。无呼吸和运动伪影，诊断信息真实可靠。

2. **图像质量控制**

（1）图像基本要求：

1）心肌灌注成像：要求序列时间分辨力控制在一个 R-R 间期内，扫描时长达 50～80 个时相。短轴位成像方位角度标准，无呼吸运动和心脏搏动伪影。

2）心肌延迟强化成像：以短轴位、四腔心位和三腔心位为主，成像方位角度标准。正常心肌信号显示准确（低信号），无明显呼吸运动及心脏血管搏动伪影影响诊断。

（2）图像质控要求：

1）图文标识：成像参数符合要求、序列名称及增强标记等应当清晰准确。

2）检查技术：通常采用心脏专用线圈或者体部相控阵线圈来进行检查，但某些情况下心脏专用线圈有效范围较小，需要特别留意线圈的摆放以保证兴趣区域的信号强度。进行心脏 MRI 检查的患者通常有心脏问题，这些患者在采用心电门控时往往会出现 R 波丢失的情况从而延长检查时间甚至导致扫描失败，可以采用心向量触发方法来改善心电门控的质量，也要注意安抚患者以保证尽可能稳定的心率和心律。要注意至少一个标准轴位黑血序列从心脏下缘到主动脉弓上方全部囊括。

3）伪影：①呼吸、心脏和血液的流动是胸部最明显的伪影。除了检查前良好的呼吸训练以外，要注意检查 ECG 导线的连接及 ECG 轨迹，尽量保证良好的触发，扫描时间窗的选择也可以带来不同的图像质量。②心脏 MRI 通常采用相对小 FOV 进行扫描，相位编码方向、过采样范围的选择不当往往会带来额外的卷褶伪影。同时较为常用的稳态梯度回波序列由于其本身序列特性存在不可避免的暗带伪影，若此暗带伪影位于快速流动质子上时则更为严重，调整匀场或者手动调整中心频率可以削弱或者改变暗带伪影的位置从而获取更佳的图像质量。③对于瓣膜关闭不全的患者，高速反流血液导致的伪影在稳态梯度回波白血序列上极为明显，此时加做一个常规梯度回波序列可以大大减少伪影，较好的观察瓣膜。

4）图像分辨力及信噪比：心脏 MRI 往往需要较高的分辨力，然而胸部整体信噪相对低限制了分辨力的提高，另外，分辨力还受限于患者屏气能力及心率快慢的影响，还需要考虑此类患者的检查时长耐受能力。

5）增强扫描：心脏的钆对比剂增强可以更好地显示心脏肿块，心肌延时强化扫描可以良好地显示梗死区域。

（李真林 刘秀民 周高峰）

第三十七章

腹部磁共振检查技术

第一节　消化系统 MRI 扫描技术

一、消化系统常见疾病与磁共振检查价值

消化系统磁共振检查主要包括肝脏、胆道、胰腺、脾脏及胃肠道。磁共振对软组织的多参数、多方位成像及高分辨力等优势在运动度小的组织器官的检查中发挥着较高的优势，磁共振多参数成像有助于腹腔肿块成分的辨认，对肝脏、胆道、胰腺及胃肠道等病变的鉴别诊断有着较高的应用价值，特别是磁共振胰胆管成像（MRCP），大大拓宽了磁共振在腹部检查的应用范围。

1. 肝海绵状血管瘤　海绵状血管瘤是肝脏最常见的良性肿瘤，生长缓慢，病程可达数年至数十年，女性多见。患者大多无自觉症状，本病多在做B超、CT、磁共振检查中发现。

肝海绵状血管瘤典型的 MR 特征形态学表现：

（1）肿瘤的 70% 为圆形、卵圆形，30% 为分叶状，常有不同程度分叶，边界清楚、锐利。

（2）磁共振平扫 T_1 加权像上为略低信号，T_2 加权像为高信号（见图 37-1）。随着回波时间的延长（TE 120～150ms），病变信号强度增高，在肝脏实

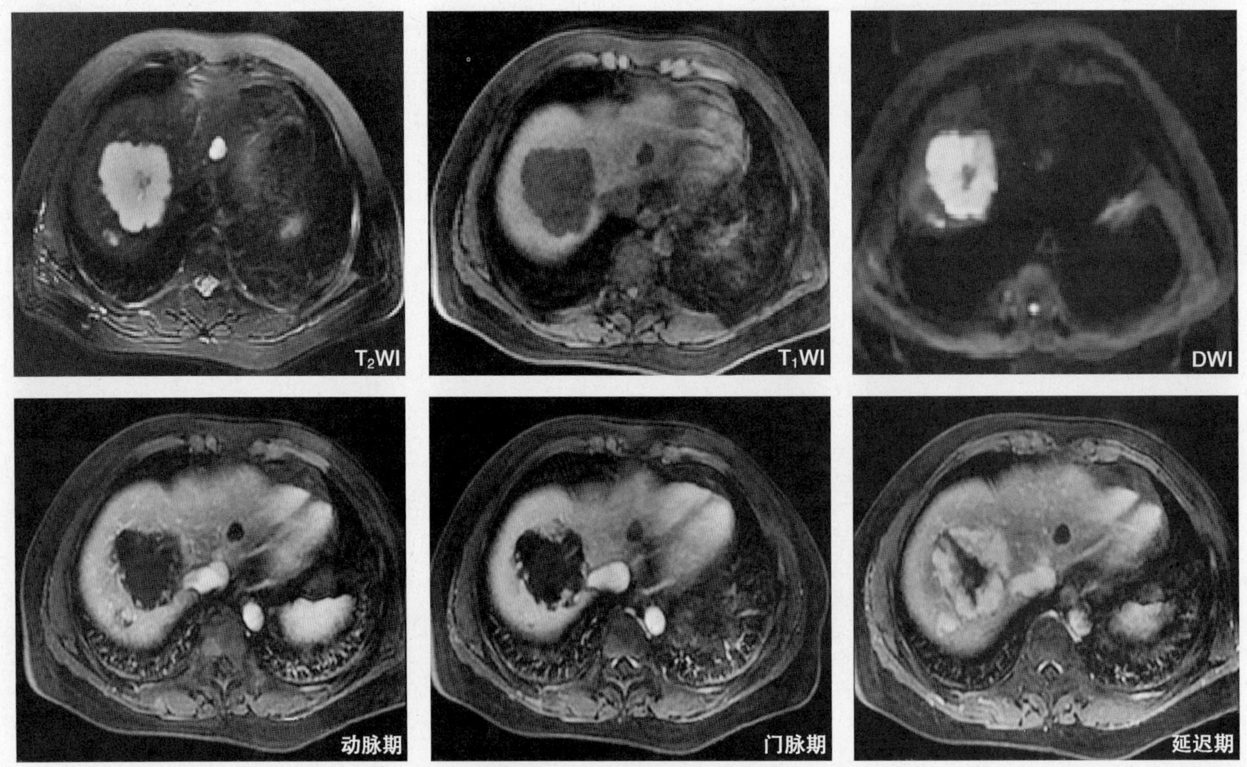

图 37-1　肝海绵状血管瘤

肝内可见一个长 T_1、长 T_2 信号病灶，DWI 病灶呈高信号，增强扫描动脉期可见病灶边缘开始结节样强化，门脉期逐渐向病灶中心填充，延迟期病灶大部分填充。

质低信号背景衬托下,肿瘤表现为边缘锐利且明显高信号,临床上称“灯泡征”。

(3) 磁共振多期动态增强多数显示注射对比剂后病灶周边最先出现结节样强化,逐渐向中心填充;若病灶很小则注射对比剂后病灶可出现均匀强化;若中心有瘢痕组织,则中心瘢痕始终不强化,主要见于大血管瘤。

(4) 病灶较小时需与肝癌、转移瘤、肝囊肿进行鉴别。肝癌和转移瘤在 T_2 加权像上均低于肝血管瘤,肝囊肿的 T_2 信号强度与肝海绵状血管瘤相近,但其 T_1 加权像呈低信号,信号强度与水相近,肝海绵状血管瘤和小肝癌在弥散加权像上为高信号而肝囊肿在弥散加权像上为低信号。小肝癌和肝血管瘤可以通过肝脏动态增强进行鉴别,小肝癌“快进快出”,肝海绵状血管瘤周边强化逐渐填充,延迟像上仍是高信号。

2. 肝囊肿　肝囊肿以先天性肝囊肿常见,可分单发和多发二种。单发者多为肝内小胆管发育不良所致。多发者又称多囊肝,大多与先天遗传有关。

磁共振表现为肝囊肿多呈球囊状,边缘光滑锐利,直径大小可从数毫米至十几毫米不等,T_1 加权像上为低信号,T_2 加权像上为高信号,信号均匀,信号强度与脑脊液相近。部分囊内含大分子蛋白或合并有出血时信号可高于脑脊液信号。肝囊肿与转移瘤及肝癌区别时可通过注射对比剂进行鉴别诊断,单纯肝囊肿不发生强化,而恶性肿瘤囊肿的壁厚、不规则、有壁结节、瘤周有水肿,见图 37-2。

3. 肝硬化　肝硬化又称肝硬变,是一种慢性进行性肝脏疾病。由于肝炎或酒精等化学物质中毒引起肝细胞坏死、脂肪变性,病理为肝细胞变性、坏死、局灶性结节增生,进而纤维瘢痕形成发生肝硬化。肝内血液循环发生紊乱,以致门静脉高压和肝功能损害甚至出现腹水。

磁共振表现为早期肝硬化特别是代偿期 MRI 显示不明显,肝硬化后纤维形成使肝脏缩小,再生结节和脂肪浸润可使肝脏增大,单纯肝硬化不影响 T_1、T_2 弛豫时间,磁共振信号上无变化,有肝脂肪变性并存有肝炎时可形成不均匀信号,肝脂肪变性或炎症区在 T_2 加权像可有片状略高信号,可能为脂肪含量增多或炎症期肝组织含水量略有增高所致。再生结节在 T_2 像呈等或略低信号,在 T_1 加权像上呈高信号,其机制与再生结节中含铁血黄色沉着或血管腔隙中含有较宽的纤维间隔有关。肝硬化的间接症状是脾大和腹水,见图 37-3。

4. 脂肪肝　正常肝脏含脂肪约占全肝的 5% 左右,但在某些情况下肝脂肪的含量可占全肝的

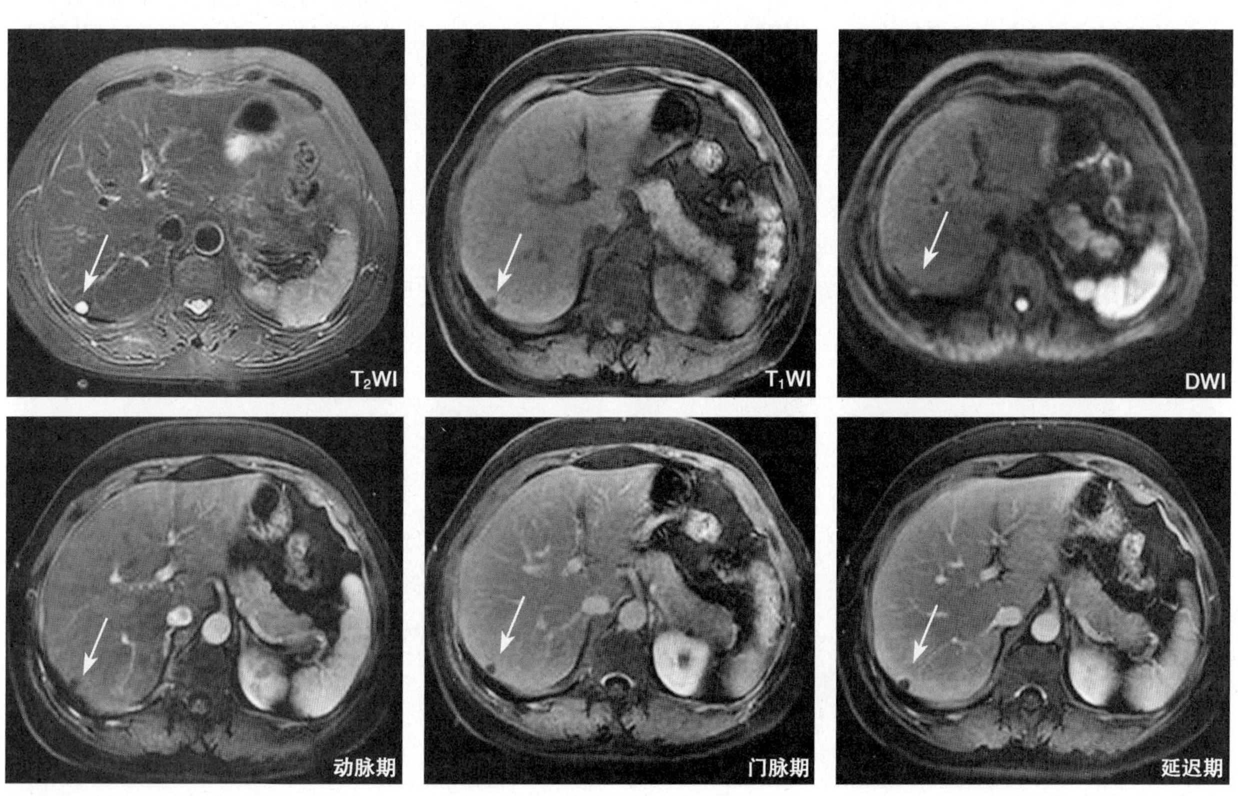

图 37-2　肝囊肿

肝右叶后上段有一约 1.1cm 圆形长 T_1、长 T_2 病灶,DWI 呈稍高信号,增强扫描病灶各期未见强化。

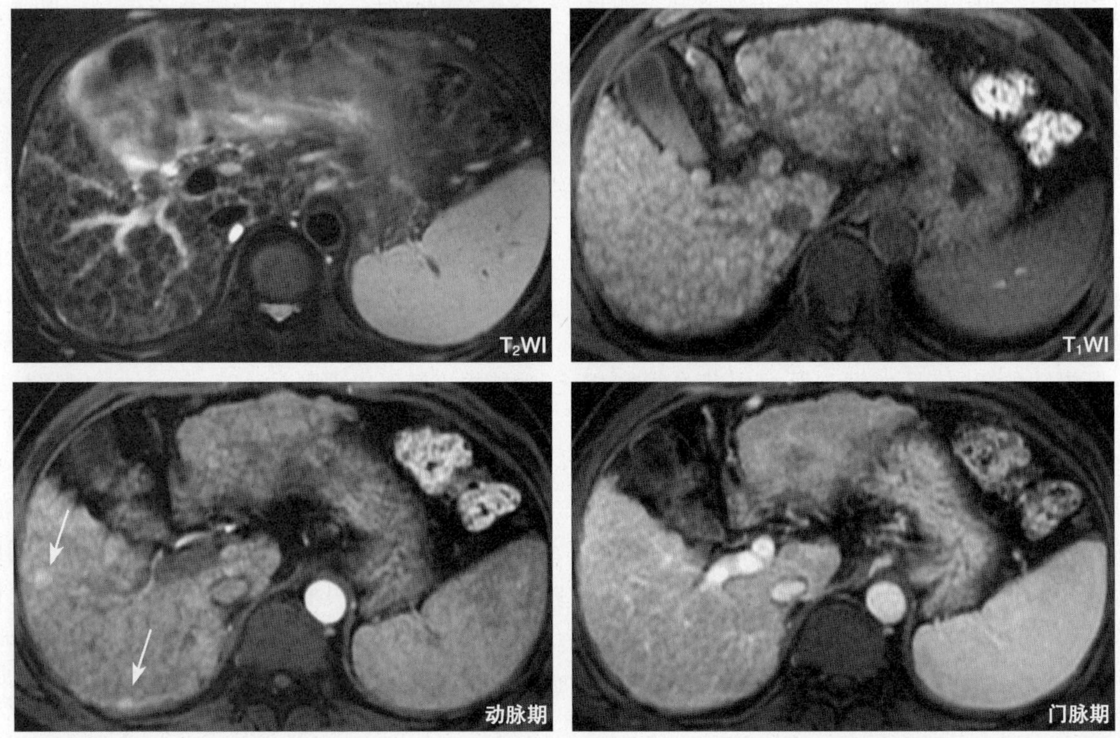

图 37-3　肝硬化

肝实质内弥漫性结节，脂肪抑制 T_2 未见明显占位病灶，LAVA-XV 平扫也只见弥漫性肝硬化结节，信号高低不均，动脉期可见多个明显强化的小病灶，门脉期强化病灶淹没在肝硬化结节中。

50%左右，脂肪肝是肝细胞对各种疾病和代谢变化的一种可复性反应，早期病变经治疗后可恢复正常，长期脂肪肝可发展成肝硬化。引起脂肪肝的病因是多方面的，主要有肥胖、酒精性肝病、长期营养不良、糖尿病等。

磁共振表现为脂肪肝在自旋回波 T_1 加权像上无异常表现，正常肝脏在 T_2 像信号低于脾脏，脂肪肝在 T_2 加权像呈稍高信号，信号强度与脾脏相等或稍高于脾脏，用同、反相扫描可诊断脂肪肝。在脂肪肝的诊断上超声、CT 要优于磁共振。见图 37-4。

5. **肝脏局灶性结节增生**　肝脏局灶性结节增生是一少见的肝良性肿瘤，单发多见，可发生于肝脏任何部位，以包膜下为多，可突出于肝外。肿瘤很少发生出血、坏死和恶变。

肝脏局灶性结节增生的 MRI 表现较为复杂，结节在 T_1 加权像上可为等或高信号，也可为低信号，在 T_2 加权像可为等或略低信号，可能为中心瘢痕及其包容肝小叶组织、肝实质小结节结构不同有关，致使磁共振信号的多变和结构复杂性，结节病

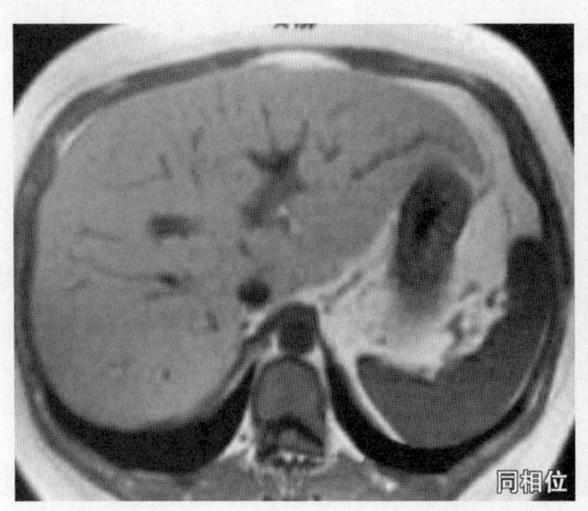

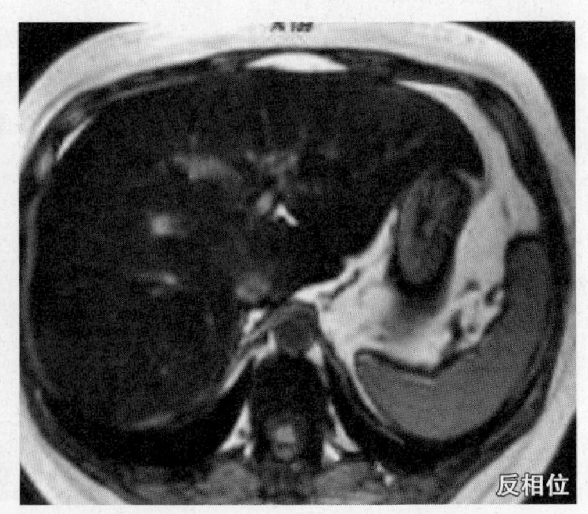

图 37-4　脂肪肝

同相位肝脏信号高于脾脏，反相位肝脏信号低于脾脏。

灶呈圆形可为单个结节或多个结节相融合，外形可为分叶状，病情发展缓慢，数月至数年复查可无较大改变。

6. **原发性肝癌**　原发性肝癌是我国常见恶性肿瘤之一。本病可发生于任何年龄，以 40~49 岁为多，男女之比为(3~5)∶1。肝癌包括巨块型、结节型、弥漫型三种，组织分型包括肝细胞型、胆管细胞型、混合型，可发生肝内、肝外转移。

MRI 在发现肝癌、鉴别诊断和肿瘤分期上有重要意义。肝癌瘤体组织呈长 T_2、长 T_1 信号，在质子像和 T_2 加权像均为高信号，其信号强度不随 T_2 时间延长而升高，在 T_1 加权像呈低信号，部分病例原有肝硬化的可为等信号。肝癌有明显占位效应，表现为肝内胆管移位或消失，巨块型肝癌瘤体较大者，其内可呈多个结节融合状，边缘可辨，若癌瘤生长较快常可出现瘤周片状的长 T_2、长 T_1 水肿带，弥漫性肝癌呈浸润性生长，病灶与正常组织分辨不清，肝癌瘤块内可有脂肪变性、坏死、囊变、出血和纤维间隔。因此，在 T_1、T_2 加权像上表现为不均匀高低混杂信号。增强扫描肝组织和癌瘤均明显强化，而最新应用于临床的肝特异性对比剂对发现小肝癌和鉴别诊断有较大作用。

7. **肝转移瘤**　由身体各器官的癌症转移到肝脏而形成，临床表现与原发性肝癌类似，有肝区疼痛、纳差、黄疸、腹水等表现，体征有肝脏肿大，可触及多个结节，但少有脾大等肝硬化的表现，肿瘤标志物甲胎蛋白(AFP)多为阴性，诊断主要依赖影像学和原发病史。结肠癌、乳腺癌、肺癌的肝转移多见。

磁共振表现为肝内发现多个类圆形病灶，大小不等，T_2 加权像呈高信号，T_1 加权像呈低信号，信号特点与原发肝癌同，边缘大多不清。“牛眼征”是肝转移瘤的一大特点，表现为转移结节，中央坏死为最低信号，外周瘤壁呈中等信号，最外周为水肿带包绕之低信号，形如牛眼故称为“牛眼征”。若来源于胃肠道肿瘤的转移，可伴有肝门区或后腹膜淋巴结肿大，见图 37-5。

8. **胰腺的肿瘤和炎性病变**　胰腺病变主要有慢性胰腺炎、急性胰腺炎、胰岛细胞瘤、胰腺癌等。慢性胰腺炎大多由急性胰腺炎迁延而来，常发生于胰腺体尾部，炎性变后腺体组织含水量增多，在 T_2 加权像可见胰腺病变区呈斑片状高信号，可有胰管增粗；T_1 加权像可见胰体增粗，信号略低于正常腺体组织。部分胰管堵塞形成囊性病变者，可见小囊状长 T_2、长 T_1 信号灶。炎性囊肿需与囊性腺瘤相鉴别，后者好发于胰头部，囊壁较厚，内可有瘤结节，增强扫描囊壁及瘤结节明显强化，见图 37-6。

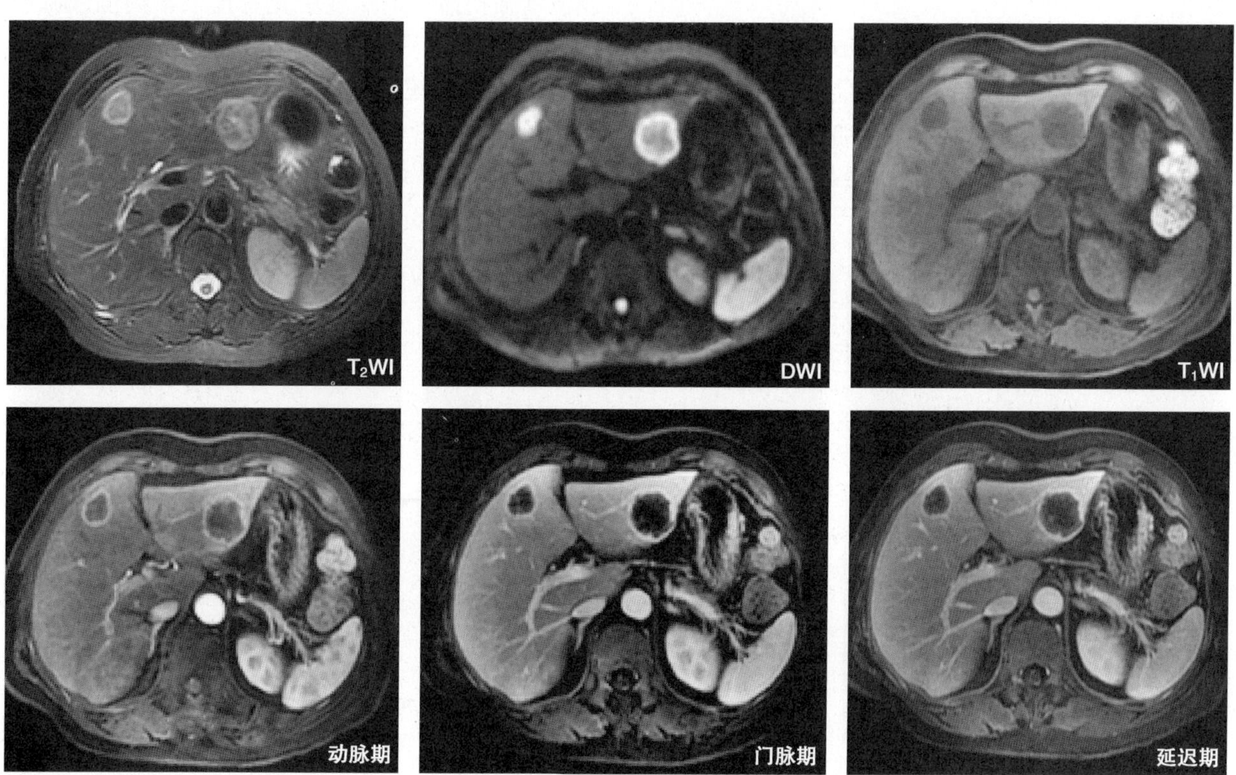

图 37-5　肝多发转移瘤

肝右叶及左叶外侧段可见多个稍长 T_1、长 T_2 信号肿块，DWI 呈明显环形高信号，增强扫描动脉期及其他各期病灶呈环形强化。

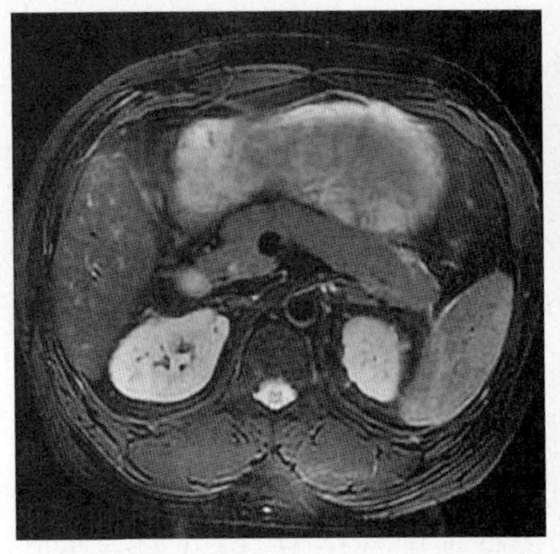
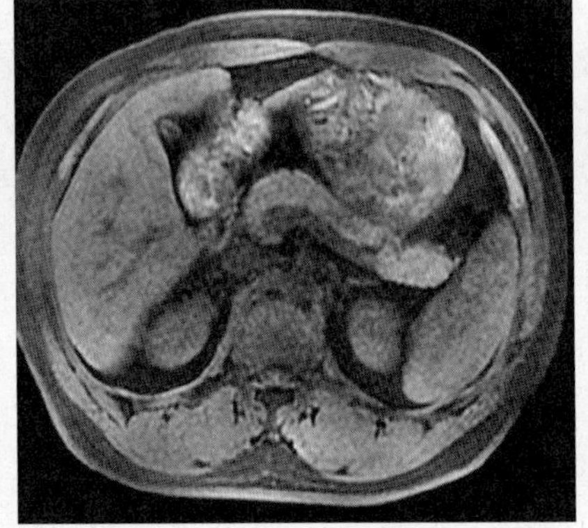
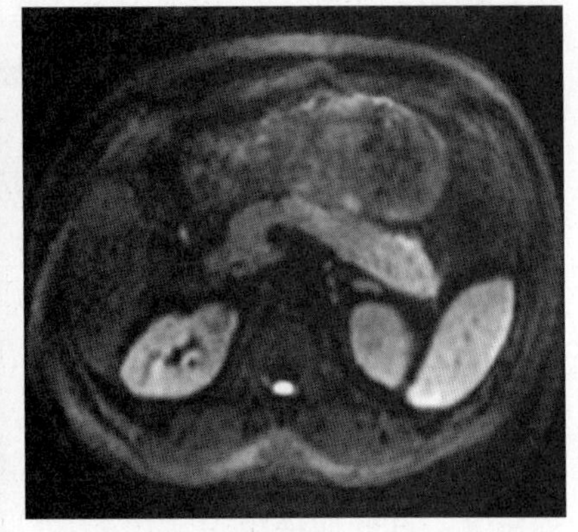

图 37-6　急性胰腺炎

胰腺尾部略肿胀，胰尾部周围见小斑片状稍长 T_2 信号影，周围见索条、条片样稍长 T_2 信号影，DWI 呈较高信号。

急性胰腺炎病主要由胆系疾病或饮酒引起，病理上分为急性间质性胰腺炎(急性水肿性胰腺炎)和急性坏死性胰腺炎。磁共振表现为 T_1 加权像呈低信号，T_2 加权像呈高信号，若有出血坏死则呈高信号或不均匀混杂信号。胰腺边缘由于胰周脂肪组织水肿导致大多模糊不清；增强扫描时正常的胰腺组织强化而坏死组织不强化。假性囊肿在 T_1 加权像上呈低信号，T_2 加权像上为高信号。急性胰腺炎常有明确的病史、体征及实验室检查(血、尿淀粉酶高于正常)，MRI 检查可用于补充检查手段。

胰岛细胞瘤为胰腺神经内分泌肿瘤，一般为良性。磁共振表现为胰岛细胞瘤多单发肿块，边界锐利，T_1 加权像呈低信号，T_2 加权像呈高信号，信号均匀，有些肿瘤较小，其密度与腺体相等。脂肪抑制 T_2 加权像显示效果更佳。增强扫描可显示为均匀强化，或环形强化、不均匀弥漫性强化(见图 37-7)。

胰腺癌是胰腺最常见的肿瘤，其中胰腺导管腺癌最为常见。胰腺癌多发生于胰头部，磁共振为可见胰腺局限性增大，局部轮廓不规则，胰管扩张、胰体、胰尾萎缩。T_1 加权像上肿瘤信号稍低于正常胰腺和肝，坏死区信号更低，T_2 加权像上肿瘤呈高信号或不均匀高信号，坏死区囊液呈明显高信号，肝内外胆管扩张和胰管扩张是诊断胰头癌的重要依据。增强扫描早期病变强化程度低于周围胰腺组织，表现为低信号，而中后期肿瘤强化表现各异。

9. 胆道系统的肿瘤和炎性病变　胆道系统病变主要包括胆管癌、胆囊癌和胆结石症。胆管癌好发于 50～70 岁人群，主要表现为黄疸和体重下

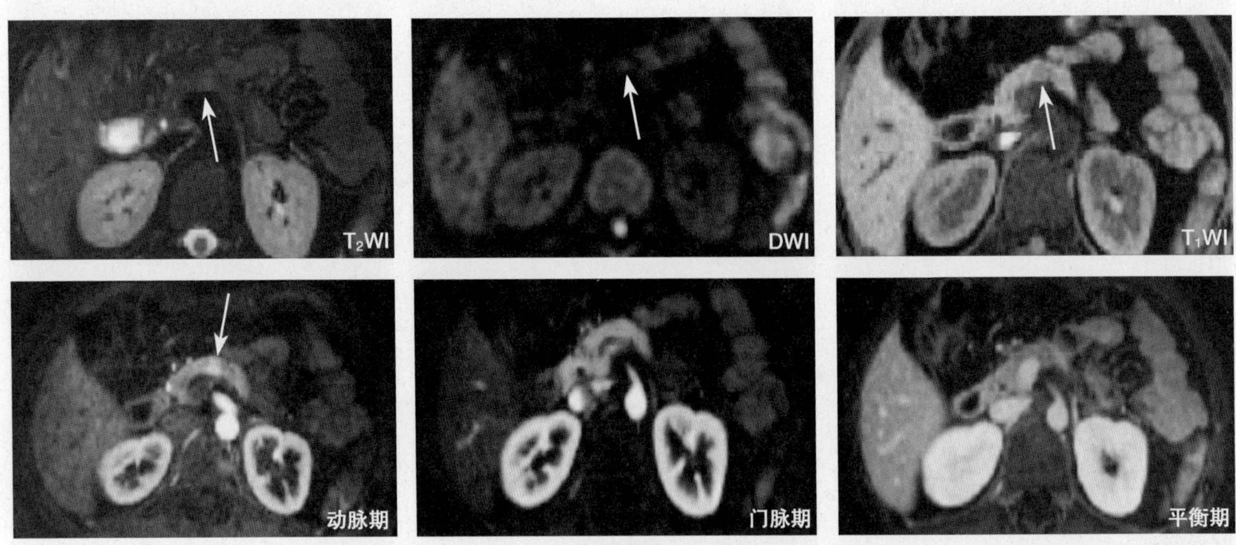

图 37-7　胰岛细胞瘤

脂肪抑制 T_2 图像上胰腺体部可见略高信号肿块影，脂肪抑制 T_1 为低信号，弥散图像上肿块弥散受限，在 LAVA-XV 三期动态增强图像上可见肿块动脉期即有强化，平衡期信号略低。

降。病理上按照解剖分布分为外周型、肝门型和肝外型。外周型胆管癌表现为肿块样病变，因不阻塞中央胆管所以病灶常较大。在 T_1 加权像上为不均匀低信号，T_2 加权像为中等高信号，增强早期轻、中度不均匀强化，晚期可见显著明显强化。肝门型胆管癌可见肝内胆管扩张，而肝外胆管不扩张，是此类最常见的影像学表现。肝外型胆管癌常沿管壁呈圆周样生长，从而引起胆道狭窄阻塞。MRCP 可清晰显示肝门型和肝外型胆管癌，表现为肿瘤处胆管狭窄或突然中断，远端胆道扩张。动态多时相增强扫描有助于胆管癌病灶的显示。

胆结石症系胆管结石和胆囊结石的总称，主要临床症状为反复或突发右上腹疼痛，可伴有呕吐，结石可位于胆囊、肝胆管、胆总管、胆囊管内。胆结石于磁共振表现随结石成分不同而表现各异，在 T_2 加权像上高信号的胆囊内可显示低信号的胆结石，MRCP 可以观察低信号的结石的部位、大小和数目（图 37-8）。胆总管结石的典型表现为扩张的胆总管下端呈倒杯口样充盈缺损。

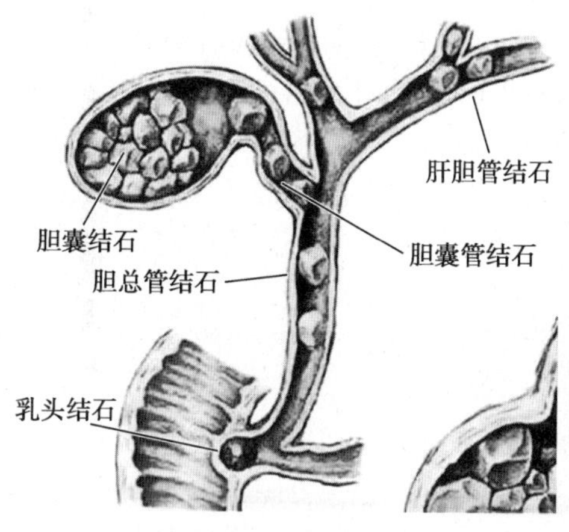

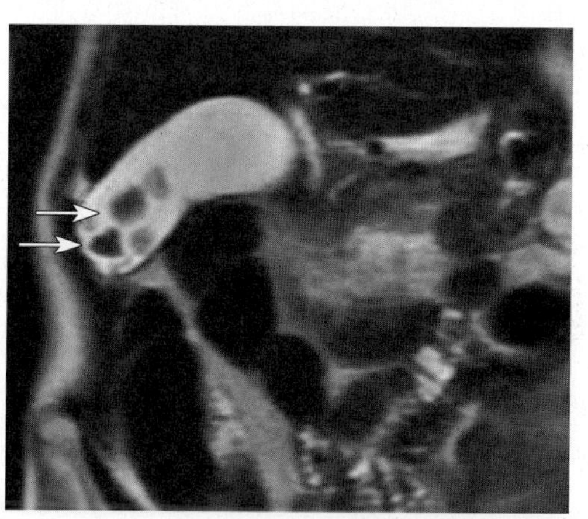

图 37-8　胆结石示意图及 MRCP 显示高信号胆囊内可见多个低信号的胆囊结石影

10. **腹膜后的肿瘤和炎性病变**　腹膜后肿瘤通常指原发于腹后组织的肿瘤，包括来自腹膜后器官（肾、肾上腺、胰腺）的各种肿瘤，其中 70%～80% 为恶性。良性肿瘤中最常见的为纤维瘤、良性畸胎瘤、脂肪瘤，恶性肿瘤以纤维肉瘤、神经纤维肉瘤、恶性神经鞘瘤和恶性淋巴瘤为多见。磁共振具有多方位成像，对软组织具有较高的图像分辨力，可清晰显示腹膜后的解剖结构，能明确肿瘤的起源，对肿瘤的诊断有着重要的意义。

脂肪瘤好发于脊柱及肾周，有完整包膜，具有脂肪组织特征性的长 T_1、长 T_2 均匀高信号，边界清晰。脂肪抑制 T_1 和 T_2 加权像表现为显著性低信号，且内部无分隔。

畸胎瘤好发于儿童及婴儿，瘤内含脂肪、骨骼、钙化或牙齿等，磁共振的信号特征可明确分辨各种成分，T_1 像呈混杂低信号，T_2 像呈混杂高信号。

腹膜后淋巴瘤是原发于淋巴结或淋巴组织的恶性肿瘤。肿块 T_1 加权像信号强度略低于肌肉组织，T_2 加权像上高于肌肉组织，多数信号均匀，伴有坏死、出血及囊变者信号可不均匀。增强扫描明显强化，肿块包埋血管和组织是淋巴瘤的一大特点。临床需鉴别原发性淋巴瘤和转移性淋巴瘤两种。转移性淋巴结肿大由单个或多个增大淋巴结相互融合呈串状，多有原发病变；而原发性淋巴瘤则为巨大肿块，边缘分叶，多包埋血管、邻近组织和器官，并可侵犯脊柱。

原发性腹膜后恶性肿瘤以脂肪肉瘤、平滑肌肉瘤和恶性纤维组织细胞瘤多见。临床表现主要有腹部肿块、疼痛、体重减轻、恶心及呕吐。通常在 T_1 加权像上呈低或中等混合信号，在 T_2 加权像上为中等混合信号。增强扫描呈不均匀强化，尤其是平滑肌肉瘤，因内部血管丰富所以强化更明显。肿瘤内部若有出血，则在磁共振上呈高信号，若为慢性期出血则呈低信号。

11. **胃肠道的肿瘤和炎性病变**　胃肠道疾病主要包括食管、胃、小肠、结肠和直肠相关的良性和恶性疾病。

食管癌是常见的消化道恶性肿瘤，发病年龄多在 50 岁以上。早期可不明显，中晚期典型的临床症状为进行性吞咽困难，咽下食物哽噎感，胸骨后烧灼样、针刺样或牵拉摩擦样疼痛，同时伴随消瘦、脱水、贫血、无力甚至恶病质。MRI 表现主要是通过横断面、冠状面和矢状面成像显示肿瘤处的食管黏膜、管壁结构和管腔外的改变。MRI 的主要作用在于：①可精确显示肿瘤长度，从而为放疗定位提供参考意见；②区分术后复发与术野纤维化，纤维化在 T_2 加权像上显示为低信号区，增强扫描后 T_1 加权像上显示为延迟信号或无信号区；③用于术前评估，评价肿瘤有无侵犯主动脉或气管。缺点在于早期食管癌 MRI 很难有所发现，空间分辨力不及 CT，患者自发吞咽动作、呼吸和心脏跳动也易引起磁共振运动伪影。

胃癌是起源于胃黏膜上皮的恶性肿瘤，好发年龄在 50 岁以上，男女发病率约 2∶1。绝大多数胃癌属于腺癌，早期无明显症状，或出现上腹部不适，常与胃炎、胃溃疡等慢性疾病症状相似。随着肿瘤生长和侵犯，患者可出现上腹疼痛加重、食欲下降，当肿瘤破坏血管后可出现呕血、黑便等消化道出血症状；若肿瘤侵犯胰腺或溃疡穿孔，则会出现腰背部持续性放射状疼痛或剧烈腹疼甚至腹膜刺激症状；若出现远处淋巴结转移则可触及肿大的淋巴结。MRI 检查前需要大量饮水（1 000ml）以扩张胃腔，并形成胃腔和胃壁间的良好对比。MRI 检查的主要价值在于肿瘤的分期、治疗计划的制定及评价治疗效果与复查随访，胃腔的适度充盈至关重要，否则容易导致评价错误。常见的征象为胃壁增厚且僵硬化改变，呈凹凸不平或结节状，增强检查时可见肿瘤病变处显著性强化。

直肠癌发病率仅次于胃癌和食管癌，大体病理分为肿块型、溃疡型和浸润型。主要临床症状为便血、粪便变细与里急后重等。MRI 检查可使用小视野和直肠内线圈，观察肿瘤对黏膜和黏膜下层的侵犯程度。肿瘤在 T_1 加权像上呈低信号，在 T_2 加权像上呈高信号。DWI 有助于进一步明确肿瘤范围及分化程度。增强扫描有助于鉴别术后复发与瘢痕。

二、肝胆脾 MRI 扫描技术

（一）适应证与检查准备

1. **适应证**　肝脏的占位性病变，如肝癌、肝血管瘤等；肝内的弥漫性病变，如肝硬化、脂肪肝、感染和囊肿等；胰胆管病变。

2. **检查准备**　检查前 4 小时禁食禁水。训练患者均匀呼吸及屏气，以取得患者的配合。使用呼吸门控、流动补偿，横轴位检查层面上、下方加饱和带。

（二）磁共振平扫方案

1. **体位**　受检者仰卧，头先进或足先进。双手臂置于身体两侧或上举至头颈部两侧，人体长轴与床面长轴重合。将呼吸门控感应器置于被检者胸部或腹部呼吸动作最明显的部位。将线圈中心置于被检者剑突下缘，并设为定位中心。

2. **扫描范围**　自膈顶至肝下缘。

3. **线圈及序列**　线圈采用相控阵体部线圈或体线圈。平扫横轴位 T_2WI/FS、T_2WI、T_1WI、冠状位 T_2WI/FS，亦可选用双回波序列。增强后常规进行横轴位动态增强 T_1WI、冠状位 T_1WI。对于呼吸均匀且能良好屏气的被检者，T_2WI 首选为中短回波链的 FSE 序列，配合呼吸门控或膈肌导航技术，T_1WI 首选屏气扫描的二维扰相 GRE 序列；对于呼吸不均匀的被检者 T_2WI 可选择长回波链屏气扫描的 FSE 序列；对于不能良好屏气的被检者，T_2WI 可选择单次激发序列（例如 SS-FSE、HASTE）T_1WI 可选用施加呼吸补偿技术的 SE 序列，或者 IR-FGRE 序列等。增强扫描首选屏气的三维扰相 GRE 序列，如肝脏容积加速采集成像（LAVA）、容积内插法体部检查（VIBE）、THRIVE 等。

4. **成像方位**　肝脏的 MRI 检查一般选择横断面为主，辅助以冠状面，必要时可增加矢状面或斜面的扫描。①定位扫描：横状位、冠状位、矢状位定位像成像；②在冠状位及矢状位定位像上设置横断面成像层面，使层面与腹部纵轴垂直，层数范围覆盖全肝、胆、脾及兴趣区，在横断位定位像上调整视野大小及位置；③在横断面像上设置冠状面成像，使层面与腹部左右轴平行，在冠状位、矢状定位像上调整视野大小和位置；④可视需要作矢状面成像，见图 37-9。

5. **扫描方案**　三平面定位；屏气相位校准图像；呼吸触发 T_2WI 脂肪抑制；屏气 T_1WI 序列；呼吸触发弥散加权成像 $b=600\sim800mm^2/s$；呼吸触发冠状位 T_2WI 脂肪抑制。

（三）MR 增强方案

增强扫描常用于 MR 平扫检查不能定性者和鉴别诊断。腹部增强扫描一般采用动态增强扫描，顺磁性对比剂如 Gd-DTPA 等，剂量为 0.1mmol/kg，手推或高压注射器静脉注射，速度 2～3ml/s，注射后开始动态扫描，一般连续扫描 3～4 次，分为动脉期、门脉期、平衡期，必要时要加扫延迟期。

扫描的重点是在扫描时相的掌握，在循环状态正常的情况下，肝脏动脉期的时刻一般为注射对比剂后的 23～25s，扫描时原则上要把 k 空间中心数

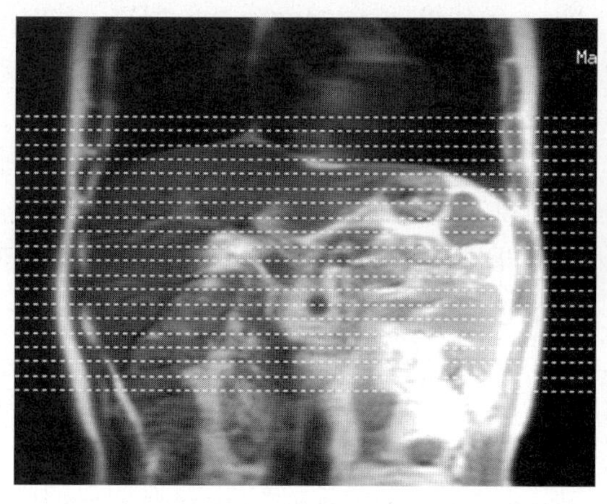
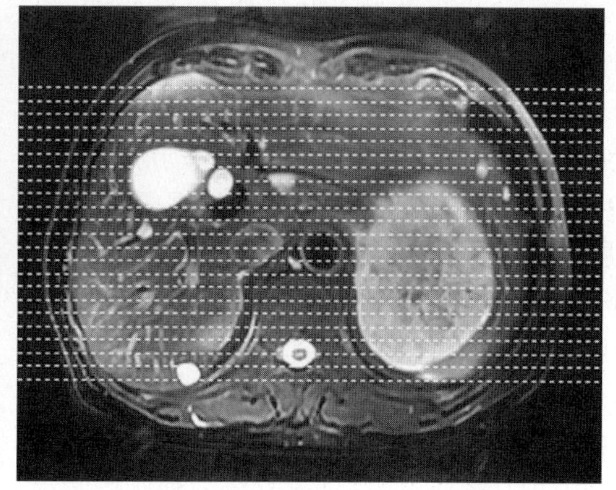

图 37-9　肝脏横轴位及冠状图像上的定位方法

据的采集(决定了图像的对比度)时刻置于开始注射对比剂后的 23~25s。门静脉期的扫描时间一般在注射对比剂开始后 50~60s,平衡期为 3~4min。成像序列可选三维或二维梯度回波脂肪抑制序列,如 2D-T_1W-FLASH、3D VIBE、3D LAVA 及 3D THRIVE 等。普美显增强扫描时,动脉期、门脉期、平衡期扫描同 Gd-DTPA,分泌期一般选择 20 分钟时扫描,扫描序列同前。

扫描技术为层厚 5~7mm,层间隔为层厚的 10%~20%,3D 扫描层厚 1~3mm,FOV 320~400mm^2;相位编码横断面取前后方向,冠状面取左右方向;屏气横轴位 LAVA Mask,屏气横轴位 LAVA 三期动态增强,屏气冠状位 LAVA,屏气横轴位 LAVA 延迟扫描。见表 37-1。

表 37-1　1.5T 肝脏扫描参数

序列名称	方位	TR/ms	TE/ms	层厚/层间距/mm	FOV/cm^2	矩阵	压脂	NEX/次	频率编码方向
定位	三平面	最小	80	8	48	352×160			
校准图像	轴位			10					A/P
T_2WI	轴位	呼吸门控	102	7/1	36~38	384×224	是	2~4	R/L
DWI	轴位	呼吸门控	最小	7/1	36~38	96×128		4	R/L
GRE T_1WI (双回波)	轴位	220	2.1 4.4	7/1	36~38	256×170	否	1	R/L
T_2WI	冠状	呼吸门控	102	7/1	38~40	320×192	是	2	S/I
LAVA 增强	轴位	3.2	2.0	5~6	38	320×224	是		R/L
LAVA 增强	冠状	3.2	2.0	5~6	38	320×256	是		S/I

(四) 图像后处理与打印排版建议

1. 影像处理　常规平扫及 2D 增强无需特殊处理。3D-LAVA 及 3D-THRIVE 动态增强序列可作时间-信号强度变化分析,并可进行分期 MPR、MIP 重建,了解和观察血管、病灶的灌注情况。

2. 打印排版建议　T_1WI 与 T_2WI 分别排版打印各一张。如有增强图像选取多期图像,推荐 4×6 或 5×6 格式排版打印。

(五) 图像质量控制

1. 图像基本要求

(1) 完整显示靶器官及病变区域。

(2) 呼吸运动伪影、血管搏动伪影及并行采集伪影应不影响影像诊断。

(3) 横轴位呼吸触发快速自旋回波-T_2WI-FS 序列为必选项,设备条件允许的,横轴位 T_1WI 序列优先选择梯度回波-水-脂双相位 T_1WI 序列/IDEAL-T_1WI 序列,DWI 序列尽可能使用。

(4) 增强扫描获取时相准确,至少显示动脉期、门脉期及平衡期三期影像,尽可能优化扫描参数将扫描周期时间缩减至每期 10s 以内(或在满足图像质量的前提下设置最短时间,一些新型 MRI 设备,三维容积采集梯度回波序列采集整个肝脏的时间只需 3~12s)，以便获取动脉早期、动脉晚期、门脉早期、门脉晚期及延迟期影像。短的周期时间利于受检者保持闭气不动，减少呼吸运动伪影，并且利于获得无门脉时相污染的动脉早期、动脉晚期影像。3D-T_1WI 增强多期扫描序列可根据需要做后处理，提供 MPR 重建图像、MIP 重建血管像及曲面重建胆管像。

动脉期的动脉管腔内信号应该比较高，脾脏花斑样强化，肾脏皮髓质分界清晰，正常肝脏实质可轻度强化，门静脉管腔内可有少量对比剂，肝静脉内不应该有对比剂；门静脉期表现为门静脉管腔内信号显著升高，肝脏实质信号强度达到高峰，肝静脉内对比剂充盈，正常脾脏均匀强化，正常肾脏皮髓质分界仍清楚；平衡期动脉与静脉信号接近，肝脏实质信号强化但信号强度较门静脉期有所下降，正常肾脏皮髓质分界不清，肾盂肾盏内可有对比剂排泌。

(5) 无明显呼吸运动伪影，无卷积伪影，血管搏动伪影及并行采集伪影应不影响诊断。

2. 检查技术要点

(1) 注意将线圈中心放置在肝脏。DWI 序列为必选项。

(2) 选用加速因子，相位编码 FOV 应为 1。

(3) 腹部相控阵线圈上、下两片摆放应对齐。

(4) 横轴位及冠状位定位范围不宜过大。增强扫描常规最少三期动态扫描。

(5) 肝脏横轴位流动补偿方向在频率编码方向。清晰显示肝胆脾各层结构及与周围组织比邻关系。

3. 图像质控要求

(1) 图像能满足影像诊断的需要：

1) 包括的范围：横轴位及冠状位图像必须包括整个肝脏及脾区。

2) 显示的体位：各体位图像上，显示体位标准，其中横轴位和冠状位图像上，上腹部两侧基本对称。

3) 组织间对比：在各序列图像上，图像上信噪比高，上腹部各脏器间信号对比明显，可确切评估肝胆脾的形态、大小、边缘和信号强度及其异常改变；各期增强图像延时时间准确，能确切显示肝脾的动态强化特征。

(2) 图像上的信息准确：

1) 图像上文字信息：应包括医院名称、受检者姓名、性别、年龄、检查号、检查日期和时间、设备型号、表面线圈、FOV、矩阵数、当前层面的序列号和图号及位置、TR 和 TE 时间、层厚和层间隔、激励次数、左右标识、窗宽和窗位及比例尺；字母、数字显示清晰；图像文字不能遮挡图像中感兴趣部位影像。

2) 图像上影像信息：图像按解剖顺序排列，无层面遗漏及错位；图像中的影像的大小及灰度要适中；肝胆脾与周围组织结构对比良好，无呼吸运动伪影、主动脉搏动伪影及设备所致伪影。

(3) 图像质量的等级评价

1) 0 级：图像无法观察，肝胆脾显示不清，伪影严重，不能诊断。

2) 1 级：肝脏显示模糊，具有明显的呼吸运动伪影，肝脏周围及图像背景干扰严重，不能达到诊断要求。

3) 2 级：肝脏显示欠清晰，或略有呼吸运动伪影，肝脏周围及图像背景略有干扰，但是基本不影响诊断。

4) 3 级：肝脏显示清晰，无呼吸运动伪影，肝脏周围及图像背景无干扰，符合诊断要求。

图像质量必须达到 2 级或 3 级方可允许打印图片及签发报告。

(六) 影像诊断要点与特殊病变检查技术

1. 影像诊断要点　肝脏 MRI 检查前与患者充分交流和屏气训练非常重要，可以减少呼吸运动伪影对于图像质量的影响。对于不能配合屏气的患者，可以选择半傅里叶采集单次激发快速自旋回波的 T_2WI 及呼吸导航的 T_1WI 和 T_2WI 进行图像采集。扫描序列以 T_1WI 及 T_2WI 和 DWI 横轴位为主，必要时添加冠状和矢状位扫描。增强扫描采用多时相动态成像，必要时可行灌注成像。

2. 特殊病变检查技术

(1) 肝脏病变，尤其是怀疑含有脂肪成分时应注重同、反相扫描。

(2) 肝海绵状血管瘤动态增强特点是环形强化，逐渐填充，因此动态增强扫描应注重延迟期。

(3) 肝癌的血供特点是快进快出，因此采集好动态增强图像非常重要。

(4) 若常规对比剂增强无法明确鉴别肝癌、肝脏局灶性结节增生等病变时，可考虑使用肝脏特异性对比剂(普美显)。

三、胰腺和胃肠 MRI 扫描技术

(一) 胰腺 MRI 检查方法

1. 检查前准备

(1) 线圈选择：体部相控阵线圈。

(2) 患者体位:同肝胆脾 MRI。仰卧位,足先进。

(3) 患者配合:检查前4小时禁食禁水。训练患者均匀呼吸及屏气,以取得患者的配合。

(4) 辅助优化技术:使用呼吸门控、流动补偿,在成像层面上、下方加饱和带。

2. MRI 平扫方案

(1) 定位中心:剑突。

(2) 扫描范围:胰腺上下缘。

(3) 检查方位:基本同肝胆脾 MRI。横断面成像层面中心稍下移,以胰腺水平为中心,作覆盖兴趣区范围的扫描。横轴位、冠状位。

(4) 平扫方案:与肝胆脾 MRI 基本相同。胰腺 MRI 应薄层无间隔扫描。脂肪抑制序列消除腹腔脂肪信号影像,突出显示胰腺。常规作横轴位 T_1WI 和 T_2WI、矢状位或冠状位 T_2WI 扫描。矢状位有助于判断胰腺前壁肿瘤或后壁肿瘤对邻近结构的侵犯。因此,应加脂肪抑制技术,以消除脂肪高信号的影响。

1) 三平面定位。

2) 屏气相位校准图像。

3) 呼吸触发 T_2WI 脂肪抑制。

4) 屏气双回波 T_1WI 序列。

5) 呼吸触发弥散加权成像 $b=600\sim800\text{mm}^2/\text{s}$。

6) 横轴位 LAVA 扫描(胰腺为高信号,多数病变为低信号)。

7) 呼吸触发冠状位 T_2WI 脂肪抑制。

3. MR 增强方案

(1) 屏气横轴位 LAVA Mask。

(2) 屏气横轴位 LAVA 三期动态增强。

(3) 屏气冠状位 LAVA。

(4) 屏气横轴位 LAVA 延迟扫描。

(5) MR 对比剂:Gd-DTPA,0.1mmol/kg,速率 2ml/s。如图 37-10。

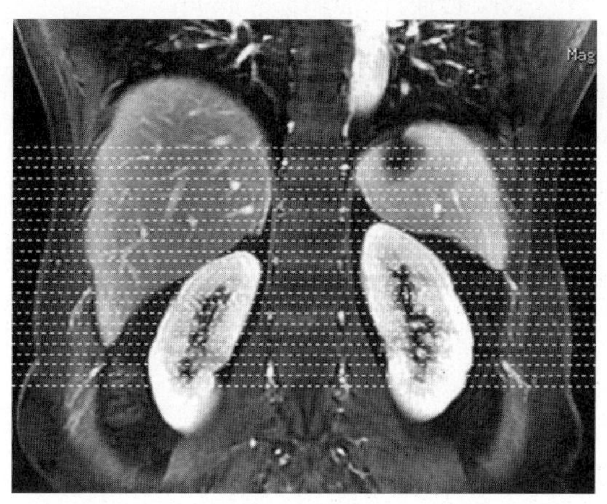

图 37-10 胰腺横轴位定位方法,上自胃顶下至肾门下缘

4. 检查注意事项

(1) 注意将线圈中心放置于胰腺。

(2) 选用加速因子,相位编码 FOV 应为 1。

(3) 腹部相控阵线圈上、下两片摆放应对齐。

(4) 横轴位及冠状位定位范围不宜过大。

(5) 胰腺在 LAVA 序列上呈现较高信号,而绝大多数病变在高信号的胰腺背景下呈现低信号,因此 LAVA 序列是发现胰腺病变的重要序列之一。

(6) 胰腺病变(如慢性胰腺炎、胰腺癌等)造成胰管扩张时,应做 MRCP 以帮助诊断。

(7) 胰腺在 DWI 及 GRE T_1 脂肪抑制序列中表现为高信号,有利于对胰腺病变的观察。

(8) 影像处理同肝胆脾 MRI,见表 37-2。

表 37-2 1.5T 胰腺扫描参数

序列名称	方位	TR/ms	TE/ms	层厚/层间距/mm	FOV/cm^2	矩阵	压脂	NEX/次	频率编码方向
定位	三平面	最小	80	8	48	352×160			
校准图像	轴位			10					A/P
FSE T_2WI	轴位	呼吸门控	102	5/1	36~38	384×224	是	2	R/L
DWI	轴位	呼吸门控	最小	5/1	36~38	96×128		4	R/L
GRE T_1WI(双回波)	轴位	220	2.1 4.4	5/1	36~38	256×170	否	1	R/L
T_2WI	冠状	呼吸门控	102	5/1	38~40	320×192	是	2	S/I
LAVA 增强	轴位	3.2	2.0	4	38	320×224	是		R/L
LAVA 增强	冠状	3.2	2.0	4	38	320×256	是		S/I

（二）胃肠 MRI 扫描技术

1. 胃 MRI 扫描技术

（1）检查前准备

1）线圈选择：体部相控阵线圈。

2）患者体位：仰卧位，足先进，身体左右居中，两手上举放于头侧。

3）患者配合：检查前 12 小时禁食，检查前一日晚餐吃半流食，晚十点后禁食。检查前 1 小时饮水 1 000ml，上检查床前饮用纯水 600～1 000ml，使胃肠腔充盈。

4）呼吸训练：嘱患者平静有规律的呼吸，训练患者屏气，以取得患者配合。

5）药物准备：检查前 5～10 分钟肌内注射山莨菪碱 20mg（2 支），抑制胃肠蠕动，有严重心脏病、青光眼、前列腺肥大及胃肠道梗阻者禁用此药。

（2）扫描方案

1）定位中心：线圈中心对准剑突下。

2）扫描范围：覆盖整个胃腔。

3）平扫方案：①三平面定位；②屏气相位校准图像；③Cor 屏气 FIESTA；④Ax 呼吸触发 T_2WI；⑤Sag 呼吸触发 T_2WI；⑥AX 屏气 T_1 GRE；⑦AX 呼吸触发 DWI，$b=600\sim800\text{mm}^2/\text{s}$。

（3）增强方案：同肝胆脾 MRI；AX LAVA Dyn+C；Cor LAVA+C。

（4）图像后处理与打印排版建议：

1）影像处理：影像处理同肝胆脾 MRI，一般无须特殊后处理操作。3D 序列可根据诊断需求进行多平面重组或曲面重建处理。

2）打印排版建议：推荐 4×6 或 5×6 排版打印；不同扫描序列分别排版打印。

（5）扫描注意事项

1）根据患者的胖瘦来定 FOV、层厚、层间距，以缩短成像时间。

2）LAVA 序列使用 ASSET，因此 FOV 不宜过小，相位编码方向应为 1。

3）横轴位 T_2WI 脂肪抑制在层面上下方使用饱和带。

4）局部磁敏感伪影明显的受检者使用局部匀场提高图像质量。

5）胃肠 MRI 因胃肠蠕动而明显受到影响，其诊断价值有限。常规作横轴位 T_1WI 和 T_2WI、矢状位或冠状位 T_2WI 扫描。矢状位有助于判断胃肠前壁肿瘤或后壁肿瘤对邻近结构的侵犯。见表 37-3。

表 37-3　1.5T 胃部磁共振扫描参数

序列名称	方位	TR/ms	TE/ms	层厚/层间距/mm	FOV/cm^2	矩阵	压脂	NEX/次	频率编码方向
定位	三平面	最小	80	8	48	352×160			
校准图像	轴位			10					
FIESTA	轴位		1.6	5/1	38～40	384×224	否		R/L
FSE T_2WI	轴位	3 000	102	5/1	36～38	384×224	否	2	R/L
DWI	轴位	4 000	最小	5/1	36～38	128×128	否	4	R/L
GRE T_1WI（双回波）	轴位	220	2.1 4.4	5/1	36～38	256×170	否	1	R/L
T_2WI	冠状	3 500	102	5/1	38～40	320×224	否	2	S/I
T_2WI	矢状	3 500	102	5/1	38～40	320×224	否	2	S/I
LAVA 增强	轴位	3.2	2.0	4	40	320×224	是		R/L
LAVA 增强	冠状	3.2	2.0	4	40	320×256	是		S/I

2. 直肠 MRI 扫描技术　适应证于直肠良恶性病变鉴别及直肠癌临床分期。

（1）检查前准备

1）线圈选择：采用腹部相控阵线圈联合脊柱线圈。

2）患者体位：仰卧位，足先进，身体左右居中，两手合抱置于前胸。定位中心对准线圈中心及耻骨联合中点。

3）患者配合：检查前 4 小时禁食禁水，检查前将尿排空，能做清洁灌肠图像质量会更好。

4）辅助优化技术：横轴位 T_2WI 脂肪抑制在层面上下方使用饱和带，使用局部匀场图像质量更好。

（2）扫描方案

1）基本要求：应大范围扫描盆腔（了解盆腔有无转移病灶及肿大淋巴结）以及局部高分辨力扫描直肠。序列包括高分辨 T_1WI，T_2WI FS 横断位，T_1WI 矢状位，DWI 横断位，动态增强 T_1WI 3D LAVA 或 VIBE 横断位。

2）定位中心和扫描范围：定位中心为线圈中心对准耻骨联合上缘；扫描范围——覆盖直肠全段。

3）平扫方案：①大范围盆腔扫描，包括盆腔矢状位单次激发 T_2WI、盆腔横轴位快速自旋回波 T_2WI-FS、T_1WI 及 DWI 序列。②小 FOV 高分辨力直肠扫描。斜横轴位快速自旋回波 T_2WI 序列，扫描基线垂直于病变段直肠的长轴，范围覆盖病变段直肠；矢状位快速自旋回波 T_2WI，范围覆盖完整直肠两侧；斜冠状位快速自旋回波 T_2WI、T_1WI 序列，扫描基线在矢状位像上与直肠上下长轴平行。小 FOV 高分辨力直肠扫描所有序列不加脂肪抑制。③三平面定位。④相位校准图像。⑤AX T_2WI 脂肪抑制。⑥AX T_1 FSE。⑦AX DWI $b=800mm^2/s$。⑧Cor T_2WI 脂肪抑制 4/1mm；⑨Sag T_2WI 脂肪抑制 4/1mm。

4）增强方案：先做局部直肠多期增强扫描，再做大范围盆腔扫描。直肠扫描可作常规增强三期（动脉期、静脉期、延迟期）扫描，斜横轴位快速梯度回波 3D-T_1WI 序列成像（如 VIBE/LAVA/THRIVE 等），再补充直肠斜冠状位及矢状位扫描。设备性能支持的，直肠增强扫描可选择动态灌注增强扫描，周期时间控制在每期 10 秒以内（3～7 秒），30 期以上，整个动态扫描时长达 5 分钟左右，获取组织血流灌注信息做定量分析及时间-信号强度曲线分析。使用 AX LAVA Dyn＋C 和 Cor LAVA＋C 方法。

5）成像技术：扫描参数为小 FOV 高分辨力直肠扫描序列。层厚在 3mm 以下，层间隔 0～0.3mm，FOV 180～250mm，矩阵≥256×224。3D-T_1WI 序列层厚 3mm 以下，层间隔 0，FOV 200～350mm，矩阵≥288×192，TR 最短，TE 最短，激励角 10°～15°。常规三期扫描使用手推或高压注射器静脉团注钆剂，动态灌注扫描则使用双筒高压注射器静脉团注，剂量 0.1mmol/kg 体重，注射速率 2～3ml/s，等速、等量续以生理盐水。

小 FOV 高分辨力直肠扫描：斜横轴位快速自旋回波 T_2WI 序列，扫描基线垂直于病变段直肠的长轴，范围覆盖病变段直肠；矢状位快速自旋回波 T_2WI，范围覆盖完整直肠两侧；斜冠状位快速自旋回波 T_2WI、T_1WI 序列，扫描基线在矢状位像上与直肠上下长轴平行。小 FOV 高分辨力直肠扫描所有序列不加脂肪抑制，见表 37-4。

表 37-4　1.5T 直肠扫描参数

序列名称	方位	TR/ms	TE/ms	层厚/层间距/mm	FOV/cm^2	矩阵	压脂	NEX/次	频率编码方向
定位	三平面	最小	80	8	48	352×160			
校准图像	轴位			10					A/P
FSE T_2WI	轴位	3 000	102	5/1	26～28	384×224	是	2	A/P
DWI	轴位	4 000	最小	5/1	36～38	128×128		4	R/L
FSE T_1WI	轴位	400～600	最小	5/1	26～28	320×192	否	1	A/P
T_2WI	冠状	3 500	102	5/1	28～30	320×224	是	2	S/I
T_2WI	矢状	3 500	102	5/1	28～30	320×224	是	2	S/I
LAVA 增强	轴位	3.2	2.0	4	36	320×224	是		R/L
LAVA 增强	冠状	3.2	2.0	4	36	320×256	是		S/I
LAVA 增强	矢状	3.2	2.0	4	36	320×256	是		S/I

（3）扫描注意事项

1）尿液排空以消除膀胱蠕动伪影。

2）轴位频率编码位于前后并加 NPW 选项，减轻呼吸运动伪影。

3）轴位 DWI 频率编码为左右向，注意由于 DWI 使用 ASSET，因此需调节 FOV，要超过盆腔大小。

4）LAVA 序列使用 ASSET，因此 FOV 不宜过小。

5）对组织较固定的直肠很有诊断价值，可以多方位观察直肠病变。常规作横轴位 T_1WI 和 T_2WI、矢状位或冠状位 T_2WI 扫描。矢状位有助于判断直肠前壁肿瘤或后壁肿瘤对邻近结构的侵犯。

（4）图像要求

1）扫描方案包括盆腔大范围扫描及直肠局部高分辨力扫描。

2）尽量选择小 FOV、薄层、高分辨力扫描直肠段。

3）直肠局部平扫不压脂的 T_2WI 序列为必选项。

4）设备性能支持情况下，增强扫描首选动态灌注多期扫描或至少常规三期扫描。

5）显示盆腔各脏器结构，清晰显示直肠壁各层结构及与周围组织比邻关系。

6）无明显呼吸运动伪影，无卷积伪影，血管搏动伪影及并行采集伪影应不影响诊断。

7）对于直肠肿瘤的 MRI 扫描，需要强调的是横断位采用的是斜横断位成像，即层面垂直于肿瘤所在肠管的长轴，避免由于肠管迂曲引起的假象，防止过度评价肿瘤浸润深度。

（5）图像后处理与打印排版建议

1）影像处理：影像处理同肝胆脾 MRI，一般无须特殊后处理操作。3D 序列可根据诊断需求进行多平面重组或曲面重建处理。

2）打印排版建议：T_1WI 与 T_2WI 分别排版打印各一张；如有增强图像选取多期图像。推荐 4×6 或 5×6 排版打印；不同扫描序列分别排版打印。

（6）影像诊断要求

1）矢状位 T_2WI 可以了解肿瘤位置，判断直肠前壁肿瘤侵犯膀胱或子宫的情况，及后壁肿瘤与骶前间隙的关系，可以作为其他方位扫描的定位像。

2）横断位 T_1WI 由于肠腔内气液和肠壁周围脂肪的衬托，T_1WI 可清楚显示肿瘤的边界。

3）横断位 T_2WI 由于直肠周围有丰富的脂肪层，与直肠壁肌层的相对低信号形成良好的对比，有利于准确评价肿瘤的 T 分期、N 分期、肿瘤是否侵犯直肠系膜及直肠系膜筋膜等。

4）低位直肠癌做冠状 T_2WI 时，层面要平行于肛管长轴（图 37-11、图 37-12），便于显示肿瘤与提肛肌、内外括约肌关系，对指导手术是否保肛具有重要参考价值还有利于显示直肠系膜内、两侧髂血管旁的淋巴结、卫星病灶，对骨盆的显示也有一定的帮助。

（7）图像质量控制

1）图像基本要求

Ⅰ. 扫描方案包括盆腔大范围扫描及直肠局部高分辨力扫描。

Ⅱ. 尽量选择小 FOV、薄层、高分辨力扫描直肠段。

Ⅲ. 直肠局部平扫不压脂的 T_2WI 序列为必选项。

Ⅳ. 设备性能支持情况下，增强扫描首选动态灌注多期扫描或至少常规三期扫描。

Ⅴ. 显示盆腔各脏器结构，清晰显示直肠壁各层结构及与周围组织比邻关系。

Ⅵ. 无明显呼吸运动伪影，无卷褶伪影，血管搏

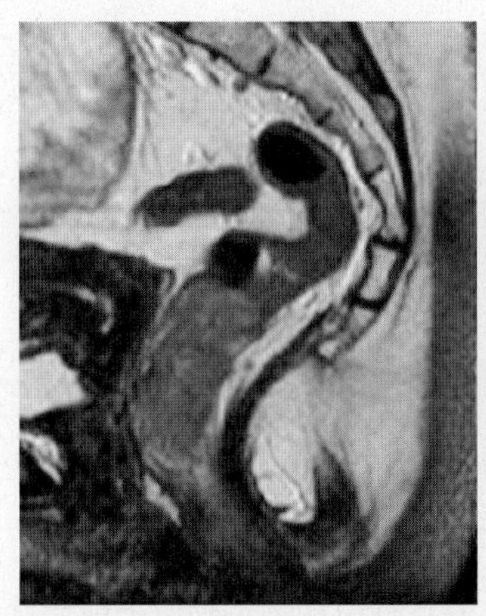
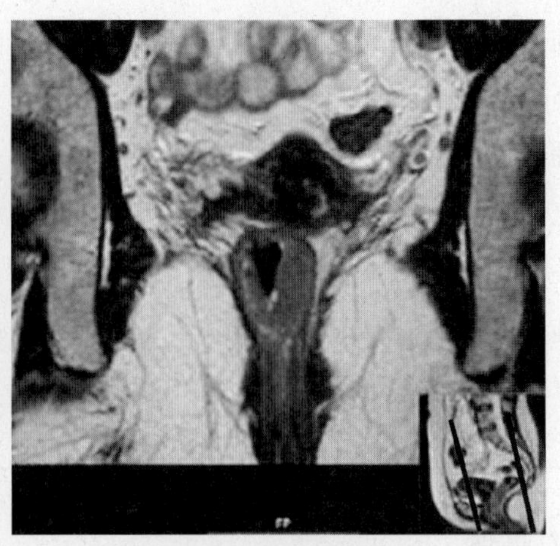

图 37-11　低位直肠癌做冠状 T_2WI 时，层面要平行于肛管长轴

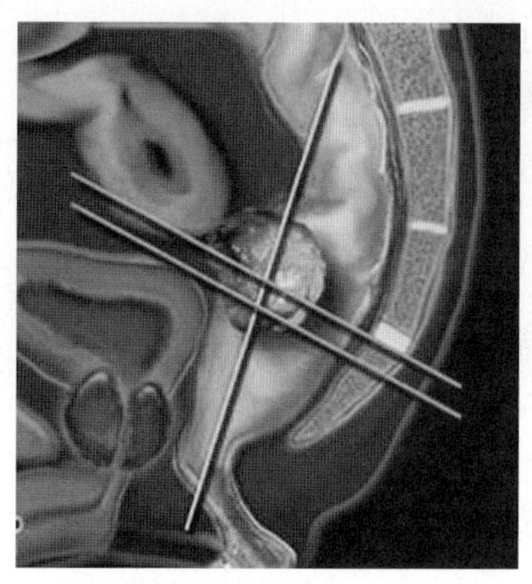

图 37-12　直肠癌横断位定位方法，层面垂直于肿瘤所在肠管的长轴

动伪影及并行采集伪影应不影响诊断。

2）图像质控标准

Ⅰ. 图像能满足影像诊断的需要：

——包括的范围：要包括全部盆腔；发现直肠肿瘤，应增加全腹部检查。

——显示的体位：各体位图像上，显示体位标准，并根据需要增加平行于直肠长轴的斜冠位。

——组织间对比：在各序列图像上，信噪比高，直肠壁清晰显示，并与直肠系膜形成对比良好，高分辨 T_2WI 可清楚分辨直肠各层结构信号及其异常改变。

Ⅱ. 图像上的信息准确：

——图像上文字信息：应包括医院名称、受检者姓名、性别、年龄、检查号、检查日期和时间、设备型号、表面线圈、FOV、矩阵数、当前层面的序列号和图号及位置、TR 和 TE 时间、层厚和层间隔、激励次数、左右标识、窗宽和窗位及比例尺；字母、数字显示清晰；图像文字不能遮挡图像中感兴趣部位影像。

——图像上影像信息：图像按解剖顺序排列，无层面遗漏及错位；图像中的影像的大小及灰度要适中；无各种原因所致的伪影，尤为气体所致的磁敏感伪影。

Ⅲ. 图像质量的等级评价标准

——0 级：直肠及周围系膜、盆腔各脏器显示模糊，病变显示不全，伪影严重，不能诊断。

——1 级：直肠及周围系膜、盆腔各脏器显示欠清晰，直肠各层结构不清，伪影较重，不能达到诊断要求。

——2 级：直肠及周围系膜、盆腔各脏器显示较清晰，直肠各层结构可辨，病变显示完全，有一定伪影，但不影响诊断。

——3 级：直肠及周围系膜、盆腔各脏器显示清晰，直肠各层结构分界明显，病变显示完全，无伪影，可明确诊断。

图像质量必须达到 2 级或 3 级方可允许打印图片及签发报告。

四、腹膜后 MRI 扫描技术

（一）检查前准备

1. **线圈选择**　腹部相控阵线圈。

2. **患者体位**　仰卧位，足先进，身体左右居中，两手上举。

3. **患者配合**　检查前 4 小时禁食禁水。训练患者均匀呼吸及屏气，以取得患者的配合。

4. **辅助优化技术**　使用呼吸门控，横轴位 T_2WI 脂肪抑制在层面上下方使用饱和带，使用局部匀场图像质量更好。

（二）扫描方案

腹膜后由于解剖结构比较复杂，脂肪组织较多，在常规 T_1WI 和 T_2WI 上脂肪的高信号往往影响对腹膜后病变的观察。因此，应加脂肪抑制技术，以消除脂肪高信号的影响。

1. **定位中心**　线圈中心对准肚脐。

2. **扫描范围**　上至肾上腺下缘至耻骨联合水平。

3. **平扫方案**　①三平面定位；②相位校准图像；③横轴位 T_2WI 脂肪抑制；④横轴位屏气 T_1 GRE 序列；⑤横轴位 DWI $b=600\sim800\text{mm}^2/\text{s}$；⑥冠状位 T_2WI 脂肪抑制 4~5/1mm。

4. **增强方案**　横轴位 LAVA+C；冠状位 LAVA+C。

（三）图像后处理与打印排版建议

1. **影像处理**　影像处理同肝胆脾 MRI，一般无须特殊后处理操作。3D 序列可根据诊断需求进行多平面重组或曲面重建处理。

2. **打印排版建议**　推荐 4×6 或 5×6 排版打印；不同扫描序列分别排版打印。

（四）检查技术要点

1）检查前训练患者呼吸及屏气以取得患者配合。

2）相位校准图像应在患者呼气末采集，呼吸触发序列前同步更新呼吸频率。

3）屏气 T_1WI 因使用 ASSET，因此相位编码方向 FOV 应使用 1。

4）横轴位层面上、下方放置饱和带。

5）腹部相控阵线圈上、下两片应对齐。

6）腹膜后病变注意轴位扫描范围。

7）腹部 T_2WI 应加呼吸门控。

8）腹部成像时使用局部匀场更佳。

9）腹部增强扫描应行动态增强屏气扫描，以防呼吸运动伪影。

10）腹部相控阵线圈前、后两片一定要对齐。

11）扫描范围合理，图像无明显运动伪影，无卷褶伪影，盆腔各组织结构显示清晰，见表 37-5。

表 37-5 1.5T 腹膜后扫描参数

序列名称	方位	TR/ms	TE/ms	层厚/层间距/mm	FOV/cm^2	矩阵	压脂	NEX/次	频率编码方向
定位	三平面	最小	80	8	48	352×160			
校准图像	轴位			10					R/L
FSE T_2WI	轴位	3 000	102	7/1	36~38	384×224	是	2	R/L
DWI	轴位	4 000	最小	7/1	36~38	128×128		4	R/L
GRE T_1WI（双回波）	轴位	220	2.1 4.4	5/1	36~38	256×170	否	1	R/L
T_2WI	冠状	3 500	102	7/1	38~40	320×224	是	2	S/I
LAVA 增强	轴位	3.2	2.0	4	36	320×224	是		R/L
LAVA 增强	冠状	3.2	2.0	4	36	320×256	是		S/I

（五）影像诊断要求

腹膜后由于解剖结构比较复杂，脂肪组织较多，在常规 T_1 和 T_2 加权像上脂肪的高信号会对病变的观察带来干扰，因此需要添加脂肪抑制技术，以消除脂肪组织信号干扰，更好的显示病变。对于可以配合的患者，扫描序列时屏气可以减少呼吸运动伪影对图像质量的影响；而对于不能配合屏气的患者，可采用呼吸膈肌导航的方式进行数据采集。

MRI 检查可以清晰显示腹膜后实质性脏器以及脂肪、肌肉、淋巴结、血管等结构，通过多方位、多参数成像对于腹膜后肿瘤的诊断具有不可替代性的重要作用。对于肾上腺、肾脏怀疑含有脂肪的病变，T_1 加权同反相位序列以及脂肪抑制序列起关键作用；对于腹膜后间隙肿瘤，平滑肌瘤、畸胎瘤、神经纤维瘤、淋巴瘤等病变的 MRI 检查，T_1 加权图像、T_2 加权像以及施加脂肪抑制技术结合 DWI 对于病变的定位、大小、数目、对临近软组织和血管的侵犯情况、肿瘤的分化程度、术后的复发情况具有重要的评价意义。

五、胰腺、胃肠和腹膜后图像质量控制

（一）图像基本要求

1. 清晰显示胰腺、十二指肠壶腹部及病变区域结构。

2. 呼吸运动伪影、血管搏动伪影及并行采集伪影应不影响诊断。

3. 横轴位快速自旋回波 T_2WI-FS 序列及 GRE T_1WI-FS 为必选项，设备条件允许的，DWI 序列尽可能使用。

（二）图像质控要求

1. 胰腺

（1）图像能满足影像诊断的需要：

1）包括的范围：横轴位及冠状位或矢状位图像上必须包括整个胰腺和相邻的胰周组织结构。

2）显示的体位：各体位图像上，显示体位标准，其中横轴位和冠状位图像上，上腹部两侧基本对称。

3）组织间对比：在各序列图像上，图像上信噪比高，胰腺与胰周结构信号对比明显，可确切评估胰腺的形态、大小、边缘和信号强度及其异常改变，并可清楚分辨胰周组织结构。

（2）图像上的信息准确：

1）图像上文字信息：应包括医院名称、受检者姓名、性别、年龄、检查号、检查日期和时间、设备型号、表面线圈、FOV、矩阵数、当前层面的序列号和图号及位置、TR 和 TE 时间、层厚和层间隔、激励次数、左右标识、窗宽和窗位及比例尺；字母、数字显示清晰；图像文字不能遮挡图像中感兴趣部位

影像。

2）图像上影像信息：图像按解剖顺序排列，无层面遗漏及错位；图像中的影像的大小及灰度要适中；胰腺与周围组织结构对比良好，无各种原因所致的伪影。

（3）图像质量的等级评价

1）0级：胰腺及其周围结构无法观察，显示不清，伪影严重，不能诊断。

2）1级：胰腺及其周围解剖结构显示模糊，具有明显的呼吸运动伪影。

3）2级：胰腺及其周围解剖结构显示欠清楚，或略有呼吸运动伪影，但是基本不影响诊断。

4）3级：胰腺及其周围解剖结构显示清晰，无呼吸运动伪影，图像质量很好，符合诊断要求。

图像质量必须达到2级或3级方可允许打印图片及签发报告。

2. 胃肠

（1）图像能满足影像诊断的需要：

1）包括的范围：胃各部结构包括胃底、贲门、胃体、胃窦和幽门及周围解剖结构。

2）显示的体位：各体位图像上，显示体位标准，其中横轴位和冠状位图像上，上腹部两侧轮廓基本对称。

3）组织间对比：在各序列图像上，图像上信噪比高，胃的各部结构与邻近的组织器官的信号对比明显，可确切评估胃的形态、大小、边缘和胃壁的厚度、信号强度及其异常改变。

（2）图像上的信息准确：

1）图像上文字信息：应包括医院名称、受检者姓名、性别、年龄、检查号、检查日期和时间、设备型号、表面线圈、FOV、矩阵数、当前层面的序列号和图号及位置、TR和TE时间、层厚和层间隔、激励次数、左右标识、窗宽和窗位及比例尺；字母、数字显示清晰；图像文字不能遮挡图像中感兴趣部位影像。

2）图像上影像信息：图像按解剖顺序排列，无层面遗漏及错位；图像中的影像的大小及灰度要适中；胃的各部结构与周围组织结构对比良好，基本无磁敏感伪影及其他原因所致的伪影。

（3）图像质量的等级评价

1）0级：图像无法观察，胃的各部结构显示不清；运动或磁敏感伪影严重，不能诊断。

2）1级：胃的各部结构显示模糊，具有明显的呼吸运动伪影或磁敏感伪影，胃周围及图像背景干扰严重，不能达到诊断要求。

3）2级：胃的各部结构显示欠清晰，或略有呼吸运动伪影或磁敏感伪影，周围及图像背景略有干扰，但是基本不影响诊断。

4）3级：胃的各部结构显示清晰，无呼吸运动伪影或磁敏感伪影，周围及图像背景无干扰，符合诊断要求。

图像质量必须达到2级或3级方可允许打印图片及签发报告。

3. 腹膜后

（1）图像能满足影像诊断的需要：

1）包括的范围：自第12胸椎水平至腹主动脉分叉。

2）显示的体位：各体位图像上，显示体位标准，其中横轴位和冠状位图像上，腹部两侧基本对称。

3）组织间对比：在各序列图像上，图像上信噪比高，腹膜后脂肪组织、大血管和腹膜后器官对比良好，可确切评估腹膜后结构及其病变。

（2）图像上的信息准确：

1）图像上文字信息：应包括医院名称、受检者姓名、性别、年龄、检查号、检查日期和时间、设备型号、表面线圈、FOV、矩阵数、当前层面的序列号和图号及位置、TR和TE时间、层厚和层间隔、激励次数、左右标识、窗宽和窗位及比例尺；字母、数字显示清晰；图像文字不能遮挡图像中感兴趣部位影像。

2）图像上影像信息：图像按解剖顺序排列，无层面遗漏及错位；图像中的影像的大小及灰度要适中；腹膜后各组织结构对比良好，无各种原因所致的伪影。

（3）图像质量的等级评价

1）0级：腹膜后结构包括各脏器显示模糊，伪影严重，不能诊断。

2）1级：腹膜后结构包括各脏器显示欠清，伪影较重，不能达到诊断要求。

3）2级：腹膜后结构包括各脏器显示较清，有一定伪影，但不影响诊断。

4）3级：腹膜后结构包括各脏器显示清晰，对比明显，无伪影，可明确诊断。

图像质量必须达到2级或3级方可允许打印图片签发报告。

六、磁共振胰胆管成像(MRCP)扫描技术

适用于胆道系统病变,如肿瘤、结石、炎症等;明确肝癌、胰腺癌等占位性病变与胆道系统的关系;上消化道手术改建者;不宜或不能进行内镜逆行胰胆管造影(ERCP)检查或ERCP检查失败者。

(一) 检查准备

1. **线圈选择** 线圈同肝胆脾MRI,腹部相控阵线圈。序列选择为重 T_2 加权的2D或3D序列。

2. **患者体位** 仰卧位,足先进,双手上举。

3. **患者配合** 受检者需禁食禁水6小时以上,必要时可口服胃肠道阴性对比剂以突出胆胰管信号,达到良好的胆胰管造影效果。训练患者均匀呼吸及屏气,以取得患者的配合。

4. **辅助优化技术** 使用呼吸门控,横轴位 T_2WI脂肪抑制在层面上下方使用饱和带。

(二) MRCP扫描方案

1. **基本方法** 一般需在肝胆常规MRI平扫的基础上进行。MRCP主要有三种扫描方式,即屏气厚块一次投射MRCP、呼吸触发3D MRCP、2D连续薄层扫描MRCP。三种方法各有优缺点,临床上一般根据具体情况联合使用两种。扫描层面必须平行于目标胆管走向,需根据横断面图像上胆管的走行方向来定位。

MRCP序列参数以长TR(2 000ms以上),长TE(200~800ms)为基础,以抑制背景组织信号,并获得重 T_2 加权对比。采用脂肪抑制技术,抑制脂肪高信号。FOV 300mm,矩阵(150~200)×(256~320),见表37-6。

表37-6 1.5T胰胆管水成像扫描参数

序列名称	方位	TR/ms	TE/ms	层厚/层间距/mm	FOV/cm²	矩阵	压脂	NEX/次	频率编码方向
SSFSE定位	三平面	最小	80	8	48	352×160			
校准图像	轴位			10					A/P
T_2WI	轴位	呼吸门控	102	7/1	36~38	384×224	是	2	R/L
DWI	轴位	呼吸门控	最小	7/1	36~38	128×128		4	R/L
FIEAST	冠状	5 200	102	8/1	38~40	320×224	是	1	S/I
T_2 SSFSE	斜冠	6 000	800	40~50(块厚)	32	480×256	是	1	S/I
3D MRCP	斜冠	呼吸门控	最小	2.0	35	384×224	是	1	S/I

2. **定位中心** 剑突,扫描范围自膈顶至肝下缘。

3. **平扫方案**

1) 三平面定位。

2) 屏气相位校准图像。

3) 呼吸触发 T_2WI脂肪抑制。

4) 呼吸触发弥散加权成像(7~8)/1mm $b=600\sim800mm^2/s$。

5) 呼吸触发冠状位薄层4/1mm T_2WI脂肪抑制。

6) 呼吸触发斜冠状位3D重 T_2WI FSE序列,定位线平行于胰管走形方向。

7) 屏气2D SSFSE序列,放射状扫描9层。

8) 图像3D MIP后处理重建(图37-13)。

(三) 图像后处理与打印排版建议

1. **影像处理** 屏气厚层一次投射MRCP不能进行图像后处理。呼吸触发3D MRCP、2D连续薄层扫描MRCP可将原始图像作MIP重建,获得胆道系统三维造影像。MIP重建时,可根据需要剪除与胆道重叠的背景结构,如胃肠、椎管、肾盂等,以充分显示胆系影像,提高图像的质量,并可作多角度旋转,多视角观察胰管、胆管树。

2D MRCP不需要后处理。对于3D MRCP,可作多平面重组、最大信号强度投影处理,以达到多角度旋转、多视角观察胆道系统。重建时可以根据需要对背景组织,例如胃肠、椎管、肾盂等进行剪切,以充分显示胆系影像,提高图像质量。

2. **打印排版建议** T_1WI与 T_2WI分别排版打印各一张;MRCP图像选取显示病变的合适方位图像进行打印。推荐3×4排版打印;MRCP图像可单独排版打印。

(四) 检查技术要点与影像诊断要求

1. **检查技术要点**

(1) 呼吸触发序列前同步更新呼吸频率。

(2) 注意将线圈中心置于肚脐水平。

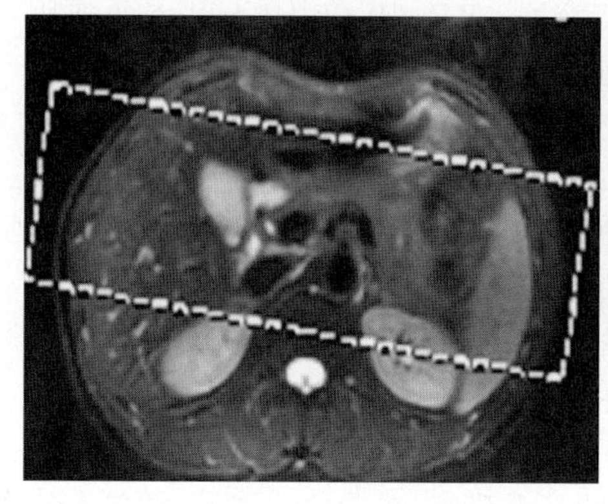
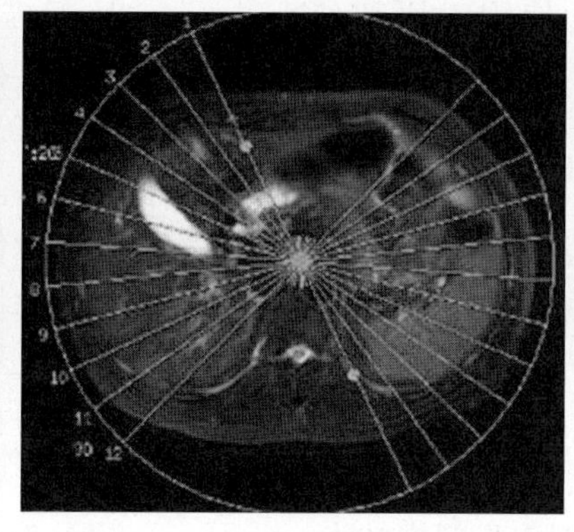
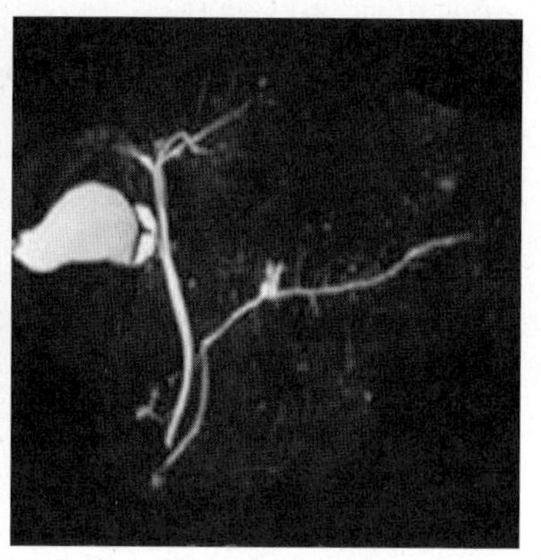

图 37-13　3D MRCP 定位方法及屏气 2D MRCP 定位方法
最右图为 MRCP 经 MIP 处理后显示的胰管及胆管系统。

（3）选用加速因子，相位编码 FOV 应为 1。

（4）体部相控阵线圈上、下两片摆放应对齐。

（5）疑有慢性胰腺炎、胰腺癌伴胰管扩张应注重屏气厚层 MRCP。

（6）当 MRCP 对胆道系统内结石显示不佳时，可考虑适当减小 2D-MRCP 层厚或使用薄层 3D-MRCP 进行显示。

2. 影像诊断要求　胆道系统病变，如肿瘤、结石和炎症等；明确肝癌、胰腺癌等占位性病变与胆道系统的关系；上消化道手术改建者；不宜或不能行 ERCP 检查或 ERCP 检查失败的患者均是 MRCP 的适应证。MRCP 需要结合 MRI 肝胆胰腺平扫，不能单独作为诊断依据。需要注意的是扫描层面必须平行于目标胆管走行，需要根据横断面图像上胆管的走行方向进行定位。

（五）图像质量控制

1. 图像基本要求

（1）扫描范围正确，清晰显示肝内外胆管、胰管及病变区域。

（2）控制呼吸运动伪影，血管搏动伪影，并行采集伪影和卷褶伪影，避免影响影像诊断。

（3）单次激发 2D-MRCP 序列多角度扫描，多次激发 3D-MRCP 序列提供后处理 MIP 重建多角度旋转的三维胰胆管造影像。

2. 图像质控要求

（1）图像能满足影像诊断的需要：

1）包括的范围：必须包括完整的胰、胆管走行区域。

2）显示的体位：显示体位标准，其中横轴位图像上，上腹部两侧基本对称；3D MRCP 具备多角度图像。

3）组织间对比：图像上信噪比高，相应序列图像上，胆、胰管与周围结构对比明显，可确切评估胆、胰管的形态、管径和走行及其异常改变。

（2）图像上的信息准确：

1）图像上文字信息：应包括医院名称、受检者姓名、性别、年龄、检查号、检查日期和时间、设备型号、表面线圈、FOV、矩阵数、当前层面的序列号和图号及位置、TR 和 TE 时间、层厚和层间隔、激励次数、左右标识、窗宽和窗位及比例尺；字母、数字显示清晰；图像文字不能遮挡图像中感兴趣部位影像。

2）图像上影像信息：图像按解剖顺序排列，无层面遗漏及错位；图像中的影像的大小及灰度要适中；胆、胰管与周围结构对比良好，无各种原因所致的伪影。

（3）图像质量的等级评价标准

1）0 级：胰胆管系统无法观察，没有显示或显示不清，不能诊断。

2）1 级：胰胆管显示模糊，具有明显的呼吸运动伪影，胰胆管周围及图像背景干扰严重，不能达到诊断要求。

3）2 级：胰胆管显示欠光滑锐利，或略有呼吸运动伪影，胰胆管周围及图像背景略有干扰，但是基本不影响诊断。

4）3 级：胰胆管显示光滑锐利，无呼吸运动伪影，胰胆管周围及图像背景无干扰，符合诊断要求。

图像质量必须达到 2 级或 3 级方可允许打印图片及发报告。

七、腹部 MRA 扫描技术

适应于腹部 MRA 主要用于门脉系统、腹主动脉、腹腔动脉、肾动脉等血管系统的检查。腹部

MRA 以肾动脉扫描为主，分为使用对比剂（CE-MRA 法）和不使用对比剂［流入反转恢复磁共振血管成像（IFIR-MRA 法）］两种。

（一）检查准备

1. **线圈选择**　体部相控阵表面线圈。

2. **患者体位**　仰卧位，足先进，双手放于身体两侧。

3. **患者配合**　检查前训练患者均匀呼吸及屏气，以取得患者配合。

4. **辅助优化技术**　采用呼吸触发门控技术。

（二）扫描技术

腹部 MRA 首选方法为对比增强 MRA，对于肾动脉而言亦可以选择非对比剂的 3D 平衡式稳态自由进动序列（3D-True FISP）成像，因其伪影因素较多，假阳性比例高，一般仅作为补充方法。这里重点介绍对比增强法腹部 MRA。

1. **线圈及序列**　线圈一般选用体部线圈或心脏线圈等表面线圈。序列选择视成像方法选择 3D 扰相梯度回波或 3D-True FISP。

2. **扫描方法**　采用 3D-CE-MRA 技术的超快速三维梯度回波序列，高压注射器静脉团注钆剂，剂量 0.1～0.2mmol/kg 体重，速率 2～3ml/s。等速以生理盐水。扫描注药前蒙片、注药后 2 个以上时相——动脉像及静脉像。扫描成败的关键在于扫描时机的掌握，原则上要对比剂到达靶血管最高浓度时进行 k 空间中心信号的采集。具体的方法也根据扫描时机的决定方法的不同而异，一般可分为两种：

（1）时间计算法：①经验估计法，一般成人从肘静脉注射对比剂到达腹主动脉时平均时间为 15s，可结合受检者的实际情况来估计启动扫描时间；②测试法，可试注射少量对比剂（一般为 2ml）记录其到达靶血管的时间从而决定其启动扫描时间。

（2）透视触发法：该技术必需配合 k 空间优先采集技术。透视法是在注射对比剂后同时开启监视序列对靶血管进行监测，当观察到对比剂到达靶血管时立即启动 CE-MRA 的扫描，见表 37-7。

表 37-7　1.5T 肾动脉 CE MRA 及 IFIR 成像参数

序列名称	方位	TR/ms	TE/ms	层厚/层间距/mm	FOV/cm^2	矩阵	压脂	NEX/次	频率编码方向
SSFSE（定位）	三平面	最小	80	8	48	352×160			
校准图像	横轴位			10					A/P
FSE T_2WI	横轴位	呼吸门控	102	5/1	36～38	320×224	是	2	A/P
3D CE MRA	斜冠状	3.2	最小	2.0	35	272×192	否	0.75	S/I
T_2WI SSFSE	冠状	5 200	102	7/1	38～40	320×192	是	2	S/I
LAVA 增强	冠状	3.2	2.0	4～5	38	320×256	是		S/I
IFIR	横轴位	呼吸门控	TI＝1 200	2	35	256×256	是		R/L

（三）MRA 平扫与增强

1. **定位中心**　剑突下缘。

2. **扫描范围**　包括整个腹主动脉、双侧肾动脉及两侧肾脏。

3. **扫描方位**　斜冠状位。

4. 三平面定位。

5. 屏气相位校准图像。

6. 2D-TOF-MRA 三平面定位像。

7. **横轴位 T_2WI 脂肪抑制**　范围包括双侧肾脏（定位同肾脏横轴位扫描）。

8. **屏气冠状位 SSFSE**　范围包括双侧肾脏。

9. **屏气斜冠状位透视触发 CE-MRA**　范围前面包括腹主动脉，后面包括双侧肾脏，动态定位四腔心，待左心室有药后嘱患者吸气、屏气再进行扫描。

10. 屏气 LAVA 序列（包括双侧肾脏）。

11. **对比剂注射方案**　钆钡葡胺 1.5ml/s 团注，共 15ml。

12. **图像后处理**　3D MIP 图像后处理（图 37-14、图 37-15、图 37-16）。

13. IFIR 非对比剂序列。

（四）图像后处理与打印排版建议

1. **影像处理**　原始图像经 MIP 重建获得相应分期的血管造影像，多视角旋转观察、评价，亦可进行靶 MIP，可明显增加血管与周围背景组织的对

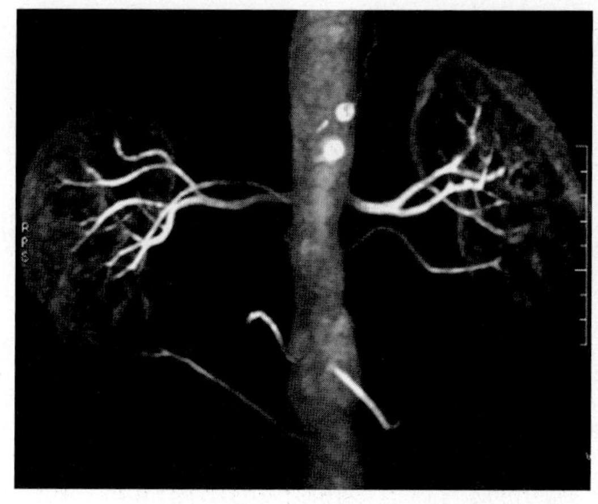

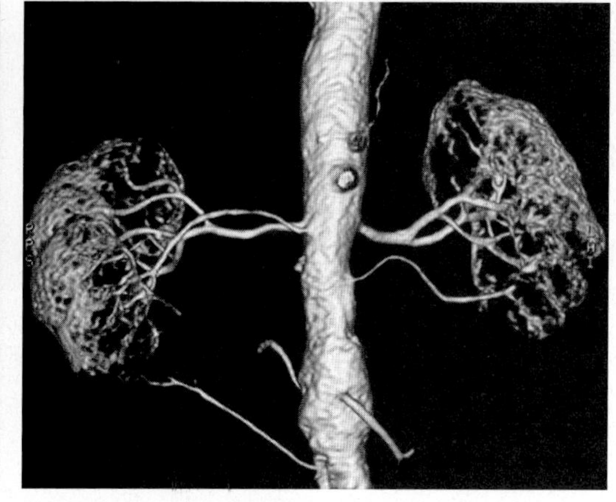

图 37-14　肾动脉 CE-MRA 图像及肾动脉 VR 图像

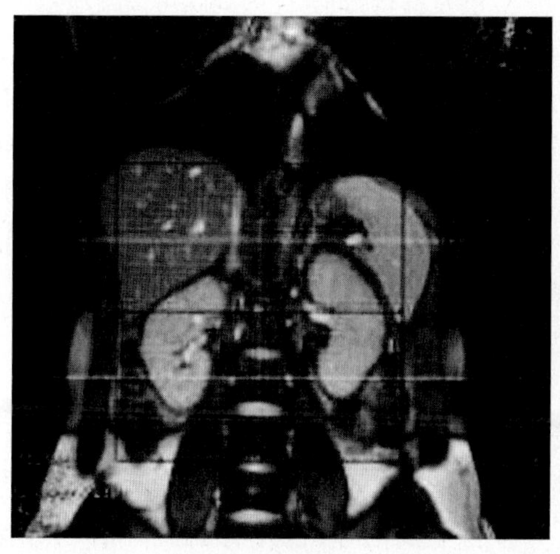

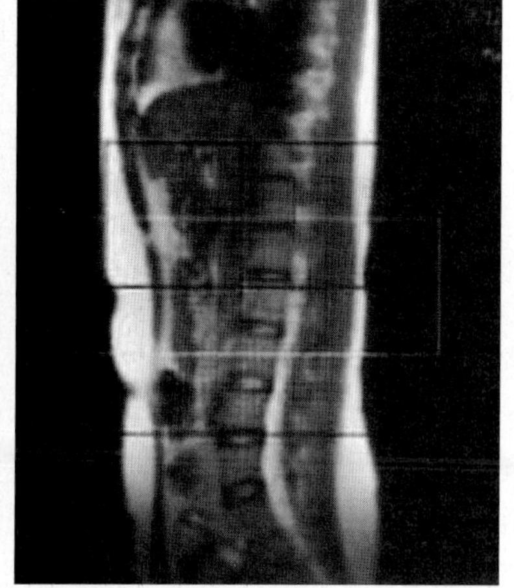

图 37-15　IFIR 非对比剂序列定位方法

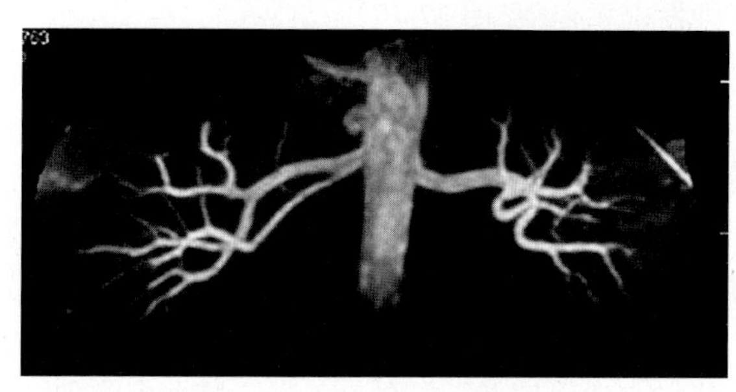

图 37-16　非对比剂肾动脉图像

比，血管的相互重叠较少。对于 3D-MRA 扫描序列，可作多平面重组、最大信号强度投影和容积再现处理，以达到各个角度观察双侧肾动脉及分支。

2. 打印排版建议　推荐 3×4 排版打印；MRA 图像与平扫、增强图像分开排版打印。

（五）检查技术要点与影像诊断要求

1. 检查技术要点

（1）扫描范围正确，清晰显示肾动脉及分支组织结构。无卷褶伪影，无明显呼吸运动伪影。

（2）肾动脉及分支显示为均匀高信号，背景组织显示为低信号。

（3）采用特定的（SPECIAL）脂肪抑制技术抑制背景组织信号，因此不需要扫描蒙片。

（4）实时动态增强扫描见左心室有对比剂后嘱患者屏气扫描，连续扫描两个时相。

（5）对于 CE-MRA，需要注意扫描时机的掌握，原则上对比剂在肾动脉血管腔内最亮时扫描。

2. 影像诊断要求　肾动脉 MRA 可以显示双侧肾动脉及分支的解剖结构，用于评价肾动脉狭窄、肾血管旁路移植、肾移植吻合情况及肾肿瘤时的血管受侵情况，从而有利于肾血管重建手术方案的制定。对于异位肾和术后患者的扫描需要注意扫描范围。CE-MRA 扫描时机的选择，可以通过小剂量试注法、透视触发法和自动触发法进行扫描。

（六）图像质量控制

1. 图像基本要求

（1）3D-CE-MRA 应清晰显示腹部大血管及其分支血管，包括腹主动脉、腹腔动脉、肝动脉、肾动脉、门脉系统以及腹部静脉系统血管，血管外背景组织信号抑制应良好。

（2）无明显呼吸运动伪影，血管搏动伪影及并行采集伪影应不影响诊断。

（3）提供后处理MIP重建多角度旋转的血管三维影像。

2. 图像质控要求

（1）图像能满足影像诊断的需要：

1）包括的范围：图像要包括完整的腹主动脉主干及主要分支，范围从膈肌裂孔处至部分双侧髂总动脉。

2）显示的体位：显示体位标准，冠状位或斜冠状位图像上可显示腹主动脉全长。

3）组织间对比：在各序列图像上，图像的信噪比高，腹主动脉和主要分支血管包括肾动脉等显示清晰，与图像背景有良好的对比，可评估管腔形态和管壁厚度及异常改变。

（2）图像上的信息准确：

1）图像上文字信息：应包括医院名称、受检者姓名、性别、年龄、检查号、检查日期和时间、设备型号、表面线圈、FOV、矩阵数、当前层面的序列号和图号及位置、TR和TE时间、层厚和层间隔、激励次数、左右标识、窗宽和窗位及比例尺；字母、数字显示清晰；图像文字不能遮挡图像中感兴趣部位影像。

2）图像上影像信息：图像按解剖顺序排列，无层面遗漏及错位；图像中的影像的大小及灰度要适中；腹主动脉内信号均匀，管腔和管壁病变可清楚分辨，无呼吸运动伪影、主动脉搏动伪影及设备所致伪影。

（3）图像质量的等级评价标准：

1）0级：图像无法观察，腹主动脉及其分支解剖结构显示不清，伪影严重，不能诊断。

2）1级：腹主动脉及其分支边缘显示模糊，具有明显的呼吸运动或动脉搏动伪影，周围及图像背景干扰严重，不能达到诊断要求。

3）2级：腹主动脉及其分支边缘显示欠清晰，或略有呼吸运动或动脉搏动伪影，周围及图像背景略有干扰，但是基本不影响诊断。

4）3级：腹主动脉及其分支显示清晰，无呼吸运动或动脉搏动伪影，周围及图像背景无干扰，符合诊断要求。

图像质量需达到2、3级才允许打印胶片和签发报告。

（富青　雷子乔　廖云杰）

第二节　泌尿生殖系统MRI扫描技术

一、泌尿生殖系统相关疾病与MRI检查价值

磁共振多参数多方位成像对肾脏、前列腺及女性盆腔有良好的显示能力，无须对比剂即可清晰显示肾脏的皮髓质，泌尿系水成像技术无须对比剂可得到与静脉肾盂造影相媲美的图像；女性盆腔矢状位可清晰显示子宫、膀胱、宫颈、直肠的关系及子宫内膜、肌层及移行带；男性前列腺可清晰显示中央叶、外周带及精囊腺，特别是弥散加权成像高b值影像对前列腺占位性病变的定性诊断起着决定性的作用；精囊炎在T_1脂肪抑制影像上显示为高信号，有助于精囊炎的诊断，上述优势都是其他影像学检查技术所无法比拟的。

泌尿系统常见疾病及MRI表现：

1. 肾囊肿　单纯性肾囊肿是临床上最常见的肾脏囊性疾病，多见于中老年人。

肾囊肿MRI表现：肾囊肿发生于皮质或皮髓交界处多见，部分可突出皮质外，病灶呈圆形或卵圆形，边缘光滑，磁共振信号均匀，T_1像呈低信号，T_2像呈高信号，合并有出血者信号可有相应改变，外形多呈分叶状，囊内信号不均匀，约31%的出血者囊肿发生恶变（见图37-17）。

2. 多囊肾　是遗传性疾病，分常染色体显性遗传和隐性遗传两类，前者常见，又称成人型多囊肾，后者比较少见，又称婴儿型多囊肾。

多囊肾MRI表现：MRI是诊断多囊肾最佳检查方法，表现为肾脏明显增大，轮廓不规则，外形分叶，肾实质内有较多大小不等的囊性信号灶，呈蜂窝状，故有“蜂窝状”之称。病灶信号大多均匀，T_1加权像呈低信号，T_2加权像呈高信号，部分囊肿合并有出血或炎症时囊内信号混杂，T_1、T_2加权像上信号均欠均匀（图37-18）。

3. 肾血管平滑肌脂肪瘤　肾血管平滑肌脂肪瘤也称错构瘤，或血管肌肉脂肪瘤，是最常见的肾良性肿瘤。肿瘤可单发或多发，本病属常染色体显性遗传性疾病，有家族性，80%为女性，40岁以上占多数。肿瘤源于中胚层残留组织，由脂肪、肌肉和异常血管混合组成。

肾血管平滑肌脂肪瘤MRI表现：多为单侧，少数双侧多发，瘤体大小不等，呈圆形或卵圆形，边界

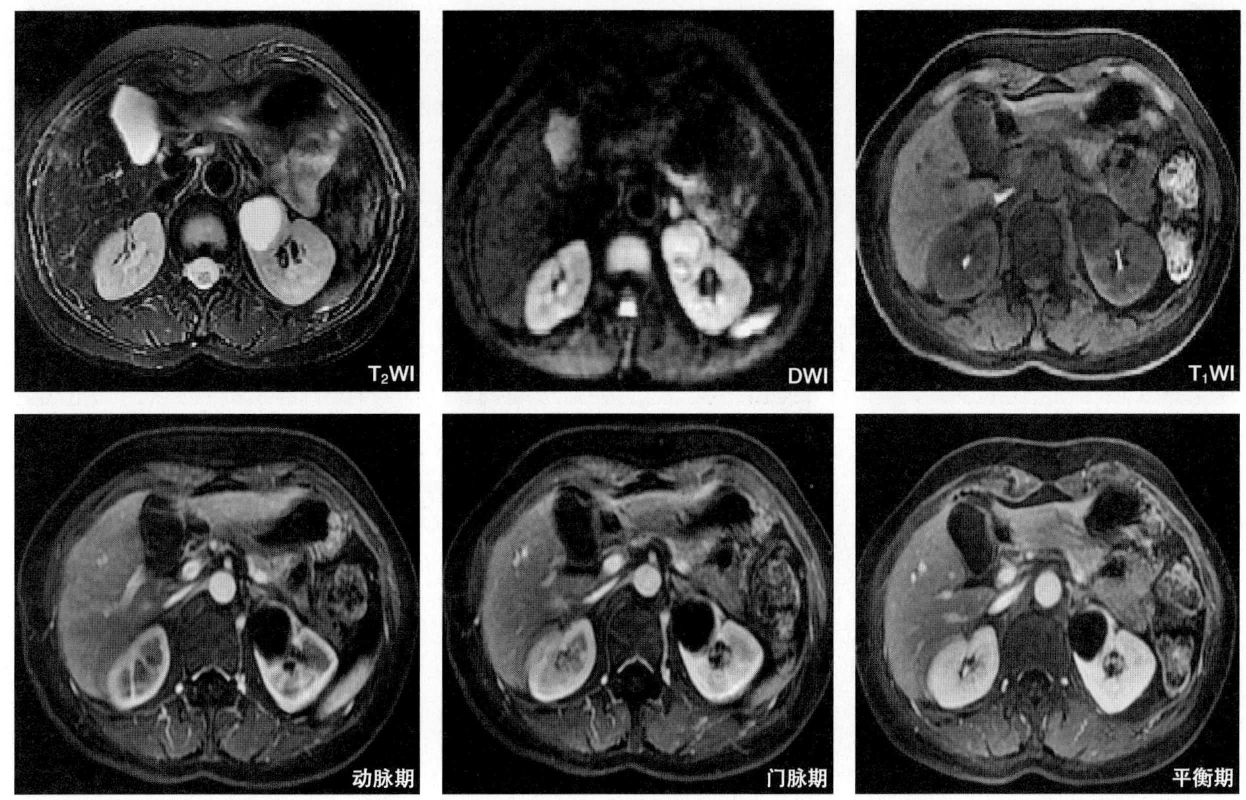

图 37-17　肾囊肿

左肾实质内可见长 T_2、长 T_1 信号影，DWI 呈稍高信号，增强扫描未见强化。

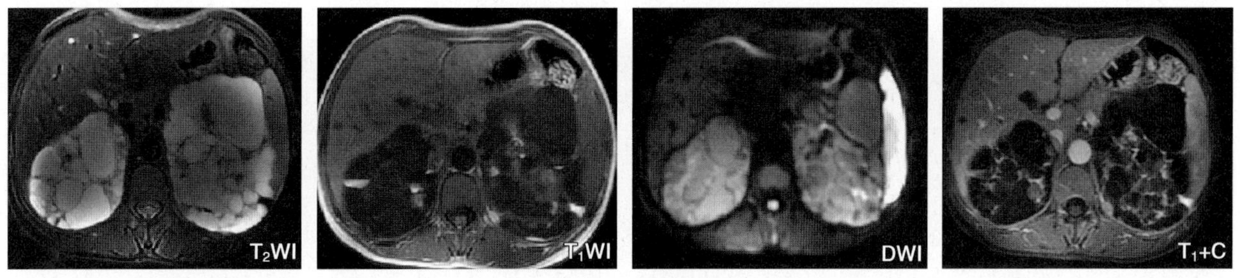

图 37-18　多囊肾

双肾形态失常，体积明显增大，左肾较大内可见多发长 T_1 短 T_1、长 T_2 信号，DWI 呈高低信号不等，周围正常组织受压移位，双肾内部结构混乱，皮、髓质分辨不清，双肾盂均受压，增强扫描残存肾实质强化。

清楚。肿瘤信号不均，以脂肪成分为主者呈大囊或分房多囊状典型的短 T_1、长 T_2 高信号，肌肉血管组织成分常位于旁边，呈混杂中等信号，可见流空血管信号。MRI 对脂肪、血管、肌肉的分辨优于 CT。本病应与脂肪瘤和脂肪肉瘤相鉴别，脂肪瘤以脂肪成分为主，无血管、肌肉组织信号，分化好的脂肪肉瘤肿瘤常大于 5cm，分化差的脂肪肉瘤无脂肪成分信号，以软组织信号为主（图 37-19）。

4. **肾癌（肾细胞癌）**　最常见的肾实质恶性肿瘤，约占肾肿瘤的 85% 以上，由于其症状隐匿，初诊时已有 1/3 患者有转移，40 岁以上为多，男性多于女性。

肾癌 MR 表现：易发生于肾上极，形态不规则，边缘分叶，膨胀性浸润生长，有明显占位效应，肾轮廓异常；肾实质受侵犯，皮髓质分辨界线消失，相邻肾盂肾盏受压移位或受侵犯；正常肾组织受推压，形成低信号环之假包膜征。大多数肾癌 T_1 加权像呈低信号，T_2 加权像呈高信号，少数肾癌的信号恰好相反。较大的肿瘤内可发生坏死、囊变和出血。注射对比剂后肿瘤有不同程度增强，但不如肾实质强化明显；肿瘤可分为不规则周边强化，中心斑片状强化或不强化。少数肾癌可为囊性，内有较厚分隔，囊壁不规则异常增厚并有附壁结节。MRI 对肾癌侵犯周围血管、血管内癌栓形成、淋巴结增大等方面优于 CT，有助于肿瘤的临床分期做出诊断（图 37-20）。

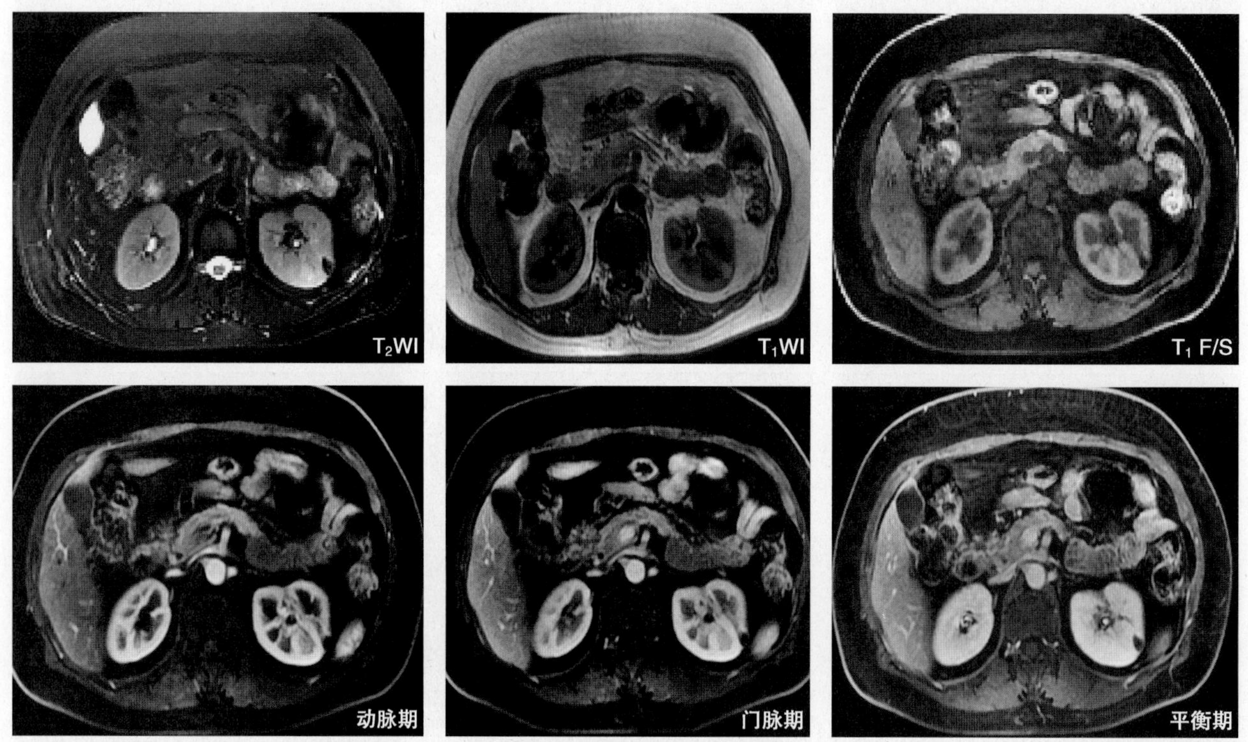

图 37-19　左肾血管平滑肌脂肪瘤

左肾内可见一结节状短 T_1 信号，脂肪抑制像呈低信号，增强扫描似见轻微强化。

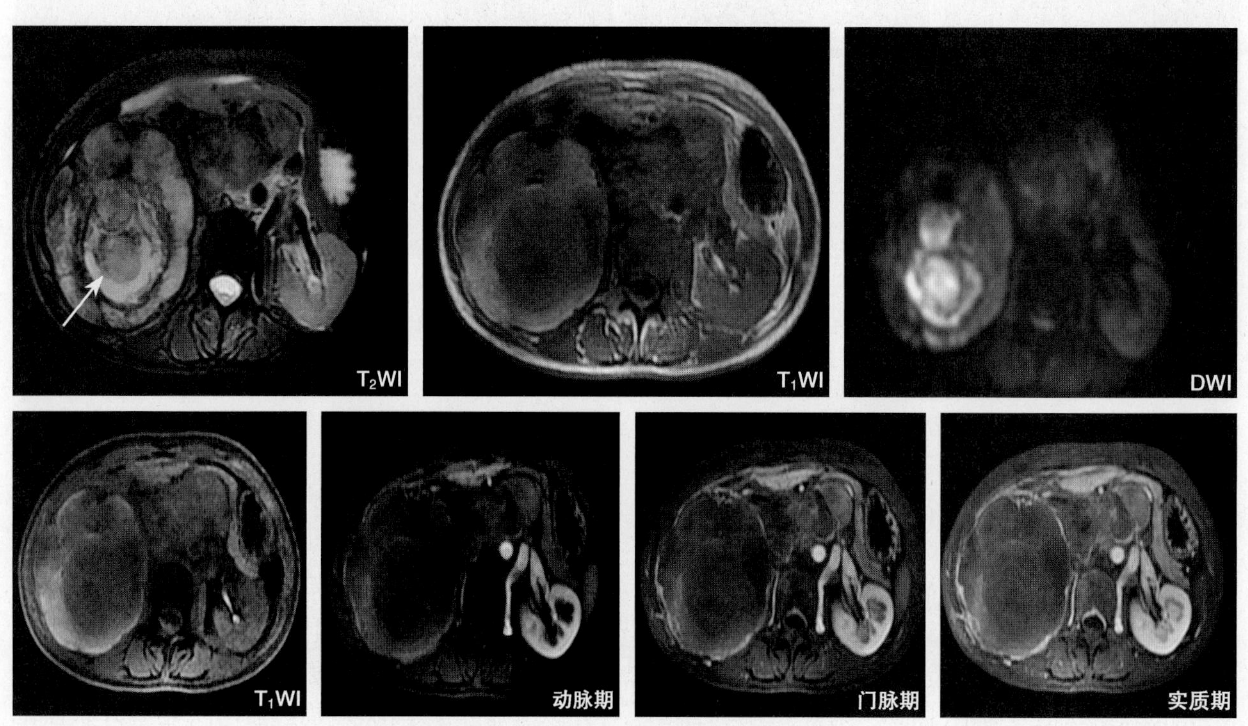

图 37-20　右肾癌合并腹腔内蔓延生长

腹腔内右肾区见巨大不规则囊状混杂信号病灶，正常肾实质信号未见异常，病变周围见包膜，DWI 病变呈混杂较高稍高信号；增强扫描病变周围及包膜见轻度渐进性强化，病变内大部分强化不明显。

5. **前列腺增生症**　是老年男性常见病之一。前列腺增生主要 MRI 表现：腺体体积增大，以中央带为主，常突入膀胱，增生早期增大的腺体呈均匀信号，随着增生腺体的增大，部分可发生小囊变或钙化，钙化在 T_1 和 T_2 加权像上均为低信号，小囊变灶呈长 T_1、长 T_2 信号，致使前列腺呈斑点状混杂信号，增大的中央带不会突破与外周带间的低信号分隔线，该分隔线受侵常视为癌变可能（图 37-21）。

6. **前列腺癌**　男性生殖系中最常见的恶性肿瘤之一，MRI 是目前前列腺癌最佳的检查方法。

前列腺癌的 MRI 表现：大多数起源于外周带，在横轴位像上显示最好，表现为高信号的外周带出现低信号的肿块或结节，局限于前列腺内者外周完整，肿瘤较大时可侵犯腺体外周的静脉丛。如起源于中央带，可见低信号的中央带内出现略高信号结节突破与外周带之间的低信号分隔线侵及外周带。肿瘤位于后上部者常可侵犯精囊腺，T_2 加权像上高信号的精囊腺被低信号的肿瘤侵犯，T_1 加权像显示不敏感（见图 37-22）。

7. **子宫肌瘤**　是女性生殖器官中最常见的一种良性肿瘤，其组织主要由平滑肌纤维构成。

子宫肌瘤的 MRI 表现：在 T_1 加权像上为低信号，T_2 加权像上肌瘤信号明显低于正常子宫平滑肌，当肌瘤内发生小囊变者，T_2 加权像表现为斑点状高信号，如合并有出血，MRI 表现取决于出血时间，其信号特征与颅内出血相同（见图 37-23）。

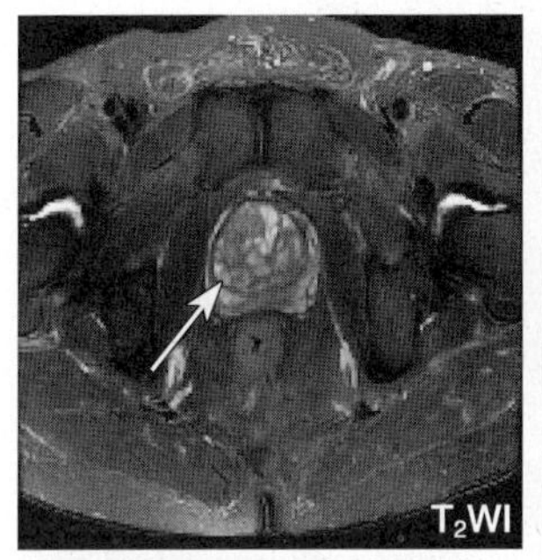

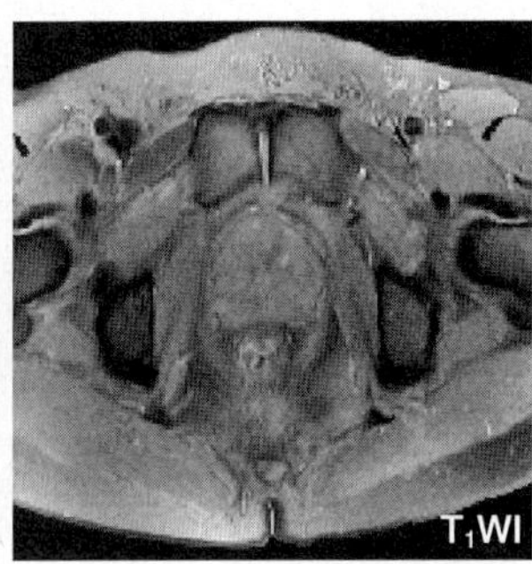

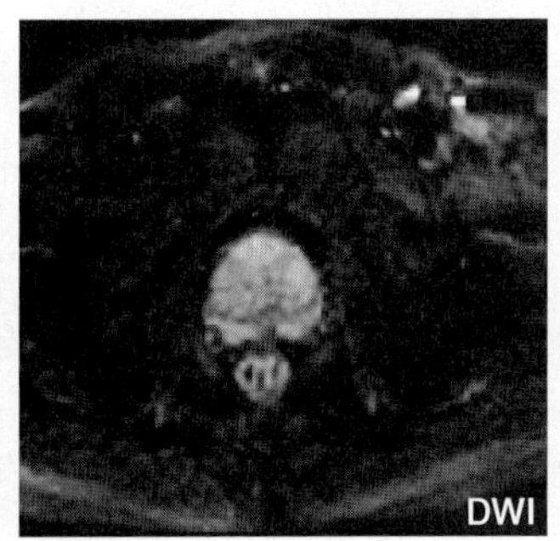

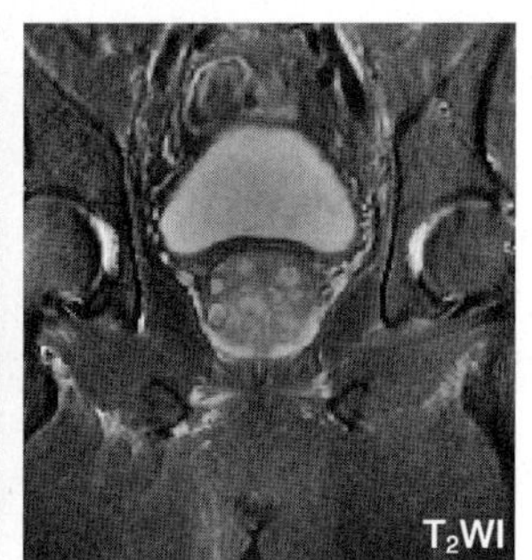

图 37-21　前列腺增生

前列腺中央带饱满，其内信号不均匀，可见点片状长 T_2 信号，前列腺形态正常。

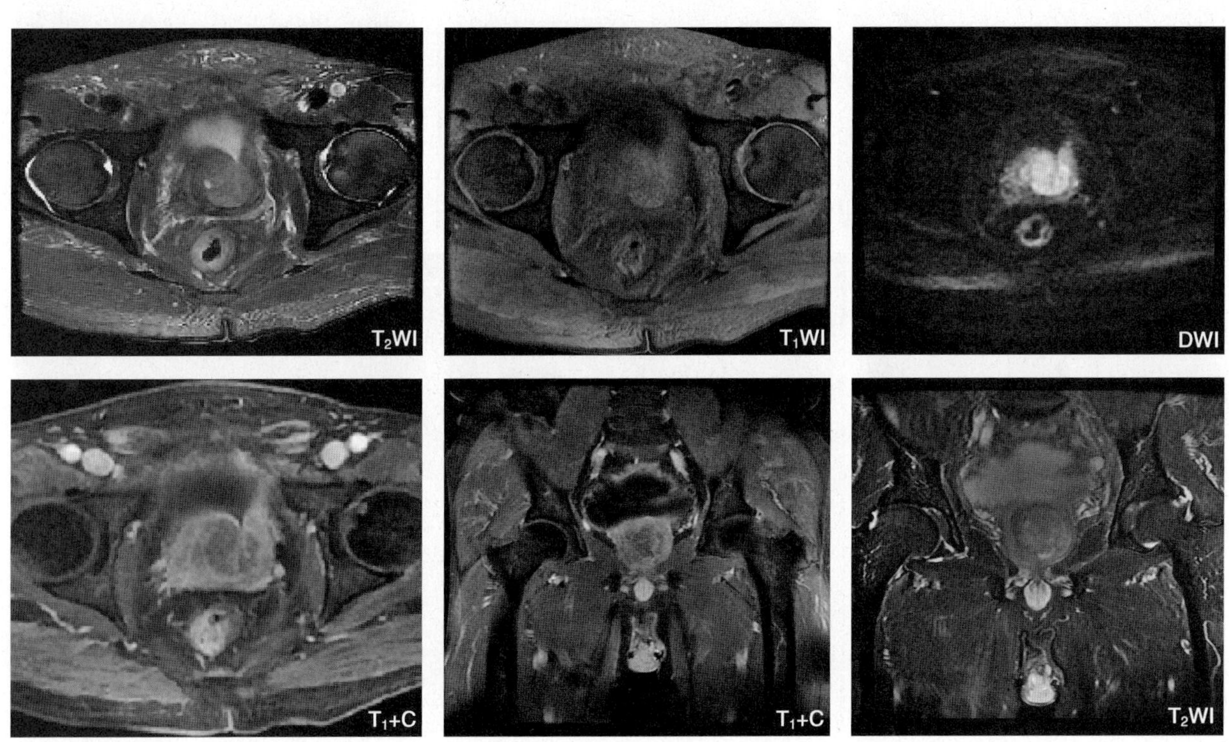

图 37-22　前列腺

信号不均，右侧外周带与中央带信号一致，呈稍短 T_2 信号 DWI 呈不均匀高信号，左侧外周带未见异常，增强扫描前列腺右侧外周带与中央带不均匀强化。

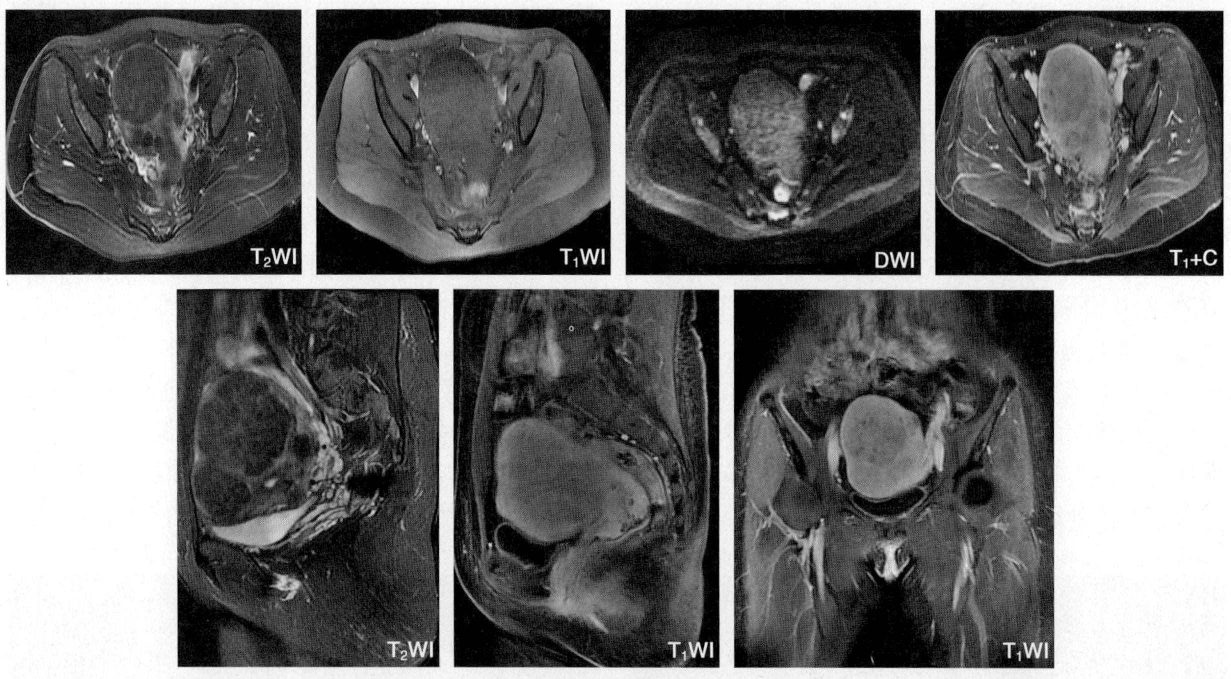

图 37-23　子宫肌瘤

子宫明显增大，肌层内可见多个大小不等类圆形等 T_1、短 T_2 病灶，边界清楚，最大者位于子宫底，与子宫肌分界清楚，子宫肌 T_2 信号增高，增强扫描肿块较均匀强化，强化幅度低于正常子宫肌层，宫颈可见多个小囊状长 T_2 信号。

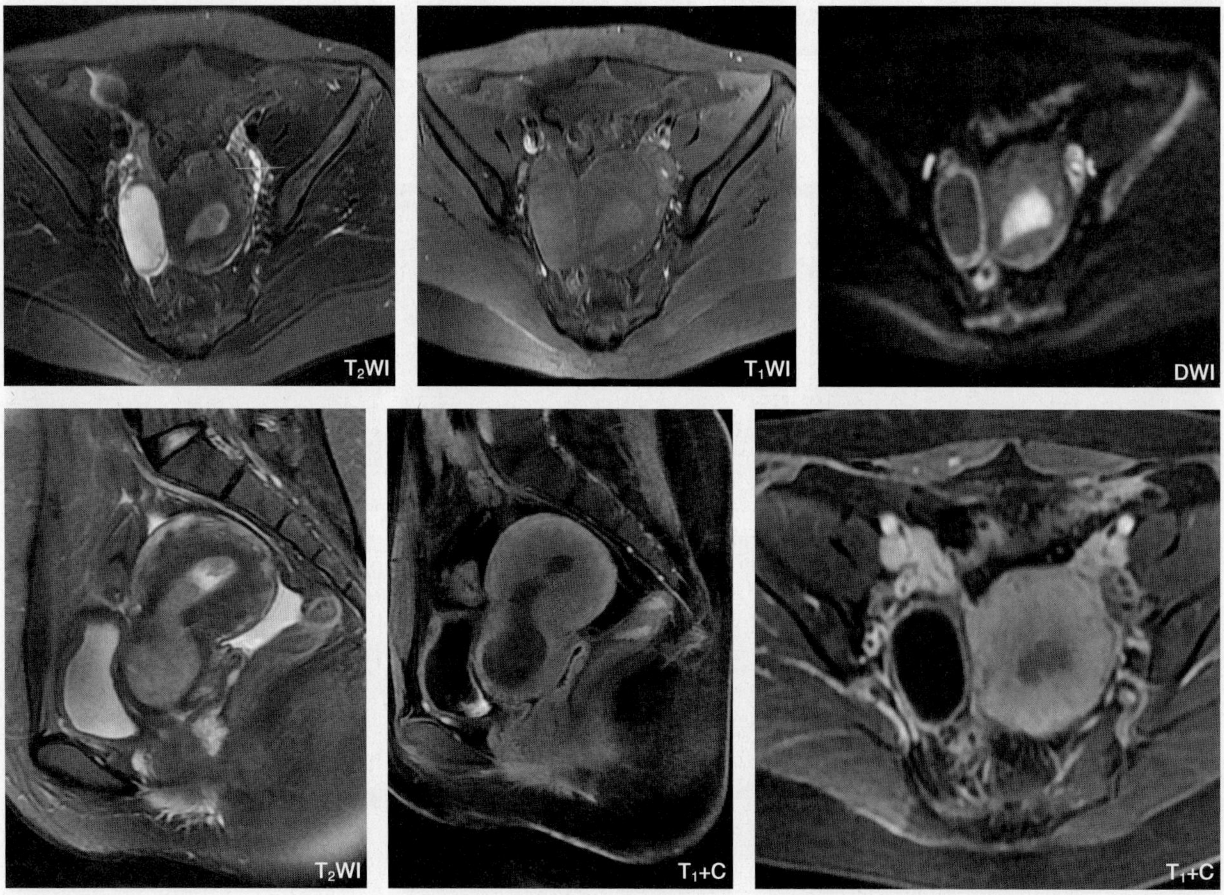

图 37-24　子宫腺肌病

子宫体及颈部可见等 T_1、长 T_2 病灶，增强扫描强化程度低于正常子宫肌层，子宫结合带及基质层增厚，与子宫肌层边界欠清。此病例合并右侧卵巢囊肿。

8. **子宫腺肌病**　子宫内膜侵入子宫肌层引起的一种良性病变。子宫腺肌病的 MRI 表现：子宫体增大，宫肌增厚，其典型特征为肌层内分布斑点或斑点状高低信号。正常子宫内膜在 T_2 加权像上为高信号，信号强度稍低于脂肪，当子宫内膜嵌入在低信号的宫肌内就如同夜空中的星点。嵌入肌层内的内膜常有周期性出血且肌层内有不同时间的出血，故 T_1 像上也表现为高低不等的混杂信号（图 37-24）。

9. **宫颈癌**　宫颈癌是最常见的女性生殖道的恶性肿瘤，35～50 岁多见。在 MRI 的矢状位及横轴位上正常的宫颈基质和阴道后 1/2 壁在 T_2 加权像上为低信号，在 T_2 像上宫颈周围的脂肪和血管丛，宫颈和阴道后穹隆少量的黏液均呈高信号，与低信号的宫颈基质产生良好的对比，所以较易发现肿块的存在。磁共振是本病的首选检查方法。子宫颈及阴道后部不规则肿块是宫颈癌的基本表现，在 T_2 加权像上显示最清楚，肿块信号稍高于子宫肌层，与正常子宫肌有良好对比。T_1 加权像上肿块信号稍低于子宫肌层，信号均匀。注射对比剂后肿瘤有中度强化，根据 T_2 高信号肿块所处的范围，对邻近组织的侵犯程度和盆腔淋巴结转移情况，可对肿瘤行较明确的分期，MRI 在宫颈癌的分期和定性上优于 B 超和 CT（图 37-25）。

10. **膀胱的肿瘤及炎性病变**　膀胱平滑肌瘤，好发于 30～55 岁女性，多位于膀胱三角区。位于膀胱壁间和膀胱外的肿瘤常无明显的临床症状，而膀胱内的肿瘤可引起血尿和排尿困难等症状。肿瘤在 T_1 加权像上呈中等信号，T_2 加权像上呈均匀高信号，可清晰显示肿瘤突入膀胱壁的程度。平滑肌肉瘤若发生出血则 T_1 加权像和 T_2 加权像上呈高信号，若有坏死和囊变则在 T_2 加权像上中高信号的瘤体内见斑片状更高信号区域。

膀胱癌，绝大多数来自上皮组织，90%以上为移行细胞癌，其次为腺癌和鳞癌。好发于膀胱三角区，其次是膀胱侧壁。临床症状主要是无痛性肉眼血尿，膀胱刺激征，晚期排尿困难和膀胱区疼痛。膀胱癌在 T_1 加权像上呈中等信号，在 T_2 加权像上

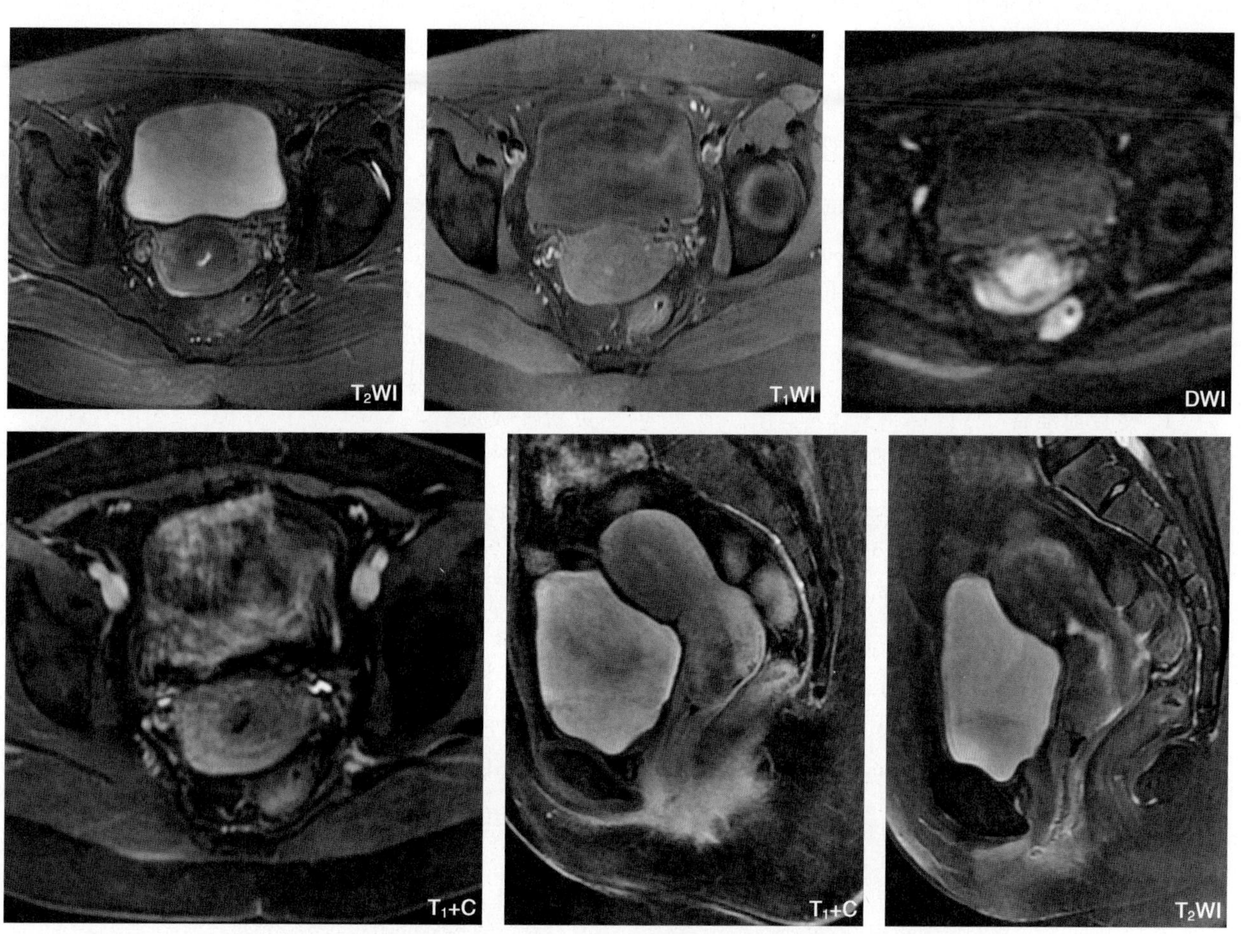

图 37-25　宫颈癌

子宫颈部可见团块状等 T_1、稍长 T_2 病灶，部分边缘模糊，DWI 呈高信号，增强扫描宫颈肿块不均匀强化。

呈中高信号。增强早期，膀胱癌肿瘤明显强化。MRI 能区分肿瘤治疗后的纤维化和肿瘤复发，纤维化在 T_2 加权像上呈低信号，增强无强化或轻度强化，而肿瘤复发在增强早期即出现显著强化。

11. 生殖系统其他肿瘤及炎性病变　肾盂及输尿管癌，大多数为移行细胞癌，其次是鳞状细胞癌。最常见的临床症状为肉眼或显微镜下血尿，可有疼痛、肾盂积水。MRI 表现主要是肾盂内的偏心性充盈缺损，在输尿管多为管壁的向心性增厚，肿瘤多沿肾盂及输尿管上皮表面播散。MRU 成像运用重 T_2 加权，可以使扩张的输尿管内的尿液呈现高信号，与周围被抑制的背景组织形成显著对比，从而清晰显示输尿管梗阻的部位及类型。

输尿管结石，大部分是在肾内形成而进入输尿管，主要症状是疼痛和血尿，程度与结石部位、大小、活动与否及有无损伤、感染和梗阻有关。MRI 表现主要是输尿管、肾盂积水扩张，肾实质变薄，结石显示为低信号，在 T_2 加权像上更为明显。MRU 图像扩张的输尿管内高信号突然中断，下方可见低信号的结石影。增强扫描延迟期，对比剂于输尿管内呈高信号，而结石为低信号充盈缺损，两者形成鲜明对比。

二、肾脏及肾上腺 MRI 扫描技术

肾与其周围脂肪囊在 MRI 上可形成鲜明的对比，肾实质与肾盂内尿液也可形成良好对比，故 MRI 对肾脏疾病的诊断具有重要价值，对肾实质、肾上腺和血管病变的显示较好。

（一）肾上腺

1. 检查前准备

（1）线圈选择：体部相控阵线圈。

（2）患者体位：仰卧位，足先进。

（3）患者配合：检查前训练患者均匀呼吸及屏气，以取得患者的配合。

（4）辅助优化技术：使用呼吸门控，在扫描层面上、下方放置饱和带。

2. MR 平扫

（1）定位中心：剑突与肚脐连线中点。

（2）扫描范围：肾上腺上极至下极。

（3）检查方位：横轴位、冠状位。

（4）平扫方案：

1）三平面定位。

2）屏气相位校准图像。

3）呼吸触发 T_2WI FSE 序列，不加脂肪抑制（图 37-26）。

4）屏气双回波 T_1WI 序列。

5）呼吸触发弥散加权成像 $b=600\sim800mm^2/s$。

6）呼吸触发冠状位 T_2WI FSE。

3. MR 增强方案

（1）屏气横轴位 LAVA Mask。

（2）屏气横轴位 LAVA 三期动态增强。

（3）屏气冠状位 LAVA。

（4）屏气横轴位 LAVA 延迟扫描。

（5）MR 对比剂：Gd-DTPA，0.1mmol/kg，速率 2ml/s。

4. 扫描注意事项

（1）有肾上腺周围脂肪的衬托肾上腺显示更加清晰，因此 T_2WI 不加脂肪抑制，如疑有占位性病变 T_2WI 应加脂肪抑制。

（2）均匀呼吸至关重要，呼吸触发序列前同步更新呼吸频率。

（3）疑有肾上腺腺瘤等病变需与肾上腺恶性

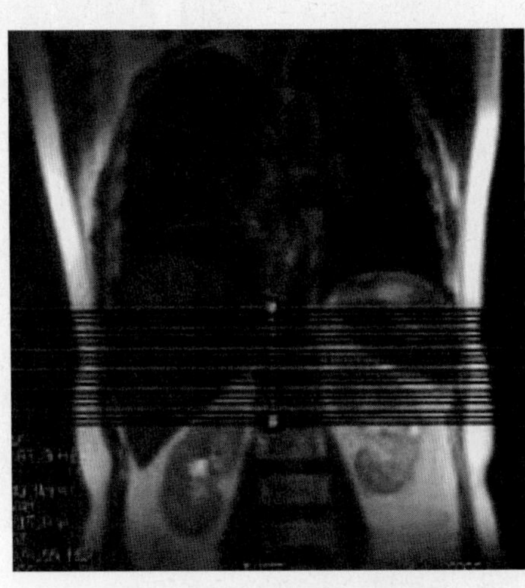
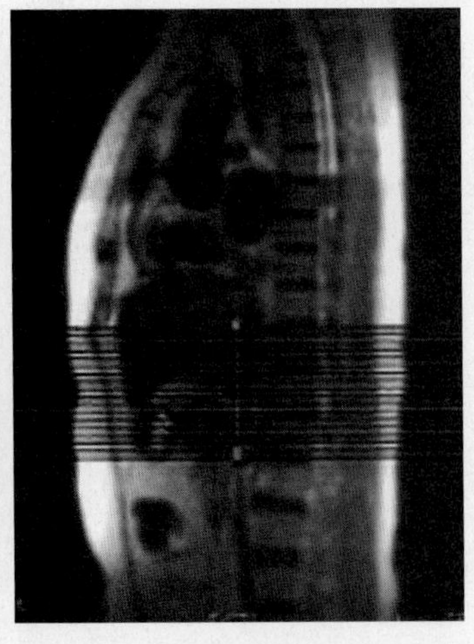

图 37-26　肾上腺横轴位定位方法，上自左肾上极下至右肾门

肿瘤如转移瘤或原发性肾上腺皮质癌鉴别时要加做同相/反相快速扰相梯度回波(FSPGR)序列，以明确诊断。因肾上腺腺瘤含有一定量的脂肪成分而恶性肿瘤含有极少量脂肪。

(4) 肾上腺 MRI 常作薄层、高分辨力扫描。同反相位成像可以帮助区分肾上腺腺瘤、髓样脂肪瘤，为发现肾上腺占位时的重要扫描序列。

(二) 肾脏

1. 检查准备

(1) 线圈选择：体部相控阵线圈。

(2) 患者体位：仰卧位，足先进。

(3) 患者配合：检查前训练患者均匀呼吸及屏气，以取得患者的配合。

(4) 辅助优化技术：使用呼吸门控，在层面上下方加饱和带。

2. MR 平扫

(1) 定位中心：剑突与肚脐连线中点。

(2) 扫描范围：双肾上极至下极。

(3) 平扫方案：

1) 三平面定位。

2) 屏气相位校准图像。

3) 呼吸触发 T_2WI FSE 脂肪抑制序列，5/1mm (见图 37-27)。

4) 屏气双回波 T_1WI 序列，5/1mm。

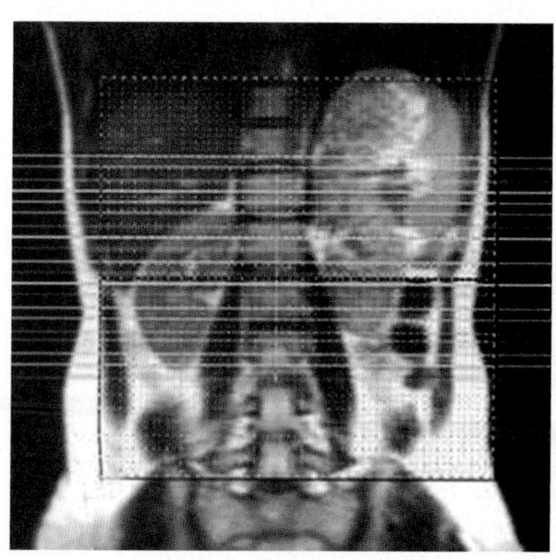

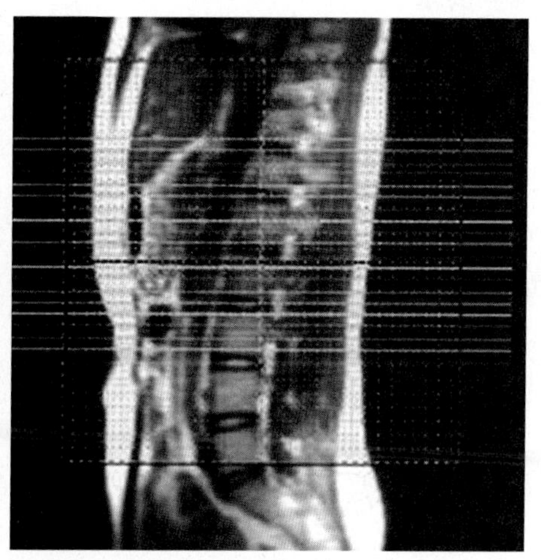

图 37-27　肾脏横轴位定位方法，定位线包全两侧肾脏

5) 呼吸触发弥散加权成像，b=600～800mm^2/s，6/1mm。

6) 呼吸触发冠状位 T_2WI FSE 脂肪抑制，5/1mm。

3. MR 增强方案

(1) 屏气冠状位 LAVA Mask，3/0mm。

(2) 屏气冠状位 LAVA 三期动态增强。

(3) 屏气横轴位 LAVA，层厚 4/0mm。

(4) 屏气冠状位 LAVA 延迟扫描，层厚 3/0mm。

(5) MR 对比剂：Gd-DTPA，0.1mmol/kg，速率 2ml/s。

4. 扫描参数　层厚 3～5mm，层间隔为层厚的 10%，FOV 320～400(矩形)，相位编码横断面取前后方向，冠状面取左右方向。增强扫描钆剂用量按常规，高压注射器或手推静脉团注，注射速率 2～3ml/s，等速以生理盐水。

5. 扫描注意事项

(1) 均匀呼吸至关重要，呼吸触发序列前同步更新呼吸频率。

(2) 肾脏轴位频率编码方向为前后向，以减少腹部运动伪影的干扰。

(三) 图像后处理与打印排版建议

1. 影像处理　同肝脏 MRI。一般无须特殊处理。对于 3D 扫描序列，可作多平面重组，以直观显示前列腺精细组织结构。

2. 打印排版建议　T_1WI 与 T_2WI 分别排版打印各一张；如有增强图像选取多期图像。推荐 4×6 排版打印；不同扫描序列分别排版打印。

(四) 检查技术要点与影像诊断要求

1. 检查技术要点

(1) 肾脏与肾上腺增强都需要进行三期动态扫描，肾上腺 MRI 需要薄层高分辨力扫描。

(2) 扫描方位以横轴位和冠状位为主，横轴位相位编码方位取前后方向，冠状位取左右方向。

(3) 扫描范围正确，肾上腺及肾脏各结构显示清晰，呼吸运动伪影无或轻微不影响疾病诊断。

（4）当怀疑肿瘤病变时推荐加做 DWI 序列。

2. **影像诊断要求** 肾脏及肾上腺与周围脂肪囊在 MRI 上表现出鲜明的组织对比，MRI 多方位、多参数成像对于肾脏及肾上腺形态的改变、肿瘤性疾病、血管性病变以及术后改变和复发的诊断具有明显优势。肾脏占位性病变可疑含有脂肪成分时（如血管平滑肌脂肪瘤），T_1WI 加脂肪抑制技术，或同相/反相序列尤为重要。对于肾上腺扫描，同反相位成像可以帮助区分肾上腺腺瘤和髓样脂肪瘤，为发现肾上腺占位时的重要扫描序列。

（五）图像质量控制

1. 图像基本要求

（1）显示肾脏及其周围组织结构，肾皮质、髓质、肾盂、肾盏结构清晰显示。

（2）无明显呼吸运动伪影，血管搏动伪影及并行采集伪影应不影响诊断。

（3）横轴位呼吸触发快速自旋回波 T_2WI-FS 序列为必选项，设备条件允许的，横轴位 T_1WI 序列优先选择水-脂双相位 T_1WI/IDEAL-T_1WI 序列。

（4）增强扫描，获取时相准确，分别显示动脉期、静脉期及延迟期影像。根据需要，提供 3D-T_1WI 增强三期扫描的 MPR 重建图像、MIP 重建血管像。

2. 图像质控要求

（1）肾脏

1）图像能满足影像诊断的需要：①包括的范围：各序列图像上必须包括两侧全部肾脏及相邻组织结构（肾周脂肪、肾筋膜等）。②显示的体位：各体位图像上，显示体位标准，其中横轴位和冠状位图像上，两侧肾脏基本对称。③组织间对比：在各序列图像上，图像上信噪比高，上腹部各脏器间信号对比明显，可确切评估双侧肾脏形态、大小、边缘和信号强度及其异常改变；增强各期图像上，显示两侧肾脏及病变的动态强化特征。

2）图像上的信息准确：①图像上文字信息：应包括医院名称、受检者姓名、性别、年龄、检查号、检查日期和时间、设备型号、表面线圈、FOV、矩阵数、当前层面的序列号和图号及位置、TR 和 TE 时间、层厚和层间隔、激励次数、左右标识、窗宽和窗位及比例尺；字母、数字显示清晰；图像文字不能遮挡图像中感兴趣部位影像。②图像上影像信息：图像按解剖顺序排列，无层面遗漏及错位；图像中的影像的大小及灰度要适中；双肾与周围组织结构对比良好，无各种原因所致的伪影。

3）图像质量的等级评价

0 级：图像无法观察，双侧肾脏显示不清，伪影严重，不能诊断。

1 级：双侧肾脏结构显示模糊，具有明显的呼吸运动伪影，肾脏周围及图像背景干扰严重，不能达到诊断要求。

2 级：双侧肾脏轮廓显示欠清晰，或略有呼吸运动伪影，周围及图像背景略有干扰，但是基本不影响诊断。

3 级：双侧肾脏轮廓显示清晰，无呼吸运动伪影，周围及图像背景无干扰，符合诊断要求。

图像质量必须达到 2 级或 3 级方可允许打印图片及签发报告。

（2）肾上腺

1）图像能满足影像诊断的需要：①包括的范围：各序列图像上必须包括双侧全部肾上腺结构及邻近的组织器官。②显示的体位：各体位图像上，显示体位标准，其中横轴位和冠状位图像上，两侧肾上腺基本在相同或相邻层面上显示。③组织间对比：在各序列图像上，图像上信噪比高，肾上腺与邻近的组织器官的信号对比明显，可确切评估肾上腺的形态、大小、边缘和信号强度及其异常改变。

2）图像上的信息准确：①图像上文字信息：应包括医院名称、受检者姓名、性别、年龄、检查号、检查日期和时间、设备型号、表面线圈、FOV、矩阵数、当前层面的序列号和图号及位置、TR 和 TE 时间、层厚和层间隔、激励次数、左右标识、窗宽和窗位及比例尺；字母、数字显示清晰；图像文字不能遮挡图像中感兴趣部位影像。②图像上影像信息：图像按解剖顺序排列，无层面遗漏及错位；图像中的影像的大小及灰度要适中；双侧肾上腺与周围组织结构对比良好，无呼吸运动伪影、主动脉搏动伪影及设备所致伪影。

3）图像质量的等级评价

0 级：双侧肾上腺无法观察，显示不清，伪影严重，不能诊断。

1 级：肾上腺内、外支显示模糊，具有明显的呼吸运动伪影，周围及图像背景干扰严重，不能达到诊断要求。

2 级：肾上腺内、外支显示欠清晰，或略有呼吸运动伪影，周围及图像背景略有干扰，但是基本不影响诊断。

3 级：肾上腺内、外支显示清晰，无呼吸运动伪影，周围及图像背景无干扰，符合诊断要求。

图像质量必须达到 2 级或 3 级方可允许打印

图片及签发报告。

三、磁共振尿路成像(MRU)扫描技术

凡是肾盂造影或逆行肾盂造影的适应证均是MRU的适应证。尤其是肾功能损害的患者，MRU的效果明显优于IVP。

(一) 检查准备

1. **线圈选择**　体部相控阵线圈。

2. **患者体位**　仰卧位，足先进。

3. **患者配合**　检查前6小时禁食禁水，膀胱中度留尿。视需要选择检查前30分钟口服利尿剂，或体外输尿管压迫带。训练患者均匀呼吸及屏气，以取得患者的配合。

4. **辅助优化技术**　使用呼吸门控。

(二) MRU扫描

1. **定位中心**　肚脐。

2. **扫描范围**　上包括肾脏下包括膀胱。

3. **检查方案**

(1) 扫描方位：与MRCP相同，横断面增加扫描范围，上至肾上极，下至膀胱下缘。需要注意的是在梗阻的部位加做薄层扫描明确梗阻原因。屏气相位校准图像。三平面定位，横轴位为呼吸触发T_2WI脂肪抑制序列，包括双侧肾脏，6/1mm；横轴位为呼吸触发DWI序列包括双侧肾脏$b=800mm^2/s$。斜冠状为屏气2D MRU扫描，层厚40~50mm。呼吸触发3D重T_2WI MRCP序列层厚3mm，后至肾脏后缘，前至膀胱前缘(如图37-28)。

(2) 扫描参数：单次激发2D-MRCP序列层块厚30~70mm，FOV 300~350mm，矩阵≥384×224，TR≥6 000ms，TE≥500ms；呼吸触发3D-MRU序列：层厚1~2mm，层间隔0，FOV 300~350mm，矩阵≥384×224，TR 2 000~6 000ms(选1~2个呼吸间期)，TE≥500ms。婴幼儿呼吸频率过快及幅度过小时可不使用呼吸触发。

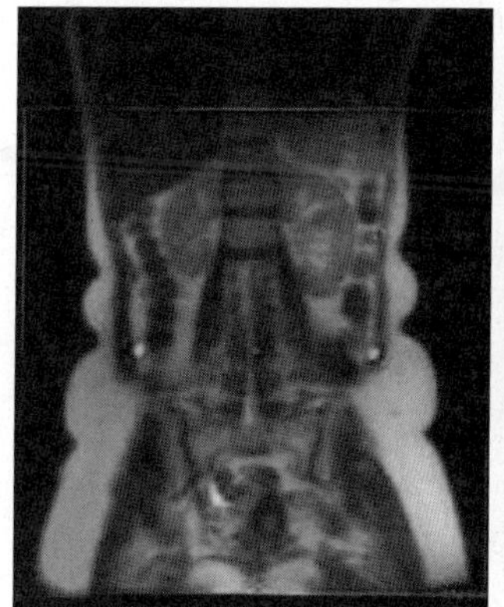
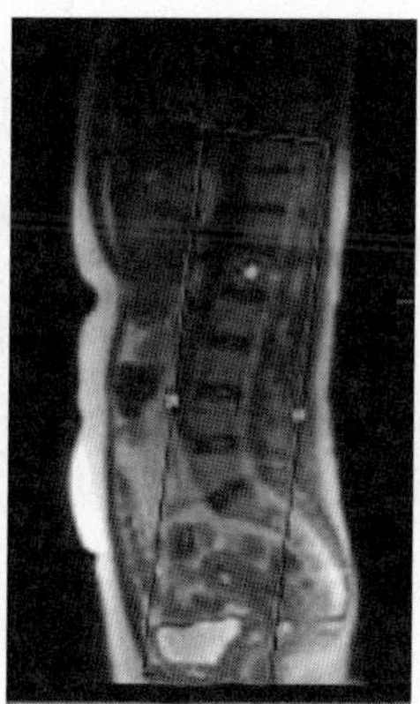
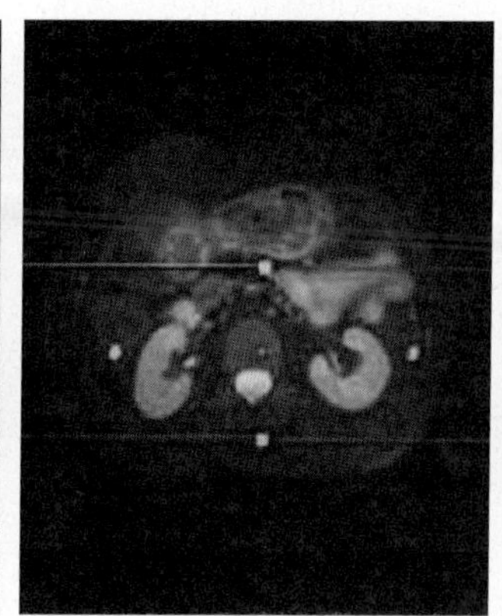
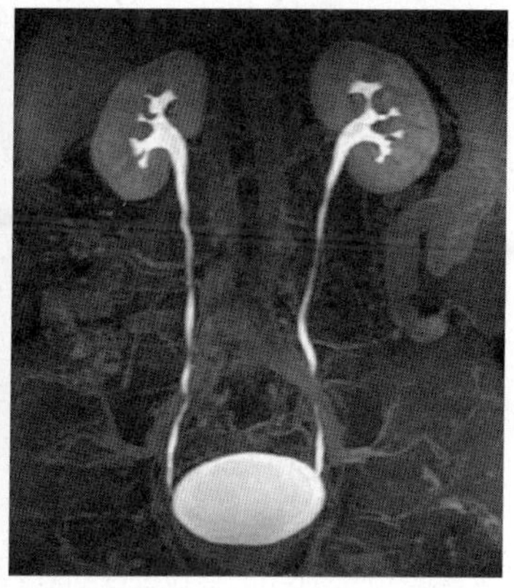

图37-28　MRU斜冠状位定位方法，最右图显示经MIP处理后的MRU图像

(3) 图像重建：3D MIP重建，方法同MRCP。

(三) 图像后处理与打印排版建议

1. **影像处理**　一般无须特殊处理。对于3D扫描序列，可作多平面重组，以直观显示尿路系统各个结构。

2. **打印排版建议**　T_1WI与T_2WI分别排版打印各一张；MRU图像选取显示病变的合适方位图像进行打印。推荐4×6排版打印；不同扫描序列分别排版打印。

(四) 检查技术要点与影像诊断要求

1. **检查技术要点**

(1) 凡是肾盂造影或逆行肾盂造影的适应证均是MRU的适应证，尤其是肾功能受损的患者，MRU效果明显优于IVP。

(2) MRU扫描时需要注意FOV覆盖尿路全程。

(3) MRU扫描参数与MRCP基本相同，在梗阻的部位需要加做薄层扫描明确梗阻原因。

(4) 均匀呼吸至关重要，呼吸触发序列前先更新呼吸频率。

(5) 做MRU的患者当日早晨禁食、禁水(6小时以上)，防止胃肠道内液体太多，影响对病变的显示和观察。检查前30分钟服用胃肠道阴性对比剂，以抑制胃肠道内液体信号或检查前15分喝红茶(内含锰)使胃肠道内液体呈低信号。

(6) 扫描范围正确，清晰显示尿路系统各组织结构。无卷褶伪影，无明显呼吸运动伪影。

(7) 当怀疑膀胱肿瘤病变时，常规快速自旋回

波序列在膀胱三角区可见液体流动伪影导致的黑影而影响诊断时，可考虑加做 T_2 加权的 true FISP 序列，该序列对液体流动不敏感，有助于伪影与病变的鉴别。

（8）当需要对肿瘤进行分期时，需要重视扫描序列不施加脂肪抑制技术。

2. 影像诊断要求

（1）对于膀胱癌的 MRI 表现，T_1 加权像用于观察肿瘤是否侵犯膀胱周围脂肪以及盆腔内是否有肿大的转移淋巴结，以及骨盆骨质是否受累，T_2 加权像用于评价膀胱壁肌层浸润的深度、前列腺、子宫及阴道等组织器官的受累情况。

（2）MRU 扫描需要在常规 MRI 平扫基础上进行，单独的 MRU 不作为诊断依据。

（五）图像质量控制

1. 图像要求

（1）扫描范围应该包括双侧肾盂、肾盏、输尿管、膀胱。

（2）无明显呼吸运动伪影、血管搏动伪影及并行采集技术伪影影响诊断。

（3）单激发-2D-MRU 序列应分侧进行多角度成像，多激发-3D-MRU 序列应提供后处理 MIP 重建多角度旋转的三维尿路影像。

2. 图像质控标准

（1）图像能满足影像诊断的需要：

1）包括的范围：全部尿路，包括肾盏肾盂、输尿管和膀胱。

2）显示的体位：各体位图像上，显示体位标准，包括冠状位 T_2WI 脂肪抑制图像和全部尿路 3D MRU 像，需要时增加不同角度 3D MRU 像。

3）组织间对比：图像上信噪比高，相应序列图像上，尿路各部结构与周围组织器官对比明显，可确切评估尿路的整体形态、管径和走行及其异常改变。

（2）图像上的信息准确：

1）图像上文字信息：应包括医院名称、受检者姓名、性别、年龄、检查号、检查日期和时间、设备型号、表面线圈、FOV、矩阵数、当前层面的序列号和图号及位置、TR 和 TE 时间、层厚和层间隔、激励次数、左右标识、窗宽和窗位及比例尺；字母、数字显示清晰；图像文字不能遮挡图像中感兴趣部位影像。

2）图像上影像信息：图像按解剖顺序排列，无层面遗漏及错位；图像中的影像的大小及灰度要适中；尿路各部结构与周围组织器官对比良好，无各种原因所致的伪影。

（3）图像质量的等级评价标准

1）0 级：肾脏集合系统、输尿管、膀胱无法观察，显示不清，伪影严重，不能诊断。

2）1 级：肾脏集合系统、输尿管、膀胱显示模糊，具有明显的呼吸运动伪影，输尿管周围及图像背景干扰严重，不能达到诊断要求。

3）2 级：肾脏集合系统、输尿管、膀胱显示欠光滑锐利，或略有呼吸运动伪影，输尿管周围及图像背景略有干扰，但是基本不影响结果的诊断。

4）3 级：肾脏集合系统、输尿管、膀胱显示光滑锐利，无呼吸运动伪影，输尿管周围及图像背景无干扰。

图像质量必须达到 2 级或 3 级方可允许打印图片及发报告。

四、盆腔与生殖系统 MRI 扫描技术

适应于女性盆腔的肿瘤、炎症、子宫内膜异位症、转移癌等病变；男性的前列腺病变，尤其是早期前列腺癌和病变分期；膀胱病变。

（一）盆腔

1. 线圈及序列　相控阵线圈、局部表面线圈、体线圈。序列以 FSE 为主，增强扫描一般选择三维扰相 GRE 序列。

2. 扫描方法

（1）相关准备：有金属避孕环者，须取出后再行 MR 检查。膀胱中度充盈。

（2）体位：仰卧，头先进或足先进。线圈中心置于脐与耻骨联合的中点，并设置为扫描中心。盆腔的扫描可不必使用呼吸门控，适当用沙袋压住中下腹部以减少图像的呼吸运动伪影。

（3）成像方位：横断面行快速自旋回波-T_2WI、T_2WI-抑脂及 T_1WI 成像，矢状面行快速自旋回波-T_2WI-抑脂及 T_1WI 成像，冠状面行 T_2WI 或 T_1WI 成像。

（4）扫描参数：2D 序列层厚 3～5mm，层间隔 0.3～0.5mm，FOV 160～200mm，矩阵≥256×224。3D 容积扫描序列层厚 2～4mm，层间隔 0，FOV 200～400mm，矩阵≥256×192。动态增强快速梯度回波 3D-T_1WI 序列 TR 最短，TE 最短，激励角 10°～15°。常规三期增强扫描可使用手推或高压注射器静脉团注，动态灌注增强则使用双筒高压注射器静脉团注，剂量 0.1mmol/kg 体重（0.2ml/kg 体重），

注射速率 2~3ml/s,等速、等量续以生理盐水。

前列腺位于盆腔的底部,体积较小,一般进行小视野高分辨扫描,而对前列腺癌的病变需加扫大 FOV 序列,以观察有无转移及盆腔淋巴结情况。膀胱扫描采用梯度回波-脂肪抑制 T_1WI 序列,可使膀胱壁微小病变显示更好;观察卵巢病变在 T_2W 横断面或冠状面较佳。宫颈及前列腺病变配合使用腔内线圈,成像效果更优。增强扫描可进行 3D-LAVA 或 3D-THRIVE 序列动态多期扫描。

(二) 子宫及附件

1. 检查前准备

(1) 线圈选择:体部相控阵表面线圈。

(2) 患者体位:仰卧位,足先进。

(3) 患者配合:一般准备(取出金属避孕环);扫描前 2 小时饮水,膀胱充盈 1/2 以上较佳,患者保持平静呼吸。

(4) 辅助优化技术:在子宫的上方和前方分别加有饱和带。

2. MR 检查

(1) 定位中心:耻骨联合上缘。

(2) 扫描范围:上至子宫顶下至耻骨联合上缘。

(3) 检查方位:横轴位、矢状位、冠状位(见图 37-29)。

3. MR 平扫

(1) 三平面定位。

(2) 屏气相位校准图像。

(3) 横轴位:T_2WI 脂肪抑制 FSE 序列。

(4) 横轴位:T_1WI FSE 序列。

(5) 横轴位:DWI $b=1\ 000\text{mm}^2/\text{s}$

(6) 矢状位:T_2WI 脂肪抑制 FSE 序列。

(7) 冠状位:T_2WI 脂肪抑制 FSE 序列。

4. MR 增强扫描

(1) 横轴位:3D LAVA 序列。

(2) 矢状位:3D LAVA 序列。

(3) 冠状位:3D LAVA 序列。

5. 扫描基线　检查子宫时根据需要以子宫体轴线为基准进行扫描,也可用 3D 图像进行重建(图 37-30)。

6. 检查序列

(1) 基本检查序列:脂肪抑制 T_1WI TSE。

(2) 辅助检查序列:3D 脂肪抑制 T_1WI GRE。

7. MR 对比剂　Gd-DTPA,0.1mmol/kg,速率 2ml/s。

8. 检查注意事项　子宫检查一定要做矢状位,以利于观察子宫、膀胱、直肠的关系。

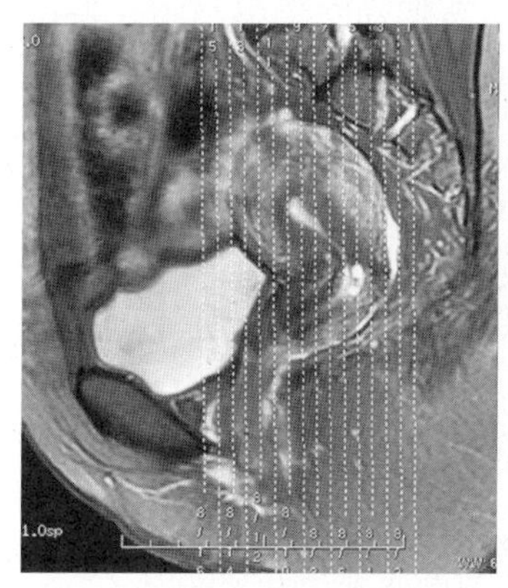

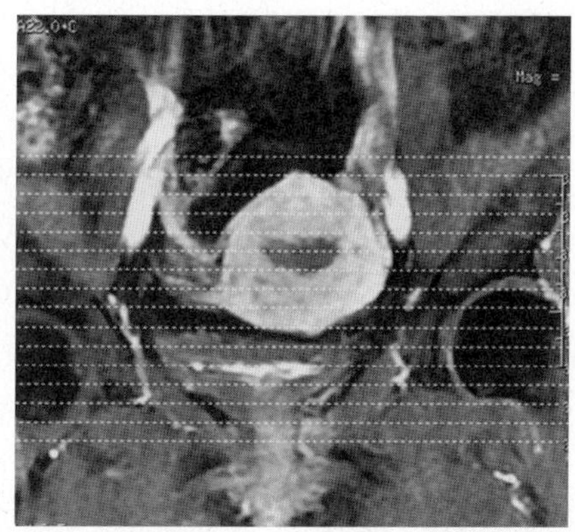

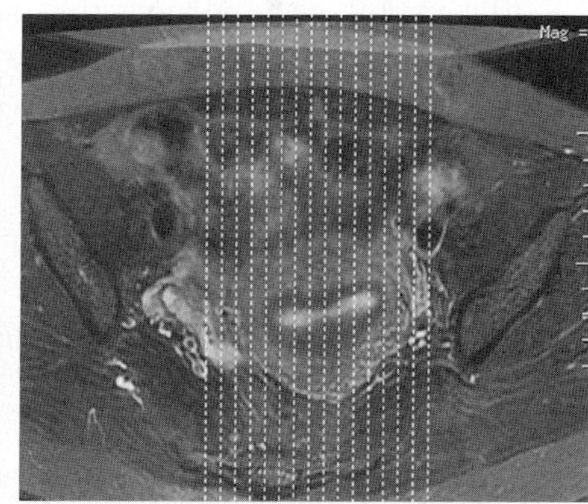

图 37-29　子宫冠、轴、矢状位定位方法

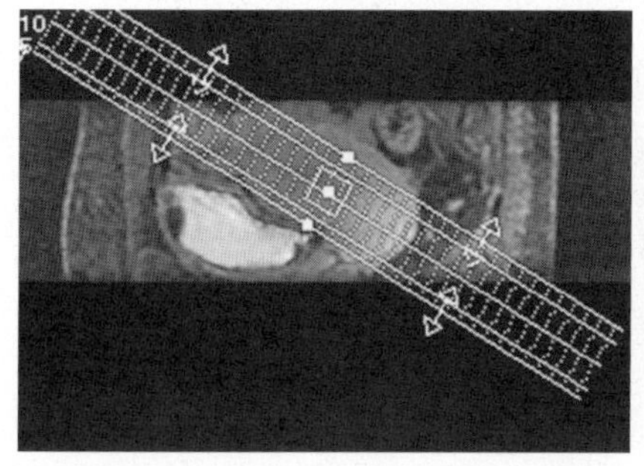

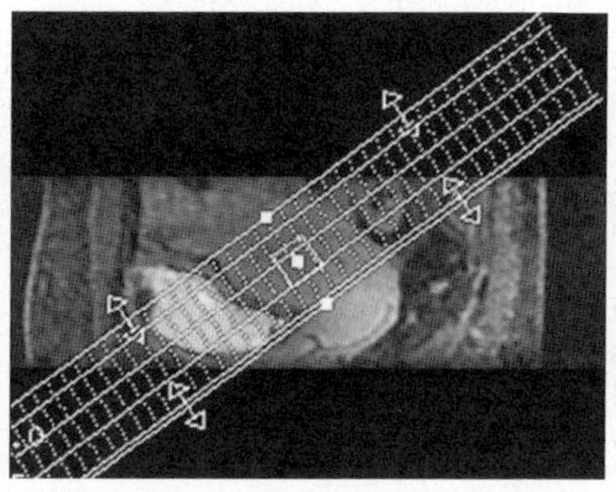

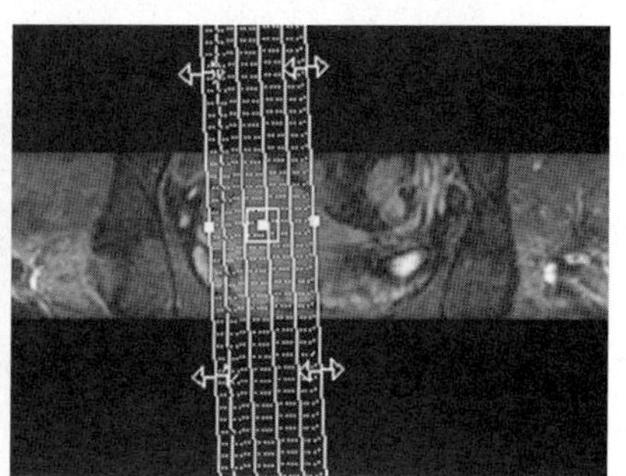

图 37-30　利用 3D 图像重建子宫冠状位、横轴位、矢状位图像

（三）阴囊及睾丸

1. 检查准备

（1）线圈选择：体部相控阵表面线圈。

（2）患者体位：仰卧位，足先进。

（3）患者配合：检查前将膀胱排空以消除膀胱搏动伪影。

（4）辅助优化技术：检查前洗肠或排空肠道，以减少肠道伪影干扰。添加局部匀场。

2. MR 检查

（1）定位中心：耻骨联合下缘。

（2）扫描范围：耻骨联合下缘至阴囊底部。

（3）检查方位

1）基本检查方位：横轴位、冠状位。

2）辅助检查方位：矢状位。

3. MR 平扫

（1）三平面定位。

（2）相位校准图像。

（3）横轴位：T_2WI 脂肪抑制 FSE 序列。

（4）横轴位：T_1WI FSE 序列。

（5）横轴位：DWI b=1 000mm^2/s。

（6）矢状位：T_2WI 脂肪抑制 FSE 序列。

（7）冠状位：T_2WI 脂肪抑制 FSE 序列。

4. MR 增强扫描

（1）横轴位：LAVA MASK。

（2）横轴位：LAVA 三期动态增强扫描。

（3）矢状位：LAVA 扫描。

（4）冠状位：LAVA 扫描。

（四）前列腺

1. 检查准备

（1）线圈选择：体部相控阵表面线圈。

（2）患者体位：仰卧位，足先进。

（3）患者配合：检查前将尿排空以减少膀胱蠕动伪影。

（4）辅助优化技术：在前列腺的上方和前方分别加有饱和带。

2. MR 检查

（1）定位中心：耻骨联合上缘。

（2）扫描范围：上至膀胱顶下至耻骨联合上缘。

（3）检查方位

1）基本检查方位：横轴位、冠状位。

2）辅助检查方位：矢状位。

3. MR 平扫

（1）三平面定位。

（2）屏气相位校准图像。

（3）横轴位：T_2WI 脂肪抑制 FSE 序列（图 37-31、图 37-32）。

（4）横轴位：T_1WI FSE 序列。

（5）横轴位：DWI b = 800mm^2/s，添加局部匀场。

（6）冠状位：T_2WI 脂肪抑制 FSE 序列。

（7）矢状位：T_2WI 脂肪抑制 FSE 序列。

4. MR 增强扫描

（1）横轴位：LAVA MASK。

（2）横轴位：LAVA 7 期动态增强扫描。先连续扫描四期，然后每隔 30～40 秒扫一次，持续 5 分钟。

（3）冠状位：LAVA 扫描。

（4）矢状位：LAVA 扫描。

5. 对比剂　Gd-DTPA，0.1mmol/kg，速率 2ml/s。

6. 检查注意事项

（1）患者有血性精液，疑有精囊炎时应加扫描

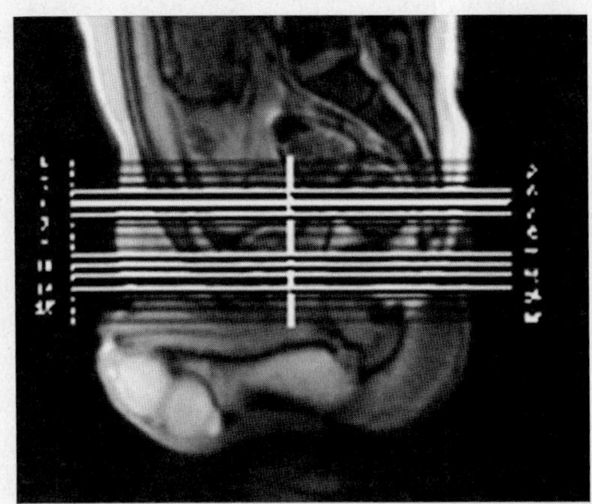

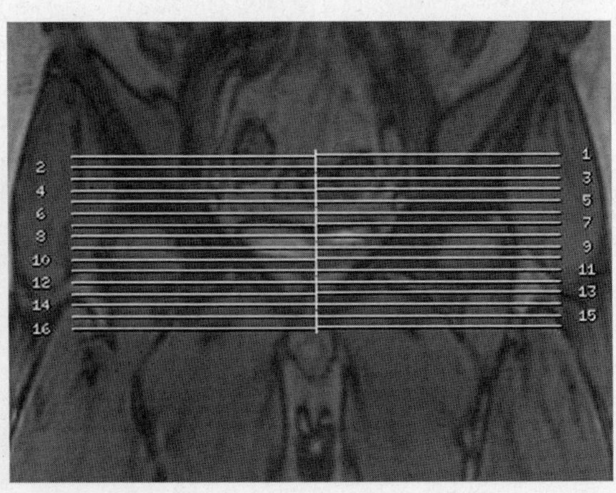

图 37-31　前列腺横轴位定位方法

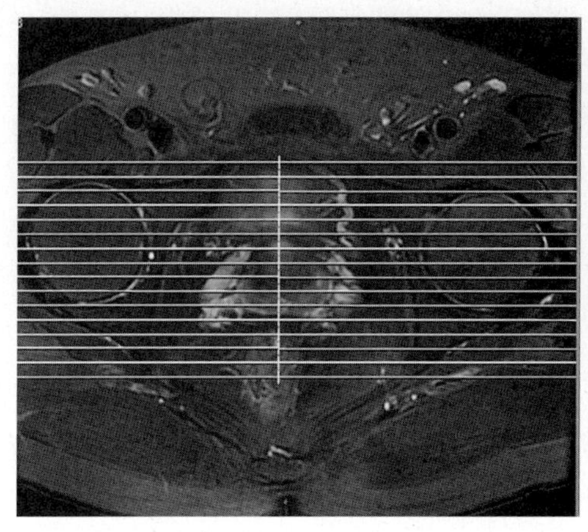
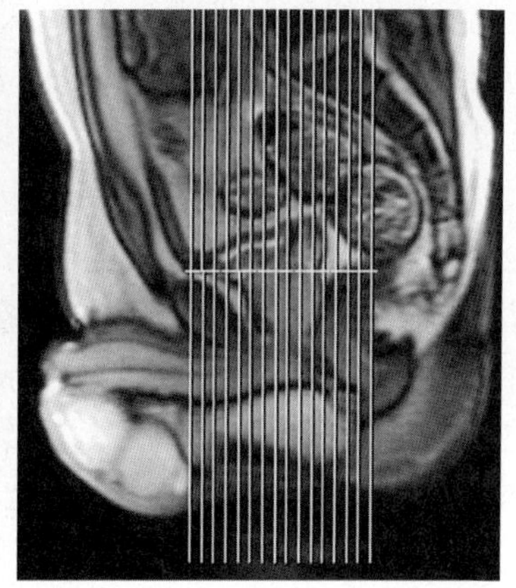

图 37-32　前列腺冠状位定位方法

T_1WI 加脂肪抑制，病变的精囊腺显示为高信号。

（2）疑有前列腺恶性肿瘤者应加 T_2WI 横轴位脂肪抑制大 FOV 扫描，了解周围有无转移。

（五）图像后处理与打印排版建议

1. **影像处理**　一般无须特殊处理。对于 3D 扫描序列，可作多平面重组，以直观显示前列腺精细组织结构。对于动态多期扫描可做时间-信号强度变化曲线和多期血管灌注分析。

2. **打印排版建议**　推荐 4×6 排版打印；不同扫描序列分别排版打印。

（六）检查技术要点与影像诊断要求

1. **检查技术要点**

（1）女性患者体内有金属节育环者需要取出后行盆腔 MRI 检查。

（2）前列腺位于盆腔底部，体积较小，因此需要使用小视野高分辨扫描，对于怀疑前列腺癌的病例需要加大 FOV 以观察有无转移及盆腔淋巴结情况。

（3）当怀疑盆腔骨质受累时需要扫描 T_2 加权结合脂肪抑制技术。

（4）盆腔扫描不需加呼吸门控，必要时加腹带以减少呼吸伪影，提高图像质量。

（5）前列腺扫描在常规扫描的基础上加弥散扫描，$b=1\ 000\text{mm}^2/\text{s}$、$b=2\ 500\text{mm}^2/\text{s}$ 两组图像，b 值 $=2\ 500\text{mm}^2/\text{s}$ 的图像对良、恶性占位的鉴别非常重要。

（6）卵巢在横轴位及冠状位影像上显示较好。

（7）扫描范围合理，图像无明显运动伪影无卷褶伪影，盆腔各组织结构显示清晰。

2. **影像诊断要求**　由于盆腔内组织结构较复杂，MRI 可以多方位、大视野的显示女性子宫、阴道和卵巢，男性前列腺、精囊腺和睾丸，以及膀胱的解剖结构异常，对于盆腔内血管及淋巴结的鉴别较容易，是盆腔肿瘤、炎症、转移癌等病变的最佳影像学检查手段。

（七）特殊病变检查技术

1. 对于宫颈病变，则扫描序列以矢状位和垂直于宫颈长轴的横轴位为主。

2. 对于宫体病变，则扫描序列以矢状位和垂直于宫体长轴的横轴位为主。

3. 对于卵巢病变，则扫描序列以盆腔横轴为为主，FOV 范围需要加大。

4. 必要时可使用腔内线圈进行成像。

5. 高清 DWI 对于肿瘤复发和纤维化的鉴别有帮助。

（八）图像质量控制

1. **图像基本要求**

（1）设备性能支持的情况下，尽量选择小 FOV、高分辨力扫描。

（2）清晰显示盆腔结构、两侧附件及膀胱、直肠等临近组织的细微结构。

（3）平扫序列至少包括自旋回波 T_2WI 压脂序列和不压脂序列及 T_1WI 序列。

（4）设备性能支持的情况下，增强首选动态增强扫描或至少三期扫描。

（5）无卷褶伪影，无明显呼吸运动伪影，磁敏感伪影及并行采集伪影。

2. **图像质控要求**

（1）男性盆腔及前列腺：

1）图像能满足影像诊断的需要：①包括的范

围：横轴位图像，自髂嵴上缘至耻骨联合上缘；矢状位图像，包括正中层面至两侧髂嵴；冠状位图像，自前下腹壁向后至腰骶椎体。②显示的体位：各体位图像上，显示体位标准，其中横轴位和冠状位上显示两侧盆壁基本对称。③组织间对比：在相应序列图像上，盆腔结构间信号强度对比可反映出图像各自的权重特征；图像上信噪比高，能够清楚显示膀胱、精囊、前列腺分带、直肠等结构的形态、边缘和信号强度，其中 T_2WI、T_2WI 脂肪抑制图像上可明确前列腺的分带。

2）图像上的信息准确：①图像上文字信息：应包括医院名称、受检者姓名、性别、年龄、检查号、检查日期和时间、设备型号、表面线圈、FOV、矩阵数、当前层面的序列号和图号及位置、TR 和 TE 时间、层厚和层间隔、激励次数、左右标识、窗宽和窗位及比例尺；字母、数字显示清晰；图像文字不能遮挡图像中感兴趣部位影像。②图像上影像信息：图像按解剖顺序排列，无层面遗漏及错位；图像中的影像的大小及灰度要适中；男性盆腔各结构间及与病变间的对比良好，无各种原因所致的伪影。

3）图像质量的等级评价

0 级：膀胱、前列腺及其两旁的神经血管束、精囊等组织结构显示不清，伪影严重，不能诊断。

1 级：膀胱、前列腺分带及其两旁的神经血管束、精囊等组织结构显示模糊，伪影较重，不能达到诊断要求。

2 级：膀胱、前列腺分带及其两旁的神经血管束、精囊等组织结构显示较清楚，有一定伪影，但不影响诊断。

3 级：膀胱、前列腺分带及其两旁的神经血管束、精囊等组织结构显示清楚，无伪影，可明确诊断。

图像质量必须达到 2 级或 3 级方可允许打印图片签发报告。

（2）女性盆腔

1）图像能满足影像诊断的需要：①包括的范围：横轴位图像，自髂嵴上缘至耻骨联合上缘；矢状位图像，包括正中层面至两侧髂嵴；冠状位图像，自前下腹壁向后至腰骶椎体。②显示的体位：各体位图像上，显示体位标准，其中横轴位和冠状位上显示两侧盆壁基本对称。③组织间对比：在各序列图像上，盆腔结构间信号强度对比可反映出图像各自的权重特征；图像上信噪比高，能够清楚显示膀胱、子宫分带、卵巢、直肠等结构的形态、边缘和信号强度，其中 T_2WI、T_2WI 脂肪抑制图像上可明确子宫、宫颈和阴道的分带。

2）图像上的信息准确：①图像上文字信息：应包括医院名称、受检者姓名、性别、年龄、检查号、检查日期和时间、设备型号、表面线圈、FOV、矩阵数、当前层面的序列号和图号及位置、TR 和 TE 时间、层厚和层间隔、激励次数、左右标识、窗宽和窗位及比例尺；字母、数字显示清晰；图像文字不能遮挡图像中感兴趣部位影像。②图像上影像信息：图像按解剖顺序排列，无层面遗漏及错位；图像中的影像的大小及灰度要适中；女性盆腔各结构间及与病变间的对比良好，无各种原因所致的伪影。

3）图像质量的等级评价标准

0 级：子宫分带、卵巢结构无法观察，显示不清，伪影严重，不能诊断。

1 级：子宫分带、卵巢结构显示模糊，有明显的运动伪影，图像背景干扰严重，不能达到诊断要求。

2 级：子宫分带、卵巢结构显示欠清晰，或略有运动伪影，图像背景略有干扰，但是基本不影响诊断。

3 级：子宫分带、卵巢结构显示清晰，无运动伪影，图像背景无干扰，符合诊断要求。

图像质量必须达到 2 级或 3 级方可允许打印图片及签发报告。

五、胎儿磁共振成像技术

适用于产前超声检查不能确诊，不能明确病变程度及范围或难以判断胎儿预后时，尤其是对怀疑有中枢神经系统发育畸形的病例。如胎头过大、胎儿颅骨环变形、颅中线病变、颅内囊性病灶、单纯脑室扩张、脑积水、颅内血管畸形、小脑扁桃体下疝畸形Ⅱ型；产前对胎儿畸形进行分类；对重大畸形胎儿的产前筛选；胎儿死亡后的替代尸检；诊断是否存在胎盘附着异常疾病，如胎盘植入、前置胎盘及胎盘早剥等。

（一）检查准备

1. 线圈选择　尽量使用相控阵线圈，对于孕晚期或肥胖的孕妇也可酌情使用体线圈。为了防止线圈直接接触孕妇体表，线圈下必须垫上薄垫，可用腹带适当固定腹部。

2. **患者体位**　仰卧位或侧卧位，足先进，身体左右居中，双臂放于胸前，以耻骨联合上缘 2cm 为成像中心。可用腹带适当固定腹部。

3. **患者配合**　除按一般 MRI 检查准备外，检查前 2 小时孕妇少量进食，以免因其饥饿导致胎动加剧。训练孕妇检查过程中做均匀浅呼吸，但不能屏气，以取得患者的配合。必要时家属可以陪同。

4. **辅助优化技术**　必要时可以给孕妇带磁共振耳机，并播放舒缓音乐以缓解孕妇紧张情绪及稳定胎动。

（二）MRI 扫描

1. **定位中心**　以耻骨联合上缘 2cm 为成像中心。

2. **扫描范围**　根据临床检查要求将被检查组织放入扫描范围内。

3. **检查序列**　扫描序列以单次激发快速自旋回波（SSFSE）序列和快速应用稳态进动（FIESTA）序列为主，快速反转恢复运动抑制（FIRM）序列和快速扰相梯度回波（FSPGR）序列为辅，功能成像使用 DWI 序列。

4. **成像平面**　首先选择快速扫描序列获得定位图；然后参考产前超声检查提示，利用三平面定位图进行精确定位（图 37-33）。对于胎儿疾病，如胎儿颅脑定位 2D 横轴面、冠状面、矢状面 SSFSE 序列或 FIESTA 序列；最佳显示平面定位 DWI 序列及 2D FIRM 序列或 3D FSPGR 序列。扫描范围：包括整个胎儿颅脑或其他病变部位。

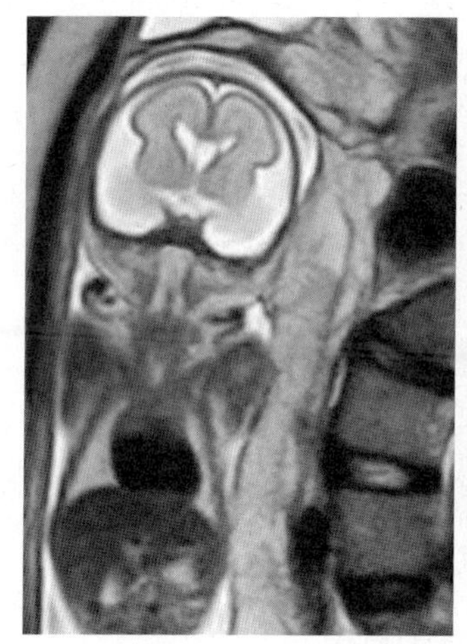
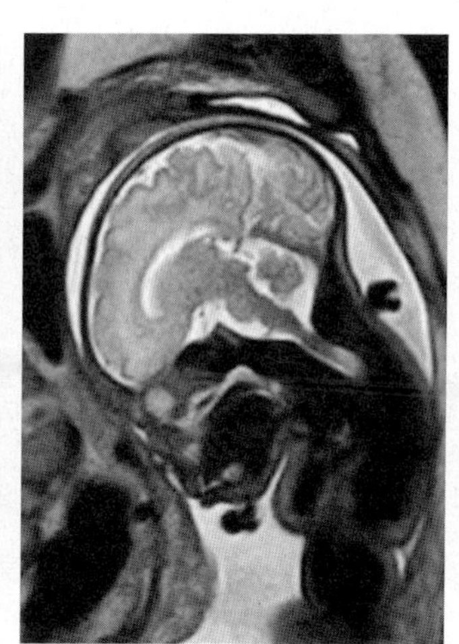
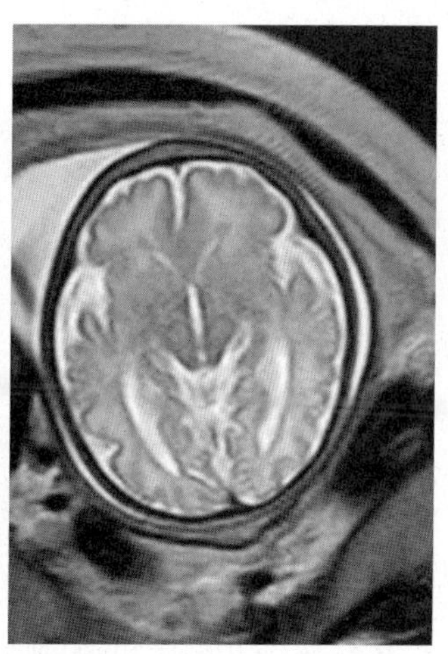

图 37-33　胎儿正常颅脑冠状位、矢状位、横轴位图像

对于胎盘附着异常疾病，定位 2D 矢状面、冠状面 SSFSE 序列或 FIESTA 序列；定位 3D 矢状面 FSPGR 序列；扫描范围自子宫底部至盆腔下缘，包括孕妇腹壁。针对病变，行横轴面 DWI 序列扫描。

5. **扫描参数**　SSFSE 序列 TR 2 000~3 000ms，TE 80~120ms。FIESTA 序列 TR 3.6~5.1ms，TE 1.0~1.8ms，翻转角 50°。FIRM 序列 TR 7.7~10.5ms，TE 2.0~5.3ms，FA 3.5°。FSPGR 序列 TR 3.6~7.1ms，TE 2.2~4.5ms，FA 20°。2D 序列层厚 4~6mm，层间隔 1~2mm，FOV 300~350mm，矩阵≥320×224。3D 容积扫描序列层厚 2~4mm，层间隔 0，FOV 300~350mm，矩阵≥256×192。DWI 序列 TR 3 000ms，TE 90ms，矩阵 128×128，b 值取 0，600~700s/mm^2。

（三）图像后处理与打印排版建议

1. **影像处理**　一般无需特殊处理。对于 3D 扫描序列，可作多平面重组，以直观显示胎儿及胎盘结构。

2. **打印排版建议**　推荐 4×6 或 5×6 排版打印；不同扫描序列分别排版打印。

（四）检查技术要点与影像诊断要求

1. **检查技术要点**

（1）设备性能支持的情况下，尽量选择快速扫描序列扫描。

（2）清晰显示胎儿胎盘结构。

（3）清晰显示胎儿胎盘结构与临近组织结构的毗邻关系。

（4）为了显示胎盘植入的信号和范围，必须使用脂肪抑制技术以消除胎盘周围脂肪组织的高信号。

（5）无卷褶伪影，无明显呼吸运动伪影，磁敏感伪影及并行采集伪影应不影响影像观察和诊断。

2. **影像诊断要求**　由于 MRI 具有任意平面进行多组织参数成像的特点，能直接显示胎儿宫内发育情况，特别对胎儿中枢神经系统先天发育异常的产前诊断优于 US 检查，能显示正常脑发育、髓鞘形成过程，并明确诊断各种异常，为 US 检查提供额外的诊断信息。同时，观察视野大、整体观强、受操作者影响小、有极高的软组织分辨力，不受扫描厚度、羊水量、胎儿体位、含气器官和骨骼的影响，对胎儿组织定位性好，能很好的显示较大病变和周围组织的关系及双胎复杂畸形及畸形细节。

由于正常胎盘组织含水丰富，T_2WI 呈明显高信号，低信号的病变在此背景上对比良好；FIESTA 序列的组织参数为 T_2/T_1，对于含水量差异大的胎盘肌层交界处显示清晰；FSPGR 序列主要用于 T_1WI，能清晰显示胎儿胎盘解剖结构，并较好显示血液信号。

（五）特殊病变的检查技术

1. 如临床怀疑胎儿侧脑室增宽，则尽量快速扫描 SSFSE，分别以轴位、冠状位和矢状位显示胎儿双侧侧脑室情况（见图 37-34）。

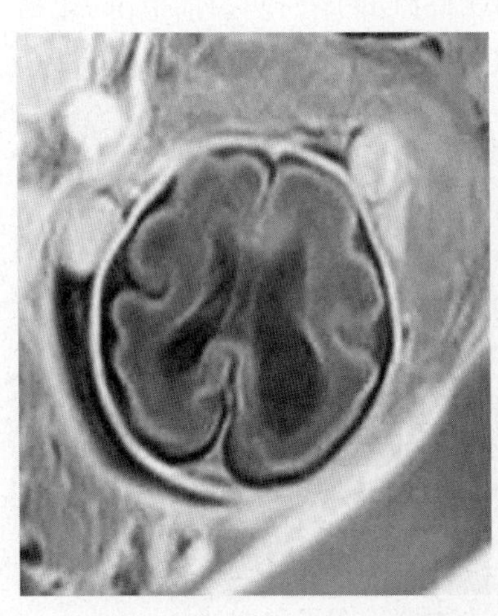
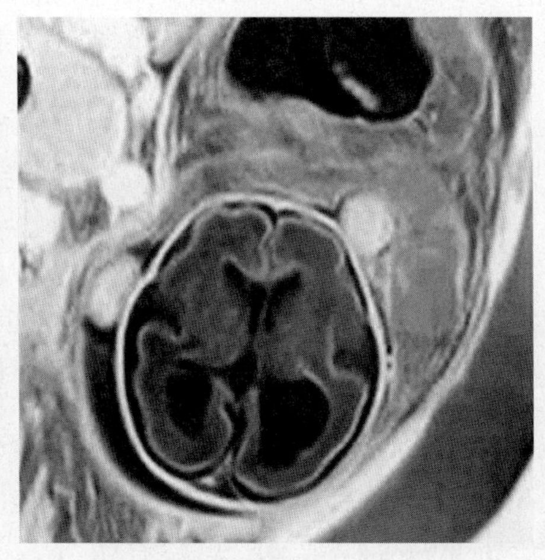
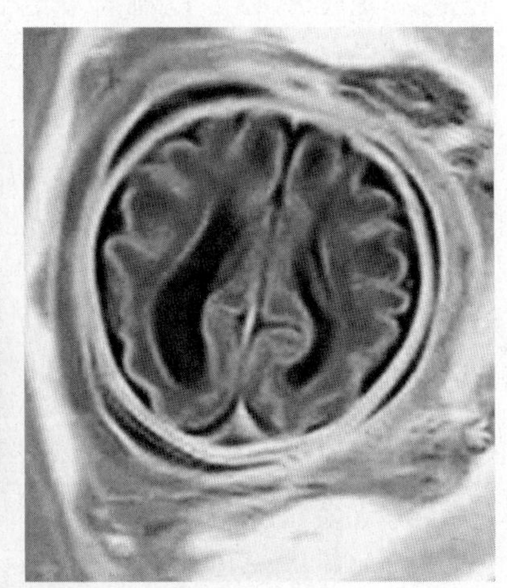

图 37-34　SSFSE 显示胎儿双侧侧脑室增宽

2. 若临床怀疑胎儿颅内出血，则应尽量快速扫描 $T_2{}^*$ 或 SWI 序列。

3. 若检查过程中胎动频繁者需要中止检查，可让孕妇休息待胎动稳定后再继续检查，并使用快速序列尽快完成扫描。

（六）图像质量控制

1. 图像要求

（1）设备性能支持的情况下，尽量选择快速扫描序列扫描。

（2）清晰显示胎儿胎盘结构。

（3）清晰显示胎儿胎盘结构与临近组织结构的毗邻关系。

（4）为了显示胎盘植入的信号和范围，必须使用脂肪抑制技术以消除胎盘周围脂肪组织的高信号。

（5）无卷褶伪影，无明显呼吸运动伪影，磁敏感伪影及并行采集伪影应不影响影像观察和诊断。

2. 图像质控要求

（1）图像能满足影像诊断的需要：

1）包括的范围：各序列图像上均能显示完整的子宫。

2）显示的体位：各体位图像上，显示体位标准，并可明确胎盘与子宫壁的关系。

3）组织间对比：在 T_2WI 和 GRE 平衡稳态自由进动图像上，可清楚显示胎盘的位置、边缘，及其与子宫尤为宫颈内口的关系。

（2）图像上的信息准确：

1）图像上文字信息：应包括医院名称、受检者姓名、性别、年龄、检查号、检查日期和时间、设备型号、表面线圈、FOV、矩阵数、当前层面的序列号和图号及位置、TR 和 TE 时间、层厚和层间隔、激励次数、左右标识、窗宽和窗位及比例尺；字母、数字显示清晰；图像文字不能遮挡图像中感兴趣部位影像。

2）图像上影像信息:图像按解剖顺序排列,无层面遗漏及错位;图像中的影像的大小及灰度要适中;胎盘结构易于分辨,无各种原因所致的伪影。

（3）图像质量的等级评价标准

1）0 级:胎盘结构无法观察,显示不清,伪影严重,不能诊断。

2）1 级:胎盘结构显示模糊,有明显的运动伪影,子宫、附件周围及图像背景干扰严重,不能达到诊断要求。

3）2 级:胎盘结构显示欠清晰,或略有运动伪影,子宫、附件各结构周围及图像背景略有干扰,但是基本不影响结果的诊断。

4）3 级:胎盘结构显示清晰,无运动伪影,子宫、附件各结构周围及图像背景无干扰,符合诊断要求。

图像质量必须达到 2 级或 3 级方可允许打印图片及签发报告。

（富青　雷子乔　廖云杰）

第三十八章

四肢外周 MRI 检查技术

第一节　四肢关节 MRI 扫描技术

一、四肢关节相关疾病与 MR 检查价值

四肢关节属于关节系统，由骨、关节和骨骼肌组成，本系统的疾病多而复杂，除外伤、炎症、肿瘤等疾病外，全身性疾病、内分泌和代谢异常均可引起骨骼的改变。影像学各种检查方法均能在不同程度上反应疾病的病理变化。

X 线可显示病变部位、范围、骨质增生及破坏等。CT 对骨内小病灶和软组织的显示优于 X 线。MRI 对软组织及骨髓病变的分辨力明显优于 X 线及 CT，是检查骨及软组织疾病的重要方法，它对正常软组织、韧带、肌腱、软骨、骨髓及病变的出血、坏死、水肿都能清晰显示。但对钙化、细小骨化显示欠佳。因此，四肢关节疾病的 MRI 检查应在平片或 CT 的基础上进行。四肢关节各种组织有不同的弛豫参数和质子密度，MRI 图像具有良好的组织对比，能很好地显示骨、关节和软组织的解剖形态，并能获得任意方向的断层图像，故能显示 X 线照片甚至 CT 不能显示或显示不佳的一些组织和结构，如关节软骨、关节囊内外韧带、椎间盘和骨髓等。MRI 显示软组织的病变较 CT 敏感，能显示 X 线照片和 CT 不能显示或显示不佳的一些病理变化，如软组织水肿、骨髓病变、肌腱和韧带的变性等。对比剂增强 MRI 检查，磁共振血管造影和灌注成像等可以提供组织血供，血管化程度等方面的信息。因此，MRI 在骨骼肌肉系统得到越来越广泛的应用。

检查方法如下：

1. **线圈**　根据部位选择线圈，采用四肢表面线圈或关节专用线圈。目前，各厂商已提供多种新型的专用或通用关节线圈，笔者使用的是 GE 公司的设备，其中八通道体部线圈（8ch-body coil）、线圈有包裹式表面线圈（GPFLEX），下肢关节线圈（QUADKNEE、QUADANKLE、QUADFOOT）、正交头线圈（HEAD coil）等，如图 38-1、图 38-2。

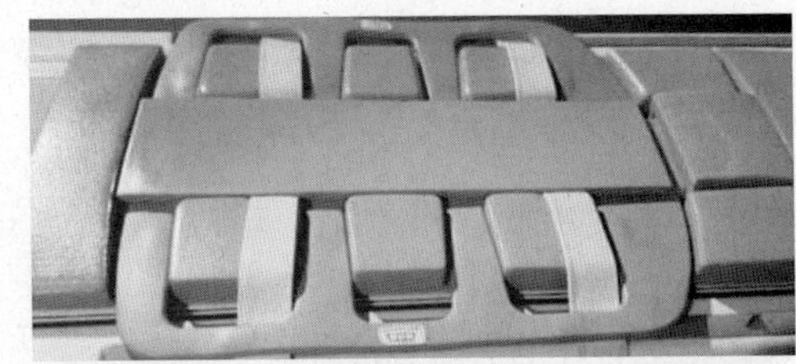

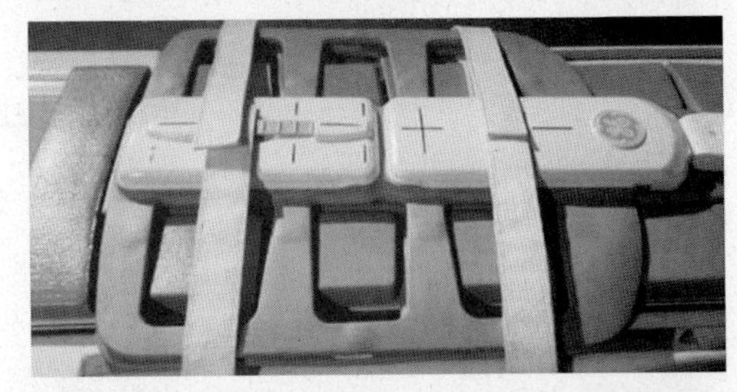

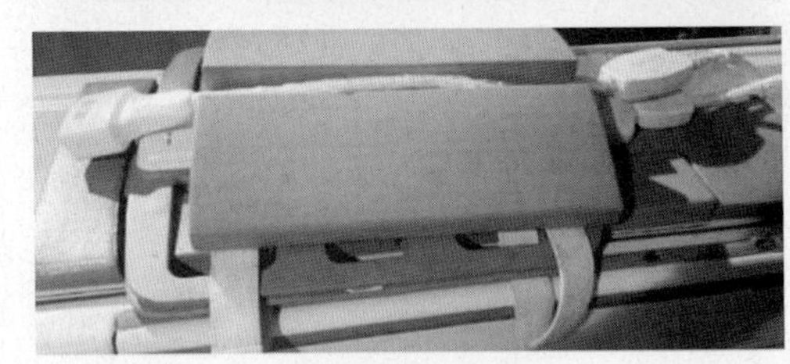

图 38-1　体线圈

2. **平扫**（plain scan）　SE 或 FSE 序列 T_1WI 和 T_2WI、脂肪抑制 T_1WI 和 T_2WI 是常规扫描序列，可以做横断、矢状、冠状三个方位的成像图，还可以加扫任意方位的斜位。必要时，双侧同时扫描以便比较。

3. **增强扫描**（enhanced scan）　了解病变的血液供应，确定病变的范围和性质。对比剂一般为钆对比剂（Gd-DTPA）。动态增强扫描可了解病变

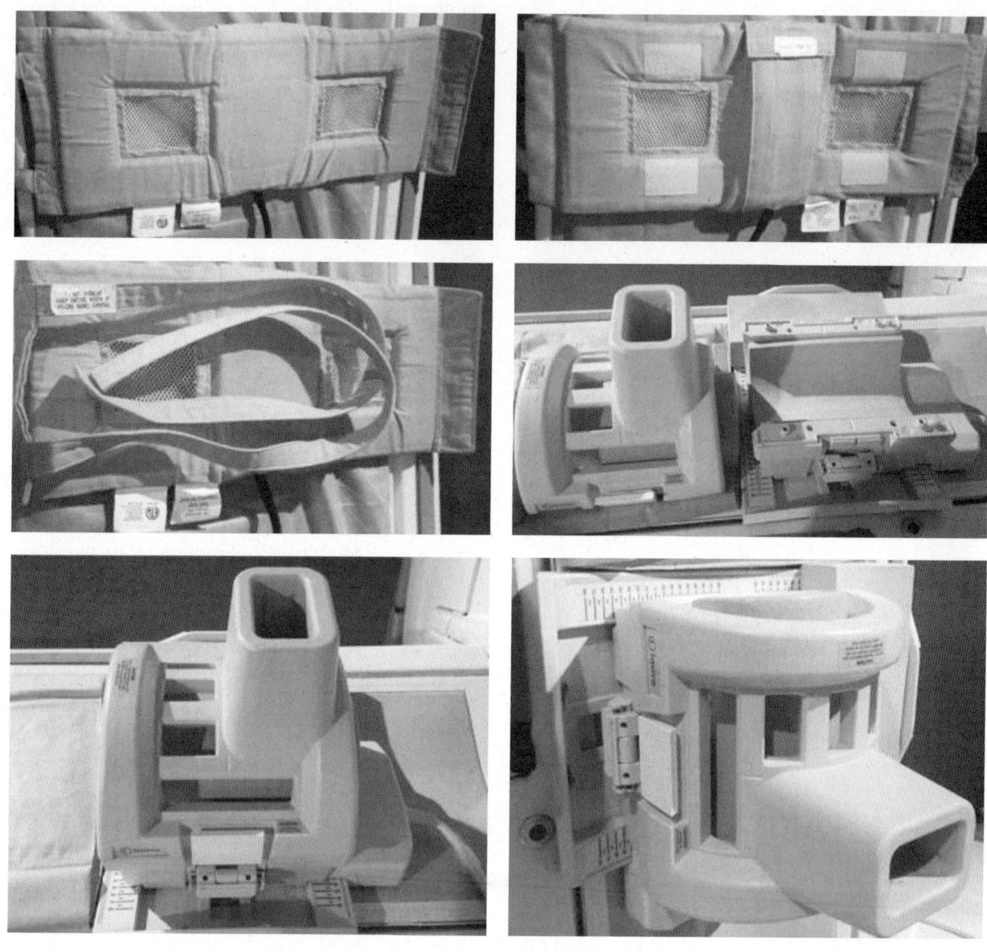

图 38-2　GP 软线圈和 QUAD 线圈

血流灌注，帮助定性。

（一）正常 MRI 表现

1. **骨髓**　骨髓由造血细胞及脂肪组织构成，骨松质、骨小梁构成骨髓中细胞成分的支架。依据骨髓各成分比例不同，可以分为红骨髓和黄骨髓两类，红骨髓所含脂肪、水及蛋白质的比例约为 40∶40∶20，而黄骨髓则为 80∶15∶5。由于黄骨髓所含脂肪比例明显高于红骨髓，故其 T_1 较短。正常情况下，T_1WI 上黄骨髓表现为与皮下脂肪相似的高信号，红骨髓信号介于皮下脂肪和肌肉之间；T_2WI 上，红、黄骨髓信号相似，其信号高于肌肉而低于水。在高分辨力 MRI 上，骨骺瘢痕和较大骨小梁可呈髓内条状低信号影而被识别。

新生儿大部分骨髓为红骨髓，随着生长发育的进行，四肢骨骨髓自远端向近端顺序转化为黄骨髓。儿童期，骨髓中脂肪与造血细胞混合分布，T_1WI 信号可不均匀，呈斑片状高低混杂信号。青春期，仅中轴骨及股骨、肱骨近端有红骨髓分布。成年人，上述部位的红骨髓均可转换为黄骨髓。脊椎内红骨髓成分中可包含脂肪团，表现为 T_1WI 类圆形高信号区，类似于椎体内血管瘤。

2. **皮质骨、骨膜和关节软骨**　由于骨皮质中自由水质子含量很少，故其在任何序列均为低信号。骨膜是紧贴非关节面处骨皮质外表面的一层菲薄纤维膜，正常情况下，MRI 不能显示。关节（透明）软骨是由软骨细胞、胶原纤维、水和蛋白质多糖等成分构成的复杂的层状结构。关节软骨在 SE 序列 T_1WI、PDWI 呈介于肌肉和脂肪之间的中等信号，T_2WI 呈相对低信号，与高信号关节内液体形成对比。脂肪抑制 T_1WI 是观察关节软骨较为理想的序列，可增加关节软骨和邻近结构的对比度，此时关节软骨为高信号，关节积液中等信号，软骨下骨板及骨髓为低信号。

3. **滑膜结构**　正常滑膜通常很薄，常规 MRI 不能显示滑膜。有时在厚的纤维性关节囊衬托下，滑膜呈菲薄低信号结构。增强 MRI 上，滑膜不强化或仅轻度强化。正常关节腔、隐窝、滑囊、腱鞘内滑液呈长 T_1、长 T_2 信号，即 T_1WI 呈低于肌肉的低信号影，T_2WI 和 STIR 呈高信号影。

4. 纤维软骨、肌腱和韧带　纤维软骨包括关节盘、半月板、关节唇等数种关节内支持结构，正常时，在多数序列呈低信号；除特有信号特征外，正常纤维软骨尚有一定的形态特征，即可依据各自形状及部位加以区分、认定。如：膝关节半月板的断面呈三角形或弯弓状；肩胛盂唇通常呈三角形，可因关节伸展和旋转程度不同而呈圆或平板状。

正常肌腱在所有序列上皆为均匀一致低信号影。MRI 上，正常肌腱边缘光整，典型者，断面通常为圆、椭圆或扁平状，一般其直径不会发生改变，除非是与骨连接处，肌腱会变得宽大以加大与骨的接触面。在肌腱与骨连接处，信号可以变得不均匀，局部组织成分为肌腱、纤维软骨的混合。

绝大多数韧带与肌腱的组成成分相似，所有序列上都表现为低信号影。正常的韧带有一定的走行和大小，应当是由一骨连接至另一骨的连接完整的结构。

5. 肌肉　肌肉与肌肉之间通常被含脂肪的间隔相隔。每一块肌肉由数个肌束构成，肌束与肌束之间亦有含脂肪的结缔组织分隔。T_1WI 上，高信号的肌肉间隔与低信号肌肉形成自然对比，可以辨认不同的肌肉，并且肌束间间隔使每块肌肉断面呈花纹样外观。每块肌肉有其特定的大小与形态，两端往往与低信号的肌腱相延续，见表 38-1。

表 38-1　正常骨关节 MRI 表现

关节结构	T_1WI	T_2WI	PDWI
骨皮质	低信号	低信号	低信号
骨松质	偏高信号	等偏高信号	等偏高信号
骨髓腔	高信号	高信号	高信号
韧带和纤维囊	低信号	低信号	低信号
关节软骨	中等信号	略高信号	中等信号
肌肉	等信号	低信号	等偏低信号
脂肪	高信号	高信号	高信号
关节腔	低信号	高信号	高信号

（二）异常 MRI 表现

1. 骨髓异常

（1）黄骨髓红髓化：见于体内造血功能活跃时，表现为正常部位黄骨髓信号转变为红骨髓信号，即 T_1WI 信号减低但高于肌肉，T_2WI 信号稍高但低于水。异常信号区域可以为片状、岛状，边界往往不清。黄骨髓红髓化的过程与生长发育过程中红骨髓转化为黄骨髓的顺序相反，即自近端向远端发展。黄骨髓红髓化可以分为生理性和病理性，前者见于人体应激状态、嗜烟、嗜酒、高原生活及部分运动员；后者主要见于贫血（最多见于镰状细胞贫血），及中轴骨广泛肿瘤浸润时。一般来说，生理性红髓化不会累及腕、踝关节以远部位并且也不会穿越骺线累及长骨骨骺和骨突部位。

（2）红骨髓黄髓化：发生于骨髓造血成分减少的疾患，如未经治疗的再生障碍性贫血及一些接受化疗、放疗患者。表现为 T_1WI 上骨髓呈均匀高信号区。

（3）骨髓异常增殖症：原发性骨髓纤维化、骨髓增生异常综合征衰竭期、及多次输血所致骨髓含铁血黄素沉积症时，MRI 所有序列上，骨髓均呈现为低信号。

2. 骨髓梗死　MRI 于骨髓梗死发生后一周即有异常，是诊断骨髓梗死最敏感的检查手段。长骨干骺端或骨干梗死早期表现为髓腔内局限性不规则形状 T_2WI 信号增高区域，梗死中央区域可能为等信号或稍高信号，随着梗死灶的发展，病灶边缘发现 T_1WI 蜿蜒走行低信号环，T_2WI 上则为高信号。病理上为反应性水肿或纤维带，这一表现是梗死的特征，而此时常规 X 片上可能尚没有钙化形成。有时 T_2WI 上，尚可以在高信号环外周看见与之平行分布的低信号，谓之“双线征”，病理上为富血供肉芽组织周边伴有骨质硬化，这一征象对于诊断骨梗死具有特异性。

3. 骨挫伤（bone bruise）　一种 X 平片不能诊断的骨的隐匿性创伤，一般认为是骨小梁的微骨折造成的骨髓水肿和出血。骨挫伤可由直接暴力产生，更多见的是韧带、关节囊等关节支持结构损伤而导致关节面之间的对冲撞造成。MRI 上，骨挫伤表现为黄骨髓内 T_1WI 地图样或网状分布低信号区，相应 STIR 或脂肪抑制 T_2WI 为高信号。识别骨挫伤有重要意义，骨挫伤是一些平片正常的创伤患者局部疼痛的原因，分析分布的形式和范围有助于推断受伤机制，并且帮助寻找相关的并发损伤及指导治疗方法的选择。累及关节面下的骨挫伤往往高度提示关节软骨损伤。

4. 皮质骨、骨膜和关节软骨异常

（1）骨折：MRI 可以显示平片难以诊断的隐匿性骨折。对于平片可以诊断的骨折，MRI 也有重要诊断作用。例如，胫骨平台骨折，MRI 可以多角度显示骨折线的数量和走行、骨折碎片大小和位置以及关节面形态；同时还可以显示周围软组织（如半月板损伤和韧带损伤）的损伤情况。平片不能显示软骨骨折。软骨骨折包括骨挫伤表面软骨的碎裂、软骨局限性部分性撕脱和完全性软骨骨折，MRI 可以帮助诊断。

（2）退行性改变：关节软骨退行性变表现为 T_2WI 上软骨横行带中信号弥漫性增高，本应光整的关节软骨表面出现局限性的缺损，与软骨创伤不同，其与邻近正常关节软骨分界不锐利。MRI 上关节退行性变除关节软骨的改变和关节间隙变窄外，还可见骨性关节面中断或局部增厚，关节面下的骨质增生在 T_1WI 和 T_2WI 上均为低信号。骨赘的表面为低信号的骨质，其内可见高信号的骨髓。关节面下的囊变区呈长 T_1、长 T_2 信号，大小不等，边界清晰。

（3）炎症：MRI 可以显示关节炎症患者平片不能显示的关节侵蚀病灶，这些病灶表现为软骨下骨板及关节软骨的缺损区，局部代之以 T_2WI 高信号结节或液体。MRI 增强扫描可以提供有关滑膜炎症的信息，对于关节炎的早期诊断和预后都有帮助。

（4）肿瘤：MRI 可以显示起源于骨、骨膜的肿瘤，以及累及骨表面的邻近软组织的肿瘤，表现为正常皮质、骨膜及关节软骨信号发生异常，多数肿瘤呈长 T_1、长 T_2 信号改变，有时伴有肿块形成。对于绝大多数骨肿瘤，X 线平片常可做出定性诊断，并且 X 线及 CT 在显示小钙化及骨化方面优于 MRI。然而 MRI 可以敏感的显示 X 线平片尚未出现异常的早期病变，对于 X 线已经明确的病变，MRI 可以了解髓内浸润的有无和范围，软组织肿块的有无和大小，肌肉、血管神经受累及的情况等，这些对于判断肿瘤的预后和选择正确治疗方案有重要价值。

（5）骨膜反应：MRI 可以显示骨膜反应的不同阶段。骨膜水肿表现为紧贴骨皮质外表面的 T_1WI 低信号 T_2WI 高信号的带状影，可有强化；骨膜的纤维层增厚表现为长 T_1、短 T_2 影，在 T_2WI 上与骨皮质间隔有薄层高信号影；骨膜新生骨也表现为长 T_1、短 T_2 影，结合平片或 CT 所见不难与增厚的纤维层区别。

5. 纤维软骨异常

（1）创伤性撕裂：创伤引起的关节内纤维软骨损伤包括半月板撕裂、关节盂唇撕裂等，往往是创伤后疼痛或功能障碍的原因。以膝关节半月板为例，有两种征象提示半月板撕裂：一为短 TE 像上半月板中出现肯定达一侧或两侧关节面的异常信号影。完全位于半月板内部或可能达到关节面的高信号不能诊断为撕裂；第二个征象为半月板形态异常，常规断面上三角形或弯弓形发生改变时可以诊断为撕裂。

（2）退行性改变：MRI 上，退变半月板、关节盘及盂唇表现为其结构内部出现线状或球状高信号影。若退变信号到达关节面提示退变撕裂，可在关节镜下观察到。随着年龄增长，纤维软骨还会发生软骨钙化，有时短 TE 序列上钙化呈高信号。对于钙化延至关节面的半月板、盂唇或关节盘，MRI 表现会类似于撕裂。同平片一起观察，会减少将钙化误诊为撕裂的风险。

6. 肌腱和韧带的异常

（1）肌腱退行性变：退变是肌腱断裂的主要危险因素。临床上，最常见发生退变的肌腱有肩袖、肱二头肌长头腱、臀中肌肌腱、跟腱。MRI 上，肌腱退变可表现为肌腱大小、轮廓和/或信号强度的异常。最常见征象为肌腱局限性或弥漫性肥大，见于跟腱；少数情况下，退变使肌腱失去弹性，在肌肉收缩的牵拉下变长，见于胫骨后肌肌腱。肌腱轮廓模糊是肌腱退变的另一个表现。退变肌腱的信号可以正常，亦可发生变化。通常，退变肌腱内部 T_1WI 及 PDWI 上信号增强，T_2WI 信号强度应低于水，如果 T_2WI 肌腱信号等于水或者虽然信号低于水，但异常信号达肌腱外表面则提示肌腱断裂。

（2）肌腱断裂：肌腱断裂见于穿通伤、牵拉伤或自行性断裂，一般而言断裂发生于已有异常（如退变、炎症）的肌腱。完全性断裂表现为肌腱纤维连续性的完全中断，T_2WI 上，如果断裂间隙中充有液体，显示为高信号带。然而如果瘢痕或肉芽充填于两端之间（肌腱修复后常见），缺损部位就不一定为高信号。

（3）韧带损伤：韧带急性损伤称为韧带扭伤，可以导致关节疼痛和失稳。扭伤可发生于韧带内部，也可见于韧带-骨附着部位。多数韧带扭伤临床可以明确诊断，MRI 用于证实损伤、损伤的严重性以及发现其他异常。韧带完全撕裂表现为韧带不连续，T_2WI 断裂纤维之间出现高信号。

7. 肌肉　肌肉疾患的种类繁多，包括创伤、神经源性疾患、炎症、肿瘤及先天性疾患等，MRI 的成像特征，使其在肌肉疾病诊断的应用逐渐得到重视。

（1）肌肉萎缩和肌肉肥大：肌肉体积较正常小者称为肌肉萎缩，较正常大者称为肌肉肥大，往往需要双侧对比来识别。肌肉萎缩或肥大 MRI 上仅有肌肉体积改变，信号与正常肌肉信号一致。肌肉萎缩见于失用性萎缩，如长期卧床及缺乏锻炼者，骨折后患肢功能丧失等；肌肉肥大有时临床体检可触及肿块，MRI 上依据典型肌肉纹理和信号特征可以确定诊断。

（2）脂肪浸润：肌肉内脂肪成分明显增加而肌纤维绝对或相对性减少，见于先天性肌肉疾患和肌肉失神经分布情况。MRI 表现 T_1WI 肌肉断面脂肪高信号增加而肌纤维等信号减少，呈花斑状。有时肌肉内堆积脂肪过多可导致肌肉体积增大，称为假性肥大，MRI 可助鉴别。

（3）肌肉水肿：肌肉创伤、炎症、肿瘤浸润、邻近组织压迫都会造成肌肉水肿，表现为沿着肌肉间隙呈羽状分布的 T_2WI 及 STIR 高信号。仔细分析水肿部位、范围及邻近组织状况有助于寻找病因。

（4）肿块：肌肉肿瘤种类繁多，如血管瘤、神经鞘瘤、横纹肌肉瘤等。仔细分析肿块信号特征及分布特征有助于肿块的定性。

二、髋关节 MR 检查技术

MRI 对早期的股骨头缺血坏死有着极高的敏感性和特异性，对髋关节的骨髓性病变和周围软组织病变等都有着较高的诊断价值。

（一）扫描技术

1. 线圈　髋关节的扫描无特殊要求一般都采取双侧同时扫描，采用体部线圈或心脏线圈行大 FOV 扫描。

2. 扫描方法

（1）体位：一般采取仰卧位，头先进或足先进，保持两侧髋关节对称，脚尖并拢并外固定，保证冠状面股骨头及股骨颈显示在一个平面上。线圈中心对准股骨粗隆，置于两侧髋关节中心连线的中点并设为定位中心。两前臂抱于胸前，避免双手置于身体两侧引起的卷折伪影。下腹部垫以海绵垫，给予小腹压迫感以抑制呼吸运动，如图 38-3。

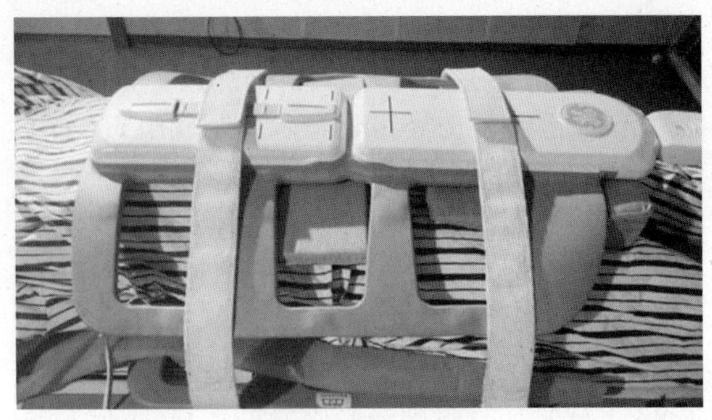

图 38-3　髋关节摆位

（2）成像方位：以横断面和冠状面为主，对于股骨头缺血坏死的定量诊断则必须扫描矢状面。在冠状面上定位横断面，层面与两侧股骨头中心连线平行，横断面上定冠状面，使层面与两侧股骨头中点连线平行。增强扫描采用静脉注射对比剂，行冠位、横断位扫描，必要时可加扫其他位置。

1）三平面定位图像：髋关节扫描定位中心位于耻骨联合或股骨大粗隆，三平面定位图像尽可能包括髋关节前后、上下范围解剖结构，FOV 尽可能大一些包括整个盆腔。扫描结束后，观察图像，股骨头位于线圈中心，不能偏上或偏下。胃肠道内容物、膀胱内尿液对高分辨力髋关节股骨头图像质量影响严重，如图 38-4。

2）校准扫描定位方法图像：所有的序列若要使用 ASSET，必须针对相应线圈进行校正扫描。ASSET 能加快常规序列的扫描速度，或能改善 EPI 序列的图像对比度。PURE 能改善多通道线圈图像的均匀性。大范围全视野覆盖，一次采集，当层数不够覆盖时，增加层厚。扫描上下范围要超过其后冠状面扫描范围。FOV 中心对准解剖中心，频率编码为前后方向。

（3）横断面脂肪抑制 T_2 加权成像

1）定位：在三平面冠状面图像上定位横断面，扫描范围从股骨上部髋臼开始，向下包括股骨大粗隆，横断面定位线平行于左右股骨头，在矢状面图像上调整定位线前后位置。一般情况下，FOV 大于盆腔解剖结构，在用于观察股骨头细节结构时，可使用小 FOV 高分辨力扫描，如图 38-5。

2）序列参数要求：空间分辨力优先，高分辨力压脂有利于诊断早期股骨头坏死。骨与关节 T_2 序列可以使用较短 TE 时间，较短回波链，有利于显示软骨和关节唇结构。骨髓腔内的红黄骨髓分布变化较大，有时信号高低不均属正常现象。盆腔化学饱和法脂肪抑制 T_2 序列，添加局部匀场。频率编码为前后方向并加 NPW。添加上下饱和带，减轻血管搏动伪影；若膀胱充满尿液，将会引起蠕动伪影。

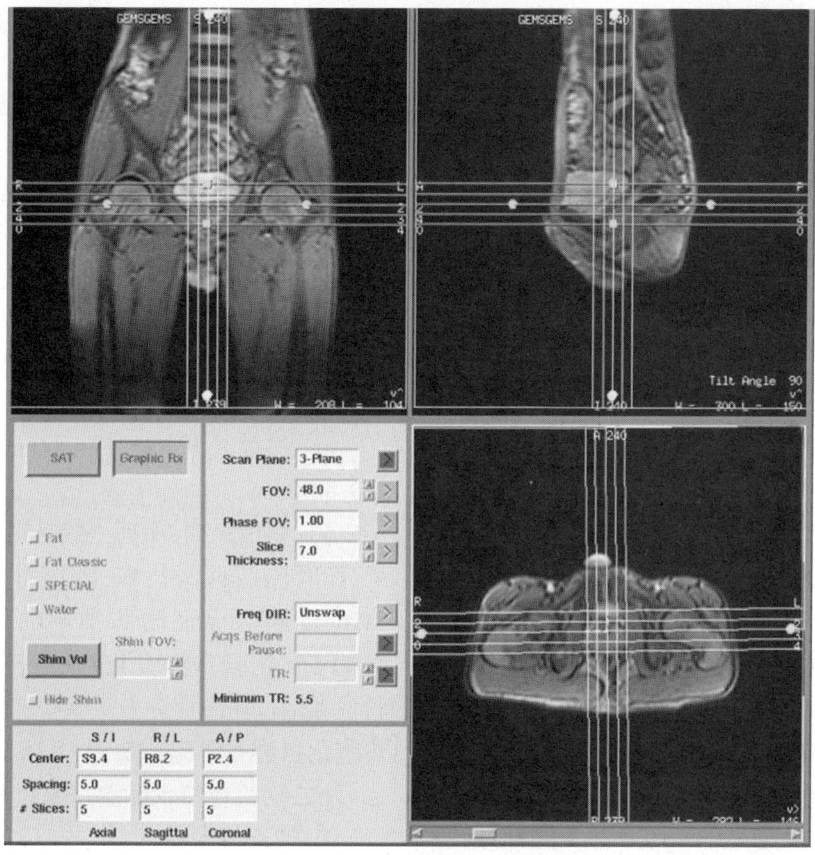

图 38-4　髋关节三平面定位像

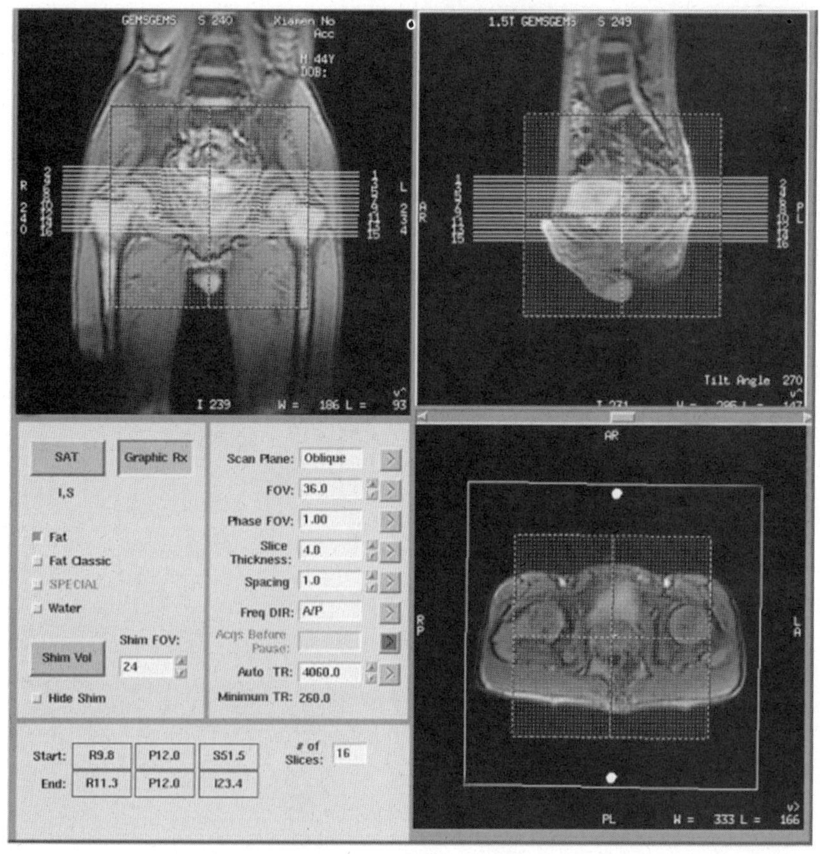

图 38-5　髋关节横断位脂肪抑制 T_2WI 定位像

（4）具体序列及定位方法

1）横断面 T_1 加权成像：①定位——复制 T_2 定位线。②序列参数要求——T_1 图像显示解剖结构较好，病变在 T_1 上往往呈低信号，在高信号骨髓的衬托下显示清晰。空间分辨力优先，高分辨力图像有利于诊断早期股骨头坏死。频率编码为前后方向并加 NPW。不添加上下饱和带，适当调整 TR 时间可以缩短扫描时间。③适应证——股骨头缺血坏死的早期诊断、肿瘤性病变、髋臼唇病变。

2）冠状面短反转时间反转恢复序列：①定位——在横断面 T_2WI 股骨头最大层面图像上定位冠状面，扫描范围从前至后包括双侧股骨头和股骨粗隆，平行于左右股骨头而利于冠状面图像上股骨头左右对称比较。一般情况下，FOV 大于盆腔解剖结构，在用于观察股骨头细节结构时，可使用小 FOV 高分辨力扫描（如图 38-6）。②序列参数要求——STIR 序列可以保证更加均匀的脂肪抑制，对损伤病变比较敏感。添加上下饱和带可以减轻呼吸运动和血管搏动伪影。脚尖并拢可以使用股骨头和股骨颈出现在同一层面，有利于左右比较。骨髓腔内的红黄骨髓分布变化较大，有时信号高低不均属正常现象。③适应证——股骨头缺血坏死的早期诊断、肿瘤性病变、髋臼唇病变。

3）冠状面 T_1 定位方法图像：①定位——复制 OCor STIR 定位线（如图 38-7）。②序列参数要求——T_1 图像显示解剖结构较好，病变在 T_1 上往往呈低信号，在高信号骨髓的衬托下显示清晰。空间分辨力优先，高分辨力图像有利于诊断早期股骨头坏死。③适应证——股骨头缺血坏死的早期诊断、肿瘤性病变、髋臼唇病变。

4）扫描参数：层厚 3～4mm，间距 10%，FOV 350～400mm。

5）扫描序列：序列一般采用 SE 序列或 FSE 序列，配合脂肪抑制技术，冠状面的 T_2 压脂可采用 STIR 技术以保证脂肪抑制的均匀性。T_1WI 与 T_2WI FS（压脂）或 PD FS（质子压脂）。一般采用冠状位和轴位压脂序列及矢状位 T_1WI 序列。髋关节规范化扫描方案（表 38-2）。

（二）检查技术要点与影像诊断要点

1. 检查技术要点

（1）去除患者身上所有金属类物质，特别注意

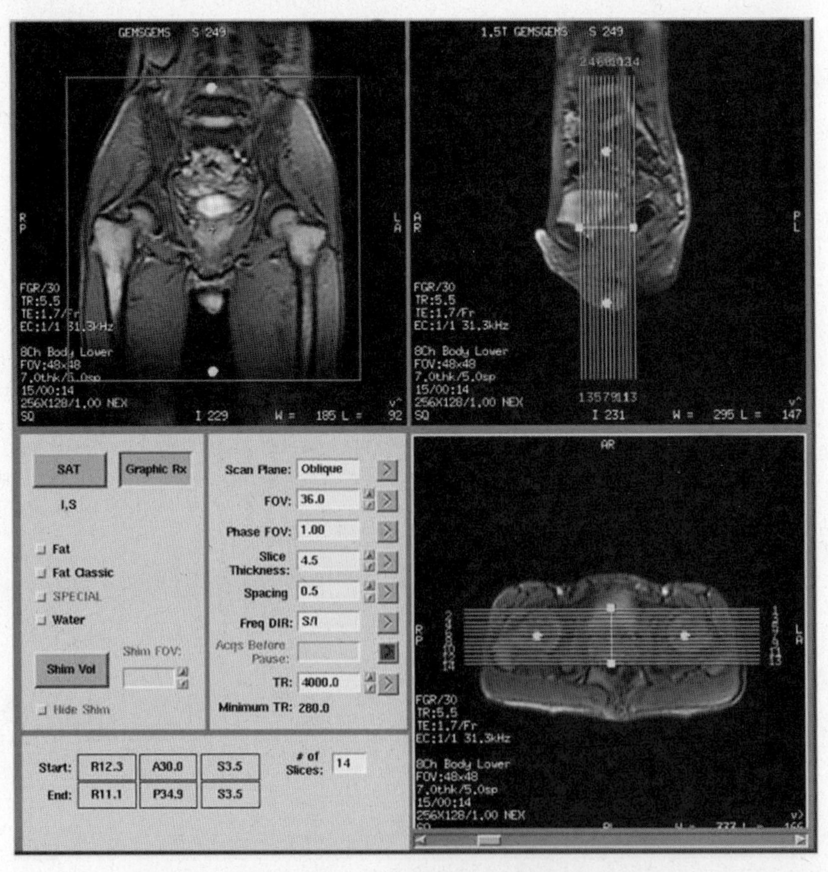

图 38-6　髋关节冠状位脂肪抑制 T_2WI（STIR）定位像

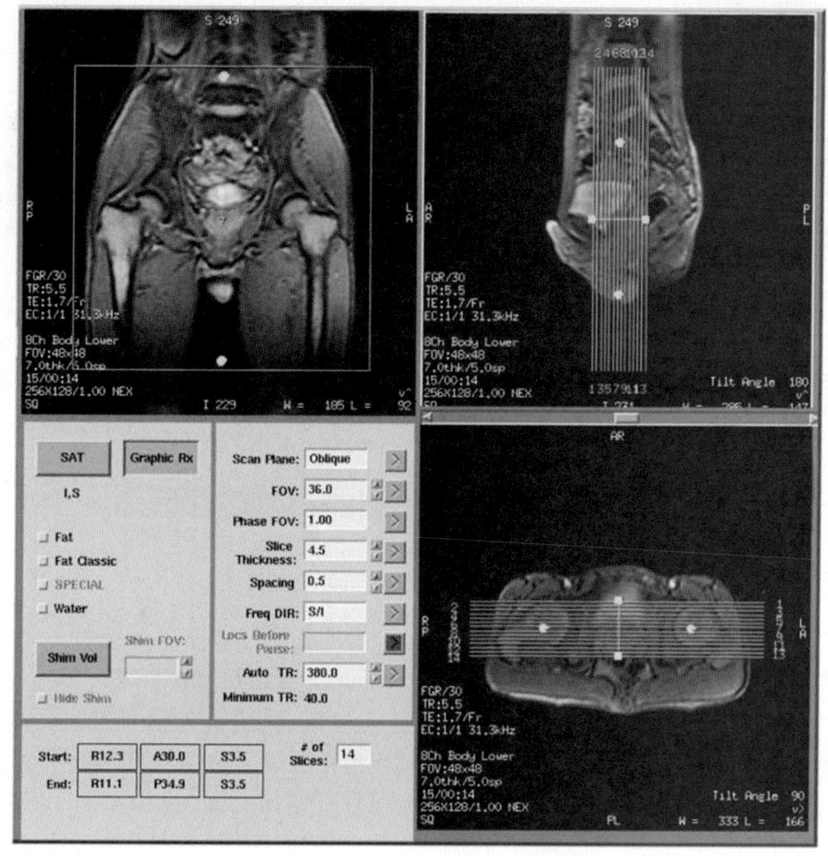

图 38-7　髋关节冠状位 T_1WI 定位像

患者裤子拉链、金属线商标、磁疗内裤、贴的膏药、暖宝宝等易漏掉的物品。

表 38-2　髋关节规范化扫描方案

序列	序列中文名称
3-pl T_2^* Loc	三平面定位
calibration scan	校准扫描
OAx fs T_2WI	横断位脂肪抑制 T_2 加权成像
OAx T_1WI	横断面 T_1 加权成像
OAx FS PDWI	横断位脂肪抑制 PD 加权成像
OCor STIR	冠状面短反转时间反转恢复序列
OCor T_1WI	冠状面 T_1 加权成像

（2）与患者进行良好沟通。噪声敏感患者佩戴耳塞，较轻的幽闭恐惧患者给予心理辅导，婴幼儿及意识不清者给予镇静且嘱咐家属陪同。

（3）人体长轴与床面长轴一致，尽量保持两侧髋关节对称。扫描以股骨头为中心，范围覆盖髋关节及其附着软组织。

（4）扫描方位以轴位和冠状位为主。序列至少采用一个冠状位 PD-FS 或 T_2W-FS 脂肪抑制技术。

2. **影像诊断要点**

MRI 在髋关节主要用于早期诊断股骨头缺血性坏死和观察疗效。征象出现早于 X 线，核素成像和 CT，且具有一定的特异性。在冠状面 T_1WI 和 T_2WI 上，股骨头内出现带状或半月状低信号区，其关节侧还可见强度不等的信号。股骨和胫骨脂肪髓呈高信号（白）；关节软骨呈中等信号（灰）；半月板呈低信号（黑）。

（三）特殊病变的检查技术

髋关节撞击综合征单髋关节 MRI 技术：正常髋关节 MR 扫描对于其病变检查相比较 X 线是有优势的，随着 MRI 机器的发展，近几年对于髋关节撞击综合征的单髋关节小视野扫描应用越来越多，髋关节撞击综合征是指髋关节解剖结构异常而引发股骨近端与髋臼间发生撞击，导致髋关节盂唇和关节软骨的退行性化，从而引起髋关节慢性疼痛。单髋关节 MRI 对髋臼盂唇和软骨损伤的检出有较高的敏感性和特异性，其扫描方式也有别于常规髋关节扫描，通常应用单髋关节斜冠状位（扫描线在斜轴位上平行股骨颈长轴、矢状位上平行接近平行股骨干长轴)/斜轴位(扫描线在斜冠状位上平行于股骨颈长轴、矢状位上接近水平方向)/斜矢状位扫描(扫描线在斜轴位上垂直于股骨颈长轴、斜冠状位上接近平行股骨干长轴)扫描摆位及定位线,如图 38-8。

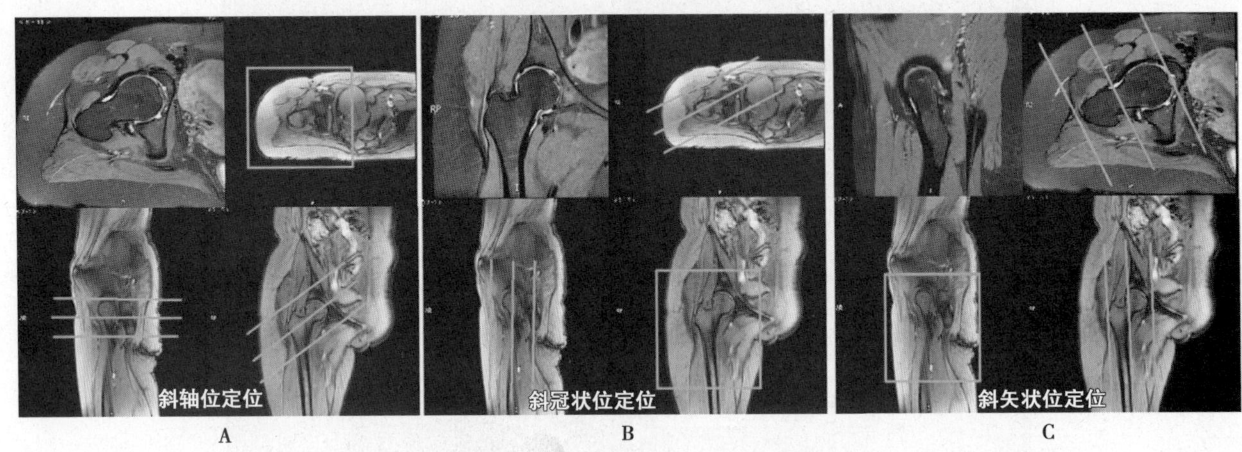

图 38-8　单髋关节扫描定位像定位像图

A. 斜轴位定位;B. 斜冠状位定位;C. 斜矢状位定位。

(四) 图像后处理与打印排版建议

普通患者无特殊的图像后处理,进行诊断阅片时可根据需要观察的解剖部位进行局部的放大、缩小、旋转、裁剪等。放大功能用于观察局部细微病变的形态结构,通常病变太小,肉眼可能难以分辨;缩小功能主要用于观察病变整体形态。MRI 图像可能由于患者个体差异、主磁场均匀性、参数设置欠佳、外部环境对图像影响(例如,局部金属内固定的影响)等出现扫描图像灰白对比不好,可以通过调节合适的窗宽、窗位来增加图像对比,突出病变部位。

T_1WI 与 T_2WI 分别排版打印各一张;如有增强图像选取 2 个平面图像。横断位和冠状位图像 8×5 或 7×6 两张。

(五) 图像质量控制

1. 图像基本要求

(1) 显示髋关节骨性结构及其软组织结构。

(2) 无明显运动伪影,血管搏动伪影应不影响兴趣区影像诊断。

2. 图像质控要求

(1) 图像能满足影像诊断的需要:①包括的范围:全部髋关节结构;横轴位图像覆盖髋臼上缘至股骨大转子;冠状位图像覆盖髋臼前缘至股骨大转子后缘。②显示的体位:各体位图像上,显示体位标准;横轴位和冠状位图像显示两侧髋关节结构基本对称。③组织间对比:图像的信噪比高,在相应序列图像上,组成髋关节诸骨的骨质、关节软骨、关节内外韧带、相邻肌腱等结构间及与病变间均有良好对比,可清楚分辨。

(2) 图像上的信息准确:①图像上文字信息:应包括医院名称、受检者姓名、性别、年龄、检查号、检查日期和时间、设备型号、表面线圈、FOV、矩阵数、当前层面的序列号和图号及位置、TR 和 TE 时间、层厚和层间隔、激励次数、左右标识、窗宽和窗位及比例尺;字母、数字显示清晰;图像文字不能遮挡图像中感兴趣部位影像。②图像上影像信息:图像按解剖顺序排列,无层面遗漏及错位;图像中的影像的大小及灰度要适中;髋关节各结构间及与病变间的对比良好,无各种原因所致的伪影。

(3) 图像质量的等级评价

1) 0 级:图像无法观察,髋关节各结构显示不清,伪影严重,不能诊断。

2) 1 级:髋关节各结构显示模糊,具有明显的运动伪影或其他伪影,图像干扰严重,不能达到诊断要求。

3) 2 级:髋关节各结构对比显示欠清晰,略有运动伪影或其他伪影,图像略有干扰,但是基本不影响诊断。

4) 3 级:髋关节各结构对比清晰,无运动伪影或其他伪影,图像无干扰,符合诊断要求。

图像质量必须达到 2 级或 3 级方可允许打印图片及签发报告。

三、下肢(大腿/小腿)MR 检查技术

(一) 受检者的体位

仰卧位,头先进,双手置于胸前,但不要交叉,

人体长轴与床面长轴一致。被测者下肢平放，被测下肢尽量置于床中心。线圈中心及定位中心对准大腿/小腿长轴中点，或病灶感兴趣区中心，如图 38-9。

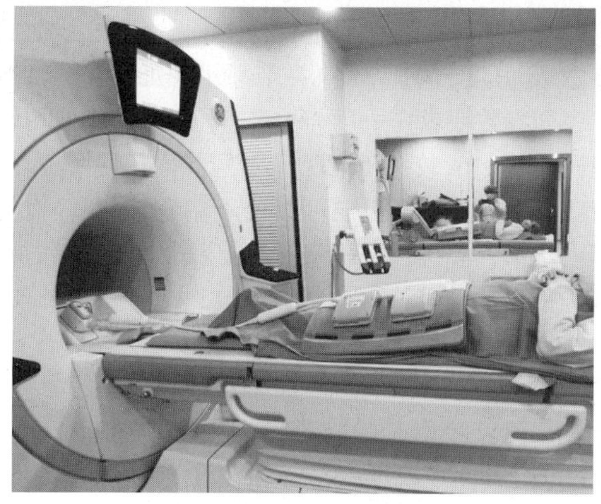

图 38-9　下肢摆位

（二）下肢 MR 规范化扫描方案（见表 38-3）。

1. **三平面定位图像**　下肢扫描可根据病变部位至少包括邻近一个关节，三平面定位图像尽可能包括病变部位前后、上下范围解剖结构，FOV 尽可能大一些，如图 38-10。

表 38-3　下肢扫描规范化扫描方案

序列	序列中文名称
3-pl Loc	三平面定位
calibration scan	校准扫描
OAx T_1WI	轴位 T_1 加权成像
OAx fs T_2WI	轴位 T_2 加权成像
OCor STIR	冠状位短反转时间反转恢复序列
OCor T_1WI	冠状位 T_1 加权成像
OSag FS PDWI	矢状位脂肪抑制质子密度加权成像
OSag T_1WI	矢状位 T_1 加权成像

2. **校准扫描定位方法图像**　所有的序列若要使用 ASSET 或 PURE，必须针对相应线圈进行校正扫描。ASSET 能加快常规序列的扫描速度，或能改善 EPI 序列的图像对比度。PURE 能改善多通道线圈图像的均匀性。大范围全视野覆盖，一次采集，当层数不够覆盖时，增加层厚。扫描上下范围要超过其后冠状面扫描范围。FOV 中心对准解剖中心，频率编码为前后方向。

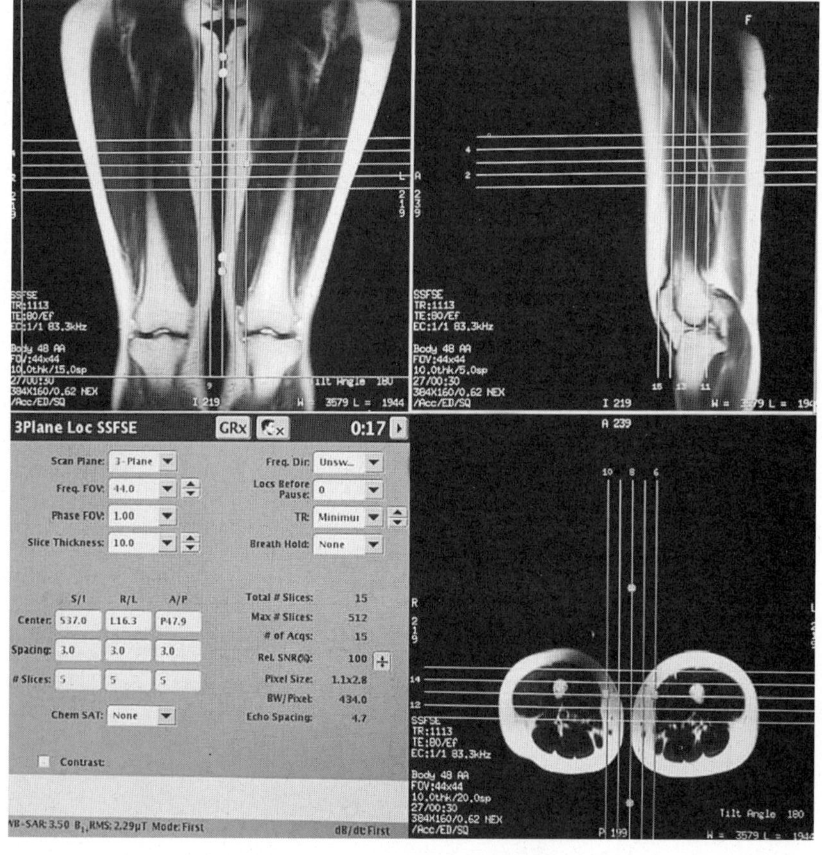

图 38-10　下肢三平面定位像

3. 矢状位 T_1 加权成像

（1）定位：在三平面冠状面图像上定位矢状面，扫描范围至少包括病变部位及邻近一个关节。矢状面定位像上调整 FOV 的上下位置，去除上下饱和带，缩短 TR 时间为一次采集，可减少扫描时间。如图 38-11。

（2）序列参数要求：T_1 图像显示解剖结构，对骨髓腔内低信号病变比较敏感。去掉上下饱和带以缩短扫描时间。频率编码位于前后，以减轻动脉搏动伪影，加 NPW 无卷折选项。

（3）适应证：外伤、肿块、炎症性病变。

（4）具体序列及定位方法

1）横断面 T_2 加权成像：①定位——复制矢状面 T_1 定位线。②序列参数要求——频率编码位于前后方向，并添加上下饱和带，减轻血管搏动伪影，并使用 NPW 成像选项。③适应证——骨损伤及肿瘤、骨髓腔内病变。

2）矢状面脂肪抑制质子密度加权成像：①定位——复制矢状面 T_1 定位线。②序列参数要求——频率编码位于前后方向，并添加上下饱和带，减轻血管搏动伪影，并使用 NPW 成像选项。质子加权脂肪抑制图像是骨与关节扫描最常用的序列。③适应证——骨损伤及肿瘤、骨髓腔内病变。

3）冠状位短反转时间反转恢复序列：①定位——在三平面矢状面定位像上，调整定位线前后位置及角度，同时与骨关节垂直（如图 38-12）。②序列参数要求——骨与关节 T_2 序列一般使用较短回波链<16，较短 TE<80ms。冠状面压脂 T_2 对病变敏感。频率编码方向可以位于左右，以减轻血管搏动伪影，同时使用 NPW 选项。添加上下饱和带，可进一步减轻血管搏动伪影。③适应证——外伤、肿块、炎症性病变。

4）横断面脂肪抑制 T_2 加权成像：①定位——在三平面冠状位、矢状面图像上定位横断面，冠状面图像上调整左右位置。横断面的扫描范围根据病变情况来调整（如图 38-13）。②序列参数要求——骨与关节 T_2 序列一般使用较短回波链<16，较短 TE<80ms。压脂 T_2 对病变敏感。频率编码位于前后，减轻动脉搏动伪影，添加上下饱和带减轻血管搏动伪影，并加 NPW 技术。③适应证——外伤、肿块、炎症性病变。

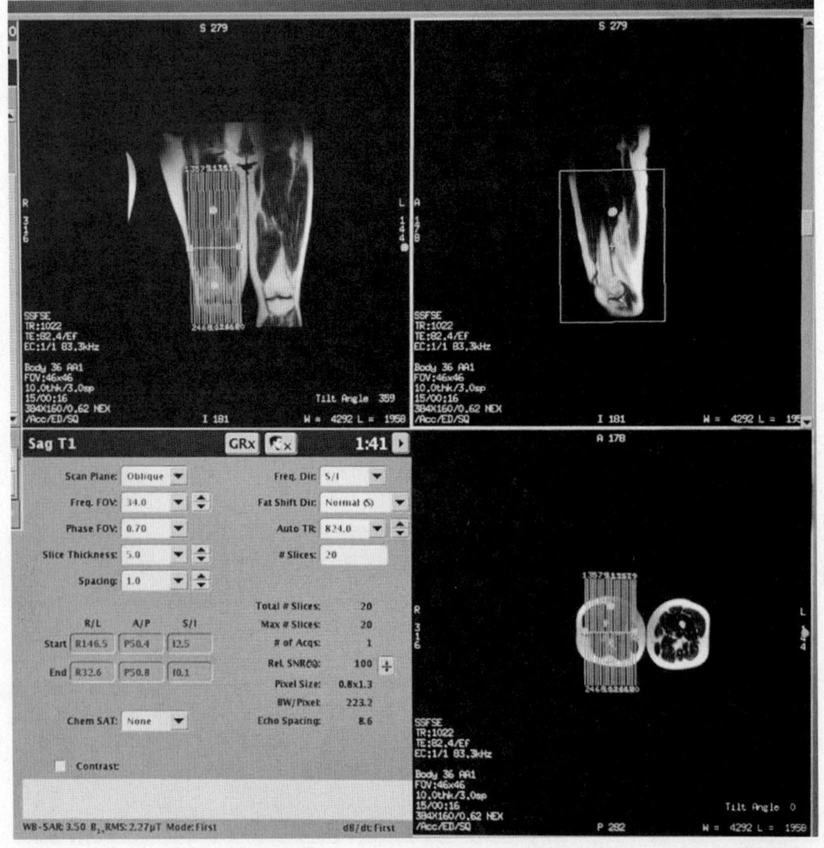

图 38-11　下肢矢状位 T_1WI 定位像

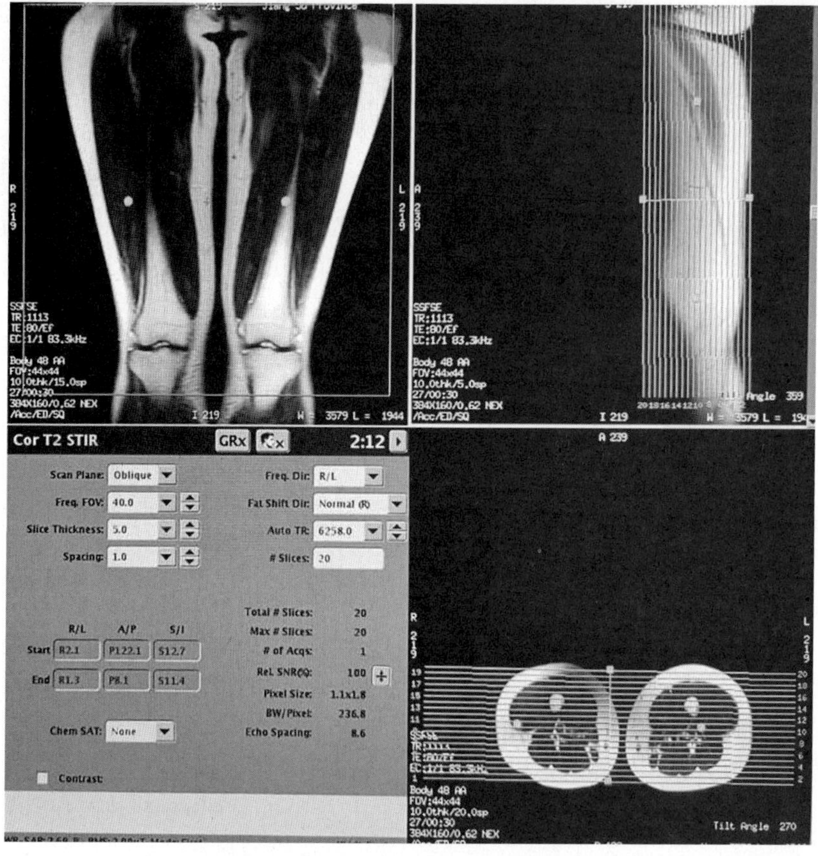

图 38-12　下肢冠状位 T_2WI STIR 定位像

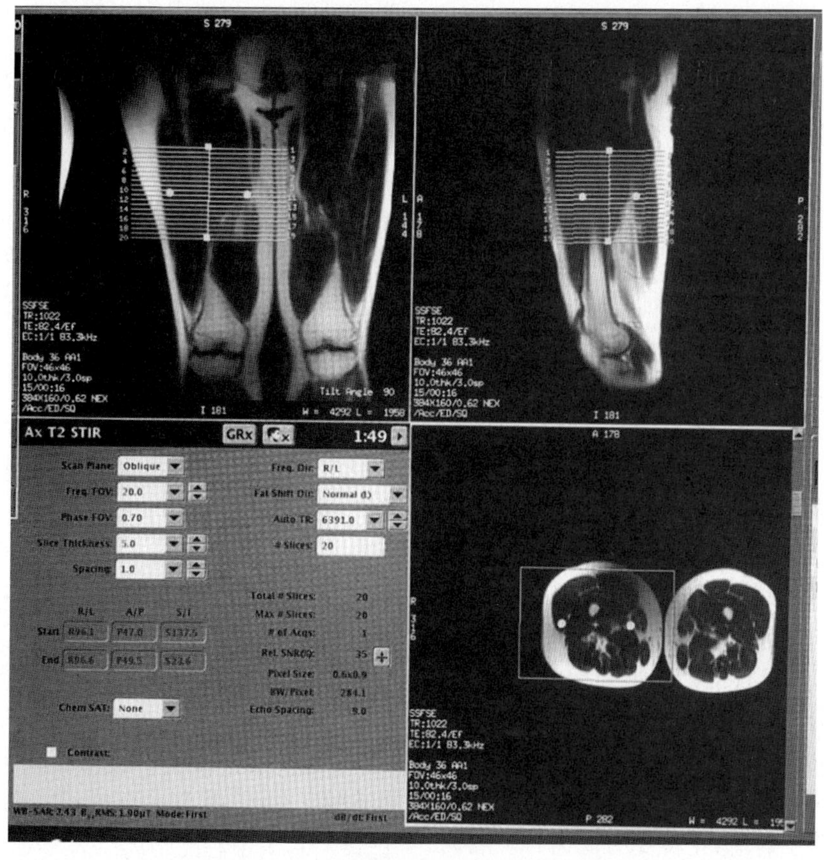

图 38-13　下肢横断面脂肪抑制 T_2WI 定位像

(三) 图像后处理与打印排版建议

普通患者无特殊的图像后处理。进行诊断阅片时可根据需要观察的解剖部位进行局部的放大、缩小、旋转、裁剪等。放大功能用于观察局部细微病变的形态结构，通常病变太小，肉眼可能难以分辨；缩小功能主要用于观察病变整体形态。MR 图像可能由于患者个体差异、主磁场均匀性、参数设置欠佳、外部环境对图像影响(局部金属内固定的影响)等出现扫描图像灰白对比不好，可以通过调节合适的窗宽、窗位来增加图像对比，突出病变部位。轴位、矢状位、冠状位图像 8×5 或 7×6 三张。

(四) 检查技术要点与图像质量控制

1. 检查技术要点

(1) 轴位和矢状位频率编码位于前后方向、冠状位频率编码位于左右方向，并添加上下饱和带，减轻血管搏动伪影。

(2) 怀疑肿瘤加做弥散序列或增强扫描。

2. 图像质量控制

(1) 去除患者身上所有金属类物质，特别注意患者裤子拉链、金属线商标、磁疗内裤、贴的膏药、暖宝宝等易漏掉的物品。

(2) 扫描前尽量进行磁场均匀性矫正，保证机器运行正常、高效。

(3) 与患者进行良好沟通。噪声敏感患者佩戴耳塞，较轻的幽闭恐惧患者给予心理辅导，婴幼儿及意识不清者给予镇静且嘱咐家属陪同。

(4) 检查部位上下可以沙袋固定以减少运动伪影。

(五) 影像诊断要点

在下肢，骨髓信号基本同脂肪组织，骨皮质在各种序列上均呈显著低信号，正常肌腱、半月板和韧带通常呈低信号。关节软骨在各种序列中的信号各不相同，T_2 高信号、T_1 低信号、PD 稍高信号。下肢软组织肿瘤大多数在 T_1WI 表现为稍低信号，部分肿瘤表现为与肌肉同等的信号，脂肪与出血信号在 T_1WI 表现突出。T_2WI 上良性肿瘤多表现为边界清楚、信号均匀的肿块，周围软组织一般不受侵犯；恶性软组织肿瘤由于存在囊变坏死、出血及瘤周侵犯，T_2WI 信号极其混杂。增强扫描中，几乎全部恶性肿瘤都明显强化，而部分良性肿瘤也有明显强化。例如脂肪瘤：①平扫——表现为圆形或类圆形、边界清楚。短 T_1 信号、中长 T_2 异常信号区，应用脂肪抑制序列检查，病变转变为低信号。瘤内可有纤维分隔，厚度常<2mm，在 T_1WI 和 T_2WI 上均呈略低信号。②增强扫描——肿瘤本身无强化，瘤内分隔可高度强化。

(六) 特殊病变的检查技术

下肢肿瘤，下肢常见的肿瘤有良性和恶性两种类型。良性肿瘤主要是局部有肿块，没有其他伴随症状。恶性肿瘤的早期可出现局部疼痛、肿胀、压痛明显，可以触及肿物，肿瘤细胞对骨质的破坏会出现病理性的骨折，患者不能行走，疼痛非常的明显。准确的诊断对其治疗具有非常重要的意义。MRI 以其较高的软组织分辨力成为此类疾病的首选，检查方法 MRI 平扫加增强扫描。MRI(尤其是高场强 MRI)具有较高的软组织对比度，能较好地显示肿瘤的部位、大小、边界、内部组织成分及相邻组织的侵犯情况，大大提高了软组织肿瘤及肿瘤样病变的检出率、定性诊断准确性。增强扫描中，几乎全部恶性肿瘤都明显强化，而部分良性肿瘤也有明显强化。平扫时一般采用常规的序列扫描的同时增加 STIR 抑脂序列和弥散加权成像(图 38-14)。

STIR 抑脂序列的应用，由于软组织中含有丰富的皮下脂肪和肌间隙脂肪，在常规序列上脂肪信号极高，易掩盖病灶，降低病灶检出率，使病灶边界显示不清。STIR 抑脂序列使脂肪组织的高信号得到很好抑制，而其他组织信号却不受影响，可清楚显示病灶边界，从而提高了软组织病变的检出率。弥散加权成像(DWI)的应用对于鉴别下肢肿瘤的良恶性病灶有很大的价值。作为 MRI 领域新兴的检查手段，弥散加权成像利用布朗运动原理，其实质是一种能反映活体组织内水分子扩散运动的成像技术，通过水分子的微观运动反映机体组织结构的生理、病理状态。表观弥散系数的提出为肿瘤的诊断和评价创造了条件。常规 MRI 及骨扫描鉴别骨骼良恶性病灶均存在一定困难。常规 MRI 扫描的 T_2WI 上肿瘤转移和感染大部分均呈高信号，且肿瘤坏死和感染的化脓区 T_2 值亦相仿。在 DWI 序列高 b 值时 ADC 值能有效鉴别良、恶性病变。由于 DWI 检查时间短且敏感性高，能同时检测骨骼以及软组织的病灶，对于临床具有重要的应用价值。

四、膝关节 MR 检查技术

(一) 受检者的体位

仰卧位，足先进。线圈中心对准髌骨下缘，脚尖向前。线圈内填充海绵垫固定，减少运动伪影。记录左右偏中心的距离。若要观察前交叉韧带，请屈曲膝关节 10°～15°，以使前交叉韧带处于拉直状

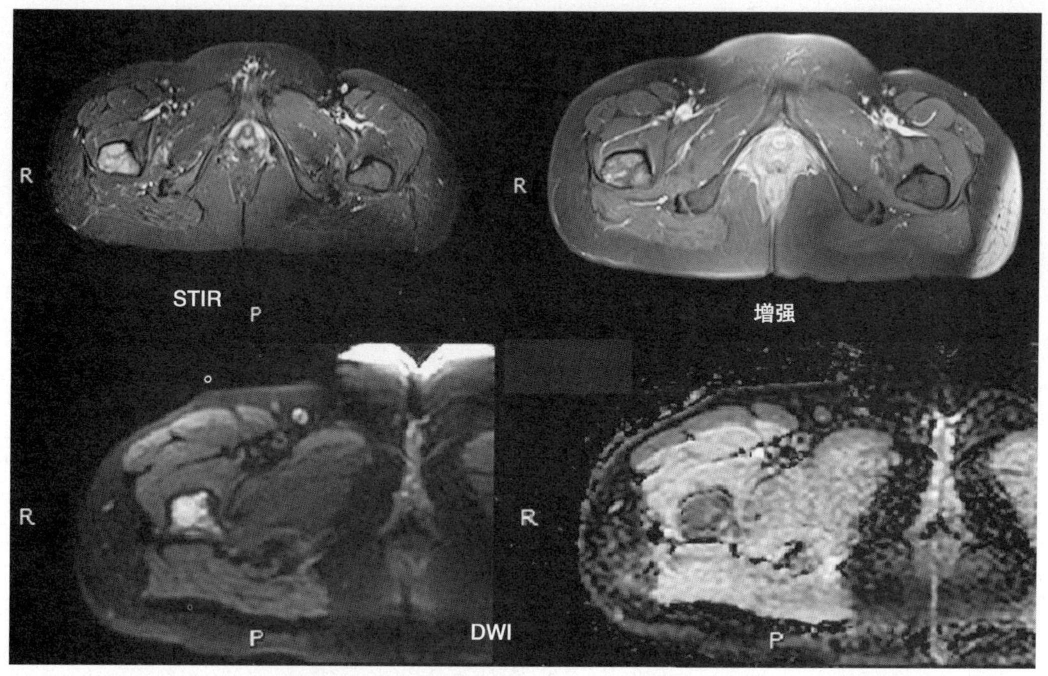

图 38-14　下肢肿瘤检查 STIR、增强、DWI 图像

态。注意，骨肿瘤病变一般累及范围较大，建议按照下肢软组织大范围扫描方式，如图 38-15。

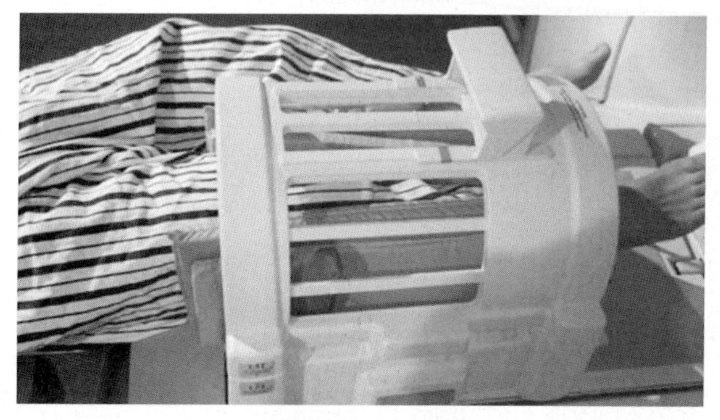

图 38-15　膝关节摆位

（二）膝关节规范化扫描方案（见表 38-4）。

表 38-4　膝关节规范化扫描方案

序列	序列中文名称
3-pl T_2* FGRE	三平面定位
OSag T_1WI	矢状面 T_1 加权成像
OSag STIR	矢状位短反转时间反转恢复序列
OSag FS PDWI	矢状位脂肪抑制质子密度加权成像
OCor FS T_2WI	冠状位脂肪抑制 T_2 加权成像
OAx FS T_2WI	横断面脂肪抑制 T_2 加权成像

1. 三平面定位方法图像　三平面定位序列，以髌骨下缘为中心。FOV 相对大一点儿以利于观察膝关节与线圈良好匹配，横断面应该包括股骨下端内外侧髁。除了利用图像上空间位置标识来判断左还是右膝，还可以利用腓骨小头的位置来判断左右，如图 38-16。

2. 矢状面 T_1 加权成像

（1）定位：膝关节矢状面定位常见两种，一种是垂直于股骨髁后缘，相当于膝关节正中矢状面定位；另一种是平行股骨外侧髁前缘定位，这种定位平行前交叉韧带。一般，膝关节扫描以斜矢状面为主，若要平行于前交叉韧带，在横断面图像上定位线平行于股骨外侧髁前缘，向内侧打角度 10°～15°。冠状位中调整定位线角度，与关节面垂直。冠状面图像上调整 FOV 上下位置。FOV 以髌骨下缘为中心，不以关节腔为中心，且 FOV 上缘包括髌上囊。矢状面定位像上调整 FOV 的上下位置，去除上下饱和带，缩短 TR 时间为一次采集，可减少扫描时间。如果使用 GPFLEX 线圈，建议 FOV 大于 18cm。如图 38-17。

（2）序列参数要求：T_1 图像显示解剖结构，对骨髓腔内低信号病变比较敏感。去掉上下饱和带以缩短扫描时间。频率编码位于前后，以减轻腘动脉搏动伪影，加 NPW 无卷折选项。T_1 图像也用于观察半月板的信号特点。

（3）适应证：半月板病变、交叉韧带及髌韧带病变、骨损伤及肿瘤、骨髓腔内病变。

（4）具体序列及定位方法

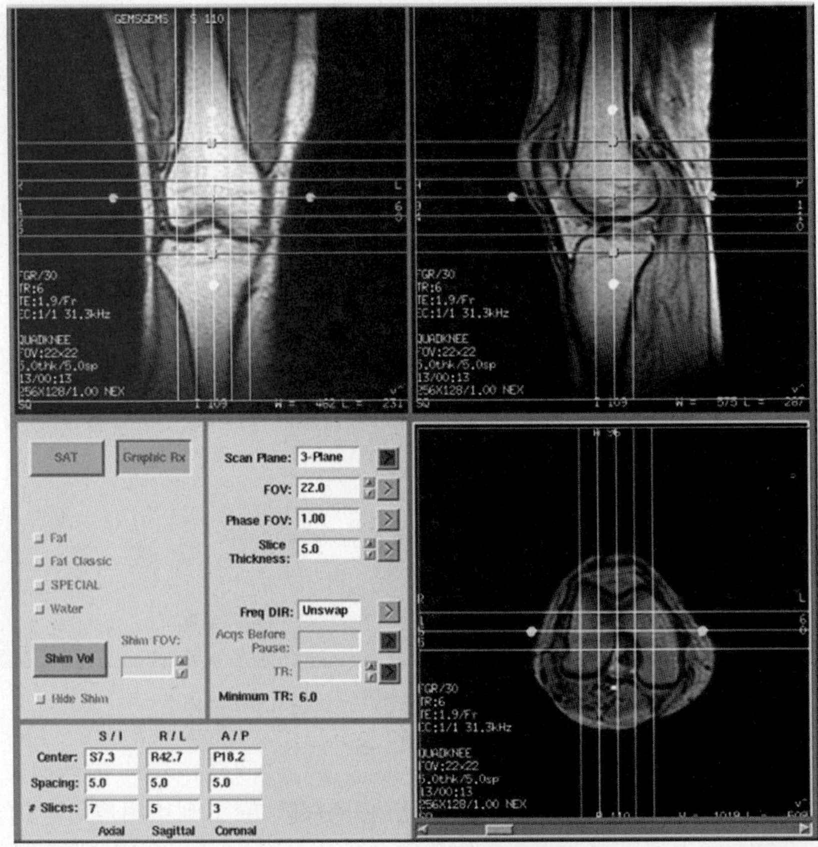

图 38-16　膝关节三平面定位像

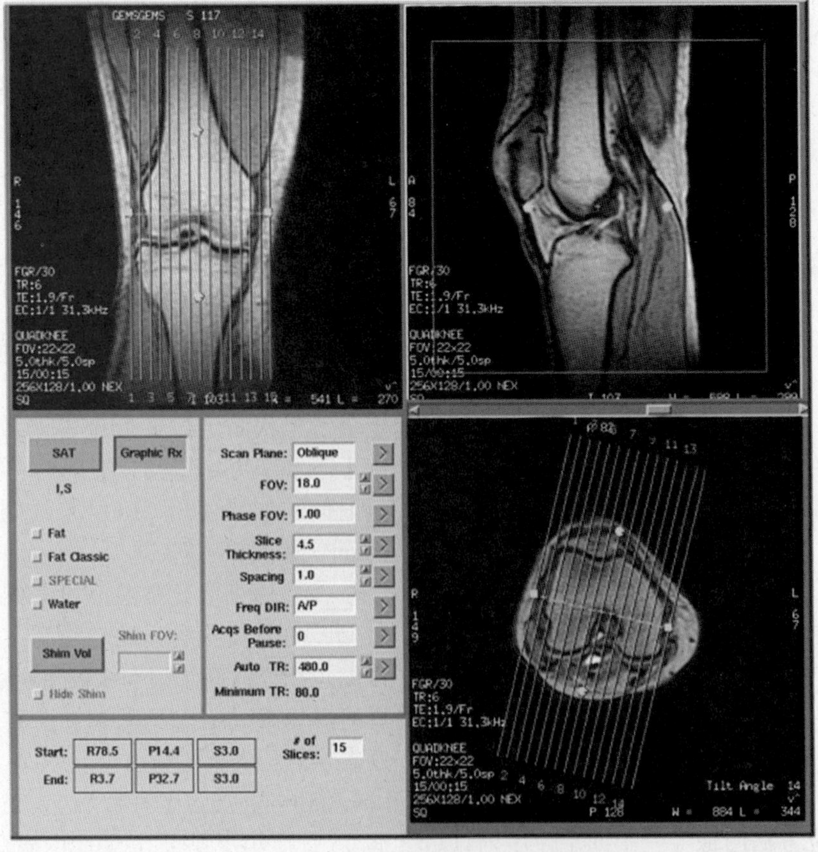

图 38-17　膝关节矢状位 T_1WI 定位像

1）横断面短反转时间反转恢复序列：①定位——复制矢状面 T_1 定位线。②序列参数要求——频率编码位于前后方向，并添加上下饱和带，减轻血管搏动伪影，并使用 NPW 成像选项。脂肪抑制 STIR 图像是对骨与关节损伤最为敏感的序列，并辅助判断力交叉韧带、肌腱、半月板损伤。③适应证——半月板病变、交叉韧带及髌韧带病变、髌上囊积液、骨髓腔内病变。

2）矢状面脂肪抑制质子密度加权成像：①定位——复制矢状面 T_1 定位线。②序列参数要求——频率编码位于前后方向，并添加上下饱和带，减轻血管搏动伪影，并使用 NPW 成像选项。质子加权脂肪抑制图像是骨与关节扫描最常用的序列，可用于观察软骨、骨髓损伤、交叉韧带、肌腱，并且半月板在此序列上边缘的锐利清晰。若使用 GPFLEX 线圈，建议 FOV 大于 18cm，并添加局部匀场。③适应证——半月板病变、交叉韧带及髌韧带病变、髌上囊积液、骨髓腔内病变。

3）冠状面脂肪抑制 T_2 加权成像：①定位——在三平面矢状面定位像上，调整定位线前后位置及角度，同时与膝关节关节面垂直。并在横轴位调整到显示内外侧髁最好的层面，定位线平行于股骨髁后缘。FOV 以髌骨下缘为中心，扫描范围自髌骨中心开始向后划线，包括部分软组织即可（如图 38-18）。②序列参数要求——骨与关节 T_2 序列一般使用较短回波链<16，较短 TE<80ms。冠状面压脂 T_2 对病变敏感，包括侧副韧带，关节积液，骨髓腔病变。频率编码方向可以位于左右，以减轻血管搏动伪影，同时使用 NPW 选项；添加上下饱和带，可进一步减轻血管搏动伪影。③适应证——观察双侧副韧带、观察半月板和交叉韧带、骨髓腔内及肿瘤性病变。

4）横断面脂肪抑制 T_2 加权成像：①定位——在三平面冠状位、矢状面图像上定位横断面，自髌骨上缘髌上囊至胫腓关节面。横断面定位像上调整旋转角度，冠状面图像上调整左右位置。横断面的扫描范围根据病变情况来调整（图 38-19）。②序列参数要求——骨与关节 T_2 序列一般使用较短回波链<16，较短 TE<80ms。压脂 T_2 对病变敏感，包括髌骨损伤和侧副韧带损伤，关节积液，骨髓腔病变等。频率编码位于前后，减轻腘动脉搏动伪影对髌骨病变的影响。添加上下饱和带减轻血管搏动

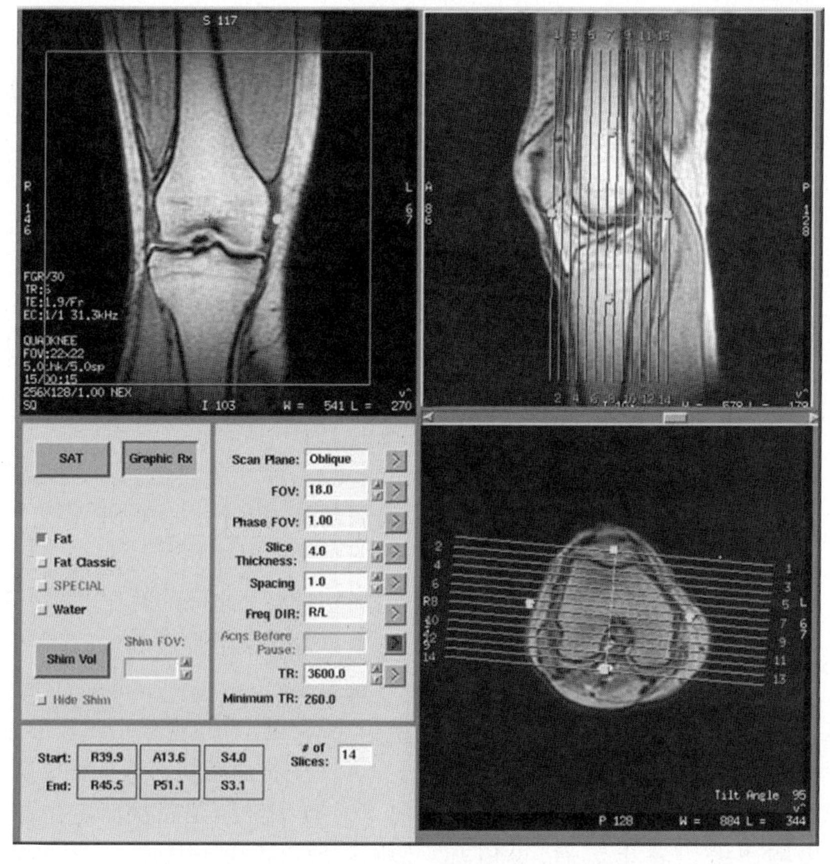

图 38-18　膝关节冠状位脂肪抑制 T_2WI 定位像

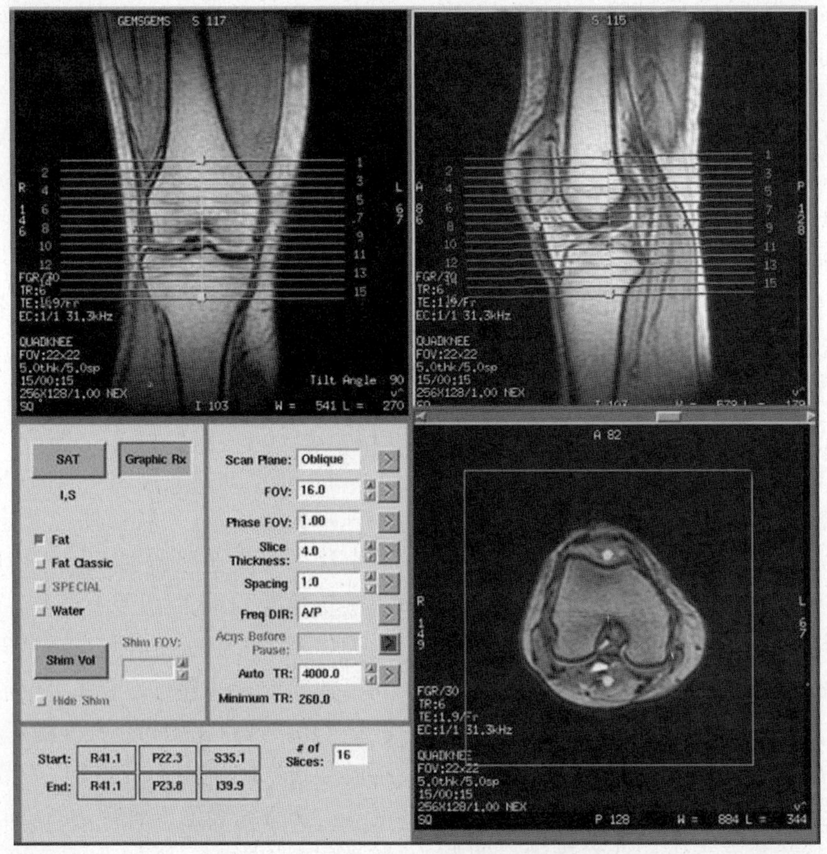

图 38-19　膝关节横断位脂肪抑制 T_2WI 定位像

伪影，并加 NPW 技术。横断面 T_2 图像上可见髌骨损伤，对应软髓位置信号异于正常软骨，关节腔内积液，T_1 图像上对软骨显示效果不如 T_2 压脂序列。③适应证——观察双侧副韧带、观察半月板和交叉韧带、骨髓腔内及肿瘤性病变。

（三）膝关节可选序列扫描方案（表 38-5）。

表 38-5　膝关节可选序列扫描方案

序列	序列中文名称
OSag T_2WI	矢状位 T_2 加权成像
OSag T_2^* GRE	矢状面 T_2^* 梯度回波成像
Radial T_2^* GRE	放射状 T_2^* 梯度回波成像
Sag FS 3D T_1FSPGR	矢状位脂肪抑制三维梯度回波成像
Sag 3D Fiesta	矢状位脂肪抑制 FIESTA 成像

1. 矢状面 T_2^* 梯度回波成像

（1）定位：定位同常规矢状位。

（2）序列参数要求：不添加上下饱和带，以缩短扫描时间。如果频率编码置于前后，可以加 NPW，减轻血管搏动伪影。软骨信号在此序列号比较高，增加 TE 时间，可以增加软骨与水之间的对比度。脂肪抑制也可以提高软骨对比度。梯度回波常用于观察半月板形态，但该序列对骨性病变不敏感。

（3）适应证：观察半月板、软髓病变、含铁血黄素沉积相关病变。

2. 放射状 T_2^* 梯度回波成像

（1）定位：在横断面图像上以膝关节为中心旋转定位，一般为 19 层。在矢状面图像上调整定位线的上下位置。

（2）序列参数要求：频率编码位于前后，以减轻腘动脉搏动伪影，加 NPW 无卷折选项。去掉上下饱和带可以缩短扫描时间。延长 TE 时间，可以增加软骨与水之间的对比。放射状定位线，用于从各个角度观察半月板形态，有利于更精细的观察半月板撕裂。

（3）适应证：观察半月板形态。

3. 矢状面脂肪抑制三维梯度回波成像

（1）定位：在冠状面定位像上定位三维扫描块，一般为正中矢状面，全膝关节覆盖。矢状面定位像上调整上下位置，横断面定位线上调整旋转角度。

（2）序列参数要求：如果频率编码位于上下，则扫描时间短，但可能有血管搏动伪影。如果频率编码位于前后，可以减轻血管搏动伪影，同时需要加 NPW 选项。软骨在此序列上信号较高，并且建议薄层高分辨力扫描，图像可以用 IVI 或 3MIP（三维后处理重建功能模块重建）三维重建。

（3）适应证：软骨损伤。

4. 矢状面三维 FIETSA 成像

（1）定位：定位同 Sag 3D FS FSPGR。

（2）序列参数要求：频率编码位于上下，则扫描时间短，但可能有血管搏动伪影。频率编码位于前后，可减轻血管搏动伪影，且加 NPW 技术。肌腱和韧带在该序列上形态边界清晰，呈低信号。关节积液呈高信号，软骨呈中低信号，边界清楚。

（3）适应证：软骨损伤、肌腱或韧带损伤。

（四）图像后处理与打印排版建议

普通患者无特殊的图像后处理。进行诊断阅片时可根据需要观察的解剖部位进行局部的放大、缩小、旋转、裁剪等。放大功能用于观察局部细微病变的形态结构，通常病变太小，肉眼可能难以分辨；缩小功能主要用于观察病变整体形态。MR 图像可能由于患者个体差异、主磁场均匀性、参数设置欠佳、外部环境对图像影响（例如，局部金属内固定的影响）等，出现扫描图像灰白对比不好，可以通过调节合适的窗宽、窗位来增加图像对比，突出病变部位。

T_1WI 与 T_2WI 分别排版打印各一张；如有增强图像选取 2 个平面图像排版打印。3D 图像可以用 IVI 或 3MIP 三维重建，矢状位、冠状位图像 8×5 或 7×6 三张。

（五）检查技术要点与影像诊断要点

1. 检查技术要点

（1）小 FOV、薄层、高分辨力扫描。

（2）显示十字韧带，特别是前交叉韧带，需斜矢状位扫描。

（3）轴位和矢状位频率编码位于前后方向、冠状位频率编码位于左右方向，并添加上下饱和带，减轻血管搏动伪影。

（4）显示关节面软骨分层等精细结构，需要 3D 薄层超高分辨力梯度回波序列扫描。

2. 影像诊断要点　膝关节 MRI 主要用于检查半月板断裂和韧带损伤。半月板多发生断裂常见部位在后角，半月板在 MRI 影像下多表现为低信号或者超低信号，以矢状面 T_1WI 最为敏感，于断裂处信号增高，T_2WI 可帮助显示关节内积液和出血。MRI 诊断的准确率可超过 90%，比关节造影和关节内镜敏感。膝关节外伤引起胫侧副韧带、腓侧副韧带撕裂可在冠状面 T_1WI 上显示，表现为韧带中断或不见。十字韧带撕裂在矢状面 T_1WI 上则表现为外形不整断裂，在低信号的韧带内出现高信号。

（六）特殊病变的检查技术

膝关节软骨病变，膝关节软骨的病变主要包括骨关节炎、创伤、类风湿性关节炎等造成的关节软骨变性、缺损、脱落等。目前 MRI 被公认为是评价关节软骨的首选影像学检查方法，磁共振 T_2-mapping 成像通过测量磁共振 T_2 弛豫时间来定量分析关节软骨内组织成分的变化。磁共振 T_2-mapping 成像软骨定量分析技术，通过量化分析微观结构观察关节软骨内部组织成分的变化，对早期膝关节软骨损伤的诊断具有较高的临床应用价值。T_2-mapping 常采用多回波序列测量不同回波时间的软骨磁共振信号强度，并通过工作站后处理形成 T_2-mapping 伪彩图。从关节软骨深层到浅层，T_2 值逐渐增加，和深层胶原纤维垂直于骨皮质引起的各向异性有关通过后处理将不同 T_2 值成分的软骨用不同颜色来标记，来发现软骨的早期变化（文末彩图 38-20）。

（七）图像质量控制

1. 图像基本要求

（1）去除患者身上所有金属类物质，特别注意患者裤子拉链、金属线商标、磁疗内裤、贴的膏药、暖宝宝等易漏掉的物品。

（2）与患者进行良好沟通。噪声敏感患者佩戴耳塞，较轻的幽闭恐惧患者给予心理辅导，婴幼儿及意识不清者给予镇静且嘱咐家属陪同。

（3）扫描前尽量进行磁场均匀性矫正，保证机器运行正常和高效。

（4）无明显运动伪影，血管搏动伪影应不影响影像诊断。膝关节上下可以沙袋固定以减少运动伪影。显示膝关节的骨性结构、软组织结构、关节韧带、半月板等。

（5）扫描方位包括矢状面、冠状面及横轴面。小 FOV、薄层、高分辨力扫描，尤其是关节软骨、滑膜病变。

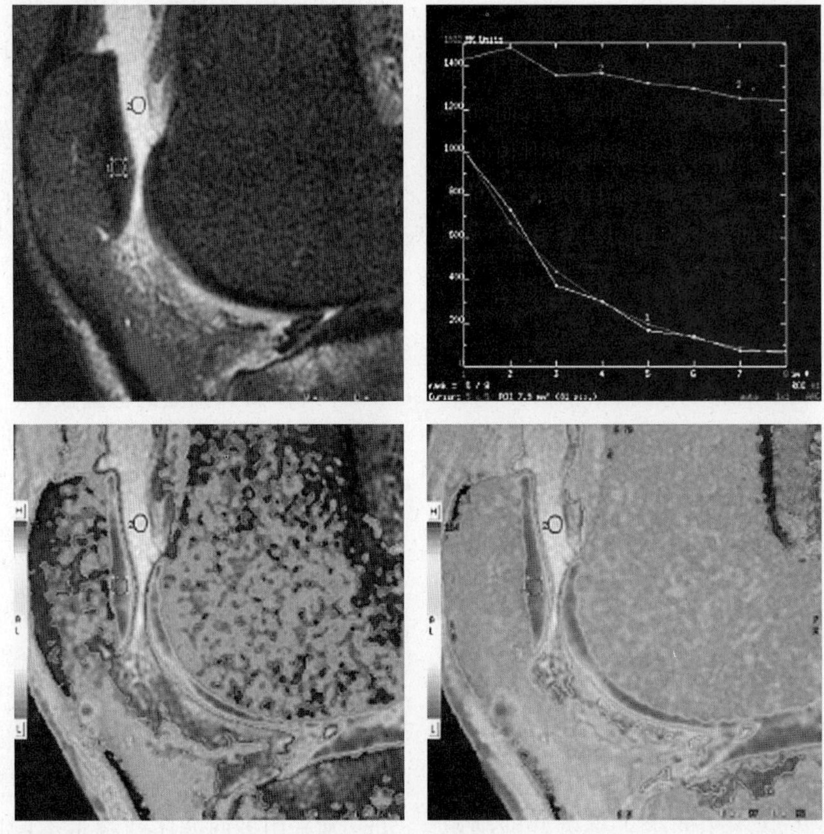

图 38-20　在软骨上放置 ROI，分别对应到不同性质的软骨区域，测量 T_2 值，右上角观察 T_2 曲线

2. **图像质控要求**

（1）图像能满足影像诊断的需要：

1）包括的范围：各序列图像上均包括完整的膝关节结构。

2）显示的体位：各体位图像上，显示体位标准。其中矢状面需外旋 10°～15°，可清楚显示前交叉韧带；冠状位图像上胫侧和腓侧副韧带清晰可见。

3）组织间对比：在相应序列图像上，组成膝关节诸骨的骨质、关节软骨、交叉韧带、半月板、胫侧和腓侧副韧带及髌韧带等其他软组织结构均可清晰显示，并与病变间有良好对比。

（2）图像上的信息准确：

1）图像上文字信息：应包括医院名称、受检者姓名、性别、年龄、检查号、检查日期和时间、设备型号、表面线圈、FOV、矩阵数、当前层面的序列号和图号及位置、TR 和 TE 时间、层厚和层间隔、激励次数、左右标识、窗宽和窗位及比例尺；字母、数字显示清晰；图像文字不能遮挡图像中感兴趣部位影像。

2）图像上影像信息：图像按解剖顺序排列，无层面遗漏及错位；图像中的影像的大小及灰度要适中；膝关节各结构间及与病变间的对比良好，无各种原因所致的伪影。

（3）图像质量的等级评价

1）0 级：图像无法观察，信噪比差，膝关节结构显示不清，伪影严重，不能诊断。

2）1 级：膝关节结构显示模糊，具有明显的伪影，不能达到诊断要求。

3）2 级：膝关节结构显示欠光滑锐利，或略有运动伪影，但是基本不影响诊断。

4）3 级：膝关节结构或病灶显示完整清晰，无伪影，符合诊断要求。

图像质量必须达到 2 级或 3 级方可允许打印图片及签发报告。

五、踝关节 MR 检查技术

（一）受检者的体位

如果使用 QUADANKLE 线圈，足部伸入烟囱线圈内，与胫骨保持垂直，并加海绵垫固定。如果使用 GPFLEX 线圈，足部伸入内，与胫骨保持垂直，脚尖向前，呈解剖位。将线圈卷成桶形，切不可重叠，内部可用海绵垫填充固定。线圈窗口一般为上下方向。绑外固定，避免关节内外旋及减少运动伪影。如图 38-21、图 38-22 所示。

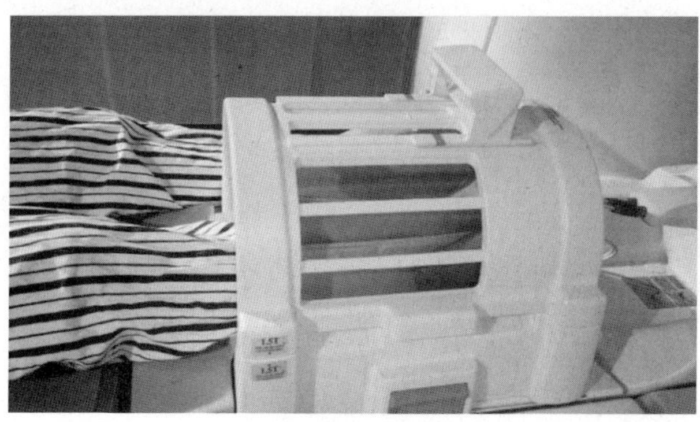

图 38-21　足与踝关节摆位

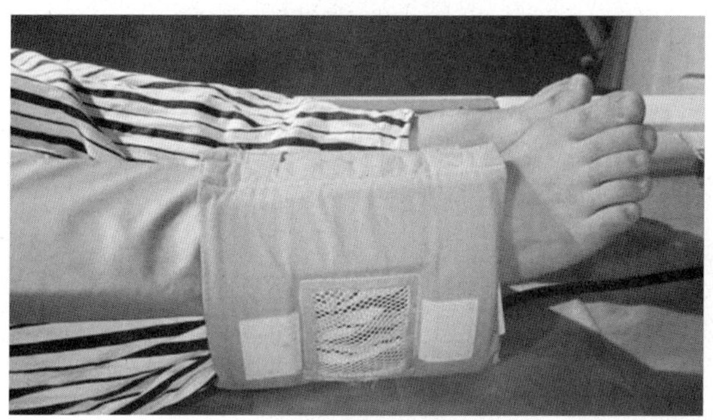

图 38-22　踝关节摆位

（二）踝关节规范化扫描方案（表 38-6）。

表 38-6　踝关节规范化扫描方案

序列	序列中文名称
3-pl Loc	三平面定位
OSag T_1WI	矢状面 T_1 加权成像
OSag FS PDWI	矢状面脂肪抑制质子密度加权成像
OCor T_1WI	冠状面 T_1 加权成像
OCor FS T_2WI	冠状面脂肪抑制 T_2 加权成像
OAx FS T_2WI	横轴位脂肪抑制 T_2 加权成像

1. **三平面定位方法图像**　三平面定位中心点偏置，以踝关节面为中心。FOV 相对大一些，以包括全部足部，冠状定位图像包括内外踝。为了缩短扫描时间，可以不用 NPW，一个 NEX 采集，如图 38-23。

2. **矢状面脂肪抑制质子密度加权成像**

（1）定位：踝关节扫描以斜矢状面为主，采用正中矢状面定位。冠状位图像中调整定位线角度，与关节面垂直，并调整 FOV 上下位置。矢状面定位线要包括胫骨下端及整个跟骨。

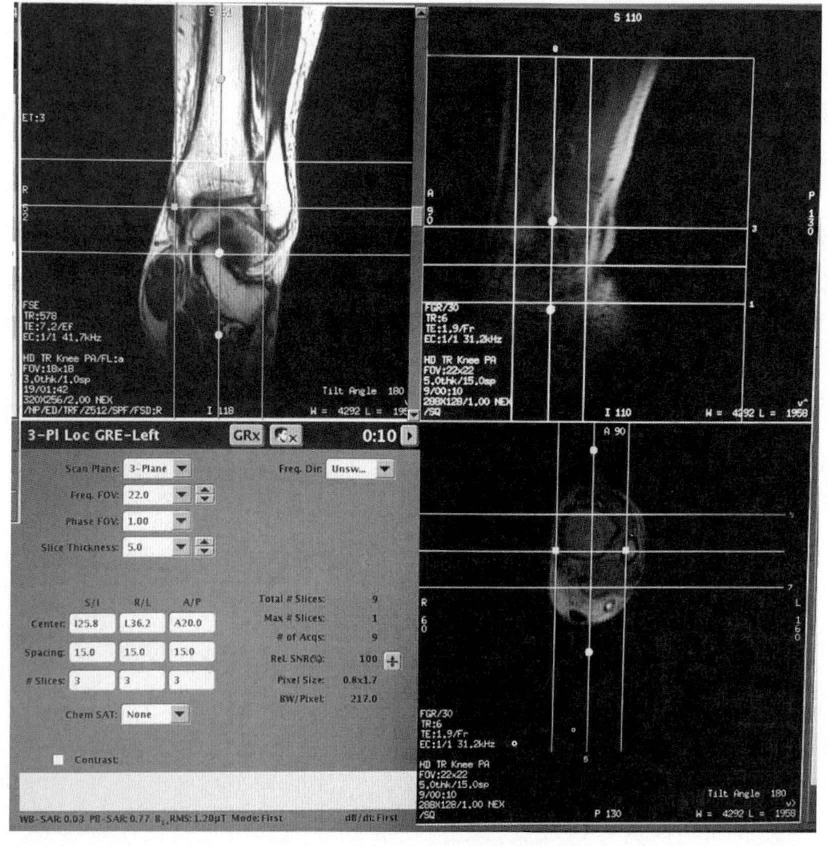

图 38-23　踝关节三平面定位像

在三平面冠状面定位像上定位矢状面，垂直于关节面，矢状面定位像上调整上下位置，注意包括整个跟骨，横断面定位像上调整旋转角度。扫描范围包括内外踝。如图 38-24。

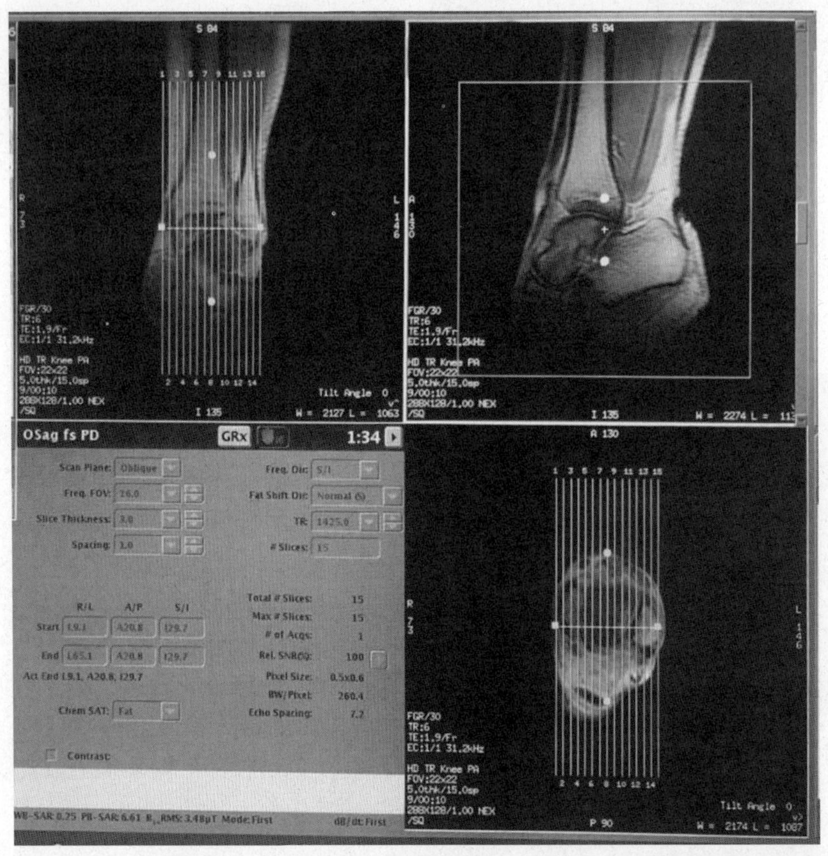

图 38-24 矢状面脂肪抑制质子密度加权成像定位像

（2）序列参数要求：化学饱和法脂肪抑制，添加局部匀场，局部匀场应以距骨为中心，而非以 FOV 中心为中心。添加上下饱和带，减轻血管搏动伪影，并使用 NPW 成像选项以防止脚趾的卷折。质子密度加权脂肪抑制图像是骨与关节扫描最常用的序列，可用于观察软骨、骨髓损伤、肌腱、韧带。

（3）适应证：踝关节外伤及退行性改变，跟腱损伤，炎症或肿瘤。

3. 矢状面 T_1 加权成像

（1）定位：踝关节扫描采用正中矢状面定位，一般复制矢状面质子加权定位线。冠状位图像中调整定位线角度，与关节面垂直，并调整 FOV 上下位置。矢状面定位线要包括胫骨下端及整个跟骨。

（2）序列参数要求：T_1 图像显示解剖结构，对骨髓腔内低信号病变比较敏感。去掉上下饱和带以缩短扫描时间。频率编码为前后并加 NPW。

（3）适应证：踝关节外伤及退行性改变，跟腱损伤，炎症或肿瘤。

4. 冠状面脂肪抑制 T_2 加权成像

（1）定位：在矢状面图像上定位冠状面，垂直于关节面，冠状面定位像上调整上下位置，注意包括整个跟骨，横断面定位像调整旋转角度。扫描前后范围包括踝关节、内外踝、跟骨，如图 38-25。

（2）序列参数要求：化学饱和法脂肪抑制，添加局部匀场，局部匀场以距骨为中心。为了消除运动或血管搏动伪影，可将频率编码放在左右，此时要添加 NPW。

（3）适应证：踝关节外伤及退行性改变，跟腱损伤，炎症或肿瘤。

5. 冠状面 T_1 加权成像

（1）定位：在矢状面图像上定位冠状面，垂直于关节面，冠状面定位像上调整上下位置，注意包括整个跟骨，横断面定位像调整旋转角度。扫描前后范围包括踝关节、内外踝、跟骨。

（2）序列参数要求：T_1 图像显示解剖结构，对骨髓腔内低信号病变比较敏感。去掉上下饱和带以缩短扫描时间。频率编码为前后并加 NPW。

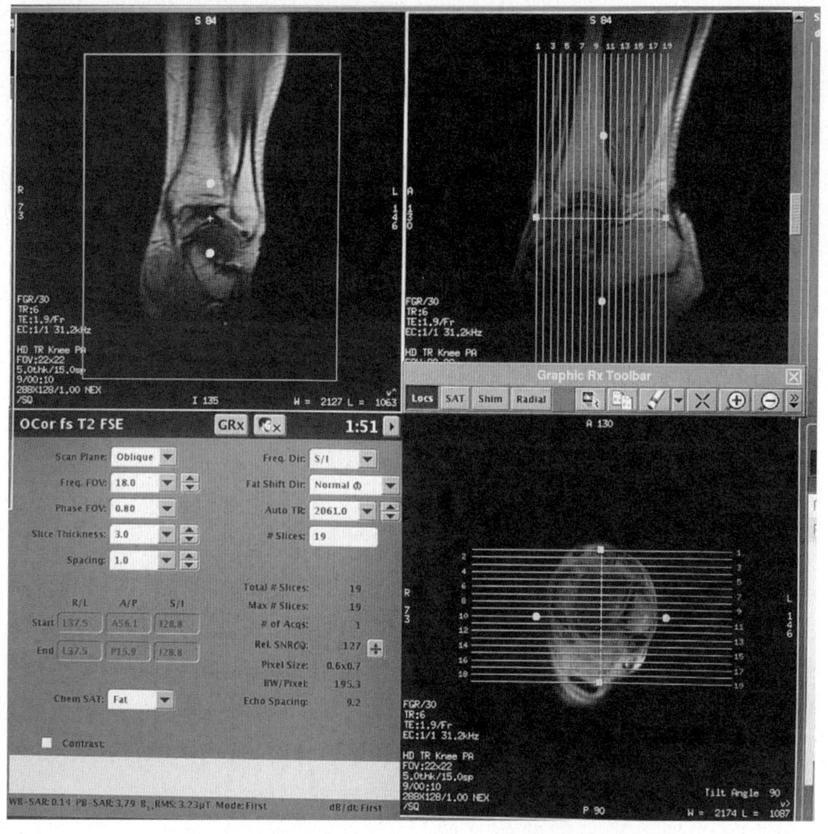

图 38-25　冠状面脂肪抑制 T_2 加权成像像定位像

（3）适应证：踝关节外伤及退行性改变，跟腱损伤，炎症或肿瘤。

6. 横断面脂肪抑制 T_2 加权成像

（1）定位：在冠状位、矢状面图像上定位横断面，平行于关节面，自下胫腓关节至跟骨下缘水平。冠状面图像上调整左右位置。

（2）序列参数要求：骨与关节 T_2 序列一般使用较短回波链<16，较短 TE<80ms。化学饱和法脂肪抑制，添加局部匀场，局部匀场以距骨为中心。添加上下饱和带，减轻血管搏动伪影。无论频率编码在哪个方向，都要加 NPW。

（3）适应证：踝关节外伤及退行性改变，跟腱损伤，炎症或肿瘤。

（三）图像后处理与打印排版建议

对于患者无特殊的图像后处理，进行诊断阅片时可根据需要观察的解剖部位进行局部的放大、缩小、旋转、裁剪等。放大功能用于观察局部细微病变的形态结构，通常病变太小，肉眼可能难以分辨；缩小功能主要用于观察病变整体形态。MR 图像可能由于患者个体差异、主磁场均匀性、参数设置欠佳、外部环境对图像影响（例如，局部金属内固定的影响）等等，出现扫描图像灰白对比不好，可以通过调节合适的窗宽、窗位来增加图像对比，突出病变部位。

T_1WI 与 T_2WI 分别排版打印各一张；如有增强图像选取 2 个平面图像排版打印；轴位、矢状位、冠状位图像 8×5 或 7×6 三张。

（四）检查技术要点与影像诊断要点

1. 检查技术要点

（1）小 FOV、薄层、高分辨力扫描。

（2）矢状位频率编码位于放在左右、冠状位频率编码位于前后方向，并添加上下饱和带，减轻血管搏动伪影。

（3）显示关节面软骨分层等精细结构，必要时加扫 3D 薄层超高分辨力梯度回波序列。

2. 影像诊断要点　踝关节磁共振观察肌腱韧带有独特优势。正常状况下，所有成像序列上韧带与肌腱均表现为带状低信号影，边缘清楚光滑。不完全性撕裂 T_2W 上现为低信号的韧带中出现散在的高信号，其外形增粗，边缘不规则，但仍可见部分低信号纤维保持连续性；完全性断裂韧带与肌腱的带状低信号结构完全中断，被混杂长 T_1、长 T_2 信号取代，其位置和走行方向也可发生改变。

（五）特殊病变检查技术

距骨三角骨综合征又称踝关节后方撞击综合

征，症状为足跟后部及后外侧疼痛肿胀，踝关节活动受限，距骨三角骨综合征是后踝部慢性反复疼痛的原因。在临床上引起该病的原因是踝关节反复跖屈，引起后踝不断发生撞击，导致三角骨变形、囊变、碎裂、增生以及胫骨后下缘增生改变，不断撞击引起踝关节囊内滑膜炎性增生。MRI 检查对于诊断该病有重要的作用。常用序列：矢状位 T_1WI、FS-PDWI；冠状面 T_1WI、FS-T_2WI；横轴位 FS-T_2WI。MRI 显示距后三角骨及周围软组织有水肿信号，距后三角骨和距骨之间正常的低信号纤维连接中断，出现液性信号；三角籽骨或距骨后三角结构模糊和变形，T_1WI 信号降低，T_2WI 信号升高；拇长屈肌肌腱水肿，鞘膜积液；胫骨后下跟骨上缘骨结构形态变化和信号异常三角籽骨和距骨退行性囊变，如图 38-26。

（六）图像质量控制

1. 图像基本要求

（1）去除患者身上所有金属类物质，特别注意患者裤子拉链、金属线商标、磁疗内裤、贴的膏药、暖宝宝等易漏掉的物品。

（2）与患者进行良好沟通。噪声敏感患者佩戴耳塞，较轻的幽闭恐惧患者给予心理辅导，婴幼儿及意识不清者给予镇静且嘱咐家属陪同。

（3）扫描前尽量进行磁场均匀性矫正，保证机器运行正常和高效。

（4）踝关节上方可以沙袋固定以减少运动伪影。无明显运动伪影，血管搏动伪影应不影响影像诊断。

（5）显示踝关节骨性结构及其软组织结构，胫、腓骨下端、跟骨、距骨、跟腓韧带、胫腓前后韧带及跟腱等清晰可见。

（6）尽量选择小 FOV、薄层、高分辨力扫描。以冠状面、矢状面为主，辅以横轴面。

2. 图像质控要求

（1）图像能满足影像诊断的需要：

1）包括的范围：横轴位图像要覆盖跟腱至跟骨；冠状位图像须覆盖踝关节的内外侧缘；矢状位须覆盖跟腱、内外踝所属骨质及相连韧带。

2）显示的体位：各体位图像上，显示体位标准；其中冠状位、矢状位图像需与下肢冠状面、矢状面一致。

3）组织间对比：在相应序列图像上，组成踝关

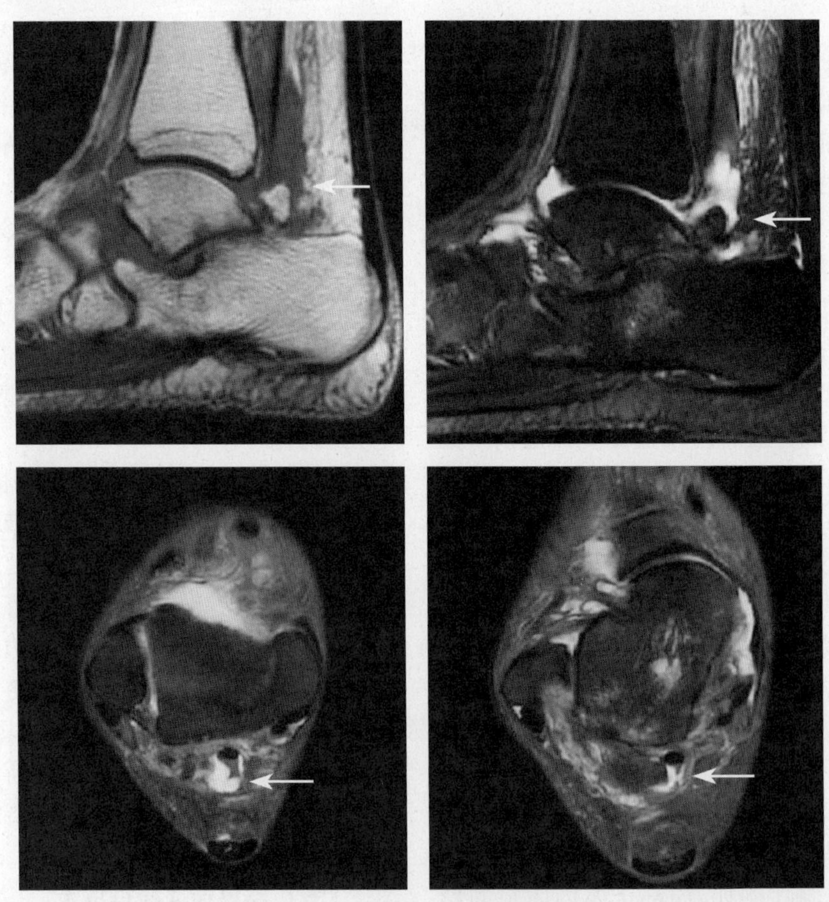

图 38-26　三角骨变形水肿，周围积液

节诸骨的骨质、关节软骨、诸关节内外韧带、相邻肌腱等结构间,及与病变间均有良好对比,可清楚分辨。

(2) 图像上的信息准确:

1) 图像上文字信息:应包括医院名称、受检者姓名、性别、年龄、检查号、检查日期和时间、设备型号、表面线圈、FOV、矩阵数、当前层面的序列号和图号及位置、TR 和 TE 时间、层厚和层间隔、激励次数、左右标识、窗宽和窗位及比例尺;字母、数字显示清晰;图像文字不能遮挡图像中感兴趣部位影像。

2) 图像上影像信息:图像按解剖顺序排列,无层面遗漏及错位;图像中的影像的大小及灰度要适中;踝关节各结构间及与病变间的对比良好,无各种原因所致的伪影。

(3) 图像质量的等级评价:

1) 0 级:踝关节各结构无法观察,显示不清,伪影严重,不能诊断。

2) 1 级:踝关节各结构显示模糊,具有明显的运动性伪影,图像背景干扰严重,不能达到诊断要求。

3) 2 级:踝关节各结构显示欠光滑锐利,或略有运动性伪影,但是基本不影响诊断。

4) 3 级:踝关节各结构清晰可辨,无运动性伪影,图像背景无干扰,符合诊断要求。

图像质量必须达到 2 级或 3 级方可允许打印图片及签发报告。

六、足部 MR 检查技术

(一) 受检者的体位

使用膝关节线圈,并加海绵垫固定。足部伸入内,与胫骨保持垂直,脚尖向前,呈解剖位。避免关节内外旋及减少运动伪影。如图 38-27。

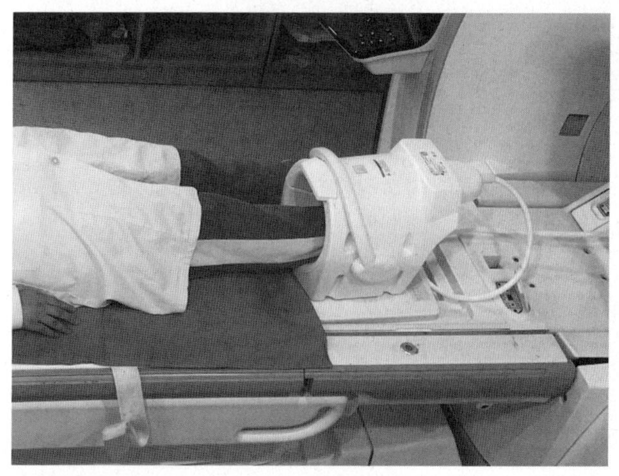

图 38-27　足部摆位图

(二) 足部规范化扫描方案(表 38-7)。

表 38-7　足部规范化扫描方案

序列	序列中文名称
3-pl Loc	三平面定位
OSag T_1WI	矢状面 T_1 加权成像
OSag FS PDWI	矢状面脂肪抑制质子密度加权成像
OCor T_1WI	冠状面 T_1 加权成像
OCor FS T_2WI	冠状面脂肪抑制 T_2 加权成像
OAx FS T_2WI	横轴位脂肪抑制 T_2 加权成像
OAx T_1WI	横轴位面 T_1 加权成像

1. 三平面定位方法图像　三平面定位中心点偏置,以踝关节面下方为中心,以包括全部足部,一个 NEX 采集,如图 38-28。

2. 矢状面脂肪抑制质子密度加权成像

(1) 定位:矢状位定位无特殊定位,在矢状面上 FOV 包括全部整个足部。冠状位图像中调整定位线角度,平行第一跖骨,轴位上垂直于跖骨连线,如图 38-29。

(2) 序列参数要求:化学饱和法脂肪抑制,添加局部匀场。并使用 NPW 成像选项以防止卷折。质子密度加权脂肪抑制图像是骨与关节扫描最常用的序列,可用于观察软骨、骨髓损伤、肌腱、韧带。

(3) 适应证:足部外伤及退行性改变,跟腱损伤,炎症或肿瘤。

3. 矢状面 T_1 加权成像

(1) 定位:一般复制矢状面质子加权定位线。冠状位图像中调整定位线角度,平行第一跖骨,轴位上垂直于跖骨连线。

(2) 序列参数要求:T_1 图像显示解剖结构,对骨髓腔内低信号病变比较敏感。去掉上下饱和带以缩短扫描时间。

(3) 适应证:足部外伤及退行性改变,跟腱损伤,炎症或肿瘤。

4. 冠状面脂肪抑制 T_2 加权成像

(1) 定位:冠状位一般采用斜冠定位方式,在矢状位上定位线平行于第一跖骨,上下包全整个足或者病变组织,轴位上平行于跖骨连线。冠状位上 FOV 中心线平行或者垂直于第一跖骨,如图 38-30。

(2) 序列参数要求:化学饱和法脂肪抑制,添

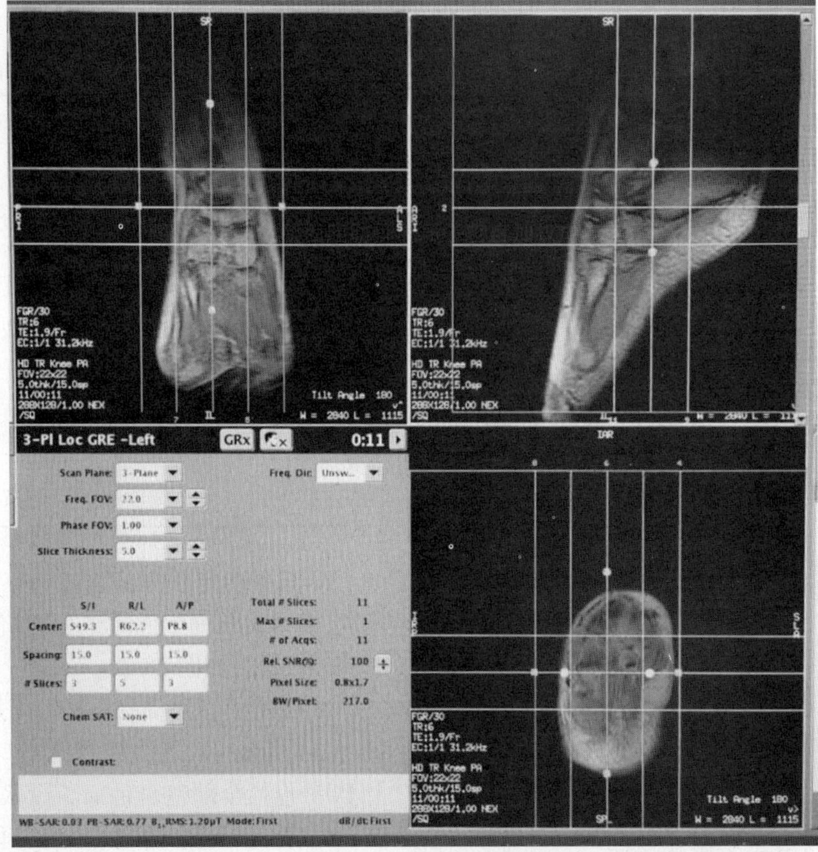

图 38-28　足部三平面定位像

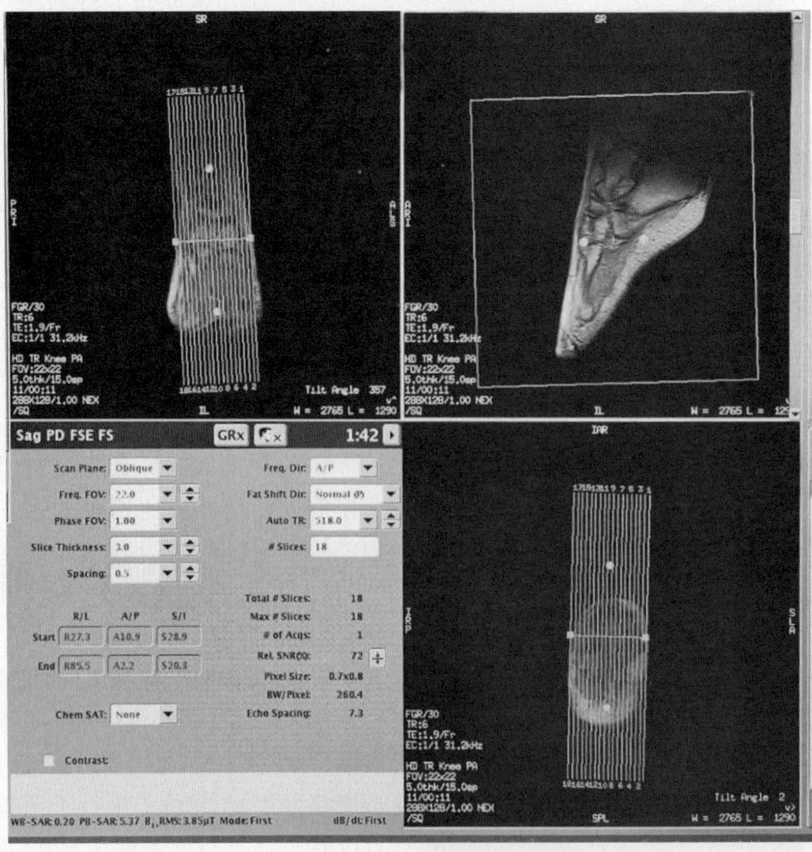

图 38-29　矢状面脂肪抑制质子密度加权成像定位像

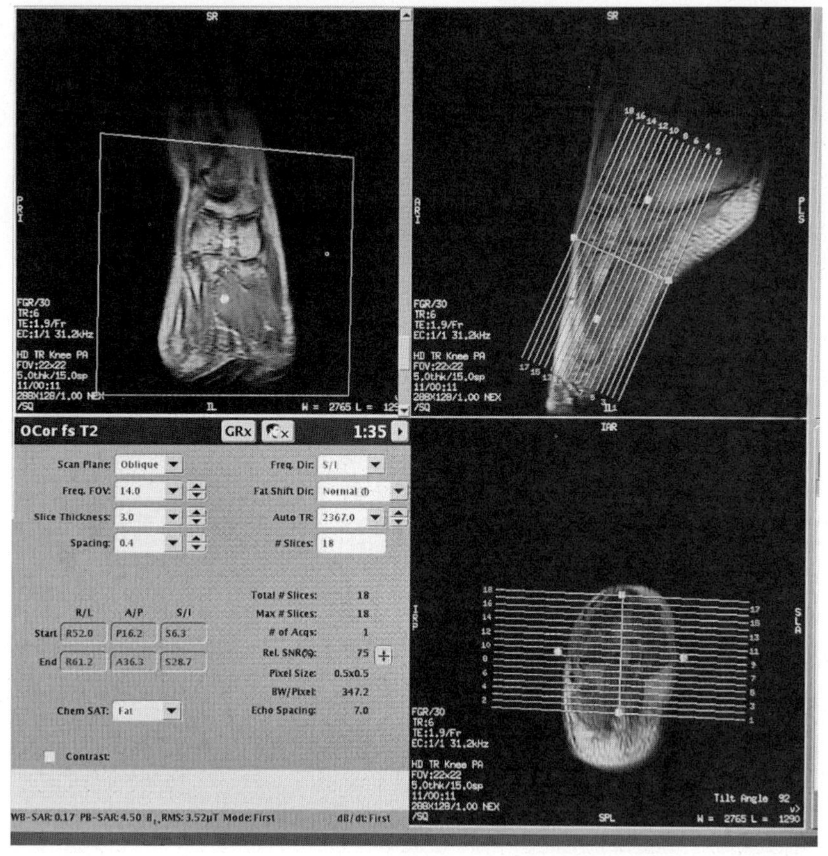

图 38-30　冠状面脂肪抑制 T_2 加权成像定位像

加局部匀场。

（3）适应证：足部外伤及退行性改变，跟腱损伤，炎症或肿瘤。

5. 冠状面 T_1 加权成像

（1）定位：一般复制冠状面脂肪抑制 T_2 加权成像定位像，轴位上平行于跖骨连线。冠状位上 FOV 中心线平行或者垂直于第一跖骨。

（2）序列参数要求：T_1 图像显示解剖结构，对骨髓腔内低信号病变比较敏感。去掉上下饱和带以缩短扫描时间。

（3）适应证：足部外伤及退行性改变，跟腱损伤，炎症或肿瘤。

6. 横断面脂肪抑制 T_2 加权成像

（1）定位：冠状位及矢状位上垂直于第一跖骨，扫描范围包全整个病变组织即可。轴位上 FOV 中心线平行或者垂直于跖骨连线，如图 38-31。

（2）序列参数要求：化学饱和法脂肪抑制，添加局部匀场，局部匀场以距骨为中心。添加上下饱和带，无论频率编码在哪个方向，都要加 NPW。

（3）适应证：足部外伤及退行性改变，跟腱损伤，炎症或肿瘤。

7. 横轴位面 T_1 加权成像

（1）定位：一般复制横轴位脂肪抑制 T_2 加权成像定位像，扫描范围包括整个病变组织，轴位上 FOV 中心线平行或者垂直于跖骨连线。

（2）序列参数要求：T_1 图像显示解剖结构，对骨髓腔内低信号病变比较敏感。去掉上下饱和带以缩短扫描时间。

（3）适应证：足部外伤及退行性改变，跟腱损伤，炎症或肿瘤。

（三）图像后处理与打印排版建议

对于患者无特殊的图像后处理，进行诊断阅片时可根据需要观察的解剖部位进行局部的放大、缩小、旋转、裁剪等。放大功能用于观察局部细微病变的形态结构，特别横轴位图像上通常病变太小，肉眼可能难以分辨；缩小功能主要用于观察病变整体形态。MR 图像可能由于患者个体差异、主磁场均匀性、参数设置欠佳、外部环境对图像影响（例如，局部金属内固定的影响）等，出现扫描图像灰白对比不好，可以通过调节合适的窗宽、窗位来增加图像对比，突出病变部位。轴位、矢状位、冠状位图像 8×5 或 7×6 三张或者四张。

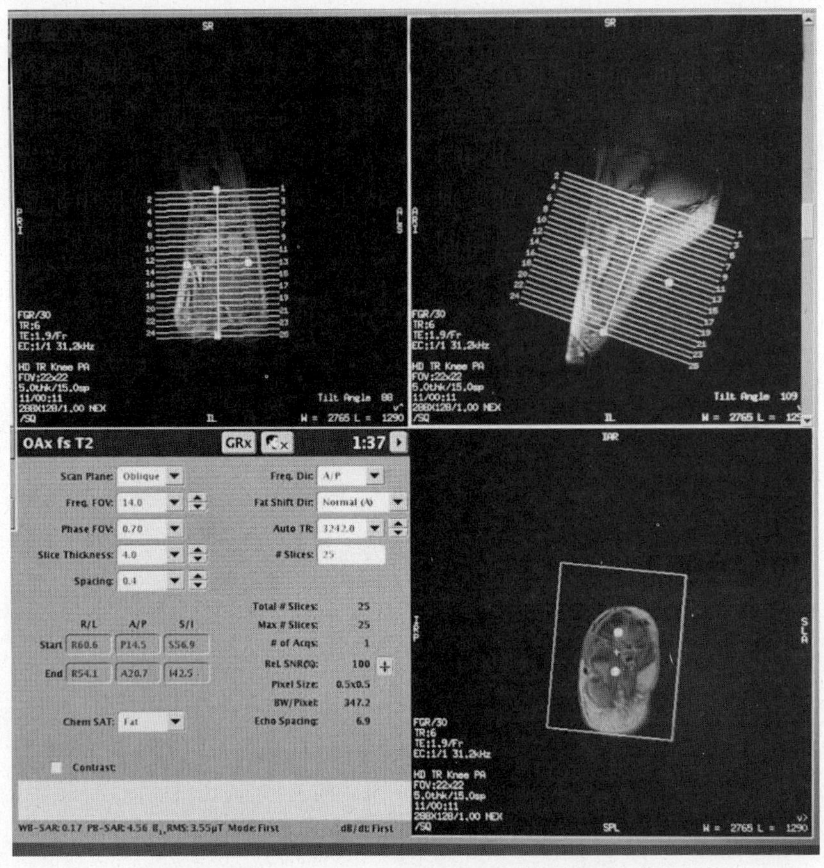

图 38-31　足部横断面脂肪抑制 T_2 加权成像定位像

（四）检查技术要点与图像质量控制

1. 检查技术要点

（1）小 FOV、薄层、高分辨力扫描。

（2）特别注意矢状位相位编码方向一般选择上下。如果选择前后会出现明显卷褶伪影。

（3）显示关节面软骨分层等精细结构，必要时加扫 3D 薄层超高分辨力梯度回波序列。

2. 图像质量控制

（1）去除患者身上所有金属类物质，特别注意金属线商标、贴的膏药、暖宝宝等易漏掉的物品。

（2）扫描前尽量进行磁场均匀性矫正，保证机器运行正常、高效。

（3）与患者进行良好沟通。噪声敏感患者佩戴耳塞，较轻的幽闭恐惧患者给予心理辅导，婴幼儿及意识不清者给予镇静且嘱咐家属陪同。

（五）影像诊断要点

足部磁共振观察肌腱韧带有独特优势。正常状况下，所有成像序列上韧带与肌腱均表现为带状低信号影，边缘清楚光滑。不完全性撕裂在 T_2WI 上表现为低信号的韧带中出现散在的高信号，其外形增粗，边缘不规则。足部磁共振也能准确地显示原发性软组织肿瘤解剖部位和肿瘤的范围，正确地显示良性或恶性肿瘤的特征。

（六）特殊病变检查技术

糖尿病足，糖尿病足是糖尿病的一种严重并发症，往往合并下肢动脉闭塞性病变（peripheral arterial disease，PAD）。严重时，处理不当会导致病情急剧恶化，导致截肢甚至死亡，在未解决下肢血管病变之前，足部溃疡难以愈合。糖尿病足下肢血管病变的及早诊治显得尤为重要。三维对比剂动力学时间分辨力血管成像（3-dimensional time resolved imaging of contrast kinetics，TRICKS）是近年来发展起来的新技术，其成像时间短，可动态观察动、静脉充盈情况。使用 1.5T 和 3.0T 超导磁共振成像仪行冠状位容积扫描。经肘静脉以 2ml/s 速率团注对比剂 Gd-DTPA 30ml。团注开始前 30s 开始行蒙片扫描，从腘动脉至足背动脉的所有血管进行连续不间断扫描，将所得的图像与蒙片做减影处理后，再运用最大信号强度投影和多平面重组（MPR）进行图像后处理（图 38-32）。准确地了解血管的狭窄及闭塞程度等，可为治疗提供更准确的信息。

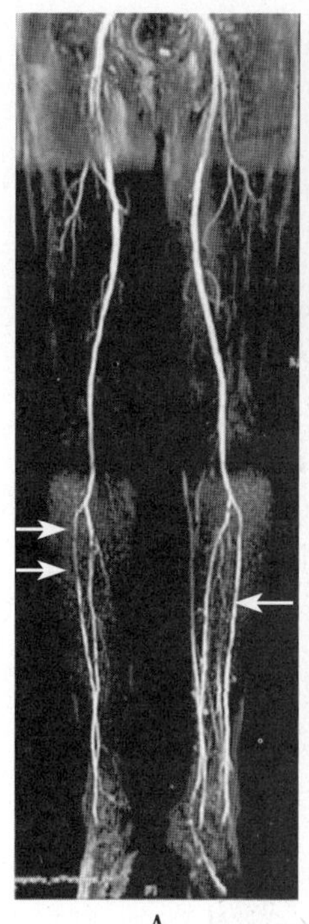
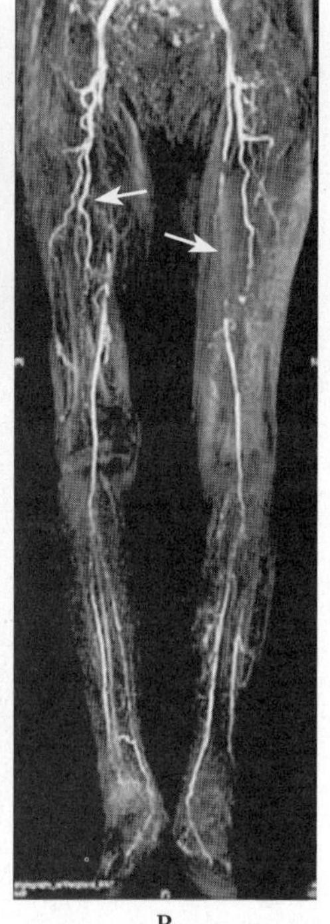

图 38-32　糖尿病足下肢血管成像

A. 图像显示双侧胫前动脉、胫后动脉多发轻度狭窄；B. 图像双侧股动脉中上段节段性闭塞，周围可见侧支循环形成。

七、肩关节 MR 检查技术

（一）受检者的体位

仰卧位，头先进。患者坐立于扫描床，将线圈的中心对准肩峰，并将固定带绕过身体固定。身体向对侧移动，尽量将被扫描肩关节接近磁场中心。身体呈侧斜位，被扫描肩关节贴近床面，而另一侧身体抬高并在其下置放海绵垫，来减轻呼吸运动伪影。上臂垫高与肩平，手掌冲前，绑外固定，减少运动伪影。记下被扫描肩关节左右偏中心的距离。如图 38-33。

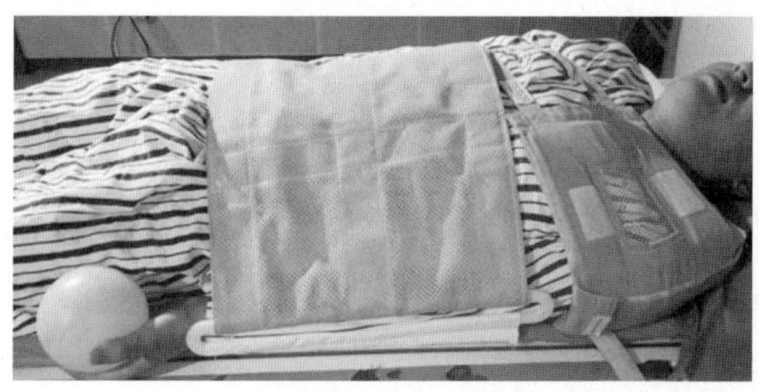

图 38-33　肩关节摆位

线圈的选择：肩关节的 MRI 诊断要求高的图像信噪比和高的空间分辨力，通常使用高质量的表面线圈。

（二）肩关节规范化扫描方案，见表 38-8。

表 38-8　肩关节规范化扫描方案

序列	序列中文名称
3-pl $T_2{}^*$ Loc	三平面定位
calibration scan	校准扫描
OAx T_1WI	轴断面 T_1 加权成像
OAx FS T_2WI	横断面脂肪抑制 T_2 加权成像
OCor T_1WI	斜冠状位 T_1 加权成像
OCor STIR	斜冠状位短反转时间反转恢复序列
OSag FS T_2WI	斜矢状面脂肪抑制 T_2 加权成像

1. 三平面定位方法图像　三平面定位序列，可以选择使用大体线圈（body coil），进行大范围扫描，再利用表面线圈进行小 FOV 的二次定位，定位中心点位于肱骨头中心。三平面定位图像上观察肩关节与线圈之间的对应关系，确保肩关节位于线圈的中心，这是影响图像质量的关键因素，如图 38-34。

2. 横断面 T_1 加权成像

（1）定位：三平面定位冠状面图像上定位横断面，从肩锁关节开始向下至腋下范围。FOV 中心以肱骨头为中心，远离胸腔，以避免呼吸运动的影响（图 38-35）。横断面图像可用于其后斜冠状面扫描的定位。

（2）序列参数要求：主要用于显示解剖结构，可使用较高分辨力。为了减少扫描时间，可去掉上下饱和带，从而可以缩短 TR 时间。频率编码方向，可以选择与运动伪影出现的方向一致。

（3）适应证：T_1 图像对骨髓腔内的病变比较敏感。观察盂唇病变（前方盂唇和后方盂唇）的最佳位置。观察喙突与肱骨关系，有助于显示肩胛下肌腱及冈下肌腱。有利于显示冈上肌腱的走行，其后的斜冠状面和斜矢状面扫描要以冈上肌腱来定位。

3. 横断面脂肪抑制 T_2 加权成像

（1）定位：同 T_1 图像定位线。从肩锁关节开始向下至腋下范围。FOV 中心以肱骨头为中心，远离胸腔，以避免呼吸运动的影响。

（2）序列参数要求：偏中心化学饱和法脂肪抑制序列易受偏中心磁场不均匀性的影响，必须添加局部匀场。骨与关节 T_2 序列可以使用较短 TE 时间，较短回波链，有利于显示软骨和关节唇结构。

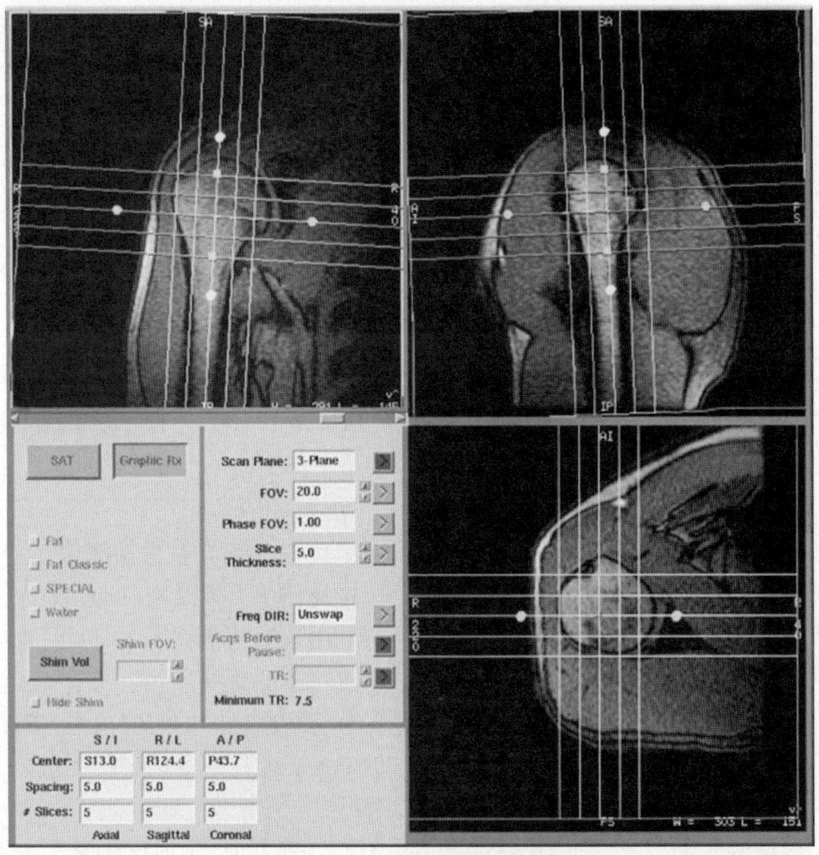

图 38-34　肩关节三平面定位像

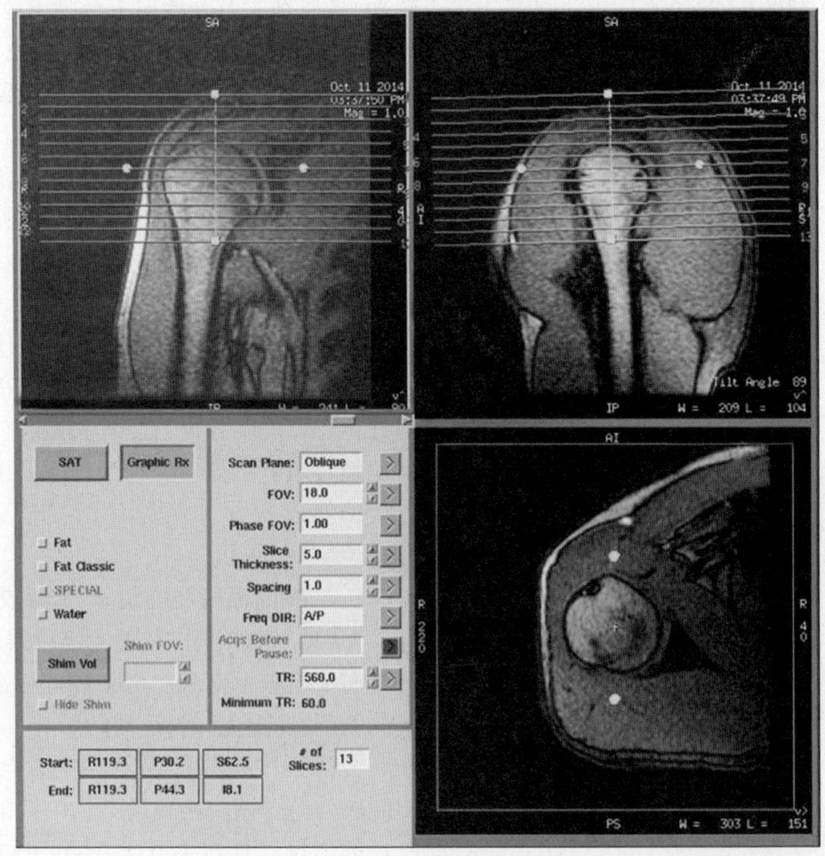

图 38-35　肩关节横断位 T_1WI 定位像

添加上下饱和带可以减轻血管搏动伪影。横断面图像可用于其后斜冠状面扫描的定位。

（3）适应证：脂肪抑制 T_2 图像对积液、肌腱及其附着点损伤、骨髓病变比较敏感。因为有关节内液体的衬托，有利于观察盂唇病变（前方盂唇和后方盂唇）。能很好地显示冈上肌腱的走行，其后的斜冠状面和斜矢状面扫描要以冈上肌腱来定位。

4. **冠状面 T_1 加权成像**

（1）定位：在横断面 T_1 或 T_2 图像上定位，平行于冈上肌腱以斜冠位定位。FOV 中心必须以肱骨头为中心，远离胸腔，以避免呼吸运动的影响，如图 38-36。

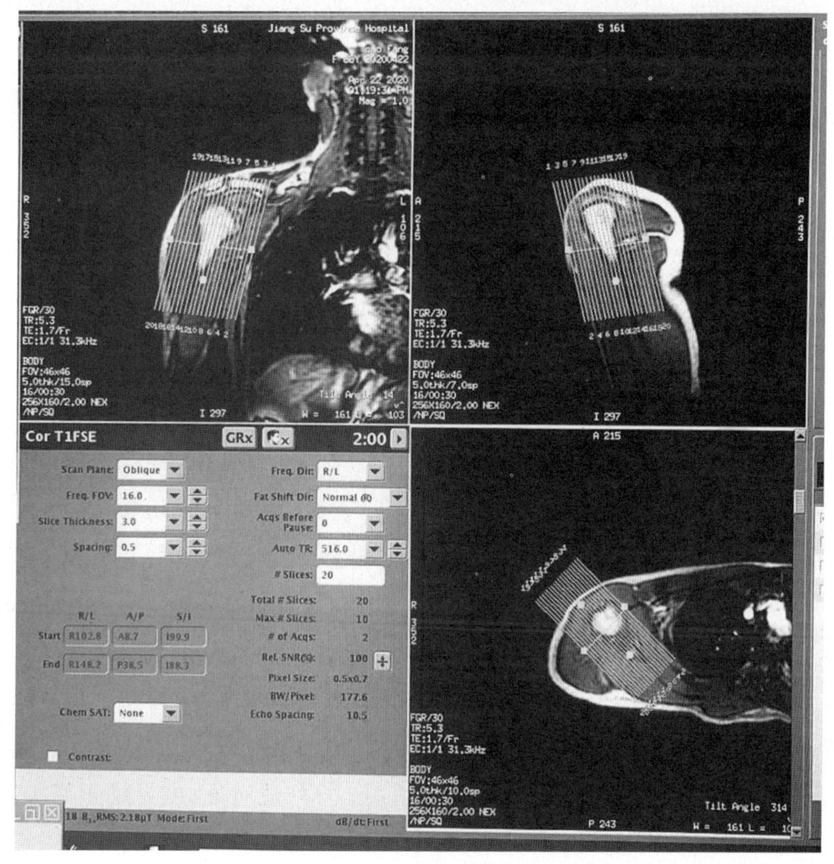

图 38-36　肩关节冠状位 T_1WI 定位像

（2）序列参数要求：主要用于显示解剖结构，可使用较高分辨力。去掉上下饱和带可以缩短扫描时间。

（3）适应证：有利于显示肩关节组成部分的解剖结构关系。关节盂唇病变（上方盂唇和下方盂唇）的诊断，有助于显示肩胛下肌腱及冈下肌腱显示。显示关节周围肿块病变的位置。

5. **冠状面短反转时间反转恢复序列**

（1）定位：复制 OCor T_1WI 定位线。

（2）序列参数要求：STIR 序列采用短 TI 的翻转恢复脂肪抑制方法，不受磁场不均匀性的影响。相对于质子加权图像来说，STIR 图像软组织对比度虽然比较差，但病变在 STIR 图像呈明显的高信号，因此对损伤病变更加敏感。STIR 序列本身信噪比低，为获得高质量图像，扫描时间比较长。偏中心化学饱和法脂肪抑制，添加局部匀场，大小与肩关节类似。频率编码方向与运动伪影出现的方向一致，添加上下饱和带减轻血管搏动伪影。T_1FSE 序列可去掉上下饱和带，缩短 TR 时间，从而缩短扫描时间。

（3）适应证：有利于显示骨性结构、肌腱或韧带等肩袖结构损伤病变。关节盂唇病变（上方盂唇和下方盂唇）、关节腔积液的诊断。显示关节周围占位病灶的信号特点。

6. **斜矢状面脂肪抑制 T_2 加权成像**

（1）定位：三平面定位像上以横轴位 T_1 或 T_2 为定位像，垂直于冈上肌腱或平行于关节面来定位斜矢状面。FOV 中心必须以肱骨头为中心，远离胸腔，以避免呼吸运动的影响。矢状面的覆盖范围，内侧包括关节盂，外侧要超过肱骨头外软组织，尽可能包括肩关节附着的肌腱韧带结构，如图 38-37。

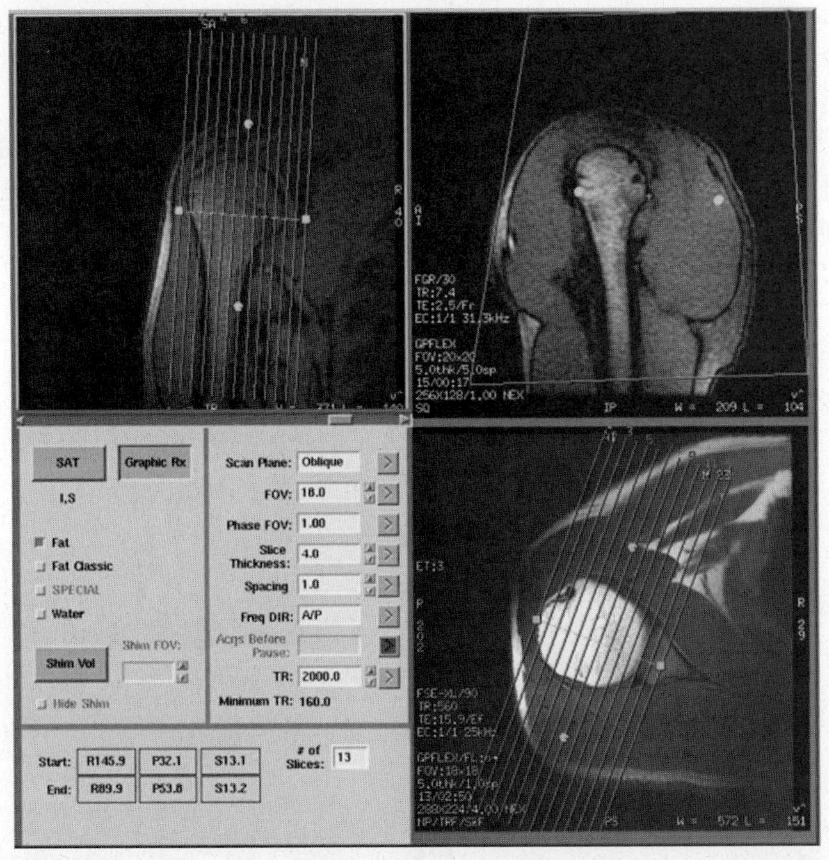

图 38-37　肩关节斜矢状面脂肪抑制 T_2WI 定位像

（2）序列参数要求：偏中心化学饱和法脂肪抑制序列易受偏中心磁场不均匀性的影响，必须添加局部匀场。骨与关节 T_2 序列可以使用较短 TE 时间，较短回波链，有利于显示软骨和关节唇结构。脂肪抑制序列图像信噪比低，必要时增加平均次数。偏中心化学饱和法脂肪抑制，添加局部匀场，大小与肩关节类似。频率编码方向，可以选择与运动伪影出现的方向一致。

（3）适应证：矢状面图像用于在垂直方向上观察肩关节附着结构。有利于观察肩峰下结构组织损伤。

（三）肩关节 MRI 特殊扫描技术

肩关节外展外旋位（abduction and external rotation，ABER）成像。

（1）定位：患者仰卧，将患侧上肢的手掌枕于头下并手心朝上即构成 ABER 位。若患者未能忍受此体位，可将患侧上肢手臂放在额部上方，掌心朝上。一般采用双方向定位，即平行于肱骨长轴并垂直于肩峰。

（2）序列参数要求：一般选用脂肪饱和抑制 SE T_1WI，ABER 斜轴位由于模拟了典型前方脱位的体位，可以更好的显示前下方盂唇病变，尤其是诊断前下盂唇的不全撕裂。ABER 斜轴位使肩关节后上方间隙获得充分扩张，更容易诊断后上肩袖成分的撕裂。但该体位使患者肩疼痛感加剧，而且部分患者恐惧感加剧而拒绝配合。必要时可以关节腔内注射利多卡因以便完成该检查。

（3）适应证：主要用于肩关节 MRI 造影中，一般完成仰卧中立位的 MRI 造影扫描后立刻进行。

（四）图像后处理与打印排版建议

普通患者无特殊的图像后处理。进行诊断阅片时可根据需要观察的解剖部位进行局部的放大、缩小、旋转、裁剪等。放大功能用于观察局部细微病变的形态结构，通常病变太小，肉眼可能难以分辨；缩小功能主要用于观察病变整体形态。MR 图像可能由于患者个体差异、主磁场均匀性、参数设置欠佳、外部环境对图像影响（例如，局部金属内固定的影响）等，出现扫描图像灰白对比不好，可以通过调节合适的窗宽、窗位来增加图像对比，突出病变部位。

T_1WI 与 T_2WI 分别排版打印各一张；如有增强图像选取 2 个平面图像排版打印。轴位、矢状位、冠状位图像 8×5 或 7×6 三张。

（五）检查技术要点与影像诊断要点

1. 检查技术要点

（1）肩关节　MRI 为偏中心扫描，注意使肩关节在成像场中心才能获得最大信号。

（2）扫描范围覆盖肩关节及其附着软组织。

（3）扫描方位以斜冠状面为主。

（4）序列以 PDWI-FS、T_2W-FS 为主。

（5）清晰显示关节盂、肱骨头、肩锁关节、冈上肌腱、冈下肌腱及肱二头肌长头肌腱等结构。

2. 影像诊断要点　肩关节 MRI 主要用于肩关节退行性变检查和损伤。肩关节退行性变早期软骨肿胀，T_2WI 上为高信号；以后软骨内可出现小囊、表面糜烂和小溃疡；后期软骨变薄甚至剥脱，局部纤维化在 T_2WI 上表现为低信号。肩关节损伤一般肩袖损伤和盂唇撕裂，肩袖损伤根据损伤程度 MRI 表现不同：1 级 T_1 或 PDWI 上见有线形的或散在性的信号增高，但形态正常；2 级 T_1 或 PDWI 上见有信号增高并见肩袖变细或不规则；3 级高信号影涉及整个肌腱，肌腱连续性部分或完全中断。盂唇病变、纤维性盂唇在 T_1 和压脂 PDWI 或压脂 T_2 上均为三角形低信号；最佳位置为横轴位和冠状位；喙突和肩胛下肌腱水平以下的前盂唇下积液代表盂唇撕裂；最常见是上盂唇自前向后损伤（SLAP），即从肱二头肌附着处前方延伸到其后方的上盂唇撕裂。

（六）特殊病变的检查技术

肩关节周围炎（又称冻结肩）好发于中老年人，临床主要表现为疼痛和活动障碍，病理改变主要为炎症与纤维反应，导致非细菌性炎性充血和滑膜异常增厚。目前临床上对于肩周炎的诊断主要依靠肩关节特殊体格检查及询问病史，肩关节镜检查是诊断“金标准”，但其为侵入性检查，很难作为临床确诊的常规手段。MRI 无创、软组织分辨力高、能多方位多参数显示肩关节解剖结构，选用能良好显示肩关节周围炎病变的最佳扫描方位及序列具有重要的临床意义（图 38-38）。扫描序列：PDWI-FS、T_1WI、T_2WI。扫描方位与范围：横轴位扫描层面垂直于盂肱关节间隙，范围上至肩锁关节下至肱骨颈下；斜冠状位在轴位像定位，扫描层面平行于冈上肌长轴，范围从喙突前至肩胛冈后面；斜矢状位在轴位像定位，扫描层面与冈上肌长轴相垂直，扫描范围包括肱骨头外侧和关节盂内侧。

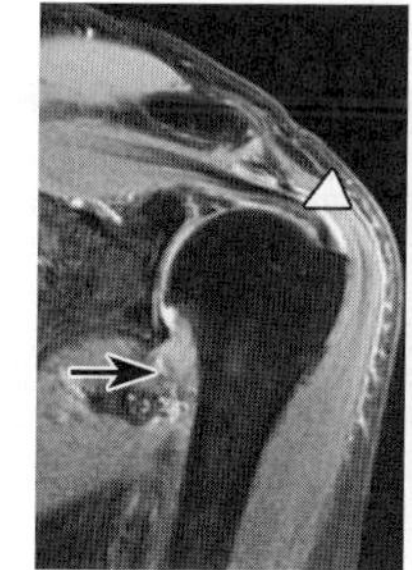
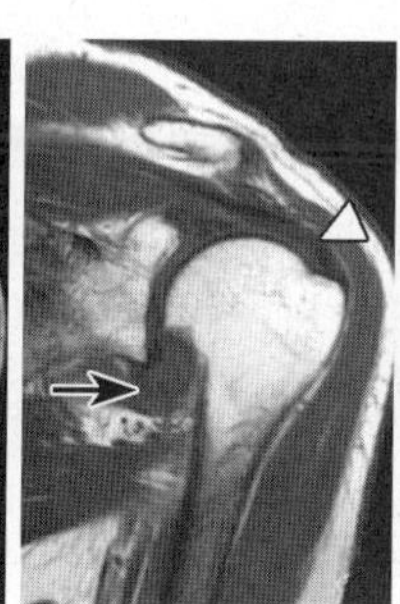
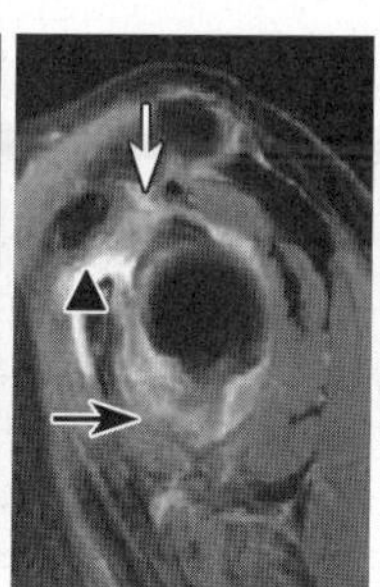
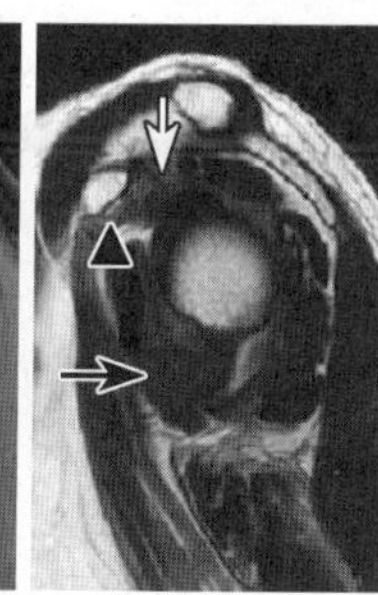
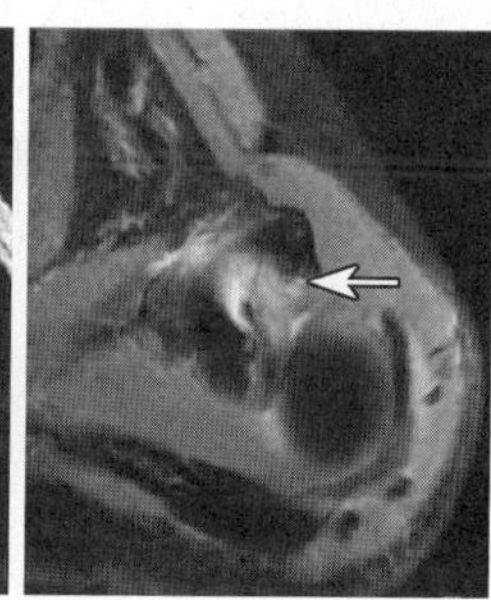
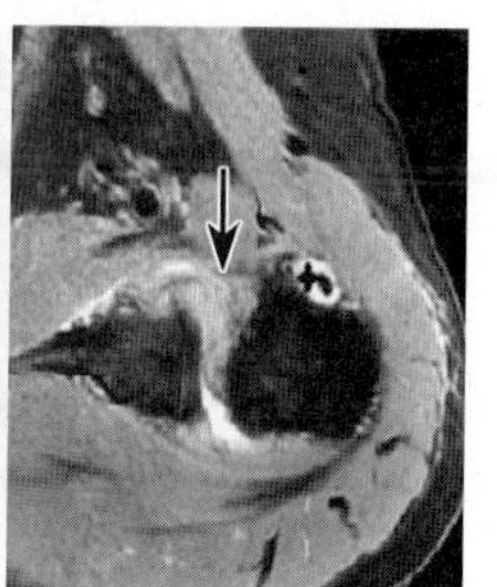

图 38-38　肩关节周围炎

肩袖间隙内边缘模糊的片团影（白箭），T_1WI 及 T_2WI 均呈等信号，PDWI-FS 呈较高信号；下盂肱韧带肿胀增厚（黑箭），T_1WI 及 T_2WI 均呈等信号，PDWI-FS 呈较高信号；肩胛下隐窝滑囊积液（黑三角），T_2WI 及 PDWI-FS 呈高信号；冈上肌腱变性（白三角），变性区域于 PDWI-FS 及 T_1WI 均呈等信号。

（七）图像质量控制

1. 图像基本要求

（1）去除患者身上所有金属类物质，特别注意患者裤子拉链、金属线商标、磁疗内裤、贴的膏药、暖宝宝等易漏掉的物品。

（2）与患者进行良好沟通。噪声敏感患者佩戴耳塞，较轻的幽闭恐惧患者给予心理辅导，婴幼儿及意识不清者给予镇静且嘱咐家属陪同。

（3）扫描前尽量进行磁场均匀性矫正，保证机器运行正常和高效。

（4）肱骨下方可以沙袋固定以减少运动伪影。

（5）显示肩关节骨性结构及软组织结构，关节唇、肱骨头、肩锁关节、冈上肌腱、冈下肌腱及肱二头肌长头肌腱等显示清晰。

（6）扫描方位标准。尽量薄层、高分辨力扫描。

2. 图像质控要求

（1）图像能满足影像诊断的需要：

1）包括的范围：由肩锁关节上方向下至肱骨外科颈下方，包括全部肩关节结构。

2）显示的体位：各体位图像上，显示体位标准；其中斜冠状位图像上，成像方位与冈上肌走行方向一致；斜矢状位图像的成像方位垂直于冈上肌走行方向。

3）组织间对比：图像的信噪比高，在相应序列图像上，肩关节诸骨骨端、关节软骨、关节囊及邻近肌腱（肩袖）等结构间，及与病变间均有良好对比，可清楚分辨。

（2）图像上的信息准确：

1）图像上文字信息：应包括医院名称、受检者姓名、性别、年龄、检查号、检查日期和时间、设备型号、表面线圈、FOV、矩阵数、当前层面的序列号和图号及位置、TR 和 TE 时间、层厚和层间隔、激励次数、左右标识、窗宽和窗位及比例尺；字母、数字显示清晰；图像文字不能遮挡图像中感兴趣部位影像。

2）图像上影像信息：图像按解剖顺序排列，无层面遗漏及错位；图像中的影像的大小及灰度要适中；肩关节各结构间及与病变间的对比良好，无各种原因所致的伪影。

（3）图像质量的等级评价

1）0 级：图像上，肩关节各结构显示不清，伪影严重，不能诊断。

2）1 级：肩关节各结构显示模糊，具有明显的肩关节运动伪影，图像干扰严重，不能达到诊断要求。

3）2 级：肩关节各结构对比显示欠清晰，或略有运动伪影，图像略有干扰，但是基本不影响诊断。

4）3 级：肩关节各结构对比清晰，无运动伪影，图像无干扰，符合诊断要求。

图像质量必须达到 2 级或 3 级方可允许打印胶片及签发报告。

八、上肢 MR 检查技术

（一）受检者的体位

一般采用仰卧位，足先进、手放身侧，或采用俯卧位、手举过头、手掌朝下。将线圈的中心对准上肢检查部位并至少包括一个关节，并将固定带绕过身体固定。GPFLEX 线圈的内侧是真正接收信号的部分，将 GPFLEX 线圈卷成桶形，但一定不要重叠。内部空间用海绵垫填充。线圈窗口一般为上下方向。解剖正位（手掌旋前），并记下偏中心的距离。上臂垫高与肩平，绑外固定，减少运动伪影，如图 38-39。

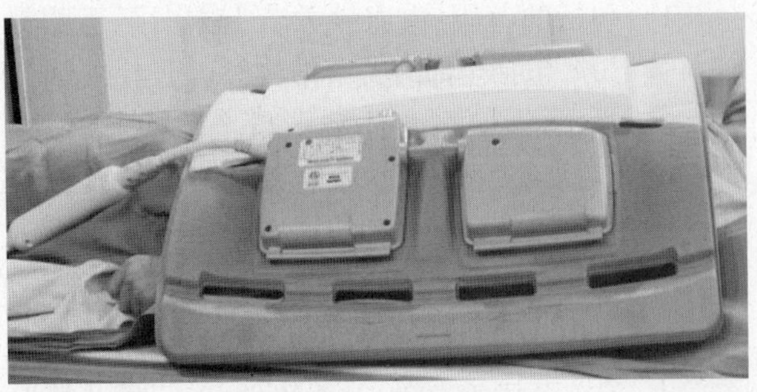

图 38-39　上肢 MR 摆位

（二）上肢扫描规范化扫描方案，见表 38-9。

表 38-9　上肢扫描规范化扫描方案

序列	序列中文名称
3-pl Loc	三平面定位
calibration scan	校准扫描
OAx T_1WI	轴位 T_1 加权成像
OAx T_2WI	轴位 T_2 加权成像
OCor STIR	斜冠状位短反转时间反转恢复序列
OCor T_1WI	冠状位 T_1 加权成像
OSag FS PDWI	矢状位脂肪抑制质子密度加权成像
OSag T_1WI	矢状位 T_1 加权成像

1. 三平面定位方法图像　三平面定位序列，可以选择使用大体线圈（body coil），进行大范围扫描，再利用表面线圈 GPFLEX 进行小 FOV 的二次定位，矢状面和冠状面定位线平行于上肢长轴，定位中心点位于病变部位中心。三平面定位图像上观察病变部位与线圈之间的对应关系，确保位于线圈的中心，这是影响图像质量的关键因素，如图 38-40。

2. 校准扫描　大范围扫描全视野覆盖，以病变部位为中心。扫描范围要超过其后序列的 FOV 大小，尤其矢状面冠状面序列。校准扫描一般要求一次采集，范围不够时增加层厚。使用 GPFLEX 线圈的各个序列，均不采用 PURE 信号强度纠正技术。

3. 横断面 T_1/T_2 加权成像

（1）定位：三平面冠状面定位像上，进行横断面定位，垂直上肢长轴，矢状面和横断面图像上调整定位线角度。以病变部位为 FOV 中心，如图 38-41。

（2）序列参数要求：T_1 图像显示解剖结构比较好。对骨髓腔内的低信号病变比较敏感。T_1 序列可去掉上下饱和带，以缩短 TR 时间。为了减轻血管搏动伪影，T_2 序列需添加上下饱和带。频率编码方向为左右，防止卷折，也可避免呼吸运动的影响。

（3）适应证：外伤、肿块、炎症性病变。

4. 冠状位短反转时间反转恢复序列

（1）定位：三平面定位像上以矢状面和横断面定位像为参考。在定位冠状面时，以矢状面定位像上定位，平行于肱骨和桡骨，并在冠状面图像上可以调整旋转角度。以病变部位为 FOV 中心，如图 38-42。

（2）序列参数要求：STIR 序列脂肪抑制更加均匀，是对骨关节病变比较敏感的序列，但扫描时间较长。为减轻运动或血管搏动伪影，将频率编码置于左右，添加上下饱和带。

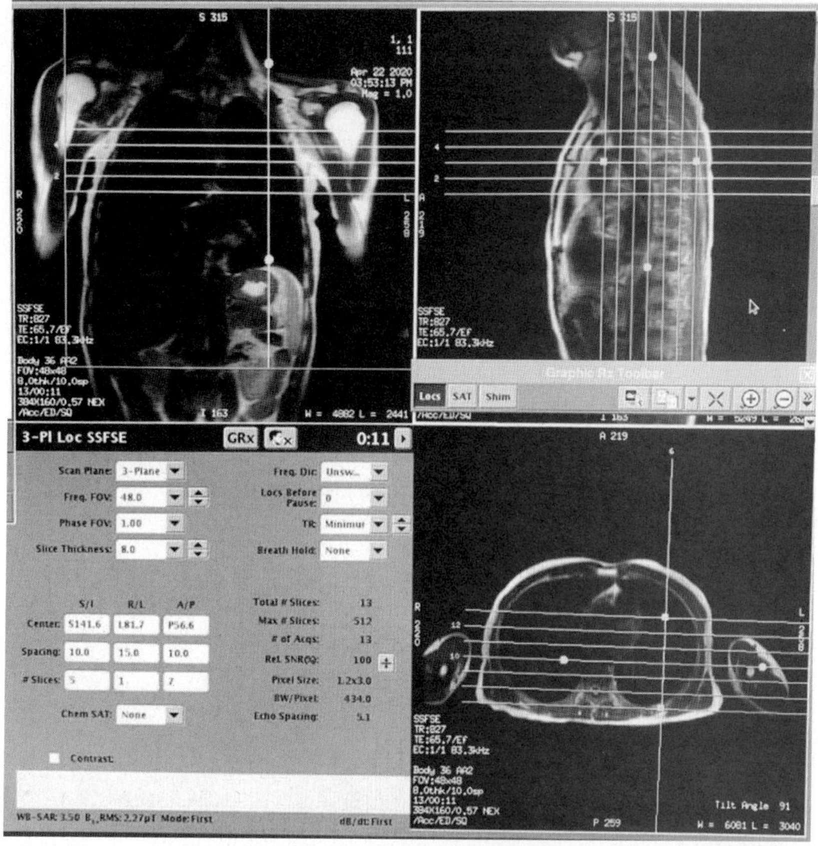

图 38-40　上肢三平面定位像

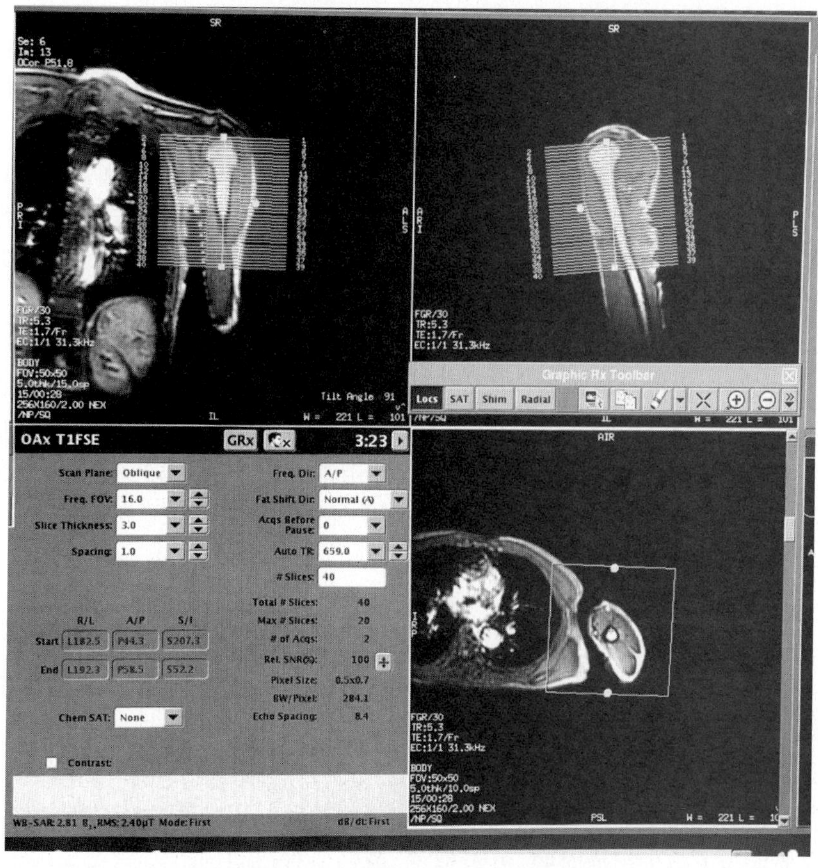

图 38-41　上肢横断位 T_1WI 定位像

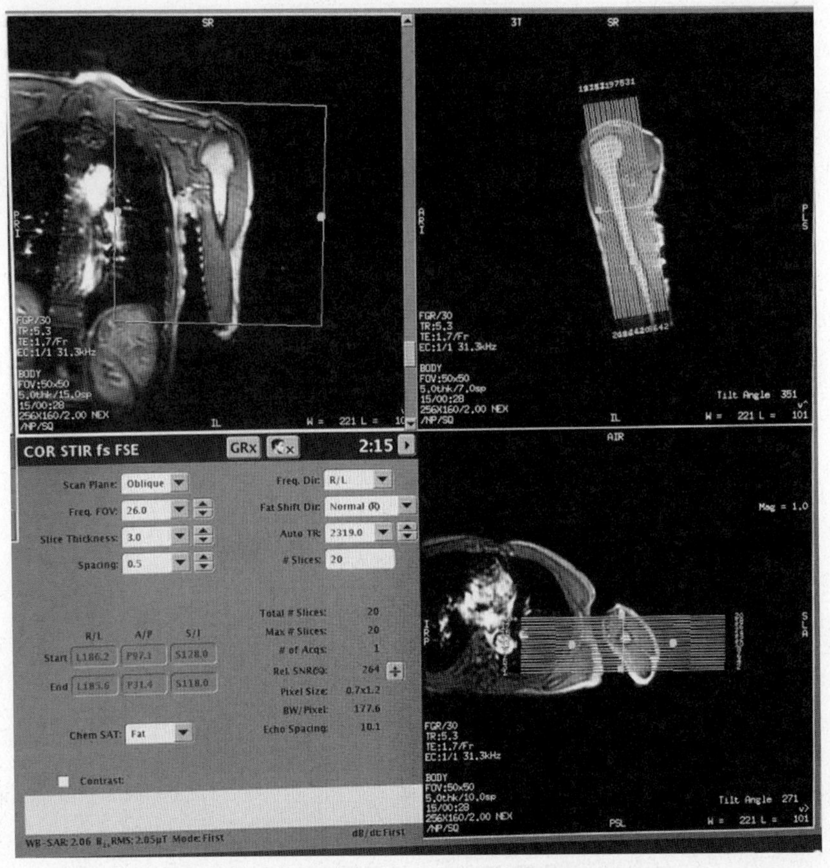

图 38-42　上肢冠状位短反转时间反转恢复序列

（3）适应证：外伤、肿块、炎症性病变。

5. 冠状面 T_1 加权成像

（1）定位：复制冠状面 STIR 定位线。

（2）序列参数要求：为了缩短扫描时间，可去掉上下饱和带。为了消除动静脉的搏动伪影，可以将频率编码置于左右方向。T_1 图像显示解剖结构比较好。对骨髓腔内的低信号病变比较敏感。

（3）适应证：外伤、肿块、炎症性病变。

6. 矢状面脂肪抑制质子密度加权成像

（1）定位：在轴位、冠状面定位像上，横断面上调整旋转角度。以病变部位为 FOV 中心，如图 38-43。

（2）序列参数要求：偏中心化学饱和法脂肪抑制需要添加局部匀场。为了减轻动静脉的搏动伪影，可以将频率编码置于前后方向。STIR 序列脂肪抑制更加均匀，是对骨关节病变比较敏感的序列，但扫描时间较长。

（3）适应证：外伤、肿块、炎症性病变。

7. 矢状面 T_1 加权成像

（1）定位：同矢状面 T_2WI 定位线。

（2）序列参数要求为了减少扫描时间，可去掉上下饱和带，从而可以缩短 TR 时间。为了减轻动静脉的搏动伪影，可以将频率编码置于前后方向。T_1 图像显示解剖结构比较好。对骨髓腔内的低信号病变比较敏感。

（3）适应证：外伤、肿块、炎症性病变。

（三）图像后处理与打印排版建议

普通患者无特殊的图像后处理，进行诊断阅片时可根据需要观察的解剖部位进行局部的放大、缩小、旋转、裁剪等。放大功能用于观察局部细微病变的形态结构，通常病变太小，肉眼可能难以分辨；缩小功能主要用于观察病变整体形态。MR 图像可能由于患者个体差异、主磁场均匀性、参数设置欠佳、外部环境对图像影响（例如，局部金属内固定的影响）等，出现扫描图像灰白对比不好，可以通过调节合适的窗宽、窗位来增加图像对比，突出病变部位。轴位、矢状位、冠状位图像 8×5 或 7×6 三张。

（四）检查技术要点与图像质量控制

1. 检查技术要点

（1）轴位和矢状位频率编码位于前后方向、冠状位频率编码位于左右方向，并添加上下饱和带，减轻血管搏动伪影。

（2）怀疑肿瘤加做弥散序列或增强扫描。

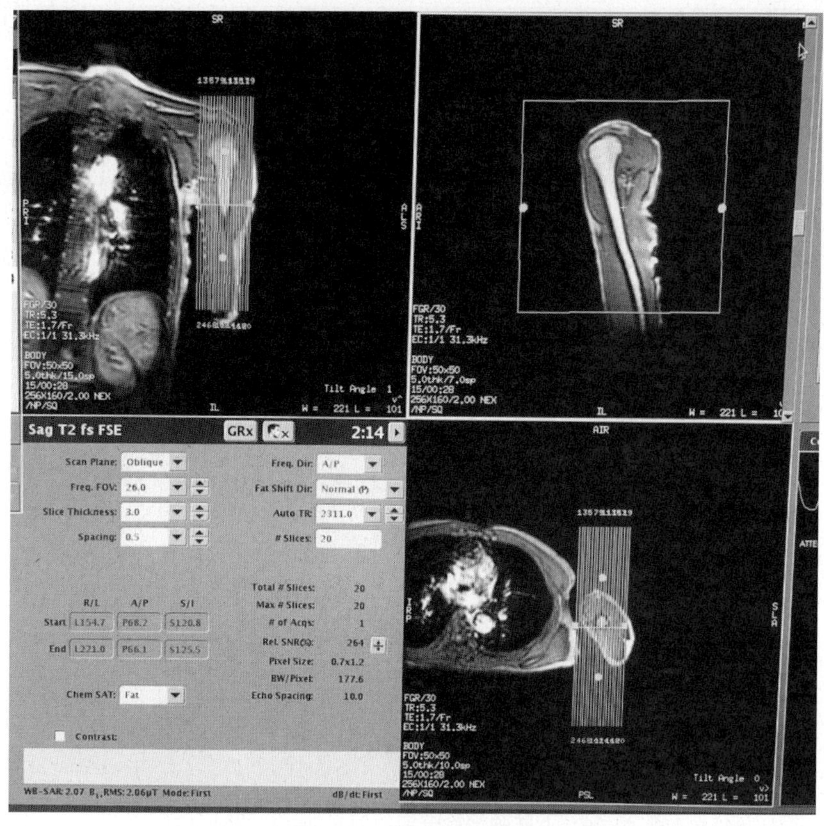

图 38-43　上肢矢状位脂肪抑制 PDWI 定位像

2. 图像质量控制

（1）去除患者身上所有金属类物质，特别注意患者裤子拉链、金属线商标、磁疗内裤、贴的膏药、暖宝宝等易漏掉的物品。

（2）扫描前尽量进行磁场均匀性矫正，保证机器运行正常、高效。

（3）与患者进行良好沟通。噪声敏感患者佩戴耳塞，较轻的幽闭恐惧患者给予心理辅导，婴幼儿及意识不清者给予镇静且嘱咐家属陪同。

（4）检查部位上下可以沙袋固定以减少运动伪影。

（五）影像诊断要点

上肢 MRI 信号，骨髓信号基本同脂肪组织；骨皮质在各种序列上均呈显著低信号；正常肌腱和韧带通常呈低信号；关节软骨在各种序列中的信号各不相同，T_2 高信号、T_1 低信号、PD 稍高信号；上肢软组织肿瘤大多数在 T_1WI 表现为稍低信号，部分肿瘤表现为与肌肉同等的信号；脂肪与出血信号在 T_1WI 表现突出；T_2WI 上良性肿瘤多表现为边界清楚、信号均匀的肿块，周围软组织一般不受侵犯；恶性软组织肿瘤由于存在囊变坏死、出血及瘤周侵犯，T_2WI 信号极其混杂。增强扫描中，几乎全部恶性肿瘤都明显强化，而部分良性肿瘤也有明显强化。

（六）特殊病变的检查技术

上肢肿瘤的影像学检查，用于评估肿瘤的良恶性以及肿瘤的大小位置与周围的关系，指导临床的治疗方案选择，以及临床的鉴别诊断。影像学检查首选 MRI，MRI 具有较高的软组织分辨力，对肿瘤及肿瘤样病变的明确诊断具有非常重要的意义。MRI 检查方法一般采用平扫及增强扫描来提高对此类疾病的诊断准确性，平扫时一般采用常规的序列扫描的同时增加脂肪抑制序列和磁共振弥散加权成像，增强扫描恶性肿瘤强化明显（图 38-44）。在常规序列上脂肪信号极高，易掩盖病灶，降低病灶检出率，使病灶边界显示不清。脂肪抑制序列的应用，由于软组织中含有丰富的皮下脂肪和肌间隙脂肪，脂肪抑脂序列使脂肪组织的高信号得到很好抑制，可清楚显示病灶边界，提高了软组织病变的检出率。磁共振弥散加权成像（DWI）作为 MRI 领域新兴的检查手段，对于鉴别肿瘤的良恶性病灶有很大的价值。常规 MRI 及骨扫描鉴别骨骼良恶性病灶均存在一定困难，MRI 扫描的 T_2WI 上肿瘤转移和感染大部分均呈高信号，且肿瘤坏死和感染的化脓区 T_2 值亦相仿，但在 DWI 序列高 b 值时 ADC

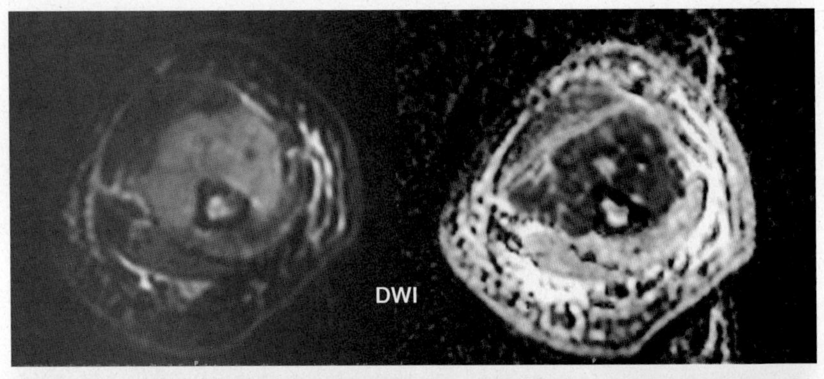

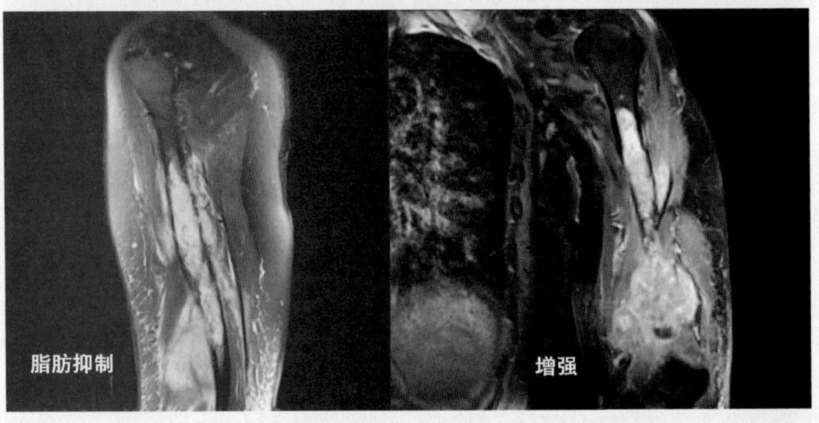

图 38-44　上肢肿瘤检查脂肪抑制、增强、DWI 图像

值能有效鉴别良、恶性病变。由于 DWI 检查时间短且敏感性高，能同时检测骨骼以及软组织的病灶，对于临床具有重要的应用价值。

九、肘关节 MR 检查技术

（一）受检者的体位

一般采用仰卧位，足先进、手放身侧，或采用俯卧位、手举过头、手掌朝下。将线圈的中心对准肘关节，并将固定带绕过身体固定。GPFLEX 线圈的内侧是真正接收信号的部分，将 GPFLEX 线圈卷成桶形，但一定不要重叠。内部空间用海绵垫填充。线圈窗口一般为上下方向。解剖正位（手掌旋前），并记下偏中心的距离。上臂垫高与肩平，绑外固定，减少运动伪影。如图 38-45、图 38-46 所示。

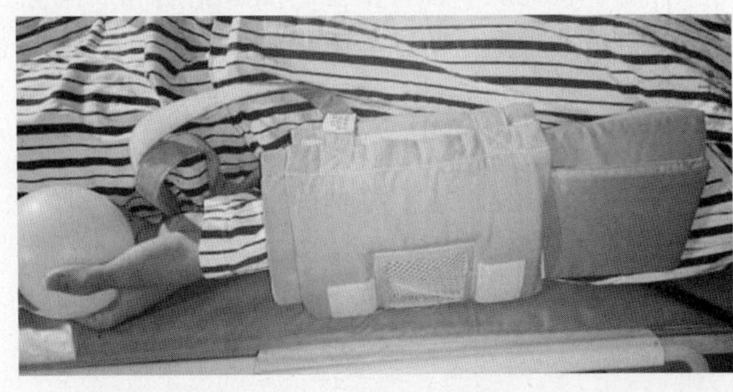

图 38-45　肘关节摆位

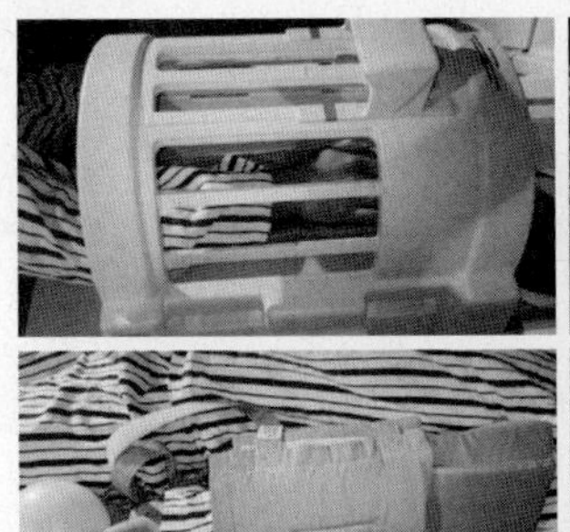

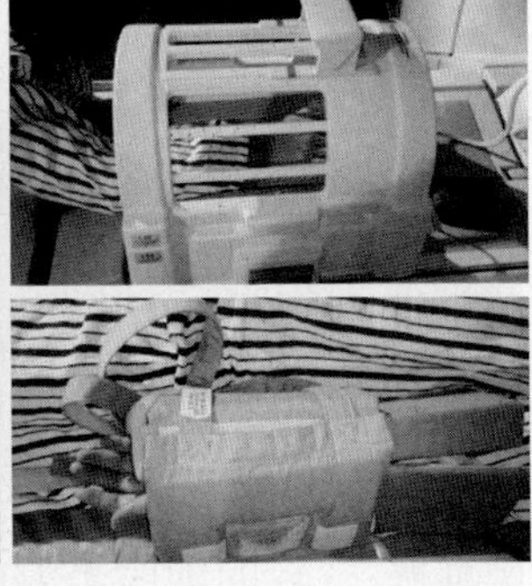

图 38-46　腕关节及肘关节摆位

（二）肘关节规范化扫描方案，见表 38-10。

表 38-10　肘关节规范化扫描方案

序列	序列中文名称
3-pl Loc	三平面定位
calibration scan	校准扫描
OAx T_1WI	轴位 T_1 加权成像
OAx T_2WI	轴位 T_2 加权成像
OCor STIR	斜冠状位短反转时间反转恢复序列
OCor T_1WI	冠状位 T_1 加权成像
OSag FS PDWI	矢状位脂肪抑制质子密度加权成像
OSag T_1WI	矢状位 T_1 加权成像

1. **三平面定位方法图像**　三平面定位序列，可以选择使用大体线圈，进行大范围扫描，再利用表面线圈 GPFLEX 进行小 FOV 的二次定位，矢状面和冠状面定位线平行于肘关节长轴，定位中心点位于肘关节中心。三平面定位图像上观察肘关节与线圈之间的对应关系，确保肘关节位于线圈的中心，这是影响图像质量的关键因素。如图 38-47。

2. **校准扫描定位图像**　大范围扫描全视野覆盖，以肘关节解剖为中心。扫描范围要超过其后序列的 FOV 大小，尤其矢状面冠状面序列。校准扫描一般要求一次采集，范围不够时增加层厚。使用 GPFLEX 线圈的各个序列，均不采用 PURE 信号强度纠正技术，如图 38-48。

3. **横断面 T_1/T_2 加权成像**

（1）定位：三平面冠状面定位像上，进行横断面定位，平行于关节面，矢状面和横断面图像上调整定位线角度。上端包括肱骨干骺端，下端包括包全尺桡骨近端。以肘关节为 FOV 中心，如图 38-49。

（2）序列参数要求：T_1 图像显示解剖结构比较好。对骨髓腔内的低信号病变比较敏感。T_1 序列可去掉上下饱和带，以缩短 TR 时间。为了减轻血管搏动伪影，T_2 序列需添加上下饱和带。频率编码方向为左右，防止卷折，也可避免呼吸运动的影响。

（3）适应证：肘关节肌腱病变，外伤或炎症性病变，关节周围肿块。

4. **斜冠状位短反转时间反转恢复序列**

（1）定位：三平面定位像上以矢状面和横断面定位像为参考，定位冠状面，矢状面定位像上定位，平行于肱骨和桡骨，并在冠状面定位像上可以调整旋转角度。以肱骨头为 FOV 中心，如图 38-50。

（2）序列参数要求：STIR 序列脂肪抑制更均匀，是对骨关节病变比较敏感的序列，但扫描时间较长。为减轻运动或血管搏动伪影，将频率编码置于左右。添加上下饱和带。

（3）适应证：肘关节肌腱病变，外伤或炎症性病变，关节周围肿块。

5. **冠状面 T_1 加权成像**

（1）定位：复制冠状面 STIR 定位线。

（2）序列参数要求：为了缩短扫描时间，可去掉上下饱和带。为了消除动静脉的搏动伪影，可以将频率编码置于左右方向。T_1 图像显示解剖结构比较好。对骨髓腔内的低信号病变比较敏感。

（3）适应证：肘关节肌腱病变，外伤或炎症性病变，关节周围肿块。

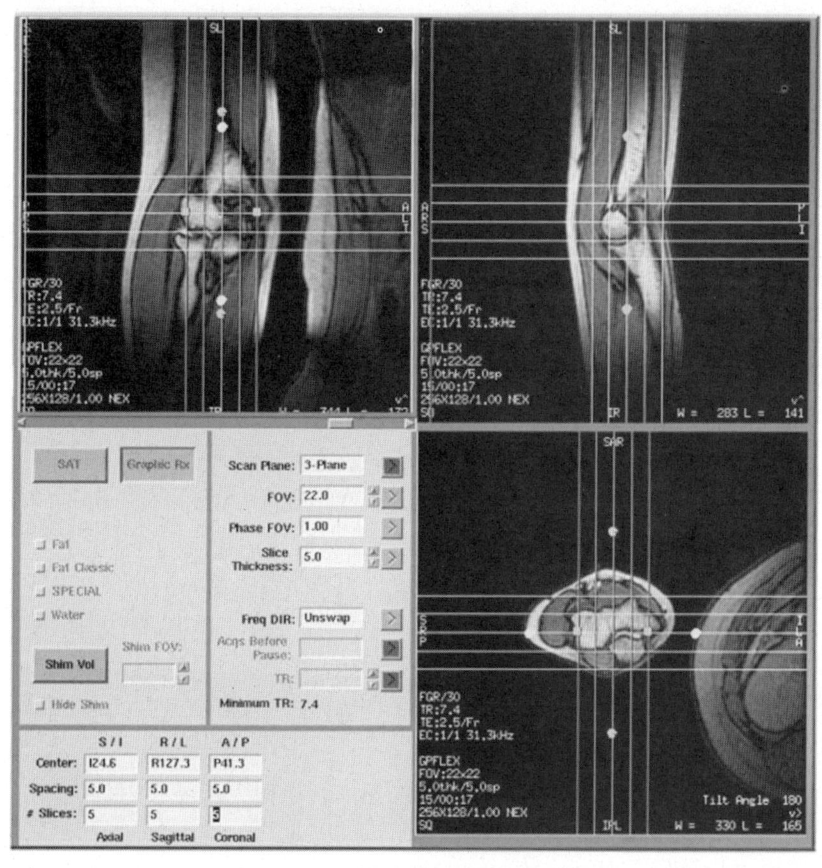

图 38-47　肘关节三平面定位像

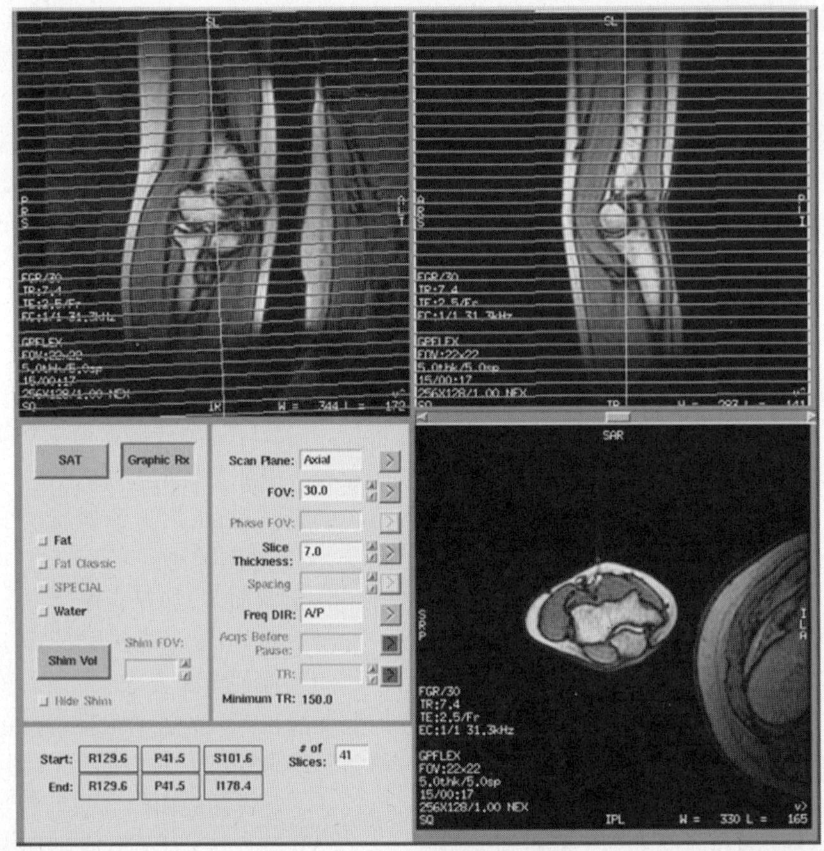

图 38-48　肘关节校准定位像

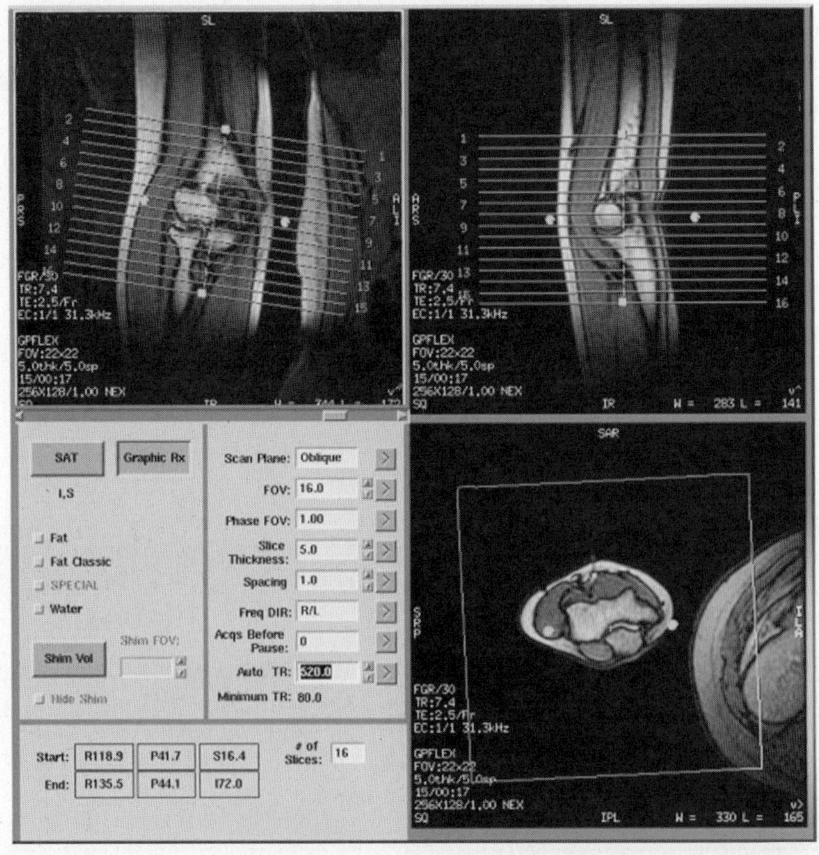

图 38-49　肘关节横断位 T_1WI 定位像

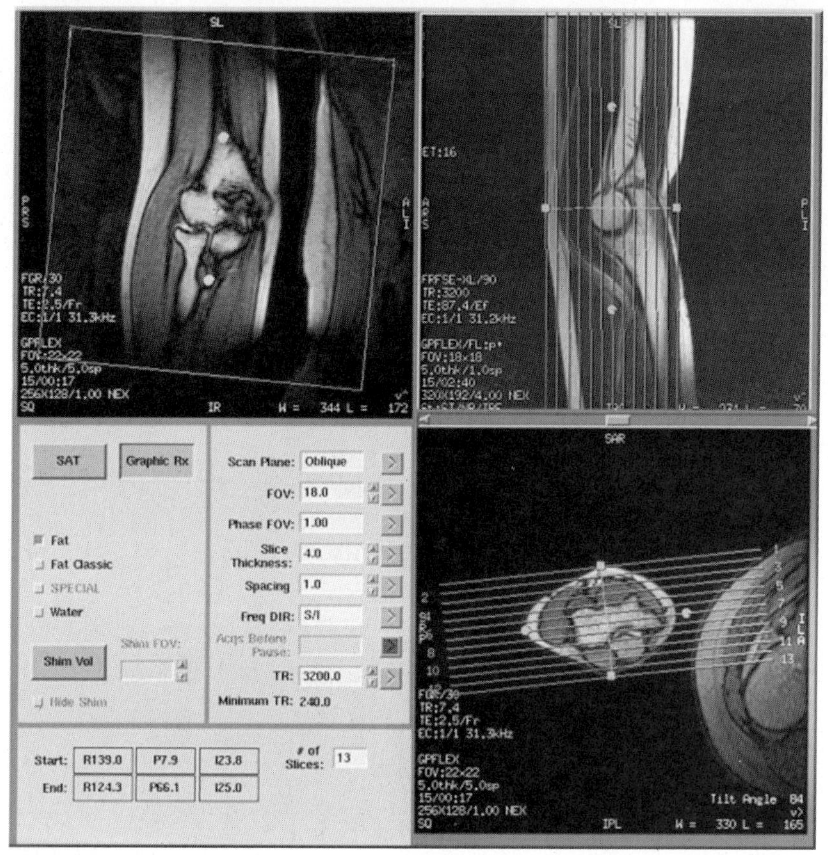

图 38-50　肘关节冠状位脂肪抑制 T_2WI 定位像

6. **矢状面脂肪抑制质子密度加权成像**

（1）定位：在轴位、冠状面定位像上，垂直于内外上髁连线进行扫描。也可在冠状面 T_2 和横断面 T_1 图像上定位，平行于肘关节，横断面上调整旋转角度。以肱骨头为 FOV 中心。如图 38-51。

（2）序列参数要求：偏中心化学饱和法脂肪抑制需要添加局部匀场。为了消除动静脉的搏动伪影，可以将频率编码置于前后方向。STIR 序列脂肪抑制更加均匀，是对骨关节病变比较敏感的序列，但扫描时间较长。

（3）适应证：肘关节肌腱病变，外伤或炎症性病变，关节周围肿块。

7. **矢状面 T_1 加权成像**

（1）定位：同矢状面 T_2WI 定位线。

（2）序列参数要求为了减少扫描时间，可去掉上下饱和带，从而可以缩短 TR 时间。为了减轻动静脉的搏动伪影，可以将频率编码置于前后方向。T_1 图像显示解剖结构比较好。对骨髓腔内的低信号病变比较敏感。

（3）适应证：肘关节肌腱病，外伤或炎症性病变，关节周围肿块。

（三）图像后处理与打印排版建议

普通患者无特殊的图像后处理。进行诊断阅片时可根据需要观察的解剖部位进行局部的放大、缩小、旋转、裁剪等。放大功能用于观察局部细微病变的形态结构，通常病变太小，肉眼可能难以分辨；缩小功能主要用于观察病变整体形态。MR 图像可能由于患者个体差异、主磁场均匀性、参数设置欠佳、外部环境对图像影响（例如，局部金属内固定的影响）等，出现扫描图像灰白对比不好，可以通过调节合适的窗宽、窗位来增加图像对比，突出病变部位。

打印排版建议：T_1WI 与 T_2WI 分别排版打印各一张；如有增强图像选取 2 个平面图像排版打印。轴位、矢状位、冠状位图像 8×5 或 7×6 三张。

（四）检查技术要点与影像诊断要点

1. **检查技术要点**

（1）小 FOV、薄层、高分辨力扫描。

（2）矢状位频率编码位于前后方向、冠状位频率编码位于左右，以减轻血管搏动伪影。

（3）显示关节面软骨分层等精细结构，必要时加扫 3D 薄层超高分辨力梯度回波序列。

2. **影像诊断要点**　肘关节病变常见骨性关节炎和损伤。骨性关节炎早期软骨肿胀，T_2WI 上为

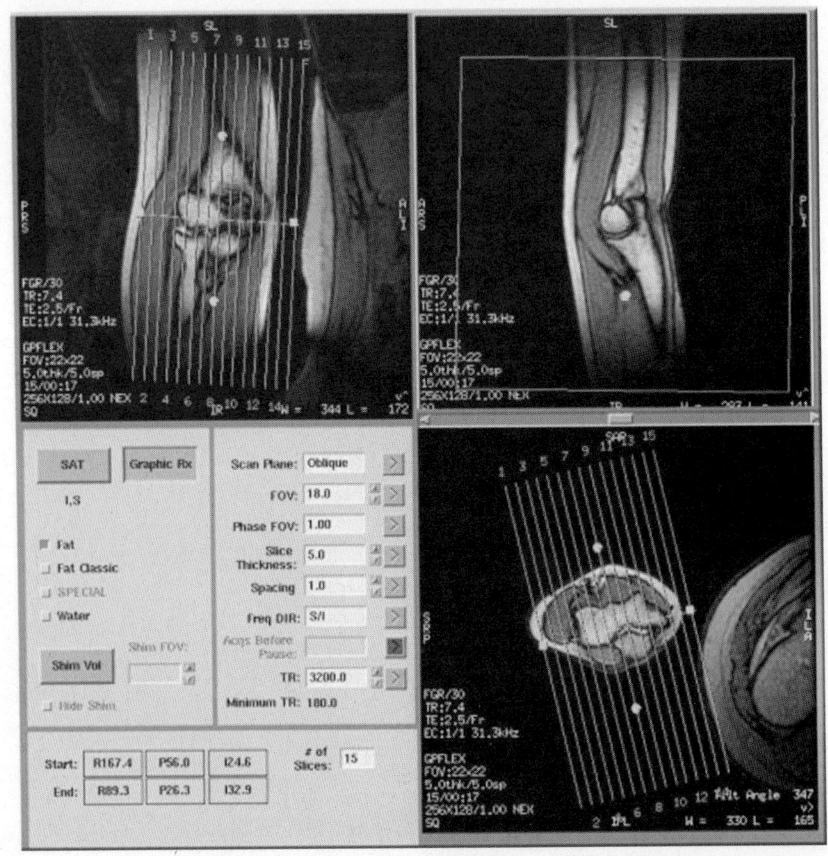

图 38-51　肘关节矢状位脂肪抑制 PDWI 定位像

高信号；以后软骨内可出现小囊、表面糜烂和小溃疡；后期软骨变薄甚至剥脱，局部纤维化在 T_2WI 上表现为低信号。肘关节损伤性疾病表现为韧带变薄或增厚伴其内或周围信号增高，完全断裂表现为韧带纤维不连续或缺损。肘关节肌腱的损伤轻的表现为单纯的肌腱水肿、增粗，呈长 T_1、长 T_2 信号的改变；较重时可以表现为肌腱不全断裂或完全断裂，表现肌腱的纤细或连续性的中断，MRI 呈长 T_1、长 T_2 信号的改变。肘部最常见的神经损伤为尺神经 MRI 表现为神经增粗，T_2WI 信号增高，软组织水肿 MRI 表现为肌肉信号在 T_2WI-FS 序列上信号升高。

（五）特殊病变检查

肘管综合征，肘管综合征指肘管内尺神经受压而产生的神经损伤症状，临床上主要依据体格检查和肌电图检查作为诊断依据，有时很难找到肘管综合征的发病原因。对肘管综合征的诊断缺乏直接的形态学方面的相关检查。MRI 以较强的软组织分辨力、多平面、多参数成像等独特的优势成为研究周围神经的首选方法。扫描序列和参数：SE-T_1WI、脂肪抑制 SE-T_2WI、脂肪抑制 SE-PDWI，层厚 3.0mm，层间距 3.0mm，常规行横轴面、矢状面和冠状面平扫。扫描范围包括肘关节间隙上、下至少 4cm 层面。在横轴面 MRI 图像上肘管综合征患者的尺神经横截面积及信号强度增大。约一半的肘管内尺神经在压脂 T_2WI 上呈高信号（图 38-52）。

（六）图像质量控制

1. 图像基本要求

（1）去除患者身上所有金属类物质，特别注意患者裤子拉链、金属线商标、磁疗内裤、贴的膏药、暖宝宝等易漏掉的物品。

（2）与患者进行良好沟通。噪声敏感患者佩戴耳塞，较轻的幽闭恐惧患者给予辅导，婴幼儿及意识不清者给予镇静且嘱咐家属陪同。

（3）扫描前尽量进行磁场均匀性矫正，保证机器运行正常和高效。

（4）肘关节上下方可以沙袋固定以减少运动伪影。无明显运动伪影，血管搏动伪影应不影响兴趣区的影像诊断。

（5）根据病变位置特征扫描方位选择横轴面为主，冠状面和矢状面为辅，或相反。

（6）尽量采用小 FOV、薄层、高分辨力扫描。显示肘关节骨性结构及其软组织结构。

2. 图像质控要求

（1）图像能满足影像诊断的需要：

1）包括的范围：自肱骨下段至尺挠骨上段，包括全部组成肘关节结构。

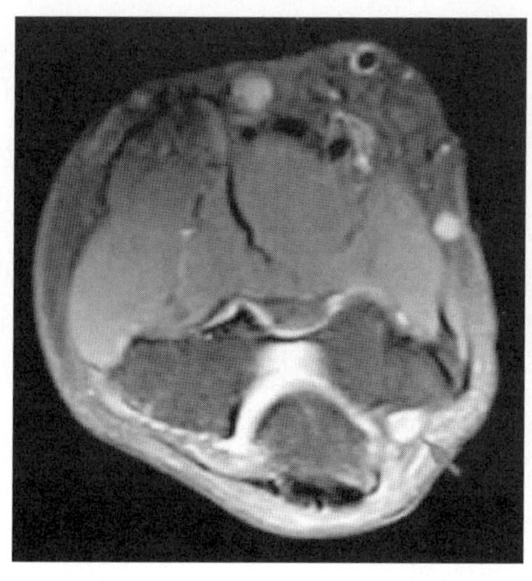
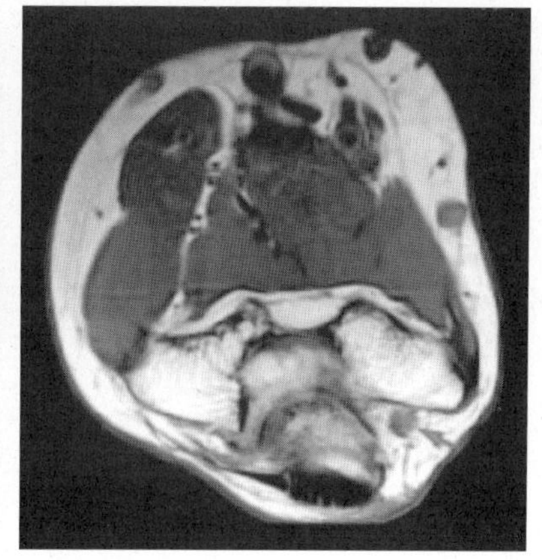

图 38-52　肘管综合征
压脂 PDWI 尺神经呈明显高信号 T_1WI 显示尺神经增粗。

2）显示的体位：各体位图像上，显示体位标准；其中斜冠状位图像上，成像方位应平行肱骨干冠状面；斜矢状位图像的成像方位应垂直于肱骨干冠状面。

3）组织间对比：图像的信噪比高，在相应序列图像上，肘关节诸骨的骨质、关节软骨、邻近的肌腱、韧带等结构间，及与病变间均有良好对比，可清楚分辨。

（2）图像上的信息准确：

1）图像上文字信息：应包括医院名称、受检者姓名、性别、年龄、检查号、检查日期和时间、设备型号、表面线圈、FOV、矩阵数、当前层面的序列号和图号及位置、TR 和 TE 时间、层厚和层间隔、激励次数、左右标识、窗宽和窗位及比例尺；字母、数字显示清晰；图像文字不能遮挡图像中感兴趣部位影像。

2）图像上影像信息：图像按解剖顺序排列，无层面遗漏及错位；图像中的影像的大小及灰度要适中；肘关节各结构间及与病变间的对比良好，无各种原因所致的伪影。

（3）图像质量的等级评价

1）0 级：图像无法观察，肘关节各结构显示不清，伪影严重，不能诊断。

2）1 级：肘关节各结构显示模糊，具有明显运动伪影，图像干扰严重，不能达到诊断要求。

3）2 级：肘关节各结构对比显示欠清晰，或略有运动伪影，图像略有干扰，但是基本不影响结果的诊断。

4）3 级：肘关节各结构对比清晰，无运动伪影，图像无干扰，符合诊断要求。

图像质量必须达到 2 级或 3 级方可允许打印图片及签发报告。

十、腕指关节 MR 检查技术

（一）受检者的体位

仰卧位，足先进，上肢伸直置于体侧，手掌向下（舒适度好，首选）。也可以俯卧位，患肢头上位伸直，掌心向下固定，头下垫海绵垫，尽可能使头部处于舒适体位。前臂垫高与肩平，绑外固定，减少运动伪影。将线圈的中心对准腕关节，腕部必须固定在线圈之内不能运动。身体向对侧移动，尽量将被扫描腕关节接近磁场中心。记下被扫描腕关节左右偏中心的距离。腕部必须固定在线圈之内不能运动，如图 38-53。

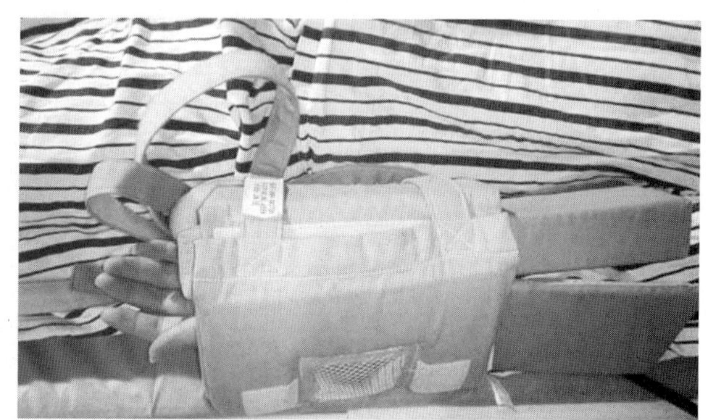

图 38-53　腕关节摆位

（二）腕关节规范化扫描方案见表 38-11。

表 38-11　腕关节规范化扫描方案

序列	序列中文名称
3-pl $T_2{}^*$ Loc	三平面定位
OAx FS T_2WI	横轴位脂肪抑制 T_2 加权成像
OAx T_1WI	横轴位 T_1 加权成像
OCor FS PDWI	冠状位脂肪抑制质子密度加权成像
OCor T_1WI	冠状位 T_1 加权成像
OCor $T_2{}^*$ GRE	冠状面 $T_2{}^*$ 梯度回波成像
OSag FS T_2WI	矢状面脂肪抑制 T_2 加权成像
OCor FS 3D FSPGR	冠状位脂肪抑制三维梯度回波成像

1. **三平面定位图像** 三平面定位序列，可以选择先使用大 FOV 扫描，再利用表面线圈进行小 FOV 的二次定位，定位中心点位于腕关节中心，并保证三个平面图像与腕关节解剖平行。三平面定位图像上观察腕关节与线圈之间的对应关系，确保腕关节位于线圈的中心，这是影响图像质量的关键因素，如图 38-54。

2. **横断面脂肪抑制 T_2 加权成像**

（1）定位：在三平面定位冠状面图像中显示桡尺骨茎突最好的层面，平行两者连线画定位线。在矢状位中，调整定位在线下位置及角度，与桡骨骨干垂直。扫描范围从尺桡骨到掌骨。

（2）序列参数要求：上下饱和带可以减轻血管搏动伪影。化学饱和法脂肪抑制 T_2 序列偏中心扫描加局部匀场，并添加上下饱和带，减轻动脉搏动伪影。FAT 脂肪抑制比较完全，FAT Classic 脂肪抑制比较轻微。骨与关节 T_2 加权通常使用较短 TE，同时缩短回波链。由于解剖结构较小，为了获得较高的信噪比，增加重复次数，扫描时间比较长。如果不考虑图像卷折，可去掉无卷折选项，利用部分相位编码 FOV 缩短扫描时间。

（3）适应证：骨与关节病变，脂肪抑制 T_2 加权图像比较敏感。分析腕管综合征及肌腱病变。类风湿早期诊断。

3. **横断面 T_1 加权成像**

（1）定位：复制 T_2 加权定位线。

（2）序列参数要求：信噪比高，高空间分辨力显示解剖结构比较清楚。为了缩短扫描时间，去掉上下饱和带，缩短 TR 时间。

（3）适应证：显示骨髓腔病变较敏感。分析腕管综合征。分析下尺桡关节的不稳定。肿瘤性病变及感染性病变。

4. **冠状面脂肪抑制质子密度加权成像**

（1）定位：横轴位定位像显示桡尺骨茎突最好的层面，在矢状面和冠状面定位像上修正划线角度，平行两者连线来定冠状面扫描线。可根据病变的特点调整矢状面定位的角度，分别用于观察腕管、骨性结构或韧带等。根据情况，亦可平行于肌腱走行。如图 38-55。

（2）序列参数要求：偏中心化学饱和法脂肪扫描加局部匀场。由于扫描层数比较薄，可增加 NEX 或使用较小带宽增加信噪比。如果想彻底消除动

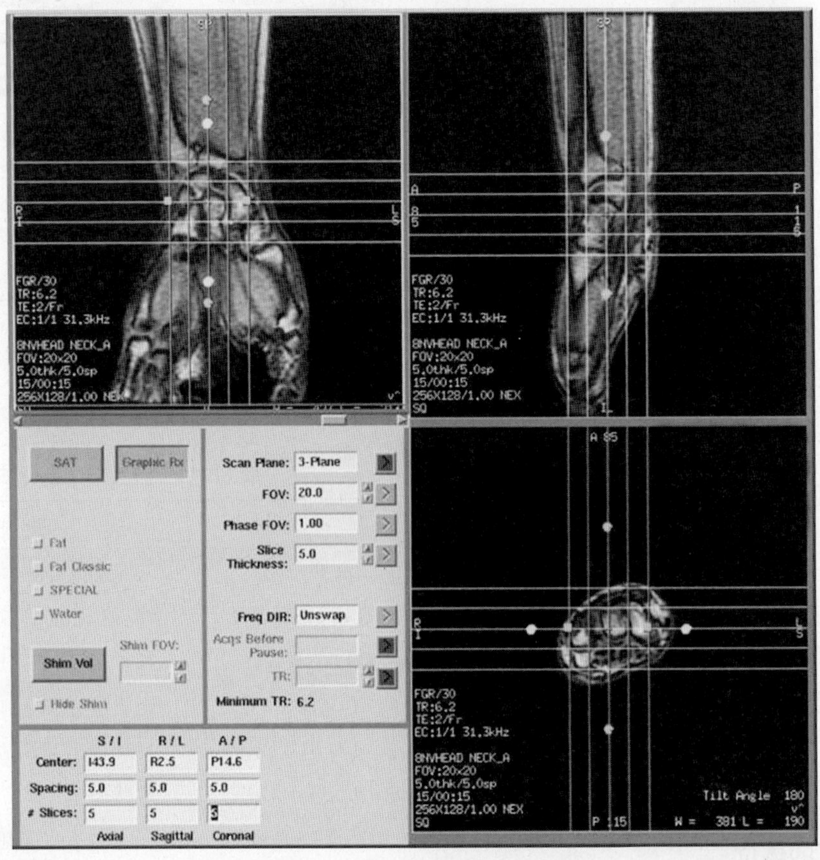

图 38-54 腕关节三平面定位像

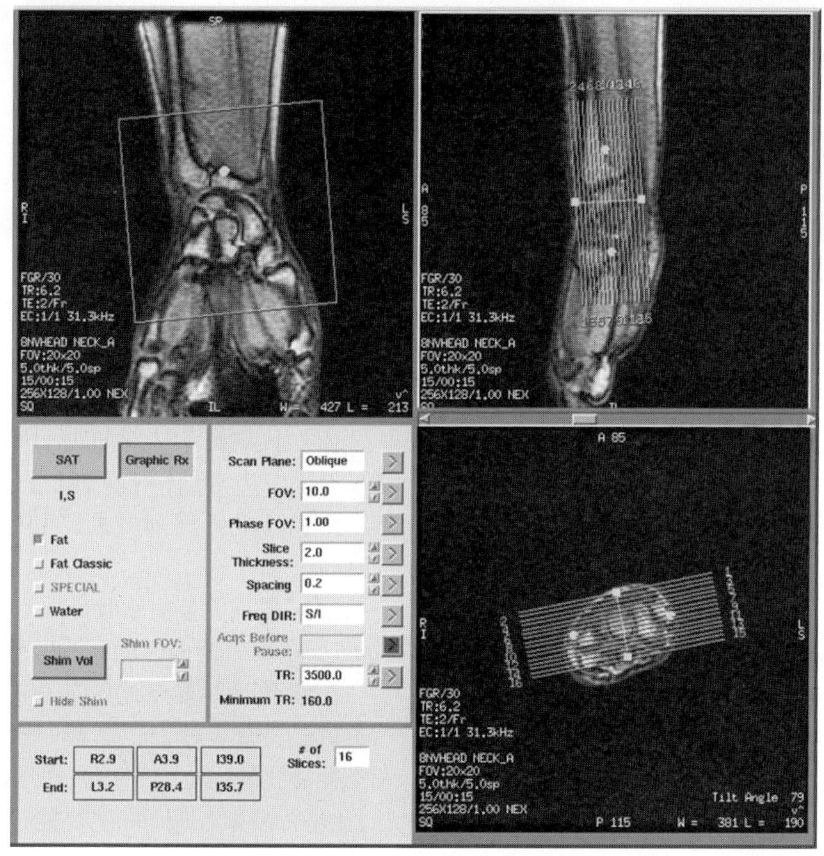

图 38-55　腕关节冠状位脂肪抑制 PDWI 定位像

脉搏动影响，可将频率编码方向至于左右，加无卷折选项。短 TE 短回波链序列显示软组织、软骨比较好。化学饱和法脂肪抑制质子加权序列需要添加局部匀场，T_2 序列添加上下饱和带，减轻动脉搏动伪影；T_1 FSE 序列可去掉上下饱和带以缩短扫描时间。

（3）适应证：显示各腕骨的解剖结构及腕骨间韧带。观察三角纤维软骨复合体。显示关节积液及软骨病变。类风湿早期诊断。

5. 冠状面 T_1 加权成像

（1）定位：复制冠状面 PD 定位线。可根据病变的特点调整矢状面定位的角度，分别用于观察腕管、骨性结构或韧带等。

（2）序列参数要求：信噪比高，可采用高分辨力扫描，显示解剖较好。

（3）适应证：显示各腕骨的解剖结构。观察三角纤维软骨复合体。肿瘤性病变及感染性病变。类风湿早期诊断。

6. 冠状面梯度回波成像

（1）定位：复制冠状面定位线。可根据病变的特点调整矢状面定位的角度，分别用于观察腕管、骨性结构或韧带等。

（2）序列参数要求：去掉上下饱和带，缩短 TR 时间，减少扫描时间。TE 时间的调整，对图像对比度影响比较大。必要时使用化学饱和法脂肪抑制，突出软骨亮度。

（3）适应证：显示各腕骨表面的软骨结构。需要注意的是，$T_2{}^*$ 序列对关节内积液、骨性损伤不敏感。类风湿早期诊断。

7. 矢状面脂肪抑制 T_2 加权成像

（1）定位：在冠状面图像上定位。可根据病变的特点调整横断面定位线的角度，分别用于观察腕管、骨性结构或韧带等。

（2）序列参数要求：偏中心化学饱和法脂肪扫描加局部匀场。由于扫描层数比较薄，可增加 NEX 或使用较小带宽增加信噪比。短 TE 短回波链序列显示软组织、软骨比较好。如果不考虑图像卷折，可去掉无卷折选项，利用部分相位编码 FOV 缩短扫描时间。

（3）适应证：显示各腕骨的解剖结构及腕骨间韧带。分析腕关节不稳定：显示月骨和桡骨近端及腕骨的对合关系。显示关节积液及软骨病变。类风湿早期诊断。

8. **冠状面三维梯度回波脂肪抑制成像**

（1）定位：在矢状面定位线上划线，前后范围包括整个腕关节。可根据病变的特点调整横断面定位线的角度，分别用于观察腕管、骨性结构或肌腱等，如图 38-56。

（2）序列参数要求：TE 时间的调整，对图像对比度影响比较大。化学饱和法脂肪抑制方法，明显好于 SPECIAL 压脂，软骨信号对比度更好。使用较小带宽，提高信噪比。

（3）适应证：显示各腕骨的解剖结构。类风湿早期诊断。需要注意的是，梯度回波序列对关节内积液、骨性损伤不敏感。

（三）图像后处理与打印排版建议

普通患者无特殊的图像后处理。进行诊断阅片时可根据需要观察的解剖部位进行局部的放大、缩小、旋转、裁剪等。放大功能用于观察局部细微病变的形态结构，通常病变太小，肉眼可能难以分辨；缩小功能主要用于观察病变整体形态。MR 图像可能由于患者个体差异、主磁场均匀性、参数设置欠佳、外部环境对图像影响（例如，局部金属内固定的影响）等，出现扫描图像灰白对比不好，可以通过调节合适的窗宽、窗位来增加图像对比，突出病变部位。

T_1WI 与 T_2WI 分别排版打印各一张；如有增强图像选取 2 个平面图像排版打印。3D 可以进行 MIP 重建，轴位、矢状位、冠状位图像 8×5 或 7×6，三张或四张。

（四）检查技术要点与影像诊断要点

1. **检查技术要点**

（1）小 FOV、薄层、高分辨力扫描。

（2）化学饱和法脂肪抑制质子加权序列需要添加局部匀场，T_2 序列添加上下饱和带，减轻动脉搏动伪影；T_1FSE 序列可去掉上下饱和带以缩短扫描时间。

（3）显示关节面软骨分层等精细结构，可扫描 3D 薄层超高分辨力梯度回波序列。

2. **影像诊断要点**　在腕关节，MRI 主要用于显示类风湿关节炎诊断，在侵蚀灶出现之前，即可出现炎性滑膜的强化。平扫加增强，显示关节骨质侵蚀，比平片要敏感得多，主要能显示充填在侵蚀灶内的血管翳。表现为长 T_1、长 T_2 信号有明显强化，

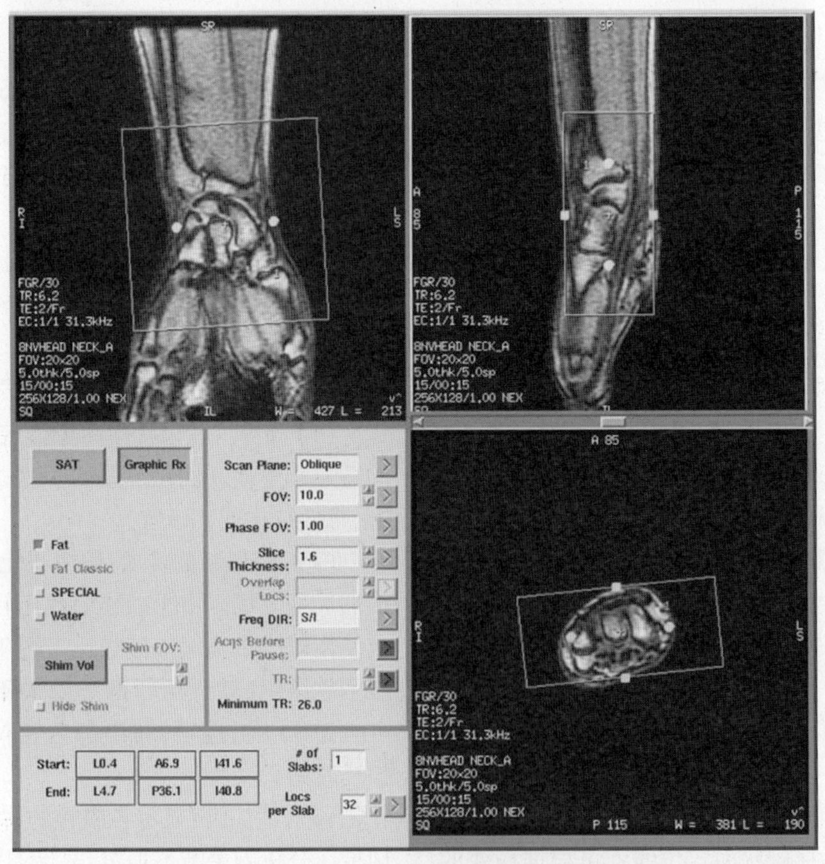

图 38-56　腕关节冠状位 3D T_1 FSPGR 定位像

与关节内血管翳相延续，根据动态测量滑膜体积及骨侵蚀灶的改变可以判断病变活动性。

（五）特殊病变的检查技术

桡骨茎突狭窄性腱鞘炎（妈妈手）——桡骨茎突部即拇长展肌腱和拇短伸肌腱的共同腱鞘，由于腱鞘因损伤而发生纤维变化，引起鞘管狭窄，肌腱在鞘管内活动受限制，因此称为狭窄性腱鞘炎，又称拇短伸肌和拇长展肌狭窄性腱鞘炎。孕妇在怀孕过程中，因肢体的水肿使原本就狭窄的腱鞘空间，变得更小，再加上产后长时间抱小孩，便会使症状更为剧烈。腕部 MRI 检查常用序列：轴位 T_1WI、T_2WI 压脂；冠状位 T_1WI、PDWI；矢状位 T_2WI 压脂。MRI 图像表现：桡侧伸肌腱周围信号增高；腕部桡侧皮下局部水肿；肌腱变性肌腱信号增高，桡骨茎突处肌腱肿胀最为明显；肌腱纵向撕裂-肌腱内线样高信号，拇长展肌更常见（图 38-57）。

（六）图像质量控制

1. 图像基本要求

（1）去除患者身上所有金属类物质，特别注意患者裤子拉链、金属线商标、磁疗内裤、贴的膏药、暖宝宝等易漏掉的物品。

（2）与患者进行良好沟通。噪声敏感患者佩戴耳塞，较轻的幽闭恐惧患者给予心理辅导，婴幼儿及意识不清者给予镇静且嘱咐家属陪同。

（3）扫描前尽量进行磁场均匀性矫正，保证机器运行正常和高效。

（4）腕关节上下方可以沙袋固定以减少运动伪影。无明显运动伪影，血管搏动伪影应不影响影像诊断。

（5）扫描方位以冠状面为主，辅以横轴面、矢状面。尽量选择小 FOV、薄层、高分辨力扫描。显示腕关节/手部骨性结构及其软组织结构。

2. 图像质控要求

（1）图像能满足影像诊断的需要：

1）包括的范围：自尺挠骨下端至诸掌骨近段。

2）显示的体位：各体位图像上，显示体位标准；其中斜冠状位图像上，成像方位应平行尺挠骨和 2—4 掌骨的冠状面；斜矢状位图像的成像方位应垂直于斜冠状位。

3）组织间对比：图像的信噪比高，在相应序列图像上，组成腕关节诸骨的骨质、关节软骨、关节内外韧带、相邻肌腱等结构间，及与病变间均有良好对比，可清楚分辨。

（2）图像上的信息准确：

1）图像上文字信息：应包括医院名称、受检者姓名、性别、年龄、检查号、检查日期和时间、设备型号、表面线圈、FOV、矩阵数、当前层面的序列号和图号及位置、TR 和 TE 时间、层厚和层间隔、激励次

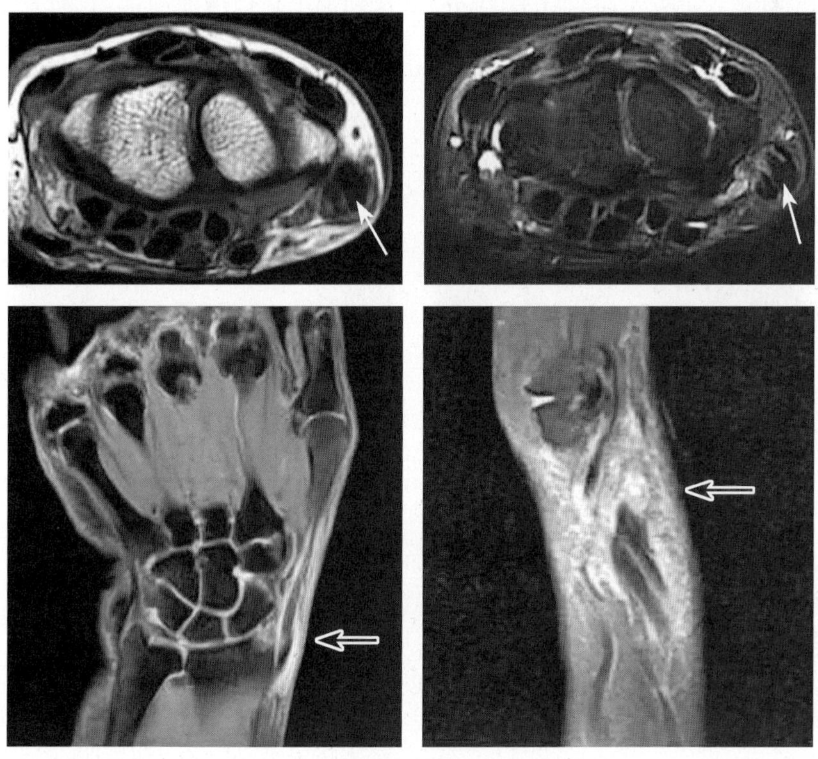

图 38-57　肌腱增厚，腱鞘积液，皮下水肿

数、左右标识、窗宽和窗位及比例尺；字母、数字显示清晰；图像文字不能遮挡图像中感兴趣部位影像。

2）图像上影像信息：图像按解剖顺序排列，无层面遗漏及错位；图像中的影像的大小及灰度要适中；腕关节各结构间及与病变间的对比良好，无各种原因所致的伪影。

（3）图像质量的等级评价

1）0级：图像无法观察，腕关节各结构显示不清，伪影严重，不能诊断。

2）1级：腕关节各结构显示模糊，具有明显的运动伪影，图像干扰严重，不能达到诊断要求。

3）2级：腕关节各结构对比显示欠清晰，或略有运动伪影，图像略有干扰，但是基本不影响结果的诊断。

4）3级：腕关节各结构对比清晰，无运动伪影，图像无干扰，符合诊断要求。

图像质量必须达到2级或3级方可允许打印图片及签发报告。

十一、手指关节MR检查技术

（一）受检者的体位

手掌向下，俯卧位，头先进，患肢头上位伸直，掌心向下固定，头下垫海绵垫，尽可能使头部处于舒适体位（舒适度好，首选），前臂垫高与肩平，绑外固定，减少运动伪影。也可以仰卧位，头先进，上肢上举伸直。将线圈的中心对准掌指关节。身体向对侧移动，尽量将被扫描手指关节接近磁场中心。记下被扫描手指关节左右偏中心的距离。手部必须固定在线圈之内不能运动，如图38-58。

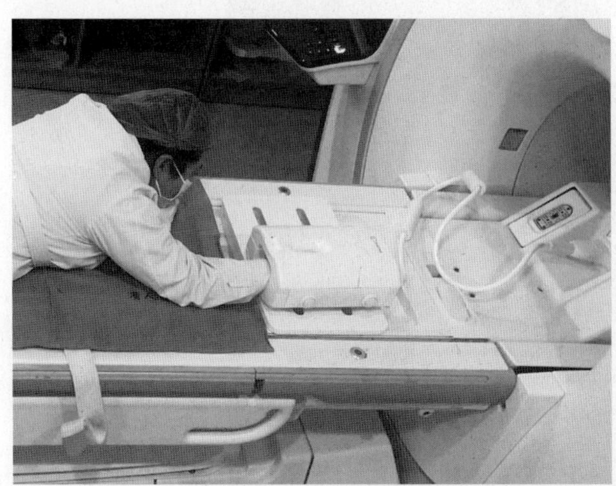

图38-58　手指关节摆位

（二）手指关节规范化扫描方案，见表38-12。

表38-12　手指关节规范化扫描方案

序列	序列中文名称
3-pl $T_2{}^*$ Loc	三平面定位
OAx FS T_2WI	横轴位脂肪抑制 T_2 加权成像
OAx T_1WI	横轴位 T_1 加权成像
OCor FS PDWI	冠状面脂肪抑制质子密度加权成像
OCor T_1WI	冠状位 T_1 加权成像
OSag FS T_2WI	矢状面脂肪抑制 T_2 加权成像
OSag T_1WI	矢状面 T_1 加权成像

1. 三平面定位图像　三平面定位序列，可以选择先使用大FOV扫描，再利用表面线圈进行小FOV的二次定位，定位中心点位于手掌中心，并保证三个平面图像与手指关节解剖平行。三平面定位图像上观察手指关节与线圈之间的对应关系，确保手位于线圈的中心，这是影响图像质量的关键因素。如图38-59。

2. 横断面脂肪抑制 T_2 加权成像

（1）定位：在三平面定位冠状面图像中平行手掌面，横轴位垂直掌指关节，扫描范围包括整个手掌，如图38-60。

（2）序列参数要求：化学饱和法脂肪抑制 T_2 序列偏中心扫描加局部匀场，并添加上下饱和带，减轻动脉搏动伪影。骨与关节 T_2 加权通常使用较短TE，同时缩短回波链。由于解剖结构较小，为了获得较高的信噪比，增加重复次数，扫描时间比较长，利用部分相位编码FOV缩短扫描时间。

（3）适应证：骨与关节病变，脂肪抑制 T_2 加权图像比较敏感。类风湿早期诊断，手部肿瘤的早期诊断。

3. 横断面 T_1 加权成像

（1）定位：复制 T_2 加权定位线。

（2）序列参数要求：信噪比高，高空间分辨力显示解剖结构比较清楚。为了缩短扫描时间，去掉上下饱和带，缩短TR时间。

（3）适应证：显示骨髓腔病变较敏感。分析肿瘤性病变及感染性病变。

4. 冠状面脂肪抑制质子密度加权成像

（1）定位：横轴位定位像平行掌指切面。可根据病变的特点调整矢状面定位的角度，分别用于观察掌指关节、骨性结构或韧带等。根据情况，亦可平行于肌腱走行，如图38-61。

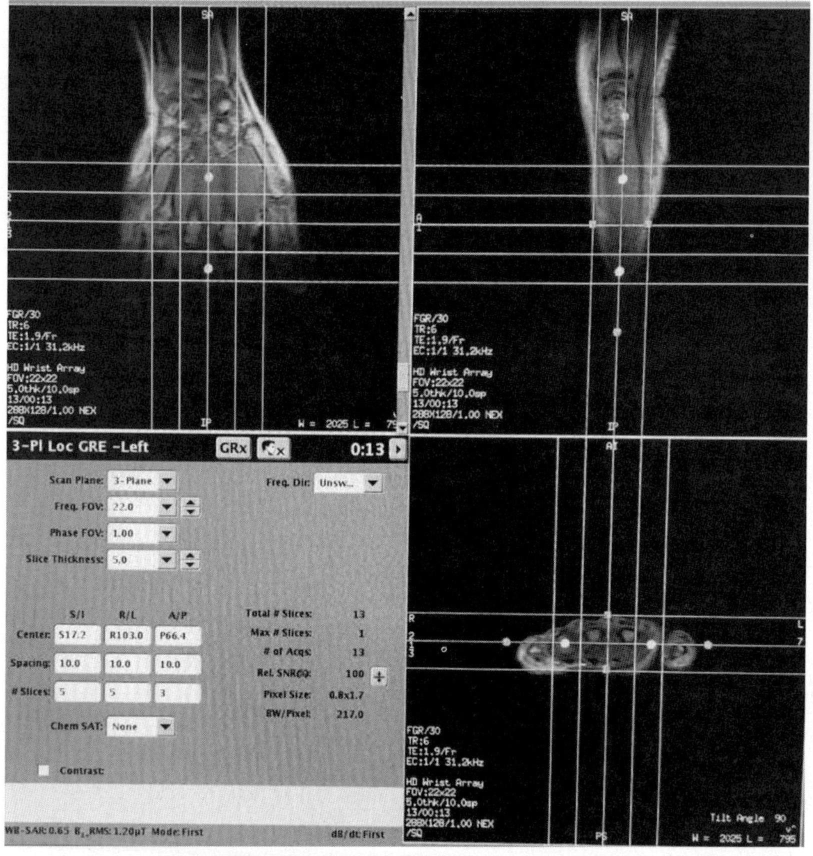

图 38-59 手指关节三平面定位像

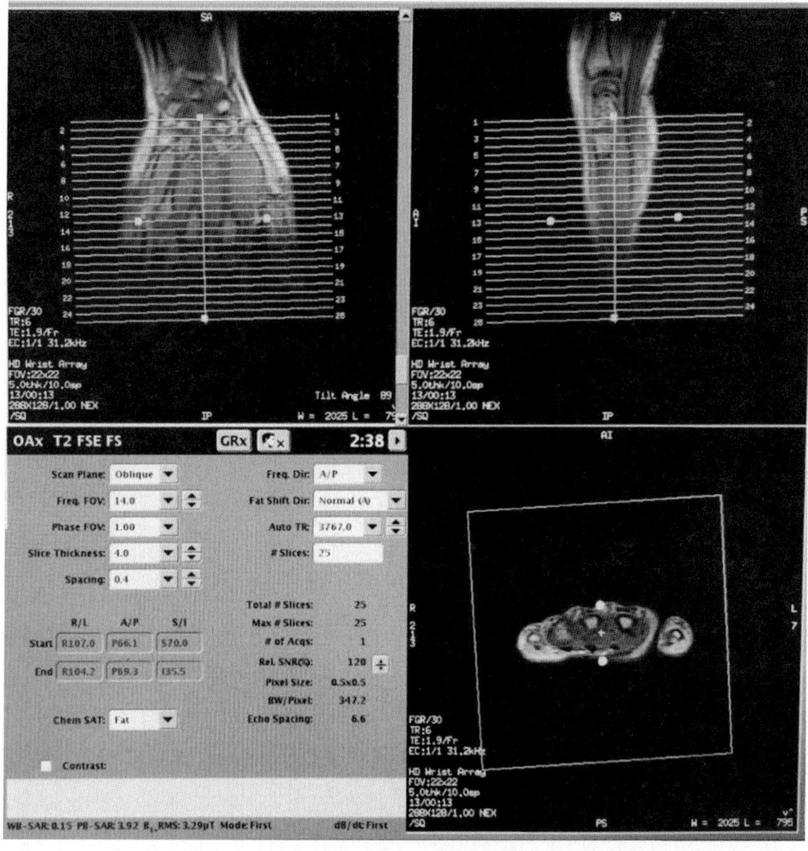

图 38-60 手指关节横断面脂肪抑制 T_2 加权定位像

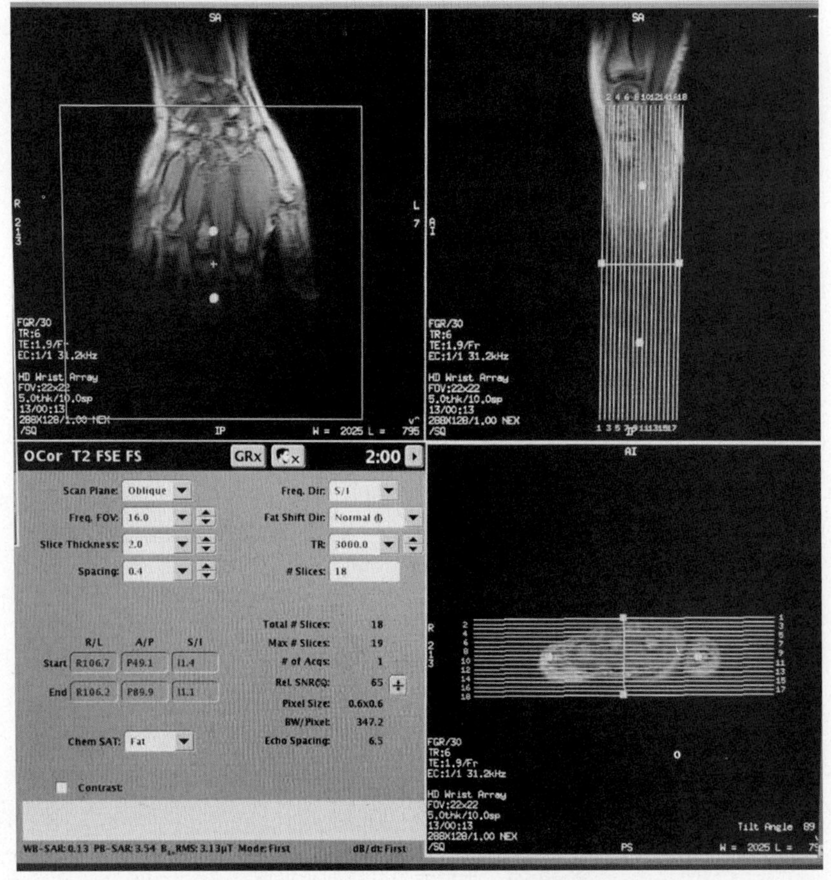

图 38-61　手指关节冠状面脂肪抑制质子密度加权成像定位像

（2）序列参数要求：偏中心化学饱和法脂肪扫描加局部匀场。由于扫描层数比较薄，可增加 NEX 或使用较小带宽增加信噪比。如果想彻底消除动脉搏动影响，可将频率编码方向至于左右，加无卷折选项。短 TE 短回波链序列显示软组织、软骨比较好。T_1 FSE 序列可去掉上下饱和带以缩短扫描时间。

（3）适应证：显示各掌指关节的解剖结构及韧带。显示关节积液及软骨病变。

5. 冠状面 T_1 加权成像

（1）定位：复制冠状面 T_2 定位线。可根据病变的特点调整矢状面定位的角度，分别用于观察病变部位掌指关节。

（2）序列参数要求：信噪比高，可采用高分辨力扫描，显示解剖较好。

（3）适应证：显示各掌指关节解剖结构。肿瘤性病变及感染性病变。

6. 矢状面脂肪抑制 T_2 加权成像

（1）定位：在冠状面图像上定位。可根据病变的特点调整横断面定位线的角度，分别用于观察掌指关节或韧带等，如图 38-62。

（2）序列参数要求：偏中心化学饱和法脂肪扫描加局部匀场。由于扫描层数比较薄，可增加 NEX 或使用较小带宽增加信噪比。短 TE 短回波链序列显示软组织、软骨比较好。

（3）适应证：显示关节积液及软骨病变，类风湿早期诊断，软组织肿瘤等。

7. 矢状面 T_1 加权成像

（1）定位：复制矢状面 T_2 定位线。可根据病变的特点调整矢状面定位的角度，分别用于观察病变部位掌指关节。

（2）序列参数要求：信噪比高，可采用高分辨力扫描，显示解剖较好。

（3）适应证：显示各掌指关节解剖结构。肿瘤性病变及感染性病变。

（三）图像后处理与打印排版建议

普通患者无特殊的图像后处理。进行诊断阅片时可根据需要观察的解剖部位进行局部的放大、缩小、旋转、裁剪等。放大功能用于观察局部细微病变的形态结构，通常病变太小，肉眼可能难以分辨；MR 图像可能由于患者个体差异、主磁场均匀性、参数设置欠佳、外部环境对图像影响（例如，局

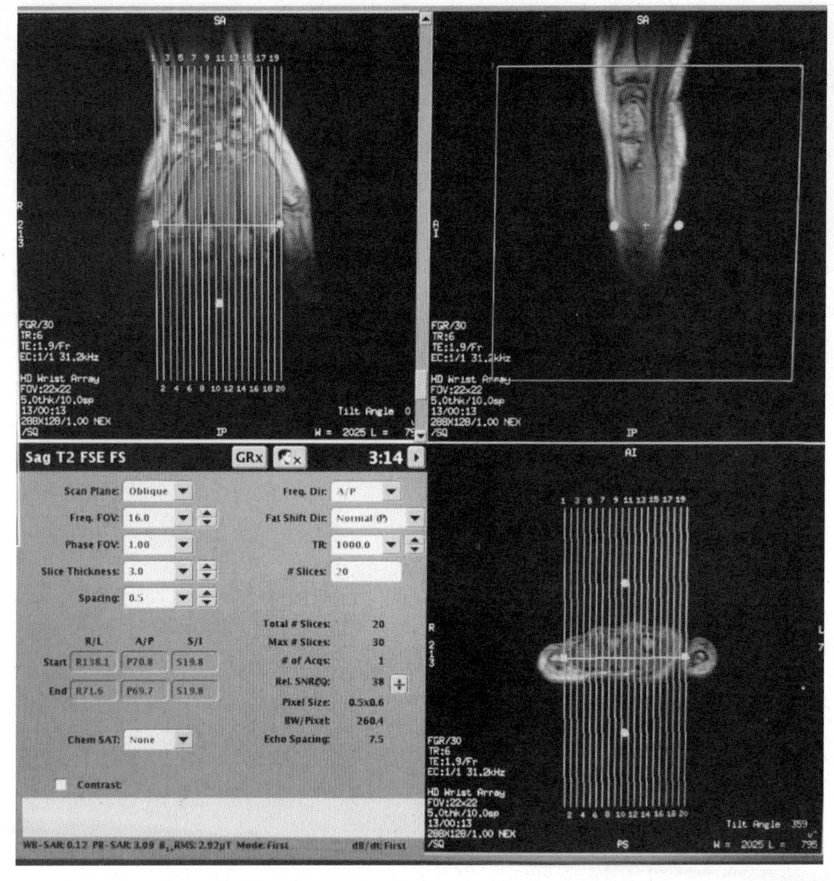

图 38-62　手指关节矢状面 T_1 加权定位像

部金属内固定的影响）等，出现扫描图像灰白对比不好，可以通过调节合适的窗宽、窗位来增加图像对比，突出病变部位。轴位、矢状位、冠状位图像 8×5 或 7×6 三或四张。

（四）检查技术要点与图像质量控制

1. 检查技术要点

（1）小 FOV、薄层、高分辨力扫描。

（2）化学饱和法脂肪抑制质子加权序列需要添加局部匀场，T_2 序列添加上下饱和带，减轻动脉搏动伪影；T_1FSE 序列可去掉上下饱和带以缩短扫描时间。

（3）显示掌指关节肿瘤性病变可加弥散加权序列扫描或增强扫描。

2. 图像质量控制

（1）去除患者身上所有金属类物质，特别注意患者裤子拉链、金属线商标、磁疗内裤、贴的膏药、暖宝宝等易漏掉的物品。

（2）扫描前尽量进行磁场均匀性矫正，保证机器运行正常、高效。

（3）与患者进行良好沟通。噪声敏感患者佩戴耳塞，较轻的幽闭恐惧患者给予心理辅导，婴幼儿及意识不清者给予镇静且嘱咐家属陪同。

（4）在腕关节上方可以沙袋固定以减少运动伪影。

（五）影像诊断要点

在掌指关节，MRI 最常用于类风湿关节炎诊断，在侵蚀灶出现之前，即可出现炎性滑膜的强化。平扫加增强，显示关节骨质侵蚀，比平片要敏感得多。MRI 对于手部脂肪瘤具有典型的表现，T_1WI 及 T_2WI 呈高信号，脂肪抑制序列 PDWI 呈明显低信号。肿瘤包膜完整，多呈圆形或分叶状，边界清楚。

（六）特殊病变的检查技术

血管球瘤是一种发生于血管球的罕见的血管性错构瘤，约 75% 发生于手部，以手指甲下最常见。手部血管球瘤一般具有典型的临床表现，即间歇性剧痛、难以忍受的触痛及疼痛有冷敏感性的“三联征”。此肿瘤在 T_1WI 上呈等或稍低信号，T_2WI 上呈高信号，信号均匀，PDWI 呈明显高信号，增强扫描多呈明显均匀强化，由于血管球瘤较小，且病理上具有较多的毛细血管和扩张的小静脉，很少有脂肪组织和纤维组织结构，因此信号均匀，增强扫描后多呈明显均匀强化，如图 38-63。

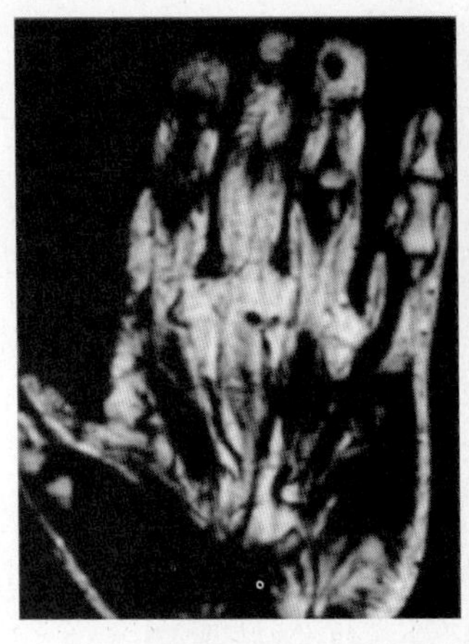
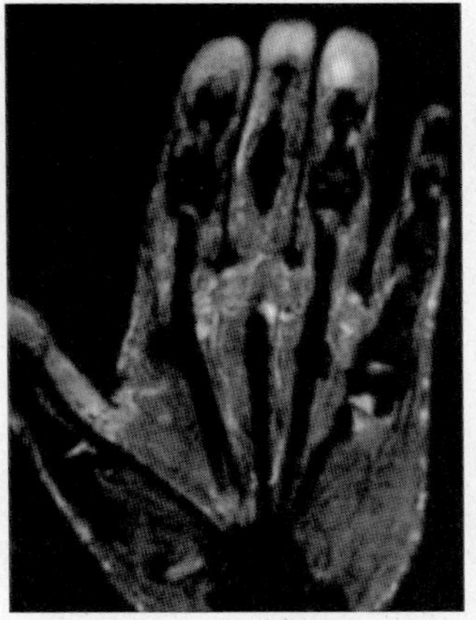
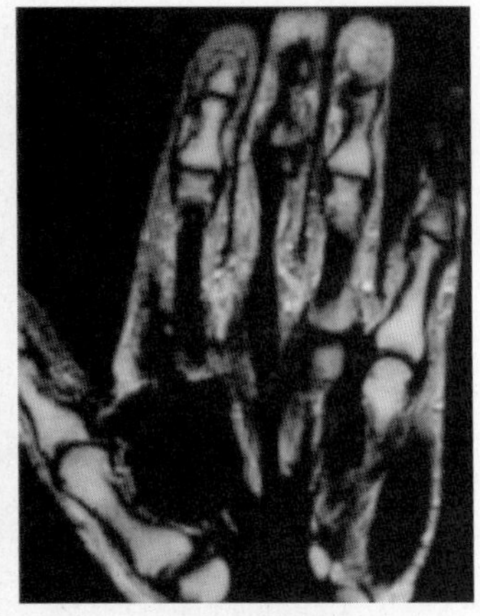

图 38-63　血管球瘤

肿瘤呈类圆形，位于环指远节指骨外前侧，边界清晰，T_1WI 呈等信号，PDWI 呈高信号；增强扫描呈明显均匀强化，部分包绕相邻指骨。

十二、四肢关节相关疾病磁共振检查要点与图像质量控制

（一）与磁共振检查相关的解剖特点

从 MRI 的角度，四肢关节骨骼大体上可分为骨髓、骨皮质和骨膜。骨髓是 MRI 的主要部分，包括黄骨髓和红骨髓，其内部含有骨松质的骨小梁结构；骨皮质的最好评价手段应该是常规 X 线和 CT，而 MRI 只能作为辅助的手段；正常骨膜由于太薄和不含钙盐，在临床 MRI 扫描、常规 X 线和 CT 扫描中均不能显示，但发生骨膜反应，常规 X 线和 CT 可很好地显示增厚钙化的骨膜，而 MRI 则可更好地显示增厚尚未钙化的骨膜。

除关节结构外，四肢软组织主要由骨骼肌和脂肪组织组成，其中骨骼肌为最主要的成分，也是软组织 MRI 检查主要关注的部分。在 MRI 图像上，骨骼一般都表现为中等偏低信号，但由于各肌肉之间、肌肉与皮肤之间都存在不同量的脂肪分隔，因此 MRI 可清晰显示四肢骨骼肌的解剖形态。

（二）常规检查要点

1. 下肢病变 MRI 检查时，采用单侧扫描或双侧对比扫描。一般采用仰卧位，尽量使病变区位于磁场中心。这样可解决大多数病变的诊断，也可使受检者体位最为舒适。若病变位于后部软组织内，为避免病灶和解剖结构因受压而变形，可采用俯卧位。

上肢病变，大多数单侧扫描。可采用仰卧位，患肢自然置于体侧，但须注意扫描范围与磁场中心的关系。也可采用仰卧或俯卧上肢过头位，需要制动，但该体位无法维持较长时间的扫描，避免运动伪影的出现。

2. 线圈的选择及定位四肢关节 MRI 检查时，所选用的线圈取决于受检者的身高、体形、检查部位、病变范围及性质等，原则上选用最能与受检肢体紧密匹配、且能覆盖全并尽量小解剖区域的线圈，以获得高的图像信噪比和空间分辨力。一般选用专用的线圈，如膝关节选用膝关节专用线圈，踝关节选用踝关节专用线圈，肩关节选用肩关节专用线圈或者表面软线圈，腕关节选用腕关节专用线圈。

下肢骨骼及软组织扫描时，常用相控阵体线圈，即可提供双侧对比、较大的 FOV 扫描，也可保证较高的图像信噪比。有助于对比发现病变，也有利于下肢肿瘤整个病变的结构显示，并避免遗漏跳跃性的肿瘤病变。如果受检者双侧小腿较为细小，也可采用头线圈扫描。

上肢常规单侧扫描，首选表面线圈，因其可提供更好的图像均匀度。在采用上肢头上位时，可使用头线圈。

扫描的定位除了常规的定位要求，需根据病变的具体位置而定，原则上是将病灶置于线圈的中心，且尽量置于磁场中心。若病变较为局限或较为细小，可在局部体表用胶带粘上维生素 E 胶囊，以便准确定位。

3. 成像方位的设定对于四肢关节的 MRI 检查，应该至少扫描两个相互垂直的平面，一般都要求横断、冠状、矢状三个平面均有成像，其中至少应有一个平面同时拥有标准化的 SE 或 FSE 的 T_1WI 和 T_2WI，即以一个平面为扫描主平面，采集全所有序列，再于另外两个方位采集一个或两个序列以辅

助。因为横断面最为放射影像医师所熟悉，所以横断面是必不可少，冠状面、矢状面和斜断面则可依具体情况而定。

4. **成像序列及参数选择**　SE、FSE 和 STIR 序列是四肢关节 MRI 成像最常用的序列。

SE 序列可被认为金标准，标准的 SE T_1WI 和 T_2WI 可诊断绝大多数四肢关节、骨骼及软组织的病变。多数的骨髓病变均表现为长 T_1 长 T_2 信号，T_1WI 上呈低信号，与高信号的骨髓形成鲜明对比；T_2WI 上呈高信号，高于骨髓本身的信号强度。但对于多数骨骼肌的病变，T_1WI 对比不够明显，而 T_2WI 则可显示明显的高信号。

FSE 序列比 SE 序列成像速度快，有利于快速获得 T_2WI，临床已用 FSE T_2WI 取代了标准的 SE T_2WI。但正常骨髓在 FSE T_2WI 上的信号可明显增高，容易遮盖病变的高信号，甚至可使病变表现为相对的低信号。因此，推荐选用 FSE T_2WI 常规进行脂肪抑制采集，特别是在评价骨髓病变的时候。

STIR 是一种特殊的反转恢复序列，它可以比较彻底地抑制脂肪和骨髓的信号，从而凸显骨髓病变和骨骼肌病变的对比，主要用于骨髓性病变和关节软骨病变的检查。从图像对比上来说，STIR 和脂肪饱和抑制 FSE T_2WI 相类似，但受磁场均匀性及受检部位解剖结构磁敏感性的影响，STIR 的脂肪抑制效果更为理想，但有时信噪比略低；脂肪饱和抑制 FSE T_2WI 虽信噪比好，而有时可能出现脂肪抑制不彻底。

GRE 序列不具备良好的软组织对比，对骨骼肌病变价值不大，但利用其磁敏感效应，可用于确定筋膜界面和肌肉内的少量出血，可更好地勾画肌肉的轮廓。在骨髓病变的诊断中，GRE 序列总体上不如 SE T_1WI、FSE T_2WI 脂肪抑制及 STIR，但反相位化学位移成像和高分辨 3D 成像可有一定的价值。反相位化学位移成像主要用于骨髓的破坏性病变，正常骨髓在该序列信号明显下降，但病变区因骨髓的破坏，导致信号下降不明显，则表现为相对的高信号。高分辨 3D 成像利用骨小梁引起的局部磁敏感效应，用于骨小梁的解剖成像。

（三）MRI 特殊检查技术

1. 常规钆对比剂增强主要用于确立病变的血供和鉴别囊实性病变。一般先进行常规 MRI 扫描，对病变定位后行 T_1WI 或 GRE 序列的增强扫描，以 SE T_1WI 最为常用，同时使用脂肪抑制技术以突出强化效果。对比剂常规用量为 0.1mmol/kg，采用静脉推注。对于肿瘤病变，常规增强扫描有助于区分富血供区和坏死区、判断生长期的肿瘤成分、术后是否残留、并可用于指导肿块的活检，但肿瘤的增强特征并不一定具有确切的良恶性鉴别价值。

2. 肿瘤性病变的灌注检查可用于鉴别肿瘤的良恶性。目前多采用外源性示踪剂（Gd-DTPA）经静脉团注，同时启动 MRI 快速扫描序列，获得对比剂首次通过受检组织的一系列动态影像。

（四）图像质量控制

1. 体位合适。

2. 线圈选用合理，与受检部位中心及范围匹配。定位准确。

3. 成像方位设定合理。

4. 射频线圈的调谐合理。

5. 频率、相位方向转换正确。

6. 成像序列选择符合规范化方案，满足诊断需求。

7. 规范磁共振增强检查，严格掌握钆对比剂增强检查适应证与禁忌证，规范使用钆对比剂。

8. 四肢关节层厚的选择、层间距的选择、FOV 的选择要合适。

9. 正确使用饱和带技术，避免血管搏动伪影、呼吸运动伪影出现。

10. 合理使用匀场带技术。

11. 去卷褶伪影技术应用合理，避免卷褶伪影出现。

12. 减少运动伪影的检查方法应用合理，如合理摆位，固定受检部位等。

13. 快速成像等技术应用合理。

14. 磁共振窗口技术适当，使用合理的窗宽窗位进行图像观察。

15. 定期进行磁场等设备相关的质量控制，以保证成像设备的质量保证。

（李大鹏　王传兵　唐文娟　余建明）

第二节　外周血管磁共振成像技术

一、外周血管相关疾病概述与 MRI 检查价值

外周血管是指除心血管和脑血管以外的、分别到胸腹盆腔脏器以及躯干、四肢的血管，包括动脉、静脉和毛细血管。外周血管病主要包括血管瘤、动

静脉畸形、动脉栓塞、下肢深静脉血栓、静脉曲张、精索静脉曲张、血栓性静脉炎、脉管炎、布-加综合征、病等。其发病年龄不一,发病机制较复杂,总体发病呈逐年增长趋势。其中血栓闭塞性脉管炎和闭塞性动脉硬化多发生在下肢,临床多见。各种类型的外周血管病例在病变早期血栓形成时和病变晚期,血管严重狭窄甚至闭塞时,均是外科治疗适应证。因此各类周围血管疾病的形态学诊断是外科治疗的前提。

外周血管病临床表现为血管变形,浅静脉系统处于怒张,曲张状态。走路时下肢酸疼不适、困沉、出现色素沉着、皮肤脱屑、瘙痒、皮下组织硬结、表皮温度升高,有疼痛或压痛感、水肿,破损后成经久不愈的溃疡(俗称老烂腿等);患肢疼痛、发凉、怕冷、患肢(趾、指)可出现针刺感、奇痒感、麻木感、烧灼感等异常感觉;趾(指)甲增厚、变形,严重时出现坏疽和溃疡,这都是周围血管疾病常见的表现症状。常规数字减影血管造影(DSA)是目前血管检查的金标准(图 38-64),但其为有创性检查,必须使用对比剂,且有一些禁忌证和并发症。外周血管磁共振成像对患者无损伤,图像清晰,逐渐受到人们的重视。磁共振血管成像(magnetic resonance angiography, MRA)作为一种非创伤性影像技术(图 38-65),已经广泛地应用于血管性病变的诊断,对外周血管性病变诊断的技术应用已经比较成熟。由于其扫描时间长等因素的限制,在外周血管的应用争议也较多。

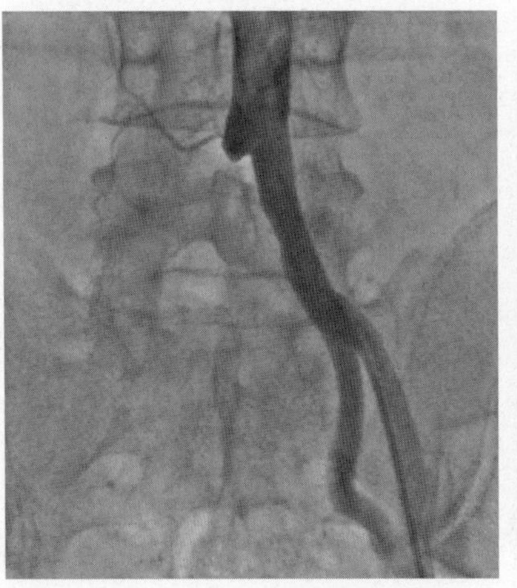
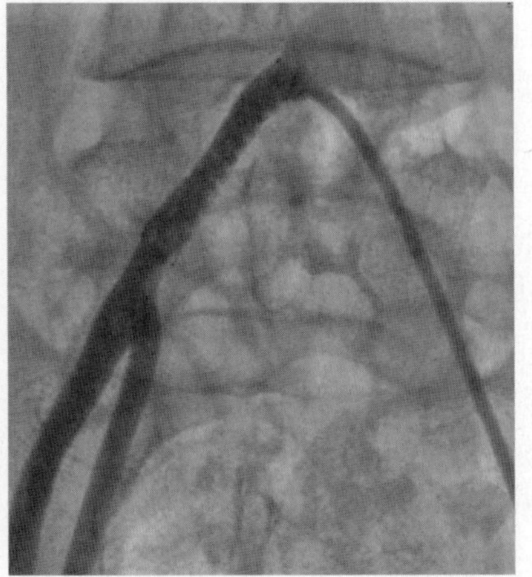

图 38-64　DSA 图

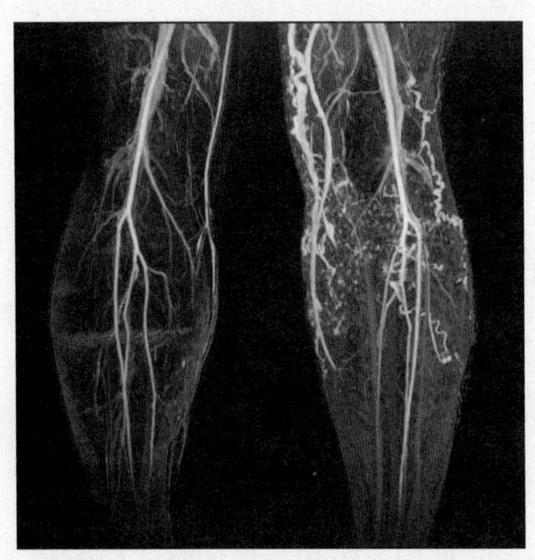

图 38-65　MRA 图

MRA 在下肢血管检查中的应用优点较多,无创伤、无痛苦、安全易行。使 MRA 对急慢性患者,甚至为外伤后为预防肺栓塞所做的筛选性检查均实用。而且可用或不用对比剂,MR 对比剂为钆的螯合物,无毒,很少过敏,使用十分安全。MRA 能任意角度扫描和重建,得到的下肢血管图像完整性好、无重叠、直观、易懂,深受临床医生欢迎(图 38-66)。MRA 还能根据信号的变化对新旧血栓作出判断,如新鲜血栓如同亚急性血肿呈高信号,陈旧性呈低信号,对临床治疗有较大帮助。MRA 对病变形态上的观察很有优势。有报道 MRA 对血管腔内血栓显示比彩色多普勒超声和血管造影清楚。理论上的新鲜血栓两端膨隆,陈旧血栓两端呈杯口状,这种形态上的改变,也仅能在 MRA 上见到。

二、全身血管 MRA 扫描技术

全身血管 MRA 采用对比增强 MRA(CE-MRA)方法,一次造影范围可自心脏至小腿血管。由于成像范围大,需要分段扫描,一般可分为胸段、腹段、大腿段、小腿段。序列选择一般选用短 TE 短 TR 大

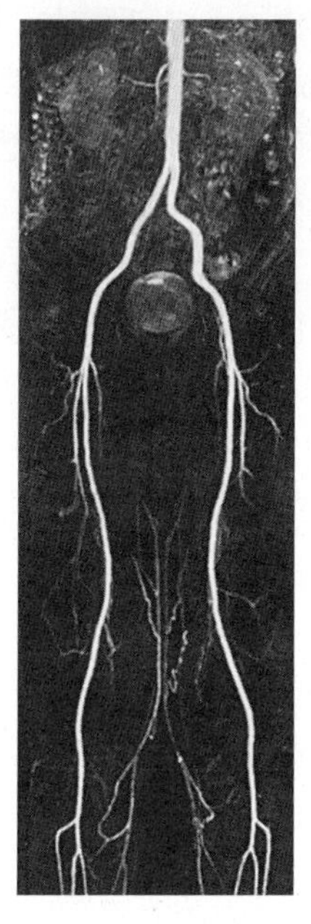

图 38-66　下肢 MRA 图

翻转角的 3D 扰相梯度回波序列，图像拥有很重的 T_1 权重，以压制背景突出血管，同时采用多种快速扫描技术，以及选择合适的空间填充方式，以保证图像的时间分辨力和良好的对比。全身血管 MRA 扫描成功的关键是保证对比剂在靶血管中达到高浓度时进行该血管的采样。适应于血管性病变和其他病变引起的血管改变或侵犯。

（一）基本技术

1. **时间飞跃法**（time of flight，TOF）　应用快速扫描 GRE 技术，选取适宜的 TR 值和激发角，可产生血流的增强。由于脉冲间隔时间很短，扫描层面内静止组织反复被激发，纵向磁矩不能充分弛豫而处于饱和状态，信号很弱，呈灰黑色；血管内血液流动，采集磁共振信号时，如果血流速度足够快，成像容积内激发的饱和质子流出扫描层面外，而成像容积外完全磁化的自旋又称不饱和自旋流入扫描层面，纵向磁矩大，发出强信号呈白色，于是血管内外信号差别很大，使血管显影。TOF 法利用磁共振信号的纵向磁化矢量成像。应用此技术成像，按采集方式不同，又分为两种情况：

（1）二维 TOF-MRA：对缓慢或中等流速的血流敏感，用于评价静脉和严重狭窄的动脉效果好。

（2）三维 TOF-MRA：对快速血流敏感，可用作病变的初步筛选（图 38-67）。

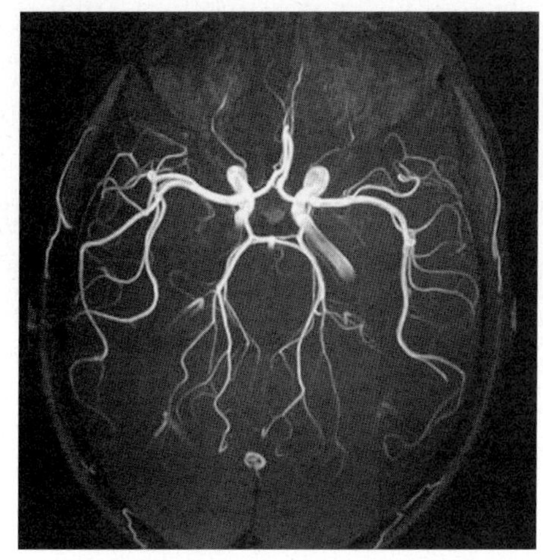

图 38-67　3D-TOF-MRA 图

TOF 法除流动组织外，短 T_1 的物质也是亮白信号，故血肿（亚急性期）可被误认为异常血管，而有附壁血栓的血管似乎与正常血管一样，造成误漏诊，分析图像时应予以注意。

2. **相位对比法磁共振血管成像**（phase contrast MRA，PC-MRA）　应用快速扫描 GE 技术和双极流动编码梯度脉冲，对成像层面内质子加一个先负后正、大小相等、方向相反的脉冲，静止组织的横向磁矩亦对应出现一个先负后正、大小相等、方向相反、对称性的相位改变，将正负相位叠加，总的相位差为零，故静止组织呈低或无信号。而血管内的血液由于流动，正负方向上相反的相位改变不同，叠加以后总的相位差大于零。其相位差与血流速度呈正比，故血流呈亮白的高信号，使血流与静止组织间产生良好的对比。血流速度越快，MRA 血流的信号越强。PC-MRA 利用磁共振信号的横向磁矩成像，扫描时间较 TOF 法长，但可测量血流速度和标示血流方向。PC-MRA 对极慢血流敏感，可区分血管闭塞和极慢血流，亦分为二维和三维 MRA 两种形式（图 38-68）。

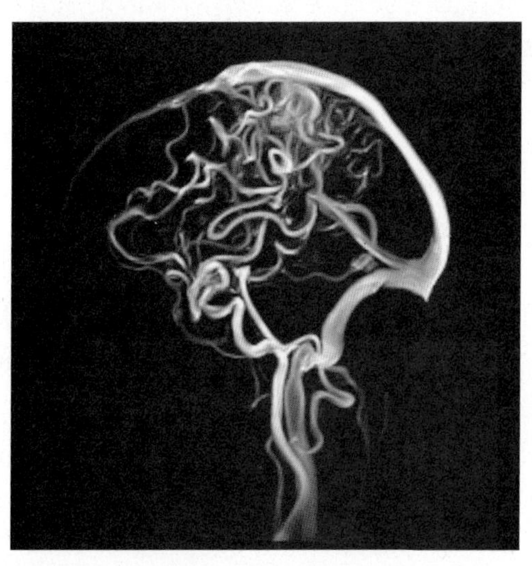

图 38-68　3D-PC-MRA 图

3. **黑血技术**　无论应用哪一种MRA技术，血流均呈高信号，而静止组织呈灰黑色。这与传统X线血管造影片所显示的情况刚好相反。放射学家及临床医师已习惯了观察传统血管造影片，故MRA显示为黑色血管影更易于被接受。MRI扫描机在图像显示部分有黑白翻转功能，可将白色血管的MRA图像直接翻转成黑色血管。也有在MRA成像过程中获得"黑血"的方法，称黑血技术（black-blood technology）。

（1）洗脱效应（washout effect）：快速成像技术血流一般情况下呈白色，但当血流速度明显加快，TR较短时，洗脱效应占主导，血流表现为黑色，即不饱和完全弛豫的质子流出成像容积，此效应在应用薄层和/或长TE时被增强，这是获得黑血的一种方法。

（2）MRA中应用预饱和技术（presaturation technique）也能使血流呈黑色。在RF脉冲发射前，旋放预饱和脉冲，饱和带与扫描层面平扫，RF脉冲激发后，饱和的自旋流入扫描层面，其纵向磁矩小，致血流为低信号呈黑色，相反静止组织为白色。此技术所显示的图像更接近解剖学情况，有利于估计血管内溃疡和评价血管狭窄程序。MRA的预饱和技术是一种显示血流起源和流动方式的精确手段。

4. **二维和三维MRA的对比**　临床应用时可灵活选用不同技术及采集方式。应用预饱和技术可分别进行单纯动脉或单纯静脉MRI，如欲显示动脉，则在成像容积静脉血流入侧加预饱和带。不加预饱和带，则成像容积内动静脉同时显像。

（二）扫描方案

1. **线圈及序列**　根据受检血管部位选择合适的线圈，如体部相控阵线圈、体部线圈，下肢线圈，由于成像范围较大，常需要多种线圈的组合使用。序列为3D-CE-MRA超快速梯度回波序列。

2. **扫描方法**

（1）体位：仰卧，足先进或头先进。

（2）成像方位：冠状面。

（3）造影方法：以智能对比剂追踪血管成像为例。①相关准备，以16G穿刺针建立肘静脉通道，与高压注射器连接。对比剂总量0.2~0.4mmol/kg体重，注射速度3ml/s，或前半部2ml/s，后半部1ml/s。对比剂注射完毕，再等量、等速注射生理盐水。训练受检者吸气-呼气后屏气。②从胸部到足部分3~4段扫描血管冠、矢、横三平面定位像。③在各段定位像上设定CE-MRA的3D块，各段的3D块对齐、衔接处应部分重叠。设置对比剂浓度感应区于膈下腹主动脉内。④启动扫描，系统进入数据自采状态，直至系统提示注射对比剂，即启动高压注射器注射。⑤血管内对比剂浓度达到阈值时，系统提示5~8秒后（供受检者吸气-呼气-闭气用，由操作者设定长短），即开始造影数据采集。⑥第一个3D块采集完毕（胸腹部血管），检查床自动进床，进入下一段血管3D块采集，直至完成所有3D块（小腿段）采集，此为第一轮（动脉期）采集。紧跟着进行第二轮（静脉期）反向采集，检查床自动反向移床，3D块扫描顺序由小腿至胸部。如此往返，直至完成所设周期的扫描，一般3~4期。每期在胸腹部的扫描应嘱受检者憋气。

（三）图像质量控制

1. **影像处理**　同腹部的MRA扫描。分段进行MIP处理后，可根据需要，运用高级软件进行各段血管造影像的无缝拼接。

2. **图像基本要求**

（1）心脏及各段血管靶时相准确、干净，动脉像无静脉像污染。

（2）背景组织信号抑制良好，血管对比剂浓度饱满。

（3）提供各段、各期血管MIP重建多角度旋转三维造影像，设备条件具备的应提供无缝拼接的全身血管整体像。

（4）根据病变情况，提供病变区域血管局部原始图像或MPR重建像。

（5）无明显运动伪影，血管搏动伪影及并行采集伪影应不影响诊断。

3. **图像质控要求**

（1）胸和腹段血管对比增强MRA图像

1）图像能满足影像诊断的需要：①包括的范围：自头臂干、左颈总动脉、左锁骨下动脉中段开始至腹主动脉分叉。包括头臂干、左颈总动脉、左锁骨下动脉中、下段，心脏、升主动脉、主动脉弓、胸主动脉及其分支（肋间后动脉、膈上动脉、支气管动脉、心包动脉和食管动脉等）、腹主动脉及其分支[壁支——膈下动脉、腰动脉、骶正中动脉；脏支——肾上腺中动脉、肾动脉、睾丸动脉、腹腔干（分为胃左动脉、脾动脉和肝总动脉）、肠系膜上动脉、肠系膜下动脉、左髂总动脉（分为左髂内动脉及分支和左髂外动脉及分支）、右髂总动脉（分为右髂内动脉及分支和右髂外动脉及分支）]等动脉血管。②显示的体位：各体位图像上，显示体位标准；可从不同角度观察动脉血管。③组织间对比：图像的信噪比高，动脉主干及主支与背景间及与病变间有良好对比。

2）图像上的信息准确：①图像上文字信息：应包括医院名称、受检者姓名、性别、年龄、检查号、检查日期和时间、设备型号、表面线圈、FOV、矩阵数、TR 和 TE 时间、层厚和层间隔、激励次数、左右标识、窗宽和窗位及比例尺；字母、数字显示清晰；图像文字不能遮挡图像中感兴趣部位影像。②图像上影像信息：图像中的影像的大小及灰度要适中；动脉血管与背景结构间及与病变间的对比良好，无伪影干扰。

3）图像质量的等级评价

0 级：胸、腹主动脉及主支无法观察、图像错位，显示不清，伪影干扰严重，不能诊断。

1 级：胸、腹主动脉及主支的轮廓显示模糊，图像背景干扰严重，存在静脉影像污染，具有明显的运动性伪影，不能达到诊断要求。

2 级：胸、腹主动脉及主支的管腔、管壁显示欠光滑锐利，图像背景略有干扰，有一定运动性伪影，但是基本不影响诊断。

3 级：胸、腹主动脉及主支的管腔、管壁显示光滑锐利，血管时相准确，无静脉影像污染及运动性伪影，血管对比良好，SNR 高，血管拼接完整，符合诊断要求。

图像质量必须达到 2 级或 3 级方可允许打印图片及签发报告。

（2）大腿和小腿段血管对比增强 MRA 图像

1）图像能满足影像诊断的需要：①包括的范围：自腹主动脉分叉至足背动脉分支，包括腹主动脉分叉、髂总动脉、髂内外动脉、股动脉、股深动脉、腘动脉、胫前后动脉、腓动脉、足背动脉等血管。②显示的体位：各体位图像上，显示体位标准；可从不同角度观察大腿、小腿动脉及分支血管。③组织间对比：图像的信噪比高，大腿、小腿动脉主干及主支与背景间及与病变间有良好对比。

2）图像上的信息准确：①图像上文字信息：应包括医院名称、受检者姓名、性别、年龄、检查号、检查日期和时间、设备型号、表面线圈、FOV、矩阵数、TR 和 TE 时间、层厚和层间隔、激励次数、左右标识、窗宽和窗位及比例尺；字母、数字显示清晰；图像文字不能遮挡图像中感兴趣部位影像。②图像上影像信息：图像中的影像的大小及灰度要适中；大腿、小腿动脉与背景结构间及与病变间的对比良好，伪影干扰。

3）图像质量的等级评价

0 级：大腿、小腿动脉及主支无法观察、图像错位，显示不清，伪影干扰严重，不能诊断。

1 级：大腿、小腿动脉及主支的轮廓显示模糊，图像背景干扰严重，存在静脉影像污染，具有明显的运动性伪影，不能达到诊断要求。

2 级：大腿、小腿动脉及主支的管腔、管壁显示欠光滑锐利，图像背景略有干扰，有一定运动性伪影，但是基本不影响诊断。

3 级：大腿、小腿动脉及主支的管腔、管壁显示光滑锐利，血管时相准确，无静脉影像污染及运动性伪影，血管对比良好，SNR 高，血管拼接完整，符合诊断要求。

图像质量必须达到 2 级或 3 级方可允许打印图片及签发报告。

三、四肢血管 MRA 扫描技术

适应于四肢血管性病变和其他病变引起的血管改变或侵犯。

（一）检查技术

1. 线圈及序列的选择　选用表面线圈、柔韧表面线圈、体部相控阵线圈、下肢线圈等。根据具体扫描方法选择对应的序列。

2. 扫描方法　首选方法为 3D-CE-MRA，其次为 PC 法，再次为 TOF 法。TOF 法可根据血流流向设定静脉饱和（显示动脉）或动脉饱和（显示静脉）；PC 法可根据流速编码选择性显示动、静脉，以动脉显示为佳；CE-MRA 则根据对比剂峰值通过时间分别采集动脉期、静脉期图像，并进行减影处理，使血管显示更佳。

（1）TOF 法：采用 2D-TOF 及追踪饱和技术，肢体血管的流动对比很强，但采集范围有限，必须采取分次扫描，所以成像时间较长，空间分辨力较差。使用不同方向的追踪饱和带，可分别使动脉和静脉单独显影。

（2）PC 法：PC 之幅度对比法，常用于肢体动脉血管的检查，其优势在于成像范围大，一般需要配合使用心电同步采集技术，才能获得最佳的流动对比。

（3）3D-CE-MRA：为目前最常用的 MR 四肢血管成像方法。其原理与一般 CE-MRA 相同，但肢体无运动倾向，无须屏气。可采用高分辨力采集及减影技术，以充分显示血管。对静脉性血管病变的观察，通常需要采集 5~6 个周期，以便充分显示静脉。注射对比剂前，应作团注试验，测量对比剂的峰值通过时间，以便获得最佳的成像效果，条件许可的可采用智能血管追踪造影序列。

（二）上肢血管对比增强 MRA

1. **线圈**　相控阵体线圈、正交体线圈或包绕式柔性线圈；充分利用多线圈组合技术。

2. **体表定位标记**　首段定位像中部。

3. **定位片**　分 2、3 段扫 2D-TOF-MRA 三平面定位像。

4. **扫描范围**　包括整个上肢。

5. **扫描序列**　在各段定位像上设定 CE-MRA 的 3D 块，即多站点对比增强 3D SPGR/FLASH/T_1-FFE（冠状位 T_1WI）一次性步进成像。

6. **扫描视野（FOV）**　35～45cm。

7. **扫描层厚**　≤1.5mm。

8. **扫描间隔**　0mm。

9. **影像处理**　分段最大信号强度投影重组获得相应分期的血管造影像，可根据需要，应用高级软件进行各段血管造影像的无缝拼接；也可以行 MPR、VR、SSD 等图像重建。

（三）下肢血管对比增强 MRA

1. **线圈**　下肢相控阵体线圈、相控阵体线圈、正交体线圈或包绕式柔性线圈，充分利用多线圈组合技术。

2. **体表定位标记**　首段定位像中部。

3. **定位片**　分 2、3 段扫 2D-TOF-MRA 三平面定位像。

4. **扫描范围**　包括整个下肢。

5. **扫描序列**　在各段定位像上设定 CE-MRA 的 3D 块，即多站点对比增强 3DSPGR/FLASH/T_1-FFE（冠状位 T_1WI）一次性步进成像。

6. **扫描视野（FOV）**　35～45cm。

7. **扫描层厚**　≤2mm。

8. **扫描间隔**　0mm。

9. **影像处理**　分段最大信号强度投影重组获得相应分期的血管造影像，可根据需要，应用高级软件进行各段血管造影像的无缝拼接；也可以行 MPR、VR、SDD 等图像重组。

（四）对比剂四肢血管 MRA 扫描技术

1. 血管造影一直以来都是血管性病变的金标准，但血管造影为损伤性操作，易引起并发症，同时无法显示血管周围情况，对血管的显示范围和投照位置有限。MRA 属无创性血管检查，无放射损伤易于被患者接受。CE-MRA 利用血管内注入顺磁性对比剂，缩短血液的 T_1 时间，选用快速梯度回波技术扫描靶血管，经 MIP 重建，得到轮廓清晰的高信号靶血管图像（图 38-69）。MRA 与 DSA 的诊断轻度狭窄、重度狭窄及闭塞的符合率 89%。目前国内尚无类似的研究报道，国外文献报道的 CE-MRA 显示血管的敏感性为 81%～100%，特异性为 83%～99%。

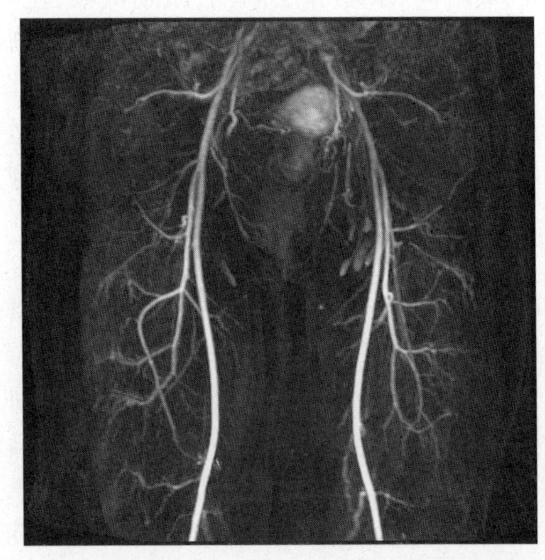

图 38-69　3D-CE-MRA 图

2. **外周血管 CE-MRA 的技术要点**　自动移床技术保证了在外周血管病变扫描的连续性和快速性。另外，对比剂的注射剂量和速度也很重要。3.0T MR 的 T_1 弛豫时间长，对比剂的用量可减少。我们的经验是应用 20ml 对比剂，用双筒高压注射器，分两次以不同速度注入，根据患者的病情和体质，尤其是心功能情况，前 10ml 注射速度稍快，为 1.5～2.0ml/s，以保证腹盆部动脉内对比剂浓度，提高腹主动脉的信噪比，以后注射速度减为 0.5ml/s，维持下肢动脉对比剂浓度，降低静脉强化程度，从而可以清晰显示下肢血管树（图 38-70）。对下肢动脉硬化闭塞症的患者，精确的动脉期图像对治疗方案的制定是至关重要的。

存储原始磁共振信号数据的 k 空间中心数据决定影像的对比度，周围部分数据决定影像细节及空间分辨力，故 k 空间的填充方式对 CE-MRA 图像质量至关重要。腹盆部血管采集应用线性 k 空间填充的模式，下肢采用 k 空间中心（CENTRA）填充的模式。采集腹盆部血管时无静脉出现，应用线性 k 空间填充方式，采集的信息完整，可产生高空间分辨力、高信噪比影像。一般情况下，对比剂团注以平均 6 秒/段速度到达盆部、大腿及小腿动脉，踝部静脉大约于肘静脉开始注入对比剂后的 68 秒出现。腘动脉在腹盆部开始采集后 18 秒左右完全被

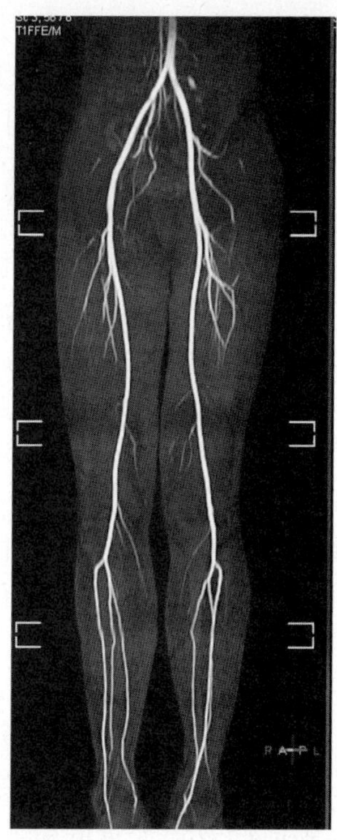

图 38-70　下肢 3D-CE-MRA 图

对比剂充盈。

对广泛血管病变及有血管再通及旁路引流手术病史的患者，CE-MRA 常出现静脉强化。老年人、主动脉瘤、动脉闭塞征及心脏病患者的对比剂通过速度较慢，远端静脉出现可影响图像质量。因此，避免静脉增强的影响是多站式 CE-MRA 需要解决的关键问题。CENTRA 采集技术是在中心填充技术的基础上扩展而来的，该技术有利于保证对比剂的首过时间与 k 空间中心数据采集时间的吻合而不损失影像细节。CENTRA 采集技术将 k 空间 K_y/K_z 分为两部分：k 空间中央部分与周围部分。将对比剂在血管内的变化分为动脉窗及静脉窗。动脉窗时，以随机的方式填充决定图像对比的三维 k 空间的中心部分；静脉窗时，填充决定图像分辨力的 k 空间的周围部分，从而使动脉采集窗由 5～8 秒延长至 50 秒左右，保证影像质量。CENTRA 采集技术 k 空间中央部分采用的随机填充方式可减少对比剂在目标血管内因浓度变化而导致的环状伪影。

3. 外周血管的 VESPA MRV 技术　TOF MR 技术方法可以显示下腔静脉、髂静脉及股腘静脉等深静脉血栓，其成像时间长及血管内产生湍流或涡流、血液中的质子群相位散失导致血液信号丢失等缺点，易出现假阳性或病变高估现象，影响其在临床上的广泛应用。应用多期相 MRA 成像序列，用较晚期的动-静脉平衡期图像与较早期的动脉期图像减影，可得到高质量的静脉血管 MIP 图像，该方法称为 VESPA MRV（动脉减影法静脉增强磁共振静脉成像）。自动移床多站式 VESPA MRV 可以得到大范围、清晰的下腔静脉、髂静脉及全下肢静脉的血管图像。与 DSA 相比，该方法不但可以显示深静脉及其病变，同时可以清晰显示下肢的浅静脉及血管周围的信号改变。血栓性病变可能同时存在血管扩张及远端阻塞，传统的静脉成像常无法显示血栓上部的范围及其远端的血管。VESPA MRV 技术经过外周静脉注入的对比剂通过血液系统循环，故可以清晰、准确地显示静脉阻塞远端血管。本研究发现，应用 VESPA MRV 可同时双侧显示下肢深静脉及浅静脉病变。但在显示血管的细节方面，如较细的血管分支等，MRV 不如血管造影尤其是 DSA。

在 3.0T MR 上应用自动移床多站式扫描，小剂量对比剂分段注入及 CENTRA 采集技术可最大程度地获得高信噪比及超高分辨力的腹主动脉、髂动脉和下肢动脉连成动脉血管树，而没有静脉的污染。一次检查、多期相扫描得到的 VESPA MRV 的图像，可完整地显示下腔静脉、髂静脉及下肢深浅静脉，准确显示急慢性静脉血栓及静脉畸形等病变复杂静脉的解剖关系，使诊断更加直观。3.0T 磁共振自动移床多期相 CE-MRA 的完整血管显示为临床制定手术和治疗计划提供了便捷、安全而全面的血管影像资料，有助于推动血管外科的发展，它的应用前景是广阔的。

4. 移床-运动追踪磁共振血管成像检查方法

（1）移床-运动追踪磁共振血管成像：自动移床（Mobitrack）技术和自动触发对比剂团注追踪（Bolustrack）软件，采用体部线圈，患者取仰卧位，足先进，垫高双脚使双下肢与心脏在同水平面，扫描范围自腹主动脉下段至足背。患者先行 2D-TOF-MRA 扫描，序列为 2D-TOF-SPGR，横轴位定位。由于扫描野限制，全长分三段扫描：盆腔段、大腿段、小腿段（图 38-71）。扫描参数为：TR 为 30ms，TE 为 6ms，FLIP 50°，层厚 2.5～3mm，视野 420mm，矩阵 256×160，激励次数 1 次。扫描块下方系统设置平行预饱和带，抑制静脉回流。全程扫描时间约 30 分钟。将所得原始图像用最大信号强度投影（MIP）任意方向三维重建血管图像（图 38-72）。

移床-运动追踪 MRA 成像患者行 2D-TOF-MRA 扫描后，再行移床-运动追踪 MRA 成像。扫描序列为 3D TOF FSPGR，冠状面定位，分两个动态设三段进

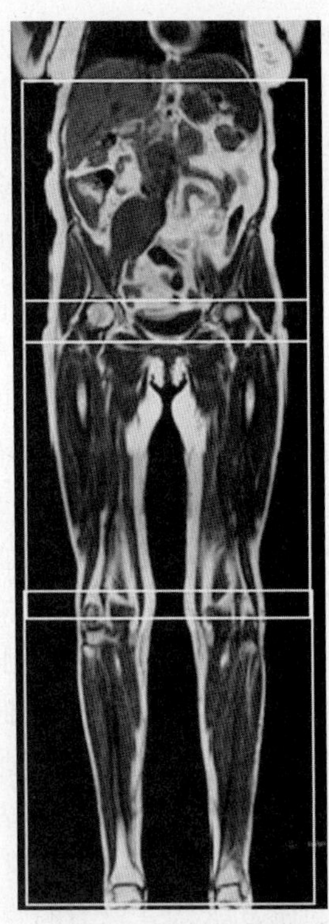

图 38-71　下肢 3D-CE-MRA 扫描定位图

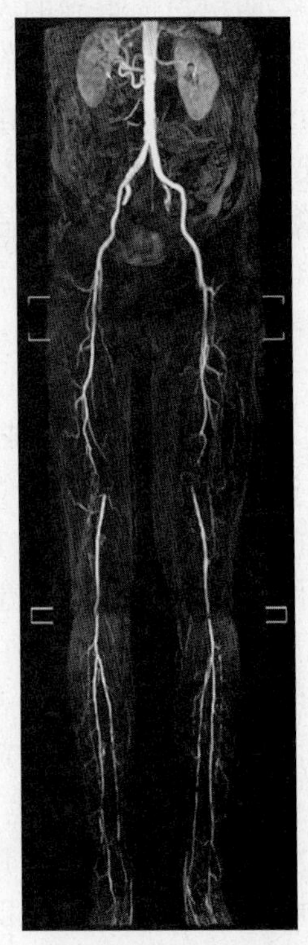

图 38-72　下肢 3D-CE-MRA 图

行移床扫描。对比剂为 Gd-DTPA，按 0.3mmol/kg 给药，注射流率＝药物总量+2/3 扫描时间，使用高压注射器，将对比剂分为两组注射，其后紧接注射生理盐水 30ml，其注射流率与第二组对比剂相同。注射对比剂前行第一个动态扫描，扫描顺序为盆部、大腿、小腿，得到的图像可以作为减影蒙片；然后启动第二个动态扫描，扫描仪首先进入采集基线状态，按提示启动高压注射器注射药物，当对比剂到达感兴趣血管时，扫描仪自动触发 3D-TOF-FSPGR 序列，扫描顺序为盆部、大腿、小腿、小腿、大腿、盆部，从而获得盆部及双下肢全程的动静脉图像，扫描时间为 2 分 30 秒。将所得图像与蒙片减影后，再用最大信号强度投影任意方向三维重建血管图像。

（2）移床-运动追踪 MRA 技术要点：移床-运动追踪 MRA 技术是将 Mobitrack 和 bolus track 技术运用于 3D-CE-MRA 的智能化扫描技术。CE-MRA 成像的关键在于对比剂的注射剂量、注射方式和速度。而正确推算延迟时间，决定了选择性动脉期成像主要成像参数中 TR 和 TE 对图像质量影响较大，要求尽可能选择短 TR 和 TE。短 TR 缩短采集时间，有利于一次屏气完成扫描，同时更好地抑制背景噪声；短 TE 能消除体素内的失相位所产生的伪影。最短的注射时间及最大量的对比剂可产生最短的 T_1 时间，CE-MRA 成像最清晰。正确估算延迟时间关系着检查的成败，对比剂首过峰值落在 k 空间采集中心，靶血管信号最强。如果扫描过早，对比剂峰值落在 k 空间采集外围，致使扫描失败；如果扫描过迟，又有较多静脉影重叠。

目前用于估算延迟时间的方法有三种：一是估测法，根据患者的生理特点，如体重、心率等估计；二是试验性团注法，通过采用小剂量（3～4ml 试验注射预测延迟时间；三是团注追踪法（Bolustrack），当对比剂到达兴趣区血管时透视下触发或自动触发扫描。采用估测法往往不能准确预测延迟时间，而后两种方法可以做到在 k 空间采集时间内血管内对比剂浓度最高，从而获得高信噪比的图像。由此可见，CE-MRA 在技术上要求十分严格，对比剂的剂量、速度、注射方式、扫描时间的配合和设定扫描参数是获得各期血管成像的重要因素。移床-运动追踪 MRA 具有 CE-MRA 空间分辨力高的优点，而且可直观完整地显示双下肢血管的正常结构和疾病分布情况。

（3）图像后处理技术：

1）MR 减影技术的应用：国内外均有应用 MR 减影技术显示周围血管的报道，认为使用减影技术，正常软组织和骨骼的信号基本被减掉，而只保留高信号的血管像，突出了血管与背景的对比度，可达到良好的血管成像效果。利用增强后的 3D TOF FSPGR 原始图像减影增强前的 3D TOF FSPGR 原始图像，得到减影后的图像，再用最大信号强度投影任意方向三维重建血管图像。本研究表明使用减影技术，图像背景有明显改善，减少了背景信号，增加了信噪比，提高了小血管（如小腿动脉）的显示（图 38-73），减影的另一个优点是可以解决对比剂增强时间和兴趣血管成像问题，可以在对比剂增强的上升阶段或下降阶段成像，有选择的显示血管，将动脉与静脉区分。

2）MIP 重建技术：后处理采用 MIP 重建，可从任意角度观察血管，全方位、立体显示正常及病变血管。但也存在不足，MIP 可以使较弱的信息丢失，重建的血管有夸大效应，在严重狭窄时表现为血管完全中断现象。

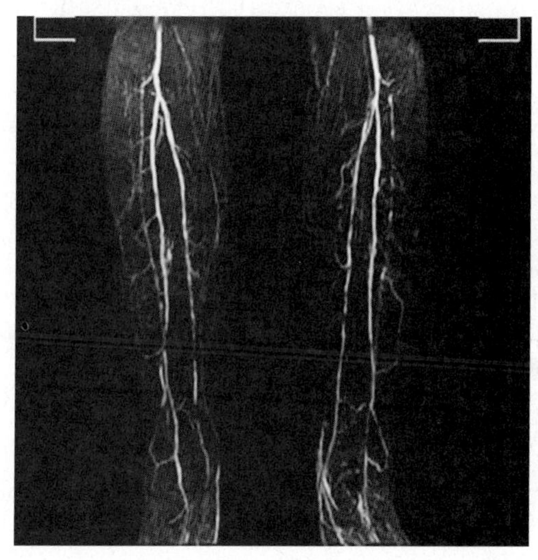

图 38-73　小腿 CE-MRA 图

（五）非对比剂四肢血管 MRA 扫描技术

1. 外周动脉非对比增强磁共振血管成像发展原因与现状　非对比增强磁共振血管成像（non-contrast enhanced magnetic resonance angiography，NCE-MRA）近期已成为 MRA 领域的一个研究热点。推动 NCE-MRA 研究的主要原因是 MR 对比剂在肾功能不全患者的使用开始受到限制。过去认为 MR 含钆类对比剂的副作用很小，对人体不构成威胁。但近期大量的研究资料表明，这类对比剂对肾功能有潜在的损害，尤其是肾功能不全的患者可引起一种致命的并发症，称为肾源性系统纤维化（nephrogenic systemic fibrosis，NSF）。其发生率为 4.0%~22.3%，该病已引起国内外的广泛关注，美国 FDA 在 2006 年 6 月颁布一项有关使用含钆对比剂的指南，明确要求肾小球滤过率在正常值（60ml/min）以下时禁止使用该类对比剂。该指南还警告要进行肝移植或刚刚完成肝移植的患者或有慢性肝病的患者，如果他们存在任何程度的肾功能不全也会发生肾源性系统纤维化。这个限制对外周血管疾病的患者显得更为突出，由于周围动脉闭塞性疾病主要是由动脉粥样硬化或糖尿病所致，而这类患者往往合并有肾动脉狭窄以及肾功能损害，他们因此而失去了外周动脉造影检查的机会。

对于外周血管成像，除了对比剂的潜在危害，增强 MRA 本身在技术上还有一定的局限性，尤其是下肢及手部和足部的动脉成像，常常会出现明显的静脉污染（图 38-74）。尽管一些新的动态增强血管成像技术的应用，例如西门子的 Twist 和通用公司的 Tricks 等可以显著减少静脉显影的机会，但较低的空间分辨力仍然限制了细小血管病变的诊断。

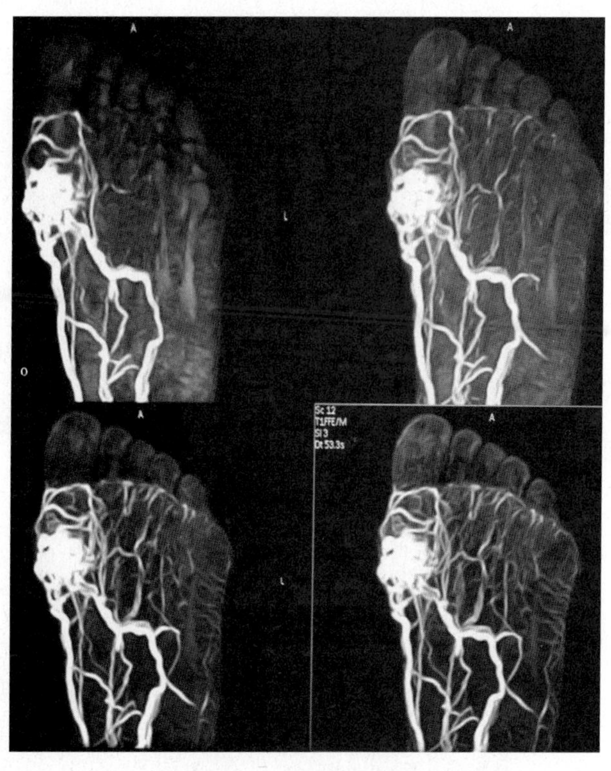

图 38-74　3D-CE-MRA 图

因此，发展一项有效的外周血管非增强成像技术，作为增强 MRA 的补充手段，并将其应用于一些特殊的患者（肾功能不全或其他原因不能使用 MR 比剂的患者）和特殊的部位（如四肢远端的血管），具有重要临床意义和巨大应用潜力。

2. 外周动脉非对比增强磁共振血管成像技术难点　目前 NCE-MRA 的研究主要是基于 3T MR 系统。NCE-MRA 主要有两个技术难点：一是如何消除静脉和其他软组织的背景；二是如何获取稳定和高信噪比的动脉图像。下面从以上两个方面对外周血管 NCE-MRA 技术的发展和现状进行综述。

（1）静脉和其他软组织背景的消除：对于 NCE-MRA 技术而言，消除静脉和其他软组织背景的方法主要是利用动脉血液的流入增强效应来消除静脉和其他软组织的信号。传统的时间飞跃法（TOF）是这种方法的典型代表。成像容积或层面内的静止组织受到短 TR 梯度回波的反复激发产生饱和形成低信号，而成像容积之外未经饱和的血液流入成像容积层面时形成较高的信号。静脉的消除则通过预饱和技术，在动脉血流的反向方向施加厚层块的饱和带，使流入的静脉血液提前饱和。TOF 是最古老和经典的 NCE-MRA 技术，用于脑血管的临床检查比较成熟，目前也用于下肢血管成像，而且图像质量也越来越清晰（图 38-75、图 38-76）。

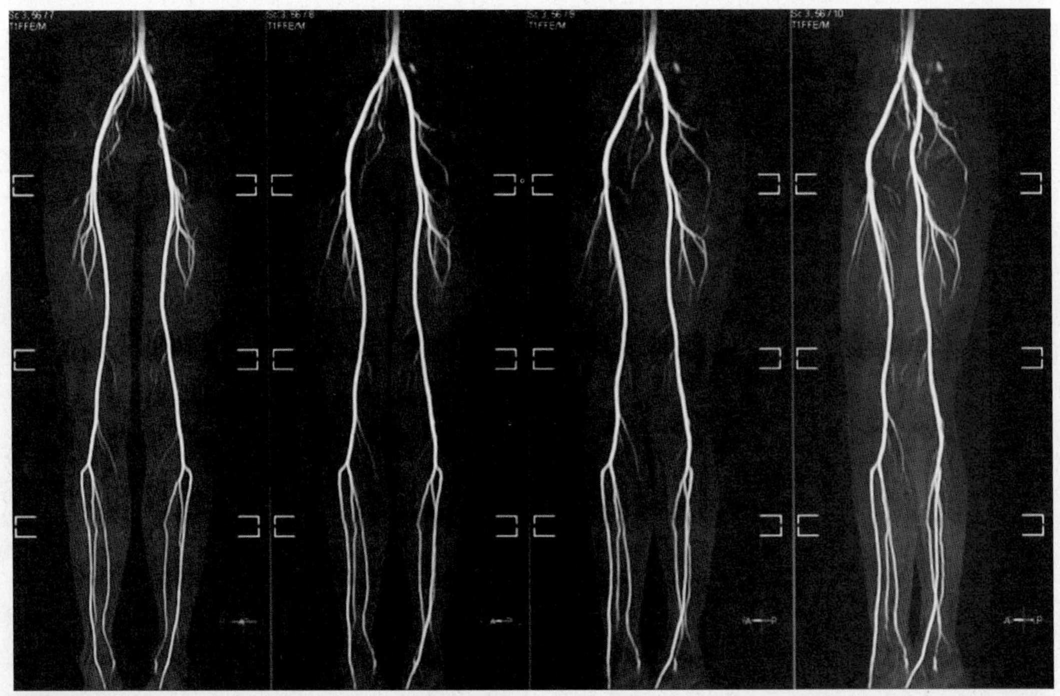

图 38-75　TOF-MRA 图

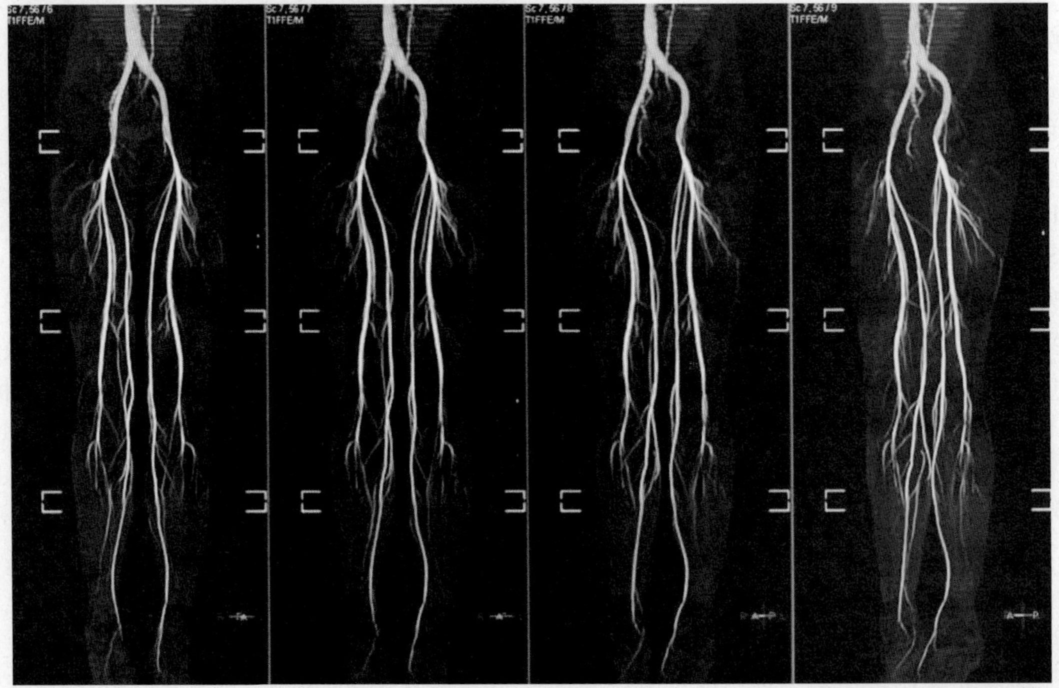

图 38-76　TOF-MRV 图

近期发展的一些 NCE-MRA 方法也采用了类似 TOF 的成像原理。例如，反转恢复时空标记血管成像技术（time-spatial labeling inversion preparation，Time-SLIP），其基本原理是用反转脉冲标记扫描层面上游动脉血中的质子，使血液中质子的磁化矢量发生反转，经过一定的延迟时间（反转时间）后，被标记的质子流入扫描层面，得到标记后的图像，然后在其他参数不变的情况下不施加反转脉冲对同一层面进行信号采集，得到未标记的图像。通过选择合适的反转时间并进行重复间断采集，可明显抑制背景组织信号。该方法的优点是具有优越的动脉信噪比和对比度，缺点是最佳反转恢复时间随患者的心率和心输出量的变化而变化，血流信号容易受到影响。由于受反转恢复时间的限制，成像范围有限，目前该方法主要用于腹部、肾动脉以及颈动脉的血管成像。

NCE-MRA 消除静脉和周围软组织背景的另一种方法是减影。这种方法需要采集 2 次图像，一次是动脉和静脉均为高信号的动脉“亮血”图像，另一次是动脉为低信号而静脉为高信号的动脉“黑血”图像，两者相减，即可得到仅有动脉的血管图像。具体方法是通过心电门控技术，在心脏舒张期利用“亮血”序列（例如，快速自旋回波、稳态自由进动等）采集动脉和静脉的信号，此时由于动脉和静脉流速比较慢而均呈现高信号。收缩期动脉血流速度远远高于静脉，此时在“亮血”序列采集血流信号前加上一个血流敏感梯度脉冲，对流速较快的动脉血流信号产生抑制，就会得到动脉低信号而静脉仍为高信号的动脉“黑血”图像。这种方法的技术关键是在最大程度抑制动脉血流信号的同时，尽量保持 2 种图像中静脉的信号接近。减影法不依赖血液的流入，图像采集时间、成像范围和空间分辨力均可以得到显著提高。此外，外周血管位置相对固定，不受呼吸和心跳运动的影响。因此，目前大部分外周血管 NCE-MRA 所采用的方法是减影法。

目前用于抑制血流的技术有 2 种，分别是血流扰相梯度脉冲（flow-spoiled gradient pulses）和血流敏感散相脉冲（flow-sensitive dephasing，FSD）。血流扰相梯度脉冲对收缩期流速较快的动脉血流信号有明显的抑制作用，而对舒张期流速较慢的动脉血和静脉血影响不大。因此在收缩期采集血流信号前施加血流扰相准备脉冲，即可获取动脉“黑血”、静脉“亮血”的图像。它的缺点是扰相梯度必须施加在读出梯度的方向，即必须与血管平行的方向，这种特性限制了它在走向复杂的手部和足部动脉的应用。FSD 是近年血管壁成像中用于抑制动脉血流信号产生“黑血”效果的技术，它基于血流敏感梯度，离散流体中运动自旋的相位，使血流失去信号。FSD 的一个显著特性是它对血流信号的抑制能力取决于磁场梯度一阶矩（first-order gradient-moment）和血流速度。因此，只要找出一个适当的值，就能利用动静脉血流速度的差别，最大程度抑制动脉血流信号的同时尽量保留静脉的血流信号。FSD 具有速度快，视野大，对复杂血流抑制彻底等特点，非常适用于下肢动脉成像。此外，FSD 以同时在 3 个梯度方向上施加，因而也适用于手部和足部的血管。

（2）稳定和高信噪比血流信号的产生：要获取稳定和高信噪比的外周动脉图像，除了增加提高血流信号的补偿脉冲（例如，T_2 准备脉冲）和减低运动伪影的技术外，采集动脉血流信号的脉冲序列是其中的关键。早期研究者采用的成像序列是基于半傅立叶转换的三维快速自旋回波。该方法以血流扰相梯度脉冲作为准备脉冲，分别在心脏舒张期和收缩期采集动脉“亮血”和“黑血”图像。该方法的优势是快速自旋回波采集血流信号具有良好的信噪比，而且不依赖于血液的流入效应，因而可用于行程较长的下肢动脉和流速较慢的末梢血管。其缺点是，自旋回波在血流速度过快或血流紊乱时，可发生信号丢失，导致对血管狭窄程度的高估，对下肢动脉 50.0%以上显著性狭窄诊断的敏感度、特异度和准确度分别为 85.4%、75.8%和 79.4%。此外，较长的成像时间也限制了该技术在临床上的应用。

针对上述方法采集时间长的问题，西门子公司对该技术进行了改良，推出了一种用于下肢血管的 NCE-MRA 序列，称为 Native-Space。该方法采集血流信号的序列仍然是快速自旋回波，最主要的改进是采用可变翻转角技术，在扫描速度和空间分辨力上较前有了较大的提高。国内某医院与西门子公司联合开展了 Native-Space 下肢动脉成像的临床测试，从目前的应用来看，该方法在健康志愿者或下肢血管没有显著病变的患者中，Native-Space 的成像效果非常理想，但对有严重狭窄的下肢血管，狭窄远端血流信号丢失严重，下肢远端血管（包括手部和足部的动脉）的图像质量仍然不十分理想，其核心问题仍然是 Native-Space 采用的自旋回波对血流速度和模式比较敏感。

针对基于自旋回波血管成像技术存在的问题，

有学者于2008年提出了一种以FSD为准备脉冲的平衡稳态自由进动(Balance-SSFP)进行下肢动脉成像的方法,力图克服自旋回波技术对血流模式敏感的问题。该方法的基本原理与自旋回波血管成像技术相似,利用减影的方法消除静脉和其他静止软组织的背景。最大的区别是用SSFP序列代替快速自旋回波采集血流信号,并加以T_2准备脉冲增强血流信号。

SSFP序列早在1986年由Oppelt等提出,但由于当时MR硬件的不足使其应用受到限制。近年来,随着梯度线圈切换率不断提高,SSFP的应用逐渐增多,例如胆管成像、胸腹血管成像等采用一个扰相位梯度回波,适用10°~15°脉冲角。SSFP使用较大的翻转角(65°~90°),在3个梯度方向上施加稳态平衡梯度重聚磁化矢量,血流以较大的T_2/T_1比值呈现高信号。因此,SSFP不受血流速度和方向的影响,无论是血流复杂的病变血管,或者是血流缓慢的末梢血管均可获取高信噪比的血管图像,对血管狭窄具有很高的诊断准确性。此外,SSFP成像速度快,技术成熟,具有很好的临床实用性。大量的报道证实了SSFP用于血管成像所表现的优异信噪比和稳定性。采用FSD作为获取动脉"黑血"的准备脉冲,由于FSD可以在多个方向上施加血流抑制梯度,因而FSD-SSFP法可以用于血管走行比较复杂的手部和足部动脉成像。

静态间隔单次激发血管成像技术(quiescent-interval single-shot,QISS)是西门子公司近期提出的另一种下肢动脉非增强成像方法。它采用心电图门控,于收缩期施加一个90°饱和脉冲和随后的90°静脉血流抑制脉冲之后,在舒张期利用单次激发的饱和脉冲和随后的90°静脉血流抑制脉冲之后,在舒张期利用单次激发的2D SSFP采集动脉血流信号。这种方法的特点是采集速度超快,不需要减影,血流信号不受血流模式、速度及运动伪影的干扰。缺点是静脉血流抑制脉冲需要与血管走行方向平行,不能用于手部和足部的动脉成像。由于是2D采集,层面间空间分辨力较低,对病变细节显示不够。

四、外周血管MR检查要点与图像质量控制

(一)血管瘤磁共振血管成像

软组织血管瘤是常见的良性肿瘤,好发于四肢,绝大多数发生于青少年。位置表浅的血管瘤根据病史及体征容易诊断,而深部的血管瘤靠临床体格检查难以与其他软组织肿物相鉴别,且常因范围不明确,与周围血管关系不清而给治疗方式的选择及手术切除带来很大的困难。MRI具有多参数、多方位成像、高软组织分辨力等优点,尤其是近年来发展的单倍三维对比增强磁共振(single-dose three-dimensional contrast-enhanced MR angiography, SD 3D-CE-MRA)克服了NCE-MRA技术由于血流方向和速度不同而产生的伪影,已经逐渐成为血管病变检查的重要手段。

下面简单举例说明扫描方法,以冠状面行一次平扫及注射Gd-DTPA后延迟触发连续3次无间断扫描,TR 3.92ms,TE 1.32ms,层厚1.4mm,翻转角25°,Gd-DTPA用量为0.1mmol/kg体重,注射流率为3ml/s,随后以相同流率注射20ml生理盐水。延迟时间根据bolus技术(在3D-CE-MRA采集前,以实际注射流率及生理盐水冲洗为标准,先用2ml对比剂进行测试性扫描,扫描序列为快速梯度回波序列,采集时间为1s,连续60次,然后复习图像,测定靶血管峰值时间,根据公式:$D=T_{V\text{-}A}-T_A/4$计算扫描延迟时间,$T_{V\text{-}A}$为峰值时间,T_A为3D-FLASH序列扫描时间)确定,监测点位于肿瘤近端动脉。对各期图像进行增强前后减影,所得数据进行3D-MIP重组,获得动脉期、动脉晚期、静脉期的多角度3D图像。

软组织血管瘤组成与正常血管十分相似,是一种先天性发育异常,属错构瘤性质,而非真正的肿瘤。常以良性方式生长,组织学上主要表现为血管管道数目的增加及纤维结缔组织、平滑肌、炎症细胞和毛细血管、淋巴管等不同程度的浸润。血管瘤多无包膜,切除不彻底常易复发。故明确血管瘤的实际大小、范围及供血动脉对指导治疗有十分重要的意义。

MRI问世前,血管瘤的诊断主要通过体格检查、X线和B超检查等,虽然能对血管瘤做出初步诊断,但X线平片靠发现高密度的静脉石为诊断依据,而静脉石出现率及发现率低,同时由于软组织密度分辨力低,不能清楚显示肿瘤范围。CT对软组织的检查优于平片,对于静脉石的检出率亦较平片高,但也不能清楚显示病变的范围及与正常组织间的关系,对其治疗缺乏准确的指导价值。B超检查可以清晰显示肿瘤的形态、轮廓、大小、位置等,对判断肿瘤的性质及其与周围组织的关系有一定的帮助;彩色多普勒血流成像可显示血流方向和性质,对诊断有较大的帮助,但受操作者水平影响及

缺乏直观性,对指导手术意义不大。DSA 是血管性疾病定性诊断的金标准,可明确供血动脉,但其为有创检查,操作复杂,且无法显示血管瘤内血管成分以外的其他组织。由于 MRI 具有良好的软组织分辨力,多参数、多方位成像等优点,使其在软组织血管瘤的定位与定性诊断方面明显优于 X 线、CT。有研究表明 MRI 已成为诊断软组织血管瘤的最佳影像学检查手段(图 38-77)。

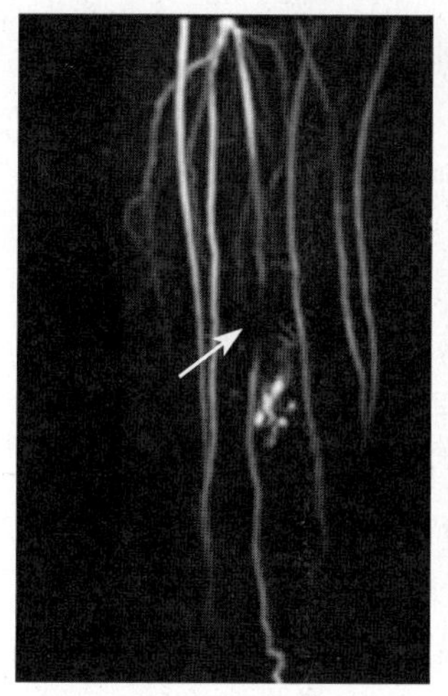
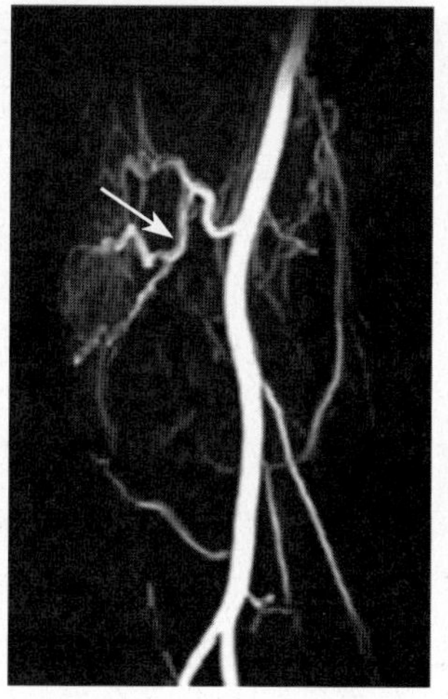
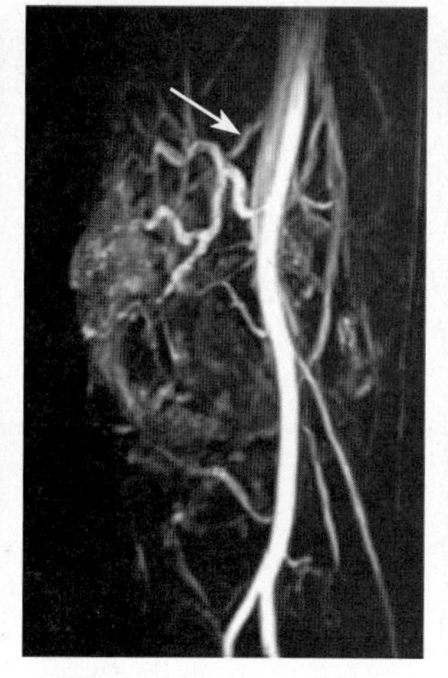
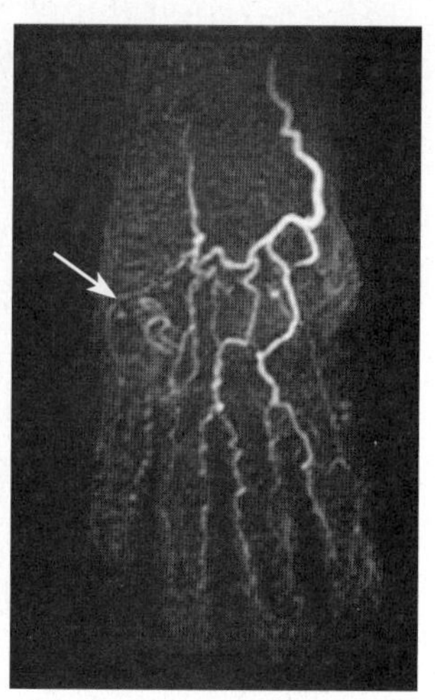

图 38-77　血管瘤

(二) 动静脉畸形磁共振血管成像

动静脉畸形(arteriovenous malformation,AVM)是先天性血管异常疾病,发病率高位。从组成上看,AVM 主要包括供血动脉、畸形血管团和引流静脉 3 部分。但其内部构成及血流动力学复杂,表现在:①供血动脉的起源、数目及供血方式多样;②畸形血管团组成各不相同,可由单支或多支动脉供血,由 1 支或多支扩大的静脉引流,其内可伴发动静脉短路、动脉瘤、静脉瘤;③AVM 呈高血流低阻力,低动脉流人压,高静脉流出压,并有盗血现象,使正常血供灌注不足。这些特点与 AVM 治疗困难,治疗不完全和术后易复发有关。AVM 的治疗包括手术、放射治疗和血管内栓塞术,后者在 AVM 的治疗中越来越广泛地得到应用,并已证明是十分有效的治疗方法。但不管选择哪种治疗方法,治疗 AVM 结构组成的全面细致分析,对选择治疗方法及术式极为重要。治疗前应明确 3 个问题:畸形血管团的部位、大小;供血动脉的来源、数目及供血方式;引流静脉的数目、流向及结构是否异常。

1. 畸形血管团的显示　MRI 对 AVM 畸形血管团的显示较其他影像检查方法具有较大优势,能清晰显示畸形血管团的部位、大小、范围及重要功能区的关系,同时可反映出血、软化灶等 AVM 的并发症,为 AVM 的诊断和治疗提供了大量信息,是术前必不可少的检查手段。但因 MRI 是断面解剖,对 AVM 的全貌显示欠佳。畸形血管团的动、静脉数量各不相同,最常见的是多单元型,其次是一单元型见于小的 AVM。

3D-CE-MRA 一般能清楚显示畸形血管团的动、静脉组成及全貌,其对异常扩张增粗血管的三维立体显示优于二维 DSA。但 MRI 及 3D-CE-MRA 难以显示有出血遮盖的微小畸形血管。目前的 3D-CE-MRA 的分辨力不如 DSA。因受采集时间的限制,颅内动脉 3D-CE-MRA 较少用高分辨力扫描,矩阵仅为 151×265。而 DSA 的矩阵达 1 024×1 042,故 3D-CE-MAR 难以清晰显示颅内动脉周边小血管,对周边小血管 AVM 的诊断准确率不高。因而对临床高度怀疑 AVM 而 3D-CE-MRA 阴性者,仍应行 DSA 进一步检查。

2. 供血动脉的显示　除极小的 AVM 外,一般 AVM 大多有 1 支或多支供血动脉,粗大的供血动脉迂曲进入畸形血管团。供血方式可以是终末型供血、过路型供血及直接动静脉交通。MRA 对增粗供血动脉的来源显示与 DSA 完全一致,并能清楚显示其全程走行。对细小供血动脉的显示不如 DSA,但在实际工作中,3D-CE-MRA 难以显示的细小供血动脉,在行介入治疗时往往也难以进行栓塞治疗,故对治疗的影响不大。3D-CE-MRA 对有临床意义的供血动脉的显示已基本达到临床要求。但 3D-CE-MRA 难以判断供血动脉对畸形血管团的供血方式，其原因主要是 3D-CE-MRA 是动脉及早显的引流静脉同时显影，不能反映病变的血流动力学特性。

3. **引流静脉的显示** 血管造影上 AVM 的特征性表现是引流静脉早期显影，这一特点在 3D-CE-MRA 上亦得到体现，即在动脉期就可见粗大或呈瘤样扩张的引流静脉早显。由于引流静脉往往较粗大，3D-CE-MRA 对引流静脉的显示较清楚，并能根据其形态走行显示流向。但 3D-CE-MRA 上粗大的引流静脉有时因与畸形血管团重叠而显示欠佳，引流静脉的狭窄等结构异常亦难以显示清楚。另外 MRI 及 3D-CE-MRA 对 AVM 诊断及其内部构成显示的准确性还取决于操作者对血管影像的理解、图像后处理和阅片能力。

随着 MR 软硬件的进一步发展，操作者认识能力的进一步提高，对 AVM 诊断及显示的准确性将进一步提高。3D-CE-MRA 成像及后处理与 CT 血管成像（CTA）有相似性。尽管 3D-CE-MRA 出现较 CTA 晚，但因其对比量小、基本无过敏反应、无肾毒性，无 X 线辐射，图像空间分辨力高，不受颅骨遮挡等优点，而得以迅速普及，显示出其强大的发展远景。尽管 DSA 曾是诊断的金标准，能清晰显示各级分支血管和病灶血管构成，并能反映病变内血流动力学特点。但 3D-CE-MRA 与 DSA 相比仍有其优点：①对 AVM 定性定位诊断有高度敏感性和特异性；②对 AVM 的空间立体三维形态显示直观，对手术方案的设计有指导价值；③一次少量对比剂可显示全部血管，便于发现 AVM 的动脉参与供血及与 AVM 合并存在的其他血管病变；④急性期检查不会引起出血或血管痉挛等并发症，无创、安全、简单、快速，患者易于配合，适合用于术后或终生随访检查。但也存在其缺陷：不能反映 AVM 的血流动力学特点；因分辨力较 DSA 低，对 AVM 的某些细节显示不如 DSA，对细小的供血动脉显示差；对被出血遮盖的微小 AVM 难以显示。

总之，3D-CE-MRA 结合 MRI 对 AVM 能无创性准确地定性、定位对 AVM 内在构成的显示已基本达到临床需要，可作为临床高度怀疑外周血管 AVM 患者的首选影像检查方法。但在显示 AVM 某些细节及 < 1cm 的微小 AVM 方面仍需 DSA 检查。

（三）动脉栓塞磁共振血管成像

动脉栓塞是指栓子自心脏或近侧动脉壁脱落，或自外界进入动脉，被血流冲向远侧，阻塞动脉血流而导致相应肢体或器官缺血以至坏死的一种病理过程。此病起病急骤，发病后肢体生命均受到威胁，及早诊断和正确治疗至为重要。动脉栓塞的栓可由血栓、动脉硬化斑块、细菌性纤维素凝集物、空气、肿瘤组织、异物（如弹片）、折断的导丝、导管、羊水和脂肪等组成，但以左心房血栓最为常见。

下面以肺动脉栓塞为例说明 MRA 的应用。肺动脉栓塞（pulmonary embolism，PE）是一种危害很大的常见病，是第三位常见心血管疾病，仅次于冠心病和高血压，既往此病漏诊率、病死率均较高。多层螺旋 CT 肺动脉成像的应用“明显提高了 PE 的确诊率”，对于该病的早发现、及时治疗起到了重要作用。随着 MR 设备性能和软件技术的快速发展，磁共振肺动脉成像的空间分辨力明显提高，逐步应用到 PE 的临床诊断中。

MR 检查可以清晰显示 PE 患者的左、右肺动脉及叶肺动脉的栓子。平扫，在横轴位和冠状位或斜冠状位亮血序列上显示为中心或偏心的柱状、不规则或圆形低信号影，肺段动脉部分可见。3D-CE-MRA 可显示肺段及其亚段的栓子或相应节段肺动脉分支的缺如。文献表明：采用 SE 序列（黑血序列）、GRE 序列（亮血序列）对主肺动脉和左、右肺动脉主干的栓塞有一定意义，平扫亮血序列清晰显示了叶及以上肺动脉栓子，该组病例或年龄较大、或病情较重、或不适于 CT 肺动脉成像，经 MRA 确诊，治疗后取得了满意的效果。目前，采用屏气超高速快速成像序列，结合并行采集技术，扫描速度快，避免了运动伪影，提高了肺血管成像的空间分辨力，对比剂首过法 3D-CE-MRA 可以有效显示亚段以上肺动脉的栓子。由于 MRA 无创、对比剂过敏率低、无射线辐射，且 MR 肺灌注成像技术、MR 直视栓子成像技术可以更好地显示肺循环状态，识别新旧栓子等，是极具发展潜力的方法。因此，随着 MR 技术的发展，3D-CE-MRA 的临床应用将逐步增多。

MR 检查的质量控制是关键，使用心电门控技术，有效的屏气及选择合理的参数、序列极其重要。但目前 MRA 的清晰度仍不及 CTA，检查时间长、操作相对复杂、各种金属伪影的存在等因素限制了 MR 的应用，是其不足。随着 MR 快速序列和并行采集技术的应用，结合 3D-CE-MRA 技术，提高了肺血管成像的空间分辨力，逐渐应用于 PE 的诊断。部分不适于 CT 检查的患者，MR 平扫即可作出诊断，满足了治疗及随访的要求，弥补了 CTA 的不足。

目前 3D-CE-MRA 能确切地诊断段及段以上 PE，而对亚段水平的 PE 诊断存在困难。3D-CE-MRA 与肺灌注成像相结合，能提高诊断敏感性，有助于诊断亚段水平的 PE。

（四）下肢深静脉血栓磁共振血管成像

深静脉血栓是指血液非正常地在深静脉内凝结，属于下肢静脉回流障碍性疾病。血栓形成大都发生于制动状态（尤其是骨科大手术）。致病因素有血流缓慢、静脉壁损伤和高凝状态三大因素。血栓形成后，除少数能自行消融或局限于发生部位外，大部分会扩散至整个肢体的深静脉主干。若不能及时诊断和处理，多数会演变为血栓形成后遗症，长时间影响患者的生活质量；还有一些患者可能并发肺栓塞，造成极为严重的后果。

急性下肢深静脉血栓形成，静脉充盈缺损、血管腔扩大、血管完全阻塞。慢性下肢深静脉血栓形成，血管内血栓回缩，有血流包绕或血管再通。急性血栓均有下肢软组织肿胀，表现为肌间隙模糊，软组织信号改变，T_1WI 为低信号，T_2WI 为低信号。慢性血栓有下肢软组织肿胀，肿胀程度较急性病例明显轻，慢性血栓形成有血管壁增厚、血管壁不规则表现。

下肢深静脉血栓形成的 MRA 表现有：①静脉充盈缺损，表现为下肢深静脉高信号的血流内长短不一的圆柱形低信号；②静脉闭塞和中断，表现为深静脉主干被血栓完全阻塞，血管腔扩大或不扩大；③静脉再通，表现为静脉边缘毛糙，静脉管腔可呈不规则狭窄或细小多支状；④侧支循环形成，可见不同程度侧支循环形成。

下肢深静脉血栓在临床上并不少见，急性深静脉血栓形成（DVT）采取介入溶栓或血栓消融术的治疗效果较好，同时要防止肺动脉栓塞的发生；慢性 DVT 则多采用内科保守治疗。近年来磁共振血管造影技术发展迅速，作为无创性检查方法已逐渐受到人们的重视。下肢血管常规 MRA 检查主要采用 TOF 法 MRA，TOF-MRA 可分 2D-TOF 和 3D-TOF。3D-TOF-MRA 对慢速血流不敏感，不用于下肢静脉系统的显示。下肢深静脉血栓形成 MRA 表现与 DSA 检查的表现相似，主要显示静脉充盈缺损、静脉闭塞和中断、侧支循环形成等征象，以 DSA 为诊断标准，MRA 有很高的诊断符合率。但是 2D-TOF-MRA 采用的是背景信号抑制、流入相关增强机制，忽略了血栓信号、血管管壁及周围软组织的改变等重要信息。

按照病程，下肢深静脉血栓形成可分为急性血栓和慢性血栓。静脉血栓根据其成分可分为白色血栓、红色血栓、混合血栓，以混合血栓最多见。常规静脉造影主要通过观察血管闭塞程度、侧支循环形成、血管内血栓有无回缩等征象来判断血栓的新旧。MR 检查除了观察上述 TOF-MRA 所表现的征象外，还可以了解血管壁和血管周围的情况。磁共振检查发现急性血栓形成均有下肢软组织肿胀；慢性血栓形成有血管壁增厚、血管壁不规则表现，部分病例有下肢软组织肿胀，但软组织肿胀程度较急性病例为轻。

磁共振高软组织分辨力，可直接显示下肢深静脉血栓的信号。观察血栓的信号特征，可以判断血栓的新旧，其原理是血栓形成后将经历一系列的变化，红细胞内含氧血红蛋白逐渐转变成去氧血红蛋白，而后又转化为高铁血红蛋白。血红蛋白被吞噬细胞吞噬，降解形成含铁血黄素。这些成分的变化，会影响血栓的 MRI 信号。含氧血红蛋白没有不成对电子，不具有顺磁性，对血栓信号无影响。红细胞内的去氧血红蛋白具有顺磁性，可造成血栓 T_2 弛豫时间缩短。高铁血红蛋白为较强的顺磁性物质，造成血栓 T_1 缩短，在 T_1WI 上表现为高信号；对血栓 T_2 弛豫时间的影响较复杂，红细胞内高铁血红蛋白缩短 T_2 弛豫时间，游离的高铁血红蛋白延长 T_2 弛豫时间。含铁血黄素可以造成血栓 T_2 弛豫时间缩短。血栓信号在 MR 直接成像中表现的多样性，反映了血栓成分的复杂性。血栓的信号在各个层面并不完全一致，同一层内信号也有不均匀的现象，考虑为血栓内机化程度不一所致。

磁共振检查作为一种无创性检查，是诊断下肢深静脉血栓的有效检查方法。多序列的下肢深静脉血栓形成直接成像，通过观察血栓信号、血管壁和血管周围软组织的改变，可以作为 MRA 检查的重要补充，帮助判断病情，为临床制订治疗方案提供依据。

（李大鹏　王传兵　唐文娟　余建明）

第三节　外周神经磁共振成像技术

一、相关疾病概述与 MRI 检查价值

神经系统分为中枢神经系统和周围神经系统，周围神经系统（peripheral nervous system），也称外

周神经系统，是神经系统的外周部分，它一端与中枢神经系统的脑或脊髓相连，另一端通过各种末梢装置与机体其他器官、系统相联系。外周神经系统包括由脑发出的脑神经和由脊髓按节段性排列发出的脊神经，是由大量神经纤维组成的神经束，它是联系感觉输入和运动输出的神经结构。从解剖上看，外周神经系统包括12对脑神经和31对脊神经。12对脑神经是由脑发出的神经，包括嗅神经、视神经、前庭蜗神经、动眼神经、滑车神经、外展神经、副神经、舌下神经、三叉神经、面神经、舌咽神经和迷走神经；31对脊神经均由脊椎两侧的椎间孔发出，分为前、后两支，分管颈部以下身体相关部位的感觉和运动。包括颈神经8对、胸神经12对、腰神经5对、骶神经5对和尾神经1对。脊神经从脊椎发出后总是向下行的，所以任何一节脊髓受到损伤，这节以下的神经所引起的感觉和所支配的运动将受到损伤。

（一）外周神经损伤

1. 病因　外周神经损伤分开放性损伤和非开放性损伤。前者一般伴发于软组织的开放性损伤，引起神经的部分截断或全截断；后者并发于软组织的钝性非开放性损伤，引起神经干的挫伤、压迫或牵张，在神经内发生小的溢血和水肿，髓鞘水肿和变性。外周神经损伤的结果在临床上主要表现为神经麻痹。

2. 症状

（1）感觉障碍：感觉减弱或丧失，表现为针刺皮肤时疼痛反应减弱或消失。

（2）运动障碍：受神经支配的肌、腱运动功能减弱或丧失，表现为肌、腱弛缓无力，丧失固定肢体和自动伸缩的能力。

（3）肌肉萎缩：即神经营养失调与患肢运动不足造成有关肌肉在病后一段时间出现萎缩，表现为肌肉凹陷、体积缩小。

（4）肩胛上神经麻痹：因肩关节失去制止外偏功能，存在活动受限的症状。出现此类疾病的患者往往由于肩部的疼痛，肩部活动受限，同时可能会出现肩部肌肉萎缩。出现此类神经卡压的患者，往往会表现为肩胛骨周围的肌肉萎缩，如斜方肌、冈上肌、冈下肌之类。

（5）桡神经麻痹：桡神经损伤为全身诸神经中最易受损伤者，常并发于肱骨中段骨折。主要表现为伸腕力消失，而“垂腕”为一典型病症；拇外展及指伸肌力消失；手背第一、二掌骨间感觉完全消失。

（6）股神经损伤：运动障碍，股前肌群瘫痪，行走时抬腿困难，不能伸小腿。感觉障碍，股前面及小腿内侧面皮肤感觉障碍。股四头肌萎缩，髌骨突出，膝反射消失。

（7）坐骨神经损伤：坐骨神经完全断伤时，临床表现与胫腓神经联合损伤时类同。踝关节与趾关节无自主活动，足下垂而呈马蹄样畸形，踝关节可随患肢移动呈摇摆样运动。小腿肌肉萎缩，跟腱反射消失，膝关节屈曲力弱，伸膝正常。小腿皮肤感觉除内侧外，常因压迫皮神经代偿而仅表现为感觉减退。坐骨神经部分受伤时，股二头肌常麻痹，而半腱肌和半膜肌则很少受累。另外，小腿或足底常伴有跳痛、麻痛或灼痛。

（二）神经纤维瘤

1. 分类　神经纤维瘤包括神经膜瘤、神经瘤、神经周围纤维瘤、施万细胞瘤、神经周围纤维母细胞瘤，分两类：第一类——神经膜瘤或施万细胞瘤；第二类——神经纤维瘤或神经周围纤维母细胞瘤，是指瘤细胞由神经内中胚叶深化而来的结缔组织。神经纤维瘤可以起源于周围神经，颅神经及交感神经，是由神经鞘细胞及成纤维细胞两种主要成分组成的良性肿瘤，分单发及多发两种型式。多发性神经纤维瘤又称神经纤维瘤病，本瘤可发生于周围神经的任何部位，口腔颌面部发病者常发于三叉神经及面神经，通常位于面部、颞部，眼部、颈部、舌部及腮部。

2. 症状体

（1）多见于青年人，生长缓慢。

（2）边界不清，质地柔软，松弛下垂，颜面部畸形，不可压缩。

（3）瘤体内可扪及念珠状或丛状结节。

（4）皮肤散在色素斑。

（5）多发性者可有家族史。

（三）外周神经系统的MR检查技术

外周神经疾病是临床常见病变，各种原因所致的外周神经疾病在临床工作中占有相当的比例。如何直接有效地显示外周神经及其病变一直是影像学研究的重要内容。随着MRI新技术的不断发展，在临床诊疗中发挥着越来越重要的作用，为周围神经及其病变的MRI研究提供了广阔的发展空间。

周围神经及其病变的MRI检查应根据具体的神经、具体的临床表现、临床拟诊的病变类型选择合适的线圈、合理有效的扫描序列，使周围神经及其病变最大程度地得以显示。周围神经系统的 MRI 检查是以自旋回波(SE)序列 T_1WI、T_2WI 和钆剂增强后 T_1WI 为基础,然后再根据具体的情况选择一些相关的特殊技术进一步提高病变显示的灵敏性、特异性和准确性。

1. SE 及 FSE/TSE 序列　自旋回波序列、快速自旋回波序列是常规的 MRI 序列。自旋回波序列成像时间相对短而又不影响图像质量,可以显示外周神经及其邻近组织结构,是显示外周神经病变最基本的成像序列。快速自旋回波序列(fast spin-echo,FSE)(turbo spin echo,TSE)可以获得稳定的重 T_2WI 像。采用重复采集方式可以去除运动伪影,如脑脊液搏动伪影 FSE 的优点包括缩短扫描时间,减轻运动伪影以及金属物体所致的变形。FSE 序列明显提高了扫描速度,但这是以图像对比度和分辨力的损失为代价的。

在 FSE 序列中,增加 TR,将得到 T_2WI 像。但 TR 太长,其快速效果将不再明显。因此,TR 通常在 2 500~3 500ms。回波链长度可以是偶数或奇数。回波链的范围一般 3~21,回波链越长,扫描速度越快,但回波链越长,扫描层数就越少。模糊伪影(blurring artifact)将逐渐加重。另外图像的信噪比会随着回波链的延长而降低。因此,回波链长度的选取要综合考虑扫描时间、扫描层数和图像质量等方面的要求。典型的回波链长度为 10~16,激发完成一次扫描。随着高性能梯度场的出现,3D 成像可以在一个合理的扫描范围内完成。应用 3D 成像,可以对神经根孔及神经根进行多层面重建。3D FSE 的优点:信噪比更高;分辨力较高;部分容积效应降低;可以进行任意方向上的高质量重建。在常规 T_1WI 冠状位上,臂丛神经节后段表现为低信号线条影,T_2WI 上为稍高信号,周围有高信号脂肪包绕,走行自然,向锁骨下和腋窝汇集。

2. GRE 序列与自旋回波序列比较　梯度回波(GRE)序列的主要优点就是在非常短的 TR 情况下仍能获得较好的图像质量,能明显缩短扫描时间,另外它可有效地减少受检者的射频能量沉积。GRE 的缺点:对梯度系统的要求高,梯度切换时产生的噪声进一步加大;信噪比较低;容易导致磁敏感性伪影和化学位移伪影;其图像质量在很大程度上受磁场均匀性的影响。由于 TR 非常短,速度较快。GRE 能够进行三维成像。3D GRE 的优点:能进行连续薄层面的快速容积成像;能进行各方向的高质量重建;提高了信噪比。GRE 序列有三个可以影响组织对比度的参数:α 偏转角、TR、TE。GRE T_1WI 序列,TR = 200ms 左右,TE = 10ms 左右,采用较大的偏转角(70°左右)。GRE T_2^*WI,TR = 400ms 左右,长 TE = 20ms 左右,采用较小的偏转角(15°左右)。在 GRE T_2^* WI 图像上,外周神经表现为低信号或稍高信号线条影。

3. 三维薄层梯度回波技术　三维稳态进动快速成像(three dimensional fast inflow with steady state precession,3D FISP)、三维稳态损毁梯度回波采集(3D SPGR)和三维磁化准备快速梯度回波(three dimensional magnetization prepared rapid acquisition gradient echo,3D MP RAGE)等技术,该序列采用超短 TR 和 TE 扫描速度快,图像对比度好,信噪比高,可减少运动伪影,数据三维采集有效层厚仅 0.8~1.0mm。这些技术显示动脉为高信号,与神经对比良好,显示神经血管压迫较好。磁共振血管成像(magnetic resonance angiography,MRA,)即是采用 3D FISP 技术获得的,也用于神经血管压迫性病变的显示。增强后 3D FISP、3D MP RAGE 能使动脉压迫神经的显示率增加 15%,并能够增加静脉血管的显示率。采用三维薄层梯度回波技术显示三叉神经痛和半面痉挛患者的神经血管接触发生率达 70%~90%,67%表现有血管压迫,与正常对照组相比有显著性差异,但特异性一般只有 50%左右。

4. 短反转时间反转恢复(short TI inversion recovery,STIR)　因为脂肪具有非常短的 TI,为了达到它的零点必须选择非常短的 TI(高场强 1.5T 时 TI 为 150~170ms)。脂肪将在脑白质、脑灰质、水或水肿之前到达它的零点,脂肪组织的信号得到抑制 STIR 序列的优点是能可靠的获得更均匀、更稳定的脂肪抑制效果的图像其缺点是扫描时间长。

5. 磁共振神经成像(magnetic resonance neurography,MRN)　磁共振神经成像可使外周神经显示为高信号,而周围结构呈低信号,神经和病变能清楚地显示。此技术是联合脂肪抑制技术和弥散加权的 SE 图像,先用平行于神经的弥散梯度获得 1 幅神经呈黑色的图像,再用垂直于神经的弥散梯度获得另 1 幅神经呈白色的图像,然后将二者进行减影,即可获得只有神经的图像。此技术可获得周围神经纤维束的高分辨力图像,对神经的显示就像 DSA 显示血管一样的清楚,并能清晰显示神经纤维束的细微结构。

MRN 的方法有两种,即重 T_2 脂肪抑制术和弥散加权技术。重 T_2WI 脂肪抑制序列对外周神经的显示不受神经周围脂肪多少的影响，明显提高了MR对细小神经形态异常的检出能力，并能清晰显示神经纤维束等细微结构，对神经损伤和神经肿瘤显示较好。MRN对臂丛节后神经根与锁骨下束的同层显示率明显高于常规自旋回波序列，信噪比也明显高于常规自旋回波序列。但对邻近结构的解剖关系的显示比常规自旋回波序列稍差，因而可认为常规自旋回波序列仍是不可缺少的扫描序列。MRN有以下优点：①使正常神经显示为稍高信号，能清晰辨认神经内神经纤维束等结构；②准确判断神经损伤部位和程度；③准确评估病变是位于神经内还是神经外，这对判断肿瘤是否浸润神经以及选择治疗方案有重要意义。

6. **磁共振脊髓成像**（magnetic resonance myelography，MRM） 能评价神经根的完整性、神经根部分撕脱或完全撕脱、神经根是否受压和受压程度以及外伤后脊膜膨出、根袖异常和硬脊膜瘢痕等。磁共振脊髓成像是磁共振水成像技术的一种，它是利用重T_2WI及脂肪抑制技术，以获得含水丰富而流动缓慢的蛛网膜下隙的影像。蛛网膜下隙信号强度明显增强，并且由于压脂技术的应用，脂肪信号得到抑制，从而使蛛网膜下隙中的脑脊液以及自椎间孔延伸出去的神经根袖清楚显影，最终达到与常规磁共振脊髓成像相似的影像效果。因此对显示臂丛神经节前段，即前、后神经根更有价值。MRM序列可分为自旋回波序列、梯度回波序列以及自旋回波与梯度回波混合序列三大类。自旋回波序列中较多采用FSE序列，通常回波链长度为13~15。

MRM采用重T_2WI，TR显著延长，通常为6 000~10 000ms。冠状面扫描，加脂肪抑制将得到的图像进行最大信号强度投影重建（MIP），即可得到磁共振脊髓图像，并可将图像进行不同角度旋转来观察神经根的形态，还可根据需要进行多平面重组（MPR），消除重叠因素，有利于显示病变细节。采用FSE序列，显示硬膜囊的边界较好，硬膜囊内脑脊液与脊髓、神经根的对比较清楚。在自旋回波序列中，HASTE也常用于磁共振脊髓成像。HASTE是单次激发TSE序列与半傅里叶转换技术的结合。半傅里叶技术可缩短扫描时间近一半，与TSE技术结合形成的HASTE序列可以一次激励即得到图像其回波链长度可达128，可以在非常短的时间内得到重T_2WI图像。通常进行正、侧、双斜四个方位扫描得到磁共振脊髓图像。HASTF序列与常规TSE序列比较图像稍模糊，虽然能比较好地勾画出硬膜囊以及神经根鞘袖，但不能充分显示脊髓和神经根。

磁共振脊髓成像还可采用梯度回波扫描技术，常用的是稳态进动快速成像（fast imaging with stead-state precession，FISP）。图像经过MIP处理即可得到磁共振脊髓图像，采用FISP序列显示神经根鞘袖的范围更长，甚至能显示脊神经节及一小段节后神经纤维。另外，采用自旋回波与梯度回波混合的序列TGSE（turbo gradient spin echo）也可进行磁共振脊髓成像；但要得到清晰的TGSE图像，对于机器的硬件和软件系统均有较高的要求。单次激发TGSE可以快速成像，在脊髓造影的应用中具有较大的价值，使脑脊液与神经根形成更好的对比，能够清楚地显示神经根的形态异常。

7. **磁化传递成像** 可定量观察病变范围和程度，提高病变诊断特异性和观察病变演变过程以及评价治疗效果，但目前仅应用于视神经等少数神经。

8. **弥散加权成像** 现已用来研究动物视神经和三叉神经的发育以及伴有多发性硬化的视神经炎。随着视神经发育和髓鞘形成，平行于神经纤维方向的表观弥散系数（apparent diffusion coeffecient，ADC）升高，而垂直于神经纤维方向的ADC无改变。

9. **背景抑制弥散加权序列**（diffusion weighted imaging with background suppression，DWIBS） 弥散加权成像（DWI）是近年来MRI技术研究的热点，将DWI与STIR、EPI技术结合，应用于体部，获得了良好的背景抑制和较高信噪比的图像。该成像方法应用于外周神经，也获得了令人满意的图像。该技术能够对背景脂肪和血管信号充分抑制，使臂丛和腰骶丛神经显示为稍高信号，神经节呈明显高信号，还能够清晰显示节后神经的大体走行，较完整地显示外周神经的解剖形态，对臂丛神经干的显示尤为清晰、直观。

在图像后处理过程中，可以进行最大信号强度投影和多平面重组（MPR），能够获得多角度的外周神经图像，经黑白反转处理还可得到类似PET效果的图像。虽然在冠状位重建图像上神经根显示欠佳，但可由横断位或平行于椎间孔的斜冠位来补偿。应用该技术能够准确评价外周神经创伤性及肿瘤性病变，特别对创伤性病变较为敏感。因为弥散加权成像可以测量感兴趣区的ADC值，则有可能实现对外周神经病变性质的量化指标的制定。该序列是目前评价外周神经病变最新的值得推广的成像方法与常规外周神经成像序列及 MRN 相比,DWIBS 能更清晰、直观地显示外周神经。

10. **功能磁共振成像**　已开始用于部分周围神经功能和追踪神经恢复的情况,同时还能显示受损害的周围神经受刺激后大脑皮层产生的异常反应,以及周围神经病变恢复后刺激周围神经在大脑皮层产生的反应,将它们与正常对照组比较,具有显著性差异。功能性成像目前已成功用于人类的视神经和嗅神经的研究。

11. **增强扫描**　周围神经的外膜血管丰富,并形成广泛的吻合血管网,有学者认为,外周神经的正常强化可能与其神经鞘膜的血供有关。增强扫描能提高外周神经与其周围组织的信号差别,改善外周神经 MRI 的显示效果。

(四) 外周神经 MRI 存在的问题和未来发展趋势

适合显示周围神经的可变形相控阵表面线圈目前只应用于少数部位的周围神经的实验研究和初步临床研究,而且使用此类相控阵表面线圈获得的图像分辨力、信噪比、组织对比度尚不令人十分满意。现在 MRI 一般只能显示周围神经的形态和信号改变,但不能准确地显示没有形态改变而只有功能改变的周围神经病变。尽管包括功能性成像的一些特殊技术已应用于没有明显形态改变的周围神经病变,但还很不成熟,其敏感性、特异性和准确性有待于在临床中进一步研究提高。

周围神经的 MRI 研究主要在两个方面发展:

1. 发展、研制适合检查各周围神经专用的、个性化的、沿神经走行分布的可变形线圈,开发适合各周围神经的成像软件,进一步提高图像质量和分辨力。

2. 大力开展和研究周围神经的功能磁共振成像,显示没有形态改变而只有功能改变的周围神经病变,进一步提高周围神经的 MRI 检查的临床价值。

二、颅神经 MR 扫描技术

(一) 适应证

1. 颅脑外伤,尤其是可能引起颅神经(视神经)损伤。

2. 颅脑感染与炎症。

3. 脑血管病变。

4. 颅内占位病变。

5. 颞骨病变。

(二) 技术检查

1. **线圈与序列**　头部多通道相控阵线圈或头颈联合多通道相控阵线圈,组合序列:T_1W、T_2W、T_2W-STIR、T_2W-FLAIR、T_1W-3D-FFE、3D-BTFE。3D 扫描提高空间分辨力的同时可以进行 MPR 重建,有利于提高神经的显示和多方位观察;T_2W-FLAIR 去除液体高信号对神经病变的影响,有利于显示神经炎及微小神经鞘膜瘤等;脂肪抑制技术有利于显示神经病变,如 T_2W-STIR 序列在显示视神经方面,T_1W-3D-FFE 序列在显示三叉神经、面神经方面具有重要作用。Gd-DTPA 对比剂增强扫描,采用 T_1W 加脂肪抑制序列行横断面、矢状面和冠状面扫描。

2. **扫描方法**

(1) 体位:采用标准头部成像体位,仰卧,头先进,眉间线对线圈中心。

(2) 成像方位:嗅球和嗅束在冠状面上显示最佳;视神经全程在与视神经长轴平行的斜矢状面上显示最清晰(图 38-78);动眼神经和外展神经只在与背景组织对比较大的区域可确定;滑车神经由于过细而没法显影;冠状面和横断面上,三叉神经显示清晰(图 38-79);颞骨内面神经可在斜矢状面上显示;舌咽、迷走和舌下神经横断面显示较清晰,特定的斜面有利区分各组神经。

1) 面听神经横断面:主要作 T_2W 和 T_1W-3D-FFE 序列薄层扫描,在矢状面图像上设置扫描层面,扫描线垂直于脑干后缘平面,在冠状面图像上

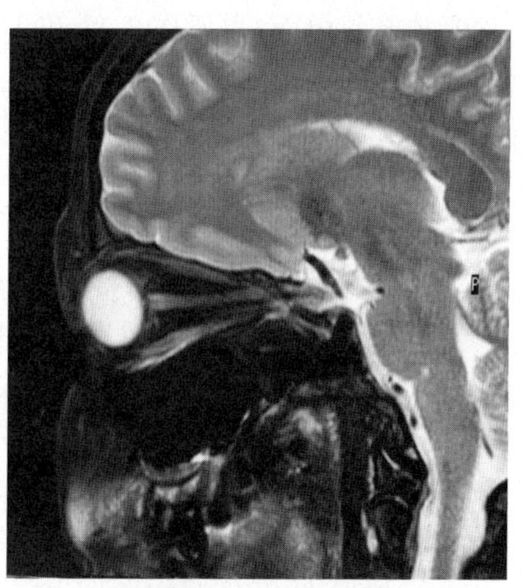

图 38-78　视神经成像

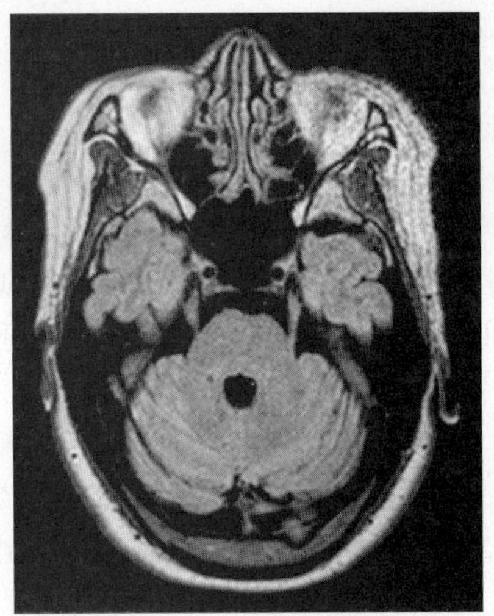

图 38-79　三叉神经成像

扫描层面平行两侧面听神经内听道段的连线，扫描范围包括从枕骨大孔到小脑天幕（图 38-80）。

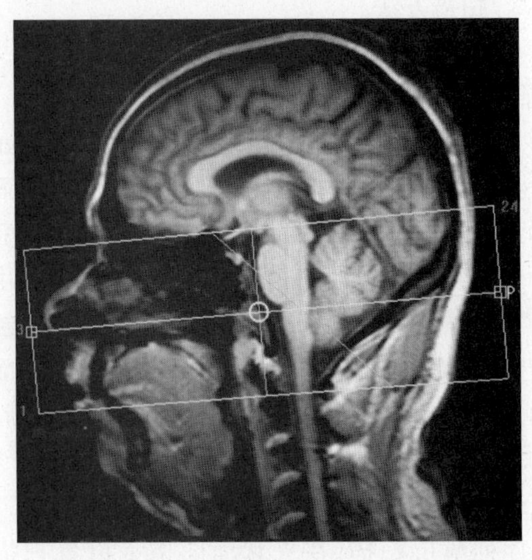

图 38-80　面听神经横断位扫描

2）面听神经斜冠面：主要作 T_2W 和 T_1W-3D-FFE 序列薄层扫描，在横断面图像上设置扫描层面，扫描线平行面听神经内听道段，在矢状位图像，扫描线垂直面听神经内听道段，扫描范围包括鼻咽后缘到枕骨大孔前缘（图 38-81）。

3）面听神经斜矢面：主要作 T_2W 和 T_1W-3D-FFE 序列薄层扫描，在横断面图像上设置扫描层面，扫描线垂直面听神经内听道段，在冠状位图像，扫描线平行颅脑中线（图 38-82）。

4）视神经横断面：扫描时注意闭上眼睛，保持眼球勿动，以免造成运动伪影。采用小视野 T_1W 和 T_2W-STIR 序列扫描，在矢状面图像上设置扫描层面，扫描线平行并经过视神经长轴，在冠状面图

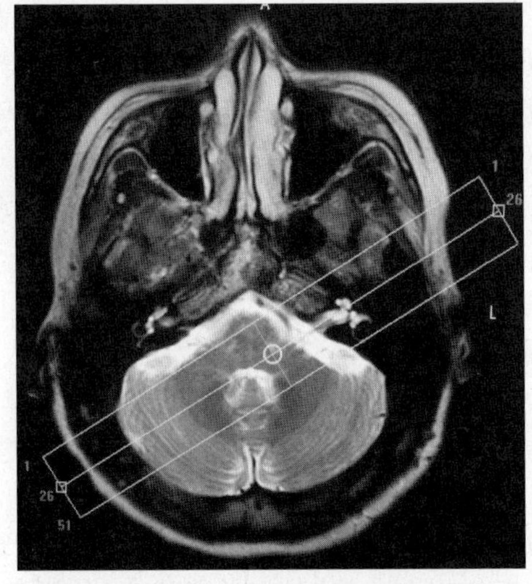

图 38-81　面听神经斜冠位扫描

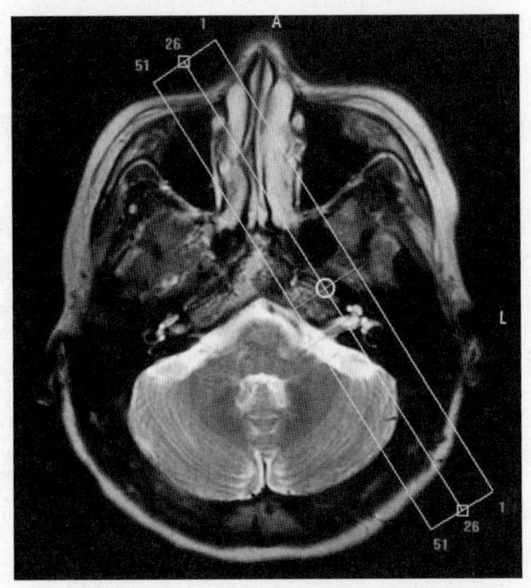

图 38-82　面听神经斜矢位扫描

像上扫描层面平行两侧眼球晶状体中心连线，扫描范围包括整个眼眶（图 38-83）。

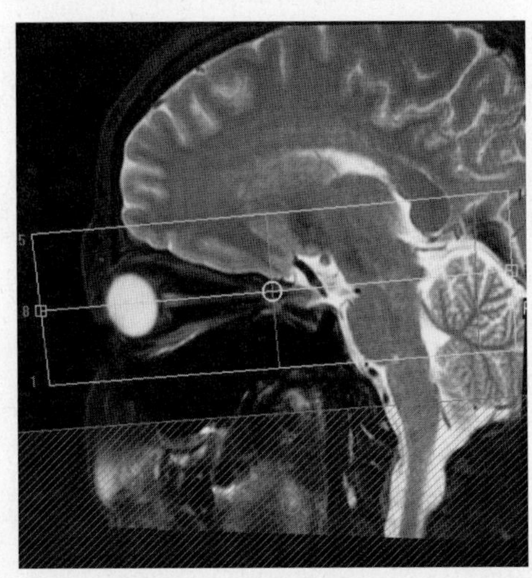

图 38-83　视神经横断位扫描

5）视神经斜矢状面：主要作 T_2W-STIR 序列扫描，在横断面图像（显示视神经长轴层面）上设置扫描层面，扫描线平行并经过该侧视神经长轴，在冠状面图像上扫描层面平行颅脑中线，扫描范围包括整个眼眶（图 38-84）。

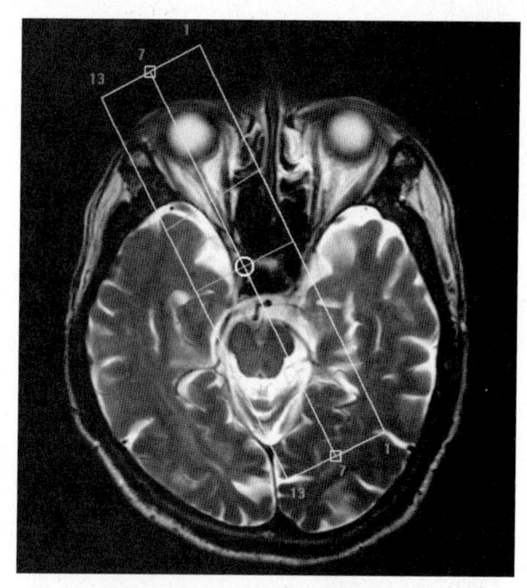

图 38-84 视神经斜矢位扫描

6）视神经冠状面：主要做 T_2W 序列扫描，在横断面图像（显示视神经长轴层面）上设置扫描层面，扫描线平行两侧眼球晶状体中心连线，在矢状面图像上扫描线垂直视神经长轴，扫描范围包括整个眼眶视神经（图 38-85）。

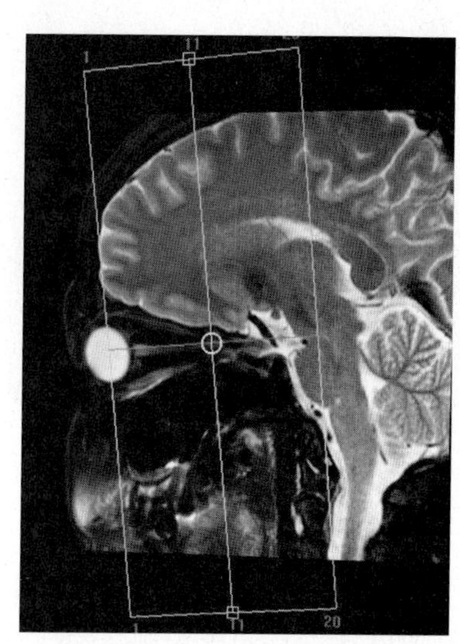

图 38-85 视神经冠状位扫描

7）三叉神经横断面：主要作 3D-FFE 和 3D-BTFE 序列扫描，在矢状面图像上设置扫描层面，扫描线平行并经过第四脑室与鼻根的连线，在冠状面图像上扫描层面平行两侧面听神经内听道段的连线，扫描范围约 3cm（图 38-86）。

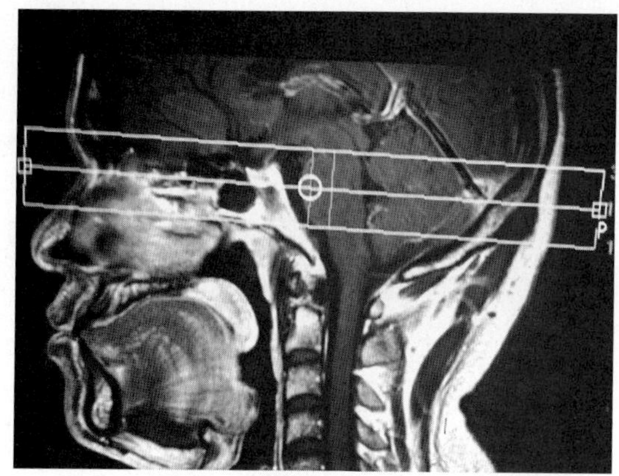

图 38-86 三叉神经横断位扫描

8）三叉神经冠状面：主要做 3D-T_2W 序列薄层扫描，在横断面图像（显示三叉神经层面）上设置扫描层面，扫描线平行两侧眼眶中心连线，在矢状面图像上扫描线垂直视神经长轴，扫描范围包括整个三叉神经，约 3cm（图 38-87）。

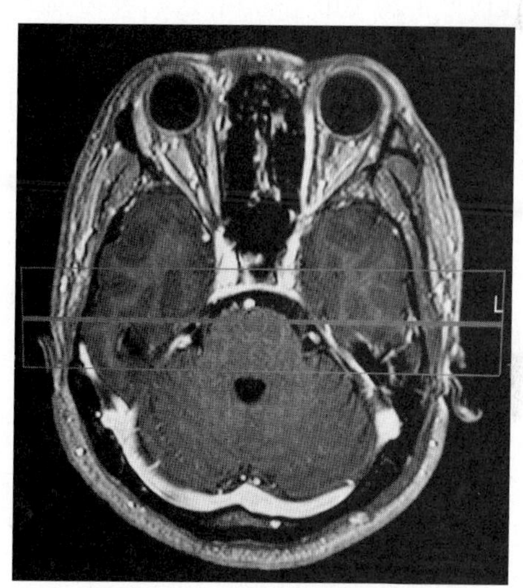

图 38-87 三叉神经斜冠位扫描

9）三叉神进矢状面：主要作 3D-FFE 序列扫描，在横断面图像上设置扫描层面，扫描线平行颅脑中线，在冠状面图像上扫描层面平行颅脑中线（图 38-88）。

（3）扫描参数：（1.5T 为参考）常规 2D 薄层扫描层厚/层间距 3mm/0.3mm，3D 薄层扫描层厚/层间距 1～1.2mm/-0.5～0.6mm，自旋回波序列 T_1W TR/TE=(500～560ms)/15ms；T_2W TR/TE=(2 500～3 000)ms/(100～120)ms；3D-T_2W TR/TE=4 000ms/25ms，层厚/层间距 1.4mm/-0.7mm；T_2W-STIR TR/TE=(2 000～3 000)ms/40ms，TI=160ms；T_1W-3D-FFE TR/TE=35ms/4.6ms，层厚/层间距 1.4mm/

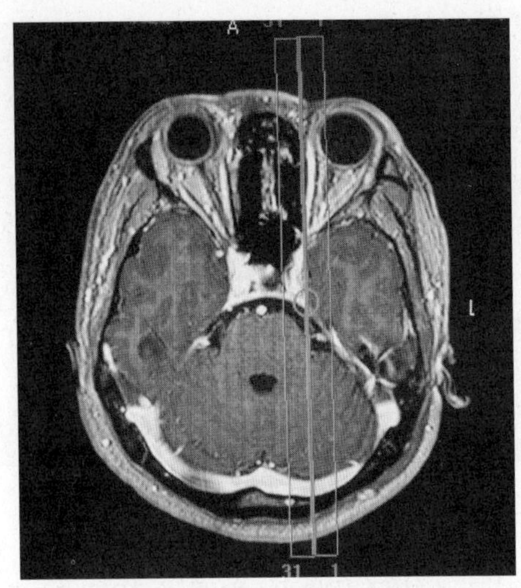

图 38-88 三叉神经斜矢位扫描

-0.7mm；3D-BTFE TR/TE = 8.6ms/4.3ms，层厚/层间距 1.4mm/-0.7mm。

（三）图像处理

3D 成像可做 MIP 或 MPR 等后处理。

三、臂丛神经 MR 扫描技术

（一）适应证

1. 外伤

（1）牵拉伤：如上肢被皮带卷入致伤。

（2）对撞伤：如被快速汽车撞击肩部或肩部被飞石所击伤。

（3）切割伤或枪弹伤。

（4）挤压伤：如锁骨骨折或肩锁部被挤压。

（5）产伤：分娩时胎位异常或产程中牵拉致伤。

2. 臂丛神经感染。

3. 臂丛神经炎症。

4. 肿瘤侵犯臂丛神经。

5. 放射治疗后臂丛神经损伤。

（二）检查技术

1. **线圈与序列选择** 根据损伤的位置和要检查的范围，可选择头颈联合相控线圈或腹部相控线圈等。臂丛神经的 MRI 检查主要以自旋回波（SE）序列 T_1WI、T_2WI 为基础（图 38-89），然后再根据具体的情况选择一些相关的特殊技术进一步提高病变显示的灵敏性、特异性和准确性。如应用长 TE STIR 序列的脂肪抑制技术抑制臂丛周围脂肪信号，增加臂丛或其病变与周围脂肪的对比；联合应用 SPIR 序列的脂肪抑制技术和抑制血管信号的快速自旋回波 FSE 重 T_2WI（T_2-SPIR）序列的磁共振神经成像（magnetic resonance neurography，MRN），可获得臂丛及其分支的神经纤维束的高分辨力图像（图 38-90）；背景抑制弥散加权成像（DWIBS）可以清晰直观地显示臂丛神经和节后神经的大体走行，对臂丛神经干显示尤为清晰（图 38-91）。

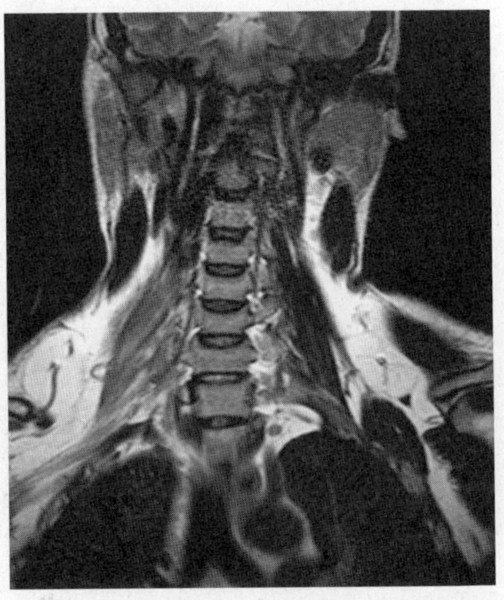

图 38-89 T_2W 图

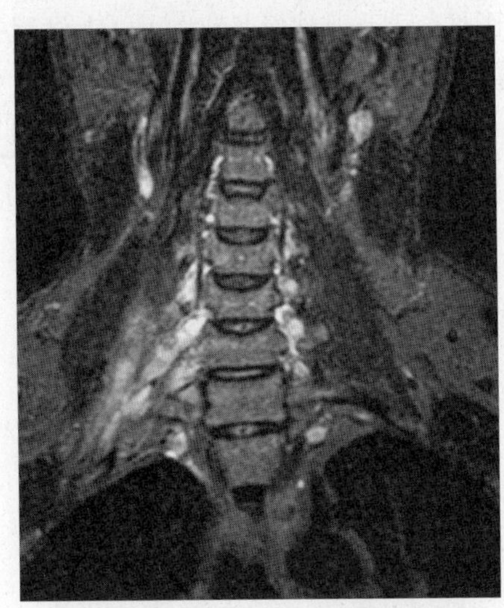

图 38-90 T_2W-SPIR 图

2. **扫描方法**

（1）体位：患者仰卧位头先进，肩部或头部稍垫高使颈椎曲度减少。采用头颈联合线圈。

（2）成像方位：为了更好地显示臂丛神经的走行和形态，扫描方位均选择横轴位和冠状位；当颈、胸椎排列连线为直线或类似直线时，扫描标准线与各椎体后缘平行；当它们排列连线为曲线时，冠状位扫描线与 C_4—T_1 后缘平行（即标准线与颈椎生理曲度基本一致）；扫描范围包括 C_4 椎体上缘至 T_2

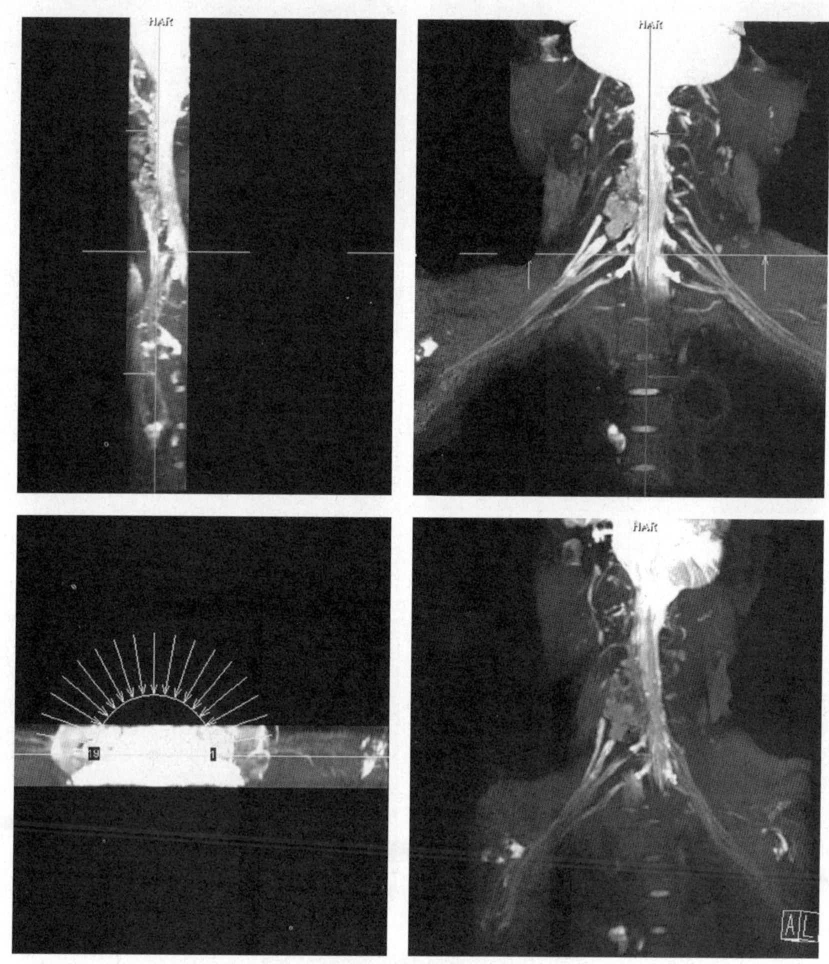

图 38-91　DWIBS 图

示臂丛神经根 3D-T_2W 序列原始图像作最大信号强度投影 MIP 处理，并绕颈髓长轴旋转半周。图示右侧颈髓旁占位性病变，第 5、6 颈神经根受累。

椎体下缘水平，前后包括椎体前缘和椎管后缘（图 38-92），必要时加扫斜冠位。对于臂丛神经节前神经根的观察，采用轴位扫描较为理想，对于节后神经部分采用冠状位扫描最好。

（3）扫描参数：常规自旋回波序列 T_1 加权 TR/TE/NSA = 560ms/30ms/4；T_2 加权（TSE）TR/TE/NSA = 2 000 ~ 3 000ms/80 ~ 100ms/4。MRN 序列：TR/TE/NSA =（3 000 ~ 5 000）ms/120ms/4，回波链长度 8，采用 SPIR 压脂，矩阵 256×128，层厚/层间距为 4mm/0. 4mm，30 层。背景抑制弥散加权成像：TR/TE/NSA = 6 800ms/70ms/10TI = 180ms，单次激发，EPI 因子 = 47，b 值 = 800s/mm^2，层厚/层距 = 4mm/0mm，40 层，矩阵 = 160×256，应用 STIR 压脂。

（三）图像处理与胶片打印

1. **图像处理**　3D 成像可做 MIP 或 MPR 等后处理。

2. **胶片打印建议**　T_1WI 与 T_2WI 分别排版打印各一张；如有增强图像选取 2 个平面图像；神经图像采用 MIP 曲面重建后，调整适当对比度排版打印。

（四）图像基本要求

1. 3D-T_2WI 序列应提供后处理 MPR 重建图像，分别显示左右两侧神经根前根、后根二维像，以及 MIP 重建多角度旋转神经根三维像，剪除颈/臂丛神经根以外的软组织影。

2. 3D-DWIBS 序列：提供 MIP 重建、多角度旋转神经根三维像。

3. 显示颈 1—8 对神经根节内段，清晰显示臂丛神经（颈 5—8 对神经和胸 1 对神经）节内段、神经节及节后段、节后段至外侧束、内侧束及后束三束集合处（近锁骨中段）。

（五）图像质控要求

1. 图像能满足影像诊断的需要：

（1）包括的范围：颈椎至上胸段。

（2）显示的体位：各体位图像上，显示体位标

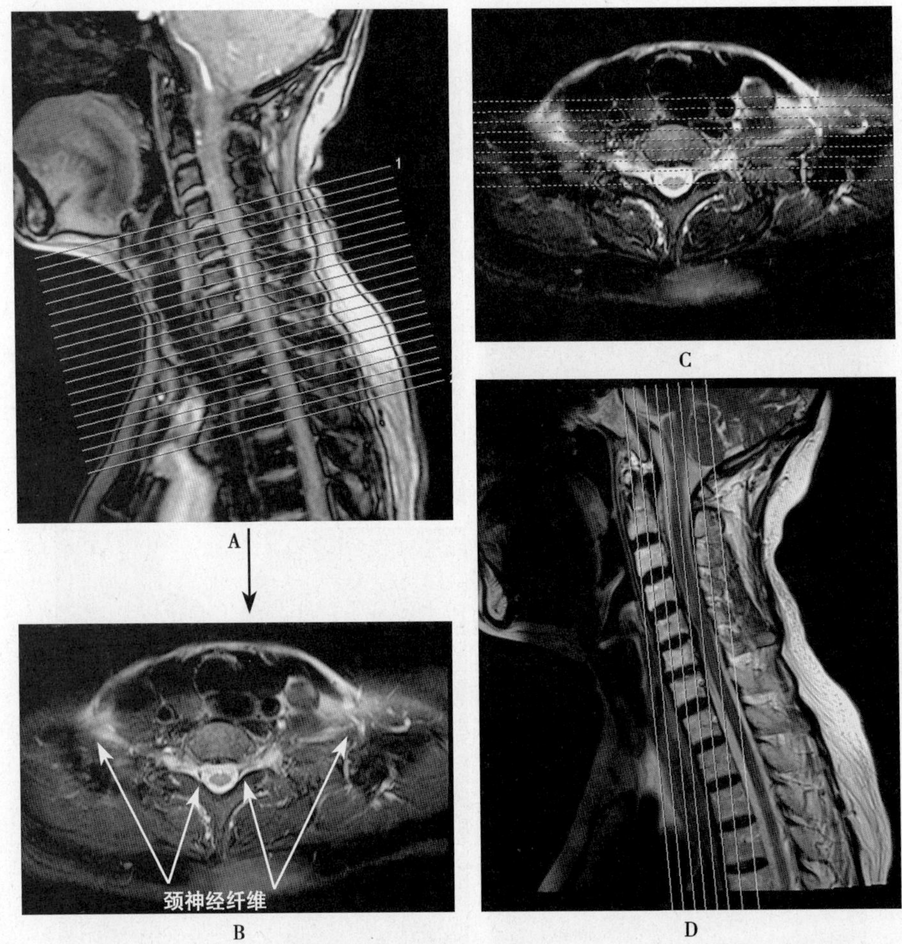

图 38-92　臂丛神经冠状位扫描

A. T_2WI 横轴位扫描定位;B. 获得的横轴位 T_2W 像,白箭示两侧颈神经纤维经椎间孔出椎管后,向外、前、下方行走;C,D. 臂丛神经根冠状位 3D 扫描定位范围。

准;其中横轴位和冠状位图像上,显示颈椎两侧结构基本对称;矢状位图像上,均显示与颈椎正中矢状面平行。

(3)组织间对比:信噪比高;在常规 T_1WI、T_2WI 横轴位图像上,可显示两侧颈神经自椎间孔穿出;T_2WI 矢状位图像可清楚走行于椎间孔内的神经根;3D-FIESTA/SPACE/B-FFE 和 STIR 序列后处理冠状图像则可确切显示节后段臂丛神经的全貌。

2. 图像上的信息准确:

(1)图像上文字信息:包括医院名称、受检者姓名、性别、年龄、检查号、检查日期和时间、设备型号、表面线圈、FOV、矩阵数、当前层面的序列号和图号及位置、TR 和 TE 时间、层厚和层间隔、激励次数、左右标识、窗宽和窗位及比例尺;字母、数字显示清晰;图像文字不能遮挡图像中感兴趣部位影像。

(2)图像上影像信息:图像按解剖顺序排列,无层面遗漏及错位;图像中的影像的大小及灰度要适中;臂丛与周围组织结构间及与病变间的对比良好,无各种原因所致的伪影。

3. **图像质量的等级评价**

(1)0 级:正常臂丛及所属神经根没有显示或显示不清,伪影严重,不能诊断。

(2)1 级:臂丛及所属神经根显示模糊,具有明显的伪影,不能达到诊断要求。

(3)2 级:略有伪影,对臂丛及所属神经根稍有影响,但是基本不影响诊断。

(4)3 级:臂丛及所属神经根显示清晰,无伪影,可明确诊断。

图像质量必须达到 2 级或 3 级方可允许打印图片及签发报告。

四、腰骶丛神经 MR 扫描技术

(一)适应证

1. 外伤。
2. 椎间盘突出、椎间盘疝、椎管狭窄。
3. 蛛网膜及神经根囊肿。

4. 神经纤维瘤、神经源性肿瘤。

5. 坐骨神经痛。

6. 肿瘤侵犯腰丛神经。

7. 腰丛神经感染、腰丛神经炎症。

（二）检查技术

1. 线圈与序列选择 根据检查的范围，可选择脊柱相控线圈或腹部相控线圈等。腰丛神经的 MRI 检查主要以自旋回波（SE）序列 T_1WI、T_2WI 为基础，然后再根据具体的情况选择一些相关的特殊技术进一步提高病变显示的灵敏性、特异性和准确性。如应用长 TE STIR 序列的脂肪抑制技术抑制腰丛周围脂肪信号，增加腰丛或其病变与周围脂肪的对比；联合应用 SPIR 序列的脂肪抑制技术和抑制血管信号的快速自旋回波 FSE 重 T_2WI（T_2-SPIR）序列的磁共振神经成像，可获得腰丛及其分支的神经纤维束的高分辨力图像（图 38-93）；背景抑制弥散加权成像（DWIBS）可以清晰直观地显示腰丛神经和节后神经的大体走行，对腰丛神经干显示尤为清晰（图 38-94）；选择性水激发 PROSET 序列对腰骶丛神经节和节后神经纤维的显示独具优势，并能多平面重组，多角度观察腰骶丛神经的形态及病变情况（图 38-95）。

2. 扫描方法

（1）体位：患者仰卧位平躺在脊柱相控线圈上，头先进，如腰部疼痛欠合作者可在双膝位置稍垫高使腰椎曲度平直。

（2）成像方位：为了更好地显示腰丛神经的走行和形态，扫描方位为与腰椎长轴平行的直接冠状面，与骶椎管的长轴（S_1 椎体上缘中点至 S_2 椎体下缘中点连线）平行的骶冠状面，位于二者之间的斜冠状面（较常用），斜冠状位标准线与 L_3—L_5 后缘平行（图 38-96），必要时加扫斜矢状位。骶冠状面对骶 1—4 神经根显示最好，但三者显示骶 1—4 神经根无显著性差异。直接横断面是指垂直于直接冠状面，成角横断面（angled axial imaging）指垂直于骶冠状面，斜横断面介于两者之间，三者显示骶丛结构有显著性差异。直接冠状面和直接横断面显示第 4、5 腰神经根腹侧、腰骶干、沿坐骨神经最大

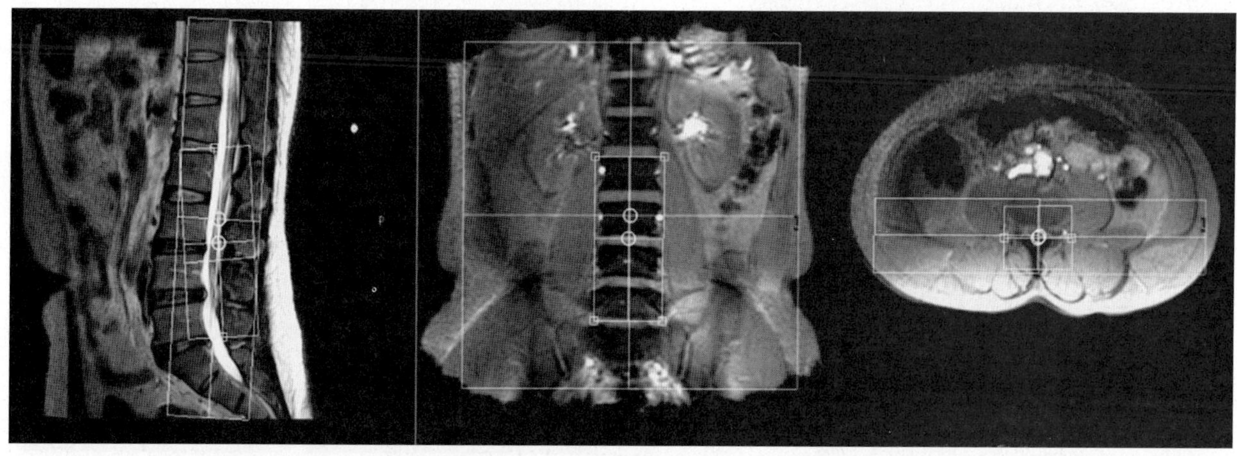

A

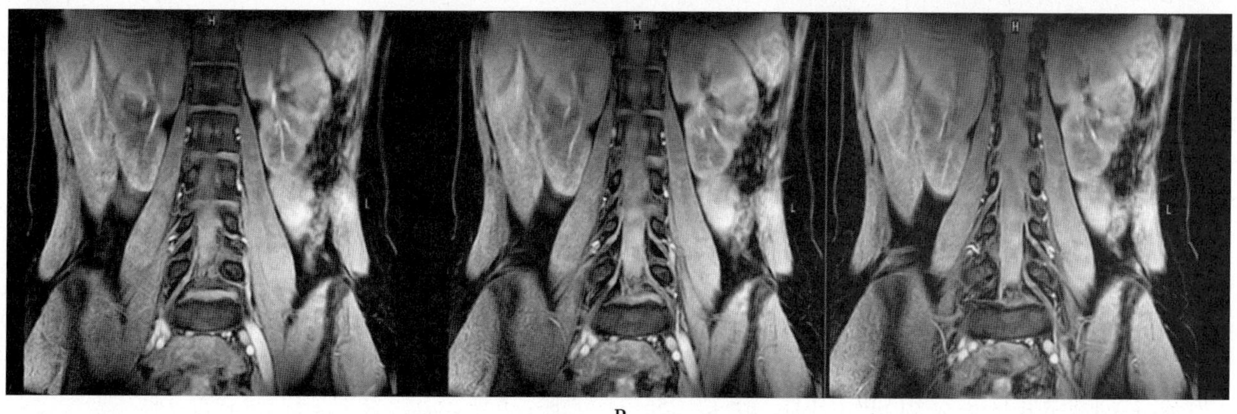

B

图 38-93　T_2W-SPIR 成像

A. 扫描定位，在矢、横、冠状面定位像上设置冠状面 3D 扫描块；B. 3D-水激励脂肪抑制序列原始图像作曲面重组处理后的图像，最大限度地显示腰神经根的连续走行影像。

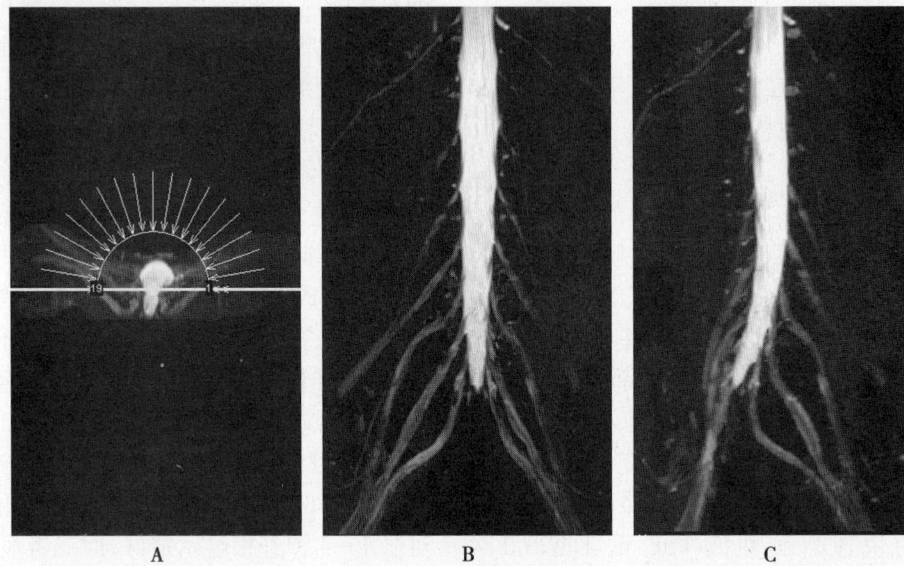

图 38-94　DWIBS 成像

A. 3D-T_2W 序列腰丛神经根经 MIP 处理后，在轴位像上设置绕椎管长轴旋转半周；B，C. 旋转后不同角度的腰丛神经根 MIP 像。

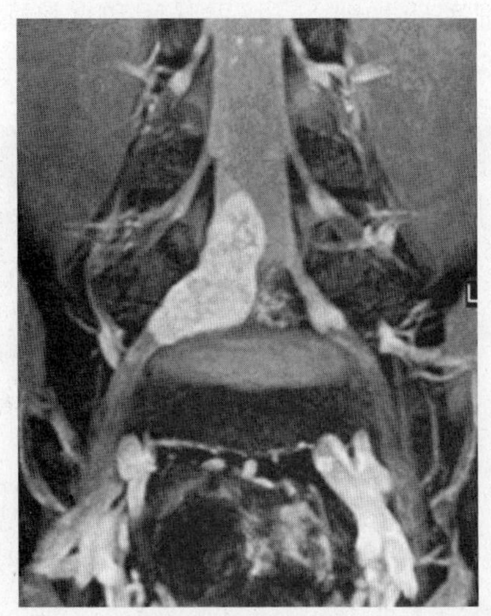

图 38-95　PROSET 成像

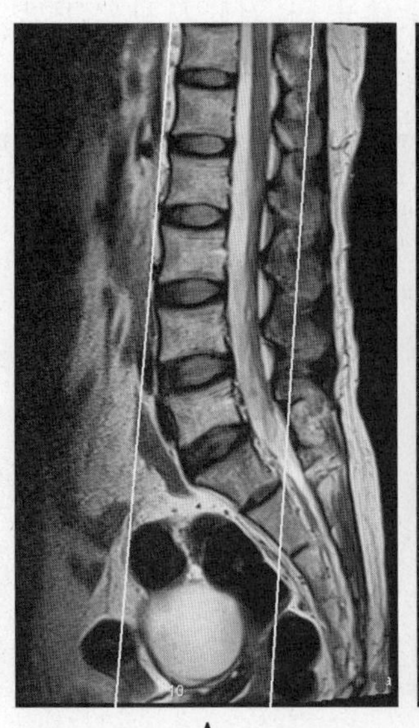

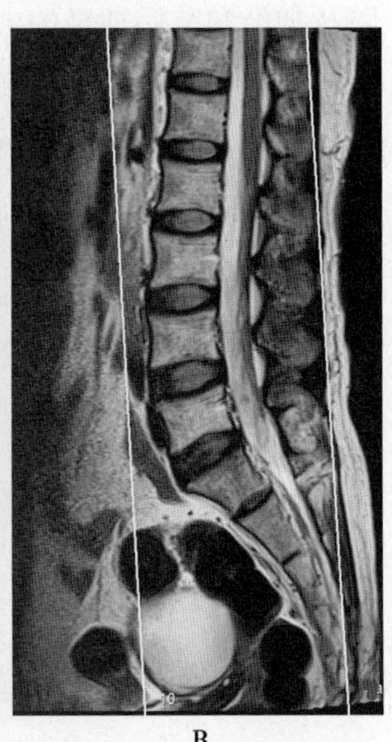

图 38-96　腰骶丛神经冠状位扫描

A. 腰丛神经根 3D 序列冠状面扫描定位范围；B. 骶丛神经根 3D 序列冠状面扫描定位范围。

长径走行的坐骨神经。坐骨神经在直接横断面显示最好，对坐骨神经扫描还可以采用平行于梨状肌长轴的扫描线，获得坐骨神经斜冠状面，在此断面上，以平行于坐骨神经的扫描线获得坐骨神经斜矢状面，此断面显示坐骨神经盆腔段最好。

（3）扫描参数：常规自旋回波序列 T_1 加权 TR/TE/NSA = 560ms/30ms/4。T_2 加权（TSE）TR/TE/NSA =（2 000～3 000）ms/（80～100）ms/4。磁共振神经成像序列 TR/TE/NSA =（3 000～5 000）ms/120ms/4，回波链长度 8，采用 SPIR 压脂，矩阵 = 256×128，层厚/层间距为 4mm/0.4mm，30 层。背景抑制弥散加权成像（DWIBS）TR/TE/NSA = 6800ms/70ms/10，TI = 180ms。单次激发，EPI 因子 = 47，*b* 值 = 800s/mm²，层厚/层距 = 4mm/0mm，40 层，矩阵 = 160×256。应用 STIR 压脂，PROSET 序列：TR/TE/NSA = 27ms/18ms/2，层厚/层距 = 1mm/0mm，40 层；FOV 280mm，翻转角 = 8°。

（三）图像处理与胶片打印建议

1. 图像处理　3D 成像可做 MIP 或 MPR 等后处理。

2. 胶片打印建议　T_1WI 与 T_2WI 分别排版打印各一张；如有增强图像选取 2 个平面图像；神经图像采用 MIP 曲面重建后，调整适当对比度排版打印。

（四）腰骶丛神经 MR 检查要点与图像质量控制

1. 检查要点

（1）周围神经及其病变的 MRI 检查应根据具体的神经、具体的临床表现、临床拟诊的病变类型选择合适的线圈与合理有效的扫描序列，使周围神经及其病变最大程度地得以显示。周围神经系统的 MRI 检查是以自旋回波（SE）序列 T_1WI、T_2WI 和钆剂增强后 T_1WI 为基础，然后再根据具体的情况选择一些相关的特殊技术进一步提高病变显示的灵敏性、特异性和准确性。

（2）多通道相控阵线圈的应用，由多个表面线圈组成的可变形的多通道相控阵线圈可根据患者的情况使线圈与检查区接触较好，图像质量如信噪比、分辨力大大提高，能更清晰地显示周围神经的细微结构和病变。采用此类表面线圈，联合脂肪抑制技术和抑制血管信号的快速自旋回波序列（FSE）重 T_2WI，可显示部分周围神经的纤维束。脂肪抑制技术：很多周围神经周围含有脂肪，在 SE T_1WI 脂肪呈高信号，可勾画出周围神经的形态、走行，有助于正常结构及病变的显示。但是脂肪常产生化学位移伪影，使神经显示模糊，影响了显示效果。使用脂肪抑制技术可抑制高信号脂肪，消除脂肪引起的化学位移伪影，使神经及其病变能清楚地显示。

（3）脂肪抑制技术有四种：短反转时间反转恢复序列（short TI inversion recovery sequence，STIR sequence）、频率饱和脂肪抑制技术、Dixon 方法和 Chopper 方法以及混合法，四种方法各有优缺点，STIR 序列抑制脂肪彻底，但信噪比、对比度噪声比较低，且不宜与钆剂增强扫描联合使用。混合法是应用频率激发方法和相位敏感法来消除脂肪信号，抑制效果较好，能与钆剂合用。自由水脂肪抑制技术（频率饱和脂肪抑制技术和液体抑制反转恢复序列联合使用）不仅消除了脂肪高信号的影响，而且消除了脑脊液信号的影响，进一步提高了颅神经病变显示的敏感性和准确性。

2. 图像质量控制

（1）图像基本要求

1）显示腰丛、骶丛神经根。

2）3D-选择性水激励-T_1WI 序列提供 MPR 及曲面重建图像，追踪显示神经根走行。

3）3D-重 T_2WI 序列提供 MPR 重建图像，显示左右两侧神经根前根、后根二维像，提供 MIP 重建、多角度旋转腰/骶丛神经根三维像，剪除背景软组织影像。

4）背景抑制 DWI 序列：提供 MIP 重建及多角度旋转的腰/骶丛神经根三维像。

（2）图像质控要求

1）图像能满足影像诊断的需要：①包括的范围——腰丛神经范围前边界包含腰椎体前缘，后边界包含第 2 骶椎骨后缘，上界至第 12 胸椎上缘，下界至第 2 骶椎；骶丛神经范围前边界包含腰椎体前缘，后边界包含骶骨后缘，上界至第 4 腰椎体上缘，下界至耻骨联合。②显示的体位——各体位图像上，显示体位标准；其中冠状位图像上，显示双侧神经根基本对称。③组织间对比——信噪比高；在常规 T_1WI、T_2WI 图像上，可显示腰、骶神经自椎间孔、骶孔穿出；3D MIP、MPR 后处理图像则可确切显示腰、骶丛神经的全貌。

2）图像上的信息准确：①图像上文字信息——包括医院名称、受检者姓名、性别、年龄、检查号、检查日期和时间、设备型号、表面线圈、FOV、矩阵数、当前层面的序列号和图号及位置、TR 和 TE 时间、层厚和层间隔、激励次数、左右标识、窗宽和窗位及比例尺；字母、数字显示清晰；图像文字不能遮挡图像中感兴趣部位影像。②图像上影像信息——图像按解剖顺序排列，无层面遗漏及错位；图像中的影像的大小及灰度要适中；腰、骶丛神经与周围组织结构间及与病变间的对比良好，无各种原因所致的伪影。

3）图像质量的等级评价标准

0 级：正常腰、骶丛神经根没有显示或显示不清，伪影严重，不能诊断。

1 级：腰、骶丛神经根显示模糊，具有明显的伪影，不能达到诊断要求。

2 级：略有伪影，对腰、骶丛神经根稍有影响，但是基本不影响诊断。

3 级：腰骶丛神经根显示清晰，无伪影，可明确诊断。

图像质量必须达到 2 级或 3 级方可允许打印图片及签发报告。

（李大鹏　王传兵　唐文娟　余建明）

第四节　磁共振全身类弥散加权成像技术

一、WB-DWIBS 检查价值

（一）概述

磁共振全身类弥散加权成像（whole body diffusion weighted imaging with background suppression, WB-DWIBS）是将弥散加权成像技术与拼接技术相结合而对全身进行扫描的技术。它以 DWIBS 序列为基础，根据受检者身高将全身分为 6~7 段进行扫描，然后利用后处理将所得的不同节段进行拼接而得到全身冠状或矢状位的 DWI 图像。所得图像经黑白翻转后可达到与 PET 图像类似的效果，类 PET 因此而得名（图 38-97）。

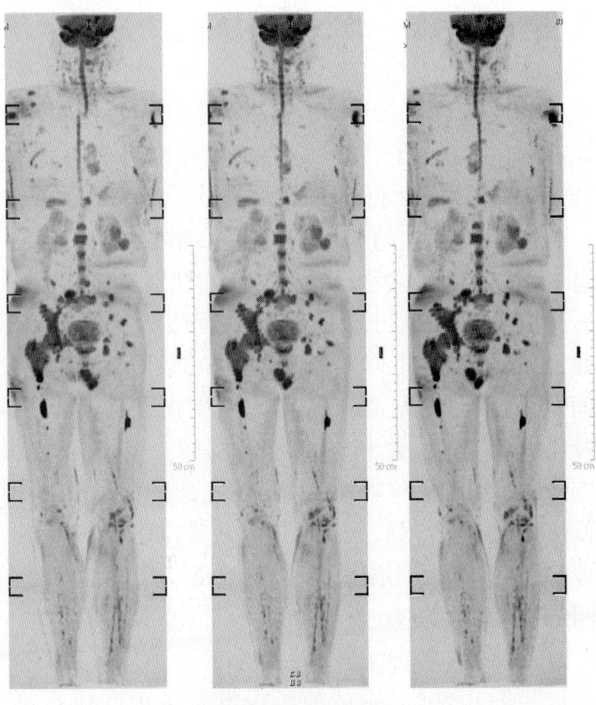

图 38-97　DWIBS 图

（二）常见恶性肿瘤及其生物学特性

大多数肿瘤特别是恶性肿瘤起病往往很隐匿，不少患者到中晚期才出现明显的症状。因为伴转移而出现的症状或副肿瘤综合征而就诊的患者也屡见不鲜。而此时对大部分患者而言已错过治疗的最佳时机。在此，我们对一些常见恶性肿瘤及其转移特性作简单的概述。

1. **肺癌**　最常见的恶性肿瘤之一，发病年龄多在 40 岁以上，男性多见。根据肺癌的发生部位可分为中央型、周围型及弥漫型。中央型肺癌是最常见的类型，癌发生于主支气管和叶支气管等大支气管，从支气管壁向周围肺组织浸润、扩展，可形成结节或巨块。沿淋巴道蔓延至支气管肺门淋巴结，在肺门部融合成环绕支气管的巨大肿块，有的癌组织沿支气管分支由肺门向周边扩展。周围型肺癌发生于段以下支气管，常在近胸膜的肺周边组织形成孤立的癌结节，直径 2~8cm，与周围肺组织的界限较清楚，但无包膜，此型肺癌淋巴结转移较中央型晚。弥漫型肺癌是一种原发灶不明显而主要表现为沿气道或淋巴蔓延的肺癌，癌瘤沿肺泡壁生长可呈肺炎样或结节状病灶，肿瘤沿淋巴蔓延时可形成以小血管为中心的粟粒状或小结节状病灶。肺癌沿淋巴道转移时，首先转移到肺门淋巴结，以后由支气管肺淋巴结进而转移到纵隔、锁骨上、腋窝、颈部淋巴结；血道转移常见于脑、肾上腺和骨。

2. **乳腺癌**　好发于绝经期前后的 40~60 岁妇女，偶有男性乳腺癌发生。临床症状常为乳房肿块、疼痛、乳头回缩以及乳头溢血。肿瘤广泛浸润时可出现整个乳腺质地坚硬、固定，腋窝及锁骨上可触及肿大的淋巴结。乳腺癌的扩散方式为：

（1）直接蔓延：癌细胞沿乳腺导管直接蔓延，可累及相应的乳腺小叶腺泡，或沿导管周围组织间隙向周围扩散到脂肪组织。随着癌组织不断扩大，甚至可侵及胸大肌和胸壁。

（2）淋巴道转移：乳腺淋巴管丰富，淋巴管转移是乳腺癌最常见的转移途径。首先转移至同侧腋窝淋巴结，晚期可相继至锁骨下淋巴结、逆行转移至锁骨上淋巴结。位于乳腺内上象限的乳腺癌常转移至乳内动脉旁淋巴结，进一步至纵隔淋巴结，偶尔可转移到对侧腋窝淋巴结。少部分可通过胸壁浅部淋巴管或深筋膜淋巴管转移到对侧腋窝淋巴结。

（3）血道转移：晚期乳腺癌可经血道转移至肺、骨、肝、肾上腺和脑等组织或器官。

3. **原发性肝癌**　世界上最常见、最严重的 10 种恶性肿瘤之一。40 岁以上的中年人，有 5 年以上的肝炎病史或乙型肝炎病毒抗原标记物阳性者，有 5 到 8 年以上的酗酒史，并有慢性肝病临床表现者以及已经确诊的肝硬化患者，应列为肝癌高危人群。原发性肝癌有来源于肝细胞的肝细胞癌、来源于肝内胆管上皮细胞的胆管细胞癌和同时包括肝细胞及胆管细胞的混合型肝癌三种类型，大体形态一般可分为巨块型、结节型、混合型及弥漫型。肝癌的转移途径包括：

（1）侵犯门静脉系统：形成门脉癌栓，这是肝癌最主要的转移方式。门静脉系统受侵犯以及弥漫型最多见，巨块型次之，结节型肝癌最少见。

（2）侵犯肝静脉和下腔静脉：形成癌栓，临床特征为下肢和腹壁水肿。

（3）侵犯胆管和胆囊：肝癌细胞浸润性生长，侵犯胆管壁形成胆管腔内癌栓，进而产生梗阻性黄疸。

（4）淋巴结转移：肝癌淋巴结转移最容易出现在肝门组、门腔间隙组以及腹主动脉和下腔静脉旁组。肿大淋巴结多表现分离结节，可部分融合成团，轻至中度均匀强化，包绕血管，常表现为多组、跳跃式淋巴结转移。大的淋巴结可压迫肝门胆管，导致左、右肝内胆管扩张。

（5）直接侵袭：肝癌细胞可以直接侵袭和浸润肝包膜，邻近肝被膜的癌结节亦可浸润邻近器官和组织，如横膈、胃、结肠、右侧胸腔等。

（6）播散转移：一般发生在肝癌晚期，位于肝脏表面的癌灶破坏肝包膜发生种植性转移，以腹腔种植最常见。

（7）远隔脏器转移：肺转移最为常见，亦可转移至骨骼、肾上腺、脑、皮肤、口腔等处。

4. 胰腺导管腺癌（简称胰腺癌）　是胰腺最常见的肿瘤。胰腺癌的好发年龄段为 40~80 岁，发病率随年龄增长而增多。胰腺癌由于其位置隐蔽和早期无症状，所以很难早期发现，手术治愈率低，预后差，五年生存率仅为 1%~3%。临床症状无特异性，以上腹痛、上腹饱胀不适、黄疸、食欲缺乏为最多。根据其发生在胰腺的部位分为胰头癌、胰体癌、胰尾癌和全胰癌。胰头癌较小时，仅见胰头体积增大，质地较硬，并有结节感。

胰头癌早期易侵犯胆总管胰内段，以特殊的“围管浸润”方式使管壁增厚，造成胆总管节段性狭窄。癌组织侵犯胰管造成胰管狭窄或阻塞后，远端胰管扩张，远端胰腺组织萎缩和纤维化。有时可见滞留性囊肿形成，可能与胰管的破坏、胰液的外渗有关。胰头癌侵蚀和压迫胆总管胰内段导致梗阻性黄疸；向右侧累及十二指肠乳头部和降部内侧壁，出现相应消化道症状；向后常累及胰腺后方血管结构，如门静脉、腹腔动脉干等。临床上胰头癌大多数因累及胆总管而表现为进行性阻塞性黄疸。胰体尾部癌体积较大，形成质硬而不规则的肿块，有时可累及整个胰体尾。胰体尾癌对周围结构侵犯程度也较重。向前方可累及胃后壁和近段空肠；向后方侵犯腹腔动脉干、肠系膜上动静脉、脾静脉、腹膜后神经丛、膈脚等，向左侧累及脾门结构及脾实质、左侧肾上腺、近段空肠、结肠脾曲等。常累及门静脉、肠系膜血管或腹腔神经丛而难以完整切除。胰腺癌中心可出现坏死囊变。多中心起源的胰腺癌少见。

胰腺癌生物学显著特点是在亚临床阶段就能发生转移，而且较其他肿瘤更易直接侵犯邻近的血管、神经和器官。胰腺癌突破胰腺后，早期侵及胰周脂肪、神经和淋巴管，晚期侵及胰周血管和邻近器官，并发生远处转移。胰腺癌的淋巴转移较早，胰头癌转移至幽门下或胰上/下，胰十二指肠或肠系膜上动静脉附近淋巴结，再到达主动脉旁淋巴结；胰体及尾部癌可转移至脾门及腹腔淋巴结。胰腺癌血行转移的好发部位依次为肝、肺、肾上腺、肾、骨骼、头颅和皮肤。胰腺癌腹膜种植的发生率也相当高。

5. 前列腺癌　多发生于 50 岁以上的男性。病理上，前列腺癌绝大多数为腺癌，少数为黏液癌、移行细胞癌或鳞状细胞癌。发生部位最常见于外周带，癌结节常位于前列腺包膜下，境界不清，质地坚硬。但有时也可以发生在中央带及移行带。前列腺癌常为多发病灶，单个病灶少见。前列腺癌早期可浸润包膜，晚期侵犯尿道、膀胱和精囊，但由于狄氏筋膜的屏障，一般不侵犯直肠。淋巴结转移较常见，可达髋、骶、腹部及主动脉旁淋巴结。血行转移也很常见，可转移至骨、肺、肾上腺等脏器。成骨性骨转移是前列腺癌的特征。前列腺癌早期无明显临床症状。肿瘤增大压迫尿道和膀胱颈时出现排尿困难、尿潴留等尿路梗阻症状，晚期可有血尿。有时仅以骨、肺等器官的转移癌症状为首发。患者血清前列腺特异性抗原（PSA）增高。

从上述几种恶性肿瘤，我们可以看到恶性肿瘤的生物学特性之一，就是容易通过血道和淋巴道发生转移，例如肺癌容易发生脑转移，肝癌容易向邻近的组织和器官发生转移。所以，如何尽早发现原发病灶以及确定转移病灶，是人们面临的一个难题。

PET 可以解决这一问题。它对于骨骼、软组织、淋巴结、实质脏器的转移性病变均有较高的敏感性，在肿瘤的诊断、鉴别诊断、分期、疗效及预后评价都有着十分重要的价值。但是由于正常脑组织糖代谢率高，PET/CT 对脑转移瘤的灵敏度低，且该检查技术价格昂贵，具有辐射损伤等缺点，使其不能在临床上广泛应用。磁共振则具有无辐射、价格相对便宜的优点，这无疑使其具有广阔的应用前景。

（三）DWI 与 DWIBS

由于人体内的水分子所处微环境不同，其弥散程度会有差异。例如，水在脑脊液中的弥散能力远大于在灰质中的弥散能力。又如，由于大脑白质纤维的阻隔，使得水分子沿着白质纤维的弥散速度大于沿垂直于白质纤维方向弥散的速度。而当我们人体组织发生病变时，细胞的结构、功能和代谢必然发生异常或变化，水分子在细胞间的弥散能力会相应受到影响，如：

1. 组织细胞水肿　水肿细胞内分子增多，细胞间液减少，因此水分子整体弥散速度较正常组织减慢，如急性脑梗死。

2. **恶性肿瘤组织**　恶性肿瘤组织细胞变异体积明显增大，细胞间液减少、间隙变小，水分子弥散速度受限减慢，水分子的整体弥散速度较正常组减慢。

3. **脓肿、高密度囊肿、血肿等**　由于病变蛋白含量增高、水分子减少，弥散速度受限，水分子的整体弥散速度也较正常组织减慢。

基于此，序列设计师们设计了磁共振弥散加权成像（DWI），用来反映活体内水分子的布朗运动，从而通过检测水分子的弥散运动异常来发现和诊断病变的。弥散加权成像技术就是在自旋回波（SE）序列180°相位重聚脉冲前后各施加一位置对称极性相反的巨大梯度脉冲，利用超快速成像技术EPI进行信号采集。对于弥散能力较低或静止的自旋，在两次梯度脉冲的作用下相位完全重聚，产生的磁化矢量增加，在DWI图上表现为高信号；而对于运动能力较强的自旋，由于其无规律的弥散运动，造成体素内失相位，产生的磁化矢量减少，在DWI图上表现为低信号。水分子在各个方向上弥散能力的强弱用D表示，即单位时间内一个水分子在某一方向上运动的范围，单位为mm^2/s。

医学中用表观弥散系数（ADC）代替D。水分子的弥散能力越强，其ADC值越大，反之，ADC值越小。人体内水分子的运动包括细胞内、细胞外运动、跨细胞水分子运动以及毛细血管内水分子运动（微循环灌注）。不同组织结构的细胞构成、排列方式及微循环灌注量各不相同，其水分子的弥散能力也不尽相同。例如在细胞密集度较高的部位，细胞排列紧密，细胞外间隙小，限制了水的运动，水分子弥散受限，其ADC值低，在DWI图上表现为高信号，在ADC图上表现为低信号；反之，在细胞密集度较小的部位，细胞外间隙增加，水分子的弥散能力较强，其ADC值高，在DWI图上表现为低信号，在ADC图上表现为高信号。另外，水分子在生物组织中的弥散限制程度与细胞膜的完整性成反比。

目前，DWI所常用的序列主要包括自旋回波DWI（spin-echo DWI，SE-DWI）、激励回波DWI（stimulated-echo DWI，STE-DWI）、稳态自由进动DWI（steady-state free precession DWI，SSFP-DWI）、回波平面DWI（echo planar imaging，EPI-DWI）以及DWIBS。

（1）SE-DWI：SE-DWI序列是在自旋回波的基础上加入弥散梯度，即在自旋回波序列中加入一对大小和方向均相同的梯度场的梯度脉冲，置于180°脉冲的两侧。此序列不要求有快速和强梯度的硬件设施，而使之易于执行。由于这些序列对磁化率效应的不敏感性，故可以适当地提高信噪比，也可以进行表观弥散系数（ADC）的计算，故而被广泛应用于体模、动物模型和脑弥散成像研究。其主要缺点在于需要长回波时间（echo time，TE）来保证弥散敏感梯度脉冲的间期，对运动高度敏感而导致的图像伪影以及由于T_2衰减而引起的信噪比下降。

（2）STE-DWI：STE-DWI序列是在回波前施加3个90°射频脉冲，在第1个和第2个射频脉冲后各施加一个弥散梯度脉冲，其信号变化类似SE-DEI，可以降低T_2扰射效应，但仍有信噪比低和采集时间长的缺点。

（3）SSFP-DWI：另一种常用DWI成像序列为稳态自由进动序列，其利用射频脉冲作为激发和重聚脉冲，在次级激发脉冲之后获得自旋回波，它具有很短的重复时间，可以<50ms，因而可以大大地缩短扫描时间。这种序列比自旋回波或激励回波序列对弥散更加敏感，信噪比较好，但是因为弛豫时间对信号影响的作用较复杂，所以，应用稳态自由进动序列成像常无法准确定量测量弥散。

（4）EPI-DWI：平面回波成像是目前临床实际应用中最常见、最快速的扫描技术，能在极短时间内完成单幅图像的采集，降低了对呼吸运动的敏感性，有效降低了呼吸运动伪影，使受呼吸运动伪影影响较大的体部DWI成像成为可能。EPI-DWI包括单次激发EPI-DWI和多次激发EPI-DWI。目前应用最为广泛的是单次激发EPI-DWI，通过一次激发，在180°射频脉冲前后沿层面方向各施加一个弥散脉冲，然后用回波平面读出器来采集整个图像的全部数据。可加快采集速度，降低对运动的敏感性，达成理想的信噪比和分辨力。但在体部DWI成像时，为达到较高分辨力，多需要应用较长回波链，容易导致图像畸变和EPI特征伪影。

（5）DWIBS：是在传统弥散加权成像技术基础上发展而成的一种新的弥散成像技术。它应用STIR抑脂技术获得了出色的脂肪抑制效果，完全抑制了体部的背景信号，比应用化学选择性脉冲的SE-EPI-DWI序列的脂肪抑制效果要好。当使用化学选择性脉冲抑脂技术与SE-EPI-DWI结合时，常常无法达到充分的脂肪抑制效果。在3D成像中，目标区外围残余的脂肪信号常叠加在立体重建后躯体的中心部位，这就可能使病灶的显示和观察受到影响甚至误判。STIR技术背景抑制效果好、稳定、可靠，对射频场和主磁场的不均匀性不敏感，对于大视野的脂肪抑制来说，能获得比化学选择性脉冲脂肪抑制技术更加优良的效果，能够良好地抑制组织背景信号，包括血管、肌肉、骨髓及脂肪等组织信号，更加凸显病变。采用 DWIBS 技术，可以在自由呼吸状态下短时间内获得全身大范围包括头颈、胸、腹盆部无间隔薄层扫描，且高分辨力高对比度的图像，同时亦能进行 ADC 值和体积的定量测量。

（四）DWIBS 的临床应用

1. **头部**　正常脑组织中的脑脊液因为弥散不受限制，弥散速度明显快于脑实质，而脑实质由于存在细胞膜和髓鞘纤维等阻挡，弥散明显受限，在 DWI 上信号高于脑室，而在 ADC 图上信号则低于脑室。其中皮层灰质血流较白质多，靠近脑沟，受脑脊液的容积效应的影响较大，因此皮层灰质 ADC 值高于白质，在 DWI 图信号低于白质。

2. **颈部**　正常颈部淋巴结由于弥散受限，具有较低的 ADC 值，因此在 DWIBS 上呈现高信号。由于唾液腺具有丰富的微循环，因此在 DWIBS 中呈略高信号，可以清晰地分辨出腺体的轮廓。在颈部正常组织中由于 T_2 投射效应的存在，有多个呈弥散高信号的组织，包括神经根，小血管和部分软骨成分。其信号强化一般低于转移病灶，并具有固定的解剖学位置，经 DWI 与 ADC 图对照观察，可以作出较准确的诊断。

3. **胸部**　乳腺由纤维组织和脂肪组织构成。在正常乳腺的 DWI 图像中，纤维组织比脂肪组织具有更高的信号强度，纤维组织的 ADC 值高于脂肪组织。在 DWIBS 图像中由于采用了 STIR 技术，脂肪组织的信号更低，几乎只能看见纤维组织的信号。

4. **腹部**

（1）实质性脏器

1）肝：与脑组织相比肝的 T_2 值要短得多，正常肝的 T_2 值仅为 50ms 左右，DWI 检查 TE 值多为 110ms 左右，对肝来说，T_2 加权偏重，肝的信号已衰减至较低水平。DWI 施加的弥散敏感梯度更使其信号进一步减弱，部分患者 DWIBS 肝信号已接近于背景噪声。

2）胰腺：在 DWIBS 中胰腺的图像显示不好，尤其与肝左叶常不能区分，原因可能是胃肠道引起的磁敏感伪影和由于年龄增大造成胰腺萎缩。

3）脾脏：脾有高的含水量、高的灌注及长 T_2 时间，但在所有腹部器官中 ADC 值最低，关于这一点还有待于进一步研究。

4）肾脏：在腹部器官中，肾脏 ADC 值最高，原因与肾小管中水的运输过程及肾脏富含血管有关。特有的水运输和尿的浓缩机制对肾脏各部位 ADC 值影响很大。因此正常肾脏皮髓质 ADC 值差异可能主要反映含水量不同。

（2）空腔脏器：检查前不用作肠道准备，虽然肠壁和粪便呈现低信号，但肠道气体引起的磁敏感伪影及肠蠕动伪影仍会造成图像失真。

（五）DWIBS 未来发展趋势

1. 发现明确恶性肿瘤指征寻找原发灶，淋巴结转移筛查。

2. 良、恶性肿瘤的鉴别，DWIBS 主要是根据 ADC 值的大小，即定量分析来判定肿瘤的良恶性。恶性肿瘤细胞多，紧密排列，且细胞核/浆比例增大，细胞外间隙明显变小，这些都限制了水质子的弥散，导致 ADC 值下降，在 DWI 上表现为中低信号。

3. 评估肿瘤 TNM 分期。近几年恶性肿瘤发病率和死亡率在逐年上升，如何实现对恶性肿瘤的早期诊断和肿瘤患者的 TNM 分期显得尤为重要，能更早、更准确地对恶性肿瘤分期对患者的后期治疗有很重要的指导意义，由于正常淋巴结和转移性淋巴结的 ADC 值存在明显差异，所以 DWI 能够明显提高恶性淋巴结的检出率。

4. 对恶性肿瘤的病情进行监控以及治疗后随访观察，肿瘤术后放、化疗后的疗效评估等。长期以来，临床上主要通过常规影像学检查手段根据治疗前后肿瘤的大小、密度或信号变化等评价恶性肿瘤的治疗效果，但是上述变化出现之前，在其细胞分子水平已经发生了明显变化，恶性肿瘤在放、化疗后，细胞遭到破坏溶解，细胞成分减少，细胞外间隙增大，水质子的弥散能力增强，ADC 值升高，在 DWI 上信号减弱。因此可通过测量恶性肿瘤治疗前后的 ADC 值变化，达到定量评估肿瘤治疗效果的目的。

二、WB-DWIBS 扫描技术

（一）适应证

1. 发现明确恶性肿瘤指征寻找原发灶，淋巴结转移筛查。

2. 良恶性肿瘤的鉴别。

3. 评估肿瘤 TNM 分期。

4. 对恶性肿瘤的病情进行监控以及治疗后随访观察。

（二）检查技术

1. **线圈与序列选择**　根据要检查的范围，可选择腹部相控线圈，当做 WB-DWIBS 时只能选择 MRI 内置的腹部大线圈分段扫描然后利用后处理软件进行拼接。DWIBS 检查主要做翻转恢复平面回波弥散序列（SE-STIR-DWI-EPI）。

2. **扫描方法**

（1）体位：患者仰卧位足先进，头部不要垫东西，小腿轻度垫高使身体水平面曲度尽量减少，身体正中线与床面正中线一致，双上肢置于身体两侧，患者制动，平静呼吸。

(2) 成像方位：扫描方位均选择横轴位，分7段完成，扫描范围包括从足到颅顶(图38-98)。

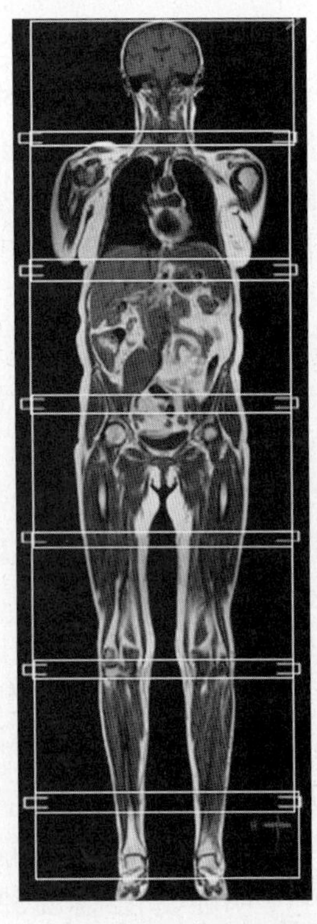

图38-98　WB-DWIBS定位扫描

(3) 扫描参数：背景抑制弥散加权成像(DWIBS)——TR/TE/NSA=6 800ms/70ms/10，TI=180ms；单次激发，EPI因子=47，b值=800s/mm^2；层厚/层距=4mm/0mm，40层，矩阵=160×256；应用STIR压脂。

3. **图像处理**　扫描结束后，将每段扫描获得的3D原始数据经后处理软件进行图像重建和拼接成三维立体图像，后者经黑白翻转技术获得类PET图像，也可加上伪彩获得三维彩色图像。利用旋转技术对获得的三维图像按照一定的角度旋转，得到人体多方位的三维立体图像(图38-99)。

三、WB-DWIBS检查要点与图像质量控制

(一) WB-DWIBS扫描注意事项和图像质量控制

磁共振图像中每个点的位置信息，都是由频率和相位编码决定的，当频率和相位编码受到外界干扰时，将导致图像伪影的出现和图像的模糊。

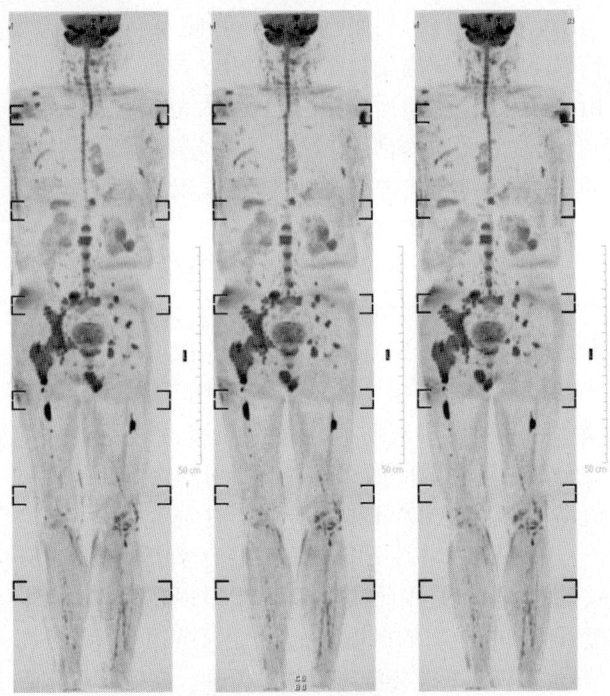

图38-99　WB-DWIBS

1. 各段扫描时，其层厚、层间距、FOV、视野、矩阵、TR、TE、b值等应该保持一致。

2. 为保证重建图像的连续性，相邻的两段之间要有一定的重叠。

3. 各段预扫描时最好能手动把各段的中心频率设为同一数值，这样各段图像之间的配准较好，有利于提高三维重建图像的质量。

4. 做好和患者的沟通，使得检查顺利完成的同时，尽量减少伪影，提高图像质量。

(二) WB-DWIBS未来发展存在的问题

虽然WB-DWIBS技术显示了良好的应用前景，但目前在临床的应用仍有许多限制：

1. **DWIBS图像易产生伪影**　由于DWIBS采用EPI序列，容易产生化学位移伪影，小病变的ADC值有时候难以准确测量，甚至遮掩病变。

2. **DWIBS对磁场不均匀极为敏感**　在含气界面易产生严重图形扭曲变形，导致无法获取理想的ADC值重叠，将会造成诊断与鉴别诊断的困难。

3. **扫描时间偏长**　大部分需要做WB-DWIBS的患者都是可疑恶性肿瘤转移的患者，很难忍受长时间的静止，不容易配合检查。

4. **DWIBS图像分辨力不高**　随着磁共振新技术和计算机的不断发展，未来DWIBS检查会更快图像会更清晰。

(李大鹏　王传兵　唐文娟)

第三十九章

磁共振图像质量控制

第一节　磁共振硬件与图像质量

磁共振硬件与质量控制主要在于其本身的性能对图像造成的影响，磁共振成像质量与硬件的性能配合直接相关，硬件性能不佳，则图像质量参数变差且无法修正。本节从磁共振屏蔽、磁体系统、梯度系统、表面线圈及高压注射器五个方面描述MR硬件与图像质量的关系。

一、磁共振屏蔽

磁共振屏蔽包含磁屏蔽和射频屏蔽两部分，它们原理不同，对图像质量的影响方式也不同。

（一）磁屏蔽

MRI设备安装中，磁场与环境的相互影响不容忽视，磁场周边各类静止或移动的铁磁性物质会对静磁场的稳定性与均匀性产生干扰，进而影响磁共振成像质量。目前高场超导磁共振成像设备在市场的占有率越来越大，它们的散逸磁也有所增加，为了尽量减少周围散在磁场的影响，同时将高场设备的5高斯线所围区域限于磁体室内，除了增加磁体室的面积和高度以外，目前广泛采用磁屏蔽来达到目的。磁屏蔽是采用高饱和度的铁磁性材料或通电线圈来包容特定容积内的磁力线，它不仅可防止外部铁磁性物质对磁体内部磁场均匀性的影响，同时又能大大削减磁屏蔽外部杂散磁场的分布，因此增加磁屏蔽是一种极为有效的磁场隔离措施。磁屏蔽包含有源屏蔽、无源屏蔽、房屋屏蔽及自屏蔽，其中自屏蔽因为对磁体重量的影响已经不用。

（二）射频屏蔽

发射器与接收器组成的射频单元是MRI系统的重要组成部分。这两部分直接关系着磁共振图像信号的产生与接收。发射器按照拉莫尔频率发射RF脉冲，其工作波段极易干扰邻近的无线电设备。接收器在质子的弛豫阶段接收磁共振信号时功率为纳瓦级，又容易受干扰而淹没，接收到的信号大小直接影响磁共振图像质量。因此，MRI的磁体间需安装有效的射频屏蔽，利用屏蔽体对电磁波的吸收和反射作用，隔断外界与磁共振系统之间的电磁场耦合途径，以阻挡或减弱电磁波的相互干扰。

二、磁体系统

磁体系统即主磁体，其功能是提供原子核磁化所需要的恒定均匀的静磁场，磁共振成像磁体可分为永磁型、常导型和超导型。由于常导型磁体工作磁场偏低，磁场均匀性及稳定性较差，现已基本不用。永磁型磁体满足不了磁共振成像的高磁场强度要求，因此这里主要讨论超导型磁体各项性质与图像质量的关系。

超导磁体的大范围应用在于它可以产生高均匀性与高场强的静磁场，这两者与磁共振图像质量关联密切。在其他条件相同时，图像信噪比主要依赖于磁场强度，磁场强度越高，信噪比越高，而高信噪比是得到高质量图像的保证。根据拉莫尔频率公式我们可以知道，如果静磁场本身均匀性不好，会造成不同位置原子核的共振频率不同，从而影响成像区域的磁场均匀性，直接限制图像质量，影响图像的空间分辨力。因此静磁场的均匀性是影响图像质量的最主要因素。高均匀度的场强有助于提高图像信噪比；确保磁共振信号空间定位准确性减少伪影（特别是磁敏感伪影），进行大视野扫描（如肩关节等偏中心部位），充分利用脂肪饱和技术进行脂肪抑制，有效区分MRS的不同代谢产物。另外磁场稳定性也是图像质量的影响因素，磁场稳定性是指主磁场强度及其均匀性的变化程度，又称磁场漂移。磁场稳定性可以分为时间稳定性和热稳定性两种。时间稳定性指磁场随时间而变化的程度，热稳定性指磁场随温度而变化的程度。虽然超导磁体的时间稳定性和热稳定性较永磁型与常导型要高得多，但其依然存在磁场漂移，磁场漂移对重复测量的回波信号的相位有影响，会导致图像失真、信噪比下降。

三、梯度系统

梯度系统的功能是为系统提供满足要求的、可快速开关的梯度场，对磁共振信号进行空间定位编码和选层。在梯度回波和其他一些快速成像序列中，梯度场的翻转还起着射频激发后使自旋系统的相位重聚，产生梯度回波信号的作用。可以很明显看出这些作用与磁共振图像质量关系密切。下面从梯度强度、梯度切换率及爬升时间、梯度线性度和双梯度系统这几个方面具体描述其对图像的影响。梯度场强度是指梯度场能够达到的最大值，它决定着可得到的扫描最薄层面，层面越薄图像的空间分辨力就越高。

梯度切换率和梯度上升时间是梯度系统两个重要指标，它们从不同角度反映了梯度场达到某一预定值的速度。梯度爬升时间指梯度由零上升到预设梯度强度所需的时间，梯度切换率是单位时间内梯度磁场的变化率，梯度切换率越高，则梯度的开启时间越短，梯度磁场强度爬升越快，即可提高扫描速度，从而实现快速或超快速成像。另一方面梯度切换率与涡流密切相关，涡流可引起磁共振影像伪影，引起磁共振频谱基线伪影和频谱失真，高质量的梯度系统可以瞬切/缓切来减少涡流，进而降低噪声与图像伪影。

梯度线性是衡量梯度场动态地、依次平稳递增性能的指标。线性越好，表明梯度场空间定位越准确，选层、翻转激发也就越精确，图像的质量就越好。非线性度随着偏离磁场中心距离而增加。重建图像频率和相位编码方向均采取线性算法，如果梯度线性不佳，线性算法与实际场的非线性不匹配，将严重影响空间编码，在图像的边缘上可能产生空间和强度的畸变，导致影像几何失真空间分辨力降低。

通常情况下，MRI 系统仅有一组梯度（即各有一个 X、Y、Z 梯度）及对应的梯度放大器等组件。为提高梯度性能，有些厂家推出了双梯度技术。当需要大视野扫描时，采用梯度场强和切换率较低的梯度场，以获得较大的扫描范围和较好的线性，减少图像失真以及非线性伪影；当需要精细扫描模式时，选用梯度场强和切换率较高的梯度场，获得较短的回波时间和重复时间，满足空间和时间分辨力的要求，例如 BOLD、DTI 等高级功能成像序列都要求有很高的梯度切换率，才能达到一定的时间分辨力。使用者能在两种梯度模式间自由切换，进而提高空间分辨力、信噪比和扫描覆盖范围。两套梯度线圈可以叠加补偿线圈的涡流从而去除伪影。

四、表面线圈

大多数表面线圈发射的射频场很不均匀，但可尽量地靠近受检部位而接收更强的磁共振信号，因此一般只作为接收线圈用于检测磁共振信号，发射工作一般由体线圈完成。表面线圈接受磁共振信号时，信噪比取决于线圈内被激发的体积和接收线圈与被检查部位的距离，接收线圈与被检查的身体部位间的距离越近，所接收的信号就越强，信噪比越高。射频接收通道作为线圈最重要的指标之一，是指独立接收磁共振信号数据通道数，此通道数必须大于相控阵接收线圈单元的个数，通常情况下有 8 通道、16 通道、32 通道等，在具有全景成像矩阵技术的磁共振设备中，甚至可以达到 48 通道。空间并行采集成像技术可以在保持较高空间分辨力的情况下，使采集时间成倍减少，并明显改善图像质量，通道数越高表示并行采集数据的能力越强。目前高质量的表面线圈将接收单元前置放大器集成，因此具有良好的采样分辨力、射频接收放大器噪声水平和最大接收信号分辨力，图像也具有较高的时间分辨力与数字化程度和较低噪声水平。

在磁共振检查时，一般根据受检部位个性化选择线圈，不同的线圈有不同的特点。大口径线圈的信噪比略高于小口径线圈，但由于其接收信号范围的局限空间分辨力也降低。各类表面线圈主要有：相控阵头线圈、相控阵体部线圈、相控阵全脊柱线圈、相控阵乳腺线圈、膝关节专用线圈、踝关节专用线圈、肩关节专用线圈、相控阵血管专用线圈、通用柔性线圈（大、中、小）等，线圈特异性越高，检查部位的成像效果越好，伪影也大大减少。也有两线圈协同工作同时进行信号采集，获取高信噪比与高均匀图像的情况，例如需要表面线圈对人体部脏器较大范围进行信号采集时，相控阵体线圈和脊柱线圈分别对靠近腹部表面和靠近背部脊柱侧信号接受强，此时两者同时工作图像质量更高。当患者受限于体位无法使用专用线圈时，采用表面柔性线圈灵活地变化形状以适应不同的解剖结构贴近受检部位，使被检部位充分地占据线圈空间而提高图像信噪比。

五、磁共振高压注射器

磁共振增强扫描过程中注入对比剂后，由于组织结构及不同种类病变对对比剂吸收剂量不同，从而有了不同的分布特点，所形成的图像自然对比度增加，使正常组织与病变组织的边界清楚，清晰显示病变，有助于提高对病变的诊断。磁共振高压注射器专门为配合磁共振成像仪而设计，能够在强磁场环境下工作。该注射器是根据流动控制系统原理而设计，在 CE-MRA、乳腺增强、肝脏的动态增强、各部位灌注成像及特殊肿瘤增强扫描等磁共振检查常规化的同时，磁共振高压注射器对图像质量的影响就必须做出探讨了。

磁共振高压注射器是磁共振对比剂成像所必需的，使对比剂注射与图像采集紧密配合，保证对比剂精确的注射剂量、注射速度及注射时间，可存贮各种注射程序，如注射、暂停、再注射、混合注射及延迟注射等。选择适宜的流速和剂量，使注射速度与扫描时间完美匹配，有助于形成高质量的 MRI 图像。

磁共振高压注射器在肝脏动态增强扫描中对流速及流量的准确控制，使肝脏动脉期、门脉期及平衡期扫描能够精准被分出，图像质量高且增强效果明显，有利于病灶检查和定性。CE-MRA 成像效果依赖于磁共振高压注射器的使用，在对比剂选定后，病变部位的对比剂浓度的峰值与注射速度成正比，在连续做动态 CE-MRA 信号采集或准确计算注射后采集时间的基础上，对比剂在动脉血中的高浓度状态及持续时间是 CE-MRA 成功的关键，相较于 TOF 法和 PC 法，CE-MRA 不仅提高了图像空间分辨力，缩短了扫描时间，且不易受血流伪影的影响。

在磁共振增强扫描过程中，高压注射器的应用必不可少。MRI 动态增强扫描是目前诊断垂体微腺瘤最重要的成像手段，由于正常垂体组织与微腺瘤组织达到强化峰值的时间不同，动态对比增强磁共振成像突显微腺瘤与正常组织间的对比，不受颅底骨质的影响，准确显示肿瘤的部位和大小有利于微腺瘤的检出。

总之，在磁共振检查中个性化设置被检部位的流速程序，使推注速度和扫描时间相配合，可以明显提高图像质量与增强对比，有利于病灶的定性。

（孔祥闯　雷子乔　刘小明　罗昆）

第二节　磁共振软件与图像质量

磁共振图像质量的好坏，直接关系到医生诊断的准确性，而图像质量与多种因素有关，做好图像质量控制对提高 MRI 的临床应用价值非常重要。影响磁共振成像参数众多、又互相关联，除了硬件设备会影响图像质量以外，磁共振软件也与图像质量息息相关。不同的扫描序列、成像时间和图像质量也都不相同，不同的后处理软件，不同的后处理方法也会影响图像质量。

一、自旋回波序列

1. **自旋回波（SE）序列**　SE 序列是比较经典的序列，在 90°射频脉冲激发后，采用 180°重聚脉冲将失去相位的质子重聚，产生自旋回波信号，该序列涉及的参数是 TR 和 TE，这两个参数直接决定了图像的对比度。

TR 是两次 90°脉冲激发的间隔时间，在这过程中需要经历回波信号的采集和组织中的宏观纵向磁化矢量的恢复，即 T_1 弛豫。如果 TR 时间长，则组织的宏观纵向磁化矢量已经恢复完毕，则获取不到组织之间的 T_1 弛豫差别信息，因此长 TR 可以剔除组织的 T_1 弛豫对图像对比度的影响。

TE 是 90°脉冲激发后到自旋回波产生的等待时间，90°脉冲激发后，组织将产生一个很大的宏观横向磁化矢量，90°脉冲关闭后，横向磁化矢量逐渐衰减，如果在 90°脉冲激发后立即采集回波信号，即很短的 TE 时间，则获取不到组织之间的 T_2 弛豫差别信息，因此短 TE 可以剔除组织的 T_2 弛豫对图像对比度的影响。通过对 TR 和 TE 时间的调整，可以获得不同加权的图像。

T_1WI 需要设置最短 TE 时间，去除 T_2 弛豫“污染”，增加 T_1 对比和扫描层数。TR 理论上选择与组织 T_1 值相近可得最大 T_1 对比，如肝脏 SE T_1WI，TR 最好为 450～550ms，实际中 400～750ms 即可。增加 TR，可增加扫描层数，但会降低 T_1 对比，偏向质子密度加权成像。但 TR 太短，比如小于 400ms，会降低信噪比。

T_2WI 需要设置很长的 TR 时间，以去除 T_1 弛豫对图像对比度的“污染”，延长 TR 时间也会加大图像的采集时间。一般在主磁场强度在 0.5T 以下，TR 一般选择在 1 500~2 000ms，在 1.0~1.5T，TR 一般为 2 000~2 500ms。不同的 TE 时间可以得到不同权重的 T_2WI，TE 一般为 50~150ms，TE 越长，T_2 权重越重。但 TE 时间并不是越长越好，应根据实际需要做调整，比如在 SE 序列中，要想让两种组织的 T_2 对比良好，TE 时间应该选择两组组织的 T_2 平均值附近。

PDWI 需要设置长的 TR 和短的 TE，在 SE 序列中，长的 TR 基本剔除了组织 T_1 弛豫对图像对比度的影响，在组织宏观纵向磁化矢量完全恢复后，立即采集回波信号，这种不同组织之间的宏观纵向磁化矢量的差别即为质子密度差别。

短 TR，短 TE——T_1 加权成像；长 TR，长 TE——T_2 加权成像；长 TR，短 TE——PD 加权成像。除了 TR、TE 以外，翻转角（FA）也会影响图像质量。FA 是指在射频脉冲的作用下宏观磁化矢量偏离主磁场方向的角度，并非所有的 SE 序列，FA 都是 90°。在 70°≤FA≤90°的情况下，FA 越大，信噪比越高，但由于 MTC 磁化传递效应，灰白质的对比度也会削弱；FA 越小，信噪比越低，但灰白质的对比度变强。SE 序列由于采集时间长（在 T_2WI 和 PDWI 上），多用于 T_1WI 上，主要用于头、头颈、骨关节、软组织、脊柱脊髓等部位的常规 T_1WI。

2. 快速自旋回波序列（fast spin echo，FSE）　磁共振中应用十分广泛的序列，其原理是在 90°脉冲后使用多个（2 个以上）180°聚焦脉冲，产生多个回波信号，填充到一个 k 空间内。这多个回波形成一个回波链，回波链中相邻两个回波的时间称为回波间隔（echo spacing，ES），回波链的数目被称为回波链长度（echo train length，ETL）。在 FSE 序列中，第一个回波的信号最强，随后依次减弱，这种具有强度差别的信号填充在 k 空间中，在傅立叶转换时会发生相位错误，导致图像模糊。因此与 SE 序列相比，FSE 序列的组织对比会有不同程度的降低。

（1）TR、TE：FSE 序列的 TR 与 TE 对图像质量的影响与 SE 序列类似，但 FSE 序列的 TR 比 SE 序列长，且 FSE 序列中每个回波链的 TE 不同，因此只能是有效 TE（90°脉冲至填充 k 空间中心的回波中点的时间）。由于 k 空间中心决定图像对比度，周边决定图像细节，因此 k 空间的填充顺序不同，有效 TE 不同，图像的对比度也不同。

（2）ETL：在 FSE 序列中，ETL 尽管可以减少扫描时间，可以进行权重较重的 T_2WI，如水成像等。但 ETL 不是越长越好。ETL 越长，扫描时间缩短，但填充 k 空间的回波信号差别越大，图像越模糊，信噪比降低，脂肪组织信号越高，能量沉积 SAR 值增高，磁化转移效应更明显。

（3）ES：ES 越小，回波间隙越小，回波链中各个回波之间 TE 差别缩小，图像模糊效应减轻，软组织对比度升高，采集回波时间越快，减少运动伪影。但也会导致脂肪信号更高，且单位时间内施加 180°聚焦脉冲的数量增多，SAR 值也会升高，磁化转移效应增加。

（4）聚焦脉冲角度：180°聚焦脉冲具有高能量，FSE 序列如果都采用 180°脉冲进行激发的话，将造成 SAR 值的明显升高，尤其是在 3.0T 的高场强上。因此可以通过缩短聚焦脉冲的角度来减少射频能量，降低 SAR 值。且由于 FSE 序列的各回波的强度不同，导致图像模糊，因此可以在回波链前部的回波采集时采用小角度聚焦脉冲，降低回波强度，后部分逐渐增大聚焦脉冲的角度，增大回波强度，降低了各个回波之间的强度差别，减少图像模糊效应。

3. 反转恢复序列（inversion recovery sequence，IR sequence）　在 90°脉冲前利用 180°反转脉冲进行激发，使组织的宏观纵向磁化矢量偏转 180°，转到与主磁场相反的方向。180°反转脉冲延长了组织的纵向弛豫过程，组织之间的纵向弛豫差别将加大，T_1 对比增加。180°反转脉冲使组织经历了从最大（反向）至 0 再至最大的过程，利用这一特点可以抑制一定组织的 T_1 信号（当恢复至 0 时）。

在 IR 序列中，将 180°脉冲至 90°脉冲的时间定义为反转时间（TI），在 IR 序列中为了保证组织宏观纵向磁化矢量得以恢复，TR 时间要足够长，至少相当于 SE 序列中的 T_2WI 的 TR 长度，因此 IR 序列的 T_1 对比及权重是由 TI 时间决定的。IR 序列的 T_1 对比最佳，明显高于 SE 序列的 T_1WI。

二、梯度回波序列

梯度回波（gradient echo，GRE）序列采用小角度脉冲激发，利用读出梯度场的切换产生回波。GRE 序列的特点主要在于：采用小角度激发，不仅大大提升了扫描速度，并且射频脉冲的能量也有所减少，降低了 SAR 值，宏观横向磁化矢量的效率也较高；利用梯度场切换来采集回波信号进一步提升了扫描速度；由于没有采用 180°聚焦脉冲，无法抵消主磁场不均匀性对质子造成的失相位影响，因此 GRE 序列反映的是组织的 T_2^* 弛豫信息而非 T_2 弛豫信息。由于小角度激发，横向磁化矢量小，且无法剔除主磁场不均匀性带来的影响，因此 GRE 序列的固有信噪比低于 SE 序列；血流常呈现高信号。

1. 扰相梯度回波序列（spoiled gradient echo，SPGR）　扰相梯度回波序列是目前最常用的梯度回波序列，利用相位干扰技术，在上一次磁共振信号采集后，下一次射频脉冲前，对组织中的质子群进行相位干扰，加快质子失相位的速度，常用的相位干扰技术主要有梯度扰相（施加扰相位梯度场）和射频扰相技术（施加扰相位组合的射频脉冲）两种。这种施加了扰相技术的 GRE 序列被称为扰相梯度回波序列。扰相梯度的 T_1 弛豫成分主要受射频脉冲翻转角和 TR 决定，T_2^* 成分主要受 TE 决定。

SPGR 序列主要用于 T_1WI 成像，与 SE 序列相同，也需要短的 TR 来剔除 T_2^* 弛豫对图像的"污染"，图像的 T_1 权重与 TR 时间成反比，与翻转角（FA）成正比，FA 不变时，TR 越小，T_1 权重越重，TR 不变时，FA 越大，T_1 权重越重。但实际应用中，并不是 T_1 权重越重对于图像的对比越好，应根据实际临床应用合理调整 TR 和 FA。

SPGR T_2^*WI 在实际临床应用较少，尽管相对于 SPGR T_1WI 而言，SPGR T_2^*WI 也要求长 TR 和长 TE，但相对于 SE T_2WI 而言，TR 和 TE 时间明显缩短。SPGR T_2^*WI FA 一般为 10°~30°，TR 一般为 300~400ms，TE 一般为 15~30ms。

SPGR PDWI 临床应用也较少，FA 和 TR 与 T_2^*WI 差不多，TE 短。SPGR 序列在临床上的应用十分广泛，包括二维扰相梯度回波腹部憋气 T_1WI，成像时间短，一次憋气可以扫描 15~30 层，可用于腹部动态增强扫描。二维扰相梯度回波 T_1WI 双回波序列利用梯度场切换两次从而得到两个 TE 回波可用于同反相位成像。三维扰相梯度回波序列可以在短时间内获得各向同性的全脑 T_1WI，只需要扫描一个方位便可得到一个薄层 3D 的图像，通过多平面重组得到其他方位的图像，在显示颅脑小病灶上有着极大的优势。利用 SPGR T_1WI 序列进行血管成像，时间飞跃法（TOF）和相位对比法（PC）MRA 均可采用。三维快速扰相梯度回波 T_1WI 序列可用于对比剂增强 MRA（CE-MRA），扫描时间可以从数秒到数十秒，T_1 权重重，血管结构显示清晰。由于血流在 GRE 序列上呈现亮信号，SPGR T_1WI 序列可以用于心脏亮血成像；利用 SPGR T_1WI 脂肪抑制序列可以很好的显示关节软骨，用于关节软骨成像；二维扰相梯度回波 T_2^*WI 序列可用于大关节病变检查，脊柱退行性病变检查，出血病变检查等；三维扰相梯度回波 T_2^*WI 序列可用于磁敏感加权成像。

2. 三维容积内插快速扰相梯度回波 T_1WI 序列　三维容积内插扰相梯度回波 T_1WI 序列采用小角度激发及超短 TR、TE，有效提高了扫描速度，薄层扫描，同时采用多种快速采集技术及容积内插重建技术，可以用于三维重建。不同的公司名称不同，西门子公司称为"容积内插法体部检查（volume interpolated body examination，VIBE）"，GE 公司称为"肝脏容积加速采集成像（liver acquisition with volume acceleration，LAVA）"，飞利浦公司称为"T_1 高分辨力各相同性容积激发（T_1 high resolution isotropic volume excitation，THRIVE）"。该序列的优点在于在保持薄层扫描的同时又不会降低图像的信噪比；层厚小且层间距为 0，不会漏失小病灶；能够同时兼顾脏器和血管的三维扫描，多用于体部动态增强扫描，比如乳腺、前列腺的多期动态扫描，胸部腹部肝胆胰脾、肾脏等的屏气动态扫描等。

三、降噪脉冲序列

磁共振噪声一直是实际临床应用时待解决的问题，尤其是目前临床上使用的一些快速成像序列依赖于高场强以及高梯度切换率，带来了更大的噪声，不仅在检查时造成病了的心理恐惧，且时间过长容易造成听力损伤。磁共振噪声是由于梯度线圈通过快速变化的电流完成梯度场的切换，电流的快速变化产生的洛伦兹力造成了梯度线圈的移位和震荡。

除了利用物理方法来降低噪声以外（佩戴耳机耳塞等），随着技术的进步，研发出的磁共振降噪序列大大减少了噪声。

1. Quiet Suite 技术　西门子公司研发的 Quiet Suite 技术通过降低梯度的爬升率对扫描序列进行优化，该技术主要包括 PETRA 和 QuietX。西门子公司的 PETRA 序列的 TE 时间非常短，为 0.07ms，趋近于 0，能够发现常规 T_2 无法发现的病灶（衰减过快无法获取），分贝在 50~60 之间，无 T_x/R_x 切换时间要求，可以用于任何线圈。

2. SlientScan 技术　GE 公司的 SlientScan 技术在梯度场切换时采用小幅度且快速的连续切换，并且使用 Radial 技术填充 k 空间，大大减少了梯度线圈的震荡。

3. **SofTone技术** 飞利浦公司的SofTone技术通过梯度切换于梯度场强的自动适应获得预定的噪声等级，在有限的基础上保证了梯度性能的同时，也能获取良好对比度的图像。

四、各种加速扫描序列

1. **平面回波成像序列** 平面回波成像(EPI)序列是目前磁共振临床上最快的序列，在一次射频脉冲后，利用读出梯度持续的正反向切换产生多个回波组成回波链填充k空间(迂回填充)，速度非常快。按照激励次数分类可将其分为单次激发EPI和多次激发EPI。准确地说，EPI是一种技术，多种序列都可以与之相结合使用，因此按照准备脉冲可以将其分为GRE-EPI、SE-EPI、IR-EPI等。

单次激发平面回波成像(single shot echo planar imaging, single-shot EPI)：一次RF脉冲激发后，通过多次读出梯度的切换，一次采集多个回波，填充整个k空间。单次激发EPI成像速度非常快，一次扫描可能只需要零点几秒，因此对运动伪影非常不敏感，但由于一次激发后采集信号填充整个k空间，对梯度要求高，且回波链非常长，正如上面所说，回波链越长，图像越模糊，分辨力差，磁敏感伪影重。

多次激发平面回波成像(multiple shot echo planar imaging, multi-shot EPI)：multi-shot EPI是一次激发后利用多次读出梯度场的切换产生多个回波信号，填充k空间的多条相位编码线，需要多次激发来完成。multi-shot EPI激发次数取决于k空间的相位编码步级以及回波链长度(式39-1)。

$$N_y = N_s \times \text{ETL} \qquad (式39\text{-}1)$$

其中N_y为k空间相位编码步级，N_s为激发次数，ETL为回波链长度。

比如k空间相位编码步级为N_y为256，回波链长度ETL为16，则需要进行16次激发。与单次激发EPI相比，multi-shot EPI对梯度要求低且减少了磁敏感伪影，但采集时间更长，且对运动伪影更敏感。EPI序列主要涉及的参数是回波链长度ETL，ETL越长，每次激励后采集回波数量多，扫描时间越短，信噪比越低，图像的磁敏感伪影也越大，图像变形越大。

梯度回波平面回波成像(GRE-EPI)(小角度—EPI)：是最基础的EPI序列，未采用180°聚焦脉冲，反映的是T_2^*弛豫信息。一般采用single-shot EPI的方法来采集信号。单次激发GRE-EPI T_2^*WI扫描速度快，一秒可以完成数十幅图像的采集，主要用于磁共振对比剂首过灌注加权成像、心脏磁共振电影成像、基于血氧水平依赖效应的脑功能成像。

自旋回波平面回波成像(SE-EPI)(90°-180°-EPI)：采用180°聚焦脉冲消除外磁场不均匀性的影响，可用于T_1WI和T_2WI成像。由于EPI采集的是自旋回波链，而90°-180°产生自旋回波信号，因此SE-EPI将采集到的第一个信号填充在k空间中心，能得到反映T_2弛豫特性的图像，该序列常被用于T_2WI或者水分子弥散加权成像(目前临床上EPI序列应用最多)。单次激发(多次激发)SE-EPI常被用于腹部憋气扫描。

IR-EPI(180°-90°-180°-EPI)：通过180°反转预脉冲可以产生T_1对比，一般临床上用于超快速T_1WI序列。多次激发IR-EPI T_1WI常被用于心肌灌注成像。

2. **基于螺旋桨技术的FSE序列** 螺旋桨技术(periodically rotated overlapping parallel lines with enhanced reconstruction, PROPELLER)(GE公司)和刀锋技术(blade)(西门子公司)均是一种k空间填充技术，利用放射状填充k空间，使k空间中心部分有大量的重叠，保证图像质量。PROPELLER技术基于FSE/FIR序列，在一个TR期间内多个回波在某个角度平行填充k空间，在下一个TR时，相当于一个有厚度的叶片，下一个TR时叶片旋转一定的角度再次填充，如此反复直至填满为止，在保证图像质量的同时由于决定图像对比度的k空间中心部分有大量重叠，因此对运动不敏感，可以减少运动伪影。PROPELLER FSE T_2WI相对于常规FSE T_2WI而言信噪比有所提高，并且可以明显减少运动伪影，多用于颅脑(患者不自主运动时)检查。

五、3D后处理功能软件

1. **多平面重组** 多平面重组(MPR)是磁共振最常用的3D后处理软件，原理与CT上用到的相同，可以从任意角度任意方向观察组织器官或者病变。上面讲述到的三维扰相GRE序列可以得到各向同性的全脑图像，仅扫描一个方位，通过MPR技术可以重建出其他方位的图像。

2. **最大信号强度投影** 最大信号强度投影将具有最大信号的体素投影到背景平面，用于显示具有强化信号的血管或器官，常用于CE-MRA的重建。

3. **拼接技术** 利用一体化的线圈技术进行分段扫描再进行拼接，需要注意的是，拼接技术在使用时各部分需要有重叠部分且两部分角度不能过大，否则将无法拼接。目前拼接技术常用于脊柱和血管的拼接等。

六、其他

除了上述提到的快速采集序列以外，还有一些快速采集技术在临床上常被使用，在保证图像质量的同时加快采集速度。

1. **部分k空间技术** 实际扫描时只填充一部分的k空间，根据k空间的共轭对称性，其余部分计算机根据k空间的共轭对称对数据进行自动填补，这种方法有效的缩短了扫描时间，但不可避免地降低了图像的信噪比。

2. **并行采集技术** 利用多组阵列线圈进行同步的信号采集和整合，通过各个表面线圈的同时配合，减少成像过程中的相位编码步数，同时利用表面线圈的敏感度信息作为相位编码上空间定位的补充信息，去除卷褶伪影从而获得整个FOV的图像。利用并行采集技术可以根据所选用的并行采集因子的大小将图像扫描速度提高1~8倍。在采集时间不变的前提下能够增强空间分辨力；利用并行采集技术后，可以通过增加重复采集次数来提高图像的信噪比，并且增大扫描时间；并行采集技术能过缩短single-shot EPI序列的回波链长度，提高图像质量，减少磁敏感伪影；但并行采集因子不是越大越好，并行采集因子过大会降低图像信噪比且产生类似卷褶伪影的并行采集伪影。

（孔祥闯 雷子乔 刘小明 罗昆）

第三节 磁共振图像质量评价指标

磁共振图像质量的评价指标有很多，其中最主要的评价指标包括：空间分辨力、信号噪声比、对比度噪声比、图像均匀度、磁共振成像伪影等。

一、空间分辨力

（一）概念

空间分辨力是指磁共振图像对组织细微解剖结构的显示能力，一般用可辨的线对（Lp/cm）或最小圆孔直径（mm）数表示，是控制磁共振图像质量的主要参数之一。空间分辨力越高，图像质量越好。

（二）影响因素

空间分辨力大小除了与MRI系统的磁场强度、梯度磁场性能等有关外，人为因素主要是由所选择的体素大小决定的。

MRI的每幅图像都是由像素组成的。磁共振图像的分辨力是通过每个像素表现出来的。像素是磁共振图像的最小单元，其大小是由FOV和矩阵的比值确定的，即像素的尺寸=FOV/矩阵。因此，像素的大小与FOV和矩阵两者密切相关。它是构成矩阵相位和频率方向上数目的最小单位。矩阵是频率编码次数和相位编码步级数的乘积，即矩阵=频率编码次数×相位编码步级数。当FOV一定时，改变矩阵的行数（相位方向）或列数（频率方向），像素大小都会发生变化。

体素是像素与层厚的乘积，它是MRI的最小体积单位（立方体）。层厚实际上就是像素的厚度。所以体素的大小取决于FOV、矩阵和层厚三个基本成像参数，其大小=FOV×层厚/矩阵。这三个成像参数中，只要改变其中任何一个参数（另两个不变）都会使体素容积发生变化。层厚越厚，体素越大，空间分辨力越低。当FOV确定后，矩阵越大，体素越小，空间分辨力越高。当矩阵确定后，FOV越小，空间分辨力越高。因此，体素的大小与层厚和FOV成正比，与矩阵成反比。体素容积较小时，空间分辨力高，便于分辨组织的细微结构。相反，体素容积较大时，空间分辨力低，对组织细微结构的分辨就困难。

由于信号强度与每个体素内共振质子的数量成正比，所以增大体素会增加信号强度，使信噪比增大。选择FOV主要由成像部位的大小决定。FOV选择过小，会产生卷褶伪影；FOV选择过大，会降低图像空间分辨力。FOV大小的选择还受到射频线圈的限制。在实际工作中，为了节省扫描时间，经常使用矩形FOV，将图像部位的最小经线放在相位FOV方向，最大经线放在频率FOV方向。因为只有相位方向FOV缩小时才能减少扫描时间，而频率方向FOV缩小，不会减少扫描时间。

体素大小受所选择的层厚的影响。在工作中要根据检查部位的大小和解剖特点选择层厚，既要考虑到改善图像的空间分辨力，也要注意到图像的信噪比。在其他参数不变的情况下，空间分辨力的提高将损失信噪比，因此应该权衡两者的利弊。

二、信号噪声比

（一）概念

信号噪声比简称信噪比（SNR），是指感兴趣区内组织信号强度与噪声强度的比值。所谓信号强度是指图像中某代表组织的一感兴趣区内各像素信号强度的平均值；噪声是指同一感兴趣区等量像素信号强度的变准差。信噪比是衡量图像质量的最主要参数之一。具有一定SNR的MR图像是形成MR影像的基础。努力提高组织信号强度和最大限度地降低噪声信号强度是提高SNR，改善图像质量的关键。SNR高的图像表现为图像清晰，轮廓鲜明。临床MR图像的SNR可用两种测量和计算方法：

1. SNR＝SI/SD，其中SI表示感兴趣区内信号强度（像素值）的平均值，SD为同一感兴趣区内信号强度的标准差。这里感兴趣区要求包含的是均质成分，如测试模体中没有其他结构的纯液体区域，否则感兴趣区内像素信号强度的标准差并不能代表随机噪声。这种方法主要在技师和工程师进行设备的日常质量控制和检修时使用。

2. SNR＝$SI_{组织}/SD_{背景}$，其中$SI_{组织}$表示感兴趣区内信号强度（像素值）的平均值，$SD_{背景}$为相同面积的背景信号的标准差，常选择相位编码方向上与$SI_{组织}$同一水平的无组织结构的空气区域。临床图像的质量评价时常采用这一方法。

（二）影响因素

影响信噪比的因素，除了MRI系统的设备性能和工作环境外，主要受被检组织的特性、体素大小、扫描参数（TR、TE、翻转角、平均采集次数等）和射频线圈等影响。

1. **设备性能**　SNR与主磁场的强度成正比，主磁场的强度越大，SNR就越高。

2. **被检组织的特性**　被检组织特性包括其质子密度、T_1值、T_2值等。感兴趣区内的质子密度影响信号强度，质子密度高的组织，如脑灰质和脑白质能产生较高信号，SNR高；质子密度低的肺组织产生低信号，因此SNR低。具有短T_1值和长T_2值的组织分别在T_1和T_2加权像上信号强度较高，从而可获得高SNR。

3. **体素**　体素大小对SNR的影响遵循体素内质子数目对SNR的影响规律。体素大小取决于FOV、矩阵和层厚三个基本成像参数。体素越大，体素内所含质子数目越多，所产生的信号强度就越大，图像的SNR越高。层厚越厚，体素越大，SNR越高；FOV越大，体素越大，SNR越高；相反，矩阵越大，体素越小，SNR越低。

4. **扫描参数**　影响SNR的扫描参数主要是：重复时间（TR）、回波时间（TE）、翻转角（FA）以及信号采集次数（NA）、层间距（GAP）和接收带宽（RBW）等。

（1）TR：TR是决定信号强度的一个因素。TR越长，各种组织中的质子可以充分弛豫，纵向磁化矢量增加，信号强度也增加。TR短时，仅有部分纵向磁化矢量得到恢复，信号强度减小。因此，长TR时，SNR高；短TR时，SNR低。但是，SNR的增加是有限的。

（2）TE：TE是横向磁化矢量衰减的时间，它决定进动质子失相位的多少。TE越长，采集信号前横向磁化的衰减量越大，回波幅度越小，产生的信号量也越少，SNR就会下降。

（3）FA：翻转角决定了有多少纵向磁化矢量转变成横向磁化矢量。FA越小，产生的信号越弱，SNR就越低。SE序列使用90°射频脉冲，使纵向磁化矢量均转变为横向磁化矢量，而梯度回波脉冲序列纵向磁化矢量只能部分转变为横向磁化矢量。SE序列使用的是180°射频脉冲使相位重聚，而梯度回波序列是用梯度翻转产生相位重聚，前者比后者更好。因此，SE脉冲序列获得的信号更强，SNR也更高。

（4）NA：增加采集信号的平均次数，反复采样，可消除图像中的毛刺状阴影，降低噪声，提高SNR。但是，SNR的变化与采集信号平均次数的平方根成正比，会大大增加扫描时间。

（5）GAP：扫描时所选择的层间距越大，SNR就越高。

（6）RBW：减少接收带宽，就减少了信号采集范围，也就减少了噪声接收量，从而提高了SNR。

5. **射频线圈**　射频线圈的类型影响着SNR。线圈的形状、大小、敏感性、检查部位与线圈间的距离均能影响SNR。因为信号受噪声干扰的程度取决于线圈的大小和形状与检查部位的容积有关。线圈分为体线圈、头线圈及各种表面线圈。体线圈SNR最低，因为它包含的组织体积大，产生的噪声量也大，同时成像组织与线圈之间的距离也大，减弱了信号强度。各种表面线圈比较小，距离检查部位近，能最大限度地接收磁共振信号，所以表面线圈的SNR最高。在检查时，应尽量选择合适的表面线圈以提高 SNR。

三、对比度噪声比

（一）概念

在评价磁共振图像质量时，SNR 是一项比较重要的技术指标，但是它并不是一项绝对标准。应用表明，即使磁共振图像具有很高的 SNR，我们也不能保证把两个相邻结构有效地区分开来，因此有价值的磁共振图像必须在特性组织和周围正常组织间表现出足够的信号差异。这个差异就是磁共振图像的对比度。它是磁共振图像的另一个重要质量参数，反映了两组织间信号强度的相对差别，是人们感知磁共振图像信息的前提，差别越大则图像对比越明显。但是，影像对比度本身不能精确衡量影像质量，在一幅噪声程度较大的影像中，即使对比度较高也不会清晰。人们区分两个物体的能力正比于对比度，且随噪声的增加呈线性降低。在临床上，对比度常用对比度噪声比（CNR）表示，即两种组织信号强度差值与背景噪声的标准差之比。产生临床有用 CNR 的磁共振图像是分析磁共振影像的前提。

CNR 的一个应用问题是，对比度的计算需要测量两个物体区域到达人眼的光子流量的大小，它会随显示系统的不同而不同，难以执行。一种简单易行的替代方法是信号差异噪声比（signal difference to noise ratio，SDNR），它使用原始数据的信号差值来取代对显示影像对比度的评估。表达式为：

$$\mathrm{SDNR}=(S_A-S_B)/\mathrm{SD}_{背景} \qquad （式 39-2）$$

其中 S_A 和 S_B 分别代表组织 A 和组织 B 的感兴趣区像素信号强度的平均值；$\mathrm{SD}_{背景}$ 为相同面积的背景信号的标准差，常选择相位编码方向上与 S_A 或 S_B 同一水平的无组织结构的空气区域的背景随机噪声。

（二）影响因素

具有足够信噪比的磁共振图像，其 CNR 受 3 个方面的影响：

1. **组织间固有差别**　即两种组织的 T_1 值、T_2 值、质子密度、运动等的差别，差别大者则 CNR 较大，对比越好。如果组织间的固有差别很小，即便检查技术用得再好，CNR 也很小。

2. **成像技术**　包括场强、所用序列、成像参数等，合理的成像技术可提高 CNR。

3. **人工对比**　有的组织间的固有差别很小，可以利用引入对比剂的方法增加两者间的 CNR，从而提高病变检出率。

四、图像均匀度

图像的均匀度非常重要，均匀度是指图像上均匀物质信号强度的偏差。偏差越大说明均匀度越低。均匀度包括信号强度的均匀度、SNR 均匀度、CNR 均匀度。在实际测量中，可用水模来进行，可在视野内取 5 个以上不同位置的感兴趣区进行测量。

图像均匀度主要取决于磁场的均匀度和采集线圈的性能，除了在某些扫描序列中添加匀场以在一定程度上保证图像质量，一般来讲每一台设备的图像均匀度在临床操作中是不可控的，取决于设备本身的性能及安装启动时进行匀场的过程。图像均匀度受检查操作的影响很小，而直接反映设备的性能，是一项非常重要的技术指标。

五、磁共振成像伪影

磁共振成像伪影是指磁共振图像中与实际解剖结构不相符的信号，可以表现为图像形变、重叠、缺失、模糊等，是磁共振成像中应尽量避免的现象。与其他医学影像技术相比，MRI 是出现伪影最多的一种影像技术。MRI 检查过程中伪影主要造成三个方面的问题：①使图像质量下降，甚至无法分析；②掩盖病灶，造成漏诊；③出现假病灶，造成误诊。

MRI 出现伪影的原因与其扫描序列以及成像参数繁多、成像过程复杂等有关。由于原因不同，所产生的伪影表现和形状也各异。只有正确了解伪影产生的原因以及各种伪影的图像特征，方能有效地限制、抑制以至消除伪影，提高图像质量。因此，正确认识伪影并采取相应的对策是 MRI 技术发展过程中不断谋求解决的问题。有关 MRI 图像伪影与处理的内容将在第六节中作详细介绍。

（孔祥闯　雷子乔　刘小明　罗昆）

第四节　磁共振检查技术规范

在进行磁共振检查时，为了高效、安全地获得优质的磁共振图像，应遵循 MRI 检查技术规范，这些技术规范涉及受检者体位、射频线圈的选择、扫描基准线、扫描方位、序列的选择、FOV 大小、层厚/层间距大小等内容。

一、受检者体位

（一）选择原则

体位设计是X线摄影的基础，而合理的检查体位对于MRI检查来说同样至关重要。MRI检查时受检者体位多采用仰卧位、俯卧位，必要时也可以采用左侧卧位、右侧卧位或其他特殊体位。根据检查部位的不同MRI检查的进床方式分为头先进和足先进。因为MRI检查时间较长，所以体位设计时应以舒适、能够配合检查为原则。对于某些被动体位，如进行肩关节MRI检查时必须通盘考虑，既要保证受检者的舒适，又要让被检查部位贴近线圈或位于线圈成像范围以内，并尽量靠近磁场中心（图39-1）。

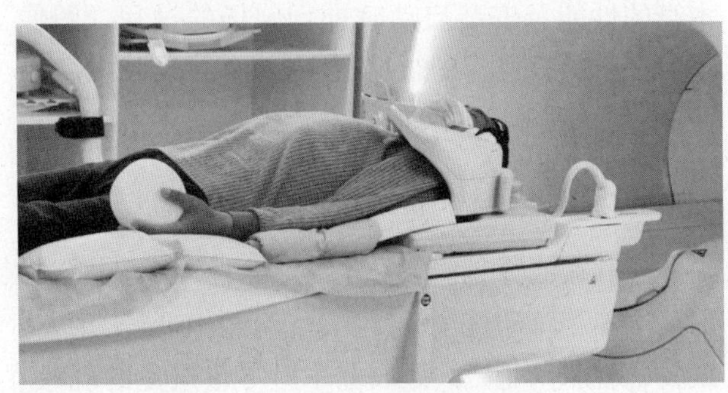

图39-1　肩关节MRI检查体位

（二）具体设置

在大多数部位进行MRI检查时，一般以标准解剖学姿势将受检者置于检查床，并保持检查部位或脏器的长轴与静磁场方向平行，尽量将检查部位或脏器置于磁场中心。这样能很好地显示人体内部的标准正交平面结构，并有助于减少图像伪影。但是，对于一些特殊解剖部位，为了清晰显示某些结构的全貌，一般会将受检者的检查体位作些调整。如膝关节MRI检查时，要求受检侧外旋10°~15°角，以清晰显示交叉韧带。

二、射频线圈的选择

（一）射频线圈对图像质量的影响

射频线圈种类繁多，形状大小各异。射频线圈的形状、大小、敏感性及检查部位与线圈间的距离均能影响其信噪比。线圈的信噪比越高就越有利于增加磁共振图像的分辨力或提高系统的成像速度。

1. **射频线圈的大小对图像质量的影响**　大范围线圈，能覆盖肢体的区域较大，但图像信噪比较低；小范围线圈，覆盖肢体的区域较小，但图像信噪比较高。线圈的穿透深度大约为线圈直径的一半，线圈越小，信噪比越高，但覆盖率和/或穿透深度越小。

2. **射频线圈的类型及其特点**　射频线圈按工作模式分为体线圈、头线圈及各种表面线圈。由于体线圈包含的组织体积大，产生的噪声量也大，同时成像组织与线圈之间的距离较大，减弱了信号强度，所以它的信噪比较低。各种表面线圈尺寸比较小，距离检查部位又较近，能最大限度地接收磁共振信号，因此，表面线圈的信噪比较高，图像质量好。

（二）选择原则

在选择射频线圈时，应充分考虑检测范围、检测深度与图像信噪比的关系，应用合适的射频线圈以提高图像信噪比。对于一些特殊脏器必须选择专用表面线圈，如乳腺MRI检查时就是这样（图39-2）。

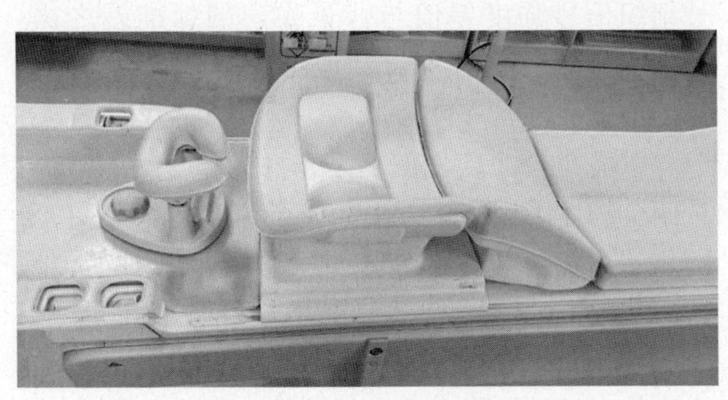

图39-2　乳腺专用线圈

三、扫描基准线

一般将扫描基准线正对于被检查部位的中心，体位设计时要注意将被检查部位的中心与线圈中心重合，并放置于主磁场中心，这是由于磁场强度在主磁场的磁体中心直径50cm的球形内最均匀，越远离中心，磁场均匀度越差，采集的信号也越弱。

四、扫描方位

MRI的扫描方位是指断面的方向，扫描方位的正确选择对于充分显示病变及其特征非常重要。MRI可以采用任意断面扫描，有利于病变的显示。不同的解剖结构应该采用不同的扫描方位，选择扫描方位的基本原则如下：

1. 横断面扫描是大部分脏器扫描的主要方位，磁共振扫描一般至少应扫两个以上扫描方位。

2. 当病变位于脏器边缘部分时，为辨认两者的解剖关系，扫描平面应垂直于病变与脏器的接触界面，并确保磁共振图像能显示病变及相应的正常组织。

3. 要显示长条状或管状结构的全貌，扫描平面应尽量平行于该结构的走向。

4. 要显示管腔内液体的流动效应，无论是流入增强效应还是流空效应，扫描平面应尽量垂直于液体流动的方向。

5. 观察左右对称的结构，多采用横断面或冠状面扫描。

6. 当两个扫描平面都能清晰显示病变时，应选择扫描时间较短的平面。

五、序列的选择

适当的成像序列和图像信号的加权参数是获取良好的 SNR 和 CNR 的基本条件。因此，典型的、符合观察习惯的成像平面的影像必须要通过适当的脉冲序列进行扫描才能得到。在典型扫描方位上，一般应根据具体的检查目的和检查部位选择两个或两个以上的扫描序列。这些序列包括：①能显示脏器解剖结构的 T_1WI 序列、PDWI 序列；②能反映其信号特征的 T_2WI 序列；③必要时，还要有能提供组织血流动力学特点的 MRA 序列、增强序列等，以尽可能多地显示组织特性。④一些特殊的扫描序列如 PWI 序列、MRS 序列、SWI 序列、DTI 序列等技术对特定的疾病影像诊断价值较大，但是其他的应用有待进一步临床研究。

六、FOV 大小

视野（FOV）是指成像区域的实际大小，应该根据不同的个体、不同的检查部位、不同扫描方位及不同的检查目的而改变。FOV 大小的选择时应遵循以下原则：

1. 一般在 MRI 的定位图上根据检查需要来确定 FOV 大小，原则上 FOV 应该略大于检查的目标区域。

2. 矩形 FOV 可以节省采集时间，一般将相位编码方向的 FOV 经线变小。采用矩形 FOV 时，应该同时把解剖经线较短的方向设置为相位编码方向。

3. 在体积较大解剖部位进行局部高分辨精细扫描时，应该选择较小的 FOV，而这时 FOV 以外就会有非目标的解剖结构，应该施加相应技术防止卷褶伪影。

4. 在设置 FOV 大小时需要注意空间分辨力和信噪比的改变，在矩阵不变的前提下，FOV 越大，图像信噪比越高，但空间分辨力越低。在 MRI 检查时，应该根据图像的空间分辨力、信噪比要求，结合图像的采集矩阵来合理设置 FOV 大小。

七、层厚/层间距大小

（一）层厚大小

层厚是由层面选择梯度场强和射频脉冲的带宽来决定的，在二维图像中，层厚即被激发的层面的厚度。层厚与 MRI 图像质量及采集速度密切相关：层厚越厚，图像的信噪比越高，但空间分辨力越低，同时所需采集的层数越少，会相应缩短图像的采集时间。层厚大小的设置时应注意：

1. 与设备场强有关，低场机二维成像一般多采用大于 5mm 层厚，而高场机则多可采用小于 5mm 层厚。

2. 层厚的设置与受检的脏器大小有关，一般大脏器采用的层厚较厚，而小器官采用的层厚较薄。

3. 静止不动的脏器常可以采用较薄的层厚，而运动脏器则多采用相对较厚的层厚。

4. 层厚的设置与病灶的大小有关，一般要求层厚小于病灶直径的二分之一，以便更好地反映病灶特征。

5. 当二维图像采集薄层扫描信噪比太低时，采用三维采集模式能大大提高图像的信噪比。

（二）层间距大小

层间距是指相邻两个层面之间的距离。MR 的层面成像是通过选择性的射频脉冲来实现的，由于受梯度场线性、射频脉冲的频率特性等影响，实际上扫描层面附近的质子也会受到激励，这样就会造成层面之间的信号相互影响，这种效应叫层间交叉干扰。利用三维采集模式则没有层间距；二维采集模式时，为了避免层间干扰常需要有一定的层间距。层间距增加，层间干扰减少，所需的层数可减少，从而缩短采集时间，图像在层面方向的空间分辨力降低，层间距较大时会遗漏病灶。MRI 检查时要根据检查部位及病灶大小，选择合适的层间距。

（孔祥闯　雷子乔　刘小明　罗昆）

第五节　磁共振技术参数选择与图像质量

磁共振图像的质量取决于影像的分辨力、对比度、信噪比等。影响上述质量的因素很多，如重复时间（TR）、回波时间（TE）、翻转角（FA）、层厚、层间距、扫描野（SFOV）、矩阵等。这些因素统称为磁共振技术参数，磁共振技术参数是指在磁共振成像过程中可以进行控制和调整的所有参数。它们的变化将直接影响磁共振图像质量，它们既相互联系，又相互制约。

一、重复时间（TR）

TR是指执行两次相邻的激发脉冲的时间间隔。

1. **TR在不同脉冲序列中具体意义不同** SE序列的TR是指一个90°射频脉冲至下一个90°射频脉冲之间的时间间隔，即相邻两个90°脉冲中点间的时间间隔；GRE序列的TR是指相邻两个小角度脉冲中点之间的时间间隔；IR序列中TR是指相邻两个180°反转预脉冲中点间的时间间隔；在单次激发序列（包括单次激发快速自旋回波和单次激发平面回波成像）中，由于只有一个90°脉冲激发，TR等于无穷大。

2. 增加TR可增加质子磁化强度，使信号幅度值增大，即信号强度增加，并可增加多层面技术中的层面数，但同时增加了检查时间，降低了T_1成分，流动性物体的信号强度变小。减少TR可减少检查时间，增加T_1权重成分，增加流动性物体的信号强度，但降低了质子磁化强度，信号变弱，减少了层面数量。

二、回波时间（TE）

TE是指产生宏观横向磁化矢量的脉冲中点到回波中点的时间间隔。

1. TE在不同脉冲序列中具体意义不同：SE序列的TE是指90°射频脉冲中点到自旋回波中点的时间间隔；GRE序列的TE是指小角度脉冲中点到梯度回波中点的时间间隔。

2. 增加TE可增加T_2权重成分，增加液体的信号强度，但降低了信噪比，减少了多层面技术中的层面数。减少TE，能减少信号延迟，增加多层面技术中的层面数，但降低了T_2权重成分，减少了液体的信号强度。

三、翻转角（FA）

FA是指在射频脉冲的作用下，组织的宏观磁化矢量偏离平衡状态的角度。

1. FA的大小取决于射频脉冲的能量，能量越大，FA越大。而射频脉冲的能量取决于脉冲的强度和持续时间，增加能量可通过增加脉冲的强度和/或持续时间来实现。MRI常用的FA为90°、180°和GRE序列的小角度。FA的大小决定了有多少纵向磁化矢量转变成横向磁化矢量。FA越小，所需要的能量越小，激发后组织纵向弛豫所需要的时间越短。SE序列使用90°射频脉冲，使纵向磁化完全转变为横向磁化矢量。而GRE序列，纵向磁化矢量只能部分转变为横向磁化矢量。SE脉冲序列使用的是180°射频脉冲使相位重聚，而GRE脉冲序列是用梯度翻转产生相位重聚。因此，SE脉冲序列获得的信号强度更强，SNR也更高。

2. 在GRE序列里，使用小角度脉冲激励，组织的纵向弛豫仅有一小部分被翻转到横向平面，纵向磁化矢量大部分被保留，从而大大缩短了纵向磁化矢量恢复所需要的时间。由于梯度回波序列TR和TE明显缩短，扫描时间随之也明显缩短。GRE序列采用小于20°FA，可以得到T_2^*图像对比，倾向于SE序列T_2WI，大于45°可以得到T_1WI。但FA过小，产生的信号太弱，图像SNR会降低。

四、层厚

层厚取决于射频的带宽和层面选择梯度场强，在二维图像中，层厚即被激发层面的厚度。

1. 层厚增加使检查部位范围增大，信噪比增加，减少流动物体的信号强度，增加信号代表的组织厚度平均值，但降低了空间分辨力。层厚减小时减少了信号所代表的组织厚度，增加了流动物体的信号强度，但增加了噪声，降低了信噪比，缩小了所要检查部位的范围。

2. 扫描时要根据解剖部位及病变大小来决定扫描层厚。

五、层间距

层间距（GAP）是指相邻两个层面之间的距离，即不成像层厚。

1. MR的层面成像是通过选择性的射频脉冲来实现的，由于受梯度场线性、射频脉冲的频率特性等影响，实际上扫描层面附近的质子也会受到激励，这样就会造成层面之间的信号相互影响，这种效应成为层间干扰或层间污染。为了杜绝成像层面之间的相互干扰，一般要求层间距不小于层厚的20%。如果扫描部位或病变较小，不能选择过大层间距或无层间距时，应采用间插切层采集法而不选择连续切层法，以克服相邻层面间的相互干扰，提高 SNR。

2. 层间距增加可减少层间干扰，增大检查部位的范围，但容易遗漏位于层间距中的病变。减少层面间距易于发现微小病变，但缩小了检查部位的范围，同时增加了层间干扰。

六、扫描野（SFOV）

扫描野也称为观察野，它是指扫描时采集数据的范围，它取决于频率编码和相位编码梯度强度。

1. 采集矩阵不变时，增大扫描野，体积单位（体素）增大，信号强度增加，因此信噪比增加，同时也增大了检查部位范围，但空间分辨力有所降低；缩小扫描野可增加空间分辨力，但降低了信噪比，减小了解剖部位的观察范围。

2. 检查部位超出扫描野时，会产生卷褶伪影。因此，选择扫描野时要根据检查部位决定。

七、矩阵

矩阵是指相位编码数与频率编码数的乘积。

1. 扫描野不变时，增加矩阵，体积单位（体素）减小，增加了空间分辨力，但降低了信噪比；减少矩阵可增加信噪比，但降低了空间分辨力。

2. 在频率编码方向增加采样点，可以增加空间分辨力，而不增加扫描时间；在相位编码方向增加编码数，则会增加扫描时间。

八、信号平均次数

信号平均次数（NSA）也称激励次数（NEX）或信号采集次数（NA），是指数据采集的重复次数，即在 k 空间里每一相位编码步级被重复采样的次数。增加信号平均次数可增加信噪比，通过均值作用有效地减少运动产生的伪影，但延长检查时间。减少信号平均次数时，使检查时间缩短，但降低了信噪比，增加了运动等产生的伪影。

九、回波次数

在常规 SE 序列里，90°脉冲后，使用多次 180°相位重聚脉冲而产生多个回波，称为多回波 SE 序列。一般使用最多的是 4 次回波，TE 分别为 30ms、60ms、90ms、120ms。每个 TR 周期完成 4 幅图像。如将每次回波信号峰值点连线（一次比一次低），就得到 T_2 衰减曲线。随着回波次数的增加，TE 延长，图像 T_2 对比增强，噪声增加，空间分辨力降低，图像质量下降。

十、接收带宽

接收带宽（RBW）是指 MRI 系统采集磁共振信号时所接收的信号频率范围。它决定了采样时间，与信噪比成负相关，即信噪比与接收带宽的平方根成反比。接收带宽增大，可提高回波采集速度，缩短回波间隔，减轻化学位移伪影。但也会采集更多的频率的噪声，使信噪比下降。但一味缩小接收带宽，虽提高了信噪比，但会使回波间隔扩大，回波信号差别增大，图像模糊，T_2 对比下降。需要注意的是设定带宽数值后，实际带宽是设定值的 2 倍。比如设定 RBW＝31.25，实际为±31.25（kHz）。一般情况下：1.5T MR 机：RBW≥31kHz，腹部为克服呼吸伪影：RBW≈50kHz。

十一、相位编码方向

在相位编码方向上的 FOV 缩小时，可以减少扫描时间，而在频率编码方向上的 FOV 缩小时不减少扫描时间。因此扫描方案设置时要注意两点：①相位编码方向 FOV 应放在成像平面最小径线方向，不但能节省扫描时间，又可避免产生卷褶伪影，而图像质量不受影响。②选择的相位编码方向应能避开在相位编码方向的运动伪影不在主要观察区。

（孔祥闯　雷子乔　刘小明　罗昆）

第六节　磁共振图像伪影与处理

磁共振图像中每个点的位置信息，都是由频率和相位编码决定的；当频率和相位编码受到外界干扰时，将导致图像伪影的出现。伪影是指磁共振图像中与实际解剖结构不相符的信号，表现为图像变形、重叠、缺失、模糊等。绝大多数情况下，伪影掩盖病灶，出现假病灶，从而引起漏诊与误诊。本节将介绍磁共振常见伪影及相关处理对策。

一、卷褶伪影

1. **卷褶伪影（wrap around artifact）特点**　在频率、相位方向均可出现，视野一侧 FOV 以外的信号叠加在另一侧的 FOV 内，最后一层可叠加到第一层。3D 成像也可出现在层面选择方向。

2. **产生原因**　受检部位的大小超出设定 FOV

的大小，在 FOV 以外仍然有磁场，视野边缘梯度没有停止，视野外结构将会产生一个超过视野内最高（低）频率的频率，计算机不能识别超高（低）的频率，视野外低频被误识为选择带宽内较高的频率，高频误认为低频，频率混乱折叠到对侧形成了折叠伪影。

3. **解决办法**　①表面线圈：包绕整个身体，增加 FOV，此方法最容易实现且不增加扫描时间。②过采样：频率过采样用于消除在频率编码方向上的采样不足所造成的卷叠，通过增加相位编码梯度的数量实现相位过采样。③应用饱和脉冲饱和来自 FOV 以外的信号，使 FOV 以外信号提前饱和，扫描时不产生信号。④如果在 3D 成像中，在层面选择方向上出现此伪影，放弃开始及最后几层即可。⑤改变体位减少不必要组织出现在 FOV 内，比如腹部检查患者不放置于身体两侧，如图 39-3。

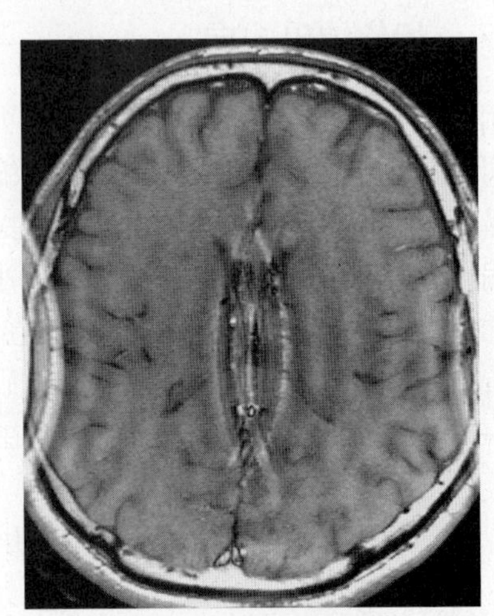

图 39-3　卷褶伪影

二、化学位移伪影

1. **化学位移伪影（chemical shift artifact）特点**　①一般伪影出现在频率编码方向上，在 EPI 序列可出现在相位编码方向上。在较低频率的方向出现一条亮带，而较高频率的方向出现一条暗带。②多见于眼眶、椎体终板、肾和其他任何脂肪结构与水结构相邻的部位。③脂肪组织与其他组织的界面与频率编码垂直时，化学位移伪影较明显。④其他条件相同的前提下，主磁场越高，化学位移越明显。

2. **产生原因**　原子核并非裸核，它受分子中各种化学环境的影响，绕核电子在外加磁场的诱导下，产生与外加磁场方向相反的感应磁场，相反的感应磁场使得原子核实受磁场强度稍有下降。因此，不同分子中氢质子进动频率稍有不同。水分子中氢质子的进动频率比脂肪中的氢质子的进动频率约高 3.5ppm（$1ppm=10^{-6}$），在 1.5T 的设备中其进动频率差别约为 225Hz。在磁共振图像的频率编码上，磁共振信号通过施加频率编码梯度场造成不同位置上质子的进动频率差别来完成空间编码定位。在频率梯度场内，这些氢质子的位置由于进动频率的差别会被错误记录。水内的氢质子向更高频率编码方向运动，而脂肪则相反。在傅里叶变换时，把脂肪中的氢质子进动的低频率误认为空间上位置的低频率，使重建后的磁共振图像上的脂肪组织的信号会往低频率编码方向发生位移，位移导致信号在较低频率发生重叠，较高频率处衰减。

3. **解决办法**　①使用脂肪抑制技术去除脂肪信号，没有脂肪信号就没有了化学位移；②视野保持不变同时降低采集次数，增加像素大小，但会降低空间分辨力；③使用长 TE，造成更多的失相位，脂肪信号降低；④增大带宽；⑤交换相位编码和频率编码方向，如图 39-4。

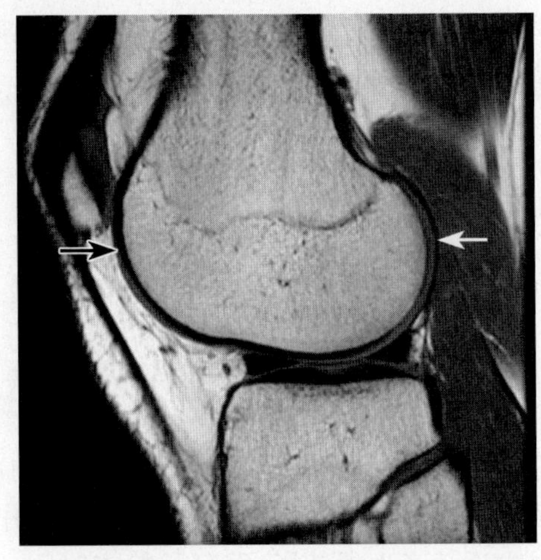

图 39-4　化学位移伪影

三、截断伪影

1. **截断伪影（truncated artifact）的特点**　①相位编码方向更常见；②出现在高对比度界面（颅骨/脑、脊髓/脑脊液、半月板/液体等）并形成交替的亮带和暗带；③常出现在空间分辨力较低的图像上。

2. **产生原因**　傅里叶级数在信号的间断点处收敛将呈现高频起伏和超量，称为吉布斯（Gibbs）现象。截断伪影是在 k 空间重建时产生的，指图像在傅立叶变换时的变换系数在边界不连续，造成复原的子图像在其边界也不连续。相邻子图像数据在各个边界不连续造成 Gibbs 现象，因此由复原子图像构成的整幅复原图像将呈现隐约可见的以子图像尺寸为单位的方块状结构，影响整个图像质量。相对于频率编码，相位编码方向上具有更少的像素以及更低的空间分辨力，因此阶段伪影多见于相位编码方向，当子图像尺寸较小时更为严重。

3. **解决办法** ①增加采样时间（减小带宽）以减小波纹；②降低像素大小（增加相位编码数或减小 FOV）。如图 39-5。

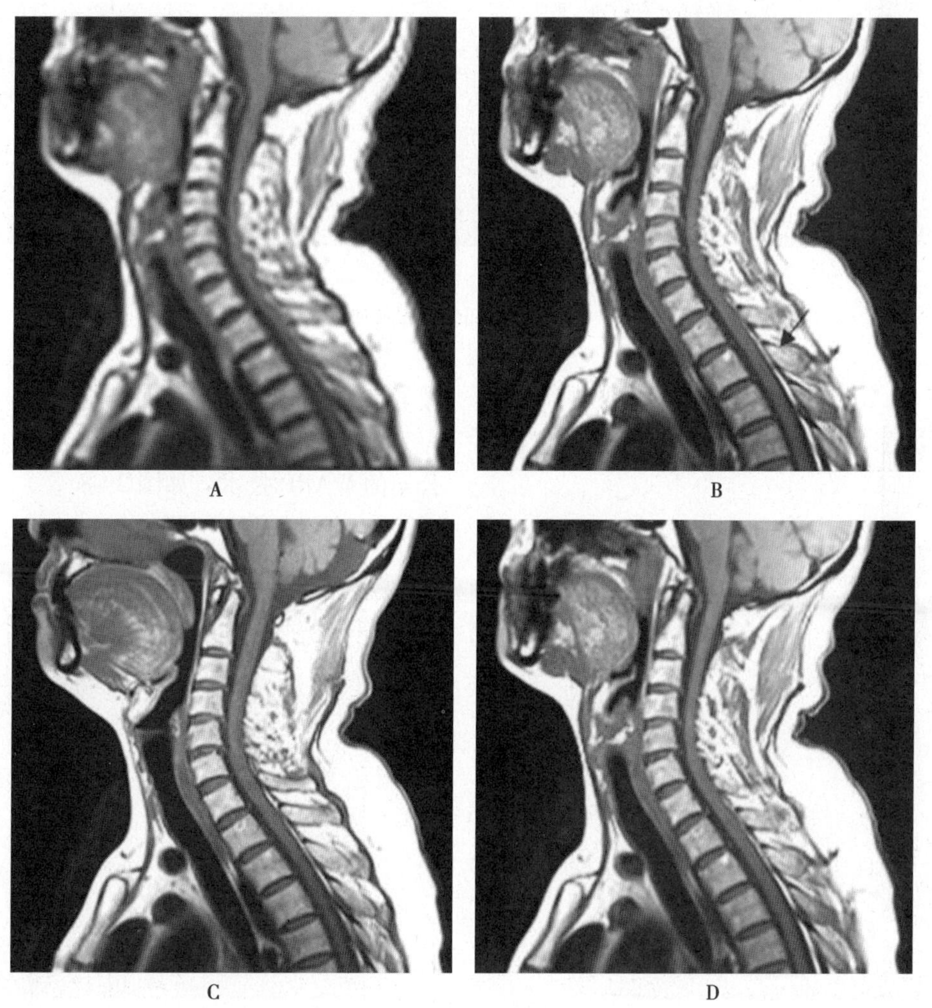

图 39-5 截断伪影

分辨力越低，截断伪影越明显。A. 分辨力 128×128；B. 分辨力 192×192；C. 分辨力 256×256；D. 分辨力 448×448。

四、部分容积效应

1. **特点** 同一像素中显示多种组织，呈现出的信号为多种组织信号的平均值，不能代表真实组织的信号。

2. **产生原因** 由于像素过大，导致像素内信号平均，使一个体素内混合多种组织对比，图像分辨力降低。低信号的病变位于高信号组织中，病变信号会比原有的信号强度高；高信号病变位于低信号组织中，其病变的信号比病变原有的信号强度低。易对临床诊断造成混淆。

3. **解决办法** 减小层厚，如图 39-6。

五、鬼影

1. **鬼影（ghost）的特点** 往往出现在相位编码方向。表现为多个连续重影（幽灵样影像）。患者运动的伪影只出现在运动的部位，而系统原因的伪影可在整个 FOV 中出现伪影。

2. **产生原因** 回波中心偏移、持续相位编码偏移或回波幅度不稳定。往往由于系统不稳定或患

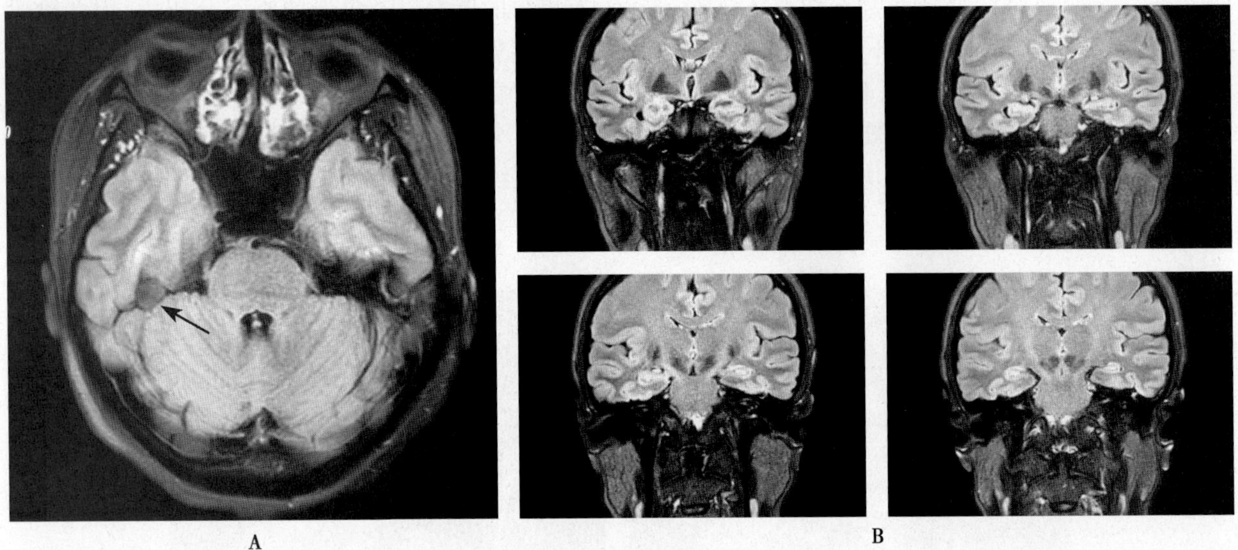

A　　B

图 39-6　部分容积效应
A. 6mm 层厚；B. 3mm 层厚。

者运动所致。

3. **解决办法**　患者制动，请工程师帮助检修，如图 39-7。

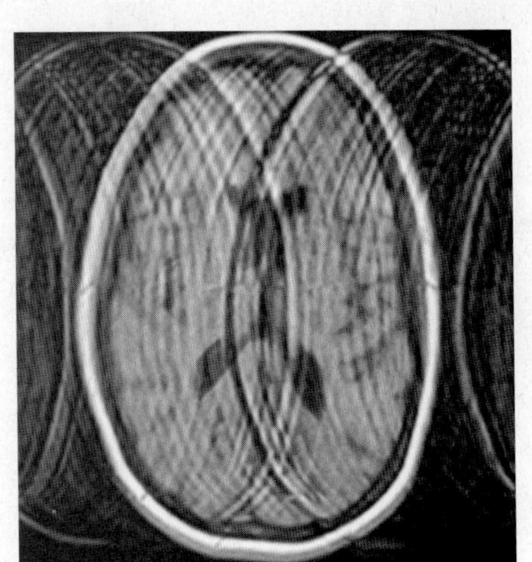

图 39-7　鬼影

六、金属伪影

1. **伪影特点**　主要表现为明显异常高/低/混杂信号，同时伴随着图像变形，在不同层面上伪影位置往往改变——“会走动的伪影”。

2. **产生原因**　受检区域存在金属异物，具有很大的磁化率，导致明显的磁场变形，使周围质子失相位，产生信号损失。不同的序列金属伪影大小不同，平面回波成像（EPI）>梯度回波成像（GRE）>自旋回波成像（SE）>快速自旋回波成像（FSE）。

3. **解决办法**　①去掉患者身上或磁体洞内的金属物品；②若有无法去除的金属置入物，尽量在较低场强的 MRI 机器上进行检查；③尽量使用 FSE 序列；④采用可以减小金属伪影的技术，如西门子公司的 WARP 技术。如图 39-8。

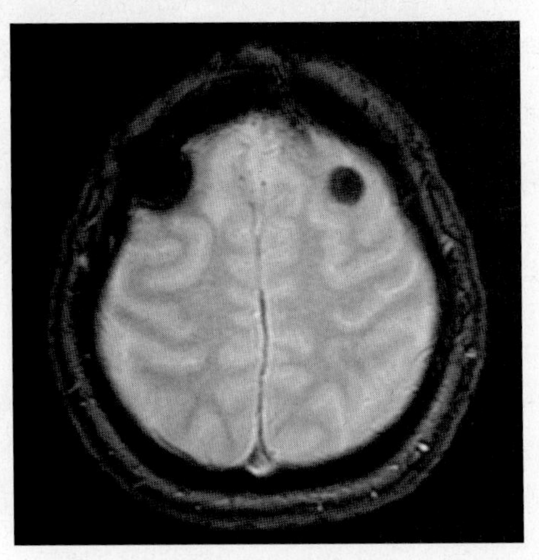

图 39-8　金属伪影

七、磁敏感伪影

1. **伪影特点**　在组织/空气和组织/脂肪界面（包括鼻窦、颅底、蝶鞍等部位）出现异常信号。

2. **产生原因**　不同磁化率物质的交界面，磁化率差异较大时会导致局部磁场环境的变形，造成自旋失相位，产生信号损失或错误描述，导致磁敏感伪影的产生。不同的序列磁敏感伪影大小不同，平面回波成像（EPI）>梯度回波成像（GRE）>自旋回波成像（SE）>快速自旋回波成像（FSE）。

3. **解决办法**　①扫描时尽量避开这些部位；②增加层厚、层间隔；③减小人为的磁化界面；④Fi-

esta 序列的 binding 伪影，可加局部匀场。如图 39-9。

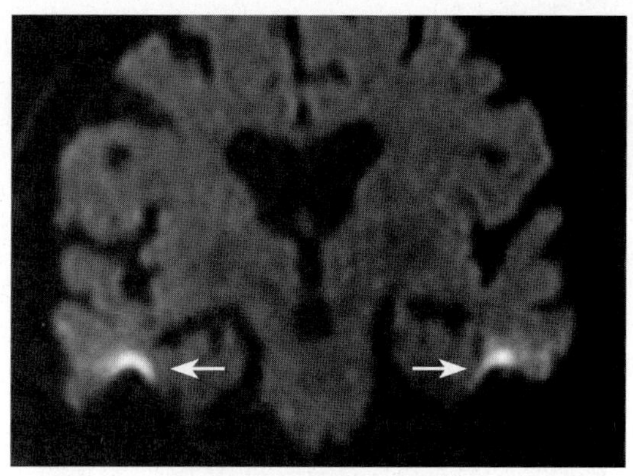

图 39-9　磁敏感伪影

八、射频场相关伪影

（一）层间干扰

1. **层间干扰（cross talk）伪影特点**　交叉部位（或有施加饱和脉冲的部位）低信号或信噪比非常低。

2. **产生原因**　受磁共振本身梯度场线性、射频脉冲特性等的影响，磁共振成像在二维采集时层面内组织受到其他层面额外的射频脉冲激发而提前饱和，不产生信号，且层面附近的质子也会被激励，从而造成层面之间互相影响，被称为层间干扰或者层间污染。往往在斜位定位时出现，有时预置饱和也可能带来同样的伪影。

3. **解决办法**　①增大层间距；②层面激发模式采用间隔模式，如先激发采集奇数层面，再采集偶数层面；③采用三维采集模式；定位时注意层面交叉让开要观察的部位；④FOV 内预置饱和注意手动调整位置，让开要观察的部位，如图 39-10。

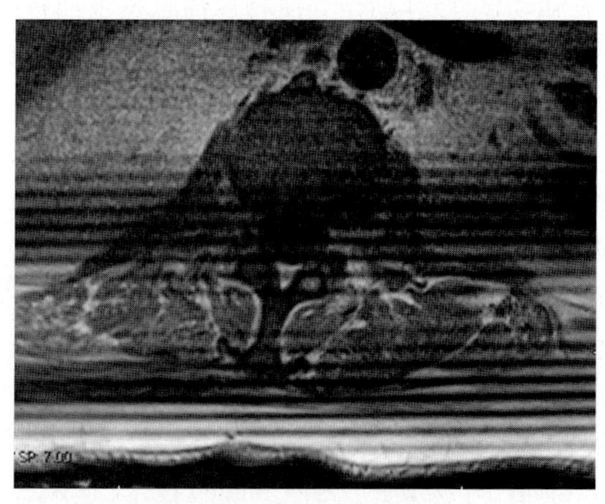

图 39-10　层间干扰伪影

（二）射频噪声干扰伪影

1. **伪影特点**　沿相位编码方向排列的“拉链状”伪影。

2. **产生原因**　不需要的外界的电频率的噪声，如电视台、无线电台、闪烁的荧光灯、患者的电子监护设备。

3. **解决办法**　①改进射频屏蔽，减少外界电频率的干扰；②去除监护装置；③关闭扫描间的门；④请工程师维修，如图 39-11。

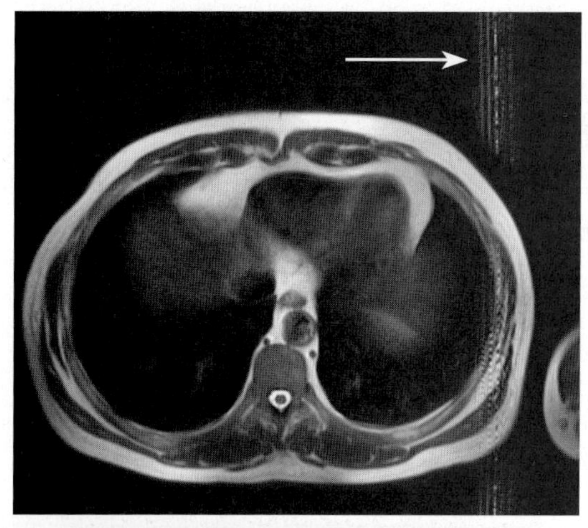

图 39-11　射频干扰伪影

（三）射频拉链伪影

1. **伪影特点**　中心性伪影，表现为沿着频率编码方向的交替性的亮点与暗点组成的中央条带（0 相位）。

2. **产生原因**　自由感应衰减还未完全衰减之前，180°脉冲侧峰与其重叠，产生沿频率编码方向的“拉链状”伪影。

3. **解决办法**　①延长 TE，增大自由感应衰减与 180°射频脉冲之间的间隔；②增大层厚（大的层厚需要窄的射频脉冲），通过选择更宽的射频带宽，使射频信号在时间域内变窄，故可以降低重叠的机会。如图 39-12。

（四）电介质伪影

1. **伪影特点**　图像各方向信号强弱不均匀，中心信号偏低，主要发生在 3T MRI 设备中，以 3T 腹部、盆腔更为严重；多发生于腹部及腿部 MRI；多见于在高场强下检查的腹水患者。

2. **产生原因**　根据光量子能量公式

$$E=\frac{hc}{\lambda} \qquad \text{（式 39-3）}$$

其中 E 为能量，h 为普朗克常数，c 表示光速，λ

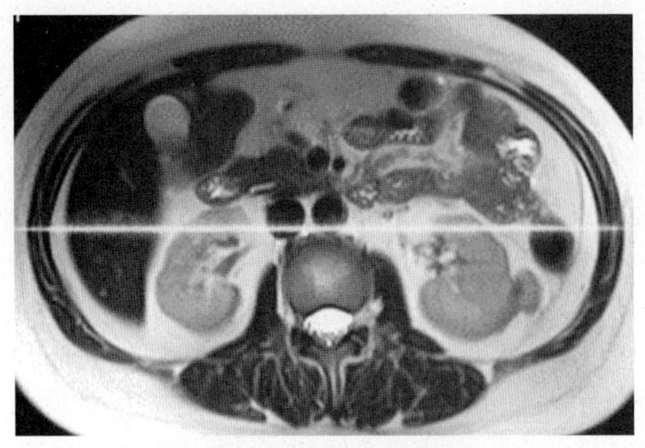

图 39-12　射频拉链伪影

为波长。场强升高使射频能量 E 增大，射频波波长 λ 变短，穿透力下降。

3. **解决办法**　①使用高电导率材料的填充垫；②在低场强下检查，如图 39-13。

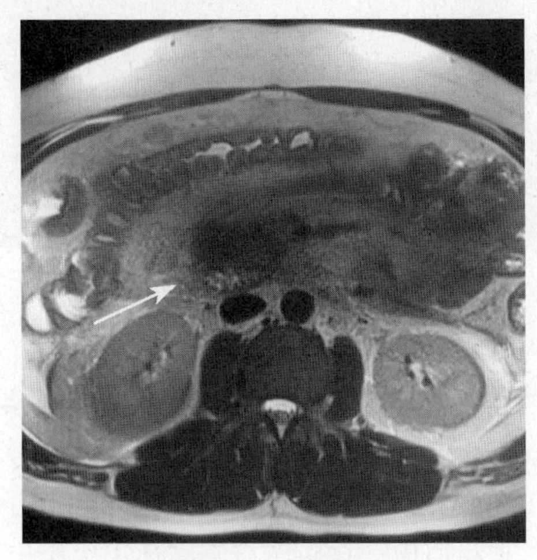

图 39-13　电介质伪影

九、梯度场相关伪影

1. **伪影特点**　频率编码/相位编码方向均会出现，有的贯穿整幅图像，有的表现为明暗相间的条纹；有的表现为有明显的几何失真；可能连续出现于一个序列或一副图像上。

2. **产生原因**　①涡流（由于磁场突然升高或降低所产生的电流）产生的磁场与主磁场叠加后导致主磁场的不均匀、梯度场线性差，磁共振成像系统对三组空间编码的梯度线圈都会进行涡流补偿，若不进行补偿或补偿不足将导致空间编码明显的错误，发生错误的空间定位。在相位编码上梯度线圈涡流补偿不足将出现明暗相间的短线条（相位编码方向上）/模糊/变形，频率编码方向上梯度线圈补偿不足将发生模糊和变形，层面编码方向上梯度线圈涡流补偿不足将导致实际层面偏离预选层面，层面上影像发生变形。②梯度场梯度功率下降导致图像变形。

3. **解决办法**　联系工程师。如图 39-14。

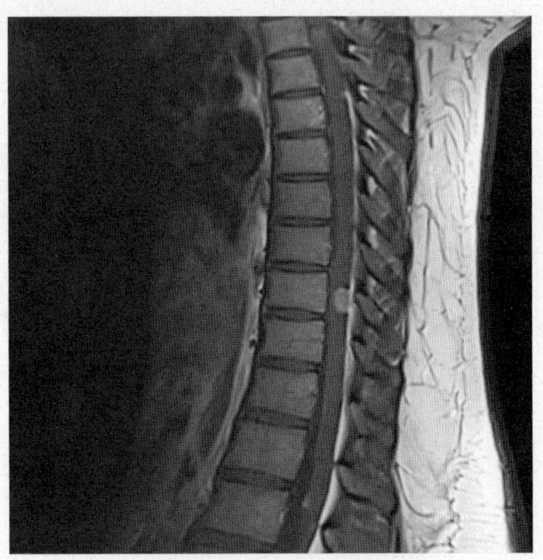

图 39-14　梯度场相关伪影

十、运动伪影

磁共振运动伪影既可以是患者吞咽、肢体运动等自主运动，也可以是患者心脏搏动、脑脊液流动等非自主运动。运动伪影出现的原因主要是在信号采集时发生了位置或者形态上的变化，在傅里叶转换时将被偏移的相位信息当作相位编码方向上的位置信息，从而在傅里叶转换后匹配到了错误的位置上，从而出现运动伪影。

1. **随机自主运动伪影**

（1）伪影特点：图像模糊；出现在相位编码方向；患者可以控制。

（2）产生原因：患者自主/不自主运动，比如眨眼，吞咽动作，肢体动作等使相位信息发生偏移，错误的相位信息被当作位置信息匹配到错误的位置上。

（3）解决办法：①检查前告知患者保持静止，检查前争取患者的配合；在能保证图像质量的前提下尽量缩短扫描时间，如减少 TR 时间，部分 k 空间采集技术等。②对于意识不清，躁动不安等无法配合检查患者可以给予镇静剂（在临床医生的指导下）。③采用可以纠正有规律运动的脉冲序列技术，比如 GE 公司的螺旋桨（PROPELLER）技术和西门子公司的刀锋（Blade）技术，这两种技术采用了放射状的 k 空间填充模式，使决定图像对比的k空间中心有大量的信息重叠、平均，可以很大程度上减轻运动伪影。④非颈部检查时吞咽运动伪影可以在喉部施加饱和带。饱和带是在成像脉冲激发之前施加90°预饱和脉冲，将容易产生运动伪影而又不是感兴趣区域的部分饱和掉，使这部分组织在成像扫描时不再产生共振信号。即使这部分组织运动了也不会产生伪影。预饱和脉冲基本上可以兼容任何序列，且不延长数据采集时间，不需要特殊的患者准备过程。如图39-15。

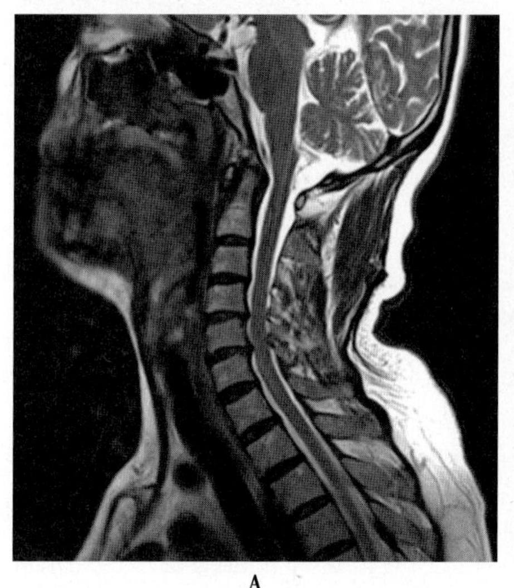

A

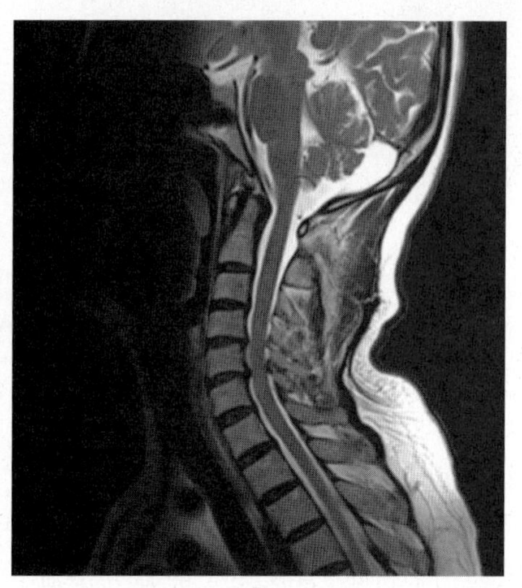

B

图 39-15　随机自主运动伪影

A. 吞咽伪影；B. 施加饱和带。

2. 呼吸运动伪影

（1）伪影特点：主要出现在胸部/腹部/盆腔（呼吸运动幅度较大时）磁共振图像上，有一定的节律性和可控性；伪影出现在相位编码上；主要表现为图像模糊。

（2）产生原因：患者本身呼吸运动使相位信息发生偏移，错误的相位信息被当作位置信息匹配到错误的位置上。

（3）解决办法：①采用快速成像序列屏气扫描。②无法屏气患者可以采用呼吸触发或者导航技术（需要要求患者呼吸均匀，每次呼吸幅度尽量保持一致，否则序列扫描时间成倍累积），监测呼吸波触发扫描；对于无法屏气又呼吸不均匀的患者可以采用对呼吸运动不敏感的超快速序列，如单次激发快速自选回波序列、单次激发平面回波成像序列，能明显减低患者呼吸运动伪影，但信噪比及对比度较差。③在前腹壁施加预饱和带抑制腹壁皮下脂肪的信号，也可抑制腹壁的运动伪影。④施加脂肪抑制技术，因为磁共振图像上脂肪信号很高，造成的伪影也很明显，抑制脂肪后伪影也会减轻。⑤施加腹带绑在患者腹部，用外力减少患者呼吸运动幅度。⑥增加NEX。如图39-16。

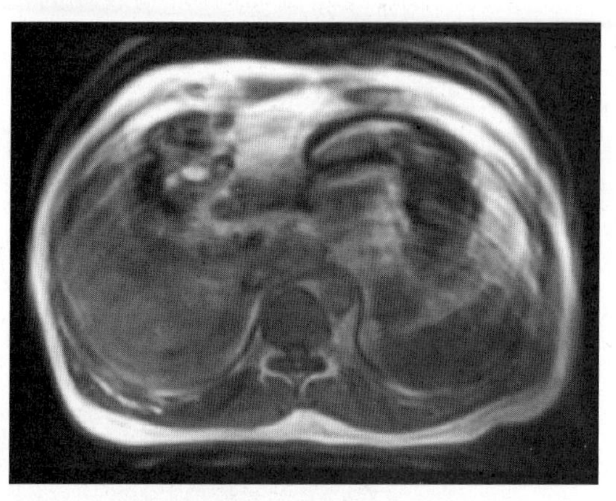

图 39-16　呼吸运动伪影

3. 心脏搏动伪影

（1）伪影特点：具有很强的周期性；患者不能自主控制；沿相位编码方向分布。

（2）产生原因：心脏搏动。

（3）解决办法：①对于心脏大血管磁共振检查，可以施加心电门控或者心电触发技术；②对于心脏周围结构的检查，如脊柱等，可以在心脏区域施加饱和带；③切换相位编码方向；④增加NEX。如图39-17。

4. 血管搏动及流动伪影

（1）伪影特点：

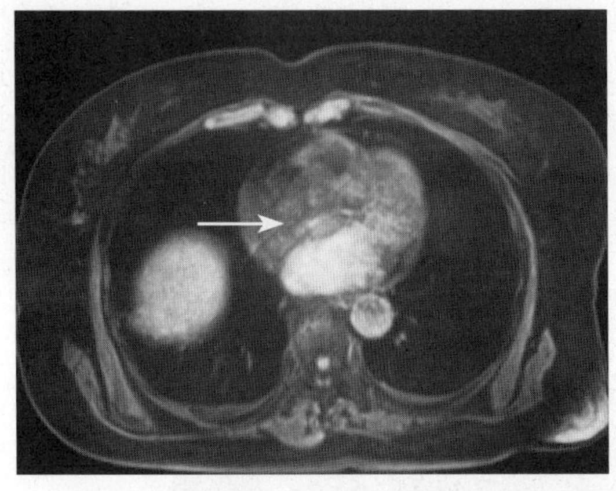

图 39-17　心脏搏动伪影

1）血管搏动伪影特点：具有明显的周期性；主要发生于主动脉等形态和位置随时间变化较大的血管；与血流方向关系不明显；当血管没血液本身的信号高时，如增强时或者使用梯度回波序列时，搏动伪影较明显。

2）血管流动伪影特点：常发生于静脉等慢血流的血管；增强扫描伪影更明显；主要发生于沿频率编码方向流动的血管；具有一定的周期性。

无论是搏动伪影还是流动伪影，均表现为一串沿相位编码方向等间距分布的血管影。

（2）产生原因：

1）搏动伪影产生原因：在采集图像 k 空间不同编码线时，血管的形态或位置发生变化，导致相位错误，在相位编码方向上出现运动伪影。

2）血管流动伪影产生原因：沿频率编码方向血流中的质子群累积了相位偏移，在傅里叶变换时把这种相位的偏移误当成相位编码方向上的位置信息，血流的位置在相位编码上发生漂移，从而产生流动伪影，由相位编码方向的采集时间比频率编码方向的采集时间长得多，因此在相位编码方向上的影响严重得多。

（3）解决办法：①使用流动补偿技术；②在成像区域血流的上有施加预饱和带；③切换相位编码方向；④施加心电门控也可以减少血管搏动或者流动伪影。如图 39-18。

5. 脑脊液流动伪影

（1）伪影特点：脑脊液局部信号衰减；脑脊液局部低信号甚至完全流空；沿相位编码方向上扩散的明暗不等的条状伪影。

（2）产生原因：①脑脊液流动引起质子群失相位，从而造成信号丢失；②当扫描层面与脑脊液近乎垂直时，T_2WI 出现不同程度上的信号流空；③脑脊液沿频率编码方向流动累积了相位偏移，在傅里叶变换时把这种相位的偏移误当成相位编码方向发生漂移，从而产生流动伪影。

（3）解决办法：①采用流动补偿技术；②改变相位编码方向；③采用心电门控技术；④减少流空效应——缩短快速自旋回波 T_2WI 序列的 TE 时间，采用 TR、TE 极短的梯度回波序列或者 EPI 序列。如图 39-19。

十一、并行采集伪影

1. 伪影特点　并行采集伪影（parallel acquisition artifact，ASSET）类似卷褶伪影，但多出现在图

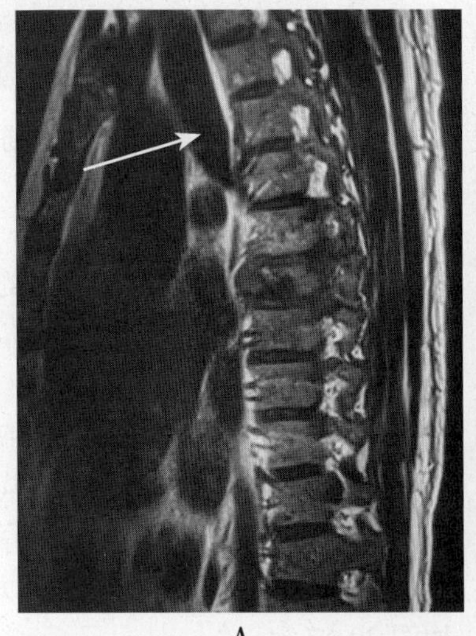

A

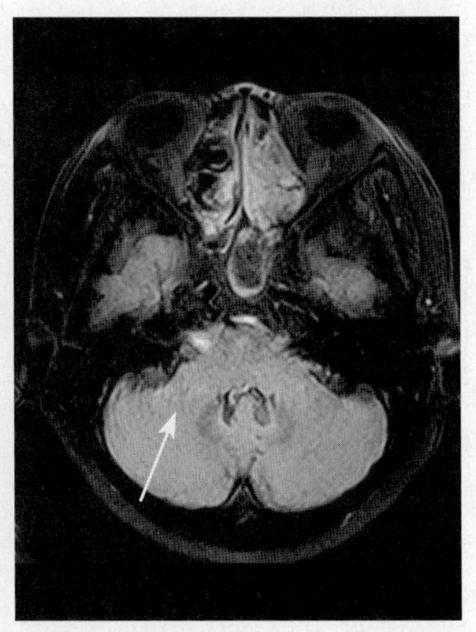

B

图 39-18　血管搏动及流动伪影

A. 血管搏动伪影；B. 血管流动伪影。

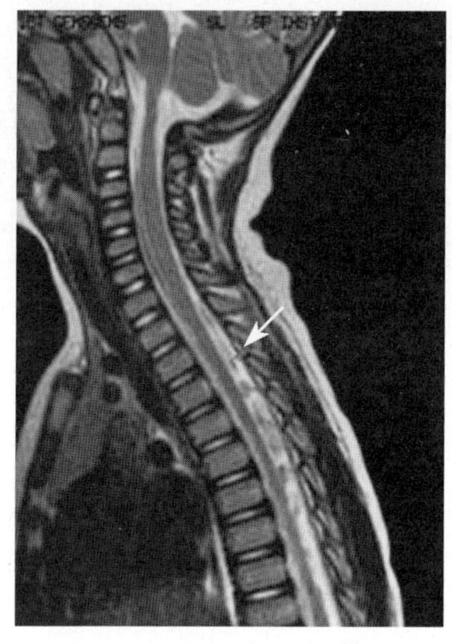

图 39-19　脑脊液流动伪影

像中心。图像中心条带状伪影，信噪比明显降低。常见伪影为半弧形伪影、校准不当伪影和线圈错位伪影。

2. **产生原因**　ASSET 采集 k 空间时，在相位方向上隔行采集。每一个线圈单元采集一半的相位方向的信息，存在明显的相位卷褶，需要利用线圈敏感性数据重建图像并去掉卷褶。校准的信息与采集的信息不匹配将导致伪影出现。

3. **解决办法**　ASSET 是一种并行空间采集技术，只适用于空间对称排列的相控阵线圈，此技术可以减少扫描时间，提高空间分辨力，减少回波链长度进而减少模糊伪影。并行采集技术要求正式扫描前必须进行校准扫描，增大扫描 FOV。如图 39-20。

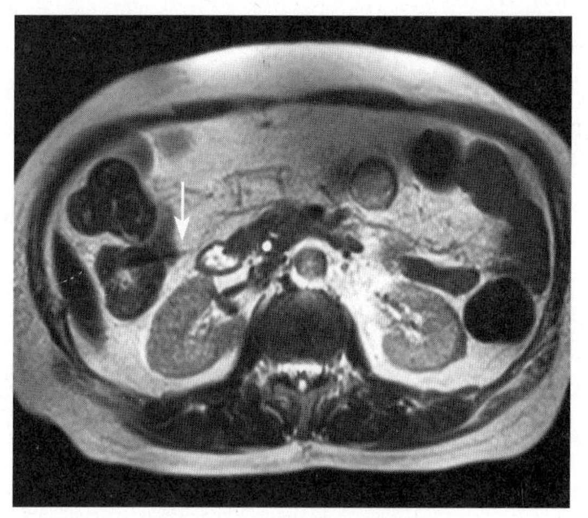

图 39-20　并行采集伪影

（孔祥闯　雷子乔　刘小明　罗昆）

第七节　磁共振成像参数间互相影响图像质量

一、概述

磁共振图像的质量取决于影像的分辨力、对比度、信噪比等。影响上述质量的因素很多，如检查的部位、层厚、层间距离、脉冲激励次数、相位编码方向、像素多少以及 TR、TE、TI 的时间选择等。这些因素又互相联系着，一个因素提高了可使另一个因素变差，如增加脉冲激励或相位编码方向像素值，可以提高空间分辨力，却增加了检查时间，同时降低了信噪比。

影响磁共振成像参数众多、又互相关联。可把参数分成两大类，一类是在扫描序列中可以直接定义的参数，称为初级参数，如 FOV、TR、TE、TI、翻转角、层数、层厚、层间距、NEX、相位编码步数这些可以在序列中由用户定义的参数。它们都直接或间接的影响图像质量与扫描时间。另一类参数称为二级参数，由一级参数决定，如对比度、空间分辨力、信噪比、成像时间与成像区段。这就要求 MR 的影像技术做好参数均衡选择，兼顾各个方面，在保证磁共振图像要求的前提下，选择一个顾及方方面面的成像参数。

二、T_1 对比度及影响因子

组织固有的 T_1 对比取决于组织中水分子的存在状态，不同状态其自由运动频率不同，比如：游离液体、黏性液体、固体分子其自由运动频率不同，与质子进动频率差也不同，T_1 值就不同，从而形成组织之间 T_1 对比。不同序列中影响 T_1 对比的因素不同。

SE 序列中 T_1 对比取决于 TR、TE 和接收带宽（BW）。T_1WI 需要设置最短 T_1 时间，去除 T_2 弛豫“污染”，增加 T_1 对比和扫描层数。TR 理论上选择与组织 T_1 值相近可得最大 T_1 对比，如头部 SE T_1WI，TR 最好为 450～550ms，实际中 400～750ms 即可。增加 TR，可增加扫描层数，但会降低 T_1 对比，偏向质子密度加权成像。但 TR 太短，比如小于 400ms，会降低信噪比。接收带宽是指系统读出回波信号的频率，即单位时间内能够采集的采样点数，增加带宽，可缩短最小 TE，降低化学位移伪影，但会降低信噪比。SE 序列中常设为 25 左右。

FSE 序列中，影响 T_1 对比的除了上述 TR、TE、BW 外，还有 ETL，由于 ETL 增加会使最大 TE 延长，直接影响 T_1 对比，一般设为 2。

GRE 序列中，影响 T_1 对比的有 TE、TR 和翻转角。常用的 SPGR 序列中，为减少 T_2^* 对图像对比的污染。TR 在 2D T_1WI 中 TR = 80～250ms，Flip = 60°～90°；TR 延长，翻转角应适当增大。3D-T_1WI 中，TR = 20～45ms，Flip = 50°～60°。

综上所述，对 T_1WI，TR 与 TE 是决定图像对比度的基本参数，同时也是决定扫描层数的基本参数。

三、T_2 对比度及其影响因子

T_2 是指组织横向磁化矢量由射频激发后最大值衰减到 37%时的时间。人体组织的 T_2 值一般较短，一般在数十毫秒到一百多毫秒之间。T_2 对比取决于不同组织中的水分子的排列。影响 T_2 对比的因素：ETL、BW 和某些成像参数选项。基本参数还有 TR 与 TE。一般在 FSE 序列中 ETL 设置 20～22，由于多个 180°聚焦脉冲的作用，组织 T_2 值会延长。因此，选 TE 值应该比该组织 T_2 值偏高 30%左右为宜。比如肝脏 T_2 约为 50ms，TE 应设为 65～90ms，而前列腺 TE 应设为 110～140ms，骨骼的 TE 一般为 45～70ms。

回波链长度（ETL）在 FSE、FRFSE、STIR 序列中，均涉及 ETL 的使用。回波链增加，可缩短成像时间，T_2 权重加大，但由于回波数增多，图像模糊效应增大。应依据不同部位，对图像的不同要求进行调整。ETL 的范围一般在 15～30 之间为好。增大 ETL，应同时适当增大带宽以减轻模糊效应。在 MRCP 中，为获得足够的 TE 时间，ETL 常设定的很长，这是一个特例。

接收带宽（RBW）是指磁共振信号的采样频率，它决定了采样时间，与信噪比呈负相关，即 SNR 与 RBW 的平方根成反比。RBW 增大，可提高回波采集速度，缩短回波间隔，减轻化学位移伪影。但也会采集更多的频率的噪声，使 SNR 下降。但一味缩小 RBW，虽提高了 SNR，但会使回波间隔扩大，回波信号差别增大，图像模糊，T_2 对比下降。需要注意的是设定带宽数值后，实际带宽是设定值的 2 倍。比如设定 RBW = 31.25kHz，实际为±31.25kHz。一般情况下：1.5T 磁共振成像设备，RBW ≥ 31kHz，腹部为克服呼吸伪影，RBW ≈50kHz。

四、层厚与层间距

层厚增加使检查部位范围增大，信噪比增加，减少流动物体的信号强度，增加信号代表的组织厚度平均值，但降低了空间分辨力；层厚薄时减小了信号所代表的组织厚度，增加了流动物体的信号强度，增加了噪声，降低了信噪比，缩小了所要检查部位的范围。

层间距增加可减少交叉激励所引起的伪影，增大检查部位的范围，但容易遗漏位于层间距间的病变；减少层面间距易于发现微小病变，但缩小了检查部位的范围，同时增加了交叉激励所引起的伪影。

增加矩阵可增加空间分辨力，但增加了检查时间，降低了信噪比；减少矩阵可缩短检查时间，增加信噪比，但降低了空间分辨力。

五、视野与激励次数

增大视野（field of view，FOV）可增加信噪比，增大检查部位范围，空间分辨力有所降低；缩小视野可增加空间分辨力，但降低了信噪比，减小了解剖部位的观察。

增加激励次数可增加信噪比，通过均值作用有效地减少运动产生的伪影，但延长检查时间；减少激励次数时，使检查时间缩短，但降低了信噪比，增加了运动伪影出现的概率。

（孔祥闯　雷子乔　罗昆　刘小明）

第四十章

融合磁共振成像技术与新进展

第一节 放射治疗的磁共振成像技术

随着磁共振成像技术的引入,影像引导下放射治疗进入到一个新的阶段,磁共振引导下的自适应放疗亦成为可能。磁共振成像技术在大部分肿瘤以及危及器官的勾画方面具有 CT 无可比拟的优势。磁共振不仅能为放射治疗计划提供解剖和功能信息,而且还能进行肿瘤治疗过程的量化评估。由于磁共振成像技术本身的复杂性及放射治疗对影像的严格要求,需要医师、物理师、影像技师及影像设备厂商的通力合作才能最大限度发挥磁共振成像技术应用于放射治疗的潜力。

一、概述

放疗模拟定位是肿瘤放射治疗中的关键一步,放射治疗计划的制定主要是以 CT 模拟定位图像为基础。CT 成像软组织分辨力低,对于头颈部、腹盆部软组织肿瘤对比度不足;磁共振成像是目前先进的成像技术之一,同时具有较好的软组织对比度,能够清晰显示出病变轮廓与范围,能够进一步提高肿瘤局部剂量,同时降低正常组织并发症概率。与诊断 MR 不同,放疗模拟定位 MR 对空间位置的准确性和摆位的可重复性要求较高,对于线圈和序列均有特殊需求,目前 MR 模拟定位在国内外均处于起步阶段。

(一)磁共振影像应用于放射治疗的重要性

随着癌症发病率的逐年升高,放射治疗作为肿瘤治疗的重要方式在提高患者生存率,延长生存时间等方面起着不可或缺的作用。从最初的三维适形放疗,到调强放疗、立体定向放疗等精确剂量计算的放疗方式,肿瘤放射治疗已经进入了“精准放疗”的时代。放疗中最为重要的是靶区勾画的精准性,模拟定位图像的质量则是保证精准勾画的前提。

在过去几十年中,放射治疗技术突飞猛进。基于精确剂量计算的调强适形放射治疗(intensity-modulated radiation therapy,IMRT),立体定向体部放疗(stereotactic body radiation therapy,SBRT),图像引导放疗(image-guided radiation therapy,IGRT)都极大地改变了肿瘤治疗的临床流程及疗效,而治疗计划中肿瘤靶区的勾画是整个精确治疗的重要一环。早在 1987 年,磁共振图像就被用于靶区勾画。相比 CT 图像,MRI 能够获得解剖影像和功能影像,能够提供包括解剖细节、功能代谢等诊断信息,软组织分辨力高且对人体无辐射。MRI 参与了放射治疗的各个环节,包括疾病的诊断,治疗的选择、疗效预后的预测、MR 模拟定位、放疗计划的计算、放疗实施时的图像引导。磁共振软组织的对比成像远优于其他影像技术,并可根据磁共振生物标记影像随治疗响应的变化在线修改治疗方式,从而做到真正实时的自适应放射治疗。

磁共振影像在肿瘤疾病的分期、分级中发挥重要的作用,特别是在中枢神经系统,头、颈及盆腔部位,磁共振目前已被作为关键的成像技术用于相关肿瘤的分期和评估。除此之外,磁共振丰富的成像方式可以提供更多更优的软组织的功能及生物特性,而这些特性均可以用于放射治疗的计划及流程中。磁共振成像技术可以在形态上进一步提高治疗靶区勾画的精确度,同时能够提供包括时间在内的四维信息,用于评估治疗靶区及其周边正常组织的位置变化,这将使任何基于精确剂量计算的复杂放疗计划受益。MRI 在放射治疗中所起的作用越来越大。

(二)磁共振影像应用于放射治疗的技术特点及优势

1. **磁共振影像与生物标记成像** 在外界强电

磁场的激发下，人体组织的氢原子(氢质子)发生能级跃迁，并在降级过程中释放出的射频能量，由磁共振技术捕捉后以影像的方式呈现。磁共振影像的最终呈现除了与成像组织的氢质子密度、结构紧密相关，主要取决于激发射频脉冲、磁场梯度及信号捕捉之间的时序关系(磁共振影像序列)。序列的设计通常会联系某一个特别弛豫时间比如 T_1 加权(T_1-weighted，自旋原子与组织间的作用)，T_2 加权(T_2-weighted，原子与原子之间的作用)。通过调整序列中的回波时间(echo time，TE)激发脉冲与采集信号之间的时间间隔以及重复时间(repetition time，TR)，同样序列重复执行的时间间隔及不同组合，从而产生不同的加权组合成像效果，用于区分不同组织，甚至同一组织的微小变化。除了基于组织自身的 T_1、T_2 值差异引起的形态学成像之外，磁共振还可以通过使用对比剂以及选择功能信息的呈现来进一步反映不同的组织的生物特性。因此在磁共振影像的每个像素(pixel)中，像素的信号强度值都是质子密度及不同质子自旋弛豫时间的函数，区别于 CT 像素相关于 X 射线的衰减(取决于原子数及电子密度)。磁共振无电离辐射。

磁共振影像极具灵活性与超高软组织对比度，在放射治疗领域有巨大的应用前景。例如，在无须使用对比剂的情况下，磁共振影像就能分辨出肝内肿瘤。另外，磁共振影像可以极大地提高多种肿瘤病灶(前列腺、大脑、鼻咽等)的靶区勾画精度，特别是针对一些特殊组织结构，例如臂丛和唾液腺。

除了结构性影像，磁共振能够提供丰富的功能性影像。由于恶性肿瘤细胞高速增殖，导致细胞高密度及细胞外空间减少，从而降低了水分子的可运动性，由此导致了病灶区域磁共振弥散成像中表观弥散系数(ADC)的降低，便于肿瘤区域的勾画和治疗疗效的响应评估及预测，提供生物学信息参考。结合弥散张量成像(DTI)可以提高较难治疗的恶性神经胶质瘤的勾画准确度。同时，磁共振动态增强成像则在放射治疗后的心脏毒性评估中也发挥了重要的作用。

磁共振波谱成像(magnetic resonance spectroscopy，MRS)将肿瘤细胞的繁殖状态与诊断区域新陈代谢活动联系起来，能够在放射治疗计划中指导更精确的肿瘤区(gross target volume，GTV)的勾画，并且能够将瘢痕组织与前期放疗后肿瘤的复发区分开来。磁共振波谱成像技术可以呈现多种常见代谢物，例如作为能量代谢标记物的肌酸(creatine)，细胞膜代谢标记物胆碱(choline)，以及神经代谢标记物萘乙酸(NAA)。这些代谢标记物本身或者他们相互之间的比值影像可以直接区分病变组织。

磁共振具有较高的软组织分辨力，各种技术组合在解剖成像和功能成像多个水平反映肿瘤的临床生物学特性，在肿瘤诊断和治疗中发挥着重要作用。磁共振的成像原理是基于氢质子在静磁场中共振特性进行成像的技术。在外界磁场的激发下，氢质子发生能级跃迁，在回到原能级的过程中释放出射频能量被射频接收线圈所捕捉，转换成影像信息。不同组织产生的磁共振信号强度取决于射频脉冲间隔，弛豫时间常数 T_1、T_2 等。磁共振成像的高敏感性是基于健康组织与病理组织 T_1、T_2 的差异，并受质子密度和脉冲序列的影响。同时，磁共振还能通过对比剂和功能成像序列进一步反映组织的生物特性。

磁共振解剖成像主要用于肿瘤靶区边界的勾画，确定恶性肿瘤的侵犯范围，为制定合理的治疗方案及治疗后检测提供重要依据。功能磁共振成像在解剖成像的基础上，从活体水平反映肿瘤微环境的生理信息。目前功能磁共振成像主要包括弥散加权成像(DWI)显示水分子微观运动，用于肿瘤成分的鉴别；灌注加权成像(PWI)描述血流通过组织血管网的情况，用于鉴别放射损伤或肿瘤复发；磁共振波谱成像(MRS)能够无创地检测活体器官和组织代谢情况和化合物定量分析，将肿瘤细胞繁殖状态与诊断区域新陈代谢活动联系起来，在放疗计划中指导肿瘤区的勾画，同时 MRS 还能提供多种代谢物及其之间的相互比值，用以区别病变组织。

2. 磁共振影像应用于放射治疗的优势　CT 之所以能够成为目前主流定位方式的主要原因是：①CT 扫描速度快；②CT 得到的图像是基于电子密度 X 线衰减，可以方便直接计算剂量。但是，随着精准医疗的发展，用 CT 来做模拟定位扫描，仍达不到精准放疗的目的。而磁共振成像可以提供极佳的软组织对比，从而实现对肿瘤的精确定位，病变区域与周围组织关系的精细显示，以及病变区域的精准勾画，特别是在中枢神经系统方面，MRI 较 CT 对脑内异常的检测及显示更加敏感。这种优势在头部极后区因射线硬化造成伪影较多的部位和 CT 难以区分边界的低级别胶质瘤成像方面更加明显。这些缺点会造成靶区边界的不准确，无法满足精准放疗的要求，而磁共振较 CT 更能清晰地显示肿瘤范围，主要在头颈部肿瘤、盆腔肿瘤，靶区病灶周围结构清晰，可有效地提高肿瘤靶区勾画的精准度。

磁共振模拟定位的优势主要有：①磁共振扫描无有害的电离辐射；②磁共振影像具备超高的软组织对比度及良好的空间分辨力，对病灶及周围结构显示更为清晰，有助于对靶区进行精准的勾画，从而有效的提高放疗计划的精确度，避免正常组织的放疗损伤；③磁共振可多平面、多参数、多序列成像，解剖结构显示清晰，提供多种功能影像信息；④可以进行任意断面的成像；⑤可将诸如弥散、灌注、波谱等功能磁共振成像的信息整合到放疗计划中，并在放疗全程中从解剖、功能、代谢等方面进行疗效评估，及时调整及优化放疗计划，以期获得更佳的治疗效果。近年来硬件设备的全数字化，借助于强大的计算机实时处理能力，磁共振放疗系统的集成已经做到在放射线出束的同时，实时 MRI 成像监控肿瘤并在线调整靶区，可以达到真正的磁共振影像引导自适应放疗（MRI-guided adaptive radio therapy，MRIgART），实现肿瘤放射治疗的又一次飞跃。

3. 磁共振影像引导下放射治疗的挑战 尽管磁共振影像应用于放射治疗相较其他影像拥有多重优势，由于磁共振和 CT 成像原理的差异，磁共振影像应用于放射治疗也存在一些劣势，主要表现在：

（1）无电子密度信息，不能直接用于剂量计算：对于磁共振图像不能出电子密度图的问题，一般是在模拟定位扫描后，和 CT 图像进行融合或配准；或采用各种软件或新技术，将磁共振图像转化为可以显示电子密度信息的伪 CT 图像。放疗计划系统通常导入患者密度信息后，选择电子密度表，通过模拟放射源和患者组织结构建模，计算患者体内吸收剂量分布，即 CT 值提供的组织电子密度直接用于准确的剂量计算。而磁共振图像信息来自质子密度和弛豫时间函数，没有电子密度信息，无法满足治疗计划要求。目前主要将磁共振模拟影像与 CT 模拟影像融合后，赋予电子密度值，可将磁共振图像用于剂量计算。

（2）成像速度相对 CT 慢：对于每一个应用磁共振影像的放射治疗场所，总是需要花费很多精力根据治疗部位或者临床实际的需求去决定或者调试最优的成像序列，同时又要求这些序列快速省时。磁共振本身的成像特性导致有非常繁多的相关序列参数可以调整，即便用于日常的疾病诊断，磁共振成像序列一直也没有做到彻底统一的标准化。目前关于磁共振模拟影像，仅形成了一些简单的一般性经验共识。例如，头部磁共振模拟，建议几何形变小于 2 毫米，若用于立体定向放疗，则要求小于 1 毫米，并且使用增强后的 T_1 加权图像作为模拟参考影像同 CT 影像融合用于治疗计划。头颈部治疗建议使用增强后 T_1 加权压脂序列来识别肿瘤病灶，同时使用 T_2-TSE 序列鉴别水肿区域。对于前列腺的影像模拟，就勾画精囊腺和前列腺，建议使用轴位 2D 多层的 T_2TSE 序列，层厚 3 毫米并且层内空间分辨力小于 1 毫米等。

（3）图像容易出伪影：磁共振图像的信号定位是由频率编码和相位编码决定的，当这个过程受到干扰时，就会产生图像失真。失真会影响图像空间位置的准确性，不利于靶区及危及器官边界的勾画。造成图像失真的原因有很多，例如硬件和软件不完善、扫描参数设置不当、仪器设备故障等，均会对图像产生影响。失真原因主要由于主磁场不均匀、梯度磁场干扰、涡流效应、磁敏感效应、化学位移效应等原因引起。

二、基于磁共振影像的放射治疗系统

（一）磁共振模拟定位机和普通诊断磁共振系统的区别

模拟定位机（simulator）是放射治疗中的主要设备之一，承担着放射治疗前对治疗部位的定位，靶区及危及器官的界定及模拟确定机架、机头角度、照射范围等治疗参数的功能。可以说只要能进行模拟定位扫描的影像设备，都可以作为模拟定位机使用，包括但不限于：X 线模拟定位机（X ray-sim）、CT 模拟定位机（CT-sim）、磁共振模拟定位机（MR-sim），甚至包括 PET-CT/PET-MR 模拟定位机（PET-CT/PET-MR-sim）。

磁共振模拟机是以磁共振设备为基础的模拟定位机。但是模拟定位机和放射科的影像设备由于使用目的不同，其软硬件及功能有明显区别。为了满足放疗定位的功能及作用，磁共振模拟机需要具备以下特色的软硬件及性能：扫描孔径足够大，封闭式 MR 孔径为 70cm；外置的激光灯定位系统；特殊的扫描线圈，更贴合人体表面，不影响定位固定装置的使用，放疗专用的接收线圈桥架；放疗专用的平板床；放疗定位专用的扫描软件和序列；放疗专用的 MR 质控体模与质控程序。

（二）磁共振放疗模拟机的选择和配置

一直以来，磁共振放疗模拟技术的发展目标是提高肿瘤靶区和危机器官的定位及勾画精度，为精准治疗提供保证。1993 年，Okamoto 等提出尝试建造一台专用于放疗的 MRI 系统。自 1999 年飞利浦公司研发的第一台低场开放式 Panorama 0.23T 磁共振模拟机出现以来，磁共振模拟机的研发和应用得到了飞速发展。继而出现了新一代封闭式大孔径（70cm）高场强磁共振模拟机，场强也由 0.2T 提升到 3.0T，解决了摆位托架等装置的空间安放问题，且高场强 MRI 大幅度提升了模拟定位的图像质量，引导精准的靶区勾画和放射治疗计划。目前市场常见的主流磁共振模拟机为 1.5T 模拟机和 3.0T 模拟机。3.0T 氢质子具有更大纵向磁化强度矢量，具有更好的图像信噪比，减少扫描时间，在脑功能成像、波谱成像等功能成像序列更具优势。其主要性能参数指标如下：

1. **1.5T 磁共振模拟机**　1.5T 磁共振模拟机可以满足放疗的常规模拟定位扫描。为了保证模拟定位的精准性和图像质量，1.5T 磁共振模拟机的选择需关注以下几个方面：

（1）孔径：为满足模拟定位放进各种定位装置所需空间和保证患者的空间舒适性，减少患者因幽闭恐惧造成的体位变动，提高摆位定位的精准度，减少扫描过程中患者移动造成的伪影，因此孔径至少满足 70cm。

（2）梯度：1.5T 模拟机的磁共振梯度系统至少要达到梯度场强>33mT/m，梯度切换率>120T/(m·s)，这两个指标反映了梯度场达到最大值的速度，梯度场爬升越快，扫描速度越快。

（3）梯度线性度：梯度线性度是考验模拟机空间定位精度和梯度场平稳度的重要参数，梯度线性度越小，线性越好，梯度场越精确，空间定位精度越高，几何形变越小。建议 1.5T 模拟机的梯度线性度满足<1.4%的标准，以保证高度的空间精准度，确保模拟定位图像空间位置的精确度。

（4）几何形变：3D 几何形变度也是体现模拟定位图像几何形变程度的重要参数，几何形变度越小，MR-sim 图像越精准。建议 1.5T 模拟机的 3D 几何形变度达到 32cm 直径内小于 1mm 的标准，以确保 MR-sim 图像的几何精准度。

（5）磁场均匀度：磁场均匀度衡量 MR-sim 图像的均匀性，决定图像质量，在 10cm DSV（磁体同心的球形空间）到 50cm DSV 范围内磁场均匀度偏离值（$1ppm=10^{-6}$）越小，说明磁场均匀性越好。

（6）扫描视野（FOV）：扫描视野指扫描时图像呈现的视野范围大小。建议最大扫描视野至少达到 55cm，以保证模拟定位图像包含皮肤组织和轮廓等。如果扫描视野过小，缺失了皮肤组织及轮廓的模拟定位图像导入治疗计划系统（TPS）中，会降低剂量计算的准确性。

（7）射频通道：磁共振模拟机的射频通道指射频接收通道（radio frequency receive channel）。射频接收通道是射频系统独立接收磁共振信号数据通道数目，通道数越高表示并行采集数据的能力越强。为了保证模拟定位的高效精准，建议 1.5T 模拟机的射频通道在 32 通道以上。基于全数字技术的新一代磁共振系统，由于将模数转换器（analog to digital converter）缩小体积并内置于人体表面线圈中，直接从源头采集数字信号。因此，射频接收通道不受通道数限制，做到了真正的无限通道（receive channel independent），极大地提高了信号采集的效率。同时数字信号的强抗扰动能力使得 MRI 图像的信噪比大幅度提高，较上一代传统模拟磁共振提高 40%，高清的模拟定位图像进一步提高了靶区勾画的精度。

2. **3.0T 磁共振模拟机**　3.0T 磁共振模拟机是目前国内各顶级综合/肿瘤特色医院的主流选择。同 1.5T 相比，磁共振图像的信噪比及空间分辨力和时间分辨力均有提高，在缩短患者扫描时间的同时，提供更加清晰的定位图像。特别是进行模拟定位扫描时，患者身体部位被热塑膜等摆位固定装置覆盖（例如，头模、体模等），3.0T 模拟机能实现高速扫描，缩短患者在磁共振孔径内的时间，减少不适，且能提供更加优质的模拟定位图像。但是 3.0T 也有其不足之处，一是电介质伪影影响（特别腹部、乳腺）图像质量；二是局部射频能量吸收（SAR）值过高（是 1.5T SAR 值的四倍）。为解决这些问题，需要降低翻转角，延长 TR 时间或者采用多源射频发射技术，改善图像质量，减少伪影，降低 SAR 值。最新一代模拟机均采用多源（多个独立射频源）发射技术，改善电介质伪影影响，提高图像质量，降低 SAR 值避免灼热。如图 40-1。

为了保证模拟定位的精准性，3.0T 模拟机的选择需关注以下几个方面：

（1）孔径：为满足模拟定位所需空间和保证患者的舒适性，减少患者的体位变动，提高摆位定位的精准度，孔径至少满足 70cm。

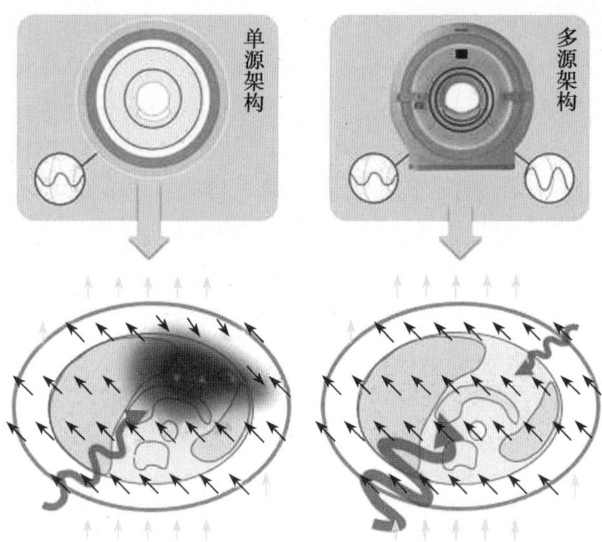

图 40-1　多个独立射频源改善电介质伪影和降低 SAR 值

（2）梯度：3.0T 模拟机的磁共振梯度系统至少要达到梯度场强>45mT/m，梯度切换率>200T/(m·s)，以保证梯度爬升的高效。

（3）梯度线性度：梯度线性度是考验模拟机空间定位精度的重要指标，梯度线性度越小，模拟机的空间定位精度越好。建议 3.0T 模拟机的梯度线性度满足<2.4% 的标准，以保证高度的空间精准度。

（4）几何形变：3D 几何形变也是体现模拟定位图像几何形变程度的重要参数，几何形变度越小，MR-sim 图像越精准。建议 3.0T 模拟机的 3D 几何形变度达到 32cm 直径内小于 1mm 的标准，以确保 MR-sim 图像的精准。

（5）磁场均匀度：磁场均匀度衡量 MR-sim 图像的均匀性，决定图像质量，在 10cm DSV 到 50cm DSV 范围内磁场均匀度偏离值越小，说明磁场均匀性越好，带来更均匀的磁共振模拟定位图像。

（6）扫描视野(FOV)：扫描视野指扫描时图像呈现的视野范围大小。建议最大扫描视野至少达到 55cm，以保证模拟定位图像包括皮肤组织和轮廓等。如果扫描视野过小，将缺失了皮肤组织及其轮廓的模拟定位图像导入治疗计划系统(TPS)中，降低剂量计算的准确性。

（7）射频通道：磁共振模拟机的射频通道指射频接收通道(radio frequency receive channel)。为了保证模拟定位的高效流通，建议 3.0T 模拟机的射频通道在 64 通道以上。基于全数字技术的新一代磁共振系统，由于将模数转化器(analog to digital converter)缩小体积并内置于人体表面线圈中，直接从源头采集数字信号。因此，射频接收通道不受通道数限制，做到了真正的无限通道(receive channel independent)，极大地提高了信号采集的效率。同时，数字信号的强抗扰动能力使得 MRI 图像的信噪比大幅度提高，较上一代传统模拟机提高 40%，高清的模拟定位图像进一步提高了靶区勾画的精度。

（8）射频源：3.0T 场强下的产生电介质伪影和 SAR 值过高等情况，多射频源技术可以解决以上问题。只有当射频源的个数大于 2，采用两套互相独立的射频发射系统和放大系统，才可称为真正的多射频源技术。因此 3.0T 磁共振模拟机要求具备两个以上独立射频源，以减少电介质伪影和 SAR 值过高等问题。

3. 磁共振直线加速器一体机　磁共振直线加速器一体机(MR-Linac)是将磁共振和医用 6MV 直线加速器整合在一起的放疗设备。磁共振引导的放射治疗系统在放疗过程中提供了较高的软组织对比度。到目前为止，医科达的 Unity(Elekta AB, Stockholm, Sweden) MR-Linac 将 1.5T 诊断级磁共振系统，最新的放射治疗加速器和在线自适应放疗流程软件系统，有机集成在同一平台，使得临床医生在出束治疗的过程中实时获取和追踪软组织解剖信息。这一创新技术使临床医生在治疗过程中精确定位靶区，进行靶区追踪治疗，并对治疗结果进行评估，为肿瘤患者提供个性化治疗。

Unity 的磁共振系统是由飞利浦 Ingenia 1.5T 组成，静磁场强度为 1.5T，扫描孔径为 70cm。1.5T 磁体具备短轻磁体的设计，同时磁场均匀度和几何保真度得到了高度保证，加速器采用 7MV FFF X-ray beam，源-轴距(SAD)为 1435mm，辐射野为 574mm×220mm(X_{IEC}×Y_{IEC})。为磁共振直线加速器一体机提供精而准的图像实时引导。磁体周围的环形机架内放置了产生射线束的部件，包括磁控管、直线加速器和多叶准直器等。如图 40-2。

（三）模拟机专用线圈

与常规诊断磁共振不同的是，磁共振模拟机配套的线圈需考虑摆位重复性和固定膜的因素，必须使用放疗专用线圈。目前磁共振模拟定位机主要采用表面相控阵线圈，有多个子线圈单元和多个采集通道组成。为配合摆位辅助装置，磁共振模拟机须使用放疗专用线圈和线圈桥架，并且要求体部线圈尽可能贴近人体而不接触人体，以提高采集信号的信噪比。

1. 放疗头线圈及头颈部线圈　做头部磁共振

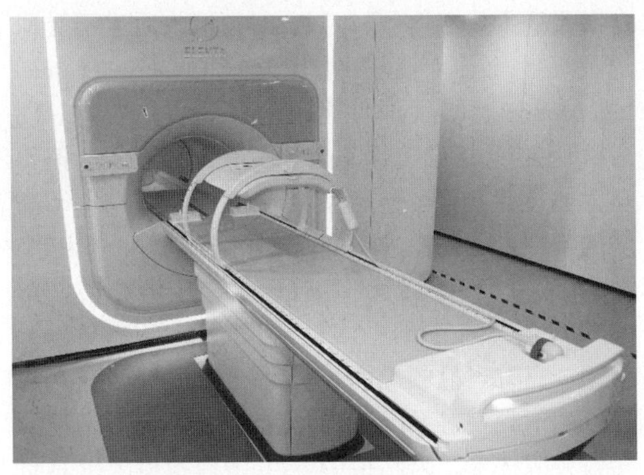

图 40-2　磁共振直线加速器一体机

模拟定位时,因有摆位装置的存在无法使用常规诊断头线圈,必须使用放疗专用的分体式表面线圈,保证与头部的贴合度,提高图像信噪比。

2. **放疗体线圈**　根据体部成像部位,前片与后片线圈组合,可提高腹部、盆腔等部位模拟定位信号强度,提升图像质量。

3. **线圈桥架**　做模拟定位与常规诊断不同的是,为了保证患者体表轮廓不发生形变,必须采用线圈桥架将前片线圈支撑于人体上方。推荐专用线圈桥架可倾斜设计,具备 15~35.5cm 大范围高度调节功能。

4. **后片线圈**　后片线圈一般内置于扫描床,用于与前片线圈、头部线圈组合一体化成像。后片线圈距离人体越近,图像质量越好。如图 40-3。

(四) 模拟机专用床体和床板

符合模拟定位标准的固定式扫描床,对保证定位精度起到关键作用。模拟机采用固定式定位床,同时可以将定位的高度予以定位,以保证患者摆位定位的稳定性和可重复性。做模拟定位时,需要将凹形诊断床板换成模拟机专用放疗平板,因凹形床会造成人体轮廓变形。材质保证不含水,避免成像时对人体信号的干扰。CT 模拟机常用的碳纤维材料不适用于 MR-sim,因为碳纤维相当于导体,扫描时会产生热量,影响射频发射与接收。放射治疗模拟定位过程中患者体位和固定方式与治疗时一致,因此模拟机需要采用与加速器治疗床相同的平面结构,并与标准放疗摆位装置相兼容。

(五) 磁共振模拟定位装置

放疗患者模拟定位时为了保持和治疗一致的体位,需使用磁共振兼容固定装置,例如放疗头枕、乳腺托架、膝部固定器、头颈肩板、一体化底座等对患者进行定位。放疗定位需要磁体间安装磁屏蔽三维外置激光灯系统,激光灯在患者体表投射出正交激光面组成一个坐标系统,提高模拟定位于治疗时的精确度。

(六) 磁共振模拟体位固定器

在做磁共振模拟扫描的时候,为了保证患者在 CT 模拟定位与 MR 模拟定位及治疗状态下位置的一致性,经常需要体位固定器。放疗常用的碳纤维板材料并不适合于磁共振模拟定位,原因是碳材料携带电荷,扫描时会升温,影响射频信号的传输和接收,对患者存在安全风险。任何磁共振模拟扫描体位固定器必须满足磁共振兼容才能使用,一般选择凯芙拉纤维、透明合成树脂、玻璃纤维。严格避免金属材料的引入和使用。如图 40-4、图 40-5 和图 40-6。

三、磁共振影像应用于放射治疗的全流程

(一) 磁共振模拟影像获取前的准备

1. **质控流程**　磁共振系统内置的质控扫描程

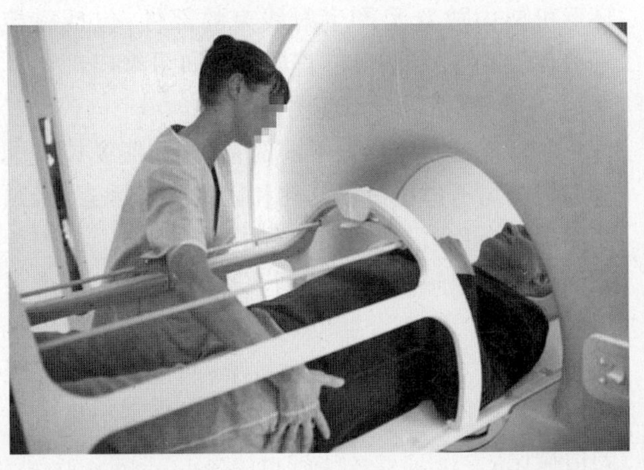

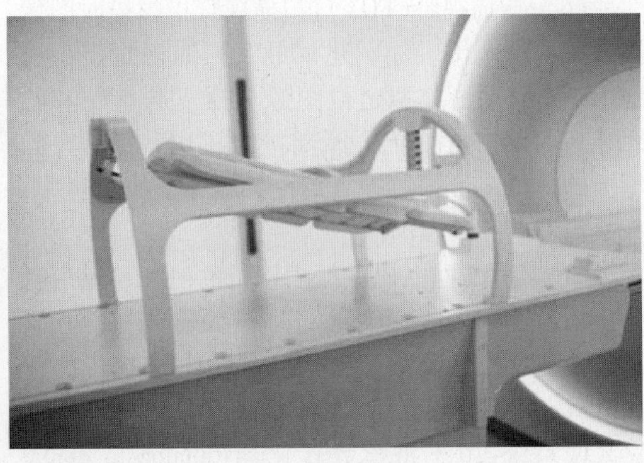

图 40-3　模拟机专用线圈

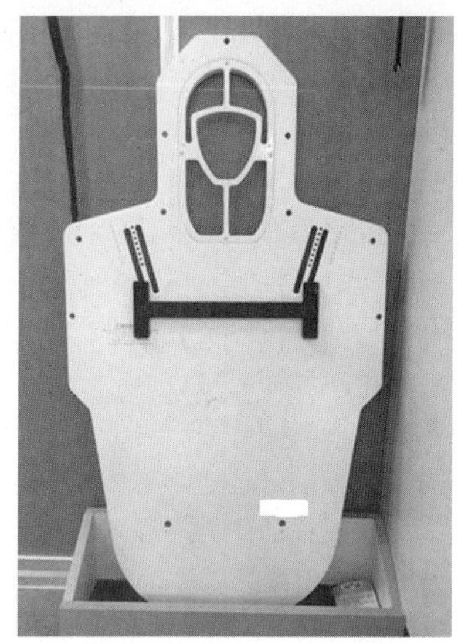

图 40-4　玻璃纤维头颈肩板

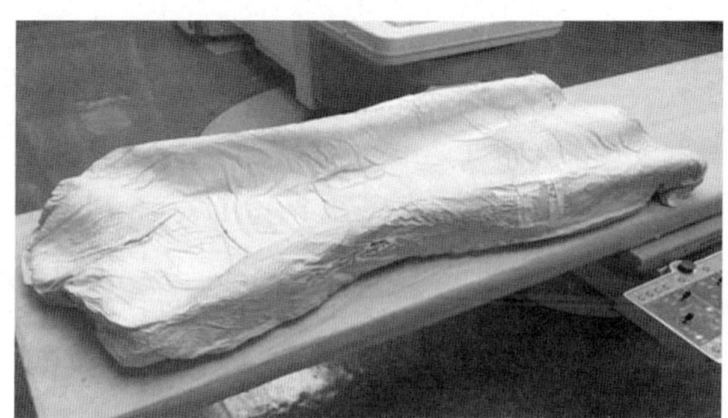

图 40-5　磁共振兼容真空垫

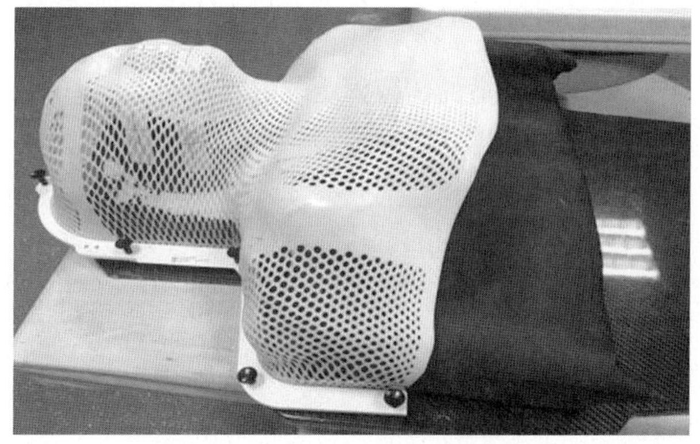

图 40-6　头颈肩膜加发泡胶垫

序是确定磁共振系统稳定性能基线的重要工具，在进行模拟定位前，磁共振需要定期执行质控扫描分析。质控的扫描流程一般包括磁共振系统准备、放置水模/体模、对齐水模、进行质量保证（QA）程序扫描、获得图像、结果分析。后面质控章节将展开介绍。

2. **入机房前的安全检查流程**　由于磁共振设备具有静磁场、梯度磁场和射频场热效应，为确保行磁共振模拟定位的患者、家属及工作人员和设备的安全，须遵守以下安全检查流程：

（1）在醒目区域设置危险警示标示和介绍安全性的宣传栏；

（2）MRI 定位前告知患者及家属 MRI 磁场的危险性和定位流程；

（3）患者相关的金属推车、轮椅、担架等严禁进入磁场范围内；

（4）患者携带的钥匙、手机、硬币、磁卡等金属和磁性物品严禁带入磁场，佩戴的义齿，发卡、假发、带金属钩内衣等需提前去除。

（5）体内安装、携带以下物品及装置的患者（包括陪同家属）严禁进入磁场区域内：强铁磁性颅内动脉瘤夹、心脏起搏器、除颤器、人工心脏瓣膜、心脏支架、人工耳蜗，骨科植入物如钢板、螺钉，铁磁性外科和介入所用器材，胰岛素泵、磁性眼内植入物、下腔静脉滤器等电子器件和铁磁性物质；

（6）配备静音耳机或耳塞保护患者听力；

（7）定位过程中，使用激光灯时注意保护患者的眼睛。扫描时留心患者身体部位，避免扫描床移动过程对患者产生机械损伤。

3. **对比剂使用的安全规范流程**　磁共振增强检查主要于静脉注射钆对比剂，临床常用二乙三胺五醋酸钆（Gd-DTPA），常规应用剂量为 0.1mmol/kg。使用对比剂可以增加图像对比度，提高信噪比，将病灶与血管区分开。对比剂不良反应发生率很低，为 0.092%。对比剂不良反应分为急性、迟发和急迟发。急性反应包括恶心、发热、胸闷、咳嗽、荨麻疹、味觉改变等，大多数可自行缓解；较为严重的不良反应包括血压降低、心率异常、呼吸困难、支气管痉挛、喉头水肿、休克。迟发反应包括恶心呕吐、头疼、肌肉疼痛、发热等。极迟发反应主要表现为肾源性系统性纤维化。对于所有使用钆对比剂的患者都要做好应对急性不良反应的准备，准备好用于抗过敏性休克和心肺复苏的药物和设备。

（1）认真核对定位申请单，确定患者定位信息和定位部位；

（2）确认患者没有禁忌证，如金属植入物（金属植入物包括心脏起搏器）、孕妇、钆剂过敏史，肾功能异常者严禁使用钆剂增强；

（3）告知患者认真阅读检查注意事项及可能出现的不良反应，并签署 MRI 增强扫描知情同意书；

(4) 给药前要根据患者的详细情况谨慎使用钆对比剂；

(5) 护士为患者打开静脉通道，严格按照使用剂量对患者进行增强检查；

(6) 注射过程中密切观察患者情况，若出现不良反应注意药量及给药速度，必要时可停止给药；

(7) 检查结束后患者应携带静脉通道与观察室观察30分钟，无不良反应发生可找护士拔出静脉通道并离开观察室；

(8) 叮嘱患者定位结束后多喝水，加快对比剂排出，注意保留身上标记点。

4. 日常维护规范流程

(1) 检查外部水冷系统：日常工作中要熟悉水冷机正常工作状态下的数值，外部水冷供水水温要求在5~15℃，水流量在40~90L/min。发现故障及时向厂家报修。

(2) 检查内水冷柜：平时定期观察并记录各个压力表的数值，静态压150kPa左右，动态约650kPa。

(3) 检查氦压机：日常观察氦压机的持续运转情况，动态压力是否在正常范围内。

(4) 记录液氦：每天检查并记录液氦的容量显示，当液氦量小于65%时及时补充液氦。

(5) 空调系统：每月需定期清理过滤网，由专业人员对其进行保养及检测，以保证磁共振机的正常运行。

（二）头颅 MR-sim 扫描流程

头颈部线圈可采用体部线圈或体部线圈与柔线圈的组合。如果扫描范围较小，可以仅采用柔线圈进行；如果扫描范围较大，一般选用体部线圈完成扫描；需要在局部提高信噪比，还可以结合柔线圈进行。建议患者在成像时避免吞咽或咳嗽，以减少扫描时的运动。

1. 在扫描系统中录入患者信息；

2. 患者仰卧位躺在体架上，进行定位扫描的位置摆放；

3. 选择合适的体位固定装置进行固定；

4. 放射 MR 参考标记物；

5. 放置磁共振线圈；

6. 将需要扫描的部位送至磁体等中心；

7. 选择需要扫描的磁共振序列，开始扫描；

8. 使用高压注射器静脉注射 Gd-DTPA 对比剂，剂量为0.1~0.2mmol/kg，成人注射速率为1ml/s，儿童为0.6ml/s，延迟扫描时间约1分钟；

9. 扫描结束后，检查确认图像后上传保存（如图40-7）。

（三）头颈部 MR-sim 扫描流程

头颈部线圈可采用体部线圈或体部线圈与柔线圈的组合。如果扫描范围较小，可以仅采用柔线圈进行；如果扫描范围较大，一般选用体部线圈完成扫描；需要在局部提高信噪比，还可以结合柔线圈进行。建议患者在成像时避免吞咽或咳嗽，以减少扫描时的运动伪影。

1. 在扫描系统中录入患者信息；

2. 患者仰卧位躺在体架上，进行定位扫描的位置摆放；

3. 选择合适的体位固定装置进行固定；

4. 放射 MR 参考标记物；

5. 放置磁共振线圈；

6. 将需要扫描的部位送至磁体等中心；

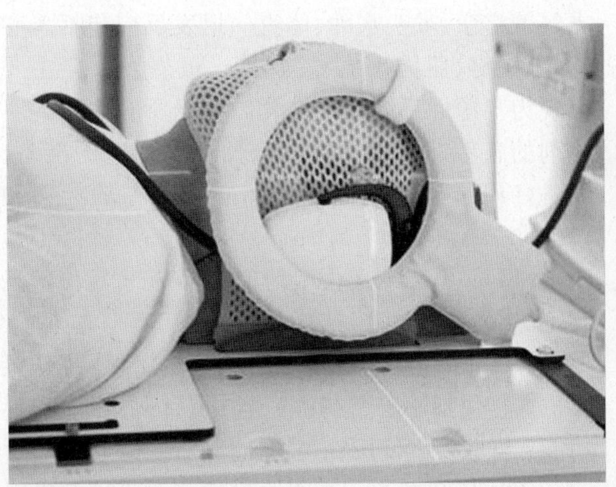

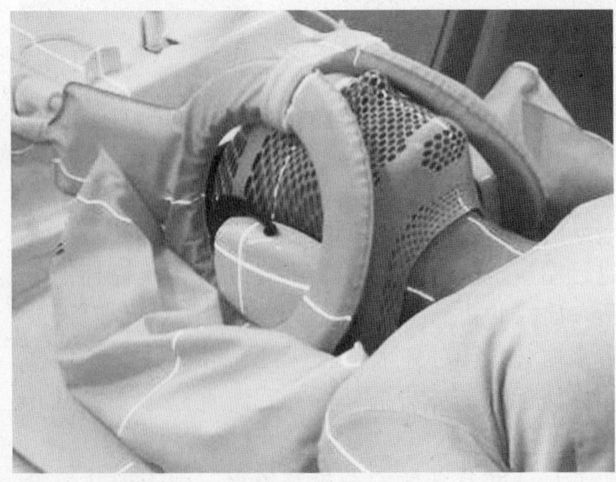

图40-7　头颅 MR-sim 患者摆位

7. 选择需要扫描的磁共振序列,开始扫描;

8. 使用高压注射器静脉注射 Gd-DTPA 对比剂,剂量为 0.1~0.2mmol/kg,成人注射速率为 1ml/s,儿童为 0.6ml/s,延迟扫描时间约 1 分钟;

9. 扫描结束后,检查确认图像后上传保存(如图 40-8)。

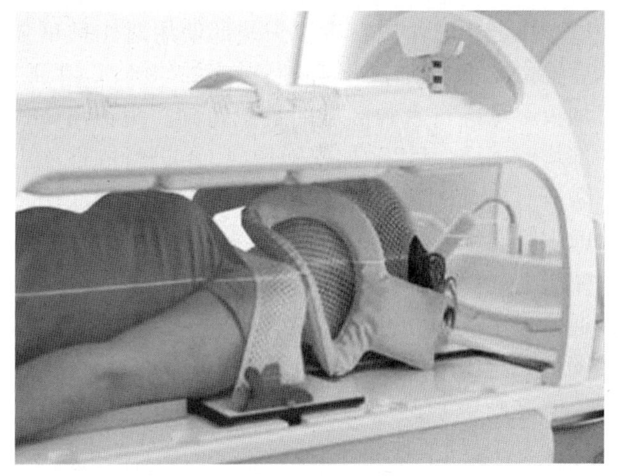

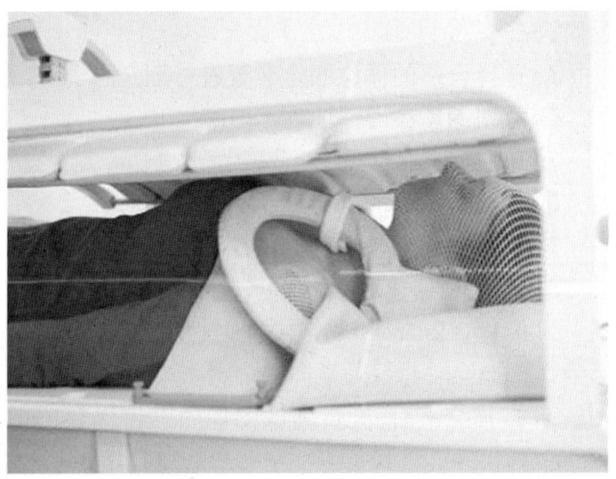

图 40-8　头颅 MR-sim 患者摆位(采用体部线圈结合柔线圈)

(四) 脊柱 MR-sim 扫描流程

脊柱相控阵线圈和两个柔性线圈组合可用于仰卧位乳腺、胸部、腹部和盆腔和 MR 模拟定位,两个柔性线圈围绕在患者周围。根据部位不同具体组合。若是全脑全脊髓定位,则选择柔线圈和体线圈组合,若是颈椎定位一般选择柔线圈,胸腰椎较长的部位则选择体线圈。

1. 在扫描系统中录入患者信息;

2. 患者仰卧位躺在体架上,进行定位扫描的位置摆放;

3. 选择合适的体位固定装置进行固定;

4. 放射 MR 参考标记物;

5. 放置磁共振线圈;

6. 将需要扫描的部位送至磁体等中心;

7. 选择需要扫描的磁共振序列,开始扫描;

8. 扫描结束后,检查确认图像后上传保存(如图 40-9)。

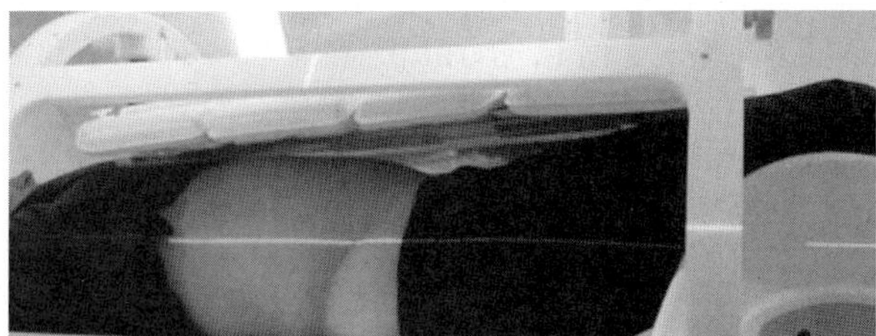

图 40-9　胸腰椎 MR-sim 患者摆位(采用体部线圈)

(五) 盆腔 MR-sim 扫描流程

盆腔扫描一般采用体线圈,摆位可选择仰卧位或俯卧位。放置体部线圈并调整好高度,使线圈尽可能接近人体,但不会接触到人体轮廓,以免影响摆位重复性。

1. 在扫描系统中录入患者信息;

2. 患者仰卧位躺在体架上,进行定位扫描的位置摆放;

3. 选择合适的体位固定装置进行固定;

4. 放射 MR 参考标记物;

5. 放置磁共振线圈;

6. 将需要扫描的部位送至磁体等中心;

7. 选择需要扫描的磁共振序列,开始扫描;

8. 使用高压注射器静脉注射 Gd-DTPA 对比剂,剂量为 0.1~0.2mmol/kg,成人注射速率为 1ml/s,儿童为 0.6ml/s,注药后可立即扫描;

9. 扫描结束后,检查确认图像后上传保存(如图 40-10)。

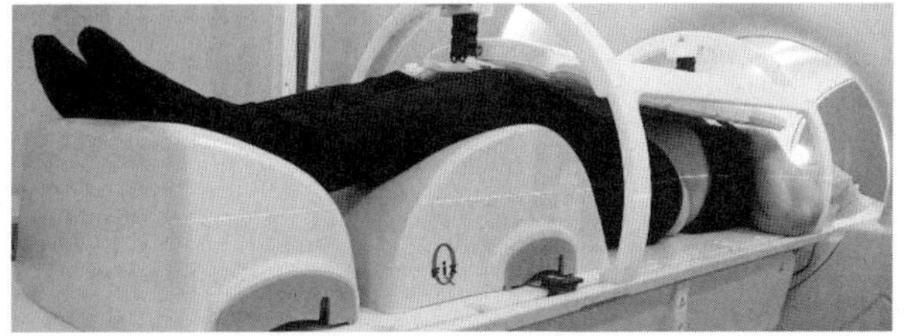

图 40-10　盆腔 MR-sim 患者摆位(仰卧位)

(六) 腹部 MR-sim 扫描流程

腹部扫描要求患者双手上举,采用体线圈。由于腹部呼吸运动较大,磁共振扫描采集时间较长,由于呼吸门控装置对患者轮廓有压迫，通常采用增加激励次数的方法抵消运动伪影。

1. 在扫描系统中录入患者信息；

2. 患者仰卧位躺在体架上，进行定位扫描的位置摆放；

3. 选择合适的体位固定装置进行固定；

4. 放射 MR 参考标记物；

5. 放置磁共振线圈；

6. 将需要扫描的部位送至磁体等中心；

7. 选择需要扫描的磁共振序列，开始扫描；

8. 使用高压注射器静脉注射 Gd-DTPA 对比剂，剂量为 0.1~0.2mmol/kg，成人注射速率为 1ml/s，儿童为 0.6ml/s，注药后可立即扫描；

9. 扫描结束后，检查确认图像后上传保存（如图 40-11）。

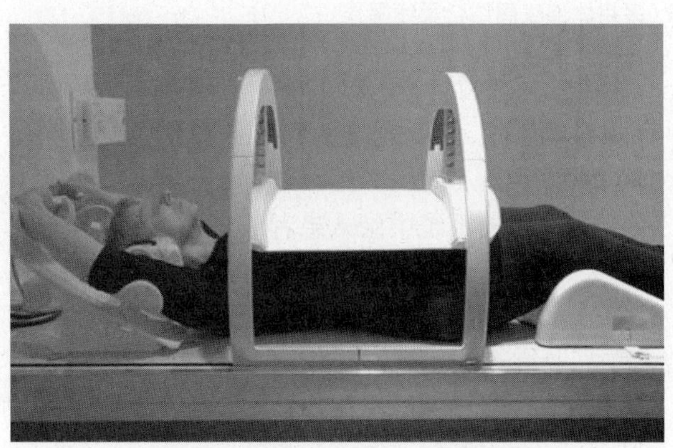

图 40-11　腹部 MR-sim 患者摆位

（七）其他部位 MR-sim 扫描流程

其他部位的磁共振模拟扫描流程大体是一致的。需要注意磁共振成像需要使用线圈，所以有的部位需要一些特殊的体位固定器。体位固定器的使用，不能影响磁共振接收线圈的放置及信号接收。在做乳腺扫描的时候，经常需要使用乳腺固定支架。而很多时候使用了乳腺固定支架及打了一定角度之后，就没有空间再进行磁共振接收线圈的放置了。在进行一些特殊部位的模拟扫描的时候，需要同时兼顾患者体位的固定及线圈的放置，有的部位可能需要进行侧卧位扫描，需要注意图像坐标的正确识别。

（八）基于磁共振模拟影像的靶区勾画

磁共振模拟图像通常和 CT 模拟图像融合和进行靶区和危及器官的勾画。鉴于磁共振各种对比度图像的分辨力及几何失真度，一般使用常规 T_1 加权和 T_2 加权影像与 CT 模拟影像融合，或者计算类 CT 图进行靶区及危机器官的勾画。对于头部若用于立体定向治疗，可使用对比剂增强后高空间分辨力轴位 3DT_1 加权影像。对于非立体定向治疗，2D 和 3D 的 T_1 加权影像及 T_2 加权或 T_2 加权 FLAIR 可考虑使用。对于头颈部使用对比剂增强后轴位压脂 T_1 加权影像进行肿瘤的勾画，T_2（TSE）加权影像进行水肿区域的辨识勾画。头部与头颈部均使用增强后 T_1 加权影像与 CT 进行刚性配准融合。对前列腺轴位的多层 2D-T_2-TSE 影像用于前列腺同精囊的勾画，矢状位多层 2D-T_2TSE 影像用于前列腺尖部和尿道的辨识。对于磁共振图像，通常选用横轴位的 T_1 加权图像、T_2 加权图像、DWI 图像和对比剂增强图像与 CT 图像刚性融合配准。能够准确识别肿瘤边界，瘤周水肿和转移淋巴结等。对于盆腔，使用 T_2 加权影像与 CT 配准融合。磁共振其他功能性及量化影像（弥散、灌注、波谱等等）根据实际临床需求作为肿瘤、病变及危机器官的辨识同勾画参考。

（九）基于磁共振模拟影像的剂量计算

磁共振图像信息来自质子密度和弛豫时间函数，没有电子密度信息，无法满足治疗计划要求，目前主要有以下几种解决办法：

1. 对于颅内肿瘤，给磁共振图像赋予均匀单一电子密度，将脑组织当作均匀组织对待，但是剂量计算精度和稳定性较差；

2. 对骨性、空腔组织、软组织等比对度变化较大的区域，指定容积密度后进行放疗计划。这种方式对于头颈部肿瘤剂量计算优于第一种方法；

3. 将 CT 图像的电子密度值通过图像配准的方式对应到磁共振图像上的点，这种剂量计算最为准确，但是当有较大肿瘤或术腔存在时，可能会导致配准错误，影响剂量计算准确性。

目前对于磁共振图像无法提供电子密度的问题，一般是在模拟定位扫描后和 CT 图像进行融合配准，或采用各种计算方式，将磁共振图像转换成现实电子密度信息的伪 CT 图像（pseudo-CT image），准确进行剂量计算。

（十）磁共振模拟影像的传输及 TPS 导入

扫描得到的模拟定位图像以 DICOM 格式存储并通过网络传输至 TPS 计划系统。为保证剂量计算的精确度，需要对以下内容进行检验：

1. **图像的几何失真度**　检查图像参数包括像素数目、像素大小、层厚等。

2. **扫描位置与方向**　检查每一扫描序列的位

置参数，患者左右、头脚方向、仰卧位或俯卧位等。

3. **患者文本信息**　核对患者信息与申请单是否一致。

（十一）全流程测试及评估

根据 *AAPM TG100*（《医用加速器的质量保证》）报告倡导以预测和应对为基础的分析方法来理解放疗流程中质量管理的要点，对磁共振模拟影响在整个放疗流程中进行测试和评估。主要包括预警风险分析的原因，如何实践和制定流程导向和医疗机构导向的风险分析及质量管理方案。具体可根据 TG-100 风险分析方法绘制适合自身特色的流程图，准备安全应急预案，进行故障模式、效应分析和故障树分析，及时了解磁共振模拟影响所有可能出现的风险。如图 40-12。

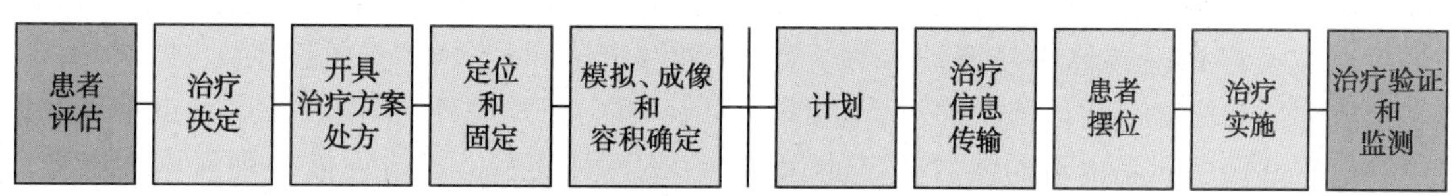

图 40-12　放射治疗流程

四、磁共振模拟扫描的序列及参数

与 CT 成像原理不同，磁共振成像属于多参数成像。影响组织磁共振信号强度的因素多种多样，如组织固有的 T_1 值、T_2 值、氢质子密度、液体流动、水分子弥散运动等。这些因素混杂在一起，通过图像的信号强度很难鉴定到底是哪种因素造成的信号强度的差异，很难根据图像反映不同的组织特性。可以通过人为的调节成像扫描参数，从而达到突出图像反映某种组织特征的作用。

磁共振扫描序列是根据不同的成像参数，得到不同对比度的图像的扫描程序统称。物理上，序列（sequence）就是射频脉冲、梯度场和磁共振信号采集等相关各个参数的设置及其在时序上的排列。一般由五部分构成：射频脉冲，层面选择梯度（如果是 3D 序列则是范围选择梯度），相位编码梯度（如果是 3D 序列，就有两个方向的相位编码梯度），频率编码梯度，信号读出。

（一）磁共振 2D 扫描和 3D 扫描

要获取磁共振图像，首先就必须要选择成像的区域（成像的范围，视野大小等）。根据激发或者磁共振扫描的不同，可以把磁共振成像（或者磁共振扫描）分为以下几种模式：

2D 模式、3D 模式、MS（多层模式）、M2D（多层 2D 模式）。其中：2D、MS、M2D 都是二维（2D）扫描模式；而 3D 是三维（3D）扫描模式。

2D 扫描与 3D 扫描差别在与扫描方式不同。2D 扫描以层为单位，利用射频脉冲选择性的激发某一层，然后利用梯度编码进行这一层的空间定位，层厚是由脉冲带宽决定。而 3D 扫描又称为容积扫描，通过较大带宽激发整个成像范围，同时存在两个相位编码，分别用来选层和空间定位，通过三个方向的梯度进行空间编码。层厚是由层面方向相位编码梯度和射频脉冲带宽决定的，最薄层厚主要由梯度场强度性能决定的。3D 扫描≠薄层扫描。2D 及 3D 只是磁共振扫描的模式，跟层的厚薄无关。有的序列是 3D 序列，可能层厚比 2D 的序列还厚。如图 40-13。

（二）磁共振常用序列及参数

磁共振序列多种多样，不同厂家序列命名也不完全相同。磁共振序列分类的方法很多，目前最主流的序列分类及命名方法是根据磁共振信号产生的机理对序列进行大体的分类。

射频脉冲激发后直接采集信号，得到的磁共振

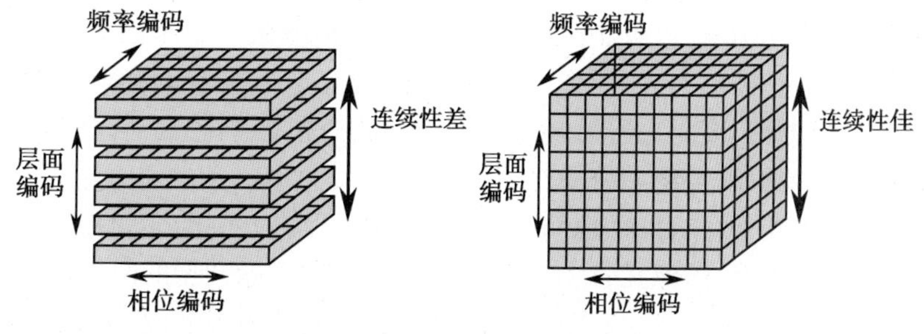

图 40-13　磁共振 2D 扫描和 3D 扫描的示意图

信号叫做自由感应衰减(free induction decay,FID)信号,该类序列被统称为FID序列。射频脉冲激发后,采用180°重聚焦脉冲和读出梯度场的切换共同作用,得到的磁共振信号是自旋回波(spin echo,SE)信号,该类序列被统称为SE序列。自旋回波类序列又被称为射频回波序列。射频脉冲激发后,仅采用读出梯度场的切换产生的信号是梯度回波(gradient echo,GRE)信号,该类序列被统称为GRE序列。梯度回波类序列又被称为场回波序列。同时采集了自旋回波和梯度回波信号的序列,又被称为杂合序列。磁共振序列是由不同参数决定的,而磁共振参数则非常多。一般根据参数对图像的影响,把参数分为:几何类、对比度类、分辨力类、生理及运动控制类、系统及后处理类等。

SE序列中,最重要的两个参数就是重复时间TR(repetition time)和回波时间TE(echo time)。这两个参数直接决定SE序列图像的对比度。TE回波时间是指从射频脉冲开始到产生磁共振信号之间的时间,单位一般采用毫秒(ms)。在SE序列中,TE特指90°射频脉冲到自旋回波最大信号幅度形成的时间。TE越长,从射频激励到信号采集之间间隔时间越长,组织横向磁化矢量衰减越明显。TR重复时间是指相邻两次射频脉冲之间的时间间隔,单位也采用毫秒(ms)。在SE序列中,TR特指相邻两次90°射频脉冲之间的时间间隔。

T_1加权像(T_1 weighted image,T_1WI)主要反映组织T_1值差异的图像对比度。采用短的TR和短的TE一般能得到T_1权重的图像。T_1WI图像一般主要显示组织的解剖结构,如在头颅中,T_1WI图像上,白质显示为稍高信号(图像中表现为更亮,更白),灰质显示为中等信号(图像中表现为灰色),脑脊液显示为低信号(图像中表现为更暗,更黑),这种是非常符合组织解剖对比的。T_2加权像(T_2 weighted image,T_2WI)主要反映组织T_2值差异的图像对比度。采用长的TR和长的TE一般能得到T_2权重的图像。T_2WI图像一般用于显示病灶比较敏感,大部分病灶含水量增减,反映在T_2WI图像中表现为高信号(图像中表现得更亮、更白),容易显示。质子密度加权像(PDWI)主要反映组织中氢质子密度差异的图像对比度。采用长的TR和短的TE一般能得到PD权重的图像。PDWI图像在骨关节扫描中应用得比较多。

SE序列结构比较简单,信号变化容易解释;图像具有良好的信噪比、组织对比良好;并且对磁场的不均匀敏感性低,磁敏感伪影很轻微。但是SE序列一次激发仅采集一个回波,序列采集时间较长;体部MRI时容易产生伪影;由于扫描时间长,难以进行动态增强扫描。目前临床多用于T_1WI图像,而且以1.5T居多。扫描部位多用于头颅、脊柱及骨关节软组织。为了解决扫描时间长的问题,基本上目前大部分情况下采用的是快速自旋回波序列(turbo spin echo,TSE)来扫描。

除了SE序列,梯度回波序列也是磁共振中常用的序列类型。梯度回波序列采用读出梯度场的正反切换产生信号。其主要特点是扫描速度更快。由于没有采用180°重聚焦脉冲来形成自旋回波信号,梯度回波序列磁场的均匀性比较敏感。梯度回波序列同样可以根据不同参数得到不同对比度的图像,如:T_1WI、T_2^*WI、PDWI等。梯度回波序列中的TE、TR远远小于自旋回波序列。由于TR都非常短,所以决定图像对比度的主要参数为:射频脉冲翻转角(flip angle)和回波时间(TE)。

对于磁共振模拟定位来说,在达到较好的图像质量和空间分辨力的同时还要将扫描时间降至最短。不同于诊断磁共振图像,模拟定位磁共振图像目的是定位肿瘤具体位置和边界,只需要轴位图像。磁共振成像序列较多,主要包括SE序列、GRE序列、IR序列、EPI序列、FID序列。由于SE序列结构简单,并且具有良好的信噪比和组织对比度,FSE序列扫描速度快、几何失真小等优点,同时GRE序列受到梯度磁场均匀性影响较大,因此扫描首选SE序列。常用序列参数主要包括层厚、回波链长度、FOV、采集矩阵、重复时间、回波时间、翻转角等。序列选择和参数调整根据解剖位置的不同较为灵活。T_1WI用于解剖结构的显示,T_2WI用于病变及周围水肿的显示,增强T_1WI用于病变的显示。例如前列腺和直肠选择T_2加权成像,胶质瘤选择T_1对比增强。

(三)评价磁共振图像质量的主要标准

1. 信噪比 信噪比(SNR)是指磁共振图像的信号强度与背景随机噪声的比,是磁共振图像最基本的质控指标。它受到许多参数的影响,如层厚、矩阵大小、FOV等。SNR与主磁场的磁场强度成正比,所以理论上讲同样的扫描参数,3.0T磁共振的SNR是1.5T磁共振的两倍。SNR也与体素大小成正比,体素越大包含有更多的自旋质子,因此有更多的氢原子核来产生信号。同样SNR也与层厚成正比,层厚越厚,包含的自旋质子就更多,信噪比也就越高。组织的氢质子密度同样也会影响 SNR,质子密度越大则 SNR 越高等。

2. **对比度**　对比度是指不同兴趣区域的相对信号强度差,在不影响模拟图像形变程度的条件下,应尽量提高对比度。

3. **分辨力**　空间分辨力(spatial resolution)是指磁共振图像对解剖细节的显示能力,包括空间分辨力、密度分辨力和时间分辨力。图像的最基本单位是体素(voxel)或者像素(pixel)。体素越小,空间分辨力越高;反之亦然。一般临床上常用基本的体素大小或者像素大小来描述图像的空间分辨力,或者采用扫描视野(FOV)除以采集矩阵的形式来描述图像的空间分辨力。层厚也是影响空间分辨力的重要参数,代表了层面选择方向的空间分辨力,也可以理解为层间分辨力。层厚越厚,层间的空间分辨力就越低;反之亦然。

4. **伪影**　除噪声外与实际解剖结构不相符的信号。伪影严重影响影像中组织结构的边界和几何形状,在成像中应尽量避免伪影。

5. **几何形变**　几何精度是磁共振模拟定位中最重要的指标。造成几何形变的主要原因是静磁场和梯度场的不均匀性。

扫描时间是指完成一个序列所需要的时间,又叫采集时间。信噪比、空间分辨力、扫描时间,这三个指标如图三角关系一样,相互制约,相互牵制。扫描时间固定的话,空间分辨力越高,体素越小,信噪比越低;体素增大,空间分辨力下降,但是信噪比上升。空间分辨力固定的话,增加扫描时间,信噪比肯定上升;减少扫描时间(比如用并行采集,增加回波链数目等),信噪比下降。信噪比固定的话,减小体素,分辨力增加,但是信噪比下降;要保持信噪比不变,必须增加激励次数,这样就增加了扫描时间;同样,减少空间分辨力,体素变大,信噪比上升,可以减少扫描时间。在影像诊断中,医生更关注图像对比度,主要包括:正常组织-病变的对比度;不同正常组织的对比度。信噪比高,并不一定图像对比度好。空间分辨力高,也不一定是图像对比度好。图像的对比度首先是反映在各种不同组织的差异上面,无论是信号差异,还是解剖位置差异。图像对比度是通过信噪比、空间分辨力的调整,综合调试出来的。信噪比太低了,图像没有信号;空间分辨力太低,即使信号有差异,细节不足,图像对比度也不能很好的反映。根据检查目的,我们需要不同的图像对比度。在显示病灶方面需要正常组织-水肿的对比度,头颅扫描的时候需要灰质-白质对比度,腹部扫描需要肝脏和病变组织对比度,心脏磁共振成像需要心肌-血池对比度等。

一幅较好的磁共振模拟定位图像需要在保证几何形变程度最小的情况下,信噪比、空间分辨力与扫描时间之间找到一个平衡点。

(四)磁共振直线加速器一体机扫描序列和普通诊断扫描序列的差异

磁共振放疗模拟定位扫描要求和放射诊断扫描要求不同,放疗模拟定位图像扫描的难度远远大于放射诊断,所以图像大部分可能没有放射科磁共振图像清晰。放疗定位扫描中,线圈不能直接接触或者包裹患者,因为患者在放射治疗或者CT 模拟扫描中,体位是躺在平板上,不能外部压迫患者,改变患者体表轮廓及位置。所以放疗定位扫描的时候,信号接收线圈是不接触身体的,接收线圈距离成像物体越近,图像信噪比越高。放疗模拟定位扫描的层厚一般非常薄,因为需要和CT 模拟扫描图像融合或者配准。层厚越薄,信噪比 SNR 越低。

放疗模拟定位需要图像配准以及与治疗时保持一致,方便做放疗计划,图像定位不打任何角度。而诊断图像,可以调整角度,以最好的解剖角度显示。

诊断 MR 与模拟定位 MR 使用目的不同,诊断用 MR 序列是以发现和定义疾病分型分期为目的。模拟定位 MR 更加侧重空间定位的准确性和摆位的可重复性。因此放疗模拟定位图像没有诊断图像清晰。磁共振模拟定位序列与诊断用 MR 序列有所不同。具体差异如下:

1. **视野大小**　诊断用 MR 包含扫描范围内组织结构即可。模拟定位 MR 需要较大视野以包括皮肤组织及轮廓。

2. **读出带宽**　诊断用 MR 考虑到信噪比选择水脂相位之间的平衡点。模拟定位 MR 通常选择较高带宽采集,以减少化学位移伪影和磁敏感伪影导致的图像扭曲。

3. **层厚和层间距**　诊断 MR 层厚通常在 4~5mm,层间距为 0~2mm。模拟定位 MR 采用连续层扫描,选择较薄层厚。

4. **几何失真**　诊断 MR 图像几何失真不能影响临床诊断。模拟定位 MR 图像几何失真在各个方位不能超过 2mm。

5. **呼吸运动**　诊断 MR 扫描时通常采用屏气方式降低运动伪影。模拟定位 MR 图像采用门控装置扫描患者同一呼吸时相的图像。

6. **扫描定位线**　诊断 MR 多方位多角度的显示病变特征。模拟定位 MR 扫描定位线不能打角度，通常只需要横轴位图像。

（五）头颅扫描的序列及参数

头颅 MR-sim 扫描一般采用普通常规磁共振诊断常用的序列，如：T_1WI、T_2 FLAIR、T_2WI，增强扫描的 T_1WI+C 序列。磁共振是多参数成像，MR-sim 扫描必须扫几个序列。可以选择进行普通平扫或者平扫加增强扫描，扫描序列可以选择同时完成 T_1WI、T_2WI、T_2 FLAIR，或者仅仅扫描某一个或某两个。根据临床需求，必要情况下还可以增加一些功能序列，如 DWI、MRS、DTI 等。通常选择增强后的 T_1WI 与 CT 图像进行刚性配准。

对于头颅常规模拟定位增强序列可选择 2D 序列或 3D 序列，层厚通常为 1～3mm，对于立体定向模拟定位，增强序列必须选择 3D 序列，层厚为 1～1.5mm，较薄层厚下具有较高空间分辨力。序列扫描层间距均为 0。普通模拟定位图像几何失真不可超过 2mm，立体定向模拟定位图像几何失真不可超过 1mm。空间分辨力层面内体素≤1mm×1mm。扫描时注意定位线不能倾斜。扫描定位后，一定要检查一下定位线有没有打角度，必须要保证定位线三个方位都是没有打角度的。如图 40-14。

（六）头颈部扫描的序列及参数

对于头颈部的神经、腺体、淋巴结等软组织，磁共振具有天然的优势。头颈部 MR-sim 扫描一般采用普通常规磁共振诊断常用的序列，序列主要包括 3D-T_1WI、脂肪抑制的 T_2WI、3D-T_1WI+C。主要平扫序列选择 FSE 序列 T_2WI，用以鉴别水肿。增强序列选择脂肪抑制的 T_1WI，脂肪抑制技术可选择 DIXON、SPAIR 或 STIR 技术。FOV 范围取决于小型表面线圈的限制，从 12～22cm。层厚范围为 1～4mm。几何形变不超过 2mm。MR-sim 扫描必须扫几个序列，可以选择进行普通平扫或者平扫加增强扫描，扫描序列可以选择同时完成 T_1WI、T_2WI，或者仅仅扫描某一个或某两个。与头颅 MR-sim 扫描一样，头颈部 MR-sim 扫描国内大部分医院采用 3mm 或 2.5mm 层厚进行，如果是 2D 序列则要保证层间距为 0。扫描层数根据需要成像的范围，一般是 100～140 层，扫描层数越多，扫描时间越长，所以需要注意权衡。空间分辨力推荐层面内采集体素大小为 1.0mm×1.0mm 左右。扫描定位后，一定要检查一下定位线有没有打角度，必须要保证定位线三个方位都是没有打角度的。

（七）脊柱扫描的序列及参数

脊柱 MR-sim 扫描和普通磁共振诊断扫描有非常大的区别。普通诊断扫描由于需要更好的观察脊柱形态、椎间盘、脊髓等，一般主要行矢状位扫描。而放疗模拟定位则主要是横断位扫描，先扫描一个脊柱矢状位 T_2WI 序列，这样方便为下一步横断位模拟扫描序列做定位像使用。扫描的序列一般是横断位 T_1WI 和 T_2WI，必要时候可行增加一个 T_1WI+C 序列。磁共振 MR-sim 扫描必须扫几个序列。可以选择进行普通平扫或者平扫加增强扫描，扫描序列可以选择同时完成 T_1WI、T_2WI，或者仅仅扫描某一个或某两个。

脊柱 MR-sim 扫描一样，可能需要采用更薄的层厚，如 2mm，甚至 1mm，如果是 2D 序列则要保证层间距为 0。扫描层数根据需要成像的范围，一般

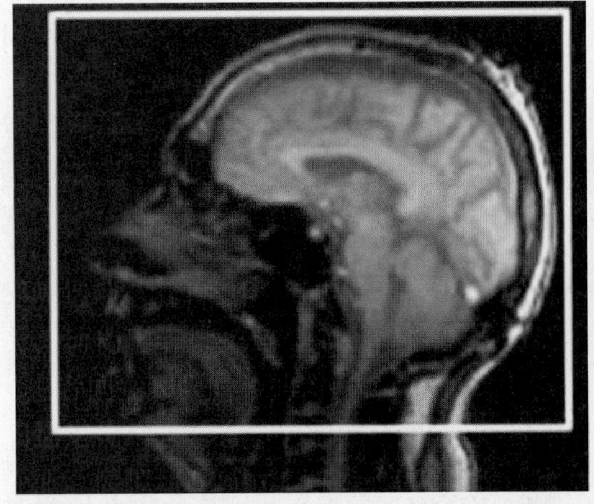

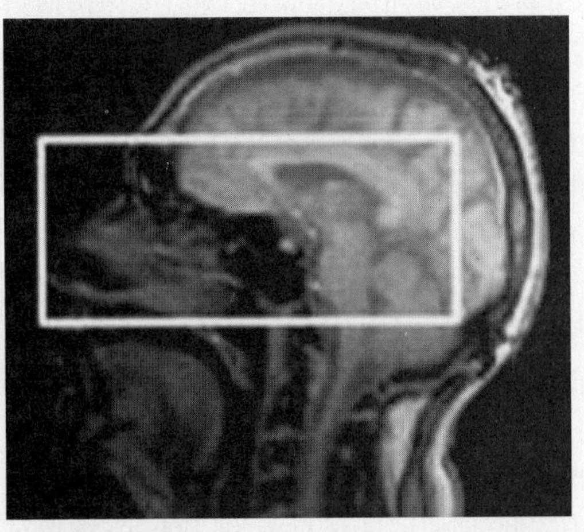

图 40-14　头颅 MR-sim 扫描不同范围

是 60~100 层，扫描层数越多，扫描时间越长，所以需要注意权衡。空间分辨力层面内采集体素大小为 1.2mm×1.2mm 左右。

扫描定位后，一定要检查一下定位线有没有打角度，必须要保证定位线三个方位都是没有打角度的。如图 40-15。

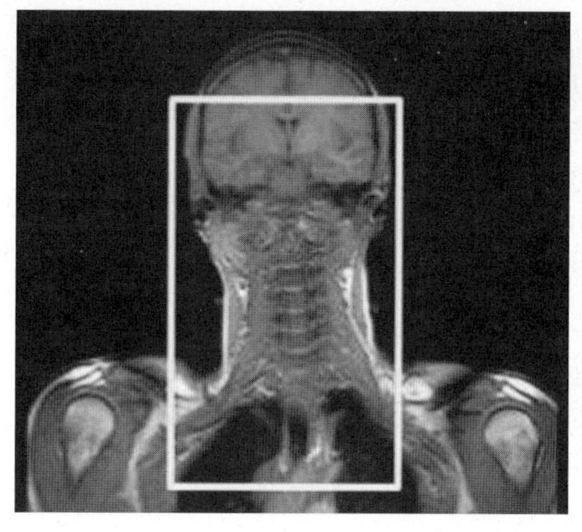
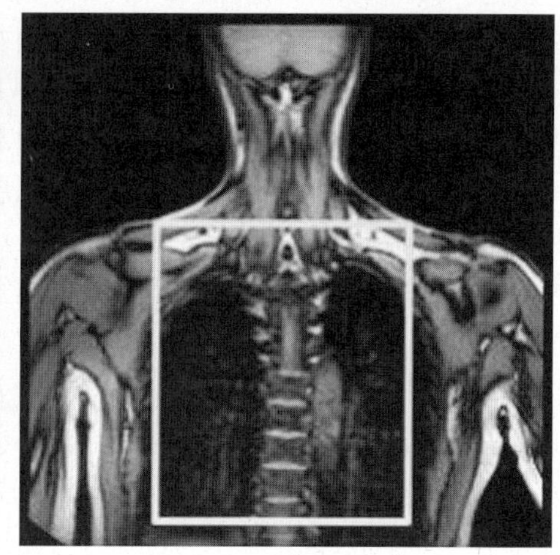
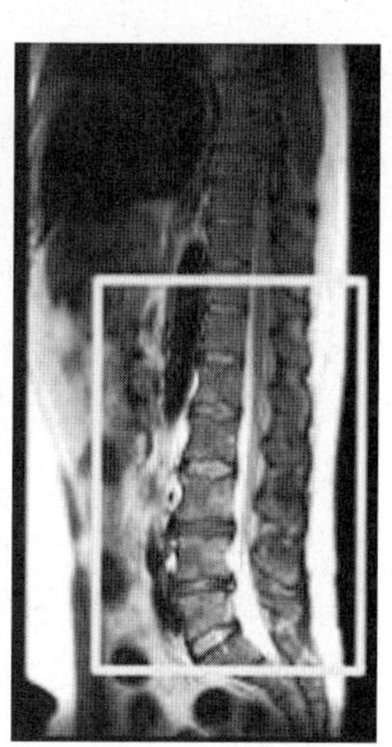

图 40-15　颈椎、胸椎、腰椎 MR-sim 扫描定位

（八）盆腔扫描的序列及参数

盆腔 MR-sim 扫描和普通磁共振诊断扫描差距不大，一般多采用是横断位 T_1WI 和 T_2WI，必要时候可增加一个 T_1WI+C 序列。常规诊断磁共振扫描可能需要在 T_2WI 序列上增加脂肪抑制技术，而放疗定位模拟扫描则不必这样。在 T_2WI 序列上，由于液体是高信号，所以显示膀胱非常好。前列腺在 T_2WI 序列上可以用于区分外周带和中央带，这是优于 T_1WI 序列上的对比度的。所以在前列腺扫描中，T_2WI 序列既可以用于看病变，也可以用于看解剖。基于以上几点，在盆腔 MR-sim 扫描中，首选 T_2WI 序列，T_1WI 序列可以选做或者仅仅作为补充。磁共振 MR-sim 扫描必须扫几个序列，可以选择进行普通平扫或者平扫加增强扫描，扫描序列可以选择同时完成 T_1WI、T_2WI，或者仅仅扫描某一个或某两个。

盆腔 MR-sim 扫描不同部位扫描层厚是不同的。如果是做前列腺模拟定位扫描，则要求层厚比较薄，一般采用 1~3mm 进行，采用 T_2WI 成像对前列腺勾画出体积相比 CT 更小，能够对 CTV 靶区进行精确勾画。直肠需扫描脂肪抑制的 T_1WI 和 T_2WI，序列通常选择轴位 FSE 序列 T_2WI 进行靶区危及器官的勾画。如果是做女性盆腔，扫描层厚则不需要这么薄，3mm 或者 5mm 皆可。一般采用 3D 序列进行扫描，如果是 2D 序列则要保证层间距为 0。扫描层数根据需要成像的范围，一般前列腺扫描范围不需要太大，而女性盆腔扫描则要求范围比较大。扫描层数越多，扫描时间越长，所以需要注意权衡。空间分辨力层面内采集体素大小为 1.5mm×1.5mm 左右。扫描定位后，一定要检查一下定位线有没有打角度，必须要保证定位线三个方位都是没有打角度的。

（九）腹部扫描的序列及参数

在进行腹部磁共振扫描中，一个非常重要的问题就是如何控制呼吸运动伪影，也就是如何冻结呼吸运动。人体在生理状态下，自由呼吸的时候，随着膈肌、肋间肌、腹肌的配合，膈肌会有规律的上升和下降。肝脏在人体自由呼吸条件下，运动就复杂得多，肝脏不仅会上下移动，也会前后“翻滚”。所以在进行腹部扫描的时候，必须保证在肝脏相对静止的时候采集信号，这样才能冻结呼吸运动。普通诊断磁共振扫描中，冻结呼吸运动的方法很多，主要是屏气扫描，采用呼吸触发方式，采用膈肌导航方式，多次激励平均方式以及单次激发模式扫描方式。在放疗模拟定位扫描中，需要保持和 CT 模拟定位扫描同样的方式。如果是和 4D CT 配合，可以采用呼吸触发方式；如果 CT 采用了屏气扫描，推荐采用膈肌导航方式来进行扫描。可以先扫描一个腹部冠状位 T_2WI 序列，这样方便为下一步横断位模拟扫描序列做定位像使用。

腹部 MR-sim 扫描采用的序列还是主要以 T_2WI 为主，可以结合脂肪抑制。增强扫描可以更敏感地发现病灶，所以大部分腹部 MR-sim 可能需要行增强检查。由于腹部扫描模式需要和 CT 定位保持一致，可选择4D-MR呼吸触发扫描、屏气扫描或膈肌导航进行扫描。若行动态增强扫描或灌注增强扫描则需要屏气。如果不需要做动态增强，则打药后可以选择行延迟强化。腹部MR-sim扫描必须扫几个序列，可以选择进行普通平扫或者平扫加增强扫描，扫描序列可以选择同时完成 T_1WI、T_2WI，或者仅仅扫描某一个或某两个，序列包括3D-T_1WI、T_2WI、T_1WI+C、DWI。腹部MR-sim常规平扫一般采用2D序列，大部分医院层厚采用3mm，层间距为0。而腹部增强扫描则采用3D序列进行扫描，层厚可更薄。扫描层数根据需要成像的范围，如果仅仅扫描肝脏，则仅仅需要60~80层就能完成；如果需要更大的覆盖范围，则扫描层数必须得增加。扫描层数越多，扫描时间越长，所以需要注意权衡。空间分辨力推荐层面内采集体素大小为1.5mm×1.5mm左右。扫描定位后，一定要检查一下定位线有没有打角度，必须要保证定位线三个方位都是没有打角度的。

（十）胸部扫描的序列及参数

胸部呼吸运动及心跳、大血管搏动等，使磁共振成像在肺部应用受到一定限制，但是磁共振在纵隔肿瘤诊断鉴别具有较大优势。同腹部一样，在进行胸部磁共振模拟扫描的时候，也要考虑如何进行呼吸运动的冻结及补偿。相对于腹部，胸部还有心脏及大血管等结构存在，除了考虑呼吸运动，还需要注意心脏的运动及大血管搏动对磁共振图像的影响。

磁共振由于其成像原理决定了其在肺部的应用方面受到了一定的限制，当然最近影像技术发展及研究表明，磁共振在纵隔定性诊断及鉴别肺不张与治疗后肺癌复发方面有其独有的优势。

在放疗模拟定位扫描中，需要保持和CT模拟定位扫描同样的方式。如果是和4D CT配合，可以采用呼吸触发方式；如果CT采用了屏气扫描，那么能屏气的MR模拟扫描也可以采用屏气扫描，不能屏气的用导航，采用膈肌导航方式来进行扫描。胸部MR-sim扫描采用的序列还是主要以 T_2WI 为主，可以结合脂肪抑制。由于胸部含有气体及局部磁场均匀度不佳，行选择性的频率脂肪抑制可能效果不佳。T_1WI 序列也可以进行扫描，还可以使用DIXON技术一次扫描同时出四组图（同相位图、反相位图、脂肪抑制图、水抑制图），可以提供更多的图像信息。使用DIXON技术扫描必须采用屏气，扫描前需要训练患者呼吸。增强扫描可以更敏感地发现病灶，如果有必要可以进行增强扫描，打药后行 T_1WI 序列的扫描。MR-sim扫描必须扫几个序列。可以选择进行普通平扫或者平扫加增强扫描，扫描序列可以选择同时完成 T_1WI、T_2WI，或者仅仅扫描某一个或某两个。序列包括3D-T_1WI、3D-T_2WI、脂肪抑制的 T_1WI、3D-T_1WI+C、DWI。

胸部MR-sim常规平扫一般采用2D序列，大部分医院层厚采用3mm或5mm，层间距为0。增强扫描则采用3D序列进行扫描，层厚可更薄。扫描层数根据需要成像的范围，一般扫描80~100层。扫描层数越多，扫描时间越长，所以需要注意权衡。空间分辨力推荐层面内采集体素大小为1.5mm×1.5mm左右。扫描定位后，一定要检查一下定位线有没有打角度，必须要保证定位线三个方位都是没有打角度的。

（十一）其他部位扫描序列及参数

其他部位的磁共振模拟定位扫描大体上都采用平扫及增强扫描两种模式。平扫大部分采用 T_2WI 序列进行靶区勾画及病灶显示，采用 T_1WI 序列进行解剖结构的显示及危及器官的勾画。增强扫描，打药后进行 T_1WI 序列扫描。扫描序列多推荐以3D为主。扫描定位后，一定要检查一下定位线有没有打角度，必须要保证定位线三个方位都是没有打角度的。部分特殊的部位，如果不方便发现病灶及确定扫描范围，可以先扫描一个冠状位或者矢状位进行定位，待能确定扫描范围及病灶，再行横轴位的模拟序列扫描。

四肢等特殊部位扫描注意患者扫描位置摆放与CT定位保持一致，通常采用 T_1WI、T_2WI、T_1WI+C，可根据需要决定是否进行脂肪抑制。注意定位线不可打角度。

（十二）特殊功能序列

和CT相比，MR的另一大优势就是除了能进行结构成像，显示组织解剖结构，还可以进行功能成像，反映组织的一些功能特性。常用的功能磁共振成像主要是弥散加权成像（DWI）、弥散张量成像（DTI）、灌注加权成像（PWI）和磁共振波谱成像（MRS）等。

弥散加权成像技术属于功能磁共振成像技术中的一种，是目前在活体上测量水分子弥散运动的唯一无创性方法。与常规的加权序列相比，弥散序列主要用于检测水分子的弥散情况，因此在传统SE序列的基础上，施加了一对大小和方向都相同的梯度场常置于SE序列180°脉冲的两侧，通过

EPI 快速读出信号。目前临床常采用单次激发 SE-EPI-DWI 序列。DWI 可用于脑肿瘤性病变（如淋巴瘤等）、感染性病变，在肿瘤鉴别诊断或囊肿的鉴别等及确定肿瘤范围方面有明显优势，DWI 还可以做全身类 PET 检查；由于 EPI 通过快速切换读取信号，容易累积相位差，因此会出现较大的形变，所以目前可供参考使用，不能直接用于勾画靶区。DTI 主要用于描述水分子弥散方向特征的磁共振技术，通过在 DWI 基础上施加 6~55 个（可能更多）非线性方向梯度，获取弥散张量图像；DTI 采用单次激发自旋回波-平面回波序列（SE-EPI）进行扫描。DTI 技术是目前唯一能在活体中显示神经纤维束的走形、方向、髓鞘等信息，FA 值能发现白质早期损伤的病理改变，还可为临床治疗和预后提供参考。

磁共振波谱成像是利用质子在化合物中共振频率的化学位移现象测定化合物成分及其含量的监测技术，是目前唯一能无创检测活体器官和组织代谢、生化、化合物的定量分析方法。通过短的射频脉冲以激励原子核，采集到信号，将这种信号通过傅里叶变换转变成波谱。主要原理是依据化学位移和 J-耦合两种物理现象。目前 MRS 在颅内占位性病变及乳腺等部位的诊断和鉴别诊断起重要参考价值，有助于鉴别脑内原发肿瘤和脑外肿瘤等，乳腺通过观察胆碱的含量来鉴别肿瘤的良恶性。

磁共振灌注成像反映了微血管的血流及通透性，与肿瘤的氧合有关。弥散张量成像能够以非入侵的方法显示脑白质纤维束走行，发现白质早期损伤，为放疗计划制定和预后提供参考。功能成像由于成像方式易产生伪影和几何失真，目前不能直接应用于放疗靶区勾画。

综上所述，以上三种特殊序列因为种种原因，目前只可为临床划靶提供参考信息，不能直接用于靶区的勾画。

五、磁共振影像引导下放射治疗的质量控制

磁共振成像属于多参数成像，成像原理复杂。放疗模拟定位对图像精准度要求非常严格，所以磁共振模拟定位系统的质量控制是模拟定位中非常重要的一个环节。造成伪影导致图像质量下降、几何失真的因素有很多，包括主磁场不均匀，梯度磁场非线性分布、射频脉冲的空间分布、扫描序列的参数设置等。定期规范化的质量控制测试以确保设备的良好运行状态，对于提高患者放射治疗精度具有极其重要的意义。

（一）磁共振模拟机的质控

磁共振系统质量控制检测项目指标主要包括磁场中心频率、磁场均匀性、梯度线性度、几何形变、外部激光灯定位系统、磁共振模拟机扫描床精度等。图像质量检测主要包括磁场中心频率、空间均匀性、梯度线性度和层厚等，采用厂家提供的定期图像质量测试（periodic image quality test，PIQT）体模进行检测。

1. **磁场均匀度**　磁场均匀度的定义是：成像范围内两点之间磁场强度的最大偏差 ΔB 与标称磁场强度 B_0 之比，其单位为百万分之几（ppm）。磁场的均匀性随着离磁体等中心（isocenter）距离的增加而逐渐减弱。根据拉莫尔方程，磁场均匀度也可等价的用两点之间的最大频率差 Δf 与中心频率 f_0 之比定义。非均匀磁场引起一个体素内质子共振频率范围加宽。在一个较大的视野中，会导致图像失真的程度增大，特别在该视野的边缘更加显著。在成像区域范围内的磁场均匀度是决定影像的空间分辨力和信噪比的基本因素。磁场均匀度还决定系统的有效成像视野。

2. **梯度线性度（linearity）**　磁共振成像系统的梯度场线圈用来产生比较弱的在空间上规律变化的磁场。这个随空间位置变化的磁场叠加在主磁场上，其作用是对磁共振信号进行空间编码，决定成像层面位置和成像层厚。梯度场从零上升和从峰值下降过程中会在梯度线圈结构中产生感应电流——涡流（eddy current）。这种感应电流产生的磁场对梯度场起干扰作用，使梯度场的线性度受到影响，这称为涡流效应。涡流效应导致伪影，表现为影像的区域性失真。梯度线性度主要是通过测量磁共振图像中的空间线性度（spatial linearity，SPL）、层面轮廓度（slice profile，SLP）等指标来反映系统的梯度线性度。

3. **中心频率**　磁共振的中心频率与主磁场强度成正比，是反映主磁场状况的重要参数。测量中心频率随时间的变化可用来检测主磁场强度的稳定性。采用厂家提供序列和模体，用头线圈进行扫描，两次日常测量中心频率偏差不超过 1.5ppm。

4. **空间均匀性**　空间均匀性是决定图像的空间分辨力和信噪比的基本因素，还能够决定系统的有效成像视野。磁场的不均匀主要是由于不正确

的匀场、铁磁性物质的存在或位于短磁体的边缘造成的。静磁场的不均匀会影响拉莫尔频率和空间位置编码梯度，导致图像伪影。测试要求空间均匀性≥75%。

5. **图像线性度**　显示梯度场平稳度的指标。梯度场负责对磁共振信号进行空间编码。在有效视野范围内线性越好，梯度场越精确，图像的几何形变越小。非线性度随着与磁场中心距离而增加，当梯度场从零上升或从峰值下降时，梯度线圈可能产生感应电流，即涡流。涡流产生的磁场对梯度场的干扰作用会降低梯度场线性，图像边缘可能产生空间和强度的畸变，通常要求该参数≤15%。

6. **空间分辨力和层厚**　通常要求空间分辨力≥4. 0Lp/cm，层厚偏差≤±15%。

7. **几何形变**　主磁场不均匀和梯度场非线性以及磁敏感和化学位移都会造成图像的几何形变。可以增加读出带宽，同时注意信噪比不能过低。检测几何形变采用厂家提供的几何形变校正体模（图40-16）。

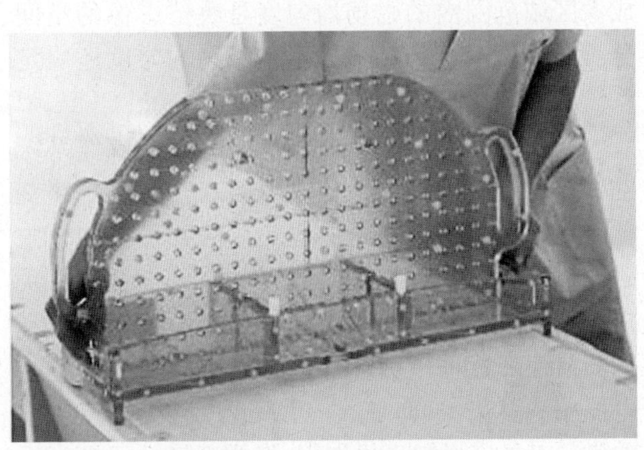

图 40-16　几何形变校正体模

8. **磁共振模拟机扫描床精度**　模拟机扫描床精度要求控制在±2mm 以内。

9. **外置激光灯定位系统**　外置激光灯系统准确性应每日测试，激光灯三个水平方向的线是否对齐，在远处是否发散等。可在第一次验收激光灯时，做好标记线，便于校准。校准时采用外置激光灯定位系统（ELPS）体模进行检测，偏移值在三个方向上不超过±2mm。见表 40-1。

（二）水模质控

由于放射治疗对图像保真度的高要求，从而对磁共振设备成像的几何质量监测也更加严格，由此需要更加符合放射治疗 QA 的水模设计。磁共振性能检测体模有很多，例如符合美国放射学会（American College of Radiology，ACR）技术标准的体模，简称 ACR 体模。符合美国医学物理学家协会（American Academy Pain Medicine，AAMP）技术标准的 MRI 性能检测体模，简称 AAPM 体模。磁共振体模用来评估基本的系统参数，如信噪比、分辨力、弛豫时间、质子密度、几何失真等。飞利浦公司根据实际的应用需求更新了几何质量控制水模和几何质量控制水模架的设计。几何质量控制水模和几何质量控制水模架可置于扫描床或平板扫描床上。如图 40-17。

表 40-1　质量控制项目及最短检测频率

质控项目	最短检测周期
中心频率	每月
床定位精度	每月
几何形状精度	每月
高对比度分辨力	每月
低对比度分辨力	每月
伪影分析	每月
外置激光灯定位系统	每天
扫描床水平度	每周
线圈、控制电脑、治疗床、用户界面	每天

（三）基于放疗的磁共振图像质控

磁共振模拟定位图像质量与医生靶区勾画的精确度直接相关。优质的磁共振图像应具有高信噪比、高分辨力、高对比度的同时，没有伪影和几何形变。这需要操作人员熟练掌握各个参数对图像质量的影响。

1. **信噪比**　信噪比是平均信号强度和平均噪声强度的比值。是评价图像质量的重要指标。影响信噪比的因素有很多，如磁场强度、线圈屏蔽效果、像素大小、矩阵大小、层厚、重复时间、回波时间、信号采集次数等都会对信噪比产生影响。

（1）体素与矩阵：FOV 不变的情况下，体素越大，SNR 越高。通过增加层厚、增加 FOV、减小矩阵均可增加体素大小。

（2）接收带宽：线圈接受带宽越宽，噪声越多，信号强度没有增加，因此 SNR 降低。减小带宽可以增加 SNR，但是减小带宽会导致图像对比度降低、扫描时间延长等。

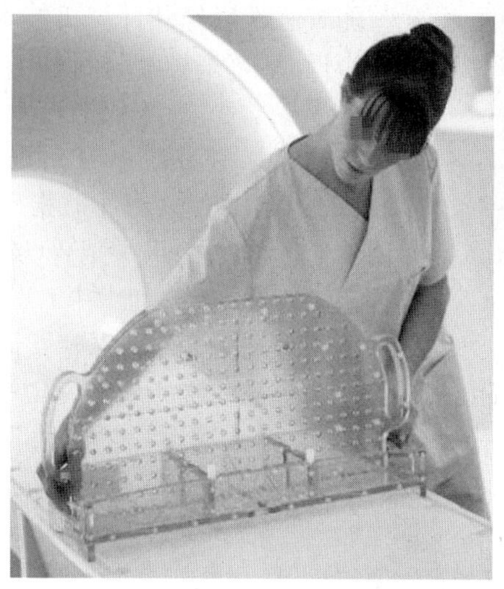
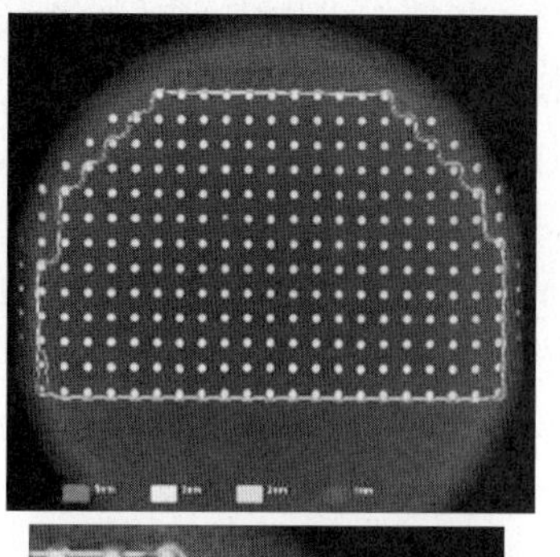
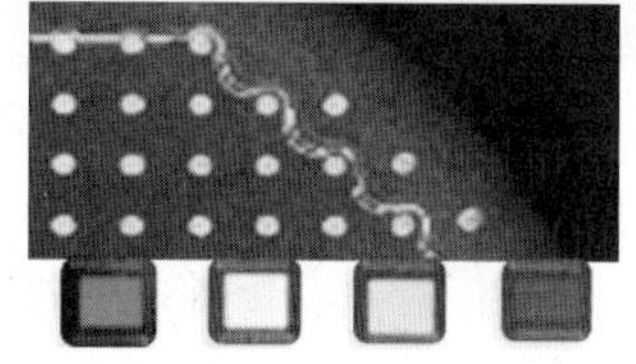

图 40-17　质控水膜

（3）重复时间（TR）：TR 时间越长，纵向磁化矢量增加，信号强度随之增加，SNR 提高，但是流入效应减弱。对于 TR 时间足够长的扫描序列，增加 TR 时间，信噪比基本没有变化。

（4）回波时间（TE）：回波时间 TE 越长，图像 T_2 对比度增加，流入增强效应增强，但横向磁化矢量衰减越多，产生信号降低，SNR 随之下降。

（5）信号激励次数（NEX）：是数据采集的重复次数，NEX 多，则 k 空间相位编码数据更加完整。SNR 与激励次数的平方根成正比，但是增加激励次数会增加扫描时间。

（6）翻转角：梯度回波序列中，翻转角决定了图像的对比度性质，翻转角越小，纵向磁化矢量转换成横向磁化矢量越小，产生信号少，SNR 降低，但是 T_2^* 对比度增强。

2. 空间分辨力　图像的空间分辨力是影像能够分辨的空间最小距离。空间分辨力的高低与体素大小有关，体素越小，空间分辨力越高，但是 SNR 越低。反之，体素越大，空间分辨力越低，SNR 越高。

3. 伪影　伪影是图像与实际解剖结构不符合的信号，使图像质量下降或产生几何形变。对于识别肿瘤和正常器官影响很大。产生伪影的原因很多，大致分为图像处理相关的伪影和患者相关的伪影，解决办法如下：

（1）卷褶伪影：增加扫描的 FOV，注意图像信噪比的降低；增加频率编码方向的过采样；增加相位编码方向过采样或无相位反转。

（2）截断伪影：常见于相位编码方向，增加相位编码的阶数，能够减少截断伪影，但是会增加扫描时间。

（3）化学位移伪影：增加接受带宽或转换相位编码方向，使频率编码方向平行于图像上组织长轴，可减少化学位移伪影。

（4）部分容积效应伪影：由于像素过大，造成一个像素内包含多种混杂信号，降低体素大小，即降低层厚即可。

（5）磁敏感伪影：在磁化力相差较多的部位常见。与主磁场场强相关，场强越高，磁敏感伪影越多。

（6）金属伪影：铁磁性物质会导致磁场变形，因此扫描前去除患者身上的金属物品，尽量使用 FSE 序列。

（7）运动伪影：对于呼吸运动伪影，采用呼吸门控或屏气的方式，尽量缩短扫描时间。对于血管搏动或脑脊液流动伪影，可采用预饱技术和/或流动补偿技术，合理地设置扫描序列的 TR 和 NEX。注意饱和带不能遮挡皮肤组织轮廓。

（王森　廖奎　张运　余建明）

第二节　术中磁共振成像技术

一、术中磁共振设备的发展与特性

（一）术中磁共振的发展史

1993 年，世界第一台 iMRI 系统在美国哈佛大学医学院 Brigham 医院投入临床使用。该 iMRI 场强为 0.5T，呈垂直双圈的开放磁体系统，又被称为“双甜甜圈（double donuts）”系统（图 40-18）。磁体间有 56cm 的间隙，供放置患者头部，手术操作在此磁体间的空隙处进行，能够在术中需要时连续采集图像。但需配备 MRI 兼容的手术设备和器械，投资费用高，且手术操作空间狭小，降低了手术操作的舒适程度。此外，由于 iMRI 场强较低，成像质量不佳，仅能进行术中解剖结构成像，很难实现脑功能成像，如血氧水平依赖脑功能成像（BOLD-fMRI）和弥散张量成像（diffusion tensor imaging，DTI）。为了降低系统成本，使用常规手术设备和器械，并改善手术者的舒适程度，新型的 iMRI 系统应运而生，如 Medtronic PoleStar 系统（图 40-19）。2006 年，复旦大学附属华山医院引进国内第一台 0.15T 低场强 PoleStar N20 系统。该系统配备有一个可升降的 0.15T 开放磁体，当需要进行术中扫描时，可将磁体升至手术区域进行扫描。此类系统的优势是，可以使用常规手术器械，且手术者有足够的操作空间，操作舒适度较好，但同样存在场强较低，无法进行术中功能成像等缺点。

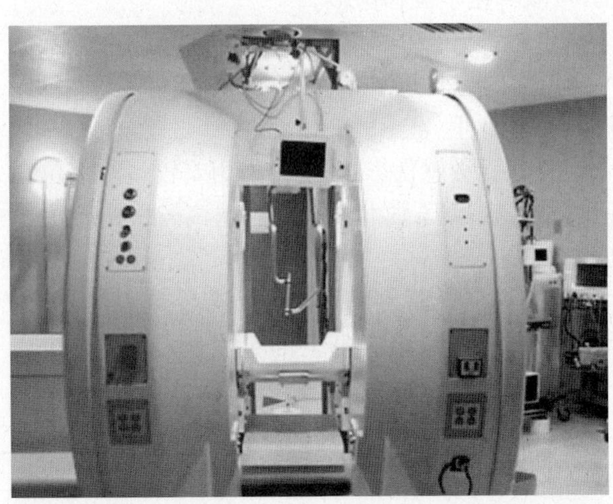

图 40-18　垂直双圈的开放 GE Signa 0.5T iMRI 系统

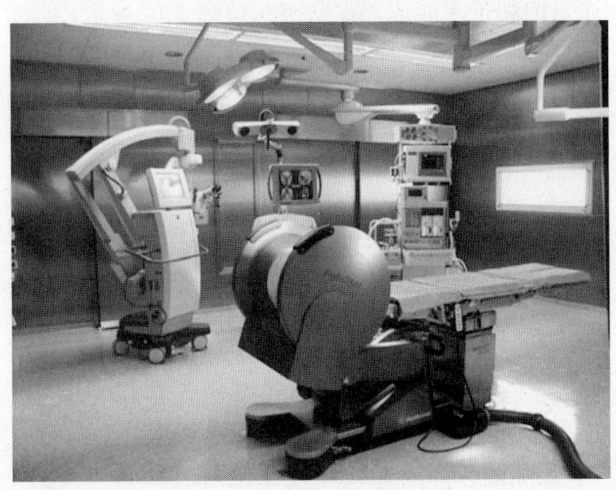

图 40-19　Medtronic PoleStar N20 0.15T iMRI 系统

随着医学影像和计算机技术的发展，术中影像学成为近 20 年来神经外科领域的一大进步。借助于术中影像学手段，不仅能在术中精准地定位病灶的解剖位置和脑功能区，还可以及时更新病灶的术中影像，并提供实时的导航指示，具有很高的临床实用价值。早期的术中成像方法主要借助于术中血管造影、术中 B 超和术中 CT 等技术，但上述方法存在组织分辨力低、有放射性损伤等缺点，从而限制了这些方法的临床应用。

（二）术中磁共振的特性

术中磁共振成像（intraoperative MRI，iMRI）因其无放射性损伤、软组织分辨力高、任意平面三维成像等优点，成为神经外科至关重要的影像学指导工具。iMRI 设备主要分为三种类型：①低场强开放式 iMRI 系统，如 GE Signa SP 系统和 Medtronic PoleStar 系统；②术中患者转运方式 iMRI 系统，如 GE 750W 系统；③术中移动式 iMRI 系统，如 IMRIS Neuro Ⅱ-SE 和 IMRIS Neuro Ⅲ-SV 系统。

高场强封闭磁体系统的开发，实现了高质量 MRI 成像和脑功能成像的临床需求。此类 iMRI 系统进行术中扫描时，分为移动患者和移动磁体两种类型。这两种系统基本设计主要为双室（手术室 OR-检查室 DR，图 40-20），或三室（手术室 OR-检查室 DR-手术室 OR，图 40-21）系统，使用 1.5T 或 3.0T 高场强磁体，不仅能够获得良好的术中解剖影像，而且能够进行脑功能成像。磁体位于诊断室内，当不需要进行术中扫描时，可以进行术前诊断性扫描。当需要术中扫描时，对于移动患者的 iMRI 系统，需将患者包裹无菌巾后，连同手术床、麻醉机和监护仪等，沿地轨或是转运床，运送至诊断室内进行扫描，存在一定程度的安全隐患（图 40-22）。而对于移动磁体的 iMRI 系统，是将磁体沿轨道滑动至手术室内进行扫描。该系统由于不用移动患者，很大程度上提高了安全性。2008 年，中国人民

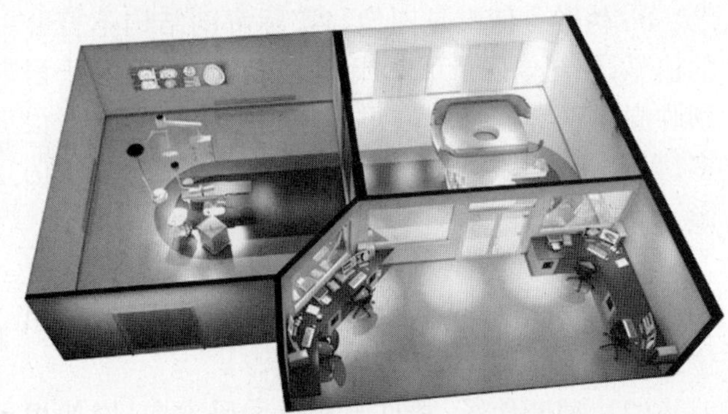

图 40-20　双室设计 iMRI 系统

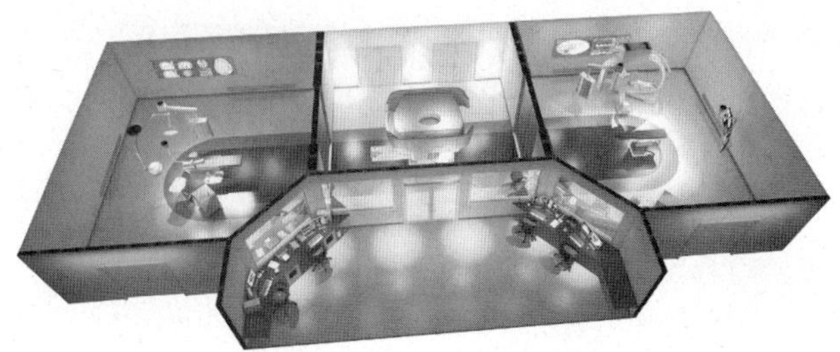

图 40-21　三室设计 iMRI 系统

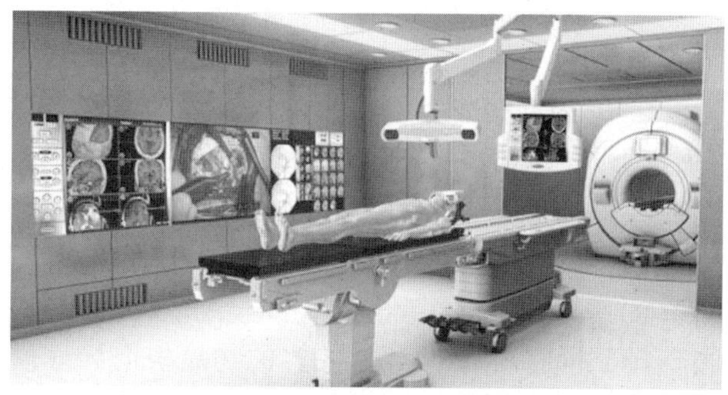

图 40-22　术中扫描时，应用转运床将患者运送至诊断室进行扫描

解放军总医院引进国内第 1 台 1.5T 高场强 iMRI 系统（Neuro Ⅱ-SE，IMRIS，Canada）。2010 年和 2012 年，复旦大学附属华山医院和郑州大学第一附属医院相继引进 3.0T 高场强 iMRI 系统（Neuro Ⅲ-SV，IMRIS，Canada），均为双室设计（图 40-23）。

二、术中磁共振的临床应用

本文以 3.0T iMRI 系统（Neuro Ⅲ-SV，IMRIS，Canada）为例，介绍 MRI 扫描和后处理相关技术及软件配置。

（一）术中磁共振检查的相关准备

手术室地面以 5 高斯线为界，分为两个区域：5 高斯线以外是安全区，无磁场存在；5 高斯线以内为磁场存在区域，严禁将任何铁磁性物品置于此区域范围内。将磁体沿轨道滑动至手术室内进行术中扫描时，手术室周围 5 高斯线内，形成高磁场的区域。因此，进行 iMRI 检查前需要做以下几方面的准备。

1. **医护人员准入制度**　所有进入 iMRI 手术中心的人员，包括手术医师、麻醉医师、手术护士和影像医师，都必须经过 iMRI 的专业岗前培训，并严格

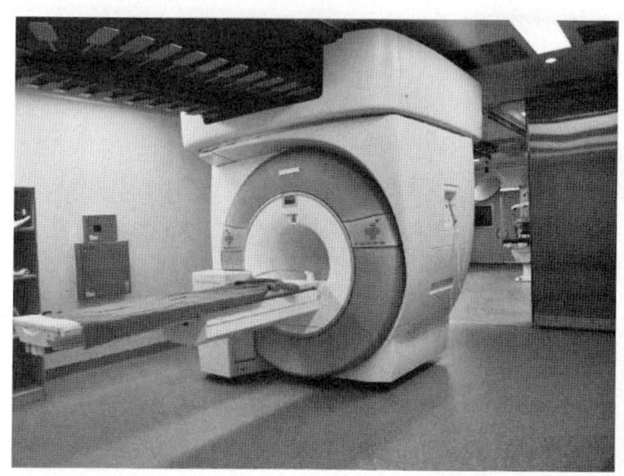

A

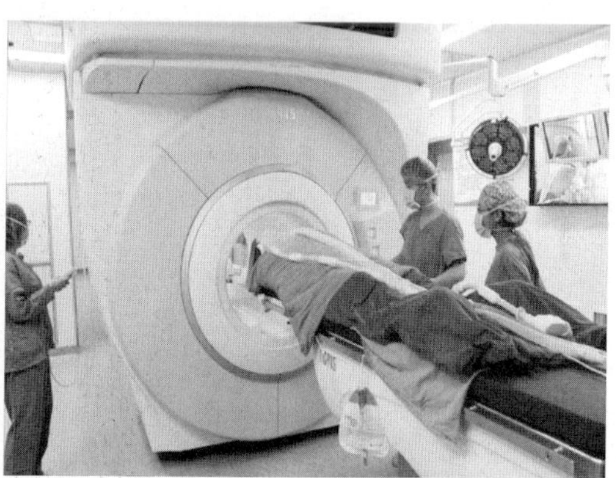

C

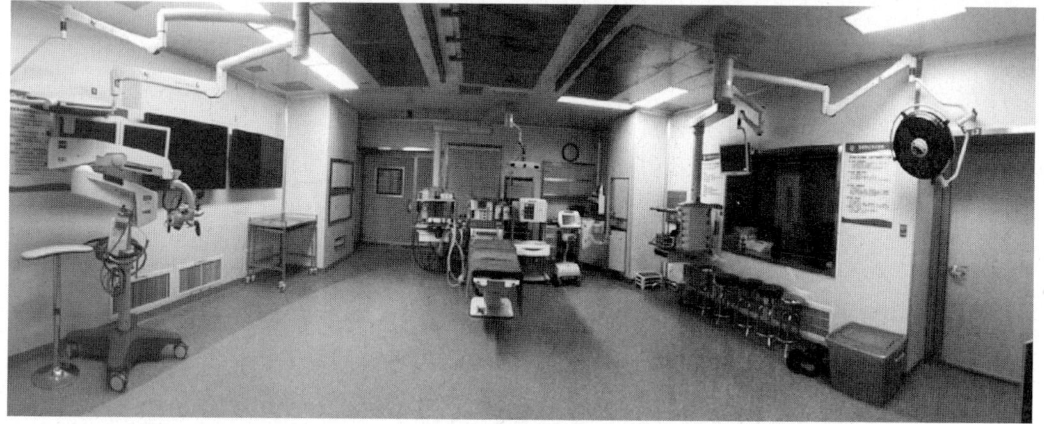

B

图 40-23　郑州大学第一附属医院 iMRI 复合手术室

A. 检查室（DR）；B. 手术室（OR）；C. 术中扫描时，将磁体沿轨道滑动至手术室内。

遵守 iMRI 手术中心的各项规章制度，严禁携带任何金属物品，如钥匙、打火机、手机、手表、磁卡等。

2. **患者的准入制度**　术前访视患者，仔细询问患者和家属是否有过手术史、体内是否有植入物，如体内装有心脏起搏器、心脏瓣膜、体内电极、导线、人工电子耳蜗、义齿、义眼、假体等金属异物，此类患者均不适合在 iMRI 手术间进行手术。

3. **术中扫描提前告知**　手术医师需提前一小时通知影像医师将进行 iMRI 扫描，影像医师提前结束检查室的扫描工作，做好术中扫描准备，确保诊断室空气完成 30 分钟以上的净化。

4. **器械清点**　洗手护士与巡回护士共同清点台上手术器械，确认手术器械和针、线、刀片等数字无误后，洗手护士将器械台推至 5 高斯线以外。

建立无菌手术区域：洗手护士、巡回护士与手术医师一起完成手术无菌区域铺巾、保护，然后用无菌显微镜套，将无菌手术巾完全包裹在内。影像医师和巡回护士共同完成头线圈的放置（图 40-24）。

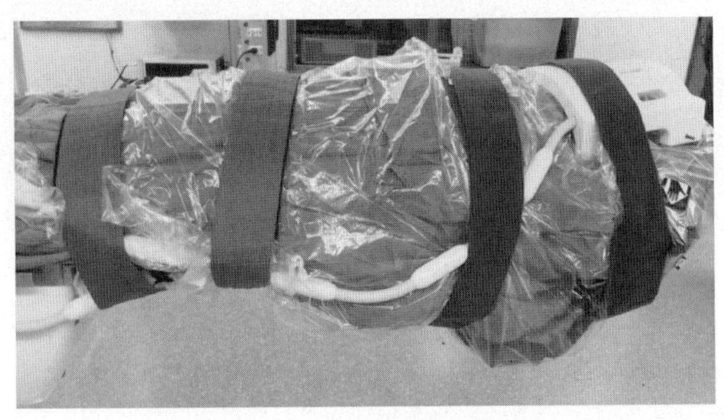

图 40-24　术中扫描时患者准备

5. **非磁共振兼容物品的放置**　手术间内所有的仪器设备，都贴有不同颜色的标志，以区分是否为磁共振兼容物品。“绿色”为 MRI 安全的物品，“黄色”为 MRI 部分兼容的物品，“红色”为非 MRI 兼容的物品。手术医师、手术护士、影像医师和麻醉医师共同将所有非 MRI 兼容的物品根据标号位置移到 5 高斯线外（图 40-25）。

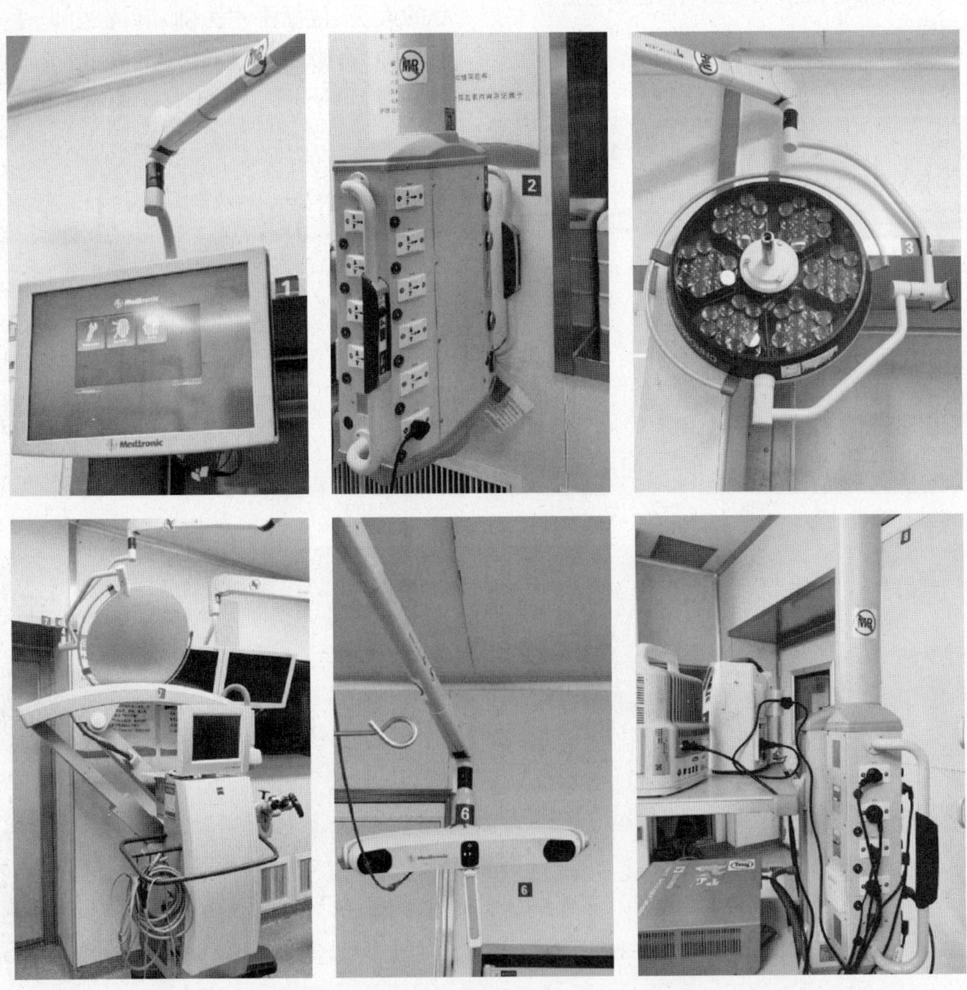

图 40-25　术中扫描时，非 MRI 兼容的物品根据标号放置于 5 高斯线外

术中扫描时，非 MRI 兼容的物品根据标号放置于 5 高斯线外。如导航触屏、主吊塔、手术辅灯、手术主灯、MRI 显示屏、导航接收器、显微镜、辅助吊塔。

6. **安全核查**　巡回护士按照"iMRI 安全核查表"逐一查对，手术医师、手术护士、影像医师和麻醉医师四方签名确认。然后通知影像医师打开屏蔽门，将 iMRI 磁体移动至扫描的手术部位。麻醉医师确保磁体移动过程中各麻醉通路的安全。手术人员撤离手术间，而后进行扫描。

（二）术前 MRI 扫描技术

术前 MRI 影像数据的采集主要用来制订手术导航计划，确定病变位置及其和周围结构的解剖关系，制定个体化手术方案，包括识别病变切除边缘邻近的白质纤维束和皮层功能区，评估切除范围、潜在的手术风险和术后神经功能障碍。患者需术前一周内在 iMRI 复合手术室的检查室完成，最好是术前一天进行所有数据采集工作。如果间隔时间过长，疾病有可能进展，导致颅内解剖结构发生变化，从而影响定位的准确性。包括个体结构像和功能像多模态 MRI 采集，前者通常包括高分辨 3D-T_1WI 平扫、3D-T_1WI 增强和/或 T_2-FLAIR 序列；后者通常包括 DTI 和/或 BOLD-fMRI 序列。采集方案见表 40-2。

表 40-2　术前多模态 MRI 采集方案

多模态 MRI 采集	MRI 序列	病变类型	导航计划
个体结构像	3D-T_1WI 平扫	所有病变	导航注册的参考图像
	3D-T_1WI 平扫增强	强化明显的病变	确定病变轮廓和边界
	T_2-FLAIR	无强化或强化不明显的病变	确定病变轮廓和边界
功能成像	BOLD-fMRI	病变邻近皮层功能区	限制病变的切除，保护皮层功能区
	DTI	病变邻近白质纤维束	限制病变的切除，保护皮层下白质纤维束

1. 3D-T_1WI **平扫和增强**　为了确保导航注册的准确性，扫描范围需包括头皮和鼻尖。如果病变位于枕叶或后颅窝等解剖部位，嘱患者剃头后，在头皮粘贴 8~10 个标志（marker）后行术前扫描。粘贴标志时要尽可能包住肿瘤，且均匀分布，并用记号笔在标志边缘做标记，以防手术前标志脱落。采用三维磁化强度预备快速成像梯度回波序列（magnetization prepared rapid acquisition gradient echo sequence，MPRAGE），层厚越薄，导航注册的精度越高，一般选择 1mm，层间距为 0mm。

2. T_2-FLAIR　层厚越薄，病变显示越清晰，一般选择 2mm，层间距为 0mm。

3. DTI　应用于术中白质纤维束的定位。目前临床通常采用单次激发平面回波成像（single shot echo planar imaging，single-shot EPI）。为保证临床需要的精度，弥散敏感梯度方向数至少为 6 以上。方向越多，精度越高，但扫描时间越长，患者会无法耐受。临床上一般选择方向数为 30，b 值为 1 000s/mm^2，同时进行一次 b 值为 0s/mm^2 的扫描。扫描时间可以控制在 10 分钟以内，同时能够增加 DTI 的精度。

4. BOLD-fMRI　应用于脑皮质功能区定位。神经外科目前常用的主要是初级视觉皮层（V1）、初级运动皮层（M1）、运动性语言中枢（布罗卡区）、感觉性语言中枢（韦尼克区）的定位。根据不同的激活皮层，采取不同的刺激任务模式，具体如下：

（1）初级视觉皮层（V1）：采取组块模式，应用 8Hz 黑白交替的棋盘作为任务刺激，嘱咐患者注视中央红点，刺激时棋盘闪烁，静息时仅显示中央红点。顺序为静息—刺激—静息—刺激—静息—刺激，每个组块时间相同。

（2）初级运动皮层（M1）：采取组块模式，在任务刺激时嘱患者完成相应的运动任务，以静息为对照。顺序为静息—刺激—静息—刺激—静息—刺激，每个组块时间相同。常用的运动激发模式有：①拇指与示指的对指运动；②拇指与另外四指的轮替对指运动；③手指叩击运动；④手指和手腕的协同动作。

（3）语言皮层：采取组块模式，在任务刺激时嘱患者完成相应的语言任务，以静息为对照，顺序为静息—刺激—静息—刺激—静息—刺激，每个组块时间相同。常用语言激发模式有：

1）听觉动词联想：通过听觉给定名词，嘱患者以默念的形式进行动词联想。该模式能够有效激活优势半球颞上回后部、颞中回后部、角回、额下回后部和前额叶背内侧皮层。

2）图片命名：通过给定图片，嘱患者以默念的形式对图片进行命名。该模式能够有效激活优势半球角回、颞上回后部、额下回后部。

（三）MRI 后处理技术及导航计划制定

所有 DTI 和 BOLD-fMRI 的分析应用 MR 机器后处理工作站（Syngo MultiModality Workplace，西门子）携带的专用软件（Neuro 3D）的任务模块，显示功能皮层激活区和重建白质纤维束（如皮质脊髓束、弓状束、视放射等）。然后将个体结构像、重建后的白质纤维束和皮层激活图，通过局域网或光盘导入“Medtronic”或“Brain Lab”神经导航，融合个体结构像与功能像。利用 3D-T_1WI 增强或 T_2-FLAIR 图像逐层勾画病变边界，三维呈现病变、白质纤维束和皮层功能区。利用 3D-T_1WI 平扫图像构建 3D 脑结构。最后将多种图像同时叠加在参考像（3D-T_1WI 平扫图像）上，确定病变位置及其和周围结构的解剖关系，制定个体化手术方案（文末彩图 40-26）。

（四）术中扫描相关 MRI 技术

术者初步完成肿瘤切除并适当止血后，术者能够利用术中扫描的 3D-T_1WI 平扫、增强及 T_2-FLAIR 影像资料更新导航计划，重新注册，纠正脑解剖结构的移位，判断肿瘤的切除程度。术中 DTI 成像还能够显示手术对白质纤维束的影响，并判断残余肿瘤与白质纤维束的关系。但术中成像技术难以精确定位脑功能皮层区，可采取术中唤醒及皮层电刺激技术在术中定位皮层功能区，解决导航下功能区移位的问题。3D-T_1WI、T_2-FLAIR 和 DTI 序列采取同术前相同的扫描参数，可保证临床所需的精度。如发现病变残留，重新更新导航参考影像后，实时引导残余病变的进一步切除，直至 iMRI 证实病变全切或达到术前计划的最大安全切除范围（图 40-27）。

（五）术中磁共振图像的质量控制

场强是影响 iMRI 成像质量的关键因素，高场强 1.5T 和 3.0T iMRI 系统的信噪比和空间分辨力提高，成像质量更佳，术中扫描图像可达到临床所需高质量的解剖成像和功能成像。术中扫描线圈也是影响 iMRI 成像质量的重要因素，术中扫描时，因患者体位不同及术中无菌手术巾包裹的影响，硬线圈和病变不能很好贴合，一定程度上影响了成像质量。而柔性线圈能够根据患者的体位不同，更好的贴合病变，从而提高成像质量（图 40-28）。

为确保神经导航注册的准确性，需采用无间隔 3D MPRAGE 序列采集结构像。层厚越薄，导航注册的精度越高，一般选择 1mm。为控制术中扫描时间，并保证临床需要的图像精度，进行术中 DTI 成像时，通常采用单次激发平面回波成像序列，弥散

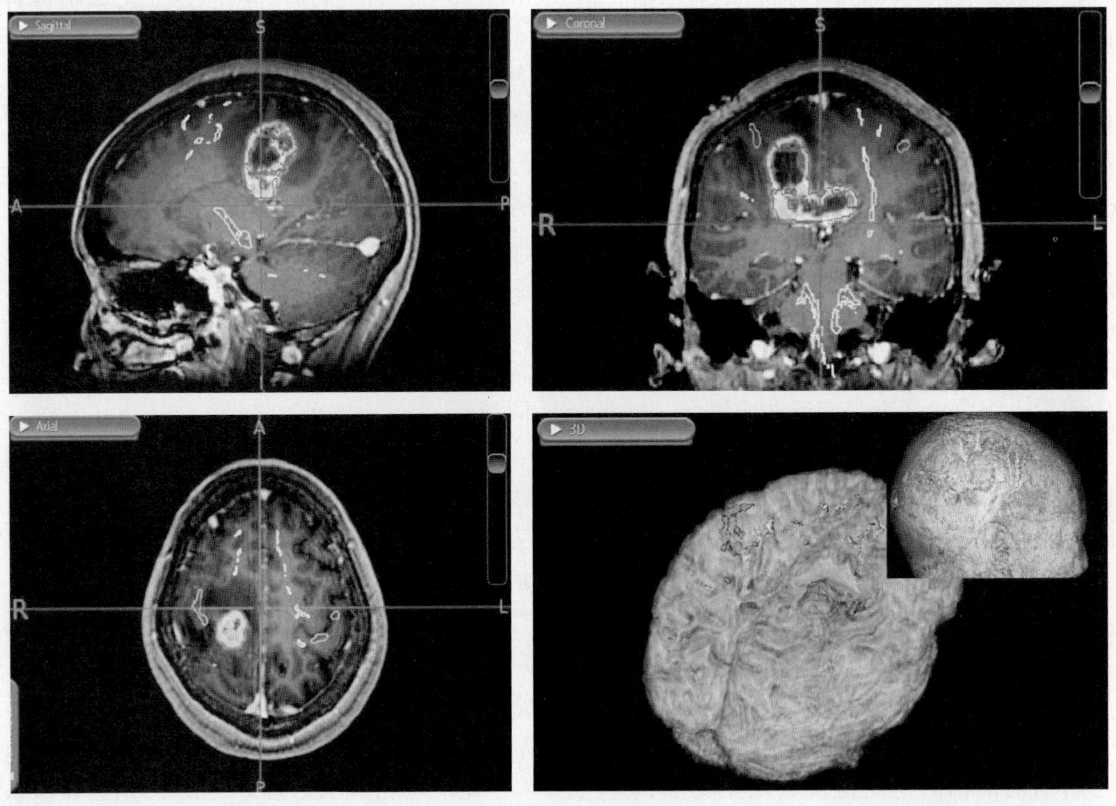

图 40-26　患者，女，52 岁，右侧顶叶和胼胝体间变型星形细胞瘤（WHO Ⅲ级）

神经导航显示皮质脊髓束（黄色）部分中断，主要位于肿瘤（红色）的前方；运动功能皮质（绿色）主要位于肿瘤的外侧。

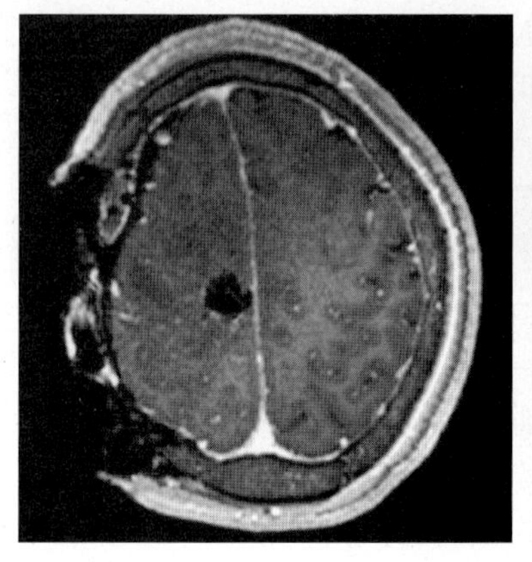
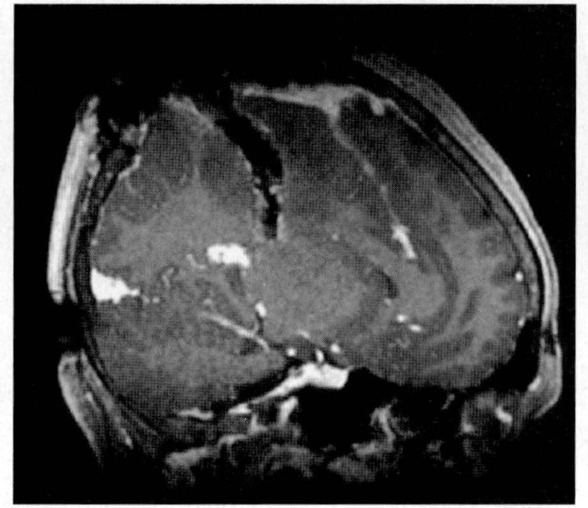
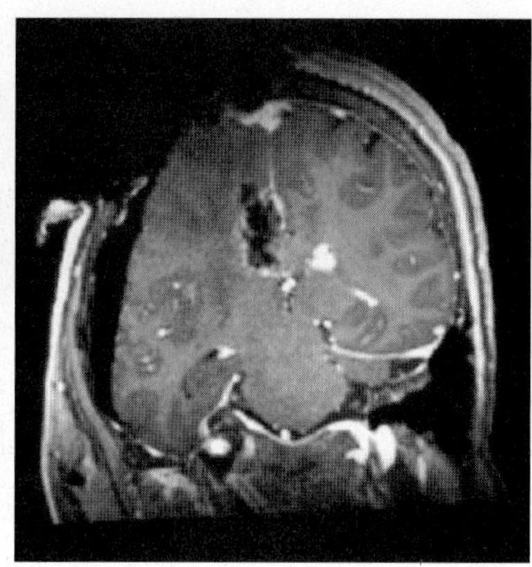

图 40-27　与图 40-26 为同一患者，术中 iMRI 扫描证实肿瘤全切除

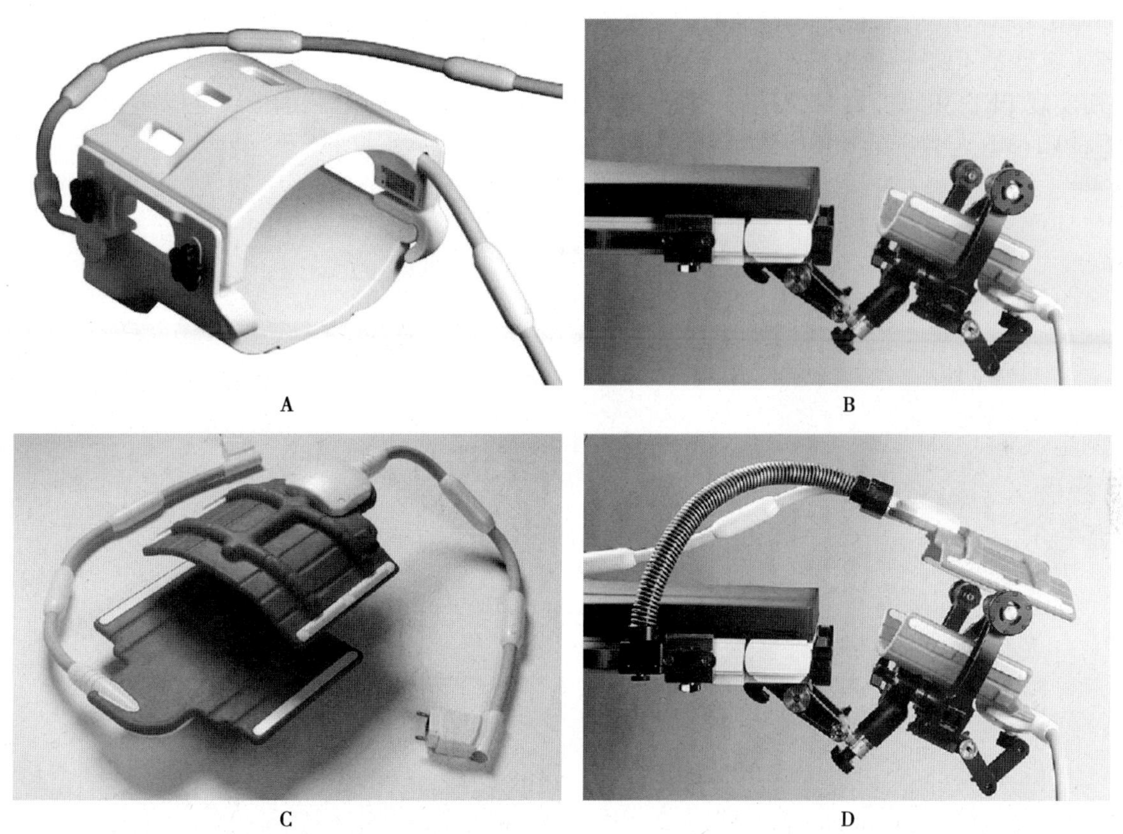

图 40-28　术中扫描时配备的 8 通道头线圈
A. 硬线圈；B—D. 柔性线圈。

敏感梯度方向数一般选择方向数为 30。

（阚静）

第三节　核医学磁共振成像技术

PET 的全称是正电子发射断层成像（positron emission tomography），MRI 的全称是磁共振成像（magnetic resonance imaging），PET 和 MRI 都是目前临床上常用且高端的影像学方法。PET 利用向体内注射放射性核素标记的示踪性药物，该药物参与体内的代谢功能反应，且释放出正电子，从而实现高灵敏度的功能成像；MRI 利用体内物质的氢质子核在外界强磁场所表现出来的宏观磁化矢量，再利用射频激发和磁化恢复的特性可进行高对比和分辨力的结构成像及特殊功能成像。PET 与 MRI 双模态成像兼具 PET 与 MRI 的优点，从而可为临床提供更多诊断信息，有效提高诊断效果。PET 与 MRI 的结合在 20 世纪 90 年代就提出来了，但由于

MRI 的强磁场性，使得两者的兼容具有很大的挑战。研究前期，PET 与 MRI 的结合，主要利用异体机采集，图像后处理融合的方式实现，直到最近几年，具有磁场兼容性的 PET 探测器的合理使用，一体化 PET/MR 研制成功，走向市场，一体化 PET/MR 将 PET 和 MRI 整合在同一台设备上，能够实现同时间和同空间的 PET 与 MRI 采集，不仅保证时间的一致性，更保证了结构像与功能像空间的完全一致。这一章将从一体化 PET/MR 的硬件、软件、图像采集以及仪器质控等方面进行一个全面的阐述。

一、硬件特性

一体化 PET/MR 最主要的硬件结构，即是将具有磁场兼容性的 PET 探测环整合到 MRI 主磁体中，从而实现 PET/MR 的一体化采集。因此，其外形来看，PET/MR 与传统的 MRI 无太大差别，主要包括了主磁体部分、扫描床、操作主机以及相关电子电路等部分。如图 40-29 所示，展示了目前市场上最常见的三个厂家的一体化 PET/MR，从左到右依次来自通用电气（GE）的 SIGNA TOF-PET/MR，西门子的 Biography mMR，和联影 uPMR790 时空一体 TOF-PET/MR。

不同厂家的一体化 PET/MR 硬件系统大致相同，包含了设备控制部分，主磁体部分和操作控制部分，这三大部分分别放置于设备间，磁体间和操作间。与传统 MRI 比较，设备间除了与 MRI 相关的梯度射频柜，水冷柜，液氦压缩机等之外，还会有 PET 图像后处理机柜，以及 PET 探测器的专用水冷机。主磁体部分，基本结构与传统 MRI 一样，有超导线圈、梯度线圈、匀场线圈及相关电子电路。而体线圈存在于磁体内的方式与传统 MRI 不一样，如图 40-30 所示。

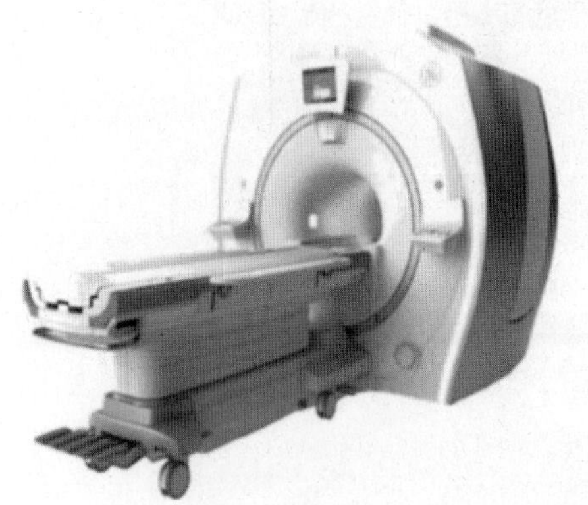

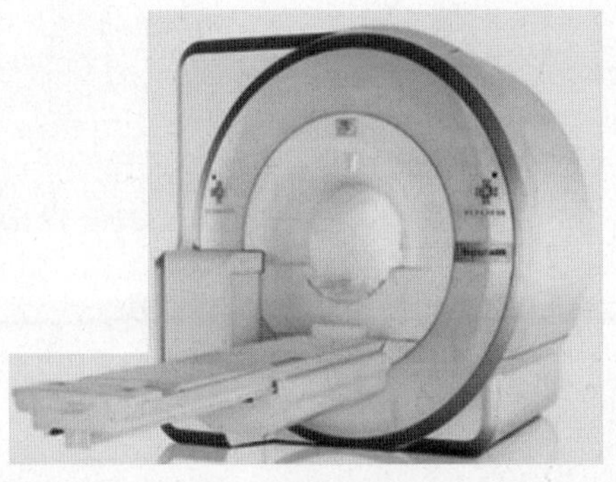

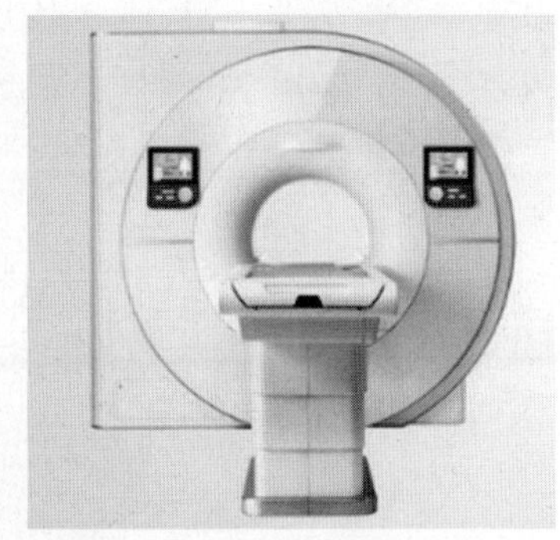

图 40-29　不同厂家一体化 PET/MR 实物图

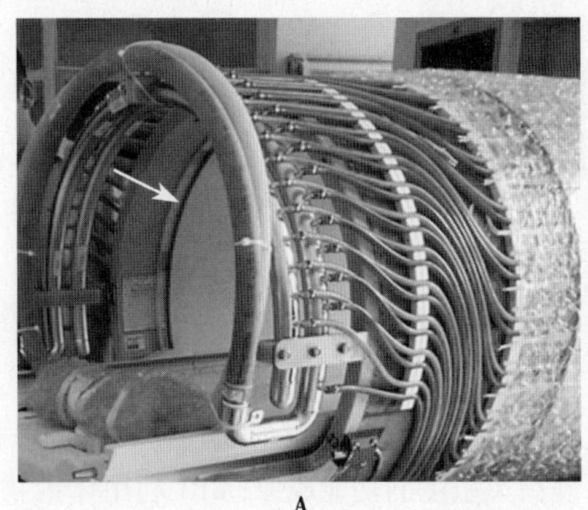

A

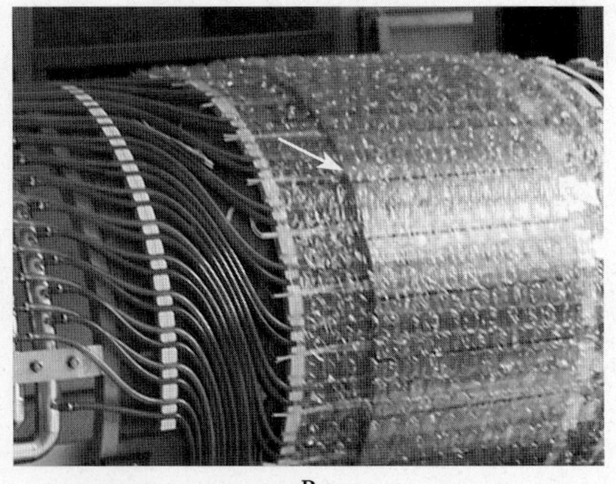

B

图 40-30　一体化 PET/MR 的体线圈与 PET 探测器

图 40-30 展示了 GE 一体化 PET/MR 中集成 PET 探测器和体线圈的结构，图 A 中白箭所示为 MRI 发射/接收一体的体线圈，中间为体线圈屏蔽罩，可阻止外界交变磁场对体线圈中射频场的影响，同时也减小体线圈射频场对 PET 探测器影响；体线圈外层，即图 B 中白箭所示为 PET 探测器，由 28 个结构性能一致的探测器模块组成探测环，探测环中的 PET 系统通过光纤将采集到的 PET 信号传输到

设备间中计算机进行处理重建。一体化 PET/MR 中的 PET 探测器虽然具有很好的磁场兼容性,但是其探测性能受温度影响较大,因此,PET 探测器周围有大量的恒温管道,该管道与设备间的 PET 探测器专用水冷机连接,保证 PET 探测器在恒温状态下工作。

PET/MR 中射频线圈与传统 MRI 线圈工作原理一样,结构也大致相同,电子接口与传统的 MRI 也无异,但一体化 PET/MR 必须配备其专用的射频线圈,因为在 PET 信号采集过程中,射频线圈对来自受检者体内的 PET 光子信号有衰减作用,而在 PET 的图像重建过程中,该衰减需要进行校正,从而减少甚至消除对 PET 图像的影响,而该衰减校正的过程与线圈的材质和结构相关。因此,一体化 PET/MR 中所有射频线圈对 PET 信号的衰减因子都必须是已经测试且对应地记录在仪器里面。

PET/MR 的图像后处理涉及 PET 与 MRI 的两种图像的并行处理,特别是 PET 的处理需要利用多次迭代和最大似然概率统计等方法,计算量非常大,因此,PET/MR 对计算机性能的要求相比于单一的 MRI 系统更高。

二、软件特性

一体化 PET/MR 的软件系统综合 PET 和 MRI 两者的功能,MRI 软件可脱离 PET 单独运行,然而 PET 不能脱离 MRI 单独运行,原因是 PET 需要用到 MRI 的成像结果做相应的衰减校正。以 SIGNA TOF-PET/MR 为示例,其采集主机界面如图 40-31 所示。

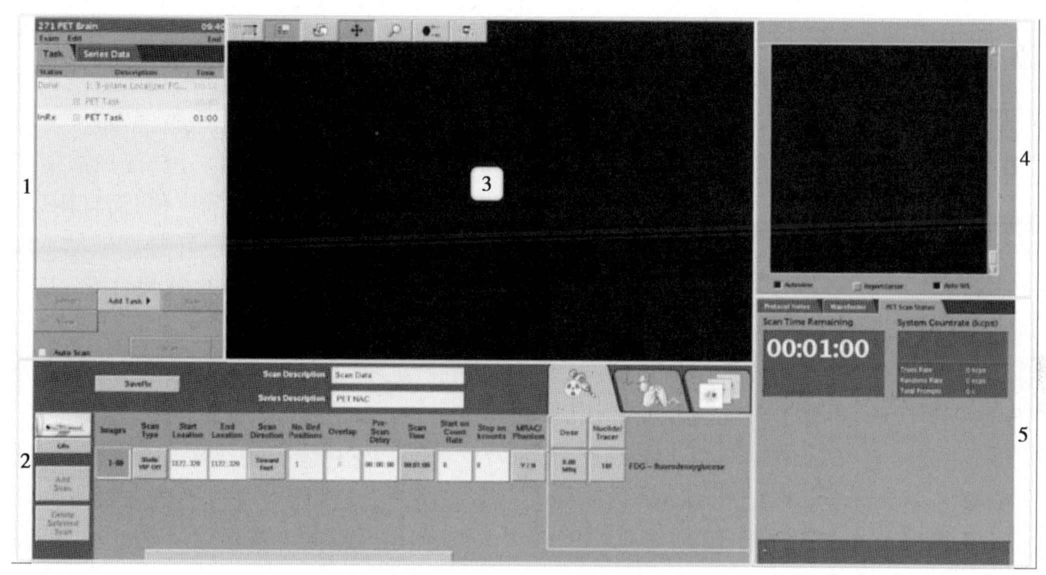

图 40-31　一体化 PET/MR 采集主机界面

图 40-31 中 1 是工作流程管理窗口,允许管理列表中的 PET 或 MR 扫描任务和内嵌处理任务,以设置和扫描相应的检查;2 是 PET 相关参数定义窗口,允许定义 PET 的相关扫描参数和图像后处理参数;3 是图像化设置窗口,允许同时在多个图像平面定义 PET 扫描床位置、MR 扫描层以及饱和带,并可视化它们的确切位置;4 是采集到的图像预览窗口,可提供当前完成的 MRI 采集重建后的图像预览;5 有三个部分,协议备注、波形显示与 PET 扫描状态。协议备注允许输入文本或添加与当前处于设置状态的系列有关的图像。波形显示允许同时查看三个波形,显示的波形数由门控控制屏幕中的选择决定,有呼吸波形、心电波形、指脉波形。PET 扫描状态,显示 PET 相关扫描床位信息,时间信息,实时计数信息等。

一体化 PET/MR 中 PET 和 MRI 可实现同步时间、空间采集。因此,其工作流程设置窗口中,与传统 MRI 有很大的区别,如图 40-32 所示。

在 MRI 定位像采集完成之后,根据定位像需要首先设置 PET 扫描床位和扫描时间等参数,然后设置在该 PET 扫描中的 MRI 序列及相关参数。PET 参数设置完成之后,相对应的 MRI 序列中心位置就固定了,与 PET 的中心位置一致,以保证同步采集和图像的精准融合。然而,PET 每个床位的纵向视野是确定的,就是 PET 探测器的纵向长度,如 GE 的一体化 SIGNA PET/MR 中 PET 的纵向视野有 25cm,MRI 在进行常规的断层扫描的时候,其纵向视野一般有层厚和层数决定,范围一般会小于 PET

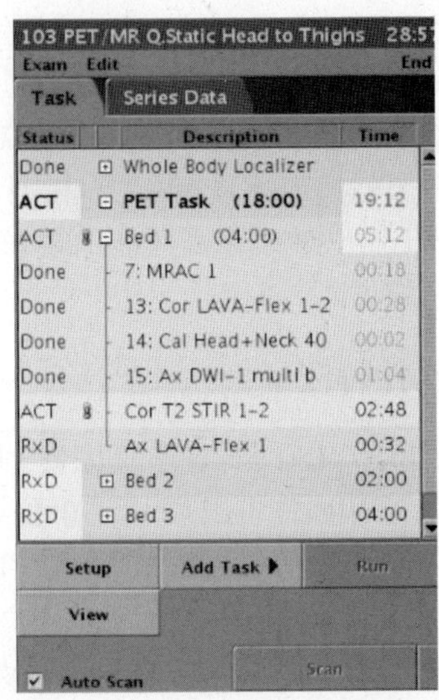

图 40-32　一体化 PET/MR 流程控制窗口

的单床位纵向视野。每个 PET 床位的第一个 MRI 序列，也是固定的，为 MRAC 序列，其全称为 Magnetic Resonance Attention Correction，该序列利用水脂分离技术分离出组织中的脂肪和水，再结合模板分割法行 PET 的衰减校正。在 PET 的扫描结束后，可以继续单独的 MRI 扫描，其扫描特点与传统的 MRI 扫描无异。

一体化 PET/MR 的图像后处理软件，同样包括了 PET 和 MRI 的图像重建程序软件。MRI 的图像处理软件是独立的，PET 的图像重建过程需要用到 MRAC 的结果进行相应的衰减校正。其图像查看软件，除了单独的图像浏览软件之外，还具备图像融合软件，以融合 PET 和 MRI 的图像，一般以 MRI 的灰度图像为底色，PET 图像为伪彩，两者融合显示，以突出病灶。

三、检查序列特性

一体化 PET/MR 能够同步进行 PET 和 MRI 采集，相比于传统的 MRI 检查序列，其序列主要有以下特性。

为了满足 PET 图像衰减校正需要，每个 PET 的床位都必须进行 MRAC 的 MRI 扫描。这部分由扫描程序自动进行，不可设置，序列的特点是利用水脂分离技术快速进行 MRI，以获得该部分组织水脂分离图像，然后结合模板匹配法，将该部分组织分组织，脂肪，骨头，空气四部分，分别赋予衰减系数，进行 PET 的相应衰减校正。

为了满足 PET 与 MRI 的同步扫描，在 PET 同步扫描的 MRI 序列，其所有序列的中心位置与 PET 探测器的中心位置一致，不可更改。且两者必须全部结束之后，才能进行后续床位的 PET/MR 的扫描，因此，尽可能保证每个床位的 PET 和 MRI 扫描时间的一致性对于缩短整个检查时间很关键。

为了满足 PET 的大范围扫描要求，MRI 序列在全身扫描中主要以结构像定位为主，在局部扫描中，MRI 要发挥定位和诊断的双重要求。PET/MR 的扫描可分为全身一体化扫描和局部一体化扫描。全身扫描的范围一般是从头顶到大腿根部，某些特殊扫描的时候，也会包括双下肢。全身一体化 PET/MR 扫描中，PET 一般有多个床位，为了满足这种纵向视野和横向视野都比较大的情况，每个床位内的 MRI 采集序列层厚和 FOV 较大，除脑部之外，一般只采集最简单的 T_1，压脂 T_2 和 DWI 三个序列。在 PET 扫描之后，会根据全身 PET/MR 的结果，对疑似病变的位置再增加局部 MRI 序列，予以补充。局部扫描根据诊断的需要，分为脑部、鼻咽、口咽或颌面部、颈部、胸部、腹部、盆腔及乳腺等局部一体化 PET/MR 扫描。局部扫描中，MRI 的作用不仅用于对 PET 图像的定位，而且用以辅助局部诊断。因此，局部扫描中，可对显示结构为主的 T_1 序列，适当调整期 FOV 和扫描层数，用以满足对 PET 大范围定位，且对于 T_2 来说，T_1 序列一般扫描时间较短，而其他序列采用常规设置，用以辅助诊断。

最后，PET 是功能成像，其图像特点是灵敏度高，但分辨力较低，常进行大范围采集，且成像时间较短，如现在临床广泛使用的 PET/CT，PET 单床位扫描时间 2min 左右；MRI 一般进行局部结构成像，也可进行水弥散、血流灌注、活体波谱等功能成像，其图像特点是分辨力高，常进行的是局部多序列高精度扫描，成像时间较长。因此，在进行同步 PET 与 MRI 采集的时候，为了满足 PET 的扫描范围大，时间短的特点，MRI 扫描序列也希望能够实现增加扫描范围，缩短扫描时间。因此，对于一体化 PET/MR 的扫描序列，如何高效完成 PET 与 MRI 的配合同步扫描，依然是目前一体化 PET/MR 临床应用中面临的挑战。

四、检查时相关准备

一体化 PET/MR 检查需要给受检者注射放射性药物，该药物具有放射性，且有一定的半衰期，因此，有一定的时效性。注射药物后的受检者相当于一个可移动性放射源，因此检查过程中还需考虑到放射防护，其检查时相关的准备比较复杂，需要医技药护相互配合，才能顺利有效地完成受检者的检查。

1. **受检者准备**　受检者根据需要注射显像剂的类型，在检查前一天做好相关的禁食禁水等准备。检查当天按照预约登记和接受问诊，并认真阅读和签署 PET/MR 扫描知情同意书，了解相关注意事项。问诊完毕，进入注射室做相应的准备，包括血糖，身高体重测量，按照顺序注射放射性核素显像剂。药物注射完毕，受检者进入等候区，保持静卧休息，休息时间根据不同的显像剂而不同，然后进入 PET/MR 检查的等候区，在等候区受检者必须取出身上所有金属物品，方可进入检查室。

2. **药师准备**　药师根据当天预约的受检者数量和种类，生产相应量的放射性药物，为了保证放射性药物的合理利用，尽量减少放射性药物自身衰减引起的药物浪费，不仅要生产足够的药量，其生产药物的时间也应该合理。

3. **护士准备**　按照预约顺序，护士通知问诊后的患者进入注射室进行准备，首先进行血糖测量，身高，体重的测量，并予以记录；然后建立静脉通道，按照体重计算放射性核素显像剂注射剂量，注射完成后，记录下注射剂量及注射时间等相关信息，如需行 PET/MR 增强检查，注射放射性核素显像剂之前需先行预埋留置针，对于婴幼儿、躁动等不合作患者检查前还应有药物镇静；药注射完成之后，通知受检者进行视听封闭，指导受检者静坐休息，休息时间根据不同的显像剂而不同，然后通知受检者进入 PET/MR 检查的等候区。

4. **技师准备**　扫描技师在当天检查之前，需要进行一体化 PET/MR 的日质量控制，首先是仪器设备环境检查和仪器设备状态检查，包括机房的温度和湿度、液氦压缩机中液氦压力和体积分数、PET 水冷系统温度，确保各项指标参数正常；然后正常开机，确保仪器开机后界面显示正常，扫描床移动正常；最后利用^{68}Ge 放射源对 PET 探测器进行测试，保证探测器探测到的符合率、单独事件率、计时变化等参数正常。仪器设备质量控制之后，扫描技师需核对当天预约的受检者，并认真阅读受检者签署的知情同意书，确保受检者不存在检查的绝对禁忌证，慎重考虑存在检查相对禁忌证的受检者并做好相关的急救措施。待受检者进入等候区之后，认真嘱咐受检者和陪同者相关注意事项，确保受检者和陪同者进入扫描室之前，已取出身上所有的金属物品。如若需要进行增强 MRI 检查，还需在高压注射器的针筒上准备好增强对比剂和多于对比剂量的生理盐水。

5. **医师准备**　医师在受检者报到登记之后，需对其病史进行询问，并交代受检者签署 PET/MR 检查知情同意书，告知其相关注意事项。

五、人体相关部位的扫描技术

一体化 PET/MR 检查按照检查部位可分为全身扫描和局部扫描。

（一）全身扫描

首先，进行全身定位像的扫描，该序列分多段进行冠状位和矢状位的大视野定位扫描，然后自动拼接，得到全身冠状位和矢状位的定位像，用于 PET/MR 全身扫描的定位。设置 PET 扫描范围，调入定位像，按照受检者身高，设置床位数（No. bed positions）和床位之间叠加厚度（overlap），以保证扫描范围能够包含从颅顶至大腿中段（No. bed positions = 4～6；overlab > 12mm）。最后，设置用于 PET 衰减校正的解剖部位区，依次分为头颈部（颅顶至肺尖）、胸部（肺尖至肺底）、腹部（肺底至髂骨上缘）和盆腔（髂骨上缘至大腿）。

PET 成像参数设置完成后，进行 MRI 常规参数设置如下（以 5 个床位为例）：

第一床位 MRI 序列，MRAC1（用于 PET 衰减校正）。B1-Ax T_2 PROPELLER（轴位 T_2 成像），B1-Ax fs T_2 Flair（轴位压脂压水 T_2 成像），B1-Ax T_1（轴位加强 T_1 对比成像），B1-Ax fs DWI（轴位压脂扩散成像），所有序列层厚/层间隔 = 5.0mm/1.5mm。第二床位 MRI 序列，MRAC2（用于 PET 衰减校正）；B2-RTr Ax T_2 fs PROPELLER（呼吸触发采集轴位压脂 T_2 成像）；B2-RTr Ax fs DWI（呼吸触发采集轴位压脂扩散成像）；B2-BH Ax T_1 FSE（屏气采集轴位 T_1 成像）；所有序列层厚/层间隔 = 8.0mm/2.0mm。第三床位 MRI 序列，MRAC3（用于 PET 衰减校正）；B3-RTr Ax T_2 fs PROPELLER（呼吸触发采集轴位压脂 T_2 成像）；B3-RTr Ax fs DWI（呼吸触发采集轴位压脂扩散成像）；B3-BH Ax LAVA（屏气采集 3D 轴位 T_1 成像）；所有二维序列层厚/层间隔 = 8.0mm/2.0mm。第四床位 MRI 序列，MRAC4（用于 PET 衰减校正）；B4-RTr Ax fs FSE（呼吸触发采集轴位压脂 T_2 成像）；B4-RTr Ax fs DWI 800（呼吸触发采集轴位压脂扩散成像）；B4-BH Ax LAVA（屏气采集 3D 轴位 T_1 成像）；所有二维序列层厚/层间隔 =

8.0mm/2.0mm。第五床位 MRI 序列，MRAC5（用于 PET 衰减校正）；B5-Ax T1 FSE（轴位 T_1 成像）；B5-Ax T_2 fs FSE（轴位压脂 T_2 成像）；B5-fs DWI 800（轴位压脂扩散成像）；所有序列层厚/层间隔 = 8.0mm/2.0mm。

（二）脑局部扫描

首先，进入 3 平面定位像扫描，获取三个方位（冠状位、矢状位、横轴位）的全脑多层图像，用于 PET/MR 扫描定位。PET 扫描的设置，调入 3 平面定位像的结果，在冠状位和矢状位上定位，1 个床位，扫描范围包括颅脑顶到小脑底，覆盖全脑，床位中心移至颅脑顶与小脑底上下中间位置，以方便 MRI 扫描覆盖全脑。设置用于 PET 衰减校正的解剖部位区为头颈部（颅顶至肺尖）。

PET 成像参数的设置，设置扫描类型、注射参数、扫描时间、重建参数。PET 成像参数设置完成后，开始扫描，MRI 轴向位置中心与 PET 中心同步一致。同步进入 MRI 扫描，MRI 参数设置如下：MRAC1（用于 PET 的衰减校正）；Ax T_2 PROPELLER（轴位 T_2 成像）；Ax T_2 fs Flair（轴位压脂压水 T_2 成像）；Ax 3D T_1 BRAVO（轴位 3D T_1 成像）；Ax DWI b 1 000（轴位压脂扩散成像）；以上序列层厚/间隔 = 5.0mm/1.5mm；Ax 3DASL（轴位 3D 血流灌注成像）；Ax SWAN（轴位 3D 磁敏感加权成像）；OAx 3D TOF-MRA（斜轴位 3D 时间飞跃脑血管成像）；Ax BOLD（轴位静息态血氧水平依赖成像）；Ax DTI（轴位弥散张量成像）；根据需要进行脑部增强 MRI 扫描，静脉注射钆对比剂，采用常规剂量（0.10mmol/kg）或遵药品使用说明书，然后注射等量的生理盐水，增强序列 Ax 3D T_1 BRAVO+C（轴位增强 3D T_1 成像）。

（三）鼻咽、口咽或颌面部一体化 PET/MR 扫描

首先，进入 3 平面定位像扫描（3-plan Loc），获取相应扫描部位三个方位（冠状位、矢状位、横轴位）多层图像，用于后面的 PET/MR 扫描定位。PET 扫描的设置，调入 3 平面定位像的结果，在冠状位和矢状位上定位，1 个床位，扫描范围根据需要覆盖鼻咽、口咽或颌面部，以及肺尖以上部位（观察颈部淋巴结），床位中心在保证覆盖扫描范围之后，根据扫描需要，定位于鼻咽、口咽或颌面部中间。设置用于 PET 衰减校正的解剖部位区为头颈部（颅顶至肺尖）和部分胸部。

PET 成像参数的设置，设置扫描类型、注射参数、扫描时间、重建参数。PET 成像参数设置完成后，开始扫描，MRI 轴向位置中心与 PET 中心同步一致。同步进入 MRI 扫描，MRI 参数设置如下：MRAC1（用于 PET 衰减校正）；Ax T_1 FSE（轴位 T_1 成像）；Ax T_2 IDEAL（轴位水脂分离 T_2 成像）；Cor T_2 IDEAL（冠位水脂分离 T_2 成像）；Sag T_1 FSE（矢位 T_1 成像）；Sag T_2 FSE（矢位 T_2 成像）；根据需要进行增强 MRI 的扫描，静脉注射钆对比剂，采用常规剂量（0.10mmol/kg）或遵药品使用说明书，然后注射等量的生理盐水，增强序列如下，Ax/Sag/Cor T_1 IDEAL+C（三个方位的水脂分离增强 T_1 成像）；参考扫描序列层厚/间隔 = 4.0mm/1.0mm。

（四）颈部一体化 PET/MR 扫描

首先进入 3 平面定位像扫描（3-plan Loc），获取三个方位（冠状位、矢状位、横轴位）的颈部多层图像，用于后面的 PET/MR 扫描定位。PET 扫描的设置，调入 3 平面定位像的结果，在冠状位和矢状位上定位，1 个床位，扫描范围覆盖整个颈部，PET 床位中心定位于甲状腺中心。设置用于 PET 衰减校正的解剖部位区为头颈部（颅顶至肺尖）和部分胸部。

PET 成像参数的设置，设置扫描类型、注射参数、扫描时间、重建参数。PET 成像参数设置完成后，开始扫描，MRI 轴向位置中心与 PET 中心同步一致。同步进入 MRI 扫描，MRI 参数设置如下：MRAC1（用于 PET 衰减校正）；Sag T_2 FSE（矢位 T_2 成像）；Cor T_2 IDEAL（冠状位水脂分离 T_2 成像）；Ax T_1 FSE（轴位 T_1 成像）；Ax T_2 IDEAL（轴位水脂分离 T_2 成像）；Ax STIR-DWI（轴位压脂扩散成像）；根据需要进行增强 MRI 的扫描，静脉注射钆对比剂，采用常规剂量（0.10mmol/kg）或遵药品使用说明书，然后注射等量的生理盐水，增强序列如下，Ax/Sag/Cor T_1 IDEAL+C（三个方位的水脂分离增强 T_1 成像），参考序列层厚/层间隔 = 4.0mm/1.0mm。

（五）肺纵隔一体化 PET/MR 扫描

首先进入 3 平面定位像扫描（3-plan Loc），获取三个方位（冠状位、矢状位、横轴位）的肺部多层图像，用于后面的 PET/MR 扫描定位。PET 扫描的设置，调入 3 平面定位像的结果，在冠状位和矢状位上定位，1 个床位，PET 床位中心定位于全肺上下中间，保证扫描范围覆盖全肺。设置用于 PET 衰减校正的解剖部位区为胸部（肺尖至肺底）。

PET 成像参数的设置，设置扫描类型、注射参数、扫描时间、重建参数。PET 成像参数设置完成

后，开始扫描，MRI 轴向位置中心与 PET 中心同步一致。同步进入 MRI 扫描，MRI 参数设置如下：MRAC1（用于 PET/MR 衰减校正）；TRr Cor T_2 IDEAL（冠位呼吸触发采集水脂分离 T_2 成像）；RTr Ax fs T_2 PROPELLER（轴位呼吸触发采集压脂 T_2 成像）；RTr Ax DWI（轴位呼吸触发扩散成像）；BH Cor T_2 SSFSE（冠位屏气采集单次激发 T_2 成像）；BH Ax T_1 FSE（轴位屏气采集 T_1 成像）；所有序列层厚/间隔＝6.0/2.0mm。

（六）心脏一体化 PET/MR 扫描

首先进入定位 MRI 扫描，3-pla Loc 和多个自由呼吸状态 FIESTA 序列，为了获取心脏的 3 平面图像，以及初步的心脏四腔心定位。PET 扫描的设置，调入 3 平面定位像的结果，在冠状位和矢状位上定位，1 个床位，PET 床位中心定位于心脏上下中间。设置用于 PET 衰减校正的解剖部位区为胸部（肺尖至肺底）。

PET 成像参数的设置，设置扫描类型、注射参数、扫描时间、重建参数。PET 成像参数设置完成后，开始扫描，MRI 轴向位置中心与 PET 中心同步一致。同步进入 MRI 扫描，MRI 参数设置如下：MRAC1（用于 PET 衰减校正）；BH FIESTA cine 4CH（屏气心电门控采集 4 腔心亮血成像）；BH FIESTA cine 2CH（屏气心电门控采集长轴亮血成像）；BH FIESTA Cine SA（屏气心电门控采集短轴亮血成像）；BH FIESTA Cine 3CH（屏气心电门控采集流入流出道亮血成像）；以上序列层厚/间隔＝8.0mm/0.0mm；BH Double IR fs T_2（屏气采集双反转黑血压脂 T_2 成像），BH Double IR T_2（屏气采集双反转黑血 T_2 成像）。

（七）乳腺一体化 PET/MR 扫描

首先进入 3 平面定位像扫描（3-plan Loc），获取三个方位（冠状位、矢状位、横轴位）的乳腺多层图像，用于后面的 PET/MR 扫描定位，然后是 ASSENT Calibration 扫描，进行线圈的校正扫描，视野中心位于乳腺前后径的解剖中心，使用允许使用的层数。PET 扫描的设置，调入 3 平面定位像的结果，在冠状位和矢状位上定位，1 个床位，PET 床位中心定位于乳头处。设置用于 PET 衰减校正的解剖部位区为胸部（肺尖至肺底）。

PET 成像参数的设置，设置扫描类型、注射参数、扫描时间、重建参数。PET 成像参数设置完成后，开始扫描，MRI 轴向位置中心与 PET 中心同步一致。同步进入 MRI 扫描，MRI 参数设置如下：MRAC1（用于 PET 的衰减校正）；Ax T_2 FSE IDEAL（轴位水脂分离 T_2 成像）；Ax T_1 FSE（轴位 T_1 成像）；Ax STIR DWI（轴位压脂扩散成像）；L/R OSag fs T_2 FSE（左乳腺或右乳腺斜矢位压脂 T_2 成像）；以上序列的层厚/间隔＝4.0mm/1.0mm；L/R Breast MRS（左乳腺或者右乳腺波谱成像）；根据需要进行增强 MRI 的扫描，静脉注射钆对比剂，采用常规剂量（0.10ml/kg）或遵药品使用说明书，然后注射等量的生理盐水增强序列如下，Ax VIBRANT Dynamic（轴位 3D 多期动态增强成像）；Sag VIBRANT＋C（矢状位 3D 增强成像）。

（八）腹部（肝脏、肾脏、胰腺等）一体化 PET/MR 扫描

首先进入 3 平面定位像扫描（3-plan Loc），获取三个方位（冠状位、矢状位、横轴位）的腹部（肝脏、肾脏、胰腺等）多层图像，用于后面的 PET/MR 扫描定位。PET 扫描的设置，调入三平面定位像的结果，在冠状位和矢状位上定位，1 个床位，PET 床位中心定位于扫描脏器的上下位置中心。设置用于 PET 衰减校正的解剖部位区为腹部（肺底至髂骨上缘）。

PET 成像参数的设置，设置扫描类型、注射参数、扫描时间、重建参数。PET 成像参数设置完成后，开始扫描，MRI 轴向位置中心与 PET 中心同步一致。同步进入 MRI 扫描，MRI 参数设置如下：MRAC1（用于 PET 的衰减校正）；RTr Ax fs T_2 PROPELLER（呼吸触发采集轴位压脂 T_2 成像）；RTr Ax fs DWI（呼吸触发采集轴位压脂扩散成像）；层厚/间隔根据扫描部位确定；RTr Cor T_2 SSFSE（呼吸触发采集冠位 T_2 成像），层厚/间隔＝4.0mm/1.0mm，如果呼吸不均匀，可改为屏气采集；BH Ax LAVA（屏气采集 3D 轴位 T1 成像）；BH Cor LAVA（屏气采集 3D 冠位 T_1 成像）；根据需要进行增强 MRI 的扫描，静脉注射钆对比剂，采用常规剂量（0.10ml/kg）或遵药品使用说明书，然后注射等量的生理盐水，增强序列如下，Ax LAVA＋C（三期动态增强 3D 轴位 T_1 成像），3 期，先行蒙片扫描，从打药开始计时，15～20 秒时屏气扫描第一期，首期结束后，喘两次气后再次屏气扫描门脉期。动脉期、门脉期一般在七十秒内扫描结束，第三期在 150～180 秒之间扫描）；BH Cor LAVA＋C（冠位 3D 增强 T_1 成像）。

（九）盆腔一体化 PET/MR 扫描

首先进入 3 平面定位像扫描（3-plan Loc），获取三个方位（冠状位、矢状位、横轴位）的盆腔多层

图像，用于后面的 PET/MR 扫描定位。PET 扫描的设置，调入 3 平面定位像的结果，在冠状位和矢状位上定位，1 个床位，PET 床位中心定位于扫描对象(前列腺或者子宫)上下位置中间。设置用于 PET 衰减校正的解剖部位区为盆腔(髂骨上缘及以下部位)。

PET 成像参数的设置，设置扫描类型、注射参数、扫描时间、重建参数。PET 成像参数设置完成后，开始扫描，MRI 轴向位置中心与 PET 中心同步一致。同步进入 MRI 扫描，MRI 参数设置如下：Ax fs T_2 FSE(轴位压脂 T_2 成像)；Ax T_1 FSE(轴位 T_1 成像，FSE)；Ax fs DWI(轴位压脂扩散成像)；Sag fs T_2 FSE(矢状位压脂 T_2 成像)；Cor fs T_2 FSE(冠位压脂 T_2 成像)；Ax T_2 FSE(轴位 T_2 成像)；根据需要进行增强 MRI 的扫描，静脉注射钆对比剂，采用常规剂量(0. 10mmol/kg)或遵药品使用说明书，然后注射等量的生理盐水，增强序列如下，Ax LAVA+C(多期动态增强 3D 轴位 T_1 成像)；Sag LAVA+C(矢位 3D 增强 T_1 成像)。

六、图像质量控制

一体化 PET/MR 的质量控制标准目前还没有正式的文件发表。目前，一体化 PET/MR 的质量控制过程是对 PET 和 MRI 分别进行实施。PET 的质量控制标准国际上主要有美国电器制造商协会(NEMA)发布的行业标准，最新版是 NEMA NU-2012［*National Electrical Manufacturers Association (NEMA)*，*Standards Publication NU 2-2012*，*Performance Measurements of Positron Emission Tomographs* (NEMA，Rosslyn，VA，2012)］。还有国际电工委员会(IEC)的行业标准，目前，国内也有 PET 的质量控制标准的正式文件发表《核医学仪器　例行试验　第 3 部分：正电子发射断层成像装置》(GB/T 20013. 3—2015)。这些标准规范了对 PET 设备的基本参数进行测试的方法，利用该标准主要完成对 PET 空间分辨力、系统灵敏度、散射分数、计数率特性、随机事件校正精度，以及图像质量和衰减校正精度进行测量。MRI 的质量控制标准主要遵从国内《医用磁共振成像(MRI)设备影像质量检测与评价规范》(WS/T 263—2006)，标准中规范了 MRI 共振频率、信噪比 SNR、几何畸变率、空间对比度、影像均匀性、层厚准确性、层厚非均匀度、纵横比、静磁场均匀性与稳定性、图像伪影，以及致冻剂(液氦、液氮)挥发率等测试的方法和评价指标。

质量控制除了对仪器的性能指标进行测量之外，在日常应用的过程中，还应对仪器的状态进行定期检测和维护。一体化 PET/MR 的日常质控，有日质控、周质控和季度质控。在常规日质控的具体实施方案中，首先就是要对仪器所在的环境状态进行检查和记录，包括机房的温度和湿度、水冷机的温度以及液氦压缩机的工作状态和磁体液氦的体积和压力。然后，利用^{68}Ge 源(半衰期＝288 天)对 PET 探测器进行测试，如图 40-33 所示。

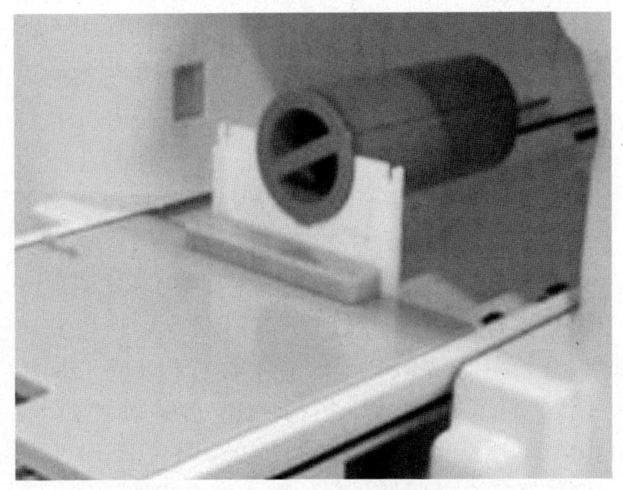

图 40-33　用于 PET/MR 质控的^{68}Ge 校正源

包括符合事件率和不符合率、处理事件时间百分比，计时变化和增益变化。一体化 PET/MR 的周质控仍然主要针对 PET 探测器进行，主要是对每个探测器单元的增益，能量和计时变化进行测量和校正，该过程中会生成一系列的校正补偿文件，来保证 PET 图像的准确性。季度质控除了对 PET 进行测试校准之外，还应该对 MRI 中的相关参数进行测试，以保证图像质量的稳定。其中 PET 的季度质控主要是进行 3D 归一化校正，在实际的 PET 系统中，不同响应线上的符合探测灵敏度是不一致的，这种不一致通常是由于 PET 探测单元的几何收集效率差别，探测器本身的探测效率差别等造成的。符合探测灵敏度的差异会在图像上产生或明或暗的带状伪影。3D 归一化校正即对符合探测灵敏度进行测量，取其倒数作为对投影数据的归一化校正因子，进行灵敏度一致化校正。MRI 的质量控制过程主要是利用水膜对系统的白噪声，中心场的频率、匀场效果和图像 SNR 的测试和校正，其过程与传统的 MRI 校正无异。

(阮伟伟)

第四节 磁共振成像技术新进展

一、MRI 设备硬件新进展

近些年来，随着计算机技术、网络技术、数字化成像技术和材料技术取得了突飞猛进的发展，磁共振成像(MRI)的硬件设备也得到了长足进步，各大公司开发的新技术层出不穷，具体来说硬件的进步主要体现在高性能的磁体、先进的梯度系统和射频系统等。

（一）磁体

磁体系统作为 MRI 最基本的构件之一，近年来有着长足的发展。主磁场的场强逐步提高，这直接导致 MRI 系统信噪比和空间分辨力的提升，扫描速度进一步加快。磁体的孔径越做越大，长度越做越短，结合静音技术大大提升了患者的舒适度。液氦的消耗减少，推出零液氦技术，降低了医院的运行成本。匀场算法的进步使得磁场的均匀度提高，这对图像信噪比、磁共振空间定位及减少伪影方面起着重要作用。

1. **高场强** 伴随材料技术、超导技术的发展，超导磁共振(MR)主磁场强度越来越高。目前临床应用的磁共振系统静磁场强度在 0.2~3.0T，低场开放永磁和高场管状超导磁体并存。其中 3T 磁共振在各级医院的装机率越来越高，更高场强的磁体也在不断开发。4T 系统早已得到美国 FDA 对人体无明显危害的认可。7T 系统用于科研，在我国很多高校及科研院所装机成功。在 9.4T 系统上对成年兔及其后代实验未观察到不良的生物效应。11.75T 的全身 MRI 系统也已在法国组装完成。近些年随着介入 MR 的发展，开放式 MRI 也取得长足发展，其主磁场场强已从原来的 0.2T 左右上升到 0.5T 以上，当前开放式 MRI 的最高场强已经达到 1.0T 左右，图像质量明显提高，扫描速度更快。

高场强可以提高质子的磁化率，增加图像信噪比，缩短扫描时间，同时，高场强增加化学位移效应，使磁共振波谱成像(MRS)对代谢产物的分辨力得到提高。对于脑功能成像，高场强的磁共振具有明显的优势。但是，应当看到，场强增高也带来了一些问题。例如，高场强下射频脉冲的能量在人体内累积明显增大，电磁波比吸收率(specific absorption rate，SAR)容易超标的问题表现得更为明显。同时，磁共振的场强越高，各种伪影如运动伪影、化学位移伪影及磁敏感伪影所带来的影响更为严重。当前各大厂商通过硬件及软件的进展，已经将高场强带来的弊端大大减小。主磁场强度增高的同时磁场的均匀性对于磁共振系统成像质量有着重要的影响，西门子 Prisma 3.0T 磁共振创新的靶向匀场技术致力于改善动态主磁场的均匀性，靶向匀场技术是基于集成在梯度线圈中的额外 5 个匀场通道和 32 组匀场线圈，通过全新的匀场序列极大地提高了静态和患者进入磁体腔后的动态磁场均匀度。

2. **短磁体** 缩短磁共振主磁体长度，有利于提升患者舒适度，减少幽闭恐惧症的发生。目前，主磁体长度最短的磁共振是西门子公司的 MAGNETOM ESSENZA，其场强为 1.5T，主磁体长度仅为 131cm，加上外壳总长度为 147cm。3T 场强磁共振中，西门子公司 Skyra 主磁体长度 163cm，飞利浦公司 Ingenia 主磁体长度 162cm，GE 公司 Singa HDxT 主磁体长度 172cm。短磁体使磁体重量减轻，节省楼层承重成本且便于安装。

3. **大孔径** 对于全身 MRI 设备，磁体的孔径必须足够大，以容纳人体，增大孔径能够增加患者的舒适度，降低幽闭恐惧现象的发生率。一般情况下，要求全身磁共振磁体孔径应≥60cm。目前西门子公司的 Skyra、Verio，飞利浦公司的 Ingenia，GE 公司的 750W，其孔径均达到 70cm。然而主磁体长度变短，孔径增加使得磁场均匀度下降，梯度系统性能降低，信噪比(SNR)下降，SAR 值上升，同时最大视野(FOV)缩小。各家公司通过硬件和软件的进步，已经大大改善了这一状况，目前飞利浦公司的 Ingenia 所能做到的最大 FOV 达到 55cm。

当前磁共振发展中对于磁体孔径有两大设计理念：60cm 孔径提供顶级临床和科研，例如，西门子公司的 Prisma，GE 公司的 MR750，其中 Prisma 的磁体长度更是达到 213cm；70cm 孔径针对日常临床工作和部分科研，在牺牲一定性能的前提下，提供更高的舒适性。

4. **零液氦** 超导磁体必须在超低温度下运行，这种超低温环境需要液氦进行维持，而液氦需要冷头进行制冷，把挥发的液氦冷却，重新变为液体。早期的超导磁共振多采用 10K 冷头，液氦会随着时间的推移缓慢挥发，当液氦挥发到一定程度就必须补充新的液氦。作为一种十分重要的战略物资，液氦供应紧张，价格一路攀升，频繁添加液氦大大增加了设备运行维护成本。随着磁共振技术的发展，目前多家公司推出液氦零消耗磁体技术，采用4K冷头，充填液氦的周期可达10年以上，这大大节省运行成本，降低了停机风险。

5. **静音**　磁共振运行时，梯度频繁切换会在主磁场中产生快速变化的洛伦兹力，梯度线圈在力的作用下不断振动扭曲，产生噪声。这种噪声降低了患者的舒适度，使部分患者对MRI检查产生恐惧。目前，各大厂商从软、硬件两方面降低噪声，改进体线圈和梯度线圈的材料和设计，转变磁体控制单元、梯度控制单元、射频发射控制单元和射频接收控制单元四大系统数据交换方式。

（二）梯度系统

梯度场是利用梯度线圈产生相对主磁场来说较微弱的随空间位置线性变化的磁场，并叠加在主磁场上，从而可以解读来自接收到信号内的空间信息，进行空间定位。梯度系统是MRI最重要的硬件之一。梯度系统主要朝着高梯度场强、高梯度切换率、双梯度及环绕梯度方向发展，同时拥有完美的梯度线性。

高性能的梯度系统是高性能磁共振成像系统的核心。高梯度场强可实现高SNR、高分辨力功能成像及小视野高分辨力扫描。梯度线圈性能的提升对于MRI超快速成像意义重大，很多超快速序列及水分子弥散加权成像对梯度系统的强度和切换率都有很高的要求。高梯度场强及高切换率能够大大缩短回波间隙提高成像速度。同时还可以增大成像最大FOV，提升图像信噪比。梯度场的性能也决定了成像最小FOV、最小层厚及图像的空间分辨力。目前西门子Prisma最高梯度场强达到80mT/m，梯度切换率达到200mT/(m·ms)，为业内最高。但是需要指出的是梯度场的剧烈变化会产生周围神经刺激和过大的噪声，因此梯度场强和切换率的增加应以人体安全为前提。

所谓双梯度，是指磁共振采用两套场强和切换率不同的梯度系统，根据实际需要在两种梯度模式间自由切换，从而提高图像的空间分辨力、信噪比和扫描覆盖范围。目前推出双梯度技术的厂家为GE公司和飞利浦公司，但两者实现的技术路径有所区别。GE公司采用一套梯度放大器和两套梯度线圈。飞利浦公司采用双放大器模式和一套梯度线圈。通过双梯度技术，当需要进行大FOV扫描时，采用低梯度场强和切换率的梯度系统；当需要精细扫描时，采用具有较高的梯度场强和梯度切换率的梯度系统。双梯度进一步提高了梯度系统的性能，有效减少梯度场对人体的刺激。

当前GE公司全新高端SIGNA Pioneer磁共振推出了环绕梯度技术（digital surrounding technology，DST）。该技术采用全新架构的45单元环绕矩阵式梯度系统，可根据扫描部位、序列灵活输出全身模式、局部聚焦模式、静音模式3种工作模式。全身模式针对大FOV成像，要求梯度系统均匀地输出匹配的梯度性能，保证图像的准确、精细、不变形。局部聚集模式针对局部的小视野成像，要求梯度系统在瞬间集中输出极高场强，从而实现小FOV下的高清DWI成像。静音模式要求梯度实现快速、微动式的切换，配合环绕射频实现超短回波（Zero TE）的采集，突破磁共振成像盲区。对比传统的实心冷却梯度线圈技术，当前部分高端磁共振采用中空内冷梯度系统，这种梯度系统使用中空内冷式的梯度线圈，并用冷却液对线圈直接散热，配合独有的三级冷却系统，大幅度提高梯度系统的稳定性与精准性。对于梯度系统而言，假如温度稳定度越差，则梯度保真度越差，信号漂移越大。中空内冷梯度采用复杂的多层结构，其工艺复杂，成本高昂，但带来的优势是即使在高负荷的工作状态时也具有极佳的温度稳定性，从而能够得到准确的磁共振信号，保证精确定量成像。

（三）射频系统

磁共振的射频系统是MR机实施射频激励并接收和处理射频信号的功能单元。作为磁共振信号的激励和采集系统，射频系统的发展进步对于磁共振成像性能的提高具有至关重要的作用。射频系统主要由射频发生器、射频放大器、射频线圈组成。目前，射频系统主要朝多源射频发射技术、数字化、多通道阵列式全景一体化线圈的方向发展。

1. **多源发射技术**　传统磁共振多为单源发射技术，即只有1个射频发射源。其技术相对简单，但缺点是在体部检查中经常会因介电阴影和患者热效应产生的过多不安全因素使得图像质量和扫描速度都大打折扣。由于场强越高，射频脉冲的频率越高，电介质效应越明显，介电伪影在3T高场磁共振上更为常见。2009年，北美放射年会上，飞利浦公司率先发布多源发射技术，采用多个独立的射频发射源，每个射频源都连接独立的射频放大器，各个射频源发射的射频脉冲，其波形、相位、幅度和频率均可独立调制。多源射频发射技术可以根据不同患者和检查部位进行自动优化射频发射（即基于个体差异的射频管理），因此可以从源头上解决介电效应问题。另外，使用多源发射技术，可以自动优化SAR的分布并减少沉积，使快速序列得以应用，加快了成像速度。目前各大公司均推出了各自的多源磁共振产品。

飞利浦公司的Ingenia 3.0T，采用本公司推出的第三代射频发射技术和射频四维实时多源发射技术（即聚源平台上的实时动态射频匀场技术）。在原来多源空间射频匀场的基础上，增加了时间轴，可以根据器官和解剖组织的运动形态进行实时射频匀场，从而能够对患者全身各个部位进行精准的定量和功能成像。西门子公司的Prisma 3.0T，采用与7.0T磁共振相同的8通道射频并行发射技术，TrueShape雕刻平台，2个独立的并行发射源射频脉冲独立调节，与X、Y、Z三组梯度线圈任意梯度波形同步，相互配合，可以实现任意形状的激发，犹如立体雕刻技术，打破以往传统非并行发射磁共振只能激发一层或一厚块的射频激发模式，做到选择性动脉自旋标记、曲面饱和带、任意形状激励雕刻成像等。GE公司的SIGNA Pioneer 3.0T采用独有的DST环绕式8通道射频激发系统，在创新的DST技术平台下，8个射频激发端口可以根据不同的扫描智能选择需要的激发方式，同时在扫描的循环流程中前瞻性地预测扫描所需要的SAR值，有效进行SAR值管理，该技术可以大幅度提升新生儿和超重患者的扫描成功率和图像质量。DST技术营造均匀的射频场，使得在全50cm FOV成像时，射频场的偏移量依然能控制在1%以内，有效控制电介质伪影的产生。

2. 数字化　随着磁共振技术的发展，并行采集技术的应用，磁共振设备的接收通道数和线圈单元数不断增加。传统的模拟传输模式需要使用大量的电缆和笨重的接口，信噪比难以提高。为解决这一问题，各大公司均推出了各自的数字化解决方案。西门子公司和GE公司采用光纤射频技术，将模数信号转换模块内置于磁体壁中，大大缩短了模拟信号传输距离，提高了信噪比。其中西门子公司Prisma采用第三代射频技术全内置射频，实现了全数字化成像链，射频发射组件和射频接收组件均内置于磁体。射频发射和射频接收路径均实现数字化，抗干扰能力更强，且邻近射频发射体线圈，大大减少了射频能量在传输过程中的损失和信号的衰减。动态调整射频场的稳定性和精确触发，射频的时间稳定性显著提升，对脑功能成像、精准的灌注采集和分析等高端应用提供了稳定的平台。2012年，飞利浦公司推出全数字化的Ingenia 3.0T磁共振，将模数转换模块集成到了dStream腹部线圈中，实现了传输通道和接口的完全数字化，磁共振信号在dStream线圈内部就被转化为数字信号，然后通过光纤全程数字化传输，这大大提高了系统的抗干扰能力，减少了噪声干扰。

3. 线圈　线圈是采集磁共振系统信号的设备，其性能直接关系到图像质量的优劣。目前部分线圈可以做到采集源头数字化、数字化的线圈接口、全程数字化传输，大大提高了图像的信噪比。多通道相控阵全景一体化线圈达到4、8、16、32、64个接收通道。从硬到软，从体外到腔内，射频线圈得到飞速发展。“靶线圈”技术，针对不同部位的生理特点而专门设计线圈，如肢体血管成像多通道线圈、带有光刺激的脑功能成像线圈、心脏相控阵线圈、前列腺线圈、经鼻插入的食管线圈及经导管插入的血管内线圈等，这是射频线圈发展的方向。现在已经出现了可以穿戴的非常柔软表面线圈。

目前各大公司均推出了各具特色的线圈技术，西门子公司Prisma 3.0T磁共振具备64个独立的射频接收通道，甚至超越7T，极大地加快了成像速度。Prisma还配备了与之相匹配的64通道Tim4G神经功能学专用线圈，真正实现更高的系统接收通道所带来的应用优势，以满足认知和脑功能等高端科研和临床研究的需要。与20通道线圈相比，64通道神经功能学专用线圈总体信噪比提高52%，外周信噪比提升92%，对于血氧水平依赖（blood oxygen level dependency，BOLD）脑功能成像、神经系统波谱成像、弥散张量成像等的功能性研究具有重要的意义。线圈密度与图像信噪比、分辨力和成像速度息息相关，Prisma线圈密度是以往3.0T磁共振的2~3倍。以往3.0T磁共振在常规扫描中基本可以获得满意的图像质量，但是当快速成像的时候，图像质量就不一定能够保证了。Prisma就是将图像质量和成像速度两者兼得，将临床成像做到极致。对于多站式检查，Tim4G线圈零更换，一次摆位更方便肿瘤患者的检查。

GE公司的SIGNA Pioneer 3.0T磁共振采用了环绕双线圈成像技术，环绕双线圈，就是表面线圈与环绕体线圈的组合，表面线圈具有高信噪比和高敏感度的特点，环绕体线圈具有高均匀度，信号深度大，同时还可以矫正监控。两者融合，环绕双线圈可以获得高清、高均匀度图像，信噪比显著提升。磁共振技术的未来是诊断数据的多维度、丰富性和准确性，这对磁共振设备的采样、传输和图像重建能力提出了更高的要求。SIGNA Pioneer 3.0T 搭配全新一代 DST 环绕全数据传输系统，采用 65 组独立数据传输通道，同时配备 65 个独立模数转换器，真正实现数据极速、无损传输和重建。Pioneer 独有的 65 通道独立射频传输系统，每一个通道都搭配专用的配电管理系统(distribution management system，DMS)瞬切模块和专用的 ADC 模数转换器。独立的 65 通道对应独立 65 组转换放大器。摒弃了通道切换与共享，杜绝了信号损失与混杂。Pioneer 在所有线圈接收端内置 DMS 数字化瞬切芯片，且每个通道对应一个专有的模数转换器。实现数字化信号采集的同时，将数据采样频率提高至 1MHz，每个线圈均能够实现 7.7G/s 的高速海量数据采集。实现数据高速度、高质量采集，传输过程中无信号冗余，为图像重建提供最纯粹完整的信号。

飞利浦公司的 Ingenia 3.0T 磁共振装备了 dStream 腹部线圈，该线圈内置模数转换模块，使磁共振信号在线圈内部即被转化为数字信号，大大提高了系统的信噪比和抗干扰能力。

(四) 计算机系统

磁共振硬件及软件的巨大进步对计算机系统的运算能力提出了更高的要求，目前业界最新的磁共振为了应对大数据运算能力，采用最新一代分布式计算系统，单机离线运算能力达到传统磁共振的 3 倍以上。该技术同时具备云计算拓展能力，借助网络服务器可以实现实时在线云端计算，真正实现磁共振大数据成像。

二、MRI 设备软件新进展

(一) 西门子虚拟座舱技术

syngo 虚拟座舱(virtual cockpit)简称 sVC，可以提供一种面向技师或医生远程协助共同完成设备扫描操作的服务。它由与 sVC 服务器连接的设备端、专家端和医生端共同组成。

所谓设备端是指安装在扫描设备间，供设备技师使用的 sVC 工作站。通常技师执行扫描并帮助患者完成检查，其可以通过 sVC 工作站及时联系专家，请求协助，同时授权专家通过“expert-i”接入面前的设备控制台。而专家端则是供经验丰富的专家级技师用以远程指导设备端技师且可以进行扫描的 sVC 工作站。它可以安装在能通过网络访问 sVC 服务器的任何房间，既可以与服务器处于同一医院，也可以在其他医院或任何适合工作的地方。专家用它提供的 expert-i 远程桌面连接直接到扫描间内的设备的操作台，并用沟通模块与设备技师保持文字或语音交流。专家端还可以看到设备间 IP 摄像头的直播视频。

此外，医生端与设备端相似，只是可以安装于任何与 sVC 服务器互通的房间。当涉及非常复杂的扫描规划时，医生可以协助远端的专家技师或者设备技师，或者该医生能够从诊断医生的角度提供一些建议。

虚拟座舱产品实现了设备的远程辅助操控，为医务人员的技术培训和解决人力资源紧缺提供了一个技术手段。在类似严重急性呼吸综合征、新型冠状病毒肺炎等传染性极强的疾病暴发时，也为保护技师而采取隔离操作提供了可能，如图 40-34。

(二) 飞利浦全数字磁共振及 DNA 架构技术

1. 全数字磁共振　当今社会是个信息化的时代，而信息化的基础就是数字化，医疗的信息化(数字化)是绝对的行业发展方向。DR 使得普通 X 光线实现了数字化；CT 因为平板探测器也实现了数字化；DSA 也是血管机的数字化产品。近年来，飞

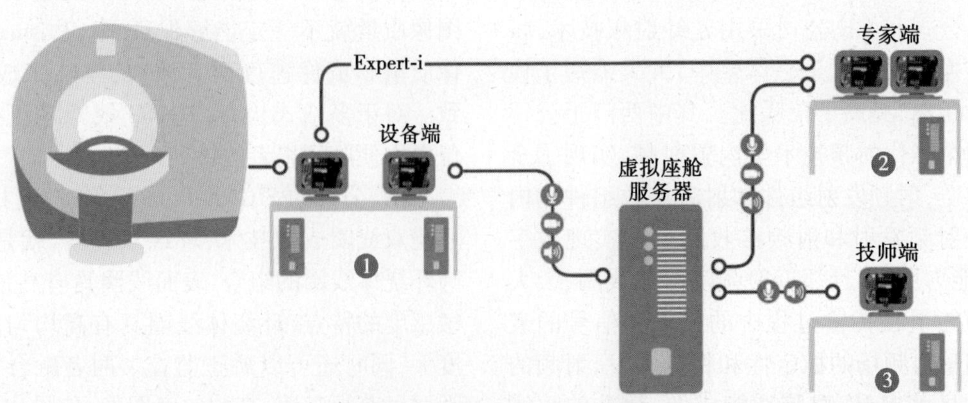

图 40-34　西门子虚拟座舱示意图

利浦公司发布了全球首台全数字磁共振 Ingenia，其独有的 dStream 技术，实现了磁共振信号采集源头数字化+数字线圈接口+全程数字传输的全数字影像链，保证信号无衰减，最终获得原始图像信号的100%真实还原。其临床应用中具有三大优势：

（1）更高图像信噪比：全数字磁共振拥有dStream 技术，根除了传统模拟信号传输对图像质量所有负面影响，从而保证图像信噪比提升 40%。

（2）全数字线圈与智能工作流：灵活顺畅的工作流程采用轻且大范围覆盖的线圈，在患者舒适且轻松摆位的同时，各个线圈灵活组合，用更少的线圈完成更多的临床应用，大幅度减少患者与线圈摆位时间。并且全数字磁共振具有最新一代并行采集技术 dS-Sense 与 Smartselect 自动线圈跟踪技术。整体提高检查流通量多达 30%，真正进入磁共振的光速检查时代。

（3）无限射频通道与未来拓展：从线圈开始全程数字传输信息，完全摆脱传统磁共振系统通道限制，使射频通道数只取决于线圈通道，无须任何射频系统升级，任意连接高通道数线圈，为未来研发与临床应用的拓展提供无限的接收平台，真正进入磁共振的无限时代。

全数字磁共振因为全程实现了数字化影像链，信噪比提升 40%，所以突破了时间换图像的瓶颈，在磁共振领域首次实现了 1 分钟全身成像，7.5 分钟全腹部扫描，全数字磁共振的扫描速度提升，加快了受检者完成检查时间。

常规磁共振如果孔径增加，必然会带来磁场均匀度的下降，所以如何增大孔径并且保证磁场均匀度是磁体技术的一个重大挑战。全数字磁共振采用业界最先进的空间优化的工业设计，在孔径增加到 70cm 时，依然保持极高磁场均匀度，是业内最高磁场均匀度的 70cm 大孔径磁共振。这样既提供了高端体检所需的舒适度，更加提供了图像的精准度，不遗漏细小病灶，并能够做到超快速的“类PET”成像。如图 40-35。

由于高场强能够带来高的信噪比和空间分辨力以及扫描速度的增快，3.0T MRI 在心脏疾病中的应用一度引起人们的热议。但是随之而来的射频场的不均匀性、SAR 问题以及伪影增加的问题却一直难以解决，使得 3.0T 心脏磁共振成像的优势不能尽显。多源射频发射技术可以在局部进行射频场的匀场，并可根据个体差异进行自动调整，由于心脏电影成像采用的平衡稳态自由进动序列对射频场的不均匀最敏感，采用实时多源射频发射技术（MT-4D），改善心脏局部射频场均匀性，因此可

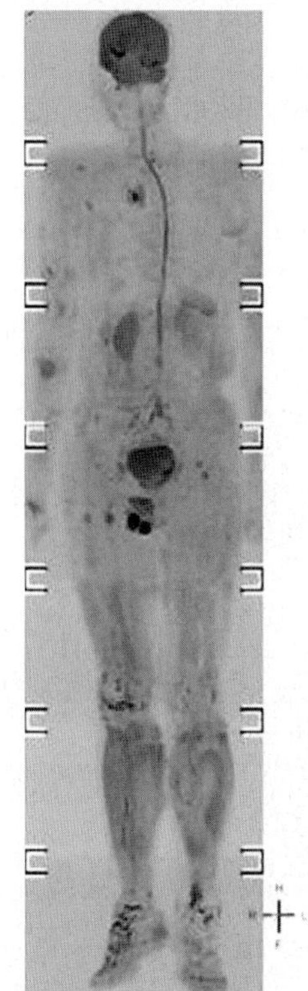
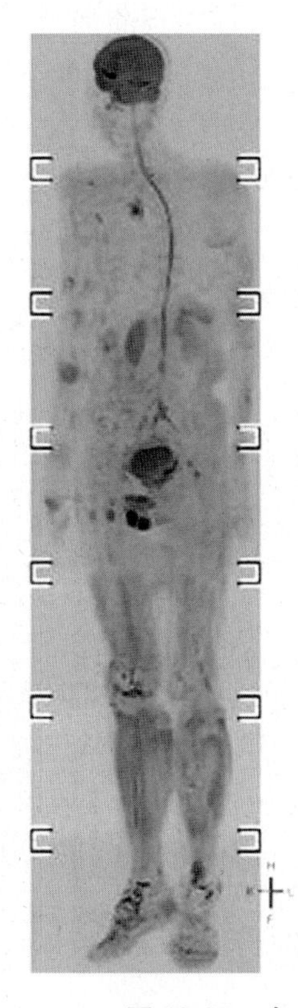
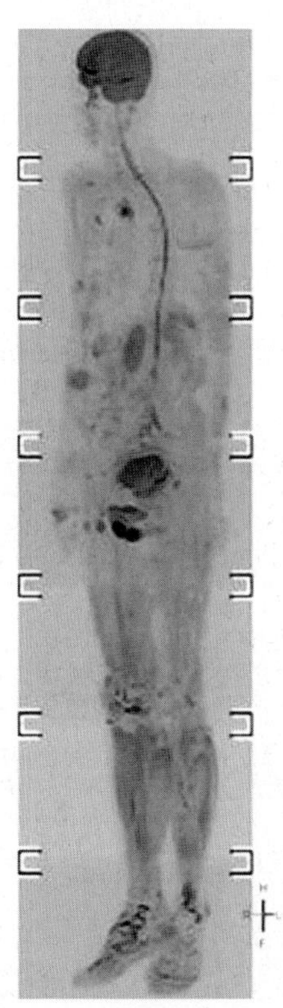
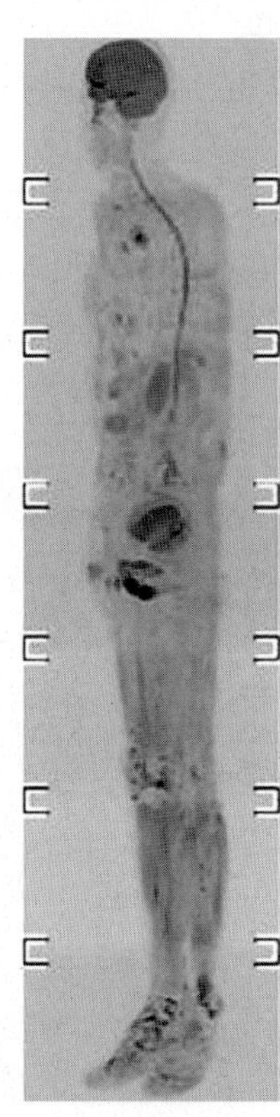

图 40-35　全身“类 PET”成像

利用 B-TFE 序列来评价多源射频发射技术对心脏局部射频场均匀性和成像质量的影响。与传统单源射频发射技术比较，实时多源射频发射技术（MT-4D）明显提高了心脏区域 B1 场所达到的平均翻转角百分比，显著改善了 B1 场的均匀性，克服介电效应带来的影响。多源射频发射技术较单源射频发射技术提高了 B-TFE 序列左、右室心腔血池/室间隔的对比度。同时采用多源射频发射技术可以局部降低 SAR 值，并可通过缩短 TR 进一步减少伪影，对比度的提高、信号均匀性的改善以及伪影的减少使得心功能分析更加准确。

图像质量、影像诊断的准确率、组织间的对比度、信号均匀性等指标的全方面提高都得益于多源发射技术的应用。Multi-Transmit 4D 的应用必将引领 3.0T 心脏磁共振开创一个新纪元。如文末彩图 40-36。

2. 飞利浦磁共振 DNA 架构　2016 年，飞利浦推出了业内最新、最先进的 DNA 网络架构磁共振。

磁共振各系统可以分为发射和接收 2 个部分。发射端，磁体、梯度、射频都是千瓦级别的功率，而接收端，人体所发出的磁共振信号都是毫瓦级别。现在的磁共振都无法充分协调这两个不同功率系统的工作，因而在精准定量、动态成像等高级应用上存在瓶颈。

DNA 全数字网络架构的出现，让我们突破了这些限制磁共振发展的瓶颈。所谓网络架构，以我们最熟悉的显示时间的手表来说，当我们有两块手表时，很容易被不同的显示迷惑，这时需要去找一个标准的时间来进行校准，从效率、误差和速度来说，这种模拟校准的方式都是落后的。另外一种校准方式，就是卫星授时，让不同位置的手表都可以精准显示统一的时间。这种方式效率高，精准度高。回到磁共振，传统的磁共振都是模拟架构，类似传统的手机模拟校准，需要一个中央始终来控制梯度、射频、和采集，这种方式效率低、速度慢。DNA 网络架构则把时钟分散到梯度、射频、采集各个子系统上，由本地时钟通过全数字技术来控制各个子系统，它们之间又有通信和联系。这张架构速度快、效率高。

对比 DNA 架构和模拟架构，假设 DNA 架构和传统架构的源脉冲是一样的，DNA 磁共振通过本地时钟的全数字控制，在梯度、射频、采集的终端得到的是没有任何失真的脉冲，而传统架构，需要中央时钟来模拟控制，在终端，波形已经在幅度上、频率上、相位上都有不同程度的失真，这种失真的波形最终限制了磁共振技术的发展。

DNA 架构来了非常多的改变，主要体现在三个时间上面。射频同步精准度、梯度最小驻留时间、系统采集重建速度。射频同步精准度方面，想要得到高分辨力的图像，就需要更高的信号和更精准的射频激发，这种射频精准度就决定了精准激发的程度。最早期的磁共振，其射频同步精准度都是毫秒级别，后来到微秒，目前大部分磁共振都是纳秒级别，而飞利浦通过 DNA 架构率先把射频的同步精准度提升到皮秒级别。DNA 的同步精准度达到了业内最高的 20ps。这种同步精准度的提升带来了图像信噪比的提高和分辨力的提高。

梯度最小驻留时间方面。在传统架构下，梯度脉冲是明显的台阶样的爬升，驻留时间长，在 100μs 左右。在 DNA 架构下，梯度的最小驻留时间缩小

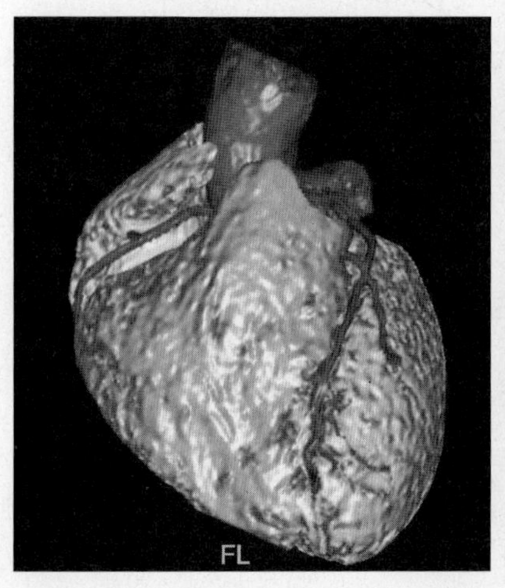

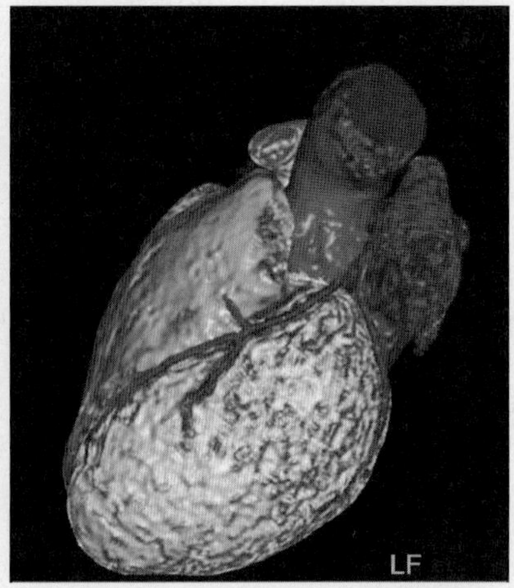

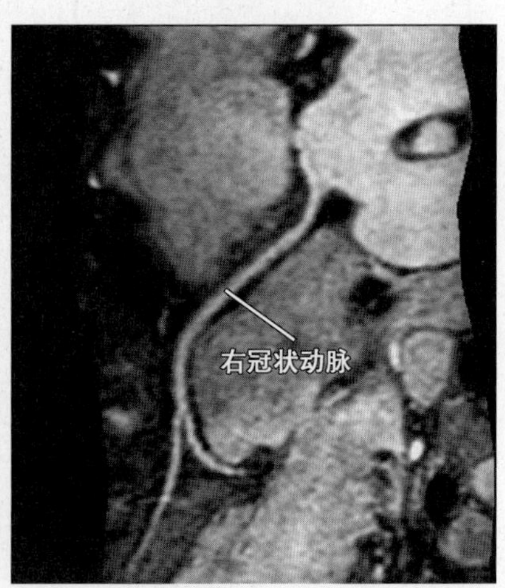

图 40-36　四维多源技术，3.0T 心脏磁共振临床应用

了1 000倍,达到了100ns,梯度波形是标准的矩形,没有台阶样表现。当前比较热门的功能研究,对梯度要求非常高。通过驻留时间的缩短,可以提高功能成像的质量,临床上可以应用更多新的技术,如多层功能磁共振成像采集。在DNA磁共振上,功能成像中一个关键因素——鬼影的程度得到了50倍的改善。传统架构鬼影程度在2.93左右,DNA架构则只有0.04。

（三）GE公司MR人工智能平台

从20世纪80年代初GE将1.5T磁共振实现商用。近年来GE磁共振推出的SIGNA Architect 3.0T磁共振设备,以及全面整合自适应图像接收(adaptive imageing receive,AIR)的AIR技术平台,是一次从信号采集源头到射频影像链创新、影像后处理技术变革、再到"轻薄"检查体验的全面"架构之旅"。

1. AIR技术平台从信号源头重新架构磁共振　AIR技术平台是GE医疗针对磁共振成像最新的技术平台,实现磁共振成像从组织激发到数据重建整个影像链的全面创新,其核心技术包括三方面:AIR线圈技术、Intelli MR智能生物感知技术、AIR thunder闪速射频大数据传输技术。三大革命性技术让AIR技术与GE的高端磁共振设备整合后,实现了加速成像、高清成像、功能化成像和定量化成像。

AIR线圈技术采用GE专利的INCA纤维导环结构,实现了相较于传统材质线圈无可比拟的超高密度的线圈单元通道分布,同时有效克服相邻线圈单元间的互感效应,从信号采集源头实现更大范围、更有效的信号采集,在提升图像精准度的同时,让检查时覆盖在检查部位的线圈如同"轻柔的毯子"一样舒适,而且能够随意弯折,突破传统的摆位限制,大大改善磁共振检查体验。基于AIR技术的48通道科研头部成像线圈,仅在头部的成像面积便集成了48个采集单元和传输通道,图像信噪比提升近一倍,同时大大缩短了传统科研成像的时间,将传统30分钟DTI的扫描缩短至10分钟之内,使科研临床化成为日常。

Intelli MR智能生物感知技术能够自动矫正当人体进入静磁场后造成的磁场和射频场偏移效应。该技术通过全新人工智能(AI)技术实现智能化调控射频激发与梯度涡流场的矫正,对预扫描、扫描成像与图像重建全过程进行优化,真正实现磁共振对人体外周磁场的自适应,确保大孔径磁共振设备磁场的均匀度,进而带来图像信噪比的进一步提升。

AIR Thunder创新射频影像链实现了1个采集单元对应1通道对应1模数转换器传输的独有1∶1∶1架构,突破性地将射频通道数增加至96通道起,相较于传统的射频链结构,可实现25%的信噪比提升,采样速度达到前所未有的10.2Gb/s,相当于1秒钟5部高清电影的采样和传输能力。基于这样的射频系统设计,SIGNAArchitect还配备全新研发的Orchestra交响图像重建平台,采用模块化重建设计,更加精准无损地将原始数据重建输出为高清的磁共振图像,使得k空间的数据能够以75 000幅/s的高速进行输出,较传统设备提升了5倍以上。这一能力的大幅度提升使得SIGNA Architect 3.0T产品可以支持更复杂、高清的成像技术,同时避免有效信息的丢失,为临床带来高质量、高效率的成像能力。

2. SIGNA Architect构架70cm大孔径新时代　精准兼顾舒适、70cm大孔径下实现精准临床科研成像是磁共振技术发展的方向之一。相较于传统标准的60cm孔径,10cm孔径的增加会给检查者带来新的体验,适用于更多人群,但随之而来的是对于磁场均匀度的损失,图像质量相对标准孔径磁共振有所下降。作为全球磁共振技术的领导者之一,SIGNA Architect新产品采用全新的科研大孔径磁体,其磁场均匀度超越传统60cm孔径的磁场均匀度,在兼顾磁场均匀度和线圈信噪比的同时,将高通道、长磁体、大孔径及新的匀场设计融为一体,将舒适性和成像精准性实现了新的统一,成为业界领先的70cm大孔径磁共振产品,引领磁共振进入大孔径全身科研时代。

近年来,人工智能(AI)技术的急速发展给医学成像领域带来深刻影响。相对CT、X线摄影系统等成像设备,由于成像原理、成像过程以及影像处理的复杂性,让AI技术在磁共振成像领域的发展和应用相对滞后。而且,以往磁共振领域在AI技术研发上聚焦在两个方面:一是磁共振流程智能化(磁共振AI 1.0时代),比如自动识别解剖部位、自动连续扫描等;二是图像重建后处理环节的多种智能分析和辅助诊断(磁共振AI 2.0时代),如结构与功能成像的多模态融合,可帮助提升图像处理效率,提供更详细的影像诊断信息。但是,磁共振技术发展中面临的严峻挑战集中在成像过程:磁共振检查中70%时间被成像过程占据,同时,一半的磁共振图像会有伪影。这些问题不仅带来磁共振检查速度、流通量的弊端，成像伪影更是让图像质量和精准度难以突破，直接影响医生诊断。GE 医疗在利用 AI 技术进行磁共振技术研发上，率先将突破点放在了成像最前端，解决伪影和成像效率问题。

3. AI 提升磁共振图像质量让成像速度快了一倍　智简 AI 平台运用高智能的深度神经网络算法，通过对超过 10 万例磁共振原始图像数据的学习，可以在成像过程中对每个线圈单元采集到的原始数据进行特征提取，对噪声、伪影信息进行识别处理，第一时间将数据中的噪声等杂质剔除，获得高质量的原始图像数据。同时，图像重建优化过程中，也基于 AI 算法抑制图像伪影，深度提升图像信噪比，让成像速度大幅提高。

GE 医疗全球磁共振研发团队大量的测试结果显示，在肩关节成像中，全流程 AI 磁共振以同样的扫描视野和参数设定，将成像时间从 3 分钟左右缩短到约 1.5 分钟，成像速度提升一倍。在颅脑高分辨的 TOF 血管成像中，采用相同的扫描序列以及图像参数，传统成像扫描耗时 4 分 50 秒左右，全流程 AI 磁共振 Creator 的成像速度约 2 分 20 秒，一半的时间，获得了分辨力及信噪比更高的图像，让磁共振检查和诊断效率都大幅提升。

4. AI 抑制磁共振图像伪影带来扫描成功率 20% 提升　临床磁共振检查中会遇到一些由于身体器官的自然蠕动或者无法抑制的动作而导致的运动伪影，如腹部扫描时的肠道蠕动，颈椎扫描时患者自然的吞咽动作等。这些成像伪影，会导致医生无法根据图像进行诊断，需要进行二次重复扫描，或者需要患者重新预约检查。临床实践数据显示，20%左右的磁共振检查会由于运动伪影问题而导致扫描失败。智简 AI 技术能够有效识别伪影信号，抑制各类伪影的产生，提升扫描成功率，降低重复扫描带来的经济效益损失。

三、磁共振成像序列新进展

随着高场强 MRI 设备的广泛应用及硬件技术的更新换代，近年来，新的成像技术得到迅速发展，使 MRI 在早期发现疾病、全面评估疾病、疾病疗效评估等全方位临床应用与科学研究中均显示了越来越大的优势。

（一）弥散磁共振成像

弥散指水分子无规律的热运动即布朗运动，在弥散磁共振成像中，弥散为不同组织内水分子不断、随机地改变位置和运动方向的现象。弥散磁共振成像（diffusion MRI，dMRI）技术利用弥散敏感梯度从多个方向对水分子的弥散进行量化，从而反映活体组织内的微观结构，该技术属于无创的成像方法。弥散 MRI 技术在中枢神经系统应用较多，目前在全身的应用也逐渐走向成熟，包括大脑、心脏及肾脏等结构的研究，肿块良恶性的鉴别等。自早期的弥散 MRI 的提出，多种弥散模型的应用促进了弥散磁共振成像方法的快速发展，包括弥散加权成像（diffusion weighted imaging，DWI），弥散张量成像（diffusion tensor imaging，DTI），弥散峰度成像（diffusion kurtosis imaging，DKI）等。

1. 弥散加权成像　弥散加权成像通过测量组织细胞内、外及跨膜水分子的布朗运动，能够从分子水平上反映组织内部水分子弥散程度，从而检测出与组织改变有关的形态学和生理学的早期病变。该技术在临床 MRI 检查应用较广，主要用于评估水分子弥散是否受限，如超急性脑梗死、细胞毒性水肿、血肿及肿瘤等的诊断和鉴别诊断。与 T_1WI 和 T_2WI 等常规序列相比，在 DWI 序列上水分子弥散受限表现为高信号，可帮助判断所在组织成分。常见的 DWI 计算模型有单指数成像模型、双指数成像模型和拉伸指数成像模型。

（1）单指数模型：单指数弥散加权成像，即常规 DWI，是基于体素内水分子的布朗运动具有各向同性的假设，采集的数据运用单指数函数拟合的弥散成像技术。在单指数弥散加权成像中，为增加对弥散的敏感性，在 SE 序列 180°聚相位脉冲前后施加两个方向相同、强度相等的弥散敏感梯度场，结合回波平面成像技术采集数据。采集的数据运用单指数函数 $S(b)/S_0=(-b\times ADC)$ 拟合的弥散成像技术，其中 b 为弥散敏感梯度因子，$S(b)$ 代表弥散敏感梯度因子为 b 时的平均信号强度，S_0 代表没有弥散敏感梯度时的信号强度，ADC 是表观弥散系数，表征水分子弥散的平均强度。单指数弥散加权成像早期主要应用于中枢神经系统，特别是对急性期脑卒中的诊断。随着磁共振设备硬件和软件的提升，单指数弥散加权成像已被广泛的运用于全身各系统。

（2）双指数模型：对于人体组织而言，水分子的运动主要包括两方面。其一，水分子自由弥散，即布朗运动；其二，毛细血管网中的血液微循环，即灌注。随着对 DWI 研究的深入，发现在成像的体素内，毛细血管网缺少空间定位，呈随机分布，即具有各向同性，毛细血管微循环灌注具有了水分子自由弥散的特性，可被看作是“假性弥散”，因此信号衰减不再遵循单指数行为。

为了区分组织内水分子的自由弥散和毛细血管微循环灌注，Le Bihan 等提出了体素内不相干运动（intravoxel incoherent motion，IVIM）理论，假设在每个体素内有两个弥散速率不同的质子池，导致信号按 b 值的双指数形式弛豫，产生的信号衰减符合双指数函数。

$$S(b)/S_0=(1-f)\exp(-b \cdot D)+f \cdot \exp(-b \cdot D^*) \quad （式 40-1）$$

其中 D 代表体素内真性水分子弥散，称为真性弥散系数或慢速弥散系数；D^* 代表体素内毛细血管微循环灌注，称为假性弥散系数或快速弥散系数；f 为灌注分数，代表体素内毛细血管微循环灌注效应占总体弥散效应的百分比。

基于双指数模型的信号衰减，通过 b 值的选择把组织中弥散速率不同的信息区分开。当选用高 b 值（b>200s/mm^2）时，灌注效应所产生的信号绝大部分已经衰减完毕，此时信号衰减基本与体素内单纯的水分子弥散相关；当选用低 b 值（0～200s/mm^2）时，DWI 信号对微循环灌注效应更为敏感，所测信号衰减同时反映了组织内水分子的弥散和毛细血管微循环灌注效应。IVIM 双指数模型能够很好地解释 b 值与增大的 ADC 值之间的关系，证实了双指数模型弥散加权成像能够真实地反映组织的实际弥散和灌注效应。

双指数模型 IVIM 在临床应用中，IVIM 不仅能反映组织内水分子弥散的程度，而且能够提供毛细血管灌注的信息。主要应用于腹盆部血供丰富的脏器。在肝脏中，主要用于肝脏良恶性肿瘤的鉴别、肝细胞肝癌分级和疗效评估等。在肾脏中，IVIM 可以鉴别肾脏肿瘤的良恶性，评估肾动脉狭窄对肾脏皮髓质结构和功能的影响，对于肾癌的分型也有一定的帮助，以及反映移植肾功能的变化等。在前列腺中，用于前列腺癌、良性前列腺增生和正常前列腺外周带的鉴别，以及分析前列腺癌的病理分级等。另外，还有 IVIM 在中枢神经系统、胰腺、脊髓等方面的应用研究。

（3）拉伸指数模型：单指数和双指数弥散模型在单或双质子池信号中具有一定的物理基础，但是还必须考虑体素内多个质子池的弥散速率连续分布的可能性，这样就假定弥散发生在一个或两个特定质子池中。Bennett 等人假设每个体素包含连续分布的弥散速率，开发了拉伸指数模型（也称为 Kohlrausch-Williams-Watts 模型）。拉伸指数函数为：

$$S(b)/S_0=\exp\{-(b\times \mathrm{DDC})^{\alpha}\} \quad （式 40-2）$$

α 是异质性指数，表征信号衰减与单指数方式的偏差，其值介于 0 和 1 之间。α 值接近 1 表征弥散的高度同质性，即高度的单指数衰减；α 值接近 0 表示弥散的高度异质性，表征体素内多个单独的质子池引起的非指数行为。DDC 值可以被认为是 ADC 的近似值，表征弥散速率连续分布质子池中水的体积分数加权值。

拉伸指数模型的优势是，它不需要关于表观弥散速率的分布情况的假设或存在的不同表观弥散速率数量的假设，并且它可以只用两个自由参数很好的拟合数据。体素内异质性的两种类型即流体黏度异质性和弥散受限异质性，对弥散相关的信号衰减产生不同的影响。如果弥散时间短，前者效应主导异质性，但随着弥散时间的延长，后者逐渐占据主导地位。目前，已有关于拉伸指数在前列腺癌、宫颈癌、2 型糖尿病慢性脑损伤等方面的研究报道。

2. 全身类 PET 成像　磁共振全身类弥散加权成像（whole body diffusion weighted imaging with background suppression，WB-DWIBS）是一种近年研发的可用于全身检查的磁共振成像技术，由日本学者 Takahara 等于 2004 年首次提出，因其成像效果与 PET 类似，故又有“类 PET”之称。

WB-DWIBS 是在传统弥散加权成像基础上开发出的一种新的弥散成像方法，主要采用弥散加权和脂肪抑制技术及多信号叠加技术进行成像。背景信号抑制采用 STIR 技术，其能够很好地屏蔽体部的背景信号，包括脂肪、肌肉、骨髓、血管、部分脏器等，清楚显示淋巴结、肿瘤等多种病变，使病变组织尤其是恶性肿瘤及其转移瘤的显示率明显增加。该技术可以在自由呼吸状态下完成人体从颅脑到足部的大范围扫描，并得到高信噪比、高分辨力和高对比度的图像。

对扫描获得的图像原始数据经 3D-MIP（三维最大信号投影）重建成全身立体图像，经图像黑白翻转技术得到类似 PET 图像的效果。双肺、纵隔、脂肪、肌肉、骨髓、肝脏、胰腺等在黑白翻转图像上呈高信号，而脑实质、淋巴结、脾脏、双肾、胆囊、子宫、附件、充盈的膀胱和肠道、前列腺、睾丸、椎间盘、椎管等在黑白翻转图像上呈低信号。

WB-DWIBS 的临床应用：目前主要集中在恶性肿瘤及其转移灶的检出、淋巴结转移筛查、恶性肿瘤临床分期、抗肿瘤治疗疗效评估等方面，有研究表明与 PET/CT 方法相比，WB-DWIBS 对肿瘤性病变有较高的敏感性。

3. 弥散张量成像　DWI 理论基础的前提是假设水分子在组织内的弥散运动是均匀一致的，即各向同性，然而由于人体组织结构的复杂性，导致水分子在各方向上的弥散程度不同，具有方向依赖性，即各向异性。弥散张量成像（DTI）是在 DWI 的基础上，利用水分子弥散的各向异性检测组织微观结构的成像方法。DTI 要在 DWI 的基础上施加 6 个以上弥散敏感梯度场，在每个方向都采集信号，经过后处理合成而获得弥散张量图像。

基于弥散张量中，本征向量（eigenvector）和本征值（eigenvalue）用于描述单个体素中纤维束主要走行的方向及相应方向上的弥散幅度，通常用 $\boldsymbol{\nu}$ 和 λ 表示，每个本征向量对应一个本征值。目前主要应用 3 个本征向量即 $\boldsymbol{\nu}_1$、$\boldsymbol{\nu}_2$、$\boldsymbol{\nu}_3$，分别表示单个体素内主要纤维束的主要走行方向；3 个本征值为 λ_1、λ_2、λ_3。

弥散张量图像主要参数包括：

（1）各向异性分数（fraction anisotropy，FA）：弥散张量的各向异性成分与整个弥散张量之比，定量测量的单个体素内的各向异性值，其计算公式为

$$FA=\sqrt{\frac{3}{2}}\frac{\sqrt{(\lambda_1-<\lambda>)^2+(\lambda_2-<\lambda>)^2+(\lambda_3-<\lambda>)^2}}{\sqrt{\lambda_1{}^2+\lambda_2{}^2+\lambda_3{}^2}}。$$

在完全各向同性的介质中，FA＝0，在圆柱状对称的各向异性的介质中，FA 接近于 1，如锥体束的 FA 值为 0.93，脑脊液的 FA 值仅为 0.02。

（2）平均扩散率（mean diffusivity，MD）：代表单个体素内平均扩散，其计算公式如式 40-3 所示。

$$MD=(\lambda_1+\lambda_2+\lambda_3)/3 \qquad （式 40-3）$$

（3）相对各向异性（relative anisotropy，RA）：本征值的变量与其平均值的比，其计算公式 $RA=\frac{\sqrt{(\lambda_1-\bar{\lambda})^2+(\lambda_2-\bar{\lambda})^2+(\lambda_3-\bar{\lambda})^2}}{\sqrt{3\bar{\lambda}}}$。RA 值范围为 0～$\sqrt{2}$，0 表示最大各向同性，$\sqrt{2}$ 表示最大各向异性。对于完全各向同性的介质来说，RA＝0。

（4）容积比（volume rate，VR）：椭球体的体积与半径为平均弥散球体的体积之比，其计算见公式

$$VR=\frac{\lambda_1\lambda_2\lambda_3}{\bar{\lambda}^3} \qquad （式 40-4）$$

其中 $\bar{\lambda}=(\lambda_1+\lambda_2+\lambda_3)/3$。VR 的值为 0～1 之间，0 为最大各向异性，1 为完全各向同性。

在中枢神经系统，脑白质纤维由于髓鞘的存在，水分子在沿神经纤维走行方向的弥散系数显著大于垂直方向，即各向异性明显，所以 DTI 主要用于追踪脑白质纤维束的走行，也应用 DTI 显示脑肿瘤与周围白质纤维束关系判断肿瘤良恶性，并有助于胶质瘤的分级；还有 DTI 关于帕金森病、多发性硬化、精神分裂症等方面的研究。随着该技术的成熟，DTI 在其他组织器官的应用研究，如心肌纤维、前列腺等也逐渐增多。

4. 弥散峰度成像　DWI 技术是假定水分子完全自由弥散，即符合高斯分布模型。实际上，水分子的弥散由于受细胞器、细胞膜、细胞外间隙等限制，其弥散位移及分布将偏离高斯分布，称为非高斯分布。而且在 b 值较大（$b>1\,000s/mm^2$）时，水分子的弥散位移呈非高斯分布，此时单指数模型将不再适用。Jensen 等提出弥散峰度成像（DKI），用于量化组织内非高斯分布水分子弥散特性。该技术以传统的弥散成像技术为基础，在同一类型的脉冲序列基础上增大 b 值，同时要求至少施加 15 个方向的弥散敏感梯度。非高斯分布模型更接近于人体的真实情况，对于描绘脑组织微观结构具有独特优势。

DKI 在中枢神经系统，主要应用于肿瘤的分级、早期阿尔茨海默病脑组织改变、脑梗死的分期，目前还有关于 DKI 在帕金森病、多发性硬化、特发性全身癫痫、亨廷顿病等的研究应用。随着技术的进展与研究的深入，在腹部脏器的应用研究也逐渐增多，应用不同 b 值观察正常肝脏和肾脏组织的影像表现，有利于肝纤维化和肾脏病变的早期发现；在前列腺中的应用，能提高良性和恶性前列腺组织鉴别能力。DKI 应用非高斯分布水分子进行成像，能够更真实地反映人体正常和病变组织的弥散特性，已经越来越多的应用于其他各组织器官。

（二）灌注加权成像

灌注加权成像（perfusion weighted imaging，PWI）用来反映组织的微血管分布和血流灌注情况，可以提供血流动力学方面的信息。磁共振反映灌注的方法主要有两种，一种是使用外源性示踪剂，常用的是动态磁敏感对比灌注加权成像（dynamic susceptibility contrast perfusion weighted imaging, DSC-PWI)；另一种是利用内源性示踪剂的动脉自旋标记(arterial spin labeling, ASL)技术。

1. 动态磁敏感对比灌注加权成像　动态磁敏感对比灌注加权成像多采用高压注射器将顺磁性对比剂(如 Gd-DTPA)快速注入周围静脉，采用高时间分辨力的快速磁共振成像序列对目标器官进行连续多时相扫描。依赖顺磁性对比剂产生的 T_2^* 缩短效应，观察组织内血流动力学的改变，以判断组织情况。T_2^* WI 中，对比剂通过时，组织信号强度下降，而对比剂通过后，信号会部分恢复。忽略 T_1 效应，则 T_2^* WI 的信号强度变化率与局部对比剂浓度成正比，与脑血容量成正比。根据反复扫描得到的图像，可后处理计算得到 rCBV、rCBF、MTT、TTP 图。目前 DSC-PWI 临床应用于早期发现急性脑缺血灶，观察血管形态和血管化程度的血供情况评价颅内肿瘤的不同类型。也可早期发现心肌缺血，及其他器官的血流灌注情况。

2. 动脉自旋标记　动脉自旋标记(ASL)不需要引入外源性对比剂，是一种完全无创性的灌注方法。该技术是对成像平面的上游血流进行标记使其自旋状态改变，待血对组织灌注后进行成像。ASL 技术在神经系统应用较广泛，如脑血管疾病；在其他组织器官灌注的应用也在逐渐增加。与 DSC-PWI 比较，虽然 ASL 技术安全性较高，但由于序列自身原因带来较多的不良因素，使得图像信噪比、空间分辨力及测量准确性均较低，所以有关 ASL 的研究仍需进一步的完善。

(三) 血氧水平依赖脑功能成像

血氧水平依赖脑功能成像(blood oxygenation level dependent functional magnetic resonance imaging, BOLD-fMRI)是狭义上的功能磁共振成像(functional magnetic resonance imaging, fMRI)，是探讨大脑神经元活动动态模式的一种方法。该方法的原理是当神经元活动时，局部氧耗量和脑血流量的受影响程度不同，从而改变了局部脑区去氧血红蛋白和氧合血红蛋白的相对含量，以上结果导致了磁共振信号的轻微改变即产生了 BOLD 效应。BOLD 效应最先由 Ogawa 等人于 1990 年提出，目前已广泛应用到脑功能的研究。fMRI 技术可直接显示脑区的激活部位及激活程度，并具有高图像空间分辨力及时间分辨力等优点，fMRI 技术主要包括任务状态下和静息状态下成像两种方法。

1. 任务态脑功能磁共振成像　任务态脑功能磁共振成像(event-related cerebral functional magnetic resonance imaging)方法需要被试者在磁共振扫描时接受某种特定的任务，以检测被试者参与任务的脑区神经元的活动情况。该方法对被试者要求高，若被试者的配合度差，则同类研究结果重复性差。任务态脑功能磁共振成像的任务有两种基本设计，组块设计(block design)与事件相关设计(event related design)，前者是指每一个组块内连续呈现同一种刺激，后者是指一次只给一个短暂的刺激，间隔一段时间后再进行下一次相同或者不同的刺激。目前任务态脑功能磁共振成像的研究，刺激任务可为视觉、听觉及嗅觉等，观察刺激下相应脑区神经元的活动。

2. 静息态脑功能磁共振成像　静息态脑功能磁共振成像(resting-state cerebral functional magnetic resonance imaging, rs-fMRI)不需要任务刺激，要求被试者在安静、闭眼及不作思考的状态下进行扫描。一方面，该技术相对于任务态脑功能磁共振成像对被试者要求较低，可重复性高；另一方面，该技术具有无创、无辐射及安全性较高等优点，故应用较广泛，尤其在对精神疾病的研究中具有不可替代的优势。静息态脑功能磁共振成像的研究常见于阿尔茨海默病、精神分裂症、抑郁症及注意缺陷多动症等。应用 rs-fMRI 研究发现，静息状态下人脑的大量神经元仍处于活动状态，这些具有相似功能的特定脑区构成默认网络(default mode network, DMN)。默认网络与任务诱导的脑区激活成动态平衡状态，这种动态平衡的破坏也许可以解释患者行为学的异常改变。

(四) 磁敏感加权成像

磁敏感加权成像(susceptibility weighted imaging, SWI)是利用组织间磁敏感性差异产生特殊对比的一种成像技术，如脱氧血红蛋白的血液、血红蛋白、铁蛋白和钙与周围组织之间的磁敏感性差异，具有三维、高分辨力、高信噪比的特点。磁敏感加权成像(SWI)是一种以 T_2^* 加权序列为基础，依据不同组织间的磁敏感性差异提供对比度，采用 3D 梯度回波扫描、射频脉冲扰相、完全速度补偿等的磁共振成像技术。SWI 原始图像包括幅度图和相位图，幅度图是弛豫过程中质子形成的信号强度，相位图反映质子的相位位移改变。最终的 SWI 图由相位图经过高通滤波去除因局部磁场不均匀性造成的低频扰动伪影，产生相位蒙片后与幅度图多次相乘、叠加形成。对相位图经过高通滤波，滤除因化学位移和外加磁场不均匀性造成磁化率差异的影响，重点突出局部组织铁异常沉积而导致的磁化率差异，滤波之后的相位图与幅度像需再次融合，并利用相位信息生成一个相位模板来增强幅度图的对比度，经过多次处理后就得到 SWI 图像，该图像较好地显示了静脉和铁沉积等生理结构和病理特征。SWI 最初应用于脑铁测量技术是通过测定组织横向弛豫相关的参数（R_2、R_2^* 或 R_2'）来反映铁含量。但该方法存在两个主要缺陷：①组织的横向弛豫率受到除铁以外其他因素的影响比较大；②横向弛豫率和铁浓度之间的关系并非线性。

定量磁化率成像（quantitative susceptibility mapping，QSM）是一种基于 MR 相位的脑铁定量技术，从相位信息中演算得到组织的磁敏感分布。QSM 与 SWI 原始图像是一致的，区别在于后处理的方法不同。QSM 主要经过以下后处理步骤得到：①相位图像上将相位信息解缠绕；②基于幅度图的脑结构提取；③消除宽大的背景场；④设定阈值（一般为 0.1）来划分 k 空间的界限，最终计算重建出磁化率图像。在 QSM 后处理过程中，尤为值得注意的是背景场的处理。SWI 过程中，由于场强的不均匀性、组织界面的磁化率变化等的影响，往往会产生一个较为宽大的背景场，过大的背景场会使图像的对比度降低。

针对这一问题，Schweser 等和 Liu 等研究小组分别提出了复杂谐波伪影去除法（sophisticated harmonic artifact reduction for phase data，SHARP）和偶极场投影法（projection onto dipole fields，PDF）。SHARP 算法的特点是能够有效保持兴趣区内部信息，避免了外部磁场的扰动；PDF 算法的优势在于有效地去除空气-组织交界面的低频伪影。QSM 另一个关键问题是图像重建算法，目前 QSM 重建算法主要为多方向采样磁化率计算方法、贝叶斯正则化方法和 k 空间加权微分法等方法。使用这些重建算法，利用磁敏感效应引起的相位位移改变能间接反映物质相对含量的特点，获得具有反映局部磁场的磁场率图像，从而对兴趣区组织中某些物质（主要为铁沉积）的相对含量进行测量。再者，由于相位信息的解缠绕以及去除了背景场，避免了空气-组织交界面处的低频相位位移伪影，QSM 具备很高的组织间对比度及空间分辨力，主要表现为顺磁性的物质（如铁等）为明亮的高信号，逆磁性物质（如钙、髓鞘）为较暗的低信号。QSM 不仅对于组织的磁敏感率变化具有很高的敏感性，又具有定量测量物质相对磁化率的特点，使其在中枢神经系统疾病研究中取得飞速发展。

（五）磁共振波谱成像

磁共振波谱成像（MRS）是目前唯一在活体组织内，无创性检测人体正常和病变组织细胞代谢变化的技术，需结合 MRI 形态学定位。该技术利用磁共振现象和化学位移作用，对特定的原子核及其化合物进行量化分析。根据测量不同代谢物的水平，临床上对 MRS 的应用不同，包括评价大脑发育程度，肿瘤性病变成分，感染性病变及缺铁性病变等。常测量的代谢物有 N-乙酰天门冬氨酸（NAA）、肌酸（Cr）、胆碱（Cho）及乳酸（Lac）等。由于人体谷氨酸复合物（Glx）和 γ-氨基丁酸（GABA）含量低，且在常规波谱序列中与其他代谢物波峰重叠，故以往波谱对 Glx 和 GABA 研究较少，新的磁共振波谱技术即 MEGA-PRESS，可对谷氨酸复合物和 GABA 进行定量测量。

1. N-乙酰天门冬氨酸（NAA）　主要存在于神经元及其轴突，可作为神经元的内标物，其含量可反映神经元的功能状态，含量降低见于脑炎、脓肿、肿瘤、缺血、缺氧及脱髓鞘等疾病。

2. 肌酸（Cr）　由于其在脑组织浓度较稳定，常用作参照物，其他代谢产物与 Cr 的比值可反映这些代谢产物的变化。在缺血、缺氧的环境下含量降低。

3. 胆碱（Cho）　主要存在于细胞膜，其含量变化反映细胞膜代谢变化，在细胞膜降解或合成旺盛时其含量增加。其含量升高见于婴儿、肿瘤；含量降低见于脓肿、结核及肝性脑病等。在脑肿瘤时，常有 Cho 升高和 NAA 降低，因此 Cho/NAA 升高，尤以恶性肿瘤更为明显。

4. 乳酸（Lac）　糖酵解的终产物，含量升高见于缺氧、梗死、出血、感染、脓肿、肿瘤坏死及脱髓鞘等病变。

5. 谷氨酸复合物　谷氨酸复合物（glutamine and glutamate complex，Glx）包括谷氨酸（Glu）和谷氨酰胺（Gln），Glx 对维持大脑正常功能具有重要作用。含量升高见于脑膜瘤、缺氧及肝性脑病等疾病。

6. γ-氨基丁酸　γ-氨基丁酸（GABA）是中枢神经系统氨基酸类神经递质，具有抑制神经元兴奋性活动、减少能量消耗的作用，含量降低见于帕金森病、癫痫、精神分裂症及运动障碍等神经、精神疾病。

四、磁共振检查技术新进展

(一) MR 分子成像

MR 分子成像是磁共振成像领域中新的发展方向，以磁共振成像为手段无创伤地研究活体条件下生物细胞内的正常或病理状态下的分子过程。它在临床医学和基础研究中都具有广阔的前景，发展迅速。

1. 基本原理　MR 分子成像是磁共振成像技术和分子生物学相结合发展起来的新技术，即应用 MR 分子成像技术对人体内部生理或病理过程在分子水平上进行无损伤实时成像。进行 MR 分子成像，首先要选择合适的成像靶点。成像靶点一般是某些特殊状态下特异性表达或高表达的物质，主要涉及肽类、受体、特异性酶、抗原，甚至是需要追踪的靶细胞；当确定成像靶点后，MR 分子成像需进一步借助分子生物及生物化学技术，设计、合成可与靶点特异性结合且兼具 MR 信号放大作用的分子探针，探针需具有克服生物屏障如血管壁、细胞间隙、血脑屏障、细胞膜，甚至核膜的能力，从而实现其与靶点的充分结合，最终通过 MR 设备获取检测目标的相关分子信息。

分子成像的重点包括合成分子探针和成像两个方面。分子探针可特异性结合选定靶点并被影像技术检测，成像则是通过 MR 技术将检测到的信息呈现出来。

2. 分子探针　分子探针是一种能与活体细胞内某一靶目标特异性结合，可以检测其结构、性质并能产生信号在原位及体内实时被特定的设备监测的一种分子结构。

(1) 常用的分子探针有两类：一类是顺磁性分子探针，产生 T_1 阳性信号对比，以钆离子的螯合物 Gd_3^+-DPTA 为代表。另一类是以氧化铁为基础的超顺磁性分子探针，能产生信号强烈的 T_2 阴性信号对比。

(2) 分子探针的必备条件：①分子探针必需具有生物相容性；②分子探针必须有特异性；③分子探针的设计必须考虑它在生物体内的运输过程，即如何引入体内，如何通过屏障到达靶器官；④考虑分子探针在体内的半衰期；⑤分子探针对磁共振成像对比度的改变强度。

3. 磁共振分子影像技术分类

(1) 以非水分子为成像对象的分子影像技术：指化学位移成像选择磁共振可见的生物体内固有的或外源性的、与体内某一特定分子过程有关的化合物或代谢物作为分子探针，直接通过化学位移成像的方法来测定其在体内的分布。

1) 以生物体内固有的分子作为分子探针的分子影像：磁共振波谱的方法可以从分子水平直接观测到许多与生命过程有关的代谢物或化合物。而用化学位移成像的方法，就可以得到这些生物分子在体内的分布，即影像。并用它来反映生物体内的某些特定的分子过程。这是最简单的一种分子影像方法，这种方法的另一个特点就是可以用不同核的磁共振谱来检测生物体内不同的代谢物，反映不同的分子过程。

2) 运用外源性分子探针的分子影像：有些物质本身并没有磁共振信号，但如果它能作为反应物通过生物体内的某种特定的分子过程，生成一种或多种磁共振可见的物质并被检测到，也可以被用作磁共振分子影像的探针。基于外源性分子探针的 MR 分子影像技术有：①MR 基因成像；②MR 受体-配体成像；③MR 干细胞示踪成像；④MR 新生血管成像；⑤MR 巨噬细胞成像；⑥MR 凋亡成像；⑦MR "分子开关"成像。

3) 运用化学位移对比剂的分子影像技术：分子在不同化学环境下的不同化学位移可以用来进行化学位移成像，并由此可以定量定位的表征出生物素蛋白和抗生素蛋白之间相互作用及其分布，达到分子影像的目的。

(2) 以水分子为成像对象的分子影像技术：用常规的以水分子中质子为成像对象的成像方法来间接地表征体内某一特定的分子过程。水是生物体内浓度最高的化合物，因而就成像的信噪比而言，水分子要远远优于其他分子。例如，化学交换饱和转移(chemical exchange-dependent saturation transfer，CEST)——分子影像。肿瘤蛋白成像是一种常用的磁化转移技术，提供了间接反映活体中运动蛋白质空间分布情况的可能性，蛋白质酰胺质子与水质子之间存在交换效应，即蛋白质氨基上的氢质子有可能脱键游离出来，并与水分子的质子进行交换，结合成水分子的一部分，该化学交换过程可以用磁共振成像的技术进行探测，从而实现间接探测人体蛋白质的磁共振成像。

利用 MR 分子成像的研究虽然时间较短，但已取得了可喜的成果。利用分子探针在体显像追踪细胞迁移，可以研究肿瘤、炎症、免疫反应以及干细胞治疗。随着分子生物学理论的不断进步，随着高质量探针的开发，从分子及细胞水平对疾病作出早期诊断，精确定位，准确定性及疗效监测等方面，MR 分子成像技术将大有作为。

（二）MRI 定量分析

定量磁共振技术，又称磁共振 mapping 技术。由于磁共振信号强度没有单位，所以对组织的磁共振图像定量化，就依赖于组织的固有特性。因此狭义上定量磁共振技术指的是和组织弛豫测量相关的技术，主要有 T_1 mapping、T_2 mapping 和 T_2^* mapping 等。但是，广义上来说，磁共振能够定量测量评估的指标均属于定量磁共振或 mapping 技术的范畴，如基于磁敏感特性的定量磁化率成像（QSM）、基于水分子弥散特性的各种弥散模型参数（ADC、各项异性、峰度）、基于脂肪含量的磁共振脂肪定量技术、基于血流的磁共振血流动力学技术、基于血管微循环的磁共振灌注技术（ASL、DSC-PWI）、基于组织硬度的磁共振弹力成像技术、基于局部化学物质的磁共振化学饱和交换成像技术及磁共振波谱技术等。

随着磁共振软硬件技术的发展，临床应用、特别是医学影像科研的趋势逐步从定性研究发展为定量分析，目前的 MRI 定量分析已涉及多个领域。

1. **T_2/T_2^* 映射技术**　横向弛豫时间 T_2/T_2^* 映射（mapping）技术是目前磁共振重要定量研究手段。T_2/T_2^* mapping 反映组织的 T_2 值检测依赖于自旋回波序列多回波的采集，T_2^* 值检测依赖于梯度回波序列多回波的采集，稳定和可靠的回波信号是 T_2/T_2^* mapping 精确计算的保障。T_2/T_2^* mapping 主要可以用于临床软骨定量、心脏和肝脏铁沉积、心脏铁沉积等临床疾病程度的定量评估和分析。

横向弛豫率 R_2 或 R_2^* 值的测量也是常用的定量研究手段，$R_2 = 1\,000/T_2$，$R_2^* = 1\,000/T_2^*$，采用因子 1 000，是因为 T_2 和 T_2^* 单位常表示为 ms，而弛豫率单位常表示为 Hz（s^{-1}），T_2 和 R_2 的图像中磁敏感伪影较少，但采集时间较长，相比之下，T_2^* 和 R_2^* 的测量所需时间较短，可用于腹部的屏气扫描。

2. **$T_1\rho$ 技术**　或自旋晶格驰豫时间（T_1 rho）技术是目前磁共振前沿创新的精确定量技术，该技术定义为旋转坐标系中，在特定射频激励条件下的质子自旋-晶格弛豫时间。$T_1\rho$ 主要表现间盘出细胞外基质分子（例如蛋白聚糖）存在条件下的水中氢质子弛豫特性，可以用于组织中大分子成分及不同分子间质子交换的分析研究。其实，$T_1\rho$ 已被证实对组织的蛋白成分较为敏感，因此可以用于获取组织中大分子的信息，这点利用传统的 T_1 和 T_2 弛豫测量是做不到的。因此，$T_1\rho$ 在临床关节软骨退行性病变，神经退行性疾病，以及肝脏纤维化等与蛋白含量改变相关疾病得到了进一步科研推广和应用。

对于该技术，研究学院与国内高端客户进行了多方面的临床科研合作。例如飞利浦与香港中文大学、山东省医学影像学研究所和南方医科大学珠江医院等合作创新采用 $T_1\rho$ 成像技术分别探索了大脑老化、椎退行性病变和肝脏纤维化结构和病理改变。

3. **渗透性定量技术**　基于动态增强 MR 图像（DCE-MRI），一般采用对比剂（例如，钆对比剂）进行增强成像，从而获取组织中对比剂的浓度随着时间变化情况，进而得到组织灌注半定量参数（曲线下面积，平均通过时间等）以及，来评估组织的血流与微循环情况，从不同角度和多个参数进行病变组织的检测和鉴别诊断。

动态增强图像的分析通常有三种：

（1）通过观察病灶的强化曲线类型获得病灶定性的评价信息。

（2）根据强化曲线计算半定量参数：如最大斜率、平均通过时间、达峰时间和峰下面积等。

（3）根据药代动力学模型计算相关微循环参数：即渗透性（permeability）定量参数（渗透率 K_{trans}，速率常数 K_{ep}，细胞外间隙容积 V_e 以及血管内容积 V_p）等，这种定量的分析是当前临床研究的热点。肿瘤主要是动脉血管供血，随着肿瘤的增长，需要更多的供血，血管内皮生长因子在增多，新生血管增多，新生血管并没有完整的血管壁，对比剂就会渗漏到周围组织间隙。通过在对比剂注入前采集不同翻转角的 T_1 序列，即可得到组织的 T_1 信息。再观察在对比剂注入过程中，通过血管渗漏到周围组织中，引起周围组织 T_1 信号强度的变化，可计算出渗漏的对比剂浓度，代入动力学模型（如 Tofts 双室模型）进而得到表示从血管到组织间的 K_{trans}、K_{ep}、V_e、V_p 等参数。DCE-MRI 在肿瘤评价具有重要的价值，如肿瘤的分级和预后评估，肿瘤对放化疗或靶向药物的治疗效果评价等。目前在乳腺癌、肝癌和前列腺癌等多个部位的不同肿瘤都得到了广泛的应用。

（三）MR 弹性成像

磁共振弹性成像（magnetic resonance elastography，MRE）是在常规 MR 技术上发展起来的新技术，是一种机械化、定量化的触诊手段，具有客观、分辨力高、无创、不受诊断部位限制的优点，被称作“影像触诊”。

1. MRE 基本原理　MRE 成像分为两个过程：第一步利用磁共振成像技术对外力引起的组织内部质子位移进行成像，得到组织的位移图或应变图；第二部将应变图作为输入，对弹性力学的逆问题进行求解，反演得出组织的弹性参数。

（1）外部激发装置：激发器目前大多数采用电磁装置。波形发生器产生低频率的正弦信号，经放大器放大后，驱动激发器产生振荡，后者耦合于被检体表面，产生低频率横波（剪切波）在介质中传播，横波频率可调。横波传播的应力引起介质内周期性微小位移。剪切模量在人体组织中的差异较大，MRE 采用动态的横波使组织产生应变。频率在 50~1 000Hz 的横波适合 MRE 成像。

（2）MRI 对位移成像：目前有两种方法利用 MRI 对组织内部质点位移进行成像，分别为自旋标记（spin labeling）法和相位对比（phase contrast）法。

1）自旋标记法：在对组织进行 MRI 成像之前，用特定的 90°射频脉冲在组织的研究区域中刻上临时的规则纹理，这些纹理实际上是主磁场中的感应信号。一旦 90°射频脉冲结束，马上对组织进行磁共振成像，产生图像称为磁共振标记图像（tagging MR images）。根据不同时间采集的相同成像区域的磁共振标记图像中的纹理变化，可以计算出成像区各个质点的位移图。然而磁共振标记图只能得到软组织的二维位移图像，且空间分辨力受标记网格尺寸的限制。

2）相位对比法：相位对比法可以对准静态外力或动态周期外力引起的组织内部质点位移进行三维成像，从而获得三维弹性图。

3）对动态周期外力引起的组织内部质点位移进行成像：在周期外力作用下，首先在组织表面施加一个由 MRI 时钟引发的 50~1 000Hz 的机械振动，以横波的形式在组织内部引起质点的位移。然后在相位编码梯度脉冲和回波之间，在主磁场下叠加某一梯度方向的位移监测梯度磁场（motion-sensitizing gradient，MSG），进行 MR 相位对比成像。MSG 是一系列极性振荡梯度，其频率与激发器产生的横波频率一致，且两者保持同步。通常 MSG 的方向与质点的运动方向平行，而与波的传播方向垂直。当 MSG 存在时，横波传播所致质子自旋的周期性移动使接收信号中产生周期性的相位位移。从测得的相位位移就能计算出每一个体素的相位位移值，直接显示介质（组织）内机械波的传播。每个像素的信号代表运动速度的矢量。通过在多个周期内重复采集，可获得累积的相位位移，对周期性的微小位移非常敏感。通过逐渐增加外部激发与 MSG 之间的相位偏置，序列重复 6~8 次，可获得一个完整周期内横波的动态传播图像。

当质点移动与梯度矢量方向一致时产生相位位移，若两者方向垂直则无相位位移产生。沿着梯度矢量方向的质点移动与梯度振荡完全同步时产生最大的相位位移，质点移动与梯度振荡呈 90°异相时则无净相位位移产生。因此机械振荡必须与梯度振荡保持同步，这是成像的基础。

4）对准静态外力引起的组织内部质点位移进行成像：在组织表面施加准静态外力，因为外力施加的时间间隔比较长，使得组织内部的变形有足够的时间达到平衡，从而在弹性图的重建过程中可以忽略使问题复杂化的动态影响。该技术需要对磁场方向连续交替取反的位移检测梯度磁场进行修改，即使得邻近的两次取反的梯度脉冲不是连续的，而是有一定的时间间隔。

（3）弹性模量的计算及图像数据处理：由于介质的弹性与在该介质中所传播的横波的波长相关，介质的剪切模量可以由公式 40-5 表示：

$$\mu=\rho \cdot f^{2} \cdot \gamma^{2} \qquad \text{（式 40-5）}$$

μ 为剪切模量，f 为外加激发频率，γ 为波长，ρ 为介质的密度

由于软组织的密度可假定与水的密度相同，所以当局部波长作为已知变量时，就可以获得剪切模量的量化值。相位图需用局部频率估算法（local wavelength estimation，LFE）转化为弹性图。

2. MRE 的临床应用　由于具有灵活性、无创伤性和临床应用的可行性等特点，MRE 技术迅速应用于临床不同领域。

（1）MRE 在乳腺的应用：乳腺癌的硬度通常比良性结节和正常乳腺组织高。乳腺癌肿瘤平均硬度较周围组织高 4 倍。

（2）MRE 在肝脏的应用：MRE 剪切弹性模量能够清楚地分辨出早期肝纤维化的各个阶段。MRE 的准确诊断可以避免行穿刺活检等创伤性检

查。由于肝恶性肿瘤的硬度分别高于良性肿瘤、纤维化肝组织及正常肝组织，利用 MRE 测定组织弹性特征参数可鉴别肝脏良恶性肿瘤。

(3) MRE 在脑部的应用：使用咬合棒经过下颌将横波耦联进入大脑，可成功获得脑实质弹性图。已发现脑白质硬度高于脑灰质，并证明 MRE 可以在术前通过显示肿瘤的弹性评价肿瘤的硬度。

(4) MRE 在前列腺的应用：Sahebjavaher 等和 Arani 等分别采用经会阴和经直肠机械振动的方式探索并实现了前列腺 MRE 扫描。前列腺 MRE 能够可视化地显示前列腺癌与良性前列腺疾病在弹性和黏滞性方面的差异。

(5) MRE 在骨骼肌肉的应用：肌肉组织具有高度的各向异性。Basford 等发现健康肌肉的弹性随着载荷的增大而增大，并且健康和功能不良的肌肉弹性图有明显的差异。

(6) MRE 在血管中的应用：Woodrum 等发现 MRE 可以显示和评价机械波在充满液体的体模管道中的传播，并且可以通过测量管壁的弹性来定量评价异常狭窄的病灶。Kolipaka 等发现高血压患者的主动脉硬度显著高于健康志愿者。

随着影像技术的发展，影像医学越来越多地由传统的静态、形态学及组织学方面的分析向动态、功能学及生物力学等方面发展。作为一种无创的、能准确反映组织生物力学的检查手段，MRE 具有良好的研究和应用前景。

(四) 介入磁共振成像

介入磁共振成像(interventional magnetic resonance imaging)是磁共振成像与介入放射学的产物，该技术在磁共振成像的引导和监控下利用磁共振兼容性设备进行介入操作，使介入放射学进入了一个更新的领域。介入放射学是现代放射学的重要分支之一，该分支多以 X 线影像为引导，进行微创治疗，但同时也不可避免地给医生和患者带来放射性损伤。而磁共振成像作为一种无创的检查方式，具有高软组织分辨力、高空间分辨力、三维成像能力以及对流体的敏感性和温度敏感性的优点，还能提供如灌注等功能方面的信息，这些都对磁共振监控介入技术提供了重要依据。随着近年来开放式磁体、各类快速序列以及磁兼容性设备(监视器、麻醉机、手术显微镜、穿刺针、导管等)的大力开发，介入磁共振技术迅猛发展，并逐步进入临床。

1. 硬件系统

(1) 磁体：介入磁共振系统的开放性越高，介入性能越好。常见的开放式磁体类型有垂直开放式和水平开放式。前者由上下两个磁体构成，产生垂直磁场；后者由两个垂直放置的超导体线圈构成，产生水平磁场。开放式磁体可使医生可直接接触患者，即使在扫描过程中也不会受到限制。超短磁体和标准磁体也可用于介入磁共振，优势是场强较高，但与患者接触差，无法提供足够的操作空间。

(2) 兼容性设备：由于磁共振设备的特殊性，介入器械必须具备磁兼容性，其主要要求包括两点一是此器材用于强磁场环境下不会因电磁感应产生过多的热量从而灼伤患者；二是此器材不会影响磁共振图像质量。

介入器械的关键问题之一是可视化，目前主要有两种可视技术用于解决导管和导丝在磁场中的可见性，即主动显示和被动显示。主动显示需要一个能被介入器械选择性的接收和发射的信号，分为光学示踪法、射频示踪法和 MR 轮廓成像，是目前较常用也较成熟的技术；被动显示则利用在导丝、导管壁中加入顺磁性物质使 T_2 值大大缩短，导致信号降低，不需要任何特殊扫描硬件，便可达到可视的目的，但缺点是显示效果较差。

(3) 软件系统

1) 快速成像技术：磁共振实时成像是在超快速成像技术基础上发展起来的，也被称为 MR 透视或动态 MR 扫描技术，可以通过快速梯度回波、平面回波成像(EPI)、单次激发快速自旋回波和螺旋扫描等技术实现。

2) 实时温度监控：磁共振在微创导向间质治疗中较 CT 和 US 最大的优势是可以进行实时温度监测，温度值的定量和显示，可通过彩色编码图像或解剖图像迭加等温线获得，等温线用于估计诱发病灶的大小，确保最高温度保持在组织碳化的临界温度之下，既能使病变发生凝固坏死，又不至于损伤周围的正常组织。

2. 临床应用

(1) 经皮活检(biopsy)：经皮活检是磁共振导向介入最早也是最主要的临床应用。磁共振本身所具有的高软组织分辨力和三维成像能力，以及对关节、软组织、大脑皮髓质、脑干核团，特别是后颅窝和脊髓无伪影的高分辨力成像优势是在介入定位中其他成像手段无法比拟的。该技术除用于穿刺活检外，还可用于脓肿、囊肿和血肿的抽吸引流、白血病患者脑室内置管化疗等。

(2) 磁共振导向间质消融术(thermal abla-

tion）：此技术在磁共振导向下，利用激光、射频、微波、超生、冷冻等手段破坏病变组织，取代了某些外科手术，特别是肿瘤切除术。由于其独一无二的温度敏感性，使得磁共振成为监测消融治疗前、中、后病灶变化和引导治疗的理想手段。

1）间质内激光消融术：激光消融术是将一条或多条尖端可以发射激光的光纤插到组织内，利用近红外连续激光能量将组织破坏，多用于治疗不能切除的局限性肿瘤。

2）射频消融术：射频消融术是将长度不一、有保护套仅头端暴露的电极插入病变组织内，将射频发生器产生的射频能量经此电极传递到病变组织，随着组织内热量的蓄积，被治疗组织基质的电阻抗增加，导致电流迅速通过。当病变组织加热到一定温度时便可发生凝固性坏死，主要适用于治疗直径5cm以下的良恶性肿瘤。

3）微波消融术：微波消融术使用高频（2 450MHz）微波震动、旋转水分子，产生热能导致靶细胞热凝固。聚焦微波利用乳腺癌细胞和正常乳腺细胞中水含量不同（乳腺癌细胞含水量约80%，健康乳腺细胞含水量约20%～60%），优先加热含水量较高的癌细胞，可使肿瘤温度达到46℃而无皮肤烧伤。

4）聚焦超声消融术：超声消融术是利用超声波穿透性和可聚焦性的特点，将高强度超声波穿过皮肤汇聚于肿瘤内，在焦点处产生高达90℃的高温，导致病变细胞不可逆的损伤、坏死，是一种彻底的无创消融治疗方法。

5）冷冻消融术：冷冻消融术是一种用低温冷冻肿瘤组织的消融方法，又称氩氦刀。该技术利用常温高压氩气突然释放进入低压区可以产生超低温以及常温高压氦气突然释放快速升温的原理来调控温度的快速变化，设计范围在-180～+35℃，以针尖为球心形成冰球，由于冰球基本不产生信号，从而可以清晰显示冰球的边界。

3. 术中磁共振成像（iMRI）　微侵袭外科和介入技术的发展要求更精确的影像引导和监视手段，此技术多用于神经外科，术前根据MRI、MRA重建出三维图像，将脑、血管、肿瘤等组织分离开来，术中可以更加精准的定位肿瘤的切除范围。

4. 磁共振成像引导血管内介入（vascular applications）　磁共振导向下最具挑战性的介入技术当属血管内介入，主要包括经导管栓塞、球囊阻断、经皮经腔血管成形、经颈静脉肝内门体静脉穿刺等技术。其优势是可以同时显示血管与周围的组织和器官，可在磁共振监视下用导管将药物输送至靶组织（如栓塞、化疗栓塞和溶栓），并直接观察治疗效果。

介入磁共振成像目前仍处于起步阶段，虽然有着其他介入技术不可比拟的优势，但仍然存在诸多不足。例如由于采用开放式磁体和超快速扫描序列而导致的图像尤其是T_2WI质量欠佳；磁兼容性设备不够完善；导管和导丝可视性问题仍未完全解决；对细小迂曲血管的显示由于信号丢失而导致分辨力不如DSA；对栓塞、经皮经腔血管成形术后效果的评价不够直观；检查费用昂贵等，这些都限制了介入磁共振的应用和发展，故目前临床上还应该与DSA及CT介入技术联合使用，以达到最佳的引导效果。

五、磁共振成像技术的研究新进展

（一）压缩感知成像

1. 压缩感知技术简介　压缩感知（compressed sensing），也被称为压缩采样（compressive sampling）、稀疏采样（sparse sampling）、压缩传感。它作为一个新的采样理论，它通过开发信号的稀疏特性，在远小于奈奎斯特采样率的条件下，用随机采样获取信号的离散样本，然后通过非线性重建算法完美的重建信号。压缩感知理论一经提出，就引起学术界和工业界的广泛关注。他在信息论、图像处理、地球科学、光学/微波成像、模式识别、无线通信、生物医学工程等领域受到高度关注，并被《美国科技评论》评为2007年度十大科技进展。

压缩感知理论的核心思想主要包括稀疏性和非相关性两点。第一个是信号的稀疏结构。传统的香农信号表示方法只开发利用了最少的被采样信号的先验信息，即信号的带宽。但是，现实生活中很多广受关注的信号本身具有一些结构特点。相对于带宽信息的自由度，这些结构特点是由信号的更小的一部分自由度所决定。换句话说，在很少的信息损失情况下，这种信号可以用很少的数字编码表示。所以，在这种意义上，这种信号是稀疏信号（或者近似稀疏信号、可压缩信号）。第二点是信号不相关特性。稀疏信号的有用信息的获取可以通过一个非自适应的采样方法将信号压缩成较小的样本数据来完成。理论证明压缩感知的采样方法只是一个简单地将信号与一组确定的波形进行相关的操作。这些波形要求是与信号所在的稀疏空间不相关的。压缩感知方法抛弃了当前信号采样中的冗余信息。它直接从连续时间信号变换得到压缩样本，然后在数字信号处理中采用优化方法处理压缩样本。这里恢复信号所需的优化算法常常是一个已知信号稀疏的欠定线性逆问题。

2. **压缩感知技术在磁共振中的应用**　MRI 是目前少有的对人体无伤害的、安全、快速、准确的临床诊断方法，具有多方位、多参数、多模态等优点，不仅可显示人体组织的解剖信息，而且可显示功能信息。MRI 在临床上有广泛的应用，如今每年至少有 6 000 万病例利用 MRI 技术进行检查。

但 MRI 扫描时间过长、成像较慢，造成以下几个问题：①给患者造成额外的痛苦；②由于器官运动(例如呼吸、眨眼、吞咽等非自主运动)造成图像模糊，增加伪影；③无法满足动态实时成像与导航的需要；④限制功能成像的推广，如波谱成像、磁敏感加权成像等。

传统 MRI 采集 k 域信号，再通过傅立叶变换重建空域信号，得到组织内部影像。由于傅立叶变换是线性变换，因此需要采集的 k 域信号数必须等于图像域的像素数。2007 年，Lustig 等提出 CSMRI (结合压缩感知技术磁共振成像)的概念，只用部分 k 域数据，即可重建原始图像。CSMRI 需要下列三个条件：①MRI 图像是可稀疏的；②k 域亚采样引起的混叠伪影是非相干的；③非线性重建方法可将稀疏域中被欠采样分散的值重新集中。

从目前的研究与应用现状来看，CSMRI 还有很好的发展潜力，在很多成像模态上还未完全开发，如 MR 血管壁成像、MR 分子成像、超极化成像、磁敏感度成像、波谱成像、功能成像、介入式成像等。同时，CSMRI 也存在诸多问题，其理论研究尚未完善，商用系统尚处于研发阶段，许多关键问题尚未解决。最后，CSMRI 亦可与钥孔成像、并行成像等其他加速方式等协同工作，有望进一步加速扫描。如图 40-37。

(二) 磁共振指纹成像技术

磁共振指纹(magnetic resonance fingerprinting, MRF)技术利用具有特殊时域变化特征的射频脉冲序列对物体在时域和空域编码采样，经过解码得到由组织生理参数和射频脉冲序列共同决定的时空图像，进而得到被成像物体空域信号的时间演化曲线，即磁共振指纹，同时，基于布洛赫(Bloch)方程与计算机仿真技术，使用相同的射频脉冲序列，对成像组织所有可能产生的指纹信号进行计算机仿真模拟，形成指纹库即字典。最后，使用模式识别、数据挖掘等信息处理技术，基于构建的指纹库，搜索与实测指纹信号相匹配的词条，从而索引到其对应的组织生理参数，实现量化成像。磁共振指纹技术克服当前磁共振定性成像技术的局限性，在磁共振量化成像方式、提高抗噪性能、抗运动干扰性能方面均有革命性突破，使亚体素级的参数反演成为可能，为定量化精准医学研究提供技术支撑，为定量磁共振成像开启了全新的时代。

磁共振指纹打破了传统 MRI 技术无法同时分离并精确估算不同组织生理参数的局限性，实现了多种生理参数的并行量化成像。相比传统 MRI 技术，磁共振指纹具有以下优势：可实现快速、多参数并行量化成像；数据的可靠性与可重复性强；基于模式识别的非傅里叶图像重建技术，使其具有良好抗噪声与抗运动干扰能力，可实现高质量的胸、腹

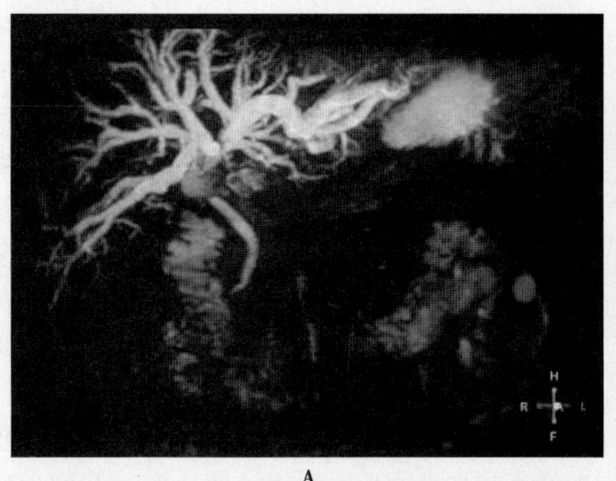

A

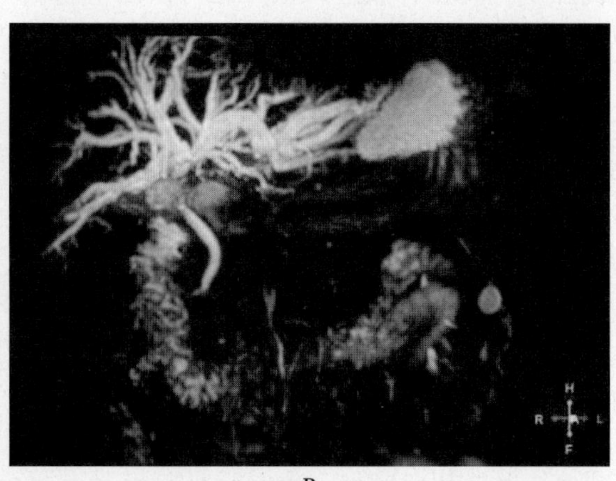

B

图 40-37　压缩感知技术用于 3D MRCP 成像

A. 使用常规采集方法耗时 4 分 6 秒；B. 使用压缩感知技术采集耗时 13 秒。

等部位磁共振成像；有望实现亚体素级参数反演，填补目前磁共振技术在更高精度对物质成分观测和测量的空白；磁共振指纹成像提供的量化生理参数图，可通过计算机仿真合成任意对比度下的常规MRI图像，而无须重复扫描。

磁共振指纹成像整个过程可分为三个部分：数据采集、模式匹配和组织特征可视化，每一部分又可分解成不同的处理子单元。早期磁共振指纹技术主要关注对 T_1、T_2、质子密度及静磁场 B_0 不均匀性的测量，近年来随着技术的发展，证实了使用磁共振指纹成像技术在射频发射场不均匀性、T_2^*、灌注及微血管特性等方面定量分析的可行性。目前，磁共振指纹成像广泛应用于人体各部位。早期研究表明，磁共振指纹成像在大脑灰质和白质的 T_1 及 T_2 值上显示了良好的相关性，但是在脑脊液的 T_2 值上，由于脑脊液的流动在字典激励未考虑，导致存在一定的不一致性。另外一方面，磁共振指纹成像也被应用于脑肿瘤的研究。研究表明，基于磁共振指纹成像获得的 T_1 和 T_2 值，可用于脑胶质瘤与脑转移瘤的鉴别诊断。更多的报道也表明，可使用各向同性的3D磁共振指纹成像序列来提高脑组织病变的可视化、脑肿瘤治疗效果评估及鉴别放射性坏死与肿瘤复发等。

需要注意的是，由于大脑白质与灰质的生理参数非常相似，目前关于脑白质与脑灰质生理参数反演的准确性还无法保证。因此，针对大脑的磁共振指纹成像技术，研究重点应集中在如何准确区分脑组织成分、实现局部微小区域病变的检测等。其他的部位，如前列腺、肝脏、骨肌、心血管等的应用研究也表明，磁共振指纹成像相比于传统磁共振成像方法具有快速、多参数、定量化等优点。但是，需要指出的是，磁共振指纹成像仍然处于实验研究阶段，离应用于临床还有很长的路。在以后的研究中，一方面需要解决全身各部位（尤其是胸腹部等大视场部位）的高分辨成像，以及如何克服磁共振指纹成像中参数图像重建非常耗时的问题，另外一方面如何对各参数的临床生理病理意义做出解释，仍需要各学科共同努力。

1. MRF成像技术　磁共振成像是一种功能强大的诊断、预后和治疗评估工具，其允许用户探查和测量各种信息（T_1、T_2、B_0、弥散值、灌注等）。然而，MRI与其他诊断工具相比成像速度较慢，且通常只能定性而不是定量的表现出组织之间的对比以用于表征潜在的病理学信息。缺乏量化手段限制了对疾病影像学特征进行客观评估，从而导致诊断医生对疾病征象解释的可变性，限制了该技术在临床工作中的应用。为了克服这一局限性，大量的精力被投入到开发可以测量组织特征（例如，T_1 和 T_2 弛豫时间）的定量方法中。MR早期常规定量成像的方法是 T_1 mapping 和 T_2 mapping，此方法一次只能测量一个参数，时间效率低下，扫描时间过长。其所获得的图像拟合数学模型用以评估目标参数，如弛豫时间（T_1）或信号衰减时间（T_2）。后续的研究提出了几种方法来缩短采集时间或在单次采集中提供组合测量的 T_1 和 T_2。然而，临床应用仍然存在主要障碍，最明显的就是需要同时即快速又准确的进行参数的量化。

为了克服早期定量成像的共同缺点，开发了磁共振指纹（MRF）技术。该技术旨在使用单个时间有效的采集来提供多个参数的同时测量，例如 T_1、T_2、相对自旋密度、B_0、磁场不均匀性（偏共振频率）等。MRF完全改变了定量MRI的执行方式。其依赖于以伪随机方式有意改变采集参数，使得每个组织产生独特的信号演变，然后运用不同的物理模型来模拟信号演变的组织参数组合，收集在称为字典的数据库中，使用模式识别算法来找到最能代表每个体素获取的信号演变的字典条目，接着将用于模拟结果最佳匹配的参数分配给体素。其中不同信号分量的独特性和字典被模拟的准确性是正确估计组织参数的两个关键组成部分。量化组织特性使医生能够更好地区分健康和病理组织，在随访研究中更容易客观地比较不同的检查，并且可以比标准加权成像更能代表细胞水平的潜在变化。定量成像对评估具有微妙特征的疾病至关重要，如心脏弥漫性纤维化，铁或肝脏脂肪沉积。

2. MRF成像序列　标准定量磁共振成像方法需要多次采集，每次采集都不断重复相同的采集模式，例如射频激励角（翻转角，FA）、重复时间（TR）和梯度模式，直到获得傅里叶空间（也被称为k空间）中的所有所需数据，然后使用傅立叶变换重建每个图像并且对每个体素应用非线性拟合处理。相反，对于MRF、FA、TR和采集轨迹在整个采集过程中以伪随机的方式变化。当这些参数被正确实施时，会为每个组织生成不相干的信号，从而提供用于识别组织的独特指纹。MRF的初始实施基于平衡稳态自由进动（SSP或True FISP）序列，它对 T_1、T_2 和偏共振频率敏感，并且该序列产生的稳态信号已经被彻底研究。其中FA以正弦方式变化以平滑地改变磁化的瞬态，范围从 0°～60°和 0°～30°之间交替，具有 250 个时间点或图像的周期。在该信号的基础上，添加随机变化以引起具有相似参数的组织时间演变的差异。在每半个周期（250 个图像）之后，将 50 个翻转角设置为 0 以允许信号恢复；TR 的变化基于 Perlin 噪声，范围从 9.34ms 到 12ms。这些只是参数如何随机变化的例子。其他的随机模式已经过测试，表明 MRF 不局限于一组特定的参数设置。在采集序列开始时发射反转恢复脉冲，以增强组织之间的 T_1 差异。

对于每个 TR，重建严重欠采样的图像。得到的基本图像本身并无大用，但是每个体素都包含一个签名指纹，稍后将用于匹配（识别）。获取的图像总数（也称为“时间点”）可能因采集而异，范围从 1 000 到 2 500，取决于图像分辨力，欠采样率，使用的匹配方法等。在大多数情况下，使用可变密度螺旋轨迹，其具有最小时间梯度和零力矩补偿。例如，一种填充轨迹已成功应用于 128×128 的矩阵，需要 1 个插入来完全采样 k 空间的中心和 48 个交错插入以完全采样 k 空间的外部区域。在 256×256 矩阵的情况下，需要 24 个插入以完全采样内部区域和 48 个插入以完全采样外部区域。在每个 TR 内，获取一个插入并用于重建图像（或时间点）。随后 TR 中的插入与前一个相比旋转 7.5°（$\approx 2\pi/48$）。MRF 框架不仅局限于基于 True FISP 的采集序列，也可以应用于其他类型的序列来实现。例如，MRF 框架已应用于稳态进动快速成像（FISP），以避免出现在宽视场扫描或高场强扫描仪中出现的条带伪影。

FISP 序列仍然对 T_1 和 T_2 敏感，但对偏共振频率不敏感。由于每个 TR 内的不平衡梯度导致信号是体素内的自旋总和，使得序列免受条带伪影的影响。不平衡梯度导致 FISP 序列与 True FISP 相比具有更短的瞬态。由于这个原因，FA 需要产生与 True FISP 序列的情况稍微不同的伪随机变化，以保持信号和欠采样图像之间的不相干性并且能够识别产生的指纹。此方法基于正弦变化产生 FA 变化，在 FA 达到最大值的半周期进行随机变化，范围从 5°到 90°。TR 的变化总是基于 Perlin 噪声模式，其范围从 11.5ms 到 14ms。

3. 字典生成　字典可以被视为 MRF 框架的核心。它是包含从采集数据中可以观察到的所有生理上可能的信号演变的数据库，并且可以识别每个体素内的组织。与法医指纹识别过程一样，MRF 仅在数据库足够大时才有效。在 MRF 中，使用在采集期间模拟自旋行为的算法在计算机上生成字典，从而预测实际的信号演变。在基于 True FISP 的采集情况下，给定一组感兴趣的组织参数，采用布洛赫方程模拟采集序列对自旋的各种影响。因此，MRF 可以检索的信息与模拟的物理效应相关。在研究初期，MRF 中仅包括 T_1、T_2 和偏共振的模拟，但现在可以模拟和提取更多的组织特征，例如部分体积、弥散和灌注。字典的一个关键方面是它的大小：为了确保识别采集中存在的任何可能的组织参数，需要模拟 T_1、T_2 和偏共振频率的广泛组合。例如，一种参数范围的标准 True FISP 字典有总共 363 624 种可能的组合，在使用基于 C++脚本的标准台式计算机上计算 1 000 个时间点的这种字典需要大约 2.5 分钟，并且具有 2.5GB 的存储器大小。字典容量、分辨力的进一步增加将增加所获得的图谱的准确性，代价是重建时间的增加和对存储器有更高的要求。

与上述相比，FISP 采集序列的模拟则不同。由于 FISP 采集需要模拟不同频率的多个等色线，然后将它们组合在一起，通过布洛赫方程的模拟过程是耗时较多。一种高效的模拟是扩展相位图（EPG）形式，其中受序列影响的自旋系统可以表示为离散的相位状态集，非常适合模拟由不平衡梯度导致强烈失相位的自旋信号的演化过程。与 True FISP 采集相比，FISP 序列对偏共振效应不太敏感，因此相应的字典仅包括 T_1 和 T_2 弛豫时间作为目标参数。18 838 个字典条目可以在标准台式计算机上在大约 8 分钟内计算，并且生成大约 1.2GB 的字典。无论使用哪种顺序，字典只需要预先计算一次且可以在扫描仪上用于重建使用模拟的参数获取的每个 MRF 采集。

4. 匹配　在数据采集之后，将每个体素的指纹标准化为规范单位并与所有标准化后的字典条目进行比较以识别给定体素中的组织。在此过程中执行最简单的匹配版本，通过获取体素信号和每个模拟指纹信号之间的内积，返回最高值的条目被认为是最能代表组织特性的条目，并且相应的 T_1、T_2 和偏共振值被分配给该体素。相对自旋密度（M_0）图被计算为获取的和模拟的指纹之间的缩放因子。内积法已被证明是一种合理且可靠的操作方法，即便在由于欠采样或甚至存在有限量的运动伪影而导致低 SNR 的情况下也能正确地分辨组织。

由于不同信号演变之间的不连贯性，该方法还具有区分单个体素内存在的不同组织成分（部分体积效应）的潜力。含有不同组织的体素的指纹（S）可以看作不同组分（D）的加权：$S=Dw$。如果不同的组分是先验已知的，前一个等式的适当逆解 $-(D)^{-1}S=w$，其中 $(D)^{-1}$ 表示 D 的伪逆——其将为每个体素提供每个不同组织的权重。

对于 MR 框架的临床实用性而言，在合理的时间内执行此操作至关重要，而使用内积的直接匹配是准确的。这可能需要占用大约 160 秒匹配 128×128 基础分辨力的 2D 层面，1 000 个时间点（字典计数 363 624 个条目）同样需要大约 30 秒才能将 2D 图像与 256×256 个体素匹配。1 000 个时间点和 1 883 个字典条目用于 FISP 重建。

通过在时间维度或参数组合维度压缩字典可以潜在地加速匹配，从而减少需要执行的比较总数。对于 True FISP 字典，应用奇异值分解（SVD）在时间维度上压缩字典，可以将匹配时间减少 3.4 倍，FISP 字典最多为 4.8 倍。基于 SVD 的字典压缩方法的估计参数精度减少率不到 2%，字典被投影到由 SVD 获得的前 25～200 个奇异向量所跨越的较低维度的子空间。将获取的指纹投影到相同的子空间上，并且使用投影的信号和压缩的字典来执行匹配。该框架减少了计算的数量，尽管在子空间上添加了数据投影的操作，但是仍然减少了最终的计算时间。

减少匹配计算时间的另一种方法是减少参数组合维度。最近研究出一种快速匹配算法其中具有强相关性的字典条目被组合在一起，生成最能代表该组的新信号。因此，匹配被细分为两个步骤：首先，所获取的指纹与每个组的代表信号匹配，仅考虑返回最高相关性的组然后匹配；其次，找到指纹与参数分配的剩余字典条目之间的最佳拟合。与 SVD 压缩相比，该算法降低了一个数量级的匹配计算速度，与直接匹配相比，降低了两个数量级，匹配质量没有明显损失。

5. 欠采样和运动　在 MRF 中，获得的参数图是模式识别算法的结果，与传统的重建技术相反。这使得 MRF 对各种图像伪影更加稳定。通过 FA、TR 和填充轨迹的随机变化使得这项技术得到加强，这不仅旨在区分不同组织的指纹，而且还旨在增加指纹之间的不相干性。只要噪声或欠采样伪影与信号不相干，匹配就可以识别基础信号演变，即使在低信噪比或加速条件下也是如此。另外，就像在法医指纹识别中一样，即使使用模糊或部分指纹的情况下，MRF 也够在指纹被运动状态部分破坏的情况下提供参数图而没有任何残余运动伪影。

磁共振指纹识别是 MRI 的一种新颖框架，其中脉冲序列设计不旨在获取图像，而是直接测量组织特性。在 MRF 中，序列为每个不同的组织产生独特的信号演变，并将其与一组理论信号演变相匹配，以测量单次采集中的若干组织特性。一旦测量了组织特征，就可以直接知道几种的组织特异性特性，这些特性可以协同地提供所有信息以改善诊断、预后和治疗评估。MRF 的模式识别特性使得采集对欠采样和运动等伪影具有鲁棒性，这对于将多参数 mapping 技术成功运用到临床环境中是至关重要的。未来，MRF 可能会在成像生物标志物和新型疗法的开发中发挥作用。序列设计、效率、采集速度、后处理步骤和图像质量的改进是连续不断的过程。MRF 的临床验证要求建立跨学科的生物医学工程和临床团队，这些团队可以同时开发新的假设并在各种临床应用和器官系统中测试该技术。这可以帮助 MRF 成为有效的临床工具，并促进开发快速的"一次扫描，多参数定量"磁共振成像方法。

（三）化学交换饱和转移技术

化学交换饱和转移（chemical exchange saturation transfer，CEST）技术是在磁化传递技术及化学交换理论基础上发展起来的一种新的磁共振成像方法。该方法最早在 2000 年由 Ward 等人在 *JMR*（《磁共振成像杂志》）上获得 CEST 对比的磁共振图像。其原理是利用特定的偏共振饱和脉冲，对特定物质（比如，蛋白质或多肽的酰胺质子、葡萄糖、黏多糖等）进行充分的预饱和，这种饱和通过化学交换，进一步影响自由水的信号强度，因此通过检测水的信号，可间接反映这种物质的信息。有研究表明外源的镧系金属螯合物与水有较快速的交换性，这类对比剂上的交换点共振频率离水峰较远（一般为几十个 ppm），可以制成顺磁性 CEST 对比剂以加强 CEST 效应。小分子物质（尿素、氨水等）、大分子多聚体（如聚赖氨酸）和人体主要代谢物（蛋白质、多肽、肌酸等）称为抗磁性 CEST 对比剂，其中水的氢质子（4.7ppm）与内源性蛋白质和多肽上的酰胺基（—NH）质子（8.3ppm）化学交换速度比较快，称为氨基质子转移（amide proton transfer，APT）。所以，CEST 成像与 APT 成像又属于磁共振分子影像的范畴。

APT 成像技术由 Zhou 等人在 2003 年提出，该技术能够无创性地检测内源性、位于细胞质内的游离蛋白质及多肽分子，从而间接反映活体细胞内部的代谢变化和生理病理信息。该方法对组织的 PH 值变化敏感，从而能够对有 PH 值变化的血管性疾病进行鉴别诊断。APT 技术通过选择性预饱和游离蛋白质及多肽中的酰胺质子的信号，探测经过与酰胺质子交换之后的周围自由水信号，通过采集自由水饱和前后信号的变化，间接获得 APT 信号值。由于在病理生理过程中，肿瘤通常伴有异常可移动蛋白质和多肽浓度的增加，因此可利用 APT 成像较为敏感的监测到这种变化，进而识别肿瘤组织的存在。最早的 APT 技术即是通过大鼠神经胶质肉瘤模型进行的验证。近年来，随着临床应用探讨的不断推广，发现 APT 成像技术在前列腺肿瘤、头颈肿瘤、乳腺肿瘤等疾病中，均有很好的应用价值。不过，现阶段 APT 成像受到诸多因素的影响，APT 技术本身还有许多需优化改进的方面，如不同研究之间的参数尚未达到一致，对运动伪影的抗干扰能力也需要进一步提高等，如文末彩图 40-38 和文末彩图 40-39 所示。

（四）血管壁成像

磁共振血管壁成像是利用磁共振原理抑制血管内流动血液信号，以动脉血管壁作为成像目标来获得的血管壁及相应管腔结构等静态组织图像的一种新的磁共振成像方法。由于可以对血管壁进行直接成像，这种方法可以全面评价血管壁，帮助鉴别管腔狭窄的原因，清楚地显示管壁、管腔的结构，评估动脉粥样硬化斑块的大小、形态、组织成分以及纤维帽完整性，还可以评价斑块内出血、附壁血栓以及斑块内新生血管等特征。磁共振血管壁成像是目前评价动脉粥样硬化斑块的最佳无创性影像学技术之一。

磁共振血管壁成像的成像的实现应尽可能满足以下要求：①图像具有高分辨力；②多对比加权采集；③多平面的 2D 或者 3D 采集；④抑制不必要的血液流动信号，从而准确识别血管腔-壁交界。

目前常用的磁共振血管壁成像方法包括：①传统的二维血管壁成像技术；②多角度自旋回波序列；③运动敏感驱动平衡技术；④延迟进动定制激发技术；⑤同步非对比剂血管成像和斑块内出血成像等。

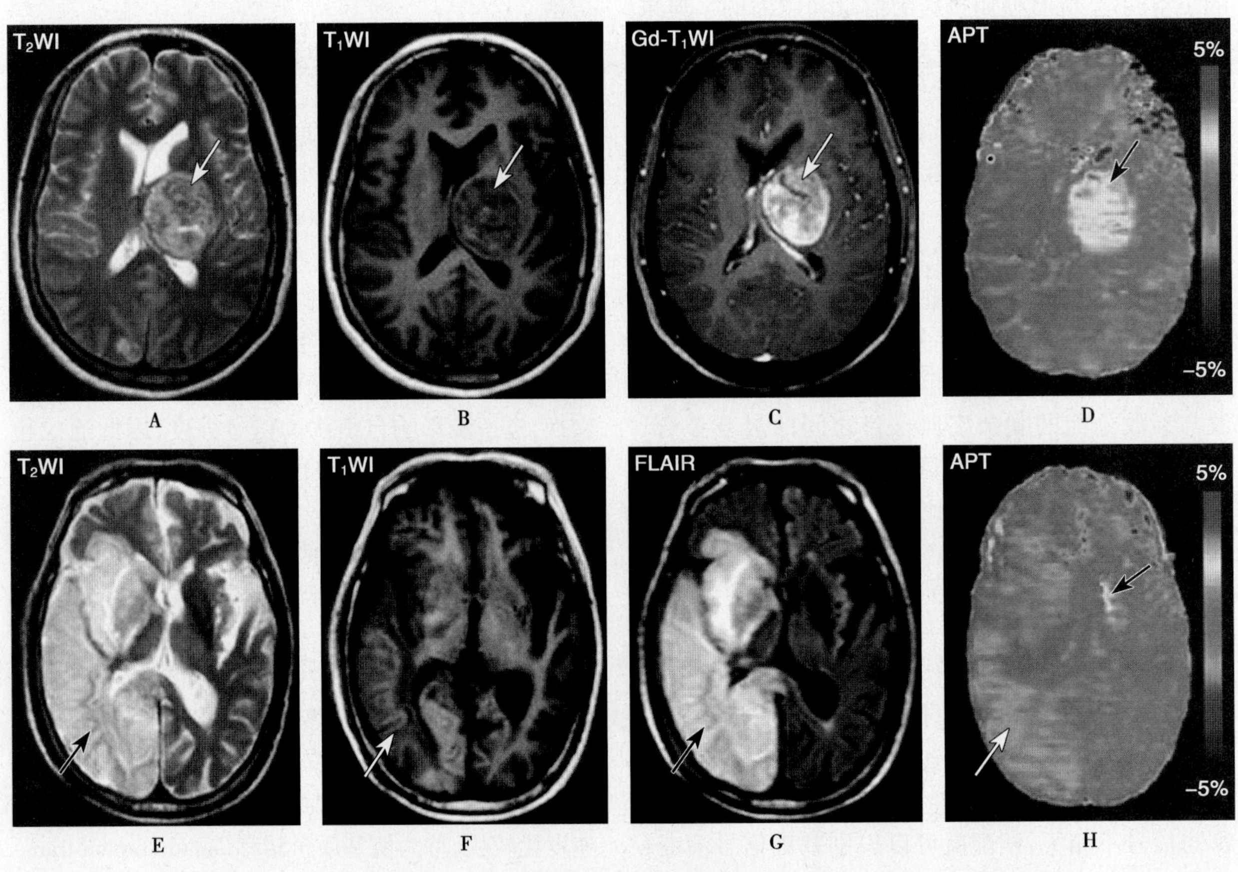

图 40-38　APT 成像技术

A—D. 显示 APT 技术用于胶质瘤的诊断及分级；E—H. 显示 APT 技术在脑卒中研究中提供新信息。

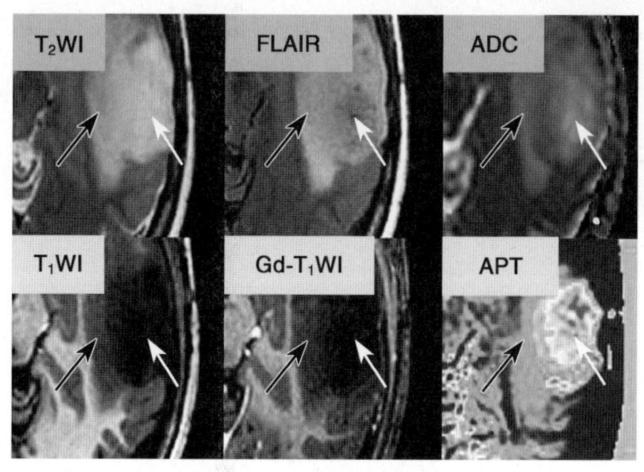

图 40-39　APT 精确区分肿瘤与水肿

1. **传统的二维血管壁成像技术**　传统的二维血管壁成像技术包括饱和带技术、双反转恢复技术以及四反转恢复技术。饱和带技术是通过在血流流入方向施加饱和带来实现血流抑制的目的，该技术是最为“古老”的磁共振血管壁成像技术，但其血流抑制效果差容易出现血流伪影，现在已较少在临床上应用；双反转恢复技术通过分别施加一个非选择性 180 度反转脉冲和一个选择性 180 度反转脉冲来实现血流抑制，该方法是目前最常用的血流抑制方法，但由于恢复时间 T_1 较长且只能单层采集，采集效率很低。

2. **多角度自旋回波序列**　最常用于颅内血管壁成像的 3D 成像序列，是利用可变的小翻转角重聚焦射频脉冲来实现的。不同生产商对 3D FSE 序列有不同的名称。飞利浦称 VISTA，西门子称 SPACE，通用电气称 CUBE。3D FSE 在最开始和最后的读出阶段，由于横向弛豫的衰减会产生一个潜在的模糊效应，此效应可通过改变长回波链前翻转角来减少，从而维持一个相对稳定的信号。3D FSE 序列由于包含大量的 180°回聚脉冲，产生的回波通路恰好临近于散相梯度，所以对复杂血流模式的抑制效果更好。但此技术对运动敏感性较高，而且大量 180°脉冲的存在使采集效率变低，特定吸收率增高。

3. **T_2 选择性血流抑制**　T_2IR（T_2 反转恢复）技术和 2D FSE 技术相结合主要应用于主动脉成像。2010 年，Liu 等提出了一类只依赖于纵向弛豫时间 T_1 和横向弛豫时间 T_2 的选择性血流抑制方法，结合二维快速自旋回波作为数据采集模块，在 1.5T 下被用于主动脉的大范围成像。2011 年在采集方面，利用平衡稳态自由进动替换了 TSE，序列的采集效率得以改进，被用于 1.5T 下肢腘动脉的成像。T_2IR 还可以与相位敏感技术结合，以牺牲采集效率为代价进一步改善了管腔和管壁之间的对比度，被用于 3.0T 下三维下肢动脉血管壁的成像。T_2IR 技术表面上回避了血液流动问题，但由于特异性选择血液信号需要较长的 T_2 准备脉冲时间（≥40ms），使得其无法覆盖流速较慢或极快的血液。此外，$\boldsymbol{B}_0$ 和 $\boldsymbol{B}_1$ 场在成像区域内存在不均匀性，有可能导致 T_2 准备脉冲失效，从而对血流抑制的效果造成影响。

4. **运动敏感驱动平衡**（motion sensitized driven equilibrium，MSDE）**技术**　MSDE 被广泛应用于磁共振血管壁成像中，该技术的原理主要是依靠 MSDE 准备脉冲内设置的梯度场各阶矩，使血流散相，从而达到血流抑制的目的，血液流动模式越复杂、流动速度越快，则越容易通过该技术达到抑制效果。

5. **延迟进动定制激发**（delays alternating with nutation for tailored excitation，DANTE）**技术**　DANTE 技术的基本原理是通过非选择性射频脉冲联合散相梯度回波，使处于不同运动模式的物质产生不同的信号，从而使血流信号衰减，该方法对于 B_0 和 B_1 的不均匀性不敏感。相对于 MSDE 方法，DANTE 的优势在于，其对静态组织信号的保护比较好。但是 DANTE 的问题在于，如果要达到较好的血流抑制效果，需要反复施加 DANTE 的血流抑制小单元，使得整个准备模块的时间较长。同时，该方法对于梯度系统的要求也较高，需要梯度场能够在短时间内攀升到相对比较大的梯度强度。目前基于该方法已经建立起检测斑块内出血的三维快速成像序列。DANTE 对于流速较慢的脑脊液也能起到比较好的信号抑制作用，可以为颈部脊髓成像和颅内管壁成像提供更好的对比度。

6. **同步非对比剂血管成像和斑块内出血成像**（simultaneous non-contrast angiography and intra plaque hemorrhage，SNAP）**技术**　SNAP 技术主要利用物质相位信息进行成像，可将斑块内出血（正相位）与管腔内血流（负相位）区分开来，增加了出血信号与管腔内血流信号和周围血管壁之间的对比度。一次采集可同时观察动脉粥样硬化的两个相关信息，即管腔狭窄情况和斑块内出血信息。

磁共振血管壁成像可以提供精细的空间分辨力和斑块成分的定量分析，有潜力成为临床评估动脉粥样硬化致病风险的重要手段。当前，磁共振黑血技术还面临一些挑战：第一，磁共振黑血技术虽然对于颈动脉管壁成像效果较好，但是在其他动脉血管壁成像，如冠状动脉成像方面，仍存在一定局限性；第二，其成像速度较慢，这成为该技术向临床推广应用的一大瓶颈。如何在短时间内获得大范围、高质量的、包含斑块各成分信息的图像，将成为磁共振血管壁成像领域未来的发展方向。

（范文亮　雷子乔）

第六篇

医学影像信息技术与人工智能技术

第四十一章

医学影像信息概论

第一节 医学影像信息的内涵与发展

一、医学影像信息的概念

应用较广的数字化影像设备有CT、MRI、DSA、PET等。这些设备在20世纪80年代已基本稳定使用，随着计算机技术的发展，21世纪以来更取得高速的发展，同时网络通信技术、数字存储技术、数据库技术、图像显示及处理技术也取得很大的进步。于是，医学影像学(medical imaging，MI)与信息技术(information technology，IT)的良性互动局面形成了。医学影像学的需求促进了信息技术的发展；信息技术的进步又推动了医学影像学的发展。影像存储与传输系统(PACS)是在医学影像学与信息技术"双轮驱动"下形成良性互动的结晶。现在，PACS经历了探索、融合、规范、优化等阶段，历时30年的实践，促进了今天医学影像信息学的形成与发展。

关于医学影像信息学的明确定义，至今尚未形成权威性的统一意见，见诸文献中述及的定义多达50余种。以下述两种归纳较为贴切，Nancy Knight认为："医学影像信息学"是"任何与图像获取、图像处理、图像传输、图像释读及报告、图像存储及检索链有关的技术"；Andriole认为"医学影像信息学"涉及的影像链包含：医学影像的形成、图像获取、图像通信、图像管理、图像存档、图像处理、图像分析、图像显示(可视化)和影像释读。从上述定义及有关内容的界定来看，医学影像信息学已将医学成像、医学图像处理和PACS加以集成。在集成过程中，使各环节都得以优化，而并非是各工序简单的叠加。其目的在于：使图像数据以最快捷和最有效的方式传送到相应的站点，并使获得的原始图像数据得以最大限度的"增值"。使之成为有效的诊断信息，从而得以更快捷更准确地释读影像。

二、医学影像信息的发展

(一) 构建医学数字成像和通信标准(DICOM)

医学数字成像和通信标准(DICOM)是保证PACS成为全开放式系统的重要网络标准和协议。利用了DICOM标准网络接入协议设计了一个PACS系统，采用VC++进行编程，支持消息交换的网络通信是基于TCP/IP协议之上完成的。根据标准建议，程序中采用DICOM上层服务协议已注册好的端口号，使得只要符合该标准的医疗放射图像设备，均可以通过标准接口与网络通信设备互连。

(二) 基于医学影像信息系统实现远程会诊数字医疗

目前，医院信息化建设中亟待解决医学影像信息共享的问题，围绕医学图像的国际标准DICOM这一技术核心，提出并构建一种基于DICOM标准的中间软件，成功实现多家医院PACS之间医学影像信息的远程存储和远程通信，有效地解决了不同PACS之间医学图像数据的兼容性问题，满足传输过程中的安全性和可靠性的要求，从而达到多家医院PACS系统之间医学影像资源异地共享的目的。

基于Hadoop分布式系统架构的区域医学影像协作服务平台的关键技术研究。进一步开发和完善医学影像云平台的服务系统，包括所有的后端基础设施，并将该影像云平台的应用推向更多的基层医疗机构，使得影像诊断规模能进一步加大，全面均衡医学影像诊断资源，不断改善、提高基层医院的影像诊断水平。

医疗信息系统集成（integrating the healthcare enterprise，IHE）实现医疗工作流程的优化和信息的共享，提出适合我国医疗信息化特点的医疗卫生信息共享方式，探索符合当前我国医疗改革趋势的医疗信息化模式的发展道路。医学影像检查是患者诊断疾病的重要依据之一，如果能够将各个医院的RIS/PACS连接在一起，让医生能随时获取患者的资料，就能更有效的利用这些电子资源提高诊治的有效性。如在医学影像协作网联联盟机构的环境下，患者在医疗机构转诊的流程、患者影像检查申请传递的流程、各类检查结果的查询获取的流程等；其次建立医学影像协作的信息交换平台，信息平台上可实现各类流程和保证患者信息的安全，为联盟内的机构提供医疗服务。

（三）构建医学影像信息统一Web调阅系统

随着医院信息化的建设和发展，已实现医学影像信息的数字化保存处理，并提供了大量有价值的信息数据。如何将这些信息统一展现在同一个平台，省去临床医生或疾病防控中心调阅不同系统的麻烦，更快捷有效的查询患者的各方面疾病信息成为研究重点。构建统一的万维网（Web）调阅平台（患者信息的查看）大大提高了工作效率，减少了病员和护工往返各个科室获取信息的时间。

（四）建设以患者为中心的医学影像信息平台

建设以患者为中心的医学影像信息平台是医院信息化与数字化建设的必由之路，对提高医院的医疗技术水平有着十分重要的作用，必须从标准化建设和服务临床的立场出发，认真作好医学影像系统的建设工作。在患者做完检查，以及相关检查科室的医生为其写完报告后，临床医生希望看到相关的影像和报告，以便做出诊断。为了方便医生的浏览，使医生查看影像和报告的接口统一，同时也为了系统更易于维护，有必要提供一个统一的影像和报告发布界面（图41-1）。以相同的格式发布影像和报告。临床医生在HIS医生工作站点击影像报告浏览按钮，打开Web影像报告发布页面即可浏览影像和报告。临床医生在打开HIS页面时如有关联的检查申请，则Web影像报告发布页面显示医生选择的检查申请相关的影像和报告。如果医生希望看到患者所有检查的影像和报告，Web影像报告发布页面还可以把患者相关检查按照检查类型、检查时间等进行排序显示出来。这样不仅方便医生在同一个界面看完所有各影像科室的影像和报告，而且很方便医生进行历史影像和报告的对比浏览，

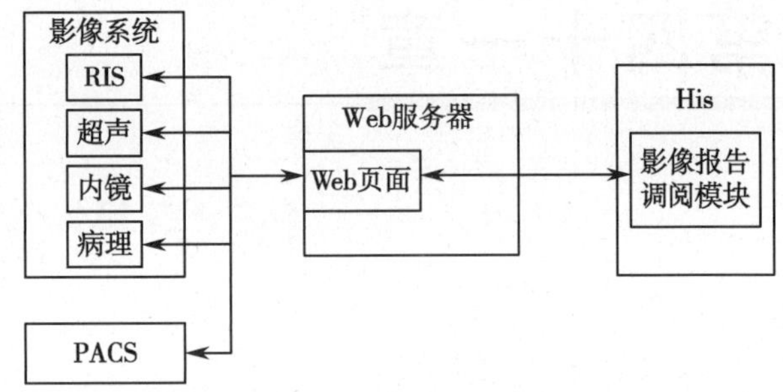

图41-1　接口功能示意图

真正体现以患者为中心的诊疗过程。

（五）医学影像大数据

医疗设备的数字化以及各种信息系统在医院的广泛应用，使医院数据库的信息容量不断膨胀，在这些信息资源中，医学影像信息资源对于疾病的管理、控制和医疗研究都是非常有价值的。为了使医学影像大数据在临床和管理中发挥更大的价值，需要社会各方的努力和支持：政府需要制定法规，大力推进信息标准化；医疗机构需要加大培养既懂医疗又懂信息化的人才；各厂商需要配合政府，使用统一标准化的语言进行数据交换。对于信息孤岛问题，可通过云计算与物联网将各个信息孤岛联系起来，将收集的数据按照一定的标准进行统一存储，然后对其进行挖掘利用。

（六）基于本体的医学影像信息整合

通过对医学影像及其相关知识进行本体建模，可以将医学影像中包含的隐性知识线性化，使得这些知识能够被方便地共享和重用，并无缝地应用于语义网络和医学知识数据挖掘领域，提高了信息的使用效率；本体模型可以对异构数据进行整合并实现基于语义的查询，有效提高了查全率和查准率。在下一步的工作中，对于整合后的数据开展医学数据挖掘相关研究，通过数据发现本体概念之间的潜在关系。

三、医学影像信息与影像技术的关系

（一）对影像技术人员素质要求提升

医学影像信息学的到来，是影像技术人员专业素质提高的一个重要切入点。医学影像信息学要求专业人员了解更多与影像学密切相关的信息技术知识。如果影像技术专业人员的知识结构具有较高的信息技术水平，并自始至终参与本院PACS的建设，甚至从规划、流程设计、方案实施乃至日常运行的监管，则十分有利于影像信息链中所有环节的优化。特别是在参与对国（境）外软件的应用性

二次开发中，影像技术专业人员所起的作用甚至是无法取代的。

（二）提高工作效率和工作质量

对于影像学诊断医师而言，具有相关信息技术知识者其工作效率会有明显的提升。在对已建PACS的影像学科医师工作质量的调查结果发现，参与PACS建设的影像学医师其工作效率的提高可达25%～100%。

传统放射学时代放射技术尚未形成完整的知识体系，仅凭经验、直觉或“学来的方法”作为实践的基础。今天，医学影像技术学已整合了其他新兴学科的知识而形成一门完整的独立学科。随着成像设备的高速发展，每次检查可以获得大量的信息，以CT为例，在一次扫描内可获取的大量信息，但这些信息并未被充分利用。在“数据—信息—知识—应用”这个认知链中存在着瓶颈。因此，根据医学影像信息学的观点，影像技术学的新内涵应为：“将图像中蕴含的信息，转换成更易被理解的形式，以及更广泛的共享及协同运作”。

（三）影像物理师人才需求增大

医学影像物理师的主要任务是实现人体成像，按照成像时使用物质波的不同，我们把医学影像分成不同的成像模态，并完成每一成像过程的质控。目前，我国影像科室尚无医学物理师这一专业人员的职称及相应的专业训练，因此常由资深的技师担负影像科的质量管理工作。根据医学影像信息学对这一层面技师的要求必须具有相应的信息技术知识及技能。以医用显示器为例，必须有专门的影像学技师执行医用显示器在医疗环境下的运行质量控制，以确保影像阅读质量。

（四）建立基于内容的图像检索（content-based image retrival，CBIR）

医学影像信息学肩负的使命是：与信息技术专业人员合作，解决自动选择关键图像并添加文本注释和标记——关键影像标注（key image note，KIN）。此外，由于数据库的不断扩展，提高检索效率也成为亟须解决的问题。解决的途径为：建立基于内容的图像检索。配合循证医学，医学影像信息学还需纳入以特征提取为主要技术的循证影像（evidence-based imaging）。这一新的技术概念的确立及实施尚需相邻学科专业人士的努力，在浩如瀚海的医学图像数据中，结合数据文本及图像，通过“数据挖掘（data mining）”实施“知识发现（knowledge discovery）”，为循证医学提供证据。

（五）创建新的成像模式

近年来，医学影像学专业人才与国际学术交流日益加强。对医学影像信息学的加深理解与付诸实践无疑是融入国际医学影像学知识体系的必由之路。医学影像学专业人才在医学影像信息学的导向下迎接医学影像学发展的新挑战，进而创造出具有我国特色的医学影像学科。信息技术与放射成像的结合分为两种类型：一是新模式的创建，即新原理结合信息技术；二是旧原理的新实现，即旧原理结合。1956年X射线II-TV（II代表影像增强器，TV代表电视）的出现是电子技术与放射成像的第一次有力的结合，可归于“旧原理的新实现”；1972年由于计算机与电子技术的发展CT问世，放射成像与信息技术有了更完美的结合，属于“新原理结合”，创建新的成像模式，放射成像完成了一次“革命”。

医学影像信息学的发展优化了医学放射成像技术，刺激了临床对医学影像信息需求的增高，丰富临床影像学临床数据，方便了影像数据的采集处理，同时降低医学放射成像成本，进而改善医学放射成像技术。医学放射成像与医学信息学相互协调、相互促进，共同促进临床数据的完善与发展。

（李大鹏　王传兵）

第二节　医院数字影像信息种类

一、放射影像

放射影像成像技术是由多个成像技术内容组成的一项系统性成像技术，主要涵盖射线成像技术、计算机体层摄影技术、数字减影血管造影、磁共振成像技术等。最早的成像技术为X射线成像技术。在之前，医生在对患者进行诊断的过程中，选取的主要诊断方式为触诊和解剖，这两种诊断方式会为患者带来一定的创伤。同时在诊断的准确率上也无法与当前的医学影像技术相比。

（一）射线成像技术

医学影像技术最初是指射线成像技术，X射线、γ射线都属于射线成像的范畴。射线成像主要是依靠射线的穿透力，主要用于观察人体器官组织，比如骨骼、器官形态、器官位置、金属类异物等。如果人体骨骼或器官等部位发生了病变或畸形，就可以使用射线对相关部位进行扫描，然后就会在荧光屏或胶片上进行成像，通过影像的观察就可以看出身体内的病变，然后医生再根据病变的位置或具体情况采取相应的治疗措施。现在的X射线技术比以前要完善、进步很多，以前很难成像的组织和器官如血管、心脏、膀胱等，现在都可以通过X射线进行成像了。现在的X射线成像和透视设备大多采用多主机系统和各种摄影、诊断床等辅助设备一起使用，再结合先进的计算机控制和图像处理系统，X射线成像技术就可以完成一些特殊任务和功能。

计算机X线摄影技术，对骨骼疾病的诊断有突出的应用优势，可以对大部分脊柱类疾病和颅骨类疾病进行准确诊断。然而，在实际诊断的过程中，X线摄影技术的应用，可能会对患者机体造成一定的辐射损伤。计算机X线摄影技术对腹部器官和中枢神经系统疾病进行诊断时的应用价值却相对较小。为此，在应用计算机X射线进行诊断时，医生对患者的疾病情况进行初步分析，选择适合的影像技术进行病情诊断。

（二）计算机体层摄影技术

计算机体层成像（computed tomography，CT）技术主要包括X线体层扫描装置和计算机系统。CT是利用人体不同组织对X线的吸收与透过率的不同的性质进行工作，把人体的某一特定层面分成很多个立方体，X射线通过扫描这些立方体，扫描所得信息经计算而获得每个立方体的X射线衰减系数或吸收系数，再排列成矩阵来获得临床诊断的信息。CT主要是对人体的某个部位或区域进行扫描，然后由计算机形成诊断数据或治疗措施，CT对组织横断面扫描的准确率非常高。CT和计算机X线摄影技术最大的不同就是前者不但可以对人体器官进度定性监测，还能提供出准确的检查数据信息。而且CT扫描速度快，成像的分辨力高。

CT技术的应用范围很广：腰椎间盘突出、寄生虫、脑血管疾病、肿瘤、鼻炎、头疼、心血管疾病、中枢神经疾病等都可以利用CT扫描进行诊断。通过CT成像可以了解到患者的实际病情，医生可以通过CT的成像来为患者制定合适的治疗方案，CT技术可以提高医生诊断病因的精确度。

（三）数字减影血管造影

数字减影血管造影（digital subtraction angiography，DSA）是一种X线成像系统，是常规血管造影术和电子计算机图像处理技术相结合的产物。DSA技术是将患者的受检部位没有注入对比剂和注入对比剂后的血管造影X线图像分别存储起来，然后输入电子计算机处理并将两幅图像的数字信息相减，获得的不同数值的差值信号，从而获得了去除骨骼、肌肉和其他软组织，只留下单纯血管影像的减影图像，通过显示器显示出来。通过DSA处理的图像，使血管的影像更为清晰，在进行介入手术时更为安全。

（四）磁共振成像技术

磁共振成像（magnetic resonance imaging，MRI）技术是一种和人体密切相关的磁共振成像，使用非常强的磁场和射频脉冲，这些磁场和射频脉冲与组织中的质子相互作用，人体内的氢元素就会发生磁共振的现象，而磁场一旦消失以后，质子就会发出磁共振信号，然后经过处理，形成人体图像。MRI技术应用范围非常广，如磁共振成像中的磁共振血管成像，可以清楚地展现出心脏、心房等器官的细微结构，这也为各种心血管疾病、心脏疾病提供了准确的治疗依据。

二、核医学影像

核医学影像是以放射性核素的示踪作用为基本原理的成像技术，其显著特点是可以进行功能成像，有利于疾病的早期诊断。其发展过程经历了闪烁扫描机、γ照相机、发射型计算机断层成像几个阶段。

闪烁扫描机是借助于体内放出的γ射线的逐点扫描探测而实现脏器或组织显影，它设备简单，价格低廉，使用方便，且扫描图独具特点，临床应用价值较肯定。但它的空间分辨力低，成像时间长，使用的核素半衰期不能太短，易形成运动伪影，不能做动态检查。

γ照相机是一种放射性核素的快速显像装置，它在无须移动探测器的情况下，使大面积的器官或整个人成像。它的灵敏度高，空间分辨力也较高，有效视野大，成像速度快，可用短半衰期或超短半衰期的示踪剂，不仅能提供静态图像，而且可摄取反映脏器动态功能的连续照片，是核医学领域里的一个重要里程碑。

发射型计算机断层成像（emission computerized tomography，ECT）根据所用核素不同分为单光子发射计算机断层成像（singlephoton emission computed tomography，SPECT）以及正电子发射断层成像（positron emission tomography，PET）。SPECT所探测的是放射性核素衰变时放出的γ射线，探头绕人体长轴相对旋转，将从不同角度得到的投影数据送入计算机，经特定算法重建成横断图像。正电子发射断层成像（PET）又称湮没光子断层成像，使用共线对置探测器并采用快符合探测技术来探测正负电子湮没事件中释放的两个 511keV 光子，由计算机将收集到的数据进行处理，以重建图像，再现衰变核素的放射性分布。PET 较 SPECT 而言图像对比度和空间分辨力都有较大提高。

扫描机和 γ 照相机提供的图像是体内受检部位放射性核素的二维投影分布图像，而 ECT 图像消除了二维投影分布图像不同层次放射性重叠干扰的固有缺点，ECT 的出现和临床应用使核医学影像学的发展产生了又一次飞跃，特别是 PET 对器官的动态观察可发挥重大作用。PET 强调了功能而非解剖结构，对病变极其敏感，与其他检查手段如 CT、B 超、MR 相比能更早更容易地发现肿瘤组织，可以实现疾病的早期诊断和进行基础医学研究。

PET/CT 是将 PET 和 CT 有机结合在一起，使用同一个检查床合用一个图像工作站，PET/CT 同时具有 PET、CT 及将 PET 图像与 CT 图像融合等功能，具有高度的敏感性和准确性。虽然 PET 对组织的病变非常敏感，但由于它无法提供准确的解剖位置信息，因此无法取代传统的影像方法，特别是在颈、腹部、盆腔等部位，有时要了解较小的肿瘤在哪里可能会非常困难，而 CT 则能提供严格的解剖位置信息。解剖学成像和组织成像的精确融合能方便地检测出细小的病变组织，并能提供精确的解剖定位。它不仅使外科医生知道病变位于何处，同时也可使放射治疗的物理师更好地制订治疗计划，精确定位并进行跟踪检查。CT 图像显示了肿瘤在哪里，而 PET 图像则显示肿瘤的活动性，可以对图像进行分期。PET/CT 大大减少了 PET 产生的虚假定位的可能性，有利于 PET 的准确判断，也使我们能发现 CT 扫描中所忽略的东西。PET/CT 被称为 PET 图像的整体定位系统，它的成功归根到底在于了解异常活动性，便于进行更好的治疗，密切地监测治疗的有效性和更精确地跟踪病情发展。PET/CT 可以缩短患者检查的时间。同样的条件，PET 需要 55 分钟，而 PET/CT 扫描可能只要 35 分钟。缩短扫描时间意味着减少不自主运动的可能性，检查过程越舒服，时间越短，则所获得的数据质量越高，图像质量也越好。PET/CT 是分子水平的成像，不仅提供组织的分子活动信息，而且给出精确的解剖定位，医生们不再需要切下组织做病理检查就能对肿瘤组织准确分级。除了在肿瘤学中区分良性和恶性肿瘤损害、分级和评估治疗反映以外，还可以在神经病学中评估癫痫与痴呆，在心脏病学中评估心脏活力。这样，在患者出现症状或征兆之前就可以在分子水平发现遗传倾向并加以治疗，从而使疾病控制在萌芽状态。PET/CT 正在形成一种双赢的局面，一方面为医生提供更多的信息，使肿瘤的诊断更早更准确，以便制定好的治疗计划，消除不必要的外科手术；另一方面缩短检查时间，增加检查的舒适性，同时疾病的早发现早治疗使康复率大大地提高，减少了患者的痛苦。总之，PET 和 CT 是极富潜力的结合，具有很强的生命力，是核医学影像发展的希望和未来。

三、超声影像

超声成像利用超声波对人体进行扫描，接收并处理人体器官组织反射、投射信号，最终处理成人体器官图像。超声成像（ultrasonography，USG）技术具有无创伤、无辐射、价格相对优惠等优点。常用的超声成像技术主要有 A 型（幅度调制型）、B 型（辉度调制型）、C 型、D 型以及 M 型（光点扫描型）。高频超声成像技术可以实现对肿瘤病情的准确判断，尤其是对于浅表淋巴结良恶性判断和乳腺恶性病变判断表现出了极高的准确率。另外，超声成像技术还可以采用微型探头进入消化道内部，对初期肿瘤病情进行精确判断。借助微型探头，医生可以对肿瘤的侵犯范围和深度进行准确分析，为肿瘤疾病的临床治疗提供了较为准确的依据，使肿瘤病患的治愈率得到有效保障。三维超声成像技术通常被应用到妇产科诊断工作中，利用三维超声成像技术，对胎儿的生长状况进行准确分析。除此之外，还可被应用到围产期观察和生殖医学方面。

四、病理影像

病理学是研究疾病发生的原因、发病原理和疾病过程中发生的细胞、组织和器官的结构、功能和代谢方面的改变及其规律的科学。病理影像又称病理切片，病理标本的一种，制作时将部分有病变的组织或脏器经过各种化学品和埋藏法的处理，使之固定硬化，在切片机上切成薄片，粘附在玻片上，染以各种颜色，供在显微镜下检查，以观察病理变化，作出病理诊断，为临床诊断和治疗提供帮助。病理图像分析系统采用先进的图像处理技术与高精度硬件配置，从系统信号的获取、测量、处理到打印输出全部实现彩色化、自动化、智能化，具有操作简便、图像处理功能强、图像分析智能化、图像清晰度高、图文报告打印快捷、数据库管理功能强大等优点，为临床病理、药理病理及所有运用显微镜的科技工作者提供了具有划时代意义的先进工具。

五、内镜影像

内镜是集中了传统光学、人体工程学、精密机械、现代电子、数学、软件等于一体的检测仪器。使用时将内镜导入预检查的器官，可直接窥视有关部位的变化，也可进行拍摄，再通过相应的显示设备来显示镜头所拍摄到的画面，从而能够更直观，准确地观察人体体内的情况或变化，以便于更快速地找出病因，对症下药。图像质量的好坏直接影响着内镜的使用效果，也标志着内镜技术的发展水平。内镜图像显示系统结合了内镜、显示系统和电脑工作站为一体。通过显像系统的信号将内镜影像输入电脑进行数字化处理，实时显示图像，可进行图像冻结、采集与存储，内建专业医学词库便于编写病例，快速生产图文并茂的检查报告。通过照片打印机打印病理照片及病理报告。病理管理程序和病理诊断模板轻松实现病历的存储、备份、查询和统计功能。内镜临床应用十分广泛，可用于胃肠道疾病的检查；胰腺、胆道疾病的检查；腹腔镜检查；呼吸道疾病的检查；泌尿道检查等。今后随着电子技术及其他科学技术的不断进步，相信其技术会有更广更深的发展。它非但能完成当今所完成的任何一项工作，还会加用特殊光谱的 CCD 提供新的诊疗图像信息，还可用图像处理技术获得病变组织的特殊图像，并能用图像分析技术实现对病变的定量分析和定量诊断，还可通过电讯手段进行远程会诊。多功能的电子内镜已经问世，它不但能获得组织器官形态学的诊断信息，而且也能对组织器官各种生理机能进行测定。

六、生物电信号图像

活动细胞或组织（如人体、动物组织）不论在静止状态还是活动状态，都会产生与生命状态密切相关的，有规律的电现象，称为生物电。生物电信号包括静息电位和动作电位，其本质是离子的跨膜流动。

1. **静息电位（RP）**　细胞在安静的状态下，存在于细胞膜内外两端的电位差，称为静息电位或跨膜静息电位。这种电位差是由于细胞膜两侧的钠离子和钾离子分布不均匀造成的。生理学中常把膜外电位规定为“0”，因此膜内电位为负。不同细胞的静息电位有所不同，如：神经细胞为 -86mV，心室肌细胞为 -90 ~ -80mV，浦肯野纤维为 -100 ~ -90mV，窦房结细胞为 -70 ~ -40mV。静息电位又称为极化（polarization）状态。

2. **动作电位（AP）**　当细胞受到外界刺激而兴奋时，受刺激部位的膜电位将发生一系列短暂的变化，最初发生膜电位升高，接着又慢慢恢复到静息电位，这种膜电位的变化，生理学上称为动作电位。该过程包含了去极化（depolarization）和复极化（repolarization）两个过程，前者指细胞受到刺激时，细胞膜对离子的通透性发生变化，大量 Na^+ 迅速进入胞内，使得胞内电位迅速上升；后者指当去极化的电位达到峰值后，会逐渐回到静息状态的过程。

临床上常见的生物电信号主要有：心电、脑电、肌电、胃电、视网膜电等。这些体表生物电信号通常能通过电极拾取，经适当的生物电放大器放大，记录而成为心电图、脑电图、肌电图、胃电图、视网膜电图等。如心电图（ECG 或者 EKG）是利用心电图机从体表记录心脏每一心动周期所产生的电活动变化图形的技术。对整体心脏来说，心肌细胞从心内膜向心外膜顺序除极过程中的电位变化，由电流记录仪描记的电位曲线称为除极波，即体表心电图上心房的 P 波和心室的 QRS 波。肌电图（EMG）通过测定运动单位电位的时限、波幅，安静情况下有无自发的电活动，以及肌肉大力收缩的波型及波幅，可区别神经源性损害和肌源性损害，诊断脊髓前角急、慢性损害（如脊髓前灰质炎、运动神经元疾病），神经根及周围神经病变（例如肌电图检查可以协助确定神经损伤的部位、程度、范围和预后）。眼电图：目前只有使用较间接的方法，在内、外眦角皮肤上各置一氯化银电极，患者头部固定，眼注视一个在 30°内作水平移动的红灯。因为眼球的电轴跟随眼球的转动而改变，所以内、外眦角电极的电位也不断变化，比较明、暗适应下的这种变化并将此电位加以放大及记录，即得眼电图。

七、眼科图像

临床上检测眼科疾病的成像方法主要有超声成像（ultrasonography）、磁共振成像（MRI）、房角摄像技术和光学相干层析成像（optical coherence tomography，OCT）。超声成像的优点是成像深度深，但必须和眼睛接触或借助于水浴才能进行检测，因此可能会对人眼表面施压而造成眼球轻微变形，影响参数测量的准确性，且其分辨力不足0.1mm的缺点使之不适合用于视网膜成像。MRI尤其擅长进行对于软组织的病变诊断。在眼科检测中主要用于检测整个眼球和眼眶、眼外肌、软组织损伤等，能实现整体眼球的成像，并能辨认出眼球壁、眼内容及眼眶内的脂肪、视神经、眼外肌和框外结构。但其分辨力仅约0.5mm，不能满足眼科成像的深入需求。此外，MRI定位方法复杂，检查时间较长，造价高昂，故而不能普及。房角镜检查法是前房角的活体显微镜检查。其缺点在于必须直接或间接接触眼球，所以不可避免地会因检查操作引起前房形态的改变。且利用现有的房角镜检查法仍然无法对极窄房角的深处进行观察。此外，部分检查需在散瞳状态下完成，因而房角摄像技术在眼科应用中存在一定的限制性。OCT是一种基于近红外光学成像的无损、非接触、实时快速的检测技术，其通过探测光波从生物组织散射出来的光强和回波延时形成横断面层析图像，可对生物组织进行高分辨力层析成像。

近年来，OCT技术以其优点已经成为视网膜和眼前节组织必不可少的检测工具，此技术已经成为医院临床常规检验项目之一。然而传统的OCT技术达不到全眼深度，但对于一些疾病所要求的全眼深度的成像来说，迫切地需要全眼测量的OCT技术，因此全眼OCT成像研究成为近几年研究者关注的一项热点研究内容。谱域OCT（spectral domain OCT，SD-OCT）是第二代OCT技术，它能实现mm量级的成像深度，um量级的空间分辨力，以及nm甚至pm量级的高灵敏度探测，已广泛应用于生物医学的各个领域。眼科是OCT技术最早的应用领域。OCT的出现极大提升了眼科的基础研究和临床诊断水平。利用OCT技术不但能实现眼组织二维和三维的层析成像，还能精准捕捉组织的形变与微尺度运动，对眼科的形态学研究和病理分析具有重要价值。

八、皮肤科图像

皮肤图像技术涉及皮肤科领域中的数码摄影、数码摄像、伍德灯、皮肤镜、皮肤CT、VISIA皮肤图像分析仪、皮肤肤质测试、皮肤超声诊断、光动力图像诊断系统、数码真菌和病理成像分析系统、远程皮肤病会诊系统等方面。阴道镜和喉镜图像分析系统在涉及皮肤科疾病的范畴内也有一定的应用前景。门诊电子病历管理系统与临床图像采集、无创性皮肤图像分析、图文报告的打印等整合集成将形成一体化的规范的诊疗过程。皮肤病诊疗过程也将会是高效、便捷的过程。皮肤图像新技术的层出不穷，使皮肤科医生逐渐摆脱了单纯依靠经验性的肉眼判断和病理活检诊断技术相结合的单一皮肤病诊断模式，为皮肤科医生诊断疾病提供了科学的利器。众多皮肤测试仪、皮肤镜、皮肤CT、皮肤超声等皮肤图像新技术是医生肉眼观察的延伸和放大。其共同的特点就是无创性，这对于多发性皮损筛选性活检、可疑损害或面部皮疹的筛查，以及特定皮损的长期观察随访等十分有帮助。皮肤图像处理系统目前在皮肤科中应用渐多，其由图像采集系统（包括显微镜、皮肤镜、皮肤CT、皮肤超声等）、图像数字化设备、计算机、输出设备组成，是利用计算机进行医学显微图像处理的工具，具有采集、数字化医学显微图像、图像处理、存储、测量、统计、辅助诊断和生成图文报告的功能。由于皮肤图像检查技术的诊断结果可以通过图像打印系统出具报告，给患者以客观的判断指征。同时，备存的资料对于患者疗效前后的评估也有了客观依据。

（李大鹏　王传兵）

第三节　医学影像信息检索技术

一、计算机信息检索概述

计算机信息检索（computer-based information retrieval）是利用计算机系统有效存储和快速查找的能力发展起来的一种计算机应用技术。它与信息的构造、分析、组织、存储和传播有关。计算机信息检索系统是信息检索所用的硬件资源、系统软件和检索软件的总合。它能存储大量的信息，并对信息条目（有特定逻辑含义的基本信息单位）进行分类、编目或编制索引。它可以根据用户要求从已存储的信息集合中抽取出特定的信息，并提供插入、修改和删除某些信息的能力。就是在计算机和人的共同作用下，按照一定的方法组织和存储信息，并通过人机对话从计算机存储的大量数据中自动获取用户所需要的信息的过程。随着医院信息化建设的不断加快，医学信息系统的广泛使用，越来越多的医学数据随之产生。这些医学数据类型多样、组织无序，但却是最直接的诊断依据，蕴含着丰富的经验知识，具有重要的研究和利用价值。因此，借助计算机实现对医学信息的有效组织和高效检索，将为医务工作者带来极大方便，同时为科研工作者的研究工作提供帮助。

二、计算机信息检索策略与步骤

（一）检索策略

信息检索策略就是信息用户为实现探索目标而制定的全盘计划和总体方案，其目的是指导并优化检索过程，提高检索效率，全面、准确、快速、低成本地找到所需要信息资源。在分析信息提问实质的基础上，正确地选择检索词及相关数据库、科学地拟定逻辑提问式、合理地规划查找步骤的全过程。检索策略大概分为以下几个部分：课题分析；选择信息检索系统；确定检索途径、检索词（标识）；编写检索提问式；调整检索策略；获取原始文献。

1. **课题分析** 在检索之前，必须弄清检索课题，对所给出的检索课题进行分析，根据它的主题结构、类型、专业范围、性质等加以分析，使之形成若干能代表信息需求而且有检索意义的主题概念，包括所需信息的主题概念有几个。概念的专指度是否合适，哪些是主要的，哪些是次要的，力求分析的主题概念能准确反映检索的需要，明确所需文献信息的文献数量、语种、年代范围、类型及其他外表特征，明确检索内容涉及的主要学科范围等。明确检索的内容和目的是选择检索工具、选择数据库以及其他检索行为的第一步。

2. **选择信息检索系统** 根据检索课题的检索目的、检索范围和检索资源要求来选定信息检索系统。先选用对口权威的专业性数据库，然后再利用综合性的信息检索系统来检索，但还应考虑选用跨学科的信息检索系统的检索。例如，欲检索国内生物医学文献信息，首选的数据库是中国生物医学文献数据库（China Biology Medicine Disc，CBMdisc），还可以选用中国学术期刊网数据库、中文科技期刊数据库等；若要检索国际生物医学研究的文献信息，首选 PubMed 检索系统，同时考虑使用 BIOSIS Preview，Science Direct，Springer Link，Web of Science 核心合集等数据库作为补充检索；若查找的是生物学方向的信息，首选的数据库是 BIOSIS Preview，但可能会涉及医学方向的信息资源，还必须检索 CBM、PubMed 等数据库；若查询与药学方面的文献信息，应当首选 SCI Finder 数据库。

3. **确定检索途径** 检索词（标识）和编写检索提问式，按照检索课题需要，确定自己的检索途径和检索标识，使用哪种检索途径就必须使用该途径的检索标识（表 41-1）。数据库可提供众多的检索途径，每个检索途径各有特点，必须根据检索课题的具体要求来确定。在某些学科的检索系统中，还会出现一些特殊的检索途径，如分子式途径、生物体途径、专利号途径等。

表 41-1 检索途径与检索标识的对应关系

检索途径	检索标识	示例
题名	书名、刊名、文章篇名	希式内科学
著者	著者姓名、机构名称	Smith
代码	专利号、登记号、报告号、标准号	US2987621
分类	分类号	R432.5
主题	主题词、关键词等	肝肿瘤/放射疗法

4. **调整检索策略** 在检索前对检索策略的周密考虑，有助于检索按合乎逻辑的方式进行。检索过程中，检索者若对检索返回的结果不满意，发现有更合适的检索词未被使用，或被直接引向新的检索词，应及时调整检索策略。通过检索策略的不断调整，可获得理想的检索结果。

检索方法、检索系统、检索途径，认真检查所确定的检索方法、检索系统、检索途径是否对口，是否符合课题的要求。修改检索提问式，当检出文献量小于期望时，试用以下方法来扩大检索范围：

（1）删除某些用 AND 连接的不重要检索词。

（2）增加有 OR 连接的检索词。

（3）位置运算符放宽。

（4）检索词后用截词符。

（5）多用几个副主题词，甚至选用所有副主题词。

（6）选用上位主题词扩检，或选用扩展全部树检索。

（7）同时用主题词和自由词检索，用 OR 连接。

（8）从在某个学科范围中输词检索改为在所有学科中输词检索。

（9）多用几种检索系统进行检索。

当检出文献量过多，其中一部分文献并非真正需要时，试用以下方式进行缩检：

（1）增加用 AND 连接的检索词，或用“二次检索”。

（2）用特定的副主题词进行限定。

（3）用字段限定检索。如标题字段检索。

（4）使用主要主题词进行加权检索、下位主题词检索或不扩展检索。

（5）进行文献类型、语种、重要核心期刊、年份等限定检索。

（6）用逻辑非 NOT 来排除无关检索词。

（二）检索步骤

1. 信息检索分为以下几个步骤　分析研究课题，明确检索要求课题的主题内容、研究要点、学科范围、语种范围、时间范围、文献类型等。选择信息检索系统，确定检索途径。

2. 选择信息检索系统的方法　在信息检索系统齐全的情况下，首先使用信息检索工具指南来指导选择；在没有信息检索工具指南的情况下，可以采用浏览图书馆、信息所的信息检索工具室所陈列的信息检索工具的方式进行选择；从所熟悉的信息检索工具中选择；主动向工作人员请教；通过网络在线帮助选择。

3. 选择信息检索系统的原则　收录的文献信息需涵盖检索课题的主题内容；就近原则，方便查阅；尽可能质量较高、收录文献信息量大、报道及时、索引齐全、使用方便；记录来源，文献类型，文种尽量满足检索课题的要求；数据库是否有对应的印刷型版本；根据经济条件选择信息检索系统；根据对检索信息熟悉的程度选择；选择查出的信息相关度高的网络搜索引擎。

4. 选择检索词　确定检索词的基本方法：选择规范化的检索词；使用各学科在国际上通用的、国外文献中出现过的术语作检索词；找出课题涉及的隐性主题概念作检索词；选择课题核心概念作检索词；注意检索词的缩写词、词形变化以及英美的不同拼法；联机方式确定检索词。

5. 制定检索策略和查阅检索工具　制定检索策略的前提条件是要了解信息检索系统的基本性能，基础是要明确检索课题的内容要求和检索目的，关键是要正确选择检索词和合理使用逻辑组配。

产生误检的原因可能有：一词多义的检索词的使用；检索词与英美人的姓名、地址名称、期刊名称相同；不严格的位置算符的运用；检索式中没有使用逻辑非运算；截词运算不恰当；组号前忘记输入指令“s”；逻辑运算符号前后未空格；括号使用不正确；从错误的组号中打印检索结果；检索式中检索概念太少。产生漏检的原因或检索结果为零的原因可能有：没有使用足够的同义词和近义词或隐含概念；位置算符用得过严、过多；逻辑“与”用得太多；后缀代码限制得太严；检索工具选择不恰当；截词运算不恰当；单词拼写错误、文档号错误、组号错误、括号不匹配等。

提高查准率的方法有：使用下位概念检索；将检索词的检索范围限在篇名、叙词和文摘字段；使用逻辑“与”、逻辑“或”逻辑“非”（图 41-2）；运用限制选择功能；进行进阶检或高级检索。提高查全率的方法有：选择全字段中检索；减少对文献外表特征的限定；使用逻辑“或”；利用截词检索；使用检索词的上位概念进行检索；把（W）算符改成（1N）、（2N）；进入更合适的数据库查找。

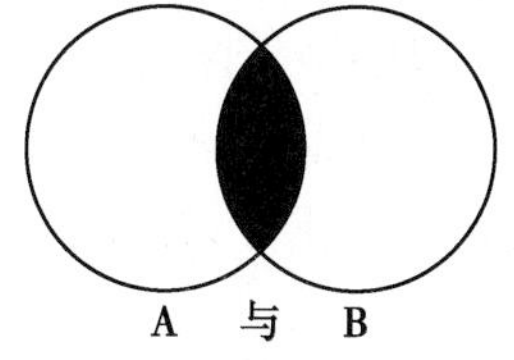

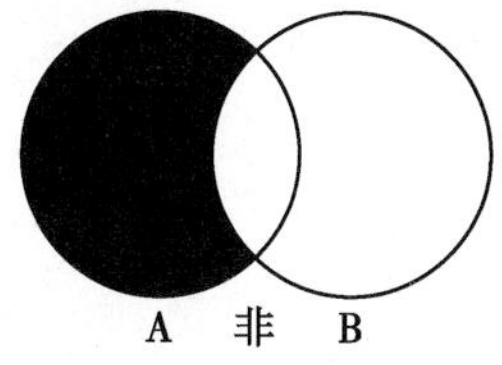

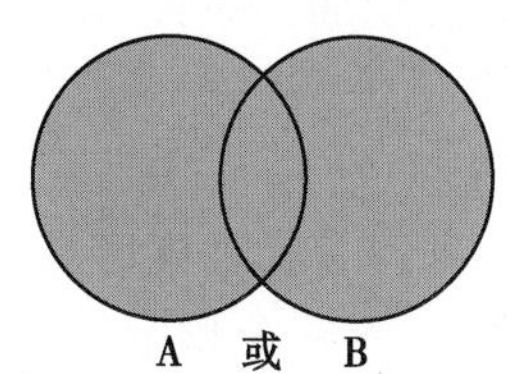

图 41-2　检索逻辑关系

6. 处理检索结果　将所获得的检索结果加以系统整理，筛选出符合课题要求的相关文献信息，选择检索结果的著录格式，辨认文献类型、文种、著者、篇名、内容、出处等多项记录内容，输出检索结果。

7. 原始文献的获取

（1）利用二次文献检索工具获取原始文献。

（2）利用馆藏目录和联合目录获取原始文献。

（3）利用文献出版发行机构获取原始文献。

（4）利用文献著者获取原始文献。

（5）利用网络获取原始文献。

三、常用医学影像信息中文资源

（一）中国生物医学文献服务系统

中国生物医学文献服务系统（SinoMed）由中国医学科学院/北京协和医学院医学信息研究所/图书馆开发研制。其涵盖资源丰富，能全面、快速反映国内外生物医学领域研究的新进展，功能强大，是集检索、免费获取、个性化定题服务、全文传递服务于一体的生物医学中外文整合文献服务系统。涵盖资源有中国生物医学文献数据库(CBM)、中国医学科普文献数据库、北京协和医学院博硕学位论文库、西文生物医学文献数据库(WBM)、日文生物医学文献数据库等数据库。该系统集成了智能查询的快速检索,让您的检索过程更简单,检索结果更全面。同时,将检索过程以详细检索表达式的形式展示给您,方便您了解具体检索内容;也可直接对详细检索表达式进行修改,实现再次检索;支持多个检索入口、多个检索词之间的逻辑组配检索。检索表达式即时显示在编辑窗口,方便您直接进行编辑;支持基于文献内容的主题检索和分类检索;支持多库快速检索、高级检索,新增跨库主题检索和分类检索等功能。

(二) 维普期刊资源整合服务平台

维普期刊资源整合服务平台(VIP journal Resource Integration Service Platform)是维普公司集合所有期刊资源从一次文献保障到二次文献分析再到三次文献情报加工的专业化信息服务整合平台,这个平台还兼具为机构服务功能在搜索引擎的有效拓展提供支持工具。服务从单纯的全文保障延伸到引文、情报等服务,旨在打造中文科技期刊资源深度整合服务新模式。通过对国内发行的 8 000 余种科技期刊、2 600 万篇期刊全文进行内容分析和引文分析,为用户提供一站式文献服务。维普期刊资源整合服务平台包含 5 个功能模块,它们分别是期刊文献检索模块、文献引证追踪模块、科学指标分析模块、高被引析出文献、搜索引擎服务模块。

(三) 万方数据知识服务平台

万方数据知识服务平台(Wan Fang Data Knowledge Service Platform)是在原万方数据资源系统的基础上,经过不断改进、创新而成,集高品质信息资源、先进检索算法技术、多元化增值服务、人性化设计等特色于一身,是国内一流的品质信息资源出版、增值服务平台。该平台包含中国学术期刊数据库(原数字化期刊群)(China Science Periodical Database,CSPD)、中国学位论文全文数据库(China Dissertation Database,CDDB)、中国学术会议文献数据库(China Conference Paper Database,CCPD)、中外专利数据库(Wan fang Patent Database,WFPD)、中外标准数据库(Wan fang Standards Database,WFSD)等资源。万方数据的技术工作主要包括两个方面,一是万方数据技术服务体系建设,主要包括知识服务平台的继续优化与完善,二次文献仓储与科技搜索引擎技术研发,还有技术标准层面的工作,同时,针对一些新的服务与应用进行技术研发,包括 OA 服务平台、移动阅读、学者社区等。另外一个是科技部组织的 863 重大专项,这也是基于当前搜索引擎市场的局面而特意设立的课题,以期研发一个以科技文献服务为主的搜索引擎,为科研工作起到基础保障。

(四) 中国知网

中国知网(China National Knowledge Infrastructure)简称 CNKI,是国家知识基础设施的概念,由世界银行于 1998 年提出。CNKI 工程是以实现全社会知识资源传播共享与增值利用为目标的信息化建设项目。由清华大学、清华同方发起,始建于 1999 年 6 月。CNKI 工程集团经过多年努力,采用自主开发并具有国际领先水平的数字图书馆技术,建成了世界上全文信息量规模最大的"CNKI 数字图书馆",并正式启动建设《中国知识资源总库》及 CNKI 网格资源共享平台,通过产业化运作,为全社会知识资源高效共享提供最丰富的知识信息资源和最有效的知识传播与数字化学习平台。CNKI 工程的具体目标:一是大规模集成整合知识信息资源,整体提高资源的综合和增值利用价值;二是建设知识资源互联网传播扩散与增值服务平台,为全社会提供资源共享、数字化学习、知识创新信息化条件;三是建设知识资源的深度开发利用平台,为社会各方面提供知识管理与知识服务的信息化手段;四是为知识资源生产出版部门创造互联网出版发行的市场环境与商业机制,大力促进文化出版事业、产业的现代化建设与跨越式发展。

(五) 其他医学影像信息技术网络资源

除了以上的信息资源,中文资源还有国家科技图书文献中心(NSTL)、超星期刊数据库、读秀百链、医知网等。

四、常见的外文数据库有

(一) PubMed 检索系统

PubMed 系统是由美国国立医学图书馆(NLM)所属的国家生物技术信息中心(NCBI)开发的一个以 Web 方式向用户提供服务的生物医学文献检索系统。包括 2 100 多万篇来自 Medine 和其他生命科学期刊的生物医学文献,最早可追溯到 1948,提供部分全文和相关资源的链接。PubMed(PubMed=Public+Medine)源自"Public"和"Medine"两个英语单词,意为"面向公众的医药信息检索服务"。无论何时何地，只要在浏览器地址输入 http://www.ncbi.nlm.nih.gov/就可以立刻进入 PubMed 的界面。PubMed 具有生物医学期刊收录范围广，质量高，信息资源丰富，数据及时更新，链接功能强大，界面简洁，检索方式灵活多样，检索体系完备，检索词自动更新等特点。PubMed 下属的文献数据库主要包括 MEDLINK、Inprocess、Publisher 等子集。

（二）Springer Link 数据库

德国施普林格（Springer-Verlag）是世界上著名的科技出版社，该社通过 Springer Link 系统发行电子图书并提供学术期刊检索服务。Springer Link 是全球最大的在线科学、技术和医学（STM）领域学术资源平台。Springer 已经出版超过 150 位诺贝尔奖得主的著作。Springer Link 的服务范围涵盖各个研究领域，提供超过 1 900 种同行评议的学术期刊及不断扩展的电子参考工具书、电子图书、实验室指南、在线回溯数据库以及更多内容。通过 Springer Link 的 IP 网关，读者可以快速地获取重要的在线研究资料。Springer Link 更提供多种远端存取方式，包括通过 IP 认证、Athens 或 Shibboleth 等认证方式。

（三）Wiley InterScience

Wiley InterScience 是 John Wiely & Sons 公司创建的动态在线内容服务的英文文献期刊，1997 年开始在网上开通。通过 InterScience，Wiley 公司以许可协议形式向用户提供在线访问全文内容的服务。Wiley InterScience 收录了 360 多种科学、工程技术、医疗领域及相关专业期刊、30 多种大型专业参考书、13 种实验室手册的全文和 500 多个题目的 Wiley 学术图书的全文。网址是 http://onlinelibrary.wiley.com/，其中被 SCI 收录的核心期刊近 200 种。

（四）美国校际社会科学数据共享联盟

美国校际社会科学数据共享联盟（Inter-University Consortium for Political and Social Research，ICPSR）成立于 1962 年，位于美国密西根大学安娜堡分校（University of Michigan，Ann Arbor），储存超过 17 000 种调查研究资料，如军队官兵总名册，遗嘱、遗嘱查验与税收纪录，是现在世界上最大的社会科学数据中心，拥有 600 多个成员机构，包括大学和各种研究中心。网址：https://icpsr.umich.edu.。其中 400 多个成员机构在美国，我国的国家人口发展研究战略课题组、北京大学、香港大学、香港科技大学、香港浸会大学也是成员之一。

（五）EBSCO

EBSCO 公司从 1986 年开始出版电子出版物，共收集了 4 000 多种索引和文摘型期刊和 2 000 多种全文电子期刊。EBSCO 最早的业务是期刊代订服务。网址：http://search.ebscohost.com/。数据库中有较著名《华尔街日报》（*the Walls Street Journal*）、《哈佛商业评论》（*Harvard Business Review*）、《每周商务》（*Business Week*）、《财富》（*Fortune*）、《经济学家智囊团国家报告》（*EIU Country Reports*）、*American Banker*、《福布斯》（*Forbes*）、《经济学人》（*the Economist*）等报刊。该数据库从 1990 年开始提供全文，题录和文摘则可回溯检索到 1984 年，数据库每日更新。学术期刊集成全文数据库（Academic Search Premier，ASP）：包括有关生物科学、工商经济、资讯科技、通讯传播、工程、教育、艺术、文学、医药学等领域的七千多种期刊，其中近四千种全文刊。除了以上的信息资源，外文资源还有 Ovid 及 OvidSP、Clinicalkey、ScienceDirect、Web of Science，Google Scholar 等。

五、医学影像公开数据集

所谓的医学影像公开数据集指的是面向所有用户的医学影像的数据集合或资料集合，是一种由影像数据所组成的集合，常见的有：

1. 肺结节数据库（LIDC-IDRI）。
2. 乳腺图像数据库（DDSM MIAS）。
3. 小型乳房 X 光数据库。
4. 右心室 MRI 数据（RVSC）。
5. OsiriX 数据库。
6. 生物医学成像国际研讨会（ISBI）。
7. NITRC 的 IBSR 数据集。
8. Github 上哈佛 beamandrew 机器学习和医学影像研究者贡献的数据集。

（李大鹏　王传兵）

第四十二章

影像存储与传输系统

第一节　影像存储与传输系统概述

一、PACS的产生与发展

影像存储与传输系统(picture archiving and communication system,PACS)是近几年来随着数字成像技术、计算机技术和网络技术的进步而迅速发展起来的,旨在全面解决医学图像的获取、显示、存储、传输和管理的综合系统。它是计算机通信技术和计算机信息处理技术相结合的产物,也是目前放射信息系统(radiology information system)的一个重要组成部分,其最终的设想是完全由数字图像来代替胶片。

随着大型医疗影像设备迅速投入临床,为临床医生对疾病的诊断和治疗提供了更多的信息,大大提高了影像学科及临床的整体医疗水平。同时所产生的大量影像资料对科室和医院的管理提出了更高的要求。传统的胶片备份,人工管理的方法不仅要耗费大量资金、场地和人力,而且存在着工作效率度、资料易丢失、查找困难、图像传递时间长、存储时间短、较宜发黄变质等问题。

显然,这种方法已经远远不能满足医院迅速增长的业务要求,迫切需要一种自动化的影像管理系统来替代它。同时,随着社会的发展,医院之间、医生之间的交流越来越多,图像作为重要的参考资料在临床疾病诊断中越显重要。一些疑难杂症经常需要多名专家进行会诊,作为患者重要诊断资料的影像检查结果需要共享。

另外,随着计算机产业特别是个人计算机(PC)产业和网络技术的迅速发展,使PACS的实现成为可能。PACS的两个功能即存档和通信要求有高性能计算机和高速网络作保证。近20年来,个人计算机的迅速普及且性能成倍增长。进入20世纪90年代后,大容量存储介质出现而费用不断下降,网络技术也得到飞速发展,使自动化的医学影像管理和大范围的图像共享成为可能。基于以上原因,PACS应运而生并不断发展。

PACS的概念是20世纪70年代末提出的,其原型包括用于图像处理和评价的工作站、用于图像通信的网络和用于图像存储的文件系统。1981年6月第19届国际放射学术会议上,首先提出了数字化X线成像技术的物理概念。1982年,在国际光学工程学会(the international society for optical engineering,SPIE)医学图像处理会议上,PACS这个概念被明确为经通信网络获取、存储、管理和显示放射医学图像的集成信息系统。1998年,北美放射学会(RSNA)的学术报告和展览中均体现了医学影像数字化的迅速发展。

PACS的发展历经了三个阶段:

第一阶段:PACS的特点是"用户查找数据库(user find data)",即人工获取图像方式。当数据库进入PACS后,终端用户需要给出查询条件,才能在系统中查询相应的图像及相关数据。这是一种原始的方式,需要大量的人工参与。

第二阶段:20世纪90年代末,PACS技术出现了很大发展,主要有:"自动路由(auto routing)"和"预提取(pre-fetch)",这种PACS的特点是"数据查找设备(data find device)",即图像主动路由到指定地点。PACS中的数据可根据用户预先设定的规则或来自HIS/RIS等外部信息将图像自动送达指定工作地点。这种模式减少了人工参与、形成半自动化模式。

采用这种技术后,系统的工作流程更为流畅,人工的干预大大减少;同时可以更高效的利用网络相对较为空闲的时间完成大量检索、提取图像的工作。

第三阶段：在第二代技术出现以后，工作流程较为流畅，但还是存在一些问题。比如，实现自动路由以后，所有新检查的CT头颅影像全部发送到指定的CT诊断工作站，但是如果当天这名医生不在CT上班，而到了MR指导，就无法得到所需要的影像，必须手工调阅，即第一代的PACS技术方式。在进入21世纪后，就出现了更为先进的PACS系统，这种PACS的特点是“图像信息与文本信息主动寻找用户（data find user）”，即图像主动寻找用户，路由到指定的人。PACS的数据可根据用户预先设定的规则及来自HIS/RIS等外部信息，将图像及文本信息自动送达指定设备并分配给具体授权用户。这种模式实现了PACS工作流的自动化，是迄今为止最先进的模式。

同样，随着电子技术的发展，PACS服务器的架构也经历了三个发展阶段。

第一阶段：在80年代，也就是PACS系统发展初期。各家公司第一代PACS系统都是采用SUN服务器和UNIX操作系统，因为那个时候还没有PC服务器和Windows操作系统可用。PACS软件都是在UNIX平台上开发的。英特尔公司当时的CPU只有16位的微处理器，微软公司也只有DOS操作系统。当时PACS客户端的影像处理功能也简单，只做一些简单的二维影像处理和显示。

第二阶段：到90年代后期，随着Windows平台技术的发展，PC服务器和Windows操作系统在世界范围内得到了越来越广泛的应用。但那时的PC服务器相对性能要弱一些，这时的PACS后台服务器软件功能被分散在多台服务器上运行。例如，图像压缩服务器、影像诊断工作站服务器、短期在线存储服务器、长期近线存储管理服务器、核心数据库服务器、DICOM打印服务器、Web影像浏览服务器。同时Windows平台开放的开发环境和丰富临床应用软件大大推动了PACS的发展、普及和应用。

第三阶段：21世纪以来，半导体加工和芯片制造工艺的快速发展，PC服务器的性能得到了飞跃式发展，系统稳定性也得到了大幅提高。实现了图像压缩服务器、影像诊断工作站服务器、短期在线存储服务器、长期近线存储管理服务器、核心数据库服务器、DICOM打印服务器、web影像浏览服务器全部集成到一台服务器上。PACS系统首次做到了一台服务器、一个数据库和一个存储的最少单点故障的理想架构。

二、PACS的基本组成

医学影像存储与传输系统（PACS）是指运用数字成像技术、计算机技术和网络技术，对医学图像进行采集、存储、传输、检索、显示、打印而设计的综合信息系统，其目的是有效地管理和利用医学图像资源，其基本组成如图42-1所示。PACS分为放射科PACS、院级PACS和区域PACS。

PACS是一个专门用来传输、存储、管理医学影像的应用系统。其硬件组成主要有联网的医疗设备、PACS服务器、图像显示和处理计算机、网络设备、放射科的综合布线；网络通信基础是医学数字成像和通信标准（DICOM3.0）和TCP/IP；PACS工作站包括：医疗设备控制系统、图像显示处理工作站、图像打印工作站、图像存储工作站。

PACS的主要作用：①用数字影像数据库取代传统的胶片库将图像归档，数字化存储图像；②用DICOM 3.0将全院各种医疗影像设备连成一网；③实现了医学影像的统一管理，方便了影像的调用，共享输出设备；④多种医学影像可以直接参考

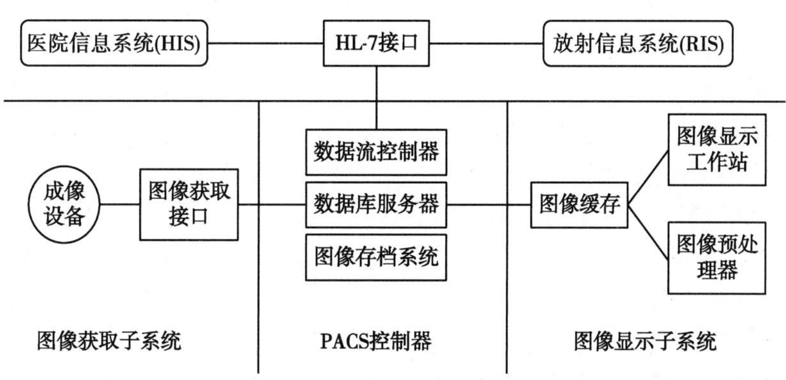

图42-1　PACS基本组成

对比；⑤影像处理和计算机辅助诊断，影像可以永久利用。

三、放射信息系统

完整的放射信息系统（RIS）包括患者进入放射科开始的一切文本信息记录、放射科的日常工作管理、病例的统计。保存患者信息和临床资料数据，也保存和传递患者的图形及图像资料。完成影像学科传统的管理模式向数字化、计算机化管理模式的转换过程，主要依赖于一套解决放射科整体工作流程的RIS系统的建立以及成功运行。

RIS硬件组成主要有RIS数据库服务器、计算机、网络设备、放射科的综合布线；RIS工作站包括：登记工作站、影像工作站、诊断工作站、主任工作站、数据库服务器。RIS的作用是提供患者的各类医疗信息，存储和管理患者的检查结果，对医疗信息进行科学管理和统计，方便科室的管理。

四、PACS的分类

（一）以数据的流动和存储分类

1. **集中管理模式（central management）**　由一个功能强大的中央管理系统及中央图像存储系统服务于所有PACS设备和影像，其特点为提供集中的、全面的系统运行和管理服务，即集中控制、集中处理。它能将患者的影像数据存储在主服务器上，当PACS系统的其他客户端需要进行显示和查询时，通过服务器的数据库管理系统调用到本地客户端。此方式能较好地进行控制，但对服务器的要求较高，多个工作站同时调用时对速度有影响。

2. **分布式管理模式（distributed management）**　PACS由多个相对独立的亚单元组成，每个亚单元有独立的存储管理系统，可以设定或不设定中央管理服务器。系统配置数台专用服务器集中处理数据库的查询，存储控制，完整性和安全性检查，其余每个使用部门配一台或数台PC机作为工作站，执行各个管理模块和功能的应用程序，工作站和服务器间用网线连接起来构成一个局域。此方式分担了服务器的工作负担，能提高速度和网络系统的可靠性，系统扩展性较大，是常用的结构形式。但较复杂，且成本较高。

3. 多个服务器模式介于以上二者之间，常用两个通信网络。一个用于局域，另一个用于移动大量数据，后者需要高速传输，前者可以使用类似于分布式的网络系统。

（二）按规模和应用功能分

1. **小型PACS**　局限于单一影像部门和影像亚专业单元范围内，在医院影像学科内部实现影像的数字化传输，存储和显示功能。目标是提高部门内医疗设备的使用效率，该系统造价低、容易实现，但传输速度慢。

2. **院内图像发布系统**　目标是帮助医院的其他部门获得影像学科室得到的图像。

3. **中型PACS**　在整个医院内实施完整的PACS系统，除影像科外，还给相关科室提供影像服务。目标是支持在医院内部所有关于图像的活动，集成了医疗设备、图像存储和分发、数字图像在重要诊断和会诊时的显示。该系统可用于临床和医学影像学教育。

4. **基于全院PACS的远程放射医学系统**　涵盖所有医学影像学科，目标是支持远程图像传输和显示。此系统造价昂贵、功能齐全，具有多个远程工作站，可进行远程会诊。

根据医院的实际要求，一个实际的PACS系统可能包含以上四类中的一类或多类，即PACS系统的灵活性和可扩展性。

五、基于全院PACS的远程放射医学系统

远程放射学系统（teleradiology system）是PACS在空间的延伸，可包含在PACS之内，也可自成系统。通常意义下，PACS是指局限于医院内或放射科室内的图像存储和传输系统，属于局域网（LAN）通信；而远程放射学系统是通过多媒体通信技术和医学信息（如高分辨力的静态和动态图像、声音、数据和文字等）相结合而产生的一种新的医学科学。利用各种诸如卫星线路、公用数据网、因特网和电话线路等通信介质作为载体，可以进行远程的多种医疗卫生活动，如远程医疗、远程放射学、远程病理学、远程教育等。远程放射学系统的基本构成包括各种医学影像设备和图像显示处理设备（工作站、阅读站、观察站）远程通信设备和图像硬拷贝设备如激光相机等构成。

目前远程放射学系统有三种。第一种为低速、窄带远程放射学系统。它以普通的PACS为基础，以多媒体PC为平台。传输速率由微机配备的调制解调器（modem）的速率（144~366kbps）决定。其最大的优点是投资少，通信费用不高。但由于传输速率慢，监视器分辨力有限，所以仅适于CT、MRI、静

态超声图像以及个别部位 X 线照片等中低分辨力图像的远程会诊。第二种为中速远程放射学系统。它以综合业务数字网（ISDN）为骨干，以计算机工作站为平台，同时配备 X 线胶片数字化仪。ISDN 建立在现有公共交换电话网络（PSIN）基础上，通过一对用户线为客户提供多种综合业务，包括电话数据、图像、电视会议等。它可在普通市话线路上实现基础速率带宽（64～128kbps）的传输，在干线网实现主速率带宽（1.9Mbps）的传输。计算机工作站通过基础速率接口（BRI）或主群速率接口（PRI）上网；模拟电话、传真机通过适配器上网。ISDN 很适合分散用户间歇型通信。由于工作站采用高分辨力监视器，且传输速率较快，所以这类系统除了对 CT、MR 等图像的远程会诊外，还可对大部分的 X 线照片、动态超声心动图、CT 血管成像（CT angiography，CTA）图像进行会诊。第三种为宽带高速远程放射学系统。它以异步传输方式（ATM）为骨干，是一种以信息元为单位应用于网络主干的高速联网技术。在同一网络上可以高速传输包括语音、图像、数据等所有形式的信息，其速率高达 2.4Gbps（2 400Mbps）。如此高的带宽足可应用到所有领域。异地超声专家也完全可以实时指导远在 ATM 接口另一端的超声医师进行超声心动图检查，就像坐在该医师身旁一样。但由于成本高，目前真正具有如此高带宽的城域网极少。

远程放射学是目前国内外研究的一个热点，远程放射学作为远程医疗重要的一部分，是较早发展又相对独立的一个领域，不同地点、不同时间的用户可以通过网络同时浏览同一幅图像，进行读片、异地会诊、交流经验等。高质量的影像诊断和分析，大大提高了医疗资源缺乏地区的医疗水平。随着各级 PACS 在医院的实施，以及计算机网络技术和通信技术的支撑，高质量医学影像的获取传输归档等问题都迎刃而解，为远程放射学的发展起到了推动作用。但对于远程放射学来说，关键因素是图像质量和速度，而两者又相互制约，特别是现代放射学的发展，使影像的数量越来越大，成为制约远程放射学发展的瓶颈之一。为解决这一问题，国内有些医疗机构正在构建各种规模的远程放射学平台，如：建立以省级医院放射专家为核心的远程放射学系统，该平台的建设是在远程医疗中心网络和硬件的基础上，通过覆盖省、市、县、乡镇各级医疗机构的网络互连而实现的，它是基于广域网的远程放射学平台。平台包括：数据中心、会诊中心、专家医院的专家桌面终端、会诊医院终端以及远程放射学管理机构。可见，远程放射学系统的建立为有效地利用医疗资源提供了技术支撑。

（李大鹏　张玲　余建明）

第二节　PACS 相关国际标准与规范

一、国外标准制定机构简介

（一）美国国家标准学会

美国国家标准学会（American National Standards Institute，ANSI）成立于 1918 年，是非营利性质的民间标准化团体。美国政府商务部、陆军部、海军部等部门以及美国材料试验协会（ASTM）、与美国机械工程师协会（ASME）、美国矿业与冶金工程师协会（ASMME）、美国土木工程师协会（ASCE）、美国电气工程师协会（AIEE）等组织都曾参与 ANSI 的筹备工作，ANSI 实际上已成为美国国家标准化中心，美国各界标准化活动都围绕它进行。ANSI 使政府有关系统和民间系统相互配合，起到了政府和民间标准化系统之间的桥梁作用。ANSI 协调并指导美国全国的标准化活动，给标准制定、研究和使用单位以帮助，提供国内外标准化情报。同时，又起着美国标准化行政管理机关的作用。

（二）国际标准化组织

国际标准化组织（International Standards Organization，ISO）是一个全球性的非政府组织，是国际标准化领域中一个十分重要的组织。ISO 国际标准组织成立于 1947 年，ISO 是一个国际标准化组织，其成员由来自世界上 100 多个国家的国家标准化团体组成，代表中国参加 ISO 的国家机构是国家市场监督管理总局。ISO 与国际电工委员会（IEC）有密切的联系，中国参加 IEC 的国家机构也是国家市场监督管理总局。ISO 和 IEC 作为一个整体担负着制定全球协商一致的国际标准的任务，ISO 和 IEC 都是非政府机构，它们制定的标准实质上是自愿性的，这就意味着这些标准必须是优秀的标准，它们会给工业和服务业带来收益，所以他们自觉使用这些标准。

（三）美国电气制造商协会

美国电气制造商协会（NEMA）成立于 1926 年秋，是由美国电力俱乐部和美国电气供应制造商联盟合并而成。NEMA 的主要活动之一是为电气设备标准化提供论坛，从而保证电气设备的安全，有效和兼容。NEMA 通过参与公共政策制订并作为收集、整理、分析市场统计数据/经济数据的中心机构，为电气工业作出了巨大贡献。NEMA 的目标是通过向 NEMA 成员提供高质量的服务，对标准、政府法规和市场经济施加积极影响，从而提高 NEMA 成员的竞争力。为实现上述目标，NEMA 从工业和产品使用者的最佳利益出发，在标准制定和技术倡导上发挥领导作用。代表工业，采取积极行动确保联邦政府和州政府制定的与成员产品和运作相关法律法规与工业的需求相一致。收集、分析和提供工业和市场数据。促进电气产品的安全设计、生产和使用。向媒体和其他有兴趣的社会各界提供行业信息。结合 NEMA 工作举办教育性论坛。在新技术和开发技术领域代表工业利益。

（四）美国电气和电子工程师协会

电气和电子工程师协会（the Institute of Electrical and Electronics Engineers，IEEE）是一个美国的电子技术与信息科学工程师的协会，是目前世界上最大的非营利性专业技术学会，其会员人数超过 40 万人，遍布 160 多个国家。IEEE 致力于电气、电子、计算机工程和与科学有关的领域的开发和研究，在航空航天、信息技术、电力及消费性电子产品等领域已制定了 900 多个行业标准，现已发展成为具有较大影响力的国际学术组织。国内已有北京、上海、西安、武汉、郑州、济南等地的 55 所高校成立 IEEE 学生分会。IEEE 是一个非营利性科技学会，该组织在国际计算机、电信、生物医学、电力及消费性电子产品等学术领域中都是主要的权威。在电气及电子工程、计算机及控制技术领域中，IEEE 发表的文献占了全球将近 1/3。IEEE 一直致力于推动电工技术在理论方面的发展和应用方面的进步。作为科技革新的催化剂，IEEE 通过在广泛领域的活动规划和服务支持其成员的需要。作为全球最大的专业学术组织，IEEE 在学术研究领域发挥重要作用的同时也非常重视标准的制定工作。IEEE 专门设有 IEEE 标准协会（IEEE standard association，IEEE-SA），负责标准化工作。IEEE-SA 下设标准局，标准局下又设置两个分委员会，即新标准制定委员会（new standards committees）和标准审查委员会（standards review committees）。IEEE 的标准制定内容包括电气与电子设备、试验方法、元器件、符号、定义以及测试方法等多个领域。

（五）北美放射学会

北美放射学会（RSNA）是国际上成立早、会员多、科学水平高、学术活动活跃的学会，会员主要在美国和加拿大，分为会员、准会员和荣誉会员等。国际会员分布在欧洲、亚洲和大洋洲的多个国家和地区，分为会员和荣誉会员。RSNA 的目标是通过教育和研究活动促进放射学和相关科学的高水平发展。RSNA 为放射学者和保健学家提供继续教育计划和高质量的学习材料，并不断地改进这些教育活动的内容。RSNA 致力于放射学各方面和相关学科的研究，包括促进健康检查的基础临床医学研究，并鼓励放射学家之间的交流合作以及其会员同其他医学分支及专业保健人员之间的交流等。

（六）医疗信息与管理系统学会

医疗信息与管理系统学会（Healthcare Information and Management Systems Society，HIMSS）是一个不以营利为目的的组织，致力于提高医疗质量、安全、成本效益和访问，提升对信息技术和管理系统的最佳使用。最初是成立于 1961 年的医院管理系统协会（Hospital Management Systems Society），现在是总部设在伊利诺伊州芝加哥市。协会包括 50 000 个以上个人会员，超过 570 个团体会员，以及超过 225 不以营利为目的的组织。

二、DICOM 技术标准

（一）DICOM 的产生与发展

医学数字成像和通信标准（Digital Imaging and Communications in Medicine，DICOM）协议是 1983 年由美国放射学院（American College of Radiology，ACR）和国家电子制造业协会（National Electrical Manufactures Association，NEMA）制定并发布，作为成像设备间的接口，到今天已发展至 3.0 版，已成为医学影像网络的工作化国际标准。DICOM 标准直接支持并被最广泛应用的 TCP/IP（transmission control protocol/internet protocol）协议标准和 ISO/OSI（International Standards Organization/open system interconnection）系列标准，使来自不同生产者的成像设备使用同一网络标准和协议成为可能。现在 DICOM 3.0 标准已成为 PACS 基本的功能构成之一。

在过去约 30 年来，DICOM 致力于创造最广泛和根本的数字医学成像标准集。DICOM 标准涵盖了医学数字图像的采集（acquisition）、归档（archive）、存储（store）、传输、打印（print）及查询（query/retrieve）

等几乎所有信息交换的协议；以开放互联的架构和面向对象的方法定义了一套包含各种类型的医学诊断图像及其相关的分析、报告等信息的对象集；定义了用于信息传递、交换的服务类与命令集，以及消息的标准响应；详述了唯一标识各类信息对象的技术；提供了应用于网络环境（OSI 或 TCP/IP）的服务支持；结构化地定义了制造厂商的兼容性声明（conformance statement）。

DICOM 对于医学图像的支持范围也远不止于放射学领域内的各种影像，如 CT、MRI、CR、DR、PET、DSA、乳腺钼靶等；更是涵盖了心脏病学、放射肿瘤学、口腔、病理学等一系列领域，并且仍然在不断完善中。最新修订版本的 DICOM 标准，更新于 2014 年。标准原文可以在 DICOM 主页上直接获取，主页地址为：http://medical.nema.org/standard.html。

（二）DICOM 标准文件内容

DICOM 标准文件内容包括：

1. **第一部分**　简介与概述，简要介绍了 DICOM 的概念及其组成。

2. **第二部分**　兼容性，定义了 DICOM 要求制造厂商精确地描述其产品的 DICOM 兼容性声明，即构造一个该产品的 DICOM 兼容性声明，它包括选择什么样的信息对象、服务类、数据编码方法等，每一个设备用户都可以从制造厂商处得到这样一份 DICOM 一致性声明。

3. **第三部分**　信息对象定义，定义了两类信息对象类。

4. **第四部分**　服务类，定义了许多服务类，服务类详细论述了作用与信息对象上的命令及其产生的结果。

5. **第五部分**　数据结构及编码，描述了怎样对信息对象类和服务类进行构造和编码。

6. **第六部分**　数据字典，描述了所有信息对象是由数据元素组成的，数据元素是对属性值的编码。

7. **第七部分**　消息交换，定义了进行消息交换通信的医学图像应用实体所用到的服务和协议。

8. **第八部分**　消息交换的网络通信支持，说明了在网络环境下的通信服务和支持 DICOM 应用进行消息交换的必要的上层协议。

9. **第九部分**　已废止。

10. **第十部分**　交换媒介的存储方式和文件格式。

11. **第十一部分**　介质存储应用规范。

12. **第十二部分**　交换媒介的介质格式和物理媒介。

13. **第十三部分**　已废止。

14. **第十四部分**　灰阶标准显示功能。

15. **第十五部分**　安全性与系统管理规范。

16. **第十六部分**　内容对应对照规则。

17. **第十七部分**　信息解释。

18. **第十八部分**　Web 获取 DICOM 永久对象。

19. **第十九部分**　应用托管。

20. **第二十部分**　由 DICOM 到卫生信息交换标准（HL7），从 HL7 到 DICOM 的信息转换。

（三）DICOM 在医学中的应用

第一，DICOM 的发展背景完全是针对医学应用领域开发的；第二，适用对象是数字化的医学影像；第三，整个 DICOM 标准的核心在于"通信"这个概念上。将这些内容综合起来，把 DICOM 定义为"医学影像设备和软件间通用的通信标准"。

DICOM 是一个关于在各种设备间传送医学图像及其信息的工业标准。它是一个开放的标准，只要影像设备和软件都符合这一标准，彼此间就能以相同的语言沟通、兼容，连接成一个无国界、无障碍的电脑化医学影像网络。目前越来越多的生产医学图像设备厂家实施并支持 DICOM 标准。

DICOM 3.0 的新特性：可用于网络环境。较前版本的应用于点对点的通信环境。DICOM 则支持开放系统互连协议 OSI 和 TCP/IP。提供了多种兼容性选择。精确地描述了制造厂商怎样结构化地声明其兼容性。文档采用多部分结构，易于增加新内容。精确地引入了图形/图像、诊断、报告等信息对象。详述了唯一标识信息对象的技术。便于定义在网络上运行的各信息对象之间的明确关系。DICOM 也在不断发展之中（图 42-2）。

DICOM 在医学中的应用：DICOM 的主旨是应用于 PACS。DICOM 涉及的医学应用在 CT、MR、DR、CR、DSA、超声、核医学等方面。此外，还将其应用于许多设备的接口。如 CT 或磁共振成像设备的打印机共享系统。将 DICOM 作为各种成像设备和打印机的网络接口规范。在与 HIS/RIS 的连接上，DICOM 的各工作组已经和正在制定 HIS 和 RIS 接口标准的组区取得联系，以求在 PACS 和 HIS/RIS 连接方面达成一致。

DICOM 的将来：DICOM 在支持有效互用性方面的医学成像的范围已超出了放射医学影像，已延

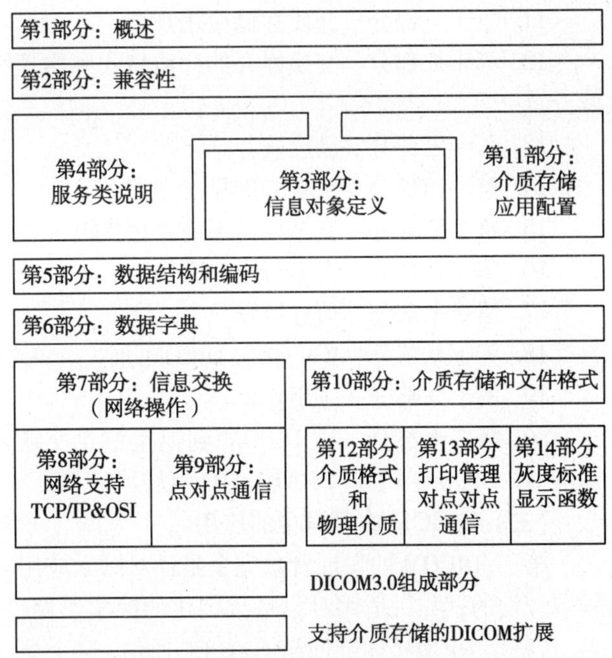

图 42-2　由 14 个部分构成的 DICOM 标准

伸到有图像产生和图像应用的内镜、病理检验、牙科和皮肤科（分别代表四个特定的区域）方面。此外，对一些医学波形（如心电图、脑电图）的 DICOM 标准也在研究之中。

三、HL7 技术标准

（一）HL7 定义

卫生信息交换标准（health level seven，HL7）是对医院和医学信息的各种格式和操作给出相应的编码，主要用于文本数据交换。1987 年 5 月，在宾夕法尼亚大学医院成立了一个由医疗单位（和用户）、厂家和医疗顾问组成的委员会，该委员会的目的在于创立一个用于在医疗环境中，特别是医院应用环境中电子数据交换的标准。大家共同的目的是简化多个销售商之间计算机应用的接口。HL7 协议目前已被 HIS 和 RIS 广泛应用。

（二）HL7 的发展

HL7 标准的发展过程可通过图 42-3 得到初步的了解。HL7 是基于国际标准化组织（ISO）所公布的网络开放系统互连（OSI）模型第 7 层（应用层）的医学信息交换协议。它是由成立于 1987 年的 Health Level Seven 标准组织制定的。

在以 HL7 标准为基础的数据交换过程中，HL7 标准主要用于医疗机构各种数据交换的共享以及机构内部各部门间的资源互通等相关内容。其中数据互享与交互的内容包括病患在医疗机构治疗

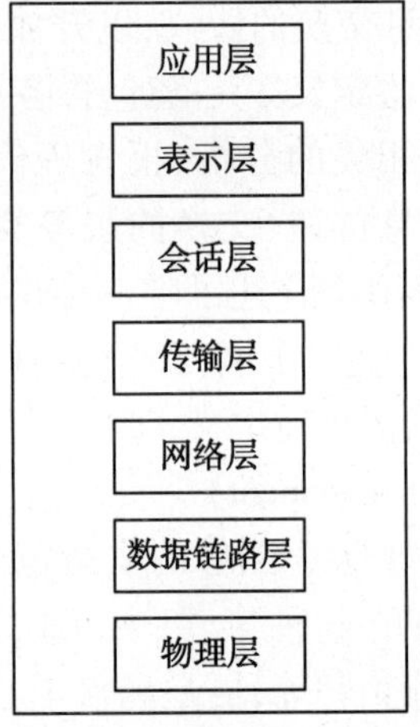

图 42-3　网络开放系统互连模型

过程中所产生的各种医疗资料比如病历资料、相关报告等医疗信息。HL7 标准侧重于文本传输。HL7 标准的数据互享的基本原理是使每个系统的数据首先转换成符合 HL7 相关标准的消息类型，然后按照协议的通信规则发送至接收系统即 HL7 服务器端，接收方通过对接收到的 HL7 消息进行解析，再转化为应用程序数据，从而实现系统间的数据交换，从传输过程以及实现原理上很容易看出，HL7 消息的构建和解析是实现信息系统数据交换的关键技术。如图 42-4 所示为基于 HL7 标准的数据交换原理图。

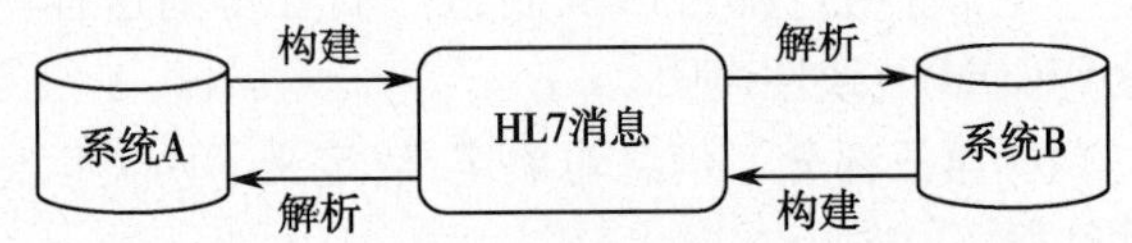

图 42-4　基于 HL7 标准的数据交换原理

如上所述，HL7 标准是建立在 ISO 标准组织制定的 OSI 模型的最高层的应用标准，因此 HL7 作为顶层协议进行数据信息交换，如图 42-5 所示。

它自 1987 年第 1 版诞生以来，发展迅速，1998

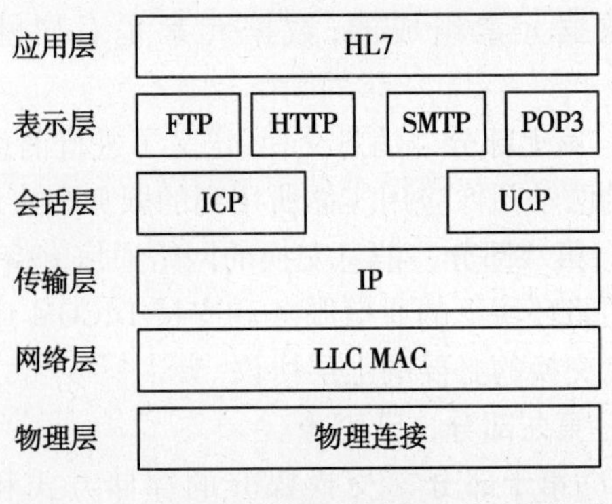

图 42-5　标准 ISO 模型的最高层的应用标准

年通过 V2.0 版,1994 年出版 V2.2 版。这个版本得到了美国国家标准化协会(ANSI)的认可,并逐渐在北美、欧洲、日本和澳大利亚等一些医院中使用。1996 年又发布了 V2.3 版。而 V3.0 版是一个面向未来的概念化版本。通过这个版本,我们可以看到 HL7 发展及未来变化的方向。

(三)构建 HL7 V3.0 的必要性

1. 以往版本的存在的问题　以往版本中考虑到 HL7 要有广泛的适应性,可充分被选择,故难于精确定义其界面术语,导致了一系列的问题。如在 HL7V 2.X 中,构建消息的过程是完全特别的,中间没有明确的方法学指导。触发事件和数据域仅能通过自然语言来描述,数据域之间的结构关系也不明确,多个触发事件可能导致消息的多次定义以及消息内某片段的多次使用。同时,为了适应广泛复用,许多数据域都是随意设置的,因此可能引发状态码中的定义与其在触发事件中的描述不一致。另外,在一些特别的医疗看护信息系统中,当它期望响应一个触发事件或接受一组消息时,缺乏明确的规范。随着医学信息系统的广泛应用及发展,迫切需要对 HL7 加以改进。

2. HL7 版本更新及发展的可能性　软件开发者从 1987 年制定第 1 版以来,并没有停滞不前,而是不断地在实际运用过程中积累经验、解决问题。HL7 技术委员会在完成了 V2.3 版的制定后,便开始了全新的 V3.0 版的制定。他们创建了一套比较完善的方法学指导,将其应用到从系统构建到消息定义的各个方面,以适合现代分析技术的发展。

(四)HL7 V3.0 版的优势及其局限性

1. HL7 V3.0 的新特征

(1)整个过程建立了一个明确的文档化的方法学指导,这将有助于功能委员会解决诸如新约定字段的界面设计,以及正在不断推广和发展的功能性假设等问题,同时也能帮助新成员更快地进行产业化。因此,我们可以将主要的时间用于创建用户案例和信息模型,并通过使用"一体化建模语言"来制定制度容量和共享发展成果,使委员会及 HL7 成员从中受益。

(2)方法学的引入极大地限制了 HL7 构建消息的可选择性。V3.0 版的 HL7 在构建消息时提供了明确的选择,在鼓励和支持拓广更多消息的同时简化了选择,这对 HL7 发展"即插即用"规范极为有利。

(3)HL7 抽象地用于表示一个信息系统一部分的消息行为。生产商通过关联一个或多个应用程序项来支持所有的触发事件、信息以及数据元素。这种特征将使厂商和用户达成更进一步的谅解和共识,并将之作为一致性测试的基础。

应用程序角色是 V3.0 版引入的新术语。它是应用程序的自身特征,用于详细说明自身一部分的 HL7 界面。为适应触发事件,它将依据角色发送或接收的交互事件(消息)来定义。例如,当一个触发事件发生,则两个与之相关的应用程序将建立起一种交互关系,而根据在关系中各自承当的责任,每个应用程序将被赋予某种角色,如发送方被称为"发送者(sender)",而接收方则被相应的称为"接收者(receiver)"。除此之外,还有管理者(manager)、追踪者(tracker)等。

2. 新版本的局限性　新版本会带来额外的投资,同时在应用过程中更加复杂。如在 V2.X 版中,若要改动其中的一部分内容,只需简单地修改其相应的处理文档。而 V3.0 版不仅要修改计算机化的信息模型,而且还要修改相应消息结构的从属部分。即使是引入小的变化,程序的不一致性也是显著的。如果要引入大的变化或新的界面,则需要花费更多的时间去达成相互之间的一致。HL7 委员会正在探讨一种新方案来解决此问题。

(五)HL7 V3.0 版的基本原则

1. 范围与目标用户　HL7 V3.0 版是应用于医疗、护理信息系统的信息交换标准,其范围及目标用户应遵循以下原则。

(1)国际化 V3.0 版:将允许 HL7 的会员国使用 HL7 标准或者建立本地化的版本,以满足不同地区的要求。

(2)对非标准系统的支持:如同先前的版本,V3.0 版可通过某一种技术方法实现在"古老系统"中的运行。这些系统都是与现存的或正在制定中的"开放系统"标准,如国际标准化组织、开放系统基金会(Open Systems Foundation)、对象管理小组(Object Management Group)等标准化机构制定的标准不符合或不提供支持的非标准系统。另外,HL7 同样也不需要任何操作系统或软件的特有功能。在实际应用中,V3.0 版可如以往的版本一样,能交换所有基于印刷字符的信息。除此之外,新版本还将利用现代技术来规范 HL7,以实现以下功能:①系统构建者将不需要从唯一渠道购买软件来实现 V3.0 版;②在这些系统中生成的消息将包含同样的数据内容,因而当消息在印刷字符格式和其他格式间转换时非常简单。

（3）与系统的松散结合：V3.0版并不是一个交换HL7消息的系统功能标准，它与系统之间是一种松散的结合。但HL7 V3.0版为了响应触发事件或其他消息，需要接收或发送某些数据，因此需要应用系统具有接收和发送的功能。

（4）模式与拓扑：V3.0版的消息将使用多种模式和拓扑来发送。消息既可以像“主动更新”一样通过存储转发网络来立即响应发送，也可在消息传递方式和时间没有特别规定时，采用批处理发送。另外V3.0版可以通过外加的软件来支持“一对多”分布以及存储转发分布。

2. 内部版本的兼容性

（1）与V2.X版的兼容性：V3.0版包含了V2.X系列版本的信息内容，包括所有的属性和触发事件。但这并不意味着所有的属性和触发事件在V3.0版中将以同样的形式存在。

当网络中同时存在应用V2.X版和V3.0版的系统时，系统之间将需要消息翻译来交换数据。因为V2.X版的充分可选择性，翻译将根据所在网络的特定系统规则来进行。届时将利用界面引擎以及其他翻译软件来完成特定的V2.X版本与任何V3.0版应用程序之间的翻译。

（2）V3.X版本之间的兼容性为了实现V3.X版本之间的向上兼容性，HL7将做到以下几点：

1）HL7将在所有使用V3.X版本家庭的协议系统之间提供最大程度的互用性，这将通过新引入的“增强兼容”功能来实现。所谓“增强兼容”就是：①在新版本中修改的消息结构必须能被旧版本系统所接受，然而旧版本系统只能提取为旧版本所定义的信息；②依照V3.X协议，旧版本创建的消息结构必须能被新版本系统所接受。而不属于旧版本消息结构者，新版本系统将不能接受，而是由某个有着特殊定义的用户传送。

2）在“增强兼容”不能顾及的范围内，HL7将使用渐进的改进协议来保持兼容，并不断地发展以满足新的要求。①所有与HL7版本中新定义有关联的消息将不得发送给遵守以往版本协议的接受者。②如果在某个版本中公告将废弃某个消息结构，这个版本就必须规定一个替代的消息结构。而这个被废弃的消息结构及其替代者，在支持这个版本的系统中都可以使用；③废弃的消息结构将在某一版本发布后宣布过期并停止使用。④废弃的消息结构在从最初公告废弃的两年内不会宣布过期；⑤此外，如果一个新的技术规定（implementation technology specification，ITS）被引入，按照HL7的规定应保持与ITS的一致性，但不需要已被宣布废弃了的消息结构的密性及安全性。

（3）保密性及安全性

1）患者信息的保密：V3.0版将引入患者信息的保密功能，包括①在浏览或传递选定数据时，依据用户被授权的程度来限制用户权利；②依据用户被授权的程度，审核用户对患者数据的访问。

此外，用于V3.0版本需要在多个系统间传递包含需要保密的数据对象、属性、事物内容等信息，所以这些系统同样需要执行保密性功能。HL7工作组的功能委员会、控制小组、模型及方法学委员会在发展HL7数据模型和定义V3.0版消息结构时，都考虑了这个问题，并评估了业内所有相关成果，在此基础上制定了新的保密性规范。

2）服务的授权鉴别：基于同样的原因，V3.0版在V2.X版的基础上对数据服务请求以及数据报告请求的授权鉴别进行了重大的改进。新功能包括电子签名、基于比密码访问更先进的用户授权等。此外，由于V3.0版本的多系统要求，同样要求这些系统拥有授权和鉴定的功能。

3）安全、隐私以及完整性：考虑到对患者信息安全性和完整性的保护。以及V3.0版本系统开发商对HL7应用系统技术平台的期望，V3.0版将在安全、隐私以及完整性方面进行改进。新功能包括公用或自用的密匙加密技术以及相应的系统检验和认可等。HL7控制小组将关注这方面的发展，以保证V3.0版本的应用技术平台能很好地支持这些功能。

四、HL7和DICOM之间的联系

HL7和DICOM是信息系统-影像系统（information system-imaging system，ISIS）模型中的组成部分。ISIS模型是HL7和DICOM等现实世界模型的一个公共映像，确保它们之间的一致性。在HL7中对计算机系统间传送结构化的、面向患者的临床数据所必需的事务（transaction）进行了描述。其中谈到：事务所携带的是作为文本、数字或绝对值报告的信息。消息并不携带图像本身，图像的有关传输及标准见DICOM标准。实际上，HL7用来指导生成HIS和RIS系统，主要涉及文本信息及其管理；而涉及图像信息时交由支持DICOM标准的PACS系统处理或调用。HL7的应用范围更广泛，它可以仅是一个医院内部传输，今后的发展可能跃出一所单独的医院的围墙，而成为各个医院之间以及医院和社会其他部门行业之间的统一接口。但是在调用图像存储和传输这一部分时，它是采用 DICOM 标准的。

HL7 被用于把波形观察转换为通用的临床信息系统。DICOM 波形信息对象的定义已经被特别的与 HL7 波形信息格式在语义层上协调了，包括信道属性定义和同步获取信道的多元组的使用等。通用对象模型的应用允许在 DICOM 的波形交换和 HL7 的波形交换之间进行直接的代码转换和协同，也可以被看作是两个信息系统之间不同语义的通用语义工具。HL7 允许传输封装成 HL7 信息的 DICOM SOP（SOP——同源协议）实例（信息对象）。由于 DICOM 与 HL7 波形在语义上是协调的，所以 DICOM 波形服务对象对的实例不需要用压缩数据传输，它们可以以 HL7 波形获取形式的原有形式传输。HL7 正在引起一场深刻的医学信息管理模式的改革，使得医疗服务在更高水平和更大程度上实现医疗信息的自动化。整个医疗环境将发展成一个全球化的虚拟医院。V3.0 版本展现一个全新的、面向未来的医疗信息交换协议。而我们也应该加快对 HL7 的研究和应用，一方面与国际标准接轨，另一方面加强本地化的工作。希冀全国各级政府主管部门大力支持，尽快建立起中国化的 HL7 标准，以满足自身的需要，并在国际 HL7 发展中占有一席之地。

当在影像获取设备、影像扫描设备、影像存储设备、影像后处理工作站等设备之间交换影像时，必须寻找一种把数字化影像及其信息输入/输出的影像设备。在没有一种工业化的标准之前，每一种影像设备上都必须有一个专门的接口。放射科的影像设备来自多个厂家，它们之间数据都不兼容。为了实现设备的互联，医院必须专门开发或者购买相应的接口。所以首先需要各个设备都支持一个标准，如 DICOM 标准，这样各个设备就可以自由地交换数；如果设备支持不同的标准，如分别支持 DICOM 和 HL7，则要求在他们之间建立接口。DICOM 提供了 PACS 和 HIS 的接口。DICOM 不仅规范了医学图像存储和通信的标准，而且也提供了患者统计信息、检查信息和诊断报告等与图像相关信息的规范和服务，DICOM 标准的这部分被称为“DICOM 和 HIS 接口”。表中列出了与建立 HIS 接口相关的 DICOM 信息对象定义（information object definitions，IOD）和服务元素（service elements，SE）。除表中定义的规范外，近年来还增加了相关的工作表（work list management）、IOD（waveform IOD）等 PACS 和 HIS 相关的通信协议。DICOM 中的这些规范，为 PACS 和 HIS 的集成奠定了基础。

通过 DICOM 与 HL7 网关实现 PACS 和 HIS 的接口。在 PACS 和 HIS 间建立 DICOM/HL7 网关，实现 PACS 和 HIS 的通信。通过该网关，影像科室医生在诊断工作站书写影像诊断报告时，可自动获取 HIS 中患者相关信息，包括检查信息、病历、医嘱、检验结果等。可以从 DICOM 信息流中获取患者 ID，再从 HIS 服务器中查找到对应的记录，并按照 HIS 中的人口信息修改 DICOM 中的人口信息，修改后的信息存入 HIS 服务器和影像服务器。在影像服务器中，信息按照 DICOM 的“实体-关系（entity-relationship）”数据结构模型（患者层→检查层→系列层→影像层）生成 DICOM 文件。由于在 HIS 的检查记录表增加了关联字段，HIS 的工作站能通过该网关直接查找 PACS 上的影像。该网关的优点是：可以达到两个系统的充分集成，如患者人口统计信息不必重复录入；可以实现大部分的 PACS 和 HIS/RIS 交互功能；可以实现图像提取、图像自动路由等 PACS 的智能功能；给用户的是统一集成的用户界面；能够自动检索数据从而节省人工输入关键字来检索的时间，能够统一管理数据的存取权限等。其缺点是：相互集成的 PACS 和 HIS/RIS 必须相互开放或具有标准化接口，这对某些现存产品或系统来说是很困难的。

五、IHE 规范

（一）IHE 定义

医疗信息系统集成（integrating the healthcare enterprise，IHE）不同于前面介绍过的 DICOM、HL7，IHE 是一份面向场景提供解决方案建议的规范文档；通过提高已有通信标准之间的协同使用水平，如 DICOM 和 HL7，优化医疗信息系统之间的共享信息的能力，实现为患者提供最佳服务。因此，简单理解，IHE 所描述的规范内容，对于制造商、使用者都没有强制性，即参考性大于强制性。

（二）IHE 的发展

初期的 IHE 规范由北美放射学会与美国医疗信息与管理系统学会（HIMSS）共同发起创立。因此，初期的 IHE 主要是面向放射科内的工作场景制定了一系列的集成规范文档（profiles）。其中，最为广大使用者熟知的 IHE 放射学技术框架规范是预定工作流程(scheduled workflow,SWF)、影像一致性表达(consistent presentation of image)等。此后,IHE又将关注领域拓展到临床医学中的其他学科之中,如心脏病学、病理学、检验与实验室、放射肿瘤学等。

IHE规范的发展,与HL7标准的发展有一个相通之处。创立初期,都是通过与放射学的专业学会紧密合作而来的。这是一个有意思、有启示的巧合:在医学的各个专业分支中,放射学是最接近全数字化的一个学科,也是最积极于将自身进行全数字化改进的学科,并且通过自身学科与信息学的深入整合为其他医学专业分支提供了借鉴之路。

(李大鹏　张玲　余建明)

第三节　PACS与RIS的硬件与软件平台

一、PACS与RIS的相关硬件

图42-6显示了PACS系统网络硬件结构。

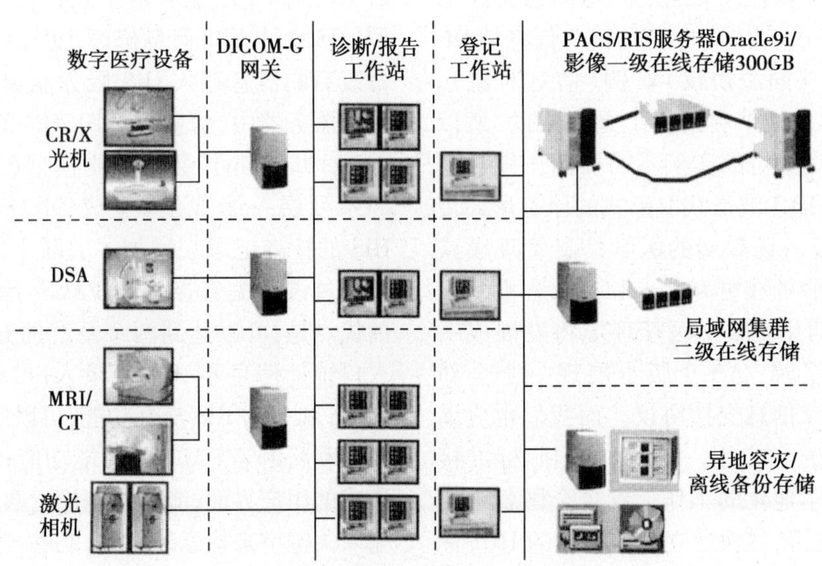

图42-6　PACS系统网络硬件架构

(一)PACS系统架构

PACS服务器一般包括中心服务器和Web服务器。PACS的中心服务器功能是存储和处理PACS系统中的所有影像,完成在线影像的管理和过期影像的归档;响应医生在诊断工作站、临床工作站上提出的对各类病患检查影像的调阅请求;对于影像存取规则的执行,由图像管理数据库服务器完成。由于中心服务器面临着大量的数据处理和请求响应工作,因此需要考虑设备的高可靠性、高可用性和高性价比,同时需要保证具有足够的系统升级能力。PACS核心服务器选择应着重考虑以下问题:

1. 既满足现在,又满足未来发展的要求。

2. 服务器的升级能力要高于业务量的增长速度。

3. 选择能够硬件升级的系统。

4. 能够留有余地的重新部署架构不合理的现象。

5. 事先预测管理维护成本。

Web服务器是PACS中支撑临床和门诊或外部机构基于浏览器调阅方式的核心,它采用超文本传输协议(HTTP)进行数据传输并组成全院的影像网络,为将来接入因特网(Internet)做好准备。网络中的任何站点都可以浏览授权的影像资料,也可以查阅或编辑诊断报告(受权限保护)。远程的用户可以登入该服务器,如同在局域网中,进行阅片及诊断工作,缩短距离,实现远程会诊。Web服务器面临更多的工作前端甚至远程前端的访问,因此需要考虑Web服务器设备的高可用部署和高可服务性能,同时保证Web服务器的横向扩展能力。

PACS系统的基本组成部分包括:数字影像采集、通信和网络、医学影像存储、医学影像管理、各类工作站五个部分。而目前PACS系统的软件架构选型上看,主要有C/S和B/S两种形式。

1. **客户/服务器(C/S)架构**　C/S架构即客户

机/服务器(client/server)架构(如图 42-7)。C/S 架构软件分为客户机和服务器两层:第一层是在客户机系统上结合了表示与业务逻辑,第二层是通过网络结合了数据库服务器。简单地说,就是第一层是用户表示层,第二层是数据库层。需要程序员自己写客户端。C/S 架构常用在局域网内,因此信息安全性更高,由于客户端运算内容较多,因此减少了网络数据的传输,运行速度较快,界面更灵活友好。但是所有客户端必须安装相同的操作系统和软件,不利于软件升级和随时扩大应用范围。

2. 浏览器/服务器(B/S)架构　B/S 即浏览器/服务器(browser/server)架构,与 C/S 的两层架构不同,它采取三层架构。只要有浏览器就可以打开,具体工作原理如图 42-8 所示。

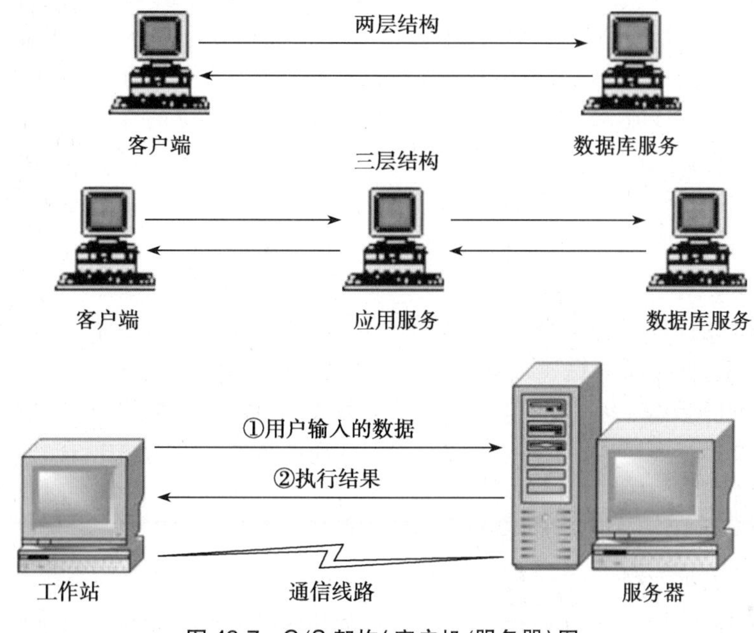

图 42-7　C/S 架构(客户机/服务器)图

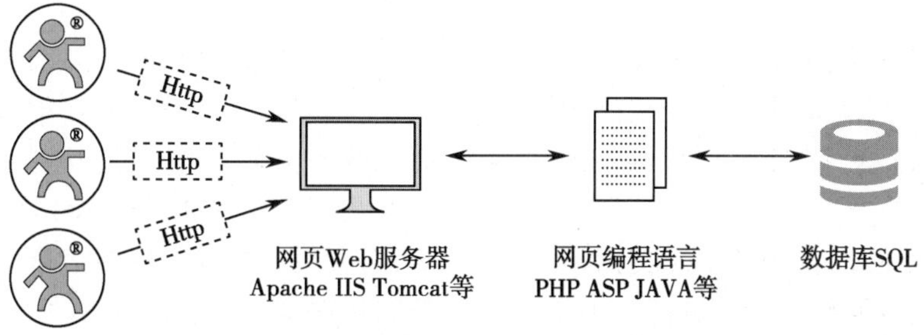

图 42-8　B/S 系统架构(浏览器/服务器结构)图

在 B/S 架构下,用户界面完全通过万维网浏览器实现。在 B/S 架构的 PACS 系统中,医学影像显示工作站只需要打开万维网浏览器(比如 IE)就可以查询数据和调取影像了。B/S 架构常用在广域网内,因此信息安全性较弱,但有利于信息的发布;客户端只要有浏览器就可以使用,因此通常不限定操作系统,不用安装软件,对客户端计算机性能要求较低,软件升级更容易。

(二) 存储设备

1. 存储设备分类

(1) 在线存储设备:存储介质以磁盘阵列和磁盘为代表,具有读取速度快,吞吐量大等特点。可集中存储全医院的在线影像,供各科室医生快速地从网络中调阅、查询;但所提供的存储空间有限,每 GB 的存储价格最高。

(2) 近线存储设备:存储介质以磁盘、磁带库光盘塔为代表。它们的特点是在任一时刻设备中只有少数存储介质在线,当需要的数据在离线的存储介质中时,通过各种优化算法并控制机械手将其加载到驱动器中,所提供的存储空间较大。每 GB 的存储价格较低,一般容量最少为 8TB,可集中存储全医院 5 年内在线影像,供各科室医生快速地从网络中调阅、查询。但对数据定位及读取时间长，存取速度慢，自动化程度不高，需人工干预。

(3) 离线存储设备：存储介质为离线的磁带库和光盘塔的磁带和光盘，存储方式按需求选择无损压缩、有损压缩格式。人工将磁带按序存储在影像档案柜中，实现影像信息的永久性海量存储。所提供的存储空间最大，每 GB 的存储价格最低。

2. 存储影像数据的特点

(1) 数据量大和保存时间长：以 1 100 张床位的大型综合性医院统计数据为例，每天产生的影像数据容量约 5.5GB，一年在线存储约需 2TB；如果近线存储按 5 年存储量考虑，则产生的影像数据量约为 10TB。按相关规定，医学影像保存时间必须大于 15 年，若按 20 年计算，则需 40TB 以上的存储空间。

(2) 数据类型复杂：有数字和文字，还有大量的图形和影像等信息；既有对安全性、实时性和并发用户数要求很高的 HIS 数据，也有对安全性和实时性要求相对较低的文档信息。

(3) 对存储数据的高效率访问和获取需求：医学影像数据的大容量存储以及高效率的随机查询是 PACS 系统应用中的关键问题。

3. 影像存储的要求

(1) PACS 中的图像数据，应确保无遗失的数据管理和传输。

(2) 数据访问效率应保证 PACS 数据访问的吞吐量和响应时间，科室调阅患者的在线静态影像不超过 3 秒钟，调阅患者离线静态影像不超过 5 分钟。

(3) 支持异质存储设备/介质，应支持不同厂商提供的采用不同技术路线的存储设备。

(4) 可扩展性存储容量应可以从小到大渐进平滑扩容。

(5) 低速超大容量存储设备用作永久存储，高速存储设备用缓冲。

4. 存储架构

(1) 以服务器为中心的直连式存储(direct-attached storage，DAS)是将磁盘阵列(RAID)直接连接到服务器扩展，接口的数据存储设备，其本身是硬件的堆叠，不带有任何存储操作系统。存储效率较低，价格也最便宜。

(2) 以数据为中心的网络附接存储(network attached storage，NAS)：NAS 是一种任务优化的直接连在 IP 网络的存储设备，提供典型的 CIFS(Windows)及 NFS(Unix)文件服务，直接通过以太网接口将存储设备连接到 LAN。NAS 设备为网络用户提供独立的存储空间，对存储对象的管理可以到文件级，用户可以设置对文件或目录不同的存取权限。

(3) 以网络为中心的存储区域网(storage area network，SAN)：SAN 是一种基于光纤通道技术的高速网络，它以铜轴线缆、单模或多模光纤作为传输介质，以专用 SAN 光交换机(或光集线器)为核心，由光纤连接存储设备如磁带库、磁盘阵列、服务器等组成一个独立的专用 SAN，以数据块的形式进行存储。非光纤连接的存储设备(如基于 SCSI 接口的存储设备等)可通过网桥、路由器等互联设备连接到 SAN 中。

总之，SAN 的主要功能是数据的高速存储，适合做数据库服务器存储，而 NAS 则着重应用于提供多台服务器文件系统级的共享，比较适合做文件服务器。目前占主导优势的 DAS 架构将逐渐为性能更加优越的 SAN 架构所代替。而 DAS 架构的设备通过接口转换和增加交换机等网络设备可方便地升级为 SAN 架构。

HIS 中的各种应用系统如挂号、处方、医嘱、收费和药品器材物资管理是典型的数据库应用系统，对数据的访问是以数据块的形式进行的，其最好的存储方式是 SAN。而电子病历和 PACS 中的医学影像是典型的文件系统，数据量特别大，采用 NAS 是合适而又经济的存储方式。同时 NAS 也可以作为 HIS、PACS 和电子病历数据的备份存储。但 NAS 设备上数据的大量迁移会占用大量的网络带宽，对应用系统会造成很大影响，而 SAN 上存储设备的数据交互是通过专用的光纤交换机进行的，即使是大量的数据交换也不会对应用系统的网络产生影响。因此根据医院信息系统的信息特点，采用 SAN-NAS 会聚的存储架构是提高系统性能的有效途径。

(三) 网络传输

1. 网络传输介质

(1) 网络传输介质定义：网络传输介质是指在网络中传输信息的载体，网络中发送方与接收方之间的物理通路，常用的传输介质分为有线传输介质和无线传输介质两大类，它对网络的数据通信具有一定的影响。

(2) 介质分类：常用的传输介质有双绞线、同轴电缆、光纤等。

1）双绞线：双绞线可分为非屏蔽双绞线（UTP）和屏蔽双绞线（STP），适合于短距离通信。非屏蔽双绞线价格便宜，传输速度偏低，抗干扰能力较差。屏蔽双绞线抗干扰能力较好，具有更高的传输速度，但价格相对较贵。双绞线一般用于星型网的布线连接，两端安装有 RJ45 头（水晶头），连接网卡与集线器，最大网线长度为 100 米，如果要加大网络的范围，在两段双绞线之间可安装中继器，最多可安装 4 个中继器，如安装 4 个中继器连 5 个网段，最大传输范围可达 500 米。

2）同轴电缆：同轴电缆具有抗干扰能力强，连接简单等特点，信息传输速度可达每秒几百兆，是中高档局域网的首选传输介质。同轴电缆按直径的不同，可分粗缆和细缆两种。粗缆传输距离长，性能好但成本高、网络安装、维护困难，一般用于大型局域网的干线，连接时两端需终接器。细缆安装较容易，造价较低，但日常维护不方便，一旦一个用户出故障，便会影响其他用户的正常工作。

3）光纤：与其他传输介质比较，光纤的电磁绝缘性能好、信号衰小、频带宽、传输速度快、传输距离大。主要用于要求传输距离较长、布线条件特殊的主干网连接。具有不受外界电磁场的影响，无限制的带宽等特点，可以实现每秒几十兆的数据传送，尺寸小、重量轻，数据可传送几百千米，但价格昂贵。

2. 网络传输技术

（1）网络传输技术定义：网络传输是指用一系列的线路（光纤、双绞线等）经过电路的调整变化依据网络传输协议来进行通信的过程。其中网络传输需要介质，也就是网络中发送方与接收方之间的物理通路，它对网络的数据通信具有一定的影响。常用的传输介质有：双绞线、同轴电缆、光纤、无线传输媒介。网络协议即网络中（包括互联网）传递、管理信息的一些规范。如同人与人之间相互交流是需要遵循一定的规矩一样，计算机之间的相互通信需要共同遵守一定的规则，这些规则就称为网络协议。网络协议通常被分为几个层次，通信双方只有在共同的层次间才能相互联系。

网络传输技术是网络的核心技术之一，传输线路带宽的大小，网络的通信能力，体现了网络的现代化水平。

（2）传输技术分类：网络传输技术包括无线传输技术、虚拟网络传输技术、流媒体网络传输技术、专线专网等。无线图像网络传输主要包括利用码分多址（CDMA）、通用分组无线服务（GPRS）等公众移动网络传输技术，和用于应急突发事件的专用图像传输技术。后者包括点对多点的宽带无线接入技术、全球微波接入互操作性（WiMAX）无线网格技术（MESH）。虚拟网络传输技术虚拟专用网（VPN）是指在共用网络上建立专用网络的技术。之所以称为虚拟网，主要是因为整个 VPN 网络的任意两个结点之间的连接并没有传统专网建设所需的点到点的物理链路，而是架构在因特网服务提供者（ISP）所提供的网络平台之上的逻辑网络。用户的数据是通过 ISP 在公共网络中建立的逻辑隧道，即点到点的虚拟专线进行传输的。通过相应的加密和认证技术来保证用户内部网络数据在公网上安全传输，从而真正实现网络数据的专有性。

专线专用则是通过真正意义上的专网来进行医学影像的传输，从而保证影像资料传输的可靠性，使业务正常运行。

（四）医学影像显示器

1. 医用显示器的分类

（1）按工作原理分：可分两大类，阴极射线管（cathode-ray tube，CRT）显像管显示器和液晶显示器（liquid crystal displayer，LCD）。LCD 重量轻、体积小、无辐射、无闪烁、纯平显示图像无几何失真、亮度高于 CRT，有利于灰阶显示，可提高人所能分辨的亮度差异。LCD 具有稳定的亮度控制功能，使用寿命较长，一般都在三万小时以上；CRT 由于显像管的老化现象，亮度衰减快，使用寿命较短，CRT 的显像管具有弧度，图像有几何失真现象。

（2）按用途分：可分为二大类，一类是用于诊断用的显示器，主要是配置在放射科的诊断部门；另一类是作为浏览用或其他方面用，可安置在医院内的各个部门，如手术室、病房、门诊等。在放射科内部除诊断用显示器外，另一部显示器则用于文档的显示、处理和技师等对图像的浏览和处理。乳腺钼靶图像显示的分辨力应达 5K；CR、DR 图像显示的分辨力应达 2K；CT、MR、DSA、数字胃肠的图像显示分辨力为 1K；技术人员的图像处理的显示器，分辨力为 1K；文字显示则使用普通显示器即可。

（3）按分辨力分：显示器分为 1K（1 600×1 200）、1.5K（2 048×1 536）和 2K（2 560×2 048）等。显示器的分辨力也可用来 MP 表示，MP 为百万像素（megapixel），2MP 二百万像素，3MP 三百万像素，5MP 五百万像素，而 1K = 2MP，1.5K = 3MP，2K = 5MP。

2. 医学影像显示器的选择

（1）医学影像显示器的特点：医用显示器选型显示器是整个影像链的终端，是“软阅读”的主要设备。医学影像按照不同的临床要求，大致可分为三级：第一级，需凭此图像作出原始诊断，并提供诊断报告的（大多为影像科医师）；第二级，参照诊断报告，同时阅读图像的（大多为临床医师）；第三级，仅需要显示制定病变区影像的（大多为教学用）。从影像设备生成的角度而言，用于一般 CT、MR、DSA、PET 及超声诊断时，1K 和 2K 显示器的 ROC 曲线是重合的。这说明 1K 显示器即可满足上述图像的诊断要求。但对于 X 线胸片作精细的诊断则必须应用 2K 的显示器。

（2）医学影像显示器的校准：选择显示器可从以下几方面考虑：

1）从功能考虑：①选配能进行 DICOM 校正的医用显示器，有专用校正软件；②显示器背面有光学传感器接口，可以接入光学传感器进行校正；③选配有亮度恒定装置的医用显示器，以保证显示器的亮度不随时间变化，以保证系统显示器的一致性和整体性；④由于教学要求和医生习惯，国内外医生都习惯用笔在胶片或显示屏上指点示意，来表达对影像具体细节。所以，选配医用显示器要有液晶屏的保护板。

2）从参数考虑：①医用显示器的亮度。人眼对灰阶的分辨能力和亮度之间是非线性关系。亮度越高，人眼对灰阶的分辨能力越强，人眼能分辨的灰阶也就越多。为了提高灰阶的分辨力，必须提升显示器的亮度。另外，显示器的亮度受阅片环境的影响，与环境的照度和显示器的折射率有关。假设室内照度 100lx，显示器折射率 2%，则亮度应为 $2cd/m^2$。若要求对比度 1∶100 时，显示器的亮度至少应为 $200cd/m^2$。北美放射学会规定数字化影像的最大亮度至少应为 $170cd/m^2$。一般 CT、透视的亮度都在 $100cd/m^2$ 以上。考虑到 CRT 和 LCD 的亮度会随着时间而衰减，显示器的亮度至少应在 $500cd/m^2$ 以上。利用光学校正手段对显示器亮度进行 DICOM 校正，使亮度保持在 $400 \sim 500cd/m^2$，以保证亮度的稳定性和影像的一致性。②医用显示器的灰阶。人眼对灰阶的反应并不是线性，眼睛对黑暗部分的反应不如明亮部分灵敏。在放射学的诊断中，这种灰度差异（组织密度小差异性）有可能对早期病灶的诊断有很大的帮助。显示器在显示黑白影像的灰阶数是与显卡相关的，普通显卡是建立在 Windows 技术平台上，它在 8bit 输出信号应当是 256 灰阶。由于 Windows 系统调色盘又占去了 20 个灰阶，显示器实际显示的灰阶只有 236 个灰阶，这样有些影像会出现明显的灰阶断层，要完美地再现灰阶连续的黑白影像，应选配专业的输出灰阶≥10bit 的显卡。③医用显示器的分辨力。用低分辨力显示器显示高分辨力影像时，影像会严重失真，显示器的分辨力与图像本身的分辨力密切相关。一般影像的分辨力要求如下，DSA、数字胃肠为 1 024×1 024；MRI 为 512×512；CT 为 1 024×1 024 或 512×512；CR/DR 为 500 万像素以上。在观看 DSA、CT、MRI 单幅图像时，只需要 1 280×1 024 分辨力的显示器即可满足诊断需求，但要显示多幅图像时，分辨力应在 2 048×2 560 左右。由于 CR/DR 影像的分辨力通常都超过 500 万像素，最好选择 500 万像素的显示器。④医用显示器的响应时间。响应时间是指液晶显示器对输入信号的反应速度，以毫秒计算，包含上升时间和降落时间。它主要影响动态影像，对于静止的 CR/DR 影像并无多大影响。由于人眼的“视觉暂留”现象，响应时间过长会导致动态影像的拖尾现象，不适合动态医疗影像的实时播放。所以，在选购 DSA 和数字胃肠等显示器时，就要首选响应时间大约 20ms 以下的医用显示器。⑤医用显示器的横屏及竖屏。选择显示器是横屏或竖屏，并无一定的标准或规定。放射图像有横有竖，最好选择横竖可以自由转换的显示器，以方便使用。现在的医用液晶显示器厂家已考虑到医生阅片的习惯和要求，设计了横竖可以转换的功能，大大方便了临床的使用。

3. 医用显示器的应用环境要求

（1）根据人类视觉感知的差异：视觉感知特性是人类视觉系统感知图像信息的特性。人的眼睛有着接收及分析视像的不同能力，从而组成知觉，以辨认物象的外貌和所处的空间（距离），及该物在外形和空间上的改变。脑部将眼睛接收到的物象信息，分析出四类主要资料，就是有关物象的空间、色彩、形状及动态。有了这些数据，我们可辨认外物和对外物做出及时和适当的反应。当有光线时，人眼睛能辨别物象本体的明暗。物象有了明暗的对比，眼睛便能产生视觉的空间深度，看到对象的立体程度。同时眼睛能识别形状，有助我们辨认物体的形态。此外，人眼能看到色彩，称为色彩视或色觉。此四种视觉的能力，是混为一体使用的，作为探查与辨别外界数据，建立视觉感知的源头。简单地说，就是：对于待识别的输入场景，人类视觉系统会根据大脑中的记忆信息，来推导、预测其视觉内容，同时那些无法理解的不确定信息将会被丢弃。不同的人对同一物体的视觉感知存在一定的差异。由于视觉感知的差异每个人对显示器的环境要求也相应的不同。

（2）数字化读片室的设计：图像管理系统中所采集存储的图像最终是为医生服务的，建设成为数字化读片室，不仅能够满足日常阅片还能满足晨读会、会诊等各种功能型需求，不仅能够满足日常阅片的功能，还能考虑学术建设，医生专业能力的培养，上下级医院的交流互动等因素；具有向后兼容性，便于扩展和升级。实现科室晨读会的管理，标配电子讲台，讲台上提供音响以及 4K 显示屏，显示屏跟会诊屏完全同步，讲课者可在电子讲台上操作讲课内容。设置符合人体工程学的阅片工位。阅片桌高度可调节、具有专用的走线设计、具有独立的环境光、可自由调节的全向支臂；符合国际标准的阅片环境，环境照度 50~100Lx，负效应光角度为 0，色温 4 000~6 000k，在标准环境下阅片，可降低疑难病灶误诊率 30%，并能提高阅片效率。显示器再重现影像质量是影像设备的核心，机器的一切设计都是围绕着提高图像的分辨力，也就是医生对图像细节的辨别能力。而图像的分辨力是通过显示器来实现的，显示器的选择直接关系到 PACS 所显示的图像质量，并影响到软读片的准确性。对于不同种类的影像有不同的分辨力要求。对 CR、DR、乳腺 X 片影像，空间分辨力要求为 2K 以上，灰阶分辨力为 1 024~4 096 级；对 CT、MRI 影像，空间分辨力为 512×512，灰阶分辨力 4 096 级；对超声、内镜影像，空间分辨力为 320~512，灰阶为 256 级彩色影像，这类影像还需要是 16~30 幅/连续的动态影像；对病理影像，空间分辨力为 512×512 或 1K×1K，具有灰阶分辨力为 256 级的彩色图像。因此对于 CR、DR、乳腺 X 片的影像最好用 2K 的显示器显示。如果用 1K 的显示器，则必须放大后观看。而对于 CT、MRI 影像等较小分辨力的影像，则在普通 1K 显示器上就可较好显示。

（3）特定工作环境的需求

1）急诊科/创伤科：随着信息技术、数字技术、网络技术的日新月异，互联网+的触觉也开始在医院科室管理和业务流程当中得到应用，随着 PACS 技术的日趋成熟和普及，医院高度信息化的电子病历在急诊、创伤等临床工作中逐渐推广应用，提升工作的效率和准确度，随着信息化的发展应用，能满足急诊、创伤等临床工作环境的临床医用显示器应运而生，临床医用显示器完全符合 DICOM 标准的显示性能，全高清分辨力，宽屏设计，特别适合临床医生在无胶片环境下查阅患者信息、电子病历并同时浏览各种医疗影像。优良的投射式电容触控，支持手指，手套、触笔，提供完美的多点触控功能，支持手写签名系统，方便使用，提高工作效率。一般采用全平面外观设计，具有良好的防护性能，容易清洁与消毒，提升显示器耐用性。

2）手术室/麻醉科：手术专用显示器采用宽屏全高清液晶面板，真实精确的影像还原，高亮度、高对比度、宽视角显示性能，层次感良好的，动态影像显示流畅，视觉范围更广，满足了当今迅速变化的医学显示需要，可以在微创外科（MIS）中，清楚确切的观察到手术部位。防水设计、抗菌处理、符合电磁兼容规定、多种视频输入输出接口，使得该产品完全符合各种内镜或手术室、重症监护室（ICU）显示的要求。满足手术室等高等级净化要求标准的安装结构，完全兼容手术室安装。为医生进行细节观察提供可靠的支持。

4. 医学影像显示设备的性能测试与维护　医用显示器质控管理及维护医用显示器不论是显像管型还是液晶型，价格都较一般显示器贵，它又是 PACS 系统作为诊断的主要工具。在日常的维护保养上，应特别注意，以延长使用寿命及保证图像质量。

（1）不要常开关机：电子产品最容易发生故障是在开关电源时。CRT 显像管显示器内部电压高达 2 万伏特，很容易在开关电源时发生故障。液晶显示器的灯管原理与常用的节能灯类似，经常开关电源，对变压器及灯管的寿命有很大的影响。

（2）显示器屏幕保护设置：液晶显示器的保护设置与 CRT 显像管显示器不同，液晶显示器的使用寿命主要由背光灯管的寿命决定，在不用显示器时，应自动关掉背光灯管的电源，不要设置变化的图案，因为这时候背光灯管还是亮的，只有关掉背光灯管的电源。

（3）DICOM 灰阶检查：一般专业医用显示器，都有一个电影与电视工程师学会测试卡（SMPTE test pattern）图案供使用者粗略地检查灰阶是否符合 DICOM 标准。使用者要能够很清楚地看到此图案中两个小方块。一个是 100% 的白色中间有一个 95% 的白方块；另一个是 100% 的黑色中间是一个

95%的黑色的方块。显示系统要能同时清楚地显示中间的小方块。所有的CRT显像管显示器都无法进行自动亮度调整，显像管的亮度会随时间而降低，原来的DICOM灰阶就会改变而不符合原来设定的标准。所以每隔3~6个月，就要重新作DICOM校正。LCD液晶显示器如果有自动亮度调整的功能，亮度就不会随时间而降低，否则亮度也会随时间而降低的。所以每隔3~6月，也要作亮度及DICOM校正。

（4）阅片环境：实际上阅片环境对图像显示的质量有很大的影响，阅片环境应保持较柔和的环境光，避免太亮的环境光及光线直接照射到显示器上。否则。显示器的对比度就会降低而影响图像质量。

（5）灰尘：避免将显示器置于灰尘较多的地方。CRT显像管显示器表面的静电，会吸引灰尘，因此要时常用干布擦拭。医生们在使用显示器时，时常会用手指或其他硬物点指屏幕，所以液晶显示器应有硬质保护屏以保护液晶屏，避免被硬物刺破。屏幕上留下的指印，要时常擦拭。擦拭时，应用柔软、无纤维、防静电的干布擦拭。

（五）工作站

工作站分类　显示工作站是数据库图像及信息经检索、查询后调阅、显示的终端。可分为：

（1）登记及科室管理工作站：预约登记工作站主要功能预约登记，以及患者信息录入和确认。科室管理工作站包括图像质量管理和报表统计，工作量统计等。主要功能是科室基本信息的管理，包括人员、权限等，以及科室数据的查询、统计等。

（2）影像重建工作站：通过影像检查所得的数据，经数字处理获得三维形状信息的技术。图像重建技术开始是在放射医疗设备中应用，显示人体各部分的图像，根据需求可以进行不同方位的断面重建、三维重建、虚拟内镜、卷积滤镜重建等。

（3）影像诊断工作站：影像诊断工作站设于各个影像科室内，用于图像的分析诊断。由于作诊断的图像要求高，计算机配置及显示器要求也相应较高。显示MRI、CT图像应达到1K×1K的分辨力、8bit的灰阶深度，显示常规放射学图像，至少应具备2K×2K的分辨力、12bit的灰阶深度。主要功能是提供医生辅助测量工具、诊断软阅片等功能；支持多屏显示诊断和对比等功能；支持多极审核和报告输出等功能。

（4）临床浏览工作站：临床浏览工作站设于各个相关临床科室，便于临床医生检索、调阅和会诊。空间分辨力要求1K×1K即可。

（5）打印工作站：包括图像显示、后处理优化、打印排版和连接激光相机。

（六）医学影像信息辅助系统

1. 分诊叫号系统　分诊叫号系统是在结合医院环境、就诊流程和工作流程的基础上，对相关流程进行优化的系统。它可很好地解决患者就诊时排队的无序、医生工作量的不平衡、环境的嘈杂等问题，将医院物理上宽松集中的就诊环境与先进的设备及计算机网络技术、医院业务软件相结合，创造信息化建设的新点和亮点，营造新颖的就诊氛围，提升医院形象。该系统能与HIS系统紧密结合并交互数据。支持门诊大夫叫号、分诊台自动同步显示，分诊台可调整顺序，支持多种显示方式（如LCD、液晶电视等）。医生只需在HIS系统的医生工作站简单按下鼠标就可按序呼叫患者前来就诊，避免人工排队叫号。做到有序分诊，减少护士因导医和咨询而产生的工作量，从而避免医患矛盾做到有序候诊，减少患者间因排队而产生的矛盾与冲突，提高医院档次，提升医院信息化服务的质量，发布医院特色信息，发布医疗保健知识。

2. 胶片集中打印管理系统　自助胶片打印系统主要采用B/S架构，由DICOM打印服务（server）系统和自助取片终端（client）两部分组成。操作系统采用Windows 2010及微软Hyper-V虚拟服务，数据库采用微软SQL server 2008。自助打印软件系统由DIOCM虚拟打印驱动模块、OCR识别系统模块、报告打印驱动模块、数据集中存储管理系统模块、终端打印管理服务模块以及条码识别管理模块组成。

3. 胶片打印机

（1）传统胶片打印机：传统发放模式由拍片技师完成胶片打印，诊断医生完成报告的书写及打印，由专人完成胶片和报告的匹配、装袋、送往登记室，患者到登记窗口取片时，由窗口工作人员手工查找并发放。

（2）自助报告与胶片打印系统：由于患者在检查登记后可自动生成并打印领取结果条码，根据科室情况，设备影像数据采用集中统一打印、自助领取的发放模式。患者通过扫描条码领取检查结果，屏幕会提示该患者胶片数量和报告状态。将自助打印机放置在放射检查候诊区，24小时运行，患者可根据自身诊疗情况，在任意时间前来领取检查结果。同时,放射科工作人员可通过工作站查询胶片报告打印的状态和打印设备情况。

4. **医学影像光盘输出设备**　传统的医学影像是用胶片来作为载体,随着检查设备的发展升级,每次检查产生的图像越来越多。一个检查需要很多张胶片才能够将图像全部呈现,但一般医院只发给患者1张最多是4~5张胶片,根本不可能将所有的图像进行体现。患者全部影像不再以胶片的形式发放给患者,而是用光盘取代,是指将CT、MRI、DR、DSA等影像检查设备产生的图像刻录到光盘内。此光盘可以用作临床诊断,也可作为患者的健康档案,同时也可以用于医院、学校的教学研究。

5. **医学影像其他输出设备**　喷墨成像技术,医学影像输出系统,由DICOM胶片打印服务器配套专业高端喷墨打印机组成,将DICOM设备传输过来的影像打印到胶片或其他介质上,系统稳定,完全可以把该系统当做普通DICOM胶片激光打印机对待。该系统替代传统胶片成像的全新解决方案。成本低,更环保,打印速度快,有效地提高了工作效率。适用于各种医学影像数字化设备的输出打印,完全能够满足临床诊断的要求。

6. **电子签名认证系统**　医院出具的医学报告都必须有医生的签名来证明其有效性,随着信息系统的发展手工签名已严重影响工作效率,随之具有法律效力的电子签名产生。凡是能在电子通信中起到证明当事人的身份,证明当事人对文件内容的认可的电子技术手段,都可被称为电子签名。电子签名并非是书面签名的数字图像化,它其实是一种电子代码,利用它收件人便能在网上轻松验证发件人的身份和签名。它还能验证出文件的原文在传输过程中有无变动。它类似于手写签名或印章,也可以说它就是电子印章。电子签名即现代认证技术的一般性概念,它是电子商务安全的重要保障手段。

由于电子签名的形式具有多样性,因采取的技术方案不同,其可靠性、正确性、稳定性可能会有较大的不同,因此导致了其法律效力也不应在同一水平上。而“功能等同原则”可以较好地解决这一问题。其基本模式有三个:第一,只有符合一定条件的电子签名才具有与传统签名同等的法律效力;第二,不同模式和特性的电子签名以其稳定性、可靠性、正确性为标准对应不同的法律效力;第三,达到相应要求的电子签名即可具备与传统签名等同的法律效力,而不管具体的技术解决方案是什么。以此作为判断电子签名是否具有法律效力的依据,减少了电子技术的多样性对电子签名效力造成的不稳定影响。

7. **电子申请单自动预约登记系统**　患者到医院就诊的基本流程一般是预约挂号、医生就诊、辅助医技检查、临床诊断。诊断和检查是医疗服务黄金时间。但患者在就医时,针对检查环节的预约排队系统所带来的问题是非常明显的。具体问题如下:①对患者而言,患者进行多项检查的时候,需要往返排队,导致患者排队时间过长,增加就医负面情绪。而且患者不能及时了解排队情况,内心焦躁,容易引起医患关系紧张。②对医护工作者而言,现在检查预约都是手工方式,这种方式费时、费力,增加了检查科室医护人员的工作量。同时患者由于无法及时了解排队情况而不时询问护士,容易打断护士工作节奏,增加护士工作负担。③对医院而言,由于无法全面了解患者排队情况,所以不能对患者的检查次序进行合理更改,无法对患者进行分流,导致有的科室排满人,有的科室无人排队,造成了医疗资源闲置。

因此,一套完整有效的医院检查预约排队系统的实现对患者整个就医流程的改造和优化是十分有必要而且具有重要的意义。通过预约系统使资源得到充分共享,优化了检查科室与门诊、住院等相关部门的业务流程,减少患者做各项检查的奔波之苦,减少患者排队等待时间。对于医院而言,能够更加有效有序地开展正常的医疗活动,有效提高了医院的工作效率和服务质量,对于医院的长期协调发展有重要意义。

根据患者和医疗机构的需求,着眼于优化医院检查排队环节。通过医院历史就诊记录分析出各个检查科室的人均耗时,在了解不同项目人均耗时前提下,年轻患者可以通过手机对时间不冲突的项目进行并行预约(并行:多个项目同时预约,预约时间精确到分钟,如果队列有变化立刻通过手机反馈),中老年患者可以通过科室终端(医护工作人员操作)进行分时预约,把几个检查项目分配到几个不同的小时内进行。患者也可以通过自助终端进行分时预约,自助终端主要达到给科室终端分流的效果。通过这样的检查预约体系:①患者可以进行多个检查项目预约,减少自己的排队时间,及时了解排队进度,避免盲目等待。②科室医护工作者改进手工方式给患者进行排队,减轻了的工作压力。③医院从系统中获取的信息改善检查的顺序,提高检查资源的利用效率,改善医院服务质量,同时通过合理分流达到降低医院各个科室滞留人数的效果,改善医院的就医环境。

该系统一般有三个客户端和一个服务器,三个客户端分别是手机端(微信公众号),自助终端(嵌入式设备),科室终端(PC 软件)。以微信公众号平台和医院自助预约检查终端、科室预约系统为载体,为患者提供便捷快速的预约和智能排队服务。通过分时和并行两大算法,实现排队模式的创新,从根本上提升排队效率,降低排队时间,解决了现在的排队时间长,手续繁杂的问题,大大提高了排队效率。此外,通过上述信息载体整合广告、保险、推送和信息传递等功能,进一步提高系统效率。手机端的功能是通过关注微信公众号实现的,主要是针对互联网用户提供便捷快速的并行预约服务。科室终端是一套供医护检查人员使用的软件,主要是为不熟悉或者不使用手机的半互联网和非互联网用户提供分时预约服务。自助终端也是为用户提供分时预约服务,主要是起到为科室终端分流的作用。

二、PACS 与 RIS 的相关软件

(一) 图像采集

终端显示的图像质量从根本上来说是由采集的原始图像的质量所决定的。一个好的 PACS 系统至少应当支持四种医学图像采集方式:直接 DICOM 采集、间接 DICOM 采集、视频采集和胶片采集。

1. **直接 DICOM 采集** 凡是符合 DICOM 3.0 标准的医学影像设备所产生的图像可以直接通过网络直接发送到 DICOM 服务器,并由该服务器转储至数据库中。

2. **间接 DICOM 采集** 不符合 DICOM 3.0 标准的医学影像设备所产生的图像,经过 DICOM 网关进行格式转换,再发送到 DICOM 服务器。

3. **视频采集** 有些设备只能产生模拟视频输出,可以通过视频采集卡采集其模拟信号,并转换为数字信号,然后传送到 DICOM 网关进行下一步的转换处理。

4. **胶片采集** 在使用院级 PACS 之前,通常医院已经积累了大量的胶片,可以通过专用的胶片扫描仪将这些胶片扫描转换为数字影像,然后交给 DICOM 网关做进一步的处理。

(二) 影像管理

1. **接口管理** 接口管理主要是通过调度 IS Link 实现及与 HIS/RIS 的集成并同步 RIS 信息。需要 PACS 全支持 DICOM 3.0 标准,包括 CT、MRI、CR、RF、XA(X 射线血管造影)、核医学、US、DR、DX(数字 X 射线成像)、MG 和 SC(二次获取图像)等。

2. **数据库管理** 数据库管理是建立、存储、修改和存取数据库中信息的技术,是为保证数据库系统的正常运行和服务质量,进行的技术管理工作。数据库管理主要是保证 PACS 数据库数据的完整性并与患者进行匹配。

3. **PACS 数据库安全管理** PACS 数据库安全管理主要包括集中式数据库用户权限管理和客户端访问机制管理。系统安全日志功能的设计可以有效地起到安全管理作用。日志系统全程记录系统运行的所有活动,并且对日志系统本身进行备份、统计、查询等操作,通过 Web 或者专门工具对活动进行访问。日志记录以下信息:设备的连接情况、影像的传输情况、影像的更改情况、影像的迁移情况、人员登录以及操作情况、诊断报告的更改情况、临床的调阅情况和质量控制的记录等。

4. **工作流程管理** 工作流程管理是一种以规范化的构造端到端的业务流程为中心,以持续的提高组织业务绩效为目的的系统化方法(图 42-9)。它是一个操作性的定位描述,指的是流程分析、流程定义与重定义、资源分配、时间安排、流程质量与效率测评、流程优化等。PACS 系统的工作流程管理的目的是实现自动的、可配置的、基于规则的管理,如影像预取和自动路由等。

(三) RIS 主要软件功能

1. **预约模块** 预约功能支持从 HIS 调用患者的基本信息。对于新患者,系统自动分配"Patient ID"和"Accession No";对于老患者,系统调用原有的"Patient ID"和患者基本信息,分配"Accession No"。可以在新建预约的时候查看到老患者的最近预约、登记记录,并且显示该检查的状态。预约内容包括:患者"Patient ID"、姓名、性别、出生日期、联系电话、年龄、住院号、门诊号、患者类别、开单病区、病床号、申请科室、申请医生、检查部位列表等信息。预约情况可以方便地在预约查询界面中查看,以表格的方式显示某台设备在某一天的预约信息,每一格为一个时间段。

2. **登记模块** 登记模块提供了患者信息的登记和修改、检查状态等功能。主要包括申请单、登

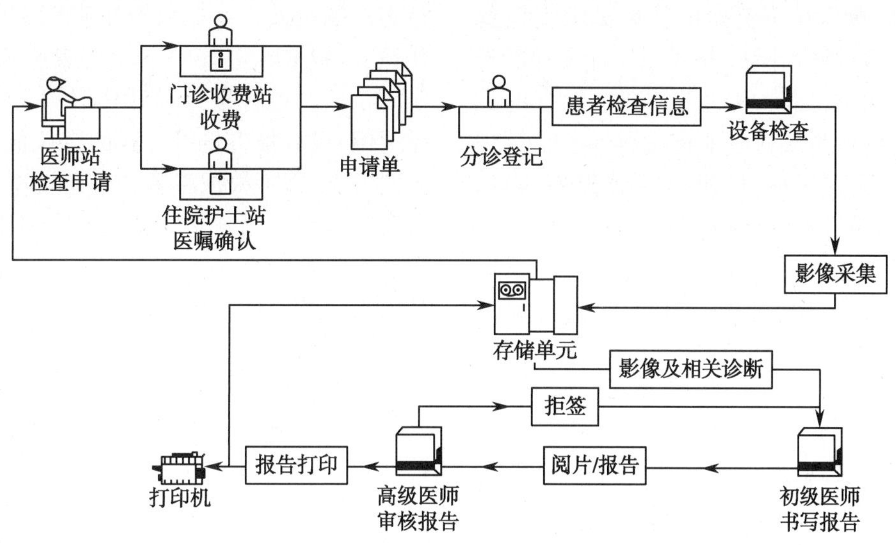

图 42-9　放射科工作流程图和事务处理

记列表和报告打印分发的三个子界面。

3. **报告模块**　报告模块主要功能是供放射科医生创建、提交、审阅报告。在 RIS 系统中，高级别的医生可以审阅低级别医生提交的报告。在报告模块中有未写报告、未审核报告、既往报告三个子项目。一旦检查完成，在未写报告中就会出现相应的栏目。所有已创建而且未批准的报告都会出现在未审核报告列表中。报告状态包括已创建、已提交、已拒绝，只有被批准的报告才会在既往报告列表中查询到。在包括模块中有一些基本功能，如报告超时提醒、图文报告功能、语音报告功能和报告输出功能等。

4. **图像处理模块**　图像处理模块具有影像放大、缩小、窗宽窗位调整、亮度灰阶对比度调节、图像反转功能、各种值测量及各种重要功能（MPR、SSD、VE、VR、MIP、CPR 等）。

5. **统计报表功能**　统计模块供放射科管理者跟踪了解放射科的运营情况，对工作量、设备、疾病、开单、阳性率、胶片等数据进行统计。工作量统计：可针对放射科中某一员工类型或个人进行工作量统计。设备工作量统计：以检查设备为对象进行工作量统计。疾病统计：可以根据疾病的 ACR 代码对某种疾病按一定的年龄区间统计出来。阳性率统计：统计检查报告中结果为阳性的报告数量，以及占所有报告的比率。开单统计：可以根据不同的部门、病区和患者类型对医生开出的放射科检查单进行统计。胶片统计：可统计不同检查类型不同部位的胶片数和曝光数，并可根据年、月等时间段进行统计。综合统计：自定义查询条件，用户可以按照不同的需求自定义查询条件，统计出所有符合条件的患者记录，支持多个条件的“与/或”操作。事件统计：用户可以统计每一个系统事件，即各种操作步骤（如登记、拍片、报告书写、报告审核等）的操作时间，帮助科室绩效考核和流程优化。报告质量统计：用户可以统计所有已完成报告的质量。

6. **质控模块**　质量控制模块用来有效的整理和管理患者数据，对患者图像进行评分。使用本功能对技师拍摄的医学影像进行评分。在查询区域，输入查询条件，点击查询按钮，符合条件的信息出现在列表中。调出与记录相关的图像，同时也调出与记录相关的检查。对图像进行评分（优质片、合格片或不合格片），点击评分按钮，保存评分。

7. **其他模块**

（1）工作流管理模块：提供功能强大的工作流程执行状况监控，查询及监控每一个患者的每一个检查的执行状况和目前状态，确认和修改每一个检查的执行状况。工作流模块可分为工作流查找、工作流项目、工作流列表三个子项目，用来监控各项检查的执行情况。

（2）资源管理模块：资源模块主要是提供了资源管理的功能，通常由放射科的系统管理员来完成。该模块中可将资源分为员工、场所、设备三种类型，管理员可以分别对这三种资源进行新增、编辑、删除操作。在资源管理模块中添加了相应的资源供登记、统计等其他模块使用。在员工编辑面板中可以修改员工级别，员工的级别划分决定了在报告模块中该员工是否有权限审核其他员工提交的报告。员工类别可划分为放射医生、放射技师、登记员、管理员、临床医生五类。由管理员编辑设备名，选择设备类型、场所、操作者、科室、对应标准资源等相关信息。操作者对应的是系统中保存的员工信息，场所对应的是放射科的检查科室。由管理员编辑场所名，选择科室、场所类型等相关信息。支持科室主任监控以上资源的使用状态。

（3）教学模块：提供了灵活易用的教学科研模块，方便医院建立数字化的诊断资料库，按照科室的需求对各类教学、科研病例进行个性化的管理，并在系统内的任何工作站上随时查询、调阅和对比。该模块的主要功能有：

1）病例归类管理：提供多种病例归类方式，包括ACR代码、自定义代码、检查关键字等；支持报告模板和ACR代码关联，即选取模板时自动显示相应ACR代码；支持代码的管理和维护，如添加、删除、修改、导入、导出等；在病例归类的同时，提供各种临床信息的录入，包括现病史、治疗史、手术记录、病理等，这些信息与病例关联后存入教学/科研资料库。

2）病例查询调阅：提供灵活的病例查询条件，可以在任何工作站上对教学/科研资料库进行检索查询；可以根据代码，如解剖码、病理码、自定义代码，以及关键字等进行快速查询；同时可以根据患者信息（如年龄、性别）、检查信息（如检查类型、部位）、临床信息（如手术记录，病理结果等）等条件进行病例查询；可根据报告内容进行全文检索查询，支持模糊查询；查询出的案例可直接调阅出报告及相关影像。

3）随访记录：增加患者随访记录、报告会诊记录（调用教学模块），通过已有的教学模块进行这类报告的查询。

（4）临床模块：该模块供临床医生查询，调阅患者检查报告和图像。该模块只能查阅报告，不能编辑、打印。在该模块中，医生可以在打开报告的同时自动打开图像查看窗口并显示与该报告关联的放射图像。临床模块还提供多参数联合查询：门诊/住院号、开单科室、设备类型、检查部位等。

（5）系统设置：系统设置包括RIS设置、客户端设置、字典、网关服务器、RIS集成设置和报告报警设置等多种可支持用户设置的系统参数。RIS设置是针对整个RIS全局参数的设置，即以管理员身份在系统中任意客户端登录后所进行的修改对整个系统都有效。客户端设置是以管理员身份在系统中的某一客户端登录，管理员所作的修改只针对该客户端有效。字典可以根据医院的不同种类和用途，设置RIS系统中下拉列表项目的个数、内容和默认项。报告报警设置可以根据不同患者和设备类型，设置报告告警时间的默认值。在登记新病案时，该值即可根据患者和设备类型显示在报告告警时间栏中。用户可根据具体情况对某一病案的报警时间进行修改，不影响用户设置的默认值。支持将系统的配置参数导入、导出为可扩展置标语言（XML）文件。

（四）未来架构发展方向

1. 全院级别的影像整合

（1）定义与现状：医疗信息系统集成（integrating the healthcare enterprise，IHE）是由北美放射学会（RSNA）、美国医疗信息与管理系统学会（HIMSS）和其他一些专业社团及部门在1998年发起一项为期五年的举措，目的是通过医疗专家和产业界的合作来改善患者信息的获取，保证用于医疗决策的所有患者信息是有效的、正确的、标准的和安全的。它目的是应用及整合HL7、DICOM及XML等现有医疗信息及医疗影像传输标准，以减少医疗资源的浪费。IHE定义了不同的计算机或设备间交换信息的标准过程，在医疗机构中建立起一个完善的工作流程，对于IHE定义的工作流程的支持，也是PACS发展的一个方向。

医院信息系统（HIS）利用计算机和通信设备，为医院所属各部门提供受检者诊疗信息和行政管理信息，具有收集、存储、处理、提取和数据交换的能力，是满足医院各部门所需要的功能平台。由于特殊原因，过去PACS是一个独立的系统，没有与HIS连接，无法获取患者的基本资料和费用信息，所以把RIS系统独立出来，并由开发PACS系统的公司进行了研发。其实它是起PACS与HIS之间连接桥梁的作用的，现阶段多数医院已经把RIS归到PACS或HIS的医技工作站中，使它们有机联系在一起。

当影像检查前需要从临床医师处接受医嘱信息时，这些信息会通过信息系统之间的集成接口从HIS发送到RIS，而后这些信息会被RIS传送到影像采集设备。在医嘱信息从HIS传到RIS的过程中，使用了HL7标准，HL7是医疗领域不同应用之间电子数据传输协议。HL7的采用使得不同模块之间实现了互联互通；医嘱信息从RIS传输到影像采集设备，则使用了到了DICOM工作列表里的“工作列表（worklist）”协议。影像数据采集后传送到

PACS 服务器及相应存储设备，之后这些影像的浏览地址会通过 RIS 传递给 HIS 供临床医师浏览。HIS/RIS 系统集成在医院各临床科室与放射科之间架起一座传输桥梁，这样的传输方式效率更高，避免人工错误，真正实现了无纸化传输应用。

（2）关键技术：因为 PACS 系统处理的是大量的图像，因此存储问题成了一个不可避免而且是在投资上占用大量资金的问题。如何将现在日益提高的存储技术应用到 PACS 中，从而获得更大更廉价的存储空间，这一直是 PACS 开发商和医院所共同关心的问题。使用 SAN 加 NAS 的技术，可以获得非常大的存储空间，而且这个空间是可以扩展的，但是价格比较昂贵。现在又出现了性价比较高的 IDE（电子集成驱动器）磁盘阵列，通过使用这种廉价的磁盘阵列，也可以获得海量的存储空间，因此将 IDE 磁盘阵列作为一个二级的存储局域网，也可以获得近似无限的存储空间。随着硬件的不断更新，PACS 对于海量存储的需求越来越容易得到较小代价的解决方案。

因为每个医院的工作流程和规模都不太一样，在实际应用 PACS 系统的时候，每一个医院的应用情况都不一样，这就需要将现有医院的工作流程进行建模，抽象出流程中各个关键点，做成不同的软件模块，然后将不同的模块进行组合，形成适合医院实际应用情况的 PACS 系统。这一点对于 PACS 系统的产品化是一个关键点，只有这样，PACS 系统才能具有伸缩性可扩展性，适用于大、中、小规模的医院。对于 PACS 系统的研究，除了在信息化技术方面的研究，还有医疗辅助诊断方面的研究。在医疗辅助诊断方面，需要跟第一线的医疗工作者们合作，根据医疗工作的需求，增加和补充 PACS 系统中影像后处理的功能，如三维重建、虚拟内镜、卷积滤镜等。还有影像自动分析计算的功能，如喷射分数测量、疑似病灶定位等。根据不同的影像类别，在医疗辅助诊断方面还有大量的工作需要去做。

2. **厂商中立归档**　归档就是将图像从一级存储设备转移到二级存储设备，同时修改数据库中图像索引信息。归档可以分为只归档、归档且删除、只删除三种方式。只归档的方式，只是将患者检查的图像从一级存储设备复制到二级存储设备，不删除原来一级存储设备中的图像文件，然后在患者本次检查的数据库记录中，添加二级存储设备信息。归档且删除的方式，首先将患者检查的图像从一级存储设备复制到二级存储设备，然后在患者本次检查的数据库记录中，添加二级存储设备信息，删除一级存储设备信息，最后删除原来一级存储设备中的图像文件。只删除的方式，直接在患者本次检查的数据库记录中删除一级存储设备信息，然后删除原来一级存储设备中的图像文件。反归档就是将图像从二级存储设备转移到一级存储设备，同时修改数据库中图像索引信息。反归档的操作实际上就是归档的逆操作，反归档操作也是分成只归档、归档且删除、只删除三种方式。

（李大鹏　张玲　余建明）

第四节　PACS 与 RIS 的运行

一、PACS 管理

（一）影像归档管理

影像管理是指医学影像及其相关信息的数据维护、归档与查询功能。维护功能主要包括用户的登录、增删、系统数据字典的组织与词汇的添加，诊断报告的录入、增加、修改与显示，归档卷标的组织、添加与设置等。归档主要是影像及其相关信息的归档，其中影像的归档要设计数字图像的压缩技术。查询功能主要包括：影像查询、病例相关查询、患者相关查询及查询索引的增删、组织与设置和诊断案例的增删、组织与设置等。

医学影像的数据量很大，常规一次 CT 扫描为 100MB 量级，X 光机的胸片可以到 20MB，心血管造影的图像可达 80MB 以上。存储与管理影像为 PACS 系统的一个重要功能，小型的 PACS 可以用十几 GB 到几十 GB 的服务器来存储图像，并用光盘刻录机来将图像永久保存。大中型的 PACS 则用不同类型的存储设备来实现不同的要求。

（二）数据生命周期管理

1. **数据生命周期管理的概念**　存储市场的增长率每年都超过 100%，为了节省费用和简化管理，越来越多的企业开始部署实施 NAS 和 SAN。但是，存储网络环境下通常有多个不同厂商的服务器、磁盘、磁带等，彼此不兼容，造成管理更为复杂。为此，2002 年 StorageTek 公司提出了一个新的数据存储管理理念——数据生命周期管理。所谓数据生命周期管理就是根据数据的价值不同，将其存储在不同的介质之上。一般而言，在一个数据诞生的前几周内，数据的价值最高，因而应当将其存储在读取效率较高的磁盘系统之上；而随着时间的推移，该数据的价值将随之降低,此时应该将其转移到成本较低的介质之上,如磁带系统。数据刚生成时,访问频率最高,为客户带来的价值也最高;随着时间的推移,访问频率降低。客户在存储其关键业务数据时,使用企业级的磁盘产品进行保护并确保高可用性;当数据已经不再为客户的业务带来效益时,应将这类数据迁移到 ATA 磁盘上或者近线自动化磁带库上,当有需求访问时,数据的恢复在数毫秒到几秒之间;如果为法律要求或政府规定等要保留多年的数据,应将其迁移到近线磁带库或者离线存储介质上,既安全又节省费用,直至数据的删除。

2. 数据生命周期的特点　①数据生成后,随着时间的推移,其访问频率将逐步下降;②数据被保留的时间越来越长;③被删除的数据越来越少;④企业重视总拥有成本(TCO),将不常访问的数据迁移到较便宜的介质上,节省存储投资。

3. PACS 影像数据生命周期管理　PACS 系统数据存储也采用数据生命周期管理。①在线存储:用于存储随时使用的图像,如住院患者的图像和用作诊断参考的图像。该类设备常用硬盘阵列和光盘塔来实现,通常存储能力为几十 GB 到几百 GB。要求能容纳医院在 30 天左右产生的图像。②近线存储(near-line storage):用于存储不常用的图像。通常指的是磁带库之类容量很大,速度相对较慢的设备,容量常为几 TB 以上。③离线存储:用于存储要永久保存的资料,如存放于光盘,磁带等。这一类型的存储资料通常要通过人工操作才能进入 PACS 系统,如将光盘装入计算机。其存储容量理论上讲是无限的。

(三) 数据迁移管理

1. 数据迁移管理的概念　又称分级存储管理,是一种将离线存储与在线存储融合的技术。它将高速、高容量的非在线存储设备作为磁盘设备的下一级设备,然后将磁盘中常用的数据按指定的策略自动迁移到磁带库(简称带库)等二级大容量存储设备上。当需要使用这些数据时,分级存储系统会自动将这些数据从下一级存储设备调回到上一级磁盘上。

对于用户来说,上述数据迁移操作完全是透明的,只是在访问磁盘的速度上略有怠慢,而在逻辑磁盘的容量上明显感觉大大提高了。通俗地讲,数据迁移是一种可以把大量不经常访问的数据存放在带库、盘库等离线介质上,只在盘阵上保存少量访问频率高的数据的技术。当那些磁带等介质上数据被访问时,系统自动把这些数据回迁到盘阵中;同样,盘阵中很久未访问的数据被自动迁移到磁带介质上,从而大大降低投入和管理成本。

2. 数据迁移过程　文件先由数据迁移系统选择,再被拷贝到高速存储器介质上。当文件被拷贝后,一个和原文件相同名字的标志文件被创建,但它只占用比原文件小得多的磁盘空间。当用户访问这个标志文件时,高速存储器系统能将原始文件从介质上恢复过来。

高速存储器软件提供多种数据迁移策略,目前主要通过高水位、低水位及清除位来设置符合存储原则的标识。当数据达到高水位时,高速存储器软件会将数据迁移至二级存储设备中或三级存储设备中,直至底水位才停止,然后将在一级存储设备中的存储空间释放出来。另外,用户也可以自己建立相应的数据迁移策略,比如按文件访问的时间、大小等原则。

高速存储器软件都带有介质管理功能,通过此模块高速存储器软件可对磁带库、光盘库进行管理,从而实现数据的多层复制功能。同样它还提供自动的安排数据迁移时间,灵活方便地控制数据迁移日程。

3. 数据迁移的结构　数据迁移的结构由两部分组成,一个是管理数据迁移过程的管理服务器,另一个是存储被迁移数据的存储系统。管理服务器主要服务于存储网络的数据迁移工作,它就像存储网络中的管理员,一旦发现数据达到规则设定的标准,便将数据从一级存储设备(盘阵)向下一级存储设备(盘库和带库)复制,并且释放出一级存储设备的存储空间。此外,它还负责制定所有数据的迁移策略,并驱动和管理带库等二级存储设备。存储系统可以是 SAN 系统,也可以是 DAS 系统。无论哪种系统,被迁移的数据最终存放在该系统的离线存储设备上。这些设备并不需要提供实时的存储服务,只在某一时刻的应用提出要求时才涉及,这种设备所保存的数据可进行离线管理。有了管理服务器和存储系统,用户可以开展数据迁移工作了。

(四) 系统质控管理

1. 质量控制管理的重要性

(1) 医学影像质量控制的需求及流程分析:PACS 的质量控制是对影像诊断学设备及其附属设备的检测、维修、维护使用,以及对医学影像采集、储存、信息处理与传输过程的校正行动来保证质量的技术。另外，图像显示的一致性也是图像质量保证的重要方面。而医学影像质量控制系统（image quality control system，IQCS）主要是针对医学影像储存与传输过程提供质量保证的专业系统。

（2）常见的 PACS 采集流程为医学影像设备通过 DICOM 网关将影像直接自动归档到 PACS 数据库中。这种采集流程如果存在漏洞，使得一些人为或非人为原因（如错误录入患者信息等）造成的错误影像或低质量影像就会进入 PACS，从而影响医生的诊断，甚至会造成严重的影响。鉴于以上原因，应对传统 PACS 采集流程进行改进，在医学影像设备和 DICOM 网关之间增加一道关卡——医学影像质量控制子系统，采用人工与计算机自动匹配相结合的质控手段，在最大程度上做到对错误影像或低质量影像早发现、早修改，从而进一步提高 PACS 中医学信息和医学影像的准确性。

（3）今后的 PACS 采集流程为医学影像设备将影像发送至 IQCS，经过计算机自动匹配和人工质量审核，IQCS 再将合格影像通过 DICOM 网关直接归档到 PACS 数据库中。同时，在 IQCS 中，对于影像中的错误 DICOM 信息还应能进行修改。

2. 医学影像质量控制系统功能设计

（1）DICOM 信息修改：包括修改 patient name、patient sex、patient age、patient ID/study ID、orientation 及初始窗宽、窗位值等。

（2）信息匹配：能对远程 HIS 或 PACS 数据库进行信息查询，并能将远程信息与本地采集到的检查信息按照一定的条件进行初步比对匹配，发现检查信息和申请信息不一致的检查。从而实现自动化匹配，减少人工工作量。

（3）采集和发送：医学影像质量控制子系统在采集到影像设备发送的 DICOM 图像，确认影像正常后，需要将影像发送到 DICOM 网关，从而完成正式 PACS 采集过程。因此，医学影像质量控制子系统需要具备 storage/retrieve（存储/回传）的功能，并且一定是符合 DICOM 标准的。

（4）规范检查信息：不同厂家影像设备所形成的影像的 DICOM 信息内容是五花八门，且不完全规则，对于一些发送规则的制定也都是各有一套。如有的设备中一个检查的图像被分成多个不同 Study Instance UID 发送，也就是说一个患者的同一次检查图像经过 DICOM 网关采集到 PACS 后，会形成多个检查。通过 IQCS 提供的规范检查功能，可以将这些相同检查但 Study Instance UID 不同的图像合并在一起，避免在经过 DICOM 网关采集时被认为是不同检查。

（5）管理功能：能定时对科室检查的阳性率、工作量等进行统计，并自动给予提示，从而保证科室诊断工作的标准化。

（五）系统容错技术

容错（FT）就是由于种种原因在系统中出现了数据、文件损坏或丢失时，系统能够自动将这些损坏或丢失的文件和数据恢复到发生事故以前的状态，使系统能够连续正常运行的一种技术。容错技术一般是针对服务器和服务器硬盘的，容错技术一般利用冗余硬件交叉检测操作结果。未来容错技术将完全在软件环境下完成，那时它和高可用性技术之间的差别也就随之消失了。

1. 双重文件分配表和目录表技术　硬盘上的文件分配表和目录表存放着文件在硬盘上的位置和文件大小等信息，如果它们出现故障，数据就会丢失或误存到其他文件中。通过提供两份同样的文件分配表和目录表，把它们存放在不同的位置，一旦某份出现故障，系统将做出提示，从而达到容错的目的。

2. 快速磁盘检修技术　这种方法是在把数据写入硬盘后，马上从硬盘中把刚写入的数据读出来与内存中的原始数据进行比较。如果出现错误，则利用在硬盘内开设的一个被称为“热定位重定区”的区，将硬盘坏区记录下来，并将已确定的在坏区中的数据用原始数据写入热定位重定区上。

3. 磁盘镜像技术　磁盘镜像是在同一存储通道上装有成对的两个磁盘驱动器，分别驱动原盘和副盘，两个盘串行交替工作，当原盘发生故障时，副盘仍正常工作，从而保证了数据的正确性。

4. 双工磁盘技术　它是在网络系统上建立起两套同样的且同步工作的文件服务器，如果其中一个出现故障，另一个将立即自动投入系统，接替发生故障的文件服务器的全部工作。

5. 网络操作系统　具有完备的事务跟踪系统这是针对数据库和多用户软件的需要而设计的，用以保证数据库和多用户应用软件在全部处理工作还没有结束时或工作站或服务器发生突然损坏的情况下，能够保持数据的一致。

（六）数据备份管理

1. 数据备份的概念　数据备份是容灾的基础，是指为防止系统出现操作失误或系统故障导致数据丢失，而将全部或部分数据集合从应用主机的硬盘或阵列复制到其他的存储介质的过程。传统的数据备份主要是采用内置或外置的磁带机进行冷备份,但这种方式只能防止操作失误等人为故障,而且恢复时间也很长。随着技术的不断发展,数据的海量增加,不少的企业开始采用网络备份。网络备份一般通过专业的数据存储管理软件结合相应的硬件和存储设备来实现。

数据备份一般有 LAN 备份、独立于局域网的备份(LAN-free back-up)和独立于应用服务器的备份(application server-free back-up)三种。LAN 备份针对所有存储类型都可以使用,LAN Free 备份和 Server-Free 备份只能针对 SAN 架构的存储。

2. **备份的基本要求**　①正式使用的应用系统、操作系统、数据库系统、网络系统等业务数据和系统数据必须定期进行有效备份且具备可复原性;②备份数据必须定期、完整、真实、准确的转储到永久性介质上,并明显标识;③应定时检查备份文件中是否存在备份失败的记录,如发现有备份任务失败的记录,需要检查故障原因,并进行排除;④备份人员必须认真、如实、详细填写《数据备份记录表》以备后查。

3. **备份介质**　①备份介质要由专人负责保管工作,备份介质要严格管理、妥善保存,必要时可建立专门的管理制度。②备份介质应在指定的数据保险室或指定的场所保管,保存地点应有防火、防热、防潮、防尘、防磁、防盗设施。③备份介质要集中和异地保存,按照各系统规定的保存期限存放。④备份介质要根据其存贮数据的最高密级,确定介质密级,涉密介质和普通介质应分别管理,涉密介质按照密级纸质文件的管理要求,进行登记、审批、收发、传递、存放,并由专人负责保管。存储过涉密信息的媒体不能降低密级使用,不再使用的相关介质应按有关规定在指定单位及时消磁、销毁。涉密介质遗失,应立即向本单位及上级保密部门报告,并组织查处。

4. **数据恢复**　①一旦发生系统故障或数据破坏等情况,要由相关的管理员进行备份数据的恢复,迅速恢复系统,确保系统正常运行。②定期进行备份数据恢复测试,测试应在测试环境中进行,严禁在正式使用的系统中进行恢复测试。③恢复测试内容包括备份数据恢复、系统恢复、故障排除等内容。如果发现不能恢复的数据,则需要及时进行检查,确保备份数据的有效性。④数据恢复测试结束后,应记录测试的真实步骤、结果及改进措施等。⑤恢复确认不存在问题后,要及时清理测试环境数据。

5. **数据保密**　①根据数据的保密规定和用途,确定使用人员的存取权限、存取方式和审批手续;②禁止泄露、外借和转移业务数据信息;③备份的数据必须指定专人负责保管,由备份人员按规定的方法与数据保管员进行数据的交接。

(七) 系统安全管理

系统安全是指在系统生命周期内应用系统安全工程和系统安全管理方法,辨识系统中的危险源,并采取有效的控制措施使其危险性最小,从而使系统在规定的性能、时间和成本范围内达到最佳的安全程度。系统安全的基本原则就是在一个新系统的构思阶段就必须考虑其安全性的问题,制定并执行安全工作规划(系统安全活动)。并且把系统安全活动贯穿于系统的整个生命周期,直到系统报废为止。系统安全管理主要包括以下四个方面:

1. **信息安全概述**　物理安全主要包括环境安全、设备安全等方面。医院信息中心机房应采用有效的技术防范措施;还应制定一些规章制度,如对设备的要求和环境的要求等。

2. **数据安全和隐私保障**　运行安全主要包括备份与恢复、病毒的检测与消除、电磁兼容等。医院信息系统的主要设备、软件、数据、电源等应有备份,并具有在较短时间内恢复系统运行的能力。应采用国家有关主管部门批准的查毒杀毒软件适时查毒杀毒,包括服务器和客户端的查毒杀毒。

3. **信息安全**　确保信息的保密性、完整性、可用性和不可抵赖性是信息安全保密的中心任务。

4. **安全保密管理**　涉密计算机信息系统的安全保密管理包括各级管理组织机构、管理制度和管理技术三个方面。要通过组建完整的安全管理组织机构,设置安全保密管理人员,制定严格的安全保密管理制度,利用先进的安全保密管理技术对整个涉密计算机信息系统进行管理。

对于 PACS 的系统安全管理,具体涉及到以下几个方面:一是用户管理,所有的 PACS 组件都用同一个中央用户管理组件去创建、管理和验证 PACS 用户。二是会话超时,在预设的时间里,应用程序没有任何操作,可采取自动锁机制。当用户在系统预先设定的时间内,没有任何操作,会话可自动失效。三是访问控制,PACS 系统对不同类型的用户设定与之相符的权限。四是数据加密,系统支持对所有越过防火墙到达 Web 客户端的数据进行加密。对不同客户的加密机制可以单独配置，允许最大的系统灵活性。

（八）系统性能管理

系统性能管理指的是对信息系统中设备的性能和网络单元的有效性进行评估，并提出评价报告的一组功能，包括性能测试，性能分析和性能控制。

1. 性能测试　是通过自动化的测试工具，如Load Runner模拟多种正常、峰值以及异常负载条件来对系统的各项性能指标进行测试。负载测试和压力测试都属于性能测试，两者可以结合进行。通过负载测试，确定在各种工作负载下系统的性能，目的是测试当负载逐渐增加时，系统各项性能指标的变化情况。压力测试是通过确定一个系统的瓶颈或者不能接收的性能点，来获得系统能提供的最大服务级别的测试。

2. 性能分析　在实际工作中，经常会对B/S和C/S两种类型软件进行测试。

（1）B/S结构程序：一般会关注的通用指标如下——①平均每秒钟响应次数＝总请求时间/秒数；②成功的请求；③失败的请求；④成功的点击次数；⑤失败的点击次数；⑥每秒点击次数；⑦每秒成功的点击次数；⑧每秒失败的点击次数；⑨尝试链接数。

（2）C/S结构程序：一般数据库的测试指标——①用户连接数，即数据库的连接数量；②数据库死锁；③数据库高速缓冲存储器（cache）的命中情况。

在实际中还会查看多用户测试情况下的内存、CPU、系统资源调用情况。这些指标引申出性能测试中的竞争测试，竞争测试是指软件竞争使用各种资源（数据纪录、内存等），看它与其他相关系统对资源的争夺能力。

3. 性能控制　通过对医院PACS系统的性能测试得出的一些指标，如用户连接数、平均每秒钟响应次数及数据库死锁等，对医院PACS系统的性能有个整体的了解。PACS系统的整体性能直接影响医院诊疗活动的运行效率，如医学影像资料的提取速度、客户端最大连接数等。在系统运行过程中，实时监控系统各项性能指标的变化。可采用专业性能管理工具，对有限的硬件和软件资源进行科学的管理，从而达到系统性能的最优化。如发生数据库死锁，应采取提前设定的策略，进行解锁，保证系统正常运行。

（九）数据统计与分析

随着医疗业务的快速增长和放射影像在临床诊断中作用的不断增强，放射影像资源呈快速增长趋势。这些影像资源除了为临床诊断提供辅助作用，还可以通过对这些影像资源进行统计和分析，为医院管理层提供决策支持。

1. 用户调阅行为统计分析　PACS存储服务器面向临床提供放射影像查询和调阅服务，所有影像调阅的通信过程都详细写入日志文件。日志文件采用数据表的方式，按照调阅行为发生时间的先后顺序记录每一次DICOM通信的状况。日志文件的每一行表示一条记录，每条记录都由多个字段来描述一幅影像的传输状况。通过对日志文件的处理，可进行统计分析，对于近段时间内采集的影像数据实行在线存储，对一段时间以前采集的数据进行近线或离线存储。时间阈值的选择则需要对影像调阅的资源分布特点、现有在线的存储容量、近线/离线的调取速度等条件进行权衡。

对调用频次高的影像数据实行无损压缩，而对访问次数很低的数据则可以实行有损压缩。从磁盘空间利用率上比较，有损压缩要高于无损压缩；但从图像质量上比较，则是无损压缩要好于有损压缩。此外，基于影像调阅的资源分布特点，近段时间内采集的影像数据的访问次数高，而一段时间以前采集的数据的访问次数低。因此，通过综合两者所长，使有限存储资源的利用最大化。

2. 影像学检查报告的统计分析　通过对PACS/RIS影像学检查报告的统计分析，可以知道病灶出现在人体各个器官的概率，哪些部位容易病变，以及人体各部位会出现哪几种类型病灶，各种类型病灶的发生率有多高，这些统计结果对于医院管理层和卫生行政部门都很有价值。在卫生行政部门，对于发病率高的疾病，应重点关注，通过对发病源头进行抑制，减少这些疾病的发病率，如定期体检、电子政务网上或者宣传册等方式进行健康教育等来保障居民的健康问题。

3. 影像设备使用率的统计分析　通过对一定时期的医学影像类型进行统计分析，可以知道哪种类型的影像设备的使用频率高低，对医院影像设备的采购有一定的指导意义。

二、医学影像信息系统用户管理

（一）影像诊断医师

影像诊断医师通过对医学图像和信息进行计

算机智能化处理后，可使图像诊断摒弃传统的肉眼观察和主观判断。借助计算机技术，可以对图像的像素点进行分析、计算、处理，得出相关的完整数据，为医学诊断提供更客观的信息，最新的计算机技术不但可以提供形态图像，还可以提供功能图像，使医学图像诊断技术走向更深层次。

（二）临床医师

RIS 与 PACS 的集成允许在工作站显示诊断报告，PACS 和 RIS 掌握患者在医院中的流动也很重要，这有利于图像和检查的自动预取、路由和分发。帮助医院的其他部门，特别是急诊室和特护房（ICU）获得放射医疗部门生成的图像。

（三）影像技师

通过 MWL（设备工作列表）服务，将设备申请的检查任务传递给设备。直观显示候诊状态，跟踪检查情况。按照检查状态，改变患者相应的属性。可适当调整、追加、修正、取消检查安排，优先权机制允许特殊患者插入。

（四）影像护士

通过系统认真核实患者情况，向患者及其家属进行各种造影检查、CT 增强检查前后的介绍与注意事项。做好各种过敏试验及观察反应情况，并如实记录。准备好各项急救用品，严密观察病情、及时发现病情变化，在抢救过程中密切配合医师做好患者的抢救，协助医师工作。负责前来就诊患者的引导及检查前后事项的解释工作，维持候诊秩序。

（五）影像登记

登记患者"Patient ID"、姓名、性别、出生日期、联系电话、年龄、住院号、门诊号、患者类别、开单病区、病床号、申请科室、申请医生、检查部位列表等信息。登记情况可以在登记查询界面中查看，以表格的方式显示某台设备在某一天的预约信息，每一格为一个时间段。登记模块提供了患者信息的登记和修改、检查状态等功能。主要包括申请单、登记列表和报告打印分发的三个子界面。

（六）影像工程师

在工作中总结经验，创新应用直接法、数据融合、深度学习等方法，对算法进行优化，提高响应速度和环境稳定性。遴选合作伙伴，制定合作框架，管理开发进程。

（七）信息工程师

在工作中收集各部门关于信息系统使用需求并进行梳理分析，根据需求配置流程及表单。信息系统新开发流程及功能应用的推广和培训工作。为员工在系统操作中产生的问题提供技术支持，推动员工积极、规范使用信息系统。

三、数字化影像科的工作流与信息流

（1）检查信息登记输入：前台登记工作站录入患者基本信息及检查申请信息，也可通过检索 HIS 系统（如果存在 HIS 并与 PACS/RIS 融合）进行患者信息自动录入，并对患者进行分诊登记、复诊登记、申请单扫描、申请单打印、分诊安排等工作。

（2）"Worklist"服务：患者信息一经录入，其他工作站可直接从 PACS 系统主数据库中自动调用，无须重新手动录入；具有工作列表服务的医疗影像设备可直接由服务器提取相关患者基本信息列表，不具备工作列表功能影像设备通过医疗影像设备操作台输入患者信息资料或通过分诊台提取登记信息。

（3）影像获取：对于标准 DICOM 设备，采集工作站可在检查完成后或检查过程中自动（或手动）将影像转发至 PACS 主服务器。

（4）非 DICOM 转换：对于非 DICOM 设备，采集工作站可使用 Mivideo DICOM 网关收到登记信息后，在检查过程中进行影像采集，采集的影像自动（或由设备操作技师手动转发）转发至 PACS 主服务器。

（5）图像调阅：患者在检查室完成影像检查后，医师可通过阅片室的网络进行影像调阅、浏览及处理，并可进行胶片打印输出后交付患者。

（6）报告编辑：患者完成影像检查后由专业人员对影像质量进行评审，并进行质量分析。完成质量评审控制后的影像，诊断医生可进行影像诊断报告编辑，并根据诊断医师权限，分别进行初诊报告、报告审核工作。审核完成的报告通过打印机进行输出后由医师签字后提交，同时诊断报告上传至主服务器存储备份。打印完成后的报告不能再进行修改，但可以只读方式调阅参考。

四、PACS 和 RIS 与其他信息系统整合

（一）PACS 与医院信息系统及电子病历整合

系统整合即系统集成，是指在系统工程科学方法的指导下，根据用户需求，优选各种技术和产品，将各个分离的子系统连接成一个完整可靠经济、有效的整体，并使之能彼此协调工作，发挥整体效益，达到整体性能最优。目前在大型医院基本上已经有了医院信息系统、放射信息系统和医学存档及通

信系统。HIS 是现代化医院的管理和诊疗过程的管理系统，一般由门诊管理系统、住院管理系统、电子病历系统、技诊系统、手术系统、检验系统、库房管理、院长查询、固定资产管理等系统组成。PACS 主要用来解决医学图像的获取、显示存储、传送和管理等问题，PACS 已在国内外获得广泛应用。

然而，在同一家医院 HIS 与 PACS 往往是相互独立的，信息不能共享的。这是因为 PACS 是以图像信息为主要管理对象，传统的 PACS 遵循的是 DICOM 协议，HIS 是以文字、数据信息为主要管理对象，遵循 HL7 标准，两者之间接口通信标准不统一；医院常常先建 HIS，几年后才建 PACS；HIS 与 PACS 往往不是同一个公司开发。因此，两个系统之间独立造成了 PACS 不能共享 HIS 的患者基本信息、检查申请单和预约登记等信息，另外，临床医生或门诊医生不能在 HIS 工作站上调阅 PACS 患者的图像信息及检查报告，这样造成了资源浪费及效率不高。

要实现信息共享，PACS 必须要与 HIS 紧密结合、融合为一。在 PACS 和 HIS 系统整合之后，放射科登记员就可直接调出 HIS 检查申请单信息，不需要重复新录入。另一方面门诊、住院、技诊等部门的 HIS 普通工作站都能通过网络很方便、快捷和及时地获得 PACS 的图像和检查报告，同时 PACS/RIS 将检查申请项目对应的检查设备传回给 HIS，为核算科室对医疗设备进行效益分析提供了有效数据。该方案投资少、见效快、效果显著，加快临床医生对患者作出诊断的时间，大大提高了临床诊断的工作效率。

（二）整合的类型与方法

PACS 与 HIS 的融合主要有 3 种方式：一是采用 HL7 实现 PACS 与 HIS 的融合；二是通过中间表实现 PACS 与 HIS 的融合；三是通过 COM 接口实现 PACS 与 HIS 的融合。下面具体分析各种整合方法（图 42-10，图 42-11）。

1. 采用 HL7 实现 PACS/RIS 与 HIS 的整合　HL7 是医疗领域不同应用之间电子数据传输的协议，是由 HL7 组织制定并由 ANSI 批准实施的一个行业标准。HL7 是从医院信息系统接口结构层面上定义的一种接口标准格式，并支持使用现行的各种编码标准，如 ICD-9/10、SNOMED 等。HL7 采用消息传递方式实现不同模块之间的互联互通，类似于网络的信息包传递方式。实现方法是通过开发 HL7 引擎（类似于网络驱动程序），通常是一组支持 HL7 的过程函数或控件，应用程序按照 HL7 引擎的约定提供参数，模块之间的通信则由 HL7 引擎完成。利用 HL7 实现 PACS 与 HIS 融合的基本原理在于：HIS 发送“消息”传递给 PACS，PACS 在接收到“消息”后，经过处理返回给 HIS“响应”。

2. 通过中间表实现 PACS/RIS 与 HIS 的整合　通过中间表实现 PACS 与 HIS 的融合是在 HIS 或 PACS 上创建一系列公共的中间表，HIS 可以通过门诊或住院医生工作站下达医嘱，通过中间表结构的方式把患者信息以及检查信息传输给 PACS。在 PACS 工作站审核检查、预约，再通过中间表结构以消息的方式把审核信息传输给 HIS，然后将检查消

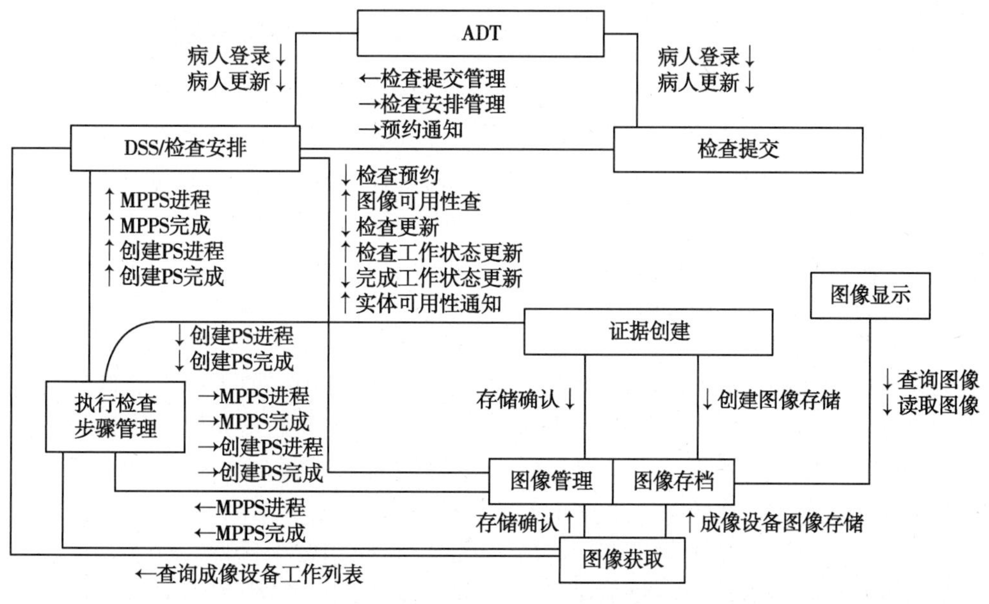

图 42-10　PACS 工作数据流

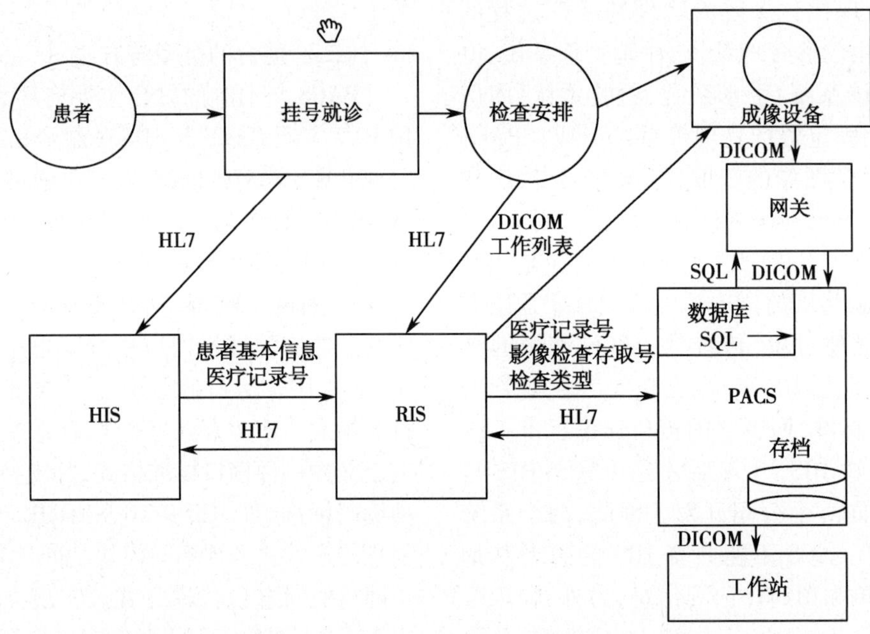

图 42-11　HIS/RIS 和 PACS 信息交互图

息通过 Worklist 传输到检查设备,影像科室医生在 PACS 工作站查看图像,完成报告。临床医生通过临床医生工作站查看患者图像。

3. **通过其他接口实现**　通过 COM 接口实现 PACS/RIS 与 HIS 的整合　采用 COM 接口的方式将 PACS 系统与 HIS 划价模块集成。HIS 划价模块启动时,R1S 将同时启动,接受用户 ID,但 RIS 处于隐藏状态。当 HIS 划价模块退出时,RIS 将同时退出,即 HIS 在前台运行,RIS 在后台运行。系统登录后,见到的只有 HIS 划价界面,影像科室医生进行检查申请、修改申请、添加药品和材料等操作。当确定某项检查将要进行时,点击预约按钮,RIS 登记界面显示。此项医嘱的所有患者信息、检查信息通过 COM 接口送到 HIS 登记界面。当登记人员完成预约后通过调用 HIS 的 COM 接口返回,隐藏 RIS,同时标记该检查已预约,避免再次预约。

（三）信息流程管理

1. **门诊患者检查流程**　医生开检查项目申请单、特殊检查项目到检查科室划价(大部分的检查项目不需划价)、缴费;预约、登记或检查;对检查申请单进行预约或登记、打印检查项目申请单条形码、扫描手写申请单(若医生已录入电子申请单则不需扫描,PACS 可直接调用)、选择检查房间对应的检查设备名称、检查部位等,之后确认申请单并调用接口程序将患者基本信息、检查项目申请单信息、临床信息通过接口传送到 RIS;检查技师在设备工作站通过扫描申请单条形码在"Worklist"工作列表中查找与患者资料相匹配的信息为患者做检查;检查完成后将图像推到 PACS;RIS 将检查信息与 PACS 图像做匹配;写报告、审核报告,审核完成后,报告信息回传给 RIS 与 HIS 中间表,供 HIS 调用;临床医生通过查询申请单界面调用接口程序,进行阅片和浏览诊断报告。

2. **住院患者检查流程**　医生开检查项目申请单,若检查项目需要预约,通过 HIS 直接预约或将申请单送到检查科室预约;患者到检查科室检查;登记员对检查申请单记账,余下流程与门诊患者检查流程相同(图 42-12)。

五、图像压缩处理技术

（一）图像压缩概念

在各种医学数字图像处理中,大数据量的图像信息会给存储器的存储容量、通信干线信道的带宽以及计算机的处理速度增加极大的压力。单纯靠增加存储器容量,提高信道带宽以及计算机的处理速度等方法来解决这个问题是不现实的,这时就要考虑压缩。从信息论的角度来看,压缩就是去掉信息中的冗余,即保留不确定的信息,去掉确定的信息(可推知的),也就是用一种更接近信息本质的描述来代替原有冗余的描述。医学图像压缩的目的在于保留原始医学图像数据中蕴含的真实信息前提下,同时用较少比特数据来表征医学图像,从而减少医学图像数据的存储空间、PACS 各工作站获取影像的时间及远程医疗中的传输时间,最终满足

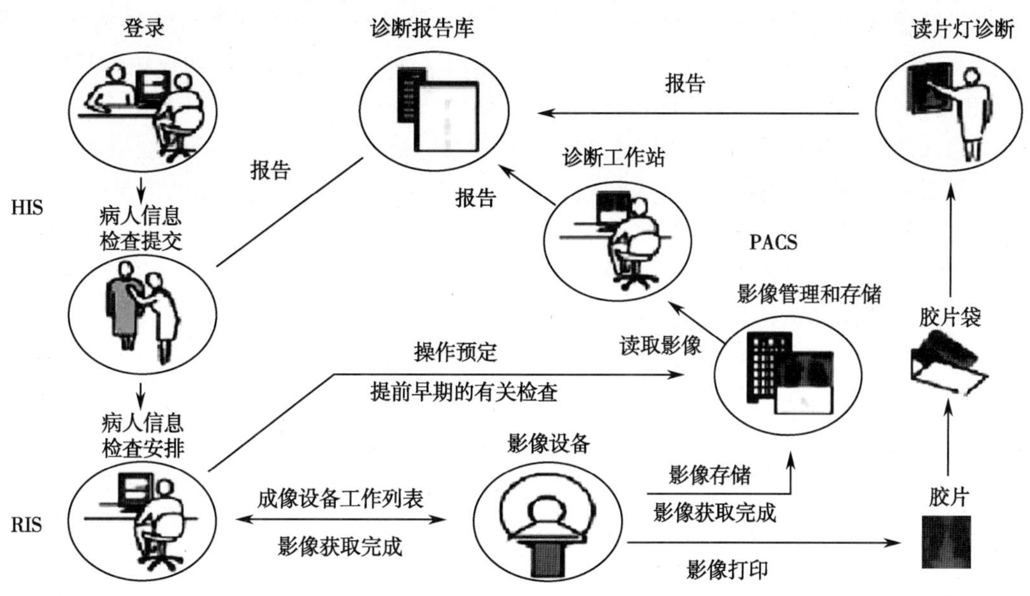

图 42-12　HIS/RIS 和 PACS 的无缝集成

海量医学图像数据有效存储和实时传输的实际应用需求。

医学图像压缩的主要依据是医学图像的统计特性和人类视觉特性。一方面,利用图像本身固有的统计特性来减少原始医学图像数据中的冗余信息,采用某种编码方法减小原始图像文件的大小;另一方面,由于人类的视觉系统能从极为杂乱的图像中抽象出有意义的信息,并以非常精练的信息形式传到大脑,而且视觉系统对图像中的不同部分的敏感程度是不同的,所以可以利用人类的视觉特性去除医学图像中对信息传输和整合影响小的部分,获取较大的压缩比。医学图像本身固有的信息冗余和统计特性使医学图像数据压缩成为可能,为医学图像压缩提供了依据;人类视觉特性为进一步对医学图像进行压缩提供了条件。因此,可以利用上述两个条件之一对医学图像进行有损和无损压缩,或者综合利用上述的两个依据对医学图像进行高效的压缩。

JPEG 标准是国际标准化组织(ISO)和国际电报电话咨询委员会(CCITT)联合制定的静态图像的压缩编码标准,与相同图像质量的其他常用文件格式(如 GIF、TIFF、PCX)相比,JPEG 是目前静态图像中压缩比最高的。JPEG 是多种编码方法原理的综合,压缩比和图像压缩质量是成反比的。JPEG 作为静止图像的压缩标准,其压缩比在(8~100):1 之间,压缩后的一个像素点可用 0.25~2 比特存储。实际工作中,可以根据自己的需要,选择合适的压缩比。JPEG 虽然是有损压缩方式,但对医学图像的视觉效果几乎没有影响。

(二)压缩技术分类

医学图像压缩的分类方法种类繁多,目前尚未有统一的划分标准。一般的,就压缩后输出的码流是否可以恢复到原始数据将压缩方法分为两大类,即可逆压缩和非可逆压缩方法。可逆压缩也叫无损压缩,无损压缩后所得到的数据可以精确的恢复到原始医学图像数据。无损压缩方法主要包含去相关性和编码两个步骤。对去相关性后所得的剩余信号再次熵编码可以进一步对其压缩。医学图像无损压缩中所用的编码方法主要有:哈夫曼编码、算术编码、游程编码、LZW 编码。非可逆压缩也叫有损压缩,目的是去除图像数据中的冗余信息和对视觉不敏感的细节分量,以尽可能少的码字来表示输入的图像数据。有损压缩后所得到的数据无法精确恢复到原始图像数据。但是,运用该类方法对医学图像进行压缩能获得很高的压缩比,其优点是降低了对存储容量的需求,缩短了传输时间。

(三)常见图像信息压缩方法

当前用于医学图像数据的有损压缩方法主要有:离散余弦变换(DCT)编码、子带编码、小波变换编码、自适应预测编码方案和矢量量化方法。按照压缩方法所依据的原理来分类,可分为信息熵编码、预测编码、变换编码、结构编码、基于知识编码。

信息熵编码是根据输入信号的统计特性以及各信号出现的概率,对出现概率较大的信号分配较短的码字,出现概率较小的信号分配较长的码字,这样平均码字可以任意接近于原始信息的熵。预测编码是根据图像数据的统计特性得到每个像素的预测值，然后计算原始图像与其预测图像之间的差值，使存储和传输的数据减少，达到压缩的目的。变换编码是对输入的图像数据进行某种正交变换，并对变换后的系数进行量化、编码，从而达到数据压缩的目的。变换编码同预测编码一样，也是当前最活跃的编码方法。结构编码也称为现代编码，结构编码方法利用图像整体的结构特点，在编码时先通过各种分析手段，提取图像的边界、轮廓、纹理等结构特征，然后对这些信息进行编码保存和传输。基于知识编码是对医学图像中一些可以用规则描述的器官图像，利用临床医生对该图像的知识形成一个规则库，从而根据该规则库的模型和一些参数对某特定器官图像进行编码。

（四）图像后处理技术

医学影像检查手段，如 CT、MRI、DSA、SPECT、PET 和超声等产生的数字化图像，经计算机技术对其进行再加工，并从定性到定量对图像进行分析的过程称为医学图像后处理技术。它综合运用了计算机图形学和图像处理技术，把由各种数字化成像技术获得的人体信息按照一定的需要在计算机上直观地表现出来，能够弥补影像成像设备在成像上的不足，从而提供用传统手段无法获得的结构信息。医学图像处理技术已不单纯局限于完成一些简单的显示功能，还包括图像预处理技术（如图像分割标注、图像配准融合）和三维可视化技术，并融入了部分图像分析技术。医学图像后处理技术主要分为：常规后处理、多维图像重建和图像智能化处理技术。

1. **常规后处理**　常规后处理主要有几何变换、图像测量和调整图像显示效果等。

（1）几何变换：通过几何变换可以改善在图像采集过程中由于患者摆位、采集条件等原因带来的对诊断的影响，帮助医生更好地观察图像。几何变换的类型有：缩放、旋转、镜像、定位及裁剪等。

（2）图像测量：图像测量的主要目的是提取出对临床诊断有用的定量信息。

（3）调整图像显示效果：主要有伪彩色显示、锐化处理和图像增强等。伪彩色显示增加器官的对比度；锐化处理加强了图像轮廓，降低模糊度；单器官增强改善了图像视觉效果，方便特征提取。

2. **多维图像重建**　包括二维图像重建和三维图像后重建。

（1）二维图像后重建：此技术多用于多排螺旋 CT 设备，通过对 CT 图像横断面的截取，进行二维体积层面重组，包括多平面重组（MPR）、曲面重组（CPR）、计算容积重建（CVR）等。多平面重组（MPR）是获得人体组织器官任意的冠状、矢状、横轴、和斜面的二维图像，显示全身各个系统器官的形态学改变，尤其在判断颅底、颈部、肺门、纵隔、腹部及大血管等解剖结构和器官的病变性质、侵及范围、毗邻关系有着明显优势；曲面重组（CPR）是 MPR 的一种特殊方法，适合于人体一些曲面结构的显示，如颌骨、迂曲的血管、支气管等；计算容积重建（CVR）是 MPR 的另一种特殊方式，它通过适当增加冠状、矢状、横轴面和斜面图像的层厚，以求能够较完整地显示与该平面平行走形的组织器官结构的形态，如血管、支气管等。

（2）三维图像重建：经三维可视化处理后的图像，可为医生提供器官和组织的三维结构信息和分析工具，提高医疗诊断的准确性。包括三维表面重建、三维容积重建、密度容积重建（IVR）、最大密度投影（MIP）、最小密度投影和 X 线模拟投影（X-ray Proj）等。三维表面重建包括：表面阴影显示（SSD）和对全部容积数据进行遮盖成像（SVR）。其中，SSD 主要用于骨骼和血管、气道、胆囊等中空器官的显示；三维容积重建（VR）是目前多层面螺旋 CT 三维图像后处理中最常用的技术之一。VR 图像主要适用于显示骨骼、血管系统、泌尿系统和肿瘤等器官和系统的病变；密度容积重建（IVR）利用全部体元的深度和透过度信息成像，主要适用于观察腹部 CT 值差别较小的组织器官；最大密度投影（MIP）作为一种有效的常规三维图像后处理技术，主要用于显示血管、骨骼和软组织肿瘤等病变；最小密度投影是利用数据中在视线方向上密度最小的像元值成像的投影技术；X 线模拟投影是利用容积数据中在视线方向上的全部像元值成像的投影技术主要用于骨骼病变的显示。

六、远程医学影像技术

（一）远程医疗技术

远程医疗是利用计算机网络技术、现代通信技术、多媒体技术与现代医学技术相结合的一门新兴的交叉学科，是一种新的医学模式。它以多种数字传输方式，通过多种核心技术和远程医疗软件系统建立不同区域的医疗单位之间、医师和患者之间的联系，完成远程咨询、诊治、教学、学术研究和信息交流任务等。远程医疗萌芽于二十世纪六七十年代的遥测心电图和宇宙飞行中对宇航员进行医学保健遥测和监护。大致可分为三个阶段:第一代是20世纪60年代初到20世纪80年代中期,发展较缓慢;第二代是20世纪80年代后期到20世纪90年代后期,随着通信和电子技术的不断提高,美国和西欧国家在远程会诊、医学图像的远距离传输等方面取得了较大进展;第三代是正处于远程医疗的快速、全面发展时期,成熟的项目商业化,已经在医疗诊断和治疗过程中发挥出越来越重要的作用。

远程医疗所处理的医学信息,包括高分辨力的静态和动态图像、声音、文字、生理参数和辅助信息,这些信息需要合理地储存于存储介质中。远程医疗系统采用Internet技术,客户/服务器体系结构,以支持分布式并发和多媒体处理的基于SQL的数据库作为主要的后台数据服务器,用以存放病史资料、医学信息及管理信息,将患者信息储存在计算机中,通过传送软件传送信息,自动存入专家端的数据库中,双方可随时调用患者的各种信息,并为患者信息的检索、统计、维护以及安全性提供保证。电子病历的发展是远程医疗中重要的前提条件之一,它是将传统的纸质病历完全电子化,提供电子存储、查询、统计、数据交换传输重现的数字化的患者的医疗记录。电子病历不仅包括了纸质病历的内容,而且还包括声像、图文等信息。完整的资料数据处理、网络传输、统计分析等是传统的纸张病历无法比拟的,尤其是在国内远程医疗会诊及国际间的交流中,大大提高工作效率和医疗质量,电子病历是医院现代化管理的必然趋势。

(二) 远程医疗服务

互联网是一个实用的巨大信息资源,加之卫星通信的不断发展,为远程医疗的发展开辟了另一渠道。远程医疗系统可以采用多种通信网络,如宽带多媒体异步通信网(ATM)、卫星网、公共数据网(DDN,ISDN)等。目前最理想的是ATM,动态图像的质量达到电视效果,卫星通讯速度快,安全性能好,可移动性强;DDN、ISDN加快了图像传输速率,提高了会诊质量。

远程医疗咨询是最具可操作性的一种方式,求医者与医生之间通过已经逐步普及的电子邮件建立联系,进行健康方面的咨询更快捷、更方便。目前国内外已经有一些网站设立了相关栏目,邀请一些医生"网上坐堂",即公布其电子邮件地址,以便于求医者与之联系。通过网络,专家既能及时获得病史、检验报告和各种影像资料,又可以观察患者,并与患者对话;既可以与现场的医生"面对面"展开讨论,指导与观察现场医生进行医疗操作,还能够立即送达诊断意见和治疗方案,犹如专家亲临现场会诊。这样,节约大量的时间和费用还及时得到专家的会诊咨询服务,大大改善医疗资源的合理配置,降低了医疗成本。远程手术是通过虚拟现实技术与网络技术结合,可以使得医生亲自对远程的患者进行一定的手术过程操作。也就是说,医生根据传来的现场影像通过键盘、鼠标、"数字手套"等输入设备来进行手术操作,其一举一动可转化为数字信息传递至远程患者处,控制当地的医疗器械的动作,这种手术对专家的操作技巧与相关设备的要求也是很高的。世界上首例实验性远程手术已经在1999年进行了。

随着临床医疗技术特别是医疗影像技术的发展,现代医学诊断活动越来越依赖于医学影像,医学影像已成为很多疾病诊断的硬标准。在远程会诊中,医学影像也是必不可少的一部分。远程影像会诊主要运用以下技术:

(1) 系统集成:各医疗机构的PACS/RIS系统应该与HIS系统进行集成整合,使患者基本信息和影像信息能够有效地关联;

(2) 存储方式:包括存储容量和影响到患者信息(包括影像诊断信息)存取能力的存取速度;

(3) 传输控制方式:远程医疗信息传输距离远,在某些特殊情况下数据量大,网络环境各异,因此有效的传输控制机制或系统的优化将影响系统性能;

(4) 显示:高质量的图像重现,它是构成远程医疗系统的重要因素,影响着系统的完整性和实用性;

(5) 影像数据的压缩:影像传输速度和存储能力都依赖于对影像数据的压缩;

(6) 人机界面和软件:友好性的人机界面可以提高人机交互,提高工作效率。

(三) 流媒体传输技术

1. 概念 流媒体技术就是把连续的影像和声音信息经过压缩处理后放上网站服务器,让用户一边下载一边观看、收听,而不要等整个压缩文件下载到自己的计算机上才可以观看的网络传输技术。该技术先在使用者端的计算机上创建一个缓冲区,在播放前预先下一段数据作为缓冲,在网络实际连线速度小于播放所耗的速度时,播放程序就会取用一小段缓冲区内的数据,这样可以避免播放的中断，也使得播放品质得以保证。

2. 特点

（1）带宽占用低：从流媒体服务器将患者的PACS影像和各种报告传递到远程会诊终端屏幕上，供专家参考。传递的仅限终端最终显示的画面，而不是DICOM格式文件，窗位窗宽调整、图像缩放、移动、旋转和CT值、距离、角度、面积、体积等影像处理功能也全部交由服务器完成。远程会诊端发回的仅为各种鼠标键盘控制指令。

（2）多点会诊：在用户同时访问相同病例影像时，流媒体服务器可以采用对等网络（P2P）技术向多用户提供服务，会诊终端的增加不会影响流媒体数据传送端的效能。

（3）多模终端接入：以流媒体传输方式实现医学影像访问，降低了对客户端硬件的需求。随着移动3G网络的开通和普及，移动无线终端采用流媒体技术访问远程医学影像成为理想的解决方案。以中心医疗结构网络终端、移动野战医院数字通信终端、专家便携移动终端组成的多模终端医学影像访问体系，使会诊过程可以随时随地进行。不再受到场地设施、人员分散等因素的影响，使得随时随地高效地组织会诊成为可能。

（4）高安全性：由于流媒体数据传递的特性，客户端仅能通过流媒体服务器获得服务端所发送的单帧图像，这意味着原始医学影像数据不会被复制到客户端设备上。

（5）功能可扩展：可以将MIP、MinIP、CPR、VR等影像后处理技术的处理过程通过流媒体传输技术进行拓展，将这些以往局限于专业图像后处理工作站的功能，传递给所有接入的远程终端设备，拓展PACS和远程会诊的技术能力和手段。

（6）性价比高：由于流媒体技术对通信带宽没有过高要求，适用范围更广，既可以与医院HIS共网存在，也可以通过普通ADSL连接到Internet。以低廉成本实现远程图像综合信息数据访问。不仅节约了网络建设成本，同时也降低了支持维护的复杂度和相关费用。

（四）照片的远程打印与连接

电子胶片系统的工作流程设计如下。

1. 技师保持现在的工作方式不变，仍然在设备控制台、后处理工作站上执行拍片，但输出的目的相机选择DJPrint（按需打印服务器），由DJPrint为每台设备绑定实际的输出相机。

2. DJPrint接收设备或PACS工作站的拍片请求，将数据缓存为电子胶片存储在服务器的磁盘阵列上，同时在数据库建立任务索引，执行任务的自动匹配，将任务与患者记录建立关联。DJPrint可以将匹配成功的电子胶片自动路由到PACS存档服务器，提供临床访问。

3. 护士在患者来取片或自助取片时，可通过就诊卡、住院号、床位号、患者编号等查询到报告和电子胶片任务，执行打印动作。护士可选择打印报告、打印标签、打印胶片、同时打印报告、标签和胶片。护士可对匹配失败的任务进行手工匹配；可以自由切换电子胶片输出的目的相机，也可以将电子胶片输出到普通纸张打印机。（注：标签为不干胶条，上面打印患者姓名、性别、年龄、检查部位等信息，贴在片袋上）。

接口实现方案如下：

1. 电子胶片管理系统与PACS系统的接口　一种是我们提供标准动态链接库，由PACS系统调用实现电子胶片任务查询、任务执行、任务取消、手工匹配、任务修改（胶片规格和目的相机）等接口。另一种是由RIS提供视图，我们根据视图中的数据生成工作列表，执行报告、标签和胶片的打印。

2. 电子胶片管理系统临床方的接口　一种是由我们将电子胶片作为DICOM文件传输给PACS存档服务，由PACS厂商提供给临床访问方式。另一种是我们提供基于Web的电子胶片方式与HIS系统进行集成。

（李大鹏　张玲　余建明）

第五节　PACS的临床应用

一、PACS临床应用的意义

1. 图像数字化和计算机多功能后处理提高阅片效果　PACS实现了数字成像技术，影像的清晰度大大提高，可对影像进行窗宽和窗位调节、边缘增强、灰阶变换、对比度增强等一系列计算机处理，又可采用回放、缩小、整体局部放大等方式显示，以及实现测量面积、距离、角度等多功能。这些影像后处理功能很大程度的提高医生阅片效率，从而辅助诊断。

2. 提高工作效率　多种医学图像信息的科内查询、传送、调阅及院内所有设备的图像存储和分布、分诊，影像的存储、归档等，PACS实现了在完成同样工作量的同时，节约了人力、物力，合理地安排了工作，有效地提高了工作效率，使更多的有经验的各科室医务人员能参加医疗会诊。把工作数量统计、耗材统计、收入概算、质量评估、效益评估等以前让人头疼的烦琐工作变得简单易行、清晰明了。

3. 缩短影像诊断报告周期和方便报告统一管理　在PACS环境下，应用计算机专用报告系统可根据不同病变生成固定模块，缩短了书写报告时间，使报告书写规范化，可生成图文并茂的诊断报告，实现了诊断报告与图像的同步传输，明显缩短了报告周期，更方便于报告的统一管理、调阅和研究。

4. 提高医院急救应急能力　对于全院级PACS，PACS系统已与RIS系统和HIS系统进行了集成，实现了一体化的信息流程，建立影像学检查的新工作流程，通过各工作站，使急救中心、门诊、病房、手术室及ICU与PACS连接，大大提高了医院急救应急能力。

5. 远程会诊实现医疗资源共享　影像的数字化、网络化使其可通过计算机及网络实现远程传输，更多的有经验的医生坐在自己的办公室里便可以共同研究患者的情况，提高诊断的准确性、治疗的及时性，实现资源的共享。

二、PACS在影像科及全院的应用

PACS在放射科的应用已日渐成熟，主要流程是：患者第一次到医院就诊时在门诊或急诊建立信息卡，录入患者的基本信息，包括姓名、性别、出生年月、身份证号码、民族、籍贯、常住地址、联系方式等。计算机系统自动生成门诊号，并将患者的基本信息通过网络传输给相关科室，患者挂号完毕到指定的科室就诊。临床科室医生开具相应的电子申请单，同时在计算机上为患者建立电子病历。患者持信息卡到影像科登记室刷卡、登记、划价。影像科技术人员根据到检的信息进行相应的检查，影像科医生在后台工作站书写诊断报告。报告内容自动嵌入电子病历。临床医生可以快速准确地得到全部诊断信息。影像科是医院门诊系统中患者流量较大的科室，而且负责患者全身各系统的检查项目。

PACS的具体应用如下：

1. 登记　仔细核对患者基本信息，将录有患者影像信息的卡在登记室刷读以后，与临床科医生开具的电子申请单进行核对。住院患者由相关科室申请后直接在网上调取。并编制相对应检查类别的检查号完成检录。切实保证每个患者信息的独立性和完整性。

2. 图像获取　技术人员将登记室到检的患者带到指定的检查室完成检查。核对患者信息、检查类别、检查部位，熟练操作各种检查设备（CR、DR、CT、MRI等）。最大程度发挥系统的快捷性，提高工作效率，把检查获得的图像与登记信息核对后合并匹配，传送到PACS服务器和影像工作站中。

3. 阅片与报告　当患者检查完成后，图像传送到PACS服务器及医生阅片终端的显示器上，医生根据诊断需要选择不同的图像显示方式。图像选定后，可以对感兴趣的显示数据信息进行对照比较，或对图像进行连续快速地浏览，还可以根据诊断需要进行放大、缩小、翻转、旋转、测量CT值、大小、角度以及窗宽/窗位的调整，增加了医生的诊断信息。PACS系统还可以将同一患者的不同检查图像放在一个ID号中。医生可以方便地查询该患者的其他检查信息，如CR、DR、CT、MRI等。

三、PACS与HIS及EMR系统集成带来的优越性

放射信息系统（RIS），是放射科的登记、分诊、影像诊断报告以及放射科的各项信息查询、统计等工作的管理系统，RIS系统与PACS系统紧密相连，构成医院数字医疗设备、影像及报告管理的解决方案。

医院信息系统（HIS）利用计算机和通信设备，为医院所属各部门提供受检者诊疗信息和行政管理信息，具有收集、存储、处理、提取和数据交换的能力，是满足医院各部门所需要的功能平台。由于特殊原因，过去PACS是一个独立的系统，没有与HIS连接，无法获取患者的基本资料和费用信息，所以把RIS系统独立出来，并由开发PACS系统的公司进行了研发。其实它是起PACS与HIS之间连接桥梁的作用的，现阶段多数医院已经把RIS归到PACS或HIS的医技工作站中，使它们有机联系在一起。

当影像检查前需要从临床医师处接受医嘱信息时，这些信息会通过信息系统之间的集成接口从HIS发送到RIS，而后这些信息会被RIS传送到影像采集设备。在医嘱信息从HIS传到RIS的过程中，使用了HL7标准，HL7是医疗领域不同应用之间的电子数据传输协议。HL7的采用使得不同模块之间实现了互联互通。医嘱信息从RIS传输到影像采集设备，则使用到了DICOM工作列表里的Worklist协议。影像数据采集后传送到PACS服务器及相应存储设备，之后这些影像的浏览地址会通过RIS传递给HIS供临床医师浏览。HIS/RIS系统

集成在医院各临床科室与放射科之间架起一座传输桥梁，这样的传输方式效率更高，避免人工错误，真正实现了无纸化传输应用。

Web 技术是建立开放式、分布式系统。Web 技术的创新方面在于通过标准协议提供浏览和链接多媒体文档的标准接口，这些多媒体文档包括图像、文本、声音以及动画等。由于 Web 技术在开发多媒体应用中的诸多优势，基于 Web 的技术已经深入到了医学信息研究和应用之中，并且许多医学图像应用系统已利用基于 Web 的技术进行开发，或利用 Web 服务器获取并浏览各种类型的医学图像。实现 PACS 系统 Web 浏览，不仅是建立广域开放式 PACS 系统的基础，同时客户端操作简单方便，易用性好，更适合于网上发布信息。

1. 基于 Web 的图像分布与显示 利用 Web 结构对 PACS 图像进行获取、利用以及浏览有不同的方法，大多数 Web 浏览器，如 IE 和 Google Chrome，都支持 JPEG 或者 GIF 图像变换，很多基于 Web 的应用是利用 Web 服务器获取 PACS 图像。在这些类型的软件架构中，图像在被送至浏览器之前，在 Web 服务器中将其从 DICOM 格式转化成 JPEG 或者 GIF 格式，并且对图像的处理和操作在 Web 服务器端完成，如窗宽、窗位调整、缩放平移操作、旋转以及显示格式变换等。

2. 基于组件的诊断显示工作站架构 图像显示工作站组件软件构架由 DICOM 通信组件、图像数据库组件、图像处理与显示组件以及图形用户界面(GUI)组件 4 种组件构成。对于诊断工作站，这四种组件被集成在一台大容量、高速 CPU 以及高速网络接口的计算机中，不同的组件之间通过标准或自定义的接口进行交互。显示与处理组件在内部产生一个事件驱动窗口环境，让用户通过输入设备，如鼠标、键盘等，通过组件中的具有多线程处理能力窗口和管线进行图像处理。由于组件中窗口对象可以通过适当的软件运行时配置，而适用于不同的显示设备。因此，基于组件的显示架构可以在不同的显示系统中实现，这样可以提高系统的移植性。结合 Web 应用的一些特点，可以选用 ActiveX 控件组件技术实现显示与处理组件。这一组件可以执行诊断显示工作站中的主要的显示功能，支持多显示器显示系统，支持不同的 Windows 平台和应用中的复用，例如 Windows 和基于 Web 的应用。

3. 基于组件的 Web 服务器架构 在组件架构的基础上利用显示与处理组件设计开发了基于 Web 的 PACS 图像分布服务器，同时利用了 XML 技术实现浏览器端与 Web 服务器端的文本信息交换。选择微软的 IIS 作为 Web 服务器，IE6.0(或以上)作为基于组件的 Web 服务器默认支持的浏览器。

四、PACS 与 RIS 的日常维护

(一) 预防性维护巡检

1. 网络技术人员

(1) 软件参数配置信息的备份：要求网络技术人员对于完成图像通讯和传输过程以及每台工作站和服务器上的参数配置了如指掌，由专人对每台设备的具体参数做出统一调配，对支持 DICOM3.0 协议设备的 IP 地址、主机名称、DICOM 应用标准以及端口号等参数、相关的报告数据、报告存放的位置以及病史记录的存放位置和权限设定配置留有详细手工备份材料，以便系统出现问题后能及时恢复；人员变动时，便于交接。

(2) 影像数据的备份：运用 PACS 自动监控与管理系统，每日动态监测 PACS/RIS 数据流程的运行状况；对于新进入 PACS/RIS 的图像或者经常调用的图像，通过 PACS/RIS 系统数据库管理系统存放于磁盘阵列上；对于长期不用的患者历史图像，存入存取速度最慢的离线存储设备上，进行图像的长期归档；对分布在不同地方的各个组件的应用实体名称(AE title)进行远程系统设置。每日凌晨 2 点由系统自动完成主服务器数据到备用服务器的全备份。确定图像在线存储为一年，以供随时调阅，超过一年的离线保存。

(3) 建立工作日志：对每天处理的事务记录在案，通过对日志的归纳、总结，及时发现并排除各种隐患。

2. 影像科与临床科室医师

(1) 做好本地备份：对于专用的计算机和图像数据库工作站，制造商在软件安装时已经做好了相应的配置，影像科操作人员应了解这一过程，掌握各种配置的参数，对存储在本地的图像进行备份，以防中心 PACS/RIS 服务器未及时转储时，本地留有备份。网络发生故障或主机配置发生变化时，可以及时解决问题。

(2) 专用显示器维护：系统中显示器的保养与维护直接影响着最终诊断结果。为了保证诊断的准确性，延长显示器使用寿命，日常的维护必须做到：常规一个季度做一次显示器表面清洁，屏幕上的各种脏物会降低显示的亮度输出，清洁时要用专用的清洁液和医用纱布，清洁液先喷在布上，

再用软布小心地从屏幕中心向外擦拭。不能用酒精之类的化学溶液、粗布、纸之类的物品来擦拭显示屏，以免损害显示器防反光及眩光的特殊涂层。

3. **工程技术人员**

（1）亮度测量：为了确保最大和最小亮度值在规定值之内，平均每季度进行一次测量，根据其测量指数推算，使用一年后，显示器亮度变化每周将达到 0～2cd/m^2，这个变化幅度对于诊断能够接受。因此，要求工程技术人员，一季度对显示器亮度进行一次调整，并做出亮度均匀性分析。

（2）色度一致性测量：尽管检测的显示器都是灰阶显示器，显示器的荧屏色彩检测仍是一个很重要的质量控制环节。如果同一工作站上多台显示器的色彩不一致，将影响诊断的准确性，经过对多台显示器进行色彩匹配化测试，确定色度一致性检测一年一次。

（二）机房环境保障系统

机房的日常维护可以为设备提供良好运转环境，保障系统运转安全、正常保持通信畅通。日常维护具体内容：

1. 保持机房清洁干净，防尘、防潮、防止鼠虫进入。

2. 严禁在设备的计算机终端上玩游戏，禁止装入其他无关的软件或将计算机挪用。

3. 每天须参照日常维护操作指导的相关内容，进行常规检查和测试，并做好记录。发现问题须及时处理，处理不了的问题应立即向有关单位联系解决，遇到紧急情况不要慌张，切忌手忙脚乱。

4. 每季度一次设备的除尘、清理，扫净监控设备显露的尘土，对摄像机、防护罩、门禁、监控采集模块等部件要卸下彻底吹风除尘之后用无水酒精棉将各个部件擦干净。调整摄像头清晰度，防止由于机器运转、静电等因素将尘土吸入监控设备机体内，确保机器正常运行。同时检查监控机房通风、散热、净尘、供电等设施。室外温度应在－20℃～+60℃，相对湿度应在 10%～100%；室内温度应控制在+5℃～+35℃，相对湿度应控制在 10%～80%，留给机房监控设备一个良好的运行环境。

5. 根据监控系统各部分设备的使用说明，每月检测其各项技术参数及监控系统传输线路质量，处理故障隐患，协助监控主管设定使用级别等各种数据，确保各部分设备各项功能良好，能够正常运行。维修时按设备相应规范说明书来进行，避免因人为因素而造成事故。

6. 对容易老化的监控设备部件每月一次进行全面检查，一旦发现老化现象应及时更换、维修，如视频头、采集模块等。

（三）系统宕机应急方案

1. **医学影像无法上传服务器**　此类问题一般是由服务器后台处理软件 Queuemanager. exe 没有反应而无法工作，主要是由于各医学影像设备同时往服务器传输大量的影像数据造成堵塞而引起。此类问题最简单的解决方法是退出正在运行的 Queuemanager. exe，重新启动该软件；若不能正常启动，则可以同时按 Ctrl、Alt 和 Del 三个键来激活“关闭程序”窗口，然后结束没有反应的进程，重新启动软件。若仍不能解决，则需注销或重新启动服务器。服务器出现故障时所传输的各医学影像设备图像不能自动恢复传送，需重新激活，一般在影像设备“Image works”的“Queue”菜单下“Network”里点击“Resume”按钮就可以解决。

2. **影像设备与服务器无法连接**　影像设备与服务器之间的通信大多是基于 TCP/IP 网络。出现此类问题一般先检查 PACS 系统中服务器对医学影像设备的设置是否正确，包括：设备名称、IP 地址、端口号以及 AE Title。若设置正确，则需要检查是否网络系统出现问题，可以执行互联网分组探测器（PING）目标的 IP 地址来验证网络是否通畅。网络连线接触不良也可引起此类问题，可用测线器对网线进行测试来排除。医学影像设备本身的故障或影像设备的设置错误也可引起此类问题，这就需要设备厂商的工程师前来维护。

3. **报告终端无法打开 PACS 系统**　此类问题一般是由数据源（ODBC）引起。数据源是指向服务器上的数据库。报告终端要使用 PACS，就必须建立使用 PACS 的数据源来指向服务器。问题解决方法是：先打开计算机的“控制面板”，再打开“管理工具”中的“ODBC 数据源”项，检查有关 PACS 数据源 SQL Server 设置是否正确。有时需删除该数据源的 SQL Sever 并重新安装。

4. **PACS 无法启动并提示软件非法**　此类问题常见于维护人员对系统进行维护过之后，注册表中的医院名称和软件的名称不一致所引起。可打开注册表，选择医院名称，将其改成正确的名称即可。

（李大鹏　张玲　余建明）

第四十三章

医学影像大数据与5G医学影像云技术

第一节 医学影像大数据

一、大数据技术概述

（一）大数据

大数据（big data）是指无法在一定时间范围内用常规软件工具进行捕捉、管理和处理的数据集合，是需要新处理模式才能具有更强的决策力、洞察发现力和流程优化能力的海量、高增长率和多样化的信息资产。在维克托・迈尔-舍恩伯格及肯尼斯・库克耶编写的《大数据时代》中大数据指不用随机分析法（抽样调查）这样捷径，而采用所有数据进行分析处理。大数据的5V特点：volume（大量）、velocity（高速）、variety（多样）、value（低价值密度）、veracity（真实性），如图43-1。

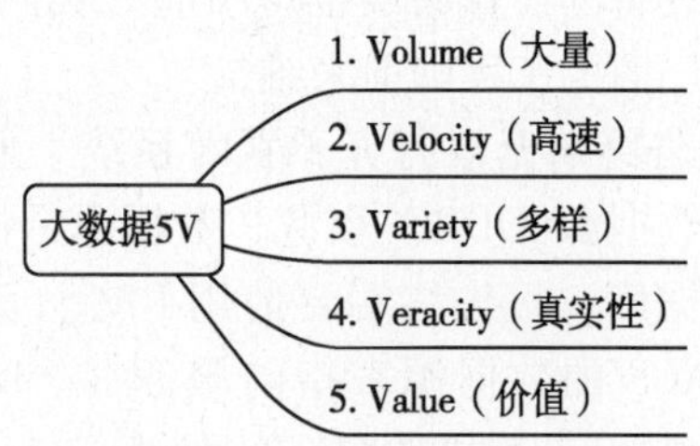

图43-1 大数据的5V特点

1. **数量比较大** 只有数据体量达到了PB级别以上，才能被称为大数据。1PB等于1 024TB，1TB等于1 024G，那么1PB等于1 024×1 024个G的数据。

2. **价值大** 例如若有了全国几百万患者的数据，根据这些数据进行分析就能预测疾病的发生，这些都是大数据的价值。

3. **多样性** 如果只有单一的数据，那么这些数据就没有了价值，比如只有单一的个人数据，或者单一的用户提交数据，这些数据还不能称为大数据。所以说大数据还需要是多样性的，比如当前的上网用户中，年龄、学历、爱好、性格等，每个人的特征都不一样，这个也就是大数据的多样性。当然了如果扩展到全国，那么数据的多样性会更强，每个地区，每个时间段，都会存在各种各样的数据多样性。

4. **速度快** 就是通过算法对数据的逻辑处理速度非常快，1秒定律，可从各种类型的数据中快速获得高价值的信息，这一点也是和传统的数据挖掘技术有着本质的不同。

5. **真实性** 即数据的质量。大数据的真实性风险实质上就是指大数据的质量究竟是高还是低，大数据在现实中面临着三种风险，即数据出处来源的可靠性风险、数据传递过程的失真性风险、数据分析结果的可信度风险。大数据技术的战略意义不在于掌握庞大的数据信息，而在于对这些含有意义的数据进行专业化处理。换而言之，如果把大数据比作一种产业，那么这种产业实现盈利的关键，在于提高对数据的“加工能力”，通过“加工”实现数据的“增值”。大数据技术是大数据价值体现的手段和前进的基石。从技术上看，大数据与云计算的关系就像一枚硬币的正反面一样密不可分。大数据必然无法用单台的计算机进行处理，必须采用分布式架构。它的特色在于对海量数据进行分布式数据挖掘。但它必须依托云计算的分布式处理、分布式数据库和云存储、虚拟化技术。

（二）大数据技术

大数据技术包括数据采集、数据存取、基础架构、数据处理、数据分析、结果呈现。

1. **数据采集** 在大数据的生命周期中，数据采集处于第一个环节。根据映射-化简（MapReduce）产生数据的应用系统分类，大数据的采集主要有4

种来源:管理信息系统、Web 信息系统、物理信息系统、科学实验系统。对于各种来源的数据,这些结构化和非结构化的海量数据是零散的,也就是所谓的数据孤岛,此时的这些数据并没有什么意义,数据采集就是将这些数据写入数据仓库中,把零散的数据整合在一起,对这些数据综合起来进行分析。数据采集包括文件日志的采集、数据库日志的采集、关系型数据库的接入和应用程序的接入等。

2. **数据存取**　大数据的存取采用不同的技术路线,大致可以分为 3 类。第 1 类主要面对的是大规模的结构化数据。第 2 类主要面对的是半结构化和非结构化数据。第 3 类面对的是结构化和非结构化混合的大数据。据互联网数据中心(IDC)的调查报告显示:企业中 80%的数据都是非结构化数据,这些数据每年都按指数增长 60%。

3. **基础架构**　云存储和分布式文件存储等。比如 Hadoop 作为一个开源的框架,专为离线和大规模数据分析而设计,HDFS 作为其核心的存储引擎,已被广泛用于数据存储。HBase 是一个分布式的、面向列的开源数据库,可以认为是 HDFS 的封装,本质是数据存储、NoSQL 数据库。HBase 是一种 key/value 系统,部署在 HDFS 上,克服了 HDFS 在随机读写这个方面的缺点,与 Hadoop 一样,HBase 目标主要依靠横向扩展,通过不断增加廉价的商用服务器,来增加计算和存储能力。

4. **数据处理**　对于采集到的不同的数据集,可能存在不同的结构和模式,如文件、XML 树、关系表等,表现为数据的异构性。对多个异构的数据集,需要做进一步集成处理或整合处理,将来自不同数据集的数据收集、整理、清洗、转换后,生成到一个新的数据集,为后续查询和分析处理提供统一的数据视图。

5. **数据分析**

(1) 可视化分析:不论是分析专家,还是普通用户,在分析大数据时,最基本的要求就是对数据进行可视化分析。经过可视化分析后,大数据的特点可以直观地呈现出来,将单一的表格变为丰富多彩的图形模式,简单明了、清晰直观,更易于读者接受。

(2) 数据挖掘算法:数据挖掘算法是根据数据创建数据挖掘模型的一组试探法和计算。为了创建该模型,算法将首先分析用户提供的数据,针对特定类型的模式和趋势进行查找。并使用分析结果定义用于创建挖掘模型的最佳参数,将这些参数应用于整个数据集,以便提取可行模式和详细统计信息。大数据分析的理论核心就是数据挖掘算法,数据挖掘的算法多种多样,不同的算法基于不同的数据类型和格式会呈现出数据所具备的不同特点。各类统计方法都能深入数据内部,挖掘出数据的价值。为特定的分析任务选择最佳算法极具挑战性,使用不同的算法执行同样的任务,会生成不同的结果,而某些算法还会对同一个问题生成多种类型的结果。图像化是将机器语言翻译给人看,而数据挖掘就是机器的母语。分割、集群、孤立点分析还有各种各样五花八门的算法让我们精练数据,挖掘价值。这些算法一定要能够应付大数据的量,同时还具有很高的处理速度。目前,还需要改进已有数据挖掘和机器学习技术;开发数据网络挖掘、特异群组挖掘、图挖掘等新型数据挖掘技术;突破基于对象的数据连接、相似性连接等大数据融合技术;突破用户兴趣分析、网络行为分析、情感语义分析等面向领域的大数据挖掘技术。

(3) 预测性分析:大数据分析最重要的应用领域之一就是预测性分析,预测性分析结合了多种高级分析功能,包括特别统计分析、预测建模、数据挖掘、文本分析、实体分析、优化、实时评分、机器学习等。预测性分析可以让分析师根据图像化分析和数据挖掘的结果做出一些前瞻性判断。从纷繁的数据中挖掘出其特点,可以帮助我们了解目前状况以及确定下一步的行动方案,从依靠猜测进行决策转变为依靠预测进行决策。它可帮助分析用户的结构化和非结构化数据中的趋势、模式和关系,运用这些指标来洞察预测将来事件,并做出相应的措施。

(4) 语义引擎:非结构化数据的多元化给数据分析带来新的挑战,我们需要一套工具系统分析,提炼数据。语义引擎是语义技术最直接的应用,可以将人们从烦琐的搜索条目中解放出来,让用户更快、更准确、更全面地获得所需信息,提高用户的互联网体验。

(5) 数据质量和数据管理:大数据分析离不开数据质量和数据管理,高质量的数据和有效的数据管理无论是在学术研究还是在商业应用领域都极其重要,各个领域都需要保证分析结果的真实性和价值性。

6. **结果呈现**　图化展示(散点图、折线图、柱状图、地图、饼图、雷达图、K 线图、箱线图、热力图、关系图、矩形树图、平行坐标、桑基图、漏斗图、仪表盘）和文字展示。大数据无处不在，大数据应用于各个行业，包括金融、生物医学、汽车、餐饮、电信、能源、体育和娱乐等在内的社会各行各业都已经融入了大数据的印迹。如生物医学，大数据可以帮助我们实现流行病预测、智慧医疗、健康管理，同时还可以帮助我们解读 DNA，了解更多的生命奥秘。大数据的价值，远远不止于此，大数据对各行各业的渗透，大大推动了社会生产和生活，未来必将产生重大而深远的影响。

二、医学影像大数据当前的困境

在医学领域，随着信息化的不断深入，医学数据也越来越丰富，其中医学影像数据是一个十分重要的组成部分，而且，医学影像信息被数字化、数据化后形成了丰富多样的、存储量庞大的医学大数据。因为影像检查已基本数字化，所以天然具有能进行大数据处理分析的可能。但在医学影像大数据的探索过程中，要解决三类问题：

1. 影像检查的数据量极大，要求极高的存储、处理和分析能力，进行大数据研究的前提是有功能足够强大的硬件和软件的支撑，更需要有 IT 和统计专业人士的参与。

2. 在数据利用过程中，简单的数据堆积不能进行有效的处理，需要按一定逻辑，从微观到宏观进行数据加工后方可挖掘其内在规律。在数据加工过程中，首先应从单个病例的影像中提取出关键信息（如美国国立卫生研究院的 Common Data Element，CDE），实现图像中数据元素的标准化、结构化，其次应开展高质量、大范围和长期的注册研究和临床试验，并且将影像数据与临床数据、实验室检查、病理和基因组信息等整合在一起，基于特定的假设和目标进行大数据分析，才能得到有意义的结果。

3. 医学影像研究的思路应改变，传统的医学研究是先提出研究假设（如假设某种因果关系的存在），以临床观察或对照临床试验的形式验证假设或拒绝假设，研究数据通常是有目的收集，数据质量很高。但在大数据研究中，应允许数据有瑕疵，在不能确知因果关系之前接受以相关关系来替代因果关系辅助决策，以整体数据预测个体结局。只有逐步适应这些研究思路的改变，医学影像研究者才能更好地利用大数据理念，并使其逐步完善。在完成实际任务的过程中，上述三类问题常常是互相叠加的，尚没有很简单的应对措施。所以总体上讲，大数据在医学影像业务领域的探索还是非常初步的，理论意义大于实际意义。

三、医学影像数据标准化的难点

虽然，当今医学影像的数据总量很大，但只有极小的一部分能被整合、理解和分析，面对医学影像数据做到标准化的困难在于数据量极大、数据源过多、数据格式不统一以及瑕疵数据充斥数据库。在大数据处理过程中，统计理论和机器学习的技术非常重要，但医学影像专家对 IT 技术所知有限，而技术 IT 专家则不易理解医学问题的实质，跨学科人才稀缺。为了克服医学影像大数据工作的困难，应研发适应影像信息存储、处理和挖掘的规范、技术和工具。为了更好地利用医学影像大数据，应提高数据对使用者的透明度和方便性，提高数据使用效率和数据质量，对影像数据进行定量化、结构化地分析和挖掘。具体地说，应在保障患者隐私和数据安全的基础上，建立不依赖于厂家的存储和分析平台，使用统一的术语，发展定量的影像组学、影像共享、数据挖掘和人工智能工具。

四、医学影像信息的全流程质控是解决问题的关键

如何做到医学影像数据的标准化，医学影像信息的全流程质控是关键。首先，要规范整个影像检查流程，包括影像数据获取、图像后处理、影像分析思维训练、结构化诊断报告、影像数据规范存储、调用，提取有用数据，去除或减少垃圾数据，同时提高数据共享、公共意识。单靠从事医学影像的医生是无法完成的，必须要有多学科人员参与支持，相互配合、相互学习，共同制定、规范流程。

（李大鹏　张玲）

第二节　医学影像信息的全流程质量控制

一、DR 影像信息的全流程质量控制

1. **设备器材要求**　设备表面清洁，运行正常，无不安全因素。摄影台滤线栅：栅焦距 $f=100\text{cm}$，栅比 $R=8\sim10$，栅密度 $n\geqslant40\text{L/cm}$。立位摄影架：胸部摄影用滤线栅，栅焦距 $f=180\text{cm}$，栅比 $R=10\sim12$，栅密度 $n\geqslant40\text{L/cm}$。其他部位摄影用滤线栅规格同摄影台。每年校准 X 线机电参数、几何参数，

符合规范要求；每月校正显示器、影像打印机。

2. **技术要求**　根据患者检查部位、体型、病情，使用适当曝光参数（管电压、管电流量、滤过厚度）。除特殊说明外摄影距离默认100cm、总滤过≥3.0mmAl当量；尽量使用小焦点、较短曝光时间；照射野范围适当，一般不超过检查部位要求范围的10%；注意屏蔽防护，特别是腺体部位。

3. **照片标记放置规则**　标记包括：医院名称、设备名称、受检者编号、“左”“右”标记、检查日期、技师识别符等必要信息；编号和“左”“右”一起排列，“右”排放在号码序列之首，“左”排放在号码序列之尾；正位摄影时号码序列置于肢体外侧，号码底边向外（胸部摄影时号码至于肩上部）；侧位及斜位摄影时左右标记用近片侧，号码序列置于肢体前侧、底边向外；前后位、后斜位及内外向侧位摄影时号码正放，后前位、前斜位、外内向侧位及胸部侧位摄影时号码反放；尽量选择不与肢体影像重叠的边角位置摆放标记。

4. **影像要求**　①体位要求：位置正确，符合诊断学要求，照射野适当，画面布局合理，其他详见各部位质量标准。为了获得准确的影像，应重视测量器具和固定技术在摄影中的使用。②模拟照片：密度适当，对比度、锐利度好，层次丰富。密度要求：基础灰雾$D_0<0.25$，诊断区$D=0.25\sim2.0$，空曝光区$D>2.5$。③数字影像：锐利度好，噪声水平适度，曝光指数在推荐范围内。④标记准确、齐全。⑤图像无伪影。

5. **影像评级标准**　①一级影像标准：全面达到影像要求的各项标准。②二级影像标准：按一级标准，有一项不符合要求，但不影响诊断者。③三级影像标准：按一级标准，有两项或三项不符合要求，尚不影响诊断者。④废像：影像不能满足诊断，需重新摄影者。

6. **影像评级达标要求**　①三级医院：一级影像率>50%，废像率<2%。②二级医院：一级影像率>40%，废像率<3%。③一级医院：一级影像率>30%，废像率<4%。

二、CT影像信息的全流程质量控制

1. **设备要求**　检查室按照各类型设备的要求提供适宜的温度和湿度；依照CT设备开机的要求按步骤操作；按设备要求预热X线管；建议按设备要求进行空气校正；建议确保有足够的存储空间。如果有PACS系统，需要确保数据传输通畅；确保高压注射器处于完好待用状态；确保影像交付介质处于正常状态；定期做好CT设备的预防性维护（设备状态维护）；CT室配备常规急救器械和药品。

2. **受检者准备**　①受检者检查前，去除被检部位的金属饰品或可能影响X线穿透力的物品，嘱受检者在扫描过程中保持体位不动。②不合作的受检者（如婴幼儿、躁动不安或意识障碍者），在CT扫描前给予镇静。③根据检查部位做好检查前相关准备。胸、腹部检查前进行屏气训练，保证扫描时胸、腹部处于静止状态；胃肠道检查前饮水；颈部和喉部检查前告知受检者不能做吞咽动作；眼部检查前告知患者闭上双眼，尽量保持眼球不动，不能闭眼者让其盯住正前方一个目标。

3. **操作者准备**　①掌握基本的影像诊断知识，能根据受检者的特点、诊断的需要设置个性化的扫描流程与参数；②熟练掌握CT机的性能和特点；③落实“查对”制度；④向受检者做好解释工作，消除其顾虑和紧张情绪，检查时取得患者配合；⑤能够及时发现检查过程中受检者的异常情况，熟练掌握心肺复苏术，在受检者发生意外时能及时参与抢救；⑥熟悉影像危急值的范围。

4. **图像质量控制**　检查部位符合临床诊断需求；图像上无由于设备故障造成的伪影；图像采集和重建参数符合影像诊断的需求；预置合适的窗宽和窗位；图像标识显示完整；增强检查期相达到临床诊断要求。

5. **其他**　①增强检查结束后，受检者留观30分钟；②定期检查急救药品的有效期，并及时更新；③如果受检者发生不良事件，及时做好记录并按要求上报；④登记时核对受检者信息，人工发放结果时，需再次核对受检者的相关信息。

三、MRI影像信息的全流程质量控制

1. **设备要求**　检查室按照MRI设备要求提供适宜的温度和湿度；设备周围无移动的大型金属物；保证水冷机和精密空调的良好的运行状态；依照MR设备开机的要求按步骤操作；定期做好MRI设备的预防性维护（设备状态维护）。

2. **适应证与禁忌证**　MRI适用于人体大部分解剖部位和器官疾病的检查，应根据临床需要以及MRI在各解剖部位的应用特点选择。禁忌证有体内装有心脏起搏器、电子耳蜗、磁性金属药物灌注泵、神经刺激器等电子装置；高热患者等。对一部分相对禁忌证需在做好风险评估、成像效果预估的

前提下，权衡利弊后慎重考虑是否行 MRI 检查。

3. **检查前准备**

（1）核对申请单，确认受检者信息、检查部位、目的和方案。

（2）确认有无 MRI 检查禁忌证。

（3）对于有相对禁忌证及危重患者，做好急救准备。

（4）告知受检者检查流程、注意事项及呼吸配合等。

（5）受检者检查前更衣，确认无铁磁性金属物品（如推车、病床、轮椅、手机、手表、钥匙、首饰、硬币等）被带入扫描室。

（6）婴幼儿、躁动等不合作患者检查前给予药物镇静。

（7）做好增强检查前准备工作。

（8）做好 MRI 检查意外救治准备工作。

（9）根据具体检查项目做好相应检查前准备。

4. **图像质量控制**　检查部位符合临床诊断需求，选择合适的扫描序列参数；磁共振图像信噪比要高，有效合理地提高图像信噪比；在保证一定 SNR 的前提之下，磁共振图像具备良好的对比度；高的空间分辨力，空间分辨力也会牺牲图像的对比，我们应合理地调整参数，比较权衡地提高空间分辨力；图像保持良好的均匀度；减少或规避伪影，将伪影控制在不影响诊断的范围内。

四、医学影像诊断的全流程质控

医学影像检查的最终诊断结果体现在诊断报告上。诊断报告是临床医师医疗处理的客观依据，对医疗过程起着决定性的作用。因此，诊断报告的质量，直接体现医疗技术的水平和质量。医学影像诊断报告的书写应该由具备资质要求的专业医师完成，书写过程应紧密结合临床遵循一般规律和专业要求，客观分析受检者的影像所见，最大限度地运用专业的知识，提供完整的、专业的诊断。

（一）医学影像诊断报告格式和内容的基本要求

无论是用结构式报告（structural report）模板，还是用自由式报告（free text report）的方式书写报告，给送检医师和/或受检者的医学影像诊断报告都应包括以下项目：受检者人文资料（demo-graphic data）、临床诊断、检查要求或目的、检查部位和名称、检查方法、医学影像学表现、医学影像学诊断（包括报告书写医师的建议）。各项目的具体内容如下。

1. **人文资料**　即受检者的标识信息，包括受检者姓名、性别、年龄、科别、住院号、床号、检查号码、检查日期等。检查号码可根据检查内容分成 X 线号、CT 号、MRI 号或 DSA 号等。已采用 PACS 的单位应采用统一的医学影像学检查号码。如果有可能，可逐步过渡到同一受检者的各种医学影像学检查号码统一为一个号码，或者直接采用门诊号或者住院号为检查号码。统一号码的目的是方便搜寻、比较历次检查的资料。

2. **临床诊断或信息**　主要指检查前临床初诊或临床医师推荐医学影像学检查的目的和要求。放射科医师根据临床医师所开检查申请单上有关内容而填写，采用电子申请单的医院，应采用自动电脑载入临床病史中的诊断结果，如会诊单上的临床诊断（病名）；或者与医学影像诊断有关的受检者主要症状或化验结果，如"咳嗽""体检发现血 AFP 升高"等。"临床诊断"项下应避免"空白""协诊"或"无"等现象。

3. **检查部位和名称**　指根据送检医师的要求，即实际检查之部位，如胸部、腹部或颅脑等。检查名称，应根据医学影像学检查的相关规定正确书写，名称应与客观检查情况相符，各医院放射科应统一规定其名称，避免采用不规范缩写（例如胸大片、心三位片）。

4. **检查方法**　X 线检查应描述检查方法、体位、摄片张数以及机房、设备名称。CT 或 MRI 应写明扫描的部位、范围及受检者体位；应注明平扫或增强，以及具体扫描序列名称、主要参数（如层面、层厚、矩阵大小、FOV、扫描时间、MRI 的 TR/TE、NEX 等）、图像数量和摄片情况。凡增强者无论 CT 或 MRI 均应描述对比剂名称、给药方式、注射总量、注射速率和延时等；如为动态增强成像，应标明期相。

5. **医学影像学表现**　医学影像检查的观察内容很多，如 CT、MRI 平扫加增强的层数往往较多，须采用不同窗宽、窗位观察。审核医师对它们全面观察后，应该对所观察过的全部内容加以描述，医学影像学表现一项的书写应包括以下内容。

（1）描述的方法：可采用两种方法书写。其一，首先书写阳性发现及相关改变，再描述一般表现；复杂、多种病变的描述要注意逻辑顺序；一般建议先描述重点、重要的、恶性的病变，然后是必要的阴性表现。其二，按器官、组织系统性地逐一描述。

（2）描述与临床诊断和/或送检医师要求相关的内容：阐明有无临床初诊和送检医师要求中所疑疾病的阳性或阴性表现。对于阳性发现：①要求正确、全面、完整地描述病理性影像征象，不遗漏病变；②要求正确使用征象名，不应使用疾病名来描述异常改变；③影像的描述内容应该包括位置、数量、大小、分布、形态、边缘、内部结构、信号强度（密度）、周围关系、与既往资料比较的变化等，病灶内部结构要观察有无钙化、坏死、液化、空洞、出血等，描述病灶与周围组织的关系时要兼顾周围脏器形态和功能变化两个方面；④增强检查时，要描述病灶的强化表现，包括强化幅度、强化模式，强化幅度一般应写明增强前后的 CT 测量值，强化模式的描写包括均匀强化、不均匀强化、环形强化、斑驳状强化等；⑤描述过程中，能够定量的表现应该量化，单发病变要测量体积/最大截面直径，多发病变要测量最大的病灶。

（3）描述应符合逻辑：按器官或按疾病性质有层次地描写。规范使用医学专业术语，不用口语、缩略词及其他非正规词汇，如“主动脉”不能用“主A”等；描述应该语句通顺，标点符号正确。此外，报告中应该对临床特别关注的问题进行回答，还要对检查范围内所见的其他次要异常情况和所有其他脏器的形态进行描述。凡复诊病例，应对比本次与过去影像所见有否发生变化，并对变化一一加以描述。针对不同的检查方法，应有相应的描述。例如胃钡餐造影应对充盈相、黏膜相、双对比相和压迫相均有描述，需要描写对比剂充填或涂布情况，对比剂显示的脏器形态或改变情况；动态增强 CT 应有不同增强期相表现的描述；MRI 应有 T_1WI、T_2WI、增强前后以及动态增强的时间-信号曲线等的描述；有其他特殊序列，如弥散加权、磁敏感加权成像、波谱成像等都应进行描述。

（4）临床诊断和送检医师要求以外阳性发现的描述：①偶然发现病灶的表现，即临床所疑疾病以外的阳性表现，如骨折患者所摄片上偶然发现的骨软骨瘤，对后者的表现应予描述。②正常变异的表现，无临床意义者可以描述或不描述，有临床意义者必须描述。例如肝脏右前叶和右后叶胆管分别各自与左肝管汇合，对一位体检对象或脂肪肝患者无临床意义，但对肝移植患者有临床意义，对后一种情况必须加以描述。③伪影的表现，有些伪影几乎不可避免，放射科医师和其他临床医师均对它甚为熟悉，医学影像学表现中可以描述或不描述，例如 CT 扫描所见之后颅窝岩骨层面的岩骨所造成的骨髂硬化伪影；另一些伪影不一定经常出现，且可能造成误诊，在医学影像学表现中必须加以描述和说明，例如 MRI 检查见肝脏左叶层面因主动脉搏动所造成的重叠在肝脏左叶上的类圆形搏动伪影，有可能误诊为病灶，就应该加以描述。④如果图像质量存在一些瑕疵亦应该写明，如移动伪影、金属伪影等。

（5）讨论：对于某些特异性较差的医学影像学表现或征象，难以据此做出较肯定或否定诊断时，即有需要鉴别的几种情况存在时，报告书写者可用讨论的形式在“医学影像学表现”项下述及，以利于阅读诊断报告的医师了解书写报告医师的思路和诊断依据。

6. **医学影像学诊断** 报告书写和审核医师须做出该病患的确切、适当的诊断。如确实存在学科知识或技术能力的“知识差距”难以解决的问题，则应该采用循证医学影像学的方法，根据本次检查的所有医学影像学表现（阳性和阴性表现）诊断有关疾病的概率，做出“肯定”“肯定之可能性较大”“不能肯定或否定”“否定之可能性较大”和“否定”5 种可能的医学影像学诊断中的某一种诊断。如为“肯定之可能性较大”“否定之可能性较大”或“不能肯定或否定”，则报告应包括鉴别诊断（最多不宜超过 3 个）；或“建议”，即建议进一步做什么（如穿刺活检，或抗感染治疗 1 个月后随访）以明确诊断。对于肿瘤性疾病的诊断，除需做出定位、定性诊断外，有条件的最好还能做出定级和定期诊断。所谓定期，即 TNM 分期诊断。行局部（如肺、腹）医学影像学检查者，病灶的定期诊断也即其“T”分期或部分“T”分期，至于“N”“M”分期则不够全面。若有诊断规范可依，应尽量参照公认的学科规范。例如，乳腺的 BI-RADS、甲状腺的 TI-RADS、肝脏的 LI-RADS 及前列腺的 PI-RADS 等。如有既往医学影像学检查资料，应描述与既往医学影像学检查的对照变化，并据此得出结论和提出进一步的建议，例如“与 1 周前 CT 平扫所见比较，炎症已大部消散，建议 1 个月后 CT 复查”。

诊断结果应简明扼要。不同脏器（如胸部检查所见之心脏和肺脏）和不同性质疾病（如肺尖的陈旧性结核灶和其他肺叶的癌灶）应根据它们的重要性分别排序书写，如“①左肺下叶肺癌；②两肺上叶陈旧性肺结核”。性质相同的疾病可合并书写，如“右下肺癌，伴右肺门及纵隔淋巴结转移”。如送检医师提出的“临床诊断”和/或“送检医师的要求”中的疾病在医学影像学检查为阴性时，则“医学影像学诊断”中应写明：“检查未显示（‘临床诊断’之疾病），但不能除外（‘临床诊断’之疾病），建议进一步行检查。”诊断意见应将主要、重要病变在先，次要病变在后。在诊断不能明确时，尽量给出必要的处理建议或意见。

（二）医学影像诊断报告的质量控制

医学影像诊断报告的书写形式与要求

（1）医学影像诊断报告可以电脑打印或人工书写，如人工书写，要求字体工整，字迹清楚，标点符号清晰，使用蓝黑油水的圆珠笔，以保证复写资料的质量。

（2）医学影像诊断报告的书写应当使用中文和专业医学用语。无正式中文译名者，如以外国人姓氏命名或称呼的征象、体征、疾病和综合征等可以使用外文。不用缩略词及其他非正规词汇，尽量不用英文字母形式的缩写。

（3）医学影像诊断报告书写过程中出现错字或上级医师在打印或手写的报告纸上进行修改后，均需重新抄写清楚，不得用刮、粘、涂等方法掩盖或去除原来的字迹。

（4）医学影像诊断报告书写后，必须有诊断医师签名，签名一般是手写或电子认证过的电子签名，如手写体的打印形式，此时电脑软件必须有登录管理的密码设置，保证电子化签名就是诊断医师本人。

（5）医学影像诊断报告必须注明检查时间和诊断报告签发的时间，后者又分书写和审签两个时间。凡时间均应精确到月、日、小时和分钟。急诊如发现危急值应按危急值流程处理，电话告知临床医师，并做登记记录（包括电话时间，打/接电话医师姓名）。急诊临时报告发出时间，X线摄片不超过检查完毕后30分钟，CT、MRI和造影不超过2小时。门诊受检者，X线摄片的正式报告发出时间应不超过检查完毕后2小时，常规CT、MRI和大型造影检查的正式报告发出时间应不超过检查完毕后24小时。特殊检查、需要集体讨论才能做出诊断的疑难病例可以适当延长报告时间。

（6）医学影像诊断报告和胶片可由受检者或其家属凭放射科出具的单据到指定地点领取，或凭检查条码信息在自动打印机自取。

（7）为便于统一装订和规范管理，报告单应采用16开、B5或A5大小纸张。

（三）医学影像诊断报告的书写资质要求和诊断报告审核制度

1. 从事医学影像诊断报告书写或者审核的医师，必须具备执业医师资格证书，且执业范围必须为医学影像和放射治疗专业。

2. 书写CT和MRI诊断报告者，必须经过相应的CT或者MRI上岗专门培训并取得相关证书。实习生、研究生及部分低年资医师不能单独发出影像诊断报告，其书写的影像诊断报告必须经过上级医师审核方能发出。

3. 根据国家卫生健康委员会的相关要求，医学影像诊断报告应该实行“双签名”。有条件的三级医院应该执行影像诊断报告“双签名”制度。条件不具备“双签名”的医院以及急诊影像学检查报告，也必须由一名具有放射诊断医师资格、经医院质控部门认证的合格医师完成。

4. 诊断报告书写或审核医师，对每份检查报告必须核对申请单、报告单中的受检者标识信息，包括受检者姓名、性别、年龄、科别、医学影像学检查号码、门诊号/住院号、病房号/床号、检查时间等。

5. 诊断报告书写或审核医师，对每份检查的图像、胶片，都必须核对检查部位、名称和方法，是否达到送检医师的要求（针对性要强），不符合者需及时与主管该患者的经治医师联系商榷（亲自联系或请下级医师具体执行）。

6. 审核医师在审核报告过程中应注意修正住院医师错误的或不恰当的专业描述用语，并保证描述与诊断结论的一致性，特别是诊断的准确性。必要时提出加做和/或重做有关的医学影像学检查。尽可能地减少误诊、漏诊的概率，提高报告的正确性。

7. 审核医师审核后在报告上签名，有PACS/RIS系统的医院，电子化签名必须符合相关要求，必须具有用户名和密码设置的本人唯一登录控制环节，打印的签名应该使用手写体电子版，字迹要清楚。

（四）医学影像诊断质量评价标准

1. **影像诊断报告内容的完整性**　影像诊断报告内容包括受检者姓名、性别、年龄、科别、门诊号、住院号、床号、检查号码（X线号/CT号/MRI号/DSA号）、检查部位和名称、医学影像学诊断、影像学检查技术及参数、影像学表现描述、影像学诊断、诊断报告医师/审核医师签名等。

2. **规范的影像学描述**　①对检查技术质量的

描述与评价，主要是评估本次检查的成功与否；②对病灶的描述，要详细描述病灶的位置、数量、分布，病灶大小，病灶内密度/信号，结构，边缘形态特征等；③对病灶与（邻近）周围情况的描述；④本次检查范围内其他所见；⑤病灶的造影或增强后表现；⑥描述的文法情况；⑦对临床特别关注的问题的描述或解答。

3. 医学影像诊断的正确性和完整性　影像诊断的原则要根据影像学表现，推测、分析影像可能的病理基础，结合临床资料，综合分析做出影像临床诊断。诊断结论的内容主要包括病灶的定位诊断、定性诊断、病变的分期诊断以及由于病变造成的继发性改变。评价影像诊断正确性和完整性，就是从其描述和诊断中的定位、定性及分期诊断上进行分析。关于定性诊断，从影像学主要大的层面去考虑，大部分不能达到病理学诊断水平。在定性诊断中，如能提出病变为先天性疾病、炎性病变、外伤性病变、良性肿瘤、恶性肿瘤、变形疾病、囊肿性疾病、风湿性疾病、结石性病变等，那也已经达到定性诊断的目标。当然少数疾病，影像学也可以对一些典型肿瘤做出细胞水平的诊断，如肝细胞癌等。

4. 医学影像诊断质量控制指标　关于影像诊断质控指标，目前主要根据国家等级医院管理目标要求执行。根据要求，三甲医院影像诊断与手术符合率≥90%，定性正确率>80%。

（李大鹏　张玲）

第三节　医学影像的远程智能质控

一、医学影像智能化质控技术

在目前医疗影像缺少有效质控手段的情况下，基于人工智能图像识别技术，通过海量数据训练，使医院系统具备医学影像成像质量的自动评价与评分能力。通过人工智能系统实现自动评价与评分、实现医学影像质控自动化、网络化、常态化、实时化，提高医学影像成像检查规范化与标准化水平。最终希望以医疗影像人工智能提升基层医生的阅片水平，提高诊断率，从而助力落实医疗资源下沉的工作展开。

随着CT、MRI、DR等先进医学影像设备的普及，医学影像检查已经成为各种疾病诊断过程中最为重要的检查手段和诊断依据。患者完成影像扫描之后，生成的图像是否标准、合格直接关系到疾病诊断的准确性，这就需要对医院每天产生的每一份医学影像进行质量控制。而目前国内医学影像质控面临着两大困难，一是缺乏完整统一的质控标准，二是没有切实可行的质控手段。

各地现行的影像质控标准，都是各省质控中心根据本省历史延续下来的标准逐步积累形成的，有些标准已经不再适用于新的检查技术，而且各省质控标准检查的内容各有特点，相同检查内容的达标标准也有区别。为响应国家医疗体制改革的方向，在推动分级诊疗过程中减少重复检查，节省医疗成本，中华医学会影像技术分会作为医学影像技术的权威学术组织，将联合全国各省质控中心，共同制定第一份适用于全国各地、各级医疗机构的国家级医学影像质控标准，实现医学影像质控的标准化。

有了影像质控的标准，还需要切实可行的质控手段。目前的影像质控，不管是各省质控中心对省内医院的检查，还是医院内部的自查，都是采取事后人工抽样的方式进行。人工质控的方式无法避免遇到几个问题：①样本量小，不能体现医院整体水平；②人工评判，效率低而且一致性差；③事后质控，即使发现不合格的片子，也很难找到患者进行重新拍摄。这些问题，一直困扰着各地质控中心工作人员和医院管理人员。人工智能技术的出现，特别是基于人工智能的图像识别技术在医学影像领域的应用，让各位专家看到了解决质控问题的希望。通过人工智能技术，自动对影像数据进行质控，如DR胸部平片质控，进行数据收集后，进行数据标注，根据数据进行组建分类模型，根据质控标准将图像与模型对比评价（如图43-2）。实现医学影像质控的自动化、常态化，是一个突破性的进展。医学影像质控对人工智能技术的应用也为人工智能技术在医疗领域的落地和应用探索出一个新的方向。

人工智能技术推动医疗数据质控进入新时代，在人工智能技术与现代影像医学融合的过程中，标准的影像数据和规范的数据标注是医疗人工智能发展的基础和前提。在2018年的全国两会上，国家明确提出加强紧密型医联体建设，落实医疗资源下沉。做好以影像质控为代表的医疗标准化工作，也是助力提升基层医疗机构医疗水平的方式。

二、医学影像远程智能质控平台

远程医疗平台系统是一个综合远程服务平台，

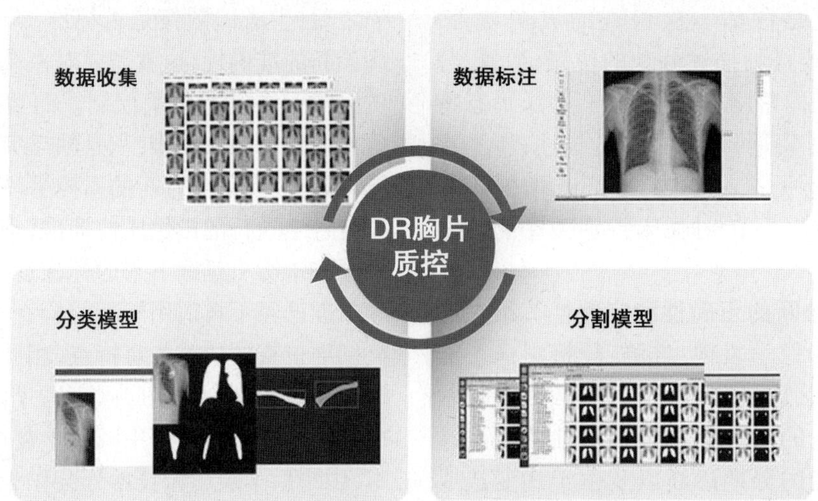

图 43-2　根据质控标准将图像与模型对比评价

包括远程生命体征采集、存储、分析、传输及监护等多种医疗服务网络。该平台结合先进的人工智能、移动互联网、物联网、云计算和生命体征智能监测分析技术，通过远程服务类、自助服务终端类、便携类、可穿戴类等设备，通过网络或手机端，在医院和社区服务中心等医疗服务点，在社区及家庭，随时随地对有需要的人群提供准确、高效、便捷的医疗健康服务。

医学影像远程智能质控平台是远程医疗平台中重要的一部分。医学影像远程智能质控平台是用于统计分析各影像科室日常工作数据的软件，并对医疗步骤进行数据分析，为缺乏病史参考、操作指导等引起的误诊提供解决方案，将误诊率控制在最低限度，达到质量控制的目的。该平台的影像质控服务应用于区域影像会诊场景，通过智能评片方式，解决基层医疗机构技师技术水平不高，检查质量差问题。提高诊疗效率，提升技师检查水平，减少医患纠纷。

针对医院管理者，从影像科庞大的影像数据中抽样几份进行质控，显然是不科学的。智能质控平台可提供回顾式质控功能，随时查看任意时间点、任意技师、任意机器的图像质量，进行回顾性的分析。经过实测，一个医院的片子，几个小时就能读完，覆盖的更全面，效率非常高，更便于管理者对影像科室的规范化管理与评估。针对操作者，可实现实时的质量提醒，若机器监测到有异常、投照有异物或者范围不全，当时就亮灯，从而保证图像的质量，对患者的召回率基本为零，从源头上进行了质量控制，减少事后的医疗矛盾问题。

（李大鹏　张玲）

第四节　医学影像质控互认共享技术

一、医学影像质控互认共享流程

探讨我国医学影像互认共享的情况，首先要界定“互认”与“共享”。《卫生部办公厅关于医疗机构间医学检验、医学影像互认有关问题的通知》中把医疗机构间检查检验互认界定为检查资料互认和检验结果互认，具体内容则包括四个方面：①具体内容包括医学检验结果和医学影像检查资料；②临床生化、免疫、血液和体液等临床检验中结果相对稳定、费用较高的项目；③医学影像检查中根据客观检查结果出具报告的项目；④医学影像检查中依据动态观察过程出具诊断报告的，或诊断报告与检查过程高度相关的项目。互认强调的是结果性内容或是客观检查项目，其目的是确定互认项目以及避免重复检查。

而医学影像的共享，更多指医学影像档案、影像资料、影像图形的信息共享以及实现 PACS 或其他临床信息系统中患者数据传输，或是对患者报告、关键影像等的安全访问。从数据的角度来谈，共享包括医疗机构内部的影像检查数据，包括普通放射、CT、核医学、超声、心脏电生理等影像相关的系统产生的数据；而医疗机构外部数据，包括社区远程诊断相关的影像学检查数据和远程会诊的影像数据等。可见，共享更多涉及数据、图像、资料、访问权限等。

显然，互认侧重从制度层面规范患者影像资

料、检查项目、结果报告在指定医疗机构间传递的过程和认可的范围；而共享则是为影像信息的价值得以实现提供技术手段。下图 43-3 展示了具体的医学影像的质控互认共享流程。

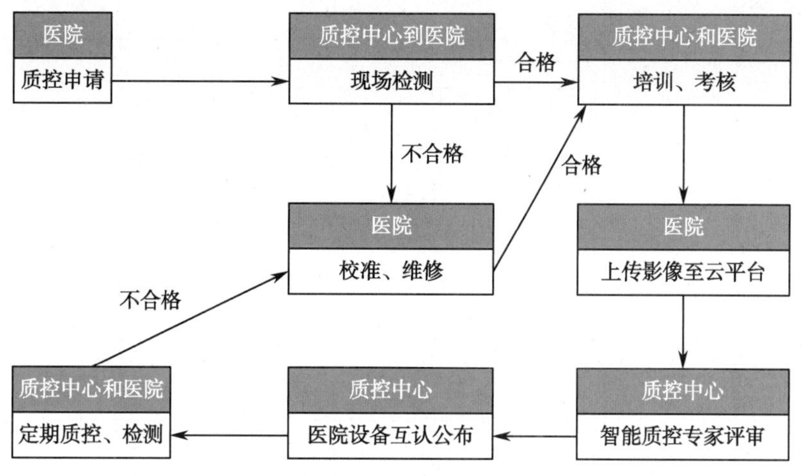

图 43-3　医学影像的质控互认共享流程

二、医学影像质控互认共享规范

1. **必须遵循医疗安全的原则**　要根据疾病发生发展的变化规律，坚持以不影响疾病诊疗为前提的近期医学影像检查报告相互认可原则，确保医疗质量和医疗安全。

2. **按照医院等级分级认可原则**　执行同级医院之间的检查相互认可和下级医院对上级医院的检查报告认可制度。

3. **严格质量控制原则**　对质量难以保证和使用淘汰的医学影像类大型设备，不予互认资格。

4. **遵循出具规范报告的原则**　检查报告必须符合医疗文书规范要求，字迹清楚，数据清晰，检查日期、报告日期明确，检查者加盖本人印章或签名。

5. **坚持加强沟通原则**　各医疗机构在检查结果相互认可的同时，对时限要求较强或诊断治疗中心必须重新进行检查或对检查结果有异议的，应向患者解释，及时沟通后重新检查。

（李大鹏　张玲）

第五节　云计算核心技术

云计算的发展如火如荼，发展到现在已经出乎我们的意料。通过图 43-4 我们了解一下云计算的基本架构，在云计算系统中使用了许多技术，其中以并行计算、数据管理技术、数据存储技术、虚拟化技术、云计算平台管理技术更为关键。

一、并行计算

并行计算（parallel computing）是计算机算法的一种，是指同时使用多种计算资源解决计算问题的过程，是提高计算机系统计算速度和处理能力的一种有效手段。它的基本思想是用多个处理机来协同求解同一问题，即将被求解的问题分解成若干个部分，各部分均由一个独立的处理机来并行计算。并行计算系统既可以是专门设计的、含有多个处理器的超级计算机，也可以是以某种方式互连的若干台独立计算机构成的集群。通过并行计算集群完成数据的处理，再将处理的结果返回给用户。并行计算可分为时间上的并行和空间上的并行。

时间上的并行：是指流水线技术，在同一时间启动两个或两个以上的操作，大大提高计算性能。

空间上的并行：是指多个处理机并发的执行计算，即通过网络将两个以上的处理机连接起来，达到同时计算同一个任务的不同部分，或者单个处理机无法解决的大型问题。这就是并行算法中的空间并行，将一个大任务分割成多个相同的子任务，来加快问题解决速度。

映射-化简（MapReduce）是 Google 开发的 java、Python、C++编程模型，它是一种简化的分布式编程模型和高效的任务调度模型，用于大规模数据集（大于 1TB）的并行运算。严格的编程模型使云计算环境下的编程十分简单。MapReduce 模式的思想是将要执行的问题分解成 Map（映射）和 Reduce（化简）的方式，先通过 Map 程序将数据切割成不

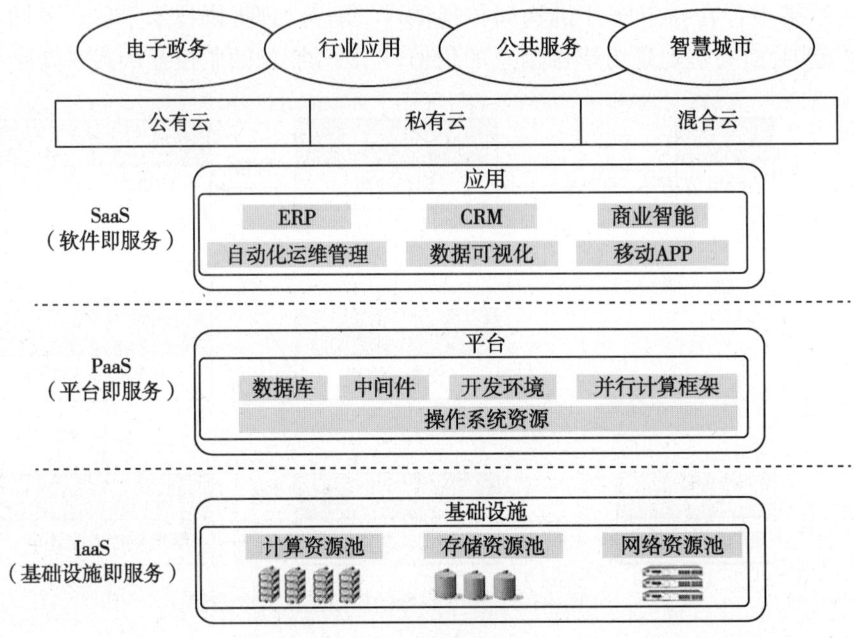

图 43-4　云计算架构

相关的区块，分配（调度）给大量计算机处理，达到分布式运算的效果，再通过 Reduce 程序将结果汇整输出。

二、虚拟化技术

在云计算领域中，虚拟化（virtualization）技术是必不可少的基础支持技术。虚拟化技术本质上是一种资源管理技术，它将各种物理资源（如 CPU、内存、存储、甚至网络）抽象和集成到上层系统。将计算机的各种实体资源，如服务器、网络、内存及存储等，予以抽象、转换后呈现出来，打破实体结构间的不可切割的障碍，使用户可以比原本的组态更好的方式来应用这些资源。根据抽象资源的划分，目前主要有两种虚拟化类型：一类是纯底层硬件资源的虚拟化，包含服务器、存储、网络、PC 机等资源的虚拟化，主要应用于企业自身基础架构的搭建；另一类偏应用层面，主要被运用于云提供商，在实际的生产环境中解决高性能的物理硬件产能过剩和老的旧的硬件产能过低的重组重用，透明化底层物理硬件，包含平台虚拟化、应用程序虚拟化等，从而最大化的利用物理硬件。

通过虚拟化技术可实现软件应用与底层硬件相隔离，它包括将单个资源划分成多个虚拟资源的裂分模式，也包括将多个资源整合成一个虚拟资源的聚合模式。虚拟化技术根据对象可分成存储虚拟化、计算虚拟化、网络虚拟化等，计算虚拟化又分为系统级虚拟化、应用级虚拟化和桌面虚拟化。

三、分布式海量数据存储技术

分布式计算是一门计算机科学，它研究如何把一个需要非常巨大的计算能力才能解决的问题分成许多小的部分，然后把这些部分分配给许多计算机进行处理，最后把这些计算结果综合起来得到最终的结果。分布式计算能够充分利用硬件资源，调度可用资源为用户服务，减少成本，方便使用。分布式系统将具有大规模复杂计算量的任务分割成若干相对较小的任务，来提高处理任务的速度，因此分布式系统主要用来进行大规模的数据存储和管理。

云计算系统由大量服务器组成，同时为大量用户服务，因此云计算系统采用分布式存储的方式存储数据，用冗余存储的方式保证数据的可靠性。云计算系统中广泛使用的数据存储系统是谷歌的 GFS 和 Hadoop 团队开发的 GFS 的开源实现 HDFS。存储系统的存储模式影响着整个海量数据存储系统的性能，为了提供高性能的海量数据存储系统，应该考虑选择良好的海量存储模式。对于海量数据而言，实现单一设备上的存储显然是不合适的，甚至是不可能的。分布式是解决这种问题的一个很好的解决方案。

四、海量数据管理技术

云计算的重要一类是数据密集型的计算，其核心内涵是数据管理。云计算需要对分布的、海量的数据进行处理、分析，因此数据管理技术必需能够高效的管理大量的数据。类似亚马逊、谷歌、淘宝、百度这样的互联网企业的发展依赖于其有效的数据管理。因此云计算需要对分布的、海量的数据进行处理、分析。云计算数据管理技术最著名的是Google提出的“BigTable”数据管理技术、Hadoop团队开发的开源数据管理模块HBase。云计算数据管理技术的优势是灵活高效，可以管理大规模结构化、非结构化数据。

云计算资源规模庞大，服务器数量众多并分布在不同的地点，同时运行着数百种应用，如何有效地管理这些服务器，保证整个系统提供不间断的服务是巨大的挑战。云平台管理主要包括：配置管理、生命周期管理、监控及诊断、质量管理。可以利用服务器协调工作，业务部署方便、快捷，增强运营的可靠性。在管理的关联性、标准化、自动化和智能化方面存在不足。影像数据是GIS应用的重要数据来源，随着高分辨力遥感技术的发展及应用范围的扩大，通常一个区域内的高分辨力影像数据少则几百兆、多则几百GB甚至几个TB，因此对海量数据高效存储和快速显示成为GIS应用的关键难点之一。“SuperMap”充分考虑到这个需求，开发了一系列海量影像数据管理技术，如海量影像数据存储技术，支持MrSID和ECW影像压缩格式以及跨平台的海量影像压缩技术SIT等。

五、医学影像云服务平台

政策方面《国务院办公厅关于推进分级诊疗制度建设的指导意见》(国办发〔2015〕70号)。指导意见提出：探索设置独立的区域医学检验机构、病理诊断机构、医学影像检查机构、消毒供应机构和血液净化机构，实现区域资源共享。鼓励二、三级医院向基层医疗卫生机构提供远程会诊、远程病理诊断、远程影像诊断、远程心电图诊断、远程培训等服务，鼓励有条件的地方探索“基层检查、上级诊断”的有效模式。

行业发展趋势，医疗卫生行业信息化发展带来的改变：医生、医院的服务主导地位在变；公卫理念在向精准医疗改变；管理模式从粗放到精细，需要有管理系统支持。国际“互联网+医疗”趋势使医疗影像数据由院级存储向区域存储发展，由本地存储向云存储发展。医院发展的需求，IT建设能否为业务的快速增长保驾护航，医院数据的80%以上是影像数据，业务量爆发式增长的情况下，如何应对扩容需求；医院业务发展需要引进先进影像设备，如何实现不同系统供应商的对接；跨院区的影像数据，如何实现集中存储和共享。

云计算(cloud computing)是新近出现的一种计算模式，云信息平台是一种新兴的计算机集群平台模式，可以将各个任务分布到大量计算机构成的资源池上。建立医学影像学“云信息”平台，云计算在医疗领域的应用和发展较为迅速，智慧医疗服务、区域医疗远程协作平台、健康云解决方案等，逐步获得企业和个人的认可，在医疗领域得到广泛的应用。医学影像云就是将传统医院内部的PACS系统软件部署到云平台上，面向各医疗机构提供一个网络化、远程化、全方位的PACS服务，包括医疗影像数据存储服务及基于医生桌面端和移动端的影像调阅、诊治辅助、教学培训等综合应用，使得各医疗机构享受到国际一流的影像云服务(如图43-5)。影像云的主要功能有影像云存储服务和影像云应用服务。影像云存储服务包括数据永久性存储、异地冗余、灵活计费、离线暂存、传输保障、无损压缩、分块加密，可以安全存储且具有低廉成本的优势。影像云应用服务包括常规图像处理、高级图像处理、辅助诊断、远程阅片、远程报告、音视频交互会

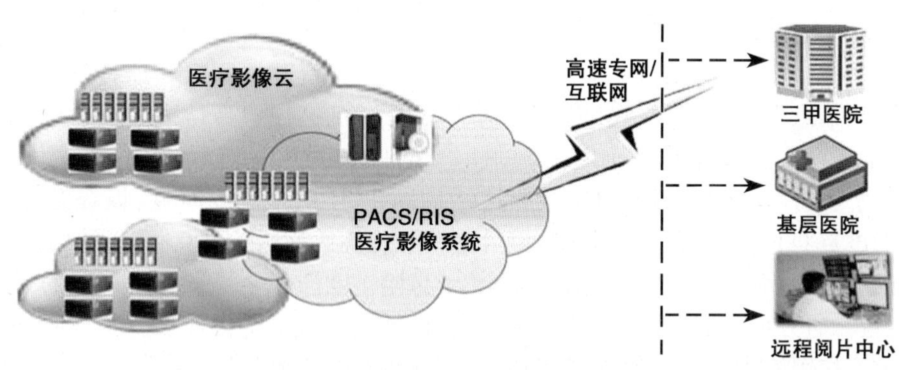

图43-5　医学影像云

诊,具有全集成、全科室、全终端、全网络、全天候等优点。目前医疗影像云的四大产品:影像存储、云PACS、区域影像中心、远程影像会诊平台。

医疗影像云产品将实现影像互联互通、影像信息共享、影像存储、提升基层医院影像诊断水平。影像云按用户所需提供各类伸缩性极强的服务项目,扩容升级更加方便灵活,按使用结算。采用专人专职进行维护、持续安全、智能维护。全接口集成、全平台支持、全科室接入,及时传输、秒级阅片、主动监控、自我修复、高端辅助诊断,影像数据自由共享、灵活应用,实现远程会诊、移动阅片、远程教学、数据交易、方案决策。系统建设化简为繁,无须烦琐工程建设;激活数据共享,挖掘影像大数据价值。

(李大鹏　张玲)

第六节　医学影像云服务

一、医学影像云服务的形式

将 Internet 以及无线通信网络技术引入医学影像远程系统,开发同 PACS 相结合的医学图像远程诊断系统,提供两种途径进入医学图像远程诊断系统,医生只要具备一台能够上网的电脑或者移动智能手机便可实现对影像资料的提取、浏览以及诊断。典型业务场景有云端存储、云端阅片、智能影像、区域影像、云胶片。

二、医学影像云服务的发展趋势

目前,国内的医疗影像基本以院内建设方式为主,大部分影像数据在院内局域网使用,仅限医院内部使用;影像数据的调阅是基于本地运行的 PACS 系统进行存储、管理,完成调阅操作。医疗影像云的发展分为三个阶段,从院内私有云向混合云、区域医疗云逐渐过渡,最终实现公有云。

第一阶段:以医院自建私有云方式为主,医疗机构整合院内医疗信息系统的应用,在继挂号、问诊、交费等非医疗核心业务基础上,将 HIS、CIS(临床信息系统)、电子病历(EMR)等迁移到院内自建私有云。并逐渐试点将成熟度高的 PACS 向院外公有云迁移。云应用初期医生对于医疗数据安全十分看重,特别是科研方面,医生不太愿意将信息存放到云平台上。在医院上云的内容主要包括办公系统、体检系统等非医疗核心内容。但对 EMR、HIS、LIS(实验室信息管理系统)等系统的上云,医院比较保守。对医疗用户对云形态的选择中,等级医院更倾向于部署私有云,且以自建私有云的方式为主(图 43-6)。基层医疗机构及专科医院更容易接受公有云。发展初期,私有云、混合云仍然是医疗云较为长期的阶段性方案。

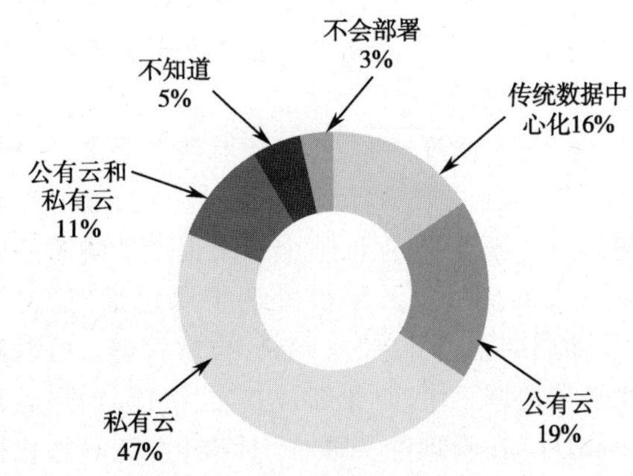

图 43-6　医院影像云平台建设

第二阶段:在云计算技术的成熟应用及医联体区域影像中心、远程医疗等医疗协作、共享等需求的共同驱动下,医疗云逐步向混合云转变,医院将仅保留部分敏感医疗数据,而将其他数据向院外公有云迁移。医院 HIS/CIS/HRP 等核心业务系统部署在本地节点或者行业云的专属云,医疗大数据、人工智能、影像云等创新业务直接部署在行业云。移动应用(APP)、云 PACS、办公自动化(OA)等非核心业务部署在行业云或专属云。

第三阶段:最终随着互联网医疗、远程医疗、区域医疗的持续开展,院外业务成为主要医疗应用场景,逐步走向区域医疗云和公有云。未来,公有云将是主流选择。随着云计算技术的进一步成熟和医疗机构对云计算接受度的不断提高,未来几年医疗云将会继续保持高速增长,医疗核心业务系统将会逐步向云端迁移。

近年来美国、加拿大、澳大利亚等一些国家先后投入巨资开展国家和地方以区域影像数据共享为核心的区域影像协同平台建设。这些举措的主要推动来自伦理上的需求——最大限度地保证公民的医疗质量和安全性,以提升整体医疗服务质量、提高医疗服务可及性、降低医疗费用、减少医疗风险。欧洲部分国家、日本等也都在进行相类似的区域影像协同平台建设。基于区域影像协同平台实现的电子胶片(医院无胶片化)、影像诊断托管(医院将影像诊断工作托管给外部医院或医疗集团)、影像大数据分析等应用目前已经在美国等国家得到广泛应用且已有成熟的建设和运营模式。相应的模式也必然成为未来中国医学影像领域的发展趋势。

三、基于云计算的区域影像中心

区域影像中心主要面向卫生监管部门和医联体集团,实现区域内多级医院之间的医疗影像信息共享,完成区域内以患者为中心的影像互联互通,开展跨医疗单位协同合作(图43-7)。区域影像中心提供的主要功能是区域内医疗协同,实现区域内影像的集中存储、三维影像的浏览和处理,检查信息和数据互联互通、快速沟通和协调的音视频实时会议功能。对于检索到的医疗影像,医生可以远程异地阅片,系统支持各项常用操作。支持跨区域协同报告书写模式,来自区域内不同医院的报告医生,依据患者的医疗影像进行诊断、书写报告。专家或医生可以使用随身携带的平板电脑或智能手机等移动设备,随时随地接入区域影像中心,查询、调阅各类医疗影像。无缝集成高端三维医疗影像重建和计算机辅助疾病诊断功能。支持多个用户参与实时会议,有视频会话等服务,可以共享对医疗影像进行的实时操作,进行病情分析,共享讨论结果。支持对区域内各单位的病历、医疗影像数量与分布、远程会诊、报告数量、设备和医师工作量、阳性率、节点连接情况等分别进行相关的统计,各项统计数据为管理层领导提供了有效分析依据。对于患者避免重复检查,降低了医疗费用支出。方便医生诊疗,提高医疗质量。提高影像诊断正确率,医疗水平逐步提升。患者满意度提高。各医疗卫生机构可以进行影像信息共享和分工协作。通过影像大数据分析实现汇报决策、疾病预警、应急保障等。

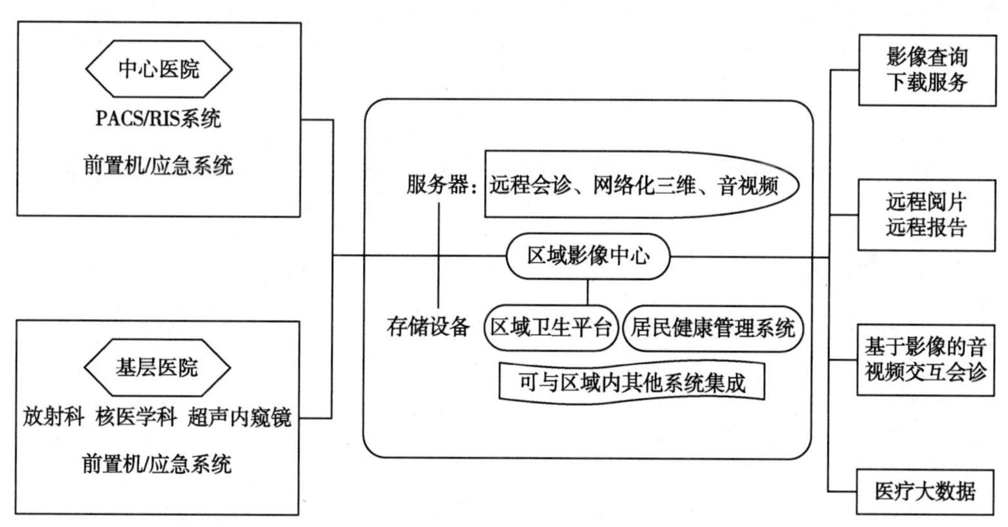

图43-7　区域影像中心

目前国内医疗影像市场规模高达2 000多亿,影像检查辅助临床诊断、体检乃至肿瘤、心脑血管等疾病早期筛查、早期发现至关重要。国家也鼓励社会资本注入,鼓励公立医疗机构与民办医疗机构开展合作,在医疗安全和满足医疗核心功能前提下,实现医学影像结果互认和资源共享。以远程医疗为基础建立区域性医学影像诊断中心是促进医学影像发展的有效途径。

四、医学影像远程调阅与诊断服务

医学影像远程调阅是通过对显示的DICOM医学影像进行拷贝来获取DICOM影像数据,随后采用H.264协议进行数据压缩传输,替代系统按照DICOM协议压缩进行的传输,解决了由于DICOM影像数据量大、精度深、内容丰富、同时不支持实时性的特点而达不到实时阅片的应用效果的问题。按照远程控制模块与多线程通信模块进行了实时阅片系统的设计,实现了客户端远程快速阅读和操作服务端的患者影像功能,避免了阅片系统中存在的画面流畅性问题。医学影像远程调阅、诊断服务主要面向卫生健康委员会等卫生监管部门和具有帮扶性质的医联体集团,专家医院和基层医院通过接入远程影像调阅、诊断服务平台实现跨区域的医疗协同。提供的主要功能是远程影像诊断和远程教育培训,实现跨区域医疗协同,提高基层医疗服务水平和医务人员的诊断水平。远程影像诊断服务主要由基层医院提出需求、平台管理员进行审核并分配相应专家响应诊断。一体化平台设计将远程医疗、医疗影像调阅处理、移动影像访问以及高清视频会议系统完美融合到一个平台上。诊断级医疗影像实时会议支持全保真、可互动操作的远程诊断以及医疗影像和诊断报告的实时交互，图像浏览、图像标记、报告书写和音视频交流的全面实时诊断需求。避免患者长途奔波异地寻医，节约求医花费，第一时间便可获得诊断意见，逐步提升基层医疗机构医疗水平。

基于云计算的远程医疗辅助诊断咨询系统充分发挥了云计算的特点和优势，对于实现为群众提供安全、有效、方便、低廉的医疗服务具有重要的意义，非常适合医疗行业发展的要求，在医疗辅助诊断咨询领域有较大应用价值，将在远程医疗、移动医疗、异地专家诊断会诊方面将产生积极和深远的影响。医学影像远程调阅、诊断服务应用范围广，对医疗胶片电子化生产、存储及调阅，远程医学影像诊断，影像培训及学习实践均有提升作用。并能极大改善大型医院人满为患、中小医院医疗能力不足及信息化建设困难的问题，实现不同地区不同层级的医疗机构协作；缓解群众健康档案采集时间长，重复拍摄医疗影像带来高成本的问题。

五、云端存储

云端存储缓解医院的存储及运维压力（图 43-8）。医疗机构内产生的医疗数据 90% 以上属于医学影像数据。PACS 影像数据增量大，且要满足 10 年存档、3 年在线调阅的硬性要求，海量的医学影像数据，如何存储、传输、调阅给医院带来沉重的压力。通过云存储替代本地存储是趋势。对于已有存档数据量非常大的情况，可以借助数据快递服务 DES，实现已有数据的快速上云。还包括历史数据批量上传、磁带库转云存储、实时数据云端归档、异地数据备份。对应产品有对象存储服务（OBS）、数据快递服务（DES）。

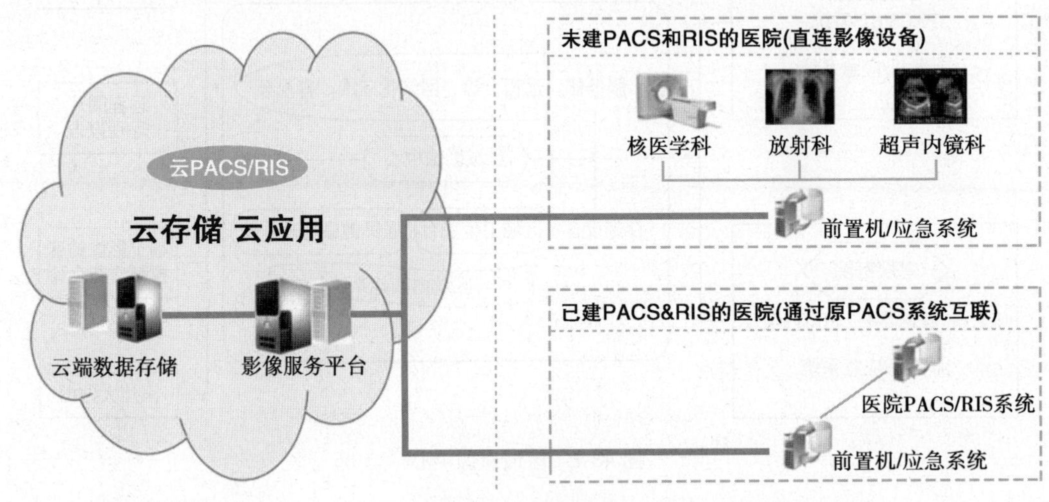

图 43-8　云端存储

六、互联网+医学影像托管服务

基于互联网和云计算技术打造的“区域医学影像+远程医疗平台”，能够推进不同地域不同层级的医疗资源整合，实现区域医疗协作和医疗大数据研究，是促进区域医疗卫生事业发展的“互联网+”医疗解决方案。胶片电子化，使用目前医疗行业最流行、最环保的电子胶片，替代传统胶片、光盘等影像介质，节约大量社会资源，同时为患者提供影像存储和通过各种终端影像浏览等服务。影像共享调阅服务，面向各医疗机构提供其他医疗机构的医学影像的共享调阅服务，可以根据患者信息调阅患者在其他医疗机构的医学影像进行对比分析，提升诊断准确性，降低误诊率。

影像诊断托管服务，面向民营医院或民营体检机构的影像诊断托管服务模式，分为全托管模式和半托管模式。全托管模式医院或机构不再配备诊断医生，只保留操作技师，所有影像诊断工作由指定诊断中心负责；半托管模式医院保留诊断医生，只有部分影像诊断工作（疑难杂症或者其他医生判断需要进行协助诊断的医疗服务）交由指定诊断中心进行远程统一诊断。

（李大鹏　张玲）

第七节　5G网络技术

一、5G技术概述

（一）技术背景

5G（5th-generation）是第五代移动通信技术的简称。近年来，第五代移动通信系统5G已经成为通信业和学术界探讨的热点。一方面以长期演进技术为代表的第四代移动通信系统4G已全面商用，对下一代技术的讨论提上日程；另一方面，移动数据的需求爆炸式增长，现有移动通信系统难以满足未来需求，急需研发新一代5G系统。随着移动互联网的发展和社会经济的发展进程，越来越多的设备接入到移动网络中，新的服务和应用层出不穷，伴随着网络技术的不断发展，为人们的生活提供了非常大的进步，使其中出现了非常多的新兴产业。

我国社会各行各业对移动通信网络的需求量不断增加。移动数据流量的暴涨将给网络带来严峻的挑战。首先，如果按照当前移动通信网络发展，容量难以支持千倍流量的增长，网络能耗和比特成本难以承受；其次，流量增长必然带来对频谱的进一步需求，而移动通信频谱稀缺，可用频谱呈大跨度、碎片化分布，难以实现频谱的高效使用；此外，要提升网络容量，必须智能高效利用网络资源，未来网络必然是一个多网并存的异构移动网络，要提升网络容量，必须解决高效管理各个网络，简化互操作，增强用户体验的问题。为了解决上述挑战，满足日益增长的移动流量需求，亟须发展新一代5G移动通信网。从现阶段的实际情况来讲，4G技术虽然普及时间并不是非常长，但是各个领军企业都在不断研究5G网络技术，借此使自身在行业之中占据更重要的位置。通过5G网络技术结合其他技术可以获得更好的发展，能够实现智能化调整，具有非常好的灵活性，为其实际发展创造动力。

（二）5G网络技术简介

与早期的2G、3G和4G移动网络一样，5G网络是数字蜂窝网络，是指第五代移动网络通信技术，它的主要特点是传输速度快，数据传输速率远远高于以前的蜂窝网络，每秒钟的峰值传输可达数十GB；较低的网络延迟（更快的响应时间），低于1毫秒（图43-9）。在这种网络中，供应商覆盖的服务区域被划分为许多被称为蜂窝的小地理区域。表示声音和图像的模拟信号在手机中被数字化，由模数转换器转换并作为比特流传输。蜂窝中的所有5G无线设备通过无线电波与蜂窝中的本地天线阵和低功率自动收发器（发射机和接收机）进行通信。收发器从公共频率池分配频道，这些频道在地理上分离的蜂窝中可以重复使用。本地天线通过高带宽光纤或无线回程与电话网络和互联网连接。与现有的手机一样，当用户从一个蜂窝穿越到另一个蜂窝时，他们的移动设备将自动“切换”到新蜂窝中的天线。5G网络的目的是要使用户终端始终处于联网状态，它将要支持的设备远不止智能手机，而是会扩展到未来的智能家居、智能穿戴等设备。

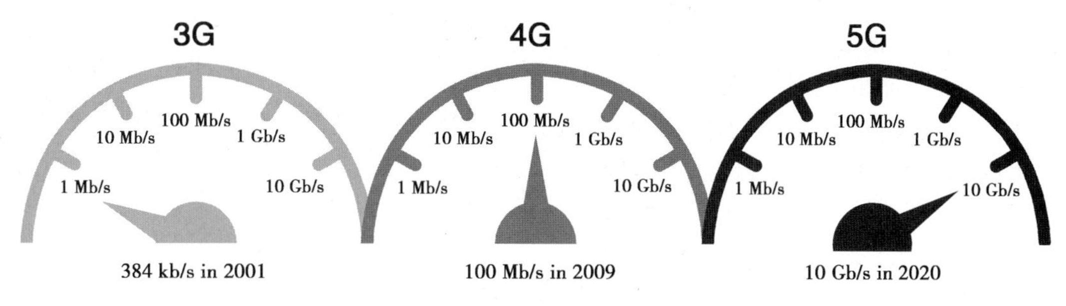

图43-9　3G、4G、5G网速对比

二、5G技术原理

（一）5G技术的基本特征

5G技术是相对于4G/3G/2G来说的，在业界又被称为第五代移动通信技术，其网速可达到10Gb/s，它是下一代的网络应用，是4G无线网络的升级，其信息传输的速度更快，是4G网络的几百倍，通常一部超高清的视频文件可在1秒内下载完成。而随着5G技术的发展及推广，用户可以更为方便地在智能化的终端界面进行数据的分享及下载。5G网络技术的基本特征。

1. 改变了传统的设计理念，实现室内通信　传统的无线网络集中在网络的大范围覆盖上，随着话务密度的不断提升，一些大型建筑物往往对于无线信号具有较强的屏蔽作用，无线网络信号经常出现掉线的现象。因此，实现室内通信，有效改善室内无线信号质量，是5G发展下的重点。

2. **带给用户更加丰富的体验升级**　更加注重5G给用户带来的多角度、全方位的体验，这是5G的一大优点。用户可以在无线网络的应用下，体验更快的网络吞吐速率及下载速度。同样，信息技术的发展需要更加完善的基础支撑，因此为适应5G发展而产生的新兴业务会应运而生，虚拟现实、3D及各种交互式游戏产业将得到极大提升。

3. **寻求更为广泛的多点、多用户、多小区协作组网**　传统的无线网络技术的核心目标是将物理层传输及信道编译码作为技术开发的核心。在这样的核心目标发展之下，系统的整体性能往往得不到有效提升。而5G网络则是将多角度、多用户、多区域协作组网作为技术开发的重点，在这样的整体发展理念之下，可以实现系统性能的大幅度提升。

4. **受高频段无线电波穿透能力限制，更多新兴技术将被普遍应用**　在5G的发展中，高频段频谱资源将在应用中更加广泛，但受限于高频段无线电波的穿透能力有限，因而在5G的未来发展中，将扩大未来无线移动通信的频率资源，如采用无线、有线相融合，光载无线组网技术等。

（二）5G技术的核心原理

5G作为新一代的移动通信技术，它的网络结构、网络能力和要求都与过去有很大不同，有大量技术被整合在其中。其核心技术简述如下：

1. **非正交多址接入技术**(non-orthogonal multiple access，NOMA)　NOMA基于正交频分复用(orthogonal frequency division multiplexing，OFDM)技术优化的波形和多址接入，其可扩展至大带宽应用，而具有高频谱效率和较低的数据复杂性，能够很好地满足5G要求。不同于传统的正交传输，在发送端采用非正交发送，主动引入干扰信息，在接收端通过串行干扰删除技术实现正确解调。与正交传输相比，接收机复杂度有所提升，但可以获得更高的频谱效率。非正交传输的基本思想是利用复杂的接收机设计来换取更高的频谱效率，随着芯片处理能力的增强，将使非正交传输技术在实际系统中的应用成为可能。NOMA的思想是，重拾3G时代的非正交多用户复用原理，并将之融合于现在的4G OFDM技术之中。NOMA可以利用不同的路径损耗的差异来对多路发射信号进行叠加，从而提高信号增益。它能够让同一小区覆盖范围的所有移动设备都能获得最大的可接入带宽，可以解决由于大规模连接带来的网络挑战。

2. **多天线传输技术**　多天线传输技术如今只有一个雏形，但也是5G移动通信技术的主要发展方向，5G的天线设计参考了军用相控阵雷达的思路，利用有源天线的列阵，提升通信网络频谱的利用率，更大地提升系统的空间自由度。通过在水平和垂直方向同时放置天线，增加了垂直方向的波束维度，并提高了不同用户间的隔离。同时，有源天线技术的引入还将更好地提升天线性能，降低天线耦合造成能耗损失。这种传输技术不但节省了移动通信的成本，还大大提高了人们对移动通信技术使用的速度，这种技术的使用主要为了提高移动通信网络的覆盖性，从而在根本上提高5G移动通信技术的利用率，促进5G移动通信能够更好地融入人们日常生活。

3. **超密集异构网络**(ultra-dense hetnets)　立体分层网络(hetNet)是指，在宏蜂窝网络层中布放大量微小区(microcell)、微微小区(picocell)、毫微微小区(femtocell)等接入点，来满足数据容量增长要求。为应对未来持续增长的数据业务需求，采用更加密集的小区部署将成为5G提升网络总体性能的一种方法。通过在网络中引入更多的低功率节点可以实现热点增强、消除盲点、改善网络覆盖、提高系统容量的目的。密集小区技术也增强了网络的灵活性，可以针对用户的临时性需求和季节性需求快速部署新的小区。在这一技术背景下，未来网络架构将形成“宏蜂窝+长期微小区+临时微小区”的网络架构(如图43-10所示)。这一结构将大大降低网络性能对于网络前期规划的依赖，这种技术建立在大型宏基站的基础上，保证密集网络实现的可能，从而降低业务区的信噪比，在根本上提高5G

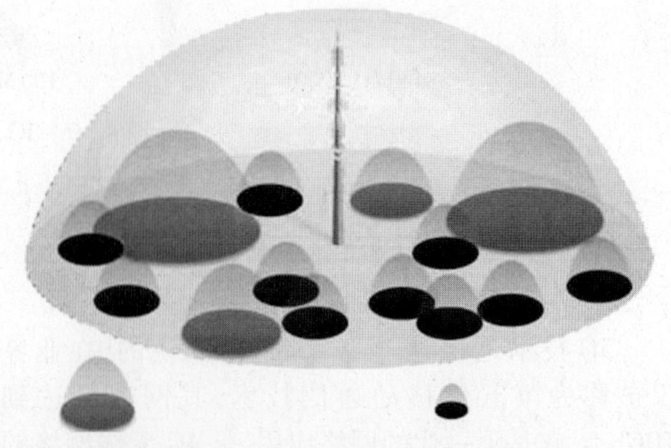

图43-10　超密集网络组网的网络架构

移动通信系统的应用效果。为5G时代实现更加灵活自适应的网络提供保障。

4. SON技术　5G移动通信技术在信号传输中具有一定的复杂性,因此引入SON(自组织网络)技术能够有效解决网络运营方面的问题,一定程度上给移动网络提供了大量的人力物力资源,从而在部署人力方面,保障5G移动通信技术适应智能化的网络需求。然而,目前SON技术仍处于研发阶段,在许多方面还存在技术上的滞后。但是依靠互联网的发展势头,SON技术依然具有良好的市场发展前景,尤其在软件定义网络技术方面,SON技术具有传统移动通信技术没有的灵活性,能够优化网络资源,并且支持监控与切换功能。SON技术与超密集异构网络技术的结合,则是未来超密集异构部署的发展要求,通过缩短节点之间的距离,能够促进站点之间的传输能力,从而给异构部署提供更方便的解决措施。

总之,5G是一个复杂的体系,在5G基础上建立的网络,不仅要提升网络速度,同时还提出了更多的要求。未来5G网络中的终端也不仅是手机,而是有汽车、无人驾驶飞机、家电、公共服务设备等多种设备。4G改变生活,5G改变社会,如5G技术在医疗领域应用将改变人们的就医方式等。5G将会是社会进步、产业推动、经济发展的重要推进器。

三、5G技术在医疗领域的应用

5G技术在医疗领域的应用是指以第五代移动通信技术为依托,充分利用有限的医疗人力和设备资源,同时发挥大医院的医疗技术优势,在疾病诊断、监护和治疗等方面提供信息化、移动化和远程化医疗服务。真正做到节省医院运营成本,可以解决居民看病难、医疗资源分配不均的问题。促进医疗资源共享,促进传统医疗服务模式转型,提升医疗效率和诊断水平,协助推进偏远地区的精准扶贫。当前,我国5G医疗的发展处于起步阶段,顶层架构设计、系统设计和落地模式等都需要不断完善,但前期得探索已取得良好的应用示范作用,实现远程会诊、远程超声、远程手术、应急救援、远程示教、远程监护、智慧导诊、移动医护、智慧院区管理、AI辅助诊断等医疗领域的广泛应用。

(一)基于5G的可穿戴设备远程监控

在远程健康监测中,可穿戴设备(如心脏监护仪和血糖监护仪)需要以低速率对中央数据存储库进行高频更新。常用的网络在连接大量此类设备时无法提供所需的技术支持,而5G可以解决这一挑战。可穿戴设备等智能终端等可以通过集成5G通信模组的方式,使得医疗终端具备连接5G网络的能力。依托5G低时延和精准定位能力,可以支持可穿戴监护设备在使用过程中持续上报患者位置信息,进行生命体征信息的采集、处理和计算,对患者生命体征进行实时、连续和长时间的监测,并将获取的生命体征数据和危急报警信息以5G通信方式传送给医护人员,做到实时感知、测量、捕获和传递患者信息,实现全方位感知患者,并且打破时间、空间限制,实现对病情信息的连续和准确监测,使医护人员实时获悉患者当前状态,做出及时的病情判断和处理(如图43-11)。

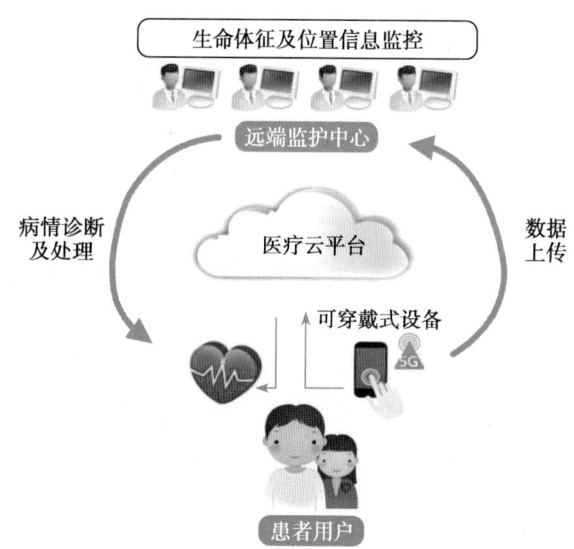

图43-11　远程监控方案架构

(二)基于5G的远程会诊

我国地域辽阔,医疗资源分布不均,县级城市、农村或偏远地区的居民难以获得及时、高质量的医疗服务,部分患者会长途跋涉进行就医。传统的远程会诊采用有线连接方式进行视频通信,建设和维护成本高、移动性差。5G网络高速率的特性,能够支持4K/8K的远程高清会诊和医学影像数据的高速传输与共享,并让专家能随时随地开展会诊,提升诊断准确率和指导效率,促进优质医疗资源下沉(图43-12)。

四、5G技术在医学影像的应用

(一)5G超声系统

超声的检查方式很大程度上依赖与医生的扫描手法,一个探头就类似于医生做超声检查时的眼

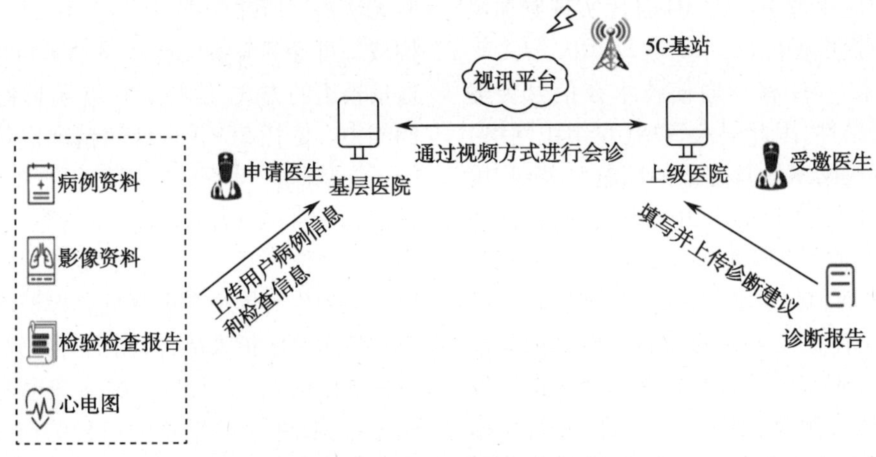

图 43-12　远程会诊方案构架

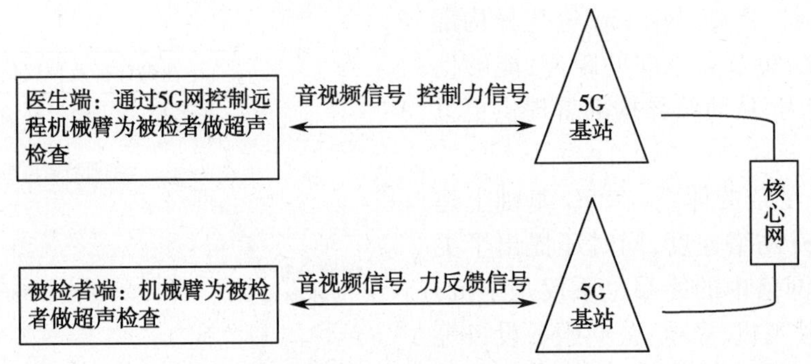

图 43-13　远程超声方案架构

睛，不同医生根据自身的手法习惯来调整探头的扫描方位，选取扫描切面诊断患者，最终检查结果也会有相应的偏差。由于基层医院往往缺乏优秀的超声医生，故需要建立能够实现高清无延迟的远程超声系统（图 43-13），充分发挥优质医院专家的优质诊断能力，实现跨区域、跨医院之间的业务指导、质量管控，保障下级医院进行超声工作时手法的规范性和合理性。

远程超声由远端专家操控机械臂对基层医院的患者开展超声检查（图 43-14），可应用于医联体上下级医院，及偏远地区对口援助帮扶，提升基层医疗服务能力。5G 的毫秒级时延特性，将能够支持上级医生操控机械臂实时开展远程超声检查。相较于传统的专线和无线保真（WiFi），5G 网络能够解决基层医院和海岛等偏远地区专线建设难度大、成本高，及院内 WiFi 数据传输不安全、远程操控时延高的问题。5G 超声系统，不单只实现远程超声会诊，同时也可以实现远程示范教学。通过 5G 网络的传送速度和 4K 高清画面的显示，仿佛专家面对面进行操作教学一样。通过一个“5G 超声系统”，可以把一个三甲医院的超声科“搬到”社区和农村以及海岛等偏远地区，使老百姓在家门口就能享受到三甲医院级别的超声检查。这将一定程度上解决偏远地区和农村看病难的问题。超声影像与 5G 的融合，将会彻底改变超声医学的传统模式，使其朝着更加人性化的智慧医疗方向发展。

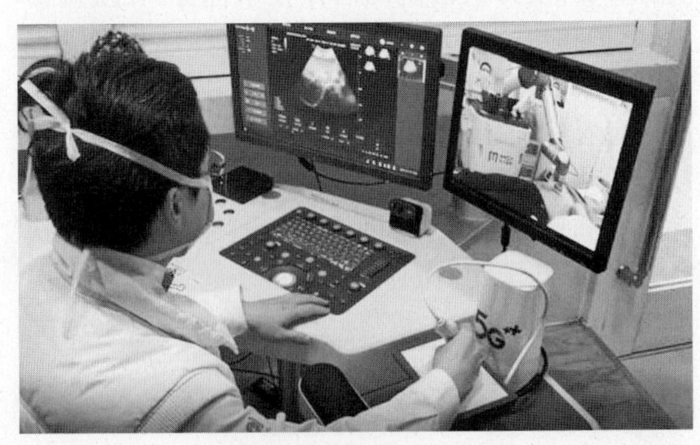

图 43-14　远程超声操作

（二）5G 全息影像通信

全息影像，又称全息 3D 是一种利用计算机图形视觉技术实现三维物体衍射再现的技术。衍射再现的重建图像信息可以在计算机位置反馈与参考光的记录下进行空间信息的重建，实现全息影像，是一种不需要配戴3D眼镜即可显示立体的虚拟场景的技术。

全息影像技术通过计算机计算可进行三维全息重建，实现多维度、任意角度、全息影像化和感知交互化的一种呈现交互形式，通过硬件终端的交互技术拓展人的视觉感知能力，实现虚拟物体的真实再现，能达到触手可及的人机交互效果。

随着科技的进步，全息影像技术在医疗领域应用得到快速发展，全息影像技术三维空间以及可透视特点与医疗手术、解剖堪称"完美"的实践手段。作为一项重要的职业，手术医生需要具备专业的理论知识和丰富的手术操作技术，而手术操作技术受硬件条件、手术对象的制约，医生只能通过2D检测图像和观摩手术操作录像学习手术技术，来确定最佳手术方案。全息影像技术正在向病患管理、医疗运营维护、检测诊断、治疗康复等环节渗透。在临床手术、医疗实验中，全息影像可以通过HoloReal全息桌，将传统的二维图像信息立体化，可以帮助手术医生在3D可视化环境中进行手术练习。同时，HoloReal全息桌具备拉大、缩小、实时数据输入等功能，帮助医疗学者进行医疗科研。全息影像技术把现有的数字化技术，包括三维的可视化技术、导航技术、机器人技术等，与真实空间进行融合，将原有的数字化技术进行了放大；安全合理的手术规划，借助于全息显示的影像学数据，医生得以全面观察病灶细节、深度挖掘影像信息，进而规划出更加安全合理的手术方案。

远程医疗是现有医疗模式的一种有力补充和支持，既要解决偏远地区"看病难"的问题，又要为基层医疗培养人才。由于现有的技术手段（图片、音频、视频）难以将空间信息高效传输，而个人空间认知能力的差异，更是无法使远程两端的医者在手术过程中完成实时协作，这些都构成了远程外科难以突破的发展瓶颈。外科学的远程诊疗需要承载更多的医学信息，其中最主要的就是以影像资料为基础的全息影像信息的共享与传输，以及操作技巧的远程协作与互动。

5G传输技术和全息影像技术完美结合形成5G全息影像通信，不仅使全息影像信息的实时传递、直观表达、准确理解成为可能，更打破了时空界限，真正将远程专家的指导意见实时"带入"手术现场，为远程外科的迅速发展提供了可靠的技术保障。也为人才的培养与快速成长提供了夯实的临床应用基础。

5G全息影像通信使未来手术中云导航能成为现实，现在术中我们如果需要专家的指导，必须身处同一现场。而云导航释放了专家的时间，就算身处异地也可以在同一空间内实时协同指导、参与手术计划的制定，全息导航，操作更直观，传递信息更加精确；可以实现云机器人，专家异地全息观看手术现场，制定高精准手术路径规划，通过云端发送控制指令，让现场机器人自动执行手术计划，实现人工智能自动化手术。

（三）5G云影像应用

云影像是远程医疗服务的一种创新模式，随着计算机技术和医学影像技术的不断进步，医学影像已逐渐由辅助检查手段发展成为现代医学最重要的临床诊断和鉴别诊断方法。5G云影像解决方案以PACS影像数据为依托，通过大数据+人工智能技术方案，构建AI辅助诊疗应用，对影像医学数据进行建模分析，对病情、病灶进行分析，为医生提供决策支撑，提升医疗效率和质量，能够很好解决我国的医学影像领域存在诸多问题，如供给严重不平衡，影像科医生数量不足，尤其是具有丰富临床经验、高质量的医生十分短缺；诊断结果基本由影像科医生目测和经验决定，误诊、漏诊率高；受限于影像科医生读片速度，耗时较长等。

5G云影像受益于5G高速率、低时延的特性及大数据分析的平台能力等，5G云影像基于云计算技术的远程影像诊断服务体系成为远程医疗的重要形式，5G云影像将对医院服务模式产生以下几个方面的影响：①影像诊断业务将发生深刻变革。专家医院依托专业人员为基层医院提供影像诊断服务，医务人员价值不断得到提升。基层医院只需要购置影像设备完成检查即可，影像专家可从高层次医院获取，提升基层医院的诊断水平，减少人力资源投资。②使医院的工作模式从必须待在专业工作站前转变为随处可以工作。影像专家通过手机、iPad实现远程影像调阅和书写诊断报告，还可以与其他专家远程互动。③使医院的影像诊断专家队伍无边界扩充。依托云影像系统，国内外的影像专家都可以实现"为我所用"，且成本显著降低，这将大大提升医院服务能力。

（李大鹏　张玲）

第四十四章

影像组学与医学3D打印技术

第一节　影像组学的起源与概念

一、影像组学的起源

受辐射基因组学（radiogenomics）的启发，荷兰学者Lambin等于2012年首次提出“radiomics”的概念。radiogenomics认为影像学特征与基因特征具有相关性，肿瘤组织的基因组异质性越强预后越差，且更容易发生远处转移。radiomics在radiogenomics的基础上进一步扩展，其假设微观层面的基因组异质性可转化为肿瘤内部的异质性，并且肿瘤内微环境的改变可在宏观影像上有所表达。Lambin将radiomics定义为“采用自动化的方式将传统医学影像转化为高维可发掘的特征空间，并对其进行分析”。后续Kumar等对radiomics的定义进行补充：高通量地从CT、PET和MRI等高级影像中提取并分析大量高级、定量的影像特征。Doroshow等指出，radiomics是转化医学未来发展的重要方向。同年，“Radiomics：From Clinical Images to Omics”作为北美放射学年会的主题引起了广泛关注。2017年，Lambin等进一步撰文指出radiomics是医学影像和个体化医疗之间的桥梁。

二、影像组学的概念

在恶性肿瘤诊疗评估中，影像检查如超声、CT、MRI等手段对术前诊断、精准评估疗效及预测预后不可或缺，但基于肿瘤形态、大小、密度、信号等改变的常规主观分析模式，无法量化肿瘤异质性，已不能适应当前肿瘤精准诊疗评估的临床需求。随着图像信息技术的发展，从医学图像中挖掘深层信息用于恶性肿瘤的诊疗评估，已成为临床研究的热点，即影像组学。其深层次含义是指从影像（CT、MRI、PET等）中高通量地提取大量影像信息，实现肿瘤分割、特征提取与模型建立，凭借对海量影像数据信息进行更深层次的挖掘、预测和分析来辅助医师做出最准确的诊断。影像组学可直观地理解为将视觉影像信息转化为深层次的特征来进行量化研究，用于肿瘤精准诊断、疗效评估和预后预测（图44-1）等，辅助临床决策。

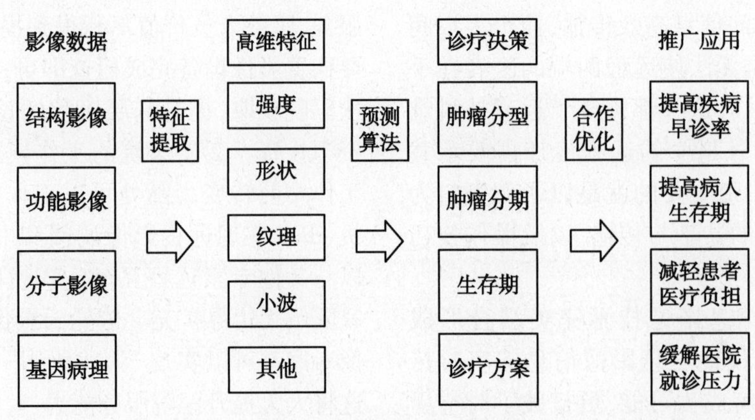

图44-1　影像组学逻辑网

（李大鹏　王传兵）

第二节　影像组学的工作流程与方法

影像组学的工作流程和方法主要包括以下几个步骤(图 44-2):影像数据的获取、分割算法的实现、特征提取与量化、模型建立、分类和预测。

一、获取影像数据

目前,主要通过 CT、MRI 和 PET/CT 等影像扫描方式来进行图像的采集。CT 是影像组学研究中使用最广泛的成像模式,其具有空间分辨力高的影像特点,可评估肿瘤和淋巴结的组织密度、形状、质地及纹理特征。PET/CT 可同时获得组织的密度及代谢信息,常用于肿瘤的检测和分期,是影像组学将功能成像与潜在肿瘤生物学行为直接进行关联的一种研究手段。MRI 在软组织成像中表现突出,可提供高对比度的结构信息和功能信息,其中弥散加权成像(DWI)和动态对比增强磁共振成像(DCE-MRI)可以反应组织细胞结构及微血管生成情况,通过对这些图像的采集,可提取更有效的影像组学特征。

二、实现分割算法

影像组学研究的特征数据均提取于“分割区域”,因此图像分割是此项研究中最重要的环节。在实际研究过程中图像分割具有很大的难度,大部分病变边界不清导致无法对所分割的区域进行实体对比或实体再现,因此分割方式尚无共识。手工勾画是大部分研究者所采用的图像分割方法,但在影像组学分析需要以大量数据为基础的情况下,这种耗时耗力的方式并不实用。

自动和半自动分割方法已在多种成像模式和不同解剖结构中得以应用。常见的分割要求包括:最大程度的自动化、最小程度的人为操作干预、较高的时间效率、准确性和病变范围的可重复性。一些分割算法依赖于区域生长法,需要操作员在感兴趣区(region of interest,ROI)内选择种子点。这些方法比较适用于相对均匀的病变,在不均匀的病变中需进行密集的人工纠错。例如,大多数早期肺肿瘤在低密度肺实质的背景下凸显为均匀的高密度病变,因此可以采用自动分割,并且这种方法具有较高的重复性和准确性。然而,对于部分实性结节、磨玻璃密度结节及附着在血管和胸膜表面的结节,这种自动分割方法的可重复性及准确性就会明显降低。

此外还有一些方法如:图割算法(graph-cut methods),把图像分割问题与图的最小割(min-cut)问题相关联,构建了基于图像的多个图形,并实现了能量最小化函数的全局最优解。但这种方式计算成本高,并可能导致过度分割。水平集法(level-set methods),它将病变轮廓表示为更高维度函数的零级集(水平集函数),将低维度曲线嵌入高维度曲面中。活动轮廓算法(active contour algorithms),是指起点围绕病灶进行绘制,像伸展的松紧带一样的连续曲线来表达目标边缘,然后通过迭代过程移动到具有最低能量函数值的点,一般可通过求解函数对应的欧拉方程(Euler equation)来实现,能量达到最小时的曲线位置就是目标的轮廓所在。由于依赖最佳起始点并且对噪声很敏感,所以这种算法在某些情况下也可能会导致较大偏差。半自动分割算法通过局部活动轮廓分析进行图形搜索,同时使用动态编程使其成本函数最小化。现阶段的半自动化分割过程仍然需要人类的参与。因此,目前仍没有针对所有图像的通用分割算法,研究者也正在评估新的算法来克服这些局限。

三、特征提取与量化

临床图像可以提取出不同类型的影像组学特征。在影像学中,定性特征通常用于描述病变,而定量特征则是通过利用数学算法的软件从图像中提取的描述值。它们呈现出不同程度的复杂性,首

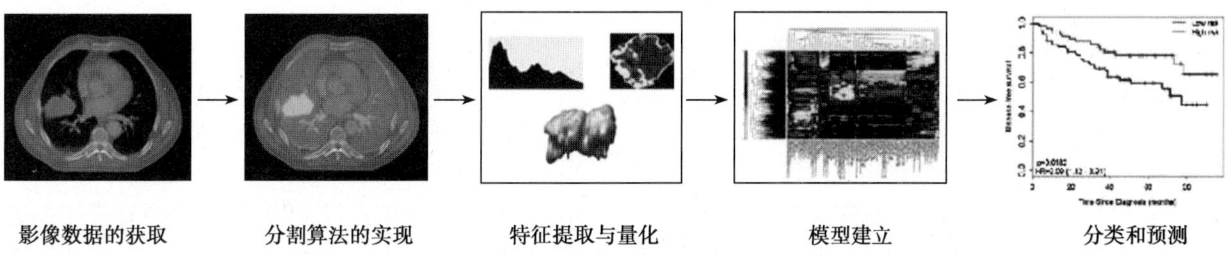

图 44-2　影像组学的工作流程

先表现出的是病变形状和体素强度直方图，其次是体素水平强度值的空间排列（纹理）。几十年前，人们就通过滤波器和数学变换来处理信号，发现纹理特征可以量化图像属性。在影像组学中，纹理特征可以直接从原始图像中提取，或者在应用不同的滤波器或变换（例如：小波变换）之后提取。定量特征通常分为以下几类：

1. **形态特征** 包括描述 ROI 大小的特征，例如体积、表面积、二维和三维的最大直径以及有效直径（与 ROI 具有相同体积的球体直径）。以及描述 ROI 与球体的相似程度的特征，如表面体积比、致密度、偏心度、球形度等。

2. **一阶直方图特征** 描述与 ROI 内的体素强度分布有关的特征，不包含它们之间相互的空间作用，可通过直方图分析计算得到，包括均数、中位数、最小值、最大值、标准差、偏度和峰度。这些特征可反应所测体素的对称性、均匀性以及局部强度分布变化。

3. **二阶直方图特征或纹理特征** 描述体素空间分布强度等级的特征。图像纹理是指在强度水平可感知或可测量的空间变化，它被视为一个灰度级，是一种视觉感知的图像局部特征的综合。二阶特征包括：灰度共生矩阵（gray level co-occurrence matrix，GLCM）、灰度级长矩阵（gray level run-length matrix，GLRLM）、灰度级带矩阵（gray level size zone matrix，GLSZM）和邻域灰度差分矩阵（neighborhood gray-tone difference matrix，NGTDM）。

GLCM 是一个其行列数表示灰度值、单元格包含灰度值处于一定关系（角度、距离）次数的矩阵，也称为二阶直方图。在 GLCM 上计算的特征包括熵（二阶熵，与异质性有关）、能量（也被定义为角二次矩，再次描述图像的均匀性）、对比度（其测量局部变化）、同质性（图像局部灰度均衡性的度量）、不相似性和相关性。GLRLM 是二维矩阵，其中每个元素(i,j)描述了j灰度级i在指定的方向上连续出现的次数，灰度运行是在图像中预设方向上具有相同强度的连续体素的长度。GLSZM 是在行和列处的元素存储具有灰度级和大小的区域（具有相同灰度级的连接体素）数量的矩阵。GLSZM 包括描述小/大区和低/高灰度区分布的特征。NGTDM 第i项是所有具有灰色调i的像素与其周围邻域像素平均值之差的总和。NGTDM 的影像组学特征包括粗糙度、对比度、冗繁度、复杂度、纹理强度等。

融合和分形特征：融合特征与多模态图像数据集相关，其可通过配准技术与几何图像对齐。分形特征是分析评估不同层面表面的自相似性和粗糙度，这些区域的复杂性由豪斯多夫（Hausdorff）的分形维数（fractal dimension，FD）量化呈现，该分形维数是一个模式的自我重复纹理，并具有放大特征。

4. **特征选择** 如何将高维特征数据进行降维是影像组学工作流程中的重要一步，也称之为特征选择。最简单的特征选择方法是根据变量的稳定程度或相关性制定一个评分标准，以此标准对变量进行筛选。另外，在消除相关特征时使用相关矩阵消除高度相关的特征，通过消除那些高度相关的特性，剩下“非冗余”的特征集，其中常用的方法有 LASSO（least absolute shrinkage and selection operator）Cox 回归模型、最大相关最小冗余（maximum relevance and minimum redundancy，mRMR）、评估特征 RE 相关性（relevance in estimating features，RELIEF）、主成分分析法（principal component analysis，PCA）等。

LASSO Cox 回归模型，是最常用的特性选择方法之一，它是一种收缩和变量选择方法的回归模型，它使惩罚对数似然函数最大化，并适用于高维数据的回归。mRMR 通过计算一组特性和结果变量之间的互信息（mutual information，MI），对输入的特征进行排名，最大化 MI、最小化更高排名的 MI 平均值，从而达到降维的效果。RELIEF 是最近比较热门的特征选择方法之一，其方法是根据属性之间的区分进行排名。与其他方法相比。RELIEF 可以有效地评估强相互依赖的特征，并显示出更高的预测准确性。RELIEF 算法能够检测特征之间的上下关联信息，从而更准确地处理存在依赖关系的情况。PCA 是将多个变量通过线性变换以选择出少量重要变量的一种多元统计分析方法，即能将相关性强的影像组学特征合并为主成分，各主成分间相互独立从而实现将高维空间简化为二维或三维空间。

四、模型建立

目前，有许多机器学习的方法可被用于建立基于影像组学特征的预测和分类模型，其中很多都是之前服务于 CAD 的。在影像组学建模中，logistic 回归模型因其简单易行，成为最受欢迎且常用的监督分类器；另外，常用的机器学习模型还有随机森林（random forest）、支持向量机（SVM）、人工神经网络(artificial neural network,ANN)、聚类分析(cluster analysis)、留一法交叉验证(leave-one-out cross validation,LOOCV)、自举法(bootstrapping)。

(一) 随机森林

随机森林是 Leo Breiman 和 Adele Cutler 在 2001 年首次提出的一种使用多棵树来训练和预测样本的分类器。在此之后,Deitterich 将随机节点优化思想嵌入到模型中进而有效地优化随机森林。随机森林算法以若干分类回归树(CART)为元分类器,基于"套袋"思想控制方差创建不同的决策树集合。虽然单一决策树不能提供很强的性能分离器,但是通过组合起来可以有效提高决策性能。作为一种多功能的机器学习算法,随机森林可以实现回归和分类任务,亦可用于缺失值、异常值及重复值的降维处理。一般而言,该方法的执行程序为:

1. 设定包含 K 个样本的集合为 A,变量的数量为 J。

2. 每个节点通过随机方法选择 $m(m<J)$ 个决策属性,基于这些属性确定最佳分裂点。m 值在决策树形成时保持恒定。

3. 从 A 中以可放回采样的方式,重复采样 N 次,形成一组决策树的训练集 Z。根据训练集 Z 预测剩余类别,并对误差进行分析。

4. 随机选取 m 个基于每一个节点上的变量,根据这 m 个变量,计算确定其最优分裂点。

5. 每棵决策树在不剪枝的情况下最大限度地进行生长,并通过将所有决策树相加预测新数据。

(二) 支持向量机

支持向量机(support vector machine,SVM)是一种应用广泛的机器学习方法,具有理论知识清晰完备,适应性和泛化能力良好的优点。其核心思想是在特征空间中寻找到一个最优超平面将两类样本尽可能大的分开,能够较好地处理小样本、非线性和克服"维数灾难"问题,并且表现出优秀的分类能力和泛化能力而被广泛应用于分类和回归等领域。但是 SVM 对核函数的参数选取对分类效果影响很大,不合适的参数可能使得分类器性能大大降低。针对 SVM 核参数的选取问题,目前尚没有统一有效的方法。传统的参数选择方法如实验法、网格搜索法等由于耗时过长和不必要的验证流程等缺点,更常用的方法是群智能算法如蚁群算法、遗传算法和粒子群算法等优化支持向量机核参数。

(三) 人工神经网络

人工神经网络(artificial neural network,ANN)又称为人工神经元的连接单元的集合,是许多不同的基于机器学习的算法的框架。其通过模拟人脑的处理方式,希望可以按照人类大脑的逻辑运行。ANN 受形成动物大脑的生物神经网络的启发,模拟生物大脑中的神经元。每个连接如生物学中大脑的突触,可以在神经元之间传递信号。接收信号的神经元对其进行处理,然后发信号通知与之相连的其他神经元。ANN 的提出最初是为了能使其以与人脑相同的方式来解决问题。然而,随着时间的推移,ANN 的研究重点从生物学转移到了如何使 ANN 完成特定任务。随着现代科学技术和硬件设备的蓬勃发展,ANN 在处理数据量大且复杂的问题中有着越来越重要的作用。

一个最基本的 ANN 的结构包含三个组成部分:输入层,隐藏层,输出层,并且通常为全连接神经网络(full connected neural networks,FCNN)(图 44-3)。全连接的含义是当前层的每个神经元都与前一层的所有神经元相连,即前一层神经元的输出作为当前层神经元的输入,每个连接都有一个权值,位于同一层的神经元之间没有连接。

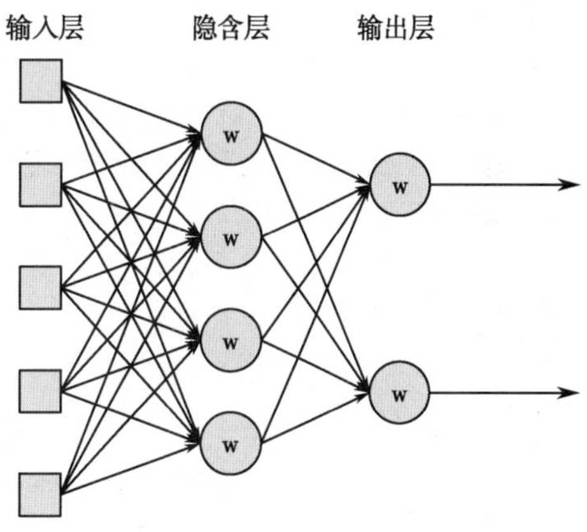

图 44-3　人工神经网络结构

深度神经网络(deep neural network,DNN)是指隐藏层的数目大于 1 的 ANN。DNN 容易引发梯度消失问题,即当前面隐藏层的参数更新速率低于后面隐藏层的速率时,表现出随着隐藏层数目的增加,模型准确率下降的现象。为了解决梯度消失问题,可以使用 ReLU 等函数代替 S 型函数来作为激活函数。当前 DNN 的基本结构正是以 ReLU 函数作为激活函数。然而,全连接 DNN 的结构特性容易引发参数数量问题,导致训练会出现局部最优解现象。另外,图像中的局部特征可以用来识别整张图像,比如鸟的喙可以用来识别鸟。因此,如果能提取图像中的局部特征来完成整张图像的识别的话,参数将大大减少。而卷积神经网络(convolutional neural networks,CNN)的提出可以有效缓解参数膨胀的问题。CNN 相较于 FCNN,采用了局部连接的方式,即每个神经元只和前一层的部分神经元相连,而不再是和所有神经元相连。同时,连接到同一个神经元的一组连接可以共享同一个权值。这样将大大减少参数的数量,提高了模型的训练效率。CNN 结构如图 44-4 所示。

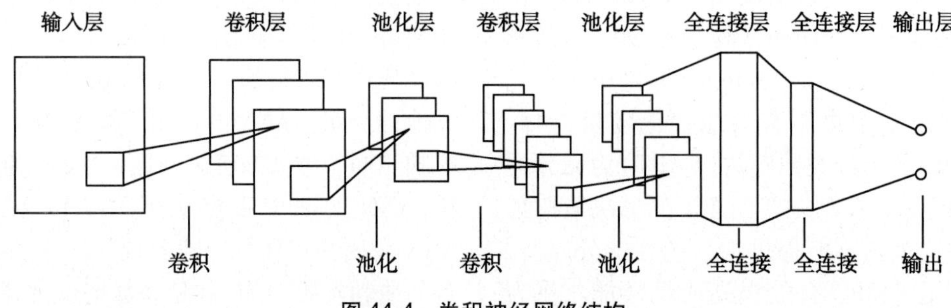

图 44-4　卷积神经网络结构

(四) 聚类分析

属于无监督分类(unsupervised classification),其可将抽象对象集合分组,在分组的过程中对类似的对象组成的多个类进行分析,目标是在相似的基础上收集数据来进行分类。共识聚类(consensus clustering)是常用于降维的聚类分析。有报道称共识聚类可以在 440 个特征的集合空间中识别出 13 个非冗余特征聚类。主要的聚类方法如下:

1. **分层聚类方法**　分层聚类算法是利用完善系统图形的方式实施分类的,在不同的叶结点中都有相符的样本,不同的树结点也会对应不同的分类,聚类算法依据使用者的需求在不同环节进行分析。在分层聚类算法中包含了凝聚算法与分裂算法。凝聚算法和分裂算法的区别就在于一个是自底向上,而另一个是自顶向下。凝聚算法是把样本视为一个整体,之后依据有关条件把附样本进行融合变成全新的一类,按照这种规律进行,一直循环到全部样本融合变成一个整体类为止;若是想使用分裂算法就有很大不同,首要进行的是把全部样本视为一个整体类,之后在其中选取距离比较远的样本实施分裂,一直开展到全部中只有一个样本的时候为止。

2. **分割聚类算法**　在聚类算法中,分割聚类算法(partitional clustering,PC)是当前使用最为广泛的一种算法,在一般情况下使用数据样本进行板块的划分,之后在针对不同的评价指标对板块数据实施掌控,对于不符合板块中的数据分类到其他板块中,使用不间断聚类方法完成过程。比较常见的方法有 K 中心点(K-Medoids)以及 k 均值聚类(k-means)等。其中 k-means 是利用随机和数据收集的方式进行板块分割的,分割完成后的板块是 K 块,根据类中不同的权均值,来分别表示此类特点,并且计算其中的距离,把集中的数据分别调至附近的类中,针对 M 实施重新计算,计算完后和之前计算结果进行对比,最终完成聚类过程。K-Medoids 在整个算法中属于类的代表项,在样本选取之后,把样本附近的子集融合变成一个类,目标函数指的是样本附近的距离有着相似性。

3. **大规模聚类方案**　BIRCH 是利用分支因子调控来设置 B 与门槛值 T,在根点出发不断对数据和节点进行分析,依据符合门槛值数据的状况来完成吸收与构造修正,得出 CF 数值而且通过有关聚类算法对有关数据进行聚类分析。这种算法只具备一次的扫描数据,在时间算法方面有着比较复杂的性质,所以在数据量比较的情况下得到了比较广泛的应用。CURE 算法基本使用的都是数据抽样的方式,对相关数据进行样本分析,把不同的类和附近距离较短的类型联合起来,建立一个较大的堆(heap)。如果类的数值在大于 k 的情况下,要使用较小的类进行融合使用,一直到满足需求条件为止。CURE 算法使用的基本上都是抽样技术,所以时间的难度是 $O(K_2)$,其中 K 是抽样中的样本数量。

(五) 交叉验证

交叉验证实质上将数据集分割成 n 组,其中 n-1 组的数据作为训练集,1 组作为验证集,进行 n 次循环实验(如果 n 值等于数据集数量,则为留一法,否则为 K 折交叉验证),然后对所有实验结果求均值。交叉验证不仅可以提升模型的可靠性而且可以有效地避免陷入局部最优。一般常见交叉验证方法为 K 折交叉验证、Holdout 交叉验证和留一法。

交叉验证原理图如(图 44-5)所示。本文通过使用交叉验证中的留一法和神经网络进行融合。留一法相对于 K 折交叉验证和 Holdout 交叉验证有着明显的优点:

1. 实验过程中没有随机因素的影响,实验结果稳定且可以复制。

2. 数据集中所有的数据都作为训练集和测试集,做法接近真实样本。

但留一法因做循环实验次数与实验样本数量相同,故存在不适合处理样本数量过大的局限性,对于这一问题,将留一法划分的数据集进行批量分割训练有效地改善了上述情况。

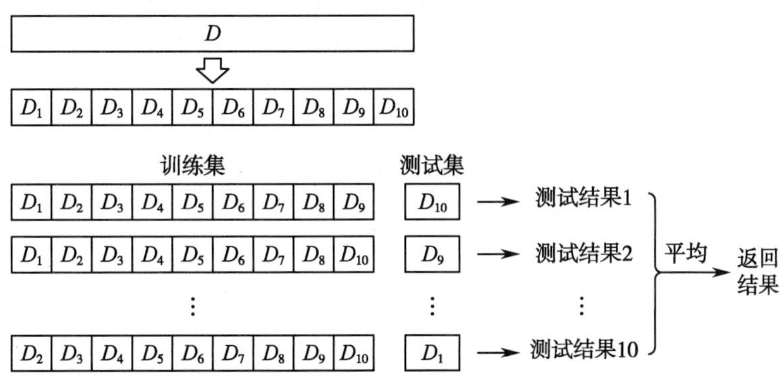

图 44-5　交叉验证原理图

(六) 自举法

由原始数据生成大量自举样本,引导数据集是一系列数据(特征、结果),每个数据来自患者队列中随机选择的患者,每个自举样本重复建模。该方法提供了模型参数和模型评估指数 AUC(曲线下面积)或置信区间(CI)值的分布,从而可以评估特征的不确定性。

五、分类与预测

在 Radiomics 分析中,单因素分析往往不能得到可靠的结果,通常需要通过机器学习算法来建立分类或预测模型。建模过程中研究人员可借助不同的软件工具:

1. R 语言包含可用于数据挖掘和建模的软件包。例如,Li 等使用 R 语言中"caret"软件包里不同的机器学习算法建立预测模型,对不同病理类型的肝脏病变分类;Parmar 等基于 R 软件比较了 12 种机器学习算法对非小细胞肺癌(NSCLC)患者的预后的预测,发现随机森林算法(radom forest)取得最佳预测结果(RSD = 3.52%,AUC = 0.66±0.03)。

2. Weka 是新西兰怀卡托大学(university of waikato,hamilton,New Zealand)基于 JAVA 开发的数据挖掘软件,汇集了大量的建模算法和数据预处理工具。用户通过图形界面操作各种组件,比较不同的建模算法,找出解决题最有效的方法。Basu 等提取了 CT 的 Radiomics 特征,借助 Weka 构建了决策树(decision tree)和支持向量机模型,用以区分 NSCLC 和肺腺癌/鳞癌;Fan 等使用 Weka 构建多类逻辑回归模型,用以预测乳腺癌的分子亚型。

3. SPSS Modeler 是一款商业数据挖掘软件,其功能涵盖了整个数据挖掘的生命周期。该软件具有以下特点:图形化操作界面,提供大量强大且稳健的数据挖掘模型,提供自动建模功能,具有丰富且详细的中文帮助文档等。Zhu 等使用 SPSS Modeler 构建了基于数字胸片 Radiomics 特征的 SVM 模型,实现了尘肺病的计算机辅助诊断。

4. B11 是与 MaZda 配套使用的建模分析软件。包含多种建模算法,例如:人工神经网络(ANN)、K 最近邻(K-nearest neighbor,KNN)算法、k 均值聚类(k-means)、层次聚类(agglomerative hierarchical clustering,AHC)算法和相似度聚类算法(similarity-based clustering method)。Mayerhoefer 等使用 B11 中的 KNN 和 k-means 算法结合 MRI 影像组学特征来区分肝脏的囊肿和血管瘤。

数据集的样本量相对于特征维度较小,对于使用如此复杂的特征集合进行分类和预测,不仅消耗大量的计算时间,而且容易造成模型的过拟合。因此,稳定且适用广泛的特征降维(筛选)和建模方法是 Radiomics 的关键点,需要借助高级的数据分析工具。Weka 和 SPSS Modeler 功能强大且具有图形界面,适合大多数研究者使用,具有编程基础的研究人员可以使用 R 语言进行建模分析。在后续的研究中,建议组织医学与工科相协作的团队,共同商讨数据分析与建模方法,对 Radiomics 数据进一步深度挖掘。

（李大鹏　王传兵）

第三节　影像组学的临床应用与质量评估

在过去十年中，关于“影像组学”的研究显著增加，尤其是最近两年的论文数倍增。影像组学通过从不同模态影像中提取高通量特征并加以数据挖掘，可用于肿瘤分子分型、鉴别诊断、治疗方案选择、疗效检测和预后评估等多方面。目前，其在肺癌、头颈癌、乳腺癌、脑肿瘤、直肠癌、食管癌、前列腺癌、肝癌等多种肿瘤疾病中开展了初步探索。

一、基因与分子标记及病理分型

影像组学认为，肿瘤宏观影像特征与微观基因、蛋白质和分子改变息息相关。肿瘤的发生常与相关的遗传物质发生改变有关，这些改变通常会对编码的蛋白质或一些大小分子表达产物产生不同影响，影像组学通常认为，这些微观的改变必将引起影像图像的纹理特征发生变化。肾细胞癌是成人肾脏疾病中常见的一种肿瘤疾病，15%的肾细胞癌发生被认为是和 BRCA1 相关蛋白 1 基因（*BAP1*）改变有关，并且与肿瘤分级和预后不良相关。Ghosh 等通过对 78 例已证实 *BAP1* 基因突变阳性的肾细胞癌患者进行研究，评估图像纹理特征与基因突变的相关性，结果表明，影像组学的方法对预测 *BAP1* 基因的突变发现具有很高的敏感性和特异性。

在分子标记物方面。肿瘤血管是肿瘤生长、增殖、转移以及预后的必要条件，Yin 等发现，肾通明细胞癌放射学特征与肿瘤微血管密度和血管内皮生长因子（VEGF）之间有显著相关性。肿瘤的代谢体积（metabolic tumor volumes，MTVs）通常与 N-乙酰天冬氨酸和胆碱（choline，Cho）的异常水平相关，Lopez 等提取 17 个多形性胶质母细胞瘤患者 5 类共 816 个 MRI 纹理特征，去除冗余特征后，采用相关分析结果发现肿瘤代谢体积与 NAA 水平密切相关，然而与 Cho 相关的成像特征较少。Zhu 等发现乳腺癌的 MRI 图像特征与 DNA 突变、miRNA 表达、蛋白表达、基因通路表达和拷贝数变异等相关。

在病理等分型方面。Yuan 等比较传统体积分析法和影像组学法对肺腺癌的分型的准确性，结果显示，从浸润性腺癌中分离出原位腺癌和微浸润性腺癌，影像组学方法表现出更好的诊断准确性，AUC 达到 80.5%，而传统体积分析法只有 69.5%。Wu 等利用单因素分析和多因素分析预测肺癌组织学亚型（肺癌和鳞癌），从 350 例患者 CT 图像中提取 440 个放射组学特征，结果表明放射学特征与肺肿瘤组织学分型显著相关，AUC 达到 72%，显示了放射学在组织分型上的巨大潜力。Bae 等从 80 例患者肺腺癌中提取术前 CT 和 PET 图像特征，采用影像组学方法对肿瘤结节进行分级，表明来自影像的部分特征可以帮助预测肺腺癌的病理侵袭性。Zhang 等采集 61 例膀胱癌患者弥散加权成像（DWI）和相应的表观弥散系数（ADC）数据，每个感兴趣区体积内提取 102 个特征，筛选出 47 个特征，采用支持向量机进行膀胱肿瘤分级，结果显示 DWI 和 ADC 图像的纹理特征，特别是 ADC 图的灰度共生矩阵特征，可以反映低级别和高级别膀胱癌的差异。

二、诊断与鉴别诊断

影像组学是大数据技术与医学影像辅助诊断的有机融合。传统的计算机辅助诊断方法多用于肿瘤筛查和鉴别诊断，而增加了高通量特征和数据挖掘的影像组学方法将有效提高诊断准确率。

Pham 等从 271 例肺癌患者 CT 图像中提取两类纹理特征，实现了纵隔淋巴结良恶性鉴别，AUC 为 0.89，灵敏度为 75%，特异度为 90%。有研究对肺部图像影像数据库（LIDC）中的 CT 图像进行高通量特征提取，构建肺癌影像组学预测模型，用于肺癌良恶性评估。进一步，He 等对 240 例孤立性肺结节患者分别采用普通 CT 和增强 CT 进行扫描，比较对比剂、重建层厚和卷积核对诊断的影响。结果表明，普通 CT 扫描、1.25mm 薄层 CT 和标准卷积核可为孤立性肺结节的诊断提供更多有价值的信息。在头颈肿瘤方面，Brown 等将影像组学用于甲状腺结节良恶性鉴别，从多中心采集 26 例患者的弥散加权成像（DWI）数据，从表观弥散系数（ADC）图像中提取 21 个纹理特征，建立线性判别分析模型，分类准确率、灵敏度和特异度均超过 90%。Fruehwald-Pallama 等也将 DWI 纹理特征用于腮腺肿块的识别。Park 等从 DCE-MRI 参数图中容积转运常数（K_{trans}）、速率常数（Kep）和血管外细胞外容积分数（V_e）提取直方图特征用于识别口咽鳞状细胞癌和恶性淋巴瘤，两种癌症的 K_{trans} 直方图中值和众数，以及 V_e 直方图的众数、偏度和峰度差异较大。V_e 峰度是最有效的识别特征（准确率86%，灵敏度 83%，特异度 90%）。Cameron 等和 Khalvati 等分别在多参数 MRI 中提取影像组学纹理特征，实现前列腺癌的自动检测，准确率达 87%和88%。Khalvati 等的研究进一步表明，增加相关弥散成像（correlated diffusion imaging，CD）和高 b 值 DWI（computed high-b DWI，CHB-DWI）图像可有效提高检测的灵敏度和特异度。Wibmer 等研究发现，从 MRI 图像提取灰度共生矩阵（gray level co-occurrence matrix，GLCM）特征有助于前列腺癌外周带与移行带的识别，并可用于格利森（Gleason）评分。在 T_2WI 和 ADC 图像上，外周带与高熵值、高惰性值、低能量值、低相关性和低均匀性有关（$P<0.0001 \sim 0.008$）。移行带与 ADC 图像特征（$P<0.0001$）及 T_2WI 图像的相关性（$P=0.041$）和惰性值（$P=0.001$）强相关，而 Gleason 评分与高熵值和低能量值有关。Litjens 等通过研究 70 例前列腺全切患者术前多参数 MRI 图像，发现 CHB-DWI 鉴别前列腺癌与良性增生更有效，DCE-MRI 可用于鉴别前列腺癌与前列腺萎缩或炎症，且 ADC 是诊断高级别前列腺癌最有效的特征。同样，影像组学也可在 DCE-MRI 中识别三阴性乳腺癌，将肿瘤区域特征与背景实质强化特征相结合后，获得的识别准确率 AUC 可达 0.88。Hassan 等在功能 MRI 图像中提取与异质性相关的纹理特征，鉴别脑部真正的功能活动区域。GLCM 的不相关系数、熵、和方差、熵差值与脑功能相关性最强，回归模型的识别准确率高达 80.19%。

三、临床决策与疗效监测

不同于传统的医学影像辅助诊断，影像组学基于数据分析的方法从大量医学图像中挖掘出图像特征作为新的生物标记，有助于临床选择合适的治疗方案并监测治疗效果。

Shiradkar 等提出基于多参数 MRI 影像组学特征和形变配准模型架构用于前列腺癌局部靶向放疗方案的精准制定。Lopez 等研究 MRI 和磁共振波谱（MRS）影像组学特征与临床靶向体积和代谢体积的相互关系时，发现 N-乙酰天冬氨酸水平异常的脑胶质瘤代谢肿瘤体积与 MRI 特征密切相关。Cunliffe 等研究食管癌放疗患者 CT 数据，发现通过影像组学提取的纹理特征值与放射性肺炎的发生密切相关。Huynh 等、Hunter 等和 Mattonen 等均使用影像组学方法定量评估肺癌放疗疗效。Huynh 等从 113 例 Ⅰ ~ Ⅱ级 NSCLC 患者治疗前 CT 图像中提取 1 605 个影像组学特征与常规影像学特征，发现小波分解特征与远处转移预后有明显相关性，整体生存期与常规影像学特征和影像组学特征均有关。

Hunter 等通过定量图像特征模型分析 NSCLC 患者放疗前 CT 影像资料，成功预测放疗后肿瘤退缩情况，为肿瘤的治疗评估和生存率预测提出了新的指标。Mattonen 等开展了肿瘤放疗专家定性诊断与影像组学定量特征在肺癌放疗效果和复发预测中的比较，结果证明影像组学预测在整个随访期内与临床医师评价基本吻合，但在术后 6 个月内可早期发现临床医师难以发现的不典型复发病灶。Aerts 等定量比较早期 NSCLC 患者治疗前后的 CT 图像，用于评价吉非替尼（Gefitinib）新辅助疗法的疗效。类似地，Antunes 等在 PET/MR 融合图像中开展研究，早期评估靶向药物舒尼替尼治疗转移性肾透明细胞癌的疗效。基于计算机提取乳腺癌 DCE-MRI 图像特征发现，纹理分析可为临床医师在乳腺癌新辅助化疗开始前预测疗效提供更为准确的信息。Yip 等研究基于肿瘤区域配准的化疗前后 PET/CT 纹理特征分析，预测了食管癌化疗效果（AUC>0.70）。Scalco 等使用 CT 图像纹理特征研究头颈癌放疗中腮腺结构和功能的改变，发现放疗后 CT 密度均值和分形维数明显增加，基于体积和分形维数特征预测腮腺缩小的准确率为 71.4%。Jansen 等基于 DCE-MRI 药代动力学模型参数图的影像学特征，评估头颈部鳞状细胞癌放化疗效果，纹理分析表明放化疗可减少肿瘤异质性。夏凡等探索运用影像组学方法评估肝脏组织特征以预测化疗后肝功能异常。Huang 等回顾性分析 326 例结肠癌患者 CT 图像，建立影像组学模型预测结肠癌淋巴结转移的概率，一致性指数（conformity index，CI）为 0.736。Vallières 等使用氟代脱氧葡萄糖（fluorodeoxyglucose，FDG）-PET 和 MRI 纹理特征预测软组织肿瘤的肺转移，通过逻辑回归多因素分析获得的 FDG-PET/MR 融合图像的 4 个纹理特征预测效果最好（准确率 98%，灵敏度 95%，特异度 93%）。Coroller 等也将影像组学方法用于评价肺腺癌远处转移的可能性。

以上研究表明，影像组学可用于治疗方式的选择和临床疗效的监测，对多种癌症的个体化治疗方案制定有指导意义。

四、预后预测

2014 年，*Nature Communication* 发表了 Aerts 等的研究，他们从 1 019 例肺或头颈部肿瘤患者 CT 数据中提取了 440 个量化肿瘤图像特征，包括灰度分布、形状和纹理等，这些影像学特征反映肿瘤异质性，与肿瘤病理类型、T 分期、基因表达的模式相关。同时，这些特征在多个不典型肺及头颈部肿瘤数据库中显示出较好的预测预后价值，因此认为影像组学在肺癌及头颈部肿瘤中可识别预后表型。针对相同的数据库，Parmar 等研究并寻找可靠的机器学习方法用于预测肺及头颈部肿瘤预后，以拓展影像组学在精准医学和肿瘤护理中的应用。Song 等研究认为，定量 CT 的表型特征可发现非小细胞肺癌（NSCLC）的转移或侵袭能力，对预判肿瘤转归和指导临床个体化治疗具有重要价值。Emamine-jad 等将基因学生物标记核糖核苷酸还原酶 M1（ribonucleotide reductase catalytic subunit M1，RRM1）和切除修复交叉互补基因 1（excision repair cross-complementation group 1，ERCC1）与 CT 影像组学特征联合应用，预测Ⅰ期 NSCLC 患者术后复发风险，AUC 为 0.84，显著高于两者独立预测的 AUC。Coroller 等使用影像组学方法从肺腺癌患者 CT 图像中提取 635 个特征预测远处转移和生存期，35 个特征与远处转移相关，12 个特征与生存期有关，其中 LoG 特征可显著提升预测的准确率。Paul 等进一步通过卷积神经网络提取 CT 图像特征，对肺癌预后预测的准确率最高达 82.5%。

Zhou 等发现，在不同生存率亚组之间脑胶质瘤 MRI 区域改变有显著差异。Yang 等分析脑胶质瘤的 T_1WI 和 T_2 Flair 图像，找到 5 种纹理特征，认为可预测脑胶质瘤分子亚型（AUC＝0.72）和 1 年生存率（AUC＝0.69），并能取代现有的有创活检。Cui 等通过多区域图像定量分析方法，确定了量化肿瘤表面积和强度分布的 5 个影像标记，并证实具有预测脑胶质瘤预后的能力（CI＝0.67，P＝0.018），高于传统预测模型。Rois Velazquez 等比较了 109 例脑胶质瘤 MRI 图像自动分割与医师手动分割的体积吻合度，并分析了与伦勃朗视觉感受图像（visually accessible rembrandt images，VASARI）特征和预后的关联性。

Li 等认为，MRI 定量影像组学特征联合多种基因检测可有效评估乳腺癌的复发风险。Vignati 等从 T_2WI 图像中提取 GLCM 的对比度和均匀性特性，比较其与传统 ADC 参数对前列腺癌生物侵袭性预测的效果。结果显示，GLCM 特征比传统 ADC 参数与病理 Gleason 评分的相关性更强，可有效预测低风险的前列腺癌。Zhang 等研究 72 例经过 TPF（多西他赛+顺铂+氟尿嘧啶）诱导化疗的晚期头颈部鳞状细胞癌患者，发现肿瘤大小、淋巴结转移、临床变量、CT 纹理和直方图特征与患者的总生存率相关。

Lei Jenaar 等通过研究，发现并验证 542 例口咽鳞状细胞癌患者治疗前 CT 图像的一些影像组学特征，具有较好的预测预后价值，且不受 CT 伪影的影响。Chicklore 等认为，PET/CT 融合成像也可通过影像组学的纹理特征分析来预测部分肿瘤的治疗反应和预后。

五、影像组学的质量评估

随着精准医疗的提出和发展，近年来影像组学的研究逐年增多，因其提取特征及建模的方法和形式具有多样性，而有研究表明目前影像组学所建立的预测模型质量不佳，因此，迫切需要制定统一的评估标准和指南，使影像组学成为一科学、严谨、可评判的研究邻域。2017 年 10 月，在 *Nature Reviews Clinical Oncology* 上发表的文章中提到影像组学质量评分（radiomics quality score，RQS）及其标准，从而帮助我们科学评估之前做过的以及未来将要进行的影像组学研究。RQS 共有 16 个项目，每个项目下方均有 2~3 个选项，测试者只需要勾选即可，满分 36 分。RQS 标准对预测模型的所有方面都需要进行全面和清晰的评估和打分，以尽量减少偏差，从而提高预测模型的实用性。文章中指出，目前 RQS 可以在线进行打分，并建议进行影像组学研究时应通过 RQS 的评估。

（李大鹏　王传兵）

第四节　影像组学的发展趋势与挑战

一、概述

影像组学有很大的临床应用潜力，能够充分挖掘和分析不同疾病特异性影像特征，给临床提高量化和监测疾病的非侵入性工具，提高疾病的早期诊断准确性，实现早期干预、提高患者生存质量。其大部分的工作流程都是在电脑上完成的，成本低廉,易于被患者接受,且能实现对患者图像个性化分析。影像组学的发展才短短数十年,已经取得非常可观的成果,然而其分析技术主要依赖于计算机的发展,每一步工作流程中都存在着或大或小的不足。

因此影像组学应用于临床还面临着巨大的挑战。第一,图像采集没有标准化过程,不同的研究机构采用不同标准用于影像图像采集和分析,包括图像的分辨力、视野和切片厚度等,使用这些不同类型的影像图像的研究将无法在不同的影像图像集之间产生精确的比较;第二,有许多技术和算法被用于影像组学,但是目前还没有制定标准统一的方法,尚不清楚哪一种是最佳方式,也缺乏标准的国际协议和验证结果,在不同的影像组学算法中要使用相同的数据集以确保结果的相互比较和验证时的一致性;第三,公开分享影像资料一直是临床研究中的一个问题,这点涉及保护患者的隐私权益。但这些并不能否认影像组学成为更好的临床决策工具的潜质,其快速、低成本、可重复及非侵入性等优点必将对影像学和临床的发展产生巨大革新。

二、可重复性

可重复性是在相同或几乎相同的条件和采集参数下的精度测量,并通过"测试-重新测试"分析进行评估,比较对同一患者采集图像的结果。有研究表明,在相同成像参数设置和半自动分割下获得的影像组学特征可重复性较高(一致性指数大于 0.9)。相反,当测量系统或参数设置不同时,测量的重复性或稳定性欠佳。

对于 CT,通过比较从 17 台不同类型 CT 获取的水模图像中提取影像组学特征间的变异度,Mackin 等发现扫描仪间的变异度与同一台扫描仪的相比是有差异的。有研究认为影像组学特征的变异主要是由重建方法所引起的,重建算法的变异度显著高于测量者之间的变异度。在 PET/CT/MR 中,纹理特征受不同采集模式、重建算法及所用参数设置的影响较大,例如迭代次数、后滤波级、输入数据的噪声、矩阵大小以及离散块大小等。

分割代表了在基因组工作流程中最关键的步骤之一,因为许多提取的特征可能取决于分割的区域,而肿瘤可能有不清楚或复杂的边界,这可能会导致结果的不一致性和低可重复性。研究表明尽管手动勾画分割出现观察者间的差异度较高,且耗时久,但它仍是金标准。也有研究结果显示,基于 3D-Slicer 软件平台,采用半自动分割法对 CT 扫描肺肿瘤的分割比手动勾画的区域可重复性更好。

三、影像获取及标准化

基于大数据挖掘的影像组学方法影像学数据的质量提出了严格的要求。超声、CT 和 MRI 是目前肿瘤常规诊断手段,数据量庞大。但不同厂商的机器在图像获取、重建算法和参数设置方面有很大差异,缺乏统一标准。即使同一台设备,对比剂剂量、扫描层厚、脉冲序列、成像深度和增益等也会对图像产生影响。此外,多模态多参数技术使得同一种疾病可采用多种影像方式观察。医疗机构针对不同类型疾病的检查方式并无指南或共识。因此,要获取相同或相似参数的大影像数据库十分困难。

美国国立卫生研究院(NIH)和国家癌症研究院(NCI)通过与多个国家医疗机构合作,建立了标准化临床影像数据库,如 LIDC、The Cancer Genome Atlas(TCGA)、The Cancer Imaging Archive(TCIA)等,涵盖肺部、脑部、乳腺、前列腺等重要器官,可用于影像组学研究。

四、高通量特征的稳定性

定量描述病灶属性的高通量特征是影像组学的核心,大数据分析和多中心验证均需稳定和可重复的特征。常用特征包括大小、形态、边界、直方图、纹理、分形维数、小波变换等。有研究证实,定量化特征可反映图像的细微差别和更深层次的信息,并避免由人为经验带来的诊断误差,在鉴别诊断、疗效监控和预后预测方面有重要作用。

然而,由于医学影像设备缺乏统一的图像获取和成像算法标准,同一病灶通过不同设备采集而获得的图像差别很大,给基于灰度值的特征如直方图、纹理分析等带来影响。同时,特征提取的前提是病灶区域的准确分割。对于边界模糊不清的肿瘤,手动分割、计算机半自动分割和计算机全自动分割的结果存在明显差异,降低了基于大小、形态和边界等特征的稳定性。

Balagurunathan、He、Yang、Zhao 和 Fave 等对平扫 CT 和增强 CT 图像开展特征稳定性研究,比较对比剂剂量、注射时间、成像方式、重建层厚、卷积核等对特征的影响,用于肺部肿瘤的影像组学分析。在 MRI 图像中,Rios Velazquez 等采用手动和自动方法分割脑胶质瘤,两者计算获得的肿瘤体积高度吻合。Hu 等研究 399 例乳腺癌患者的二维超声图像,探索超声仪器型号、仪器参数和图像分割算法对影像组学特征的影响,筛选出 46 个高重复性、非冗余的稳定特征。在另外 138 幅乳腺肿瘤超声图像上进行验证,良恶性识别效果优异(AUC = 0.92,准确率为 86%,灵敏度为 90%,特异度为 81%)。

五、特征选择与建模

有限样本下用大量特征进行分类和预测,不仅计算时间长,效果也未必最优。数量庞大的高通量影像学特征提取后,需采用特征选择方法获得最佳性能表现的特征集,输入至准确可靠的机器学习算法或统计学途径建立分类或预测模型。

Parmar 等研究发现,影像组学预测准确率主要受特征个数、特征筛选方法和分类器的影响。他从 101 例头颈癌患者 CT 图像中提取 440 个影像组学特征,比较 14 种特征选择算法和 12 个模式识别分类器对生存期的预测。结果发现,最小冗余最大相关方法(AUC = 0.69,稳定性 = 0.66)、互信息特征筛选法(AUC = 0.66,稳定性 = 0.69)和条件最大熵特征筛选法(AUC = 0.68,稳定性 = 0.70)预后效果最好。分类器方面,贝叶斯分类器(AUC = 0.67)、随机森林分类器(AUC = 0.61)和最邻近分类器(AUC = 0.62)取得了最佳预测结果。对 NSLCL 患者的分析也得到类似结果。因此,更准确、适用广泛的特征选择和模式识别方法是影像组学的突破点。

六、多中心验证与数据共享

现有的影像组学研究大多是单一机构的小样本探索,所得结论缺乏广泛验证。可预见,未来影像组学必须经过多中心、大样本、随机对照临床试验反复检验和提炼,才能准确、可靠、有效地指导临床医疗策略。

不同地区的多中心研究能提供多样性样本资料,可更好地为影像组学训练集和验证集诠释肿瘤异质性,符合精准医学的发展需求。影像组学研究的核心是特征分析、提取和应用,但目前各项研究的特征之间缺乏足够的统一化和标准化,在一定程度上影响了研究结论的推广和使用,多中心联合研究通过协调与沟通,可很好地解决这一问题。根据循证医学要求,任何一种方式应用于临床都需经过完善检验,具备高质量证据。多中心临床研究是较为常见的方案,通过这样检验获得的证据,可有力地支持影像组学服务于临床诊疗工作。

(李大鹏　王传兵)

第五节　3D 打印技术的发展与原理

一、3D 打印技术的发展

3D 打印技术,又称快速原型(rapid prototyping,RP)或增材制造技术(additive manufacturing,AM),是一种以数字模型文件为基础,应用粉末状、液态塑料或金属等可黏合材料,通过逐层打印方式来构造物理模型的技术。3D 打印起源于 20 世纪 80 年代,至今已取得了突飞猛进的发展,被广泛应用于军事、国防、工业、建筑、教育、医学等多个领域,所以这项技术也被称为第三次工业革命的高科技技术。从起初的塑料、金属、粉末、液体等材料到现今可以直接由活体细胞作为“生物油墨”而打印出人体组织、器官。3D 打印行业在全球范围内的市场规模呈现增长趋势,其应用于医学领域多年。

在医学领域中,3D 打印技术的研究是集 3D 打印、三维扫描技术、医学图像处理技术、三维模型构建技术为一体的综合性学科。随着人们对精准化、个性化医疗需求的增高,以及技术的不断革新,3D 打印技术在医疗领域得到了显著发展,目前在医学模型制造、组织器官再生、骨骼重建、口腔修复及牙齿正畸等方面具有重大研究价值及可观发展前景。

二、3D 打印技术的原理

不同种类的 3D 打印系统因所用成型材料不同,成型原理也有所不同,但都是基于离散堆积原理,也就是分层制造、逐层叠加的方法。3D 打印首先将所需制作的产品通过计算机以三维形式呈现,再运用粉末状金属或塑料等可黏合材料,通过反复交替、叠加成型的方式将产品准确地进行逐层打印,最终获得任意复杂形状产品的新型数字化成型技术。3D 打印根据使用原料和凝合成型技术的不同可分为立体光刻技术、熔融沉积制造、选择性激光烧结、叠片实体制造和 3D 喷印。

三、医学影像与 3D 打印技术

医学影像是医学 3D 打印的数据源。学者马腾等在研究 3D 打印技术在复杂胫骨平台骨折治疗中的应用结合了常规影像学数据,学者宋宏宁等基于医学影像学的视角对 3D 打印技术在心血管疾病诊疗中的应用现状展开探讨。3D 打印是通过各类成像设备提供的数据,然后经图像处理,提出 ROI,分离出需要重建和打印的部分,再将容积数据转化为 3D 打印识别的三角网格模型,最后将数字模型输入 3D 打印机进行打印(图 44-6)。医学影像、三维建模、3D 打印无缝衔接是大势所趋。从放射科获得医学图像到进行解剖结构的三维建模,再到医疗模型的 3D 打印将是一个无缝衔接的过程。所以,医学影像技术的更新与完善和 3D 打印的发展息息相关。随着影像的成熟,3D 打印的发展空间也将越来越大,最终为医学事业做出巨大贡献。

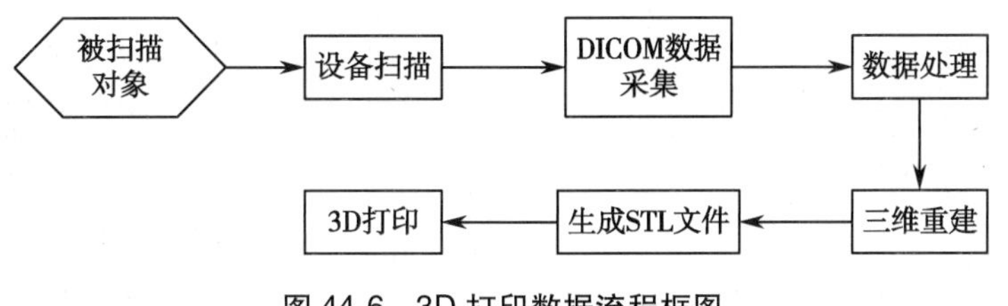

图 44-6　3D 打印数据流程框图

(李大鹏　王传兵)

第六节　医学 3D 打印的图像采集与工作流程

CT、MRI 等医学影像数据,是从扫描中捕获患者的逼真几何形状,医学影像的三维重建是通过计算机对二维数字断层图像序列形成的三维体数据进行处理,将其变换为具有直观立体效果的图像,来展示人体组织的三维形态。医学影像三维重建软件在个性化医疗器具设计开发中起到日益重要的作用,结合仿真模拟技术,3D 打印技术在医疗器具制造中的应用发展为这些技术为医疗器具,特别是订制化医疗器具的设计开发提供了高效的解决方案。

一、医学图像采集

1. **CT 数据采集**　多层螺旋 CT 图像具有空间分辨力高、各向同性等优点,非常适合作为 3D 打印数据源。而且它的数据正是以 DICOM 格式存储的。它涵盖了投影数据采集、数据校正和三维图像重建等过程,最终得到被扫描物的图像。为了得到相对精确的数据,需要尽可能降低扫描层厚。

由于 3D 打印机的精度一般可以达到层厚 0.2mm,实际打印效果在层厚低于 1mm 为佳,需要 16 排及以上的 CT 才能达到。如头颅 3D 打印使用 16 排螺旋 CT,选取螺旋容积扫描模式(orbit ST volume),管电压 120kV,管电流 30mA,层厚 0.8mm,扫描得到了一组头顶到颅底的图像。通过图像工作站可以将数据刻录到光盘,为 DICOM 标准的 512×512 像素的原始图像数据。导出的数据是 1 个数据集,包含的文件结构是由索引文件定义的,软件是通过索引文件打开所有的 DICOM 数据。

2. **MRI 数据采集**　磁共振图像具有较高的空间分辨力和软组织分辨力以及各向同性等优点,而且它的数据正是以 DICOM 格式存储的,因此非常适合作为 3D 打印的数据源。由于核磁共振是多参数成像,所以利用核磁共振不同的成像序列,可清晰地观察到目标组织。一般选用 3.0T 高场强磁共振仪进行图像数据采集。由于医学模型需要极高的精确度,因此需要尽可能降低扫描层厚,来获得较高的分辨力,图像数据均采用三维容积扫描,层厚小于 1mm,层间距 0,扫描范围包括整个目标区域,得到的是矩阵 512×512 像素的 DICOM 格式的原始图像数据。

二、图像后处理

将获取的 MRI、CT 扫描图像均采用医学成像工具包(medical imaging toolkit,MITK)处理(图 44-7)。由于整个病灶包含有脑组织、肿瘤、血管、皮肤、颅骨及脑室等多种组织,并需要使用不同的颜色进行区分,因此使用多分割蒙版方式来创建模型,每种组织对应一个分割蒙版,而每个分割蒙版都是由兴趣体素所构成。患者的影像学检查包含 CT 和 MRI 数据,两次数据采集时患者的体位有所区别,因此事先需要使用基于点配准(point based registration)功能来将两组数据进行配准。

CT 影像中显示的骨骼密度较高,且清晰,因此可直接使用三维"Tools"下的"Threshold"阈值工具即可分离出大部分的骨骼。如患者骨质略有疏松,骨骼边缘可能无法自动选定,所以需要使用二维

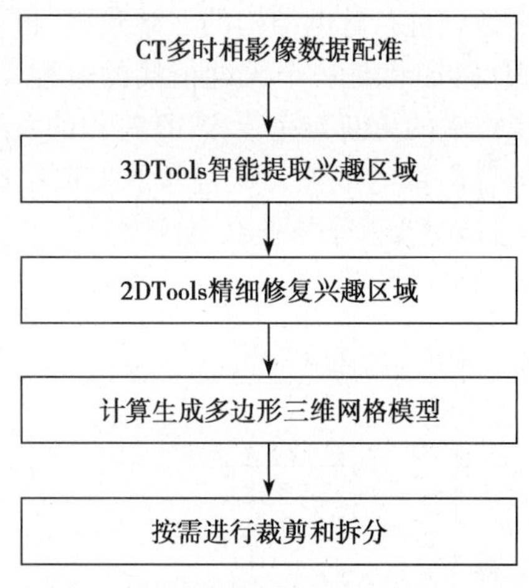

图 44-7　医学成像工具包处理流程

“Tools”下的手动工具手动修复一下未被选入的骨质，同时为了减少骨骼三维模型的面数，使用二维“Tools”下的“Fill”工具逐层将骨骼内部进行填充处理。确认无问题后点击“确认”，即可生成骨骼模型。打入对比剂强化后的血管模型，其密度比软组织高，但是密度比骨骼略低，所以使用三维“Tools”下的“UL Threshold”工具来提取血管，灰阶强度位于设定值区间内的组织都会被选中。由于血管内部对比剂含量有所区别，因此许多细小的血管无法被准确选入或者某些密度的松质骨会被误选进来，此时需要借助二维“Tools”下的手动编辑工具将血管部分进行手工修复，去除多余的骨骼，并手动添加缺失的细小血管，最后完成整个血管的修复和重建工作。

MRI 影像中的肿瘤边缘清晰、强化明显，所以使用“Segmentation”分割工具栏下的三维“tools”中的“Threshold”阈值工具即可分离出肿瘤。颅内的脑组织同样也有强化，但是信号强度比肿瘤组织略低。使用三维“Tools”下的“UL Threshold”工具来提取脑组织。不同于“Threshold”仅能设定一个最低值，该工具能同时设置一个最低值和最高值，信号强度位于设定值区间内的组织都会被选中。由于有些皮肤的信号强度和脑组织类似，所以会被选择进来，此时需要借助二维“Tools”下的“Subtract”工具才将这部分选择区域擦除，最后仅留下脑组织区域即可。皮肤和脑室的重建方法与创建脑组织的方法类似，不过为了创建更为平滑的皮肤，将皮肤内部完全填充为实体。

三、生成 3D 模型

当所有组织的分割蒙版都被准确地建立后，其将会作为子对象数据自动存储在影像数据下，在选中某个分割蒙版后，可以在右键快捷菜单中使用“Create Smoothed Polygon”创建三维网格模型，创建出来的三维网格模型可以通过 Save 保存功能将其存储为单独的 STL 模型。将导出的 STL 模型导入到了三维建模（3Ds Max）软件中，使用“Finish”工具为模型进行光滑。此外，为了减少打印时间并方便于教学讲解，使用 3Ds Max 软件将模型进行了裁剪和切割。

四、3D 模型打印

将 STL 格式数据导入至三维打印机系统。打印机的参数设置很关键，它决定了模型的精度和真实度，设置的 3D 打印机的参数如下：模型材料“PLA，支撑材料 PLA，喷头温度 230℃，耗材直径 3mm，喷嘴直径 0.4mm，单层厚度 0.3mm，采用单头单色打印。操作步骤如下：①检测三维模型是否满足打印要求；②模型满足打印要求的情况下，对模型进行自动切片处理并评估打印耗费的材料；③估算打印时间并开始打印；④去除支撑物。

（李大鹏　王传兵）

第七节　医学 3D 打印的图像处理与相关技术

一、感兴趣区域的提取与分割

分割是将用于 3D 打印的 ROI 从图像中分离出来的图像后处理过程，精确地分割是获得准确模型的基础。通过特定的软件可对医学 DICOM 图像进行分割，常用的数据处理软件包括 Mimics、OsriX、MeshLaB 等。阈值分割是 3D 图像分割最重要的方法，通过设定特定的密度阈值，保留图像中特定密度阈值范围的信息，同时去除密度范围以外的图像内容。阈值分割的优点是简单，对灰度值相差较大的组织可以很有效地分割，比如 CT 图像利用阈值分割可以很容易地分开 CT 值差别明显的骨骼、肌肉和肺。但阈值分割不适用于灰度值相差不大的图像，对图像中的噪声也比较敏感，因此通常作为预处理。

二、常用 3D 打印格式

CAD 三维数据文件格式包括：STL（stereo lithography）、STEP（standard for the exchange of product model data)、IGES(initial graphics exchange specification)、LEAF(layer exchange ASCII format)、RPI(rapid prototyping interface)、LMI(layer manufacturing interface)等;二维层片文件格式包括:SLC(stereo lithography contour)、CLI(common layer interface)、HPGL(hewlett-packard graphics language)等。其中 STL 最早用于 CAD 于 CAPP 间数据交换的文件格式,目前 3D 打印系统大部分是基于 STL 格式设计的。STL 数据文件格式是一种三维面片型的数据文件格式,3D Systems 公司研究开发了该数据文件格式,其基本原理是采用小三角形面片去逼近三维实体的自由曲面,即它是对三维模型进行三角形网格化,类似于有限元中的网格划分,通过给出三角形法矢量和三角形的 3 个顶点坐标来实现。STL 文件有 2 种格式来对数据进行存储:ASCII 码格式和二进制格式。通过保存矢量三角形的相关信息来确保文件的通用性,并且这 2 种文件格式间的相互转换不会引起任何信息的丢失。

STL 文件作为目前 3D 打印中应用最广的数据接口格式,具有以下显著优点:输入文件广泛、生成方法简单,且能初步控制三维模型的精度;简单的分层算法使得不能一次成型的模型,易于分割。但是 STL 文件格式也有自身的缺点,数据量极大;在数据的转换过程中有时会出现错误,有冗余现象。

三、数据格式转换

可以用 MIMICS、Amira、Avizo、ORS Visual 等三维可视化工具提取原始数据,然后生成三角网格,另存 STL 格式。首先将扫描得到的 DICOM 格式的原始数据通过 MIMICS 软件导入计算机,然后在该软件中建立 3D 模型图像编辑处理,再导出 3D 打印机可识别的通用格式 STL 等。MIMICS 是 Materialise 公司开发的高度整合而且易用的 3D 图像生成及编辑处理软件,通过它能输入各种 DICOM 数据(CT、MRI),处理得到三视图,然后从数据中分离出所需部分的特征,得到三维模型预览图,然后输出 3D 打印机可识别的 STL 格式文件。

四、3D 打印的相关技术

(一) 立体光刻

立体光刻技术(stereo lithography apparatus, SLA)以液态光敏树脂为打印材料,通过计算机控制紫外激光的运动,沿着零件各分层截面对液体光敏树脂逐点扫描,被扫描的光敏树脂薄层产生聚合而固化,而未被扫描到的光敏树脂仍保持液态。当一层固化完毕,工作台移动一个层片厚度的距离,然后在上一层已经固化的树脂表面再覆盖一层新的液态树脂,用以进行再一次的扫描固化。新固化的一层牢固地黏合在前一层上,如此循环往复,最后,将原型从树脂中取出后,进行最终固化,再经打光、电镀、喷漆或着色处理即得到要求的产品(图 44-8)。直到整个零件原型制造完毕。

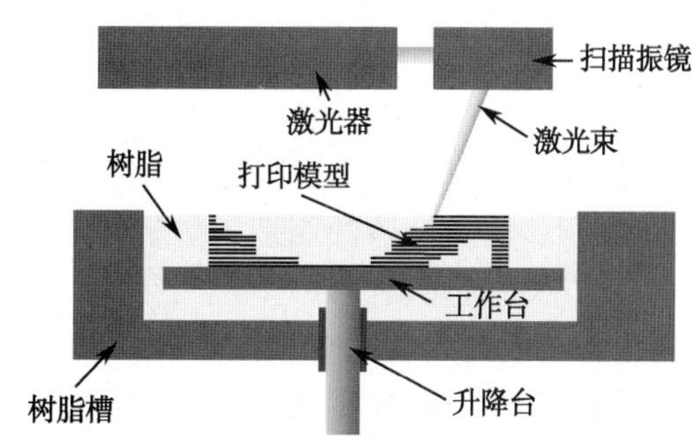

图 44-8 立体光刻技术印刷原理

1. 立体光刻技术(SLA)的优势 ①立体光刻技术是最早出现的快速原型制造工艺,成熟度高,经过时间的检验;②由 CAD 数字模型直接制成原型,加工速度快,产品生产周期短,无须切削工具与模具;③可以加工结构外形复杂或使用传统手段难于成型的原型和模具;④使 CAD 数字模型直观化,降低错误修复的成本;⑤为实验提供试样,可以对计算机仿真计算的结果进行验证与校核;⑥可联机操作,可远程控制,利于生产的自动化。

2. 立体光刻技术(SLA)的不足 ①SLA 系统造价高昂,使用和维护成本过高;②SLA 系统是要对液体进行操作的精密设备,对工作环境要求苛刻;③成型件多为树脂类,强度,刚度,耐热性有限,不利于长时间保存;④预处理软件与驱动软件运算量大,与加工效果关联性太高;⑤软件系统操作复杂,入门困难;⑥使用的文件格式不为广大设计人员熟悉。

(二) 选择性激光烧结技术

选择性激光烧结技术(selective laser sintering, SLS)(如图 44-9)工艺因为材料不同,具体的烧结工艺也是不同的。

1. 高分子粉末材料烧结工艺 高分子粉末材料为例,此材料的烧结工艺过程可以分为前处理、粉层烧结叠加和后处理三个阶段:①前处理主要是利用设计软件设计出三维 CAD 造型,静 STL 数据转换后输入到粉末激光烧结快速成型系统中。

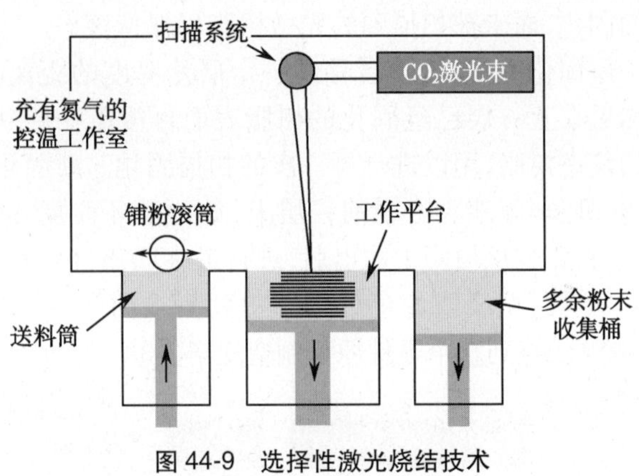

图 44-9　选择性激光烧结技术

②第二阶段就是粉层激光烧结叠加。设备根据原型的结构特点，设定具体的制造参数，设备自动完成原型的逐层粉末烧结叠加过程。当所有叠层自动烧结叠加完成之后就需要把制造的原型在成型缸中冷却至 40℃一下，把原型捞出进行后期处理。③后期处理：因为制造出的模型强度很弱，所以在整个后期处理过程中需要进行渗蜡或者渗树脂进行补强处理。

2. **金属零件间接烧结工艺**　金属零件间接烧结工艺分为三个阶段：SLS 原型件的制作、粉末烧结件的制作、金属熔渗后处理。SLS 原型件的制作包括 CAD 建模、分层切片、激光烧结、原型。此阶段的关键在于，如何选用合理的粉末配比和加工工艺参数实现原型件的制作。"褐件"制作阶段过程为二次烧结（800℃）—三次烧结（1 080℃），此阶段的关键在于，烧失原型件中的有机杂质获得具有相对准确形状和强度的金属结构体。金属熔渗阶段过程为二次烧结（800℃）—三次烧结（1 080℃）—金属熔渗—金属件。此阶段的关键在于，选用合适的熔渗材料及工艺，以获得较致密的金属零件。

3. **SLS 工艺的金属零件直接制造工艺**　SLS 工艺的金属零件直接制造工艺流程为：CAD 模型—分层切片—激光烧结（SLS）—RP 原型零件—金属件。

4. **选择性激光烧结（SLS）优势**　①可以采用多种材料。从理论上说，任何加热后能够形成原子间黏结粉末材料都可以作为 SLS 的成型材料。②过程与零件复杂程度无关，制件的强度高。③材料利用率高，未烧结的粉末可重复使用，材料无浪费。④无须支撑结构。⑤与其他成型方法相比，能生产较硬的模具。

5. **选择性激光烧结（SLS）的不足**　①原型结构疏松、多孔，且有内应力，制作易变性；②生成陶瓷、金属制件的后处理较难；③需要预热和冷却；④成型表面粗糙多孔，并受粉末颗粒大小及激光光斑的限制；⑤成型过程产生有毒气体及粉尘，污染环境。

（三）熔融沉积快速成型技术

熔融沉积制造（fused deposition modeling，FDM）（如图 44-10）打印材料一般是热塑性材料，如蜡、ABS（丙烯腈-丁二烯-苯乙烯）、PC（聚碳酸酯）、尼龙等，以丝状供料（卷轴丝），材料成本低。与其他使用粉末和液态材料的工艺相比，丝材更干净，易于更换、保存，不会形成粉末或液体污染。

快速成型机的加热喷头受计算机控制，根据水平分层数据作 x-y 平面运动。丝材由构送至喷头，经过加热、熔化，从喷头挤出黏结到工作台面，然后快速冷却并凝固。每一层截面完工作台下降一层的高度，再继续进行下一层的造型。如此重复，直至完成整个实体的造型。每层的根据喷头挤丝的

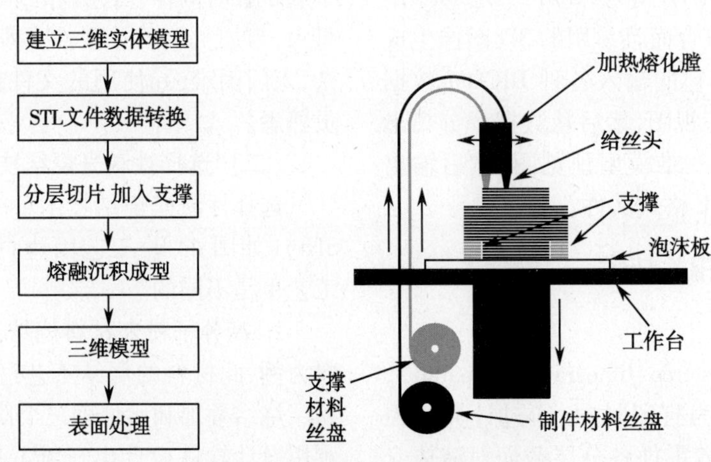

图 44-10　熔融沉积制造流程与原理

直径大小确定。FDM 工艺关键是保持熔融的成型材料刚好在凝固点之上，通常控制在比凝固点高 1℃左右。目前，FDM 是最广泛应用的 3D 打印方式，通过调整加热温度和喷头的参数，可以使用多种材质进行打印。

1. 熔融沉积技术（FDM）的优势　①成型材料广泛，一般的热塑性材料如石蜡、塑料、尼龙丝等，适当改性后都可以用于熔融沉积制造；②使用无毒的原材料，成型过程对环境无污染，设备系统可在办公环境中安装使用；③可以成型任意复杂程度的零件，常用于成型具有很复杂的内腔、孔等零件；④原材料在成型中无化学变化，制件的翘曲变形小；⑤原材料利用率高，且材料寿命长；⑥支撑去除容易，无需化学清洗，分离容易；⑦用蜡成型的原型零件，可直接用于熔模铸造。

2. 熔融沉积技术（FDM）的不足　①只适合成型中、小型的塑料件；②成型件表面有较明显的条纹，表面精度不高；③沿成型轴垂直支撑结构强度比较弱；④整个截面方向的强度比较弱；⑤需设计、制作进行扫描涂覆，因此成型时间较长；⑥原材料价格昂贵。

（李大鹏　王传兵）

第八节　3D 打印在医学中的应用

一、3D 打印医学教学模型

人体解剖学是医学教育的基础学科，由于人体解剖结构较为复杂，目前传统的授课方式主要借助于二维图谱和尸体标本来帮助刚刚入门的医学生理解和记忆，二维图谱很难在这些毫无临床经验的医学生脑中形成清晰且正确的三维立体结构。利用 3D 打印技术制造的人体标本（如图 44-11），可以等比例清晰显示人体的各个结构，还可进行缩放，对某些特殊结构进行仔细观察，除此之外，3D 打印技术还可对经典病例和罕见临床情况进行高度复制，使学员学到在书本上难以学到的临床诊断思维和治疗技能，让他们能对单一的知识点加以整合，形成一套融合各科知识点的思维体系。国内外学者均报道过 3D 打印技术在医学教学领域中所呈现出的优势。

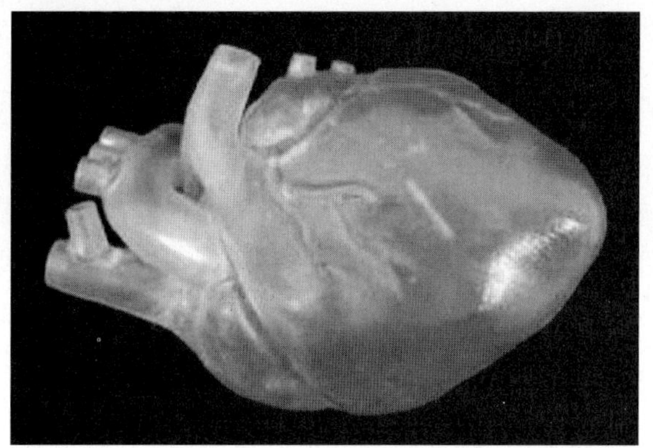

图 44-11　3D 打印心脏模型

二、3D 打印手术规划模型

良好的手术前规划是手术取得成功的关键。特别是对于难度大、风险高的手术或新开展的手术，术前规划尤为重要。通过 CT 等影像设备获取患者的数据，是做医生做手术预规划的基础数据。而通过 CT、MRI 等设备得到的医学影像是二维的，如果需要得到更直观的三维数据，还需要利用软件将二维数据转成三维数据。相比二维数据，三维数据更逼真，通过 3D 打印机将三维模型打印出来，既可辅助医生进行精准的手术规划、提升手术的成功率，缩短手术时间，又方便医生与患者就手术方案进行直观的沟通。在这一过程中产生的医疗三维数据，除了辅助医生做精准的手术规划之外，还将会在治疗失败的情况下为医患双方提供可溯源的依据。利用 3D 打印技术对患者恶性骨肿瘤建模（图 44-12），进行术前规划，打印肿瘤模型，呈现肿瘤切除边界，进行策划演练的和术中对比，可以成功完成难度很大的外科手术。

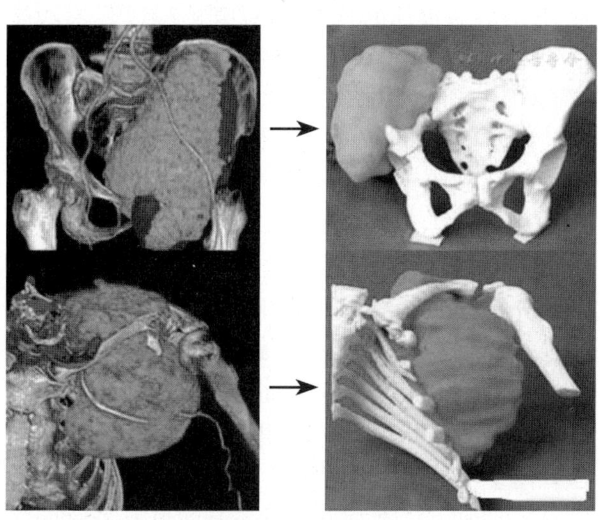

图 44-12　骨盆与肩部恶性肿瘤 3D 打印肿瘤模型与术前规划

三、3D 打印康复医疗器械

目前在康复上有大量的矫形器需求，但主要以石膏矫形器和塑性矫形器为主。传统石膏矫形器吸水后笨重而且凝固后不能再改变形状，如果技师经验不足的话，错误的包扎容易造成骨筋膜隔室综合征，会发生肌肉缺血坏死萎缩，同时石膏材料本身带有刺激性，长时间的固定后，患者的皮肤容易出现皮炎、溃疡等问题；塑性矫形器虽然在临床上用得非常多，但是边缘容易压迫皮肤，引起患者不适，存在骨折固定后再发生移位的风险，同时石膏和塑性矫形器外表不美观，一些幼儿及心理障碍较大的患者使用后容易自卑、不愿意外出、弃用率高、不利于康复等。

随着 3D 打印技术的进步，利用这种技术精准、高效、更好地制作康复矫形器，既减少患者的痛苦，又可以降低并发症的风险，临床医生最担心的力学强度问题，国内外研究已经证实 3D 打印的康复矫形器在力学方面能够达到临床要求(图 44-13)。对比传统的石膏及塑性材料制作的矫形器，3D 打印设计制作的矫形器，不需要在患者身上进行这么多操作，只需在患者入院做影像学检查后，拷贝检查部位的影像 DICOM 数据即可，然后在 CAD 及 3D 建模软件的支持下，设计出个性化的矫形器，然后输入到 3D 打印机中打印出来，流程简单。3D 打印的矫形器外观可以在满足结构力学的前提下，根据患者的意愿进行私人定制，满足其个性化的医疗需求。

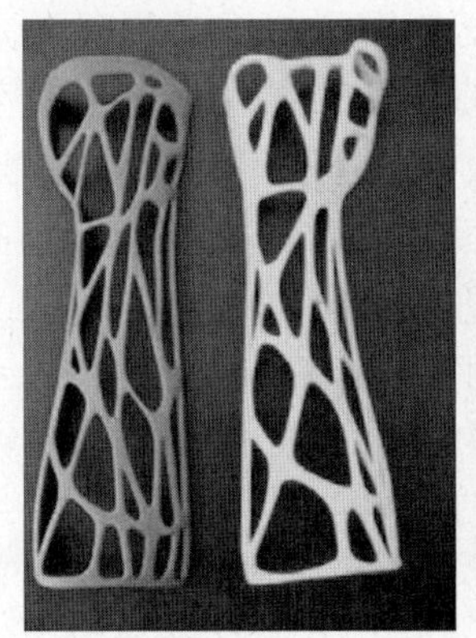

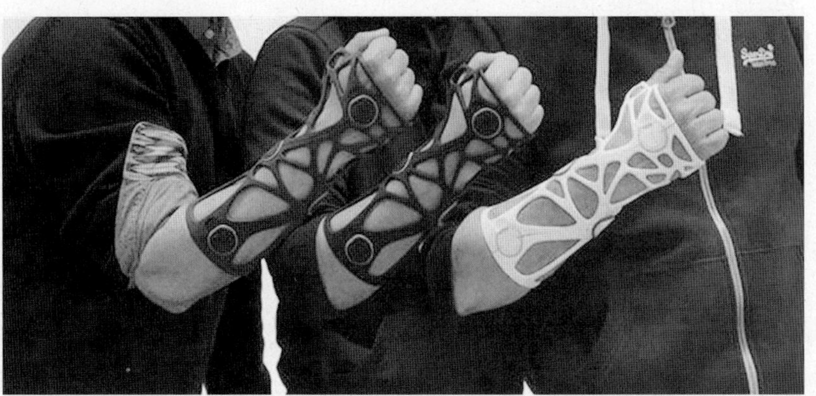

图 44-13　3D 打印矫形器

四、3D 打印人体组织器官

生物打印是 3D 打印技术研究中最前沿的领域，是最具有价值的技术，可以直接“打印”出功能性的人体器官和组织。它利用干细胞为打印材料，按照 3D 打印技术制作，打印出来的组织会形成自给的血管和内部结构。首先以生物降解材料为“油墨”搭建细胞生长繁殖所需的微环境和三维空间构架，采用以自身的成体干细胞经体外诱导分化来的活细胞和包含蛋白质在内的胞外基质作为具有活性成分的“油墨”，共同制作出具有生物活性的人造组织器官。美国圣迭戈 Organovo 生物技术公司已经成功打印出深度为 0.5mm、宽度为 4mm 的微型肝脏(图 44-14)。生物打印机逐层打印肝脏细胞和血管内壁细胞，大约打印了 20 层。根据《新科学家》杂志的报道，微型肝脏具备真实肝脏器官的多项功能。它能够产生蛋白质、胆固醇和解毒酶，并将盐和药物运送至全身各处。欧洲科研人员将水凝胶中加入细菌共同作为 3D 打印的“油墨”，根据加入细菌的不同功能，可将其应用于不同领域，如加入具有合成纤维素功能的木醋杆菌，可用于皮肤和器官移植。

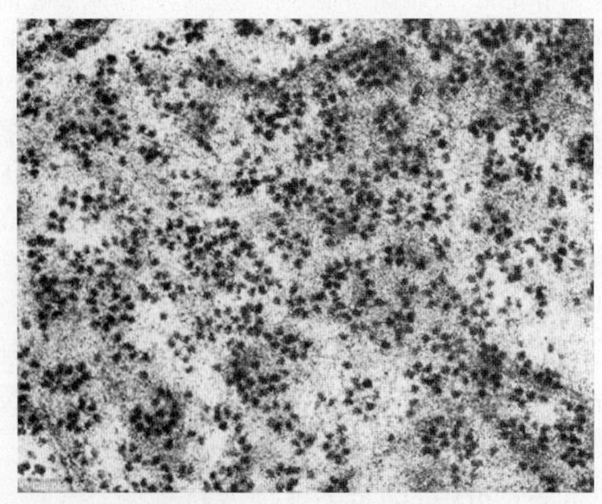

图 44-14　3D 打印微型肝脏

五、3D 打印人体骨性植入物

3D 打印技术在骨性结构置换中的应用较为成熟，目前在脑外科、耳鼻喉科、胸外科等外科手术中发挥了重要的作用，骨骼体外打印也为残疾人士和肌肉萎缩患者提升了行动能力，而骨性结构缺失常用的材料选取是与人体相容性较好的钛合金（如图 44-15）。一些受损或病变严重的骨组织需要植入材料进行修复，标准化生产的植入物型号分类有限，而患者的情况因人而异，无法保证修复效果最优化，术后可能出现植入物与人体匹配度差引起的各类问题，增大手术失败的风险。采用新型复合材料借助 3D 打印技术快速制备个体化颈椎间融合器，打印精度超过 95%，制得的实体颈椎间融合器与目标间隙匹配性好。

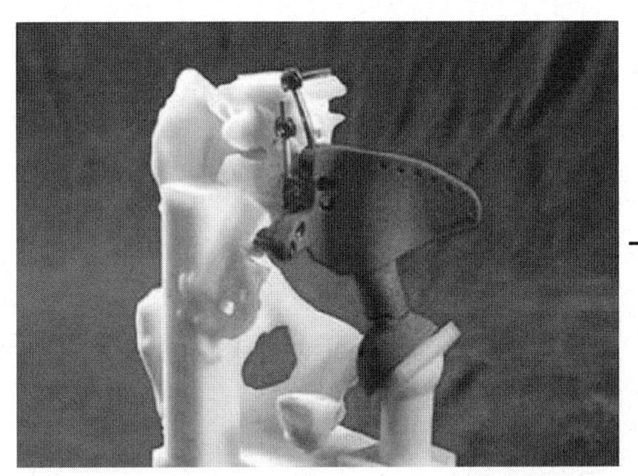

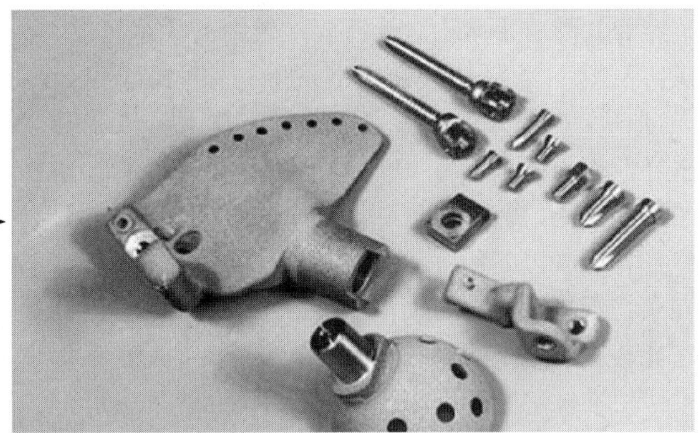

图 44-15　3D 打印制作个性化髋关节假体

六、3D 打印在口腔科的应用

3D 打印技术因其突破了传统制作工艺费时、费人工、费材料的弊端，使口腔种植手术由传统的纯经验方式向数字化和精确化发展。通过 3D 打印技术的应用，可以优化和简化行医治疗过程，细化专业分工，在口腔疾病的治疗中起到了越来越重要的作用。在口腔颌面外科手术前，应用 3D 打印技术获得的模型可以辅助口腔颌面部手术的设计，并可将 3D 打印获得的实体植入颌面缺损部进行替代，既提高了手术精准度，又大大减少了手术的时间；在口腔修复中，应用 3D 打印技术可以精确地制作大小、形状符合患者需要的修复体，同时在美学上和功能上也能较好地满足患者的要求，这是传统修复体所无法达到的。无牙颌患者由于长期失牙，口内软硬组织形态、颌位关系发生改变，尚不能完全复制人体精细的咀嚼活动，直接制作成型。但数字化全口义齿可降低人为误差，减少椅旁操作时间和患者就诊次数；以既往储存数据，可即刻重新制作。

因而，数字化全口义齿将是数字化 3D 技术在口腔修复领域的研究热点和方向。在个性化牙种植中，3D 打印技术与 CAD/CAM 数字化种植导板相比较传统热压膜技术导板，不仅保证牙冠与周围组织协调美观，而且三维立体可视化设计导板，模拟种植软件模拟种植过程，精确控制种植体植入，最大程度实现种植牙的强度与美观协调，恢复咬合功能、咀嚼效率。个性化根形种植体根据牙根形态进行设计，在拔除患牙的同期进行种植，尽可能保留骨组织、维持软组织形态。Mangano 等设计个性化钛合金（Ti-6Al-4V，TC4）根形种植体，无须制备种植窝，在拔除牙根后运用敲击等方法即可完成种植，简化治疗流程（如图 44-16）。

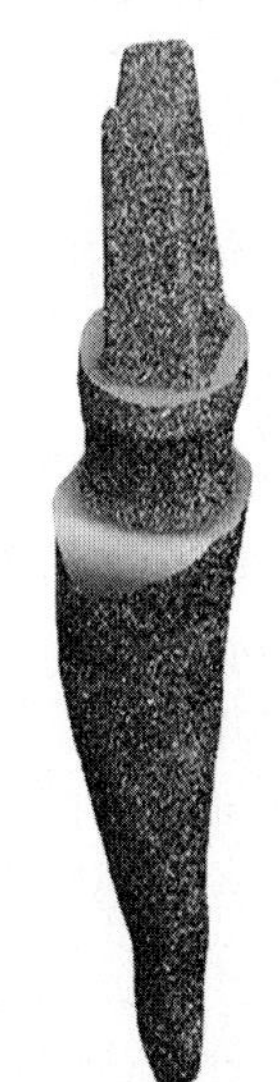

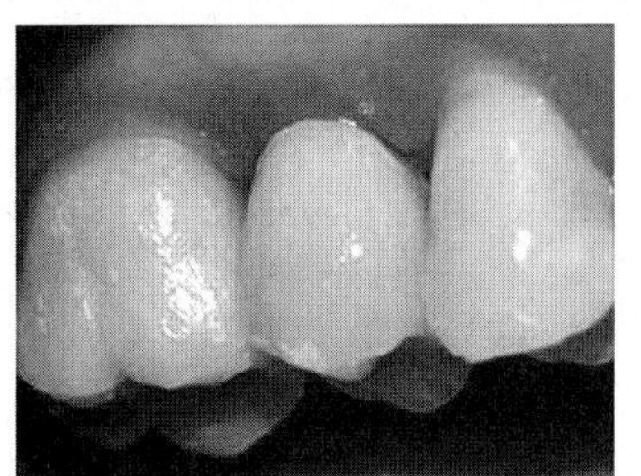

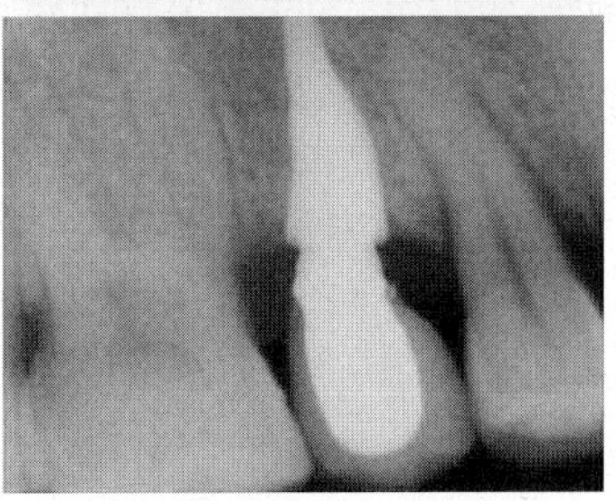

图 44-16　3D 打印个性化根形种植体

七、医学 3D 打印技术在骨科的应用

目前在骨科中常用的包括术前规划、术中导航、临床教学、医患沟通、骨折康复支具、金属内植物等,针对情况复杂的关节骨折和脊柱疾病,3D 打印模型精度高的特点发挥的淋漓尽致。人与人之间骨的发育是有差异的,医生需要对每位患者制定个性化的手术方案,最为典型的是手术置钉导板,包括关节导板、脊柱导板等。椎弓根螺钉的植入是临床脊柱外科手术中对精度要求较高的手术,如果螺钉位置不当会导致稳固性下降,达不到固定效果,造成一系列并发症。用 3D 打印技术可以制造出导航模板(如图 44-17),对椎弓根螺钉植入起到了辅助作用,提高了植入准确性。而在脊柱畸形,脊柱骨折脱位的治疗中,利用 3D 打印技术制造脊柱实物模型对医生的手术治疗方案具有指导作用。它能够直观地反映病灶处的三维立体结构,能够帮助医生准确地判断临床骨折的分型,帮助医生进行术前规划、内固定的选择,提高了手术的安全性。

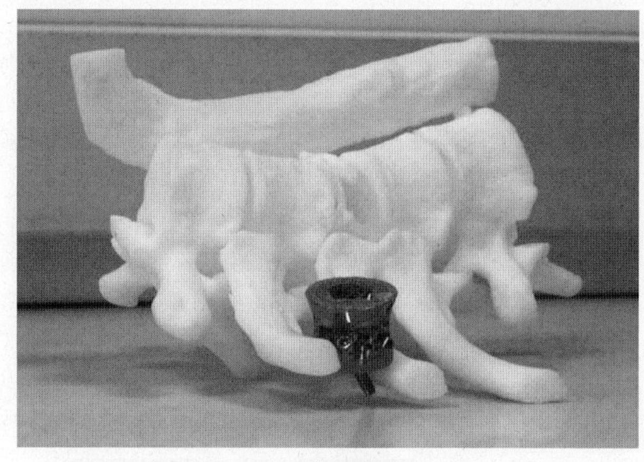

图 44-17　3D 打印螺钉导航模板

八、医学 3D 打印技术在整形外科的应用

3D 打印技术在整形外科的研究和应用最早可追溯至 1992 年,Stoker 等首次将该技术引入整形外科领域,将 3D 打印模型用于颅颌面手术的术前模拟。随着材料科学的发展,近年来人们开始尝试以生物材料代替以往的模型材料,打印出可直接用于人体的植入物。Saijo 等采用磷酸三钙粉末等生物材料制备个性化假体,经处理后术中无须雕刻,可直接植入人体,将 3D 打印技术由单纯的模型制造拓展到生物制造。3D 打印技术在整形外科应用的典型案例是下颌骨组织缺损修复(如图 44-18),腓骨瓣的准确塑形与植入是恢复下颌骨自然弧度和进行牙种植术的基础,利用 3D 打印技术制作的下颌骨修复模型可起到导板的作用,引导腓骨瓣的准确塑形和植入,将下颌骨功能性修复由经验型提升到目标性治疗阶段。应用 3D 打印技术进行下颌骨重建具有精确性高、手术时间短、口腔功能恢复良好及患者对术后外观满意度高等优点,已在临床得到广泛应用。比起传统整形容技术,利用 3D 打印技术将更精确地实现患者的需求,在此类手术中应用 3D 打印技术已成为一种标准化治疗手段。

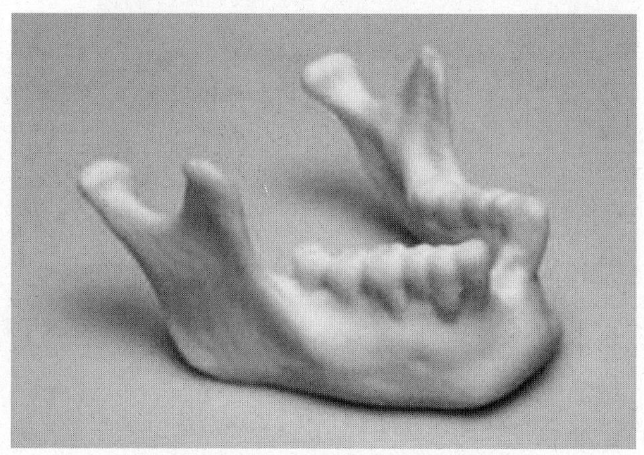

图 44-18　3D 打印下颚骨模型

九、医学 3D 打印技术在心血管外科的应用

3D 打印在心血管外科的应用方面可分为体外解剖模型和体内移植物的制作。3D 打印体外解剖模型可帮助医生研究疾病的病灶位置、疾病性质和手术方案,也可用于对医学生的解剖和临床操作教学。3D 打印模型具有与患者真实病灶较高的一致性。Opolski 等人根据复杂主动脉瘤患者的 CT 图像,以液体树脂为原料进行喷墨 3D 打印,精确地再现了患者主动脉瘤的生长情况,对手术方案的规划起了重要辅助作用(如图 44-19)。利用 3D 打印的心脏模型,可以在模型中注入水以模仿血液流动,可进行解剖、超声检测、血管穿刺等一系列活动。因其造价较低,可以批量制造,是示范和教学的理想教具。3D 打印血管模型用于体内移植时,具有较高的组织相容性,排斥反应小,无血栓形成,弹性好,所以可替代传统的支架成为理想的移植物。

医院泌尿外科的专家们为一胡桃夹综合征患者利用 3D 打印技术量身定做了钛合金血管外支

架，该支架与传统支架相比有高度个性化、减压效果好等优势，在植入患者体内后消除了静脉受压现象，术后患者恢复良好。胸、腹主动脉瘤手术是血管外科难度最大的手术之一，术中往往要选用分支型或开窗型支架以保证主要动脉的供血，这对术前准确测量、术中准确释放有很高的要求，而采用3D打印技术，术前可精确制备动脉瘤模型，使治疗更"个体化"，以保证术中支架准确释放，并且医生可进行更为细致的手术规划。

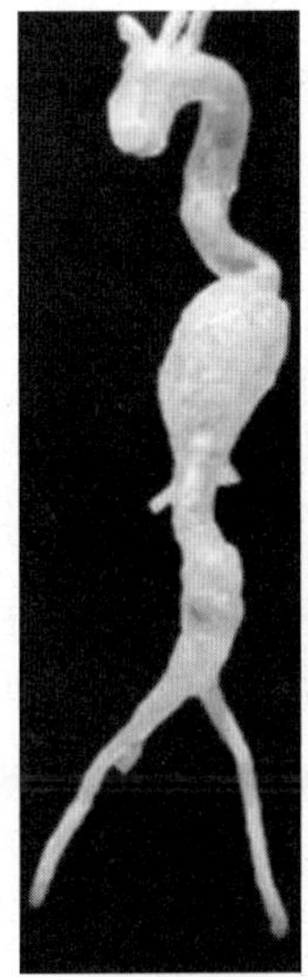

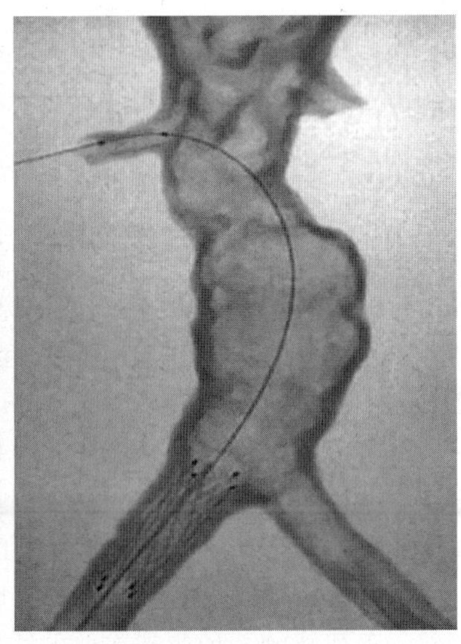

图44-19　动脉瘤3D打印模型

左图是患者动脉瘤3D打印模型；右图是该模型在数字血管剪影下的支架释放过程。

十、3D打印的发展前景

3D打印技术是新兴的材料制备技术，由于其具有数据化、高度的定制化、精准化等优势，以及较强的结合材料特性制备成品的能力，在生物医学材料方面有着广泛的应用。目前，3D打印技术在医疗方面的应用，还主要集中于医用器械的制作，包括植入物与外用器具等，以及通过3D建模指导医生进行医疗实践等几个方面。随着相关基础技术的发展和人们对新技术进步的需求，在未来，3D打印制备生物医学材料的科学研究，必然向着种类更繁多、功能更具体、性价比更优良、离日常生活更接近的方向稳步进行。

3D打印技术在医疗领域的快速发展离不开3D打印技术本身的进步，更离不开整个基础行业相关技术的研究与创新。目前的3D打印技术在医疗方面的应用还存在一些问题。例如，可用的打印材料种类仍待增加，常用的有塑料类材料和树脂材料；3D打印技术在装备及核心器件、成形材料、工艺及软件等关键核心技术上还面临实现国产化的挑战；在打印技术的精准度、打印材料的生物适应性、打印设备的造价等方面还需继续优化。只有在各领域保持技术创新，3D打印技术本身才能源源不断地进步。

随着技术的进步，可以想象3D打印技术会拥有更多的可用材料，在更多的应用方向实现"无孔不入"，随着大数据时代的到来，以数据化方式为工作基础的3D打印技术势必还将有更大发展。3D打印技术有着无可比拟的特点和优势。有理由相信，随着医生、工程师及专业设计人员共同参与到数字医学领域的研究，未来3D打印技术在临床应用中会有更广阔的发展空间。在国家大力倡导精准医疗的当下，3D打印技术是不可缺少的一环，更需要健全法规制度，从生产的各个环节上逐一把关，希望在助力精准医疗的同时实现放心医疗。相信随着3D打印技术的发展，当今社会的医疗状况也将得以改善，人们的生活质量和健康水平也将取得更大进步。

（李大鹏　王传兵）

第四十五章

医学影像人工智能技术

第一节　医学人工智能概述

一、人工智能简介

人工智能(artificial intelligence),英文缩写为AI。它是研究、开发用于模拟、延伸和扩展人的智能的理论、方法、技术及应用系统的一门新的技术科学。人工智能是计算机科学的一个分支,它企图了解智能的实质,并生产出一种新的能以人类智能相似的方式做出反应的智能机器,该领域的研究包括机器人、语言识别、图像识别、自然语言处理和专家系统等。

尼尔逊教授对人工智能下了这样一个定义:"人工智能是关于知识的学科——怎样表示知识以及怎样获得知识并使用知识的科学。"而另一个美国麻省理工学院的温斯顿教授认为:"人工智能就是研究如何使计算机去做过去只有人才能做的智能工作。"这些说法反映了人工智能学科的基本思想和基本内容。即人工智能是研究人类智能活动的规律,构造具有一定智能的人工系统,研究如何让计算机去完成以往需要人的智力才能胜任的工作,也就是研究如何应用计算机的软硬件来模拟人类某些智能行为的基本理论、方法和技术。

人工智能是研究使计算机来模拟人的某些思维过程和智能行为(如学习、推理、思考、规划等)的学科,主要包括计算机实现智能的原理、制造类似于人脑智能的计算机,使计算机能实现更高层次的应用。人工智能将涉及计算机科学、心理学、哲学和语言学等学科。可以说几乎是自然科学和社会科学的所有学科,其范围已远远超出了计算机科学的范畴。人工智能与思维科学的关系是实践和理论的关系,人工智能是处于思维科学的技术应用层次,是它的一个应用分支。从思维观点看,人工智能不仅限于逻辑思维,要考虑形象思维、灵感思维才能促进人工智能的突破性的发展,数学常被认为是多种学科的基础科学,数学也进入语言、思维领域,人工智能学科也必须借用数学工具,数学不仅在标准逻辑、模糊数学等范围发挥作用,数学进入人工智能学科,它们将互相促进而更快地发展。

近年来随着大数据技术的兴起和高性能计算能力的发展,以深度学习(deep learning,DL)为代表的人工智能已经在图像识别、机器翻译、自动驾驶等领域取得了令人震惊的成绩,并越来越受到医学领域的关注和重视。具体而言,人工智能包括许多研究分支,其中机器学习(machine learning,ML)是实现人工智能的一种非常重要的算法,而深度学习又是机器学习的一个分支,通过构建深度神经网络实现对大脑感知过程的模拟。图45-1给出了人工智能、机器学习、深度学习之间的关系。

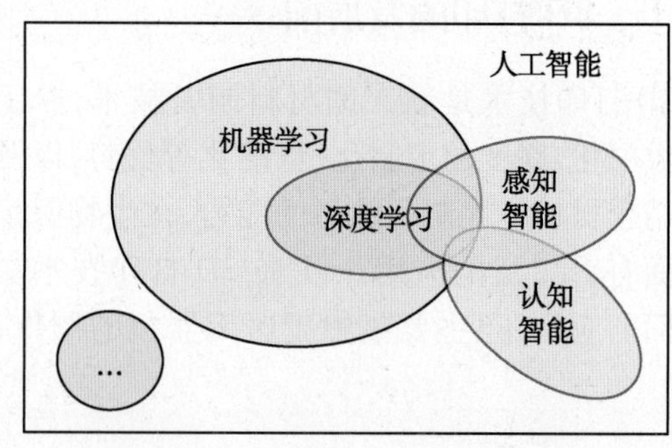

图 45-1　人工智能技术分支示意图

二、医学人工智能简介

当前,以人工智能为代表的新技术给人们生产、生活带来了深刻的变革,拉开了第四次工业革命的序幕。人工智能在医学领域的应用将会把医学带入新的时代——智能医学时代。智能医学,顾名思义,就是"智能"的"医学",智能是手段,医学是目的。结合当前人工智能与医学领域的发展趋势，提出智能医学的概念：智能医学，即通过人工智能的方法，辅助或替代人类进行医疗行为的科学。近年来，人工智能技术与医疗健康领域的融合不断加深，随着人工智能领域，语音交互、计算机视觉和认知计算等技术的逐渐成熟，人工智能在医疗领域的应用场景越发丰富（图 45-2），人工智能技术也逐渐成为影响医疗行业发展，提升医疗服务水平的重要因素。其应用技术主要包括：虚拟助理、医疗影像辅助诊断、药物研发、医疗机器人、个人健康大数据的智能分析等。

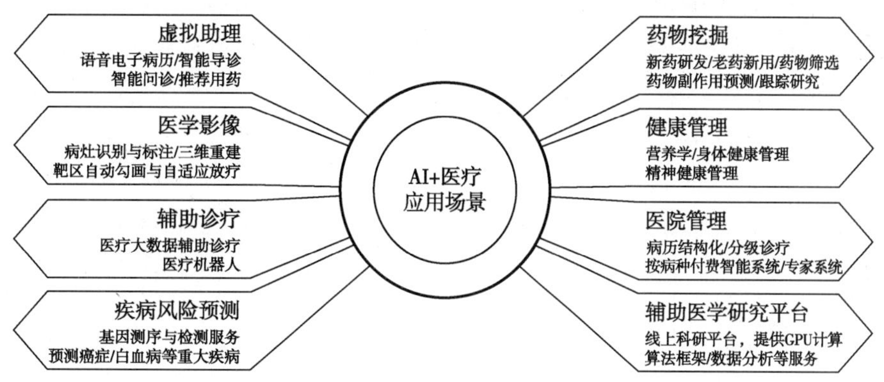

图 45-2 人工智能在医疗领域的应用

三、计算机辅助诊断与检测

计算机辅助诊断（computer aided diagnosis，CAD）是指通过影像学、医学图像处理技术以及其他可能的生理、生化手段，结合计算机的分析计算，辅助发现病灶，提高诊断的准确率。现在常说的 CAD 技术主要是指基于医学影像学的计算机辅助技术。与所述计算机辅助检测相区别，后者重点是检测，计算机只需要对异常征象进行标注，在此基础上进行常见的影像处理，并无须进行进一步诊断。计算机辅助诊断是计算机辅助检测的延伸和最终目的，计算机辅助检测是计算机辅助诊断的基础和必经阶段。CAD 技术又被称为医生的"第三只眼"，CAD 系统的广泛应用有助于提高医生诊断的敏感性和特异性。

近年来，随着计算机技术的高速发展，CAD 技术在一些医疗发达国家的相应领域取得了较快的发展，特别是在涉及医学影像学的领域。实践证明，CAD 在提高诊断准确率、减少漏诊、提高工作效率等方面起到了极大的积极促进作用（图 45-3）。

计算机辅助诊断在医学中的应用可追溯到 20 世纪 50 年代。1959 年，美国学者 Ledley 等首次将数学模型引入临床医学提出了计算机辅助诊断的数学模型，并诊断了一组肺癌病例，开创了计算机

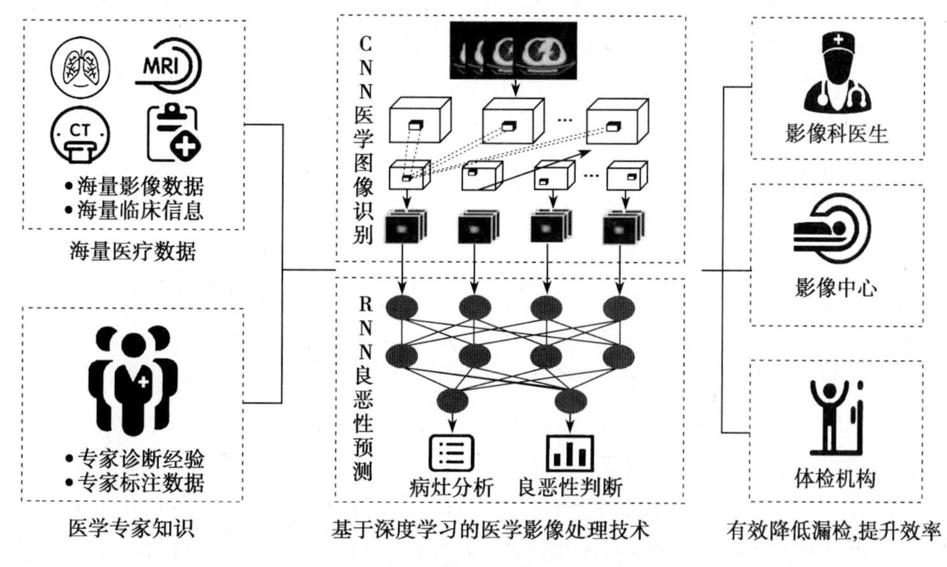

图 45-3 医学影像计算机辅助诊断

辅助诊断的先河。1966 年，Ledley 首次提出计算机辅助诊断（CAD）的概念。20 世纪 80 年代初，计算机辅助诊断系统获得进一步发展，其中应用在中医领域的专家系统最为引人注目。计算机辅助诊断的过程包括患者一般资料和检查资料的搜集、医学信息的量化处理、统计学分析，直至最后得出诊断。当时较为流行的模型有贝叶斯定理、最大似然法模型、序贯模型等。

20 世纪 90 年代以来，人工神经网络（ANN）快速发展（图 45-4），它是模仿人大脑神经元工作原理的一种数学处理方法。由于它具有自学习能力、记忆能力、预测事件发展等能力，因此可以起到辅助诊断的作用。在分类、诊断方面，人工神经网络方法比传统的方法（概率统计法、数学模型等）有更优越的性能。可以说，人工神经元网络是代表当前最先进的人工智能技术之一。

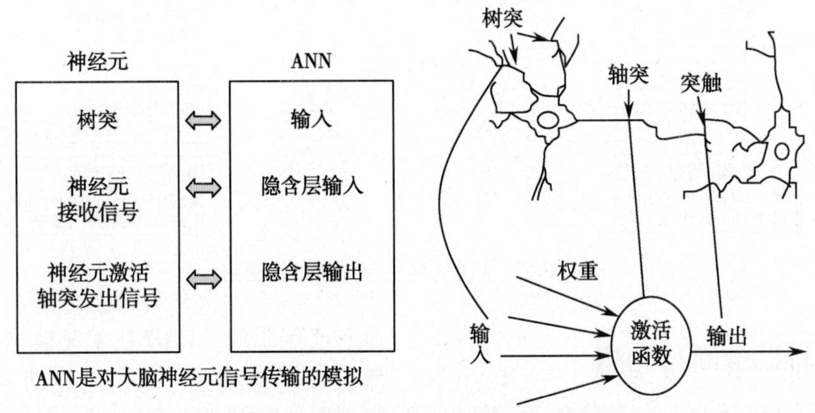

图 45-4 人工神经网络结构

CAD 研究在 20 世纪 60 年代之后一度陷入低谷。究其原因，一方面，由于人们对于 CAD 期望过高，希望能够借助计算机实现自动诊断（automated diagnosis）；另一方面 CAD 的研究发展仍然受限于相应的理论算法和原理分析的匮乏。这种内外皆有的双重困境直到八九十年代，由于计算机技术及各种数学、统计学的快速发展，才得以有了质的改善，在一些发达国家的医学影像学领域才获得较快发展，并取得了可喜的成就。目前，国外学者对于计算机辅助诊断在医学影像学中的含义基本达成共识：应用计算机辅助诊断系统时最终诊断结果仍是由医生决定的（并不是完全的由机器进行自动诊断），只是医生在判断时会参考计算机的输出结果，这样使得诊断结果更客观更准确。目前国外学者强调计算机的输出结果只是作为一种参考（second opinion），这与最初二十世纪六七十年代的计算机自动诊断的观念以及现在某些人对于 CAD 的理解是不同的。医学影像学中，计算机的输出结果是定量分析相关影像资料特点而获得的，其作用是帮助放射科医师提高诊断准确性以及对于图像、疾病解释的一致性（concordance）。另言之，计算机的输出结果只可以作为一种辅助手段，而不能完全由其进行相应的诊断。CAD 之所以能够提高医生的诊断准确性，原因在于，在传统诊断方法中，放射科医生的诊断完全是主观判断过程，因而会受到诊断医生经验及知识水平的限制和影响；其次，医生诊断时易遗漏某些细微改变；再次，不同医师间及同一医师间的阅片差异的影响。而计算机客观的判断对于纠正这些错误和不足具有巨大的优势。

通常医学影像学中计算机辅助诊断分为三步：①图像的处理过程（预处理）。目的是把病变从正常结构中提取出来。在这里图像处理的目的是使计算机易于识别可能存在的病变，让计算机能够从复杂的解剖背景中将病变及可疑结构识别出来。通常此过程先将图像数字化（经过一定的模-数转换），一般用扫描仪将图像扫描，如果原始图像已经为数字化图像，如 DR、CT、MRI 图像则可省去此步。针对不同的病变，需要采用不同的图像处理和计算方法，基本原则是可以较好地实现图像增强和图像滤过，并达成通过上述设计好的处理过程，计算机得以将可疑病变从正常解剖背景中分离、显示出来。②图像征象的提取（特征提取）或图像特征的量化过程。目的是将第一步提取的病变特征进一步量化，即病变的征象分析量化过程。所分析征象是指对病变诊断具有价值的影像学表现，如病变的大小、密度、形态特征等。③数据处理过程。将第二步获得的图像征象的数据资料输入人工神经元网络等各种数学或统计算法中,形成 CAD 诊断系统,运用诊断系统,可以对病变进行分类处理,进而区分各种病变,即实现疾病的诊断。这一步中常用的方法包括决策树、人工神经网络(ANN)、贝叶斯网络、规则提取等方法,目前 ANN 应用十分广泛,并取得较好的效果。

四、医学人工智能的应用

(一) 自然语言处理与诊断报告系统

自然语言处理大体包括了自然语言理解和自然语言生成两个部分,实现人机间自然语言通信意味着要使计算机既能理解自然语言文本的意义,也能以自然语言文本来表达给定的意图、思想等,前者称为自然语言理解,后者称为自然语言生成。自然语言处理是计算机科学领域与人工智能领域中的一个重要方向。自然语言处理的终极目标是用自然语言与计算机进行通信,使人们可以用自己最习惯的语言来使用计算机,而无须再花大量的时间和精力去学习不很自然和习惯的各种计算机语言。针对一定应用,具有相当自然语言处理能力的实用系统已经出现,典型的例子有:多语种数据库和专家系统的自然语言接口、各种机器翻译系统、全文信息检索系统、自动文摘系统等。

人工智能技术在医疗影像上通过计算机视觉技术对医疗影像进行快速读片和智能诊断。医疗影像数据是医疗数据的重要组成部分,人工智能技术能够通过快速准确地标记特定异常结构来提高图像分析的效率,以供放射科医师参考。提高图像分析效率,可让放射专家腾出更多的时间聚焦在需要更多解读或判断的内容审阅上,从而有望缓解放射科医生供给缺口问题。

(二) 手术机器人的应用

机器人手术系统是集多项现代高科技手段于一体的综合体。主要用于心脏外科和前列腺切除术。外科医生可以远离手术台操纵机器进行手术,完全不同于传统的手术概念,在世界微创外科领域是当之无愧的革命性外科手术工具。2014 年 4 月 4 日,中南大学湘雅三医院在国内率先开展国产手术机器人胃穿孔修补术及阑尾切除术。

利用机器人做外科手术已日益普及,美国仅 2004 年一年,机器人就成功完成了从前列腺切除到心脏外科等各种外科手术 2 万例。利用机器人做手术时,医生的双手不碰触患者。一旦切口位置被确定,装有照相机和其他外科工具的机械臂将实施切断、止血及缝合等动作,外科医生只需坐在通常是手术室的控制台上,观测和指导机械臂工作就行了。据悉,该技术可让医生在地球的一端对另一端的患者实施手术。目前最普通的机器人外科手术是前列腺切除术。一些外科医生也采用称为"达芬奇"的机器人系统做心脏外科、妇产科及节育手术(图 45-5)。2000 年,机器人做的外科手术达 1 500 例,而 2004 年,机器人已实施了 2 万例手术。

达芬奇机器人手术系统主要由控制台和操作臂组成(图 45-5)。采用最先进的主-仆式远距离操作模式,灵活的"内腕"可消除医生手的颤抖,特有的三维立体成像系统,在术中能将手术视野放大 15 倍,大大提高了手术的精确性和平稳性。

手术机器人的原理构造:主要由控制台和操作臂组成,控制台由计算机系统、手术操作监视器、机

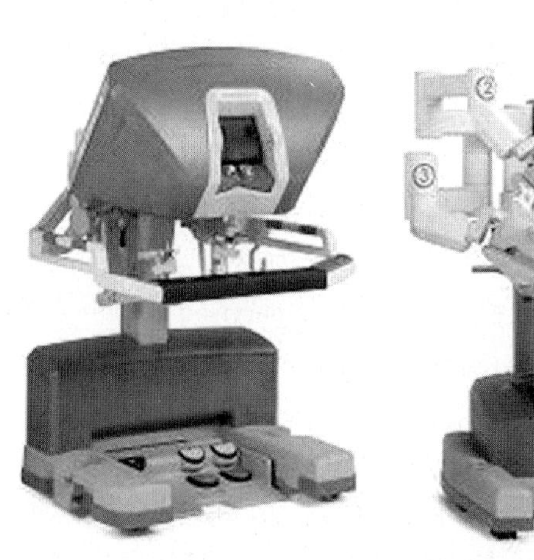

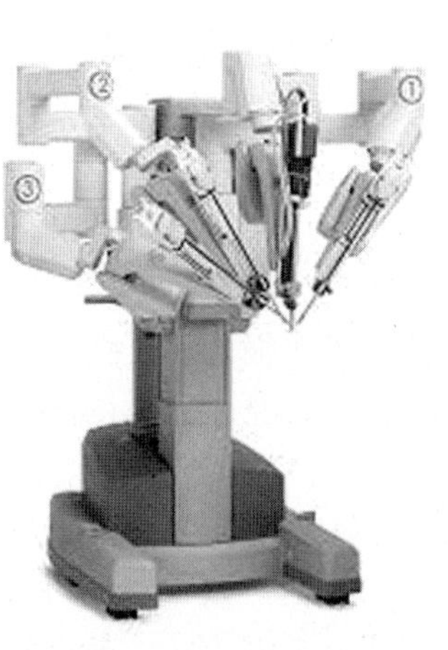

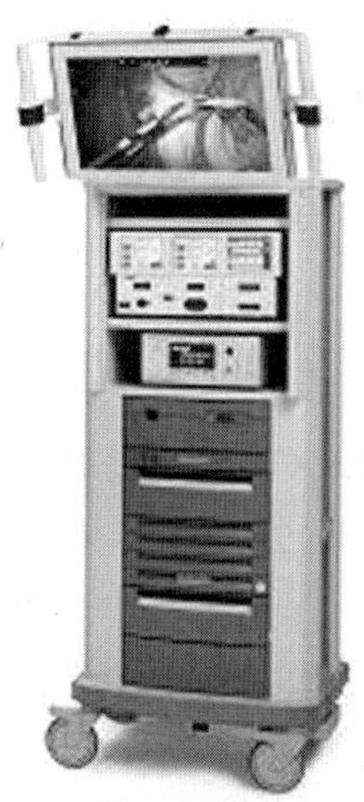

图 45-5　达芬奇机器人手术系统

器人控制监视器、操作手柄和输入输出设备等组成。手术时外科医生可坐在远离手术台的控制台前，头靠在视野框上，双眼接受来自不同摄像机的完整图像，共同合成术野的三维立体图。医生双手控制操作杆，手部动作传达到机械臂的尖端，完成手术操作，从而增加操作的精确性和平稳性，这是一种新提出的主-仆式远距离操作模式。

（三）新型智慧医疗的发展趋势

智慧医院的概念，医生资源在全世界范围内都仍属于稀缺资源，这种供求关系在一定程度上决定了病患看病难的问题，而我国医疗长期存在"重医疗，轻预防；重城市，轻农村；重大型医院，轻社区卫生"的倾向，居民又过多依赖大型医院，更加重就医矛盾，一号难求现象频发。因此，便捷快速的预约挂号成为用户对医院资源最大的需求。智慧医院是在智慧医疗概念下对医疗机构的信息化建设。从狭义上来说，智慧医院可以是基于移动设备的掌上医院，在数字化医院建设的基础上，创新性地将现代移动终端作为切入点，将手机的移动便携特性充分应用到就医流程中。智慧医院移动应用的功能基本包括以下几点。

1. **一站式就诊服务**　国内已兴起的智慧医院项目总体来说已具备以下功能：智能分诊、手机挂号、门诊叫号查询、取报告单、化验单解读、在线医生咨询、医院医生查询、医院周边商户查询、医院地理位置导航、院内科室导航、疾病查询、药物使用、急救流程指导、健康资讯播报等。实现了从身体不适到完成治疗的"一站式"信息服务。智慧医院应用需要真正落实到具体医院、具体科室、具体医生，将患者与医生点对点的对接起来，但绝不等于网络平台上跳过医院这个单位，直接将患者与医生圈在一起。

2. **个人健康档案管理服务**　患者如果想知道自己的历史就医记录，除了翻阅一本又一本纸质的病历外，根本无从查阅。移动医疗的出现让每一个患者都可以通过手机应用查看个人曾在医院的历史预约和就诊记录，包括门诊/住院病历、用药历史、治疗情况、相关费用、检查单/检验单图文报告、在线问诊记录等，不仅可以及时自查健康状况，还可通过24小时在线医生进行咨询，在一定程度上做到了"身体不适自查，小病先问诊，大病去医院"的正确就医态度。

3. **移动医学图书馆**　多年前已实现电子书、在线阅读等取代纸质类书籍。但作为特殊领域的医学文献是不能随意就能在书店买到或是上网就能搜索到，很多时候需要上相关网站注册付费才能阅读。智能手机和平板的不断发展，许多开发商去挖掘更多的固有资源从而让自己的应用销售得的更好。于是阅读不仅变得便捷、随兴，而且更为有效。出自权威医学字典的药物库、疾病库、症状库查询，临床病例分析，甚至包括医学期刊的在线阅读和下载等，都为医务工作者带来了极大的便利。

4. **智慧医院**　近两年来，智能手机、移动医疗开启了很多新的创业机会、应用场景，各类新玩家争相涌入，主要分为面向医院、医生的B2B模式和直接面向用户的B2C模式，前者以为专业人士提供医学知识为主，后者则是"自查+问诊"类远程医疗健康咨询应用。智慧医院应用的问世对大众来说不仅能简化就医流程、降低医疗费用，更能增加被医生重视的感受；对医生来说，不仅能减少劳动时间，还能提高患者管理质量、提高诊治水平，在不断学习中得到患者认可；对医院来说，能更直接地了解患者需求，为患者服务，同时提高服务满意度，构建和谐医患关系。

（李大鹏　王传兵）

第二节　机器学习

一、概述

机器学习（machine learning，ML）是一门多领域交叉学科，涉及概率论、统计学、逼近论、凸分析、算法复杂度理论等多门学科。专门研究计算机怎样模拟或实现人类的学习行为，以获取新的知识或技能，重新组织已有的知识结构使之不断改善自身的性能。它是人工智能的核心，是使计算机具有智能的根本途径，其应用遍及人工智能的各个领域，它主要使用归纳、综合而不是演绎。

机器学习是一类从数据中自动分析获得规律，并利用规律对未知数据进行预测的算法。其中，机器学习可以分为监督学习（supervised learning）、无监督学习（unsupervised learning）和强化学习（reinforcement learning）等方法。监督学习是指利用人工标记的真值（ground truth）进行模型参数的训练和调优，使其满足学习任务的性能要求。典型监督学习算法包括人工神经网络、决策树、随机森林、支持向量机、朴素贝叶斯分类器等。监督学习算法对训练数据的准确性和代表性的要求较高，如果训练数据的分布和测试数据的分布差异较大，将会导致模型在前向推断时出现较大偏差。与监督学习不同，无监督学习不需要标记样本进行训练，而是通过纯粹数据驱动的方式挖掘数据的结构和分布，其典型算法包括 k 均值聚类、均值漂移聚类、层次聚类等方法。由于没有标签数据提供监督信息，无监督学习算法在初始分类模式的设定方面存在较大的不确定性。强化学习的基本思路来自心理学中的行为主义理论，基于“试错”的方法与周围环境进行交互，并以获得的“奖赏”和“惩罚”实时调整行为，从而取得预期收益的最大化。相比于监督学习算法，强化学习不需要成对的“输入/输出”信息，更强调在线的参数调整过程。

下面以监督学习中的决策树为例，介绍机器学习算法的基本原理和流程。决策树是一种以树形结构作为表达形式的预测分析模型，一般由结点和有向边组成，其中节点包括根节点、内部节点和叶节点等。以分类决策树为例，根节点和内部节点表示一个特征（或属性）的测试条件，叶节点表示最终的分类类别。一棵决策树只有一个根节点，但可以有多个内部节点和叶节点。以门诊医生的问诊过程为例建立了一棵决策树（图 45-6），通过体温、头疼、咳嗽等症状对流行性感冒和普通感冒进行诊断。

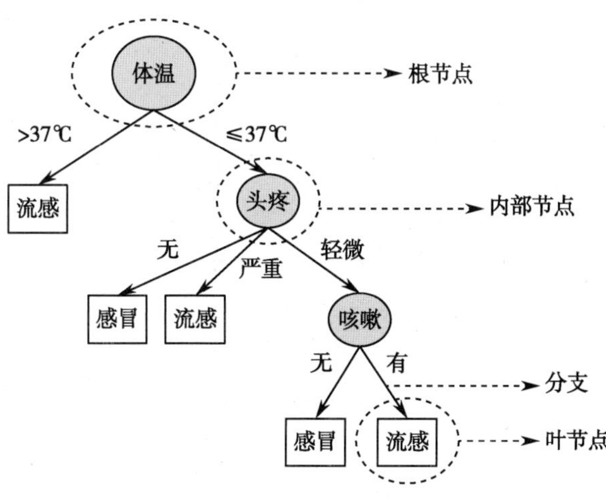

图 45-6　决策树示意图

如图 45-6 所示，分类过程从根节点开始，对实例的某一特征（如体温）进行测试，节点的后继分支代表了该特征的一个取值区间（>37℃和≤37℃），按照递归的方式对所有实例进行测试并分配相应分支，直至到达叶节点为止，从而得到具体的分类类别（流感或感冒）。分类决策树可以理解为“if-then”的逻辑集合，也可以理解为特征空间与类空间的条件概率分布。决策树具有计算复杂度低、可解释性强等优势，是一种广泛应用的机器学习模型。

二、监督学习

监督学习是指利用一组已知类别的样本调整分类器的参数，使其达到所要求性能的过程，也称为监督训练或有教师学习。监督学习是从标记的训练数据来推断一个功能的机器学习任务。训练数据包括一套训练示例。在监督学习中，每个实例都是由一个输入对象（通常为矢量）和一个期望的输出值（也称为监督信号）组成。监督学习算法是分析该训练数据，并产生一个推断的功能，其可以用于映射出新的实例。一个最佳的方案将允许该算法来正确地决定那些看不见的实例的类标签。这就要求学习算法是以一种“合理”的方式——正如人们通过已知病例学习诊断技术那样——通过学习具有识别各种事物和现象的能力。用来进行学习的材料就是与被识别对象属于同类的有限数量样本。监督学习中在给予计算机学习样本的同时，还告诉计算各个样本所属的类别。若所给的学习样本不带有类别信息，就是无监督学习。任何一种学习都有一定的目的，对于模式识别来说，就是要通过有限数量样本的学习，使分类器在对无限多个模式进行分类时所产生的错误概率最小。

不同设计方法的分类器有不同的学习算法。对于贝叶斯分类器来说，就是用学习样本估计特征向量的类条件概率密度函数。在已知类条件概率密度函数形式的条件下，用给定的独立和随机获取的样本集，根据最大似然法或贝叶斯学习估计出类条件概率密度函数的参数。例如，假定模式的特征向量服从正态分布，样本的平均特征向量和样本协方差矩阵就是正态分布的均值向量和协方差矩阵的最大似然估计。在类条件概率密度函数的形式未知的情况下，有各种非参数方法，用学习样本对类条件概率密度函数进行估计。在分类决策规则用判别函数表示的一般情况下，可以确定一个学习目标，例如使分类器对所给样本进行分类的结果尽可能与“教师”所给的类别一致，然后用迭代优化算法求取判别函数中的参数值。

监督学习方法是目前研究较为广泛的一种机器学习方法，例如神经网络传播算法、决策树学习算法等已在许多领域中得到成功的应用。但是，监督学习需要给出不同环境状态下的期望输出（即导师信号),完成的是与环境没有交互的记忆和知识重组的功能,因此限制了该方法在复杂的优化控制问题中的应用。从训练数据到看不见的情况下形成。

三、半监督学习

半监督学习(semi-supervised learning,SSL)是模式识别和机器学习领域研究的重点问题,是监督学习与无监督学习相结合的一种学习方法。半监督学习使用大量的未标记数据,以及同时使用标记数据,来进行模式识别工作。当使用半监督学习时,将会要求尽量少的人员来从事工作,同时,又能够带来比较高的准确性,因此,半监督学习目前正越来越受到人们的重视。

半监督学习的基本思想是利用数据分布上的模型假设建立学习器对未标签样例进行标签。它的形式化描述是给定一个来自某未知分布的样例集 $S=LU$,其中 L 是已标签样例集 $L=\{(x_1,y_1),(x_2,y_2),\cdots,(x_{|L|},y_{|L|})\}$,$U$ 是一个未标签样例集 $U=\{xc_1,xc_2,\cdots,xc_{|U|}\}$,希望得到函数 $f:X\rightarrow Y$ 可以准确地对样例 x 预测其标签 y。其中 x_i、xc_1 均为 d 维向量,$y_i\in Y$ 为样例 x_i 的标签,$|L|$ 和 $|U|$ 分别为 L 和 U 的大小,即所包含的样例数,半监督学习就是在样例集 S 上寻找最优的学习器。如果 $S=L$,那么问题就转化为传统的有监督学习;反之,如果 $S=U$,那么问题是转化为传统的无监督学习。如何综合利用已标签样例和未标签样例,是半监督学习需要解决的问题。

目前,在半监督学习中有三个常用的基本假设来建立预测样例和学习目标之间的关系,有以下三个:

1. **平滑假设**(smoothness assumption)　位于稠密数据区域的两个距离很近的样例的类标签相似,也就是说,当两个样例被稠密数据区域中的边连接时,它们在很大的概率下有相同的类标签;相反地,当两个样例被稀疏数据区域分开时,它们的类标签趋于不同。

2. **聚类假设**(cluster assumption)　当两个样例位于同一聚类簇时,它们在很大的概率下有相同的类标签。这个假设的等价定义为低密度分离假设(low sensity separation assumption),即分类决策边界应该穿过稀疏数据区域,而避免将稠密数据区域的样例分到决策边界两侧。

3. **流形假设**(manifold assumption)　将高维数据嵌入到低维流形中,当两个样例位于低维流形中的一个小局部邻域内时,它们具有相似的类标签。

SSL 按照统计学习理论的角度包括直推(transductive)SSL 和归纳(inductive)SSL 两类模式。直推 SSL 只处理样本空间内给定的训练数据,利用训练数据中有类标签的样本和无类标签的样例进行训练,预测训练数据中无类标签的样例的类标签;归纳 SSL 处理整个样本空间中所有给定和未知的样例,同时利用训练数据中有类标签的样本和无类标签的样例,以及未知的测试样例一起进行训练,不仅预测训练数据中无类标签的样例的类标签,更主要的是预测未知的测试样例的类标签。从不同的学习场景看,SSL 可分为四大类(图 45-7):

1. **半监督分类**(semi-supervised classification)　是在无类标签的样例的帮助下训练有类标签的样本,获得比只用有类标签的样本训练得到的分类器性能更优的分类器,弥补有类标签的样本不足的缺陷,其中类标签取有限离散值。

2. **半监督回归**(semi-supervised regression)　在无输出的输入的帮助下训练有输出的输入,获得比只用有输出的输入训练得到的回归器性能更好的回归器,其中输出取连续值。

3. **半监督聚类**(semi-supervised clustering)　在有类标签的样本的信息帮助下获得比只用无类标签的样例得到的结果更好的簇,提高聚类方法的精度。

4. **半监督降维**(semi-supervised dimensionality reduction)　在有类标签的样本的信息帮助下找到高维输入数据的低维结构,同时保持原始高维数据和成对约束(pairwise constraint)的结构不变,即在高维空间中满足正约束(must-link constraints)的样例在低维空间中相距很近,在高维空间中满足负约束(cannot-link constraints)的样例在低维空间中距离很远。

四、无监督学习

现实生活中常常会有这样的问题:缺乏足够的先验知识,因此难以人工标注类别或进行人工类别标注的成本太高。很自然地,我们希望计算机能代我们完成这些工作,或至少提供一些帮助。根据类别未知(没有被标记)的训练样本解决模式识别中的各种问题,称之为无监督学习。

常用的无监督学习算法主要有主成分分析法

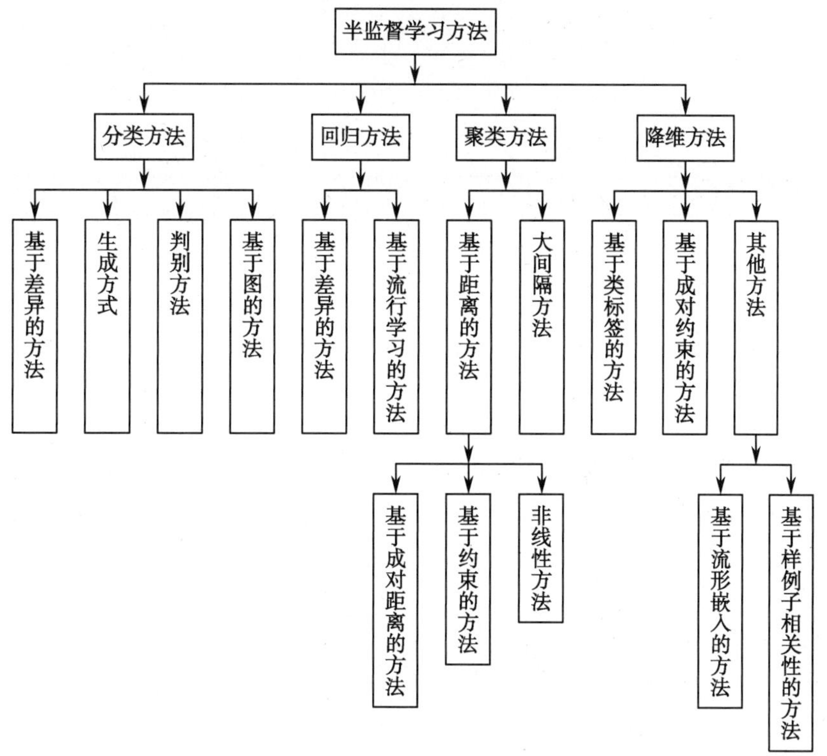

图 45-7　半监督学习分类

(PCA)、等距映射法、局部线性嵌入法、拉普拉斯特征映射法、黑塞局部线性嵌入法和局部切空间排列法等。

从原理上来说 PCA 等数据降维算法同样适用于深度学习，但是这些数据降维方法复杂度较高，并且其算法的目标太明确，使得抽象后的低维数据中没有次要信息，而这些次要信息可能在更高层看来是区分数据的主要因素。所以现在深度学习中采用的无监督学习方法通常采用较为简单的算法和直观的评价标准。

无监督学习里典型例子是聚类。聚类的目的在于把相似的东西聚在一起，而我们并不关心这一类是什么。因此，一个聚类算法通常只需要知道如何计算相似度就可以开始工作了。

聚类算法一般有五种方法，最主要的是划分方法和层次方法两种。划分聚类算法通过优化评价函数把数据集分割为 k 个部分，它需要 k 作为输入参数。典型的分割聚类算法有 k-means 算法、k-medoids 算法、CLARANS 算法。层次聚类由不同层次的分割聚类组成，层次之间的分割具有嵌套的关系。它不需要输入参数，这是它优于分割聚类算法的一个明显的优点，其缺点是终止条件必须具体指定。典型的分层聚类算法有 BIRCH 算法、DBSCAN 算法和 CURE 算法等。

目前深度学习中的无监督学习主要分为两类，一类是确定型的自编码方法及其改进算法，其目标主要是能够从抽象后的数据中尽量无损地恢复原有数据，另一类是概率型的受限波耳兹曼机及其改进算法，其目标主要是使受限玻耳兹曼机达到稳定状态时原数据出现的概率最大。

确定型无监督学习主要有自编码及稀疏自编码、降噪自编码等。自编码可以看作是一个特殊的 3 层 BP 神经网络，特殊性体现在需要使得自编码网络的输入输出尽可能近似，即尽可能使得编码无损(能够从编码中还原出原来的信息)。虽然稀疏自编码可以学习一个相等函数，使得可见层数据和经过编码解码后的数据尽可能相等，但是其鲁棒性仍然较差，尤其是当测试样本和训练样本概率分布相差较大时，效果较差。为此，Vincent 等人在稀疏自编码的基础上提出了降噪自编码(图 45-8)，其基本思想是，以一定概率使输入层某些节点的值为 0，此时输入到可视层的数据变为 X'，隐含层输出为 Y，然后由重构 X 的输出 Z，使得 Z 和 X 的差值尽可能小。

概率型无监督学习的典型代表就是限制玻耳兹曼机，限制玻耳兹曼机是玻耳兹曼机的一个简化版本，可以方便地从可见层数据推算出隐含层的激活状态。

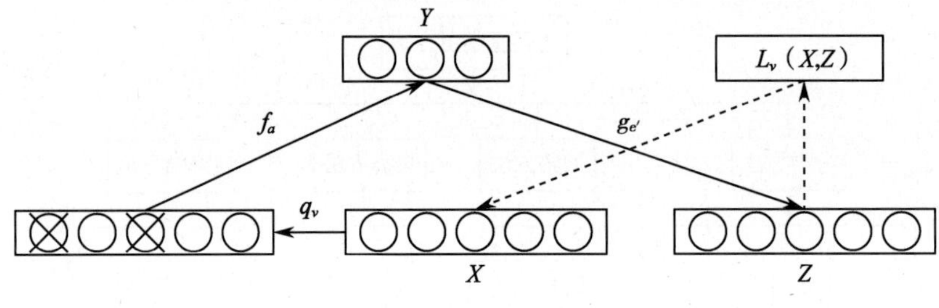

图 45-8　降噪自编码

五、强化学习

强化学习(reinforcement learning,RL),又称再励学习、评价学习或增强学习,是机器学习的范式和方法论之一,用于描述和解决智能体(agent)在与环境的交互过程中通过学习策略以达成回报最大化或实现特定目标的问题。

强化学习的常见模型是标准的马尔可夫决策过程(Markov decision process,MDP)。按给定条件,强化学习可分为基于模式的强化学习(model-based RL)和无模式强化学习(model-free RL),以及主动强化学习(active RL)和被动强化学习(passive RL)。强化学习的变体包括逆向强化学习、阶层强化学习和部分可观测系统的强化学习。求解强化学习问题所使用的算法可分为策略搜索算法和值函数(value function)算法两类。深度学习模型可以在强化学习中得到使用,形成深度强化学习。

强化学习理论受到行为主义心理学启发,侧重在线学习并试图在探索-利用(exploration-exploitation)间保持平衡。不同于监督学习和非监督学习,强化学习不要求预先给定任何数据,而是通过接收环境对动作的奖励(反馈)获得学习信息并更新模型参数。

强化学习问题在信息论、博弈论、自动控制等领域有得到讨论,被用于解释有限理性条件下的平衡态、设计推荐系统和机器人交互系统。一些复杂的强化学习算法在一定程度上具备解决复杂问题的通用智能,可以在围棋和电子游戏中达到人类水平。

强化学习是智能体以"试错"的方式进行学习,通过与环境进行交互获得的奖赏指导行为,目标是使智能体获得最大的奖赏,强化学习不同于连接主义学习中的监督学习,主要表现在强化信号上,强化学习中由环境提供的强化信号是对产生动作的好坏作一种评价(通常为标量信号),而不是告诉强化学习系统(reinforcement learning system,RLS)如何去产生正确的动作。由于外部环境提供的信息很少,RLS必须靠自身的经历进行学习。通过这种方式,RLS在行动-评价的环境中获得知识,改进行动方案以适应环境。

强化学习是从动物学习、参数扰动自适应控制等理论发展而来,其基本原理是:如果智能体的某个行为策略导致环境正的奖赏(强化信号),那么智能体以后产生这个行为策略的趋势便会加强。智能体的目标是在每个离散状态发现最优策略以使期望的折扣奖赏和最大。

强化学习把学习看作试探评价过程,每一个自主体是由两个神经网络模块组成,即行动网络和评估网络,行动网络是根据当前的状态而决定下一个时刻施加到环境上去的最好动作(图 45-9)。智能体选择一个动作用于环境,环境接受该动作后状态发生变化,同时产生一个强化信号(奖或惩)反馈给智能体,智能体根据强化信号和环境当前状态再选择下一个动作,选择的原则是使受到正强化(奖)的概率增大。选择的动作不仅影响立即强化值,而且影响环境下一时刻的状态及最终的强化值。强化学习中由环境提供的强化信号是智能体对所产生动作的好坏作一种评价(通常为标量信号),而不是告诉智能体如何去产生正确的动作。由于外部环

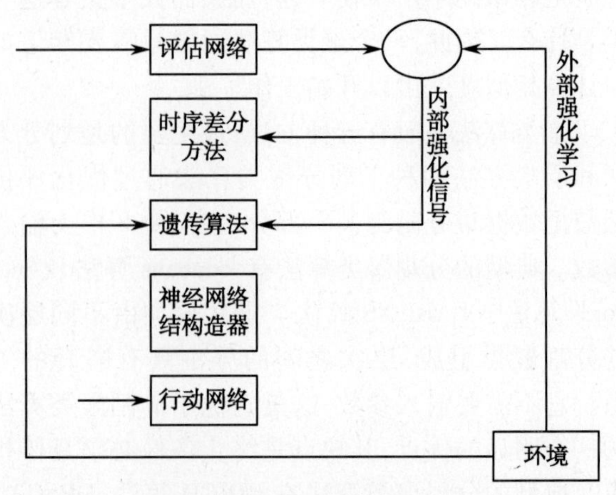

图 45-9　施加环境强化学习

境提供了很少的信息，智能体必须靠自身的经历进行学习。通过这种方式，智能体在行动——评价的环境中获得知识，改进行动方案以适应环境。

强化学习不同于连接主义学习中的监督学习，主要表现在教师信号上，强化学习中由环境提供的强化信号是智能体对所产生动作的好坏作一种评价（通常为标量信号），而不是告诉智能体如何去产生正确的动作。由于外部环境提供了很少的信息，智能体必须靠自身的经历进行学习。通过这种方式，智能体在行动——评价的环境中获得知识，改进行动方案以适应环境。

强化学习系统学习的目标是动态地调整参数，以达到强化信号最大。若已知 r/A 梯度信息，则可直接可以使用监督学习算法。因为强化信号 r 与智能体产生的动作 A 没有明确的函数形式描述，所以梯度信息 r/A 无法得到。因此，在强化学习系统中，需要某种随机单元，使用这种随机单元，智能体在可能动作空间中进行搜索并发现正确的动作。

学习从环境状态到行为的映射，使得智能体选择的行为能够获得环境最大的奖赏，使得外部环境对学习系统在某种意义下的评价（或整个系统的运行性能）为最佳。

（李大鹏　王传兵）

第三节　深度学习

一、概述

深度学习（deep learning，DL）是机器学习（machine learning，ML）领域中一个新的研究方向，它被引入机器学习使其更接近于最初的目标——人工智能（artificial intelligence，AI）。

深度学习是学习样本数据的内在规律和表示层次，这些学习过程中获得的信息对诸如文字，图像和声音等数据的解释有很大的帮助。它的最终目标是让机器能够像人一样具有分析学习能力，能够识别文字、图像和声音等数据。深度学习是一个复杂的机器学习算法，在语音和图像识别方面取得的效果，远远超过先前相关技术。深度学习使机器模仿视听和思考等人类的活动，解决了很多复杂的模式识别难题，使得人工智能相关技术取得了很大进步。

常用的深度学习模型包括卷积神经网络（CNN）、循环神经网络（RNN）、生成对抗网络（generative adversarial network，GAN）等。其中卷积神经网络主要用于计算机视觉（computer vision，CV）领域，通过多层卷积堆叠、局部连接、权值共享、池化计算等机制，实现模型结构优化和参数量降低，可以对图像的高层语义信息进行有效提取和建模。循环神经网络主要应用在自然语言处理（natural language processing，NLP）领域，可以有效提取时序信号的上下文关系，具备很强的时序信号建模能力。生成对抗网络属于无监督学习的一种模型，一般包括生成器和判别器两个子网络，通过子网络之间的相互博弈进行模型训练，被广泛应用于图像/文本生成、图像超分辨力重建、图像风格迁移等领域。

下面以 CV 领域广泛应用的一种卷积神经网络 AlexNet 为例，介绍深度学习模型的基本组成和原理。

如图 45-10 所示，AlexNet 主要由三部分组成，卷积层（convolutional layer，Conv）、池化层（pooling layer，Pool）和全连接层（fully connected layer，FC）。其中，卷积层的作用是特征提取，通过一个权值矩阵在原始图像或特征图像上进行滑动做加权求和。通过反复堆叠卷积层，可以实现多层级的特征提

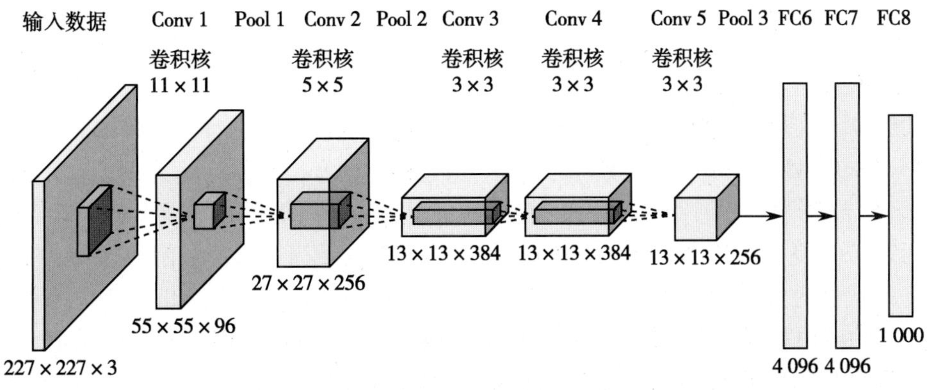

图 45-10　AlexNet 结构示意图

取,从而增强特征的鲁棒性和表达能力。池化层包括最大值池化、平均值池化等,通过某一位置的总体统计特征代替该位置的原始数值,可以减少网络参数并增加网络的平移不变性。全连接层的每一个节点都与上一层的所有节点相连,作用是进行特征综合。原始图像在经历了一系列卷积、池化、全连接操作后,最终被映射成一个特征向量,一般采用 Softmax 分类器进行分类,即可得到原始图像的类别信息。相比于传统机器学习算法,AlexNet 在图像识别中表现出了更为优越的性能,并在 2012 年 ImageNet 图像识别大赛中以 15.4%的错误率获得了第一名,成为了现代深度卷积神经网络的奠基之作,重新引发了学界对深度学习的研究热情。

二、多层感知机

多层感知器(multi-layer perceptron,MLP)是一种趋向结构的人工神经网络,映射一组输入向量到一组输出向量。MLP 可以被看作是一个有向图,由多个节点层组成,每一层全连接到下一层。除了输入节点,每个节点都是一个带有非线性激活函数的神经元(或称处理单元)。一种被称为反向传播算法的监督学习方法常被用来训练 MLP。MLP 是感知器的推广,克服了感知器无法实现对线性不可分数据识别的缺点。如图 45-11。

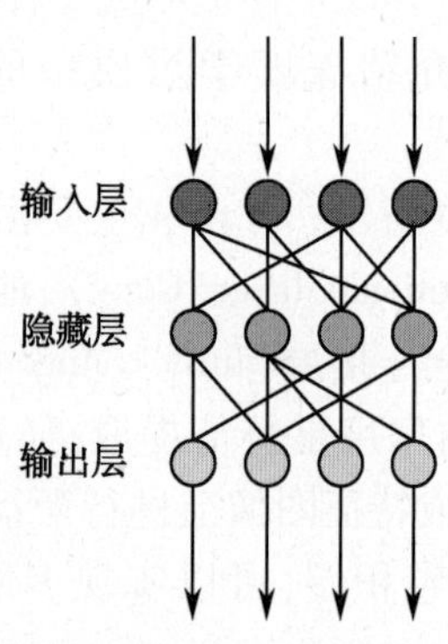

图 45-11　多层感知器

常被 MLP 用来进行学习的反向传播算法,在模式识别的领域中算是标准监督学习算法,并在计算神经学及并行分布式处理领域中,持续成为被研究的课题。MLP 已被证明是一种通用的函数近似方法,可以被用来拟合复杂的函数,或解决分类问题。MLP 在 80 年代的时候曾是相当流行的机器学习方法,拥有广泛的应用场景,譬如语音识别、图像识别、机器翻译等,但自 90 年代以来,MLP 遇到来自更为简单的支持向量机的强劲竞争。近来,由于深层学习的成功,MLP 又重新得到了关注。

三、卷积神经网络

卷积神经网络(convolutional neural networks,CNN)是一类包含卷积计算且具有深度结构的前馈神经网络(feedforward neural networks),是深度学习的代表算法之一(图 45-12)。卷积神经网络具有表征学习(representation learning)能力,能够按其阶层结构对输入信息进行平移不变分类(shift-invariant classification),因此也被称为“平移不变人工神经网络(shift-invariant artificial neural networks,SIANN)”。

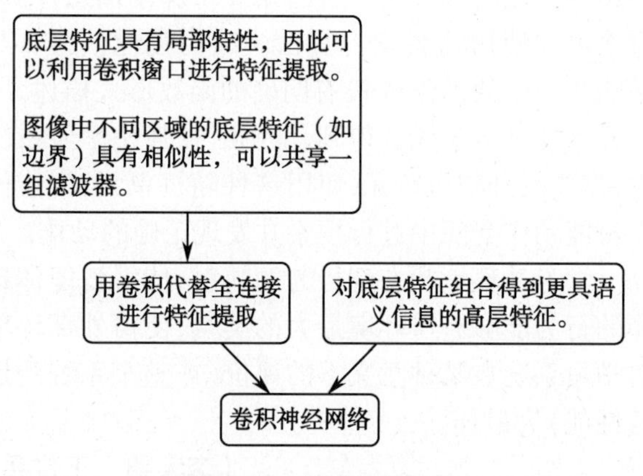

图 45-12　卷积神经网络

时间延迟网络和 LeNet-5 是最早出现的卷积神经网络,随着深度学习理论的提出和数值计算设备的改进,卷积神经网络得到了快速发展,并被应用于计算机视觉、自然语言处理等领域。卷积神经网络仿造生物的视知觉(visual perception)机制构建,可以进行监督学习和非监督学习,其隐含层内的卷积核参数共享和层间连接的稀疏性使得卷积神经网络能够以较小的计算量对格点化(grid-like topology)特征。

第一个卷积神经网络是 1987 年由 Alexander Waibel 等提出的时间延迟网络(time delay neural network,TDNN)。TDNN 是一个应用于语音识别问题的卷积神经网络,使用 FFT(快速傅里叶变换)预处理的语音信号作为输入,其隐含层由 2 个一维卷积核组成,以提取频率域上的平移不变特征。由于在 TDNN 出现之前,人工智能领域在反向传播算法(back-propagation algorithm,BP)的研究中取得了突破性进展,因此 TDNN 得以使用 BP 框架内进行学习。在原作者的比较试验中,TDNN 的表现超过了同等条件下的隐马尔可夫模型(hidden Markov model,HMM),而后者是 20 世纪 80 年代语音识别的主流算法。

1988 年,Wei Zhang 提出了第一个二维卷积神经网络:平移不变人工神经网络(SIANN),并将其应用于检测医学影像。独立于 Zhang(1988),Yann LeCun 在 1989 年同样构建了应用于计算机视觉问题的卷积神经网络,即 LeNet 的最初版本。LeNet 包含两个卷积层,2 个全连接层,共计 6 万个学习参数,规模远超 TDNN 和 SIANN,且在结构上与现代的卷积神经网络十分接近。LeCun(1989)对权重进行随机初始化后使用了随机梯度下降法(stochastic gradient descent,SGD)进行学习,这一策略被其后的深度学习研究所保留。此外,LeCun(1989)在论述其网络结构时首次使用了"卷积"一词,"卷积神经网络"也因此得名。

LeCun 的工作在 1993 年由贝尔实验室完成代码开发并被部署于国家现金出纳机有限公司(National Cash Register Coporation,NCR)的支票读取系统。但总体而言,由于数值计算能力有限、学习样本不足,加上同一时期以支持向量机为代表的核学习(kernel learning)方法的兴起,这一时期为各类图像处理问题设计的卷积神经网络停留在了研究阶段,应用端的推广较少。

在 LeNet 的基础上,1998 年 Yann LeCun 及其合作者构建了更加完备的卷积神经网络 LeNet-5 并在手写数字的识别问题中取得成功。LeNet-5 沿用了 LeCun(1989)的学习策略并在原有设计中加入了池化层对输入特征进行筛选。LeNet-5 及其后产生的变体定义了现代卷积神经网络的基本结构,其构筑中交替出现的卷积层-池化层被认为能够提取输入图像的平移不变特征。LeNet-5 的成功使卷积神经网络的应用得到关注,微软在 2003 年使用卷积神经网络开发了光学字符识别(optical character recognition,OCR)系统。其他基于卷积神经网络的应用研究也得到展开,包括人像识别、手势识别等。

卷积神经网络其结构分为以下三部分:

1. **输入层**　卷积神经网络的输入层可以处理多维数据。常见地,一维卷积神经网络的输入层接收一维或二维数组,其中一维数组通常为时间或频谱采样,二维数组可能包含多个通道;二维卷积神经网络的输入层接收二维或三维数组;三维卷积神经网络的输入层接收四维数组。由于卷积神经网络在计算机视觉领域应用较广,因此许多研究在介绍其结构时预先假设了三维输入数据,即平面上的二维像素点和 RGB 通道。

与其他神经网络算法类似,由于使用梯度下降算法进行学习,卷积神经网络的输入特征需要进行标准化处理。具体地,在将学习数据输入卷积神经网络前,需在通道或时间/频率维对输入数据进行归一化,若输入数据为像素,也可将分布于[0,225]的原始像素值归一化至[0,1]区间。输入特征的标准化有利于提升卷积神经网络的学习效率和表现。

2. **隐含层**　卷积神经网络的隐含层包含卷积层、池化层和全连接层 3 类常见构筑,在一些更为现代的算法中可能有 inception 模块、残差块(residual block)等复杂构筑。在常见构筑中,卷积层和池化层为卷积神经网络特有。卷积层中的卷积核包含权重系数,而池化层不包含权重系数,因此在文献中,池化层可能不被认为是独立的层。以 LeNet-5 为例,3 类常见构筑在隐含层中的顺序通常为:输入—卷积层—池化层—全连接层—输出。

3. **输出层**　卷积神经网络中输出层的上游通常是全连接层,因此其结构和工作原理与传统前馈神经网络中的输出层相同。对于图像分类问题,输出层使用逻辑函数或归一化指数函数输出分类标签。在物体识别(object detection)问题中,输出层可设计为输出物体的中心坐标、大小和分类。在图像语义分割中,输出层直接输出每个像素的分类结果。

四、循环神经网络

循环神经网络(RNN)是一类以序列(sequence)数据为输入,在序列的演进方向进行递归(recursion)且所有节点(循环单元)按链式连接的递归神经网络(recursive neural network)。循环神经网络的研究始于二十世纪八九十年代,并在二十一世纪初发展为重要的深度学习算法,其中双向循环神经网络(bidirectional RNN,Bi-RNN)和长短期记忆网络(long short-term memory networks,LSTM)是常见的循环神经网络。

循环神经网络具有记忆性、参数共享并且图灵完备(turing completeness),因此能以很高的效率对序列的非线性特征进行学习(图 45-13)。循环神经网络在自然语言处理(natural language processing,NLP),例如语音识别、语言建模、机器翻译等领域有应用,也被用于各类时间序列预报或与卷积神经网络相结合处理计算机视觉问题。

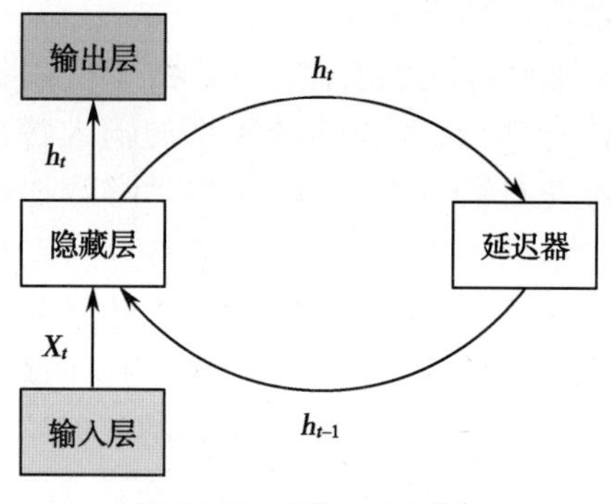

图 45-13　循环神经网络

五、受限玻耳兹曼机

受限玻耳兹曼机(restricted Boltzmann machine,RBM)是一种可通过输入数据集学习概率分布的随机生成神经网络。RBM 最初由发明者保罗·斯模棱斯基于 1986 年命名为"簧风琴(harmonium)",但直到杰弗里·辛顿及其合作者在 21 世纪 10 年代中叶发明快速学习算法后,受限玻耳兹曼机才变得知名。

受限玻耳兹曼机是玻耳兹曼机(Boltzman machine,BM)的一种特殊拓扑结构。BM 的原理起源于统计物理学,是一种基于能量函数的建模方法,能够描述变量之间的高阶相互作用,BM 的学习算法较复杂,但所建模型和学习算法有比较完备的物理解释和严格的数理统计理论作基础。BM 是一种对称耦合的随机反馈型二值单元神经网络,由可见层和多个隐层组成,网络节点分为可见单元(visible unit)和隐单元(hidden unit),用可见单元和隐单元来表达随机网络与随机环境的学习模型,通过权值表达单元之间的相关性。

正如名字所提示的那样,受限玻耳兹曼机是一种玻耳兹曼机的变体,但限定模型必须为二分图(图 45-14)。模型中包含对应输入参数的输入(可见)单元和对应训练结果的隐单元,图中的每条边必须连接一个可见单元和一个隐单元。与此相对,"无限制"玻耳兹曼机包含隐单元间的边,使之成为递归神经网络。这一限定使得相比一般玻耳兹曼机更高效的训练算法成为可能,特别是基于梯度的对比分歧(contrastive divergence)算法。

受限玻耳兹曼机也可被用于深度学习网络。具体地,深度学习网络可使用多个 RBM 堆叠而成,并可使用梯度下降法和反向传播算法进行调优。以 Hinton 和 Ackley 两位学者为代表的研究人员从不同领域以不同动机同时提出 BM 学习机。

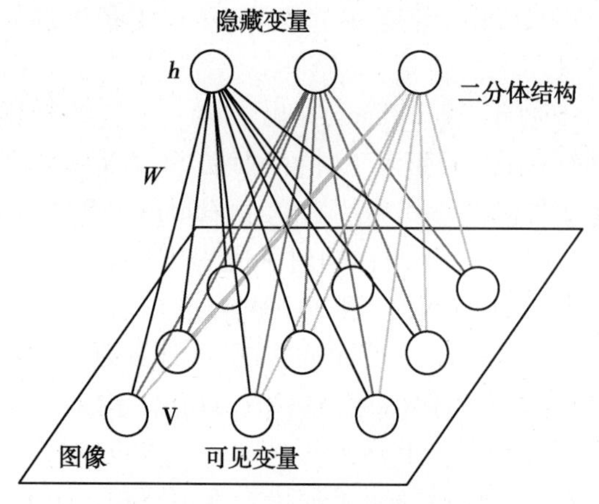

图 45-14　受限玻耳兹曼机原理

Smolensky 提出的 RBM 由一个可见神经元层和一个隐神经元层组成,由于隐层神经元之间没有相互连接并且隐层神经元独立于给定的训练样本,这使直接计算依赖数据的期望值变得容易,可见层神经元之间也没有相互连接,通过从训练样本得到的隐层神经元状态上执行马尔可夫链抽样过程,来估计独立于数据的期望值,并行交替更新所有可见层神经元和隐层神经元的值。

BM 是由 Hinton 和 Sejnowski 提出的一种随机递归神经网络,可以看作是一种随机生成的 Hopfield 网络,是能够通过学习数据的固有内在表示解决困难学习问题的最早的人工神经网络之一,因样本分布遵循玻耳兹曼分布而命名为 BM。

BM 及其模型已经成功应用于协同滤波、分类、降维、图像检索、信息检索、语言处理、自动语音识别、时间序列建模、文档分类、非线性嵌入学习、暂态数据模型学习和信号与信息处理等任务。受限玻耳兹曼机在降维、分类、协同过滤、特征学习和主题建模中得到了应用。根据任务的不同,受限玻耳兹曼机可以使用监督学习或无监督学习的方法进行训练。

(李大鹏　王传兵)

第四节　医学图像的计算机处理技术

一、图形学与形态学处理技术

图形学又称计算机图形学(computer graphics),是借助计算机研究图形表达、处理图像、显示生成的学科,实现了人们主观意识中的图像和真实存在的图形之间的相互结合。它是一种使用数学算法将二维或三维图形转化为计算机显示器的栅格形式的科学，计算方法与图形显示技术的研究与使用是计算机图形学进行图形转化与处理的基础，也是计算机图形学研究的主要内容（图 45-15）。

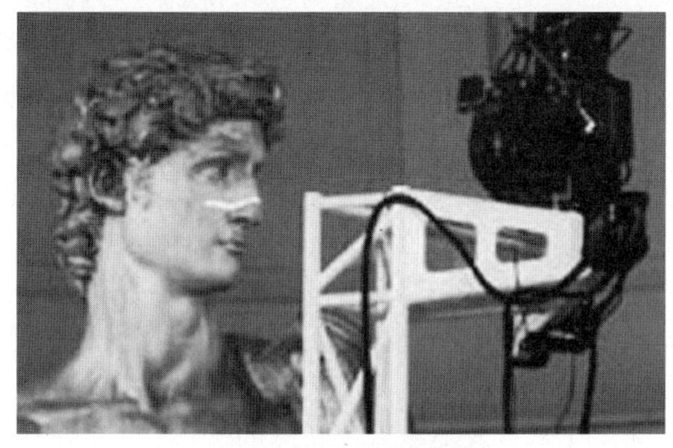

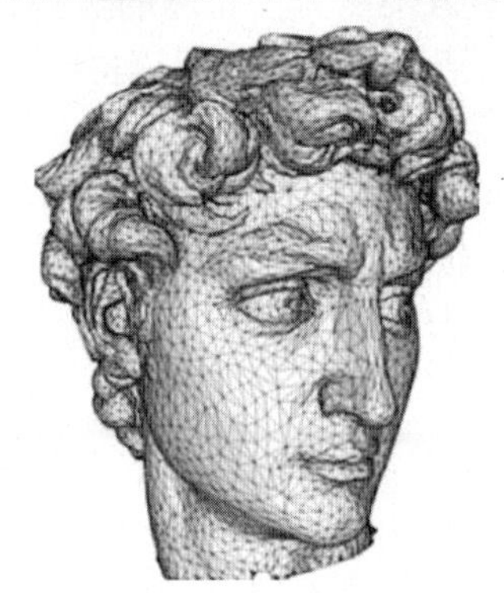

图 45-15　计算机图形

形态学一般指生物学中研究动物和植物结构的一个分支。这里指的是数学形态学（mathematical morphology，MM），是根据形态学概念发展而来具有严格数学理论基础的科学，并在图像处理的模式识别领域得到了成功应用。基本思想是用具有一定形态的结构元素去度量和提取图像中的对应形状以达到对图像分析和识别的目的。

形态学处理技术的应用可以简化图像数据，保持它们基本的形状特性，并除去不相干的结构。形态学处理的基本运算有 4 个：膨胀、腐蚀、开操作和闭操作（图 45-16）。简单来讲，膨胀是使图像扩大；腐蚀是使图像缩小；开操作使图像的轮廓变得光滑，断开狭窄的间断和消除细的突出物；闭操作同样使图像的轮廓变得光滑，但与开操作相反，它能消除狭窄的间断和细长的鸿沟，消除小的孔洞，并填补轮廓中的裂痕。

二、医学影像识别技术

（一）计算机模式识别概述

模式识别（pattern recognition），是人工智能的基础技术，就是通过计算机用数学技术方法来研究模式的自动处理和判读。我们把环境与客体统称为“模式”。随着计算机技术的发展，人类有可能研究复杂的信息处理过程。信息处理过程的一个重要形式是生命体对环境及客体的识别。对人类来说，特别重要的是对光学信息（通过视觉器官来获得）和声学信息（通过听觉器官来获得）的识别。这是模式识别的两个重要方面。模式识别可用于文字和语音识别、遥感和医学诊断等方面。计算机识别的显著特点是速度快、准确性高、效率高，在将来

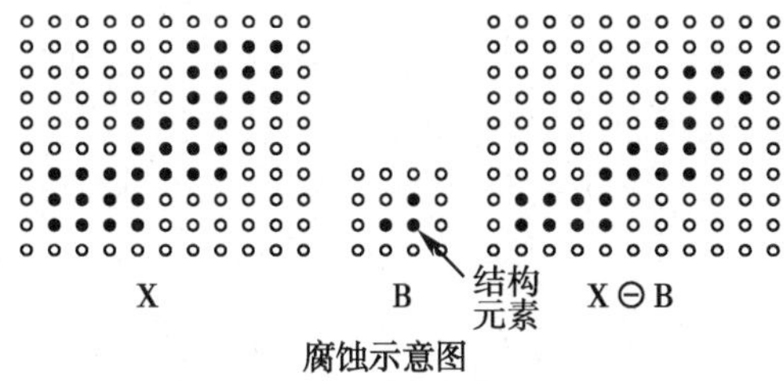

腐蚀示意图

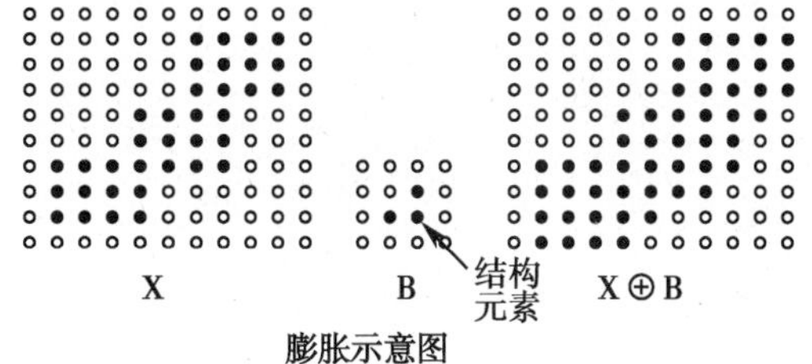

膨胀示意图

消除物体外小区域

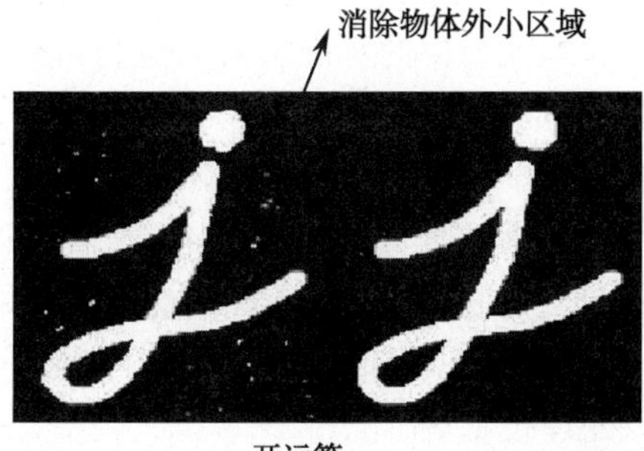

开运算

填充物体内的“黑洞”

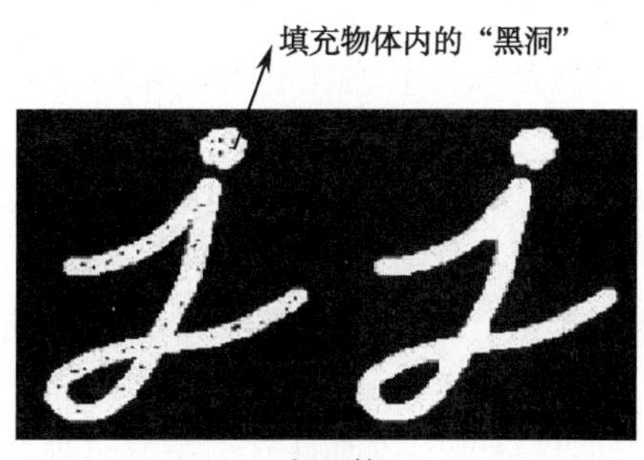

闭运算

图 45-16　形态学处理的基本运算

完全可以取代人工录入。

识别过程与人类的学习过程相似。以光学字符识别之“汉字识别”为例：首先将汉字图像进行处理，抽取主要表达特征并将特征与汉字的代码存在计算机中。就像老师教我们“这个字叫什么、如何写”记在大脑中。这一过程叫作“训练”。识别过程就是将输入的汉字图像经处理后与计算机中的所有字进行比较，找出最相近的字就是识别结果。这一过程叫作“匹配”。

（二）模式识别中的图像识别技术

计算机的图像识别技术就是模拟人类的图像识别过程（图 45-17）。在图像识别的过程中进行模式识别是必不可少的。模式识别原本是人类的一项基本智能。但随着计算机的发展和人工智能的兴起，人类本身的模式识别已经满足不了生活的需要，于是人类就希望用计算机来代替或扩展人类的部分脑力劳动。这样计算机的模式识别就产生了。简单地说，模式识别就是对数据进行分类，它是一门与数学紧密结合的科学，其中所用的思想大部分是概率与统计。图像识别技术的过程分以下几步：信息的获取、预处理、特征抽取和选择、分类器设计和分类决策。

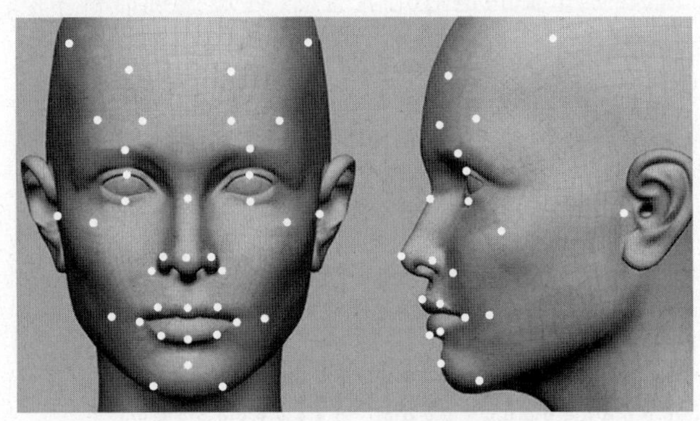

图 45-17　计算机的图像识别技术

信息的获取是指通过传感器，将光或声音等信息转化为电信息。也就是获取研究对象的基本信息并通过某种方法将其转变为机器能够认识的信息。预处理主要是指图像处理中的去噪、平滑、变换等的操作，从而加强图像的重要特征。

特征抽取和选择是指在模式识别中，需要进行特征的抽取和选择。简单的理解就是我们所研究的图像是各式各样的，如果要利用某种方法将它们区分开，就要通过这些图像所具有的本身特征来识别，而获取这些特征的过程就是特征抽取。在特征抽取中所得到的特征也许对此次识别并不都是有用的，这个时候就要提取有用的特征，这就是特征的选择。特征抽取和选择在图像识别过程中是非常关键的技术之一，所以对这一步的理解是图像识别的重点。分类器设计是指通过训练而得到一种识别规则，通过此识别规则可以得到一种特征分类，使图像识别技术能够得到高识别率。分类决策是指在特征空间中对被识别对象进行分类，从而更好地识别所研究的对象具体属于哪一类。

随着计算机技术的迅速发展和科技的不断进步，图像识别技术已经在众多领域中得到了应用。图像识别技术在图像识别方面已经有要超越人类的图像识别能力的趋势，这也说明未来图像识别技术有更大的研究意义与潜力。而且，计算机在很多方面确实具有人类所无法超越的优势，也正是因为这样，图像识别技术才能为人类社会带来更多的应用。

神经网络图像识别技术是一种比较新型的图像识别技术，是在传统的图像识别方法和基础上融合神经网络算法的一种图像识别方法。这里的神经网络是指人工神经网络，也就是说这种神经网络并不是动物本身所具有的真正的神经网络，而是人类模仿动物神经网络后人工生成的。在图像识别系统中利用神经网络系统，一般会先提取图像的特征，再利用图像所具有的特征映射到神经网络进行图像识别分类。

非线性降维的图像识别技术，计算机的图像识别技术是一个异常高维的识别技术。不管图像本身的分辨力如何，其产生的数据经常是多维性的，这给计算机的识别带来了非常大的困难。想让计算机具有高效地识别能力，最直接有效的方法就是降维。降维分为线性降维和非线性降维。线性的降维策略计算复杂度高而且占用相对较多的时间和空间，因此就产生了基于非线性降维的图像识别技术，它是一种极其有效的非线性特征提取方法。此技术可以发现图像的非线性结构而且可以在不破坏其本征结构的基础上对其进行降维，使计算机的图像识别在尽量低的维度上进行，这样就提高了识别速率。

计算机的图像识别技术在公共安全、生物、工业、农业、交通、医疗等很多领域都有应用。例如交通方面的车牌识别系统；医学方面的心电图、医学影像处理技术等。

（三）医学影像的目标识别与分割方法

医学影像处理技术是指对已获得的医学图像

做进一步的处理分析，如对其进行分析、识别、分割、分类等，得到临床研究所需的感兴趣信息。确定哪些部分应增强或某些特征需要特殊提取进行处理，目的是使得原来不够清晰的图像变得清晰，易于分析。或者是为了提取图像中某些特征信息，对于特定的器官的分析，涉及医学诊断的内容，重点是要对器官的切片图提取关键信息进行分析。如对于胃部切片图，我们在诊断胃癌的时候是要判断是否有淋巴结发生转移，这就需要首先对胃部切片图进行有效的分割，尤其是我们需要的胃壁周围的感兴趣区域。在正确分割的基础上，对于切片图中的目标进行分析，通过特定的方法识别切片图中的目标，从而可以实现辅助诊断的目的。

智能图像处理的基本思路是目标识别—目标分割—后续分析。无论是影像诊断还是三维重建，首先是从图像中识别目标区域。目前，完成目标器官识别的主要方法是采用经可靠人工标注的 CT 或 MRI 图像作为训练集训练机器学习模型，获得器官的形状及位置，然后对目标器官进行分割，这在很大程度上简化了算法的流程，也提高了分割的准确性。该方法对大器官的识别非常有效，能获得很高的准确率。随着深度学习技术的不断发展，智能医学影像识别在器官识别分割中的应用越来越广泛，提高了模型的识别准确性。但是，器官识别仍然存在结果易受背景像素影响、未充分利用知识库等问题，有待进一步研究解决。

图像分割就是把图像分成若干个特定的、具有独特性质的区域并提出感兴趣目标的技术和过程（图 45-18）。它是由图像处理到图像分析的关键步骤。现有的图像分割法主要分以下几类：阈值分割方法、边缘检测方法、区域提取方法和结合特定理论工具的分割方法。

阈值分割法就是简单地用一个或几个阈值将图像的直方图分成几类，图像中灰度值在同一个灰度类内的像素属于同一个类。其过程是决定一个灰度值，用以区分不同的类，这个灰度值就叫阈值。它可以分为全局阈值分割和局部阈值分割。所谓全局阈值分割是利用整幅图像的信息来得到分割用的阈值，并根据该阈值对整幅图像进行分割；而局部阈值分割是根据图像中的不同区域获得对应的不同区域的阈值，利用这些阈值对各个区域进行分割，即一个阈值对应一个相应的子区域，这种方法也叫称为适应阈值分割。阈值法是一种简单但是非常有效的方法，特别是不同物体或结构之间有很大的强度对比时，能够得到很好的效果。

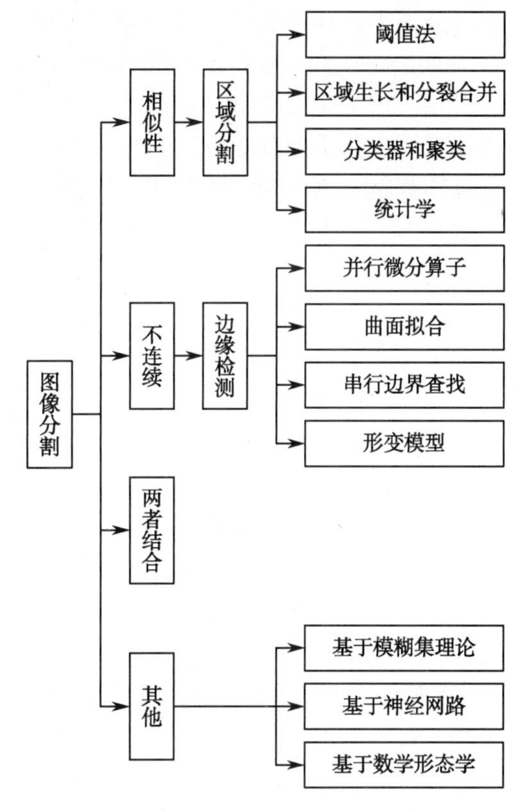

图 45-18　图像分割方法

边缘检测法是基于图像不连续性的分割技术。由于一副图像的大部分信息存在于不同区域的边缘上，而且人的视觉系统在很大程度上根据边缘差异对图像进行认识分析。所以可以通过检测图像的边缘信息来实现对图像的分割。

区域分割的实质就是把具有某种相似性质的像素连通起来，从而构成最终的分割区域。它利用了图像的局部空间信息，可有效地克服其他方法存在的图像分割空间不连续的缺点，但它通常会造成图像的过度分割。

图像分割至今为止尚无通用的自身理论。随着各学科许多新理论和新方法的提出，人们也提出了许多与一些特定理论、方法和工具相结合的分割技术：基于数学形态学的分割技术其基本思想是用具有一定形态的结构元素去量度和提取图像中的对应形状以达到对图像分析和识别的目的；基于模糊技术的图像分割方法基于模糊集合和逻辑的分割方法是以模糊数学为基础，利用隶属图像中由于信息不全面、不准确、含糊、矛盾等造成的不确定性问题，该方法在医学图像分析中有广泛的应用；基于神经网络的分割方法的基本思想是通过训练多层感知机来得到线性决策函数，然后用决策函数对像素进行分类来达到分割的目的。遗传算法在图像分割中的应用是基于进化论自然选择机制的、并行的、统计的、随机化搜索方法。基于小波分析和变换的分割技术是借助新出现的数学工具小波变换来分割图像的一种方法，也是非常新的一种方法。小波变换是一种多尺度多通道分析工具，比较适合对图像进行多尺度的边缘检测。

三、医学图像重建技术

（一）传统的医学图像重建方法

图像重建是图像处理中的一个重要部分，能使我们获得更清晰的影像资料。传统的图像重建有变换法（或叫解析法）和迭代法。变换法，简单来讲就是在图像重建过程中由不同角度选的投影值，恢复目标图像。根据二维图像的投影，与其傅里叶变换之间的关系，得出图像重建的 4 种方法，直接傅里叶反变换、先反投影后滤波、先滤波后反投影、卷积反投影。直接傅里叶反变换法利用中心切片定理，先求投影数据的一维傅里叶变换，然后二维插值栅格化得到二维傅里叶变换数据，逆变换后得出目标图像。先反投影后滤波是将投影数据直接反投影，然后频域中通过二维锥形滤波，得到目标图像。先滤波后反投影时在反投影前对数据修正（滤波），卷积反投影与其类似，只是将频率中滤波拿到时域中做卷积运算。迭代重建（iterative reconstruction，IR）的基本原理是：首先对 X 线光子分布进行原始估计，在此基础上估算每个投影方向上探测器获得的可能计数（即正投影），再将正投影数据与探测器实际采集的投影数据进行比较，用于更新原始估计数据；不断重复此过程，直至下一次迭代结果无限接近。由于 IR 重建时间长，计算复杂，早期 IR 法仅在 SPECT 和 PET 等核医学领域得到应用。近年来，得益于计算机技术和图像重建算法的不断发展以及低剂量成像的需求，IR 技术又逐步在 CT 领域受到广泛关注。

（二）基于神经网络的医学图像重建方法

1. 卷积神经网络+滤波反投影　CT 图像重建算法中最具代表性的是滤波反投影（FBP）算法，其具有分辨力高和成像速度快的优点，是目前应用最为广泛的重建算法。CNN 网络正是借鉴了人类处理信息的过程，通过多层卷积网络来提取图像特征。在浅层网络，卷积核只能提取一些浅层的边缘特征，随着网络层数加深，这些边缘特征将会被慢慢组合成高层特征，可以很好地被用来进行识别工作。CNN 不仅可以实现局部感受野，模仿人类对信息接收和处理的模式，并且减少了参数数量，降低了网络的复杂度，因此被广泛用于图像处理中。图 45-19 的网络模型称作 residual encoder-decoder convolutional neural network（RED-CNN）。该网络是端到端的网络，输入为低剂量 CT 图像，相对应的标签是正常剂量 CT 图像。该网络总共由 10 层组成，其中前五层为编码层，每一层都由卷积层和 ReLU 层构成，后五层为解码层，每一层由反卷积层和 ReLU 层构成，为了避免细节的丢失，我们没有加入池化层。在 10 层网络中，我们加入了 3 个跳跃连接，这样整个网络就类似残差网络的结构，这样可以避免梯度消失或梯度爆炸等问题，使得训练过程变得更稳定。可以注意到，在 3 个跳跃连接中，我们先将学习到的残差和跳跃单元求和，再通过 ReLU 层，这样取消了残差的非负约束，使得恢复的图像更精

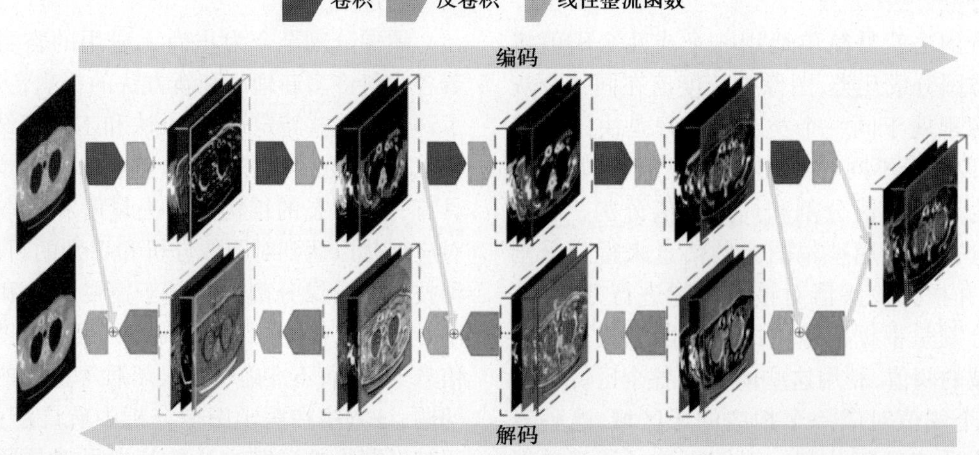

图 45-19　RED-CNN 架构

确。从结果可以看出，基于卷积神经网络和滤波反投影结合的 CT 图像重建方法在图像质量上要优于传统的重建算法。

2. 压缩感知算法 压缩感知（compressive sensing，compressed sensing，CS）是一种新兴的信号获取与处理理论，通过减少信号重建所需的数据（少于奈奎斯特定理所要求的最小数目），来缩短信号采样时间，减少计算量，并在一定程度上保持原有图像的重建质量。近年来被应用于医学图像重建算法的改进，效果非常显著。相比于传统医学图像重建算法，基于 CS 的图像重建算法能够用更少的数据获取高质量的重建图像，这很好地满足了加快医学成像速度、减少照射剂量的发展需求。因此，CS 理论的应用成了医学图像重建领域的研究热点。

近来，国外学者在医学成像方面又取得了一些新的进展，CS 理论广泛地应用于各类医学成像技术，显著改善了 MRI 和 CT 成像的多项重要指标。目前临床常见应用有磁共振血管造影，加速动态磁共振成像，快速三维 MRI 图像重建，部分并行 MRI 图像重建的加速技术等。

传统的压缩感知重建方法基于稀疏先验知识，通过解一个最优化问题，迭代地重建原始信号。这类方法存在两个主要问题：①自然图像等真实信号在变换域中并不精确满足稀疏性，而是可压缩信号，仅由稀疏性建模的重建算法应用于真实信号时重建精度下降；②由于重建算法采用多次迭代求解原信号，难以实现实时性，限制了压缩感知技术的应用广度和深度。

传统压缩感知理论中存在的问题可以采用深度学习方法解决。针对传统压缩感知理论中的稀疏假设模型在实际应用中并不完全满足的问题，深度学习方法采用数据驱动的方式学习信号结构特征，放宽了对原始信号稀疏性的假设条件，通过自适应地调整网络权重，学习实际信号的特定结构。另一方面，传统压缩感知重建算法由于不能实现实时处理，限制了压缩感知的应用广度和深度，而深度学习技术在并行 GPU 运算硬件条件的支持下，神经网络的运算时间得到保证。传统压缩感知重建中的多次迭代可转换成深度神经网络的计算，实现重建的实时性，有利于压缩感知技术在医学图像处理等领域的实际应用。

深度学习的迅速发展使研究者开始使用非人工设计的模型发展压缩感知重建算法。这些算法没有使用任何信号的先验知识，而是给神经网络提供大量的训练数据，由纯数据驱动算法学习如何最佳利用数据的结构，来加速重建过程。

总之，基于深度学习的重建方法由于其重建具有实时性、精度高的优点，成为压缩感知理论中新的研究方向。

（三）神经网络算法用于 CT 图像重建

1. 低剂量 CT 去噪 CT 扫描过程中的高剂量辐射会对人体产生伤害，因此需要在保证图像质量满足临床诊断需求的同时降低辐射剂量。1990 年，Naidich 等提出了低剂量 CT 的概念，即在其他扫描参数不变的情况下，通过降低管电流以达到降低辐射剂量的目的。当管电流降低时，探测器接收到的光子数也减少，从而产生“光子饥饿”效应，导致投影数据被噪声污染，由此投影数据重建得到的 CT 图像不仅带有明显的噪声，还会产生条纹伪影，对临床诊断造成不利的影响。针对这些问题，人们提出了许多改善低剂量 CT 图像的质量的算法，可以分为投影域去噪算法、图像重建算法和图像域去噪算法等。

卷积神经网络在图像处理中的应用广泛。得益于卷积神经网络强大的特征学习与映射能力，在去除低剂量 CT 图像的复杂噪声时相比传统方法具有更大的优势。首先利用低剂量和高剂量扫描条件下的投影数据经过指数变换和 Anscombe 变换，得到的含高斯分布噪声的低剂量光子数和高剂量光子数作为训练数据训练卷积神经网络，以训练后的卷积神经网络为基础对低剂量投影数据进行滤波，去除大部分噪声，然后对滤波后的投影数据采用滤波反投影（FBP）重建得到高质量的 CT 图像。卷积神经网络用于低剂量 CT 图像去噪，与传统方法相比在主观视觉效果与客观评价指标上均有所改善（图 45-20）。

2. CT 金属伪影校正 在医疗过程中，患者体内可能植入的金属，如牙科填充物、髋关节假体、固定钢板等，可能导致 CT 图像出现金属伪影。金属物会强烈衰减 X 射线的强度，阻挡它们的穿透，从而导致探测器接收到损坏或不完备的投影数据。用不完备的数据重建图像时，会导致图像外观变化，称为金属伪影，通常是图像中明亮或黑暗的条纹。金属伪影遮盖了原图的细节信息，引起误诊。为提高 CT 图像质量以便后续的处理和分析，人们一直致力于校正 CT 图像的金属伪影。

传统的金属伪影校正（metal artifact reduction，

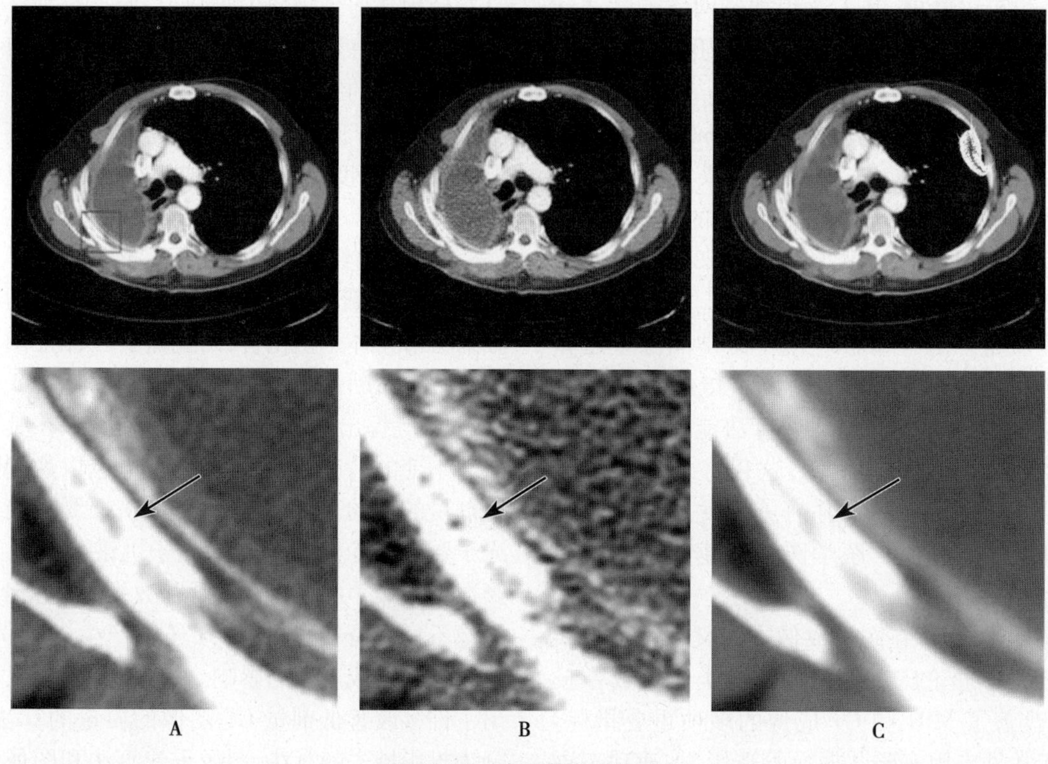

图 45-20　去噪效果对比图
A. 原图；B. 低剂量图；C. CNN。

MAR）算法一般包括五大类：即数据采集改进、基于物理的校正、投影数据图像（称为正弦图）校正、迭代重建和图像后处理方法。减少 CT 中金属伪影首先在金属伪影的发生阶段进行预防，可以通过使用非金属植入物或在扫描前从患者身上取出金属来实现，大多数情况下是不能现实的。其次，数据采集阶段，可以对 X 射线管参数、检测器和扫描几何结构进行调整，尽管这些调整增加了数据的固有保真度，但是在许多临床应用中仅具有扫描采集调整的 MAR 方法仍然不能获得足够好的图像质量。

由于深度学习方法在许多领域得到了迅速的发展，因此这种技术可以作为一种新的手段用来减少 CT 图像中的金属伪影。Gjesteby 等使用一个简单的卷积神经网络学习从受金属影响的伪影图像到无伪影图像的映射函数，他们将 CNN 与先进的 NMAR 算法相结合，分别在投影域和图像域中进行深度学习，从而改进了 NMAR 方法的性能，以减少关键图像区域的金属伪影。Zhang Yanbo 等开发了一个基于 CNN 的开放式 MAR 框架，该框架融合了原始图像和校正图像中的信息，以抑制伪影。Zhang Hanming 等提出了一种基于数据驱动的学习方法，通过非线性映射提取伪影的隐式特征，学习含伪影重建图像到无伪影图像之间端到端的映射函数。Zhang C 等开发了一个深度残差学习框架，利用一个较大的包含伪影图像和期望无伪影图像的数据集来训练 U-net 体系结构，研究了这种结构在提高 CT 重建图像质量中的适用性，并分别测试它在各种伪影去除任务中的性能。Xu Shiyu 等开发了一个深度残差学习框架，该框架训练了一个深度学习神经网络（deep learning neural network，DLNN）来检测和校正图像中的金属伪影。Ghani 等研究了基于深度学习的方法在重建前直接使用全卷积神经网络校正损坏的正弦投影数据。这些基于深度学习的金属伪影校正方法的研究，表明了它们在大训练数据集的“指导”下描述金属伪影模式的能力，以解决 CT 图像中的特定伪影（图 45-21）。

3. CT **图像超分辨力重建**　高分辨力（high resolution，HR）图像相比低分辨力（low resolution，LR）图像像素密度更高、整体图像更清晰并且图像的细节部分也更完善。医学图像的质量对于医生进行病情的分析与诊断有着重要的影响，但是由于受仪器设备以及环境条件等因素的限制，有时无法获得较高分辨力的医学图像，从而会对病情的正确分析与理解造成一定的影响。

通过利用一幅或者多幅低分辨力图像重建出高分辨力图像的过程被称为是图像超分辨力重建。

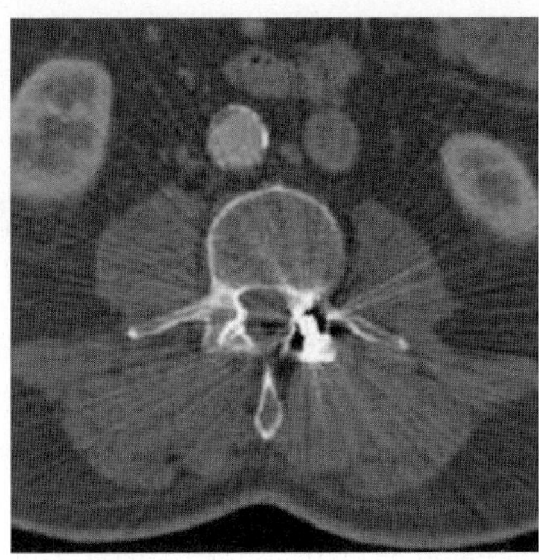
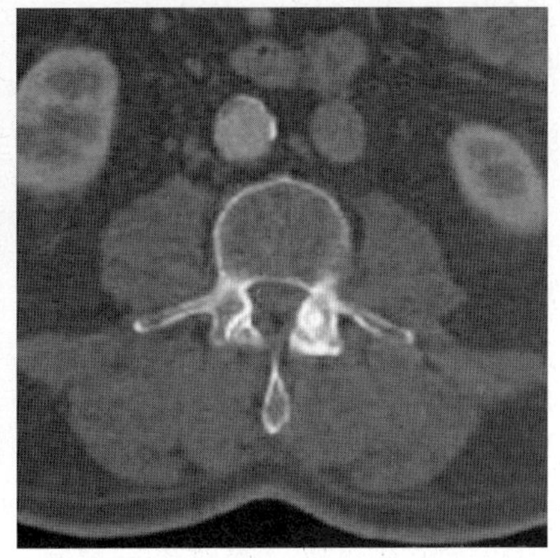

图 45-21　伪影图像（左）和校正后图像（右）

将超分辨力重建技术应用到医学图像领域来提高医学图像的整体清晰度，改善医学图像的质量，对于病情的诊断与治疗具有重要的意义。相比传统算法，将神经网络算法应用于超分辨力重建中可以获得更好的效果。它主要是通过直接学习低分辨力图像与高分辨力图像之间的映射函数从而来实现超分辨力重建。目前，超分辨力重建算法主要分为三类，分别为基于插值的超分辨力重建算法，基于重构的超分辨力重建算法和基于学习的超分辨力重建算法。相比传统算法，基于神经网络算法的超分辨力重建算法可以通过训练网络模型来自动学习 HR 图像与 LR 图像之间的映射关系，得到的重建图像视觉效果更好，重建速度更快（图 45-22）。

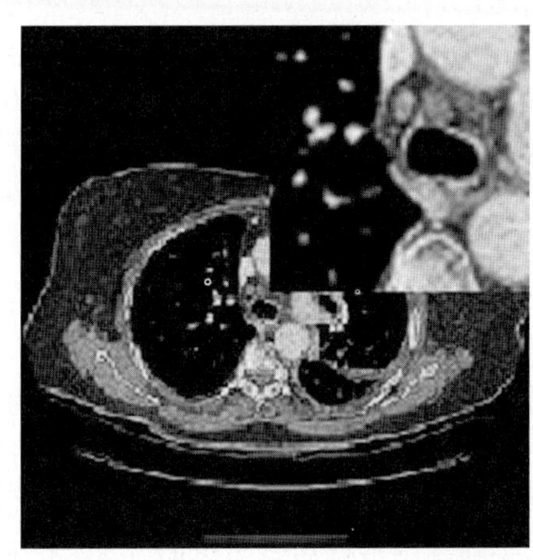
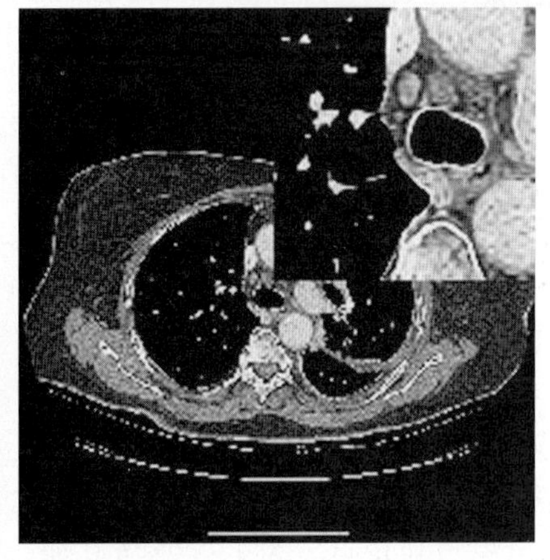

图 45-22　原图（左）和重建超分辨力图（右）

（李大鹏　王传兵）

第五节　基于深度学习的医学图像质量评估系统

一、评估方法

图像质量评价作为衡量图像处理技术性能的量化指标，其重要性日益凸显。通过图像质量评价不断优化图像处理技术，并以此形成良好的反馈循环，在实际应用中极具价值。一般而言，视觉质量评价可以分为两类：一类是主观质量估计，另一类是客观质量估计。主观评价方法须要对测试图像进行多次重复实验，耗时多，并且不适用于实时处理，因此越来越多的研究开始关注对图像质量的客观评价。图像质量评价的客观方法可以分为三类：全参考图像质量估计（fullreference-image quality assessment，FR-IQA）、半参考图像质量估计（reduced refernce image quality assessment，RF-IQA）、无参考图像质量估计（noreference-image quality assessment，NR-IQA）。但是在实际应用中，经常无法得到参考图像或者获得参考图像付出代价太大，因此NR-IQA算法开始成为研究的热点。

二、模型选择

深度学习在各种计算机视觉的任务中表现出优越的性能，其独特的深层结构可以有效地学习输入与输出之间的复杂映射，同时要求最少的领域知识。Hou等也采用具有5层网络结构的深度学习算法进行图像质量评价，综合特征提取、分类、后验概率计算等功能为一体，由3级小波变换细节特征为输入，训练过程先采用受限波耳兹曼机进行层间学习，再采用反向传递算法进行精细调整。使用从预先训练的卷积神经网络（CNN）提取的特征作为通用图像描述，到使用从CNN提取的特征为图像质量任务微调。通过平均汇集对原始图像的多个子区域预测的分数来估计图像质量。每个子区域的分数是使用支持向量回归（SVR）的机器计算的，以CNN为输入特征提取，用于基于类别的图像质量评估。

三、评估指标

图像质量评价旨在拟合人眼，通常以算法的评价值与与人眼的主观评分值进行计算比较。在公共数据库上，图像的主观评分值用平均主观得分（mean opinion score，MOS）表示或者使用平均主观得分差异（differential mean opinion score，DMOS）表示。其范围因不同数据库而异，常见有［0，1］、［0，5］、［0，9］和［0，100］。MOS值越大表示图像质量越好，DMOS值越大表示图像质量越差。近年来提出的NRIQA方法大都基于机器学习方法，每种算法都有自己的提出思想和特点。为了方便与其他方法对比，通常选择在公共数据库上训练并测试，使用公认的技术指标进行算法性能衡量。

（李大鹏　王传兵）

第六节　医学影像人工智能技术的临床应用

随着人工智能技术的兴起，医学影像与人工智能的结合能够精准地对影像图像进行识别、分析、研究等。人工智能可辅助放射科医生诊断图像，减少工作失误，提高工作效率，促进精准医疗的发展。医学影像人工智能技术在临床方面的应用主要包括以下几个重要方面：肺结节的智能检测评估、乳腺癌筛查、骨龄评估预测分析、前列腺癌检测、病理影像人工智能应用以及生物电信号人工智能应用等。

一、肺结节的智能检测评估

目前，医学影像数据不断增长，年增长率达到了30%。以肺结节的检测为例，一家三甲医院平均每天接待200名肺结节筛查患者，每位患者平均产生200～300张CT影像，即每天需要阅读四万至六万张影像图片。人工智能通过学习大量的影像数据，可以进行24小时的无间断诊断，能够提升诊断速度，降低误诊率。

人工智能进行肺部筛查的步骤为：使用图像分割算法对肺部扫描序列进行处理，生成肺部区域图，然后根据肺部区域图生成肺部图像。利用肺部分割生成的肺部区域图像，加上结节标注信息生成结节区域图像，训练基于卷积神经网络的肺结节分割器，然后对图像做肺结节分割，得到疑似肺结节区域。找到疑似肺结节后，使用3D卷积神经网络对肺结节进行分类，得到真正肺结节的位置和置信度（图45-23）。

通过智能软件的辅助作用，肺结节的检出率可大大提升。在一项大规模研究中，在50台CT扫描设备上使用了4种不同的CAD软件用以检出放射科医生漏诊的肺部结节，发现CAD软件可以检出漏诊的56%～70%结节，其中包括17%的3mm以下肿瘤和69%～78%的3～6mm肿瘤，这种大小的肿瘤经常被医生漏诊。使用更先进的人工智能数据处理技术如多视点卷积网络可进一步降低CAD筛查肺部结节的假阳性率。如果不同放射科医生对于肺部结节性质有争议时，CAD软件的诊断意见有助于结节性质的判定。肺部结节和肺癌筛查的人工智能CAD软件可以帮助放射科医生准确检出早期小肿瘤，降低医生工作强度和人为错误的发生率。CAD软件在低剂量CT肺部结节筛查中可显著提高医师的诊断敏感性，以共同读片模式可以明显缩短医师的阅片时间。这表明人工智能技术在肺部结节CT筛查中可以切实应用于低年资医师教学和临床诊断工作中。

有研究表明，Sun等将深度学习算法和传统的浅层学习算法进行了对比研究，数据来源于肺部图像数据库联盟（Lung Image Database Consortium，LIDC），共包含13 668张胸部CT图像，结果显示深度学习的AUC可达0.899±0.018，浅层学习为

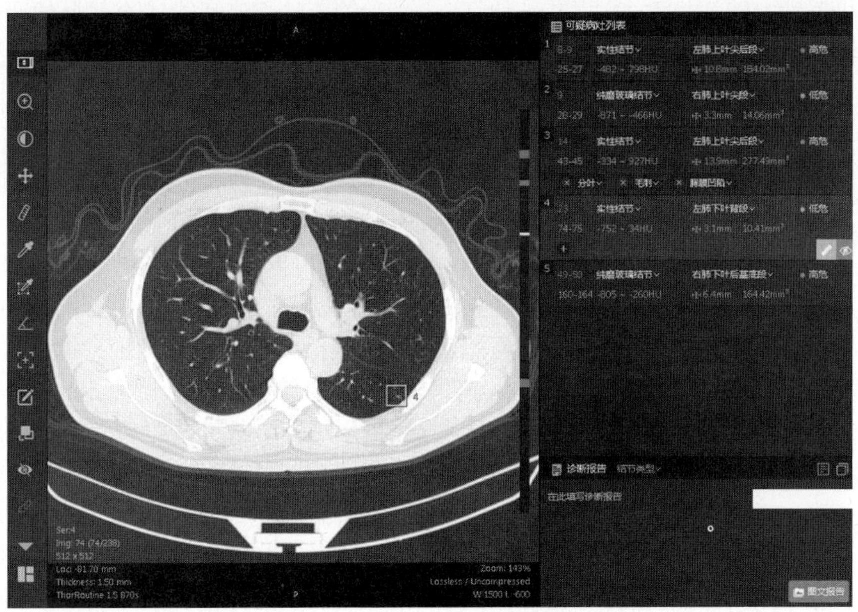

图 45-23　左肺下叶背段实性结节(低危)

0. 848±0. 026,但该研究剔除了直径小于 3mm 的结节以及无结节的图像,造成假阳性率降低,临床中普查低剂量胸部 CT 的患者多数为无结节或小于 3mm 的结节,未来还有待更全面的研究。

二、骨龄评估、预测、分析

骨龄即骨骼的年龄,又指骨骼的生长周期,是人体生物年龄的重要组成。在儿童的生长发育过程中,不同骨头在每个生长阶段具有不同的形态特点,因此可以通过骨龄诊断精准反映儿童的生成发育水平和成熟度。骨龄不仅可以反映个体发育和成熟情况,在评估儿童生长发育、诊断内分泌疾病等方面发挥着重要作用。传统骨龄读片法存在耗时长、准确率低、过程复杂且特别容易受到诊断医生水平的影响等缺点。随着人工智能的发展,骨龄评估逐渐向人工智能自动化识别发展。

传统的骨龄评估方法有计数法、计分法、图谱法,新兴的骨龄评估方法有 B 超、双能 X 线吸收法和 MRI。随着计算机硬件的快速更新及图处理技术的发展,利用计算机技术智能评估骨龄成为研究热点和趋势。通过建立手腕部各骨发育期图像的数字化标准,人工智能评估骨龄系统利用计算机数字影像及模式识别技术,对图像进行预处理、分割、特征提取等,将得到的数据与标准数据库进行对比,实现自动评估骨龄(图 45-24)。

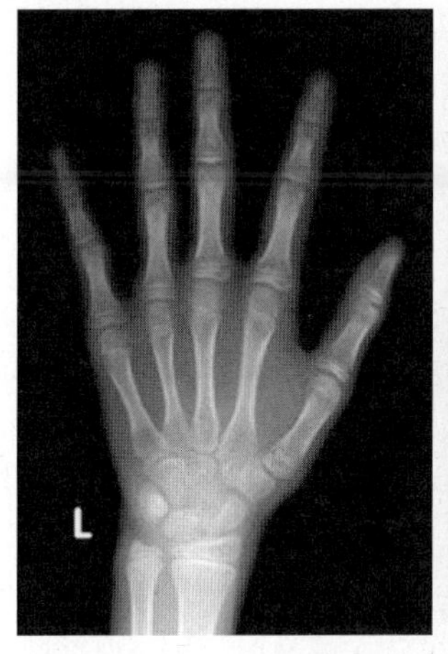

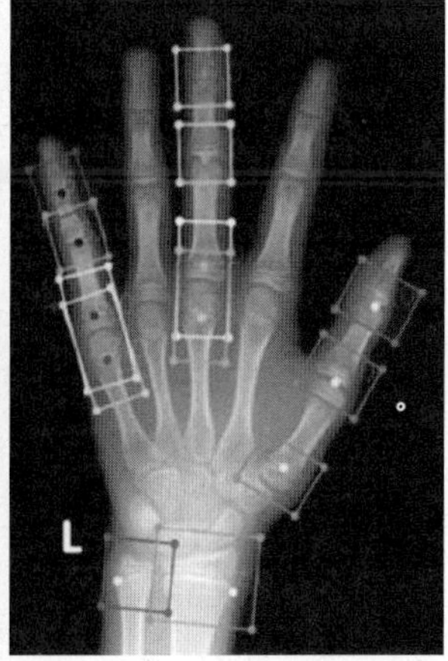

图 45-24　手部桡尺骨、掌指骨骨骺区域示意图

在骨龄智能诊断算法研究方面,目前国外工作主要围绕 2017 北美放射学会骨龄挑战赛的公开数据进行开展,该数据集包含 12 611 个训练图像、1 425 个验证图像和 200 个测试图像。受试者年龄从 1 个月到 228 个月不等,多为 5 到 15 岁的儿童。该项比赛的第一名来自多伦多大学 Cicoro 等人,他们将年龄预测处理成单纯的数值回归问题,选取 Inception V3 作为主干网,其骨龄预测平均误差达到 4. 265 个月。同样来自北美的 Neuromation 团队分别用完整的手骨、腕骨、掌骨和近端指骨单独训练了模型,并将分类和回归的模型进行了集成,其误差为 6. 16 个月。在国内,目前骨龄智能诊断平台的研发处于起步阶段,其中深睿医疗研发有"深睿骨龄和生长发育预测系统",提出了基于深度多级关键点检测网络的骨龄预测算法,平均误差为 5. 88 个月,处于国内行业领先水平。

相比传统的机器学习特征提取方法，基于特征提取的深度卷积在骨龄回归模型中表现更好，结合人口和性别信息可进一步提升基于图像的骨龄评估准确率。因此，人工智能评估骨龄切实可行，精准便捷。

三、乳腺癌筛查

全球乳腺癌发病率自20世纪70年代末开始一直呈上升趋势，在我国乳腺癌发病率位居女性恶性肿瘤首位，已成为危害我国女性健康的重要因素之一。传统的乳腺X线摄影优势在于发现细小钙化，而对于不均质乳腺以及致密型乳腺就不是那么容易发现细小钙化了。乳腺专用CAD软件已广泛应用于X线摄影对乳腺癌的筛查，相关研究主要集中在提高钙化灶和肿块检出的准确性方面。X线摄影对微钙化灶的检出率较高，但对肿块的检出率受腺体密度的影响。2016年，Patel等开发了自然语言处理软件算法，该算法准确获得了543例乳腺癌患者乳腺X线摄影的关键特征，并与乳腺癌亚型进行了相关性分析，其诊断速度是普通医师的30倍，且准确率高达99%（图45-25）。

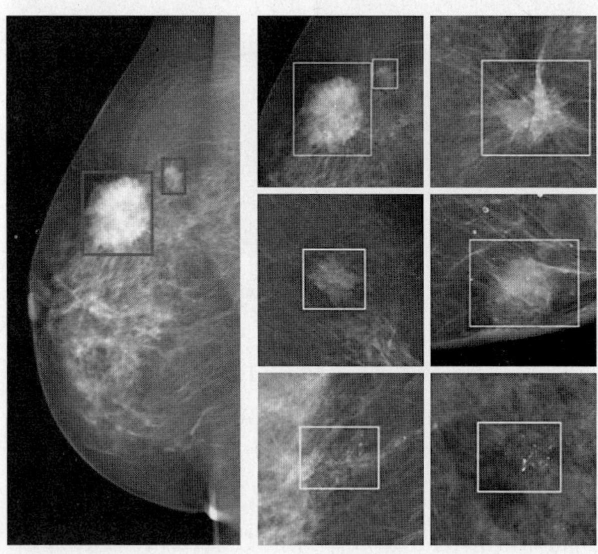

图45-25 乳腺钼靶及病灶检测结果

Becker等使用深度学习算法对143例诊断为乳腺癌或交界性病变的患者进行了分析，AUC可达0.82，与影像医生（0.77~0.87）相差无几。人工智能还可用于乳腺磁共振图像的研究，Lu等通过对感兴趣区数据库进行分析，AUC高达0.961 7，敏感性为91.19%，特异性为96.31%，可见人工智能在乳腺磁共振图像诊断方面表现更优异。

关于乳腺癌智能辅诊平台的研发，谷歌旗下的DeepMind Health以及医学AI软件公司Lunit都开展了辅诊平台的研发工作。在国内，深睿医疗研发了Dr. WiseTM乳腺钼靶辅助筛查系统，可实现对钙化、肿块等恶性征象的自动检测和良恶性分类，具有较高的检出率和较低的假阳性。

2017年，Samala等利用ImageNet预训练深度学习模型，基于DDSM数据库，实现了高精度的乳腺X线摄影图像的乳腺癌诊断。随着乳腺X射线数字断层摄影影像的出现，Samala等研究用乳腺X线摄影平片训练获得的深度CNN用于乳腺断层影像可疑性病变的检测。同样基于DDSM数据库，Lévy等利用预训练的AlexNet和Szegedy等利用GoogLeNet深度学习网络对乳腺X线摄影上的良恶性肿瘤加以区分，取得了当前的最优诊断结果。

乳腺腺体密度作为乳腺癌发病的独立因素，成为众多学者的研究对象。2018年，Lehman等利用CNN对乳腺X线平片中的腺体密度进行了分类测量。该研究为多中心研究，共纳入2009—2011年的39 272例女性患者的共58 894张图片，由12名放射科医生进行标注，以约等于5∶1的比例进行训练集和验证集分配并建立模型，之后以2018年行乳腺X线检查的10 763例患者的图片进行测试，并与5名放射医生进行诊断准确率对比，由原12名标注医生评判结果。结果发现，神经网络测试的诊断准确性结果低于放射医生，但是可以作为乳腺癌筛查的辅助诊断工具，诊断结论可供放射医生参考。

虽然AI在图像识别领域表现出较高性能，可以作为医生的辅助工具用以提高诊断时效，但是临床诊断不是仅依赖图片，患者病史、查体和多检查协助同样重要，且智能模型的稳定性、泛化能力等均在进一步探索中，各类人机对比测试也在持续进行，智能检查大范围应用于临床还有一段探索的路要走。

四、前列腺癌检测

前列腺癌在西方国家常年位居男性恶性肿瘤发病率首位，近年来我国的发病率也呈现明显上升趋势。多参数MRI在前列腺癌的影像检出、定位和分期方面发挥着重要作用，但是前列腺多参数MRI技术较为复杂，序列较多，结果判读时间较长，难度较大。已有研究发现，基于多模态卷积神经网络的人工智能CAD技术，在多参数MRI中可以较准确地自动诊断前列腺癌。使用CAD软件也可以准确地进行前列腺区域自动分割和肿瘤体积测定。

自 1994 年 CAD 首次应用于前列腺癌诊以来，发展快速，广泛应用于前列腺癌诊断。20 世纪 90 年代初，前列腺癌 CAD 主要基于临床数据，如直肠指诊、血清前列腺特异性抗等指标进行疾病预测。近年来，随着 MRI 在前列腺癌诊断中的重要性不断提高，基于 mpMRI（多参数磁共振成像）的前列腺癌 CAD 系统大量涌现。目前，基于 mpMRI 的前列腺癌 CAD 系统主要包括两大类别，分别是计算机辅助检出（computer-aided detection，CADe）和计算机辅助诊断（computer-aided diagnosis，CADx）。前者主要用于前列腺可疑癌灶的检出，对病灶进行高亮标示，并输出病灶为癌的可能性；后者则用于鉴别前列腺癌灶与非癌灶。前列腺癌 mpMRI 的 CAD 构建，图像预处理是对原始图像数据进行均匀性矫正和标准化处理，改善图像质量，提高 CAD 图像特征提取和分析的准确性。对前列腺 MRI 图像分割获得的腺体轮廓，在 CAD 系统中，对前列腺 MRI 图像进行准确分割是下一步图像特征提取和识别的基础，T_2WI 可清楚显示解剖，因此是进行前列腺分割的主要序列，在图像配准后分割结果可自动扩展至其他序列。图像配准，mpMRI 要求综合不同序列的图像信息进行判断，因此不同序列之间图像配准成为 CAD 系统的基本组成部分。图像特征的提取可基于体素提取，也可基于感兴趣区（ROI）。基于体素的图像特征提取方法，通过不同体素之间信号强度的差别识别前列腺癌灶。基于 ROI 的图像特征提取，首先要构建整个图像每个体素的特征图谱，然后通过勾画 ROI 从体素图谱中提取某一区域的图像特征相关统计量，用于鉴别癌与非癌组织。

Wang 等基于磁共振图像对比了深度学习算法与非深度学习算法在前列腺癌和良性增生的诊断准确率，深度学习的 AUC 可达 0.83，非深度学习算法仅为 0.70，可见深度学习用于鉴别二者表现更佳，但该研究将同一患者的多幅图像单独分析并认为这些图像互不相干，未来还有待设计出能将患者所有图像整合分析的算法。

五、病理影像的人工智能应用

就算是经过严格训练的病理医生，他们对同一个患者的诊断也存在差异性，这种差异性是造成误诊的重要原因。医生的诊断缺乏一致性并不奇怪，因为要想做出准确的诊断，医生必须在大量的检查信息上进行判断。通常情况下，病理医生负责审查病理切片上可见的所有生物组织，但是每个患者有很多病理切片，经过 40 倍放大后每个切片上都有 100 多亿的像素，浏览 1 000 多个百万像素的图片，还要为每个像素负责。这需要阅读大量的数据，但是医生的时间往往是不够的。现阶段，我国病理医生严重短缺，注册的病理医生只有 1.02 万，与规定的每 100 张床配备 1～2 名病理医生的标准差距悬殊，病理医生的缺口总数达 9 万人以上，目前病理医生只满足了 10% 的医疗需求。病理医生的巨大缺口就导致了现有的病理医生工作强度较大。通常，病理医生花费时间较多的任务是检查细胞病理切片，他们需要在上亿级像素的病理图片中识别微小的癌细胞，即使是有经验的医生也会出现误差。

为了解决有限的时间和诊断准确性的问题，将人工智能引入数字病理学研究成了最好的办法。数字病理的兴起使人工智能在病理领域得以实现（文末彩图 45-26）。数字病理的核心技术是全玻片

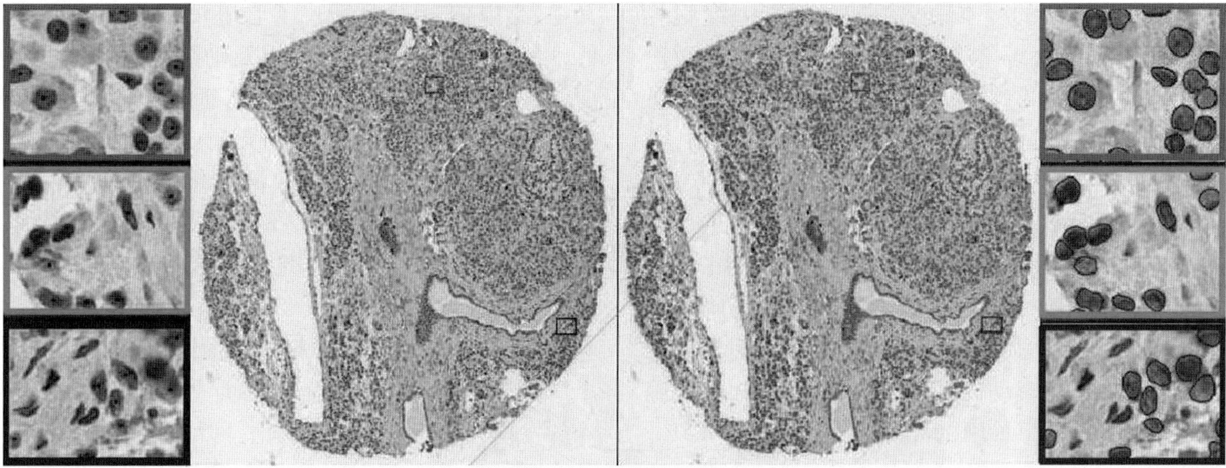

图 45-26　前列腺癌图像分析

数字扫描与病理图像分析算法。全玻片数字扫描技术通过全自动显微镜扫描采集得到的高分辨数字图像，再应用计算机对得到的图像自动进行高精度、多视野的拼接和处理，量化病理图像的形状、大小和颜色等信息，从而得到数字切片或虚拟切片。数字切片可用于图像检索、模式识别、计算机学习和深度学习，从而为建立计算机辅助诊断系统（computer-aided diagnosis，CADx）数学模型奠定基础。全玻片数字扫描技术为病理学家突破了传统显微镜的限制，不仅可以通过网络传输进行远程病理会诊，更关键的是可以与不断发展的计算机人工智能、大数据与云技术结合，开发 CAD。

病理图像分析算法常用的主要有支持向量机、Adaboost 和深度卷积神经网络（convolutional euralnet work）。病理图像分析算法需要完成以下三方面任务：

1. **特征提取**　即从图像中挑选并简化出最能有效表达图像内容的低维矢量的过程。

2. **检测和分割**　传统机器学习算法的特征展示能力有限，导致分割效果不够理想，而深度学习的优势在于自动提取图像特征，对病理切片的异质性和噪声有更强的去除能力。

3. **分类和分级**　病理分类和分级任务是病理切片分析中重要任务之一，图像分析算法能够通过映射在高维特征空间中实现分类。

随着全切片图像数字化技术的发展与应用使病理切片的获取更方便，大量定量分析算法应运而生，因此许多科技公司将人工智能技术如深度学习应用于病理数据的分析，能够有效提高病理诊断的效率和准确率。我国某公司研发的全自动数字（远程）病理细胞分析仪就是一个典型实例，该产品在数百万份已标注的样本中学习如何辨别癌细胞与正常细胞，能够持续学习。相比传统的依靠显微镜和肉眼的诊断方式，结果更客观、准确，效率也明显提高，最重要的是诊断过程是透明的，可回溯的，一旦出现错误诊断能够快速查明原因。2016 年 6 月，在国际生物医学影像研讨会上，来自贝斯以色列女执事医疗中心（Beth Israel Deaconess Medical Center，BIDMC）和哈佛医学院的研究小组开发研究出一种基于深度学习的人工智能技术，将病理学家的分析与人工智能自动计算诊断方法相结合，将乳腺癌前哨淋巴结转移诊断的准确率提高到了 99.5%。随后，Beck 博士成立了一个名为 Path 人工智能的诊断技术公司，旨在开发和应用人工智能技术帮助病理学家更快、更准确地得出诊断。2017 年 3 月，来自谷歌大脑（Google Brain）、谷歌公司与 Verily 生命科学（Verily Life Science）的科学家们利用卷积神经网络架构的人工智能技术，对 130 张病理切片进行了乳腺癌淋巴结转移病灶检测。同时，1 名病理学家花了 30 小时进行了同样的检测，结果人工智能达到了 88.5%的准确率，而病理学家的准确率仅有 73.3%。

人工智能在病理界的应用前景十分巨大。人工智能可以缩短病理诊断的时间、提升诊断效率，最主要的是，它还能提供更加准确的诊断结果。人工智能的有效使用可以真正帮助病理医生提升判读水平，从精准诊断开始，真正实现精准医疗。

六、生物电信号的人工智能应用

（一）生物电信号

活动细胞或组织（如人体、动物组织）不论在静止状态还是活动状态，都会产生与生命状态密切相关的，有规律的电现象，称为生物电。生物电信号包括静息电位和动作电位，其本质是离子的跨膜流动。临床上常见的生物电信号主要有：心电、脑电、肌电、胃电、视网膜电等。这些体表生物电信号通常能通过电极拾取，经适当的生物电放大器放大，记录而成为心电图、脑电图、肌电图、胃电图、视网膜电图等。

在临床上，已经可以比较精确地获得各种生物电信号，随着医疗技术不断提高以及在神经科学、认知心理学和人工智能研究地深入发展，人体生物电信号正在被越来越多地应用到远程医疗、医学检测、实时监护以及新兴地脑机接口等领域。人体生物电信号应用最为广泛地是心电信号与脑电信号。其中，心电信号直接反映了心脏活动中地各项指标，可用来检测心脏房室隔以及动静脉瓣等各项病变；可用来对病患进行临床或者远程生命监护；脑电信号直接表征了不同区域大脑皮层的神经活动状态，对检测人地生理、心理状态有着重要意义；能够为癫痫、痴呆、肿瘤等脑部疾病提供有重要意义的诊断信息；能够结合脑机接口，使得大脑与外部设备得以进行通信。

（二）生物电信号的智能辅助诊疗系统

基于生物电信号的辅助诊疗技术从生物电信号的发现开始，经历了数字化、网络化到物联网与无线网络的融合。相应的采集设备从数字化向便携式、可穿戴发展，生物电信号的识别方法也由简单阈值判断、统计分析、神经网络到目前的深度学习等先进人工智能算法。

心电图、脑电图等生物电信号具有采集方式灵活、非侵入、经济便捷等特点，是心脑血管疾病诊疗的有力工具，是可穿戴诊疗系统的输入信号源。深入研究信号检测和处理方法对于认识病理学机制，探索疾病诊断与治疗的新方法具有重要意义，是发展新一代可穿戴智能医疗系统的关键技术之一。生物电信号的智能辅助诊疗系统主要是对智能诊疗系统的生物电信号处理方法，即先进神经网络训练机制、优化方法、网络结构及识别效率的研究。

心电、脑电、肌电等体表生理电信号已被广泛用于智能疾病监测、诊断与康复治疗。生物电信号本身的特点决定了对其处理方法的复杂性和多样性。基于生物电信号的新型智能辅助诊疗系统融合生物医学、互联网技术和人工智能技术，其处理过程是一个典型的模式识别过程。一般包括生物电信号采集、信号传输和处理、智能识别、信息反馈或控制四部分组成。生物电信号的采集包括传感器和微处理器单元，负责信号采集、初步预处理、格式转换。传输阶段将信号发送至信息中心或微处理单元，然后进行信号滤波等处理和智能辅助诊断。最后把信息输出或反馈控制执行机构。智能辅助诊断系统的关键技术是信号的处理和智能识别算法，它决定了智能化程度和临床应用价值。

（三）心/脑电信号的智能辅助识别技术

心电和脑电信号具有共性特点，目前在智能诊疗方面存在识别率低，个体变异性大，效率低等问题。尽管不同电生理信号处理的目的不同，计算机自动识别和辅助诊断同属典型的模式分类问题，这就要对生物电信号的生理学机制进行深入研究，挖掘信号所反映的生理学特征，寻求更先进的自适应信号处理和更强泛化能力的人工智能识别新方法，对信号特征进行快速、准确地识别，并将结果进行反馈，进而达到有效的健康监测和诊疗的目的，使患者随时随地得到可靠的诊疗。这样才能辅助医生诊断，提高医生工作效率。

1. 心/脑电信号去噪方法 心电信号是典型的强噪声的非平稳的随机信号。正常心电信号的频率范围在 0.01~100Hz 之间，而 90%的心电信号频谱能量又集中在 0.25~35Hz 之间。在心电信号的采集和模-数转换过程中，心电信号不可避免地受到各种类型的噪声干扰，电源磁场作用于心电图机与人体之间的环形电路所致的 50Hz/60Hz 工频干扰；由于患者肌肉紧张产生的肌电干扰；由于患者呼吸运动或者由电极—皮肤之间界面阻抗所致的频响，一般小于 1Hz 的基线漂移。

大量神经元细胞的非线性组合构成了脑电信号，脑电活动信号具有确定性混沌的特性，人类的大脑是一个高度复杂、自组织的非线性系统。脑电信号非常微弱，而背景噪声却很强。背景噪声是指非研究对象的信号，如肌肉动作、眼睛眨动、精神紧张等，由此带来一些工频干扰和伪迹等信号，通常脑电信号的电压都很低，范围大致在 50~100μV 之间，这些信号和脑电信号相比，表现比较强烈。

这些噪声干扰与心/脑电信号混杂，引起心/脑电信号的畸变，使整个心/脑电信号波形模糊不清，对随后的信号分析处理，尤其是计算机自动识别诊断造成误判和漏判，因此心/脑电信号的消噪有重要的意义。

心电、脑电信号采集过程中容易引入基线漂移、工频干扰、伪影干扰，常用的去噪方法主要有数字滤波、自适应滤波、统计分析和变换域滤波几大类。数字滤波包括时域滤波和数字频域滤波。自适应滤波是根据信号与噪声的相互独立性，通过一些最优化准则，根据不同的信号和噪声场景，可自适应调整滤波器参数，进而滤除噪声。统计分析的心电及脑电信号去噪方法主要有主成分分析、典型相关分析和神经网络等方法。首先将信号分解为独立成分，滤除不需要的伪影，再进行信号重构。变换域滤波是将原始信号变换到某一个特征子空间，在变换域中，实现信号和噪声分离，是目前比较流行的滤波方法。

2. 复波检测 心电图 QRS 复波检测是时间间期等特征提取以及心搏分割的前提，准确实时地检测 R 波位置并进行心搏分割可提高后续心搏分类的正确率。心电图信号中最重要的信息集中于 P 波、QRS 复波以及 T 波中。由于心电信号易受噪声和工频干扰以及 T 波与 QRS 复波较相似，QRS 复波检测并不容易进行。目前，QRS 主波峰值检测方法主要有阈值检测算法、神经网络算法、小波分析方法、希尔伯特变换（Hilbert transform）算法等。阈值检测是心电信号经过滤波之后，由幅度阈值、斜率阈值或面积阈值等判断规则来判断是否有 QRS 波群出现。小波分析具有良好的时频分析能力和多分辨力分析特点，对非平稳、时变信号的处理具有良好的效果。国内外很多学者把小波变换用于心电图主波位置定位和特征提取，将信号进行小波变换,在某一尺度或某几个尺度内搜索小波变换模极大值-极小值对之间的过零点,进而定位 R 波位置。希尔伯特变换方法则具有完全的局部时域特性、多分辨力分析和完全重构的特性,比较适合非平稳、非线性信号的分析。近年来,很多学者将希尔伯特变换结合滤波、阈值等方法,进行 R 波定位,取得了较好的效果。

3. **特征提取**

(1) 心电信号特征提取方法:ECG 信号的特征提取是保障后续分类的关键,ECG 信号特征提取方法可分为时域波形直接提取、频域提取或变换域特征提取等。时间域特征直接来源于心电图波形形态,比较符合临床医生诊断习惯,时间域特征包括各主波幅值、ST 段偏移、Q-T 间期、P-P 间期、R-R 间期、R-R 间期的变比等。频域特征是经过频域变换之后的信号值,比如离散傅里叶变换、功率谱估计等。变换域特征提取一般是将 ECG 信号经过变换域变换之后,提取变换结果或变换域函数的系数作为特征,比如 ECG 信号的统计量(方差等)、离散小波变换、小波包分解、匹配追踪算法、Hermite 函数、AR 模型参数、香农熵和主成分分析等。变换域特征不需要依赖医学基础知识及 ECG 各波位置信息,而是利用数学方法自动分析和计算,在智能辅助诊断中应用较为广泛。

(2) 脑电信号特征提取方法:脑电信号的波形变化可反映大脑意念,准确提取 EEG 信号特征才能自动识别和分析用户意图。通常从时域、变换域和空域的角度对脑电信号进行特征提取,脑电信号常用的特征提取方法有自回归模、小波变换、独立分量分析和共空间模式等。

自回归模型(autoregressive model, AR model)是一种线性组合了前期若干时刻的随机变量来描述后期某段时刻随机变量的线性回归模型,本质是一种线性预测。基于分段法,待处理数据被分为若干段,估计每段数据的自回归模型参数,这样会得到一个关于自回归模型参数的时间过程。自回归的系数就是线性回归模型的参数,也是代表信号特征的特征信号,通过改变这些系数,就可以得到不同的特征信号功率谱密度估计。信号的功率谱密度为当波的频谱密度乘以一个适当的系数后将得到每单位频率波携带的功率,这要求信号的傅里叶变换必须存在,即信号平方可加或者平方可积。

小波变换(wavelet transform, WT)建立在傅立叶变换基础之上。由于傅里叶变换存在信号的时域与频域信息不能同时局部化的问题,导致对非平稳信号的分析不能达到理想效果,而小波变换对此进行了足够的改进,它充分利用时间-尺度函数来对信号的特质进行分析,是一种分辨力可调的时频分析方法。脑电信号特征同时含有低频成分和高频成分,小波变换能够将脑电中频谱分布较宽的部分进行多尺度分解,并按不同的频带成分分别提取出来,从而有效地得到生物电信号局部的详细信息。通常根据一定的准则选择基小波,然后对脑电信号进行有限层次的多尺度分解,可以直接选择特定频带的小波分解系数作为特征,亦可以选取小波系数的统计信息(均值、方差、峭度)或平方作为特征向量。

独立分量分析(independent component analysis, ICA):独立分量分析是近年来发展起来的一种新的信号处理技术。基本的独立分量分析是指从多个源信号的线性混合信号中分离出源信号的技术。除了已知源信号是统计独立外,无其他先验知识,独立分量分析是伴随着盲信源问题而发展起来的,因此又被称为盲分离。独立分量分析方法是基于信源之间的相互统计独立性。与传统的滤波方法和累加平均方法相比,独立分量分析在消除噪声的同时,对其他信号的细节几乎没有破坏,它的去噪性能也往往要比传统的滤波方法好很多。而且,与基于特征分析,如主成分分析(PCA)、奇异值分解(SVD)等传统信号分离方法相比,独立分量分析是基于高阶统计特性的分析方法。在很多应用中,对高阶统计特性的分析更符合实际。

共空间模式(CSP)是一种对两分类任务下的空域滤波特征提取算法,能够从多通道的脑机接口数据里面提取出每一类的空间分布成分。公共空间模式算法的基本原理是利用矩阵的对角化,找到一组最优空间滤波器进行投影,使得两类信号的方差值差异最大化,从而得到具有较高区分度的特征向量。

4. **智能分类识别**　根据心电或脑电信号模式特征,完成自动分类识别,对信号所反映的内在意义进行解释,进而输出诊断信息或控制执行机构进行辅助治疗是最终的目的。生物信号的模式分类方法主要有自动知识建模、统计分类、传统机器学习和神经网络等。随着近几年神经网络技术,尤其是深度学习技术的发展,使生物医学辅助诊断有了新的突破,神经网络技术在心电、脑电信号识别方面得以广泛应用。

深度神经网络是模仿人脑机制构建的具有局部特征提取和学习能力的深层架构神经网络。深度网络一般10层以上，由输入层、若干隐含层和输出层构成。深度学习通过逐层学习，可自动提取数据特征。通常，信号只需经过简单处理，省去了传统模式识别问题中的特征提取环节，避免了传统特征提取阶段的算法误差对最终结果的影响，提高了分类、预测的准确性。而且可以通过增加网络的深度来提高网络的非线性拟合能力，从而适应更复杂的数据。在生物电信号识别方面，深度学习技术也呈现出了很大的优势。

2017年，Tabar等人提出深度学习方案进行运动想象EEG信号分类识别，使用卷积神经网络（CNN）进行特征提取，然后用栈式自动编码机深度学习网络对所提取的特征进行分类，该方法使用BCI Competition Ⅳ-2b数据集的测试结果显示平均Kappa值为0.547，比竞赛结果提高9%。2017年，Rajpurkar等人提出卷积神经网络用于ECG心律不齐诊断，并提出了心电图可穿戴远程深度神经网络监测与诊断方案。同年，多个研究小组提出了基于深度学习的心电图诊断方案，Acharya等人提出了深度卷积神经网络进行ECG心搏分类，并且对心肌梗死进行深度预测和诊断。Luo等人针对无线传感网络的心电监护系统，提出了结合自动特征提取和深度学习的心律不齐识别算法，得到了97.5%的整体准确率。深度学习在心电及脑电信号识别方面的研究刚刚起步。

七、阿尔茨海默病的早期诊断

阿尔茨海默病（Alzheimer's disease，AD）是老年人认知能力的减退，是原发性的神经元变性。临床表现为记忆障碍、失语、失用、失认等症状。阿尔茨海默病已经成为世界范围亟待解决的重要难题。如何减少该疾病的发病率？提前预测及早预防是关键！早期诊断与治疗是延缓病情发展的一般措施，对于延长患者存活时间和提高生活质量具有重要意义。

阿尔茨海默病的传统诊断方式主要有以下几种：

1. **心理量表评估**　神经内科医生会通过心理量表询问患者的近期生活环境等，评估其认知功能是否出现了衰退。

2. **核磁影像**　检查患者大脑的影像结构是否已经开始出现萎缩和变化。

3. **脑电图和心跳的长期监控和分析**　判断患者是否出现了认知功能和大脑信号上的变化。

此外还有比较先进的核医学、PET等手段，可以检查大脑的代谢情况，判断大脑的某些区域是否出现了代谢下降。

现阶段阿尔茨海默病早期诊断手段主要有四种，包括CT、MRI、SPECTPET。如今通过AI技术对阿尔茨海默病进行早筛，诊断日益成熟，可以通过人工智能算法准确预测患病率，减少患者痛楚。AD的早期诊断计算机辅助诊断（CAD）流程是基于SPECT图像数据，再进行图像的预处理、分割，通过人工智能技术进行特征提取，最后利用线性/非线性分类器进行分类，以此得到诊断结果所需的数据。

2018年11月，斯坦福大学的研究人员开发了一种基于深度学习的系统，可从磁共振成像中自动检测阿尔兹海默症及其生物标志物，准确率高达94%。该团队采用CUDNN-accelerated TensforFlow深度学习框架，基于Alzheimer's Disease Neuroimaging Initiative提供的数据集，训练3D卷积神经网络。该神经网络学会解释大脑不同区域及其与疾病的关联，包括与阿尔茨海默症相关的生物标志物。

意大利巴里大学的研究人员则认为，AI是早期检测阿尔茨海默病的最佳解决方案。他们通过开发AI模型，搜集阿尔茨海默病患者病发前10年间的微小身体变化，并训练模型“认出”症状，进而预测阿尔茨海默病的发病可能性。首先，他们利用67份MRI扫描训练AI模型，其中包括38份阿尔茨海默病患者扫描纪录以及29份健康对照组。训练完成后，他们让AI针对148名测试者进行脑部扫描，其中有48名阿尔茨海默病患者和48名目前呈现轻度智能障碍患者，轻度智能障碍一般被认为是失智症的过渡期。结果显示，AI辨识出阿尔茨海默病患者的准确率高达86%，轻度认知障碍患者准确率亦高达84%。这表示此AI模型如果发展成熟，很有可能成为阿尔茨海默病早期诊断的有效工具。

成立于2017年的铱硙医疗科技有限公司同样将目光瞄准了AD这一大市场，旗下的脑医生智能诊断云平台系统，利用AI技术进行AD的早期筛查和诊断，目前已经在多家三甲医院进行临床试用，准确率达到85%。脑医生系统通过收集海量中国人群的大脑MRI数据，自行搭建中国人群大脑影像学数据库，从而来精确检测并评价每个受试者脑形态学数据。通过与中国多家顶级医院合作，已获得数万例高质量的标准医学影像数据。

人工智能对早期阿尔茨海默症等老年疾病进行检测的意义在于，医生可以在患者出现任何早期症状之前改变患者的生活方式，从而延缓疾病的发展，减少患者以及家属的痛苦。

八、皮肤镜图像的人工智能应用

皮肤镜（dermoscopy）是一种非侵入性（non-invasive）的皮肤成像技术，它可以获取到放大的、明亮的皮肤区域图片，增加可疑点的清晰度。它使用光学放大和液体浸润以及低入射角或者横向极化的光照，可以使接触面变得半透明，增加下表皮结构的可视性，和传统临床图像技术相比，皮肤镜可以有效排除皮肤表面反射光的干扰，增强更深层次皮肤的视觉效果，提供更多皮损区域的细节，这些细节和影像结构能提供比肉眼或普通拍照设备更加明确的与皮肤组织病理学的对应关系。皮肤镜技术在黑色素瘤诊断方面被广泛使用，并可以获得比肉眼诊断更加高的准确率（图 45-27）。

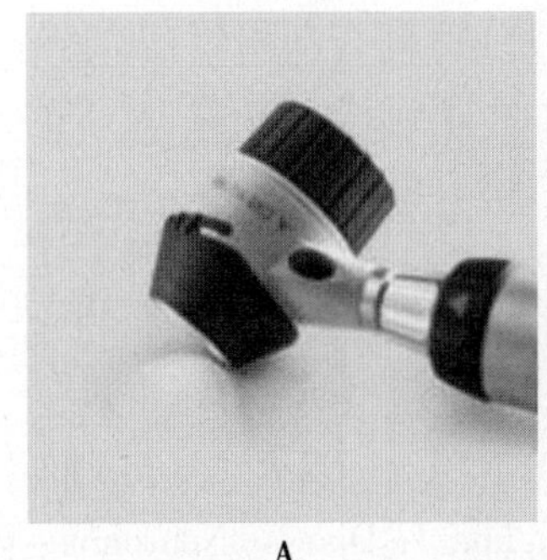
A

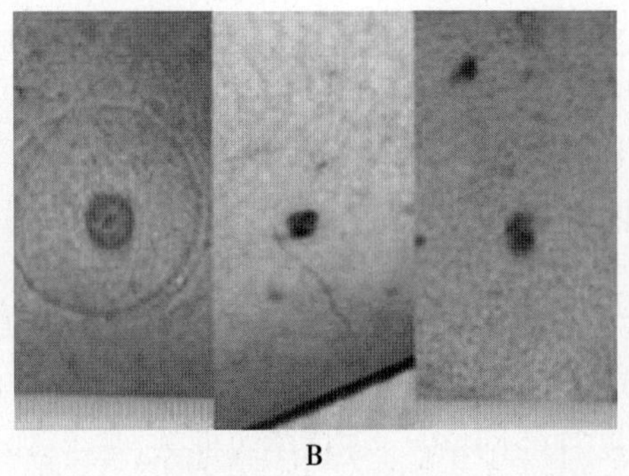
B

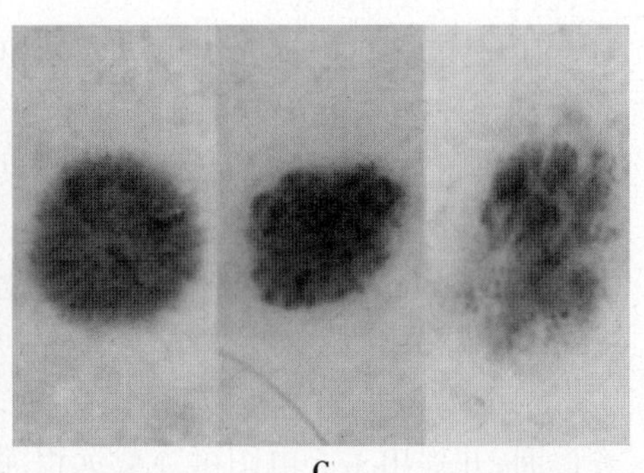
C

图 45-27　皮肤镜设备与相关图像

A. 皮肤镜；B. 普通观察图片；C. 皮肤镜图像。

利用皮肤镜图片可以观察到许多颜色、形态、纹理等形态学特征，比如非典型色素网络、血泡、条纹、蓝白色区域、斑疹等。有经验的皮肤科医生可以凭借专业知识和积累的经验对皮肤镜图像所呈现的特征和随时间变化的生长规律进行分析和诊断。临床上常见的诊断黑色素瘤的皮肤镜图片的方法有 ABCD 法则、模式分析法、孟氏法和七点特征法这些原则主要对应皮损区域各种形态学特征。例如，国际上著名的 ABCD 原则：①不对称性（asymmetry）；②边缘（border）出现锯齿或缺口；③颜色（color）不一或出现红、蓝、白等情况；④直径（diameter）较大，常超过 6mm。近年来，人工智能在皮肤病诊断领域的研发和应用在国内外也开展得如火如荼，主要是基于深度学习的皮肤镜图像识别系统。

（一）皮肤镜图像数据

皮肤镜图像数据收集就是根据图像中像素值的相似性或语义的相关性，为图像中每个像素划分类别。这些不同的类别会构成彼此之间不重叠的区域，将图像中的皮损区域从背景的正常皮肤中在像素级别划分出来，作为后续分析的目标对象，获得更多的关注。

1. **重塑数据尺寸**　为了使输入数据有相同的输入维度，方便获得一致的评估效果，需要对图片进行了尺寸调整。而图片的尺寸可能会影响模型的效果，所以本文在硬件条件允许的范围内选择了三种不同的图片尺寸进行对比，分别是 128×128、192×192 和 256×256，最后在 128×128 的图片尺寸上得到最好效果。

2. **数据增强**　数据增强（data augmentation）也叫数据提升。足够大的数据量是使用深度学习建模的前提之一，并且的输入层和前两个池化层之后加入了高斯噪声。这是一种数据增强技术，可以帮助模型更好从噪声中区分信号，使模型在面临数据的细微改变时表现得更加清晰。

（二）皮肤镜图像分割

图像中病灶的分割是识别图像中感兴趣的目标区域的内部体素及其外轮廓。对皮肤镜图像的分割通常是分离颜色较深的区域，但可能受颜色渐变、边界的不规则和人为伪迹的影响，增加图像分割的难度。皮肤镜图像皮损区域的分割：对感兴趣区域也就是皮损区域以及皮损区域边缘的局部正常皮肤进行分析，将皮损区域从背景皮肤中准确地分割出来，能够使进一步诊断变得更方便、准确（图 45-28）。使用基于全卷积神经网络的深度学习技

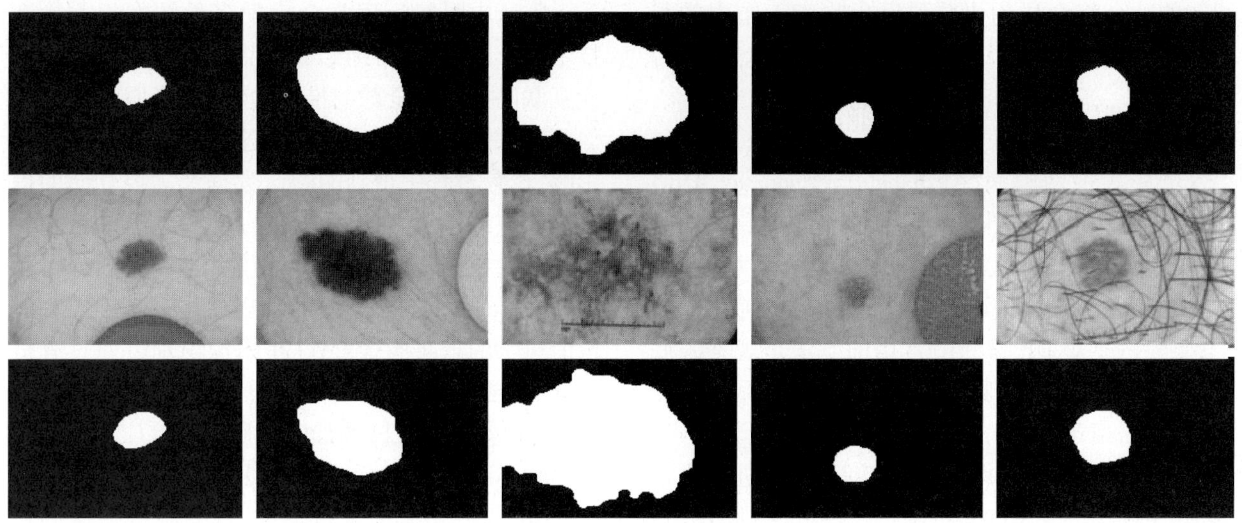

图 45-28　图像分割效果

术可对该过程进行端到端的研究和实现。

从 20 世纪 90 年代开始，各种针对皮肤镜图片的边界检测和皮损区域分割的算法就开始被提出和研究，直到 2008 年，边界检测方面的研究量才开始逐渐增加。不同的技术角度对各种分割方法进行归类，分为 5 种类型：①基于聚类的算法；②基于阈值的算法；③基于区域的算法；④主动轮廓模型；⑤监督学习。

（三）皮肤镜图像识别研究现状与分析

在临床中，对皮肤镜图像进行皮损区域分割往往不是最终目的，而是为了划分出感兴趣的目标区域，使得可疑组织更突出、更便于皮肤科医师对其进行进一步的分析和诊断。而进一步分析的最终目标当然就是对其进行识别，诊断该皮肤镜图片中的可疑组织。

皮肤镜图像的分类：分类就是对皮损区域是恶性还是良性的判断。皮损分割之后可以根据分割结果提取感兴趣区域，扩大感兴趣区域在整张图片中所占比例，使得神经网络能够更好地采集皮损区域的特征，然后进行识别，给出诊断结果，这也是最终目的。早在 2001 年，Ganster 就在皮肤镜图像的识别中应用了监督学习算法，主要步骤是先对皮肤镜图像进行基于颜色的分割，然后对皮损区域提取梯度、颜色和形状特征，最后把这些特征输入神经网络进行识别，最终识别结果的特异性和灵敏度分别为 84%和 77%。常见的机器学习算法同样在该问题进行了各种尝试，比如 SVM、KNN 或者多种算法的集成。

皮肤镜图像人工智能应用，首先使用自生成神经网络对皮损区域进行分割，然后提取肿瘤的颜色、纹理和边界特征，最后使用基于神经网络的集成模型对肿瘤进行分类（图 45-29）。

皮肤镜作为一种新型的无创诊断技术，被广泛应用于多种皮肤病的辅助诊断。皮肤影像与人工

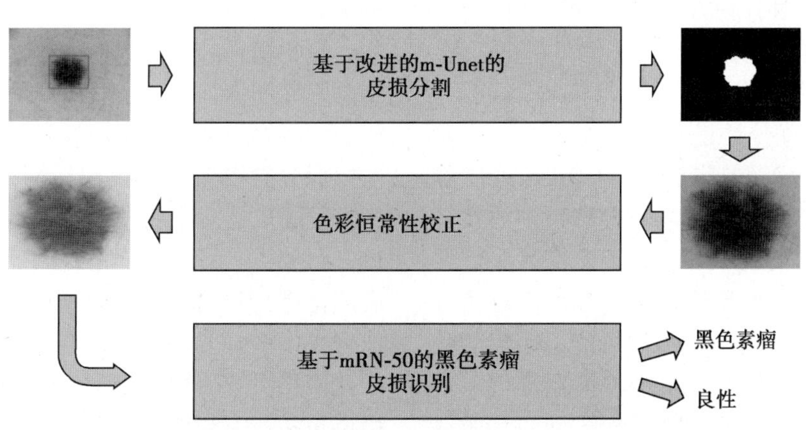

图 45-29　皮肤镜图像的黑色素瘤三阶段识别框架图

智能的结合将会成为皮肤科医生临床工作中的得力助手,中国研究团队已取得大进展。

九、眼底图像的人工智能应用

糖尿病视网膜病变(diabetic retinopathy,DR)是由于糖尿病引起视网膜血管壁受损,导致视网膜上出现微血管瘤、硬性渗出物和出血等病灶,使视觉功能下降,是主要致盲疾病之一。目前在临床上,眼科医生对DR诊断最常用的方法是观察眼底视网膜,通过对视网膜上异常病灶的分析进行诊断。但是,由于DR病变种类多样、形态各异、程度不一,导致眼科医生诊断困难。特别是在进行大规模DR筛查中,应用计算机辅助诊断技术则可以帮助眼科医生快速、有效实现诊断。目前主要的DR眼底图像分类方法是基于眼底图像病灶检测和基于眼底图像全图特征进行分类的方法。但是这些传统的方法首先需要人工设计特征,然后进行分类器训练,效率较低并且适应性差。因为卷积神经网络(CNN)结合了特征提取与分类,能够自动学习特征,从而避免了烦琐人工特征提取工作。

本文针对眼底图像样本量偏少的情况,使用基于CNN的迁移学习方法对眼底图像进行分类研究。论文主要的研究内容包含两部分。一部分是特征迁移学习,利用大规模自然图像分类中多种卷积神经网络的预训练模型作为特征提取器对眼底图像提取特征,使用支持向量机进行分类。另一部分是微调迁移学习,首先对眼底图像进行数据扩增处理,然后使用大规模自然图像分类中多种卷积神经网络的预训练模型参数初始化网络参数,最后利用眼底图像训练网络,其中微调包括所有层微调和局部层微调两种方式。实验数据包括DR1和Messidor两个公开数据集,以及一个自有数据集,并采用五倍交叉验证对各种方法进行对比。在DR1数据集上得到的最优分类正确率为94.52%,在Messidor上得到的最优分类正确率为92.01%,在自有数据上得到的最优分类正确率为97.93%。实验结果表明了使用CNN和迁移学习对DR眼底图像分类的有效性。另外,论文对卷积网络得到的特征进行了可视化分析,验证了CNN特征提取从低层次具体信息到高层次抽象信息的过程。还对错分样本进行了分析,发现错分的原因可能是采集的数据质量差、数据类型不全和数据数量不足等。最后,实现了DR眼底图像分类原型系统,可以为眼科医生提供辅助诊断。

临床中眼底疾病常会借助多种图像相关检查技术来分析病情、帮助诊断和指导预后。随着新一代互联网技术在全球的推广应用,以及眼科学与影像医学、数字化图像、计算机通信技术之间的交互影响,诊疗过程中得到的图像数据及需要存储的信息呈指数级增长。选用先进的技术方法整合和处理采集后数据,实现资料的优质管理和有效分析利用,并指导临床诊疗资源的合理使用。基于计算机智能科学的人工智能(AI)在图像识别方面具有极大优势,逐渐成为眼底图像诊断的研究热点。目前,AI技术在眼底图像诊断的研究主要应用在与眼底照相术和光学相干断层成像相关的糖尿病视网膜病变、年龄相关性黄斑变性、青光眼等疾病的诊断中,并能够获得高特异性和高灵敏性的诊断结果。AI在该两种技术诊疗过程中均有极大价值。

(一)眼底照相术

眼底照相术(fundus photography,FP)通过光学照相机拍摄以获得眼底视网膜组织放大图像。常用来观察眼底各部分形态是否正常,是眼科常用的一门检查技术。糖尿病视网膜病变(diabetic retinopathy,DR)是一种通过FP检查即可早期发现并确诊的致盲眼底病。目前主要的DR眼底图像分类方法是基于眼底图像病灶检测和基于眼底图像全图特征进行分类的方法。由于糖尿病患的逐年增多以及眼科医疗资源的相对稀缺,DR未能及早诊断的问题一直受到极大关注。通过FP获得的眼底照片能观察到DR患者因长期高血糖引起的眼部微血管功能障碍和视网膜病变损伤,是DR有效的诊断工具(文末彩图45-30)。由于DR病变种类多样、形态各异、程度不一,导致眼科医生诊断困难。特别是在进行大规模DR筛查中,应用计算机辅助诊断技术则可以帮助眼科医生快速、有效实现诊断。

近年来,国内外研究者通过AI读取糖尿病患者的眼底图像,研究DR智能诊断和人工诊断结果的一致性。一部分是特征迁移学习,利用大规模自然图像分类中多种卷积神经网络的预训练模型作为特征提取器对眼底图像提取特征,使用支持向量机进行分类。另一部分是微调迁移学习,首先对眼底图像进行数据扩增处理,然后使用大规模自然图像分类中多种卷积神经网络的预训练模型参数初始化网络参数,最后利用眼底图像训练网络,其中微调包括所有层微调和局部层微调两种方式。利用数学形态学和支撑向量机分类技术设计出检测

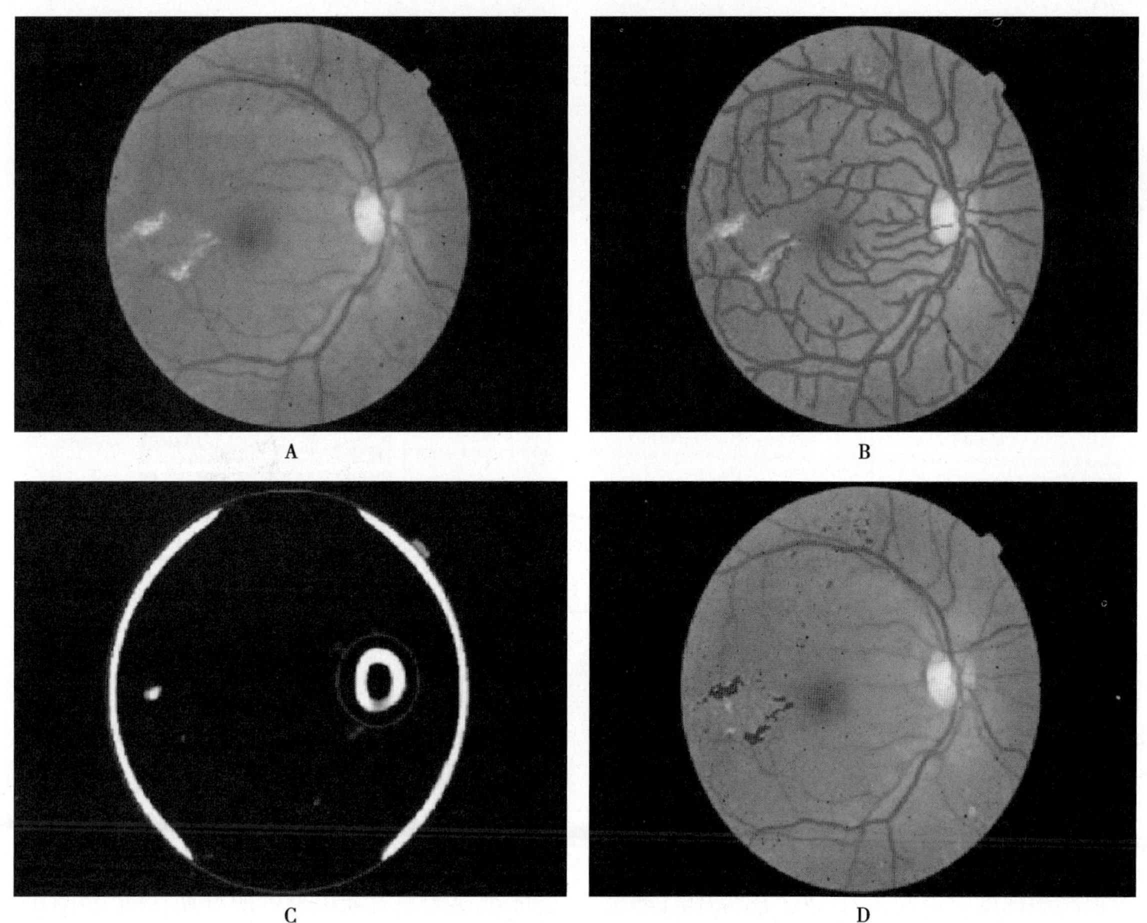

图 45-30　DR 自动筛查系统的流程

A. 来自 MeSimor 数据库的原始图像;B. 自动输出血管分割模块;C. 自动输出视盘检测模块;D. 自动输出红色和明亮部位损伤检测模块。绿色区域——出血区,蓝色区域——渗出。

DR 患者眼底各类病变的算法。以 DR 临床诊断标准,对眼底影像进行自动分级诊断;以专家认证的诊断结果作为判定标准;在读取 Messidor 数据库的 1 200 帧眼底图像后得出该算法的灵敏度为、特异度具有准确、高效的特点。

糖尿病视网膜早期治疗可保持有用视力。发现太晚会导致不可逆的视力丧失。糖尿病视网膜病变患者眼底筛查工作意义重大。人工智能糖尿病视网膜病变识别算法模型,在实验室条件下诊断糖尿病视网膜病变的准确率已经超过 99%,远远超过三甲医院眼科医师平均水平,基本达到眼底病医师水平,且工作效率远远高于人类医师,为大样本人群普查、筛查是否有糖尿病视网膜病变提供了有力工具。

目前有新型 FP 成像技术——超广角扫描激光检眼镜检查技术,可获得 200°范围的眼底图像,较区域合成图像的范围更大、更完整和清晰(图 45-31)。使用大范同、高清晰度的眼底图片进行诊断是未来 AI 诊断研究发展的趋势。但由于超广角眼底照片信息含量大,需要计算机对大量包含各类视网膜疾病特点的广角眼底图像进行预处理、匹配判断和特征提取,深度学习后拟出更高级的算法,才能得出准确的诊断结果。目前 AI 主要处于研究阶段,尚未见有报道表明其在超广角激光扫描眼底图像中诊断的有效性。

(二) 光学相干断层扫描

光学相干断层成像(optical coherence tomography,OCT)是一种非接触性、无创性的光学影像诊断技术,它利用弱相干光干涉仪的基本原理,通过扫描检测生物组织不同深度层面对入射弱相干光的背向反射或几次散射信号,得到组织二维或三维结构图像。OCT 具有分辨力高、成像速度快的特点,是眼科不可或缺的一项重要检查技术,在眼部黄斑和视神经疾病的诊断中有着重要的应用价值。黄斑位于眼底视网膜后极部的中心区域,是视网膜的重要组成部分,并形成人类 80%的视力和色觉。

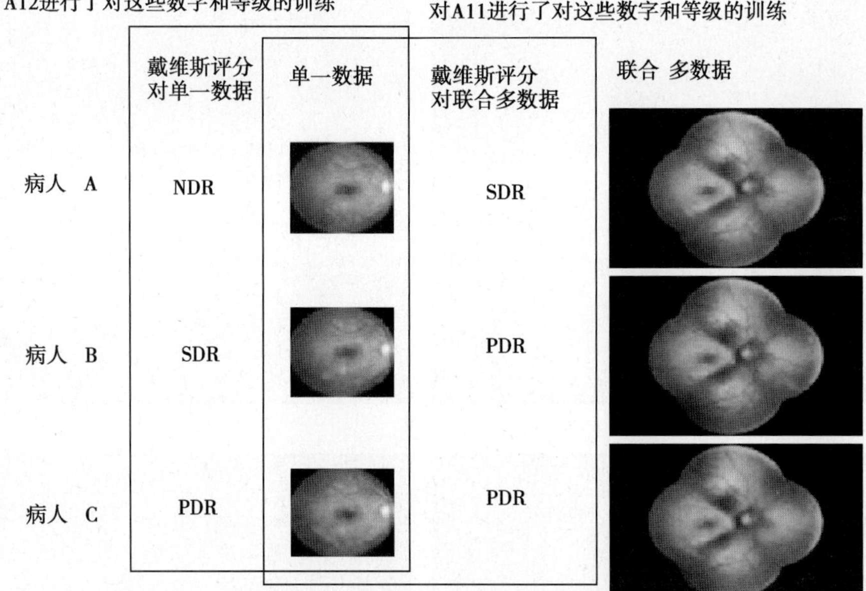

图 45-31　眼底图像及计算机合成照片

黄斑区出现病变可对视功能造成重大影响，OCT 可反映出黄斑区视网膜厚度异常和反射性改变，辅助诊断多种黄斑区疾病，如黄斑变性、黄斑水肿、黄斑裂孔等。

目前利用深度学习技术在 OCT 图像中自动检测年龄相关性黄斑变性（age-related macular degeneration，AMD）中，采用开源多层深度卷积神经网络系统，对 AMD 患者和健康对照组横截面的 OCT 图像进行学习后，证实 AI 在 OCT 图像中能够准确诊断 AMD，并有扩展应用到其他黄斑疾病诊断中的可能。常规 AI 诊断过程需要深度学习大量数据，拟出合理算法，从而获得正确结果。而新型迁移学习算法的临床应用似乎更智能化，有望打破上述常规。基于迁移学习算法的 AI 诊断工具通过学习大量的有准确标注的视网膜 OCT 图像，筛查致盲视网膜疾病——AMD 和糖尿病性黄斑水肿的准确率、敏感度和特异度均在 95%以上，可鉴别脉络膜新生血管、黄斑水肿、玻璃膜疣以及正常视网膜的 OCT 图像，并迅速决定患者是否需要治疗。与临床经验丰富的人类专家诊断对比，AI 诊断准确率与人类相似，甚至更高。

OCT 技术还可通过扫描眼底视网膜神经纤维层的厚度，定量地测量各结构参数及变化，为眼科另一致盲疾病——青光眼的辅助诊断提供客观依据。在眼部视神经纤维层的 OCT 检查中，将基于机器学习的神经网络算法应用于开角型青光眼患者视盘分类的测量，结果证实了该机器学习系统能够很好地鉴别视盘类型，有助于开角型青光眼患者的诊断和护理。青光眼是隐匿的视力杀手，如果 AI 技术能实现对青光眼患者的早期诊断，将有助于提高青光眼患者生存质量，减少该病对视力所带来的严重损伤。

现阶段，由于各项研究的基础和侧重点不同，AI 眼科相关研究中还存在许多不足：如同一种疾病使用的诊断标准未统一，不利于 AI 技术应用结果之间的横向对比；而且，深度学习模型成功的先决条件是访问有高质量注释图的大型数据库，对于某些数据资料不足的眼科疑难病、罕见病，模型则不能进行有效学习，难以获得有效正确诊断率；再者，目前 AI 在眼科的诊断应用主要集中于单一疾病的单项检查结果，而多项检查的联合诊断有助于提高正确率。

总之，人工智能在提高诊断效率方面极具潜力，随着人工智能算法的不断完善，整体数据联合诊断将成为眼科智能应用新的研究趋势，更多的眼病，如白内障、角膜溃疡、斜视、弱视等也有望在 AI 辅助下尽早诊断，降低致盲率。在未来，AI 或许能够改变传统的诊断途径及模式。

（李大鹏　王传兵）

第七篇

小动物成像技术与研究

第四十六章

动物可见光活体成像技术

第一节　可见光活体成像研究概述

动物可见光活体成像是一种光学分子成像技术，主要包括荧光显微术（fluorescence microscopy）和生物发光成像技术（*in vivo* bioluminescence imaging）两类，前者使用荧光报告基因进行标记，后者则以荧光素酶为媒介。与光遗传学和化学遗传学等与影像密切结合的实验手段类似，可见光活体成像技术也是根植于基础实验室的技术手段。但作为拓展科研思路而言，有必要多了解基础实验在分子与细胞水平上的成像手段，为动物影像研究提供更多的实验证据与理论支持。

无论是荧光显微成像还是生物发光成像，能在活体中直观的反映标记物质的含量与分布，并分析其与实验干预手段的相关性，无疑对深入理解目标分子信号通路及其作用有着十分重要的意义。就像在光遗传学与化学遗传学实验中，通过定向激活或抑制目标脑区以直观的观察实验动物行为学的改变，无疑对理解认知功能的具体构成与执行机制有着重要的作用。

基础实验手段对具体生理病理及分子机制的透彻研究，在现阶段而言，尚受限于位点选择的单一。无论是荧光显微成像还是生物发光成像，现阶段均无法同时对分子信号通路上的每个分子及每个环节进行标记与分析，而只能选择有限的感兴趣位点进行研究。同理，光遗传学与化学遗传学等手段，现阶段而言也只能针对选定的感兴趣脑区进行抑制或激活，而没法在实验动物脑中每个脑区均插满光遗传电极或表达化学遗传受体。而对于影像学研究而言，通过功能磁共振成像（fMRI）对整个大脑进行成像，计算各脑区间实时的动态功能连接以及脑功能网络的连接变化，可以基于全脑水平去研究认知行为改变中具体的脑功能变化。

在宏观尺度上对整个组织和器官进行成像以获得整体的表征，是影像学研究一直以来的优势。然而相对应的，对于具体的病理生理与分子机制，能通过影像学回答的就相对有限。这便要求研究者去思考，如何结合宏观的影像学发现与微观的分子生物学机制，去全面的回答研究中提出的科学问题。尤其是在可以使用多种基础实验手段的动物影像学研究中。

（张冰　李茗　刘任远）

第二节　可见光活体成像设备与成像原理

一、可见光活体成像设备

可见光活体成像实验中，除了荧光探针制备与基因编辑荧光素酶外，还需要最终的荧光成像设备以及麻醉装置。成像设备一般由荧光激发光源配件（环状照射装置、鹅颈管照射装置等）、散射光滤光片等部件组成，以及对成像结果进行分析和后处理的数据工作站。可见光活体成像一般需要连续成像一段时间，因此实验动物一般在麻醉状态下进行，需要异氟烷雾化装置和氧气瓶等气体麻醉设备，或是其他的麻醉及生命体征维持方式。

二、可见光活体成像原理

基因承载的遗传信息，通过中心法则的转录与翻译过程，最终表现为蛋白质的表达，引起相应的生物学效应。肽链经由分子伴侣的折叠形成具有空间构象的蛋白质分子，与特异位点的酶和受体结合产生生物效应。因此，通过分子手段标记目标蛋白质以直接测定其含量，或是标记受体和酶分子以间接测定目标蛋白质的表达，一直是基础实验中常见的技术手段与思路。

荧光显微成像主要通过荧光蛋白、荧光染料标记等手段直接对目标细胞、基因和病毒进行标记，使被标记的物质在受到光激发后放出荧光，被探测器接收后，从而在镜下呈现可定性及定量分析的荧光成像图。用于标记目标物质的荧光分子称为荧光探针，目前经过分子生物学家数十年的努力，在第10版《分子探针手册》(*the Molecular Probes Handbook*, tenth edition)中已记载了3 000余种荧光探针，可用于标记生物分子信号通路上的几乎每个环节。在活体上直接对被标记的目标物质进行成像，了解其含量、分布以及与实验干预手段的相关性，无疑对理解细胞及组织的分子生理机制有着重要作用。

在生物发光成像中，是通过对编码目标蛋白的基因进行编辑，来实现活体荧光成像的。将提取出的荧光素酶基因插入到目标基因的启动子中，如此当目标基因通过转录、翻译表达目标蛋白时，也会同时表达荧光素酶。此时，只需将荧光素注入实验动物体内，即可标记表达荧光素酶的组织与细胞，间接反映目标蛋白的表达水平。目前常用的荧光素酶基因，通常提取自萤火虫(*Photinus pyralis*)、叩头虫(*Pyrophorus plagiophthalamus*)、海肾(*Renilla reniformis*)以及海洋桡足类动物(*Gaussia princeps*)；而经过人工编辑的荧光素酶诸如PLG2和NanoLuc等，也已商品化并应用到活体荧光成像实验中。相比萤火虫荧光素，PLG2对荧光素的敏感性可增强三倍，对目标基因表达水平的检测更敏感，提示了人工编辑荧光素酶的良好应用前景。同时，由于不同荧光素酶对应的荧光素底物也不尽相同，在实验中往往可编辑多段目标基因，以同时观察多条分子信号通路以及蛋白质的交互作用，显影不同颜色的荧光素标记，更深入的了解目标组织与细胞的病理改变与生理基础。

相比直接进行标记的荧光纤维成像而言，生物发光成像有着特异性强、灵敏度高、定量精确等优点。由于借助酶为体内的报告蛋白，荧光素酶与底物的结合具有极高的特异性，且由于荧光素酶是插入目标基因中稳定表达的，在单位细胞内发光程度稳定，比较容易便可从信号水平推算出目标细胞的数量。而荧光显微成像由于非特异性荧光标记的限制，在灵敏度与特异性上均有欠缺。不过，荧光显微成像作为经典的实验手段，有着荧光探针种类多、信号强度大等优点，且由于无须活体酶联反应，在离体器官组织上依然可以成像，这是生物发光成像无法办到的。因此，选择适合自己课题的成像手段，弄清楚目标分子信号通路常用的标记方式，以及如何使用基础实验手段为动物影像研究提供更多的数据支持，无疑是开展科研课题前有必要调研清楚的。

（张冰　李茗　刘任远）

第三节　可见光活体成像的科研与质量控制

一、可见光活体成像的科研

无论是荧光显微成像还是生物发光成像，在分子生物学研究中均有广泛的应用。从单纯标记肿瘤中的目标分子以观察肿瘤生长和对治疗的反应性，到标记神经环路中的信号分子以观察在实验干预手段下该信号通路的调控，都有很好的应用前景。以可见光活体成像在感染免疫中的应用为例，如何及早的确定感染的病原体无疑是临床迫切关心的问题之一，然而不同的感染源有时会在常规的影像学成像中有着相似的表现。而通过荧光素酶标记病原体位点的方式，在生物发光成像中可以便捷地区分不同分枝杆菌菌株造成的感染，也可直观的区分乳酸杆菌和乳酸链球菌感染的不同，为临床诊治提供宝贵的方向。另一方面，近年来随着基因工程技术的进步，能自发在特定组织与位点表达荧光素酶的转基因鼠(light-producing transgenic animals, LPTAs)也在研究中得到应用，具有更好的特异性与灵敏度，在肿瘤、代谢研究与多模态成像中均有很好的科研前景。

二、可见光活体成像的质量控制

影响可见光活体成像质量的因素有很多，以荧光显微成像为例，与荧光探针的选择、浓度，激发光的强度、波长，以及样本中的离子环境、退色，成像环境的背景荧光与探测器灵敏度等多种因素相关。由于可见光活体成像质控属于基础实验范畴，在此不做论述。

（张冰　李茗　刘任远）

第四十七章

动物超声成像技术

能被人耳所分辨，频率在16~20 000Hz的为声波。频率超过20 000Hz，人耳无法分辨的声波即为超声波。利用超声在组织间的穿透性，接收声波穿越不同组织界面时所产生的回声，即超声成像。超声成像由于其无创和便于操作的特点，在临床工作中有着广泛的应用。而动物超声成像除了疾病诊断之外，在科研方面的应用也十分广泛。

第一节　动物超声成像设备与成像原理

一、动物超声成像设备

超声成像需要发射和接收回声的换能器，将电能转换为声能，再将接收的声能转换为电能，以成为成像所需的数字信号。按照超声波形、使用的物理特性以及获取信息的空间分类，可将临床超声成像设备分为A型、M型、B型和D型。其中B型超声以成像的横坐标和纵坐标与扫描的位置一一对应，灰度明暗则代表回声脉冲的幅度，形成亮度调制的超声断面成像。探头频率可在3.0~5.8MHz，频率越高传递深度越浅，根据检查的部位选用合适的探头。D型超声应用多普勒效应，可以通过回声声波的频率计算出物体运动的信息，在心脏泵血能力的评估中有着重要的应用。

动物超声成像也同样具有A型、B型、D型等多种型号的采集和成像设备，所不同的是由于动物超声成像极高的分辨力，探头一般改为由机械力臂控制的成像探针，可在轨道上精确固定在想要成像的位置；成像一般也在麻醉状态下进行，将实验动物预麻好后固定在实验板上扫描。同时，由于使用的超声频率越高，成像的时间分辨力越低，对快速活动的器官如心脏而言，增加了成像难度。对心率维持在400次/min左右的小鼠来说，每一次心动周期大概只能采集到4幅图像，计算收缩期与舒张期未免欠准。因此动物超声成像往往需要结合心电监护，利用后处理重建的方式提升图像的时间分辨力。

同时，超声对比剂的使用也在多方面加强了动物超声成像的对比度。一般在基础实验及临床研究中常用的超声对比剂，是一种富含气泡微粒（<10μm）的溶液，增加液气界面以增强回声而提升图像对比度。同时，含气微粒也可经过抗体耦联的方式与特异组织定向结合，达到更具有特异性的造影效果。

二、动物超声成像原理

超声是由物体机械振动所产生的机械波，具有频率、振幅、波长等物理量，在介质中以直线传播，具有良好的指向性。超声在介质中传播的速度与介质种类相关，固体中最快，气体中最慢。当超声穿过声阻抗差大于0.1%的两相邻介质界面时，即可发生反射、折射、衍射和散射等传播改变，并且振幅强度随着在介质中传播的距离而衰减。当探测器将接收到的各种回声根据强弱以灰度图或彩图的形式展现，即为超声声像图。随着探头摆放的位置不同，超声成像可呈现不同切面的断层图像，从各个方位反映不同脏器的形状、轮廓、大小以及运动情况。不同的组织组分具有不同的回声特点，一般液性、积液等无回声区表现为暗区，实质脏器如肝脏等表现为低回声区，致密组织、结石、钙化或含气器官等相邻组织声阻抗差别极大的区域表现为强回声区。通过对各个断层切面声像图回声强弱的判读，即为超声成像诊断的基础。

由于超声频率与图像分辨力和传递深度间存在的平衡，人体超声成像常用的频率为2.0~

20MHz，以保证 0.2～1.0mm 的分辨力。而实验动物由于体形较小，只需要 1～2cm 的传递深度，因而动物超声成像的频率可高达 40～100MHz，达到 0.03～0.05mm 的图像分辨力。在频率为 100MHz～1.0GHz 的扫描式声波显微镜(scanning acoustic microscopy)下，利用超声甚至可对细胞结构进行成像。较高的图像分辨力以及无创成像的特点，让超声成像在动物实验中得到了广泛的应用。不过由于动物超声成像极高的分辨力，在设备操作上与临床超声成像有着很大的不同。

(刘任远　张冰　李茗)

第二节　超声成像技术在动物研究中的应用

一、肿瘤研究领域

动物超声成像的高分辨力在测量肿瘤大小以及病灶的早期检出中存在明显的优势。研究表明，经由动物超声成像评估的肿瘤径线与离体组织学测量的数值不存在显著差异；利用超声成像进行的肿瘤灶纵向随访研究，相比活体显微荧光成像和正电子发射断层成像(positron emission tomography, PET)等其他成像方式，也与组织学金标准具有更好的相关性，对治疗反应性的评估也更为准确。同时，利用超声多普勒技术可在一定程度上反映肿瘤的血管生成，有效检出直径在 100～150μm 的血管，但目前而言对毛细血管的成像还较弱。有研究结合使用超声对比剂来评估抗血管生成药对肿瘤生长的影响，显示了更好的成像敏感性，为相应检测手段在临床的应用提供了一定的实验基础。

二、心血管系统

动物超声成像在评价心脏结构与生理功能方面都有着广泛的应用。超声成像可用于测量心肌厚度与心脏的四腔结构，而多普勒超声则可计算心搏出量、心输出量、左室容积、心腔压力等心脏泵血能力的指标。超声对比剂的应用也可进一步增强心脏四腔结构的成像以及强化心肌边界的显影。同时，在心肌梗死模型鼠的实验中，将药物或骨髓干细胞等注射至左室心肌的步骤，也往往需要在动物超声成像的引导下完成，以免将注射剂直接注入左室内。动物超声成像对解剖结构与生理功能同时进行评估的能力，也让该成像技术在生长发育的研究中有着良好的应用前景。

三、生长发育领域

在小鼠生长发育的研究中，借助动物超声成像手段，在胚胎发育第 8—9 日即可检测到心脏的发育与生长，9—10 日即可见血流流出与流入的分区，11—12 日可见流出道的形成。超声成像作为非侵入性的结构及功能成像手段，对胚胎期小鼠的生长发育研究有着重要作用，尤其对细小解剖结构以及多器官系统成像，可直观而无创的研究生长发育过程中形态学及生理学的变化。在小鼠胚胎期 13 日以后，大脑、眼睛、肺、心腔、肝与肾等主要解剖结构均已可成像，利用多普勒超声研究脑发育的手段也已见诸研究。在半侵入式实验中，也有将母鼠腹部切开一个小口，以让部分胚胎膨出的手段，以此避免腹壁及腹腔内组织对成像的干扰，对胚胎的生长发育进行更直接清晰的超声成像。同时，高分辨的动物超声成像也是眼球生长发育研究的常用手段，包括角膜、前庭、虹膜等细微结构的生发与改变。在胚胎期第 18—19 日时，超声成像上已逐渐可区分出眼球前部的各解剖结构，可进行一定程度的测量与定量，为实验动物眼球的生长发育研究提供一定的影像基础。

四、动物超声成像的质量控制

动物超声成像的图像质控与常规临床超声成像有着相似之处，探头角度对最大断层切面的选择，耦合剂的使用，都会影响到最终的成像结果。而动物超声成像由于图像的高分辨力，往往使用固定在机械力臂上的超声探针来进行，要求使用者对大致的立体定位有一定的了解。检查部位的备皮相比人体超声成像而言要格外重要。同时，由于较高的超声频率，动物超声成像的时间分辨力较低，需要结合心电监控等数据完成图像后处理，才能在超声多普勒成像中获得准确的结果。麻醉深度与实验动物的体温，使用的超声多普勒参数诸如空间及时间分辨力等，都会影响到最终结果的解读，要遵守相应的实验操作范式，数据结果才具有可比性。相比临床工作中图像质量以满足诊断为准，动物超声成像中的质控，自然以满足实验目标为唯一要求。

(刘任远　张冰　李茗)

第四十八章

动物 CT 成像技术

计算机体层成像(computed tomography,CT)在动物影像中的应用,除了疾病诊断之外,主要作为科研之用。在人体影像诊断中,CT 能提供丰富的影像学征象;而这些征象背后具体的病理生理机制,碍于在患者身上能应用的检验手段有限,往往只能通过尸体解剖和动物模型来研究。针对特定的疾病创建动物模型,结合动物影像成像及基础实验的手段,往往可为疾病的影像学征象提供可能的病理基础,为临床诊治提供一定的指导。

第一节　动物 CT 成像技术价值与成像原理

一、动物 CT 成像技术价值

在日常临床工作中,CT 成像由于具有较高的密度分辨力及空间分辨力,几乎可应用在全身各系统的检查中。不过由于 CT 成像的特性,相比超声与磁共振成像(MRI)而言,CT 成像在呼吸系统与骨骼等分布在吸收系数表两极的组织上有最佳的应用,因为此时一旦出现异常信号,在 CT 成像上均会出现明显的对比。同时,CT 成像在时间分辨力上的优势,也促使 CT 灌注、CT 冠脉成像等反映血流动力学改变的功能性成像,较 MRI 而言更为准确。在中枢神经系统中,CT 成像依然是判断急性脑出血最简便的方法;在各系统良恶性肿瘤的判别中,CT 增强扫描也可以提供丰富的诊断信息。CT 成像在人体中的应用特征,也是选择动物 CT 科研时需要注意的要点。

临床科研的目的是回答临床问题。从影像检查中得到的表征,如果无法反映在具体的病理改变上,那也只能作为影像学现象,而无法解释疾病机制。因此使用动物 CT 成像作为科研手段,也需要紧贴临床 CT 成像的特点,在此基础上进行创新与发掘,才更有可能得到具有临床价值的科研成果。

二、动物 CT 成像原理

动物 CT 成像的基本原理与人体 CT 成像相当,也是通过 X 线束对选定的部位进行扫描,由探测器接收透过该层面的 X 线并转变为可见光后,由光电转换器转为电信号,进而生成计算机能运算的数字信号。扫描视野内每个体素的数字信号按照数值标记好,以由黑到白的灰度表来展示,便成为人们看到的具有空间分布的 CT 图像。在 CT 以及其他数字化成像中,每个体素均反映着某一个测定值;针对这一测定值进行计算、定量以及统计,便是影像研究的基础。

CT 图像的测定值,代表的是体素内的 X 线衰减系数或吸收系数,即该体素覆盖的组织或器官对 X 线的吸收程度,反映的是局部组织或器官的密度。以灰度表来展示,黑影表示低吸收/低密度区(如含气的肺组织),白影表示高吸收/高密度区(如骨骼);其余不同密度的软组织则分布在灰度表的不同区间(如脑、脊髓、肝、胆、胰等)。物质的吸收系数可换算成 CT 值,单位为亨氏单位(Hounsfield unit,HU),换算公式为:

$$CT_m = \frac{\mu_m - \mu_w}{\mu_w} \times 1\,000 \qquad (式 48\text{-}1)$$

其中 CT_m 表示物质 m 的 CT 值,μ_m 与 μ_w 分别表示物质 m 与水的吸收系数。一般以水的吸收系数为 1,密度最高的骨皮质吸收系数为 2,空气的吸收系数为 0,因此水的 CT 值为 0HU,骨皮质为 +1 000HU,而密度最低的空气为 -1 000HU。一个体素内的各组织的 CT 值最终平均成该体素的 CT 值,构成成像的最小单元,体素的大小即图像的空间分辨力。图像中的灰度一共 2 000 个分度,选择不同的窗宽和窗位，可在需要的CT值范围内增加或降低组织间的对比度。

一般人体CT成像的空间分辨力，在0.5～1.0mm之间。动物CT成像由于没有扫描时间及射线量的限制，图像的空间分辨力可以达到微米级，因此也常称为小动物计算机体层显像仪（micro-CT）。一般小鼠的CT成像分辨力在25～50μm之间，大鼠则通常在35～70μm左右，选择不同的扫描协议还可进一步调整成像的分辨力及对比。同时，由于实验动物的体形一般较小，部分厂家的CT机型可做到自屏蔽效果，扫描时只要将屏蔽仓关上，无须在仪器外部增加屏蔽措施（图48-1）。安装好注射泵等设备，在实验动物上也可完成常见的CT增强及灌注扫描。不过，由于实验动物无法主观配合CT扫描，动物CT成像通常在麻醉状态下进行，一般选用异氟烷雾化麻醉，按扫描时间或实验设计选用空气或氧气泵入，实时监测呼吸心率等以调节麻醉深度。

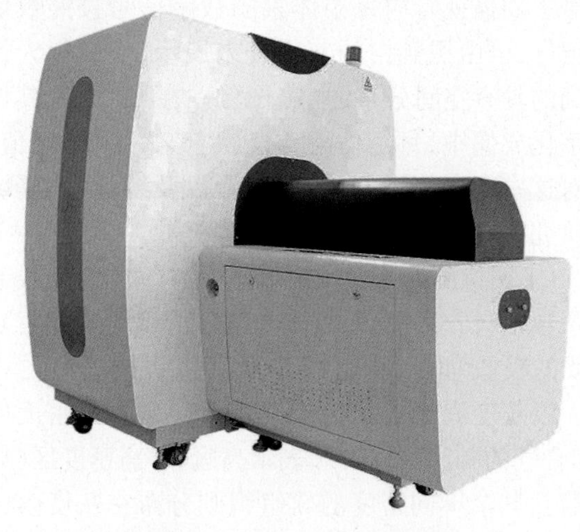

图48-1　某公司的micro-CT

配有大鼠、小鼠与离体标本三个扫描仓。可见扫描台上黑色铅制的自屏蔽仓，扫描时无须额外增加屏蔽措施。

（张冰　刘任远　李茗）

第二节　CT成像技术在动物研究中的应用

一、动物CT成像技术在呼吸系统的应用

实验动物的呼吸系统与人体相仿，也由鼻咽喉、气管与支气管组成，构成肺通气和肺换气的解剖基础。肺叶的结构在各实验动物中略有不同，比如小鼠和大鼠的左肺只有一叶，而兔子和犬的左肺只有尖叶和膈叶。和人体CT成像相似，叶间裂是识别肺叶的标志，两肺野内可见由中心向外围走行的肺血管及分支。在疾病诊断方面，肺炎、肺气肿、肺肿瘤等在实验动物上的表现也遵循疾病病理与病灶密度特点，在CT成像上有着与人体类似的改变，在此不做赘述。

使用动物CT成像来回答呼吸系统疾病的问题，首先要了解临床需要解决的问题是什么。比如肺癌作为致死率极高的恶性肿瘤，如何通过CT去动态观察肺癌的进展情况，肿瘤组织对治疗的反应性如何，CT成像上观察到的表征又与组织病理有何联系，便是临床需要解决的问题。在此以一篇2016年发表的论著为例，介绍简单的动物CT成像科研思路，以及如何通过简便可行的实验设计回答临床问题。

该研究使用一种双转基因小鼠（double-transgenic mice，DT小鼠）为实验对象。这种转基因鼠有一个特点，就是可通过注射多西环素（doxycycline）来诱导肺腺癌的发生，以此获得可控的肺癌模型小鼠。因此，只要在多西环素诱导后多个时间点采集小鼠CT成像，即可获得各个时间点的肺腺癌CT影像学特征。同时，研究中也选用未经转基因的正常小鼠作为对照，以同样的方式注射多西环素并进行CT成像，观察正常小鼠在注射后的各个时间点上肺部CT成像的变化，明确转基因小鼠肺部的影像改变并非由多西环素注射引起。对照组的设置是实验设计中十分重要的一环，否则难以说明实验干预手段对实验对象的影响。

该研究选择在注射前采集一次CT成像以获得基线数据，多西环素诱导10周后采集第二次CT成像，确认肿瘤生成；此时，将已诱导生成肿瘤的转基因小鼠随机分成两组，一组接受肺癌靶向药物FGFR抑制剂治疗，一组只接受安慰剂治疗；于治疗后4～5周采集两组小鼠的CT成像获得治疗中期的影像数据，并于治疗后10周（疗程完结）时再一次采集两组小鼠的CT成像，获得实验终点的影像数据。显而易见，实验过程中分组的随机性也是十分重要的环节，如果刻意选用肿瘤侵犯较轻的小鼠为治疗组，那么自然可以得到治疗有效的结论。随机分组一般需要使用计算机生成的随机表，人为筛选的办法都属于伪随机，无法满足科学实验的要求。

按照实验设计，实验结束时每只小鼠应已获得4个时间点的CT成像：基线数据、肿瘤诱导10周

后、肿瘤治疗 5 周后、肿瘤治疗完结后。因此只要简单比较各个时间点的小鼠肺部 CT 成像，即可对肿瘤的生长与预后进行判断。评价 CT 成像中肺部病灶的方法有很多，不过该研究最终使用简单而贴近临床的分析方法，即数肿瘤灶的数目和测量肿瘤灶的大小。该研究同时使用组织病理切片验证各时间点肿瘤灶的镜下特征，建立 CT 影像学表征与组织病理的联系，最终发现相比对照组而言，经 FGFR（成纤维细胞生长因子受体）抑制剂治疗的小鼠肺部肿瘤在数量和病灶大小上均有显著改善，且能得到病理切片的证实。该研究的发现对临床诊治与随访肺癌提供了一定的影像学依据。这便是一个简单的动物 CT 成像实验思路，尤其要注意到在动物影像实验中，寻找组织病理验证的重要性——这是在患者身上往往难以实现的。

自然仅仅通过一个课题组的一次实验，尚不足以回答本节最初提出的临床问题。因此，更多具备可重复性的实验、更精细的影像评价与定性手段、更精准的组织病理学分析，无疑能进一步推进人们对这一临床问题的认识。比如，对肿瘤灶大小的测量，就包括定性分级（请诊断医生对病灶大小进行分级）、直径或面积测量（在病灶最大面上测量病灶的直径或面积）、体积测量（测量病灶的完整体积）三种常见的测量方法。不同的测量方法可能会得到不同的实验结果，更详细的数据并不一定能提供更多的科学价值——比如对于类球形的病灶而言，体积分析的结果可能与最大面面积的分析结果高度一致，而前者其实包含了更多层面的信息；简化数据也可能无意间丢失了大量的信息——比如在面对细长形的病灶时，将最大面面积简化成最大面直径就丢失了病灶形状的信息。同时，由于 CT 成像的特点，CT 平扫在对肿瘤等软组织的组分判断上并不具有显著优势，往往需要结合对比剂使用增强扫描才能明确肿瘤的内部组分情况（图 48-2）。因此，选择适合自己课题的 CT 成像方式以及图像分析方法，也是成功开展科研课题的关键。

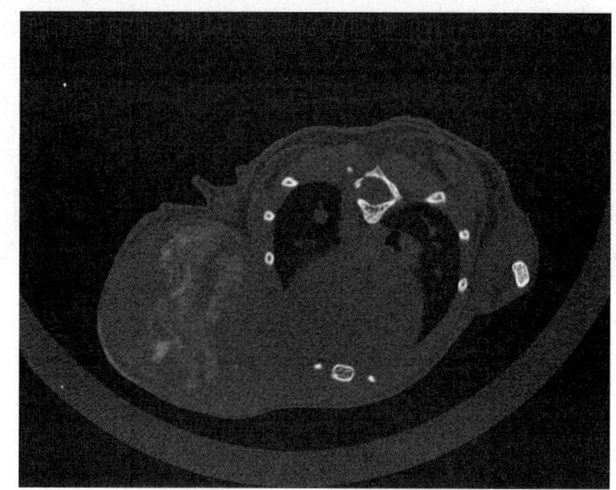

图 48-2　肿瘤皮下种植实验

相比 CT 平扫，注射对比剂的增强扫描可有效显示肿瘤的内部组分。

二、动物 CT 成像技术在心血管系统的应用

在临床工作中，CT 成像由于较高的时间分辨力及空间分辨力，相比 MRI 而言，在血管成像与反映血流动力学的灌注成像中往往具有优势。CT 血管成像（CTA）便是一种通过注射对比剂以对血管进行成像的技术，在注射对比剂之后把握好血流通过时间，便可对胸主动脉、腹主动脉、头颈部动脉、肺动脉等全身各部位血管进行成像。临床常见的冠脉 CTA，便是对冠状动脉进行 CT 血管成像，以评估冠状动脉各分支走行及狭窄情况的检查，对心内科介入治疗评估有着重要的指导意义。

要做好 CTA，需要严格把握好血流通过时间，在对比剂到达前和到达后成像均会导致血管造影失败。同时，针对冠脉 CTA 而言，实时的心电监控是成像的必要条件，同时采集收缩期与舒张期的图像，最终重建而成的图像必然模糊不清。这一点在心脏 CT 及磁共振成像上均适用。血流通过时间与心电监控在人体 CT 成像中已有充分的临床实践经验，而在动物 CT 成像中，目前仍是有所欠缺的。

实验动物的心血管系统解剖结构大体与人类相当，也有着左右心房与心室的四腔结构，但血流动力学特征却有较大的不同。以心率为例，小鼠的心率可达 330~780 次/min，大鼠的心率则在 220~600 次/min 左右，过快的心率对心电监控与图像采集均是一种挑战。同时，要达到血管造影的目的，需要在扫描中借助高压泵完成对比剂注射，对硬件条件也有了要求。由于实验动物的血流动力学情况较难掌握，常见的 CT 成像对比剂在实验动物体内的耐受与代谢也有所不同，因此动物 CT 成像在心血管系统以及血管造影的应用上相对较少，不及呼吸系统疾病应用的广泛。

不过即便实验条件相对苛刻，在心血管系统的研究中也依然有动物 CT 成像的应用空间。北京大学第一医院心内科与北京大学工学院于 2018 年合作发表的一篇论著，便使用数学建模的方式重建出小鼠冠状动脉的形态学及血流动力学模型，以此分

析年龄发育与管腔直径对冠脉分支血供不对称的影响。为了避免前述的小鼠冠脉CTA成像难点，该研究使用离体标本成像的方式，用对比剂灌注填充小鼠心脏组织后用10%福尔马林固定，然后进行小鼠冠脉CT成像。因为冠状动脉各分支均已由对比剂灌注填充完整，在CT成像上呈显著的高亮信号——即具有较高的CT值，因此通过MIMICS软件（Materialize，NV，Belgium）对图像设定一个阈值，即可简单提取出小鼠冠脉CT三维成像，用于后续建模。运用数学工具对图像进行计算与分析，是数字成像有别于传统影像学的显著特征。因此时常关注生物医学与计算机科学等领域的进展，对开展医学影像研究也是十分重要的。

三、动物CT成像技术在消化系统的应用

消化系统与腹膜腔的CT成像中，除了上一节所述的CTA外，常见的应用便是结合平扫与增强扫描对腹腔内各脏器进行成像。CT成像受空腔影响较小，可以对胃、肠管等消化道进行较好的成像；然而对实性脏器与软组织分辨上不及MRI清晰，因此往往需要结合对比剂进行增强。在动物CT成像中，由于实验动物消化系统的解剖生理与人体差异较大，腹腔脏器比例与消化道走行各异，单纯对动物消化系统进行CT成像的研究相对较少。不过，由于解剖生理特点与操作便捷，运用消化系统与腹腔脏器进行肿瘤种植与对比剂方面的研究，却十分方便。

一篇于2019年发表的论著，便是借助动物CT成像来探讨纳米颗粒对比剂的细胞毒性问题。不同的对比剂制剂有着不同的软组织吸收度与代谢动力学，而纳米颗粒对比剂由于代谢半衰期较长，在连续成像的实验中可有效避免传统对比剂需要反复打药的问题。然而由此也引发了关于对比剂细胞毒性的担忧。因此，此研究中选用已商业化应用于动物实验的纳米颗粒对比剂ExiTron nano 12000为实验试剂，给常见的C57BL/6小鼠注射后持续观察30天，分别在1天、15天、30天时采集小鼠腹部CT成像，观察对比剂的细胞毒性反应。由于该对比剂主要附集在肝脏内的库普弗细胞与脾脏的巨噬细胞中，在注射完对比剂并采集好基线数据后的第2天，给予对照组小鼠注射具有巨噬细胞毒性的氯化钆制剂、实验组小鼠注射等量的生理盐水，并在第15天与第30天采集完腹部CT成像后分别终止两组的部分小鼠，离体镜下分析肝脏及脾脏的细胞毒性改变。不过，此研究最终并未得到最符合预期的结果。

虽然巨噬细胞毒性的氯化钆制剂直接导致一只对照组小鼠在注射后1小时内死亡，但幸存下来的对照组小鼠在第15天及第30天的肝脏及脾脏离体镜下分析中，单核吞噬细胞系中双染颗粒的聚积相比仅接受纳米颗粒对比剂注射的实验组小鼠而言，未见明显区别。两组小鼠的肾脏镜检也未见明显改变。研究中也分析了未经任何制剂注射的C57BL/6小鼠肝脏及脾脏的镜下特征，与实验组和对照组小鼠均存在一定的差异，但由于欠缺细胞毒性改变的镜检数据，因此未能明确实验组和对照组小鼠肝脏和胰腺的镜下改变，究竟是由细胞毒性反应还是单纯的注射引起。因此研究最终谨慎认为，ExiTron nano 12000制剂在一个月内的实验时程中，可作为安全可靠的纳米颗粒对比剂。也为了进一步说明这一结论，研究中最后使用SkyScan CTAn软件对纳米颗粒对比剂附着的图像高亮区进行重建，获得了能分辨细微结构的小鼠肝脏及脾脏的三维重建图，提示纳米颗粒对比剂对靶组织特异性吸附的能力。

除了对比剂相关的研究外，腹部由于易操作的特点，也是肿瘤种植实验经常选用的操作部位。腹腔注射简便易行，对实验动物的创伤较小，也是常见的给药方式。在2011年发表的一篇论著中，该研究计划对肿瘤生长进行连续追踪，采用的便是腹腔注射肿瘤细胞的方式造模，在造模后4天、8天、12天、16天采集小鼠腹部CT成像，最终结合图像分割与离体标本测定肿瘤体积与组分，分析小鼠CT成像对肿瘤生长的评估作用。因此，综上所述，由于解剖生理结构的差异，直接对实验动物消化系统进行CT成像，有时难以获得能回答临床问题的科研结果。但是结合新研发的对比剂和分子制剂，或是肿瘤种植等造模手段，动物腹部CT成像有望成为便捷的实验手段，提供新的科研方向。

四、动物CT成像技术在骨骼系统的应用

在吸收系数表中，骨皮质的吸收系数为2，在CT成像中有着最高亮的信号。换言之，一旦出现病理改变，往往会在图像上形成明显的对比，比如骨折导致的骨皮质断裂。同时，由于MRI难以对缺乏自由水的骨组织进行成像，在对骨皮质以及细微

骨性结构的成像中，CT成像往往作为首选。同时，随着近年CT成像设备的精进，图像分辨力提高，对骨小梁等松质结构的成像也成为可能。运用CT成像对骨组织的结构进行数学分析，便成为常见的影像学研究方法。

在动物CT成像中，由于可以使用离体骨标本进行扫描，彻底排除呼吸运动干扰与射线剂量的限制，骨组织成像的分辨力可达9μm，足以对骨小梁等细微结构进行精确成像，为后续的图像处理与计算提供良好的基础。在此以苏州海斯菲德公司micro-CT的后处理工作站Hiscan Analyzer为例，简要介绍骨组织各项参数的计算，以及数字图像分析的一般思路。

常见的医学影像数字格式为DICOM格式，一般从CT、磁共振扫描仪和PACS上导出的图像格式均为DICOM格式。DICOM格式的图像在头文件信息中会包含许多诸如被试资料、扫描单位等与后续图像处理无关的信息，因此在许多软件平台中，往往会要求将DICOM格式转换为NIfTI格式(neuroimaging informatics technology initiative)进行处理。一般直接使用扫描仪配套的后处理工作站，不会遇上图像格式不符的问题；但如果使用或是开发第三方软件来进行图像分析的话，一定要留意图像格式是否正确，软件是否能正确识别图像。

以后处理工作站上计算骨密度等参数为例，按照一般图像分析思路，起码包含两个步骤：感兴趣区(ROI)的确定与参数的计算。一般对于医务工作者而言，很少会直接使用从数学公式与软件代码等底层环境出发的分析方式，而更多使用高度集成的软件分析包。因此，确定想要计算的参数可以在所使用的软件平台上实现，是分析的第一步。除了平日里需要对使用的软件平台有所了解，也需要在文献中留意别的课题组使用的软件平台以及分析方法是什么。分析步骤中具体使用的参数往往会对分析的结果产生影响，有时具体的分析参数也与扫描的参数相关，都是在阅读文献时需要留意的环节。

感兴趣区的确定往往是需要医务工作者切身参与的步骤。因为目前的机器学习能力对脏器与组织的识别仍存在一定误差，某些特定的课题设计往往也只关注某些特定的感兴趣区，需要由研究人员去手动划分。这便往往需要2名以上的研究人员去分别进行感兴趣区的勾画，并进行组间一致性检验以证实感兴趣区勾画的一致性与可重复性。如果所研究的课题已存在前人划分好的标准模板(如脑分区图谱)，则会涉及到图像配准问题，即如何将实验采集到的图像配准至标准模板上。这个步骤主要涉及线性配准的缩放与旋转等，以及非线性配准的形变。在此不做详述。

确定好要分析的感兴趣区后，在后处理工作站与集成的软件包中，接下来只需要选择要分析的参数即可(图48-3)，软件平台理应会完成后续的计算并生成结果。以骨组织为例，在“Hiscan Analyzer”工作站中已包含骨密度、骨面积、骨小梁厚度、骨小梁间隙、骨小梁结构因子等计算模块，只要选中想要计算的参数，工作站便会输出计算结果。这里尤其需要注意的是，任何软件的计算模块均只是一串数学计算指令，对所输入的图像进行计算然后输出结果，这个过程并不会判断输入的图像是否正确。因此对于输入软件的扫描图像，以及所确定的感兴

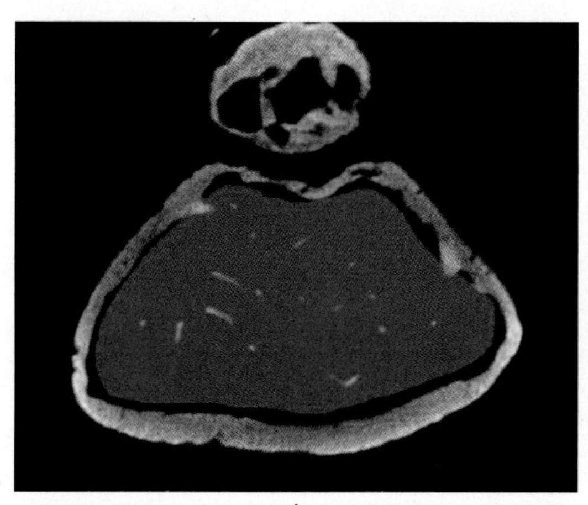

A

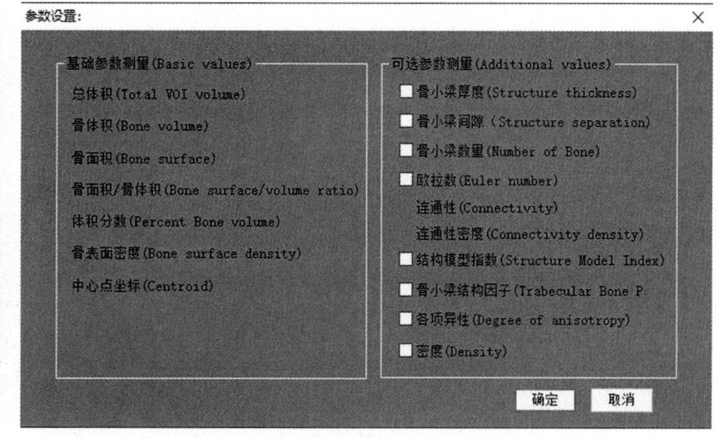

B

图48-3　海斯菲德公司后处理工作站Hiscan Analyzer界面

A.感兴趣区的选定；B.可计算的参数模块列表。

趣区，都要十分仔细。输入的数据会直接影响输出的结果，以及结果的临床意义。

获得图像分析的结果后，便是和实验设计最初设想的临床指标进行统计分析。以本章节心血管系统一节所介绍的研究为例，该研究获得的冠脉形态学及血流动力学模型，就是和管腔直径与年龄进行统计分析，以回答年龄发育和管腔是否影响冠脉血供不对称的临床问题。因此，动物 CT 成像以及后续的数字图像分析，作为一种结合基础与临床的实验手段，终究是为了回答临床的科学问题。好的课题设计与科研思路才是动物 CT 成像得以最佳应用的基础。

五、动物 CT 成像的图像质量控制

动物 CT 成像的图像质控，也遵循着临床 CT 成像的一般原则，受仪器性能、扫描参数等物理条件影响，也要结合相应典型部位的扫描来具体判断。日常仪器维护中，可试扫水模以测量 CT 值场均匀性，在水模图像的中心选择一定大小的感兴趣区测量 CT 值与标准差，并于此感兴趣区外 3、6、9、12 时方向上再取同样大小的四个感兴趣区计算 CT 均值，以与中心感兴趣区 CT 均值的最大差值来评估 CT 值场均匀性。若因仪器损耗等因素导致 CT 值场欠均匀，则应联系厂家工程师进行维修，才能继续进行实验。

在动物 CT 成像实验中，最容易引起图像质量欠佳以及图像伪影的因素，在于实验动物的麻醉状态以及呼吸门控的采集。由于实验动物无法主动配合屏气，在成像中往往需要结合呼吸门控来配合扫描，然而实验动物的呼吸波形并不始终平稳，传感器的放置与固定方式也会影响到接收的呼吸波形，并最终影响扫描仪对波形的判断。如果扫描仪无法准确识别实验动物的呼吸波形，必然导致图像采集无法统一，最终重建成模糊不清的图像。同时，在实验过程中，实验动物的麻醉情况并非是一成不变的。以异氟烷气体麻醉为例，同一剂量的麻醉气体对同一组实验小鼠产生的麻醉深度也是各不相同的。麻醉过深，小鼠的呼吸会逐渐减缓，直至停止；麻醉过浅，小鼠的呼吸可能反复，直至苏醒。不稳定的麻醉深度，都会对呼吸门控与波形的判读造成困难，最终形成质量欠佳的图像。因此，在动物 CT 成像实验中，仔细观察实验动物的呼吸波形，及时调整麻醉深度以维持稳定的成像条件，无疑对动物 CT 成像的图像质量十分重要。

（张冰　刘任远　李茗）

第四十九章

动物磁共振成像技术

磁共振成像(magnetic resonance imaging,MRI)是一种高端的医学影像检查技术,它具有多参数、多方位、无电离辐射、无骨质伪影、软组织分辨力高、无需对比剂即可进行血管成像等优点,在医学领域广泛应用。

动物磁共振的应用主要分两大方向:一是用于动物的健康查体,如大型宠物医院,动物园等;二是用于生命科学研究,利用动物模型研究与人体相关的生理生化过程。动物磁共振的场强可以做的很高以获得更好的信噪比和组织对比度,目前市面上已经存在7T、9.4T、11.7T甚至更高场的动物磁共振,并在中枢神经系统、心血管系统、消化系统、泌尿系统以及骨关节疾病的诊断中发挥重要作用。

第一节 动物磁共振成像仪的基本构造与成像原理

一、动物磁共振成像仪的基本构造

动物磁共振成像仪和临床医用磁共振成像仪的成像原理是相同的。磁共振成像仪通常由主磁体、梯度系统、射频系统、计算机系统及其他相关系统五部分组成。

主磁体用于产生高度稳定、均匀的静磁场,可分为永久磁体、电磁磁体和超导磁体三大类,前两者提供的磁场强度有限。动物磁共振成像仪的主要应用是生命科学研究,场强越高,信噪比越高,图像质量越好,因此绝大多数动物磁共振成像仪均采用超导磁体,主磁场强度一般为≥7T,为了保证主磁场的均匀性,减少信号丢失和几何畸变,超高场动物成像仪的孔径较小,一般<0.3m。

梯度系统由梯度线圈、梯度放大器及相关模块组成,主要作用是产生线性变化的梯度磁场,而梯度磁场可以提供磁共振信号的空间相位编码,也就是确定信号来源的空间位置信息。

射频系统主要由射频发生器、射频放大器和射频线圈组成,用来发射射频信号,激发感兴趣区内的质子产生共振,同时接收共振信号并经过一系列电子学处理传送给计算机系统。其中,射频线圈又分为发射线圈和接收线圈。发射线圈需尽可能均匀发射射频脉冲,接收线圈则需要最大限度靠近检查部位,保证较高的信噪比。

计算机系统相当于整部磁共振成像仪的大脑,控制射频脉冲的发射、信号收集、数据处理及图像显示。磁共振的信息处理是一个非常复杂的过程,需要高性能计算机的配合,才能快速得到高分辨、高信噪比的数据图像。

二、动物MRI的成像原理

简单地说,磁共振成像的基本原理是带电粒子的自旋运动。在主磁场的作用下,具有自旋的带电粒子受磁场影响,排列方式发生改变:与主磁场方向相同或与主磁场方向相反。相同的粒子处于低能级,相反的粒子处于高能级,低能级粒子相对较多,且多出来的部分就是磁共振成像信号的来源。

对于人和动物,体内可以发生磁共振的原子核有很多,如^{1}H、^{14}N、^{31}P、^{13}C等,由于含量的差异和磁化率的影响,^{1}H成为磁共振成像的首选。原因主要有:①^{1}H是人体中含量最高的元素,能够产生较强的磁共振信号;②^{1}H广泛存在于人体及动物的各个组织,成像应用范围广泛。

生物体内含有大量水,且主要分为自由水和结合水两类。结合水参与蛋白质大分子合成,依附在分子的基团上,但不会产生磁共振信号。自由水和结合水可以互相交换,保持动态平衡。我们所说的磁共振信号主要来源于自由水中的^{1}H。

静磁场下，宏观带电粒子具有最大的纵向磁化矢量（平行于磁场方向），和最小的横向磁化矢量（垂直于磁场方向，大小为0）。通过施加射频信号使位于主磁场中的带电粒子产生共振。施加与主磁场方向不同的射频信号会使带电粒子的运动方向发生偏转，即纵向磁化矢量减小而横向磁化矢量逐渐增大。横向磁化矢量是磁共振信号的来源，矢量值越大，信号越强。

受射频信号激励的带电粒子运动状态发生改变，一旦激励停止，粒子将逐渐恢复原始状态，即纵向磁化矢量逐渐增大，横向磁化矢量逐渐减小，如文末彩图49-1所示。我们把这个过程称为“弛豫”，可分为纵向弛豫和横向弛豫两种。T_1 为纵向弛豫时间，表示纵向磁化矢量恢复至原来的63%所用的时间。T_2 是横向弛豫时间，则代表横向磁化矢量衰减至最大值的37%所需要的时间。一般组织的 T_1 值为数百到数千毫秒，T_2 值多为数十毫秒到一百多毫秒，最多至数百毫秒。不同组织的 T_1、T_2 值存在差异，并最终体现在信号强度及图像差异上，如图49-1。

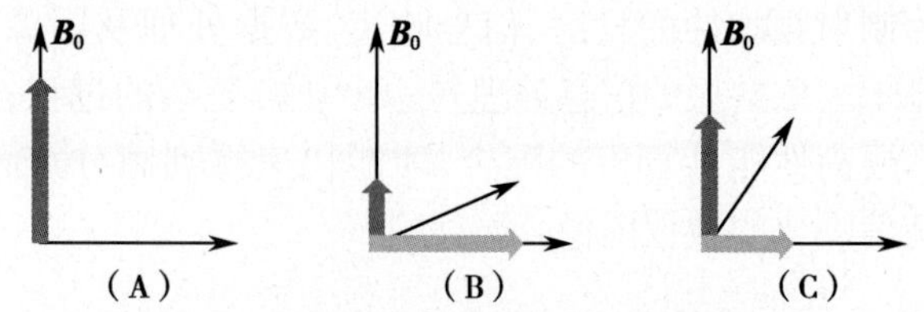

图49-1　宏观带电粒子磁化矢量变化示意图

B_0 表示主磁场，红色箭头表示纵向磁化矢量，绿色箭头表示横向磁化矢量；(A)(B)(C)分别表示静磁场，射频信号激发，弛豫过程。

三、动物MRI的优势

MRI是医学影像学的核心技术之一，在动物研究领域具有非常重要的地位。与其他影像学检查方法（如CT、超声）相比，MRI具有一些突出优势。

1. MRI是多参数多层面成像，可以根据研究对象的特点选择不同序列进行扫描，同时可以获得冠状位、矢状位、横断位三个方向的解剖学图像，信息更加全面。

2. MRI具有更好的软组织分辨力，可以清晰地分辨出肌肉、脂肪、肌腱、筋膜、肿瘤等。特别是在颅脑成像中，脑灰白质信号对比度高，无颅骨伪影，成像效果明显优于CT。

3. 动物MRI设备的场强可以做得更高。高场强可以提高质子磁化率，增加图像信噪比；在保证信噪比的前提下，缩短信号采集时间；提高磁共振波谱成像和脑功能成像的信号强度。已经有大量高场强的MRI设备投入到动物活体成像研究中。但是，场强升高，磁场均匀性变差容易造成形变，这也是高场磁共振孔径较小的主要原因。

如图49-2所示为布鲁克公司生产的9.4T磁共振成像仪，孔径20cm，可用于小鼠和大鼠活体以及其他大型动物的离体组织成像。

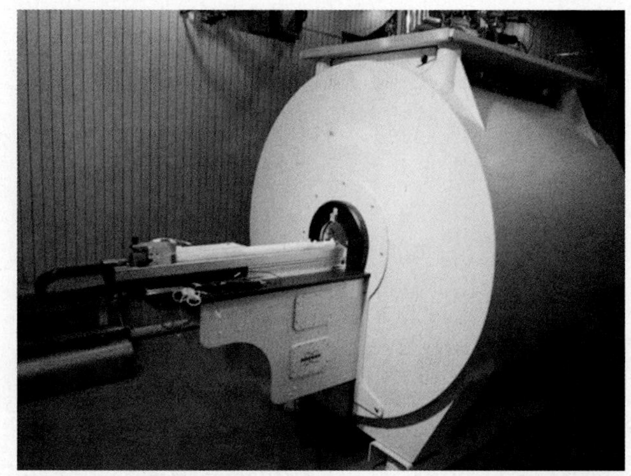

图49-2　布鲁克公司生产的9.4T/20cm磁共振成像仪

（李茗　吕品　张冰）

第二节　磁共振成像技术在动物研究中的应用

一、动物MRI在血管的应用

磁共振血管成像（MRA）是MRI技术的常规应用之一，具有简单、无创、清晰等特点，可分为无对比剂MRA和对比剂增强MRA。MRA不仅能够表现血管的形态，还可以测量血流的方向、流速、流量等信息。多数MRA技术是利用血液的流动效应进行成像，其中时间飞跃法（TOF）基于血流的流入增强效应，是MRA最常见的实现方法。静止组织内的质子受射频信号激发处于饱和状态，横向磁化矢量很小，表现为低信号，血管中的流动的血液没有达到饱和，在FOV内呈现高信号，从而与静止组织形成对比。

MRA在临床及基础研究中具有广泛的应用，主要用于脑部血管、颈部血管以及肢体血管等。一般情况下，为了避免动静脉相互交叠对图像质量造成影响,会通过添加空间饱和带来选择显示动脉血管或静脉血管。图 49-3 所示,为小鼠头部动脉和静脉血管成像。

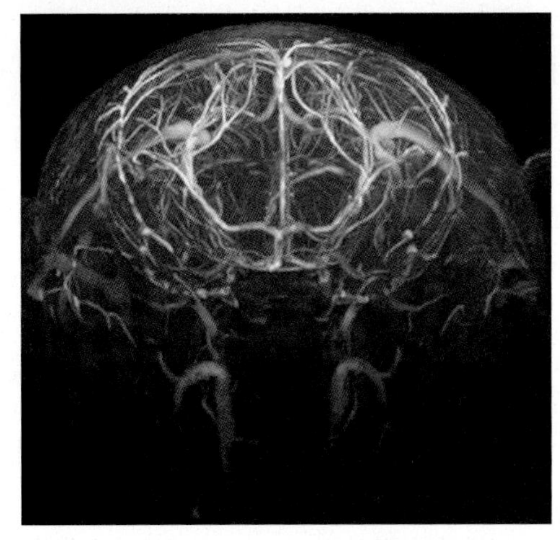

图 49-3　小鼠头部血管成像

有文章报道 Manzhong Li 等人通过 MRI 特有的动脉自旋标记(arterial spin labeling, ASL)和 MRA、DTI 等成像技术结合,为大鼠缺血性卒中后大脑前动脉、大脑中动脉、基底动脉等血管的血流动力学提供信号强度等数据,探讨三七总皂苷对大鼠大脑中动脉闭塞模型灰质和白质损伤的保护和促进修复作用。

二、动物 MRI 在心脏的应用

MRI 具有良好的软组织分辨力以及多角度多方位的成像特点,在心脏成像领域具有重要地位。和临床医学检查相同,动物活体心脏 MRI 也需要注意三个问题:

1. **心脏的解剖成像平面**　动物的心脏在胸腔中的位置具有个体差异,不能简单采用常规的冠状位、矢状位、横断位进行成像。为了获得统一,动物和人一样,均采用美国心脏协会推荐的短轴、长轴、四腔心对心脏解剖结构进行命名,如图 49-4 所示。

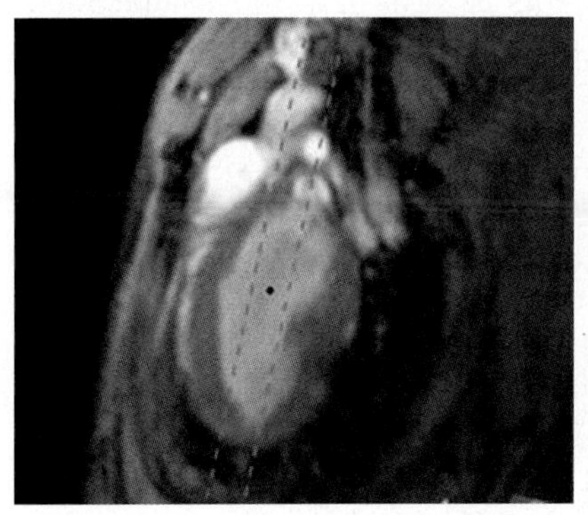

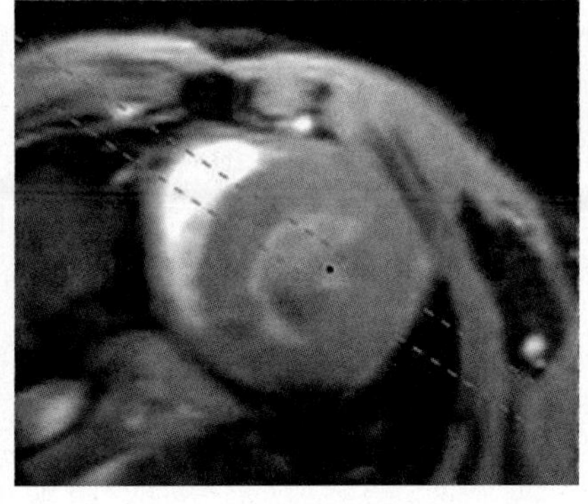

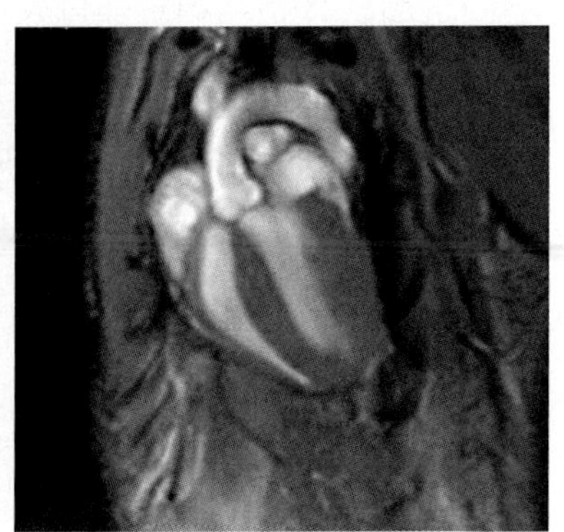

图 49-4　大鼠心脏 MRI 解剖结构示意图

自左向右分别是:长轴位,短轴位,四腔心。

2. **心脏跳动带来的影响**　大鼠和小鼠的心律通常在 400~600 次/min,属于周期性运动。心脏跳动易产生运动伪影,影响图像质量。动物活体实验中通常采用心电门控来减少运动伪影的影响,图 49-5 为心电监测结果。

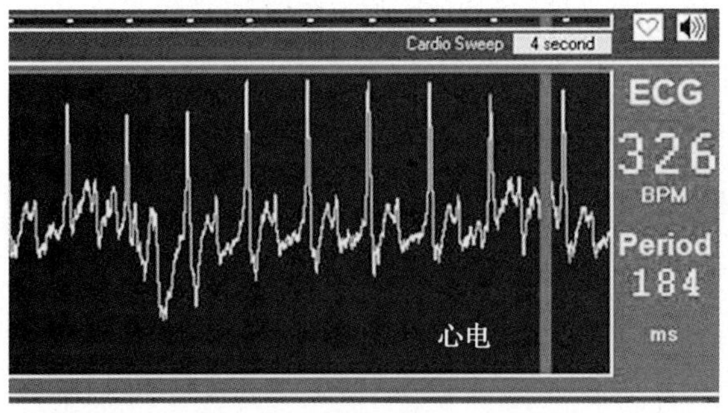

图 49-5　大鼠心电监测结果

3. **呼吸运动带来的影响**　心脏位于膈肌上方,位置随呼吸上下运动。动物与人不同,无法通过训练和指令控制屏息,只能利用呼吸间隔采集信号。通常将探头贴在实验对象的腹部以感受呼吸的起伏,并根据呼吸节律设置恰当参数进行信号采集,如图 49-6。

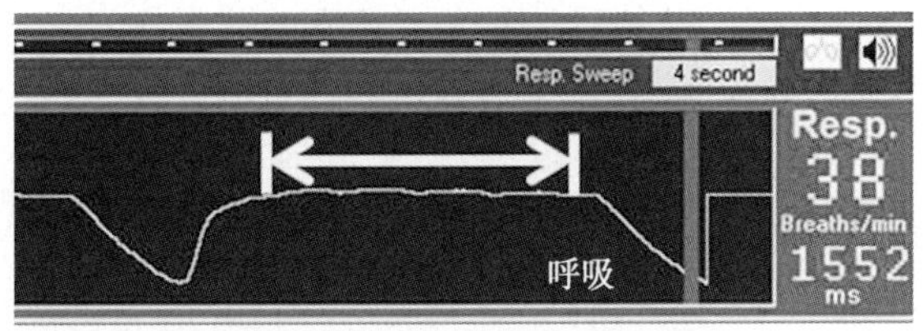

图 49-6　大鼠呼吸监测结果

白色箭头内区域表示呼吸间隔,该时间段可进行数据采集。

心脏 MRI 扫描序列更多是按照功能划分，主要分为黑血对比和亮血对比两种方式。黑血对比主要通过流空效应或者给予特殊脉冲抑制感兴趣区的血流信号，以重点显示心肌和周围组织结构，对心肌和心包病变如心肌梗死和心内膜下血栓的诊断具有重要意义。亮血即不使用对比剂使血流表现高信号，从而实现对心腔和血管的显示，可以进行单方位的解剖学成像，也可以电影的形式动态显示心脏及瓣膜的运动。

大量研究表明，相比超声技术，MRI 可以更精确的评判心肌的真实厚度，是揭示心肌肥大的最可靠方法。I. G. Agafonova 等人报道了通过 MRI 测量高血压大鼠心肌壁的形态以及心室在心跳周期不同阶段的体积变化，以评估心肌重塑机制与变异性高血压之间的关系。Philip W、Raake J 等人结合 MRI 图像和压力体积循环方法分析大型动物缺血性心肌病模型在舒张和收缩末期心室容量及射血分数的变化，评估结构重塑以及区域心肌功能，为该类疾病的病理特征及治疗效果提供参考。

三、动物 MRI 在腹部的应用

MRI 是腹部疾病重要的检查手段，为了更好了解人体疾病的发生原因及治疗效果，经常使用动物模型进行相关研究，接下来我们以腹部器官肝脏为例进行简要介绍。肝脏检查有几个注意事项：

1. 肝脏位置随呼吸运动起伏变化，容易产生呼吸伪影，需要配合呼吸门控进行信号采集。

2. 距离心脏大血管的位置较近，心脏及血管的搏动也容易影响图像质量，应根据数据采集需要选择心电监控。

3. 肝脏生理性含脂，特别是一些已经产生病变的肝脏，脂质含量增大，需根据实际情况配合压脂技术提高信号质量。

4. 线圈中心应尽量与肝脏中心重合，这样可以使肝脏的信号强度更均匀，提高信噪比。

肝脏是恶性肿瘤的好发部位，MRI 扫描中可以通过灌注成像区分良恶性肿瘤并进行肿瘤分期，也可以利用组织间信号差异区分正常肝实质与结节、囊肿等。根据治疗后肿瘤组织内的血流状况判断肿瘤是否“死亡”。Zhangliang Su 等人报道用氧化纳米铁标记小鼠的自然杀伤细胞（natural killer cell，NK cell），对比经肝内动脉和静脉灌注向肿瘤投递，利用 MRI 技术追踪 12 小时内被标记的 NK 细胞，并对肿瘤大小进行评估，如图 49-7。

MRI 检查中经常使用对比剂来增加组织对比度，提高图像信噪比。但是，对比剂的使用也有一

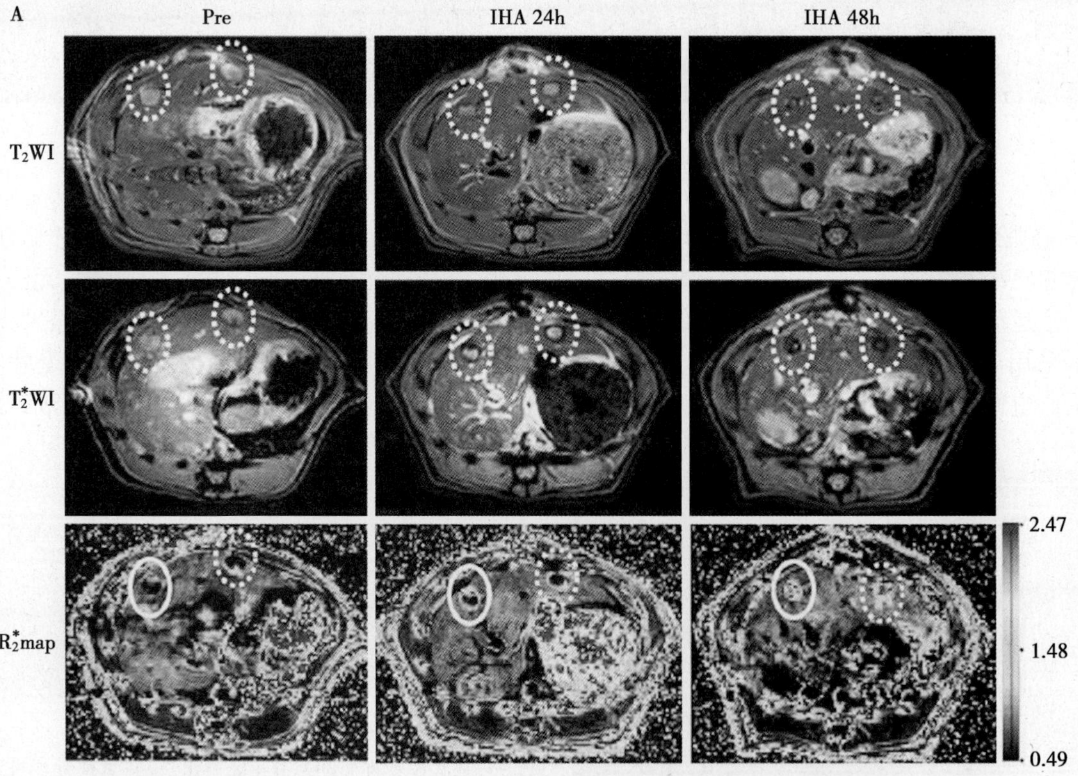

图 49-7　MRI 不同序列检查下，NK 细胞在靶向肝脏肿瘤中的分布形态随肝内动脉灌注前后（24h、48h）变化

定的副作用，如药物沉积、肾源性纤维化等。Mercantepe Tolga 等人利用小鼠动物模型，从生化和病理学角度分析钆基 MRI 对比剂对肝脏组织的影响，发现钆双胺、钆特酸会通过损伤肝细胞来触发肝细胞坏死和凋亡。

磁共振波谱成像（MRS）也被应用在肝脏研究中，主要分析肝脏肿瘤中代谢产物的特征及变化。

四、动物 MRI 在呼吸系统的应用

与 CT 相比，MRI 对肺的细微结构以及轻微病理改变的成像效果相对较差，主要原因有：

1. 相比其他组织，肺组织的^{1}H 含量较低，MRI 信号弱。

2. 肺主要由肺泡组成，内含大量空气，直接导致肺内磁场不均匀性增加，形成磁敏感伪影；磁敏感效应随着场强的升高而增大，高场条件下，肺实质的 T_1 显著增大，T_2 显著减小，信号变低不利于成像。

3. 呼吸和心跳会造成图像伪影，影响图像质量。

临床上肺部 MRI 的检查基本不作为首选，对于某些疾病或者孕妇、儿童而言，MRI 检查就显得比较重要。以 MRI 作为检查手段开展的动物肺部的科学研究相对较少。Christine Egger 等人报道了利用超短回波时间（TR——20ms，TE——529μs）MRI 评估小鼠的肺纤维化，短 TE 可以显著缩短肺部图像的获取时间，减少心跳及呼吸运动带来的影响，如图 49-8。

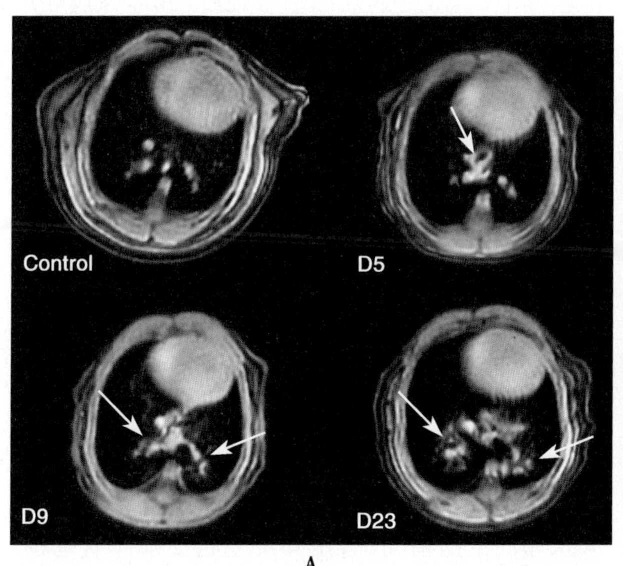

A

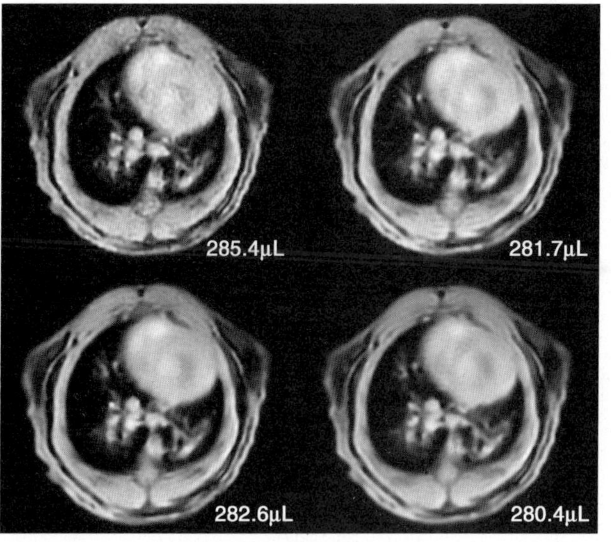

B

图 49-8　小鼠肺部超短回波时间 MRI 图像

白箭所指为肺损伤部位，在右上方心脏周围看到心跳伪影。

五、动物 MRI 在颅脑系统的应用

MRI 没有颅骨伪影，且脑白质灰质对比度高，几乎可以满足所有颅脑疾病的诊断。在活体动物实验中常用的颅脑检查包括：结构像扫描、脑血管成像、弥散加权成像（DWI）、弥散张量成像（DTI）、灌注加权成像、磁共振波谱成像（MRS）以及功能磁共振成像（fMRI）等。

以小鼠常规颅脑扫描为例，扫描过程中需将小鼠的头部固定在扫描床上以减少运动伪影。一般会采用专用牙棒勾住上切牙，并用耳棒将头部牢牢固定。固定完成后，将线圈中心与小鼠颅脑中心重合并送至磁体腔内。

功能磁共振成像（fMRI）是一种无创非放射性观察大脑活动的技术，被广泛应用于神经科学及认知科学领域，其主要原理是血氧水平依赖（BOLD），即利用神经活动发生时血红蛋白结合氧气量的变化进行成像，表现脑区激活改变及功能连接等信息。脱氧血红蛋白具有顺磁性，可有效缩短组织的 T_2 值，在 T_2WI（T_2 加权）上表现出低信号；氧合血红蛋白具有反磁性，延长组织 T_2 值在 T_2WI 表现为高信号。当大脑中某个区域被激活时，该区域的耗氧量增加造成脱氧血红蛋白含量增加，同时由于血流加快，带来大量氧合血红蛋白，T_2WI 表现为高信号。

对动物实验而言，绝大多数 fMRI 检查需要在

麻醉状态下进行，常用的麻醉剂包括异氟烷和氨基甲酸乙酯等，但是麻醉会对神经活动及 BOLD 信号强度产生影响，因为麻醉剂会抑制脑的激活、代谢和血流动力，尤其是脑区间的功能连接和麻醉深度密切相关。为了避免上述问题，近几年报道了一些动物清醒状态下的脑功能实验。

如图 49-9 所示，是一种可用于清醒小鼠 fMRI 成像的非侵入性系统，通过 3D 打印技术得到形状及尺寸合适的扫描床，将麻醉后的小鼠放置在扫描床上，耳部和身体两侧均装有特殊装置，可以将小鼠固定以减少头动和身体运动产生的伪影。待固定完成后停止输送麻醉气体，小鼠逐渐恢复至清醒状态。当然，为了消除小鼠在该装置下的恐惧和紧张心理，正式实验前需要多次预实验进行适应，实验过程中也会根据小鼠的呼吸和排泄物来实时判断。

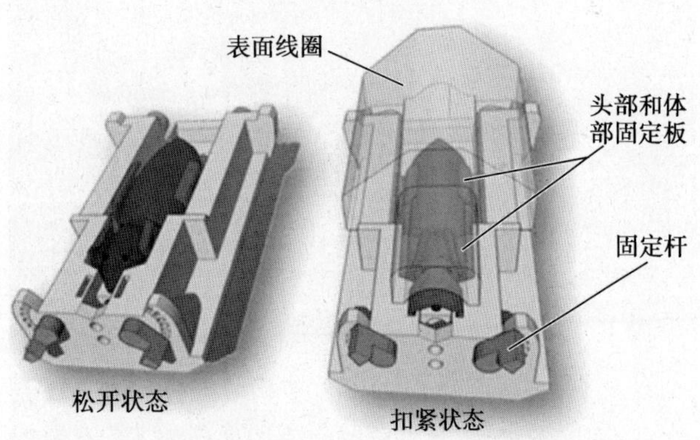

图 49-9　一种可用于清醒状态下小鼠 fMRI 扫描固定装置

六、动物 MRI 的图像质量控制

磁共振的工作原理比较复杂，图像质量受诸多因素影响。通常情况下我们主要关注的指标有信噪比、对比度噪声比、均匀度、空间分辨力、图像均匀度等。这在人和动物的图像质控中是通用的。

1. 信噪比　信噪比（signal-to-noise ratio，SNR），顾名思义就是有效信号与随机噪声的比值。信号通常是指图像内目标组织的信号强度的平均值，噪声则是指同一感兴趣区（ROI）等量信号强度的标准差。计算方法如下：

$$SNR = SI/SD \quad （式 49\text{-}1）$$

常用图像质量评价多采用 $SNR = SI_{组织}/SD_{背景}$ 进行评估。$SI_{组织}$ 代表 ROI 内某一组织信号强度的平均值，$SD_{背景}$ 则是视野内非组织部位（可选择空气位置）信号强度的平均值。

通常意义上，SNR 越大，图像质量越好。影响 SNR 的因素主要有线圈的种类，主磁场的强度，横向弛豫时间等有关。其他条件固定情况下，SNR 与主磁场强度成正比，这也是动物 MRI 多采用高场的重要原因；多个子线圈构成的相阵控线圈可以大幅提高 SNR；在参数设置方面，TR 时间越长 SNR 越好，TE 时间越短 SNR 越好；且与重复采集次数的平方根成正比。

2. 对比度噪声比　对比度噪声比（CNR）是指两种组织信号强度差值与背景噪声的标准差之比，其表达式为：

$$CNR = |SI_{病灶} - SI_{组织}|/SD_{背景} \quad （式 49\text{-}2）$$

其中，$SI_{病灶}$ 为病灶的信号强度；$SI_{组织}$ 为病灶周围正常组织的信号强度；$SD_{背景}$ 为 FOV 内空气的标准差。

图像 CNR 主要由三个因素决定：组织差别，如 T_1、T_2 弛豫时间等，差别越大，越容易进行组织鉴别；参数及技术差别，这和扫描操作人员选择的序列以及设定的参数均有关系；是否使用对比剂，合适对比剂的使用可以显著增强目标组织与周围组织的成像差异。

3. 空间分辨力　空间分辨力是评价 MRI 图像质量的重要参数，是指单个体素的尺寸大小，体素越小，空间分辨力越好。体素大小由视野（field of view，FOV），矩阵大小和层厚三个因素决定，FOV 及层厚固定的情况下，矩阵尺寸越小则体素越小。例如，对 128×128 的矩阵，如果 FOV 是 25mm×25mm，层内的空间分辨力约为 2mm，如果层厚为 1mm，则空间分辨力为 $2mm^3$。动物脑部结构像扫描中，空间分辨力的大小根据实验要求进行调整，布鲁克公司生产的 9.4T 的超高场动物磁共振的空间分辨力可以达几十微米。

不管是对人还是对实验动物，人们一直追求在最短的时间内获得最佳质量的图像，但是各质量参数之间是相互制约的，这是需要综合平衡处理。如果目标是获得更好的空间分辨力，就必须尽可能缩小体素尺寸，这就意味着扫描时间增加，同时降低 SNR 和 CNR。如果想大量缩短扫描时间，就必须增大体素尺寸，这就会造成空间分辨力下降，组织边缘模糊。因此，扫描时参数的设置应该考虑具体实验需求，权衡利弊。

（李茗　吕品　张冰）

第五十章

PET/CT 和 PET/MR 动物成像技术

1991 年，Ingvar M 等利用临床 PET 进行了大鼠脑成像，被认为是首个 PET 动物实验。20 世纪 90 年代中期，美国和英国联合研发了首台啮齿动物 PET 系统，拉开了动物 PET 研究的序幕，之后各国科研人员相继推出多种型号的动物 PET。2004 年，商用动物 PET/CT 的问世并引起了科学界的强烈关注。PET/MR 的提出相对较晚，但随着成像技术的不断进步，动物 PET/CT、PET/MR 逐渐取代了单一的 PET 成像仪，广泛应用于生命科学研究。

伴随探测技术的发展以及重建算法的完善，动物 PET/CT、PET/MR 技术已经日趋成熟，具备数字化采集、灵敏度高、空间、时间分辨力好、低电离辐射等特点，在早期肿瘤的发现，肿瘤的良恶性判断与分期，药物效果评估，神经系统和精神疾病诊断以及心血管疾病领域发挥重要作用。

第一节 动物 PET/CT 设备基本构造与成像原理

一、动物 PET/CT 设备基本构造

PET/CT 系统的主要部件包括检查床、探测器、电子学、计算机系统，图 50-1 为某动物 PET/CT 实物。检查床用来摆放实验对象，并利用传动装置经实验对象送至扫描区域。探测器又分为 CT 部分和 PET 部分。PET/CT 的整合理论上可以使两部分信号采集同时进行，但由于探测器技术本身的限制尚无法实现，难以同时鉴别 CT 产生的 X 射线和放射性药物衰变产生的 511keV 的 γ 射线。因此，CT 和 PET 成像需单独进行。探测器将收集到的光信号通过晶体和光电器件转换成电信号，并输送至电子学系统，强大的计算系统会将收集到的信号处理成直观的 PET 图像。

PET 可以进行精准定量的关键是射线衰减校正以及重建技术。衰减校正是指：生物体内部产生的光子相比表面光子到达探测器时的衰减量更大，需考虑组织结构差异并进行修正。CT 图像的重建恰好可以为 PET 提供衰减校正图，显著缩短了数据采集时间。因此，PET/CT 系统是功能和解剖两种成像技术既相互独立又相辅相成的组合，两种图像融合可以提供更多有价值信息，如图 50-1。

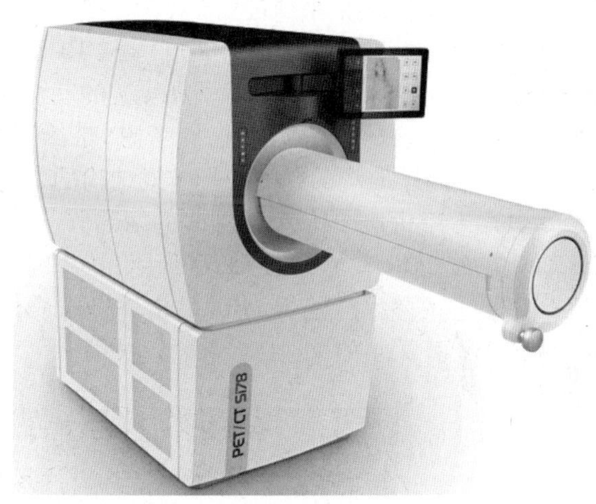

图 50-1 德国布鲁克公司 PET/CT Si78 扫描仪

二、动物 PET/CT 的成像原理

正电子发射断层成像（positron emission tomography，PET）本质是体外探测器测量来自机体内部的 γ 射线。PET 可以反映分子水平的代谢活动，是目前最高端的核医学成像技术。小动物 PET 与临床 PET 的成像原理一致。

PET 的使用需要放射性药物的配合，一般选用 C、N、O、F 的短寿命放射性同位素（^{11}C、^{13}N、^{15}O、^{18}F）合成生命体代谢所必需的物质，如葡萄糖、蛋白质等，目前使用最多的放射性药物是氟代脱氧葡萄糖（[^{18}F]-FDG）。[^{18}F]-FDG 在体内参与生命活动，代谢旺盛的组织，如恶性肿瘤对药物的摄取量大，肿瘤区域内放射性核素含量高，在 PET 成像中与周围正常组织存在明显差异。

短寿命的放射性核素非常不稳定，容易发生质

子衰变($p^+ \rightarrow n+e^+$)放出一个正电子(e^+),e^+在运动过程中与电子(e^-)碰撞发生湮灭,产生一对方向相反(180°),能量均为511keV的γ光子。探测器捕获到两个γ光子,将光信号转化成电信号并最终由计算机重建出湮灭位置、放射源活度等信息。

(吕品　李茗　张冰)

第二节　动物PET/MR设备基本构造与成像原理

一、动物PET/MR设备基本构造

市场上的动物PET/MR主要分为两种,以布鲁克产品为例,分体插入式和一体式。分体插入式的PET/MR有两个独立的机架,如图50-2所示,可分别进行PET和MR扫描,也可以将PET探测器插入至MRI的磁体腔,实现同步扫描,后期通过软件将图像融合在一起。分体插入式的设计存在几个问题:一是MRI磁体孔径影响PET扫描床的尺寸,能够开展实验的动物种类受限;二是PET探测器的设计必须考虑"带给"磁场的影响以及"被"磁场的影响。一体式结构的PET和MRI共用一个机架,但依旧是独立的两部分,一般PET部分在前,MRI在后,如图50-3所示,扫描时先进行PET数据采集,再进行MRI采集。文末彩图50-4是PET/MR采集的单独以及融合后的图像。

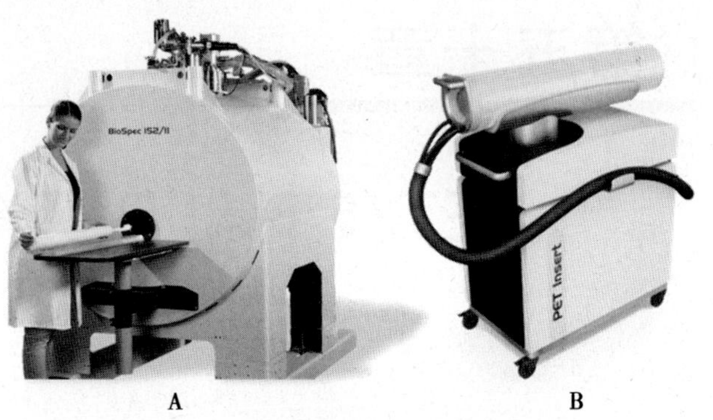

图50-2　布鲁克分体嵌入式PET/MR

A. MRI;B. PET。

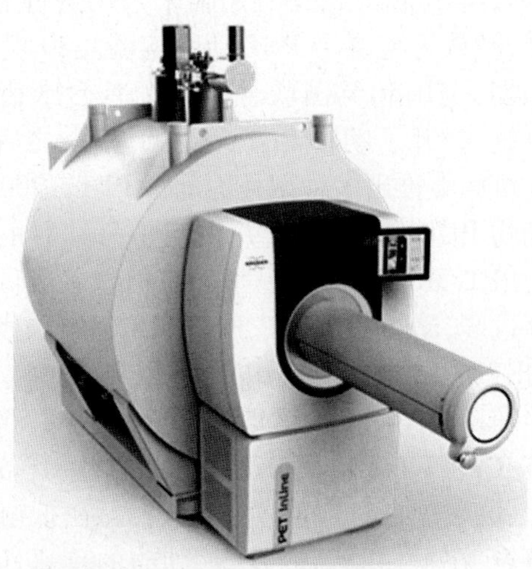

图50-3　布鲁克一体式PET/MR

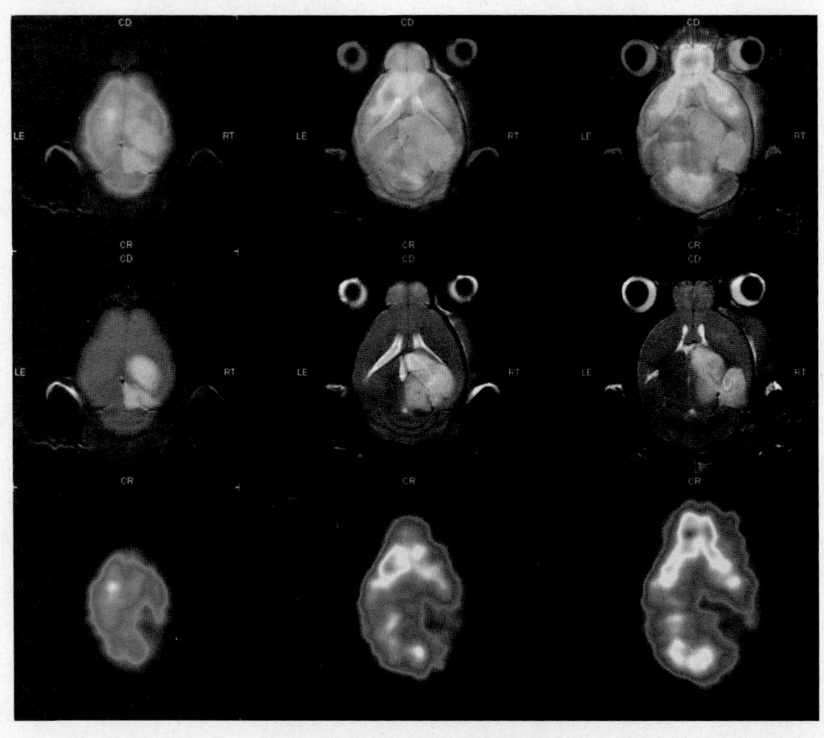

图50-4　PET/MR扫描图像

由上而下分别是PET/MR融合图像,MR解剖学图像,PET功能学图像。

二、动物 PET/MR 的成像原理

动物 PET/MR 系统则是 PET 技术和 MRI 技术的整合,也就是 PET 成像原理和常规 MRI 的整合,此处不再详述。与 PET/CT 相比,PET/MR 在软组织分辨力及神经血管疾病诊断方面更具优势,且有效避免了 CT 的电离辐射。

(吕品　李茗　张冰)

第三节　PET/CT 和 PET/MR 在动物成像的应用及其质量控制

动物 PET/CT 和 PET/MR 是专门为研究人类疾病的动物模型而设立的,用于模拟人的活体实验。主要分为两类:一是正常生命过程的研究,包括受体的结合与表达,代谢活动的进行,新型药物作用靶点及功能的评估;二是疾病过程的研究,例如肿瘤的治疗与预测,致病基因的筛选与表达等。

一、新型药物的动物活体实验

阿尔茨海默病(AD)是一种不可逆转的神经退行性疾病,对社会和家庭带来沉重的经济和精神负担。关于该疾病的诊断和治疗一直是科学前言话题。研究表明,α_7-乙酰胆碱受体(α_7-nAChR)在 AD 的发病机制中发挥重要作用,AD 患者 α_7-nAChR 的结合位点以及蛋白质含量明显减少,这意味着 α_7-nAChR 激动剂(促进蛋白与受体结合)成为治疗 AD 的候选药物。Shuxia Wang 等合成了一种新型的^{18}F 标记的 α_7-nAChR 配体,用以示踪 α_7-nAChR 分布。尾静脉注入药物至大鼠体内并利用动物 PET/CT 成像,示踪药物在脑内吸收以及药量随时间变化关系,PET/CT 图像如文末彩图 50-5 所示。

二、新型肿瘤示踪剂

PET 在肿瘤定位及诊断方面具有突出优势,放射性药物进入体内参与生命活动,可以评级组织的代谢水平以及受体的功能和分布。[^{18}F]-FDG 可以作为大部分肿瘤的示踪剂,但是也存在一些缺点和局限。由于[^{18}F]-FDG 在正常脑组织中的本底较高,并不适用于脑肿瘤的诊断;高分化肺腺癌、前列腺癌等对 FDG 的摄取较低,[^{18}F]-FDG 也不具备优势。Caihua Tang 等人研发了一种新型的^{18}F 肿瘤

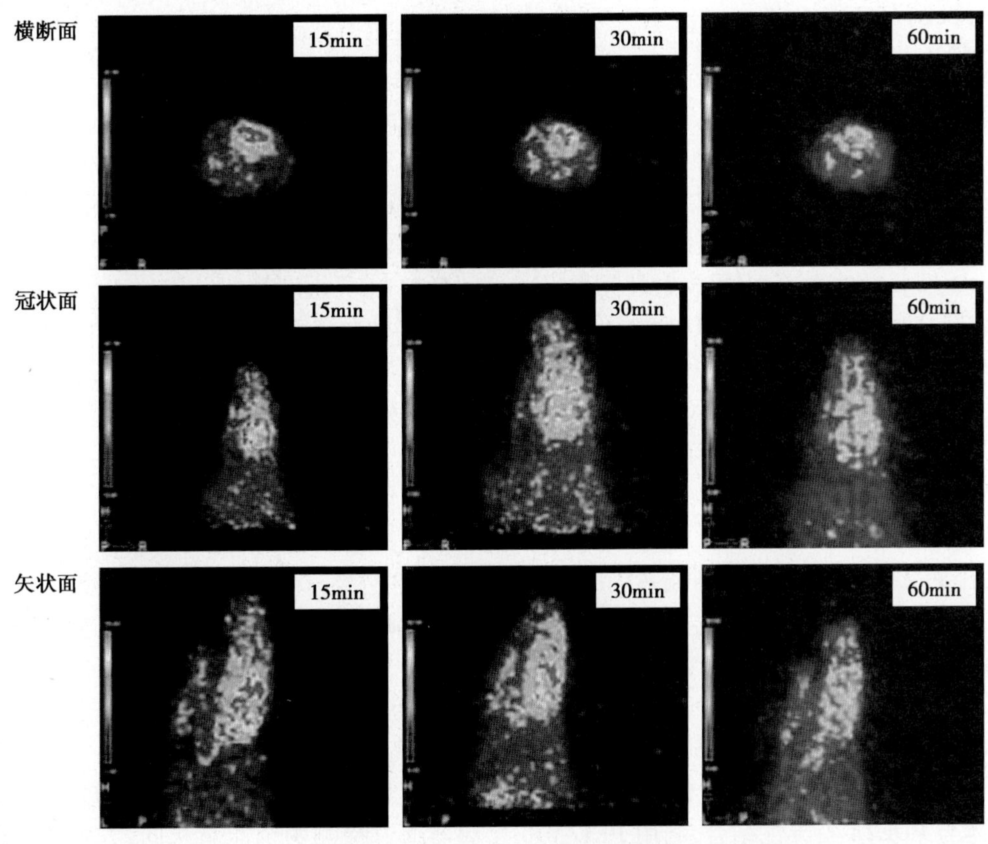

图 50-5　PET/CT 显示三个方位放射性药物活度随时间变化图

示踪药物[^{18}F]FPDOPA,在胶质瘤大鼠和人肺腺癌小鼠身上展开活体实验,利用 PET/CT 作为成像工具对比评估[^{18}F]FPDOPA 和[^{18}F]-FDG 对肿瘤的示踪效果并确定药物的最终排泄途径,文末彩图 50-6 所示为该类示踪剂在临床的投入提供参考依据。

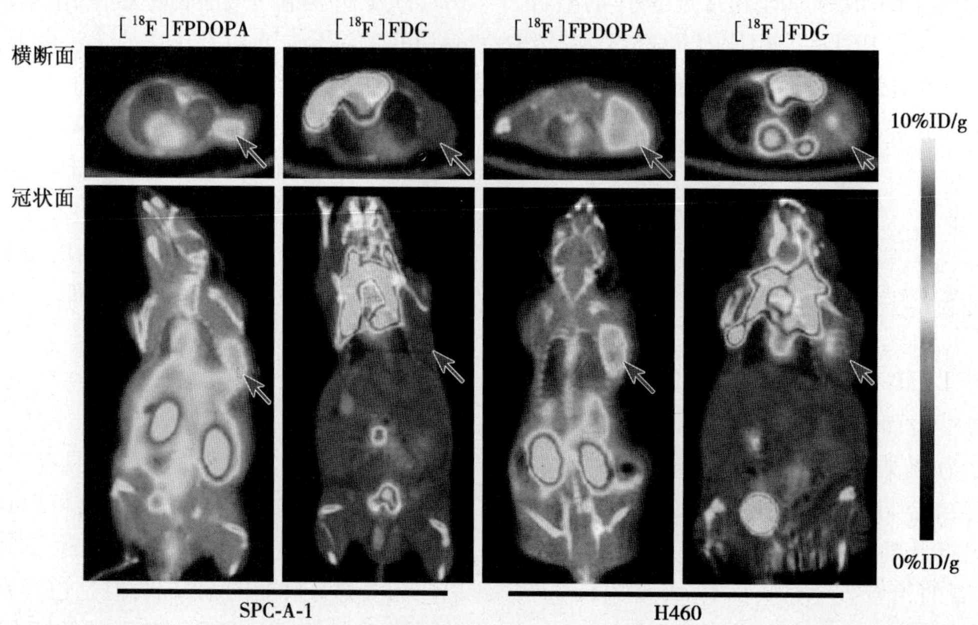

图 50-6　[^{18}F] FPDOPA 和[^{18}F]-FDG 肿瘤示踪剂下肺腺癌(SPC-A-1)和大细胞肺癌(H460)基因大鼠 PET/CT 图像

肿瘤位置如箭所指。

三、免疫治疗示踪

肿瘤的免疫治疗即启动、恢复或加强机体自身免疫系统对肿瘤的控制和清除,被认为是未来治疗肿瘤的重要方法。肿瘤浸润淋巴细胞(TIL)是离开血液循环,迁移到肿瘤附近的淋巴细胞,TIL 数量的多少是预测癌症患者预后以及免疫疗法效果的重要指标。Lotte K. Kristensen 等人用放射性元素^{89}Zr 合成的药物^{89}Zr-DFO-CD4 和^{89}Zr-DFO-CD8a 作为特异性示踪剂,利用 PET/CT 对小鼠体内 CD4^{+} 和 CD8a^{+}两种淋巴细胞进行显像,如文末彩图 50-7 所示,以此预测肿瘤的生长及小鼠今后的生存水平。

四、特异性蛋白示踪

磷酸二酯酶 2A(PDE2A)在受神经系统疾病影响的特定大脑区域和某些肿瘤中特异性表达,与学习和记忆相关的重要神经元的调节功能有关。因此,明确 PDE2A 在大脑中的分布对于研究神经退行性疾病的研究具有重要作用。Susann Schröder 等通过合成^{18}F 标记的 PDE2A 放射性配体注入小鼠体内,配体与 PDE2A 特异性结合,利用 PET/MR 技术对 PDE2A 蛋白进行示踪,MRI 的软组织分辨强,特别是在颅脑成像中具有显著优势,可以将 PDE2A 蛋白精确定位。

五、图像质量控制

关于 PET/CT 和 PET/MR 的图像质量,除了 CT 和 MRI 的常用评判指标外,还主要关注 PET 的几个参数:轴向视野、空间分辨力、能量分辨力、时间分辨力、灵敏度等。

1. **轴向视野**　沿动物床方向一次成像所能探测到的最大范围,轴向视野越大,一次成像得到的信息越多,完成全身扫描的时间越短。

2. **空间分辨力**　追溯放射性衰变发生的位置,用来评价鉴别细微结构的能力。空间分辨力越小,衰变点的定位越精确,病灶和组织的鉴别能力越强。这主要与探测器灵敏度和重建算法有关。现在动物 PET/CT 的空间分辨力可达到 1mm 以下。

3. **能量分辨力**　探测 γ 射线能量的精确程度。能量分辨力越高,越能排除其他非目标射线的干扰,提高准确性。

4. **时间分辨力**　由 PET 的成像原理可知,探测器通过探测两个能量相同,方向相反的 511keV 的 γ 射线,重建出湮灭的发生位置及时间。时间分

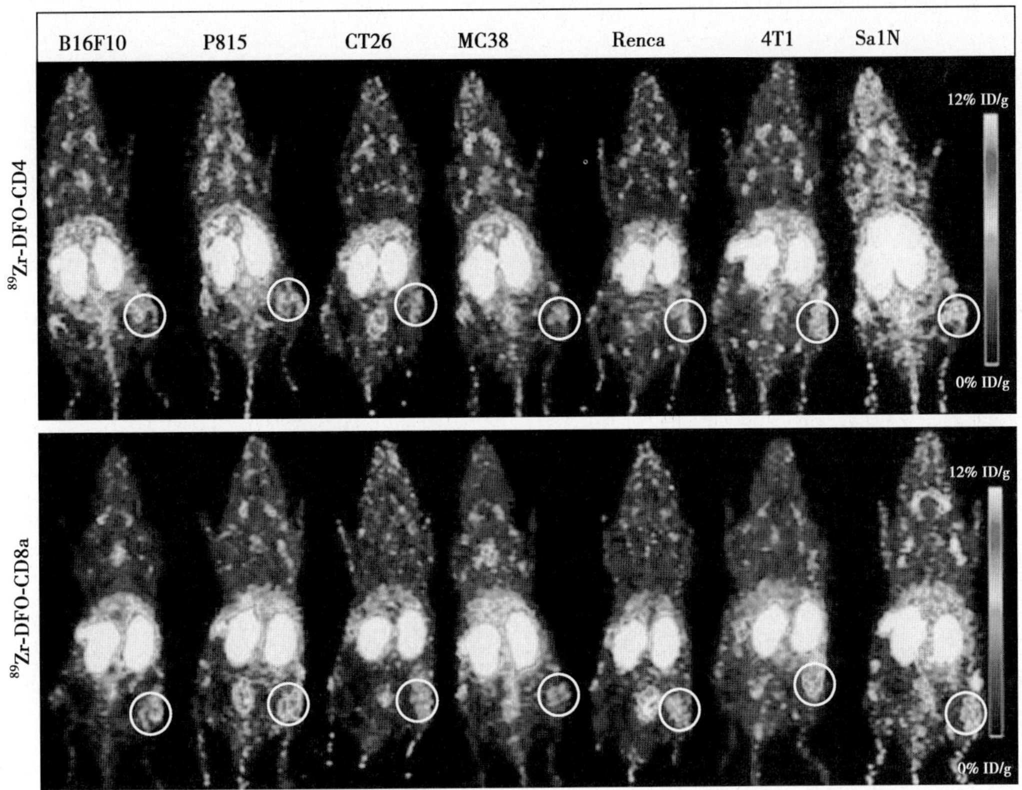

图 50-7　用药 300s 后，两种示踪剂最大强度冠状位 PET/CT 对比图

圆圈内为肿瘤位置。

辨力表示两个光子到达探测器的时间差分布，时间分辨力越好，对湮灭位置的重建越精准，空间分辨力提高，图像质量提升，减少放射性药物的使用，这又被称为时间飞跃法（TOF）。现在的 PET/CT 多采用这种技术方法，且已经达到皮秒（10^{-12}s）量级。

5. **灵敏度**　一定体积及辐射剂量下，探测器能够探测到的有效事例数。提高灵敏度能够减少放射性药品的用量，提高图像质量。

（吕品　李茗　张冰）

参考文献

1. 余建明,曾勇明.医学影像检查技术学[M].北京:人民卫生出版社,2016.
2. 王鸣鹏.医学影像技术学:CT检查技术卷[M].北京:人民卫生出版社,2012.
3. 余建明.医学影像技术学进展(2015—2017)[M].北京:中华医学电子音像出版社,2018.
4. 余建明,刘广月.医学影像技术学[M].北京:人民卫生出版社,2017.
5. 余建明,李真林.医学影像技术学[M].4版.北京:科学出版社,2018.
6. 燕树林,王鸣鹏,余建明,等.全国医用设备使用人员(CT/MR/DSA)上岗考试指南[M].北京:军事医学科学出版社,2009.
7. 杨正汉,冯逢,王霄英.磁共振成像技术指南:检查规范、临床策略及新技术应用[M].2版.北京:人民军医出版社,2014.
8. 章伟敏,余建明.医学影像技术学:MR检查技术卷[M].北京:人民卫生出版社,2013.
9. Hashemi RH,Bradley WG,Lisanti CJ. MRI基础:第2版[M].尹建忠,译.天津:天津科技翻译出版公司,2004.
10. 陈武凡,康立丽. MRI原理与技术[M].北京:科学出版社,2016.
11. 周毅华.医学信息资源检索教程[M].南京:南京大学出版社,2016.
12. 李红梅,胡筎.医学信息检索与利用[M].北京:科学出版社,2016.
13. 林承光,翟福山.放射治疗技术学[M].北京:人民卫生出版社. 2016.
14. 林承光.肿瘤放射治疗技术操作规范[M].北京:人民卫生出版社. 2019.
15. 余建明.医学影像技术手册[M].北京:人民卫生出版社,2014.
16. 李真林,宋彬,刘荣波.多层螺旋CT成像技术[M].北京:人民卫生出版社,2014.
17. 王振常,鲜军舫,兰宝森.中华影像医学:头颈部卷[M].2版.北京:人民卫生出版社,2011.
18. Vogl TJ,Balzer J,Mack M,et al.头颈部影像鉴别诊断:头颈部系统性放射诊断方法与复杂病例的影像诊断[M].唐光健,译.北京:中国医药科技出版社,2009.
19. 石明国,王鸣鹏,余建明.放射师临床工作指南[M].北京:人民卫生出版社,2013.
20. 戴汝平.心血管病CT诊断学[M].北京:人民卫生出版社,2000.
21. 马小静.先天性心脏病CT诊断图谱[M].北京:人民卫生出版社,2010.
22. 刘国荣,李月春.炫速双源CT心脑血管病诊断[M].北京:人民卫生出版社,2013.
23. 张龙江,卢光明.全身CT血管成像诊断学[M].北京:人民军医出版社,2014.
24. 医疗服务标准专业委员会. CT检查操作规程:WS/T 391—2012[S].北京:中国标准出版社,2012.
25. 王翰章.口腔基础医学[M].成都:四川大学出版社,2002.
26. 张玉屏,张学明.胸部影像诊断与鉴别[M].北京:军事医学科学出版社,2012.
27. 魏经国.影像诊断病理学[M].西安:第四军医大学出版社,2007.
28. 梁长虹,赵振军.多层螺旋CT血管成像[M].北京:人民军医出版社,2008.
29. 石明国.现代医学影像技术学[M].西安:陕西科学技术出版社,2007.
30. 赵斌,李萌.医学影像技术学[M].北京:人民军医出版社,2006.
31. 中华医学会.临床技术操作规范:影像技术分册[M].北京:人民军医出版社. 2004.
32. 刘定西,于群.医学影像技术丛书:磁共振成像分册[M].武汉:湖北科技出版社,2004.
33. 黄小华.医学影像技术实验教程[M].北京:科学出版社,2013.

34. 张云亭,于兹喜. 医学影像检查技术学[M]. 3 版. 北京:人民卫生出版社,2010.
35. 徐跃,梁碧玲. 医学影像设备学[M]. 3 版. 北京:人民卫生出版社,2010.
36. 卫生部. X 射线计算机断层摄影装置质量保证检测规范:GB 17589—2011[S]. 北京:中国标准出版社,2011.
37. 全国电离辐射计量技术委员会. 医用诊断螺旋计算机断层摄影装置(CT)X 射线辐射源:JJG 961—2017[S]. 北京:中国标准出版社,2017.
38. 卫生部放射防护标准专业委员会. 医用常规 X 射线诊断设备影像质量控制检测规范:WS 76—2011[S]. 北京:中国标准出版社,2011.
39. 余建明. 积极探索医学影像新技术[J]. 中华放射学杂志,2019,53(6):441-446.
40. 余建明. 广泛凝集专家共识,规范影像检查技术[J]. 中华放射学杂志,2016,50(7):481-482.
41. 卫生部全国放射卫生防护标准委员会. 医用磁共振成像(MRI)设备影像质量检测与评价规范:WS/T 263—2006[S]. 北京:中国标准出版社,2016.
42. 中华医学会放射学分会质量管理与安全管理学组,中华医学会放射学分会磁共振成像学组,等. 磁共振成像安全管理中国专家共识[J]. 中华放射学杂志,2017,51(10):725-731.
43. 中华医学会放射学分会磁共振学组,中华医学会放射学分会质量控制与安全工作委员会. 钆对比剂临床安全性应用中国专家建议[J]. 中华放射学杂志,2019,53(7):539-544.
44. 邹先彪,张理涛,温海. 皮肤图像技术的种类及应用前景[J]. 中国中西医结合皮肤性病学杂志,2014,13(1):37-38.
45. 倪萍,吴剑威. PET/CT:核医学影像发展的未来[J]. 医疗设备信息,2002,(5):39-40.
46. 赵幼平. 医学影像技术在医学影像诊断中的合理运用[J]. 影像研究与医学应用,2019,3(18):1-2.
47. 程磊. 医学影像技术在医学影像诊断中的临床运用[J]. 世界最新医学信息文摘,2019,19(28):212-213.
48. 范姗慧. 谱域光学相干层析成像的深度拓展及其在眼调节研究中的应用[D]. 上海:上海交通大学,2015.
49. 孙钦佩. 肺结节 CT 图像病理特性智能分析与基于图像特征的信息检索关键技术研究[D]. 上海:中国科学院大学,2017.
50. 李华才,肖静. 电子签名技术在医疗工作中的应用与影响[J]. 医学信息,2004,17(1):27-29.
51. 刘义,王霄英. 大数据概念在医学影像中的应用探索[J]. 放射学实践,2016,31(12):1124-1126.
52. 沈丽宁,熊冰,等. 我国医学影像互认进展与共享模式研究[J]. 中国卫生事业管理,2018,35(12):885-887.
53. 秦东霞,周航. 基于分布式系统的海量数据存储技术[J]. 周口师范学院学报,2013,30(5):125-128.
54. 周文粲,尹培培. 虚拟化技术研究综述[J]. 有线电视技术,2019,26(5):41-44.
55. 王晓敏,王鹏程,谢晋东. 医学图像远程诊断系统的一种新型设计与实现[J]. 中国医学物理学杂志,2010,27(2):1734-1736.
56. 郑西川,胡彬,吴允真,等. 国际医学影像共享案例与区域医疗信息交换平台建设探讨[J]. 中国医疗器械信息,2010,16(3):28-32.
57. 官芳芳,孙喜琢,姜殿威,等. 罗湖医学影像远程诊断中心建设的实践与研究[J]. 现代医院管理,2015,13(5):75-77.
58. 高智勇,李学衡. 远程医疗中实时阅片系统的设计[J]. 中南民族大学学报:自然科学版,2013,32(1):75-79.
59. 陆阳,张书旭,袁克虹. 基于云计算的远程医疗辅助诊断咨询系统[J]. 计算机系统应用,2012,21(12):22-25.
60. 袁荣娟,陶国宝. 5G 无线网技术特征及部署应对策略分析[J]. 电脑迷,2018,(10):144-145.
61. 姜大洁,何丽峰,刘宇超,等. 5G:趋势、挑战和愿景[J]. 电信网技术,2013,(9):20-26.
62. 李越. 分割技术在医学影像处理中的应用[J]. 电脑知识与技术,2017,13(12):157-159.
63. 李婉华,陈宏,郭昆,等. 基于随机森林算法的用电负荷预测研究[J]. 计算机工程与应用,2016,52(23):236-243.
64. 叶淳铮,常鲜戎,顾为国. 基于小波变换和支持向量机的电力系统短期负荷预测[J]. 电力系统保护与控制,2009,37(14):41-45.
65. 范望,韩俊刚,苟凡,等. 卷积神经网络识别汉字验证码[J]. 计算机工程与应用,2018,54(3):

160-165.

66. 宋宏宁,郭瑞强.基于医学影像学的3D打印技术在心血管疾病诊疗中的应用现状及研究进展[J].中国医学影像技术,2017,33(3):375-380.

67. 王磊,严枫.DICOM数据用于3D打印的方法研究及实现[J].中国医疗设备,2015,30(7):79-81.

68. 李建宇,李志奎,等.利用核磁共振图像数据进行医学模型3D打印的方法研究及在临床中的应用[J].航空航天医学杂志,2017,28(7):781-783.

69. 孙涛,韩善清.基于三维(3D)打印技术的颅底肿瘤精准手术治疗报告及分析.中国医学装备[J],2017,14(3):86-89.

70. 张健豪,王燮辞,武文芳.3D打印技术在医学中的应用[J].医学教育管理,2017,3(4):323-326.

71. 李琳,余胜生.基于深度学习模型的图像质量评价方法[J].华中科技大学学报(自然科学版),2016,44(12):75-80.

72. 舒荣宝,王成林.电子计算机辅助诊断(CAD)的原理及临床应用[J].中国CT和MRI杂志,2004,2(2):55-56.

73. 张伟.达芬奇机器人手术系统:原理、系统组成及应用[J].中国医疗器械信息,2015,21(3):24-25.

74. 薛青.智慧医疗:物联网在医疗卫生领域的应用[J].信息化建设,2010,(5):56-58.

75. 屠恩美,杨杰.半监督学习理论及其研究进展概述[J].上海交通大学学报,2018,52(10):1280-1291.

76. 殷瑞刚,魏帅,李晗,等.深度学习中的无监督学习方法综述[J].计算机系统应用.2016,25(08):1-7.

77. 高强,靳其兵,程勇.基于卷积神经网络探讨深度学习算法与应用[J].电脑知识与技术.2015,11(13):169-170.

78. 罗恒.基于协同过滤视角的受限玻尔兹曼机研究[D].上海:上海交通大学,2011.

79. 王志明.无参考图像质量评价综述[J].自动化学报,2015,41(6):1062-1079.

80. 杨璐,王辉,魏敏.基于机器学习的无参考图像质量评价综述[J].计算机工程与应用,2018,54(19):40-48.

81. 韩超,谢凤英,孟如松,等.基于Mean Shift和遗传算法的皮肤镜图像分割[J].中国体视学与图像分析,2011,16(4):330-335.

82. 田庆飞,孟如松,姜志国,等.皮肤黑素细胞肿瘤图像综合分割方法研究[J].中国体视学与图像分析,2007,12(3):207-211.

83. 金征宇.人工智能在肿瘤影像中的应用研究[J].肿瘤影像学,2018,27(04):253-255.

84. 江光前,李红.传统方法、新兴方法及人工智能方法评估骨龄的研究进展[J].中国介入影像与治疗学,2019,16(6):376-379.

85. 陈瑶,吕青.人工智能在乳腺癌筛查与诊断中的研究现状[J].中国普外基础与临床杂志,2019,26(5):625-630.

86. 金子日.人工智能在医学影像分析中的应用[J].科技传播,2018,10(20):155-156.

87. 孙诗昀,刘一帆,丁莹莹,等.酰胺质子转移成像在神经胶质瘤中的应用进展[J].中华放射学杂志,2019,53(8):714-716.

88. 李敏,董正超,张学武,等.磁共振指纹成像技术及其最新进展[J].中国科学:生命科学,2019,49(1):28-40.

89. 李爽,陆敏杰,赵世华.压缩感知技术及其在心脏磁共振中的应用进展[J].磁共振成像,2018,9(4):299-302.

90. 叶伦,叶奕兰,冉艮龙,等.宝石能谱CT的成像原理及临床应用[J].中华临床医师杂志(电子版),2013,7(19):8919-8921.

91. 黄仁军.能谱CT的临床应用于研究进展[J].放射学实践,2015,30(1):81-83.

92. 赵丽琴,贺文,李剑颖,等.应用能谱CT研究肝硬化门静脉高压患者肝血流动力学变化[J].中华放射学杂志,2011,45(8):782-783.

93. 周华清,柳学国.慢性病毒性肝炎的CT征象与病情严重程度和预后评估的相关性研究[J].中国现代医学杂志,2014,24(7):103-106.

94. 吕培杰.CT能谱成像在小肝癌检测中的应用价值[J].放射学实践,2011,26(3):321-324.

95. 徐辉,殷信道,吴旻.双源CT的临床应用进展[J].中国医疗设备,2014,29(12):16-18.

96. 顾海峰,高娟,李林,等.双源CT的最新技术与研究进展[J].医疗卫生装备,2014,35(5):105-107,121.

97. 张宗军,卢光明.双源CT原理与临床应用[J].医疗卫生装备,2007,28(10):57-58.
98. 程路得,刘斌,吴兴旺,等.CT单能成像对乏血供肝癌的诊断价值[J].安徽医科大学学报,2012,47(1):60-63.
99. 陈疆红,靳二虎,姜荣,等.基于自动管电流调节技术的X线剂量对CT图像质量的影响[J].中国医学影像技术,2013,29(07):1188-1192.
100. 韩小雨,李玉敏,史河水.非增强心脏磁共振技术评估血液透析患者心肌损伤的研究进展[J].临床心血管病杂志,2020,36(2):111-115.
101. 余芬芬,谢磊,王禹博,等.单、双指数模型DWI与实性非小细胞肺癌分化程度的相关性研究[J].临床放射学杂志,2019,38(12):2303-2306.
102. 高歌,马帅,王霄英.计算机辅助诊断在医学影像诊断中的基本原理和应用进展[J].放射学实践,2016,31(12):1127-1129.
103. 梁平,熊彪,冯娟娟,等.糖尿病视网膜病变眼底图像分类方法[J].深圳大学学报(理工版),2017,34(3):290-299.
104. 丁蓬莉,李清勇,张振,等.糖尿病性视网膜图像的深度神经网络分类方法[J].计算机应用,2017,37(3):699-704.
105. 庞浩,王枞.用于糖尿病视网膜病变检测的深度学习模型[J].软件学报,2017,28(11):3018-3029.
106. 丁胜,赵湜,王红祥,等.免散瞳眼底照相筛查糖尿病视网膜病变临床价值[J].中华实用诊断与治疗杂志,2011,25(11):1096-1097.
107. 陶相宜,董志军,董微丽.高血压性视网膜病变与高血压靶器官损害的相关关系分析[J].河北医药,2017,39(13):2004-2007.
108. 满育平,马隆佰,周平婷,等.多模态MRI对颈部良恶性淋巴结鉴别诊断的临床应用价值[J].临床放射学杂志,2019,38(8):1385-1390.
109. 张晓东,朱丽娜,马帅,等.压缩感知技术在头MRA的初步应用探索[J].放射学实践,2018,33(3):252-255.
110. 江晶晶,赵凌云,姚义好,等.三维动脉自旋标记灌注成像在星形细胞瘤术前分级中的应用[J].放射学实践,2014,29(8):896-900.
111. 张中伟.磁共振成像中的伪影(一):运动相关伪影[J].影像诊断与介入放射学,2018,27(1):86-89.
112. 张中伟.磁共振成像中的伪影(二):信号采集和处理相关伪影——卷折伪影[J].影像诊断与介入放射学,2018,27(2):84-86.
113. 张中伟.磁共振成像中的伪影(五):硬件相关伪影——梯度磁场相关伪影[J].影像诊断与介入放射学,2018,27(6):75-77.
114. 汤梦月,张小明.MRI体部常见伪影及对策[J].放射学实践,2016,31(2):47-50.
115. 赵承勇,罗松,邓小毅,等.双能量CT虚拟去钙成像在鉴别急慢性椎体压缩性骨折中的研究[J].医学影像学杂志,2018,28(9):133-137.
116. 任雯廷,陈辛元,戴建荣.磁共振放疗模拟定位技术应用现状与问题[J].中华放射肿瘤学杂志,2015,24(1):93-96.
117. 张全彬,张书旭,林生趣.磁共振成像技术应用于肿瘤放射治疗的进展[J].中华放射医学与防护杂志,2016,36(4):316-320.
118. 顾莹,邢鹏飞,蔡尚,等.磁共振模拟定位及磁共振诊断影像与定位CT融合的精准性比较[J].中华放射医学与防护杂志,2019,39(11):827-832.
119. 储呈晨,王龙辰,毕帆,等.磁共振图像质量控制中的若干评价指标探讨[J].中国医疗设备,2016,31(7):124-127.
120. 李雪南,王丹,李高峰,等.CT模拟定位系统外激光中心准确性的质量保证[J].中华放射肿瘤学杂志.2006,15(6):481-483.
121. 田新智,李永旭,韩宁,等.CT模拟系统在放射治疗中的应用[J].医疗装备.2010,23(1):18-22.
122. 刘原照.CT模拟定位系统[J].医疗装备.2010,23(2):1-5.
123. 邓小武,黄劭敏,祁振宇.CT模拟机的质量控制和质量保证检验[J].中国肿瘤,2004,13(9):7-11.
124. 殷旭君,李富华,王新,等.大孔径CT图像质量保证的自动化方法研究[J].中国医学装备,2017,14(5):14-18.
125. 廖雄飞,黎杰,王培.CT模拟定位机的扫描参数对放疗计划系统剂量计算的影响[J].肿瘤预防与治疗,2015,28(1):49-51.

126. 杨焕军,蒋国梁,傅小龙,等.肺癌CT增强定位扫描对放疗的剂量影响[J].中华放射肿瘤学杂志,2005,14(3):216-217.

127. 姚原,吴国华,林清,等.CT模拟定位对肺癌三维适形放疗的影响[J].中华放射肿瘤学杂志,2005,14(3):213-214.

128. Goodfellow I,Bengio Y,Courville A. Deep learning(Vol. 1)[M]. Cambridge:MIT press,2016.

129. Symons P,Krauss B,Sahbaee P,et al. Photon-counting CT for simultaneous imaging of multiple contrast agents in the abdomen:An in vivo study [J]. Med Phys,2017,44(10):5120-5127.

130. Lambin P.,Rios-Velazquez E.,Leijenaar R.,et al. Radiomics: Extracting more information from medical images using advanced feature analysis [J]. Eur J Cancer,2012,48(4):441-446.

131. Parekh V,Jacobs MA. Radiomics:a new application from established techniques[J]. Expert review of Precision Medicine and Drug Development,2016,1(2):207-226.

132. He KM,Zhang XY,Ren SQ,et al. Deep residual learning for image recognition[J]. The IEEE Conference on Computer Vision and Pattern Recognition(CVPR),2016,pp. 770-778.

133. Schmidhuber J. Deep learning in neural networks: An overview. Neural networks[J],Neural Netw,2015,61:85-117.

134. Snow PB,Smith DS,Catalona WJ. Artificial neural networks in the diagnosis and prognosis of prostate cancer: a pilot study[J]. J Urol,1994, 152(5 Pt 2):1923-1926.

135. Chen H,Qi XJ,Yu LQ,et al. DCAN:deep contour-aware networks for object instance segmentation from histology images[J]. Med Image Anal,2017,36:135-146.

136. Dou Q,Chen H,Yu L,et al. Automatic Detection of Cerebral Microbleeds From MR Images via 3D Convolutional Neural Networks[J]. IEEE Transactions on Medical Imaging,2016,35(5):1182-1195.

137. Esteva A,Kuprel B,Novoa R A,et al. Corrigendum: Dermatologist-level classification of skin cancer with deep neural networks[J]. Nature, 2017,542(7639):115-118.

138. Celebi ME,Iyatomi H,Schaefer G,et al. Lesion border detection in dermoscopy images[J]. Computerized Medical Imaging and Graphics:the Official Journal of the Computerized Medical Imaging Society,2009,33(2):148-53.

139. Lei B,Kim J,Ahn E,et al. Dermoscopic Image Segmentation via Multistage Fully Convolutional Networks[J]. IEEE Trans Biomed Eng,2017,64 (9):2065-2074.

140. Celebi ME,Wen Q,Iyatomi H,et al. A state-of-the-art survey on lesion border detection in dermoscopy images[J]. Dermoscopy Image Analysis,2015:97-129.

141. Sun W, Zheng B, Qian W. Automatic feature learning using multichannel ROI based on deep structured algorithms for computerized lung cancer diagnosis[J]. Comput Biol Med, 2017, 89: 530-539.

142. PATEL T A,PUPPALA M,OGUNTI R O,et al. Correlating mammographic and pathologic findings in clinical decision suppon using natural language processing and data mining methods [J]. Cancer,2017,123(1):114-121.

143. Samala RK,Chan HP,Hadjiiski LM,et al. Multi-task transfer learning deep convolutional neural network: application to computer-aided diagnosis of breast cancer on mammograms[J]. Phys Med Biol,2017,62(23):8894-8908.

144. Lehman CD,Yala A,Schuster T,et al. Mammographic breast density assessment using deep learning: clinical implementation[J]. Radiology,2019,290(1):52-58.

145. Wang X,Yang W,Weinreb J,et al. Searching for prostate cancer by fully automated magnetic resonance imaging classification:deep learning versus non-deep learning[J]. Scientific Reports, 2017,7(1):15415.

146. Gulshan V,Peng L,Coram M,et al. Development and Validation of a Deep Learning Algorithm for Detection of Diabetic Retinopathy in Retinal Fundus Photographs [J]. JAMA, 2016, 316 (22):2402-2410.

147. Huang G, Liu Z, Maaten LVD, et al. Densely

Connected Convolutional Networks [C]. IEEE Conference on Computer Vision and Pattern Recognition(CVPR),2017:2261-2269.

148. Hegab A, Kameyama N, Kuroda A, et al. Using Micro-computed Tomography for the Assessment of Tumor Development and Follow-up of Response to Treatment in a Mouse Model of Lung Cancer[J]. J Vis Exp,2016(111):53904.

149. Feng Y, Wang X, Fan T, et al. Bifurcation Asymmetry of Small Coronary Arteries in Juvenile and Adult Mice[J]. Front Physiol,2018,9:519.

150. Liu CN, Morin J, Dokmanovich M, et al. Nanoparticle Contrast-Enhanced micro-CT: A Preclinical Tool for the 3D Imaging of Liver and Spleen in Longitudinal Mouse Studies[J]. J Pharmacol Toxicol Methods,2019,96:67-77.

151. Foster WK, Ford NL. Investigating the Effect of Longitudinal micro-CT Imaging on Tumour Growth in Mice[J]. Phys Med Biol,2011,56(2):315-26.

152. Li M, Ouyang J, Zhang Y, et al. Effects of total saponins from Trillium tschonoskii rhizome on grey and white matter injury evaluated by quantitative multiparametric MRI in a rat model of ischemic stroke[J]. J Ethnopharmacol,2018,215:199-209.

153. Agafonova IG, Kotel'nikov VN, Geltser BI. Magnetic Resonance Imaging in Assessment of Cardiac Remodeling in Rats with Experimental Arterial Hypertension[J]. Bull Exp Biol Med, 2019, 167(3):320-324.

154. Raake PWJ, Barthelmes J, Krautz B, et al. Comprehensive cardiac phenotyping in large animals: comparison of pressure-volume analysis and cardiac magnetic resonance imaging in pig post-myocardial infarction systolic heart failure[J]. Int J Cardiovasc Imaging,2019,35(9):1691-1699.

155. Su Z, Wang X, Zheng L, et al. MRI-guided interventional natural killer cell delivery for liver tumor treatment[J]. Cancer Med, 2018, 7(5):1860-1869.

156. Mercantepe T, Tümkaya L, Çeliker FB, et al. Effects of gadolinium-based MRI contrast agents on liver tissue[J]. J Magn Reson Imaging, 2018, 48(5):1367-1374.

157. Egger C, Cannet C, Gérard C, et al. Administration of bleomycin via the oropharyngeal aspiration route leads to sustained lung fibrosis in mice and rats as quantified by UTE-MRI and histology [J]. PLoS One,2013,8(5):e63432.

158. Madularu D, Mathieu AP, Kumaragamage C, et al. A non-invasive restraining system for awake mouse imaging[J]. J Neurosci Methods, 2017, 287,53-57.

159. Wang S, Fang Y, Wang H, et al. Design, synthesis and biological evaluation of 1,4-Diazobicylco [3.2.2]nonane derivatives as α7-Nicotinic acetylcholine receptor PET/CT imaging agents and agonists for Alzheimer's disease[J]. European Journal of Medicinal Chemistry, 2018, 159:255-266.

160. Tang C, Tang G, Gao S, et al. Radiosynthesis and preliminary biological evaluation of N-(2-[18F] fluoropropionyl)-L-glutamine as a PET tracer for tumor imaging [J]. Oncotarget, 201, 7 (23): 34100-34111.

161. Kristensen LK, Fröhlich C, Christensen C, et al. $CD4^+$ and $CD8a^+$ PET imaging predicts response to novel PD-1 checkpoint inhibitor: studies of Sym021 in syngeneic mouse cancer models[J]. Theranostics,2019,9(26):8221-8238.

162. Schröder S, Wenzel B, Deuther-Conrad W, et al. Synthesis, 18F-Radiolabelling and Biological Characterization of Novel Fluoroalkylated Triazine Derivatives for in Vivo Imaging of Phosphodiesterase 2A in Brain via Positron Emission Tomography[J]. Molecules, 2015, 20(6):9591-9615.

163. Sarma A, Heilbrun ME, Conner KE, et al. Radiation and chest CT scan examinations: what do we know? [J]. Chest,2012,142(3):750-760.

164. Shieh Y, Bohnenkamp M. Low-Dose CT Scan for Lung Cancer Screening: Clinical and Coding Considerations[J]. Chest, 2017, 152(1): 204-209.

165. Yabuuchi H, Kamitani T, Sagiyama K, et al. Clinical application of radiation dose reduction for head and neck CT[J]. Eur J Radiol. 2018,

107:209-215.

166. Le Bihan D. What can we see with IVIM MRI? [J]. Neuroimage,2019,187:56-67.

167. Wende T,Hoffmann KT,Meixensberger J. Tractography in Neurosurgery:A Systematic Review of Current Applications [J]. J Neurol Surg A Cent Eur Neurosurg,2020,81(5):442-445.

168. Jung W,Bollmann S,Lee J. Overview of quantitative susceptibility mapping using deep learning:Current status, challenges and opportunities [J]. NMR Biomed,2020(4):e4292.

169. Bustin A,Fuin N,Botnar RM,et al. From Compressed-Sensing to Artificial Intelligence-Based Cardiac MRI Reconstruction[J]. Front Cardiovasc Med,2020,7:17.

170. Pesapane F,Codari M,Sardanelli F. Artificial intelligence in medical imaging: threat or opportunity? Radiologists again at the forefront of innovation in medicine[J]. Eur Radiol Exp,2018,2(1):35.

171. Mccollough CH,Leng S, Yu L, et al. Dual-and multi-energy computed tomography: principles, technical approaches, and clinical applications [J]. Radiology,2015,276(3):637-653.

172. Graser A,Johnson TR,Chandarana H,et al. Dual energy CT: preliminary observations and potential clinical applications in the abdomen[J]. Eur Radiol,2009,19(1):13-23.

173. Maldjian PD, Goldman AR. Reducing radiation dose in body CT:a primer on dose metrics and key CT technical parameters[J]. AJR Am J Roentgenol,2013,200(4):741.

174. Peng Y,Li J,Ma D,et al. Use of automatic tube current modulation with a standardized noise index in young children undergoing chest computed tomography scans with 64-slice multidetector computed tomography [J]. Acta Radiologica, 2009,50(10):1175-1181.

175. Willemink MJ,de Jong PA,Leiner T,et al. Iterative reconstruction techniques for computed tomography Part 1: technical principles[J]. European radiology,2013,23(6):1623-31.

176. Yan C,Xu J,Liang C,et al. Radiation Dose Reduction by Using CT with Iterative Model Reconstruction in Patients with Pulmonary Invasive Fungal Infection[J]. Radiology,2018,288(1): 285-92.

177. Lira D,Padole A,Kalra MK,et al. Tube potential and CT radiation dose optimization[J]. AJR Am J Roentgenol,2015,204(1):W4-W10.

178. Seyal AR,Arslanoglu A,Abboud SF,et al. CT of the Abdomen with Reduced Tube Voltage in Adults: A Practical Approach [J]. Radiographics,2015,35(7):1922-1939.

179. Gonzalez-Guindalini FD, Ferreira Botelho MP, Töre HG, et al. MDCT of chest, abdomen, and pelvis using attenuation-based automated tube voltage selection in combination with iterative reconstruction: an intrapatient study of radiation dose and image quality[J]. AJR American journal of roentgenology,2013,201(5):1075.

180. Mangold S,Wichmann JL,Schoepf UJ,et al. Automated tube voltage selection for radiation dose and contrast medium reduction at coronary CT angiography using 3rd generation dual-source CT [J]. European Radiology,2016,26(10):3608-3616.

181. Spearman JV,Schoepf UJ,Rottenkolber M,et al. Effect of Automated Attenuation-based Tube Voltage Selection on Radiation Dose at CT: An Observational Study on a Global Scale[J]. Radiology,2016,279(1):167-174.

182. Siegel MJ,Hildebolt C,Bradley D. Effects of automated kilovoltage selection technology on contrast-enhanced pediatric CT and CT angiography [J]. Radiology,2013,268(2):538-547.

183. Mcnitt-Gray MF. AAPM/RSNA Physics Tutorial for Residents: Topics in CT. Radiation dose in CT [J]. Radiographics, 2002, 22 (6): 1541-1553.

184. Kalra MK,Sodickson AD,Mayo-Smith WW. CT Radiation: Key Concepts for Gentle and Wise Use [J]. Radiographics, 2015, 35 (6): 1706-1721.

185. Siegel MJ, Curtis WA, Ramirez-Giraldo JC. Effects of Dual-Energy Technique on Radiation Exposure and Image Quality in Pediatric Body CT[J]. AJR Am J Roentgenol,2016,207(4):

826-835.

186. Euler A, Parakh A, Falkowski AL, et al. Initial Results of a Single-Source Dual-Energy Computed Tomography Technique Using a Split-Filter [J]. Investigative Radiology, 2016, 51(8): 491-498.

187. Hojjati M, Van Hedent S, Rassouli N, et al. Quality of routine diagnostic abdominal images generated from a novel detector-based spectral CT scanner: a technical report on a phantom and clinical study [J]. Abdominal Radiology, 2017, 42(11): 2752-2759.

188. Zhang D, Li X, Liu B. Objective characterization of GE Discovery CT750 HD scanner: Gemstone spectral imaging mode. Medical Physics [J], 2011, 38(3): 1178-1188.

189. Schindera ST, Zaehringer C, D'Errico L, et al. Systematic radiation dose optimization of abdominal dual-energy CT on a second-generation dual-source CT scanner: assessment of the accuracy of iodine uptake measurement and image quality in an in vitro and in vivo investigations [J]. Abdominal Radiology, 2017, 42(10): 2562-2570.

190. Tsang DS, Merchant TE, Merchant SE, et al. Quantifying potential reduction in contrast dose with monoenergetic images synthesized from dual-layer detector spectral CT [J]. Br J Radiol, 2017, 90(1078): 20170290.

191. Javor D, Wressnegger A, Unterhumer S, et al. Endoleak detection using single-acquisition split-bolus dual-energy computer tomography (DECT) [J]. European Radiology, 2017, 27(4): 1622-1630.

192. Toepker M, Kuehas F, Kienzl D, et al. Dual Energy Computerized Tomography with a Split Bolus-A 1-Stop Shop for Patients with Suspected Urinary Stones? [J]. Journal of Urology, 2014, 191(3): 792-797.

193. Hou P, Feng X, Liu J, et al. Iterative reconstruction in single-source dual-energy CT angiography: feasibility of low and ultra-low volume contrast medium protocols [J]. Br J Radiol, 2017, 90(1075): 20160506.

194. Suh C H, Yun S J, Jin W, et al. Diagnostic performance of dual-energy CT for the detection of bone marrow oedema: a systematic review and meta-analysis [J]. European Radiology, 2018, 28(10): 4182-4194.

195. Chung E, You JS, Lee H, et al. Possible Contrast Media Reduction with Low keV Monoenergetic Images in the Detection of Focal Liver Lesions: A Dual-Energy CT Animal Study [J]. PLOS ONE, 2015, 10(7): e133170.

196. Feng R, Mao J, Liu X, et al. High-Pitch Coronary Computed Tomographic Angiography Using the Third-Generation Dual-Source Computed Tomography [J]. Journal of Computer Assisted Tomography, 2018, 42(2): 248-255.

197. Andreini D, Pontone G, Mushtaq S, et al. Atrial Fibrillation: Diagnostic Accuracy of Coronary CT Angiography Performed with a Whole-Heart 230-microm Spatial Resolution CT Scanner [J]. Radiology, 2017, 284(3): 676-684.

198. Matveeva A, Schmitt R R, Edtinger K, et al. Coronary CT angiography in patients with atrial fibrillation: Standard-dose and low-dose imaging with a high-resolution whole-heart CT scanner [J]. European Radiology, 2018, 28(8): 3432-3440.

199. Murphy A, So A, Lee T, et al. Low dose CT perfusion in acute ischemic stroke [J]. Neuroradiology, 2014, 56(12): 1055-1062.

200. Nakamura Y, Kawaoka T, Higaki T, et al. Hepatocellular carcinoma treated with sorafenib: Arterial tumor perfusion in dynamic contrast-enhanced CT as early imaging biomarkers for survival [J]. European Journal of Radiology, 2018, 98: 41-49.

201. Seitun S, Castiglione Morelli M, Budaj I, et al. Técnica de imagen de perfusión miocárdica con tomografía computarizada de estrés: un nuevo tema en cardiología [J]. Revista Española de Cardiología, 2016, 69(2): 188-200.

202. Marini C, Seitun S, Zawaideh C, et al. Comparison of coronary flow reserve estimated by dynamic radionuclide SPECT and multi-detector x-ray CT [J]. Journal of Nuclear Cardiology, 2017, 24(5): 1712-1721.

203. Sasa Mutic, Jatinder R Palta, Elizabeth K Butk-

er, et al. Quality Assurance for Computed-tomography Simulators and the Computed-tomography Simulation process: Report of the AAPM Radiation Therapy Committee Task Group No. 66[J]. Med Phys, 2003, 30(10): 2762-2792.

204. Constantin DE, Holloway L, Keall PJ, et al. A novel electron gun for inline MRI-linac configurations[J]. Med Phys, 2014, 41(2): 022301.

205. Huq MS, Fraass BA, Dunscombe PB, et al. The report of Task Group 100 of the AAPM: Application of risk analysis methods to radiation therapy quality management[J]. Med Phys, 2016, 43(7): 4209-4262.

206. Sun J, Pichler P, Dowling J, et al. MR simulation for prostate radiation therapy: effect of coil mounting position on image quality[J]. British J Radiol, 2014, 87: 1042-1046.

207. Keenan KE, Ainslie M, Barker AJ, et al. Quantitative magnetic resonance imaging phantoms: A review and the need for a system phantom[J]. Magn Reson Med, 2018, 79(1): 48-61.

208. Patino M, Prochowski A, Agrawal MD, et al. Material Separation Using Dual-Energy CT: Current and Emerging Applications[J]. Radiographics, 2016, 36(4): 1087.

209. Machida H, Tanaka I, Fukui R, et al. Dual-Energy Spectral CT: Various Clinical Vascular Applications[J]. Radiographics, 2016, 36(4): 1215.

210. Mccollough CH, Leng S, Yu L, et al. Dual-and Multi-Energy CT: Principles, Technical Approaches, and Clinical Applications[J]. Radiology, 2015, 276(3): 637-53.

211. Liu X, Ouyang D, Li H, et al. Papillary Thyroid Cancer: Dual-Energy Spectral CT Quantitative Parameters for Preoperative Diagnosis of Metastasis to the Cervical Lymph Nodes[J]. Radiology, 2014, 275(1): 167-76.

212. Gupta R, Phan CM, Leidecker C, et al. Evaluation of Dual-Energy CT for Differentiating Intracerebral Hemorrhage from Iodinated Contrast Material Staining[J]. Radiology, 2010, 257(1): 205-211.

213. Kaza RK, Platt JF, Cohan RH, et al. Dual-energy CT with single-and dual-source scanners: current applications in evaluating the genitourinary tract[J]. Radiographics, 2012, 32(2): 353-369.

214. Pessis E, Campagna R, Sverzut JM, et al. Virtual monochromatic spectral imaging with fast kilovoltage switching: reduction of metal artifacts at CT[J]. Radiographics, 2013, 33(2): 573-583.

215. Mallinson PI, Coupal TM, Mclaughlin P D, et al. Dual-Energy CT for the Musculoskeletal System[J]. Radiology, 2016, 281(3): 690-707.

216. Rajiah P, Sundaram M, Subhas N, et al. Dual-Energy CT in Musculoskeletal Imaging: What Is the Role Beyond Gout? [J]. AJR. American journal of roentgenology, 2019, 213(3): 493-505.

217. Hounsfield GN. Computerized transverse axial scanning (tomography): Part I. Description of system[J]. Br J Radiol, 1973, 68(815): H166-H172.

218. Mccollough CH, Boedeker K, Cody D, et al. Principles and Applications of Multi-energy CT Report of AAPM Task Group 291[J]. Med Phys, 2020, 47(7): 881-912.

219. Mccullough EC. Photon attenuation in computed tomography[J]. Med Phys, 1975, 2(6): 307-320.

220. Alvarez RE, Macovski A. Energy-selective reconstructions in X-ray computerized tomography[J]. Phys Med Biol, 1976, 21(5): 733-744.

221. Brooks RA, Di Chiro G. Split-detector computed tomography: a preliminary report[J]. Radiology, 1978, 126(1): 255-257.

222. Carmi R, Naveh G, Altman A. Material separation with dual layer CT[C]. 2005 IEEE Nuclear Science Symposium Conference Record, 2005: 1876-1878.

223. Leng S, Bruesewitz M, Tao S, et al. Photon-counting Detector CT: System Design and Clinical Applications of an Emerging Technology[J]. Radiographics, 2019, 39(3): 729-743.

224. Rassouli N, Etesami M, Dhanantwari A, et al. Detector-based spectral CT with a novel dual-layer technology: principles and applications[J]. Insights Imaging, 2017, 8(6): 589-598.

225. Shefer E, Altman A, Behling R, et al. State of the

Art of CT Detectors and Sources: A Literature Review[J]. Current Radiology Reports, 2013, 1(1):76-91.

226. Brooks RA. A quantitative theory of the Hounsfield unit and its application to dual energy scanning [J]. J Comput Assist Tomogr, 1977, 1(4):487-493.

227. Forghani R, De Man B, Gupta R. Dual-Energy Computed Tomography: Physical Principles, Approaches to Scanning, Usage, and Implementation: Part 1[J]. Neuroimaging Clin N Am, 2017, 27(3):371-384.

228. Maass C, Meyer E, Kachelriess M. Exact dual energy material decomposition from inconsistent rays(MDIR)[J]. Med Phys, 2011, 38(2):691-700.

229. Kaza RK, Platt JF, Cohan RH, et al. Dual-energy CT with single-and dual-source scanners: current applications in evaluating the genitourinary tract[J]. Radiographics, 2012, 32(2):353-69.

230. Johnson TR. Dual-energy CT: general principles [J]. AJR Am J Roentgenol, 2012, 199(5 Suppl):S3-8.

231. Pelgrim GJ, Dorrius M, Xie X, et al. The dream of a one-stop-shop: Meta-analysis on myocardial perfusion CT[J]. Eur J Radiol, 2015, 84(12):2411-20.

232. Fahmi R, Eck BL, Levi J, et al. Quantitative myocardial perfusion imaging in a porcine ischemia model using a prototype spectral detector CT system[J]. Phys Med Biol, 2016, 61(6):2407-31.

233. Oda S, Nakaura T, Utsunomiya D, et al. Late iodine enhancement and myocardial extracellular volume quantification in cardiac amyloidosis by using dual-energy cardiac computed tomography performed on a dual-layer spectral detector scanner[J]. Amyloid, 2018, 25(2):137-138.

234. Neuhaus V, Abdullayev N, Große Hokamp N, et al. Improvement of Image Quality in Unenhanced Dual-Layer CT of the Head Using Virtual Monoenergetic Images Compared With Polyenergetic Single-Energy CT[J]. Invest Radiol, 2017, 52(8):470-476.

235. Kalender WA, Klotz E, Kostaridou L. An algorithm for noise suppression in dual energy CT material density images[J]. IEEE Trans Med Imaging, 1988, 7(3):218-24.

236. Kim H, Goo JM, Kang CK, et al. Comparison of Iodine Density Measurement Among Dual-Energy Computed Tomography Scanners From 3 Vendors [J]. Invest Radiol, 2018, 53(6):321-327.

237. Sellerer T, Noël PB, Patino M, et al. Dual-energy CT: a phantom comparison of different platforms for abdominal imaging[J]. Eur Radiol, 2018, 28(7):2745-2755.

238. Hojjati M, Van Hedent S, Rassouli N, et al. Quality of routine diagnostic abdominal images generated from a novel detector-based spectral CT scanner: a technical report on a phantom and clinical study[J]. Abdom Radiol(NY), 2017, 42(11):2752-2759.

239. Nagayama Y, Iyama A, Oda S, et al. Dual-layer dual-energy computed tomography for the assessment of hypovascular hepatic metastases: impact of closing k-edge on image quality and lesion detectability[J]. Eur Radiol, 2019, 29(6):2837-2847.

240. EI K N, Lennartz S, Ekdawi S, et al. Value of spectral detector computed tomography for assessment of pancreatic lesions[J]. Eur J Radiol, 2019, 118:215-222.

241. Goodsitt MM, Christodoulou EG, Larson SC. Accuracies of the synthesized monochromatic CT numbers and effective atomic numbers obtained with a rapid kVp switching dual energy CT scanner[J]. Med Phys, 2011, 38(4):2222-2232.

242. Almeida IP, Schyns LE, Öllers MC, et al. Dual-energy CT quantitative imaging: a comparison study between twin-beam and dual-source CT scanners[J]. Med Phys, 2017, 44(1):171-179.

243. Ehn S, Sellerer T, Muenzel D, et al. Assessment of quantification accuracy and image quality of a full-body dual-layer spectral CT system. Journal of Applied Clinical Medical Physics[J], 2018, 19(1):204-217.

244. Rajiah P, Tanabe Y, Partovi S, et al. State of the art: utility of multi-energy CT in the evaluation of pulmonary vasculature. Int J Cardiovasc Ima-

ging,2019,35(8):1509-1524.

245. Punjabi GV. Multi-energy spectral CT: adding value in emergency body imaging[J]. Emergency Radiology,2018,25(2):197-204.

246. Kim YS,Kim SH,Ryu HS,et al. Iodine Quantification on Spectral Detector-Based Dual-Energy CT Enterography:Correlation with Crohn's Disease Activity Index and External Validation[J]. Korean Journal of Radiology,2018,19(6),1077-1088.

247. Ohira S,Washio H,Yagi M,et al. Estimation of electron density, effective atomic number and stopping power ratio using dual-layer computed tomography for radiotherapy treatment planning [J]. Phys Med,2018,56:34-40.

248. Rajiah P,Abbara S,Halliburton SS. Spectral detector CT for cardiovascular applications[J]. Diagn Interv Radiol,2017,23(3):187-193.

249. Goo HW,Goo JM. Dual-Energy CT:New Horizon in Medical Imaging[J]. Korean J Radiol,2017, 18(4):555-569.

250. Si-Mohamed S,Dupuis N,Tatard-Leitman V,et al. Virtual versus true non-contrast dual-energy CT imaging for the diagnosis of aortic intramural hematoma[J]. Eur Radiol,2019,29(12):6762-6771.

251. Ananthakrishnan L, Rajiah P, Ahn R, et al. Spectral detector CT-derived virtual non-contrast images: comparison of attenuation values with unenhanced CT[J]. Abdom Radiol(NY),2017, 42(3):702-709.

252. Durieux P,Gevenois PA,Muylem AV,et al. Abdominal Attenuation Values on Virtual and True Unenhanced Images Obtained With Third-Generation Dual-Source Dual-Energy C[J]T. AJR Am J Roentgenol,2018,210(5):1042-1058.

253. Hokamp N G,Maintz D,Shapira N,et al. Technical background of a novel detector-based approach to dual-energy computed tomography[J]. Diagn Interv Radiol,2020,26(1):68-71.

254. Ananthakrishnan L,Duan X,Xi Y,et al. Dual-layer spectral detector CT:non-inferiority assessment compared to dual-source dual-energy CT in discriminating uric acid from non-uric acid renal stones ex vivo[J]. Abdom Radiol(NY),2018, 43(11):3075-3081.

255. Neuhaus V, Lennartz S, Abdullayev N, et al. Bone marrow edema in traumatic vertebral compression fractures: Diagnostic accuracy of dual-layer detector CT using calcium suppressed images[J]. Eur J Radiol,2018,105:216-220.

256. Abdullayev N,Große Hokamp N,Lennartz S,et al. Improvements of diagnostic accuracy and visualization of vertebral metastasis using multi-level virtual non-calcium reconstructions from dual-layer spectral detector computed tomography [J]. Eur Radiol,2019,29(11):5941-5949.

257. Raju R,Thompson A G,Lee K,et al. Reduced iodine load with CT coronary angiography using dual-energy imaging: a prospective randomized trial compared with standard coronary CT angiography[J]. J Cardiovasc Comput Tomogr,2014,8 (4):282-288.

258. Debniak B, Dubiel M, Gudmundsson S, et al. Evaluation of using the B-mode color system in sonomammography with computer analysis of images compared with conventional gray scale modalities[J]. Ginekol Pol,1997,68(3):137-41.

259. Oda S,Nakaura T,Utsunomiya D,et al. Clinical potential of retrospective on-demand spectral analysis using dual-layer spectral detector-computed tomography in ischemia complicating small-bowel obstruction[J]. Emerg Radiol, 2017, 24 (4):431-434.

260. Lennartz S,Le Blanc M,Zopfs D,et al. Dual-Energy CT-derived Iodine Maps: Use in Assessing Pleural Carcinomatosis[J]. Radiology,2019,290 (3):796-804.

261. Goo HW,Goo JM. Dual-Energy CT:New Horizon in Medical Imaging[J]. Korean J Radiol,2017, 18(4):555-569.

262. Lennartz S,Große Hokamp N,Abdullayev N,et al. Diagnostic value of spectral reconstructions in detecting incidental skeletal muscle metastases in CT staging examinations[J]. Cancer Imaging, 2019,19(1):50.

263. Borggrefe J,Neuhaus VF,Le Blanc M,et al. Accuracy of iodine density thresholds for the sepa-

ration of vertebral bone metastases from healthy-appearing trabecular bone in spectral detector computed tomography[J]. Eur Radiol,2019,29(6):3253-3261.

264. El Kayal N,Lennartz S,Ekdawi S,et al. Value of spectral detector computed tomography for assessment of pancreatic lesions[J]. Eur J Radiol, 2019,118:215-222.

265. Rajiah P,Abbara S,Halliburton SS. Spectral detector CT for cardiovascular applications[J]. Diagn Interv Radiol,2017,23(3):187-193.

266. Nishihara T,Oda S,Sueta D,et al. Clinical Usefulness of Dual-Energy Cardiac Computed Tomography in Acute Coronary Syndrome Using a Dual-Layer Spectral Detector Scanner[J]. Circ Cardiovasc Imaging,2018,11(2):e007277.

267. Lee Y,Seo HS,Je BK,et al. Benefit of dual-energy CT iodine overlay technique for T1-hyperintense brain lesion [J]. Neurology, 2017, 89(13):1426-1427.

268. Oda S,Nakaura T,Utsunomiya D,et al. Clinical potential of retrospective on-demand spectral analysis using dual-layer spectral detector-computed tomography in ischemia complicating small-bowel obstruction [J]. Emerg Radiol, 2017, 24(4):431-434.

269. Bae K,Jeon KN,Cho SB,et al. Improved Opacification of a Suboptimally Enhanced Pulmonary Artery in Chest CT: Experience Using a Dual-Layer Detector Spectral CT[J]. AJR Am J Roentgenol,2018,210(4):734-741.

270. Kessner R,Grosse HN,Ciancibello L,et al. Renal cystic lesions characterization using spectral detector CT(SDCT):Added value of spectral results [J]. Br J Radiol, 2019, 92 (1100): 20180915.

271. Atwi NE,Sabottke CF,Pitre DM,et al. Follow-up Recommendation Rates Associated With Spectral Detector Dual-Energy CT of the Abdomen and Pelvis:A Retrospective Comparison to Single-Energy CT[J]. J Am Coll Radiol,2020,17(7), 940-950.

272. Haneder S,Siedek F,Doerner J,et al. Thoracic-abdominal imaging with a novel dual-layer spectral detector CT: intra-individual comparison of image quality and radiation dose with 128-row single-energy acquisition[J]. Acta Radiol,2018, 59(12):1458-1465.

273. Rubert N,Southard R,Hamman SM,et al. Evaluation of low-contrast detectability for iterative reconstruction in pediatric abdominal computed tomography:a phantom study[J]. Pediatr Radiol,2020,50(3):345-356.

274. Laukamp KR, Kessner R, Halliburton S, et al. Virtual Noncontrast Images From Portal Venous Phase Spectral-Detector CT Acquisitions for Adrenal Lesion Characterization[J]. J Comput Assist Tomogr,2021,45(1):24-28.

275. Sauter AP,Muenzel D,Dangelmaier J,et al. Dual-layer spectral computed tomography: Virtual non-contrast in comparison to true non-contrast images[J]. Eur J Radiol,2018,104:108-114.

276. Grosse HN,Lennartz S,Salem J,et al. Dose independent characterization of renal stones by means of dual energy computed tomography and machine learning:an ex-vivo study[J]. Eur Radio, 2020,30(3):1397-1404.

277. Yoon J H,Chang W,Lee E,et al. Double Low-Dose Dual-Energy Liver CT in Patients at High-Risk of HCC: A Prospective, Randomized, Single-Center Study [J]. Invest Radiol, 2020, 55(6):340-348.

278. Yi Y, Zhao XM, Wu RZ, et al. Low Dose and Low Contrast Medium Coronary CT Angiography Using Dual-Layer Spectral Detector CT[J]. Int Heart J,2019,60(3):608-617.

279. Tsang DS, Merchant TE, Merchant SE, et al. Quantifying potential reduction in contrast dose with monoenergetic images synthesized from dual-layer detector spectral CT[J]. Br J Radiol, 2017,90(1078):20170290.

280. Nadjiri J,Pfeiffer D,Straeter AS,et al. Spectral Computed Tomography Angiography With a Gadolinium-based Contrast Agent:First Clinical Imaging Results in Cardiovascular Applications[J]. J Thorac Imaging,2018,33(4):246-253.

281. Taguchi K. Energy-sensitive photon counting detector-based X-ray computed tomography [J].

Radiol Phys Technol, 2017, 10(1):8-22.

282. Xu Q, Yu H, Bennett J, et al. Image reconstruction for hybrid true-color micro-CT [J]. IEEE Trans Biomed Eng, 2012, 59(6):1711-9.

283. Willemink MJ, Persson M, Pourmorteza A, et al. Photon-counting CT: Technical Principles and Clinical Prospects [J]. Radiology, 2018, 289 (2):293-312.

（范文亮整理）

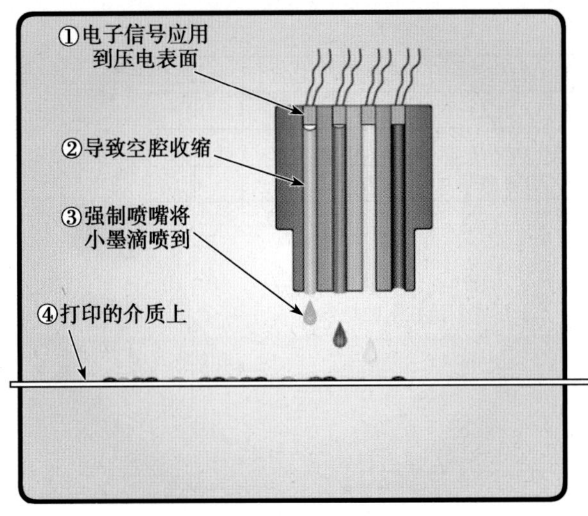

图 7-18　气泡式喷墨流程图

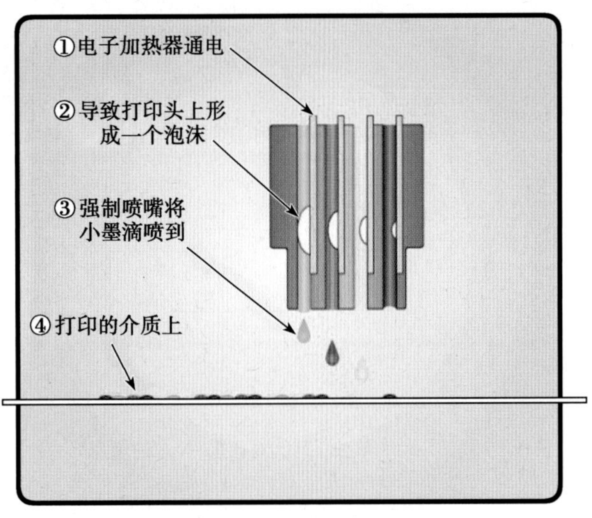

图 7-19　压电式喷墨流程图

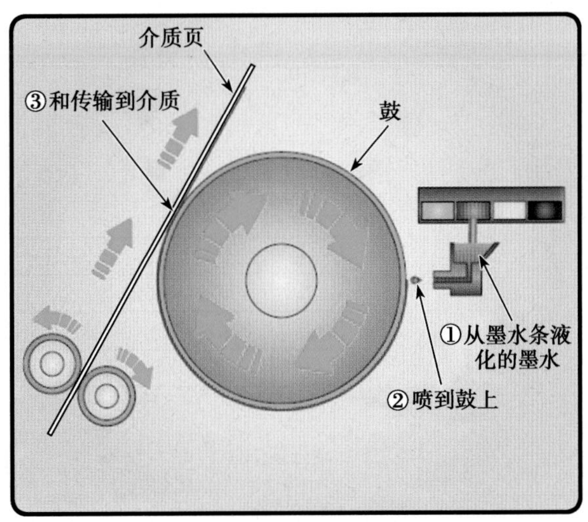

图 7-20　固体喷墨打印流程图

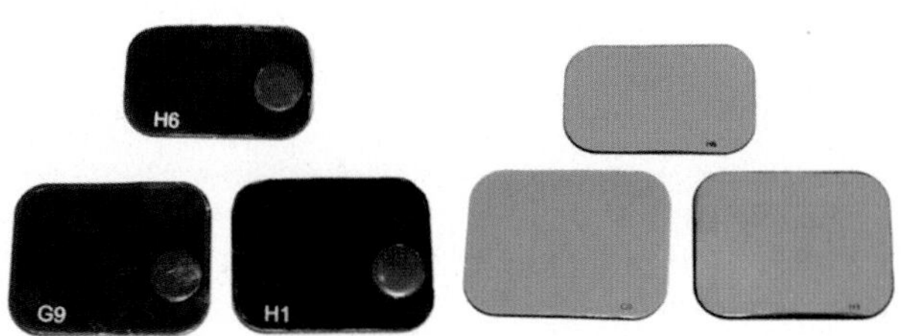

图 17-23　成像板

序号	物质	流速	总量	时间
①	A对比剂	4.7	47	10
②	30%A+70%B	4.7	47	10
③	B盐水	4.7	30	6

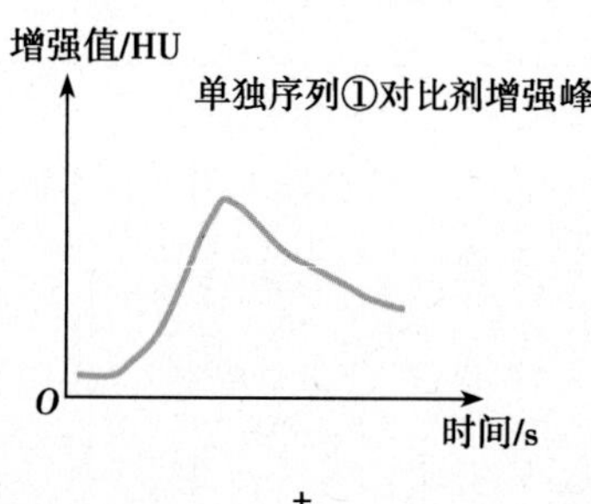

+

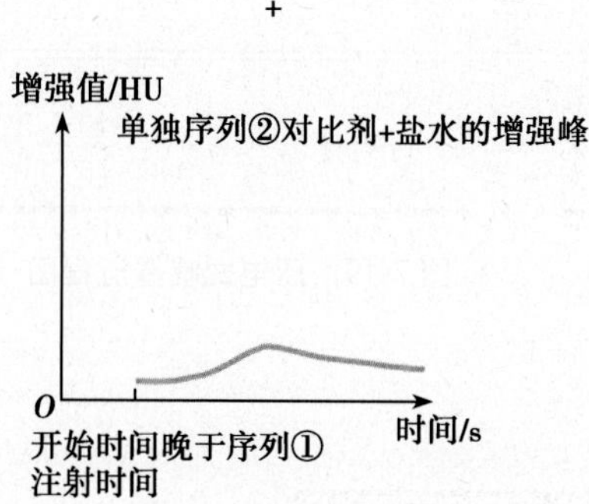

=

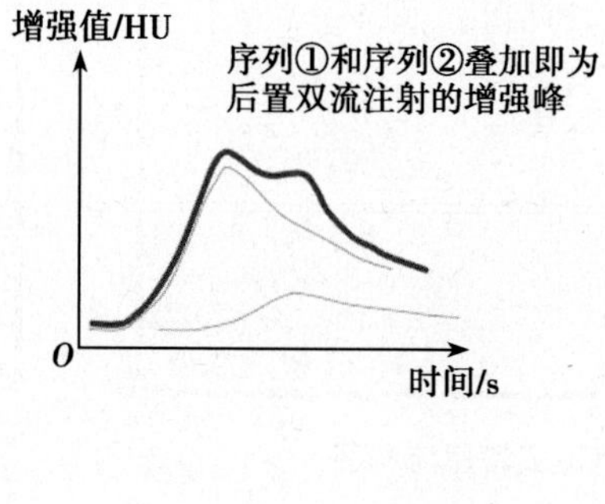

图 19-13　后置双流注射示意图

序号	物质	流速	总量	时间
①	50%A+50%B	5.0	25	5
②	A对比剂	5.0	30	6
③	B盐水	5.0	30	6

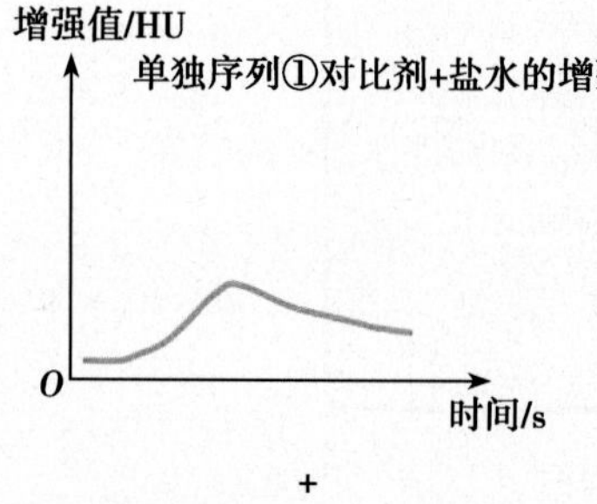

+

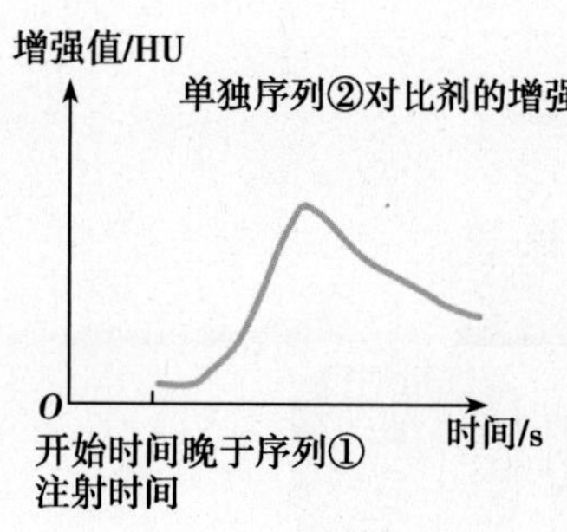

=

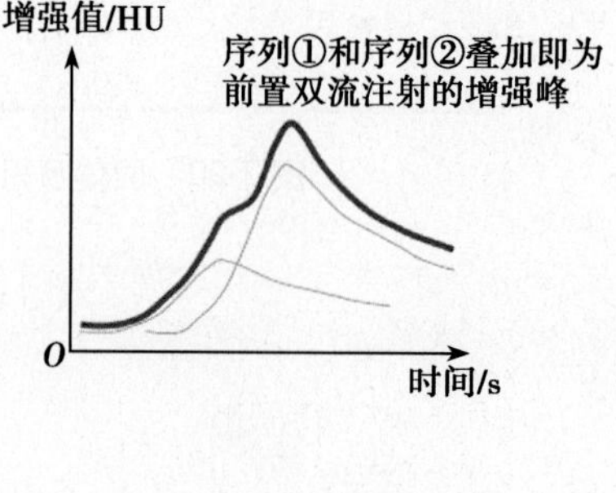

图 19-14　前置双流注射示意图

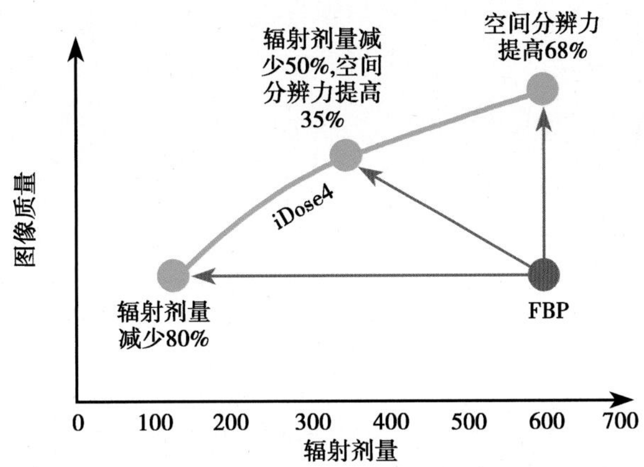

图 19-18　iDOSE4 迭代重建算法降低剂量的同时可提高图像空间分辨力

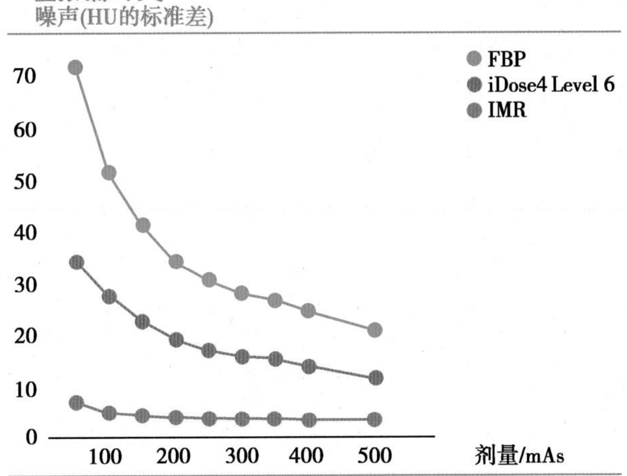

图 19-19　IMR 迭代重建算法降低图像噪声

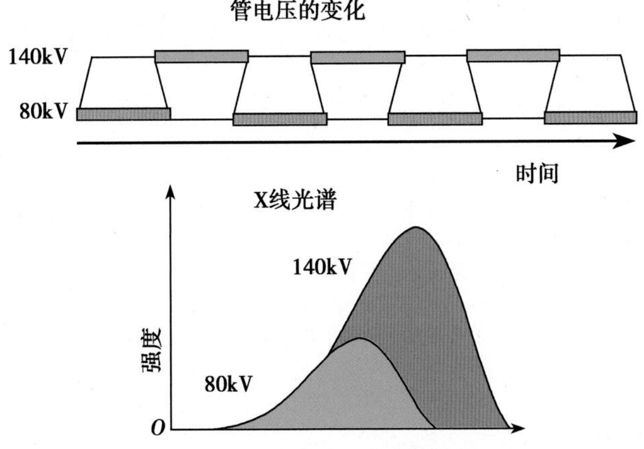

图 19-26　管电压可以在 80kV 和 140kV 之间进行瞬时切换

电压切换只需要 0.5ms，蓝色为 140kV 持续的时间，绿色为 80kV 持续的时间，下图为 X 线的光谱图，140kV 管电压的强度和能量都要大于 80kV 管电压。

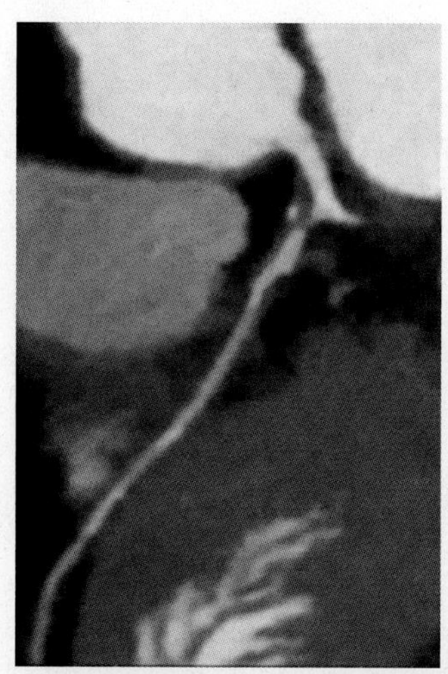

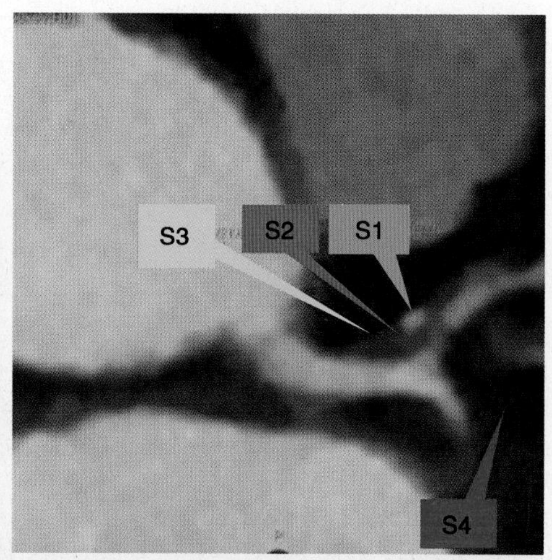

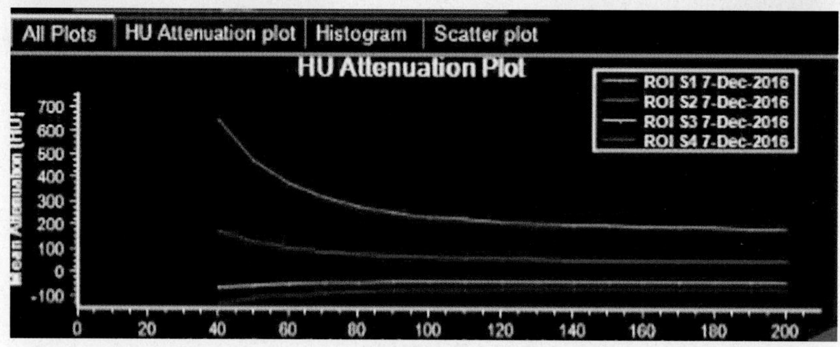

图 19-38 IQon 光谱 CT 一次扫描两套信息中能谱信息用以分析斑块成分

IQon 光谱 CT 冠脉一次扫描同时提供两套信息，除常规 CT 图像外还同时提供光谱图像，即能谱信息，可对于冠脉斑块使用能谱曲线区分不同成分。S1. 钙质，蓝色曲线；S2. 纤维质，粉色曲线；S3. 脂质成分，黄色曲线；S4. 心包内脂肪（红色曲线）；S3 与 S4 走行一致。

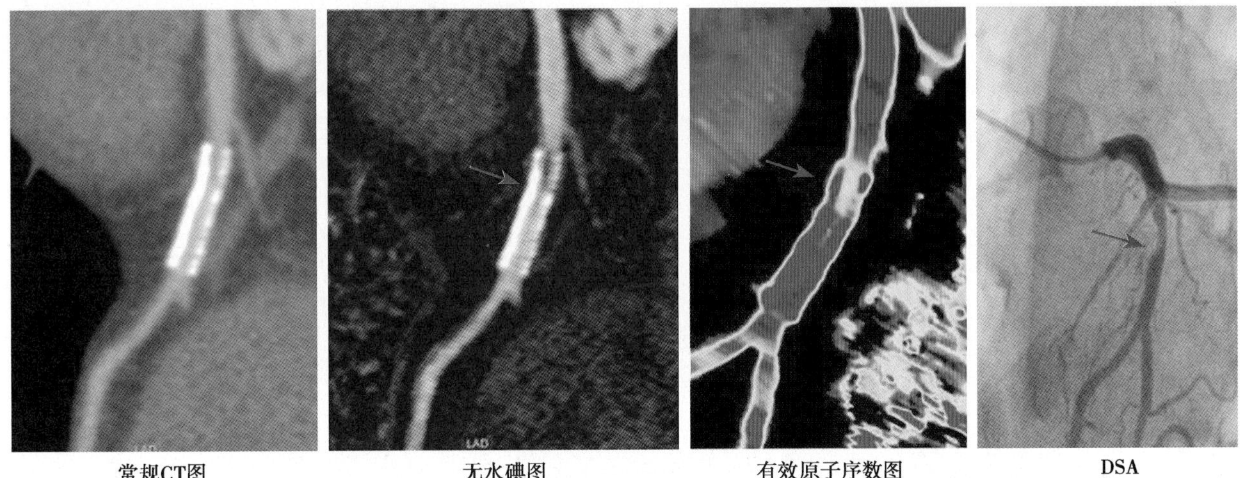

图 19-39 IQon 光谱 CT 一次扫描同时提供常规 CT 图像和光谱多参数同屏对比

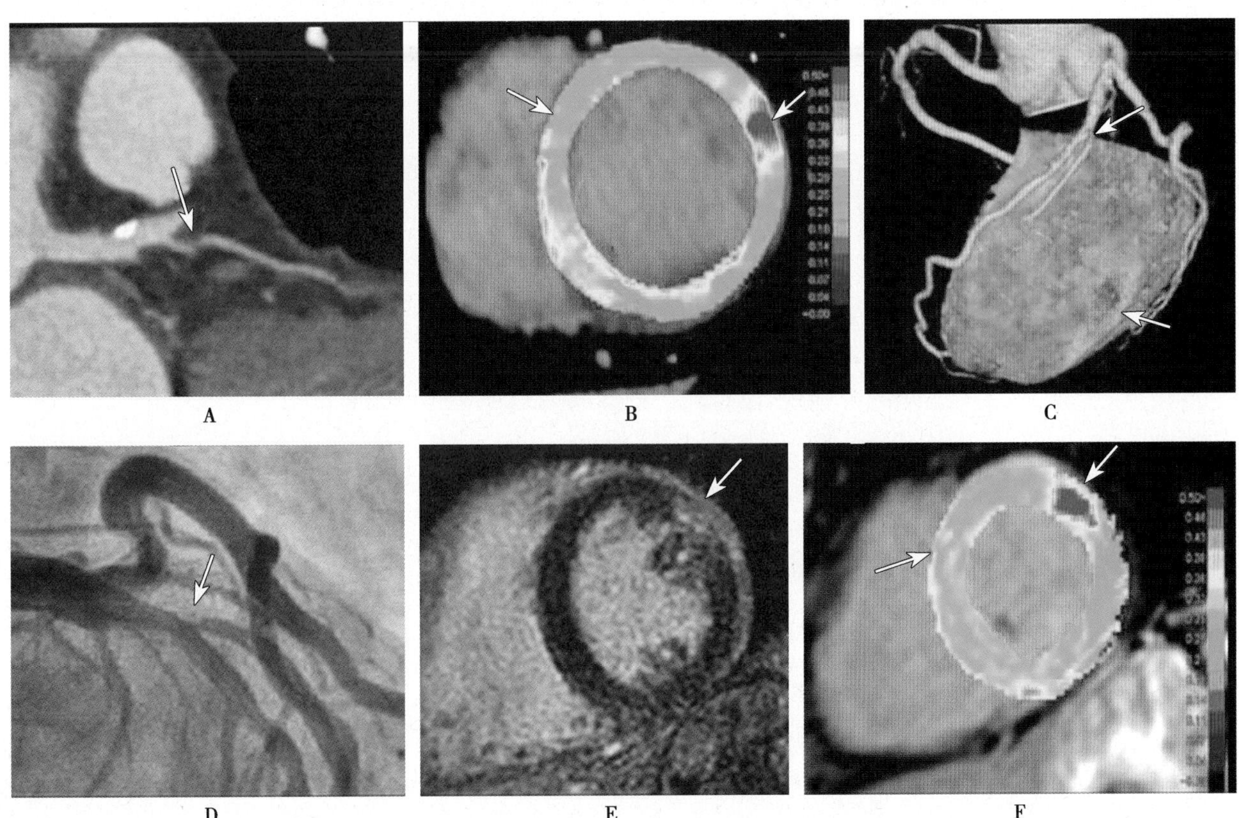

图 19-40 IQon 光谱 CT 一次扫描同时提供两套信息用于同时诊断冠脉血管和心肌活性

A. 发现了第一对角支狭窄；B. 同时发现心肌透壁性心肌梗死；C. 三维融合图显示了梗死心肌（白箭）与狭窄血管的解剖关系；D、E、F. DSA 及磁共振检查显示的血管狭窄及心肌梗死与一站式光谱 CT 检查结果一致。

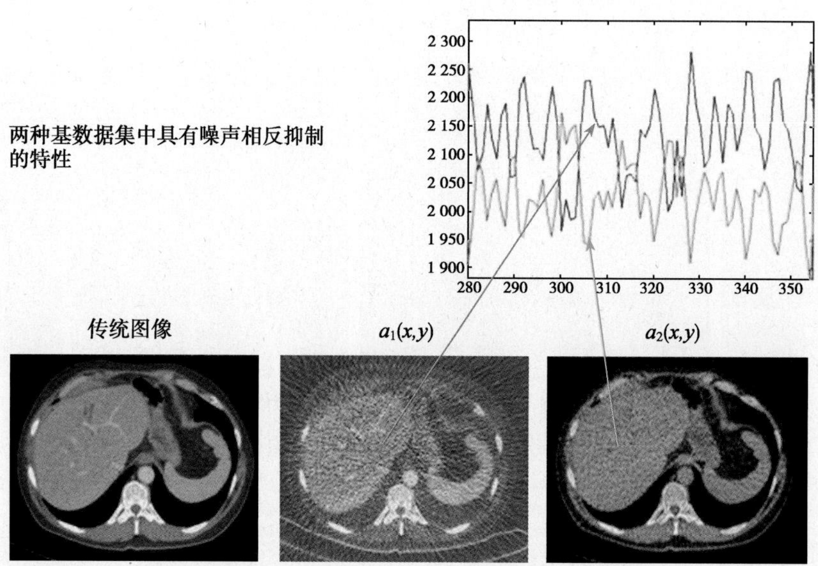

图 19-42　IQon 光谱 CT 反相关噪声示意图

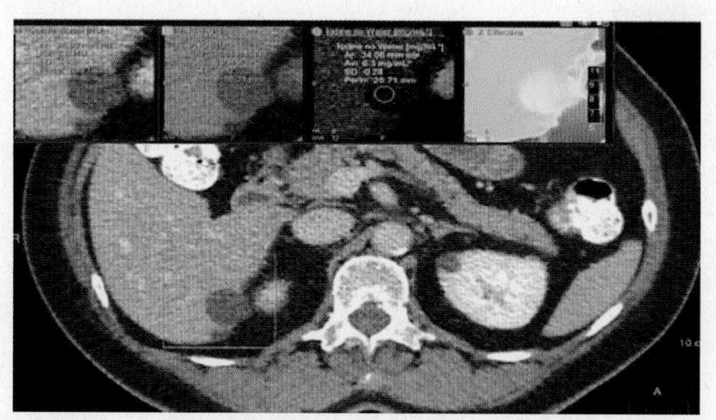

图 19-45　IQon 光谱 CT 多轨制读片

该图说明一旦在主图像中圈定感兴趣区，会有四种不同模式的光谱图像同步显示，左上角四个光谱小图分别是：常规图像、光谱虚拟平扫图、光谱无水碘图、光谱有效原子序数图。这些图像可以任意一键式切换为其他种类的光谱图像，如光谱单能级图等，该功能又叫光谱魔镜(spectral magic glass)。

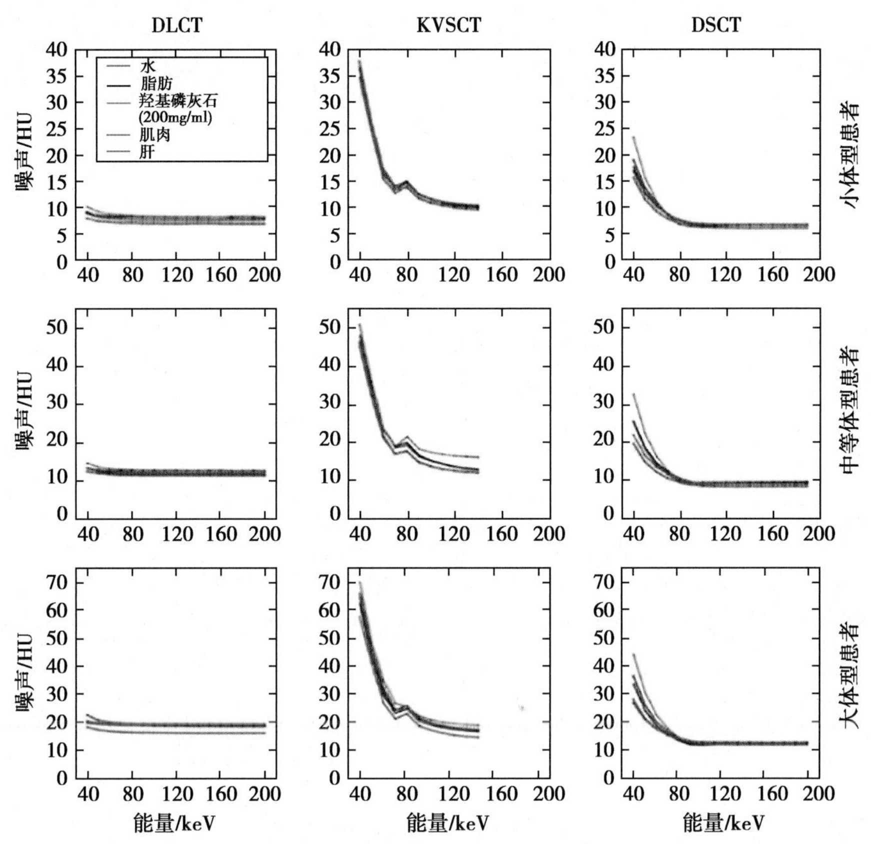

图 19-46　几种不同双能技术的单能级噪声对比

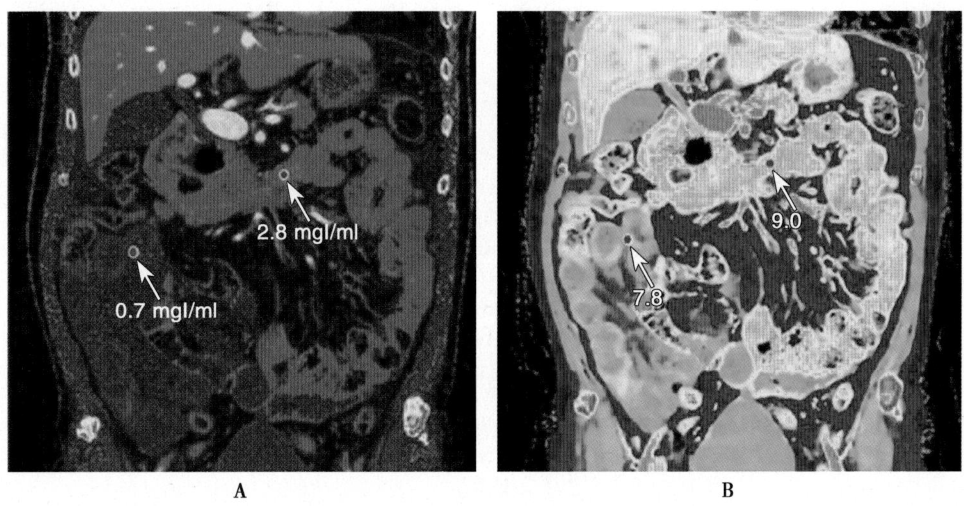

图 19-47　IQon 光谱 CT 彩色读片示意图

A. 光谱碘融合图;B. 光谱原子序数:定量分析所示的肠缺血(碘摄取 0.7mg/ml,原子序数 7.8)与正常肠道组织(碘摄取 2.8mg/ml,原子序数 9.0)有不同的色彩显示,更容易使细节病灶凸显。

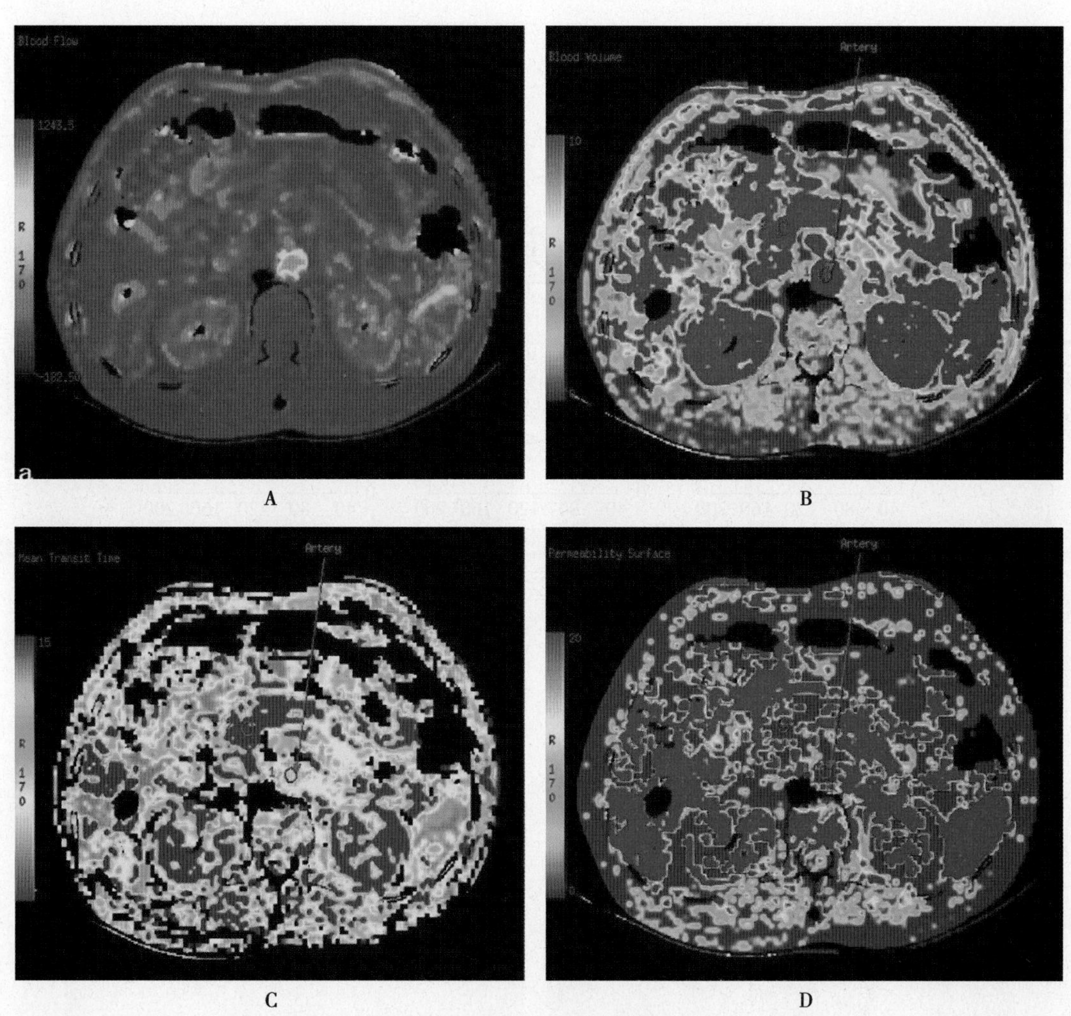

A B C D

图 20-4 CT 胰腺灌注成像参数图

A. BF 图；B. BV 图；C. MTT 图；D. PS 图。

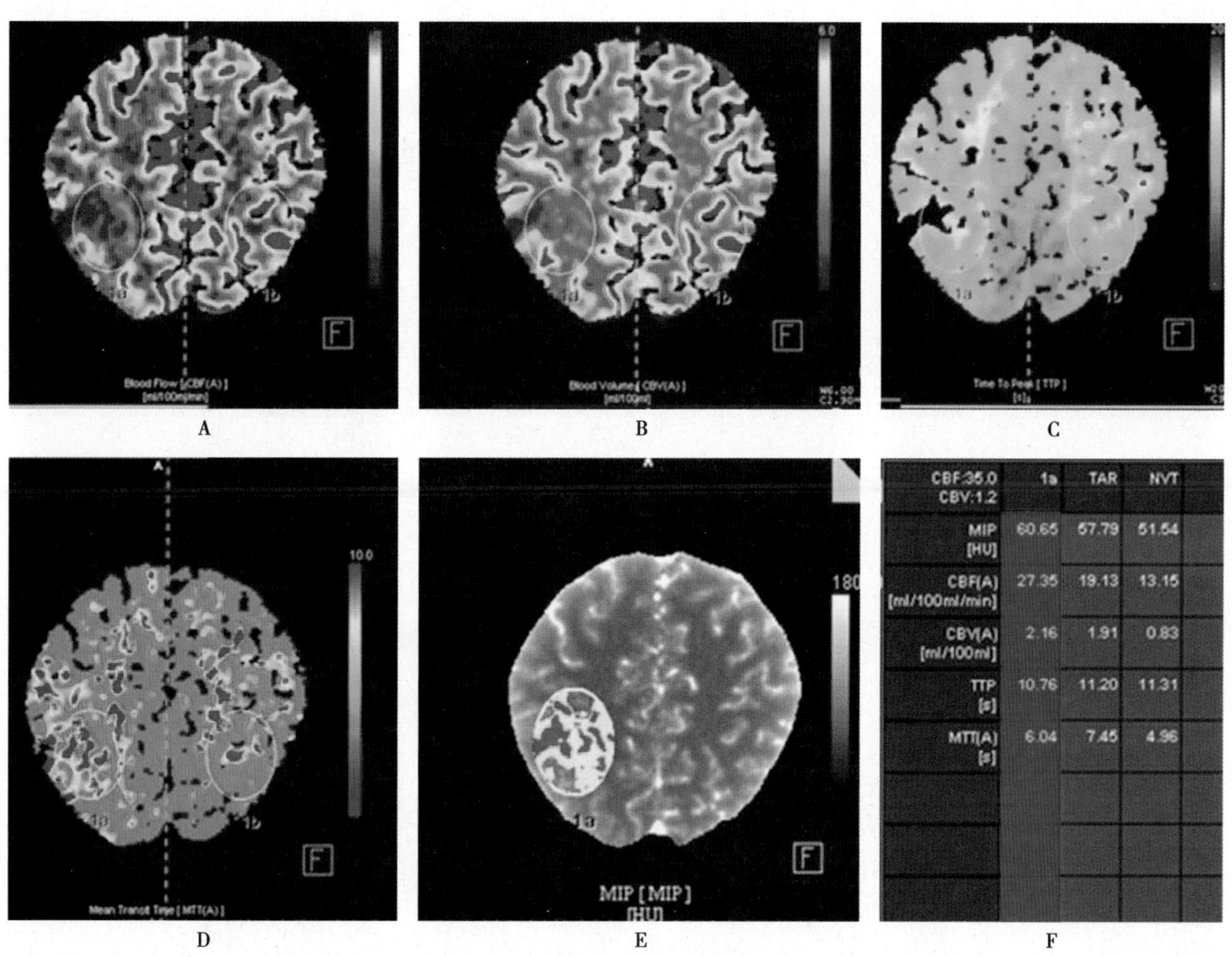

CBF:35.0 CBV:1.2	1a	TAR	NVT
MIP [HU]	60.65	57.79	51.54
CBF(A) [ml/100ml/min]	27.35	19.13	13.15
CBV(A) [ml/100ml]	2.16	1.91	0.83
TTP [s]	10.76	11.20	11.31
MTT(A) [s]	6.04	7.45	4.96

图 21-2 CT 灌注显示脑缺血区域

A. CBF 伪彩图；B. CBV 伪彩图；C. TTP 伪彩图；D. MTT 伪彩图；E. 为缺血半暗带伪彩图；F. 右侧 ROI 灌注各参数值及缺血半暗带大小参数值。由参数值可见，右侧 ROI 内 CBF 下降，CBV 基本正常或降低，TTP、MTT 延长，提示 ROI 内存在缺血灶，经过 ROI 的高级分析显示缺血半暗带，图 F 所示，红色为缺血梗死区域，黄色为缺血半暗带区域。

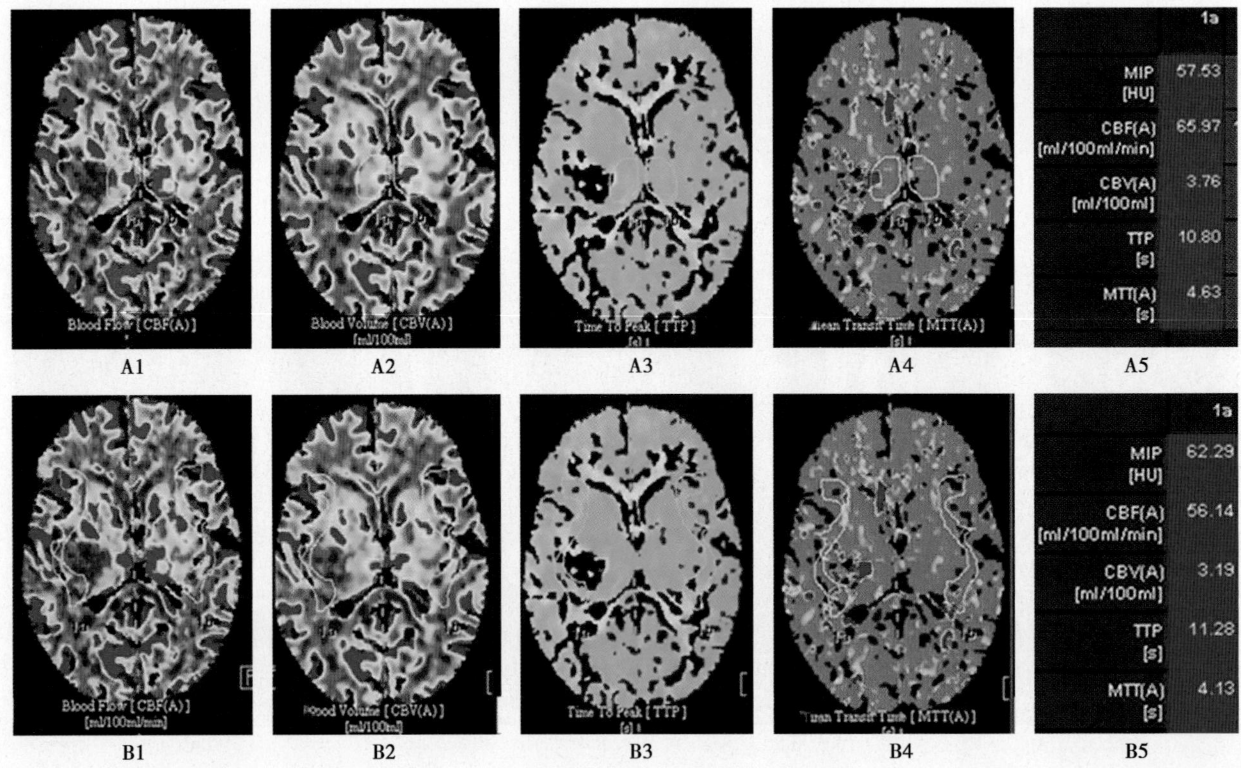

图 21-3　CT 灌注显示脑血肿周围灌注异常

A1—A4. 血肿周围 ROI 灌注伪彩图；A5. 右侧 ROI 内灌注参数值；B1—B4. 血肿周围 ROI 灌注伪彩图；B5. 右侧 ROI 内灌注参数值。血肿压迫周围脑实质，使得 ROI 内 TTP 及 MTT 延长。

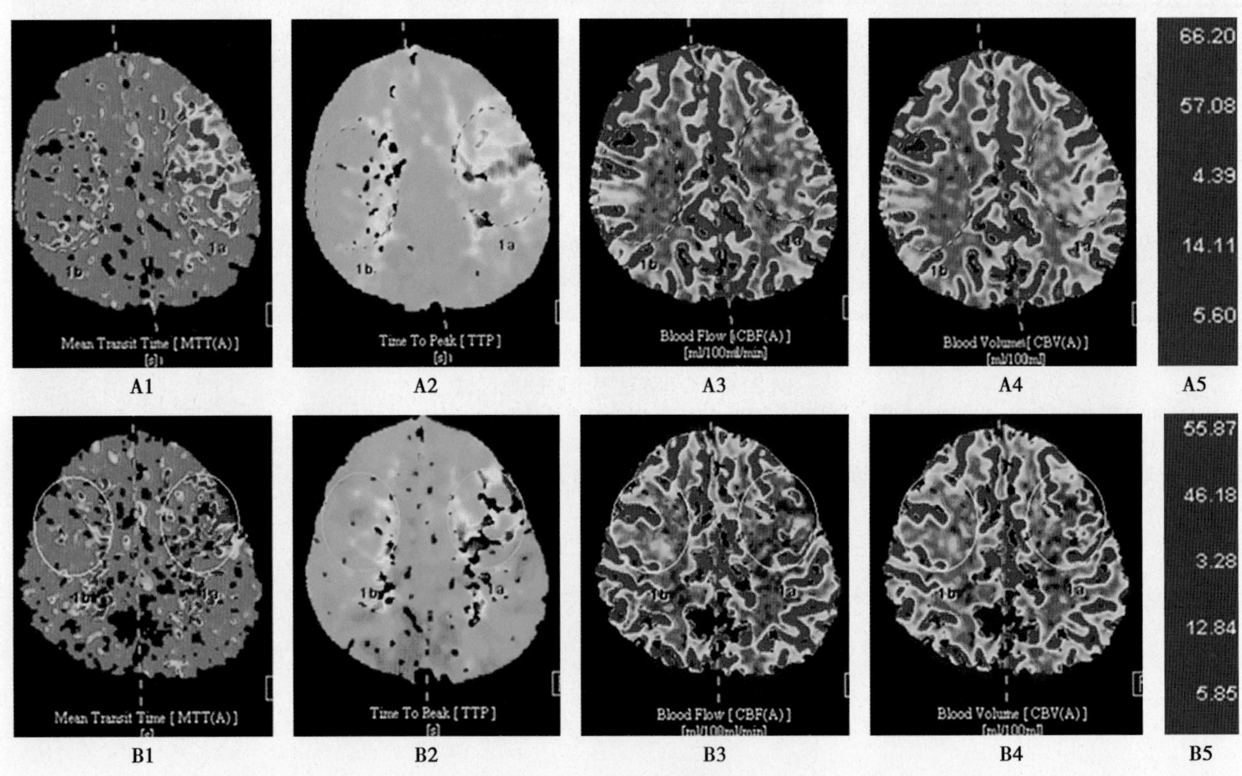

图 21-4　CT 灌注评价烟雾病患者术后

A1—A5. 术前灌注参数值及各参数值伪彩图；B1—B5. 术后灌注参数值及各参数值伪彩图，A5 及 B5 参数值从上至下依次为 MIP、CBF、CBV、TTP、MTT。术后颈外动脉代偿血管的引入，灌注参数值 CBF、CBV 降低，TTP、MTT 基本保持不变。

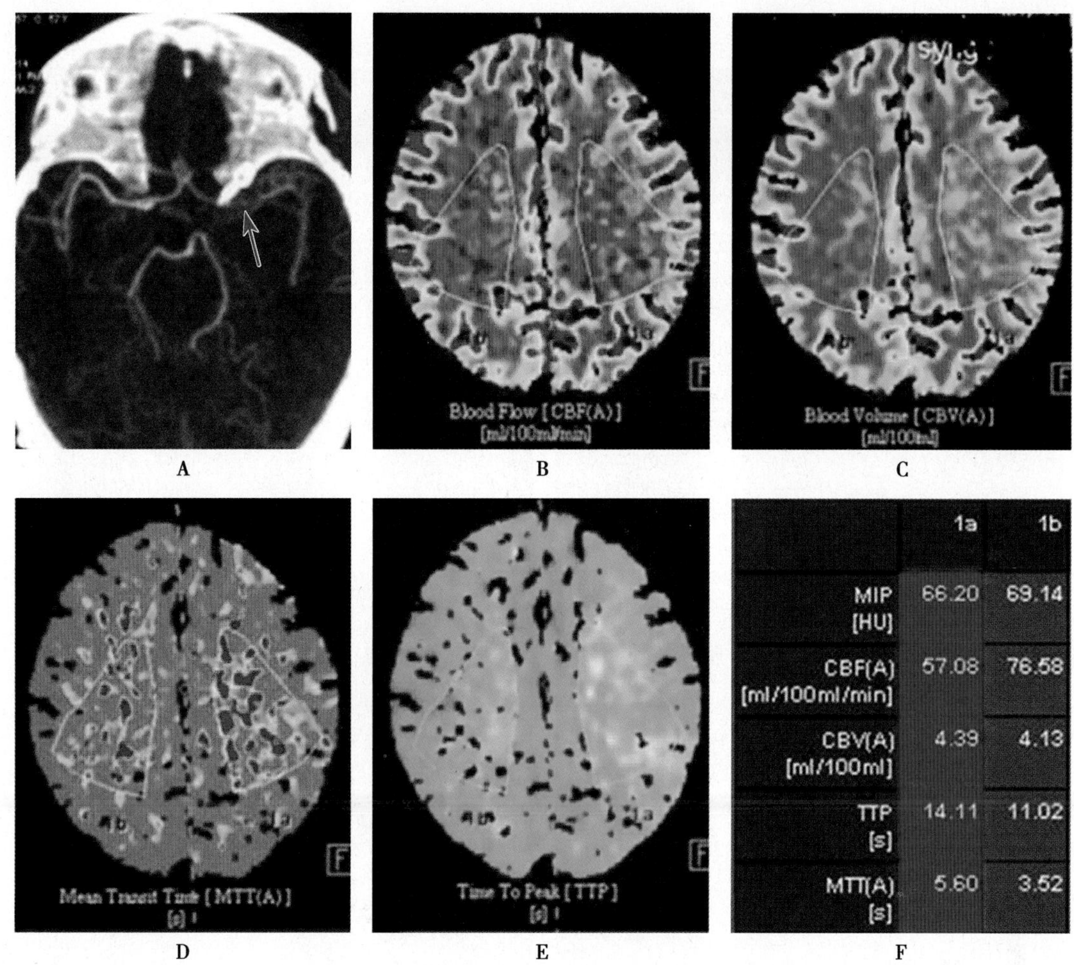

	1a	1b
MIP [HU]	66.20	69.14
CBF(A) [ml/100ml/min]	57.08	76.58
CBV(A) [ml/100ml]	4.39	4.13
TTP [s]	14.11	11.02
MTT(A) [s]	5.60	3.52

图 21-5　脑动脉瘤术后评价血管痉挛与低灌注相关性

A. 左侧大脑中狭窄；B—E. 分别为该患者灌注参数伪彩图；F. 为两侧 ROI 参数值。参数值示左侧 ROI 内 TTP、MTT 延长，与血管病变表现一致。

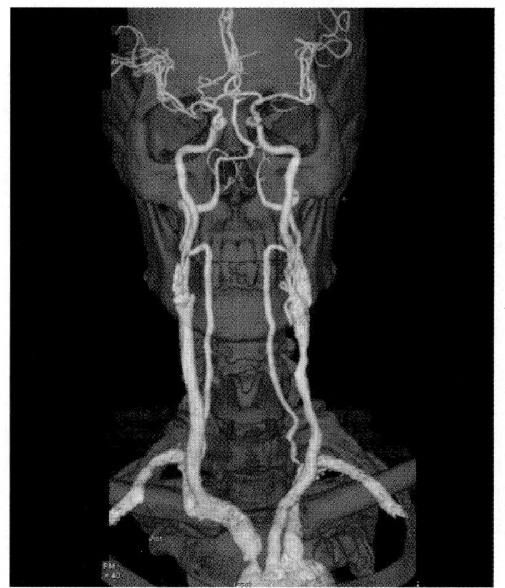

图 21-51　双侧颈动脉与钙化斑块的 CT 容积再现图像

通过不同颜色的标记可以清晰显示钙化斑块，通过两个容积图像的叠加可以虚化显示骨组织。

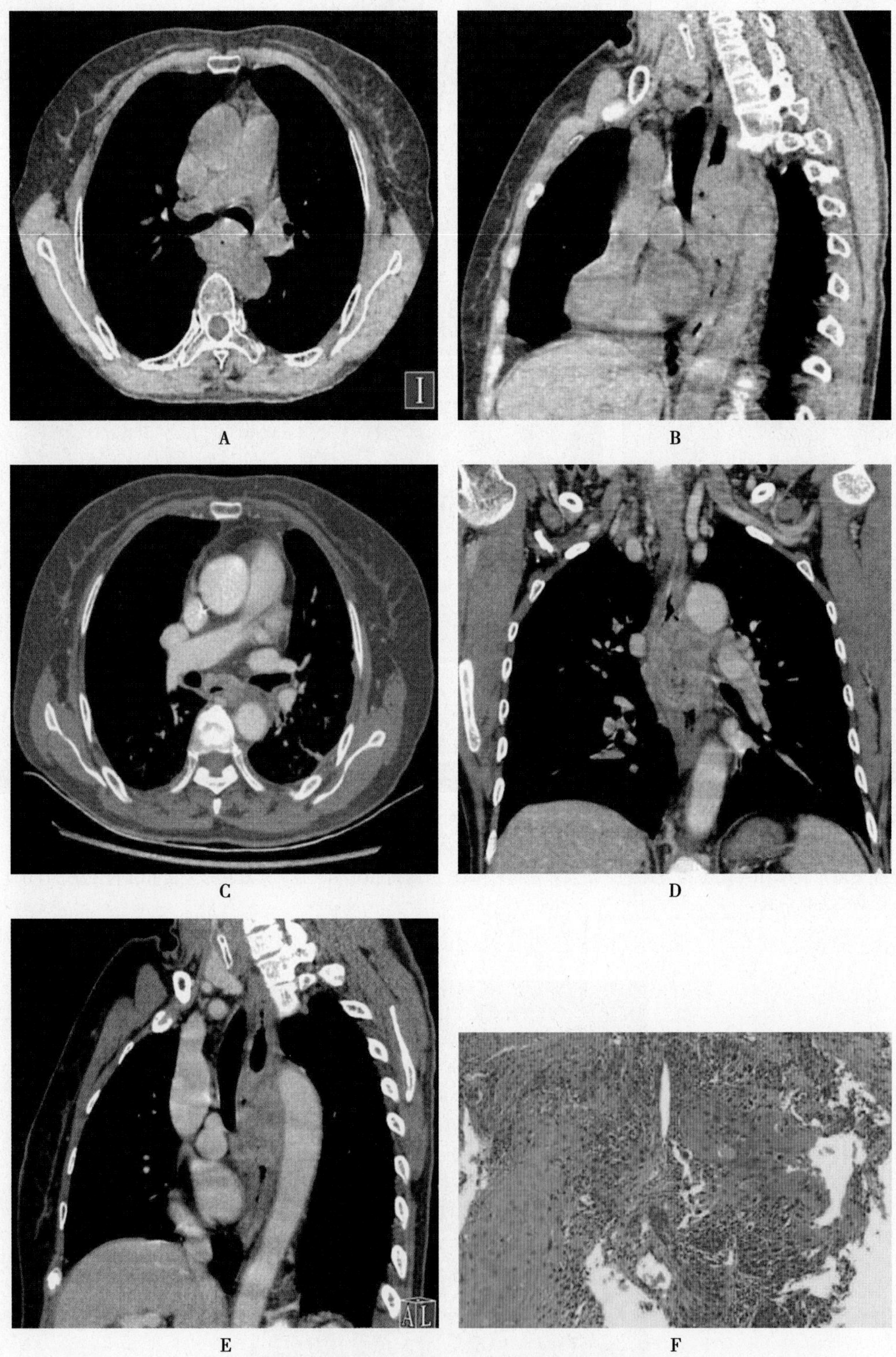

图 22-24 食管癌患者,平扫及多期增强扫描图像

A. 食管癌患者,平扫轴位显示食管中段管壁明显增厚,管腔变窄;B. 平扫矢状位显示食管病变向腔内不均匀突出;C. 晚动脉期轴位显示食管病变呈轻度不均匀强化;D. 静脉期冠状位显示病变强化不均,其内可见低密度坏死区;E. 静脉期矢状位显示食管病变强化程度较周围正常食管壁略明显,且不均匀;F. 病理结果:食管中段鳞状细胞癌,分化程度Ⅰ~Ⅱ级(HE×40)。

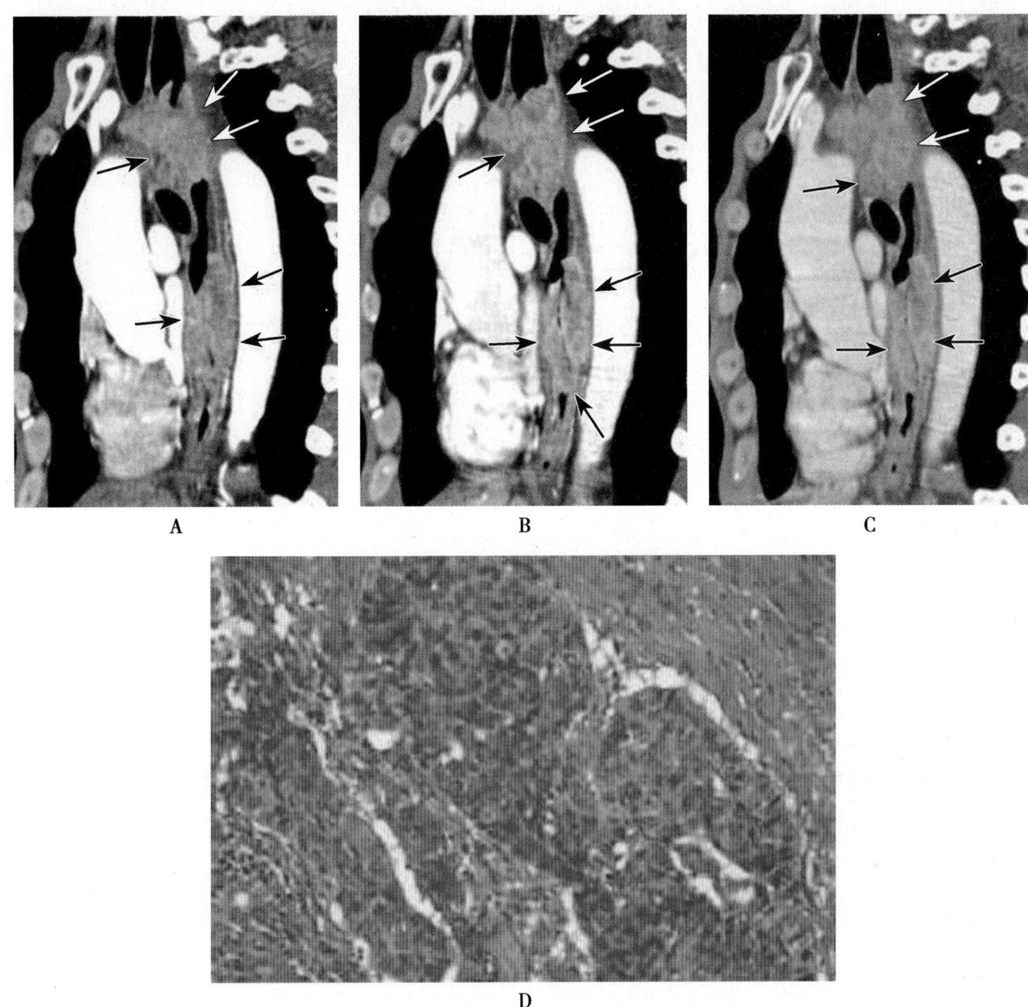

图 22-25 食管癌患者，早动脉期、晚动脉期及静脉期增强扫描图像

A. 食管癌患者，早动脉期显示食管上段及中段两处病变，管壁明显增厚，管腔变窄，呈不均匀强化；B. 晚动脉期显示食管病变强化程度较周围正常食管壁不均匀强化更加显著，病变轮廓清晰；C. 静脉期显示食管病变呈轻度不均匀强化；D. 病理结果——食管中段鳞状细胞癌，分化程度Ⅱ级，侵及全层（HE×40）。

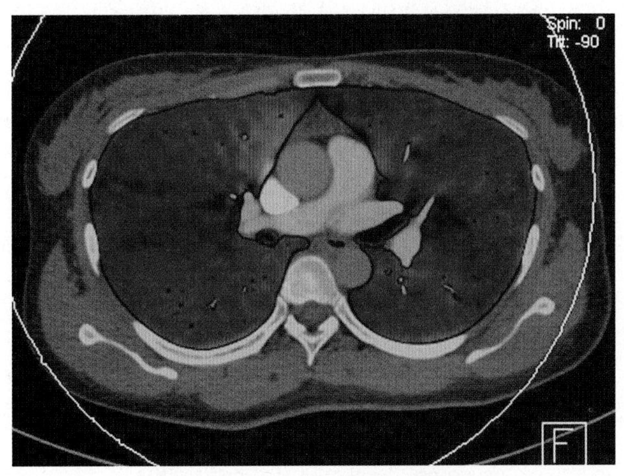

图 22-26 CT 双能量肺灌注成像

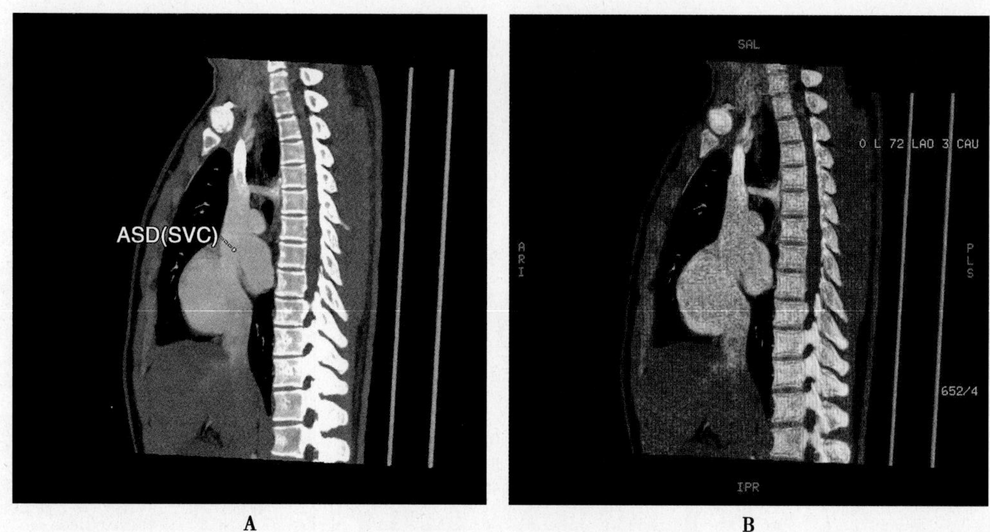

图 22-31　上腔静脉型房间隔缺损

A. 矢状位 MIP 像;B. 矢状位 VR 像;示房间隔缺损位于上腔静脉汇入右心房处。

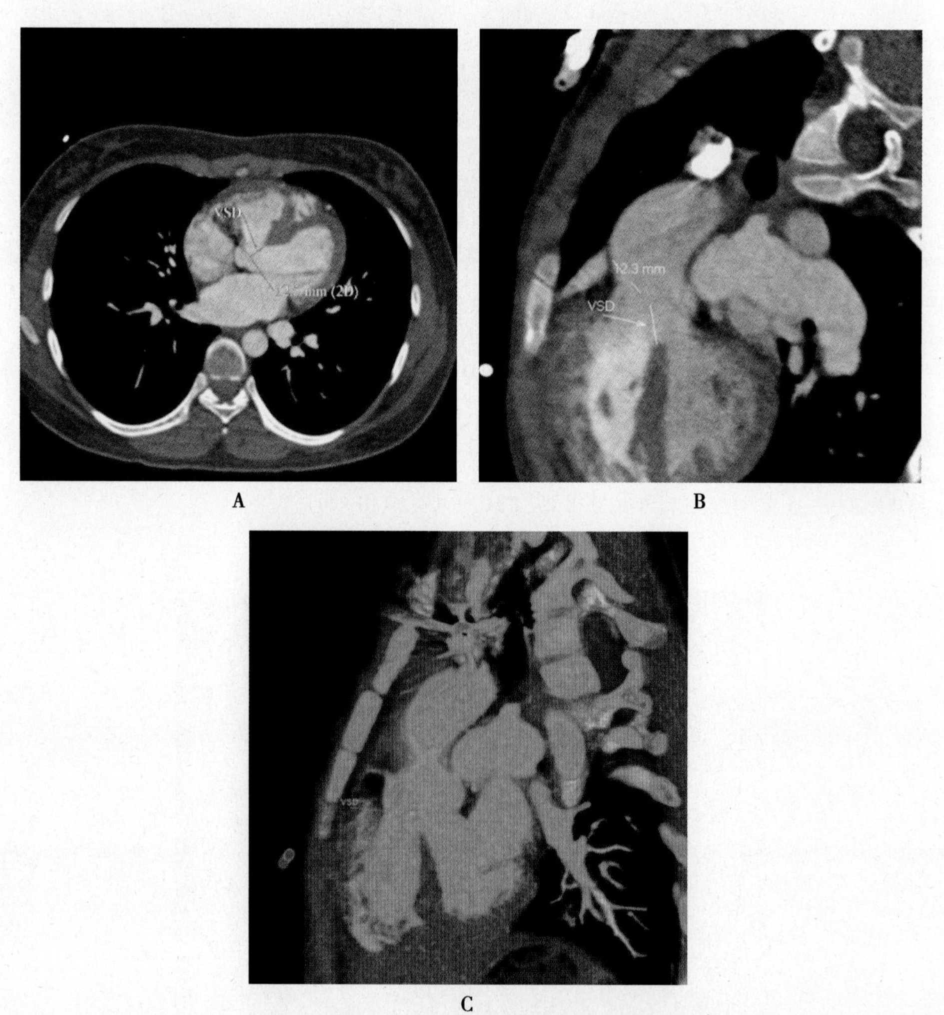

图 22-33　主动脉瓣下型室间隔缺损

分别从原始轴位(图 A)、心脏长轴位(图 B)及 VR 图像(图 C)上测得缺口大小。

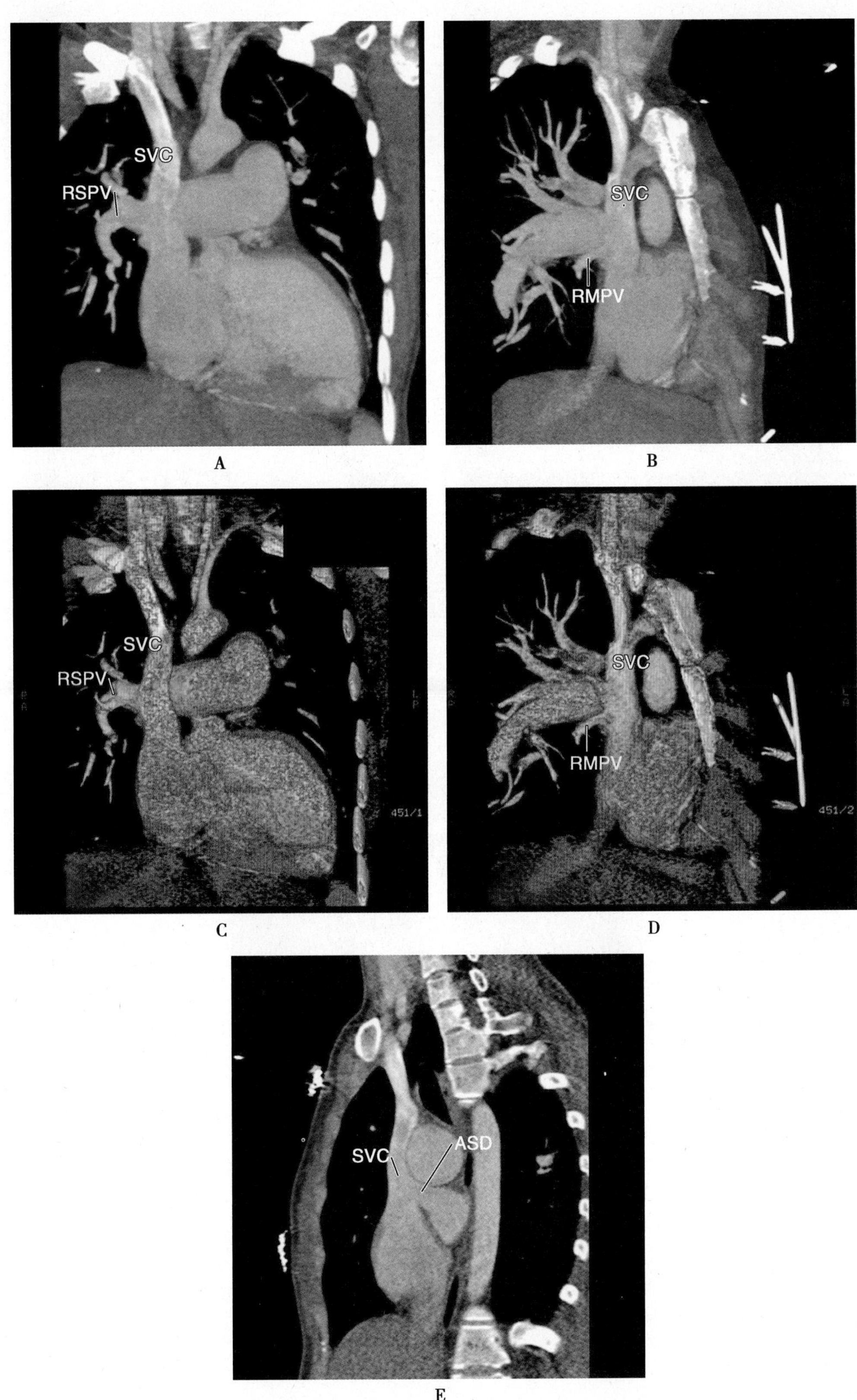

A B C D E

图 22-37　患者，男，14 岁，图 A、图 B 分别从 MIP 及 VR 像显示右上肺静脉（RSPV）异位引流入上腔静脉内，图 C、图 D 分别从 MIP 及 VR 像显示右中肺静脉（RMPV）异位引流入上腔静脉内，图 E 显示同时合并房间隔缺损（ASD）

该患者采用 Flash 单期扫描，DLP 为 27mGycm

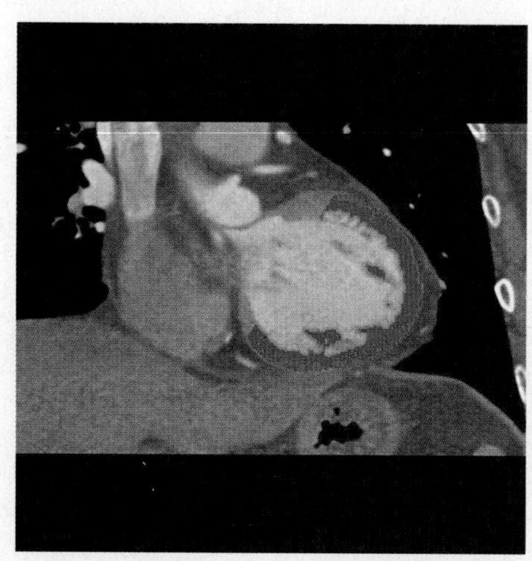

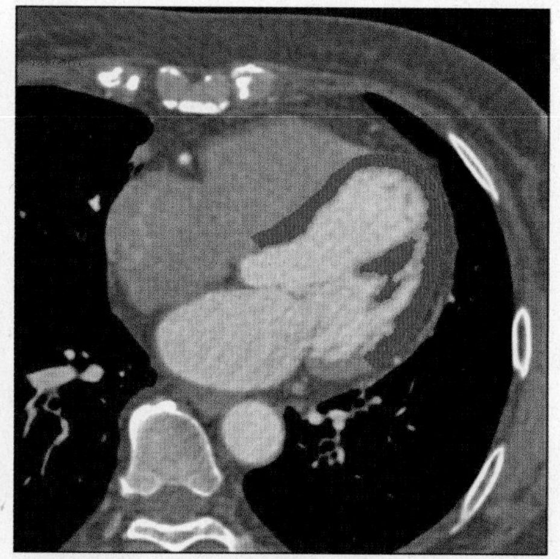

图 22-44　根据 CT 值高低的伪彩色阶图于三维平面展示的心脏图像上，以便能直观清楚地辨认心肌灌注异常区域的分布及相对严重度

红色代表高灌注血流；蓝色代表低灌注血流。

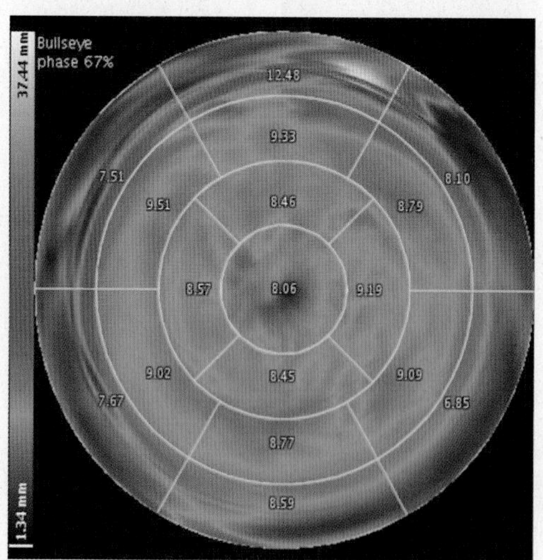

图 22-45　牛眼图显示心肌室壁的厚度，反映心脏相应部位心肌的厚度

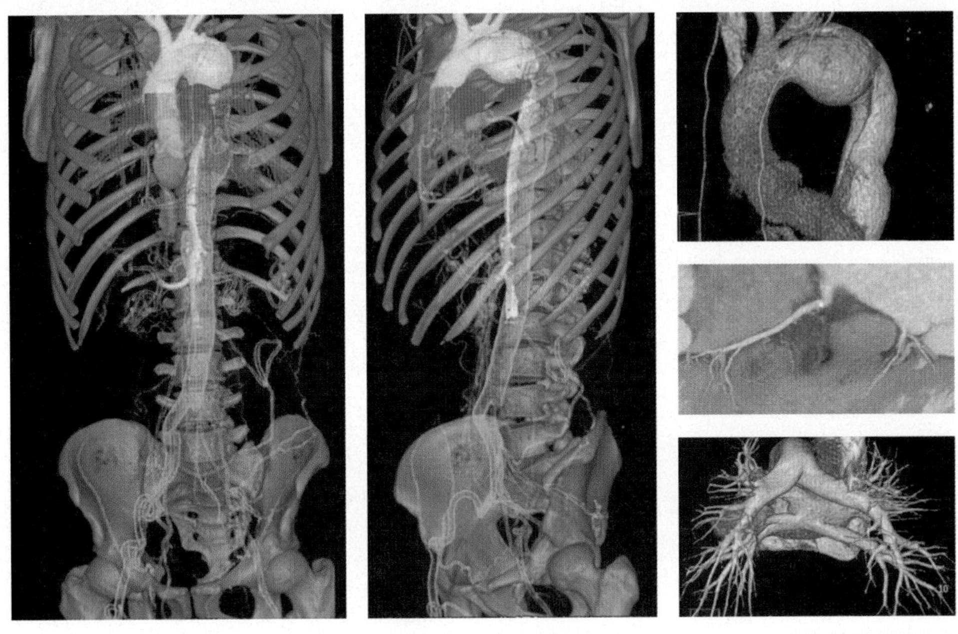

图 22-69　主动脉夹层

联合检查所得的肺动脉、冠脉和主动脉 VR 重组融合图像及冠脉 CTA 的 MPR 重组图像，显示三组动脉系统的血管情况。

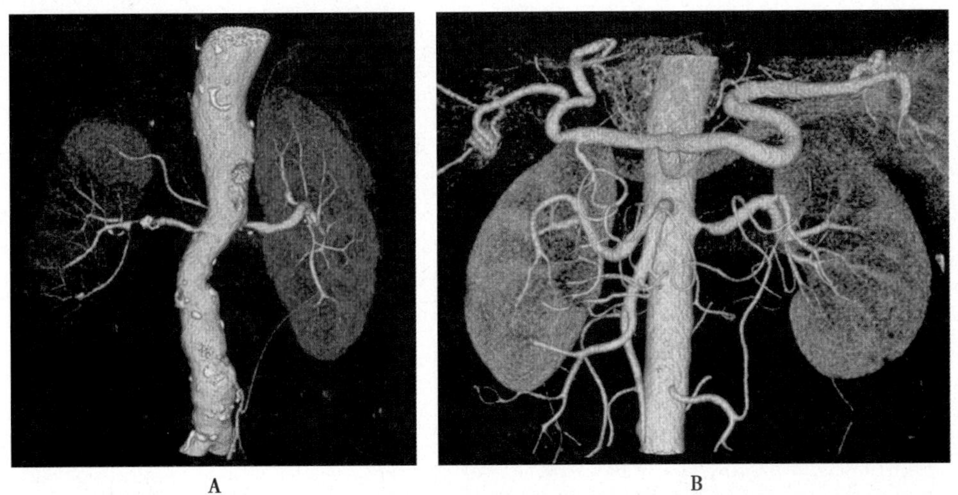

A　　B

图 23-2　双肾动脉 CT 造影容积再现图像

A. 肾脏 CT 造影双肾副动脉的显示；B. 肾脏 CT 造影左肾动脉狭窄。

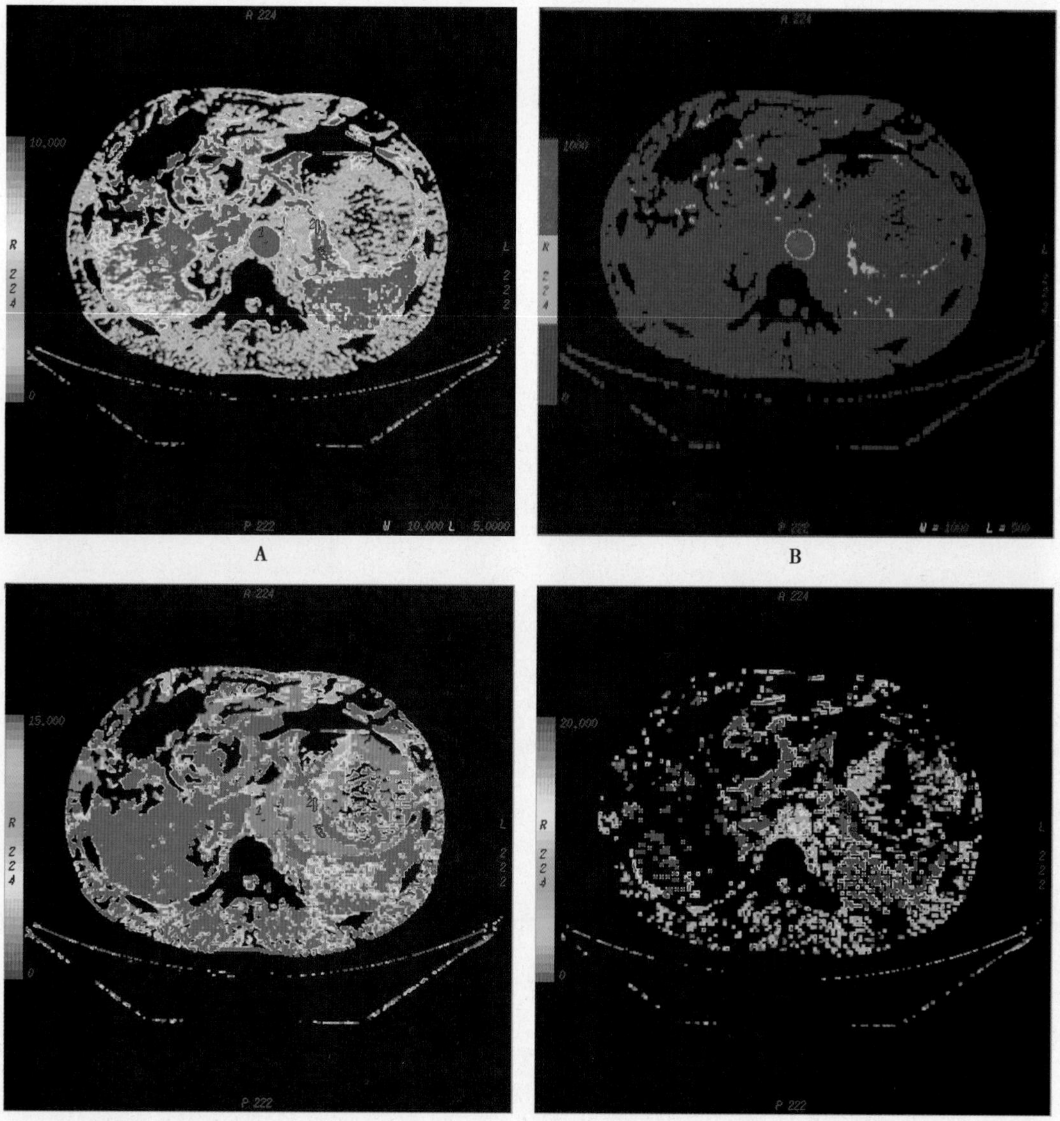

A

B

C

D

图 23-10　低张胃灌注成像检查；A、B、C、D. 灌注中心层面示胃窦部胃壁增厚，明显强化

A. BV 图示病灶区血容量不丰富；B. BF 图示病灶区单位时间内血流量不高；C. MTT 图示平均通过时间为 6.83s；D. PS 图示毛细血管表面通透性较高。

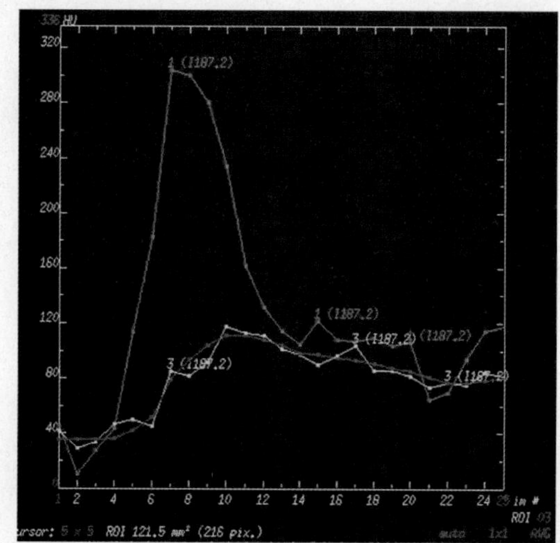

图 23-11　低张胃灌注成像检查

TDC（时间密度曲线）：紫色线为腹主动脉，绿色线为病灶呈速升缓降型

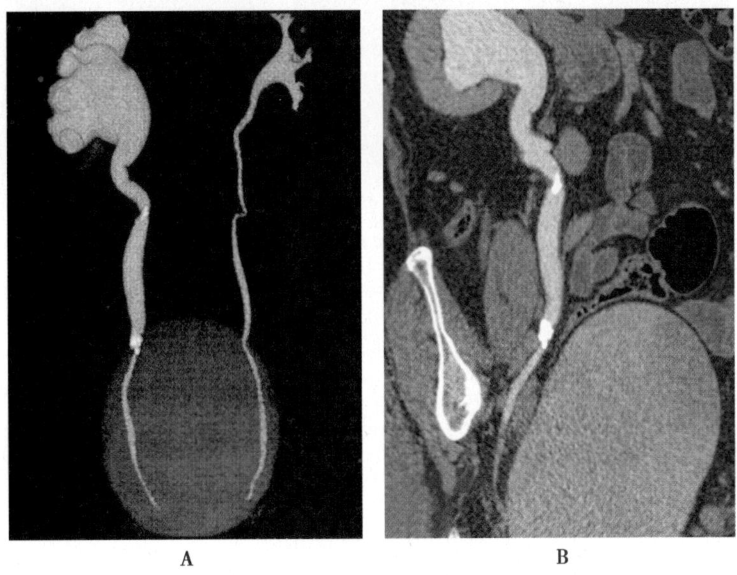

图 23-22 泌尿系成像单次团注含碘对比剂方案

A. 容积再现技术图像，显示泌尿系结石及肾盂积水；B. 同一患者，曲面重组技术图像。

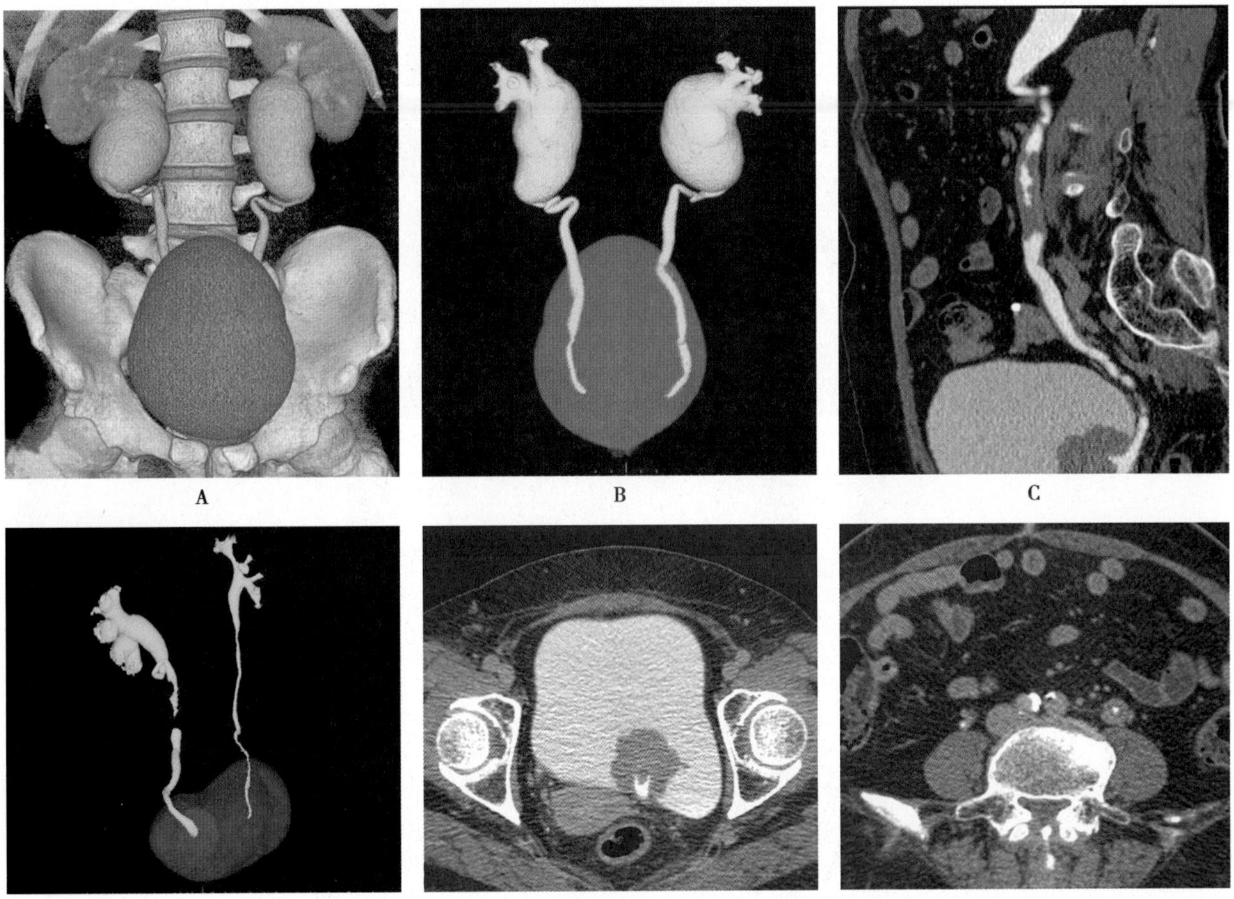

A B C

D E F

图 23-23 泌尿系成像单次团注含碘对比剂结合辅助用利尿剂方案

A、B. 病例 1，患者男 30 岁临床诊断双侧肾盂积水，该患者主诉不能憋尿，造影前 30min 让患者口服 700ml 清水，应用单次团注含碘对比剂结合利尿剂技术，12min 采集的容积再现图像；C. 病例 2，患者女 76 岁临床怀疑输尿管癌，该患者主诉不能憋尿，造影前 30min 让患者口服 500ml 清水，应用单次团注含碘对比剂结合利尿剂方法，15min 采集的曲面重组图像，清晰地显示输尿管受侵范围；D. 病例 2，容积再现融合图像，显示输尿管、输尿管膀胱入口处多出受累；E、F. 病例 2，轴位图像显示输尿管、输尿管膀胱入口处累及状况。

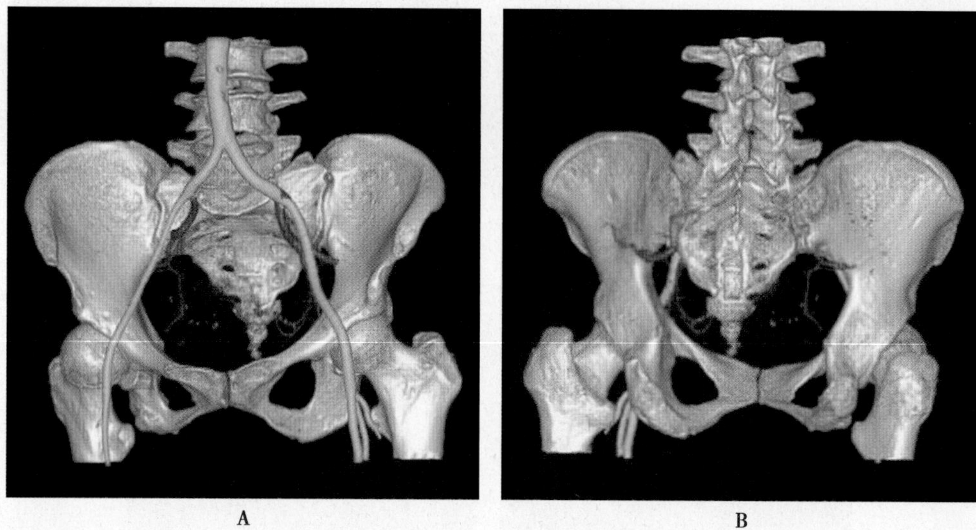

A　　B

图 23-51　子宫卵巢动脉成像

A、B. 容积再现技术图像，显示子宫动脉及所属分支。

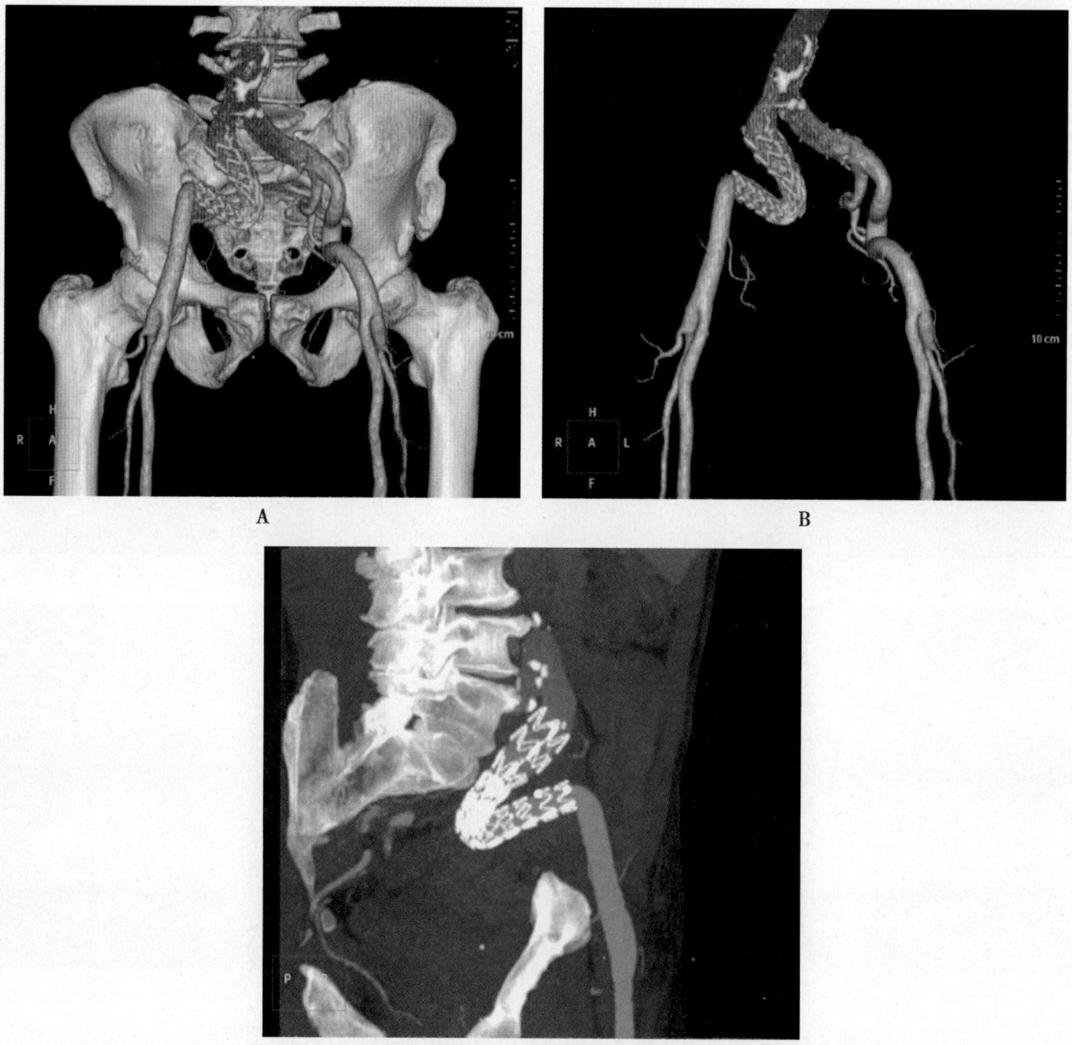

A　　B

C

图 23-52　髂内外动脉成像

A、B. 容积再现技术图像，该病例为右髂动脉瘤术后，右侧髂总动脉-髂外动脉支架植入状态，左髂总及髂内动脉管壁钙化斑块。C. 最大密度投影图像。

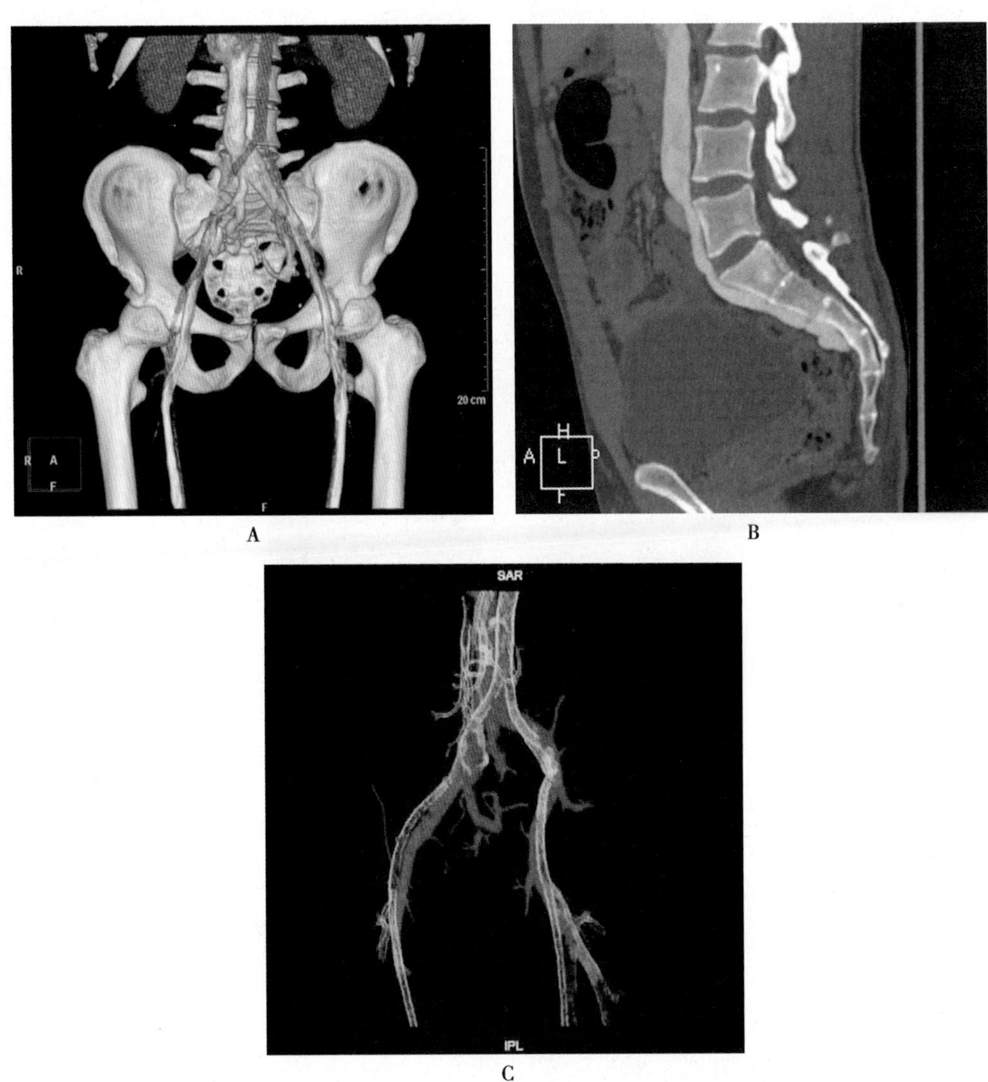

A　　　B　　　C

图 23-53　髂静脉直接法成像

A、C. 容积再现技术图像，该病例右侧髂总静脉较左侧细，左侧髂内静脉血栓形成可能。B. 最大密度投影图像。

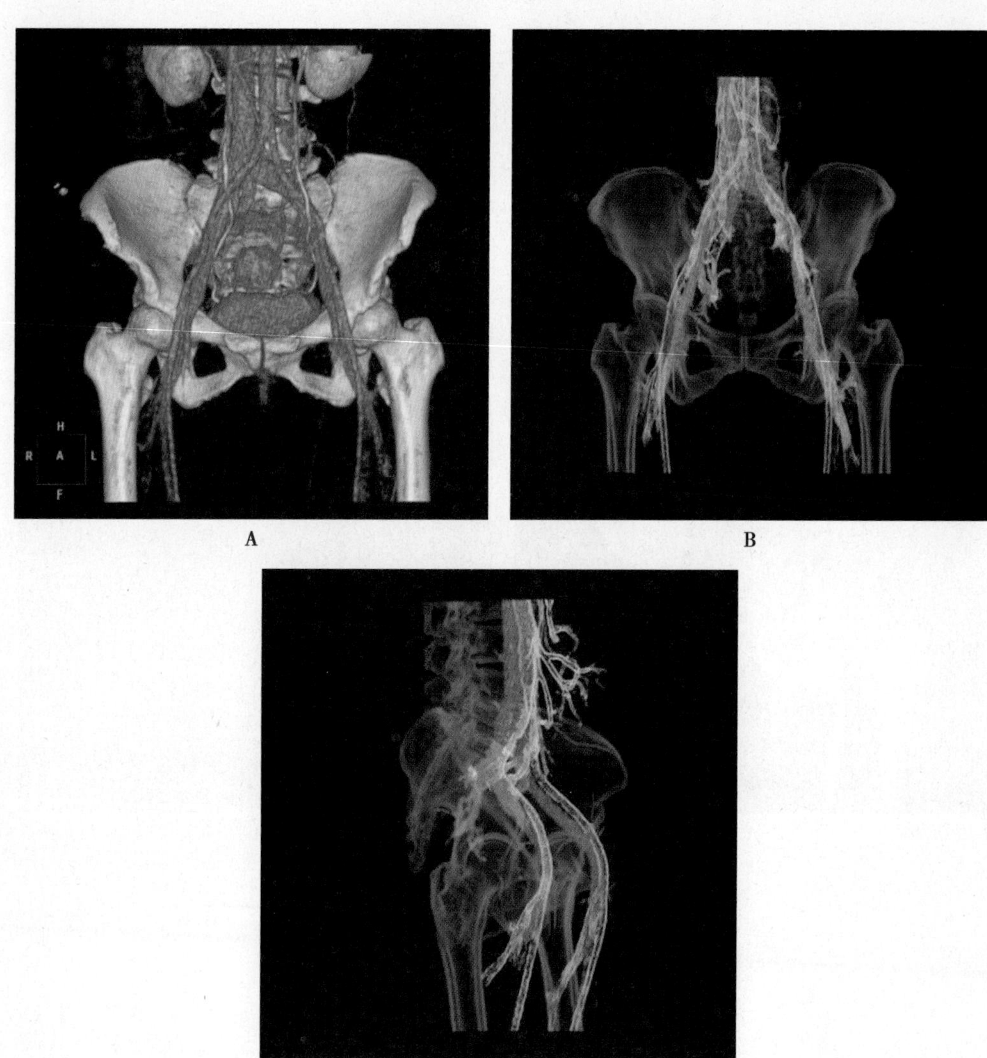

A B

C

图 23-54 髂静脉间接法成像

A、B、C. 容积再现技术图像，该病例左侧髂总静脉走行于右侧髂总动脉后，前壁轻度受压。

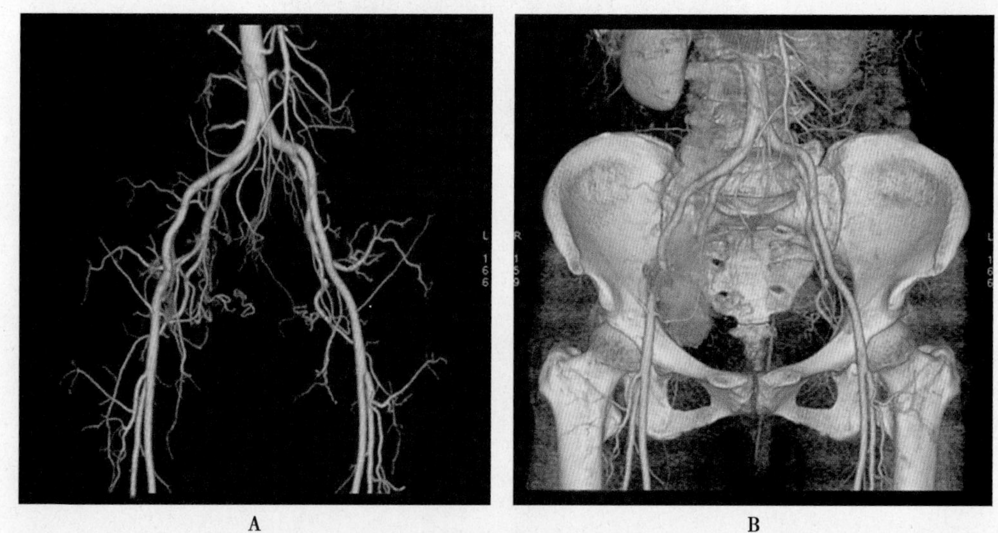

A B

图 23-55 盆腔动脉成像

A、B. 容积再现技术图像，显示盆腔动脉及所属分支。

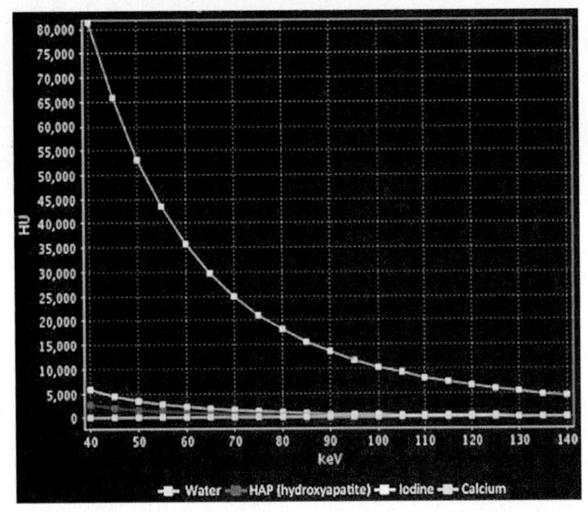

图 23-69 水、羟基磷灰石、碘、钙的能谱曲线

水、羟基磷灰石、碘、钙各自相应的能谱曲线,反映了水、羟基磷灰石、碘、钙在各个 keV 水平下的衰减特性,可以看出这几种物质成分在低能量水平的衰减差异大于高能量水平的衰减差异。

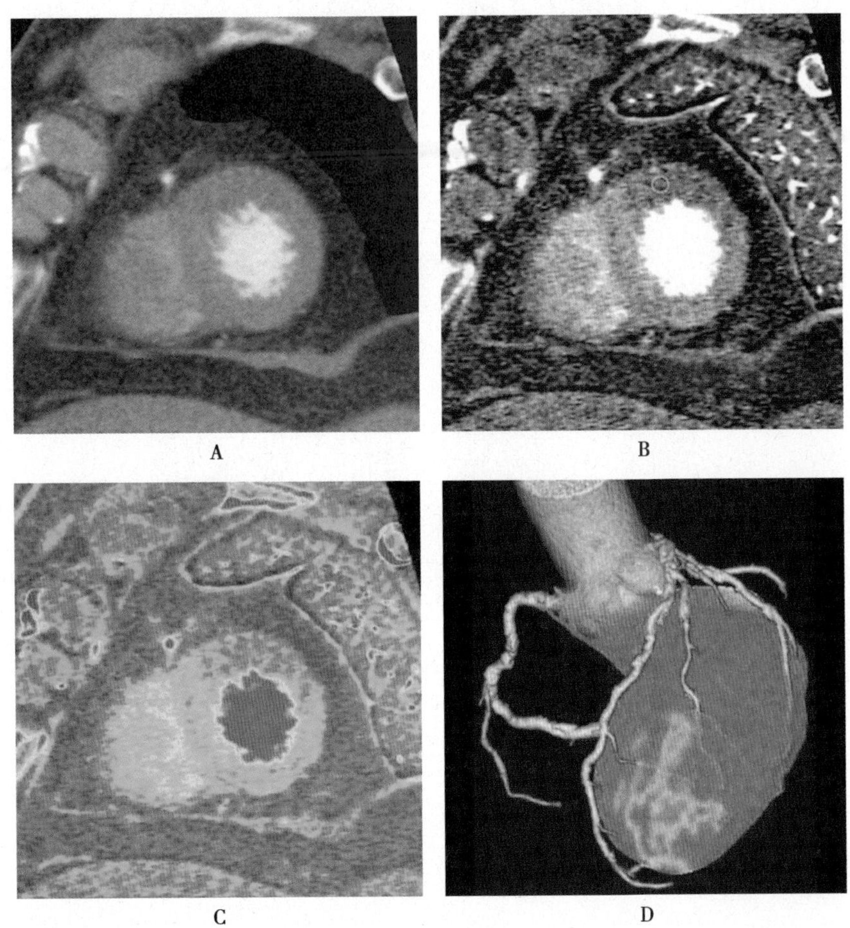

图 23-71 患者行能谱 CT 心脏灌注检查,显示左室前壁心肌灌注缺损

A. 短轴位 70keV 单能量重建图像;B. 短轴位碘基物质灰阶图;C. 短轴位碘基物质伪彩图,与 A 图,B 图相比 C 图可以更好地显示左室前壁的灌注缺损,可以通过碘浓度对心肌不同节段的灌注进行量化,显示为不同的颜色编码;D. 碘基物质伪彩图与相应的 CCTA 图像融合,可以清晰显示对角支是罪犯血管,其走形区域供应心肌区域呈现低灌注征象。

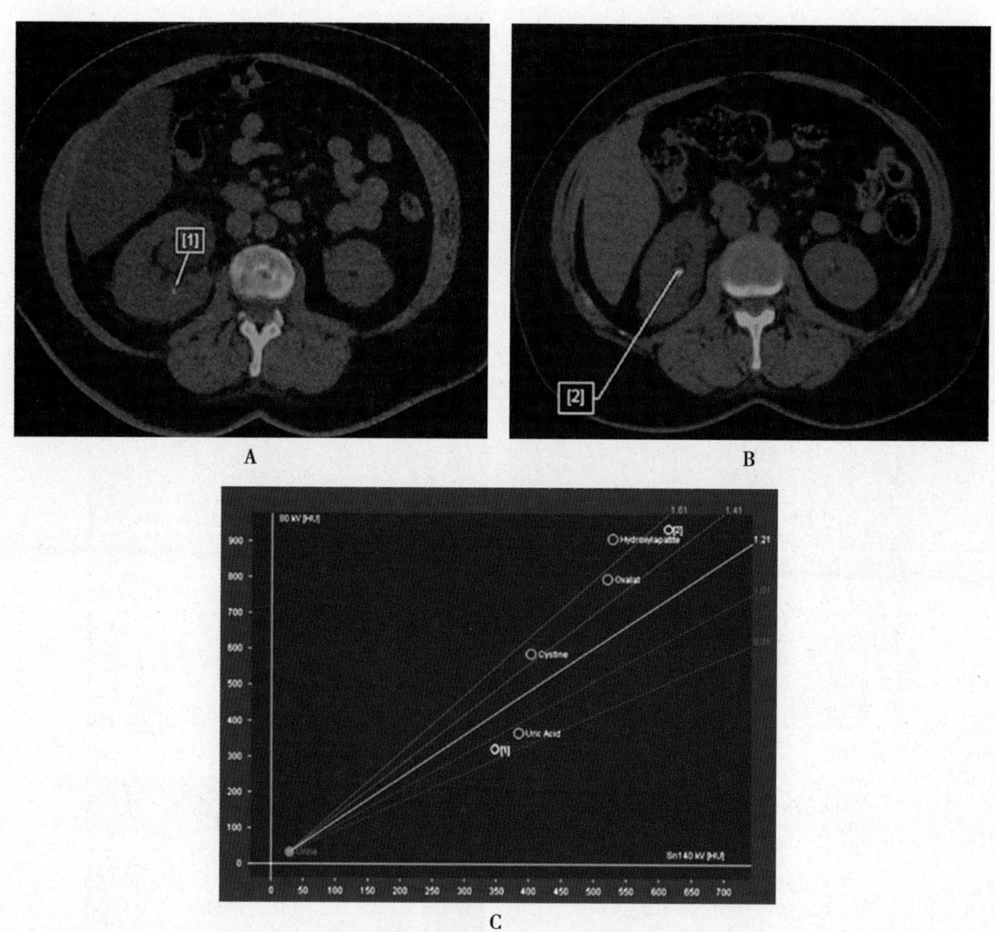

图 23-73　两个腹痛患者结石化学成分的区分

A. 钙基物质图;B. 尿酸基物质图;C. 不同结石的双能指数,肾结石根据双能衰减率的不同分为尿酸性与非尿酸性结石,尿酸结石显示为红色——图 A[1],非尿酸结石显示为蓝色——图 B[2],注意尿酸结石的双能指数低于非尿酸结石。

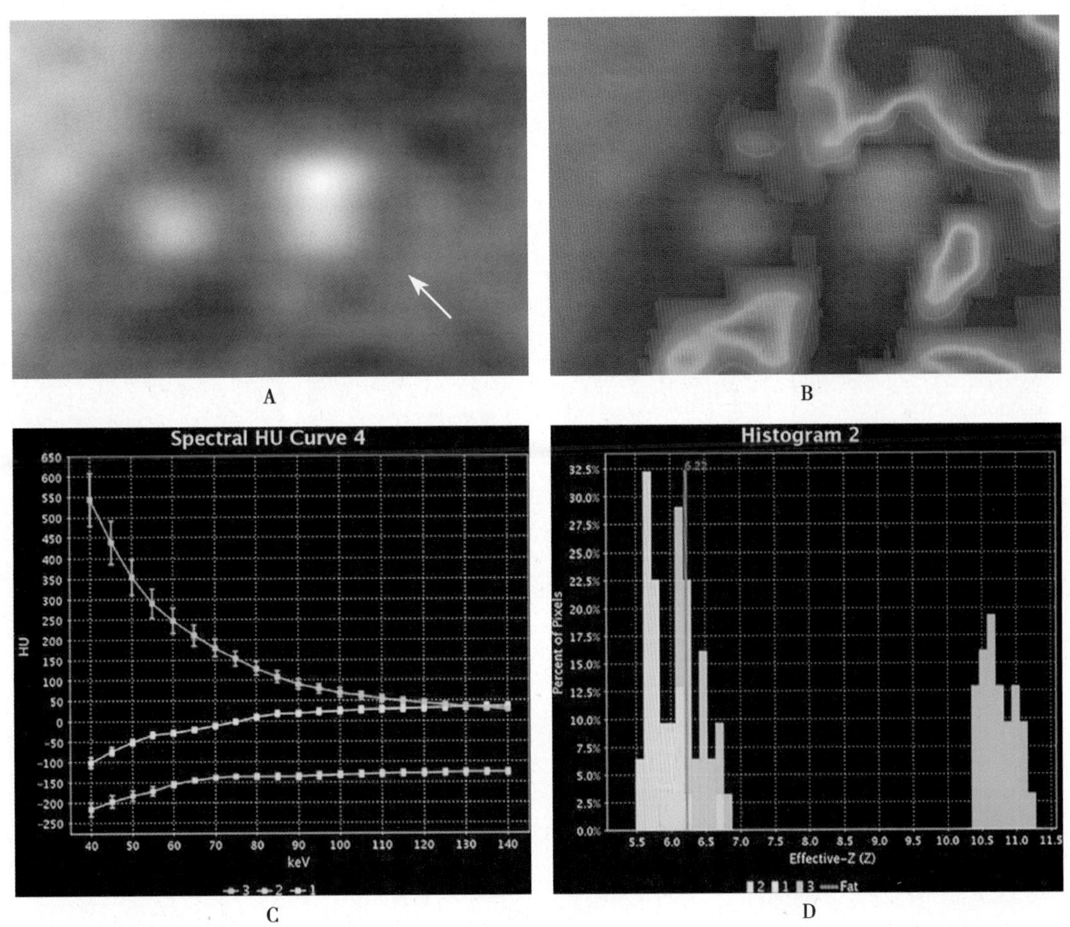

图 23-76　冠脉非钙化斑块 CCTA 成像

A. 65keV 单能量重建的非钙化斑块放大影像，从中很难判别斑块是富脂的还是富纤维的；B. 脂（水）基物质伪彩图斑块显示像包绕冠脉的心包脂肪；C. 能谱曲线，显示斑块的能谱曲线斜率（黄色）与心包脂肪（蓝色）的一样，而与纤维斑块（绿色）的能谱曲线斜率不同；D. 有效原子序数直方图，显示此斑块的直方图分布及有效原子序数与心包脂肪（蓝色）的分布一样，而与纤维斑块（绿色）的分布不同。以上所有后处理技术提示此斑块为富脂质斑块。

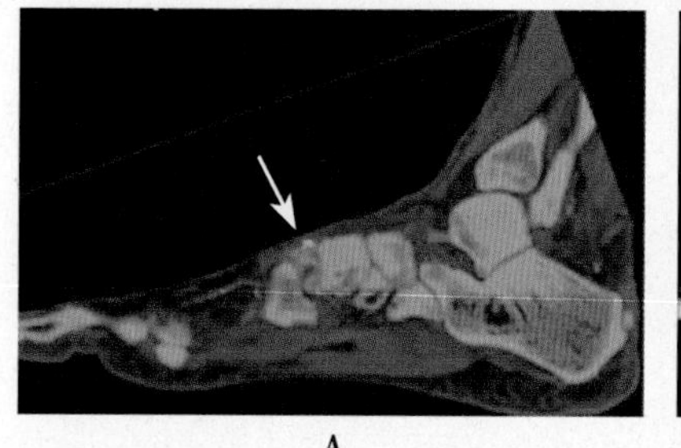
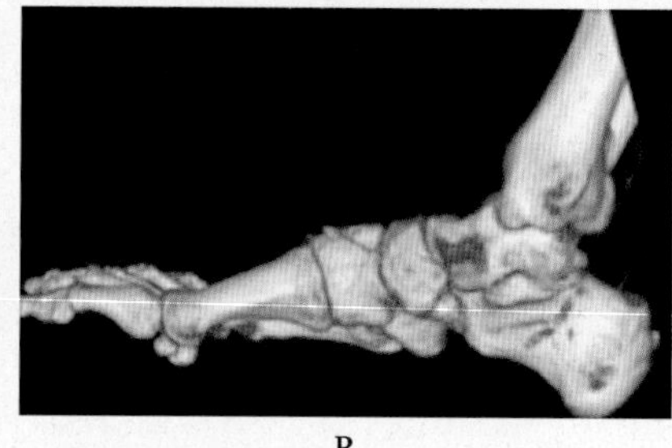
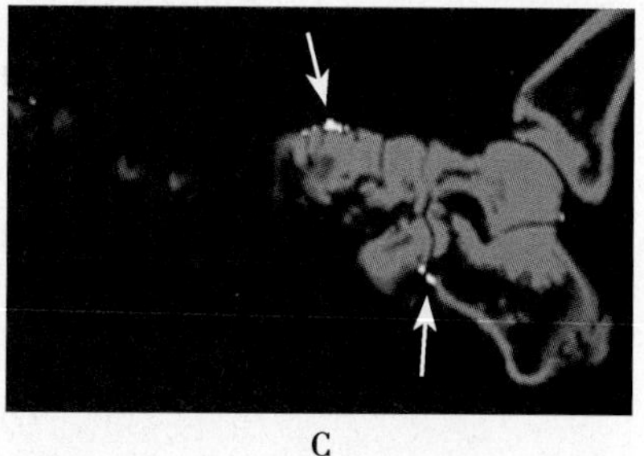

A　　B　　C

图 23-77　患者右脚急性疼痛应用双能量 CT 进行评估

A. 重组图；B. 3D 后处理图；C. 自动容积软件处理图像，从图中可以清晰显示（白箭）多发尿酸盐晶体沉积。

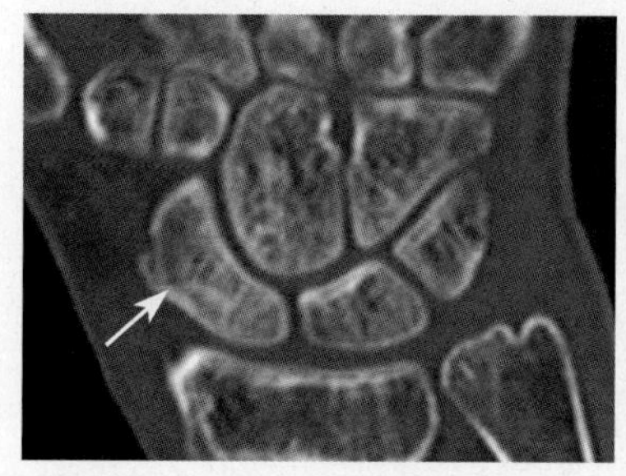
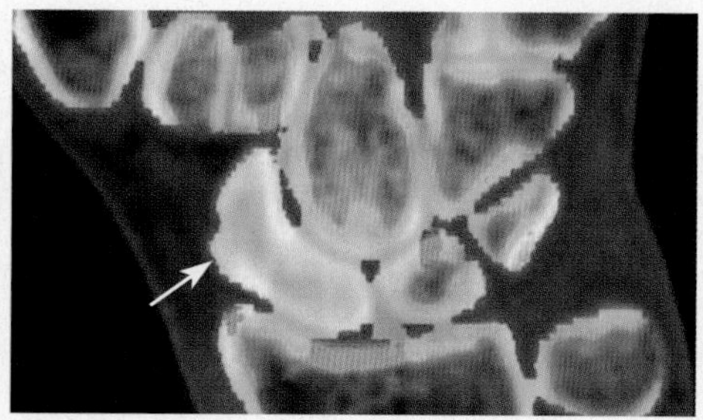
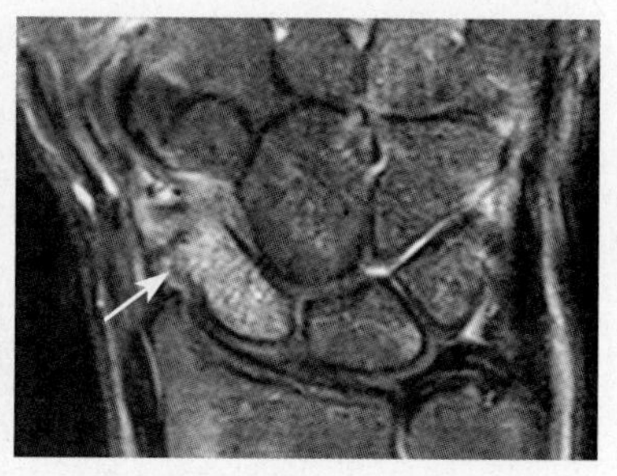

图 23-78　患者舟骨骨折术后

常规 CT 显示舟骨局部有一硬化线，可疑骨折，虚拟去骨技术清晰显示广泛的骨髓水肿（绿色编码），水肿和骨折（白箭）在冠状位 T_2WI 抑脂图像上得到了确认。

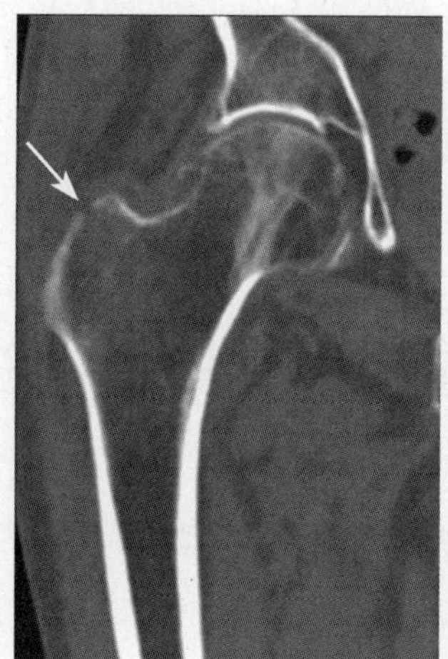
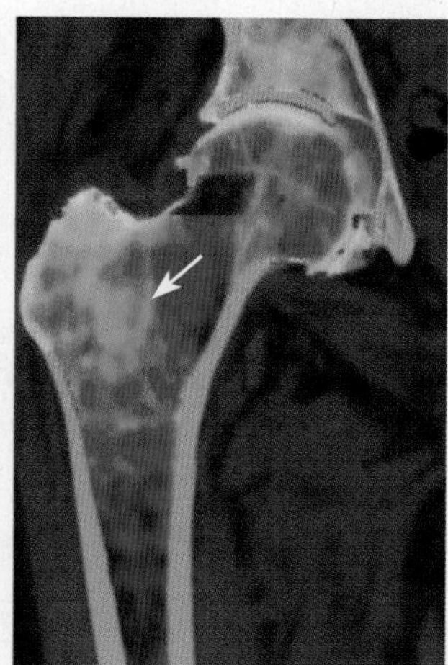
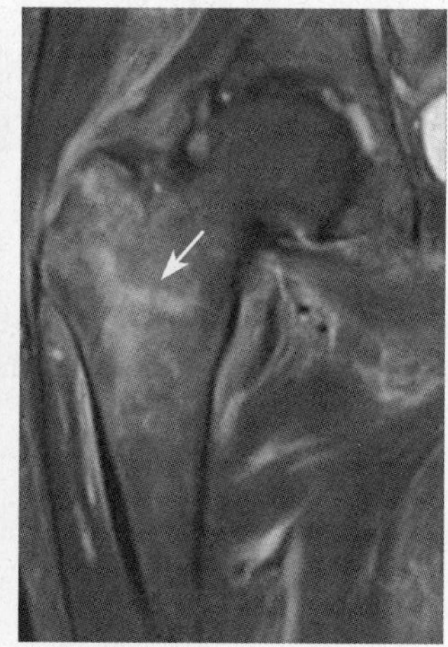

图 23-79　股骨大转子骨折后应用虚拟去钙技术显示骨髓水肿

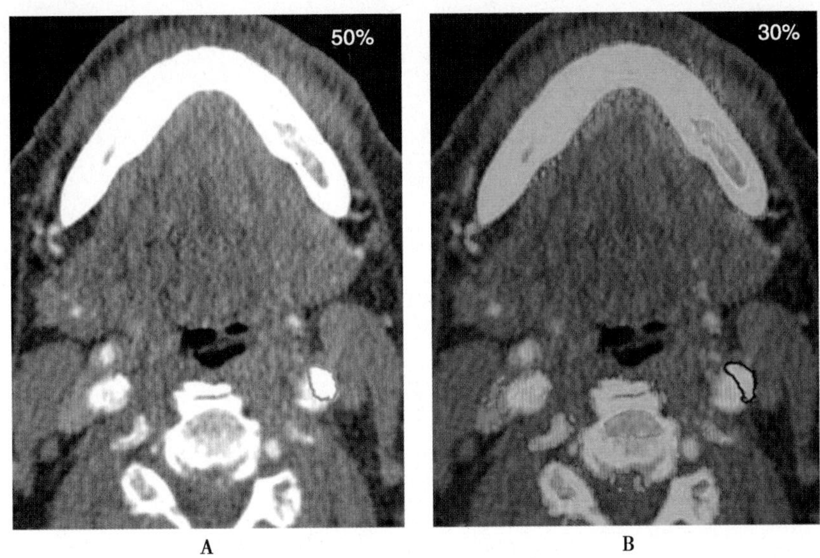

图 25-3　能量成像分离钙化和斑块评价

A. 单源下颈部血管斑块，血管狭窄评价为 50%；图 B. 能量成像下斑块与对比剂分离图，血管狭窄评价为 30%，单源检查的窗值变化时评估的狭窄程度会有变化，能量成像可区分斑块与对比剂，血管管腔狭窄评价更方便准确。

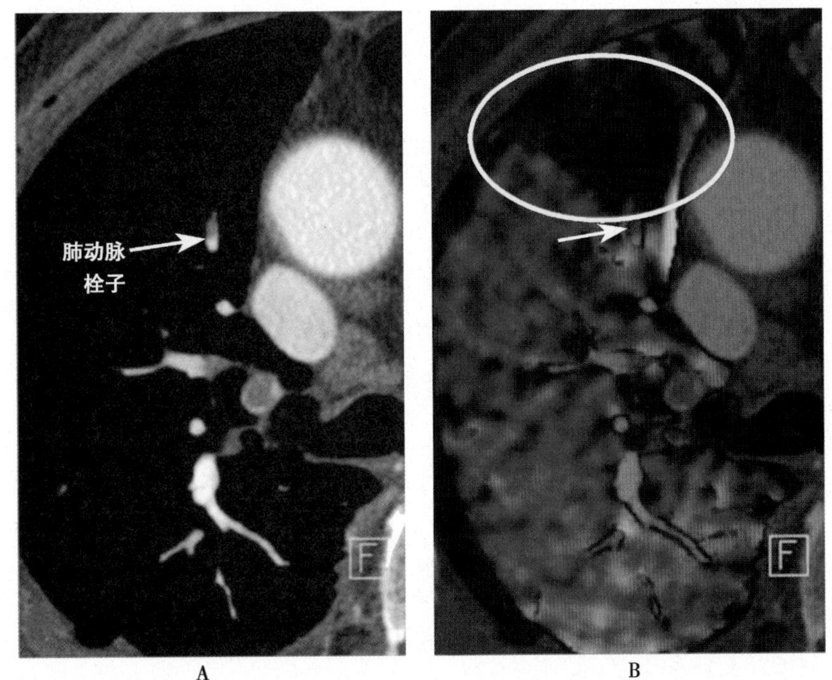

图 25-4　能量成像评价肺栓塞

A. 对比增强图，示右肺动脉栓子；B. 碘图与对比增强叠加图，示栓塞肺动脉支配肺段处肺功能损伤。

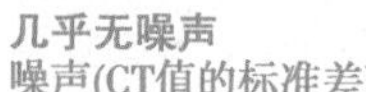

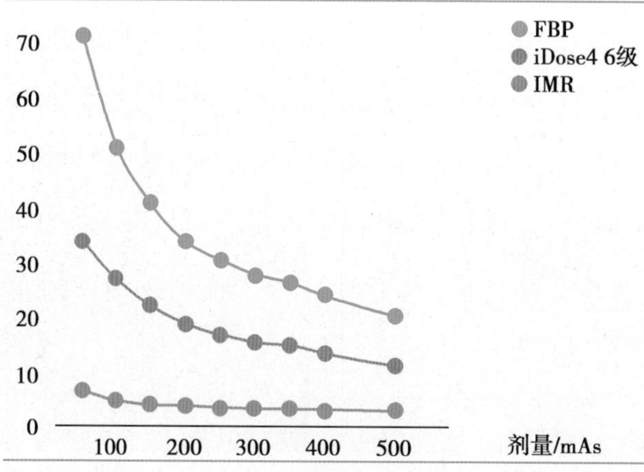

图 26-1 基于知识的全模型迭代重建技术(IMR)

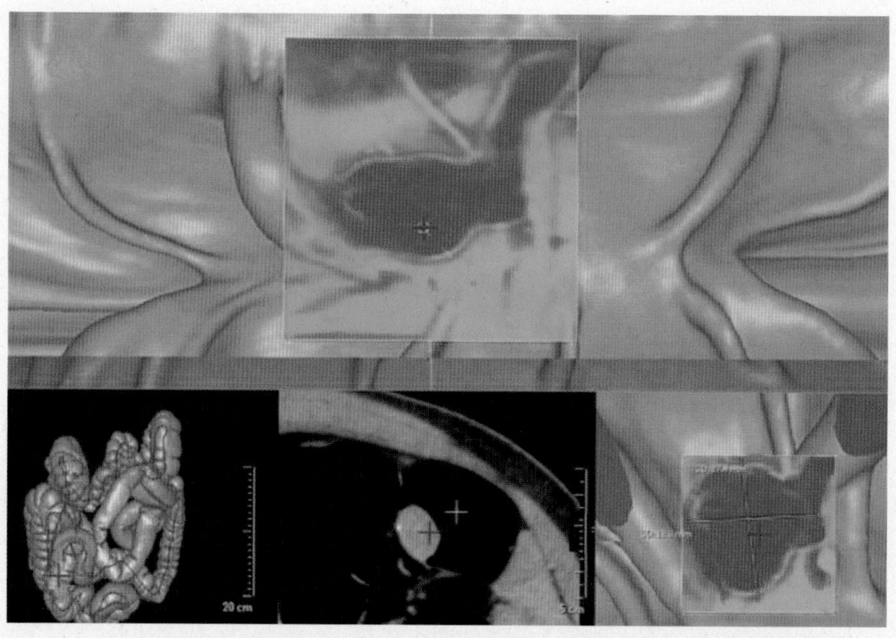

图 26-5 CT 图像的肠道尽可能地充盈气体来保证肠管的自动识别

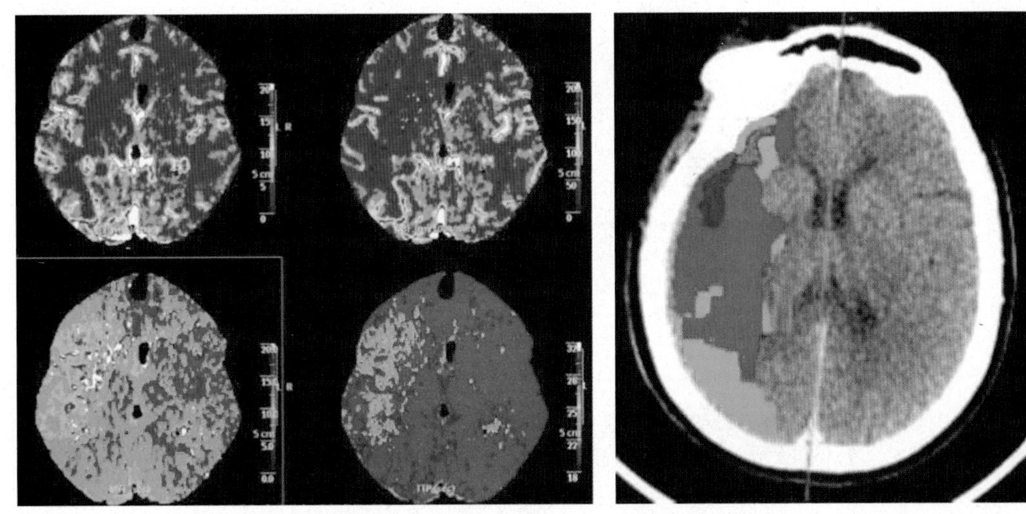

图 26-6　脑灌注图，可以自动识别缺血半暗带

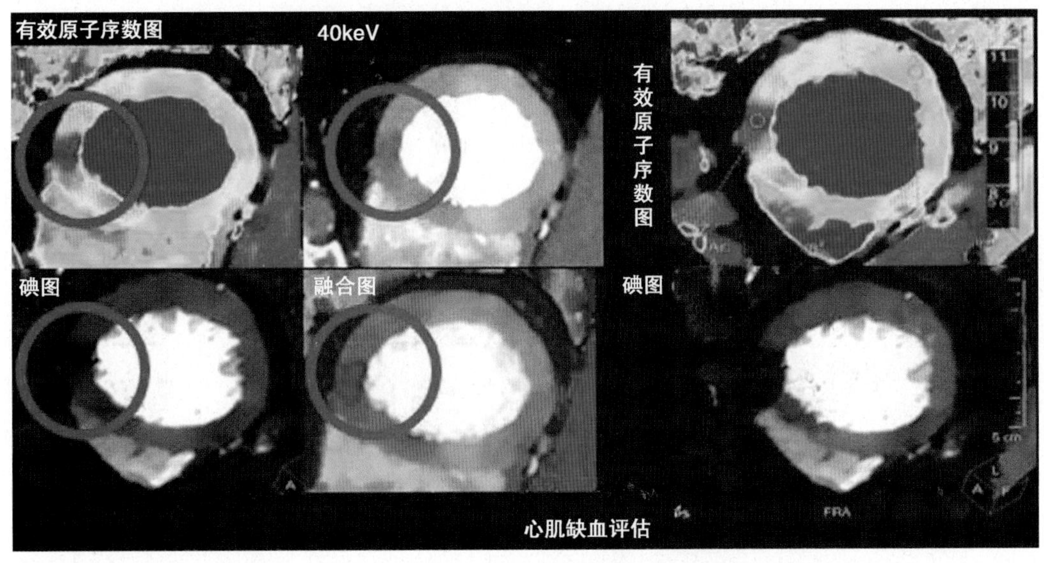

图 26-9　能谱分析软件的心肌缺血评估图

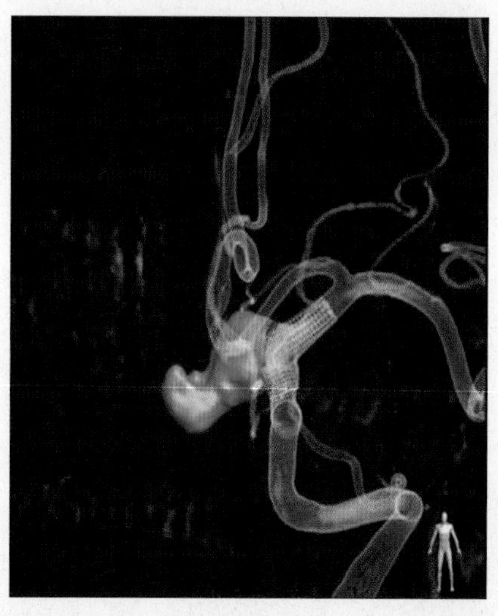

图 28-21　虚拟支架置入应用于神经介入治疗

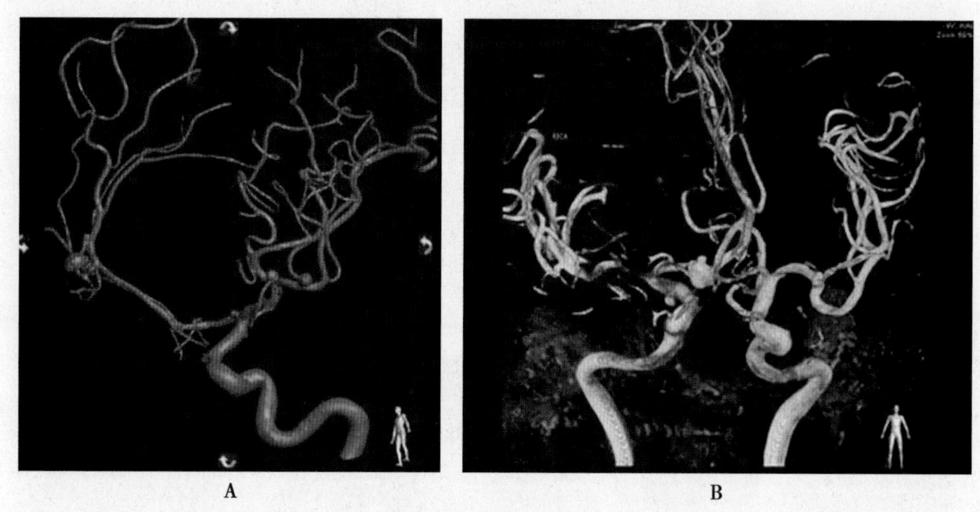

A　　B

图 28-22　图像融合

A. 3D-DSA 技术可任意角度观察血管机病变的三维关系；B. 显示双侧血管与动脉瘤图像的融合。

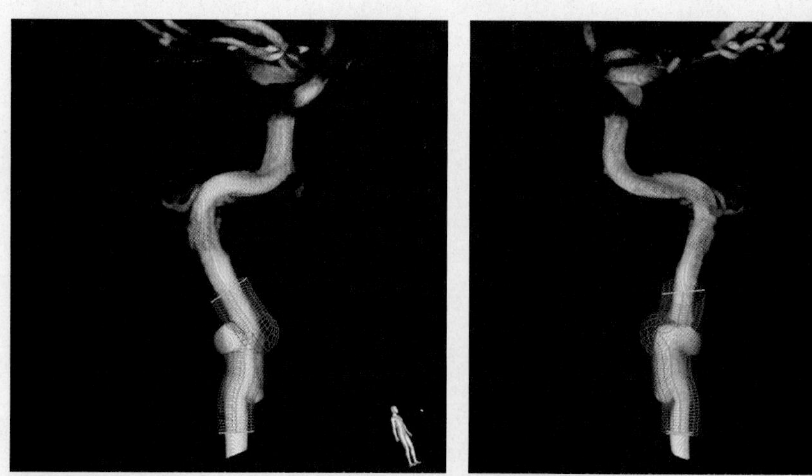

图 30-9　虚拟支架置入示意图

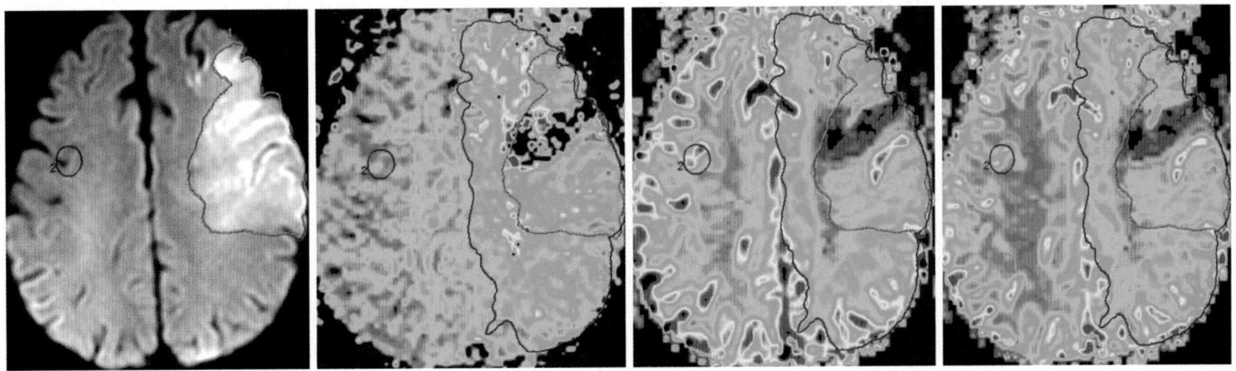

图 34-28 脑部 PWI 与 DWI 对脑梗死的显示

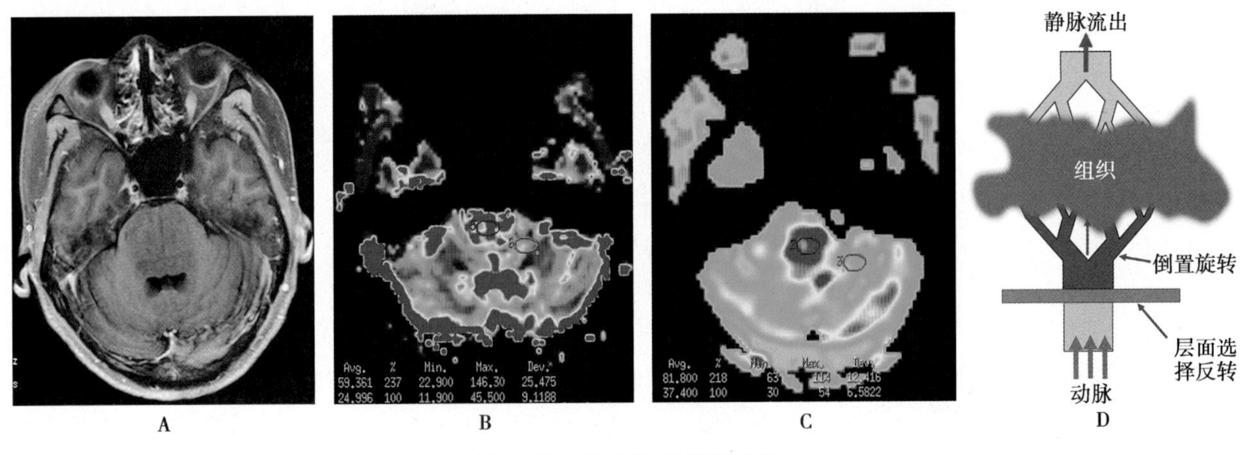

A B C D

图 34-29 3DASL 脑灌注成像

A. 增强图像;B. PWI;C. 3DASL;D. ASL 示意图。

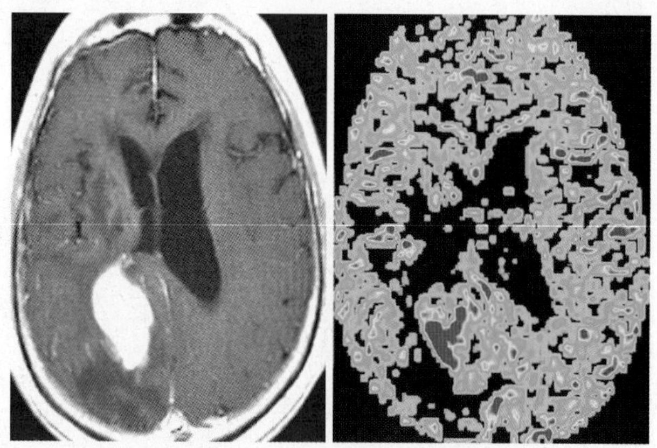

图 34-30　胶质瘤术后复发

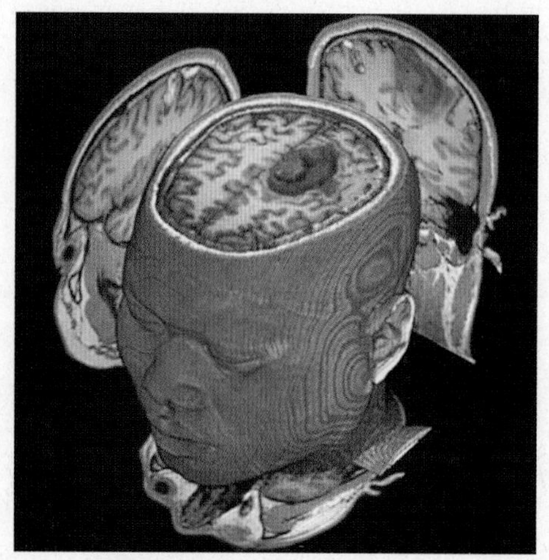

图 34-31　BOLD 成像示脑肿瘤旁皮层功能成像区域

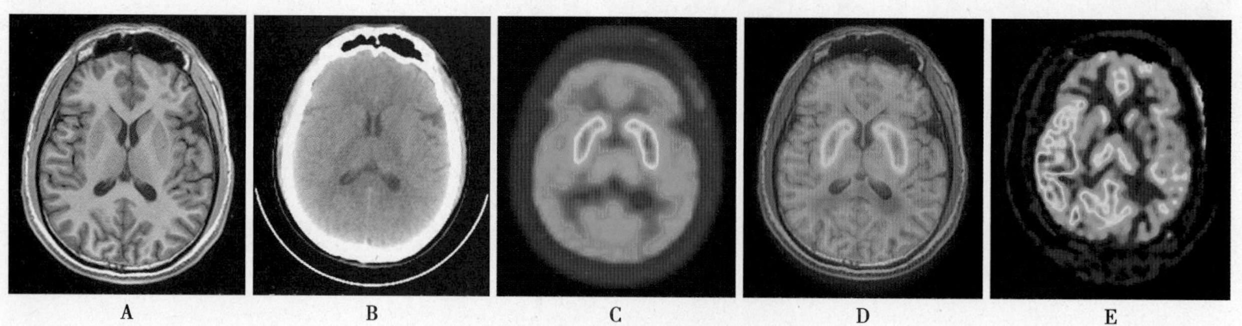

图 34-54　^{11}C-脑雷比利临床图像(自愿者)
A—E 依次为 MRI、CT、PET、PET/MR、3DASL。

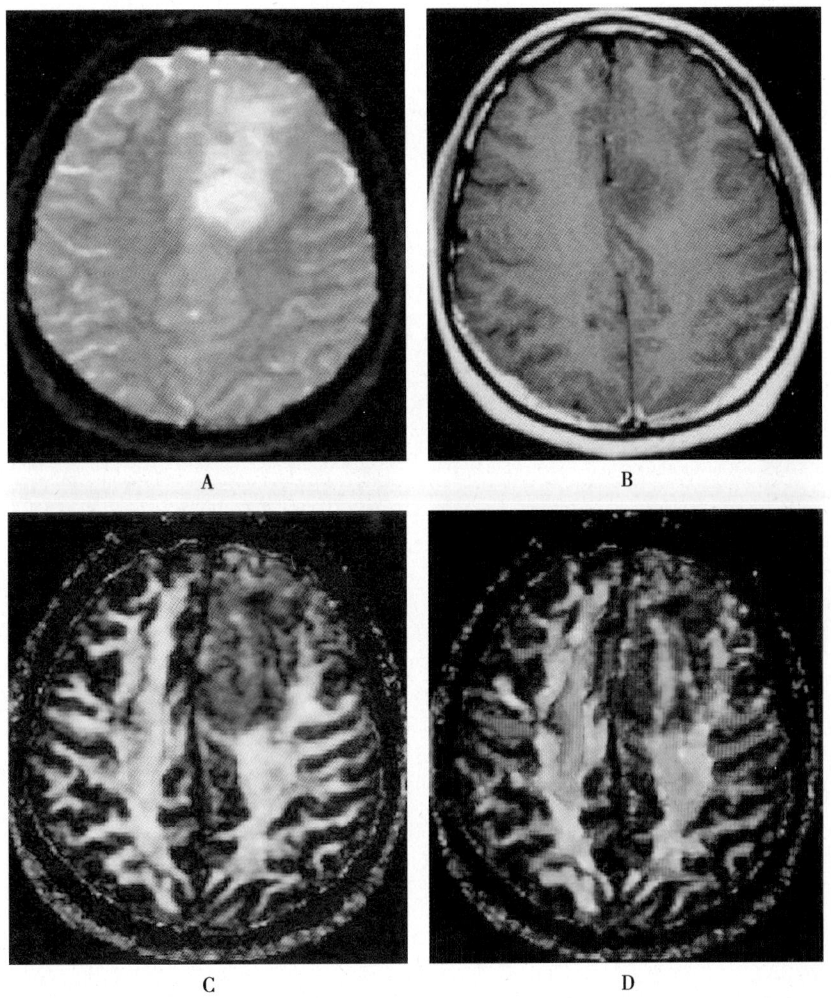

图 35-17　DTI 彩色扩散张量图

A. DWI 序列扩散图，示病灶区域扩散受限高信号影；B. T_1WI 序列病灶显示为低信号；C. DTI 序列 FA 值图，示病灶区域 FA 值较对侧降低；D. DTI 序列彩色扩散张量图。

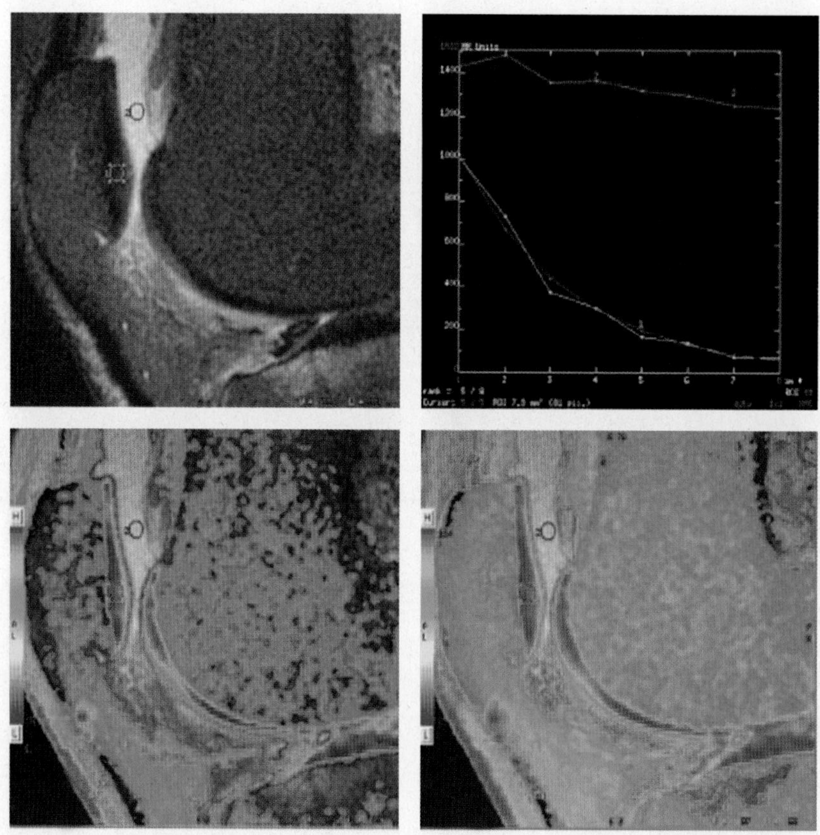

图 38-20　在软骨上放置 ROI，分别对应到不同性质的软骨区域，测量 T_2 值，右上角观察 T_2 曲线

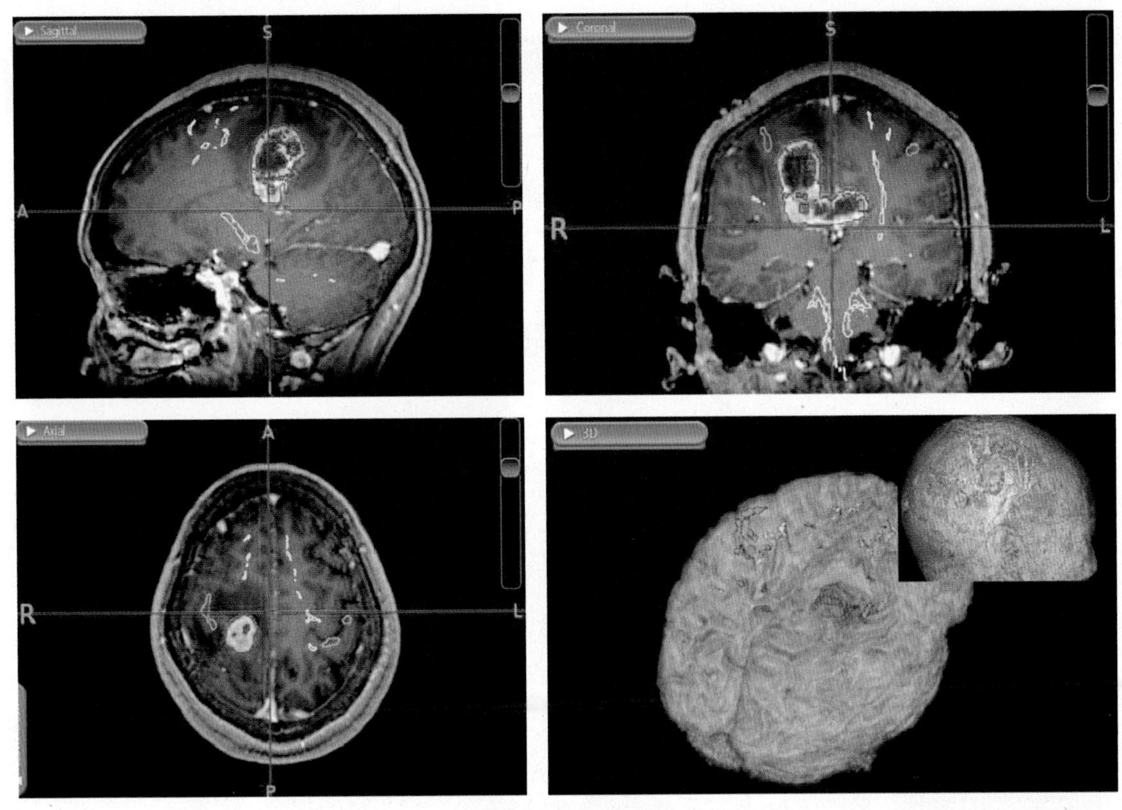

图 40-26 患者，女，52 岁，右侧顶叶和胼胝体间变型星形细胞瘤(WHO Ⅲ级)

神经导航显示皮质脊髓束(黄色)部分中断，主要位于肿瘤(红色)的前方；运动功能皮质(绿色)主要位于肿瘤的外侧。

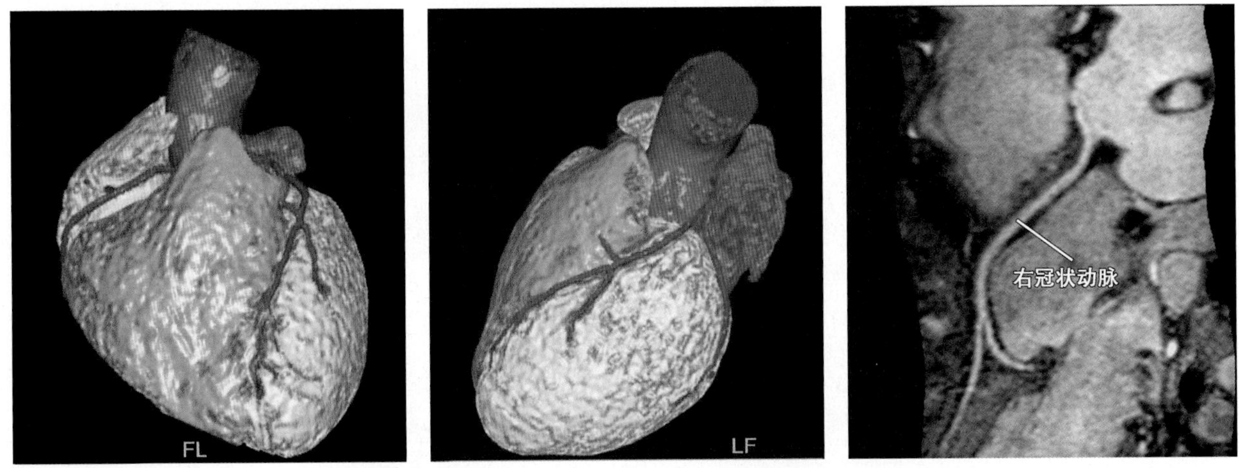

图 40-36 四维多源技术，3.0T 心脏磁共振临床应用

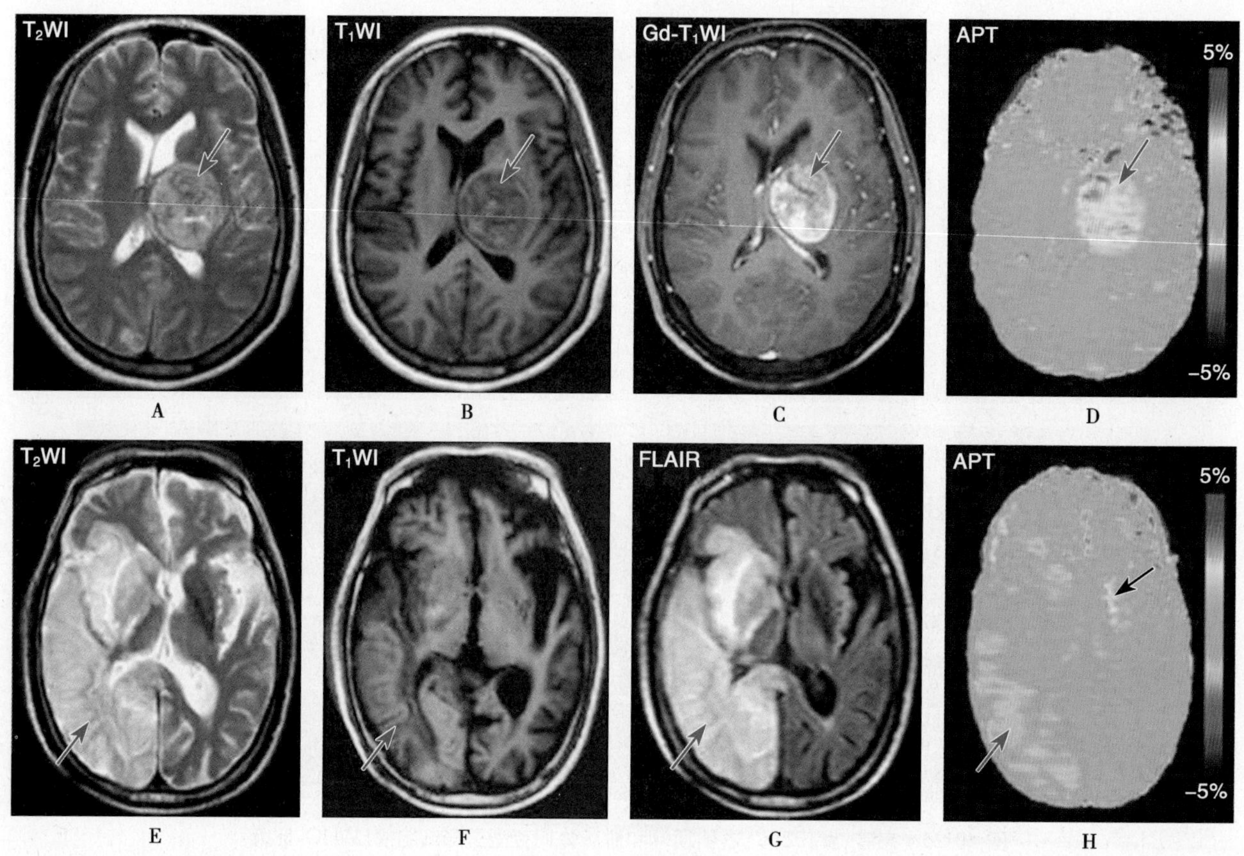

图 40-38 APT 成像技术

A—D. 显示 APT 技术用于胶质瘤的诊断及分级；E—H. 显示 APT 技术在脑卒中研究中提供新信息。

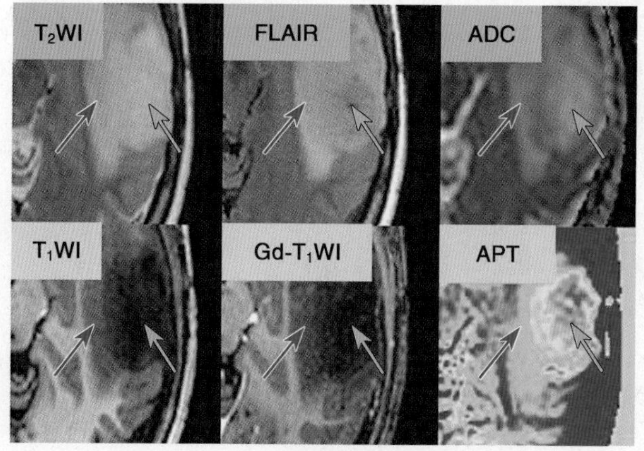

图 40-39 APT 精确区分肿瘤与水肿

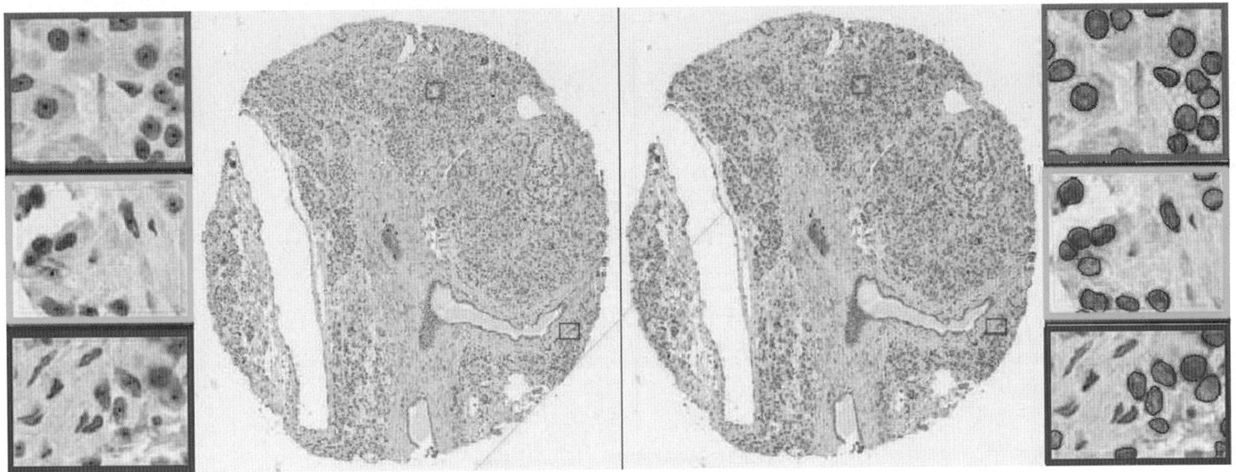

图 45-26 前列腺癌图像分析

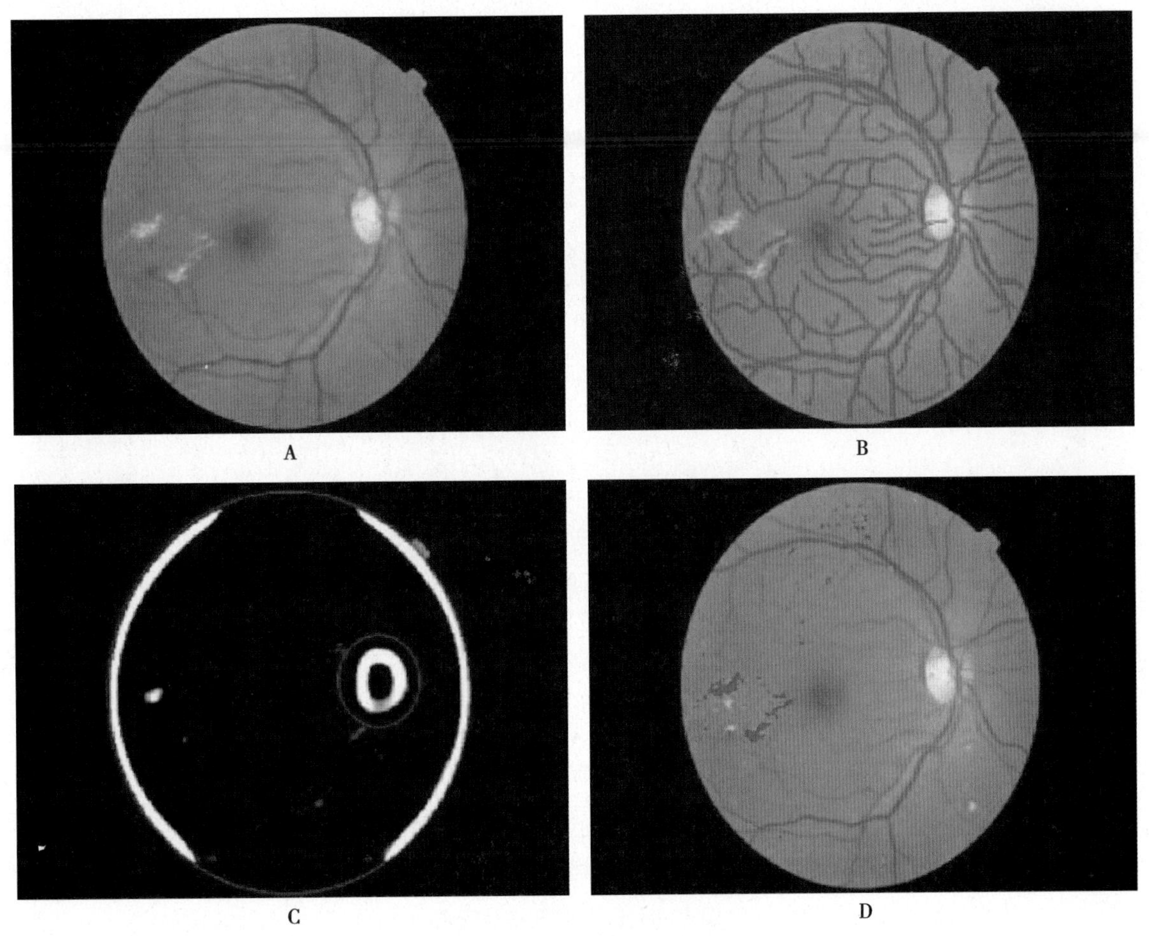

图 45-30 DR 自动筛查系统的流程

A. 来自 MeSimor 数据库的原始图像;B. 自动输出血管分割模块;C. 自动输出视盘检测模块;D. 自动输出红色和明亮部位损伤检测模块。绿色区域——出血区,蓝色区域——渗出。

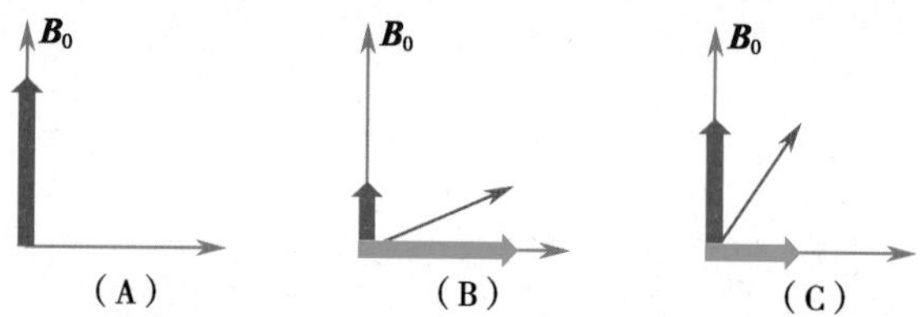

图 49-1 宏观带电粒子磁化矢量变化示意图

B_0 表示主磁场,红色箭头表示纵向磁化矢量,绿色箭头表示横向磁化矢量;(A)(B)(C)分别表示静磁场,射频信号激发,弛豫过程。

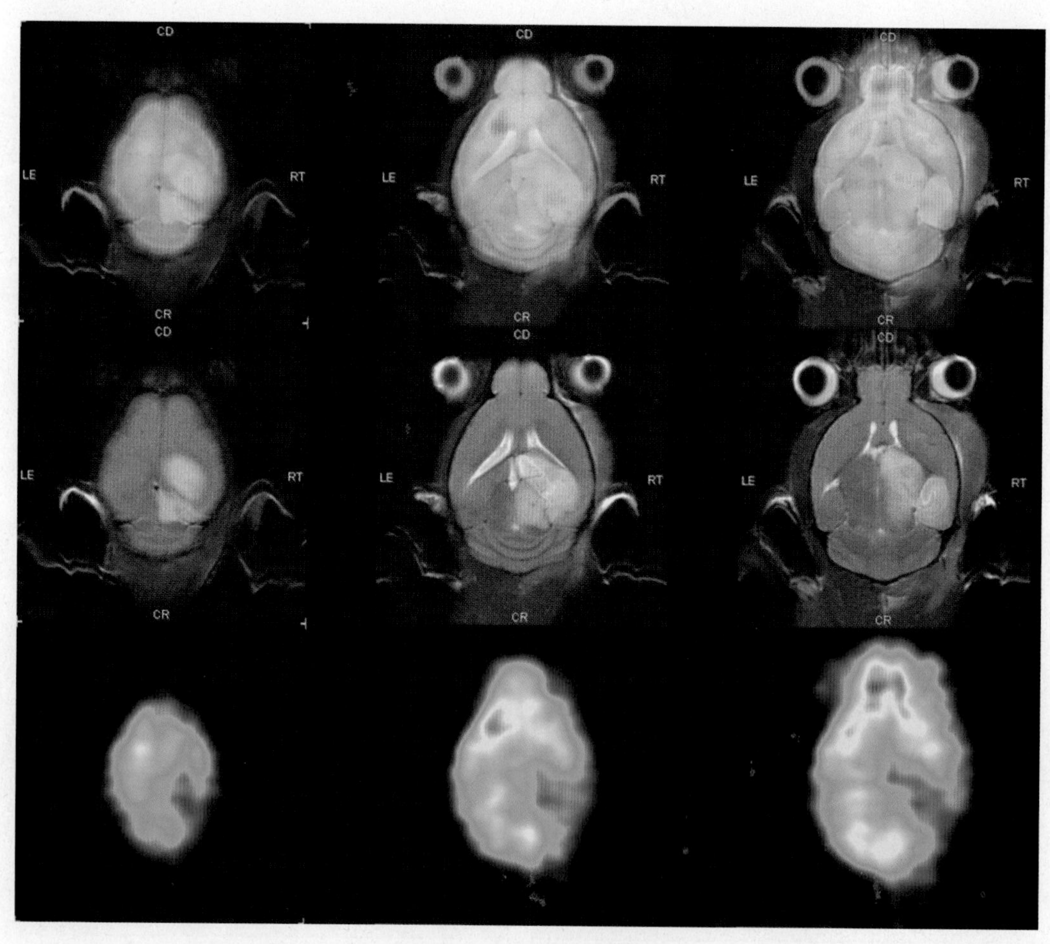

图 50-4 PET/MR 扫描图像

由上而下分别是 PET/MR 融合图像,MR 解剖学图像,PET 功能学图像。

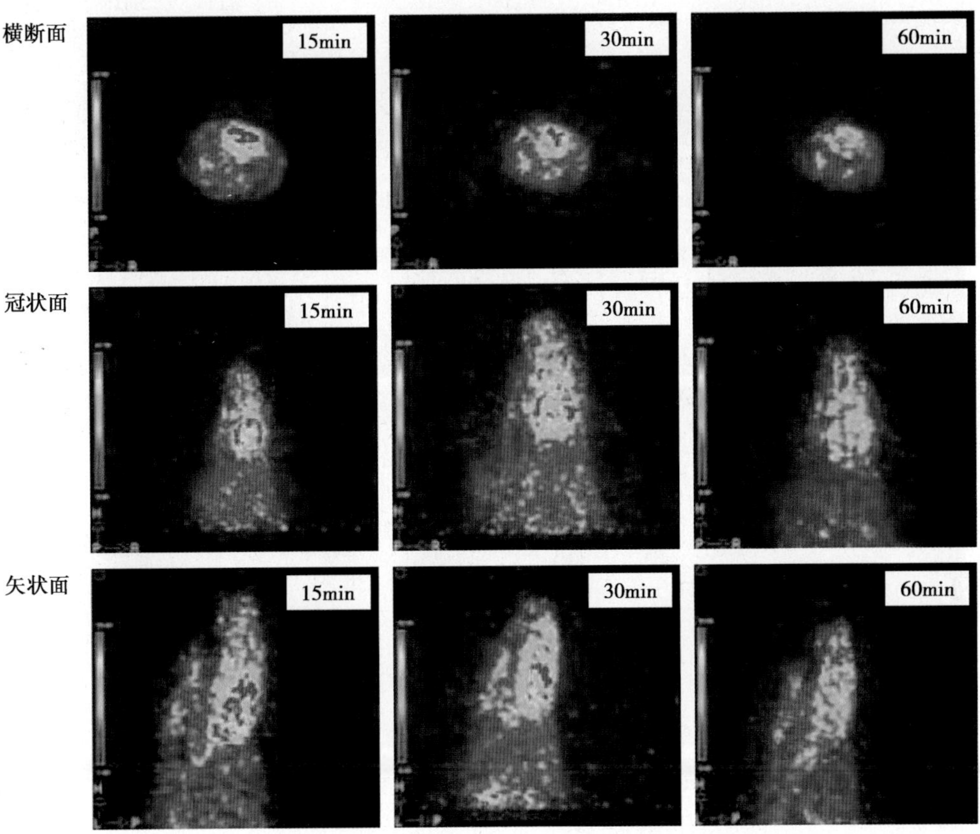

图 50-5　PET/CT 显示三个方位放射性药物活度随时间变化图

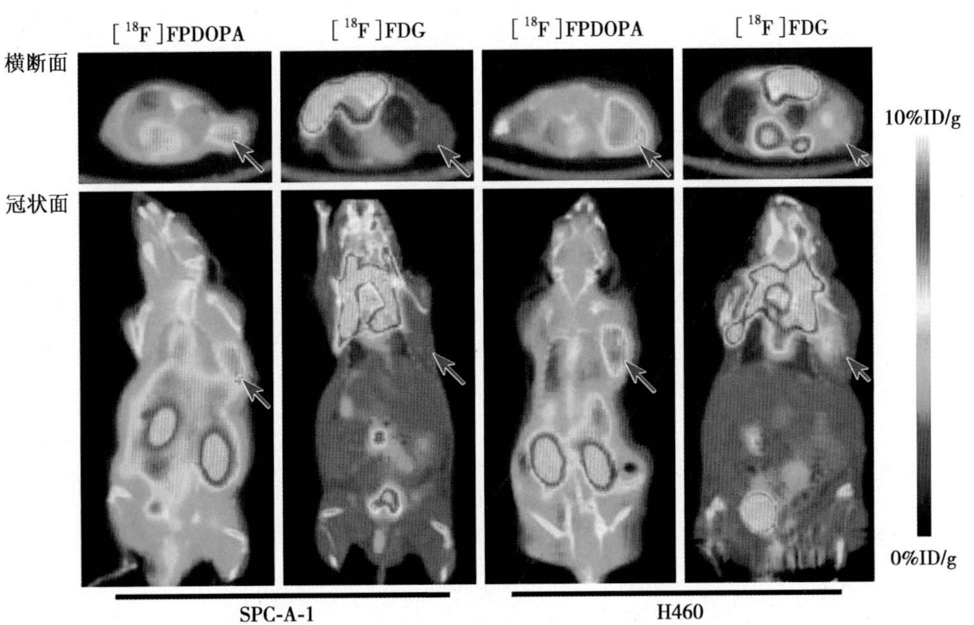

图 50-6　[^{18}F] FPDOPA 和 [^{18}F]-FDG 肿瘤示踪剂下肺腺癌 (SPC-A-1) 和大细胞肺癌 (H460) 基因大鼠 PET/CT 图像

肿瘤位置如箭所指。

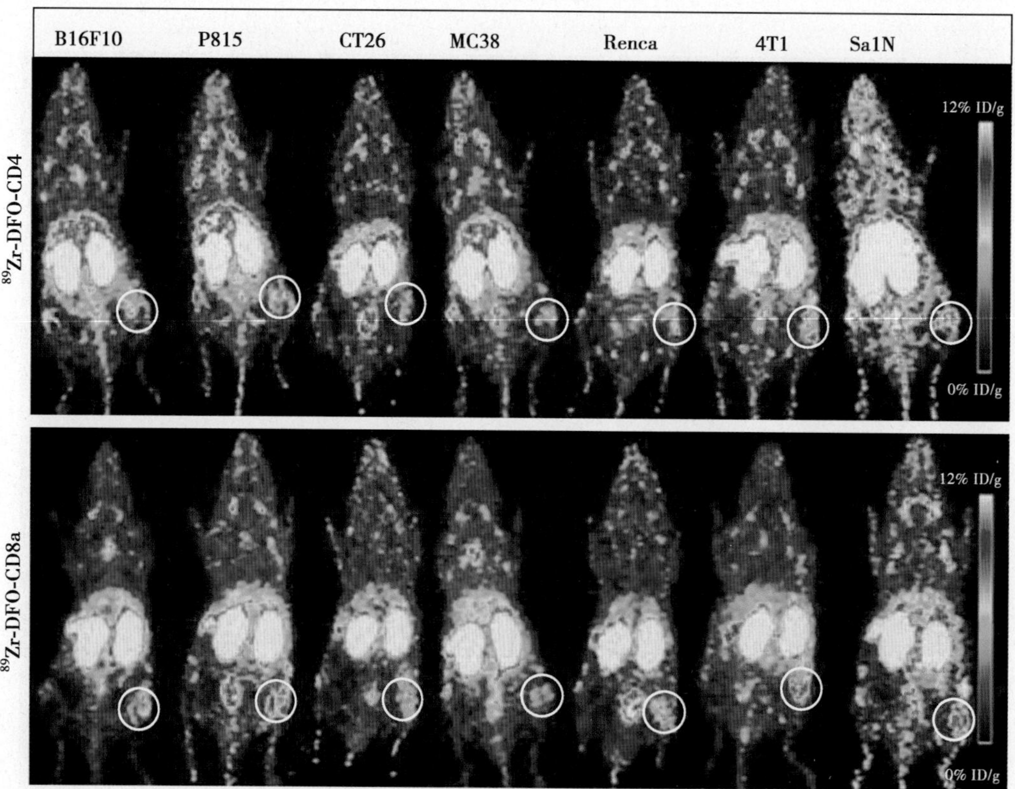

图 50-7 用药 300s 后，两种示踪剂最大强度冠状位 PET/CT 对比图

圆圈内为肿瘤位置。